SEGUNDA EDIÇÃO

TRATADO ILUSTRADO DE
ENDOSCOPIA DIGESTIVA

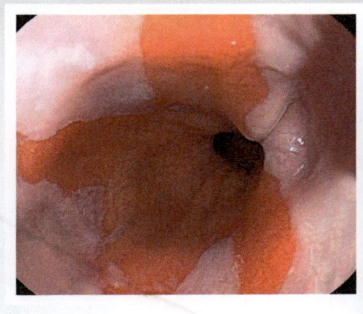
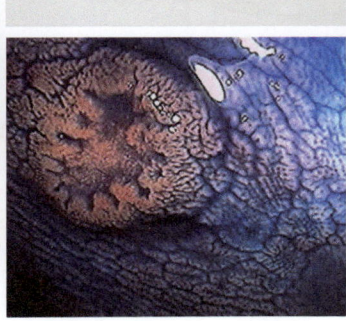
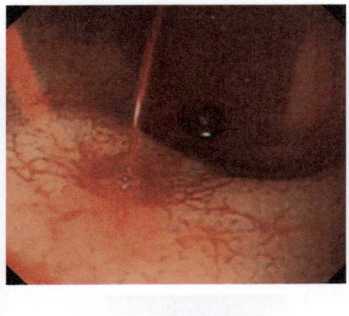
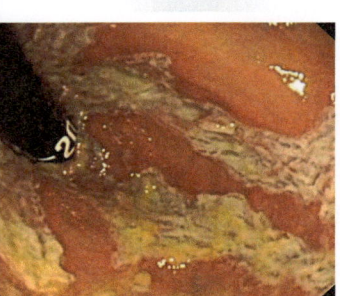

Thieme Revinter

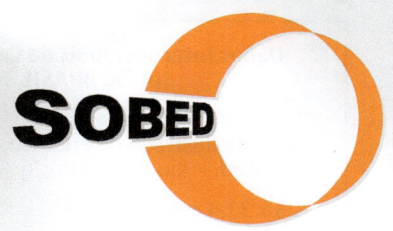

SEGUNDA EDIÇÃO

TRATADO ILUSTRADO DE ENDOSCOPIA DIGESTIVA

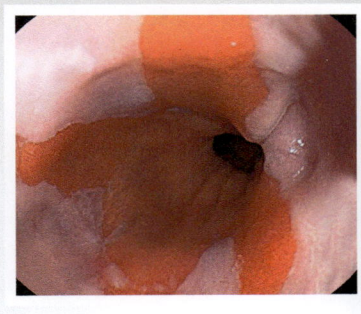 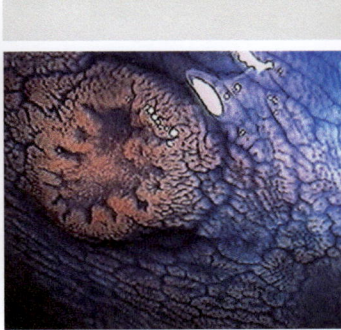 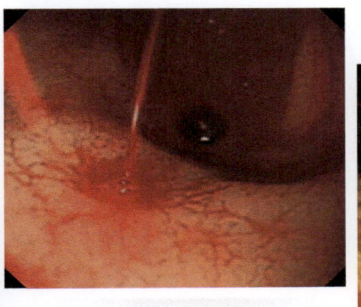 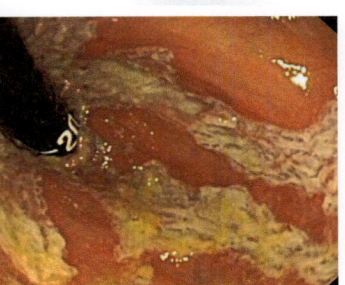

Marcelo Averbach

Angelo Paulo Ferrari Jr. • Flávio Hayato Ejima • Gustavo Andrade de Paulo
Herbeth José Toledo Silva • Huang Ling Fang • Jairo Silva Alves
Matheus Cavalcante Franco • Ricardo Anuar Dib

Thieme
Rio de Janeiro • Stuttgart • New York • Delhi

Dados Internacionais de Catalogação na Publicação (CIP)
(eDOC BRASIL, Belo Horizonte/MG)

T776
 Tratado ilustrado de endoscopia digestiva/Marcelo Averbach... [et al.]. – 2.ed. – Rio de Janeiro, RJ: Thieme Revinter, 2024.

 23 x 31,4 cm
 Inclui bibliografia.
 ISBN   978-65-5572-237-6
 eISBN 978-65-5572-238-3

 1. Gastroenterologia. 2. Sistema gastrointestinal – Doenças – Diagnóstico. I. Averbach, Marcelo. II. Ferrari Jr., Angelo Paulo. III. Ejima, Flávio Hayato. IV. Paulo, Gustavo Andrade de. V. Silva, Herbeth José Toledo. VI. Fang, Huang Ling. VII. Alves, Jairo Silva. VIII. Franco, Matheus Cavalcante. IX. Dib, Ricardo Anuar.

CDD 616.33

Elaborado por Maurício Amormino Júnior – CRB6/2422

Contato com o autor:
Marcelo Averbach
marceloaverbach@gmail.com

Nota: O conhecimento médico está em constante evolução. À medida que a pesquisa e a experiência clínica ampliam o nosso saber, pode ser necessário alterar os métodos de tratamento e medicação. Os autores e editores deste material consultaram fontes tidas como confiáveis, a fim de fornecer informações completas e de acordo com os padrões aceitos no momento da publicação. No entanto, em vista da possibilidade de erro humano por parte dos autores, dos editores ou da casa editorial que traz à luz este trabalho, ou ainda de alterações no conhecimento médico, nem os autores, nem os editores, nem a casa editorial, nem qualquer outra parte que se tenha envolvido na elaboração deste material garantem que as informações aqui contidas sejam totalmente precisas ou completas; tampouco se responsabilizam por quaisquer erros ou omissões ou pelos resultados obtidos em consequência do uso de tais informações. É aconselhável que os leitores confirmem em outras fontes as informações aqui contidas. Sugere-se, por exemplo, que verifiquem a bula de cada medicamento que pretendam administrar, a fim de certificar-se de que as informações contidas nesta publicação são precisas e de que não houve mudanças na dose recomendada ou nas contraindicações. Esta recomendação é especialmente importante no caso de medicamentos novos ou pouco utilizados. Alguns dos nomes de produtos, patentes e design a que nos referimos neste livro são, na verdade, marcas registradas ou nomes protegidos pela legislação referente à propriedade intelectual, ainda que nem sempre o texto faça menção específica a esse fato. Portanto, a ocorrência de um nome sem a designação de sua propriedade não deve ser interpretada como uma indicação, por parte da editora, de que ele se encontra em domínio público.

© 2024 Thieme. All rights reserved.

Thieme Revinter Publicações Ltda.
Rua do Matoso, 170
Rio de Janeiro, RJ
CEP 20270-135, Brasil
http://www.ThiemeRevinter.com.br

Thieme USA
http://www.thieme.com

Design de Capa: © Thieme

Impresso no Brasil por Forma Certa Gráfica Digital Ltda.
5 4 3 2 1
ISBN 978-65-5572-237-6

Também disponível como eBook:
eISBN 978-65-5572-238-3

Todos os direitos reservados. Nenhuma parte desta publicação poderá ser reproduzida ou transmitida por nenhum meio, impresso, eletrônico ou mecânico, incluindo fotocópia, gravação ou qualquer outro tipo de sistema de armazenamento e transmissão de informação, sem prévia autorização por escrito.

Prefácio

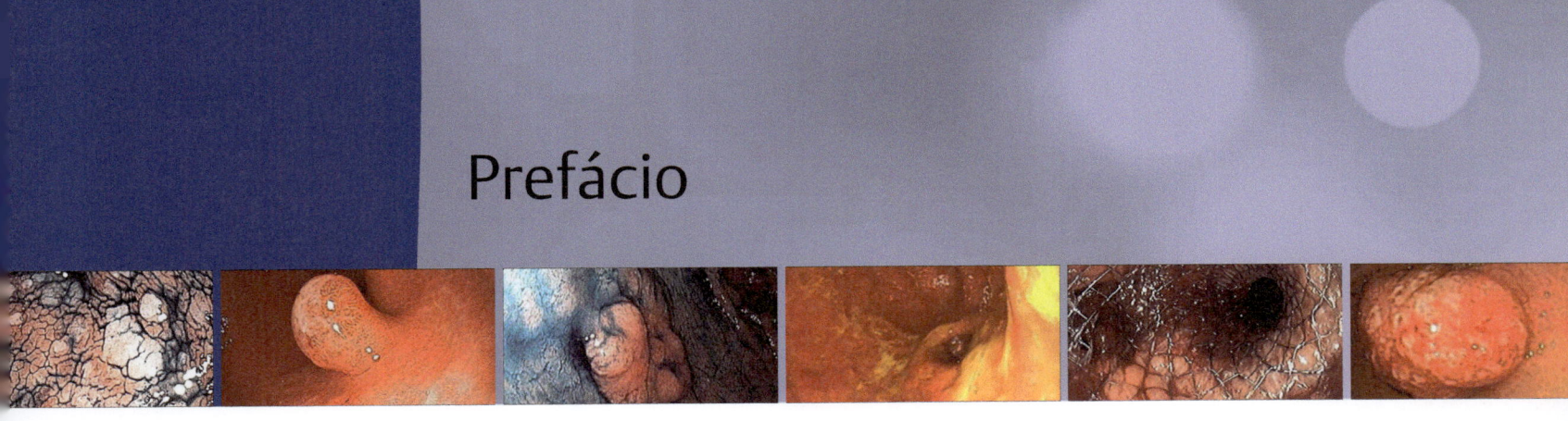

Nestes 48 anos de existência, a Sociedade Brasileira de Endoscopia Digestiva (SOBED) sempre teve os seus valores e objetivos pautados na defesa dos interesses dos seus associados e difusão dos conhecimentos relacionados à especialidade, que evolui de forma impressionante, principalmente em decorrência do desenvolvimento tecnológico, como também da compreensão dos fenômenos biológicos relacionados às principais afecções do sistema digestivo.

Posso dizer que tenho o grande privilégio de ser o 24º Presidente da nossa sociedade, Gestão 2023-2024, recebendo o convite para prefaciar a segunda edição do *Tratado de Endoscopia Digestiva da SOBED* e, com isso, sinto-me honrado.

A produção literária da SOBED é vasta! Nos últimos anos podemos destacar o *Atlas de Endoscopia Digestiva*, que teve a sua primeira edição lançada em 2011, sendo agraciado com o 1º lugar do Prêmio Jabuti – o mais tradicional prêmio literário do Brasil, concedido pela Câmara Brasileira do Livro na área da saúde. Essa obra foi traduzida para o espanhol e, devido ao grande sucesso, em 2015 foi lançada a sua segunda edição. Em 2013 foi disponibilizado o livro *Endoscopia Digestiva – Diagnóstico e Tratamento*, que também teve a sua versão em espanhol, e em 2018 a primeira edição do *Tratado Ilustrado de Endoscopia Digestiva*, que, pela sua qualidade de informações e ilustrações, está agora sendo revitalizado com a segunda edição. Precisamos lembrar que várias outras importantes publicações foram realizadas por diversos colegas que compõem a SOBED, nessa mesma linha de proposta.

Esta segunda edição do *Tratado Ilustrado de Endoscopia* compila os dados evolutivos, o passado, o presente, e prospecta em pinceladas o futuro. Retrata o velho e o novo. Abre perspectivas de conhecimento e fonte de imaginação para novos desafios diagnósticos e terapêuticos, como os que vêm da inteligência artificial – até onde vamos? Os autores pesquisaram em inúmeras fontes da literatura internacional, para expor com clareza, os caminhos para a Atual e Nova Endoscopia, sem, entretanto, ter a pretensão de torná-lo como a última palavra. Sabem o quanto as verdades em ciência podem ser e são transitórias.

Vale a reflexão: quão brilhantes foram os fundadores da SOBED em 1975 na cidade de Curitiba, e o que eles imaginaram dessa sociedade? Esse atlas retrata o amadurecimento, sacramenta a posição da SOBED no mundo científico, deixando essa memória, cultural, literária, revelada em detalhes, o que somos e o que fazemos na nossa especialidade. Tudo fruto, claro, de vários sonhos, de vários expoentes fundadores da nossa Sociedade, Dr. Job, Luna, Hashiba, Igelmar, Cordeiro e tantos outros magníficos Presidentes que associados aos inúmeros colegas endoscopistas, a cada momento, colocaram seu tijolinho na edificação dessa grande Sociedade – assim é a SOBED. Este atlas é fruto de editores, autores, liderados por Marcelo Averbach, que pensam ciência, trabalham para o coletivo, levando conhecimento a várias gerações no Brasil e no exterior. Fruto da Editora Thieme Revinter, que viu na SOBED a oportunidade de firmar parceria na produção científica, com crescimento conjunto, de forma ética e transparente.

Como cirurgião e endoscopista digestivo, foliando as paginas deste tratado, fez-me lembrar de como eram complexas as radioablações usadas em cirurgia geral para tumores hepáticos ou outros, como usávamos a radiofrequência, com toda a complexidade da época, e o que se vê de forma simplificada através de pequenos cateteres que passam pelo endoscópios, chegando as vias biliares, esôfago e pâncreas, tão bem descritas neste livro. No arsenal de tratamento de pacientes submetidos a cirurgias bariátricas e digestivas, complicados por fístulas gastrointestinais, o pioneirismo e as inovações criadas por colega sobediano, lançando seu *kit* artesanal para drenagens de fístulas digestivas e coleções intracavitárias, a vácuo por endoscopia, trouxe respostas bem mais promissoras, salvando pacientes dessa triste complicação; segue-se nessa linha, as gastroplastias endoscópicas, que vêm evoluindo juntamente com a inovação tecnológica, e ganhando espaço e lugar no arsenal terapêutico da obesidade; cirurgias outrora realizadas de forma convencional ou por videolaparoscopia, onde seccionavam-se fibras do Plexo de Meissener e Auerbach da adventícia as camadas longitudinais e circulares do esôfago. Hoje, em sentido inverso, e com menor trauma, endoscopistas brasileiros mostram sua vasta experiência, e disseminando a todo o País e ao mundo, como método inovador do tratamento da acalasia, bem descrito neste tratado. Da abordagem ecoendoscópica ao diagnóstico das lesões subepiteliais, dos tumores pancreáticos, sejam por imagens e/ou por punção, a terapêuticas de drenagem de coleções ou até mesmo de anatomoses gastrointestinais endoscopicamente viáveis, tudo muito bem revelado. A exploração de vias biliares por miniendoscópios, se assim podemos chamar, a quebra de cálculos complexos e as biópsias das vias biliares mudaram as opções terapêuticas na doenças bilio-pancreáticas. As ressecções endoscópicas de lesões planas, sejam por mucosectomias convencionais, *underwater* ou por técnicas do terceiro espaço, abriu-se um leque de opções inovadoras no tratamento de lesões precoces do esôfago, estômago, duodeno e colon, bem documentadas e objetivamente descritas nesta obra. Ainda no diagnóstico das lesões planas de difícil visualização, a evolução da indústria de endoscópios trouxe à comunidade médica melhores taxas de detecção de lesões precoces jamais vistas, e, a cada dia, aperfeiçoando-se com a inteligência artificial, que muito promete em um futuro próximo, a este, o amanhã nos dirá.

Herbert Toledo

Prefácio da Primeira Edição

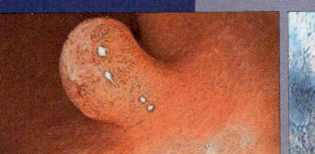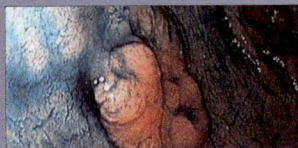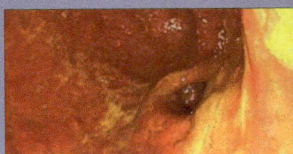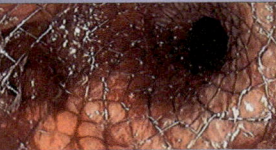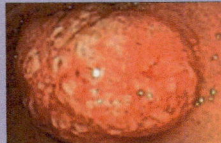

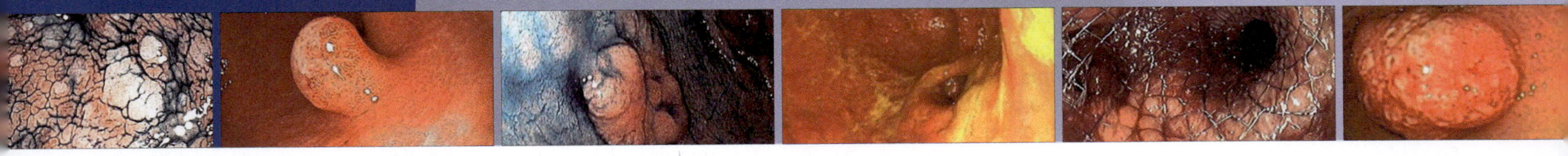

Ontem, Hoje e Sempre

Foi com surpresa (e preocupação pela grande responsabilidade) que recebi do ilustre colega Marcelo Averbach, em nome de Flávio Ejima, presidente da Sociedade Brasileira de Endoscopia Digestiva, o convite para escrever este prefácio. De pronto aceitei a súbita honra como um reconhecimento da minha longa e intensa participação na SOBED até hoje – ainda que, mesmo com dedicação diária à atividade endoscópica e à atualização permanente, a inevitável passagem do tempo nos transforme de protagonistas a coadjuvantes.

E como o tempo passou. A história de nossa SOBED é belíssima, confirmando os sonhos de seus pioneiros: criar uma organização democrática e transparente, capaz de reunir os interessados e os interesses deste ramo da gastroenterologia. A sociedade vem exercendo o duplo papel de testemunha e agente da imensa evolução de nossa área por anos. Tenho tido a felicidade de vivenciar de dentro o incrível avanço de nossa especialidade (apesar de, ainda, alguns em nosso país teimarem em negar essa denominação).

Ainda estudava na Faculdade Nacional de Medicina, hoje Universidade Federal do Rio de Janeiro, quando o II Congresso Mundial de Gastroenterologia e o I Congresso Mundial de Endoscopia Digestiva, realizados em Tóquio, em 1966, revelaram surpreendentes avanços com as gastrocâmaras. Como curiosidade citamos o fato de que quatro anos antes, no I Congresso Mundial de Gastroenterologia realizado em Munich, Alemanha, em disputada votação, o Brasil perdeu para o Japão o direito de sediar estes Congressos. Pouco depois, os primeiros modelos destes instrumentos foram trazidos ao Brasil pelo gastroenterologista clínico José Martins Job, de Porto Alegre (RS), e pelo cirurgião Akira Nakaidara, de Marília (SP), respectivamente primeiro e segundo presidentes da SOBED. Devemos todo nosso profundo agradecimento e reconhecimento aos dois.

Liderados por eles, outros 12 endoscopistas brasileiros já atuantes se reuniram para a fundação da SOBED, em Curitiba, em 1975. Desde então, a sociedade tem zelado pela formação continuada dos endoscopistas brasileiros, organizando congressos nacionais e regionais, além de cursos presenciais e a distância – muitos deles, com participação ao vivo de colegas estrangeiros de reputação internacional. Tudo isso sem deixar de cultivar ótimo relacionamento com as especialidades afins, além de também trabalhar em defesa da categoria.

Alguns anos antes, em 1971, eu exercia intensa atividade em endoscopia digestiva como *fellow senior* em gastroenterologia da Lahey Clinic Foundation, em Boston. Com meu primeiro filho lá nascido, pensava em me radicar nos Estados Unidos. Avaliava algumas possibilidades, quando ocorreu um fato que mudou meu destino. Recebi um telefonema do representante local da Olympus, já naquela época a maior fabricante mundial de instrumentos para endoscopia digestiva. Mr. Larkin contou do novíssimo lançamento, um verdadeiro "panfibroscópio".

No dia seguinte, ele me deixou realizar uma endoscopia com essa novidade. Era um aparelho de visão frontal, sem áreas cegas e com foco de ponta que permitia *close-ups*. Com flexão nos quatro sentidos, alcançava com facilidade a segunda porção duodenal. Botões de comando permitiam insuflar e aspirar. Sem falar no canal para biópsias dirigidas e lavagens e na possibilidade de fazer fotos coloridas com ajuda de uma câmera externa. Fiquei entusiasmado. Usei metade das minhas minguadas economias (4.800 dólares) para comprar um GIF-D, fiz as malas e voltei para exercer a prática endoscópica no Rio de Janeiro.

Essas evoluções vêm sendo acompanhadas de perto pela SOBED. Uma de suas mais importantes missões é justamente organizar continuamente publicações de alta qualidade científica e gráfica, com a participação de colegas de todo o país, atestando o alto grau de desenvolvimento da especialidade por aqui. O primeiro volume saiu em 1984. *Endoscopia Digestiva* trazia 43 capítulos assinados por 88 gastros e endoscopistas. Tinha em sua comissão editorial Fernando Cordeiro, de Recife, Schilioma Zaterka, de São Paulo, e este prefaciador alagoano radicado no Rio – aliás, para nosso orgulho, o prefácio daquela edição foi escrito pelo saudoso Agostinho Bettarello, então nosso gastroenterologista de maior destaque. A publicação deste livro só foi possível com a colaboração do Dr. Osiris Costeira, na época diretor do Laboratório SKF.

De lá para cá, não faltaram exemplos de excelência médica e editorial, como *Endoscopia Digestiva* (1994), *Endoscopia Gastrointestinal Terapêutica* (2007), *Atlas da Endoscopia Digestiva* (2011 – que merecidamente recebeu o prestigiado prêmio JABUTI da Câmara Brasileira do Livro), *Endoscopia Digestiva: Diagnóstico e Tratamento* (2013), *Intestino Delgado: Cápsula Endoscópica e Enteroscopia* (2015). Em 2014 iniciamos a coleção *Atualização em Endoscopia Digestiva*, lançando os volumes *Hemorragia Digestiva* (2014), *Terapêutica Endoscópica no Esôfago* (2014) e *Terapêutica Endoscópica do Estômago e Intestino Delgado* (2015). Para completar a série, estamos preparando *Terapêutica Endoscópica no Cólon e Reto* e *Terapêutica Endoscópica nas Vias Biliares e Pancreáticas*.

Este brilhante *Tratado Ilustrado de Endoscopia Digestiva* que você lê agora se beneficia, portanto, de uma longa linhagem de publicações reunindo reflexão e prática de nossa especialidade. Suas oito seções, 93 capítulos e 101 autores nacionais praticamente esgotam as atividades da endoscopia digestiva atual. Quem já participou desse tipo de empreitada sabe dos desafios enfrentados (e vencidos) por Ejima, Averbach e sua equipe. Parabenizo também à Thieme Revinter Publicações Ltda, por meio de seus diretores, Sr. Sergio Duarte Dortas e Sra. Renata Barcellos Dias, pela esmerada apresentação gráfica. Seus esforços garantem informação atualizada para o aperfeiçoamento de mais uma geração de médicos.

Folheando este livro e os que o precederam, constato que, felizmente, fracassaram todas as minhas previsões de que em algum momento diminuiria o ritmo de desenvolvimento de novas técnicas e instrumentos endoscópicos. A medicina não para. Cada um desses volumes – e não poderia ser diferente neste *Tratado Ilustrado* – apresenta avanços impossíveis de serem imaginados pela edição anterior. Dos aparelhos rígidos ao ultrassom endoscópico, do fibroscópio à endocápsula, das gastrocâmaras à endoscopia confocal, as transformações se sucedem sem descanso. Impossível para os endoscopistas mais antigos preverem a realização de gastroenterostomias endoscópicas, anastomoses duodenocoledococianas ou a realização de TIPS por via endoscópica por meio de punção por ultrassom da veia porta. Os endoscopistas atuais valer-se-ão destas técnicas no seu exercício diário e certamente reverenciarão os pioneiros que as desenvolveram, mas faltará a eles a sensação de vitória pela ousadia, invencionice, persistência e, finalmente, a emoção da conquista, degrau a degrau na grande escada que tem sido a Endoscopia Digestiva.

Lembro da emoção ao realizar minha primeira esfincterotomia, no distante 1975, ainda com acessórios rudimentares manufaturados artesanalmente segundo as instruções do francês Claude Ligoury. Havia conhecido a técnica alguns meses antes, no Congresso Mundial de Gastroenterologia, na Cidade do México. Lá, M. Nakajima, assistente de K. Kawai, foi aplaudido de pé por mais de três minutos ao mostrar imagens das esfincterotomias endoscópicas iniciais realizadas em Kyoto – quase simultaneamente àquelas executadas por M. Classen e L. Demling na Alemanha.

Nosso trabalho só é possível com informação precisa e atualização permanente. Para ficar em dois exemplos, nem as improvisações ousadas nas primeiras hemostasias e polipectomias endoscópicas no Hospital do Andaraí, nem as gastrostomias endoscópicas com sondas *home made* de Malecot e Pezzer seriam possíveis sem a publicação pioneira de Michel Gauderer, nosso companheiro na Faculdade Nacional de Medicina e já naquela época radicado nos Estados Unidos. A rapidez dessas conquistas só se compara à velocidade com que são incorporadas ao nosso dia a dia, graças à divulgação em obras como esse *Tratado Ilustrado de Endoscopia Digestiva*.

Termino reafirmando minha imensa gratidão aos endoscopistas pioneiros, base de nossa sociedade, e aos jovens médicos que consolidam e ampliam nossas conquistas com brilho e engenhosidade. Só assim, juntos, nós endoscopistas de diversas gerações podemos seguir cumprindo nosso dever primário de diagnosticar e curar pessoas, tratar doenças digestivas de maneira mais eficiente e menos invasiva e amenizar os efeitos daquelas que ainda não têm cura. Essa sempre foi e sempre será nossa missão. O futuro? Do futuro cuidaremos amanhã.

Luiz Leite Luna

Coordenadores

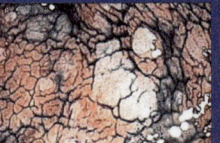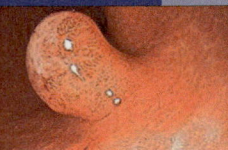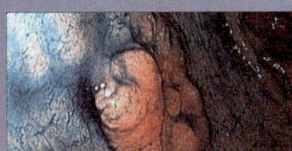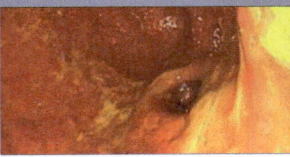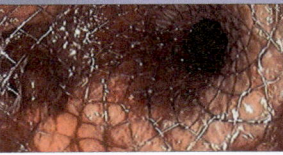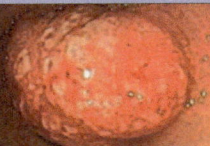

MARCELO AVERBACH
Livre-Docente pelo Departamento de Cirurgia da Faculdade de Medicina da Universidade de São Paulo (FMUSP)
Cirurgião e Colonoscopista do Hospital Sírio-Libanês, SP
Fundador da ONG Zoé

ANGELO PAULO FERRARI JR.
Livre-Docente em Gastroenterologia pela Escola Paulista de Medicina (EPM-Unifesp)
Médico Endoscopista do Hospital Israelita Albert Einstein, SP

FLÁVIO HAYATO EJIMA
Membro Titular da Sociedade Brasileira de Endoscopia (SOBED)
Membro Titular da Federação Brasileira de Gastroenterologia (FBG)
Presidente da SOBED – Gestão: 2017-18
Membro da Academia de Medicina de Brasília
Conselheiro do CRM-DF Suplente 2023-2028

GUSTAVO ANDRADE DE PAULO
Mestre em Gastroenterologia pela Universidade de Londres, Inglaterra
Pós-Graduação em Endoscopia Terapêutica pela Clinique de l'Alma, Paris, França
Doutor e Pós-Doutor na Disciplina de Gastroenterologia pela Escola Paulista de Medicina da Universidade Federal de São Paulo (EPM-Unifesp)
Professor Livre-Docente pelo Departamento de Gastroenterologia da Faculdade de Medicina da Universidade de São Paulo (FMUSP)
Gerente Médico do Centro de Endoscopia do Hospital Israelita Albert Einstein
Médico Assistente do Setor de Endoscopia do Instituto do Câncer do Estado de São Paulo (ICESP) – Hospital das Clínicas da FMUSP

HERBETH JOSÉ TOLEDO SILVA
Presidente da Sociedade Brasileira de Endoscopia – Gestão: 2023/2024
Especialista em Endoscopia Digestiva e Membro Titular da Sociedade Brasileira de Endoscopia Digestiva (SOBED)
Cirurgião do Aparelho Digestivo e Membro da Colégio Brasileiro de Cirurgia Digestiva (CBCD)
Membro Titular da Sociedade Brasileira de Cirurgia Bariátrica e Metabólica (SBCBM)
Coordenador do Serviço de Endoscopia da Santa Casa de Misericórdia de Maceió

HUANG LING FANG
Médica do Serviço de Gastroenterologia do Hospital Universitário Clementino Fraga Filho da Unversidade Federal do Rio de Janeiro (UFRJ)
Membro Titular da Sociedade Brasileira de Endoscopia (SOBED)

JAIRO SILVA ALVES
Membro Titular da Sociedade Brasileira de Endoscopia Digestiva (SOBED)
Presidente da SOBED – Gestão: 2019-20
Doutor em Gastroenterologia pela Faculdade de Medicina da Universidade Federal de Minas Gerais (UFMG)

MATHEUS CAVALCANTE FRANCO
Membro Titular da Sociedade Brasileira de Endoscopia Digestiva (SOBED)
Coordenador do Serviço de Endoscopia, Hospital Sírio-Libanês em Brasília
Advanced Endoscopy Fellowship na Cleveland Clinic, Ohio, EUA
Doutor em Gastroenterologia na Faculdade de Medicina da Universidade de São Paulo (FMUSP)
Mestre na Escola Paulista de Medicina da Universidade Federal de São Paulo (EPM-Unifesp)
Especialização em Endoscopia Oncológica no ICESP/FMUSP

RICARDO ANUAR DIB
Mestre em Gastroenterologia Clínica pela Faculdade de Medicina de Universidade de São Paulo (FMUSP)
Coordenador do Serviço de Endoscopia Gastrointestinal do Hospital Ipiranga – São Paulo, SP
Coordenador do Serviço de Endoscopia Gastrointestinal do Hospital Mário Covas – Santo André, SP
Coordenador do Serviço de Endoscopia Gastrointestinal do DASA Diagnósticos da América, SP

Colaboradores

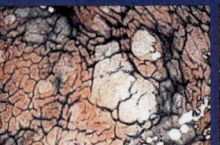 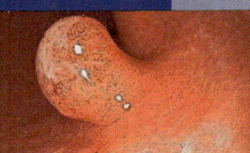 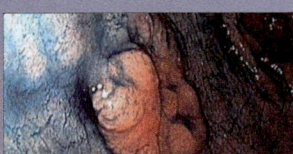 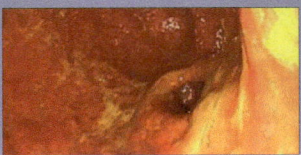 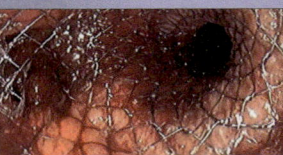 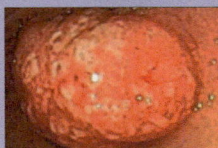

ADMAR BORGES DA COSTA JUNIOR
Coordenador do Serviço, da Residência e do Centro de Ensino e Treinamento (CET/SOBED) de Endoscopia do Hospital da Restauração – Recife
Endoscopista do Intestino Delgado do Hospital Português – Recife
Co-Diretor de Cursos de Cápsula Endoscópica da Sociedade Mundial de Endoscopia (WEO)

ADRIANA COSTA GENZINI
Membro Titular da Sociedade Brasileira de Endoscopia Digestiva (SOBED)
Coordenadora Médica do Serviço de Endoscopia Digestiva e Respiratória Hospitais Sancta Maggiore – Rede Prevent Senior
Coordenadora Médica do Serviço de Endoscopia Digestiva Hospitais Leforte Liberdade (CET SOBED) e Morumbi- Grupo DASA

ADRIANA VAZ SAFATLE-RIBEIRO
Professora Livre-Docente em Cirurgia do Aparelho Digestivo e Coloproctologia pelo Departamento de Gastroenterologia da Faculdade de Medicina da Universidade de São Paulo (FMUSP)
Médica Assistente do Serviço de Endoscopia do Hospital das Clínicas e do Instituto do Câncer da FMUSP
Médica Assistente do Serviço de Endoscopia do Hospital Sírio-Libanês

ADRIANE APARECIDA DA COSTA FARESIN
Coordenadora de Enfermagem, atua no Instituto do Câncer do Estado de São Paulo (ICESP)
Membro do Grupo de Pesquisa de Estomaterapia (GPET/USP) e da Associação Brasileira de Estomaterapia (SOBEST)

AFONSO CELSO DA SILVA PAREDES
Membro Titular da Sociedade Brasileira de Endoscopia Digestiva (SOBED) e da Federação Brasileira de Gastroenterologia (FBG)
Presidente da SOBED Regional do Rio de Janeiro – Biênio: 2006/08

ALEX MATSUDA OKITA
Endoscopista pelo Hospital Sírio-Libanês
Médico Assistente do Serviço de Endoscopia do Hospital do Servidor Público Estadual de São Paulo

ALEXANDRE MORAES BESTETTI
Preceptor do Serviço de Endoscopia Gastrointestinal do Departamento de Gastroenterologia da Faculdade de Medicina da Universidade de São Paulo (FMUSP)
Gastroenterologista pelo Hospital das Clínicas de Porto Alegre
Membro Titular da Sociedade Brasileira de Endoscopia Digestiva (SOBED)

ALEXANDRE PELOSI
Membro Titular da Sociedade Brasileira de Endoscopia Digestiva (SOBED)
Mestre em Medicina pela Universidade Federal do Estado do Rio de Janeiro (Unirio)
Diretor Médico Gastroin

ALDENIR FRESCA
Graduação em Enfermagem pela Faculdades Adamantinenses Integradas
MBA - Fundação Getúlio Vargas FGV-COC em Gestão Estratégica de Hospitais
Mestra em Bases Gerais da Cirurgia pela Faculdade de Medicina de Botucatu (Unes)

ALEXANDRE RODRIGUES FERREIRA
Mestre e Doutor em Medicina pela Universidade Federal de Minas Gerais (UFMG)
Professor-Associado do Departamento de Pediatria da Faculdade de Medicina da UFMG
Endoscopista do Instituto Alfa de Gastroenterologia do Hospital das Clínicas da UFMG

AMANDA ANDRADE MASCARENHAS
Membro Titular da Federação Brasileira de Gastroenterologia (FBG) e da Sociedade Brasileira de Endoscopia Digestiva (SOBED)
Preceptora do Serviço de Endoscopia Digestiva no Hospital São Rafael
Gastroenterologista e Endoscopista do Hospital de Endoscopia Ramiro Mascarenhas
MBA em Gestão de Saúde pela Fundação Getúlio Vargas (FGV), BH

AMANDA AQUINO DE MIRANDA POMBO
Endoscopista pela Irmandade da Santa Casa de Misericórdia de São Paulo
Fellowship em Endoscopia Oncológica pelo ICESP (Instituto do Câncer do Estado de São Paulo)
Atuante no Hospital Beneficência Portuguesa de São Paulo

ANA BEATRIZ GORDIANO VASCONCELOS VALENTE
Médica Formada pela Universidade Federal do Ceará
Cirurgiã Geral Formada pelo Hospital Geral de Fortaleza
Residente de Endoscopia do Hospital Geral Dr. Cesar Cals

ANA BOTLER WILHEIM
Membro Titular da SOBED e da Federação Brasileira de Gastroenterologia (FBG)
Mestre em Ciências da Saúde pela Universidade de Pernambuco (UPE)
Preceptora do serviço de Gastro-Hepatologia e Endoscopia Digestiva do Hospital Universitário Oswaldo Cruz (HUOC), da UPE

Colaboradores

ANA CAROLINA DE CAMPOS
Médica Formada pela Pontifícia Universidade Católica de Campinas (PUC-Campinas)
Médica Residente de Endoscopia Digestiva da Universidade Federal de São Paulo (Unifesp)

ANA CLAUDIA QUINONEIRO
Enfermeira
MBA em Gestão em Saúde

ANDRÉ LUIS DE OLIVEIRA NOVES
Especialista em Endoscopia Digestiva pelo Hospital das Clínicas da Faculdade de Medicina da Universidade de São Paulo (FMUSP)
Membro da Câmara Técnica de Endoscopia Digestiva do Conselho Federal de Medicina
Membro da Comissão Científica da Sociedade Brasileira de Endoscopia Digestiva (SOBED) 2021-2024

ANDREA MAIA PIMENTEL
Médica Especialista em Gastroenterologia e Endoscopia Digestiva do Hospital São Rafael e Hospital Geral Roberto Santos Salvador

ANDREA TIEMY YAMADA
Endoscopista e Médica Assistente do Centro de Diagnóstico em Gastroenterologia (CDG) do Hospital das Clínicas da Faculdade de Medicina da Universidade de São Paulo (FMUSP)

ANTÔNIO CARLOS COÊLHO CONRADO
Preceptor do Serviço de Endoscopia Digestiva e Respiratória do Hospital da Restauração – Recife, PE
Coordenador do Serviço de Endoscopia do Hospital Albert Sabin Endoscopista das Vias Biliares do Hospital Getúlio Vargas
Membro Titular da Sociedade Brasileira de Endoscopia Digestiva (SOBED)

ARIANA COSTA CADURIN
Membro Titular da Sociedade Brasileira de Endoscopia Digestiva (SOBED) e da Federação Brasileira de Gastroenterologista (FBG)
Médica Gastroenterologista e Endoscopista da Rede D'Or Brasília e Secretária de Saúde do Distrito Federal

ARI BEN-HUR STEFANI LEÃO
Chefe dos Serviços de Endoscopia e Gastroenterologia do Hospital São Lucas da PUCRS
Coordenador do Centro de Ensino e Treinamento da Sociedade Brasileira de Endoscopia Digestiva (SOBED) no Hospital São Lucas da PUCRS
Mestre em Gastroenterologia

ARTUR ADOLFO PARADA
Ex- Presidente da Sociedade Brasileira de Endoscopia Digestiva (SOBED) – Biênio: 2007/2008
Médico Endoscopista

ARTHUR IVAN NOBRE OLIVEIRA
Especialista em Endoscopia Digestiva, Gastroenterologia e Clínica Médica pelo Hospital das Clínicas da Faculdade de Medicina da Universidade de São Paulo (FMUSP)
Doutor em Gastroenterologia pela FMUSP
Coordenador da Endoscopia Digestiva do Instituto de Medicina Tropical da Universidade Federal do Rio Grande do Norte (IMT-UFRN)

AUREO AUGUSTO DE ALMEIDA DEGADO
Membro Titular da Federação Brasileira de Gastroenterologia (FBG)
Médico Colaborador do Serviço de Endoscopia Gastrointestinal do Hospital das Clínicas da Faculdade de Medicina da Universidade de São Paulo (FMUSP)

BARBARA CATHALÁ ESBERARD
Médica da Disciplina de Gastroenterologia e Endoscopia Digestiva do Hospital Universitário Pedro Ernesto da Universidade do Estado do Rio de Janeiro (UERJ)
Mestrado em Ciências Médicas pela UERJ
Membro Titular da Sociedade Brasileira de Endoscopia Digestiva (SOBED) e da Federação Brasileira de Gastroenterologia (FBG)

BEATRIZ MONICA SUGAI
Médica da Endoscopia Digestiva do Grupo Fleury
Doutora em Cirurgia pela Faculdade de Medicina da Universidade de São Paulo (USP)

BEATRIZ NUNES BICCAS
Médica Especialista em Gastroenterologia pela Federação Brasileira de Gastroenterologia
Mestre em Gastroenterologia pela Universidade Federal do Rio de Janeiro (UFRJ)
Professora Assistente do Departamento de Medicina Clínica – Área de Gastroenterologia da Universidade Federal Fluminense (UFF)

BERNARDO GOULART DE FARIA
Graduando em Engenharia de Controle e Automação pela Universidade Federal do Estado de Minas Gerais (UFMG)

BRENO AUGUSTO COSTA NOGUEIRA
Membro Titular da Sociedade Brasileira de Endoscopia Digestiva (SOBED)
Membro do Serviço de Endoscopia do Hospital Felício Rocho e do Instituto Orizonti – Belo Horizonte, MG
Endoscopista e Responsável Técnico do Serviço de Endoscopia Digestiva do Hospital Risoleta Tolentino Neves – Belo Horizonte, MG

BRENO BANDEIRA DE MELLO
Membro Titular da Sociedade Brasileira de Endoscopia Digestiva (SOBED)
Mestre em Ciências da Saúde pelo Instituto de Ensino e Pesquisa do Hospital Sírio-Libanês
Médico Endoscopista na Gastroclínica e Unimed (Recife-PE)

BRUNA ALESSANDRA DA SILVA
Médica Pediatra pela Universidade Estadual de Londrina (UEL)
Pós-Graduanda do Programa de Complementação Especializada em Gastroenterologia e Hepatologia Pediátrica do Hospital das Clínicas da Faculdade de Medicina de Ribeirão Preto (HC-FMRP-USP)

BRUNA HAUEISEN FIGUEIREDO
Serviço de Endoscopia Digestiva do Hospital Moriah, São Paulo, SP, Brasil

BRUNO CHAVES SALOMÃO
Membro Titular da Sociedade Brasileira de Endoscopia Digestiva (SOBED)
Gastroenterologista e Endoscopista dos Hospitais Brasília e HOME, DF

BRUNO DA COSTA MARTINS
Professor Livre-Docente pela Faculdade de Medicina da Universidade de São Paulo (FMUSP)
Médico Assistente do Serviço de Endoscopia do Instituto do Câncer do estado de São Paulo, do Grupo Fleury e do Hospital Alemão Oswaldo Cruz

BRUNO SALOMÃO HIRSCH
Residência em Gastroenterologia e Endoscopia Digestiva
Especialização em Endoscopia Avançada pelo Hospital das Clínicas da FMUSP
Membro Titular da Sociedade Brasileira de Endoscopia Digestiva (SOBED) e da Federação Brasileira de Gastroenterologia (FBG)

Colaboradores

CARLOS ALBERTO CAPPELLANES
Assistente do Serviço de Endoscopia do Hospital Santa Catarina, SP
Assistente do Serviço de Endoscopia do Hospital Sírio-Libanês, SP

CARLOS ALBERTO DA SILVA BARROS
Coordenador Médico do Serviço de Endoscopia Digestiva Alta da Santa Casa de BH
Ex-Professor de Semiologia Médica da Faculdade de Ciências Médicas de Minas Gerais
Ex-Presidente da Sociedade Brasileira de Endoscopia Digestiva (SOBED), MG
Ex-Vice Presidente da SOBED
Membro Titular da SOBED
Membro da Federação Brasileira de Gastroenterologia (FBG)
Membro da ASGE e da AGA
Endoscopista e Gastroenterologista da Gastren Clínica de Gastrenterologia e Endoscopia Digestiva Ltda BH MG

CARLOS EDUARDO OLIVEIRA DOS SANTOS
Mestre e Doutor pela Faculdade Evangélica Mackenzie do Paraná
Vice-Presidente da Sociedade Interamericana de Endoscopia Digestiva (SIED, Gestão 2021-2023)
Chefe do Serviço de Endoscopia Digestiva da Santa Casa de Caridade de Bagé, RS

CARLOS K. FURUYA JUNIOR
Mestre e Doutor pela Faculdade de Medicina da Universidade de São Paulo (FMUSP)
Coordenador do Centro de Endoscopia da unidade Vergueiro do Hospital Alemão Oswaldo Cruz
Preceptor da Residência de Endoscopia do Hospital Alemão Oswaldo Cruz

CARLOS ROBLES-MEDRANDA
Jefe del Departamento de Endoscopia, Instituto Ecuatoriano de Enfermedades Digestivas (IECED), Guayaquil, Ecuador

CARLOS SAUL
Doutor e Mestre em Gastroenterologia pela Faculdade de Medicina da Universidade Federal do Rio Grande do Sul (UFRGS)
Especialista em Endoscopia Digestiva e Membro Titular da SOBED
Professor Adjunto de Gastroenterologia do Departamento de Clínica Médica da Faculdade de Medicina da Universidade Federal de Pelotas
Chefe do Serviço de Endoscopia Digestiva do Hospital Universitário de Canoas
Coordenador do Curso de Endoscopia Digestiva do Hospital Universitário de Canoas
Vínculos de pesquisa em Gastroenterologia e Endoscopia com o IARC-OMS (International Agency of Research on Cancer, da Organização Mundial da Saúde, Lyon, França)
Sansum Medical Research Foundation, de San Diego, EUA
Formação em Cápsula Endoscópica pelo Hospital San Giovanni AS de Turim, Itália, e Hospital Virgen de Macarena de Sevilha, Espanha
Individual Member of ESGE

CAROLIN DESIRE NAVA
Docente do Hospital Universitário de Maracaibo, Sevicio de Gastrenterologia – Maracaibo, Venezuela
Gastroenterologista pela Universidade del Zulia (LUZ)
Endoscopista Formada pelo Curso de Capacitação Complementar em Ecoendoscopia e Endoscopia das Vias Biliopancreáticas do Centro de Ensino e Treinamento do Hospital 9 de Julho (Centro de Treinamento da SOBED)

CAROLINA DE SOUZA ANTONIETO
Gastroenterologista e Endoscopista
Membro Aspirante da Sociedade Brasileira de Endoscopia Digestiva (SOBED)
Titular da Federação Brasileira de Gastroenterologia (FBG)

CHRISTIANE SOARES PONCINELLI
Especialista em Gastroenterologia pela Federação Brasileira de Gastroenterologia (FBG)
Especialista em Endoscopia Digestiva pela Sociedade Brasileira de Endoscopia Digestiva (SOBED)

CHRISTIANO MAKOTO SAKAI
Membro Titular da Sociedade Brasileira de Endoscopia Digestiva (SOBED)
Médico Assistente do Serviço de Endoscopia Gastrointestinal do Hospital das Clínicas da Faculdade de Medicina da Universidade de São Paulo (FMUSP)
Doutorando em Ciências pelo Departamento de Gastroenterologia do Hospital das Clínicas da FMUSP

CLAUDIA MARIA DE CASTRO MENDES
Mestre em Gastroenterologia pela FMUFMG
Endoscopista e Preceptora no Serviço de Endoscopia do HCUFMG
Endoscopista da SERVESCOPY

CLÁUDIO LYOITI HASHIMOTO
Especialista em Clínica Médica pelo Hospital de Clínicas da Universidade Federal do Paraná (UFPR)
Especialista em Endoscopia Digestiva e Gastroenterologia pelo Hospital das Clínicas da Faculdade de Medicina da Universidade de São Paulo (FMUSP)
Fellow do Departamento de Endoscopia do National Cancer Center Hospital, Tokyo, Japan
Doutor em Gastroenterologia pela FMUSP
MBA em Administração de Clínicas e Hospitais pela Fundação Getúlio Vargas, São Paulo, SP
Coordenador do Departamento de Endoscopia do Hospital de Amor de Barretos, SP

CLAUDIO VASCONCELOS OLIVEIRA
Residência em Gastroenterologia pela Universidade Federal de São Paulo (Unifesp)
Especialização em Endoscopia Digestiva e CPRE pelo Hospital das Clínicas da Faculdade de Medicina da Universidade de São Paulo (FMUSP)
Médico-Coordenador da Endoscopia Digestiva do Hospital Universitário Professor Edgard Santos da Universidade Federal da Bahia (UFBA)

CRISTINA FLORES
Médica Gastroenterologista
Doutora em Gastroenterologia pela Universidade Federal do Rio Grande do Sul (UFRGS)

DALTON MARQUES CHAVES
Doutor pelo Departamento de Cirurgia do Aparelho Digestivo da Faculdade de Medicina da Universidade de São Paulo (FMUSP)
Médico do Serviço de Endoscopia do Hospital das Clínicas da FMUSP
Coordenador do Serviço de Endoscopia do Hospital São Luiz Anália Franco

DANIEL ANTÔNIO DE ALBUQUERQUE TERRA
Preceptor da Residência de Gastroenterologia do Hospital das Clínicas da Universidade Federal de Minas Gerais (UFMG)
Mestre em Saúde do Adulto com ênfase em Gastroenterologia pela UFMG
Médico do Centro de Transplante de Microbiota Fecal do Instituto Alfa de Gastroenterologia HC-UFMG

DANIEL CHAVES MENDES
Médico Endoscopista do Hospital de Emergência e Trauma de João Pessoa
Professor de Gastroenterologia da Faculdade de Medicina Nova Esperança
Presidente da SOBED-Capítulo PB

DANIEL MORIBE
Médico Endoscopista do Hospital Sírio-Libanês, SP
Doutorado pelo Instituto de Ensino e Pesquisa do Hospital Sírio-Libanês, SP
Membro Titular da Sociedade Brasileira de Endoscopia Digestiva (SOBED)

DANIELA MEDEIROS MILHOMEM CARDOSO
Médica Endoscopista, Mestre em Ciências da Saúde
Membro Titular da Sociedade Brasileira de Endoscopia Digestiva (SOBED)
Coordenadora do CET-SOBED do Hospital Geral de Goiânia
Coordenadora dos Serviços de Endoscopia Hospital Israelita Albert Einstein em Goiânia
Membro da Comissão de Planejamento Estratégico da SOBED — Gestão: 2023/24

DANIELE DE CARVALHO CERQUEIRA
Médica Residente do Serviço de Endoscopia Digestiva e Centro de Hemorragia Digestiva do Hospital Geral Roberto Santos
Ex-Residente do SED CHD HGRS

DANIELE MALAMAN
Residência Médica em Gastroenterologia pelo Hospital das Clínicas da Faculdade de Medicina de Ribeirão Preto – USP
Membro Titular da Sociedade Brasileira de Endoscopia Digestiva (SOBED)
Endoscopista do Serviço de Endoscopia Digestiva da Santa Casa de Caridade de Bagé, RS

DANIELLA RIBEIRO EINSTOSS KORMAN
Membro Titular da Sociedade Brasileira de Endoscopia Digestiva (SOBED)
Coordenadora e Endoscopista do Serviço de Endoscopia do Hospital da Polícia Militar de Minas Gerais – Belo Horizonte, MG
Gastroenterologista e Endoscopista da Clínica Endoscopia Clínica e Cirúrgica – Belo Horizonte, MG

DAVID CORRÊA ALVES DE LIMA
Membro Titular da Sociedade Brasileira de Endoscopia Digestiva (SOBED)
Diretor e Endoscopista da Clínica BIOGASTRO – Núcleo de Gastroenterologia e Videoendoscopia Digestiva –
Belo Horizonte, MG
Membro da American Society of Gastrointestinal Endoscopy (ASGE)

DAVI LUCENA LANDIM
Médico Pós-Graduando do Serviço de Endoscopia do Hospital das Clínicas da Faculdade de Medicina da Universidade de São Paulo (HCFMUSP)

DÉBORA LUCCIOLA COELHO
Mestre em Ciências da Saúde pela Faculdade Ciências Médicas de Minas Gerais
Membro Titular da Sociedade Brasileira de Endoscopia Digestiva (SOBED)
Professora da Faculdade Ciências Médicas de Minas Gerais

DENIS FEITOSA RUIZ
Especialista em Cirurgia Geral com Título Conferido pelo Programa de Residência Médica (MEC) da Santa Casa de Ribeirão Preto, SP
Especialista em Cirurgia Geral Avançada com título conferido pelo programa de Residência Médica (MEC) da Santa Casa de São Paulo, SP
Especialista em Endoscopia Digestiva com título conferido pelo programa de Residência Médica (MEC) da Escola Paulista de Medicina da Universidade Federal de São Paulo (EPM-Unifesp), SP

DIAMARI CARAMELO RICCI CEREDA
Médica Assistente do Serviço de Endoscopia do Instituto da Criança e Adolescente do Hospital das Clínicas da Faculdade de Medicina da Universidade de São Paulo (FMUSP)
Médica Endoscopista do Hospital Vila Nova Star
Membro Titular da Sociedade Brasileira de Endoscopia Digestiva (SOBED)

DIOGO EGIDIO SILVA E SOUSA
Médico Gastroenterologista
Membro Titular pela Federação Brasileira de Gastroenterologia (FBG)
Mestre em Ciências da Saúde pela Universidade Federal de Goiás (UFG)

DIOGO TURIANI HOURNEAUX DE MOURA
Mestre, Doutor e Professor Livre-Docente pela Disciplina de Cirurgia do Aparelho Digestivo do Departamento de Gastroenterologia pela Faculdade de medicina da Universidade de São Paulo (FMUSP)
Postdoctoral Research Fellow - Division of Gastroenterology, Hepatology and Endoscopy - Brigham and Women's Hospital - Harvard Medical School
Médico do Serviço de Endoscopia Gastrointestinal do Departamento de Gastroenterologia da FMUSP
Presidente do Núcleo de Endoscopia Bariátrica da Sociedade Brasileira de Endoscopia Digestiva (SOBED)
Codiretor do Bariatric Endoscopy Live Global (BELG)

DJALMA ERNESTO COELHO NETO
Membro Titular da Sociedade Brasileira de Endoscopia Digestiva (SOBED)
Mestre e Doutor em Cirurgia pela Universidade Federal do Rio de Janeiro (UFRJ)
Prof. Adjunto da Universidade Estácio de Sá (UNESA)
Primeiro Secretário da SOBED Nacional
Ex-Presidente da SOBED Estadual Rio de Janeiro
Membro da Câmera Técnica de Endoscopia Digestiva CREMERJ e CFM
Coord. Serviço de Gastro Endoscopia Américas Medical City (H. Vitória e Samaritano Barra) – H. Samaritano Ipanema

EDIVALDO FRAGA MOREIRA
Coordenador do CTE/SOBED-Centro de Ensino e Treinamento da SOBED do Serviço de Endoscopia Digestiva-Hospital Felício Rocho – Belo Horizonte, MG
Membro Titular da Sociedade Brasileira de Endoscopia Digestiva (SOBED)
Presidente Comissão de Diretrizes e Protocolos SOBED – Gestão: 2007/2008, 2009/2010
Presidente Comissão de Avaliação de Centros de Ensino e Treinamento da SOBED – Gestão: 2011/2012

EDMAR TAFNER
Médico Assistente do Serviço de Endoscopia do Hospital Universitário da Universidade de São Paulo (HU-USP)
Médico Assistente do Serviço de Endoscopia do Hospital Israelita Albert Einstein
Doutor em Ciências pela Faculdade de Medicina da USP
Especialista em Endoscopia pela Sociedade Brasileira de Endoscopia Digestiva (SOBED)

EDSON IDE
Médico Assistente do Serviço de Endoscopia do Hospital das Clínicas da Faculdade de Medicina da Universidade de São Paulo (HCFMUSP)
Endoscopista dos Hospitais Semper e Vila da Serra – Belo Horizonte – MG
Membro Titular da Sociedade Brasileira de Endoscopia Digestiva (SOBED) e da Federação Brasileira de Gastroenterologia (FBG)

Colaboradores

EDUARDA NASSAR TEBET
Médica pela Universidade Federal do Rio de Janeiro (UFRJ)
Mestre em Ciências da Saúde pela Faculdade de Medicina da Universidade de São Paulo (FMUSP)
Doutora em Ciências da Saúde pela Faculdade de Medicina de São José do Rio Preto (FAMERP)
Especialista em Endoscopia Digestiva e Membro da Sociedade Brasileira de Endoscopia (SOBED)
Médica Assistente e Preceptora da Residência de Gastroenterologia do Serviço de Endoscopia do Hospital Regional de Mato Grosso do Sul

EDUARDO GUIMARÃES HOURNEAUX DE MOURA
Professor Livre-Docente pelo Departamento de Gastroenterologia da Faculdade de Medicina da Universidade de São Paulo (FMUSP)
Diretor do Serviço de Endoscopia Gastrointestinal do Departamento de Gastroenterologia da FMUSP
Diretor do Bariatric Endoscopy Live Global (BELG)
Membro Titular da Sociedade Brasileira de Endoscopia Digestiva (SOBED)

EDUARDO SAMPAIO SIQUEIRA
Doutor em Medicina pela Universidade Federal de São Paulo (Unifesp)
Chefe do Setor de Endoscopia Digestiva do Real Hospital Português de Beneficência em Pernambuco, Recife
Médico Endoscopista do Hospital das Clínicas da Universidade Federal de Pernambuco (HC – UFPE)

EDUARDO TURIANI HOURNEAUX DE MOURA
Médico Assistente do Serviço de Endoscopia Gastrointestinal do Hospital das Clínicas da Faculdade de Medicina da Universidade de São Paulo (HCFMUSP)
Doutor em Ciências em Gastroenterologia pela FMUSP

ELAINE TOMITA HOFFMANN
Médica Graduada pela Universidade Federal do Paraná (UFPR)
Membro Titular da Sociedade Brasileira de Endoscopia Digestiva (SOBED) e da Federação Brasileira de Gastroenterologia (FBG)

ELISA RYOKA BABA
Doutorado em Ciências em Gastroenterologia pela Faculdade de Medicina da Universidade de São Paulo (FMUSP)
Coordenador do Departamento de Endoscopia da Prevenção do Hospital de Câncer de Barretos (Hospital de Amor)
Membro Titular da Sociedade Brasileira de Endoscopia Digestiva (SOBED)

ERIKA PEREIRA MACEDO
Residência Médica em Gastroenterologia Clínica pela Universidade Federal de São Paulo (Unifesp)
Título de Especialista em Endoscopia pela Sociedade Brasileira de Endoscopia Digestiva (SOBED)
Mestre em Ciências Biomédicas pela Unifesp
Membro da Sociedade Americana de Gastroenterologia e Endoscopia (ASGE)
Médica Endoscopista do Hospital Sírio-Libanês
Médica Endoscopista Coordenadora do Setor de endoscopia do Hospital Albert Einstein

ERMELINDO DELLA LIBERA JR
Membro Titular da Sociedade Brasileira de Endoscopia Digestiva (SOBED)
Doutor pela Escola Paulista de Medicina da Universidade Federal de São Paulo (EPM-Unifesp)
Médico Endoscopista do Hospital Israelita Albert Einstein, SP
Médico Endoscopista do Fleury Medicina e Saúde, SP

ERNESTO QUARESMA MENDONÇA
Mestre em Gastroenterologia pelo Departamento de Gastroenterologia da Faculdade de Medicina da Universidade de São Paulo (FMUSP)
Especialização em Endoscopia Oncológica no Serviço de Endoscopia do Instituto do Câncer do Estado de São Paulo (ICESP) da Faculdade de Medicina da Universidade de São Paulo (FMUSP)
Residência em Endoscopia Gastrointestinal no Serviço de Endoscopia Digestiva do Hospital das Clínicas da FMUSP

FABIANA DE GOIS SILVEIRA E SOUSA
Médica do Serviço de Endoscopia Digestiva do Hospital Mater Dei Salvador

FABIO CATACHE MANCINI
Médico pela Santa Casa de São Paulo
Cirurgião Geral pelo Hospital das Clínicas da Faculdade de Medicina da Universidade de São Paulo (HCFMUSP)
Endoscopista pelo HCFMUSP
Especialista em Ecoendoscopia e CPRE pelo H9J/DASA

FÁBIO RAMALHO TAVARES MARINHO
Mestre em Ciências em Gastroenterologia pela Faculdade de Medicina da Universidade de São Paulo (FMUSP)
Membro Titular da Sociedade Brasileira de Endoscopia Digestiva (SOBED) e da Federação Brasileira de Gastroenterologia (FBG)

FABIO YUJI HONDO
Médico Coordenador do Setor de Endoscopia do Hospital Amaral Carvalho – Jaú, SP
Doutor em Cirurgia do Sistema Digestório pelo Hospital das Clínicas da Faculdade de Medicina da Universidade de São Paulo (HCFMUSP)

FAUZE MALUF FILHO
Livre-Docente do Departamento de Gastroenterologia da Faculdade de Medicina da Universidade de São Paulo (FMUSP)
Coordenador do Serviço de Endoscopia do Instituto do Câncer do Estado de São Paulo (ICESP) da Faculdade de Medicina da Universidade de São Paulo (FMUSP)

FELIPE ALVES RETES
Membro Titular da Sociedade Brasileira de Endoscopia Digestiva (SOBED)
Mestre em Gastroenterologia pela Faculdade de Medicina da Universidade de São Paulo (FMUSP)
Médico Endoscopista do Instituto Alfa de Gastroenterologia/HC-UFMG e Hospital Felício Rocho

FERNANDA MATOS E OLIVEIRA
Acadêmica de Medicina da Escola Bahiana de Medicina

FERNANDA PRATA MARTINS
Doutora em Gastroenterologia pela Universidade Federal de São Paulo (Unifesp)
Pós-Doutora pela Unifesp Brigham and Women's Hospital
Médica do Serviço de Endoscopia do Hospital Israelita Albert Einstein, SP
Médica do Serviço de Endoscopia do Hospital Sírio-Libanês, SP
Médica do Serviço de Endoscopia do Hospital 9 de Julho

FERNANDO LANDER MOTA
Cirurgião Geral pela Irmandade da Santa Casa de Misericórdia de São Paulo (ISCMSP)
Médico Endoscopista e Ecoendoscopista do Hospital Sírio-Libanês, SP
Médico Endoscopista do Hospital Rede D'Or São Luiz – Campinas
Membro Titular da Sociedade Brasileira de Endoscopia (SOBED)

FERNANDO PAVINATO MARSON
Titular da Sociedade Brasileira de Endoscopia Digestiva (SOBED)
Fellow da Sociedade Americana de Endoscopia
Gastrointestinal (FASGE)
Doutor em Clínica Cirúrgica pela Faculdade de Medicina da
Universidade de São Paulo (FMUSP)
Médico Endoscopista Intervencionista do Hospital Sírio-Libanês

FLÁVIO ANTONIO QUILICI
Professor Titular de Gastroenterologia e Cirurgia Digestiva da
FM da Pontifícia Universidade Católica de Campinas
(PUC-Campinas)
Ex-Presidente da Federação Brasileira de Gastroenterologia (FBG),
da Sociedade Brasileira de Endoscopia Digestiva (SOBED) e da
Sociedade Brasileira de Coloproctologia (SBCP)
Membro da Academia Nacional de Medicina e da Academia de
Medicina de São Paulo
Cirurgião Emérito do Colégio Brasileiro de Cirurgiões
FISUCRS, FASCRS, FAGA, TALACP, FSIED, FWGO TFBG, TSOBED,
TSBCP, ECBC, TCBDE

FLÁVIO HIROSHI ANANIAS MORITA
Endoscopia Gastrointestinal e Cirurgia do Aparelho Digestivo pela
Faculdade de Medicina da Universidade de São Paulo (FMUSP)
Médico do Departamento de Cirurgia Geral e do Serviço de
Endoscopia Gastrointestinal da FAMERP

FLORA MARIA LORENZO FORTES
Médica Gastroenterologista e Endoscopista do SED-CHD-HGRS

GABRIEL MARQUES FAVARO
Médico Endoscopista do Hospital Oncológico Amaral Carvalho –
Jaú, SP
Médico Endoscopista do Hospital das Clínicas da Faculdade de
Medicina de Botucatu (UNESP)

GABRIELA ISSA ERNESTO COELHO
Pós-Graduando em Medicina pela Fundação Técnico Educacional
Souza Marques (FTSM)
Fundadora e Presidente da Primeira Liga Acadêmica de
Endoscopia Digestiva do Rio de Janeiro (LAED)
Research Student do Serviço de Gastro Endoscopia Américas
Medical City

GERSON CESAR BRASIL JUNIOR
Médico Assistente do Serviço de Endoscopia Digestiva do Hospital
Universitário Oswaldo Cruz da Universidade de
Pernambuco (HUOC-UPE)
Preceptor da Residência Médica em Gastroenterologia do HUOC-UPE
Especialista em Endoscopia Digestiva pelo Hospital das Clínicas da
Faculdade de Medicina da Universidade de São Paulo (HCFMUSP)

GIOVANA BIASIA DE SOUSA
Residência em Endoscopia Digestiva pelo HSPE – IAMSPE – SP
Título de Especialista em Endoscopia Digestiva pela Sociedade
Brasileira de Endoscopia Digestiva (SOBED)
Mestre em Gastroenterologia pela Escola Paulista de Medicina da
Universidade Federal de São Paulo (Unifesp)

GIOVANI DE MARCO ANTONELLO
Membro Titular da Sociedade Brasileira de Endoscopia
Digestiva (SOBED)
Membro dos Serviços do Hospital de Pelotas
Membro dos Serviços do Hospital Universitário São Francisco de
Paula (UCPel)
Membro dos Serviços do Hospital Unniversitário Dr. Miguel Riet
Correa Jr (HU-FURG/Ebserh)

GISELE DE FATIMA CORDEIRO LEITE
Membro Titular da Sociedade Brasileira de Endoscopia
Digestiva (SOBED)
Membro Titular da Federação Brasileira de Gastroenterologia (FBG)
Médica do Serviço de Endoscopia do Hospital Sírio-Libanês (SP)

GISELE DE OLIVEIRA ORSI
Mestre em Bases Gerais da Cirurgia pela Universidade Estadual
Paulista (Unesp)
Especialista em Administração Hospitalar e Serviços de
Saúde pela Fundação Getúlio Vargas (FGV-SP)
Consultora em Endoscopia Digestiva

GLAUCO NAJAS SAMMARCO
Gastroenterologista e Endoscopista pela Escola Paulista de
Medicina da Universidade Federal de São Paulo (Unifesp)
Especialista em Endoscopia Digestiva pela Sociedade Brasileira de
Endoscopia Digestiva (SOBED)
Membro da Equipe de Endoscopia Terapêutica da Clínica Scope –
Campo Grande, MS

GUILHERME CAMAROTTI DE OLIVEIRA CANÊJO
Serviço de Endoscopia Digestiva do Hospital Moriah, SP

GUILHERME CAMPOS STEPHANINI
Médico Cirurgião Básico pelo Hospital Pompeia
Médico Residente de Endoscopia do Hospital Sírio-Libanês, SP

GUILHERME MATTIOLLI NICOLLELLI
Médico do Serviço de Coloproctologia Responsável pelo
Ambulatório de Doenças Inflamatórias do Hospital de Clínicas da
Universidade Federal do Paraná (UFPR)
Titular SBCP
Titular GEDIIB

GUSTAVO LUÍS RODELA SILVA
Médico Endoscopista no Hospital Nipobrasileiro e Hospital Vila
Nova Star
Mestre em Ciências em Gastroenterologia pela Universidade de
São Paulo (USP)

GUSTAVO MIRANDA MARTINS
Membro do Serviço de Endoscopia e da Clínica de Gastro-
Hepatologia do Hospital Felício Rocho – Belo Horizonte, MG
Especialista em Hepatologia e Transplante de Fígado pelo Hospital
La Pitié-Salpêtrière, da Universidade Sorbonne, em Paris/França
Mestre em Gastroenterologia pela Universidade Federal de Minas
Gerais (UFMG)

GUSTAVO WERNECK EJIMA
Médico Residente de Gastroenterologia do Hospital São Paulo da
Unifesp

HENRIQUE SARUBBI FILLMANN
Professor de Cirurgia da Pontifícia Universidade Católica do
Rio Grande do Sul (PUC-RS)
Titular da Sociedade Brasileira de Coloproctologia (SBCP)
Sócio GEDIIB
Ex-Presidente da SBCP
Editor-Chefe da Revista Journal of Coloproctology (JCOL)

IGELMAR BARRETO PAES
Médico Coordenador do SED CHD HGRS

IGOR BRAGA RIBEIRO
Médico Assistente do Serviço de Endoscopia Digestiva dos
Hospitais Sancta Maggiore Rede Prevent Senior
Doutor em Ciências da Gastroenterologia pela Faculdade de
Medicina da Universidade de São Paulo (FMUSP)

IGOR LOGETTO CAETITÉ GOMES
Médico Gastroenterologista pelo Hospital das Clínicas da
Faculdade de Medicina da Universidade de São Paulo (HCFMUSP)
Residente em Endoscopia do Serviço de Endoscopia
Gastrointestinal do HCFMUSP

ISABELLE KRISTAL GRALA SOUZA E SILVA
Fellowship em Endoscopia Oncológica pelo Instituto do Câncer do
Estado de São Paulo (ICESP)

Colaboradores

IVAN ROBERTO BONOTTO ORSO
Doutor em Ciências em Gastroenterologia pela Universidade de São Paulo (USP)
Professor de Gastroenterologia do Centro Universitário da Fundação Assis Gurgacz
Diretor do Serviço de Endoscopia da Fundação Hospitalar São Lucas FAG
Endoscopista do Centro Médico Gastroclínica Cascavel e do Hospital do Câncer UOPECCAN

IVENS FILIZOLA SOARES MACHADO
Cirurgião Geral pelo Instituto Doutor Jose Frota
Pós-Graduado em Cirurgia Minimamente Invasiva e Robótica pela Unichristus
Cirurgião do Aparelho Digestivo pela Universidade Federal do Ceará
Residente de Endoscopia pelo Hospital Geral Doutor Cesar Calls de Oliveira

JACIANE ARAÚJO MOTA FONTES
Médica Gastroenterologista do SED-CHD-HGRS

JARBAS DELMOUTIEZ RAMALHO SAMPAIO FILHO
Mestre em Ciências da Saúde pela Universidade de Pernambuco (UPE)
Professor de Gastroenterologia da Universidade Federal do Vale do São Francisco (UNIVASF) – *Campus* Paulo Afonso
Membro Titular da Sociedade Brasileira de Endoscopia Digestiva (SOBED), da Federação Brasileira de Gastroenterologia (FBG) e da Sociedade Brasileira de Hepatologia (SBH)

JARBAS FARACO MALDONADO LOUREIRO
Médico do Serviço de Endoscopia do Hospital Sírio-Libanês
Médico do Serviço de Endoscopia do Hospital Alemão Oswaldo Cruz
Doutor pela Faculdade de Medicina da Universidade de São Paulo (FMUSP)

JOÃO AUTRAN NEBEL
Professor Assistente de Gastroenterologia da Universidade Federal Fluminense (UFF)
Médico do Serviço de Endoscopia do Hospital São Vicente de Paulo

JOÃO VALVERDE FILHO
Médico Anestesiologista SMA (Serviços Médicos de Anestesia) Hospital Sírio-Libanês São Paulo
Coordenador do Grupo de Dor Hospital Sírio-Libanês São Paulo
Coordenador Curso de Pós-Graduação em Dor do Hospital Sírio-Libanês em São Paulo
Doutorado em Neurologia pela Faculdade de Medicina da Universidade de São Paulo (FMUSP)

JOEL FERNANDEZ DE OLIVEIRA
Mestre em Gastroenterologia pelo Departamento de Gastroenterologia da Faculdade de Medicina da Universidade de São Paulo (FMUSP)
Especialização em Endoscopia Oncológica no Serviço de Endoscopia do Instituto do Câncer do Estado de São Paulo (ICESP) da FMUSP
Residência em Endoscopia Gastrointestinal no Serviço de Endoscopia Digestiva do Hospital das Clínicas da FMUSP

JORGE BAQUERIZO-BURGOS
Departamento de Endoscopia, Instituto Ecuatoriano de Enfermedades Digestivas (IECED), Guayaquil, Ecuador

JOSÉ ANDRADE FRANCO NETO
Mestre em Saúde da Criança e do Adolescente pela Universidade Federal de Minas Gerais (UFMG)
Membro do Grupo de Endoscopia Pediátrica da Sociedade Brasileira de Endoscopia Digestiva (SOBED)
Médico Endoscopista Instituto Alfa de Gastroenterologia/HC-UFMG, Hospital Mater Dei – Unidade Contorno e Hospital Vila da Serra

JOSÉ CELSO ARDENGH
Membro Titular da Sociedade Brasileira de Endoscopia Digestiva (SOBED)
Professor de Cirurgia e Anatomia da Escola de Medicina de Ribeirão Preto da Universidade de São Paulo (USP)

JOSÉ FLÁVIO ERNESTO COELHO
Membro Titular da Sociedade Brasileira de Endoscopia Digestiva (SOBED)
Doutor em Medicina pela Universidade Federal do Rio de Janeiro (UFRJ)
Prof. Adjunto da UFRJ

JOSÉ LUIZ ALVIM BORGES
Doutor em Clínica Cirúrgica pela Faculdade de Medicina da Universidade de São Paulo (FMUSP)
Membro Titular da Sociedade Brasileira de Coloproctologia (SBCP)
Médico do Hospital Sírio-Libanês, SP
Pesquisador do Instituto Sírio-Libanês de Ensino e Pesquisa

JOSÉ LUIZ PACCOS
Titular da Sociedade Brasileira de Endoscopia Digestiva (SOBED)
Titular da Sociedade Brasileira de Coloproctologia (SBC)
Médico Coloproctologista e Colonoscopista do Hospital Sírio-Libanês

JULIANA DE SÁ MORAES
Membro Titular da Federação Brasileira de Gastroenterologia (FBG)
Membro Titular da Sociedade Brasileira de Endoscopia Digestiva (SOBED)
Gastroenterologista e Endoscopista na Gastroclinica em Barbacena, MG

JULIANA MARQUES DRIGO
Doutora em Ciências da Saúde pelo Instituto de Ensino e Pesquisa do Hospital Sírio-Libanês
Especialista em Endoscopia pelo Hospital Sírio-Libanês e pela Sociedade Brasileira de Endoscopia Digestiva (SOBED)
Médica endoscopista do Serviço de Endoscopia do Hospital Sírio-Libanês, SP

JULIANA WANDERLEY ROOSEVELT COUTINHO
Presidente da Regional Goiás da Sociedade Brasileira de Endoscopia Digestiva (SOBED) – Gestão: 2023/24
Médica Endoscopista
Membro Titular da SOBED

JULIO CESAR AMORIM LOBO
Médico Graduado pela Pontifícia Universidade do Paraná (PUCPR)

JULIO CESAR SOUZA LOBO
Médico Graduado pela Universidade Federal do Paraná (UFPR)
Membro Titular da Sociedade Brasileira de Endoscopia Digestiva (SOBED) e da Federação Brasileira de Gastroenterologia (FBG)

KEILA PEREIRA TOMAZ
Enfermeira Coordenadora de Assistência e Qualidade dos Serviços de Endoscopia do Hospital Santa Helena- Dor, Hospital Santa Luzia- Dor e Hospital Brasília

KLEBER BIANCHETTI DE FARIA
Endoscopista, Diretor Técnico e Clínico da Clínica Gastrocolon – Belo Horizonte, MG
Endoscopista dos Hospitais Semper e Vila da Serra – Belo Horizonte, MG
Membro Titular da Sociedade Brasileira de Endoscopia Digestiva (SOBED) e da Federação Brasileira de Gastroenterologia (FBG)

LAERCIO TENÓRIO RIBEIRO
Ex-Presidente do Núcleo Brasileiro para Estudo do *Helicobacter pylori* e Microbiota
Ex-Chefe do Serviço de Endoscopia Digestiva do Hospital Universitário da Universidade Federal de Alagoas (UFAL)
Sócio Titular da Sociedade Brasileira de Endoscopia Digestiva (SOBED) e da Federação Brasileira de Gastroenterologia (FBG)

LARA MEIRELES DE AZEREDO COUTINHO
Mestre em Ciências de Gatroenterologia pelo Hospital das Clínicas da Faculdade de Medicina da Universidade de São Paulo (HCFMUSP)

LARISSA GARMS THIMOTEO CAVASSIN
Graduada em Enfermagem e Direito
Especialista em Controle de Infecção Hospitalar
Coordenadora do CME, Suprimentos e Consignados do Centro Cirúrgico no Hospital Sírio-Libanês
Membro da Diretoria da SOBED, do Comitê de Ensino e Pesquisa em Enfermagem Perioperatória e do Comitê de OPME

LARISSA WERMELINGER PINHEIRO
Mestranda em Gastroenterologia na Universidade Federal de São Paulo (Unifesp)
Médica Assistente de Gastroenterologia do Hospital Sírio-Libanês

LARYSSA PAULA TREIS HANAUER
Médica Gastroenterologista
Aluna de Doutorado do Programa de Pós-Graduação de Gastroenterologia e Hepatologia da Universidade Federal do Rio Grande do Sul (UFRGS)
Sócia da Sociedade Brasileira de Endoscopia Digestiva (SOBED)

LAURA HELMAN
Mestre e Doutora em Medicina (Técnica Operatória e Cirurgia Experimental) pela Universidade Federal de São Paulo (Unifesp)
Médica do Serviço de Gastroenterologia do Hospital Universitário Clementino Fraga Filho da Universidade Federal do Rio de Janeiro (UFRJ)
Médica do Serviço de Endoscopia Digestiva do Hospital dos Servidores do Estado do Rio de Janeiro

LELIANE ALENCAR BONATES DOS SANTOS
Membro Titular Sociedade Brasileira de Endoscopia Digestiva (SOBED)
Membro da American Society for Gastrointestinal Endoscopy (ASGE)
Coordenadora do Serviço de Endoscopia Digestiva do Hospital Barão de Lucena – SES/PE
Preceptora Em Endoscopia Digestiva Da Residência Médica De Gastroenterologia Do Hospital Universitário Osvaldo Cruz (Upe)

LETICIA ARRUDA MENDES CRUZ LICCAZALI
Membro Titular da Sociedade Brasileira de Endoscopia Digestiva (SOBED)
Membro Titular da Federação Brasileira de Gastroenterologia (FBG)
Endoscopista e Gastroenterologista das Clínicas Climed Nova Lima, Gastrus Betim e Hospital Nossa Senhora de Lourdes (Nova Lima, MG)

LINCOLN EDUARDO VILLELA VIEIRA DE CASTRO FERREIRA
Médico Chefe do Serviço de Endoscopia do Hospital Monte Sinai – Juiz de Fora, MG
Membro da Comissão Científica da Sociedade Brasileira de Endoscopia Digestiva (SOBED)
Pós-Doutor em Endoscopia Digestiva Avançada pela Mayo Clinic – Rochester – MN, EUA

LISANDRA CAROLINA MARQUES QUILICI
Cirurgiã Digestiva do Hospital da Pontifícia Universidade Católica de Campinas (PUC-Campinas)
Coloproctologista da Unigastro Campinas
Especialista em Coloproctologia e Endoscopia Digestiva

LÍVIA DIAS BRAZ DE MACEDO
Gastroenterologista pelo Hospital das Clínicas da Universidade Federal de Pernambuco (HC-UFPE)
Gastroenterologista do Real Hospital Português de Beneficência em Pernambuco, Recife
Especialização em Endoscopia Digestiva pelo CET-SOBED do Real Hospital Português de Beneficência em Pernambuco, Recife

LORENA ROCHA DIAS MACHADO
Gastrenterologista pela Santa Casa de Misericórdia de São Paulo
Pós-Graduanda do Serviço de Endoscopia Digestiva do Hospital Madre Tereza (CET-SOBED) BH-MG

LOURIANNE NASCIMENTO CAVALCANTE
Doutora em Medicina e Saúde pela Universidade Federal da Bahia
Professora da Faculdade de Medicina da Universidade Federal da Bahia, Salvador
Médica do Serviço de Gastro-Hepatologia do Hospital São Rafael, Salvador-Ba

LUCAS SANTANA NOVA DA COSTA
Médico Gastroenterologista e Endoscopista no Hospital DASA Brasilia, Rede D'Or, Hospital Sírio-Libanês (DF) e Hospital de Base do DF
Presidente do Capítulo do Distrito Federal da Sociedade Brasileira de Endoscopia Digestiva (SOBED) – Gestão: 2023-2024
Membro da Comissão de Título de Especialista da SOBED (2023-2024)

LUCIO GIOVANNI BATTISTA ROSSINI
Doutor e Mestre em Cirurgia pela Faculdade de Ciências Médicas da Santa Casa de São Paulo
Médico do Serviço de Endoscopia do Hospital Sírio-Libanês, SP
Médico do Serviço de Endoscopia do Hospital Samaritano Higienópolis, SP

LUIS MASÚO MARUTA
Chefe do Serviço de Endoscopia do Hospital Universitário da Universidade de São Paulo (USP) e do Hospital Japones Santa Cruz, SP
Médico Endoscopista do Hospital Israelita Albert Einstein

LUIZ CARLOS C. DE ALMEIDA FILHO
Membro Titular da Sociedade Brasileira de Endoscopia Digestiva (SOBED), da Federação Brasileira de Gastroenterologia (FBG) e da Sociedade Brasileira de Hepatologia (SBH)
Coordenador do Serviço de Gastroenterologia e Endoscopia do Hospital Emec, Feira de Santana, Bahia
Professor da Faculdade de Medicina Estácio – Alagoinhas, Bahia
Médico Endoscopista do Serviço de Endoscopia Digestiva e Centro de Hemorragia Digestiva do Interior da Bahia do Hospital Geral Clériston Andrade – Feira de Santana, Bahia

LUIZ CLÁUDIO MIRANDA DA ROCHA
Mestre em Gastroenterologia pela Faculdade de Medicina da Universidade Federal de Minas Gerais (UFMG)
Endoscopista Titular da Sociedade Brasileira de Endoscopia Digestiva (SOBED)
Endoscopista assistente da Rede Mater Dei de Saúde e da Clínica Gastromed, BH

LUIZ HENRIQUE DE SOUZA FONTES
Mestre em Gastroenterologia Cirúrgica pela Universidade Federal de São Paulo (Unifesp)
Médico Assistente do Departamento de Gastroenterologia, Setor de Fisiologia, do Hospital das Clínicas da Faculdade de Medicina da Universidade de São Paulo (FMUSP)
Coordenador Médico do Serviço de Fisiologia Digestiva do Hospital do Servidor Público Estadual de São Paulo

Colaboradores

LUIZ JOAO ABRAHAO JUNIOR
Professor Adjunto do Departamento da Clínica Médica da Faculdade de Medicina da Universidade Federal do Rio de Janeiro (UFRJ)
Presidente Da Sociedade Brasileira De Motilidade Digestiva e Neurogastroenterologia

LUIZ RONALDO ALBERTI
Professor Associado da Faculdade de Medicina da Universidade Federal de Minas Gerais (FM/UFMG)
Mestre e Doutor em Medicina pela UFMG
Endoscopista da Clínica BIOGASTRO, do Instituto Alfa de Gastroenterologia do Hospital das Clínicas da UFMG, do Hospital Felício Rocho e do Hospital Mater Dei Contorno
Membro Titular da Sociedade Brasileira de Endoscopia Digestiva (SOBED) e da Federação Brasileira de Gastroenterologia (FBG)

LUIZA BICUDO DE OLIVEIRA
Médica Colaboradora do Serviço de Endoscopia Gastrointestinal do Departamento de Gastroenterologia da Faculdade de Medicina da Universidade de São Paulo (FMUSP)
Cirurgiã Geral pelo Hospital das Clínicas de Ribeirão Preto da USP

LUIZA CADAVAL ROCHA
Acadêmica de Medicina da Faculdade Ciências Médicas de Minas Gerais

LUIZA MARTINS BARONI
Médica Colaboradora do Serviço de Endoscopia Gastrointestinal do Departamento de Gastroenterologia da Faculdade de Medicina da Universidade de São Paulo (FMUSP)
Gastroenterologista pelo Hospital das Clínicas de Ribeirão Preto da Universidade de São Paulo

MANDEEP S. SAWNEY
Médico Gastroenterologista
Professor Associado da Harvard Medical School

MANOEL ERNESTO PEÇANHA GONÇALVES
Médico Responsável pelo Serviço de Endoscopia do Instituto da Criança e Adolescente do Hospital das Clínicas da Faculdade de Medicina da Universidade de São Paulo (FMUSP)
Médico Endoscopista do Hospital Albert Einstein
Membro Titular da Sociedade Brasileira de Endoscopia Digestiva (SOBED)

MARCELO DE SOUZA CURY
Doutorado em Gastroenterologia e Endoscopia pela Universidade Federal de São Paulo (Unifesp)
Pós-Doutor BIDMC/Harvard Medical School
Membro da equipe de Endoscopia Terapêutica da clínica Scope – Campo Grande, MS

MARCELO SIMAS DE LIMA
Cirurgião do Aparelho Digestivo e Endoscopista pela Universidade de São Paulo (USP)
Atuante nos hospitais: Instituto do Câncer do Estado de São Paulo (ICESP), Beneficência Portuguesa de São Paulo (BP) e Hospital Alemão Oswaldo Cruz (HAOC)

MARCELO SOARES NEVES
Médico do Serviço de Endoscopia Digestiva do Hospital Universitário Antônio Pedro da Universidade Federal Fluminense (UFF)
Médico do Serviço de Gastroenterologia do Hospital Universitário Clementino Fraga Filho da Universidade Federal do Rio de Janeiro (UFRJ)
Doutor em Medicina em Gastroenterologia pela UFRJ

MARCIA HENRIQUES DE MAGALHÃES COSTA
Professora Assistente do Departamento de Medicina Clínica – Área de Gastroenterologia da Universidade Federal Fluminense (UFF)
Médica Especialista em Gastroenterologia pela Federação Brasileira de Gastroenterologia (FBG)
Médica Especialista em Endoscopia Digestiva pela Sociedade Brasileira de Endoscopia Digestiva (SOBED)
Mestre em Gastroenterologia pela Universidade Federal do Rio de Janeiro
Membro da FBG, SOBED, GEDIIB

MARCIO MATSUMOTO
Anestesiologista SMA (São Paulo Serviços Médicos de Anestesia)
Hospital Sírio-Libanês São Paulo

MARCOS CLARÊNCIO BATISTA SILVA
Médico Coordenador do SED CHD HGRS e SED HMDS

MARCOS EDUARDO LERA DOS SANTOS
Doutor pelo Departamento de Gastroenterologia da Faculdade de Medicina da Universidade de São Paulo (FMUSP)
Mestre pelo Departamento de Gastroenterologia da FMUSP
Médico do Serviço de Endoscopia Digestiva do Hospital Vila Nova Star – Rede D`Or São Luiz

MARCUS MELO MARTINS DOS SANTOS
Residência em Gastroenterologia pelo Hospital Universitário Professor Edgard Santos da Universidade Federal da Bahia (UFBA)
Doutor em Ciências pela Universidade Federal de São Paulo (Unifesp)
Médico Endoscopista do Hospital Geral Roberto Santos
Preceptor da Residência de Endoscopia Digestiva do Hospital Geral Roberto Santos

MARIA CRISTINA SARTOR
Professora de Clínica Cirúrgica do Departamento de Cirurgia da Universidade Federal do Paraná (UFPR)
Titular da Sociedade Brasileira de Endoscopia Digestiva (SOBED), da Sociedade Brasileira de Coloproctologia (SBCP) e Grupo de Estudos da Doença Inflamatória Intestinal do Brasil (GEDIIB)
Ex-Presidente da SBCP

MARIA DAS GRAÇAS PIMENTA SANNA
Membro do Grupo de Intestino do Hospital das Clínicas da Universidade Federal de Minas Gerais (UFMG)
Membro do Grupo de Endoscopia Digestiva do Hospital da Unimed – Belo Horizonte, MG
Diretora Clínica do Instituto Mineiro de Gastroenterologia

MARIA DE FÁTIMA MASIERO BITTENCOURT
Endoscopista e Gastroenterologista
Membro Titular da Sociedade Brasileira de Endoscopia Digestiva (SOBED)
Diretora Clínica da SERVESCOPY

MARIA EGAS-IZQUIERDO
Departamento de Endoscopia, Instituto Ecuatoriano de Enfermedades Digestivas (IECED), Guayaquil, Ecuador

MARIA RACHEL DA SILVEIRA ROHR
Médica da Endoscopia Digestiva da Universidade Federal de São Paulo (Unifesp)
Médica da Endoscopia Digestiva do Grupo Fleury
Doutora em Medicina pela Unifesp

MARIA SYLVIA IERARDI RIBEIRO
Mestre em Ciências em Gastroenterologia pela Faculdade de Medicina da Universidade de São Paulo (FMUSP)
Especialista em Endoscopia Digestiva pelo HC-FMUSP e em Endoscopia Oncológica pelo ICESP-FMUSP
Observer Fellowship em Endoscopia na Mayo Clinic – Jacksonville, Florida, USA

MARIANA ISSA ERNESTO COELHO
Pós-Graduando em medicina pela Fundação Técnico Educacional Souza Marques (FTSM)
Fundadora e Vice-Presidente da primeira Liga Acadêmica de Endoscopia Digestiva do Rio de Janeiro (LAED)
Research Student do Serviço de Gastroendoscopia Américas Medical City

MARIANNY N. SULBARAN NAVA
Médica Endoscopista pela Sociedade Brasileira de Endoscopia Digestiva (SOBED)
Mestre e Doutora em Ciências de Gastroenterologia pela Universidade de São Paulo (USP)
Fellow Avançada em Doenças Inflamatórias Intestinais, Mayo Clinic, Florida, USA

MARICELI COSTA
Membro titular da Sociedade Brasileira de Endoscopia Digestiva (SOBED)
Membro do Serviço de endoscopia do Hospital Federal de Ipanema

MARISA GABRIELA MACIEL GONÇALVES
Membro Titular da Federação Brasileira de Gastroenterologia (FBG)
Coordenadora Médica da Emergência Adulto do Hospital Esperança Recife - Rede D'Or

MATHEUS C. FRANCO
Membro Titular da Sociedade Brasileira de Endoscopia Digestiva (SOBED)
Coordenador do Serviço de Endoscopia, Hospital Sírio-Libanês em Brasília
Advanced Endoscopy Fellowship na Cleveland Clinic, Ohio, EUA
Doutor em Gastroenterologia na Faculdade de Medicina da Universidade de São Paulo (FMUSP)
Mestre na Escola Paulista de Medicina da Universidade Federal de São Paulo (EPM-Unifesp)
Especialização em endoscopia oncológica no ICESP/FMUSP

MATHEUS DE OLIVEIRA VERAS
Residente em Endoscopia do Serviço de Endoscopia Gastrointestinal do Hospital das Clínicas da Faculdade de Medicina da Universidade de São Paulo (HC-FMUSP)
Cirurgião Geral pelo Hospital Santa Marcelina (SP)
Médico pela Universidade Federal de Alagoas (UFAL)

MAURICIO PAULIN SORBELLO
Doutor em Ciências em Gastroenterologia pela Faculdade de Medicina da Universidade de São Paulo (FMUSP)
Cirurgião e Colonoscopista do Hospital Sírio-Libanês
Cirurgião do Instituto do Câncer do Estado de São Paulo da FMUSP (ICESP-FMUSP)
TSOBED, TCBCD, TSBCP

MAURICIO TADEU SOARES DA SILVA FILHO
Residência Médica em Cirurgia Geral - Universidade Estadual Paulista (Unesp)
Residência Médica em Endoscopia – Hospital Sírio-Libanês, SP
Residente de Endoscopia Digestiva – Ano Adicional do Hospital Sírio-Libanês, SP
Membro Titular da Sociedade Brasileira de Endoscopia Digestiva (SOBED)

MAYSA ALVES MACHADO
Médica do Serviço de Endoscopia Digestiva do Hospital São Rafael e do Hospital Geral Roberto Santos, CET-SOBED, Salvador, BA

MIRELA REBOUÇAS FERNANDES DE LIMA
Médica Endoscopista, Membro Titular da Sociedade Brasileira de Endoscopia Digestiva (SOBED)
Gastroenterologista, Membro Titular da Federação Brasileira de Gastroenterologia (FBG)
Preceptora da Residência Médica em Gastroenterolgia e Endoscopia do Hospital Geral de Goiânia (HGG)
Ex-Presidente da Regional Goiás da SOBED – Gestão: 20/22
Membro da Comissão Científica da SOBED – Gestão: 23/24

MONICA SOLDAN
Médica do Serviço de Gastroenterologia do Hospital Universitário Clementino Fraga Filho (HUCFF/UFRJ)
Médica do Serviço de Endoscopia do Hospital São Vicente de Paulo

MÔNICA SOUZA DE MIRANDA HENRIQUES
Professora de Gastroenterologia da Universidade Federal da Paraíba
Membro Titular da Sociedade Brasileira de Endoscopia Digestiva (SOBED)
Membro da WEO

NICOLY EUDES DA SILVA DIAS
Gastroenterologista e Endoscopista
Membro Titular da Sociedade Brasileira de Endoscopia Digestiva (SOBED)
Endoscopista do Hospital Márcio Cunha de Ipatinga

OSWALDO WILIAM MARQUES JUNIOR
Mestre pela Fundação Antônio Prudente Titular da Sociedade Brasileira de Coloproctologia (SBCD)
Membro Titular da Sociedade Brasileira de Coloproctologia (SBCP)

OTÁVIO MICELI NETO
Serviço de Endoscopia Digestiva do Hospital Moriah, SP

PABLO RODRIGO DE SIQUEIRA
Médico assistente do Serviço de Endoscopia Digestiva do Hospital Sírio-Libanês – São Paulo
Doutor em Clínica Cirúrgica pelo Departamento de Cirurgia da FMUSP, TSOBED, TCBCD

PATRÍCIA COELHO FRAGA MOREIRA
Membro Titular da Sociedade Brasileira de Endoscopia Digestiva (SOBED)
Médica Endoscopista do Hospital Felício Rocho, MG
Médica Endoscopista do Hospital da Unimed, MG
Médica Endoscopista da Clínica Gastromed, MG

PATRICIA LUNA
Membro Titular da Sociedade Brasileira de Endoscopia Digestiva (SOBED)
Membro do Serviço de Endoscopia do Instituto Nacional do Câncer (INCA 2)
Membro do Serviço de Endoscopia Hospital São Vicente de Paulo

PAULA BECHARA POLETTI
Diretora do Serviço de Gastroenterologia e Hepatologia do Hospital do Servidor Publico Estadual de São Paulo (IAMSPE)
Médica Assistente do Serviço de Endoscopia Digestiva do Hospital 9 de Julho, SP

PAULO ALBERTO FALCO PIRES CORRÊA
Cirurgião e Colonoscopista do Hospital Sírio-Libanês – São Paulo, SP
TSOBED, TSBCP, TSOBRACIL, FCBCD

Colaboradores

PAULO FERNANDO SOUTO BITTENCOURT
Mestre e Doutor em Medicina pela Universidade Federal de Minas Gerais (UFMG)
Coordenador do Serviço de Endoscopia do Hospital Infantil João Paulo II da Fundação Hospitalar do Estado de Minas Gerais (FHEMIG)
Endoscopista do Instituto Alfa de Gastroenteoreologia do Hospital das Clínicas da UFMG
Endoscopista do Hospital Felício Rocho, MG
Membro Titular da Sociedade Brasileira de Endoscopia Digestiva (SOBED)

PAULO RICARDO PAVANATTO CAVASSOLA
Médico Gastroenterologista pelo Hospital de Clínicas de Porto Alegre (HCPA)
Residente em Endoscopia do Serviço de Endoscopia Gastrointestinal do Hospital das Clínicas da Faculdade de Medicina da Universidade de São Paulo (FMUSP)

PAULO SAKAI
Professor-Associado do Departamento de Gastroenterologia da Faculdade de Medicina da Universidade de São Paulo (FMUSP)

PEDRO AVERBACH
Médico pela Faculdade de Medicina da Universidade de São Paulo (FMUSP)
Cirurgião Geral pelo Hospital das Clínicas da FMUSP
Coloproctologista pelo Hospital das Clínicas da FMUSP
Colonoscopista no Hospital Sírio-Libanês

PEDRO HENRIQUE BORASCHI VIEIRA RIBAS
Médico Colaborador do Serviço de Endoscopia Gastrointestinal do Departamento de Gastroenterologia da Faculdade de Medicina da Universidade de São Paulo (FMUSP)
Cirurgião Geral pela Universidade Estadual de Campinas (Unicamp)
Membro Titular da Sociedade Brasileira de Endoscopia Digestiva (SOBED)

PEDRO POPOUTCHI
Doutor em Ciências da Saúde e Docente Colaborador do Instituto Sírio-Libanês de Ensino e Pesquisa
Titular da Sociedade Brasileira de Coloproctologia (SBCP)
Associado da Sociedade Brasileira de Endoscopia Digestiva (SOBED)

PRISCILA DA SILVA PEREIRA VASCONCELOS
Médica Assistente do Serviço de Endoscopia do Hospital Israelita Albert Einstein
Especialista em Endoscopia pela Sociedade Brasileira de Endoscopia Digestiva (SOBED)
Mestrando em Saúde da Criança e do Adolescente pela Universidade Estadual de Campinas (Unicamp)

RAQUEL CANZI
Mestre e Doutor em Medicina Interna pela Universidade Federal do Paraná (UFPR)
Fellowship em CPRE no Hospital Erasme, Universidade Livre de Bruxelas-Bélgica
Coordenadora do Ambulatório de pâncreas e vias biliares do CHC da UFPR

RAMIRO ROBSON FERNANDES MASCARENHAS
Doutor em Medicina Interna
Ex-Presidente da Sociedade Brasileira de Endoscopia Digestiva (SOBED)
Diretor do Hospital de Endoscopia – Salvador, Bahia
Médico Endoscopista do Hospital São Rafael – Rede D´Or – Salvador, Bahia

RAPHAEL AUGUSTO SAAB DE ALMEIDA BARROS
Gastroenterologista pela Universidade Federal de São Paulo (Unifesp)
Especializando em Endoscopia Digestiva pelo Hospital Alemão Oswaldo Cruz

RAQUEL DE MELLO PARANAGUÁ
Médica do SED CHD HGRS e SED HMDS

RENATA NOBRE MOURA
Doutora em Gastroenterologia pela Faculdade de Medicina da Universidade de São Paulo (FMUSP)
Médica Assistente do Instituto do Câncer de São Paulo (ICESP), Hospital Nipo-Brasileiro, Grupo Fleury e H9J

RENATO LUZ CARVALHO
Endoscopista e Cirurgião pela Universidade Estadual de Campinas (Unicamp)
Mestre em Gastroenterologia Cirúrgica pela Universidade Federal de São Paulo (Unifesp)
Responsável Pelo Setor de Colonoscopia do Hospital Santa Catarina, SP
Coordenador do Serviço de Endoscopia do Hospital do Servidor Público Estadual de São Paulo (Iamspe)

RENATO TAKAYUKI HASSEGAWA
Médico Assistente do Serviço de Endoscopia do Hospital Universitário da Universidade de São Paulo (HU-USP)
Médico Assistente do Hospital Japonês Santa Cruz de São Paulo
Especialista em Endoscopia pela Sociedade Brasileira de Endoscopia Digestiva (SOBED)

RENZO FEITOSA RUIZ
Doutor pelo Departamento de Gastroenterologia da Faculdade de Medicina da Universidade de São Paulo (FMUSP)
Médico do Serviço de Endoscopia Digestiva do Hospital Israelita Albert Einstein, SP
Médico Assistente da Residência Médica em Endoscopia Digestiva do Hospital Alemão Oswaldo Cruz, SP

RICARDO FRANCISCO FAVILLA EBECKEN
Professor-Associado do Serviço de Endoscopia Digestiva e Gastroenterologia Clínica do Hospital Universitário Antônio Pedro da Universidade Federal Fluminense (UFF)
Mestre em Gastroenterologia pela Universidade Federal do Rio de Janeiro (UFRJ)
Doutor em Gastroenterologia pela Universidade Federal de São Paulo (Unifesp)
Membro Fundador e Titular da Sociedade Brasileira de Endoscopia Digestiva (SOBED)

RICARDO RANGEL DE PAULA PESSOA
Membro Titular da Federação Brasileira de Gastroenterologia (FBG)
Membro Titular da Sociedade Brasileira de Endoscopia Digestiva (SOBED)
Coordenador da Residência em Endoscopia Digestiva do Hospital Geral César Cals
Mestre em Ciências Médicas pela Universidade de Fortaleza

RICARDO SATO UEMURA
Doutorado pela Faculdade de Medicina da Universidade de São Paulo (FMUSP)
Médico Assistente do Instituto do Câncer do Estado de São Paulo (ICESP)
Médico Assistente do Hospital Alemão Oswaldo Cruz
Médico Assistente do Hospital do Coração (HCOR)

ROBSON KIYOSHI ISHIDA
Mestre em Ciências pelo Departamento de Gastroenterologia do Hospital das Clínicas da Faculdade de Medicina da Universidade de São Paulo (FMUSP)
Médico Assistente do Serviço de Endoscopia Gastrointestinal do Hospital das Clínicas da FMUSP

RODRIGO AZEVEDO RODRIGUES
Membro Titular da Sociedade Brasileira de Endoscopia Digestiva (SOBED)
Mestre e Doutor pela Escola Paulista de Medicina da Universidade Federal de São Paulo (Unifesp)
Coordenador Médico do Serviço de Endoscopia e Motilidade Digestiva e Head de Especialidades Médicas - Fleury Medicina e Saúde

RODRIGO CORSATO SCOMPARIN
Endoscopista, atua nos hospitais SISNOR (Sistema Integrado de Saúde do Norte do Paraná) e Hospital Unimed Campo Mourão, em Campo Mourão, Paraná

RODRIGO DE REZENDE ZAGO
Membro Titular da Sociedade Brasileira de Endoscopia Digestiva (SOBED)
Mestre em Ciências da Saúde pelo Instituto de Ensino e Pesquisa do Hospital Sírio-Libanês
Médico gastroenterologista e endoscopista do Hospital Sírio-Libanês, Hospital Alemão Oswaldo Cruz, Centro de Diagnósticos em Gastroenterologia – HCFMUSP e Clínica Zago (Santos-SP)

RODRIGO SILVA DE PAULA ROCHA
Médico Colaborador do Serviço de Endoscopia Gastrointestinal do Hospital das Clínicas da Faculdade de Medicina da Universidade de São Paulo (HCFMUSP)

RODRIGO STREHL MACHADO
Título de Especialista em Endoscopia Digestiva pela Sociedade Brasileira de Endoscopia Digestivas (SOBED)
Doutor pela Escola Paulista de Medicina da Universidade Federal de São Paulo (EPM-Unifesp)
Médico Endoscopista do Hospital São Paulo/Unifesp e da Disciplina de Gastroenterologia Pediátrica, Departamento Pediatria, Unifesp

ROGERIO COLAIACOVO
Mestre pelo Departamento de Cirurgia da Faculdade de Ciências Médicas da Santa Casa de São Paulo
Médico do Serviço de Endoscopia do Hospital Israelita Albert Einstein, SP

ROGÉRIO KUGA
Mestre em Ciências pelo Departamento de Gastroenterologia do Hospital das Clínicas da Faculdade de Medicina da Universidade de São Paulo
Médico Assistente do Serviço de Endoscopia Gastrointestinal do Hospital das Clínicas da Faculdade de Medicina da Universidade de São Paulo (FMUSP)
Médico Endoscopista do Hospital Alemão Oswaldo Cruz e do Fleury Medicina e Saúde

RÚBIA MORESI VIANNA DE OLIVEIRA
Residência Médica em Gastroenterologia pela Universidade Estadual de Campinas (Unicamp) e de Endoscopia Digestiva pelo Instituto Alfa de Gastroenterologia/HC-UFMG
Mestranda do Departamento de Clínica Médica, Subárea – Gastroenterologia, da Faculdade de Ciências Médicas da Unicamp
Membro Titular da Federação Brasileira de Gastroenterologia (FBG)

SANDRA SOUSA SANTOS DE FIGUEIREDO
Médica do Serviço de Endoscopia Digestiva do Hospital São Rafael e Hospital Aliança, Salvador-Ba
Médica do Serviço de Gastro-Hepatologia do Hospital São Rafael, Salvador-Ba
Membro Titular da Sociedade Brasileira de Endoscopia Digestiva (SOBED) e da Federação Brasileira de Gastroenterologia (FBG)

SARA CARDOSO PAES ROSE
Médica Gastroenterologista pelo Hospital de Base do DF
Residente de Endoscopia do Hospital de Base do DF (2022-2024)

SÉRGIO BARBOSA MARQUES
Mestre em Gastroenterologia pela Universidade de São Paulo (USP)
Médico Assistente do Serviço de Endoscopia Gastrointestinal do Hospital das Clínicas da Faculdade de Medicina da Universidade de São Paulo (FMUSP)
Médico Endoscopista no Fleury Medicina e Saúde

SÉRGIO EIJI MATUGUMA
Médico Assistente do Serviço de Endoscopia Gastrointestinal do Hospital das Clínicas da Faculdade deMedicina da Universidade de São Paulo (HCFMUSP)

SHEILA FRIEDRICH FARAJ
Médica Assistente do Serviço de Patologia do Instituto do Câncer da Faculdade de Medicina da Universidade de São Paulo (FMUSP)

SILVIA MANSUR REIMÃO
Pós-Graduanda (Doutora) do Departamento de Gastroenterologia da Universidade de São Paulo (USP)
Médica-Instrutora do Centro Franco-Brasileiro de Ecoendoscopia (CFBEUS)
Faculdade de Ciências Médicas da Santa Casa de São Paulo, Brasil & Institut Paoli-Calmettes – Marseille, França
Médica do Serviço de Endoscopia da Unidade Itaim do Hospital Sírio-Libanês, SP
Médica do Serviço de Endoscopia do Hospital Israelita Albert Einstein, SP

SÍLVIA MARIA DA ROSA
Médica Graduada pela Universidade do Paraná (UFPR)
Membro Titular da SOBED e da Federação Brasileira de Gastroenterologia (FBG)

SILVIA REGINA CARDOSO
Médica Assistente do Serviço de Endoscopia do Instituto da Criança e adolescente do Hospital das Clínicas da Faculdade de Medicina da Universidade de São Paulo (FMUSP)
Médica endoscopista do Hospital Municipal Dr. Mário Gatti
Membro Titular da Sociedade Brasileira de Endoscopia Digestiva (SOBED)

SIMONE DINIZ CARVALHO
Mestre em Medicina pela Universidade Federal de Minas Gerais (UFMG)
Endoscopista do Instituto Alfa de Gastroenterologia do Hospital das Clínicas da UFMG

SOFIA SUNYÉ MAJELLA
Graduanda em Medicina pela Pontifícia Universidade Católica do Paraná (PUCPR)

SYLON RIBEIRO DE BRITO JÚNIOR
Membro Titular da Sociedade Brasileira de Endoscopia Digestiva (SOBED) e da Federação Brasileira de Gastroenterologia (FBG)
Post-Doctoral Associate, Liver/GI Program, The University Of Miami School of Medicine, Division of Transplantation, Miami, FL
Médico do Serviço de Endoscopia Digestiva do Hospital São Rafael e do Hospital Central Roberto Santos, CET-SOBED – Salvador, BA

THALES SILVA CORRÊA
Enfermeiro do Serviço de Endoscopia do Hospital Universitário de Juiz de Fora (UFJF)
Especialização em Planejamento e Gerenciamento em Saúde
Especialização em Preceptoria em Saúde

Colaboradores

THIAGO FESTA SECCHI
Vice-Presidente da Sociedade Brasileira de Endoscopia Digestiva (SOBED) – Biênio: 2023/2024
Médico Assistente do Serviço de Endoscopia Digestiva do Hospital 9 de Julho, SP

TIAGO FRANCO VILELA FILHO
Médico Endoscopista Hospital Ana Costa e Samaritano Jardins – United Health Group Brasil
Médico Endoscopista do Instituto do Coração do HCFMUSP (InCor), SP
Médico Endoscopista do Hospital São Luiz Rede Dor unidade Jabaquara, SP

TOMAZO ANTONIO PRINCE FRANZINI
Médico Assistente do Serviço de Endoscopia Gastrointestinal do Hospital das Clínicas da Faculdade de Medicina da Universidade de São Paulo (HCFMUSP)
Doutor em Ciências em Gastroenterologia pela FMUSP
MBA em Gestão de Saúde pela Fundação Getúlio Vargas (FGV)
Presidente da SOBED SP - Sociedade Brasileira de Endoscopia Digestiva Estadual SP
Diretor do Serviço de Endoscopia do HMCC - Tatuapé
Coordenador Médico Gastro/Endoscopia - DASA
Médico Endoscopista do Hospital Vila Nova Star - Rede D'OR
Sócio-Diretor da Gastrocentro Limeira
Médico Cooperado da Unimed Limeira
Coordenador Médico Endoscopia do Hospital Unimed Limeira

TOSHIRO TOMISHIGE
Médico Assistente do Serviço de Endoscopia do Hospital das Clínicas da Faculdade de Medicina da Universidade de São Paulo (HCFMUSP)

VANESSA FERNANDA FREDERICO MUNHOS GARCIA
Membro Titular da Sociedade Brasileira de Endoscopia Digestiva (SOBED)
Residência em Cirurgia Geral e Cirurgia Geral Avançada pela Hospital do Norte do Paraná (HONPAR)
Residência de Endoscopia no Hospital de Base de São José do Rio Preto (FAMERP)

VANESSA TEIXEIRA MARTINS CAMPOS
Médica Gastroenterologista e Endoscopista do Hospital São Rafael, Salvador, BA

VICTOR ALVES GALVÃO
Membro Titular da Sociedade Brasileira de Endoscopia Digestiva (SOBED)
Presidente da SOBED Bahia – Gestão: 2023/24
Coordenador do Serviço de Endoscopia Digestiva e Centro de Hemorragia Digestiva do Interior da Bahia do Hospital Geral Clériston Andrade e Coordenador da Endoscopia de Urgência do Hospital EMEC – Feira de Santana, Bahia

VICTOR GAUDENCIO SANTOS CAMINHAS
Especialista em Gastroenterologia pela Santa Casa de Belo Horizonte
Especialista em Hepatologia pela Associação Médica Brasileira
Membro do Serviço de Gastroenterologia, Hepatologia e Transplante de Fígado da Santa Casa de Belo Horizonte

VICTOR HUGO PERCHES FERREIRA
Médico formado pela Universidade Federal de Juiz de Fora (UFJF)

VICTOR LIMA DE MATOS
Mestre em Ciências da Saúde pela Faculdade Ciências Médicas de Minas Gerais
Membro Titular da Sociedade Brasileira de Endoscopia Digestiva (SOBED) e da Federação Brasileira de Gastroenterologia (FBG)
Endoscopista do Hospital da Polícia Militar de Minas Gerais e da Rede Gastrocenter

VICTOR LIRA DE OLIVEIRA
Médico colaborador do Serviço de Endoscopia Gastrointestinal do Departamento de Gastroenterologia da Faculdade de Medicina da Universidade de São Paulo (FMUSP)
Membro Titular da Sociedade Brasileira de Endoscopia Digestiva (SOBED)

VICTOR ROSSI BASTOS
Membro Titular da Sociedade Brasileira de Endoscopia Digestiva (SOBED)
Presidente da Comissão Cientifica da SOBED Bahia – Gestão: 2023/24
Preceptor das Residências de Endoscopia Digestiva - Centro de Ensino e Treinamento SOBED - do Hospital Geral Roberto Santos e Hospital São Rafael – Salvador, Bahia
Especialista em Endoscopia Digestiva Avançada e Oncológica – Instituto do Câncer de Estado de São Paulo (ICESP/FMUSP)

VITOR DUARTE CASTRO ALVES
Residência Médica em Cirurgia Geral – Hospital Geral de Fortaleza, CE
Residência Médica em Endoscopia – Hospital Sírio-Libanês, SP
Médico do Serviço de Endoscopia do Hospital Sírio-Libanês, SP

VITOR MASSARO TAKAMATSU SAGAE
Membro Titular da Sociedade Brasileira de Endoscopia Digestiva (SOBED)
Especialista em Cirurgia do Aparelho Digestivo e Endoscopia pelo Hospital das Clínicas da Universidade de São Paulo (USP)
Médico do Centro Médico Gastroclínica – Cascavel, PR

WAGNER COLAIACOVO
Ex-Assistente Estrangeiro do Centre Hospitalier Universitaire de Bicêtre – Université de Paris
Especialista e Titular da Sociedade Brasileira de Endoscopia Digestiva (SOBED)
Pós-Graduando, Nível Doutorado, da Faculdade de Medicina de São José do Rio Preto (FAMERP)

WALTON ALBUQUERQUE
Doutor em Medicina pela Universidade Federal de Minas Gerais (UFMG)
Membro Titular da Sociedade Brasileira de Endoscopia Digestiva (SOBED)

WILLIAN FERREIRA IGI
Médico Endoscopista pelo Hospital Sírio-Libanês
Médico Endoscopista do Centro Avançado de Endoscopia Digestiva de Rondônia e do Hospital de Amor da Amazônia (CAEDRO)
Membro Titular da Sociedade Brasileira de Endoscopia Digestiva (SOBED)

Sumário

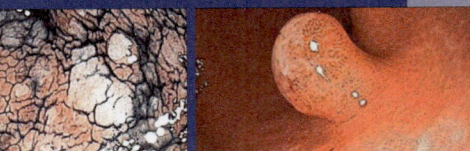 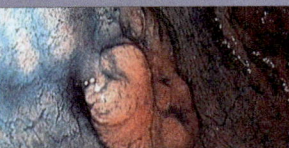 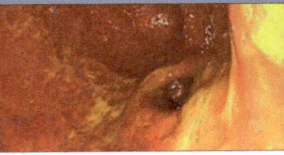 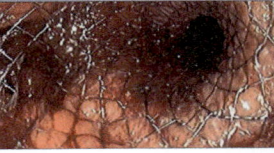 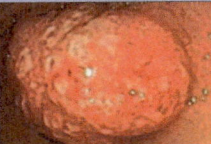

PARTE I
ASPECTOS GERAIS

1 HISTÓRIA DA ENDOSCOPIA DIGESTIVA 3
Flávio Antonio Quilici ▪ Glaciomar Machado (in memorian)

2 ENSINO E TREINAMENTO EM ENDOSCOPIA 9
Carlos Alberto Cappellanes

3 PLANEJAMENTO DE UMA UNIDADE DE ENDOSCOPIA 11
Lincoln Eduardo Villela Vieira de Castro Ferreira ▪ Thales Silva Corrêa
Victor Hugo Perches Ferreira

4 LEGISLAÇÃO E NORMAS VIGENTES 24
Flávio Hayato Ejima ▪ Gustavo Werneck Ejima ▪ Bruno Chaves Salomão
Ariana Costa Cadurin ▪ Keila Pereira Tomaz

5 ORIENTAÇÕES PRÉ E PÓS-EXAME ENDOSCÓPICO 44
Ricardo Rangel de Paula Pessoa ▪ Ana Beatriz Gordiano Vasconcelos Valente
Ivens Filizola Soares Machado

6 ANTIBIÓTICOS, ANTIAGREGANTES E ANTICOAGULANTES 52
Sylon Ribeiro de Britto Junior ▪ Maysa Alves Machado
Sandra Sousa Santos de Figueiredo ▪ Lourianne Nascimento Cavalcante

7 ENFERMAGEM EM ENDOSCOPIA 63
Aldenir Fresca ▪ Gisele de Oliveira Orsi ▪ Wagner Colaiacovo

8 ACESSÓRIOS ENDOSCÓPICOS 66
Flávio Hiroshi Ananias Morita ▪ Dalton Marques Chaves

9 LIMPEZA, DESINFECÇÃO E MANUTENÇÃO DOS EQUIPAMENTOS 76
Ana Cláudia Quinoneiro ▪ Larissa Garms Thimoteo Cavassin

10 FONTES DE ENERGIA 83
Kleber Bianchetti de Faria ▪ Bernardo Goulart de Faria

11 SEDAÇÃO E ANESTESIA EM ENDOSCOPIA DIGESTIVA 91
João Valverde Filho ▪ Marcio Matsumoto

12 ENDOSCOPIA PEDIÁTRICA 98
Silvia Regina Cardoso ▪ Manoel Ernesto Peçanha Gonçalves
Diamari Caramelo Ricci Cereda

13 CROMOENDOSCOPIA 110
Toshiro Tomishige ▪ Edson Ide
Lara Meireles de Azeredo Coutinho ▪ Davi Lucena Landim

14 ECOENDOSCOPIA – EXAME NORMAL, TÉCNICAS E EQUIPAMENTOS 119
Sérgio Eiji Matuguma ▪ Diogo Turiani Hourneaux de Moura
Eduardo Turiani Hourneaux de Moura

15 CROMOSCOPIA E MAGNIFICAÇÃO DE IMAGEM (TÉCNICAS E EQUIPAMENTOS) 130
Carlos Eduardo Oliveira dos Santos ▪ Daniele Malaman

16 INTELIGÊNCIA ARTIFICIAL EM ENDOSCOPIA DIGESTIVA 141
Jorge Baquerizo-Burgos ▪ Maria Egas-Izquierdo ▪ Carlos Robles-Medranda

PARTE II
ESÔFAGO

17 ESOFAGOSCOPIA – EXAME NORMAL, TÉCNICAS E DISPOSITIVOS 151
Marcos Eduardo Lera dos Santos ▪ Renzo Feitosa Ruiz
Denis Feitosa Ruiz

18 HÉRNIAS DO HIATO ESOFÁGICO 161
Gabriel Marques Favaro ▪ Fabio Yuji Hondo ▪ Tiago Franco Vilela Filho
Ricardo Sato Uemura ▪ Carlos K. Furuya Junior

19 DISTÚRBIOS MOTORES DO ESÔFAGO 165
Luiz João Abrahão Junior

20 DOENÇA DO REFLUXO GASTROESOFÁGICO E ESOFAGITE DE REFLUXO 175
Igor Logetto Caetité Gomes ▪ Sérgio Barbosa Marques
Eduardo Guimarães Hourneaux de Moura

21 ESOFAGITE EOSINOFÍLICA 183
Leliane Alencar Bonates Dos Santos

22 ESÔFAGO DE BARRETT 186
Paulo Ricardo Pavanatto Cavassola ▪ Igor Logetto Caetité Gomes
Sérgio Barbosa Marques

23 OUTRAS ESOFAGITES – INFECCIOSAS, ACTÍNICAS, AGENTES CORROSIVOS E DROGAS 200
Marcelo Soares Neves ▪ Laura Helman ▪ Ricardo Francisco Favilla Ebecken

24 DIVERTÍCULOS ESOFÁGICO E FARINGOESOFÁGICO 218
Matheus de Oliveira Veras ▪ Christiano Makoto Sakai
Áureo Augusto de Almeida Degado ▪ Rodrigo Silva de Paula Rocha
Fabio Yuji Hondo ▪ Paulo Sakai
Eduardo Guimarães Hourneaux de Moura

25 DOENÇAS SISTÊMICAS COM MANIFESTAÇÕES ESOFÁGICAS .. 224
Marcia Henriques de Magalhães Costa ▪ Beatriz Nunes Biccas

26 TUMORES BENIGNOS DO ESÔFAGO 251
João Autran Nebel ▪ Monica Soldan

27 NEOPLASIAS MALIGNAS DO ESÔFAGO 261
Joel Fernandez de Oliveira ▪ Ernesto Quaresma Mendonça ▪ Fauze Maluf-Filho

28 CORPOS ESTRANHOS DO ESÔFAGO 274
Alexandre Pelosi ▪ Giovani De Marco Antonello
Mariceli Costa ▪ Patricia Luna

29 AFECÇÕES CONGÊNITAS DO ESÔFAGO 283
Paulo Fernando Souto Bittencourt ▪ Simone Diniz Carvalho
Alexandre Rodrigues Ferreira

PARTE III
ESTÔMAGO E DUODENO

30 ESTÔMAGO E DUODENO NORMAIS – MARCOS E VARIANTES ANATÔMICAS 297
Ari Ben-Hur Stefani Leão ■ Carlos Eduardo Oliveira dos Santos
Daniele Malaman

31 GASTRITES E GASTROPATIAS 302
Elisa Ryoka Baba ■ Bruno Salomão Hirsch ■ Fábio Ramalho Tavares Marinho

32 PÓLIPOS GÁSTRICOS 333
Arthur Ivan Nobre Oliveira ■ Cláudio Lyoiti Hashimoto

33 ÚLCERA PÉPTICA 344
Fábio Ramalho Tavares Marinho ■ Laercio Tenório Ribeiro

34 CÂNCER GÁSTRICO PRECOCE 355
Renata Nobre Moura ■ Bruno da Costa Martins ■ Sérgio Barbosa Marques

35 CÂNCER GÁSTRICO AVANÇADO 372
Amanda Aquino de Miranda Pombo ■ Andrea Tiemy Yamada
Isabelle Kristal Grala Souza e Silva ■ Marcelo Simas de Lima

36 LINFOMAS GÁSTRICO E DUODENAL 381
Victor Rossi Bastos ■ Victor Alves Galvão
Luiz Carlos C. de Almeida Filho

37 TUMORES NEUROENDÓCRINOS GASTRODUODENAIS 387
Otávio Miceli Neto ■ Bruna Haueisen Figueiredo
Guilherme Camarotti de Oliveira Canêjo

38 LESÕES SUBEPITELIAIS GÁSTRICAS 397
Matheus C. Franco ■ Herbeth Toledo

39 GASTROPARESIA 401
Dalton Marques Chaves ■ Bruno Salomão Hirsch

40 DESORDENS VASCULARES GASTRODUODENAIS 405
Mônica Souza de Miranda Henriques ■ Daniel Chaves Mendes

41 CORPOS ESTRANHOS GÁSTRICOS E BEZOARES 409
Lucas Santana Nova da Costa ■ Sara Cardoso Paes Rose

42 ESTÔMAGO OPERADO 421
Ivan Roberto Bonotto Orso ■ Vitor Massaro Takamatsu Sagae
Vanessa Fernanda Frederico Munhos Garcia

43 LESÕES DUODENAIS 428
Cristina Flores ■ Laryssa Paula Treis Hanauer

44 DOENÇA CELÍACA E ATROFIAS VILOSITÁRIAS 435
Ana Botler Wilheim ■ Jarbas Delmoutiez Ramalho Sampaio Filho
Marisa Gabriela Maciel Gonçalves

PARTE IV
VIAS BILIARES E PÂNCREAS

45 COLANGIOPANCREATOGRAFIA: EXAME NORMAL, TÉCNICAS E EQUIPAMENTOS 445
Eduardo Sampaio Siqueira ■ Lívia Dias Braz de Macedo

46 CÁLCULOS BILIARES 453
Tomazo Antônio Prince Franzini ■ Renata Nobre Moura
Fabio Catache Mancini ■ Ramiro Robson Fernandes Mascarenhas
Sylon Ribeiro de Brito Júnior ■ Amanda Andrade Mascarenhas

47 COLANGITE AGUDA 462
Edmar Tafner ■ Renato Takayuki Hassegawa
Priscila da Silva Pereira Vasconcelos

48 FÍSTULAS BILIARES E ESTENOSES BILIARES BENIGNAS 466
Fernanda Prata Martins ■ Larissa Wermelinger Pinheiro
Angelo Paulo Ferrari

49 ESTENOSES BILIARES MALIGNAS 481
Ricardo Sato Uemura ■ Raphael Augusto Saab de Almeida Barros
Fauze Maluf-Filho

50 PANCREATITES AGUDAS 487
Rodrigo Azevedo Rodrigues ■ Ermelindo Della Libera Jr.

51 PANCREATITE CRÔNICA 493
Djalma Coelho ■ Raquel Canzi ■ José Celso Ardengh
Gabriela Issa ■ Mariana Issa ■ José Flávio Coelho

52 ANOMALIAS CONGÊNITAS DE VIAS BILIARES E PANCREÁTICAS .. 511
Marcelo de Souza Cury ■ Glauco Najas Sammarco
Mandeep S. Sawney ■ Bruna Alessandra da Silva

53 PAPILECTOMIA ENDOSCÓPICA 520
Erika Pereira Macedo ■ Angelo Paulo Ferrari Jr.

54 CPRE EM PACIENTES COM ANATOMIA ALTERADA CIRURGICAMENTE 527
Claudio Vasconcelos Oliveira ■ Marcus Melo Martins dos Santos
Fernanda Matos e Oliveira

55 CPRE NA GRAVIDEZ E EM CRIANÇAS 536
Daniel Moribe ■ Lucas Santana Nova da Costa
Willian Ferreira Igi ■ Guilherme Campos Stephanini
   I – CPRE DURANTE A GESTAÇÃO 536
   II – CPRE EM CRIANÇAS 540

56 LESÕES CÍSTICAS DO PÂNCREAS 548
Rogério Colaiácovo ■ Sílvia Mansur Reimão

PARTE V
INTESTINO DELGADO

57 ENTEROSCOPIA: EXAME NORMAL, TÉCNICA E EQUIPAMENTOS 561
Thiago Festa Secchi ■ Paula Bechara Poletti ■ Arthur Adolfo Parada

58 CÁPSULA ENDOSCÓPICA: EQUIPAMENTOS, TÉCNICAS E EXAME NORMAL 565
Admar Borges da Costa Junior

59 POLIPOSES: PAF, PEUTZ-JEGHERS 570
Adriana Vaz Safatle-Ribeiro ■ Marianny N. Sulbaran Nava

60 TUMORES DO INTESTINO DELGADO 575
Pablo Rodrigo de Siqueira ■ Carlos Alberto Cappellanes

61 DOENÇA DE CROHN DE INTESTINO DELGADO 583
Afonso Celso da Silva Paredes ■ Barbara Cathalá Esberard

62 DOENÇAS INFECCIOSAS DO INTESTINO DELGADO 590
Carlos Saul

63 INTESTINO DELGADO – ANATOMIA ALTERADA 603
Christiano Makoto Sakai ■ Robson Kiyoshi Ishida ■ Rogério Kuga

64 MISCELÂNEA TERAPÊUTICA 606
Adriana Costa Genzini ■ Igor Braga Ribeiro

PARTE VI
COLON E RETO

65 PREPARO PARA COLONOSCOPIA 617
Beatriz Monica Sugai ■ Maria Rachel da Silveira Rohr
Ana Carolina de Campos

66 COLONOSCOPIA: EXAME NORMAL, TÉCNICAS E EQUIPAMENTOS 623
Walton Albuquerque ■ Juliana de Sá Moraes ■ Letícia Arruda Mendes Cruz

67 MOLÉSTIA DIVERTICULAR DOS CÓLONS 633
Flávio Antônio Quilici ■ Lisandra Carolina Marques Quilici

68 LESÕES VASCULARES DO CÓLON 640
Edivaldo Fraga Moreira ■ Paulo Fernando Souto Bittencourt
Luiz Ronaldo Alberti ■ Breno Augusto Costa Nogueira
Patrícia Coelho Fraga Moreira

69 DOENÇA INFLAMATÓRIA INTESTINAL 647
Maria Cristina Sartor ■ Henrique Sarubbi Fillmann
Guilherme Mattiolli Nicollelli

Sumário

70 DOENÇAS INFECTOPARASITÁRIAS 669
Daniele de Carvalho Cerqueira ■ Fabiana de Gois Silveira e Sousa
Raquel de Mello Paranaguá ■ Igelmar Barreto Paes
Jaciane Araújo Mota Fontes ■ Andrea Maia Pimentel
Flora Maria Lorenzo Fortes ■ Vanessa Teixeira Martins Campos
Marcos Clarêncio Batista Silva

71 COLOPATIA ISQUÊMICA 679
Oswaldo Wiliam Marques Junior ■ Pedro Popoutchi

72 LESÕES ACTÍNICAS 686
José Luiz Paccos ■ Fernando Pavinato Marson

73 PÓLIPOS COLORRETAIS: DIAGNÓSTICO E TRATAMENTO 689
Paulo Alberto Falco Pires Corrêa ■ Jarbas Faraco Maldonado
Loureiro ■ Maurício Paulin Sorbello

74 RASTREAMENTO DO CÂNCER COLORRETAL 710
Eduarda Nassar Tebet ■ Marcelo Averbach ■ José Luiz Alvim Borges

75 LESÕES NÃO POLIPOIDES DO CÓLON: DIAGNÓSTICO E TRATAMENTO 717
Luis Masúo Maruta ■ Marcelo Averbach ■ Renato Takayuki Hassegawa

76 TRATAMENTO ENDOSCÓPICO DO CÂNCER COLORRETAL OBSTRUTIVO 735
Gerson Cesar Brasil Junior ■ Maria Sylvia Ierardi Ribeiro
André Luis de Oliveira Noves

77 PSEUDO-OBSTRUÇÃO AGUDA DO CÓLON 740
Renato Luz Carvalho ■ Luiz Henrique de Souza Fontes ■ Alex Matsuda Okita

78 LESÕES SUBEPITELIAIS COLORRETAIS E ENDOMETRIOSE INTESTINAL 747
Lucio Giovanni Battista Rossini ■ Gisele de Fatima Cordeiro Leite
Mauricio Tadeu Soares da Silva Filho ■ Vitor Duarte Castro Alves
Juliana Marques Drigo

79 COLONOSCOPIA E AS AFECÇÕES PROCTOLÓGICAS 756
Marcelo Averbach ■ Oswaldo Wiliam Marques Junior
Pedro Averbach ■ Fernando Lander Mota

PARTE VII
HEMORRAGIA DIGESTIVA

80 ABORDAGEM INICIAL DA HEMORRAGIA DIGESTIVA 769
Carlos Alberto da Silva Barros ■ Christiane Soares Poncinelli
Lorena Rocha Dias Machado ■ Maria das Graças Pimenta Sanna
Rúbia Moresi Vianna de Oliveira

81 ARSENAL TERAPÊUTICO EM HEMORRAGIA DIGESTIVA 774
Daniela Medeiros MIlhomem Cardoso ■ Diogo Egidio Silva e Sousa
Juliana Wanderley Roosevelt Coutinho ■ Mirela Rebouças Fernandes de Lima

82 HEMORRAGIA DIGESTIVA ALTA VARICOSA 789
Jairo Silva Alves ■ Maria de Fátima Masiero Bittencour
Claudia Maria de Castro Mendes ■ Nicoly Eudes da Silva Dias
Carolina de Souza Antonieto

83 HEMORRAGIA DIGESTIVA ALTA NÃO VARICOSA 797
Luiz Claudio Miranda da Rocha ■ Débora Lucciola Coelho
Victor Lima de Matos ■ Luiza Cadaval Rocha

84 HEMORRAGIA DO INTESTINO MÉDIO 805
David Corrêa Alves de Lima ■ Luiz Ronaldo Alberti
Daniella Ribeiro Einstoss Korman

85 HEMORRAGIA DIGESTIVA BAIXA 817
Julio Cesar Souza Lobo ■ Elaine Tomita Hoffmann
Julio Cesar Amorim Lobo ■ Sofia Sunyé Majella ■ Sílvia Maria da Rosa

86 HEMORRAGIA DIGESTIVA NA CRIANÇA 827
Manoel Ernesto Peçanha Gonçalves ■ Silvia Regina Cardoso
Diamari Caramelo Ricci Cereda

87 AVALIAÇÃO CRÍTICA DOS CONSENSOS PUBLICADOS NA ABORDAGEM DO PACIENTE COM HEMORRAGIA DIGESTIVA ALTA 838
Gustavo Miranda Martins ■ Breno Augusto Costa Nogueira
Victor Gaudencio Santos Caminhas

PARTE VIII
PROCEDIMENTOS AVANÇADOS

88 ENDOMICROSCOPIA CONFOCAL 845
Adriana Vaz Safatle-Ribeiro ■ Sheila Friedrich Faraj

89 COLANGIOSCOPIA E PANCREATOSCOPIA 859
Fernanda Prata Martins ■ Sílvia Mansur Reimão

90 TRATAMENTO ENDOSCÓPICO DA ACALASIA DO ESÔFAGO 868
Antônio Carlos Coêlho Conrado

91 RADIOFREQUÊNCIA, TERAPIA FOTODINÂMICA E CRIOTERAPIA 872
Matheus C. Franco ■ Herbeth Toledo

92 DRENAGEM ENDOSCÓPICA DE PSEUDOCISTOS 879
Rodrigo Strehl Machado ■ Giovana Biasia de Sousa
Ermelindo Della Libera Jr.

93 TRATAMENTO ENDOSCÓPICO DA PANCREATITE AGUDA NECROSANTE 888
José Celso Ardengh ■ Bruna Haueisen Figueiredo
Guilherme Camarotti de Oliveira Canêjo ■ Carolin Desire Nava
Djalma Ernesto Coelho ■ José Flávio Coelho

94 DRENAGEM ECOGUIADA DAS VIAS BILIARES E DA VIA PANCREÁTICA 894
Gustavo Andrade de Paulo

95 TRATAMENTO ENDOSCÓPICO DA OBESIDADE 907
Pedro Henrique Boraschi Vieira Ribas ■ Alexandre Moraes Bestetti
Luiza Martins Baroni ■ Luiza Bicudo de Oliveira
Victor Lira de Oliveira ■ Eduardo Guimarães Hourneaux de Moura
Diogo Turiani Hourneaux de Moura

96 TRATAMENTO ENDOSCÓPICO DAS COMPLICAÇÕES DA CIRURGIA BARIÁTRICA 917
Alexandre Moraes Bestetti ■ Diogo Turiani Hourneaux de Moura

97 ACESSO NUTRICIONAL: SONDA, GEP, GJEP, JEPD 927
Felipe Alves Retes ■ José Andrade Franco Neto
Rúbia Moresi Vianna de Oliveira ■ Daniel Antônio de Albuquerque Terra

98 ANASTOMOSES ECOGUIADAS 941
Matheus Cavalcante Franco ■ Gustavo Luís Rodela Silva
Bruno da Costa Martins ■ Fauze Maluf Filho

99 TERAPIAS À VÁCUO 947
Marcelo Simas de Lima ■ Rodrigo Corsato Scomparin
Adriane Aparecida da Costa Faresin ■ Ricardo Sato Uemura

100 DISSECÇÃO ENDOSCÓPICA DA SUBMUCOSA 953
Breno Bandeira de Mello ■ Rodrigo de Rezende Zago

ÍNDICE REMISSIVO 961

I

Aspectos Gerais

1 História da Endoscopia Digestiva

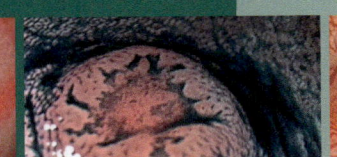 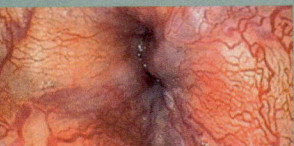 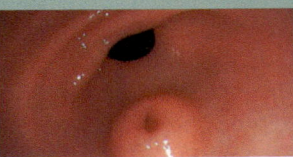 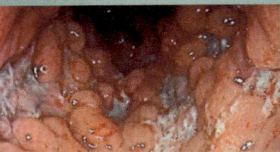 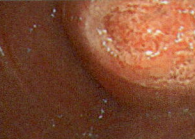

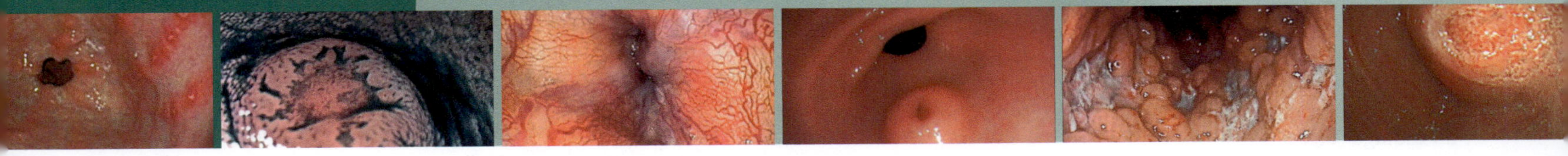

Flávio Antonio Quilici ▪ Glaciomar Machado *(in memorian)*

Os povos da Antiguidade já utilizavam instrumentos para observar o interior de várias cavidades do corpo humano, como a oral, anal, vaginal etc. Os papiros egípcios trazem algumas informações do método para realização dos exames.

Por este fato, na história da endoscopia digestiva, a retoscopia foi o primeiro exame por instrumento a ser empregado pela facilidade de sua introdução pelo orifício anal e pela alta incidência de doenças retais. Todas as antigas culturas médicas empregaram algum tipo de espéculo para o reto. Hipócrates descreveu, detalhadamente, a técnica da retoscopia, e nas ruínas da cidade de Pompeia, Itália, foram encontrados instrumentos feitos de bronze, muito semelhantes aos espéculos usados até o século XIX (Fig. 1-1).

A moderna endoscopia digestiva começou com Antonin Jean Desormeaux (1815-1894), cirurgião do Hospital Necker, em Paris, que desenvolveu, em 1853, o primeiro endoscópio para examinar a uretra, a vagina e o reto com fins diagnósticos e terapêuticos. Seu trabalho foi baseado em inventos anteriores, como o de Philip Bozzini (1773-1809), médico de origem italiana, nascido em Mainz, Alemanha, que já havia usado endoscópios somente para fins de diagnóstico. Entretanto, a invenção de Desormeaux foi a primeira a ser usada, além de diagnóstico, para terapias simples, como a cauterização química de lesões. As principais melhorias em seu dispositivo foram o uso de uma lâmpada de gasogênio, que consistia em uma mistura de álcool e terebintina, sendo a fumaça resultante da queima desta mistura dissipada por um tubo colocado na parte superior do aparelho, e cuja iluminação era superior às anteriores (Fig. 1-2). Ele demonstrou o uso de seu endoscópio na *Académie Impériale de Médicine*, e posteriormente publicou-o no livro *De L'endoscope et de Ses Applications*, de 1895.

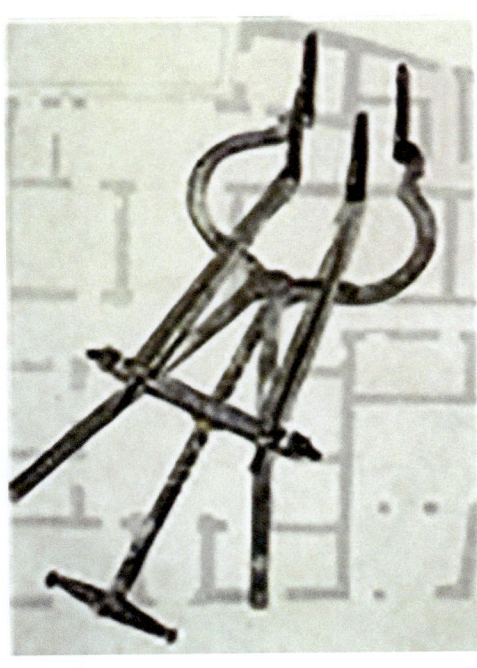

Fig. 1-1. Retoscópio de bronze encontrado na "Casa dos Cirurgiões" nas ruínas da cidade de Pompeia.[20]

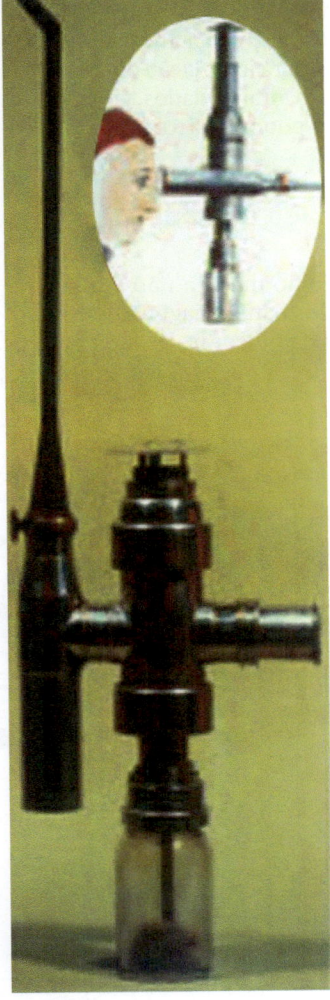

Fig. 1-2. Gastroscópio de Desormeaux. (Fonte: Ottenjann R, Elster K. Atlas of diseases of upper gastrointestinal tract. Philadelphia: Smith Kline & French International Co., 1980.)

ESOFAGOGASTRODUODENOSCOPIA

Endoscopia do Esôfago e Estômago com Tubo Rígido

Adolf Kussmaul (1822-1902), médico alemão, idealizou o primeiro esofagogastroscópio, um tubo rígido e reto de metal, com 45 cm de comprimento e 1,5 cm de diâmetro.

Realizou as primeiras observações do esôfago e do estômago no ano 1868, as quais eram ruins porque sua luz era insuficiente para ser levada por este tubo longo e iluminar uma cavidade escura como o estômago, mesmo assim conseguiu diagnosticar tumores do esôfago (Fig. 1-3).

Kussmaul mudou-se para a cidade de Estrasburgo em 1881, e lá construiu um novo esofagogastroscópio, cujo tubo era levemente angulado e utilizava um prisma para direcionar a luz interna. Apresentou seu aparelho, denominado *Über Magenspiegelun* – inspeção do estômago – à *Naturforschenden Gesellschaft*, em Freiburg, em 1870. No entanto, Kussmaul tornou-se famoso por suas descrições da acidose diabética, conhecida como respiração de Kussmaul, e não pelo seu endoscópio.

Pouco tempo depois, em 1879, Joseph Leiter (1844-1932) – graduado médico em Harvard – introduziu no endoscópio rígido um sistema de lentes e de iluminação por uma lâmpada na sua porção distal, com filamentos de platina, mas ainda pouco prático. Na intenção de melhorá-lo, levou seu aparelho para avaliação de Joahnn Freiheer von Mikulicz-Radecki (1850-1905), considerado grande cientista e inventor. Ambos aperfeiçoaram o gastroscópio, ainda de tubo rígido, porém com uma angulação de 150°, com tubo de 65 cm de comprimento e 1,4 cm de diâmetro, que incluía um sistema óptico com visão indireta e um mecanismo para insuflação do estômago.

Vários esofagogastroscópios rígidos foram criados, porém eram até o início do século XX, todos eram pouco práticos para uso rotineiro (Fig. 1-4).

Endoscopia do Esôfago, Estômago e Duodeno com Tubo Flexível

Até o início do século XX, a opinião médica não era favorável à utilização dos endoscópios rígidos para o diagnóstico das doenças esofagogástricas, em especial das úlceras. Desde então os endoscópios apresentaram grande avanço tecnológico, possibilitando observar detalhadamente o esôfago e estômago, normais e doentes, incluindo a visão do duodeno e papila duodenal (Vater).

Foram Rudolf Schindler (1888-1968) e Georg Wolf (1873-1938) que construíram os primeiros esofagogastroscópios flexíveis: um instrumento cuja extremidade distal era flexível, porém com a parte proximal rígida. Schindler, no dia 6 de julho de 1932, apresentou este esofagogastroduodenoscópio na sessão científica da *Ärtzlichen Verein*, em Munique, Alemanha, e em agosto, num artigo no *Münschener Medizinische Wöchenschrift*, com o título *A Flexible Gastroscope Totally Devoid of Danger*.

No Brasil, foi Jorge de Araújo Pereira quem introduziu a endoscopia digestiva, tendo apresentado sua experiência com o método em 30 de novembro 1931, na sua tese de doutorado "Gastroscopia", aprovada com distinção, à Faculdade Nacional de Medicina do Rio de Janeiro.

No entanto, a maior contribuição para o desenvolvimento da endoscopia digestiva alta, foi dada por José de Paula Lopes Pontes (1912-1992), nascido em Guaranésia, Minas Gerais, e graduado pela Faculdade Nacional de Medicina do Rio de Janeiro. Importante gastrenterologista, apresentou a tese denominada "Diagnóstico da Úlcera Gástrica – Contribuição Endoscópica e Citológica" – para concorrer à Cátedra de Clínica Médica na sua faculdade de formação. Posteriormente, em 1953, publicou um livro, cujo tema era o da sua tese (Fig. 1-5).

Endoscopia do Esôfago, Estômago e Duodeno com Fibra Óptica e Tubo Flexível

Uji, Shiratokoro e Hayashida, da Universidade de Tóquio, com a indústria *Olympus Co.*, desenvolveram a gastrocâmera em 1950, um gastroscópio flexível no qual acoplaram uma câmera fotográfica em miniatura na sua porção proximal, que permitia fotografar o estômago (Fig. 1-6).

As primeiras gastrocâmeras foram introduzidas no Brasil, simultânea e independentemente, pelos gastroenterologistas e endoscopistas José Martins Job, Akira Nakadaira (1934-2002) e Schilioma Zaterka, em 1967.

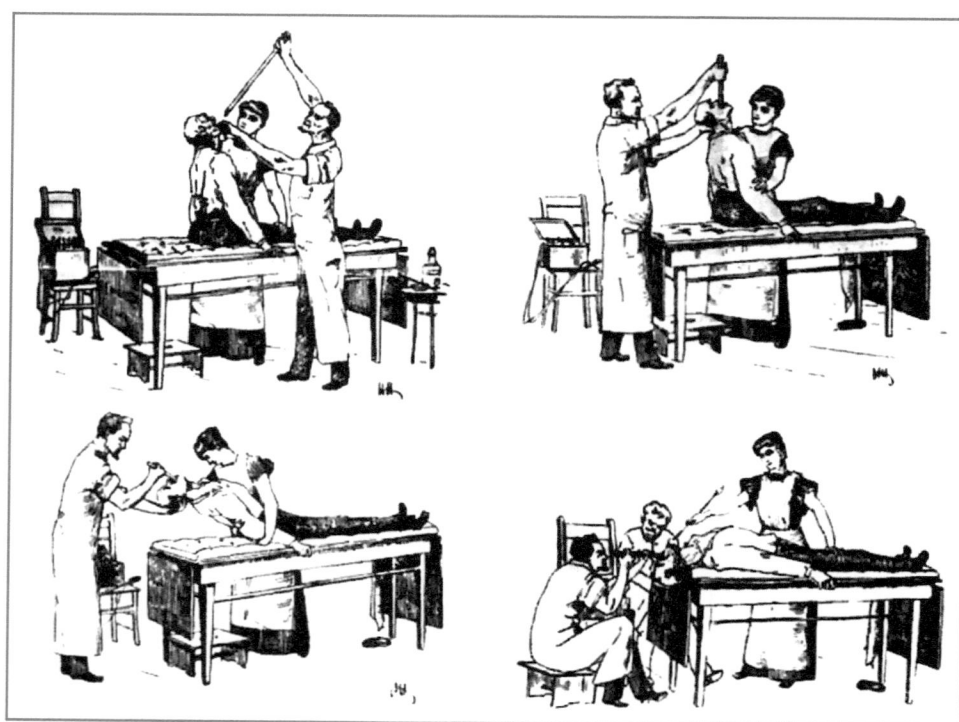

Fig. 1-3. Quatro figuras sequenciais mostrando a técnica da endoscopia com o esofagogastroscópio rígido de Kussmaul. (Fonte: wlb.org)

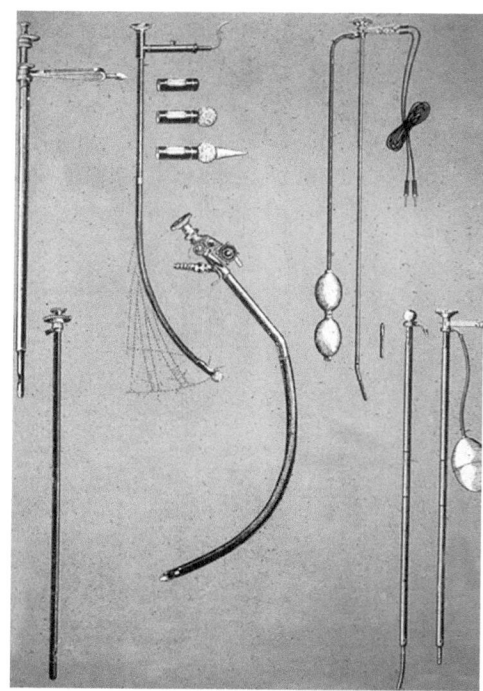

Fig. 1-4. Diversos gastroscópios rígidos, utilizados pelos pioneiros.

Fig. 1-5. Página de rosto da tese de mestrado "Diagnóstico da Úlcera Gástrica – Contribuição Endoscópica e Citológica". (Fonte: Lopes Pontes JP. *Diagnóstico da úlcera gástrica. Contribuição endoscópica e citológica.* Rio de Janeiro: Livraria Luso-Espanhola e Brasileira; 1958.)

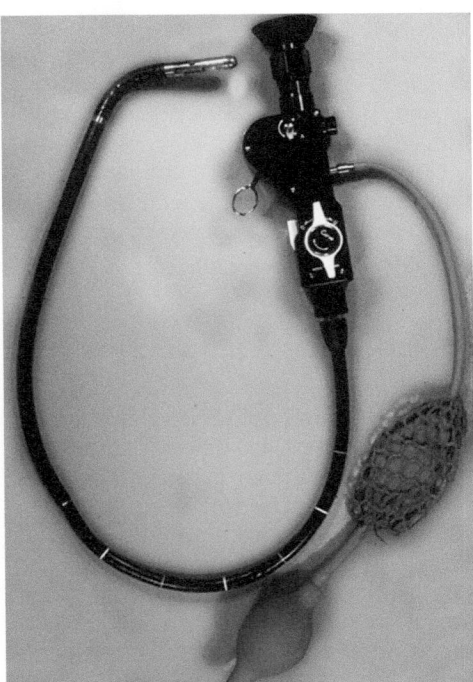

Fig. 1-7. Gastroscópio Olympus modelo GTF-A: permitia a investigação em tempo real (fibroscópio) documentada com excelentes imagens (gastrocâmara). Sua extremidade distal podia ser angulada até 120° para cima e para baixo. (Fonte: Machado G. Acervo pessoal.)

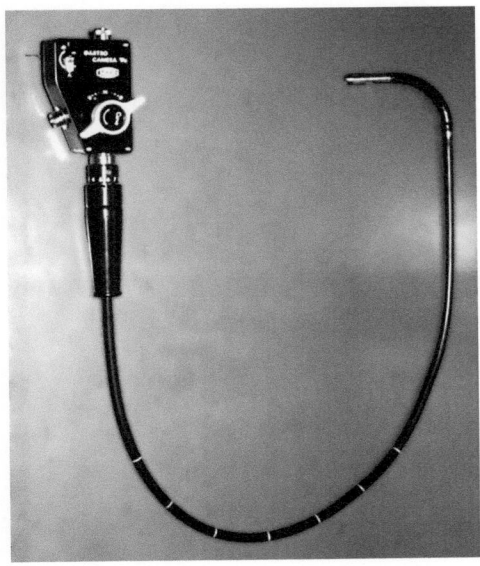

Fig. 1-6. Gastrocâmara Olympus.

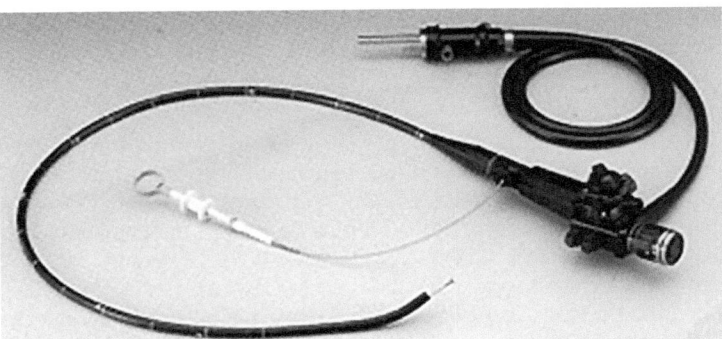

Fig. 1-8. Fibropan-endoscópio Olympus: a objetiva está posicionada na extremidade distal, em situação axial, possibilitando o exame do esôfago, estômago e duodeno com o mesmo aparelho. (Fonte: Olympus Corporation.)

Endoscopia do Esôfago, Estômago e Duodeno de Fibra Óptica

Coube a um gastroenterologista sul-africano, Basil Hirschowitz (1928-2013), ter a ideia de construir um endoscópio com fibra óptica. Quando estagiava em *Ann Arbor*, nos Estados Unidos da América, associou-se ao físico Larry Curtiss, e trabalharam de 1954 a 1957 para construí-lo. Em março de 1957 apresentaram o protótipo no congresso de endoscopia, na cidade de Colorado Springs (EUA), e a inovação foi recebida inicialmente com ceticismo. Somente a *American Cystoscope Makers Inc.* (ACMI) demonstrou interesse nele e, em 1960, finalmente, lançou um endoscópio flexível (fibroscópio) e de menor diâmetro (fato que tornou a endoscopia mais tolerável aos pacientes), permitindo a investigação em tempo real, ou seja, não dependia da visão das fotos para fazer o diagnóstico das lesões.

A iluminação era levada para o interior do órgão examinado por um feixe de fibras ópticas. Em 1966 ele foi melhorado, combinando as vantagens anteriores, mas com uma angulação de 120° na sua extremidade distal. Em 1969, passou a ter um canal para introdução de uma pinça para a realização de biópsias ou uma escova com a finalidade de fazer a citologia da mucosa gástrica (Fig. 1-7).

No Brasil, Glaciomar Machado (1939-2021), gastroenterologista e endoscopista, mineiro de Teófilo Otoni e formado pela Faculdade de Medicina da Universidade do Rio de Janeiro, introduziu o esofagastrofibroscópio com canal de biópsia no Brasil, ainda em 1969. Foi um dos fundadores da Sociedade Brasileira de Endoscopia Digestiva (SOBED), seu presidente de 1982 a 1984 e membro titular da Academia Nacional de Medicina desde 1993.

A partir de 1970, foi desenvolvido um novo aparelho – modelo GIF-D –, que revolucionou a endoscopia, com um sistema automático de insuflação de ar, aspiração e lavagem da lente; possibilidade de movimentação da extremidade distal nas quatro direções; aumento da sua extensão para 120 cm, que permitiu a visão também do duodeno proximal. Passou a ser, além de diagnóstico, também terapêutico, por permitir a retirada de pólipos e pequenos tumores (Fig. 1-8).

Quem introduziu o equipamento GIF-D na América Latina, em 1972, foi o alagoano, Luiz Leite Luna (1943-), gastroenterologista e endoscopista digestivo, formado na Faculdade Nacional de Medicina no Rio de Janeiro, e aí radicado. Foi presidente da Sociedade Brasileira de Endoscopia Digestiva (SOBED), de 1992 a 1994.

Colangiopancreatoendoscopia

Até o desenvolvimento dos fibroscópios, era desejo dos gastrenterologistas observar o trato bilipancreático mediante o cateterismo da papila de Vater por via oral, porque os contrastes iodados obtinham imagens radiológicas com limitações da árvore bilipancreática. Com seu desenvolvimento, Hirschowitz *et al.* conseguiram introduzir um endoscópio até o duodeno, em 1962, que possibilitava a visão da papilar de Vater, e seu cateterismo, em 1968.

O método de colangiopancretatografia endoscópica retrógrada só se desenvolveu com o advento dos fibroduodenoscópios de visão lateral e comprimento de 130 cm, em 1969, possibilitando a injeção de contraste iodado diretamente nas vias biliopancreáticas (Fig. 1-9).

Desde então, a evolução dos videocolangiopancreatoscópios estão revolucionando os diagnósticos e terapêuticas das vias colangiopancreáticas.

Videoesofagogastroduodenoscopia (Endoscopia Eletrônica)

Em 1983, foi desenvolvido um novo aparelho, o videoendoscópio, semelhante ao fibroscópio, exceto pela objetiva, trocada por um sensor de alguns milímetros de diâmetro capaz de transmitir, eletronicamente, imagens de alta resolução para a tela de um monitor. Evitava, assim, as dificuldades da imagem ruim, transmitida pelas fibras ópticas danificadas pelo tempo de uso dos fibroscópios, e o contato do olho do examinador com a ocular dos aparelhos. Este fato possibilitou uma forma mais confortável para o endoscopista, pela visão das imagens diretamente nos monitores.

Esta inovação causou enorme impacto nas endoscopias, apresentando uma rápida evolução. Hoje dispomos de aparelhos com imagem em HD (*high definition*), magnificação da imagem em até 400 vezes, cromoscopia digital da mucosa intestinal, ultrassonografia endoscópica e endomicroscopia confocal a *laser*.

COLONOSCOPIA

A retoscopia foi o primeiro exame por instrumento a ser empregado pelas civilizações antigas pela facilidade de sua introdução pelo orifício anal e pela alta incidência de doenças retais. Hipócrates descreveu, detalhadamente, a técnica da retoscopia em aparelhos feitos de bronze (Fig. 1-1).

A moderna retoscopia iniciou-se com Desormeaux (1815-1894). Devem-se a Howard Atwood Kelly (1858-1943), médico norte-americano, de Baltimore, os avanços na sua utilização e melhorias.

A evolução dos retoscópios para os colonoscópios ocorreu pelo desenvolvimento das fibras ópticas, que tornaram possível a transmissão da luz de forma não retilínea, permitindo que a imagem do ponto iluminado fosse levada de volta para o observador. Inicialmente empregada nos esofagogastroscópios, rapidamente foi adaptada e incorporada para o exame do cólon, e, em 1963, Niwa, Oshiba e Watanabe relataram a utilização de um fibrocolonoscópio.

Em setembro de 1969, ele foi usado por William Wolf, junto com Hiromi Shinya (1935-2021), para examinar todo o cólon e o íleo terminal. Shinya, cirurgião japonês, foi pioneiro nas modernas técnicas de colonoscopia e idealizador da polipectomia eletrocirúrgica (colonoscopia terapêutica), ou seja, a possibilidade de remover pólipos com o emprego de alças para sua apreensão e eletrocautérios (bisturi elétrico) para ressecção, evitando a cirurgia invasiva pela via abdominal.

Posteriormente, os fibrocolonoscópios foram substituídos pelos videocolonoscópios, e na sequência acrescentaram-se, a esses aparelhos, a magnificação de imagens, a cromoscopia digital, a ultrassonografia colonoscópica e a endomicroscopia confocal a laser.

CÁPSULA ENDOSCÓPICA

Idealizada em 1981 por Gavriel Iddan, engenheiro israelita, é utilizada para o diagnóstico das lesões dos intestinos delgado e grosso. O dispositivo é inabsorvível, biodegradável, tem forma cilíndrica, semelhante a uma cápsula de medicamento, recoberta por material biocompatível e resistente às secreções digestivas (Fig. 1-10).

Tem uma bateria responsável pelo seu funcionamento, e a iluminação é feita por um sistema de luz branca (LED), podendo registrar, em média, 50 mil imagens, nas 8 horas de duração do exame através de transmissão de alta frequência.

A cápsula, após ativada, é deglutida pelo paciente e começa a fotografar o interior do tubo digestivo. São os movimentos peristálticos (do seu próprio trato digestivo) que se encarregam de conduzi-la até o reto, a qual é eliminada espontaneamente com as fezes. As imagens são enviadas a um minicomputador durante toda a duração do exame que fica acoplado ao abdome do paciente.

Terminado o exame, essas imagens são transmitidas a um computador central, que utiliza um programa para sua decodificação, a fim de serem avaliadas pelo médico executor. Nas cápsulas atuais, a localização das lesões, quando existentes, é bem precisa. Já há, também, uma cápsula específica para o diagnóstico de lesões no cólon.

ENTEROSCOPIA

O exame do intestino delgado sempre foi um desafio, porque este segmento do tubo digestivo, de aproximadamente 6 a 7 metros de extensão, é distante para ser abordado pela via oral, com os videoesofagogastroduodenoscópios, e pela via anorretal, pela videocolonoscopia. Até há pouco, o intestino delgado era acessível somente pela radiologia contrastada e enteroscopia intraoperatória, com o abdome aberto (laparotomia) e com inserção de um videoendoscópio por uma abertura da alça intestinal (jejunostomia), onde o aparelho era introduzido com a ajuda do cirurgião.

Yamamoto *et al.*, em 2001, desenvolveram o videoenteroscópio com duplo balão (Fig. 1-11), e Tsujikawa, em 2008, com balão único.

A videoenteroscopia pode ser realizada tanto pela via oral (anterógrada) quanto anal (retrógrada), permitindo a visão completa do intestino delgado na maioria das vezes.

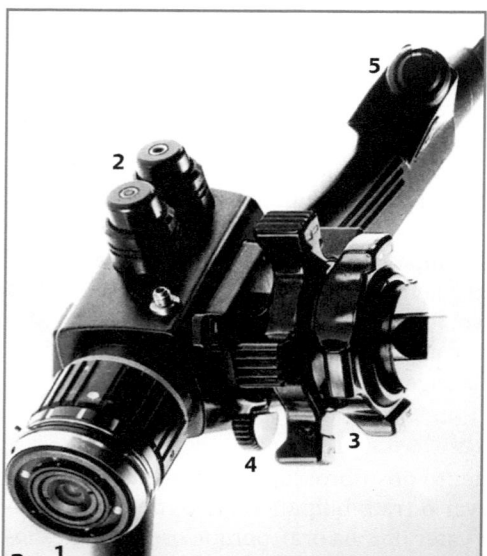
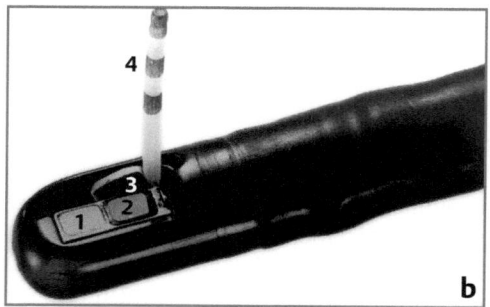

Fig. 1-9. (a) Fibroduodenoscópio Olympus para cateterismo da papila de Vater, parte proximal: (1) ocular; (2) válvulas para aspiração e insuflação de ar/água; (3) controles para movimentação da extremidade distal para cima/baixo e para a esquerda/direita; (4) botão/alavanca para elevar/abaixar a "unha de Albarrán", utilizada para ajudar a posicionar o instrumental a ser insinuado nas vias bilipancreáticas; (5) orifício proximal do canal de trabalho do aparelho. (b) Extremidade distal do fibroduodenoscópio Olympus: (1) iluminação; (2) lente objetiva; (3) "unha de Albarrán", elevando (4) o cateter de teflon próprio para cateterismo da papila de Vater.

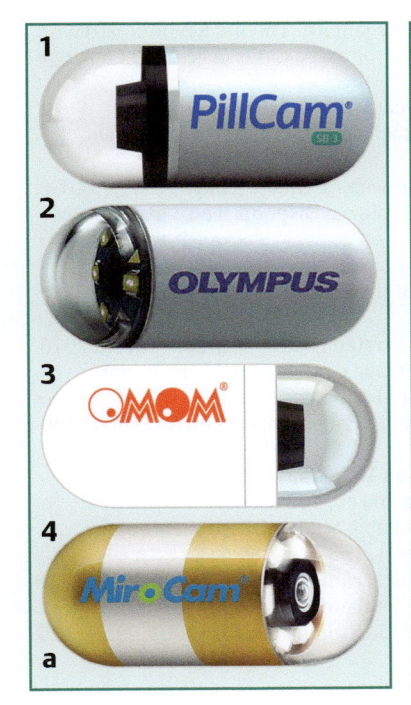

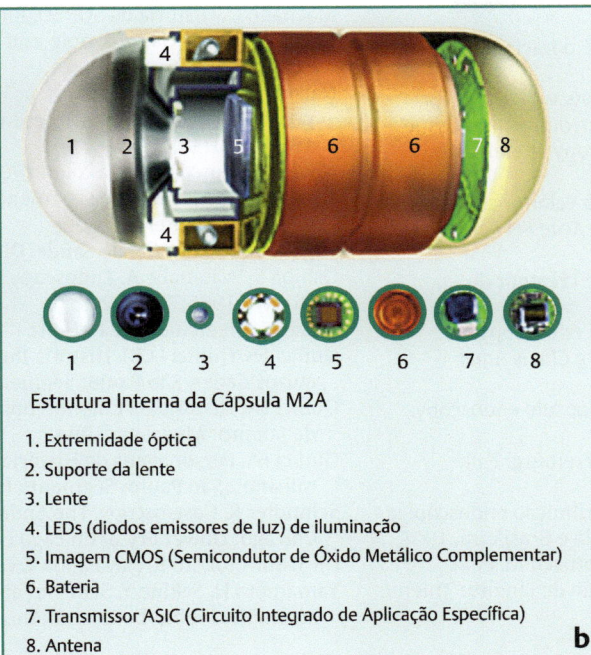

Fig. 1-10. (a) Cápsulas endoscópicas disponíveis: (1) Pillcam SB (Given Imaging, Israel); (2) Endocápsula (*Olympus*, EUA); (3) Omom (*Chongqing*, China); (4) Mirocam (*Intromedic*, Coreia). (b) Desenho ilustrativo da cápsula endoscópica Pillcam SB. (Fonte: Given Imaging, Israel.)

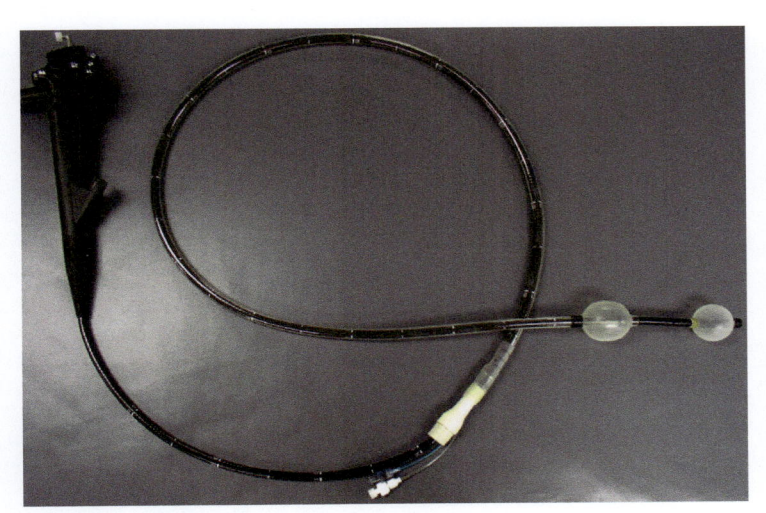

Estrutura Interna da Cápsula M2A
1. Extremidade óptica
2. Suporte da lente
3. Lente
4. LEDs (diodos emissores de luz) de iluminação
5. Imagem CMOS (Semicondutor de Óxido Metálico Complementar)
6. Bateria
7. Transmissor ASIC (Circuito Integrado de Aplicação Específica)
8. Antena

Fig. 1-11. Videoenteroscópio com duplo balão.

ULTRASSONOGRAFIA ENDOSCÓPICA (ECOENDOSCOPIA)

É a combinação da videoendoscopia do trato digestivo alto e baixo com o ultrassom de alta frequência. Foi idealizada por Eric Lutz e Rösch, na Universidade de Erlangen, Alemanha, para avaliação transgastroscópica e, em 1980, foram realizadas as primeiras ultrassonografias endoscópicas em tempo real, sendo cada vez mais utilizadas para a punção e o tratamento de doenças pancreáticas, detecção de cálculos biliares, estadiamento de tumores gastrointestinais, podendo associar-se ao Doppler colorido, entre outros recursos. Com as mesmas finalidades, há, atualmente, a ultrassonografia colonoscópica. Essa técnica endoscópica, como as demais, está em contínua evolução.

ENDOMICROSCOPIA CONFOCAL A *LASER*

A endoscopia convencional está limitada ao reconhecimento macroscópico de alterações morfológicas da mucosa e ao exame microscópico posterior pelas biópsias, embora seja muito difícil realizá-las adequadamente em lesões muito pequenas ou anormalidades microscópicas localizadas em áreas difusas. A endomicroscopia confocal a *laser* possibilita a visão de estruturas microscópicas na mucosa gastrointestinal pela adaptação da microscopia convencional, associada à iluminação a *laser* de baixa potência, que é dirigida e focalizada para um campo de visão microscópico. Por isso, permite observar a morfologia celular concomitantemente ao exame endoscópico, semelhante ao exame histológico in vivo, permitindo a diferenciação da arquitetura das fovéolas (criptas) e estruturas celulares da mucosa (Fig. 1-12).

Nosso querido amigo Glaciomar, excepcional endoscopista e sobedeano deixou, além de saudades, exemplos e competência, a seguinte frase na primeira edição deste livro:

"Considerando que o conhecimento da evolução do instrumental endoscópico oferece uma visão considerável do passado, ao mesmo tempo em que permite o entendimento do presente, vale a pena imaginar o que o futuro nos reserva. Porém, esta não é uma tarefa fácil: o progresso vertiginoso da ciência tem propiciado a desenvolvimento da tecnologia numa velocidade tal que é difícil seu acompanhamento".

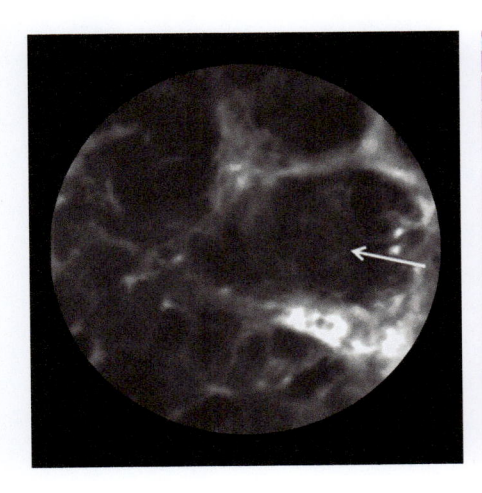

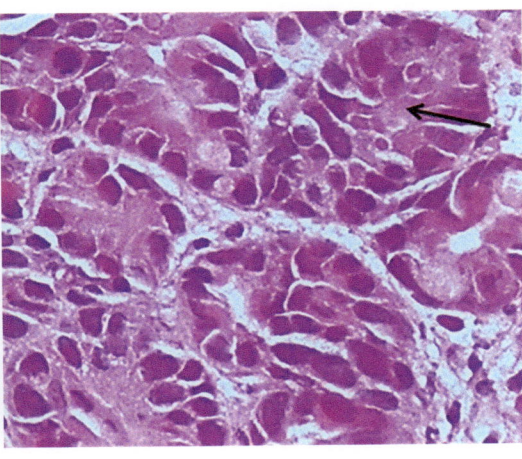

Fig. 1-12. Adenocarcinoma tubular: endomicroscopia confocal e seu correspondente histopatológico (hematoxilina-eosina).

BIBLIOGRAFIA

Bernardes de Oliveira A. A Evolução da Medicina: Até o Início do Século XX. Livraria Pioneira ed., 1981.

Biblioteca Digital Mundial. Disponível em: http://www.wdl.org

Cothren RM, Richards-Kortum R, Sivak MV, et al. Gastrointestinal tissue diagnosis by laser-induced fluorescence spectroscopy at endoscopy. *Gastrointest Endosc* 1990;36:105-11.

Desormeaux AJ. De l'endoscope, instrument propre à eclairer certaines cavités intérieures de l'economie. *Comptes Rendus Acad Sci Paris* 1855;40:692.

Hilleman P, Gilbrin E. Antonin-Jean Desormeaux – Le créateur de l'endoscopie. *Bull Acad Med* 1976;160:95-10.

Hirschowitz BI, Balint JA, Fulton WJ. Gastroduodenal endoscopy with the fiberscope – An analisys of 500 cases. *Surg Clin N Amer* 1962;42:1081-100.

Iddan G, Meron G, Glukhovsky A, Swain P. Wireless capsule endoscopy. *Nature* 2000;405:725-9.

Kluge F. Adolf Kussmaul, Eine biographische Skizze. Freiburg: Falk Foundation, 5 Auflage: 1996.

Lopes Pontes JP. Diagnóstico da úlcera gástrica. Contribuição endoscópica e citológica. Rio de Janeiro: Livraria Luso-Espanhola e Brasileira, 1958.

Machado G. História da Endoscopia Digestiva. In: Averbach M, et al. Tratado Ilustrado de Endoscopia Digestiva. 1ª ed. Rio de Janeiro: Thieme Revinter, 2018.

Machado G. História da SOBED. Rio de Janeiro: Thieme Revinter, 2019.

Mikulicz J. Über Gastroskopie und Oesophagoskopie. *Centralbl J Chirurgie* 1881;43:673-6.

Nakadaira A, Zaterka S. A Gastrocâmara: técnica de exame e possibilidades futuras – apresentação de 100 casos. *Arq Gastroent* 1967;4:301-8.

Niwa H. Endoscopy of the colon. *Gastroenterol Endosc* (Tokyo) 1965;7:401-8.

Organização Mundial de Gastroenterologia. Disponível em: http://www.worldgastroenterology.org

Organização Mundial de Saúde. Disponível em: http://www.who.int

Oshiba S, Watanabe A. Endoscopy of the colon. *Gastroenterol Endosc* (Tokyo) 1965;7:440-2.

Parker S. Medicine, The Definite Illustrated History. London: DK ed, 2016.

Quilici FA, Quilici LCM. História Ilustrada da Coloproctologia e suas curiosidades. São Paulo: Segmento Farma ed, 2016.

Quilici FA. História da Colonoscopia. In: Endoscopia Digestiva SOBED. Rio de Janeiro: Medsi ed, 1994.

Quilici FA. Personagens da História da Medicina: uma jornada de cinco mil anos. São Paulo: Segmento Farma ed, 2021.

Schindler R. Gastroscopy. The Endoscopic Study of Gastric Pathology. Chicago: University of Chicago Press, 1937.

Uji T, Shirotokoro R, Hayashida T. Gastrocamera. *Tokyo Med J* 1953;61:135.

Yamamoto H, Sekine Y, Sato Y et al. Total enteroscopy with a nonsurgical steerable double-balloon method. *Gastrointest Endosc* 2001;59:216-20.

2 Ensino e Treinamento em Endoscopia

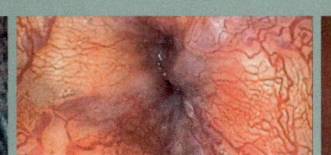

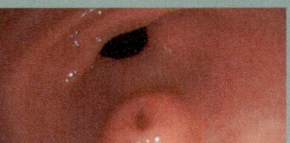

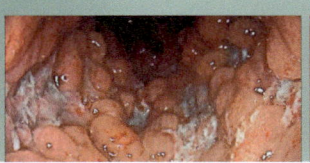

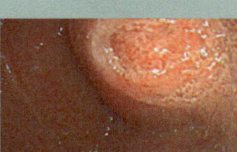

Carlos Alberto Cappellanes

As características de um teste médico são geralmente descritas em termos de sensibilidade e especificidade. Os resultados do exame endoscópico podem ser obtidos em termos semelhantes. Diferentemente da maioria dos exames diagnósticos, contudo, cujos resultados são fornecidos por uma máquina ou podem ser lidos por meio de uma escala, os resultados do exame endoscópico dependem do desempenho humano na obtenção de resultados corretos desse exame.[1]

Desde o final dos anos 1960, os programas de treinamento em endoscopia digestiva enfrentam vários desafios.[2] Historicamente esse treinamento se obtém através de um modelo de aprendizado que é empregado em muitas áreas da medicina, principalmente na cirurgia onde os aprendizes inicialmente observam e depois experimentam a sua mão adquirindo um grau de proficiência ao longo desse período de formação. Portanto já se observa que a formação do endoscopista do aparelho digestivo resulta de uma combinação de atributos inatos e da experiência desenvolvida durante o treinamento.[3]

Alcançar a competência do estagiário nessa especialidade é um dos principais objetivos dos programas de treinamento em endoscopia. Para atingir esse objetivo, a maioria dos programas de treinamento adota o modelo de aprendizado no qual os aprendizes aprendem endoscopia por meio da experiência prática sob a supervisão dos membros do corpo docente.[4]

Ensinar endoscopia é muito desafiador por vários motivos. Primeiro a endoscopia gastrointestinal é uma tarefa complexa, com demandas cognitivas e psicomotoras. Assim, os professores devem comunicar de forma eficaz essas demandas para seus alunos, apesar das limitações que esse processo impõe.[5] Em segundo lugar, o corpo docente que ensina endoscopia enfrenta interesses conflitantes e deve equilibrar as necessidades de aprendizado dos estagiários, ao mesmo tempo em que garante a segurança do paciente e a conclusão oportuna dos procedimentos. Embora os treinandos adquiram habilidades endoscópicas de forma eficaz realizando o procedimento, é bem estabelecido que a presença do treinando leva a tempos de procedimentos mais longos. O endoscopista supervisor deve, portanto, avaliar constantemente a relação risco benefício de permitir que esse estagiário continue o procedimento.[6] Em terceiro lugar, cada endoscopista tem o compromisso de realizar procedimentos de alta qualidade para seus pacientes, o que pode estar em desacordo com o envolvimento do estagiário.[7]

A par da obtenção dessas habilidades técnicas, o programa de treinamento de um especialista em endoscopia digestiva também deve comtemplar um fundamento de aprendizagem didática. Assim, o treinando deve participar de um programa de apresentação de aulas, de leitura e de ensino que abranja, no mínimo, os seguintes tópicos:[8]

1. Indicações, limitações e contraindicações de procedimentos endoscópicos.
2. Complicações do procedimento e seu tratamento.
3. Princípios de técnicas seguras de sedação-analgesia, monitorização do paciente e consideração de formas alternativas de anestesia.
4. Alternativas médicas, radiológicas e cirúrgicas ao tratamento endoscópico.
5. Questões relativas ao consentimento informado e ética médica pertencentes ao campo da endoscopia digestiva.
6. Habilidades para avaliação crítica de novas técnicas e de literatura endoscópica.
7. Incorporação dos achados endoscópicos no tratamento geral do paciente.
8. Preparação do relatório do exame endoscópico e comunicação com outros profissionais que participam dos cuidados do paciente.
9. Medição contínua da qualidade e sua melhoria.

Quando são estudados os vários programas de treinamento em endoscopia digestiva ao redor do mundo, observamos que há uma enorme ambiguidade. Algumas vezes esse treinamento está atrelado a programas de outras especialidades, cursos isolados oferecidos por especialistas da área ou não, com conteúdo programático duvidoso e duração variáveis. Outras vezes esse treinamento é obtido, inicialmente ou não, através da utilização de simuladores computadorizados, modelos animais, vivos, *ex-vivo*, uma vez que há uma demanda de que médicos sejam treinados por outros meios ao utilizar indivíduos para obter competência.[9] Mais recentemente houve o surgimento da realidade virtual como método de aprendizado em endoscopia. Simuladores utilizando inteligência artificial têm sido atualmente testados como modelo de ensino, contudo ainda não há evidência suficiente para a utilização desse método para aprendizado em endoscopia digestiva.[10] Ainda dentro dos vários programas de treinamento em endoscopia, a ambiguidade se exacerba com relação ao número de procedimentos endoscópicos que são necessários para que o aprendiz adquira proficiência.[11]

No Brasil existem vários programas de residência médica em endoscopia que são regularizados pela Comissão Nacional de Residência Médica os quais devem cumprir um programa estabelecido cujo conteúdo está registrado na Matriz de Competências dos Programas de Residência Médica do Brasil publicada no Diário Oficial da União no dia 02/09/2021.

Como o número de vagas disponíveis nesses programas não contempla todos os médicos que procuram treinamento nessa especialidade, a Sociedade Brasileira de Endoscopia Digestiva (SOBED) estimula a formação de Centros de Treinamento da Sociedade que são definidos como Centros de Treinamento da SOBED que preencham exigências e sejam credenciados por essa sociedade.

Apesar da complexidade da endoscopia gastrointestinal, o seu estudo de impacto na saúde pública sobre como os alunos aprendem a realizar a endoscopia permanece limitado. A maioria das pesquisas se concentra nas curvas de aprendizado, avaliando o desempenho e a competência na detecção dos achados endoscópicos.[12]

Ao acompanhar o desenvolvimento tecnológico, avanços ocorreram na forma de ensinar endoscopia digestiva. Contudo, a pedra angular desse ensinar o aprendiz continua sendo a observação seguida por experimentar a sua mão. Acredito que o surgimento da videoendoscopia tenha sido, até hoje, o paradigma nesse ensinar, pois a transmissão do exame para um monitor possibilitando que o aprendiz (ou vários) observe o exame em tempo real, assim como quando experimenta sua mão, seu instrutor também o acompanhe em tempo real orientando a realização do procedimento endoscópico.

REFERÊNCIAS BIBLIOGRÁFICAS

1. Sonnenberg A. Limitations of teaching endoscopy. Eur J Gastroenterol Hepatol 2018;30(3):252-256.
2. Sedlack RE. The state of simulation in endoscopy education: continuing to advance toward our goals. Gastroenterology 2013;144(1):9-12.
3. Dubé C, Rostom A. Acquiring and maintaining competency in gastrointestinal endoscopy. Best Pract Res Clin Gastroenterol 2016;30(3):339-47.
4. Sewell JL, Bowen JL, Cate OT et al. Learning Challenges, Teaching Strategies, and Cognitive Load: Insights From the Experience of Seasoned Endoscopy Teachers. Acad Med 2020 May;95(5):794-802.
5. Kaltenbach T, Leung C, Wu K et al. Use of the colonoscope training model with the colonoscope 3D imaging probe improved trainee colonoscopy performance: a pilot study. Dig Dis Sci 2011;56(5):1496-502.
6. Mark JA, Kramer RE. Impact of fellow training level on adverse events and operative time for common pediatric GI endoscopic procedures. Gastrointest Endosc 2018;88(5):787-794.
7. Kumar NL, Smith BN, Lee LS, Sewell JL. Best Practices in Teaching Endoscopy Based on a Delphi Survey of Gastroenterology Program Directors and Experts in Endoscopy Education. Clin Gastroenterol Hepatol 2020 Mar;18(3):574-579.e1.
8. ASGE Training Committee. Principles of training in GI endoscopy. Gastrointest Endosc 2012;75(2):231-5.
9. Burch VC, Norman GR, Schmidt HG et al. Are specialist certification examinations a reliable measure of physician competence? Adv Health Sci Educ Theory Pract 2008;13(4):521-33.
10. Mahmood T, Scaffidi MA, Khan R et al. Virtual reality simulation in endoscopy training: Current evidence and future directions. World J Gastroenterol 2018;24(48):5439-5445.
11. Waye JD. Teaching basic endoscopy. Gastrointest Endosc 2000 Mar;51(3):375-7.
12. Singh S, Sedlack RE, Cook DA. Effects of simulation-based training in gastrointestinal endoscopy: a systematic review and meta-analysis. Clin Gastroenterol Hepatol 2014 Oct;12(10):1611-23.e4.

3 Planejamento de uma Unidade de Endoscopia

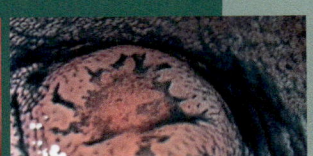

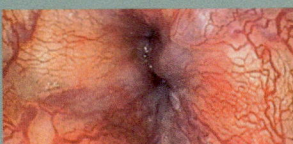

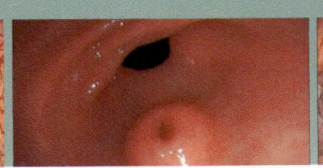

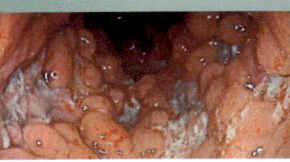

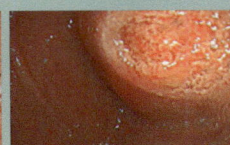

Lincoln Eduardo Villela Vieira de Castro Ferreira ■ Thales Silva Corrêa
Victor Hugo Perches Ferreira

INTRODUÇÃO

A endoscopia digestiva surgiu como uma técnica de diagnóstico, revolucionando o conhecimento das doenças que afetam o trato digestório. Os avanços científicos ampliaram e diversificaram as intervenções terapêuticas, exigindo dos serviços de endoscopia o planejamento e a operacionalização de uma assistência sistematizada, responsiva às demandas dos clientes, dos requisitos de mercado e dos órgãos reguladores.

O conceito de planejamento é amplo e diversificado, entretanto, todas as definições revelam um ponto em comum: o estabelecimento de objetivos e diretrizes que deverão ser alcançados por meio de processos de trabalho.

O planejamento de uma unidade de endoscopia é uma etapa crucial para garantir a eficiência e a qualidade dos serviços prestados. O planejamento adequado abrange diversos aspectos, desde a infraestrutura física até a organização dos recursos humanos e materiais. É importante estabelecer os objetivos da unidade de endoscopia, como os aspectos clínicos, operacionais, regulatórios, financeiros e parcerias. Esses objetivos devem ser alinhados com as necessidades dos clientes atendidos e com os recursos disponíveis.

GESTÃO DE PROCESSOS

O primeiro passo rumo à formulação de um planejamento efetivo em uma unidade de endoscopia consiste na aquisição de informações precisas e qualificadas, quanto ao projeto pretendido. Padronizar processos, analisar desperdícios, definir clientes, adquirir equipamentos tecnológicos, gerenciar e capacitar colaboradores, são alguns exemplos que compõem as diversas etapas do planejamento. Esse conjunto de iniciativas torna-se fundamental para a construção de condições que garantam a produtividade da equipe e, consequentemente, a competitividade, o crescimento e os bons resultados financeiros para o serviço.[1]

Nesse cenário de novas perspectivas conjunturais, torna-se essencial a busca pela melhoria na qualidade, através da percepção de uma entrega positiva de valores, o que se traduz por atendimentos mais rápidos, cuidados personalizados e o acompanhamento integral, relacionando a imagem do serviço com um empreendimento de referência no atendimento especializado em endoscopia digestiva.

Uma vez compreendidos esses conceitos, faz-se necessário definir a metodologia para conduzir a implantação dos processos da gestão. E o *Business Process Management* (BMP), um conceito que une gestão de negócios e tecnologia da informação com foco na otimização dos resultados, tem-se revelado uma importante ferramenta metodológica para se identificar, desenhar, executar, monitorizar e melhorar processos de negócios, visando alcançar os resultados pretendidos.[2]

Os processos organizacionais e multifuncionais que agregam valor ao cliente são constituídos por atividades inter-relacionadas, gerando três tipos de processo:

1. Processos primários ou denominados de clínicos, que se caracterizam pela realização de procedimentos endoscópicos pela equipe multiprofissional.
2. Processos de gerenciamento, que compreendem as atividades de apoio à gestão do estabelecimento, concebidos por admissão do cliente, faturamento, entre outros.
3. Processos de suporte, representados pelas atividades de limpeza e serviços terceirizados.

Os processos primários constituem as atividades essenciais de uma unidade de endoscopia, em razão do conjunto de valores que são agregados diretamente aos clientes, permitindo uma visão ampla da unidade de endoscopia. Para acompanhar o processo, faz-se necessário compreender o fluxo do cliente pelo serviço, também denominado de cadeia clínica, que abrange três etapas: admissão, exame endoscópico e alta endoscópica (Fig. 3-1). Importante ressaltar que a admissão de um cliente pode ocorrer por três canais: externo, interno e emergência. A via externa é caracterizada pela marcação eletiva do exame endoscópico pelo cliente que não está internado, diferentemente da via interna, na qual há a solicitação do exame pelo serviço clínico para um cliente hospitalizado. A via emergencial distingue-se das demais pela não previsibilidade do exame endoscópico e o cliente, na maioria dos casos, é encaminhado por uma unidade de pronto-atendimento.

Os processos administrativos são auxiliares à prestação de serviço e integram a percepção de valores entregues ao cliente. Essas atividades complementam a prestação do serviço como um todo, garantindo que os escopos operacionais, financeiros e regulatórios sejam cumpridos e alcançados.

Os processos de suporte possuem a função de auxiliar a realização dos processos primários, entretanto não possuem interação direta com o cliente, atuando de forma especializada e funcional, conferindo valores aos outros processos.

Com o propósito de alcançar a compreensão, melhoria e transformação contínua dos processos, algumas ferramentas têm sido empregadas. Nesse contexto, o conceito de Swimlanes torna-se essencial para que um determinado processo seja executado, definindo assim, os setores responsáveis e as suas competências na forma de um diagrama (Fig. 3-2).[3]

Para auxiliar na análise dos processos, outros dois conceitos são empregados: tarefa precedente e tarefa paralela. O primeiro é utilizado para representar graficamente o ordenamento das atividades sequenciais, já o segundo conceito se refere a uma ou mais tarefas independentes executadas de forma concomitante (Fig. 3-3).

O diagrama de precedência e o paralelismo fornece informações relevantes na identificação do tempo gasto para a realização de um exame endoscópico, impactando diretamente no planejamento da capacidade do processo.[2]

Macroprocesso clínico de uma unidade de endoscopia

Admissão
Externo
Interno
Emergência

Exame Endoscópico
Intervenção endoscópica diagnóstica e/ou terapêutica

Alta Endoscópica
Liberação do cliente para o retorno ao seu domicílio e/ou acompanhamento ambulatorial

Liberação do cliente para retorno ao leito hospitalar

Encaminhado para internação hospitalar

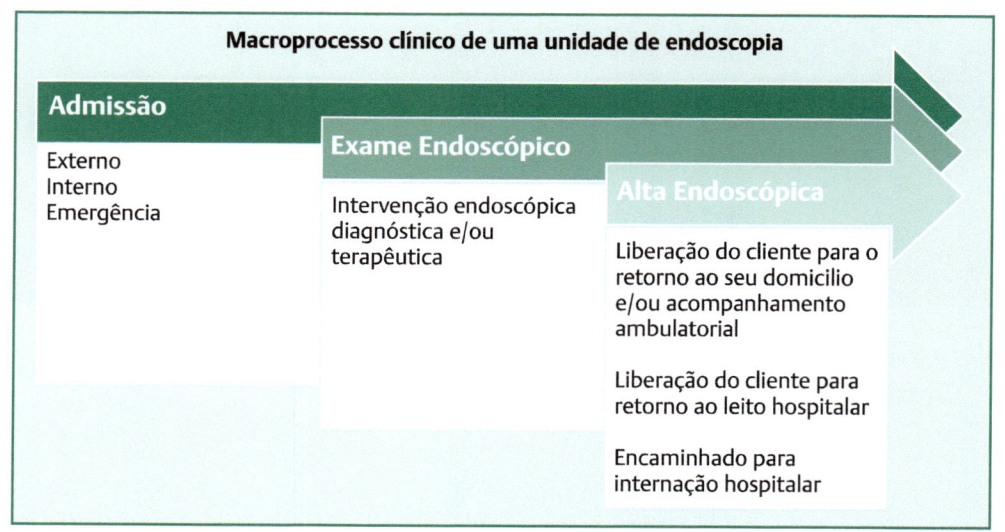

Fig. 3-1. Macroprocesso clínico de uma unidade de endoscopia.

Admissão: Admissão do cliente → Cliente recebe orientação e a liberação

Enfermagem: Encaminhar o cliente para sala de exame → Auxiliar o médico no exame endoscópico → Encaminhar o paciente até a recepção

Endoscopista: Realizar o exame endoscópico → Elaboração do laudo endoscópico

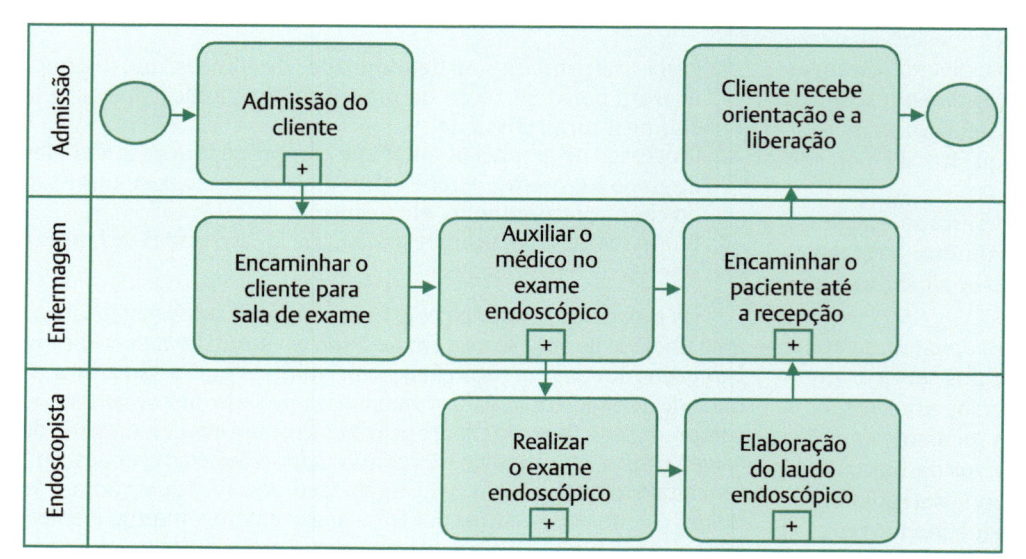

Fig. 3-2. Processo de atendimento de um paciente submetido ao exame de endoscopia digestiva.

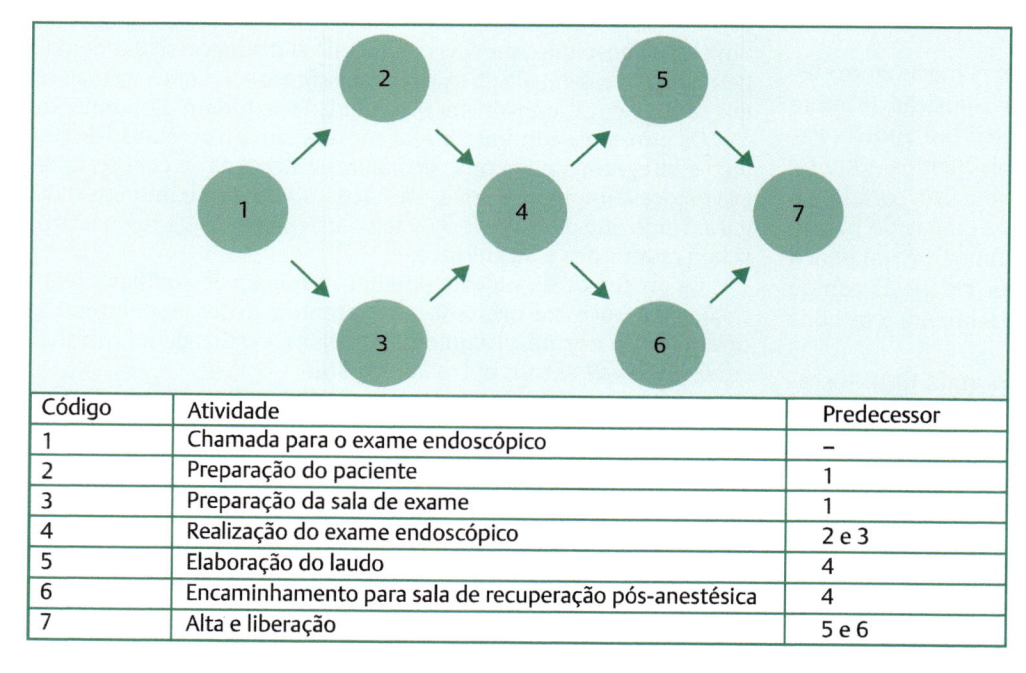

Código	Atividade	Predecessor
1	Chamada para o exame endoscópico	–
2	Preparação do paciente	1
3	Preparação da sala de exame	1
4	Realização do exame endoscópico	2 e 3
5	Elaboração do laudo	4
6	Encaminhamento para sala de recuperação pós-anestésica	4
7	Alta e liberação	5 e 6

Fig. 3-3. Diagrama de precedência de processo do exame endoscópico.

Todos os conceitos e metodologias apresentados contribuem para elevar o nível da qualidade, através do conhecimento de todas as partes do processo, permitindo a promoção da melhoria e transformação contínua nos mesmos, garantindo a eficiência produtiva, a qualidade do serviço prestado e a satisfação do cliente.

GESTÃO DE INFRAESTRUTURA

O planejamento da gestão de infraestrutura apresenta-se como uma ferramenta fundamental, buscando otimizar recursos, reduzir custos e melhor a qualidade da prestação de serviço. A busca por um ambiente que proporciona um atendimento cada vez mais centrado no cliente, que garanta a segurança dos processos operacionais e a melhora dos resultados clínicos, torna-se o diferencial competitivo no mercado.

A implementação de um processo de gestão de infraestrutura garante a aplicação contextualizada das normas estabelecidas pela Agência Nacional de Vigilância Sanitária (ANVISA), do Ministério da Saúde, e das Secretarias Estaduais e Municipais da Saúde.[4]

Na elaboração do processo de gestão de infraestrutura, o planejamento do ambiente físico é uma etapa crucial para o sucesso do empreendimento, devendo ser norteado pela Resolução das Diretrizes Colegiadas nº 50, que foi criada em 21 de fevereiro de 2002 e dispõe sobre o regulamento técnico para o planejamento, programação, elaboração e avaliação de projetos físicos de estabelecimentos assistenciais de saúde[4] e pela Resolução das Diretrizes Colegiadas nº 6, que foi criada em 10 de março de 2013 e dispõe sobre os requisitos de boas práticas de funcionamento para os serviços de endoscopia com via de acesso ao organismo por orifícios exclusivamente naturais.[5]

Um projeto bem elaborado deve sempre anteceder o início de qualquer obra. É nesse contexto que, no momento da elaboração de um projeto para a construção, ampliação ou reforma de um estabelecimento, o mesmo deve ser precedido por: 1. estudo preliminar, visando garantir a viabilidade técnica; 2. projeto básico, assegurando a coleta de informações técnicas necessárias para caracterizar os serviços e obras; 3. projeto executivo, reunindo informações técnicas para a realização do empreendimento, contendo de forma clara e precisa todas as indicações e detalhes construtivos para a perfeita instalação, montagem e execução dos serviços e obras.[4]

Diante de tantas informações não se deve negligenciar o planejamento a longo prazo. Avaliar perspectivas de crescimento, assim como estruturar plano de expansão constitui parte integrante da gestão de infraestrutura.

Os serviços de endoscopia são classificados de acordo com os tipos de sedação/anestesia que são utilizados nos clientes (Quadro 3-1). Decididos estes passos e para facilitar a compreensão, serão apresentados os aspectos espaciais reunidos em tabelas, contendo os ambientes próprios para a organização físico-funcional de uma unidade de endoscopia, divididos em: 1. setor de procedimento, abrigando o consultório, a sala de exame, a sala de recuperação pós-anestésica, a sala de procedimentos endoscópicos sob fluoroscopia (quando for o caso), a sala de limpeza e a desinfecção de endoscópios e sala de laudo; 2. apoio administrativo, ambiente no qual se desenvolvem atividades de chefia, secretaria, reuniões, faturamento, sala de tecnologia e informática, arsenal, sanitários ou vestiários para funcionários, copa, depósitos e sala de componentes técnicos; 3. recepção, constituída pelo conjunto que abriga as salas de espera, a recepção propriamente dita, o sanitário de clientes e acompanhantes e a entrega dos laudos endoscópicos. Almejando a separação dos fluxos de clientes e funcionários, os três setores devem estar dispostos conceitualmente de acordo com a Figura 3-4.

Desta forma, a recepção será a porta de entrada de clientes, o setor de procedimento estará posicionado de forma fácil de ser acessado pelos clientes e funcionários e o setor de apoio administrativo funcionará como retaguarda da unidade, garantindo a efetivação dos processos internos de trabalho.

Os quadros contidos no capítulo admitem que sejam elaboradas diversas opções arquitetônicas. Vale ressaltar que o ambiente somente será obrigatório se, obviamente, a unidade puder exercer a atividade correspondente e o dimensionamento deverá estar relacionado com a demanda estipulada. Portanto, a quantificação e o dimensionamento adotados nas tabelas são o mínimo necessário, podendo ser aumentado a partir da demanda gerada ou possuir uma variação de até 5%, principalmente visando ao atendimento a modulações arquitetônicas e estruturais.[4] Assim, não há projetos arquitetônicos predefinidos, mas uma listagem de ambientes que devem ser incluídos pela equipe de planejamento, incorporando as necessidades e as especificidades da unidade de endoscopia, propiciando ferramentas de suporte na tomada de decisão, sob uma base predefinida de informações dos órgãos reguladores.

Quadro 3-1. Classificação dos Serviços de Endoscopia segundo o Tipo de Serviço e Recursos Mínimos Necessários de acordo com a RDC Nº 6, de 10 de Março de 2013[5]

Serviço de endoscopia tipo 1	Serviço de endoscopia tipo 2	Serviço de endoscopia tipo 3
Realiza procedimentos endoscópicos sem sedação, com ou sem anestesia tópica	Realiza procedimentos endoscópicos sob sedação consciente, com medicação passível de reversão com uso de antagonistas	Realiza procedimentos endoscópicos sob qualquer tipo de sedação ou anestesia

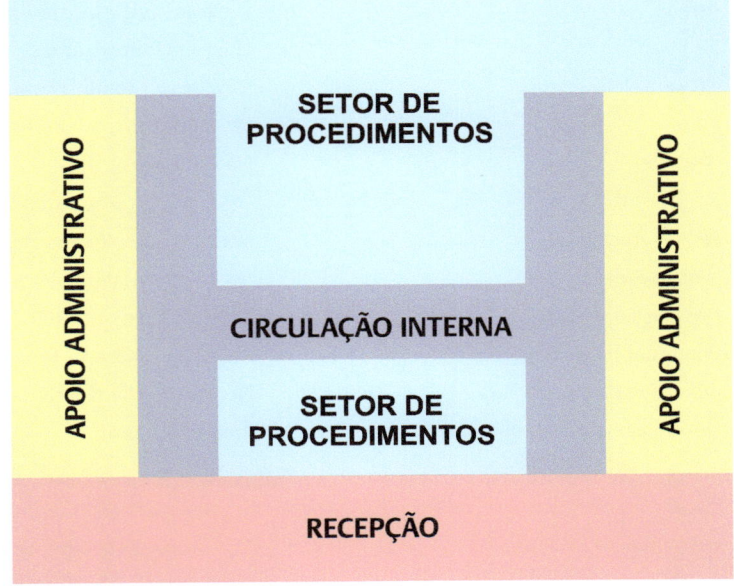

Fig. 3-4. Modelo H, setorização de uma unidade de endoscopia.

Setor de Procedimento
Consultório (Fig. 3-5)

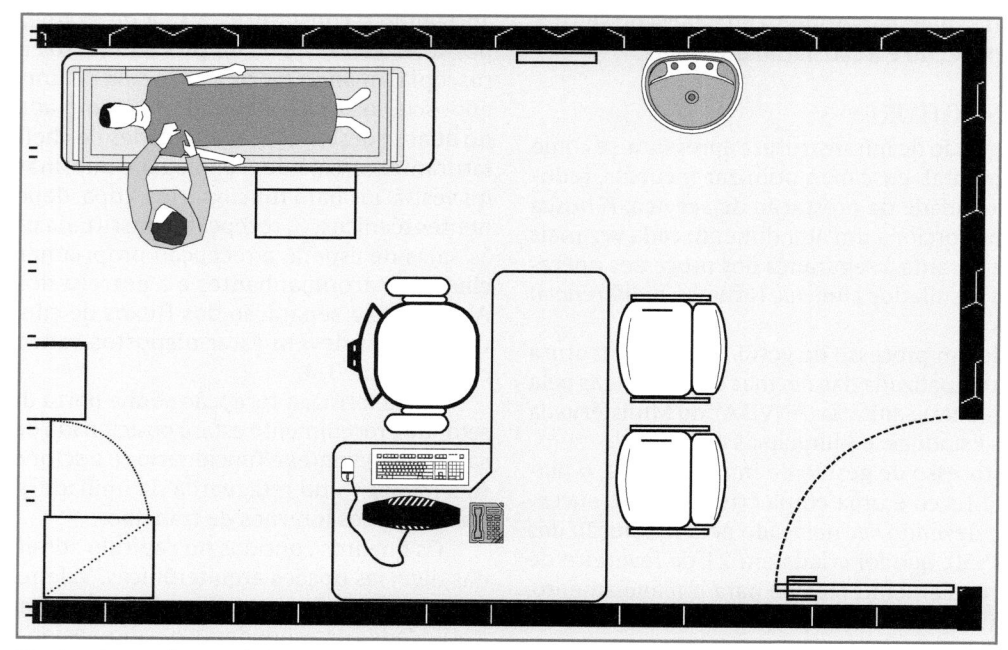

Fig. 3-5. *Layout* do consultório.

Aspectos Espaciais e Estruturais (Quadro 3-2)

Quadro 3-2. Características do Espaço Físico, Condicionantes Ambientais e Infraestrutura Física do Consultório

Características do espaço físico	
Área mínima	7,50 m² [4]
Área média	13,50 m²
Pé-direito mínimo	2,80 m. Ver código de obras local
Parede	Lisa (sem frestas), de fácil higienização e resistente aos processos de limpeza, descontaminação e desinfecção[4]
Piso	Liso (sem frestas), de fácil higienização e resistente aos processos de limpeza, descontaminação e desinfecção[4]
Teto	Deve ser resistente à lavagem e ao uso de desinfetantes[4]
Porta	Revestida com material lavável. Vão mínimo de 0,80 por 2,10 m[4]
Bancada	Não se aplica
Condicionantes ambientais	
Temperatura ideal	Ver condições de conforto
Umidade ideal	Ver condições de conforto
Nível de iluminação	150 a 300 lux-geral/300 a 750 junto à maca[6]
Condições de ventilação	Podem ser utilizadas ventilação e exaustão direta ou indireta. Ver código de obras local[4]
Condições de iluminação	Necessita de iluminação artificial especial no campo de trabalho[3]
Quanto ao risco de transmissão de infecção	Área semicrítica[4]
Infraestrutura necessária	
Instalações elétrica e eletrônica	Sem necessidade específica
Instalações de climatização	Sem necessidade específica
Instalações de proteção contra descarga elétrica	Instalação-padrão (sem requisitos específicos)
Instalações hidráulicas e sanitárias	Água fria – lavatório para as mãos[4]
Instalações de prevenção e combate a incêndio	Ver código de obras local
Instalações elétricas de emergência	Sem recomendação específica
Instalações fluidomecânicas	Não se aplica

Fonte: BRASIL/Ministério da Saúde, 2013.[7]

Sala de Exame (Fig. 3-6)

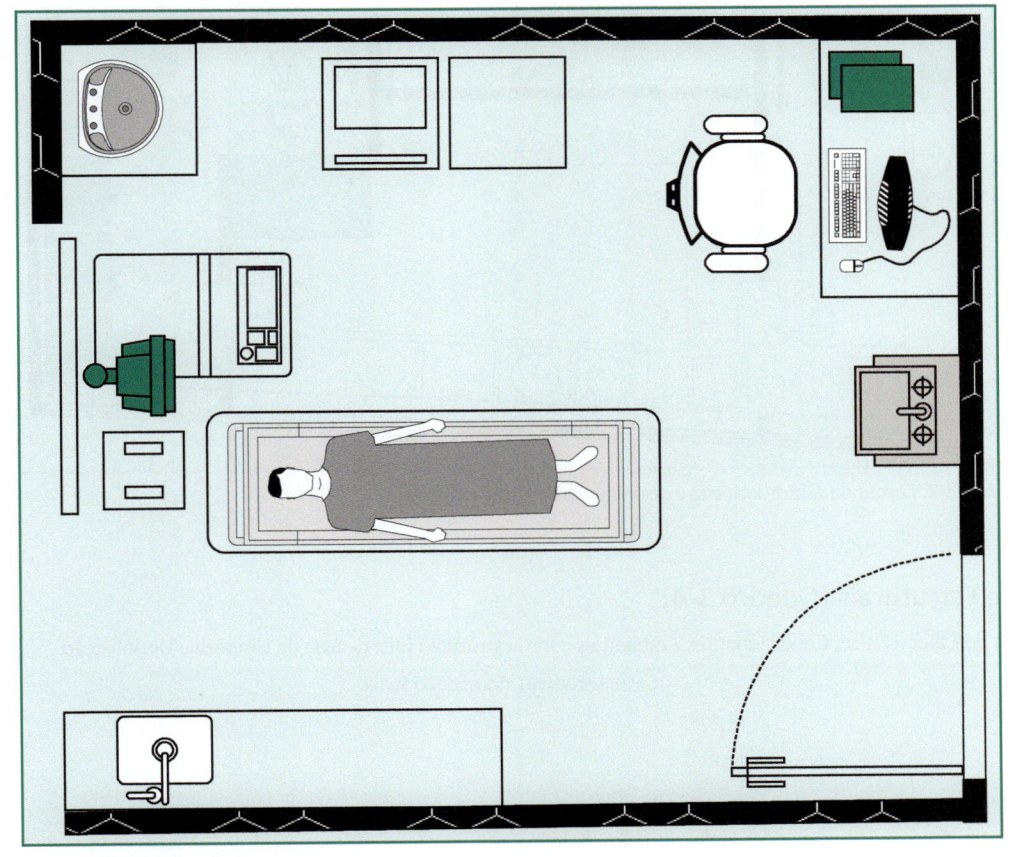

Fig. 3-6. *Layout* da sala de exame.

Aspectos Espaciais e Estruturais (Quadro 3-3)

Quadro 3-3. Características do Espaço Físico, Condicionantes Ambientais e Infraestrutura Física da Sala de Exame

Características do espaço físico	
Área mínima	12 m² com área de limpeza e 9 m² sem área de limpeza[4]
Área média	10,10 m²
Pé-direito mínimo	2,80 m. Ver código de obras local
Piso	Liso (sem frestas), de fácil higienização e resistente aos processos de limpeza, descontaminação e desinfecção[4]
Parede	Lisa (sem frestas), de fácil higienização e resistente aos processos de limpeza, descontaminação e desinfecção[4]
Teto	Contínuo, sendo proibido o uso de forros falsos removíveis, devendo ser de fácil higienização e resistente aos processos de limpeza, descontaminação e desinfecção[4]
Porta	Revestida com material lavável. Vão mínimo de 1,20 por 2,10 m[4]
Bancada	Não se aplica
Condicionantes ambientais	
Temperatura ideal	Ver condições de conforto
Umidade ideal	Ver condições de conforto
Nível de iluminação	150 a 300 lux-geral/300 a 750 junto à maca[6]
Condições de ventilação	Podem ser utilizadas ventilação e exaustão direta ou indireta. Ver código de obras local[4]
Condições de iluminação	Necessita de obscuridade[4]
Quanto ao risco de transmissão de infecção	Área crítica[4]
Infraestrutura necessária	
Instalações elétrica e eletrônica	Sem necessidade específica
Instalações de climatização	Sem necessidade específica
Instalações de proteção contra descarga elétrica	Instalação-padrão (sem requisitos específicos)
Instalações hidráulicas e sanitárias	Água fria – lavatório para as mãos[4]
Instalações de prevenção e combate a incêndio	Ver código de obras local
Instalações elétricas de emergência	Sem recomendação específica
Instalações fluidomecânicas	Não se aplica

Fonte: BRASIL/Ministério da Saúde, 2013.[7]

Sala de Limpeza e Desinfecção de Endoscópios (Fig. 3-7)

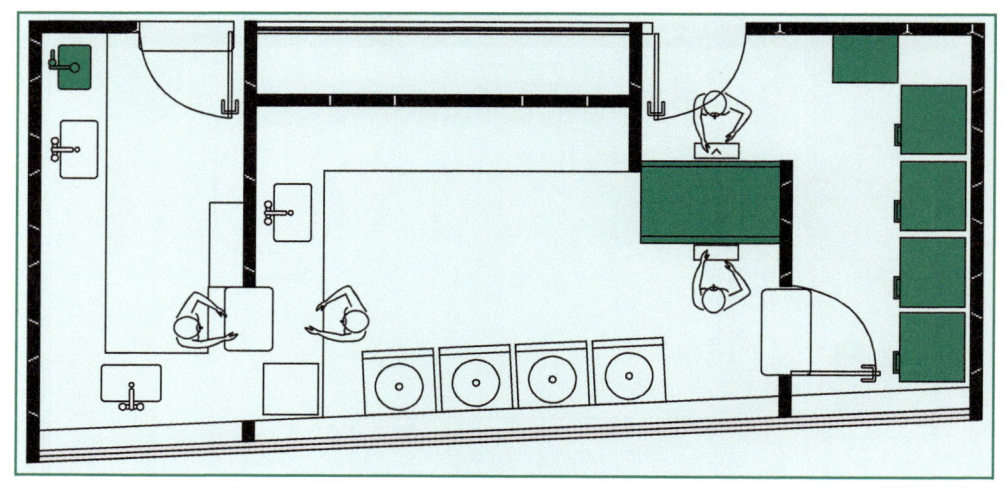

Fig. 3-7. *Layout* da sala de limpeza e desinfecção de endoscópios.

Aspectos Espaciais e Estruturais (Quadro 3-4)

Quadro 3-4. Características do Espaço Físico, Condicionantes Ambientais e Infraestrutura Física da Sala de Limpeza e Desinfecção

	Características do espaço físico
Área mínima	Não possui
Área média	5,80 m²
Pé-direito mínimo	Ver código de obras local
Piso	Liso (sem frestas), de fácil higienização e resistente aos processos de limpeza, descontaminação e desinfecção[4]
Parede	Lisa (sem frestas), de fácil higienização e resistente aos processos de limpeza, descontaminação e desinfecção[4]
Teto	Deve ser resistente à lavagem e ao uso de desinfetantes[4]
Porta	Revestida com material lavável
Bancada	Com pia de lavagem. Os materiais utilizados devem propiciar condições de higiene (sendo resistentes à água), ser anticorrosivos e antiaderentes
	Condicionantes ambientais
Temperatura ideal	21-24ºC[8]
Umidade ideal	40-60%[8]
Nível de iluminação	150 a 300 lux-geral/300 a 750 lux-mesa de trabalho[6]
Condições de ventilação	Necessita de climatização artificial e exaustão mecânica[4]
Condições de iluminação	Necessita de iluminação artificial especial no campo de trabalho[4]
Quanto ao risco de transmissão de infecção	Área semicrítica[4]
	Infraestrutura necessária
Instalações elétrica e eletrônica	Elétrica diferenciada[4]
Instalações de climatização	Filtragem mínima de insuflamento G3[8]
Instalações de proteção contra descarga elétrica	Instalação-padrão (sem requisitos específicos)
Instalações hidráulicas e sanitárias	Água fria, água quente – pia de despejo[4]
Instalações de prevenção e combate a incêndio:	Ver código de obras local
Instalações elétricas de emergência	Elétrica de emergência – grupo 1, classe 15[4]
Instalações fluidomecânicas	Oxigênio/vácuo clínico/ar comprimido medicinal[4]

Fonte: BRASIL/Ministério da Saúde, 2013.[7]

Sala de Exames para Procedimentos Endoscópicos Associados à Fluoroscopia (Fig. 3-8)

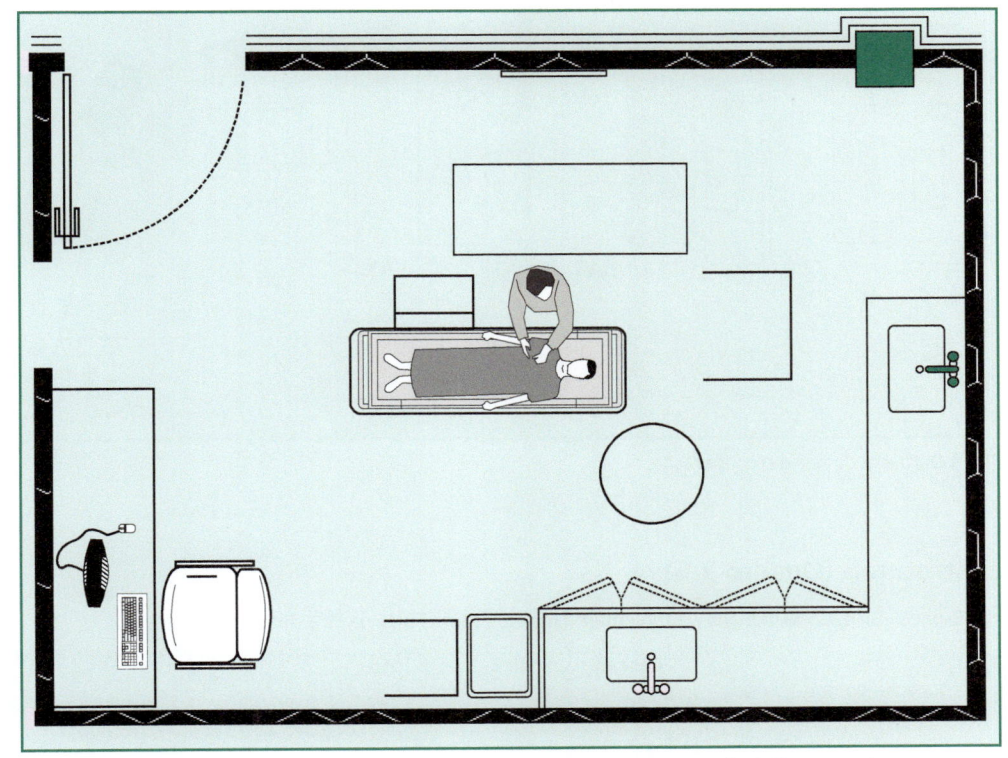

Fig. 3-8. *Layout* da sala de exames para procedimentos endoscópicos associados à fluoroscopia.

Aspectos Espaciais e Estruturais (Quadro 3-5)

Quadro 3-5. Características do Espaço Físico, Condicionantes Ambientais e Infraestrutura Física da Sala de Exame para Procedimentos Endoscópicos Associados à Fluoroscopia

Características do espaço físico	
Área mínima	A depender do equipamento utilizado[4]
Área média	23,05 m²
Pé-direito mínimo	2,70 m. Ver código de obras local
Piso	Liso (sem frestas), de fácil higienização e resistente aos processos de limpeza, descontaminação e desinfecção[4]
Parede	Lisa (sem frestas), devendo ser de fácil higienização e resistente aos processos de limpeza, descontaminação e desinfecção. Não é permitido o uso de divisórias[4]
Teto	Deve ser resistente à lavagem e ao uso de desinfetantes[4]
Porta	Revestida com material lavável. Deve possuir folhas ou painéis removíveis com largura compatível ao tamanho do equipamento[4]
Bancada	Não se aplica
Condicionantes ambientais	
Temperatura ideal	21-24ºC[8]
Umidade ideal	40-60 %[8]
Nível de iluminação	150 a 300 lux-geral/300 a 750 junto à maca[6]
Condições de ventilação	Necessita de climatização artificial e exaustão mecânica[4]
Condições de iluminação	Necessita de iluminação artificial especial no campo de trabalho[4]
Quanto ao risco de transmissão de infecção	Área crítica[4]
Infraestrutura necessária	
Instalações elétrica e eletrônica	Elétrica diferenciada[4]
Instalações de climatização	Filtragem mínima de insuflamento G3[8]
Instalações de proteção contra descarga elétrica	Instalação-padrão (sem requisitos específicos)
Instalações hidráulicas e sanitárias	Água fria, água quente – lavatório para as mãos[4]
Instalações de prevenção e combate a incêndio	Sem recomendação específica
Instalações elétricas de emergência	Elétrica de emergência – grupo 1, classe 15[4]
Instalações fluidomecânicas	Oxigênio/vácuo clínico/ar comprimido medicinal[4]

Fonte: BRASIL/Ministério da Saúde, 2013.[7]

Sala de Recuperação (Fig. 3-9)

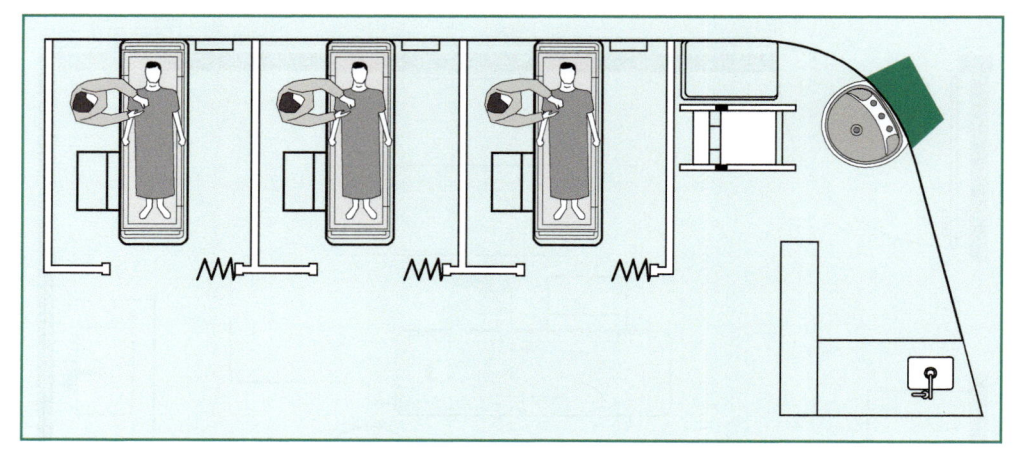

Fig. 3-9. *Layout* da sala de recuperação.

Aspectos Espaciais e Estruturais (Quadro 3-6)

Quadro 3-6. Características do Espaço Físico, Condicionantes Ambientais e Infraestrutura Física da Sala de Recuperação

Características do espaço físico	
Área mínima	Sem restrição. Distância entre leito(s) igual a 0,8 m e entre leito(s) e paredes, exceto cabeceira, igual a 0,6 m e com espaço suficiente para manobra junto ao pé dessa cabeceira[4]
Área média	7,95 m²
Pé-direito mínimo	Ver código de obras local
Piso	Deve ser liso, resistente, lavável e de fácil higienização[9]
Parede	Deve ser lisa, resistente, lavável e de fácil higienização[9]
Teto	Deve ser liso, resistente, lavável e de fácil higienização[9]
Porta	Revestida com material lavável. Vão mínimo de 1,20 por 2,10 m[4]
Bancada	Não se aplica
Condicionantes ambientais	
Temperatura ideal	Ver condições de conforto
Umidade ideal	Ver condições de conforto
Nível de iluminação	100 a 200 lux-geral/150 a 300 lux-cama[6]
Condições de ventilação	Podem ser utilizadas ventilação e exaustão direta ou indireta. Ver código de obras local[4]
Condições de iluminação	Necessita de iluminação artificial especial no campo de trabalho[4]
Quanto ao risco de transmissão de infecção	Área semicrítica
Infraestrutura necessária	
Instalações elétrica e eletrônica	Sem necessidade específica
Instalações de climatização	Sem necessidade específica
Instalações de proteção contra descarga elétrica	Instalação-padrão (sem requisitos específicos)
Instalações hidráulicas e sanitárias	Água fria – pia[4]
Instalações de prevenção e combate a incêndio	Sem recomendação específica
Instalações elétricas de emergência	Elétrica de emergência – grupo 1, classe 15[4]
Instalações fluidomecânicas	Oxigênio/vácuo clínico/ar comprimido medicinal[4]

Fonte: BRASIL/Ministério da Saúde, 2013.[7]

Sala de Laudos (Fig. 3-10)

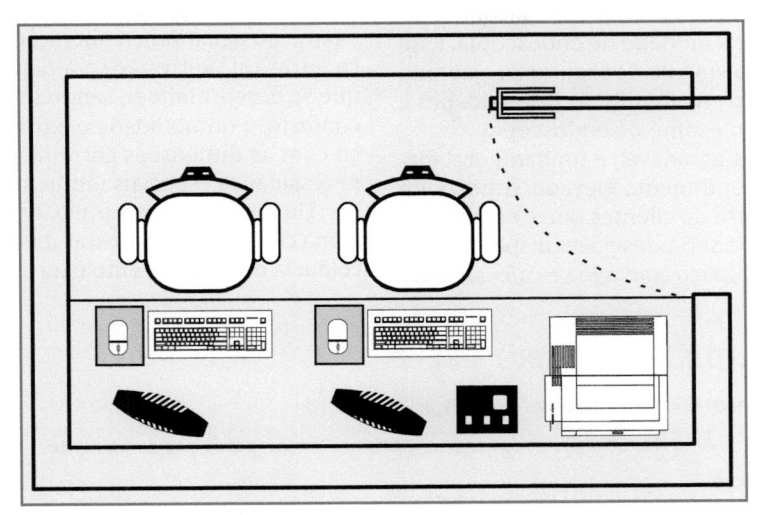

Fig. 3-10. *Layout* da sala de laudos.

Aspectos Espaciais e Estruturais (Quadro 3-7)

Quadro 3-7. Características do Espaço Físico, Condicionantes Ambientais e Infraestrutura Física da Sala de Laudo

Características do espaço físico	
Área mínima	6 m² [4]
Área média	6,50 m²
Pé-direito mínimo	Ver código de obras local
Piso	Liso (sem frestas), de fácil higienização e resistente aos processos de limpeza, descontaminação e desinfecção[9]
Parede	Lisa (sem frestas), devendo ser de fácil higienização e resistente aos processos de limpeza, descontaminação e desinfecção. Não é permitido o uso de divisórias[9]
Teto	Liso (sem frestas), de fácil higienização e resistente aos processos de limpeza, descontaminação e desinfecção[9]
Porta	Revestida com material lavável[4]
Bancada	Não se aplica
Condicionantes ambientais	
Temperatura ideal	Ver condições de conforto
Umidade ideal	Ver condições de conforto
Nível de iluminação	500 a 1.000 lux-geral[6]
Condições de ventilação	Podem ser utilizadas ventilação e exaustão direta ou indireta. Ver código de obras local[4]
Condições de iluminação	Podem ser utilizadas iluminação natural ou artificial. Ver código de obras local[4]
Quanto ao risco de transmissão de infecção	Área não crítica[4]
Infraestrutura necessária	
Instalações elétrica e eletrônica	Sem necessidade específica
Instalações de climatização	Sem necessidade específica
Instalações de proteção contra descarga elétrica	Instalação-padrão (sem requisitos específicos)
Instalações hidráulicas e sanitárias	Não se aplica
Instalações de prevenção e combate a incêndio	Ver código de obras local
Instalações elétricas de emergência	Sem recomendação específica
Instalações fluidomecânicas	Não se aplica

Fonte: BRASIL/Ministério da Saúde, 2013.[7]

Recepção

É o primeiro ponto de contato na construção do relacionamento entre clientes, acompanhantes e a unidade de endoscopia. Essa área tem por objetivo desenvolver o vínculo de segurança, pautado no respeito e no comprometimento em atender as necessidades e expectativas de quem irá realizar o exame de endoscopia.

Para tornar esse ambiente mais agradável, é fundamental formar uma equipe com padrão de atendimento elevado, condizente com valores do serviço e com o perfil de clientes que o estabelecimento almeja atender. Dessa forma seria desejável disponibilizar aos clientes e acompanhantes um espaço com água e café, além de um lugar com música ambiente, televisão, revistas, rede *wi-fi*, espaço para crianças, entretendo os clientes, enquanto esperam pelo exame ou aguardam a liberação para o domicílio. A quantidade de cadeiras ou poltronas será definida pelo quantitativo de clientes que se deseja atender, sendo importante considerar a qualidade, o conforto, a durabilidade e a funcionalidade dos objetos. Um espaço com as dimensões corretas para cadeirantes ou portadores de necessidades especiais também é aconselhável.

Um ambiente receptivo, organizado, acolhedor e que proporciona conforto e bem-estar desempenha um papel decisivo na excelência do atendimento e na satisfação dos clientes.

ASPECTOS ESPACIAIS E ESTRUTURAIS (QUADRO 3-8)

Quadro 3-8. Características do Espaço Físico dos Ambientes da Recepção

Área de recepção e espera para paciente e acompanhante de paciente	
Área mínima	1,2 m² por pessoa[4]
Área para guarda de pertences de paciente, doador e público	
Área mínima	0,3 m² por pessoa[4]
Sanitário para paciente e público (1)	
Área mínima	Individual: 1,6 m² com dimensão mínima = 1,2 m Individual p/ deficientes: 3,2 m² com dimensão mínima = 1,7 m Coletivo: 1 bacia sanitária e 1 lavatório para cada grupo de 6 pessoas. Dimensão mínima = 1,7 m. Um banheiro para cada sexo por unidade requerente[4]
	Os sanitários e banheiros p/deficientes tem de dar condições de uso a portadores de deficiência ambulatorial, conforme norma da ABNT NBR 905010

Apoio Administrativo

O Serviço de limpeza e zeladoria de uma unidade de endoscopia apresenta relevante papel na promoção da sensação de bem-estar, segurança e conforto dos clientes, acompanhantes e profissionais, além de contribuir no controle das infecções relacionadas com a assistência à saúde. Para auxiliar na implantação de um plano de gerenciamento, a ANVISA disponibiliza um instrumento operacional contendo técnicas eficazes para promover a limpeza e a desinfecção de superfícies.[11] A concretização destas ações se faz através do asseio e do zelo pela conservação predial. Já os serviços administrativos constituem um conjunto de atividades que desenvolvem a sua ação nos domínios da administração financeira, patrimonial e de recursos humanos.

Aspectos Espaciais e Estruturais (Quadro 3-9)

Quadro 3-9. Características do Espaço Físico dos Ambientes da Recepção

Conforto e higiene	
Sanitário para funcionários e alunos	
Área mínima	1 bacia sanitária e 1 lavatório a cada 10 funcionários. Segundo a NR 24 – Condições sanitárias e de conforto nos locais de trabalho, do Ministério do Trabalho[4]
	1 para cada sexo por unidade requerente
Banheiro para funcionários e alunos	
Área mínima	1 bacia sanitária, 1 lavatório e 1 chuveiro a cada 10 funcionário. Segundo a NR 24 – Condições sanitárias e de conforto nos locais de trabalho, do Ministério do Trabalho[4]
	Unidades que só possuam funcionários de um único sexo, ou cujo número de funcionários masculinos ou de funcionários femininos seja inferior à 3 (três), podem possuir um único sanitário ou banheiro para uso do sexo majoritário, desde que o deslocamento até outros sanitários de uso do sexo minoritário não seja maior do que 80 m. Esta questão deve estar devidamente justificada no projeto[4]
Área para guarda de pertences de funcionários e alunos	
Área mínima	0,3 m² por pessoa[4]
Limpeza e zeladoria	
Depósito de material de limpeza com tanque (DML)	
Área mínima	2 m² com dimensão mínima = 1 m, 1 em cada unidade requerente[4]
Sala de utilidades com pia de despejo	
Área mínima	4 m² com dimensão mínima = 1,5 m. Quando houver guarda temporária de resíduos sólidos, acrescer 2 m², 1 em cada unidade requerente.[3] Plano de Gerenciamento de Resíduos Sólidos. Ver Regulamento técnico da ANVISA/MS sobre gerenciamento de resíduos de serviços de saúde[12]

(Continua)

Quadro 3-9. Características do Espaço Físico dos Ambientes da Recepção *(Cont.)*

	Abrigo de recipientes de resíduos (lixo)
Área mínima – depósito (com no mín. 2 boxes – resíduos biológicos e comuns) – depósito de resíduos químicos	Depósito: cada boxe deve ser suficiente para guardar 2 recipientes coletores[11] Depósitos químicos: a depender do PGRSS[11]
	Sala de armazenamento temporário de resíduos
Área mínima	Suficiente para a guarda de 2 recipientes coletores, 1 em cada unidade requerente, de acordo com o PGRSS[12]
	Infraestrutura predial
	Casa de bombas/máquinas
Área mínima	1 (de cada). A depender das atividades da unidade e a depender dos equipamentos utilizados[4]
	Área para centrais de gases (cilindros)
Área mínima	1 (de cada). A depender das atividades da unidade e a depender dos equipamentos utilizados[4]
	Serviços administrativos/serviços clínicos, de enfermagem e técnico
	Sala administrativa
Área mínima	5,5 m² por pessoa[4]
	Tesouraria
Área mínima	Tesouraria = 2,5 m² por funcionário[4]

GESTÃO DE SUPRIMENTOS

O planejamento da cadeia de suprimentos é fundamental para a gestão dos estoques, fornecendo informações mais assertivas, garantindo assim maior eficiência, redução de desperdícios, manutenção das atividades da unidade, além de contribuir com a segurança e a integridade da saúde dos clientes.[1]

Os produtos de uma unidade de endoscopia podem ser classificados em: medicamentos, materiais reutilizáveis e descartáveis, materiais especiais, rouparia, gases medicinais, alimentação e outros. Sendo que cada grupo envolve particularidades na sua gestão, necessitando de um tratamento específico na cadeia de suprimentos em relação ao rastreamento, armazenamento e distribuição.

Dessa forma, ao se planejar a gestão de suprimentos, a equipe responsável pelo planejamento deve tomar alguns cuidados:

A) ***Organização da infraestrutura física, tecnológica e de armazenamento:*** a infraestrutura física para o planejamento de um arsenal de medicamentos, insumos médicos e acessórios endoscópicos deve atender às normas vigentes e ser compatível com as atividades desenvolvidas. A localização do arsenal deve simplificar o abastecimento e a provisão de insumos, devendo contar com meios de distribuição adequados, em quantidade e qualidade ao pleno desenvolvimento das atividades, de forma a preservar a integridade dos produtos, bem como a saúde dos funcionários.

As condições de armazenamento dos produtos voltados para atenção à saúde devem seguir as especificações e restrições fornecidas pelo fabricante. O gerenciamento das atividades deve englobar as tarefas de distribuição, dispensação e controle dos medicamentos, insumos, produtos de higiene e saneantes, além de controlar o vencimento, através da checagem periódica, garantindo que não haja desperdícios em decorrência do descarte de itens vencidos. Outra atividade essencial no controle é a realização de um inventário, supervisionando o fluxo, inibindo fraudes e extravios de produtos.

B) ***Gestão de compras:*** a gestão de compras apresenta papel essencial em um planejamento eficaz, atuando na escolha dos fornecedores e na negociação dos preços, assegurando eficiência na aquisição de produtos em quantitativos corretos e entregas em tempo hábil. A mensuração de entradas e saídas dos produtos, possibilita uma verificação mais assertiva em relação ao tempo médio que cada item permanece no estoque, proporcionando maior agilidade e produtividade nas operações efetuadas pela unidade, sendo um diferencial altamente competitivo.[13]

Uma vez compreendidos esses conceitos, faz-se necessário assegurar a gestão dos artigos endoscópicos em razão do alto valor agregado dos produtos e obstáculos na logística de distribuição e abastecimento dos itens. A decisão sobre quais aparelhos e acessórios endoscópicos serão utilizados na unidade de endoscopia depende da preferência dos médicos, de questões financeiras, oportunidades comerciais, entre outros. Adicionalmente, o gerenciamento do estoque, validade e manutenção devem estar sob supervisão de um enfermeiro(a) especializado(a).

GESTÃO DE PRODUTIVIDADE

O gerenciamento da produtividade é fundamental para garantir uma entrega positiva de valores aos clientes, o que se dá através do dimensionamento global correto da unidade em suprir a demanda do serviço.

A mensuração da capacidade produtiva é o primeiro passo rumo ao gerenciamento do serviço, sendo composta pelos serviços e aparelhos disponibilizados, recursos humanos compatíveis, instalações estruturais e suprimentos adequados. A estimativa de exames por tempo permite o desenvolvimento de uma agenda inicial, com uma proposta de volume mensal que se pode confirmar ou não, no decorrer dos meses.[14]

A produtividade em uma unidade de endoscopia sofre influência de fatores externos e internos. Entre os fatores externos, variações climáticas, sazonalidades, absenteísmo, datas comemorativas e feriados são exemplos que impactam negativamente na demanda. Entre os fatores internos, diminuição da produtividade pode estar associada a manutenção inadequada, equipamentos danificados, recursos humanos insuficientes, falta de insumos médicos ou problemas na tecnologia de informação.

As parcerias e colaborações também desempenham um papel crucial em uma unidade de endoscopia, contribuindo para a prestação de serviços de alta qualidade e atendimento abrangente aos pacientes. Ao estabelecer parcerias com outras especialidades médicas, como por exemplo gastroenterologia, cirurgia do aparelho digestivo, coloproctologia, oncologia, radiologia e patologia, a interação entre os diversos especialistas resultará em um atendimento mais abrangente, o que é especialmente importante em casos complexos ou que requerem intervenções terapêuticas adicionais.

Ao mesmo tempo, compartilhar recursos e infraestrutura, como salas de cirurgia, unidades de terapia intensiva, laboratórios de patologia e serviços de radiologia facilitam a realização de exames terapêutico e tratamentos complementares e melhoram os resultados financeiros para a unidade de endoscopia.

Quadro 3-10. Fatores que Influenciam Diretamente na Determinação da Capacidade de Unidade de Endoscopia

Fatores que influenciam diretamente na determinação da produtividade de unidade de endoscopia

- Tempo de experiência do médico endoscopista e da equipe multiprofissional
- Infraestrutura física disponível
- Tipo de exame endoscópico
- Tipo de intervenção terapêutica
- Condição clínica dos clientes atendidos
- Parque tecnológico endoscópico e não endoscópico disponibilizado
- Perfil de ensino da unidade
- Tipo de sedação/anestesia utilizada

O referenciamento para médicos de outras especialidades e instituições médicas podem agilizar o encaminhamento de pacientes para a unidade de endoscopia ou dela para outras unidades do mesmo hospital ou, quando necessário, de uma unidade hospitalar básica para uma unidade hospitalar avançada. Isso aumenta o acesso dos pacientes aos serviços e garante que eles sejam encaminhados para a unidade correta, com o conhecimento e a experiência necessários para atender às suas necessidades específicas.

Diante desses conceitos, a determinação da capacidade de uma unidade de endoscopia dependerá dos seguintes fatores, conforme o Quadro 3-10.

Por fim, o uso de ferramentas tecnológicas de gestão tem assumido importância crescente no setor de saúde, não sendo diferente nas unidades de endoscopia. Essas ferramentas permitem aquisição, integração e sistematização dos dados, gerando informações importantes relacionadas com o desempenho das áreas e o desempenho dos profissionais, além de controle de estoque, faturamento, glosas, contas a pagar e receber, fluxo de caixa, entre outras. Esse conjunto de informações, quando devidamente processado e analisado, proporcionará novas visões de negócio, contribuindo para a tomada de decisões, mapeamento de perfis, análises preditivas, identificação da raiz de problemas estruturais, deixando a gestão mais ágil e, consequentemente, garantindo a otimização dos custos, serviços e demandas.

Atualmente, todos esses recursos e dados disponibilizados pela TI estão passando por uma gigantesca e veloz transformação, extremamente desafiadora e ao mesmo tempo empolgante para todos nós. Estamos falando da era da inteligência artificial (IA). Os recentes e impressionantes avanços na inteligência artificial deverão ter um impacto considerável na gestão de uma unidade de endoscopia digestiva. Para ficar apenas na questão da análise de dados e da gestão de informações, através da IA, será possível analisar vastas quantidades de dados clínicos, registros de pacientes, resultados de exames e outros dados relacionados com a endoscopia. Essa análise minuciosa permitirá identificar padrões, prever resultados e otimizar processos. Com o apoio da IA na análise de dados, será possível melhorar a eficiência operacional, identificar áreas para aprimoramento, antecipar a demanda e alocar recursos de forma mais eficiente.

GESTÃO DE QUALIDADE E SEGURANÇA

A gestão de qualidade desempenha um papel fundamental na endoscopia digestiva, garantindo a segurança dos pacientes, a eficácia dos procedimentos e o cumprimento de padrões e diretrizes clínicas. Dentro desse contexto vale ressaltar:

- *Protocolos e diretrizes:* é essencial estabelecer protocolos e diretrizes clínicas com base em evidências para orientar a prática endoscópica. Isso inclui diretrizes para triagem de pacientes, preparação adequada, técnicas de procedimento, identificação e remoção de lesões, entre outros aspectos. A adesão a essas diretrizes promove a consistência e a qualidade dos cuidados prestados.
- *Monitoramento de indicadores de desempenho/qualidade:* a definição e o monitoramento dos principais indicadores de desempenho e de qualidade são essenciais para avaliar a qualidade dos serviços de endoscopia. Entre elas podemos incluir orientações e indicações precisas para cada procedimento, taxas de detecção de lesões, eventos adversos associadas à sedação e ao procedimento, adequada documentação do exame com fotos e relatórios, complicações pós-procedimento, taxas de resgate de pólipos, tempo de exame, liberação controlada e documentada dos pacientes no pós-exame, entre outros. O acompanhamento desses indicadores permite identificar áreas de melhoria e tomar medidas corretivas.
- *Treinamento e qualificação dos profissionais:* a formação adequada dos médicos endoscopistas e da equipe de apoio é crucial para garantir a qualidade dos procedimentos. Programas de treinamento contínuo, cursos de aprimoramento e participação em programas de certificação podem ajudar a manter as habilidades técnicas e o conhecimento atualizados.
- *Controle de infecções:* a prevenção de infecções é uma parte vital da gestão de qualidade em endoscopia digestiva. Isso envolve a adoção de medidas rigorosas de controle de infecções, como esterilização adequada de equipamentos, higiene das mãos, uso de equipamentos descartáveis quando for apropriado e adesão a diretrizes de prevenção de infecções.
- *Auditorias e revisões regulares:* realizar auditorias e revisões regulares dos processos e resultados da endoscopia é uma prática importante para garantir a qualidade contínua. Isso pode incluir revisões de casos, análise de resultados de exames, revisão de registros e inspeções de equipamentos. Essas atividades ajudam a identificar oportunidades de melhoria e asseguram a conformidade com os padrões e regulamentações.
- *IA e qualidade/segurança:* novamente a IA pode ajudar a melhorar a qualidade e a segurança dos procedimentos endoscópicos. Por exemplo, algoritmos de IA poderão alertar os médicos sobre a presença de eventos adversos durante o procedimento, como sangramento ou perfuração. Além disso, a IA poderá aumentar a taxa de detecção de lesões com potencial maligno, assim como ampliar a correlação diagnóstica entre a imagem endoscópica e a histopatológica, melhorando a eficiência do exame e fornecendo *feedback* imediato aos médicos.[15,16]

No geral, a inteligência artificial desempenhará um papel essencial no gerenciamento de uma unidade de endoscopia, oferecendo suporte aos médicos, melhorando a precisão diagnóstica, otimizando a eficiência operacional e aumentando a qualidade e a segurança dos procedimentos. Essas tecnologias têm o potencial de impulsionar avanços significativos na área da endoscopia e melhorar os resultados para o paciente.

GESTÃO FINANCEIRA

A gestão financeira de uma unidade de endoscopia enfrenta desafios significativos devido aos custos cada vez mais elevados e às remunerações cada vez menores. Nesse cenário, é essencial adotar estratégias eficazes para garantir a sustentabilidade financeira da unidade e manter a qualidade dos serviços prestados.

Uma das principais preocupações é o aumento dos custos operacionais. Os avanços tecnológicos na endoscopia, embora ofereçam benefícios clínicos, muitas vezes vêm acompanhados de equipamentos e tecnologias mais sofisticados, resultando em investimentos significativos e retornos não garantidos. Além disso, os custos com insumos, como materiais descartáveis e medicamentos, também estão em curva ascendente. É necessário buscar fornecedores e negociações que ofereçam preços competitivos, sem comprometer a qualidade e a segurança dos produtos utilizados.

Ao mesmo tempo, as remunerações pelos procedimentos endoscópicos estão profundamente defasadas e enfrentando novas pressões por diminuição. Reembolsos cada vez mais baixos dos planos de saúde e dos sistemas de saúde públicos são uma realidade para quase todas as unidades de endoscopia. Para enfrentar esse desafio, é importante buscar otimização dos recursos, focando na eficiência operacional e na gestão adequada dos custos.

Uma estratégia fundamental é a análise e o monitoramento detalhado dos custos e receitas da unidade de endoscopia. Isso inclui a identificação de custos fixos e variáveis, a alocação adequada de recursos e a revisão frequente dos processos para identificar oportunidades de redução de custos e aumento da eficiência. Além disso, é importante acompanhar de perto os indicadores financeiros, como o retorno sobre o investimento (ROI) e a margem de lucro, para avaliar a saúde financeira da unidade.

Outra estratégia importante inclui o gerenciamento da produtividade com o intuito de assimilar as flutuações da demanda, ajustando-a à capacidade disponível da forma mais eficiente possível, tendo como objetivo assegurar uma taxa de ocupação superior a 85%, sem a qual a viabilidade financeira da unidade pode ficar comprometida, sempre respeitando dois parâmetros: a capacidade máxima instalada e a qualidade da entrega.

A diversificação de serviços também pode ser uma estratégia para mitigar os desafios financeiros. Além dos procedimentos endoscópicos tradicionais, a venda de itens não cobertos pelas operadoras, mas com potencial para melhoria da qualidade e eficiência do procedimento, e a oferta de serviços complementares parceiros, como exames de imagem, posto de coleta de exames bioquímicos e de amostras histopatológicas, além de consultas especializadas e procedimentos terapêuticos avançados, podem ajudar a aumentar as receitas e compensar as remunerações menores.

Não menos importante é o estabelecimento de parcerias estratégicas com outros prestadores de serviços de saúde e instituições, como hospitais e clínicas, para maximizar as oportunidades de encaminhamento de pacientes e compartilhamento de recursos. Além disso, a negociação conjunta e organizada de contratos e acordos com pagadores e convênios também pode ser uma estratégia para garantir uma remuneração mais justa pelos serviços prestados.

Outra opção a ser considerada inclui a realização de endoscopia digestiva alta por via transnasal, sob anestesia tópica e sem necessidade de sedação venosa. Contando hoje com aparelhos de alta definição, canais de aspiração/trabalho de 2,4 mm e recursos de cromoscopia digital, esse tipo de endoscopia pode ser realizado em salas tipo I, sem necessidade de acompanhante, sem sedação venosa e com alta eficiência diagnóstica, o que resultará certamente em custos menores.[17,18]

Em resumo, a gestão financeira de uma unidade de endoscopia enfrenta desafios complexos em um ambiente de custos crescentes e remunerações menores. Porém, com uma abordagem estratégica, foco na eficiência operacional, diversificação de serviços e parcerias estratégicas, é possível enfrentar esses desafios e garantir a sustentabilidade financeira da unidade, mantendo a qualidade dos serviços e o cuidado adequado aos pacientes.

Embora o momento atual seja extremamente desafiador, o planejamento de uma unidade de endoscopia deve ser construído sobre alguns pilares sólidos, entre os quais se encontram: recursos humanos capacitados e motivados, estrutura física adequada, investimentos compatíveis com o ROI, forte e atuante assessoria envolvendo TI, setor jurídico e de contabilidade, processos de trabalho sistematizados, adequações às normas vigentes e elaboração de um plano orçamentário exequível, visando uma percepção positiva na entrega de valores pela unidade de endoscopia.

REFERÊNCIAS BIBLIOGRÁFICAS

1. Paes LRA. Gestão de operações em saúde para hospitais, clínicas, consultórios e serviços de diagnóstico. Série gestão em saúde FGV; São Paulo: Editora Atheneu; 2011. v. 1.
2. Association of business process management professionals; Guia para o gerenciamento de processos de negócio corpo comum de conhecimento BPM. CBOK; versão 2.0; 2009.
3. Slack N et al. Gerenciamento de operações e de processos. São Paulo: Bookman, 2008.
4. Brasil, ANVISA. Resolução – RDC nº 50 de 21 de fevereiro de 2002. Regulamento técnico para planejamento, programação, elaboração de projetos físicos de estabelecimentos assistenciais de saúde 2002. Disponível em: www.anvisa.gov.br/anvisalegis/resol/2002/50_02rdc.pdf
5. Brasil, ANVISA. Resolução – RDC nº 6 de 1º de março de 2013. Requisitos de boas práticas de funcionamento para os serviços de endoscopia com via de acesso ao organismo por orifícios exclusivamente naturais 2013. Disponível em: www.portal.anvisa.gov.br/documents/33880/2568070/rdc0006_01_03_2013.pdf/0194a217-3e05-4bed-8a6b-e31c472b18ee
6. Brasil, ANVISA. NBR 5413: Iluminação de interiores. Rio de Janeiro, 1992. 13p.
7. Brasil, Ministério da Saúde. Secretaria-Executiva. Departamento de Economia da Saúde, Investimentos e Desenvolvimento. Apoio ao diagnóstico e à terapia: Imagenologia/Ministério da Saúde, Secretaria-Executiva, Departamento de Economia da Saúde, Investimentos e Desenvolvimento. Brasília; 2013. 140p.: il. (Programação Arquitetônica de Unidades Funcionais de Saúde; v. 3).
8. Brasil, Ministério da Saúde. NBR 7256: Tratamento de ar em estabelecimentos assistenciais de saúde – Requisitos para projetos e execução das instalações. Rio de Janeiro; 2005. 22p.
9. Brasil, Ministério da Saúde. Barcellos, RMG. Materiais de acabamento em estabelecimentos assistenciais de saúde. In: Carvalho, Antônio Pedro Alves de (org). Temas de arquitetura de estabelecimentos assistenciais de saúde, 2. ed. Salvador: UFBA/FAU/ISC; 2003. p. 43-66.
10. ABNT, Normas em geral.
11. Brasil, ANVISA. Segurança do paciente em serviços de saúde: limpeza e desinfecção de superfícies. Brasília: Ministério da Saúde; 2012.
12. Brasil, ANVISA. Manual de gerenciamento de resíduos de serviços de saúde. Brasília: Ministério da Saúde; 2006.
13. Barbieri JC, Machline C. Logística hospitalar – Teoria e prática. São Paulo: Editora Saraiva; 2006.
14. Joint Commission Resources. Gerenciando o fluxo de pacientes: estratégias e soluções para lidar com a superlotação hospitalar. São Paulo: Artmed; 2008.
15. Antonelli G, Rizkala T, Iacopini F, Hassan C. Current and future implications of artificial intelligence in colonoscopy. Ann Gastroenterol 2023;36(2):114-122.
16. Vulpoi RA, Luca M, Ciobanu A et al. Artificial Intelligence in Digestive Endoscopy-Where Are We and Where Are We Going? Diagnostics (Basel) 2022;12(4):927.
17. Tanuma T, Morita Y, Doyama H. Current status of transnasal endoscopy worldwide using ultrathin videoscope for upper gastrointestinal tract. Dig Endosc 2016 Apr;28 Suppl 1:25-31.
18. Yashima K, Onoyama T, Kurumi H et al. Current status and future perspective of linked color imaging for gastric cancer screening: a literature review. J Gastroenterol. 2023;58:1-13.

4 Legislação e Normas Vigentes

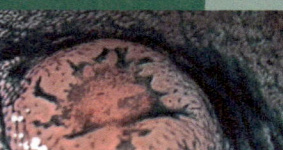

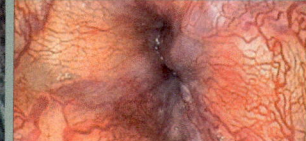

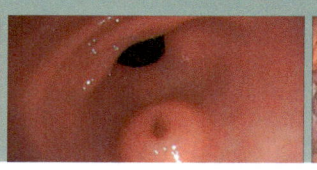

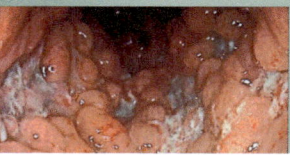

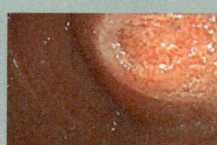

Flávio Hayato Ejima ▪ Gustavo Werneck Ejima ▪ Bruno Chaves Salomão
Ariana Costa Cadurin ▪ Keila Pereira Tomaz

O médico endoscopista e os serviços de endoscopia devem seguir a Constituição Federal,[1] que ocupa a posição mais alta na hierarquia de normas legais, seguida das constituições estaduais e municipais, todas dependentes do processo legislativo. Têm força de lei, as normatizações do poder executivo, Agência Nacional de Vigilância Sanitária (Anvisa) e dos conselhos de fiscalização profissional, Conselho Federal de Medicina (CFM), desde que tenham competência definida em lei e obedecendo as normas emitidas pelo poder legislativo.

No decorrer deste capítulo daremos enfoque às novas normatizações dos serviços de endoscopia, além das regulamentações quanto ao uso dos saneantes. A revisão e readequação da RDC 50 (Resolução da Diretoria Colegiada da ANVISA) de 2002, que está em fase final de elaboração. Esta RDC estabelece normas para adequar todos os espaços físicos de serviços médicos e hospitalares, que associada a RDC 6 de endoscopia normatiza todos os serviços de endoscopia do país. Também se deve dar a devida atenção às leis codificadas – Códigos Civil,[2] de Defesa do Consumidor,[3] além da Consolidação das Leis do Trabalho.[4]

As normatizações dos serviços de endoscopia estavam dispersas em normas, RDC 08; 50[5,6] e orientações em diversos locais, como medidas do CFM (resolução 1670/2003),[7] Ministério do Trabalho (portaria nº 485 – NR 32),[8] vigilâncias sanitárias estaduais e municipais, de tal forma que dificultavam tanto a fiscalização, quanto o seguimento de todas as regras vigentes.

No ano de 2008, em virtude de um surto de micobacteriose, formou-se um grupo de trabalho coordenado pela Anvisa, com representantes do Ministério da Saúde, representantes de especialidades médicas, Sociedade Brasileira de Endoscopia Digestiva (SOBED), Otorrinolaringologia, Pneumologia, Ginecologia, Urologia, Proctologia, representantes de enfermagem em endoscopia, que elaboraram uma Resolução de Diretoria Colegiada, denominada RDC nº 6, que dispõe sobre as boas práticas de funcionamento para os serviços de endoscopia com acesso ao organismo por orifícios exclusivamente naturais, aprovada em 10 de março de 2013, com as regras básicas que devem ser seguidas nos serviços de endoscopia, para que se garanta a segurança dos pacientes além de controlar os riscos envolvidos nos procedimentos, e em plena vigência atualmente.

RDC -6
Capítulo I
Das Disposições Iniciais
Seção I
Objetivo

Art. 1º Esta Resolução tem por objetivo estabelecer os requisitos de boas práticas de funcionamento para os serviços de endoscopia com via de acesso ao organismo por orifícios exclusivamente naturais.

Seção II
Abrangência

Art. 2º Esta Resolução aplica-se a todos os serviços de saúde públicos e privados, civis e militares que realizam procedimentos endoscópicos diagnósticos e intervencionistas com utilização de equipamentos rígidos ou flexíveis com via de acesso ao organismo por orifícios exclusivamente naturais.

Seção III
Definições

Art. 3º Para efeito desta Resolução são adotadas as seguintes definições:

I – Acessório crítico ou produto para a saúde crítico: produto para a saúde utilizado em procedimento invasivo com penetração de pele, mucosas, espaços ou cavidades estéreis, tecidos subepiteliais e sistema vascular;

II – Data limite de uso do produto esterilizado: prazo estabelecido pelo serviço de endoscopia ou pelo serviço responsável pela esterilização dos produtos, baseado em um plano de avaliação da integridade das embalagens, fundamentado na resistência destas, nos eventos relacionados com o seu manuseio (estocagem em gavetas, empilhamento de pacotes, dobras das embalagens), na segurança da selagem e na rotatividade do estoque armazenado;

III – Evento adverso: agravo à saúde ocasionado a um paciente ou usuário em decorrência do uso de um produto submetido ao regime de vigilância sanitária, tendo a sua utilização sido realizada nas condições e parâmetros prescritos pelo fabricante;

IV – Intercorrência: é a ocorrência de um evento inesperado em um procedimento médico, que não poderia ser em geral previsto ou alertado ao paciente;

V – Limpeza: remoção de sujidades orgânicas e inorgânicas, com redução da carga microbiana presente nos produtos para saúde, utilizando-se água, detergentes, produtos e acessórios de limpeza, por meio de ação mecânica (manual ou automatizada), atuando em superfícies internas (lúmen) e externas, de forma a tornar o produto seguro para manuseio e preparado para desinfecção ou esterilização;

VI – Produtos para a saúde semicríticos: produtos que entram em contato com pele não íntegra ou mucosas íntegras colonizadas;

VII – Produtos para a saúde não críticos: produtos que entram em contato com pele íntegra ou não entram em contato com o paciente;

VIII – Pré-limpeza: remoção da sujidade presente nos produtos para saúde utilizando-se, no mínimo, água e ação mecânica;

IX – Produto para saúde de conformação complexa: produtos para saúde que possuam lúmen inferior a 5 mm ou com fundo cego, espaços internos inacessíveis para a fricção direta, reentrâncias ou válvulas;

X – Rastreabilidade: capacidade de traçar o histórico, a aplicação ou a localização de um item por meio de informações previamente registradas;

XI – Responsável técnico – RT: profissional de nível superior legalmente habilitado que assume perante a vigilância sanitária a responsabilidade técnica pelo serviço de saúde;

XII – Sedação consciente: nível de consciência, obtido com o uso de medicamentos, no qual o paciente responde ao comando verbal, ou responde ao estímulo verbal isolado ou acompanhado de estímulo tátil;

XIII – Sedação profunda: depressão da consciência induzida por medicamentos, na qual o paciente dificilmente é despertado por comandos verbais, mas responde a estímulos dolorosos;

XIV – Serviço de endoscopia autônomo: serviço de endoscopia com CNPJ e alvará sanitário próprios, funcionando física e funcionalmente de forma independente, podendo estar inserido em outro estabelecimento de saúde;

XV – Serviço de endoscopia não autônomo: unidade funcional pertencente a um estabelecimento de saúde;

XVI – Serviços de endoscopia com via de acesso ao organismo por orifícios exclusivamente naturais: serviços que realizam procedimentos endoscópicos diagnósticos e intervencionistas com utilização de equipamentos rígidos ou flexíveis com via de acesso ao organismo utilizando a cavidade oral, nasal, o conduto auditivo externo, o ânus, a vagina e a uretra;

Capítulo II
Das Boas Práticas De Funcionamento
Seção I
Condições Organizacionais

Art. 4º Para cumprimento desta resolução, os serviços de endoscopia passam a ser classificados da seguinte forma:

I – Serviço de Endoscopia Tipo I: é aquele que realiza procedimentos endoscópicos sem sedação, com ou sem anestesia tópica;

II – Serviço de Endoscopia Tipo II: é aquele que, além dos procedimentos descritos no inciso I do art. 4º, realiza ainda procedimentos endoscópicos sob sedação consciente, com medicação passível de reversão com uso de antagonistas;

III – Serviço de Endoscopia Tipo III: serviço de endoscopia, que além dos procedimentos descritos nos incisos I e II do art. 4º realiza procedimentos endoscópicos sob qualquer tipo de sedação ou anestesia.

Parágrafo único. Quando não especificada a classificação, as determinações desta resolução aplicam-se aos três tipos de serviços de endoscopia.

Art. 5º As atividades realizadas nos serviços de endoscopia autônomos e não autônomos devem estar sob a responsabilidade de um profissional legalmente habilitado.

Art. 6º Todo serviço de endoscopia deve possuir:

I – Registro diário dos procedimentos endoscópicos realizados, contendo data e horário do exame, nome do paciente, data de nascimento, sexo, procedimento, nome do profissional que executou o procedimento e identificação do equipamento;

II – Registro de intercorrências e eventos adversos contendo data e horário do exame, nome do paciente, data de nascimento, sexo, identificação do equipamento, procedimento realizado, profissional que executou o procedimento e tipo de intercorrência ou evento adverso, além das medidas de suporte prestadas ao paciente;

III – Registro de controle das substâncias e medicamentos sujeitos a controle especial (entorpecentes e psicotrópicos) utilizados durante o procedimento endoscópico, de acordo com as normas específicas vigentes; e

IV – Registro de acidentes ocupacionais.

Parágrafo único. As exigências determinadas para os incisos I, II, III podem ser anotadas diretamente no prontuário para unidades tipo I.

Art. 7º Os registros de que trata esta resolução devem ser arquivados de forma a permitir a sua rastreabilidade, na ausência de legislação específica, o prazo de guarda mínimo é de 5 (cinco) anos, para efeitos de inspeção sanitária.

Art. 8º Os requisitos para aquisição, guarda e controle dos medicamentos sujeitos a controle especial devem seguir normas específicas vigentes.

Art. 9º Deve estar disponível no serviço de endoscopia a documentação relativa às características técnicas, especificações de desempenho, instruções de operação e manutenção dos equipamentos e seus acessórios.

Art. 10 Em situações emergenciais, o serviço de endoscopia deve estar preparado para garantir a estabilização do paciente até que seja possível a sua remoção em condições de segurança ou a sua liberação para domicílio.

Parágrafo único. Em situações que impliquem risco de vida, a transferência do paciente para um serviço de saúde de atendimento a urgências deve ser feita obrigatoriamente com acompanhamento de um profissional legalmente habilitado.

Art. 11 O serviço de endoscopia deve prestar esclarecimentos a seus pacientes, de forma verbal e escrita, sobre os procedimentos propostos, expondo objetivos, evolução esperada, riscos e complicações mais frequentes.

Art. 12 O paciente submetido à endoscopia, nos serviços tipo II e III, sob qualquer tipo de sedação ou anestesia tópicas, só pode ser liberado na presença de um acompanhante adulto.

Art. 13 O serviço de endoscopia deve exigir que o paciente com idade inferior a dezoito (18) anos e não emancipado ou que tenha sido considerado legalmente incapaz, esteja acompanhado pelo responsável legal.

Seção II
Recursos Humanos

Art. 14 O serviço de endoscopia deve promover a capacitação de seus profissionais antes do início das atividades e de forma permanente, em conformidade com as atividades desenvolvidas.

Art. 15 As capacitações devem contemplar conteúdos relacionados com os seguintes temas:

I – Prevenção e controle de infecção em serviços de saúde;

II – Uso de equipamento de proteção individual (EPI);

III – Higienização das mãos;

IV – Processo de limpeza, desinfecção, esterilização, armazenamento, transporte, funcionamento e manuseio dos equipamentos e acessórios;

V – Monitoramento da eficácia dos saneantes;

VI – Gerenciamento de resíduos;

VII – Atendimento de emergência.

Art. 16 Para a realização de qualquer procedimento endoscópico, que envolva sedação profunda ou anestesia, não tópica são necessários:

I – Um profissional legalmente habilitado para a realização do procedimento endoscópico; e

II – Um profissional legalmente habilitado para promover a sedação profunda ou anestesia, e monitorar o paciente durante todo o procedimento até que o paciente reúna condições para ser transferido para a sala de recuperação.

Seção III
Atribuições do Responsável Técnico

Art. 17 Compete ao responsável técnico do serviço de endoscopia:

I – Garantir a implementação das normas vigentes ao funcionamento do serviço de endoscopia;

II – Prever e prover recursos humanos e materiais necessários ao funcionamento do serviço de endoscopia; e

III – Garantir que todas as atribuições e responsabilidades profissionais estejam formalmente designadas, descritas e divulgadas aos envolvidos nas atividades de procedimentos diagnósticos e intervencionistas em endoscopia com via de acesso ao organismo por orifícios exclusivamente naturais.

Seção IV
Infraestrutura Física/Recursos Materiais

Art. 18 O serviço de endoscopia deve possuir, no mínimo, os seguintes ambientes:

I – Sala de recepção de pacientes;
II – Sala de consulta/procedimento;
III – Sala para recuperação, exceto para serviços de endoscopia tipo I; e
IV – Sala para processamento de equipamentos, acessórios e outros produtos para a saúde, exceto para serviços de endoscopia tipo I.

Parágrafo único. Caso o serviço de endoscopia utilize no processamento produtos químicos para desinfecção de alto nível, independente da classificação do tipo de serviço devem ser realizadas obrigatoriamente na sala de processamento.

Art. 19 As dimensões das salas descritas nos incisos de I a IV devem ser compatíveis com o número de pacientes atendidos e com o tipo de procedimento realizado no local, preservando o fluxo de trabalho, o espaço reservado para circulação e a área ocupada pelos equipamentos e mobiliários.

Art. 20 O serviço de endoscopia tipo II deve possuir, no mínimo, os seguintes itens:

I – termômetro;
II – esfigmomanômetro;
III – estetoscópio;
IV – oxímetro de pulso com alarme;
V – oxigênio a 100% (cem por cento);
VI – aspirador;
VII – suporte para fluido endovenoso; e
IX – carro ou maleta para atendimento de emergência cardiorrespiratória, contendo:
    a) ressuscitador manual do tipo balão autoinflável com reservatório e máscara;
    b) cânulas naso e orofaríngeas;
    c) laringoscópio com lâminas;
    d) tubos endotraqueais;
    e) sondas para aspiração;
    f) materiais e medicamentos emergenciais; e
    g) desfibrilador.

Art. 21 O serviço de endoscopia tipo III deve possuir, no mínimo, além dos itens discriminados no artigo 20 desta resolução, equipamentos, instrumental, materiais e medicamentos que permitam a realização de ato anestésico e recuperação pós-anestésica com segurança.

Art. 22 A sala para recuperação dos serviços de endoscopia tipo II e tipo III deve oferecer condições de acomodação com segurança e conforto durante o restabelecimento do paciente.

Art. 23 É proibida a recuperação de pacientes submetidos à sedação ou anestesia não tópica fora da sala de recuperação.

Art. 24 A sala de processamento dos serviços de endoscopia deve possuir:

I – Cuba para lavagem com profundidade suficiente para evitar respingos em suas laterais, no piso e no profissional.
II – Bancada lisa e impermeável com dimensões compatíveis para a acomodação dos equipamentos, acessórios e outros produtos para a saúde a serem processados.
III – Ponto de água que atenda os padrões de potabilidade conforme normatização vigente; e
sistema de climatização.

Art. 26 O sistema de climatização da sala de processamento dos serviços de endoscopia deve atender aos seguintes requisitos:

I – garantir vazão mínima de ar total de 18 m^3/h/m^2.
II – manter um diferencial de pressão negativo entre os ambientes adjacentes, com pressão diferencial mínima de 2,5 Pa.
III – prover exaustão forçada de todo ar da sala com descarga para o exterior da edificação; e
IV – o ar de reposição pode ser proveniente dos ambientes vizinhos.

Art. 27 Caso o serviço utilize processo automatizado de limpeza, desinfecção e esterilização, a área física deve atender aos requisitos técnicos necessários para a instalação do equipamento conforme indicação do fabricante e legislação vigente.

Art. 28 Para a secagem dos equipamentos com canais, os serviços devem dispor de ar comprimido medicinal, gás inerte ou ar filtrado, seco e isento de óleo.

Seção V
Processamento de Equipamentos e Acessórios

Art. 29 O serviço de endoscopia deve dispor de equipamentos e acessórios em quantidade suficiente para o número de pacientes atendidos, respeitando o tipo de procedimento e o tempo necessário para os respectivos processamentos.

Art. 30 Deve ser elaborado procedimento operacional padrão (POP) no qual sejam detalhadas todas as etapas do processamento de equipamentos e acessórios utilizados nos procedimentos endoscópicos, respeitando a legislação referente ao uso dos agentes saneantes e as orientações contidas nos manuais de processamento do fabricante.

Parágrafo único. O POP deve ser aprovado pelo responsável técnico do serviço autônomo ou médico responsável do serviço não autônomo de endoscopia e estar disponível na sala de processamento para consulta pela equipe de saúde e pela autoridade sanitária competente.

Art. 31 A pré-limpeza do endoscópio deve ser realizada imediatamente após a finalização do procedimento com remoção da sujidade da superfície externa.

Parágrafo único Sempre que o equipamento possuir canais deve haver a introdução de detergente sob pressão nestes, conforme orientação do fabricante.

Art. 32 A limpeza de equipamentos endoscópicos deve ser realizada no menor intervalo de tempo possível após a pré-limpeza, de acordo com a orientação do fabricante.

Art. 33 O processo de limpeza de todos os canais, válvulas e conectores deve incluir escovação e irrigação de todos os componentes externos e internos com utilização de detergente, conforme orientação do fabricante.

Art. 34 Após o processo de limpeza, os equipamentos endoscópicos e seus acessórios devem ser submetidos à secagem antes de qualquer técnica de desinfecção ou esterilização.

Art. 35 As escovas utilizadas na limpeza dos canais endoscópicos, quando passíveis de processamento, devem ser submetidos a limpeza e desinfecção a cada turno de trabalho.

Art. 36 O processo de desinfecção deve respeitar o tempo mínimo de exposição do equipamento ao produto utilizado, de acordo com a recomendação do fabricante e a legislação vigente.

Art. 37 É obrigatório realizar a monitorização dos parâmetros indicadores de efetividade dos agentes saneantes que possuem ação antimicrobiana como concentração, pH ou outros indicados pelo fabricante, no mínimo uma vez ao dia antes do início das atividades.

§1º Não podem ser utilizados saneantes que estejam com os parâmetros divergentes daqueles constantes do rótulo do produto.

§2º Os parâmetros monitorados (iniciais e subsequentes), devem ser registrados e arquivados pelo prazo mínimo de 5 anos e disponibilizados para consulta da autoridade sanitária.

Art. 38 Os endoscópios flexíveis, após serem submetidos a processamento, devem ser mantidos em posição vertical com preservação de alinhamento entre as duas extremidades até a sua utilização.

Art. 39 Quando for necessário o transporte do endoscópio entre a sala de procedimento e a sala de processamento, os endoscópios devem estar acondicionados em recipientes laváveis e com tampas diferentes para material sujo e limpo.

Parágrafo único. Quando a sala de processamento estiver contígua à sala de procedimento, o acondicionamento pode ser dispensado.

Art. 40 Quando o endoscópio for transportado para outro serviço de saúde, o processamento deve ser novamente realizado antes da sua utilização.

Art. 41 A limpeza dos produtos para saúde de conformações complexas deve ser precedida de limpeza manual e complementada, por limpeza automatizada em lavadora ultrassônica ou outro equipamento de eficiência comprovada.

Art. 42 Os acessórios e outros produtos para a saúde classificados como críticos devem ser submetidos à esterilização antes da sua utilização.

§ 1º O serviço de endoscopia poderá utilizar, para esterilização de acessórios críticos, o centro de material e esterilização do serviço de saúde no qual está fisicamente inserido ou a empresa processadora devidamente licenciada pelo órgão sanitário competente.

§ 2º Para os casos referidos no parágrafo acima, os produtos para saúde devem ser encaminhados, após serem submetidos à limpeza no serviço de saúde, conforme procedimento operacional padrão (POP) definido entre as partes envolvidas.

Art. 43 O serviço de endoscopia e a empresa processadora devem utilizar embalagens que garantam a manutenção da esterilidade do conteúdo, bem como a sua transferência sob técnica asséptica.

Art. 44 As embalagens utilizadas para a esterilização de produtos para saúde devem estar regularizadas junto à Anvisa, para uso específico em esterilização.

Art. 45 A selagem de embalagens tipo envelope deve ser feita por termosseladora ou conforme orientação do fabricante.

Art. 46 Não é permitido o uso de caixas metálicas sem furos para esterilização de produtos para saúde.

Art. 47 É obrigatória a identificação nas embalagens dos produtos para saúde submetidos à esterilização por meio de rótulos ou etiquetas.

Art. 48 O rótulo de identificação da embalagem deve conter:
I – Nome do produto;
II – Data de esterilização;
III – Data limite de uso;
IV – Método de esterilização; e
V – Nome do responsável pelo preparo.

Art. 49 Para a utilização de acessórios submetidos à esterilização, deverá ser obedecida a data limite de uso do produto esterilizado pelo serviço que a executou.

Art. 50 Não é permitido o uso de estufas para a esterilização de produtos para saúde

Art. 51 Os produtos esterilizados devem ser armazenados em local limpo e seco, sob proteção da luz solar direta e submetidos à manipulação mínima.

Art. 52 É proibida a utilização de método manual de imersão em desinfetantes líquidos para fins de esterilização de produtos para a saúde.

Art. 53 Produtos para saúde utilizados na assistência ventilatória e anestésica não poderão ser submetidos à desinfecção por métodos de imersão química líquida com a utilização de saneantes à base de aldeídos.

Seção VI
Segurança e Saúde no Trabalho

Art. 54 Quando o procedimento implicar a utilização de raios X, devem ser atendidos os requisitos estabelecidos no regulamento sanitário vigente para a proteção radiológica em radiodiagnóstico médico;

Art. 55 O serviço de endoscopia deve adotar as medidas de segurança ocupacional preconizadas pelo fabricante, relativas ao uso de saneantes.

Art. 56 O trabalhador responsável pelo processamento deve utilizar gorro, óculos de proteção ou protetor facial, máscara compatível com o risco, luvas de borracha cano longo, avental impermeável, protetor auricular (de acordo com o risco), calçados fechados impermeáveis e antiderrapantes.

Capítulo III
Das Disposições Finais e Transitórias

Art. 57 Os estabelecimentos abrangidos por essa resolução terão prazo de 3 meses a partir da data de sua publicação para promover as adequações necessárias.

§ 1º Para cumprimento do artigo 18 e dos artigos 22 a 28 da Seção IV- Infraestrutura Física/Recursos Materiais, estabelece-se o prazo de 12 meses;

§ 2º A partir da publicação desta resolução, os novos serviços de endoscopia e aqueles que pretendem reiniciar suas atividades devem atender na íntegra às exigências nela contidas, previamente ao início de seu funcionamento.

Art. 58 O descumprimento das disposições contidas nesta resolução constitui infração sanitária, nos termos da Lei nº 6437, de 20 de agosto de 1977, sem prejuízo de responsabilidades civil, administrativa e penais cabíveis

Art. 59 Esta Resolução entra em vigor na data de sua publicação.

A necessidade do título de especialista, para exercer a responsabilidade técnica dos serviços médicos, foi definida através de uma resolução do CFM de nº 2007 de 10 de janeiro de 2013 (13), os seguintes artigos:

Art. 1 Para o médico exercer o cargo de diretor técnico ou de supervisão, coordenação, chefia ou responsabilidade médica pelos serviços assistenciais especializados é obrigatória a titulação em especialidade médica, registrada no Conselho Regional de Medicina (CRM), conforme os parâmetros instituídos pela resolução CFM nº 2005/2012.

§ 1º Em instituições que prestam serviços médicos em uma única especialidade, diretor técnico deverá ser possuidor do título de especialista registrado no CRM na respectiva área de atividade em que os serviços são prestados.

§ 2º O supervisor, coordenador, chefe ou responsável pelos serviços assistenciais especializados de que fala o *caput* deste artigo somente pode assumir a responsabilidade técnica pelo serviço especializado se possuir título de especialista na especialidade oferecida pelo serviço médico, com o devido registro do título junto ao CRM.

Outro assunto primordial para os endoscopistas é o uso dos saneantes, que passou, nos últimos anos, por uma grande modificação, com a proibição do uso como esterilizantes líquidos e com a necessidade de o fabricante atestar a eficácia da substância para realizar desinfecção de alto nível. A determinação do tempo de submersão do aparelho de endoscopia, além de todo o protocolo de sua utilização deve ser de responsabilidade do fabricante. As determinações do uso dos saneantes encontram-se nas RDC 31, 34 e 35 (10, 11 e 12), que serão discutidas no capítulo de desinfecção.

A RDC 50, que foi publicada em 2002, apresentava uma série de problemas, pois foi formulada a cerca de 21 anos, com necessidade de uma revisão e modernização em seus conceitos[14]. A RDC já passou por consulta pública e está em vias de publicação, quando da elaboração deste capítulo. Aqui colocaremos as principais medidas de interesse quanto à edificação dos serviços de endoscopia nesse texto.

Tópicos da Minuta da Revisão da RDC 50 de 2002

Estabelece os requisitos de projeto de edificações e de suas instalações para os estabelecimentos de saúde.

Seção I
Do Objetivo

Art. 1º Os projetos de estabelecimentos de saúde obedecerão ao disposto nesta resolução.

Parágrafo único. As disposições contidas nesta resolução aplicam-se aos projetos de edificações e suas respectivas instalações.

Seção II
Da Abrangência

Art. 2º Esta Resolução se aplica ao planejamento de todas as edificações e suas respectivas instalações de estabelecimentos de saúde no país, sejam eles públicos, privados, civis ou militares, incluindo aqueles que exercem ações de ensino e pesquisa, compreendendo:

I – As construções novas;

II – As áreas a serem ampliadas de estabelecimentos já existentes;

III – As reformas de estabelecimentos já existentes;

IV – As adequações de edificações anteriormente não destinadas a estabelecimentos de saúde.

Da Compatibilização da Edificação

Art. 33 A edificação do estabelecimento assistencial de saúde deve ser dimensionada de forma a compatibilizar os ambientes e unidades com a demanda de atividades a serem realizadas e a sua capacidade técnica.

Parágrafo único. A compatibilidade entre a demanda de atividades a serem realizadas e a capacidade técnica deve ser respeitada em todos os ambientes e unidades da edificação do estabelecimento assistencial de saúde.

Art. 34 A edificação do estabelecimento assistencial de saúde deve ser compatível com as tecnologias em saúde utilizadas na prestação dos serviços de saúde.

Do Apoio ao Diagnóstico

Art. 41 A estrutura física necessária à edificação do estabelecimento assistencial de saúde para o apoio ao diagnóstico é composta por:

I – Análises clínicas:
   a) anatomia patológica e citopatologia;
   b) patologia clínica.

II – Imagenologia:
   a) radiologia;
   b) tomografia;
   c) hemodinâmica;
   d) ressonância magnética;
   e) endoscopia;
   f) ultrassonografia;
   g) medicina nuclear.

III – Métodos gráficos.

Dos Ambientes e Unidades de Apoio

Art. 45 Os ambientes de apoio das unidades de acesso restrito devem ser exclusivos e localizados no interior das unidades.

Art. 46 Os ambientes de apoio das unidades que não são de acesso restrito podem ser compartilhados entre duas ou mais unidades.

§ 1º O ambiente de apoio deve ser proporcional e dimensionado de forma a garantir a adequação da demanda a ser atendida.

§ 2º O ambiente de apoio pode ser localizado no exterior de uma unidade, desde que seja de fácil acesso e não comprometa os fluxos de trabalho.

§ 3º O compartilhamento dos ambientes de apoio está condicionado à compatibilidade do risco sanitário das atividades realizadas em seu interior e a sua relação com os demais ambientes e unidades.

§ 4º Os ambientes de apoio relacionados com conforto e higiene de pacientes e equipe de assistência à saúde, gerenciamento de resíduos de serviços de saúde e limpeza devem estar localizados na mesma edificação da unidade requerente.

Art. 47 As unidades de apoio devem ser compatíveis em capacidade operacional com as demandas das unidades funcionais.

Parágrafo único. A obrigatoriedade da unidade de apoio deve estar relacionada com a demanda da unidade funcional.

Art. 48 As unidades de apoio podem ser compartilhadas com mais de uma unidade funcional, desde que o risco sanitário das atividades seja compatível.

Art. 49 As unidades de apoio e as unidades funcionais devem estar em uma mesma edificação.

Parágrafo único. Desde que tecnicamente viável e o vínculo formalmente estabelecido, as unidades de apoio podem estar situadas em outro local.

Das Circulações Horizontais

Art. 55 As áreas destinadas à circulação de pacientes devem possuir corrimão em ao menos uma parede lateral.

Art. 56 As áreas e ambientes onde há a circulação de macas devem possuir bate-macas. Parágrafo único. Os bate-macas podem ser utilizados como corrimão.

Art. 57 As áreas de circulação devem possuir largura de:

I – 2 m para aquelas com mais de 10 m de comprimento para as áreas destinadas a pacientes e doadores;

II – 1,5 m para as demais áreas destinadas a pacientes e doadores;

III – 1,2 m para as demais áreas da edificação do estabelecimento assistencial de saúde.

Das Circulações Verticais

Art. 59. Os estabelecimentos assistenciais de saúde devem possuir rampas ou elevadores para a movimentação vertical de pacientes.

§ 1º Nos estabelecimentos assistenciais de saúde que realizem procedimentos cirúrgicos de médio e grande portes, que possuam internação e que realizem procedimentos com sedação ou anestesia geral em pavimento diferente daquele de acesso exterior, o elevador deve possibilitar o transporte de macas.

§ 2º Os demais estabelecimentos assistenciais de saúde com até dois pavimentos podem dispensar as rampas ou elevadores, desde que a movimentação vertical de pacientes seja feita por meio de equipamentos portáteis ou plataformas adaptadas à escada.

Art. 60 As rampas e escadas devem dispor de:

I – Corrimãos;

II – Guarda-corpo;

III – Revestimento de material antiderrapante.

Art. 61 As rampas e escadas devem possuir largura mínima de 1,5 m.

Parágrafo único. As rampas e escadas que não sejam destinadas a pacientes ou doadores podem possuir largura de 1,2 m.

Art. 62 Os elevadores para transporte de maca devem possuir dispositivo para garantir o deslocamento sem interrupção entre a origem e o destino.

Das Portas

Art. 68 As portas devem possuir bate-macas onde houver a circulação de macas.

Art. 69 As maçanetas devem possibilitar a abertura e o fechamento das portas sem o contato manual.

Art. 71 As portas devem possuir vão livre adequado para a passagem de macas e cadeiras de rodas.

§ 1º As portas devem ter dimensões mínimas de 1,20 m (vão livre) por 2,10 m, inclusive nos banheiros e sanitários, em:

I – áreas de passagem de camas e macas;

II – áreas de internação;

III – laboratórios;

IV – salas de diagnóstico e terapias.

§ 2º As portas devem ter dimensões mínimas de 0,8 m (vão livre) por 2,10 m nos demais ambientes.

§ 3º Nos ambientes onde há equipamentos de grande porte, as portas deverão possuir largura adequada para a passagem do mesmo.

Art. 72 As portas de banheiros e sanitários de pacientes e doadores devem abrir para fora do ambiente.

Art. 73 As portas devem permitir a sua completa limpeza.

Das janelas

Art. 74 As janelas devem possuir dispositivos que impeçam a incidência direta de luz solar no interior do ambiente, sem comprometer a iluminação natural.

Art. 76 As janelas devem permitir a sua completa limpeza.

Art. 77 As janelas dos ambientes da edificação do estabelecimento assistencial de saúde devem possuir afastamento em relação a obstáculos de:

I – 3 m nos ambientes em que há a permanência de uma mesma pessoa por período contínuo superior a 4 horas;
II – 1,5 m nos demais ambientes.

Da Renovação de Ar

Art. 78 Todos os ambientes da edificação do estabelecimento assistencial de saúde devem possuir uma estratégia de renovação de ar.

§ 1º A estratégia de renovação de ar utilizada deve ser compatível com o nível de risco sanitário do ambiente.

§ 2º A estratégia de renovação de ar de ambientes onde há geração de vapores, névoas e aerossóis deve ser suficiente para diminuir a concentração dos agentes, de forma a não gerar prejuízos à saúde das pessoas e às atividades realizadas.

Art. 79 É permitido o uso de renovação de ar forçada na edificação do estabelecimento assistencial de saúde. Parágrafo único. Os banheiros, sanitários, vestiários e depósitos de material de limpeza podem ser ventilados através de poços de ventilação ou de ventilação forçada.

Art. 80 A captação e a exaustão de ar devem ser realizadas em local adequado.

§ 1º A captação de ar deve ser realizada em local o mais alto possível, afastado de pessoas e de fontes de contaminação.

§ 2º O local para a exaustão de ar deve ser afastado de local onde há permanência e circulação de pessoas.

§ 3º O local para a exaustão de ar deve impossibilitar a reentrada do ar na edificação.

Do Controle da Contaminação

Art. 88 As unidades e ambientes onde há a presença de pacientes ou doadores devem dispor de recursos exclusivos para uso da equipe de assistência à saúde para a lavagem das mãos.

Parágrafo único. As torneiras devem possibilitar o acionamento sem o contato manual.

Art. 89 Os ralos utilizados devem possuir fecho hídrico e tampa com fechamento escamoteável.

Art. 90 As tubulações devem ser embutidas na parede ou protegidas de forma a possibilitar a perfeita higienização das superfícies.

Das Instalações de Gases Medicinais e de Vácuo Clínico

Art. 117 O fornecimento de gases medicinais e de vácuo clínico pode ser feito por meio de:

I – cilindros transportáveis;
II – centrais de cilindros;
III – tanques;
IV – usinas concentradoras de oxigênio.

Parágrafo único. Os cilindros transportáveis devem ser utilizados somente no caso de emergências e de uso eventual.

Art. 118 O sistema de fornecimento de gases medicinais deve estar protegido de fontes de calor, de ignição e de temperaturas superiores a 54ºC.

Art. 119 O sistema de fornecimento de gases medicinais deve ser localizado em local afastado da circulação e permanência de pessoas e de acesso restrito.

Art. 120 O sistema de fornecimento de gases medicinais deve estar situado acima do nível do solo.

Parágrafo único. É proibida a instalação do sistema de fornecimento de gases medicinais na cobertura da edificação.

Art. 121 A captação e exaustão do sistema de fornecimento de gases medicinais e de vácuo clínico devem ser realizadas em local adequado.

§ 1º A captação de ar deve ser realizada em local o mais alto possível, afastado de pessoas e de fontes de contaminação.

§ 2º O local para a exaustão de ar deve ser afastado de local onde há permanência e circulação de pessoas.

§ 3º O local para a exaustão de ar deve impossibilitar a reentrada do ar na edificação.

Art. 122 O sistema de fornecimento de gases medicinais e de vácuo clínico deve possibilitar simultaneamente sua manutenção ou abastecimento e sua operação normal.

Art. 123 O sistema de fornecimento de gases medicinais e de vácuo clínico deve possuir válvulas de controle de fluxo nas proximidades do reservatório e do local de utilização. Parágrafo único. As válvulas devem ficar em local protegido e de acesso exclusivo à equipe de assistência à saúde.

Art. 124 O sistema de fornecimento de gases medicinais e de vácuo clínico deve possuir um sistema de alarme sonoro e visual para a equipe de assistência à saúde que alerte as inadequações da pressão de operação da rede.

Art. 125 Os pontos de utilização devem estar a uma altura de 1,5 m do piso.

Art. 126 As instalações de gases medicinais e de vácuo clínico devem seguir as normas técnicas relativas ao tema.

Do Sistema de Tratamento de Ar

Art. 127 O sistema de tratamento de ar deve garantir condições adequadas de:

I – temperatura e umidade;
II – grau de pureza do ar;
III – renovação e movimentação do ar;
IV – pressurização.

Art. 128 A avaliação dos componentes do sistema de tratamento de ar deve se adequar ao risco sanitário presente no ambiente.

Art. 129 A captação e a exaustão do sistema de tratamento de ar devem ser realizadas em local adequado.

§ 1º A captação de ar deve ser realizada em local o mais alto possível, afastado de pessoas e de fontes de contaminação.

§ 2º O local para a exaustão de ar deve ser afastado de local onde há permanência e circulação de pessoas.

§ 3º O local para a exaustão de ar deve impossibilitar a reentrada do ar na edificação.

APOIO AO DIAGNÓSTICO

Ambiente

Imagenologia – Endoscopia

Consultório

Ambiente obrigatório. Pode ser compartilhado com outras unidades.

Requisitos mínimos: área de 9 m com dimensão mínima de 2,5 m. Deve dispor de: lavatório.

Sala de Exames e Procedimentos

Ambiente obrigatório.

Requisitos mínimos: área de 8 m para uma maca, mantendo uma distância de 0,8 m entre maca e paredes (exceto cabeceira) e 1,2 m do pé da maca para circulação. Deve dispor de: pia de lavagem; bancada de apoio; sistema de emergência de energia elétrica para os equipamentos e a iluminação; instalação de oxigênio, vácuo clínico e ar comprimido medicinal.

Sala de Indução e Recuperação Anestésica

Ambiente obrigatório. Pode ser considerado opcional a para endoscopias do tipo I.

Requisitos mínimos: área de 8,0 m para uma maca, mantendo uma distância de 0,8 m entre maca e paredes (exceto cabeceira) e 1,2 m do pé da maca para circulação. Deve dispor de: pia de lavagem; bancada de apoio; sistema de emergência de energia elétrica para os equipamentos e a iluminação; instalação de oxigênio, vácuo clínico e ar comprimido medicinal.

Sala de Processamento de Equipamentos

Ambiente obrigatório. Nas endoscopias do tipo I, a área de processamento pode estar localizada na sala de exames. Se o estabelecimento utilizar produtos químicos para desinfecção de alto nível, ele deve prever uma sala para o processamento dos endoscópios, independente do tipo de endoscopia.

Requisitos mínimos: área de 6 m. Deve dispor de: sistema de emergência de energia elétrica para os equipamentos e a iluminação; bancada de apoio; pia de lavagem; instalação de ar comprimido medicinal; sistema de tratamento de ar.

Ambientes de Apoio Obrigatórios

Área de recepção, espera e registro de pacientes e acompanhantes; sanitários para a área de espera (mas. e fem.); sanitário anexo à sala de exames de colonoscopia; vestiários para pacientes (mas. e fem.); àrea de guarda de pertences de pacientes; depósito de material de limpeza; depósito de equipamentos e materiais; sala de utilidades; arquivo médico; sanitários para funcionários (mas. e fem.); vestiários para funcionários (mas. e fem.); sala administrativa; copa; rouparia.

Ambientes de Apoio Opcionais

Área para guarda de macas e cadeiras de rodas.

Unidades de Apoio

Gerenciamento de resíduos de serviços de saúde; farmácia; processamento de imagens.

Legislação de Apoio

Resolução de Diretoria Colegiada nº 6, de 1º de março de 2013.

A publicação em fevereiro de 2018 da Resolução do CFM nº 2174,[15] que dispõe sobre a prática do ato anestésico, com uma recomendação em casos de sedação, modificou significativamente a sedação nos casos de endoscopia.

Art. 5º Considerando a necessidade de implementação de medidas preventivas voltadas à redução de riscos e ao aumento de segurança sobre a prática do ato anestésico, recomenda-se que:

a) A sedação/analgesia seja realizada por médicos, preferencialmente anestesistas, ficando o acompanhamento do paciente a cargo do médico que não esteja realizando o procedimento que exige sedação/analgesia.

A ANVISA através da Gerência Geral de Tecnologia em Serviços de Saúde (GGTES/Anvisa) elaborou o Roteiro Objetivo de Inspeção (ROI): Endoscopia.[16]

O material foi elaborado e harmonizado com representantes de todos os órgãos estaduais de vigilância sanitária do Brasil. Por trás dele está uma modelagem matemática – Modelo de Avaliação do Risco Potencial

Para cada item (indicador) deve ser marcada uma opção entre 0 e 5 – cuja descrição do item mais se aproxime da realidade encontrada no serviço. Caso o indicador não guarde nenhuma coerência com a situação encontrada, selecione a opção "não se aplica".

As descrições correspondentes às notas 0, 1 e 2 contemplam diferentes situações em que o serviço não cumpre a normativa sanitária vigente;

A coluna correspondente à nota 3 sempre traz o referencial normativo; o serviço que cumpre a normativa sanitária vigente terá, minimamente a nota 3;

As descrições correspondentes às notas 4 e 5 trazem situações em que o serviço cumpre a normativa sanitária vigente, porém não se limita ao seu cumprimento, o serviço faz além do referencial normativo. Dessa forma, somente podem ser selecionadas notas 4 e 5 se houver o cumprimento integral da opção 3.

Os indicadores são divididos em críticos (C) e não críticos (NC). A atribuição da nota 0 em um indicador classificado como crítico levará o serviço a uma condição de risco potencial inaceitável, o que indica possível interdição do serviço (a considerar). (Anexo 3-1)

A RDC de número 6 da endoscopia, aprovada, publicada, e em plena vigência trouxe maior clareza e objetividade nas avaliações e recomendações, para que os órgãos de vigilância sanitária avaliem os serviços de endoscopia com parâmetros mais objetivos, que vão equilibrar os custos operacionais nos diversos serviços. O fator mais importante nessa RDC é a grande preocupação com a segurança dos pacientes, desde a marcação até a alta médica do serviço, com possibilidades de rastreabilidade de materiais e pacientes.

As medidas sobre os saneantes (RDC 31), que já estão em vigor, passam a responsabilidade da eficácia e da utilização dos saneantes para as empresas produtoras, além do parecer dos fabricantes de endoscópios sobre a possibilidade de danos nos aparelhos. A RDC não proibiu o uso de nenhum saneante, no entanto existem exigências relacionadas com a eficácia e tempo de eliminação de vários microrganismos, para que se comercializem os produtos.

A RDC 50 quando publicada somada a RDC 6 vai normatizar de uma maneira completa os serviços de endoscopia de tal forma que teremos uma das mais completas legislações de endoscopia do mundo, mas com necessidade de melhorar a remuneração dos exames, pois com todas essas medidas o custo operacional dos procedimentos eleva muito.

A SOBED teve participação ativa nas RDC de endoscopia e de saneantes, que propiciaram um resultado bastante satisfatório em relação ao início dos trabalhos em outubro de 2008, que apresentava uma perspectiva de inviabilização da endoscopia digestiva alta no país.

Capítulo 4 ▪ Legislação e Normas Vigentes

ANVISA - Agência Nacional de Vigilância Sanitária

Roteiro Objetivo de Inspeção: ENDOSCOPIA

Unidade de Saúde:		Documento: 5.1
Tipo (I, II ou III):	Data:	Versão: 1.3
Contato:	Avaliador:	Data: 05/04/2022

Nº	Indicador	Crítica	Aval	0	1	2	3	4	5	Marco Regulatório
1	Alvará Sanitário	NC		Não possui Alvará Sanitário	Alvará Sanitário vencido, sem pedido de renovação	Alvará Sanitário vencido, com pedido de renovação ou em processo inicial de licenciamento	Alvará Sanitário atualizado	Alvará Sanitário atualizado, com pedido de renovação	Solicitou renovação do Alvará Sanitário antes do vencimento nos últimos 2 anos	Art. 10 da RDC 63/2011
2	Responsável Técnico (RT) pelo Serviço de Endoscopia (SE)	NC		Não possui RT e substituto	RT e substituto são profissionais legalmente habilitados, porém não foram formalmente designados	RT é legalmente habilitado e formalmente designado, mas não possui substituto	RT e substituto são profissionais de nível superior legalmente habilitados e formalmente designados	RT possui qualificação específica em Endoscopia	RT possui pós-graduação na área	Inciso XI do Art. 3º e Art. 5º da RDC 6/2013 e Artigos 14 e 15 da RDC 63/2011
3	Procedimento de Endoscopia com Sedação Profunda ou Anestesia não Tópica	C		Ausência de profissional legalmente habilitado para realizar os procedimentos de endoscopia	Possui profissional legalmente habilitado para realizar o procedimento de endoscopia, porém não está presente em todos os procedimentos	Possui profissional legalmente habilitado para a realização do procedimento de endoscopia, porém não monitora o paciente durante todo o processo	Existe profissional legalmente habilitado para a realização dos procedimentos endoscópicos	Todos os profissionais que realizam os procedimentos de endoscopia possuem pós-graduação (*Lato* ou *Stricto Sensu*) na área de atuação	Existem profissionais substitutos habilitados e com pós-graduação (*Lato* ou *Stricto Sensu*).	Incisos I do Art. 16 da RDC 6/2013
4	Procedimento de Sedação Profunda ou Anestesia não Tópica	C		Ausência de profissional legalmente habilitado para promover a sedação profunda ou anestesia não tópica	Possui profissional legalmente habilitado para promover a sedação profunda ou anestesia não tópica, porém não está presente em todos os procedimentos tipo III	Possui profissional legalmente habilitado para promover a sedação profunda ou anestesia não tópica, porém não monitora o paciente até que seja transferido para a sala de recuperação	Durante procedimento endoscópico há um profissional legalmente habilitado para promover a sedação profunda ou anestesia não tópica, e monitorar o paciente durante todo o procedimento até que o paciente seja transferido para a sala de recuperação	Todos os profissionais que realizam os procedimentos de sedação possuem especialização na área de atuação	Existem profissionais substitutos habilitados e com especialização	Incisos II do Art. 16 da RDC 6/2013
5	Dimensionamento da Equipe Assistencial	NC		Equipe multiprofissional insuficiente para o perfil de atendimento e demanda	Equipe multiprofissional está subdimensionada, comprometendo a qualidade assistencial	Dimensionamento é realizado apenas para uma das categorias da equipe multiprofissional	O serviço possui equipe multiprofissional dimensionada de acordo com seu perfil de demanda	O dimensionamento da equipe é avaliado periodicamente e registrado	Existe planejamento para substituição de pessoal em situações de necessidade do serviço	Art. 17, 29 e 30 da RDC 63/2011

Nº	Indicador	Crítica	Aval	0	1	2	3	4	5	Marco Regulatório
6	Padronização de Normas, Rotinas e Procedimentos Assistenciais	NC		Não dispõe de normas, procedimentos e rotinas técnicas escritas	Normas, procedimentos e rotinas técnicas estão em elaboração ou estão incompletos ou não estão disponíveis para a equipe	Dispõe de normas, procedimentos e rotinas técnicas escritas de todos os processos de trabalho em local de fácil acesso a toda equipe, porém não estão atualizados	Dispõe de normas, procedimentos e rotinas técnicas escritas e atualizadas e aprovadas de todos os processos de trabalho em local de fácil acesso a toda a equipe, incluindo POP com detalhamento de todas as etapas de processamento dos equipamentos e acessórios utilizados nos procedimentos endoscópicos	Normas, procedimentos e rotinas técnicas são revisados anualmente ou após a introdução de nova tecnologia, com registro de divulgação e treinamento dos profissionais	Existe auditoria periódica para verificação do cumprimento das normas, procedimentos e rotinas técnicas	Art. 51 da RDC 63/2011 e Art. 30 da RDC 6/2013
7	Capacitação Profissional	NC		Não realiza	Existem apenas alguns registros ou não realizam capacitações para todos os profissionais	As capacitações são realizadas periodicamente, mas com registros ou conteúdos incompletos	O SE promove e registra a capacitação de seus profissionais antes do início das atividades e de forma permanente, contemplando no mínimo os seguintes temas: prevenção e controle de infecção em serviços de saúde; uso de EPIs; higienização das mãos; processo de limpeza, desinfecção, esterilização, armazenamento, transporte, funcionamento e manuseio dos equipamentos e acessórios; monitoramento da eficácia dos saneantes; gerenciamento de resíduos; atendimento de emergência. Os registros contêm data, horário, carga horária, conteúdo, nome e formação do instrutor e dos trabalhadores envolvidos	Existe planejamento das capacitações e são realizadas avaliações e registrado o percentual de participantes.	Além das capacitações realizadas pelo serviço, existe incentivo (financeiro ou não) para participação em cursos externos e eventos científicos da área	Art. 14 e Art. 15 da RDC 6/2013; Art. 32 da RDC 63/2011
8	Registro dos Procedimentos	C		Não realiza	Registros incompletos ou guardados por menos de 5 anos.	Os registros estão completos e são guardados por 5 anos, mas estão apenas no prontuário do paciente de SE Tipo II ou III	Possui registro diário dos procedimentos endoscópicos, contendo data e horário do exame, nome do paciente, data de nascimento, sexo, procedimento realizado, nome dos profissionais que executaram os procedimentos e identificação do equipamento. Esses registros são arquivados de forma que permita sua rastreabilidade pelo prazo mínimo de 5 anos.	Registros em meio digital, com cópia de segurança (backup)	Registros em meio digital, com cópia de segurança (backup) e acesso remoto aos pacientes	Inciso I do Art. 6º e Art. 7º da RDC 6/2013

Capítulo 4 ■ Legislação e Normas Vigentes

#	Item	Status					Referência
9	**Registro das Intercorrências e Eventos Adversos**	NC	Não realiza	Registros incompletos ou guardados por menos de 5 anos.	Possui registro completo das intercorrências e eventos adversos, porém não há registro das medidas de suporte prestadas ao paciente	Possui registro das intercorrências e eventos adversos, contendo data e horário do exame, nome do paciente, data de nascimento, sexo, identificação do equipamento, procedimento realizado, profissional que executou o procedimento e tipo de intercorrência ou evento adverso, além das medidas de suporte prestadas ao paciente. Esses registros são arquivados de forma que permita sua rastreabilidade pelo prazo mínimo de 5 anos	Registros em meio digital, com cópia de segurança (*backup*)	Registros em meio digital, com cópia de segurança (*backup*) e acesso remoto à Vigilância Sanitária	Inciso II do Art. 6° e Art. 7° da RDC 6/2013
10	**Vigilância e Notificação de Eventos Adversos**	NC	Não realiza a vigilância e notificação dos eventos adversos ocorridos na instituição	Realiza a vigilância dos eventos adversos, mas não notifica os dados ao SNVS	O serviço realiza a vigilância dos eventos adversos, mas não notifica mensalmente os dados ao SNVS	O serviço realiza a vigilância dos eventos adversos e notifica regularmente os dados ao SNVS	Realiza a investigação dos eventos adversos graves, eventos sentinelas, eventos catastróficos e dos óbitos decorrentes de eventos adversos	O serviço utiliza os resultados obtidos com a análise dos indicadores de eventos adversos e das investigações para implementação de ações de melhoria e prevenção da recorrência de eventos	Art 9° e Art 10 da RDC 36/2013; Art 8° inciso III, Art 23 inciso XIV, Art 62 da RDC 63/2011
11	**Registro de Controle dos Medicamentos (controle especial)**	C	Não possui o registro de controle ou as substâncias e medicamentos sujeitos a controle especial estão sem restrição de acesso	Os registros não são guardados por 2 anos ou foram encontrados medicamentos fora do prazo de validade	Os registros são guardados por 2 anos, porém estão incompletos ou com rasuras	Possui registro de controle das substâncias e medicamentos sujeitos a controle especial (entorpecentes e psicotrópicos) utilizados durante o procedimento endoscópico. São guardados sob chave ou outro dispositivo que ofereça segurança, em local exclusivo para esse fim. Os registros são guardados por 2 anos	Registros em meio digital, com cópia de segurança (*backup*) ou possui dispensação de medicamentos em dose unitária ou individual	Registros em meio digital, com cópia de segurança (*backup*), medicamentos dispensados em dose unitária e acesso remoto à Vigilância Sanitária dos Registros	Inciso III do Art. 6°, Art. 7° e Art. 8° da RDC 6/2013; Art. 64, Art. 65 e Art. 67 da Portaria 344/1998
12	**Registro de Acidentes Ocupacionais**	NC	Não realiza	Possui registros de acidentes ocupacionais, porém não são realizados sistematicamente e de forma completa	Possui registro dos acidentes ocupacionais, porém guarda os registros por prazo inferior a 5 anos	Possui registro de acidentes ocupacionais, arquivados de forma que permita sua rastreabilidade pelo prazo mínimo de 5 anos	Registros em meio digital, com cópia de segurança (*backup*)	Registros em meio digital, com cópia de segurança (*backup*) e acesso remoto à Vigilância Sanitária à Saúde do Trabalhador	Inciso IV do Art. 6° e Art. 7° da RDC 6/2013

Nº	Indicador	Crítica	Aval	0	1	2	3	4	5	Marco Regulatório
13	Documentação e Registro de Manutenção dos Equipamentos	NC		Não possui registros	Existe registro apenas de manutenções corretivas	Os registros ou documentação estão incompletos ou não são guardados por menos de 5 anos	Está disponível no SE a documentação relativa às características técnicas, especificações de desempenho, instruções de operação e o registro de manutenção corretiva e preventiva dos equipamentos e seus acessórios. Os registros são guardados por 5 anos	Possui registros em meio digital, com cópia de segurança e relatórios mensais das programações e atividades	É realizada avaliação anual dos registros com elaboração de plano de ação	Art. 7º e Art. 9º da RDC 6/2013; Inciso IX do Art. 23 da RDC 63/2011; Art. 16 da RDC 509/2021
14	Terceirização do Processamento dos Acessórios e Produtos Críticos (quando aplicável)	C		Terceiriza o processamento de materiais em estabelecimento que não é empresa reprocessadora ou que não possui alvará sanitário	Terceiriza o processamento de materiais sem contrato assinado	Existe contrato assinado, mas com validade expirada e/ou o alvará sanitário da empresa terceirizada não está atualizado.	Existe contrato formalizado de terceirização do processamento dos acessórios críticos e outros produtos para saúde com empresa processadora devidamente licenciada pelo órgão sanitário competente	Realiza qualificação do fornecedor para contratação da empresa processadora	Realiza auditoria periódica na empresa processadora	§ 1º do Art. 42 da RDC 6/2013; Art. 11 da RDC 63/2011; Art. 12 e Art. 13 da RDC 156/2006
15	Documentação dos Serviços Terceirizados	NC		Não possui os contratos dos serviços terceirizados ou não estão disponíveis	Mantém disponível documentação referente apenas a alguns contratos de terceirização	Existem contratos de todos os serviços terceirizados, mas alguns estão vencidos	O SE mantém disponível documentação referente aos contratos de todos os serviços terceirizados, incluindo contrato da empresa de controle de vetores e pragas urbanas	Possui registro digital dos contratos, com cópia de segurança (backup) e relatório com indicação das validades	Realiza avaliação anual dos contratos, com qualificação dos fornecedores e plano de ação	Inciso V do Art. 23 da RDC 63/2011
16	Controle da Qualidade da Água e Limpeza do Reservatório	NC		Não há controle de qualidade da água ou registro de limpeza dos reservatórios de água	Existem alguns registros de limpeza dos reservatórios e controle de qualidade, mas sem periodicidade	Existem os registros de controle de qualidade da água, mas a limpeza dos reservatórios não foi realizada nos últimos 6 meses	O SE realiza a limpeza dos reservatórios de água a cada 6 meses e mantém o registro da capacidade e da limpeza periódica. Existe documentação e registro referente ao controle da qualidade da água	A limpeza dos reservatórios de água é realizada em periodicidade inferior a 6 meses	Possui sistema de monitoramento em tempo real da qualidade da água.	Inciso VI do Art. 23, § 1º § 2º do Art. 39 da RDC 63/2011
17	Equipamentos de Proteção Individual (EPI)	C		Não possui EPI	EPI´s incompletos ou em número insuficiente	Possui os EPI´s recomendados, mas não são utilizados adequadamente ou os funcionários deixam o local com os equipamentos de proteção individual	Possui EPI´s em número suficiente e compatíveis com as atividades desenvolvidas. São disponibilizadas instruções de uso, guarda e conservação. Profissionais não deixam o local de trabalho usando os EPI´s. Os trabalhadores responsáveis pelo processamento utilizam: gorro, óculos de proteção/protetor facial, máscara compatível com o risco, luvas de borracha cano longo; avental impermeável; protetor auricular; calçados fechados impermeáveis e antiderrapantes	Existe Plano de Gerenciamento e substituição dos EPI´s	Aquisição de EPI´s é feita levando em consideração as características individuais dos trabalhadores (tamanho, peso, altura, alergias, etc.) envolvidos na assistência e/ou possui auditoria interna para uso correto	Art. 47 Parágrafo único e inciso II do Art. 50 da RDC 63/2011; Art. 56 da RDC 6/2013

Capítulo 4 ▪ Legislação e Normas Vigentes

#	Item	NC	P	C	NA	Referência
18	Higienização de Mãos (HM)	O Protocolo de Prática de higiene das mãos (HM) não está implantado na unidade e não existem insumos, produtos, equipamentos e instalações (p. ex.: pia/lavatórios) necessárias para as práticas de HM ou os produtos para HM não são regularizados junto à ANVISA	C	O protocolo de Prática de HM está desatualizado ou não está disponível na unidade. Os lavatórios/pias e/ou a distribuição de dispensadores contendo preparação alcoólica não estão disponíveis em todos os locais ou estão com defeito	Existem insumos, produtos, equipamentos e instalações necessárias para as práticas de higienização de mãos, mas alguns estão vazios	Protocolo de Prática de HM atualizado, disponível e implantado na unidade, incluindo os "cinco momentos" para HM. Há registro de capacitação de todos os profissionais de saúde da unidade sobre o protocolo e existem cartazes afixados próximos a lavatórios/pias e dispensadores de preparação alcoólica mostrando as técnicas de HM. Há provisão de produto para HM, disponibilizado próximo a pacientes, nos locais de manuseio de insumos, medicamentos e alimentos. Há provisão de antisséptico para uso em caso de contato direto com feridas e/ou dispositivos invasivos, tais como cateteres e drenos e dispensadores de preparação alcoólica para HM nos pontos de assistência. Produtos para HM são regularizados na ANVISA	Os indicadores de "Adesão à higiene das mãos" são monitorados na unidade de forma indireta pelo consumo da preparação alcoólica; é realizada notificação mensal (10 a 12 meses) à Anvisa e ao estado/DF. Participa da Avaliação Nacional das Práticas de Segurança do Paciente	A unidade possui registro de monitoramento direto da "Adesão à higiene das mãos"; implanta, avalia e faz a devolutiva dos resultados obtidos com a aplicação da Estratégia Multimodal para a melhoria da HM e existem registros de avaliação sistemática da estratégia, medidas corretivas são registradas. Disponibiliza orientação sobre HM aos pacientes e familiares	Art. 5º e Art. 6º da RDC 42/2010; Art. 8º e Art. 59 da RDC 63/2011; Art. 1º e Anexo 1 da Portaria 1377/2013; Anexo IV da Portaria 2616/1998; Art. 8º da RDC 36/2013
19	Orientação aos Pacientes	NC	Não realizam esclarecimentos aos pacientes e/ou liberam pacientes submetidos a sedação ou anestesia não tópica sem a presença de um acompanhante adulto e/ou no caso de menor ou incapaz, sem o responsável legal	As orientações dadas aos pacientes são assistemáticas	Presta esclarecimento aos pacientes de forma verbal e escrita, porém de forma incompleta	O SE presta esclarecimento a seus pacientes, de forma verbal e escrita, sobre os procedimentos propostos, expondo objetivos, evolução esperada, riscos e complicações mais frequentes. Paciente submetido à endoscopia sob qualquer tipo de sedação ou anestesia não tópica somente é liberado na presença de um acompanhante adulto e o SE exige que o paciente menor de 18 anos ou legalmente incapaz esteja acompanhado pelo responsável legal	Serviço realiza contato prévio ao exame com o paciente para reforçar as orientações e realiza os registros ou possui vídeo ou mídia educativa para orientação do paciente.	Existem indicadores de monitoramento das ações de orientação e registram as ações corretivas e de melhoria	Art. 11, Art. 12 e Art. 13 da RDC 6/2013

Nº	Indicador	Crítica	Aval	0	1	2	3	4	5	Marco Regulatório
20	Estrutura Física do Serviço de Endoscopia Tipo I	NC		SE em área/sala única e sem PBA aprovado	Não possui sala para processamento dos equipamentos endoscópicos, apesar de realizar desinfecção de alto nível com o uso de produtos químicos	Possui todos os ambientes exigidos na legislação, porém com dimensões não compatíveis com a demanda de atendimento e/ou com problema de fluxo	O Serviço de Endoscopia dispõe de Projeto Básico de Arquitetura (PBA) aprovado pela Vigilância Sanitária e possui, no mínimo os seguintes ambientes: Sala de recepção de pacientes; Sala de consulta/procedimentos; Sala de processamento para realização de limpeza e desinfecção (quando utilizar produtos químicos para desinfecção de alto nível). Todos com dimensões compatíveis com o número de pacientes atendidos e com o tipo de procedimento realizado, preservando o fluxo de trabalho, o espaço para circulação e a área para equipamentos e mobiliários	Possui sala de recuperação	Possui controle de acesso automático nos ambientes	Incisos I e II e Parágrafo único do Art. 18 e Art. 19 da RDC 6/2013
21	Estrutura Física do Serviço de Endoscopia Tipos II e III	C		SE em área única, sem as salas recomendadas em legislação e sem PBA aprovado	SE não possui sala de recuperação ou não possui sala de processamento de equipamentos	Possui todos os ambientes exigidos na legislação, porém com dimensões não compatíveis com a demanda de atendimento e/ou com problema de fluxo	O Serviço de Endoscopia dispõe de Projeto Básico de Arquitetura (PBA) aprovado pela Vigilância Sanitária e possui, no mínimo os seguintes ambientes: Sala de recepção de pacientes; Sala de consulta/procedimentos; Sala para recuperação e sala para processamento de equipamentos, acessórios e outros produtos para saúde. Todos com dimensões compatíveis com o número de pacientes atendidos e com o tipo de procedimento realizado, preservando o fluxo de trabalho, o espaço para circulação e a área para equipamentos e mobiliários	Possui outras salas de apoio não obrigatórias.	Possui sala dedicada ao atendimento de possíveis intercorrências e eventos adversos	Art. 18 e Art. 19 da RDC 6/2013
22	Sala de Recuperação do Serviço de Endoscopia Tipos II e III	NC		Ausência de sala de recuperação ou os pacientes submetidos à sedação ou anestesia não tópica se recuperam fora da sala de recuperação	A sala de recuperação é compartilhada com outras atividades do serviço	A sala de recuperação não possui segurança e conforto requeridos em legislação ou não possui dimensão compatível com o número de pacientes	A sala de recuperação do SE oferece condições de acomodação com segurança e conforto durante o restabelecimento do paciente e possui dimensão compatível com o número de pacientes atendidos e com o tipo de procedimento realizado, preservando o fluxo de trabalho, o espaço para circulação e a área para equipamentos e mobiliários	Presença de profissional legalmente habilitado para prestar atendimento imediato em caso de intercorrência, exclusivo na sala de recuperação, enquanto os pacientes se reestabelecem	Acompanhamento do profissional responsável pela anestesia durante o reestabelecimento do paciente na sala de recuperação	Art. 19, Art. 22 e Art. 23 da RDC 6/2013

#	Item		Descrição dos níveis				Referência
23	Manutenção da Estrutura Física	NC	Não realiza ações de manutenção preventiva e corretiva das instalações prediais e/ou as instalações físicas estão muito degradadas	Existem evidências de manutenções corretivas e preventivas, mas não há registro	Há registro apenas das manutenções corretivas	Serviço de saúde realiza ações de manutenção preventiva e corretiva das instalações prediais, de forma própria ou terceirizada e mantém disponível documentação e registro. As instalações físicas dos ambientes externos e internos estão em boas condições de conservação, segurança, organização, conforto e limpeza	Possui plano de manutenção predial preventiva e corretiva, atualizado periodicamente	Além do plano de manutenção, possui profissional responsável por avaliar periodicamente as condições da estrutura física	Inciso VII do Art. 23, Art. 36 e Art. 42 da RDC 63/2011
24	Iluminação e Ventilação	C	Ausência de iluminação e/ou ventilação	Iluminação e/ou ventilação precárias que dificultam a realização das atividades inclusive nas áreas de procedimento	Iluminação e ventilação compatíveis com o desenvolvimento das atividades apenas na área de procedimento	SE dispõe de iluminação e ventilação compatíveis com o desenvolvimento das atividades	Ambientes com controle de intensidade de luz e fluxo de ventilação	Existem mecanismos para o gerenciamento das condições de iluminação e ventilação do setor com registro dos problemas identificados e ações de melhorias adotadas	Art. 38 da RDC 63/2011
25	Sistema Elétrico de Emergência	C	Não dispõe de sistema de energia elétrica de emergência que atenda ao serviço de endoscopia ou não está em funcionamento	Dispõe de sistema de energia elétrica de emergência, mas está em manutenção, não atendendo ao serviço de endoscopia de forma eficaz e/ou suficiente para sua capacidade	Dispõe de sistema de energia elétrica de emergência, porém não realiza testes para confirmação de funcionamento do gerador	O serviço de endoscopia garante a continuidade do fornecimento de energia elétrica em situações de interrupção do fornecimento pela concessionária, por meio de sistema de energia elétrica de emergência	O sistema de energia elétrica de emergência atende todo o serviço e há registros dos testes diários de funcionamento	O sistema de energia elétrica de emergência atende todo o serviço e há registros dos testes de funcionamento	Art. 41 da RDC 63/2011
26	Equipamentos e Materiais – SE Tipo II	C	Não possui carro ou maleta de emergência contendo os materiais e medicamentos	O SE possui todos os equipamentos e materiais necessários, mas o desfibrilador estava descarregado ou os medicamentos emergenciais estavam vencidos	O SE possui todos os equipamentos e materiais necessários, mas não estavam armazenados a possibilitar uso imediato	Possui no mínimo: termômetro; esfigmomanômetro; estetoscópio; oxímetro de pulso c/alarme; oxigênio a 100%; aspirador; suporte para fluido endovenoso; carro ou maleta p/ atendimento de emergência cardiorrespiratória com ressuscitador manual do tipo balão autoinflável com reservatório e máscara; cânulas naso e orofaríngeas; laringoscópio com lâminas; tubos endotraqueais; sondas para aspiração; materiais e medicamentos emergenciais; e desfibrilador	Existe registro de verificação periódica do carrinho de emergência	O conjunto de equipamentos e materiais mínimos ao SE, estão disponíveis em cada sala de procedimento e são verificados periodicamente	Art. 10 e Art. 20 da RDC 6/2013; Art. 53 e Art. 58 da RDC 63/2011

Parte I ■ Aspectos Gerais

Nº	Indicador	Crítica	Aval	0	1	2	3	4	5	Marco Regulatório
27	Equipamentos e Materiais – SE Tipo III	C		Não possui equipamentos, instrumental, materiais e medicamentos para realização do ato anestésico ou não possui carro ou maleta de emergência contendo os materiais e medicamentos	O SE possui todos os equipamentos e materiais necessários, mas o desfibrilador estava descarregado ou os medicamentos emergenciais estavam vencidos.	O SE possui todos os equipamentos e materiais necessários, mas não estavam armazenados a possibilitar uso imediato	Possui no mínimo: termômetro; esfigmomanômetro; estetoscópio; oxímetro de pulso c/alarme; oxigênio a 100%; aspirador; suporte para fluido endovenoso; carro ou maleta p/ atendimento de emergência cardiorrespiratória com ressuscitador manual do tipo balão autoinflável com reservatório e máscara; cânulas naso e orofaríngeas; laringoscópio com lâminas; tubos endotraqueais; sondas para aspiração; materiais e medicamentos emergenciais; desfibrilador; equipamentos, instrumental, materiais e medicamentos que permitam a realização do ato anestésico e recuperação pós-anestésica com segurança	Existe registro de verificação periódica do carrinho de emergência	O conjunto de equipamentos e materiais mínimos ao SE, estão disponíveis em cada sala de procedimento e são verificados periodicamente	Art. 10, Art. 20 e Art. 21 da RDC 6/2013; Art. 53 e Art. 58 da RDC 63/2011
28	Equipamentos Endoscópicos e Acessórios	C		O SE dispõe de equipamentos e acessórios em quantidade insuficiente para o nº de pacientes e não respeita o tipo de procedimento e o tempo necessário para os respectivos processamentos	Endoscópios apresentam sinais de desgastes indicando necessidade de manutenção/ substituição	Dispõe de equipamentos e acessórios em quantidade suficiente, porém alguns estão em manutenção	O SE dispõe de equipamentos e acessórios em quantidade suficiente para o número de pacientes atendidos, respeitando o tipo de procedimento e o tempo necessário para os respectivos processamentos e realiza ações conforme o Plano de Gerenciamento de Tecnologias	Existem equipamentos de reserva para substituição em caso de necessidade	Existe duplicidade de todos os endoscópios para substituição em caso de necessidade	Art. 29 da RDC 6/2013; Art. 17 da RDC 63/2011 e Art. 5º Da RDC 509/2021
29	Área de Processamento - SE Tipo I – sem desinfecção de alto nível química	C		Não dispõe de área para processamento dos equipamentos, acessórios e outros produtos para saúde	A área para processamento não dispõe de cuba com profundidade suficiente para evitar respingos	A bancada da área de processamento não é lisa e impermeável e/ou é subdimensionada	Possui área para processamento de equipamentos, acessórios e outros produtos para saúde com os seguintes itens: cuba para lavagem com profundidade suficiente para evitar respingos em suas laterais, no piso e no profissional; bancada lisa e impermeável com dimensões compatíveis p/a acomodação dos equipamentos, acessórios e outros produtos para saúde a serem processados; ponto de água que atenda os padrões de potabilidade conforme norma vigente	O SE mesmo não realizando desinfecção de alto nível com produtos químicos, possui sala de processamento	O SE mesmo não realizando desinfecção de alto nível com produtos químicos, possui sala de processamento inclusive com sistema de climatização e exaustão	Art. 25 da RDC 6/2013

Capítulo 4 ▪ Legislação e Normas Vigentes

#	Item	Status					Legislação
30	Sala de Processamento (SE Tipo II ou III – ou que realizam desinfecção de alto nível com produtos químicos)	C	Não possui sala de processamento	Sala de processamento não possui cuba para lavagem com profundidade suficiente para evitar respingos em suas laterais, no piso e no profissional e/ou bancada lisa e impermeável com dimensões compatíveis p/a acomodação dos equipamentos a serem processados	Não dispõe de ar comprimido medicinal, gás inerte ou ar filtrado, seco e isento de óleo para secagem dos equipamentos com canais	A sala de processamento possui: cuba para lavagem com profundidade suficiente para evitar respingos em suas laterais, no piso e no profissional; bancada lisa e impermeável com dimensões compatíveis p/a acomodação dos equipamentos, acessórios e outros produtos para saúde a serem processados; ponto de água que atenda os padrões de potabilidade conforme norma vigente; e sistema de climatização. Dispõe ainda de ar comprimido medicinal, gás inerte ou ar filtrado, seco e isento de óleo para secagem dos equipamentos com canais	Sala de processamento possui barreira física entre as áreas de limpeza e desinfecção	Realiza avaliações periódicas das salas e equipamentos, elaborando relatórios e planos de ação	Inciso IV do Art. 18, Art. 24 e Art. 28 da RDC 6/2013
31	Sistema de Climatização da Sala de Processamento de Materiais	NC	Ausência de sistema de climatização artificial na sala de desinfecção	Sistema de climatização artificial da sala de desinfecção em processo de implantação	Não possui relatórios comprovando as especificações da climatização da sala e/ou relatório técnico com prazo de validade expirado e/ou com informações incompletas	Sistema de climatização da sala de processamento, com relatório técnico comprovando: vazão mínima de ar total de 18 m³/h/m²; diferencial de pressão negativo entre ambientes adjacentes com pressão diferencial mínima de 2,5 Pa; exaustão forçada do ar com descarga para o exterior da edificação. Possui PMOC atualizado e cumpre as atividades estipuladas dentro da periodicidade estabelecida	Atualiza anualmente o PMOC	Existe um programa de gerenciamento das condições de climatização, com relatórios de análise técnica com registro de análise de problemas e ações de melhorias adotadas	Art. 26 da RDC 6/2013; Art. 5º da Portaria 3523/98 e Art. 3º da Lei 13589/18
32	Pré-limpeza dos Endoscópios	C	O SE não realiza a pré-limpeza dos endoscópios imediatamente após a finalização do procedimento	O SE realiza a pré-limpeza imediata apenas de alguns endoscópios sistematicamente	O SE realiza a pré-limpeza dos endoscópios imediatamente após a finalização do procedimento, porém sem seguir as orientações do fabricante	A pré-limpeza do endoscópio é realizada imediatamente após a finalização do procedimento com remoção da sujidade da superfície externa e caso possua canais, é realizada a introdução de detergentes sob pressão nos canais do equipamento	Possui pistolas de água e de detergente para pré-limpeza dos canais	Realiza avaliação sistemática do processo de pré-limpeza dos endoscópios publicando relatórios e planos de ações	Art. 31 parágrafo único da RDC 6/2013

Parte I ▪ Aspectos Gerais

Nº	Indicador	Crítica	Aval	0	1	2	3	4	5	Marco Regulatório
33	Limpeza e Secagem de Equipamentos Endoscópicos	C		SE não realiza a limpeza dos equipamentos endoscópicos ou apresenta sujidade visível após a limpeza	O SE realiza a limpeza dos endoscópios, porém faz uso de saneantes de uso doméstico	O SE realiza a limpeza e utiliza os saneantes de uso profissional/hospitalar registrados na ANVISA, porém não realiza a secagem dos endoscópios e seus acessórios antes do processo de desinfecção/esterilização ou as escovas utilizadas na limpeza dos canais não são submetidas a limpeza e desinfecção a cada turno	A limpeza dos equipamentos endoscópicos é realizada no menor tempo possível após a pré-limpeza e inclui a escovação e irrigação de todos os componentes externos e internos com utilização de detergente, contemplando todos os canais, válvulas e conectores. Após o processo de limpeza os equipamentos endoscópicos e seus acessórios são submetidos a secagem antes de qualquer método de desinfecção ou esterilização. Os saneantes utilizados são de uso profissional/hospitalar registrados na ANVISA e as escovas utilizadas na limpeza dos canais, quando passíveis de processamento, são submetidas à limpeza e desinfecção a cada turno de trabalho	Registra diariamente os testes químicos para avaliação do processo de limpeza	Realiza avaliação sistemática do Processo de limpeza, publicando relatórios e planos de ações	Art. 32, Art. 33, Art. 34 e Art. 35 da RDC 6/2013; Art. 19 Parágrafo Único da RDC 59/2010; Subitem 4.2 da RDC 14/2007
34	Limpeza Automatizada dos Produtos com Conformações Complexas	C		O SE não realiza limpeza automatizada dos produtos com conformação complexa	Realiza a limpeza automatizada dos produtos com conformações complexas, porém não é precedida de limpeza manual	Realizada limpeza manual, mas o processo automatizado é realizado por equipamento sem eficiência comprovada.	A limpeza dos produtos para saúde com conformações complexas é precedida por limpeza manual e complementada por limpeza automatizada em lavadora ultrassônica ou outro equipamento de eficiência comprovada	Realiza a monitorização da qualidade do processo de limpeza automatizada e registra	Realiza avaliação sistemática do Processo de limpeza automatizada, publicando relatórios e planos de ações	Art. 41 da RDC 6/2013
35	Desinfecção de Alto Nível dos Endoscópios	C		O SE não realiza, no mínimo, desinfecção de alto nível dos equipamentos endoscópicos ou utiliza agente saneante não recomendado	O SE realiza a desinfecção de alto nível, porém não respeita o tempo mínimo de exposição do equipamento ao produto utilizado	O SE realiza a desinfecção de alto nível, porém não há registros da monitorização dos parâmetros indicadores de efetividade dos agentes saneantes, no mínimo uma vez ao dia antes do início das atividades	A desinfecção de alto nível é realizada no tempo mínimo de exposição do equipamento ao produto utilizado, de acordo com a recomendação do fabricante e a legislação vigente. Existem registros da monitorização dos parâmetros indicadores de efetividade dos agentes saneantes que possuem ação antimicrobiana como concentração, pH ou outros indicados pelo fabricante, no mínimo uma vez ao dia antes do início das atividades. Os registros são arquivados pelo prazo mínimo de 5 anos	O SE realiza a monitorização dos parâmetros indicadores de efetividade dos agentes saneantes, antes do início das atividades e antes de cada processo de desinfecção	A monitorização dos parâmetros indicadores de efetividade é realizada em tempo real, com indicação de alertas	Art. 36 e Art. 37 da RDC 6/2013; Art. 57 da RDC 63/2011

Capítulo 4 ■ Legislação e Normas Vigentes

#	Item	Status					Referência
36	Processamento de Materiais Críticos	C	Os acessórios e outros produtos para saúde críticos não são esterilizados antes de sua utilização ou é utilizado o método manual de imersão em desinfetantes líquidos para fins de esterilização ou a estufa	Realiza esterilização, porém não realiza monitoramento do processo de nenhum produto	Realiza esterilização e realiza o monitoramento do processo, porém apenas de algumas cargas	Os acessórios e outros produtos para saúde classificados como críticos são submetidos à esterilização antes de sua utilização, com o SE garantindo a qualidade do processo	Possui registros do monitoramento do processo de esterilização em meio digital, com cópia de segurança (*backup*)	Possui registros do monitoramento do processo de esterilização em meio digital e realiza auditoria periódica publicando relatórios e planos de ação	Art. 42, Art. 50 e Art. 52 da RDC 6/2013, Art. 57 da RDC 63/2011
37	Embalagens Utilizadas para Esterilização dos Artigos Críticos	C	O SE ou a empresa processadora utilizam embalagens não regularizadas junto à ANVISA ou fazem uso de caixas metálicas sem furo	Embalagens regularizadas junto à ANVISA, porém danificadas apresentando fortes vincos ou aberturas	Embalagens regularizadas junto à ANVISA, porém os envelopes não são selados com termosseladora	O SE ou a empresa processadora (se terceirizado) utilizam embalagens que garantem a manutenção da esterilidade do conteúdo e sua transferência sob técnica asséptica. As embalagens tipo envelope são seladas por termosseladora. Todas as embalagens utilizadas estão regularizadas junto à ANVISA, para uso específico em esterilização	Após selagem e esterilização, existe monitoramento e registro da integridade da embalagem	Após selagem e esterilização, existe monitoramento e registro da integridade da embalagem, através de sistema digital com código de barra e rastreamento	Art. 43, Art. 44 e Art. 46 da RDC 6/2013
38	Identificação nas Embalagens dos Produtos Esterilizados	NC	As embalagens dos produtos para saúde submetidos a esterilização não possuem identificação	As embalagens dos produtos para saúde submetidos a esterilização são identificadas por meio de rótulos ou etiquetas, porém as informações estão incompletas	As embalagens dos produtos para saúde submetidos a esterilização são identificadas por meio de rótulos ou etiquetas, porém as informações não estão legíveis	As embalagens dos produtos para saúde submetidos a esterilização são identificadas por meio de rótulos ou etiquetas contendo o nome do produto, data de esterilização, data limite de uso, método de esterilização e nome do responsável pelo preparo	Etiquetas/rótulos padronizados e impressos de forma automática	Etiquetas possuem códigos de barras e as informações são enviadas ao prontuário eletrônico do paciente	Art.47 e Art. 48 da RDC 6/2013
39	Armazenamento dos Endoscópios	C	Nenhum endoscópio flexível é mantido em posição vertical	Alguns endoscópios flexíveis não são mantidos em posição vertical	Os endoscópios flexíveis são mantidos em posição vertical, porém sem preservação de alinhamento entre as duas extremidades	Os endoscópios flexíveis, após serem submetidos a processamento, são mantidos em posição vertical com preservação de alinhamento entre as duas extremidades até sua utilização	Além da condição anterior, são acondicionados em armários ventilados e compatíveis com o tamanho dos endoscópios	Existe auditoria periódica para verificação das condições de armazenamento, com publicação de relatórios e planos de ações	Art.38 da RDC 6/2013
40	Armazenamento dos Materiais Esterilizados	NC	Os produtos esterilizados são armazenados em local úmido e sob luz solar direta	Os produtos esterilizados são armazenados em local úmido ou sob luz solar direta	Os produtos esterilizados são armazenados em local limpo e seco, sob proteção da luz solar direta, porém de forma empilhada aumentando a manipulação	Os produtos esterilizados são armazenados em local limpo, seco, sob proteção da luz solar direta e submetidos à mínima manipulação	Existe monitoramento das condições ambientais do armazenamento	Existe auditoria periódica para verificação das condições de armazenamento, com publicação de relatórios e planos de ações	Art. 51 da RDC 6/2013

Nº	Indicador	Crítica	Aval	0	1	2	3	4	5	Marco Regulatório
41	Transporte dos Endoscópios (Sala de Processamento não contígua à Sala de Exames)	NC		SE não dispõe de recipiente lavável para transporte dos endoscópios ou dispõe de recipiente único para material sujo e limpo	SE dispõe de recipientes para transporte dos endoscópios sujos e limpos, porém estão danificados	SE dispõe de recipientes para transporte dos endoscópios sujos e limpos, porém as tampas não estão identificadas	Durante o transporte entre a sala de procedimento e a sala de processamento, o endoscópio é acondicionado em recipiente lavável e com tampas diferentes para material sujo e limpo	Procedimento realizado em carros de transporte fechado	Existe sistema de passagem dos equipamentos da sala de exames para a sala de processamento, com separação para produtos sujos e limpos	Art. 39 da RDC 6/2013
42	Estabilização e Transferência do Paciente em Situações Emergenciais	C		SE não garante a estabilização e transferência do paciente quando em situações emergenciais	Em situações que implicam risco à vida, a transferência do paciente para um serviço de atendimento a urgências é feita, porém sem o acompanhamento de um profissional legalmente habilitado	Em situações que implicam risco à vida, a transferência do paciente para um serviço de atendimento a urgências é feita com o acompanhamento de um profissional legalmente habilitado, porém não é fornecido relatório completo, legível, com identificação e assinatura do profissional assistente para ser integrado ao prontuário de destino	Em situações emergenciais o SE está preparado para garantir a estabilização do paciente até que seja possível a sua remoção em condições de segurança ou a liberação para o domicílio. Em situações que implicam risco à vida, a transferência do paciente para um serviço de saúde de atendimento a urgências é feita com o acompanhamento de um profissional legalmente habilitado e documentada com relatório completo, legível, com identificação e assinatura do profissional assistente para ser integrado ao prontuário de destino	Existe ambulância de transporte para transferência de plantão no serviço ou serviço de atendimento a urgências na própria unidade	Realiza capacitações semestrais para atendimento a primeiros socorros e exercício com aulas práticas e simulações realísticas	Art. 10 da RDC 6/2013; Art. 19 da RDC 63/2011
43	PGRSS	NC		O SE não possui Plano de Gerenciamento de Resíduos de Serviços de Saúde	O Plano de Gerenciamento de Resíduos de Serviços de Saúde está em elaboração	O Plano de Gerenciamento de Resíduos de Serviços de Saúde está incompleto e/ou não possui comprovação de capacitação e treinamento dos funcionários	O SE possui Plano de Gerenciamento de Resíduos, implementado efetivamente e dispõe de cópia do contrato e licença ambiental vigentes da empresa terceirizada responsável pela destinação final dos RSS	O PGRSS está disponível para consulta no SE	O PGRSS é sistematicamente avaliado e ações de conformidade registradas no SE	Art. 23, Inciso X, da RDC 63/2011; Art.2º, Art.5º e inciso XI do Art.6º da RDC 222/2018

REFERÊNCIAS BIBLIOGRÁFICAS

1. Constituição da República Federativa do Brasil. 31. ed. São Paulo: Saraiva; 2003.
2. Brasil, Código de Defesa do Consumidor, Lei nº 8078 de 11 de setembro de 1990.
3. Brasil, Código Civil, Lei nº 10.406 de 10 de janeiro de 2002.
4. Geocze S. Legislação e normas vigentes. In: Magalhães AF. Endoscopia digestiva. Rio de Janeiro: Revinter; 2005. cap. 2. p. 7-13.
5. Brasil, Medidas para redução de ocorrências de infecções por MCR em serviços de saúde – RDC 8 de fevereiro de 2009.
6. Brasil, Regulamento técnico para planejamento, programação, elaboração e avaliação de projetos físicos de estabelecimentos assistenciais de saúde – RDC 50 de fevereiro de 2002.
7. Brasil, Resolução sobre sedação – CFM 1670 de julho de 2003.
8. Brasil, Segurança e saúde do trabalho em estabelecimentos de saúde – Norma Reguladora nº 32, Ministério do Trabalho e Emprego de novembro de 2005.
9. Brasil, Requisitos de boas práticas de funcionamento para os serviços de endoscopia com vias de acesso ao organismo por orifícios exclusivamente naturais – RDC nº 6, ANVISA, de março de 2013.
10. Brasil, Titulação de especialidade médica. Resolução do CFM 2007/2013.
11. Brasil, Indicação de uso de produtos saneantes na categoria "esterilizantes", para aplicação sob a forma de imersão, a indicação de uso de produtos saneantes atualmente caracterizados como "desinfetante hospitalar para artigos semicríticos"- RDC nº 31, ANVISA de julho de 2011.
12. Brasil, Regulamento técnico para produtos saneantes desinfetantes – RDC nº 34, ANVISA, de agosto de 2010.
13. Brasil, Conservantes permitidos para produtos saneantes – RDC nº 35, ANVISA, de junho de 2008.
14. Brasil, Minuta da revisão do regulamento técnico para planejamento, programação, elaboração e avaliação de projetos físicos de estabelecimentos assistenciais de saúde – RDC nº 50 de agosto de 2016.
15. Brasil, Resolução CFM Nº 2174 de 14/12/201 Roteiro Objetivo de Inspeção da ANVISA (ROI) 05/04/2022.

5 Orientações Pré e Pós-Exame Endoscópico

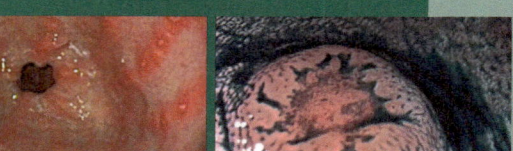

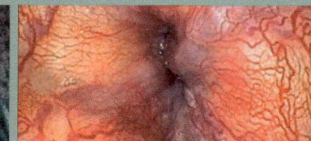

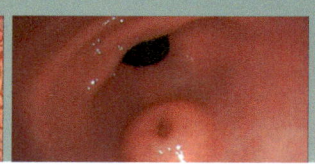

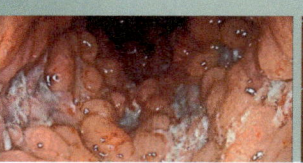

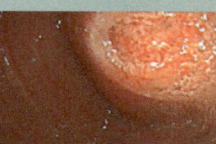

Ricardo Rangel de Paula Pessoa ■ Ana Beatriz Gordiano Vasconcelos Valente
Ivens Filizola Soares Machado

INTRODUÇÃO

O objetivo principal da preparação dos pacientes para endoscopia gastrointestinal é viabilizar um exame completo, preciso, confortável e seguro. Uma atitude tranquilizadora e confiante do examinador e do assistente técnico, aliada a um paciente calmo, informado e motivado, contribuem para um exame ideal.[1]

O preparo do paciente para a realização de procedimentos endoscópicos inicia-se no momento em que o procedimento é solicitado e agendado, devendo ser explicado ao paciente o modo de realização do procedimento, as alternativas existentes e suas possíveis complicações, a fim de que o mesmo tire suas dúvidas e torne-se apto à assinatura do consentimento informado.

Em um segundo momento, é importante que o endoscopista proceda a uma avaliação minuciosa, atentando para detalhes dos exames clínico e físico, de modo a identificar fatores que possam levar a complicações, gerar a necessidade de antibioticoprofilaxia ou implicar na adequação do uso de anticoagulantes. Também é fundamental monitorar o paciente de modo adequado durante e após o procedimento. Nos parágrafos que se seguem, discutiremos sobre essa etapa indispensável para o sucesso de qualquer procedimento endoscópico.

AVALIAÇÃO PRÉ-PROCEDIMENTO

A avaliação pré-procedimento do paciente visa a identificar os aspectos da história clínica e o exame físico do paciente, além da história familiar, que poderiam afetar adversamente o resultado da sedação e do procedimento endoscópico a ser realizado.[2] Alguns pontos importantes desta avaliação são:

A) **Indicação precisa do procedimento:** além de evitar procedimentos mal indicados, a equipe pode programar-se melhor quanto aos acessórios que possam ser utilizados, tornando o procedimento mais objetivo e mais rápido.
B) **Comorbidades:** é fundamental informar-se quanto à presença de patologias cardiovasculares e renais, além de hepatopatias e distúrbios respiratórios como DPOC, estridores, roncos ou apneia do sono, entre outros. Assim, o operador pode identificar patologias sistêmicas que teriam repercussões no trato gastrointestinal, além de programar-se melhor para uma sedação mais adequada, prevenindo-se de possíveis intercorrências e identificando, inclusive, a necessidade de um anestesista.
C) **Medicamentos, reações adversas e alergias:** com o intuito de decidir por uma sedação mais adequada, prevenir intercorrências e verificar a necessidade de um anestesista.
D) **Sangramentos recentes:** com o objetivo de evitar complicações, principalmente quando se pretende realizar algum procedimento terapêutico, como ligadura elástica ou polipectomia. Deve ser indicada, em caso de suspeita de discrasia sanguínea, uma avaliação laboratorial.
E) **Cirurgias prévias:** algumas cirurgias mudam a anatomia do trato gastrointestinal e, consequentemente, alteram os achados do exame. Além disso, podem dificultar certos procedimentos, como, por exemplo, gastrostomia em paciente que se submeteu à cirurgia bariátrica prévia, ou a realização de CPRE em paciente com anastomose em Y de Roux.
F) **Procedimentos endoscópicos anteriores:** pode-se ter conhecimento de intercorrências ocorridas anteriormente e, assim, evitá-las, ou de patologias encontradas anteriormente que mereçam um controle ou acompanhamento.
G) **História familiar:** pode-se prever maior probabilidade de o paciente em questão ser acometido por uma patologia de caráter genético, sobretudo neoplasias, e com isso dar mais atenção às áreas mais acometidas, além de indicar, por si só, a realização de testes e procedimentos de *screening*.[3]

Além disso, é importante classificar o estado físico dos pacientes de acordo com a Sociedade Americana de Anestesiologia (Quadro 5-1). A classificação ASA é preditora de risco de morbimortalidade em exames endoscópicos e deve ser incorporada como ferramenta útil na estratificação do risco pré-procedimento.[4]

A) A preparação para endoscopia em pacientes pediátricos requer atenção às particularidades fisiológicas, bem como emocionais e psicossociais destes pacientes e dos pais ou tutores. Como no adulto, a avaliação pré-procedimento é essencial. A avaliação pré-sedação reduz as complicações da sedação profunda em crianças.[5]
B) A documentação da avaliação pré-procedimento deve ser confirmada antes do início da sedação e deve ser realizada em prontuário, com a finalidade de melhor acompanhamento e de

Quadro 5-1. Classificação ASA[2]

Classe	Descrição
I	O paciente é normal e saudável
II	O paciente tem a doença sistêmica leve que não limita as suas atividades (p. ex., hipertensão arterial controlada ou diabetes controlado sem sequelas sistêmica)
III	O paciente tem moderada ou grave doença sistêmica, que limita suas atividades (p. ex., angina estável ou diabetes com sequelas sistêmica)
IV	O paciente tem doença sistêmica grave, que é um potencial ameaça constante à vida (p. ex., grave insuficiência cardíaca congestiva, estágio final de falência renal
V	O paciente é moribundo e está em risco substancial de morte dentro de 24 horas (com ou sem um procedimento)
E	Em adição à classificação ASA (I-V), qualquer paciente submetido a um procedimento de emergência é indicada pelo sufixo "E"

programar futuras abordagens endoscópicas, além de ser uma segurança a mais aos profissionais contra possíveis processos judiciais envolvendo tais procedimentos.[2]

C) Se essa avaliação pré-procedimento for realizada antes do exame agendado, recomenda-se breve revisão e reconfirmação antes de iniciar a sedação. Nome do paciente e procedimento a ser realizado devem ser confirmados por todos os presentes na sala durante um *time-out* antes da sedação.[2] Também faz parte dessa etapa checar a funcionalidade e a presença dos instrumentos e acessórios endoscópicos, bem como os itens de segurança, como material para intubação, medicações de reanimação, oximetria e pressão arterial não invasiva.

TESTES LABORATORIAIS PRÉ-ENDOSCOPIA

Testes laboratoriais não são indicados rotineiramente para pacientes submetidos a procedimentos endoscópicos. Em casos particulares, no entanto, alguns exames podem ser adequados, se houver razão para acreditar que o resultado vai alterar a conduta do procedimento, incluindo a sedação, sobretudo quando programado algum procedimento terapêutico, com consequente maior risco de complicações, além de uma duração mais prolongada. A solicitação de exames desnecessários pode atrasar a endoscopia e assim trazer riscos adicionais ao paciente.[6]

Recomendações:[7]

1. Exames de rotina como testes de coagulação sanguínea, raios X de tórax, ECG, hemograma completo e outros exames laboratoriais não são rotineiramente recomendados antes da realização de procedimentos endoscópicos.
2. Durante a avaliação pré-endoscopia, todas as mulheres em idade fértil devem ser consultadas sobre a possibilidade de gravidez e, havendo a possibilidade, testes de gravidez deverão ser realizados.
3. Principalmente, antes de procedimentos mais complexos, deve-se avaliar individualmente a necessidade dos seguintes exames:
    A) **Estudos de coagulação:** presença de sangramento ativo conhecido ou clinicamente suspeito, distúrbios de coagulação, uso de medicações (anticoagulantes, antibioticoterapia prolongada), obstrução biliar prolongada, história de sangramento anormal (epistaxe, sangramento após procedimentos odontológicos), história de doença hepática, má absorção, desnutrição, ou outras condições associadas a coagulopatias adquiridas.
    B) **Radiografia de tórax:** pode ser cogitado em pacientes com história de tabagismo significativo, infecção do trato respiratório superior recente e doença cardiopulmonar grave ou descompensada, sobretudo quando em procedimentos mais complexos.
    C) **ECG:** comorbidades com repercussões cardiovasculares (arritmia, diabetes, hipertensão e distúrbios eletrolíticos), particularmente pacientes sintomáticos que serão submetidos a procedimentos invasivos e mais prolongados.
    D) **Hemograma completo:** quando na suspeita de anemia grave, com repercussões sistêmicas, ou para investigar infecções que possam levar a complicações hemodinâmicas. Para avaliar possíveis plaquetopenias em hepatopatas ou com desordens hematológicas, sobretudo quando será realizado procedimento terapêutico, que por si são mais prolongados e com um maior risco de complicações.
    E) **Testes laboratoriais específicos:** para pacientes que sofram de disfunções endócrinas, renais ou hepáticas significativas, ou que estejam fazendo uso de medicações que possam prejudicar essas funções.

CONSENTIMENTO INFORMADO

Com o advento da Constituição da República de 1988 e do código de Defesa do Consumidor (Lei nº 8078, de 1990), o médico não pode submeter o seu paciente a tratamento ou procedimento terapêutico sem antes obter o seu consentimento. Ele deve ser obtido e documentado dentro de um prazo razoável, antes de o paciente ser medicado ou de realizar a preparação intestinal.[8]

O Consentimento Informado (CI) é um documento legal, de assinatura voluntária, na qual uma pessoa com capacidade de tomar decisões racionais declara estar ciente da natureza da intervenção e dos correspondentes riscos, assumindo-os livremente e permitindo que uma ação proposta por outro indivíduo seja realizada sobre si mesma.[9]

O CI, que presta relevante tributo ao direito à autodeterminação do paciente, é um fenômeno de consagração relativamente recente, mas de ampla aceitação no âmbito da saúde. Dessa forma, o médico almeja, além do cumprimento de sua obrigação moral de informar tudo o que se passa com o seu paciente, proteger-se de eventual responsabilização civil em caso de insucesso no tratamento.[8]

Existem situações excepcionais que dispensam a obtenção do consentimento informado, tais como em emergências com risco de vida, privilégio terapêutico e mandato legal. Todas estas informações devem ser devidamente documentadas.[9]

JEJUM

Os exames endoscópicos têm como um de seus objetivos a visualização da mucosa, com a devida proteção das vias aéreas, necessitando, portanto, que a cavidade gástrica esteja vazia, e para isso deve ser adotado um jejum antes da sua realização.

Os pacientes que irão submeter-se à maioria dos procedimentos endoscópicos sob sedação deverão realizar um jejum de 6 a 8 horas antes do procedimento. Este é o tempo necessário para que ocorra o esvaziamento gástrico antes da realização do exame. Alguns autores orientam que o paciente poderia tomar líquidos claros até 4 horas antes da realização de endoscopia digestiva alta.[10,11]

Os pacientes com diabetes, distúrbios motores ou mecânicos, que possam levar a um esvaziamento gástrico mais lento, devem ter seu jejum mais prolongado, devendo ficar em dieta líquida sem resíduos por cerca de 48 a 72 horas, e manter as 8 horas de jejum absoluto antes do exame.[12]

Com o início do uso em larga escala de medicações antidiabéticas que promovem a perda de peso acentuada, como os agonistas de GLP-1, tornou-se necessário um maior cuidado na orientação do jejum desses pacientes.[13] A liraglutida deverá ser suspensa com o início da dieta liquida, cerca de 48 h antes do exame. A suspensão da semaglutida continua sendo um tema controverso, mas o NHI indica descontinuidade da medicação de 7-10 dias antes do exame.[13]

Nos pacientes em que o jejum não for suficiente para a limpeza gástrica, o resíduo poderá ser aspirado com o auxílio de uma sonda de grosso calibre.[13]

Para os pacientes pediátricos, a academia americana de pediatria recomenda para a realização de endoscopia digestiva alta em menores de 6 meses, cerca de 4 horas de jejum; crianças de 6 meses a 1 ano necessitam 6 horas de jejum e para maiores de 3 anos deve-se proceder como nos adultos.[14]

Para a realização do exame de cápsula endoscópica, o jejum deverá ser modificado, podendo ser de 4 horas para o estudo do esôfago e mais prolongado para a visualização do delgado, cerca de 10 a 12 horas. Se o objetivo for o estudo do cólon via cápsula, o cólon deverá ser preparado e o paciente deve ficar de jejum por cerca de 24 horas.[12]

PREPARO INTESTINAL

A precisão diagnóstica e terapêutica da colonoscopia depende da qualidade da preparação intestinal. A visualização inadequada da mucosa pode resultar em procedimentos incompletos, lesões não detectadas, prolongamento do exame, além de taxas de complicações potencialmente maiores.[15,16]

O método ideal de preparação intestinal deve associar eficácia, segurança, facilidade de administração, baixo custo e boa aceitação pelo paciente. Manitol e polietilenoglicol (PEG) são as soluções orais mais comumente utilizadas, cada uma com suas vantagens e desvantagens. Ambas as soluções realizam a limpeza do cólon quando adequadamente administradas. No entanto, cerca de 5-15%

dos pacientes experimentam dificuldades em ingerir o volume necessário de preparo, especialmente quando se utiliza PEG, resultando numa preparação inadequada do intestino. O uso do fosfato de sódio (fosfosoda) é uma tentativa de melhorar a tolerância, já que um volume consideravelmente menor é necessário para obter um preparo intestinal tão eficaz quanto os demais.[17,18]

O manitol é um laxativo osmótico derivado da manose que, quando administrado por via oral em uma solução hipertônica (10% a 20%), não é absorvido pelo trato gastrintestinal. Para se conseguir um preparo intestinal adequado, deve-se ingerir um volume de 500 mL a 1 litro, num período de 1 hora,[18] associado a 250 mL de suco de frutas cítricas, 4 horas antes da realização da colonoscopia.[19] Esse grande volume de manitol ingerido em curto espaço de tempo e seu sabor excessivamente doce, causam náuseas e vômitos, dificultando a aceitação do paciente.[18] Em geral, para potencializar seu efeito catártico, é comum a prescrição de laxativos como o bisacodil na noite anterior ao exame. O uso de antieméticos, 30 minutos antes de iniciar a ingestão do manitol, é recomendado com o intuito de aumentar a tolerabilidade.[17]

Em um estudo comparativo entre as soluções de manitol, picossulfato de sódio e fosfato monobásico e dibásico de sódio no preparo de cólon para colonoscopia concluiu-se que as três soluções estão associadas a distúrbios hidroeletrolíticos, porém não associadas a sintomas ou efeitos colaterais relevantes, não interferindo na segurança de tais soluções.[19]

Vários estudos têm confirmado a eficácia e a segurança do manitol para colonoscopia e têm conseguido resultados excelentes em mais de 90% dos casos, sendo ainda muito utilizado em vários centros no Brasil devido ao seu baixo custo e eficácia.[17,18]

Devido a risco de explosão durante a eletrocauterização, resultante da fermentação de manitol por bactérias intestinais, seu uso tem sido criticado e restrito em vários centros nos Estados Unidos e Europa, no entanto, essa é uma complicação rara.[17,20] Uma abordagem alternativa para reduzir esse risco é a insuflação com um gás inerte, como dióxido de carbono em vez de ar.[20]

Uma recente revisão feita por Ladas, de 1952 a 2006, identificou 20 casos de acidentes explosivos descritos na literatura médica: 11 (55%) foram durante a operação abdominal do cólon quando se fez a abertura da víscera usando o bisturi elétrico e 9 (45%) foram durante a colonoscopia – 55,6% (5/9) usando o bisturi de argônio para hemostasia e em 44,4% (4/9) foi durante a polipectomia com eletrocautério. Em 45% dos casos, as explosões complicaram com perfurações assim distribuídas: em 3 das 11 operações abdominais; em 2 das 5 hemostasias com argônio e em 4 das 4 polipectomias, uma delas, fatal. Vale ressaltar que na maioria desses procedimentos, não foi feito o uso do manitol.[20]

O preparo com PEG é osmoticamente neutro, reduzindo a possibilidade de causar distúrbios hidroeletrolíticos e consequentemente tornando-o mais seguro. Por esse motivo é o mais utilizado nos centros médicos americanos e europeus. Para uma limpeza adequada dos cólons, é necessário um volume de solução maior do que o de manitol (cerca de 4 litros). Essa grande quantidade de volume dificulta o uso desse preparo para alguns pacientes, por exemplo, idosos, sequelados de acidente vascular encefálico ou com distúrbios neurológicos e crianças.[17]

O fosfosoda apresenta ótimos resultados na preparação mecânica dos cólons, especialmente devido ao pequeno volume utilizado. A maioria dos estudos que compara o PEG com o fosfosoda refere uma menor incidência de efeitos colaterais com o fosfosoda. As alterações hidroeletrolíticas mais encontradas são hiperfosfatemia e hipocalcemia assintomáticas, devendo ser, dessa forma, evitado nas doenças renais. Há também maior retenção de sódio e perda de potássio, assintomáticos em alguns casos, no entanto, é aconselhável a sua não utilização em pacientes com insuficiência cardíaca ou cirrose com ascite.[17]

Em um estudo realizado em um hospital universitário de São Paulo, onde 80 pacientes foram prospectivamente randomizados para receber 750 mL de manitol a 10% ou 180 mL de solução de fosfosoda como preparo intestinal para colonoscopia eletiva, as duas soluções foram similares quanto a qualidade do preparo e incidência de efeitos colaterais. O menor volume necessário para o preparo com o fosfosoda foi relacionado com uma melhor tolerabilidade desta solução.[17]

O preparo intestinal ideal para *screening* na sigmoidoscopia flexível precisa ser rápido e fácil de ser utilizado, causando um mínimo de desconforto. O ideal é que seja realizado em casa, evitando-se sobrecarga de trabalho da enfermagem e congestionamento no setor de endoscopia. Os enemas são uma opção preferida, uma vez que limpam o intestino rapidamente e não necessitam de restrição de dieta.[21]

Quanto ao exame de cápsula endoscópica (CE), o paciente deve evitar comer alimentos sólidos na véspera e na manhã do exame. Para pacientes que utilizam narcóticos ou anticolinérgicos, é razoável suspender esses medicamentos antes do procedimento, pois podem prolongar o tempo de trânsito intestinal. A maioria dos centros recomenda uma dieta de líquidos claros no dia anterior ao exame, e dieta zero após meia-noite. Após a cápsula ser ingerida, os pacientes podem começar a tomar líquidos após 2 horas, e uma refeição ligeira após 4 horas. Além da preparação descrita anteriormente, algumas evidências sugerem que a limpeza do intestino delgado, utilizando preparos intestinais semelhantes ao utilizado para colonoscopia, melhora a qualidade da preparação, a sua visualização e reduz a incidência de lesões não detectadas. No entanto, a preparação ideal para a CE em intestino delgado é ainda discutível.[22] Um recente estudo piloto sobre a preparação intestinal colônica para a realização endoscópica concluiu que uma combinação de pequenas doses de PEG com pequeno volume de fosfosoda (45 mL), associado a quatro comprimidos de senna, resultaram num adequado nível de limpeza dos cólons e a uma elevada taxa de excreção da cápsula.[22]

Para o exame de enteroscopia por via oral, medidas laxantes só devem ser realizadas em pacientes constipados ou com outros distúrbios que culminem em um trânsito retardado. Para o exame anal, os pacientes devem ser submetidos a preparo intestinal da mesma forma que para colonoscopia, em duas etapas, ou seja, deve tomar metade da solução de lavagem intestinal no dia anterior à enteroscopia e metade no dia da enteroscopia.[23]

ANTICOAGULANTES E ANTIPLAQUETÁRIOS

A terapia antitrombótica é usada para reduzir o risco de eventos tromboembólicos em pacientes com condições como patologias cardiovasculares (p. ex., fibrilação atrial e síndrome coronariana aguda), trombose venosa profunda (TVP), estados de hipercoagulabilidade ou que fazem uso de endopróteses. As medicações antitrombóticas incluem os anticoagulantes e antiplaquetários. Cada droga contém seu tempo de duração e forma de reversão, como mostra o Quadro 5-2.[24]

Antes de realizar um procedimento endoscópico em pacientes que estejam fazendo uso de drogas antitrombóticas, o endoscopista deve considerar a urgência do procedimento, os riscos de sangramento relacionados com a intervenção endoscópica, o efeito da terapia antitrombótica no risco de sangramento e os riscos de um evento tromboembólico relacionado com a interrupção da terapia antitrombótica. É com base nestes quatro principais fatores que o endoscopista deverá decidir pela conduta mais apropriada, quanto a suspensão ou manutenção do fármaco, realização ou adiamento do procedimento, necessidade de hospitalização do paciente, reversão de ação antitrombótica, etc.[25]

É importante ter em mente que eventos tromboembólicos, que podem ocorrer com a retirada da medicação, podem ocasionar danos irreversíveis e, algumas vezes fatais, enquanto sangramentos após procedimentos de alto risco, apesar de mais frequentes em pacientes em terapia antitrombótica, raramente são associados à mortalidade ou à morbidade.[25]

A American Society of Gastrointestinal Endoscopy (ASGE) e a British Society of Gastroenterology e a European Society of Gastrointestinal Endoscopy (ESGE) em suas últimas diretrizes classificaram os procedimentos endoscópicos em baixo e alto risco de sangramento (Quadro 5-3).[25,26] Além disso, a ESGE definiu o risco de tromboembolismo associado a cada patologia (Quadro 5-4).

Quadro 5-2. Antitrombóticos, suas Classes e as Rotas de Reversão

Classe	Droga	Duração de ação	Reversão
Agentes antiplaquetários	Aspirina	10 dias	Transfusão de plaquetas
	AINEs	Variado	Transfusão de plaquetas
	Dipiridamol	2-3 dias	Transfusão de plaquetas
	Tienopiridina (clopidrogrel, ticlopidina)	3-7 dias	Transfusão de plaquetas ± desmopressina (em caso de *overdose*)
	Inibidores da GP IIb/IIIa (tirofiban, abciximab, eptifibatide)	Variado	Transfusão de plaquetas ± diálise (alguns são removidos com diálise em caso de *overdose*)
Anticoagulantes	Varfarina	3-5 dias	Plasma fresco congelado ± vitamina K (considerar sulfato de protamina)
	Heparina não fracionada	4-6 horas	Esperar ou considerar sulfato de protamina*
	Heparina de baixo peso molecular	12-24 horas	Esperar ou considerar sulfato de protamina*
Novos anticoagulantes	Dabigatrana Inibidores do fator Xa (rivaroxabana, apixabana, edoxabana e betrixabana)		Idarucizumabe Andexanet

AINE = anti-inflamatórios não esteroidais; GP = glicoproteína.
*Atenção: pode causar hipotensão severa e anafilaxia.

Quadro 5-3. Divisão de Procedimentos Endoscópicos de acordo com os Riscos de Sangramento

Baixo risco	Alto risco
▪ EGD com biópsia ▪ Colonoscopias com biópsia ▪ Retossigmoidoscopia flexível com biópsia ▪ CPRE sem esfincterotomia ▪ CPRE com colocação de prótese sem esfincterotomia ▪ Ecoendoscopia sem punções ▪ Enteroscopia ▪ Cápsula endoscópica ▪ Colocação de próteses	▪ Polipectomia ▪ Papilotomia ou esfincterotomia ▪ Dilatações ▪ EMR ou ESD ▪ Gastrostomia endoscópica ▪ Ablação de mucosa ou tumores ▪ Ecoendoscopia com punções ▪ Tratamento de varizes ▪ Hemostasia endoscópica

EGD = esofagogastroduodenoscopia; CPRE = colangiopancreatografia retrógrada endoscópica; EMR = ressecção mucosa endoscópica; ESD = dissecção.

Quadro 5-4. Condições de Risco de Eventos Tromboembólicos

Baixo risco	Alto risco
▪ Valva cardíaca biológica ▪ Fibrilação atrial não complicada ▪ Doença cerebrovascular ou vascular periférica ▪ Doença isquêmica cardíaca sem *stent* coronariano ▪ TVP > 3 meses	▪ Válvula metálica cardíaca em posição mitral ou aórtica ▪ Válvula cardíaca e fibrilação atrial ▪ Fibrilação atrial e estenose mitral ▪ Fibrilação atrial e AVC ou AIT prévio < 3 meses ▪ *Stent* farmacológico < 1 ano ▪ *Stent* metálico < 1 mês ▪ TVP < 3 meses

De acordo com as últimas diretrizes da ASGE e da ESGE, uma vez classificado o risco de sangramento ligado ao procedimento endoscópico e o risco de tromboembolismo ligado à condição do paciente, orienta-se a seguinte conduta:[27-29]

- *Procedimentos de baixo risco:* de acordo com a ASGE e a ESGE não há necessidade de modificar o uso de medicamentos antiplaquetários. Em relação ao uso da varfarina e dos novos anticoagulantes (dabigatran, rivaroxabana, apixaban e edovaxaban), ambas as sociedades orientam a manutenção das medicações. A ESGE ressalta apenas que durante o uso da varfarina, deve-se assegurar que o INR não exceda o intervalo terapêutico na semana anterior. Além disso, com relação aos novos anticoagulantes orais, a ESGE recomenda que devam ser evitados na manhã da realização dos procedimentos.
- *Procedimentos de alto risco em pacientes com baixo risco de evento trombótico:* a varfarina deve ser descontinuada 5 dias antes do procedimento, deve-se checar que o INR se encontra dentro da normalidade e em pacientes que não apresentam sangramento ativo, deve-se reiniciar a medicação no mesmo dia do exame. Em relação aos novos anticoagulantes, a ESGE considera a descontinuidade da droga 3 dias antes do procedimento e a sua reintrodução de 2-3 dias após o exame. Deve-se considerar a descontinuidade dos inibidores dos receptores ADP P2Y12 (clopidogrel, prasugrel e ticagrelor) por 5-7 dias, retornando o uso após 1-2 dias. Mantém-se a aspirina se já estiver sido prescrita.
- *Procedimentos de alto risco em pacientes com alto risco de evento trombótico:* a terapia com varfarina deve ser temporariamente descontinuada e iniciado tratamento com heparina de baixo peso molecular 2 dias após a interrupção da varfarina. A heparina deve ser descontinuada no dia do procedimento. Deve-se orientar o paciente de que, devido ao uso prévio do medicamento (varfarina), as chances de sangramento pós-procedimento são maiores que naqueles doentes que não estavam em uso da medicação. O reinício da heparina vai depender da natureza do procedimento: na maioria, a reinstalação da heparina é recomendada na noite do procedimento e continuada até o INR atingir níveis terapêuticos (> 2). As mesmas orientações são dadas em relação ao uso dos novos anticoagulantes em pacientes de baixo risco.

Em casos de procedimentos de urgência em pacientes em uso de terapia antitrombótica com varfarina, deve ser administrado vitamina K para aqueles que apresentem sangramento intenso e com risco de morte. Além disso, a terapia endoscópica em pacientes que apresentem INR < 2,5 não devem ser adiadas. Os novos anticoagulantes devem ser descontinuados para aqueles pacientes que apresentem instabilidade hemodinâmica, além disso, devem-se utilizar agentes reversores. O idarucizumabe deve ser utilizado em pacientes que estavam em uso de dabigatrana e apresentam sangramento agudo importante. Os inibidores do fator Xa (rivaroxabana, apixabana, edoxabana e betrixabana) possuem como agente reversor mais efetivo o andexanet.[30] O uso da aspirina como forma de prevenção primária deve ser descontinuado; em casos de prevenção secundária, não deve ser parada e o médico prescritor ou cardiologista deve ser consultado.

Não há consenso quanto ao momento ideal do reinício da terapia anticoagulante após intervenções endoscópicas. Esta decisão depende das circunstâncias específicas de cada procedimento, bem como das indicações para a anticoagulação.[25]

ANTIBIOTICOPROFILAXIA

Teoricamente pode ocorrer translocação bacteriana durante os procedimentos endoscópicos, com passagem de microrganismos da flora endógena para a corrente sanguínea, através de traumatismos da mucosa. A bacteriemia resultante acarretaria em risco de infecção de tecidos remotos (p. ex., endocardite infecciosa). O procedimento endoscópico também poderia resultar em infecções quando um espaço ou tecido normalmente estéril é violado e contaminado por um acessório ou por injeção de contraste (p.ex:, colangite).[31] O objetivo da antibióticoprofilaxia associada à endoscopia digestiva é reduzir o risco de infecção iatrogênica.[31]

O risco de bacteremia durante um procedimento endoscópico diagnóstico é extremamente baixo (0-8%) e dificilmente acarretaria em complicações infecciosas, visto que atividades cotidianas, como escovar os dentes e mastigar alimentos, portam riscos de bacteremia bem mais elevados (20-68% e 7-51%, respectivamente).[31,32] Os patógenos mais comumente isolados são S. viridans, S. aureus e S. epidermidis.[31,32]

Apesar da escassez de estudos clínicos controlados, multicêntricos e randomizados envolvendo a antibioticoterapia profilática em endoscopia, essa prática é recomendada em certos procedimentos endoscópicos associados a uma elevada incidência de infecção local ou complicações sépticas.[31]

Profilaxia de Endocardite

A American Heart Association (AHA) não recomenda a utilização rotineira de antibióticos com o objetivo de prevenir a EI nos pacientes submetidos à endoscopia do trato gastrointestinal. O uso de tal profilaxia, visando diminuir a possibilidade de evolução para EI, deve ser feito em pacientes de alto risco (portadores de prótese valvar, quadro prévio de EI, transplantados cardíacos com desenvolvimento de vasculopatia e portadores de cardiopatia congênita). Além disso, esses pacientes devem ter um quadro infeccioso abdominal documentado (p. ex.: colangite) e ser submetidos a procedimentos com maior risco de bacteremia (p. ex.: CPRE).[33]

Esclerose de Varizes Esofágicas

A esclerose de varizes esofagogástricas (EVE) é um procedimento associado à elevada taxa de bacteremia transitória, dessa forma é recomendada a antibioticoprofilaxia nos pacientes com condições de elevado risco para endocardite infecciosa (portadores de prótese valvar, história prévia de endocardite infecciosa, prolapso de válvula mitral com regurgitação e *shunt* pulmonar-sistêmico) que se submeterão a este procedimento. Em situações de emergência, a identificação destas condições de risco nem sempre é fácil, no entanto, nunca se deve negligenciar esforço para identificá-las. Durante o primeiro ano após a colocação de uma prótese vascular sintética, indica-se a antibioticoprofilaxia em pacientes submetidos à EVE, uma vez que existe um risco de infecção da prótese pela bacteremia transitória da EVE.[34,35]

Cirrose e Hemorragia Digestiva

Uma metanálise que incluiu oito estudos indicou um benefício significativo da profilaxia antibiótica na diminuição da incidência de infecções bacterianas e mortalidade em pacientes com cirrose que desenvolvem hemorragia digestiva. Baseada nesses achados, as sociedades de endoscopia digestiva americana e brasileira indicam antibioticoterapia instituída na admissão para todos os pacientes com cirrose que são internados com sangramento do TGI.[36]

CPRE

A colangite e a sepse são conhecidas complicações da CPRE (colangiopancreatografia retrógada endoscópica) e ocorrem em até 0,5-3% dos casos.[37,38] Embora a profilaxia possa reduzir a incidência da bacteremia associada ao procedimento, estudos controlados não demonstraram benefícios do uso do antibiótico para prevenção da colangite.[35] Baseada em estudo que mostrou uma associação da drenagem incompleta da via biliar pós-ERCP a 91% dos casos de sepse, a Sociedade Americana de Endoscopia Digestiva recomenda a antibioticoprofilaxia antes da CPRE em paciente com obstrução biliar confirmada ou suspeita, quando exista uma possibilidade maior de drenagem incompleta, como nos casos de portadores de colangiocarcinomas hilares e na colangite esclerosante primária. Em caso de drenagem incompleta a continuação do uso do antibiótico após o procedimento é recomendada. Uma exceção é feita nos pacientes com estenose biliar pós-transplante, quando é pregada a continuação do antibiótico após a CPRE, mesmo quando se consegue uma drenagem completa.[28]

Gastrostomia e Jejunostomia Endoscópica Percutânea

Os pacientes que são submetidos à gastrostomia endoscópica são frequentemente vulneráveis a infecções devido à idade elevada, à imunossupressão, às enfermidades associadas e ao estado nutricional comprometido. Uma revisão sistemática de ensaios clínicos controlados e randomizados divulgada pela Cochrane, que incluiu um total de 1.100 pacientes, mostrou uma redução da incidência de infecção periostomal em consequência do uso de antibiótico antes do procedimento.[39] Baseadas nesses resultados, as sociedades brasileira e americana de endoscopia digestiva indicam a antibioticoprofilaxia para a gastrostomia endoscópica percutânea.[28]

Punção (FNA) por Ecoendoscopia

A antibioticoterapia profilática com uma fluoroquinolona, mais comumente a ciprofloxacina, está indicada nas punções de lesões císticas do TGI guiadas por ultrassom endoscópico. O antibiótico deve ser continuado até 3 a 5 dias após o procedimento.[28] Porém estudos mais recentes questionam o benefício da profilaxia com antimicrobianos.

Próteses Ortopédicas

Não está recomendado a profilaxia em pacientes portadores de próteses ortopédicas que irão ser submetidos a quaisquer procedimentos endoscópicos, pois infecções das próteses, com o desenvolvimento de artrite piogênica, é extremamente raro.[33]

Diálise Peritoneal

Embora não existam trabalhos com bom grau de evidência, sugere-se que pacientes em diálise peritoneal contínua devam receber antibioticoprofilaxia antes de procedimentos endoscópicos devido a maior risco de translocação bacteriana e desenvolvimento de peritonite (Quadro 5-5).[40]

Esquemas de antibioticoterapia profilática recomendados pela SOBED:[28]

- Endocardite bacteriana.
    1. Amoxicilina 2 g, via oral, IM ou EV, 1 hora antes do procedimento ou 50 mg/kg para crianças); cefalexina ou cefadroxil (2 g ou 50 mg/kg), 1 hora antes do procedimento.
    2. Alérgicos à penicilina: clindamicina (600 mg ou 20 mg/kg), 1 hora antes do procedimento.
- Colangiografia endoscópica: obstrução biliar e lesões císticas do pâncreas.
    1. Ampicilina 2 g e gentamicina 1,5 mg/kg (até 120 mg), 30 minutos antes do procedimento.
    2. Alérgicos à penicilina: vancomicina 1 g EV, ou ciprofloxacina 750 mg VO, 30 minutos antes do procedimento.
- Gastrostomia endoscópica percutânea.
    1. Cefazolina 1 g EV, 30 minutos antes do procedimento.
    2. Cefotaxime 2 g EV, 30 minutos antes do procedimento.

Quadro 5-5. Indicações de Antibioticoprofilaxia em Procedimentos Endoscópicos

Condição clínica	Procedimento endoscópico	Objetivo da prevenção	Indicação de profilaxia	Grau de recomendação
Patologia cardíaca	Qualquer procedimento	Endocardite infecciosa	NÃO	1C
Obstrução biliar	CPRE com drenagem completa	Colangite	NÃO	1C
Obstrução biliar	CPRE com drenagem incompleta	Colangite	SIM	2C
Coleção pancreática COM comunicação para ducto	CPRE	Infecção do cisto	SIM	3D
Coleção pancreática SEM comunicação para ducto	Drenagem transmural	Infecção do cisto	SIM	3D
Lesão sólida do TGI superior	Punção (FNA) por USE	Infecção local	NÃO	1B
Lesão sólida do TGI inferior	Punção (FNA) por USE	Infecção local	NÃO	1C
Lesão cística	Punção (FNA) por USE	Infecção local	SIM	1C
Todos os pacientes	Gastrostomia	Infecção periostomal	SIM	1A
Cirrose com hemorragia digestiva	Qualquer procedimento	Redução da mortalidade por prevenir infecção	SIM	1B
Prótese vascular	Qualquer procedimento	Infecção local	NÃO	1C
Prótese articular	Qualquer procedimento	Infecção local	NÃO	1C

Adaptado das diretrizes da ASGE e SOBED.

- Cirrose e hemorragia digestiva.
  1. Ceftriaxona durante 7 dias.
  2. Alérgicos à cefalosporinas: norfloxacino 400 mg VO ou ciprofloxacino 400 mg EV, durante 7 dias.
- Escleroterapia de varizes esofágicas.
  1. Ampicilina 2 g e gentamicina 1,5 mg/kg (até 80 mg), 30 minutos antes do procedimento, seguido de amoxicilina 1,5g VO, 6 horas após o procedimento.
  2. Alérgicos à penicilina: substitui-se a ampicilina por vancomicina 1 g EV.
- Punção (FNA) por USE.
  1. Fluoroquinolona (ciprofloxacina 400 mg) EV, 30 minutos antes do procedimento e continuada por mais 3 a 5 dias.

MEDICAÇÃO E SEDAÇÃO

A sedação é definida como a redução do nível de consciência utilizando medicamentos com o propósito de aliviar o desconforto e a ansiedade do paciente, causar amnesia anterógrada e facilitar, para o examinador, a realização do procedimento, tendo como consequência uma melhor satisfação e tolerabilidade do paciente com o exame. Apesar de seus benefícios, o seu uso ainda apresenta problemas, pois atrasa a recuperação do procedimento e, consequentemente, a sua alta pós-exame; aumenta o custo do procedimento e os riscos de complicações cardiorrespiratórias.

Um dos principais fatores que medem a qualidade de um serviço de endoscopia é a satisfação do paciente e, este quesito, comumente, refere-se ao sucesso da sedação.[41]

Quatro estágios de sedação têm sido descritos, divididos em sedação leve, moderada, profunda e geral (Quadro 5-6).[2,10] A maioria dos procedimentos endoscópicos pode ser realizada com o paciente em sedação moderada, anteriormente conhecida como "sedação consciente". Nesta sedação, os pacientes conseguem manter as funções respiratórias e cardiovasculares respondendo a estímulos verbais ou táteis.[41]

O nível de sedação deve proporcionar um procedimento endoscópico seguro, confortável e tecnicamente bem-sucedido. Um conhecimento a respeito dos medicamentos sedativos é fundamental para permitir que o nível desejado da sedação seja direcionado com precisão. Pacientes podem apresentar sensibilidades diferentes a doses dos anestésicos e podem requerer diferentes níveis de sedação para o mesmo procedimento. Idade, comorbidades, medicamentos em uso e a ansiedade pré-procedimento influenciam o nível da sedação. Embora a escolha do sedativo seja de acordo com a preferência do endoscopista, a combinação mais utilizada são os benzodiazepínicos e opioides.[42]

Comumente, a endoscopia diagnóstica, a endoscopia terapêutica do trato gastrointestinal superior e a colonoscopia diagnóstica são realizadas, com sucesso, com sedação moderada. Níveis mais profundos de sedação devem ser usados em procedimentos mais longos e complexos, como, por exemplo, a CPRE.[42]

Pacientes com risco habitual submetidos a procedimentos endoscópicos rotineiros sob sedação moderada apresentam baixo risco de complicações, não sendo observadas sequelas ou óbitos nos estudos de grande porte. A sedação é um ato médico e deve ser realizada por profissionais treinados. A Resolução CFM nº 1.670/2003 e a RDC nº 06/2013 da ANVISA não descrevem a presença obrigatória de dois médicos na administração de sedação leve ou moderada, mas descrevem a obrigatoriedade de dois médicos na sedação profunda.

Sugere-se, com vistas à segurança, sempre que disponível e possível, que o paciente tenha a assistência de dois médicos quando realiza exame sob sedação. A segurança do paciente e a qualidade da assistência são inquestionavelmente maiores.

Quadro 5-6. Níveis de Sedação e Analgesia[2]

	Leve	Moderada/analgesia	Profunda/analgesia	Anestesia geral
Vias aéreas	Resposta normal a estímulos verbais	Resposta a estímulos verbais ou táteis	Resposta a estímulos repetidos ou dolorosos	Ausência de resposta, mesmo com estímulos dolorosos
Ventilação espontânea	Não afetada	Nenhuma intervenção necessária	Intervenção pode ser necessária	Intervenção muitas vezes necessária
Função cardiovascular	Não afetada	Normalmente mantida	Normalmente mantida	Pode ser prejudicada

A ANVISA, por meio da Resolução da Diretoria Colegiada (RDC) 6/2013, descreve no art. 16. Para a realização de qualquer procedimento endoscópico, que envolva sedação profunda ou anestesia não tópica, são necessários: I – um profissional legalmente habilitado para a realização do procedimento endoscópico; e II – um profissional legalmente habilitado para promover a sedação profunda ou anestesia, e monitorar o paciente durante todo o procedimento.

Pacientes com graves comorbidades (ASA ≥ 3), clinicamente instáveis ou com instabilidade hemodinâmica, especialmente quando submetidos a procedimento emergencial ou procedimentos endoscópicos complexos (gastrostomia percutânea, drenagem de pseudocisto pancreático infectado, inserção de prótese, sondagem entérica e tratamento de hemorragia digestiva) são os mais suscetíveis a complicações ou óbito. Portanto, nestes casos, recomenda-se melhor acompanhamento durante o preparo e sedação, com a assistência de outro profissional médico dedicado à sedação, preferencialmente um anestesiologista (Resolução CFM 2174/2017), aumentando a segurança e a comodidade do endoscopista na realização do exame.

A sociedade Americana de Anestesiologia (ASA) recomenda que os pacientes devem manter um jejum mínimo de 2 horas após o consumo de líquidos claros e 6 horas após o consumo de refeições leves antes de serem submetidos à sedação.[43]

- *Endoscopia sem sedação:* pacientes selecionados podem ser capazes de realizar procedimentos endoscópicos sem sedação. O pequeno diâmetro dos endoscópicos (menos de 6 mm) pode melhorar a tolerabilidade da endoscopia digestiva alta quando a sedação não é utilizada. Geralmente, os anestésicos tópicos são usados durante este tipo de procedimento. Pacientes idosos, do sexo masculino, menos ansiosos, que já foram submetidos a procedimentos anteriores, ou pacientes sem história de dor abdominal podem ter melhor tolerância a estes procedimentos com pouca ou nenhuma sedação. Para os procedimentos realizados sem sedação, a monitorização deve ser individualizada, no entanto, a preparação deve ser a mesma descrita nos casos com sedação.[43]
- *Anestesia tópica:* anestesia tópica da faringe com *spray* de lidocaína, tetracaína ou benzocaína são comumente utilizados durante a endoscopia digestiva alta. O uso da anestesia local em conjunto com sedação intravenosa está ligado a maior tolerância do paciente. Embora possuam uma dose de segurança alta, vários efeitos adversos graves podem ocorrer, incluindo propofol e reações anafilactoides, o que torna necessário que o médico possua habilidades técnica para lidar com as possíveis reações.[44]
- *Benzodiazepínicos e opioides:* a escolha dos sedativos depende do conhecimento e da preferência do médico que realizará a endoscopia. Comumente, usa-se uma associação de benzodiazepínicos (midazolam/diazepam) e opioides (fentanil/meperidina), visto que esta associação possui sinergismo. O benzodiazepínico mais utilizado é o midazolam, devido ao tempo de ação mais rápido, duração mais curta e alta propriedade de causar amnésia. Os antagonistas dos opioides (naloxone) e benzodiazepínicos (flumazenil) devem estar disponíveis no local do exame caso necessário.[45]
- *Propofol:* o propofol é um agente hipnótico de ação ultrarrápida (o tempo, desde a administração até o início do efeito é de 30-60 segundos) com propriedades sedativas, hipnóticas e anti-heméticas, embora não possua propriedade analgésica, com rápida recuperação do paciente. Quando combinado com doses menores de outros sedativos gera uma sedação de qualidade com poucos efeitos colaterais.[41] O uso deste medicamento, devido a sua ação rápida e meia-vida muito curta (2-4 minutos), aumentou drasticamente em todo o mundo.[46] Apesar de muitas evidências que comprovam que o propofol pode ser administrado com segurança por médicos não anestesiologistas,[41] seu uso indiscriminado no Brasil ainda não é permitido, por orientação do Conselho Federal de Medicina, estando restrito ao anestesista ou em locais com mais de um médico durante o procedimento.
- *Sedação e analgesia na gravidez:* a endoscopia pode ser realizada com sedação e analgesia durante a gravidez, com as devidas precauções, como uso da menor dose eficaz, evitar medicamentos desnecessários e uso preferível de medicamentos FDA categoria B. Medicamentos utilizados para sedação e analgesia durante a gravidez incluem meperidina (categoria B), fentanil (categoria C), midazolam (categoria D), lidocaína (categoria B), propofol (categoria B), e Ketamina (categoria B).[47]

AVALIAÇÃO PÓS-PROCEDIMENTO

Após a conclusão do procedimento endoscópico, os pacientes que receberam sedação intravenosa necessitam de observação e monitoramento até que estes se recuperem dos efeitos dos sedativos. Eventos adversos graves podem ocorrer até 30 minutos após a administração de benzodiazepínicos e opioides para sedação, mas os eventos adversos pós-procedimento representam uma pequena minoria de acontecimentos adversos relacionados com sedação e são menos frequentes com propofol em comparação com uma combinação de benzodiazepínicos e opioides. Durante a recuperação, os pacientes devem ser observados por uma pessoa que está ciente dos efeitos adversos das drogas administradas, utilizando equipamentos de monitoramento semelhante ao utilizado durante o procedimento. Esta pessoa pode realizar pequenas tarefas interrompíveis, mas não devem sair da sala.[48]

A decisão de alta deve ser tomada com base nos níveis de consciência, parâmetros hemodinâmicos, oxigenação e dor/desconforto, que devem ser avaliados em intervalos regulares e registrados até estas medidas retornarem aos valores basais. Pacientes que receberam naloxone e/ou flumazenil requerem uma monitorização mais prolongada (até 2 horas). A duração do efeito para esses agentes é mais curta do que os opioides e benzodiazepínicos, consequentemente, há um risco de ressedação e instabilidade cardiopulmonar.[2]

Critérios padronizados devem ser usados para avaliar a recuperação da sedação, escalas para alta hospitalar após sedação como a escala de Choung (Quadro 5-7) ou de Aldrete podem ser utilizadas. Todos os pacientes devem receber instruções verbais e escritas descrevendo dieta, atividades, medicações e acompanhamento de avaliações a serem seguidas após o procedimento. Possíveis complicações devem ser alertadas e orientações com um número de telefone de contato, com disponibilidade de 24 horas/dia, de uma pessoa responsável pelo serviço de endoscopia, deve ser fornecida a todos os pacientes, para o caso de uma complicação relacionada com o procedimento endoscópico e uma pessoa responsável pelo paciente deve acompanhá-lo até sua casa.[2]

Quadro 5-7. Escala de Chung para Alta Hospitalar Pós-Sedação

Critérios		Pontuação
Sinais Vitais	Até 20% do pré-procedimento	2 pontos
	20% a 40% do pré-procedimento	1 ponto
	> 40% do pré-procedimento	0 ponto
Grau de Atividade e condição mental	Bem orientada e com andar firme	2 pontos
	Bem orientada ou com andar firme	1 ponto
	Nenhum	0 ponto
Dor, náusea ou vômitos	Mínimos	2 pontos
	Moderados	1 ponto
	Intensos	0 ponto
Sangramento	Mínimo	2 pontos
	Moderado	1 ponto
	Intenso	0 ponto
Líquidos via oral e eliminação de gases	Líquido VO e eliminação de gases	2 pontos
	Líquido VO ou eliminação de gases	1 ponto
	Nenhum	0 ponto

Pontuação maior igual a 9 autorizam a alta.

CONCLUSÃO

Os exames endoscópicos oferecem vários benefícios aos pacientes, apresentando crescente variedade de indicações e procedimentos. Para sua realização com segurança várias normas e diretrizes foram criadas e atualizadas. Vale constar que o exame endoscópico inicia no momento de sua indicação e não se conclui apenas com a retirada do aparelho, sendo fundamental os cuidados pré e pós-procedimentos. O médico endoscopista deve ser apto a realizar todas as etapas do procedimento, conhecendo bem suas indicações, cuidados, riscos, benefícios e suas possíveis complicações.

REFERÊNCIAS BIBLIOGRÁFICAS

1. Faigel DO, Eisen GM, Baron TH et al. Preparation of patients for GI endoscopy. Gastrointestinal Endoscopy 2003;57(4):446-450.
2. Cohen LB, Delegge MH, Aisenberg J et al. AGA Institute Review of Endoscopic Sedation. Gastroenterology 2007;133(2):675-701.
3. Valdez R, Yoon PW, Qureshi N et al. Family history in public health practice: a genomic tool for disease prevention and health promotion. Annu Rev Public Health 2010;21(31):69-87.
4. Hashimoto CL, Ramos JSD, Nahoum RG et al. Endoscopia Gastrointestinal – Sedação. Parte I: Conceitos, riscos e comorbidades. Sociedade Brasileira de Endoscopia – SOBED, Agosto de 2017.
5. ASGE Standards of Practice Committee; Lee KK, Anderson MA et al. Modifications in endoscopic practice for pediatric patients. Gastrointestinal Endoscopy 2008;67(1):1-9.
6. Early DS, Acosta RD, Chandrasekhara V et al. Adverse events associated with EUS and EUS with FNA. Gastrointest Endosc 2013;77:839-43.
7. Vargo JJ, Cohen LB, Rex DK et al. Position statement: non anesthesiologist administration of propofol for GI endoscopy. Gastrointest Endosc 2009 Dec;70(6):1053-9.
8. Godinho AM, Lanziotti LH, Moraes BS. Termo de Consentimento Informado: a Visão dos Advogados e Tribunais. Rev Bras Anestesiol 2010;60(2):207-14.
9. ASGE Standards of Practice Committee; Zuckerman MJ, Shen B et al. Informed consent in endoscopy. Gastrointest Endosc 2007;66(2):213-18.
10. Gabel A, Muller S. Aspiration: a possible severe complication incolonoscopy prepation of elderly people by orthograde intestine lavage. Digestion 1999;60:2845.
11. Practice guidelines for sedation and analgesia bynon-anesthesiologists. A report by the American Society of Anesthesiologists Task Force on Sedation and Analgesia by Non-Anesthesiologists. Anesthesiology 1996 Feb;84(2):459-71.
12. Zaterka S, Natan Eisiig J. Tratado de gastroenterologia da graduação a pós-graduação. São Paulo: Ed Ateneu; 2011;2:21.
13. Chirila A, Nguyen ME, Tinmouth J et al. Preparing for Colonoscopy in People with Diabetes: A Review with Suggestions for Clinical Practice. J Can Assoc Gastroenterol 2022 Dec 30;6(1):26-36.
14. Preparation of patients for gastrointestinal endoscopy. American Society for Gastrointestina Endoscopy. Gastrointest Endosc 1998 Dec;48(6):691-4.
15. Hassall E. Requirements for training to ensure competence of endoscopists performing invasive procedures in children. J Pediatr Gastroenterol Nutr 1997;24(3):345-7.
16. Athreya PJ, Owen GN, Wong SW et al. Achieving quality in colonoscopy: bowel preparation timing and cólon cleanliness. ANZ J Surg 2011;81(4):261-265.
17. Radaelli F, Meucci G, Imperiali G et al. High-dose senna compared with conventional PEG-ES lavage as bowel preparation for elective colonoscopy: a prospective, randomized, investigator-blinded trial. Am J Gastroenterol 2005;100(12):2674-80.
18. Habr-Gama A, Bringel RW, Nahas SC et al. Bowel preparation for colonoscopy: comparison of mannitol and sodium phosphate. Results of a prospective randomized study. Rev Hosp Clin 1999;54(6):187-92.
19. Pontone S. Low-volume plus ascorbic acid vs high-volume plussimethicone bowel preparation before colonoscopy. World J Gastroenterol 2011;17:4689-4695.
20. Miki P Jr, Lemos CR, Popoutchi P et al. Comparison of cólon-cleansing methods in preparation for colonoscopy – Comparative efficacy of solutions of mannitol, sodium picosulfate and monobasic and dibasic sodium phosphates. Acta Cir Bras 2008;23:108-111.
21. Ladas SD, Karamanolis G, Ben-Soussan E. Colonic gas explosionduring therapeutic colonoscopy with electrocautery. World J Gastroenterol 2007;13(40):5295-98.
22. Atkin WS, Hart A, Edwards R et al. Single blind, randomised trial of efficacy and acceptability of oral Picolax versus self administered phosphate enema in bowel preparation for flexible sigmoidoscopy screening. BMJ 2000;320:1504-9.
23. Spada C, Hassan C, Ingrosso M et al. A new regimen of bowel preparation for PillCam cólon capsule endoscopy: a pilot study. Dig Liver Dis 2011;43(4):300-4
24. May A. How to Approach the Small Bowel with Flexible Enteroscopy. Gastroenterol Clin N Am 2010;39:797-806.
25. ASGE Standards of Practice Committee; Anderson MA, Ben-Menachem T et al. Management of antithrombotic agents for endoscopic procedures. Gastrointest Endosc 2009 Dec;70(6):1060-70.
26. Comissão de Diretrizes da SOBED. Conduta em Procedimentos Endoscópicos Digestivos na Vigência Terapêutica com Anticoagulantes e/ou Agentes Antiplaquetários. Projeto Diretrizes – SOBED – 2008.
27. Veitc AM, Vanbiervliet G, Gershlick AH et al. Endoscopy in patients on antiplatelet or anticoagulant therapy, including direct oral anticoagulants: British Society of Gastroenterology (BSG) and European Society of Gastrointestinal Endoscopy (ESGE) guidelines. Endoscopy 2016; 48:385-402.
28. ASGE Standards of Practice Committee; Acosta RD, Abraham NS et al. The Management of antithrombotic agents for pacients undergoing GI endoscopy. Gastrointest Endosc 2016;83(1):3-16.
29. Wolf AT, Wasan SK, Saltzman JR. Impact of anticoagulation on rebleeding following endoscopic therapy for nonvariceal upper gastro intestinal hemorrhage. Am J Gastroenterol 2007;102:290-6.
30. Milling TJ Jr, Ziebell CM. A review of oral anticoagulants, old and new, in major bleeding and the need for urgent surgery. Trends Cardiovasc Med 2020;30(2):86-90.
31. ASGE Standards of Practice Committee; Banerjee S, Shen B et al. Antibiotic Prophylaxis for GI endoscopy. Gastrontestinal Endoscopy 2008;67:791-98.
32. Comissão de Diretrizes da SOBED. Profilaxia com Antibioticoterapia para Pacientes de Risco Submetidos à Endoscopia Gastrointestinal. Projeto Diretrizes – SOBED – 2008.
33. Wilson W, Taubert KA, Gewitz M et al. Prevention of infective endocarditis: guidelines from the American Heart Association: a guideline from the American Heart Association Rheumatic Fever, Endocarditis, and Kawasaki Disease Committee, Council on Cardiovascular Disease in the Young, and the Council on Clinical Cardiology, Council on Cardiovascular Surgery and Anesthesia, and the Quality of Care and Outcomes Research Interdisciplinary Working Group. Circulation 2007;116:1736-54.
34. Cremers MI. Iatrogenia em Endoscopia-Parte II. GE-J Port Gastroenterologia 2006;13:26-39.
35. ASGE Standards of Practice Committee; Khashab MA, Chithadi KV et al. Antibiotic prophylaxis for GI endoscopy. Gastrointest Endosc 2015;81(1):81-89.
36. Soares-Weiser K, Brezis M, Tur-Kaspa R et al. Antibiotic prophylaxis for cirrhotic patients with gastrointestinal bleeding. Cochrane Database Syst Rev 2002:CD002907.
37. Deviere J, Motte S, Dumonceau JM et al. Septicemia after endoscopic retrograde cholangiopancreatography. Endoscopy 1990;22:72-5.
38. Masci E, Toti G, Mariani A et al. Complications of diagnostic and therapeutic ERCP: a prospective multicenter study. Am J Gastroenterol 2001;96:417-23.
39. Lipp A, Lusardi G. Systemic antimicrobial prophylaxis for percutaneous endoscopic gastrostomy. Cochrane Database of Systematic Reviews 2006:CD005571.
40. Piraino B, Bernardini J, Brown E et al. ISPD position statement on reducing the risks of peritoneal dialysis–related infections. Perit Dial Int 2011;31:614-30.
41. Ladas SD. Sedation for gastrointestinal endoscopy. Editorial. Digestion 2010;82:73.
42. Paulo GA, Martins FPB, Macedo EP et al. Sedation in gastrointestinal endoscopy: a prospective study comparing nonanesthesiologist-administered propofol and monitored anesthesia care. Edosc Int Open 2015;3(1):E7-E13.
43. Standards of Practice Committee of the American Society for Gastrointestinal Endoscopy; Lichtenstein DR, Jagannath S et al. Sedation and anesthesia in GI endoscopy. Gastrointest Endosc 2008;68(1):815-26.
44. O'Connor JP, O'Morain CA, Vargo JJ. Computer assisted propofoladministration. Digestion 2010;82:124-126.
45. American Society of Anesthesiologists Task Force on Sedation and Analgesia by Non-Anesthesiologists. Practice guidelines for sedation and analgesia by non-anesthesiologists. Anesthesiology 2002;96(4):1004-17.1
46. ASGE Standards of Practice Committee; Chandrasekhara V, Early DS et al. Modifications in endoscopic practice for the elderly. Gastrointest Endosc 2013;78(1):1-6.
47. Cappell MS. Sedation and Analgesia for Gastrointestinal Endoscopy during Pregnancy. Gastrointest Endosc Clin N Am 2006;16:1-31.

6 Antibióticos, Antiagregantes e Anticoagulantes

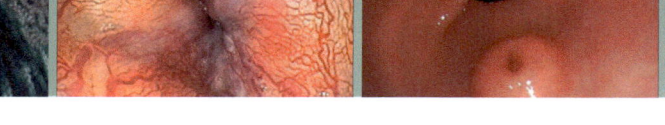

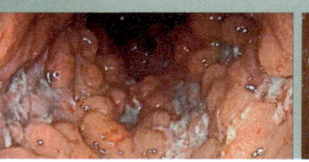

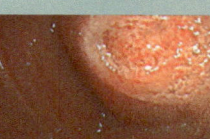

Sylon Ribeiro de Britto Junior ■ Maysa Alves Machado
Sandra Sousa Santos de Figueiredo ■ Lourianne Nascimento Cavalcante

ANTIBIÓTICOS

O risco de infecção relacionado com a rotina da endoscopia digestiva é baixo, sendo a profilaxia antibiótica, de uma maneira geral, não indicada. No entanto, existem perfis de pacientes e alguns procedimentos que conferem risco elevado de bacteremia com o desenvolvimento de infecções relacionadas tanto com a patologia de base do doente, como também com o procedimento endoscópico, situações que recomendam a profilaxia com antibióticos.

O valor da antibioticoprofilaxia para procedimentos gastrointestinais (GI) tem sido debatido há muitos anos. O direcionamento inicial da profilaxia antimicrobiana partiu da expectativa de risco de infecção associado aos procedimentos GI em pacientes com condições cardíacas de alto risco, buscando, desta forma, protegê-los contra a endocardite infecciosa (EI), que é uma complicação grave, tendo como pontos-chaves do diagnóstico a identificação de microrganismos habitualmente relacionados a esta doença em hemoculturas e na visualização de vegetação pelo ecocardiograma, culminando com um tratamento prolongado, e, ainda hoje, com elevada morbimortalidade, na maioria das vezes, em regime de hospitalização.[1]

Por outro lado, ao longo dos anos, observou-se baixa incidência de EI após procedimentos GI, e adicionado à falta de ensaios randomizados que apoiem o benefício da profilaxia antibiótica, têm sido modificadas as diretrizes e recomendações sobre o tema.[1,2]

Deve-se considerar, também, que o uso indiscriminado de antibióticos com o desenvolvimento de organismos resistentes, tais como a colite por *Clostridium difficile*, associado aos gastos elevados e desnecessários, implica a adição de eventos adversos relacionados com o tratamento.

Patogênese e Bacteremia

As infecções decorrentes de procedimentos endoscópicos são raras e, presumivelmente, decorrem de bacteremia induzida durante o exame relacionada com traumas mais profundos, ou, no caso de procedimentos como aspiração de cisto pancreático, mediante inoculação de bactérias durante o procedimento.

A bacteremia advém da translocação de bactérias endógenas para a corrente sanguínea através do trauma da mucosa, enquanto a inoculação de tecidos em espaços estéreis, como no exemplo dos cistos, ocorre por contato direto com o endoscópio ou o acessório contaminado.

A injeção de contraste também pode resultar na introdução de bactérias em espaço previamente estéril, como na exploração da árvore biliar durante procedimentos de colangiopancreatografia retrógrada endoscópica (CPRE).

É inquietante a bacteremia porque as bactérias podem colonizar um local remoto, como as válvulas cardíacas com lesões, eventualmente em próteses articulares, resultando em infecção. A possibilidade da adesão de microrganismos no composto plaquetas e fibrina no nível da lesão endotelial (geralmente em valvopatias e cardiopatias congênitas), formando vegetação infecciosa, é o que desencadeia o processo fisiopatológico da EI.[1] No entanto, dados têm apontado que há uma associação fraca entre procedimentos endoscópicos gastrointestinais com estes desfechos.

Pesquisa catalogada pela *American Society for Gastrointestinal Endoscopy* em 2015, encontrou apenas 25 casos de EI após procedimentos endoscópicos, que incluíram a dilatação esofágica, escleroterapia, sigmoidoscopia e colonoscopia.[1] Além disso, a profilaxia com antibióticos não demonstrou prevenir a EI após procedimentos endoscópicos GI de rotina, dados, estes, corroborados pela Diretriz da *American Heart Association* em 2007.[2,3]

Dados da literatura têm apontado procedimentos e técnicas endoscópicas consideradas de alto e baixo risco para bacteremia, levando em conta, em algumas situações, o perfil do paciente e a patologia a ser abordada. Contudo, grande parte dos dados existentes, incluindo a literatura que respalda os consensos internacionais das sociedades de endoscopia, reflete o risco estimado associado às técnicas endoscópicas convencionais.[2] Apesar do entendimento de que a extensa exposição da submucosa à flora bacteriana endógena do trato gastrintestinal possa causar bacteremia durantes as terapêuticas endoscópicas avançadas, como miotomia peroral (POEM), dissecção submucosa (ESD) ou ressecção da mucosa (EMR), os poucos estudos existentes apontam que o risco de bacteremia nestas situações é baixo e transitório, ainda sendo questionável o benefício da profilaxia antibiótica durante estes procedimentos.[4,5]

Risco Associado aos Procedimentos

Procedimentos Endoscópicos Associados ao Alto Risco de Bacteremia (Quadro 6-1)

Dilatação de Estenoses Esofágicas

O risco de bacteremia relacionado com o esôfago tratado com dilatação por sonda (*bougie*) varia entre 12% e 22% em três estudos prospectivos, sendo relatada nas culturas a presença de agentes comensais na cavidade oral, por exemplo, o *Streptococcus viridans*. A bacteremia foi mais frequente com as múltiplas passagens do dilatador e na dilatação de estenoses das lesões neoplásicas malignas comparando com as benignas.[6]

Tratamento Endoscópico de Varizes Esofágicas

A ligadura elástica tem sido considerada um procedimento com elevado risco de bacteremia, com a taxa estimada em torno de 9%, variando entre 1% e 25% em diversas casuísticas. Na esclerose de varizes, o risco de bacteremia varia entre 0% e 52%, com taxas médias de cerca de 15%, lembrando que este procedimento não é mais recomendado para profilaxia primária de sangramento digestivo varicoso, sendo substituído pela ligadura elástica.[2,7,8]

Pacientes com varizes gástricas sangrantes submetidas à injeção de cianoacrilato demonstram risco aumentado de bacteremia,

Capítulo 6 ■ Antibióticos, Antiagregantes e Anticoagulantes

Quadro 6-1. Avaliação do Risco de Bacteremia e Infecção Associado aos Procedimentos Endoscópicos

Alto risco de bacteremia	Baixo risco de bacteremia
■ Dilatação de estenoses esofágicas ■ Esclerose e ligadura elástica de varizes esofágicas ■ Colangiopancreatografia retrógrada endoscópica (CPRE) ■ Gastrostomia endoscópica percutânea (PEG) ■ Jejunostomia endoscópica percutâneo (PEJ) ■ Ecoendoscopia/ultrassom-endoscópico com punção por agulha fina (EUS-FNA) na abordagem de cistos pancreáticos ou cistos mediastinais	■ Exames de rotina de endoscopia digestiva alta, colonoscopia e retossigmoidoscopia flexível (com ou sem biópsias, e polipectomias) ■ Ecoendoscopia/ultrassom-endoscópico (EUS), com ou sem punção de agulha fina (EUS-FNA), na abordagem de lesões sólidas

sendo fortemente recomendado uso de antibióticos para profilaxia de infecção. Por outro lado, a injeção eletiva de cianoacrilato para varizes gástricas não hemorrágicas não acarreta bacteremia ou infecção significativa. Por tal razão, antibióticos profiláticos podem não ser necessários neste grupo de doentes.[7]

Colangiopancreatografia Retrógrada Endoscópica (CPRE)

O risco de bacteremia, bem como de colangite, após a CPRE, aumenta na presença de obstrução do ducto biliar. A chance de bacteremia foi de 6,4% na ausência de obstrução e 18% caso a obstrução estivesse presente (cálculos ou estenoses), conforme dados de revisão sistemática.[6,9]

Na análise retrospectiva de 11.484 pacientes submetidos a CPRE, em período de 11 anos de seguimento, sendo administrada antibioticoprofilaxia, a taxa de infecção foi de 0,28%. Em análise multivariada dos dados, observou-se maior risco de desenvolver infecção estatisticamente significante apenas entre os pacientes transplantados hepáticos, a despeito do uso de antibióticos.[9]

Relatos de colecistite aguda têm sido descritos como um dos eventos adversos resultantes da obstrução do ducto cístico pela colocação de próteses biliares metálicas autoexpansivas (*SEMS*) com incidência variando entre 1,9% a 12%, principalmente quando existe envolvimento tumoral, sendo similares os resultados utilizando *SEMS* coberta ou descoberta. É razoável o uso de antibioticoprofilaxia nestas situações. Todavia, não há estudos específicos com este teor.[10,11]

Gastrostomia Endoscópica Percutânea (GEP)

Sendo um procedimento invasivo realizado para manter a nutrição a curto ou longo prazo, a colocação de tubo de GEP leva a que os pacientes fiquem muitas vezes vulneráveis à infecção, principalmente em situações de idade avançada, ingestão nutricional comprometida, imunossupressão ou de processos de doença subjacente, como malignidade e *diabetes mellitus*.[12]

Na cobertura contra microrganismos presentes na pele, recomenda-se o uso de cefazolina, via intravenosa, a ser administrada 30 minutos antes do procedimento. A incidência crescente de *Staphylococcus aureus* resistente à meticilina (MRSA) e outras bactérias resistentes, contribuem para um risco adicional para o procedimento, alimentando o debate em torno da profilaxia antibiótica na GEP.[12]

Em uma análise Cochrane, um total de 1.637 doentes provenientes da avaliação combinada de 12 ensaios, observou-se uma redução estatisticamente significante na incidência de infecção peristomal com antibióticos profiláticos (n-1271, OR 0,36, IC 95% 0,26 a 0,50).[13]

Convém salientar semelhança nos procedimentos de colocação de sonda de jejunostomia endoscópica percutânea (JEP) e de posicionamento do tubo GEP no tocante a antibioticoprofilaxia, embora o uso de antibióticos profiláticos neste cenário ainda não tenha sido muito estudado.

Ecoendoscopia (EUS)

Não é frequente a presença de infecção ou *sepse* associada à ecoendoscopia com punção de agulha fina (EUS-FNA). Contudo está recomendada a administração de antibiótico previamente à EUS-FNA de lesões císticas, utilizando antes, e, frequentemente mantendo os 3 a 5 dias seguintes. O risco de infecção após EUS-FNA das lesões císticas, mesmo não sendo tão claro na literatura, com a variação entre menos de 1% a 14% nas casuísticas publicadas, tem respaldado o uso da profilaxia antimicrobiana.[12,14]

Na avaliação de 603 pacientes submetidos à EUS-FNA de cistos pancreáticos, dos quais 90% dos pacientes receberam profilaxia com antibióticos, observou-se que deste grupo apenas um (n = 1) evoluiu com infecção.[4] Os pacientes submetidos ao procedimento em cistos mediastinais possivelmente estão sob o maior risco de infecção, conforme os relatos e as séries de casos que indicam a infecção após EUS-FNA, inclusive com o surgimento de eventos infecciosos a despeito da antibioticoprofilaxia.[12,15]

Com a crescente realização de procedimentos de terapêutica endoscópica intervencionista avançada por EUS, tais como drenagem de pseudocistos, drenagem biliar, de coleções fluídas pancreáticas e pélvicas, hemostasia de varizes gástricas com colocação de *coil* e/ou cola, entre outras, tem-se deparado com a necessidade de uso de antibioticoprofilaxia. Habitualmente, a utilização do antibiótico tem sido, antes do procedimento, seguida de curto período após, contudo, carecendo de estudos específicos que respaldem sua utilização.[12,16,17]

Procedimentos Endoscópicos Associados ao Baixo Risco de Bacteremia (Quadro 6-2)

Os exames de rotina de endoscopia digestiva alta (EDA), colonoscopia e retossigmoidoscopia flexível são considerados procedimentos de baixo risco para bacteremia e infecção, mesmo quando as polipectomias e biópsias são realizadas. A média de bacteremia reportada em exames como EDA é de 4,4%; enquanto na colonoscopia descrevem-se variações até 25%, com a média de 4,4%, chegando a cerca de 6% nos procedimentos terapêuticos, como, por exemplo, na inserção de *stents* colônicos; e, nas retossigmoidoscopias flexíveis, as taxas descritas são inferiores a 1%.[6,18,19]

Não existem dados sobre o risco de bacteremia associado à enteroscopia (único ou duplo-balão, *spiral*) relatados na literatura, a despeito de dados preliminares apontarem para os riscos serem semelhantes aos da EDA de rotina.

A EUS, com ou sem punção, de agulha fina é um procedimento com um baixo risco de bacteremia associado, variando entre 4% e 5,8%. Contudo, convém salientar que o tipo de lesão abordada confere o risco.[20-22] A EUS-FNA de lesões sólidas tem sido associada a um baixo risco de bacteremia e infecção, com as casuísticas das punções das lesões sólidas retais e peri-retais associadas a 2% de bacteremia.[23]

Os dados existentes sobre os riscos de bacteremias durante as terapêuticas endoscópicas avançadas, como miotomia peroral (*POEM*), dissecção submucosa (*ESD*) ou ressecção da mucosa (*EMR*) ainda são escassos. Itabata *et al.* e Kato *et al.* mostraram que a frequência de bacteremia após ESD gástrico foi baixa e transitória, respectivamente 4,3% (2/46) dos casos (*Bacillus subtilis* e *Bacillus spp.*) e 2% (1/50) dos casos (*Enterobacter aerogenes*).[24,25] Min *et al.* e Zhang *at al.* relataram baixa frequência de bacteremia após ressecção endoscópica de grandes tumores colorretais com hemocultura positiva após o procedimento em 2,5% (1/40) dos casos (*Staphylococcus coagulase* negativa, considerado contaminação) e 1,8% (2/107) dos casos (*Escherichia coli* e *Enterococcus faecalis*), respectivamente.[4,26] Maselli *et al.* apresentaram frequência de bacteremia transitória durante o POEM de 2,4% (3/124) dos casos (*Streptococcus spp.*).[5] Não há consenso sobre as recomendações de antibioticoprofilaxia nestas situações, Maselli *et al.* sugerem que dose única de cefazolina, 30 minutos antes do POEM, seja suficiente, sem a necessidade de doses subsequentes.[5] Zhang *et al.*, em estudo randomizado e controlado com 409 pacientes, apontaram que o uso de cefalosporina de 2ª geração (cefuroxima ou cefazolina), administrado 30 minutos antes e

Quadro 6-2. Perfil de Pacientes com Maior Chance de Bacteremia e Infecção Associada à Realização de Procedimentos Endoscópicos Digestivos e com Indicação de Profilaxia com Antibióticos[12,27,28]

Condições cardíacas de alto risco com indicação de prevenção de endocardite infecciosa (EI), observando risco de infecção por *enterococos*
▪ Válvulas cardíacas protéticas (mecânicas ou bioproteses) ▪ História de EI anterior ▪ Transplantados cardíacos que desenvolvem valvopatia cardíaca ▪ Pacientes com histórico de cardiopatia congênita reparada ou não, se na presença de próteses, catéteres, ou até 6 meses após procedimentos cirúrgicos
Condições cardíacas de alto risco com risco aumentado para infecção para *enterococos*
▪ Infecções do trato gastrointestinal (p. ex.: colangite) ▪ Uso de antibioticoterapia para prevenção de infecção da ferida ou tratamento de sepse associados com um procedimento do trato digestivo ▪ Programação de colangiopancreatografia retrógrada endoscópica (CPRE) ▪ Recomendação: penicilina, ampicilina, piperacilina ou vancomicina
Doença hepática avançada em vigência de sangramento digestivo agudo
Recomendação: ▪ Ceftriaxona, 1 g/24 h por 7 dias, via intravenosa ▪ Antibioticoprofilaxia deve ser iniciada na admissão hospitalar ▪ As características do paciente e do local devem ser avaliadas para determinar a melhor profilaxia
Diálise peritoneal ambulatorial contínua (CAPD) em pacientes que serão submetidos a colonoscopia
Recomendação: ▪ Ampicilina,1 g, associada a dose única de um aminoglicosídeo, com ou sem metronidazol, via intravenosa ▪ Administrar imediatamente antes de procedimento endoscópico digestivo ▪ Alternativa: Administração intraperitoneal de antibióticos profiláticos na noite anterior ao procedimento endoscópico ▪ Esvaziar a cavidade peritoneal antes do procedimento

6 horas após ESD e EMR reduziu a incidência de eventos adversos como dor abdominal, hematoquezia, diarreia e febre, diminuindo o tempo de internamento hospitalar.[4] Portanto, mais estudos randomizados e controlados são necessários para elucidar a necessidade de profilaxia antibiótica nestas situações.

Risco de Bacteremia e Infecção Associado aos Pacientes

Condições Cardíacas – Prevenção da Endocardite Infecciosa (EI)

As recomendações da *American Heart Association* para a prevenção de EI antes dos procedimentos no trato digestório são relatadas desde 1955. Dentre as observações gerais mais relevantes, relacionadas com este tema e comentadas na II Diretriz de Avaliação Perioperatória da Sociedade Brasileira de Cardiologia, destacamos abaixo algumas mais importantes:

▪ A grande maioria dos pacientes que apresentam EI não foi submetida a procedimentos médicos, cirúrgicos ou odontológicos.
▪ Não existe nítida correlação entre a porcentagem de bacteremia pós-procedimento e a ocorrência de EI.
▪ O risco de EI é maior em bacteremias recorrentes (consequente por exemplo à má saúde bucal, infecções ativas, cateteres vasculares de longa duração) quando comparado com eventos isolados, como pós-procedimentos pontuais odontológicos, gastrointestinal ou geniturinário.
▪ Antissepsia e assepsia prévia a procedimentos, tratamento de infecções ativas e minimização de intervenções vasculares são medidas mais efetivas que a profilaxia com antibióticos.
▪ Poucos casos devem ser consequentes a procedimentos nos tratos GI e geniturinário.
▪ A profilaxia antibiótica antes de procedimentos deve evitar um número mínimo de casos de EI.
▪ Pacientes com risco de EI grave são os que mais se beneficiam com a profilaxia.
▪ É provável que os efeitos adversos da antibioticoterapia profilática administrada de forma liberal excedam o benefício.
▪ A maioria das recomendações ainda é empírica e controversa.

Corroborando com as observações descritas acima, diversas evidências demonstraram que a profilaxia antibiótica não prevenia a EI após os procedimentos endoscópicos do trato GI, sendo a EI mais provavelmente causada por bacteremia resultante de atividades diárias usuais. As diretrizes da *American Heart Association* não recomendam a administração de antibióticos profiláticos para pacientes submetidos à endoscopia digestiva, exceto se estiverem presentes condições cardíacas que configurem um risco elevado de EI.[3] É, portanto, recomendada a profilaxia de EI nos pacientes com as seguintes situações abaixo:

1. Próteses valvares cardíacas (mecânicas ou com material protético).
2. Antecedente de EI.
3. Valvopatia adquirida em paciente transplantado cardíaco.
4. Cardiopatia congênita.
   ▪ Cardiopatia congênita cianogênica não corrigida.
   ▪ Cadiopatia congênita cianogênica corrigida com material protético colocados cirurgicamente ou por cateter, durante os primeiros 6 meses após o procedimento.
   ▪ Cardiopatia congênita cianogênica corrigida que evolui com lesão residual com defeitos residuais no local ou adjacente ao local operado ou ao dispositivo protético.[3]

A *American Heart Association* pontua que a inclusão de antibiótico contra *enterococos* pode ser razoável nas seguintes condições:

▪ Nos pacientes com patologias cardíacas que configurem risco de EI e que tenha infecção do trato GI em que o *enterococos* pode ser parte da flora infectante (como por exemplo na colangite).
▪ Para o tratamento de sepse associada a procedimento do trato digestivo, e, particularmente, para aqueles pacientes que estão prestes a realizar procedimento endoscópico que pode aumentar o risco de bacteremia tendo por exemplo a CPRE.[3]

No entanto, a *American Heart Association* reitera que nenhum estudo demonstrou que a antibioticoprofilaxia preveniria EI enterocócica (Quadro 6-2).

Doença Hepática Avançada

Pacientes com doença hepática avançada e hemorragia digestiva aguda devem receber a profilaxia antibiótica. As fluoroquinolonas foram bastante utilizadas para profilaxia de infecções neste contexto, com ampla cobertura de patógenos provenientes do trato GI, associada a segurança e facilidade da posologia, em caso de via oral viável.[29] Entretanto, evidências demonstraram que cefalosporinas de terceira geração deveriam ser consideradas em pacientes com hemorragia grave, com história de resistência a fluoroquinolonas ou já em profilaxia com esta classe de antibióticos.[8]

Metanálise incluindo 12 ensaios randomizados e controlados, envolvendo 1.241 pacientes com doença hepática avançada com sangramento digestivo agudo, evidenciou que a profilaxia antibiótica esteve associada a uma menor mortalidade global, isto é, a mortalidade e a incidência por infecções bacterianas associadas.[30] Não há dados suficientes para orientar recomendações sobre profilaxia antibiótica em pacientes com doença hepática avançada sem sangramento digestivo agudo[30] (Quadro 6-2).

Segundo a diretriz *Baveno VII*, a antibioticoprofilaxia é parte integral da terapia para pacientes com cirrose e que apresentam hemorragia digestiva e mantém a indicação de iniciá-la na admissão hospitalar, optando-se pela ceftriaxona, 1 g, em dose diária, uso intravenoso, em hospitais com elevada prevalência de resistência a fluoroquinolonas ou em pacientes com uso de profilaxia prévia. Contudo, deve-se ressaltar que as características do paciente e do local devem ser avaliadas para determinar a melhor profilaxia que deverá ser instituída.[27]

Até o momento, são poucas as evidências que avaliam o risco de infecções relacionado com a endoscopia GI no grupo de pacientes receptores de transplante de fígado, não havendo, até o momento, recomendação de administração rotineira e específica de antibióticos profiláticos, considerando a vasta gama de intervenções endoscópicas.[12] Entretanto, análises apontam risco aumentado de infecção em procedimentos de vias biliares, sendo recomendada a profilaxia com antibióticos neste grupo de pacientes com indicação de CPRE.[9]

Diálise Peritoneal

A peritonite em pacientes submetidos a diálise peritoneal ambulatorial contínua (*CAPD*) pode advir da translocação de microrganismos através da parede intestinal, resultando em peritonite.[28,31,32] Dentre as causas mais comuns de peritonite, estão infecções provenientes de organismos entéricos de origem intestinal, tais como as bactérias Gram-negativas, fungos e anaeróbios. Em procedimentos endoscópicos como, por exemplo, na colonoscopia, aumentam-se as chances de migração transmural de organismos para o peritônio.[28]

Não há evidências claras na literatura sobre a indicação da profilaxia antibiótica para pacientes submetidos a diálise peritoneal. Entretanto, vários relatos de casos e dados baseadas em estudos observacionais reportam peritonite em pacientes submetidos à diálise peritoneal após colonoscopia, particularmente após polipectomia, presumivelmente devido à translocação bacteriana para a cavidade peritoneal.

Estudo retrospectivo evidenciou risco de peritonite após colonoscopia sem antibioticoprofilaxia em uma taxa de 6,3%, sendo que a realização de biópsias do cólon ou polipectomias aparentemente não aumentaram o risco.[32] A *International Society for Peritoneal Dialysis* orientou que o uso de antibióticos como a ampicilina (1 g) associado a dose única de um aminoglicosídeo, com ou sem metronidazol, administrados por via intravenosa, imediatamente antes de procedimento endoscópico digestivo, podem reduzir o risco de peritonite, sendo alternativa aceitável a administração intraperitoneal de antibióticos profiláticos na noite anterior ao procedimento endoscópico.[28]

Importante salientar que é recomendada também a drenagem do líquido peritoneal antes de qualquer procedimento envolvendo o abdome ou a pelve, incluindo a colonoscopia (Quadro 6-2).[28]

Pacientes Imunocomprometidos e com Neutropenia Grave

Pacientes com neutropenia grave (contagem absoluta de neutrófilos < 500 células/mL) e neoplasias hematológicas avançadas apresentam maior risco de bacteremia e sepse após endoscopias digestivas.[33]

Acredita-se, especialmente, que em pacientes submetidos a procedimentos endoscópicos associados a alto risco existe maior suscetibilidade a bacteremia e infecção neste perfil de pacientes. Contudo, o efeito protetor dos antibióticos profiláticos nessa população de pacientes não foi estudado.

Não há evidências que comprovem se os pacientes com estado imunocomprometido, porém com a contagem normal de neutrófilos, como nos casos dos receptores de transplantes de órgãos, pacientes com HIV, por exemplo, estão em risco aumentado de infecções durante procedimentos endoscópicos digestivos, não sendo, nesta situação, recomendada a administração rotineira de antibióticos profiláticos.[12]

Também não existem dados suficientes para recomendar ou não a administração de profilaxia antibiótica antes de procedimentos endoscópicos de rotina em doentes com imunossupressão grave (neutrófilos < 500 células/mL, neoplasias hematológicas avançadas, transplante de medula óssea), submetidos a procedimentos de alto risco de bacteremia, sendo individualizada a decisão de utilizar a profilaxia antibiótica neste contexto.[33]

Enxertos Vasculares Sintéticos e Outros Dispositivos Cardiovasculares Não Valvulares

Não há casos relatados de infecção vascular do enxerto relacionados com os procedimentos endoscópicos digestivos. As infecções destes enxertos são mais frequentemente causadas por estafilococos, bactérias Gram-negativas ou outros microrganismos associados à implantação do enxerto ou resultantes de feridas ou outras infecções ativas. A *American Heart Association* não recomenda profilaxia antimicrobiana para quaisquer procedimentos endoscópicos em pacientes com dispositivos eletrônicos implantáveis cardiovasculares.[34]

Endoscopia em Pacientes com Prótese Ortopédica

A infecção nas articulações protéticas relacionadas com procedimentos endoscópicos digestivos é rara, com relatos de casos isolados descrevendo artrite piogênica após a endoscopia digestiva. Embora a *American Association of Orthopaedic Surgeons* tenha divulgado declaração em 2009 recomendando antibioticoprofilaxia para todos os pacientes com prótese de substituição articular antes de qualquer procedimento invasivo, considerando risco de bacteremia, esta declaração foi posteriormente retirada, por falta de evidências clínicas que a sustentassem.[35,36]

Nos Quadros 6-2 e 6-3, estão resumidas as recomendações de profilaxia com antibióticos para perfis de pacientes e determinados procedimentos endoscópicos considerados de alto risco para bacteremia e infecção. Conclui-se, então, que a antibioticoprofilaxia deve ser considerada em situações envolvendo pacientes com condições cardíacas de alto risco, especialmente se apresentarem elevado risco de EI por *enterococos*; pacientes com indicação de CPRE por doença obstrutiva das vias biliares e/ou drenagem incompleta; antes da ecoendoscopia com punção de cistos mediastinais ou pancreáticos; pacientes com programação de colocação do tubo GEP/JEP; indivíduos com doença hepática avançada em vigência de sangramento digestivo, dentre outras condições. Ainda não há dados suficientes na literatura para definir antibioticoprofilaxia antes de procedimentos com terapêuticos avançados (POEM, ESD, EMR).

Pacientes transplantados e com outras condições relacionadas com diferentes níveis de imunossupressão precisam ser avaliados, a fim de identificar o risco de infecção nos diversos procedimentos endoscópicos, considerando, assim, a necessidade de profilaxia com antibiótico. Deve-se sempre atentar para o bom senso nas indicações, considerando a eficácia da antibioticoprofilaxia e chances de indução de resistência bacteriana.

Quadro 6-3. Recomendações de Esquemas de Profilaxia com Antibióticos Considerando os Procedimentos Endoscópicos de Alto Risco para Bacteremia e Infecções[12]

Procedimentos endoscópicos	Condição	Antibiótico e Dose	Via e Orientação
GEP/JEP	Sem risco de MRSA[1]	Cefazolina 2 g, peso < 120 kg Cefazolina 3 g, Peso ≥ 120 kg Dose pediátrica 30 mg / kg, IV Em caso de hipersensibilidade a penicilina ou cefalosporina: Clindamicina 900 mg Dose pediátrica 10 mg/kg	Intravenoso Iniciar 30-60 minutos antes do procedimento
	Com risco de MRSA	Vancomicina 15 mg/kg (máx.: 2 g)	Intravenoso Infundir por 60 a 90 minutos Iniciar 120 minutos antes do procedimento
CPRE	Obstrução das vias biliares Drenagem biliar incompleta Transplantados de fígado com obstrução biliar conhecida ou suspeita, com possibilidade de drenagem biliar incompleta	Ciprofloxacina 500 mg Dose pediátrica 15 mg/kg OU	Via oral Iniciar 60 a 90 minutos antes do procedimento
		Ciprofloxacina 400 mg Dose pediátrica 10 mg/kg OU	Intravenoso Iniciar 60 a 120 minutos antes do procedimento
		Amoxicilina-clavulanato 1.750 mg Dose pediátrica 45 mg/kg OU	Via Oral Iniciar 60 minutos antes do procedimento
		Ampicilina-sulbactam 3 g Dose pediátrica 50 mg/kg (componente de ampicilina) OU	Intravenoso Iniciar 60 minutos antes do procedimento
		Ampicilina 2 g Dose pediátrica 50 mg/kg) mais gentamicina 5 mg / kg (dose pediátrica 2,5 mg/kg)	Intravenoso 60 minutos antes do procedimento
		Em caso de hipersensibilidade à penicilina: Vancomicina 15 mg/kg (máx.: 2 g mais gentamicina 5 mg/kg (dose pediátrica 2,5 mg/kg)	Vancomicina: Intravenoso Infundir por 60 a 90 minutos Iniciar 120 minutos antes do procedimento Gentamicina: intravenoso Iniciar 60 minutos antes do procedimento
Ecoendoscopia EUS-FNA EUS procedimentos invasivos	Cistos mediastinais Cistos pancreáticos Cistos fora do pâncreas Necrose pancreática isolada	Ciprofloxacina 500 mg Dose pediátrica 15 mg/kg OU	Via Oral 60 a 90 minutos antes do procedimento
		Ciprofloxacina 400 mg Dose pediátrica 10 mg/kg	Intravenoso 60 a 120 minutos antes do procedimento Continuar 3 dias após o procedimento

GEP = Gastrostomia endoscópica percutânea; JEP = Jejunostomia endoscópica percutânea; MRSA[1] = Staphylococcus aureus meticilina resistente.
EUS-FNA = ecoendoscopia ou ultrassom-endoscópico com punção de agulha fina.
EUS-procedimentos invasivos = ecoendoscopia ou ultrassom-endoscópico com drenagem transmural ou transluminal de coleções pancreáticas ou mediastinais.

ANTIAGREGANTES E ANTICOAGULANTES

A terapia antitrombótica, incluindo agentes antiagregantes plaquetários e anticoagulantes, tem sido prescrita para reduzir o risco de complicações tromboembólicas em pacientes com fibrilação atrial, implante de valvas mecânicas, acidente vascular cerebral, doença arterial coronariana, trombose venosa profunda e tromboembolismo pulmonar. O manejo de pacientes utilizando anticoagulantes e antiagregantes plaquetários é cada vez mais frequente antes da realização de procedimentos endoscópicos eletivos ou de urgência. O risco de sangramento pode levar a grave repercussão clínica, portanto, deve-se avaliar o risco/benefício da suspensão destas medicações, por conta da ocorrência de eventos tromboembólicos, os quais podem ser fatais (Figs; 6-1 e 6-2).[37]

As diretrizes não contemplam todos os cenários possíveis envolvendo o uso de anticoagulantes e antiagregantes em procedimentos endoscópicos, sendo o manejo dos pacientes, muitas vezes, individualizado. Idealmente, deveriam ser realizados ajustes terapêuticos antes dos procedimentos endoscópicos, sob supervisão e orientação da equipe assistente e prescritora dos fármacos, avaliando as particularidades de cada caso e de cada procedimento, bem como os riscos e benefícios associados a permanência ou retirada das drogas. Entretanto, na maioria dos casos, esta decisão será feita pelo endoscopista.[37]

Diante de pacientes em uso de medicações que elevam o risco de sangramento durante procedimentos endoscópicos, deve-se levar em conta os seguintes aspectos antes da tomada de decisões:

A) Identificar o risco de sangramento associado ao procedimento endoscópico.
B) Conhecer sobre as drogas antitrombóticas utilizadas.
C) Avaliar o risco tromboembólico associado à descontinuação da terapêutica antitrombótica.

Capítulo 6 ■ Antibióticos, Antiagregantes e Anticoagulantes

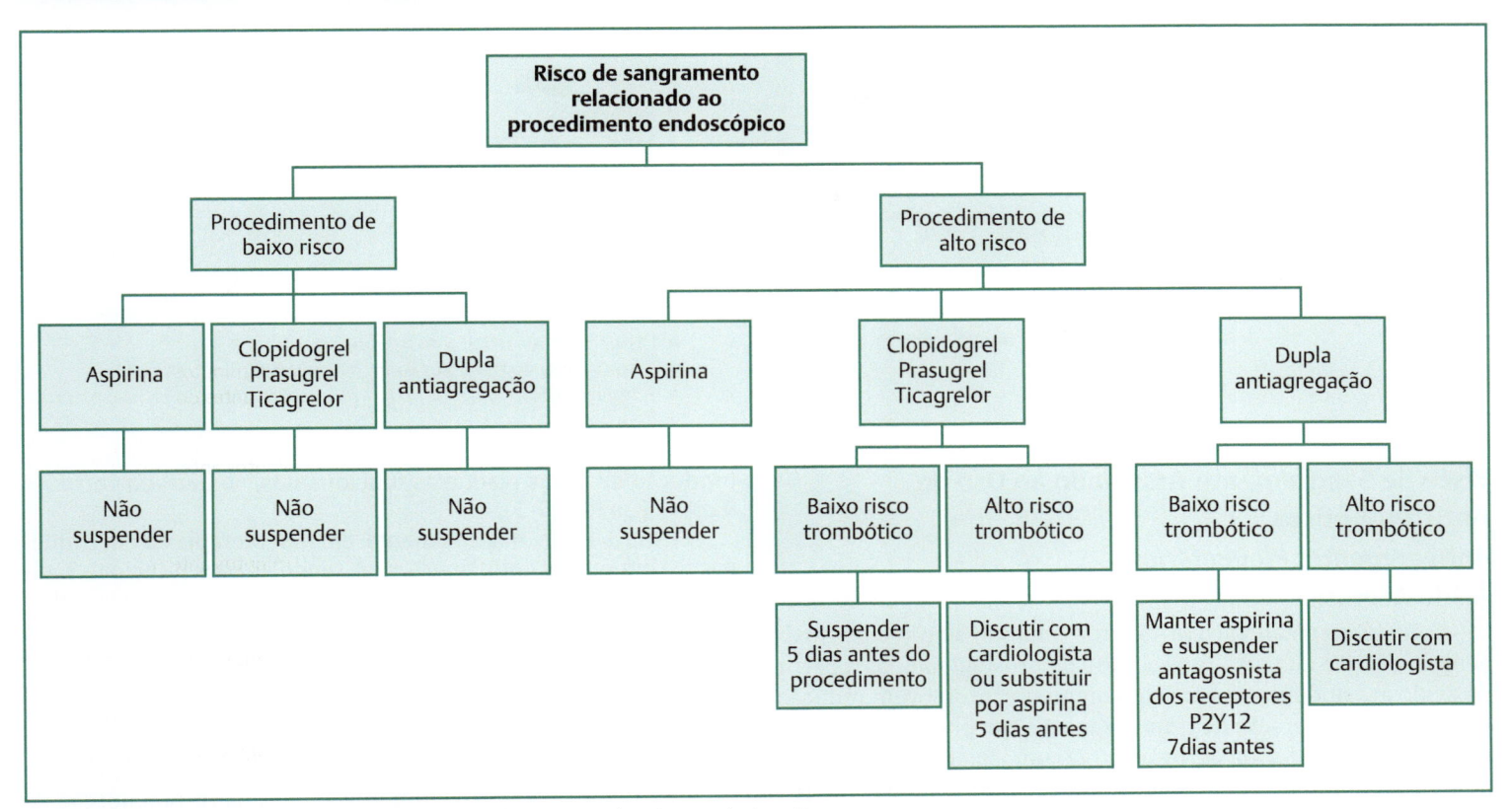

Fig. 6-1. Manejo de antiplaquetários antes de procedimentos endoscópicos eletivos.[40]

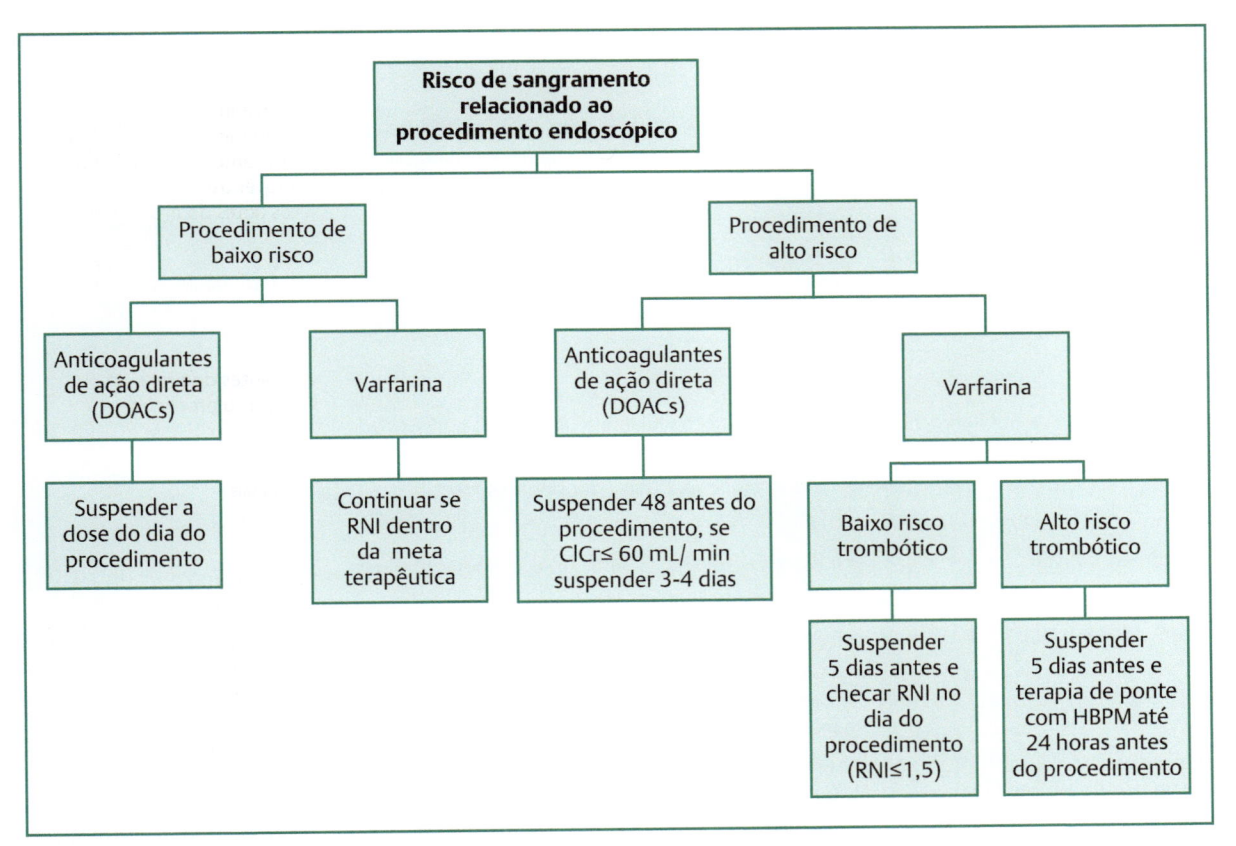

Fig. 6-2. Manejo de anticoagulantes antes de procedimentos endoscópicos eletivos.[40]

Risco de Sangramento Relacionado com o Procedimento Endoscópico

Os procedimentos endoscópicos podem ser de baixo e alto risco de sangramento. Os procedimentos são considerados de baixo risco de sangramento quando apresentam uma taxa de hemorragia menor que 1%.[38,39] Os procedimentos endoscópicos de alto risco estão associados a maior potencial de sangramento e necessidade de hospitalização, transfusão sanguínea, necessidade de tratamento endoscópico hemostático ou cirurgia.[40-42] Procedimentos endoscópicos com baixa probabilidade de sangramento, mas se apresentar hemorragia e não for possível realizar terapêutica endoscópica também serão considerados procedimentos de alto risco de sangramento, como é o caso da dilatação endoscópica de estenose gastrointestinal.[40] O Quadro 6-4 sumariza os procedimentos endoscópicos de baixo e alto risco de sangramento.

Quadro 6-4. Classificação de Risco de Sangramento Associado aos Procedimentos Endoscópicos

Baixo risco de sangramento	Alto risco de sangramento
■ Endoscopia digestiva alta com biópsias ■ Colonoscopia com biópsias ■ Retossigmoidoscopia flexível com biópsias ■ CPRE com dilatação papilar por balão sem esfincterotomia ■ CPRE com colocação de próteses sem esfincterotomia ■ Ecoendoscopia sem punções ■ Enteroscopia assistida por balão ■ Cápsula endoscópica ■ Ablação do esôfago de Barrett ■ Termocoagulação com plasma de argônio	■ Polipectomia ■ Esfincterotomia biliar ou pancreática ■ Dilatações pneumática ■ Ressecção endoscópica da mucosa ■ Gastrostomia endoscópica ■ Ablação de tumor ■ Ecoendoscopia com punções ■ Tratamento de varizes esofagogástricas ■ Jejunostomia endoscópica ■ Dissecção endoscópica da submucosa ■ Enteroscopia assistida por balão (terapêutica) ■ Ampulectomia

Risco de Sangramento Associado ao Uso de Antitrombóticos

Antiagregantes Plaquetários

Ácido Acetilsalicílico

O ácido acetilsalicílico (AAS) atua inibindo a ação da cicloxigenase, enzima que catalisa a síntese de prostaglandinas a partir do ácido araquidônico e, consequentemente, promovem redução na formação e liberação de tromboxano A2, um potente vasoconstritor e estimulador da agregação plaquetária. Diferentemente de outros AINEs, o AAS inibe a agregação plaquetária de forma irreversível. Por esta razão, após a suspensão do tratamento com estes fármacos, a recuperação da hemostasia normal depende da produção de novas plaquetas funcionantes, no período entre 7 e 9 dias[43] (Quadro 6-5).

O AAS é usado, habitualmente, em monoterapia ou em combinação com outros antiplaquetários, sendo as suas principais indicações a prevenção e o tratamento de acidente vascular encefálico (AVE) isquêmico, síndrome coronariana aguda, *stents* vasculares, doença arterial periférica e prevenção da morte súbita.[43] Quando utilizado isoladamente, o AAS não aumenta significativamente o risco de sangramento em procedimentos endoscópicos.[44] Tratando-se de pacientes com alto risco tromboembólico, recomenda-se manter o uso do AAS para todos procedimentos endoscópicos. Porém, em pacientes com baixo risco tromboembólico, há recomendação de suspender aspirina 5 a 7 dias antes da realização de ampulectomia e dissecção submucosa (Quadro 6-6).[40]

Quadro 6-5. Painel de Anticoagulantes Comumente Utilizados na Prática Clínica[41]

	Varfarina	Dabigatran	Rivaroxaban	Apixaban	HNF	HBPM
Mecanismo de ação	Inibição dos fatores dependentes de vitamina K	Inibidor direto da trombina	Inibidor direto do fator Xa	Inibidor direto do fator Xa	Inibe a trombina e os fatores IXa, Xa, XIa, XIIa e plasmina	Inibe o fator Xa
Metabolismo	Hepático	Renal	Renal	Hepático/renal	Hepático	Hepático
Meia-vida	36-42 h	12-14 horas	9-13 horas	8-15 horas	2-4 horas	3-6 horas
Tempo de duração	5 dias	1,25-3 horas	2-4 horas	1-3 horas	IV: 2-6 h SC: 12-24 h	24 horas

Quadro 6-6. Sumário de Recomendações do Uso de Antiagregantes Plaquetários e Anticoagulantes conforme Risco Associado aos Procedimentos Endoscópicos e Risco Tromboembólico[12,39]

Medicamentos Antitrombóticos	Risco Endoscópico vs. Risco Tromboembólico			
	Procedimentos Endoscópicos de Alto Risco		Procedimentos Endoscópicos de Baixo Risco	
	Alto risco tromboembólico	Baixo risco tromboembólico	Alto risco tromboembólico	Baixo risco tromboembólico
AAS	Manter AAS	Manter AAS*	Manter AAS	Manter AAS
Clopidogrel	Suspender por 5 dias e introduzir AAS****	Suspender por 5 dias	Manter clopidogrel	Manter clopidogrel
AAS + Clopidogrel	Suspender clopidogrel por 5 dias e manter AAS****	Suspender clopidogrel por 5 dias e manter AAS	Manter AAS + clopidogrel	Manter AAS + Clopidogrel
Varfarina	Suspender por 5 dias Iniciar terapia de ponte com heparina	Suspender por 5 dias	Manter varfarina***	Manter varfarina***
Dabigatrana	Suspender 2-5 dias antes do procedimento**	Suspender 2-5 dias antes do procedimento**	Suspender a dose da manhã do procedimento	Suspender a dose da manhã do procedimento
Xarelto	Suspender 2-4 dias antes do procedimento **	Suspender 2-4 dias antes do procedimento**	Suspender a dose da manhã do procedimento	Suspender a dose da manhã do procedimento
HNF	Suspender 4-6 horas antes do procedimento	Suspender 4-6 horas antes do procedimento	Manter HNF	Manter HNF
HBPM	Suspender 24 horas	Suspender 24 horas	Manter HBPM	Manter HBPM

*Suspender AAS por 5-7 dias em pacientes submetidos a ESD e ampulectomia.
**Variações podem ocorrer a depender do clearance de creatinina.
***Checar INR (razão normalizada internacional) 1 semana antes do procedimento, caso se mantenha na faixa terapêutica, manter a droga e realizar o procedimento.
****Consultar cardiologista ou especialista prescritor do antiagregante.
AAS = ácido acetilsalicílico; HNF = heparina não fracionada; HBPM = heparina de baixo peso molecular.

Antagonistas do Receptor P2Y12

As tienopiridinas atuam como inibidores da agregação plaquetária através de inibição seletiva e irreversível dos receptores da adenosina difosfato (ADP) do tipo P2Y12 da superfície das plaquetas.[45] As principais drogas desse grupo são clopidogrel (Plavix®), prasugrel (Effient®) e ticagrelor (Brillinta®). As tienopiridinas podem ser utilizadas em monoterapia. Porém, geralmente são usadas em associação com AAS, tendo como principais indicações o tratamento de pacientes com *stents* vasculares, doenças coronarianas e cerebrovasculares.[45,46]

Este grupo de fármacos não precisa ser suspenso em procedimentos endoscópicos de baixo risco. Contudo, em programação de procedimentos de alto risco de sangramento, torna-se necessário suspender em média 5 dias antes do procedimento.[40,44,47] Caso trate-se de paciente de alto risco tromboembólico com necessidade de realização de endoscopia terapêutica, recomenda-se suspensão do bloqueador do receptor P2Y12 plaquetário e substituição por AAS no período que antecede o procedimento[40] (Quadro 6-6).

Para indivíduos tratados com dupla antiagregação plaquetária, combinação habitual de AAS com tienopiridinas, as diretrizes atuais da European *Society of Gastrointestinal Endoscopy*, *American Society of Gastrointestinal Endoscopy* e da *Japan Gastroenterological Endoscopy Society* sugerem a não suspensão do ácido acetilsalicílico durante procedimentos endoscópicos em pacientes com alto risco de trombose, mesmo em casos de procedimentos com alto risco de sangramento. No caso de uso de tienopiridina, aconselham realizar procedimentos endoscópicos de alto risco de sangramento apenas após 5 a 7 dias da interrupção da medicação e, em caso de sangramento ativo, retomar o uso assim que a hemostasia for alcançada (Fig. 6-1).[12,48,49]

Dipiridamol

Dipiridamol (Persantin®) inibe reversivelmente a agregação plaquetária. O mecanismo de ação está relacionado com sua capacidade de inibir a atividade das enzimas adenosina desaminase e fosfodiesterase, aumentando os níveis intracelulares de adenosina, nucleotídeos de adenosina e AMP cíclico.[38] Este fármaco é comumente usado para a prevenção secundária do AVE e ataque isquêmico transitório. Não é aprovado como monoterapia para prevenção de AVE e geralmente é utilizado em associação com AAS.[38] Procedimentos endoscópicos de baixo risco de sangramento podem ser realizados em uso do dipiridamol, porém a segurança em procedimento de alto risco é desconhecida.[38]

Inibidores da Glicoproteína IIb/IIIa

Os inibidores de receptor de glicoproteína IIb/IIIa impedem a agregação plaquetária mediada pelo fibrinogênio, a formação de trombos e o tromboembolismo distal. Esta classe é representada pelos fármacos intravenosos abciximab (ReoPro®), eptifibatide (Integrilin®) e tirofiban (Aggrastat®), sendo utilizados após síndrome coronariana aguda em pacientes submetidos a angioplastia ou intervenções endovasculares. Eptifibatide e tirofiban têm meia-vida de 2 horas e a recuperação da agregação plaquetária ocorre em 4 a 8 horas após término da infusão. Já o abciximab tem meia-vida de 4 horas e a função plaquetária retorna ao normal após 24-48 horas da sua administração.[43] Em casos de hemorragia gastrointestinal grave, durante ou após infusão destas drogas, recomenda-se transfusão de plaquetas antes de realizar intervenções hemostáticas endoscópicas.[38,50]

Antagonistas da Vitamina K

A varfarina é um anticoagulante oral da família das cumarinas, cujo mecanismo de ação consiste na inibição da síntese de fatores de coagulação dependentes da vitamina K, II, VII, IX, X, das proteínas C e S. O grau de diminuição da atividade dos fatores plasmáticos é proporcional à dose de varfarina e a sua atividade é medida através da International Normalized Ratio (INR) (Quadro 6-5). O efeito anticoagulante da varfarina pode manifestar-se dentro de 24 horas, embora o efeito máximo possa ser retardado até 72 a 96 horas, continuando durante 4 ou 5 dias. A varfarina possui uma meia-vida de 2,5 dias, portanto seu efeito pode ser incrementado por sobreposição das doses de manutenção[51] (Quadro 6-5).

Esta medicação é indicada na prevenção e no tratamento do tromboembolismo venoso, da embolia sistêmica, AVE, em pacientes com próteses valvulares metálicas, fibrilação atrial, doença arterial periférica aguda, na presença de trombos intracavitários e outras condições de risco embólico.[43]

Em procedimentos endoscópicos de baixo risco de sangramento, a varfarina pode ser mantida desde que o INR esteja na faixa terapêutica 1 semana antes do procedimento.[40] Em procedimentos de alto risco de sangramento, o manejo dos antagonistas da vitamina K dependerá do risco tromboembólico do paciente. Em pacientes com baixo risco tromboembólico é necessário suspender a varfarina 5 dias antes do procedimento e o INR deve estar em valores inferiores a 1,5 no dia do exame.[40] Já em pacientes com alto risco tromboembólico, a varfarina deve ser suspensa 5 dias antes do procedimento e iniciada a terapia de ponte com heparina[40] (Quadro 6-6).

Sangramento é o evento adverso mais significativo associado ao uso da varfarina e está diretamente relacionado com o alargamento do INR, com risco de sangramento aumentado com valores de INR superiores a cinco.[52] Nestes casos, a reversão do efeito anticoagulante pode ser obtida com a administração de vitamina K, plasma fresco congelado ou concentrados de complexos de protrombina.[52]

Heparinas

A heparina não fracionada (HNF) liga-se à antitrombina III (ATIII) aumentando sua ação. Consequentemente, promove a inativação da trombina e dos fatores IXa, Xa, XIa, XIIa e plasmina, inibindo a conversão de fibrinogênio em fibrina[43,52] (Quadro 6-5).

A HNF é indicada para numerosas condições, incluindo o tratamento e a profilaxia de tromboembolismos venosos, profilaxia de trombo na fibrilação atrial (FA) e tratamento de coagulação intravascular disseminada (CIVD).[52] A HNF pode ser administrada tanto por via subcutânea quanto intravenosa, sendo a eficácia terapêutica quase que imediata pela via intravenosa e o controle feito através do tempo de tromboplastina parcial ativado (TTPa), com alvo de 1,5 a 2 vezes o valor de controle. A HNF tem meia-vida curta e não requer ajuste na insuficiência renal.[52] Em caso de sangramentos significativos, a HNF pode ser revertida com a administração de sulfato de protamina. Recomenda-se suspender 4-6 horas antes dos procedimentos endoscópicos, considerando a meia-vida curta do fármaco[53] (Quadro 6-6).

A heparina de baixo peso molecular (HBPM) liga-se à antitrombina III e tem um impacto proporcional maior sobre o fator Xa em comparação com o fator IIa. A inibição da atividade do fator Xa reduz a produção de trombina e, consequentemente, a conversão de fibrinogênio em fibrina.[52] As HBPM são medicamentos administrados por via subcutânea e incluem dalteparina, enoxaparina e tinzaparina. As HBPM são administradas habitualmente em doses fixas, com base no peso corporal total, não requerendo regulação e monitorização rigorosas.[53] Pacientes em uso de HBPM devem ter tratamento interrompido 24 horas antes de procedimentos endoscópicos de alto risco de sangramento[53] (Quadro 6-6).

Fondaparinux

O fondaparinux inibe indiretamente o fator Xa por meio de ligação seletiva à antitrombina III, inibindo o fator Xa, porém sem efeito sobre o fator IIa.[52] Fondaparinux tem meia-vida de 17 horas e é contraindicado em pacientes com insuficiência renal, pois aumenta o risco de sangramento.[54] O tratamento com fondaparinux deve ser interrompido pelo menos 36 horas antes de procedimentos endoscópicos de alto risco.[55]

Novos Anticoagulantes Orais

Os novos anticoagulantes orais, *NOAC (Non-vitamina K antagonist oral anti coagulants)*, incluem o inibidor direto da trombina, dabigatran (Pradaxa®) e os inibidores diretos do fator Xa, rivaroxabano

(Xarelto®), apixabano (Eliquis®) e edoxaban (Savaysa®) (Quadro 6-5). A resposta farmacodinâmica dos NOAC é rápida, previsível e são utilizados na prevenção de AVE cardioembólico em pacientes com fibrilação atrial não valvular, prevenção e tratamento de tromboembolismo venoso.[37,38,56] Os inibidores diretos do fator Xa têm meia-vida variando entre 8 e 15 horas, com metabolização hepática e renal.[33]

Para minimizar o risco de sangramento diante de procedimentos endoscópicos, estes medicamentos devem ser suspensos 48 horas antes de procedimentos de alto risco.[40] Para procedimentos de baixo risco, recomenda-se suspender a dose do NOAC na manhã do dia do exame.[40] A dabigratana, por exemplo, é metabolizado e excretado principalmente pelos rins, atingindo o efeito máximo 1,25 a 3 horas após a ingestão, com uma meia-vida de 12 a 14 horas. O momento da descontinuação antes do procedimento de alto risco pode variar de 2 a 5 dias conforme o *clearance* de creatinina do doente[37,38] (Quadro 6-6).

Risco Tromboembólico Associado a Descontinuação das Medicações Antitrombóticas

O risco associado à descontinuação das drogas varia de menor ou maior risco tromboembólico, dependendo da indicação do uso. Em pacientes com diagnóstico recente de tromboembolismo venoso, procedimentos endoscópicos eletivos devem ser adiados por pelo menos 3 meses.[44] Se o procedimento for necessário e o tempo de tratamento com anticoagulante for inferior a este intervalo (3 meses), a introdução de terapia de ponte é necessária. No entanto, se o tempo de tratamento com anticoagulante for inferior a 1 mês e a realização do procedimento endoscópico for imprescindível, tem-se de avaliar colocação de filtro de veia cava.[44]

Já em pacientes com *stents* coronários, em uso de dupla antiagregação plaquetária, deve-se adiar os procedimentos endoscópicos eletivos de alto risco em até 12 meses, a partir do momento da colocação do *stent* farmacológico e 1 mês para *stent* metálico.[40] Entre aqueles com uso de antitrombóticos e com indicação de desobstrução de via biliar de urgência, pode-se realizar CPRE com papiloplastia por balão ou colocação de prótese, sem esfincterotomia.[44]

Pacientes em Uso de Anticoagulante Oral

É importante o endoscopista ter conhecimento do perfil de pacientes e das principais condições associadas ao uso dos anticoagulantes, as suas indicações e o risco tromboembólico, para tomar decisões relacionadas com a suspensão da medicação para realização dos procedimentos endoscópicos. O Quadro 6-7 descreve o risco tromboembólico de determinadas patologias.

Dentre as condições que levam ao risco tromboembólico, destaca-se a fibrilação atrial não valvar, cuja indicação de anticoagulação é estabelecida pelo risco de desenvolver AVE, conforme classificação CHA2DS2-VASc.[57] Esta classificação tem escore que varia de 0 a 9 e considera a anticoagulação em pacientes com pontuação superior a dois.[57] Já fibrilação atrial valvar, implica a associação de doença cardíaca valvar grave e risco tromboembólico elevado, cujos fatores de risco são variáveis: em pacientes com prótese valvar cardíaca, dependem do tipo, do número e da localização da prótese, associam-se a comorbidades como insuficiência cardíaca, fibrilação atrial, história de tromboembolismo e trombo intracardíaco.[44] Válvulas de bioprótese são consideradas de baixo risco tromboembólico.[37]

Os pacientes com tromboembolismo venoso (TEV) são tidos como de alto risco tromboembólico quando o início da anticoagulação é inferior a 3 meses, quando há história de TEV recorrente com interrupção da anticoagulação e presença de trombofilia.[44]

Terapia de Ponte

A terapia de ponte é indicada para pacientes com alto risco tromboembólico e que necessitam suspender a varfarina para realização de procedimento endoscópico de alto risco de hemorragia, podendo ser realizada com HNF ou HBPM.[46] Pacientes em uso de NOAC geralmente não necessitam fazer terapia de ponte devido a meia-vida curta e rápida ação dos medicamentos desta classe.[37] A terapia de ponte habitualmente é utilizada para pacientes em uso de varfarina, consiste em suspender a medicação 5 dias antes do procedimento, iniciar heparina 2 dias após suspensão.[58] A última dose de HBPM deve ser 24 horas e HNF venosa 4-6 horas antes do procedimento endoscópico.[46,53] Checar o RNI antes do procedimento e o mesmo deverá estar menor que 1,5 (Quadro 6-6).

Pacientes Recebendo Drogas Antiplaquetárias

Em pacientes com alto risco tromboembólico, a terapia antiplaquetária de longo prazo reduz o risco anual de eventos vasculares graves.[59] O tratamento com dupla antiagregação plaquetária reduziu os eventos cardiovasculares após implante de *stent* coronário.[60]

A interrupção precoce da terapêutica antiplaquetária aumenta acentuadamente o risco de trombose de *stent*, evento adverso grave, que pode provocar infarto do miocárdio e morte.[61] O risco de trombose difere entre os *stents* metálico e farmacológico. A dupla antiagregação é necessária pelo menos 1 mês após colocação de *stent* metálico e 12 meses após colocação de *stent* farmacológico.[44] A interrupção das drogas antes desses períodos resultou em alto risco de trombose.[48]

Quando Retomar o Uso de Antitrombóticos?

Para reintrodução da terapia antitrombótica, é necessário ponderar o risco tromboembólico, o tempo de início da medicação e o risco de sangramento precoce ou tardio do procedimento. Enquanto muitos sangramentos ocorrem dentro de 24 horas pós-procedimento, outros podem ser mais tardios. Alguns procedimentos endoscópicos estão associados à lesão induzida pela corrente de coagulação, que pode resultar em sangramento tardio, entre 7 a 10 dias após o procedimento, como, por exemplo, polipectomia e CPRE com esfincterotomia.[38] Se terapia antitrombótica for restituída após um curto intervalo, o efeito completo do antitrombótico pode coincidir com o evento de sangramento tardio.[44] Em casos de sangramento ou procedimentos endoscópico com risco potencial de sangramento, uma vez assegurada a hemostasia endoscópica adequada e eficaz, os antitrombóticos devem ser reiniciados mais precocemente possível.[40] Em situações em que a hemostasia é incerta, a discussão com o cardiologista ou o neurologista é importante para garantir uma abordagem individualizada para cada paciente.

Em pacientes recebendo terapia de ponte, HNF pode ser reiniciada 2 a 6 horas após procedimento terapêutico.[37] Já a HBPM deve ser reiniciada 24 horas após procedimento de alto risco. A varfarina pode ser retomada, na dose de manutenção, na noite do procedimento, caso tenha sido realizada hemostasia adequada.[37,46]

Quadro 6-7. Avaliação de Condições Clínicas e Risco Tromboembólico em Pacientes que Utilizam Anticoagulantes

Alto risco tromboembólico	Baixo risco tromboembólico
▪ Fibrilação atrial associada a doença cardíaca valvular ▪ Fibrilação atrial não valvular com escore CHA2DS2-VASc ≥ 2 ▪ Válvula mecânica ▪ Válvula mecânica cardíaca e evento tromboembólico prévio ▪ Tromboembolismo venoso período inferior a 3 meses ▪ Trombofilia grave	▪ Fibrilação atrial não valvular com escore CHA2DS2-VASc < 2 ▪ Trombose venosa profunda > 3 meses, sem trombofilia grave ▪ Prótese valvular cardíaca biológica

Para indivíduos que usam dupla antiagregação plaquetária, recomenda-se manter monoterapia com AAS e só reintroduzir a outra classe de antiagregante quando a hemostasia for alcançada.[38] Clopidogrel pode ser reiniciado 24 horas após o procedimento endoscópico; no entanto, deve-se ter cautela com a reintrodução do prasugrel ou ticagrelol devido à rápida ação destas drogas.[44]

Não há dados suficientes para determinar o momento ideal de retomada dos NOAC após procedimentos endoscópicos, sendo este influenciado pelo risco de acidente vascular cerebral ou embolia sistêmica e o risco de sangramento pós-procedimento.[37] Especialistas recomendam reintrodução de dabigatran, rivaroxaban, ou apixaban 24 a 48 horas após realização de procedimento endoscópico de alto risco de hemorragia.[44]

Estão sintetizadas no Quadro 6-6 as principais recomendações relacionadas com o uso de antiagregantes plaquetários e anticoagulantes conforme procedimentos endoscópicos de alto e baixo riscos de sangramento.

Conduta nos Pacientes com Hemorragia Digestiva e Uso de Antitrombóticos

Em pacientes recebendo anticoagulantes e/ou agentes antiplaquetários, hemorragia digestiva aguda é uma situação de alto risco. A decisão sobre reverter a anticoagulação e o tempo da suspensão deve ser individualizada levando-se em consideração o risco de tromboembolismo e o risco de continuidade do sangramento. A conduta mais apropriada na hemorragia digestiva aguda é a intervenção endoscópica terapêutica precoce, obtendo-se a devida hemostasia.[40]

Antiplaquetários

A ESGE recomenda que o AAS como prevenção primária deve ser suspenso permanentemente no contexto de hemorragia. Já na profilaxia secundária, a aspirina não deve ser suspensa em todos os casos. Caso seja interrompida, deve ser reintroduzida assim que a hemostasia for alcançada.[40]

Pacientes com *stents* coronarianos que fazem uso de dupla antiantiagregação devem ser manejados por um cardiologista. Se a hemorragia for grave, recomenda-se manter aspirina e suspender o antagonista do receptor P2Y12.[47] A terapia com o antagonista do receptor P2Y12 deve ser reiniciada dentro de 5 dias.[40,52]

Anticoagulantes

Os antagonistas da vitamina K podem aumentar o risco de hemorragia gastrointestinal em três vezes, provavelmente por desencadear sangramento de lesões preexistentes no trato gastrointestinal.[52] Os anticoagulantes orais diretos demonstram estar associados a um risco semelhante de hemorragia digestiva; no entanto, dabigatrana e rivaroxabana têm um risco aumentado em relação à varfarina e outros DOACs.

A ESGE recomenda suspender o anticoagulante e corrigir a coagulopatia de acordo com a gravidade da hemorragia e o risco trombótico do paciente em conjunto com um cardiologista e hematologista.[40]

Em pacientes com instabilidade hemodinâmica e que fazem uso de anticoagulante cumarínico, deve fazer administração de vitamina K e concentrado de complexo de protrombina de quatro fatores ou plasma fresco congelado.[40] A hemostasia endoscópica é considerada segura com RNI ≤ 2,5.

Em pacientes com instabilidade hemodinâmica e fizeram uso de DOAC nas últimas 24 horas, considerar uso de agentes de reversão: idarucizumabe para dabigatrana e andexanet em pacientes tratados com antifator Xa.[40,52]

Em paciente com baixo risco trombótico, sugere reiniciar anticoagulação 7 dias após interrupção. Nos pacientes com alto risco trombótico, recomenda-se anticoagulação com ponte de heparina em 3 dias, se possível.[40]

CONSIDERAÇÕES FINAIS

É uma árdua tarefa a formulação de recomendações que contemplem todos os cenários clínicos possíveis os quais o endoscopista possa experimentar. O risco de sangramento associado aos procedimentos endoscópicos, nos diversos quadros clínicos envolvendo risco tromboembólico, deve ser avaliado caso a caso. As estratégias de condução nestas situações devem estar baseadas, idealmente, em decisões conjuntas entre o endoscopista, que realiza o procedimento, o médico assistente responsável pela prescrição das drogas e o próprio paciente deve ser envolvido neste processo de decisão.

O cuidado neste capítulo de oferecer informações das *guidelines* e publicações atuais das principais sociedades de endoscopia vincula-se com a convicção de que o tema está distante de um consenso, pela falta de evidências científicas que respaldem algumas recomendações, e em função da heterogeneidade encontrada entre os países.

Nesta trajetória, deve-se buscar a ação conjunta multidisciplinar das sociedades afins, como endoscopia digestiva, gastroenterologia, cardiologia e hematologia, com o objetivo de juntos construirmos o conhecimento mais consistente na condução dos nossos pacientes.

REFERÊNCIAS BIBLIOGRÁFICAS

1. Gualandro DM, Yu PC, Calderaro D et al. II Diretriz de Avaliação Perioperatória da Sociedade Brasileira de Cardiologia. Arq Bras Cardiol 2011;96:1-68.
2. Khashab MA, Chithadi KV, Acosta RD et al. Antibiotic prophylaxis for GI endoscopy. Gastrointest Endosc 2015;81:81-9.
3. Wilson W, Taubert KA, Gewitz M et al. Prevention of infective endocarditis: Guidelines from the American Heart Association. Circulation 2007;116:1736-54.
4. Zhang QS, Han B, Xu JH et al. Antimicrobial prophylaxis in patients with colorectal lesions undergoing endoscopic resection. World J Gastroenterol 2015 Apr 21;21(15):4715-21.
5. Maselli R, Oliva A, Badalamenti M et al. Single-dose versus short-course prophylactic antibiotics for peroral endoscopic myotomy: a randomized controlled trial. Gastrointest Endosc 2021 Nov;94(5):922-929.
6. Nelson DB. Infectious disease complications of GI endoscopy: Part I, endogenous infections. Gastrointest Endosc 2003;57:546-56.
7. Rerknimitr R, Chanyaswad J, Kongkam P et al. Risk of bacteremia in bleeding and nonbleeding gastric varices after endoscopic injection of cyanoacrylate. Endoscopy 2008;40:644-9.
8. Ha Hwang J, Shergill AK, Acosta RD et al. The role of endoscopy in the management of variceal hemorrhage. Gastrointest Endosc 2014;80: 221-7.
9. Cotton PB, Connor P, Rawls E et al. Infection after ERCP, and antibiotic prophylaxis: a sequential quality-improvement approach over 11 years. Gastrointest Endosc 2008;67:471-5.
10. Saxena P, Singh VK, Lennon AM et al. Endoscopic management of acute cholecystitis after metal stent placement in patients with malignant biliary obstruction: a case series. Gastrointest Endosc 2013;78:175-8.
11. Almadi MA, Barkun AN, Martel M. No benefit of covered vs uncovered self-expandable metal stents in patients with malignant distal biliary obstruction: a meta-analysis. Clin Gastroenterol Hepatol 2013;11:27-37.e1.
12. ASGE Standards of Practice Committee; Khashab MA, Chithadi KV et al. Antibiotic prophylaxis for GI endoscopy. Gastrointest Endosc 2015;81(1):81-9.
13. Lipp A, Lusardi G. Systemic antimicrobial prophylaxis for percutaneous endoscopic gastrostomy. Cochrane Database Syst Rev 2013 Nov 14;2013(11):CD005571.
14. Lee LS, Saltzman JR, Bounds BC et al. EUS-guided fine needle aspiration of pancreatic cysts: a retrospective analysis of complications and their predictors. Clin Gastroenterol Hepatol 2005;3:231-6.
15. Annema JT, Veseliç M, Versteegh MI et al. Mediastinitis caused by EUS-FNA of a bronchogenic cyst. Endoscopy 2003;35:791-3.
16. Khashab MA, DeWitt J, Khashab MA et al. EUS-guided biliary drainage: Is it ready for prime time? Yes! Gastrointest Endosc 2013;78:102-5.
17. Khashab MA, Fujii LL, Baron TH et al. EUS-guided biliary drainage for patients with malignant biliary obstruction with an indwelling duodenal stent (with videos). Gastrointest Endosc 2012;76:209-13.

18. Chun YJ, Yoon NR, Park JM et al. Prospective Assessment of Risk of Bacteremia Following Colorectal Stent Placement. Dig Dis Sci 2012;57:1045-9.
19. Goldman GD, Miller SA, Furman DS et al. Does bacteremia occur during flexible sigmoidoscopy? Am J Gastroenterol 1985;80:621-3.
20. Barawi M, Gottlieb K, Cunha B et al. A prospective evaluation of the incidence of bacteremia associated with EUS-guided fine-needle aspiration. Gastrointest Endosc 2001;53:189-92.
21. Janssen J, König K, Knop-Hammad V et al. Frequency of bacteremia after linear EUS of the upper GI tract with and without FNA. Gastrointest Endosc 2004;59:339-44.
22. Early D, Acosta R, Chandrasekhara V et al. Adverse events associated with EUS and EUS with FNA. YMGE 2013;77:839-43.
23. Levy MJ, Norton ID, Clain JE et al. Prospective Study of Bacteremia and Complications With EUS FNA of Rectal and Perirectal Lesions. Clin Gastroenterol Hepatol 2007;5:684-9.
24. Itaba S, Iboshi Y, Nakamura K et al. Low-frequency of bacteremia after endoscopic submucosal dissection of the stomach. Dig Endosc 2011;23:69-72.
25. Kato M, Kaise M, Obata T et al. Bacteremia and endotoxemia after endoscopic submucosal dissection for gastric neoplasia: pilot study. Gastric Cancer 2012;15:15-20.
26. Min BH, Chang DK, Kim DU et al. Low frequency of bacteremia after an endoscopic resection for large colorectal tumors in spite of extensive submucosal exposure. Gastrointest Endosc 2008;68:105-10.
27. de Franchis R, Bosch J, Garcia-Tsao G et al. Baveno VII - Renewing consensus in portal hypertension. J Hepatol 2022 Apr;76(4):959-974.
28. Piraino B, Bernardini J, Brown E et al. ISPD position statement on reducing the risks of peritoneal dialysis-related infections. Perit Dial Int 2011;31:614-30.
29. Garcia-Tsao G, Sanyal AJ, Grace ND et al. Prevention and management of gastroesophageal varices and variceal hemorrhage in cirrhosis. Hepatology 2007;46:922-38.
30. Chavez-Tapia NC, Barrientos-Gutierrez T, Tellez-Avila F et al. Meta-analysis: antibiotic prophylaxis for cirrhotic patients with upper gastrointestinal bleeding - an updated Cochrane review. Aliment Pharmacol Ther 2011;34:509-18.
31. Poortvliet W, Selten HPM, Raasveld MHM et al. CAPD peritonitis after colonoscopy: follow the guidelines. Neth J Med 2010;68:377-8.
32. Yip T, Tse KC, Lam MF et al. Risks and outcomes of peritonitis after flexible colonoscopy in CAPD patients. Perit Dial Int 2007 Sep-Oct;27(5):560-4.
33. Bianco JA, Pepe MS, Higano C et al. Prevalence of clinically relevant bacteremia after upper gastrointestinal endoscopy in bone marrow transplant recipients. Am J Med 1990;89:134-6.
34. Baddour LM, Epstein AE, Erickson CC et al. A summary of the update on cardiovascular implantable electronic device infections and their management: a scientific statement from the American Heart Association. J Am Dent Assoc 2011;142:159-65.
35. Zimmerli W, Trampuz A, Ochsner PE. Prosthetic-Joint Infections. N Engl J Med 2004;351:1645-54.
36. Coelho-Prabhu N, Oxentenko AS, Osmon DR et al. Increased risk of prosthetic joint infection associated with esophago-gastro-duodenoscopy with biopsy. Acta Orthop 2013;84:82-6.
37. Abraham NS. Management of Antiplatelet Agents and Anticoagulants in Patients with Gastrointestinal Bleeding. Gastrointest Endosc Clin N Am 2015; 25: 449-62.
38. Cappell MS, Abdullah M. Management of gastrointestinal bleeding induced by gastrointestinal endoscopy. Gastroenterol Clin North Am 2000;29:125-67,vi-vii.
39. Veitch AM, Vanbiervliet G, Gershlick AH et al. Endoscopy in patients on antiplatelet or anticoagulant therapy, including direct oral anticoagulants: British Society of Gastroenterology (BSG) and European Society of Gastrointestinal Endoscopy (ESGE) guidelines. Endoscopy 2021;53:374-89.
40. Serrano Jr CV, Soeiro AM, Leal TC et al. Posicionamento sobre Antiagregantes Plaquetários e Anticoagulantes em Cardiologia – 2019. Arq Bras Cardiol 2019;113(1):111-134.
41. Lorga Filho AM, Azmus AD, Soeiro AM et al. [Brazilian guidelines on platelet antiaggregants and anticoagulants in cardiology]. Arq Bras Cardiol 2013;101:1-95.
42. Qumseya BJ, Wolfsen C, Wang Y et al. Factors associated with increased bleeding post-endoscopic mucosal resection. J Dig Dis 2013;14:140-6.
43. Baron TH, Kamath PS, McBane RD. Management of antithrombotic therapy in patients undergoing invasive procedures. N Engl J Med 2013;368:2113-24.
44. Tsuji Y, Ohata K, Ito T et al. Risk factors for bleeding after endoscopic submucosal dissection for gastric lesions. World J Gastroenterol 2010;16:2913-7.
45. Eisenberg MJ, Richard PR, Libersan D et al. Safety of short-term discontinuation of antiplatelet therapy in patients with drug-eluting stents. Circulation 2009;119:1634-42.
46. Grines CL, Bonow RO, Casey DE et al. Prevention of Premature Discontinuation of Dual Antiplatelet Therapy in Patients With Coronary Artery Stents. Circulation 2007;(6)115:813-818. Acesso em 28 Março 2017. Disponível em: http://circ.ahajournals.org/content/115/6/813.long
47. Yusuf S, Zhao F, Mehta SR et al. Effects of clopidogrel in addition to aspirin in patients with acute coronary syndromes without ST-segment elevation. N Engl J Med 2001;345:494-502.
48. Yoshio T, Nishida T, Hayashi Y et al. Clinical problems with antithrombotic therapy for endoscopic submucosal dissection for gastric neoplasms. World J Gastrointest Endosc 2016;8:756-62.
49. Harter K, Levine M, Henderson SO. Anticoagulation drug therapy: a review. West J Emerg Med 2015;16:11-7.
50. Douketis JD, Spyropoulos AC, Spencer FA et al. Perioperative management of antithrombotic therapy: Antithrombotic Therapy and Prevention of Thrombosis, 9th ed: American College of Chest Physicians Evidence-Based Clinical Practice Guidelines. Chest 2012;141:e326S-50S.
51. Sengupta N, Feuerstein JD, Jairath V et al. Management of Patients With Acute Lower Gastrointestinal Bleeding: An Updated ACG Guideline. Am J Gastroenterol 2023;118(2):208-231.
52. Landenhed M, Johansson M, Erlinge D et al. Fondaparinux or enoxaparin: a comparative study of postoperative bleeding in coronary artery bypass grafting surgery. Scand Cardiovasc J 2010;44:100-6.
53. Camm AJ, Lip GYH, de Caterina R et al. 2012 focused update of the ESC Guidelines for the management of atrial fibrillation: an update of the 2010 ESC Guidelines for the management of atrial fibrillation. Developed with the special contribution of the European Heart Rhythm Association. Eur Heart J 2012;33:2719-47.
54. Keeling D, Baglin T, Tait C et al. Guidelines on oral anticoagulation with warfarin. 4th ed. Br J Haematol 2011;154:311-24.
55. Kubo T, Yamashita K, Onodera K et al. Heparin bridge therapy and post-polypectomy bleeding. World J Gastroenterol 2016;22:10009-14.
56. Desai J, Granger CB, Weitz JI et al. Novel oral anticoagulants in gastroenterology practice. Gastrointest Endosc 2013;78:227-39.
57. Antithrombotic Trialists' Collaboration. Collaborative meta-analysis of randomised trials of antiplatelet therapy for prevention of death, myocardial infarction, and stroke in high risk patients. BMJ 2002;324:71-86.
58. Nagata N, Yasunaga H, Matsui H et al. Therapeutic endoscopy-related GI bleeding and thromboembolic events in patients using warfarin or direct oral anticoagulants: results from a large nationwide database analysis. Gut 2018 Oct;67(10):1805-1812.
59. Gnanapandithan K, Muniraj T. Management of Antithrombotics Around Gastrointestinal Procedures. [Updated 2023 Mar 13]. In: StatPearls [Internet]. Treasure Island (FL): StatPearls Publishing; 2023 Jan-. Disponível em: https://www.ncbi.nlm.nih.gov/books/NBK553210/
60. Chan FKL, Goh KL, Reddy N et al. Management of patients on antithrombotic agents undergoing emergency and elective endoscopy: joint Asian Pacific Association of Gastroenterology (APAGE) and Asian Pacific Society for Digestive Endoscopy (APSDE) practice guidelines. Gut 2018 Mar;67(3):405-417.
61. ASGE Standards of Practice Committee; Acosta RD, Abraham NS et al. Management of antithrombotic agents for patients undergoing GI endoscopy. American Society for Gastrointestinal Endoscopy (ASGE). Gastrointest Endosc 2016 Jan;83(1):3-16.

7 Enfermagem em Endoscopia

Aldenir Fresca ▪ Gisele de Oliveira Orsi ▪ Wagner Colaiacovo

HISTÓRIA DA ENFERMAGEM NO BRASIL

A formação profissional do enfermeiro passou por modificações com o passar do tempo, mas sempre fundamentada na dimensão gerencial e assistencial, estando a sua formação interligada às necessidades dominantes de cada momento, alterando as formas de gerenciar e cuidar, de modo que estejam alinhadas com as demandas das transformações sociais.[1]

Algumas fontes consideram ter ocorrido a institucionalização do ensino de enfermagem no Brasil em 1890, com a criação da Escola Alfredo Pinto, junto ao Hospital Nacional dos Alienados, devido à necessidade existente de capacitar profissionais para cuidar de pacientes psiquiátricos. Com a necessidade de preparar cuidadores para atuar nas Instituições foram contratadas enfermeiras da Escola de Salpêtrière, da França. Porém, com a falta de reconhecimento, a Escola Anna Nery ficou com esse título em 1923, seguindo princípios científicos do modelo de Florence Nightingale.[1,2]

Outro marco histórico de sucesso na Enfermagem brasileira foi em 1931, com a publicação do Decreto nº 20.109, que regulamentava o exercício profissional da enfermagem no Brasil e a Escola Anna Nery foi instituída como escola-padrão oficial de ensino de enfermagem.[1,2]

DE GABRIELLE SCHINDLER À ENFERMAGEM BASEADA EM EVIDÊNCIAS

A atuação da enfermagem em endoscopia teve início no ano de 1940, em Chicago, nos Estados Unidos, com Gabrielle Schindler auxiliando seu marido em procedimentos gastrointestinais.[3]

Anos depois, em 1969, Marna L. Schirmer, enfermeira do Hospital Mount Sinai, assistindo às reuniões nacionais da American Society for Gastrointestinal Endoscopy (ASGE), em 1970 e 1971, observou que havia um grupo de jovens mulheres enfermeiras presentes, identificadas com crachás de "não membros em treinamento". Em 1972, escreveu para cada uma delas, perguntando se tinham interesse em trocar ideias e conhecimentos relacionados com a assistência de enfermagem em endoscopia, formando um grupo com mais de 300 integrantes. Em 1973, esse grupo realizou um encontro em São Francisco e passou a se chamar Society of Gastrointestinal Assistants (SGA).[4]

A SGA tinha como objetivos coletar informações, estabelecer diretrizes profissionais e expandir o ensino especializado, e para isso reuniam-se anualmente. Em 1986 realizou-se o primeiro exame para a obtenção do título de especialista e emissão dos certificados de enfermeiros e associados especialistas em gastroenterologia (GI).[4,5]

Outras especialidades passaram a compor a SGA, levando à renomeação da sociedade para Society of Gastroenterology Nurses and Associates, em 1989.[4]

Em Oslo/Noruega (1994), durante a primeira Conferência Europeia de Enfermeiros de Endoscopia, um pequeno grupo de enfermeiros reuniu-se para discutir a possibilidade de formar um grupo europeu dessa especialidade. Contando com o encorajamento e o apoio financeiro da European Society of Gastrointestinal Endoscopy (ESGE), criou-se um grupo de trabalho com representantes dos seguintes países: Áustria, Bélgica, França, Alemanha, Grã-Bretanha, Luxemburgo, Holanda, Noruega, Espanha e Suécia. Na Conferência Europeia em Berlim/Alemanha (1995), oficializou-se a European Society of Gastroenterology and Endoscopy Nurses and Associate.[6]

Das conquistas que fundamentam as práticas assistenciais e tornam-se referências para a atuação dos enfermeiros, destacam-se:

- A elaboração de padrões e diretrizes para a prática da enfermagem em gastroenterologia.

A implantação de padrões, diretrizes, processos e protocolos assistenciais permitem:

- Comparar dados entre populações clínicas, configurações, áreas geográficas e tempo.
- Acessar cuidados mínimos comparáveis e recursos local, regional e nacional.
- Melhorar documentação dos cuidados prestados.
- Identificar tendências relacionadas com os problemas do cliente e cuidados prestados.
- Melhorar dados para avaliações de garantia de qualidade.
- Estimular o desenvolvimento e o aperfeiçoamento.
- Comparar a investigação sobre cuidados, incluindo o diagnóstico de enfermagem, intervenções, resolução dos problemas dos clientes e, se necessário, encaminhamento para a clínica médica.
- Contribuir para o avanço da enfermagem como uma disciplina baseada na investigação.
- Descrever cuidados realizados em pacientes e familiares em diversos cenários, tanto institucionais quanto não institucionais.
- Demonstrar tendências de projeto em relação aos cuidados de enfermagem.

São exemplos de padrões e diretrizes elaborados por sociedades de enfermagem em endoscopia GI:

- Diretrizes para uso de desinfetantes e esterilizantes de alto nível no ambiente de gastroenterologia (2017).
- Diretriz sobre reprocessamento de endoscópios gastrointestinais flexíveis (2016).
- Padrões de prevenção de infecção em reprocessamento de endoscópios gastrointestinais flexíveis (2016).
- Padrão de prevenção de infecção no ambiente de gastroenterologia (2015).
- Sensibilidade ao látex e reações alérgicas no cenário de gastroenterologia (2014).
- Normas e práticas de enfermagem clínica e declarações de delineamento de funções (2014).

ENDOSCOPIA SEGURA

A Organização Mundial da Saúde (OMS) estabeleceu um programa para garantir a segurança em cirurgias que consiste na verificação de itens essenciais ao processo cirúrgico. O objetivo é garantir que o procedimento seja realizado conforme o planejado.[7]

Com base nesse conceito, serviços de endoscopia têm implantado protocolos bem definidos que contam com o envolvimento de toda a equipe multiprofissional, realizando a lista de verificações em segurança, contemplando um conjunto de ações realizadas nas diversas fases do procedimento endoscópico, desde o agendamento até o período pós-exame.

Essas ações incluem:

- Identificação correta do paciente.
- Confirmação do procedimento a ser realizado.
- Posicionamento correto do paciente.
- Disponibilidade de equipamentos e materiais necessários.
- Encaminhamento de material para exame anatomopatológico.

ENFERMAGEM BASEADA EM EVIDÊNCIAS

Dentre os grandes avanços profissionais, em especial, merece destaque, para a área de enfermagem em endoscopia, o trabalho iniciado pela SGNA em 2000, por meio da compilação de um conjunto mínimo de dados (MDS), visando à identificação dos elementos essenciais necessários à documentação da prestação de cuidados ao paciente, facilitando a comunicação entre as equipes, qualidade na assistência ao paciente, educação e pesquisa.[4]

O SGNA MDS foi desenvolvido, como utilidade pública, para facilitar a qualidade dos resultados, melhorar a educação, a pesquisa e a prática clínica de enfermagem GI. Outros sistemas utilizados na prática da enfermagem são: Associação Norte-Americana de Diagnóstico de Enfermagem (NANDA), Diagnósticos, Classificações de Intervenções de Enfermagem (NIC), Classificações de Resultados de Enfermagem (NOC), Classificação Internacional para a Prática de Enfermagem (CIPE).[4,8]

Porém, foram criadas por equipes de enfermagem que coordenam os serviços de endoscopia no país estratégias para melhorar a satisfação do paciente dos serviços prestados a eles.

Ao longo dos anos, houve uma mudança de paradigma no foco dos cuidados de saúde. Os pacientes não apenas buscam atendimento excelente, mas também exigem envolvimento e informações diretas para estabelecer as direções. Como parceiros nos cuidados de saúde, os pacientes estão em melhor posição para avaliar a prestação de serviços e as relações interpessoais.[9]

Questionários/pesquisas foram propostos para medir a satisfação do paciente e as experiências endoscópicas, sendo um indicador de qualidade da endoscopia gastrintestinal.[10]

Material escrito impresso, em linguagem amigável, explicando os procedimentos, possíveis eventos adversos e vários diagnósticos devem estar disponíveis em vários idiomas com o intuito de reduzir o medo e a ansiedade.

Segundo o conselho de enfermagem COREN, a assistência de enfermagem sem suporte teórico e padronização adequados favorece o exercício profissional imperito, negligente ou imprudente, podendo ocasionar danos a clientes, problemas legais e éticos aos profissionais e descrédito da classe pela sociedade.[11]

A construção de protocolos assistenciais em enfermagem deve atender aos princípios legais e éticos da profissão, aos preceitos da prática baseada em evidências e às normas e regulamentos da instituição na qual serão utilizados. Vantagens têm sido apontadas para o uso de protocolos de assistência, tais como: maior segurança aos usuários e profissionais, redução da variabilidade de ações de cuidado, melhora na qualificação dos profissionais para a tomada de decisão assistencial, facilidade para a incorporação de novas tecnologias, inovação do cuidado, uso mais racional dos recursos disponíveis e maior transparência e controle dos custos. Ainda como vantagens, protocolos facilitam o desenvolvimento de indicadores de processo e de resultados, a disseminação de conhecimento, a comunicação profissional e a coordenação do cuidado.[12]

Melhorar o caminho da qualidade começa naturalmente, com foco e esforço para definir o aspecto do cuidado, que é impulsionado por um desejo comum de promover as melhores práticas ao cuidar dos pacientes com profissionalismo e cuidado equitativo.[13]

O foco na eficácia da assistência prestada aos pacientes significa padronizar as atividades para garantir equidade e segurança no atendimento aos pacientes bem como a sua privacidade.

Acolher o cliente baseando-se nos pontos que permitem decidir sobre a gravidade do quadro referido e sobre a necessidade de atenção imediata ou não, vão determinar prioridades para atendimento médico conforme a gravidade, quem deve ser atendido antes e quem pode aguardar atendimento com segurança.

Diferenciar as urgências das emergências no atendimento seguindo protocolos estabelecidos dará segurança para equipe médica, de enfermagem e aos pacientes.

A equipe de enfermagem deve trabalhar com medidas que possam vir a aliviar a ansiedade e o estresse do paciente em todas as fases: na recepção, no acolhimento, na preparação, na realização do exame e pós.

ENFERMAGEM EM ENDOSCOPIA NO BRASIL

Em decorrência da dimensão territorial do país, existiam grupos de enfermeiras em endoscopia mobilizando-se para a organização de uma sociedade, sendo um em Salvador/BA e outro em Porto Alegre/RS. Em 1988, esses grupos uniram-se na realização do I Congresso Brasileiro de Enfermagem em Endoscopia na cidade de Foz do Iguaçu/PR, contando com a participação de 100 enfermeiros, que fundaram a Sociedade Brasileira de Enfermagem em Endoscopia Gastrointestinal (SOBEEG), elegendo como primeira presidente Ieda Maria Nery de Jesus, de Salvador/BA, tendo como missão o desenvolvimento técnico-científico e a divulgação das melhores práticas para sua atuação.[14]

Outras associações foram criadas posteriormente, como também foi constituído um núcleo de enfermagem em endoscopia vinculado à Sociedade Brasileira de Endoscopia Digestiva (SOBED) em 2016, coordenado pela enfermeira Ms. Aldenir Fresca até dezembro de 2022.

Dentre as inúmeras ações realizadas pela SOBEEG destaca-se o lançamento do Manual de Limpeza e Desinfecção dos Aparelhos Endoscópicos, com a anuência da Agência Nacional de Vigilância Sanitária (ANVISA), sendo referência para todo o país e vigorando até a publicação da Resolução dos órgãos Colegiados – RDC nº 6 de 1º de março de 2013, dispondo sobre os requisitos de boas práticas de funcionamento para os serviços de endoscopia com via de acesso ao organismo por orifícios exclusivamente naturais.[15]

Seguindo padrões internacionais, sobre o estabelecimento de diretrizes profissionais, o Conselho Federal de Enfermagem (COFEN) normatizou por meio da Resolução nº 358/2009, dispôs sobre a sistematização da assistência de enfermagem e a implantação do processo de enfermagem em ambientes públicos ou privados.[16]

Em 2014, o Instituto Sírio-Libanês de Ensino e Pesquisa (IEP/HSL) foi o pioneiro na implantação da pós-graduação *lato sensu* em enfermagem em endoscopia digestiva, seguido por outras instituições de renome.

Considerando as conquistas alcançadas nas áreas de assistência, gestão, ensino e pesquisa, a enfermagem em endoscopia, por tratar-se de uma especialidade recente, conta com a perseverança, a ousadia, o conhecimento científico, o embasamento legal e, principalmente, o idealismo de seus profissionais.

O núcleo de enfermagem conta com a experiência de profissionais enfermeiros *experts* que contribuem com as melhores práticas assistenciais e de gestão, preparando profissionais, de forma atuante e atualizada, informatizada, treinada, participativa, profissionalizada, dedicada, humanizada e "comprometida com a saúde, segurança e bem-estar dos pacientes, em parceria e apoio da SOBED, que é uma entidade nacional que representa atualmente todos profissionais médicos da área de endoscopia perante a sociedade e outras entidades nacionais e internacionais.

A SOBED e seu núcleo de enfermagem promovem o desenvolvimento do ensino, da pesquisa e da prática em endoscopia digestiva. A entidade também promove eventos regionais, nacionais e internacionais que fomentam a atualização profissional e acentuam o convívio científico, cultural e social entre os especialistas.

REFERÊNCIAS BIBLIOGRÁFICAS

1. Duarte APRS, Vasconcelos MVL, Silva SEV. A trajetória curricular da graduação em enfermagem no Brasil. REID 2009;1(7):63-49.
2. Pava AM, Neves EB. A arte de ensinar enfermagem: uma história de sucesso. Rev Bras Enferm 2011;64(1):145-51.
3. Modlin IR. A brief history of endoscopy. Milan, Italy: Ed Multi Med Milano; 2000. p. 77.
4. SGNA – Society of Gastroenterology Nurses and Associate. History foundation of the society of gastroenterology nurses and associate. [Acesso em 3 fev. 2017]. Disponível em: https://www.sgna.org/About-Us/Mission-Statement
5. Mathias JJS, Zagonel IPS, Lacerda MR. Processo clinical caritas: novos rumos para o cuidado de enfermagem transpessoal. Acta Paul Enferm 2006 maio/jun;19(3):332-7.
6. ESGENA – European Society of Gastroenterology and Endoscopy Nurses and Associates. History foundation of ESGENA. [Acesso em 11 fev. 2017]. Disponível em: http://www.esgena.org/history.html
7. Organização Mundial da Saúde. Segundo desafio global para a segurança do paciente: Cirurgias seguras salvam vidas (orientações para cirurgia segura da OMS)/Organização Mundial da Saúde; tradução de Marcela Sánchez Nilo e Irma Angélica Durán – Rio de Janeiro: Organização Pan-Americana da Saúde; Ministério da Saúde; Agência Nacional de Vigilância Sanitária, 2009.
8. Bean KB. Development of the society of gastroenterology nurses and associates minimum data set an evidence-based resource. 2005;28(1):56-8. [Acesso em 29 jan. 2017]. Disponível em: https://www.sgna.org/Portals/0/Education/PDF/Minimum-Data-set/DevofSGNAMDS_Baker.pdf
9. Brown S, Bevan R, Rubin G et al. Patient-derived measures of GI endoscopy: a meta-narrative review of the literature. Gastrointest Endosc 2015;81(5):1130-40.e1-9.
10. Johanson JF, Schmitt CM, Deas TM Jr et al. Quality and outcomes assessment in Gastrointestinal Endoscopy. Gastrointest Endosc 2000 Dec;52(6 Pt 1):827-830.
11. Garcia RA. Guia de boas práticas de enfermagem na atenção básica: norteando a gestão e a assistência. São Paulo: COREN-SP, 2017.
12. Fresca A, Moraes C, Lourenço LH. Enfermagem em endoscopia: da teoria à prática. Rio de Janeiro: Thieme Revinter Publicações, 2020.
13. American Society for Gastrointestinal Endoscopy, American College of Gastroenterology. Quality Indicators for GI Endoscopic Procedures. Gastrointestinal Endoscopy 2015;81(1):3-16.
14. Miller S, Lagemann RC. Enfermagem em endoscopia digestiva. Rio de Janeiro: MEDSI Editora Médica e Científica Ltda.; 2002.
15. ANVISA – Agência Nacional de Vigilância Sanitária. Resolução nº 6, de 1º de março de 2013. Requisitos de boas práticas de funcionamento para os serviços de endoscopia com via de acesso ao organismo por orifícios exclusivamente naturais. Diário Oficial da União, 4 de março de 2013; Seção 1. [Acesso em 29 mar. 2017]. Disponível em: http://sintse.tse.jus.br/documentos/2013/Mar/4/resolucao-no-6-de-1o-de-marco-de-2013-dispoe-sobre
16. COFEN – Conselho Federal de Enfermagem. Resolução COFEN nº 358 de 2009. Disponível em http://www.cofen.gov.br/resoluo-cofen-3582009_4384.html

8 Acessórios Endoscópicos

Flávio Hiroshi Ananias Morita ■ Dalton Marques Chaves

INTRODUÇÃO

A evolução da endoscopia no trato gastrointestinal tem possibilitado tratamentos cada vez menos invasivos das doenças do aparelho digestivo. Essa evolução depende em grande parte do desenvolvimento de acessórios adaptados ao endoscópio permitindo ou facilitando os procedimentos.

BIÓPSIA, RESSECÇÃO E DISSECÇÃO

Pinças de Biópsias

As pinças de biópsias são utilizadas para a obtenção de fragmentos de tecidos com fins diagnósticos, podendo ser terapêuticos para pequenas lesões. São comercializadas pinças para uso único e reutilizáveis. Existem dois principais tipos: as convencionais e as que permitem a passagem de corrente elétrica, também conhecidas como *hot biopsy*.[1]

As pinças convencionais (Fig. 8-1), sem corrente elétrica, correspondem a duas conchas que abrem e fecham apreendendo o tecido entre elas. Os bordos das conchas podem ser lisos ou terem pequenos "dentes", para melhor apreensão do tecido. E entre as conchas pode existir uma agulha para melhor estabilização do tecido durante sua apreensão. Abertas, a maior distância entre as suas pás é de aproximadamente 7 mm, a depender do modelo. As ressecções, de pequenas lesões em monobloco ou em múltiplos fragmentos, são muito seguras quando consideradas as taxas de sangramento e/ou perfuração. Porém, além de dificultarem a avaliação anatomopatológica das margens, elas apresentam uma maior taxa de neoplasia residual quando comparadas com as pinças de *hot biopsy* ou as alças, não sendo mais recomendadas mesmo para a ressecção de pequenos pólipos no cólon e no reto.[2]

As pinças com corrente elétrica (Fig. 8-2), conhecidas como *hot biopsy*, são utilizadas quando se deseja maior hemostasia e/ou a cauterização do tecido ao redor. Estas são divididas em monopolar e bipolar. Na pinça monopolar a corrente entra no tecido pelas duas conchas e retorna pela placa após passar pelo paciente. Nesta há maior propagação da energia para o tecido adjacente e sua correta utilização consiste em apreensão, seguida da elevação da lesão, fazendo uma tenda de mucosa, com intuito de evitar perfuração do órgão. Já na pinça bipolar, a corrente entra por uma das conchas e sai pela outra, concentrando a energia no tecido apreendido, diminuindo assim o risco de lesão de toda a espessura da parede.

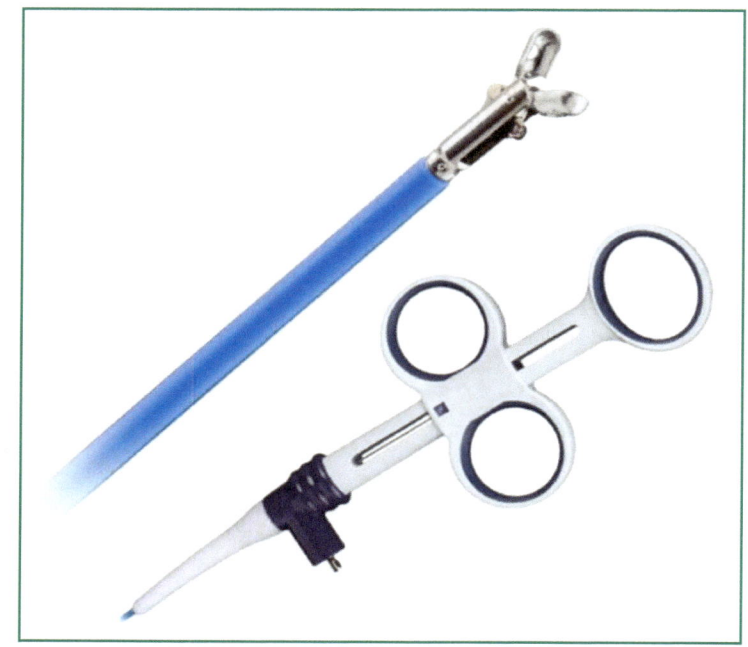

Fig. 8-2. Pinça de *hot biopsy*.

Alças de Polipectomias

As alças de polipectomias (Fig. 8-3) correspondem a um fio metálico, em formato de alça, que avança e retrai em um cateter plástico.[1] São utilizadas para circundar, apreender e seccionar o tecido desejado. Essa secção pode ser realizada com ou sem a passagem da corrente monopolar. Recomenda-se utilizar a secção a frio em lesões sésseis menores, onde o risco de sangramento é baixo, para diminuir o risco de perfuração.

As alças podem ser monofilamentares ou multifilamentares, sendo as monofilamentares menos flexíveis e as multifilamentares com flexibilidade variável. Existem disponíveis diversos tamanhos (1 a 5 cm) e formatos, podendo ser hexagonais, em crescente ou elípticas (Fig. 8-3). Foram desenvolvidas também alças passíveis de rotação, além de alças farpadas, para aderir ao tecido ao redor das lesões, e alças associadas a agulhas injetoras, com o intuito de facilitar e tornar mais rápidas as mucosectomias. As alças mais rígidas, assim como as monofilamentares, são indicadas para apreensão de lesões planas ou pseudodeprimidas.

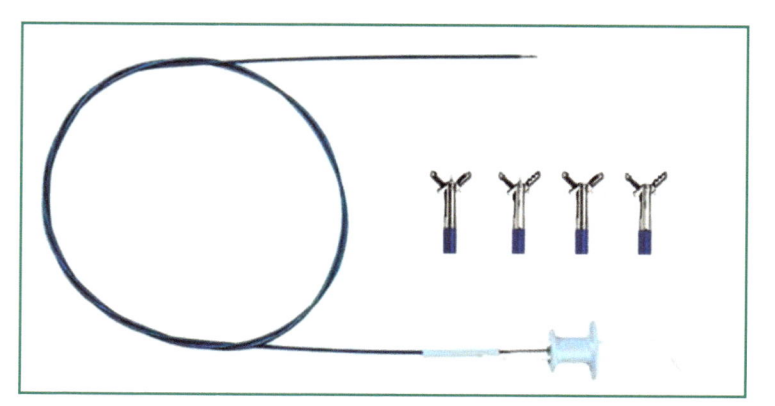

Fig. 8-1. Pinça de biópsia convencional e suas diferentes conchas.

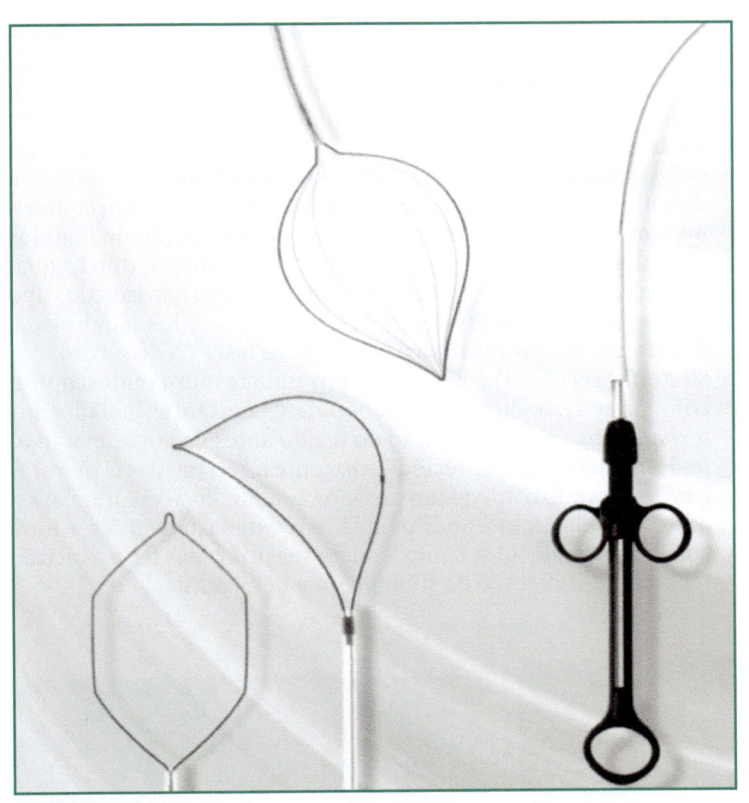

Fig. 8-3. Alças de polipectomias de diferentes formatos: hexagonal, em crescente e elíptica.

São utilizadas também para a retirada de corpos estranhos, principalmente os com formato alongado, incluindo as próteses biliares plásticas.

Knives ou Facas

Os *knives* são cateteres com pontas metálicas retráteis, condutoras de corrente monopolar, utilizados para secção e dissecção de tecidos, além de hemostasia de pequenos vasos.[3] São utilizados para o acesso ao terceiro espaço e as terapêuticas realizadas nele sendo fundamentais para as dissecções endoscópicas da submucosa, diverticulotomias, cardiomiotomias, piloromiotomias, miotomias transretais, além de ressecções das lesões da camada muscular própria pela técnica do túnel submucoso. Alguns permitem a instilação de líquidos, sendo possível a irrigação e a injeção submucosa com o mesmo acessório. Existe uma grande variedade de *knives*, sendo diferenciados um do outro por sua ponta. Em sua maioria, são descartáveis e compatíveis com o canal de trabalho de 2,8 mm.

- *ITKnife* (Fig. 8-4) apresenta uma ponta metálica que varia de 3,5 a 4 mm e no seu topo há uma bola de cerâmica de 1,7 a 2,2 para prevenir uma secção inadvertidamente mais profunda e consequentemente perfuração. São indicados para a incisão circunferencial da mucosa e para a dissecção da submucosa.
- *Hooknife* (Fig. 8-5) apresenta em sua ponta metálica o formato de um "L", com comprimento de 4,5 mm e largura de 1,3 mm. É usado enganchando e tracionando o tecido a ser cortado e o comprimento e a direção do gancho podem ser controlados pela manopla. Pode ser utilizado para demarcar, incisar a circunferência da mucosa e dissecar a submucosa, além de ser muito útil nas diverticulotomias de Zenker. Outra importante indicação é para a dissecção de tecido fibrótico.
- *Triangle tip knife* (Fig. 8-6) apresenta um triângulo metálico de 1,6 mm no topo de sua ponta de 4,5 mm. Pode ser utilizado em qualquer etapa da dissecção endoscópica, porém deve tomar-se grande cuidado para evitar perfuração. É bastante útil também na realização do túnel submucoso e das miotomias.

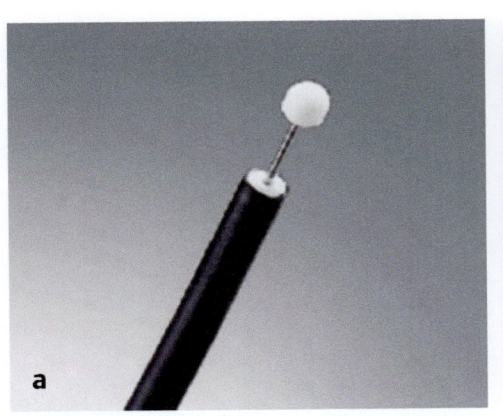

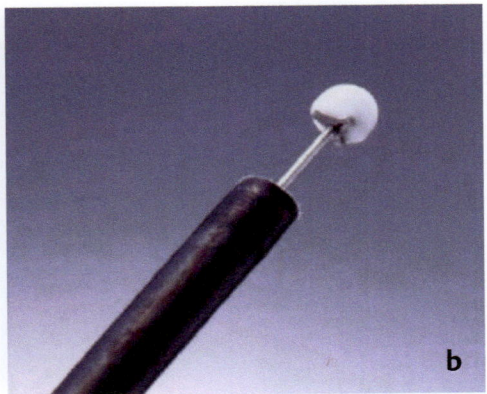

Fig. 8-4. *ITKnife* tipo II.

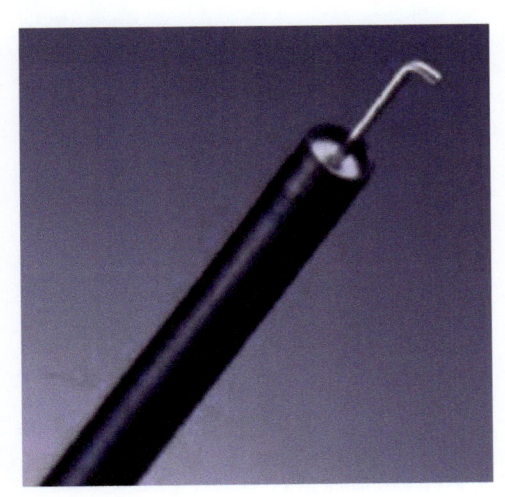

Fig. 8-5. *Hooknife*.

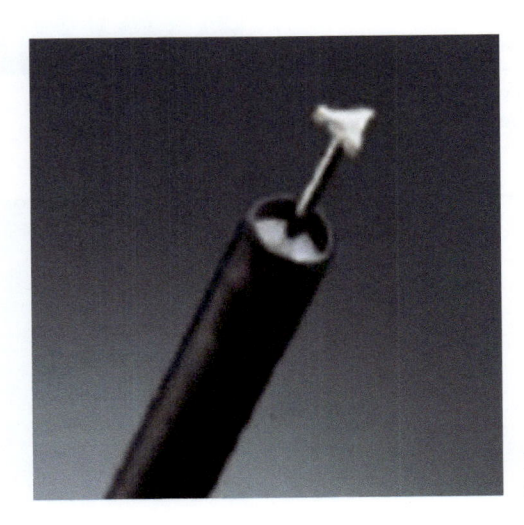

Fig. 8-6. *Triangule tip Knife*.

- **Dualknife** (Fig. 8-7) apresenta no topo de sua ponta metálica uma pequena cúpula não isolada, medindo 2 mm para utilização no gastroscópio e 1,5 mm para utilização no colonoscópio. Pode ser utilizado em todas as etapas da dissecção, e a marcação pode ser realizada com sua ponta retraída, a qual permanece exposta 0,3 mm.
- **Flexknife** (Fig. 8-8) sua ponta varia de comprimento e é composta por um fio metálico de 0,8 mm trançado terminando em uma pequena alça. Pode ser utilizado em todas as fases da dissecção.
- **Hybridknife** (Fig. 8-9) tem ponta metálica, de 5 mm de extensão ajustável, que pode servir como um injetor de água ultrafino (120 mcg), substituindo a punção com agulha. Existem três formatos de ponta, o tipo I a qual é apenas reta; tipo T, termina em forma de disco não isolado; tipo O, sua extremidade distal tem formato de uma cúpula e é isolada.
- **Flushknife NS** – *Needle tip, Slim type* (Fig. 8-10) apresenta uma ponta metálica reta, medindo de 1 a 3 mm para um comprimento de canal de trabalho de até 2 m e de 1,5 e 2 mm para um comprimento de canal de trabalho de até 2,3 m. Está disponível também o *Flushknife BTS – Ball tip, Slim type* (Fig. 8-11) o qual apresenta uma bola não isolada na porção mais distal de sua ponta metálica, que pode medir de 1,5 a 3 mm para um comprimento de canal de trabalho de até 2 m e de 1,5 a 2 mm para um comprimento de canal de trabalho de até 2,3 m. Ambos podem ser utilizados em todas as fases da dissecção.
- **Goldknife** (Fig. 8-12) tem sua ponta metálica banhada a ouro que diminui a aderência aos tecidos, e estão disponíveis com comprimentos de 1,5, 2 e 4 mm. Pode servir para a injeção de líquidos com alta pressão. Existem três formatos de ponta: o tipo I a qual é apenas reta; tipo T, termina em forma de disco não isolado; tipo O, sua extremidade distal tem formato de meia-lua não isolada. As três podem ser utilizados em todas as fases da dissecção.
- **SB Knife** (Fig. 8-13) constitui-se em uma tesoura endoscópica, com lâminas de eletrodos monopolares cortantes isolados internamente. Permite a tração do tecido antes do corte, evitando lesão inadvertida dos tecidos adjacentes. São passíveis de rotação, facilitando o adequado posicionamento do acessório para a apreensão do tecido. Suas pontas têm extensão de 3,5 a 7 mm, com abertura de 4,5 a 8 mm. Podem ser utilizadas para a incisão na mucosa, dissecção da submucosa e hemostasia.

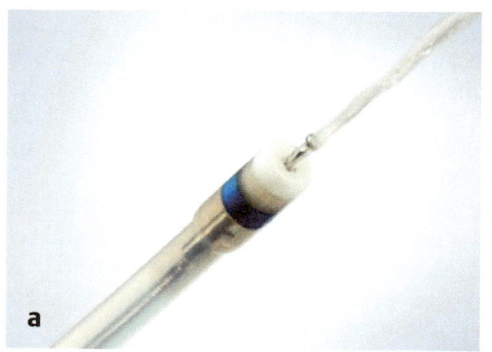

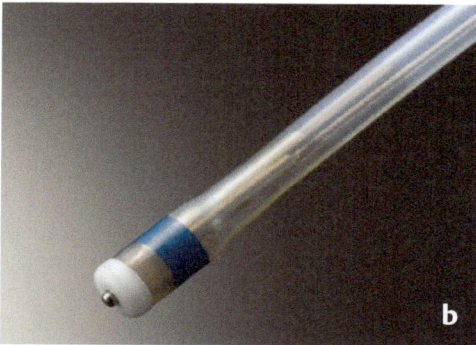

Fig. 8-7. *Dualknife* com a ponta exposta e retraída, respectivamente.

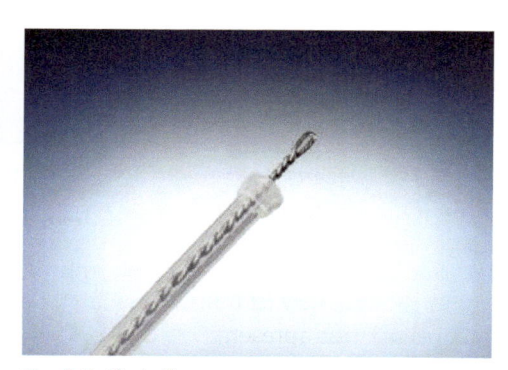

Fig. 8-8. *Flexknife*.

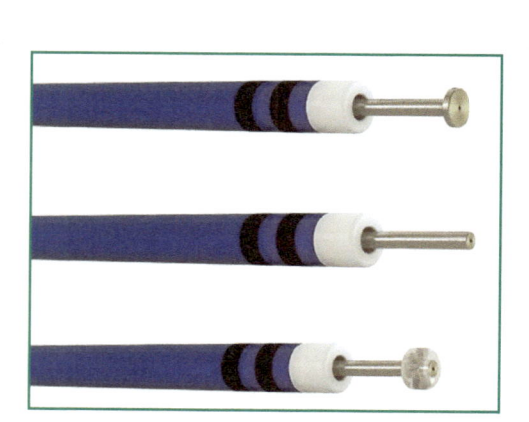

Fig. 8-9. *Hybridknife*, com suas diferentes pontas: tipo T, tipo I e tipo O, respectivamente.

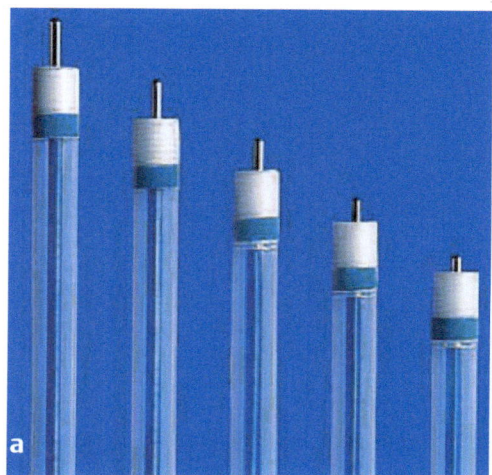

Fig. 8-10. *Flushknife* NS.

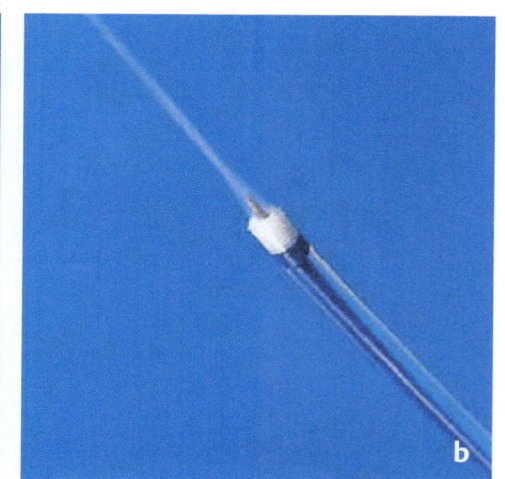

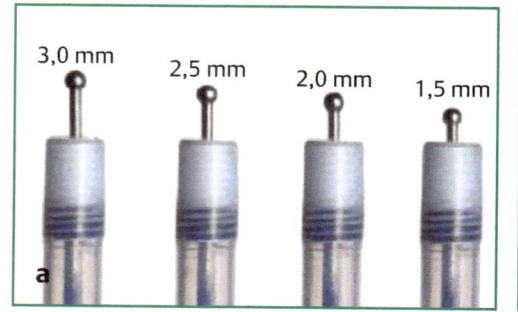

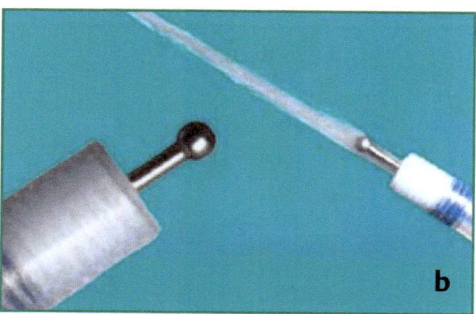

Fig. 8-11. *Flushknife* BTS.

Fig. 8-12. *Goldknife* com suas diferentes pontas: T, I e O.

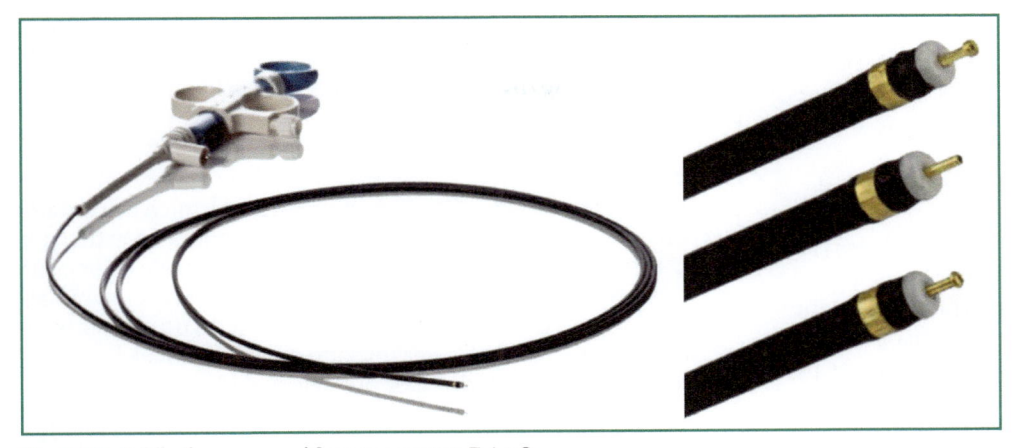

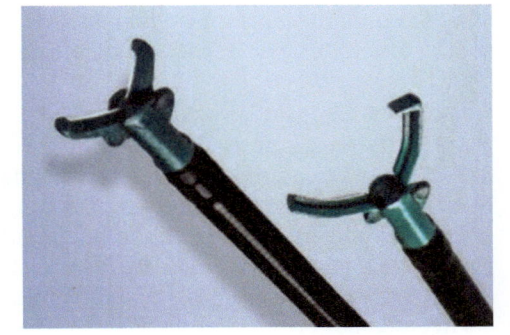

Fig. 8-13. SB *Knife*.

RETIRADA DE CORPOS ESTRANHOS

Para a retirada de copos estranhos do trato digestivo, diversos dispositivos podem ser utilizados, seja para a apreensão do corpo estranho ou para a proteção das paredes das vísceras e das vias aéreas durante a passagem do objeto. Dentre os acessórios utilizados para apreender o corpo estranho, destacam-se as pinças "jacaré", "dente de rato" ou a combinação de ambas, a pinça de apreensão com garras, as alças de polipectomias, as cestas de Dormia (*baskets*), as redes de recuperação e as sondas magnéticas. Já para a proteção do trajeto utilizam-se *overtubes* (Fig. 8-14), capas de látex acopladas à ponta do endoscópio e *cap*, este último também auxilia na sucção dos objetos.[4,5]

Pinças de Corpo Estranho

Estas pinças apresentam duas conchas retas com ranhuras em toda a sua extensão ("jacaré") ou com dentes em sua extremidade distal ("dente de rato"), ou ainda a combinação de ambas, para a adequada apreensão do objeto (Fig. 8-15). Existe também a pinça apreensão com garras, muito utilizada para a retirada de balões intragástricos (Fig. 8-16).

Alças de Polipectomias

Descrito acima em biópsia, ressecção e dissecção.

Redes de Recuperação

São como alças de polipectomias nas quais em seu centro há uma rede (Fig. 8-17), que proporciona maior segurança na retirada dos objetos, principalmente aqueles moles que possam fragmentar. Destacam-se as lesões ressecadas no trato gastrointestinal e alimentos moles impactados.

Cesta de Dormia ou *Basket*

A cesta de Dormia (Fig. 8-18) corresponde a fios metálicos formando uma cesta retrátil em um cateter plástico, com capacidade para injeção de contraste. As cestas são utilizadas para a retirada de cálculos da via biliar principal, podendo também ser utilizadas para a retirada de corpos estranhos do trato gastrointestinal.

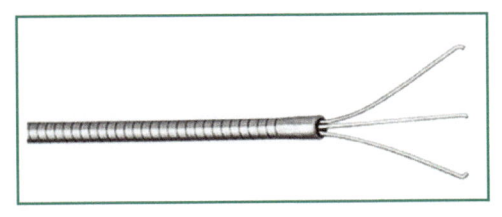

Fig. 8-16. Pinça de apreensão com garras.

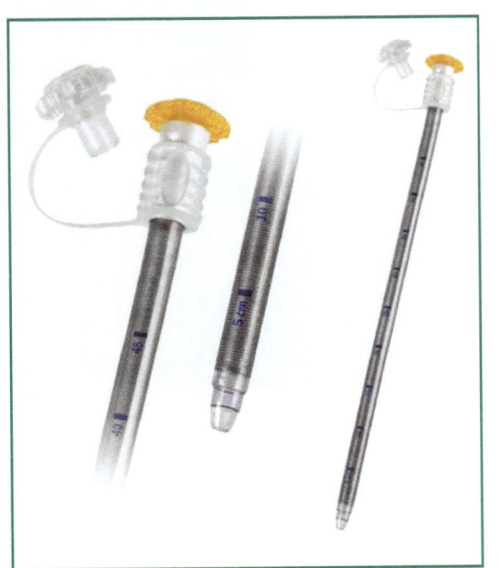

Fig. 8-14. *Overtube*.

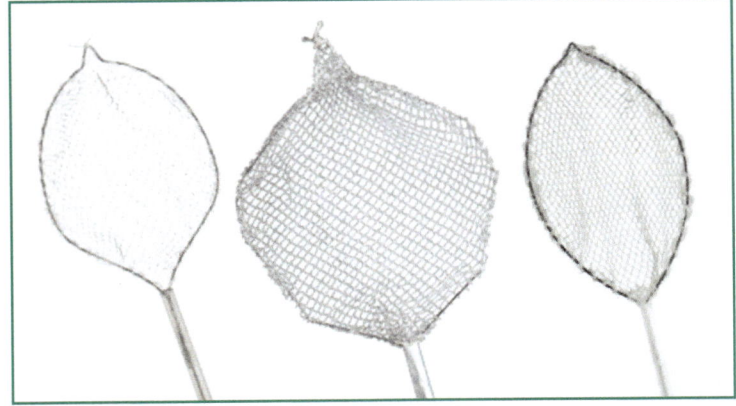

Fig. 8-17. Redes de recuperação.

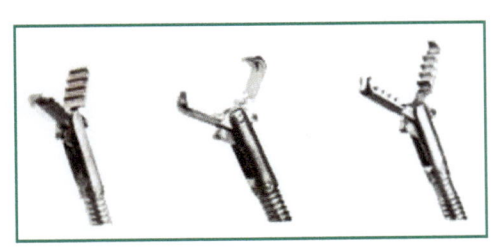

Fig. 8-15. Pinças jacaré, dente de rato e a combinação das duas.

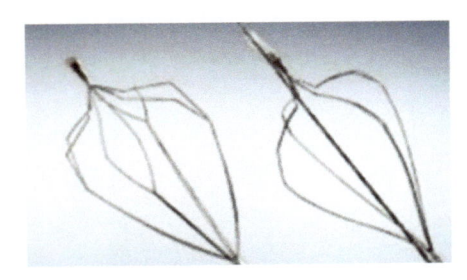

Fig. 8-18. Cestas de Dormia ou *Basket*.

HEMOSTASIA

Diversos métodos podem ser utilizados para hemostasia atualmente na endoscopia. Estes são a injeção de vasoconstritores, soluções esclerosantes ou colas; métodos térmicos, com ou sem contato; métodos mecânicos; dentre outros.

Cateteres com Agulhas de Injeção

São cateteres com agulhas com lúmen de 19 a 25 Gauges (Fig. 8-19).[6] Na sua extremidade proximal há uma manopla que permite expor e retrair agulha, protegendo o canal de trabalho durante a passagem do acessório. Tem também o local para acoplar a seringa para a injeção dos líquidos. A hemostasia pode ocorrer por ação mecânica, através do tamponamento, além de que a substância injetada por ter um efeito vasoconstrictor local ou ainda causa a esclerose do vaso.

Os cateteres com agulhas de injeção também são utilizados para a realização da bolha submucosa, útil para preencher a submucosa, separando a mucosa da muscular própria, evitando perfurações nas mucosectomias e no acesso ao terceiro espaço.

DISPOSITIVOS TÉRMICOS

Os dispositivos térmicos promovem a hemostasia através da aplicação de calor no tecido, seja de forma direta ou indireta através da passagem de corrente elétrica.[6] O calor aplicado gera edema, coagulação das proteínas teciduais, contração dos vasos e ativação indireta da cascata da coagulação. Os dispositivos de contato podem também coaptar os vasos, contribuindo para o sucesso na hemostasia.

Cateter Bipolar/Multipolar

O cateter bipolar/multipolar (Fig. 8-20) é um dispositivo térmico de contato, que gera calor a partir de um circuito elétrico com entrada e saída na sua ponta, habitualmente utilizam-se 20 W de potência.[6] Durante a sua utilização, a desidratação do tecido diminui a condutividade elétrica, limitando a temperatura do *probe*, e consequentemente a profundidade e a extensão da injúria tecidual, evitando perfuração.

Existem cateteres que permitem irrigação simultânea com água, facilitando a visibilização do ponto de sangramento e a hemostasia local. Cateteres de diversos diâmetros e comprimentos estão disponíveis no mercado.

Heater Probe

O *heater probe* (Fig. 8-21) é um dispositivo térmico de contato, que consiste em um cateter de alumínio com a ponta revestida por *teflon*.[6] Este cateter funciona por transferência direta de calor e sua ponta mantém a temperatura constante. É possível a irrigação simultânea através do cateter. A duração da ativação do cateter pode ser predeterminada e, uma vez iniciado o processo, não é possível interrompê-lo até que todo calor pré-selecionado seja dispendido. Os cateteres são reutilizáveis e estão disponíveis no mercado com diversos diâmetros e comprimentos.

Grasper Hemostático

O *grasper* (Fig. 8-22) é um dispositivo térmico de contato, que utiliza energia elétrica monopolar para gerar calor e consequente hemostasia. O dispositivo é semelhante a uma pinça de *hot biopsy* monopolar, porém com pás retas e capacidade de rotação. É utilizado apreendendo o tecido desejado, seguido da aplicação da corrente monopolar.[6]

Coagulação com Plasma de Argônio

O sistema para este método de hemostasia consiste em um gerador de corrente monopolar de alta frequência, um cilindro do gás argônio associado a um luxímetro, uma placa para saída da corrente elétrica e um cateter flexível descartável. Este consiste em um método térmico, sem necessidade de contato, que utiliza o gás argônio para conduzir a corrente elétrica da ponta do cateter até o tecido-alvo. A distância ideal entre a ponta do cateter e o tecido é de 2 a 8 mm, e se o tecido não está próximo ao cateter, não há ignição do gás e ocorre apenas a liberação de um gás inerte.

A profundidade da coagulação depende da potência do gerador, da duração da aplicação e da distância da ponta do cateter até o tecido. Em contato com o tecido, a corrente elétrica conduzida pelo gás causa desidratação de sua superfície, diminuindo sua condutividade elétrica, limitando a profundidade do dano.[6]

Os cateteres são feitos de *teflon* com uma ponta de cerâmica encapando o eletrodo de tungstênio. Estão disponíveis no mercado com diversos diâmetros e comprimentos, e podem liberar o gás frontalmente, lateralmente ou circunferencialmente (Fig. 8-23).

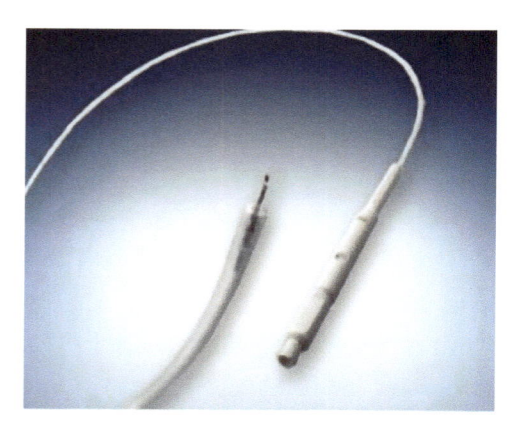

Fig. 8-19. Cateter com agulha injetora exposta.

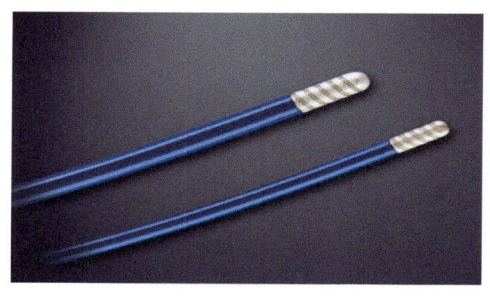

Fig. 8-20. Cateter bipolar.

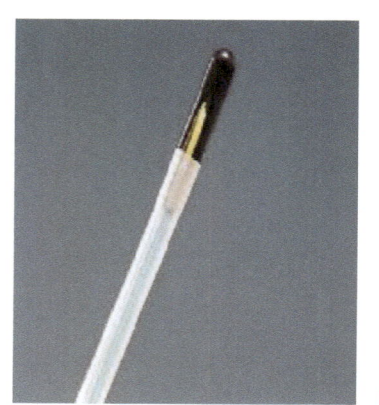

Fig. 8-21. Cateter *heater probe*.

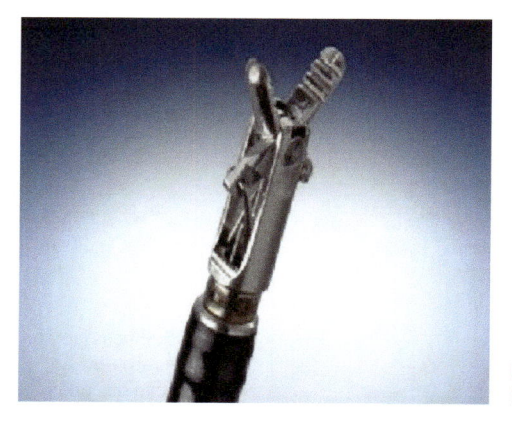

Fig. 8-22. *Grasper* hemostático.

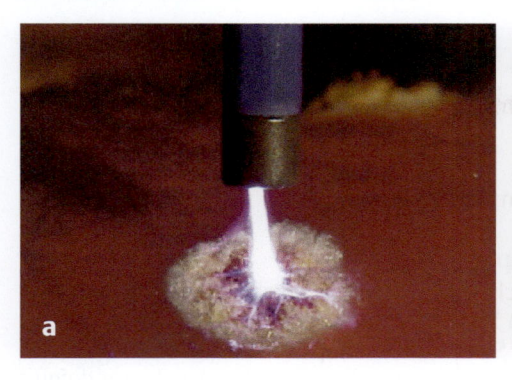

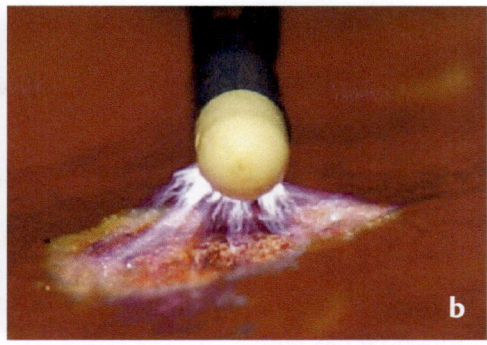

Fig. 8-23. (a, b) Cateteres de plasma de argônico com fluxo frontal e lateral, respectivamente.

DISPOSITIVOS MECÂNICOS

Clipes

Os clipes promovem a hemostasia mecânica através da compressão contínua, mas podem ser utilizados também como marcadores radiopacos, para o fechamento de defeitos parietais, para a fixação de sondas jejunais ou ainda, fazem parte dos dispositivos usados para tração em procedimentos como a dissecção endoscópica da submucosa. Foi o primeiro método endoscópico para o fechamento de pequenas perfurações, geralmente até 10 mm.[7,8] Entretanto, é um método pouco efetivo para o fechamento de perfurações maiores, uma vez que a abertura de suas pernas limita o alcance das duas bordas do defeito, sua força de fechamento é baixa e não coapta as bordas de tecidos mais profundos. Devido a tal, são também limitados para os fechamentos de tecidos inflamados, endurados ou fibróticos.

São utilizados através do canal de trabalho do aparelho e constituem-se em dois prolongamentos metálicos que se fecham um contra o outro apreendendo o tecido desejado, e ao serem liberados mantêm essa compressão de forma contínua. Apresentam "dentes" em sua extremidade distal para melhor condução do tecido durante a clipagem, além de garantir uma melhor fixação.

Os clipes são montados em um cateter com uma manopla responsável pela abertura, fechamento e liberação. Existem modelos pré-montados (Fig. 8-24) que já vêm prontos para a utilização, e outros em que a montagem é realizada no momento do procedimento (Fig. 8-25). Nestes, o cateter com a manopla são autoclaváveis e reutilizáveis, apresentando assim um menor custo, porém são menos práticos e com uma manipulação mais difícil. No mercado estão disponíveis clipes com diversas aberturas, capacidade de rotação e possibilidade de abertura e fechamento sem a liberação.[6]

Over-the-scope clipes

Descrito abaixo em fechamento.

Endoloop

O *endoloop* consiste em uma alça de *nylon*, circular ou elíptica, com uma argola de silicone em sua extremidade proximal para ajustar o seu tamanho e mantê-lo (Fig. 8-26). Ele é acoplado a um pequeno gancho, localizado na ponta de um fio metálico envolto por uma capa de *teflon*. Na outra extremidade há uma manopla que possibilita expor o *endoloop*, retirando-o da capa, e ajustar seu tamanho ao deslizar a argola de silicone. É utilizado para a hemostasia de grandes pólipos pediculados, ao ser aplicado no pedículo previamente ou após a ressecção com alça.[6] Separadamente, há um dispositivo capaz de cortar a alça de *nylon* (Fig. 8-27) caso ela esteja mal posicionada ou tenha ocorrido uma falha na sua liberação do cateter.

Utilizado em conjunto com clipes, podem ser úteis para o fechamento de defeitos murais maiores.[8]

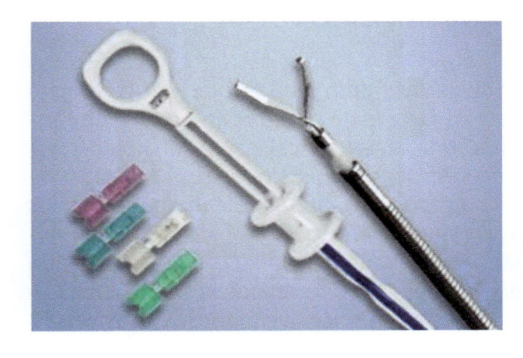

Fig. 8-25. Manopla com cateter e clipes para montagem no momento do procedimento.

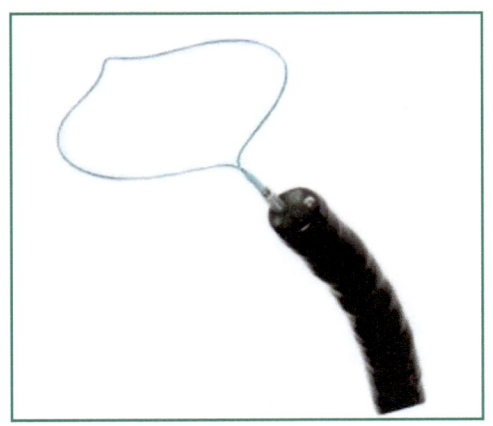

Fig. 8-26. *Endoloop* aberto.

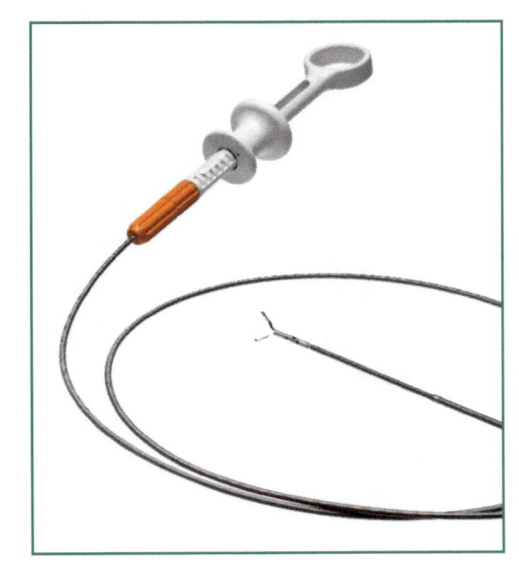

Fig. 8-24. Clipes pré-montados.

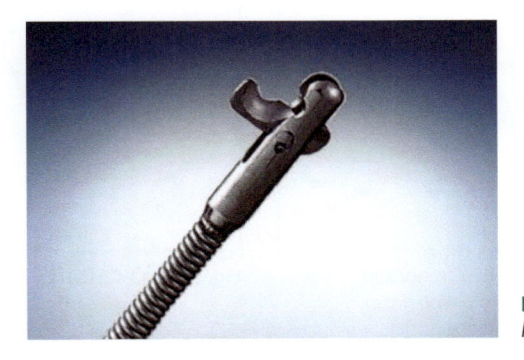

Fig. 8-27. Cortador do *loop*.

Ligadura Elástica

A ligadura elástica é um método mecânico de hemostasia em que o tecido-alvo, geralmente um vaso, é aspirado para o interior de um *cap* com bandas elásticas pré-montadas, as quais são liberadas na base do tecido capturado. Essas bandas elásticas através da compressão contínua levam a hemostasia e isquemia, com posterior necrose do tecido apreendido e formação de úlcera. São utilizadas principalmente para prevenção e tratamento de sangramento por varizes de esôfago. Porém também são utilizadas para tratar prolongamentos subcárdicos lineares na região da pequena curvatura da cárdia, hemorroidas, ectasias vasculares antrais (GAVE), sangramentos pós-polipectomias, sangramentos por divertículos, por malformações arteriovenosas, por síndrome de Mallory-Weiss, por Dieulafoy e por *blue rubber bleb nevus*. Podem ser utilizadas para a realização de mucosectomias pela técnica de Duette, principalmente no esôfago distal ou simplesmente para causar necrose isquêmica de lesão pequena e superficial.[9]

Os dispositivos para ligadura elástica (Fig. 8-28) são compostos por um *cap*" transparente carregado com bandas elásticas, o qual é conectado à ponta do endoscópico. A partir do *cap* sai um fio, que passa por todo o canal de trabalho e é ligado a um carretel acoplado ao porte de biópsia. Este, ao tracionar o fio, libera as bandas do *cap* no tecido apreendido por ele. Essa apreensão do tecido pelo *cap* depende da aspiração do endoscópio e da elasticidade do tecido, portanto este método não pode ser utilizado em áreas de fibrose.[10]

Estes dispositivos podem conter 1, 4, 5, 6, 7 ou 10 bandas elásticas e apresentam um adaptador para irrigação. Atualmente, os dispositivos mais utilizados são descartáveis e todo sistema deve ser montado a cada vez em que for ser utilizado.

OUTROS DISPOSITIVOS DE HEMOSTASIA

Hemospray

É um pó inorgânico absorvível, com TC-325, que absorve a água e concentra rapidamente os fatores de coagulação no foco de sangramento, além de formar uma barreira local, causando hemostasia imediata. Os estudos sugerem ser uma terapia segura e efetiva, levando a uma hemostasia temporária, sendo indicado muitas vezes como ponte para um tratamento definitivo.[11]

O dispositivo constitui-se de uma pistola que contém o dióxido de carbono armazenado sob pressão e o reservatório do pó hemostático (Fig. 8-29), além de dois cateteres para a condução do pó através do canal de trabalho do aparelho. Antes do seu uso, deve-se secar o canal de trabalho para evitar a obstrução dos cateteres.

FECHAMENTO

Clipes

Descrito acima em hemostasia.

Endoloop

Descrito acima em hemostasia.

Over-the-scope clipes

O *over-the-scope* clipe (OTSC) são dispositivos capazes de fechar defeitos médios (10 a 30 mm) e de realizar hemostasia de sangramentos por úlceras.[7,8] Sua força de compressão é maior do que a dos clipes convencionais, sendo capaz de unir as bordas de um defeito coaptando toda a espessura da parede.

São compostos por um *cap* montado com o clipe, o qual é acoplado à ponta do endoscópio (Figura 8-30), e uma manopla de disparo, que são conectados por um fio passado pelo canal de trabalho (OVESCO) ou lateralmente ao aparelho (*Padlock*). Estão disponíveis *caps* com diferentes calibres, para se adaptarem aos diâmetros dos aparelhos, e diferentes comprimentos, o que permite variar a quantidade de tecido a ser apreendido. O OVESCO pode ter três diferentes formatos de dentes (Fig. 8-31), os quais são o tipo a ou arredondado, utilizado quando o objetivo é compressão para hemostasia, particularmente em tecidos mais finos como o esôfago e o cólon; o tipo t ou pontiagudo que aumenta o poder de captura e diminui o risco de o clipe deslizar em tecidos endurados e fibróticos, mais indicados para o fechamento de fístulas e perfurações; e o tipo gc ou pontiagudo comprido utilizado em paredes mais grossas como a do estômago. O Padlock apresenta um formato estrelado com "lanças" pontiagudas em seu interior (Fig. 8-32), permitindo uma boa apreensão do tecido e evitando a isquemia local. Dessa forma, quando o objetivo é hemostasia, recomenda-se utilizá-lo em associação com clipes convencionais.

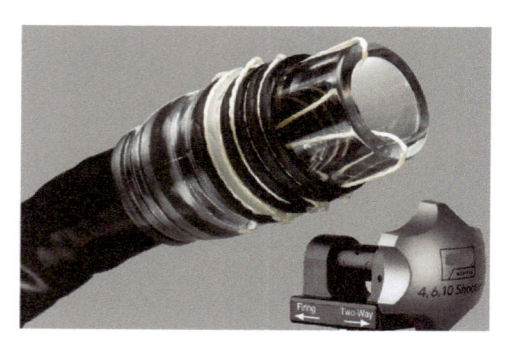

Fig. 8-28. Dispositivo para ligadura elástica. Na ponta do endoscópio o "cap" pré-montado com bandas elásticas e ao lado a sua manopla de disparo que é acoplada ao canal de trabalho.

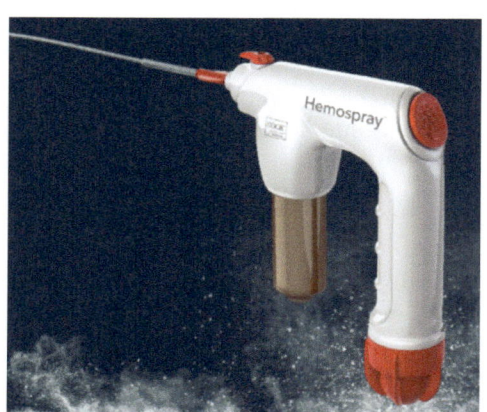

Fig. 8-29. Hemospray conectado ao seu cateter.

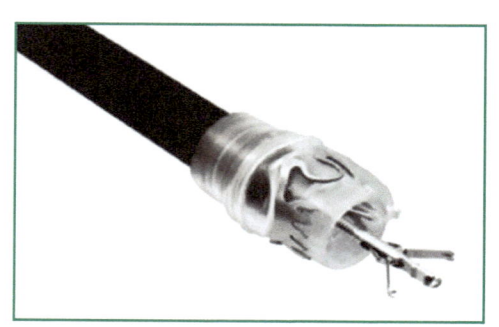

Fig. 8-30. "Over-the-scope clip" montado na ponta do endoscópio com o *twin grasper* exteriorizado pelo canal de biópsia.

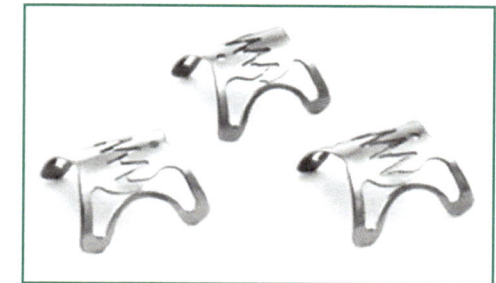

Fig. 8-31. OVESCO.

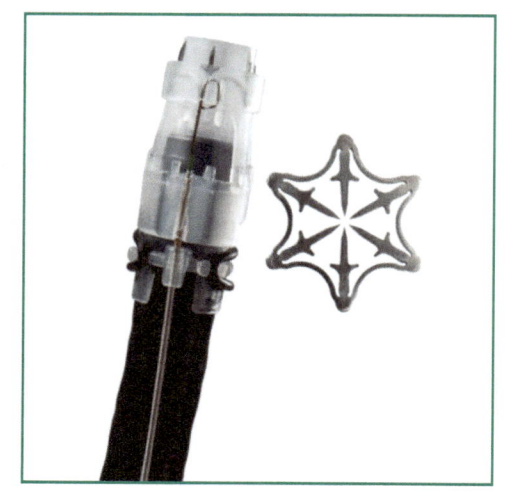

Fig. 8-32. Padlock.

Para facilitar a utilização do OVESCO, alguns dispositivos estão disponíveis como o montador de clipes para a reutilização do conjunto no mesmo procedimento. O *twin grasper* que é composto por duas conchas laterais, controladas de forma independente uma da outra e que fazem oposição a uma terceira concha central imóvel, é utilizado para aproximar as bordas de defeitos maiores e de tecidos mais endurecidos, colocando-os dentro do *cap*, quando apenas a sucção não é suficiente. O *anchor* é um cateter com três pernas agulhadas e retráteis, capazes de perfurar tecidos fibróticos e retraídos com trajeto curvado, unindo as bordas do defeito, acoplando-as ao *cap*.

Overstich Endoscopic Suturing System

O *Overstich endoscopic suturing system* é um dispositivo de uso único, utilizado no endoscópico terapêutico de duplo canal. Ele permite a realização de suturas contínuas ou pontos separados de espessura total da parede. É composto por um *end cap* (Fig. 8-33), um controlador manual da agulha (Fig. 8-34) e um cateter âncora de troca.[7,12]

O *end cap* é acoplado à ponta do endoscópio e apresenta uma agulha dobradiça, curva, que abre e fecha em arco, coordenada pelo controlador manual. O cateter âncora de troca aprisiona a ponta da agulha e a retrai após a passagem da mesma pelo tecido, permitindo a realização de outro ponto logo após. Podem ser utilizados fios absorvíveis (polidioxanona 2-0 e 3-0) e não absorvíveis (polipropileno 2-0 e 3-0).

X-Tack

O sistema de *HeliX Tacks* ou *X-Tack* permite a realização de suturas profundas, envolvendo as camadas submucosa e muscular própria, através da endoscopia. Foi desenvolvido para o fechamento de defeitos em tecidos moles, dentre eles os sítios de mucosectomia ou de dissecção endoscópica da submucosa, as fístulas e as perfurações. Não é indicado para hemostasia de sangramento agudo por úlcera. Está disponível para uso com o gastroscópio (até 155 cm) ou o colonoscópio (até 235 cm), com canal de trabalho de 2,8 mm ou maior.

O primeiro *HeliX Tack*, ligado ao fio de polipropileno e envolto por uma bainha, é pré-montado em seu cateter que o conduz através do canal de trabalho do aparelho. Ligado a uma manopla que promove a sua rotação para a penetração no tecido. Caso o *Helix Tack* não esteja adequadamente posicionado, é possível rodá-lo no sentido contrário para a sua retirada. Após adequadamente posicionado, ele é liberado do cateter. Outros três *HeliX Tacks* estão disponíveis já ligados ao fio para serem montados neste sistema e constituírem outros três pontos de fixação. O *Cinc"* é utilizado para facilitar a aplicação de tensão no fio, fechando o defeito, além de travar a sutura e cortar o excesso do fio (Fig. 8-35).

DILATAÇÃO DE ESTENOSES
Sondas Termoplásticas

As sondas termoplásticas ou de Savary-Gilliard (Fig. 8-36) são feitas com material que altera seu diâmetro de acordo com a temperatura, apresentando maior calibre ao ter contato com o calor do corpo humano. São guiadas por fio hidrofílico ou metálico, passado em um canal em sua região central. Sua ponta é mais fina e apresenta um componente metálico para marcação radiológica. Seu calibre vai aumentando progressivamente até o diâmetro máximo de cada sonda, variando de 7 a 20 mm. Durante a dilatação, a sonda exerce uma força radial e longitudinal.[13]

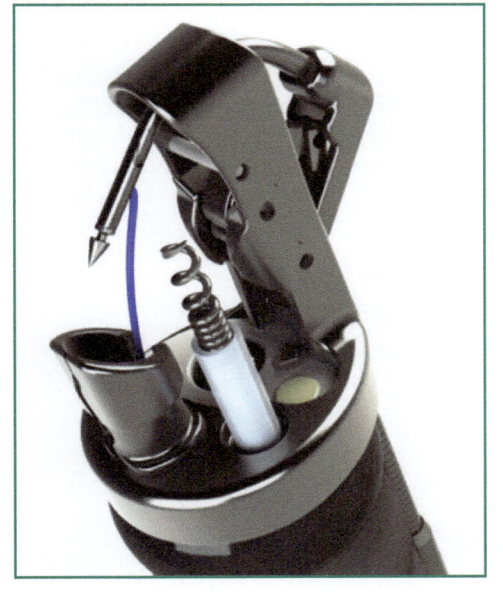

Fig. 8-33. *End cap* acoplado a ponta do endoscópio.

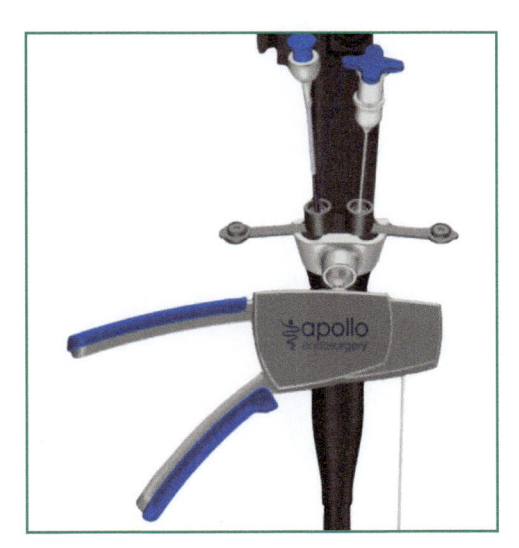

Fig. 8-34. Controlador manual da agulha.

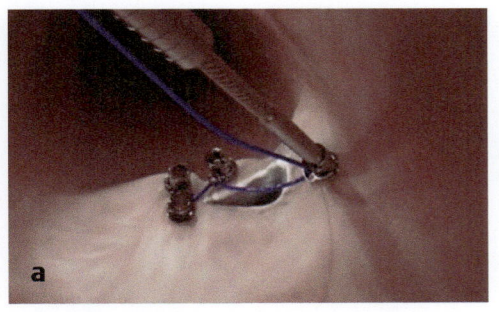

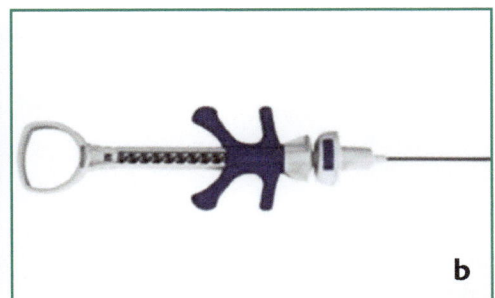

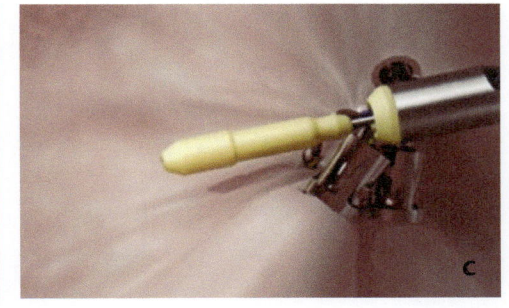

Fig. 8-35. (a) "HeliX Tacks" fixados no tecido e um em seu cateter; (b) manopla para rotação e liberação dos "HeliX Tacks"; (c) "Cinch".

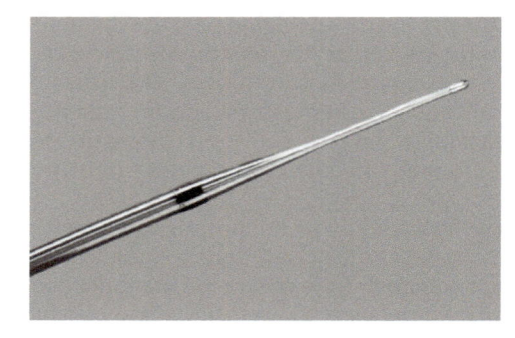

Fig. 8-36. Ponta da sonda de Savary-Gilliard demonstrando faixa de marcação preta, onde ela atinge seu diâmetro máximo.

Balões Hidrostáticos e Pneumáticos

Os balões dilatadores são feitos de poliuretano, material com boa distensibilidade e alta resistência, suportando grandes pressões. Estes dispositivos podem ser utilizados pelo canal de trabalho do aparelho (TTS – *through the scope* – Fig. 8-37), ou paralelamente ao endoscópio (OTS –*over the scope* – Fig. 8-38).[13] Ambos são guiados por fio-guia hidrofílico ou metálico. Diversos diâmetros de balão estão disponíveis no mercado, sendo os TTS de 6 a 20 mm e os OTS de 30 a 40 mm. Durante a dilatação, exercem apenas força radial e as taxas de complicações nas dilatações esofágicas são semelhantes às das sondas termoplásticas.[14]

Os balões estão localizados na extremidade distal de um cateter que apresenta dois canais, sendo um para a passagem do fio-guia e o outro para a insuflação do balão, a qual é realizada utilizando manômetro. Na região do balão, notam-se três marcas radiológicas localizadas em suas extremidades proximal e distal e no meio, para o adequado posicionamento do mesmo durante a dilatação. Os balões TTS são mais utilizados para a dilatação da papila duodenal maior, das anastomoses, do piloro e até das estenoses anelares, principalmente as das vias biliares. Já os OTS, devido ao seu maior diâmetro, são utilizados na dilatação da cárdia na acalasia[15] e no rompimento do anel de *sylastic* nos pacientes submetidos à cirurgia de Fobbi-Capella.

Caps Endoscópicos

Os *caps* endoscópicos são cilindros ocos encaixados na ponta do aparelho com fins diagnósticos ou terapêuticos (Quadro 8-1). Diversos formatos, tamanhos e materiais estão disponíveis, e sua seleção depende da indicação e da preferência pessoal (Fig. 8-39).

A parte distal dos *caps* é porção de trabalho e pode ser cônica, reta ou em formato de funil, terminando de forma horizontal ou oblíqua. Podem ser classificados conforme sua extensão em curtos os de até 2 mm, médios os de 3 a 4 mm e longos os maiores de 4 mm.[16,17]

Alguns *caps* têm orifícios para escoar o líquido do seu interior, uma vez que o líquido acumulado pode se interpor à lente, prejudicando a visibilidade. Podem ter também uma canaleta que direciona o acessório a partir do canal de trabalho, devendo esta ser posicionada na direção do mesmo.[16,17]

Os mecanismos de ação dos *caps* são: manter a mucosa a uma distância adequada da lente para manter o foco; empurrar e puxar pregas, angulações e tecidos; estabilizar a ponta do aparelho; alinhar o alvo ao canal de trabalho para terapêutica; facilitar a visibilização da área a ser alçada ou clipada; abrigar os acessórios endoscópicos e estabilizar os mesmos; e promover a sucção de determinado tecido ou corpo estranho.[16]

Os problemas relacionados com a utilização dos *caps* são: diminuem o campo de visão e a manobrabilidade do aparelho; aumenta o comprimento e o diâmetro do endoscópico, dificultando a passagem através de áreas estreitas, principalmente quando se utilizam *caps* rígidos.[16,17]

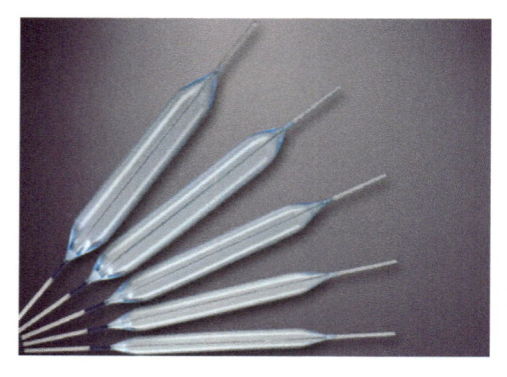

Fig. 8-37. Diferentes calibres de balões hidrostáticos TTS.

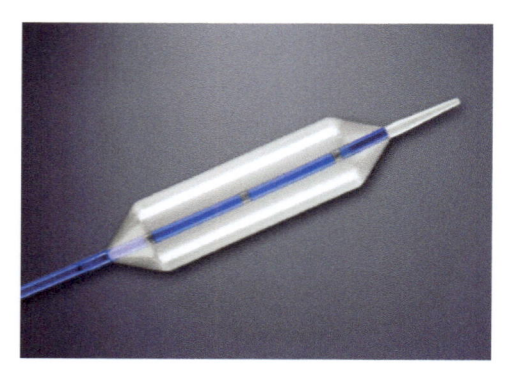

Fig. 8-38. Balão pneumático OTS.

Quadro 8-1. Indicações da Utilização dos *Caps*

Diagnósticas	Terapêuticas
▪ Visualização de lesões em locais de difícil acesso ▪ Avaliação da mucosa atrás das pregas colônicas ▪ Magnificação	▪ Mucosectomias ▪ Dissecção endoscópica submucosa ▪ Ligadura elástica ▪ Aplicação do "*Over-the-scope clip*" ▪ Retirada de corpo estranho ▪ Diverticulotomia de Zenker ▪ Confecção de túnel submucoso ▪ Colangiografia endoscópica retrógrada com aparelho de visão frontal em paciente com reconstrução a Billroth II

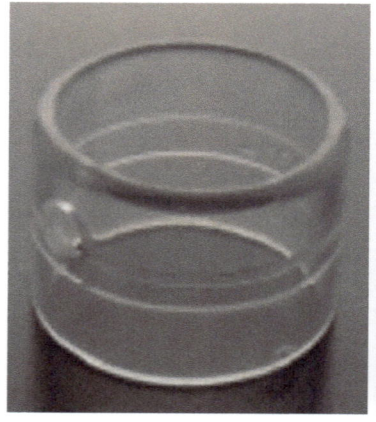

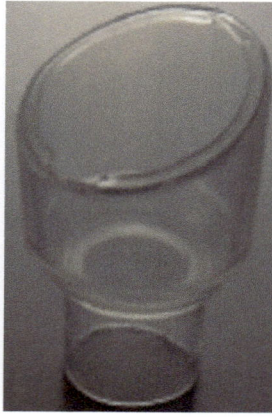

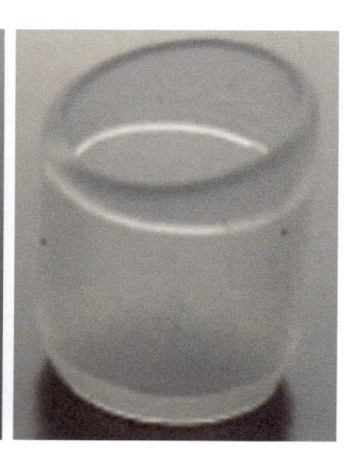

Fig. 8-39. *Caps* endoscópicos com diferentes formatos.

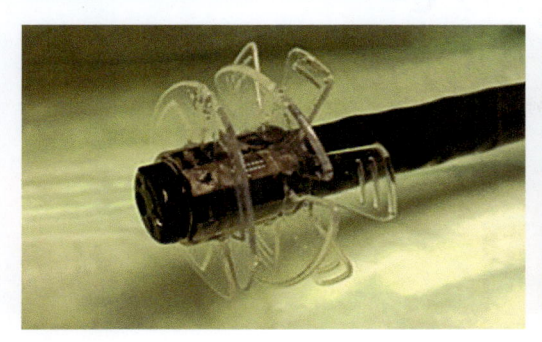

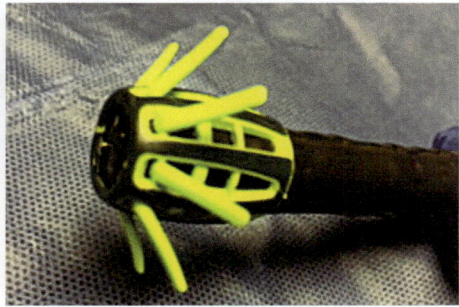

Fig. 8-40. *Endocuff* e *Endorings*.

Com o objetivo de melhor visibilização de pontos cegos atrás das pregas do cólon, foram desenvolvidos caps com cerdas laterais para tração e retificação das pregas (*endocuff* e *endorings* – Figura 8-40), permitindo uma melhor avaliação da mucosa destes locais. Metanálises de ensaios clínicos randomizados têm demonstrado um discreto incremento na taxa de detecção de pólipos e adenomas, porém não há dados de custo-efetividade.[18]

FIOS-GUIAS

O fio-guia é utilizado para direcionar e dar sustentação a diversos acessórios endoscópicos, evitando perfurações por falsos trajetos.

Fio-Guia Hidrofílico

Estão disponíveis com diâmetros de 0,025 e 0,035 polegadas. Sua ponta tem grande flexibilidade, evitando perfuração ou falso trajeto, e permitindo sua utilização em locais angulados. Seu corpo tem aspecto zebrado para melhor controle de sua movimentação pela visão endoscópica (Fig. 8-41). Pode ser utilizado também para encontrar o trajeto de área afilada, mesmo sem adequada visibilidade endoscópica. Por ser mais flexível, promove uma menor sustentação quando comparada com o fio-guia metálico.

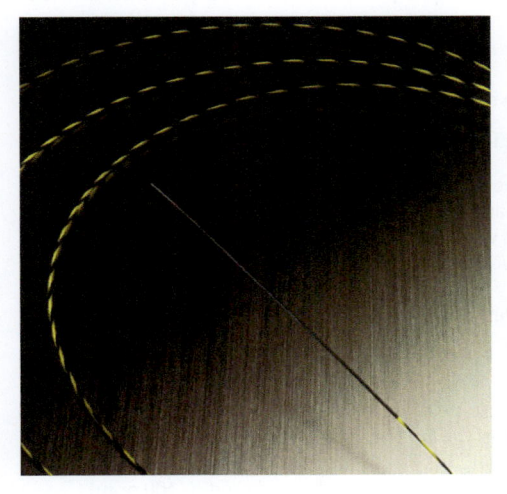

Fig. 8-41. Fio-guia hidrofílico.

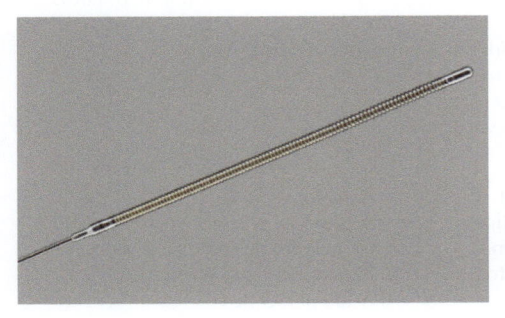

Fig. 8-42. Ponta do fio-guia metálico de Savary-Gilliard.

Fio-Guia Metálico de Savary-Gilliard

Tem uma ponta romba e flexível para evitar perfuração, a qual não passa pelo canal dos acessórios (Fig. 8-42). Por ser menos flexível, não é um bom fio para encontrar trajetos de áreas afiladas ou tortuosas, porém apresenta uma melhor sustentação e direcionamento dos acessórios.

REFERÊNCIAS BIBLIOGRÁFICAS

1. Carpenter S, Petersen BT, Chuttani R et al. Polypectomy devices. Gastrointest Endosc 2007 May;65(6):741-9.
2. Ferlitsch M, Moss A, Hassan C et al. Colorectal polypectomy and endoscopic mucosal resection (EMR): European Society of Gastrointestinal Endoscopy (ESGE) Clinical Guideline. Endoscopy 2017 Mar;49(3):270-297.
3. ASGE Technology Committee; Maple JT, Abu Dayyeh BK et al. Endoscopic submucosal dissection. Gastrointest Endosc 2015;81(6):1311-25.
4. Franzini TAP, Catalano MF, Santos MEL et al. Ingestão de corpo estranho. Manual do Residente em Endoscopia Digestiva 2014;1:228-237.
5. ASGE Standards of Practice Committee; Ikenberry SO, Jue TL et al. Management of ingested foreign bodies and food impactions. Gastrointest Endosc 2011 Jun;73(6):1085-91.
6. ASGE Technology Committee; Conway JD, Adler DG et al. Endoscopic hemostatic devices. Gastrointest Endosc 2009 May;69(6):987-96.
7. ASGE Technology Committee; Banerjee S, Barth BA et al. Endoscopic closure devices. Gastrointest Endosc. 2012 Aug;76(2):244-51.
8. Paspatis GA, Arvanitakis M, Dumonceau JM et al. Diagnosis and management of iatrogenic endoscopic perforations: European Society of Gastrointestinal Endoscopy (ESGE) Position Statement - Update 2020. Endoscopy 2020 Sep;52(9):792-810.
9. ASGE Technology Committee; Hwang JH, Konda V et al. Endoscopic mucosal resection. Gastrointest Endosc 2015 Aug;82(2):215-26.
10. ASGE Technology Committee; Liu J, Petersen BT et al. Endoscopic banding devices. Gastrointest Endosc 2008 Aug;68(2):217-21.
11. Gralnek IM, Dumonceau JM, Kuipers EJ et al. Diagnosis and management of nonvariceal upper gastrointestinal hemorrhage: European Society of Gastrointestinal Endoscopy (ESGE) Guideline. Endoscopy 2015 Oct;47(10):a1-46.
12. Goenka MK, Goenka U. Endotherapy of leaks and fistula. World J Gastrointest Endosc 2015 Jun 25;7(7):702-13.
13. Toma K, Ide E, Uemura R et al. Dilatação de esôfago, estômago e duodeno. Manual do residente em endoscopia digestiva 2014;1:169-173.
14. Shami VM. Endoscopic management of esophageal strictures. Gastroenterol Hepatol (NY) 2014 Jun;10(6):389-91.
15. Khashab MA, Vela MF, Thosani N et al. ASGE guideline on the management of achalasia. Gastrointest Endosc 2020 Feb;91(2):213-227.e6.
16. Sanchez-Yague A, Kaltenbach T, Yamamoto H et al. The endoscopic cap that can (with videos). Gastrointest Endosc 2012 Jul;76(1):169-78. e1-2.
17. Sumiyama K, Rajan E. Endoscopic Caps. Tech Gastrointest Endosc 2006:8;28-32.
18. Bisschops R, East JE, Hassan C et al. Advanced imaging for detection and differentiation of colorectal neoplasia: European Society of Gastrointestinal Endoscopy (ESGE) Guideline - Update 2019. Endoscopy 2019 Dec;51(12):1155-1179.

9 Limpeza, Desinfecção e Manutenção dos Equipamentos

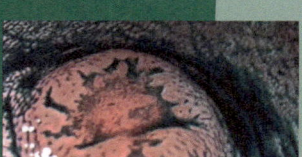

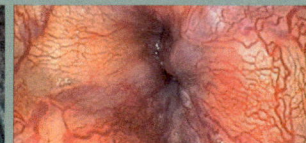

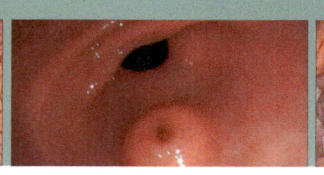

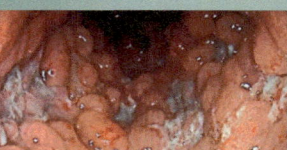

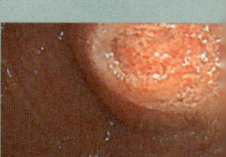

Ana Cláudia Quinoneiro ▪ Larissa Garms Thimoteo Cavassin

INTRODUÇÃO

De acordo com a definição da Wikipédia, endoscópio é: instrumento usado em endoscopia, típica e essencialmente construído por um espelho metálico e uma lâmpada elétrica (do grego *éndon*, «dentro» + *skopein*, «olhar» + -io), simples assim. Tanto que os primeiros endoscópios eram tubos de metal com lâmpada.

Com os avanços da tecnologia, os endoscópios são, hoje, tubos revestidos por plástico, que envolvem espiral de metal e os torna flexíveis. Internamente, existem estruturas complexas compostas por canais longos, alguns com lúmens, que se abrem para o exterior. Assim, torna-se possível a aderência de matéria orgânica e microrganismos e, portanto, difíceis de serem removidos. Pode ocorrer a formação de biofilme, aumentando o risco de transmissão de infecções exógenas e vários efeitos adversos no indivíduo submetido a este procedimento. Tornou-se, então, uma preocupação crescente e, por esse motivo, esses aparelhos precisam ser muito bem lavados e desinfetados.

Considerando que a formação de biofilme pode ocorrer nos canais internos dos endoscópios e que são responsáveis pela infecção cruzada de bactérias, podemos entender que uma limpeza eficiente destes, sendo toda a matéria orgânica removida, torna-se essencial antes da desinfecção.

A desinfecção é um processo com a capacidade de reduzir a carga microbiana. Na prática, se um equipamento não estiver adequadamente limpo no final da desinfecção, poderá ter quantidade de microrganismos suficiente para causar infecção.

A capacitação dos profissionais antes do início de suas atividades e de forma permanente, de acordo com as atividades desenvolvidas, é essencial. Garante-se, assim, a eficácia da limpeza como principal item deste processo.

CONCEITOS MAIS UTILIZADOS

Acessórios Endoscópicos

São instrumentos utilizados em conjunto com os endoscópios com finalidade terapêutica ou diagnóstica. São descritos como de uso único (descartáveis) ou reprocessados. São classificados de acordo com sua criticidade, sendo:

- *Acessório crítico ou produto crítico para a saúde:* produtos utilizados em procedimentos invasivos com penetração de pele, mucosa, espaço ou cavidades estéreis, tecidos subepiteliais e sistema vascular.
- *Acessórios semicríticos:* produtos que entram em contato com pele não íntegra ou mucosas íntegras colonizadas.
- *Acessórios não críticos:* produtos que entram em contato com pele íntegra ou não entram em contato com o paciente.

Pré-Limpeza

Remoção da sujidade presente nos produtos para saúde com a utilização de água, sabão e ação mecânica.

Limpeza

A limpeza é o processo de remoção de sujidades mediante a aplicação de energia química, mecânica ou térmica, por um tempo determinado. Este processo é essencial para o sucesso da desinfecção e da esterilização. Tem como objetivos reduzir a carga bacteriana natural dos artigos, contaminantes orgânicos e inorgânicos além de remover a sujidade dos artigos.

Desinfecção

É o método capaz de eliminar bactérias, vírus e microrganismos na forma vegetativa, através de processo físico ou químico, com exceção dos esporos.

Esse processo pode ser afetado se um dos seus itens não for seguido adequadamente, sendo estes:

- Limpeza prévia adequada.
- Tempo de exposição ao desinfetante.
- Concentração da solução do desinfetante.
- Temperatura e PH do processo de desinfecção.

O processo de desinfecção pode ser definido por três classificações (Quadro 9-1).

Quadro 9-1. Classificação do Processo de Desinfecção

Desinfecção: classificação	Métodos e soluções germicidas
Desinfecção de baixo nível: são destruídas as bactérias em forma vegetativa, alguns vírus e alguns fungos. O *Mycobacterium tuberculosis*, os esporos bacterianos, o vírus da Hepatite B (HBV) e os vírus lentos sobrevivem	▪ Álcool etílico e isopropílico ▪ Hipoclorito de sódio (100 ppm) ▪ Fenólicos ▪ Quaternário de amônia
Desinfecção de médio nível ou intermediário: além dos microrganismos destruídos na desinfecção de baixo nível, são atingidos o *Mycobacterium tuberculosis*, a maioria dos vírus (inclusive o HBV) e a maioria dos fungos. Ainda sobrevivem os *Mycobacterium intracelulares*, os esporos bacterianos e os vírus lentos	▪ Álcool etílico e isopropílico (70 a 90%) ▪ Fenólicos ▪ Hipoclorito de sódio (100 ppm) ▪ Pasteurização 75°C por 30 minutos Obs.: depende da concentração e/ou período de exposição
Desinfecção de alto nível: resistem apenas alguns tipos de esporos bacterianos mais resistentes e os vírus lentos	▪ Aldeídos ▪ Solução de peróxido de hidrogênio ▪ Hipoclorito de sódio (1.000 ppm) ▪ Cloro e compostos clorados ▪ Ácido peracético ▪ Água superoxidada ▪ Pasteurização 75°C por 30 minutos

Esterilização

É a eliminação completa de todos os microrganismos, incluindo as formas esporuladas, através de processos físicos ou químicos.

Medidas de Controle de Infecção

O treinamento adequado da equipe multiprofissional é essencial à proteção do paciente e da própria equipe.

Algumas medidas são essenciais ao controle da infecção:

- Higiene pessoal.
- Uso adequado de EPIs (equipamento(s) de proteção individual) e EPCs (equipamento(s) de proteção coletiva).
- Desinfecção e esterilização do equipamento.
- Controles de engenharia (ventilação, água, estrutura física).
- Treinamento periódico da equipe.
- Protocolos descritos sobre processos (POPs).
- Atender aos requisitos da RDC 6 de 10 de março de 2013, como adiante.

Os serviços de endoscopia passam a ser classificados de acordo com a complexidade dos procedimentos realizados:

- *Serviço de endoscopia tipo I:* realiza procedimentos endoscópicos sem sedação, com ou sem anestesia tópica.
- *Serviço de endoscopia tipo II:* além dos procedimentos descritos no tipo I, realiza ainda procedimentos endoscópicos sob sedação consciente, com medicação passível de reversão com uso de antagonistas.
- *Serviço de endoscopia tipo III:* serviço de endoscopia que, além dos procedimentos descritos nos tipos I e II, realiza procedimentos endoscópicos sob qualquer tipo de sedação ou anestesia.

Respeitando as classificações dos serviços de endoscopia descritas anteriormente.

Desde que realize **desinfecção de alto nível**, a limpeza e a desinfecção devem ser realizadas, obrigatoriamente, em sala de processamento, sendo: a área/sala de "limpeza" onde é feita a remoção de matéria orgânica dos equipamentos e acessórios, e a área/sala de "desinfecção" em que os endoscópios e acessórios sofrem o processo de desinfecção.

Caso o serviço utilize processo automatizado de limpeza, desinfecção e esterilização, a área física deve atender aos requisitos técnicos necessários à instalação do equipamento conforme indicação do fabricante e legislação vigente.

Para a secagem dos equipamentos com canais, os serviços devem dispor de ar comprimido medicinal, gás inerte ou ar filtrado, seco e isento de óleo.

APLICAÇÃO PRÁTICA

Para atingir o objetivo final, todas as etapas do processo de limpeza e desinfecção devem ser cumpridas. Caso uma delas não seja realizada ou ocorra de maneira inadequada, todo o processo estará comprometido.

"Os resultados de infecção têm mais a ver com falhas na limpeza do que com o método de esterilização/desinfecção escolhido" (CDC *guideline*, 2008).

Os processos seguem as etapas apresentadas na Figura 9-1.

Pré-limpeza

Ainda na sala de exame é feita a remoção da saliva e outros fluidos com o auxílio de uma compressa macia sendo passada com leve pressão pelo lado externo do aparelho da parte proximal até a ponta distal.

Os canais de ar e água do aparelho devem ser acionados alternadamente por 10 a 15 segundos, em um recipiente com detergente enzimático (o que auxilia na remoção de detritos internos e facilita a limpeza) e, por último, realiza-se a aspiração desta solução, pelo canal correspondente do aparelho, também por 10 a 15 segundos (Fig. 9-2).

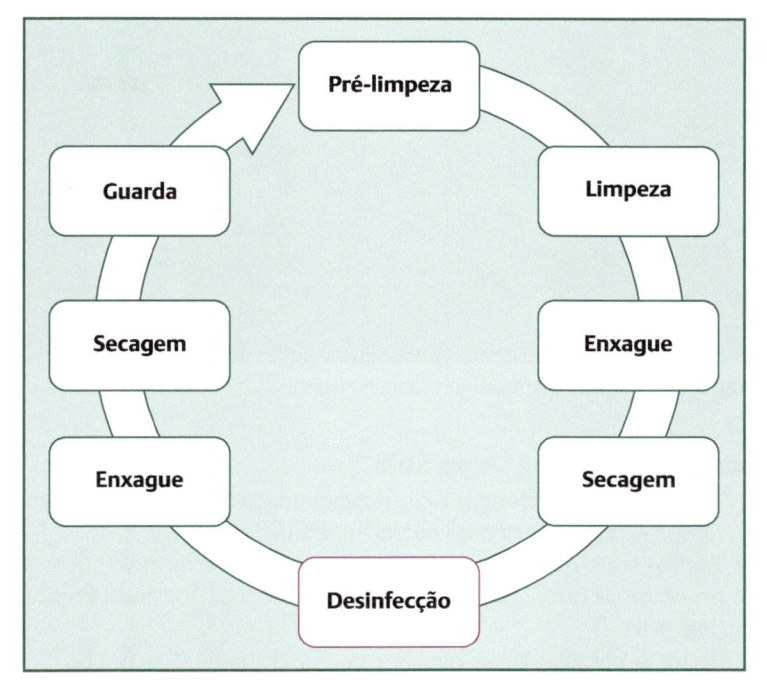

Fig. 9-1. Fluxograma do processo de limpeza e desinfecção dos aparelhos endoscópicos.

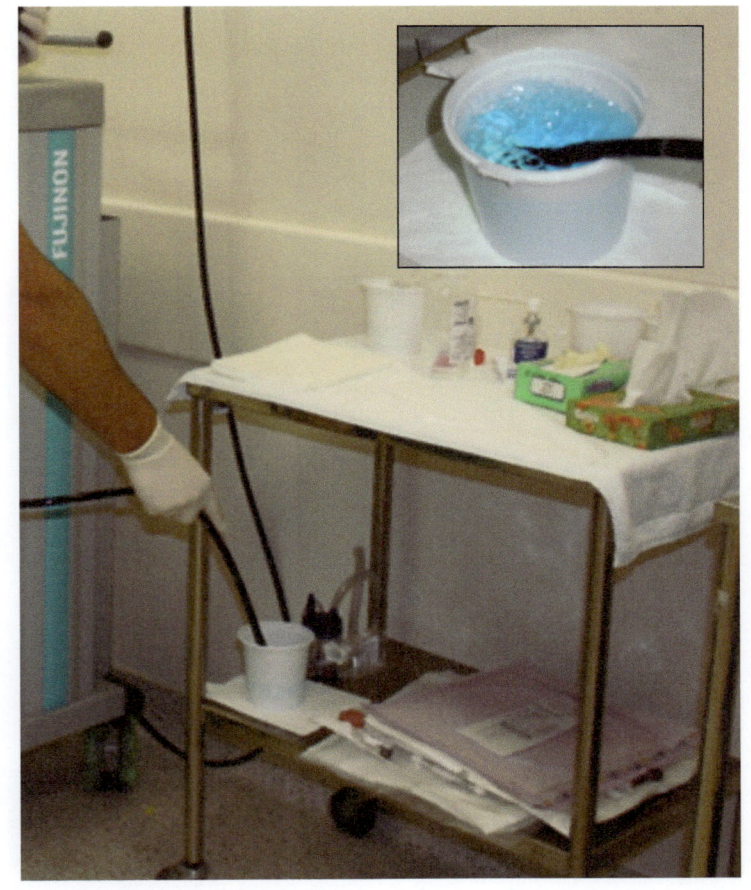

Fig. 9-2. Pré-limpeza (acionamento do canal de ar e água).

Na sequência, o aparelho deve ser acondicionado em recipiente plástico lavável, fechado com tampa, devidamente identificado como material "sujo", para ser transportado para a sala de limpeza (Fig. 9-3).

Quando usados no mesmo exame, os acessórios não devem ser transportados juntamente com o equipamento para evitar danos (p. ex., perfuração). Caso se necessite realizar o transporte destes no mesmo recipiente, eles devem ser colocados em uma embalagem, que pode ser a original ou em outra que não permita o contato do acessório com o equipamento a fim de evitar danos (perfuração, laceração) ao equipamento.

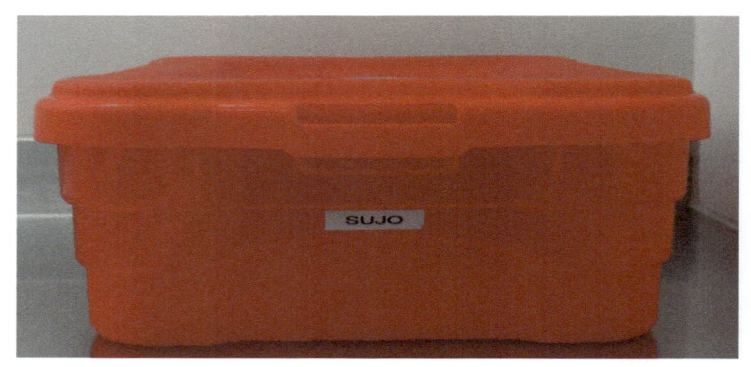

Fig. 9-3. Caixa para transporte do aparelho (sujo).

Sala de Limpeza ("Área Suja")

- Vede o tubo conector com a tampa adequada (certifique-se que a tampa esteja íntegra para permitir boa vedação) (Fig. 9-4).
- Realize teste de vedação (*Leakage test*), que permite verificar a presença de furos ou vazamentos nas conexões dos endoscópios (Fig. 9-5).
- Retire as válvulas de ar, água e canal de trabalho (Fig. 9-6).
- Lave a parte externa do aparelho com uma esponja/compressa macia embebida em detergente enzimático (Fig. 9-7).
- Escove a ponta distal do aparelho com uma escova de cerdas macias, cuidando para que as lentes não sejam danificadas.
- Limpe e escove as válvulas do aparelho adequadamente.
- Utilize uma escova adequada a cada aparelho (tamanho e calibre); a escova deve ser compatível com o calibre e o comprimento do equipamento (Fig. 9-8).
- Injete, com o auxílio de uma seringa ou pistolas, detergente enzimático através dos canais do aparelho (Fig. 9-9).

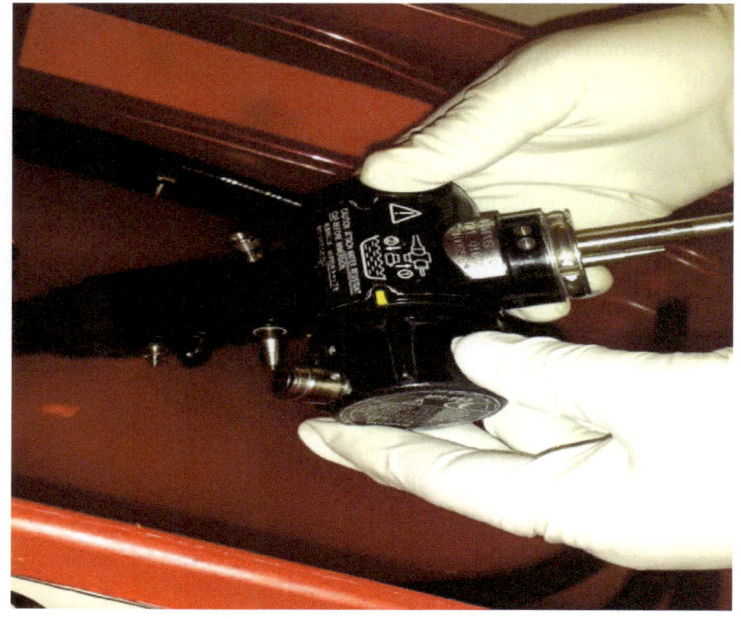

Fig. 9-4. Colocação da tampa para vedação do aparelho.

- Escove cada canal por três vezes; a escova deve ser limpa cada vez que se exteriorizar na extremidade distal do aparelho para que a sujeira não retorne ao equipamento (Fig. 9-10).
- Enxágue em água corrente e retire o excesso de água (Fig. 9-11).

As escovas utilizadas na limpeza dos canais endoscópicos, quando passíveis de reprocessamento, devem ser submetidas a limpeza e desinfecção a cada uso ou conforme rotina estabelecida pelo serviço (Fig. 9-12).

São indispensáveis a limpeza e a desinfecção do reservatório de água dos equipamentos, no mínimo a cada turno.

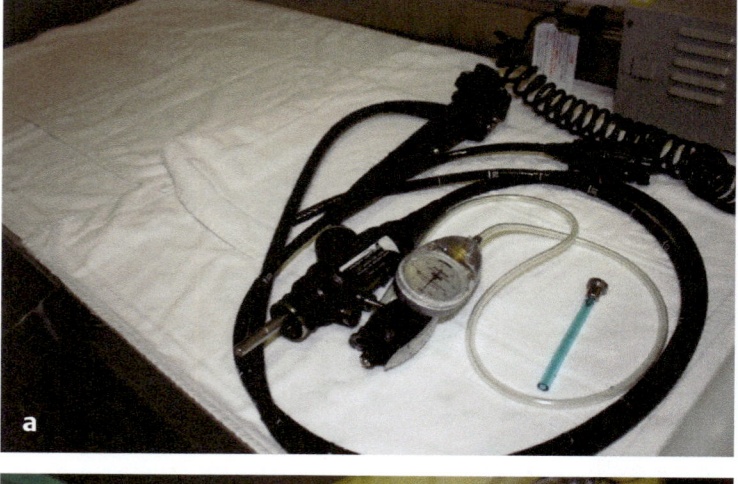

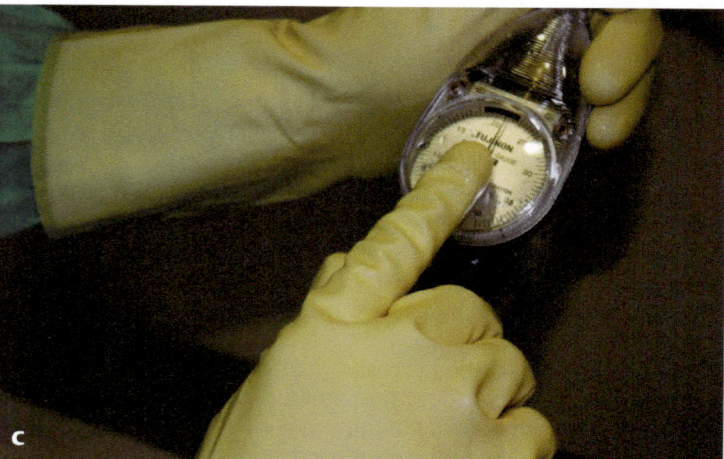

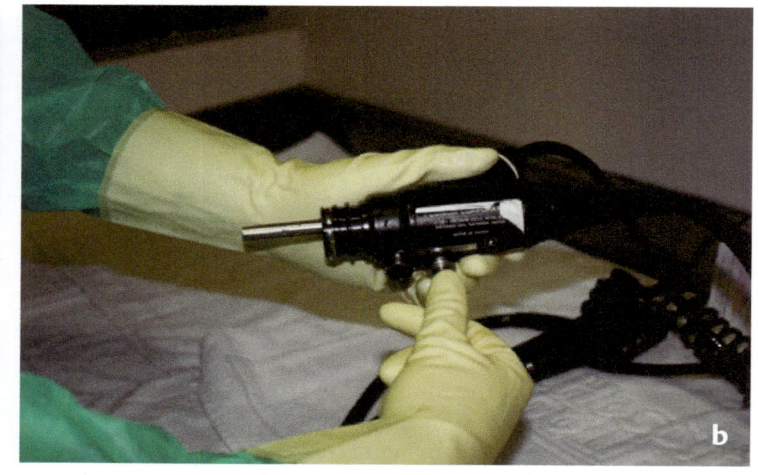

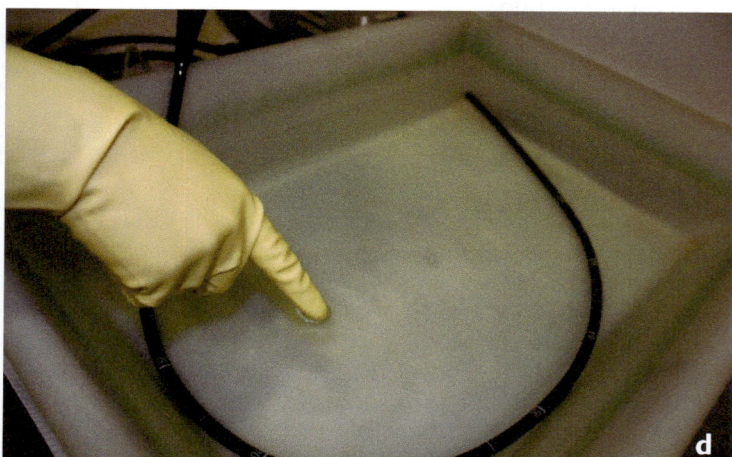

Fig. 9-5. (a-d) Teste de vedação (*leakeage test*).

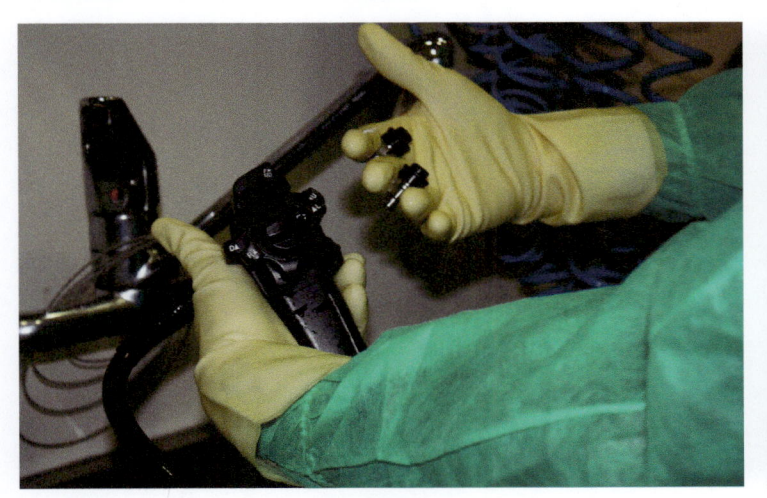

Capítulo 9 ▪ Limpeza, Desinfecção e Manutenção dos Equipamentos

Fig. 9-6. Remoção das válvulas do equipamento.

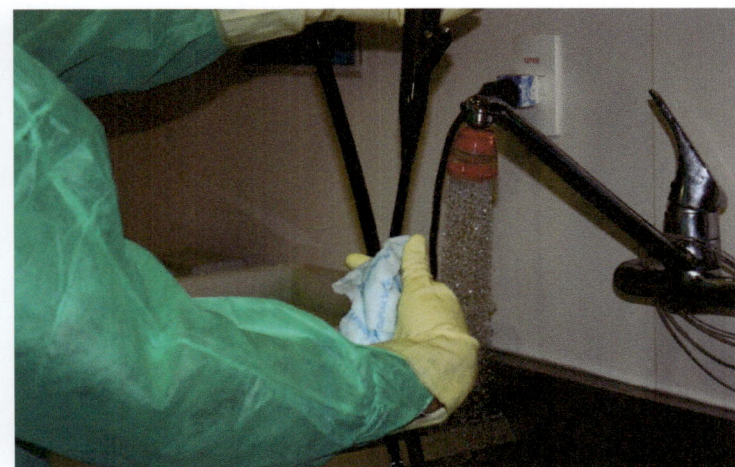

Fig. 9-7. Lavagem da parte externa do aparelho.

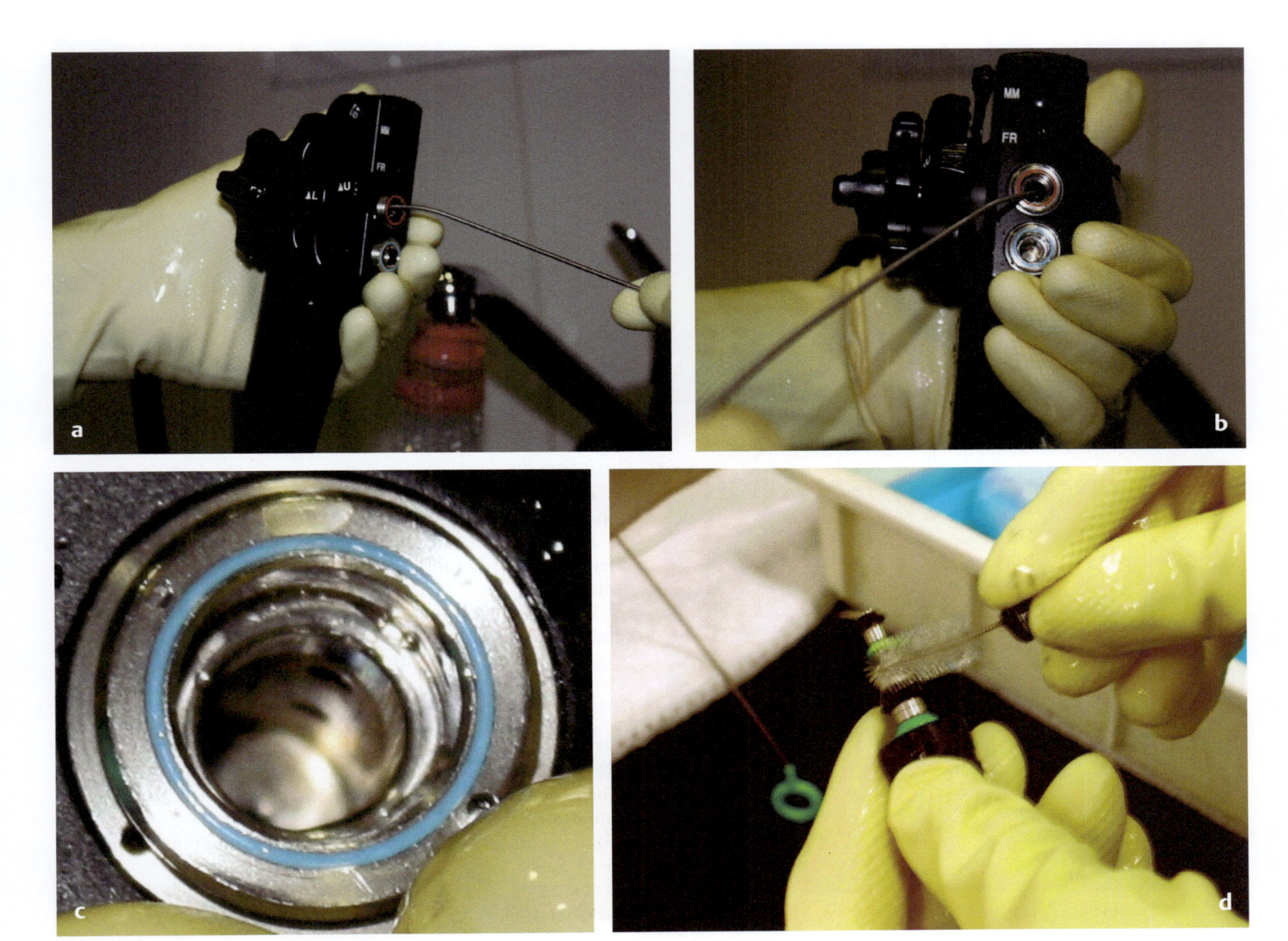

Fig. 9-8. (a-d) Lavagem dos canais e válvulas de trabalho.

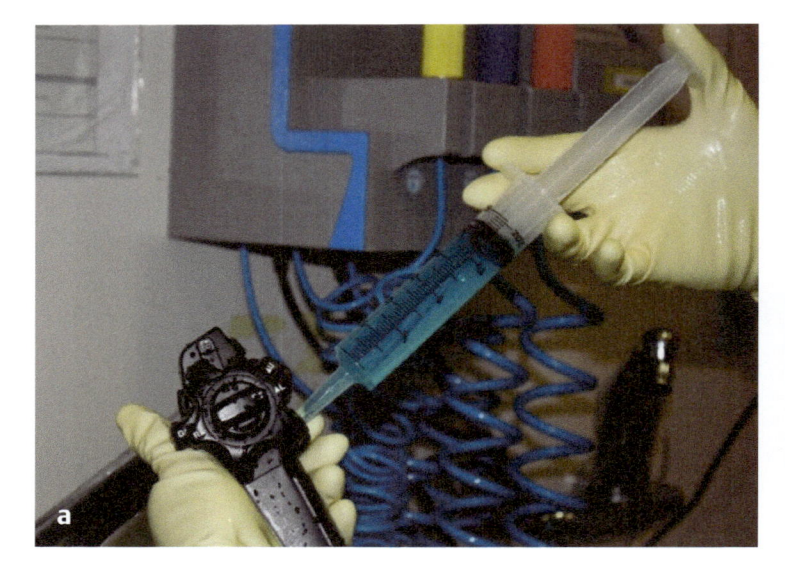

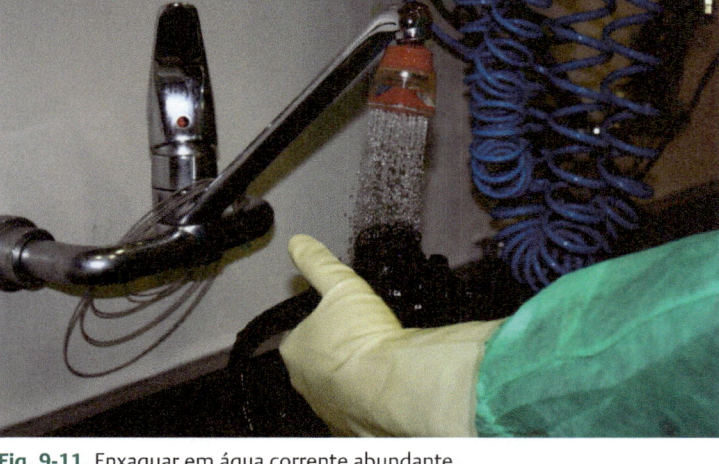

Fig. 9-11. Enxaguar em água corrente abundante.

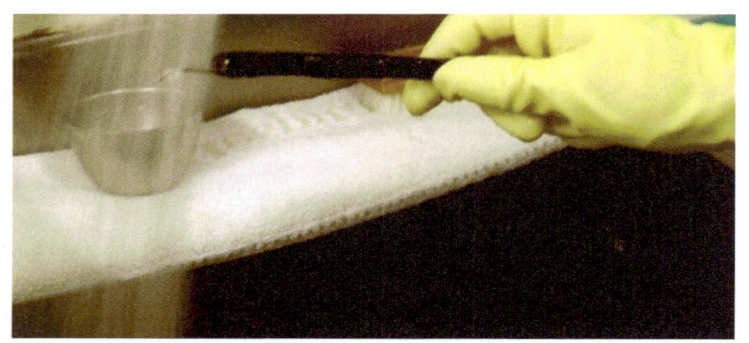

Fig. 9-12. Limpeza e desinfecção das escovas utilizadas nos canais.

Sala de Desinfecção ("Área Limpa")

O processo de desinfecção pode ser feito manualmente ou automatizado.

Desinfecção

Após a limpeza e a escovação dos canais, enxágue e secagem externa, o aparelho é transferido para a área determinada como limpa.

É imerso em solução desinfetante e deverá permanecer em imersão de acordo com o tempo recomendado pelo fabricante do desinfetante.

O mesmo processo deve ser feito com as válvulas, não esquecendo que estas devem ser lubrificadas com regularidade, não necessariamente após cada uso, para evitar danos.

Desinfecção Automatizada (Fig. 9-13)

Vantagens:

- Redução da omissão de uma das etapas.
- Todos os componentes são submetidos à desinfecção e enxágue uniforme.
- Todos os canais são conectados e irrigados simultaneamente (Fig. 9-14).
- A contaminação cruzada é prevenida pelo uso único de soluções (filtros).

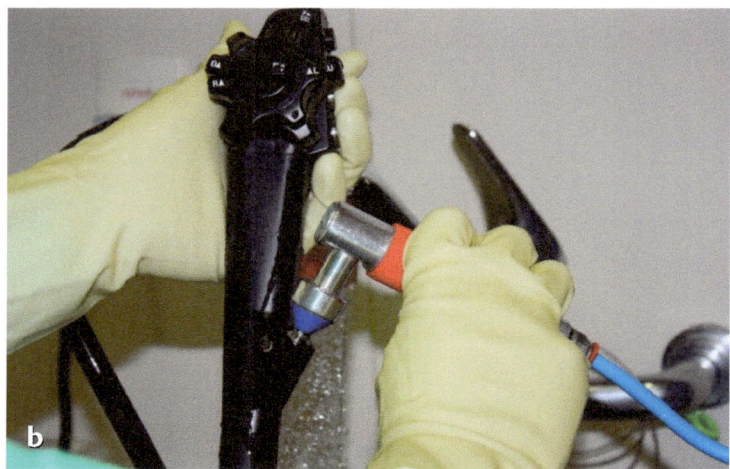

Fig. 9-9. Aplicação de detergente enzimático: (a) seringa; (b) pistola.

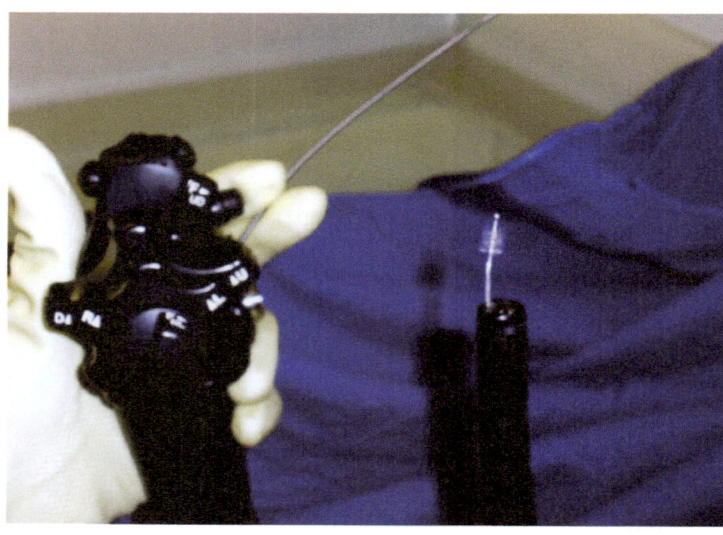

Fig. 9-10. Escovação dos canais.

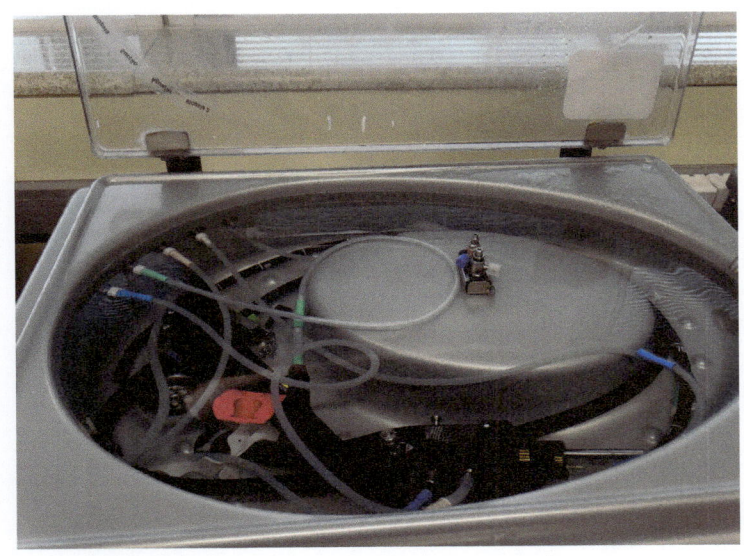

Fig. 9-13. Aparelho submetido à desinfecção automatizada.

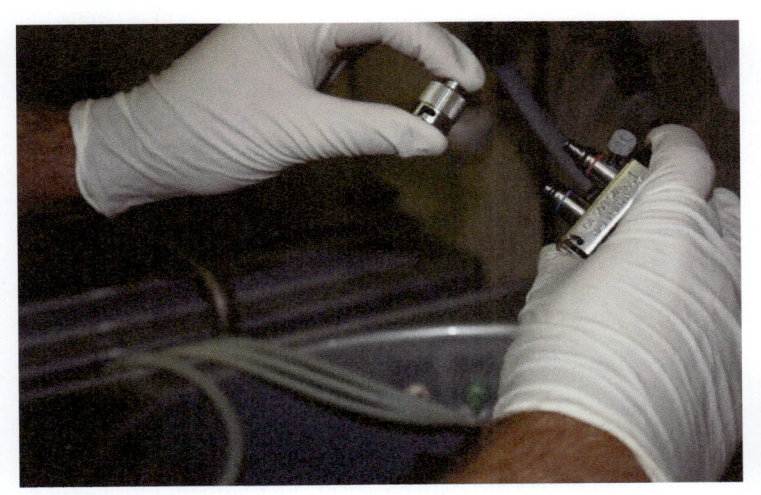

Fig. 9-14. Conector.

- Redução na exposição dos olhos, pele e trato respiratório do indivíduo comprometido com este procedimento.
- Redução na poluição atmosférica.

Observação: ERA são máquinas especialmente desenvolvidas para a desinfecção dos equipamentos endoscópicos, sem o contato humano nesta fase.

Desvantagens:

- Não obstante, algumas desvantagens no uso desta automação também devem ser lembradas:
- Surtos de infecção ou colonização relacionados com a ERA.
- Falha no sistema de filtração.

A manutenção preventiva e frequente neste tipo de equipamento é a chave para um reprocessamento seguro.

Enxágue
- Realizado entre a limpeza e a desinfecção e ao término da desinfecção, sendo que, para este último, deve-se dar uma atenção especial à qualidade da água utilizada para que todo o processo anterior não seja comprometido.
- Enxaguar o endoscópio e as válvulas com água potável corrente, de acordo com a RDC 6 de 2013. Porém, recomenda-se o uso de filtro para o enxágue final a fim de garantir que não haja contaminação por agentes existentes na água.
- Recomenda-se, periodicamente, realizar análise física química e microbiológica da água utilizada no último enxágue, antes da etapa de guarda.

Secagem
O endoscópio deverá ser seco adequadamente antes da armazenagem, a fim de evitar o crescimento de microrganismos.

- Secar os canais com o auxílio de uma pistola apropriada ou seringa.
- Secar a superfície externa com compressa macia.
- Certificar-se de que o aparelho esteja completamente seco antes de armazená-lo.

Guarda ou Armazenagem
- A sala deve ser apropriada, com paredes laváveis ou armário ventilado, evitando umidade.
- Guardar o aparelho em posição vertical, sem as válvulas (não tracionar o tubo conector).
- Armazenar em armário ventilado (Fig. 9-15).
- Assegurar-se de que as válvulas estejam secas e lubrificadas (se houver necessidade).
- Armazenar separadamente as válvulas e os endoscópios.

A sala não pode ter luz solar direta, quando da existência de vidraças, estas devem ser recobertas por insulfilme e a temperatura ambiente não deve ultrapassar 23°C. Esta sala deve ser provida de sistema de desumidificação.

Sabendo-se que a maioria dos profissionais se utiliza das malas para a guarda dos equipamentos, é importante salientar que a espuma é porosa, absorvendo umidade e sujidade do tubo. O local é aquecido, favorecendo o crescimento bacteriano, e a presença de fungos no equipamento não é rara em razão de o local ser apropriado para eles, portanto, a mala deve ser utilizada apenas para transporte do aparelho para manutenção.

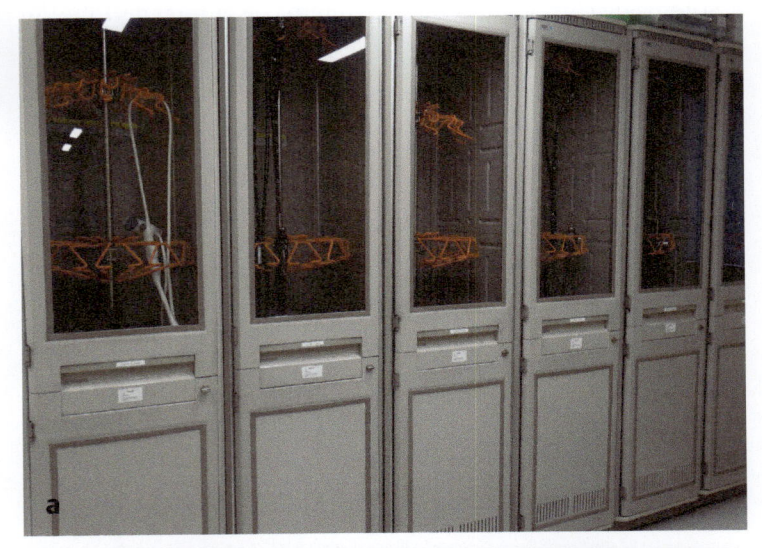

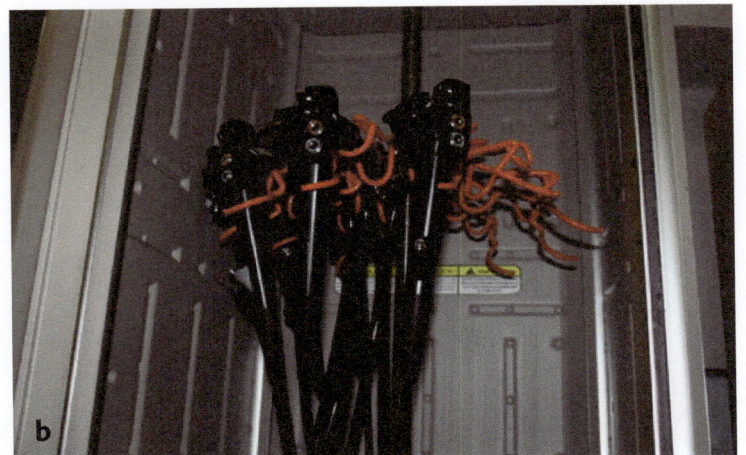

Fig. 9-15. (a, b) Armários para armazenamento dos aparelhos.

TRANSPORTE DO EQUIPAMENTO LIMPO

O aparelho deve ser acondicionado em recipiente plástico lavável, fechado com tampa, devidamente identificado como material "limpo", para ser transportado para a sala de exame (Fig. 9-16).

VALIDAÇÃO DA LIMPEZA POR TESTES DE ATP

ATP (adenosina trifosfato) é uma molécula de energia presente em animais, vegetais, leveduras e outras células. Resíduos de sangue contêm grande quantidade de ATP; contaminação microbiana (p. ex., vírus e bactérias) etc.

Após a limpeza, todas as fontes da ATP devem ser significativamente reduzidas e o teste monitora estes níveis.

A rotina de coleta de ATP deve ser estabelecida conforme definição do serviço. Devem-se amostrar todos os tipos de equipamentos utilizados, incluindo configurações e marcas diferentes. Atenção especial aos duodenoscópios, em razão de sua configuração de difícil limpeza, em particular o canal elevador, e do recente envolvimento em publicações de surtos.

RASTREABILIDADE DOS ENDOSCÓPIOS

Atendendo à RDC 6, todo serviço de endoscopia deve traçar o histórico, a aplicação ou a localização dos equipamentos por meio de informações registradas. Ter registro diário de todos os procedimentos realizados em que constem: data, horário, nome do paciente, assim como data de nascimento, sexo, procedimento realizado, nome do profissional executor e a identificação do equipamento (Fig. 9-17).

OBSERVAÇÕES GERAIS/DEFINIÇÕES

Salas de Reprocessamento

- As pias devem ser de superfícies lisas e impermeáveis com dimensões suficientes para acomodação dos endoscópios.
- Cubas com profundidade suficiente para evitar respingos.
- Sistema de climatização e vazão mínima de ar total de 18 m^3/h/m^2 (metro quadrado).

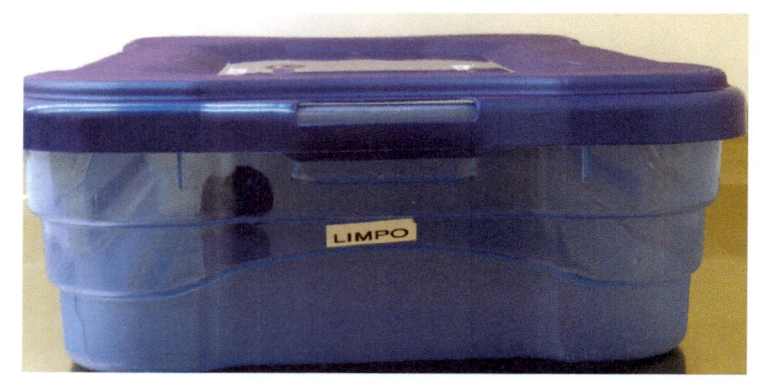

Fig. 9-16. Caixa para transporte de aparelhos (desinfectados).

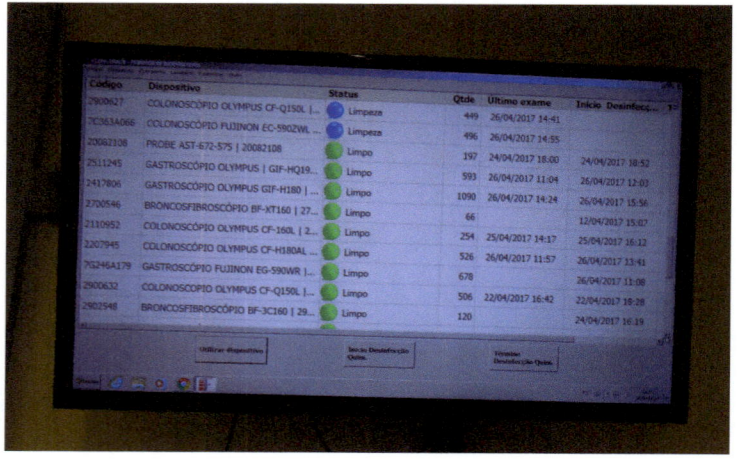

Fig. 9-17. Painel de rastreabilidade dos endoscópios.

- Água potável atendendo a legislação vigente.
- É obrigatória a monitorização da qualidade do saneante utilizado, através da medida diária da qualidade e efetividade do produto de acordo com a recomendação do fabricante, pelo menos uma vez antes do início dos procedimentos e ter o registro desses testes.

Desinfetantes

- São produtos compostos por substâncias microbicidas e que apresentam efeito letal para microrganismos não esporulados.
- Deverá ser efetivo contra amplo espectro de organismos.

   Compatível com todo tipo de endoscópio.

- Seguro para operadores.
- Pode ser descartado sem danos ao meio ambiente.
- Desinfetantes devem ser utilizados na temperatura, diluição e tempo de efetividade corretos, seguindo sempre as instruções do fabricante.

Acessórios

- Existem dois grupos de acessórios, os de uso único/ou com reprocessamento proibido, e os produtos passíveis de reprocessamento.
- Os de uso único/ou com reprocessamento proibido devem ser descartados imediatamente após o uso, enquanto os passíveis de reprocessamento devem ser submetidos a um ciclo completo de limpeza, desinfecção e esterilização entre cada uso, ou seja, deve-se desmontar, escovar, enxaguar, secar e esterilizar.

Biossegurança

- Conjunto de ações voltadas a prevenção, minimização ou eliminação de riscos inerentes às atividades de trabalho.
- Adotar escalas de trabalho que permitam rodízio de função a fim de diminuir o tempo de exposição ao produto.
- Bancadas, acessórios, utensílios e recipientes devem ser adaptados ao trabalhador de forma que a tarefa seja desenvolvida com segurança.

Medidas para Proteção Individual

O uso de EPI está disposto na Norma Regulamentadora – NR-6, com redação pela Portaria Federal n° 25/01, sendo:

- Proteção dos olhos: uso de óculos de ampla visão.
- Proteção das mãos: uso de luvas nitrílica ou butílica.
- Proteção do corpo: aventais com mangas longas, em material impermeável.
- Proteção respiratória: uso de máscaras com filtro para vapores orgânicos.
- Os exames médicos periódicos devem ser realizados a cada 6 meses para trabalhadores expostos a aldeídos.

BIBLIOGRAFIA

American Society for Gastrintestinal Endoscopy. Multi-society guideline for reprocessing flexible gastrointestinal endoscopes. Gastrintest Endosc 2003;58:1-8.

ANVISA. Resolução n° 6, de 1° de março de 2013.

Brasil. Ministério da Saúde. Agência Nacional de Vigilância Sanitária. RE n° 2.605, de 11 de agosto de 2006. Estabelece a lista de produtos médicos enquadrados como de uso único proibidos de serem reprocessados.

Brasil. Ministério da Saúde. Agência Nacional de Vigilância Sanitária. RE n° 2.606, de 11 de agosto de 2006. Estabelece parâmetros que orientam a elaboração, validação e implantação de protocolos de reprocessamento de produtos médicos por serviços de saúde e empresas reprocessadoras com objetivo de garantir a segurança e eficácia dos produtos.

Brasil. Ministério da Saúde. Orientações gerais para central de esterilização. Brasília, 2001.

Kimmey MB, Burnett DA, Carr-locke DL et al. Transmission of infection by gastrointestinal endoscopy. Gastrointestinal Endosc 1993;36:885-8.

Rutala WA, Weber DJ. FDA labeling requirements for disinfection endoscopes: a counterpoint. Infect Control Hosp Epidemiol 1995;16:231-5.

Rutala WA. APIC Guideline for selection and use of disinfectants. Am J Infect Control 1990;18(2):99-117.

Wikipédia. Disponível em: https://pt.wikipédia/wiki/endoscópia

10 Fontes de Energia

Kleber Bianchetti de Faria ▪ Bernardo Goulart de Faria

INTRODUÇÃO

O uso de calor para hemostasiar lesões remonta ao início do século XIX com o físico francês Becquerel usando óleo quente e posteriormente corrente direta sobre um fio. Em 1881, outro biofísico francês D'Arsonval, pioneiro no uso de corrente alternada descobriu que o uso de corrente alternada em alta frequência (200 kHz ou mais) aquecia o tecido sem estimular a musculatura, isto é, não provocava choque.

Entre 1890 e 1920 o médico alemão Nagelschmidt introduziu o conceito de "diatermia" para explicar como correntes elétricas de alta frequência levavam a queimaduras no corpo através da agitação de moléculas e, de acordo com a frequência empregada, eram capazes de produzir efeitos terapêuticos tissulares, como: fulguração, dessecação e corte.

As unidades eletrocirúrgicas atuais foram desenvolvidas pelo físico Willian T. Bovie e pelo neurocirurgião Harvey Cushing que desenvolveram sua capacidade de corte e coagulação.[1]

A partir destas descobertas hoje dispomos de diversas fontes de energia transformadas em calor como o coagulador de plasma de argônio e os diversos tipos de *laser* com possibilidades de uso em diversas áreas da cirurgia e da endoscopia.

Principais Indicações: O uso das fontes de energia em endoscopia tem como indicações básicas a hemostasia, a secção de tecidos sem sangramento e a destruição de tecidos para restabelecimento luminal.

A UNIDADE ELETROCIRÚRGICA

A unidade eletrocirúrgica (UEC) erroneamente chamada de bisturi eletrônico, por não ser um instrumento que promove somente corte como um bisturi, é composta por três componentes básicos: o gerador, o eletrodo ativo e a placa de retorno.

O gerador transforma energia elétrica em energia elétrica em alta frequência. O eletrodo ativo leva esta energia ao sítio desejado podendo ser uma corrente monopolar ou bipolar. A placa de retorno recebe a corrente que retorna à UEC.[1]

Princípios Físicos

A corrente elétrica movimenta-se quando elétrons se movem de um átomo para outro adjacente formando um circuito e para uma corrente fluir é necessária a formação deste circuito.

A UEC é a fonte de voltagem que empurra os elétrons pelo circuito. O eletrodo ativo conduz os elétrons até o tecido do paciente e este serve como um elemento condutor que impõe uma resistência ao fluxo da corrente (impedância), produzindo aquecimento e o resultado tecidual esperado (corte, coagulação).

Finalmente os elétrons retornam à unidade eletrocirúrgica seja por uma placa aderida ao paciente (monopolar) ou pelo próprio instrumento (bipolar).

Três efeitos tissulares são obtidos: corte, fulguração e dessecação. Conseguir estes efeitos depende dos seguintes fatores: densidade da corrente, tempo de exposição, tamanho do eletrodo, condutividade do tecido e tipo de corrente.[2]

O fator determinante para a resposta tecidual final é o tipo de corrente empregado. A UEC produz três diferentes tipos de correntes: corte, coagulação e mista.

Princípios de Eletricidade

Para melhor compreensão de uma UEC, precisamos entender alguns conceitos básicos de eletricidade.[3]

Tensão Elétrica ou Diferença de Potencial

Expressa a pressão com que as cargas elétricas são empurradas pelo circuito ou corrente elétrica. É uma grandeza cuja unidade é o volt, expresso por V.

Corrente Elétrica

É uma grandeza cuja unidade é o ampère, expressa por A. É uma medida da passagem de elétrons por segundo.

Densidade de Corrente

O parâmetro é expresso por A/m^2 e usado para medir a quantidade de corrente que passa por uma região por unidade de área. Quanto mais alta a densidade de corrente em um tecido maior o calor gerado nele. A densidade de corrente deverá ser alta na ponta do eletrodo para ter os efeitos de corte e coagulação, e baixa na placa de retorno, para que não cause nenhum dano térmico. Quando há uma má colocação da placa de retorno, a densidade de corrente elétrica pode ultrapassar estes limites, aumentando o risco de queimadura.

Resistência Elétrica

É uma grandeza cuja unidade é o Ohm, expressa por Ω. A resistência elétrica pode ser entendida como a dificuldade de passagem de corrente, é uma característica do meio. No caso das cirurgias ela é uma característica do paciente e do local de aplicação do eletrodo. Tecido adiposo possui resistência maior que a do tecido muscular bem vascularizado, como consequência a corrente elétrica circula com maior dificuldade pelo tecido adiposo gerando mais calor.

Potência

É uma grandeza cuja unidade é o watt, expressa W. Mede a energia entregue ao paciente por segundo. É a grandeza que ajustamos na UEC para efetuar os procedimentos cirúrgicos.

$$\text{Potência} = \text{Corrente} \times \text{Tensão}$$

Frequência

É uma grandeza cuja unidade é o hertz, expressa em Hz e é uma medida da quantidade de ciclos por segundo. A energia elétrica disponível nas tomadas brasileiras é entregue em 60 Hz, isto significa que em 1 segundo temos 60 ciclos de trabalho. Já a corrente elétrica entregue na ponta dos acessórios endoscópicos, passa pelo paciente e pela placa de retorno. Este caminho percorrido pela corrente circula em uma frequência muito maior: acima de 200 kHz, frequências acima deste valor são definidas como altas frequência (AF).

EFEITO DA CORRENTE ELÉTRICA SOBRE O CORPO HUMANO

A corrente elétrica produz efeitos diferentes dependendo de sua frequência e intensidade. Aqui trataremos dos casos que se referem às frequências acima de 200 kHz, frequência que está acima do limiar de estimulação neuromuscular – este limiar é um valor de frequência a partir do qual o corpo deixa de sentir os efeitos de estímulo da corrente elétrica (choque elétrico). Diferente da frequência de 60 Hz da tomada, as altas frequências não são percebidas pelo sistema neuromuscular. O único efeito esperado das altas frequências é o de aquecimento e consequente corte e coagulação (Quadro 10-1).

É baseado neste princípio que se desenvolveu a eletrocirurgia.

Fórmula do Calor Gerado

$$E = (I/A)^2 \times R \times t$$

O calor gerado no ponto de aplicação da corrente é função direta de três grandezas: (I/A) = densidade de corrente, R = resistência do tecido e t = tempo de aplicação dessa corrente.

A densidade de corrente caracteriza-se pela relação entre a corrente aplicada e a área de circulação dessa corrente pelo tecido vivo.

Durante o procedimento eletrocirúrgico a corrente gerada pela UEC concentra-se na ponta do eletrodo do instrumental (alça de polipectomia, papilótomo etc.) produzindo uma elevada densidade de corrente, que produz uma grande quantidade de calor no local de aplicação do eletrodo.

Por outro lado, essa mesma corrente que "sai" da ponta do eletrodo, distribui-se pelos órgãos internos, retornando para o gerador através da placa de retorno. Como a área de contato da placa com a pele é muito grande, a densidade de corrente na placa é muito pequena o que produz uma quantidade de calor extremamente reduzida, a ponto de não provocar elevação de temperatura suficiente para provocar qualquer dano no local de aplicação da placa.

Redução da Área (A) Implica em Aumento do Calor (E)
- 2 vezes _____ 4 vezes
- 10 vezes _____ 100 vezes
- 1.000 vezes _____ 1 milhão de vezes

Observe que uma redução de área de contato de 1.000 vezes produz um aumento do calor gerado de 1 milhão de vezes. Podemos dizer que esta é a relação aproximada entre a área da placa de paciente e o eletrodo ativo.

Quadro 10-1. Efeitos Tissulares em Relação à Temperatura Atingida pela Energia Térmica

Comportamento tissular em relação à energia térmica aplicada	
34°C a 44°C	Inflamação e edema
44°C	Início da necrose tissular (retração)
44°C a 50°C	Parada dos processos celulares por inativação da atividade enzimática
50°C a 80°C	Início da coagulação (denaturação proteica), ruptura da estrutura tri-helicoidal do colágeno
90°C	Início da dessecação (desidratação celular)
> 100°C	Início da vaporização (destruição da membrana celular), quando a água intracelular chega ao ponto de ebulição
> 200°C	Carbonização (fulguração) combustão de hidrocarbonos resultando na vaporização

Coagulação

O efeito de coagulação pode acontecer de duas maneiras: por dessecação ou por fulguração.

Dessecação

Na coagulação por contato ou por dessecação é esperada uma coloração esbranquiçada do tecido. Para isso a região é aquecida lentamente por um eletrodo colocado em contato direto com o tecido, fazendo a temperatura alcançar os valores necessários para a desnaturação proteica. Este tipo de coagulação que evita o centelhamento é uma modalidade empregada principalmente em tecidos delicados em monopolar e no uso do bisturi em modo bipolar.

Fulguração

Já na fulguração é importante o centelhamento. Esta modalidade permite estancar grandes sangramentos rapidamente. Na fulguração, a água no interior das células é aquecida e vaporizada para fora da membrana celular, fazendo as células se desidratarem lentamente. A temperatura se eleva alcançando a desnaturação proteica e formando uma massa tampão sobre os vasos sangrantes. Se mesmo após a coagulação o efeito de centelhamento sobre o tecido persistir, teremos a carbonização das células.

Corte

O corte surge através do aquecimento da água presente no interior das células de maneira tão rápida que elas explodem pela ação do vapor produzido, este processo também é conhecido pelo nome de vaporização celular. Quando o eletrodo é deslocado pela ação do endoscopista, ele entra em contato com novas células que são vaporizadas pelo mesmo efeito, produzindo a incisão.

O corte pode ser puro ou misto, também conhecido como Blend. O corte misto combina os efeitos de coagulação e de corte.

Os Blends se diferenciam entre si pelas porcentagens de combinação do corte com a coagulação (Quadro 10-2).[4]

Formas de Ondas e Efeitos

Diferentes formas de ondas irão apresentar efeitos diferentes nos tecidos (Fig. 10-1). No modo de corte as ondas são contínuas e capazes de gerar máxima potência das UEC. No modo de coagulação temos pulsos altos intercalados com ausência de pulsos e no modo fulguração existem picos ainda mais elevados (≥ 10.000 volts) intercalados, que culminam com a formação de faíscas.

Quadro 10-2. Valores Percentuais dos Modos de Corte

Modo de corte selecionado	Efeito de corte(%)	Efeito de coagulação(%)
Puro	95	5
Blend 1	75	25
Blend 2	50	50
Blend 3	25	75

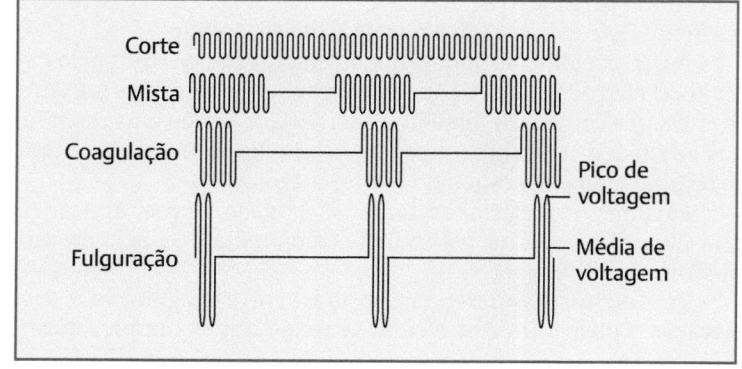

Fig. 10-1. Diferentes formas de ondas e seus efeitos.

Uma outra forma de medir o efeito das ondas é a medida do *crest factor* (CF), que é uma medida mais precisa das ondas e da média das voltagens destas ondas. Ondas contínuas têm sempre um CF baixo igual a 1,4. Ondas moduladas ou intercaladas com ausências tendem a ter um CF elevado, variando de 1,5 até 8, fornecendo um maior efeito de coagulação em profundidade.[5,6]

USO DA ELETROCIRURGIA EM CIRURGIA ENDOSCÓPICA
Eletrocirurgia Monopolar

Na cirurgia monopolar a corrente elétrica fornecida pela UEC circula da ponta do eletrodo e retorna pelo corpo do paciente, sendo captada pela placa de retorno (Fig. 10-2).

Usa a alta frequência para causar o efeito de corte ou coagulação na ponta do acessório. Para conseguir este efeito, o circuito é fechado fazendo com que a corrente elétrica circule por uma grande porção do corpo. Um defeito nos cabos, no eletrodo ou na ausência da placa de retorno causará o não fechamento do circuito monopolar e como consequência não haverá o efeito desejado na ponta do acessório.

Este tipo de corrente é comumente utilizado para polipectomias com alça, papilotomia, pinça de *hot biopsy* e coagulador de plasma de argônio.[7]

Placa de Retorno

A placa de retorno é um elemento fundamental na eletrocirurgia monopolar, pois ela é responsável por captar a corrente e fazê-la retornar para a unidade eletrocirúrgica.

A placa é feita de tal forma a evitar que a corrente elétrica tenha alta densidade de corrente no contato entre ela e o paciente. As unidades eletrocirúrgicas atuais possuem sistema de monitoração de qualidade de contato entre a placa e a pele do paciente. Estes sistemas usam as placas bipartidas e são os mais seguros disponíveis. Sistemas mais simples identificam somente se a placa está conectada ao aparelho e avisa a falha através do alarme de placa.

As placas devem ser colocadas em regiões bem vascularizadas, com boa massa muscular e nunca sobre protuberâncias ósseas, cicatrizes ou tatuagens. Deve ser evitado colocar a placa em membros que possuam pinos e próteses. A região deve estar limpa, seca e preferencialmente tricotomizada, pois os pelos diminuem a área de troca de energia entre a placa e o paciente. Não é necessária a aplicação de gel adicional: as placas adesivas já possuem o gel correto e em quantidade adequada.

Existem placas reusáveis e descartáveis. A tendência hoje é o uso das placas descartáveis devido ao seu alto grau de segurança. Qualquer uma das placas, reusáveis ou descartáveis, foi desenvolvida para ser colocada em contato direto com a pele.

Eletrocirurgia Bipolar

Na eletrocirurgia bipolar a corrente elétrica circula por uma porção pequena do corpo do paciente: no uso do *probe* bipolar a corrente elétrica parte de uma das extremidades do *probe*, atravessa os tecidos e retorna pela extremidade oposta. Tudo se passa como se uma das extremidades fosse o eletrodo ativo e a outra a placa de retorno. No uso do bipolar não há necessidade da presença de placa de retorno (Figs. 10-3 e 10-4).[7]

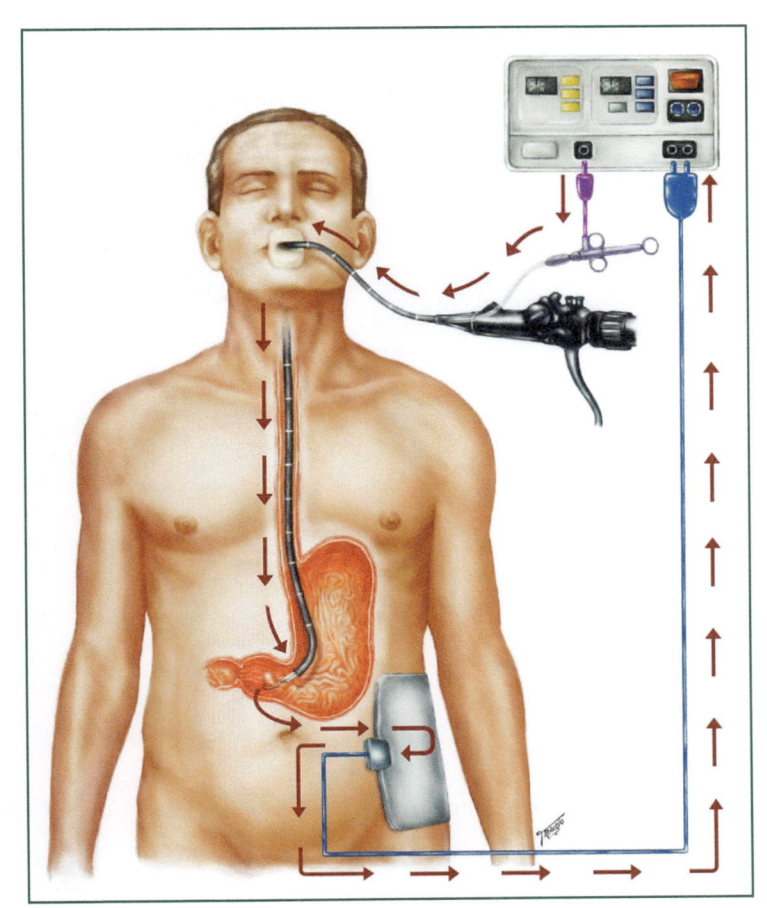

Fig. 10-2. Caminho da corrente elétrica monopolar.

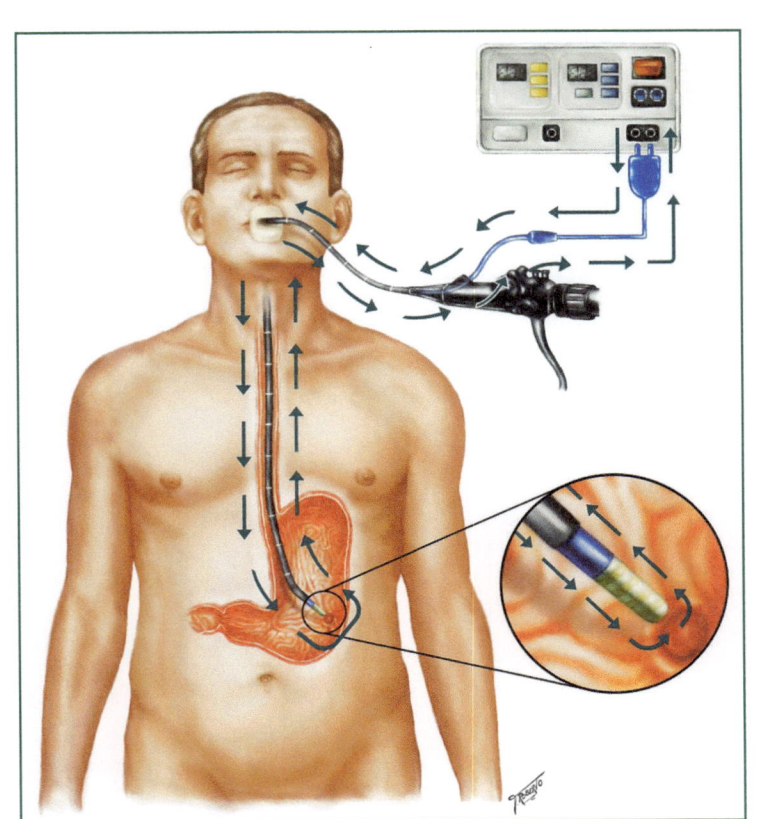

Fig. 10-3. Caminho da corrente elétrica bipolar.

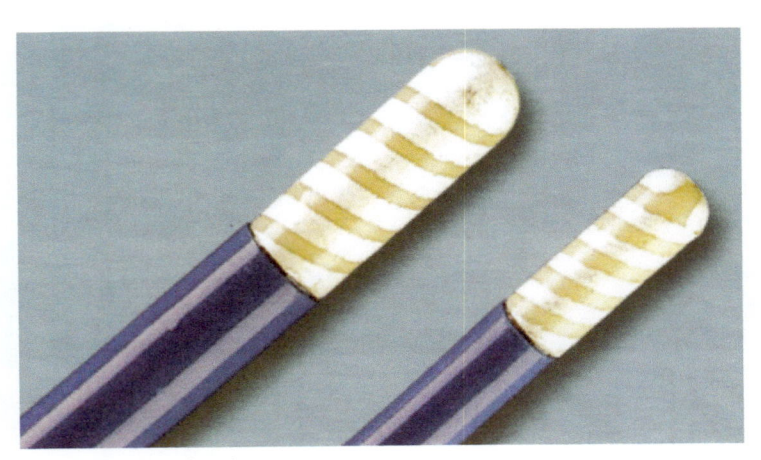

Fig. 10-4. Cateter bipolar.

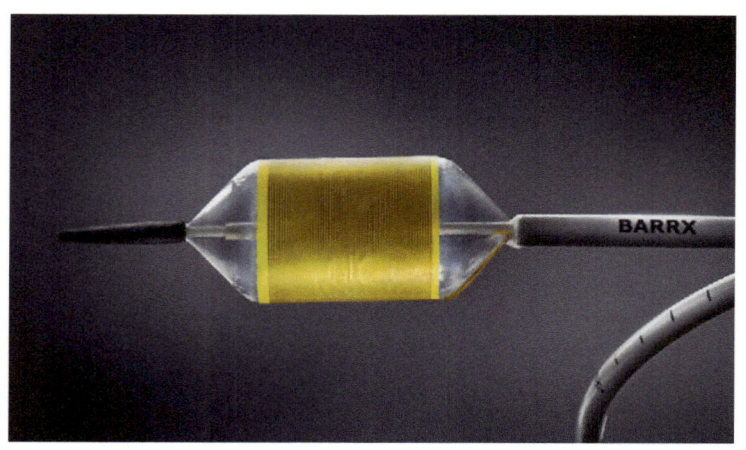

Fig. 10-5. Balão para ablação com radiofrequência.

Outro uso da eletrocirurgia bipolar são os balões para ablação com radiofrequência (Halo³⁶⁰ e Halo⁹⁰, Barrx Medical), utilizados em lesões precursoras ou neoplasias precoces do câncer de esôfago (Fig. 10-5).

Os balões contêm uma rede de eletrodos ao seu redor com 250 μm cada, e um espaçamento igual entre eles, com pólos alternantes de entrada e saída de corrente, trabalhando com potência de até 300 watts.[8] Como são inúmeros polos de entrada e saída esta corrente também pode ser chamada de multipolar.

Corte Pulsado

Algumas UEC dispõem de programas computadorizados que controlam cortes intercalados com coagulação. Este tipo de corte é chamado de corte pulsado (ENDOCUT, ECUT) (Fig. 10-6). O corte pulsado permite realizar incisões com risco reduzido de dano térmico tecidual não intencional, p. ex., perfuração da parede intestinal.[7]

O corte pulsado oferece as condições adequadas para cirurgias endoscópicas tais como dissecção endoscópica submucosa, polipectomia, papilotomia e mucosectomia. Permite também retirar amostras de pólipos e lesões ressecadas com maior precisão e qualidade para análise histológica.

A energia é entregue ao tecido em pulsos automaticamente controlados pela eu, o que aumenta a precisão e a qualidade do corte eletrocirúrgico. O pulso é basicamente composto por uma fase inicial de corte que proporciona uma inicialização rápida sem atrasos, seguido da fase de corte propriamente dita com efeitos de corte que podem ser selecionados pelo usuário (Fig. 10-7).

A fase de coagulação, entre as fases de corte, proporciona um efeito de coagulação adicional. O risco de dano térmico não intencional é bastante minimizado, o que aumenta a segurança do procedimento. O endoscopista mantém o pedal acionado e a UEC gera e controla automaticamente os pulsos de energia entregues ao tecido. A potência poderá chegar a valores altos como 120 watts.

Fig. 10-6. Sistemas eletrocirúrgicos para cirurgias endoscópicas composto por gerador eletrocúrgico com sistema de corte pulsado e coagulador plasma de gás argônio para uso com cateteres especiais.

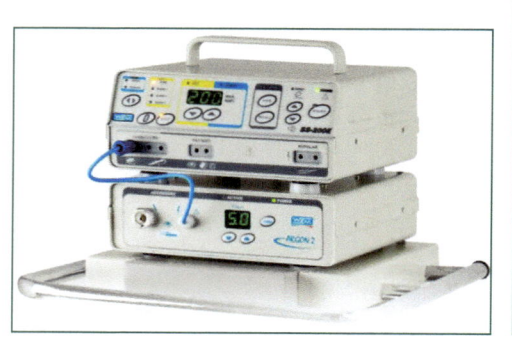

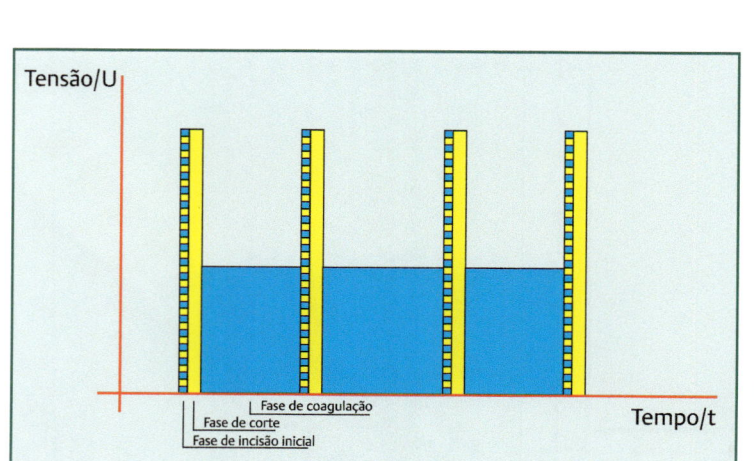

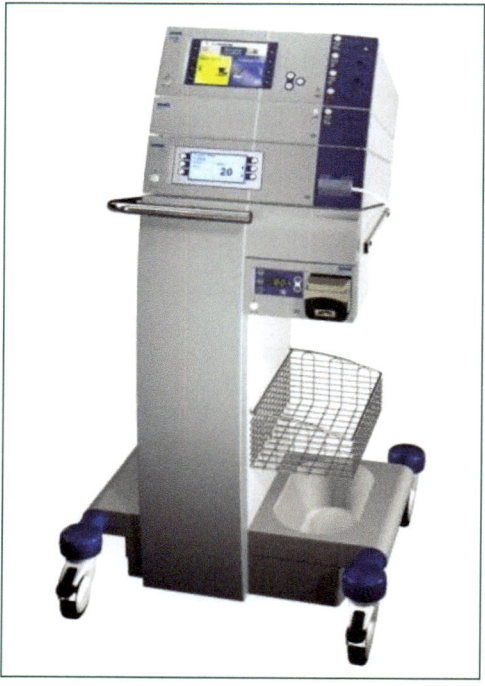

Fig. 10-7. Funcionamento da Tecnologia de Corte Pulsado.

Propriedades e Configurações das Novas Unidades Eletrocirúrgicas (UEC)

Antes do conhecimento das propriedades das UEC é importante salientar que elas estão diretamente relacionadas com as características dos acessórios utilizados, a técnica empregada e as características do paciente e do tecido, para se obter o desejado efeito no procedimento endoscópico, seja ele corte, hemostasia, marcação, secção de uma mucosa ou músculo, se este é pouco ou muito vascularizado e principalmente minimizar eventos adversos em tecidos vizinhos.

As novas UEC utilizam várias configurações de densidade de corrente que levam a estes diversos efeitos teciduais, que são um misto de corte e coagulação determinados pela magnitude e rapidez do aquecimento gerado pela corrente elétrica.

Em geral o efeito de corte é obtido com grande concentração de ciclos, baixo *crest factor* (CF) e diminuição da superfície de contato, que levam à uma alta densidade de corrente em um ponto; em contrapartida poucos ciclos, CF elevado e aumento da área e tempo de contato do acessório levam ao efeito de coagulação (Fig. 10-8).[9]

Técnica	Denominação	Potência (W)	Duração do corte	Intervalo do corte	Efeito	Abordagem geral
Marcação da mucosa	Soft Coag	60-80			5	Coagulação
	Forced Coag	10			1	Baixa potência para evitar perfurar a muscular da mucosa
	Spray Coag	10			1	Frequentemente realizado com a ponta do acessório retraída
Incisão da mucosa	EndoCut I		2-3	2-3	2-3	Corte
	Dry Cut	60-80			2-5	Aumenta efeito e/ou o intervalo de corte se o tecido é mais vascularizado
Dissecção submucosa	Forced Coag	30-50			2-3	Qualquer configuração de corte ou coagulação (exceto Soft Coag) funciona para dissecção submucosa
	Precise Sect (Erbe VI03)	40-60				A diminuição da área de superfície em contato com o tecido aumenta a densidade de corrente e fornece mais capacidade de dissecção/corte
	Swift Coag	40-50				A coagulação dos vasos submucosos requer menos densidade de corrente para coagular o vaso enquanto corta através dele. Se o vaso for grande ou pulsante, use pinças de coagulação para coagular o vaso antes de cortá-lo
	Spray Coag	40-50				
	Dry Cut	30-40				
	EndoCut I					
Miotomia	EndoCut I	–	2-3	2-3	2-3	EndoCut I com baixo efeito ou "toques" no pedal e efetivo para músculos com poucos vasos
	Dry Cut	60-80			3-4	EndoCut I com efeito maior (efeito 3-4) ou Dry Cut 80W se o músculo for vascularizado
Hemostasia	Soft Coag	60-80			5	Ajuste de coagulação
	Spray Coag	10			1	Baixa densidade de corrente
	Forced Coag	10			1	A pinça de coagulação funciona melhor com Soft Coag, resultando em baixa densidade de corrente devido à grande área de contato. Use para qualquer vaso arterial.
						Se estiver usando a faca, uma área de superfície aumentada em contato com o vaso diminui a densidade de corrente e fornece mais capacidade de coagulação

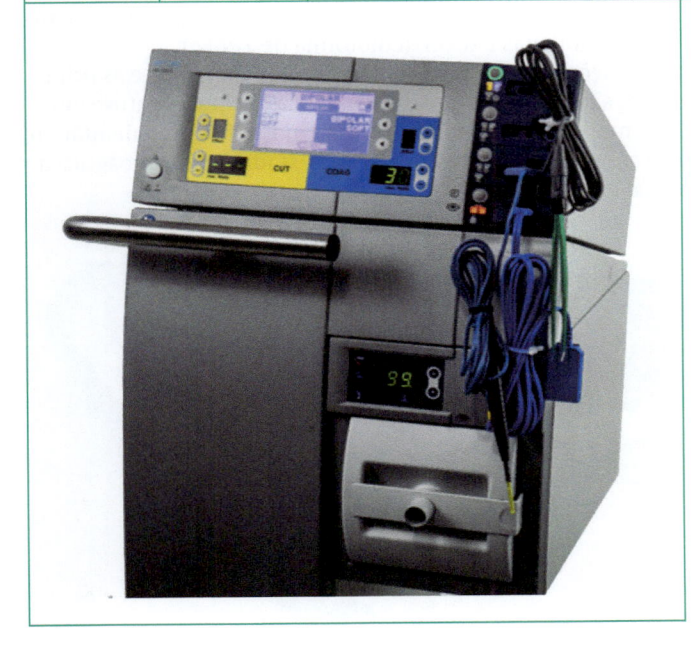

Fig. 10-8. Principais configurações do módulo de gerador (UEC) Erbe VIO 300 S.

Medidas de Proteção no Uso de Unidades Eletrocirúrgicas (UEC)[10]

Para o Paciente

- UEC deve ser utilizada por pessoal médico após treinamento apropriado.
- Inspecionar danos na UEC, incluindo cabos de isolamento, eletrodos, falta de equipamentos, luzes e alarmes (ajuste para um volume audível), antes do uso.
- A UEC deverá estar posicionada em um local estável.
- Nunca colocar líquidos sobre a UEC.
- Nunca usar eletrodos ou acessórios endoscópicos desgastados ou defeituosos.
- Nunca fazer reparos em eletrodos ou acessórios
- Nunca usar UEC na presença de material ou substância inflamável (p. ex.: álcool ou óxido nitroso).
- O paciente deve estar isolado de qualquer material condutor elétrico. Assegurar que o paciente não esteja em contato com nenhuma parte de metal não isolada, como por exemplo a mesa cirúrgica.
- Posicionar o paciente em local seco e isolado.
- Marcapassos ou desfibriladores (cardíacos, cerebrais para doença de Parkinson, gástricos para gastroparesia, medula espinhal, cóclea e bexiga): procure informações antes da endoscopia, com o especialista que implantou o acessório, alguns deles podem ser desligados antes do procedimento endoscópico.
- É recomendada a monitorização eletrocardiográfica durante todo o uso da UEC. Uso de bipolar minimizar possíveis complicações. Se o sistema monopolar é utilizado, posicionar a placa de retorno o mais próximo possível do eletrodo ativo. O contato direto da placa com o marcapasso e seus condutores deve ser evitado.
- A potência empregada deve ser adaptada ao tipo de procedimento, estrutura tecidual, IMC do paciente, instrumental utilizado e recomendações do fabricante. Sempre iniciar o procedimento utilizando potência abaixo da necessária para o efeito tecidual desejado.
- Antes de iniciar o uso da UEC, a potência deve ser conferida e confirmada verbalmente entre o endoscopista e o assistente.
- Se a corrente não está sendo utilizada, mantenha o pé longe do pedal para prevenir acionamento acidental, ou desconecte o eletrodo da UEC.
- Se escape de corrente for observado, interromper o procedimento imediatamente. Usar o interruptor de energia principal para desligamentos de emergência em casos de mau funcionamento. Vazamento de corrente pode ser devido a um mau funcionamento de um acessório, da UEC ou do aterramento do endoscópio, que pode provocar queimaduras no usuário e/ou no paciente.

Para os Auxiliares

- Evitar o contato com a placa de retorno.
- Quando a corrente estiver sendo aplicada, assegurar-se de estar com luvas e segurando os acessórios com a palma da mão inteira, e não com um dedo.
- UEC devem estar aterradas para evitar interferências nos sistemas de videoendoscopia.
- Produção de fumaça durante procedimentos eletrocirúrgicos podem ser irritantes e potencialmente prejudiciais aos auxiliares, portanto o uso de máscaras cirúrgicas e ventilação deve ser adequado.

Cuidados com as Placas de Retorno

- Somente placas de retorno recomendadas pelo fabricante da UEC devem ser utilizadas. Algumas UEC requerem placas adesivas que monitoram a qualidade do contato entre a placa e o paciente. Placas de uso único não devem ser reutilizadas.
- Checar data de validade (placas fora do período de validade podem se descolar e resultar em queimaduras na pele do paciente).
- As placas não devem ser posicionadas sobre protuberâncias ósseas, implantes ou próteses metálicas, dobras de pele, tecidos cicatriciais, sobre pelos, áreas de pele descoradas ou machucadas, membros com baixo suprimento sanguíneo, próximos à eletrodos de ECG ou pontos de pressão.
- A placa de retorno deve ser colada em áreas musculares bem perfundidas, a pele deve estar limpa, seca e sem pelos que possam diminuir a área de contato da placa com a pele. A placa nunca deve envolver completamente o membro, e a sobreposição deve ser evitada.
- A placa deve ter um tamanho apropriado ao tamanho e peso do paciente e nunca deve ser cortada.
- Em pacientes que se precisou remover a placa de retorno, uma outra nova placa deve ser utilizada.

Coagulador por Plasma de Argônio

A coagulação por plasma de gás argônio (CPA) é um método térmico de eletrocoagulação sem necessidade de contato com o tecido-alvo. Utiliza cateteres especiais que conduzem simultaneamente o gás e a corrente elétrica (Fig. 10-9). Uma corrente elétrica flui através do gás ionizado entre o eletrodo na ponta do cateter e o tecido-alvo.

O sistema de CPA é constituído por uma UEC monopolar de alta frequência, uma fonte de gás argônio com dosador de fluxo, cateteres flexíveis, placa de retorno da corrente e pedais que ativam simultaneamente gás e energia. A potência dos geradores eletrocirúrgicos variam de 0 a 155 wats e o fluxo de gás pode ser ajustado de 0,5 L/min a 7 L/min. Potência e fluxo baixo, 40 a 50 W e 0,8L/min, são empregados para hemostasia de lesões vasculares superficiais, e potências elevadas com fluxo alto, 70 a 80 W e 1 L/min, são usados para ablação de tecidos.[7,11]

A profundidade da coagulação depende da potência da UEC, do fluxo de argônio e a distância entre o eletrodo e o tecido-alvo. O eletrodo pode ser posicionado frontalmente ou tangencialmente ao tecido e com a coagulação térmica do tecido a corrente não progride pelo tecido carbonizado limitando a profundidade da coagulação. A distância operacional entre o cateter e o tecido varia de 2 a 8 mm.

As indicações da CPA resumem-se em dois grupos principais, a saber a hemostasia e a ablação, além de outras indicações contidas em uma miscelânea de situações.

A hemostasia é empregada nas ectasias vasculares como as do antro gástrico (GAVE), angiodisplasia, telangectasias, enteroproctopatias induzidas por radiação (actínica), nas úlceras sangrantes e em varizes finas ou neoformações vasculares pós-ligadura elástica ou esclerose.

A ablação com plasma de argônio é utilizada em casos selecionados de esôfago de Barrett, adenomas residuais pós-polipectomia ou mucosectomia, neoplasias inoperáveis de esôfago e cárdia para tunelização com ou sem posterior passagem de próteses e pacientes inoperáveis com tumores precoces (T1) de esôfago, estômago e reto.

Outras indicações do uso do CPA são as ablações de crescimento tumoral intra ou extrapróteses metálicas, seccionar próteses metálicas mal posicionadas e diverticulotomia de Zenker.

Complicações são relatadas entre 0% a 24% dos casos e as principais listadas são: distensão gasosa levando a dor, pneumatose intestinal, pneumoperitônio, pneumomediastino, enfisema subcutâneo, ulceração crônica, estenose, sangramento, síndrome pós-coagulação transmural e perfuração.[7]

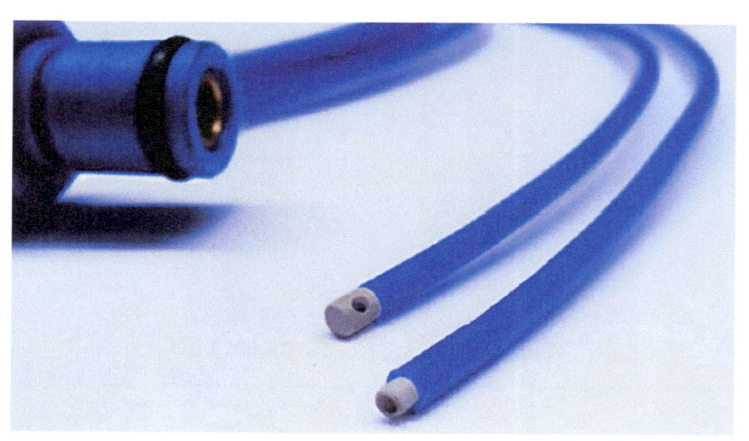

Fig. 10-9. Cateteres para com saída lateral e direta.

Heater Probe

O *heater probe* (*Olympus*) é um cateter que utiliza a técnica térmica para hemostasia.

O equipamento de *heater probe* é constituído por uma fonte geradora de energia e de água sob pressão, o cateter e pedais que controlam a energia e o fluxo de água (Fig. 10-10).

O cateter é constituído por um cilindro de alumínio por onde se propaga a energia. Em sua porção distal há uma espiral interna distal que é revestida por uma camada de *teflon*. Ao se aquecer atinge temperaturas constantes de até cerca de 250°C.

O calor desprendido pelo cateter eleva a temperatura tecidual levando à desnaturação proteica e consequente colabamento dos vasos sanguíneos. Os efeitos do *heater probe* ocorrem quando há um mecanismo de pressão sobre os tecidos.

O cateter de *heater probe* possui canais de irrigação que se exteriorizam próximos à extremidade distal do cateter e servem para a limpeza do ponto coagulado e impedem a aderência do cateter e eventual remoção dos tampões.

O acionamento do *heater probe* é feito pela regulagem da potência que é variável de 5 J até 30 J e da pressão de irrigação pela água, por períodos de tempo pré-determinados.

As principais indicações do uso do *heater probe* são as úlceras sangrantes, lesão de Dieulafoy, má-formações vasculares (telangectasias), enteroproctopatias induzidas por radiação (actínica), tumores sangrantes e lesão de Mallory-Weiss.[12]

LASER (LIGHT AMPLIFICATION BY STIMULATED EMISSION OF RADIATION)

O *laser* é um mecanismo de produção de energia eletromagnética através de estimulação de átomos de determinados materiais em um meio ativo, alguns deles aplicados na área médica (Quadro 10-3).[13]

O feixe de *laser* tem características específicas como ser monocromático, coerente (unidirecional) e colimado (propagação em feixe praticamente paralelo).

Este feixe de luz pode ser utilizado para cortar, coagular, vaporizar ou sobressair lesões em tecidos normais. Os efeitos do *laser* no tecido dependem do comprimento de onda da luz, densidade da potência usada para excitar o material empregado, e a absorção e difusão do *laser* sobre o tecido.

A fotocoagulação e a fotoablação com *laser* é a utilização mais comum deste. Trata-se da conversão da luz em calor levando a coagulação e vaporização do tecido. Um feixe de fibras ópticas é passado pelo canal de trabalho do aparelho transmitindo o feixe de luz ao tecido com ou sem entrar em contacto com o mesmo.

A litotripsia por *laser* pode ser usada para fragmentar cálculos biliares e pancreáticos, que devem estar em meio líquido e absorvem a luz do *laser* formando uma nuvem de elétrons na superfície do cálculo, que gera uma onda de choque fragmentando-o.

Outra aplicação do *laser* em endoscopia é a fluorescência induzida pelo *laser* (LIFS – *Laser-Induced Fluorescence Spectroscopy*), que intenciona distinguir tecidos normais de malignos, através de espectros de luz produzidos por substâncias ou compostos destes tecidos, induzidos pela exposição ao *laser*. Até o presente momento não demonstrou aplicabilidade clínica.[14]

Atualmente o *laser* é pouco empregado no nosso meio por se tratar de método dispendioso, de pouca mobilidade dentro das unidades de saúde e ser facilmente substituído por outros métodos.

Terapia Fotodinâmica

A terapia fotodinâmica é uma técnica de ablação tecidual baseada na introdução no organismo de uma droga fotossensibilizante que é seletivamente absorvida pelo tecido-alvo.

Ao ser exposto a uma fonte de luz, com comprimento de onda específico, há uma fotoexcitação intracelular no tecido-alvo com produção de radicais químicos que levam a dano celular sem efeito térmico, trombose vascular e necrose, durando desde algumas horas até dias.

As drogas fotossensibilizantes são derivadas de macromoléculas como a porfirina, clorina e clorofila. A hematoporfirina e o ácido 5-aminolevulínico são os mais comumente utilizados em endoscopia.[15]

Ambas as drogas são sensibilizadas por fontes de *laser* com comprimento de onda variando entre 630 a 635 nm, aplicadas até 40 a 50 horas após a administração da droga.

O procedimento é tecnicamente fácil, mas apresenta como grande inconveniente a permanência da droga fotossensibilizante na pele por até 6 semanas, podendo, se houver exposição à luz solar, levar a queimaduras graves. Atualmente é uma terapia de custo elevado com baixa disponibilidade no Brasil.

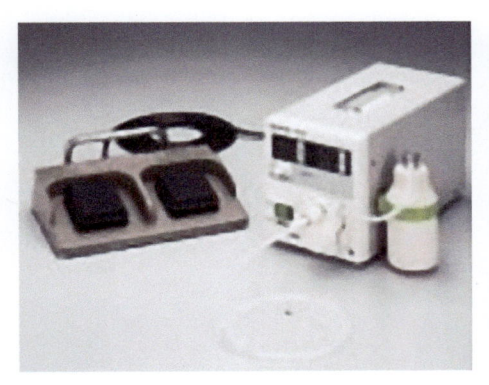

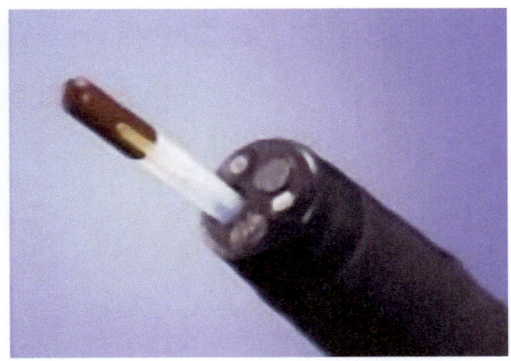

Fig. 10-10. Equipamento e cateter de *heater probe*.

Quadro 10-3. Tipos de *Laser* com Aplicação Médica

Tipo	Meio ativo	Comprimento de onda (nm)	Luz visível
Nd:YAG	Neodymium íons in ytrium-aluminum-garnet	1060	Não
Nd:Holmium	Neodymium in 30% holmium/thulium	2100	Não
Argon	Argon gas	500	Sim
KTP	Potassium-titanyl-phosphate	500	Sim

REFERÊNCIAS BIBLIOGRÁFICAS

1. Advincula AP, Wang K. The evolutionary state of electrosurgery: where are now? Cur Opin Obstet Gynecol 2008;20:353-8.
2. Balagué C. [Hemostasis and technology. Energy. Development of new technologies]. Cir Esp 2009;85(Suppl 1):15-22.
3. Slivka A, Bosco JJ, Barkun AN et al. Electrosurgical generators: May 2003. Gastrointest Endosc. 2003 Nov;58(5):656-60.
4. Boulay BR, Carr-Locke DL. Current affairs: electrosurgery in the endoscopy suite. Gastrointest Endosc 2010;72(5):1044-6.
5. Taheri A, Mansoori P, Sandoval LF et al. Electrosurgery: part I. Basics and principles 2014 Apr;70(4):591.e1-14.
6. Morris ML, Tucker RD, Baron TH, Song LM. Electrosurgery in gastrointestinal endoscopy: principles to practice. Am J Gastroenterol 2009 June;104(6):1563-74.
7. Nelson DB, Barkun AN, Block KP et al. Technology status evaluation report. Endoscopic hemostatic devices. May 2001. Gastrointest Endosc 2001 Dec;54(6):833-40.
8. Bergman JJ, Zhang YM, He S et al. Outcomes from a prospective trial of endoscopic radiofrequency ablation of early squamous cell neoplasia of the esophagus. Gastrointest Endosc 2011;74:1181-90.
9. Li AA, Zhou MJ, Hwang JH. Understanding the Principles of Electrosurgery for Endoscopic Surgery and Third Space Endoscopy. Gastrointest Endosc Clin N Am 2023 Jan;33(1):29-40.
10. Rey JF, Beilenhoff U, Neumann CS et al. European Society of Gastrointestinal Endoscopy (ESGE) guideline: the use of electrosurgical units. Endoscopy 2010 Sept;42(9):764-72.
11. Ginsberg GG, Barkun AN, Bosco JJ et al. The argon plasma coagulator: February 2002. Gastrointest Endosc 2002 Jun;55(7):807-10.
12. Wook SS, Ho BG, Bong KJ et al. Comparison of the hemostatic effect of argon plasma coagulation and heat probe coagulation for peptic ulcer bleeding: a prospective randomized trial. Gastrointest Endosc 2006;63(5):169.
13. Technology status evaluation: developments in laser technology: November 1997. ASGE. American Society for Gastrointestinal Endoscopy. Gastrointest Endosc 1998 Dec;48(6):711-6.
14. Panjehpour M, Overholt BF, Vo-Dinh T et al. Endoscopic fluorescence detection of high-grade dysplasia in Barrett's esophagus. Gastroenterology 1996:111:93-101.
15. Petersen BT, Chuttani R, Croffie J et al. Photodynamic therapy for gastrointestinal disease. Gastrointest Endosc 2006 Jun;63(7):927-32.

11 Sedação e Anestesia em Endoscopia Digestiva

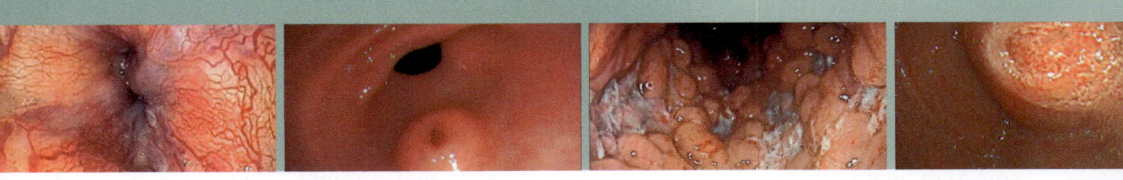

João Valverde Filho ■ Marcio Matsumoto

INTRODUÇÃO

A dor e o desconforto causados pela endoscopia são sintomas temidos pelos pacientes e médicos. A administração de fármacos analgésicos e hipnóticos tem o intuito de minimizar riscos e promover qualidade assistencial durante o procedimento endoscópico. O controle da ansiedade, da dor e de outros aspectos clínicos apresentarão resultados satisfatórios com o planejamento da analgesia e da sedação sempre que realizados previamente pelos anestesiologistas e equipe assistencial clínica.

Os procedimentos endoscópicos realizados com sedação ou anestesia sem planejamento prévio podem provocar, além de insatisfação e desconforto, o prolongamento do tempo do exame, dos diagnósticos inconsistentes com a queixa clínica ou impedir a realização dos procedimentos terapêuticos.[1]

O envelhecimento da população nas últimas décadas provocou maior demanda por realização de exames endoscópicos em pacientes críticos e idosos e por melhor qualidade de vida.[2] Esta evolução tem sido bem documentada com o crescente número de novos fármacos, técnicas e controles clínicos dos pacientes, com o auxílio de sedação, anestesia e controle dos sinais e sintomas que possibilitam a realização de diversos procedimentos anteriormente prescritos para este grupo de doentes.[2]

Para a adequada gestão dos riscos para procedimentos intervencionistas como EDA com sedação e analgesia, cabe cuidar da informação e orientação para os pacientes, familiares e cuidadores, sobre os sinais e sintomas que as sedações e anestesias gerais podem provocar tanto em ambiente hospitalar, quanto do período domiciliar pós-procedimento com orientações bem detalhadas e claras.

MANEJO DOS SINAIS E SINTOMAS

O manejo farmacológico dos efeitos analgésicos, sedativos e anestésicos pode ser demonstrado na Figura 11-1.

A sedação e a anestesia geral provocam amnésia, analgesia, hipnose e relaxamento muscular. A sedação pode ser classificada como superficial, moderada ou profunda (Anexo 1).

Os objetivos da realização da sedação e analgesia a partir do momento das injeções dos fármacos depressores do sistema nervoso central são, manter as vias aéreas e comandos do doente com respostas adequadas do sistema cardiovascular, respiratório e neurológico. Este momento é a passagem do estado desperto ou vigília para o estado de sono ou sedação leve. Não esqueça que mesmo em estados de sedação é necessária vigilância, isto é, o paciente responde a comando verbal, entretanto, as funções cognitivas e a coordenação podem estar comprometidas enquanto as funções cardiovascular e respiratória estão mantidas.

Durante o procedimento com sedação moderada pode ocorrer depressão da consciência, embora com respostas aos estímulos táteis presentes, as medidas para intervenções da via aérea são necessárias, como hiperextensão da cabeça permitindo a passagem do ar pela orofaringe e traqueia, sempre enriquecidos com oxigênio sob máscara facial ou cateter binasal.

Sedação profunda ocorre depois de repetidas injeções de analgésicos e sedativos, ou associações entre depressores do sistema nervoso central. Os pacientes podem responder aos estímulos dolorosos, entretanto, a respiração espontânea pode estar comprometida com redução da capacidade ventilatória, evoluindo para hipóxia e hipercarbia.

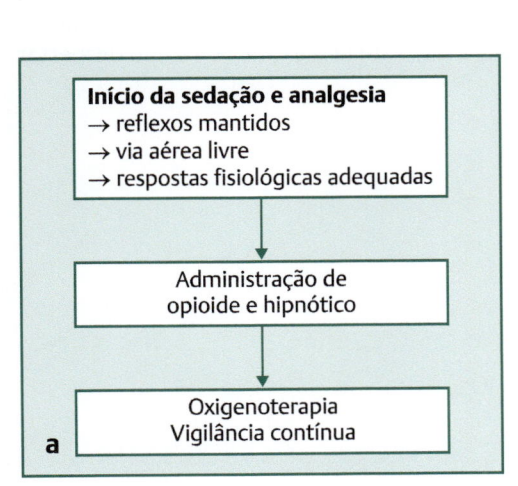

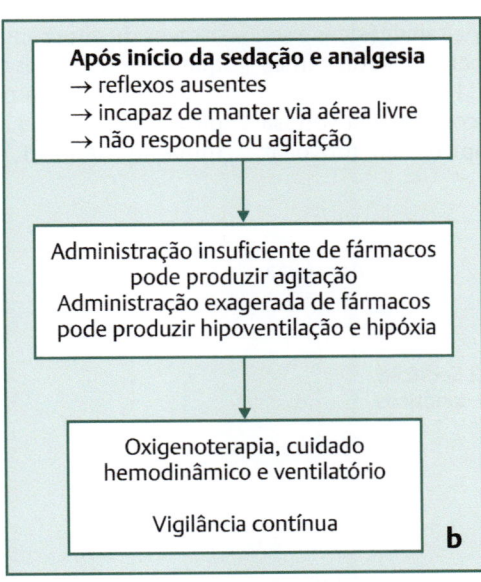

Fig. 11-1. (a, b) Controle clínico da analgesia e da sedação.

Nestes momentos, mesmo com oximetria em parâmetros clinicamente aceitáveis, poderá ser necessária a ventilação manual positiva e assistida para manter as vias aéreas permeáveis. A função cardiovascular geralmente será mantida se a função ventilatória for corrigida. Caso contrário, a evolução para parada cardiorrespiratória e cerebral pode ocorrer e provocar consequências graves. No doente crítico com hipoproteinemia, ou hemodinamicamente instável, pequenas doses podem provocar sedação profunda e depressão cardiorrespiratória.

A passagem de sedação profunda para anestesia geral ocorre com a completa ausência da consciência, sem resposta aos estímulos dolorosos, e as vias aéreas geralmente necessitam de dispositivos como cânula supraglótica ou sonda de intubação orotraqueal, com consequente ventilação positiva.

O paciente deve ser monitorizado mesmo no período pós-operatório com oximetria de pulso, pressão arterial não invasiva, ECG e temperatura. O registro em prontuário é recomendado a cada 15 minutos na primeira hora, e caso se mantenha estável, a cada 30 minutos na segunda hora e depois de hora em hora. Os pacientes encaminhados à sala de recuperação pós-anestésica devem ser avaliados pelo escore de alta segundo critérios de Aldrette-Kroulik ou de Steward para crianças e receberem oxigenoterapia.[3]

JEJUM

O tempo recomendado de jejum é condição importante para a segurança dos pacientes submetidos à endoscopia, que após a perda completa ou parcial dos reflexos da tosse com a administração de hipnóticos e opioides, podem representar risco de aspiração brônquica (condições clínicas associadas a "estômago cheio") por retardo no esvaziamento gástrico como gravidez, insuficiência renal, diabetes, hepatopatias, hérnia de hiato esofágico, obesidade e mais recentemente por fármacos análogos de GLP-1 e agonistas duais GIP/GLP-1 por risco potencial de aspiração gástrica.[4] Tempo necessário para suspender análogo de GLP-1 não está claro, porém considerando as meias-vidas dos fármacos os intervalo sugeridos são Lixisenatida (1 dia), Liraglutida (2 dias), Dulaglutida (15 dias), Tirzepatida (15 dias), Semaglutida (oral e subcutânea) – 21 dias.[5]

As recomendações internacionais para sedação por médicos *não anestesiologistas* publicadas pela ASA (*American Society of Anesthesiologists*) são aceitas e estabelecem o preparo pré-sedação (manter medicações anti-hipertensivas), assim como o intervalo entre a última refeição e o exame: I. Líquidos claros, 2 horas; II. Leite materno, 4 horas; III. Leite animal/fórmulas, 6 horas; IV. Refeições leves, 6 horas; e V. Dieta geral, 8 horas.

ROTEIRO SEGURO PARA O USO DOS FÁRMACOS

Os procedimentos realizados com medicações analgésicas e sedativas inadequadas podem ser devastadores para o estado clínico e emocional dos doentes e seus familiares (Fig. 11-2).

Os objetivos da administração dos fármacos pela via venosa para a realização dos procedimentos endoscópicos são, provocar rápido efeito analgésico e ansiolítico com recuperação das respostas precocemente, e livres de efeitos farmacológicos residuais. Assim, os agentes adequados, para que a alta hospitalar ocorra com segurança e baixo risco de complicações, devem ser conhecidos e manejados por anestesiologistas treinados e equipe de suporte como enfermeiros e técnicos para cuidar que todos os recursos de recuperação estejam a disposição em momentos críticos.

As infusões venosas contínuas ou em bolos produzem níveis plasmáticos constantes, reduzem intervenções em menor espaço de tempo, quando comparados pela via intramuscular, subcutânea ou por via oral; são preferencialmente adotadas para os procedimentos endoscópicos realizados em hospitais ou clínicas com adequado material de reanimação e presença na sala de exames dos médicos treinados.

As injeções intramusculares não são recomendadas. Injeções subcutâneas intermitentes são inadequadas pelo tempo de ação e duração, impedindo ações rápidas durante o procedimento.

FÁRMACOS ANSIOLÍTICOS RECOMENDADOS

Habitualmente os procedimentos endoscópicos não necessitam de planos profundos de sedação e os pacientes podem ser liberados o mais breve possível (Resolução do Conselho Federal de Medicina 1886/2008). Dessa forma os agentes devem ter rápido início de ação e curta duração.

Midazolam

Fármaco da classe dos benzodiazepínicos (BDZ), possui propriedades como amnésia anterógrada, ansiólise, sedação, anticonvulsivante e relaxante muscular em razão das ações sobre o sistema nervoso central. Pode apresentar vasodilatação coronariana por efeito periférico.[6] Apresenta rápido início de ação e curta duração, conferindo à droga o perfil adequado para ambiente ambulatorial.[7]

Todos os BDZ em uso clínico promovem ligação com o receptor BDZ localizado no complexo do receptor GABA-a inibitório.[8]

É o único BDZ hidrossolúvel. O midazolan é comercializado em solução aquosa com pH ajustado para 3,5 com a adição de ácido clorídrico, evitando a ocorrência de dor à injeção ou flebite.[7]

Seu rápido início de ação deve-se ao fato da elevada lipossolubilidade do midazolan em pH fisiológico.[7] Fármacos lipossolúveis atravessam mais facilmente a barreira hematoencefálica e atingem o sistema nervoso central mais rapidamente.[9]

O início de ação ocorre após 2 a 3 minutos observados no padrão de atividade elétrica ao eletroencefalograma.[9]

No fígado, a rápida metabolização do anel imidazólico confere ao midazolam o seu curto período de ação. O metabolismo se dá através do citocromo P-450, formando metabólitos hidrossolúveis que são excretados pelos rins.[9]

O midazolam possui rápida velocidade de distribuição para outros tecidos (1,8 a 5,4 min), entretanto, a sua velocidade de eliminação é lenta (1,7 a 2,6 Hs). Este fato explica o rápido despertar

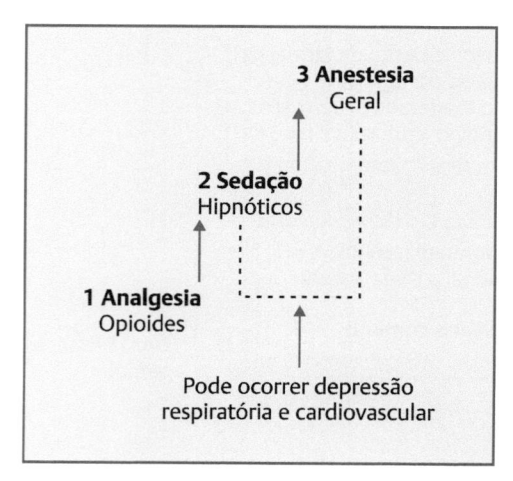

Fig. 11-2. Sequência para sedação, analgesia e anestesia.

com sonolência relativamente longa, o que confere a este fármaco um período de recuperação maior antes da autorização para alta hospitalar.[10]

A farmacocinética do midazolam pode ser alterada por características antropométricas (idade, sexo, obesidade), estados patológicos (insuficiência renal e hepática) e interação com outros fármacos.[11]

Propofol

O propofol é um alquilfenol com propriedades hipnóticas e sedativas. Seu mecanismo de ação deve-se à interação com o receptor GABA-a.[12] Possui alta lipossolubilidade e sua apresentação comercial sob emulsão lipídica pode cursar com dor à injeção e flebite.[13]

O tempo de latência para o início de ação do propofol é de 30 segundos, atingindo o equilíbrio entre sangue e cérebro em 2 minutos. Sua meia-vida de distribuição é extremamente rápida (2-4 min), distribuindo-se para outros tecidos provocando despertar rápido e ausente de sonolência residual. A meia-vida de eliminação ultrarrápida (30 min a 1 hora) confere ao fármaco segurança para alta hospitalar precoce quando comparada aos benzodiazepínicos como o midazolam.[14]

Seus principais efeitos sistêmicos sobre os sistemas cardiovascular e respiratório podem ser observados por redução da pressão arterial sistêmica, por vasodilatação periférica e depressão miocárdica direta.[15] Os efeitos respiratórios estão associados à depressão respiratória, com redução do volume-minuto e da depressão dos músculos sobre a laringe, impedindo a ventilação adequada.[16]

FÁRMACOS ANALGÉSICOS RECOMENDADOS
Fentanila

Opioide sintético, pertence ao grupo das fenilpiperidinas. Atua como agonista dos receptores opioides *mu* e *kappa*.[17] Analgésico com potência 50 a 100 vezes superior à da morfina. Seu uso está indicado como potente anestésico e principal analgésico associado aos hipnóticos.[18]

Quando utilizado de forma isolada, não cursa com sedação significativa nas doses usuais de 1 μg/kg. Este fármaco é utilizado na prática diária em associação ao midazolam. O resultado dessa associação é a pronunciada sedação, podendo ocasionar depressão cardiovascular e respiratória, necessitando de titulação cautelosa no seu uso. Os principais efeitos colaterais são comuns aos opioides como náuseas, vômitos e prurido.[17]

Alfentanila

O alfentanila é opioide altamente lipossolúvel, conferindo à molécula cinco vezes mais potência que a fentanila, embora com tempo de duração mais curto. Assim como a fentanila, o alfentanila possui propriedade cardiovascular mínima e segurança para administrar para pacientes críticos como em insuficiência renal. Estas propriedades fazem deste fármaco analgésico o ideal para procedimentos ambulatoriais, entretanto, comparado com fentanila, com propriedades semelhantes, possui custo elevado, o que inviabiliza o uso rotineiro.[18]

Meperidina

Inicialmente sintetizada para ser um agente anticolinérgico, em razão de sua estrutura química semelhante à da atropina. É um analgésico agonista nos receptores opioides *mu* e *kappa* com potência analgésica 10 vezes menor que a da morfina.[19] Provoca sedação, euforia e bem-estar maiores que os da morfina. A sensação de euforia pode estar relacionada com a inibição de recaptura de serotonina, característica inexistente com outros opioides.[20]

Pode ser utilizado em associação ao midazolam, em razão das propriedades sedativas, porém, possui importantes e graves efeitos colaterais com o seu uso repetitivo, pois pode precipitar crises convulsivas, náuseas, vômitos e síndrome serotoninérgica, pela presença de seu metabólico normeperidina (isento de propriedades analgésicas), meia-vida longa de 6 horas e excretada por via renal.

EFEITOS INTOLERÁVEIS DOS FÁRMACOS

Os opioides podem provocar vários sintomas como náusea, vômito, constipação, tontura, confusão e outros efeitos menos comuns. Entretanto, estes efeitos podem ser manejados apropriadamente. Reações anafiláticas e broncoespasmo são raros, entretanto prurido pode ser observado. Estes efeitos são dados facilmente observados após fentanil, decorrentes da liberação de histamina subsequente à ação dos opioides sobre mastócitos. A utilização de anti-histamínicos pode promover alívio dos sintomas. A troca do opioide é alternativa para realizar o procedimento.

Náusea e vômito são facilmente tratados e desaparecem com rapidez, pois os opioides utilizados apresentam curtos períodos de ação. Delírio, confusão, agitação e mioclonia sugerem excesso de opioide circulante.

Depressão respiratória pode ocorrer, principalmente, em pacientes que não utilizam opioides com regularidade. Dor é um potente estimulante para a respiração, e nos doentes que não apresentam dores, a depressão respiratória pode ocorrer mais rapidamente. À medida que se aumentam as doses, a sonolência geralmente precede a depressão respiratória. Assim, a associação de um ansiolítico ao opioide provoca sedação e depressão mais rápida, mais grave e duradoura. A vigilância dos sinais vitais e a administração de oxigênio por via nasal ou máscaras são mandatórias nos pacientes submetidos aos procedimentos endoscópicos sob sedação ou anestesia.

ANTAGONISTAS DOS ANSIOLÍTICOS E OPIOIDES
Flumazenil

Fármaco com afinidade para os receptores BDZ destituído de atividade ansiolítica. É uma imidazobenzodiazepina, com ação agonista-antagonista, porém com fraca atividade agonista.

Foi o primeiro agente capaz de reverter prontamente todos os efeitos centrais dos benzodiazepínicos. Seu mecanismo de ação é obtido por meio de uma competição pelos receptores benzodiazepínicos, não possuindo atividade intrínseca.[21]

Possui alta lipossolubilidade, com início de ação 1 minuto após a administração venosa. Isso confere ao fármaco rápida meia-vida de eliminação (0,8 a 1,15 h). Necessita de cautela na reversão da sedação de drogas com meia-vida longa ou após altas doses de benzodiazepínicos.[22] A duração média do antagonismo é de 30 minutos.

Em pacientes ambulatoriais sedados com midazolam, sugere-se uma observação de 2 horas para detecção de sedação residual após administração do antagonista.[23] Para os doentes com o uso de BDZ de ação longa, como o diazepam, deve-se aguardar 5 a 6 horas, especialmente nos doentes idosos e debilitados.

Os efeitos adversos incluem náusea, tremores, lacrimejamento e ansiedade.[24] Crises convulsivas podem ocorrer e estão associadas ao uso crônico de benzodiazepínicos e histórias de crises convulsivas prévias.

Indicações para intubação orotraqueal

A obstrução mecânica por redução do movimento gastrointestinal ou compressão externa por tumores estão frequentemente associadas a distensões, náusea e vômito. O alívio da causa durante o exame endoscópico pode ser desastroso com sedação de qualquer grau leve a intenso. A indicação de anestesia geral e intubação são necessárias para prevenir a aspiração do conteúdo gástrico durante o procedimento.

Os doentes que não colaboram ou apresentam patologias graves, como doença pulmonar obstrutiva crônica e obesos mórbidos, são candidatos à anestesia geral para garantir vias aéreas livres e redução do risco de aspiração pulmonar.

Quadro 11-1. Equipamentos de Rotina e Emergência

Oxigênio	▪ Sistema para fornecimento de oxigênio a 100%
Aspirador	▪ Sistema para aspirar secreções ▪ Sondas para aspiração
Manutenção das vias aéreas	▪ Máscaras faciais ▪ Máscaras laríngeas ▪ Cânulas naso e orofaríngeas ▪ Tubos endotraqueais ▪ Laringoscópio com lâminas e/ou videolaringoscópio
Monitores	▪ Oxímetro de pulso com alarmes ▪ Monitor cardíaco ▪ Aparelho para medir pressão arterial
Equipamentos para reanimação e medicamentos	▪ Balão autoinflável (Ambu) ▪ Desfibrilador ▪ Fármacos para reanimação ▪ Antagonistas: naloxona e flumazenil ▪ Impressos com protocolos para reanimação (ACLS)

Sugestões

A associação de dois opioides, como fentanila e meperidina, não é necessária. Escolha apenas um deles. A associação não aumenta a segurança e não evita depressão respiratória.

Evite dois hipnóticos simultaneamente, como propofol e midazolam. A associação pode parecer benéfica, reduzindo as doses dos dois hipnóticos, porém, pode aumentar a frequência de depressão respiratória e prolongar o despertar, o que pode contrariar o objetivo ambulatorial do procedimento.

Não prepare propofol antecipadamente. A emulsão lipídica pode contaminar a solução rapidamente. Se necessário associe lidocaína 20 mg por via venosa sem epinefrina para aliviar a dor provocada pela injeção de propofol.

Realize sempre avaliação e presença dos materiais mínimos necessários para a realização dos procedimentos endoscópicos (Quadro 11-1).

A monitorização básica consiste em eletrocardiografia dinâmica, pressão arterial não invasiva e oximetria de pulso (detecta-se a queda da PaO_2 mais precocemente que o olho humano, mas o monitor demora até 5 minutos para refletir suas medidas). Lembre-se que cianose só estará visível aos olhos humanos se $SpO_2 < 70\%$.

Oxigenoterapia deve ser administrada para todos os pacientes. Oxigênio não dispensa atenção ao doente e não evita obstrução das vias aéreas.

As complicações cardiocirculatórias e pulmonares relacionadas com sedação podem ser decorrentes de sedação profunda, agitação paradoxal, depressão respiratória e retenção de CO_2, pneumonia aspirativa, arritmias cardíacas, hipertensão arterial sistêmica, infarto agudo do miocárdio, náusea e vômito.

ASPECTOS ÉTICOS E LEGAIS

O conselho federal de medicina definiu a sedação como um ato médico realizado mediante a utilização de medicamentos com o objetivo de proporcionar conforto ao paciente para a realização de procedimentos médicos ou odontológicos.

A resolução CFM 1802/2006, publicada no DOU de 1º de novembro de 2006, Seção I, p. 102, dispõe sobre a prática do ato anestésico e revoga a Resolução CFM 1363/1993 (Anexo 1).

No Art. 3º entende-se por condições mínimas de segurança: I – Monitoração da circulação, incluindo a determinação da pressão arterial e dos batimentos cardíacos, e determinação contínua do ritmo cardíaco, incluindo cardioscopia; II - Monitoração contínua da oxigenação do sangue arterial, incluindo a oximetria de pulso e III - Monitoração contínua da ventilação, incluindo os teores de gás carbônico exalados nas seguintes situações: anestesia sob via aérea artificial (como intubação traqueal, brônquica ou máscara laríngea) e/ou ventilação artificial e/ou exposição a agentes capazes de desencadear hipertermia maligna (Quadro 11-1).

CONCLUSÕES

A realização de endoscopia tornou-se, nos últimos anos, um procedimento de rotina. Dessa forma houve aumento considerável no número de exames realizados, bem como dos procedimentos terapêuticos. Esse aumento na demanda criou a necessidade de um eficiente sistema de fluxo que viabilizasse o atendimento de um número cada vez maior de pacientes, com otimização dos custos e manutenção da qualidade e segurança.

A seleção dos fármacos, bem como sua correta administração garante satisfação do paciente, rápida recuperação e redução dos custos.

ANEXOS

ANEXO I
As seguintes fichas fazem parte obrigatória da documentação da anestesia:

1. Ficha de avaliação pré-anestésica, incluindo:
a. Identificação do anestesiologista
b. Identificação do paciente
c. Dados antropométricos
d. Antecedentes pessoais e familiares
e. Exame físico, incluindo avaliação das vias aéreas
f. Diagnóstico cirúrgico e doenças associadas
g. Tratamento (incluindo fármacos de uso atual ou recente)
h. Jejum pré-operatório
i. Resultados dos exames complementares eventualmente solicitados e opinião de outros especialistas, se for o caso
j. Estado físico
k. Prescrição pré-anestésica
l. Consentimento informado específico para a anestesia

2. Ficha de anestesia, incluindo:
a. Identificação do(s) anestesiologista(s) responsável(is) e, se for o caso, registro do momento de transferência de responsabilidade durante o procedimento
b. Identificação do paciente
c. Início e término do procedimento
d. Técnica de anestesia empregada
e. Recursos de monitoração adotados
f. Registro da oxigenação, gás carbônico expirado final (nas situações onde foi utilizado), pressão arterial e frequência cardíaca a intervalos não superiores a 10 minutos
g. Soluções e fármacos administrados (momento de administração, via e dose)
h. Intercorrências e eventos adversos associados ou não à anestesia
3. Ficha de recuperação pós-anestésica, incluindo:
a. Identificação do(s) anestesiologista(s) responsável(is) e, se for o caso, registro do momento de transferência de responsabilidade durante o internamento na sala de recuperação pós-anestésica
b. Identificação do paciente
c. Momentos da admissão e da alta
d. Recursos de monitoração adotados
e. Registro da consciência, pressão arterial, frequência cardíaca, oxigenação, atividade motora e intensidade da dor a intervalos não superiores a 15 minutos
f. Soluções e fármacos administrados (momento de administração, via e dose)
g. Intercorrências e eventos adversos associados ou não à anestesia

ANEXO II
Equipamentos básicos para a administração da anestesia e suporte cardiorrespiratório:

1. Em cada sala onde se administra anestesia: secção de fluxo contínuo de gases, sistema respiratório e ventilatório completo e sistema de aspiração.
2. Na unidade onde se administra anestesia: desfibrilador, marca-passo transcutâneo (incluindo gerador e cabo).
3. Recomenda-se a monitoração da temperatura e sistemas para aquecimento de pacientes em anestesia pediátrica e geriátrica, bem como em procedimentos com duração superior a 2 horas, nas demais situações.
4. Recomenda-se a adoção de sistemas automáticos de infusão para administração contínua de fármacos vasoativos e anestesia intravenosa contínua.

ANEXO III
Instrumental e materiais:

1. Máscaras faciais
2. Cânulas oronasofaríngeas
3. Máscaras laríngeas
4. Tubos traqueais e conectores
5. Seringas, agulhas e cateteres venosos descartáveis
6. Laringoscópio (cabos e lâminas)
7. Guia para tubo traqueal e pinça condutora
8. Dispositivo para cricotireostomia
9. Seringas, agulhas e cateteres descartáveis específicos para os diversos bloqueios anestésicos neuroaxiais e periféricos

ANEXO IV
Fármacos:

1. Agentes usados em anestesia, incluindo anestésicos locais, hipnoindutores, bloqueadores neuromusculares e seus antagonistas, anestésicos inalatórios e dantroleno sódico, opioides e seus antagonistas, antieméticos, analgésicos não opioides, corticosteroides, inibidores H2, efedrina/etilefrina, broncodilatadores, gluconato/cloreto de cálcio.
2. Agentes destinados à ressuscitação cardiopulmonar, incluindo adrenalina, atropina, amiodarona, sulfato de magnésio, dopamina, dobutamina, noradrenalina, bicarbonato de sódio, soluções para hidratação e expansores plasmáticos.

RESOLUÇÃO CFM N° 1.802/2006
(Publicado no DOU de 01 novembro 2006, Seção I, p. 102)
(Retificação publicada no DOU de 20 de dezembro de 2006, Seção I, p. 160)

Dispõe sobre a prática do ato anestésico.
Revoga a Resolução CFM nº 1363/1993.

O Conselho Federal de Medicina, no uso das atribuições conferidas pela Lei nº 3.268, de 30 de setembro de 1957, regulamentada pelo Decreto nº 44.045, de 19 de julho de 1958, e pela Lei nº 11.000, de 15 de dezembro de 2004, e

CONSIDERANDO que é dever do médico guardar absoluto respeito pela vida humana, não podendo, em nenhuma circunstância, praticar atos que a afetem ou concorram para prejudicá-la;

CONSIDERANDO que o alvo de toda a atenção do médico é a saúde do ser humano, em benefício da qual deverá agir com o máximo de zelo e o melhor de sua capacidade profissional;

CONSIDERANDO que o médico deve aprimorar e atualizar continuamente seus conhecimentos e usar o melhor do progresso científico em benefício do paciente;

CONSIDERANDO que não é permitido ao médico deixar de ministrar tratamento ou assistência ao paciente, salvo nas condições previstas pelo Código de Ética Médica;

CONSIDERANDO a Resolução da Diretoria Colegiada da Anvisa nº 50, de 21 de fevereiro de 2002, que dispõe sobre o Regulamento Técnico para Planejamento, programação, elaboração e avaliação de projetos físicos de estabelecimentos assistenciais de saúde, em especial, salas de indução e recuperação pós-anestésica;

CONSIDERANDO o proposto pela Câmara Técnica Conjunta do Conselho Federal de Medicina, Associação Médica Brasileira e Sociedade Brasileira de Anestesiologia, nomeada pela Portaria CFM nº 62/05;

CONSIDERANDO a necessidade de atualização e modernização da prática do ato anestésico;

CONSIDERANDO, finalmente, o decidido em sessão plenária de 04 de outubro de 2006,

RESOLVE:
Art. 1º Determinar aos médicos anestesiologistas que:
I – Antes da realização de qualquer anestesia, exceto nas situações de urgência, é indispensável conhecer, com a devida antecedência, as condições clínicas do paciente, cabendo ao médico anestesiologista decidir da conveniência ou não da prática do ato anestésico, de modo soberano e intransferível.
a) Para os procedimentos eletivos, recomenda-se que a avaliação pré-anestésica seja realizada em consulta médica antes da admissão na unidade hospitalar;
b) na avaliação pré-anestésica, baseado na condição clínica do paciente e no procedimento proposto, o médico anestesiologista solicitará ou não exames complementares e/ou avaliação por outros especialistas;
c) o médico anestesiologista que realizar a avaliação pré-anestésica poderá não ser o mesmo que administrará a anestesia.
II – Para conduzir as anestesias gerais ou regionais com segurança, deve o médico anestesiologista manter vigilância permanente a seu paciente.
III – A documentação mínima dos procedimentos anestésicos deverá incluir obrigatoriamente informações relativas à avaliação e prescrição pré-anestésicas, evolução clínica e tratamento intra e pós-anestésico (ANEXO I).
IV – É ato atentatório à ética médica a realização simultânea de anestesias em pacientes distintos, pelo mesmo profissional.
V - Para a prática da anestesia, deve o médico anestesiologista avaliar previamente as condições de segurança do ambiente, somente praticando o ato anestésico quando asseguradas as condições mínimas para a sua realização.

Art. 2º É responsabilidade do diretor técnico da instituição assegurar as condições mínimas para a realização da anestesia com segurança.

Art. 3º Entende-se por condições mínimas de segurança para a prática da anestesia a disponibilidade de:
I – Monitoração da circulação, incluindo a determinação da pressão arterial e dos batimentos cardíacos, e determinação contínua do ritmo cardíaco, incluindo cardioscopia;
II - Monitoração contínua da oxigenação do sangue arterial, incluindo a oximetria de pulso;
III - Monitoração contínua da ventilação, incluindo os teores de gás carbônico exalados nas seguintes situações: anestesia sob via aérea artificial (como intubação traqueal, brônquica ou máscara laríngea) e/ou ventilação artificial e/ou exposição a agentes capazes de desencadear hipertermia maligna.
IV – Equipamentos (Anexo II), instrumental e materiais (Anexo III) e fármacos (Anexo IV) que permitam a realização de qualquer ato anestésico com segurança, bem como a realização de procedimentos de recuperação cardiorrespiratória.

Art. 4º Após a anestesia, o paciente deve ser removido para a sala de recuperação pós-anestésica (SRPA) ou para o/a centro (unidade) de terapia intensiva (C(U)TI), conforme o caso.
§ 1º Enquanto aguarda a remoção, o paciente deverá permanecer no local onde foi realizado o procedimento anestésico, sob a atenção do médico anestesiologista;
§ 2º O médico anestesiologista que realizou o procedimento anestésico deverá acompanhar o transporte do paciente para a SRPA e/ou CTI;
§ 3º A alta da SRPA é de responsabilidade exclusiva do médico anestesiologista;
§ 4º Na SRPA, desde a admissão até o momento da alta, os pacientes permanecerão monitorados quanto:
a) à circulação, incluindo aferição da pressão arterial e dos batimentos cardíacos e determinação contínua do ritmo cardíaco, por meio da cardioscopia;
b) à respiração, incluindo determinação contínua da oxigenação do sangue arterial e oximetria de pulso;
c) ao estado de consciência;
d) à intensidade da dor.

Art. 5º Os anexos e as listas de equipamentos, instrumental, materiais e fármacos que obrigatoriamente devem estar disponíveis no ambiente onde se realiza qualquer anestesia, e que integram esta resolução, serão periodicamente revisados.
Parágrafo único - Itens adicionais estão indicados em situações específicas.

Art. 6º Revogam-se todas as disposições em contrário, em especial a Resolução CFM nº 1.363 publicada em 22 de março de 1993.

Art. 7º Esta resolução entra em vigor na data de sua publicação.

Brasília/DF, 04 de outubro de 2006.

EDSON DE OLIVEIRA ANDRADE
Presidente

LÍVIA BARROS GARÇÃO
Secretária-Geral

REFERÊNCIAS BIBLIOGRÁFICAS

1. Carey EJ, Sorbi D. Unsedated endoscopy. Gastrointest Endoscopy Clin N Am 2004;14:369-83.
2. Chong VH, Yim HB, Lim CC. Endoscopic retrograde colangiopacreatography in the elderly: outcomes, safety and complications. Singapore Med J 2005;46:621-6.
3. Barash PG, Cullen BF, Stoelting RK. Clinical anesthesia. 4th ed. Philadelphia: Lippincott; 2010.
4. Silveira SQ, da Silva LM, de Campos Vieira Abib A et al. Relationship between perioperative semaglutide use and residual gastric content: A retrospective analysis of patients undergoing elective upper endoscopy. J Clin Anesth. 2023 Aug;87:111091.
5. Marino EC, Negretto L, Ribeiro RS et al. Rastreio e Controle da Hiperglicemia no Perioperatorio. Diretriz Oficial da Sociedade Brasileira de Diabetes; 2023.
6. Brunton L, Parker K, Blumenthal D, Buxton I. Goodman & Gilman's. Manual of pharmacological and therapeutics. Mcgraw-Hill; 2008. p. 262-77.
7. Chiu JW, White PF. Nonopiode intravenous anesthesia. In: Barash PG, Cullen BF, Stoelting RK (eds). Clinical anesthesia, 4th ed. Philadelphia: Lippincott Williams & Wilkins; 2001. p. 327-44.
8. Hobbs WR, Raw TW, Verdoon TA. Hypnotics and sedatives; ethanol. In: Hardman JG, Gilman AG, Limbird LE (eds). The pharmacological basis of therapeutics. New York: Mcgraw-Hill; 1996;361-98.
9. Reves JG, Glass PSA, Lumbarsky DA. Nonbarbiturate intravenous anesthetics. In: Miller RD (ed). Anesthesia, 5th ed. Philadelphia: Churchill Livingstone; 2000. p. 228-72.
10. Bauer TM, Ritz R, Haberthur C et al. Prolonged sedation due to accumulation of conjugated metabolites of Midazolam. Lancet 1995;346:145-7.
11. Martin G, Glass PS, Breslin DS et al. A study of anesthetic drug utilization in different age groups. J Clin Anesth 2003;15:194-200.
12. Hara M, Kai Y, Ikemoto Y. Propofol activates GABA receptor-chloride ionophore complex in dissociated hippocampal piramidal neurons of rat. Anesthesiology 1993;79:781-8.
13. Steven LS. Propofol formulations. Seminars in anesthesia. Perioperative Medicine and Pain 2002;21:248-57.
14. White PF. Tratado de anestesia venosa. Artmed; 2001.
15. Larsen R, Rathgeber J, Bagdahn A et al. Effects of propofol on cardiovascular dynamics and coronary blood flow in geriatric patients. Anaesthesia 1988 Mar;43(Suppl):25-31.
16. Grounds RM, Maxuel DL. Acute ventilator changes during IV induction of anesthesia whit propofol in man. Br J Anesthesia 1987;43:1098-102.
17. Bailey PL, Egan TD, Stanley TH. Intravenous opioid anesthetics. In: Miller RD (ed). Anesthesia, 5th ed. Philadelphia: Churchill Livingstone; 2000. p. 273-376
18. Peng PW, Sandler AN. A review of the use of Fentanyl analgesia in the management of acute pain in adults. Anesthesiology 1999;90:576-99.
19. Jafe JH, Martim WR. Narcotics analgesics. In: Goodman and Gilman. The pharmacological basis of therapeutics. New York: London, Toronto: Macmillam; 1980. p. 515.
20. Kaiko RF, Foley KM, Grabinski PY et al. Central nervous system excitatory effects of meperidine in cancer patients. Ann Neurol 1983;13:180-5.
21. Whitwam JG. Flumazenil and midazolam in anesthesia. Acta Anaesthesiol Scand 1995;39S108:15-22.
22. Amreim R, Hetzel W, Hartmann D, Lorscheid T. Clinical pharmacology of Flumazenil. Eur J Anaesthesiol 1988;S2:65-80.
23. Shannon M, Albers G, Bukhart K et al. Safety and efficacy of flumazenil in the reversal of benzodiazepine- induced conscious sedation. The Flumazenil Pediatric Study Goup. J Pediatr 1997 Oct;131(4):582-6.
24. Schauben JL. Flumazenil and precipitated whithdrawal reaction. Curr Ther Res 1992;52:152-9.

12 Endoscopia Pediátrica

Silvia Regina Cardoso ■ Manoel Ernesto Peçanha Gonçalves ■ Diamari Caramelo Ricci Cereda

INTRODUÇÃO

A endoscopia pediátrica teve seu início no final do século passado com a utilização de instrumentos rígidos. Inicialmente restringia-se à remoção de corpos estranhos e, ocasionalmente, dilatações de estenoses. O diagnóstico das doenças do trato digestório era realizado, principalmente, por meio de exames radiológicos.[1]

Após o início da utilização médica da fibra óptica nos anos 1960, os primeiros aparelhos endoscópicos foram confeccionados e, posteriormente, adaptados para o uso em crianças. No início dos anos 1970, surgiram as primeiras publicações de exames endoscópicos pediátricos. Com o advento dos videoendoscópios na década de 1990, do aperfeiçoamento dos instrumentos utilizados para procedimentos terapêuticos e do refinamento de aparelhos e técnicas anestésicas, a endoscopia pediátrica se expandiu, sendo hoje um exame fundamental na prática clínica.[1]

O exame endoscópico em crianças é de fácil execução, apresenta baixa morbidade e poucas complicações, contribuindo de forma definitiva para o diagnóstico, tratamento e acompanhamento evolutivo de doenças do trato digestório. Pode ser realizado em pacientes de todas as faixas etárias, mesmo em recém-nascidos prematuros e de baixo peso, devendo ser executado por profissionais devidamente treinados e capacitados.[2]

PREPARO PARA O EXAME ENDOSCÓPICO

O exame endoscópico promove ansiedade aos pais e pacientes, tornando necessária uma abordagem diferenciada. É fundamental que todas as pessoas envolvidas estejam seguras em relação ao procedimento a ser realizado, devendo ser cada etapa explicada de forma clara e com linguagem apropriada. Dependendo da idade e do grau de compreensão da criança, ela deverá ser inserida no contexto, buscando seu entendimento e sua consequente colaboração. As crianças menores de 3 anos geralmente não são colaborativas e não têm capacidade para entender a situação; temem a separação dos pais, o que pode ser minimizado pela presença dos mesmos em sala até a indução anestésica, sendo essencial que os pais transmitam tranquilidade e segurança. Para os pré-escolares, podemos explicar os acontecimentos de forma lúdica. As crianças em idade escolar e adolescentes compreendem amplamente o contexto da realidade, permitindo que a equipe explique todos os passos do procedimento endoscópico de forma clara.[3]

Antes do procedimento é necessária orientação aos pais ou responsáveis legais quanto aos riscos e benefícios do exame, com aquisição de consentimento livre e esclarecido.[3]

Exame físico pré-anestésico, com avaliação das condições clínicas gerais e com atenção especial para a anatomia de vias aéreas superiores, deve ser sempre realizado.[4]

De modo geral não há necessidade de exames laboratoriais prévios para a realização de endoscopias diagnósticas. Para endoscopias terapêuticas, a necessidade de exames laboratoriais e/ou radiológicos dependente da doença em questão e das possíveis comorbidades associadas.[5]

Para a realização de exames endoscópicos é necessário jejum adequado, que varia com a idade, com o tipo de alimentação recebida e com a natureza da patologia, que podem interferir no tempo de esvaziamento gástrico. Normalmente este tempo varia de 2 a 8 horas (Quadro 12-1).[5]

Embora alguns exames endoscópicos possam promover bacteremia, a taxa de infecção é relativamente baixa, variando entre 2% e 5%, sendo a antibioticoprofilaxia indicada somente para determinados exames terapêuticos e em doenças específicas.[4] De acordo com a *American Heart Association* (AHA) e *American Society for Gastrointestinal Endoscopy*, a antibioticoprofilaxia está indicada em pacientes com doenças cardíacas com alto ou moderado risco de desenvolvimento de endocardite bacteriana (valvulopatias, válvulas cardíacas sintéticas, cardiopatias cianóticas, antecedente de endocardite) que realizarão procedimentos endoscópicos terapêuticos.[6,7] A antibioticoprofilaxia também pode ser considerada em crianças com derivação ventriculoperitoneal, em imunocomprometidos com necessidade de procedimentos terapêuticos e em crianças em diálise peritoneal submetidos à colonoscopia.[4] Na gastrostomia endoscópica percutânea e na colangiopancreatografia endoscópica de pacientes com colangite obstrutiva ou no pós-operatório de transplante hepático, a antibioticoprofilaxia sempre deve ser realizada (Quadro 12-2).[7] Embora ainda não exista um consenso sobre antibioticoterapia profilática para crianças cirróticas em vigência de hemorragia digestiva, esta prática tem sido por alguns grupos utilizada, com introdução de tratamento antibiótico no momento da admissão hospitalar, uma vez que foi demonstrada diminuição do número de infecções e maior sobrevida em pacientes adultos.[7]

Quadro 12-1. Tempo de Jejum para Realização de Exame Endoscópico

Líq. claros	2 horas (água, água de côco, gelatinas e chás de coloração clara)
Leite materno	4 horas
Fórmulas lácteas infantis	6 horas
Dieta leve	6 horas (chá com torradas)
Dieta geral	8 horas (inclui leite)

Quadro 12-2. Profilaxia Antibiótica para Procedimentos Endoscópicos

Risco de endocardite	▪ 30 minutos antes do procedimento • Ampicilina (50 mg/kg/dose – máx. 2 g) IM ou IV e gentamicina (2 mg/kg/dose – máx. 120 mg) IM ou IV ▪ 6 horas após o procedimento: • Ampicilina (25 mg/kg/dose – máx. 2 g) IM ou IV ou • Amoxicilina (25 mg/kg/dose – máx. 1 g) VO
Risco de endocardite alérgica à penicilina	▪ Uma hora antes do procedimento • Vancomicina (20 mg/kg/dose – máx. 1 g)
Gastrostomia endoscópica percutânea	▪ 30 minutos antes do procedimento • Cefazolina (25 mg/kg/dose – máx. 1 g) IM ou IV
CPRE	▪ 30 minutos antes do procedimento • Ampicilina/sulbactam (50 mg/kg/dose – máx. 2 g) IV ou • Cefazolina (25 mg/kg/dose – máx. 1 g) IM ou IV

TÉCNICAS E EQUIPAMENTOS

Os exames endoscópicos em crianças normalmente são realizados em centro cirúrgico ou, preferencialmente, em unidades de endoscopia, onde existam todos os equipamentos necessários aos procedimentos anestésicos, endoscópicos e manobras de ressuscitação. Devem ser executados por profissionais habilitados no manejo de crianças e recém-nascidos.[8] Os exames podem ser efetuados sob sedação ou anestesia geral, sendo a escolha baseada principalmente na idade, nas condições clínicas e no tipo de procedimento endoscópico a ser realizado.[9] Geralmente a anestesia geral com intubação orotraqueal é utilizada em crianças com menos de 3 anos de idade, nas quais o aparelho de endoscopia pode comprimir a via aérea. Também naquelas que realizarão procedimentos terapêuticos como remoção de corpos estranhos, tratamentos de varizes e dilatações, e nos pacientes com condições clínicas desfavoráveis. O paciente deve sempre estar em jejum, com acesso venoso disponível e monitorizado com oximetria de pulso, pressão arterial não invasiva, capnógrafo e monitor cardíaco.[9]

Os videogastroscópios, videocolonoscópios e videoduodenoscópios são os aparelhos mais utilizados para a realização de endoscopia digestiva. Embora alguns grupos preconizem o uso de aparelhos pouco calibrosos (5 a 6 mm) para crianças com menos de 10 kg[1,2] gastroscópios considerados de tamanho padrão, com diâmetro externo entre 9 e 10 mm, são os mais habitualmente utilizados, mesmo em crianças pequenas. Podem ser empregados com segurança, de acordo com a prática clínica, em crianças com mais de 3 kg. Possuem canais de trabalho e de aspiração mais calibrosos, proporcionando a utilização de maior número de pinças e acessórios, o que possibilita procedimentos endoscópicos mais complexos.[1,9]

O exame de colonoscopia pode ser realizado, na maioria das crianças, com aparelhos de tamanho-padrão (11 a 13 mm). Entretanto, em crianças com menos de 10 kg, podemos utilizar gastroscópios ou colonoscópios pediátricos.[9,10]

Para a realização de colangiopancreatografia endoscópica são utilizados, em nosso meio, duodenoscópios com 11 a 13 mm de diâmetro externo.[2,9]

A ultrassonografia endoscópica, embora com indicações restritas na faixa etária pediátrica, pode ser realizada com *miniprobes* de 7,4 mm em crianças abaixo de 15 kg. Para as crianças maiores são utilizados aparelhos convencionais.[2]

Para a realização de enteroscopia podem ser utilizados aparelhos de duplo balão ou aparelhos de balão único. O fator limitante para o emprego do método em crianças é o diâmetro externo do aparelho (9,4 mm) associado ao *overtube* (diâmetro total de 13,3 mm).[2]

CONTRAINDICAÇÕES E COMPLICAÇÕES

As contraindicações e complicações são raras e, muitas vezes, associadas ao procedimento anestésico, devendo cada caso ser avaliado individualmente. Constituem as principais contraindicações absolutas a instabilidade cardiovascular e hemodinâmica, choque e perfuração de víscera oca. Além disso, o exame colonoscópico está contraindicado para casos de peritonite aguda. Antecedente de cirurgias recentes, presença de dilatações tóxicas e obstruções do cólon, coagulopatia e neutropenia graves constituem contraindicações relativas.[2,3]

Complicações comuns são hipoxemia, hipoglicemia, desidratação e distúrbios hidroeletrolíticos; os dois últimos são decorrentes, principalmente, do preparo de cólon para a realização de colonoscopia, sendo normalmente de fácil resolução.[11] Complicações de relevância geralmente estão associadas a procedimentos terapêuticos, sendo os principais as perfurações, hemorragias e pneumotórax, em geral secundários a dilatações, polipectomias, tratamento de varizes esofagogástricas e ventilação durante o ato anestésico. Raramente procedimentos aparentemente simples como biópsias podem ocasionar sangramentos e até perfurações. Complicações infecciosas são raras, podendo estar relacionadas com o preparo de cólon e procedimentos terapêuticos, como dilatações e, principalmente, gastrostomias endoscópicas. O diagnóstico precoce e preciso é mandatório e possibilita terapêutica adequada e melhor prognóstico.[3,4,11]

ENDOSCOPIA DIGESTIVA ALTA

É o exame endoscópico mais difundido e mais amplamente realizado nos diversos centros, em decorrência da maior prevalência de doenças do trato digestório alto que acometem a criança. Pode ser realizada eletivamente ou em situações de urgência e emergência, com objetivo diagnóstico ou terapêutico.

As indicações são diversas e variam de acordo com a idade e com a prevalência das patologias comuns a cada faixa etária.[2-4] Nos recém-nascidos, o exame geralmente é útil para investigação de algumas malformações do trato digestório e para diagnóstico e tratamento de eventos hemorrágicos. Nos lactentes, as principais indicações são para investigação de vômitos recorrentes que comprometam o estado de saúde e para o diagnóstico e o tratamento de algumas malformações, assim como para dilatações endoscópicas de estenoses esofágicas de anastomoses cirúrgicas decorrentes da correção da atresia de esôfago. Nos pré-escolares e escolares, os principais sinais e sintomas que levam à realização de endoscopia digestiva alta são as dores abdominal e retroesternal, vômitos recorrentes, disfagia, odinofagia, investigação de desnutrição e anemia refratária ao tratamento habitual, além de ingestão de corpos estranhos, ingestão de substâncias corrosivas e hemorragia digestiva. Também nesta faixa etária são comuns exames terapêuticos para dilatação de estenoses esofágicas cáusticas, pépticas e cirúrgicas. Nos adolescentes, a endoscopia digestiva alta é, habitualmente, realizada por dor abdominal e retroesternal, disfagia e hemorragia.[2,3,12] As Figuras 12-1 a 12-12 representam alguns achados de exames endoscópicos em crianças.

De modo geral, o exame endoscópico não está indicado em casos de desordem funcional do trato gastrointestinal e na doença do refluxo gastroesofágico não complicada.[2]

Muito se discute sobre a necessidade de biópsias seriadas de rotina em todos os exames endoscópicos de crianças, mesmo se o aspecto endoscópico for normal, o que é preconizado pelas sociedades americana e europeia de endoscopia e gastroenterologia pediátrica.[2-4] Acreditamos que o exame anatomopatológico tenha indicações precisas e traga benefícios em situações em que seja necessária uma confirmação ou complementação diagnóstica, não sendo isento de riscos (Quadro 12-3).

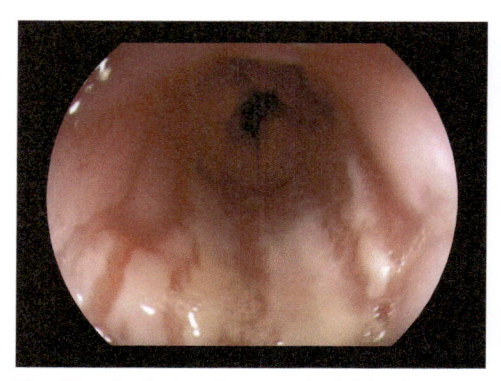

Fig. 12-1. Esofagite péptica e hérnia hiatal em criança com vômitos recorrentes.

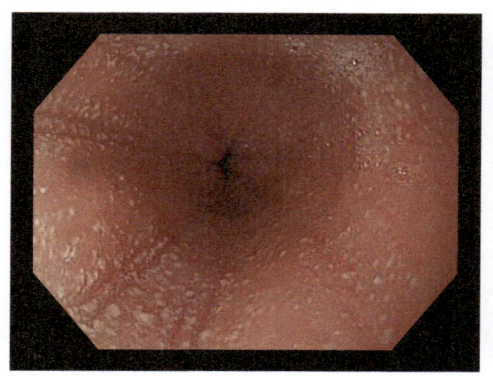

Fig. 12-2. Aspecto endoscópico da esofagite eosinofílica na criança.

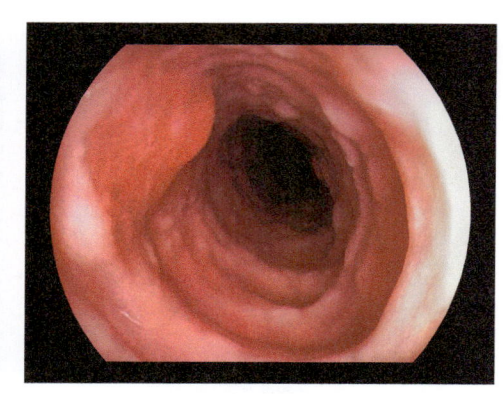

Fig. 12-3. Aspecto endoscópico da esofagite eosinofílica de longa duração na criança.

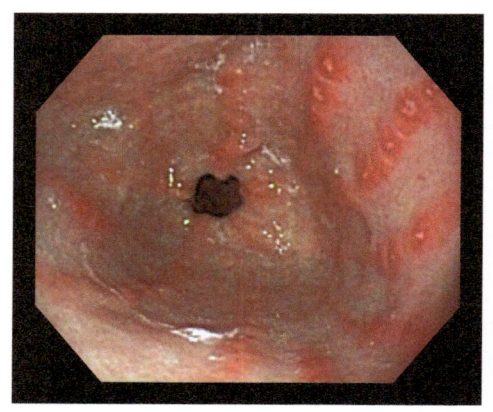

Fig. 12-4. Gastrite erosiva de antro em criança com dor abdominal.

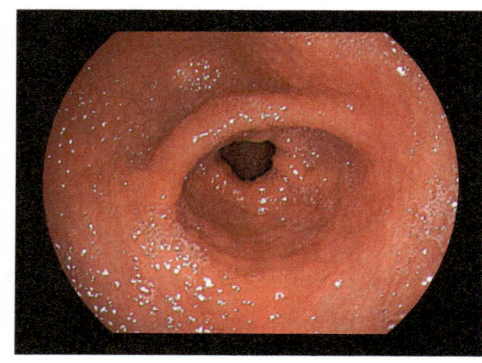

Fig. 12-5. Aspecto endoscópico frequente de gastrite na criança. Gastrite nodular de antro.

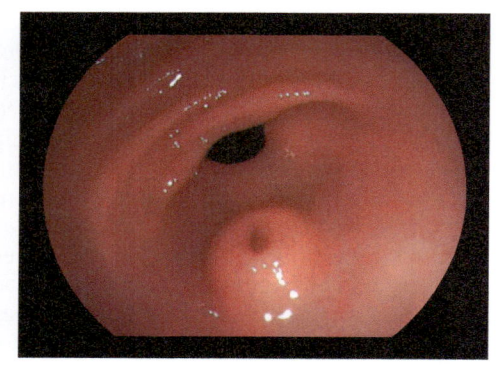

Fig. 12-6. Lesão subepitelial mais frequente na criança. Pâncreas ectópico.

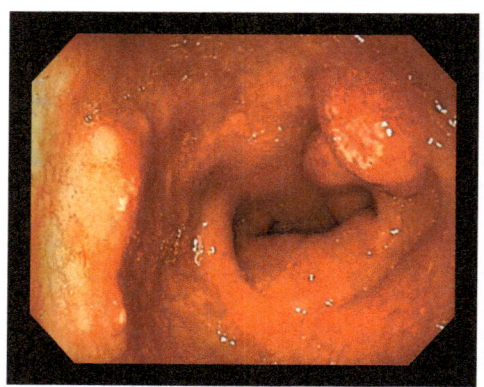

Fig. 12-7. Duodenite erosiva.

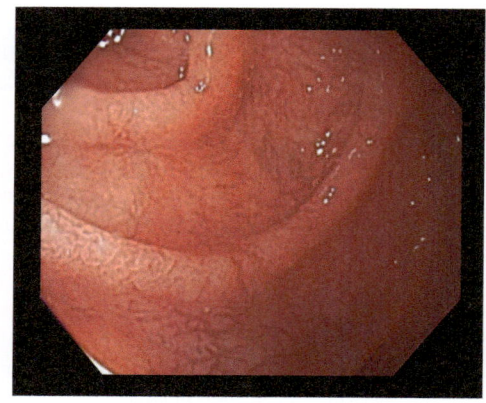

Fig. 12-8. Doença celíaca: irregularidade de mucosa duodenal.

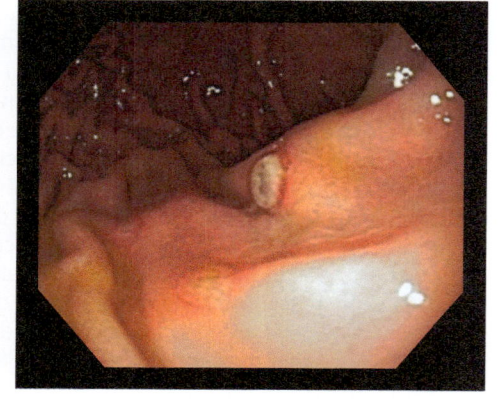

Fig. 12-9. Doença do enxerto vs. hospedeiro em criança no PO de TX de medula.

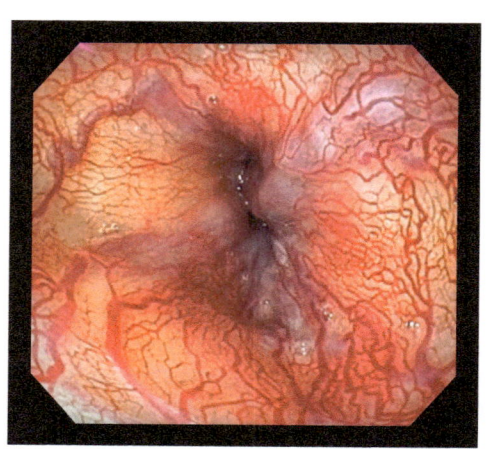

Fig. 12-10. Varizes de esôfago de fino calibre associadas à neovascularização.

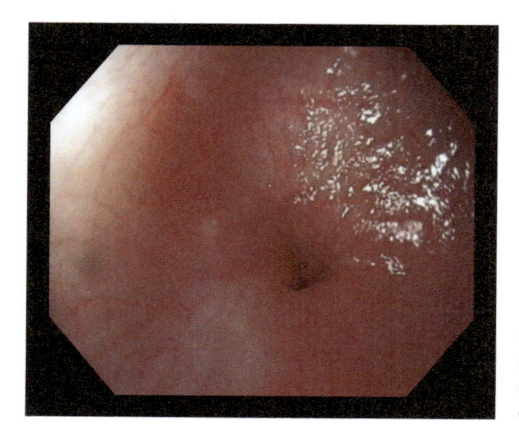

Fig. 12-11. Estenose de esôfago distal em criança com disfagia: coristoma.

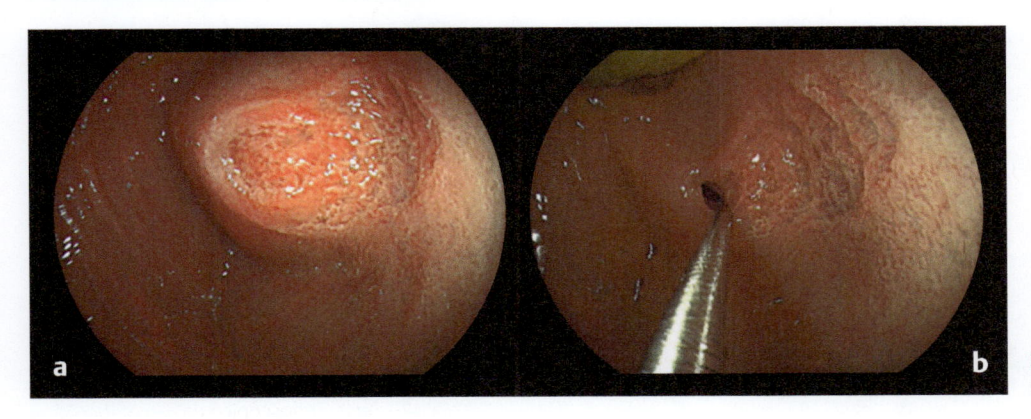

Fig. 12-12. (a, b) Malformação congênita: membrana duodenal.

Quadro 12-3. Biópsias Preconizadas em Doenças Específicas

Esofagite eosinofílica	3 fragmentos de esôfago distal 3 fragmentos de esôfago médio ou proximal (primeiro exame: biópsias de duodeno e estômago)
Pesquisa de *Helicobacter pylori*	2 fragmentos do antro gástrico 2 fragmentos do corpo gástrico
Doença celíaca	1 fragmento do bulbo duodenal 4 fragmentos da segunda/terceira porção duodenal
Doença intestinal inflamatória	2 fragmentos por segmento examinado

Indicações de Endoscopia Digestiva Alta Diagnóstica

- Vômitos, regurgitações.
- Disfagia.
- Odinofagia.
- Dor abdominal e retroesternal.
- Baixo ganho ponderoestatural.
- Investigação de anemia refratária a tratamentos habituais.
- Investigação de irritabilidade.
- Cianose relacionada com a alimentação.
- Investigação de recusa alimentar.
- Diagnóstico e acompanhamento evolutivo de esôfago de "Barrett".
- Diagnóstico e acompanhamento evolutivo da doença celíaca.
- Diagnóstico e acompanhamento evolutivo da esofagite eosinofílica.
- Suspeita de doença do enxerto *versus* hospedeiro.
- Suspeita de doenças infecciosas do trato gastrointestinal.
- Diagnóstico e acompanhamento evolutivo da hipertensão portal.
- Diagnóstico de lesões decorrentes da ingestão de corrosivos.

Indicações de Endoscopia Digestiva Alta Terapêutica

- Remoção de corpos estranhos.
- Dilatações de estenoses adquiridas de esôfago (cáusticas, pépticas, anastomoses cirúrgicas, relacionadas com outras doenças sistêmicas como epidermólise bolhosa).
- Dilatações de estenoses congênitas esofágicas (membranas).
- Tratamento da hemorragia digestiva alta varicosa (hipertensão portal secundária a doença crônica hepática avançada e/ou obstruções vasculares).
- Tratamento da hemorragia digestiva alta não varicosa (ulcerosa, gastropatias, malformações vasculares).
- Tratamento de algumas afecções congênitas (duplicação incompleta de esôfago, membrana antral, coledococele).
- Gastrostomia endoscópica percutânea.
- Jejunostomia endoscópica percutânea.
- Polipectomias endoscópicas.

COLONOSCOPIA

É um exame preciso e seguro, podendo ser realizado em crianças de todas as idades. Permite o diagnóstico sob visão direta das lesões, tratamento de várias doenças habituais na faixa etária pediátrica, coleta de materiais para exames anatomopatológicos e culturas, além de documentação fotográfica das lesões.

Para a sua realização, além dos procedimentos habituais para qualquer exame endoscópico, é necessário que se faça o preparo intestinal, que permite a remoção de resíduos fecais do intestino grosso, havendo vários métodos e substâncias utilizadas.[3,13]

Está indicado para o diagnóstico e o tratamento de doenças que acometem ou modificam a mucosa colorretal. De modo geral, não é indicada para distúrbios funcionais e constipação intestinal.[2]

A prevalência das doenças que levam ao exame colonoscópico varia de acordo com a faixa etária. Recém-nascidos e lactentes submetidos à colonoscopia têm alta prevalência de doenças "alérgicas", geralmente ocasionadas por reações a proteínas alimentares, principalmente a proteína do leite de vaca. Em pré-escolares e escolares destaca-se a presença de pólipos juvenis. Já em escolares maiores e adolescentes cresce a probabilidade de doença intestinal inflamatória e poliposes[14] (Figs 12-13 e 12-18).

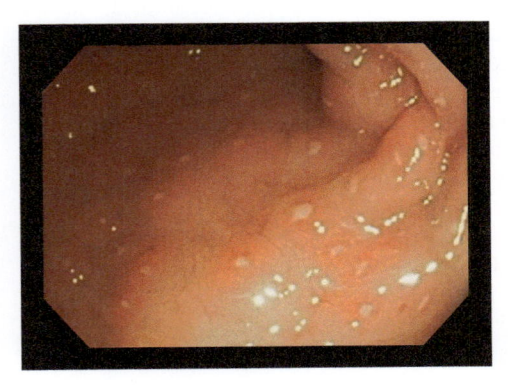

Fig. 12-13. Colite alérgica em lactente.

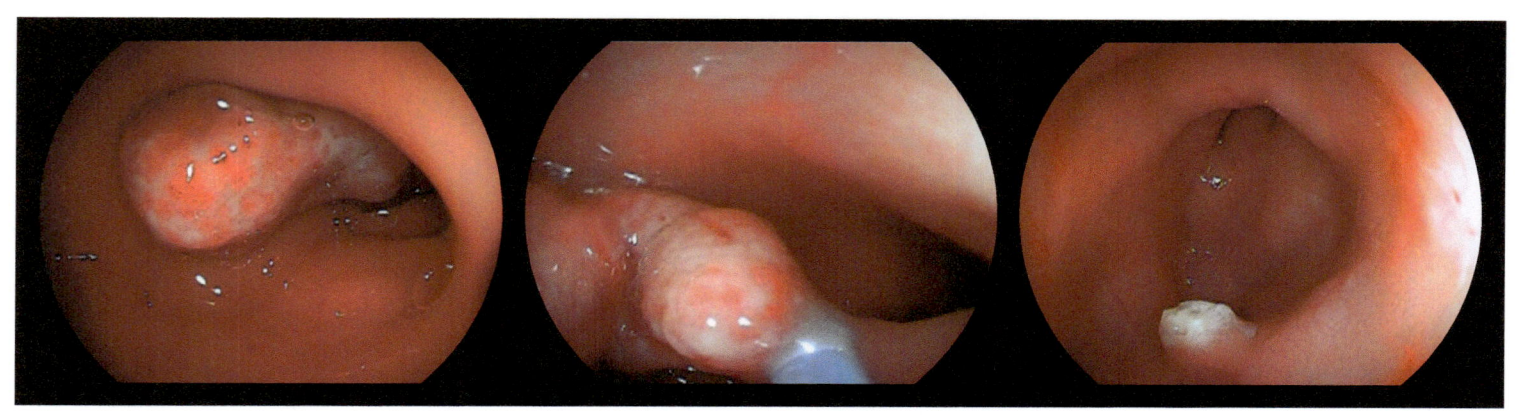

Fig. 12-14. Pólipo Juvenil de reto e polipectomia endoscópica.

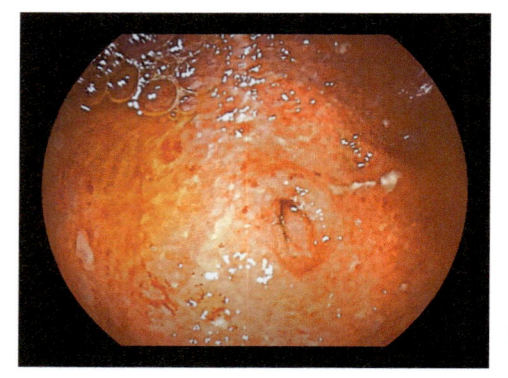

Fig. 12-15. RCUI em criança de 9 anos.

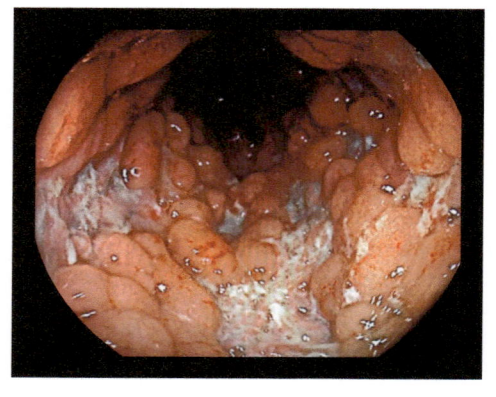

Fig. 12-16. Ulcerações em cólon ascendente em criança de 7 anos portadora de doença de Crohn.

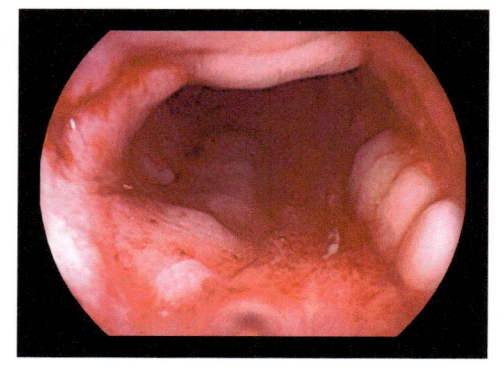

Fig. 12-17. Doença de Crohn em adolescente de 14 anos, após 9 anos de evolução.

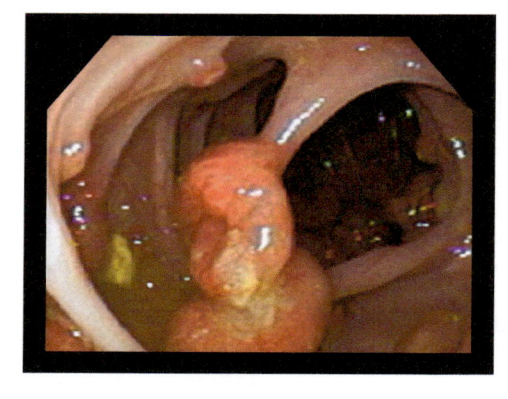

Fig. 12-18. Polipose colônica. Síndrome de Peutz-Jeghers.

Indicações de Colonoscopia Diagnóstica

- Hemorragia digestiva baixa: pólipos juvenis, síndromes polipoides (hamartomatosas e adenomatosas), doença intestinal inflamatória (doença de Crohn e retocolite ulcerativa inespecífica), hiperplasia nodular linfoide, colite alérgica, doença hemorroidária, varizes colorretais, malformações vasculares, colites infecciosas, colites secundárias a radioterapia e quimioterapia, traumatismos.
- Diarreia: doença intestinal inflamatória, colites infecciosas, colite alérgica, hiperplasia nodular linfoide, colites autoimunes.
- Dor abdominal crônica com morbidade associada.
- Anemia ferropriva sem etiologia definida.
- Suspeita de tumores colorretais.
- Suspeita de doenças infecciosas em pacientes imunodeprimidos.
- Suspeita de doença do enxerto *versus* hospedeiro.
- Dúvidas em exames radiológicos.

Indicações de Colonoscopia Terapêutica

- Polipectomias.
- Tratamento de malformações vasculares.
- Remoções de corpos estranhos.
- Tratamento de volvo de sigmoide.
- Tratamento ocasional de intussuscepção intestinal.
- Cecostomia endoscópica.
- Dilatações de estenoses segmentares.

Preparo de Cólon para Colonoscopia

Vários métodos têm sido utilizados para o preparo de cólon em crianças. A escolha do método depende da idade do paciente, da sua cooperação e da experiência individual do examinador. Para a obtenção de bons resultados é de primordial importância que a criança, familiares e profissionais envolvidos se conscientizem da importância de um preparo de cólon adequado e realizem rigorosamente as recomendações.[15] Crianças pequenas ou debilitadas devem realizar o preparo em ambiente hospitalar.[14]

Recomenda-se dieta com poucos resíduos nos 2 dias que precedem o exame, iniciando laxantes leves ou em baixas doses na véspera (lactulona, bisacodil, picossulfato de sódio, polietilenoglicol) e prosseguindo com laxantes mais potentes ou em maiores doses no dia do procedimento (manitol, polietilenoglicol, picossulfato de sódio).[14]

O preparo de cólon com solução de manitol por via oral tem boa palatabilidade e requer administração de pequeno volume, com rápido preparo colônico (Quadro 12-4).[14]

O uso de polietilenoglicol (PEG), associado ou não a eletrólitos, tem sido amplamente utilizado em diversos países com bons resultados. O polietilenoglicol associado a eletrólitos (PEG-ELS) é pouco palatável, sendo necessária a ingestão de grande volume (ocasionalmente com infusão por sonda nasogástrica) ou ingestão por tempo prolongado para a remoção total dos resíduos, com custo atual

Quadro 12-4. Preparo de Cólon Sugerido para Crianças e Atualmente Utilizado no Serviço de Endoscopia do Instituto da Criança do HCFMUSP

Lactentes em aleitamento materno exclusivo ou até 4 meses
■ Não há necessidade de preparo

Lactentes com idade entre 4 meses e 2 anos (se uso de hidrolisado proteico ou leite materno exclusivo não é necessário preparo)
■ Dieta pobre em resíduos nos 2 dias que antecedem o exame, de acordo com a dieta habitual para a idade e já em uso pela criança: água, isotônicos, suco de frutas coado, caldo de legumes coado, gelatinas, peito de frango cozido, ovo cozido, picolé de frutas sem leite, suspiro, biscoito de polvilho, macarrão instantâneo ■ Laxantes via oral na véspera do exame (lactulona ou PEG 3.350/4.000) ■ Lavagem intestinal com solução fisiológica ou glicerinada 10 a 20 mL/kg/dose na véspera e no dia do exame (pode ser repetida até o retorno de resíduos fecais líquidos e claros)

Crianças com mais de 2 anos de idade

■ Dieta pobre em resíduos nos 2 dias que antecedem o exame (vide acima)
■ Laxantes via oral na véspera do exame:
  • 2 a 4 anos – lactulona ou PEG 3.350/4.000
  • Maiores de 5 anos – bisacodil
■ Manitol 20% por via no dia do exame: 10 mL/kg/dose (máximo 500 mL) em 2 horas, diluído com a mesma quantidade de suco de limão (solução final a 10%)
■ Repetir a dose do manitol caso o paciente mantenha fezes escurecidas e/ou pastosas até 4 horas antes do exame
■ Lavagem intestinal com solução glicerinada 10% a 12% ou solução fisiológica se necessário
10 a 20 mL/kg/dose (máximo de 500 mL), podendo repetir até o retorno de resíduos fecais líquidos e claros

Quadro 12-5. Protocolos Comuns Utilizados para o Preparo de Cólon em Crianças

- **PEG-ELS**: 20 mL/kg/hora (máximo 1.000 mL/hora) a cada 4 horas
  - Dieta geral até o início do clareamento das fezes
  - Líquidos claros até 2 horas antes do início do procedimento
- **PEG-ELS**: 20 mL/kg/hora (máximo 1.000 mL/hora) a cada 24 horas
  - Dieta geral até o início do clareamento das fezes
  - Líquidos claros até 2 horas antes do início do procedimento
- **PEG-3350**: 1,5 g/kg/dia (máximo 100 g/dia) por 4 dias, diluídos em isotônicos
  - Líquidos claros nas 24 horas que antecedem o exame
- **Picolax**: 2 doses na véspera do exame
  - Menores de 6 anos: 0,25 sachê/dose
  - 6 a 12 anos: 0,5 sachê/dose
  - Maiores de 12 anos: 1 sachê/dose
  - Líquidos claros nas 24 horas que antecedem o exame
- **Bisacodil**: 2 doses na véspera do exame
  - Menores de 5 anos: 5 mg/dose
  - Cinco ou mais anos: 10 mg/dose
  - Líquidos claros nas 24 horas que antecedem o exame

relativamente elevado em nosso meio (Quadro 12-5). O PEG 3350 ou 4000, sem eletrólitos, é mais palatável mas, quando utilizado isoladamente, é também necessário um tempo prolongado para um bom preparo intestinal. Diversos centros recomendam doses até 10 vezes maiores que as preconizadas habitualmente para o tratamento da constipação intestinal (Quadro 12-5).[3]

O picossulfato de sódio associado ao citrato de magnésio tem sido utilizado por alguns grupos (picolax). É bem aceito por crianças, pois tem boa palatabilidade e é administrado em baixos volumes, porém, pode provocar desidratação e distúrbios eletrolíticos com frequência mais elevada que os outros métodos (Quadro 12-5).[3]

Regimes que utilizam fosfato de sódio por via oral ou através de enemas não são indicados, pois podem causar complicações potencialmente fatais em crianças, com distúrbios hidreletrolíticos que ocasionam hipocalcemia, hiperfosfatemia, hiponatremia, nefrocalcinose e nefropatia aguda, especialmente em pacientes com insuficiência cardíaca congestiva e doenças renais.[3]

O preparo colônico somente com laxativos como o bisacodil, associados ou não a lavagens intestinais também pode ser utilizado, porém o resultado nem sempre é satisfatório.[3,14]

COLANGIOPANCREATOGRAFIA ENDOSCÓPICA RETRÓGRADA

A colangiopancreatografia endoscópica retrógrada (CPRE) tem sido utilizada há mais de 30 anos no diagnóstico e no tratamento de patologias de vias biliares e pancreáticas. A primeira publicação no grupo etário infantil ocorreu em 1976.[16] Desde então várias casuísticas foram publicadas, porém com número restrito de crianças envolvidas, o que fez com que só recentemente tenha se tornado um procedimento aceito nesse grupo etário.[17] Na atualidade, pelo desenvolvimento de técnicas radiológicas menos invasivas, a CPRE tem sido realizada principalmente com o objetivo terapêutico.[18]

Indicações em Doenças que Acometem os Ductos Biliares

- *Diagnósticas:* coledocolitíase, cisto de colédoco, dilatação de ductos biliares intra ou extra-hepáticos, estenoses biliares, colangite esclerosante, síndrome colestática, dismotilidade do esfíncter de Oddi, fístula biliar persistente pós-cirúrgica.[2,18]
- *Terapêuticas:* remoção de cálculos, dilatação de estenoses, colocação de próteses, esfincterotomias, esfincteroplastias, remoção de parasitas, drenagem de cisto de duplicação duodenal, drenagem nasobiliar.[2,18]

Indicações em Doenças que Acometem os Ductos Pancreáticas

- *Diagnósticas:* suspeita de pancreatite biliar, pancreatite (aguda persistente, recorrente ou crônica), suspeita de anomalias congênitas pancreáticas, trauma pancreático, massa pancreática.[2,18]
- *Terapêuticas:* remoção de cálculos, dilatação de estenoses, esfincterotomias, colocação de próteses, drenagem de pseudocistos.[2,18]

ULTRASSONOGRAFIA ENDOSCÓPICA

É um método diagnóstico e terapêutico que pode ser empregado em crianças a partir de aproximadamente 15 kg, sendo normalmente realizado sob anestesia geral.[2]

Permite o exame das camadas das paredes do esôfago, estômago, duodeno e reto, avaliando a presença e a profundidade de lesões submucosas do trato digestório além de possibilitar a realização de drenagens e punções ecoguiadas.[2,19]

Sua principal utilização em crianças está relacionada com o diagnóstico das doenças biliopancreáticas, quando a ultrassonografia convencional é pouco conclusiva, como nos cálculos ductais. Também tem sido realizada no diagnóstico de patologias pancreáticas, como a pancreatite autoimune, e no diagnóstico e drenagem de pseudocistos pancreáticos.[19]

Tal procedimento também é indicado para avaliação da extensão de lesões neoplásicas, quando essa avaliação não é possível por meio de tomografia computadorizada e da ressonância magnética, e também para o diagnóstico diferencial de lesões submucosas.[19]

Na criança, ainda pode ser útil em algumas doenças congênitas, como para o diagnóstico diferencial entre estenoses congênitas do esôfago. Também para o diagnóstico e, ocasionalmente, tratamento de cistos de duplicação de esôfago, estômago ou duodeno.[2,19]

ENTEROSCOPIAS

A enteroscopia é um método que permite a avaliação endoscópica do duodeno distal, jejuno e íleo, sendo raras na infância as doenças que acometem tais segmentos. O desenvolvimento de equipamentos que proporcionam acesso a essa região, com visualização das lesões, associados a instrumentos que possibilitem coleta de materiais e realização de procedimentos terapêuticos, só surgiram recentemente. Ainda é realizada com restrições em crianças em razão do diâmetro do aparelho associado ao *overtube*.[20-22]

As principais indicações estão associadas ao diagnóstico e a possível tratamento de lesões hemorrágicas do intestino delgado, avaliação e tratamento de estenoses segmentares decorrentes da doença de Crohn, diagnóstico de pólipos e realização de polipectomias do intestino delgado, principalmente em crianças com síndromes polipoides (em especial na síndrome de Peutz-Jeghers).[20-22]

A enteroscopia intraoperatória ainda é considerada um bom método para avaliação do intestino delgado baixo, sendo, porém, recomendada somente para casos isolados, quando há necessidade de diagnóstico e de tratamento cirúrgico coadjuvante, na maioria das vezes para pacientes com sangramento de origem obscura ou intussuscepções, que são, frequentemente, ocasionadas por pólipos em síndromes polipoides.[22]

CÁPSULA ENDOSCÓPICA

A avaliação do intestino delgado por instrumentos endoscópicos sempre foi considerada difícil em razão da localização, comprimento e tortuosidade do órgão, o que motivou o desenvolvimento da cápsula endoscópica. Esta consiste em um equipamento de 1,1 por 2,6 cm, no qual há uma câmara acoplada que realiza fotografias sequenciais de seu trajeto e transmite ondas de radiofrequência capturadas por sensores abdominais, que as transmitem para dispositivos gravadores externos.[4]

A cápsula endoscópica pode ser usada com segurança a partir dos 18 meses ou em crianças com mais de 11,5 kg, havendo, porém, relatos de sua utilização em crianças com tamanhos progressivamente menores.[4,21]

Seu uso se restringe à investigação de sangramento obscuro, investigação de doença inflamatória intestinal não estenosante com acometimento de intestino delgado, tumores do delgado, além de outras doenças, menos frequentes, como poliposes, neoplasias, púrpura de Henoch-Schonlein e linfangiectasias.[20,21,23]

A principal complicação associada ao método é a retenção da capsula, situação descrita em 1,5% a 2,4% dos casos pediátricos, sendo a necessidade de intervenção cirúrgica uma exceção. A retenção da cápsula está mais associada a casos de doença inflamatória intestinal complicada, desnutrição e estenoses.[23]

Como eventos limitantes ao método podemos mencionar a retenção gástrica da cápsula, que pode ser minimizada pela colocação endoscópica da mesma em intestino delgado, principalmente em crianças pequenas, além de náuseas e a avaliação incompleta do intestino delgado.[4]

PRINCIPAIS SITUAÇÕES ENDOSCÓPICAS TERAPÊUTICAS QUE ENVOLVEM A CRIANÇA

Remoção de Corpos Estranhos

A ingestão acidental de corpos estranhos e impactação alimentar são frequentes na infância. A existência de doença esofágica prévia, como anastomoses cirúrgicas, esofagite eosinofílica, estenoses e megaesôfago favorecem a impactação. O diagnóstico inicialmente é clínico e, em geral, a história de ingestão do corpo estranho é relatada com clareza. Os sintomas mais comuns são sialorreia, dor retrosternal, disfagia e vômitos, lembrando que a impactação de corpos estranhos deve ser considerada em crianças que, subitamente, apresentam estes sintomas, mesmo sem haver história evidente.[24]

Os corpos estranhos radiopacos são facilmente diagnosticados com radiografia simples em duas posições (anteroposterior e perfil) da região cervical, tórax e abdome.[25] O exame radiológico em perfil é de grande utilidade para corpos estranhos impactados em região cervical, pois podem fornecer informações a respeito da posição do corpo estranho em relação à laringe, possibilitar a visualização de partes pontiagudas e o aumento ou a presença de ar no espaço retrofaríngeo, o que corresponde a provável perfuração secundária à permanência do corpo estranho na região.[26] Objetos não radiopacos ou pouco radiopacos, como espinha de peixe, osso de frango, madeira, plástico, vidro e pequenos objetos metálicos, podem não ser diagnosticados ao exame radiológico, sendo necessário exame endoscópico para diagnóstico e possível tratamento.[25,26]

Cerca de 80% dos corpos estranhos ingeridos são eliminados espontaneamente pelo trato digestório sem provocar qualquer sintoma ao paciente. Corpos estranhos de grandes dimensões e/ou pontiagudos são mais propensos à impactação, com maior possibilidade de complicações secundárias.[27]

Em nosso meio, os corpos estranhos que mais frequentemente impactam-se no trato digestório são as moedas e as baterias com formato de "botão".[28,29] As moedas são, em sua grande maioria, facilmente removidas.[28] As baterias com formato de "botão" causam grande preocupação quando se impactam em esôfago e devem ser removidas em esquema de emergência (preferivelmente até 2 horas após a sua ingestão); provocam lesões não só pela isquemia local decorrente da impactação, como também por ação química de seu conteúdo e ação decorrente da corrente elétrica. Em sua maioria as baterias são constituídas por bases fortes que, ao extravasarem, provocam lesões cáusticas nos tecidos. A passagem de corrente elétrica entre os polos positivo e negativo das baterias libera radicais hidróxidos, os quais elevam o pH, resultando também em lesões cáusticas com consequente necrose tecidual.[30-32] Quando as baterias alojam-se em estômago geralmente não provocam lesões significativas, mas devemos ficar atentos para a possibilidade de a bateria ter lesado o esôfago durante a sua passagem ao estômago, principalmente se as crianças forem pequenas (menores de 5 anos) e as baterias forem grandes (maiores que 2 cm).[28,29] Em casos de baterias impactadas em esôfago, quando a criança está longe de locais onde se possa realizar remoção endoscópica imediata, alguns autores apontam para a possibilidade de medicamentos como o sucralfato e substâncias como o mel poderem diminuir a aderência das mesmas nas paredes do esôfago, o que levaria à diminuição da lesão por elas provocadas.[30-32] Devemos salientar que medidas para diminuição das lesões não são curativas e que não devem jamais ser responsáveis pelo atraso da remoção endoscópica. Ainda na tentativa de diminuição da lesão esofágica, estudos têm sugerido que solução de ácido acético estéril 0,25% instilado durante a endoscopia, após a remoção endoscópica das mesmas, quando não houver ulcerações profundas ou perfurações, possa ser benéfico, embora estudos mais antigos mostrem que tal procedimento possa levar a reações exotérmicas e aumentar as lesões.[32] A Sociedade Europeia de Pediatria, Gastroenterologia, Hepatologia e Nutrição (ESPHGAN) recomenda que, para pacientes com diagnóstico tardio de impactação acidental de baterias, considerado mais que 12 horas após a ingestão, deva-se descartar a formação de fístulas esfagovasculares por exame tomográfico antes de sua remoção, independente da presença ou não de sintomas e do local do trato digestório em que estiver a bateria ao diagnóstico.[30] Consideramos, em nossa prática clínica, a realização desse exame em caso de impactação em esôfago, principalmente quando em esôfago médio.

Os danos causados pela impactação de baterias cilíndricas (pilhas) no trato digestório ocorrem principalmente em decorrência de isquemia local, recomendando-se sua remoção endoscópica como para os demais corpos estranhos não perfurantes.[29,30]

Corpos estranhos que ultrapassam o estômago e o duodeno raramente podem alojar-se no intestino delgado, em regiões não atingíveis pelos aparelhos endoscópicos mais comuns (esofagogastroduodenoscópicos e colonoscópicos). Nessa situação, se o corpo estranho for radiopaco podemos acompanhar a sua migração com exames radiológicos a cada 3 dias aproximadamente, ou fazer acompanhamento clínico em caso de objetos não radiopacos. Se a criança apresentar sintomatologia ou houver permanência do corpo estranho no mesmo lugar por 3 dias consecutivos, devemos considerar a necessidade de remoção por enteroscopia ou remoção cirúrgica.[28,29]

Em casos de ingestão de dois ou mais ímãs, ou ingestão de um ímã associado a um ou mais objetos metálicos, os mesmos devem ser removidos, pois há possibilidade de a atração magnética provocar isquemia de tecidos, com consequente necrose e perfuração.[26]

Embora pouco frequente, a ingestão intencional de narcóticos pode ocorrer na infância e adolescência, não sendo indicada sua remoção endoscópica pelo risco de ruptura das embalagens com consequente intoxicação.[26]

A conduta frente à ingestão de corpos estranhos é baseada, principalmente, na possibilidade de perfurações do trato digestório pelo objeto ingerido impactado e está resumida no Quadro 12-6 (Figs. 12-19 a 12-21).

Quadro 12-6. Conduta na Ingestão de Corpos Estranhos

	Bateria	Perfurante/longo	Não perfurante
Esôfago	Remoção com emergência (preferencialmente até 2 h)	Remoção com emergência	Remoção em 24 h
Estômago	■ ≤ 5 anos e bateria ≥ 2 cm • Remoção – 24 a 48 h ■ ≥ 5 anos e/ou bateria ≤ 2 cm: • RX em 48 h • Programar remoção	■ Perfurante: remoção ■ Longo- remoção se: • > 3 cm em menores 3 anos • > 5 cm em maiores 3 anos	Remoção programada se permanência > 7 dias
Duodeno	■ Proximal idem ao estômago ■ Distal → idem ao cólon	■ Proximal → idem ao estômago ■ Distal → idem ao cólon	■ Proximal → idem ao estômago ■ Distal → idem ao cólon
Cólon	■ Laxativos leves e fibras ■ Acompanhamento com radiografia (2-7 dias) ■ Remoção se impactação ou sintomatologia	■ Fibras ■ Acompanhamento com radiografia 3/3 dias (se radiopaco) ■ Remoção se impactação ou sintomatologia	■ Laxativos leves e fibras ■ Acompanhamento com radiografia 3/3 dias (se radiopaco) ■ Remoção se impactação ou sintomatologia

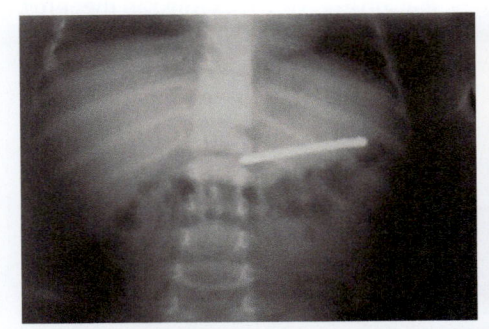

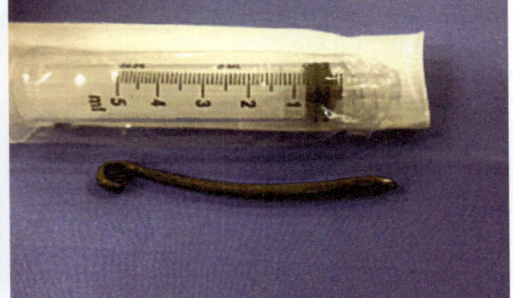

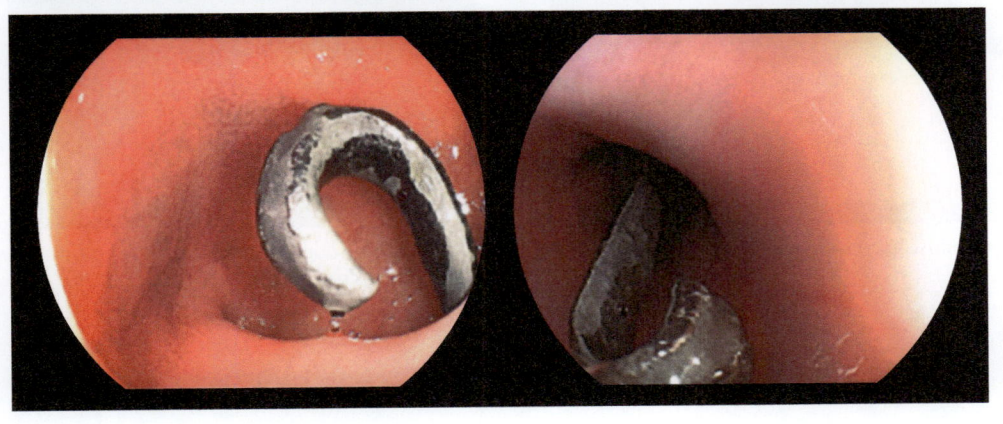

Fig. 12-19. Remoção endoscópica de corpo estranho metálico longo impactado em flexura duodenal.

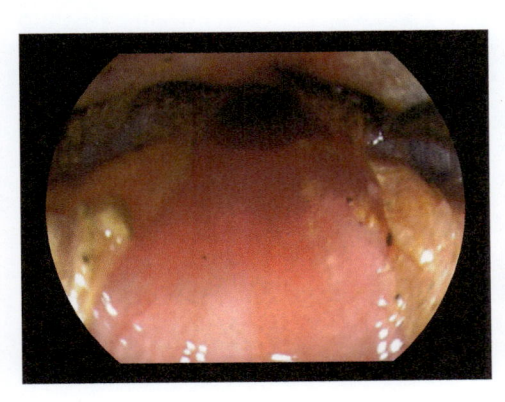

Fig. 12-20. Ulcerações após permanência de bateria em esôfago por 5 horas em criança de 4 anos.

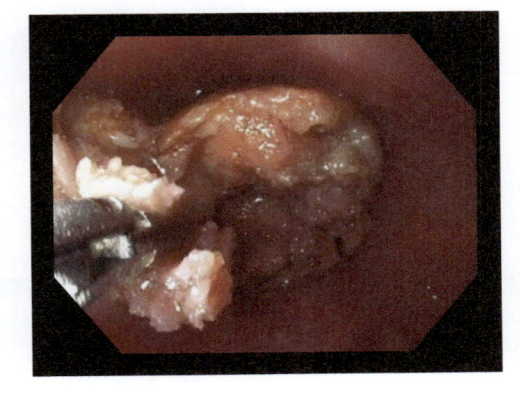

Fig. 12-21. Impactação alimentar em criança com esofagite eosinofílica.

Estenoses Esofágicas

As estenoses esofágicas podem ser congênitas ou adquiridas. As congênitas são raras e a escolha do tratamento (cirúrgico ou endoscópico) deve ser individualizada.[30] As estenoses adquiridas são as mais frequentes (cáusticas, cirúrgicas, pépticas, pós-infecciosas ou secundárias a uso prolongado de sonda nasogástrica), sendo o tratamento endoscópico dilatador, associado ou não à terapêutica clínico-cirúrgica, de grande importância (Figs. 12-22 a 12-24). O tratamento dilatador em estenose de anastomose cirúrgica é mais seguro após 4 semanas da cirurgia em questão. O intervalo entre as sessões de dilatação é baseado no grau de disfagia e na dificuldade da dilatação.[33]

Os dilatadores mais utilizados atualmente, na prática clínica, são os dilatadores de Savary-Gilliard e os "balões" dilatadores (pneumáticos e hidrostáticos), embora outros tipos de dilatadores, como os metálicos (Eder-Puestow), também possam ser utilizados na infância.[34]

Pacientes com megaesôfago secundário à acalasia de cárdia, em algumas circunstâncias, também podem ter benefícios com o tratamento endoscópico dilatador, embora o tratamento cirúrgico e, possivelmente, o tratamento endoscópico/cirúrgico seja mais definitivo nesta faixa etária.[35]

Ingestão de Substâncias Corrosivas

A ingestão acidental de substâncias corrosivas é muito frequente em nosso meio, uma vez que são livremente comercializadas, principalmente como componentes de produtos de limpeza, e suas embalagens, em geral, não possuem lacres de segurança adequados. Assim as crianças, principalmente as não alfabetizadas, confundem os recipientes contendo substâncias corrosivas com alimentos, que são facilmente abertos e seu conteúdo deglutido, provocando os mais variados graus de lesões em trato digestório, pele e vias respiratórias[33] (Fig. 12-25).

A gravidade da lesão dependerá não somente da quantidade do produto ingerido, mas também do tempo de contato com as mucosas, da concentração da substância, da sua natureza (álcali ou ácido), do seu pH (substâncias que provocam lesões geralmente são aquelas com pH menor que 2 ou maior que 12) e do estado físico (líquido ou sólido). As lesões provenientes da ingestão acidental de álcalis (principalmente a soda cáustica) são as mais frequentes e ocasionam maior número de sequelas nos pacientes pediátricos.[36,37]

O diagnóstico é baseado na história e no exame físico, podendo ou não haver lesões em cavidade oral e pele.[36,37]

No atendimento inicial, além da avaliação global do paciente, devem ser adotadas medidas de suporte assegurando as funções ventilatórias e cardiocirculatórias, com o tratamento de possíveis complicações sistêmicas (choque, insuficiência respiratória, entre outros). Nas suspeitas de perfurações do trato gastrointestinal ou de aspirações pulmonares da substância ingerida, exames radiológicos devem ser realizados. O uso de medicamentos sintomáticos, como antieméticos e analgésicos endovenosos, também podem ser utilizados.[36,38]

É importante ressaltar que é proibitivo provocar vômitos, realizar lavagem gástrica e usar sonda nasogástrica até que seja feita a avaliação endoscópica.[36,38]

A notificação do acidente e as informações sobre todas as condições em que ele ocorreu, inclusive local, tipo, quantidade e forma de aquisição do produto, são de extrema importância não somente para o atendimento do paciente em questão, como para os projetos de prevenção dos mesmos.

O paciente deve ser mantido em jejum, sendo o exame endoscópico realizado em crianças com funções cardiocirculatórias estáveis e sem sinais de perfuração, de preferência nas primeiras 12 a 48 horas após a ingestão; nesta fase, os sinais endoscópicos são mais evidentes e os riscos de complicações relacionadas com o exame são menores, principalmente nos pacientes muito graves.[34,36,37] Após 48 horas da ingestão de corrosivos, a avaliação deve ser individualizada pelo maior risco de perfurações.[38]

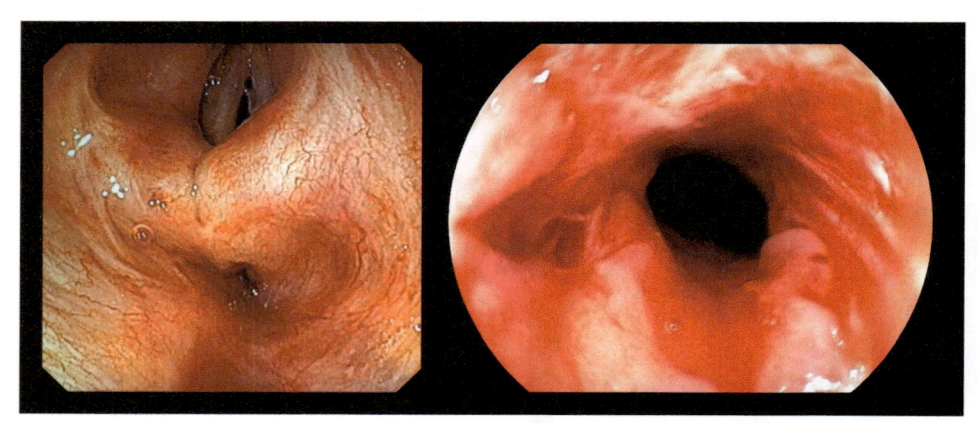

Fig. 12-22. Estenose cáustica de seio piriforme: aspecto endoscópico pré e pós-ditação.

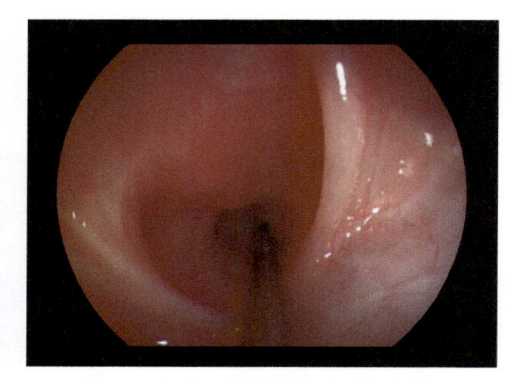

Fig. 12-23. Introdução endoscópica de fio-guia metálico em criança de 2 anos com estenose cáustica de esôfago.

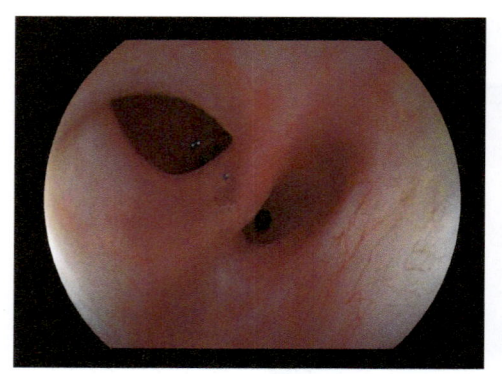

Fig. 12-24. Estenose de anastomose e pseudodivertículo esofágico. PO de atresia de esôfago.

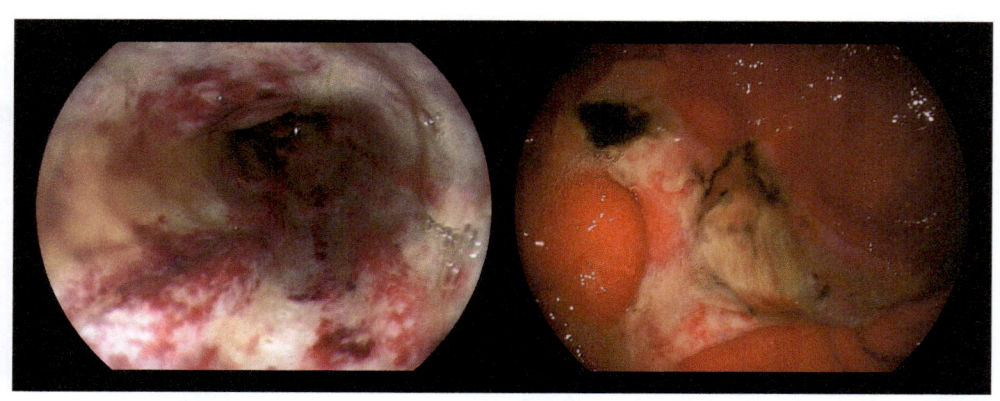

Fig. 12-25. Extensa necrose esofágica e úlcera gástrica secundária à ingestão de corrosivos em criança de 2 anos.

Quadro 12-7. Classificação Endoscópica das Lesões Cáusticas (Zargar)[21,22]

Grau 0	Ausência de lesões
Grau 1	Edema, enantema
Grau 2a	Friabilidade, exsudato, erosões, ulcerações superficiais
Grau 2b	lesões circunferenciais e/ou ulcerações profundas
Grau 3a	Múltiplas ulcerações profundas, circunferenciais
Grau 3b	Extensa necrose

O exame endoscópico está indicado para avaliar a gravidade da lesão e assim direcionar para o melhor tratamento (Quadro 12-7).[2,38,39] Nos casos de ausência de lesões ou lesões leves ao exame, geralmente a criança poderá alimentar-se e receber alta quando assintomática, com posterior acompanhamento ambulatorial.[34]

Na presença de lesões moderadas e graves, o paciente deve ser hospitalizado e o tratamento direcionado conforme a gravidade de cada caso. Na maioria das vezes, recomenda-se jejum por pelo menos 72 horas, inibidores da secreção ácida e analgésicos. Quando há sinais de infecção secundária é indicada a antibioticoterapia.[36]

A passagem de sonda nasogástrica é realizada quando há lesões graves, para a drenagem gástrica de alívio, e para a alimentação precoce, lembrando que sua permanência por longo tempo em crianças nem sempre é possível. A alimentação deve ser mantida por nutrição parenteral na impossibilidade de dieta por vias oral e enteral.

O tratamento com corticoides na fase aguda, com o intuito de diminuir a posterior formação de estenoses, é muito discutível.[2,40-42] Atualmente alguns serviços recomendam seu uso em pacientes com lesões classificadas endoscopicamente como Zargar 2b.[42] Na presença de lesões de vias aéreas seu uso também é recomendado, associado ao uso de antibióticos.[2,42]

Cerca de 3 a 4 semanas após o acidente cáustico moderado a grave (Zargar 2b e 3) normalmente há o desenvolvimento de estenoses, sobretudo esofágicas, quando o paciente deve ser avaliado, se clinicamente possível, por meio de exames radiológicos contrastados e endoscópicos, com início de endoscopias dilatadoras.[33,39] Em pacientes com alto grau de disfagia, desnutrição grave ou impossibilidade de dilatação endoscópica por via anterógrada, a realização de gastrostomia deve ser considerada para nutrir o paciente e, eventualmente, possibilitar a realização de dilatações por via retrógrada.[33]

As dilatações endoscópicas são realizadas periodicamente, inicialmente a cada 2-4 semanas, sendo o intervalo entre eles aumentado de acordo com o grau de disfagia apresentado pelo paciente.[33,35,43]

Tratamento endoscópico adicional com colocação de próteses, estenotomias e através de injeções intralesionais de corticoides ou aplicações de mitomicina C nas recidivas frequentes das estenoses tem sido discutido e realizado por alguns serviços.[33,40,43]

Para pacientes não dilatáveis ou com evolução desfavorável com o tratamento dilatador, cirurgias de substituição esofágica com o estômago ou cólon é recomendada. O tratamento cirúrgico, entretanto, não deve ser realizado antes de 1 ano a 1 ano e meio após o acidente. Nesse período ainda parece haver ação do produto corrosivo e o processo inflamatório local e de estruturas adjacentes ainda é evidente.[33,43]

Hemorragia Digestiva

A hemorragia digestiva tem baixa prevalência na infância e apresenta-se com diferentes graus de gravidade. Na maioria das vezes os sangramentos são brandos e cessam espontaneamente, embora sangramentos volumosos e potencialmente fatais possam ocorrer.[44]

A etiologia é variável e dependente da idade. Nos recém-nascidos, os episódios hemorrágicos, nos quais a endoscopia digestiva é útil, geralmente são decorrentes de lesões agudas da mucosa gástrica (LAMG), com sangramento gástrico difuso, e de úlceras, que ocorrem, principalmente, em pacientes internados e com outras comorbidades associadas.[44,45]

Nos lactentes os sangramentos são principalmente secundários à esofagite, podendo raramente ocorrer em decorrência de malformações (vasculares, cistos de duplicação). Nestes, a hemorragia digestiva baixa geralmente decorre de fissuras perianais e alergia à proteína alimentar, sendo mais frequente a alergia à proteína do leite de vaca.[44,45]

Nas crianças em idade pré-escolar, as esofagites e gastrites podem provocar sangramentos. Nesta idade, há aumento da ocorrência de sangramentos secundários à ruptura de varizes esofagogástricas.[46,47] As doenças que mais frequentemente levam à hipertensão portal, com consequente formação de varizes, são a atresia biliar e a obstrução extra-hepática da veia porta (Fig. 12- 26).[48-51] Na faixa etária pré-escolar, o sangramento digestivo baixo é, mais frequentemente, causado por pólipos juvenis.[44]

Nos pacientes em idade escolar e adolescentes, os sangramentos altos frequentemente são decorrentes de doença ácido-péptica, além de hemorragias varicosas, sendo os sangramentos baixos principalmente secundários à doença intestinal inflamatória e poliposes.[44,45]

A hemorragia digestiva baixa na infância geralmente tem caráter crônico, podendo ser o exame colonoscópico programado e com preparo de cólon adequado. A hemorragia digestiva baixa volumosa em crianças é rara e, na maioria das vezes, decorrente de sangramento proveniente de divertículo de Meckel hemorrágico, sendo o exame diagnóstico de escolha a cintilografia.[14,44]

Nos episódios de hemorragia digestiva alta, o exame endoscópico é de primordial importância, tanto para o diagnóstico da etiologia e o local do sangramento, quanto para o tratamento do sítio hemorrágico.[44,45] Deve ser realizado, preferencialmente, quando o paciente estiver hemodinamicamente estável e com tempo de jejum adequado.[41,44,52]

O exame deve ser realizado em centro endoscópico-cirúrgico, com equipe especializada e devidamente treinada, com o paciente anestesiado e em intubação orotraqueal.[2-4]

A escolha do tratamento endoscópico a ser instituído depende do tipo e do aspecto da lesão, da idade e das condições clínicas da criança, do material disponível e da experiência do endoscopista.[9,50,51] Os métodos mais utilizados são os de injeção (adrenalina, esclerosantes, cianoacrilato), os mecânicos (ligaduras elásticas, hemoclipes) e o plasma de argônio. Os métodos térmicos (eletrocoagulação monopolar ou bipolar e *heater probe*), embora de uso menos frequente, também podem ser úteis.[44,45] A literatura demonstra que a utilização de dois métodos combinados pode ser mais eficaz para o tratamento de lesões ulcerosas.[44,45,52]

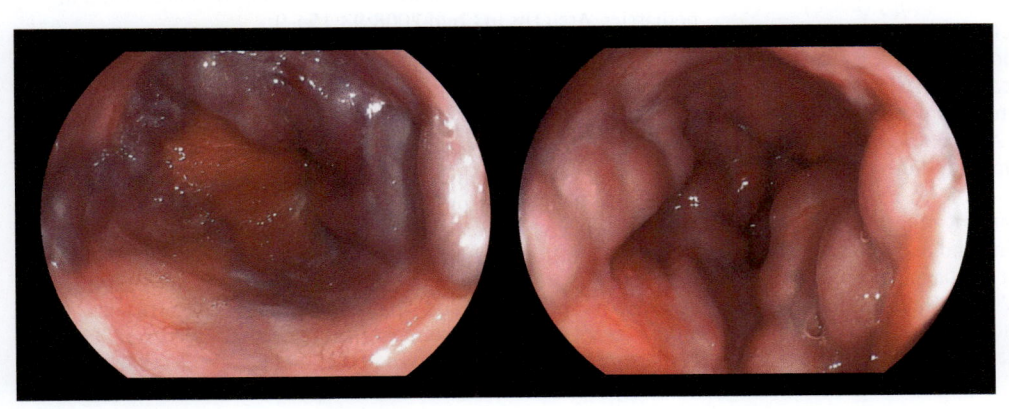

Fig. 12-26. Varizes esofágicas em criança (respectivamente atresia biliar e obstrução extra-hepática de veia aorta).

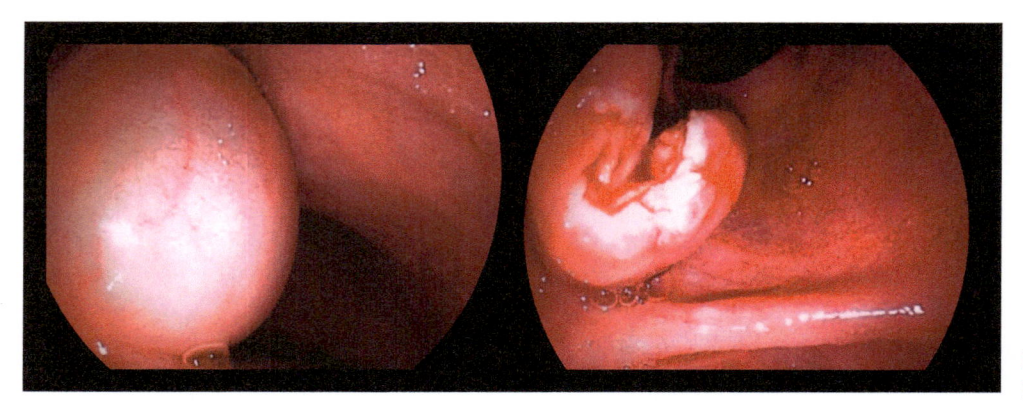

Fig. 12-27. Coledocele em criança de 4 anos (pré e pós-tratamento endoscópico).

Gastrostomia Endoscópica Percutânea

Tem sido amplamente realizada na faixa etária pediátrica e de maneira crescente, principalmente em neuropatas com distúrbio de deglutição e em crianças com doenças crônicas, que necessitam de suporte nutricional adicional, como, por exemplo, em doentes com fibrose cística, com cardiopatias congênitas e com imunodeficiências.[53] As técnicas endoscópicas são simples, com baixa morbidade, sendo a técnica de Gauderer e Ponsky a mais utilizada em nosso meio.[54,55]

Pode ser realizada em pacientes de todas as idades, mesmo em recém-nascidos, com sondas que variam entre 12 a 20 fr. O paciente geralmente é anestesiado e o uso de antibioticoprofilaxia meia hora antes do procedimento tem sido preconizado (Quadro 12-2).[3,55]

Após o procedimento o paciente deve permanecer em jejum com a sonda de gastrostomia aberta. Inicia-se alimentação, de acordo com as condições clínicas, após 6 horas aproximadamente, embora alimentação mais precoce (4 horas após) seja preconizada por alguns grupos.[55]

Quando utilizadas sondas para a sua confecção, recomenda-se que a primeira substituição seja realizada no mínimo 1 mês após a sua realização, para que o processo de cicatrização se complete. Sugerimos que, preferencialmente, a primeira troca ocorra no mínimo após 3 meses da sua realização.

Malformações

Em algumas ocasiões em que as malformações ocasionam obstruções ou sangramentos do trato digestório, como nas estenoses e membranas esofágicas congênitas, malformações vasculares e alguns casos de malformações císticas e duplicações, tratamentos endoscópicos através de dilatações, estenotomias, injeções de substâncias esclerosantes e/ou vasoconstritoras, cauterização e tratamentos endoscópicos mecânicos podem ser resolutivos e curativos[21] (Figs. 12-27).

REFERÊNCIAS BIBLIOGRÁFICAS

1. Cadanel S, Mougenot JF. History of gastrointestinal endoscopy and pediatric endoscopy. Pediatric gastrointestinal endoscopy, textbook and atlas. BC Decker Inc; 2006. p. 1-3.
2. Tringali A, Thomson M, Dumonceau JM et al. Pediatric gastrointestinal endoscopy: European Society of Gastrointestinal Endoscopy (ESGE) and European Society for Paediatric Gastroenterology and Nutrition (ESPGHAN) Guideline Executive summary. Endoscopy 2017;49:83-91.
3. Standards of Practice Committee of the American Society for Gastrointestinal Endoscopy. Modifications in endoscopy practice for pediatric patients. Gastrointestinal Endoscopy 2014;79(5)699-710.
4. Friedt M, Welsch S. An update on pediatric endoscopy. European J of Medical Research 2013;18(24):1-7.
5. American Academy of Pediatrics, American Academy of Pediatric Dentistry, Coté CJ et al. Guidelines for monitoring and management of pediatric patientes during and after sedation for diagnostic and therapeutic procedures: an update. Pediatrics 2006;118:2587-602.
6. Dajani AS, Taubert KA, Wilson W et al. Prevention of bacterial endocarditis: recommendations by the American Heart Association. JAMA 1997;277:1794-801.
7. Standards of Pratice Commitee of the American Society for Gastrointestinal Endoscopy. Antibiotic prophylaxis for GI endoscopy. Gastrointestinal Endoscopy 2015;81(1):81-9.
8. Pall H, Lerner D, Khlevner J et al. Developing the Pediatric Gastrointestinal Endoscopy Unit: A Clinical Report by the Endoscopy and Procedures Committe. J Pediatr Gastrointest Nutr 2016;63(2):295-306.
9. American Society for Gastrointestinal Endoscopy (ASGE). Equipment for pediatric endoscopy. Gastrointestinal Endoscopy 2012;76(1)8-17.
10. Mougenot JF, Bomtems P, Cadranel S. Endoscopy equipment. Pediatric gastrointestinal endoscopy. Textbook and atlas. BC Decker Inc. 2006. p. 6-33.
11. Kalpesh T, El-Serag HB, Gilger M. Complications of pediatric colonoscopy: a five-year multicentric experience. Clin Gastroenterol Hepatol 2008;6:515-20.
12. Ryckman FC, Alonso MH. Causes and management of portal hypertension in the pediatric population. Clinics in Liver Disease 2001;5:789-817.
13. Wexner SD, Beck DE, Baron TH et al. A consensus document on bowel preparation before colonoscopy: prepared by a task force from American Society of Colon and Rectal Surgeons, American Society for Gastrointestinal Endoscopy, and Society of American Gastrointestinal and Endoscopic Surgeons. Gastrointest Endosc 2006 June;63(7):894-909.
14. Gonçalves MEP, Cardoso SR, Cereda DCR. Colonoscopia em crianças. In: Averbach M, Corrêa P. São Paulo: Santos; 2010. p. 77-88.
15. Hartl L, Nael H, Longmire MN et al. Barriers and Facilitators to a Good Bowel Preparation for Colonoscopy in Children: A Qualitative Study. J Pediatr Gastroenterol Nutr 2018;67:188-193.
16. Way JD. Endoscopic retrograde colangiopancreatography in the infant. Am J Gastroenterol 1976;65(5):461-3.
17. Cheng CL, Fogel EL, Sherman S et al. Diagnostic and therapeutic endoscopic retrograde cholangiopancreatography in children: a large series report. J Pediatr Gastroenterol Nutr 2005;41(4):445-53.
18. Gonçalves MEP, de Paulo GA, Cardoso SR. Colangiopancreatografia Endoscópica Retrógrada (CPRE) na criança. Endoscopia gastrointestinal terapêutica – Sociedade Brasileira de Endoscopia Digestiva. São Paulo: Tecmedd; 2007. p. 1241-48.
19. De Angelis P, Dall'Oglio L. Endoscopic ultrassonography. Pediatric Gastrointestinal Endoscopy. Textbook and Atlas. BC Decker Inc.; 2006. p. 93-6.
20. American Society for Gastrointestinal Endoscopy Guideline. The role of endoscopy in the management of obscure gastrointestinal bleeding. Gastrointestinal Endoscopy 2010;72(3)471-79.
21. Sidhu R, Sanders DS, McAlindon MC et al. Capsule endoscopy and enteroscopy: modern modalities to investigate the small bowel in pediatrics. Arch Dis in Child 2008;93:154-9.
22. Thomson M. Colonoscopy and enteroscopy. In: Fox VL (ed). Pediatric gastrointestinal endoscopy. Gastrointest Endosc Clin N Am 2001;11(4):603-39.
23. Waterman M, Eliakim R. Capsule enteroscopy of the small intestine. Abdom Imaging 2009;34(4):452-8.
24. Eisen GM, Baron TH, Dominitz JA et al. American Society for Gastrointestinal Endoscopy. Guideline for the management of ingested foreign bodies. Gastrointest Endosc 2002;55:802-6.
25. Gonçalves MEP, Cardoso SR, Maruta LM. Corpo estranho em esôfago, estômago e duodeno. In: Ferrari A, Maruta L, Averbach M. Endoscopia digestiva terapêutica. Rio de Janeiro: Revinter; 2012. p. 181-4.
26. American Society for Gastrointestinal Endoscopy Guideline. Management of ingested foreign bodies and food impactions. Gastrointest Endosc 2011;73(6):1085-91.

27. Michaud L, Bellaiche M, Olives JP. Ingestion of foreign bodies in children. Recommendations of the French-Speaking Group of Pediatric Hepatology, Gastroenterology and Nutrition. Arch Pediatr 2009;16(1):54-61.
28. Kramer RE, Lerner DG, Lin T et al. Management of Ingested Foreign Bodies in Children: A Clinical Report of the NASPGHAN Endoscopy Committee. J Pediatr Gastroenterol Nutr 2015;60(4):562-74.
29. Demiroren K. Management of Gastrointestinal Foreign Bodies with Brief Review of the Guidelines. Pediatr Gastroenterol Hepatol Nut. 2023;26(1):1-14.
30. Mubarak A, Benninga MA, Broekaert I et al. Diagnosis, management, and prevention of button battery ingestion in childhood: an ESPGHAN position paper. J Pediatr Gastroenterol Nutr. J Pediatr Gastroenterol Nutr 2021 Jul 1;73(1):129-36.
31. Anfang RR, Jatana KR, Linn RL et al. pH-neutralizing esophageal irrigations as a novel mitigation strategy for button battery injury. Laryngoscope 2019; 129(1):49-57.
32. Jatana KR, Chao S, Jacobs IN et al. Button Battery Safety: Industry and Academic Partnerships to Drive Change. Otolaryngol Clin North Am 2019 Feb;52(1):149-61.
33. Gonçalves MEP, Bittencourt PF, Cardoso SR. Estenoses do esôfago e estômago. In: Carvalho E, Silva LR, Ferreira CT. Gastroenterologia e nutrição em Pediatria. São Paulo: Manole; 2012. p. 888-980.
34. Moura EGH, Maluf Filho F, Baracat R. Esofagite por ingestão de agentes corrosivos. In: Sakai P, Ishioka S, Filho FM. Tratado de endoscopia diagnóstica e terapêutica. São Paulo: Atheneu; 2000. p. 81-90.
35. Casasnovas AB, Manques JB, Cadranel S. Endoscopic management of stenosis and achalasia. In: Pediatric Gastrointestinal Endoscopy. Textbook and Atlas. Hamilton: BC Decker Inc.; 2006. p. 1-3.
36. Baskin D, Urganci M, Lu LA et al. A standariser Protocol for the Acute Management of Corrosive Ingestion in Children. Pediatr Surg Int 2004;20(11-12):824-8.
37. Poley JW, Steyerberg EW, Kuipers EJ et al. Ingest of acid and alkaline agents: outcome and prognostic value of early upper endoscopy. Gastrointest Endosc 2004;60:372-7.
38. Gün F, Abbasoglu L, Celik A et al. Early and late term management in caustic ingestion in 16 year experience. Acta Chir Belg 2007;107(1):49-52.
39. Zargar SA, Kochhar R, Mehta SK. The role of fiberoptic endoscopy in the management of corrosive ingestion on modified endoscopic classification of Burns. Gastrointest Endosc 1991;37:165-9.
40. Anderson KD, Rouse TM, Randolph JG. A controlled trial of corticosteroids in children with corrosive injury of the esophagus. N Engl J Med 323(6):637-40.
41. Pelclová D, Navrátil T. Do corticosteroids prevent oesophageal stricture after corrosive ingestion? Toxicol Rev 2005;24(2):125-9.
42. Usta M, Erkan T, Cokugras FC et al. High doses of methylprednisolone in the management of caustic esophageal burns. Pediatrics 2014;133(16):e1518-24.
43. Rodriguez-Baez N, Andersen JA. Management of esophageal strictures in children. Current Treatment Options in Gastroenterology 2003;6:417-25.
44. Cardoso SR, Servidoni MFP. Hemorragia digestiva. In: Hessel G, Ribeiro AF. Gastroenterologia e hepatologia pediátrica. São Paulo: Sarvier; 2011. p. 367-94.
45. Fox VL. Gastrointestinal bleeding in infancy and childhood. Gastroenterol Clin North Am 2000;29(1):37-66.
46. de Franchis R, Bosch J, Garcia-Tsao G et al. Baveno VII – Renewing consensus in portal hypertension. Journal of Hepatology 2022;76:959-974.
47. Gralnek IM, Duboc MC, Garcia-Pagan JC et al. Endoscopic diagnosis and management of esophagogastric variceal hemorrhage: European Society of Gastrointestinal Endoscopy (ESGE) Guideline. Endoscopy 2022;54:1094-1120.
48. Gonçalves MEP, Cardoso SR. Hemorragia digestiva alta varicosa em crianças. Endoscopia Gastrointestinal terapêutica – Sociedade Brasileira de Endoscopia Digestiva. São Paulo: Tecmedd; 2007. p. 1220-27.
49. Shneider BL, Bosch J, de Franchis R et al. Portal hypertension in children: expert pediatric opinion on the Report of the Baveno V Consensus Workshop on Methodology of Diagnosis and Therapy in Portal Hypertension. Pediatr Transplant 2012;16(5):426-37.
50. Gonçalves MEP, Cardoso SR, Maksoud JG. Prophylactic sclerotherapy in children with esophageal varices: long-term results of a controlled-prospective randomized trial. J Pediatr Surg 2000;35:401-5.
51. Brunner F, Berzigott A, Bosch J. Prevention and treatment of variceal haemorrhage in 2017. Liver International 2017;37:104-15.
52. Ferreira RPB, Eisig JN. Hemorragias digestivas. Associação Médica Brasileira e Conselho Federal de Medicina (Projeto Diretrizes); 2008.
53. Avitsland TL, Kristensen C, Emblem R et al. Percutaneous endoscopic gastrostomy in children: a safe techinique with major symptom relief and high parental satisfaction. J Pediatr Gastroenterol Nutr 2006;43(5):624-8.
54. Gauderer MW, Ponsky JL, Izant RJ Jr. Gastrostomy without laparotomy: a percutaneous endoscopic technique. J Pediatr Surg 1980;15:872-5.
55. Homan M, Hauser B, Romano R et al. Percutaneous Endoscopic Gastrostomy in Children: An Update to the ESPGHAN Position Paper. J Pediatr Gastroenterol Nutr 2021;73(3):415-26.

13 Cromoendoscopia

Toshiro Tomishige ▪ Edson Ide
Lara Meireles de Azeredo Coutinho ▪ Davi Lucena Landim

INTRODUÇÃO

A endoscopia é o método mais eficaz para o diagnóstico das lesões do trato gastrointestinal, principalmente nos casos das lesões neoplásicas restritas a mucosa e submucosa superficial; fase que, em geral, não causam sintomas e o diagnóstico é feito durante exames de rastreio ou por outros motivos, como, por exemplo, para avaliação de síndromes dispépticas.

O diagnóstico precoce e a correta avaliação do grau de acometimento da lesão dependem de um exame de alta qualidade com aparelhos de alta definição de imagem, associado a cromoscopia e magnificação de imagem. Podendo assim decidir pela melhor estratégia terapêutica que incluem os tratamentos endoscópicos minimamente invasivos, como a mucosectomia e a dissecção submucosa (ESD).

A avaliação com aparelhos de alta definição e o uso da cromoscopia ganham importância para a detecção das lesões planas superficiais, como as pequenas áreas de displasia no esôfago de Barrett ou nas lesões planas no cólon acometidos na pela doença inflamatória.

Nas duas últimas décadas houve um grande avanço na tecnologia de imagem na endoscopia, na qual os aparelhos endoscópicos convencionais que utilizavam apenas fonte de luz branca e ampliavam a imagem em apenas 5 a 10 vezes, com uma resolução de imagem limitada a menos de 300 mil *pixels*, foram substituídos por equipamentos com imagem de alta definição com mais de 1 milhão de *pixels* ou com tecnologia HDTV, utilizando filtros ópticos ou fontes de iluminação a *laser* ou *led*, o que permite atualmente detectar as lesões superficiais com maior facilidade.[1,2] Houve também a adição de conjuntos ópticos que permitiram uma avaliação com distância focal menor que 3 mm, e a ampliação da imagem em mais de 40 vezes, permitindo uma imagem rica em detalhes.

A cromoendoscopia com o uso de corantes e/ou óptica digital, foi introduzida na endoscopia com o intuito de aumentar a capacidade de avaliação dos detalhes de relevo e vascularização capilar da mucosa, como por exemplo o estudo dos padrões de criptas da mucosa colunar e dos IPCLs (capilares intrapapilares do esôfago).[3]

CROMOSCOPIA CONVENCIONAL COM O USO DE CORANTES

A cromoendoscopia é uma técnica endoscópica utilizada desde a década de 1960 que, juntamente com o desenvolvimento tecnológico dos aparelhos, tem auxiliado no aprimoramento do diagnóstico das patologias gastrointestinais, principalmente em relação à detecção do câncer precoce.[4,5] Ela se baseia no uso de compostos químicos (pigmentos), que tornam mais nítidas as sutis alterações da superfície da mucosa ou epitélio gastrointestinal anormal, realçando suas características. O aumento da sua utilização nos últimos anos deve-se ao fato de o método ser simples, seguro, rápido, de fácil aquisição e de baixo custo e eficiente para melhorar a detecção de lesões displásicas e neoplásicas precoces.[6-8]

Uma metanálise publicada em 2022, avaliou a relação entre a taxa de detecção de adenoma e o uso da cromoscopia em pacientes submetidos à colonoscopia. Foram incluídos 10 estudos randomizados com um total de 5.334 pacientes. A colonoscopia com cromoscopia mostrou uma maior taxa de detecção quando comparada com a colonoscopia convencional (95% CI, 48,1% [41,4%-54,8%] *vs.* 39,3% [33,5%-46,4%]; RR, 1,20 [1,11-1,29]). Além disso, a taxa de detecção de adenoma séssil serrilhado também mostrou resultados favoráveis ao grupo de pacientes submetidos à colonoscopia com cromoscopia (6,1% *vs.* 3,5%; RR, 1,68 [1,15-2,47]; I2 = 9,8%). Esses resultados mostram que existem fortes evidências que a cromoscopia pode aumentar os parâmetros de qualidade da colonoscopia.[9] Além disso, uma metanálise publicada em 2016, avaliou a relação entre a taxa de detecção de pólipos colorretais e o uso da cromoscopia em pacientes submetidos à colonoscopia. A combinação dos resultados mostrou uma diferença significativa a favor do grupo de pacientes que foram submetidos à colonoscopia com cromoscopia. Esse resultado também evidencia que a cromoscopia pode aumentar a taxa de detecção de pólipos e contribuir para a diminuição de câncer de intervalo.[10]

Os corantes são divididos conforme suas características de ação: contraste, absortivos (vitais ou biológicos), reativos e permanentes.

- **Corantes de contraste,** quando aplicados, depositam-se nos sulcos e fissuras, realçando o relevo da mucosa ou a topografia da lesão estudada (índigo-carmim e azul de Evans).
- **Corantes vitais ou biológicos** são absorvidos em componentes da estrutura celular da mucosa, ou seja, as diferenças na absorção desses corantes podem realçar diferentes tipos de mucosa (solução de lugol, azul de metileno, cristal violeta, azul de toluidina).
- **Corantes reativos** produzem uma reação química em um epitélio específico (vermelho congo e fenol).
- **Corante permanente** utilizado é a tinta da Índia (nanquim), que uma vez aplicada permanece indefinidamente no local.

Para melhorar a eficácia da cromoendoscopia, devemos, primeiramente, "limpar" a superfície a ser examinada, removendo os resíduos e o muco. Para a remoção do muco, pode-se utilizar a simples lavagem com água ou adicionar um agente mucolítico (N-acetilcisteína e ácido acético).[11] Uma vez removidos o resíduo e o muco, aplica-se o corante diretamente pelo canal de trabalho ou utilizando um cateter *spray*. O corante também pode ser administrado por via oral antes do procedimento endoscópico.[12]

Solução de Lugol

A solução de Lugol é um composto de iodeto de potássio e iodo que reage com o glicogênio intracelular do epitélio escamoso. A intensidade da coloração varia de acordo com a quantidade de glicogênio presente. O epitélio escamoso normal cora-se fortemente de marrom, dando ao esôfago o aspecto de "pele de cobra" (Fig. 13-1), enquanto áreas com inflamação, displasia ou câncer não se coram

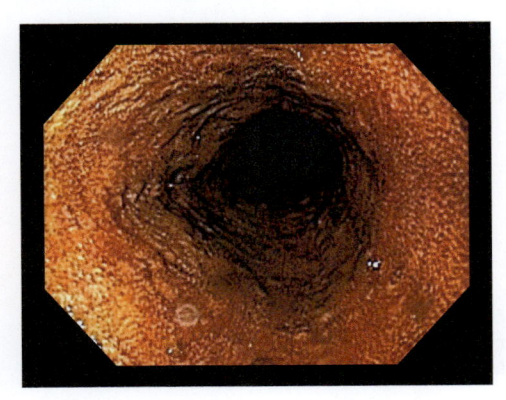

Fig. 13-1. Esôfago com mucosa normal corado com Lugol.

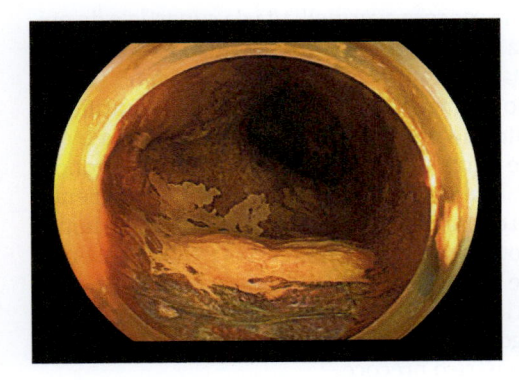

Fig. 13-2. Neoplasia superficial de esôfago, salientada pela coloração com Lugol.

ou coram pouco, em razão da depleção de glicogênio (Fig. 13-2). A distinção entre epitélio escamoso do esôfago e epitélio colunar do estômago também pode ser claramente evidenciada. No esôfago de Barrett, com áreas de metaplasia intestinal, não há coloração após a aplicação de solução de Lugol.

A delimitação das margens da lesão precoce ou superficial do esôfago pelo Lugol permite o direcionamento das biópsias e, também, definir com exatidão a extensão da lesão para a execução da ressecção endoscópica, quando indicada.

O uso da solução de Lugol na endoscopia é indicado em pacientes com risco maior de neoplasias de esôfago.[13] Um estudo realizado por Carvalho R et al., 2013, mostrou que a sensibilidade e a especificidade da solução de Lugol para a detecção de displasia de alto grau foram 100% e 92% (IC 95%: 87-97), respectivamente, sendo a acurácia diagnóstica de 92% (IC 95%: 86-98), levando à constatação de que a coloração com solução de Lugol do esôfago durante a endoscopia parece ser um procedimento viável, seguro e justificado em população de alto risco, pois melhora a detecção de lesões pré-malignas.[14] A sensibilidade para a detecção de células displásicas é de 91% a 100%, e a especificidade é de 40% a 95%.

Gong et al., 2016, em seu estudo prospectivo, recomenda o rastreio endoscópico de rotina para a detecção de neoplasia sincrônica de células escamosas de esôfago em pacientes com carcinoma escamocelular de cabeça e pescoço, especialmente aqueles com envolvimento sinusal piriforme.[12] O risco relativo de desenvolvimento de câncer em pacientes com acalasia é maior em pacientes com diagnóstico de acalasia há mais de 10 anos, entretanto a cromoscopia com Lugol apresenta rendimento baixo na detecção de câncer. Dessa forma, a *guideline* europeu, publicado em 2021, não recomenda o rastreio para pacientes com acalasia.[15]

A solução do Lugol é usada nas diluições de 1% a 2%, aplicando-se de 10 a 20 mL através de cateter *spray*. A aplicação da solução pode determinar um desconforto retrosternal transitório, podendo ser atenuado com a instilação de tiossulfato de sódio a 5%, ao final do exame. É contraindicado o uso em paciente com hipersensibilidade ao iodo. É necessário muito cuidado para que não haja contato do Lugol com a laringe, que pode provocar um quadro importante de espasmo ou pneumonite química, quando aspirado.

Azul de Toluidina

Este é um corante que é absorvido pelo núcleo de células colunares, que são células com alta relação núcleo/citoplasma e absorvem esse corante de forma mais intensa. Esta propriedade favorece a identificação de tecidos malignos, que são constituídos por células que apresentam aumento da relação núcleo/citoplasma e síntese do DNA. Tecidos anormais apresentam coloração azul.

Azul de Metileno

Azul de metileno é, provavelmente, o corante mais investigado para a avaliação de esôfago de Barrett e, também, o mais controverso. É um corante vital, ativamente absorvido pelas células epiteliais intestinais absortivas, depois da aplicação tópica à concentração de 0,5-1% (Fig. 13-3).[5,16]

Metanálise conduzida por Gangorosa *et al.* para avaliar o papel diagnóstico do azul de metileno em detectar metaplasia intestinal especializada e displasia em esôfago de Barrett incluiu nove estudos com 450 pacientes. Apesar do controle nas diferenças entre as técnicas e qualidades dos dados publicados, a metanálise não mostrou qualquer benefício significativo da cromoscopia com azul de metileno comparada com as biópsias aleatórias na detecção da metaplasia intestinal especializada, displasia ou câncer esofágico precoce.[17]

Cristal Violeta

Também chamado de "violeta genciana", ele se liga ao DNA microbiano e inibe a replicação celular. Este corante tem sido usado como corante absortivo para avaliar pólipos colônicos, pois é absorvida, preferencialmente, pelas criptas de Lieberkun (Fig. 13-4).[18,19] Seu papel na avaliação do esôfago de Barrett não é claro. Um relato de caso utilizando a combinação de cristal violeta e azul de metileno descreveu benefício na detecção de um pequeno foco de adenoma em esôfago de Barrett.[20]

Índigo-Carmim

Trata-se de um derivado do índigo, que é um corante vegetal azul, e do carmine, de cor vermelha. Pela facilidade do seu uso, bem como pela rapidez na sua interpretação, é o corante mais largamente utilizado na endoscopia digestiva. Sua aplicação é feita diretamente na mucosa e o resultado pode ser observado imediatamente após o seu uso. Na colonoscopia, ele pode ser usado

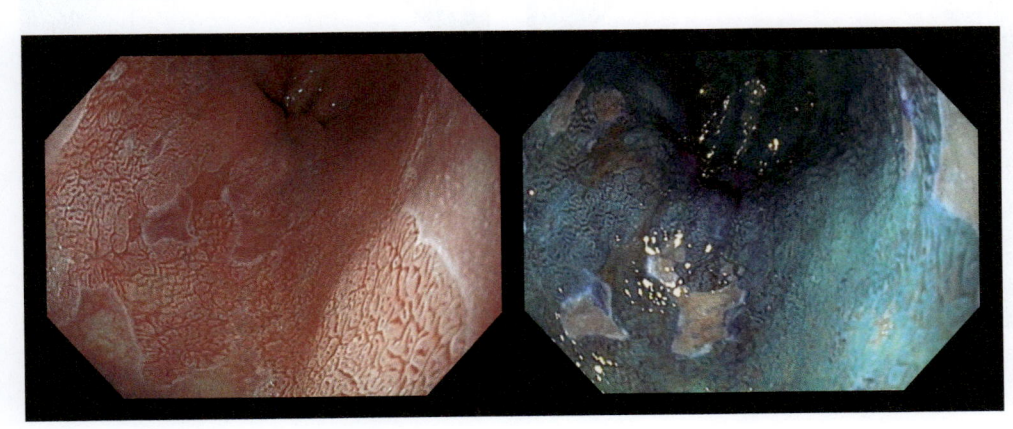

Fig. 13-3. Esôfago de Barrett com ácido acético e com azul de metileno realçando áreas de metaplasia intestinal.

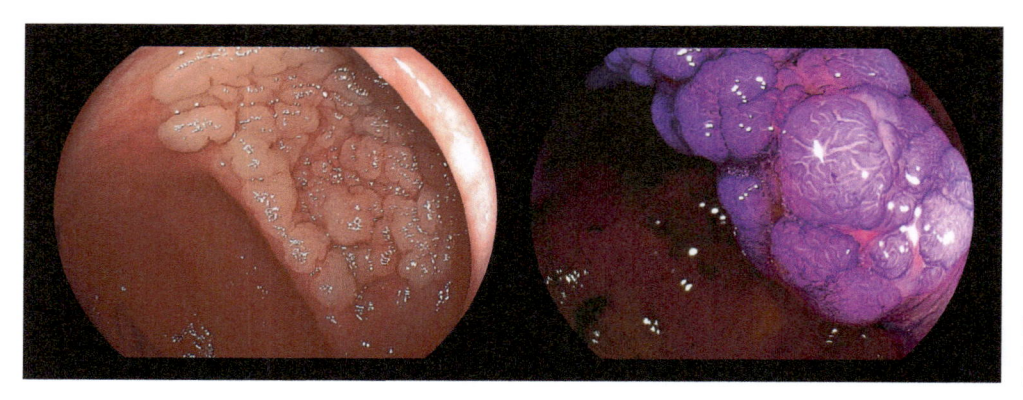

Fig. 13-4. Lesão em cólon à luz branca e corada com cristal violeta. (Fotos cortesia do Dr. Nelson Miyajima.)

também, misturando-o com a solução oral de polietilenoglicol.[21] Este corante não é absorvido e sua ação é determinada por seu efeito contraste, salientando os pequenos sulcos e irregularidades da mucosa ou da lesão examinada. Pequenas lesões planas ou deprimidas do estômago ou do cólon, assim como as características superficiais dos pólipos adenomatosos e hiperplásicos são muito bem evidenciadas por este corante, aprimorando a precisão do diagnóstico endoscópico (Fig. 13-5). A utilidade do índigo-carmim foi extensamente explorada no cólon para diferenciar lesões neoplásicas e não neoplásicas, através do padrão de *pit-pattern* - classificação desenvolvida por Kudo *et al.*

Ácido Acético

O ácido acético, apesar de não ser um corante, é utilizado para realçar a mucosa. Este ácido leva a uma desnaturação reversível da proteína citoplasmática, fazendo com que a superfície do epitélio fique opaca e esbranquiçada. Na endoscopia, a luz branca atinge os capilares da camada submucosa através do epitélio translúcido. A hemoglobina dentro da rede vascular tem certo espectro de absorção, que resulta na cor rosa avermelhada da superfície do epitélio. Esta alteração da mucosa, cor rosa avermelhada normal para mucosa esbranquiçada é denominada "reação *acetowhite*" (acetobranca) (Fig. 13-6). No esôfago, o ácido acético tem sido utilizado com sucesso para realce de metaplasia intestinal, displasia e carcinoma em esôfago de Barrett (Fig. 13-7). Uma metanálise conduzida por Thosani *et al.* avaliou o uso de ácido acético em pacientes com esôfago de Barrett para o diagnóstico de displasias, incluindo 25 estudos com um total de 2.304 pacientes. Foi evidenciada uma sensibilidade de 97% e especificidade de 85%.[22]

No estômago, o ácido acético tem sido utilizado sozinho ou em combinação com índigo-carmim, em ressecções submucosas e para a detecção de câncer gástrico precoce.[23]

Vermelho Congo

O vermelho congo foi muito utilizado nas décadas passadas com o intuito de verificar a eficácia das vagotomias em pacientes ulcerosos crônicos. Na atualidade, caiu em desuso pela eficácia farmacêutica no tratamento das doenças pépticas.

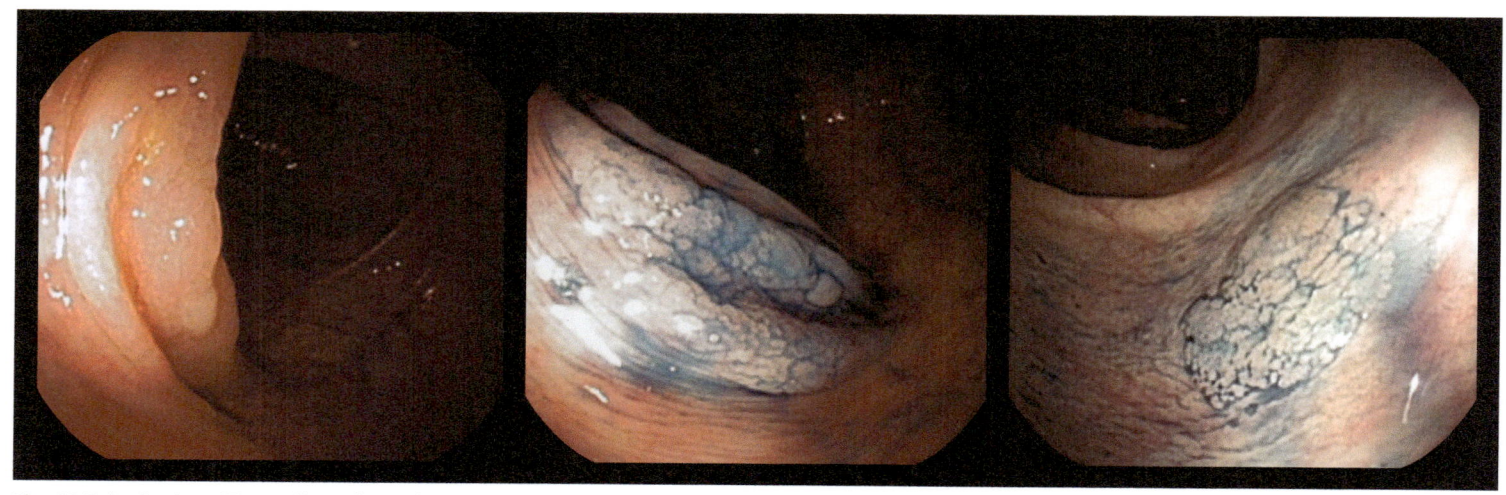

Fig. 13-5. Lesão tipo LST em cólon salientada com corante índigo-carmim.

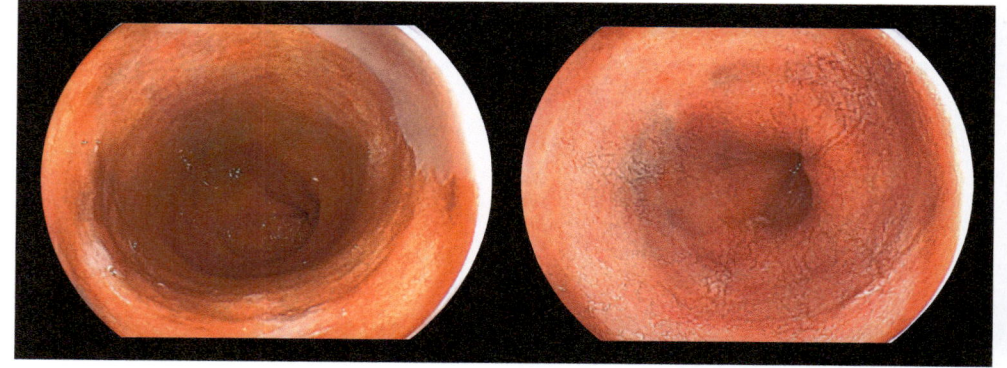

Fig. 13-6. Esôfago de Barrett com metaplasia intestinal à luz branca e com ácido acético.

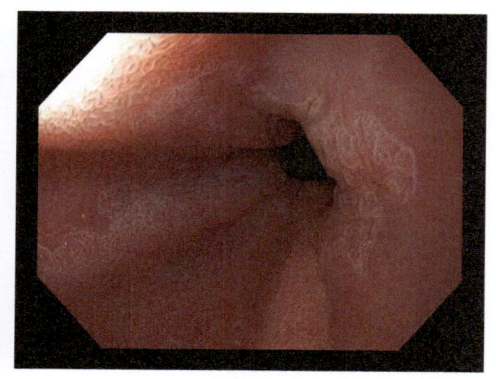

Fig. 13-7. Projeções digitiformes de esôfago de Barrett com metaplasia intestinal salientadas pelo ácido acético.

Vermelho Fenol

O vermelho fenol é um agente reativo que muda da cor amarela para a vermelha em ambientes alcalinos. Este método de coloração tem sido utilizado, principalmente, para identificar *Helicobacter pylori* no estômago. O processo de coloração requer a administração tópica de ureia e fenol vermelho na superfície do estômago. No contexto da infecção por *H. pylori*, a ureia é hidrolisada em dióxido de carbono e amoníaco, o que resulta num pH alcalino. A reação, então, leva à mudança de cor para um vermelho escuro em áreas onde o *H. pylori* está presente.

Tinta da Índia (Nanquim)

A tinta da Índia é utilizada para demarcar uma região com o intuito de:

- Encontrar o local, durante a endoscopia ou cirurgia, de lesões previamente detectadas.
- Localizar lesões que podem ser difíceis de identificar na inspeção ou palpação na laparotomia ou laparoscopia (lesões planas, pequenas neoplasias, locais de polipectomias ou mucosectomias pregressas, divertículos, MAV, lesão de Dieulafoy).

Realizar uma injeção submucosa com solução de soro fisiológico, cerca de 5 a 10 mL, e depois injetar, dentro da bolha, a tinta nanquim de 0,1 a 0,2 mL, na borda contralateral cerca de 10 cm proximal e distal à lesão (Fig. 13-8).

CROMOSCOPIA ÓPTICA E DIGITAL

Atualmente encontramos disponíveis para uso a cromoscopia voltada para incremento da visibilização dos capilares superficiais da mucosa (NBI e o BLI são exemplos desta modalidade), a cromoscopia com o reforço de tons vermelhos, que auxilia na localização e na demarcação de lesões hipervascularizadas, como as que ocorrem em alguns tumores na sua fase inicial, e em processos inflamatórios focais (LCI), e a utilização de um *LED* âmbar com comprimento de onda intermediário entre o verde e o vermelho, que auxilia na localização dos focos de sangramento, tecnologia denominada de *red diacromic image* (RDI).

Cromoscopia Óptico-Digital

A tecnologia de banda estreita (BE) é baseada na utilização da iluminação com combinações de faixas estreitas de comprimento de onda, obtendo-se diferentes níveis de penetração, absorção e reflexão do feixe luminoso, na mucosa e submucosa, realçando o relevo e a microestrutura capilar. A tecnologia de banda estreita foi desenvolvida pela equipe de engenharia liderada pelo engenheiro Kazuhiro Gono na Olympus Corporation em conjunto com médicos do Cancer Center de Tokyo e da Universidade de Saporo no Japão nos meados dos anos 2000. A partir deste desenvolvimento tecnológico, outras empresas e tecnologias foram surgindo, como o I-Scan de primeira geração e o FICE, tecnologias basicamente digitais, não reproduzindo o efeito físico-biológico da luz com banda estreita sobre o tecido, portanto menos eficientes nas reproduções de imagem do relevo e da microcirculação, e atualmente em desuso.

NBI

Estudada por Gono *et al.*, é uma tecnologia de imagem desenvolvida pela *Olympus Corporation* (Tóquio, Japão, lançada comercialmente em 2005).[24,25] Foi proposta a utilização da tecnologia de banda estreita com filtros ópticos, para restringir a banda eletromagnética do feixe luminoso, denominada de *Narrow Band Imaging* (NBI). Segundo os autores, sua utilização na endoscopia permitiria uma imagem mais detalhada da superfície mucosa, assim como da rede capilar, mesmo sem a utilização de corantes químicos.[26] Isso ocorre porque a propagação da luz pelo tecido, segue as propriedades básicas ópticas fundamentais, principalmente o coeficiente de absorção e espalhamento (Figs. 13-9 a 13-11).[27,28]

Por meio de um modelo experimental utilizando feixes luminosos com comprimento de onda entre 400 nm e 700 nm, alternando filtros com intervalo de 5 nm, incidindo sobre lâminas de tecido biológico de 1 mm de espessura, concluíram que a fluência dos fótons diminui com

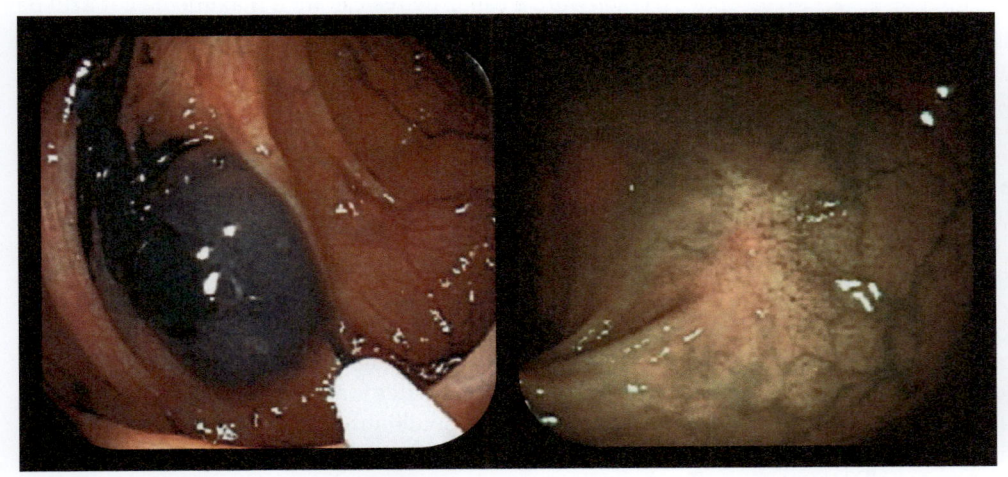

Fig. 13-8. Aplicação de nanquim e controle após 1 ano.

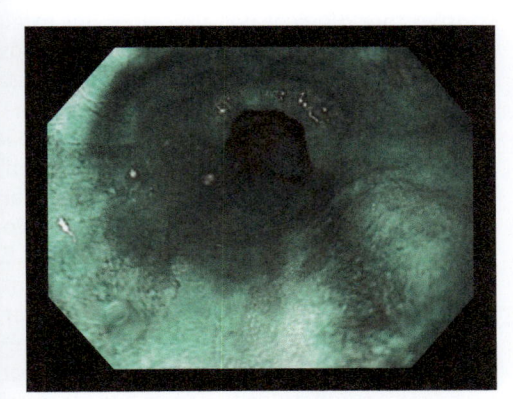

Fig. 13-9. Esôfago sem lesões sob cromoscopia óptica – NBI.

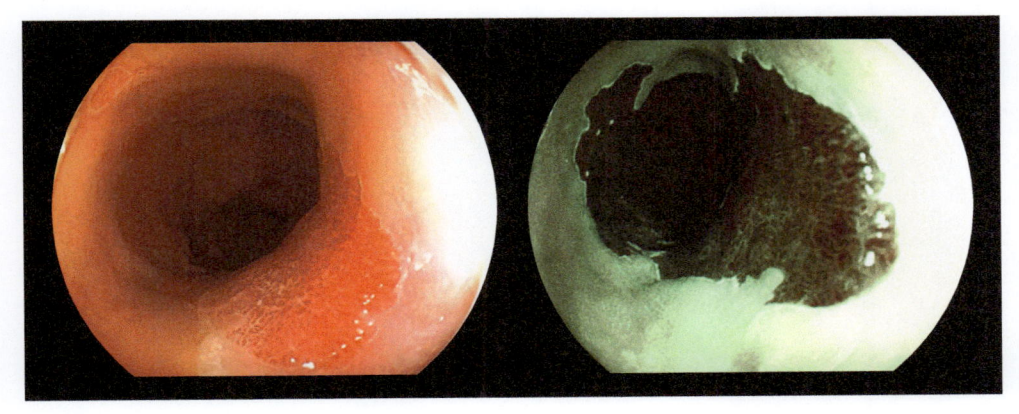

Fig. 13-10. Lesão superficial de esôfago em área de metaplasia intestinal à luz branca e NBI.

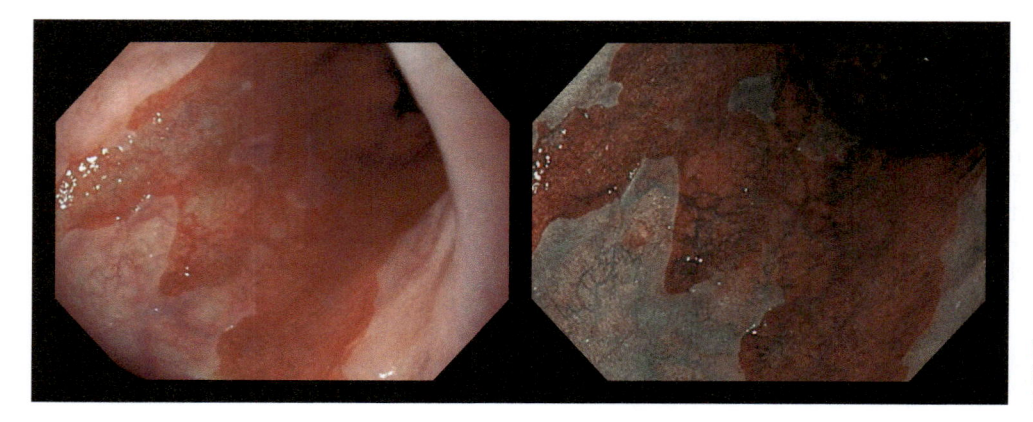

Fig. 13-11. Projeções digitiformes de esôfago de Barrett com metaplasia intestinal sob luz branca e NBI.

o aumento da profundidade e, de maneira inversa, ao comprimento de onda. Essa diferença ficou mais nítida nas frequências menores. Desta forma; penetração superficial para faixa azul, profunda para a faixa vermelha e intermediária para a faixa verde. A coloração da mucosa é dada, principalmente, pela interação da luz com a hemoglobina, sendo que ela absorve intensamente as luzes verde e azul. No NBI, um conjunto de filtros é interposto após a fonte de luz, para restringir a luz incidente em duas bandas estreitas de comprimento de onda (azul, a 415 nm, e verde a 540 nm). Outra constatação foi que, quando o comprimento de onda ultrapassa a banda de absorção da hemoglobina (420 nm-550 nm), não se consegue um adequado contraste entre as estruturas vasculares, enquanto, de maneira oposta, comprimentos de onda curtos (420 nm-550 nm), que estão dentro da banda de absorção da hemoglobina, facilitam a visualização clara de capilares.[27,28]

A mucosa do trato gastrointestinal tem estruturas distintas em cada camada e as características patológicas em cada uma delas são diferentes entre si. A membrana mucosa na primeira camada tem muitos capilares e, na submucosa, tem alguns vasos de grosso calibre.

A partir dessas considerações, explica-se como a imagem obtida através do uso de filtros ópticos torna possível uma grande variação na penetração em profundidade no tecido.

Estudos recentes confirmam que a tecnologia NBI pode ser útil na detecção e na avaliação do carcinoma espinocelular do esôfago.[29] Autores como Kumagai, Inoue, Arima, Yoshida *et al.* encontraram padrões morfológicos nas alterações dos capilares intrapapilares da mucosa (IPCL), que podem ser úteis no diagnóstico do carcinoma espinocelular e ainda inferir a profundidade dessa lesão (Fig. 13-12).[26,30]

Estudo utilizando a tecnologia do NBI foi realizado pelo Serviço de Endoscopia do Hospital das Clínicas de São Paulo-FMUSP, onde se concluiu que o NBI não associado à Magnificação de Imagem foi capaz de detectar o carcinoma espinocelular do esôfago (CEC) de maneira tão eficaz quanto o uso da cromoscopia com Lugol, considerado método de escolha na detecção do CE.[31-33]

O estudo de Chai TH *et al.*, avaliou se o uso do sistema de imagem de banda estreita (NBI) poderia aumentar a taxa de detecção de carcinoma epidermoide esofágico e lesões pré-cancerosas durante o exame endoscópico do esôfago. Foram 113 pacientes randomizados para serem submetidos a exames endoscópicos utilizando endoscopia de imagens de banda estreita (NBI) de alta definição (HDTV) ou HDTV WL (luz branca). O número de casos de câncer de esôfago e lesões de neoplasia intraepitelial de alto grau detectados por HD-NBI e HD-WL foi de 45 e 21, respectivamente. A taxa de falhas de neoplasia por lesão e por paciente com HD-NBI mostrou uma diferença significativa em comparação com a HD-WL (P < 0,05). Além disso, foi observada diferença significativa entre NBI e WL na taxa de detecção de adenoma (70,2% vs. 35,7%, P < 0,01). O resultado mostrou que a endoscopia com HD-NBI parece melhorar a detecção de câncer de esôfago e lesões pré-cancerosas.[34]

Em estudo multicêntrico prospectivo e randomizado, realizado pelo grupo de ANG TL *et al.*, 2015, foram observadas mais lesões gástricas com a nova geração do NBI do que com a luz branca (41 vs. 29%. p + 0,003).[25,33] Além disso, o NBI tem mostrado excelentes resultados na detecção de metaplasia intestinal no estômago.[35-37]

FICE

A FICE foi apresentada pela Fujinon (Tóquio, Japão) no ano de 2005 e consiste em um sistema de tratamento de imagem em tempo real, via *software*, gerando efeito de cromoscopia virtual (digital). Os princípios são os mesmos utilizados pelo NBI, sem a utilização de filtros ópticos. O *software* é capaz de realçar até o máximo da cor azul da imagem e diminuir gradativamente até o mínimo a cor vermelha e a verde realçando o relevo mucoso e facilitando a visibilização da microvascularização mucosa, assim como no NBI. Já o I-Scan (tecnologia Introduzida pela Pentax Corporation (Tóquio, Japão, no ano de 2007) utiliza um processador de vídeo de pós-imagem que fornece imagens melhoradas da superfície mucosa e vasos sanguíneos. Existem três modos predefinidos utilizando uma combinação de 1) superfície realce, 2) realce do contraste e 3) modos de realce de tom. Também realiza um tratamento da imagem em tempo real, via *software*.

Em 2008, Liu Y *et al.* compararam a diferença entre a técnica de cromoscopia endoscópica inteligente Fuji (FICE) e a técnica de coloração endoscópica para o diagnóstico de tumores de cólon e lesões não tumorais. Os pacientes foram examinados com uma colonoscopia de magnificação, colonoscopia com FICE e técnica de coloração endoscópica. Foram analisados o padrão de *pit* e a formação capilar da lesão comparando com o diagnóstico patológico. O FICE

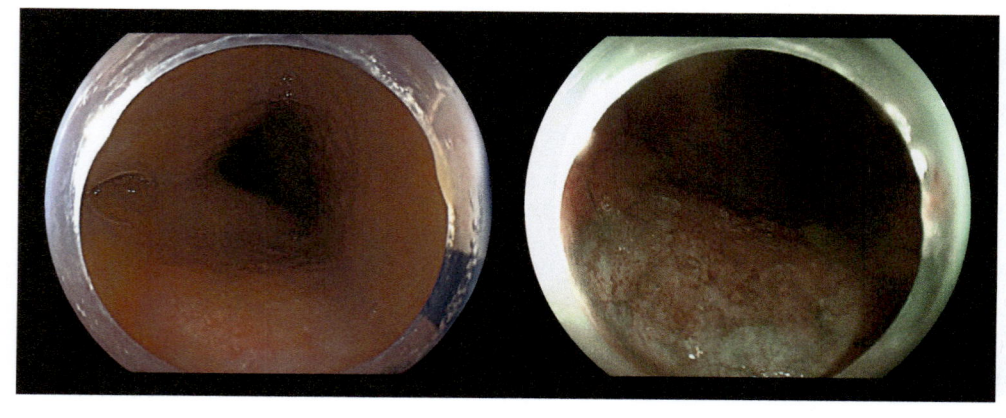

Fig. 13-12. Neoplasia superficial de esôfago à luz branca e sob cromoscopia óptica NBI.

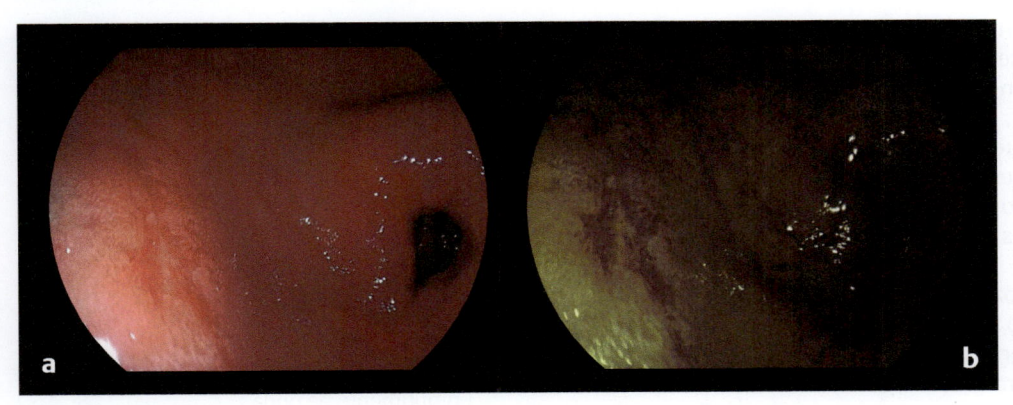

Fig. 13-13. Neoplasia gástrica precoce à luz branca e sob cromoscopia digital FICE.

mostrou claramente a estrutura e a forma dos capilares sanguíneos da mucosa (P < 0,01), mas não houve diferença significativa entre os métodos para mostrar o padrão de *pit-pattern*. Existem alguns estudos que mostraram resultados favoráveis ao uso do FICE com endoscópio ultrafino, entretanto, até o momento, não existem estudos randomizados acerca do tema. (Fig. 13-13).[38-40]

BLI

Introduzida no ano de 2012, pela Fujifilm Corporation (Tóquio, Japão), esta tecnologia utiliza o mesmo princípio físico desenvolvido para o NBI, porém é a fonte emissora que emite o feixe de banda estreita luminosa. O *Blue Light Imaging (BLI)* utiliza fonte a *laser* ou a *led*. A fonte a *laser* utiliza dois *lasers* e um fósforo para iluminação, com um *laser* de luz branca, que ilumina a 450 nm, e outro *laser a* 410 nm, para o sangue da mucosa. A fonte de luz tem dois *lasers*, sendo que um deles com um comprimento de onda de 450 nm para estimular o fósforo do aparelho especial e para irradiar a iluminação de cor branca, semelhante à uma lâmpada de xênon. O outro *laser* tem um comprimento de onda de 410 nm, usado para melhorar a visibilização dos vasos sanguíneos. Este sistema BLI possui três modos de observação: modo WL, contraste BLI, e BLI-brilhante. A aparência externa da visibilidade no modo WL é a mesma observada com um xenônio convencional de luz. O contraste BLI é realizado com uma forte intensidade de *laser* de 410 nm para uma imagem de alto contraste dos vasos sanguíneos nas regiões de profundidade da mucosa (Fig. 13-14). BLI-brilhante é projetado para uma

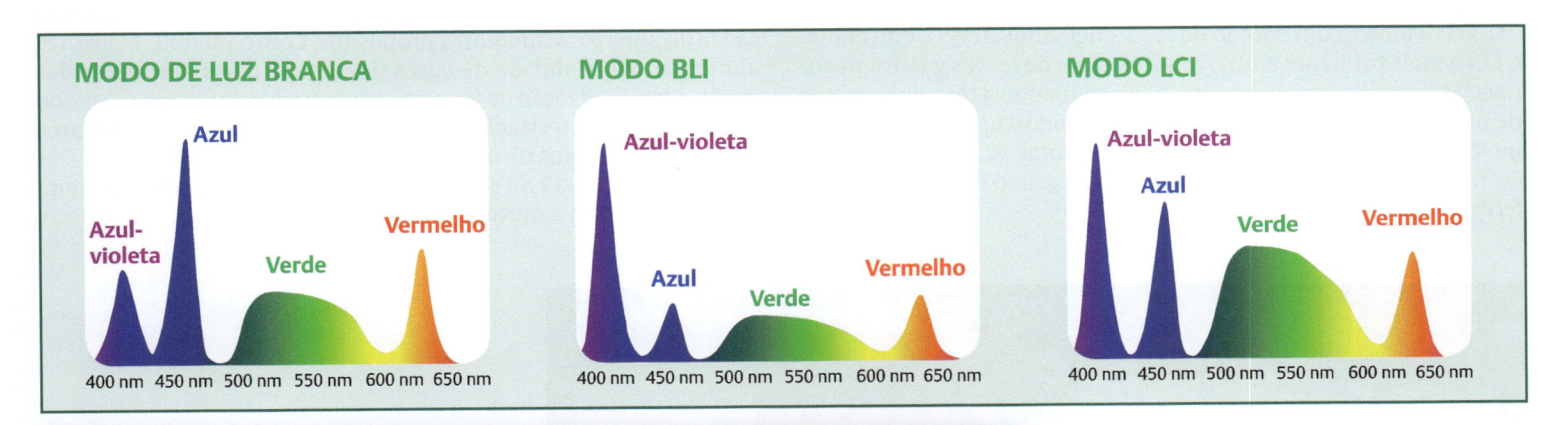

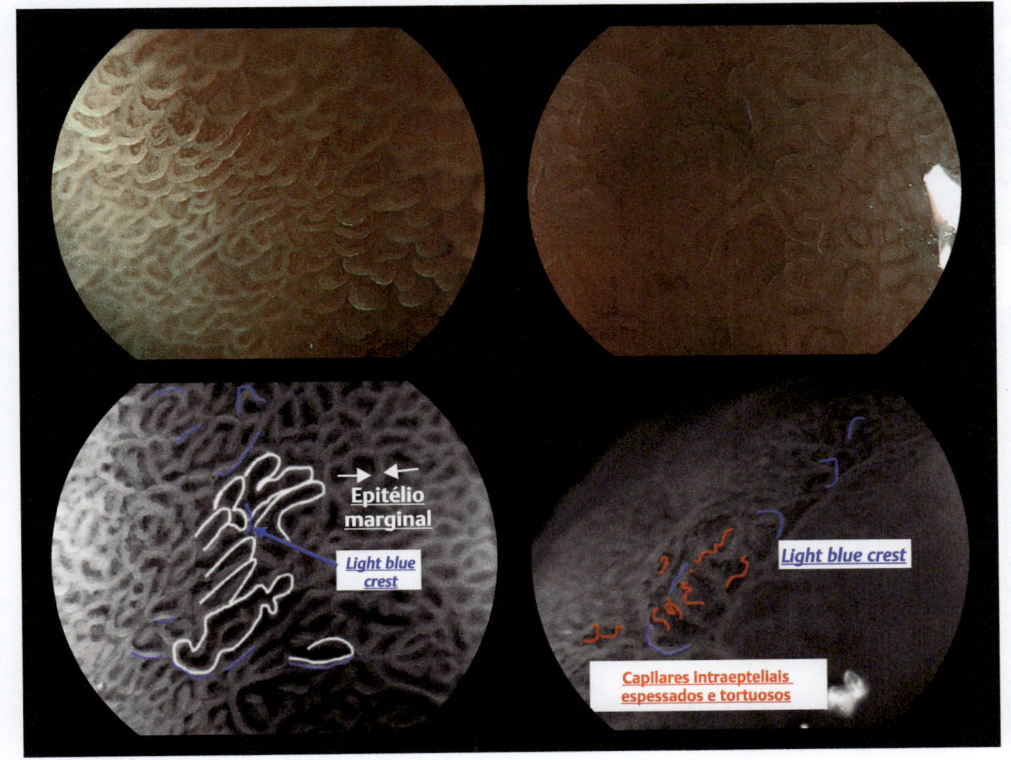

Fig. 13-14. Representação por comprimento de onda do exame com BLI, LCI e luz branca.

imagem mais brilhante e ainda mantém contraste vascular com uma intensidade adequada e equilíbrio desses *lasers*. Enquanto o contraste BLI é feito para observar vasos sanguíneos em detalhe com um campo próximo ou visão ampliada, o BLI-brilhante tem o seu uso em um campo de visão distante que pode ajudar na detecção de lesões na triagem endoscópica. Estes três modos podem ser instantaneamente trocados, pressionando na alça do aparelho. A fonte com iluminação a *led*, tem as mesmas características, com um custo menor.

Ikematsu H *et al.* 2017, avaliaram o BLI na detecção de lesões colorretais neoplásicas através de um estudo randomizado. A observação de BLI foi ajustada para o modo BLI-brilhante para detectar lesões em comparação com imagem de luz branca (WLI) com uma fonte convencional de luz de xenônio (grupo WLI).[41] Entretanto, em um estudo randomizado conduzido por Dos Santos *et al.*, 2022, não se mostrou diferença na taxa de detecção de adenoma em pacientes submetidos a colonoscopia com BLI em comparação com WLI.[42] Dessa forma, é possível perceber que há uma necessidade de mais estudos randomizados para revelar se há algum benefício no uso do BLI para detecção e avaliação de lesões colorretais.

LCI

Outra tecnologia desenvolvida pela Fujinon é a Linked *Color Imaging* (LCI) que proporciona melhor visualização da microestrutura e microvascularização da mucosa, proporcionado pela alta intensidade em comprimentos de onda curtos, incluindo 410 nm e 450 nm. O sistema de processamento do LCI proporciona um melhor contraste da cor dentro da faixa de cor vermelha. Dessa forma, áreas normalmente vermelhas, tornam-se mais avermelhadas (Fig. 13-15).

O LCI mostra um padrão de cor semelhante ao WLI, entretanto o LCI é mais brilhante e útil para a triagem de lesões gastrointestinais.[43] Metanálise publicada em 2020, comparou a taxa de detecção de pólipos em pacientes submetidos à colonoscopia utilizando LCI ou WLI, incluindo sete estudos com um total de 2.464 pacientes. Os resultados se mostraram favoráveis ao grupo do LCI (*mean difference* 0.22; 95% CI 0.08-0.36, P = 0.002).[44]

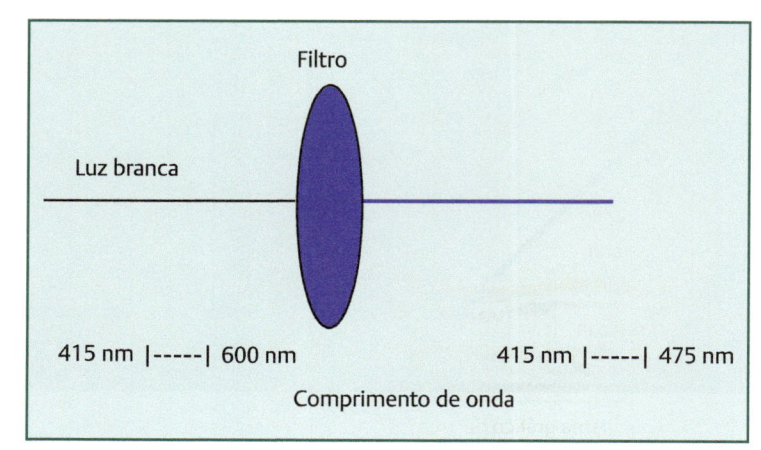

Fig. 13-15. Sistema NBI – desenho esquemático em que o filtro óptico restringe as bandas de frequências eletromagnéticas.

RDI

Red dichromatic imaging (RDI) é uma tecnologia desenvolvida pele Olympus para facilitar a localização do foco hemorrágico, durante um sangramento, principalmente em situações como a miotomia endoscópica peroral (POEM) e a dissecção endoscópica de submucosa (ESD) (Fig. 13-16). Baseia-se na iluminação por três luzes de banda estreita com longos comprimentos de onda (verde, 520-550 nm; âmbar 595-610 nm; e verde, 620-640 nm) que ultrapassam os capilares mais superficiais, acentuando a visibilização de vasos espessos em tecidos mais profundos e vasos relativamente finos na mucosa. Além disso, existem três modos de observação que são utilizados para diferentes propósitos. Com o modo 1, é possível aumentar a visibilidade de vasos em tecidos mais profundos. No modo 2, a visualização de vasos mais espessos é enfatizada. O modo 3 melhora a caracterização dos vasos espessos de tecidos mais profundos e vasos finos da mucosa.[45]

As Figuras 13-17 a 13-20 ilustram a tecnologia de banda estreita e seu efeito sobre a mucosa.

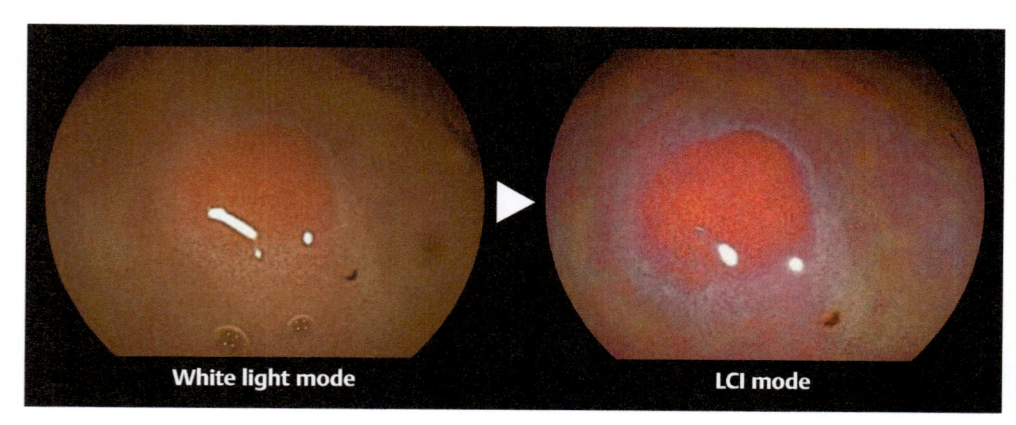

Fig. 13-16. Lesão gástrica à luz branca e sob cromoscopia digital LCI.

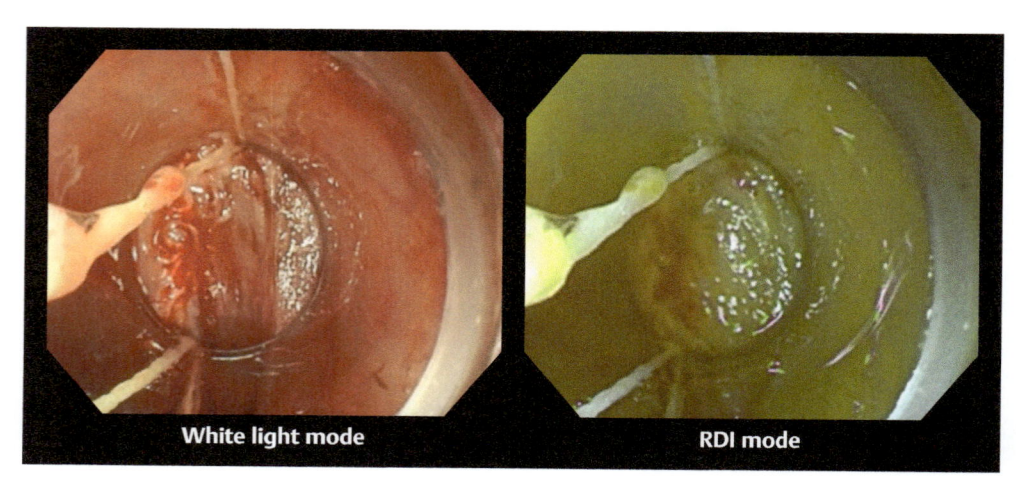

Fig. 13-17. Utilização do modo RDI para auxílio no controle de sangramento.

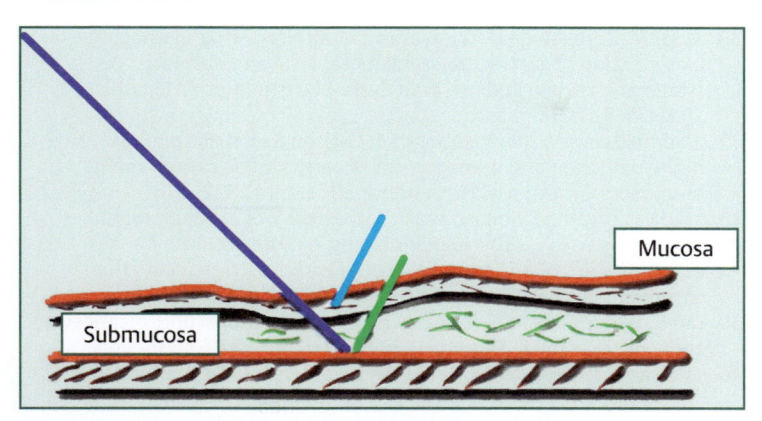

Fig. 13-18. Esquema gráfico do efeito físico sofrido pelo feixe luminoso ao incidir sobre o tecido estudado. Observe que a luz de menor comprimento de onda penetra em menor profundidade na mucosa em comparação com a onda verde de frequência maior, efeito que gera maior contraste na superfície e salienta a microvascularização.

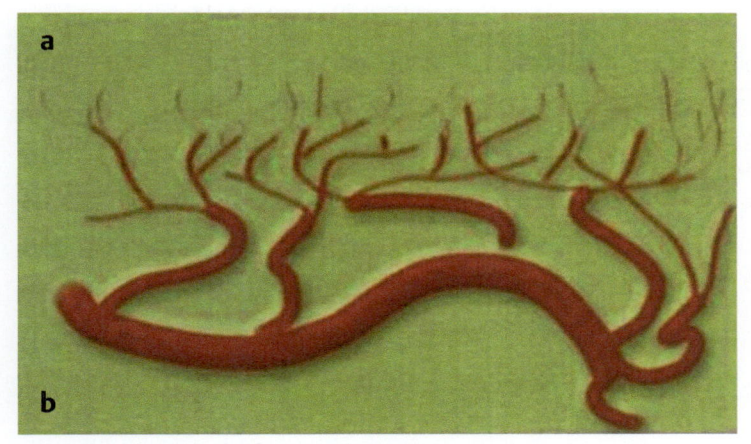

Fig. 13-19. Desenho esquemático da vascularização da mucosa e submucosa. (a) Capilares da mucosa; (b) vasos calibrosos da submucosa.

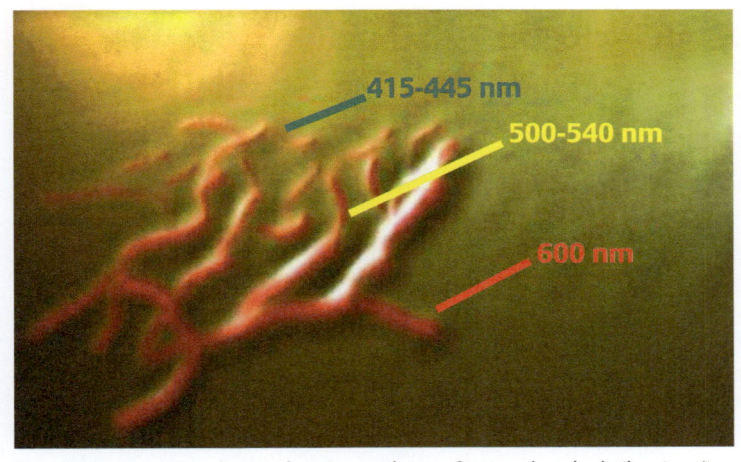

Fig. 13-20. Esquema da visualização capilar conforme a banda de iluminação utilizada. Observe que, quanto menor o comprimento de onda, mais superficial é a visualização e mais finos são os vasos.

REFERÊNCIAS BIBLIOGRÁFICAS

1. Helm J, Choi J, Sutphen R et al. Current and Evolving Strategies for Colorectal Cancer Screening. Cancer Control 2003;10(3):193-204.
2. Jang JY. The Past, Present, and Future of Image-Enhanced Endoscopy. Clin Endosc 2015;48(6):466-75.
3. Bruno MJ. Magnification endoscopy, high resolution endoscopy, and chromoscopy; towards a better optical diagnosis. Gut 2003;52(90004):7iv-11.
4. Acosta MM, Boyce HW. Chromoendoscopy. J Clin Gastroenterol 1998;27(1):13-20.
5. Fennerty MB. Should chromoscopy be part of the "proficient" endoscopist's armamentarium? Gastrointest Endosc 1998;47(3):313-5.
6. Singh R, Chiam KH, Leiria F et al. Chromoendoscopy: role in modern endoscopic imaging. Transl Gastroenterol Hepatol 2020;5:39-39.
7. Seewald S, Ang TL, Groth S et al. Detection and endoscopic therapy of early esophageal adenocarcinoma. Curr Opin Gastroenterol 2008;24(4):521-9.
8. Qumseya BJ, Wang H, Badie N et al. Advanced Imaging Technologies Increase Detection of Dysplasia and Neoplasia in Patients With Barrett's Esophagus: A Meta-analysis and Systematic Review. Clinical Gastroenterology and Hepatology 2013;11(12):1562-1570.e2.
9. Antonelli G, Correale L, Spadaccini M et al. Dye-based chromoendoscopy for the detection of colorectal neoplasia: meta-analysis of randomized controlled trials. Gastrointest Endosc 2022;96(3):411-22.
10. Brown SR, Baraza W, Din S et al. Chromoscopy versus conventional endoscopy for the detection of polyps in the colon and rectum. Cochrane Database of Systematic Reviews 2016;2016(4).
11. Curvers WL, Herrero LA, Wallace MB et al. Endoscopic Tri-Modal Imaging Is More Effective Than Standard Endoscopy in Identifying Early-Stage Neoplasia in Barrett's Esophagus. Gastroenterology 2010;139(4):1106-1114.e1.
12. Gong EJ, Kim DH, Ahn JY et al. Routine endoscopic screening for synchronous esophageal neoplasm in patients with head and neck squamous cell carcinoma: a prospective study. Diseases of the Esophagus 2016;29(7):752-9.
13. van de Ven SEM, de Graaf W, Bugter O et al. Screening for synchronous esophageal second primary tumors in patients with head and neck cancer. Diseases of the Esophagus 2021;34(10).
14. Carvalho R, Areia M, Brito D et al. Diagnostic accuracy of lugol chromoendoscopy in the oesophagus in patients with head and neck cancer. Revista Española de Enfermedades Digestivas 2013;105(2):79-83.
15. Oude Nijhuis R, Zaninotto G, Roman S et al. European guidelines on achalasia: United European Gastroenterology and European Society of Neurogastroenterology and Motility recommendations. United European Gastroenterol J 2020;8(1):13-33.
16. Canto. Staining in Gastrointestinal Endoscopy: The Basics. Endoscopy. agosto de 1999;31(6):479-86.
17. Gangarosa LM, Halter S, Mertz H. Methylene blue staining and endoscopic ultrasound evaluation of Barrett's esophagus with low-grade dysplasia. Dig Dis Sci 2000;45(2):225-9.
18. Ngamruengphong S, Sharma VK, Das A. Diagnostic yield of methylene blue chromoendoscopy for detecting specialized intestinal metaplasia and dysplasia in Barrett's esophagus: a meta-analysis. Gastrointest Endosc 2009;69(6):1021-8.
19. Egger K. Biopsy surveillance is still necessary in patients with Barrett's oesophagus despite new endoscopic imaging techniques. Gut 2003;52(1):18-23.
20. Fujii T, Hasegawa R, Saitoh Y et al. Chromoscopy During Colonoscopy. Endoscopy 2016;33(12):1036-41.
21. Tabuchi M, Sueoka N, Fujimori T. Videoendoscopy with vital double dye staining (crystal violet and methylene blue) for detection of a minute focus of early stage adenocarcinoma in Barrett's esophagus: A case report. Gastrointest Endosc 2001;54(3):385-8.
22. Thosani N, Abu Dayyeh BK, Sharma P et al. ASGE Technology Committee systematic review and meta-analysis assessing the ASGE Preservation and Incorporation of Valuable Endoscopic Innovations thresholds for adopting real-time imaging–assisted endoscopic targeted biopsy during endoscopic surveillance of Barrett's esophagus. Gastrointest Endosc 2016;83(4):684-698.e7.
23. Numata N, Oka S, Tanaka S et al. Useful condition of chromoendoscopy with indigo carmine and acetic acid for identifying a demarcation line prior to endoscopic submucosal dissection for early gastric cancer. BMC Gastroenterol 2016;16(1):72.
24. Assirati FS, Hashimoto CL, Dib RA et al. High definition endoscopy and "narrow band imaging" in the diagnosis of gastroesophageal reflux disease. ABCD Arquivos Brasileiros de Cirurgia Digestiva (São Paulo) 2014;27(1):59-65.
25. Hussain I, Ang TL. Evidence based review of the impact of image enhanced endoscopy in the diagnosis of gastric disorders. World J Gastrointest Endosc 2016;8(20):741.
26. Arima M, Tada M, Arima H. Evaluation of microvascular patterns of superficial esophageal cancers by magnifying endoscopy. Esophagus 2005;2(4):191-7.

27. Kumagai Y, Inoue H, Nagai K et al. Magnifying Endoscopy, Stereoscopic Microscopy, and the Microvascular Architecture of Superficial Esophageal Carcinoma. Endoscopy 2002;34(5):369-75.
28. Inoue H, Honda T, Nagai K et al. Ultra-high Magnification Endoscopic Observation of Carcinoma in situ of the Esophagus. Digestive Endoscopy 1997;9(1):16-8.
29. Kitagawa Y, Uno T, Oyama T et al. Esophageal cancer practice guidelines 2017 edited by the Japan esophageal society: part 2. Esophagus 2019;16(1):25-43.
30. Muto M, Saito Y, Ohmori T et al. Multicenter Prospective Randomized Controlled Study On the Detection and Diagnosis of Superficial Squamous Cell Carcinoma By Back-to-Back Endoscopic Examination of Narrowband Imaging and White Light Observation. Gastrointest Endosc 2007;65(5):AB110.
31. Ide E, Matuguma S, Moura EH et al. Endoscopic Observation with the NBI System Was Useful for Detecting Obscure Squamous Cell Carcinoma in Esophageal Mucosa? - Preliminary Results. Gastrointest Endosc 2007;65(5):AB353.
32. Freitag CPF, Barros SGS, Kruel CDP et al. Esophageal dysplasias are detected by endoscopy with Lugol in patients at risk for squamous cell carcinoma in southern Brazil. Diseases of the Esophagus 1999;12(3):191-5.
33. Ang TL, Pittayanon R, Lau JYW et al. A multicenter randomized comparison between high-definition white light endoscopy and narrow band imaging for detection of gastric lesions. Eur J Gastroenterol Hepatol 2015;27(12):1473-8.
34. Chai TH, Jin XF, Li SH et al. A tandem trial of HD-NBI versus HD-WL to compare neoplasia miss rates in esophageal squamous cell carcinoma. Hepatogastroenterology 2014;61(129):120-4.
35. Esposito G, Pimentel-Nunes P, Angeletti S et al. Endoscopic grading of gastric intestinal metaplasia (EGGIM): a multicenter validation study. Endoscopy 2019;51(06):515-21.
36. Desai M, Boregowda U, Srinivasan S et al. Narrow band imaging for detection of gastric intestinal metaplasia and dysplasia: A systematic review and meta-analysis. J Gastroenterol Hepatol 2021;36(8):2038-46.
37. Waddingham W, Nieuwenburg SA, Carlson S et al. Recent advances in the detection and management of early gastric cancer and its precursors. Frontline Gastroenterol 2021;12(4):322-31.
38. Asada-Hirayama I, Kodashima S, Sakaguchi Y et al. Magnifying endoscopy with narrow-band imaging is more accurate for determination of horizontal extent of early gastric cancers than chromoendoscopy. Endosc Int Open 2016;04(06):E690-8.
39. Yao K, Uedo N, Kamada T et al. Guidelines for endoscopic diagnosis of early gastric cancer. Digestive Endoscopy 2020;32(5):663-98.
40. Yokoyama T, Miyahara R, Funasaka K et al. The utility of ultrathin endoscopy with flexible spectral imaging color enhancement for early gastric cancer. Nagoya J Med Sci 2019;81(2):241-8.
41. Ikematsu H, Sakamoto T, Togashi K et al. Detectability of colorectal neoplastic lesions using a novel endoscopic system with blue laser imaging: a multicenter randomized controlled trial. Gastrointest Endosc 2017;86(2):386-94.
42. dos Santos CEO, Malaman D, Arciniegas Sanmartin ID et al. Effect of Linked-color Imaging on the Detection of Adenomas in Screening Colonoscopies. J Clin Gastroenterol 2022;56(4):e268-72.
43. Umegaki E, Misawa H, Handa O et al. Linked Color Imaging for Stomach. Diagnostics 2023;13(3):467.
44. Shinozaki S, Kobayashi Y, Hayashi Y et al. Colon polyp detection using linked color imaging compared to white light imaging: Systematic review and meta-analysis. Digestive Endoscopy 2020;32(6):874-81.
45. Uraoka T, Igarashi M. Development and clinical usefulness of a unique red dichromatic imaging technology in gastrointestinal endoscopy: A narrative review. Therap Adv Gastroenterol 2022;15:17562848221118302.

14 Ecoendoscopia – Exame Normal, Técnicas e Equipamentos

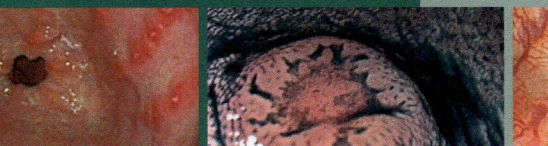

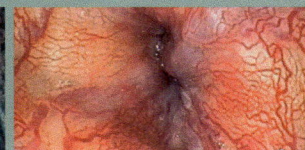

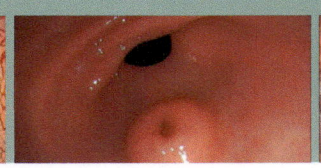

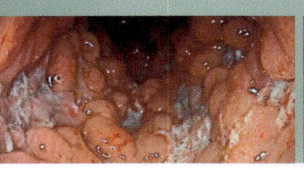

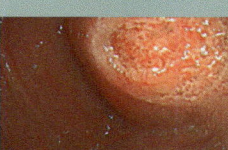

Sérgio Eiji Matuguma ▪ Diogo Turiani Hourneaux de Moura
Eduardo Turiani Hourneaux de Moura

Pela adaptação de um transdutor de ultrassom na extremidade distal do endoscópio, tornou-se possível o direcionamento do transdutor à região a ser estudada (pela visão endoscópica), construir imagens ecográficas correspondentes às paredes do trato esofagoduodenal, de órgãos (pâncreas, vesícula biliar, fígado, adrenal esquerda, baço), das estruturas ductais (ducto pancreático principal, hepatocolédoco) e de vasos adjacentes (aorta, veia cava inferior, tronco celíaco, vasos mesentéricos superiores, veia porta, confluência esplenomesentérica, vasos esplênicos, artéria gastroduodenal, artéria hepática).

PRINCÍPIOS BÁSICOS DA ECOGRAFIA

A base da ecografia é a interação da onda sonora através do tecido, através do movimento vibratório mecânico que se propaga no meio. Cada meio possui propriedades elásticas próprias que facilitam ou dificultam a propagação da onda sonora. Esta interação (facilidade ou dificuldade) pode ser detectada por um dispositivo eletrônico (transdutor) e convertida em imagens na tela de uma processadora ultrassônica, interpretadas pelo profissional. A onda sonora que propaga através do tecido, pode sofrer maior ou menor resistência à condução, fator que varia a propriedade de reflexão tecidual, o que faz produzir imagens ecográficas distintas no monitor da ecoendoscopia. As imagens de reflexão dos diferentes tecidos apresentam diferentes a padrões e são representados ecograficamente pela "palete" de cores que variam entre o branco puro ao preto puro, sendo a grande maioria, situada na escala de cinza no monitor.

O transdutor é o dispositivo que emite a onda sonora, além de ser responsável pela captação das ondas refletidas em sua direção.

Alguns conceitos físicos são importantes para a compreensão das imagens ecográficas:

As frequências utilizadas no organismo humano situam na faixa entre 1 MHz e 30 MHz, superiores às frequências do som audível, denominadas de ultrassom (Fig. 14-1).

Os feixes sonoros têm como características:[1-5]

- *Frequência:* é a quantidade de ciclos completos por segundo. Cada ciclo por segundo é mensurada em Hertz (Hz). O transdutor de ultrassom é que determina eletronicamente a frequência utilizada (5 MHz até 30 MHz).

- *Amplitude da onda:* é a intensidade que o feixe sonoro se propaga no tecido. Fisicamente, é a "altura" máxima da onda e sua medida é expressa em decibéis (dB) (Fig. 14-2).
- *Comprimento de onda:* é a distância de um ciclo completo da onda, ou seja, distância entre o início e o fim da onda. É expressa em milímetros (Fig. 14-2).
- *Velocidade de propagação:* é a velocidade de percurso do feixe sonoro no tecido.[6] A velocidade varia em função da densidade e da compressibilidade do meio. A velocidade de propagação da onda sonora é diretamente proporcional à densidade. Tecidos sólidos exibem maiores velocidades que meios líquidos ou gasoso. Mas, diferentes tecidos sólidos variam em função da densidade tecidual. A velocidade de propagação da onda sonora é indiretamente proporcional à compressibilidade, ou seja, quanto mais compressível, menor será a velocidade de propagação do feixe sonoro, justamente por este tipo de meio constituir-se de partículas ou moléculas mais distantes entre si, o que lentifica a transmissão da onda. Sólidos oferecem maiores velocidades de propagação que líquidos. Os gasosos lentificam ainda mais a velocidade de propagação.

A onda é originada no cristal piezoelétrico (localizada no transdutor), sob estímulo elétrico e é direcionada a um tecido, onde se propaga e sofre interações tissulares. Nestas interações, quatro tipos de comportamentos físicos podem se manifestar (Fig. 14-3):

- *Reflexão:* é o retorno da onda sonora ao transdutor (reflexão-eco), após submetida a propriedades do tecido (densidade, intensidade, velocidade de propagação), sendo a propriedade mais importante em que se baseia a ecografia. A reflexão do tecido (eco) é codificada, no monitor, em tons na escala de cinza que formam uma imagem ecográfica. Quanto maior a reflexão (eco), maior a tonalidade branca da imagem, denominada imagem hiperecoica. Quando a reflexão (eco) é intermediária, a tonalidade será uma variação de cinza claro, ou seja, imagem hipoecoica. Na ausência de reflexão, como no caso dos líquidos fluidos (por exemplo, água), a imagem

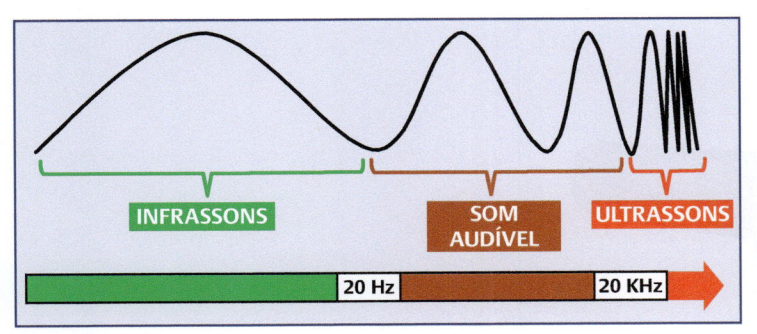

Fig. 14-1. Espectro sonoro.

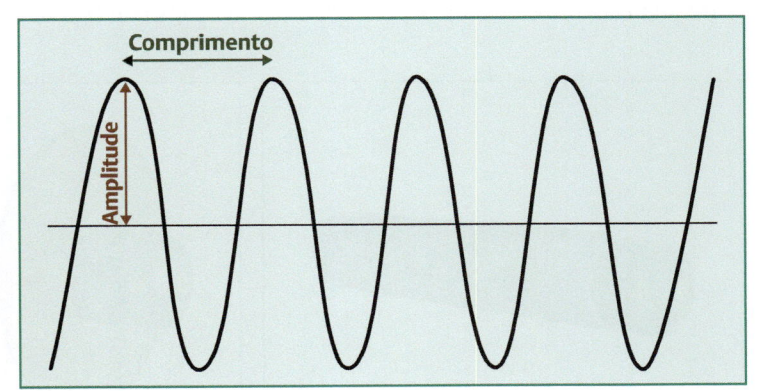

Fig. 14-2. Amplitude e comprimento de onda sonora.

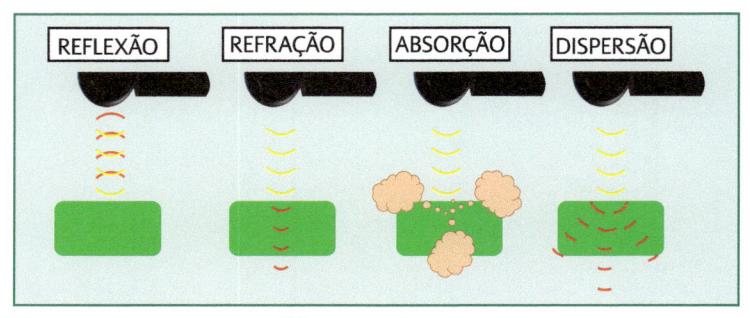

Fig. 14-3. Comportamentos físicos da onda sonora.

se formará com tonalidade preta, a qual foi convencionada como imagem anecoica (sem eco). A ampla variabilidade da reflexão, nos diversos tecidos do organismo, forma diversidade de tons de cinza. Geralmente, tecidos com maior conteúdo celular ou densidade vascular, por apresentarem mais água ou líquidos, demonstram-se como imagens hipoecoicas. Os tecidos com pouco componente celular ou baixa densidade vascular, como, por exemplo, os tecidos gordurosos, representam-se como imagens hiperecoicas. Vasos, líquidos e secreções fluidas como bile, suco pancreático, sangue, urina, derrames cavitários fluidos (ascite, derrame pericárdico, derrame pleural), produzem imagens anecoicas.

- *Refração:* é a parte da onda sonora que atravessa um meio. Assim, fraciona e reduz a reflexão (eco).
- *Absorção:* é a energia do feixe sonoro que se transforma em calor. Esta perda de energia limita a propagação do efeito sonoro no tecido e, também, diminui a reflexão (eco).
- *Dispersão:* é a parte da emissão do feixe sonoro que direciona para vários ângulos diferentes de incidência do feixe sonoro, quando encontra uma superfície pequena e irregular. Isto leva a uma perda do retorno sonoro ao transdutor. É um efeito relacionado com o meio gasoso.

Os tecidos exibem propriedades físicas, que influenciam na propagação da onda sonora. São algumas delas:

- *Impedância acústica:* a impedância acústica é a resistência do tecido à transmissão do feixe sonoro. A impedância favorece a formação de reflexão (eco) porque se comporta como uma barreira reflexiva. A impedância é diretamente proporcional à velocidade de propagação no tecido e à densidade do tecido. Quanto maior a densidade tissular, maior a velocidade de propagação e a impedância. Sabe-se que em dois tecidos adjacentes, com impedâncias diferentes, haverá a formação de uma linha demarcatória, com reflexão (eco) forte (sinal hiperecoico), entre os dois meios. Se os dois meios forem de impedâncias iguais ou semelhantes, não haverá reflexão nos seus limites e haverá formação de linha demarcatória entre eles.
- *Atenuação:* a resistência (impedância) é uma barreira à propagação no tecido. A emissão sonora em tecido com maior resistência, diminui a sua intensidade e atenua o sinal. As ondas sonoras de frequências altas são mais suscetíveis às atenuações, comparadas com as ondas de frequências baixas. Assim, em frequências baixas, possibilitam-se produzir imagens de alcances mais distantes ou profundos do que em frequências altas.
- *Resolução espacial de imagem:* a resolução da imagem é a definição das imagens ecográficas. Em frequências altas, maior será a resolução espacial, ou seja, as imagens serão mais nítidas e definidas no monitor. Transdutores de frequências altas possibilitam maior definição das imagens, porém diminui-se o alcance, limitado pela maior atenuação sonora (resistência tecidual).

EQUIPAMENTOS

Há basicamente três tipos de modelos de aparelhos endoscópicos dedicados e uma tipo de dispositivo (minissonda) para eco-endoscopia:[7]

- *Ecoendoscópio radial dedicado:* o ecoendoscópio é construído com um transdutor fixo, que emite o feixe sonoro no sentido perpendicular ao eixo axial do aparelho. Possibilita adquirir imagens circunferenciais (360 graus), do raio do ecoendoscópico. Ecoendoscópio radial não possibilita a punção ecoguiada (Fig. 14-4).
- *Ecoendoscópio setorial:* o endoscópio setorial possui um transdutor que emite os feixes sonoros, no sentido longitudinal e linear angulado (setorial) do aparelho (Fig. 14-5a,b). Possui um canal de trabalho, por onde se passa uma agulha específica para a realização de punção ecoguiada,[8] com imagem ecográfica em tempo real, o que fornece uma segurança ao procedimento. A agulha tem seu diâmetro entre 19 G, 22 G e 25 G. Um sistema de alavanca, chamado de "elevador", possibilita a variação da angulação da agulha, durante a punção ecoguiada (Fig. 14-5c). O ecoendoscópio setorial também dispõe de uma versão para a ecoendoscopia endobrônquica (EBUS) que possui o tubo de inserção, com diâmetro menor que um ecoendoscópio convencional e construído também com um canal de trabalho para punções ecoguiadas (agulha de 22 G). O ecoendoscópio setorial é constituído por visão fronto-oblíqua, (angulação lateral de cerca de 55 graus), diferente na imagem do duodenoscópio, que oferece uma angulação de 90 graus. Assim, não se pode garantir as mesmas imagens endoscópicas adquiridas com o duodenoscópio, quando se utiliza um ecoendoscópio setorial.
- *Minissonda:* constitui-se de um cateter que possui um minitransdutor em sua extremidade. É compatível com canal de trabalho de 2,8 mm de diâmetro, ou seja, possibilita a utilizar em gastroscópios ou colonoscópios convencionais. Coloca-se a minissonda pelo canal de trabalho (≥ 2,8 mm) e exterioriza-se o transdutor na luz do tubo digestivo (Fig. 14-6). Identifica-se a lesão a ser analisada e posiciona-se transdutor, paralelamente à lesão. A minissonda possui os feixes sonoros emitidos, em sentido perpendicular ao eixo axial e 360 graus (raio) do cateter e forma imagens circunferenciais ao transdutor. A utilidade da minissonda é predominantemente para nas lesões de parede ≤ 10 mm, em estenoses intransponíveis aos ecoendoscópios e avaliação de lesões epiteliais ou subepiteliais de cólons. Não possibilita a punção com ecoguiadas.

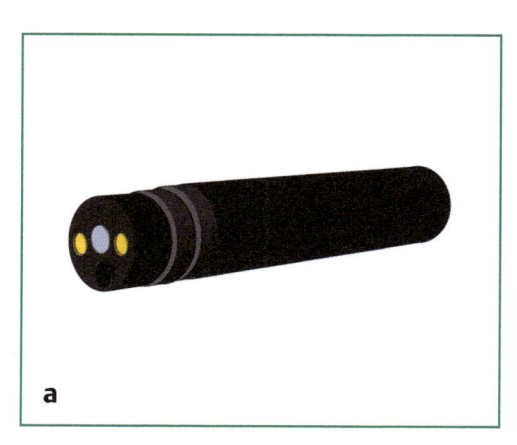

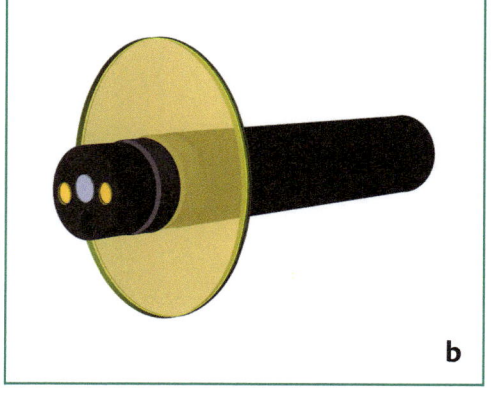

Fig. 14-4. (a) Ecoendoscópio radial. (b) Ecoendoscópio radial e campo de varredura ecográfica.

Capítulo 14 ■ Ecoendoscopia – Exame Normal, Técnicas e Equipamentos

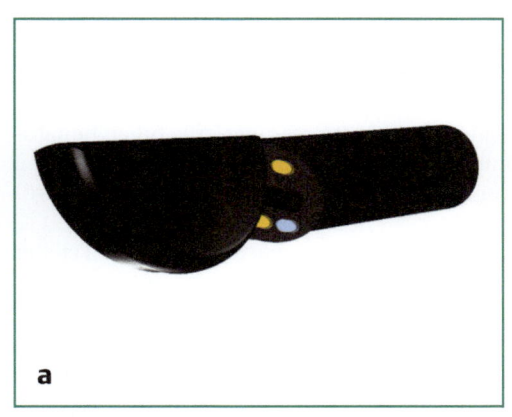

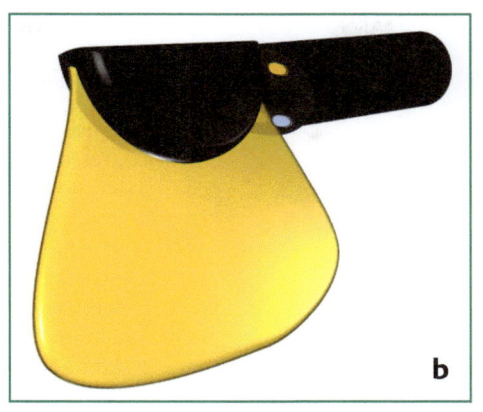

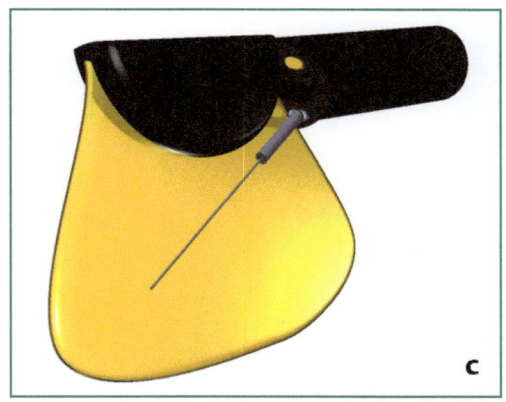

Fig. 14-5. (a) Ecoendoscópio setorial. (b) Ecoendoscópio setorial e campo de varredura ecográfica. (c) Ecoendoscópio setorial e agulha de punção ecoguiada.

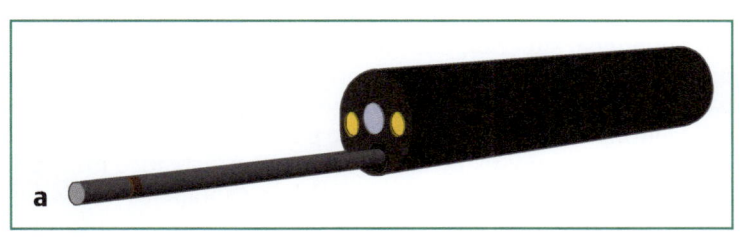

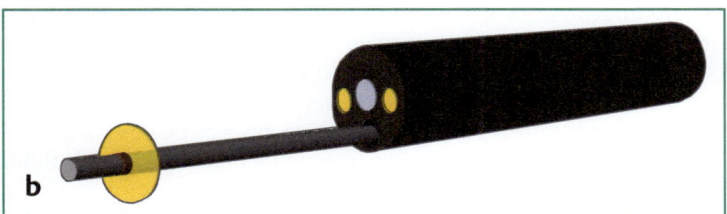

Fig. 14-6. (a) Minissonda ou miniprobe; (b) minissonda ou miniprobe e campo de varredura ecográfica.

TÉCNICA

O preparo para a ecoendoscopia digestiva alta é jejum absoluto de mínimo de 8 horas. O exame pode ser realizado com anestesia tópica da orofaringe e sob sedação consciente. A sedação profunda com auxílio do anestesiologista tornou-se rotina, na grande maioria dos serviços, uma vez que o tubo de inserção dos ecoendoscópios têm diâmetros maiores (14 mm $\varnothing$) que o dos gastroscópios convencionais. A anestesia geral é recomendada, nos casos em que necessitem de proteção de vias aéreas, e é primordial para quando se necessita preencher o esôfago ou o estômago com líquido, condição frequente no uso da minissonda.

Habitualmente, posiciona-se o paciente em decúbito lateral esquerdo. Manobras de mudanças de decúbito podem ser utilizadas, principalmente quando se deseja acumular água ou soro fisiológico em um segmento específico, ou mesmo, para direcionar a água no sentido de uma parede específica do esôfago, estômago ou duodeno, a fim de otimizar o acúmulo da água e otimizar a formação das imagens ecográficas.

Realiza-se a passagem do ecoendoscópio até o segmento de interesse. Direciona-se o transdutor no local de estudo e adquirem-se as imagens equivalentes, em tempo real. No caso da minissonda, utiliza-se o gastroscópio convencional até a lesão. Coloca-se a minissonda pelo canal de trabalho e posiciona-se o transdutor da minissonda, junto à lesão a ser estudada.

As imagens ecográficas podem fornecer alguns parâmetros:

- Localização dentre as camadas da parede (mucosa profunda, submucosa ou muscular própria ou extraparietal).
- Determinar a ecotextura ecográfica e classificar em hiperecoica, hipoecóica ou anecóica.
- Definir se o aspecto ecográfico é homogêneo ou heterogêneo.
- Medir a imagem de forma bidimensional (comprimento × largura).
- Com uso do Doppler, observar a presença de vasos maiores (artérias ou veias).
- Checar o acometimento ou envolvimento de órgãos adjacentes.
- Avaliar acometimento vascular.
- Constatar presença de líquido abdominal ou pleural: pelas janelas mediastinais e abdominais, pode-se notar o acúmulo de líquido em pleura, pericárdio ou ascite (principalmente na retrocavidade dos epíplons e espaços peri-hepáticos).
- Definir a formação de circulação colateral em hepatopatas crônicos, em quadros trombóticos do sistema portal ou na hipertensão portal segmentar.
- Detectar a presença de linfonodomegalias em cadeias adjacentes à lesão estudada.
- Indicar a punção ecoguiada: para coleta de material representativo, com estudo citológico e anatomopatológico da imagem para diagnóstico histológico final.
- Coletar conteúdo de lesões císticas: aspirado de material líquido intracístico para análise bioquímica (dosagem de amilase, glicose, triglicérides, mucina), dosagem de marcadores tumorais (CEA) e estudo bacterioscópico com antibiograma. São parâmetros para confirmar conteúdo mucinoso ou seroso intracístico e presença de agente microbiano com antibiograma por cultura.

No momento da punção ecoguiada, uma seringa é conectada à agulha, com o objetivo de produzir vácuo para aspiração de células (média 10 mL de vácuo). Lâminas para estudo citológico para esfregaços de materiais coletados devem estar disponíveis, bem como os respectivos frascos para depositar os esfregaços das lâminas a seco, lâminas em álcool 70% e frascos de formol 10% para a amostra em emblocado (Fig. 14-7).

Nos casos de lesões císticas, as amostras líquidas coletadas devem ser armazenadas em tubos estéreis, tais como tubos de ensaios ou tubos cônicos, modelo *falcon*, para centrifugação (Fig. 14-8).

Em pseudocistos ou necrose pancreática organizada (*walled off necrosis*) infectados, a amostra para análise bacterioscópica com antibiograma deve ser enviada em tubo estéril específico.

A técnica de passagem do ecoendoscópio radial com visão fronto-oblíqua e ecoendoscópio setorial é semelhante à passagem do duodenoscópio. A diferença é a angulação da flexão da ponta flexível

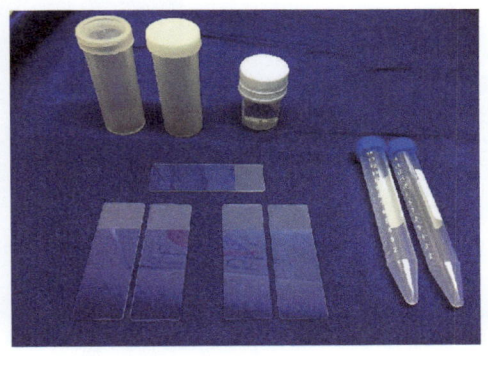

Fig. 14-7. Lâminas e frascos.

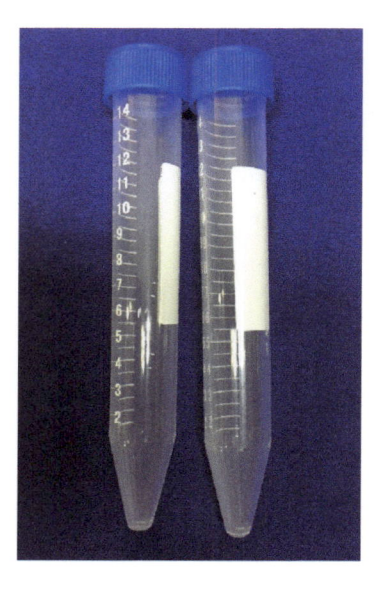

Fig. 14-8. Frasco modelo "Falcon".

do ecoendoscópio. Possui menor amplitude de flexão (*up*) que os endoscópicos convencionais. Assim, há necessidade de cuidado na transposição no cricofaríngeo e na flexura duodenal superior, pois a chance de perfuração inadvertida é maior.

Há endoscópios radiais com visão puramente frontal, e os exames com minissonda que permitem a mesma técnica de passagem do gastroscópio convencional.

Caso a lesão seja alteração mucosa ou subepitelial, o transdutor do ecoendoscópio deve ser colocado próximo à lesão e o feixe sonoro deve ser direcionado à lesão.

Na frequência de 5 a 12 MHz, observam-se cinco camadas ecográficas (Fig. 14-9):[9]

- *Interface interna (mucosa superficial)*: é a primeira camada – hiperecoica, corresponde a interface de contato da onda sonora na mucosa, também chamada de "mucosa superficial". Esta imagem hiperecoica não corresponde a uma camada real pois é a hiperreflexão da onda sonora na superfície de contato da propagação na parede.
- *Mucosa profunda:* segunda camada hipoecoica, equivalente à camada mucosa "verdadeira" associada a lâmina própria até a muscular da mucosa. Lesões epiteliais precoces, tumores neuroendócrinos e leiomiomas de muscular da mucosa podem produzir o mesmo espessamento da camada mucosa profunda.
- *Submucosa:* terceira camada – hiperecóica comparada com a camada mucosa e a muscular própria.
- *Muscular própria:* quarta camada - camada hipoecoica, equivalente às fibras musculares circunferenciais e longitudinais da musculatura própria.
- *Interface externa (serosa ou adventícia):* quinta camada – hiperecoica, correspondente à camada externa da parede. A hiperreflexão se origina devido à diferença de ecotextura entre a parede e o tecido extraparietal. Algumas vezes, se o tecido extraparietal

(adjacente à parede) possuir ecotextura semelhante à ecotextura da camada muscular própria, a 5.ª camada não é formada e a parede total formará apenas quatro camadas.

Lesões em órgãos adjacentes (pâncreas, vesícula biliar, hepatocolédoco, retroperitônio, linfonodomegalias), deve-se introduzir o ecoendoscópio até o segmento do tubo digestivo, que se situa próximo ao órgão acometido.

Na ecoendoscopia baixa de reto, o preparo de cólon com clister de *fleet* enema pode ser insuficiente para a remoção de resíduos fecais em reto.

Em casos de lesões em cólons, o preparo habitual de cólon deve ser recomendado, por assegurar maior limpeza do segmento cólico.

EXAME NORMAL
Ecoendoscópio Radial (Duodeno)

Conduz-se o ecoendoscópio radial, sob visão direta, até a flexura duodenal superior, onde se insufla o balão com água. Com movimentos de torque horário e anti-horário, formam-se imagens da confluência esplenomesentérica e da veia porta. A partir destas, identifica-se a porção cefálica de pâncreas, artéria gastroduodenal, colédoco suprapancreático e o ducto pancreático principal (*wirsung*). Uma vez reconhecido o colédoco suprapancreático, por ajustes de direita e esquerda, pode-se acompanhar o colédoco, tanto para direção de colédoco proximal quanto para o colédoco distal (intrapancreático) até a papila maior duodenal. Seguindo-se o ducto pancreático principal, na sua porção distal, observaremos a confluência com colédoco distal, local da papila maior. Frequentemente, consegue-se localizar o ducto cístico que emerge do colédoco e segue-se até a porção infundibular de vesícula biliar e a vesícula biliar propriamente dita (Fig. 14-10).

Introduz-se o ecoendoscópio radial até à flexura duodenal inferior, onde se identifica a aorta, a veia cava inferior e a coluna vertebral (Fig. 14-11a). Ao associar *up* e torque anti-horário, a aorta se transforma em imagem oblíqua, o que possibilita a localização da emergência da artéria mesentérica superior e da veia mesentérica superior.

Entre a parede duodenal e os vasos mesentéricos superiores, encontra-se o parênquima do processo uncinado do pâncreas (Fig. 14-11b). Ao fixar o corte ecográfico na veia mesentérica superior e tracionar o ecoendoscópio, os mesmos cortes obtidos na flexura duodenal superior podem ser adquiridos.

Ecoendoscópio Radial (Estômago)

Com o ecoendoscópio radial na câmara gástrica e o transdutor na região da cárdia (cerca de 40 cm ADS), identificam-se a aorta, a coluna vertebral (posterior), o fígado (anterior e lateral direita), a veia cava inferior (posterolateral direita) e o pilar diafragmático (Figs. 14-12).

Distalmente à aorta, identifica-se o tronco celíaco. Nesta topografia, notam-se o rim esquerdo, a adrenal esquerda e o polo superior do baço. Ao empurrar o ecoendoscópio (referenciada pela aorta), observa-se a emergência da artéria mesentérica superior. Ao empurrar

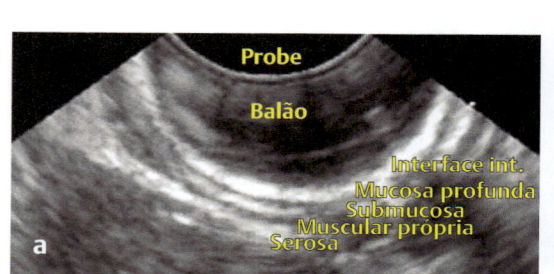

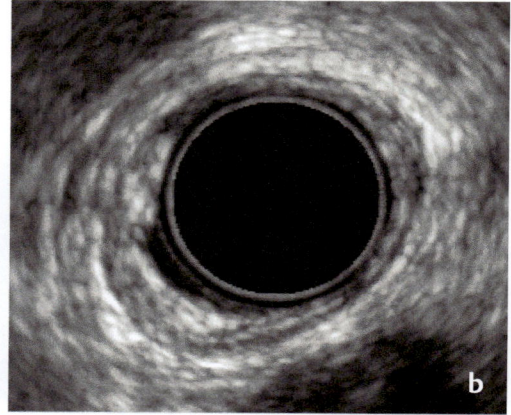

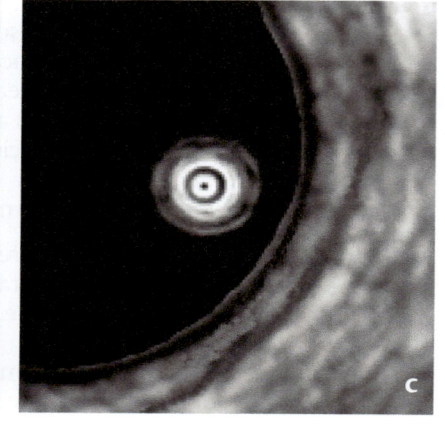

Fig. 14-9. Camadas da parede com: (a) ecoendoscópio setorial; (b) ecoendoscópio radial; (c)minissonda.

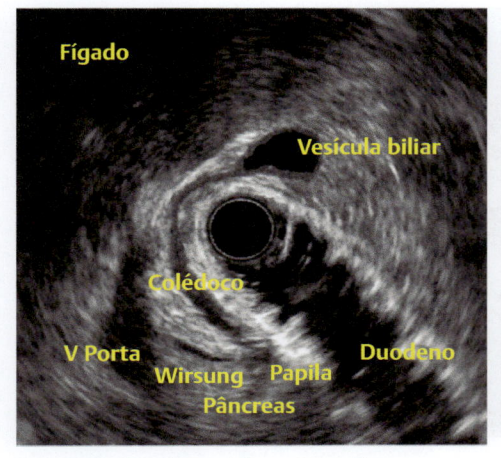

Fig. 14-10. Ecoendoscópio radial na flexura duodenal superior.

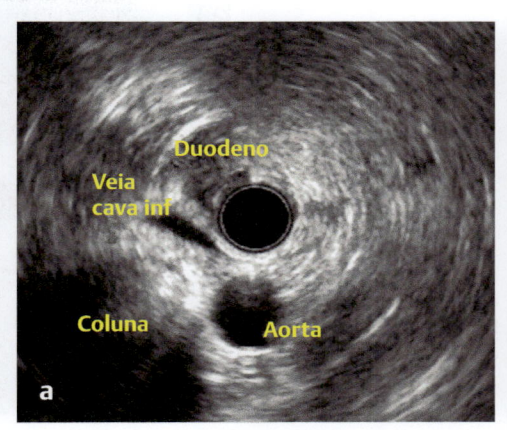

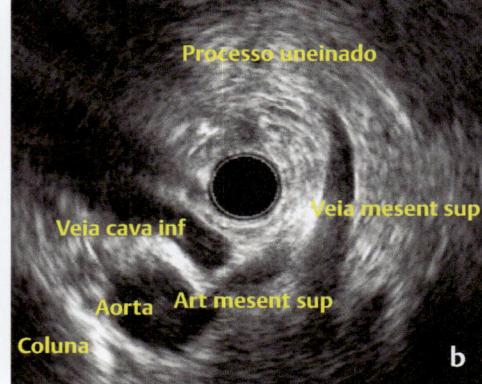

Fig. 14-11. (a, b) Ecoendoscópio radial na flexura duodenal inferior.

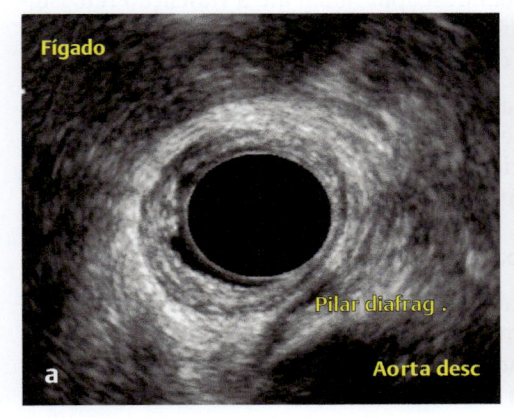

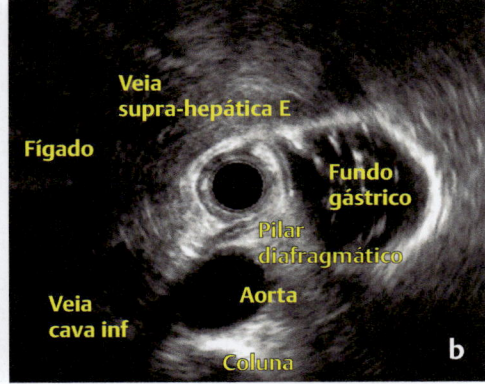

Fig. 14-12. (a, b) Ecoendoscópio radial na cárdia.

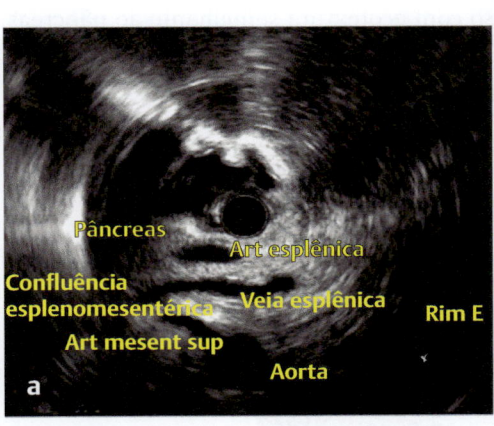

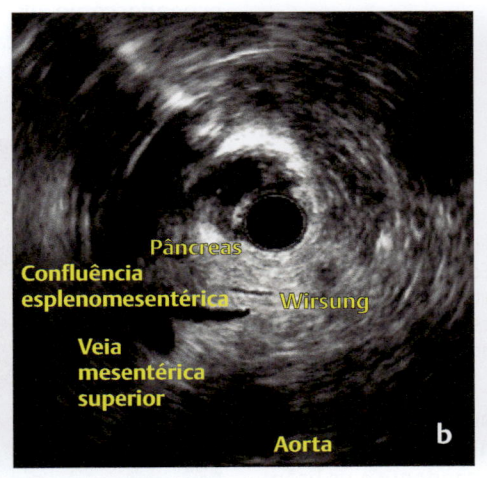

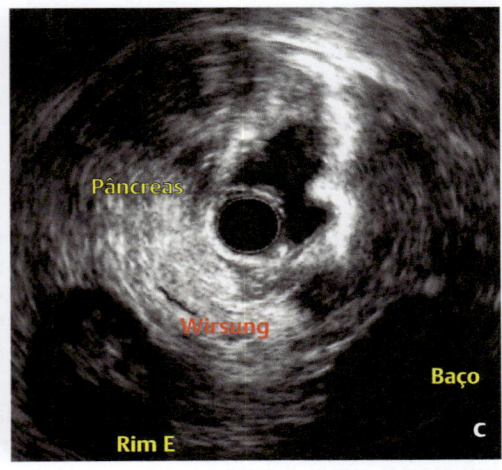

Fig. 14-13. Ecoendoscópio radial em: (a, b) corpo gástrico; (c) corpo/fundo gástrico.

distalmente o ecoendoscópio, identifica-se a confluência esplenomesentérica junto ao parênquima do colo pancreático (Fig. 14-13a).

Com a imagem do parênquima pancreático identificada e com torque horário, associada a *up*, conseguem-se as imagens longitudinais do corpo, da cauda e do ducto pancreático principal, paralelo aos vasos esplênicos (artéria e veia). Os vasos esplênicos se dirigem ao baço, referências ao hilo esplênico (Figs. 14-13b,c).

Ecoendoscópio Radial (Esôfago)

A ecoendoscopia radial de esôfago demonstra semelhança aos cortes de tomografia computadorizada torácica axial.

- Como secções transversais (axiais), semelhantes às interpretações de tomografias computadorizadas, visualizando no sentido dos pés para a cabeça do paciente.
- Lado anterior do paciente – no quadrante superior da imagem ecográfica.
- Lado direito do paciente – no quadrante esquerdo da imagem ecográfica.
- Lado posterior do paciente – no quadrante inferior de imagem ecográfica (local convencionado para a coluna vertebral).
- Lado esquerdo do paciente – no quadrante direito da imagem ecográfica.

Inicia-se na cárdia (40 cm ADS), onde identificam-se a aorta, a coluna vertebral, o fígado, a veia cava inferior e o pilar diafragmático (Fig. 14-14).

Traciona-se o ecoendoscópio radial, em direção cranial, onde são identificados: aorta descendente, emergência da veia ázigo, ducto torácico, átrio direito, parte de átrio esquerdo e ventrículo esquerdo.

Com gradual tração do ecoendoscópio, observam-se: aorta descendente, coluna vertebral, ventrículo direito com início da artéria pulmonar, átrio esquerdo, válvula mitral, ventrículo esquerdo e válvulas aórticas (Fig. 14-15).

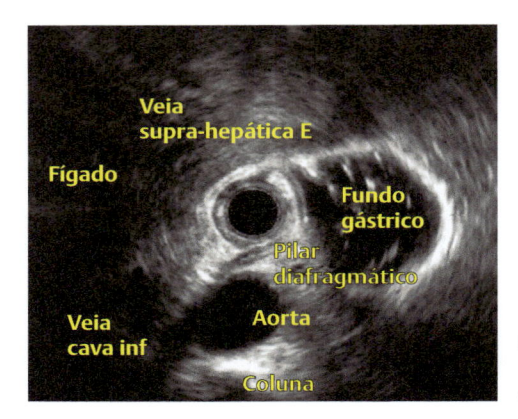

Fig. 14-14. Ecoendoscópio radial na cárdia.

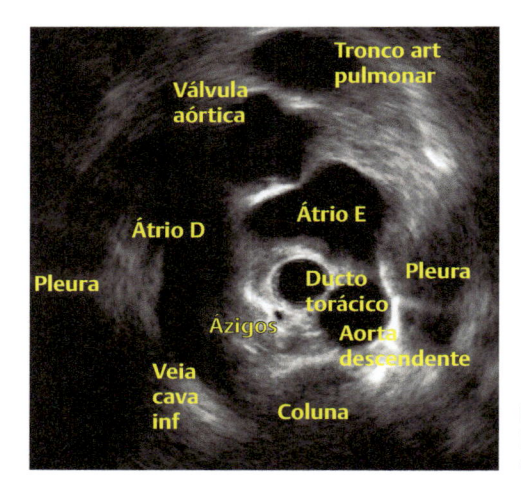

Fig. 14-15. Ecoendoscópio radial em esôfago distal.

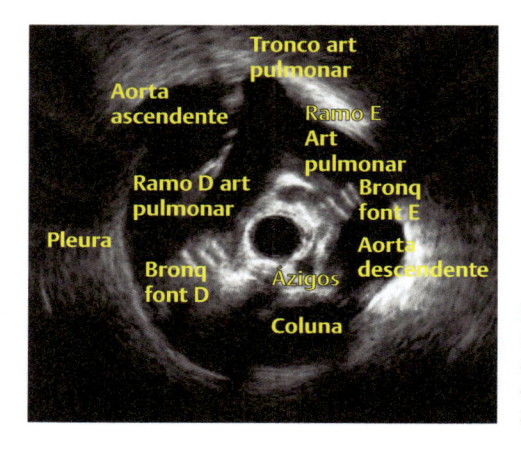

Fig. 14-16. Ecoendoscópio radial em esôfago médio – espaço subcarinal e aortopulmonar.

Progredindo na tração contínua, evidenciam-se átrio esquerdo (com quatro veias pulmonares), tronco da artéria pulmonar (que bifurca em ramos direito e esquerdo), aorta ascendente e os brônquios fontes (direito e esquerdo).

Um pouco mais de tração, identificam-se a junção dos brônquios-fontes e a carina. O espaço mediastinal que se situa entre o esôfago e a carina é o espaço subcarinal, onde se podem eventualmente localizar linfonodos (Fig. 14-16).

A aorta descendente torácica continua cranialmente e ajuda a localizar a crossa aórtica, que se situa anterior à traqueia (Fig. 14-17).

É onde se identifica a saída dos três vasos arteriais, que se originam na crossa aórtica:

- Artéria subclávia esquerda.
- Artéria carótida comum esquerda.
- Em raras situações, o tronco braquiocefálico arterial. Muitas vezes não observada pela interferência da imagem de ar da luz traqueal (reverberação).

Com maior tração do ecoendoscópio, visualizaremos parte dos lobos tireoidianos (direto e esquerdo) que se situam junto ao arcabouço da cartilagem laríngea.

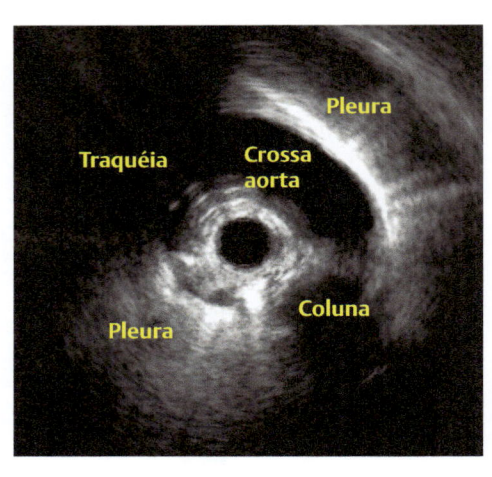

Fig. 14-17. Ecoendoscópio radial em esôfago proximal.

Ecoendoscópio Radial (Reto) – Masculino

Introduz-se o ecoendoscópio radial até a transição retossigmoideana. Com frequência baixa (5 MHz), o ecoendoscópio deve ser posicionado para que se situem:

- Lado anterior do paciente – no quadrante superior da imagem. Geralmente onde se situam a bexiga ou a próstata.
- Lado direito do paciente – no quadrante esquerdo da imagem.
- Lado posterior do paciente – no quadrante inferior de imagem (sacro).
- Lado esquerdo do paciente – no quadrante direito da imagem.

Com o ecoendoscópio na transição retossigmoideana para reto proximal, identificam-se a bexiga, as vesículas seminais (bilaterais), o sacro, as camadas circunferenciais da parede retal (mucosa superficial – interface interna, mucosa profunda, submucosa, muscular própria e interface externa) (Fig. 14-18). Na tração gradual do ecoendoscópio, observa-se a convergência das vesículas seminais para a base da próstata (Fig. 14-19). A próstata é identificada como órgão parenquimatoso com ecotextura semelhante ao pâncreas,

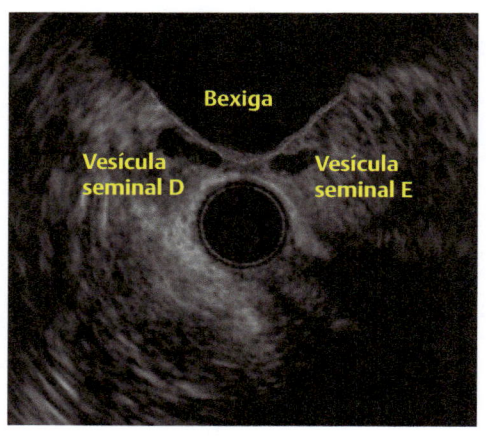

Fig. 14-18. Ecoendoscópio radial em reto proximal.

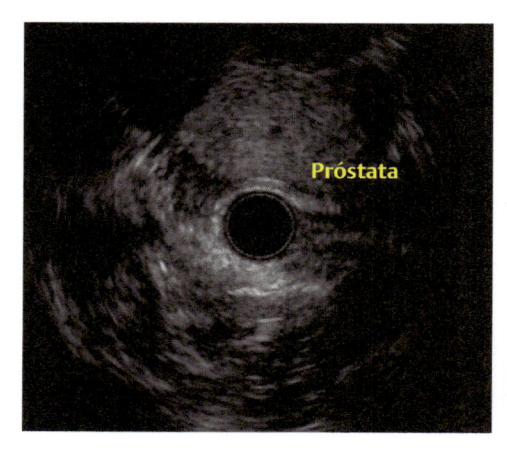

Fig. 14-19. Ecoendoscópio radial em distal.

de conformação ovalada, junto à base da bexiga. Nem sempre a uretra prostática se demonstra nítida. O espaço entre a muscular própria da parede retal e os órgãos adjacentes é denominado de espaço mesorretal, onde se localizam os linfonodos mesorretais. Continuando na tração do ecoendoscópio, a imagem da uretra tem trajeto em direção à junção púbica. A muscular própria da parede retal une-se com a musculatura do elevador do ânus. Nesta junção, origina-se o esfíncter interno do ânus, considerado o limite superior do canal anal. Externamente ao esfíncter interno do ânus, localiza-se o esfíncter externo do ânus (discretamente mais hiperecoica que o esfíncter interno do ânus). No canal anal, a musculatura glútea e a gordura perianal são visibilizadas externamente aos esfíncteres anais.

Ecoendoscópio Radial (Reto) – Feminino

Com o ecoendoscópio radial, sob visão direta, locado na transição retossigmoideana e os parâmetros anatômicos das paredes devem ser posicionados, conforme abaixo:

- Lado anterior do paciente – no quadrante superior da imagem ecográfica. Localiza-se o colo uterino ou a vagina.
- Lado direito do paciente – no quadrante esquerdo da imagem ecográfica.
- Lado posterior do paciente – no quadrante inferior de imagem ecográfica, localização do sacro.
- Lado esquerdo do paciente – no quadrante direito da imagem ecográfica.

Na transição retossigmoideana, identifica-se o segmento de corpo uterino. É possível identificar os anexos ovarianos, entretanto varia em função da disposição anatômica dos anexos. Ao tracionar gradativamente o ecoendoscópio, as imagens das camadas da parede retal (mucosa superficial – interface interna, mucosa profunda, muscular própria e interface externa), colo uterino, reflexão peritoneal, fundo de saco de Douglas, início da vagina e bexiga são visibilizadas (Figs. 14-20).

A reflexão peritoneal e o fundo de saco de Douglas são locais importantes na avaliação da suspeita de endometriose profunda. Na retirada do ecoendoscópio, mantida a imagem vaginal, em sentido anterior, poderemos visibilizar o espaço mesorretal, o septo retovaginal, a bexiga e o segmento uretral curto (que se direciona ao pube) (Fig. 14-21). Caso haja dificuldade de visualizar o septo retovaginal, a colocação de um balão de látex (preenchido com água) na luz vaginal, facilita a identificação do septo retovaginal (Fig. 14-22).

A camada muscular própria da parede retal conflui à musculatura do elevador do ânus e origina o esfíncter interno do ânus. O esfíncter externo do ânus envolve circunferencialmente o esfíncter interno do ânus no canal anal.

Ecoendoscópio Setorial (Duodeno)

A passagem ecoendoscópio setorial é realizada com técnica semelhante à do duodenoscópio, com a diferença de que o ecoendoscópio setorial possui a visão endoscópica fronto-oblíqua de 55 graus.

Inicialmente, atinge-se o bulbo duodenal, onde podemos identificar veia porta, confluência esplenomesentérica, veia mesentérica superior, artéria gastroduodenal, artéria hepática, porção cefálica de pâncreas com hepatocolédoco e ducto pancreático principal (*wirsung*) (Fig. 14-23a,b). Com ajustes de torque (horário e anti-horário), visualiza-se o ducto cístico, vesícula biliar, parte do parênquima hepático com veia porta e artéria hepática (Fig. 14-23c).

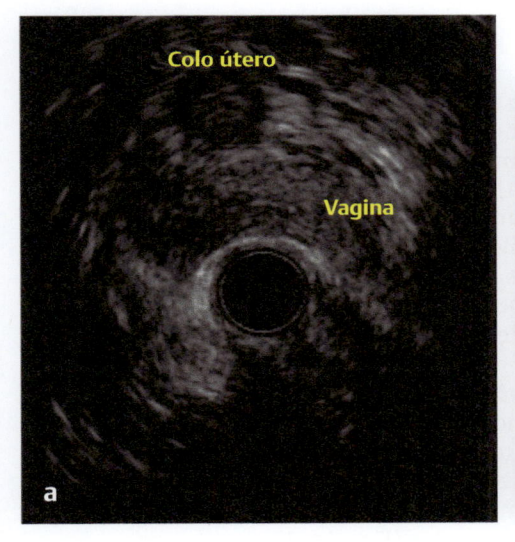

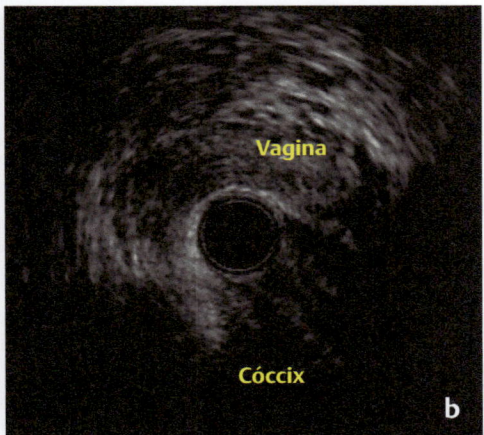

Fig. 14-20. (a, b) Ecoendoscópio radial em reto médio.

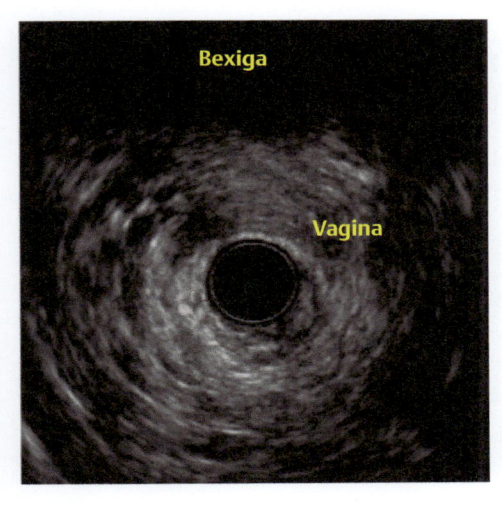

Fig. 14-21. Ecoendoscópio radial em reto distal.

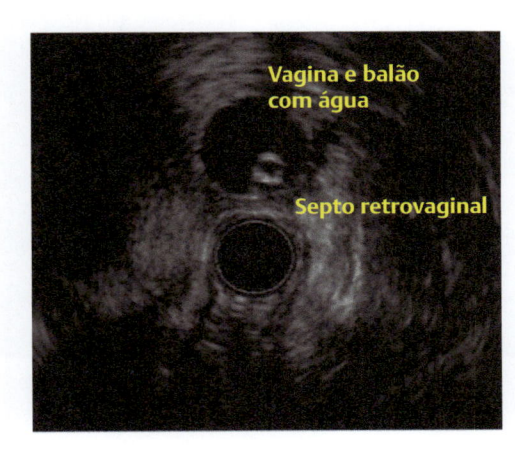

Fig. 14-22. Ecoendoscópio radial em reto distal com balão com água na vagina.

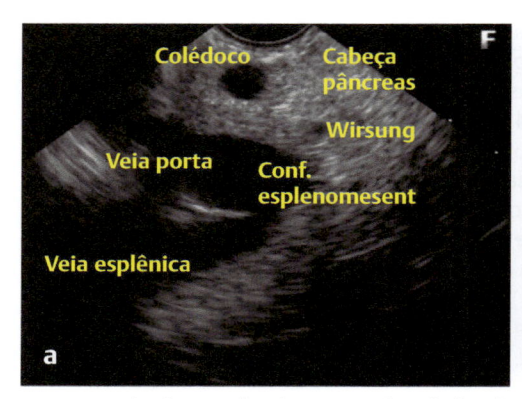

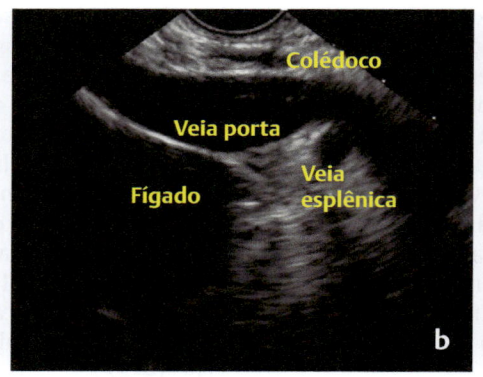

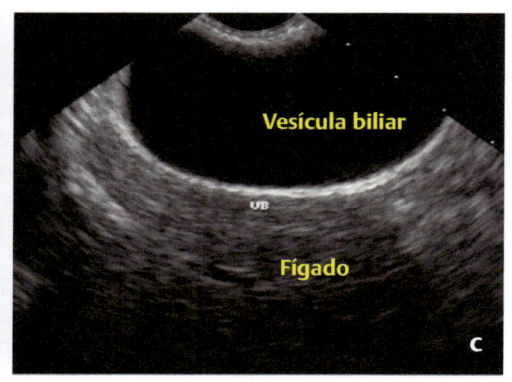

Fig. 14-23. (a-c) Ecoendoscópio setorial em bulbo duodenal.

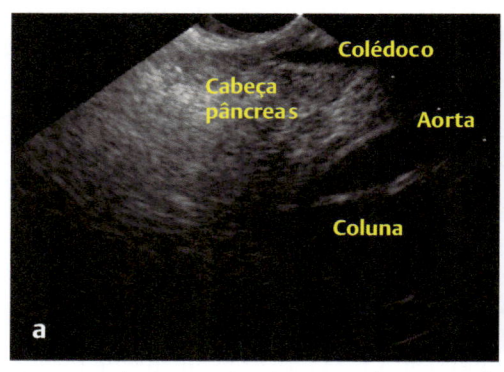

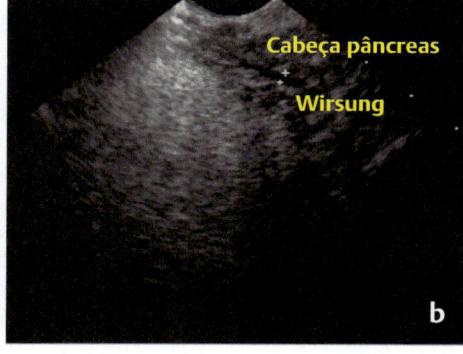

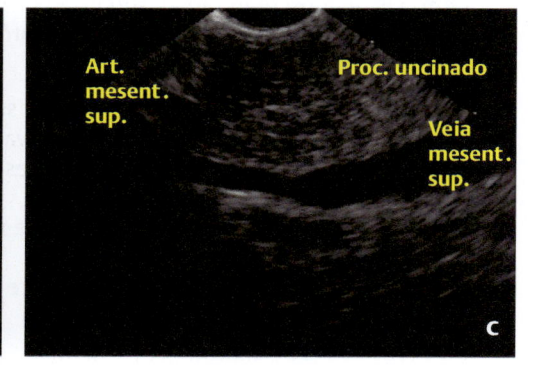

Fig. 14-24. (a-c) Ecoendoscópio setorial em segunda porção duodenal.

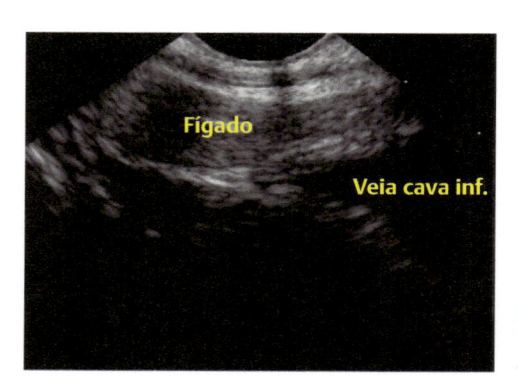

Fig. 14-25. Ecoendoscópio setorial em cárdia.

Ao transpassar o ecoendoscópio para a segunda porção duodenal, retificar e locar o transdutor junto à papila maior duodenal, identificaremos a aorta abdominal, veia cava inferior, coluna vertebral, parênquima do segmento cefálico e processo uncinado de pâncreas (junto à artéria e à veia mesentérica superior), papila maior com a confluência do ducto pancreático principal (wirsung) com o colédoco intrapancreático (colédoco distal) (Figs. 14-24).

Ecoendoscópio Setorial (Estômago)

Posiciona-se o ecoendoscópio setorial na cárdia (40 cm da ADS), onde se identificam o parênquima hepático e a veia cava inferior (intra-hepática) (Fig. 14-25).

Com torque horário, a partir da veia cava inferior, localizam-se o pilar diafragmático e a aorta abdominal. Ao seguir distalmente a aorta abdominal, com progressão do aparelho no corpo gástrico proximal, identificam-se o tronco celíaco e artéria mesentérica superior (Fig. 14-26a). Ao realizar movimento gradual de torque anti-horário, localizam-se a confluência esplenomesentérica e o hilo hepático com colédoco (suprapancreático, extra-hepático) e a veia porta, os quais se adentram no parênquima hepático (Fig. 14-26b,c). No parênquima hepático, a veia cava inferior e as veias supra-hepáticas podem ser visibilizadas com gradual tração do aparelho.

A partir da confluência esplenomesentérica, identifica-se o parênquima de colo pancreático com seu segmento de ducto pancreático principal. Com torque horário e *up* progressivos, segue-se o corpo até cauda pancreática, juntamente a artéria e a veia esplênica. Adrenal esquerda, rim esquerdo, hilo esplênico e baço, podem ser visibilizados simultaneamente (Figs. 14-27).

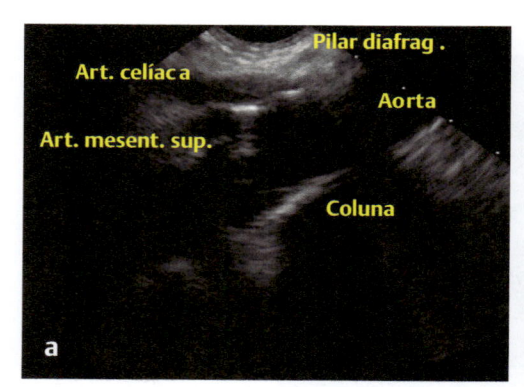

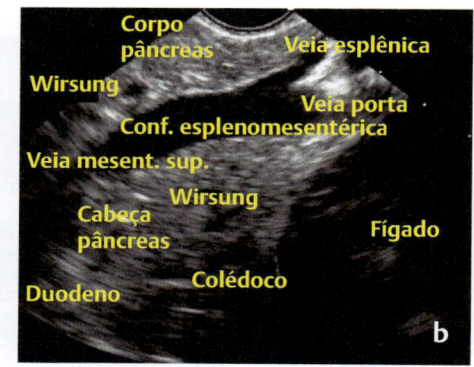

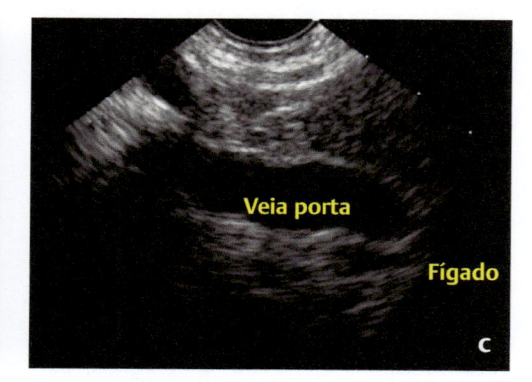

Fig. 14-26. Ecoendoscópio setorial em corpo gástrico: (a) proximal; (b, c) médio.

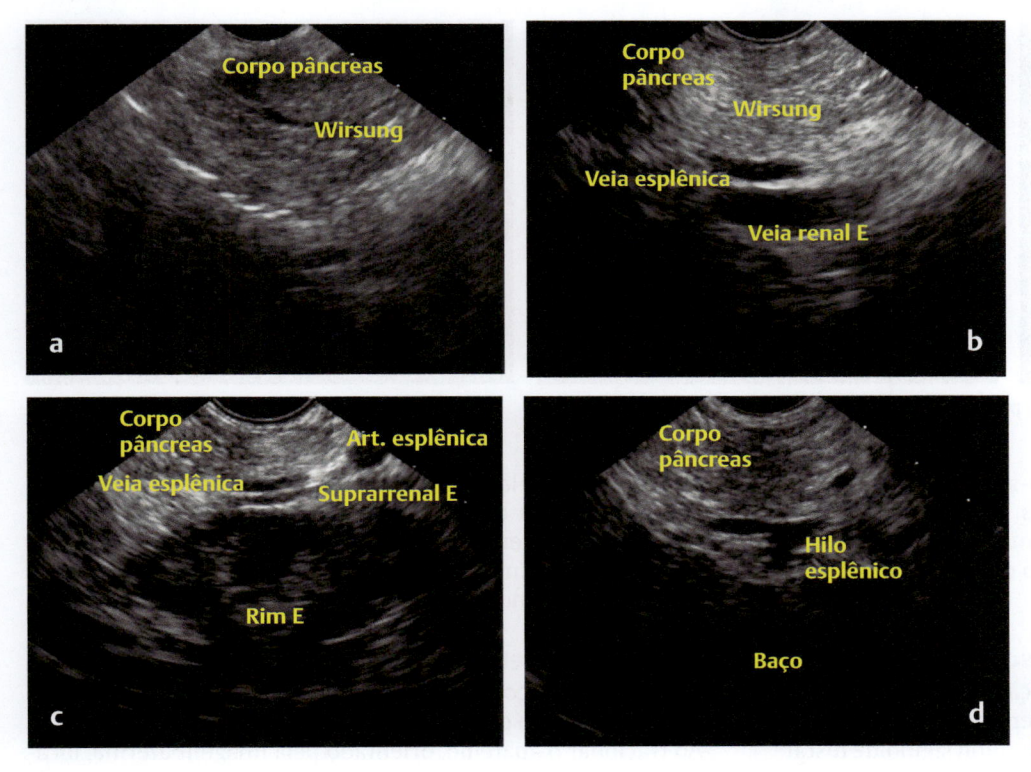

Fig. 14-27. Ecoendoscópio setorial em corpo gástrico (**a, b**) médio; (**c**) médio/proximal; (**d**) fundo gástrico.

Ecoendoscópio Setorial (Esôfago)

Com o transdutor do ecoendoscópio setorial, localizado na cárdia, visibiliza-se a veia cava inferior, na porção intra-hepática. Segue-se a veia cava inferior, em sentido proximal e anti-horário, até surgir o átrio direito (Fig. 14-28a).

Com torque anti-horário progressivo, as imagens da veia cava superior, válvula tricúspide e ventrículo direito, onde se origina o tronco da artéria pulmonar, são identificadas (Fig. 14-28b). Com tração proximal do ecoendoscópio (cerca de 26 a 30 cm ADS), localizam-se as válvulas aórticas, aorta ascendente, átrio esquerdo, válvula mitral e ventrículo esquerdo (Fig. 14-28c).

A janela subcarinal situa-se onde se observam o átrio esquerdo, o ramo direito da artéria pulmonar, o brônquio-fonte direito e a aorta ascendente (Fig. 14-29a).

A janela aonde o brônquio-fonte esquerdo, o ramo esquerdo da artéria pulmonar e a crossa aórtica são demonstrados é chamada de janela aortopulmonar (Fig. 14-29b,c).

Com o transdutor na parede lateral direita, adjacente ao esôfago médio e distal, identifica-se a veia ázigo que desemboca na veia cava superior. Na parede anterior e anterolateral direita do esôfago médio e proximal, localiza-se a traqueia, com sua imagem aérea intratraqueal.

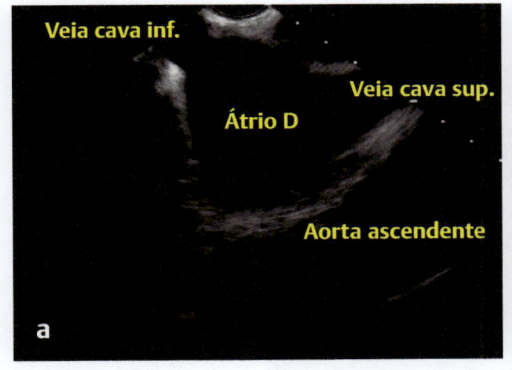

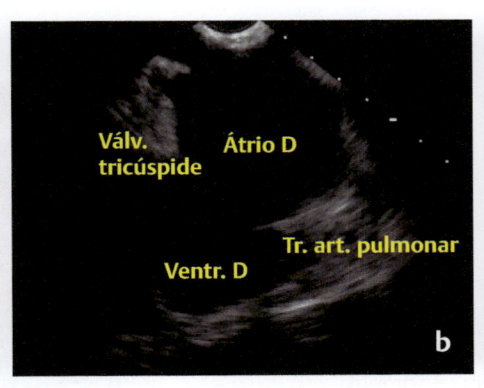

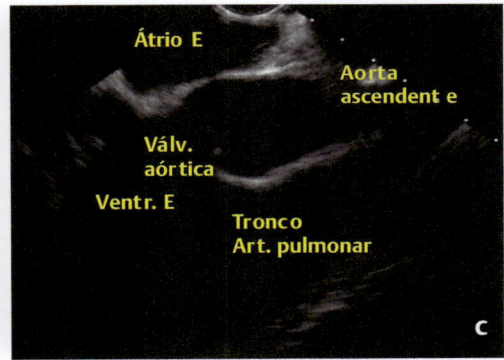

Fig. 14-28. (a-c) Ecoendoscópio setorial em esôfago distal.

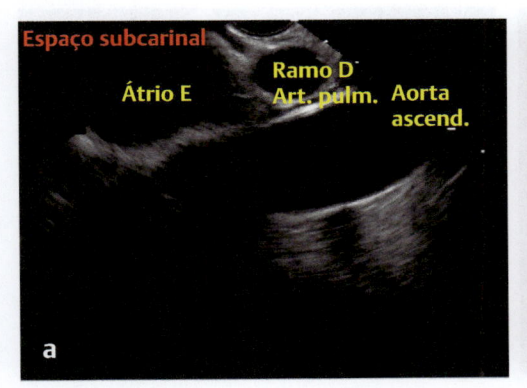

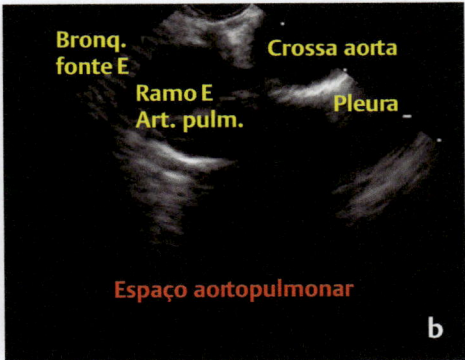

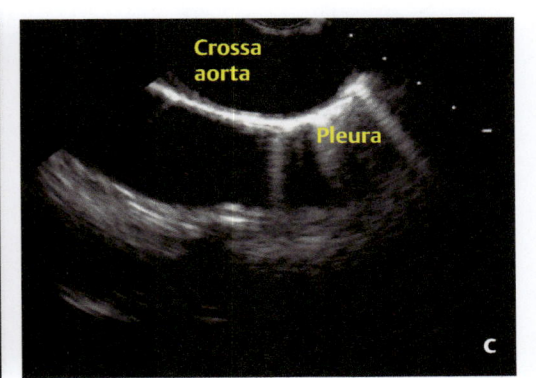

Fig. 14-29. Ecoendoscópio setorial em esôfago: (**a, b**) médio; (**c**) médio/proximal.

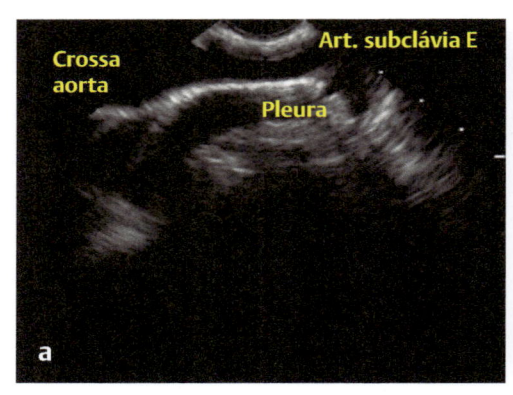

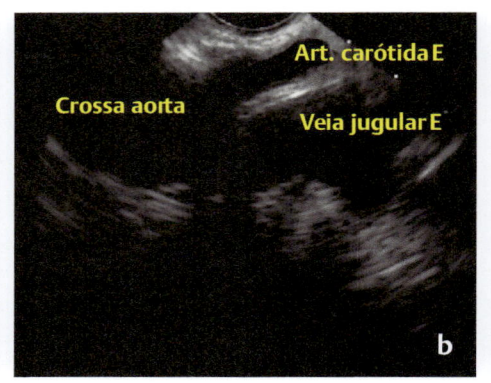

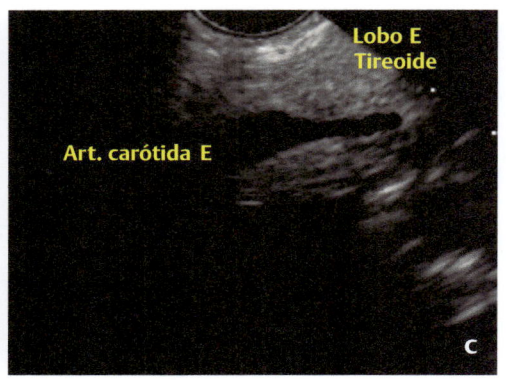

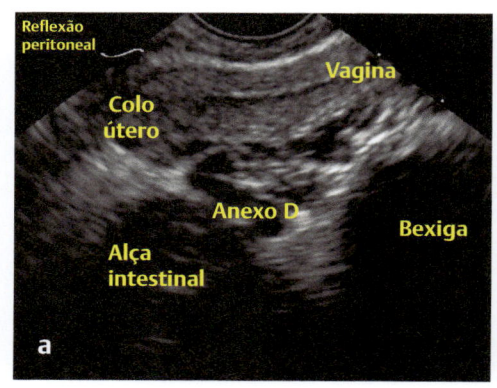

Fig. 14-30. (a-c) Ecoendoscópio setorial em esôfago proximal.

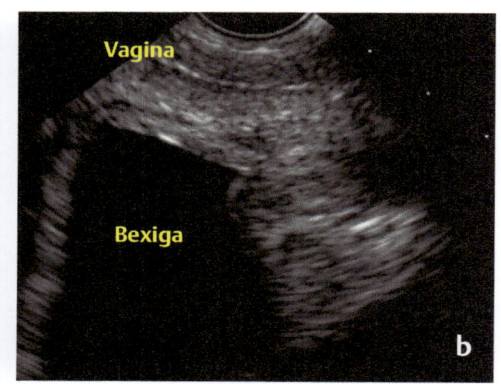

Originadas na crossa aórtica, localizam-se a carótida comum esquerda e a artéria subclávia esquerda (Figs. 14-30a,b). Ao acompanhar a trajetória da artéria carótida comum, em direção cefálica, possibilita a visualização do lobo esquerdo da glândula tireoide (Fig. 14-30c).

Ecoendoscópio Setorial (Reto) – Masculino

Com o ecoendoscópio setorial na transição retossigmoideana. O transdutor deve direcionar-se à região anterior do paciente e inicia-se a localização da reflexão peritoneal, do cólon sigmoide distal e da bexiga (Fig. 14-31).

Lateralmente, podem ser identificadas as vesículas seminais (direita e esquerda) com movimentos de torque horário e anti-horário. Ao acompanhar distalmente a bexiga (pela tração do ecoendoscópio), visualiza-se a próstata, local, onde as vesículas seminais se confluem, junto à uretra prostática.

O segmento da uretra membranosa direciona-se para a região púbica (Fig. 14-32).

Com o transdutor em frequências de 5 MHz, a parede retal apresenta cinco camadas: interface interna, mucosa profunda, submucosa, muscular própria e interface externa (limite com o mesorreto). O espaço, ao redor da camada mais externa da parede retal, é o espaço mesorretal, onde linfonodos podem ser localizados.

A camada muscular própria da parede retal une-se com a musculatura do elevador do ânus, que origina o esfíncter interno do ânus. O esfíncter externo do ânus envolve circunferencialmente o esfíncter interno do ânus e se exibe discretamente mais hiperecoico que o esfíncter interno do ânus.

Ecoendoscópio Setorial (Reto) – Feminino

Posiciona-se o ecoendoscópio setorial até a transição retossigmoide e localiza-se o corpo uterino (Fig. 14-33).

Ao tracionar o aparelho, orientado pela imagem uterina, localiza-se o colo uterino, a reflexão peritoneal e o fundo de saco de Douglas, junto à parede colorretal (Fig. 14-34a).

O colo uterino orienta a visualização do canal vaginal. Anteriormente ao útero e a parte do canal vaginal, localiza-se a bexiga.

Na base da bexiga, a uretra direciona-se anterior e inferior, onde cruza a musculatura do elevador do ânus (Fig. 14-34b).

O canal vaginal situa-se paralelamente ao reto e atravessa a musculatura do elevador do ânus, proximal à da abertura vaginal no períneo.

A fusão da muscular própria retal com a musculatura do elevador do ânus, origina o esfíncter interno do ânus. O esfíncter externo do ânus situa-se em torno do esfíncter interno do ânus.

O espaço mesorretal, na porção extraperitoneal do reto, é o local onde se podem identificar linfonodos extraperitoneais.

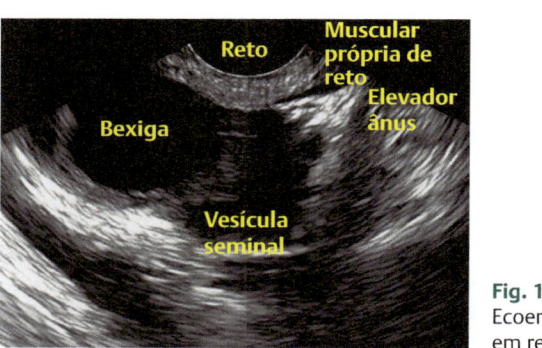

Fig. 14-31. Ecoendoscópio setorial em reto proximal.

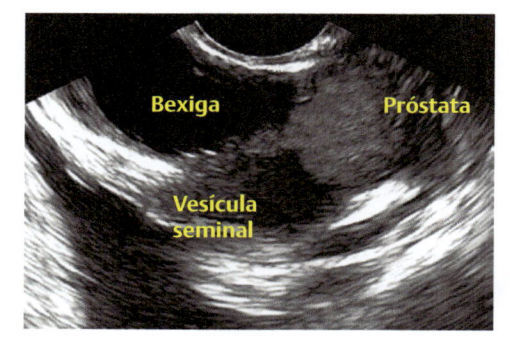

Fig. 14-32. Ecoendoscópio setorial em reto distal.

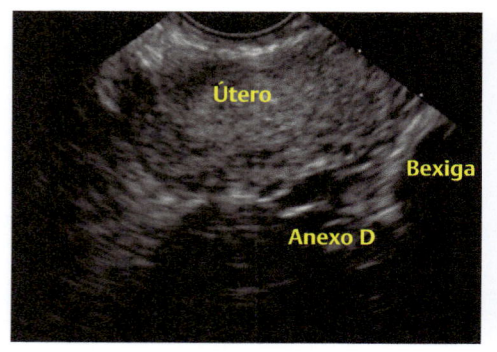

Fig. 14-33. Ecoendoscópio setorial em reto proximal.

Fig. 14-34. (a, b) Ecoendoscópio setorial em reto.

CONSIDERAÇÕES FINAIS

A acurácia da ecoendoscopia é muito dependente da experiência do operador. Assim, o conhecimento da anatomia dos órgãos internos, dos efeitos físicos sonoros nos tecidos, a interpretação das imagens ecográficas e a experiência pessoal são fatores primordiais na acurácia do procedimento.

Não há um consenso sobre o mínimo necessário de casos para determinar proficiência no exame de ecoendoscopia. Alguns estudos inferem como mínimo de 300 ecoendoscopias e 30 punções ecoguiadas.[10]

Atualmente, a ecoendoscopia possibilita:

- Obter imagens ecográficas de estruturas e órgãos adjacentes ao segmento em que transpassa o ecoendoscópio.
- Analisar as camadas das paredes dos segmentos onde alcança o ecoendoscópio.
- Realizar punções ecoguiadas direcionadas para:
  - Punções aspirativas de agulha fina (PAAF) ou biópsias aspirativas com agulha fina (BAAF) de lesões de parede do tubo digestivo/respiratório ou de órgãos adjacentes, alcançáveis ao ecoendoscópio.
  - Acesso às drenagens ecoguiadas de:
    - Vias biliares.
    - Ducto pancreático.
    - Coleções periviscerais.
  - Injeção ou colocação ecoguiada de:
    - Substâncias terapêuticas em espaços periviscerais.
    - Materiais sintéticos em:
      - Vasos.
      - Intratumorais.
  - Confecção de anastomose gastroentérica.
  - Ablação de lesões tumorais.

REFERÊNCIAS BIBLIOGRÁFICAS

1. Samdra L, Hagen-Ansert. Textbook of diagnostic ultrasonography, 5th ed. Health Science Asia: Elsevier Science; 2002. p. 3-19.
2. Sanders R, Winter T. Clinical sonography, 4th ed. Baltimore: Wilkins & Wilkins; 2006. p. 1-6.
3. Curry R, Dowdey J. Ultrasound. In: Christensen's phiysics of diagnostic radiology. 4th ed. Philadelphia: Lea and Febinger; 1990. p. 323-71.
4. Spraws P. Physical principles of medical imaging. Maryland: Aspen Publishers; 1989. p. 389-406.
5. Snady H. Artifacts and techniques of endoscopic ultrasonography in investigating gastrointestinal pathologies and theraputic options. (Acesso em 2003). Disponível em: http://www.eusimaging.com/reference/papers/artifacts/artifacts_print.html
6. Pinkney M. An introduction to normal structure and functional anatomy; 3rd ed. Philadelphia: W. Saunders; 1995. p. 198-206.
7. Rösch T. Endoscopic ultrasonography: equipment and technique. In: Focken P (ed). Endoscopic ultrasound. Philadelphia: Elsevier; 2005. p. 13-31.
8. Wiersema MJ, Hawes RH, Tao L-C et al. Endoscopic ultrasonography as an adjunct to fine needle aspiration cytology of the upper and lower gastrointestinal tract. Gastrointest Endosc 1992 Jan;38(1):35-9.
9. Caletti G, Gerrari A, Barbara L. Normal endosonographic anatomy of the esophagus and stomach. In: Lightdale C (ed.). Endoscopic ultrasonography 1992. p. 601-14.
10. Polkowski M, Larghi A, Weynand B et al. Learning, techniques, and complications of endoscopic ultrasound (EUS)-guided sampling in gastroenterology: European Society of Gastrointestinal Endoscopy (ESGE) Technical Guideline. Endoscopy 2012 Feb 16;44(2):190-206.

15 Cromoscopia e Magnificação de Imagem (Técnicas e Equipamentos)

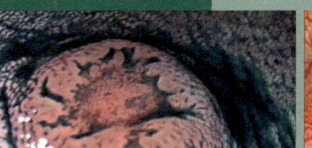

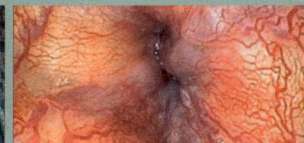

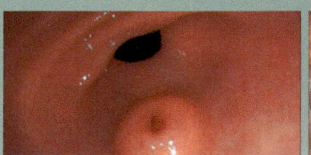

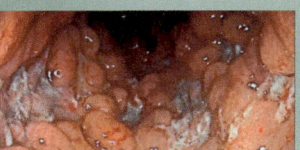

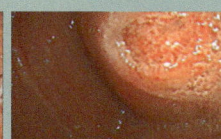

Carlos Eduardo Oliveira dos Santos ■ Daniele Malaman

INTRODUÇÃO

A cromoendoscopia (CE) é uma técnica endoscópica que tem por principal objetivo alcançar uma melhor caracterização das lesões do trato gastrointestinal, favorecendo a obtenção de um diagnóstico com maior acurácia. Requer familiaridade quanto aos achados endoscópicos, a fim de conseguir adequada interpretação. Procedimento barato, seguro e relativamente de fácil utilização, no entanto, tem sido reconhecida como trabalhosa, que consome tempo e que apresenta uma relativa lenta curva de aprendizado. Trata-se de uma importante ferramenta auxiliar, inicialmente usada com aplicação tópica de corantes, através de catéteres inseridos nos canais de biópsias dos endoscópios ou diretamente em canais apropriados para este uso. Índigo-carmin e o ácido acético (AA) são os corantes mais frequentemente utilizados, e de forma menos regular, o azul de metileno, *cresyl*-violeta, lugol e tinta nanquim ou da Índia para tatuagem. A utilização do índigo-carmin e do AA permite que a abertura das glândulas seja apreciada, e de acordo com suas características, um diagnóstico histológico preditivo torna-se possível. Há a crítica de que seu uso impossibilita a verificação dos capilares. O AA causa uma reação de acetilação reversível de proteínas celulares e uma mudança nas propriedades das proteínas nucleares e citoplasmáticas, inicialmente causando uma reação de acetobranqueamento que destaca o padrão de superfície.

Com o intuito de agilizar a análise das lesões foi desenvolvida a cromoscopia eletrônica, virtual ou imagem endoscópica avançada (IEA), que permite o estudo da microvasculatura capilar e do padrão de superfície em tempo real, através de um simples toque no botão do endoscópio, sem a necessidade de corantes.[1] Está representada pelo NBI, TXI e RDI (Olympus), SFI e VIST (SonoScape), i-Scan (Pentax), FICE, LCI e BLI (Fujifilm). A **Olympus** disponibiliza para o Japão e o Reino Unido a processadora LUCERA com endoscópios da série 200 contendo magnificação de imagem (MI), enquanto para o restante do mundo a processadora usada é a EXERA com endoscópios da série 100, ambos com NBI (*narrow band imaging*), imagem de banda estreita, que filtra a luz branca em comprimentos de onda de luz específicos, que são absorvidos pela hemoglobina e penetram apenas na superfície do tecido, possibilitando assim, a avaliação da mucosa e da malha capilar, onde os capilares são exibidos em marrom e as veias na submucosa são mostradas em coloração ciano. O componente vermelho dos filtros de padrão vermelho, verde e azul (RGB) dispersa-se profundamente por ter um longo comprimento de onda (650 nm), enquanto os filtros azul e verde, centrados em 415 e 540 nm, são absorvidos pela hemoglobina por apresentarem comprimentos de onda mais curtos, melhorando seletivamente o contraste dos vasos sanguíneos. Enquanto o comprimento de onda 415 nm destaca os vasos capilares da camada subepitelial da mucosa, a onda com 540 nm visualiza melhor os vasos de maior calibre da camada submucosa. Portanto, apenas esses dois comprimentos de onda menores passam pelo filtro óptico e são capturados pelo CCD *charged copled device*, responsável pela construção da cor da imagem mostrada. O EXERA III é a melhor geração desta linha, contendo uma processadora CV-190, com tecnologia DUAL FOCUS, havendo duas fases das lentes ópticas, permitindo alternância do modo foco normal para o modo de foco próximo com um único botão, sem MI. O TXI (*texture and color enhancement imaging*) da **Olympus** visa aumentar a visibilidade de tecidos potencialmente suspeitos, que incluem inflamações, lesões planas ou deprimidas, usando um efeito de imagem de luz branca que melhora a cor, a estrutura e o brilho, buscando tornar mais altas as taxas de detecção. A imagem recebida é dividida, assim a textura e o brilho são aprimorados antes que as imagens separadas sejam mescladas novamente. Aprimoramentos de cores adicionais são feitos para definir com mais clareza diferenças sutis de tecido. O RDI (*red dichromatic imaging*) da **Olympus**, que atua na hemorragia digestiva, apresenta tr~es específicos comprimentos de onda (verde, âmbar e vermelho). Os últimos dois penetram profundamente através da mucosa, possibilitando a visualização dos vasos sanguíneos profundos, e assim, em casos de sangramento agudo, aumenta o contraste entre o sangue diluído e o concentrado, facilitando o reconhecimento do ponto de sangramento, permitindo que a terapêutica endoscópica seja mais rápida e menos trabalhosa. A processadora HD-550 da **SonoScape** suporta uma resolução de 1.080 *pixels* e a fonte de luz com quatro *leds* permite imagens multiespectro e multimodo. Apresenta cromoscopia SFI (*spectral focused* imaging), que através do espectro de processamento digital, aprimora o contraste do tecido, pela absorção da luz pelos capilares, objetivando facilitar a detecção de lesões, e VIST (*versatile intelligent staining technology*), que combina processamento da imagem óptica e digital, fornecendo imagens claras e brilhantes com alto contraste, oferecendo uma visualização clara do padrão vascular e da mucosa. O i-Scan da **Pentax** proporciona cromoscopia com três diferentes opções de processamento de imagens: melhoramento superficial (SE), melhoramento de contraste (CE), e melhoramento da tonalidade (TE). O modo SE pode definir melhor a estrutura mucosa e as pregas de tecido, fazendo com que as estruturas pareçam elevadas e acentuando os vasos sanguíneos. O modo CE pode realçar o aspecto dos vasos da superfície e melhorar os detalhes visualizados da textura da superfície da mucosa. Os modos SE e CE conservam as tonalidades de cor naturais e podem ser utilizados durante todo o procedimento. O modo TE acentua padrões da mucosa e estruturas vasculares para ajudar na caracterização da lesão. Há quatro diferentes tipos de modo TE: TE-v para avaliação do padrão vascular; TE-c para o cólon; TE-e para o esôfago; e TE-g para o estômago. Três configurações I-SCAN padronizadas estão disponíveis na processadora, incluindo I-SCAN 1 (SE) recomendado para detecção, I-SCAN 2 (combinação de SE e TE-c) recomendado para caracterização e I-SCAN 3 (combinação do SE, TE-c e CE) sugerido para demarcação da lesão. O i-Scan e o FICE (*flexible spectral imaging color enhancement* ou *fujinon intelligent color enhancement*) usam a tecnologia de processamento de aquisição pós-imagem para modificar a imagem de luz branca, aprimorando os padrões vasculares e mucosos superficiais. O FICE da **Fujifilm** seleciona comprimentos de onda específicos de dados digitalizados. O espectro de intensidade de cor para cada *pixel* da imagem de luz branca é analisado em um circuito de "estimativa espectral" no processador de vídeo. As imagens podem então ser reconstruídas, *pixel* por *pixel*, usando apenas um único comprimento de onda selecionado. O sistema é flexível, possuindo 10 configurações de filtro digital predefinidas para cada cor: vermelha, verde e azul, exibindo uma imagem composta com cores aprimoradas, porém apresenta capacidade de programar outras configurações. A **Fujifilm** possui a processadora LASEREO, que emite a combinação de duas luzes, sendo uma a luz branca com comprimento de onda de 450 nm, que excita os fósforos para criar a iluminação, e outra com luz a *laser* com banda estreita e comprimento de onda mais curta (410 nm), permitindo analisar capilares e superfície mucosa; a ELUXEO que apresenta o sistema 7.000 e emprega quatro tipos de *leds* de alta intensidade: O LED azul origina uma luz de comprimento de onda curto e *leds* vermelho/verde/azul combinados em uma luz branca. A tecnologia multiluz conduz o processamento de sinal para imagens obtidas por luz branca e luz de comprimento de onda curto (adequada para a observação de vasos sanguíneos e padrões superficiais); e a processadora compacta ELUXEO LITE, com o sistema 6.000, apresentando três tipos de *leds* de alta intensidade. Todos esses últimos três modelos oferecem as cromoscopias LCI (*linked color imaging*) e BLI (*blue laser imaging*) e endoscópios com magnificação de imagem óptica. O LCI resulta da combinação dos modos luz branca e BLI, possibilitando aumentar o contraste da superfície mucosa em relação à luz branca, valorizando os achados apresentados pelas lesões adenomatosas, que por serem mais vascularizadas, apresentam-se mais avermelhadas, devido ao contraste da hemoglobina presente em seus capilares, favorecendo a detecção. O *blue laser imaging* (BLI) permite que as estruturas dos vasos e da superfície da mucosa sejam capturadas através de sinais de alto contraste (oscilação de comprimento de onda: 410 nm). Apresenta ainda o modo *BLI-bright*, que enfatiza os vasos sanguíneos e estruturas de superfície da mucosa em visualizações médias e distantes, sendo mais brilhante do que o modo BLI, que enfatiza os vasos sanguíneos e estruturas de superfície da mucosa em visualizações próximas.

A *European Society of Gastrointestinal Endoscopy* (ESGE) recomenda o uso de classificações validadas que suportem o uso de diagnóstico óptico com IEA nos tratos gastrointestinais (TGI) alto e baixo.[2] A MI tem por objetivo aumentar o tamanho da imagem com a manutenção da alta resolução, possibilitando analisar mínimas alterações superficiais, possibilitando uma excelente caracterização das lesões do TGI. Comentaremos as principais situações em que a CE e a MI atuam.

ESÔFAGO DE BARRETT

O esôfago de Barrett (EB) caracteriza-se por uma substituição do epitélio escamoso distal por epitélio colunar do tipo metaplasia intestinal, sendo considerado condição pré-maligna para adenocarcinoma esofágico. É diagnosticado em 7% a 10% dos indivíduos com DRGE e estima-se estar presente em 1% a 2% da população adulta.[3] Há um baixo índice de progressão de EB sem displasia para adenocarcinoma (1% a 3% por ano).[4] Uma metanálise identificou fatores associados à progressão para displasia de alto grau (DAG)/adenocarcinoma: aumento da idade (OR, 1.03), gênero masculino (OR, 2,16), tabagismo (atual ou passado; OR, 1,47), aumento do tamanho do EB (OR, 1,25) e displasia de baixo grau (DBG) (OR, 4,25).[5]

A associação da CE ou IEA à MI, facilita o alcance de melhores resultados no diagnóstico de metaplasia intestinal e de displasia no EB (Fig. 15-1). São mais usados o azul de metileno e o AA, que mostraram uma sensibilidade de 96% e 92 %, e especificidade de 69% e 96%, para o diagnóstico de metaplasia intestinal e displasia/câncer, respectivamente.[6] Foi demonstrado aumento de 35% e 34% na detecção de displasia/câncer favorável às biópsias dirigidas após uso da cromoscopia convencional e eletrônica, respectivamente, comparadas com as biópsias aleatórias sob luz branca. Capilares mais calibrosos, tortuosos e com padrão irregular estão associados à presença de DAG.[7] O uso do AA tem se mostrado mais custo-efetivo do que biópsias aleatórias em pacientes com EB de alto risco.[8] Não há nenhuma recomendação específica para o tipo de corante, mas com base nos dados disponíveis, o AA é a única técnica de CE convencional que atende aos critérios estabelecidos pela *American Society for Gastrointestinal Endoscopy* e a *Preservation and Incorporation of Valuable endoscopic Innovations* (ASGE PIVI), melhorando a análise dos padrões da superfície da mucosa, com sensibilidade, VPN e especificidade de 96,6%, 98,3% e 84,6%, respectivamente, podendo ser incorporada à rotina diária.[9] As críticas ao uso dos corantes baseiam-se na necessidade de equipamentos de pulverização dos mesmos, dificuldade em obter revestimento completo e uniforme da superfície da mucosa com o corante, incapacidade de detectar padrões vasculares superficiais e por ser uma técnica demorada e tediosa.[9] Um estudo randomizado mostrou que o NBI teve detecção semelhante de EB, mas exigiu menos espécimes de biópsia do que a luz branca de alta definição em pacientes com EB submetidos a rastreamento ou vigilância.[10] Enquanto o *guideline* do *American College of Gastroenterology* (ACG) recomenda um seguimento endoscópico entre 3 e 5 anos para este grupo, com o uso de protocolo de Seattle, com biópsias nos quatro quadrantes em intervalos de 2 cm em casos sem displasia, e a cada 1 cm em pacientes com displasia,[11] a ASGE sugere a adoção do AA e da IEA durante o seguimento do EB.[9]

CÂNCER DE ESÔFAGO

Para o diagnóstico do carcinoma epidermoide ou escamocelular (CEC), o lugol é o corante de escolha. Pela afinidade do iodo com o glicogênio do epitélio escamoso, a mucosa cora-se de marrom escuro. Áreas malignas mostram-se hipocoradas (iodo negativas), assim como displasia, inflamações e mucosa colunar, sendo demonstrado aumento na sensibilidade para o diagnóstico de CEC, quando presente o sinal da cor rosa *pink-color sing*[12] (Fig. 15-2). Esta CE possibilita uma análise mais precisa da extensão da lesão e uma maior acurácia do que a luz branca. A predição da profundidade de invasão é determinante para uma precisa indicação de ressecção endoscópica. De acordo com o *guideline* da *Japan Esophageal Society (JES)*, o câncer esofágico com invasão até a lâmina própria (T1a-LPM) tem indicação absoluta para tratamento endoscópico, e desenvolveu uma classificação para o diagnóstico com magnificação endoscópica, envolvendo caracterização e predição da invasão do câncer, baseada nas classificações de Inoue e Arima.[13-16] Nela os capilares são classificados em dois grupos: não câncer (epitélio normal, inflamação e neoplasia intraepitelial de

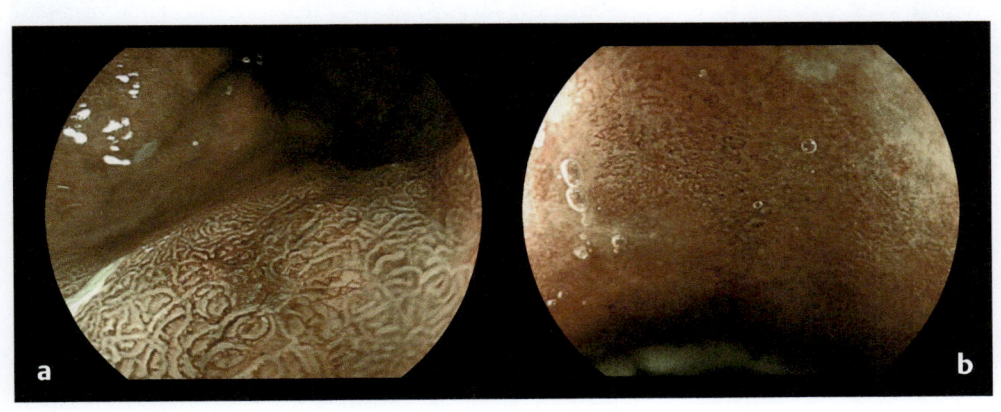

Fig. 15-1. (a) Esôfago de Barrett sem displasia; (b) esôfago de Barrett com DAG.

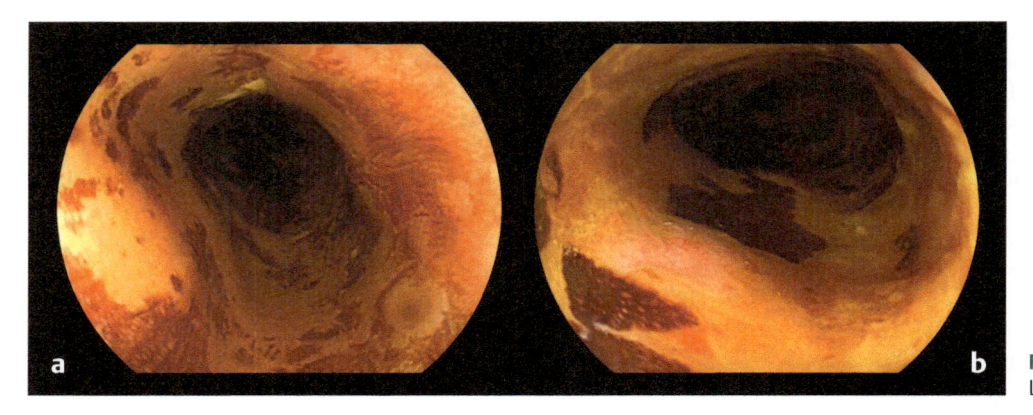

Fig. 15-2. (a) Carcinoma epidermoide com áreas Lugol-negativas; (b) Sinal da cor rosa *pink-color sing*.

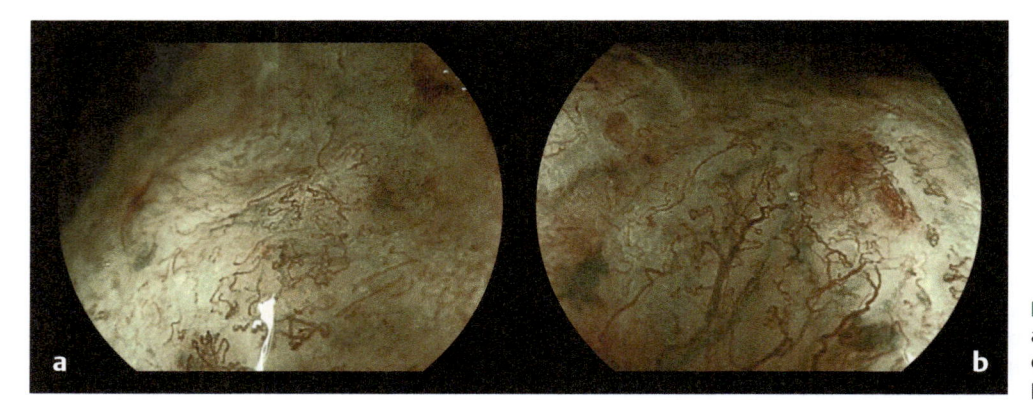

Fig. 15-3. (a) Capilares sem a formação em *loop*, alongados e padrão irregular. (b) Vasos bastante dilatados, coloração verde, sugerindo invasão de pelo menos SM2.

baixo grau – NIE/BG) e câncer (neoplasia intraepitelial de alto grau – NIE/AG e câncer invasivo). Os capilares são classificados em tipo A, com IPCL (*intrapapillary capillary loops*) normais ou anormais sem severa irregularidade; tipo B1, vasos apresentam-se em *loop*, como pontos em uma área-alvo, sugerindo histologia de NIE/AG (T1a-EP) até invasão de lâmina própria (T1a-LPM); tipo B2, vasos sem a formação em *loop*, esticados e alongados, com um arranjo multicamadas ou um padrão irregularmente ramificado, sugestivos de invasão até muscular da mucosa (T1a-MM) ou SM1 (T1b-SM1); tipo B3, vasos bastante dilatados, com calibre mais que três vezes o tamanho normal, frequentemente com coloração verde, sugerindo invasão de pelo menos SM2 (T1b-SM2)[14] (Fig. 15-3). Goda e col.[17] mostraram que a magnificação apresenta maior acurácia na predição da profundidade do tumor, em especial para lesões superficiais.

ESTÔMAGO

Yao *et al.*[18] advogam que seja utilizada uma padronização da endoscopia para o rastreamento do câncer de estômago. Tem sido demonstrado que o treinamento tem melhorado o índice de detecção do câncer gástrico precoce (CGP).[19] O corante mais usado é o índigo-carmin, que realça as alterações do relevo mucoso, auxiliando no diagnóstico diferencial entre câncer e lesões não malignas.[20] A luz branca tem sido o modo-padrão para o estudo do estômago, enquanto permanece incerta a utilidade da IEA para a detecção do CGP. A JGES, Sociedade Japonesa de Gastroenterologia e a Associação Japonesa de Câncer Gástrico defendem em conjunto o diagnóstico qualitativo do CGP, sugerindo a utilização da MI com IEA e o algoritmo MESDA-G, baseado na classificação do padrão de microvasos (PMV) e padrão de microssuperfície (PMS), onde a presença de uma clara linha de demarcação entre a mucosa maligna e a não maligna, além de um PMV irregular ou PMS irregular dentro da linha de demarcação foram considerados critérios para o diagnóstico do CGP, bastando um deles para haver essa hipótese[21,22] (Figs. 15-4 e 15-5). A linha de demarcação estando ausente, a lesão é diagnosticada como benigna, e se estiver presente, deve-se avaliar se o PMV irregular e/ou o PMS irregular estão presentes. Na ausência de ambos padrões, a lesão é considerada benigna, no entanto, se um deles estiver presente a lesão é considerada maligna. Há três categorias de PMV e PMS: regular, irregular e ausente, que devem ser avaliados separadamente. No PMV regular, os capilares mostram-se com morfologia homogênea, distribuição simétrica e arranjo regular. No PMV irregular, os microvasos estão tortuosos, ramificados, com morfologia heterogênea, distribuição assimétrica e disposição irregular.[22] Se o PMV não for totalmente visualizado devido à presença de uma substância branca opaca (SBO)

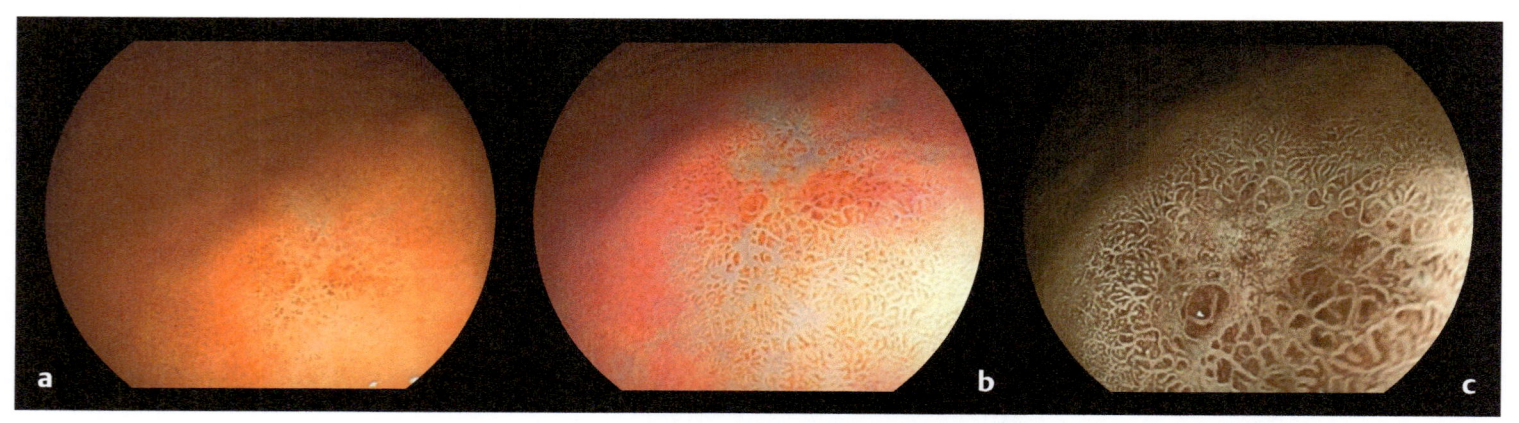

Fig. 15-4. Câncer gástrico precoce. (a) Luz Branca. (b) Presença da linha de demarcação sob LCI. (c) PMV e PMS irregulares sob BLI.

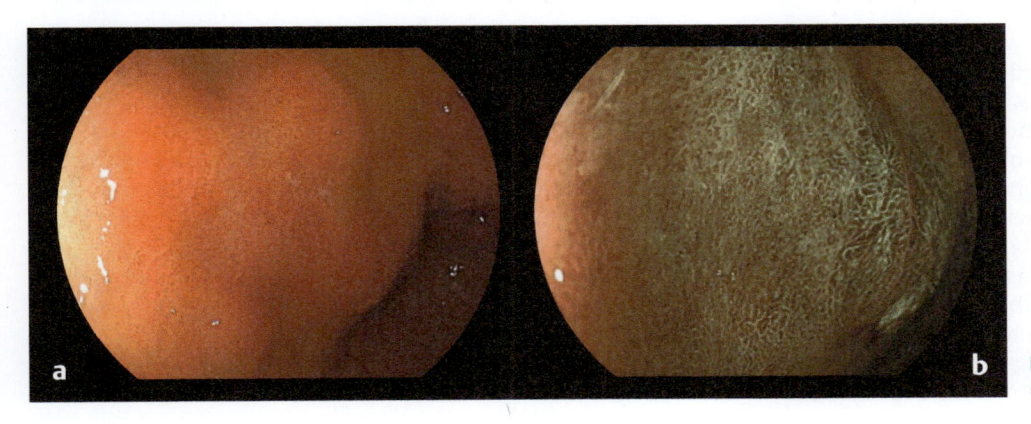

Fig. 15-5. Câncer gástrico precoce. (a) Luz branca. (b) PMV e PMS irregulares sob BLI.

que obscurece os microvasos subepiteliais, o PMV é descrito como ausente. Nos casos em que a SBO é observada, sua análise morfológica pode ser um marcador do PMS.[23] No PMS regular, o epitélio marginal da cripta apresenta uma curva uniforme, mostra-se oval ou circular, morfologia homogênea, distribuição simétrica e disposição regular. No PMS irregular, o epitélio marginal da cripta demonstra uma curva irregular, estrutura oval, circular ou vilosa, morfologia heterogênea, distribuição assimétrica e arranjo irregular. Quando o PMS estiver ausente, não são visíveis pela MI estrutura epitelial da cripta marginal e a SOB.[23] A CE com índigo-carmin tem sido amplamente utilizada para diagnosticar a extensão da invasão do CGP, melhorando a identificação das alterações na estrutura da superfície da mucosa, sendo útil para determinar os limites entre áreas malignas e benignas. Tem sido relatado que a análise da microvasculatura das lesões com MI e IEA tem alta capacidade diagnóstica para determinar a extensão da invasão do CGP.[24] Asada-Hirayama e col.[25] mostraram resultados significativamente melhores com MI e IEA do que com CE (89,4% vs. 75,9%, p = 0,007), ao passo que outro estudo identificou resultado similares entre as duas técnicas (88% vs. 85,7%, p = 0,63).[26]

O tratamento endoscópico é menos invasivo que o cirúrgico, preservando o estômago e, inicialmente, recomendado para aqueles casos com baixíssimo risco de metástase linfonodal (Fig. 15-6). No entanto, sua indicação tem sido expandida, sendo necessário diagnosticar o tipo histológico, baseado na análise de pequenos espécimes de biópsias, o tamanho, a profundidade de invasão e a presença ou a ausência de úlcera. As indicações absolutas para a mucosectomia/dissecção da submucosa (ESD) são "câncer intramucoso macroscópico ≤ 2 cm, UL0 (sem úlcera) (cT1a)", enquanto aqueles para ESD são: cT1a > 2 cm com UL0, diferenciado; cT1a ≤ 3 cm, UL1 (com úlcera), diferenciado; cT1a ≤ 2 cm, indiferenciado.[27-29]

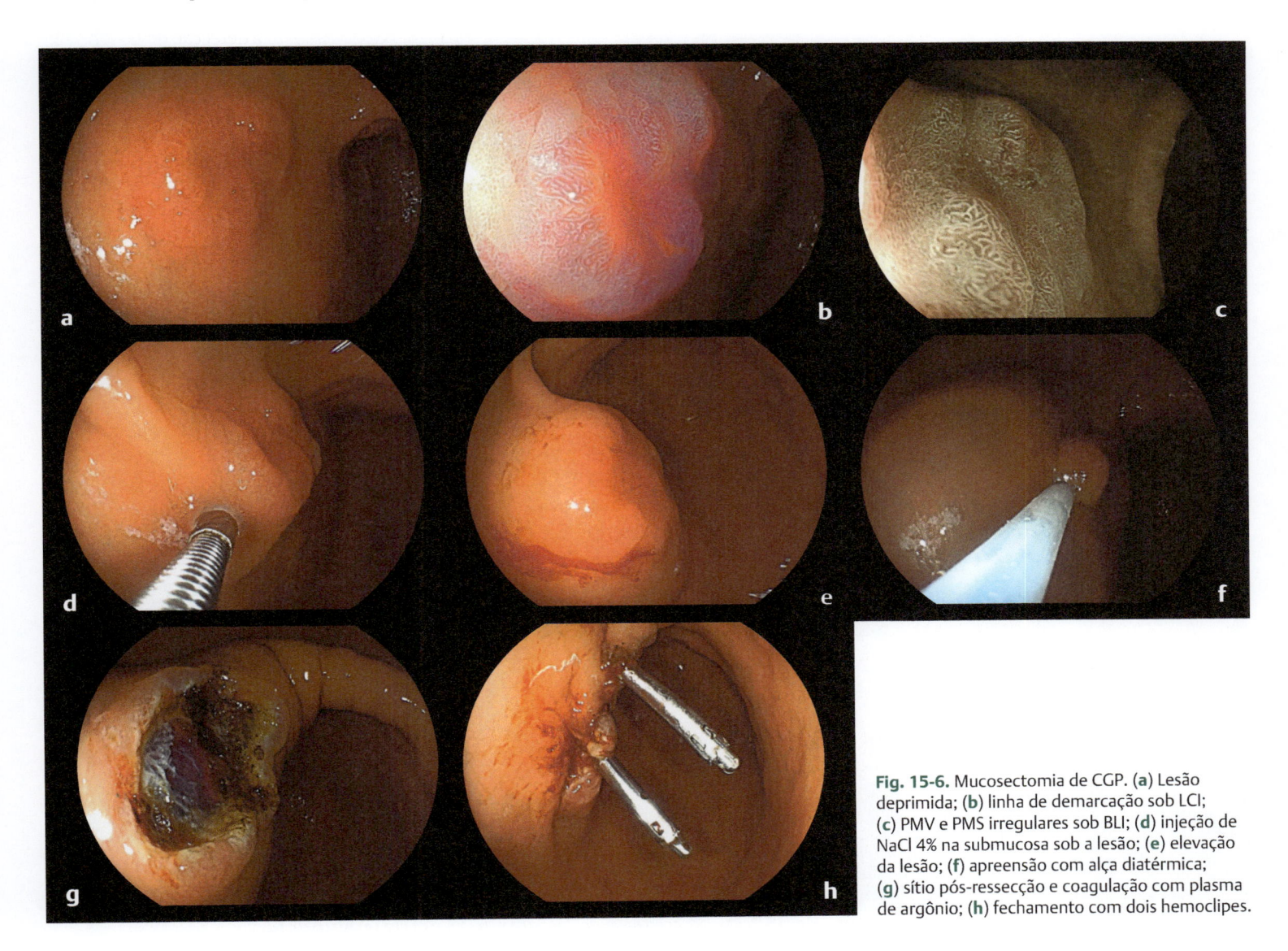

Fig. 15-6. Mucosectomia de CGP. (a) Lesão deprimida; (b) linha de demarcação sob LCI; (c) PMV e PMS irregulares sob BLI; (d) injeção de NaCl 4% na submucosa sob a lesão; (e) elevação da lesão; (f) apreensão com alça diatérmica; (g) sítio pós-ressecção e coagulação com plasma de argônio; (h) fechamento com dois hemoclipes.

CÓLON

Espera-se uma alta precisão na diferenciação de lesões neoplásicas e não neoplásicas, e na estimativa de invasão do câncer colorretal (CCR) precoce, aumentando assim a eficiência do procedimento. Segundo a JGES, a MI oferece um diagnóstico qualitativo das lesões colorretais, recomendando seu uso para colonoscopias de rastreamento e caracterização da lesão mediante meticulosa análise com IEA, incluindo a CE, oportunizando apropriada delimitação, definição da morfologia e apreciação da abertura das glândulas, também conhecidas como criptas, assim como da malha capilar, e, de acordo com suas características, um diagnóstico histológico preditivo em tempo real torna-se possível, tanto no diagnóstico diferencial entre lesões neoplásicas e não neoplásicas, como na avaliação da profundidade de invasão do CCR precoce. Para a análise das criptas, a classificação de Kudo[30] é reconhecida como a referência, particularmente se associada à MI. Os tipos I e II, são considerados padrões compatíveis com lesões não neoplásicas, enquanto os tipos III, IV e V são sugestivos de lesões neoplásicas (Fig. 15-7). A maioria das séries tem utilizado o índigo-carmin como corante, mas tem-se observado também boa acurácia com o uso de AA na diferenciação de lesões neoplásicas, inclusive com resultados comparáveiscom aqueles produzidos pelo *cresyl* violeta na predição de invasão maciça da submucosa do CCR precoce (Fig. 15-7).[31,32]

Análise dos Padrões de Criptas
- Tipo I – criptas arredondas e uniformes. Padrão da mucosa normal.
- Tipo II – criptas apresentam-se com formato estrelado ou asteroide, e distribuição regular. Característico dos pólipos hiperplásicos.
- Tipo IIIL – criptas alongadas e maiores que as normais. Padrão encontrado com maior frequência nas lesões polipoides, embora possa ser visto também nas lesões não polipoides. Adenoma tubular é o diagnóstico histopatológico esperado.
- Tipo IIIs – criptas arredondadas ou ovaladas, e menores que as normais. Padrão típico das lesões deprimidas.
- Tipo IV – criptas tortuosas e cerebroides. Encontrado principalmente em grandes lesões polipoides e também em *Laterally Spreading Lesion* (LSL) granular, subtipo nodular misto. Sugere a presença de componente viloso.
- Tipo V – dividido em tipo Vi, que apresenta as criptas irregulares e assimétricas, e o tipo Vn, que evidencia um dismorfismo e perda do padrão estrutural. Padrão básico do câncer.

Os melhores resultados relacionados com os validadores diagnósticos têm sido apresentados quando a CE encontra-se associada à MI: sensibilidade de 97,6%, especificidade de 93,9%, acurácia de 96,8%, valor preditivo positivo (VPP) de 98,4% e valor preditivo negativo (VPN) de 91,2%, pois quando utilizada com colonoscópio de alta resolução, os resultados apresentaram-se bastante inferiores: sensibilidade de 88,8%, especificidade de 55% e acurácia de 79,7%.[33,34]

O risco de metástase ganglionar do CCR precoce que atinge < 1.000 μm da submucosa é considerado pequeno. Assim, foi proposto como critério histológico de cura pela *Japanese Society for Cancer of the Colon and Rectum*,[35] após a ressecção endoscópica do carcinoma com invasão da submucosa: carcinoma bem ou moderadamente diferenciado; ausência de comprometimento vascular; invasão < 1.000 μm; *budding* grau 1. Desta forma, torna-se importante a diferenciação entre os tipos Vi e Vn, a fim de estimar a profundidade de invasão do câncer precoce, influenciando diretamente na decisão terapêutica, com indicação para o tratamento endoscópico ou cirúrgico. Kanao *et al.*[36] tiveram invasão ≥ 1.000 μm em 30,7% e

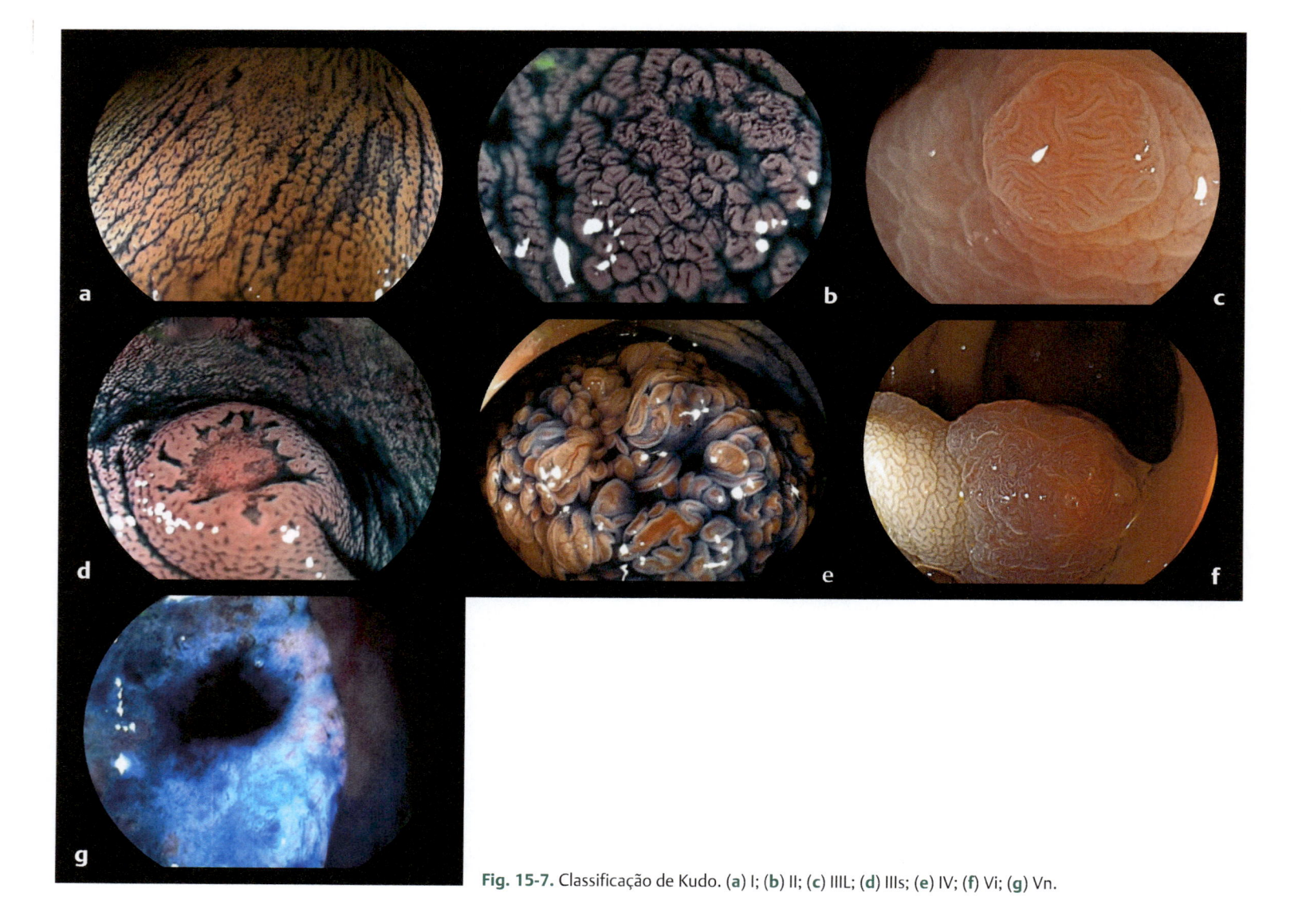

Fig. 15-7. Classificação de Kudo. (a) I; (b) II; (c) IIIL; (d) IIIs; (e) IV; (f) Vi; (g) Vn.

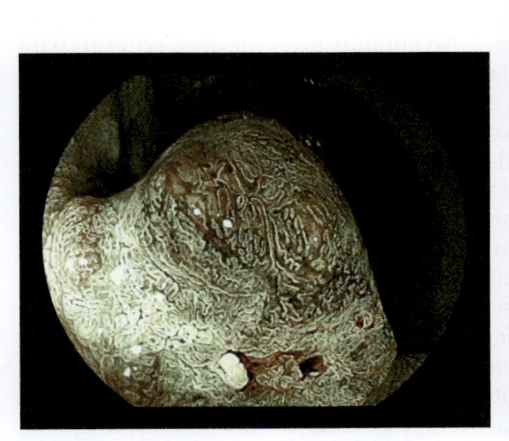

Fig. 15-8. Padrão de criptas tipo Vi de Kudo: bastante irregulares e assimétricas. Carcinoma com invasão maciça da submucosa.

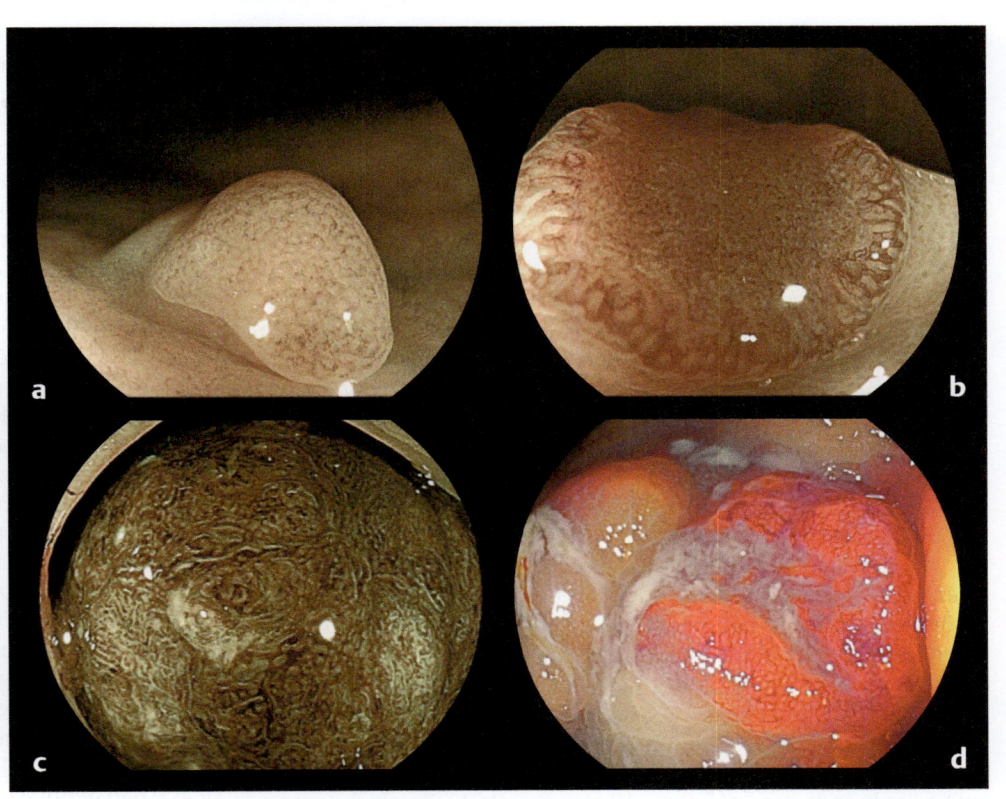

Fig. 15-9. Classificação JNET: (**a**) tipo 1; (**b**) tipo 2A; (**c**) tipo 2B; (**d**) tipo 3.

95,7% para ambos padrões, respectivamente. Quando o tipo Vi foi subdividido, em pouco e muito irregular, esse nível de comprometimento da submucosa foi de 6,7% para o primeiro e de 56,1% para o último (Fig. 15-8). A especificidade do padrão de criptas Vn para a invasão maciça da submucosa (≥ 1.000 μm) atingiu 97,9%. Outra série demonstrou sensibilidade, especificidade e acurácia referentes ao estudo do padrão de criptas invasivo, para diferenciar lesões que acometem < 1.000 μm daquelas que atingem ≥ 1.000 μm, de 85,6%, 99,4% e 98,8%, respectivamente.[37] A habilidade em estimar a profundidade de invasão, através do estudo das criptas tipo V associado à MI, entre grupos de endoscopistas com diferentes níveis de experiência, foi considerada boa apenas pelo grupo de *experts* e com concordância interobservador apenas moderada.[38]

A IEA foi elaborada com o intuito de obter análise da microvasculatura capilar, de forma mais rápida, através de um simples toque no botão do colonoscópio, sem a necessidade do uso de corantes, evidenciando, inclusive, resultados semelhantes a CE.[33,39] No entanto, também permite avaliar o padrão de superfície (*pit-like structure*). Algumas classificações para a análise dos capilares já foram propostas, como as classificações de Sano, Teixeira, Showa, Jikei, de Hiroshima, BASIC, *NICE* e mais recentemente a JNET (*Japan NBI Expert Team*), sendo esta a mais presente dentre as publicações atuais a respeito da IEA (Fig. 15-9).[40]

Classificação JNET (*Japan NBI Expert Team*)

Permite análise dos padrões vasculares e de superfície.

- Tipo 1 – Padrão vascular: invisível ou discretamente visível; padrão de superfície: branco regular ou com pontos escuros, similar à mucosa normal. Sugere pólipo hiperplásico ou lesão séssil serrilhada (LSS).
- Tipo 2A – Padrão vascular: capilares regulares e com distribuição regular; padrão de superfície: regular (tubular, papilar). Sugestivo de DBG.
- Tipo 2B - Padrão vascular: capilares irregulares, assim como sua distribuição; padrão de superfície: irregular ou obscura. Compatível com DAG ou carcinoma com invasão superficial da submucosa.
- Tipo 3 - Padrão vascular: áreas avasculares; padrão de superfície: área amorfa. Sugere carcinoma com invasão maciça da submucosa.

Independentemente da classificação a ser adotada, é importante ter em mente as principais características das lesões. A lesão não neoplásica costuma ser hipovascularizada (ressalta-se que a lesão neoplásica séssil serrilhada também apresenta este padrão vascular, mas com outras características específicas), a lesão adenomatosa costuma ser bem vascularizada, e o carcinoma invasivo apresenta capilares heterogêneos e áreas avasculares (Fig. 15-10).

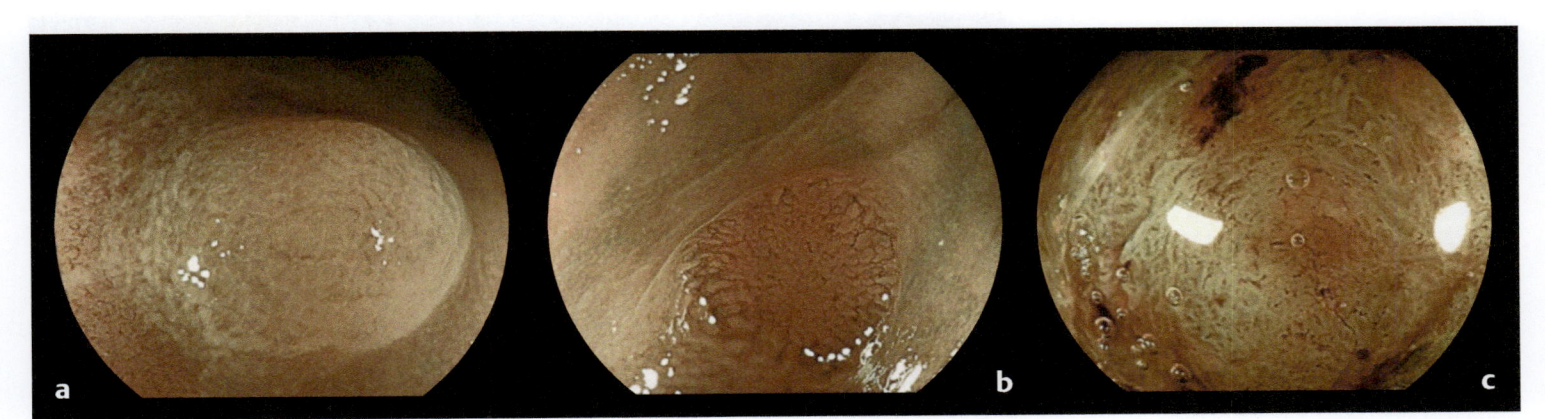

Fig. 15-10. (**a**) Pólipo hiperplásico; (**b**) adenoma; (**c**) carcinoma invasivo.

Em nossos primeiros estudos com IEA (FICE), tivemos uma acurácia que variou entre 92,8% e 93,6%, resultados similares aos de outras séries que empregaram NBI.[41,42] Um estudo prospectivo duplo-cego, usando FICE, mostrou uma acurácia de 95% para ambos os examinadores e a concordância interobservador para a predição histológica (neoplasia *vs.* pólipo hiperplásico) teve um valor *kappa* de 0,89 (excelente), inclusive para as pequenas lesões. A concordância intraobservador variou de substancial a excelente, com índice *kappa* de 0,70 e 0,95, para os dois examinadores, porém com uma especificidade apenas razoável.[43] Pela primeira vez foi hipotetizado que a redução da contratilidade colônica, com administração intravenosa de drogas antiespasmódicas, poderia facilitar a interpretação da malha capilar das lesões colorretais. Entretanto, a administração de hioscina ou placebo efetivamente não melhoraram os validadores diagnósticos na análise do padrão capilar, com sensibilidade, especificidade, acurácia, VPP e VPP de 93,7%, 97,8%, 95%, 98,9% e 88,1% para o primeiro grupo, e 94,1%, 94,7%, 94,3%, 98% e 85,7% para o grupo placebo.[44]

Adotando como referência a classificação de Hiroshima, Yoshida *et al.*[29] apresentaram uma acurácia de 99,3% na diferenciação entre lesões neoplásicas e não neoplásicas e 85% na diferenciação entre adenoma e carcinoma. A acurácia global foi de 84,3% usando BLI e MI, com melhores resultados para lesões < 20 mm (p < 0,001), independente da morfologia. Concordâncias inter e intraobservadores foram substanciais. A acurácia permaneceu alta mesmo quando foi usada colonoscopia sem MI, sendo significativamente maior do que a luz branca para pólipos < 10 mm (p < 0,01). Possivelmente a classificação de Hiroshima seja aquela que mais bem estratifica o risco de invasão da submucosa.[46]

Classificação de Hiroshima

- Tipo A – capilares não são observados ou apresentam-se extremamente opacos; 80% são hiperplásicos e 20% adenomas tubulares;
- Tipo B – finos capilares são observados ao redor das criptas; cerca de 20% correspondem a pólipos hiperplásicos e 80% adenomas tubulares;
- Tipo C – divide-se em três subtipos:
  - C1 – padrão vascular irregular, com diâmetro e distribuição homogêneas; 46,7% são adenomas tubulares, 42,2% carcinomas invadindo < 1.000 μm e 11,1% carcinomas atingindo ≥ 1.000 μm;
  - C2 – microvasculatura irregular, com diâmetro e distribuição heterogêneas; 45,5% são carcinomas acometendo < 1.000 μm e 54,5% são carcinomas invadindo ≥ 1.000 μm;
  - C3 – capilares irregulares e mais calibrosos, ou distribuição capilar heterogênea e com áreas avasculares; 100% carcinomas alcançando ≥ 1.000 μm.

Sumimoto e col.[47] avaliaram a utilidade clínica da nova classificação *NICE* do *Japan NBI Expert Team* (JNET) para lesões colorretais, comparando a impressão endoscópica com os achados histológicos de 2.933 lesões. Nesta classificação, o tipo 2 foi subdividido em tipos 2A e 2B, pois anteriormente na classificação *NICE* englobava desde lesões com DBG até carcinomas com invasão superficial da submucosa. A sensibilidade, especificidade, VPP, VPN e acurácia do tipo 1, que sugere pólipo hiperplásico ou LSS foram respectivamente, 87,5%, 99,9%, 97,5%, 99,4% e 99,3%; do tipo 2A, sugestivo de adenomas com DBG, foram 74,3%, 92,7%, 98,3%, 38,7% e 77,1%; do tipo 2B, sugere lesões DAG/carcinoma com invasão superficial da submucosa, foram 61,9%, 82,8%, 50,9%, 88,2% e 78,1%; do tipo 3, com diagnóstico sugestivo de carcinoma com invasão maciça da submucosa, foram 55,4%, 99,8%, 95,2%, 96,6% e 96,6%, respectivamente. Observa-se que os tipos 1, 2A e 3 tiveram uma especificidade > 90% e um VPP > 95%, o que significa que são bons preditores para o diagnóstico histológico. No entanto, estes mesmos critérios para o tipo 2B mostraram-se significativamente inferiores aos demais tipos, demonstrando que a capacidade de identificação da lesão com DAG/carcinoma com invasão maciça da submucosa não é boa.

Como a maioria das lesões são diminutas (≤ 5 mm) e poucas destas lesões apresentam histologia avançada (DAG ou câncer precoce), tem sido recomendado pela ASGE a adoção de duas estratégias: *diagnose-and-leave*, onde as lesões consideradas hiperplásicas com ≤ 5 mm, localizadas em reto e sigmoide, seriam deixadas *in situ*, devendo para isso ter um VPN ≥ 90%, e a *resect-and-discard*, na qual diminutos adenomas seriam removidos, mas sem estudo histopatológico, exigindo uma concordância ≥ 90%. Estas condutas evitariam procedimentos desnecessários, além do grande potencial para redução de custos e tempo de exame.[48] Em um estudo prévio, utilizando FICE e MI para diferenciar lesões ≤ 5 mm entre neoplásicas e não neoplásicas, tivemos uma acurácia de 92,6%, porém um VPN de apenas 78,6%.[49] Em recente série de 210 lesões ≤ 5 mm, sob BLI e MI, demonstramos excelentes resultados quanto aos critérios diagnósticos: acurácia de 96,2%, sensibilidade de 96,6%, especificidade de 95,4%, VPP de 97,9%, inclusive VPN de 92,5%.[50]

Cromoendoscopia Para as Lesões Serrilhadas

A via serrilhada tem um impacto na carcinogênese do CCR, sendo responsável por cerca de 25-30% dos casos. Lesões que apresentavam padrão de criptas tipo II, outrora classificadas como pólipos hiperplásicos e, assim, consideradas inofensivas, estão sendo reclassificadas como LSSs, sendo reconhecidas como as principais precursoras do adenocarcinoma serrilhado. O padrão de criptas tipo II-O, o qual se apresenta com uma morfologia mais aberta (O = *open*), foi identificado como sendo altamente preditivo da LSS, com especificidade de 97,3% (Fig. 15-11).[51] Caracteristicamente tende a ser uma lesão não polipoide, > 10 mm, situada no cólon direito e recoberta por mucina (Fig. 15-12). Já os tradicionais *serrated adenomas* (TSAs) frequentemente são polipoides, localizados em reto e sigmoide, apresentam arquitetura vilosa e com padrão de criptas tipo IV-s (Fig. 15-13).[52]

As LSSs por apresentarem predominantemente morfologia não polipoide e coloração semelhante à mucosa normal, são de difícil detecção. Novos estudos têm sido publicados com o intuito de melhorar o reconhecimento destas lesões e da presença de displasia. Para facilitar sua identificação torna-se fundamental que determinadas

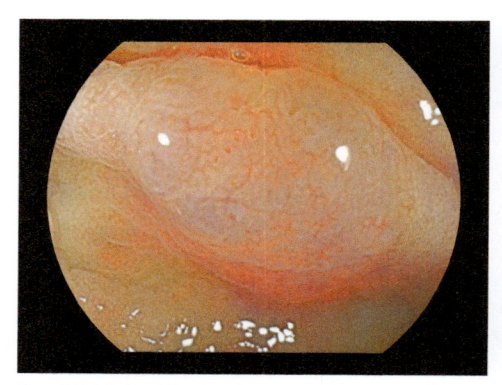

Fig. 15-11. Padrão de criptas tipo II-O com LCI. Lesão séssil serrilhada.

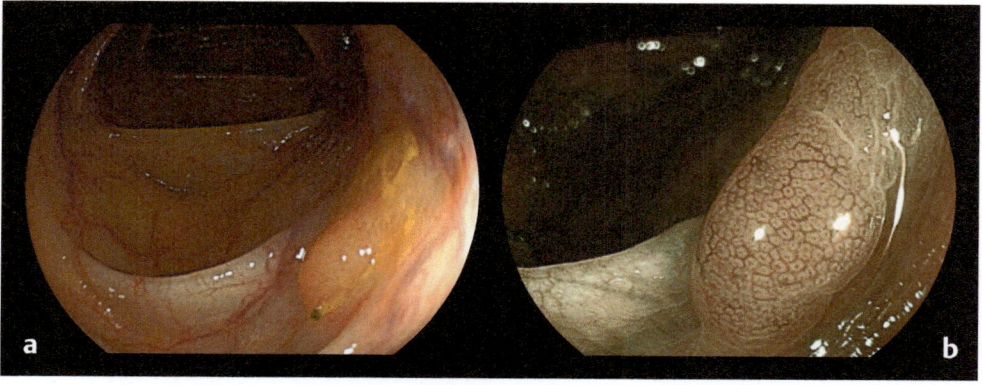

Fig. 15-12. (a) Lesão não polipoide, > 10 mm, mucina; (b) padrão de criptas II-O sob BLI. Lesão séssil serrilhada.

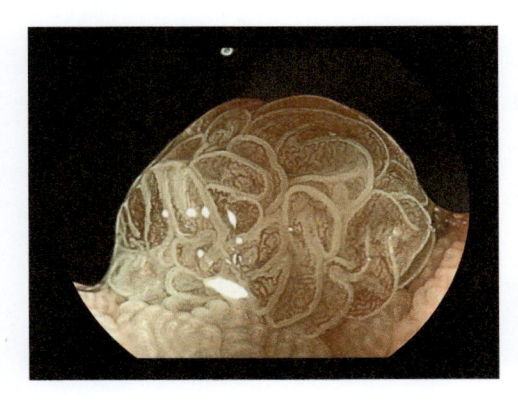

Fig. 15-13. Padrão de criptas tipo IV-s. Tradicional *serrated adenoma*.

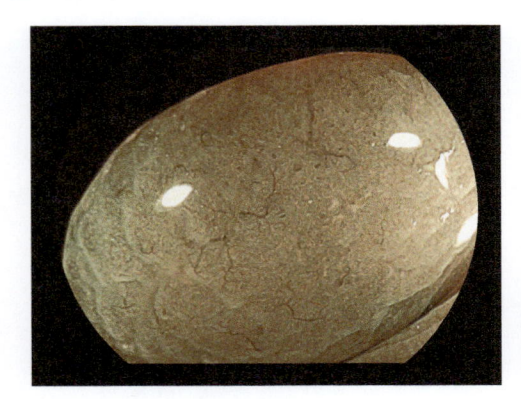

Fig. 15-14. Lesão séssil serrilhada > 10 mm, com vasos dilatados e ramificados.

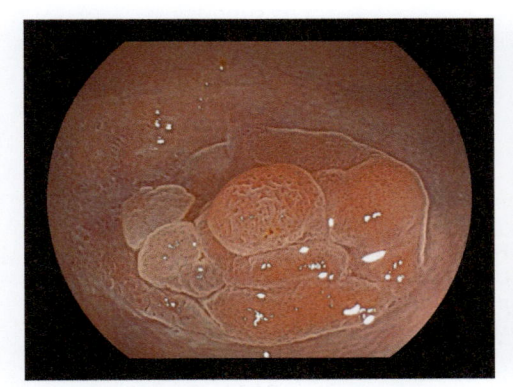

Fig. 15-15. Lesão tipo 0-IIa + Is, com padrão de criptas II, II-O e IIIL. Lesão séssil serrilhada com displasia.

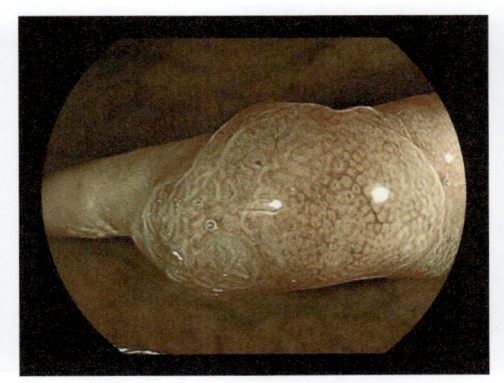

Fig. 15-16. Lesão com padrão de criptas II-O e IIIL, com vasos dilatados e ramificados. Lesão séssil serrilhada com displasia.

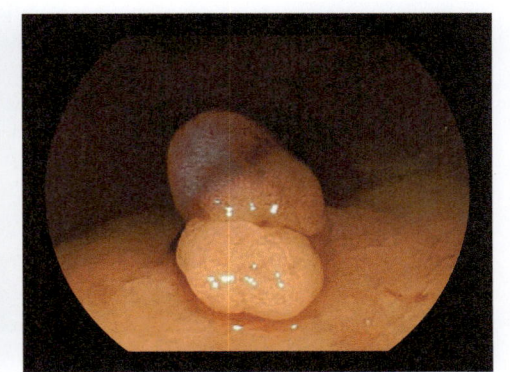

Fig. 15-17. Lesão com dupla elevação e avermelhada. Adenocarcinoma serrilhado.

características possam ser consideradas específicas, preferencialmente em pequeno número, caso contrário haverá uma redução da sensibilidade e do aumento da variabilidade interobservador. A classificação WASP (**W**orkgroup serr**A**ted polyp**S** and **P**olyposis) foi a primeira a utilizar IEA (NBI) para diferenciar pequenos e diminutos pólipos, entre hiperplásicos, LSSs e adenomas. A presença de pelo menos duas das seguintes características é considerada suficiente para o diagnóstico de LSS: superfície opaca, bordas indefinidas, forma irregular e pontos escuros dentro das criptas.[53] A diferenciação endoscópica da LSS tanto do adenoma como do pólipo hiperplásico é difícil até mesmo para técnicas de imagem avançada. Yamada et al.[54] utilizaram NBI e definiram que a presença de vasos capilares dilatados e ramificados (VDR) na superfície pode ser a única característica das LSSs, independentemente de seu tamanho e localização. Os VDRs estiveram mais presentes em LSSs do que em pólipos hiperplásicos (p < 0,001), considerado importante fator preditor. A sensibilidade foi de 65%, especificidade de 76% e acurácia de 71%, com uma concordância interobservador substancial (kappa = 0,72). Quando houve a combinação de VDR, localização proximal e tamanho ≥ 10 mm, o VPP foi de 92% (Fig. 15-14).

A maioria das LSSs não contém displasia e pode ser manejada adequadamente através de uma cuidadosa retirada do colonoscópio, apropriada caracterização da lesão, delineamento das bordas e completa ressecção endoscópica. A displasia na LSS pode ser confundida com um adenoma convencional, assim como pode mostrar-se com morfologia de lesão serrilhada. Recentemente foi demonstrado que a presença de área nodular em lesão superficialmente elevada (tipo 0-IIa + Is) e a mudança do padrão de criptas do tipo II para o tipo III ou IV, sugerem a presença de displasia na LSS (Fig. 15-15). O achado dos padrões de criptas tipos III, IV ou V na LSS foi identificado como fator de risco para a presença de displasia (OR 3,98, p < 0,001)[55] (Fig. 15-16). Para Murakami et al.[56] todas as LSSs sem displasia exibiram padrão de criptas tipo II, enquanto 94,4% das LSSs com displasia ou câncer mostraram padrão de criptas tipo II associado aos tipos III L, IV, Vi ou Vn.

Os focos de displasia frequentemente pequenos (3-5 mm) podem mimetizar convencionais adenomas e sua ressecção incompleta, por falha diagnóstica de toda a extensão da lesão, pode ser responsável por uma significativa parte do câncer de intervalo. As LSSs com displasia foram encontradas com maior assiduidade em pacientes mais velhos (p = 0,01), bem como eram lesões maiores (p < 0,001) e continham o componente séssil (tipo 0-Is) mais frequentemente (p = 0,027). A morfologia mais encontrada foi o tipo 0-IIa (84,4%). Especialmente a transição do padrão de criptas do tipo II para o tipo III e, em menor escala, para o tipo IV, foram considerados fatores de risco para as LSSs e para a existência de displasia. Uma sensibilidade de 92,9%, especificidade de 91,9%, VPN de 98,1% e acurácia de 91,4% foram encontrados pelo protocolo que visa padronizar as características endoscópicas dos LSSs à IEA.[57] A existência de coloração avermelhada, dupla elevação e depressão central também foram consideradas fatores de risco para a presença de displasia ou câncer serrilhado (Fig. 15-17).[56] Independentemente do tipo de lesão, recomenda-se que todas as lesões serrilhadas proximais ao cólon sigmoide e todas as lesões serrilhadas > 5 mm de diâmetro encontradas no retossigmoide sejam integralmente removidas.[58]

O diagnóstico e a remoção de lesões precursoras do CCR tem sido crucial para que o sucesso em sua prevenção aconteça.[59] O índice de detecção de adenoma (IDA) tem sido considerado importante critério de qualidade da colonoscopia, estando associado inversamente com o câncer de intervalo e a morte por CCR.[60] Tem sido demonstrado que para cada 1% de aumento no IDA, há uma redução de 3% no risco de câncer de intervalo.[61] O mínimo aceitável para exames de rastreamento é 25%, sendo de 20% para as mulheres e 30% para os homens.[62] Entretanto a colonoscopia não é perfeita, ocorrendo um índice de perda de adenomas calculado em 26%.[63] A IEA também tem sido indicada com o objetivo de melhorar esses índices.

Uma metanálise publicada há 9 anos concluiu que alta definição associada a FICE, i-scan ou NBI não aumentaram o IDA.[64] No entanto, novas gerações de IEA têm apresentado desfechos promissores. Uma recente meta-nálise com 11 estudos randomizados usando NBI, apresentou significativo aumento no IDA comparado com luz branca, mas somente para a segunda geração NBI *bright* (OR 1,28; p = 0,02).[65] Nossos IDA e número médio de adenomas por paciente

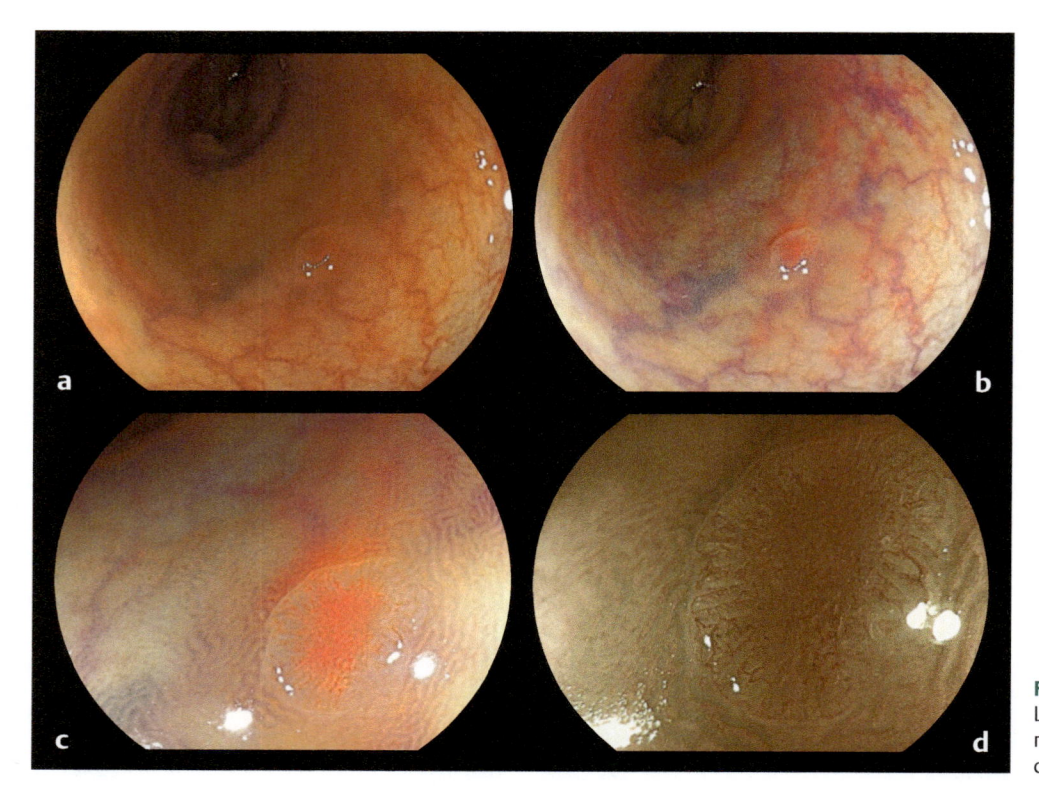

Fig. 15-18. (a) Lesão sob luz branca; (b) Lesão sob LCI; (c) Lesão superficialmente deprimida com LCI e magnificação; (d) Lesão superficialmente deprimida com BLI e alta magnificação.

(MAP) foram significativamente maiores para o grupo LCI do que para o grupo luz branca (56,9% vs. 43,2%; 1,38 vs. 0,82; p = 0,03) em nosso estudo preliminar, porém os pacientes incluídos englobaram rastreamento, seguimento e sintomáticos.[66] Em nossa série exclusiva para indivíduos submetidos a rastreamento, os resultados permaneceram mais significativos para o grupo LCI, tanto para IDA quanto para MAP, 71% vs. 52,9%, p = 0,04 e 1,62 vs. 1,01, p = 0,02, respectivamente (Fig. 15-18).[67] Já há 2 metanálises que identificaram significativos melhores resultados para o LCI comparado com luz branca para os mesmos dois critérios, incluindo a de Wang et al., que tiveram um IDA médio de 51,3% para LCI e 43,8% para luz branca (p = 0,0001), além de terem apresentado também significativa menor perda de adenomas com LCI (p = 0,004).[68,69]

CONCLUSÕES

A colonoscopia com a remoção das lesões precursoras tem mostrado uma redução significativa na incidência do CCR. É aceita como método *gold standard* para o diagnóstico das lesões colorretais, e a CE pode auxiliar na caracterização das lesões, cuja correta interpretação é determinante na escolha da técnica adequada de ressecção. A detecção e o tratamento endoscópico destas neoplasias é a estratégia mais custo-efetiva para a redução da incidência e da mortalidade do CCR. Para um diagnóstico preciso, é necessário que as discretas alterações estruturais e de coloração sejam reconhecidas. A CE, seja convencional ou eletrônica, combinada à magnificação de alta resolução, na análise dos padrões de criptas ou de superfície, e de capilares, trata-se de um método seguro e eficaz no diagnóstico histológico preditivo em tempo real de lesões de cólon e reto. A IEA tem mostrado também aumento na detecção dos adenomas colorretais, atuando de forma direta na prevenção do CCR.

REFERÊNCIAS BIBLIOGRÁFICAS

1. Bisschops R, East JE, Hassan C et al. Advanced imaging for detection and differentiation of colorectal neoplasia: European Society of Gastrointestinal Endoscopy (ESGE) Guideline - Update 2019. Endoscopy 2019;51:1155-1179.
2. East JE, Vleugels JL, Roelandt P et al. Advanced endoscopic imaging: European Society of Gastrointestinal Endoscopy (ESGE) Technology Review. Endoscopy 2016;48:1029-1045.
3. Qumseya B, Sultan S, Bain P et al. ASGE guideline on screening and surveillance of Barrett's esophagus. Gastrointest Endosc 2019;90:335-359.e2.
4. Desai TK, Krishnan K, Samala N et al. The incidence of oesophageal adenocarcinoma in non-dysplastic Barrett's oesophagus: a metaanalysis. Gut 2012;61:970-6.
5. Krishnamoorthi R, Singh S, Ragunathan K et al. Factors associated with progression of Barrett's esophagus: a systematic review and meta-analysis. Clin Gastroenterol Hepatol 2018;16:1046-55.
6. Coletta M, Sami SS, Nachiappan A et al. Acetic acid chromoendoscopy for the diagnosis of early neoplasia and specialized intestinal metaplasia in Barrett's esophagus: a meta-analysis. Gastrointest Endosc 2016;83:57-67.
7. Qumseya BJ, Wang H, Badie N et al. Advanced imaging technologies increase detection of dysplasia and neoplasia in patients with Barrett's esophagus: a meta-analysis and systematic review. Clin Gastroenterol Hepatol 2013;11:1562-70.
8. Bhandari P, Kandaswamy P, Cowlishaw D et al. Acetic acid-enhanced chromoendoscopy is more cost-effective than protocol-guided biopsies in a high-risk Barrett's population. Dis Esophagus 2012;25:386-92.
9. Thosani N, Abu Dayyeh BK, Sharma P et al. ASGE Technology Committee systematic review and meta-analysis assessing the ASGE Preservation and Incorporation of Valuable Endoscopic Innovations thresholds for adopting real-time imaging-assisted endoscopic targeted biopsy during endoscopic surveillance of Barrett's esophagus. Gastrointest Endosc 2016;83:684-98.
10. Sharma P, Hawes RH, Bansal A et al. Standard endoscopy with random biopsies versus narrow band imaging targeted biopsies in Barrett's oesophagus: a prospective, international, randomised controlled trial. Gut 2013;62:15-21.
11. Shaheen NJ, Falk GW, Iyer PG et al. American College of Gastroenterology. ACG Clinical Guideline: Diagnosis and Management of Barrett's Esophagus. Am J Gastroenterol 2016;111:30-50.
12. Shimizu Y, Omori T, Yokoyama A et al. Endoscopic diagnosis of early squamous neoplasia of the esophagus with iodine staining: high-grade intra-epithelial neoplasia turns pink within a few minutes. J Gastroenterol Hepatol 2008;23:546–550.
13. Japan Esophageal Society. Japanese classification of esophageal cancer. 10th English edn. Tokyo: Kanehara & Co Ltd; 2008.
14. Oyama T, Momma K. A new classification of magnified endoscopy for superficial esophageal squamous cell carcinoma. Esophagus 2011;8:247–51.
15. Inoue H, Kaga M, Ikeda H et al. Magnification endoscopy in esophageal squamous cell carcinoma: a review of the intrapapillary capillary loop classification. Ann Gastroenterol 2015;28:41–48.
16. Arima M, Tada M, Arima H. Evaluation of microvascular patterns of superficial esophageal cancers by magnifying endoscopy. Esophagus 2005;2:191–7.

17. Goda K, Tajiri H, Ikegami M et al. Magnifying endoscopy with narrow band imaging for predicting the invasion depth of superficial esophageal squamous cell carcinoma. Dis Esophagus 2009;22:453-60.
18. Yao K. The endoscopic diagnosis of early gastric cancer. Ann Gastroenterol 2013;26:11-22.
19. Zhang Q, Chen ZY, Chen CD et al. Training in early gastric cancer diagnosis improves the detection rate of early gastric cancer: an observational study in China. Medicine (Baltimore) 2015;94:e384.
20. Kida M, Kobayashi K, Saigenji K. Routine chromoendoscopy for gastrointestinal diseases: indications revised. Endoscopy 2003;35:590-6.
21. Muto M, Yao K, Kaise M et al. Magnifying endoscopy simple diagnostic algorithm for early gastric cancer (MESDA-G). Dig Endosc 2016;28:379-93.
22. Yao K, Anagnostopoulos GK, Ragunath K. Magnifying endoscopy for diagnosing and delineating early gastric cancer. Endoscopy 2009;41:462-7.
23. Yao K, Iwashita A, Tanabe H et al. White opaque substance within superficial elevated gastric neoplasia as visualized by magnification endoscopy with narrow-band imaging: a new optical sign for differentiating between adenoma and carcinoma. Gastrointest Endosc 2008;68:574-80.
24. Zhang Q, Wang F, Chen ZY et al. Comparison of the diagnostic efficacy of white light endoscopy and magnifying endoscopy with narrow band imaging for early gastric cancer:a meta-analysis. Gastric Cancer 2016;19:543-52.
25. Asada-Hirayama I, Kodashima S, Sakaguchi Y et al. Magnifying endoscopy with narrow-band imaging is more accurate for determination of horizontal extent of early gastric cancers than chromoendoscopy. Endosc Int Open 2016;4: E690-8.
26. Nagahama T, Yao K, Uedo N et al. Delineation of the extent of early gastric cancer by magnifying narrow-band imaging and chromoendoscopy: a multicenter randomized controlled trial. Endoscopy 2018;50:566-76.
27. Takizawa K, Ono H, Hasuike N; Gastrointestinal Endoscopy Group (GIESG) and the Stomach Cancer Study Group (SCSG) of Japan Clinical Oncology Group. A nonrandomized, single-arm confirmatory trial of expanded endoscopic submucosal dissection indication for undifferentiated early gastric cancer: Japan Clinical Oncology Group study (JCOG1009/1010). Gastric Cancer 2021;24:479-491.
28. Hasuike N, Ono H, Boku N et al. A non-randomized confirmatory trial of an expanded indication for endoscopic submucosal dissection for interstinal-type gastric cancer (cT1a): the Japan Clinical Oncology Group study (JCOG0607). Gastric Cancer 2017; 21:114-23.
29. Yao K, Uedo N, Kamada T et al. Guidelines for endoscopic diagnosis of early gastric cancer. Dig Endosc 2020;32:663-698.
30. Kudo S, Hirota S, Nakajima T et al. Colorectal tumours and pit pattern. J Clin Pathol. 1994;47:880-885.
31. Togashi K, Hewett DG, Whitaker DA et al. The use of acetic acid in magnification chromocolonoscopy for pit pattern analysis of small polyps. Endoscopy 2006;38:613-6.
32. Zhang JJ, Gu LY, Chen XY et al. Endoscopic diagnosis of invasion depth for early colorectal carcinomas: a prospective comparative study of narrow-band imaging, acetic acid, and crystal violet. Medicine (Baltimore) 2015;94:e528.
33. dos Santos CEO, Pereira-Lima JC, Lopes CV et al. Comparative study between MBI (FICE®) and magnification chromoendoscopy with indigo carmine in the differential diagnosis of neoplastic and non-neoplastic colorectal lesions. Arq Gastroenterol 2009;46:111-115.
34. Averbach M, Zanoni EC, Corrêa PA et al. High resolution chromoendoscopy in the differential diagnosis of neoplastic and non-neoplastic polyps. Arq Gastroenterol 2003;40:99-103.
35. Watanabe T, Itabashi M, Shimada Y et al. Japanese Society for Cancer of the Colon and Rectum. Int J Clin Oncol 2015;20:207-39.
36. Kanao H, Tanaka S, Oka S et al. Clinical significance of type V(I) pit pattern subclassification in determining the depth of invasion of colorectal neoplasms. World J Gastroenterol 2008;14:211-7.
37. Matsuda T, Fujii T, Saito Y et al. Efficacy of the invasive/non-invasive pattern by magnifying chromoendoscopy to estimate the depth of invasion of early colorectal neoplasms. Am J Gastroenterol 2008;103:2700-6.
38. Sakamoto T, Matsuda T, Nakajima T et al. Impact of clinical experience on type V pit pattern analysis using magnifying chromoendoscopy in early colorectal cancer: a cross-sectional interpretation test. BMC Gastroenterol 2014;14:100.
39. dos Santos CE, Lima JC, Lopes CV et al. Computerized virtual chromoendoscopy versus indigo carmine chromoendoscopy combined with magnification for diagnosis of small colorectal lesions: a randomized and prospective study. Eur J Gastroenterol Hepatol 2010;22:1364-71.
40. Sano Y, Tanaka S, Kudo SE et al. Narrow-band imaging (NBI) magnifying endoscopic classification of colorectal tumors proposed by the Japan NBI Expert Team. Dig Endosc 2016;28:526-33.
41. Sano Y, Horimatsu T, Fu KI et al. Magnifying observation of microvascular architecture of colorectal lesions using a narrow-band imaging system. Dig Endosc 2006;18:S44-S51.
42. Tischendorf JJ, Wasmuth HE, Koch A et al. Value of magnifying chromoendoscopy and narrow band imaging (NBI) in classifying colorectal polyps: a prospective controlled study. Endoscopy 2007;39:1092-1096.
43. dos Santos CE, Perez HJ, Mönkemüller K et al. Observer agreement for diagnosis of colorectal lesions with analysis of the vascular pattern by image-enhanced endoscopy. Endosc Int Open 2015;3:E240-5.
44. dos Santos CEO, Moreira H, Pereira-Lima JC et al. Hyoscine butylbromide for colorectal polyp detection: prospective, randomized, placebo-controlled trial. Clinics (Sao Paulo) 2017;72:395-399.
45. Yoshida N, Yagi N, Inada Y et al. Ability of a novel blue laser imaging system for the diagnosis of colorectal polyps. Dig Endosc 2014;26:250-8.
46. Kanao H, Tanaka S, Oka S et al. Narrow-band imaging magnification predicts the histology and invasion depth of colorectal tumors. Gastrointest Endosc 2009;69:631-9.
47. Sumimoto K, Tanaka S, Shigita K et al. Clinical impact and characteristics of the narrow-band imaging magnifying endoscopic classification of colorectal tumors proposed by the Japan NBI Expert Team. Gastrointest Endosc 2017;85:816-821.
48. Abu Dayyeh BK, Thosani N, Konda V et al. ASGE Technology Committee systematic review and meta-analysis assessing the ASGE PIVI thresholds for adopting real-time endoscopic assessment of the histology of diminutive colorectal polyps. Gastrointest Endosc 2015;81:502.e1-502.e16.
49. dos Santos CE, Malaman D, Lopes CV et al. Digital chromoendoscopy for diagnosis of diminutive colorectal lesions. Diagn Ther Endosc 2012;2012:279521.
50. dos Santos CEO, Malaman D, Yoshida N et al. Blue laser imaging: a new image-enhanced endoscopy for the diagnosis of colorectal lesions. Eur J Gastroenterol Hepatol 2018;30:1514-20.
51. Kimura T, Yamamoto E, Yamano HO et al. A novel pit pattern identifies the precursor of colorectal cancer derived from sessile serrated adenoma. Am J Gastroenterol 2012;107:460-469.
52. Ishigooka S, Nomoto M, Obinata N et al. Evaluation of magnifying colonoscopy in the diagnosis of serrated polyps. World J Gastroenterol 2012;18:4308-16.
53. IJspeert JE, Bastiaansen BA, van Leerdam ME et al. Dutch Work group serrAted polypS & Polyposis (WASP). Development and validation of the WASP classification system for optical diagnosis of adenomas, hyperplastic polyps and sessile serrated adenomas/polyps. Gut 2016;65:963-70.
54. Yamada M, Sakamoto T, Otake Y et al. Investigating endoscopic features of sessile serrated adenomas/polyps by using narrow-band imaging with optical magnification. Gastrointest Endosc 2015;82:108-17.
55. Burgess NG, Pellise M, Nanda KS et al. Clinical and endoscopic predictors of cytological dysplasia or cancer in a prospective multicentre study of large sessile serrated adenomas/polyps. Gut 2016;65:437-46.
56. Murakami T, Sakamoto N, Ritsuno H et al. Distinct endoscopic characteristics of sessile serrated adenoma/polyp with and without dysplasia/carcinoma. Gastrointest Endosc 2017;85:590-600.
57. Tate DJ, Jayanna M, Awadie H et al. A standardized imaging protocol for the endoscopic prediction of dysplasia within sessile serrated polyps (with video). Gastrointest Endosc 2018;87:222-231.e2.
58. Rex DK, Ahnen DJ, Baron JA et al. Serrated lesions of the colorectum: review and recommendations from an expert panel. Am J Gastroenterol 2012;107:1315-29.
59. Zauber AG, Winawer SJ, O'Brien MJ et al. Colonoscopic polypectomy and long-term prevention of colorectal-cancer deaths. N Engl J Med 2012;366:687-96.
60. Kaminski MF, Wieszczy P, Rupinski M et al. Increased Rate of Adenoma Detection Associates With Reduced Risk of Colorectal Cancer and Death. Gastroenterology 2017;153:98-105.
61. Corley DA, Jensen CD, Marks AR et al. Adenoma detection rate and risk of colorectal cancer and death. N Engl J Med 2014;370:1298-1306.
62. Rex DK, Schoenfeld PS, Cohen J et al. Quality indicators for colonoscopy. Gastrointest Endosc 2015;81:31-53.

63. Zhao S, Wang S, Pan P et al. Magnitude, Risk Factors, and Factors Associated With Adenoma Miss Rate of Tandem Colonoscopy: A Systematic Review and Meta-analysis. Gastroenterology 2019;156:1661-74.
64. Omata F, Ohde S, Deshpande GA et al. Image-enhanced, chromo, and cap-assisted colonoscopy for improving adenoma/neoplasia detection rate: a systematic review and meta-analysis. Scand J Gastroenterol 2014;49:222-237.
65. Atkinson NSS, Ket S, Bassett P et al. Narrow-Band Imaging for Detection of Neoplasia at Colonoscopy: A Meta-analysis of Data From Individual Patients in Randomized Controlled Trials. Gastroenterology 2019;157:462-471.
66. dos Santos CEO, Malaman D, Pereira-Lima JC et al. Impact of linked-color imaging on colorectal adenoma detection. Gastrointest Endosc 2019;90:826-34.
67. dos Santos CEO, Malaman D, Arciniegas Sanmartin ID et al. Effect of Linked-color Imaging on the Detection of Adenomas in Screening Colonoscopies. J Clin Gastroenterol 2022;56:e268-e272.
68. Shinozaki S, Kobayashi Y, Hayashi Y et al. Colon polyp detection using linked color imaging compared to white light imaging: Systematic review and meta-analysis. Dig Endosc 2020;32: 874-88.
69. Wang J, Ye C, Wu K et al. The Effect of Linked Color Imaging for Adenoma Detection. A Meta-analysis of Randomized Controlled Studies. J Gastrointestin Liver Dis 2022;31:67-73.

16 Inteligência Artificial em Endoscopia Digestiva

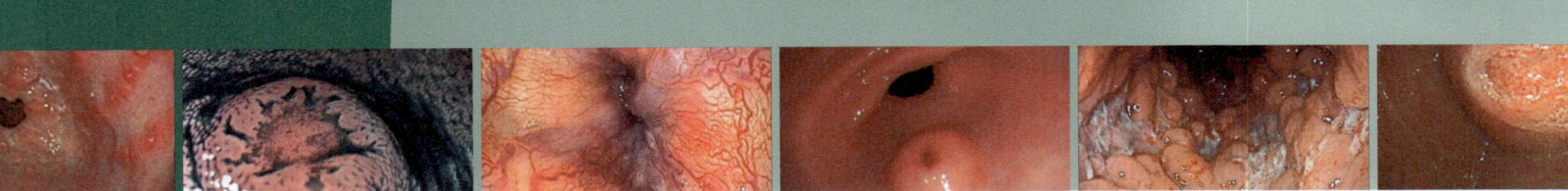

Jorge Baquerizo-Burgos ■ Maria Egas-Izquierdo ■ Carlos Robles-Medranda

INTELIGÊNCIA ARTIFICIAL – CONCEITOS BÁSICOS

A inteligência artificial (IA) é uma ciência revolucionária cujo objetivo é a interpretação e a execução de compreensões inteligentes a partir de um conjunto de modelos computacionais baseados na inteligência humana.[1] Utilizando um conjunto de algoritmos, a IA permite a criação de um sistema capaz de funcionar e pensar como humanos, com um processo de aprendizagem baseado em treinos. Esse processo de aprendizagem computacional tem a vantagem de ser concluído em menos tempo que o do ser humano.[1] A IA integra tecnologias como a aprendizagem automática (ML) e seu subconjunto aprendizagem profunda (DL)[2] (Fig. 16-1).

ML é um subgrupo da IA que se caracteriza pela utilização de modelos matemáticos para armazenar dados que, posteriormente, permitem o reconhecimento de padrões.[3] A partir dos algoritmos são criados modelos preditivos que possibilitam a análise de dados e a resolução de problemas complexos. Esses modelos preditivos melhoram com a experiência e o aprendizado obtidos e podem ser utilizados em novos dados.[3] Da mesma forma, a aprendizagem ML pode ser: supervisionada, não supervisionada e de reforço.[2,4,5] A aprendizagem supervisionada é baseada no treinamento, a partir de dados bem categorizados ou rotulados (supervisão externa). Os dados rotulados são divididos para treinamento e validação interna. Este tipo de aprendizagem é baseado em regressão, classificação e caracterização.[2-4] Por outro lado, na aprendizagem não supervisionada ou automatizada a máquina aprende a partir de dados não categorizados, permitindo que o algoritmo atue sem qualquer tipo de orientação, com base na compreensão de padrões e, portanto, necessitando de mais informações. Finalmente, a aprendizagem por reforço não requer dados ou supervisão para se alimentar, baseia-se na aprendizagem do ambiente a partir de recompensas.[2,3]

O DL é uma classe especial de algoritmos de ML, ou classe específica de redes neurais (artificiais, convolucionais e recorrentes). Baseia-se na arquitetura de redes neurais análogas às do cérebro humano.[3] Consiste em uma camada inicial que recebe uma entrada ou entrada seguida por um número oculto de camadas (mídia) antes de produzir uma saída ou saída em uma camada final (Fig. 16-2). Cada camada desta rede consiste em um grupo de neurônios ou nós que convertem (ativação) uma entrada em saída de funções matemáticas, como a função sigmoide (logística) e a função tangente hiperbólica,[2] e um coeficiente de peso, que indica a força da conexão. A saída de uma camada anterior serve de entrada para a próxima camada, e assim sucessivamente, até chegar à camada de saída e obter um resultado ou detecção.[2,3]

O desenvolvimento do modelo de detecção baseado em aprendizagem profunda inclui três fases principais. Na primeira fase é realizada a coleta de dados (imagens) e as estruturas, que serão utilizadas no aprendizado do modelo, são devidamente rotuladas para seu posterior reconhecimento. Em seguida, na segunda fase, são criadas as redes neurais (camada de entrada, camada intermediária e camada de saída). Por fim, na terceira fase, as amostras obtidas nas fases anteriores são utilizadas para treinar o modelo e sua posterior validação interna (Fig. 16-3). Desta última fase são obtidas as métricas para avaliação do desempenho do modelo.[1]

Os parâmetros ou métricas mais importantes para avaliar o desempenho do modelo são: precisão para avaliar a qualidade do modelo através da porcentagem de casos positivos detectados, sensibilidade ou *recall* é o número de verdadeiro-positivos ou capacidade de detecção correta; o valor F1 permite avaliar o desempenho combinando precisão e sensibilidade, útil quando a distribuição é desigual. A precisão é a porcentagem de casos em que o modelo está correto, ou quão próximo o resultado está de ser verdadeiro

Fig. 16-1. Tecnologias que integram a inteligência artificial.

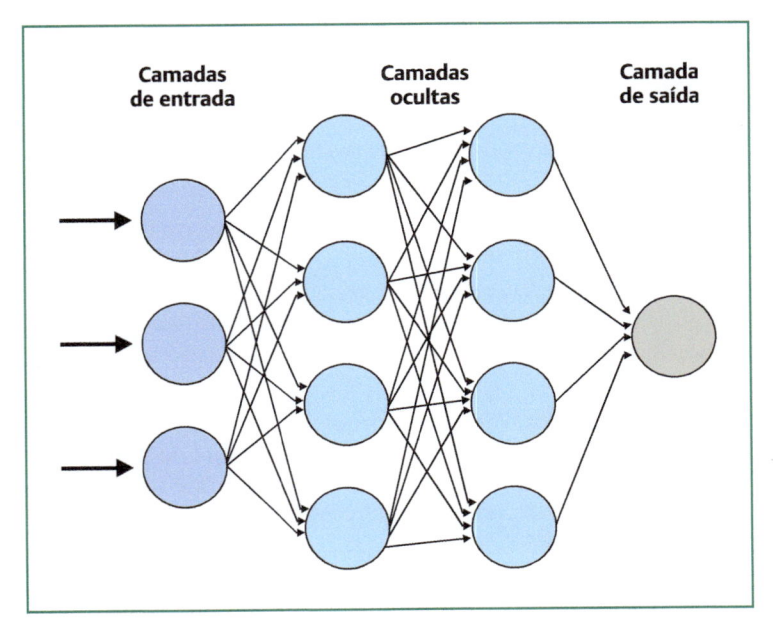

Fig. 16-2. Representação esquemática das camadas das redes neurais.

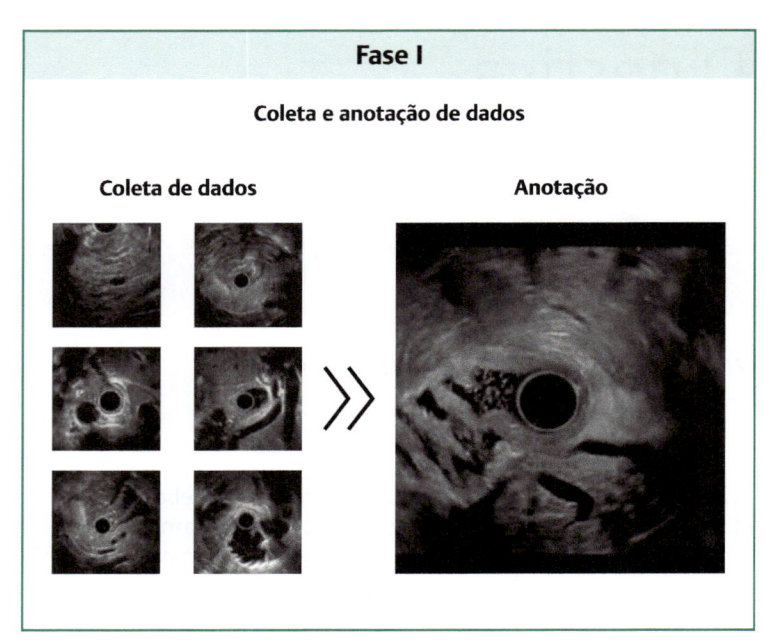

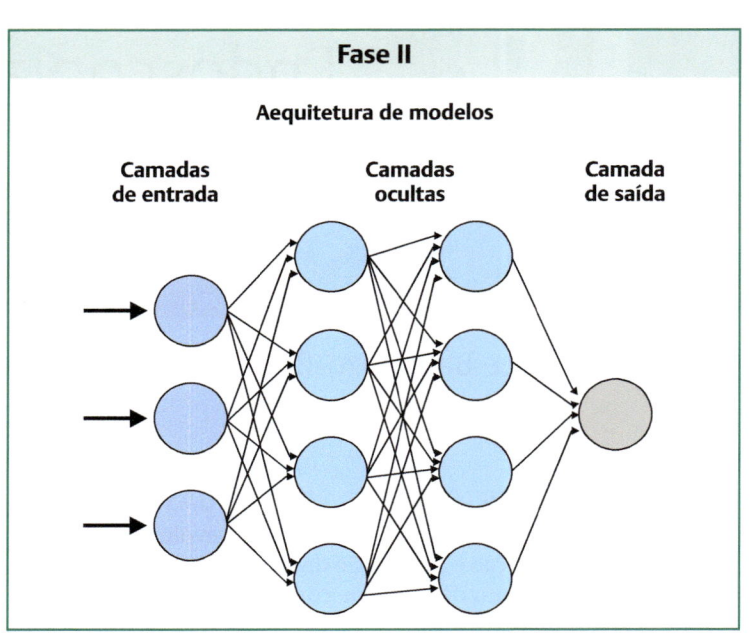

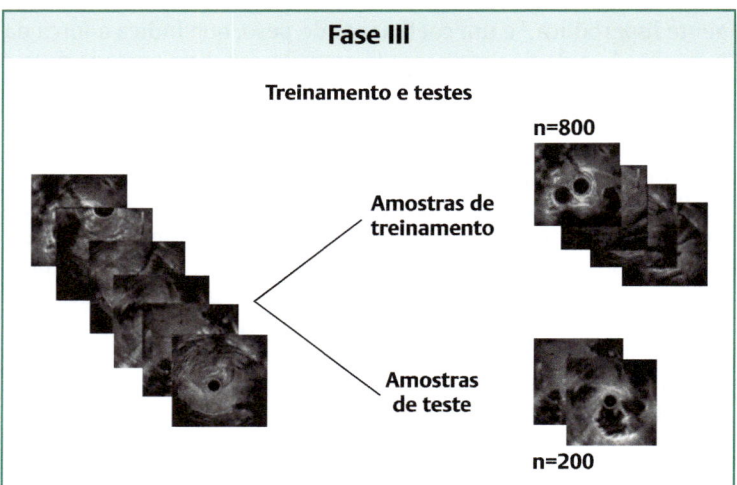

Fig. 16-3. Desenvolvimento de modelo de detecção de imagem por meio de aprendizado profundo.

Quadro 16-1. Métricas Obtidas para Avaliar o Desempenho de Modelos de Aprendizagem Profunda

Sensibilidade	A fração de amostras positivas realmente classificadas como positivas.
Especificidade	A fração de amostras negativas realmente classificadas como negativas.
VPP	A fração de amostras classificadas positivamente que são verdadeiramente positivas.
VPN	A fração de amostras classificadas negativamente que são verdadeiramente negativas.
Precisão	A fração de amostras classificadas corretamente.
Pontuação F1	Sensibilidade média harmônica e valor preditivo positivo.
IoU	O desempenho da detecção de objetos ao comparar a "verdade básica" com a detecção do modelo.

VPP: valor preditivo positivo; VPN: valor preditivo negativo; IoU: intersecção sobre união.

(Quadro 16-1). A título de exemplo, quando a precisão e a completude são altas, diz-se que o modelo desenvolvido lida muito bem com a classe; já quando a precisão é alta e o *recall* é baixo, diz-se que o modelo desenvolvido não detecta muito bem a classe, mas quando o faz é muito confiável.[1]

APLICAÇÕES CLÍNICAS DE INTELIGÊNCIA ARTIFICIAL

Dos benefícios derivados da IA, suas aplicações clínicas têm aumentado progressivamente em muitos campos da medicina, incluindo a gastroenterologia. A IA ajuda a superar os múltiplos desafios que os profissionais de saúde enfrentam durante a aquisição, análise e aplicação do conhecimento, contribuindo favoravelmente para o diagnóstico, gestão e prognóstico dos pacientes.[1] Além disso, a automatização na identificação e reconhecimento de imagens ajuda a reduzir erros derivados de fatores humanos (fadiga, carga de trabalho, entre outros).

No nível de diagnóstico foi desenvolvido um sistema conhecido como detecção e diagnóstico auxiliado por computador (CAD). O principal objetivo dos sistemas CAD é a redução do tempo durante a detecção de imagens. Por sua vez, o sistema CAD é classificado em dois grupos: detecção (detecção auxiliada por computador, CADe) e diagnóstico (diagnóstico auxiliado por computador, CADx). Assim, enquanto o CADe auxilia na localização das lesões, o CADx se encarrega de sua caracterização (ou seja, benigno e maligno).[6]

INTELIGÊNCIA ARTIFICIAL EM ENDOSCOPIA

Vários modelos foram desenvolvidos na endoscopia digestiva. Os modelos incluem um sistema de detecção de estruturas anatômicas (endoscopia digestiva alta e ecoendoscopia), que podem auxiliar na formação de profissionais médicos e servir de guia durante procedimentos endoscópicos, caracterização e estratificação de lesões pré-malignas e malignas, a fim de evitar falso-negativos e proporcionar tratamento oportuno, identificação de sangramento gastrointestinal e seu risco de recorrência, avaliação da qualidade dos exames endoscópicos, entre outros.[4]

Apesar de a automação de modelos durante a endoscopia buscar reduzir riscos derivados de fatores humanos e ambientais, entre outros, o sucesso dos modelos de inteligência artificial dependerá da qualidade e da quantidade de informações utilizadas durante seu treinamento e validação.[1,4] Da mesma forma, a validação externa, através de estudos multicêntricos e internacionais com endoscopistas especialistas, é de grande importância, antes da generalização e universalização dos resultados do treinamento.

Nas seções seguintes serão revisadas informações atualizadas sobre os usos da inteligência artificial e seu impacto de acordo com o tipo de avaliação endoscópica.

Tubo Digestório
Endoscopia Digestiva Alta

A esofagogastroduodenoscopia (EGD) é um procedimento de grande importância no diagnóstico de lesões do trato gastrointestinal superior, porém, a taxa de diagnóstico associada à atuação de cada endoscopista é variável. Os erros durante a realização da EGD são uma das principais causas de falha no diagnóstico de lesões pré-malignas e doenças esofagogastroduodenais graves. Os sistemas de IA foram desenvolvidos para superar as barreiras técnicas descritas anteriormente. Seu desenvolvimento no trato digestório superior abrange desde sua localização anatômica até a avaliação e detecção de lesões malignas e pré-malignas.[7-10]

O modelo desenvolvido por Takiyama et al., para classificação das estruturas do trato digestório superior, mostrou ótimo desempenho na identificação da laringe (AUC 1,00), esôfago (AUC 1,00), estômago (superior, médio e inferior) e duodeno (AUC 0,99).[7]

Por outro lado, no estudo multicêntrico realizado na China e apresentado por Luo et al., avaliou-se a acurácia diagnóstica do modelo GRADIS para detecção de neoplasias do trato digestório superior (esôfago e estômago). Para o desenvolvimento e a validação deste modelo foram utilizados 84.424 indivíduos e 1.036.496 de imagens endoscópicas do trato digestório superior. O modelo obteve precisão diagnóstica de 0,955 (IC 95% 0,952-0,957) durante sua validação interna e de 0,915 a 0,977 durante sua validação externa. Ao comparar seu desempenho com o de endoscopistas com diferentes níveis de especialização, obteve-se sensibilidade semelhante à dos especialistas (0,942 vs. 0,945) e maior sensibilidade, quando comparado com endoscopistas competentes (0,858) e endoscopistas em treinamento (0,824).[11]

Esôfago

A precisão no diagnóstico precoce do esôfago de Barrett (BE) e da neoplasia esofágica continua sendo um desafio para muitos endoscopistas experientes. Uma vez identificado o EB, é necessário identificar as regiões com displasia ou adenocarcinoma precoce. Os sistemas de IA foram projetados para ajudar os endoscopistas a melhorar a precisão no diagnóstico das lesões mencionadas.[12] Sistemas têm sido desenvolvidos para classificação de neoplasias, aplicando magnificação in vivo com alta precisão (89,9%), o que tem permitido o diagnóstico precoce e a diferenciação da neoplasia no esôfago de Barrett (EB).[13,14] Além disso, o sistema CAD desenvolvido e validado por de Groof et al. permitiu a classificação de imagens neoplásicas e não neoplásicas no EB, comparando-a com a atuação de 53 endoscopistas em todo o mundo. O modelo superou os endoscopistas, obtendo maior precisão (88% vs 73%), sensibilidade (93% vs 72%) e especificidade (83% vs. 74%).[15]

Por outro lado, devido à grande importância no reconhecimento e no tratamento oportuno do carcinoma de esôfago, pesquisadores desenvolveram sistemas que permitem a detecção das lesões, bem como a invasão da doença.[12,16,17] O carcinoma esofágico geralmente é detectado em estágios tardios; pequenas lesões são geralmente detectadas por endoscopistas altamente experientes[12] e, com IA, lesões menores que 10 mm podem ser reconhecidas com grande precisão (91,4%), ainda maior do que muitos endoscopistas com grande experiência (> 15 anos, 88,8%), experiência moderada (5-15 anos, 81,6%) e pouca experiência ou júnior (< 5 anos, 77,2%).[16]

A determinação da profundidade da lesão permite a seleção do tratamento (cirúrgico, endoscópico, farmacológico) e o estabelecimento do prognóstico.[17] Um dos modelos com grande acurácia diagnóstica na predição da profundidade de invasão do carcinoma espinocelular do esôfago (CEC) é o proposto por Tokai et al. Os pesquisadores utilizaram 1.751 imagens para treinamento e 291 imagens para validação; ao analisar este último obteve-se sensibilidade de 84,1% e acurácia diagnóstica de 80,9% em um tempo de avaliação de 6 segundos na estimativa da profundidade de invasão do CEC. Por sua vez, ao comparar o modelo com 13 endoscopistas, este obteve maior acurácia diagnóstica (12/13) e maior AUC (13/13).[17]

Estômago

O câncer de estômago geralmente apresenta sintomas inespecíficos em seus estágios iniciais. Em razão disso os pacientes geralmente são diagnosticados em estágios avançados da doença. O prognóstico do câncer de estômago depende da avaliação da profundidade e da detecção precoce das lesões. Foi relatado que a detecção precoce do câncer de estômago pode aumentar a sobrevida em 5 anos para 90%.[18]

Segundo Menon et al., a taxa de falso-negativos no diagnóstico de câncer de estômago precoce pode chegar a 25%.[18] Sistemas de automação buscam reduzir esse percentual com modelos que classificam imagens do estômago para monitorar pontos cegos com grande precisão,[19] modelos que detectam lesões sugestivas de câncer de estômago[11] e lesões pré-cancerosas,[20] e que avaliam a profundidade da invasão.[21]

A cromoendoscopia é um dos métodos diagnósticos utilizados para a detecção precoce de neoplasia gástrica; entretanto, durante uma sessão endoscópica, múltiplos quadros de vídeo (frames) podem ser gerados, tornando sua revisão uma tarefa exaustiva para os endoscopistas. Para evitar perdas durante a avaliação da sequência endoscópica, o modelo automatizado desenvolvido por Ali et al.[22] foi treinado para classificar quadros (normais e patológicos) com base na textura local e global. O modelo mostrou-se um auxílio diagnóstico durante a detecção precoce do câncer gástrico, reduzindo o tempo utilizado para avaliação da sequência endoscópica. Para a classificação dos quadros normais e patológicos apresentou sensibilidade, especificidade, precisão e área sob a curva de 91%, 82%, 87% e 0, respectivamente.

O modelo estudado por Wu et al.[19] (validado com 200 imagens endoscópicas) obteve alta precisão, especificidade e sensibilidade (92,5%, 94%, 91%, respectivamente) na avaliação de não malignidade, superando endoscopistas especialistas nesta tarefa.[19] Durante endoscopias digestivas em tempo real, apresentou grande desempenho automatizado na detecção precoce de adenocarcinoma gástrico com monitoramento de pontos cegos. Associado a isso, outros modelos de inteligência artificial têm demonstrado grande precisão no diagnóstico de neoplasia gastrointestinal comparável à de endoscopistas especialistas.[11,17]

Por outro lado, foram desenvolvidos modelos que, além de identificarem lesões neoplásicas, também predizem sua profundidade.[21] Nagao et al. treinaram um modelo para prever a invasão profunda do câncer gástrico usando imagens convencionais de luz branca, Narrow Band Imaging (NBI) e imagens de contraste índigo carmim. O modelo demonstrou alta precisão com base nos três sistemas (imagens de luz branca 94,5%, NBI 94,3% e índigo carmim 95,5%).[21] Da mesma forma, o modelo proposto por Tokai et al. apresentou grande precisão (80,9%) e sensibilidade (84,1%) ao avaliar a invasão profunda do carcinoma espinocelular do esôfago, obtendo maior precisão quando comparado aos endoscopistas.[17] Zhu et al. (precisão total de 89,16%) e Yoon et al. (sensibilidade de 81,7%, especificidade de 75,4%) relataram uma precisão diagnóstica do seu modelo para a avaliação da profundidade da invasão, resultados comparáveis com outros métodos convencionais. As vantagens da utilização desses modelos residem na avaliação objetiva das características macroscópicas das lesões com a redução do uso de outras técnicas invasivas (ou seja, ecoendoscopia) e do seu tempo de avaliação.[21,23,24]

Além da identificação de neoplasias, outras aplicações da inteligência artificial a nível esofagogástrico incluem a detecção da doença do refluxo gastroesofágico (DRGE)[25] e a detecção de gastrite associada ao H. pylori.[26] Os modelos desenvolvidos para auxiliar durante a classificação da DRGE com NBI alcançaram uma acurácia diagnóstica geral de 99,2% para lesões de grau AB, 100% para lesões de grau CD e 100% no grupo-controle. Portanto, são considerados muito úteis para auxiliar durante a detecção automática de lesões compatíveis com DRGE, aumentando também a acurácia diagnóstica em endoscopistas em treinamento.[25] Por outro lado, a rede neural projetada para a predição do *H. pylori* em imagens endoscópicas diagnosticou corretamente 80% dos casos negativos, 84% de casos erradicados e 48% de casos positivos. Os autores deste estudo enfatizam a utilidade deste modelo na identificação de pacientes que necessitam de teste confirmatório para *H. pylori* com base em resultados endoscópicos e recomendam seu uso como auxílio diagnóstico.[26]

Endoscopia por Cápsula

A endoscopia por cápsula, como procedimento não invasivo, permite a detecção e a classificação de lesões (sangramento, úlceras e pólipos), a avaliação da motilidade intestinal, a avaliação da doença celíaca, entre outras patologias que afetam especialmente o intestino delgado. Porém, a avaliação do grande número de imagens obtidas (> 60.000 imagens) e a dificuldade de manuseio direcional da cápsula (totalmente dependente do peristaltismo do trato digestório) tornam seu estudo longo (de 45 minutos a 8 horas) e tedioso. Para superar as dificuldades técnicas derivadas deste procedimento, buscou-se sua automatização a partir da IA.[27]

Os modelos de IA para endoscopia por cápsula basearam seu desenvolvimento em DL. A classificação e a categorização das imagens é realizada utilizando máquinas de vetores de suporte (SVM). Através do SVM, linear ou não linear, os dados são separados por hiperplanos de duas ou mais dimensões. Após a utilização dos parâmetros do Kernel, é alcançado o hiperplano "ideal" que cria "fronteiras" para a categorização dos dados (Fig. 16-4).[27,28] Após a categorização, os algoritmos DLs são formados, criando assim redes neurais artificiais (percepção multicamadas).[28,29]

Atualmente os modelos de IA para endoscopia por cápsula incluem rastreamento de cápsula; detecção de pólipos, sangramento, úlceras; e o estudo de patologias do intestino delgado como doença celíaca e doença de Crohn.[26]

A nível geral, no trato gastrointestinal, modelos incorporados na cápsula endoscópica permitem sua monitorização e localização nos diferentes segmentos (boca, estômago, intestino delgado e cólon), após anulação de quadros com "ruído" (fezes, bolhas, entre outros), com sensibilidade e especificidade > 88%.[30] A avaliação das imagens de acordo com sua localização topográfica economiza tempo de estudo e aumenta a precisão diagnóstica.[30]

No estudo multicêntrico publicado por Ding *et al.*[30] foi desenvolvida uma CNN utilizando 113.426.569 imagens de 6.970 pacientes para identificação de imagens normais, inflamação, úlcera, pólipos, linfangiectasia, sangramento, doença vascular, divertículos, parasitas, entre outros. Ao comparar os resultados do modelo com os dos gastroenterologistas participantes, obteve-se uma sensibilidade de 98,88% (IC 95%, 99,67-99,96) vs. 74,57% (IC 95%, 73,05-76,03) na identificação de anormalidades por paciente e uma sensibilidade de 99,90% (IC 95%, 99,75-99,97) vs. 76,89% (IC 95% 75,58-78,15) para análise por lesão. Da mesma forma, o tempo de leitura por paciente foi menor no grupo CNN *versus* gastroenterologistas (5,9 ± 2,23 minutos vs. 96,6 ± 22,53 minutos, p < 0,001). A partir destes resultados, os investigadores concluíram que o algoritmo é uma ferramenta importante para ajudar os gastroenterologistas a analisarem imagens de endoscopia por cápsula de forma mais eficiente e precisa.[31]

Modelos para detecção de sangramento em tempo real alcançam acurácia diagnóstica de até 99%.[32-34] O modelo de Aoki *et al.*[31] (6.503 imagens de 29 pacientes detectando sangramento e 21.344 imagens de 12 pacientes com mucosa normal detectaram, com sensibilidade, especificidade e precisão de 96,63%, 99,96% e 99,89%, respectivamente. Outros modelos desenvolvidos ajudam a estratificar e prever o risco de ressangramento, a fim de fornecer tratamento oportuno e evitar endoscopias desnecessárias.[35,36]

Para detecção de úlceras e erosões, utilizou-se o modelo de Wang *et al.* (1.076 casos com úlceras, 428 casos normais) alcançaram uma acurácia diagnóstica de 92,1%.[37]

Por outro lado, para identificação de tumores, a acurácia diagnóstica varia de 86%, com sensibilidade de 88% a 97% e especificidade de 81% a 96%.[27]

Na metanálise publicada por Qin *et al.*, que incluiu uma análise de 23 estudos independentes sobre CNN em endoscopia por cápsula, sensibilidade e especificidade combinadas de 0,96 (IC 95% 0,91, 0,98) e 0,97 (IC 85% 0,93 – 0,99) foi obtido. Na detecção de úlceras e erosões; 0,97 (IC 95% 0,93-0,99) e 1,00 (IC 95% 0,99-1,00) na identificação de sangramento gastrointestinal; e 0,97 (IC 95% 0,82-0,99) e 0,98 (IC 95% 0,92-0,99) para detecção de câncer e pólipos.[37]

Os modelos desenvolvidos para identificação de doença inflamatória intestinal por meio de cápsula endoscópica alcançam, atualmente, altos níveis de precisão (83,3% a 90,8%);[38] permitindo também o reconhecimento de padrões ocultos da doença.[4]

Os modelos de IA para cápsula endoscópica têm a vantagem de possuir um banco de dados robusto alimentado com um grande número de imagens, útil para a criação da rede neural ou CNN. No entanto, em comparação com os endoscópios atuais que produzem imagens de altíssima qualidade, a qualidade da imagem da endoscopia por cápsula é baixa.[28]

Endoscopia Digestiva Baixa (Colonoscopia)

O câncer colorretal (CCR) é, atualmente, considerado uma das principais causas de morte relacionada com o câncer em homens e mulheres (segunda e terceira causas, respectivamente).[39] Para a identificação precoce de lesões pré-malignas (pólipos e adenomas), a colonoscopia continua a ser um estudo essencial. Porém, de acordo

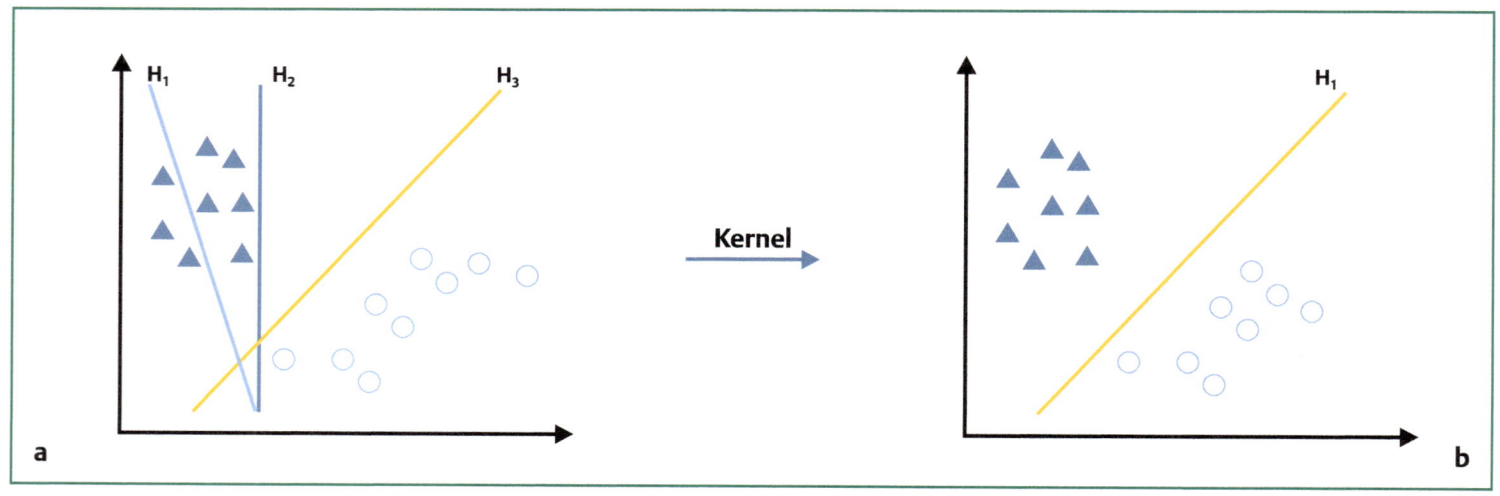

Fig. 16-4. Support Vector Machines (SVM) para classificação de dados.

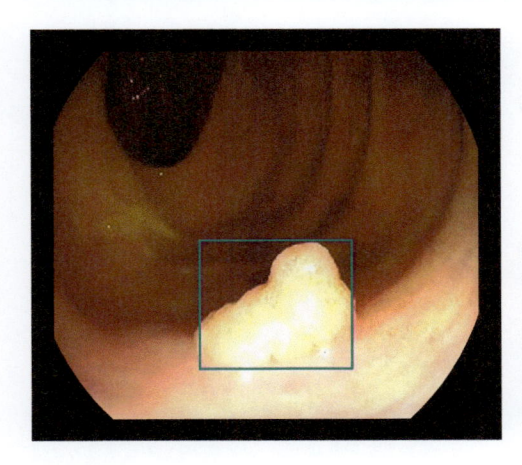

Fig. 16-5. Detecção de lesão polipoide no cólon utilizando o sistema de detecção automática assistido por IA DiscoveryTM (Pentax Medical, Hoya Group, Tóquio, Japão).

com a literatura, a identificação de aproximadamente 25% dessas lesões pode ser perdida, mesmo em mãos experientes.[40] Estas lesões pré-malignas perdidas correspondem a um risco aumentado de desenvolvimento de CCR.

Para detecção e caracterização de pólipos foram desenvolvidos sistemas automatizados. Os primeiros sistemas desenvolvidos utilizaram um número reduzido de imagens, resultando em baixa acurácia diagnóstica (72%).[41] Posteriormente, utilizando maior número de imagens, novos modelos foram treinados com maior precisão (> 95%), permitindo, atualmente, a diferenciação de pólipos e pequenos adenomas (≤ 5 mm), prevendo, por sua vez, o prognóstico do CCR, a sobrevivência dos pacientes e a invasão à distância.[41,42]

A metanálise apresentada por Hassan et al. (5 estudos randomizados, 4.354 participantes) avaliaram o desempenho dos sistemas CADe na detecção de neoplasia colorretal. Os autores obtiveram maior taxa de detecção de adenoma (RAM) nos grupos CADe em comparação aos grupos-controle (36,6% vs. 25,2%; RR, 1,44; IC 95%, 1,27-1,62, p < 0,01). Da mesma forma, a detecção de adenomas por colonoscopia (APC) foi maior nos grupos CADe, quando comparado ao grupo-controle (50,3% vs. 34,6%, RR, 1,70; IC 95%, 1,53-1,89; P < 0,01). Os autores não encontraram diferença significativa na eficiência da colonoscopia (tempo de retirada) entre os grupos CADe e controle.[68]

Robles-Medranda et al.[43] estudaram a eficiência da colonoscopia assistida por IA para a detecção de pólipos e adenomas durante estudos de triagem (Fig. 16-5). Os resultados obtidos pelos autores foram comparados de acordo com o nível de especialização dos endoscopistas (especialista vs júnior). Com o auxílio da IA durante os procedimentos endoscópicos, obteve-se aumento da RAM e da RDP de 16,5% para 18,2% e de 50,4% para 60%, respectivamente. De acordo com o nível de experiência, o aumento de RAM foi evidente no grupo júnior (10,8% para 16,2%), que atingiu o nível de especialista com o auxílio da IA.[43]

Alguns modelos de IA em colonoscopia têm a capacidade de caracterizar, imediatamente, pólipos (CADx) usando tecnologia de imagem, além da endoscopia de luz branca e imagem de banda estreita ampliada (NBI) e endomicroscopia confocal. Neste campo, um modelo desenvolvido por Sánchez-Montes et al. para a predição da classificação histológica dos pólipos alcançou acurácia diagnóstica, sensibilidade e especificidade de 91,1%, 92,3% e 89,2%, respectivamente.[38]

Além disso, características como a depressão da lesão, a convergência das dobras e o padrão capilar irregular e heterogêneo estão associados à invasão profunda de lesões pré-malignas. Os modelos CAD atuais para identificação das características descritas acima são atrativos antes de determinar o tipo de tratamento a ser realizado (por exemplo, ressecção endoscópica da mucosa).[4]

Endoscopia Biliopancreática

Apesar de atualmente estarem disponíveis alguns métodos diagnósticos (colangioscopia, colangiopancreatografia retrógrada endoscópica, ecoendoscopia) para o estudo do sistema biliopancreático, existem dificuldades na diferenciação das lesões, associados à discrepância entre seus avaliadores.

Colangioscopia

A colangioscopia, sendo uma técnica endoscópica avançada relativamente nova e sem diretrizes de treinamento estabelecidas, tem impressão visual entre os operadores sendo altamente variável.[44] Portanto, diversas classificações foram criadas para detectar malignidade com base nas características macroscópicas das lesões do ducto biliar durante o procedimento[45-48] e, através dessas classificações, reduzir essa variabilidade entre os observadores. Contudo, estas classificações estabelecidas não alcançaram esse objetivo.[44] Pelo exposto, iniciou-se recentemente o desenvolvimento de modelos de inteligência artificial com o objetivo de auxiliar os operadores na detecção de lesões malignas e na obtenção de biópsias.

Os primeiros modelos de IA em colangioscopia foram desenvolvidos para detecção de vasos sanguíneos tortuosos, mas tinham a desvantagem de serem limitados a imagens e sua utilidade em casos in vivo não era possível.[49,50] Outra limitação de tais modelos é a falta de validação clínica. No entanto, os modelos obtiveram métricas de validação interna bastante elevadas. Em seu primeiro estudo, Mascarenhas et al. desenvolveram um modelo com 6.475 imagens de colangioscopia obtidas de 85 pacientes. Após a rotulagem das imagens, o banco de dados foi dividido na proporção 80/20. Durante a validação interna foram obtidos sensibilidade, especificidade e VPP e VPN de 99,3%, 99,4%, 99,6% e 98,7%, respectivamente.[50] Então eles desenvolveram um novo trabalho, duplicando o número de imagens obtidas do mesmo número de pacientes (de 6.475 para 11.855 imagens), desta vez avaliaram a precisão do modelo na distinção entre lesões benignas e malignas. As métricas obtidas foram acurácia diagnóstica, sensibilidade, especificidade, VPP e VPN, seus valores foram 94,9%, 94,7%, 92,1%, 94,8%, 84,2%, respectivamente.[49] Ressalta-se que apesar de o modelo ter obtido excelentes parâmetros de validação interna, estes não devem ser extrapolados para sua real utilidade em casos clínicos in vivo.

Posteriormente foram realizados dois estudos com modelos de IA em tempo real. O primeiro estudo, realizado por Marya et al., avalia a aplicação clínica do modelo e compara-o com os resultados da biópsia e da citologia. Em seu estudo observa-se que o modelo RNC obteve melhor sensibilidade, especificidade e precisão que as demais modalidades. O modelo obteve sensibilidade de 93,3%, especificidade de 88,2% e precisão de 90,6%, comparado à biópsia com sensibilidade de 35,7%, especificidade de 100% e precisão de 60,9%, ou com citologia com sensibilidade de 40,0%, 100,0% e 62,5%, especificidade e precisão, respectivamente.[51] Uma das limitações do estudo foi que apenas um operador ficou encarregado de anotar cerca de 2 milhões de imagens, o que pode gerar erros e cansaço; adicionalmente.

Outro estudo realizado por Robles-Medranda et al. desenvolveu seu próprio modelo RNC capaz de detectar lesões neoplásicas em vídeos pré-gravados e em tempo real (Fig. 16-6). Após as etapas de implementação dos modelos de IA (coleta, anotação e desenho do modelo) foi realizada a validação interna do RNC e, em seguida, uma comparação clínica da interpretação da imagem entre o modelo de inteligência artificial e endoscopistas especialistas e não especialistas.[52] Este estudo multicêntrico foi realizado em duas fases. A primeira fase foi o desenvolvimento e validação de 2 modelos de inteligência artificial. No CNNv1 foram desenvolvidas 81.080 imagens de 23 pacientes, que obtiveram precisão média (mAP) de 0,298, escore F1 de 0,280, a interseção sobre a união foi de 32,3% e a perda total foi de 0,1034. Apesar de serem resultados aceitáveis, a detecção de quadros por segundo (FPS) foi baixa, com média de 5 FPS. Essa baixa detecção de FPS impediu que o modelo fosse utilizado para detecção de lesões. A validação interna do CNNv1 obteve sensibilidade, especificidade, VPP e VPN de 98,0%, 95,0%, 98,0% e 94,0%, respectivamente. À medida que o número de casos e imagens disponíveis para treinamento aumentou (de 81.080 para 198.941 imagens), juntamente com a qualidade da imagem, as métricas de validação interna aumentaram dramaticamente: mAP de 0,298 para 0,880, pontuação F1 de 0,280 para 0,738, IoU de 32,3% para 83,2%, perda total de 0,1034 a 0,0975. Sensibilidade, especificidade, VPP

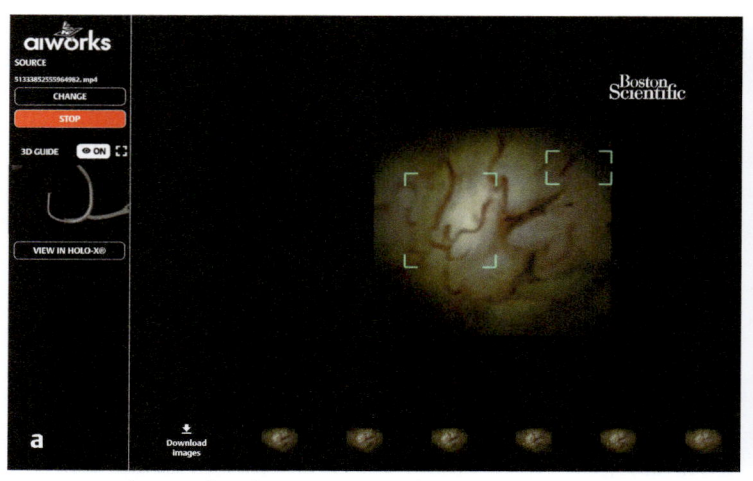

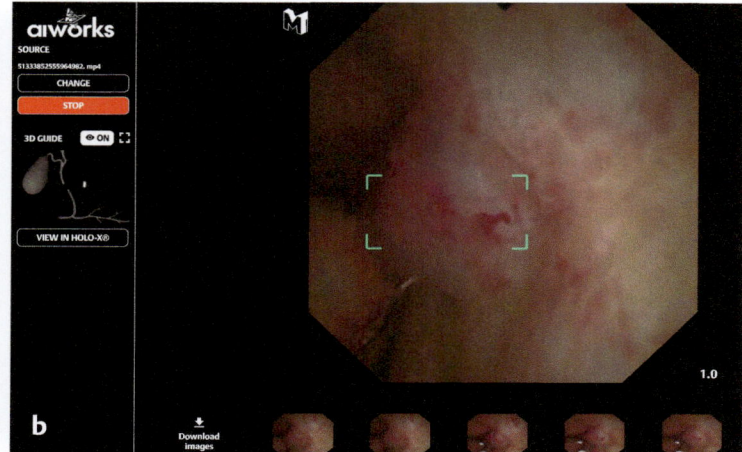

Fig. 16-6. Aplicativo de *software* AIWorks-colangioscopia (mdconsgroup, Guayaquil, Equador) de IA usando diferentes tipos de colangioscópios. (**a**) Detecção de áreas sugestivas de neoplasia com *software* de IA em colangioscópio SpyGlassTM DS (Boston Scientific, Marlborough, MA, EUA). (**b**) Detecção de áreas sugestivas de neoplasia com *software* de IA no colangioscópio do sistema microendoscópico eyeMAXTM (Micro-Tech, Nanjing, China).

e VPN para detecção de lesões neoplásicas em imagens tiveram resultados semelhantes aos obtidos por Mascarenhas *et al.*, 98,6%, 98,0%, 89,2% e 99,2%, respectivamente.[49,50,52] Porém, ao realizar a segunda fase para validação clínica em 170 pacientes, observa-se que esses valores de acurácia diagnóstica diminuem, aproximando-se dos valores do endoscopista. Durante a comparação do modelo com a impressão visual de endoscopistas especialistas e não especialistas, que utilizaram, para avaliar os 170 casos, duas classificações de lesões neoplásicas na via biliar (classificação CRM e Mendoza),[37,38] e, a seguir: a sensibilidade, especificidade, VPP e VPN do modelo foram 90,5%, 68,2%, 74,0% e 87,8%, respectivamente; os especialistas que utilizaram a classificação CRM obtiveram 89,4%, 61,4%, 70,2% e 85,3%, enquanto com a classificação de Mendoza foram 100%, 22,4%, 56,7% e 100%. Endoscopistas não especialistas tiveram resultados inferiores com ambas as classificações. Ao comparar os grupos, observa-se que o modelo de inteligência artificial foi superior tanto aos especialistas quanto aos não especialistas.[52] Este estudo demonstra a importância de realizar uma validação clínica e não extrapolar os resultados de uma validação interna para a clínica como resultado final.

Ultrassom Endoscópico

Para o manejo diagnóstico e terapêutico das patologias biliopancreáticas, a ultrassonografia endoscópica (USE) é considerada superior à tomografia e à ressonância magnética, devido à sua melhor precisão diagnóstica e à capacidade de obter imagens com melhor qualidade.[53] Mesmo com melhor qualidade de imagem e precisão diagnóstica, esses procedimentos apresentam limitações como baixa sensibilidade na diferenciação entre neoplasia mucinosa intraductal papilar (MNPI) benigna e maligna e baixa especificidade na diferenciação entre lesões malignas e pancreatite crônica.[54] Outra limitação deste procedimento é a dependência do operador, de modo que endoscopistas menos experientes podem não apreciar as diferenças entre pancreatite crônica e malignidade pancreática.[54] Por esse motivo, a aplicação da IA nesse tipo de procedimento seria benéfica e poderia influenciar a qualidade da USE realizada por endoscopistas especialistas ou estagiários e sua impressão visual.[55]

Vários estudos foram realizados para avaliar e comparar a precisão diagnóstica da EUS assistida por IA *versus* a EUS tradicional para detectar câncer de pâncreas e distinguir entre lesões crônicas e tecido normal.[53] Um estudo de Norton *et al.* demonstrou que seu modelo de IA apresentou melhor sensibilidade (100%) para diferenciação entre malignidade e inflamação, porém, a acurácia diagnóstica foi semelhante entre o modelo (80%), endoscopista cego para os resultados do procedimento (83%) e o procedimento tradicional (85%).[56] Com o seu estudo, demonstraram a possibilidade de aplicação de modelos de IA para interpretação de imagens em EUS e a sua capacidade de distinguir entre malignidade e condições crônicas, resolvendo uma das limitações anteriormente mencionadas.

Novas técnicas de EUS foram desenvolvidas e incluídas como parte do manejo do paciente. Paralelamente, diferentes tipos de IA foram concebidos para diferenciar lesões pancreáticas benignas e malignas. Para a elastografia, técnica que permite avaliar a rigidez e elasticidade dos tecidos, foi avaliada a aplicação de um modelo que permite diferenciar lesões malignas e benignas de acordo com estes parâmetros, tendo-se verificado que o referido modelo apresentava elevada sensibilidade (91,4%), especificidade (87,9%), com acurácia diagnóstica de 89,7%.[57] Esses resultados indicam a possibilidade de aplicação de modelos de IA em elastografia nos casos em que a aspiração por agulha fina guiada por EUS apresentou resultados negativos. Fizeram então uma comparação entre o uso da elastografia com IA *versus* elastografia sem IA e observa-se que a área sob a curva (AUC) do primeiro procedimento (EUS + IA) foi maior (94,0%) que a elastografia tradicional (AUC: 85,0%), sugerindo que os modelos baseados em RNC podem fornecer suporte à decisão, fornecendo interpretação de imagem rápida e precisa, quando comparado à elastografia tradicional (sem IA).[58]

Outra das limitações da USE avaliada é a diferenciação entre NPIM benigno e maligno. Os NPMI são os precursores dos adenocarcinomas pancreáticos e, uma vez que as lesões evoluem para lesões invasivas, o prognóstico dos pacientes diminui.[59] Em um estudo, eles desenvolveram um modelo de PA e investigaram se a análise de imagem pré-operatória de EUS de NPMI usando IA pode prever malignidade. Neste estudo compararam a interpretação das lesões com os diagnósticos pré-operatórios dos endoscopistas, técnicas preditivas convencionais e outras técnicas de EUS.[60] Como resultado, observa-se que o modelo AI obteve AUC de 91% para predizer malignidade. Na comparação da acurácia diagnóstica entre o modelo e a interpretação do endoscopista, observa-se que o modelo foi bem superior, com acurácia de 94% *versus* o endoscopista com 56%.[60]

Outra aplicação da IA na USE é no diagnóstico diferencial de lesões subepiteliais (LES). Hirai *et al.* avaliaram um modelo de PA que permitiu a classificação do LES em imagens ultrassonográficas endoscópicas. Eles coletaram 16.110 imagens do LES do trato gastrointestinal superior, incluindo tumores estromais gastrointestinais (GISTs), leiomiomas, schwannomas, tumores neuroendócrinos (TNEs) e pâncreas ectópico. O modelo foi capaz de classificar as lesões citadas com uma precisão de 86,1%, muito melhor que a dos endoscopistas participantes.[61] A sensibilidade, a especificidade e a acurácia diagnóstica para diferenciar o GIST de outras lesões foi de 98,8%, 67,6% e 89,3%, respectivamente.[61] Outros estudos, incluindo metanálises, que compararam a acurácia de outro modelo RNC na diferenciação do GIST de outras lesões tiveram resultados semelhantes.[3]

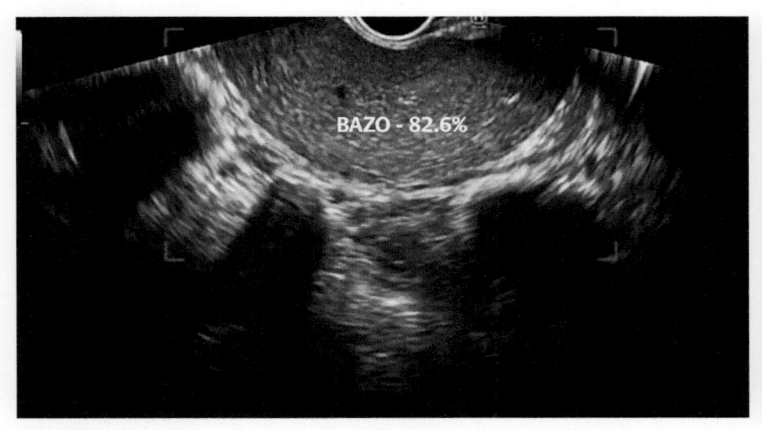

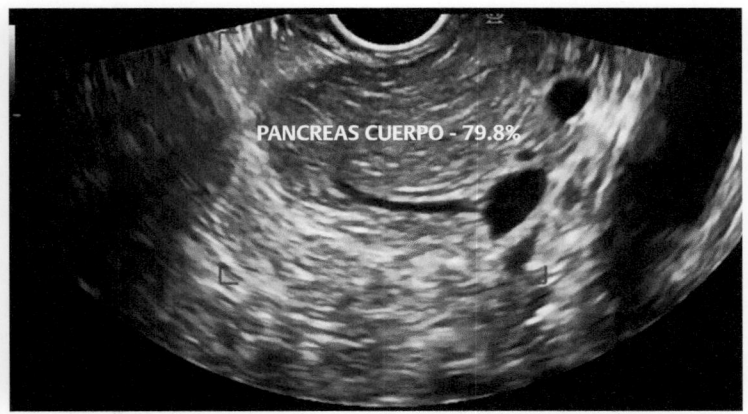

Fig. 16-7. Modelo de inteligência artificial de ultrassom endoscópico AIWorks-EUS (mdconsgroup, Guayaquil, Equador) detectando estruturas anatômicas.

Carlos Robles-Medranda *et al.* desenvolveram um sistema de EUS baseado em modelos CNN treinados para detectar estruturas anatômicas normais nas diferentes janelas avaliadas durante este procedimento avançado (mediastinal, gástrico e duodenal) (Fig. 16-7).[62] Este modelo é uma rede neural que permite a identificação de 20 estruturas anatômicas com alta sensibilidade e especificidade, que incluem aorta, coluna vertebral, arco aórtico, traqueia e janela aortopulmonar para janela mediastinal; rim esquerdo, fígado, baço, corpo do pâncreas, cauda do pâncreas, tronco celíaco, artéria esplênica, veia esplênica, veia cava inferior e glândula suprarrenal na janela gástrica; rim direito, vesícula biliar, ducto biliar comum, ampola de Vater e veia porta para a janela duodenal. A acurácia diagnóstica do modelo para detectar essas estruturas foi superior a 95%, com exceção do arco aórtico, baço, tronco celíaco e rim esquerdo. Isto indica que os modelos de inteligência artificial não são úteis apenas para detectar patologias, mas também para detectar estruturas normais,

Na crescente incidência de neoplasias biliopancreáticas em todo o mundo é importante ser capaz de fazer uma diferenciação adequada entre lesões tumorais malignas de lesões benignas ou tecidos normais. A aplicação da inteligência artificial na endoscopia biliopancreática vem sendo avaliada há muito tempo, apresentando resultados promissores. A IA e a sua aplicação na medicina devem ser consideradas benéficas porque ajudarão a superar as limitações destes procedimentos complexos (colangioscopia e EUS).

Modelos de inteligência artificial para endoscopia digestiva podem melhorar a impressão visual dos endoscopistas e aproximar a precisão entre profissionais menos experientes daqueles considerados especialistas, além de auxiliar na detecção de lesões e determinar invasão tecidual. Espera-se que, no futuro, a formação tradicional possa ficar para trás e que os centros em todo o mundo possam melhorar a formação de profissionais por meio da aplicação de tecnologias precisas que possam reduzir a curva de aprendizagem destes procedimentos e a lacuna entre endoscopistas especialistas e menos experientes.

REFERÊNCIAS BIBLIOGRÁFICAS

1. Ramesh AN, Kambhampati C, Monson JRT, et al. Artificial intelligence in medicine. Ann R Coll Surg Engl. 2004;86(5):334-8.
2. Tonozuka R, Mukai S, Itoi T. The role of artificial intelligence in endoscopic ultrasound for pancreatic disorders. Diagnostics (Basel) 2020 Dec 24;11(1):18.
3. Minoda Y, Ihara E, Fujimori N, et al. Efficacy of ultrasound endoscopy with artificial intelligence for the differential diagnosis of non-gastric gastrointestinal stromal tumors. Sci Rep. 2022 Oct 5;12(1):16640.
4. Kröner PT, Engels MM, Glicksberg BS, et al. Artificial intelligence in gastroenterology: A state-of-the-art review. World J Gastroenterol. 2021 Oct 28;27(40):6794-824.
5. Yu KH, Beam AL, Kohane IS. Artificial intelligence in healthcare. Nat Biomed Eng. 2018;2(10):719-31.
6. Firmino M, Angelo G, Morais H, et al. Computer-aided detection (CADe) and diagnosis (CADx) system for lung cancer with likelihood of malignancy. Biomed Eng Online. 2016 Jan 6;15(1):2.
7. Takiyama H, Ozawa T, Ishihara S, et al. Automatic anatomical classification of esophagogastroduodenoscopy images using deep convolutional neural networks. Sci Rep. 2018;8(1):7497.
8. van der Sommen F, Zinger S, Curvers WL, et al. Computer-aided detection of early neoplastic lesions in Barrett's esophagus. Endoscopy. 2016;48(7):617-24.
9. Kumagai Y, Takubo K, Kawada K, et al. Diagnosis using deep-learning artificial intelligence based on the endocytoscopic observation of the esophagus. Esophagus. 2019;16:180-7.
10. Horie Y, Yoshio T, Aoyama K, et al. Diagnostic outcomes of esophageal cancer by artificial intelligence using convolutional neural networks. Gastrointest Endosc. 2019;89:25-32.
11. Luo H, Xu G, Li C, et al. Real-time artificial intelligence for detection of upper gastrointestinal cancer by endoscopy: a multicentre, case-control, diagnostic study. Lancet Oncol. 2019 Dec;20(12):1645-54.
12. Cao JS, Lu ZY, Chen MY et al. Artificial intelligence in gastroenterology and hepatology: status and challenges. World J Gastroenterol. 2021 Apr 28;27(16):1664-90.
13. Hashimoto R, Requa J, Dao T, et al. Artificial intelligence using convolutional neural networks for real-time detection of early esophageal neoplasia in Barrett's esophagus (with video). Gastrointest Endosc. 2020;91:1264-71.e1
14. Ebigbo A, Mendel R, Probst A, et al. Real-time use of artificial intelligence in the evaluation of cancer in Barrett's oesophagus. Gut. 2020;69:615-6.
15. de Groof AJ, Struyvenberg MR, van der Putten J, et al. Deep-learning system detects neoplasia in patients with barrett's esophagus with higher accuracy than endoscopists in a multistep training and validation study with benchmarking. Gastroenterology. 2020 Mar;158(4):915-29.e4.
16. Cai SL, Li B, Tan WM, et al. Using a deep learning system in endoscopy for screening of early esophageal squamous cell carcinoma (with video). Gastrointest Endosc. 2019;90:745-53.
17. Tokai Y, Yoshio T, Aoyama K, et al. Application of artificial intelligence using convolutional neural networks in determining the invasion depth of esophageal squamous cell carcinoma. Esophagus. 2020;17:250-56.
18. Menon S, Trudgill N. How commonly is upper gastrointestinal cancer missed at endoscopy? Endosc Int Open. 2014;2:E46-E50.
19. Wu L, Zhang J, Zhou W, et al. Randomised controlled trial of WISENSE, a real-time quality improving system for monitoring blind spots during esophagogastroduodenoscopy. Gut. 2019;68:2161-9.
20. Ali H, Yasmin M, Sharif M, et al. Computer assisted gastric abnormalities detection using hybrid texture descriptors for chromoendoscopy images. Comput Methods Programs Biomed. 2018 Apr;157:39-47.
21. Nagao S, Tsuji Y, Sakaguchi Y, et al. Highly accurate artificial intelligence systems to predict the invasion depth of gastric cancer: efficacy of conventional white-light imaging, nonmagnifying narrow-band imaging, and indigo-carmine dye contrast imaging. Gastrointest Endosc. 2020;92:866-873.:e1.
22. Sakai Y, Takemoto S, Hori K, et al. Automatic detection of early gastric cancer in endoscopic images using a transferring convolutional neural network. *Conf Proc IEEE Eng Med Biol Soc* 2018;2018:413841.
23. Tsujii Y, Kato M, Inoue T, et al. Integrated diagnostic strategy for the invasion depth of early gastric cancer by conventional endoscopy and EUS. Gastrointest Endosc. 2015 Sep;82(3):452-9.

24. Wang CC, Chiu YC, Chen WL et al. A deep learning model for classification of endoscopic gastroesophageal reflux disease. Int J Environ Res Public Health. 2021 Mar 2;18(5):2428.
25. Shichijo S, Endo Y, Aoyama K, et al. Application of convolutional neural networks for evaluating Helicobacter pylori infection status on the basis of endoscopic images. Scand J Gastroenterol. 2019 Feb;54(2):158-63.
26. Le Berre C, Sandborn WJ, Aridhi S, et al. Application of artificial intelligence to gastroenterology and hepatology. Gastroenterology. 2020 Jan;158(1):76-94.e2.
27. Pannala R, Krishnan K, Melson J, et al. Artificial intelligence in gastrointestinal endoscopy. VideoGIE. 2020 Nov 9;5(12):598-613.
28. Seguí S, Drozdzal M, Pascual G. et al. Generic feature learning for wireless capsule endoscopy analysis. Comput Biol Med. 2016 Dec 1;79:163-72.
29. Chen H, Wu X, Tao G, et al. Automatic content understanding with cascaded spatial–temporal deep framework for capsule endoscopy vídeos. Neurocomputing. 2017;229:77-87.
30. Ding Z, Shi H, Zhang H, et al. Gastroenterologist-level identification of small-bowel diseases and normal variants by capsule endoscopy using a deep-learning model. Gastroenterology. 2019 Oct;157(4):1044-54.e5.
31. Aoki T, Yamada A, Kato Y, et al. Automatic detection of blood content in capsule endoscopy images based on a deep convolutional neural network. J Gastroenterol Hepatol. 2020 Jul;35(7):1196-200.
32. Xiao Jia, Meng MQ. A deep convolutional neural network for bleeding detection in Wireless Capsule Endoscopy images. Annu Int Conf IEEE Eng Med Biol Soc. 2016;2016:639-42.
33. Usman MA, Satrya GB, Usman MR, et al. Detection of small colon bleeding in wireless capsule endoscopy videos. Comput Med Imaging Graph. 2016;54:16-26.
34. Leenhardt R, Vasseur P, Li C, et al. A neural network algorithm for detection of GI angiectasia during small-bowel capsule endoscopy. Gastrointest Endosc. 2019;89:189-94.
35. Sengupta N, Tapper EB. Derivation and internal validation of a clinical prediction tool for 30-day mortality in lower gastrointestinal bleeding. Am J Med. 2017;130:601.e1-601.:e8.
36. Soffer S, Klang E, Shimon O, et al. Deep learning for wireless capsule endoscopy: a systematic review and meta-analysis. Gastrointest Endosc. 2020;92:831-9.e8.
37. Qin K, Li J, Fang Y, et al. Convolution neural network for the diagnosis of wireless capsule endoscopy: a systematic review and meta-analysis. Surg Endosc. 2022 Jan;36(1):16-31.
38. Khorasani HM, Usefi H, Peña-Castillo L. Detecting ulcerative colitis from colon samples using efficient feature selection and machine learning. *Sci Rep* 2020;10:13744.
39. Wang P, Berzin TM, Glissen Brown JR, et al. Real-time automatic detection system increases colonoscopic polyp and adenoma detection rates: a prospective randomized controlled study. Gut. 2019 Oct;68(10):1813-9.
40. Zhao S, Wang S, Pan P, et al. Magnitude, risk factors, and factors associated with adenoma miss rate of tandem colonoscopy: a systematic review and meta-analysis. Gastroenterology. 2019;156(6):1661-74e11.
41. Gohari MR, Biglarian A, Bakhshi E, et al. Use of an artificial neural network to determine prognostic factors in colorectal cancer patients. Asian Pac J Cancer Prev. 2011;12:1469-72.
42. Biglarian A, Bakhshi E, Gohari MR, Khodabakhshi R. Artificial neural network for prediction of distant metastasis in colorectal cancer. Asian Pac J Cancer Prev. 2012;13:927-30.
43. Robles-Medranda C, Cifuentes-Gordillo C, Arevalo-Mora M, et al. Real-time computer-aided polyp and adenoma detection during screening colonoscopy in expert and non-expert endoscopists: a single center study. Endoscopy 2023;55(S 02):S232-S233.
44. Kahaleh M, Gaidhane M, Raijman I, et al. Digital cholangioscopic interpretation: when north meets the south. United European Gastroenterology 2019;7(8).
45. Robles-Medranda C, Valero M, Soria-Alcivar M, et al. Reliability and accuracy of a novel classification system using peroral cholangioscopy for the diagnosis of bile duct lesions. Endoscopy. 2018;50(11):1059-70.
46. Robles-Medranda C, Oleas R, Sánchez-Carriel M. et al. Vascularity can distinguish neoplastic from non-neoplastic bile duct lesions during digital single-operator cholangioscopy. Gastrointest Endosc. 2021;93(4):935-41.
47. Kahaleh M, Gaidhane M, Shahid HM, et al. Digital single-operator cholangioscopy interobserver study using a new classification: the Mendoza Classification (with video). Gastrointest Endosc. 2022;95(2):319-26.
48. Sethi A, Tyberg A, Slivka A, et al. Digital Single-operator Cholangioscopy (DSOC) Improves Interobserver Agreement (IOA) and Accuracy for Evaluation of Indeterminate Biliary Strictures: The Monaco Classification. J Clin Gastroenterol. 2022;56(2):e94-e97.
49. Saraiva MM, Ribeiro T, Ferreira JPS. et al. Artificial intelligence for automatic diagnosis of biliary stricture malignancy status in single-operator cholangioscopy: a pilot study. Gastrointest Endosc. 2022;95(2):339-48.
50. Pereira P, Mascarenhas M, Ribeiro T, et al. Automatic detection of tumor vessels in indeterminate biliary strictures in digital single-operator cholangioscopy. Endosc Int Open. 2022;10(03):E262-8.
51. Marya NB, Powers PD, Petersen BT, et al. Identification of patients with malignant biliary strictures using a cholangioscopy-based deep learning artificial intelligence (with video). Gastrointest Endosc. 2023 Feb;97(2):268-78.e1.
52. Robles-Medranda C, Baquerizo-Burgos J, Alcívar-Vásquez J, et al. Artificial intelligence for diagnosing neoplasia on digital cholangioscopy: development and multicentric validation of a convolutional neural network model. Endoscopy. 2023 Aug;55(8):719-27.
53. Dahiya DS, Al-Haddad M, Chandan S, et al. Artificial intelligence in endoscopic ultrasound for pancreatic cancer: where are we now and what does the future entail? J Clin Med. 2022;11(24):7476.
54. Shahidi N, Ou G, Lam E, et al. When trainees reach competency in performing endoscopic ultrasound: a systematic review. Endosc Int Open. 2017;05(04):E239-43.
55. Goyal H, Mann R, Gandhi Z, et al. Application of artificial intelligence in pancreaticobiliary diseases. Ther Adv Gastrointest Endosc. 2021;14:1-12.
56. Norton ID, Zheng Y, Wiersema MS, et al. Neural network analysis of EUS images to differentiate between pancreatic malignancy and pancreatitis. Gastrointest Endosc. 2001;54(5):625-9.
57. Săftoiu A, Vilman P. Endoscopic ultrasound elastography endoscopic ultrasound elastography-a new imaging technique for the visualization of tissue elasticity distribution. J Gastrointestin Liver Dis. 2006;15(2):161-5.
58. Săftoiu A, Vilmann P, Gorunescu F, et al. Efficacy of an artificial neural network-based approach to endoscopic ultrasound elastography in diagnosis of focal pancreatic masses. Clinical Gastroenterology and Hepatology. 2012;10(1).
59. Brosens LAA, Hackeng WM, Offerhaus J, et al. Pancreatic adenocarcinoma pathology: Changing "landscape. J Gastrointest Oncol. 2015;6(4):358-74.
60. Kuwahara T, Hara K, Mizuno N, et al. Usefulness of deep learning analysis for the diagnosis of malignancy in intraductal papillary mucinous neoplasms of the pancreas. Clin Transl Gastroenterol. 2019;10(5):1-8.
61. Hirai K, Kuwahara T, Furukawa K, et al. Artificial intelligence-based diagnosis of upper gastrointestinal subepithelial lesions on endoscopic ultrasonography images. Gastric Cancer. 2022;25(2):382-91.
62. Robles-Medranda C, Oleas R, Del Valle RS, et al. ID: 3521955 Application of artificial intelligence for real-time anatomical recognition during endoscopic ultrasound evaluation: a pilot study. Gastrointest Endosc 2021;93(6):AB221.

II

Esôfago

17 Esofagoscopia – Exame Normal, Técnicas e Dispositivos

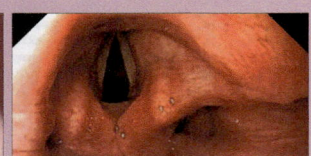

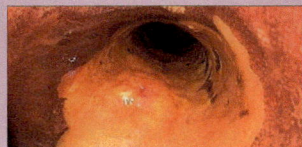

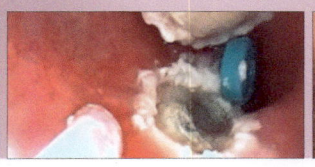

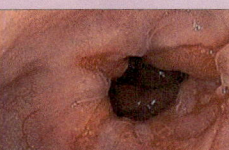

Marcos Eduardo Lera dos Santos ▪ Renzo Feitosa Ruiz ▪ Denis Feitosa Ruiz

SEQUÊNCIA DE INSPEÇÃO E ANATOMIA NORMAL

O esôfago deve ser examinado já na inserção do aparelho e não somente em sua retirada. O exame tem que ser minucioso e não apenas como uma passagem, pelo risco de negligenciar eventuais lesões (Fig. 17-1).

O curso-padrão do exame para endoscopia esofágica através da boca segue uma sequência regular. Primeiro, o endoscópio visualiza a cavidade oral, a faringe e a laringe. A língua e o palato duro são logo visualizados após a passagem pela dentição que está protegida por um bocal (Fig. 17-2). Continuando a inserção do aparelho, o endoscopista deve observar cuidadosamente a transição do palato duro para o mole, a úvula, a epiglote e, em seguida, as pregas vocais e a faringe (Fig. 17-3). Quando o endoscópio é inserido em direção ao seio piriforme pela parede da faringe (Fig. 17-4), é possível identificar o esfíncter esofágico superior (Fig. 17-5) e, logo em seguida, a porção superior do esôfago.

Normalmente, durante a introdução do aparelho, notam-se três constrições sobre a parede esofágica causadas pelo arco aórtico, pelo brônquio-fonte esquerdo e pelo diafragma.

A compressão aórtica é um marco normalmente de fácil percepção (em razão de sua pulsatilidade) e bastante útil para fins de localização, já que habitualmente se encontra em uma distância de 23-25 cm da arcada dentária superior (ADS) (Fig. 17-6). Em contraste, a pulsação cardíaca causada pelo íntimo contato da parede esofágica com o átrio esquerdo (AE) é mais observada na porção inferior do esôfago, porém, por não ser tão precisa, é pouco útil para fins de localização. A impressão cardíaca sobre o esôfago é mais comum em pacientes que apresentam cardiomegalia, principalmente do AE.

Um princípio básico que não deve ser confundido é a localização exata do aparelho em relação à parede do órgão (Fig. 17-7). Uma dica importante em casos de dúvida é progredir o aparelho até o estômago e identificar a pequena curvatura (parede lateral direita); em seguida, deve-se manter a posição neutra (não realizar movimentos rotatórios) e tracionar o aparelho para que o esôfago possa, novamente, ser reavaliado. Dessa maneira, a chance de confundir a localização de eventuais lesões diminui bastante.[1]

Durante a esofagoscopia, não é incomum detectar algumas ondulações transversais cruzando as dobras longitudinais. Estas ondulações tendem a desaparecer durante o relaxamento peristáltico ou quando o endoscopista insufla o lúmen.

A introdução do endoscópio no esôfago, quando realizada sob sedação consciente, muitas vezes causa náuseas, o que pode levar

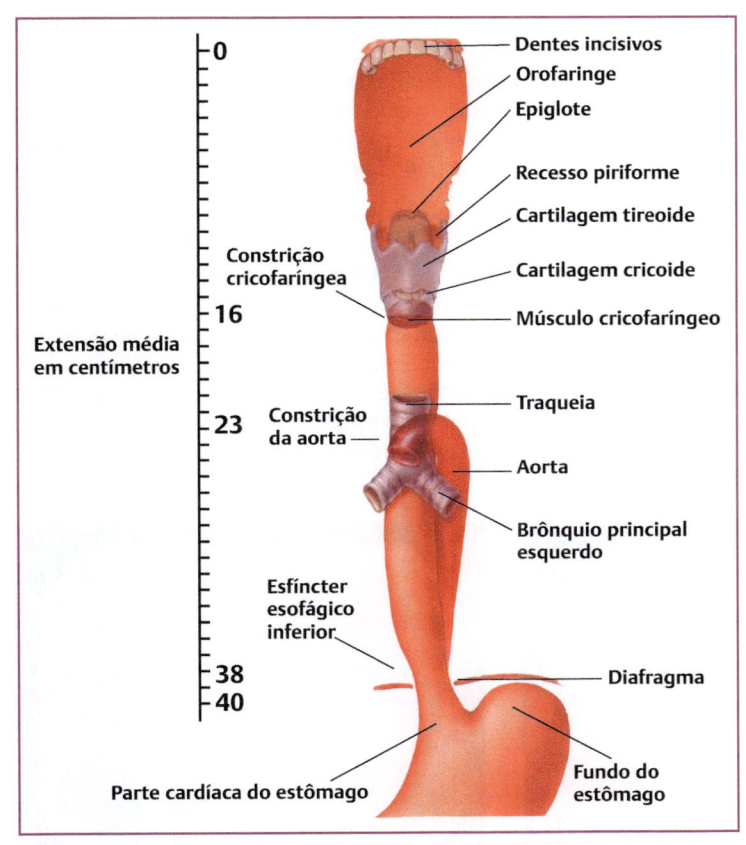

Fig. 17-1. Ilustração esquemática do esôfago. (Fonte: Netter, Frank H. Atlas de Anatomia Humana. 2. ed. Porto Alegre, 2000.)

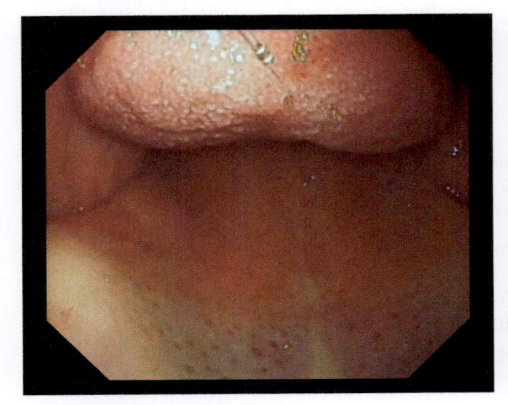

Fig. 17-2. Visão na introdução.

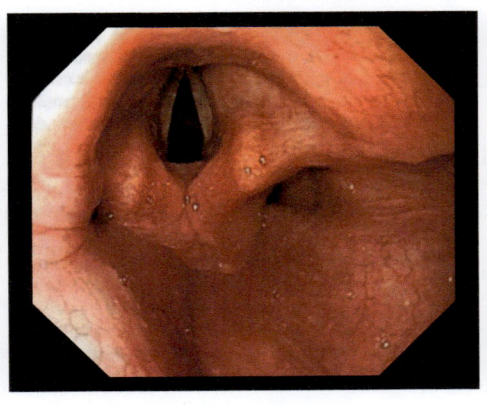

Fig. 17-3. Epiglote, laringe e hipofaringe.

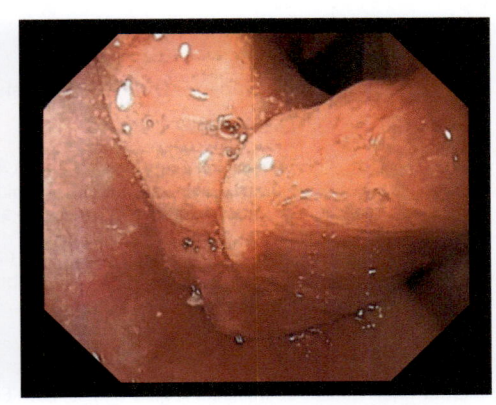

Fig. 17-4. Hipofaringe e seio piriforme direito.

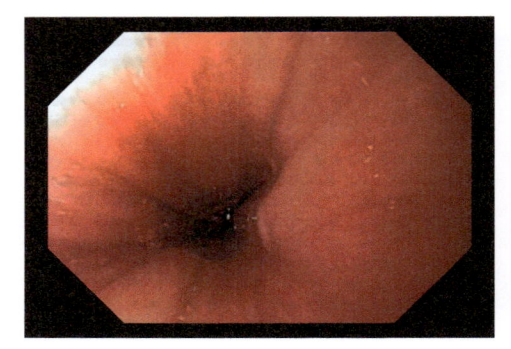

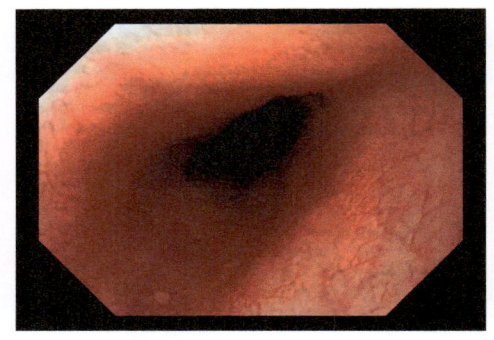

Fig. 17-5. Constrição no nível da região do cricofaríngeo.

Fig. 17-6. Esôfago torácico.

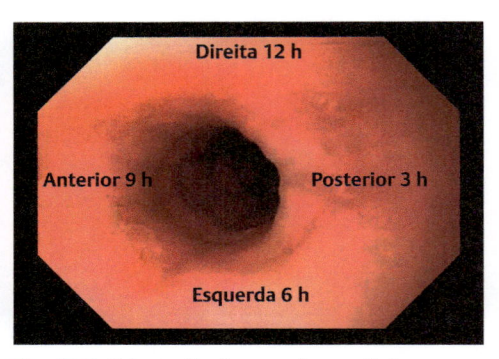

Fig. 17-7. Orientação das paredes esofágicas com o paciente em decúbito lateral esquerdo.[3]

a aumento do movimento esofágico, dificultando o exame. Nessas situações, um prolapso da mucosa gástrica pode ser observado na extremidade inferior do esôfago, mas não deve ser confundido com um achado anormal. Outra situação que não é incomum, nesses casos, é a laceração superficial da mucosa na topografia da junção esofagogástrica (síndrome de Mallory-Weiss), o que, por vezes, pode causar sangramentos vultosos.

Quando o esfíncter esofagogástrico está relaxado (Fig. 17-8), o lúmen da junção geralmente é redondo. Entre os jovens, a vascularização submucosa é bem visível e frequentemente é observada logo acima da junção epitelial escamocolunar.

Finalmente, a junção epitelial escamocolunar, também conhecida como linha denteada ou linha Z (Fig. 17-9), é facilmente detectável. Nos idosos, esta linha pode ser mais visível uma vez que a mucosa esofágica inferior é mais pálida.[2] Normalmente, a linha denteada é regular e visível como uma demarcação nítida do tipo anel, mas uma linha irregular não é incomum. Além disso, às vezes pode haver extensões do tipo projeção digitiforme da mucosa gástrica estendendo-se proximalmente. Outras variações típicas incluem ilhotas da mucosa gástrica rodeadas por mucosa esofágica.

O esôfago inferior geralmente é mais esbranquiçado que as porções superiores, sendo este contraste mais visível entre os idosos (Fig. 17-10 e Quadro 17-1).[3]

O esôfago é revestido por epitélio escamoso, que é constituído por células planas quando visualizadas em preparações histológicas.

A visualização endoscópica do esôfago demonstra um tubo com coloração rósea e com discretas dobras longitudinais em todo o seu curso. Sua porção superior muitas vezes não exibe movimentos peristálticos, já que é constituída de musculatura estriada; por sua vez, esses movimentos são frequentes nos dois terços distais onde a musculatura é lisa. Não é raro, principalmente para endoscopistas menos experientes, que achados normais sejam confundidos com alterações patológicas.[4,5]

Desses, os principais são:

- *Acantose glicogênica:* são lesões elevadas que medem, na sua maioria, entre 2 e 5 mm, coloração branco-acinzentada e superfícies regulares. São causadas por hipertrofia secundária ao aumento do glicogênio intracelular (Figs. 17-11 a 17-13).
- *Heterotopia de mucosa gástrica:* é resultado de uma falha no processo de epitelização que se inicia no esôfago médio e estende-se para o proximal e o distal. Essa falha gera um epitélio colunar remanescente

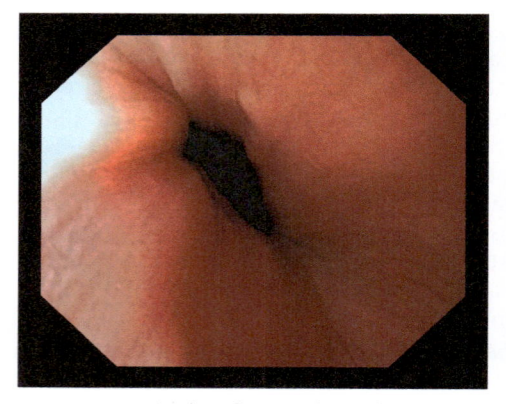

Fig. 17-8. Região do esfíncter inferior do esôfago com trama vascular submucosa.

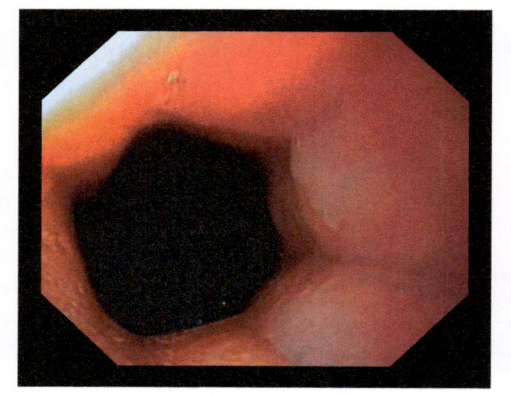

Fig. 17-9. Imagem endoscópica da linha Z.

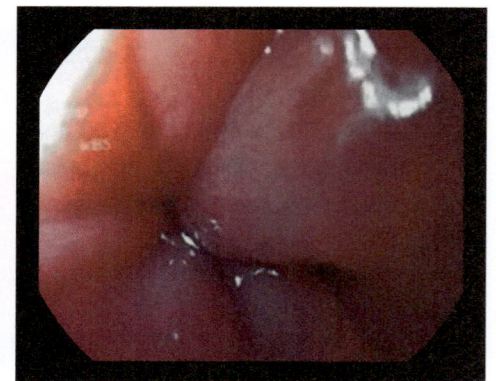

Fig. 17-10. Mucosa nacarada prejudicando visualização de vasos SM.

Quadro 17-1. O Esôfago Pode Ser Dividido Topograficamente em Três Regiões

Esôfago	Localização	Característica
Cervical	Começa 15-18 cm a partir da ADS, no EES. Está próximo à cartilagem cricoide e à 5ª e 6ª vértebras cervicais, com 3-4 cm de extensão, até a região do manúbrio	Difícil visualização pela presença da compressão do músculo cricofaríngeo. A compressão pela artéria subclávia esquerda aberrante, na região do esôfago cervicotorácico, pode determinar a disfagia lusória (Fig. 17-11)
Torácico	Tem início próximo aos 20 cm da ADS e vai até, aproximadamente, a 11ª vértebra torácica	Compressão extrínseca em parede anterolateral esquerda pelo arco da aorta aos 23-25 cm da ADS. Em parede posterior, distal à compressão aórtica, aos 28-30 cm, compressão pelo BFE. Logo abaixo, aos 30-35 cm, o batimento AE pode ser percebido, principalmente, na presença de cardiomegalia
Abdominal	Se inicia na região da JEG, com EEI e pinçamento diafragmático	A transição esofagogástrica deve ser observada em retroflexão do aparelho (Fig. 17-12)

ADS = arcada dentária superior; AE = átrio esquerdo; BFE = brônquio fonte esquerdo; EES = esfíncter esofágico superior; EEI = esfíncter esofágico inferior; JEG = junção esofagogástrica.

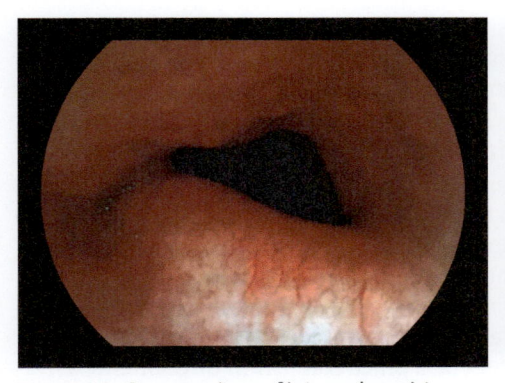

Capítulo 17 ▪ Esofagoscopia – Exame Normal, Técnicas e Dispositivos

Fig. 17-11. Compressão esofágica pela artéria subclávia esquerda aberrante.

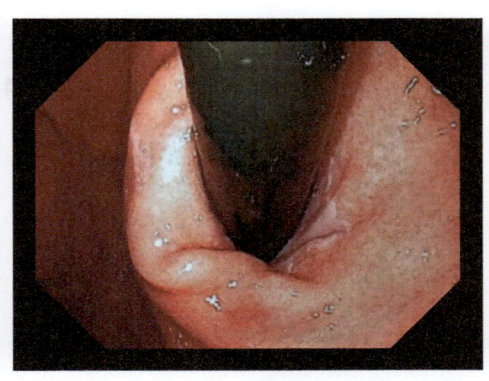

Fig. 17-12. Transição esofagogástrica observada em retrovisão.

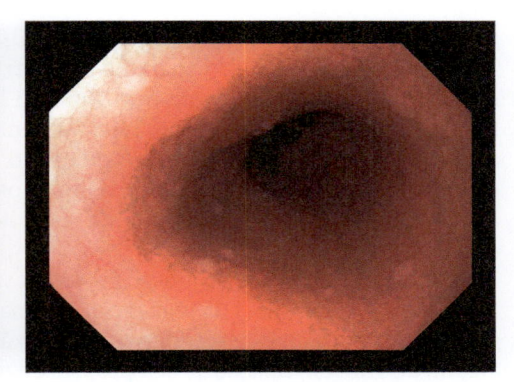

Fig. 17-13. Acantose glicogênica.

envolto por epitélio escamoso. A heterotopia pode secretar ácido clorídrico e também ser infectada por *H. pylori*. Endoscopicamente, mostra-se como um epitélio de coloração rosa salmão e aspecto aveludado. Normalmente é assintomático, mas há raros relatos onde evoluíram para adenocarcinoma e também para úlceras esofágicas causadas pela secreção de ácido (Figs. 17-14 e 17-15).

- *Flebectasias:* apresentam-se como dilatações venosas focais, de aspecto nodular, em sua maioria medindo menos de 5 mm, com coloração azulada e recobertas por mucosa íntegra (Fig. 17-16).

DISPOSITIVOS DE ENDOSCOPIA RÍGIDA *VERSUS* FLEXÍVEL

A endoscopia esofágica rígida não só precede o uso de dispositivos flexíveis, mas está conectada aos estágios iniciais da endoscopia na segunda metade do século XIX. Como o esôfago é mais fácil de visualizar do que a cavidade gástrica, os esofagoscópios rígidos estavam entre os primeiros dispositivos a serem testados na prática clínica. Problemas com perfuração e iluminação rapidamente se seguiram, mas foi só em 1911 que os primeiros dispositivos endoscópicos semiflexíveis começaram a ser experimentados.[6]

Hoje, os dispositivos de endoscopia rígida empregam uma série de lentes, enquanto os endoscópios flexíveis usam fibras ópticas para fornecer luz e transmitir imagem.

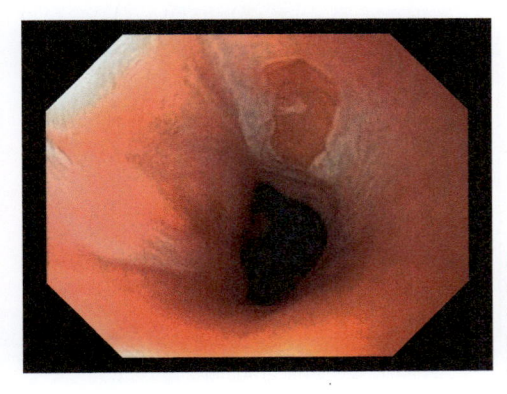

Fig. 17-14. Ectopia de mucosa gástrica (imagem cedida – Serviço de Gastroenterologia HUCFF-UFRJ).

Os endoscópios são equipados com um ou dois (nos casos dos terapêuticos) canais extras para que o endoscopista possa controlar acessórios como: fórceps para manipular amostras, cateteres para injeção de soluções, gases (argônio), clipes e diversos outros tipos de dispositivos.

O tópico da endoscopia rígida *versus* flexível do esôfago já foi muito debatido. Apesar de, na prática, a endoscopia rígida quase ter caído em desuso, os tubos rígidos ainda podem ser úteis, especialmente na remoção de corpos estranhos impactados, principalmente em crianças. Uma das vantagens da endoscopia flexível é que essa geralmente pode ser realizada sob anestesia local associada ou não a uma sedação consciente ou profunda, e em ambiente ambulatorial, com pacientes se recuperando rapidamente e, por vezes, evitando a admissão hospitalar. No entanto, a endoscopia rígida é realizada sob anestesia geral e pode, portanto, ser mais confortável aos pacientes. A maioria dos autores que compararam os dois métodos para o manuseio de corpos estranhos encontrou taxas de extração semelhantes entre as duas abordagens,[7] no entanto, autores recomendam que a endoscopia flexível seja considerada como a primeira abordagem, uma vez que não requer anestesia geral, sendo um procedimento mais rápido e que permite a biópsia da mucosa esofágica, caso seja necessário. Além disso, alguns trabalhos anteriores encontraram uma taxa maior de perfuração esofágica associada à endoscopia rígida, embora não tenham sido descritas diferenças significativas.[8] Dada a ausência de uma conclusão definitiva, alguns autores alegaram que os dois métodos deveriam estar disponíveis, com pessoal devidamente treinado para que uma alternativa pudesse estar disponível caso houvesse falha em uma das abordagens.

TÉCNICAS ESPECIAIS NA ENDOSCOPIA DO ESÔFAGO

Embora a realização de uma esofagoscopia possa exigir o uso de dispositivos que são comuns a outros segmentos do trato gastrointestinal superior, algumas técnicas descritas nas seções a seguir são particularmente relevantes para o esôfago.

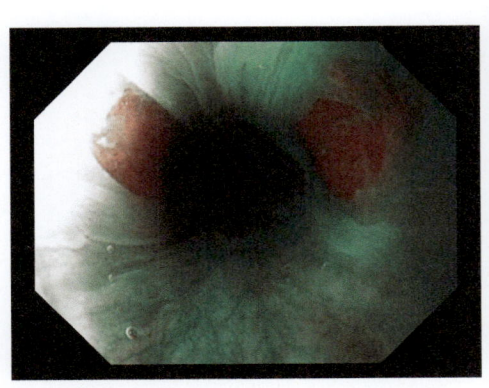

Fig. 17-15. Heterotopia de mucosa gástrica (NBI).

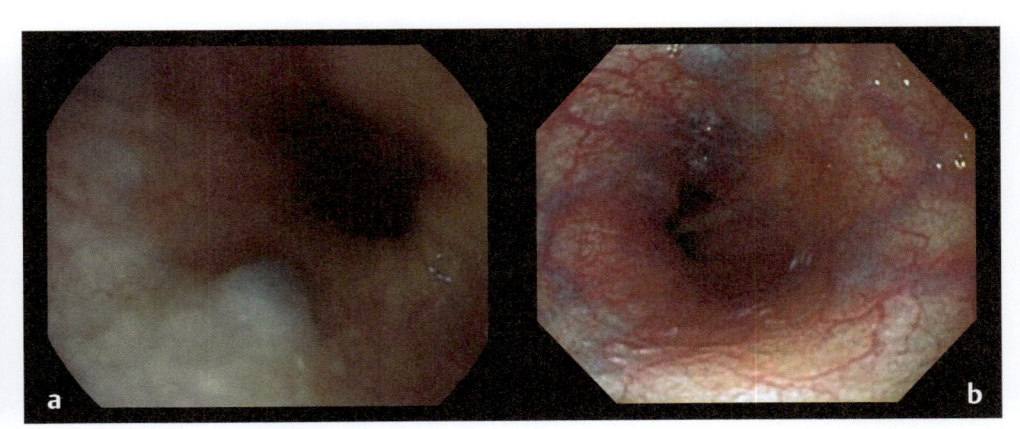

Fig. 17-16. (a e b) Flebectasia.

Posicionamento do Canal de Trabalho às 6 Horas

Sempre que possível, o aparelho deve ser rodado a fim de que o canal de trabalho esteja na posição de 6 horas em relação ao lúmen esofágico. Essa manobra relativamente simples permite a aquisição adequada de fragmentos de tecido. A manobra deve ser efetuada também nos diversos procedimentos endoscópicos, e não apenas nas biópsias, já que possibilita controle mais fácil e preciso do aparelho.

Além da visão frontal, a junção esofagogástrica pode ser examinada, também, por meio da realização de uma manobra na câmara gástrica chamada de U-*turn*, onde se faz a flexão do aparelho em um ângulo de 180° em relação ao seu próprio eixo (Fig. 17-12). Mesmo nessa posição, o endoscópio pode ser rodado a fim de posicionar o canal de trabalho às 6 horas.[9] A visualização da transição esofagogástrica através dessa manobra se torna mais fácil em pacientes que apresentam o hiato diafragmático alargado.

Técnica para Realização de Biópsias

Essa técnica frequentemente é usada em contextos onde se tem que realizar uma biópsia enquanto se tenta chegar ao tecido por um ângulo oblíquo. A pinça aberta é primeiramente arrastada para trás, alinhada com a ponta do endoscópio. A ponta do aparelho é então posicionada contra a parede do esôfago. A posição permite que a pinça avance enquanto se move o endoscópio na direção da parede em vez de a pinça comprimir diretamente a mucosa, na qual o risco de eventuais lesões seria maior (Fig. 17-17).

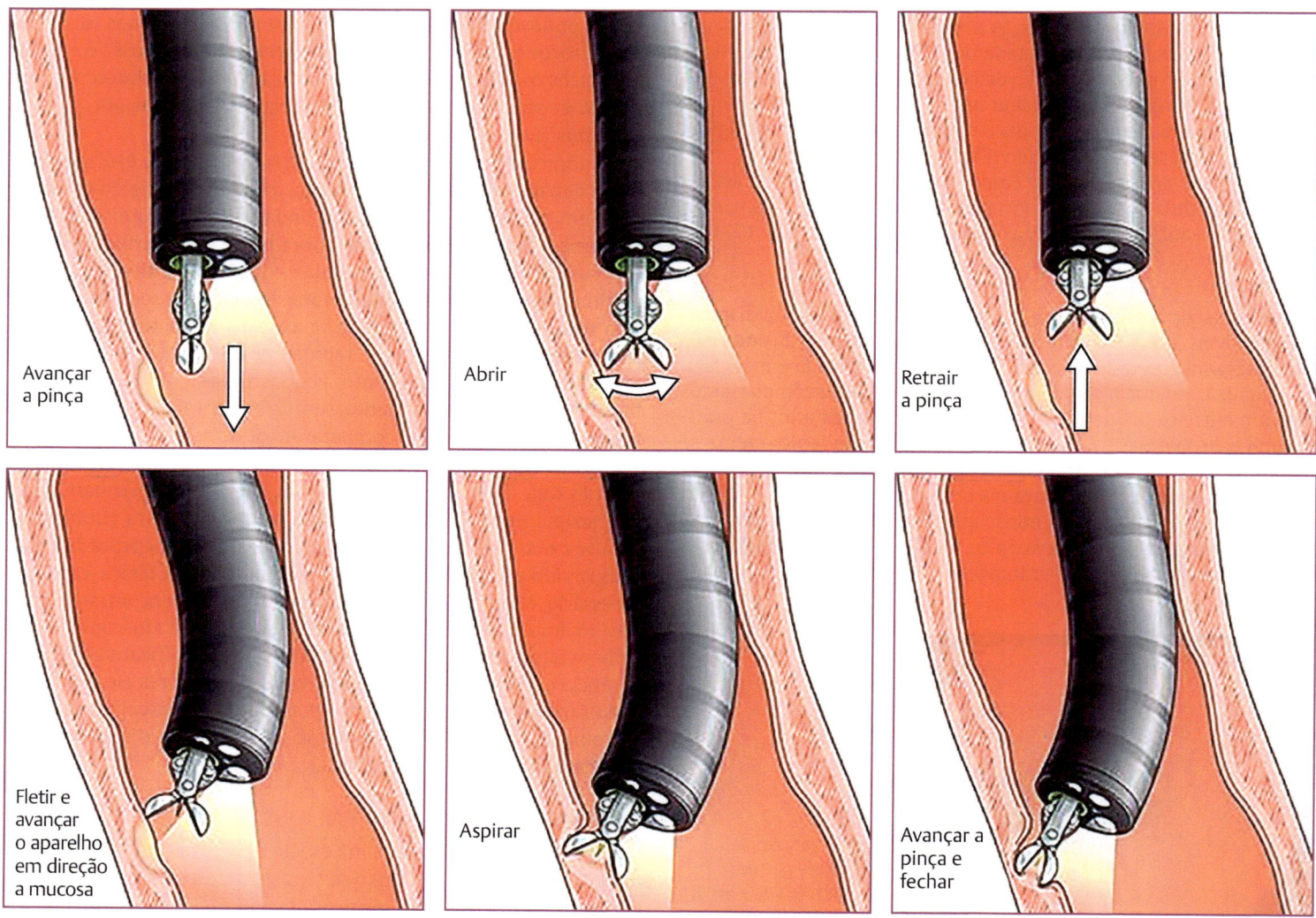

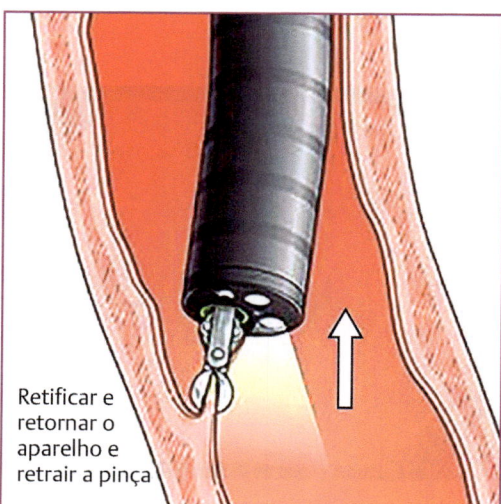

Fig. 17-17. Técnica para biópsia da mucosa esofágica.

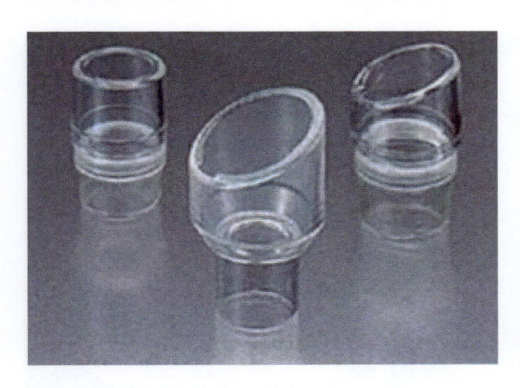

Fig. 17-18. Diferentes tipos de *caps*.

O endoscópio é então introduzido até que uma resistência seja sentida. Em seguida, aspira-se a mucosa e fecha-se o fórceps. A biópsia muitas vezes é realizada às cegas. No caso de lesões localizadas em que uma precisão maior se faz necessária, o endoscópio é colocado no topo da área a ser biopsiada e o mesmo procedimento é efetuado. Um dispositivo de fácil acesso e barato que pode auxiliar nesses casos é o *cap* endoscópico (Fig. 17-18). Existem diversos tamanhos e modelos. Ao ser acoplado na extremidade do aparelho, propiciam a formação de um ângulo menos oblíquo em relação à parede, facilitando assim a realização de biópsias e até mesmo de eventuais procedimentos.

Ao executar essa técnica, evite a angulação extrema da ponta do aparelho sempre que possível, e não se deve passar pinças ou outros instrumentos pelo canal de trabalho quando a ponta estiver muito angulada, pois isso pode danificar o canal de biópsia.

Pinças de Maior Capacidade de Obtenção de Fragmentos

A pinça com conchas grandes, também chamada de jumbo, requer um grande canal de trabalho (3,6 a 3,7 mm), embora alguns modelos de fórceps mais recentes possam fornecer espécimes maiores com os canais convencionais de 2,8 mm. Os fórceps de maior capacidade não necessariamente são essenciais para que sejam obtidas amostras de grandes áreas, como no esôfago de Barrett, mas sim para fornecer fragmentos maiores, o que, em tese, permitiria melhorar o desempenho diagnóstico.[3]

Escovado Citológico no Diagnóstico de Infecções

As três principais condições infecciosas do esôfago são causadas por citomegalovírus, *Candida albicans* e pelo herpes-vírus. O escovado citológico é útil no diagnóstico das duas últimas.

Candida e herpes têm microrganismos presentes no exsudato da superfície esofágica. Após a obtenção desse exsudato pela escova, o material é espalhado em lâminas e colocado numa preparação de Papanicolaou. Em contraste, o citomegalovírus não é comumente detectado em esfregaços.

Artefatos de Biópsia

Um artefato importante é causado por esmagamento de tecidos. Nas biópsias esofágicas, isso resulta em aglomeração glandular e pleomorfismo nuclear simulando malignidade. Em casos de biópsias realizadas em estenoses, sempre que possível, as amostras devem ser colhidas antes da dilatação. Quando isso não for possível, o patologista deve ser prontamente informado. Tumores do músculo liso também podem ser simulados por artefatos de esmagamento, gerando, em última análise, um aglomerado de músculo liso proveniente da muscular da mucosa.

Cápsula Endoscópica

Um sistema de endoscopia por cápsula compreende três componentes: a própria cápsula, o dispositivo para gravação de dados e um componente para análise de imagem. As cápsulas permitem que os pacientes tenham uma monitorização constante, podendo deambular sem precisar permanecer no hospital durante a fase de registro do exame.[3] Uma sessão de gravação típica envolverá cerca de 50.000 imagens. Em 2004, Given Imaging recebeu autorização da FDA para PillCam ESO, uma cápsula de dupla imagem para examinar o esôfago. Esta cápsula é capaz de visualizar epitélio sugestivo de esôfago de Barrett e também varizes esofágicas.

Fotodocumentação do Laudo Endoscópico

A captura eletrônica de imagens facilitou bastante o registro dos exames endoscópicos sem aumentar o custo do procedimento. Registrar uma ou 100 fotos não influencia quase nada no custo do exame, mas pode influenciar bastante na qualidade do laudo e na decisão terapêutica do paciente.

Apesar da endoscopia digestiva alta ser o procedimento mais realizado no trato gastrointestinal, o número de imagens e locais a serem registrados no esôfago, estômago e duodeno não são padronizados e variam bastante no mundo todo. Não existe nenhum *guideline* amplamente aceito e utilizado.

Dicas para uma Foto de Qualidade

Uma boa foto começa com um bom preparo. Não adianta capturar várias imagens durante o exame se as fotos não forem nítidas e não permitirem uma boa avaliação da mucosa. Imagens de qualidade devem ser livres de saliva, bolhas e resíduos.

Lembrar-se de sempre utilizar o botão *freeze* antes de capturar a imagem para confirmar se está nítida antes da captura definitiva.

Para preparar o estômago e se livrar do muco e das bolhas, os japoneses costumam utilizar Pronase, que é um potente mucolítico. Como não temos Pronase disponível em nosso mercado uma opção é a combinação de 100-200 mg de simeticona associada à 500-600 mg de N-acetilcisteína diluídos em 100 mL de água e administrados 20 minutos antes do exame. Esta medida melhora significativamente a visibilidade da mucosa do trato digestivo alto quando comparado com apenas água.[10]

Outra dica importante é a insuflação. As imagens devem ser capturadas com o órgão com distensão moderada, facilitando a visualização de lesões.[11]

Afinal, o que existe na literatura sobre a documentação fotográfica do exame normal?

A sociedade europeia (ESGE) publicou em 2001 um artigo sugerindo princípios gerais para o registro de imagens do exame normal. As imagens deveriam mostrar os principais pontos anatômicos, documentar a extensão do exame e indicar a qualidade do preparo e a visibilidade da mucosa.[11]

Para isso recomendaram a captura de oito imagens para registro do exame normal: esôfago superior, transição esofagogástrica, cárdia e fundo, corpo, incisura, antro, bulbo e segunda porção duodenal (Fig. 17-19).

Em 2016, uma nova publicação da ESGE recomendou aumentar o número de imagens a serem capturadas para registrar o exame normal de oito para pelo menos dez. As imagens recomendadas incluem uma foto do duodeno, papila maior, antro, incisura, corpo, retrovisão do fundo, cárdia, transição esofagogástrica e esôfago distal e proximal. Também recomendam incluir imagens de todos os achados anormais mencionados no laudo.[12]

O professor Yao em 2013 publicou um método chamado de *Systematic Screening of the Stomach* (SSS).[13] Este método recomenda a captura de 22 imagens e é utilizado para documentar exclusivamente o estômago, não incluindo o esôfago, transição esofagogástrica e duodeno. O mesmo artigo contém ainda recomendações para uso de cromoscopia e magnificação de imagem na avaliação gástrica. Apesar disso, alguns centros de referência no Japão recomendam um número ainda maior de imagens, no mínimo 40 para uma avaliação adequada do estômago.[4]

O SSS deve ser iniciado quando se chega ao antro gástrico. São capturadas imagens dos quatro quadrantes do antro, corpo médio e corpo alto. Depois, em retrovisão, captura-se imagens dos quatro quadrantes do fundo e cárdia, e três quadrantes do corpo médio e incisura (Fig. 17-20).[13]

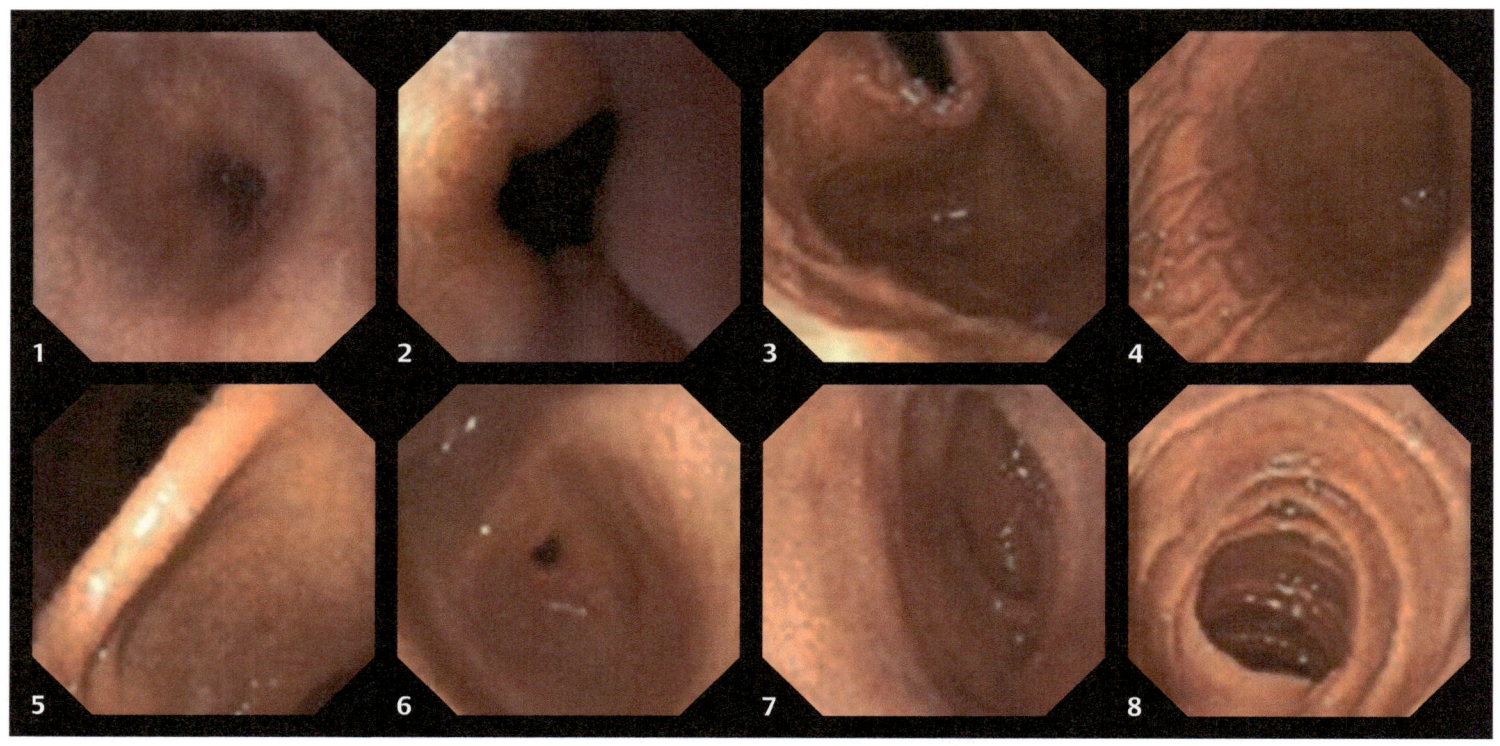

Fig. 17-19. Oito imagens sugeridas pela ESGE no artigo de 2001.

VISÃO FRONTAL

RETROVISÃO

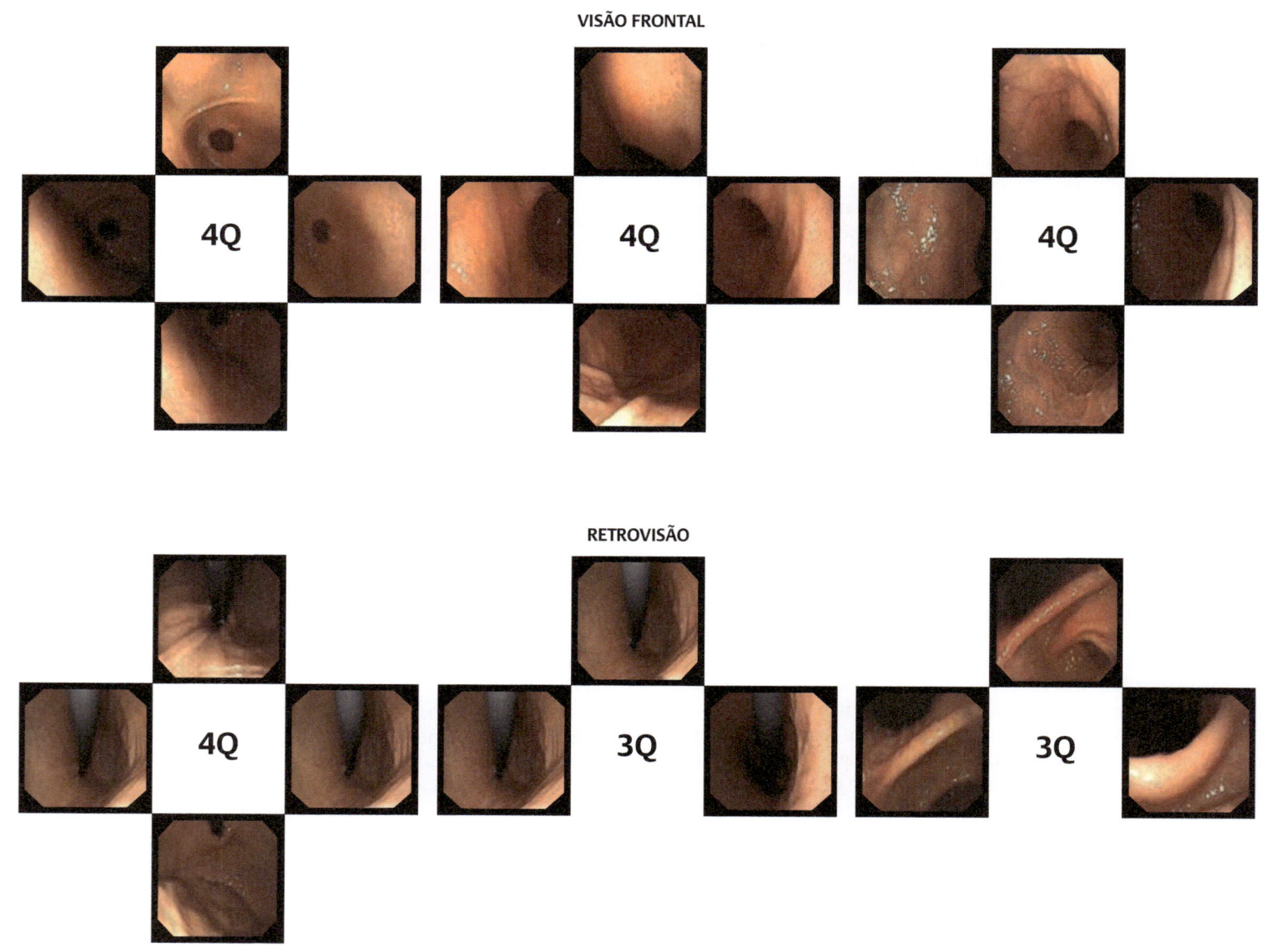

Fig. 17-20. *Systematic Screening of the Stomach* (SSS) proposto pelo professor Yao.

Capítulo 17 ■ Esofagoscopia – Exame Normal, Técnicas e Dispositivos

Recentemente, em 2020, a World Endoscopy Organization publicou na Digestive Endoscopy uma nova recomendação de avaliação sistematizada e documentação fotográfica incluindo 28 imagens para o exame normal (Fig. 17-21 e Quadro 17-2). No caso de achados alterados esse número de imagens pode ser aumentado. Esta recomendação é bem mais ampla do que as anteriores e inclui todos os segmentos do trato digestivo alto além de incluir uma imagem da laringe.[10]

Apesar de não existirem dados conclusivos comprovando que a fotodocumentação de todas as áreas anatômicas irá melhorar o diagnóstico e o resultado clínico dos pacientes, as vantagens de um registro completo não podem ser minimizadas.

O exame sistematizado pode reduzir o risco de não visualizar lesões, protege o endoscopista no ponto de vista legal, confirma o exame completo e, muitas vezes, reduz a necessidade de repetir o exame por dúvidas no laudo, já que os achados descritos podem ser confirmados nas imagens.

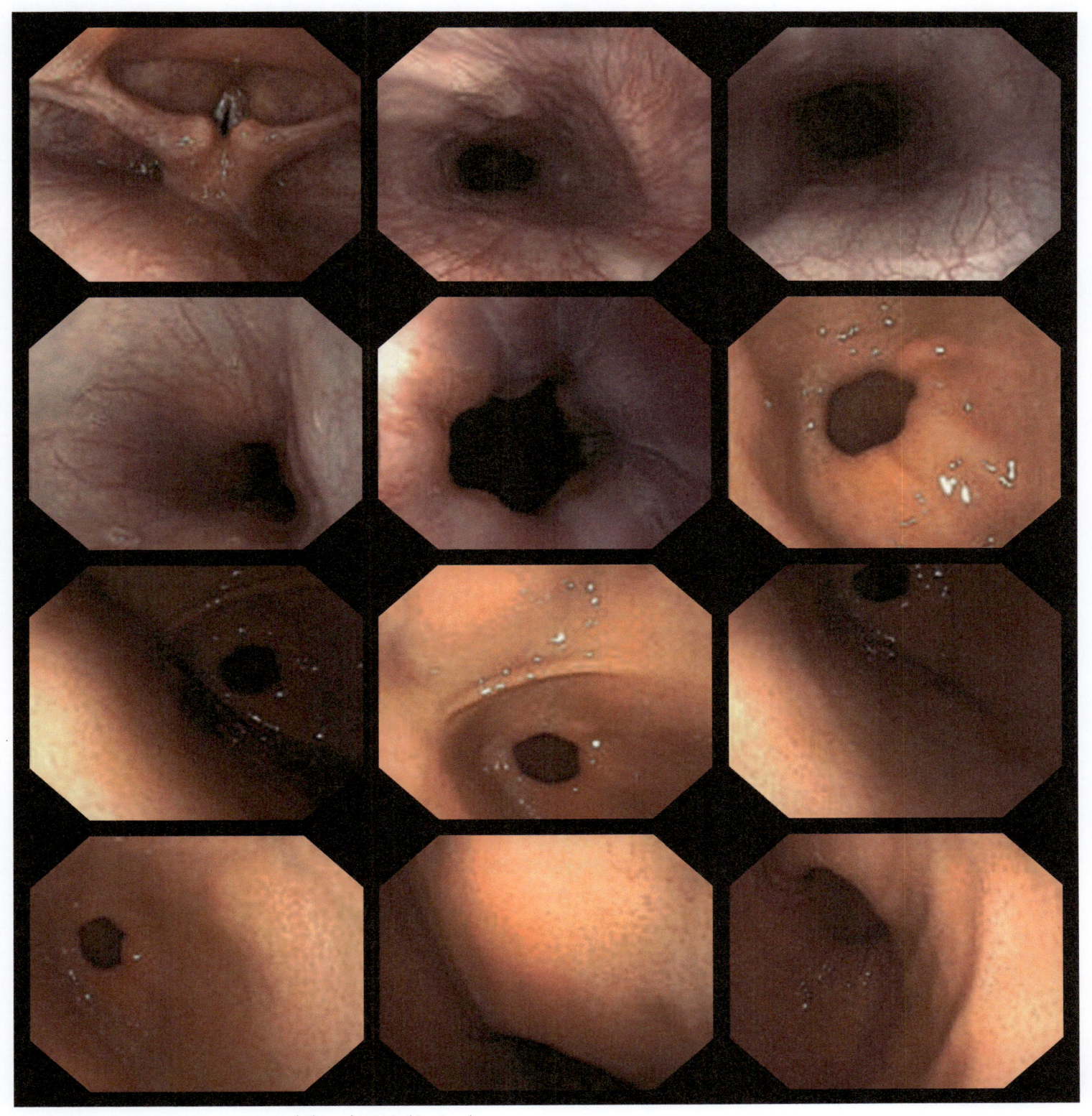

Fig. 17-21. Vinte e oito imagens recomendadas pela WEO. *(Continua)*

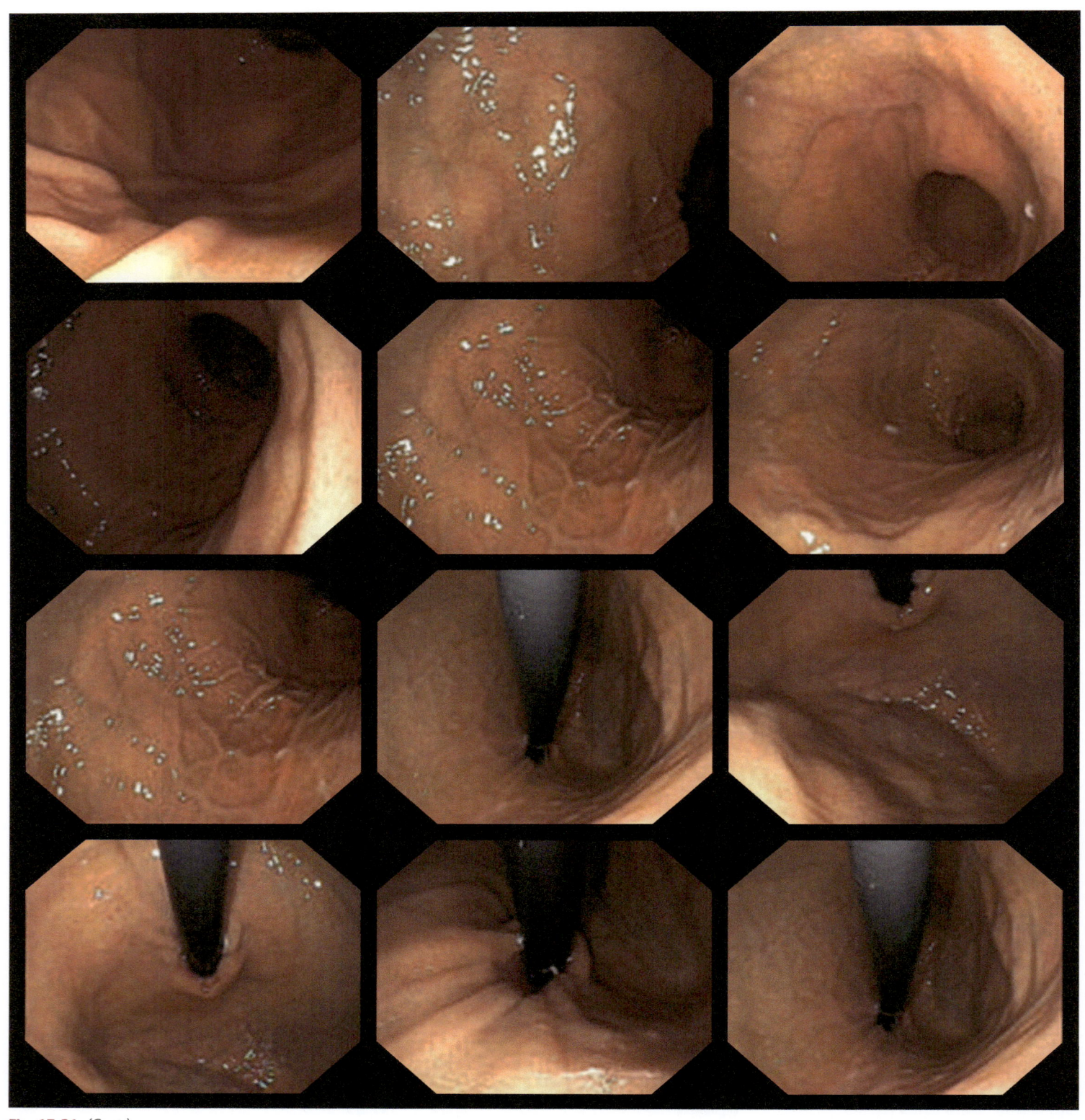

Fig. 17-21. (Cont.)

Fig. 17-21. *(Cont.)*

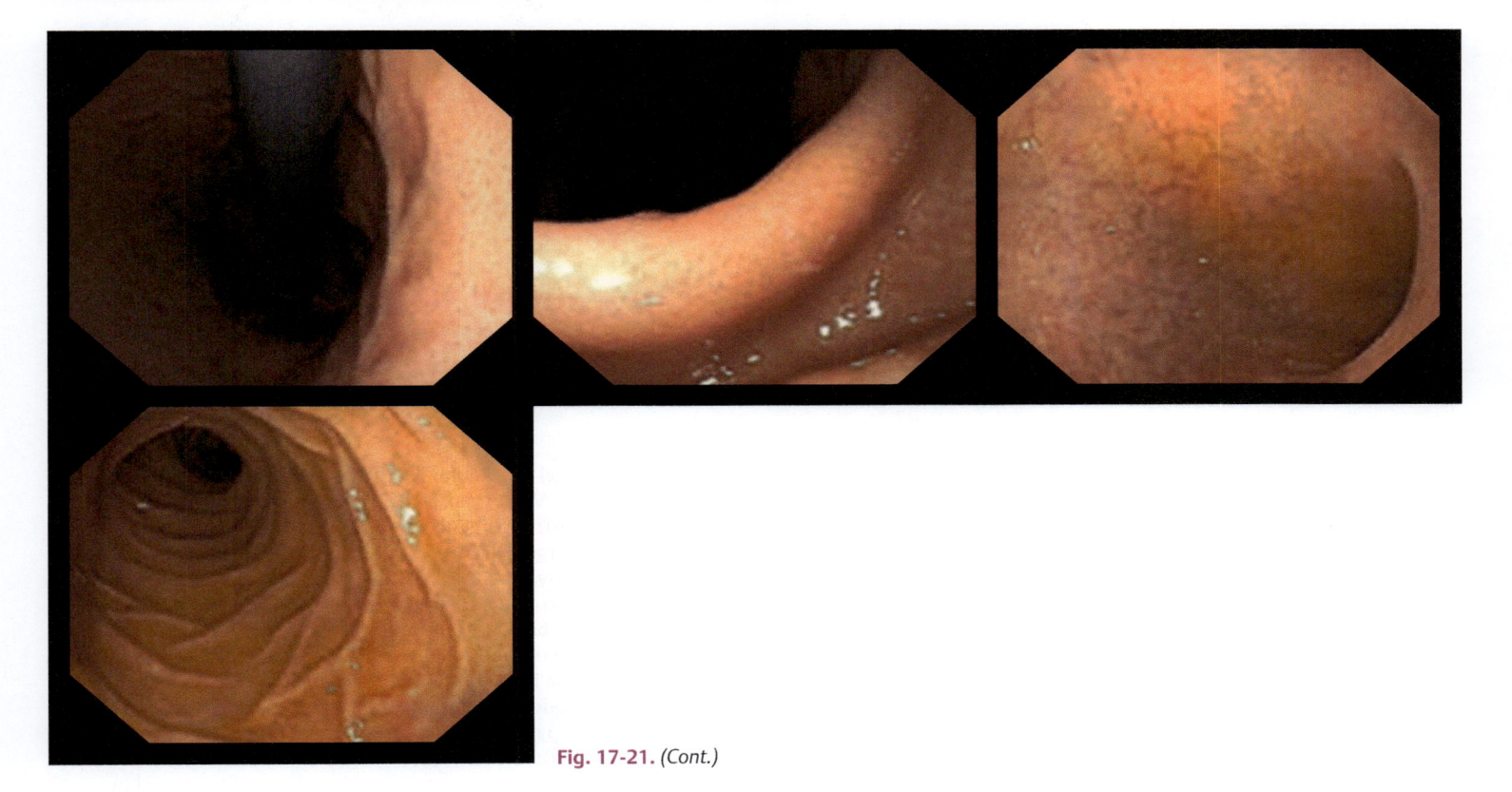

Documentação de Achados Patológicos

O registro das alterações é muito importante para a decisão terapêutica. O objetivo da imagem é demonstrar lesões focais identificadas ou áreas representativas de patologias difusas para adequada localização, caracterização, comparação com exames prévios ou futuros e guiar a decisão terapêutica.[12,14]

Quadro 17-2. Codificação da Avaliação e Captura de Imagens Sistematizada Recomendada

Faringe	Laringe/hipofaringe	1
Esôfago	Terço proximal	2
	Terço médio	3
	Terço distal	4
	Transição esofagogástrica	5
Antro	Canal pilórico	6
	Parede anterior	7
	Pequena curvatura	8
	Parede posterior	9
	Grande curvatura	10
Corpo terço distal	Parede anterior	11
	Pequena curvatura	12
	Parede posterior	13
	Grande curvatura	14
Corpo terço médio	Parede anterior	15
	Pequena curvatura	16
	Parede posterior	17
	Grande curvatura	18
Corpo terço proximal	Grande curvatura	19
	Parede anteroposterior	20
	Fundo	21
	Cárdia	22
Pequena curvatura	Terço proximal	23
	Terço médio	24
	Terço distal	25
	Incisura *angularis*	26
Duodeno	Bulbo	27
	Segunda porção	28

Quando um procedimento terapêutico é realizado, deve-se registrar imagens de antes do procedimento, durante e também do resultado final (Fig. 17-22).

Nas lesões focais é importante incluir na imagem a lesão e sua relação com áreas anatômicas próximas permitindo uma adequada orientação da sua localização. Uma imagem com uma pinça aberta próxima da lesão facilita a estimativa do tamanho. Quando necessário, imagens adicionais devem demonstrar a lesão toda e também áreas específicas que sejam relevantes como, por exemplo, sua base, borda, pedículo etc. Quando disponíveis e indicadas, imagens de cromoscopia e magnificação detalhando a regularidade da superfície e capilares podem adicionar informações relevantes.[12,14]

Nas patologias difusas, imagens que demonstrem a extensão e a severidade da patologia e também as áreas de transição devem ser capturadas.[12]

Com base em tantas informações, como colocar isso na prática diária?

Um bom registro fotográfico é fundamental para fortalecer o laudo, registrar os achados descritos além de passar uma impressão de qualidade.

Os sistemas de captura atuais permitem o armazenamento de um grande número de imagens sem aumento do custo. Esse registro facilita a revisão do laudo sempre que necessário. Uma rotina de captura de imagens também garante que iremos avaliar todos os segmentos de forma sistematizada, reduzindo o risco de esquecermos alguma área sem avaliação.

O que pode variar bastante é o número de imagens que iremos colocar no nosso laudo. A impressão de várias folhas de fotos pode sim impactar no custo do exame. Além disso, alguns sistemas de laudo permitem um número pré-definido de imagens para impressão.

A sugestão é que os sistemas sejam configurados para permitir a inclusão de um número maior de imagens. Esse é um futuro que não teremos como escapar. A alternativa para evitar a impressão de uma grande quantidade de material é a disponibilização dos laudos de forma digital ou *on-line*. Esta opção reduz os custos com impressão, o paciente tem acesso sempre que precisar além de ser ecológica.

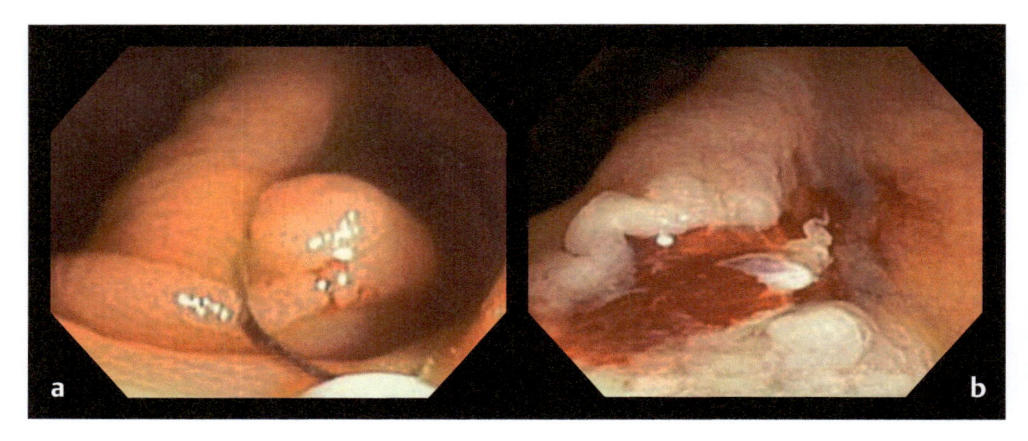

Fig. 17-22. Exemplo de registro de terapêutica. Polipectomia com alça fria. (a) Imagem do pólipo pré-ressecção com posicionamento da alça. (b) Imagem registrando oleito de ressecção sem sangramento e sem lesões residuais.

O objetivo dessa revisão é estimular a discussão e demonstrar o que existe hoje publicado sobre a fotodocumentação do exame endoscópico. Reforçamos que não existe nenhuma *guideline* amplamente utilizado e o número de imagens capturadas e incluídas no laudo varia bastante entre os endoscopistas.

REFERÊNCIAS BIBLIOGRÁFICAS

1. Kuo B, Urma D. Esophagus-anatomy and development. GI Motility online. 2006.
2. Meves V, Pohl J. Upper gastrointestinal endoscopy: Examination technique and standard findings. Video Journal and Encyclopedia of GI Endoscopy. 2013;1(1):202-3.
3. Castell DO, Richter JE. The esophagus. Lippincott Williams & Wilkins. 1999.
4. Meyer G, Austin R, Brady III C, Castell D. Muscle anatomy of the human esophagus. Journal of clinical gastroenterology. 1986;8(2):131-4.
5. Yan Y, Chen C, Chen Y, et al. Arterial patterns in the thoracic and abdominal segments of the esophagus: Anatomy and clinical significance. Surgical and Radiologic Anatomy. 1998;20(6):399-402.
6. Popel J, El-Hakim H, El-Matary W. Esophageal foreign body extraction in children: Flexible versus rigid endoscopy. Surgical endoscopy. 2011;25(3):919-22.
7. Reuter MA, Engel RM, Reuter HJ. History of endoscopy: An illustrated documentation. Vol. 1. Max Nitze Museum. 1999.
8. Soper NJ, Swanström LL, Eubanks S. Mastery of endoscopic and laparoscopic surgery. Lippincott Williams & Wilkins. 2008.
9. Yan X-e, Zhou L-y, Lin S-r, et al. Therapeutic effect of esophageal foreign body extraction management: Flexible versus rigid endoscopy in 216 adults of beijing. Medical science monitor: international medical journal of experimental and clinical research. 2014;20:2054.
10. Emura F, Sharma P, Arantes V, et al. Principles and practice to facilitate complete photodocumentation of the upper gastrointestinal tract: World Endoscopy Organization position statement. Digestive Endoscopy. 2020;32:168-179.
11. Rey JF, Lambert R. ESGE recommendations for quality control in gastrointestinal endoscopy: guidelines for image documentation in upper and lower GI endoscopy. Endoscopy. 2001;33:901-3.
12. Bisschops R, Areia M, Coron E, et al. Performance measures for upper gastrointestinal endoscopy: a European Society of Gastrointestinal Endoscopy (ESGE) Quality Improvement Initiative. Endoscopy. 2016;48:843-64.
13. Yao K. The endoscopic diagnosis of early gastric cancer. Ann. Gastroenterol. 2013;26:11-22.
14. Aabakken L, Barkun A N, Cotton P B, et al. Standardized endoscopic reporting. J Gastroenterol Hepato. 2014;29:234-240.

18 Hérnias do Hiato Esofágico

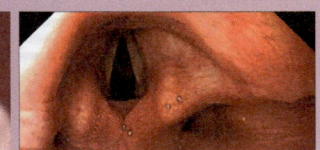

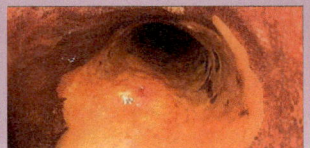

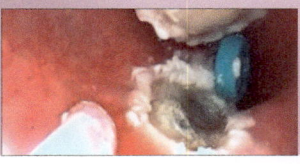

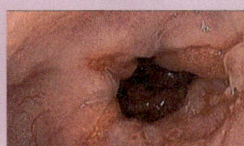

Gabriel Marques Favaro ▪ Fabio Yuji Hondo ▪ Tiago Franco Vilela Filho
Ricardo Sato Uemura ▪ Carlos K. Furuya Junior

INTRODUÇÃO

Hérnia de hiato (HH) tem por definição a migração do estômago através do hiato esofágico para a cavidade torácica. Apresenta uma incidência em torno de 10% a 50% da população e provavelmente aumentará no futuro, pois os principais fatores de risco são idade avançada e obesidade

Apesar de um percentual de pacientes se apresentarem assintomáticos, muitos pacientes buscam ajuda médica para aliviar os sintomas gastrointestinais causados principalmente pelo refluxo ácido. Com o advento de técnicas laparoscópicas, houve um aumento exponencial de pacientes submetidos a fundoplicatura e, consequentemente, no número de exames endoscópicos pré-operatórios e pós-operatórios.

ETIOLOGIA

Embora a causa direta da formação da hérnia diafragmática permaneça controversa, sua etiologia parece estar relacionada, principalmente, com alterações anatômicas do diafragma e da transição esofagogástrica (TEG).

As hérnias de hiato podem ter como causa um ou mais de três mecanismos:

1. Alargamento do hiato diafragmático.
2. Deslocamento gástrico cranial causado pelo encurtamento esofágico.
3. Deslocamento gástrico cranial causado pelo aumento da pressão intra-abdominal.

Com o passar dos anos, a perda de tensão do ligamento frenoesofágico poderia afrouxar o contato da TEG com o hiato diafragmático e, ao longo do tempo, contribuir para a formação de uma hérnia do hiato diafragmático. Isso explicaria uma incidência maior na população idosa.

Mittal et al. propuseram uma hipótese relacionando o refluxo gastroesofágico e a esofagite com a patogênese da hérnia de hiato. Frequentes relaxamentos transitórios do esfíncter esofágico inferior, associados ao refluxo ácidos, podem ser o fator iniciador causador de esofagite, que leva ao encurtamento esofágico através da contração dos músculos longitudinais esofágicos. Isso pode levar à fibrose, exacerbada pela perda de elasticidade associada à idade das estruturas circundantes. Resulta-se, então, em uma hérnia de hiato, que por sua vez amplia o hiato esofágico, prejudicando a função esfíncter do diafragma.[1,2] O desenvolvimento de hérnia de hiato introduz novos mecanismos de refluxo gastroesofágico, levando à exacerbação da esofagite e estabelecendo um ciclo vicioso.

Observa-se uma prevalência de hérnia de hiato em até 80% dos atletas que praticam atividades que exigem força, principalmente naqueles que utilizam cintas abdominais, que apresentam pressões intra-abdominais extremas. Vários autores mostraram uma relação significativa entre a obesidade e a presença de hérnia de hiato; porém, a natureza dessa associação não é clara, já que não sabem se essa correlação é puramente devida ao aumento da pressão intra-abdominal ou a uma alteração anatômica de hiato diafragmático. Há relatos que mostram um aumento de quatro a cinco vezes nos riscos de hérnia hiatal em pessoas com IMC maior que 30.

Vale mencionar, também, que distúrbios do sistema esquelético devidos à descalcificação e à degeneração óssea, além de alterações congênitas, como curvaturas anormais da coluna vertebral, participam do desenvolvimento da hérnia de hiato.

DIAGNÓSTICO

Métodos diagnósticos como a esofagografia baritada, manometria esofágica e tomografia computadorizada e a endoscopia digestiva alta, são modalidades amplamente utilizadas.

O esofagograma pode demonstrar uma hérnia hiatal ou outra patologia intraluminal, permitindo, assim, uma avaliação grosseira da deglutição do paciente e da motilidade esofágica quando a manometria não está disponível ou é viável.

Já a tomografia computadorizada visualiza alterações nas características estruturais macroscópicas envolvidas na DRGE e podem demonstrar de maneira melhor o tamanho e a morfologia da hérnia.

A manometria esofágica, por sua vez, detecta as diferenças de pressão em diferentes partes do esôfago. É menos utilizada como ferramenta primária para avaliar hérnia de hiato, mas é considerada para situações em que outras modalidades não foram conclusivas.

Por fim, a endoscopia digestiva alta é considerada exame adequado para detectar as complicações da DRGE, o comprimento da junção esôfago gástrica deslizada cranialmente, nos casos de hérnia hiatal por deslizamento, além de mensurar o alargamento do hiato difragmático e a identificação de hérnias paraesofágicas que, por sua vez, apresentam-se como herniações do fundo através do diafragma, adjacente ao endoscópio, e diagnosticadas em retroflexão, que serão discutidas posteriormente.

A primeira etapa para o diagnóstico endoscópico da hérnia de hiato é o reconhecimento dos marcos anatômicos intraluminais.

Sob condições normais, a TEG pode ser observada pela endoscopia, com a inspiração profunda, sendo considerada normal a migração desta em até 2 cm acima do pinçamento diafragmático. Entretanto, esta situação depende da colaboração do paciente uma vez que o nível de sedação é menor ou ausente para as manobras de inspiração e expiração, dificultando a avaliação de HH de pequenas proporções.

Na hérnia hiatal ocorre a migração entre a TEG e o pinçamento em dimensões maiores de 2 cm (Fig. 18-1). Outra manobra endoscópica útil é a distensão da câmara gástrica, através da insuflação de ar, quando se observam, pelo saco herniário dilatado, as pregas gástricas proximais e a junção escamocolunar, pela manobra da retrovisão (Fig. 18-2). Nessa situação, para pacientes com sedação

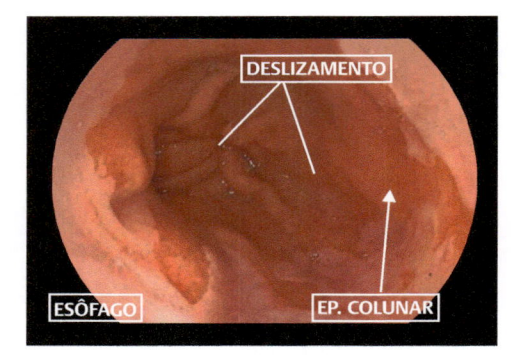

Fig. 18-1. Pregas gástricas proximais migradas em direção à cavidade torácica. (Cortesia do Dr. Bruno da Costa Martins.)

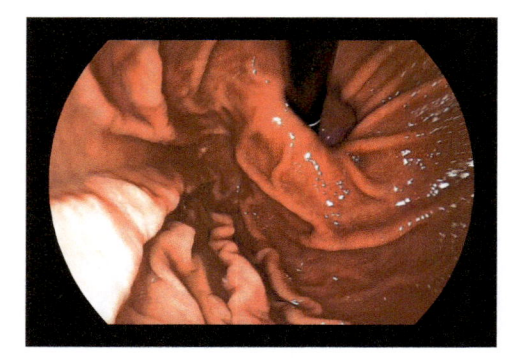

Fig. 18-2. Hérnia de hiato por deslizamento em retrovisão.

profunda e mantendo-se relaxado, as HH de grandes proporções podem passar despercebidas.

Nestes contextos, a endoscopia digestiva alta não seria o método diagnóstico-padrão, mas de auxílio no diagnóstico e no prognóstico da HH.

CLASSIFICAÇÃO

Foi somente no século XX que a hérnia hiatal se estabeleceu como uma doença clínica significativa, com a ampla adoção de estudos radiográficos auxiliando no diagnóstico. O termo hérnia hiatal foi cunhado por Ake Akerlund em 1926, juntamente com o primeiro sistema de classificação. Em 1954, o Dr. Norman Barrett descreveu a classificação anatômica atualmente usada, categorizando as hérnias de hiato em quatro tipos.

Hérnia Hiatal por Deslizamento ou Tipo I

É caracterizada pelo alargamento da abertura hiatal muscular do diafragma, com consequente migração do esôfago abdominal e do segmento proximal do estômago para o mediastino posterior (Fig. 18-3). O estômago permanece em seu alinhamento longitudinal usual e o fundo permanece abaixo da junção gastroesofágica. Este é o tipo mais comum, correspondendo entre 85% a 95% de todos os casos de hérnias hiatais. Além disso, acometem aproximadamente 10% da população. A HH tipo I é um dos achados mais frequentes em exames de endoscopia, podendo ser evidenciadas em até 25% dos pacientes. O sintoma mais comum é a coexistência do refluxo gastroesofágico.

Para o diagnóstico, o método de excelência é o exame radiológico contrastado. O método endoscópico, através da medição pelos centímetros do endoscópio, é impreciso, pois não há uma padronização quanto ao grau de insuflação de ar ou qual fase da respiração a medição é feita, associado ao nível de sedação do paciente.

Hérnia Hiatal Paraesofágica ou Tipo II

Também denominada de hérnia hiatal por rolamento, caracteriza-se pela migração de parte do estômago, sendo o fundo gástrico a principal parte do conteúdo, através do hiato alargado e lateralmente ao esôfago (Fig. 18-4). Além disso, a junção escamocolunar ou linha "Z" permanece sem se deslocar.

Corresponde a menos de 10% de todas as hérnias e acometem indivíduos principalmente maiores de 40 anos. Em pacientes pediátricos são provavelmente causados por uma predisposição anatômica congênita.

Os sintomas de refluxo gastroesofágicos são raros. Entretanto, podem existir queixas de dor epigástrica ou torácica, além de disfagia. Soma-se a esses sintomas, o fato de poder evoluir com complicações graves, como ulcerações hemorrágicas (úlceras de Cameron), volvo gástrico e perfuração.

Diferentemente das HHs tipo I, o exame radiológico contrastado pode não fazer o diagnóstico. Nestes casos, a avaliação endoscópica é de suma importância na confirmação diagnóstica, assim como a avaliação de extensão e complicações.

Hérnia Hiatal Mista ou Tipo III

Como o próprio nome diz, é uma combinação do tipo I e do tipo II, ou seja, ocorre um deslizamento da transição esofagogástrica para o tórax associado à migração lateral de parte do estômago para o mediastino posterior (Fig. 18-5). O fundo encontra-se acima da junção gastroesofágica.

Os sintomas são os mesmos de ambos os tipos de hérnias. Portanto, é comum a presença de doença do refluxo gastroesofágico associada a outras queixas.

Hérnia Hiatal Paraesofágica Gigante ou do Tipo IV

Apesar de não haver uma definição consistente, ela é considerada como qualquer hérnia através do hiato esofágico que inclua no mínimo um terço do estômago na cavidade torácica, ou outros órgãos abdominais superiores, ou seja, são caracterizadas pela presença de uma estrutura diferente do estômago, como omento, cólon, intestino delgado, fígado e até mesmo o baço dentro do saco herniário.

AVALIAÇÃO ENDOSCÓPICA PÓS-OPERATÓRIA DAS HÉRNIAS HIATAIS

O papel da cirurgia no tratamento das hérnias do hiato esofágico está bem estabelecido. A fundoplicatura laparoscópica é considerada uma alternativa eficaz ao tratamento medicamentoso e está associada a excelentes resultados a curto e longo prazos (80-95%).

Em razão do aumento significativo na correção viodeolaparoscópica da hérnia hiatal e, consequentemente, um aumento no número

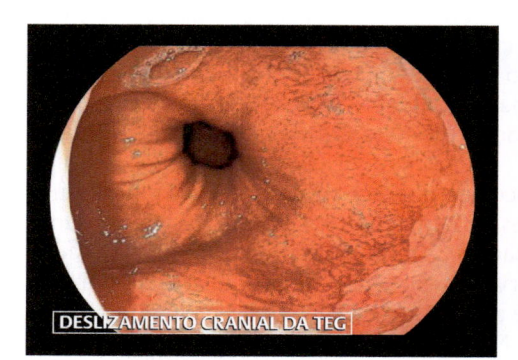

Fig. 18-3. Hérnia hiatal por deslizamento. (Cortesia do Dr. Bruno da Costa Martins.)

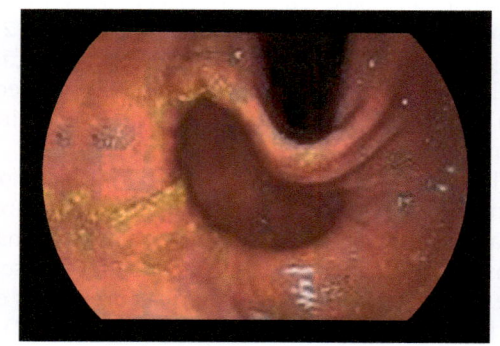

Fig. 18-4. Hérnia hiatal paraesofágica.

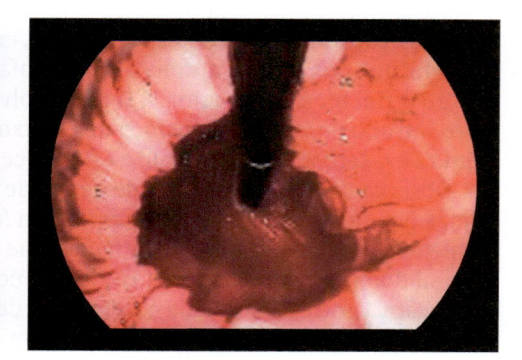

Fig. 18-5. Hérnia hiatal mista.

de pacientes submetidos à avaliação endoscópica pós-operatória, seja pela presença de sintomas recorrentes, por outras queixas relacionadas, ou mesmo novos sintomas após a cirurgia, tem-se presenciado, o acompanhamento em longo prazo das cirurgias antirrefluxo. Em vista disso, nos deparamos com situações das quais cabe ao endoscopista avaliar qual o aspecto normal esperado após a fundoplicatura e quais alterações representam anormalidades que possam justificar as novas queixas. Assim, a endoscopia digestiva alta geralmente é indicada como o primeiro exame diagnóstico para avaliar a fundoplicatura.

A avaliação endoscópica precisa da fundoplicatura é de extrema importância, pois permite à equipe médica reconhecer anormalidades e estabelecer estratégias de tratamento, principalmente se a reintervenção cirúrgica estiver sendo considerada. A análise detalhada da mucosa esofágica e a avaliação do aspecto da válvula em retrovisão são as contribuições mais importantes do estudo endoscópico nesta situação. Os achados endoscópicos de uma fundoplicatura ideal devem apresentar a TEG próxima ou no nível da zona de pressão, posição de pregas gástricas intra-abdominal, envolver parcial ou totalmente a cárdia dependendo do tipo de cirurgia, como, por exemplo, fundoplicatura à Nissen, na qual as pregas gástricas envolvem circunferencialmente a cárdia e estão dispostas paralelamente em relação às linhas demarcatórias do aparelho (total – 360°) (Fig. 18-6) ou fundoplicatura à Lind-Toupet (parcial – 270°), que envolvem de maneira parcial a cárdia, e, comumente observam-se períodos de abertura da válvula com exposição da linha Z durante movimentos respiratórios (Fig. 18-7). Além disso, outro detalhe a ser considerado é a não visibilização de hérnia paraesofágica.

Nos últimos anos, foram adotadas terminologias endoscópicas para alterações anatômicas pós-fundoplicatura, para que, desta forma, houvesse uma tentativa de padronização nos laudos. Os principais achados endoscópicos evidenciados são:

- *Fundoplicatura desgarrada*: a prega gástrica não envolve o aparelho, com formação de um ângulo de 180° em relação à cárdia (Figs. 18-8 e 18-9). O termo **fundoplicatura parcialmente desgarrada** deve ser evitado, a menos que um relatório de endoscopia anterior tenha documentado com imagens uma válvula total bem montada. Nestes casos, **fundoplicatura parcial** é a nomenclatura mais adequada a ser utilizada.
- *Fundoplicatura torcida*: as pregas gástricas anteriores e posteriores da fundoplicatura são assimétricas, ou seja, não estão paralelas às linhas de demarcação do aparelho. Geralmente ocorre em razão da liberação inadequada do fundo gástrico (Fig. 18-10).
- *Fundoplicatura intratorácica (migrada)*: ocorre por hiatoplastia frouxa, com migração parcial ou total em direção ao tórax. É possível notar a válvula antirrefluxo íntegra, porém em posição intratorácica. Este fato deve-se à perda ou frouxidão dos pontos que aproximaram os pilares diafragmáticos (hiatoplastia) ou simplesmente ao alargamento espontâneo e tardio do hiato diafragmático observado em muitos casos, em geral assintomático (Figs. 18-11 e 18-12).

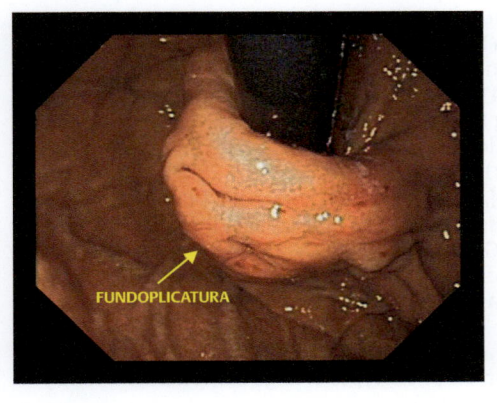

Fig. 18-6. Fundoplicatura total.

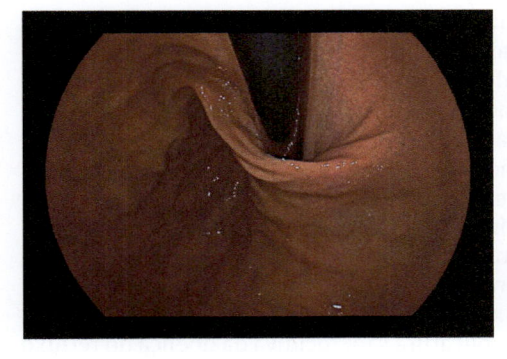

Fig. 18-7. Fundoplicatura parcial à Lind. (Cortesia do Dr. Bruno da Costa Martins.)

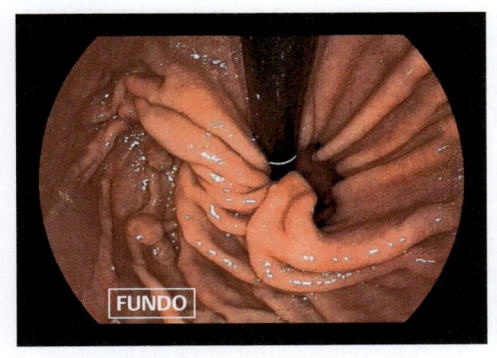

Fig. 18-8. Fundoplicatura desgarrada. (Cortesia do Dr. Bruno da Costa Martins.)

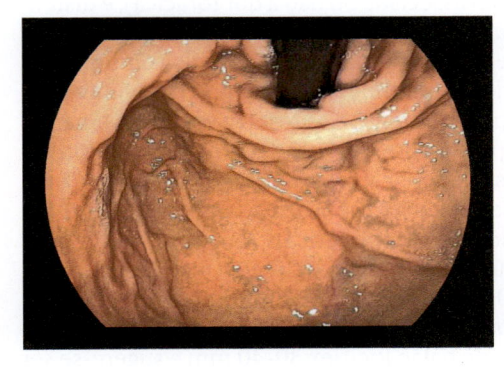

Fig. 18-9. Fundoplicatura desgarrada. (Cortesia do Dr. Bruno da Costa Martins.)

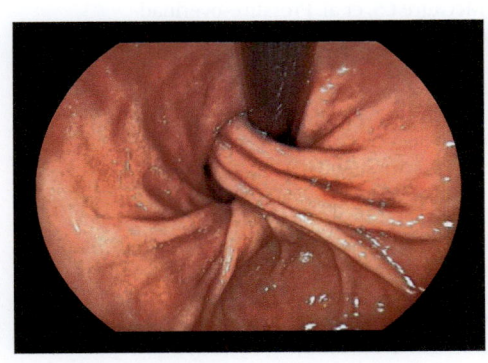

Fig. 18-10. Fundoplicatura torcida. (Cortesia do Dr. Bruno da Costa Martins.)

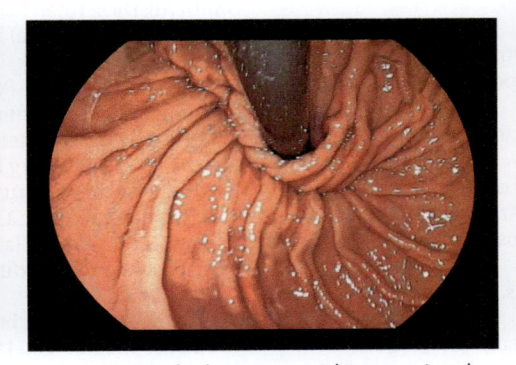

Fig. 18-11. Fundoplicatura parcialmente migrada. (Cortesia do Dr. Bruno da Costa Martins.)

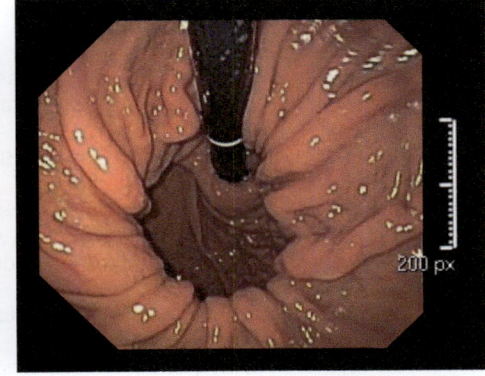

Fig. 18-12. Fundoplicatura migrada. (Cortesia do Dr. Bruno da Costa Martins.)

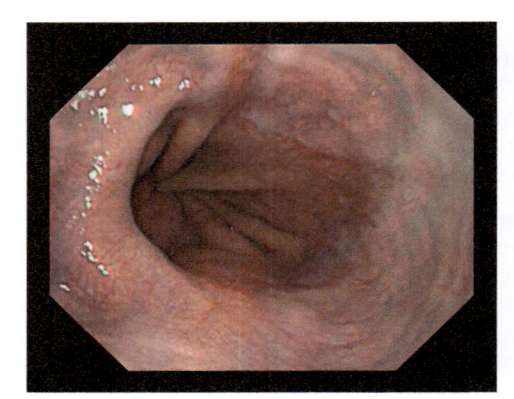

Fig. 18-13. Fundoplicatura deslizada. (Cortesia do Dr. Bruno da Costa Martins.)

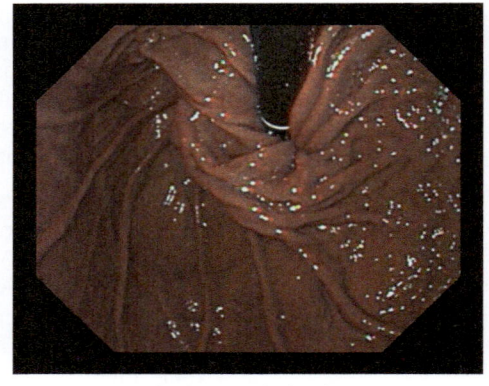

Fig. 18-14. Fundoplicatura deslizada em retrovisão no estômago. (Cortesia Dr. Bruno da Costa Martins.)

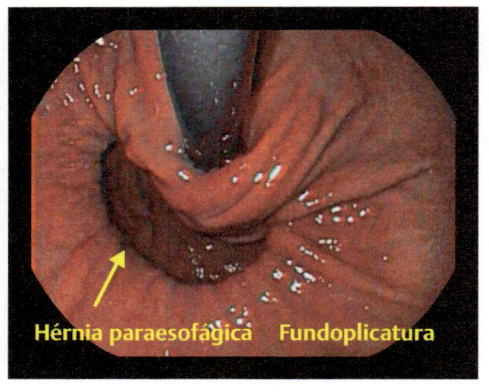

Fig. 18-15. Hérnia para-hiatal com fundoplicatura íntegra. (Cortesia do Dr. Bruno da Costa Martins.)

- *Fundoplicatura deslizada*: a fundoplicatura deslizada está localizada ao redor do estômago e não ao redor do esôfago distal. Na visão anterógrada, evidencia-se a transição esofagogástrica, no mínimo, 2 centímetros acima da zona de pressão, simulando uma hérnia hiatal (Figs. 18-13 e 18-14).
- *Hérnia paraesofágica*: o esperado é não ser encontrada. Ocorre por um alargamento da hiatoplastia, o que permite uma herniação de parte do fundo gástrico para a cavidade torácica. Vale ressaltar que, nestes casos, a fundoplicatura permanece íntegra (Fig. 18-15).

COMPLICAÇÕES PÓS-OPERATÓRIAS

Concomitantemente ao aumento do número de fundoplicaturas nas últimas duas décadas, observou-se, também, um aumento significativo no número de pacientes insatisfeitos, apresentando recidivas ou, até mesmo, novos sintomas após a cirurgia. A prevalência de sintomas pós-operatórios novos, persistentes e recorrentes é de 2% a 20%. As causas são múltiplas, mas geralmente devidas a uma ou mais anormalidades na anatomia e na função gastroesofágica. Estas manifestações clínicas podem manifestar-se de forma imediata ou precoce (primeiras 4 semanas) ou tardia (após 4 semanas). A maioria se resolve com o tempo e não requer intervenção.

As principais queixas referidas pelos pacientes submetidos aos diversos tipos de fundoplicatura são: recidiva da doença do refluxo gastroesofágico, disfagia (associada ou não à dor torácica), e distensão gástrica gasosa (*gas bloat syndrome*).

A disfagia pós-operatória é a manifestação mais comum e sua incidência é muito variável. Geralmente é temporária devida a edema e inflamação pós-procedimento e se resolve em 2 a 4 semanas. Nos casos de disfagia persistente, na qual decorre por uma alteração funcional como as fundoplicaturas apertadas ou longas, uma tentativa de terapia de dilatação esofágica usando Savary ou balão demonstrou ser um tratamento eficaz. A maioria dos relatos descreve dilatações endoscópicas com diâmetro médio de 18 mm, podendo chegar até 20 mm em alguns casos. Em pacientes refratários, a dilatação com balão pneumático pode e tem sido utilizada. Nestes casos, utiliza-se de balão Rigiflex 30-40 mm e sugere-se ser realizada sob radioscopia.

BIBLIOGRAFIA

Barak N, Ehrenpreis ED, Harrison JR, Sitrin MD. Gastrooesophageal reflux disease in obesity: pathophysiological and therapeutic considerations. Obes Ver. 2002;3:9-15.

C Máté, Kovács B, Masuda T, et al. Progression of Hiatal Hernias. J Gastrointest Surg. 2021;25(3):818-820

Christensen J, Miftakhov R. Hiatus hernia: a review of evidence for its origin in esophageal longitudinal muscle dysfunction. Am J Med. 2000;108:3-7.

Cotton P, Williams C. Practical gastrointestinal endoscopy. London: Blackwell Science. 1996.

Dean C, Etienne D, Carpentier B, et al. Hiatal hernias. Surg Radiol Anat. 2012;34(4):291-9.

Dickerman RD, McConathy WJ, Smith AB. Can pressure overload cause sliding hiatal hernia? A case report and review of the literature. J Clin Gastroenterol. 1997;25(1):352-3.

Filho FM, Martins BC, Santos MEL, Moura EGH. Hérnias do hiato esofágico. In: Tratado de endoscopia digestiva diagnóstica e terapêutica. 3. ed. São Paulo: Editora Atheneu. 2015(1):61-6.

Fundoplicatura gástrica: como avaliar? [Acesso em agosto de 2015). Disponível em: http://endoscopiaterapeutica.com.br/assuntosgerais/fundoplicatura-gastrica-como-avaliar.

Gordon C, Kang JY, Neild PJ, Maxwell JD. The role of the hiatus hernia in gastroesophageal reflux disease. Aliment Pharmacol The. 2004;20(7):719-32.

Gryglewski A, Pena IZ, Tomaszewski KA, Walocha JA. Unsolved questions regarding the role of esophageal hiatus anatomy in the development of esophageal hiatal hernias. Adv Clin Exp Med. 2014;23(4):639-44.

Hai-Xiang Yu, Chun-Shan Han, Jin-Ru Xue, et al. Esophageal hiatal hernia: risk, diagnosis and management, Expert Review of Gastroenterology & Hepatology. 2018;12(4):319-329.

Hasak S, Brunt LM, Wang D et al. Clinical Characteristics and Outcomes of Patients With Postfundoplication Dysphagia. Clinical Gastroenterology and Hepatology. 2019;17:1982-1990.

Hui JM, Hunt DR, Carle DJ, et al. Esophageal Pneumatic Dilation for Postfundoplication Dysphagia: Safety, Efficacy, and Predictors of Outcome. Am. Coll. of Gastroenterology. 2002;97(12).

Juhasz A, Sundaram A, Hoshino M, et al. Endoscopic assessment of failed fundoplication: a case for standardization. Surg Endosc. 2011;25(12):3761-6.

Kaneyama H, Kaise M, Arakawa H, et al. Gastroesophageal flap valve status distinguishes clinical phenotypes of large hiatal hernia. World J Gastroenterol. 2010;16:6010-5.

Kim P, Turcotte J, Park A. Hiatal hernia classification – way past its shelf life. Surgery. 2021;170(2):642-643.

Kohn GP, Price RR, DeMeester SR, et al. Guidelines for the management of hiatal hernia. Surg Endosc. 2013;27(12):4409-28.

Loukas M, Wartmann ChT, Tubbs RS, et al. Morphologic variation of the diaphragmatic crura: a correlation with pathologic processes of the esophageal hiatus? Folia Morphol. 2008;67:273-9.

Martins BC, Souza CS, Ruas JN, et al. Endoscopic evaluation of Post-Fundoplication anatomy and correlation with symptomatology. ABCD Arq Bras Cir Dig. 2020;33(3):e1543.

Mittal RK, Kassab GS. Esophagogastric junction opening: does it explain the difference between normal subjects and patients with reflux disease. Gastoenterology. 2003;125:1258-60.

Mittal SK, Juhasz A, Ramanan B, et al. A proposed classification for uniform endoscopic description of surgical fundoplication. Surg Endosc. 2014;28(4):1103-9.

Smith AB, Dickerman RD, McGuire CS, et al. Pressure-overload-induced sliding hiatal hernia in power athletes. J Clin Gastroenterol. 1999;28(4):352-4.

Sobrino-Cossio S, Soto-Perez JC, Coss-Adame E, et al. Síntomas y complicaciones posfunduplicatura: abordaje diagnóstico y tratamiento. Revista de Gastroenterología de Mexico. 2017;82(3):234-247

Stene-Larsen G, Weberg R, Froyshov-Larsen I, et al. Relationship of overweight to hiatus hernia and reflux oesophagitis. Scand J Gastroenterol. 1988;23(4):427-32.

Sunjaya D, Podboy A, Blackmon SH, et al. The effect of pneumatic dilation in management of postfundoplication dysphagia. Neurogastroenterol Motil. 2017;29(6).

Wilson LJ, Ma W, Hirschowitz BI. Association of obesity with hiatal hernia and esophagitis. Am J Gastroenterol. 1999;94(10):2840-4.

Yadlapati R, Hungness ES, Pandolfino JE. Complications of Antireflux Surgery. Am J Gastroenterol. 2018;113(8):1137-1147.

19 Distúrbios Motores do Esôfago

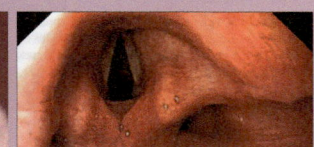

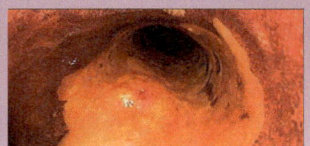

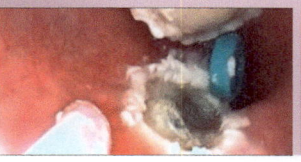

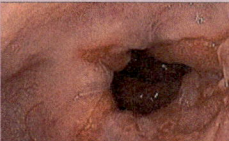

Luiz João Abrahão Junior

INTRODUÇÃO

Os distúrbios motores do esôfago (DME) podem causar sintomas crônicos e típicos de doença esofagiana, na ausência de base orgânica ou metabólica identificável.[1] Surgem quando o complexo mecanismo fisiológico responsável pela integridade da deglutição se altera. O esôfago é dotado de musculatura estriada em seu terço proximal e musculatura lisa em seus dois terços distais. Possui dois esfíncteres: o esfíncter esofagiano superior (EES), que o separa da faringe, e o esfíncter esofagiano inferior (EEI), que o separa do estômago. No ato da deglutição, ocorre abertura do EES e a onda peristáltica primária se propaga pelo esôfago em sentido distal, encontrando o EEI aberto, permitindo a passagem do bolo alimentar. Após a deglutição, os esfíncteres assumem seu tônus basal de repouso funcionando, portanto, como elementos de defesa contra o refluxo gastroesofágico (EEI) e a aspiração pulmonar (EES).

Os DME que acometem a **musculatura estriada**, são consequentes das alterações da faringe e/ou do esfíncter esofagiano superior e os de **musculatura lisa** acometem o corpo esofagiano e/ou o esfíncter esofagiano inferior. Ambos podem ser **primários**, quando a alteração motora esofagiana é a própria manifestação da doença, e **secundários**, se a doença de base é sistêmica e o comprometimento esofagiano é apenas uma de suas manifestações.[1]

DISTÚRBIOS MOTORES ESOFAGIANOS PRIMÁRIOS

A esofagomanometria é o método complementar indicado na avaliação de pacientes com sintomas esofágicos (disfagia, dor torácica, regurgitação) em que a endoscopia descarta causas obstrutivas e é inconclusiva.

A classificação dos DME primários baseada na manometria convencional está apresentada no Quadro 19-1.[1]

Nos últimos anos a manometria convencional vem sendo substituída pela manometria de alta resolução, que utiliza um número maior de sensores de pressão, permitindo um registro mais preciso dos fenômenos pressóricos esofágicos durante a deglutição. Novas métricas e uma forma de apresentação distinta (gráficos de pressão coloridos) foram criadas para o diagnóstico, o que gerou uma nova classificação para os DME chamada classificação de Chicago 4.0 (Quadro 19-2).[2]

Quadro 19-1. Classificação dos DME Primários

- Acalasia
- Espasmo esofágico difuso
- Esôfago hipercontrátil
  - Esôfago em quebra-nozes
  - Esfíncter esofágico inferior hipertenso
- Esôfago hipocontrátil
  - Motilidade esofágica ineficaz
  - Esfíncter esofágico inferior hipotenso

Quadro 19-2. Classificação de Chicago 4.0[2]

Distúrbios obstrutivos da junção esofagogástrica
- Acalasia tipo I - Acalasia tipo II - Acalasia tipo III - Obstrução funcional da junção esofagogástrica
Distúrbios da peristalse
- Aperistalse - Espasmo esofagiano difuso - Esôfago hipercontrátil - Motilidade esofágica ineficaz
Distúrbios não obstrutivos da junção esofagogástrica (JEG)
- JEG hipotensiva - Morfologia anormal da JEG - JEG hiepertensiva

Acalasia

A acalasia é uma doença de etiologia desconhecida, caracterizada manometricamente pela ausência de relaxamentos do EEI associada a aperistalse do corpo esofágico.[3]

Sua incidência é de aproximadamente um caso para cada 100.000 habitantes e sua prevalência de 10 para cada 100.000 habitantes.[3]

Não há preferência por sexo e pode ocorrer em qualquer idade, embora seu pico de incidência seja entre 20-40 anos[4] e na sétima década.[5] Estudos imunoistoquímicos de esôfagos de pacientes com acalasia demonstram que ocorre perda de células ganglionares do plexo mioentérico do EEI e do corpo esofágico acompanhada de infiltrado inflamatório linfocítico.[6] Não se sabe o motivo pelo qual ocorre a perda seletiva de fibras de óxido nítrico (inibitórias) acarretando a hipertonia e os relaxamentos incompletos do EEI e a perda de peristalse do corpo esofágico.

Várias teorias foram formuladas na tentativa de explicar a etiologia da acalasia idiopática, que serviriam de gatilho para o início da degeneração neural do plexo esofágico, dentre elas as teorias obstrutivas, autoimune, viral imune ou neurodegenerativa.

Evidências que suportam a teoria genética seriam a associação com o HLA classe II DQw1,[7] anticorpos antiplexo mioentérico[8] e o polimorfismo gêneroespecífico associado a mulheres com acalasia.[9]

O mimetismo molecular com alguns vírus tais como sarampo, herpes, varicela, poliovírus e papilomavírus humano também foi estudado como possível gatilho de uma reação imune em um indivíduo geneticamente suscetível.[3]

Evidências sugerem que o vírus herpes simples poderia causar uma plexite mioentérica e uma destruição neuronal autoimune em um indivíduo geneticamente suscetível.[10]

No entanto, estudos utilizando a técnica de PCR não foram capazes de identificar partículas virais em esôfagos de pacientes com acalasia.[3]

O achado de anticorpos antineuronais e anticorpos anti-M2 (muscarínicos) em pacientes com acalasia idiopática e chagásica respectivamente apontam para a possibilidade de etiologia autoimune, embora estes resultados não sejam universais em pacientes com acalasia.

Causas secundárias de acalasia podem ocorrer como associada a doenças genéticas (síndrome de Allgrove), degenerativas (doença de Parkinson), doenças infiltrativas (amiloidose), pela doença de Chagas, pós-fundoplicatura ou secundária a neoplasias malignas da junção esofagogástrica ou mesmo fora do aparelho digestivo (pulmão, mama).[3]

Clinicamente, a acalasia manifesta-se por disfagia para sólidos e líquidos e regurgitação alimentar. Dor torácica, pirose e emagrecimento também podem ocorrer.

O diagnóstico pode ser sugerido por meio da esofagografia que pode demonstrar trânsito lentificado, graus variados de dilatação do esôfago e afilamento distal da junção esofagogástrica e pela endoscopia digestiva, que pode revelar dilatação esofágica, presença de resíduos na luz esofágica, resistência à passagem pela junção esofagogástrica e principalmente pode demonstrar causas secundárias de acalasia, como o câncer da junção esofagogástrica. Cury *et al.* descreveram uma classificação endoscópica do megaesôfago (Fig. 19-1 e Quadro 19-3)[11] A classificação radiológica do grau de megaesôfago proposta por Ferreira Santos é frequentemente utilizada para a caracterização dos diferentes graus (Fig. 19-2), sendo útil na decisão terapêutica e, a esofagografia temporizada no acompanhamento pós-tratamento (Fig. 19-3).[12]

A esofagomanometria é considerada padrão-ouro para o diagnóstico da acalasia por permitir a demonstração dos relaxamentos incompletos do EEI (IRP elevada na MAR) e ausência de peristalse no corpo esofágico (Figs. 19-4 e 19-5). A pressão basal do EEI na acalasia idiopática pode estar normal ou elevada e em alguns casos a manometria convencional falha em demonstrar relaxamentos completos do EEI, facilmente demonstrado na manometria de alta resolução.[3]

Quadro 19-3. Classificação endoscópica dos graus de megaesôfago

Grau	Achado endoscópico
I	Aspecto normal (contrações terciárias podem estar presentes)
II	Estase de líquidos, dilatação discreta, presença de contrações
III	Estase de líquidos e sólidos, dilatação moderada, atonia
IV	Estase de alimentos no esôfago médio, dilatação acentuada, atonia, tortuosidade no 1/3 distal

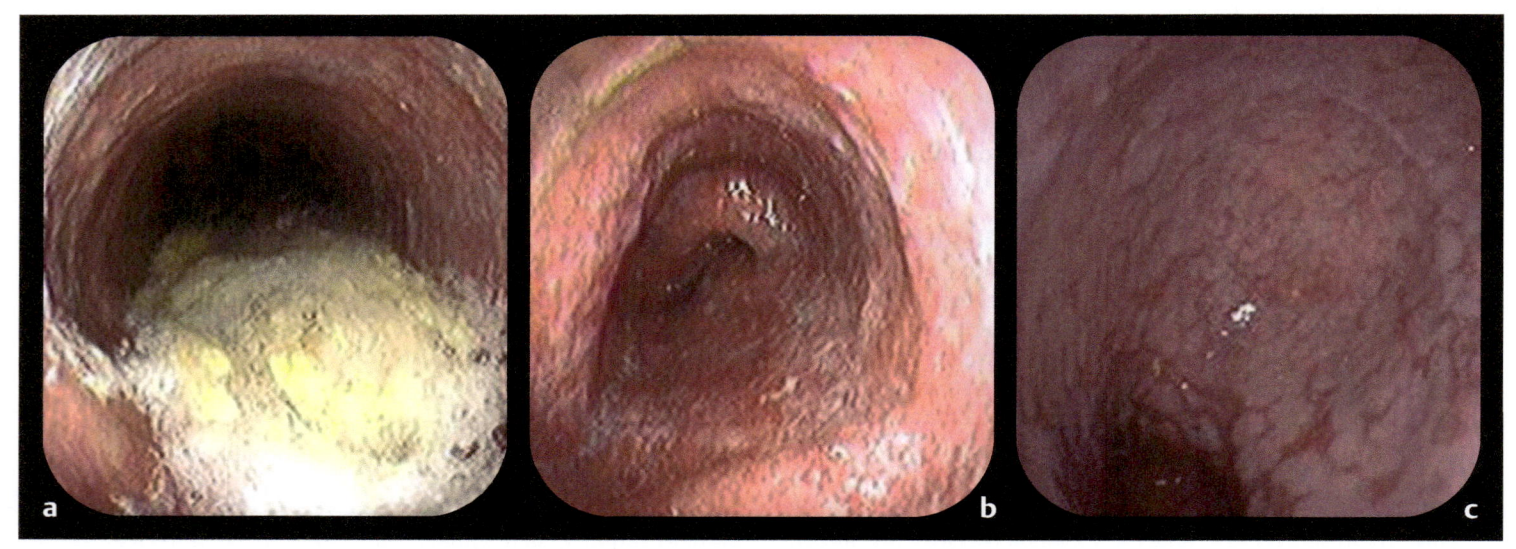

Fig. 19-1. Classificação endoscópica dos graus de megaesôfago.[11]

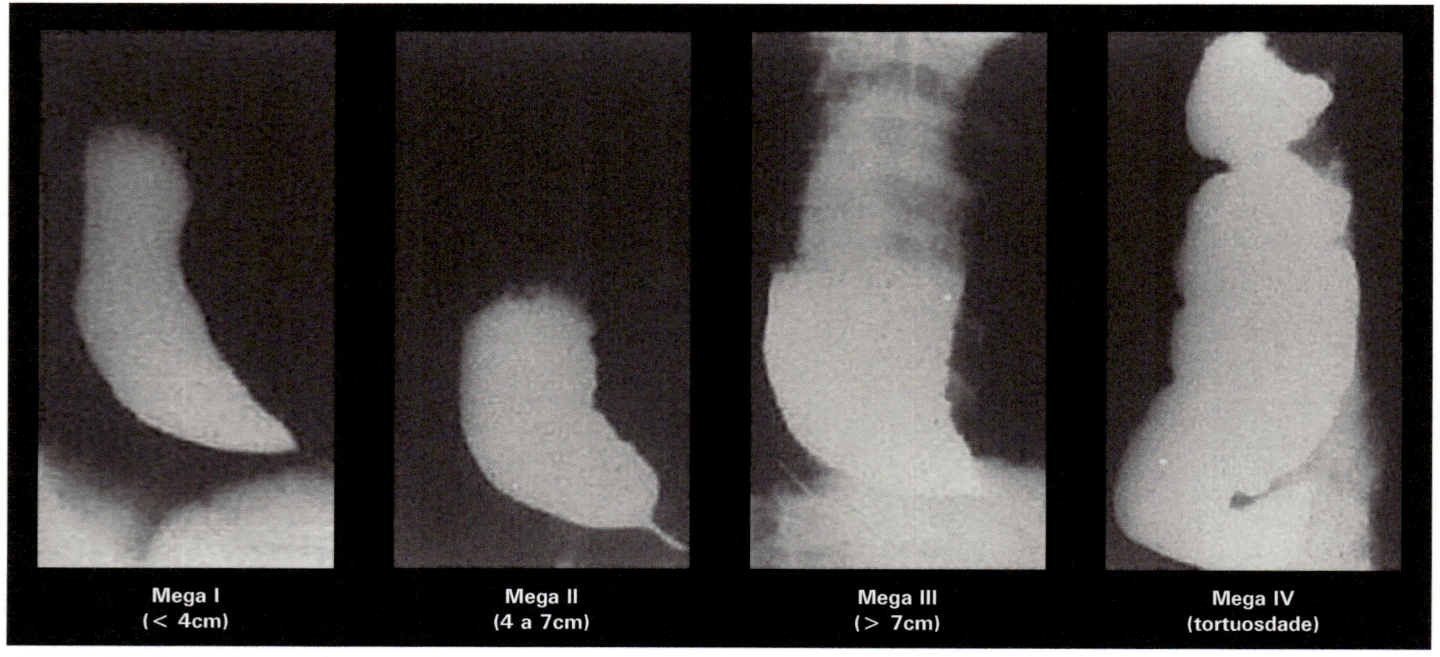

Fig. 19-2. Classificação dos graus de megaesôfago.[12]

Mega I (< 4cm) — Mega II (4 a 7cm) — Mega III (> 7cm) — Mega IV (tortuosdade)

Capítulo 19 ■ Distúrbios Motores do Esôfago

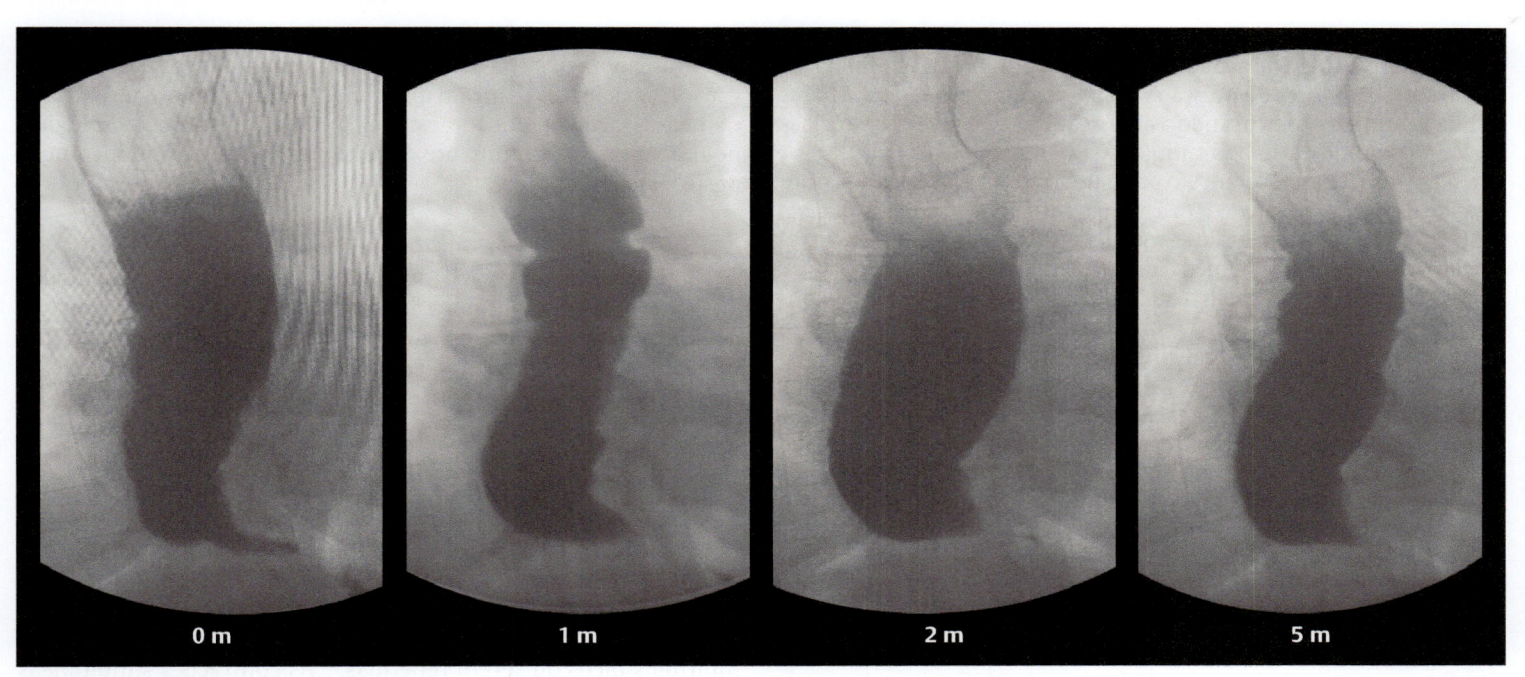

Fig. 19-3. Esofagografia temporizada.

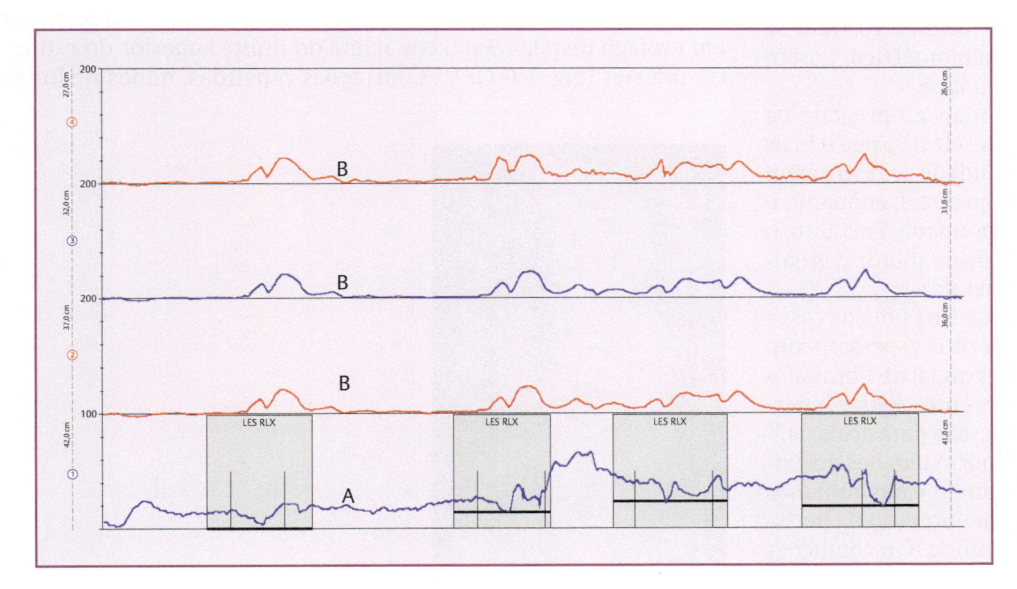

Fig. 19-4. Manometria convencional demonstrando relaxamentos incompletos do EEI (A) e aperistalse (B) do corpo esofágico, diagnósticos de acalasia.

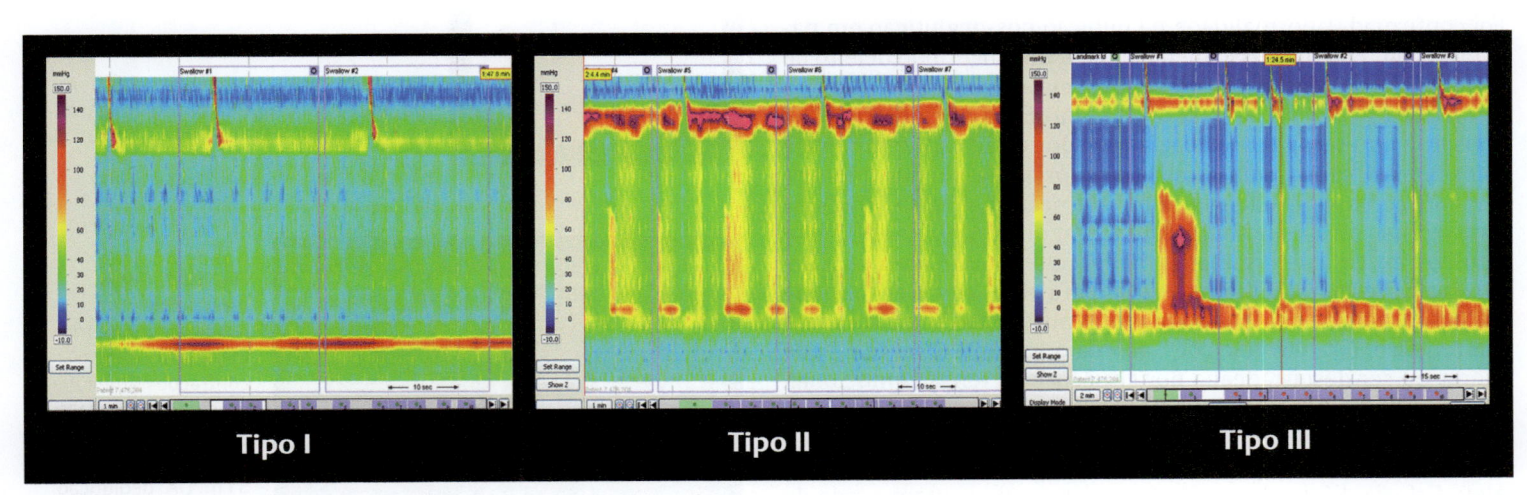

Fig. 19-5. Subtipos de acalasia de acordo com a manometria de alta resolução.

A manometria de alta resolução, surgida nos últimos anos, representa um avanço na avaliação dos distúrbios motores esofágicos e utiliza transdutores de pressão radiais em estado sólido espaçados a cada centímetro, permitindo a aquisição das variações pressóricas ao longo de todo o esôfago simultaneamente.

Ghosh et al. descreveram em pacientes com acalasia idiopática, um aspecto de pseudorrelaxamento à manometria convencional, o qual na manometria de alta resolução se mostra ausente e decorre do encurtamento esofágico que é em média de 2 cm podendo atingir até 7 cm.[13]

Uma nova classificação de acalasia idiopática foi proposta por Pandolfino et al., utilizando a manometria de alta resolução. A nova classificação subdivide a doença em três: o subtipo I em que não há pressurização esofágica e que apresenta boa resposta a miotomia, subtipo II em que há pressurização esofágica superior a 30 mmHg e que responde bem à miotomia e à dilatação endoscópica e o subtipo III em que há contrações espásticas alternadas com pressurizações compartimentalizadas e que apresenta boa resposta à miotomia endoscópica (POEM) (Fig. 19-5).[14]

O tratamento da acalasia será abordado em outro capítulo deste livro.

Espasmo Esofagiano Distal

O espasmo esofagiano distal (EED) é um DME que pode manifestar-se por dor no peito e disfagia. Foi descrito há mais de um século, em pacientes hipocondríacos que apresentavam dor no peito inexplicada. Embora seja comum a crença de que dor no peito de origem esofagiana possa ser devida a "espasmo" de esôfago, trata-se de um DME de diagnóstico exclusivamente manométrico, porém bastante infrequente em laboratórios de motilidade.

O termo espasmo esofagiano difuso é o mais empregado na maior parte dos trabalhos, porém admite-se que ele não seja o mais apropriado, visto que as alterações da contratilidade se restringem quase que exclusivamente à metade ou ao terço distal, enquanto o terço proximal, com musculatura estriada, é poupado. Portanto, o nome mais adequado para designar este distúrbio motor e atualmente mais utilizado é espasmo esofagiano distal.[15]

A etiopatogenia do EED é pouco conhecida. Nos poucos casos operados ou estudados *post mortem*, são descritos espessamento da parede esofagiana associado a degeneração parcial de fibras aferentes vagais mas com células ganglionares presentes. Existe hipersensibilidade colinérgica e há relatos de progressão para acalasia.[16]

Conceitos recentes atribuem este DME a anormalidades do óxido nítrico (ON) endógeno. Experiências em animais e em humanos sugerem que o ON tem importante papel na manutenção da peristalse esofágica, como parte da rede neural inibitória. Em condições normais, uma onda de inibição se segue à deglutição, que estabelece o momento da contração na musculatura lisa, sendo os neurônios não adrenérgicos, não colinérgicos os responsáveis por este efeito. Foi confirmada anormalidade na inibição pós-deglutição em pacientes com EED, processo mediado pelo ON, sugerindo defeito de síntese e/ou de degradação desta substância.[16]

A doença predomina no sexo feminino, faixa etária entre 50-60 anos e se apresenta com disfagia e/ou dor torácica.[16] A disfagia é intermitente, súbita, com parada transitória do alimento, frequentemente acompanhada de forte dor retroesternal baixa, irradiada para o dorso ou a mandíbula. Para tentar alívio, o paciente ingere líquidos, executa determinadas manobras e, o que é mais comum, provoca vômitos ou tenta regurgitar para obter alívio. A dor pode ser desencadeada por líquidos quentes ou gelados, também surge em repouso, fora das refeições, acorda o paciente à noite e pode piorar ou ser desencadeada por situações de tensão emocional. Muitos com frequência são submetidos a investigação cardiológica, mormente aqueles em que a dor é o único sintoma ou domina o quadro clínico, alarmando o paciente. Alguns pacientes com dor e/ou disfagia diárias ou muito frequentes, apresentam perda de peso, devido ao receio de se alimentar. O EED pode estar associado à DRGE, quando pirose e regurgitações ácidas vêm associadas ao quadro clínico, sendo importante a sua pesquisa devido a implicações terapêuticas.[15]

O diagnóstico do espasmo difuso é feito exclusivamente pela esofagomanometria. Na dependência da queixa que motiva a investigação, os pacientes realizam inicialmente endoscopia digestiva alta, na investigação de dor torácica ou DRGE e/ou estudo radiológico, quando a queixa dominante é a disfagia. A esofagite é incomum nestes pacientes.

Esofagografia Convencional

Em sua maioria, os achados à esofagografia são representados por incoordenação, presença de contrações terciárias, que com frequência segmentam a coluna do meio de contraste. Em cerca de 30%, é encontrado o esôfago em saca-rolhas, quando estas contrações se tornam pronunciadas, porém este aspecto não é patognomônico ou exclusivo do EED (Fig. 19-6). Menos comumente, ocorre atraso no tempo de trânsito da substância baritada e associação com divertículos do esôfago torácico.[17]

Esofagomanometria Convencional

As principais anormalidades são confinadas ao esôfago distal. Em resposta às deglutições, surgem contrações simultâneas de amplitude normal ou elevada, podendo ter duração aumentada, múltiplos picos ou serem repetidas.[16] As contrações simultâneas são intercaladas por ondas peristálticas sendo que o diagnóstico manométrico do EED requer a presença de contrações simultâneas (acima de 30 mmHg) em pelo menos 20% das deglutições úmidas empregadas para estudo do corpo esofagiano, em todo o corpo ou em esôfago distal, a 3 e 8 cm acima do limite superior do esfíncter inferior (Fig. 19-7).[15,16] Contrações repetidas, ondas de longa

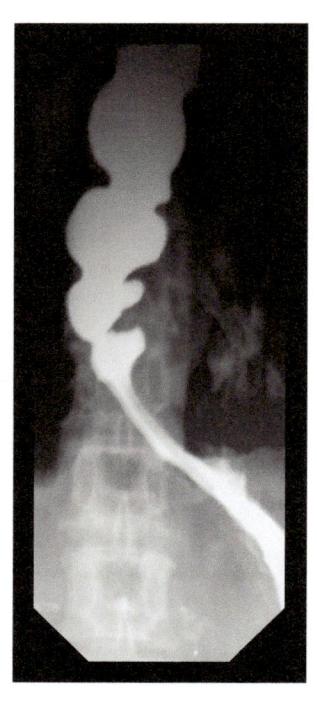

Fig. 19-6. "Esôfago em saca-rolhas" em paciente com espasmo difuso. (Imagem do acervo da Unidade de Esôfago, Serviço de Gastroenterologia, HUCFF-UFRJ.)

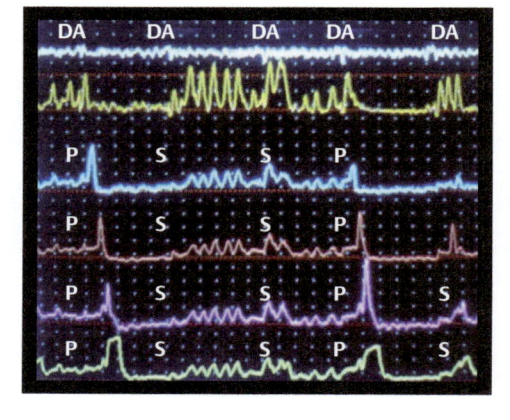

Fig. 19-7. Corpo esofagiano – esofagomanometria de espasmo difuso – contrações simultâneas (S) X ondas peristálticas (P) – distância entre os canais de registro 5 cm. DA: deglutição de água. (Imagens do acervo da Unidade de Esôfago, Serviço de Gastroenterologia, HUCFF-UFRJ.)

duração, contrações espontâneas, mesmo podendo estar presentes, não são requeridas para diagnóstico.[16]

A maioria dos pacientes com EED têm pressão basal do EEI normal e 1/3 exibe relaxamento incompleto.[16]

O EED é um distúrbio relativamente incomum em laboratórios de motilidade, sendo observado em no máximo 10% dos exames anormais de pacientes com DTNC ou portadores de disfagia funcional.[17]

Manometria de Alta Resolução (MAR)

Com a introdução da MAR na prática clínica, observou-se que as contrações rapidamente propagadas (simultâneas) não são específicas do espasmo difuso. Uma variável definida à MAR, a latência distal, mede o período de inibição que precede a contração no esôfago distal, definida como o intervalo de tempo entre o relaxamento do esfíncter superior e o início da contração no ponto de desaceleração da contração (PDC). Contrações prematuras, definidas como as de latência distal reduzida, (< 4,5 s) são mais específicas para o diagnóstico de EED à MAR (Fig. 19-8). Contrações prematuras (latência distal reduzida) em 20% ou mais das deglutições, com relaxamento normal da JEG (pressão integrada de relaxamento – IRP – normal), constituem o EED, enquanto contrações prematuras com anormalidade no relaxamento da JEG fazem o diagnóstico da acalasia tipo III ou acalasia espástica.[14,15] Teste da bebida rápida, deglutições sólidas ou utilização do ENDOFLIP podem identificar obstrução funcional da JEG clinicamente relevante nestes casos.[18]

Durante a manobra provocativa de deglutições múltiplas repetitivas, inibição inadequada pode ser observada em pacientes com EED.[19]

Esôfago Hipercontrátil

A denominação "esôfago em quebra-nozes" foi cunhada por Benjamin et al.[20] baseada na manometria convencional, embora a afecção, de diagnóstico exclusivamente manométrico, tenha sido descrita por Brand et al. em 1977.[21] Empregando a esofagomanometria no estudo de pacientes com dor torácica não cardíaca (DTNC), a anormalidade manométrica mais frequentemente encontrada por estes autores foi a elevada amplitude de ondas em esôfago distal, que se mantinham peristálticas, que denominaram de **peristalse esofagiana sintomática**. O esôfago em quebra-nozes (EQN) foi descrito posteriormente, como o DME mais frequentemente encontrado em DTNC.[22]

Com o surgimento da manometria de alta resolução, o termo esôfago em quebra-nozes foi substituído pelo termo esôfago hipercontrátil, que na versão 3.0 trazia a expressão "esôfago em britadeira" para suas formas extremas (DCI > 8.000), que foi abandonado na nova classificação 4.0.[2]

Existe controvérsia em relação ao verdadeiro significado do esôfago hipercontrátil, derivado inicialmente da ausência de manifestação clínica durante o registro manométrico e de fatos demonstrados em outros trabalhos, como a falta de reprodutibilidade em exames posteriores e a imperfeita correlação entre a melhora manométrica e a melhora clínica.

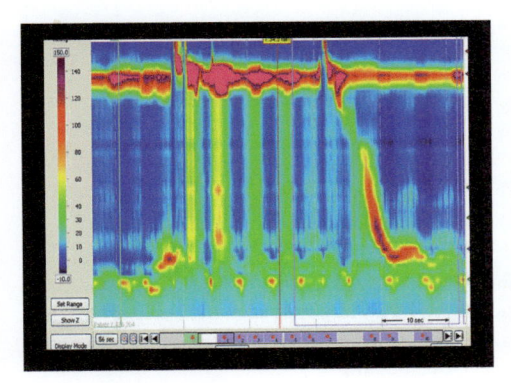

Fig. 19-8. Manometria de alta resolução demonstrando espasmo esofagiano distal.

Estudos, empregando ultrassonografia intraluminal esofágica de alta frequência em EQN associada à esofagomanometria, demonstraram, além de espessamento das camadas musculares do esôfago, assincronismo entre as camadas longitudinal e circular durante a contração esofagiana.[23]

Aspectos psiquiátricos, psicológicos e emocionais têm sido avaliados em pacientes com DME, em especial nos pacientes com EQN, pois muitos deles apresentam características depressivas, ansiedade ou somatização. Este grupo de pacientes reage a situações de estresse, com aumento exagerado das ondas esofagianas, maior do que o observado em controles assintomáticos, havendo evidências de anormalidades na percepção visceral, com sensibilidade a estímulos, muitos dos quais não seriam percebidos por indivíduos normais.[24] Este aspecto, sugeriria que o EQN representasse simplesmente um epifenômeno de uma resposta esofagiana exagerada a estímulos intensos como a dor.

Muitas das características dos pacientes com EQN e os pacientes com síndrome do intestino irritável (SII) são semelhantes. Ambos são mais comuns em mulheres, frequentemente observa-se superposição dos sintomas nos dois grupos de pacientes, além de alterações psicoemocionais semelhantes, tais como depressão, ansiedade e somatização.[25]

Estudos empregando insuflação de balão intraesofagiano em pacientes com dor torácica e EQN, demonstram que estes possuem menor limiar para dor em relação aos controles. Estes achados também são similares aos encontrados em pacientes com SII, quando da realização de insuflação de balão retal, sugerindo hipersensibilidade visceral nos dois grupos de pacientes.[25]

Recentemente, tem-se demonstrado que em torno de 35-40% dos portadores do EQN há associação com DRGE, confirmado por pHmetria, sendo incomum a esofagite erosiva.[26,27] A DRGE deve ser sempre excluída em pacientes com EQN antes de ser instituída a terapêutica.

Foi relatado esôfago hipercontrátil em usuários crônicos de opioides.[28]

O EQN predomina no sexo feminino, principalmente da sexta década e seu principal sintoma é a dor torácica.[26] A dor localiza-se na região retroesternal, com irradiação para a região cervical dorso e braços. Pode ser desencadeada por tensão emocional, surgir após esforço físico e ser atenuada pelo uso de vasodilatadores, sendo de difícil diferenciação com a dor de origem coronariana, implicando que esta última seja sempre excluída por avaliação cardiológica apropriada.

A disfagia é o segundo sintoma mais frequente, descrito em 10% a 30% dos pacientes.[26] É intermitente na grande maioria dos pacientes, frequentemente referida na região cervical e em sua maioria tanto para sólidos quanto para líquidos.

A pirose é o terceiro sintoma mais prevalente, encontrada em 14% a 45% dos pacientes com EQN e pode-se associar à disfagia em 20% dos pacientes.[26]

Silva & Lemme,[26] descrevendo o quadro clínico de 97 pacientes com o diagnóstico de EQN, observaram que 53,6% apresentavam dor torácica, 52,6% disfagia, 21,6% regurgitação, 15,4% dispepsia e manifestações ORL, principalmente sensação de globo em 14,4%. Sintomas múltiplos foram também frequentes.

Endoscopia Digestiva Alta (EDA)

A EDA é importante para a exclusão de lesões inflamatórias da mucosa esofagiana, não havendo qualquer achado endoscópico característico. Esofagite erosiva leve tem sido encontrada em 7-8% e hérnia hiatal em 25%.[26,27]

Esofagografia Convencional

O papel fundamental da radiologia é afastar causas orgânicas, estruturais ou compressivas para os sintomas, em especial a disfagia. A avaliação radiológica do esôfago é normal em 50% dos casos e demonstra alterações inespecíficas, como contrações terciárias em 16% a 40% dos pacientes.[26] A normalidade radiológica era de se esperar, uma vez que a peristalse primária não é perdida nos pacientes com EQN. Divertículos epifrênicos e menos frequentemente os de terço médio podem ser encontrados em associação com EQN.[26]

Esofagomanometria Convencional

O diagnóstico do EQN é exclusivamente manométrico, a partir da demonstração de ondas peristálticas em esôfago distal, isto é, aquelas registradas a 3 e 8 cm acima do limite superior do esfíncter inferior, de amplitude maior que o valor da média, mais dois desvios-padrão do valor encontrado em indivíduos saudáveis (Fig. 19-9), ou seja, acima de 180 mm Hg.[29]

As anormalidades manométricas do EQN podem-se situar em apenas um dos segmentos do esôfago distal, quer a 3 ou a 8 cm do limite superior do EEI, sendo proposta para este último a denominação de EQN segmentar. Não há diferença significativa entre os achados clínicos dos pacientes com EQN clássico e EQN segmentar.[29]

A duração das ondas peristálticas em geral também é prolongada, o esfíncter esofagiano inferior é normal na maioria dos pacientes, mas pode apresentar-se com aumento da sua pressão de repouso ou redução ou mais raramente com relaxamentos incompletos.[26]

Lemme *et al.* em estudo manométrico de 240 pacientes com DTNC encontraram o EQN em 6%, correspondendo a 10% dos exames anormais, sendo os distúrbios motores inespecíficos e o esfíncter hipotenso, as anormalidades mais comuns.[17]

pHmetria Esofagiana Prolongada

Há poucos relatos do emprego sistemático da pHmetria esofagiana prolongada no EQN. Achem *et al.*, caracterizaram refluxo anormal em 13 de 20 pacientes (65%).[27] Silva *et al.* encontraram pHmetria anormal em 41% de 52 pacientes com diagnóstico de EQN.[30] Apenas um deles apresentava esofagite erosiva. O estudo comparativo entre portadores de EQN com e sem refluxo à pHmetria não demonstrou diferenças significativas entre eles em relação à amplitude das contrações.[30] A maioria dos pacientes apresentava queixa principal de dor torácica, tanto no grupo com refluxo, como no sem refluxo, não sendo possível pelo quadro clínico distinguir os dois grupos.[30]

A estratificação de pacientes por faixas de amplitude de contração no estudo já referido, demonstrou que a associação com refluxo é menos frequente naqueles com média de amplitude de ondas distais (MAOD) mais elevada, como, por exemplo, acima de 260 mmHg (mais de 4 DP acima da média obtida em indivíduos saudáveis).[31]

Todas estas observações sugerem que a DRGE deve ser sempre excluída em pacientes com EQN antes de ser instituída a terapêutica.

Testes Provocativos

Os testes provocativos foram empregados na avaliação de DTNC, com o objetivo de reproduzir em laboratório a dor torácica da qual o paciente se queixa, constituindo-se em evidência segura da origem esofagiana da mesma.[32,33] Os mais comumente empregados foram o teste de perfusão ácida ou de Bernstein, o de injeção endovenosa do inibidor de colinesterase edrofônio e o teste de distensão esofagiana com balão, todos com sensibilidade relativamente baixa, porém alta especificidade. Nos dias atuais, os testes provocativos visam a avaliação da sensibilidade esofagiana, uma vez que o conceito de hipersensibilidade visceral tem sido um dos importantes aspectos fisiopatológicos da DTNC e em particular do EQN.[32,33] No EQN foi descrita maior positividade dos testes provocativos de dor esofagiana do que nos demais distúrbios motores[33] e, portanto poderiam ser de utilidade na identificação do tipo de sensibilidade esofágica envolvida e teoricamente empregados para orientação terapêutica, melhorando o prognóstico destes pacientes.

Manometria de Alta Resolução

O diagnóstico de esôfago hipercontrátil na MAR requer a observação de ao menos 20% de contrações peristálticas com DCI superior a 8.000 mmHg.cm.s^2 (Fig. 19-10). Baseado nos critérios atuais, apenas 0,2% de controles saudáveis apresenta esta anormalidade manométrica.[34]

É imprescindível que a obstrução da junção esofagogástrica seja afastada para confirmação deste diagnóstico, principalmente em pacientes com disfagia. Caso haja dúvida após as dez deglutições úmidas, teste da deglutição rápida, deglutições sólidas, esofagografia com *marshmallow* ou ENDOFLIP podem ser utilizados na complementação diagnóstica.[2]

Tratamento do Espasmo Distal e Demais DME Hipercontráteis

Serão abordados juntos, uma vez que as opções de tratamento são as mesmas para estas entidades. Embora sejam muitas, existem poucos estudos controlados que comprovem a real eficácia da maioria delas.

Tratamento Farmacológico

Caso exista refluxo associado, o que pode ocorrer em qualquer destes DME, este deve ser tratado. Preconiza-se preferencialmente um IBP em dose única ou dupla, por 6-8 semanas, muitas vezes com resposta irregular em pacientes com EQN sugerindo que o papel do ácido na fisiopatologia da dor nesta anormalidade motora necessita novos estudos. Excluído o refluxo, existem algumas modalidades de tratamento.

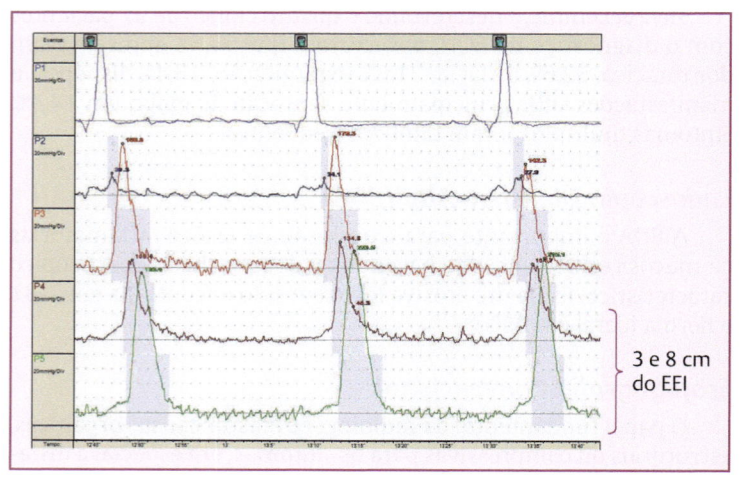

Fig. 19-9. Manometria esofágica de esôfago em quebra-nozes com amplitude distal (canais P4 e P5) > 180 mmHg. (Imagem do acervo da Unidade de Esôfago, Serviço de Gastroenterologia, HUCFF-UFRJ.)

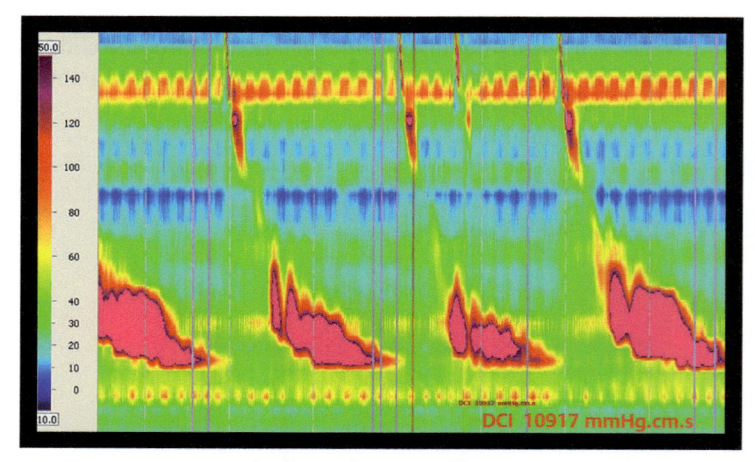

Fig. 19-10. Manometria de alta resolução – *jackhammeresophagus*. ICD: integral da contração distal. (Imagem do acervo da Unidade de Esôfago, Serviço de Gastroenterologia, HUCFF-UFRJ.)

Relaxantes de Musculatura Lisa

Os relaxantes de musculatura lisa, tais como os nitratos de ação prolongada, os bloqueadores de canal de cálcio e os anticolinérgicos, são as drogas mais empregadas no tratamento destes distúrbios motores do esôfago, tendo a propriedade de reduzir a amplitude das contrações esofagianas, a pressão do esfíncter inferior, aumentar o esvaziamento gástrico, embora nem sempre aliviem os sintomas. Um estudo placebo-controlado empregando nifedipina em indivíduos controles e em pacientes com EQN com doses de 10-30 mg três vezes ao dia, demonstrou que a nifedipina reduzia a amplitude das contrações esofagianas e a pressão do esfíncter inferior, porém não houve diferença no alívio dos sintomas em relação ao grupo placebo.[35]

Por outro lado, o bloqueador de canal de cálcio diltiazem em pacientes com EQN, na dose de 60-90 mg 4 vezes ao dia, demonstrou redução da amplitude das contrações e melhora da dor torácica.[36]

O inibidor da 5-fosfodiesterase, sildenafil representa uma nova opção terapêutica, nas desordens espásticas, por bloquearem a degradação do óxido nítrico, aumentando seu efeito e resultando em relaxamento mais prolongado da musculatura lisa. O sildenafil reduz a amplitude e a velocidade de propagação das contrações esofágicas tanto em controles como em portadores de alterações motoras. Dados preliminares sugerem melhora dos sintomas em pacientes com alterações espásticas. As limitações do tratamento são os efeitos colaterais (tonteiras e cefaleia) e o custo.[37]

Sedativos/Tranquilizantes/Antidepressivos

Pacientes com EED e principalmente os portadores de EQN têm elevada incidência de transtornos psiquiátricos, tais como ansiedade e depressão. A utilização de medicamentos sedativos e antidepressivos em pacientes com DTNC tem demonstrado benefício no controle dos sintomas.

Alprazolam e buspirona podem ser úteis em pacientes com sintomas de ansiedade.

Estudo duplo-cego placebo-controlado com o antidepressivo trazodona (100-150 mg/dia/6 semanas) foi conduzido em pacientes com DTNC e distúrbios motores do esôfago, com significativa melhora, sem qualquer interferência no padrão de motilidade.[38]

Cannon et al., em 40 pacientes com DTOI, 43% dos quais com EQN, demonstraram que a imipramina em dose de 50 mg/dia, foi capaz de reduzir a frequência das crises de dor. Devido à teoria da hipersensibilidade visceral no EQN e ao conceito de esôfago irritável (aquele que reage da mesma forma a vários tipos de estímulo), estes antidepressivos têm sido empregados em dose baixa, como redutor de sensibilidade, ou seja, para diminuir a percepção da dor, embora não existam estudos controlados a este respeito.[39]

Toxina Botulínica

Um estudo não controlado em 15 pacientes com vários distúrbios motores do esôfago com exceção da acalasia, empregou injeção da toxina botulínica no esfíncter esofagiano inferior, demonstrando alívio da dor torácica ou disfagia em 73% dos pacientes no primeiro mês, porém com retorno dos sintomas na maioria em 9 meses.[40]

Recentemente, um estudo belga, controlado, randomizado e duplo-cego empregou toxina botulínica ou placebo em 22 pacientes com EQN ou EED. A toxina (8 × 12,5 U) ou salina (8 × 0,4 mL) eram injetados a 2 e a 7 cm acima do limite superior do esfíncter inferior determinados pela manometria. Após 1 mês, repetiam-se as injeções de maneira inversa, avaliando-se os sintomas antes e após as mesmas. Metade dos pacientes teve resposta sintomática (melhora da disfagia, dor torácica e estabilização do peso) com a toxina e apenas 10% melhoraram com placebo. Resposta sustentada por 1 ano foi registrada em 30% dos respondedores.[41]

Tratamento Dilatador

Como o tratamento clínico por vezes não é satisfatório em pacientes com distúrbios motores hipercontráteis e EED, dilatações têm sido tentadas. Um estudo prospectivo, randomizado e duplo-cego foi realizado em oito pacientes com EQN, empregando bugias de 25 F como "placebo" e dilatador de 54 F como "potencial terapêutico". Não houve diferenças nos resultados em relação à melhora da dor torácica nos pacientes dos dois grupos, nem redução significativa da pressão do esfíncter inferior ou da amplitude das ondas peristálticas. Estes dados não sustentam o uso de tratamento dilatador no EQN.[42]

A dilatação pneumática da cárdia, realizada na "acalasia espástica" ou grupo III da classificação pela MAR não dá os mesmos resultados obtidos na acalasia clássica.[14]

POEM

Relatos de casos de pacientes com EED e DME´s hipercontráteis submetidos a miotomia endoscópica peroral (POEM) com sucesso foram publicados, porém elevada incidência de DRGE pós-POEM, ausência de estudos controlados e ausência de dados quanto à segurança a longo prazo limitam seu uso rotineiro.[43]

Tratamento Cirúrgico

Esta modalidade de tratamento só deve ser recomendada em casos de sintomas intensos, em que os outros tratamentos falharam, uma vez que nem sempre alivia as queixas. A cirurgia preconizada tem sido a miotomia alongada, que pode ajudar alguns pacientes com dor torácica. Em pacientes com EQN, há relato de redução ou desaparecimento da dor torácica nos pacientes tratados, além de abolição ou redução da peristalse nos 10 cm distais do esôfago, sem afetar a região proximal.[44]

Alterações do Tônus Basal e Morfologia da Junção Esofagogástrica

Há alguns pacientes com dor torácica e/ou disfagia nos quais a única anormalidade manométrica encontrada na manometria convencional é o aumento da pressão do EEI com relaxamentos normais, definido como acima de 45 mmHg, ou dois desvios-padrão acima do encontrado em grupo-controle assintomático, com relaxamentos normais. O EEI hipertenso é encontrado em pequena parcela de pacientes (em torno de 2%) portadores de disfagia funcional ou DTNC[4], havendo poucas publicações a seu respeito. Atualmente, a presença de JEG hipertenso tem sido associada a uso crônico de opioides, a presença de hérnia paraesofágica e obesidade.[43]

Um estudo descreve os achados em 100 pacientes consecutivos com diagnóstico de EEI hipertenso, perfazendo 7% de 1.390 exames realizados no mesmo período. Pacientes com EQN foram incluídos. A maioria dos pacientes era do sexo feminino (80%), média de idade 54 anos, tempo de doença de 3 anos. As queixas principais mais frequentes foram disfagia e pirose. Os sintomas mais comuns foram regurgitação (71%), pirose (71%), dor torácica (71%) e disfagia (49%). Havia associação com EQN em 23% dos pacientes. Refluxo anormal à pHmetria prolongada foi encontrado em 26% dos 73 que realizaram o exame. A pressão residual do EEI após o relaxamento foi significativamente maior do que a observada em indivíduos controles.[45]

Na manometria de alta resolução, o esfíncter inferior hipertenso é diagnosticado quando a pressão basal da JEG é superior a 35 mmHg ou a pressão expiratória máxima é superior a 25 mmHg, com IRP normal.[2]

Hipotensão da JEG é definida na manometria convencional quando a pressão expiratória máxima basal do esfíncter inferior é menor que 10 mmHg ou na manometria de alta resolução quando a pressão expiratória máxima é inferior a 5 mmHg, pressão basal inferior a 10 mmHg ou integral de contração da JEG inferior a 39-47 mmHg.cm.[43]

Separação entre o componente intrínseco da JEG (o EEI) e a crura diafragmática (CD) pode ser mais bem observada na MAR, sendo descritos três padrões distintos: JEG tipo 1 quando ambas se sobrepõem, JEG tipo 2 quando há separação entre a CD e o EEI < 3 cm e JEG tipo 3 quando existe separação superior a 3 cm, indicando a presença de hérnia hiatal. A presença de hérnia de hiato (JEG tipos 2 ou 3) tem sido associada a maior gravidade do refluxo, aumento das taxas de esôfago de Barrett e disfunção do EEI.[2]

Motilidade Esofagiana Ineficaz

Em 1997, Leite *et al.*[46] propuseram o termo motilidade esofagiana ineficaz (MEI) para designar os pacientes portadores de ondas de amplitude inferior a 30 mmHg e/ou contrações não transmitidas em esôfago distal, em número superior a 20% das deglutições empregadas para estudo do corpo esofagiano. Estes autores demonstraram que portadores de MEI apresentavam refluxo mais intenso em posições ereta e supina e retardo na depuração esofagiana em relação a pacientes sem MEI.

A MEI tem sido encontrada com igual prevalência na DRGE com e sem esofagite, sendo mais prevalente no esôfago de Barrett, confirmando a acentuação das anormalidades motoras com a gravidade da doença.[47]

O emprego da impedanciomanometria tem contribuído para clarificar certas anormalidades da função esofagiana, uma vez que permite o registro pressórico (manometria), simultâneo à determinação do tempo de trânsito de um bolo líquido ou viscoso (impedância). Foi avaliada a correlação entre os dois exames em 350 pacientes portadores de distúrbios motores do esôfago. Observou-se uma excelente correlação entre o diagnóstico manométrico e o tempo de trânsito em portadores de acalasia e distúrbios motores com peristalse normal (EQN, esfíncter hipotenso). Entretanto, o tempo de trânsito foi normal em 55% dos portadores de espasmo difuso e em 51% dos pacientes com MEI, demonstrando que a MEI nem sempre atrasa o tempo de trânsito.[48]

Outro trabalho empregando impedanciomanometria associada à determinação do pH esofagiano, analisou a relevância da MEI durante a depuração esofágica de ácido.[49] Foram estudados voluntários saudáveis antes e depois de disfunção da peristalse induzida por sildenafil, que provoca redução gradual e reversível da amplitude da contração peristáltica, sem inibição do volume de saliva. A MEI foi considerada moderada, se 30-80% das sequências peristálticas fossem anormais, e intensa, se mais de 80% das mesmas fossem anormais. O tempo de depuração de ácido foi semelhante nas posições ortostática e supina, quando foram comparados pacientes com peristalse normal e MEI moderada. Na posição ortostática, o volume de ácido depurado foi discretamente reduzido apenas na MEI intensa, porém na posição supina, a MEI intensa retardou significativamente a depuração. É possível que, somente em casos de intenso distúrbio da peristalse, possa-se documentar atraso do tempo de trânsito e do tempo de depuração esofágica.

Entretanto, ainda está para ser determinado, se estas observações têm importância prática em influenciar condutas diagnósticas e terapêuticas na DRGE, principalmente em relação aos resultados de cirurgia antirrefluxo.

A MEI é encontrada também em pacientes com outras queixas esofagianas, como disfagia e dor torácica[4], sendo a primeira ou a segunda anormalidade manométrica mais frequentemente registrada nestes pacientes e pode não estar associada a refluxo.[50]

Ultrassonografia Intraluminal de Alta Frequência (USIAF)

Um estudo avaliou por meio de USIAF a espessura das camadas musculares do esôfago ao nível do EEI e 2 e 7 cm acima do mesmo em 46 pacientes com MEI, 26 com refluxo à pHmetria prolongada e 20 sem refluxo. Os portadores de MEI sem refluxo apresentavam maior espessura da parede esofagiana do que os com refluxo. As queixas foram diferentes, predominando a pirose nos portadores de refluxo enquanto no outro grupo havia disfagia e dor torácica em maior proporção. O estudo concluiu que a MEI não necessariamente é patognomônica de refluxo.[50]

Manometria de Alta Resolução (MAR)

Os parâmetros empregados na MAR foram usados para definir as deglutições ineficazes encontradas na MEI.

A MEI pela classificação de Chicago 4.0 é diagnosticada quando ocorrem mais de 50% de falhas de deglutição ou mais de 70% de deglutições ineficazes que incluem as falhas de deglutição (DCI < 100 mmHg.cm.s), deglutições fracas (DCI entre 100 e 450 mmHg.cm.s) ou peristalse fragmentada (DCI > 450 mmHg.cm.s com falha no contorno isobárico de 20 mmHg superior a 5 cm) (Fig. 19-11).[2]

Testes adicionais podem ser empregados durante a MAR para identificar os pacientes com MEI clinicamente relevantes, tais como deglutições múltiplas rápidas para avaliação da reserva peristáltica (a presença de boa reserva peristáltica indica bom candidato à fundoplicatura), teste de deglutição rápida (para avaliação de obstrução latente da JEG em casos de MEI e disfagia) e deglutições sólidas (que avaliam a reserva peristáltica e também a obstrução latente).[2]

Aperistalse

A aperistalse ocorre quando existe falha peristáltica em 100% das deglutições úmidas durante a manometria convencional e a MAR, associada a relaxamentos normais da JEG (Fig. 19-12). É observada em pacientes com esclerodermia e DRGE, sendo extremamente rara em voluntários assintomáticos (menos que 1%). Deve-se ter atenção quando ocorre aperistalse com IRP entre 10 e 15 mmHg por ainda poder tratar-se de acalasia, sendo indicada complementação diagnóstica com esofagografia ou ENDOFLIP.

Não há tratamento específico para este DME; quando associado a DRGE, o tratamento deve-se basear na inibição ácida agressiva.[43]

Obstrução Funcional da Junção Esofagogástrica

A obstrução funcional da junção esofagogástrica (OFJEG) foi inicialmente reconhecida a partir da 2ª edição da classificação de Chicago, sendo diagnosticada quando a média do IRP é elevada na presença de peristalse adequada. A OFJEG não é um DME novo, já tendo sido descrito na manometria convencional como disfunção do EEI, mas a MAR tornou mais fácil a sua identificação.

Trata-se de um DME heterogêneo, podendo ser observado em até 5% de indivíduos saudáveis e presente entre 2 e 8% das MAR. Pode estar associado a diversas etiologias, tais como esofagite

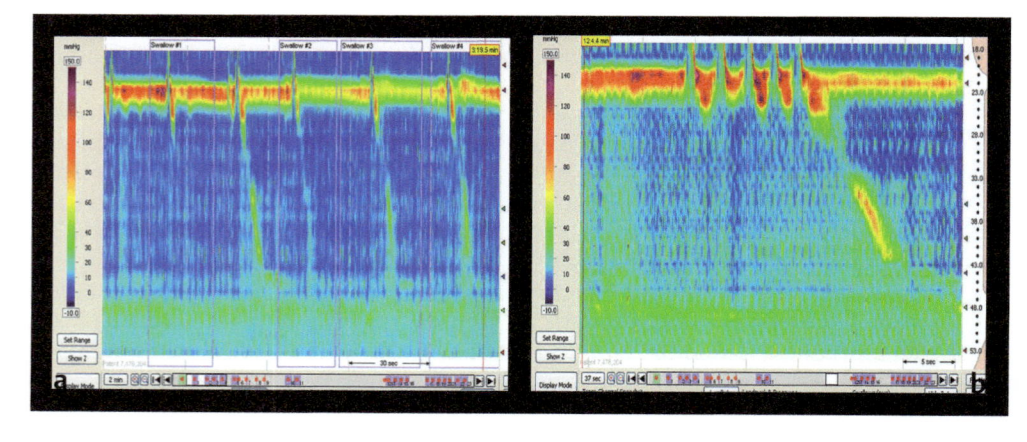

Fig. 19-11. (a) Manometria de alta resolução demonstrando motilidade esofágica ineficaz. (b) Teste de deglutições rápidas com reserva peristáltica intacta.

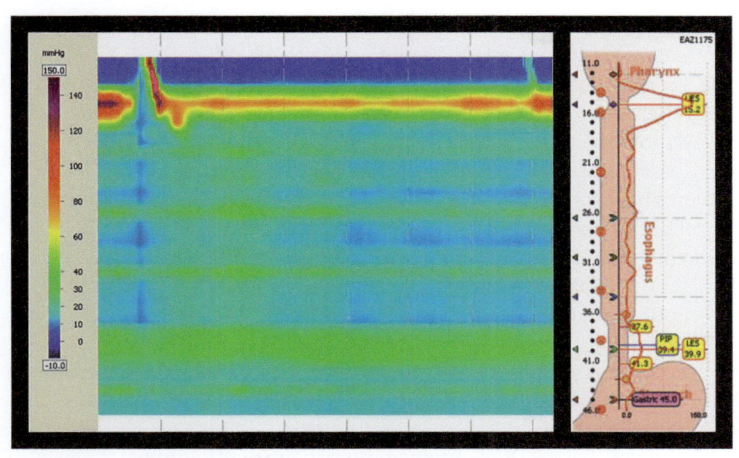

Fig. 19-12. MAR demonstrando IRP < 15 mmHg e aperistalse.

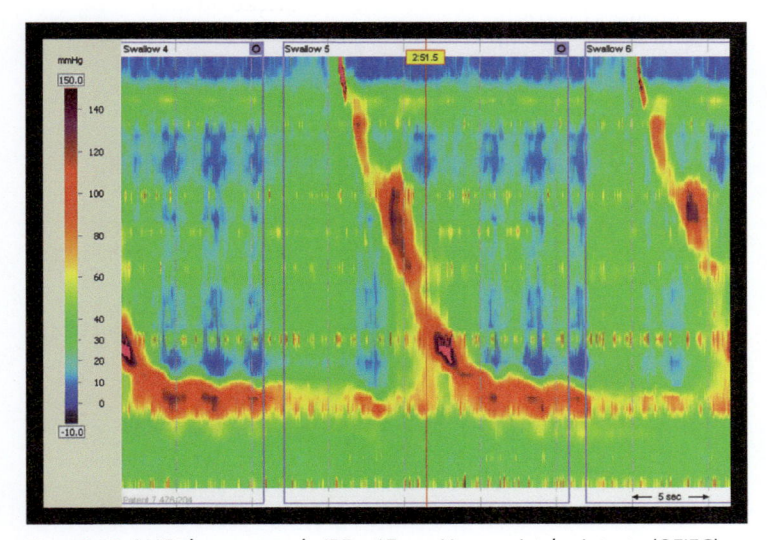

Fig. 19-13. MAR demonstrando IRP > 15 mmHg e peristalse intacta (OFJEG).

eosinofílica, hérnias hiatais obstrutivas, estenoses, pseudoacalasia, uso crônico de opioides dentre outras.[43]

Três subtipos foram descritos, sendo o primeiro OFJEG associado a características hipercontráteis, OFJEG não associado a distúrbios de peristalse e o terceiro elevação artefatual da IRP. O diagnóstico desta condição é sempre inconclusivo, de acordo com a classificação de Chicago 4.0, sendo necessário IRP elevado nas posições supina (IRP > 15 mm-Hg) e ereta (IRP > 12 mm-Hg) e confirmação através de teste de deglutição rápida, deglutições sólidas e administração de nitrito de anila (Fig. 19-13).[51]

O tratamento deste DME requer inicialmente a confirmação da presença real de obstrução no nível da JEG, através de outros métodos complementares. Nestes grupos de pacientes, recomenda-se como tratamento inicial a injeção de toxina botulínica no EEI. Relatos anedóticos de sucesso terapêutico com POEM ou miotomia existem na literatura, e a terapia farmacológica (bloqueadores dos canais de cálcio e nitratos) não está recomendada.[43]

Casos duvidosos devem ser apenas acompanhados uma vez que 19% a 52% irão melhorar sem nenhum tratamento.[42]

REFERÊNCIAS BIBLIOGRÁFICAS

1. Richter JE. Oesophageal motility disorders. Lancet. 2001;358(9284):823-8.
2. Yadlapati R, Pandolfino JE, Fox MR, et al. What is new in Chicago Classification version 4.0? Neurogastroenterol Motil. 2021;33(1):e14053.
3. Francis D, Katzka D. Achalasia: update on the disease and its treatment. Gastroenterology. 2010;139(2):369-74.
4. Stein D, Knauer C. Achalasia in monozygotic twins. Dig Dis Sci. 1982;27(7):636-40.
5. Sonnenberg A. Hospitalization for achalasia in the United States 1997-2006. Dig Dis Sci. 2009;54(8):1680-5.
6. Clark S, Rice T, Tubbs R, et al. The nature of the myenteric infiltrate in achalasia: an immunohistochemical analysis. Am J Surg Pathol. 2000;24(8):1153-8.
7. Wong R, Maydonovitch C, Metz S, Baker JJ. Significant DQw1 association in achalasia. Dig Dis Sci. 1989;34(3):349-52.
8. Ruiz-de-León A, Mendoza J, Sevilla-Mantilla C, et al. Myenteric antiplexus antibodies and class II HLA in achalasia. Dig Dis Sci. 2002;47(1):15-9.
9. Santiago J, Martínez A, Benito M, et al. Gender-specific association of the PTPN22 C1858T polymorphism with achalasia. Hum Immunol. 2007;68(10):867-70.
10. Facco M, Brun P, Baesso I, et al. T cells in the myenteric plexus of achalasia patients show a skewed TCR repertoire and react to HSV-1 antigens. Am J Gastroenterol. 2008;103(7):1598-609.
11. Cury MS, Brant CQ, Rohr MR, Ferrari AP. Classificação endoscópica do megaesôfago. GED gastroenterol endosc dig. 2003;22(3):4.
12. Ferreira-Santos R. Aperistalsis of the esophagus and cólon (megaesophagus and megacolon) etiologically related to Chagas' disease. Am J Dig Dis. 1961;6:700-26.
13. Ghosh P K. et al. The Development of a New Approach to Deoxidation of Molten Steel, Iron and Steel Technology. 2007:96-104.
14. Pandolfino J, Kwiatek M, Nealis T, et al. Achalasia: a new clinically relevant classification by high-resolution manometry. Gastroenterology. 2008;135(5):1526-33.
15. Roman S, Kahrilas PJ. Distal esophageal spasm. Curr Opin Gastroenterol. 2015;31(4):328-33.
16. Tutuian R, Castell DO. Review article: oesophageal spasm - diagnosis and management. Aliment Pharmacol Ther. 2006;23(10):1393-402.
17. Lemme EM, Moraes-Filho JP, Domingues G, et al. Manometric findings of esophageal motor disorders in 240 Brazilian patients with non-cardiac chest pain. Dis Esophagus. 2000;13(2):117-21.
18. Roman S, Hebbard G, Jung KW, et al. Chicago Classification Update (v4.0): Technical review on diagnostic criteria for distal esophageal spasm. Neurogastroenterol Motil. 2021;33(5):e14119.
19. Behar J, Biancani P. Pathogenesis of simultaneous esophageal contractions in patients with motility disorders. Gastroenterology. 1993;105(1):111-8.
20. Benjamin SB, Gerhardt DC, Castell DO. High amplitude, peristaltic esophageal contractions associated with chest pain and/or dysphagia. Gastroenterology. 1979;77(3):478-83.
21. Brand DL, Martin D, Pope CE. Esophageal manometrics in patients with angina-like chest pain. Am J Dig Dis. 1977;22(4):300-4.
22. Herrington JP, Burns TW, Balart LA. Chest pain and dysphagia in patients with prolonged peristaltic contractile duration of the esophagus. Dig Dis Sci. 1984;29(2):134-40.
23. Pehlivanov N, Liu J, Kassab G, et al. Relationship between esophageal muscle thickness and intraluminal pressure: an ultrasonographic study. Am J Physiol Gastrointest Liver Physiol. 2001;280(6):G1093-8.
24. Young LD, Richter JE, Anderson KO, et al. The effects of psychological and environmental stressors on peristaltic esophageal contractions in healthy volunteers. Psychophysiology. 1987;24(2):132-41.
25. Ritchie J. Pain from distension of the pelvic cólon by inflating a balloon in the irritable cólon syndrome. Gut. 1973;14(2):125-32.
26. Silva LF, Lemme EM. [Nutcracker esophagus: clinical evaluation of 97 patients]. Arq Gastroenterol. 2000;37(4):217-23.
27. Achem SR, Kolts BE, Wears R, et al. Chest pain associated with nutcracker esophagus: a preliminary study of the role of gastroesophageal reflux. Am J Gastroenterol. 1993;88(2):187-92.
28. Ratuapli SK, Crowell MD, DiBaise JK, et al. Opioid-Induced Esophageal Dysfunction (OIED) in Patients on Chronic Opioids. Am J Gastroenterol. 2015;110(7):979-84.
29. Achem SR, Kolts BE, Burton L. Segmental versus diffuse nutcracker esophagus: an intermittent motility pattern. Am J Gastroenterol. 1993;88(6):847-51.
30. Silva LF, de Oliveira Lemme EM. Are there any differences between nutcracker esophagus with and without reflux? Dysphagia. 2007;22(3):245-50.
31. Agrawal A, Hila A, Tutuian R, et al. Clinical relevance of the nutcracker esophagus: suggested revision of criteria for diagnosis. J Clin Gastroenterol. 2006;40(6):504-9.
32. Abrahão LJ, Lemme EM. [Role of esophageal provocative tests in the investigation of patients with chest pain of undetermined origin]. Arq Gastroenterol. 2005;42(3):139-45.
33. Ghillebert G, Janssens J, Vantrappen G, et al. Ambulatory 24 hour intraoesophageal pH and pressure recordings v provocation

tests in the diagnosis of chest pain of oesophageal origin. Gut. 1990;31(7):738-44.
34. Rengarajan A, Rogers BD, Wong Z, et al. High-Resolution Manometry Thresholds and Motor Patterns Among Asymptomatic Individuals. Clin Gastroenterol Hepatol. 2022;20(3):e398-e406.
35. Borjesson M, Rolny P, Mannheimer C, Pilhall M. Nutcracker oesophagus: a double-blind, placebo-controlled, cross-over study of the effects of lansoprazole. Aliment Pharmacol Ther. 2003;18(11-12):1129-35.
36. Cattau EL, Castell DO, Johnson DA, et al. Diltiazem therapy for symptoms associated with nutcracker esophagus. Am J Gastroenterol. 1991;86(3):272-6.
37. Roman S, Kahrilas PJ. Management of spastic disorders of the esophagus. Gastroenterol Clin North Am. 2013;42(1):27-43.
38. Clouse RE, Lustman PJ, Eckert TC, et al. Low-dose trazodone for symptomatic patients with esophageal contraction abnormalities. A double-blind, placebo-controlled trial. Gastroenterology. 1987;92(4):1027-36.
39. Cannon RO, Quyyumi AA, Mincemoyer R, et al. Imipramine in patients with chest pain despite normal coronary angiograms. N Engl J Med. 1994;330(20):1411-7.
40. Miller LS, Parkman HP, Schiano TD, et al. Treatment of symptomatic nonachalasia esophageal motor disorders with botulinum toxin injection at the lower esophageal sphincter. Dig Dis Sci. 1996;41(10):2025-31.
41. Vanuytsel T, Bisschops R, Holvoet L, et al. A Sham-Controlled Study of Injection of Botulinum Toxin in Non-Achalasia Esophageal Hipermotility Disorder. Gastroenterology. 2009;136(5):A152-A.
42. Winters C, Artnak EJ, Benjamin SB, Castell DO. Esophageal bougienage in symptomatic patients with the nutcracker esophagus. A primary esophageal motility disorder. JAMA. 1984;252(3):363-6.
43. Rogers BD, Gyawali CP. Making Sense of Nonachalasia Esophageal Motor Disorders. Gastroenterol Clin North Am. 2021;50(4):885-903.
44. Traube M, Tummala V, Baue AE, McCallum RW. Surgical myotomy in patients with high-amplitude peristaltic esophageal contractions. Manometric and clinical effects. Dig Dis Sci. 1987;32(1):16-21.
45. Gockel I, Lord RV, Bremner CG, et al. The hypertensive lower esophageal sphincter: a motility disorder with manometric features of outflow obstruction. J Gastrointest Surg. 2003;7(5):692-700.
46. Leite L, Johnston B, Barrett J, et al. Ineffective esophageal motility (IEM): the primary finding in patients with nonspecific esophageal motility disorder. Dig Dis Sci. 1997;42(9):1859-65.
47. Lemme EM, Abrahão-Junior LJ, Manhães Y, et al. Ineffective esophageal motility in gastroesophageal erosive reflux disease and in nonerosive reflux disease: are they different? J Clin Gastroenterol. 2005;39(3):224-7.
48. Tutuian R, Castell DO. Combined multichannel intraluminal impedance and manometry clarifies esophageal function abnormalities: study in 350 patients. Am J Gastroenterol. 2004;99(6):1011-9.
49. Simrén M, Silny J, Holloway R, et al. Relevance of ineffective oesophageal motility during oesophageal acid clearance. Gut. 2003;52(6):784-90.
50. Kim JH, Rhee PL, Son HJ, et al. Is all ineffective esophageal motility the same? A clinical and high-frequency intraluminal US study. Gastrointest Endosc. 2008;68(3):422-31.
51. Babaei A, Shad S, Szabo A, Massey BT. Pharmacologic interrogation of patients with esophagogastric junction outflow obstruction using amyl nitrite. Neurogastroenterol Motil. 2019;31(9):e13668.

20 Doença do Refluxo Gastroesofágico e Esofagite de Refluxo

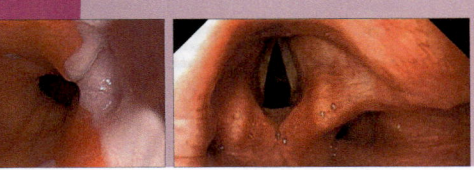

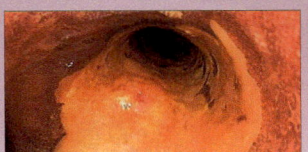

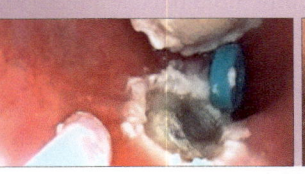

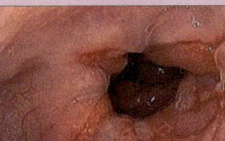

Igor Logetto Caetité Gomes ■ Sérgio Barbosa Marques
Eduardo Guimarães Hourneaux de Moura

DEFINIÇÃO

A doença do refluxo gastroesofágico (DRGE) possui elevada relevância na prática médica devido a sua grande prevalência e ao impacto na qualidade de vida do paciente.[1] Ela é definida por ser uma afecção crônica caracterizada pelo refluxo retrógrado patológico do conteúdo gastroduodenal para esôfago e/ou órgãos adjacentes, promovendo um espectro variável de sintomas esofágicos e/ou extraesofágicos, com ou sem lesão tecidual.[2] Desta forma, trata-se de um distúrbio complexo com sintomas heterogêneos e uma base patogenética multifacetada.[3] Do ponto de vista epidemiológico, dados reportam que até 25% da população em países ocidentais possuem DRGE e a prevalência mundial pode variar entre 8% e 33%, envolvendo qualquer faixa etária e em ambos os sexos.[4]

FISIOPATOLOGIA

A fisiopatologia da DRGE é caracterizada por alterações relacionadas com o inadequado funcionamento dos mecanismos de barreira que são responsáveis por impedir o refluxo do conteúdo gastroduodenal para o esôfago. Dentre os fatores envolvidos, podem-se citar a alteração na capacidade funcional do esfíncter esofagiano inferior (EEI) e as alterações nos mecanismos de clareamento associados à peristalse esofágica.[5]

A presença do relaxamento patológico do EEI, atrelada a um tônus basal baixo, justifica os sintomas de muitos pacientes, mas sua fisiopatologia é ainda mais complexa. Múltiplos eventos podem estar inter-relacionados, como o aumento da pressão intra-abdominal, tal qual ocorre na obesidade; o retardo no esvaziamento gástrico por razões diversas; alterações anatômicas na inserção do esôfago e da própria junção esofagogástrica (JEG) como na hérnia de hiato, alterações nos pilares diafragmáticos e no ângulo de His. O contato prolongado do conteúdo refluído com a mucosa esofágica devido às alterações na produção da saliva e alterações da peristalse do esôfago são também essencialmente importantes.[6]

MANIFESTAÇÕES CLÍNICAS

Os sintomas típicos da DRGE são a pirose e a regurgitação. A pirose é caracterizada pela sensação de queimação na região retroesternal e a regurgitação pelo retorno do conteúdo gástrico de forma ascendente em direção à boca, frequentemente associado a um sabor ácido ou amargo. Apesar de serem classificados como sintomas típicos por possuírem maior sensibilidade diagnóstica, ainda assim são inespecíficos e podem se sobrepor ou serem confundidos com os de outras doenças como acalasia e esofagite eosinofílica.[7]

Já os sintomas atípicos englobam uma ampla variedade de manifestações clínicas, incluindo tosse crônica, halitose, aftas, disfonia, pigarro, erosão dental, sensação de globo faríngeo e dor torácica não coronariana. A correlação da DRGE com essas manifestações extraesofágicas é desafiadora para os médicos, ainda mais quando se apresentam de forma isolada, sem associação com os sintomas típicos.[8]

DIAGNÓSTICO

O diagnóstico da DRGE é baseado numa combinação de achados que podem incluir a apresentação clínica dos sintomas, alterações encontradas na endoscopia durante a avaliação da mucosa esofágica, achados do monitoramento ambulatorial do refluxo e resposta à intervenção terapêutica. Com o objetivo de padronizar os critérios diagnósticos, o Consenso de Lyon avaliou os principais testes utilizados, categorizando os seus resultados como conclusivos, inconclusivos, de suporte e contrários ao diagnóstico de DRGE (Quadro 20-1).[9]

Diagnóstico Clínico

Pacientes com sintomas típicos de DRGE representados por pirose e regurgitação, sem sinais de alarme, podem receber o diagnóstico presuntivo e serem tratados empiricamente com inibidores

Quadro 20-1. Interpretação dos testes diagnósticos para DRGE conforme o Consenso de Lyon

	EDA	pHmetria ou impedanciopHmetria	Manometria de alta resolusão
Evidência conclusiva	■ Esofagite grau C ou D ■ Barrett longo ■ Estenose esofágica	■ TEA > 6%	
Evidência inconclusiva ou Borderline	■ Esofagite grau A ou B	■ TEA 4-6% ■ 40-80 episódios de refluxo	
Evidência adjunta ou de suporte	■ Encore histopatológico ■ Microscopia eletrônica ■ Baixa impedância da mucosa	■ Associação sintoma-refluxo > 80 episódios de refluxo ■ Baixa MNBI ■ Baixo índice PSPW	■ JEG hipotensiva ■ Hérnia de hiato ■ Hipomotilidade esofágica
Evidência contrária		■ TEA < 4% ■ < 40 episódios de refluxo	

TEA: tempo de exposição ácida; MNBI: impedância basal noturna média; PSPW: onda peristáltica induzida pela deglutição pós-refluxo; JEG: junção esofagogástrica.

da bomba de prótons (IBP) por 8 semanas, uma vez ao dia, antes de uma refeição. O teste terapêutico tem o objetivo de avaliar a resposta ao tratamento, podendo fortalecer ainda mais a hipótese diagnóstica. Essa é uma abordagem prática, porém possui algumas limitações como uma baixa especificidade de 54% e uma sensibilidade apenas modesta de 78%.[10] Já o diagnóstico de DRGE baseado apenas nos sintomas atípicos e na sua resposta ao IBP não é confiável e, portanto, não é recomendado.

Diagnóstico Endoscópico

Pacientes com sintomas típicos de DRGE que não respondem adequadamente ao tratamento empírico com 8 semanas de IBP ou cujos sintomas retornam quando o medicamento é descontinuado, devem ser submetidos a uma endoscopia digestiva alta (EDA) diagnóstica após 2 a 4 semanas sem terapia. A EDA também é recomendada como abordagem inicial em pacientes com sinais de alarme ou com múltiplos fatores de risco para esôfago de Barrett.[11] Dentre as manifestações clínicas de alarme são citadas a perda de peso, disfagia, odinofagia, vômitos persistentes, evidências de sangramento pelo trato gastrointestinal ou anemia.

Os achados endoscópicos de esofagite erosiva e esôfago de Barrett maior que 3 cm estão relacionados com o diagnóstico de DRGE. A classificação de Los Angeles é a mais utilizada na avaliação da esofagite. A presença de esofagite grau A não é suficiente para o diagnóstico definitivo (Fig. 20-1). A esofagite grau B pode ser diagnóstica na presença de sintomas típicos e com resposta ao tratamento (Fig. 20-2). Já os graus de esofagite C (Fig. 20-3) e D (Fig. 20-4) são fidedignos para o diagnóstico de DRGE, sendo recomenda uma nova EDA após o tratamento com IBP para garantir a cicatrização, assim como avaliar a presença ou não de esôfago de Barrett, cujo diagnóstico pode ser prejudicado na vigência de graus avançados de esofagite (Fig. 20-5).[12]

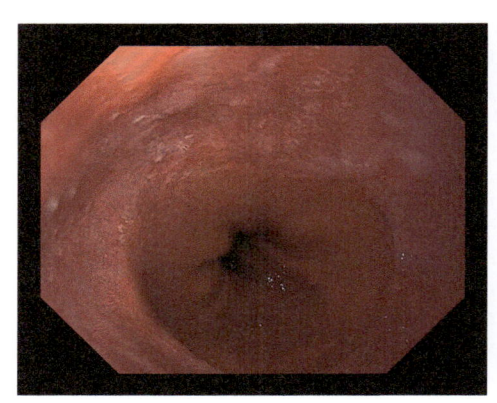

Fig. 20-1. Esofagite grau A pela classificação de Los Angeles. Presença de duas erosões lineares menores que 5 mm, não confluentes.

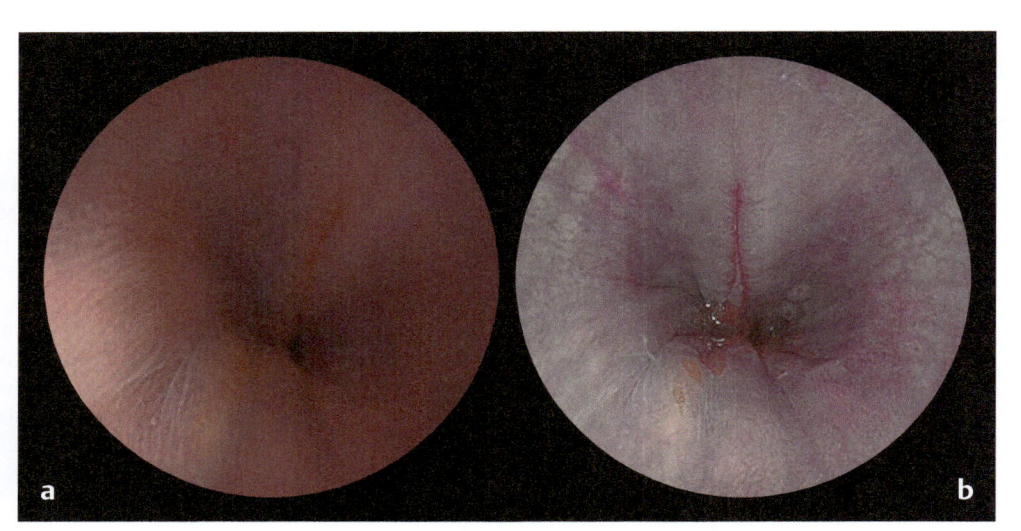

Fig. 20-2. Esofagite grau B pela classificação de Los Angeles. Presença de erosão linear maior que 5 mm. (a) Imagem a luz branca. (b) Imagem com cromoscopia eletrônica LCI.

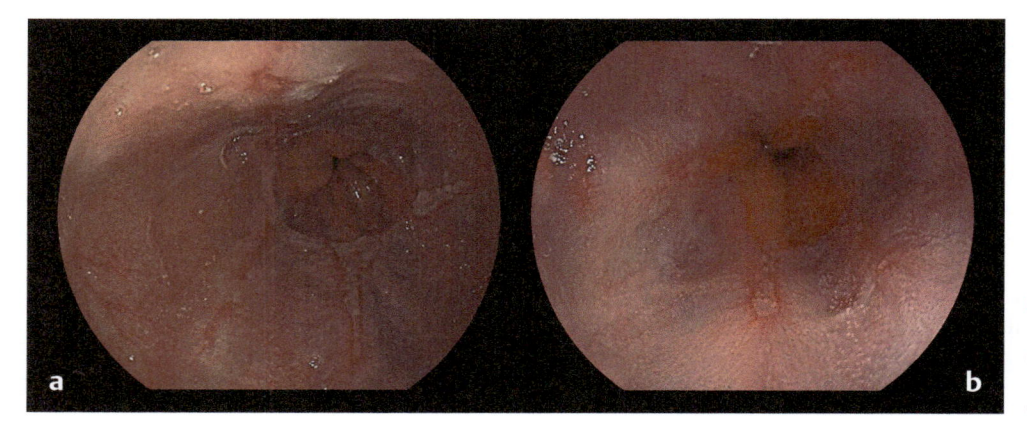

Fig. 20-3. Esofagite grau C pela classificação de Los Angeles. (a, b) Notam-se erosões lineares, confluentes, acometendo mais de uma prega, maiores que 5 mm, acometendo menos que 75% da circunferência do órgão.

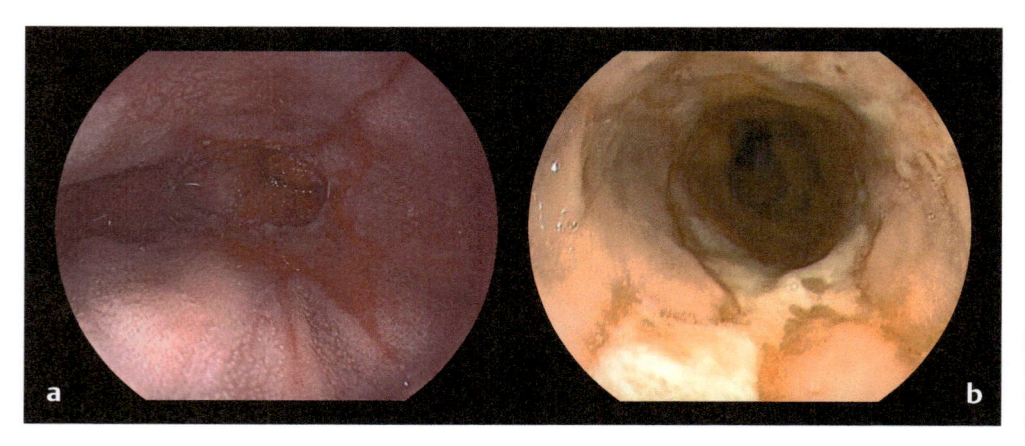

Fig. 20-4. Esofagite grau D pela classificação de Los Angeles. (a, b) Notam-se erosões extensas, confluentes, acometendo mais que 75% da circunferência do órgão.

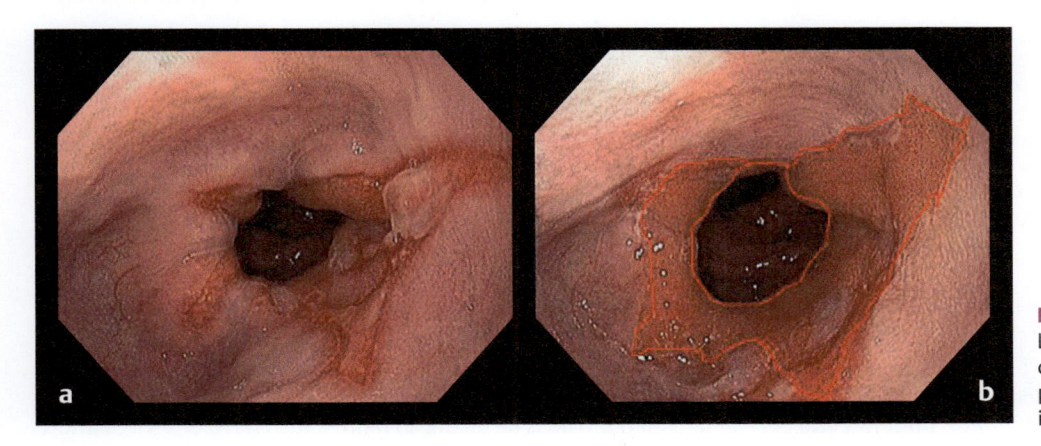

Fig. 20-5. (a) Esofagite grau D pela classificação de Los Angeles. (b) Exame de controle após 8 semanas com inibidor da bomba de prótons evidenciando a presença de esôfago de Barrett que não havia sido identificado no exame prévio.

Durante a realização do exame endoscópico, o uso de aparelhos de alta definição é essencial na avaliação da mucosa esofágica. A cromoscopia convencional ou eletrônica ze a magnificação de imagem podem contribuir para uma análise ainda mais detalhada, como a identificação de áreas displásicas, no contexto do esôfago de Barrett relacionado com a DRGE. Recursos mais complexos, como a endomicroscopia confocal a *laser*, possuem um custo muito elevado e pouca disponibilidade, tornando-os pouco utilizados na avaliação rotineira desses pacientes.[13]

Estudos demonstram que 40% a 60% dos indivíduos com DRGE apresentam exame endoscópico normal, mesmo em pacientes com sintomas típicos. Além disso, não há uma correlação entre a intensidade dos sintomas e a gravidade da esofagite identificada na EDA. Na presença de recorrência endoscópica após suspensão do tratamento existe uma tendência de retorno da esofagite na mesma localização e com o mesmo grau de intensidade do diagnóstico inicial. Quando ocorre uma mudança na gravidade ou na localização das lesões, habitualmente, diferentes mecanismos de refluxo podem ter se desenvolvido como, por exemplo, surgimento de hérnia hiatal.[14]

Diagnóstico através do Monitoramento do Refluxo

Pacientes que persistem com suspeita de DRGE, na ausência de alterações endoscópicas objetivas, devem ser submetidos a um teste de monitoramento ambulatorial do refluxo (impedanciopHmetria ou pHmetria), sem uso da terapia farmacológica. Vários fatores são avaliados durante esses testes, incluindo tempo de exposição ao ácido, número de eventos de refluxo e correlação de sintomas. A impedanciopHmetria oferece, ainda, a possibilidade de medição do refluxo levemente ácido e não ácido, assim como permite demonstrar o trânsito esofágico de conteúdos sólido, líquido, gasoso ou misto e reconhece tanto os movimentos anterógrados quanto retrógrados, avaliando a depuração do bolo alimentar. Os principais métodos disponíveis são baseados em cateteres transnasais. Para a realização da pHmetria existe também a opção de modelos de cápsulas de telemetria sem fio que são posicionadas com auxílio da EDA.[15]

O monitoramento do refluxo possui acurácia elevada, principalmente, em pacientes nos quais a EDA identifica esofagite erosiva. Recomenda-se que este exame seja realizado antes da cirurgia/terapia endoscópica antirrefluxo com intuito de documentar as anormalidades presentes.[16]

Diagnóstico Histopatológico

Apesar das biópsias esofágicas possuírem pouco valor como teste diagnóstico de rotina para DRGE, elas podem ser úteis para descartar diagnósticos diferenciais, como a esofagite eosinofílica. As biópsias também são realizadas na pesquisa de epitélio colunar com metaplasia intestinal relacionada com Barrett, ou mesmo, na investigação de úlceras, estenoses e nodularidades. Por fim, poderão ser consideradas em condições individualizadas, como pacientes imunocomprometidos com achado de esofagite mimetizando a DRGE, como em infecções virais por citomegalovírus ou herpes.[17]

EXAMES ADICIONAIS

Outros métodos diagnósticos adicionais podem ser solicitados possuindo papel contributivo no processo de investigação dos diagnósticos diferenciais, complicações ou auxiliando na decisão terapêutica.

Estudo Contrastado do Esôfago

Radiografias contrastadas possuem baixa sensibilidade e especificidade no diagnóstico da DRGE. Desta forma, não devem ser usadas rotineiramente apenas como teste diagnóstico. O esofagograma pode contribuir no estudo de complicações, como estenoses, ou ainda auxiliar no diagnóstico de condições associadas como hérnia de hiato, desse modo, contribuindo na tomada de decisão terapêutica.[18]

Manometria Esofágica de Alta Resolução

A manometria esofágica de alta resolução não é um teste diagnóstico na investigação inicial da DRGE, pois nenhuma alteração manométrica é específica para essa condição. Este método pode auxiliar na investigação de anormalidades da motilidade esofágica que possam estar associadas à DRGE. Também possui indicação na avaliação pré-operatória cirúrgica ou endoscópica com objetivo de descartar acalasia e distúrbios motores importantes. Por fim, pode ser utilizada na localização do EEI para posicionamento de cateteres de impedanciopHmetria ou pHmetria.[19]

CLASSIFICAÇÕES

As classificações endoscópicas para as esofagites representam um recurso útil para uniformizar os termos, padronizar o diagnóstico e permitir uma análise comparativa do grau de gravidade. Dentre estas, as mais utilizadas são as classificações de Los Angeles (Quadro 20-2) e a de Savary-Miller (Quadro 20-3). Enquanto a primeira é considerada a classificação de referência na maioria dos estudos, a segunda é menos utilizada por possuir menor concordância inter e

Quadro 20-2. Classificação de Los Angeles

Grau A	Grau B	Grau C	Grau D
Uma ou mais erosões menores ou iguais a 5 mm não contíguas entre o topo de duas pregas	Uma ou mais erosões maiores que 5 mm não contíguas entre o topo de duas pregas	Pelo menos uma solução de continuidade da mucosa confluente entre o topo de duas (ou mais) pregas mucosas, ocupando menos que 75% da circunferência do esôfago	Uma (ou mais) quebra de mucosa que envolve ao menos 75% da circunferência do esôfago

Quadro 20-3. Classificação de Savary-Miller Modificada

Grau I	Grau II	Grau III	Grau IV	Grau V
Erosão única ou isolada, oval ou linear, envolvendo somente 1 prega longitudinal	Múltiplas erosões não circunferenciadas, envolvendo mais de 1 prega longitudinal, confluente ou não, mas que não ocupam toda a circunferência do esôfago	Erosões confluentes que se estendem por toda a circunferência do esôfago	Lesões crônicas incluindo úlceras, estenoses, isoladas ou associadas às lesões I, II e III	Epitélio colunar em continuidade com a linha Z, circunferencial ou não, de extensão variável, isolado ou associado às lesões de I a IV

intraobservador. A principal limitação da classificação de Los Angeles é que ela não engloba as complicações relacionadas com a DRGE (esôfago de Barrett e estenoses pépticas).[20]

A presença de mucosa nacarada e espessada, assim como o achado de áreas de edema, enantema e friabilidade podem estar presentes, mas não fazem parte dessas classificações em decorrência da sua baixa correlação clínica/histopatológica e elevado grau de subjetividade. De qualquer forma, esses achados podem ser incluídos na parte descritiva do laudo (Fig. 20-6).[21]

COMPLICAÇÕES DA DRGE

As principais complicações relacionadas com a DRGE são a estenose péptica e o esôfago de Barrett (Fig. 20-7). A estenose péptica é uma das principais causas de estenoses benignas. Porém, o seu diagnóstico vem diminuindo ao longo dos anos após a difusão do uso dos IBPs. De qualquer forma, na presença de estenoses, biópsias devem ser realizadas com intuito de descartar diagnósticos diferenciais como malignidade. O processo de desenvolvimento das estenoses pépticas está relacionado com o dano à mucosa causado pelo refluxo. Esse dano contínuo e intenso pode levar à formação de um anel esofágico composto por pregas concêntricas, delgadas, de curta extensão, de aspecto membranoso, com diminuição da luz do órgão no seu terço distal e responsável por causar disfagia, chamado de anel de Schatzki (Fig. 20-8).

O diâmetro normal do esôfago é de 30 mm e quando esse diâmetro é inferior a 13 mm o paciente tende a ficar sintomático. Estenoses que não permitem a passagem do aparelho convencional podem ser avaliadas com a utilização de aparelhos finos. A melhor opção terapêutica para estenose péptica é a dilatação endoscópica que pode ser feita por meio de sondas dilatadoras termoplásticas de Savary-Gilliard ou por balões de dilatação hidrostáticos (Fig. 20-9).[22] Ambos os métodos são realizados com uso de um fio-guia que transpõe a área de estenose. Frequentemente, mais de uma sessão é necessária, constituindo um programa de dilatações progressivas até que se consiga restaurar o lúmen do órgão para um diâmetro que proporcione melhora clínica e a recuperação nutricional do paciente. Não há consenso quanto ao diâmetro ideal a ser atingido, mas, em geral, 15 mm é o objetivo inicial. O intervalo entre as sessões pode variar de 7 a 14 dias. As principais complicações relacionadas com a dilatação incluem dor, sangramento e perfuração. Em situações de refratariedade pode-se tentar a associação de injeção local de triancinolona, que é realizada após cada sessão de dilatação (total de 3 a 4 sessões), colocação de *stents* metálicos totalmente recobertos ou estenotomia.[23]

Outra complicação relacionada com a DRGE é o esôfago de Barrett. Ele é caracterizado pela substituição do epitélio escamoso normal do esôfago por um epitélio colunar com metaplasia intestinal. A identificação da sua presença durante a endoscopia compõe um dos critérios diagnósticos da DRGE. Pacientes com sintomas persistentes possuem aumento de até 15 vezes do risco de desenvolver esôfago de Barrett.[24] (Maiores detalhes sobre o esôfago de Barrett estão presentes em capítulo específico deste livro).

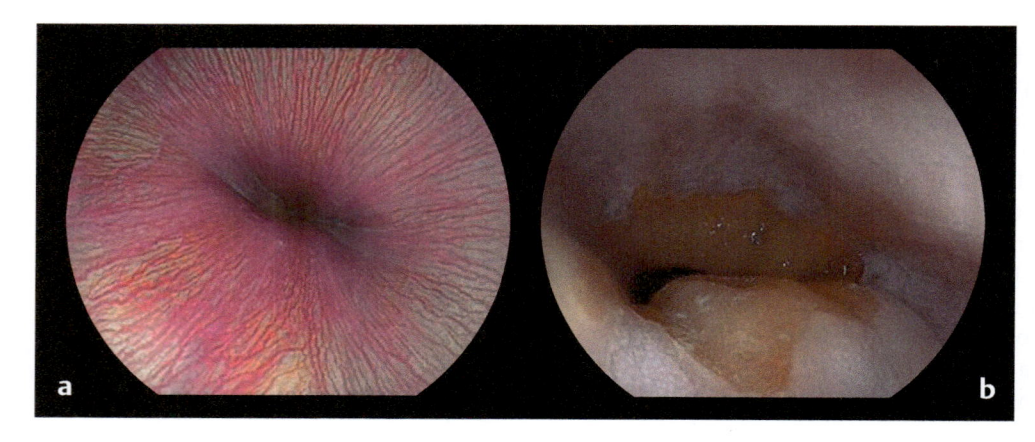

Fig. 20-6. (a) Comparativo entre o aspecto endoscópico normal da mucosa esofágica. (b) Presença de mucosa nacarada e espessada.

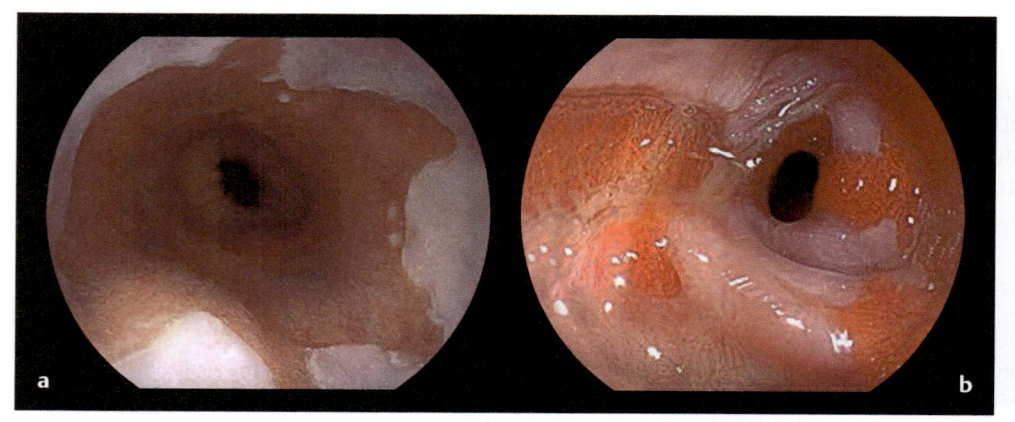

Fig. 20-7. Complicações relacionadas com doença do refluxo gastroesofágico: (a) Esôfago de Barrett. (b) Estenose péptica.

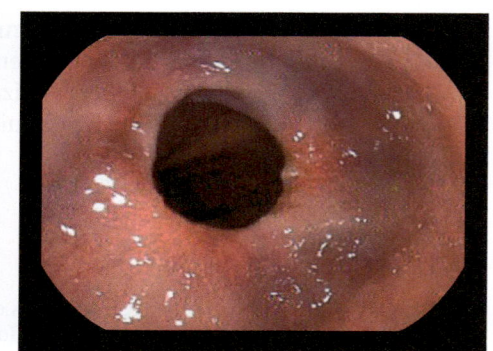

Fig. 20-8. Anel de Schatzki.

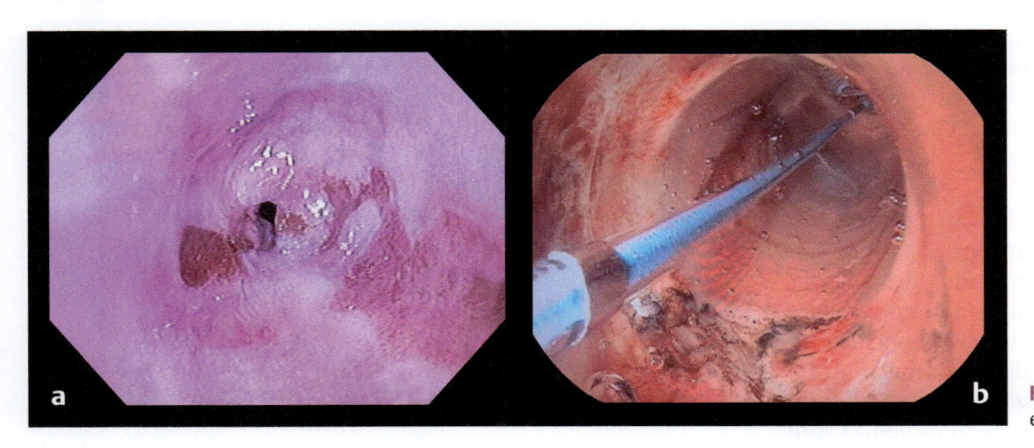

Fig. 20-9. (a) Estenose péptica. (b) Dilatação endoscópica com balão hidrostático.

DRGE na Gravidez

A EDA raramente é necessária na investigação da DRGE associada à gravidez, tendo em vista que o diagnóstico é estabelecido baseado na sintomatologia. Algumas exceções que podem motivar o exame endoscópico são o surgimento de sinais de alarme e refratariedade. A presença de refluxo é frequente durante a gravidez e pode surgir em qualquer trimestre. Apesar da sua ocorrência frequente, ele geralmente desaparece após o parto. A maioria das pacientes responde bem à mudança da dieta e do estilo de vida.[25]

DRGE em Pacientes Pediátricos

Na infância é comum a ocorrência de refluxo fisiológico. Não existem muitos dados sobre a epidemiologia da DRGE na população pediátrica. Crianças que apresentem sinais de alarme como emagrecimento, anemia, sangue oculto nas fezes positivo, pneumonias de repetição, hematêmese ou que não respondam ao tratamento medicamentoso devem ser submetidas a EDA. Durante a EDA devem ser realizadas biópsias da mucosa normal e alterada com o objetivo de excluir condições como esofagite eosinofílica e doença celíaca.[26]

TRATAMENTO CLÍNICO ANTIRREFLUXO

O tratamento clínico é composto pelas medidas de mudança do estilo de vida e por medidas farmacológicas. Dentre as recomendações não farmacológicas estão inclusas a perda de peso, evitar refeições copiosas 2-3 horas antes de dormir, fracionamento da dieta, evitar o tabagismo, moderação no consumo do álcool, elevação da cabeceira para sintomas noturnos, evitar alimentos que atuem como gatilhos. As medidas farmacológicas têm os IBPs como os atores principais (Fig. 20-10).[27]

Além dos IBPs, outros medicamentos que fazem parte do arsenal terapêutico são os antiácidos que são utilizados sob demanda para alívio imediato dos sintomas. Bloqueadores dos receptores da histamina H2 podem ser usados para pacientes com sintomas noturnos e com resposta incompleta à terapia com IBP, porém essa medicação tende a causar taquifilaxia com o uso continuado. Mais recentemente novas classes de medicamentos surgiram como o vonoprazam que é um bloqueador ácido competitivo de potássio.[28] Procinéticos, baclofeno, antidepressivos, melatonina, alginato, sucralfato, cúrcuma são opções auxiliares adicionais que devem ser analisadas de forma individualizada conforme contexto de cada paciente.

TERAPIAS CIRÚRGICAS ANTIRREFLUXO

A DRGE é uma condição crônica, o que torna muitos pacientes dependentes do tratamento medicamentoso por tempo prolongado. A cirurgia antirrefluxo pode ser uma alternativa de longo prazo para esses pacientes, com destaque para aqueles com graus mais avançados de esofagites (graus C ou D de Los Angeles) e grandes hérnias hiatais.[29] Os pacientes que melhor respondem ao tratamento cirúrgico são justamente aqueles com sintomas típicos de DRGE e que responderam bem ao tratamento clínico.

Antes de submeter o paciente a terapias invasivas, sejam elas cirúrgicas ou endoscópicas, é necessária avaliação cuidadosa para confirmação do diagnóstico de DRGE e descartar condições que possam ser contraindicação ao procedimento.

Dentre os tratamentos cirúrgicos, a fundoplicatura por laparoscopia é atualmente a abordagem-padrão. Ela cria uma barreira mecânica ao refluxo do conteúdo ácido ou não ácido. A fundoplicatura pode ser completa (Nissen) ou parcial (Toupet e Dor).[30] A escolha da modalidade deve ser avaliada de forma individualizada.

Uma alternativa à fundoplicatura é a realização do aumento do esfíncter esofagiano através de anéis magnéticos de titânio por via laparoscópica (LINX – Magnetic Sphincter Augmentation). Esta é uma opção de tratamento um pouco menos invasiva e mais facilmente reversível. Uma indicação potencial deste método é seu uso em pacientes que desenvolvem DRGE após procedimentos bariátricos como a gastrectomia vertical, já que nessa situação ocorre uma alteração da anatomia gástrica dificultado a realização de uma fundoplicatura-padrão.[31] A disfagia é o seu evento adverso mais frequente.[32]

Por fim, outra técnica cirúrgica que pode ter ação na DRGE é o *bypass* gástrico. A prevalência de DRGE em pacientes obesos é muito maior. O *bypass* gástrico em Y de Roux é uma opção de tratamento

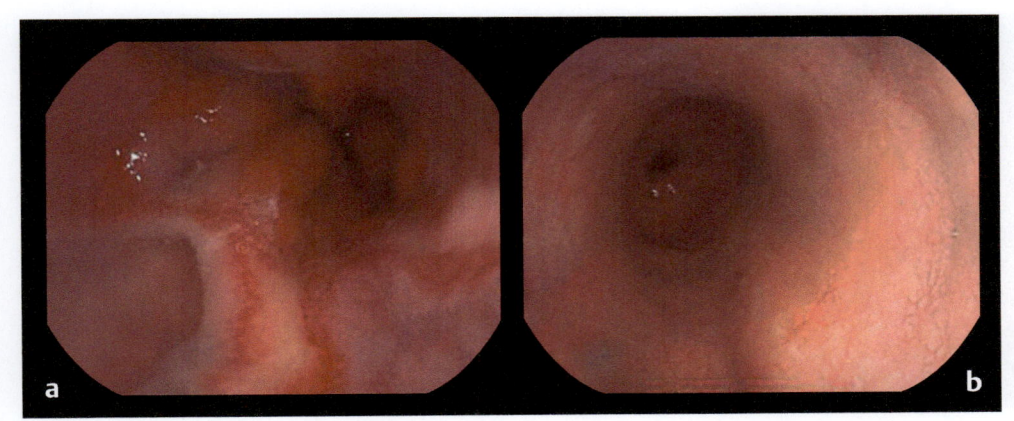

Fig. 20-10. (a) Esofagite grau D pela classificação de Los Angeles. (b) Aspecto endoscópico após 8 semanas de tratamento com inibidor da bomba de prótons.

altamente eficaz para obesidade. Pacientes que são candidatos a essa cirurgia devida a obesidade podem-se beneficiar do controle dos sintomas do refluxo por um pequeno *pouch* gástrico confeccionado que produzirá menos secreção gástrica e a alça alimentar longa que previne o refluxo de conteúdo bilioso.[33]

TERAPIAS ENDOSCÓPICAS ANTIRREFLUXO

Ao longo das últimas décadas, múltiplos dispositivos endoscópicos para o tratamento da DRGE foram desenvolvidos. Atualmente, as duas opções mais disponíveis são o método endoscópico com energia de radiofrequência (*Stretta – Radiofrequency Energy Delivery to the Lower Esophageal Sphincter*) e a fundoplicatura transoral (TIF ou EsophyX – *transoral incisionless fundoplication*). Os estudos realizados com esses dispositivos geralmente excluem pacientes com hérnia hiatal maior que 2 cm, esofagites graus C e D de Los Angeles, estenoses esofágicas e esôfago de Barrett de segmento longo. Desta forma, a sua avaliação está limitada ao uso em paciente com formas mais leves de DRGE.

O método Stretta consiste em um dispositivo que é posicionado através da EDA no esôfago distal e que é capaz de liberar energia de radiofrequência, com o intuito de promover um aumento na espessura do EEI através do edema local e de alterações estruturais, reduzindo ou impedindo o refluxo do conteúdo gástrico para o esôfago. Ainda assim, não está totalmente esclarecido como esse dispositivo atua exatamente. Um estudo randomizado identificou que o método melhorou significativamente os sintomas de DRGE e a qualidade de vida 6 meses após o tratamento, mas não diminuiu a exposição ao ácido no esôfago. Isso levantou a hipótese de que o dispositivo também pudesse atuar alterando a sensibilidade esofágica local.[34] As metanálises que avaliaram esse dispositivo são contraditórias quanto aos seus resultados na avaliação da sua eficácia.[35-36] De qualquer forma, em 2013, a Society of American Gastrointestinal and Endoscopic Surgeons atribuiu forte recomendação ao uso desse método em pacientes com contraindicação ou que se recusassem à realização de fundoplicatura laparoscópica.[37] Mas, como os dados relacionados com a eficácia desse método são inconsistentes e variáveis, isso faz com que ele não seja ainda amplamente indicado como uma alternativa ao tratamento clínico ou cirúrgico.

A técnica da fundoplicatura endoscópica consiste no uso de um dispositivo que promove a realização de uma plicatura com fixadores em T aplicados na JEG, criando um mecanismo valvular envolvendo 180º a 270º (> 270º TIFF2.0) da circunferência e gerando uma zona de alta pressão com extensão de 3 cm no esôfago distal (Fig. 20-11). Estudos demostraram uma taxa de eventos adversos, como perfuração e sangramento de 2,4% e taxa de satisfação total de 69% em 6 meses.[38] Uma metanálise avaliando pacientes com DRGE refratária revelou que a fundoplicatura endoscópica promoveu melhora importante na qualidade de vida e no escore DeMeester.[39] Pacientes com sintomas de refluxo importante e que não desejam ou não podem ser submetidos à cirurgia antirrefluxo podem ser avaliados para a realização desse método.

Existem relatos da utilização da fundoplicatura endoscópica de forma combinada com outros procedimentos, como em pacientes com acalasia e DRGE que são submetidos à miotomia endoscópica peroral e TIF (POEM-TIF), e obesidade e DRGE que são submetidas a gastrectomia vertical e TIF.[40] Assim como a utilização como resgate em pacientes com acalasia que são submetidos a POEM e desenvolvem DRGE ou de forma preventiva em paciente somente com acalasia e que já são submetidos diretamente ao procedimento combinado POEM-TIF.[41]

DRGE REFRATÁRIA

A primeira etapa antes de classificar a DRGE como refratária é confirmar a adesão ao tratamento e descartar diagnósticos diferenciais que possam estar mimetizando esta condição, desde esofagite eosinofílica até mesmo uma neoplasia de esôfago. A EDA possui papel essencial por permitir a avaliação minuciosa da mucosa, realização de biópsias, investigação de complicações como estenoses, identificação de fatores contribuintes como hérnia de hiato e a própria confirmação da presença de esofagite de refluxo. Caso seja confirmada a refratariedade da DRGE com testes objetivos, a EDA também pode ser contributiva, do ponto de vista terapêutico, com a fundoplicatura endoscópica, por exemplo. Ela pode ser indicada como alternativa em pacientes que possuem regurgitação como sintoma primário da refratariedade ao IBP em dose otimizada.[42]

DIREÇÕES FUTURAS

O método endoscópico antirrefluxo ideal deve ser efetivo a curto e longo prazos, seguro, fácil de ser realizado e ter um custo baixo ou comparável com o tratamento-padrão. Novas alternativas endoscópicas antirrefluxo vêm sendo desenvolvidas e outras aprimoradas com intuito de oferecer aos pacientes uma alternativa ao tratamento clínico/cirúrgico ou mesmo atuar como método associado de apoio.

A mucosectomia antirrefluxo (ARMS) e a ablação da mucosa antirrefluxo (ARMA) são métodos que se utilizam da mucosectomia assistida por *cap* ou bandas elásticas e da ablação com plasma de argônio ou corrente de coagulação na região da mucosa cárdica, respectivamente. O objetivo é formar uma cicatriz que impeça o refluxo do conteúdo gástrico para o esôfago a partir da redução da abertura da JEG. Essas técnicas possuem como vantagem a simplicidade na sua realização, não demandando dispositivos com custo elevado. O evento adverso mais comum dessas técnicas é a disfagia que responde de forma favorável com dilatação endoscópica com balão.[43]

Já o endogrampeador cirúrgico ultrassônico Medigus (MUSE – Medigus ultrasonic surgical endostapler) é um dispositivo que permite a realização de uma fundoplicatura anterior transoral. Ele é composto por um endogrampeador flexível que contém um cartucho com cinco grampos de titânio. O risco de eventos adversos maiores como empiema, hemorragia, perfuração esofágica é de 3,5% com esse método.[44] Uma alternativa em estudo é o GERDx, outro dispositivo de plicatura endoscópica, mas a experiência com ele ainda é muito inicial.

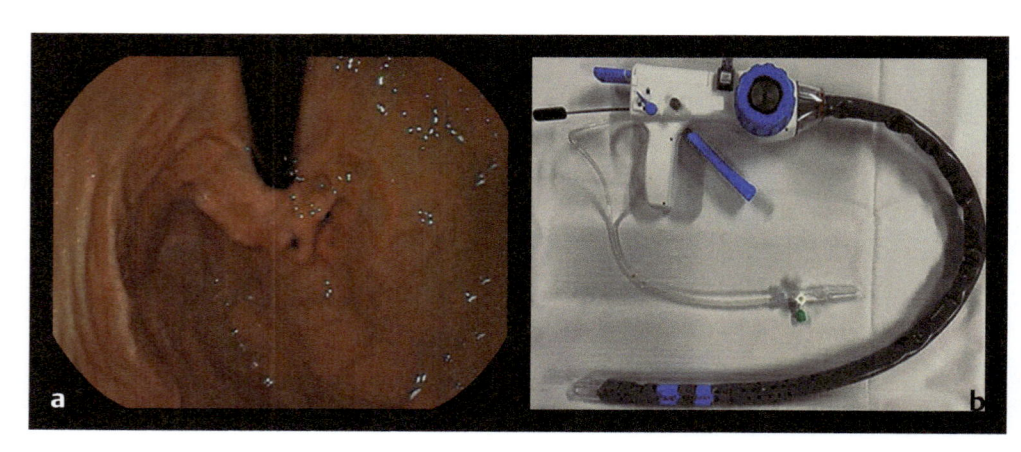

Fig. 20-11. (a) Imagem em retrovisão de fundoplicatura endoscópica. (b) Dispositivo utilizado para o procedimento de plicatura por endoscopia.

Outra técnica previamente já testada, mas que vem sendo aprimorada é a técnica com ligaduras elásticas. Esta baseia-se na aplicação de ligaduras elásticas na região da JEG para reduzir a abertura da cárdia. O número de bandas aplicadas e a frequência das sessões endoscópicas é feita de forma individualizada. Disfagia leve e dor epigástrica são os eventos adversos mais comuns. A modificação da técnica com a colocação de clipe na base da banda elástica para minimizar o risco de deslizamento fez surgir a técnica chamada de terapia antirrefluxo clipe ligadura elástica (C-BLART).[45]

No geral, os dados sobre eficácia e segurança desses métodos não são bem estabelecidos, demandando maior grau de evidência cientifica. Como a DRGE possui uma fisiopatologia complexa e multifatorial, abordagens com a combinação dessas técnicas endoscópicas também estão em estudo.

MENSAGENS FINAIS

A EDA possui papel bem estabelecido acerca da sua contribuição no diagnóstico, classificação, acompanhamento da DRGE, assim como, na identificação e manejo das suas complicações como estenoses pépticas com as dilatações e ablações/ressecções no esôfago de Barrett.

Quanto às alternativas endoscópicas terapêuticas para DRGE, a fundoplicatura endoscópica é a técnica com maior força de evidências clínicas e a radiofrequência com Stretta possui resultados controversos. Novos métodos estão em estudo expressando o potencial das técnicas endoscópicas antirrefluxo minimamente invasivas. A escolha do perfil de pacientes que irá beneficiar-se desses métodos deve ser realizada de forma personalizada. A inteligência artificial pode servir como apoio, no futuro, na seleção desses pacientes a partir de sistemas de suporte à decisão clínica.

REFERÊNCIAS BIBLIOGRÁFICAS

1. Vakil N, van Zanten SV, Kahrilas P, et al. Global Consensus Group. The Montreal definition and classification of gastroesophageal reflux disease: a global evidence-based consensus. Am J Gastroenterol. 2006;101(8):1900-20.
2. Moraes-Filho JPP, et al. Brazilian consensus on gastroesophageal reflux disease: proposals for assessment, classification, and management. Am J Gastroenterol. 2002;97(2):241-8.
3. Ghisa M, et al. The Lyon Consensus: Does It Differ From the Previous Ones? J Neurogastroenterol Motil. 2020 Jul;30;26(3):311-321.
4. Ronkainen J, Agréus L. Epidemiology of reflux symptoms and GORD. Best Pract Res Clin Gastroenterol. 2013;27:325-337.
5. Kasugai K, Ogasawara N. Gastroesophageal Reflux Disease: Pathophysiology and New Treatment Trends. Intern Med. 2023.
6. Lata T, Trautman J, Townend P, Wilson RB. Current management of gastrooesophageal reflux disease-treatment costs, safety profile, and effectiveness: a narrative review. Gastroenterol Rep (Oxf). 2023:11.
7. Kahrilas PJ, et al. American Gastroenterological Association Medical Position Statement on the management of gastroesophageal reflux disease. Gastroenterologia. 2008;135(4):1383-1391.
8. Belete M, Tesfaye W, Akalu Y, et al. Gastroesophageal reflux disease symptoms and associated factors among university students in Amhara region, Ethiopia, 2021: a cross-sectional study. BMC Gastroenterol. 2023;23(1):130.
9. Gyawali CP et al. Modern diagnosis of GERD: the Lyon Consensus. Gut. 2018;67(7):1351-1362.
10. Numans ME, et al. Short-term treatment with proton-pump inhibitors as a test for gastroesophageal reflux disease: a meta-analysis of diagnostic test characteristics. Ann Intern Med. 2004;140(7):518-27.
11. Zhang XY, et al. Consistency assessment and visualization on recommendations for gastroesophageal reflux disease: a scoping review of clinical practice guidelines. Pol Arch Intern Med. 2023;4:16490.
12. Gyawali CP, Fass R. Management of Gastroesophageal Reflux Disease. Gastroenterology. 2018;154(2):302-318.
13. Mann R, et al. Advanced Endoscopic Imaging and Interventions in GERD: An Update and Future Directions. Front Med (Lausanne). 2021;8:728696.
14. Fukuda N, et al. Mucosal breaks show same circumferential distribution in majority of patients with recurrent reflux esophagitis. Endosc Int Open. 2017;5(3):E214-E221.
15. Iluyomade A, et al. Interference with daily activities and major adverse events during esophageal pH monitoring with bravo wireless capsule versus conventional intranasal catheter: a systematic review of randomized controlled trials. Dis Esophagus. 2017;30(3):1-9.
16. Kessels SJM, et al. Safety and Efficacy of Wireless pH Monitoring in Patients Suspected of Gastroesophageal Reflux Disease: A Systematic Review. J Clin Gastroenterol. 2017;51(9):777-788.
17. Moraes-Filho JP, et al. Brazilian Gerd Consensus Group. Guidelines for the diagnosis and management of gastroesophageal reflux disease: an evidence-based consensus. Arq Gastroenterol. 2010;47(1):99-115.
18. Johnston BT, et al. Comparison of barium radiology with esophageal pH monitoring in the diagnosis of gastroesophageal reflux disease. Am J Gastroenterol. 1996;91(6):1181-5.
19. Stoikes N, et al. The value of multiple rapid swallows during preoperative esophageal manometry before laparoscopic antireflux surgery. Surg Endosc. 2012;26(12):3401-7.
20. Lacy BE, et al. The diagnosis of gastroesophageal reflux disease. Am J Med. 2010;123(7):583-92.
21. Dent J. Endoscopic grading of reflux oesophagitis: the past, present and future. Best Pract Res Clin Gastroenterol. 2008;22(4):585-99.
22. Pregun I, Hritz I, Tulassay Z, Herszényi L. Peptic esophageal stricture: medical treatment. Dig Dis. 2009;27(1):31-7.
23. Ismail M, Ferreira CN, Moura M, et al. Refractory benign esophageal strictures - To cut or to dilate? Rev Esp Enferm Dig. 2022.
24. Sharma P, et al. Real-world upper endoscopy utilization patterns among patients with gastroesophageal reflux disease, Barrett esophagus, and Barrett esophagus-related esophageal neoplasia in the United States. Medicine (Baltimore). 2023;102(12):e33072.
25. Rey E, et al. Gastroesophageal reflux symptoms during and after pregnancy: a longitudinal study. Am J Gastroenterol. 2007. 102(11):2395-400.
26. ASGE Standards of Practice Committee; Muthusamy VR et al. The role of endoscopy in the management of GERD. Gastrointest Endosc. 2015;81(6):1305-10.
27. Kaltenbach T, Crockett S, Gerson LB. Are lifestyle measures effective in patients with gastroesophageal reflux disease? An evidence-based approach. Arch Intern Med. 2006;166(9):965-71.
28. Laine L, et al. Vonoprazan Versus Lansoprazole for Healing and Maintenance of Healing of Erosive Esophagitis: A Randomized Trial. Gastroenterology. 2023;164(1):61-71.
29. Oelschlager BK, Quiroga E, Parra JD, et al. Long-term outcomes after laparoscopic antireflux surgery. Am J Gastroenterol. 2008;103(2):280-7.
30. Du X, Wu JM, Hu ZW, et al. Laparoscopic Nissen (total) versus anterior 180° fundoplication for gastroesophageal reflux disease: A meta-analysis and systematic review. Medicine (Baltimore). 2017;96(37):e8085.
31. Riva CG, Asti E, Lazzari V, et al. Magnetic sphincter augmentation after gastric surgery. JSLS. 2019;,23(4).
32. Alicuben ET, Bell RCW, Jobe BA, et al. Worldwide experience with erosion of the magnetic sphincter augmentation device. J Gastrointest Surg. 2018;22(8):1442-7.
33. Kim M, Navarro F, Eruchalu CN, et al. Minimally invasive Roux-en-Y gastric bypass for fundoplication failure offers excellent gastroesophageal reflux control. Am Surg. 2014;80(7):696-703.
34. Corley DA, Katz P, Wo JM, et al. Improvement of gastroesophageal reflux symptoms after radiofrequency energy: A randomized, sham-controlled trial. Gastroenterology. 2003;125(3):668-76.
35. Lipka S, Kumar A, Richter JE. No evidence for efficacy of radiofrequency ablation for treatment of gastroesophageal reflux disease: A systematic review and meta-analysis. Clin Gastroenterol Hepatol. 2015;13(6):1058-67.
36. Fass R, Cahn F, Scotti DJ, et al. Systematic review and meta-analysis of controlled and prospective co-hort efficacy studies of endoscopic radiofrequency for treatment of gastroesophageal reflux disease. Surg Endosc. 2017;31(12):4865-82.
37. Auyang ED, Carter P, Rauth T, et al. SAGES clinical spotlight review: Endoluminal treatments for gastroesophageal reflux disease (GERD). Surg Endosc. 2013;27(8):2658-72.
38. Testoni S, Hassan C, Mazzoleni G, et al. Long-term outcomes of transoral incisionless fundoplication for gastroesophageal reflux disease: Systematic-review and meta-analysis. Endosc Int Open. 2021;9(2):E239-e2.
39. McCarty TR, Itidiare M, Njei B, et al. Efficacy of transoral incisionless fundoplication for refractory gastroesophageal reflux disease: A systematic review and meta-analysis. Endoscopy. 2018;50(7):708-25.
40. Al Trabulsi H, Muassess T, Guraya SY. Single-stage transoral incisionless fundoplication and laparoscopic sleeve gastrectomy

for the management of GERD and obesity. Int J Surg Case Rep. 2023;105:108059.
41. Benias PC, et al. Single session per oral endoscopic myotomy and trans oral incisionless fundoplication - can we prevent reflux in patients with achalasia? Endosc Int Open. 2021;9(6):E828-E835.
42. Yadlapati R, et al. Management options for patients with GERD and persistent symptoms on proton pump inhibitors: recommendations from an expert panel. Am J Gastroenterol. 2018;113(7):980-986.
43. Monino L, Gonzalez JM, Vitton V, Barthet M. Antireflux mucosectomy band in treatment of refractory gastroesophageal reflux disease: a pilot study for safety, feasibility and symptom control. Endosc Int Open. 2020;8:E147-E154.
44. Testoni PA, Testoni S, Mazzoleni G, et al. Transoral incisionless fundoplication with an ultrasonic surgical endostapler for the treatment of gastroesophageal reflux disease: 12-month outcomes. Endoscopy. 2020;52:469-473.
45. Seleem WM, Hanafy AS, Mohamed SI. Endoscopic management of refractory gastroesophageal reflux disease. Scand J Gastroenterol. 2018;53:390-397.

21 Esofagite Eosinofílica

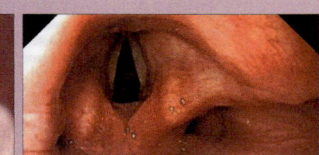

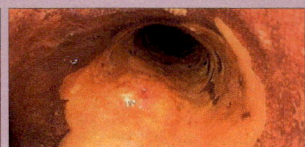

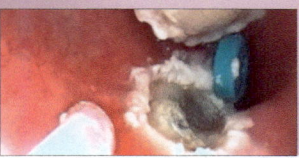

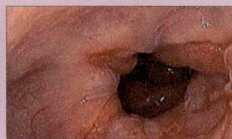

Leliane Alencar Bonates Dos Santos

INTRODUÇÃO

A esofagite eosinofílica é uma condição crônica de caráter alérgico-inflamatória e/ou antígeno mediada, que possui como característica a infiltração isolada e significativa de eosinófilos na mucosa esofágica, acompanhada de sintomatologia clínica disfuncional do esôfago.[1]

Foi descrita inicialmente por Landres *et al.*,[2] em 1978, e a partir de 1993 passou a ser reconhecida como doença.[3] As primeiras *guidelines* foram publicadas em 2007, sofrendo várias atualizações na década subsequente, à medida que novos ensaios clínicos e pesquisas respondiam a inúmeras perguntas sobre sua fisiopatologia, diagnóstico e tratamento.

De prevalência crescente entre adultos e crianças, e outrora considerada uma doença rara, hoje se posiciona com a segunda causa de esofagite, atrás apenas da esofagite de refluxo. Estima-se uma incidência de aproximadamente 34,4/100.000, de acordo com um estudo recente, na América do Norte e na Europa.[4] Essa incidência, no entanto, varia de acordo com cada país e continente. Esse número crescente seria atribuído, além do crescente número de diagnósticos por maior frequência de biópsias esofágicas executadas durante os exames diagnósticos, a uma maior consciência da existência da doença, o que também tem ocorrido com outras doenças de correlação atópica.[5]

Acomete predominantemente crianças e adultos jovens. Incide predominantemente sobre o sexo masculino, possuindo correlação com história pessoal e familiar de doenças atópicas, e mais comum entre gêmeos monozióticos, comparativamente a dizigóticos (42% × 24%). Estudos de ampla matriz do genoma identificaram possíveis 31 genes "candidatos" que podem estar associados à esofagite eosinofílica, incluindo TSLP, CAPN14 E EMSY. Alguns estudos observacionais relacionaram a exposição precoce a antibióticos na infância com o desenvolvimento de esofagite eosinofílica. Outros possíveis fatores que estariam associados seria o nascimento por cesárea e alimentação por fórmulas.[6]

No Brasil possui baixa prevalência, mas encontra-se em curva ascendente, seguindo a tendência mundial. Estima-se que sua prevalência seja subestimada, devido a uma menor consciência acerca da doença, em áreas generalistas. Fortemente relacionada com alergias, apresenta-se de forma mais comum em regiões áridas, e já sendo considerada a causa mais comum de disfagia entre crianças, e adultos jovens.[3]

FISIOPATOLOGIA

Caracteriza-se pelo depósito de eósinófilos na mucosa esofágica, induzido pela exposição a alérgenos alimentares ou mesmo ambientais, desencadeando uma reação inflamatória do tipo Th2. Desde o edema e os microabscessos eosinofílicos inicialmente observados, a progressão do processo inflamatório leva ao estímulo de fibroblastos na produção de colágeno, gerando espessamento, remodelação e alteração da conformação anatômica do órgão, culminando em estenoses.

APRESENTAÇÃO CLÍNICA

Pode variar de acordo com a idade do paciente, como dor retroesternal, baixa aceitação alimentar, baixo ganho de peso e vômitos na infância. Já em adultos jovens, os sintomas estariam relacionados com a presença de fibrose esofágica, desde disfagia até impactação alimentar. Estima-se que cerca de 50% dos adultos atendidos em emergência com impactação alimentar e necessidade de remoção endoscópica sejam portadores de esofagite eosinofílica. O grau de fibrose e severidade dos sintomas tem relação direta com o tempo de processo inflamatório não tratado. Estima-se que cada ano de inflamação não tratada aumenta o risco de estenoses em 9%.[6]

O diagnóstico é realizado mediante a associação entre suspeição clínica e achados histopatológicos de biópsias esofágicas. Pelo menos seis fragmentos devem ser coletados, ao longo do esôfago distal e médio-proximal, preferencialmente em pontos onde hajam alterações visíveis. Dada a variabilidade na infiltração eosinofílica ao longo do esôfago, diferentes estágios de alterações histopatológicas podem ser observados no mesmo paciente. O diagnóstico é definido por uma contagem igual ou superior a 15 eosinófilos/campo de grande aumento, ou 60 eosinófilos/mm². Em um paciente com suspeita clínica, as biópsias deverão ser coletadas, a despeito dos achados endoscópicos.[7]

Os critérios diagnósticos atualizados foram definidos pela AGREE *conference*, para estabelecimento de um algoritmo para orientação ao diagnóstico (Fig. 21-1 e Quadro 21-1).

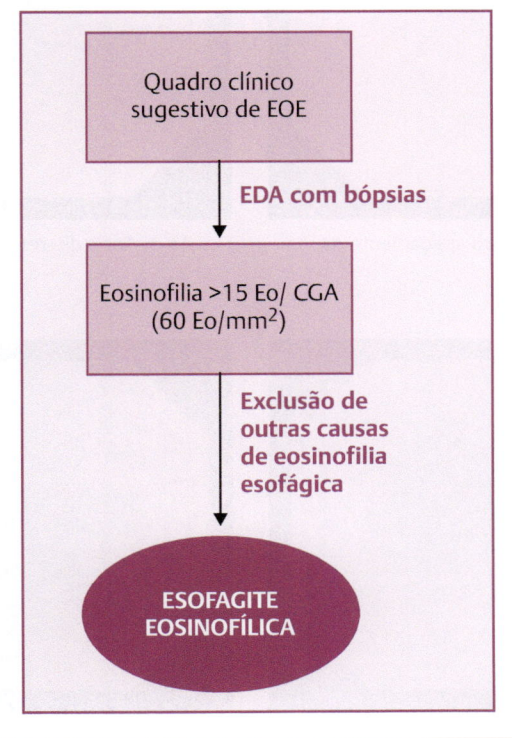

Fig. 21-1. Quadro clínico.

Quadro 21-1. Critérios Diagnósticos Atualizados de Esofagite Eosinofílica (AGREE)

- Sintomas clínicos sugestivos de disfunção esofagiana
- Condições atópicas associadas elevam a suspeição
- Achados endoscópicos sugestivos, como edema, anéis, sulcos, microabscessos, estenoses, esôfago em "papel crepom"
- Contagem de eosinófilos > 15 Eo/CGA (~ 60 eo/mm²)
- Investigação e exclusão de outras desordens que podem causar ou contribuir para esofagite eosinofílica

Quadro 21-2. Condições Associadas a Eosinofilia Esofágica (AGREE)

- Esofagite eosinofílica
- DRGE
- Acalasia
- Gastrite eosinofílica, gastrenterite eosinofílica ou colite com envolvimento esofágico
- Síndrome hipereosinofílica
- Doença de Crohn com acometimento esofágico
- Doença do tecido conjuntivo
- Infecções
- Doenças autoimunes e vasculites
- Síndromes mendelianas (Marfan tipo II, síndrome Hiper-IgE, síndrome hamartomatosa)
- Síndrome enxerto-hospedeiro
- Esofagite medicamentosa
- Afecções dermatológicas (ex.: pênfigo)
- Hipersensibilidade a drogas

Durante a investigação diagnóstica e endoscópica nos pacientes com suspeita de esofagite eosinofílica, deverão ser coletadas amostras de mucosa gástrica e duodenal, para fins de diagnóstico diferencial com outras causas de esofagite eosinofílica (Quadro 21-2).[7,8]

Pacientes atendidos em caráter de urgência com impactação alimentar devem ser submetidos a uma anamnese cuidadosa, na busca de sintomas prévios. A mucosa deve ser cuidadosamente avaliada fora do sítio de impactação, e, se possível, coletadas biópsias, evitando-se essa região.[7]

AVALIAÇÃO ENDOSCÓPICA

A endoscopia digestiva alta é fundamental não apenas para a coleta de biópsias para diagnóstico em pacientes com prévia suspeita clínica, como também na avaliação e no seguimento da resposta terapêutica, bem como na interpretação de possíveis achados incidentais, que, junto a um quadro clínico sugestivo, pode levar ao diagnóstico de casos anteriormente não suspeitos. Achados endoscópicos como edema, sulcos longitudinais, diminuição da distensibilidade do órgão, microabscessos, anéis transversais (traqueização), destacamento superficial da mucosa à passagem do aparelho (esôfago em "papel crepom") e estenoses, podem sugerir a presença e atividade da doença. Em resposta à necessidade de seguimento e avaliação da resposta terapêutica o escore EREFS surge para padronização sob identificação e gradação dos cinco principais achados endoscópicos na esofagite eosinofílica (E = edema; R = *rings*; E = *exsudate*; F = *furrows*; S = *stenosis*), seriam edema, anéis, exsudato, sulcos e estenose, respectivamente.[5]

- *Edema:* seria definido pela visualização ou não da trama vascular submucosa, sendo contabilizado em 0 (visível) ou 1 (não visível) (Fig. 21-2).
- *Rings (anéis):* formação de anéis transversais ao longo do esôfago, fenômeno chamado de "traqueização", com escore contabilizado desde 0 (sem anéis), 1 (anéis discretos), 2 (anéis bem demarcados) a 3 (anéis resistentes à passagem do aparelho) (Figs. 21-3 a 21-6).
- *Exsudate (exsudato):* seriam os microabscessos eosinofílicos, vistos em formato de micropústulas ou mesmo pequenas placas, sendo graduadas desde 0 (sem exsudato), 1 (menos de 10% da superfície) ou 2 (mais de 10% da superfície) (Figs. 21-7 a 21-9).
- *Furrows (sulcos):* os sulcos seriam linhas longitudinais dispostas ao longo do esôfago, sendo graduados em 0 (ausentes), 1 (superficiais) ou 2 (profundas) (Figs. 21-10 e 21-11).
- *Stenosis (estenose):* seria a redução do calibre e da distensibilidade do esôfago, pela fibrose em resposta ao processo inflamatório de longa data. O escore é dado com 0 (ausente) ou 1 (presente) (Fig. 21-12).

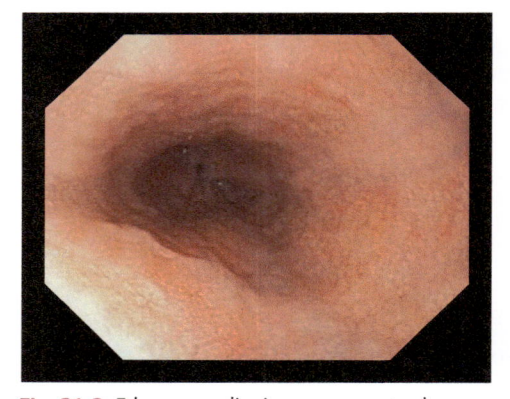

Fig. 21-2. Edema com ligeiro apagamento da trama vascular submucosa.

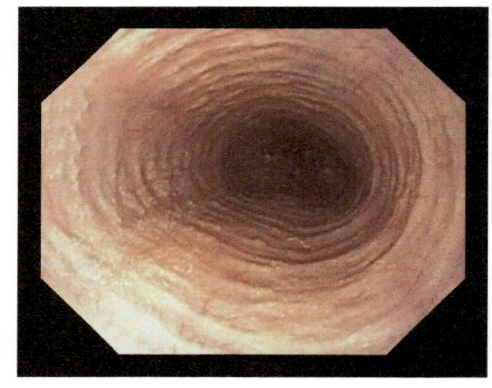

Fig. 21-3. Anéis discretos.

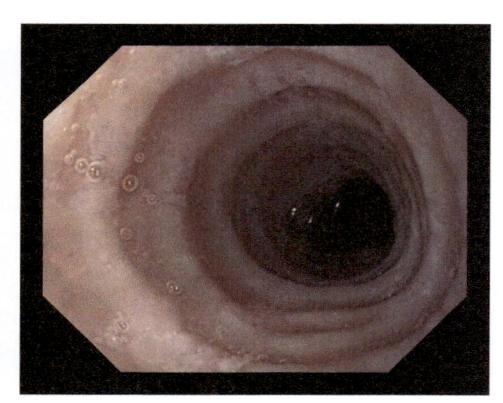

Fig. 21-4. Anéis bem demarcados.

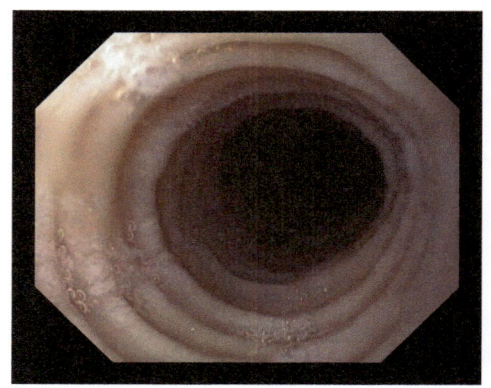

Fig. 21-5. Anéis bem demarcados.

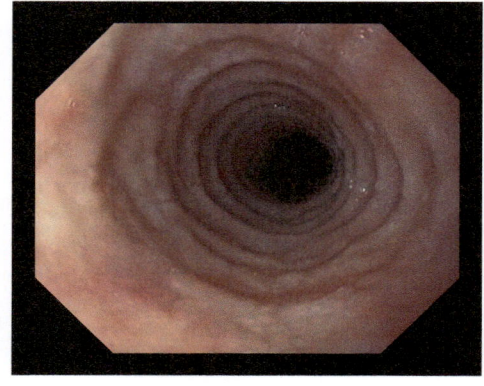

Fig. 21-6. Anéis bem demarcados e dificuldade de progressão do endoscópio.

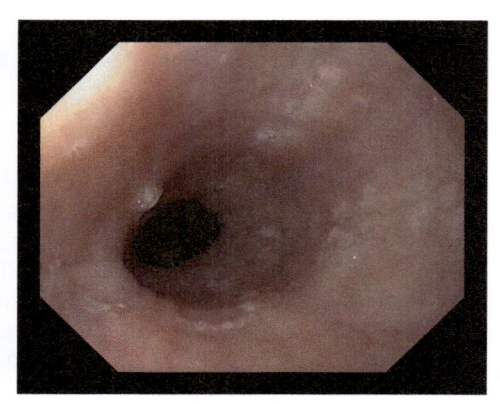

Fig. 21-7. Microabscessos eosinofílicos envolvendo menos de 10% da superfície mucosa.

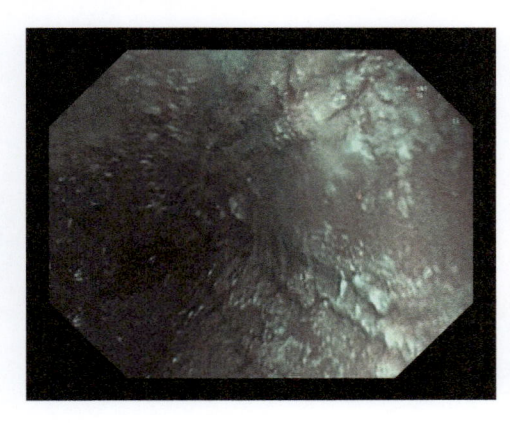

Fig. 21-8. Microabscessos eosinofílicos mais bem vistos sob cromoscopia eletrônica.

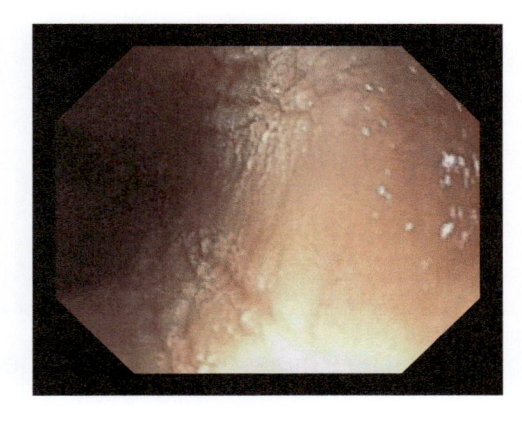

Fig. 21-9. Microabscessos envolvendo mais de 10% da superfície mucosa.

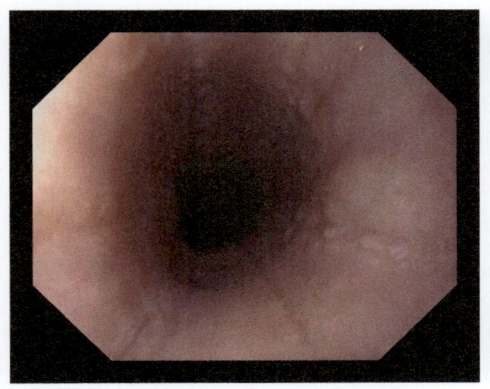

Fig. 21-10. Sulcos longitudinais superficiais.

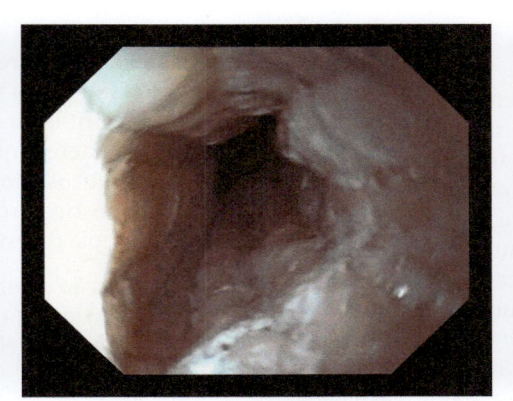

Fig. 21-11. Sulcos bem demarcados.

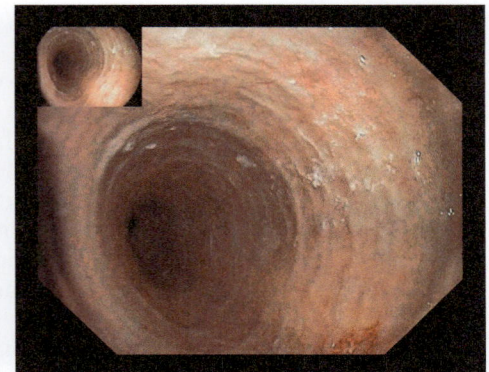

Fig. 21-12. Estenose.

TRATAMENTO

O tratamento é realizado pela administração de Inibidores da bomba de prótons, corticosteroides na forma líquida tópica e medidas higienodietéticas.[6]

Em estágios mais avançados, nos quais se observam estenoses, deve-se proceder ao tratamento endoscópico por dilatação instrumental, para alívio dos sintomas.

Os episódios de impactação alimentar devem ser conduzidos pela remoção endoscópica do bolo alimentar impactado.

REFERÊNCIAS BIBLIOGRÁFICAS

1. Veiga FMS, Castro APBM, Santos vCJN, et al. Esofagite eosinofílica: um conceito em evolução?. Arq Asma Alerg Imunol. 2017;1(4):363-372.
2. Landres RT, Kuster GGR, Strum WB. Eosinophilic esophagitis in a patient with vigorous achalasia. Gastroenterology. 1978;74:1298-301.
3. Queiros M C, Bandeira L A, Souza A E de F et al. A prevalência da Esofagite Eosinofílica no Brasil – uma revisão de literatura. Brazilian Journal of Development. 2023;9(05):16867-16876.
4. Muir A, Falk GW. Eosinophilic Esophagitis: A Review. JAMA. 2021;326(13):1310-1318.
5. Hirano I, Moy N, Heckman MG et al. Endoscopic assessment of the oesophageal features of eosinophilic oesophagitis: validation of a novel classification and grading system. Gut. 2013;62(4):489-495.
6. Muir A, Falk GW. Eosinophilic Esophagitis: A Review. JAMA. 2021;326(13):1310-1318.
7. Alexander J A, Baron T H, Bredenoord A J et al. Endoscopic approach to eosinophilic esophagitis: American Society for Gastrointestinal Endoscopy Consensus Conference Aceves S.S. Gastrointestinal Endoscopy. 2022;96(4):576-592.e1.
8. Dellon ES, Liacouras CA, Molina-Infante J et al. Updated International Consensus Diagnostic Criteria for Eosinophilic Esophagitis: Proceedings of the AGREE Conference. In: Gastroenterology. Vol 155. W.B. Saunders. 2018:1022-1033.e10.

22 Esôfago de Barrett

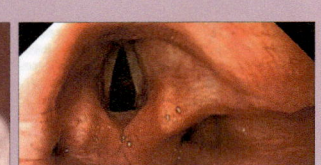

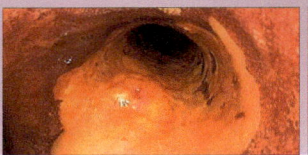

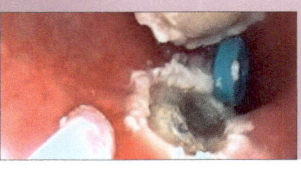

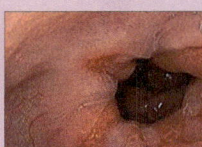

Paulo Ricardo Pavanatto Cavassola ■ Igor Logetto Caetité Gomes ■ Sérgio Barbosa Marques

INTRODUÇÃO

Esôfago de Barrett (EB) é uma condição em que ocorre substituição do epitélio estratificado escamoso da mucosa esofágica por um epitélio tipo colunar metaplásico semelhante à mucosa gástrica. Essa condição está associada à doença do refluxo gastroesofágico (DRGE), e essa mudança do epitélio pode levar à melhora dos sintomas esofágicos. O EB é um tecido com mudanças genéticas, o que o torna uma lesão precursora do adenocarcinoma de esôfago, um câncer que vem apresentando grande aumento de incidência nos últimos anos.[1]

O EB foi inicialmente descrito por Norman Rupert Barrett, um cirurgião torácico australiano que trabalhou a maior parte de sua vida no St Thomas Hospital, em Londres. A descrição inicial foi realizada no ano de 1950, em seu artigo *Chronic Peptic Ulcer of the Oesophagus and Oesophagitis*, no qual relata a presença de úlceras esofágicas circundadas por um epitélio colunar, acreditando-se inicialmente ser uma alteração congênita relacionada com um encurtamento do esôfago.[2] Em 1953, Alisson e Johnstone fizeram a primeira associação à DRGE. O conhecimento e a associação a células caliciformes surgiram em 1951, mas a grande evolução do conhecimento histológico surgiu em 1976, com Paull, que caracterizou os tipos histopatológicos nos pacientes com epitelização colunar.[3]

DEFINIÇÃO DE ESÔFAGO DE BARRETT

O EB se desenvolve quando ocorre a substituição do epitélio escamoso normal do esôfago por uma mucosa colunar metaplásica decorrente do dano à mucosa causado pelo refluxo gastroesofágico (Fig. 22-1a).[4] O epitélio colunar esofágico pode conter 3 subtipos histólogicos: epitélio gástrico do tipo fúndico, epitélio juncional cardíaco e epitélio colunar com células caliciformes do tipo intestinal (Fig. 22-1b).

A maioria das diretrizes considera que o diagnóstico de EB esteja relacionado com a presença de metaplasia intestinal, embora as Sociedades Britânica de Gastroenterologia e da região da Ásia-Pacífico[5,6] considerem que o EB pode ser diagnosticado apenas com o achado de mucosa do subtipo colunar.

O diagnóstico proposto pela sociedade americana é realizado por endoscopia digestiva alta e requer dois critérios obrigatórios:

1. Epitelização colunar ≥ 1 cm do esôfago distal.
2. Presença de metaplasia intestinal caracterizada por células caliciformes, em células de epitélio colunar.

É importante ressaltar que a questão do comprimento (> 1 cm) para o diagnóstico leva em consideração o baixo risco de progressão para displasia/adenocarcinoma nos casos com extensão inferior a essa medida.[7]

A biópsia da linha Z normal ou linha Z irregular na ausência de alterações de mucosa não deve ser realizada de forma rotineira, podendo ter repercussões negativas, como diagnóstico errôneo de EB, com aumento posterior de custos por repetição de exames endoscópicos desnecessários, além de riscos de sedação e ansiedade pelo potencial neoplásico da afecção (Fig. 22-2).

Áreas de epitelização colunar com extensão inferior a 1 cm e confirmação histológica de metaplasia intestinal devem ser nomeadas como metaplasia intestinal especializada da junção esofagogástrica (SIM-EGJ).

De acordo com a sua extensão, é denominado EB curto quando sua extensão é menor que 3 cm e EB longo quando igual ou superior a 3 cm (Fig. 22-3).

O EB não deve ser confundido com mucosa gástrica ectópica caracterizada por ilhas de mucosa colunar localizadas principalmente em terço proximal do esôfago e tem origem durante a embriogênese (Fig. 22-4).

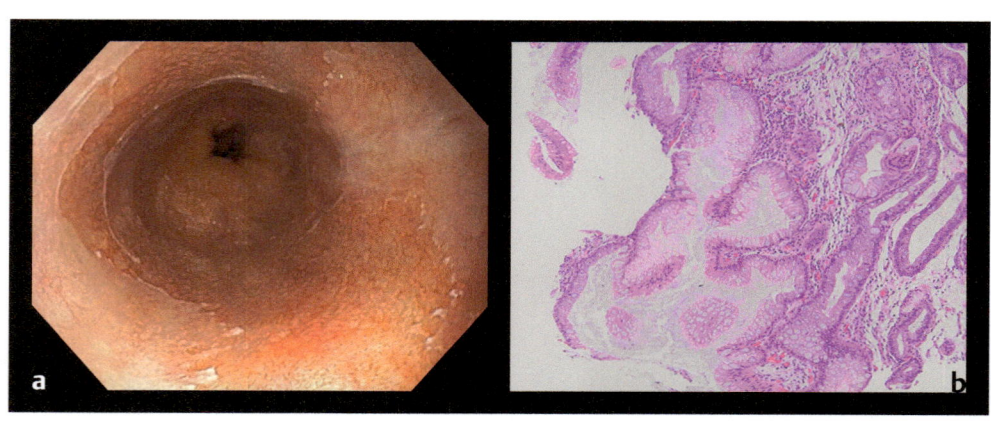

Fig. 22-1. (a) Imagem endoscópica de esôfago distal revestido por mucosa colunar metaplásica. (b) Imagem histopatológica de epitélio colunar com núcleos afilados e células caliciformes, caracterizando metaplasia intestinal.

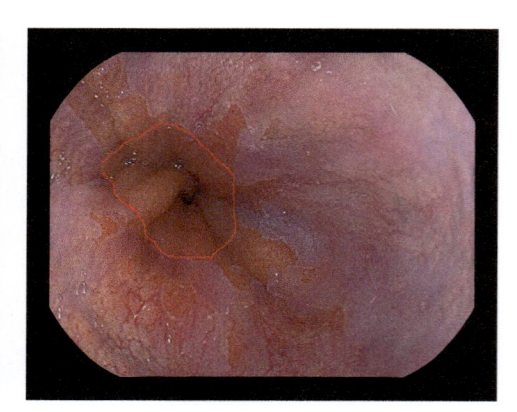

Fig. 22-2. JEC irregular com epitelização colunar inferior a 1 cm.

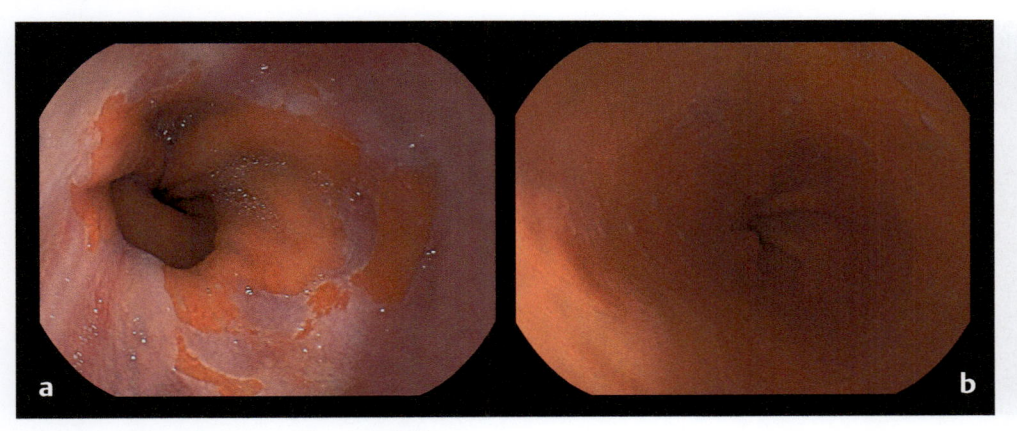

Fig. 22-3. Esôfago de Barrett, (a) curto e (b) longo.

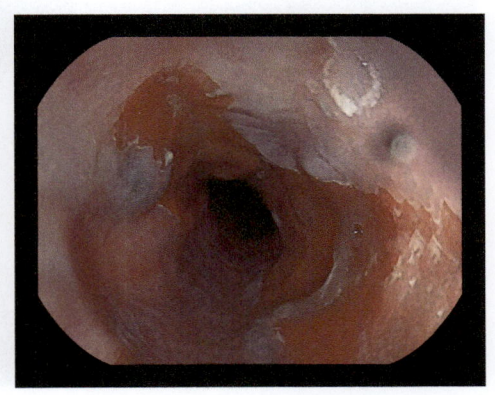

Fig. 22-4. Ilha de mucosa gástrica ectópica em esôfago proximal.

EPIDEMIOLOGIA E FATORES DE RISCO

O EB é considerado uma complicação da doença do refluxo gastroesofágico e ocorre em aproximadamente 1% a 2% dos indivíduos submetidos à endoscopia por sintomas dispépticos e em cerca de 8% a 15% dos indivíduos com sintomas crônicos de refluxo.[8] Nos EUA estima-se que até 5,6% da população possa ter o diagnóstico de EB,[9] com grande variância de sua prevalência, a depender da população e dos critérios diagnósticos utilizados. O EB predispõe o surgimento do adenocarcinoma de esôfago (AE), que ocorre em torno de 0,5% ao ano em EB não displásico (EBND), mas pode atingir até 10% ao ano ou mais naqueles grupos com displasia de baixo grau (DBG) e displasia de alto grau (DAG) bem definidas.[10-12]

O EB ocorre principalmente em pacientes de meia-idade e idosos, com idade média ao diagnóstico de 55 anos, homens (risco maior de 2-3 vezes em relação às mulheres) e na raça branca, sendo incomum em crianças.[13] A grande maioria dos casos de EB tem melhora dos sintomas após o seu surgimento em decorrência da tolerância desse epitélio ao meio ácido, o que os tornam, na maioria das vezes, assintomáticos.[14]

Os fatores de risco estabelecidos para o diagnóstico de EB são:

- DRGE.[15]
- Obesidade central.[16]
- História familiar.[17-19]
- Tabagismo.[20]

Apesar da falta de estudos evidenciando a melhora prognóstica dos pacientes submetidos a protocolos de vigilância, acredita-se que a detecção precoce de lesões e o manejo adequado de condições pré-malignas, como displasia inicial, pode levar a uma redução na incidência do adenocarcinoma de esôfago.[21,22]

O rastreamento do EB não é indicado de rotina, mas pode ser considerada a realização de uma endoscopia única de rastreio em pacientes com DRGE crônica (> 5 anos), associado à presença de pelo menos 3 fatores de risco para adenocarcinoma esofágico, incluindo:

- Idade ≥ 50.
- Sexo masculino.
- DRGE de longa data.
- Brancos.
- Obesidade central.
- Tabagismo.
- Histórico familiar confirmado de EB ou adenocarcinoma de esôfago em familiar de primeiro grau.[23]

Em pacientes com esofagite erosiva com graus mais acentuados (Los Angeles C ou D) deve ser considerada a repetição do exame em 8 a 12 semanas para avaliar a cicatrização e excluir o diagnóstico de EB (Fig. 22-5).

AVALIAÇÃO ENDOSCÓPICA

O objetivo inicial da endoscopia é avaliar, nos pacientes de risco, a presença de esôfago de Barrett, a sua extensão (um preditor do risco para câncer) e também o estudo detalhado do revestimento mucoso.

Para melhor avaliação, a limpeza adequada do órgão é primordial, podendo ser realizada com uso de simeticona ou N-acetilcisteína. O maior tempo de inspeção da mucosa metaplásica está relacionado com a capacidade de detecção de displasia e/ou adenocarcinoma.[24] Quanto maior o tempo de inspeção, maiores as taxas de detecção de lesões suspeitas e de displasias, idealmente, o tempo de inspeção deve ser superior a 1 minuto por cm linear de Barrett.

A vigilância endoscópica deve ser realizada com endoscópios de alta definição (endoscópio, processadora e tela), pois as alterações mínimas para diagnóstico precoce de neoplasia dificilmente são visibilizadas com os aparelhos de baixa resolução. Em caso de indisponibilidade, o uso de corantes, com o ácido acético, pode melhorar a sensibilidade do exame.[25]

O uso de *cap* na extremidade distal do endoscópio auxilia na avaliação do esôfago distal e da transição esofagogástrica, mantendo afastadas as paredes e permitindo melhor exposição da mucosa. Ele também é indispensável na magnificação de imagem, pois ajuda a manter uma distância focal adequada e com menores oscilações no foco.

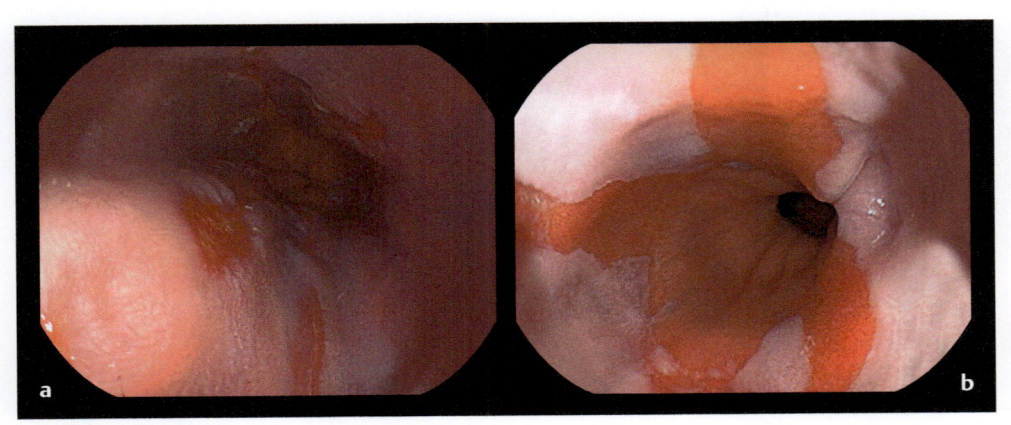

Fig. 22-5. (a) Imagem endoscópica de esôfago distal com esofagite erosiva e (b) reavaliação após tratamento da esofagite demonstrando áreas de epitelização colunar.

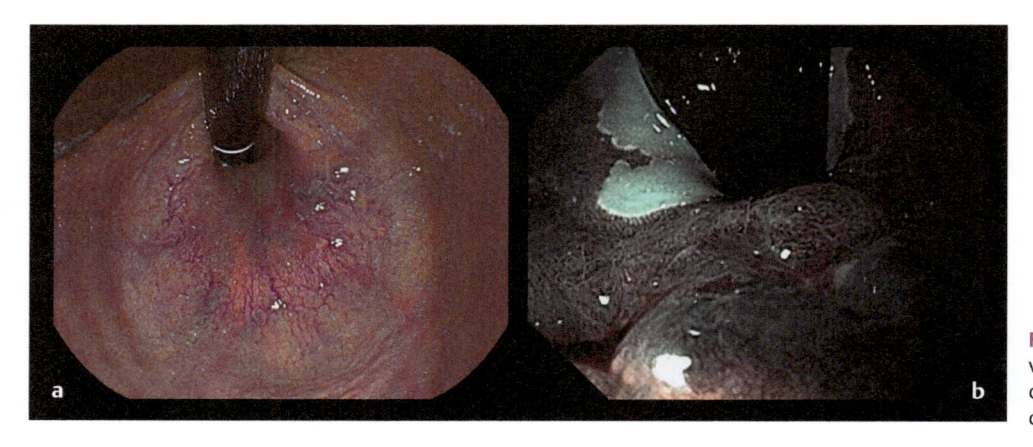

Fig. 22-6. (a) Imagem endoscópica de cárdia normal vista em retrovisão. (b) Lesão de esôfago distal e cárdia em esôfago de Barrett vista em retrovisão à cromoscopia digital com NBI.

Algumas lesões junto à cárdia podem ser de difícil avaliação na visão frontal, e são mais bem avaliadas na retrovisão em fundo gástrico, com visão circunferencial da cárdia (Fig. 22-6).

A mucosa deve ser minuciosamente avaliada à procura de alterações de coloração (enantema, em especial) e irregularidades de superfícies (granulosidades, depressões e áreas elevadas), com diferentes graus de insuflação e, se disponível, com o auxílio de aprimoramento de imagem, como cromoscopia óptica e magnificação. As alterações observadas devem ser descritas quanto à localização na parede esofágica nos eixos axial (em horas) e longitudinal (cm da arcada dentária).

Critérios Endoscópicos C&M de Praga

Na suspeita de EB, os pontos anatômicos para avaliação da extensão do EB devem ser anotados, incluindo o pinçamento diafragmático (PD), a margem proximal das pregas gástricas (TEG) e a junção escamocolunar (JEC). Os critérios incluem a medida da extensão circunferencial (C) e máxima (M) do segmento de EB visibilizado em relação aos marcos endoscópicos, incluindo distâncias da TEG, da JEC e do hiato diafragmático em relação à arcada dentária superior, expressos em centímetros (cm) (Fig. 22-7).[26] Os Critérios C&M de Praga dão orientações explícitas sobre o reconhecimento endoscópico do EB e a classificação da sua extensão, sendo importante para o acompanhamento e tomada de decisões.

Avaliação à Luz Branca

O EB à luz branca apresenta coloração rosa-salmão associado à textura aveludada, que pode ser facilmente distinguida da mucosa esofagiana normal. À luz branca, deve ser realizada avaliação minuciosa da mucosa, em busca de áreas irregulares, com alterações de cor, superfície, vascularização, presença de depressões e/ou áreas elevadas. A descrição das lesões evidenciadas deve seguir a classificação de Paris.

Aprimoramento de Imagem

Além das biópsias aleatórias do esôfago, diferentes técnicas endoscópicas foram desenvolvidas para aumentar a detecção de metaplasia intestinal e de displasias. Atualmente há inúmeras ferramentas para aprimorar o diagnóstico de neoplasia no EB, incluindo cromoendoscopia, cromoscopia óptica (CO), endomicroscopia confocal (CLE), tomografia de coerência óptica (OCT) e outras.[27,28]

Cromoendoscopia

A cromoendoscopia (CE) utiliza corantes para melhorar a visibilização dos padrões mucosos associados à displasia/neoplasia e aumentar sua taxa de detecção. Os corantes mais comuns incluem o índigo-carmin, azul de metileno, violeta cristal e ácido acético.[27] Cromoendoscopia com azul de metileno cora as células caliciformes (com metaplasia intestinal), mas tem baixa acurácia para detecção de displasias e neoplasias, além de relatos sobre riscos de lesão do DNA no EB, devendo, assim, ser evitado.

O ácido acético é um corante facilmente disponível, barato e eficaz na detecção de displasias e adenocarcinoma no EB e apresenta taxas de sensibilidade e especificidade para detecção de neoplasias acima de 90%.[25] Ele reage com o epitélio e causa congestão capilar, desnaturação reversível das proteínas citoplasmáticas,

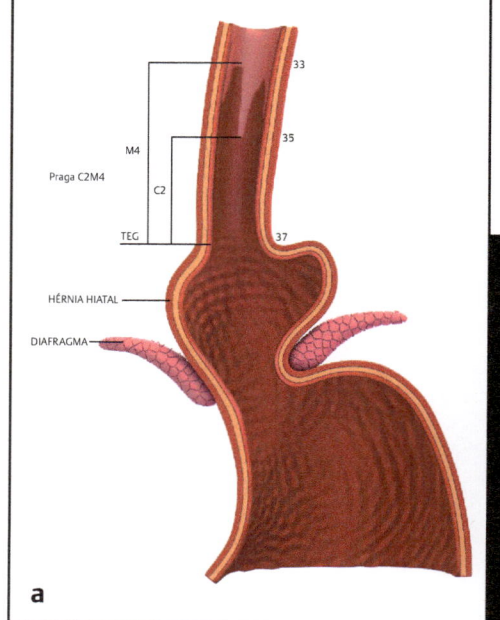

Fig. 22-7. (a, b) Esôfago de Barrett (EB) com medidas pelos Critérios C&M de Praga. TEG: transição esofagogástrica. C: Extensão circunferencial do EB. M: extensão máxima do EB.

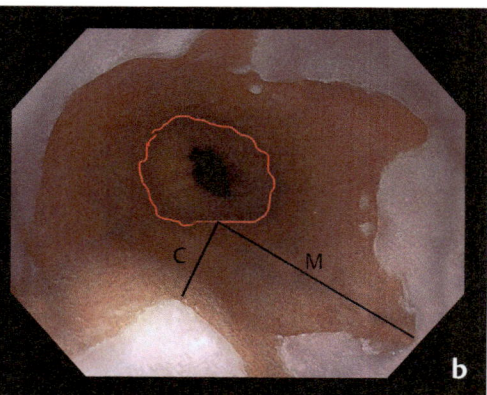

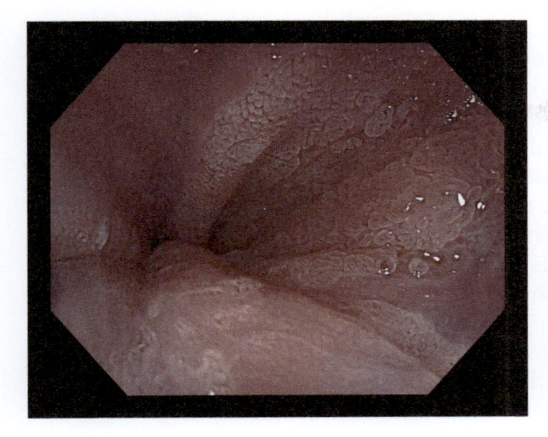

Fig. 22-8. Cromoendoscopia com ácido acético mostrando áreas acetobrancas no epitélio com metaplasia intestinal (*pits* alongados).

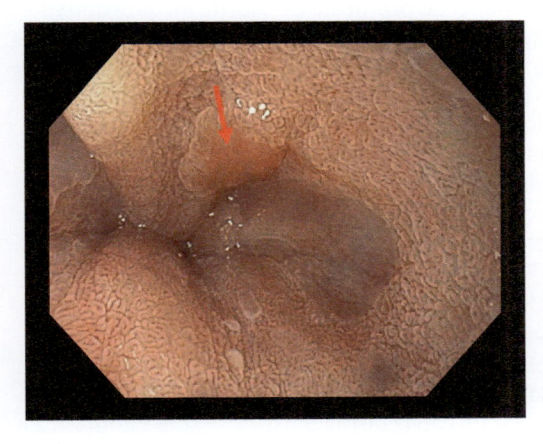

Fig. 22-9. Cromoendoscopia de EB com ácido acético em área de displasia de baixo grau, com perda precoce do efeito acetobranco.

com coloração mais avermelhada (áreas acetobrancas negativas) (Fig. 22-9). As áreas acetobrancas no EB não displásicas retornam ao normal tardiamente, após 3-5 minutos.[29] Caso haja uso concomitante com CO (NBI, BLI), esta deve preceder a instilação do ácido, pois ele oculta a visibilização dos vasos.

Cromoscopia Óptica e Magnificação de Imagem

A cromoscopia óptica (CO) revela padrões específicos da microssuperfície (MS) e microvascularização (MV) que correlacionam achados histopatológicos de metaplasia intestinal, displasias e neoplasias.

A CO por NBI (*narrow band imaging*) emprega filtro de luz que permite passagem de espectros com comprimentos de ondas de 415 nm (azul) e 540 (verde), que são comprimentos absorvidos pela hemoglobina. Os espectros de 415 nm penetram mais superficialmente e realçam os capilares, dando uma coloração marrom-acinzentada, enquanto os comprimentos de 540 nm penetram mais profundamente e atingem vasos mais calibrosos e adquirem uma tonalidade esverdeada (Fig. 22-10a). A imagem resultante é capaz de realçar padrões de vasos e de mucosa, e alterações tanto nos padrões de superfície e/ou de microvascularização podem ser correlacionados com áreas neoplásicas (Fig. 22-10b). Estudo randomizado comparando biópsias dirigidas pela CO com NBI *versus* randômicas demonstrou detecção semelhante de MI nos dois grupos, mas taxas superiores de detecção de displasias no grupo da CO.[30]

A CO por BLI (*Blue Light Imaging*, Fujinon) usa fontes de luz gerada por *laser* ou LED com comprimentos de onda em torno de 410 nm (espectro azul) e 450 nm (espectro verde), sem utilização de filtros, gerando imagens semelhantes ao NBI, com caracterização dos padrões de superfície e microvascularização (Fig. 22-11a). Esses recursos são otimizados quando usados em conjunto com a magnificação de imagem, permitindo avaliação detalhada de superfície e vascularização, que estão alteradas nos casos de neoplasia (Fig. 22-11b). Há também um modo de contraste, LCI (*Light Color Imaging*) que aumenta o contraste, facilitando a detecção de áreas com alterações de cor, como enantema (Fig. 22-12).

interferindo no arranjo de citoesqueleto e consequente alteração da polaridade celular, fazendo realce à superfície epitelial (Fig. 22-8). Após sua instilação ocorre um branqueamento (áreas acetobrancas) da mucosa colunar, displásica ou não. As áreas neoplásicas perdem o efeito acetobranco mais precocemente em relação ao epitélio não displásico, em um intervalo de tempo de até 2-3 minutos, ficando

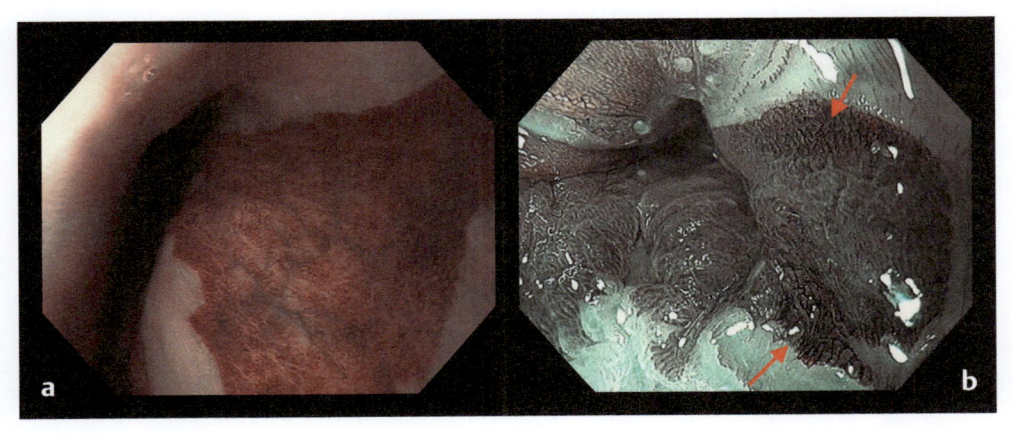

Fig. 22-10. Imagens endoscópicas de cromoscopia óptica com NBI de (**a**) EB não displásico e (**b**) de EB com displasia de alto grau evidenciada por alterações de superfície e microvascularização.

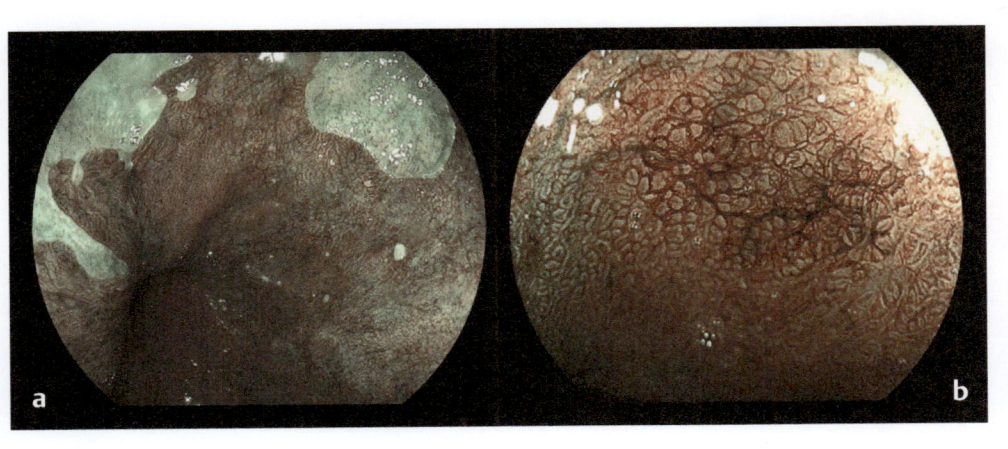

Fig. 22-11. Imagens endoscópicas de cromoscopia óptica com (**a**) BLI normal e (**b**) associada à magnificação de imagem com área focal de displasia de baixo grau caracterizada por perda do padrão de superfície e irregularidade de microvascularização.

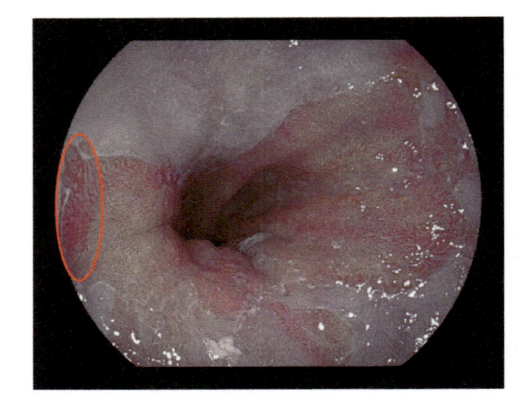

Fig. 22-12. Imagem endoscópica de cromoscopia óptica com LCI e com realce à pequena área de enantema correspondente a aumento de vascularização local.

Endomicroscopia Confocal

A endomicroscopia confocal consiste na utilização de minissonda introduzida pelo canal de trabalho do endoscópio e contendo múltiplas fibras ópticas que transmitem feixes de *laser* e realçam as células contrastadas por fluoresceína que é injetada por via endovenosa e atinge os capilares. Ocorre realce das células numa magnificação de 1.000×, com visibilização em detalhes das glândulas e células e permite avaliação de atipias de forma semelhante ao estudo histopatológico.

Ultrassom Endoscópico (EUS)

Estadiamento com ultrassom endoscópico de lesões com displasias ou câncer apresentam baixa acurácia (em torno de 75%) e estão associadas tanto a falso-positivos quanto a falso-negativos. Em casos de suspeitas de invasão submucosa vista ao EUS, a possibilidade de ressecção endoscópica diagnóstica não deve ser descartada devido a riscos de hiperestadiamento do método ultrassonográfico.[31] Este método pode ter um papel particular na investigação de gânglios linfáticos locorregionais de pacientes com neoplasia esofágica em estágio T1b, onde se esteja considerando, de forma individualizada, a possibilidade de tratamento por endoscopia.[32]

PROTOCOLO DE BIÓPSIAS (SEATTLE) E HISTOLOGIA

A sistematização de biópsias randômicas (protocolo de Seattle) foi estabelecida para padronização e melhoria na representação de biópsias e para aumentar a taxa de diagnóstico de metaplasia intestinal e neoplasias no EB.[33]

Consiste em coleta de biópsias aleatórias com um fragmento por quadrante (paredes anterior, posterior, lateral direita e lateral esquerda) em toda a mucosa colunar, a cada 1-2 cm, iniciando na extremidade proximal das pregas gástricas (Fig. 22-13).

Em segmentos curtos (< 3 cm) ou em casos com displasias, realizar 4 biópsias a cada centímetro e 1 biópsia a cada centímetro nas projeções digitiformes.

Biópsias dirigidas devem ser realizadas de quaisquer anormalidades da mucosa, como alterações de cor, superfícies, vascularização e colocadas em frascos separados, e recomenda-se que sejam realizadas antes das biópsias randômicas.

Sabe-se que a área representada por esse sistema de biópsias é baixa, em torno de 3,5% do EB. Apesar de ser considerado o padrão ouro, o protocolo de Seattle apresenta alguns fatores limitantes como: erros de amostragem de biópsia, custo significativo e má adesão dos médicos ao protocolo, especialmente nos segmentos mais longos.[34]

Com a melhora das tecnologias endoscópicas, como a cromoscopia digital e ótica, o papel do protocolo de Seattle foi questionado, sendo realizados estudos comparando a acurácia do protocolo de Seattle *versus* biópsias dirigidas. Estudos iniciais demonstraram maior taxa de diagnóstico de biópsias dirigidas por cromoscopia,[30] no entanto, outros estudos evidenciaram melhor acurácia do protocolo de Seattle,[35,36] devendo, ainda, ser considerado como padrão ouro.

EB é graduado histologicamente como não displásico, displasia de grau indeterminado, displasia de baixo grau (DBG), displasia de alto grau (DAG), adenocarcinoma intramucoso e adenocarcinoma invasivo.

PAPEL DA INTELIGÊNCIA ARTIFICIAL

Houve grande desenvolvimento na área da inteligência artificial no que diz respeito ao reconhecimento de lesões relacionadas com o esôfago de Barrett. O estudo demostra que os algoritmos de inteligência artificial foram capaz de diagnosticar lesões neoplásicas com sensibilidade de 86% e especificidade de 87%.[37]

A tecnologia pode ser utilizada com o intuito de detectar irregularidades na mucosa ou na caracterização diagnóstica de lesões já previamente identificadas pelo endoscopista, auxiliando na decisão da conduta a ser tomada. Além disso estão sendo desenvolvidos sistemas capazes de identificar automaticamente a extensão do esôfago de Barrett de acordo com a classificação de Praga, com reconhecimento da junção escamocolunar e da junção esofagogástrica.

Os sistemas de inteligência artificial são sensíveis para diagnóstico desde que recebam dados de boa qualidade, e taxas inferiores de acurácia diagnóstica são esperadas quando as imagens que alimentam o programa são de pior qualidade. O objetivo dessas ferramentas é auxiliar e treinar o endoscopista por meio da colaboração humano-computador e não de substituir a cognição humana. A maioria desses

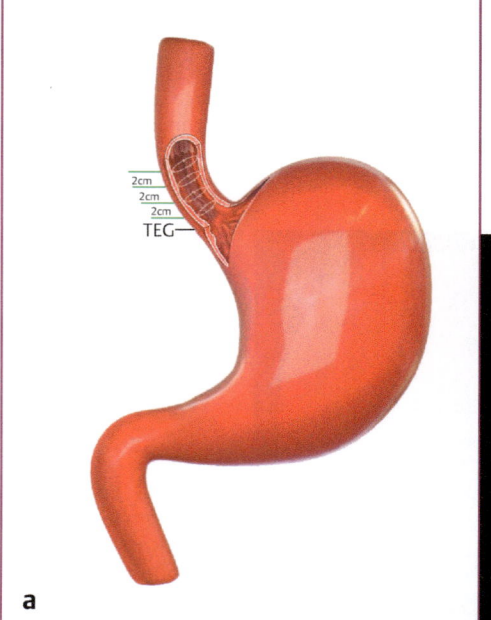

Fig. 22-13. (a) Ilustração das topografias de coleta de biópsias do EB pelo protocolo de Seattle. (b) Imagem endoscópica de EB com sítios de biópsias pelo protocolo de Seattle.

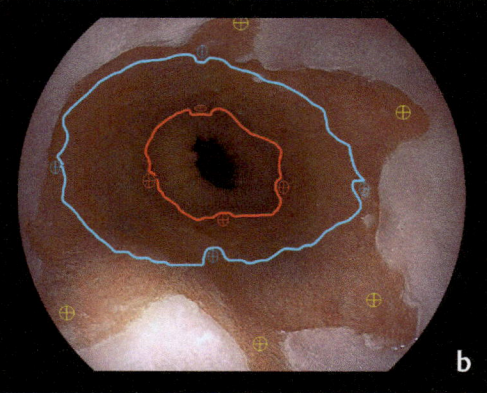

sistemas ainda está em processo de validação e possui alto custo, mas, a longo prazo, podem-se tornar um instrumento importante que irá interferir no desempenho e na qualidade dos exames.

No futuro, o objetivo é depender menos de biópsias aleatórias e identificar lesões específicas com maior nível de suspeição para displasia ou neoplasia, determinando sua morfologia, tamanho e limites de forma precisa.[38]

ESPONJA E CITOLOGIA

Outras técnicas minimamente invasivas no diagnóstico e acompanhamento de pacientes com EB foram desenvolvidas e um desses métodos consiste no uso de dispositivos deglutíveis, com uso de esponjas, como a Citoesponja [Cytosponge, EsophaCap], ou com balão [EsoCheck]. Esses dispositivos, em forma de cápsula, contêm uma esponja/balão presos a um fio. Durante o procedimento, o paciente deglute a cápsula e, quando ela é dissolvida, o fio é puxado, fazendo com que o dispositivo se expanda no esôfago e colete material citológico para análise. Essas amostras são então usadas para a avaliação de biomarcadores associados ao EB: um marcador de proteína expressa na MI (Trefoil factor 3 [TFF3]) ou marcadores de DNA metilado (MDMs) para prever a presença de EB. A coloração de TFF3 é realizada por imuno-histoquímica (IHQ) com posterior interpretação por um patologista, enquanto os MDMs são analisados quantitativamente por um teste baseado em reação em cadeia da polimerase.

Esses dispositivos são bastante seguros, não necessitam de sedação e os principais eventos adversos são engasgos leves e desconforto na garganta. Quanto à eficácia dos dispositivos, estudos de casos-controle demonstraram uma sensibilidade de 76-94%, com especificidade de 62-92%.[39] Ainda são necessários mais estudos, mas esses dispositivos podem ser considerados uma alternativa para o *screening* do EB em pacientes com DRGE crônica associada a outros fatores de risco estabelecidos.

CARCINÔGENESE

O EB resulta de uma esofagite crônica causada por refluxo gastroesofágico, ou outras substâncias nocivas, como nitratos e até mesmo a bile.

A carcinogênese em células metaplásicas começa com alterações genéticas e epigenéticas.[40] A progressão neoplásica observada em pacientes com esôfago de Barrett geralmente inclui alterações nos genes supressores de tumor p53 (também conhecido como TP53), p16 (também conhecido como CDKN2A) e no proto-oncogene ciclina D1,[41] além de outros genes, favorecendo o crescimento celular desregulado, com evolução para a displasia.

A displasia é reconhecida por alterações citológicas e morfológicas que incluem:

- Alterações nucleares: como enlargamento, pleomorfismo, hipercromatismo, estratificação e mitoses atípicas.
- Perda da maturação citoplasmática.
- Aglomeração de túbulos, e superfícies de formato viloso.

A displasia é caracterizada como sendo de baixo ou alto grau, dependendo do grau de anormalidades histológicas. A diferenciação da displasia de baixo grau para alterações reativas causadas pelo RGE é difícil, e a concordância interobservador pode ser menor que 50%. Já nos casos de DAG, há melhor concordância interobservador (~85%), mas com descondordância entre muitos patologistas para diferenciação de adenocarcinoma intramucoso *versus* DAG.

A incidência anual de progressão para câncer do EB é baixa, estimada em cerca de 0,2-0,5% por ano para EBND, aproximadamente em 0,7%/ano para DBG e, aproximadamente, 7%/ano nos pacientes com DAG[43]. Também devem ser levados em consideração alguns fatores que são associados à evolução da displasia, como EB longo (≥ 3 cm), idade avançada, obesidade central, falta de uso de IBPs e tabagismo.[42]

Recentemente, diversos métodos adicionais para predizer o risco de progressão do EB vêm sendo estudados, podendo-se citar o uso de biomarcadores, testes genéticos, escores clínicos e testes combinados.

Dentre eles, o mais estudado é o p53, um biomarcador estudado por método imuno-histoquímico, podendo ser utilizado em pacientes com EBND e pacientes com displasia para identificar os pacientes com maior risco de progressão neoplásica (Fig. 22-14).[43-45] Outro método para melhor predizer o risco de progressão no EB é o TissueCypher® (Castle Biosciences), que analisa com imagem de fluorescência multiplexada múltiplos biomarcadores e a morfologia do tecido, com uma sensibilidade estimada de 38% e especificidade de 94% em pacientes de alto risco.[46]

Outros biomarcadores e estudos genéticos também podem ser realizados, porém, com menor disponibilidade, e ainda necessitando de maior validação para o seu uso na prática clínica.[47-49]

Atualmente, o uso de biomarcadores e métodos de predição de risco ainda não é formalmente recomendado em *Guidelines* devido à sua baixa sensibilidade e especificidade,[6,40] com exceção do *Guideline* britânico, que considera o uso de p53 como um marcador que pode melhorar as taxas de diagnóstico de displasias – Recomendação Grau B.[6]

VIGILÂNCIA

Pacientes com esôfago de Barrett não displásico devem ser submetidos à vigilância endoscópica conforme a extensão do envolvimento esofágico.[40] As recomendações sugerem que no esôfago de Barrett curto (< 3 cm) deve-se realizar endoscopia de vigilância a cada 5 anos e para aqueles com esôfago de Barrett longo (3 a 10 cm), a cada 3 anos. Na presença de esôfago de Barrett ultralongo (> 10 cm), deve-se referenciar o paciente para um centro especializado.[50]

Quando identificada displasia em alguma biópsia, essa deve ser confirmada por um segundo patologista especialista em trato gastrointestinal. Na vigência de displasia de baixo grau, deve-se optar por uma decisão compartilhada com o paciente entre a terapia de erradicação endoscópica ou a vigilância com controle endoscópico a cada 6 meses, no primeiro ano e, após esse período, anualmente.[50]

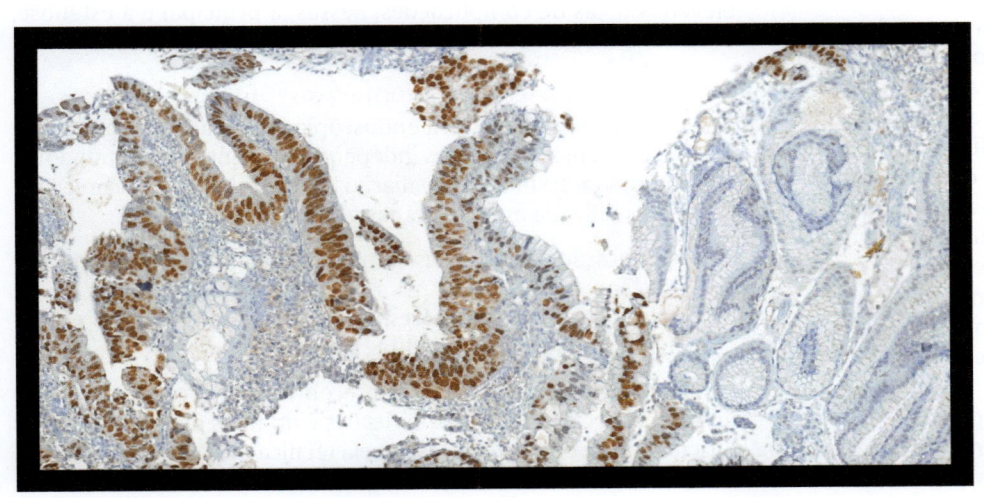

Fig. 22-14. Aspecto histológico com reação imuno-histoquímica para p53, exibindo área com reação positiva em EB displásico.

Pacientes com displasia de alto grau devem ser direcionados diretamente à terapia de erradicação endoscópica, não havendo margem para vigilância nesse cenário.

Caso seja evidenciado grau indeterminado de displasia, também é necessária a confirmação por um segundo patologista, além disso, é importante o aperfeiçoamento do tratamento clínico com supressão ácida e novas biópsias em 6 meses.[51]

TRATAMENTO
Tratamento Clínico
Quimioprevenção

Não há recomendação para o uso rotineiro de medicamentos como ácido acetilsalicílico e anti-inflamatórios não esteroidais em pacientes com esôfago de Barrett com o objetivo de prevenção da progressão para displasia de alto grau ou adenocarcinoma esofágico. Ainda que seu uso possa oferecer menor risco de progressão neoplásica, os riscos de efeitos colaterais não são insignificantes.[52] Aqueles que já fazem uso por outras indicações, a exemplo do uso de ácido acetilsalicílico para cardioproteção, podem-se beneficiar, indiretamente, do seu efeito quimioprotetor esofágico.[53]

Os inibidores da bomba de prótons são habitualmente utilizados por pacientes com esôfago de Barrett em razão dos sintomas da doença do refluxo gastroesofágico que estão, muitas vezes, relacionados, e devido ao seu efeito protetor.[54,55]

Tratamento Endoscópico

Os aspectos relacionados com a terapêutica endoscópica evoluíram bastante ao longo dos últimos anos, melhorando o prognóstico e possibilitando a diminuição na realização de esofagectomias.

A terapia de erradicação endoscópica é uma intervenção minimamente invasiva e composta por modalidades de ressecção e modalidades ablativas, dependendo do tipo de achado endoscópico quanto à presença ou não de lesões visíveis ao estudo endoscópico.

Tratamento do Esôfago de Barrett com Lesões Visíveis

Após uma avaliação minuciosa da mucosa e identificadas as áreas de irregularidade que possam representar displasia ou neoplasia, o próximo passo é a sua ressecção, que pode ser realizada por meio da mucosectomia (EMR) ou dissecção endoscópica da submucosa (ESD).[55]

A análise do espécime ressecado contribui para a tomada de decisão nas próximas etapas. Na ausência de displasia na peça ressecada e o esôfago de Barrett remanescente não apresentando displasia, pode-se retornar à vigilância endoscópica padrão. Caso seja confirmada displasia de baixo ou alto grau com ressecção completa da lesão, sugere-se submeter o paciente à terapia ablativa do esôfago de Barrett remanescente com o objetivo de alcançar a erradicação completa da metaplasia intestinal, reduzindo a chance de displasia recorrente.

Na presença de um adenocarcinoma na peça ressecada, as margens e a profundidade de invasão determinarão a conduta. Lesões confinadas à mucosa (T1a) são candidatas ao tratamento com ressecção endoscópica e complementada pela terapia ablativa.[56] Pacientes que possuem lesões com invasão superficial da submucosa < 500 µm (T1b sm1) devem ser discutidos em equipe multidisciplinar, contrabalanceando os riscos e benefícios de um tratamento cirúrgico complementar. As características histológicas que são favoráveis ao tratamento endoscópico são: lesões bem ou moderadamente diferenciadas, com margem profunda negativa e ausência de invasão linfática ou vascular. Já pacientes com histologia de alto risco são conduzidos de forma mais adequada com esofagectomia e/ou quimiorradioterapia.

Lesões com invasão da submucosa média e profunda (T1b sm2 e T1b sm3) possuem elevadas taxas de envolvimento linfático e a terapia endoscópica não é curativa nesses casos.[57]

Modalidades de Ressecção Endoscópica

Existem duas opções de modalidades para ressecção de lesões visíveis no esôfago de Barrett, que são representadas pela mucosectomia (EMR) e por dissecção endoscópica da submucosa (ESD).

Ambos os métodos são eficazes, porém, a ESD possui maior potencial de ressecção completa em peça única e proteção das margens laterais. Em contrapartida, essa técnica está associada a maiores taxas de complicações, requer mais tempo para realização, possui maior complexidade técnica, e demanda *expertise* da equipe para realizá-la. Já a EMR é tecnicamente mais simples e igualmente capaz em revelar a profundidade de invasão, que é a variável mais importante na tomada de decisão clínica.

Ambas as técnicas são igualmente comparáveis nas taxas de erradicação completa da metaplasia intestinal quando combinadas com a ablação.[58]

Mucosectomia – EMR

A EMR é a modalidade de ressecção rotineiramente mais utilizada. Ela é ideal para lesões menores, nos quais apresenta alta eficácia e baixas taxas de complicação. Ressecções amplas, em múltiplos fragmentos, podem aumentar o risco de estenose, especialmente nos casos de ressecções superiores a 2/3 da circunferência.[59]

Há duas opções técnicas para a mucosectomia, uma assistida por *cap* e a outra assistida por bandas elásticas. Ambas são equivalentes em eficácia e segurança.

A técnica com bandas elásticas é a mais utilizada por ser de mais fácil realização e não deve ser acompanhada de injeção salina na submucosa. Recomenda-se a utilização de corrente de coagulação pura ou *endocut*, caso haja disponibilidade de uma unidade eletrocirúrgica que apresente tal configuração (Fig. 22-15).

A técnica com *cap* deve ser realizada após injeção salina ou outra solução para fazer um coxim na submucosa, afastando-a da camada muscular, e utiliza-se um *kit* específico que inclui uma alça de polipectomia em crescente e um *cap* com canaleta interna para apoio desta alça. Esta técnica assistida por *cap* permite a ressecção de espécimes ligeiramente maiores.[60]

Os principais efeitos adversos relacionados com o procedimento são sangramento (Fig. 22-16) e estenose, que ocorrem em aproximadamente 1% dos casos, e a perfuração é ainda mais rara.[61] Em virtude da possibilidade de ocorrência de efeitos adversos, preferir insuflação com CO_2 (caso haja disponibilidade) e ter disponibilidade de acessórios para tratamento de complicações, como clipes, cateter injetor, pinça hemostática e *cap*. O uso regular de IBP antes do procedimento ajuda a minimizar os riscos de hemorragias durante o procedimento.

A EMR pode, eventualmente, ser utilizada como erradicação de todo o epitélio de Barrett, seja nos casos de displasia sem área visível ou após terapia endoscópica de área displásica/neoplásica. Trata-se de uma opção terapêutica quando não se tem disponibilidade dos métodos mais eficazes de ablação, como a RFA e a crioterapia. Frequentemente são utilizadas mucosectomias em sessões sucessivas, até erradicação de toda mucosa colunar. Há diversos estudos demonstrando a sua eficácia na erradicação do EB, embora com elevadas taxas de complicações, dessas, a principal é a estenose, observada em até 33% dos casos, seguida de sangramento, em 7,5%.[62]

Dissecção Endoscópica Submucosa – ESD

Trata-se de uma técnica endoscópica avançada que permite a ressecção em bloco de lesões independentemente do seu tamanho, possibilitando, assim, uma avaliação histopatológica mais precisa.[63]

Ela é realizada em três etapas:

1. Delimitação das margens com marcação puntiforme com coagulação.
2. Incisão das margens a serem dissecadas.
3. Dissecção propriamente dita (Fig. 22-17).

Trata-se de uma modalidade preconizada para casos selecionados, em especial naqueles com lesões com mais de 15 mm, maior dificuldade de elevação da lesão pela técnica de EMR e aquelas com alta probabilidade de tratar-se de uma lesão maior risco de invasão.

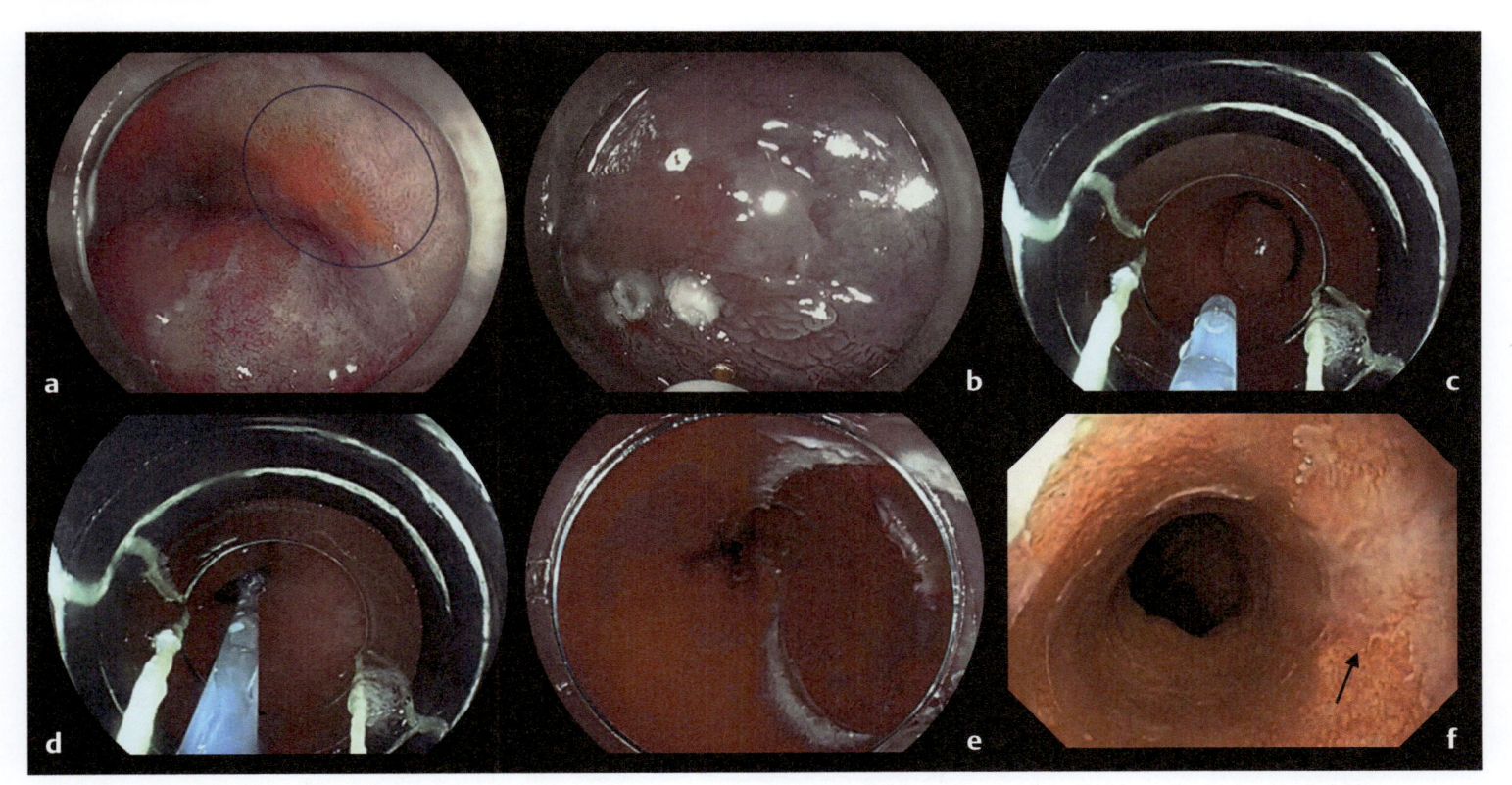

Fig. 22-15. (a) Mucosectomia diagnóstica em lesão com alteração à cromoscopia com LCI e alteração de superfície. (b) Marcação das bordas da lesão a ser ressecada com coagulação. (c) Ligadura elástica em área a ser tratada. (d) Alça de polipectomia posicionada abaixo da área de ligadura elástica. (e) Aspecto final após mucosectomia. (f) Imagem endoscópica exibindo reepitelização escamosa da área previamente tratada com mucosectomia.

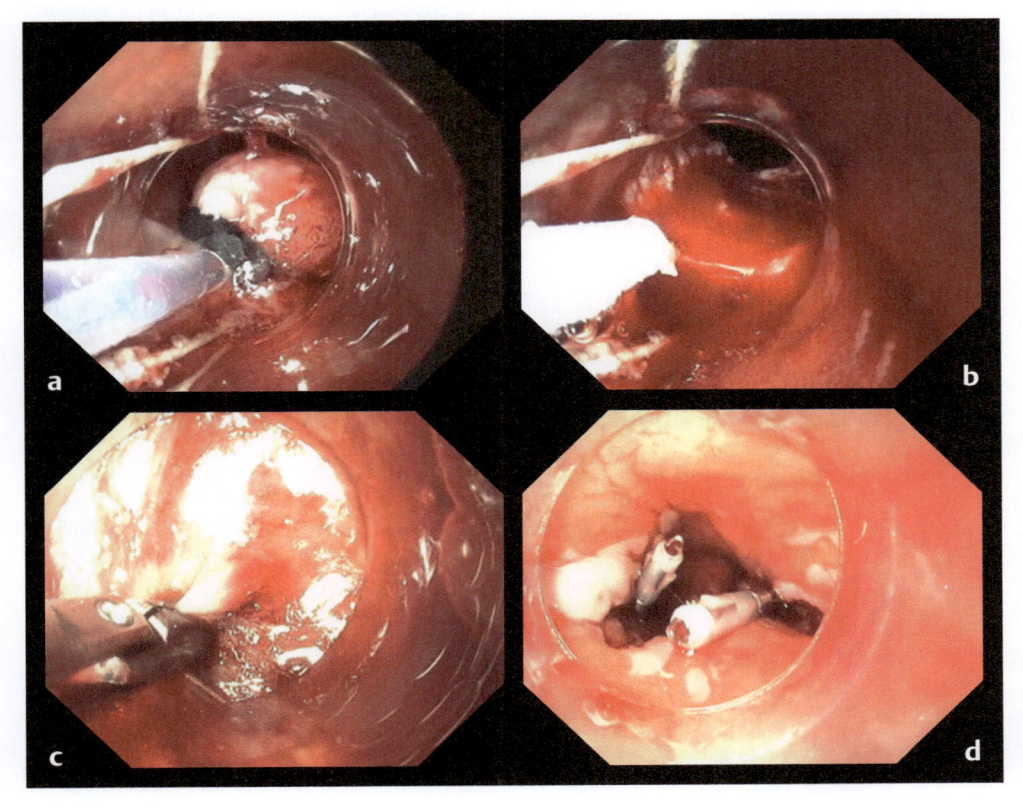

Fig. 22-16. (a) Mucosectomia de área irregular em EB. (b) Sangramento volumoso em jato após mucosectomia. (c) Coagulação com pinça hemostática de vaso com sangramento. (d) Aplicação de clipes.

Tratamento do Esôfago de Barrett sem Lesões Visíveis

A terapia ablativa tem um espaço cada vez mais consolidado no tratamento de esôfago de Barrett com displasia e sem lesão visível.

Quando identificada displasia de alto grau e sem lesão evidente, esse método é amplamente indicado e preferido quando comparado à esofagectomia ou vigilância endoscópica.

Na presença de displasia de baixo grau, confirmada por dois patologistas, é igualmente vantajosa e eficaz, contudo, neste cenário, também pode ser considerada, como alternativa, a vigilância endoscópica.

Em contrapartida, nos casos com esôfago de Barrett não nodular e sem displasia, as taxas de progressão para neoplasia são muito baixas, não justificando o uso da terapia ablativa.[64]

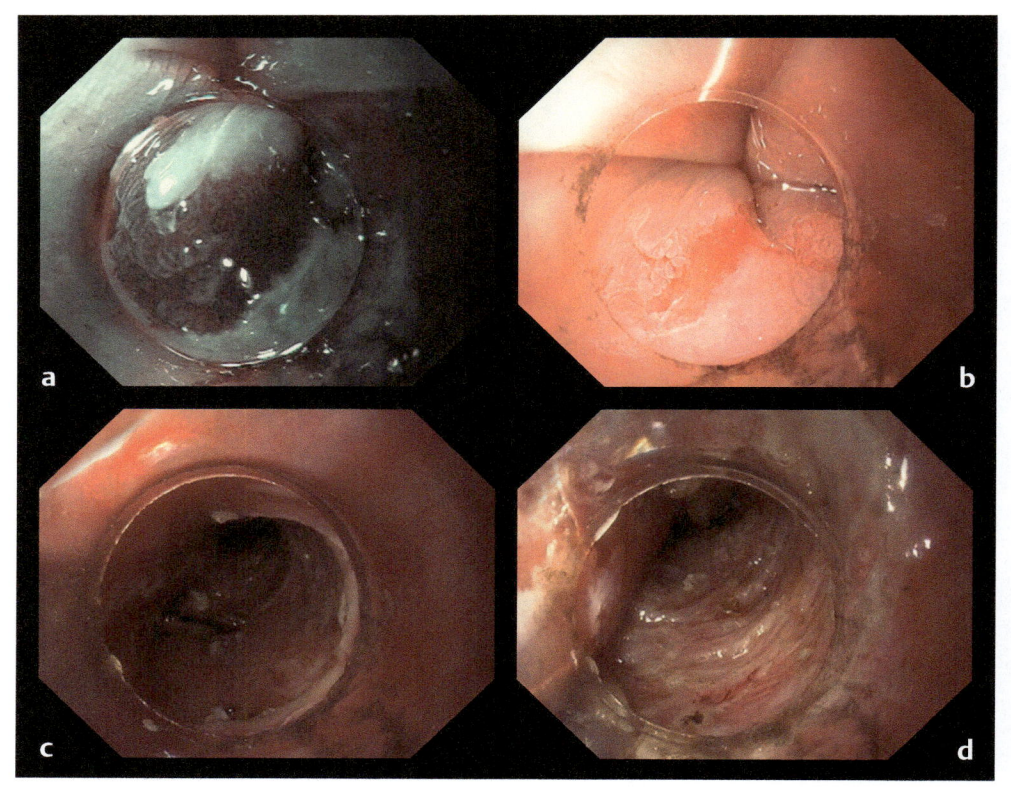

Fig. 22-17. Dissecção endoscópica submucosa (ESD) de lesão plana em EB. (a) Área com irregularidade de superfície e capilares em EB à cromoscopia com NBI. (b) Área acetobranca negativa em EB à cromoscopia com ácido acético a 1,5%. (c) Leito de submucosa durante dissecção. (d) Leito pós dissecção endoscópica submucosa (ESD) de EB.

Modalidades Ablativas

Existe uma grande variedade de modalidades ablativas, algumas delas já em desuso, como a coagulação monopolar/bipolar, coagulação com plasma de argônio e a terapia fotodinâmica.[65]

As robustas evidências da segurança e eficácia da ablação por radiofrequência tornam esse método o mais difundido e utilizado.

A crioterapia é um método promissor com estudos demonstrando adequadas taxas de erradicação completa da metaplasia intestinal com baixas taxas de efeito colateral.

A coagulação com plasma de argônio por meio de técnica híbrida, associada à injeção salina na submucosa, é um método que tem sido relatado mais recentemente, ainda com poucos estudos na literatura científica.

Ablação por Radiofrequência

Ablação por radiofrequência (RFA) é a modalidade de ablação que se tornou a mais utilizada no mundo e consiste na utilização de uma fonte geradora de energia e diferentes tipos de cateteres com eletrodos bipolares (Fig. 22-18) que, em contato com a

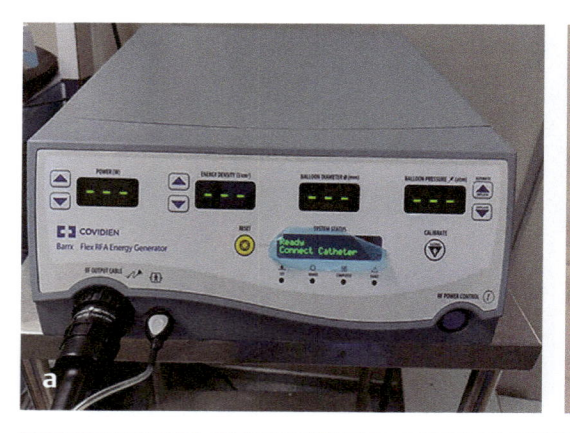

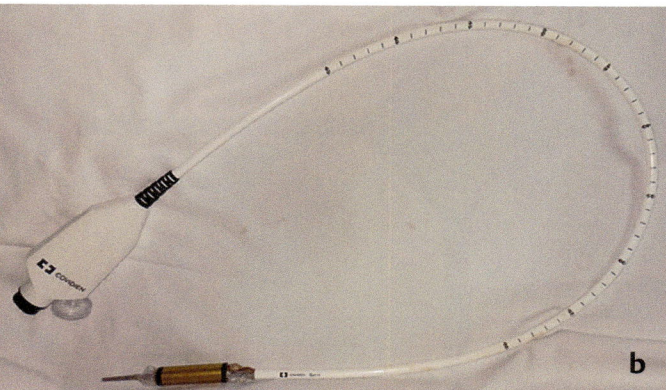

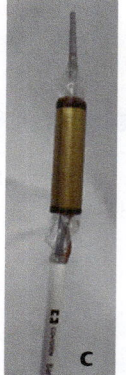

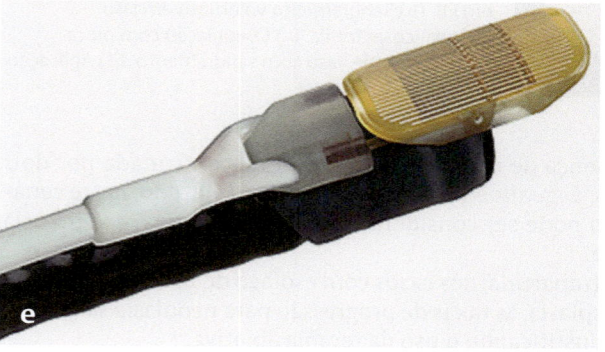

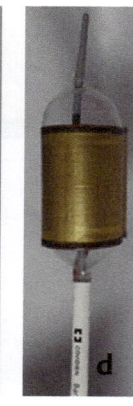

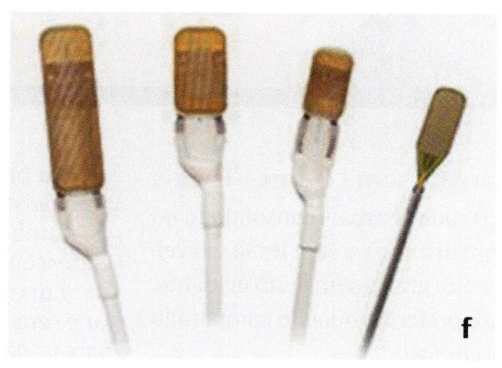

Fig. 22-18. (a) Fonte geradora para radiofrequência. (b) Cateter-balão circunferencial (360°). (c) Detalhe da parte dos eletrodos bipolares do cateter-balão circunferencial. (d) Cateter-balão circunferencial após insuflação do balão. (e) Cateter focal 60° ajustado na ponta do endoscópio. (f) Diferentes tipos disponíveis de cateter focal (ultralongo, 90°, 60° e cateter canal).

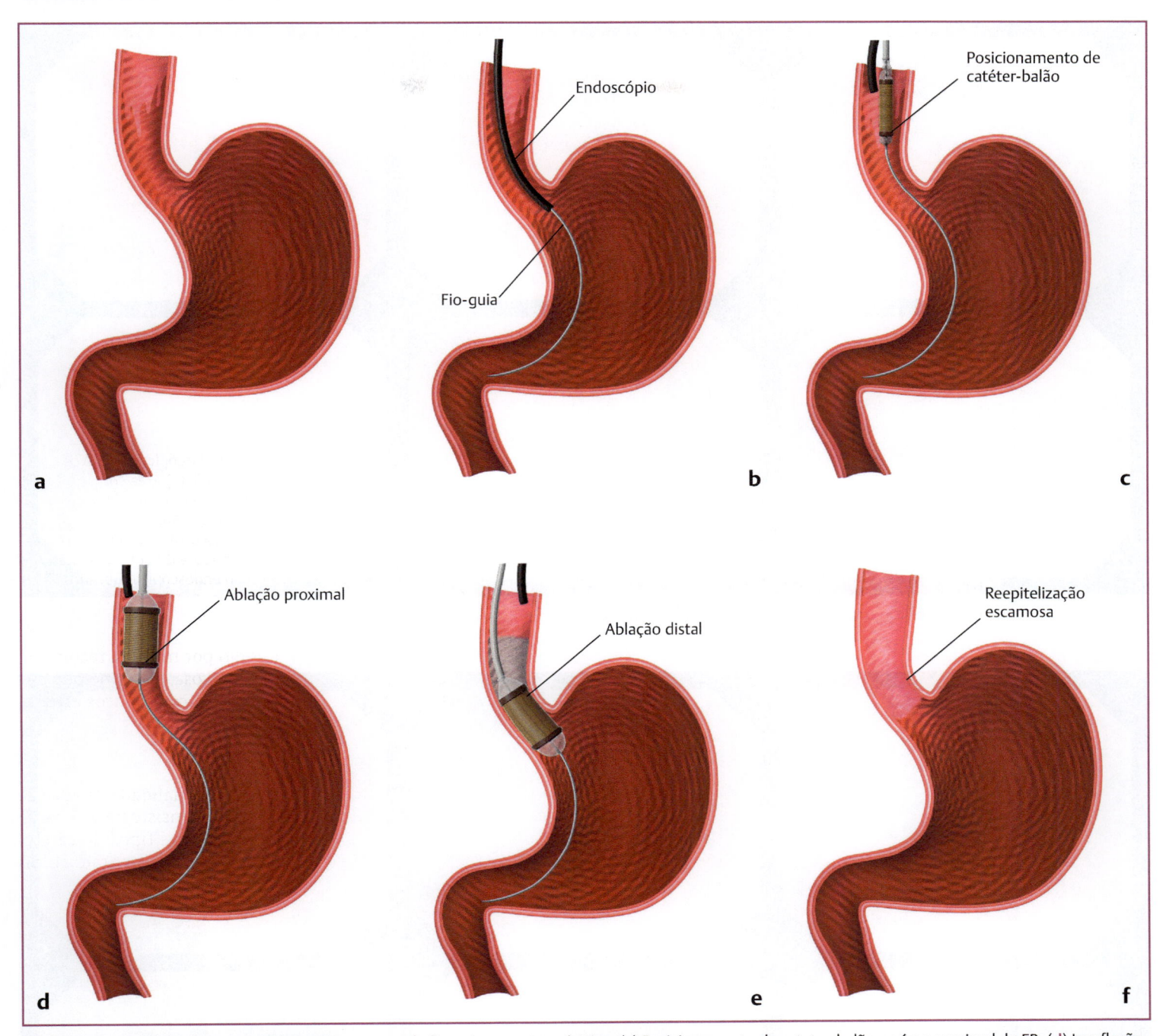

Fig. 22-19. (a) Esôfago de Barrett. (b) Posicionamento de fio-guia em antro gástrico. (c) Posicionamento de cateter-balão na área proximal do EB. (d) Insuflação de cateter-balão e ablação na área proximal do EB. (e) Insuflação de cateter-balão e ablação na área distal do EB. (f) Reepitelização escamosa de esôfago após ablação.

mucosa a ser tratada, liberam uma energia de radiofrequência de forma controlada, fixa e calibrada. Essa energia é responsável por destruir os microvasos e desnaturar as proteínas celulares. A profundidade de ablação alcançada varia em torno de 700 a 1.000 μm.

Há vários formatos de cateteres, com formas e tamanhos variados, podendo ser circunferenciais (360°) e setoriais (ultralongo, 90°, 60° e cateter canal) (Fig. 22-18).

O pré-requisito para ablação é ter mucosa plana, com ausência de lesões elevadas ou ulceradas. O procedimento consiste em lavar a mucosa para retirada de muco, podendo ser utilizada solução com acetilcisteína e evitar uso de gel no endoscópico.

A ablação com cateter-balão circunferencial (360°) é recomendada para tratamento de lesões circunferenciais e longas (acima de 3 cm). A sequência do procedimento inclui (Figs. 22-19 a 22-1):

A) Passagem de fio-guia posicionado no antro.
B) Passagem do cateter sobre o fio-guia e posicioná-lo 1 cm acima da margem proximal do EB, confirmada sob visão endoscópica.
C) Conexão do cateter com fonte geradora.
D) Acionar o pedal de insuflação do cateter (pedal de cor cinza), em seguida a fonte geradora sinaliza que se pode realizar a ablação.
E) Acionar o pedal de ablação (pedal azul), ocorrendo liberação de energia (10 J) e coagulação da mucosa.
F) Posicionar o cateter na porção distal da área ablada e repetir o procedimento em toda a área do EB a ser tratada, até a transição esofagogástrica.
G) Retirada e limpeza do cateter com água e gaze.
H) Retirada dos debris com *cap* posicionado na ponta do endoscópio, raspando sobre toda a área previamente ablada.
I) Repetir o procedimento sobre toda mucosa previamente ablada e não retirar debris após segunda ablação.

Os cuidados imediatos após cada sessão de RFA incluem:

A) Analgesia, que pode ser iniciada com medicamentos menos potentes, como dipirona (evitar AINE), e derivados de morfina nos casos mais intensos, como tramadol.

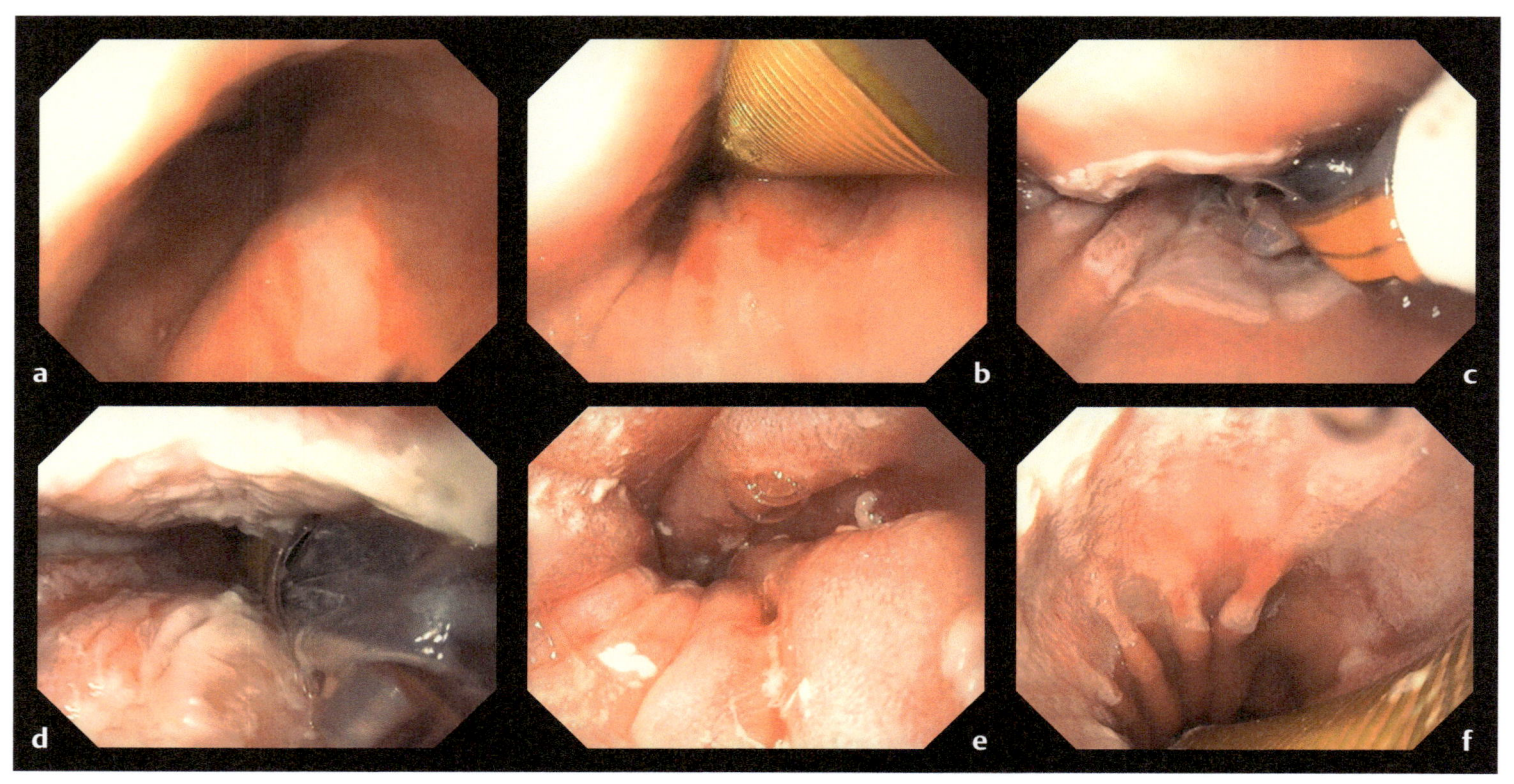

Fig. 22-20. (a-f) Sequência de ablação circunferencial de EB por radiofrequência.

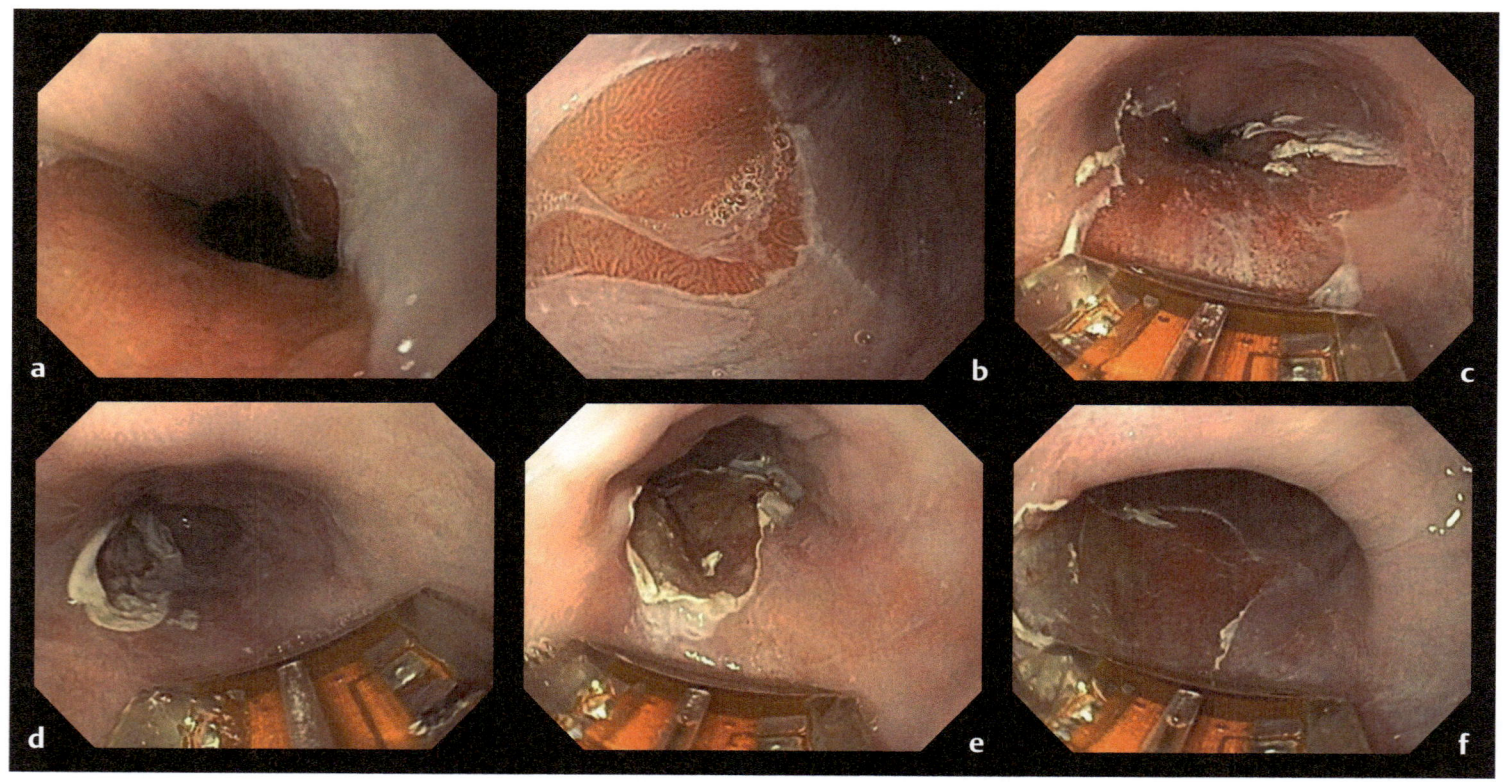

Fig. 22-21. (a-f) Sequência de ablação focal de EB por radiofrequência.

B) Dieta líquida, progredindo para pastosa dentro de 1 semana e depois dieta geral, conforme aceitação.
C) Sucralfato a cada 8 horas, por cerca de 2 semanas.
D) IBP continuamente durante todo o período de ablação.

O intervalo recomendado entre as sessões é em torno de 3 meses, período esse suficiente para ocorrer a cicatrização do tecido que foi tratado previamente.[66]

Quando houver lesões visíveis prévias, deve-se realizar terapia de ressecção endoscópica e, após cicatrização da área (em torno de 3 meses), realizar a terapia ablativa do remanescente de epitélio de Barrett devido a alto potencial de recidiva de displasia metacrônica, que pode ocorrer em até um terço dos casos.

A ablação com cateteres focais são realizadas com eletrodos fixados à ponta do endoscópio e posicionados sobre a área a ser ablada, com acionamento do pedal com liberação de 12 J de energia por duas vezes. Após ablação de toda a área a ser tratada, retirar os *debris*, que pode ser com o próprio cateter ou com *cap* e repete-se o procedimento com duas novas ablações de 12 J, agora sem retirada dos debris (Fig. 22-21). Os cuidados são os mesmos citados anteriormente.

Metanálises demonstram que a taxa de erradicação completa da metaplasia intestinal pode variar entre 78% e 88%, e a taxa de erradicação completa da displasia entre 91% e 96%.[67,68]

Os principais efeitos adversos são dor, estenose esofágica e sangramento. Um estudo de metanálise direcionado para estudo de efeitos adversos relacionados com o procedimento demonstrou as seguintes taxas:[69]

- Estenose: 5,6%;
- Dor pós-procedimento: 3,8%;
- Sangramento: 1%
- Perfuração: 0,6%.

Recomendam-se retornos a cada 3 meses, com novas sessões caso ainda haja remanescente de epitélio colunar, que deve ser tratado com o tipo de cateter mais adequado, habitualmente com cateteres focais (90° ou 60°). Nos casos em que não tenha havido reepitelização adequada, como presença de úlceras, deve-se otimizar os inibidores de secreção até a completa reepitelização.

Não há necessidade de biópsias entre as sessões, a menos que haja surgimento de irregularidades de superfícies e, nesses casos, retorna-se à propedêutica inicial, com realização de biópsias e/ou mucosectomias diagnósticas para exclusão de neoplasias.

Crioterapia

As duas principais modalidades de ablação por crioterapia em uso, atualmente, são o *spray* com nitrogênio líquido e a crioablação com óxido nitroso. Ambos atuam por meio de ciclos de congelamento e descongelamento da mucosa, gerando lesão celular direta, apoptose e isquemia tecidual.

Habitualmente é utilizada como alternativa de resgate para pacientes que falharam na ablação com radiofrequência. Contudo, estudos vêm demonstrando sua eficácia como método ablativo inicial, com taxas de controle de erradicação de displasia de 85% e de MI de 72%.[70]

Sua principal complicação é a estenose que ocorre em por volta de 7% dos casos. Uma das vantagens sobre a RFA é a menor incidência de dor pós-procedimento, com taxas semelhantes de ablação.[70]

Coagulação com Plasma de Argônio com Técnica Híbrida – Hybrid APC

Essa técnica é realizada a partir da injeção de salina na submucosa, promovendo sua elevação e proteção da camada muscular. Posteriormente é realizada a ablação da mucosa com uso do plasma de argônio. Essa técnica permite a ablação de uma área maior com controle da profundidade do tecido e com menor risco de estenoses ou outras complicações, comparativamente ao uso do plasma de argônio isolado.[71] Trata-se de um método emergente e com necessidade de mais estudos.

Vigilância após Tratamento Endoscópico

A vigilância endoscópica após a erradicação da metaplasia intestinal é necessária em razão de um risco não desprezível de sua recorrência, em torno de 15%.[72]

O controle após tratamento é realizado com biópsias dos quatro quadrantes iniciando na região alta da cárdia e ascendendo a cada centímetro até completar 2 a 3 centímetros do epitélio neoescamoso. Biópsias realizadas acima desse segmento, mesmo em pacientes com esôfago de Barrett mais longo prévio, não demostraram maior rendimento. Biópsias dirigidas devem ser realizadas nos casos que sejam identificadas áreas alteradas. As biópsias coletadas devem ser enviadas em frascos separados com identificação da sua localização.[73]

O objetivo da terapia ablativa endoscópica é a erradicação da displasia e da metaplasia intestinal. A determinação da erradicação completa é alcançada após uma a duas sessões de biópsias negativas.

A recorrência é definida pela detecção de metaplasia intestinal com ou sem displasia. A maioria das recorrências ocorre mais distalmente ou na junção esofagogástrica. A recorrência da metaplasia ou displasia na fase de vigilância possui boa resposta a um novo tratamento endoscópico, incluindo técnicas de ressecção ou ablação adicional, conforme a necessidade.[74]

Periodicidade da Vigilância após Erradicação

Pacientes com displasia de alto grau ou carcinoma intramucoso de base devem realizar a vigilância endoscópica em 3, 6 e 12 meses ao longo do primeiro ano após a erradicação completa da metaplasia intestinal e, depois, anualmente.

Para pacientes com displasia de baixo grau de base, deve-se realizar vigilância em 1 ano e, posteriormente, a cada 2 anos.[34]

Tratamento Cirúrgico

Intervenções cirúrgicas antirrefluxo não exercem efeito preventivo adicional antineoplásico no acompanhamento de pacientes com esôfago de Barrett. Dessa forma, a recomendação para intervenção cirúrgica antirrefluxo de paciente com esôfago de Barrett segue as indicações habitualmente utilizadas para doença do refluxo gastroesofágico.[24]

Já a esofagectomia tem papel bem estabelecido em pacientes com esôfago de Barrett e adenocarcinoma a partir do estágio T1b Sm2. Da mesma forma, pacientes com estágio T1b Sm1 devem ser avaliados pela equipe cirúrgica para decisão caso a caso de forma multidisciplinar.

REFERÊNCIAS BIBLIOGRÁFICAS

1. Qumseya BJ, Bukannan A, Gendy S et al. Systematic review and meta-analysis of prevalence and risk factors for Barrett's esophagus. Gastrointest Endosc. 2019;90(5):707-17.e1.
2. Barrett NR. Chronic peptic ulcer of the oesophagus and oesophagitis. Br J Surg. 1950;38(150):175-82.
3. Paull A, Trier JS, Dalton MD et al. The histologic spectrum of Barrett's esophagus. N Engl J Med. 1976;295(9):476-80.
4. Que J, Garman KS, Souza RF, Spechler SJ. Pathogenesis and cells of origin of Barrett's Esophagus. Gastroenterology. 2019;157(2):349-64. e1.
5. Fock KM, Talley N, Goh KL et al. Asia-Pacific consensus on the management of gastrooesophageal reflux disease: an update focusing on refractory reflux disease and Barrett's oesophagus. Gut. 2016;65(9):1402-15.
6. Fitzgerald RC, di Pietro M, Ragunath K et al. British Society of Gastroenterology guidelines on the diagnosis and management of Barrett's oesophagus. Gut. 2014;63(1):7-42.
7. Jung KW, Talley NJ, Romero Y et al. Epidemiology and natural history of intestinal metaplasia of the gastroesophageal junction and Barrett's esophagus: a population-based study. Am J Gastroenterol. 2011;106(8):1447-55;quiz 1456.
8. Moraes-Filho JPP, Navarro-Rodriguez T, Barbuti R et al. Guidelines for the diagnosis and management of gastroesophageal reflux disease: an evidence-based consensus. Arq Gastroenterol. 2010;47(1):99-115.
9. Hayeck TJ, Kong CY, Spechler SJ et al. The prevalence of Barrett's esophagus in the US: estimates from a simulation model confirmed by SEER data. Dis Esophagus. 2010;23(6):451-7.
10. Yousef F, Cardwell C, Cantwell MM et al. The incidence of esophageal cancer and high-grade dysplasia in Barrett's esophagus: a systematic review and meta-analysis. Am J Epidemiol. 2008;168(3):237-49.
11. Sharma P, Falk GW, Weston AP et al. Dysplasia and cancer in a large multicenter cohort of patients with Barrett's Esophagus. Clinical Gastroenterology and Hepatology. 2006;4(5):566-72.
12. Rastogi A, Puli S, El-Serag HB et al. Incidence of esophageal adenocarcinoma in patients with Barrett's esophagus and high-grade dysplasia: a meta-analysis. Gastrointest Endosc. 2008;67(3):394-8.
13. Cook MB, Wild CP, Forman D. A systematic review and meta-analysis of the sex ratio for Barrett's esophagus, erosive reflux disease, and nonerosive reflux disease. Am J Epidemiol. 2005;162(11):1050-61.
14. Spechler SJ. Barrett's esophagus. Semin Gastrointest Dis. 1996;7(2):51-60.
15. Ronkainen J, Talley NJ, Storskrubb T, et al. Erosive esophagitis is a risk factor for Barrett's esophagus: a community-based endoscopic follow-up study. Am J Gastroenterol. 2011;106(11):1946-52.

16. Kamat P, Wen S, Morris J, Anandasabapathy S. Exploring the association between elevated body mass index and Barrett's esophagus: a systematic review and meta-analysis. Ann Thorac Surg. 2009;87(2):655-62.
17. Juhasz A, Mittal SK, Lee TH et al. Prevalence of Barrett esophagus in first-degree relatives of patients with esophageal adenocarcinoma. J Clin Gastroenterol. 2011;45(10):867-71.
18. Verbeek RE, Spittuler LF, Peute A et al. Familial clustering of Barrett's esophagus and esophageal adenocarcinoma in a European co-hort. Clin Gastroenterol Hepatol. 2014;12(10):1656-63.e1.
19. Chak A, Lee T, Kinnard MF, et al. Familial aggregation of Barrett's oesophagus, oesophageal adenocarcinoma, and oesophagogastric junctional adenocarcinoma in Caucasian adults. Gut. 2002;51(3):323-8.
20. Cook MB, Shaheen NJ, Anderson LA et al. Cigarette smoking increases risk of Barrett's esophagus: an analysis of the Barrett's and esophageal adenocarcinoma consortium. Gastroenterology. 2012;142(4):744-53.
21. Phoa KN, van Vilsteren FGI, Weusten BLAM et al. Radiofrequency ablation vs endoscopic surveillance for patients with Barrett esophagus and low-grade dysplasia: a randomized clinical trial. JAMA. 2014;311(12):1209-17.
22. Shaheen NJ, Sharma P, Overholt BF et al. Radiofrequency ablation in Barrett's esophagus with dysplasia. N Engl J Med. 2009;360(22):2277-88.
23. Rubenstein JH, Scheiman JM, Sadeghi S et al. Esophageal adenocarcinoma incidence in individuals with gastroesophageal reflux: synthesis and estimates from population studies. Am J Gastroenterol. 2011;106(2):254-60.
24. Weusten B, Bisschops R, Coron E et al. Endoscopic management of Barrett's esophagus: European Society of Gastrointestinal Endoscopy (ESGE) Position Statement. Endoscopy. 2017;49(2):191-8.
25. Coletta M, Sami SS, Nachiappan et al. Acetic acid chromoendoscopy for the diagnosis of early neoplasia and specialized intestinal metaplasia in Barrett's esophagus: a meta-analysis. Gastrointest Endosc. 2016;83(1):57-67.e1.
26. Sharma P, Dent J, Armstrong D et al. The development and validation of an endoscopic grading system for Barrett's esophagus: the Prague C & M criteria. Gastroenterology. 2006;131(5):1392-9.
27. Canto MI. Chromoendoscopy and magnifying endoscopy for Barrett's esophagus. Clin Gastroenterol Hepatol. 2005;3(7/1):S12-5.
28. Qumseya BJ, Wang H, Badie N et al. Advanced imaging technologies increase detection of dysplasia and neoplasia in patients with Barrett's esophagus: a meta-analysis and systematic review. Clin Gastroenterol Hepatol. 2013;11(12):1562-70.e1-2.
29. Longcroft-Wheaton G, Brown J, Basford P et al. Duration of acetowhitening as a novel objective tool for diagnosing high risk neoplasia in Barrett's esophagus: a prospective co-hort trial. Endoscopy. 2013;45(6):426-32.
30. Sharma P, Hawes RH, Bansal A et al. Standard endoscopy with random biopsies versus narrow band imaging targeted biopsies in Barrett's oesophagus: a prospective, international, randomised controlled trial. Gut. 2013;62(1):15-21.
31. Qumseya BJ, Bartel MJ, Gendy S et al. High rate of over-staging of Barrett's neoplasia with endoscopic ultrasound: Systemic review and meta-analysis. Dig Liver Dis. 2018;50(5):438-45.
32. Choi J, Chung H, Lee A et al. Role of Endoscopic Ultrasound in Selecting Superficial Esophageal Cancers for Endoscopic Resection. Ann Thorac Surg. 2021;111(5):1689-95.
33. Levine DS, Haggitt RC, Blount PL et al. An endoscopic biopsy protocol can differentiate high-grade dysplasia from early adenocarcinoma in Barrett's esophagus. Gastroenterology. 1993;105(1):40-50.
34. Tschanz ER. Do 40% of patients resected for Barrett esophagus with high-grade dysplasia have unsuspected adenocarcinoma? Arch Pathol Lab Med. 2005;129(2):177-80.
35. Vithayathil M, Modolell I, Ortiz-Fernandez-Sordo J et al. The effect of procedural time on dysplasia detection rate during endoscopic surveillance of Barrett's esophagus. Endoscopy. 2023;55(6):491-8.
36. Peleg N, Ollech JE, Shamah S, Sapoznikov B. Seattle protocol is more effective in detection of dysplasia compared to technology-assisted targeted biopsies in patients with Barrett's Esophagus. J Clin Med. 2023;12(7).
37. Kröner PT, Engels MM, Glicksberg BS et al. Artificial intelligence in gastroenterology: A state-of-the-art review. World J Gastroenterol. 2021;27(40):6794-824.
38. Meinikheim M, Messmann H, Ebigbo A. Role of artificial intelligence in diagnosing Barrett's esophagus-related neoplasia. Clin Endosc. 2023;56(1):14-22.
39. Shaheen NJ, Falk GW, Iyer PG et al. Diagnosis and Management of Barrett's Esophagus: An Updated ACG Guideline. Am J Gastroenterol. 2022;117(4):559-87.
40. Morales CP, Souza RF, Spechler SJ. Hallmarks of cancer progression in Barrett's oesophagus. Lancet. 2002;360(9345):1587-9.
41. Weston AP, Banerjee SK, Sharma P et al. p53 protein overexpression in low grade dysplasia (LGD) in Barrett's esophagus: immunohistochemical marker predictive of progression. Am J Gastroenterol. 2001;96(5):1355-62.
42. Shaheen NJ, Falk GW, Iyer PG, Gerson LB. American College of Gastroenterology. ACG Clinical Guideline: Diagnosis and Management of Barrett's Esophagus. Am J Gastroenterol. 2016;111(1):30-50. quiz 51.
43. Redston M, Noffsinger A, Kim A et al. Abnormal TP53 Predicts Risk of Progression in Patients With Barrett's Esophagus Regardless of a Diagnosis of Dysplasia. Gastroenterology. 2022;162(2):468-81.
44. Kastelein F, Biermann K, Steyerberg EW et al. Aberrant p53 protein expression is associated with an increased risk of neoplastic progression in patients with Barrett's oesophagus. Gut. 2013;62(12):1676-83.
45. Toon C, Allanson B, Leslie C, et al. Patterns of p53 immunoreactivity in non-neoplastic and neoplastic Barrett's mucosa of the oesophagus: in-depth evaluation in endoscopic mucosal resections. Pathology. 2019;51(3):253-60.
46. Iyer PG, Codipilly DC, Chandar AK et al. Prediction of Progression in Barrett's Esophagus Using a Tissue Systems Pathology Test: A Pooled Analysis of International Multicenter Studies. Clin Gastroenterol Hepatol. 2022;20(12):2772-9.e8.
47. Sepulveda JL, Komissarova E V, Kongkarnka S et al. High-resolution genomic alterations in Barrett's metaplasia of patients who progress to esophageal dysplasia and adenocarcinoma. Int J Cancer. 2019;145(10):2754-66.
48. Jin Z, Cheng Y, Gu W et al. A multicenter, double-blinded validation study of methylation biomarkers for progression prediction in Barrett's esophagus. Cancer Res. 2009;69(10):4112-5.
49. Eluri S, Brugge WR, Daglilar ES et al. The presence of genetic mutations at key loci predicts progression to esophageal adenocarcinoma in Barrett's Esophagus. Am J Gastroenterol. 2015;110(6):828-34.
50. di Pietro M, Fitzgerald RC. BSG Barrett's guidelines working group. Revised British Society of Gastroenterology recommendation on the diagnosis and management of Barrett's oesophagus with low-grade dysplasia. Gut. 2018;67(2):392-3.
51. van der Wel MJ, Coleman HG, Bergman JJGHM. BOLERO working group. Histopathologist features predictive of diagnostic concordance at expert level among a large international sample of pathologists diagnosing Barrett's dysplasia using digital pathology. Gut. 2020;69(5):811-22.
52. Liao LM, Vaughan TL, Corley DA et al. Nonsteroidal anti-inflammatory drug use reduces risk of adenocarcinomas of the esophagus and esophagogastric junction in a pooled analysis. Gastroenterology. 2012;142(3):442-452.e5; quiz e22-3.
53. Corley DA, Kerlikowske K, Verma R, Buffler P. Protective association of aspirin/NSAIDs and esophageal cancer: a systematic review and meta-analysis. Gastroenterology. 2003;124(1):47-56.
54. Singh S, Garg SK, Singh PP et al. Acid-suppressive medications and risk of oesophageal adenocarcinoma in patients with Barrett's oesophagus: a systematic review and meta-analysis. Gut. 2014;63(8):1229-37.
55. Wani S, Abrams J, Edmundowicz SA et al. Endoscopic mucosal resection results in change of histologic diagnosis in Barrett's esophagus patients with visible and flat neoplasia: a multicenter co-hort study. Dig Dis Sci. 2013;58(6):1703-9.
56. Prasad GA, Wu TT, Wigle DA et al. Endoscopic and surgical treatment of mucosal (T1a) esophageal adenocarcinoma in Barrett's esophagus. Gastroenterology. 2009;137(3):815-23.
57. Pech O, May A, Manner H, et al. Long-term efficacy and safety of endoscopic resection for patients with mucosal adenocarcinoma of the esophagus. Gastroenterology. 2014;146(3):652-60.e1.
58. Codipilly DC, Dhaliwal L, Oberoi M et al. Comparative outcomes of cap assisted endoscopic resection and endoscopic submucosal dissection in dysplastic Barrett's Esophagus. Clin Gastroenterol Hepatol. 2022;20(1):65-73.e1.
59. Spadaccini M, Belletrutti PJ, Attardo S et al. Safety and efficacy of multiband mucosectomy for Barrett's esophagus: a systematic review with pooled analysis. Ann Gastroenterol. 2021;34(4):487-92.

60. Spadaccini M, Bhandari P, Maselli R et al. Multi-band mucosectomy for neoplasia in patients with Barrett's esophagus: in vivo comparison between two different devices. Surg Endosc. 2020;34(9):3845-52.
61. Tomizawa Y, Iyer PG, Wong KeeSong LM et al. Safety of endoscopic mucosal resection for Barrett's esophagus. Am J Gastroenterol. 2013;108(9):1440-7.
62. Desai M, Saligram S, Gupta N et al. Efficacy and safety outcomes of multimodal endoscopic eradication therapy in Barrett's esophagus-related neoplasia: a systematic review and pooled analysis. Gastrointest Endosc. 2017;85(3):482-95.e4.
63. Yang D, Zou F, Xiong S et al. Endoscopic submucosal dissection for early Barrett's neoplasia: a meta-analysis. Gastrointest Endosc. 2018;87(6):1383-93.
64. Wani S, Muthusamy VR, Shaheen NJ et al. Development of quality indicators for endoscopic eradication therapies in Barrett's Esophagus: the TREAT-BE (Treatment with Resection and Endoscopic Ablation Techniques for Barrett's Esophagus) Consortium. Gastrointest Endosc. 2017;86(1):1-17.e3.
65. Sharma P, Shaheen NJ, Katzka D, Bergman JJGHM. AGA Clinical Practice Update on Endoscopic Treatment of Barrett's Esophagus With Dysplasia and/or Early Cancer: Expert Review. Gastroenterology. 2020;158(3):760-9.
66. Pasricha S, Bulsiewicz WJ, Hathorn KE et al. Durability and predictors of successful radiofrequency ablation for Barrett's Esophagus. Clin Gastroenterol Hepatol. 2014;12(11):1840-7.e1.
67. Orman ES, Li N, Shaheen NJ. Efficacy and durability of radiofrequency ablation for Barrett's Esophagus: systematic review and meta-analysis. Clin Gastroenterol Hepatol. 2013;11(10):1245-55.
68. Pandey G, Mulla M, Lewis WG et al. Systematic review and meta-analysis of the effectiveness of radiofrequency ablation in low grade dysplastic Barrett's esophagus. Endoscopy. 2018;50(10):953-60.
69. Qumseya BJ, Wani S, Desai M et al. Adverse events after radiofrequency ablation in patients with Barrett's Esophagus: a systematic review and meta-analysis. Clin Gastroenterol Hepatol. 2016;14(8):1086-95.e6.
70. Tariq R, Enslin S, Hayat M, Kaul V. Efficacy of cryotherapy as a primary endoscopic ablation modality for dysplastic Barrett's esophagus and early esophageal neoplasia: a systematic review and meta-analysis. Cancer Control. 2020;27(1):1073274820976668.
71. Shah SN, Chehade NEH, Tavangar A et al. Hybrid argon plasma coagulation in Barrett's esophagus: a systematic review and meta-analysis. Clin Endosc. 2023;56(1):38-49.
72. Tomizawa Y, Konda VJA, Coronel E et al. Efficacy, durability, and safety of complete endoscopic mucosal resection of barrett esophagus: a systematic review and meta-analysis. J Clin Gastroenterol. 2018;52(3):210-6.
73. Kahn A, Shaheen NJ, Iyer PG. Approach to the post-ablation Barrett's esophagus patient. Am J Gastroenterol. 2020; 115:823-31.
74. Solfisburg QS, Sami SS, Gabre J et al. Clinical significance of recurrent gastroesophageal junction intestinal metaplasia after endoscopic eradication of Barrett's esophagus. Gastrointest Endosc. 2021;93(6):1250-7.

23 Outras Esofagites – Infecciosas, Actínicas, Agentes Corrosivos e Drogas

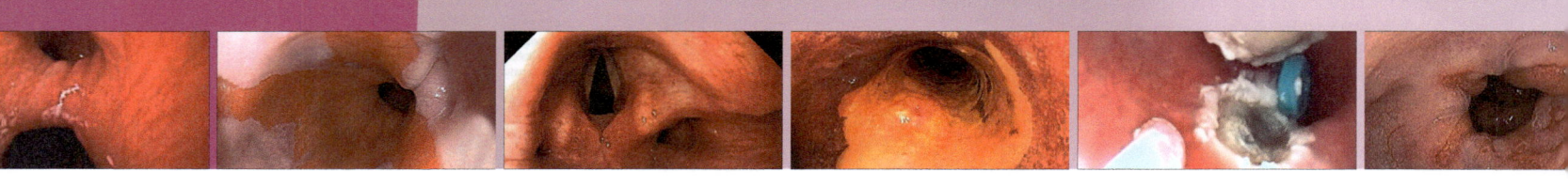

Marcelo Soares Neves ■ Laura Helman ■ Ricardo Francisco Favilla Ebecken

INTRODUÇÃO

As esofagites têm etiologias variáveis e este capítulo envolve um grupo heterogêneo que inclui as lesões cáusticas, actínicas, por medicamentos e infecciosas, todas com potencial para causar estenose (Quadro 23-1).[1] A endoscopia tem papel importante no diagnóstico, estadiamento e tratamento das complicações, especificamente fístulas e estenoses. Na história dirigida pré-exame devem ser questionados o uso de medicamentos, a presença de comorbidades e de sintomas, como odinofagia, impactação e disfagia. Esta última deve ser graduada para decisões como internação hospitalar e programação do tratamento.

ESOFAGITES INFECCIOSAS

Candidíase Esofagiana

Epidemiologia

As leveduras do gênero *Candida* colonizam os epitélios gastrointestinal e urogenital, podendo proliferar e causar infecções a partir de alterações anatômicas ou no sistema imunitário. Espécies de *Candida* são encontradas no tubo gastrointestinal em 20% a 80% da população adulta saudável.[2] O gênero *Candida* spp. é responsável por cerca de 80% das infecções fúngicas no ambiente hospitalar e constitui causa relevante de infecções da corrente sanguínea.[3] Ainda que a *Candida* seja considerada normal na microbiota gastrointestinal, a candidíase esofagiana (CE) resulta do desequilíbrio dessa microbiota e da baixa imunidade do hospedeiro.[4]

Quadro 23-1. Causas de Estenose Esofágica

- Péptica
- Actínica
- Cáustica
- Anastomótica
- Por pílula
- Pós-infecção
- Por doença cutânea descamativa:
    1. epidermólise bolhosa distrófica;
    2. penfigoide bolhoso;
    3. penfigoide mucomembranoso benigno;
    4. pênfigo vulgar;
    5. s. de Stevens-Johnson;
    6. líquen plano
- Por sonda
- Anéis e membranas
- Pós-escleroterapia
- Estenose esofágica congênita
- Câncer
- Diverticulose esofágica intramural
- Doenças sistêmicas:
    1. esclerodermia;
    2. doença enxerto *versus* hospedeiro;
    3. doença de Crohn
- Esofagite eosinofílica

Apesar do grande número de espécies descritas, as principais ao interesse clínico são a *Candida albicans*, de longe a mais prevalente, *Candida parapsilosis*, *Candida glabrata*, *Candida tropicalis*, *Candida krusei*, *Candida guilliermondii* e *Candida lusitaniae*.[3] A principal importância da identificação da espécie é a necessidade de adequação da dose ou troca do antifúngico, nos casos de resistência ao agente antimicrobiano.[4,5] A prevalência exata da CE é subestimada, mas estima-se a prevalência de 0,8%-7,3% em pacientes submetidos à endoscopia digestiva,[6-9] podendo chegar a 9,8% da população de pacientes com síndrome da imunodeficiência adquirida (AIDS).[10]

Fatores de Risco

A CE é considerada uma forma semi-invasiva que, na prática clínica, afeta primariamente os pacientes imunossuprimidos, com AIDS, com transplantes de órgãos e câncer hematológico ou de medula óssea. Em menor frequência, os diabéticos e os tratados com múltiplos ciclos de antibióticos.[11]

Na AIDS pode estar associada a outros patógenos como o herpes-vírus e o citomegalovírus (CMV).[12] Além disso, a CE pode ocorrer durante todas as fases da infecção pelo HIV: na fase aguda, antes da soroconversão por imunossupressão temporária; na fase avançada da doença, quando a contagem de CD4 é inferior a 200 células/µL e apresenta risco aumentado; ou mesmo quando em uso de terapia antirretroviral, em que o CD4 está acima desse nível.[13,14]

Também pode ser observada em pacientes com idade avançada, diabetes melito, desnutrição, alcoolismo, câncer, em tratamento com quimioterapia e/ou radioterapia, distúrbios de motilidade do esôfago como acalasia e esclerodermia, assim como naqueles em uso de medicações como corticoides e antibióticos. Indivíduos imunocompetentes também podem desenvolver CE quando em uso de antagonistas dos receptores de H2 ou inibidores de bomba de prótons. Pacientes com carcinoma de esôfago apresentam maior prevalência de CE, não só devido ao seu estado de comprometimento imunológico e nutricional, mas também pelo obstáculo à saída de alimentos da luz esofagiana.[15-23] O desequilíbrio imunológico determinado pelos novos anticorpos monoclonais também tem sido associado a maior risco para desenvolver candidíase.[24]

O desenvolvimento de CE é um processo de duas etapas, que inclui colonização do esôfago e invasão da camada epitelial. Quando a concentração intraluminal de *Candida spp* é alta, o fungo é capaz de ultrapassar a parede do trato digestivo e ganhar a circulação num processo conhecido como "persorpção".[25] Alguns autores consideram a CE, por si só, uma forma invasiva de candidíase, com potencial de causar necrose transmural, perfuração e disseminação hematogênica ou linfática.[26-29]

Apresentação Clínica

Ainda que a CE possa ser um achado incidental na endoscopia em pacientes assintomáticos, os sintomas mais característicos são disfagia, odinofagia, dor torácica, epigástrica e anorexia.[30,31] Sintomas de DRGE como pirose, náuseas e dor epigástrica são comuns.[32]

Nos quadros extremos de CE invasiva, complicações como hemorragia, estenose, perfuração esofágica e fístula traqueobrônquica já foram descritos.[27,28,30] Em crianças, os principais sinais são náuseas vômitos e desidratação.[3]

A candidíase orofaríngea é considerada um marcador diagnóstico útil para CE.[33] A CE com sintomas não exclui a possível associação a outros agentes, assim como a ausência da candidíase oral não exclui a presença de CE.[34]

Diagnóstico

O diagnóstico de CE deve ser considerado em todo o paciente imunocomprometido que apresente disfagia ou odinofagia. Os sinais radiológicos da esofagografia são inespecíficos, podendo sugerir úlceras, placas, mas não conseguem distinguir a causa da esofagite; definitivamente, não são utilizados para o diagnóstico específico de CE.

A endoscopia digestiva é o método de escolha, sendo indicada primariamente nos pacientes com suspeita clínica ou naqueles com candidíase orofaríngea que mantêm sintomas após tratamento clínico específico.[35-38] Os achados são placas elevadas, arredondadas, de aspecto cremoso, com coloração amarelada ou branca, aderidos à mucosa cuja tentativa de remoção pode demonstrar friabilidade.[39,40] As placas podem aparecer em pontos isolados, sendo o terço proximal o mais acometido. Podem, ainda, ser coalescentes ou envolver toda a superfície do esôfago, ocasionalmente causando obstrução da luz, ou estar associadas a enantema, erosões, úlceras,[38-40] e, mais raramente, estenose e pseudodivertículos (Fig. 23-1).[41,42] A Classificação de Kodsi (Quadro 23-2) apresenta correlação com a gravidade clínica.[9] Destaca-se, ainda, a classificação de Wilcox (Quadro 23-3), também utilizada para avaliar o grau de infecção pela *Candida*.[40]

As biópsias devem ser feitas direcionando-se a pinça para as placas. O escovado e a citologia, ainda que possivelmente mais sensíveis do que o diagnóstico histológico, não são utilizados na prática clínica.[40,41] O diagnóstico histopatológico é geralmente realizado por coloração usual, mas a aparência é destacada por colorações de prata (Gomori metanina prata) e ácido periódico de Schiff (PAS); o fungo é caracterizado por pseudo-hifas, hifas, esporos e brotamentos leveduriformes.[19,35,37] O diagnóstico definitivo de CE é confirmado quando, além dos achados endoscópicos, identificam-se elementos fúngicos na microscopia e/ou na histologia da mucosa, confirmando a invasão do patógeno. A identificação isolada de *Candida* na cultura, sem elementos microscópicos na biópsia, representa a colonização do trato gastrointestinal e não infecção.[42-44]

A cultura tecidual está indicada nos casos de recorrência, principalmente nos pacientes com AIDS, sem resposta à terapia convencional ou quando a candidíase aparece em pacientes que estejam recebendo antifúngico. Nesses casos, a identificação da espécie e teste de sensibilidade aos antifúngicos é recomendada para otimizar a terapia para outras espécies de *Candida* spp. resistentes a algum ou a todos os triazoles.[45-48] O diagnóstico diferencial inclui infecções virais, esofagite por medicamento, esofagite eosinofílica,

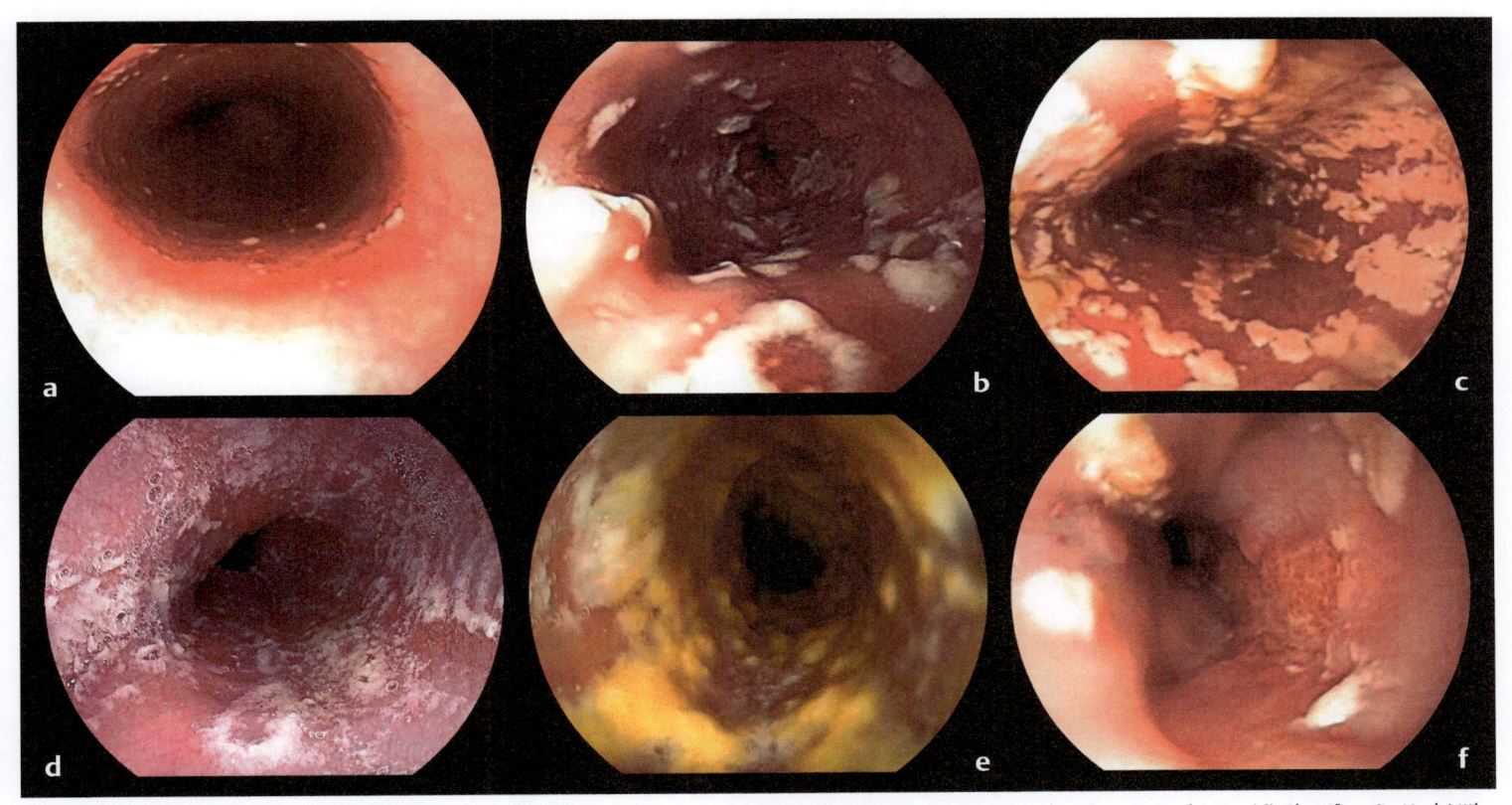

Fig. 23-1. Aspecto endoscópico da esofagite por cândida: (a) Classificação Kodsi I. (b) Classificação Kodsi II. (c) Classificação Kodsi IIIa. (d) Classificação Kodsi IIIb, com ulceração. (e) Classificação Kodsi III com placas elevadas, confluentes e nodulares. (f) Candidíase com ulceração associada.

Quadro 23-2. Classificação de Kodsi para Esofagite por Candida

Grau	Achados
1	Algumas placas brancas elevadas, com até 2 mm de tamanho, Com hiperemia, mas sem ulceração
2	Algumas placas brancas elevadas, com até 2 mm de tamanho, Com hiperemia, mas sem ulceração
3	Placas elevadas confluentes, lineares e nodulares, com hiperemia e ulceração
4	Achados do grau 3 com presença de membranas friáveis e, ocasionalmente, estenose do lúmen esofágico

Quadro 23-3. Classificação de Wilcox para Esofagite por *Candida*

Grau	Achados
1	Placas esparsas envolvendo menos de 50% da circunferência da mucosa
2	Placas esparsas envolvendo mais de 50% da circunferência da mucosa
3	Placas elevadas confluentes, linearese nodulares, com hiperemia e ulceração
4	Achados do grau 3 com presença de membranas friáveis e, ocasionalmente, estenose do lúmen esofágico

neoplasias como o carcinoma verrucoso que algumas vezes apresenta espessamento da mucosa com ceratose ou hiperceratose e candidíase sobreposta.[4,47]

Tratamento

A terapia sistêmica empírica é recomendada para casos suspeitos de candidíase esofágica. Utiliza-se fluconazol 200 mg VO ou IV no primeiro dia, seguido por 100 mg durante 14-21 dias. Quando a endoscopia não tiver sido realizada no momento do diagnóstico, preconiza-se sua realização se não houver melhora clínica em 3-5 dias.[19] A infecção refratária é definida como ausência de resposta terapêutica em uma semana, e recorrência quando um novo episódio de CE ocorre um mês após a remissão.[45] Tratamento por via endovenosa pode ser necessário nos pacientes com doença avançada que não toleram a ingestão oral.[4]

Em pacientes com candidíase esofágica refratária ao fluconazol, as opções são as seguintes:[3]

- Voriconazol 200 mg 2 vezes ao dia, por 14-21 dias.
- Itraconazol 200 mg VO 2 vezes ao dia, com alimento, por 14-21 dias.
- Anfotericina B desoxicolato 0,3-0,5 mg/kg/dia IV, durante 7-14 dias.
- Caspofungina 50 mg/dia IV, ou anidulafungina 200 mg/dia IV, ou micafungina 150 mg/dia IV, durante 7-14 dias.

Citomegalovírus

Epidemiologia

O citomegalovírus (CMV) é um vírus DNA envelopado de cadeia dupla, pertencente ao grupo do herpes-vírus humano. A soroprevalência do CMV tem variação geográfica, mas está estimada em 30% a 90% da população mundial.[49-51] Nos imunocompetentes a infecção primária raramente é sintomática e é seguida por latência do vírus, que mantém a infecção persistente, mas controlada pelo sistema imune. A reativação do vírus latente pode ocorrer durante período de imunodepressão, que ocorre especialmente em pacientes submetidos a transplante de órgãos, infectados por HIV associado à queda do CD4 e naqueles com câncer hematológico.[20,36,52,53-57]

Especificamente, aqueles pacientes receptores de transplantes desenvolvem doença por meio de infecção primária (transmissão através do aloenxerto de doador para um soronegativo de CMV receptor), infecção de reativação (reativação do CMV latente endógeno no destinatário após o transplante), ou reinfecção (infecção transmitida pelo doador, sobreposta com reativação viral endógena).[58]

O esôfago é o segundo sítio mais comum de infecção gastrointestinal, depois do cólon, e o CMV é a terceira causa de esofagite infecciosa, ficando atrás das esofagites por *Candida* spp. e por vírus herpes simples.[59]

Apresentação Clínica

A manifestação clínica mais frequente e característica é a odinofagia. Outras manifestações são dor epigástrica, febre, disfagia, náuseas, vômitos, diarreia, emagrecimento, desnutrição e, menos frequentemente, hematêmese e anemia.[59,60-62] Fenótipos de doença mais agressiva podem ser representados por citomegalovirose disseminada, estenose esofagiana e mesmo fístula esofagotraqueal por necrose esofágica. Também foram descritas a coinfecção com vírus herpes simples em pacientes com doença descamativa subjacente, assim como em paciente com esofagite eosinofílica sob uso de corticosteroide tópico, que se apresentou com estenose esofagiana.[59,62-66]

Diagnóstico

Ainda que a esofagografia possa demonstrar espessamento da mucosa ou úlcera circunscrita típica, o diagnóstico é uma composição feita pela história clínica, achados endoscópicos e fatores histológicos.[67] A apresentação das alterações esofágicas varia desde hiperemia e erosões até úlceras.

A patogênese da úlcera esofágica é um processo complexo que envolve inflamação, isquemia e necrose do endotélio vascular.[58] Os achados endoscópicos são representados por úlceras simples ou múltiplas, de tamanhos e morfologia variados, mas, classicamente, são profundas, com bordas marcadas, envoltas por mucosa normal, localizadas preferencialmente nos terços médio e distal do esôfago.[59] Após o tratamento pode ocorrer estenose cicatricial no esôfago, necessitando de dilatação endoscópica (Fig. 23-2).[38,59,68-75]

As biópsias devem ser realizadas no fundo das úlceras para maximizar a acurácia diagnóstica uma vez que o vírus infecta as células endoteliais na base das úlceras. Células epiteliais, miócitos e fibroblastos também estão envolvidos no processo de ulceração. O diagnóstico histológico é feito por hematoxilina-eosina em amostras

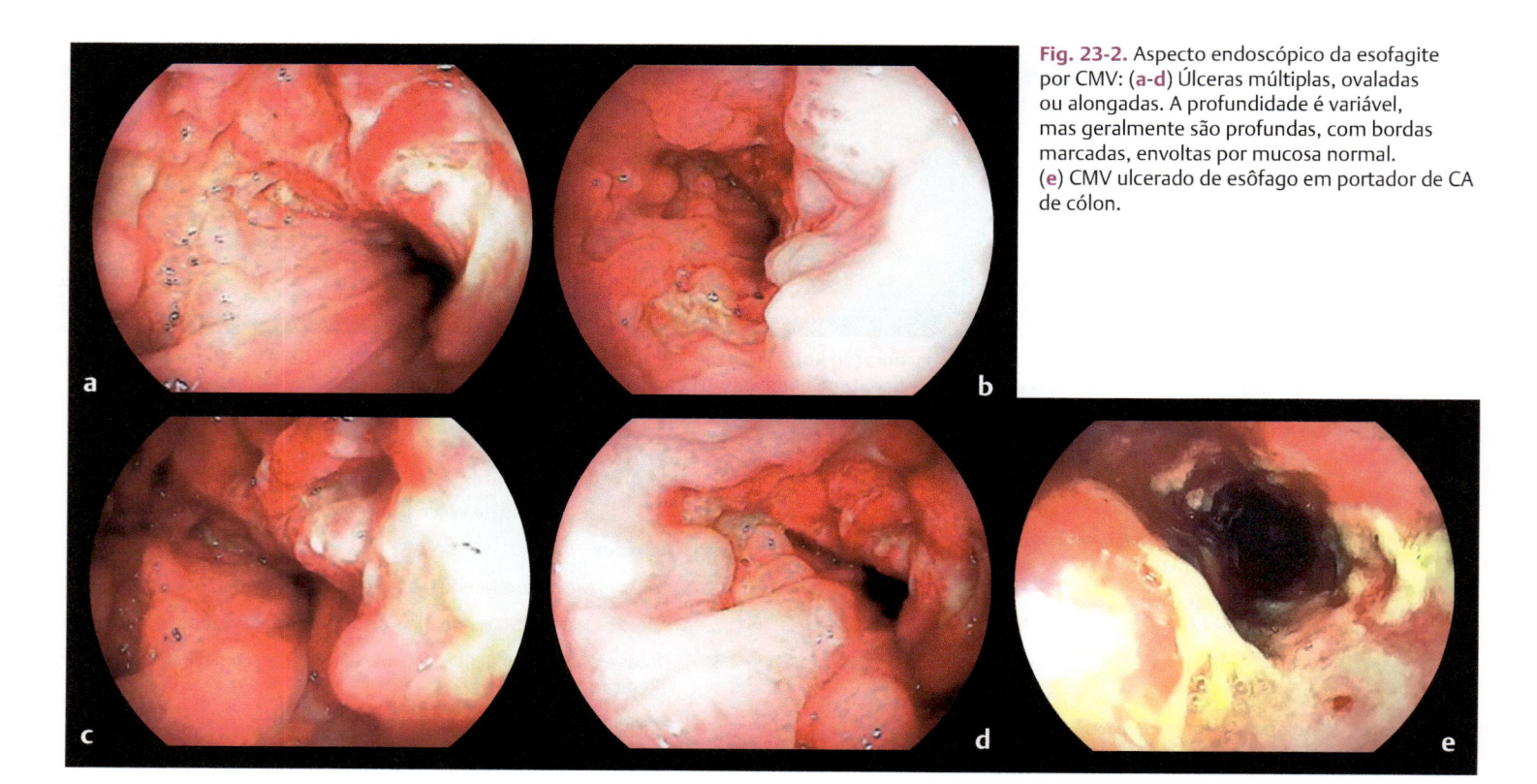

Fig. 23-2. Aspecto endoscópico da esofagite por CMV: (**a-d**) Úlceras múltiplas, ovaladas ou alongadas. A profundidade é variável, mas geralmente são profundas, com bordas marcadas, envoltas por mucosa normal. (**e**) CMV ulcerado de esôfago em portador de CA de cólon.

da mucosa e submucosa, pela presença de citomegalia contendo um grande corpúsculo de inclusão intranuclear basofílico central, referido por alguns autores como olho de coruja. A imuno-histoquímica com anticorpo monoclonal para o HSV aumenta a sensibilidade diagnóstica.[54,55]

O diagnóstico diferencial endoscópico das úlceras se faz com infecção por HIV, herpes simples e esofagite induzida por medicamento.[76]

Tratamento

O tratamento de primeira escolha é a administração endovenosa de ganciclovir 5 mg/kg, a cada 12 horas, por 14 a 21 dias. Alternativamente, recomenda-se foscarnet 60 mg/kg a cada 8 horas, ou 90 mg/kg a cada 12 horas, por 14 a 21 dias. Em geral, o tempo de tratamento deve ser individualizado para cada paciente, guiado pela melhora clínica e laboratorial. Endoscopia digestiva alta para revisão, ao final do tratamento, deve ser realizada em todos os pacientes antes de interromper a terapia.[55]

Esofagite por Vírus Herpes Simples
Epidemiologia

A esofagite por herpes foi descrita pela primeira vez por Johnson, em 1940,[77] aassim como os vírus da varicela-zóster (VZV), citomegalovírus (CMV) e Epstein-Barr (EBV), pertence à família Herpesviridae.[78-81]

Habitualmente a esofagite ocorre como reativação do vírus adquirido na infância, que se dissemina na mucosa esofágica através do nervo vago, ou por extensão direta de infecção da cavidade oral, em pacientes com comprometimento do sistema imunológico. Geralmente é causada pelo vírus tipo 1 (HSV-1), que tem transmissão oral-oral e produz lesões em torno da boca (herpes orolabial), mas também pode, raramente, ser causada pelo vírus tipo 2 (HVS-2), que tem transmissão sexual e causa o herpes genital em indivíduos imunocompetentes.[82] Sua incidência é subestimada, mas estimativas sugerem que a soroprevalência do HSV-1 seja de 80%-90% da população mundial.[83] A predominância do sexo masculino sobre o feminino é de 2,3-4,8 vezes na literatura.[84-89] O esôfago é o órgão mais acometido do trato alimentar.[88]

Fatores de Risco

Pode ocorrer em indivíduos imunocompetentes, sem fatores de risco.[90-93] Prevalece, sobretudo, como infecção oportunista em pacientes com imunodeficiência secundária, destacando aqueles infectados pelo vírus da imunodeficiência humana (HIV), com câncer, em estádio final da insuficiência renal, queimaduras cutâneas, doenças do sistema conjuntivo, pós-transplantes de órgãos sólidos e de medula óssea, doença inflamatória intestinal, paciente com esofagite eosinofílica, imunossuprimidos por medicamentos e radioterapia.[85,94-96]

Apresentação Clínica

Os sintomas mais comuns são disfagia e odinofagia. Entretanto, os pacientes podem relatar dor torácica retroesternal, tosse, dor de garganta, febre, *rash* cutâneo, hemorragia digestiva e mesmo neutropenia febril.[97] Os pacientes podem exibir lesões labiais ou orofaríngeas coexistentes.[86] O curso e a intensidade dos sintomas são mais leves e curtos nos pacientes sem comprometimento do sistema imune.[98]

Diagnóstico

O diagnóstico da esofagite por HSV geralmente é feito pelo aspecto endoscópico e confirmado por exame histopatológico. Os achados endoscópicos típicos são de múltiplas pequenas ulcerações arredondadas, com bordos elevados e com exsudato amarelado e fibrinoso no fundo, mas a apresentação com esofagite difusa, com úlceras confluentes e aparência geográfica também foram descritas. Ocasionalmente, observa-se a formação de pseudomembranas, semelhantes à candidíase. Os segmentos mais acometidos são terços médio e distal.[88] A esofagite por HSV tende a ser mais mencionada no relatório endoscópico quando as alterações endoscópicas se apresentam naqueles com história de imunodepressão, quando comparados aos pacientes imunocompetentes.[98] A biópsia endoscópica deve ser direcionada para a borda da úlcera (Fig. 23-3). A dependência de testes para início do tratamento é fator limitante no manuseio dos pacientes. Avaliação retrospectiva, baseada em imagens de exames de 169 pacientes, demonstrou que o endoscopista é capaz de determinar o diagnóstico de esofagite por HSV ou CMV em 74,3% dos casos, sem diferença entre endoscopistas inexperientes e experientes.[99]

O herpes simples infecta as células epiteliais do esôfago e é facilmente identificado por biópsia, citologia ou cultura.[39] Na histopatologia utilizando a coloração de hematoxilina e eosina são

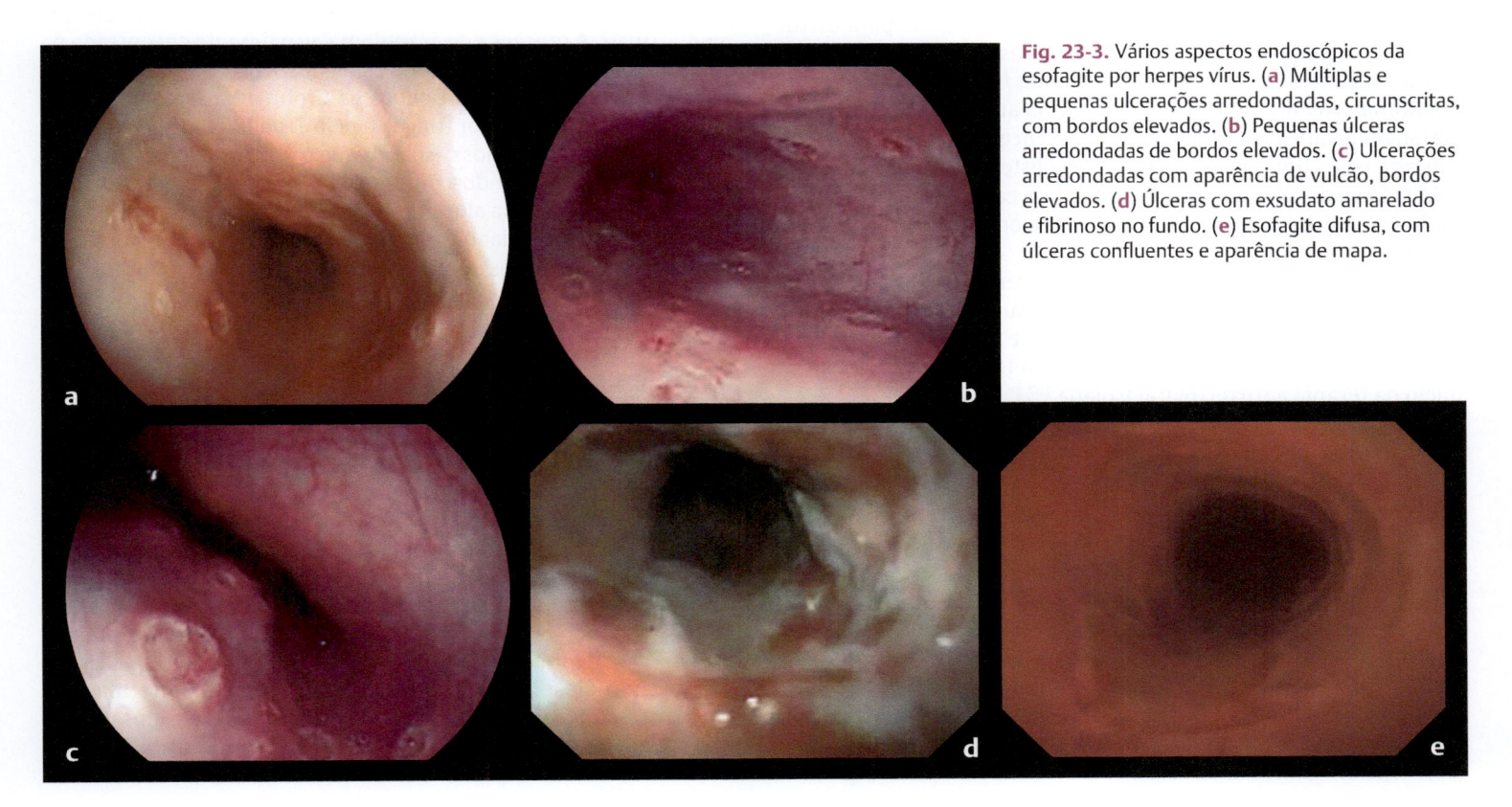

Fig. 23-3. Vários aspectos endoscópicos da esofagite por herpes vírus. (a) Múltiplas e pequenas ulcerações arredondadas, circunscritas, com bordos elevados. (b) Pequenas úlceras arredondadas de bordos elevados. (c) Ulcerações arredondadas com aparência de vulcão, bordos elevados. (d) Úlceras com exsudato amarelado e fibrinoso no fundo. (e) Esofagite difusa, com úlceras confluentes e aparência de mapa.

identificadas células gigantes multinucleadas e corpos de inclusão intranuclear tipo A de Cowdry, que pode ser complementada por imuno-histoquímica para glicoproteínas do HS.[86]

Tratamento

As complicações nos pacientes sem comprometimento do sistema imune são raras. Devido ao curso autolimitado da doença que geralmente melhora em 7 dias, o tratamento raramente é necessário, embora possa abreviar o tempo dos sintomas.[80,81,100] O tratamento é recomendado aos pacientes com comprometimento do sistema imunológico, que podem apresentar mais sintomas, complicações e pior desfecho.[92] A recomendação é o uso de aciclovir 200 mg 5 vezes/dia ou 400 mg 3 vezes ao dia, por 7 a 14 dias. Os imunodeprimidos devem ser tratados por mais tempo. Alternativamente pode ser usado fanciclovir 500 mg/3 vezes ao dia ou valaciclovir 1 g/3 vezes ao dia.[101]

Esofagite por Patógenos que Raramente Acometem o Esôfago

Casos anedóticos de esofagite por agentes incomuns têm sido reportados. O contexto envolve pacientes sintomáticos, com esofagite ao exame endoscópico, mas com pesquisa negativa para os agentes mais comuns. Ainda que caracterizar os pacientes imunocompetentes seja difícil, face à possibilidade de imunodeficiência secundária e transitória, dividiremos os pacientes em dois grupos com base nos relatos de casos.

Patógenos Raros em Pacientes Imunodeprimidos

Os pacientes imunodeprimidos apresentam, frequentemente, sinais e sintomas relacionados com o esôfago, que se correlacionam com achados endoscópicos de úlceras na mucosa, ainda que ocasionalmente não se consiga identificar o agente infecioso.[43] Úlceras idiopáticas podem ser atribuídas a causas não infecciosas, ao próprio HIV, ou, mais raramente, a patógenos oportunistas em que o diagnóstico histológico não pode ser confirmado.

Alguns relatos de casos demonstraram cultura bacteriana ou fúngica positiva em material de biópsia de úlceras esofágicas, para a presença de microrganismos diversos como *Escherichia coli*, *Klebsiella pneumonia* e *Actinomyces*.[102,103]

O método de reação em cadeia da polimerase (PCR) possui maior sensibilidade, embora especificidade reduzida para distinguir os patógenos. Um estudo em biópsias esofágicas de 79 pacientes com AIDS permitiu a detecção de *Haemophilus ducreyi* e papilomavírus humano (HPV) em várias amostras onde a histopatologia estabeleceu o diagnóstico.[104] Úlcera grande e profunda causada pelo HPV foi causa de dor retroesternal em paciente com HIV.[105] Caso de acometimento esofagiano caracterizado por ulceração esofagiana rasa, dor retroesternal e odinofagia foi associado ao vírus Monkeypox.[106]

Pacientes com infecção pelo HIV e ulcerações esofágicas consideradas idiopáticas foram tratados com sucesso utilizando corticosteroides orais ou talidomida. Há relato de cicatrização de úlceras idiopáticas do esôfago em paciente com o HIV não tratado após o início da terapia antirretroviral isolada.[107]

Patógenos Raros em Pacientes Imunocompetentes

Ainda mais incomuns são as esofagites infecciosas em pacientes considerados imunocompetentes, não sendo possível excluir estado de imunodepressão transitória. Nossa pesquisa revelou casos raros, apresentados como relatos de casos na literatura.

O vírus *Epstein-Barr* (EBV) causou esofagite grave em raras circunstâncias. A descrição endoscópica foi de úlceras difusas e a confirmação diagnóstica por histopatologia, com infiltrado monocítico e PCR altamente positivo no tecido. Em um segundo caso a sorologia positiva motivou a pesquisa específica no tecido. A resolução foi obtida com tratamento específico com aciclovir e espontânea, respectivamente.[108,109]

O vírus da varicela-zóster foi descrito em raros casos de esofagite, apresentando aspecto de pequenas úlceras, semelhantes às do HSV, com concomitantes lesões cutâneas e clínica sugestiva. Os sintomas melhoraram espontaneamente apenas com terapia de suporte.[110]

Caso isolado de esofagite descamativa superficial foi descrito em paciente com história recente de infecção por SARS-CoV-2. Ainda que não tenha sido isolado qualquer microrganismo para definir o diagnóstico, a correlação estabelecida com a infecção prévia é difícil de ser comprovada, especialmente por haver outras explicações para o achado.[111]

O acometimento esofagiano pelo *H. capsulatum* é raro, sendo descrito na doença sistêmica. A maioria dos casos com envolvimento gastrointestinal ocorre no intestino delgado ou no cólon, provavelmente pela maior expressão do tecido linfoide. Caso de esofagite mimetizando neoplasia em paciente imunocompetente, a princípio, foi descrito recentemente. Ainda que o envolvimento esofagiano possa ocorrer sem o acometimento mediastinal, a doença por contiguidade é a forma mais comum. Em um dos relatos de caso, o diagnóstico histológico se deu por biópsia do esôfago.[112-115] A apresentação por esofagite ou mimetizando câncer também foi observada em casos causados pelo *Blastomyces dermatitidis*.[116,117]

Paciente com odinofagia, dor retroesternal, úlceras orais recorrentes e perda de peso foi admitido para investigação. Exame endoscópico demonstrou grande lesão ulcerada, cujo histopatológico confirmou tratar-se de esofagite por *Treponema pallidum*, definindo o raro diagnóstico de sífilis terciária com acometimento esofagiano.[118]

Os casos de tuberculose no mundo têm aumentado, o que nos leva a inferir que o mesmo aconteça com os raros casos de tuberculose esofagiana, uma vez que a tuberculose extrapulmonar ocorre em 12% dos pacientes com tuberculose ativa. A tuberculose gastrointestinal envolve 1% a 3% desses casos e a esofagite tuberculosa corresponde somente a 0,3% a 2,8% de todos os casos de tuberculose gastrointestinal.[119,120] A apresentação clínica é variável, podendo ocorrer, além de disfagia e odinofagia, emagrecimento, febre, fístula para a via aérea ou mediastino, hemorragia, dor epigástrica e emagrecimento, e dor torácica.[121-125] Raridade, apresentação inespecífica e variável podem tornar o diagnóstico um desafio, o que determina até mesmo cirurgia fútil a partir do diagnóstico de tumor.[126] O envolvimento esofagiano pode ser primário, extremamente raro (Fig. 23-4), ou secundário a partir de estruturas adjacentes, como os linfonodos mediastinais. A presença de granuloma, usualmente encontrado na submucosa profunda, não define o diagnóstico, uma vez que é passível de ser encontrado na Doença de Crohn e na sarcoidose, mas também nas infecções por fungos e pelo *T. pallidum*.[126,127] A ecoendoscopia pode ser útil nos casos em que o diagnóstico não é obtido a partir das biópsias endoscópicas. Além da fusão das camadas da parede esofagiana, uma alteração pouco específica, o exame endossonográfico pode avaliar os linfonodos mediastinais, que são classificados em quatro tipos de acordo com o estágio do acometimento. No tipo I os linfonodos são hipoecogênicos e homogêneos, de borda bem definida, comprimindo a parede esofagiana, mas preservando a adventícia. No tipo II são hipoecogênicos e heterogêneos, com bordas fundidas, formando conglomerado e invadindo a adventícia. No tipo III, além dos fatores descritos no tipo anterior, há áreas anecoicas. No tipo IV se somam focos e traves hiperecogênicas, com ou sem sombra acústica, além de poder haver calcificação nas bordas. Ademais, o exame ecoendoscópico pode obter material por punção que pode contribuir para a definição diagnóstica quando a biópsia endoscópica for inconclusiva.[126,128] Na composição diagnóstica deve-se interrogar a história de tuberculose, avaliar se há o envolvimento pulmonar e/ou mediastinal e fazer pesquisa específica a partir de biópsias endoscópicas e, eventualmente, punção ecoguiada, que inclui: 1. Pesquisa de granuloma; 2. Detecção de bacilo ácido-álcool-resistente; 3. Cultura; 4. Teste molecular por reação em cadeia da polimerase (PCR); enquanto a pesquisa direta da bactéria e a caracterização do granuloma têm sensibilidade de cerca de 25% e 50%, respectivamente, a cultura atinge a sensibilidade

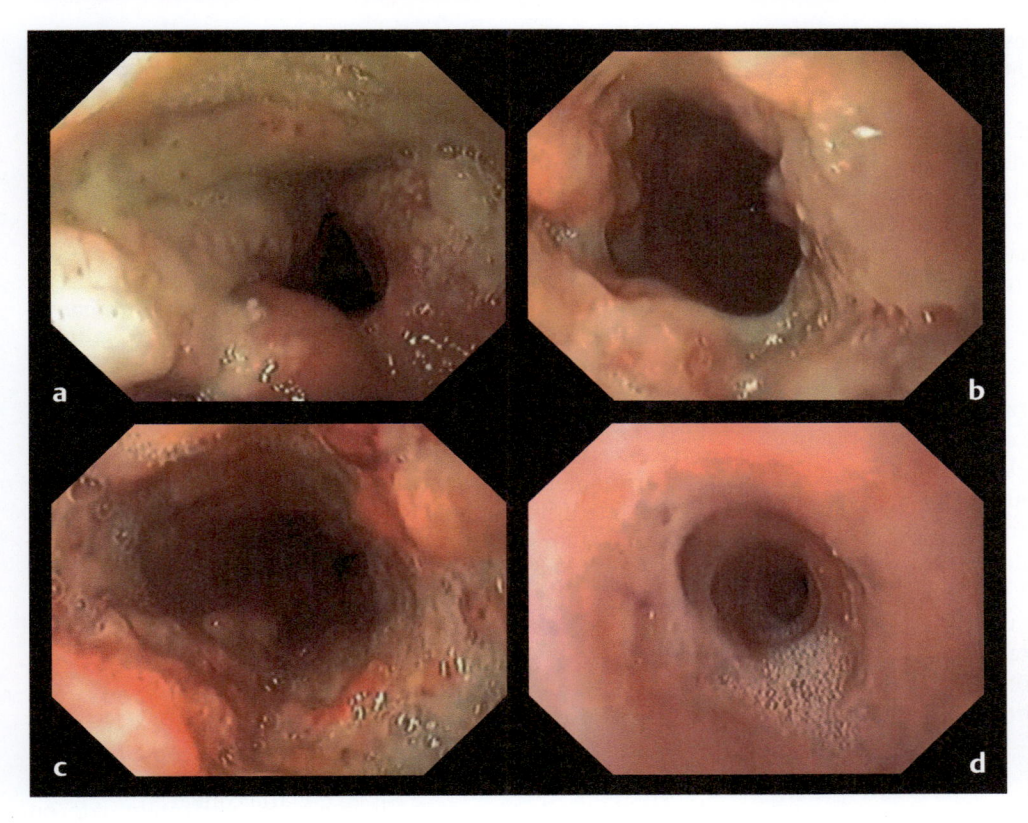

Fig. 23-4. Tuberculose esofágica. (**a**) Lesões exsudativas e ulceradas de hipofaringe. (**b, c**) Esôfago. (**d**) Confirmadas como tuberculose esofágica. Aspecto cicatricial após tratamento. (Imagens HUCFF/UFRJ – Dr. Marcio Carvalho Costa e Dra. Mônica Monnerat.)

de 80%-90%, mas sob a pena de longo período de incubação. A PCR tem sensibilidade semelhante à cultura, sem o problema do longo período para definir o diagnóstico.[119,126]

ESOFAGITE ACTÍNICA

A radioterapia (RT) pode ocasionar efeitos tóxicos sobre o trato digestório (TD) em decorrência da irradiação de tumores malignos torácicos, abdominais e pélvicos, comprometendo estruturas adjacentes ao campo de irradiação.

O termo genérico mucosite se caracteriza pela inflamação aguda dolorosa, com descamação das membranas mucosas e ulcerações do TD, desde a cavidade oral até o ânus, consequente à RT e/ou quimioterapia. Nos tumores de cabeça e pescoço pode ocorrer mucosite da cavidade oral, faríngea e esofágica concomitante.[129] A radioterapia é empregada no tratamento dos cânceres de mama, pulmão, linfoma de Hodgkin e outros tumores de mediastino, além, obviamente, do próprio esôfago, aplicado em 80% dos casos, o que o torna importante órgão exposto à toxicidade por esta modalidade de tratamento.[130,131]

Análise em base de dados demonstrou que 0,11% das hospitalizações deveram-se à radioterapia, sendo a esofagite a terceira causa, atrás da cistite e da gastroenterite/colite.[132] Estudos objetivando a identificação de sinais que predigam o desenvolvimento da esofagite e a aplicação de técnicas com menor toxidade têm sido uma constante.[133-137]

Efeitos Biológicos da Radioterapia sobre o Esôfago

O efeito da radiação no tecido é medido pela dose de radiação absorvida (rad), ou seja, a quantidade de energia da radiação ionizante por unidade de massa. No Sistema Internacional de Unidades (SI), o *gray* (Gy) representa a quantidade de energia de radiação ionizante absorvida por unidade de massa, ou seja, um Joule de radiação absorvida por um quilograma de matéria (J/kg). Um Gy equivale a 100 rads, portanto, 1 rad é igual a 10 mGy. O *centigray* (cGy), mais utilizado nos Estados Unidos para facilitar a conversão com o rad, equivale a 1 rad.[130,138]

Estudos no esôfago humano têm demonstrado que, após a irradiação do pulmão e mediastino com doses superiores de 30 Gy, há ocorrência de esofagite actínica aguda entre 2 e 4 semanas.[139-141] A dose de radiação foi correlacionada com o desenvolvimento de esofagite: 1. Superior a 30 Gy provoca queimadura retroestenal e deglutição dolorosa, que geralmente é leve e transitória; 2. 40 Gy ocasionam enantema e edema da mucosa; 3. 50 Gy provocam maior incidência e gravidade de dano esofágico; e 4. entre 60 e 70 Gy ocasionam esofagite moderada a grave com estenoses, perfurações e fístulas.[139] Entretanto, essa relação de causa e efeito não é claramente linear, sendo difícil propor uma recomendação dosimétrica para evitar a toxicidade tardia, devido à falta de dados e à baixa incidência dessas complicações. O parâmetro mais forte associado à toxicidade tardia é a gravidade de esofagite aguda.[140-142] A construção de um modelo baseado em parâmetros clínicos, dosimétrico, estabelecido em 61,5 Gy, e inflamatório, utilizando dados simples que incluem plaquetas, linfócitos e neutrófilos, indicando a importância da inflamação na toxicidade, foi proposto e aguarda por validação.[134,142]

Especificamente em relação à aplicação da radiação, o planejamento se baseia no histograma dose-volume, que pode predizer a gravidade da lesão pela radiação. Simplificando, a dose de radiação é calculada sobre o percentual de um volume definido, que pode ser o volume planejado ou o órgão irradiado, representado por Ddose = volume%. Então, D25 = 40 significa que 40% do órgão receberam 25 Gy de radiação. A gravidade das lesões é dependente da dose e da área de tecido irradiada.[130]

As diferentes células têm sensibilidades associadas à sua atividade mitótica. Portanto, agudamente, as células mais ativas das criptas serão mais afetadas, enquanto células com menor atividade mitótica, como as endoteliais e mesenquimais, serão mais envolvidas por doses repetidas e em longo período.[130] Os efeitos histopatológicos da radioterapia na fase aguda se caracterizam, inicialmente, por lesão do epitélio escamoso das células basais, ocasionando, nas primeiras 48 horas, ação apoptótica e poucas figuras de mitoses. Posteriormente, em poucas semanas, há alterações na submucosa com redução glandular e diminuição da secreção mucosa, edema endotelial e capilar, ocasionando enantema, concomitante com a regeneração do epitélio escamoso. No período de um mês surgem áreas de desnudação completa, com erosões e ulcerações. A resolução do processo inflamatório costuma ocorrer entre 3 e 4 semanas.[142] Na fase tardia, em decorrência da dose e volume da radioterapia, a camada muscular pode ser comprometida com infiltração inflamatória e de fibroblastos, propiciando o espessamento submucoso, além de formação de estenose. Há também comprometimento total da parede, além de endoarterite e alterações do plexo mientérico com distúrbios da motilidade. As complicações incluem ulcerações e necrose da parede esofágica, ocasionando hemorragia digestiva, fístulas e perfurações.[143,144]

Dentre os fatores de riscos que se associam ao paciente cabe destacar: raça caucasiana; sexo feminino; idade maior que 70 anos; baixo índice de massa corporal; doença do refluxo gastroesofágico; quimioterapia concorrente; uso de inibidores da tirosina quinase; doença vascular preexistente (hipertensão, diabetes, doença do colágeno); certas síndromes com dano no reparo do DNA (ataxia telangiectasia, anemia de Fanconi).[142,145,146]

Classificação

A esofagite actínica é classificada, quanto ao aspecto evolutivo, em aguda e tardia. Na fase aguda os sintomas ocorrem nos primeiros 3 meses.[143,145,147] Os sintomas na fase aguda são mais frequentes entre 2 e 3 semanas e tendem a ser acumulativos, com pico de maior incidência após o término do tratamento. Na fase tardia, a principal complicação é a estenose, que geralmente surge entre 4 e 6 meses após o término do tratamento.[143]

Em relação à intensidade, alguns autores utilizam a classificação endoscópica de esofagite péptica proposta por Hetzel *et al.* em 1988, adaptada para esofagite actínica (Quadro 23-4).[148,149] Entretanto, outros autores utilizam a classificação proposta por Kuwahata em 1980 (Quadro 23-5).[150]

Quadro 23-4. Classificação de Hertel para Esofagite Péptica, Adaptada para Esofagite Actínica

Grau	Achados
1	Sem anormalidades da mucosa
2	Sem lesão macroscópica, mas com enantema e friabilidade
3	Erosões e ulcerações superficiais envolvendo 10 a 50% da superfície mucosa
4	Ulcerações profundas ou erosões confluentes envolvendo mais de 50% da superfície mucosa

Quadro 23-5. Classificação Endoscópica de Esofagite Actínica Proposta por Kuwahata

Grau	Achados
1	Placas esparsas envolvendo menos de 50% da circunferência da mucosa
2	Placas esparsas envolvendo menos de 50% da circunferência da mucosa
3	Placas esparsas envolvendo menos de 50% da circunferência da mucosa
4	Placas circunferenciais com estenose, não reversíveis à insuflação

A estenose actínica primária complexa costuma ser segmentar ou maior que 2 cm de extensão, anfractuosa, enrijecida, por vezes múltiplas, geralmente associada às erosões e ulcerações. Cuidados devem ser tomados durante a dilatação endoscópica, pelo risco de perfuração em decorrência da rigidez ocasionada pela fibrose de todas as camadas do esôfago, associada à endarterite progressiva.

Sintomatologia

A esofagite actínica aguda se caracteriza por disfagia, náuseas, anorexia, odinofagia e desconforto retroestenal.[145] Os sintomas típicos da radioterapia aguda no esôfago ocorrem entre 10 e 14 dias após o início do tratamento, com dose entre 15 e 20 Gy, seguida de regeneração rápida da mucosa esofagiana. Isto acontece devido à inflamação pseudomembranosa produzida pelo comprometimento da camada basal do epitélio escamoso, segundo Cox *et al.*, denominada incorretamente de **mucosite ou radioepitelite**.[151] O sistema mais frequente utilizado para classificação clínica e graduação da esofagite aguda foi proposto por instituições americanas (Quadro 23-6).[130,145,152] Na fase crônica, a abordagem clínica e endoscópica dar-se-á em função do grau de disfagia e estenose.

Aspectos Endoscópicos

Diante de um paciente com disfagia após a fase aguda ou tardia, torna-se impossível diferenciar a presença de esofagite actínica de infecção oportunista ou recidiva tumoral. A endoscopia digestiva alta com biópsias é imperativa.

Na fase aguda da esofagite actínica notam-se enantema com ou sem exsudato fibrinoso, erosões e/ou ulcerações associadas à necrose tumoral. Perfuração e hemorragia digestiva são raras. Infecções oportunistas por *Candida* sp. e citomegalovírus são frequentes.[143] Na fase crônica há opalescência da mucosa com aparecimento de telangiectasias associadas à endoarterite proliferativa e estenose. Em relação à estenose, a ausência de massa esofagiana ou linfadenomegalia perilesional aos exames de imagem, e ausência de recorrência 6 meses após o tratamento foram utilizados como critérios para diferenciar estenose benigna de recorrência da doença, nos casos de tumores primários do esôfago.[153] Alguns aspectos endoscópicos podem ser observados (Fig. 23-5).

Quadro 23-6. Classificação Clínica para Esofagite Actínica Aguda

Grau	Achados	Conduta
1	Mucosa esofágica normal	Observação clínica
2	Mucosa com enantema	Suplementação oral
3	Mucosa com erosão ou descamação	Hospitalização. Alimentação por sonda enteral ou nutrição parenteral
4	Mucosa com úlcera recoberta por fibrina, hemorragia e/ou estenose	Urgência cirúrgica
5	Morte	

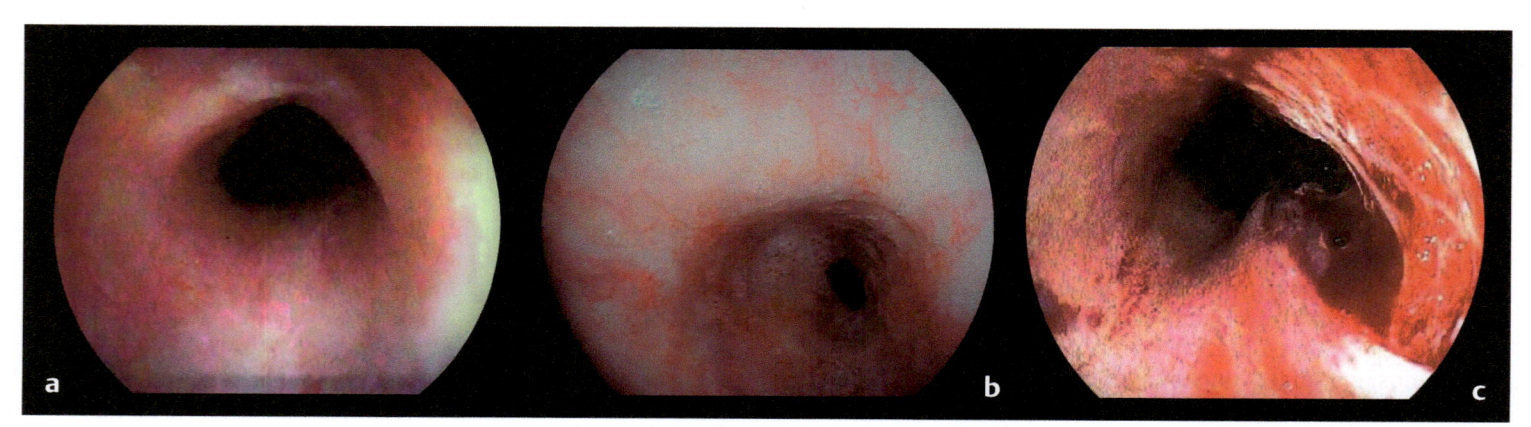

Fig. 23-5. Esofagite actínica – Aspectos endoscópicos da esofagite actínica na fase crônica, demonstrando vasos neoformados e estenose. (a) Opalescência da mucosa e estenose. (b) Opalescência e vasos neoformados. (c) Após dilatação da estenose.

Terapêutica

A terapêutica da fase aguda da esofagite tem como objetos aliviar a dor torácica, disfagia e/ou odinofagia, manter o aporte calórico, se possível por via oral, proteger a mucosa esofagiana para recuperação mais rápida e tratar as infecções oportunistas associadas.

A dieta oral líquida ou branda geralmente tem boa aceitação. Em caso de esofagite endoscópica, sem estenose e infecção oportunista associada à disfagia e/ou odinofagia, a prescrição de sucralfato, inibidores de bomba de prótons e antiácidos podem aliviar os sintomas, permitindo melhor ingestão oral. A sonda nasoentérica fica restrita a casos de esofagite actínica intensa. Outros medicamentos, como glutamina, antagonistas de canais de cálcio e indometacina são relatados na literatura.[148]

Sangramento por lesão vascular nas lesões crônicas é evento raro; há relato isolado de tratamento utilizando a radioablação.[154] A terapêutica da fase tardia geralmente é orientada para o tratamento endoscópico da estenose esofagiana, tema que será apresentado rapidamente neste capítulo e abordado em capítulo específico do tratado.

ESOFAGITE MEDICAMENTOSA

A esofagite medicamentosa, induzida por medicamento ou pílula-induzida, foi descrita pela primeira vez por Pemberton em 1970, em um paciente cardiopata, que sentiu dor retroesternal e sensação de impactação, 2 dias após iniciar a ingestão de um comprimido de cloreto de potássio. Foi submetido à esofagografia e à endoscopia digestiva alta (EGD) confirmando o diagnóstico de lesão ulcerada medicamentosa.[155] Entre 1979 até 1983 foram relatados pelo menos 650 casos de lesões esofágicas associadas a 30 medicamentos diferentes, com incidência estimada em 3,9 por 100.000 habitantes/ano.[156] Mais recentemente, Hu S-W *et al.* relatam mais de 100 drogas que podem causar esofagite.[157]

Atualmente, com a utilização de polifarmácia pelos médicos, ou seja, mais de 5 medicamentos, em pacientes idosos, muitas vezes associados a distúrbios motores do esôfago, em posição supina e com inadequada ingestão de líquido, que representa volume inferior a 100 mL de água, ou seja, dois goles, determinará um aumento do percentual de esofagites medicamentosas, principalmente em pacientes internados em unidades cardiointensivas.[158] Nessas unidades, em endoscopias motivadas por dor torácica não cardíaca, não é infrequente a observação de resíduos de medicamentos sobre a mucosa lesada.

O aumento da expectativa de vida nos últimos 50 anos, bem como das comorbidades como acidente vascular cerebral, disfunção cognitiva pós-operatória ou por doenças neurodegenerativas e significativa prevalência de disfagia em pacientes com mais de 65 anos, têm determinado o aumento da incidência da esofagite medicamentosa.

Fatores Predisponentes

Relacionados com o paciente temos a posição deitada, a idade avançada, a polifarmácia e a ingestão de pouca água. Patologias prévias como distúrbios motores esofagianos, estenoses, compressão extrínseca e anel de Schatzki podem facilitar a impactação. Ademais, o esôfago apresenta estreitamentos fisiológicos, os esfíncteres esofagianos superior e inferior, e duas impressões, o arco aórtico (23 cm da arcada dentária) e a bifurcação da traqueia (entre 26 e 27 cm da arcada dentária), locais que podem ocasionar impactação de comprimidos quando inadequadamente ingeridos. A lesão da mucosa esofagiana é mais comum no terço médio do esôfago, ocorrendo em cerca de 75% próximo ao arco aórtico.[159]

As estruturas física e química dos comprimidos também são importantes, pois comprimidos grandes e de consistência endurecida, podem impactar mais facilmente, enquanto aqueles de rápida solubilidade, quando impactados, podem produzir lesões mais rapidamente. As formulações em cápsulas, principalmente em farmácias de manipulações, contendo substâncias bifosfonadas, como alendronato, podem desintegrar no interior do esôfago e ocasionar esofagite ulcerada e odinofagia intensas (Fig. 23-6).

Características Fisiopatológicas da Lesão na Mucosa Esofagiana

Os medicamentos que causam lesões mais comumente na mucosa esofagiana podem ser classificados em 4 grupos, de acordo com a prevalência: 1. Antibióticos, como tetraciclina, doxiciclina e clindamicina, que representam 50% dos casos; 2. AAS e anti-inflamatórios não esteroides, 20% dos casos; 3. Bifosfonatos; e 4. Outros medicamentos compostos de cloreto de potássio, quinidina e sulfato ferroso.[160] Certamente teremos novo reagrupamento, pois os relatos de novos casos têm feito o número de drogas crescer, incluindo antirretrovirais, anticoagulante oral, imunossupressores, quimioterápicos e suplemento de aminoácido. Importante destacar que o anticoagulante oral associado é a dabigatrana, que pode, portanto, ser substituído por outros.[161-166]

A lesão da mucosa esofagiana pode ser classificada de acordo com a evolução em transitória (autolimitada) ou persistente.[159] As drogas que mais frequentemente produzem lesão transitória ou autolimitada são a doxiciclina, a mais comum, seguida da tetraciclina, clindamicina, ácido ascórbico, AAS, brometo de emeprônio e sulfato ferroso. Em decorrência de pH baixo (menor que 3), quando dissolvidos, ocasionam efeito injúria sobre a mucosa similares aos cáusticos ácidos. Os bifosfonatos, que têm estrutura e tamanho similares aos da fosfatidilcolina, substituindo-a e causando quebra na bicamada de fosfolipídios, podem produzir esofagite química grave semelhante aos cáusticos alcalinos, mas evoluem com estenose em menos de 1%. Em relação àquelas que produzem lesão permanente, por vezes causando estenoses, geralmente no terço médio do esôfago, são representadas por dois tipos principais, a quinidina e o cloreto de potássio, ambos têm pH neutro, porém, possuem tempo de trânsito esofagiano prolongado. Os anti-inflamatórios não hormonais, também pertencentes a este grupo, destroem a barreira mucosa citoprotetora normal.[159,167]

É importante ressaltar que até os inibidores de bomba de prótons, quando tomados com pouca água e na apresentação em cápsula, como o lansoprazol, podem ocasionar esofagite medicamentosa.[168]

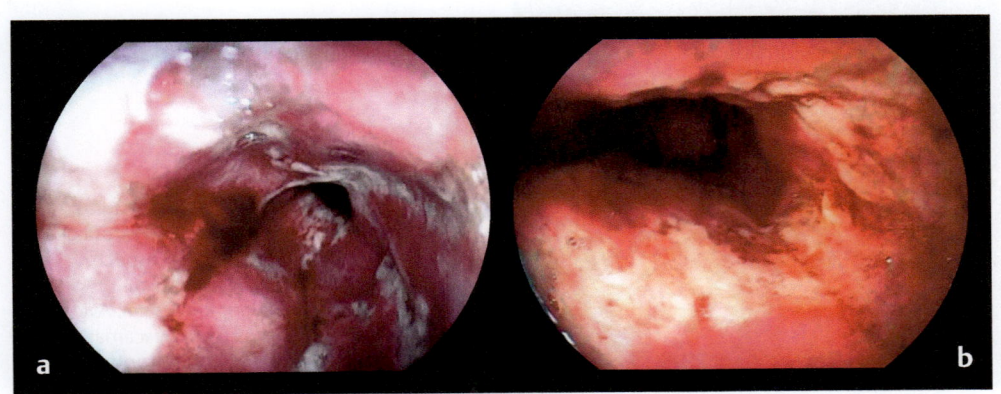

Fig. 23-6. Aspectos endoscópicos da esofagite medicamentosa. (a) Lesão por alendronato. (b) Lesão por doxiciclina.

Quadro Clínico

A história clínica clássica caracteriza-se pela ingestão de medicamentos com pouco ou sem nenhum líquido, seguido de dor retroesternal, odinofagia, após um período de 4 a 6 horas, com a resolução dos sintomas após 7 a 10 dias. A história clínica detalhada e o alto índice de suspeita clínica são especialmente importantes para o diagnóstico em pacientes jovens, pois não costuma ser uma hipótese considerada. Na prática clínica, é excepcional a progressão da lesão para estenose de esôfago, assim como a ocorrência de hematêmese, dor abdominal e febre.[159] Especificamente em relação à estenose, chamaram a atenção os relatos de casos causados pelo micofenolato.[164,165]

Diagnóstico

É facilmente estabelecido pela história clínica de início agudo e pelo exame endoscópico (EGD). A EGD é o método padrão ouro para o diagnóstico, permitindo localizar e caracterizar a extensão e a gravidade das lesões, que incluem erosões únicas ou múltiplas, ulcerações rasas ou profundas, muitas vezes com o comprimido presente sobre a lesão, além de sangramento ou patologias preexistentes. Por vezes, sem a história clínica bem caracterizada, o diagnóstico diferencial com esofagite infecciosa se impõe, sendo então a biópsia endoscópica imperativa.[169-172] As complicações como estenose, perfuração e hemorragia são raras. Quando há recorrência é importante considerar a hipótese de patologia esofagiana associada.

Kim *et al.*, ao exame endoscópico, verificaram lesões ulceradas em 82,1%, erosões em 71,9%, lesões ulceradas com sangramento em 24,4%, camada de medicamento aderido em 5,1%, fragmentos de comprimidos em 3,8% e estenose em 2,6%, em série de 78 pacientes com esofagite medicamentosa.[172]

Tratamento

O tratamento baseia-se, inicialmente, na interrupção da medicação lesiva e orientação para o paciente ou familiares quanto aos hábitos de ingestão de medicamentos. Geralmente apenas a interrupção do agente medicamentoso lesivo permite a recuperação total da mucosa.

A dieta líquida ou pastosa deve ser orientada de acordo com a intensidade da sintomatologia.

Em caso de dor torácica intensa, antiácidos com anestésicos locais compostos de hidróxido de alumínio 60 mg/mL, hidróxido de magnésio 20 mg/mL e oxetacaína 2 mg/mL propiciam o alívio. O uso concomitante de sucralfato suspensão oral 200 mg/mL também pode ser associado aos antiácidos e aos inibidores de bomba de próton.

Em casos com lesões esofagianas graves e sintomatologia intensa, há necessidade de internação com hidratação parenteral ou posicionamento de sonda nasoentérica, bem como monitorização para detectar precocemente as complicações. Casos graves, com sintomatologia e lesões extensas e profundas podem exigir nutrição parenteral.[167]

ESOFAGITE DESCAMATIVA

A esofagite dissecante superficial é uma forma particular de esofagite em que há descolamento do epitélio esofagiano, com profundidade e extensão variáveis. Não há etiologia definida, podendo ser idiopática, mas também estar relacionada com doenças cutâneas bolhosas e outras doenças autoimunes, tabagismo, ingestão de bebidas quentes, álcool e medicamentos.[173] O primeiro caso descrito que tivemos acesso foi apresentado por Beck RN, em 1951. Neste, o autor relata e demonstra a curiosa regurgitação e retirada de estrutura tubular que representa a descamação de todo o esôfago. Cita uma série de 17 casos descritos por Patterson TC, em 1935, que inclui o caso do próprio autor.[174] O número de drogas associadas à esofagite descamativa vem aumentando, sendo recentemente descritos: anti-inflamatórios, lenvatinibe, metotrexato, infliximabe, sulfato ferroso, lopinavir, ritonavir e tintura de cabelo.[111,175-177]

Os pacientes podem apresentar-se com sintomas e sinais variados que incluem disfagia, pirose, odinofagia, regurgitação, hemorragia digestiva alta, anemia e perda de peso; estes últimos estão relatados em casos associados a doenças sistêmicas.[176,178,179] Também devemos destacar a presença de achados endoscópicos característicos em pacientes com sintomas inespecíficos, representando, provavelmente, um achado incidental transitório (Fig. 23-7).

Não há tratamento específico que se restrinja à retirada do medicamento possivelmente associado, início de droga antissecretora e sitioprotetora, como descrito no tratamento da esofagite medicamentosa.

ESOFAGITE CÁUSTICA

Os termos corrosivo, definido como qualquer substância capaz de causar dano tecidual, e cáustico, que representa grupo de substâncias que causa lesão nos tecidos por reação química ao contato

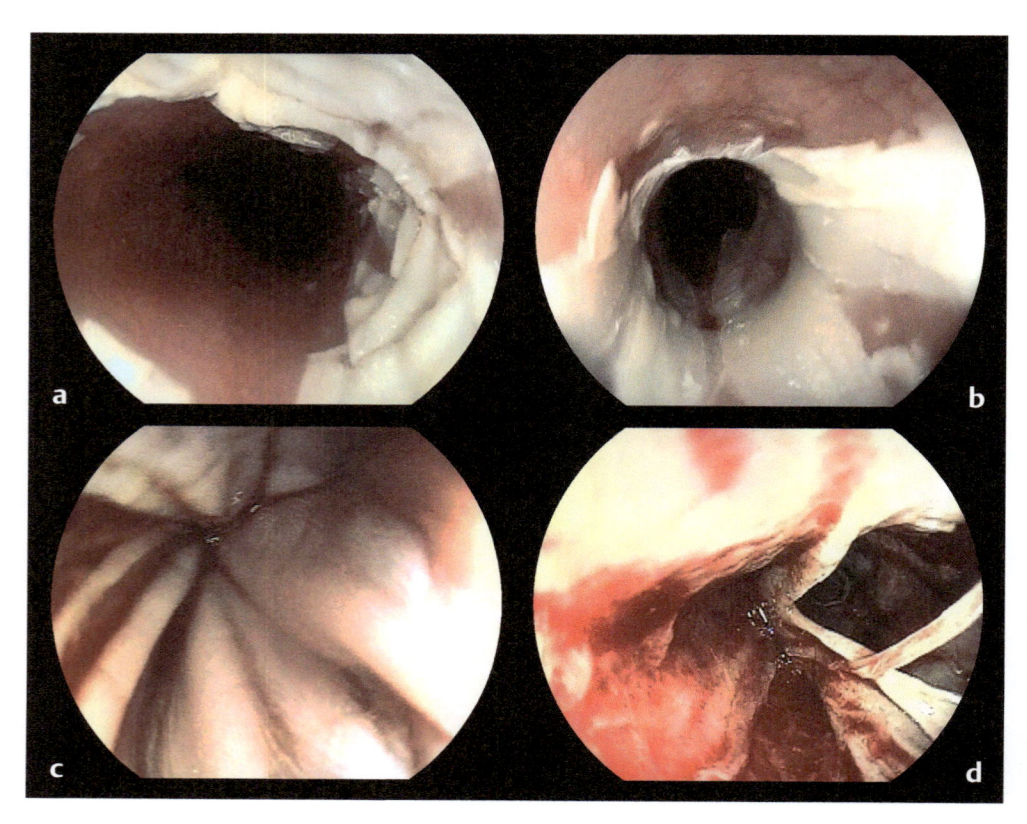

Fig. 23-7. Aspecto endoscópico de esofagite descamativa, medicamentosa. (**a, b**) Histórico de ingesta de doxiciclina sem água. Aspecto endoscópico de esofagite descamativa. (**c**) Aspecto da esofagite descamativa por Reuquinol. Avaliação inicial na endoscopia. (**d**) Aspecto descamativo ao final do exame endoscópico com rupturas das membranas.

direto, são utilizados como sinônimos. Entretanto, a não diferenciação dos termos é criticada porque a corrosão implicaria em lesão mecânica.[180,181] Uma grande variedade de substâncias químicas pode causar lesões cáusticas, como ácidos e bases orgânicas, agentes oxidantes, desnaturantes e hidrocarbonetos.

Ainda que campanhas educativas, modificação de embalagens e rótulos, e mesmo a proibição do uso domiciliar de alguns produtos tenham diminuído a ingestão de substâncias cáusticas, especialmente as acidentais, os números são expressivos, especialmente em países em desenvolvimento. As lesões cáusticas envolvem entre 5 e 15 mil americanos anualmente.[182,183] No grupo pediátrico da mesma população, a incidência é de 15,8 casos em cada 100 mil habitantes.[184] Uma compilação de dados da Organização Mundial de Saúde citada em uma grande revisão estimou a incidência de 110/100.000 pessoas anualmente, mas bem distintas entre as regiões, sendo 19/100.000 nos Estados Unidos, 187/100.00 no Mediterrâneo Oriental e 243/100.000 na Ásia. O grupo pediátrico envolve 30% dos casos. Os ácidos são mais comuns entre os países asiáticos, como Índia, Taiwan e Coreia do Sul, enquanto os álcalis são responsáveis pela maioria dos casos na Europa Ocidental e América do Sul.[185] A importância está além da mortalidade, estimada em 4,8/100.000, porque envolvem, principalmente, os grupos pediátricos, acidentalmente, e adultos jovens, usualmente como tentativa de suicídio, e apresentam como sequelas as estenoses recorrentes ou refratárias que têm importante impacto na qualidade de vida.[186]

Fisiopatologia

Dois grandes grupos de substâncias estão divididos em função do pH, os ácidos e os álcalis. Estes reagem com as proteínas dos tecidos e causam necrose de liquefação, com a formação de uma substância gelatinosa que permite a penetração e a extensão do dano a camadas profundas dos tecidos. Em contraste, os ácidos desnaturam as proteínas por necrose de coagulação. O coágulo evita que o ácido alcance camadas mais profundas dos tecidos, limitando o dano.[187,188] Ademais, os ácidos são difíceis de serem ingeridos em grande volume, pelo cheiro repugnante e sensação de queimadura na mucosa oral.[189] Agentes cáusticos com pH menor que 2 ou maior que 12 são extremamente corrosivos ao trato gastrointestinal.[190] Além do tipo de substância, fatores como concentração, volume, viscosidade e tempo de exposição são determinantes do grau de lesão.[191]

O processo se dá, inicialmente, por necrose eosinofílica, com edema e congestão hemorrágica. A invasão bacteriana se associa à mucosa necrosada e descolada, e ao final da primeira semana surgem o tecido de granulação e as úlceras se encontram cobertas por fibrina; a perfuração pode ocorrer neste período se a lesão ultrapassar o plano muscular. O reparo esofagiano se inicia por volta do 10º dia, enquanto as úlceras começam a epitelizar no fim do primeiro mês. Neste processo de reparação a deposição de colágeno só se inicia após 2 semanas, a retração cicatricial começa a se estabelecer após cerca de 20 dias, determinando estenose e encurtamento que, por sua vez, predispõe ao desenvolvimento de refluxo, o que pode concorrer para acentuar ou perpetuar a estenose.[192,193] A lesão microvascular é importante não só neste período, mas por toda a vida, podendo determinar acentuação da estenose anos depois ou concorrer para recorrência ou recidiva após as sessões de dilatação.[194] A consequência clínica da estenose, refluxo e alteração da motilidade é particular no esôfago, por ser um órgão tubular longo e estreito.

Avaliação

A abordagem médica, primariamente, objetiva assegurar a sobrevivência, controlando o dano aos órgãos e manipulando complicações sistêmicas. Posteriormente, os esforços são direcionados para prevenção de sequelas, especialmente a autonomia nutricional, e melhoria da qualidade de vida, que é bastante impactada.[195,196] Na admissão urge a avaliação e o suporte clínicos, com ênfase especial ao estado hemodinâmico, a presença de obstrução de via aérea, enfisema subcutâneo e irritação peritoneal. Na história clínica ser deve-se pesquisar se a ingestão foi acidental ou voluntária, há quanto tempo, volume, tipo de substância (a embalagem é de grande utilidade), assim como se houve ingestão de outras drogas, como medicamentos e álcool. As ingestões cáusticas entre as crianças são primariamente acidentais, em contraste com os adultos, usualmente utilizada para tentativa de suicídio, onde o volume tende a ser grande e as lesões mais graves.[190]

A avaliação específica envolve sintomas e sinais clínicos, o exame endoscópico e a tomografia. Sinais de resposta inflamatória sistêmica, dor torácica, disfagia, sialorreia, hemorragia e lesões na laringe podem indicar lesões esofagianas graves. A relação entre os sinais e sintomas considerados preditores das lesões na mucosa esofagiana é inequívoca, entretanto, não é direta; pode haver, ainda que incomum, lesões graves mesmo na ausência de sinais e sintomas.[192,197] A história clínica é de grande importância, pois auxilia na decisão e pode evitar procedimentos fúteis naqueles com probabilidade muito baixa de apresentar lesões, assim como alta hospitalar sem a investigação necessária naqueles com lesões.

Endoscopia na Fase Aguda

A realização do exame endoscópico em todos os pacientes é questionada, e não há recomendações rígidas em relação à indicação, devendo ser analisada caso a caso. Para alguns autores a endoscopia não é realizada naqueles com história questionável e sem sintomas.[198] Entretanto, avaliação de 176 paciente até 18 anos, 7 pacientes sem nenhum sinal ou sintoma apresentaram lesões esofagianas graves.[199] Na maior série já publicada, que avaliou uma coorte de 968 pacientes do grupo pediátrico, os autores mudaram a conduta e passaram a não mais realizar o procedimento endoscópico na admissão, por entenderem que este não modificava a conduta.[200] Publicação recente correlacionou, em coorte de pacientes com média etária de 2,4 anos, a presença ou não de sinais e sintomas com os achados endoscópicos, não sendo encontradas alterações na mucosa esofagiana nos 30 pacientes assintomáticos. Propuseram no grupo assintomático: 1. Alimentação e vigilância por 12 horas; 2. Alta e reavaliação após 10-14 dias, uma vez assintomático; e 3. Liberação do segmento caso assim se mantivessem.[195] Estudos analisaram a correlação entre o tipo de ingestão, acidental ou como tentativa de suicídio, o volume, os sintomas e sinais, com o grau de lesão esofagiana e o desfecho clínico. Podemos estabelecer que a ingestão de grande volume, presença de sintomas e sinais persistentes como sialorreia, disfagia, dor abdominal, vômitos, estridor, e a tentativa de suicídio são consideradas indicações de endoscopia, independente da ausência de lesões na hipofaringe.[201-204] Resumindo, a ausência de sinais e sintomas associada à ingestão acidental envolvem alto valor preditivo negativo, enquanto a tentativa de suicídio e a presença de sinais e sintomas estão associadas a alto valor preditivo positivo para apresentar lesões esofagianas, havendo correlação entre o número de sinais e sintomas apresentados e o grau das lesões.[201]

Indicada a endoscopia, decidamos pelo melhor momento. Existem diferenças nas publicações que variam entre 3 e 48 horas.[181,191,192,194,197,198] Entendemos que o tempo entre o evento e a sala de endoscopia é resultado de muitas variáveis que certamente envolvem período superior a 3 horas. Os autores sugerem realizá-la dentro de 24 horas, sempre contextualizando o caso. Por exemplo, realizar logo o procedimento, aproveitando o funcionamento da rotina, parece-nos bastante razoável para certificar ausência de lesões graves e conferir alta para paciente com pequena probabilidade de apresentá-las, assim como não se justifica exame durante a madrugada para este paciente ou mesmo para aquele com alta probabilidade pré-teste de ter lesões graves. Para solicitação de exame fora do período da rotina sempre faça para si a seguinte pergunta, antes de sua decisão e argumentação: o procedimento endoscópico mudará a conduta neste momento? O procedimento deve ser evitado após 2 a 3 dias até 2 semanas, pois representa o período crítico, onde as lesões se encontram no maior grau, sem que tenha havido ainda a deposição de colágeno.[190-192]

Quadro 23-7. Classificação Endoscópica para Esofagite Cáustica

Grau	Achados
0	Normal
1	Edema e enantema
2	Ulcerações mucosa e submucosa
2A	Erosões, ulcerações superficiais, exsudatos
2B	Ulcerações profundas descontínuas ou circunferenciais
3	Ulcerações transmurais com necrose
3A	Necrose focal
3B	Necrose extensa
4	Perfuração

O procedimento endoscópico tem implicação prognóstica e terapêutica, podendo predizer complicações, indicar a alta hospitalar, internação para tratamento clínico, e mesmo tratamento cirúrgico de emergência. Há várias publicações que correlacionam o grau das lesões com o desenvolvimento de complicações e podemos nos basear em classificações para tomada de decisões. Dentre as disponíveis, a proposta por Zargar é a mais difundida (Quadro 23-7).[205] Cheng *et al.* analisaram dados de 278 pacientes e demonstraram clara associação dos achados endoscópicos ao tempo de internação e ao desenvolvimento de complicações como perfuração, sangramento, broncoaspiração, insuficiência respiratória e estenose.[191] Nesta série a estenose ocorreu em 3,6%, 14,5%, 28,2% e 53,7%, para os graus 2a, 2b, 3a e 3b, respectivamente. Temiz *et al.* demonstraram o desenvolvimento de estenose em 14,3%, 32,1% e 100% para um grupo pediátrico com lesões 2a, 2b e 3, respectivamente.[198] Alguns aspectos endoscópicos são demonstrados (Fig. 23-8).

Conduta

Uso de antídotos potenciais e passagem de sonda gástrica para evitar vômitos, drenagem e diluição da substância ingerida estão contraindicados.

Os pacientes com lesões grau 0 ou 1 devem receber dieta via oral e alta, se não houver outra justificativa para sua permanência. Os pacientes com lesões grau 2a devem receber dieta via oral líquida, inicialmente, caso não exista sintoma que impeça, assim como devem ser seguidos ambulatorialmente, pois também podem desenvolvem estenose; sugere-se esofagografia ou endoscopia após 4 semanas. Aqueles com lesões 2b devem ficar internados para período de observação e liberados tão logo tolerem a alimentação via oral. Os pacientes com lesões 3 são sempre internados, alimentados através de sonda enteral ou por nutrição parenteral, se houver lesões gástricas graves associadas ou se o endoscopista julgar ser alto o risco de perfuração.

A indicação cirúrgica tem que ser a mais precisa possível, pois estamos discutindo esofagectomia de emergência em paciente grave. A necessidade de procedimento cirúrgico tem impacto tanto na mortalidade quanto nos resultados funcionais a longo prazo, e os melhores resultados são obtidos após tempo necessário para a fibrose ficar completamente estabelecida, quando é mais clara a margem para ressecção e anastomose.[192,206] Grande série de casos demonstrou que a decisão de esofagectomia baseada somente nos achados endoscópicos resultou em esofagectomia desnecessária em 15% dos casos.[207] Estudo utilizando a tomografia concluiu que esta pode selecionar melhor os pacientes para cirurgia, quando correlacionada com a endoscopia. Foi sugerida a combinação dos achados tomográficos e endoscópicos para tomada de decisão, com a indicação de cirurgia nas lesões 3b ao procedimento endoscópico e necrose à tomografia (Fig. 23-9).[188] Em acordo com outro autor, entendemos, entretanto, que o procedimento cirúrgico só deva ser indicado na presença de perfuração evidente.[206]

Ainda sob a avaliação por tomografia, Ryu *et al.* apresentaram uma classificação e estabeleceram uma correlação entre os achados tomográficos e o desenvolvimento de estenose esofagiana (Quadro 23-8).[208] Pacientes com lesões grau 4 devem ser especialmente seguidos pela alta probabilidade de desenvolverem estenose.

A proposta de uso de antibiótico e corticosteroide sistêmico, com o objetivo de reduzir a infecção secundária e a formação de tecidos de granulação e fibrose são propostas antigas.[209] Especificamente em relação ao corticoide, os resultados são conflitantes.[210,211] Revisão extensa inferiu que não há benefício e pesquisa entre médicos indianos, onde há grande número de casos, demonstrou que poucos o utilizam e os autores interpretaram como conduta correta, entretanto, revisão recente recomenda sua utilização, mas reconhecendo que não há consenso.[181,192,212] Não há consenso entre os autores deste capítulo.

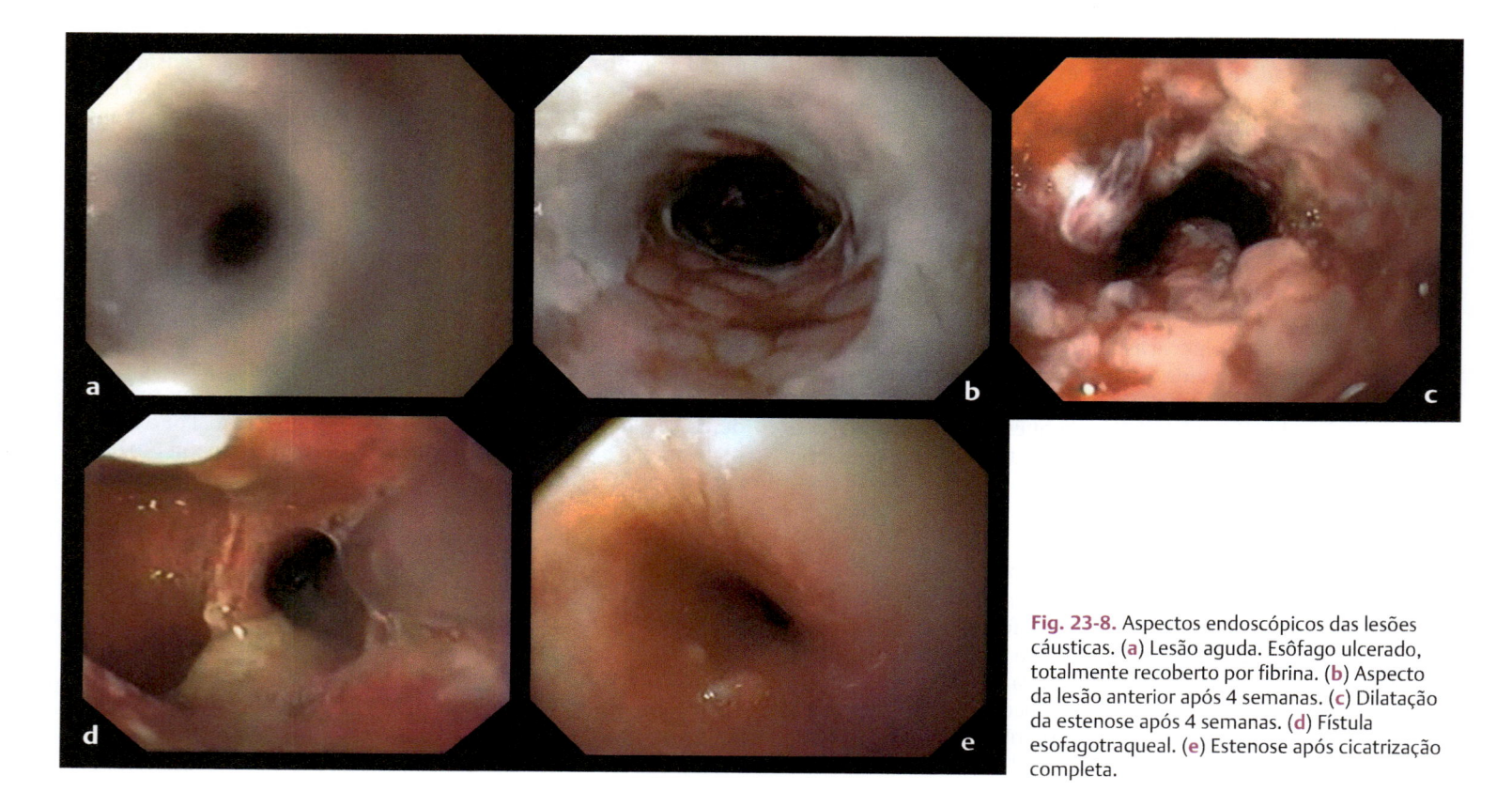

Fig. 23-8. Aspectos endoscópicos das lesões cáusticas. (**a**) Lesão aguda. Esôfago ulcerado, totalmente recoberto por fibrina. (**b**) Aspecto da lesão anterior após 4 semanas. (**c**) Dilatação da estenose após 4 semanas. (**d**) Fístula esofagotraqueal. (**e**) Estenose após cicatrização completa.

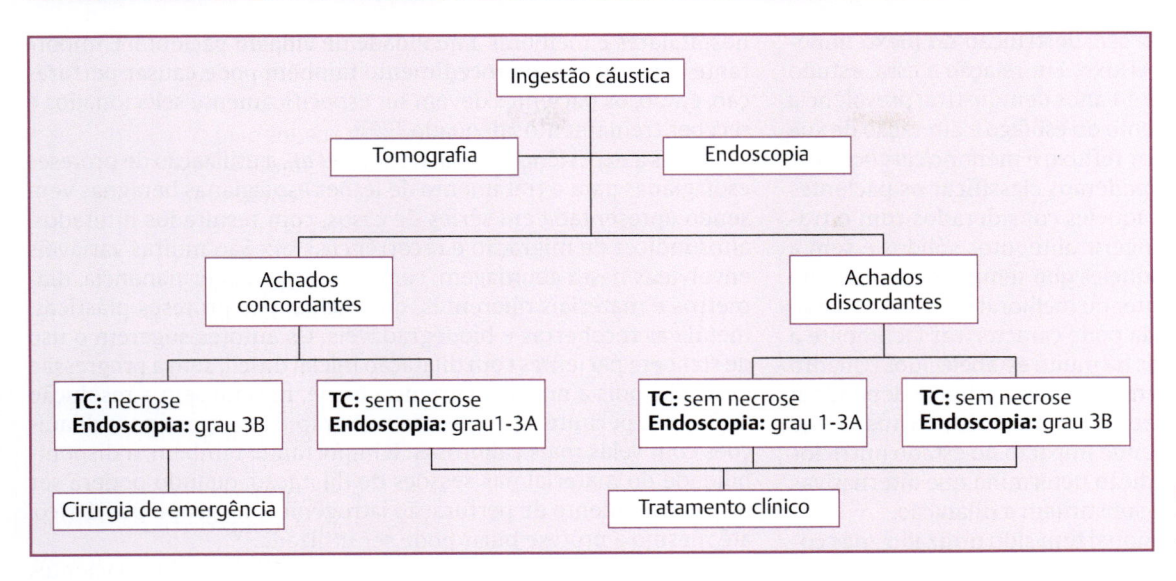

```
                        Ingestão cáustica
                              │
                ┌─────────────┴─────────────┐
           Tomografia                   Endoscopia
                ├─────────────┬─────────────┤
           Achados                     Achados
         concordantes                discordantes
         ┌──────┴──────┐           ┌──────┴──────┐
    TC: necrose    TC: sem necrose  TC: sem necrose  TC: sem necrose
    Endoscopia:    Endoscopia:      Endoscopia:      Endoscopia:
    grau 3B        grau1-3A         grau 1-3A        grau 3B
         │              │                │                │
   Cirurgia de                    Tratamento clínico
   emergência
```

Fig. 23-9. Correlação entre tomografia e endoscopia para tomada de decisão.

Endoscopia no Tratamento das Estenoses

Ainda que incluído nas lesões cáusticas, os princípios do tratamento endoscópico envolvem todas as estenoses benignas. O objetivo é permitir a autonomia nutricional, definida como a capacidade do paciente ingerir dieta normal, apresentar ganho de peso de ao menos 10% do peso corporal de base e ter albumina sérica normal.[195] O tratamento endoscópico está detalhadamente abordado em outro capítulo deste tratado. Cabe-nos destacar algumas situações mais específicas.

Após a fase aguda os pacientes com lesões mais expressivas podem desenvolver a complicação mais frequente, a estenose. Em grande grupo de pacientes pediátricos, o período de ocorrência máxima foi aos 3 meses.[197] As úlceras cicatrizam em 3 semanas, com fibrose e formação da estenose, mas o "tempo de remodelamento", isto é, o período necessário para a estabilização da estenose, varia entre 6 meses e 3 anos. Devemos destacar que a progressão pode ser muito longa em decorrência da lesão isquêmica por acometimento microvascular. A disfagia é o sintoma de apresentação e ocorre quando o lúmen esofagiano é reduzido em mais de 50%.[213] Como consequência, em estenose longa, tortuosa, com grande fibrose e componente isquêmico, o sucesso do tratamento endoscópico é menor do que em estenoses de outras etiologias. As estenoses cáusticas envolveram média de 24,6 dilatações endoscópicas, contra 8,9 e 8,8, realizadas nas pós-cirúrgicas e pépticas, respectivamente.[214] Tais características classificam-nas como estenoses complexas, pelas alterações anatômicas, e em refratárias ou recorrentes, pela resposta ao tratamento. Em relação à avaliação do tratamento endoscópico, fatores como inflamação e dismotilidade devem ser excluídos, pois influenciam na resposta clínica (Quadro 23-9).[213,215] Série de casos em centro terciário correlacionou o insucesso da dilatação com o grau de disfagia, a apresentação tardia, o número e a extensão das estenoses, acometimento do esôfago cervical e ingestão causada por tentativa de suicídio.[195] A presença de inflamação é fator adicional em grande série de casos.[216]

O período ideal para iniciar a dilatação é após a cicatrização da fase aguda, usualmente na terceira semana, pois o início de tratamento tardio está associado a maior número de sessões porque a parede esofagiana apresentará marcada fibrose e deposição de colágeno.[192] Tyriaki T et al. obtiveram menor tempo de resolução das estenoses iniciando as dilatações na primeira semana, sem que estas determinassem maior frequência de perfuração.[217] Devemos destacar que é fundamental o acompanhamento dos pacientes, pois não é incomum a adaptação desses à estenose, modificando progressivamente a consistência da dieta, o que o leva a procurarem assistência anos depois, quando a progressão da doença não pode ser mais compensada pela mudança de hábitos.

O tratamento endoscópico das estenoses é realizado classicamente por dilatações com velas ou balões. Entendemos que a dilatação com velas, pelo baixo custo, simplicidade técnica e relativo controle é o procedimento de primeira escolha. Ademais, utilizando a propriocepção, é possível ajustar o calibre da vela às características da estenose, conferindo teórica segurança. Entretanto, metanálise recente envolvendo 712 pacientes e 4.860 dilatações não demonstrou diferença na incidência de perfurações causadas por velas e balões, 1% por dilatação.[218] Ainda em relação à dilatação com velas, especialmente para aqueles que não fazem procedimentos regularmente em crianças, a regra do dedo polegar, que estabelece o calibre do dedo do paciente como limite, é bastante útil para balizar o tamanho da maior vela dilatadora a ser empregada.[219]

É difícil decidir sobre a continuidade do tratamento após perfuração tratada conservadoramente. Ainda que a tendência seja considerarmos como falência de tratamento, devemos estudar caso a caso. Estudo retrospectivo envolvendo 24 perfurações iatrogênicas em pacientes do grupo pediátrico, 22 delas tratadas conservadoramente com antibiótico e dieta zero, a resolução da estenose foi obtida em 15 dos 17 pacientes que retomaram ao programa de dilatação. Os mesmos autores, provavelmente utilizando os mesmos dados, fizeram uma leitura dos fatores associados ao resultado, concluindo que estenose superior a 3 cm, envolvimento faríngeo e doença do refluxo associada são preditores de falência do tratamento.[220,221]

O resultado clínico final tem influência de múltiplos fatores, especialmente porque não é incomum a combinação com a alteração

Quadro 23-8. Classificação Tomográfica da Esofagite Cáustica

Grau	Achados
1	Ausência de edema definido na parede esofágica
2	Edema na parede esofágica, sem envolvimento do tecido conectivo frouxo periesofágico
3	Edema da parede esofágica com envolvimento do tecido periesofágico, mas com interface bem delimitada
4	Edema da parede esofágica com envolvimento do tecido periesofágico e apagamento da interface entre os tecidos, ou coleção líquida localizada em torno do esôfago ou da aorta descendente

Quadro 23-9. Classificação das Estenoses Esofágicas

Classificação	Características
Anatômica	
Simples	Curta, com diâmetro superior a 5mm
Complexa	Longa, tortuosa, associada a fístula ou divertículo
Quanto à resposta ao tratamento	
Refratária	Não se alcança o diâmetro de 14mm, após 5 sessões de dilatações com intervalo de 2 semanas
Recorrente	Não mantém lúmen satisfatório por 4 semanas, após o diâmetro de 14mmter sido alcançado

da motilidade esofagiana pela fibrose, destruição do plexo mioentérico e até mesmo doença do refluxo. Em relação a esta, estudo realizado em 52 pacientes com até 14 anos demonstrou prevalência de 63,5%; atribui-se ao encurtamento do esôfago e alteração de sua motilidade, que determinam maior refluxo e menor *clearance*, respectivamente.[222] Objetivamente, podemos classificar os pacientes sob tratamento em dois grupos, aqueles considerados com o tratamento finalizado, capazes de ingerir alimentos sólidos e sem a necessidade de novas sessões, e aqueles que sempre dependem do tratamento endoscópico para manter ou melhorar a dieta e o estado nutricional.[223] A anamnese dirigida pode caracterizar facilmente a evolução clínica, seguindo critérios há muito estabelecidos (Quadro 23-10). Muitos pacientes compõem o segundo grupo e dependem de dilatações frequentes, por vezes com intervalos curtos, o que determina aumento de custo e grande impacto no estado nutricional e qualidade de vida. Esta condição determina que alternativas terapêuticas sejam associadas ou substituam a dilatação.

Há muito o corticoide intralesional tem sido utilizado, mas comumente as publicações são coortes de pacientes já sob programa de dilatação, onde a análise comparativa é realizada no mesmo grupo, em dois períodos diferentes.[224] Há divergência sobre seu uso entre os autores deste capítulo, mas podemos afirmar que a aplicação está consolidada em nosso meio.

A mitomicina C é um antibiótico derivado do *Estreptomyces caespitous* com atividade antineoplásica e antiproliferativa, com inibição da proliferação de fibroblastos e da síntese de proteínas da matriz extracelular. Mendez-Nieto *et al.* compararam a dilatação com a infusão intralesional de triancinolona ou uso tópico da mitomicina C, obtendo redução significativa do número de dilatações de 11 para 4,5 sessões, respectivamente.[225] A mesma droga foi utilizada em diferentes momentos após a indução de estenose em modelo animal, demonstrando efeitos benéficos quando aplicada logo após a indução.[226] Prospectivamente, a comparação da dilatação com a dilatação combinada com a mitomicina C tópica demonstrou que a associação reduziu significativamente a disfagia e o número de dilatações.[227] O uso intralesional após as dilatações, utilizando agulha de esclerose, reduziu o número de procedimentos de 3,8 em 6 meses para 0 em 6 meses.[228]

Em estenoses curtas, a estenotomia pode ser empregada nas estenoses refratárias ou recorrentes, podendo ser combinadas com dilatação por balão ou aplicação de *stent*.[229,230]

Uma alternativa descrita para os pacientes com estenoses recorrentes é a autodilatação, que pode reduzir os procedimentos hospitalares e melhorar a qualidade de vida do paciente. É importante destacar que o procedimento também pode causar perfuração, então, os pacientes devem ser especificamente selecionados e receber treinamento adequado.[231,232]

Após a experiência inicial de Song *et al.*, a utilização de próteses esofagianas para o tratamento de lesões esofagianas benignas vem sendo apresentada em séries de casos, com resultados limitados, altos índices de migração e recorrência.[233-239] São muitas variáveis envolvidas nesta abordagem, como o tempo de permanência, diâmetros e materiais diferentes, que incluem as próteses plásticas, metálicas recobertas e biodegradáveis. Os autores sugerem o uso de *stent* em pacientes com dilatação inicial difícil, sem a progressão desejada, pois a nossa experiência é que, mesmo sem a resolução definitiva, permite a progressão mais rápida e segura para dilatações com velas mais calibrosas. É importante, também, a disponibilidade do material nas sessões de dilatação, quando poderá ser útil ao tratamento de perfuração iatrogênica; no grupo pediátrico, até mesmo a prótese biliar pode ser utilizada.[239]

Em nosso meio o tratamento cirúrgico é reservado a pacientes com estenoses refratárias ou que tenham apresentado perfuração durante o tratamento, uma vez que é frequente a manutenção do tratamento endoscópico para os pacientes com estenoses recorrentes. É possível que esse viés de seleção dos pacientes, muitos submetidos à cirurgia sem boa condição clínica e/ou nutricional, explique o pequeno número e os resultados. Metanálise recente envolvendo 439 casos de reconstrução com o tubo gástrico demonstrou deiscência em 14,4%, estenose em 27,2%, recorrência da disfagia estimada em 14,4% e mortalidade de 4,8%.[240,241] Vemos que o problema é complexo e que deve ser abordado multidisciplinarmente.

Câncer de Esôfago

Estima-se que a incidência de câncer seja 1.000 a 3.000 vezes maior em comparação com grupos de mesma faixa etária, sendo considerado uma complicação tardia.[192] Apesar de a incidência poder estar superestimada, é consenso que a lesão cáustica é um fator de risco. Estudo comparando a incidência de câncer em uma coorte de 21.840 pacientes pareados com um grupo-controle demonstrou maior incidência de câncer naqueles que utilizaram pesticidas, mas não entre os que utilizaram detergentes; a criticar o período curto de acompanhamento.[242]

O mecanismo de desenvolvimento não está claramente definido. Tem sido sugerido que o câncer pode ser consequente a refluxo, irritação traumática e crônica por repetidas sessões de dilatação e estase secundária à estenose e dismotilidade. Uma forma particular neste contexto é o carcinoma verrucoso, que tem morfologia própria, diagnóstico histológico difícil, crescimento lento e raramente apresenta metástase (Fig. 23-10).[243] A primeira descrição de carcinoma de esôfago em paciente com história de lesão cáustica foi descrita em 1904, e esta tem sido reportada em 1 a 4% das séries de carcinoma de esôfago.[187,244,245] Talvez este problema seja superestimado, pois tem sido pouco reportado em séries grandes e com longo acompanhamento.[126] A Sociedade Americana de Endoscopia sugere avaliações a cada 2-3 anos, após 10-20 anos. Cabe destacar que não é possível a vigilância naqueles submetidos à cirurgia em que o esôfago não é ressecado.

Quadro 23-10. Classificação Clínica da Disfagia

Grau	Classificação
0	Ausência de disfagia
1	Consegue ingerir alguns alimentos sólidos
2	Consegue ingerir alimentos pastosos
3	Consegue ingerir alimentos líquidos
4	Incapaz de ingerir até mesmo saliva

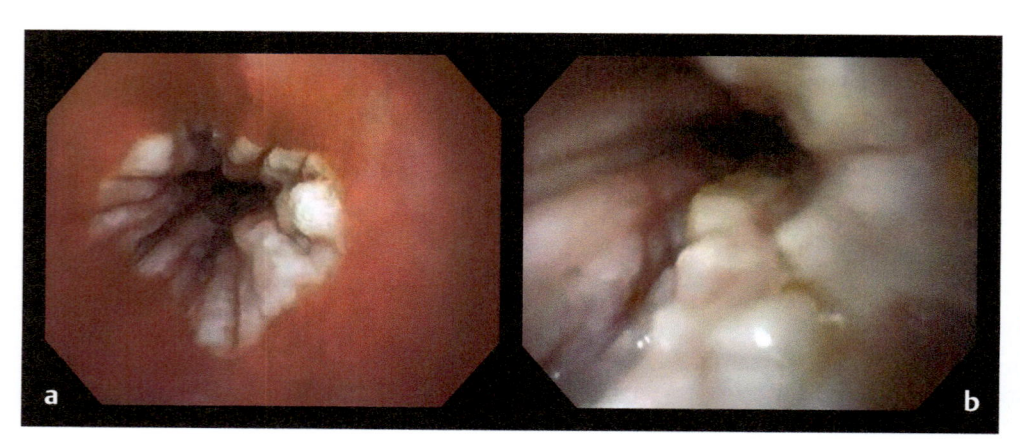

Fig. 23-10. Carcinoma verrucoso em paciente com ceratose esofagiana há muito diagnosticada. (a) Aspecto da transição entre o esôfago normal e o segmento com ceratose esofagiana. (b) Aspecto após o desenvolvimento do carcinoma verrucoso.

REFERÊNCIAS BIBLIOGRÁFICAS

1. Pyrtle J, Obando J. Endoscopic management of the difficult benign esophageal strictures. Tech Gastrointest Endosc. 2007;9:74-83.
2. Colombo AL, Guimarães T. Epidemiology of hematogenous infections due to Candida spp. Rev Soc Bras Med Trop. 2003;36:599-607.
3. Colombo AL, Guimarães T, Camargo LF, et al. Brazilian guidelines for the management of candidiasis - a joint meeting report of three medical societies: Sociedade Brasileira de Infectologia, Sociedade Paulista de Infectologia and Sociedade Brasileira de Medicina Tropical. 2013;17(3):283-312.
4. Rosololowski M, Kierzkiewicz M. Etiology, diagnosis and treatment of infectious esophagitis. Prz Gastroenterol. 2013; 8(6):333-7.
5. Wilson A, Delport J, Ponich T. Candida glabrata esophagitis: are we seeing the emergence of a new azoleresistantpathogen? Int J Microbiol. 2014;2014:371631.
6. Yakoob J, Jafri W, Abid S, et al. Candida esophagitis: risk factors in non-HIV population in Pakistan. World J Gastroenterol. 2003;9(10):2328-31.
7. Underwood J A, Williams J W, Keate RF. Clinical findings and risk factors for Candida esophagitis in outpatients. Dis Esophagus. 2003;16(2):66-9.
8. Kodsi B E, Wickremesinghe C, Kozinn P J, et al. Candida esophagitis: a prospective study of 27 cases. Gastroenterology. 1976;71(5):715-9.
9. Asayama N, Nagata N, Shimbo T, et al. Relationship between clinical factors and severity of esophageal candidiasis according to Kodsi's classification. Dis Esophagus. 2014;27(3):214-9.
10. Jafarian H, Gharaghani M, Seyedian SS, Mahmoudabadi AZ. Genotyping, antifungal susceptibility, enzymatic activity, and phenotypic variation in Candida albicans from esophageal candidiasis. J Clin Lab/anal. 2021;35:e23826.
11. Golub JS, Johns 3rd MM. Esophageal candidiasis. Ear Nose Throat J. 2005;84:765.
12. Sugar AM. Oroesophageal candidiasis. AIDS Read. 2004;14:572.
13. Nishimura S, Nagata N, Shimbo T, et al. Factors associated with esophageal candidiasis and its endoscopicseverity in the era of antiretroviral therapy. PLoS One. 2013;8:e58217.
14. Wernek Silva AL, Prado IB. Rolee of upper endoscopy in diagnosing opportunistic infections in human immunodeficiency vírus-infected patients. World J Gastrointestinal. 2009;15:1050-6.
15. Alemán C, Alegre J, Suriñach JM, et al. Esophageal candidiasis in patients without cellular immunity changes. Report of 7 cases. Rev Clin Esp. 1996;196(6):375-7.
16. Chocarro Martínez A, Galindo Tobal F, Ruiz-Irastorza G, et al. Risk factors for esophageal candidiasis. Eur J Clin Microbiol Infect Dis. 2000;19(2):96-100.
17. Olmos M A, Araya V, Concetti H, et al. Oesophageal candidiasis: clinical and mycological analysis. Acta Gastroenterologica Latinoamericana. 2005;35(4):211-8.
18. Underwood JA, Williams JW, Keater RF. Clinical findings and risk factors for Candida esophagitis in outpatients. Dis Esophagus. 2003;16(2):66-9.
19. Vazquez JA, Sobel JD. Mucosal candidiasis. Infect Dis Clin N Am. 2002;16:793-820.
20. Baher PH, McDonald GB. Esophageal infections: risk factors, presentation, diagnosis and treatment. Gastroenterology. 1994;106(2):509-32.
21. Takasawa H, Takahashi Y, Abe M, et al. An eldery case of type 2 diabetes which developed in association with oral and esophageal candidiasis. Intern Med. 2007;46(7):387-90.
22. Kaburagi Y, Kajio H, Noda M. An elderly case of type 2 diabetes which developed in association with oral and esophageal candidiasis. Intern Med. 2007;46 (7):387-90.
23. Bonavina L, Incarbone R, Reitano M, et al. Candida colonization in patients with esophageal disease: a prospective clinical study. Dis Esophagus. 2003;16(2):70-2.
24. Davidson L, van den Reek JMPA, Bruno M, et al. Risk of candidiasis associated with interleukin-17 inhibitors: A real-world observational study of multiple independent sources. Lancet Reg Health Eur. 2021;13:100266.
25. Krause W, Matheis H, Wulf K. Fungaemia and funguria after oral administration of Candida albicans. Lancet. 1969;1(7595):598-9.
26. Gaissert HA, Breuer CK, Weissburg A, Mermel L. Surgical management of necrotizing Candida esophagitis. Ann Thorac Surg. 1999;67(1):231-3.
27. Gock M, Schäfer M, Parren A, et al. Fatal esophageal perforation caused by invasive candidiasis. Ann Thorac Surg. 2005;80(3):1120-2.
28. Jungbluth T, Bouchard R, Kujath P, Bruch HP. Complicated course of oesophageal perforations because of fungal infections. Mycosis. 2005;48(1):41-5.
29. Tran HA, Vincent JM, Slavin, MA, Grigg A. Esophageal perforation to angio-invasive Candida glabrata following hemopoietic stem cell transplantation. Clin Microbiol Infect. 2003;9(12):1215-8.
30. Demir D, Doganavsargil B, Sarsik B, et al. Is it possible to diagnose infectious oesophagitis without seeing the causative organism? A histopathological study. Turk J Gastroenterol. 2014;25:481-7.
31. Sincu N, Mocan S, Chiriac LC, Bataga S. An endoscopic and pathological survey of digestive tract disorders in patients infected with human immunodeficiency virus monitored in the Clinic of Infectious Diseases from Tirgu Mures. Romania Rom J Morphol Embryol. 2014;55:885-90.
32. Sadarangani S, Berg ML, Mauck W, Rizza S. Iatrogenic cushing syndrome secondary to Ritonavir-epidural triamcinolone interaction: an illustrative case and review. Interdiscip Perspect Infect Dis. 2014;2014:849432.
33. Wilcox CM, Straub RF, Clark WS. Prospective evaluation of oropharingeal findigs in human immunodeficiency virus-infected patients with esophageal ulceration. Am J Gastroenterol. 1995;90(11):1938-41.
34. Zambrano M, Chehter EZ Laudanna AA. Esofagite infecciosa na síndrome da imunodeficiência adquirida. In: Sakai P, Ishioka S, Maluf Filho F, Azzam RS. Tratado de endoscopia digestiva terapêutica. São Paulo: Editora Atheneu; 1999. p. 221-7.
35. Dockrell DH, O'Shea D, Cartledge JD, Freedman AR. British HIV Association guidelines on the management of opportunistic infection in people living with HIV: The clinical management of Candidiasis 2019. HIV Medicine. 2019;20 (8):2-24.
36. Mathieson R, Dutta SK. Candida esophagitis. Dig Dis Sci. 1983;28(4):365-70.
37. Werneck-SilvA AL, Prado IB. Role of upper endoscopy in diagnosing opportunistic infections in human immunodeficiency virus-infected patients. World J Gastroenterol. 2009;15(9):1050-6.
38. Zaidi SA, Cervia JS. Diagnosis and management of infectious esophagitis associated with human immunodeficiency virus infection. J Int Assoc Physicians AIDS Care (Chic). 2002;1(2):53-62.
39. Wilcox CM. Gastrointestinal manifestations of AIDS. Nutr Clin Pract. 2004;19(4):356-64.
40. Wilcox CM, Schwartz DA. Endoscopic-pathologic correlates of Candida esophagitis in acquired immunodeficiency syndrome. Dig Dis Sci. 1996;41(7):1337-45.
41. Siba Y, Gorantla S, Gupta A, et al. Esophageal intramural pseudodiverticulosis, a rare cause of food impaction: case report and review of the literature. Gastroenterol Rep. 2015;3:175-8.
42. de Oliveira LL, Carneiro FO, Baba ER, et al. Esophageal intramural pseudodiverticulosis: a rare endoscopic finding. Case Rep Med. 2013;2013:154767.
43. Bonacini M, Young T, Laine L. The causes of esophageal symptoms in human immunodeficiency virus infection. A prospective study of 110 patients. Arch Intern Med. 1991;151:1567-72.
44. Geisinger KR. Endoscopic biopsies and cytologic brushings of the esophagus are diagnostically complementary. Am J Clin Pathol. 1995;103:295-9.
45. Thom K, Forrest G. Gastrointestinal infections in immunocompromised hosts. Curr Opin Gastroenterol. 2006;22:18-23.
46. Cha R, Sobel JD. Fluconazole for the treatment of candidiasis: 15 years experience. Expert Rev Anti Infect Ther. 2004;2: Baehr 357-66.
47. Sweetser S, Jacobs NL, Wong Kee Song LM. Endoscopic diagnosis and treatment of esophageal verrucous squamous cell cancer. Dis Esophagus. 2014;27(5):452-6.
48. Wilheim AB, Miranda-Filho D de B, Nogueira RA, et al. Arq Gastroenterol. 2009;46(1):32-7.
49. Mussi-Pinhata MM, Yamamoto AY. [Congenital and perinatal infections] J Pediatr (Rio J). 1999;75(1):S15-30.
50. Griffi ths P. Cytomegalovirus infection of the central nervous system. Herpes. 2004;11(2):95A-104A.
51. Taylor GH. Cytomegalovirus. Am Fam Physician. 2003;67(3):519-24.
52. Reddy N, Wilcox CM. Diagnosis & management of cytomegalovirus infections in the GI tract. Expert Rev Gastroenterol Hepatol. 2007;1(2):287-94.
53. Baroco AL, Oldfield EC. Gastrointestinal cytomegalovirus disease in the immunocompromised patient. Curr Gastroenterol Rep. 2008;10:409-16.

54. Lemonovich TL, Watkins RR. Update on cytomegalovirus infections of the gastrointestinal system in solid organ transplant recipients. Curr Infect Dis Rep. 2012;14:33-40.
55. Davila M, Bresalier RS. Gastrointestinal complications of oncologic therapy. Nat Clin Pract Gastroenterol Hepatol. 2008;5:682-96.
56. Péter A, Telkes G, Varga M, Járay J. Gastrointestinal cytomegalovirus infections in organ transplant patients. Orv Hetil. 2008;149:2463-70.
57. Kitagawa K, Okada H, Miyazaki S, Funakoshi Y. Cytomegalovirus reactivation in esophageal cancer patients receiving chemoradiotherapy: A retrospective analysis. Cancer Medicine. 2021;10:7525-33.
58. Meesing A, Razonable RR. New developments in the management of cytomegalovirus infection after solid organ transplantation. Drugs. 2010;70:965-81.
59. Hoversten P, Kamboj AK, Wu T-T, Katzka DA. Risk factor, endoscopic features, and clinical outcomes of cytomegalovirus esophagitis based on a 10-year analysis at a single center. Clin Gastroenterology and Hepatology. 2020;18:736-38.
60. Bobak DA. Gastrointestinal infections caused by cytomegalovirus. Curr Infect Dis Rep. 2003;5:101-7.
61. Wang HW, Kuo CJ, Lin WR, et al. The clinical characteristics and manifestations of cytomegalovirus esophagitis. Dis Esophagus. 2016;29(4):392-9.
62. Rios León R, Martins Mateos RM, Mateos Muñoz B, Albillos Martinez A. Severe gastrointestinal bleeding due to synchronous herpes simplex virus and cytomegalovirus esophagitis. Gastroenterol Hepatol. 2020;43:4449-50.
63. Harada N, Shimada M, Suehiro T, et al. Unusual endoscopic findings of CMV esophagitis after liver transplantation. Hepatogastroenterology. 2005;52:1236-9.
64. Tennant TC, Pandey S, Edhi AI, Batke M. Esophageal strictures caused by CMV in no-HIV-infected renal transplant patient. ACG Case Rep J. 2022;9:e00836.
65. Bannoura A, Barada K, Sinno S, et al. Esophageal Cytomegalovirus and Herpes Simplex virus coinfection in an immunocompromised patient: report and review of literature. IDCases. 2020;22:e00925.
66. Suzaki K, Kobayashi K, Matsuoka M, Okura Y. A case of cytomegalovirus esophagitis during topical steroid therapy for eosinophilic esophagitis. Clin J of Gastroenterol. 2020;13:1046-50.
67. Miller AA, Mathew D, Huot C. Cytomegalovirus esophagitis in a patient on ocrelizumab therapy: a case report. Am J Health-Syst Pharm. 2020;16(77):1278-9.
68. Yeh P-J, Wu R-C, Chen C-M, et al. Risk factors, clinical and endoscopic features, and clinical outcomes in patients with Cytomegalovirus esophagitis. J Clin Med. 2022;11(6):1583.
69. Goodgame RW. Gastrointestinal cytomegalovirus disease. Ann Intern Med. 1993;119:924-35.
70. Noyer CM, Simon D. Oral and esophageal disorders. Gastroenterol Clin North Am. 1997;26(2):241-57.
71. Wilcox CM Diehl DL, Cello JP, Margaretten W, Jacobson MA. Cytomegalovirus esophagitis in patients with AIDS. A clinical, endoscopic, and pathologic correlation. Ann Intern Med. 1990;113(8):589-93.
72. Dieterich DT, Wilcox CM. Diagnosis and treatment of esophageal diseases associated with HIV infection. Practice Parameters Committee of the American College of Gastroenterology. Am J Gastroenterol. 1996;91(11):2265-9.
73. Laguna F, Garcia-Samaniego J, Alonso MJ, et al. Pseudotumoral appearance of cytomegalovirus esophagitis and gastritis in AIDS patients. Am J Gastroenterol. 1993l;88(7):1108-11.
74. Wilcox CM, Schwartz DA. Comparison of two corticosteroid regimens for the treatment of HIV-associated idiopathic esophageal ulcer. Am J Gastroenterol. 1994;89(12):2163-7.
75. Kotton CN, Kumar D, Caliendo AM, et al. International consensus guidelines on the management of cytomegalovirus in solid organ transplantation. Transplantation. 2010;89:779-95.
76. Iamuro M, Kondo E, Tanaka T, et al. Endoscopic manifestations and clinical characteristics of cytomegalovirus infection in the upper gastrointestinal tract. Acta Med Okayama. 2017;71(2):97-104.
77. Johnson HN. Visceral lesions associated with varicella. Arch Pathol. 1940;30:292.
78. Fatahzadeh M, Schwartz RA. Human herpes simplex virus infections: epidemiology, pathogenesis, symptomatology, diagnosis, and management. J Am Acad Dermatol. 2007;57:737-63.
79. Kato S, Yamamoto R, Yoshimitsu S, et al. Herpes simplex esophagitis in the immunocompetent host. Dis Esophagus. 2005;18:340-4.
80. Galbraith JC, Shafran SD. Herpes simplex esophagitis in the immunocompetent patient: report of four cases and review. Clin Infect Dis. 1992;14:894-901.
81. Ramanathan J, Rammouni M, Baran J, Khatib R. Herpes simplex virus esophagitis in the immunocompetent host: an overview. Am J Gastroenterol. 2000;95:2171-6.
82. Kurosawa S, Sekiya N, Fukushima K, et al. Unusual manifestatrion of disseminated herpes simplex virus type 2 infection associated with pharyngotonsillitis, esophagitis, and hemophagocytic lymphohisitocytosis without genital involvement. BMC Infectious Diseases. 2019;19(1):65.
83. Steiner I, Kennedy PG, Pachner AR. The neurotropic herpes virus: herpes simplex and varicella-zoster. Lancet. 2007;6:1015-28.
84. Itoh T, Takahashi T, Kusaka K, et al. Herpes simplex esophagitis from 1307 autopsy cases. J Gastroenterol Hepatol. 2003;18:1407-11.
85. Généreau T, Lortholary O, Bouchaud O, et al. Herpes simplex esophagitis in patients with AIDS: report of 34 cases. The Cooperative Study Group on Herpetic Esophagitis in HIV Infection. Clin Infect Dis. 1996;22:926-931.
86. McBane RD, Gross JB Jr. Herpes esophagitis: clinical syndrome, endoscopic appearance, and diagnosis in 23 patients. Gastrointest Endosc. 1991;37:600-3.
87. Canalejo E, García Durán F, Cabello N, et al. Herpes esophagitis in healthy adults and adolescents: report of 3 cases and review of the literature. Medicine (Baltimore). 2010;89:204-10.
88. Wang HW, Kuo CJ, Lin WR, et al. Clinical characteristics and manifestation of herpes esophagitis: one single-center experience in Taiwan. Medicine (Baltimore). 2016;95(14):e3187.
89. Kadayakkara DK, Candelaria A, Kwak YE, Loeser C. Herpes Simplex Virus-2 Esophagitis in a Young Immunocompetent Adult. Case Rep Gastrointest Med. 2016;2016:7603484.
90. Patel NC, Caicedo RA. Esophageal infections: an update. Curr Opin Pediatr. 2015;27(5):642-8.
91. Marinho AV, Bonfim VM, de Alencar LR, et al. Herpetic esophagitis in immunocompetent medical student. Case Rep Infect Dis. 2014;2014:930459.
92. Lavery EA, Coyle WJ. Herpes simplex virus and the alimentary tract. Curr Gastroenterol Rep. 2008;10:417-23.
93. Zimmermann D, Criblez DH, Dellon ES, et al. Acute Herpes Simplex Viral Esophagitis Occurring in 5 Immunocompetent Individuals with Eosinophilic Esophagitis. ACG Case Rep J. 2016;3:165-8.
94. Mosimann F, Cuénoud PF, Steinhäuslin F, Wauters JP. Herpes simplex esophagitis after renal transplantation. Transpl Int. 1994;7:79-82.
95. Rosolowski M, Kierzkiewicz M. Etiology, diagnosis and treatment of infectious esophagitis. Prz Gastroenterol. 2013;8:333-7.
96. Quera R, Sassaki LY, Contreras L, et al. Herpetic esophagitis and eosinophilic esophagitis: a potential association. Am J Case Rep. 2021;22: e933565.
97. Droubi S, Shastri P, Yared N, et al. Herpes simplex virus esophagitis as a presentation of febrile neutropenia: a case report. Cureus. 2022;14(11):e31280.
98. Hoversten P, Kamboj AK, Wu T-T, Katzka DA. Variations in the clinical course with herpes simplex virus esophagitis based on immunocompetence and presence of underlying esophageal disease. Dig Dis and Sciences. 2019;64:1893-900.
99. Jung KH, Choi J, Gong EJ, et al. Can endoscopists differentiate cytomegalovirus esophagitis from herpes simplex virus esophagitis based on gross endoscopic findings? Medicine 2019;98(23):e15845.
100. Becker K, Lubke HJ, Borchard F, Haussinger D. Inflamatory esophageal diseases caused by herpes simplex virus infections—overview and report of 15 personal cases. Z Gastroenterol. 1996;34:286-95.
101. Benson CA, Kaplan JE, Masur H, et al. Treating opportunistic infections among HIV-infected adults and adolescents: recommendations from CDC, the National Institutes of Health, and the HIV Medicine Association/Infectious Diseases Society of America. MMWR Recom Rep. 2004;53:1-112.
102. Treese C, Pfaffenbach S, Daum S. Uncommon case of ulcerative esophagitis. Gastroenterology. 2014;146:e9-e10.
103. Murchan EM, Redelman-Sidi G, Patel M, et al. Esophageal actinomycosis in a fifty-three-year-old man with HIV: case report and review of the literature. AIDS Patient Care STDS. 2010;24:73-8.
104. Borges MC, Colares JK, Lima DM, et al. Advantages and pitfalls of the polymerase chain reaction in the diagnosis of esophageal ulcers in AIDS patients. Dig Dis Sci. 2009;54:1933-9.
105. Hosoda T, Sugiura H. Esophageal ulcer due to Human papillomavirus in HIV-infected patient. Sex Transm Dis. 2021;48(2):e32.

106. Misra S, Khan R, Krizova A, Grover SC. Esophageal Monkeypox lesion. Clin Gastroenterol Hepatol. 2023;21(1):A17-A18.
107. Nishijima T, Tsukada K, Nagata N, et al. Antiretroviral therapy alone resulted in successful resolution of large idiopathic esophageal ulcers in a patient with acute retroviral syndrome. AIDS. 2011;25:1677-9.
108. Lorentsen RD, Klarskov LL, Steenholdt C. Severe ulcerative oesophagitis caused by primary Epstein-Barr virus infection in an immunocompetent individual. BMJ Open Gastro. 2021;8(1):e000586.
109. Annahazi A, Terhes G, Deak J, et al. Fulminant Epstein-Barr virus esophagitis in an immunocompetent patient. Endoscopy. 2011;43:E348-9.
110. Paliwal M, Prasanna KS, Saraswat VA, et al. Varicella zoster cranial polyneuropathy presenting with dysphagia, esophagitis and gastroparesis. J Neurogastroenterol Motil. 2011;17(2):192-4.
111. Salehi AM, Salehi H, Hasanzarrini M. Esophagitis dissecans superficiais after COVID-19; a case report. Middle East J Dig Dis. 2022;14(3):346-8.
112. A case of esophageal histoplasmosis mimicking carcinoma on endoscopy. Rev Esp Enferm Dig. 2023;23:10.17235/reed. 20239167/22. Online ahead of print.
113. Finniss M, Lewis P, Myers J, et al. A case of gastrointestinal histoplasmosis with esophageal involvement. Clin J Gastroenterol. 2020;13(2):173-7.
114. Madigan T, Fattahi S, Rajapakse NS, Ristagno EH. Mediastinal histoplasmosis with esophageal perforation presenting as recurrent polymicrobial empyema and pericarditis in a previously healthy child. 2020.
115. Marshall JB, Singh R, Demmy TL, et al. Mediastinal histoplasmosis presenting with esophageal involvement and dysphagia: case study. Dysphagia. 1995;10:53-8.
116. Khandekar A, Moser D, Fidler WJ. Blastomycosis of the esophagus. Ann Thorac Surg. 1980;30:76-9.
117. McKenzie R, Khakoo R. Blastomycosis of the esophagus presenting with gastrointestinal bleeding. Gastroenterology. 1985;88:1271-3.
118. Ronan Allencherril R, Nicholls P, Jain S, et al. Syphilis in the Esophagus. ACG Case Rep J. 2022;9:e00793.
119. Olson D, Liu KL, Merza AP, et al. Esophageal turberculosis induced dysphagia: a case report. BMC Gastroenterology. 2022;22:131.
120. Baleguli V, Rizvi A, Varguese M, Ilyas J. A rare cause of esophageal dysphagia – secondary esophageal tuberculosis. Cureus. 2022;14(1):e21019.
121. Wong V, Ahmed A, Manoharam A, Wang W. Esophagomediastinal fistula closed endoscopically in a young patient with tuberculosis and Human immunodeficiency virus. Cureus. 2023;15(2):e34813.
122. Subedi A, Sharma R. A unusual presentation of tuberculosis with dysphagia. Cureus. 2022;14(10) e30174.
123. Zahra R, Ravikumar Ym Voloshyna D, Shams Y, et al. An unusual presentation of esophageal tuberculosis: a case report. Cureus. 2022;14(9):e29642.
124. Diallo I, Touré O, Sarr ES, Sow A. Isolate esophageal tuberculosis. World J Gastrointest Endosc. 2022;14(9):575-80.
125. Salad NM, Ali IA, Mohamed YG. A case report f medically managed esophageal fistula due to complicated esophageal tuberculosis. Int J Surg Case Rep. 2022;93:106883.
126. Ye T, Zong Y, Zhao G, et al. Role of endoscopy in esophageal tuberculosis: a narrative review. J Clin Med. 2022;11(23):7009.
127. Ogbomo H, Thiesin A, Zepeda-Gomez S, Kohansal-Vajargah A. Primary esophageal tuberculosis without dysphagia or odynophagia in a patient without HIV. ACG Case Rep J. 2020;7:e00323.
128. Maulahela H, Fauzi A, Renaldi K, et al. Current role of endoscopic ultrasound for gastrointestinal and abdominal tuberculosis. JGH Open. 2022;6(11):745-53.
129. Lalla R V, Bowen J, Barasch A. MASCC/ISOO Clinical practice guidelines for the management of mucositis secondary to cancer therapy. Cancer. 2014;120:1453-61.
130. Ahmeda M, Ahmedb R. Radiation in gastroenterology. Gastroenterol Res. 2022;15(6):285-96.
131. Latrèchea A, Bourbonne V, Lucia F. Unrecognized thoracic radiotherapy toxicity: a review of literature. Cancer/Radiothérapie. 2022;26:616-21.
132. Tonse R, Ramamoorthy V, Rubens M, et al. Hospitalization rates from radiotherapy complications in the United States. Sci Rep. 2022;12(1):4371.
133. Socha J, Wasilewska-Teseluk E, Stando R, et al. Duration of acute esophageal toxicity in concomitant radio-chemotherapy for non-small cell lung cancer with different fractionation schedules. Br J Radiol. 2021;94:20210776.
134. Yu Y, Zheng H, Liu L, Li H. Predicting severe radiation esophagitis in patients with locally advanced esophageal squamous cell carcinoma receiving definitive chemoradiotherapy: construction and validation of a model based in the clinical and dosimetric parameters as well as inflammatory indexes. Front Oncol. 2021;11:687035.
135. Wang J, Han F, Ma Y, et al. Effect of segmental abutting esophagus-sparing technique to reduce severe esophagitis in limited-stage small-cell lung cancer patients treated with concurrent hypofractionated thoracic radiation and chemotherapy. Cancers. 2023;15(5):1487.
136. Monti S, Xu T, Mohan R, et al. Radiation-induced esophagitis in non-small-cell lung cancer patients: voxel-based analysis and NTCP modeling. Cancers. 2022;14:1833.
137. Zheng X, Guo W, Wang Y, Zhang J. Eur J Med Res. 2023;28(1): 126.
138. Daniak K. Biology and clinical features of radiation injury in adults. UpToDate Literature review current through: Apr 2017. | This topic last updated Mar 31 2017.
139. Bradley J, Movsas B. Radiation esophagitis: Predictive factors and preventive strategies. Semin Radiat Oncol. 2004;14(4):280-6.
140. Seaman WB, Ackerman LV. The effect of radiation on the esophagus. Radiology. 1957;68:534-40.
141. Mascarenhas F, Silvestre ME, da Costa M, et al. Acute secondary effects in the esophagus in patients undergoing radiotherapy for carcinoma of the lung. Am J Clin Oncol. 1989;12:34-40.
142. Camprodon G, Huguet F. Unrecognized digestive toxicities of radiation therapy. Cancer/Radiothérapie. 2021;25:723-8.
143. Murro D, Jakate S. Radiation esophagitis. Arch Pathol Lab Med. 2015;139:827-30.
144. Coia LR, Myerson RJ, Tepper JE. Late effects of radiation therapy on the gastrointestinal tract. Int J Radiat Oncol Biol Phys. 1995;31(5):1213-36.
145. Baker S, Fairchild A. Radiation-induced esophagitis in lung cancer. Lung Cancer: Targets and Therapy. 2016;7:119-27.
146. Afifi A, Powerski M, Jechorek D, et al. Radiation-induced damage in the upper gastrointestinal tract: clinical presentation, diagnostic tests and treatment options. Best Pract Res Clin Gastroenterol. 2020;48-49:101711.
147. Fairchild A. Chapter 5: Side effects of palliative radiation therapy. In: Lutz S, Chow E, Hoskin P, editors. Radiation Oncology in Palliative Cancer Care. West Sussex, UK: Wiley-Blackwell.2013:43-60.
148. Perez RA, Early DS. Endoscopy in patients receiving Radiation therapy to the thorax. Dig Dis Sci. 2002;47(2):79-83.
149. Hetzel DJ, Dent J, Reed WD, et al. Healing and relapse of severe peptic esophagitis after treatment with omeprazole. Gastroenterology. 1988;95:903-12.
150. Hirota S, Tsujino K, Hishikawa Y, et al. Endoscopic findings of radiation esophagitis in concurrent chemoradiotherapy for intrathoracic malignancies. Radiother Oncol. 2001;58:273-8.
151. Cox J D, Byhardt R W, Wison F, et al. Complications of radiation therapy and factor in their prevention. World J Surg. 1986;10:171-88.
152. National Cancer Institute; National Institutes of Health; US Department of Health and Human Services. Common Terminology Criteria for Adverse Events (CTCAE); Version 4.0. Available from: ttp://evs.nci.nih.gov/ftp1/CTCAE/CTCAE_4.03_2010-06-14_QuickReference_5x7.pdf. Accessed August 31, 2016.
153. Liu W, Zeng C, Wang S, Zhan Y. A combined predicting model for benign esophageal stenosis after simultaneous integrated boost in esophageal squamous cell carcinoma patients (GASTO1072). Front Oncol. 2022;12:1026305.
154. Marin F-S, Hallit R, Coriat R, et al. Successful treatment of hemorrhagic radiation esophagitis with radiofrequency ablation. Endoscopy. 2022;54:E830-E831.
155. Pemberton J. Esophageal obstruction and ulceration caused by oral potassium therapy. Br Heart J. 1970;32:267-8.
156. Kikendall J W, Arnold G F, Oyewole M A, et al. Pill-induced esophageal injury. Case reports and review of the medical literature. Dig Dis Sci. 1983;28:174-82.
157. Hu S-W, An-Chyi Chen A-C, Wu S-F. Drug-induced esophageal ulcer in adolescent population: experience at a Single Medical Center in Central Taiwan. Medicina. 2021;57:1286.
158. Gomm W, von Holt K, Thome F, et al. Association of proton pump inhibitors with risk of dementia. A Pharmacoepidemiological Claims Data Analysis JAMA Neurol. 2016;73(4):410-6.
159. Zografos G N, Georgiadou, D, Thomas, et al. Drug-induced esophagitis. Diseases of the Esophagus. 2009;22:633-7.

160. Atwez A, Augustine M, Nottinghan M. Lysine pill-induced esophageal perforation. Surg Res Open J. 2016;3(1):1-3.
161. Martínez AG, Martínez JCA, Gonzaga LC, Millán DM. Upper gastrointestinal bleeding secondary to toxicity by anthracyclines, cytarabine and methotrexate in a patient with acute lymphoblastic leukemia. Rev Esp Enferm Dig. 2022;114(6):363-4.
162. Ishizuka K, Yokokawa D, Mori T, Ikusaka M. Dabigatran-induced oesophagitis improved by switching medication to apixaban. BMJ Case Rep. 2021;14:e245443.
163. Zhou Y, Su Y, Li Z, et al. Analysis of the clinical characteristics of dabigatraninduced oesophagitis. Eur J Hosp Pharm. 2023;30:e24-e28.
164. Kim JJ, Mulki RH, Sebastian KM. Recalcitrant esophageal stricture secondary to mycophenolate mofetil. Case Rep Gastrointest Med. 2020;2020:8817801.
165. Ahmed Z, Schwartz MR, Quigley EMM. Esophageal stricture: not your usual culprit? Gastroenterology. 2022;162(2):399-400.
166. Tanaka T, Aoki Y, Mizushiro N. L-arginine supplement-induced esophagitis in an adolescent boy. Pediatr Int. 2022;64:e15379.
167. Costa MS, Gravito-Soares E, Gravito-Soares M, Figueiredo P. Severe drug-induced oesophagitis in a young male patient. BMJ Case Rep. 2022;15:e248291.
168. Maekawa T, Ohji G, Inoue R, et al. Pill-induced esophagitis caused by lansoprazole. J Gastroenterol. 2001;36:790-1.
169. Ishii K, Mitsuhashi T, Imaizumi, H, et al. Endoscopic study on esophageal ulcers of the upper and middle esophagus. Gastroenterol Endosc. 1992;34:363-71.
170. Asada S, Nabeshima T, Miyashi H, et al. Three cases of exfoliative esophagitis. Gastroenterol. Endosc. (in Japanese). 1985;27:578.
171. Adachi W, Watanabe H, Yazawa, et al. A case of pill-Induced esophagitis with mucosal dissection. Diagn Ther Endosc. 1998;4:149-53.
172. Kim SH, Jeong JB, Kim JW, et al. Clinical and endoscopic characteristics of drug-induced esophagitis. World J Gastroenterol. 2014;20(31):10994-9.
173. Senyondo G, Khan A, Malik F, Oranu A. Esophagitis dissecans superficialis: a frequently missed and rarely reported diagnosis. Cureus. 2022;14(1):e21647.
174. Beck RN. Oesophagitis Dissecans Superficialis. British Medical Journal. 1954;27:501-2.
175. Nasir UM, Rodgers B, Panchal D, et al. Ferrous sulfate-induced esophageal injury leading to esophagitis dissecans superficialis. Case Rep Gastroenterol. 2020;14:172-7.
176. Rokkam VR, Aggarwal A, Taleban S. Esophagitis dissecans superficialis: malign appearance of a benign pathology. Cureus. 2020;12(6):e8475.
177. Then EO, Grantham T, Lopez M, et al. Esophagitis dissecans superficialis secondary to hair dye ingestion: case report and literature review. Clin Pract. 2021;11:185-9.
178. Inoue K, Okajima T, Okamoto O, Murakami K. Bullous pemphigoid presenting with esophagitis dissecans superficialis. Intern Med. 2018;57:141-2.
179. Morel-Cerda EC, Priego-Parra BA, Grube-Pagola P, Remes-Troche JM. Late-onset 'sloughing esophagitis' (esophagitis dissecans superficialis) associated with bullous pemphigoid. BMJ Case Rep. 2020;13:e235135.
180. Almalki N, Yaseen W, Althobaiti S. Suicidal acid ingestion leading to gastric outlet obstruction treated by early definitive surgery-case report. Journal of Surgical Case Reports. 2021;2:1-3.
181. Hoffman RS, Burns MM, Gosselin S. Ingestion of caustic substances. N Engl J Med. 2020;382(18):1739-48.
182. Lupa M, Magne J, Guarisco L, Amedee R. Update on the diagnosis and treatmenp of caustic ingestion. The Ochsner Journal. 2009;9:54-9.
183. Rollin M, Jaulim A, Vaz F, et al. Caustic ingestion injury of the upper aerodigestive tract in adults. AnnR Coll Surg Engl. 2015;97:304-7.
184. Rafeey M, Ghojazadeh M, Sheikhi S, Vahedi L. Caustic ingestion in children: a systematic review and meta-analysis. Journal of Caring Sciences. 2016;5(3):251-65.
185. Mircea Chirica, Luigi Bonavina, Michael D Kelly, et al. Caustic ingestion. Lancet. 2017;389:2041-52.
186. Hall AH, Jacquemin D, Henny D, et al. Corrosive substances ingestion: a review. Critical Reviews in Toxicology. 2019;49(8):637-69.
187. Mamede RCM, Mello Filho FV. Ingestion of caustic substances and its complications. Rev Paul Med. 2001;119(1):10-5.
188. Bonavina L, Chirica M, Skrobic O, et al. Foregut caustic injuries: results of the world society or emergency surgery consensus conference. World J of Emergency Surgery. 2015;10:44.
189. Sharma B, Birk J. Endoscopic dilation of corrosive strictures: is it safe? Dig Dis Sciences. 2022;67:2706-7.
190. Chang J-M, Liu N-J, Pai BC-J, et al. The role of age in predicting the outcome of caustic ingestions in adults: a retrospective analysis. BMC Gastroenterology. 2011;11:72.
191. Cheng H-T, Cheng C-L, Lin C-L, et al. Caustic ingestion in adults: the role of endoscopic classification in predicting outcome. BMC Gastroenterology. 2008; 8:31.
192. Contini S, Scarpignato C. Caustic injury of the upper gastrointestinal tract: a comprehensive review. World J Gastroenterol. 2013;19(25):3918-30.
193. Feldman M, IBen AB, Hurley E. Corrosive injury to oro-pharynx and esophagus. Eighty-five consecutive cases. Calif Med. 1973;118:6-9.
194. Lionte C, Sorodoc L Petris OR, Sorodoc V. Unusual presentation and complication of caustic ingestion. Case report. J Gastrointestin Liver Dis. 2007;16(1):109-12.
195. Biswas RS, Ray D. Outcomes of the management of corrosive injuries of the upper digestive tract in a tertiary care center. Diseases of the Esophagus. 2022;35:1-8.
196. Faron F, Corte H, Poghosyan T, Bruzzi M. Quality of Life After Caustic Ingestion. Annals of Surgery. 2020;274(6):528-34.
197. Rabeha RB, Mazigha S, Yahyaouia S, Boukthira S. Caustic ingestion in Tunisian children: Endoscopic findings, complications and predictors of severe injuries in a co-hort of 1059 patients. Archives de pediatrie. 2022;29:573-80.
198. Temiz A, Oguzkurt P, Ezer SS, et al. Predicatability of outcome of gastric ingestion by esophagogastroduodenoscopy in children. World J Gastroenterol. 2012;18(10):1098-03.
199. Baskovic A, Stankovic I. Predictability of gastroesophageal caustic injury from clinical findings: is endoscopy mandatory in children? Eur J Gastroenterol Hepatol. 2014;26(5):499-503.
200. Karamann I, Koç O, Karaman A, et al. Evaluation of 968 children with corrosive substance ingestion. Indian J Crit Care Me. 2015;19(12):714-8.
201. Gorman RL, Khin-Maung TT, Schwartz WK, Oderda GM. Initial symptoms as preditors of esophageal injury in alkaline corrosive ingestions. Am J Emerg Med. 1992;10:189-94.
202. Nuutinen M[1], Uhari M, Karvali T, Kouvalainen K. Consequences of caustic ingestions in children. Acta Paediatr. 1994;83(11):1200-5.
203. Ahsan S, Houpert M. Absence of esophageal injury in pediatric patients after hair relaxer ingestion. Arch Otolaryngol head Neck Surg. 1999;125:953-5.
204. Harley EH, Collins MD. Liquid household bleach ingestion in children: a retrospective review. Laryngoscope. 1997;107(1):122-5.
205. Zargar SA, Kochhar R, Mehta S, Mehta SK. The role of fiberoptic endoscopy in the management of corrosive ingestion and modified endoscopic classification of burns. Gastrointest Endosc. 1991;37:165-9.
206. Han Y, Cheng Q-S, Li X-S, Wang X-P. Surgical management of esophageal strictures after caustic burns: 30 years of experience. World J Gastroenterol. 2004;10 (19):2846-9.
207. Chirica M, Resche-Rigon M, Bongrand NM, et al. Surgery for Caustic Injuries of the Upper Gastrointestinal Tract. Ann Surg. 2012;256:994-1001.
208. Ryu HH, Jeung KW, Lee BK, et al. Caustic injury: can CT grading system enable prediction of esophageal stricture? Clinical Toxicology. 2010;48:137-42.
209. Dagradi AE, Stempien SJ. Cortisone, corticotropin and procaine in the treatment of corrosive esophagitis. California Medicine. 1954;81(1):33-4.
210. Anderson KD, Rouse TM, Randolph JG. A controlled trial of corticosteroids in children with corrosive injure of esophagus. N Engl J Med. 1990;323:637-40.
211. Usta M, Erkan T, Cokugras FC, et al. High doses of methylprednisolone in the management of caustic esophageal burns. Pediatrics. 2014;133:e1518-24.
212. Bolia R, Moinak SS, Vishnu B, Sathiyasekaran M. Current practices in the management of corrosive ingestion in children: A questionnaire-based survey and recommendations. Indian J Gastroenterol. 2021;40(3):316-25.
213. Adler DG, Siddiqui AA. Endoscopic management of esophageal strictures. Gastrointest Endoscopy. 2007.
214. Novais P, Lemme E, Equi C, et al. Estenoses benignas de esôfago: abordagem endoscópica com velas de Savary-Gilliard. Arq Gastroenterol. 2008;45(4):290-4.
215. Kochman ML, McClave SA, Boyce HW. The refractory and the recurrent esophageal stricture: a definition. Gastrointest Endoscopy. 2005;62(3):474-5.

216. Hammoudi N, Giaoui A, Lambert J, et al. Predictive factors for the success of endoscopic dilation of esophageal caustic stricture: the experience of a French tertiary reference center. Surgical Endoscopy. 2022;36:5660-8.
217. Tiryaki T, Livanelioglu Z, Atayurt H. Early bougienage for relief of stricture formation following caustic esophageal burns. Pediatr Surg Int. 2005;21:78-80.
218. Bush N, Bhattacharjee S, Sachan A, Gupta R. Perforations from endoscopic dilation of corrosive strictures in adults: A systematic review and meta-analysis. Dig Dis Sciences. 2022;67:3200-9.
219. Dall'Oglio L, Caldaro T, Foschia F, et al. Endoscopic management of esophageal stenosis in children: new and traditional treatments. World J Gastrointest Endosc. 2016;25;8(4):212-9.
220. El-Asmar KM, Elghandour MM, Allam AM. Iatrogenic esophageal perforation caused by endoscopic dilatation of caustic stricture: Current management and possibility of esophageal salvage. J Ped Surgery. 2021;56:692-6.
221. El-Asmar MK, Allam AM. Predictors of successful endoscopic management of caustic esophageal strictures in children: When to stop the dilatations? J Ped Surgery. 2021;56:1596-9.
222. Skit SH, Ozçelik Z, Alkan M, et al. Factors affecting the prevalence of gstroesophageal reflux in childhood corrosive oesophageal stricture. Balkan Med J. 2014;31:137-42.
223. Chang C-F, Kuo S-P, Lin H-C, Chuang C-C. Endoscopic balloon dilatation for esophageal strictures in children younger than 6 years: experience in a medical center. Pediatrics and neonatology. 2011;52:196-2012.
224. Kochhar R, Makharia G. Usefulness of intralesional triamcinolone in treatment of benign esophageal strictures. Gastrointest Endosc. 2002;56:829-34.
225. Mendez-Nieto CM, Zarate-Mondragon F, Ramirez-Mayans J, Flores-Flores M. Mitomicina C tópica contra triamcinolona intralesional en el manejo de la estenosis esofágica por cáusticos. Revista de Gastroenterologia de México. 2015;80(4):248-54.
226. Ortolan EP, Bustamant TF, Higa KL, et al. The best moment to use mitomycin C in caustic esophagitis – experimental study. Gastrointest Endosc. 2011;73(4S):AB199-200.
227. Sweed AS, Fawaz SA, Ezzat WF, Sabri SM. A prospective controlled study to assess the use of mitomycin C in improving the results of esophageal dilatation inpost corrosive esophageal stricture in children. Int J of Pediatric Otorhinolaryngology. 2015;79:23-5.
228. Lynch K, Khashab M, Ji Shin F, et al. Outcomes of endoscopic injection of mitomycin C for refractory recurrent benign esophageal strictures. Gastrointest Endosc. 2015;81(5S):AB 527.
229. Lee WK, Kim BS, Yang MA, et al. An intractable caustic esophageal stricture successfully managed with sequential treatment comprising incision with an insulated-tip knife, balloon dilation and oral steroid. Clin Endosc. 2016;49:560-3.
230. Liu D, Tan Y, Wang Y, Zhang J. Endoscopic incision with esophageal stent placement for the treatment of refractory benign esophageal strictures. Gastrointest Endosc. 2015;81(4):1036-40.
231. Lee HJ, Lee JH, Seo JM, et al. A single experience of self-bougienage on stricture recurrence after surgery for corrosive esophageal strictures in children. Yonsei Med J. 2010;52(2):202-5.
232. Bapat RD, Bakhshi GD, Kantharia CV, Shirodkar SS. Self-bougienage: long-term relief of corrosive esophageal strictures. Indian J Gastroenterol. 2001;20(5):180-2.
233. Song HY, Jung HY, Park SI, et al. Covered retrievable expandable nitinol stents in patients with benign esophageal strictures: initial experience. Radiology. 2000;217(2):551-7.
234. Evrard S, Le Moine O, Lazaraki G, et al. Self-expanding plastic stents for benign esophageal lesions. Gastrointest Endosc. 2004;60(6):894-900.
235. Repici A, Conio M, DE Angelis C, et al. Temporary placement of an expandable polyester silicone-covered stent for treatment refractory benign esophageal strictures. Gastrointest Endosc. 2004;60(4):513-9.
236. Holm AN, Levy JG, Gostout CJ, et al. Self-expanding plastic stents in treatment of benign esophageal conditions. Gastrointest Endosc. 2008;67(1):20-5.
237. Recipi A, Vleggaar FP, Hassan C, et al. Efficacy and safety of biodegradable stents for refractory benign esp[hageal stricture: the BEST (biodegradable esophageal stent) study. Gastrointest Endosc. 2010;72(5):927-34.
238. Eloubeidi MA, Talreja JP, Lopes TL, et al. Success and complications associated with placement of fully covered removable self-expandable metal stents for benign esophageal diseases. Gastrointest Endosc. 2011;3(4):673-81.
239. Ruthmann O, Richter S. Ficher A, et al. Biliary stenting of an iatrogenic esophageal perforation following corrosive esophagitis in a 5-year-old child. Endoscopy. 2009;41:E325-E326
240. Kaba M, Karadag CA, Demir M, Sever N. Late intraluminal stent application in strictures due to corrosive esophagitis: our preliminary experiences. Med Bull Sisli Etfal Hosp. 2020;54(2):176-80.
241. Nayar R, Varshney VK, Goel AD. Outcomes of Gastric Conduit in Corrosive Esophageal Stricture: a systematic review and meta-analysis. Journal of Gastrointestinal Surgery. 2022;26:224-34.
242. Mu H-W, Chen C-H, Yang K-W, et al. The prevalence of esophageal cancer after caustic and pesticide ingestion: A nationwide co-hort study. PLoS One. 2020;15(12):e0243922.
243. Kavin H, Yaremko L, Valaitis J, Chowdhury L. Chronic esophagitis evolving to verrucous squamous cell carcinoma: possible role of exogenous chemical carcinogens. Gastroenterology. 1996;110:904-14.
244. Hopkins RA, Postlethwait RW. Caustic burns and carcinoma of the esophagus. Ann Surg. 1981;194(2):146-8.
245. Evans JA, Early DS, Fukani N, Ben-Menachem T. The role of endoscopy in Barrett`s esophagus and other premalignant conditions of the esophagus. Gastrointest Endosc. 2012; 76(6):1087-94.

24 Divertículos Esofágico e Faringoesofágico

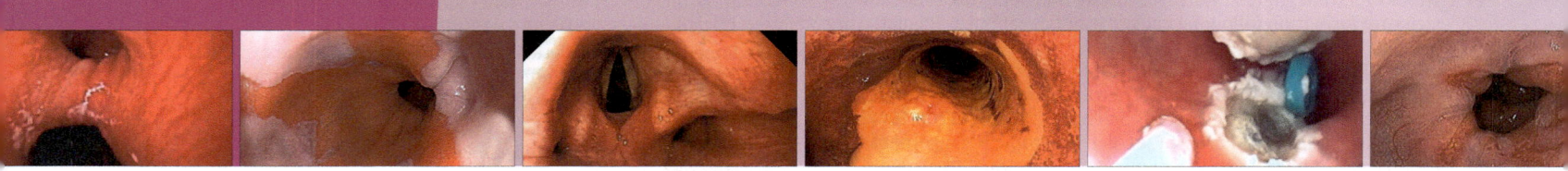

Matheus de Oliveira Veras ▪ Christiano Makoto Sakai ▪ Áureo Augusto de Almeida Degado
Rodrigo Silva de Paula Rocha ▪ Fabio Yuji Hondo ▪ Paulo Sakai
Eduardo Guimarães Hourneaux de Moura

INTRODUÇÃO

Divertículos esofágicos são, por definição, formações saculares ou receptáculos formados pela protrusão de uma ou mais camadas da parede do esôfago, sendo suas primeiras descrições datadas do século passado.[1,2]

Trata-se de uma condição predominantemente adquirida e sua classificação pode ser feita sob os diferentes aspectos. Em relação à etiopatogenia, são divididos em divertículos de tração e pulsão. Quanto à sua constituição, são denominados divertículos verdadeiros quando formados por todas as camadas da parede esofágica, incluindo mucosa, submucosa e muscular, enquanto os divertículos falsos contêm apenas as camadas mucosa e submucosa. Em relação à sua localização, classificamos em: faringoesofágico, torácico superior, médio ou mesoesofágico e inferior ou epifrênico.

Os divertículos de pulsão do esôfago, superior e inferior, são formados pelas camadas mucosa, submucosa e algumas fibras musculares remanescentes e considerados, portanto, falsos divertículos. Denominados também de epifrênicos, esses divertículos localizam-se mais frequentemente no segmento inferior e assumem tamanhos variados, podendo apresentar-se de forma múltipla e atingir, por vezes, grandes dimensões (Fig. 24-1). Por motivos ainda não esclarecidos, a parede esofágica direita aparentemente é mais susceptível aos divertículos epifrênicos e, em contrapartida, as rupturas esofágicas espontâneas tendem a ocorrer mais na parede esquerda.[3] Na maior parte dos casos, estão associados a outras afecções do esôfago que cursam com alterações motoras, por exemplo: megaesôfago, hérnia de hiato e espasmo esofagiano difuso, portanto, uma adequada avaliação da motilidade esofágica através da manometria é recomendada antes de decidir sobre a abordagem terapêutica.

O divertículo do esôfago torácico ou mesoesofágico tem ocorrência rara e prevalência desconhecida, principalmente por ser assintomático e ser um achado incidental durante a endoscopia ou exame radiológico contrastado (Fig. 24-2). O ápice da bolsa diverticular geralmente está localizado em um ponto mais alto do que seu ponto de entrada, logo, raramente, atinge um tamanho relevante capaz de produzir qualquer sintoma.[4] Esses divertículos são classicamente considerados como divertículos de tração decorrentes de doenças mediastinais, como a tuberculose ou histoplasmose, em que a inflamação e linfadenopatias provocam a tração da parede esofágica.[3,4] Entretanto, estudos recentes utilizando a manometria e a fluoroscopia já apontam uma associação desses divertículos mesoesofágicos com distúrbios da motilidade esofágica. De forma mais específica, o mecanismo sugerido é que o espasmo difuso ou o aumento do tônus do esôfago distal associado à peristalse normal ou hiperativa resultam em aumento da pressão do esôfago médio, formando o divertículo.

O divertículo faringoesofágico ou divertículo de Zenker (DZ) é uma protrusão da mucosa e da submucosa na parede posterior da transição da hipofaringe para o esôfago cervical (Fig. 24-3). Acredita-se que esse divertículo surge como consequência de uma incoordenação do mecanismo de deglutição associado a uma pressão intrafaríngea elevada, levando à protrusão da mucosa esofágica e submucosa através da parede esofágica. A protrusão ocorre numa área de fragilidade denominada triângulo de Killian, situada entre o músculo constritor inferior da faringe e as fibras superiores do músculo cricofaríngeo (Fig. 24-4). Os divertículos faringoesofágicos, portanto, não pertencem ao esôfago anatomicamente, porém, seu estudo é justificado no contexto deste capítulo por ser o mais comum e possuir grande importância clínica.

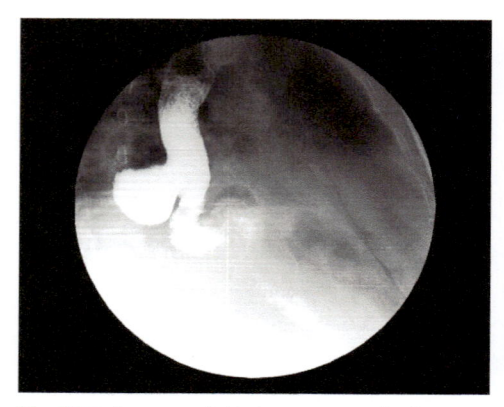

Fig. 24-1. Exame radiológico contrastado de um divertículo epifrênico em parede lateral direita do esôfago inferior.

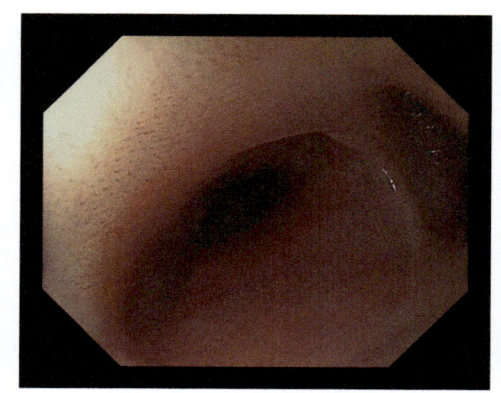

Fig. 24-2. Aspecto endoscópico de um divertículo de esôfago torácico (mesoesofágico).

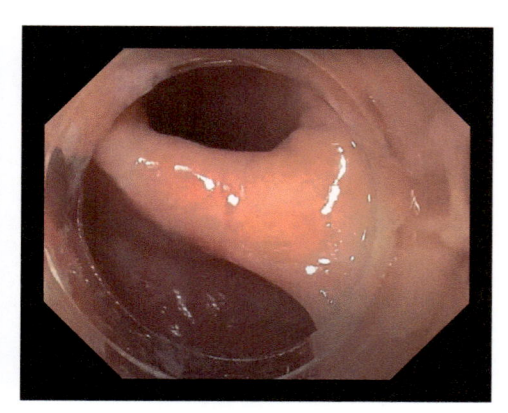

Fig. 24-3. Aspecto endoscópico do divertículo de Zenker. (Imagem cedida pelo Dr. Christiano Sakai.)

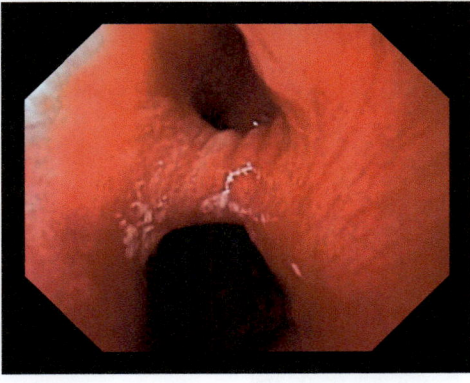

Fig. 24-4. Aspecto endoscópico do divertículo de Killian-Jamieson. (Imagem cedida pelo Prof. Paulo Sakai.)

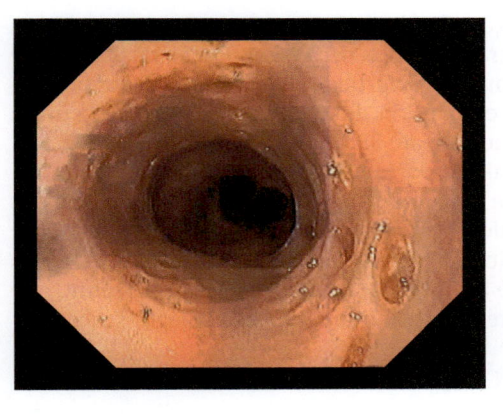

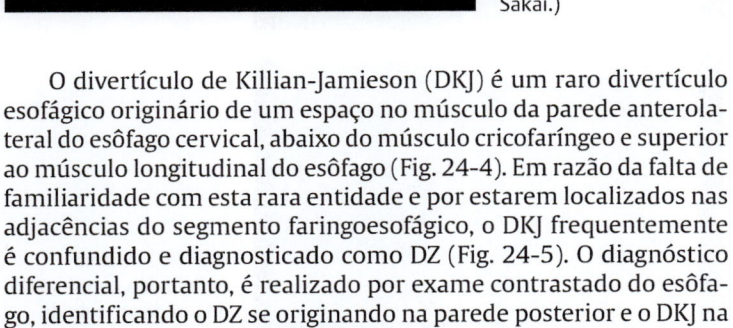

Fig. 24-6. Aspecto endoscópico de divertículos intramurais. (Imagem cedida pelo Dr. Christiano Sakai.)

O divertículo de Killian-Jamieson (DKJ) é um raro divertículo esofágico originário de um espaço no músculo da parede anterolateral do esôfago cervical, abaixo do músculo cricofaríngeo e superior ao músculo longitudinal do esôfago (Fig. 24-4). Em razão da falta de familiaridade com esta rara entidade e por estarem localizados nas adjacências do segmento faringoesofágico, o DKJ frequentemente é confundido e diagnosticado como DZ (Fig. 24-5). O diagnóstico diferencial, portanto, é realizado por exame contrastado do esôfago, identificando o DZ se originando na parede posterior e o DKJ na parede anterolateral do esôfago.

A incidência dos divertículos do esôfago é considerada pequena, sendo evidenciados em 1-3% dos pacientes que apresentam disfagia, e em 0,06-4% dos exames radiológicos realizados.[3] Ocorre comumente na quinta década da vida e majoritariamente no sexo masculino: nas proporções de 2,4:1 no divertículo faringoesofágico e de 2:1 nos esofágicos de pulsão. Quanto à raça, existem referências na literatura que afirmam que o divertículo não é encontrado em negros; entretanto, tem sido descrito por outros autores assim como em nosso meio, ainda que se reconheça uma nítida predominância em indivíduos brancos.[5,6] No Serviço de Cirurgia do Esôfago do Hospital das Clínicas da Faculdade de Medicina da Universidade de São Paulo, os divertículos faringoesofágicos constituem 2,8% dos pacientes internados com disfagia e 2% dos que apresentam afecção esofágica.[5]

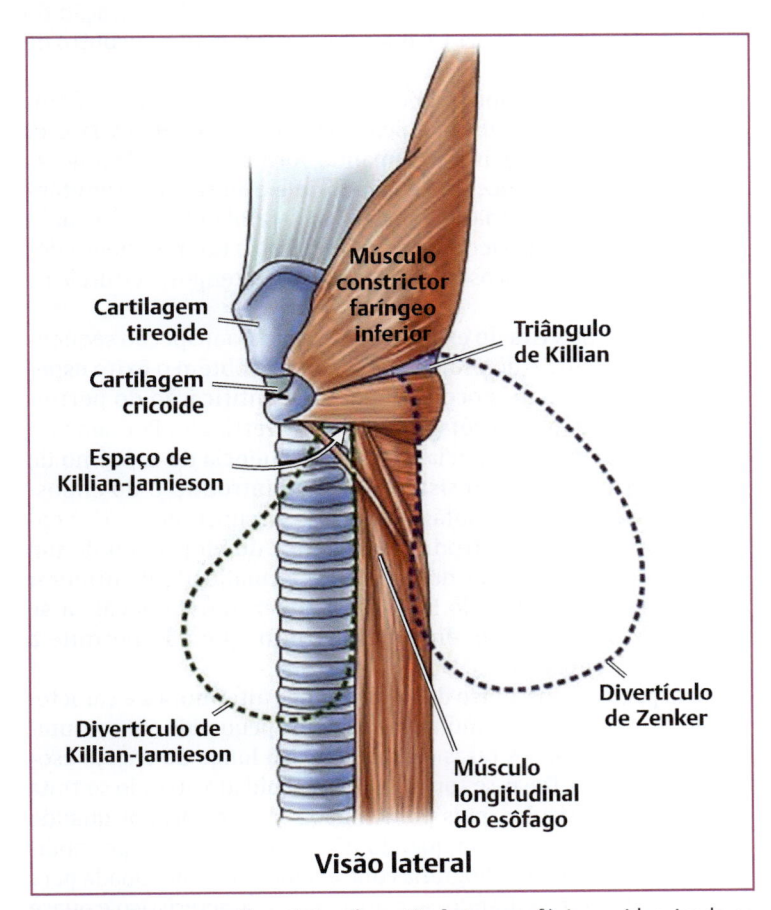

Os divertículos intramurais, também bastante raros, se caracterizam por pequenos receptáculos (1 a 4 mm), contidos nas camadas mucosa e submucosa, ao longo do esôfago (Fig. 24-6). Suas primeiras descrições e estudos são devidos a Mendl et al.[7] e Boyd et al.[8] Considerando sua localização intramural, portanto, sem exteriorização através da parede do esôfago, são mais apropriadamente denominados pseudodivertículos intramurais.[9] O estudo anatomopatológico de peças ressecadas demonstra dilatações dos ductos excretores das glândulas de muco, situadas na submucosa, com reação inflamatória adjacente. Provavelmente, o rompimento desses ductos determinaria a formação de pequenas depressões na mucosa.

MANIFESTAÇÕES CLÍNICAS

A sintomatologia dos pacientes portadores de divertículo de esôfago varia conforme seu tipo. O sintoma mais típico é a disfagia, que varia em intensidade de acordo com as dimensões do divertículo, localização e associação a distúrbios de motores esofágicos.

O divertículo faringoesofágico (pulsão) se destaca do ponto de vista clínico, pois sua manifestação é exuberante, com repercussões importantes na deglutição e complicações. Alguns sintomas pouco específicos, como desconforto, sensação de corpo estranho e de secreção mucoide na hipofaringe são referidos na fase inicial, enquanto o divertículo é pequeno. Na medida em que cresce, queixas significativas surgem, tais como ruído à ingesta de líquidos, regurgitações, tosse e disfagia alta, que se correlacionam com a alimentação, pois em divertículos maiores a retenção progressiva comprime o esôfago cervical, provocando obstrução. Em geral, considera-se que a partir de 5 cm os divertículos esofágicos tornam-se retentivos.[2] Como essa afecção tem incidência predominante na sexta década de vida, com o decorrer dos anos a dificuldade gradual de deglutição leva a emagrecimento e desnutrição crônica. Esse quadro clínico, muitas vezes, é agravado por episódios de aspiração por ocasião das regurgitações, causando complicações pulmonares como: bronquites, bronquiectasias e até abscessos pulmonares.[10]

Os divertículos epifrênicos, de localização superior ou inferior, também apresentam sintomatologia variada e, de modo geral, ocorrem principalmente naqueles de tamanhos maiores. Queixas de desconforto ou dor retroesternal, regurgitações e disfagia são relatadas. Vale ressaltar que esses divertículos podem estar associados a outras afecções do sistema digestório alto e cardiorrespiratório, apresentando, frequentemente, sintomas sobrepostos, o que pode dificultar a avaliação. Por essa razão, a propedêutica diagnóstica deve ser realizada adequadamente, através de anamnese e exames complementares, visando orientar o tratamento correto.

Os divertículos mesoesofágicos são majoritariamente assintomáticos em virtude de suas pequenas dimensões. Porém, quando sintomáticos, manifestam-se através de disfagia e regurgitação. Esses divertículos podem complicar quando aumentam de tamanho,

Fig. 24-5. Representação artística da região faringoesofágica, evidenciando os locais de surgimento dos divertículos de Zenker e Killian-Jamieson. (Imagem elaborada e cedida pelo Dr. Arthur de Oliveira Veras.)

ocasionando inflamação, fístulas brônquicas, pleurais e até aórtica, evoluindo com hemorragia maciça. Uma complicação rara descrita é a formação de carcinoma no divertículo.[11] As complicações pulmonares podem ocorrer em até 45% dos casos e, inclusive, ser a única manifestação da doença em até 25% dos pacientes.[2]

A queixa principal dos portadores de divertículo intramural é a disfagia, geralmente de evolução crônica, com cerca de 80% dos casos apresentando afecções concomitantes do esôfago. Fatores de risco como o uso de álcool e tabaco são bem estabelecidos para essa afecção. A estenose é a complicação associada mais comum, que ocorre principalmente na metade superior do esôfago.[12]

MÉTODOS DIAGNÓSTICOS

A confirmação da presença do divertículo esofágico deve ser feita, de preferência, por exame radiológico contrastado. Entretanto, como na maioria dos casos é assintomático, sua descoberta geralmente é feita de forma incidental e por ocasião do estudo do sistema digestório alto e das afecções associadas ao esôfago, como megaesôfago, estenose do esôfago, hérnia de hiato e espasmo difuso do esôfago.

De toda maneira, no diagnóstico diferencial da regurgitação e da disfagia, o exame radiológico é fundamental para evidenciar divertículos pequenos ou grandes, localização, número, retenção de material de contraste e compressão do esôfago.

Em decorrência do enorme progresso do método endoscópico, com o advento dos endoscópios flexíveis de visão frontal, que permitem uma avaliação sistemática desde o esôfago até o duodeno, os exames radiológicos foram gradativamente relegados para segundo plano.[6] Além da importância diagnóstica que o exame endoscópico passou a ter nas afecções do trato digestório, a técnica endoscópica utilizada com insuflação intermitente ou contínua de ar durante o exame constitui a principal vantagem para a detecção dos divertículos.

Assim, pequenos ou grandes recessos com colo largo podem ser verificados quanto ao aspecto da mucosa e, por vezes, a presença de resíduos alimentares retidos pode ser observada, tanto naqueles com colo estreito ou em divertículos maiores. Além da inspeção, o método permite que biópsias sejam efetuadas para diagnóstico diferencial entre processo inflamatório e neoplasia maligna.

Da mesma forma que no estudo radiológico, o exame endoscópico permite definir a localização, o tamanho, o número e também afecções concomitantes que frequentemente são as responsáveis pelas queixas e pelos sintomas do que propriamente a presença do divertículo.

No que concerne às complicações do exame endoscópico, ainda persiste o temor das perfurações do esôfago em pacientes com divertículo. O conhecimento prévio da presença do divertículo por meio do exame radiológico contrastado era imprescindível, constituindo-se fator de risco importante ou até contraindicação. Felizmente, com os atuais aparelhos de visão frontal, insuflação de ar e os devidos cuidados, os divertículos faringoesofágicos e do esôfago são detectados com facilidade e podem ser examinados com segurança.

O divertículo de esôfago torácico, quer seja de pulsão ou de tração, pode ser identificado com facilidade e, conforme sua característica, deve ser avaliado quanto à presença de erosões ou ulcerações, processos neoplásicos e retenções alimentares. O estudo adequado se justifica no sentido de que divertículos de tração ou pulsão assintomáticos não configuram, necessariamente, indicação de tratamento cirúrgico.

Outra função e vantagem importante do exame endoscópico é a detecção de outras afecções associadas do esôfago, como esofagite, hérnia de hiato, estenose, concomitância de outros divertículos, megaesôfago, bem como doenças que afetam o estômago e o duodeno.

A avaliação endoscópica adequada do divertículo faringoesofágico é feita desde que o exame seja precedido de um estudo radiológico contrastado (Fig. 24-7). Entretanto, na atualidade, a maioria deles é constatada no momento do exame endoscópico, de maneira casual, quando assintomáticos, e sua presença é confirmada quando os pacientes apresentam queixas sugestivas.

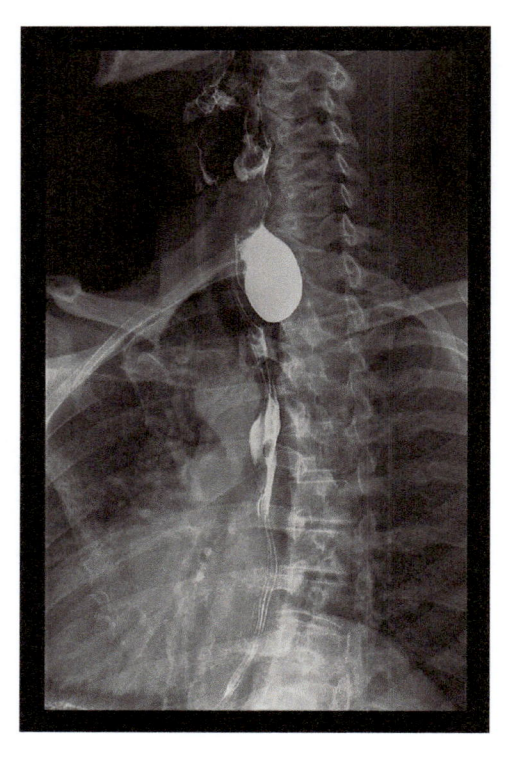

Fig. 24-7. Exame radiológico contrastado de um divertículo de Zenker.

Nessas condições, o exame endoscópico deve ser conduzido de modo criterioso, de forma que alguns divertículos pequenos e assintomáticos não passem despercebidos. Em outras circunstâncias, a passagem do endoscópio para o esôfago é dificultada, e manobras imprudentes podem provocar perfuração. Quando existem queixas condizentes e o divertículo já é evidente pelo seu tamanho, a investigação endoscópica é mais segura, haja vista a tendência natural para a entrada do aparelho no divertículo com a identificação do fundo de saco quando vazio, e mais frequentemente o encontro de resíduos alimentares.

O estudo endoscópico no divertículo faringoesofágico é importante do ponto de vista clínico pela necessidade de esclarecer suas características quanto ao tamanho, forma, aspecto da mucosa relacionada com o processo inflamatório e eventual concomitância de neoplasia maligna.[13] Essa avaliação também deve incluir a verificação de outras afecções do esôfago, pois no tratamento dos divertículos sintomáticos a conduta é eminentemente cirúrgica e endoscópica.

Do ponto de vista do exame endoscópico, a inspeção sequencial do divertículo e do esôfago nem sempre obtém o êxito esperado, pois dificuldades ocorrem para a identificação do pertuito correspondente ao esôfago junto ao divertículo. Por sua vez, encontra-se, com frequência e em consequência do espasmo do músculo cricofaríngeo, resistência para a introdução do endoscópio através do óstio esofágico. Nessas circunstâncias, já é conhecida a técnica de introdução de pinça de biópsia ou de um fio-guia metálico através do óstio com a finalidade de orientar a entrada do aparelho. No DKJ, por sua vez, o óstio localiza-se abaixo do cricofaríngeo, em geral estreito, que não permite a entrada do endoscópio.

O aspecto endoscópico dos divertículos intramurais é caracterizado pela presença de múltiplos orifícios pequenos em comunicação com depressões rasas ou saculares ao longo do trajeto esofágico (Fig. 24.6). Deve-se tomar o devido cuidado quando se trata de poucos divertículos, pois podem não ser identificados quando os óstios são diminutos ou quando não se atenta para a possibilidade deste achado. A radiografia contrastada é mais adequada para o diagnóstico, apresentando-se com aspecto característico e quase sempre associado a alguma alteração motora do esôfago ou a processo inflamatório, como esofagite e estenose.

ASPECTOS TERAPÊUTICOS

Existem dois objetivos principais que regem a terapêutica dos divertículos esofágicos: a abordagem direta do saco diverticular, para solucionar a condição de forma específica, e a realização de uma miotomia, como forma de solucionar o quadro etiopatogênico subjacente. Dependendo da topografia dos divertículos esofágicos, esses objetivos são buscados por diferentes técnicas: cirurgia aberta, cirurgia minimamente invasiva ou abordagens endoscópicas. Ao escolher a técnica, o médico assistente deve identificar a melhor forma de atingir efetivamente esses objetivos, considerando também a relação risco-benefício.

Divertículos Mesoesofágicos e Epifrênicos

A maioria dos portadores de divertículos do esôfago é assintomática, sobretudo os mesoesofágicos, quando não complicados, ou de pulsão ainda pequenos; portanto, não necessitam de nenhuma forma de tratamento específico.

Por sua vez, quando o divertículo é de tamanho considerável ou o paciente apresenta queixas significativas, como regurgitação, vômitos, tosse e complicações pulmonares por aspiração, dores retroesternais ou precordiais, assim como algumas das outras formas de complicação, o tratamento indicado é o cirúrgico.[14] Tendo em vista a concomitância frequente de outras afecções do esôfago, que pode tratar-se das responsáveis pelos sintomas, o tratamento cirúrgico deve abranger os dois aspectos.

As indicações clássicas para cirurgia no caso dos divertículos epifrênicos são o crescimento contínuo do saco diverticular, a sintomatologia importante e/ou a presença de malignidade concomitante no divertículo. A abordagem laparoscópica é, atualmente, a escolha cirúrgica menos invasiva. Conforme já mencionado, distúrbios de motilidade esofágica estão associados na maioria dos casos, portanto, os divertículos são tratados com a diverticulectomia, podendo-se associar à miotomia e/ou a outro procedimento complementar, como a esofagogastrofundoplicatura.[4]

Quanto à abordagem endoscópica, Bak et al.[15] relataram, pela primeira vez, o tratamento endoscópico do divertículo mesoesofágico, colocando-se clipes metálicos no septo antes da secção do mesmo, evitando-se ampla separação da superfície de corte e consequente perfuração. Schubert et al.[16] descreveram a diverticulotomia endoscópica do esôfago médio sem a colocação de hemoclipes. Em 2015, Sato et al.[17] publicaram o primeiro caso bem-sucedido de um divertículo epifrênico tratado pela técnica da miotomia endoscópica peroral (POEM) tratado com sucesso. Desde então, duas técnicas endoscópicas de tunelização da submucosa têm sido apresentadas como opção para abordagem dos divertículos do corpo esofágico, que podem incluir a miotomia esofágica juntamente com a divisão do septo diverticular ou apenas a miotomia esofágica.[18]

No caso dos divertículos de tração, a maioria possui colo largo, então não são retentores. Ocasionalmente, se o divertículo começa a apresentar sinais de retenção ou uma aparência endoscópica de diverticulite, eles podem exigir abordagem cirúrgica, que geralmente é realizada via toracoscopia ou toracotomia.[2]

Divertículos Faringoesofágicos
Divertículo de Zenker (DZ)

Em relação ao DZ, o tratamento cirúrgico é o padrão de referência pela técnica já bem estabelecida na década de 1960, incluindo-se a ressecção do divertículo e a miotomia do cricofaríngeo através da cervicotomia esquerda. A abordagem cirúrgica pode proporcionar índices de resultados funcionais de até 90%, com morbidade variando entre 8,5% a 10% e mortalidade de 0,6% a 5%.[2,19] Essas taxas de complicações podem ser consideradas elevadas, tendo em vista a inclusão de pacientes idosos e de alto risco neste grupo.

O tratamento endoscópico do divertículo faringoesofágico destaca-se fundamentalmente pela sua importância no alívio da disfagia, que é o principal e mais inconveniente dos sintomas. Embora a técnica endoscópica tenha sido descrita e empregada inicialmente por Mosher[20] e Seiffert[21] consistindo na secção do septo que separa o esôfago do divertículo com emprego de instrumental rígido tradicional, ficou temporariamente abandonada após algumas complicações fatais. Mais tarde, coube a Dohlman e Mattson retomarem a técnica, utilizando um espéculo esofágico com fenda labiada na extremidade distal para apreender e expor o septo do esôfago entre sua luz e a cavidade do divertículo.[22] Esses autores preconizaram a secção do septo com o eletrocautério, pois antes era utilizada apenas a tesoura endoscópica, evitando assim hemorragias por vezes significativas.

Com o surgimento dos endoscópios flexíveis de fibras ópticas com visão frontal, na década de 1970, constatou-se que no exame de alguns pacientes portadores do DFE era possível identificar com clareza o septo entre o divertículo e o esôfago. Com base nas experiências da técnica endoscópica cirúrgica, Sakai, em 1982, utilizando um fibroscópio, realizou com sucesso a eletrossecção do septo, pela primeira vez em nosso meio, com a denominação de diverticulotomia.[23]

A eficiência do método endoscópico é comparável à do tratamento cirúrgico, a ponto de ser considerado alternativa adequada para aqueles pacientes com elevado risco operatório.[24] Na maioria dos casos são indivíduos idosos, emagrecidos ou desnutridos, com problemas cardiopulmonares, hipertensos ou diabéticos, por vezes na vigência de broncopneumonia aspirativa.

A técnica endoscópica consiste na secção do septo que separa o esôfago do divertículo através do eletrocautério com o uso do cateter com estilete (Fig. 24-8a). A secção com o emprego de corrente elétrica monopolar de corte e coagulação é aplicada na porção média do septo no sentido descendente até o fundo do divertículo (Fig. 24-8b, c). Esta região do fundo do divertículo é a região crítica, haja vista que o avanço além desse limite poderia provocar perfuração em direção ao mediastino.

Atualmente preconizamos a aplicação de clipe metálico no ápice como regra do procedimento, em sua finalização, com o intuito de precaução em casos de microperfuração (Fig. 24-8d). No passado era mantido intacto cerca de 5 a 10 mm do fundo do divertículo, porém, atualmente, com a aplicação do clipe metálico ao final do procedimento, podemos prescindir deste cuidado e, desta forma, mediante uma ressecção mais ampla, evitar recidiva da disfagia. Neste procedimento são utilizados acessórios para auxiliar na identificação e isolamento do septo, como o cilindro transparente (cap) adaptado na extremidade do endoscópio ou um tubo de polietileno bilabiado. Mais recentemente foi introduzida outra variante da técnica com a aplicação do bisturi harmônico,[25] porém, em razão de seu alto custo, não é aplicada de forma rotineira.

Utilizando essa mesma variância técnica endoscópica, conseguiu-se a utilização de grampeadores articulados de laparoscopia na secção do septo do divertículo em humanos, promovendo a diverticulotomia com hemostasia e sem perfuração, além do pronto restabelecimento da ingestão via oral sem necessidade de sonda nasoenteral, após o procedimento.[26] Embora seja uma técnica efetiva, tem limitação ao seu uso pela desproporção do tamanho destes instrumentos em relação às estruturas anatômicas adjacentes ao divertículo, que pode implicar complicações durante a sua passagem, como lacerações ou perfurações.

Na experiência do Serviço de Endoscopia Gastrointestinal do Hospital das Clínicas da Faculdade de Medicina da Universidade de São Paulo, obteve-se o índice de 93% de sucesso para o alívio da disfagia a longo prazo e morbidade de 5% e nenhuma mortalidade em grupo de pacientes predominantemente idosos. Verificou-se recidiva da disfagia em 7% em razão do divertículo residual, sendo os pacientes submetidos a retratamento endoscópico. As complicações observadas foram hemorragia da área cruenta da miotomia em 8% e que foram controladas pela da aplicação de coagulação ou de clipes hemostáticos; enfisema cervical e subcutâneo ocorreu em 3% dos casos, sendo os pacientes tratados pela colocação de sonda nasogástrica e antibioticoterapia por uma semana.

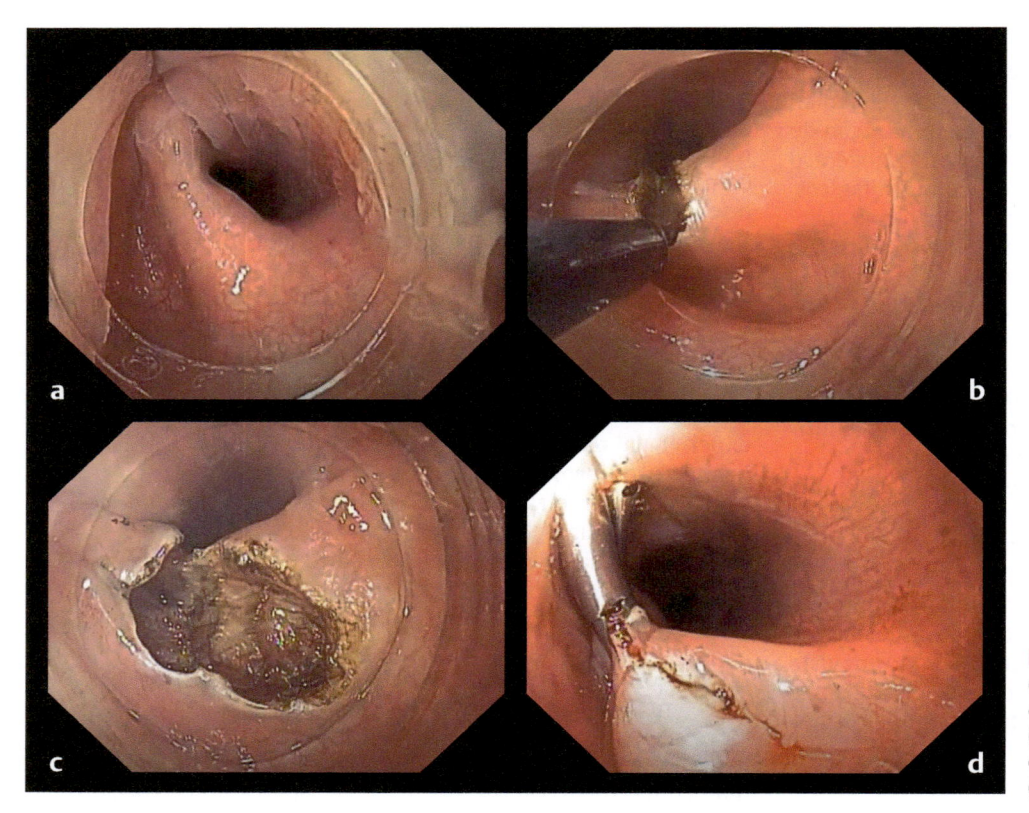

Fig. 24-8. Sequência do procedimento de miotomia endoscópica do divertículo de Zenker. (**a**) Septo diverticular. (**b**) Secção do septo com eletrocautério. (**c**) Aspecto final da secção do septo até o fundo do divertículo. (**d**) Aplicação do clipe metálico. (Imagens cedidas pelo Dr. Christiano Sakai.)

Divertículo de Killian-Jamieson (DKJ)

Ao contrário do DZ, que tende a aumentar de volume e se dirigir para a cavidade torácica, desenvolvendo complicações diverticulares por conta própria, o DKJ raramente atinge tamanho suficiente para desenvolver complicações por retenção alimentar.[3] Nos casos sintomáticos, o tratamento em geral é cirúrgico, porém, mais atualmente, já foi proposta uma diverticulotomia endoscópica para alívio de sintomas,[27,28] ficando a ressalva do cuidado nesse tipo de abordagem para provável lesão do nervo laríngeo recorrente. O princípio da diverticulotomia é o mesmo do DZ: cortar a ponte muscular que separa a cavidade diverticular da esofágica.

CONSIDERAÇÕES FINAIS

Os divertículos de esôfago médio são assintomáticos na maioria dos pacientes, porém, quando alcançam grandes proporções podem causar regurgitação, complicações pulmonares aspirativas, além de dores retroesternais ou precordiais. O tratamento é essencialmente cirúrgico, embora alguns autores tenham publicado relatos de tratamento endoscópico através da secção do septo com ou sem a aplicação de clipes para se evitar possível perfuração.[14-16]

Os divertículos de pulsão epifrênicos, quando de pequenas dimensões, em geral não necessitam de tratamento. Podem estar associados a outras afecções esofágicas, como o espasmo esofagiano difuso ou acalasia da cárdia e, portanto, a abordagem terapêutica deverá ser mais ampla e considerar essas associações. Dessa forma, os divertículos são tratados não apenas pela diverticulectomia, mas também se associando a miotomia e/ou outro procedimento complementar como a gastrofundoplicatura.[4,14]

O divertículo de Zenker, mesmo sendo de pequenas dimensões, pode causar sintomas importantes de disfagia alta. Sua fisiopatologia ainda não está totalmente esclarecida, admitindo-se, porém, a incoordenação motora no cricofaríngeo durante a deglutição, similar à acalasia da cárdia como um dos fatores envolvidos. Portanto, em seu tratamento, tanto cirúrgico quanto endoscópico, a secção do músculo cricofaríngeo é a base fundamental. A miotomia incompleta tem sido a principal causa de recidiva do divertículo. A efetividade do tratamento endoscópico é comparável ao tratamento cirúrgico e, portanto, deve ser considerada como alternativa adequada, principalmente nos pacientes idosos, emagrecidos ou desnutridos, hipertensos ou diabéticos, cardiopatas, pneumopatas e naquelas que se encontram em vigência de broncopneumonia aspirativa.[19,24] Entretanto, em pacientes mais jovens, a conduta cirúrgica é levada em consideração pela possibilidade de ocorrer a longo prazo a recidiva do divertículo com disfagia. Outra preocupação é a associação do divertículo de Zenker à doença do refluxo gastroesofágico, principalmente com a hérnia de hiato por deslizamento. Deve-se considerar a necessidade do tratamento, também, da hérnia hiatal por deslizamento, uma vez que a secção do cricofaríngeo à pressão do esfíncter superior do esôfago estará reduzida e com nítida perda de proteção à aspiração pulmonar nos pacientes com significativo refluxo gastroesofágico.

REFERÊNCIAS BIBLIOGRÁFICAS

1. Rokitansky P. Spindelformige estweiterung der speiserohre. Med Jahrb DKK Oesterr Staates. 1840;219:21
2. Albers DV, Rocha RSP, Ide E, et al. Divertículo de Zenker: abordagem endoscópica e cirúrgica. In: Endoscopia baseada em evidências. Rio de Janeiro: Atheneu; 2017.
3. Constantin A, Constantinoiu S, Achim F, et al. Esophageal diverticula: from diagnosis to therapeutic management-narrative review. J Thorac Dis. 2023;15(2):759-79.
4. Sato H, Takeuchi M, Hashimoto S, et al. Esophageal diverticulum: new perspectives in the era of minimally invasive endoscopic treatment. World J Gastroenterol. 2019 Mar 28;25(12):1457-64.
5. Cecconello I.Zilberstein B, Pinotti HW. Divertículo faringoesofágico. In: Tratado de clínica cirúrgica do sistema digestório. São Paulo: Atheneu; 1994(1):283-91.
6. Ishioka S, Sakai P, Maluf Filho F, Melo JM. Endoscopic incision of Zenker's diverticula. Endoscopy. 1995;27(6):433-7.
7. Mendl K, McKay J, Tanner C. Intramural diverticulosis of the esophagus and Rokstansky Aschoff sinuses in the gallbladder. Br J Radiol. 1960;33:494-501.
8. Boyd RM, Bogoch A, GreigJH, Trites AEW. Esophageal intramural pseudodiverticulosis. Radiology. 1974; 113:267.
9. Shay SS. Benign structural lesions of the esophagus: rings, webs, diverticula and extrinsic lesions. In: Thorofare, NJ. Gastrointestinal disease: an endoscopic approach. SLACK Incorporated; 2002.
10. Ferreira LE, Simmons DT, Baron TH. Zenker's diverticula: pathophysiology, clinical presentation, and flexible endoscopic management. Dis Esophagus. 2008;21(1):1-8.
11. Wakita A, Motoyama S, Sato Y, et al. Squamous cell carcinoma in an esophageal diverticulum below the aortic arch. Int J Surg Case Rep. 2012;3(11):574-6.

12. Halm U, Lamberts R, Knigge I, et al. Esophageal intramural pseudodiverticulosis: endoscopic diagnosis and therapy. Dis Esophagus. 2014;27(3):230-4.
13. Khan AS, Dwivedi RC, Sheikh Z, et al. Systematic review of carcinoma arising in pharyngeal diverticula: a 112-year analysis. Head Neck. 2014;36(9):1368-75.
14. Palanivelu C, Rangarajan M, Senthilkumar R, Velusamy M. Combined thoracoscopic and endoscopic management of mid-esophageal benign lesions: use of the prone patient position: thoracoscopic surgery for mid-esophageal benign tumors and diverticula. Surg Endosc. 2008;22(1):250-4.
15. Bak YT, Kim HJ, Jo NY, et al. Endoscopic "clip and cut" diverticulotomy for a giant midesophageal diverticulum. Gastrointest Endosc. 2003;57(6):777-9.
16. Schubert D, Kuhn R, Nestler G, et al. Endoscopic treatment of a mid-esophageal diverticulum. Endoscopy. 2004;36(8):735-7.
17. Sato H, Sato Y, Takeuchi M, et al. Salvage peroral endoscopic myotomy for esophageal diverticulum. Endoscopy. 2015;47(1):E14-E15.
18. Samanta J, Nabi Z, Dhar J, Mandavdhare HS. Peroral endoscopic myotomy (POEM) for esophageal diverticula. Minerva Gastroenterol (Torino). 2023;69(2):184-92.
19. Yuan Y, Zhao YF, Hu Y, Chen LQ. Surgical treatment of Zenker's diverticulum. Dig Surg. 2013;30(3):207-18.
20. Mosher HP. Webs and pouches of the oesophagus, their diagnosis and treatment. Suig Gynec Obs M. 917;25:175-87.
21. Seiffert A. Operation endoscopique d'un gros diverticule de pulsien. Bronchosc Oesophagosc Gastrosc. 1937;7:232-4.
22. Dohlman G, Mattsson O. The endoscopic operation for hypopharyngeal diverticula: a roentgencinematographic study. AMA Arch Otolaryngol. 1960;71:744-52.
23. Sakai P, Ishioka S. Diverticulotomia de Zenker pela fibroendoscopia. IV Congresso Brasileiro de Endoscopia Digestiva; São Paulo. Temas livres. Resumo 048. 1982.
24. Jones D, Aloraini A, Gowing S, et al. Evolving Management of Zenker's Diverticulum in the Endoscopic Era: A North American Experience. World J Surg. 2016;40(6):1390-1396.
25. Hondo FY, Maluf-Filho F, Giordano-Nappi JH, et al. Endoscopic treatment of Zenker's diverticulum by harmonic scalpel. Gastrointest Endosc. 2011;74(3):666-71.
26. Hondo FY, Giordano-Nappi JH, Maluf-Filho F, et al. Experimental model for endoscopic stapled diverticulotomy. Gastrointest Endosc. 2008;67(5):AB189.
27. Lee CK, Chung IK, ParkJY, et al. Endoscopic diverticulotomy with an isolated-tip needle-knife papillotome (Iso-Tome) and a fitted overtube for the treatment of a Killian-Jamieson diverticulum. World J Gastroenterol. 2008;14(42):6589-92.
28. Tang SF, Tang L, Chen E, Myers LL. Flexible endoscopic Killian-Jamieson diverticulotomy and literature review. Gastrointest Endosc. 2008;68(4):790-3.

25 Doenças Sistêmicas com Manifestações Esofágicas

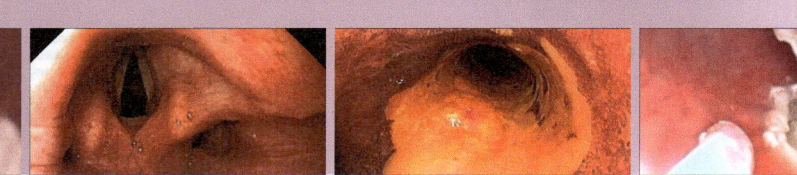

Marcia Henriques de Magalhães Costa ■ Beatriz Nunes Biccas

INTRODUÇÃO

Anormalidades esofágicas ocorrem em uma série de doenças sistêmicas e as manifestações clínicas decorrentes deste envolvimento são muito variáveis.

Em algumas condições como a esclerose sistêmica progressiva, disfagia e sintomas de doença do refluxo gastroesofagiano (DRGE), com ou sem expressão endoscópica, contribuem substancialmente para a morbidade associada à doença. Em contrapartida, no diabetes melito costumam ocorrer anormalidades manométricas importantes que não se associam à disfunção clínica significativa. Em outros casos, as alterações endoscópicas podem predominar, como nos pacientes com doenças dermatológicas graves tipo as dermatites bolhosas.

Neste capítulo serão discutidas as principais doenças sistêmicas em que pode haver acometimento esofagiano (Quadro 25-1).

DOENÇAS DO TECIDO CONJUNTIVO

Esclerose Sistêmica Progressiva (Esclerodermia)

É uma desordem do tecido conjuntivo caracterizada por fibrose difusa da pele e órgãos internos. Em sua fisiopatogenia ocorrem esclerose e proliferação da íntima de pequenas artérias e arteríolas, havendo, inicialmente, alterações neurais que progridem para disfunção muscular e fibrose em múltiplos órgãos, mais notadamente na pele, sistema musculoesquelético, coração, pulmão, trato gastrointestinal e rins.

Sua prevalência global encontra-se na faixa de 38 a 341 casos/milhão de indivíduos, com incidência de 8 a 56 novos casos/milhão de pessoas/ano, sendo maior em indivíduos do sexo feminino.[1]

A esclerodermia pode ser limitada à pele e aos tecidos subjacentes ou pode estar associada a envolvimento sistêmico, quando é chamada de esclerose sistêmica progressiva (ESP). Esta última é ainda subdividida em forma cutânea difusa e cutânea limitada, dependendo da extensão e distribuição do comprometimento da pele. Muitos pacientes com a forma cutânea limitada exibem manifestações da síndrome CREST (calcinose cutânea, fenômeno de Raynaud, dismotilidade esofágica, eSclerodactilia e Telangiectasia) (Fig. 25-1).

A ESP pode afetar qualquer segmento do tubo digestivo, da boca ao ânus, porém, o esôfago é o órgão mais comumente acometido. Isso tem relevância porque estudos revelaram que o comprometimento esofágico, mesmo que assintomático, está relacionado com o desenvolvimento de doença intersticial pulmonar, sugerindo uma contribuição do refluxo gastroesofágico para a deterioração da função respiratória.[2]

Aproximadamente 70% a 96% dos pacientes com ESP, na forma difusa ou limitada, têm motilidade esofagiana anormal à esofagomanometria, embora até 30% deles sejam assintomáticos.[3] Isso decorre de atrofia da musculatura lisa dos dois terços inferiores do esôfago e do esfíncter esofagiano inferior, onde o músculo é parcialmente substituído por tecido fibroso. Há deposição de colágeno na lâmina própria e submucosa, porém, a disfunção muscular pode estar mais relacionada à anormalidade neuronal do que a este acúmulo de colágeno. A musculatura esquelética da porção superior do esôfago é classicamente preservada, embora alguns autores tenham descrito algum grau de espessamento colagenoso dos músculos faringoesofágicos.[4]

Quadro 25-1. Doenças Sistêmicas – Manifestações Esofágicas

Doenças do tecido conjuntivo	Esclerose sistêmica progressiva
	Poliomiosite e dermatomiosite
	Doença mista do tecido conjuntivo
	OUTRAS
Doenças endócrinas	Diabetes melito
	Doenças da tireoide
Doenças infecciosas	Protozoários: doença de chagas
	Fungos: *candida* sp.
	Vírus: herpes simples, CM, HIV
	Bacilos: tuberculose
	Outras
Doenças dermatológicas	Pênfigo vulgar
	Pênfigo paraneoplásico
	Penfigoide cicatricial
	Epidermólise bolhosa
	Síndrome de Steven-Johnson
	Líquen plano
	Doença de Darier
Doenças vasculares	Hipertensão portal com varizes de esôfago
	Variz em *downhill*
	Síndrome de Osler-Weber-Rendu
	Síndrome de Blue Ruber Bleb Nevus
	Necrose esofágica aguda ou esôfago negro
Doenças inflamatórias	Doença de Behçet
	Doença de Crohn
Desordens genéticas	Síndrome de Down
	Síndrome de Ehlers-Danlos
Desordens neurológicas	Doença de Parkinson
	Miastinia *gravis*
Doenças psiquiátricas	Anorexia nervosa
	Desordem de compulsão alimentar
	Bulimia nervosa
	Desordem de ruminação
Neoplásicas	Tumores esofagianos secundários
	Relacionadas com imunodepressão: sarcoma de Kaposi
Desordens infiltrativas	Amiloidose
	Sarcoidose
Miscelâneas	Síndrome de Plummer-Vinson
	Tilose
	Pseudodiverticulose intramural esofágica
	Angioedema hereditário
	Doença enxerto *vs.* hospedeiro

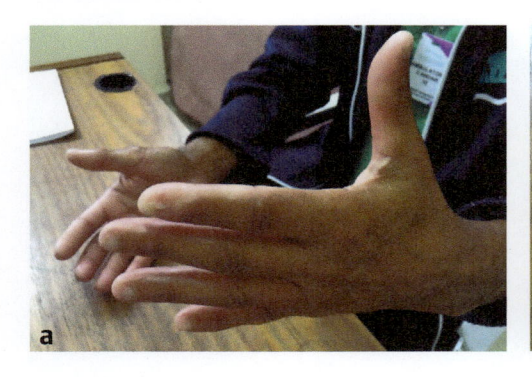

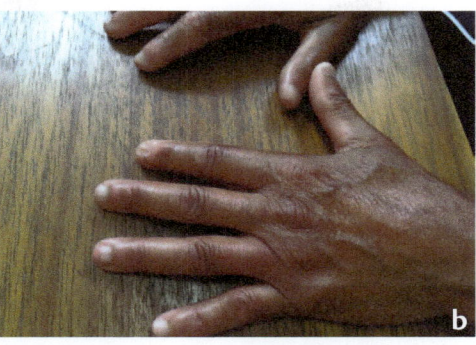

Fig. 25-1. Esclerose sistêmica progressiva. (a) Fase inicial do fenômeno de Raynaud. (b) Sequela de úlceras digitais isquêmicas, reabsorção de falanges distais e esclerodactilia. (Fonte: arquivo pessoal da Dra Beatriz Biccas.)

Ao exame de esofagomanometria convencional observa-se hipotensão do esfíncter esofagiano inferior (pressão < 10 mmHg) e ondas peristálticas de baixa amplitude (< 30 mmHg), ou até mesmo aperistalse nos dois terços distais do esôfago, ocupados por musculatura lisa (Fig. 25-2). A manometria de alta resolução vem substituindo o exame convencional, porém, reproduz, através de gráficos coloridos, os mesmos achados de baixa pressão de repouso do esfíncter inferior e motilidade esofagiana ineficaz ou ausência de contratilidade nos 2/3 distais do corpo esofágico (Fig. 25-3). O esfíncter inferior incompetente, associado à hipomotilidade do corpo esofagiano, gera episódios prolongados de refluxo, com exposição ácida excessiva que pode causar esofagite de refluxo, estenose péptica, esôfago de Barrett e, raramente, adenocarcinoma.

Os pacientes sintomáticos costumam se queixar de pirose, regurgitação ácida ou alimentar, disfagia, odinofagia, sendo comuns sintomas respiratórios como tosse, broncospasmo e sinais de pneumonia aspirativa. A disfagia na ESP pode resultar do distúrbio motor (peristalse reduzida ou abolida), candidíase esofagiana, refluxo gastroesofágico ou estenose péptica.

A avaliação de possível comprometimento do esôfago pela ESP deve ser guiada pelos sintomas do paciente. Indica-se endoscopia digestiva alta (EDA) se houver pirose frequente, disfagia ou odinofagia e o exame manométrico fica reservado àqueles pacientes com sintomas refratários ao tratamento com inibidor de bomba de prótons.

O tratamento da esofagopatia esclerodérmica e suas complicações é semelhante ao utilizado para pacientes com doença do refluxo sem ESP.

Polimiosite e Dermatomiosite

A polimiosite (PM) e a dermatomiosite (DM) são miopatias inflamatórias idiopáticas caracterizadas por inflamação e fraqueza da musculatura esquelética proximal.

A incidência anual das duas doenças combinadas tem sido estimada em 2/100.000 indivíduos da população geral e a prevalência em 5 a 22/100.000. Existe predominância do sexo feminino na proporção de 2:1, com pico de incidência em adultos entre 40 e 50 anos.[5]

A DM está associada a manifestações cutâneas características como o *rash* violáceo ao redor dos olhos (heliotropo), eritema na região malar ou em outras áreas da face e tronco, pápulas eritematovioláceas na região periungueal e face extensora dos dedos, cotovelos e joelhos (sinal de Gottron). Às vezes os achados cutâneos precedem a inflamação muscular em semanas ou meses, porém, pode existir uma forma de doença em que os pacientes exibem apenas estas manifestações, sem fraqueza ou anormalidades das enzimas musculares (DM clinicamente amiopática).

Por se tratarem de doenças multissistêmicas, a PM e a DM apresentam manifestações clínicas variadas, sendo a fraqueza muscular proximal e simétrica a mais frequente. São comuns às duas doenças a ocorrência de fibrose pulmonar intersticial, disfagia, poliartrite e sintomas constitucionais. Fenômeno de Raynaud pode estar presente em alguns pacientes. Frequentemente são observados achados que se sobrepõem a outras doenças reumatológicas como lúpus eritematoso sistêmico e ESP. O risco de malignidade encontra-se aumentado, especialmente nos casos de DM.

Classicamente, as miopatias inflamatórias comprometem os músculos estriados e, em relação ao esôfago, afetam o músculo cricofaríngeo e outros músculos da faringe e esôfago proximal. Isto pode resultar em disfagia orofaríngea com possibilidade de regurgitação nasal e aspiração. O acometimento esofágico é mais comum em idosos e pode ser responsável por uma incidência aumentada de pneumonia bacteriana nessa faixa etária.[6] A esofagomanometria costuma mostrar anormalidades nos relaxamentos do esfíncter esofagiano superior e na contração do esôfago proximal, onde há predomínio de musculatura estriada. A disfunção orofaríngea pode ser demonstrada em mais de 50% dos pacientes testados, porém, é surpreendente que também ocorram alterações da musculatura lisa do esôfago distal, com diminuição da peristalse, ondas peristálticas de baixa amplitude e esvaziamento lentificado. A etiologia destas

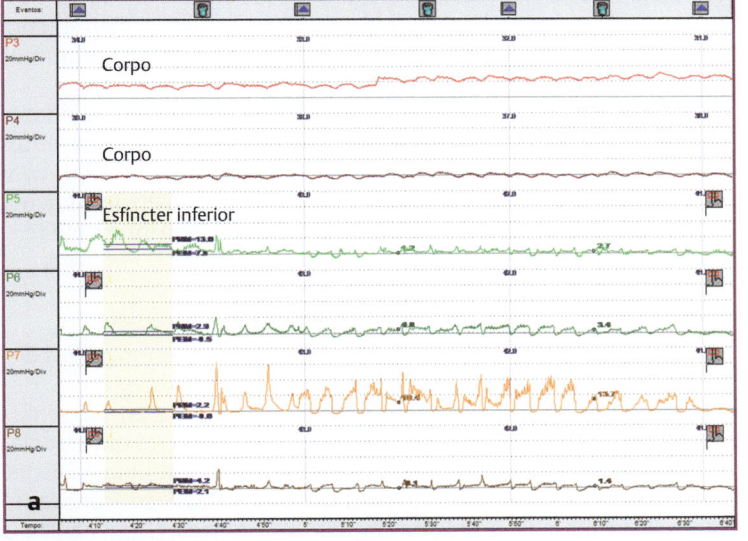

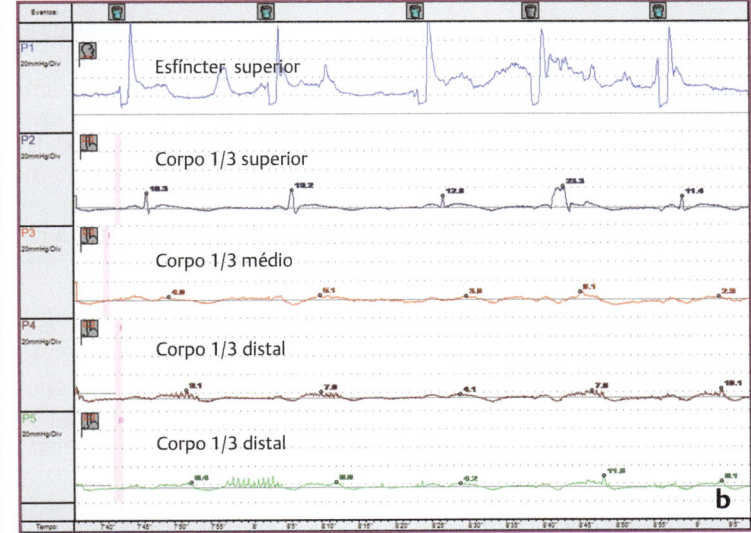

Fig. 25-2. Esclerose sistêmica progressiva – Esofagomanometria convencional. (a) Hipotensão do esfíncter esofagiano inferior. (b) Aperistalse nos terços médio e distal do corpo esofágico. (Fonte: Arquivo pessoal da Dra. Beatriz Biccas.)

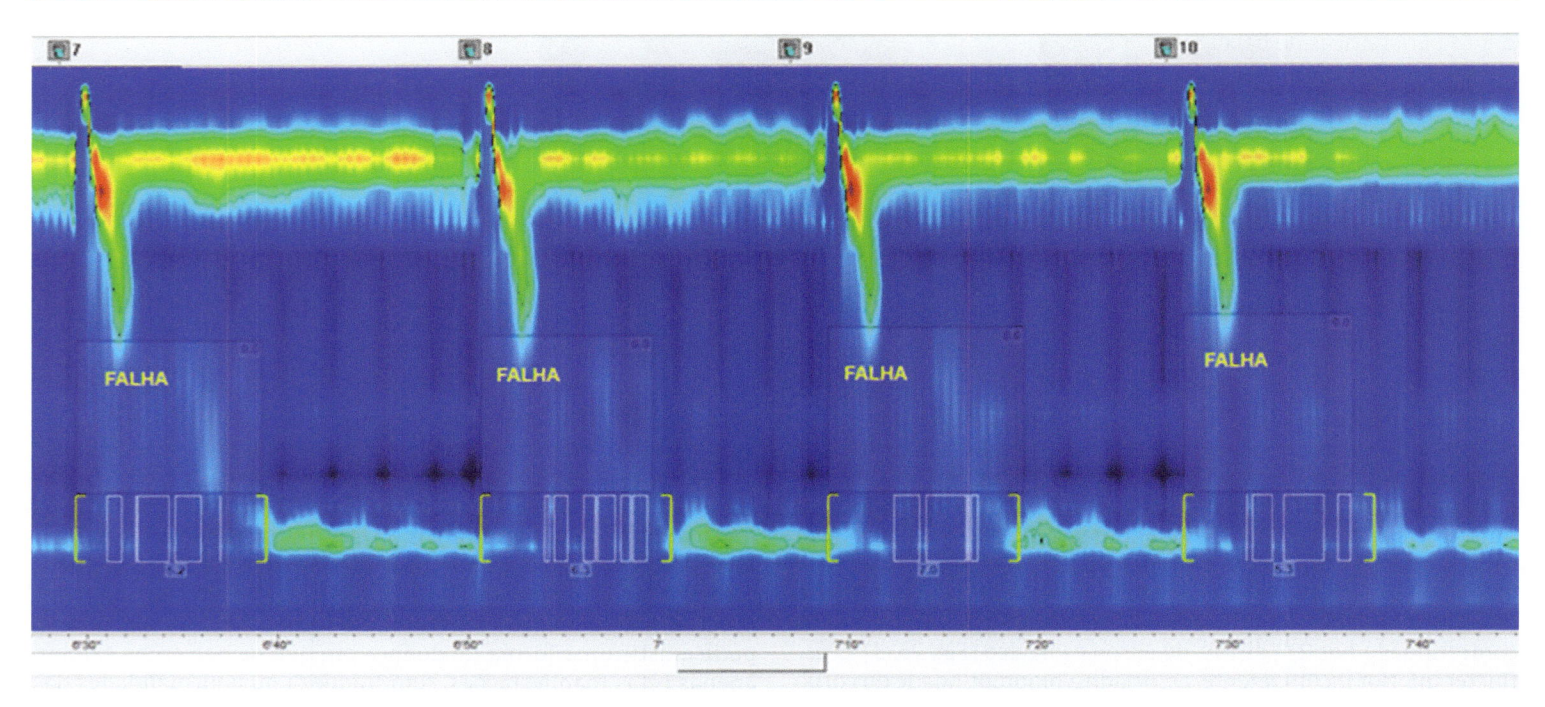

Fig. 25-3. Esclerose sistêmica progressiva – Esofagomanometria de alta resolução e baixa pressão de repouso do esfíncter esofagiano inferior (linha horizontal azul-claro) e ausência de contratilidade nos 2/3 distais do corpo esofágico (FALHA). (Fonte: cedida pela Dra. Maria de Fátima Sobral.)

últimas é incerta, pois não foram demonstradas atrofia, fibrose ou infiltração linfocítica em estudos de necropsias.[7]

Os exames laboratoriais que contribuem para o diagnóstico consistem em dosagem de enzimas musculares elevadas (creatininafosfoquinase, aldolase, lactato desidrogenase, aspartato aminotransferase e/ou mioglobina sérica e urinária), fator antinuclear positivo (80% dos pacientes com DM ou PM) e autoanticorpos específicos de miosite, presentes em 45% a 85% dos pacientes. Entre estes estão os anticorpos antissintetase (anti-Jo-1) que se associam à doença pulmonar intersticial, poliartrite não erosiva, febre e hiperceratose na face radial e palmar dos dedos das mãos; os anticorpos antinuclear helicase Mi-2 associados à DM e os anticorpos antipartícula de reconhecimento de sinal (anti-SRP) relacionados com a miosite grave e rapidamente progressiva. Podem ocorrer, também, outros autoanticorpos não específicos, especialmente naqueles com síndromes de superposição com outra doença reumatológica.

A eletroneuromiografia em geral revela anormalidades de padrão miopático e a ressonância nuclear magnética pode detectar envolvimento segmentar precoce do músculo, indicando, inclusive, o local adequado para biópsia. O exame histopatológico demonstra infiltrado linfocitário perivascular e atrofia perifascicular nos casos de DM e infiltração do endomísio na PM. Todavia, a biópsia muscular não é obrigatória em todo paciente com suspeita de PM, pois o diagnóstico pode ser estabelecido com base nos achados clínicos e laboratoriais específicos da doença.

O tratamento baseia-se no uso de glicocorticoides que causam melhora da força e preservação da função muscular. Em geral utiliza-se a prednisona 1 mg/kg e associa-se um agente poupador de corticoide como azatioprina, metotrexato, micofenolato de mofetil ou imunoglobulina intravenosa nos casos mais graves. Embora a presença de disfagia seja relacionada à pior resposta ao tratamento, ainda assim pode haver alguma melhora com o tratamento da miosite.[8]

Doença Mista do Tecido Conjuntivo

A doença mista do tecido conjuntivo (DMTC) é uma desordem generalizada do tecido conjuntivo caracterizada pela presença de altos títulos do autoanticorpo anti-U1 ribonucleoproteína (anti-U1 RNP) e fatores clínicos observados no lúpus eritematoso sistêmico, ESP, artrite reumatoide e PM.

Existem poucos dados sobre a epidemiologia da DMTC, mas é sabido que a doença ocorre em todo o mundo, afeta todas as raças e é mais comum em mulheres. A incidência anual varia de 0,21 a 1,9/100.000 adultos, dependendo da população estudada.[9,10]

As manifestações clínicas iniciais incluem mal-estar geral, artralgias, mialgias, febre baixa e fenômeno de Raynaud, havendo positividade para o fator antinuclear de padrão salpicado. Não ocorre acometimento renal grave ou do sistema nervoso central, mas se observa, com frequência, artrite acentuada e desenvolvimento insidioso de hipertensão pulmonar não relacionada com fibrose.[11]

As manifestações clínicas gastrointestinais são os principais fatores de sobreposição com a esclerodermia, ocorrendo em 60% a 80% dos pacientes. Os sintomas esofágicos são os mais comuns e decorrem de lesão da musculatura estriada do 1/3 superior e da musculatura lisa nos 2/3 inferiores do esôfago, com comprometimento, principalmente, da camada muscular circular, exibindo atrofia acentuada, perda de fibras musculares e fibrose.

No início da doença, a dismotilidade esofágica costuma ser subclínica, detectada apenas pelo estudo manométrico ou pela esofagografia com Bário. Estes exames demonstram diminuição ou abolição da peristalse especialmente nos 2/3 distais do esôfago e hipotensão do esfíncter esofagiano inferior. Diferentemente do que ocorre na ESP, pode haver alterações no 1/3 proximal do esôfago com hipotensão do esfíncter superior, no que se assemelha à PM.[12]

Sintomas de DRGE e disfagia ocorrem em estágios mais avançados, com frequência similar à da ESP, porém, com menor gravidade. Um estudo brasileiro revelou forte associação entre a disfunção motora esofágica e a doença intersticial pulmonar em pacientes com DMTC.[13] É provável que o refluxo com aspiração pulmonar crônica sejam determinantes deste acometimento intersticial.

O tratamento se baseia nas medidas antirrefluxo e inibidores de bomba de prótons. Ao contrário do que ocorre na ESP, pacientes com dismotilidade esofagiana podem-se beneficiar de terapia com prednisona na dose média de 25 mg/dia, havendo relato de aumento significativo da pressão do esfíncter esofagiano inferior e uma tendência à melhora da peristalse do corpo esofágico.[11]

Outras Doenças do Tecido Conjuntivo

Anormalidades esofágicas são menos frequentes em outras doenças do tecido conjuntivo.

Disfagia é a queixa gastrointestinal mais comum em pacientes com lúpus eritematoso sistêmico (LES) e pode ocorrer em associação à dor retroesternal, pirose, regurgitação ou odinofagia. Estes sintomas podem decorrer de dismotilidade, DRGE concomitante ou outras causas de esofagite, como as infecciosas. Cerca de 20% a 70% dos pacientes com LES exibem algum distúrbio motor do esôfago, especialmente hipotensão do esfíncter esofagiano inferior, ondas peristálticas de baixa amplitude, aperistalse ou, raramente, aumento da amplitude das ondas. Estas alterações não parecem estar associadas à atividade de doença, duração ou tratamento, porém, alguns autores as relacionam à presença do fenômeno de Raynaud e do anticorpo anti-RNP. Não está claro se esta associação é decorrente da presença de outra doença como a DMTC.

Os mecanismos pelos quais o LES leva à dismotilidade não são conhecidos, mas podem resultar de reação inflamatória dos músculos, vasculites ou isquemia do plexo de Auerbach.[14,15]

A síndrome de Sjögren frequentemente cursa com disfagia e sua ocorrência parece ter pouca relação com a diminuição do fluxo salivar, sugerindo a existência de outros fatores causais. Há relatos de distúrbios motores como contratilidade diminuída ou ausente no terço superior do esôfago,[16] diminuição do comprimento abdominal e da pressão de repouso do esfíncter esofagiano inferior e maior incidência de DRGE, porém, estas anormalidades não parecem se relacionar com a presença de disfagia.[17]

Fortalecendo a ideia de que existe relação entre os distúrbios motores do esôfago e autoimunidade, Booy et al. observaram que pacientes com acalasia têm 3,6 vezes mais chances de sofrer de alguma doença autoimune, como síndrome de Sjögren, LES, uveíte, diabetes melito tipo I e hipotireoidismo, quando comparados à população geral.[18]

DOENÇAS ENDÓCRINAS
Diabetes Melito

Uma das complicações do diabetes melito é a neuropatia autonômica que pode comprometer o aparelho cardiovascular, geniturinário, sistema neuroendócrino, assim como o trato gastrointestinal alto e baixo.

Sabe-se que os pacientes diabéticos, especialmente aqueles com diabetes melito tipo 1 de longa duração, estão mais sujeitos a apresentar sintomas digestivos quando comparados a controles saudáveis, sendo as alterações da função gastrointestinal provavelmente relacionadas com a neuropatia autonômica do sistema nervoso entérico.[19]

As desordens esofágicas são comuns nesta doença, sendo descritos distúrbios da motilidade e alterações mecânicas e estruturais que levam a um remodelamento da função e das propriedades do esôfago.[20] Além disso, alterações agudas na glicemia exercem um efeito reversível sobre a função sensitiva e motora do tubo gastrointestinal alto. Por exemplo, o esvaziamento gástrico é lentificado e há aumento do número de relaxamentos transitórios do esfíncter esofagiano inferior em situações de hiperglicemia. Alguns autores também descreveram diminuição da pressão de repouso desse esfíncter e redução da peristalse esofágica.[21] Estas alterações predispõem à DRGE no diabetes, embora exista pouca informação de qualidade sobre a coexistência destas duas doenças na literatura. Mais recentemente tem sido sugerido que a síndrome metabólica, caracterizada por acúmulo de gordura visceral, dislipidemia, hipertensão e hiperglicemia se correlaciona com refluxo anormal.[22]

As manifestações clínicas clássicas da DRGE são pirose e regurgitação. Promberger et al., ao compararem pacientes com DRGE diabéticos tipo 2 e não diabéticos, encontraram uma prevalência maior nos primeiros de sintomas atípicos como disfagia, sensação de globus e queixas extraesofágicas, chamando a atenção para a menor prevalência de pirose na população diabética. Registraram também maiores taxas de lesões laríngeas, níveis mais elevados de pressão do esfíncter esofagiano inferior e menor taxa de hérnia hiatal.[23] Os autores sugerem uma atenção maior às queixas atípicas no diagnóstico de DRGE em diabéticos, cujo tratamento é o mesmo preconizado para o não diabético, com ênfase no controle rigoroso da glicemia e do excesso de peso.

Outras doenças esofagianas sabidamente relacionadas com o diabetes, como esofagite por Candida sp., pseudodiverticulose intramural esofágica e distúrbios vasculares do esôfago serão abordados posteriormente em seções específicas deste capítulo.

Doenças da Tireoide

Pacientes com bócio frequentemente referem sensação de globus ou disfagia, sendo esta última atribuída à disfagia orofaríngea ou a fatores mecânicos decorrentes do aumento da glândula tireoide. Todavia existem relatos de disfunção esofagiana relacionada com doenças da tireoide, independente do bócio.

Ilhan et al. observaram que o hipotireoidismo pode afetar a motilidade esofágica por encurtar os relaxamentos do esfíncter esofagiano inferior e diminuir seus percentuais de relaxamento, mesmo na ausência de sintomas gastrointestinais.[24] Como já descrito anteriormente, acalasia pode estar associada a uma variedade de doenças autoimunes, incluindo as da tireoide. Alguns artigos revelam que cerca de 1/4 dos pacientes com acalasia têm doenças da tireoide concomitantes, sendo mais comum o hipotireoidismo. Apesar de ser relativamente rara, a associação ao hipertireoidismo também foi descrita. A real fisiopatogenia da acalasia continua desconhecida, no entanto, alguns achados são sugestivos de mecanismo autoimune, como a infiltração significativa do plexo mioentérico por monócitos, a presença do antígeno-DQwl do Complexo Humano de Histocompatibilidade classe II e a associação a anticorpos contra neurônios mioentéricos.

Mais estudos são necessários para esclarecer os efeitos dos hormônios tireoidianos sobre a motilidade esofágica.[25]

DOENÇAS INFECCIOSAS

Apesar de poder acometer pacientes imunocompetentes, as doenças infecciosas do esôfago ocorrem, geralmente, quando há algum comprometimento do sistema imunológico, como: uso recente de antibióticos, quimioterapia ou radioterapia, pós-transplantes, uso de imunossupressores ou no caso das síndromes de imunodeficiência, onde podemos incluir os pacientes com AIDS.

Os principais sintomas das esofagites infecciosas são a odinofagia e/ou a disfagia, de início agudo e que podem vir associadas a sintomas sistêmicos como febre.

As principais causas infecciosas para esofagite são: fúngicas (principalmente pela Candida albicans), virais (Herpes simplex virus – HSV e citomegalovírus – CMV), bacterianas ou mesmo parasitárias.

A suspeita diagnóstica é baseada no achado endoscópico e confirmada através do estudo anatomopatológico dos fragmentos de biópsias realizadas durante o exame. Assim, o tratamento é direcionado ao agente etiológico encontrado.

Vamos abordar mais resumidamente cada uma delas, uma vez que haverá um capítulo posterior dedicado exclusivamente a este tema.

Protozoários – Doença de Chagas

A doença de Chagas é uma condição infecciosa causada pelo protozoário Trypanosoma cruzi, tendo como vetor o inseto das famílias Triatominae, Hemiptera e Reduviidae. A distribuição geográfica da doença é limitada, primariamente, ao continente americano em virtude da distribuição de mais de 140 espécies do inseto vetor, sendo também denominada "tripanossomíase americana". Geralmente ocorre em regiões pobres, com baixo nível socioeconômico, acarretando elevada carga de morbimortalidade em países endêmicos como o Brasil.

As estimativas brasileiras mais recentes sobre o número de pessoas infectadas por T. cruzi variam de 1,9 a 4,6 milhões de pessoas, significando, aproximadamente, 1% a 2,4% da população, com predomínio nas regiões nordeste e sudeste.[26] A transmissão para humanos se dá através da picada pelo vetor triatomíneo, que defeca e elimina material contendo o parasita que é inoculado pela ferida da picadura ou de membranas mucosas. A transmissão também pode ser congênita, de mãe para filho, por transfusão de sangue ou derivados, por meio de transplante de órgãos de doador infectado ou via consumo de comidas ou bebidas contaminadas.

O período de incubação é de 1 a 2 semanas, podendo ser de até 4 meses para os casos de transmissão por transfusão ou transplante. Após este período a doença se manifesta em sua forma aguda, que pode evoluir para a forma crônica indeterminada ou forma crônica com comprometimento cardíaco e/ou gastrointestinal. Foi observada, também, uma forma de reativação da doença causada por imunossupressão, que pode ocorrer em neoplasias hematológicas, infecções por HIV, transplantes ou uso de drogas imunossupressoras.

Na fase aguda há circulação no sangue de formas tripomastigotas do parasita e a maioria dos pacientes ou é assintomática ou exibe sintomas não específicos como mal-estar, febre, anorexia, sendo os sintomas relacionados com o trato gastrointestinal praticamente imperceptíveis. Em uma minoria pode haver doença grave com miocardite, derrame pericárdico e/ou meningoencefalite.

A fase crônica começa quando a parasitemia cai abaixo dos níveis detectáveis pela microscopia, o que ocorre em 8 a 12 semanas após a infecção no paciente não tratado, evoluindo com sorologia anti-*T. cruzi* (IgG) positiva.

A forma crônica indeterminada pode durar longo período (10 a 30 anos) e caracteriza-se pela presença de sorologia reagente para *T. cruzi* sem síndrome clínica específica da doença e com resultados de ECG convencional, estudo radiológico de tórax, esôfago e cólon normais. Apesar desta definição, alguns autores observaram nesta fase a presença de sintomas do trato digestivo superior e alta prevalência de alterações motoras do esôfago, como aperistalse parcial, relaxamento incompleto do esfíncter esofagiano inferior e hipocontratilidade.[27] Estes achados foram posteriormente confirmados por estudos utilizando a manometria de alta resolução.[28]

Na fase crônica com manifestações cardíacas podem ocorrer desde anormalidades no eletrocardiograma clinicamente inaparentes até formas graves de doença, com insuficiência cardíaca, complicações tromboembólicas, arritmias ventriculares refratárias e morte súbita.

Na fase crônica com comprometimento gastrointestinal, as alterações podem ocorrer em todas as partes, mas concentram-se no esôfago e no cólon, onde há lesão dos plexos nervosos intramurais em virtude do parasitismo das camadas musculares vizinhas. A desnervação resultante tem intensidade variável, irregular e imprevisível, acometendo diferentes segmentos desses órgãos, culminando com a evolução para megaesôfago (acalasia) ou megacólon.

O principal sintoma decorrente do acometimento esofágico é a disfagia de condução. Nos estágios iniciais da doença o paciente pode referir uma sensação de obstrução na altura do apêndice xifoide após a ingestão de sólidos e, tardiamente, após a ingestão de líquidos, especialmente se ingeridos frios. A disfagia progride lentamente e o paciente vai se adaptando com mudanças na postura e na dieta por muitos anos. Por isso indivíduos com acalasia chagásica frequentemente não procuram atendimento em serviços de saúde até que a disfagia progressiva interfira no seu dia a dia. Embora exista correlação entre o grau de megaesôfago e o sintoma de disfagia, não é raro encontrar pacientes com volumosos megaesôfagos com queixas discretas ou mesmo sem queixas disfágicas.

Pode haver queixas associadas como sialorreia, soluços, odinofagia, regurgitação do alimento não digerido, sensação de sufocação noturna, pneumonia aspirativa e desnutrição. O quadro também pode complicar com abscesso pulmonar, bronquiectasias, hemoptise, broncospasmo e dispneia por compressão do brônquio-fonte ou do hilo pulmonar pelo esôfago muito dilatado.

Os exames complementares indicados para o diagnóstico da esofagopatia chagásica incluem esofagografia, EDA, estudos funcionais do esôfago como a esofagomanometria convencional ou de alta resolução, sendo a confirmação etiológica estabelecida pela positividade do teste sorológico anti-*T. Cruzi* por dois métodos baseados em princípios distintos (ELISA, hemaglutinação indireta ou imunofluorescência indireta).

Radiologicamente, o acometimento esofágico ocorre em vários graus. Podem ser observados lentificação do trânsito, contrações terciárias, afilamento distal do esôfago em "bico de pássaro", divertículos epifrênicos e aumento do diâmetro do esôfago que pode evoluir para formas avançadas de dolicomegaesôfago, com tempo de trânsito esofagogástrico extremamente prolongado. A Figura 25-4 exemplifica estes achados à esofagografia. Tendo em vista os aspectos práticos e terapêuticos, os pacientes com megaesôfago podem ser classificados em grupos, segundo o estudo radiológico, como exibe a classificação de Rezende no Quadro 25-2.[29]

A EDA pode ser normal nos estágios iniciais da doença, mas posteriormente se instalam achados típicos de acalasia como dilatação da luz do esôfago, retenção anormal de líquidos e/ou alimentos sólidos, mucosa espessada com superfície esbranquiçada e esofagite de estase, junção esofagogástrica fechada oferecendo alguma resistência à passagem do aparelho e contrações anormais no corpo esofágico (Fig. 25-5).[30]

Os achados manométricos refletem o processo patológico de agangliose adquirida e consistem em aperistalse do corpo esofágico e relaxamento incompleto do esfíncter esofagiano inferior (Fig. 25-6). Embora estes sejam semelhantes aos achados da acalasia idiopática, alguns autores sugerem que os níveis de pressão do esfíncter esofagiano inferior tendem a ser mais baixos na doença chagásica, refletindo mecanismos fisiopatológicos diferentes. Estudo recente confirmou este achado ao comparar resultados de manometria de alta resolução em pacientes com acalasia chagásica e idiopática, observando que havia contrações com pressão mais elevada no corpo esofagiano de pacientes com acalasia idiopática e esfíncter inferior com menor pressão basal e residual na acalasia chagásica.

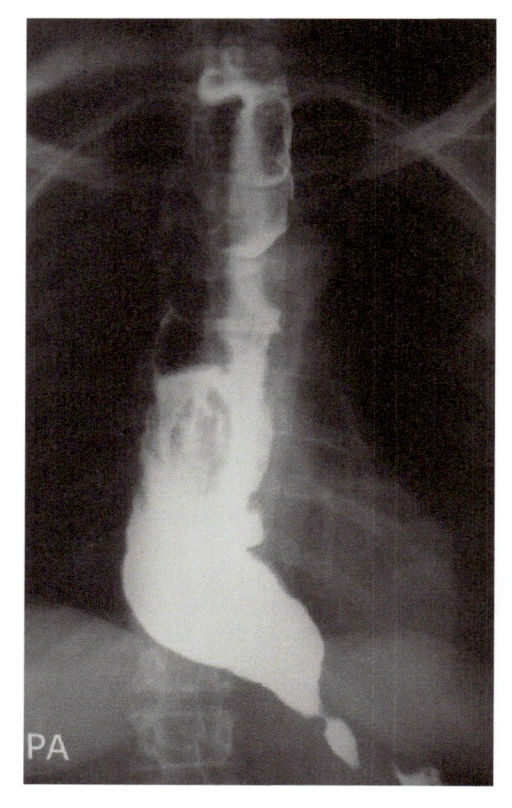

Fig. 25-4. Megaesôfago grau IV. Dilatação esofágica, estase do meio de contraste, contrações terciárias e afilamento distal do esôfago. (Fonte: arquivo pessoal de Dra. Beatriz Biccas.)

Quadro 25.2. Classificação Radiológica da Esofagopatia Chagásica Segundo Rezende[29]

Grupo I	Esôfago de calibre aparentemente normal ao exame radiológico. Trânsito lento. Pequena retenção na radiografia tomada um minuto após a ingestão de sulfato de bário.
Grupo II	Esôfago com pequeno a moderado aumento do calibre. Apreciável retenção de contraste. Presença frequente de ondas terciárias, associadas ou não à hipertonia do esôfago.
Grupo III	Esôfago com grande aumento de diâmetro. Atividade motora reduzida. Hipotonia do esôfago inferior. Grande retenção de contraste.
Grupo IV	Dolicomegaesôfago. Esôfago com grande capacidade de retenção, atônico, alongado, dobrando-se sobre a cúpula diafragmática.

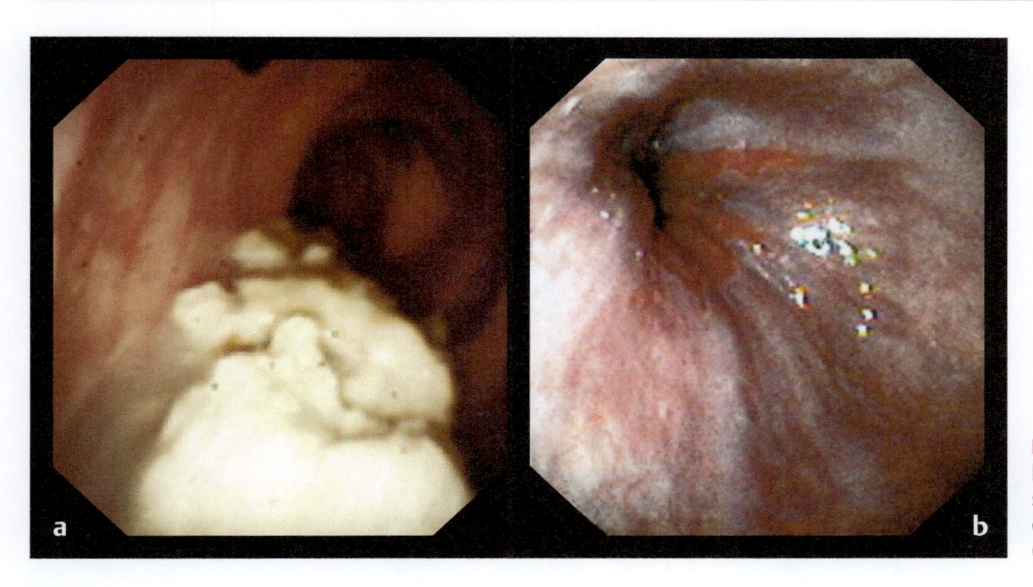

Fig. 25-5. Acalasia chagásica. (**a**) Dilatação da luz do esôfago e retenção anormal de alimentos sólidos. (**b**) Mucosa espessada com superfície esbranquiçada e junção esofagogástrica fechada. (Fonte: arquivo pessoal da Dra. Beatriz Biccas.)

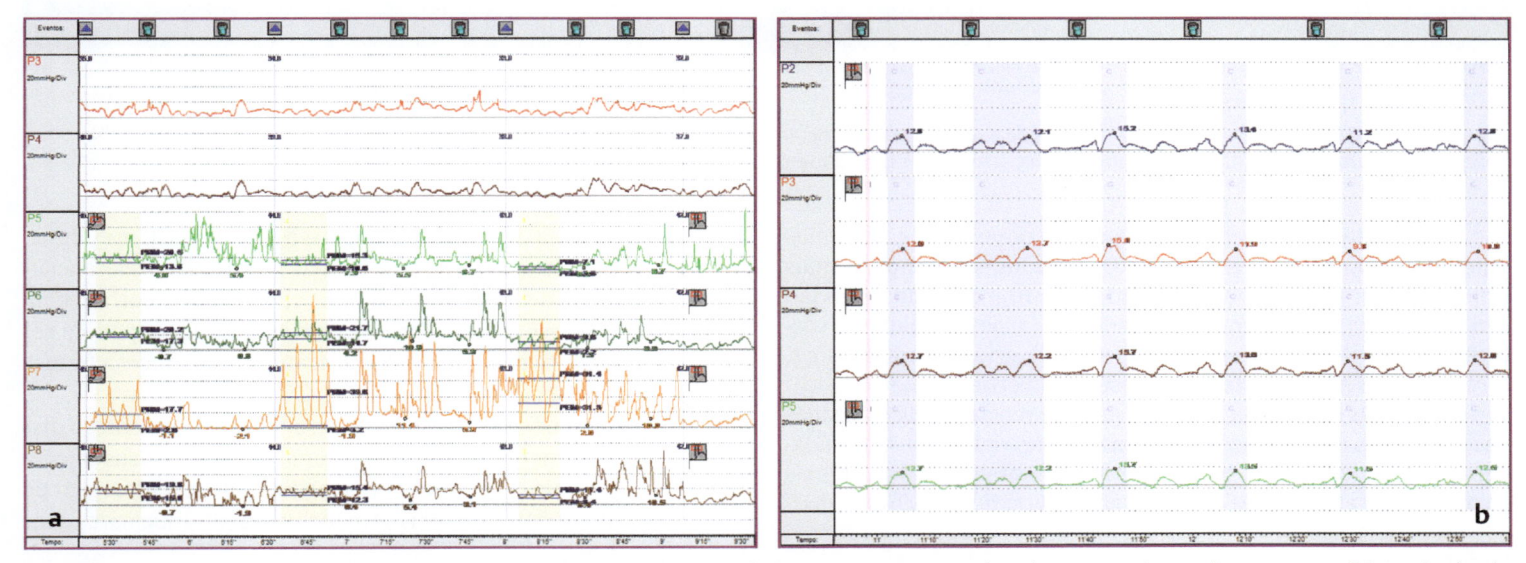

Fig. 25-6. Acalasia chagásica – esofagomanometria. (**a**) Esfíncter esofagiano inferior com pressão normal e relaxamentos incompletos e curtos. (**b**) Aperistalse do corpo esofagiano. (Fonte: arquivo pessoal da Dra. Beatriz Biccas.)

Não foram observadas diferenças em relação ao esfíncter superior.[31] A Figura 25-7 ilustra os achados da acalasia chagásica observados na esofagomanometria de alta resolução.

O tratamento do megaesôfago chagásico é o mesmo da acalasia idiopática. Inicia-se com aconselhamento e adequação de hábitos alimentares, podendo-se usar medicamentos por via sublingual que relaxam as fibras musculares lisas do esfíncter inferior do esôfago como o dinitrato de isossorbida 2,5 a 5 mg 15 minutos antes das refeições ou nifedipina 10 mg 30 minutos antes. Este tratamento tem duração limitada pelo desenvolvimento de taquifilaxia e deve-se programar um tratamento definitivo, que pode ser a dilatação pneumática da cárdia por endoscopia, a miotomia endoscópica peroral (POEM) ou a abordagem cirúrgica com miotomia e fundoplicatura parcial, em geral por via laparoscópica. A esofagectomia é a opção terapêutica nos casos de megaesôfago avançado, apesar do elevado risco de complicações.[32] Para pacientes específicos, com alto risco cirúrgico, pode-se utilizar a injeção de toxina botulínica A no esfíncter esofagiano inferior, com eficácia de 70% e duração média do efeito de 16 meses.[26]

O tratamento antiparasitário específico está indicado na fase aguda, na doença congênita, nas formas crônicas indeterminadas, nas reativações por imunossupressão, nas formas crônicas em crianças com menos de 12 anos e nos adolescentes e adultos, quando se consegue estabelecer que a fase aguda ocorreu até 12 anos antes (considerados como infecção recente). Para indivíduos com idade superior a 50 anos, sem cardiopatia avançada, não há estudos justificando o tratamento antiparasitário. Quando indicado, as medicações utilizadas são o benznidazol na dose de 5 mg/kg/dia para adultos e 10 mg/kg/dia para crianças, por via oral, em 2 ou 2 tomadas diárias (máximo de 300 mg/dia) ou o Nifurtimox na dose de 10 mg/kg/dia para adultos e 15 mg/kg/dia para crianças, por via oral, em 3 tomadas diárias, durante 60 dias.[26]

Fungos: *Candida* sp.

A *Candida albicans* é a principal espécie identificada nas esofagites fúngicas. Apesar de não muito conhecida, uma coorte prospectiva envolvendo mais de 80 mil pacientes referidos para endoscopia entre 2002 e 2014 mostrou uma prevalência de 3,8% para a infecção.[33] Outro estudo, publicado também em 2014, encontrou esofagite por *Candida* em 9 entre cada 28 pacientes HIV-negativos com sintomas gastroduodenais.[34]

As principais condições sistêmicas associadas ao risco de esofagite por *Candida* são: uso recente de antimicrobianos, neoplasias, quimioterapia, uso de imunossupressores e corticosteroides,[35] uso crônico de inibidores de bomba de prótons[33] e infecção pelo HIV (naqueles com contagem de CD4 < 500 células/mL e especialmente se esta contagem for inferior a 200 células/mL).[36]

Os sintomas mais comuns associados à esofagite por *Candida* são a disfagia e a odinofagia, embora outros sintomas, como dor epigástrica, pirose, náuseas e anorexia também possam ser relatados.[37]

A ausência de candidíase orofaríngea não exclui a esofagite em pacientes susceptíveis[38] e casos graves podem evoluir com estenoses, hemorragias ou mesmo fístulas esofagotraqueais.[33]

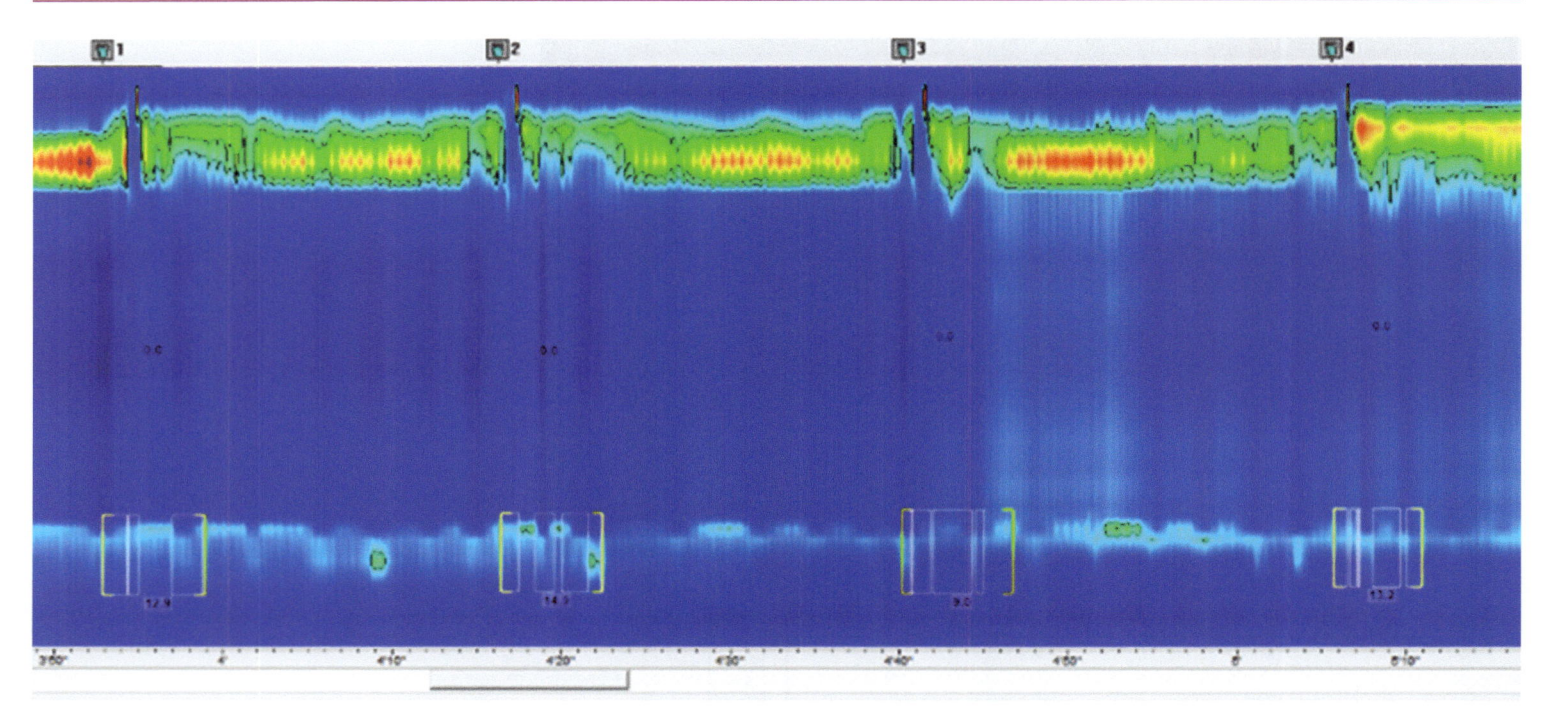

Fig. 25-7. Acalasia chagásica – esofagomanometria de alta resolução. Esfíncter esofagiano inferior com pressão normal e relaxamentos incompletos (linha horizontal azul-claro) e aperistalse do corpo esofágico (área azul-escura entre os esfíncteres superior e inferior). (Fonte: cedida pela Dra. Maria de Fátima Sobral.)

O diagnóstico é baseado nos achados endoscópicos e anatomopatológicos das biópsias realizadas. Os achados endoscópicos mais típicos incluem a presença de exsudatos esbranquiçados, que são tipicamente dispostos em placas isoladas (aspecto de queijo *cottage*) (Fig. 25-8), ou coalescentes (Fig. 25-9), eritematosa, erosões, ulcerações ou mesmo estenoses e pseudodiverticulose.[39]

As biópsias endoscópicas devem ser preferencialmente realizadas nas placas e no esôfago médio, e normalmente confirmam o diagnóstico, mostrando esporos, hifas ou pseudo-hifas, especialmente nas colorações para fungos de Grocott ou ácido periódico de Schiff (PAS).[40]

Vírus

Herpes simples (HSV)

A esofagite herpética ocorre mais comumente no sexo masculino e está, em sua maioria, associada às mesmas condições das outras esofagites infecciosas, contudo, sua prevalência vem crescendo em indivíduos saudáveis sem fatores de risco.[41]

Os principais sintomas associados à esofagite por HSV são a dor retrosternal e a febre, presentes em até 50% dos casos. Epigastralgia, hematêmese, anorexia, perda ponderal, tosse ou mesmo angina de garganta também podem estar presentes. Lesões concomitantes em orofaringe ou genitais são reportadas em até 20% dos casos.[41]

O aspecto mais típico à endoscopia é o de úlceras bem circunscritas, com aspecto em vulcão (Fig. 25-10), localizadas preferencialmente no esôfago distal. Pequenas placas com erosões centrais, bem como pequenas lesões vesiculares superficiais também podem ser encontradas, assim como lesões coalescentes com mucosa friável, hemorrágica e pseudomembranas (Fig. 25-11) e necrose.[42]

As biópsias endoscópicas devem ser realizadas no esôfago distal e nas bordas/margens das úlceras, uma vez que o vírus infecta as células epiteliais escamosas.[43] O achado anatomopatológico de células gigantes multinucleadas com inclusões intranucleares confirma o diagnóstico.

Citomegalovírus (CMV)

A esofagite por CMV ocorre principalmente em pacientes também imunossuprimidos, sendo menos frequente que a por *Candida* ou herpética.[44]

Os sintomas mais comuns da esofagite por CMV são odinofagia e dor retroesternal e outras manifestações sistêmicas como febre, náuseas, vômitos e diarreia podem estar presentes.[38]

O aspecto endoscópico da esofagite por CMV pode ser bastante variado, contudo, o mais típico é o de lesões solitárias e grandes, preferencialmente lineares ou longitudinais, envolvendo o esôfago

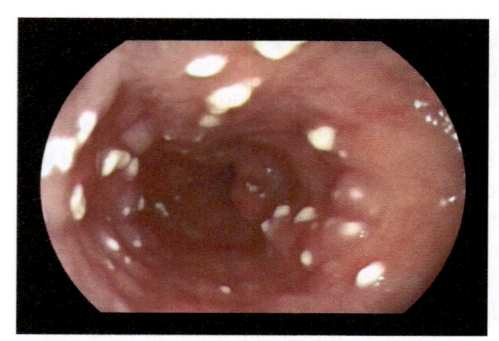

Fig. 25-8. Esofagite por *Candida* sp. – Placas esbranquiçadas aderidas de forma esparsa. (Fonte: imagem cedida pela Dra. Eloá Morsoletto.)

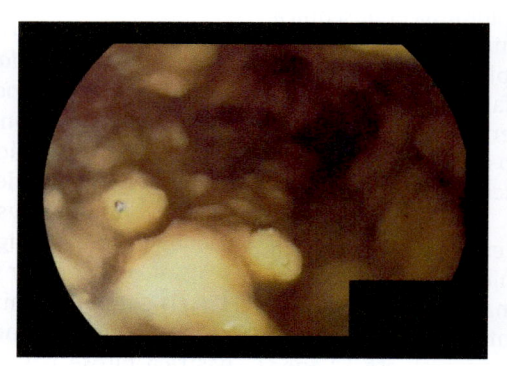

Fig. 25-9. Esofagite por *Candida* sp. – Placas esbranquiçadas elevadas e confluentes, envolvendo todas as paredes, com discreta redução do lúmen. (Fonte: imagem do arquivo pessoal.)

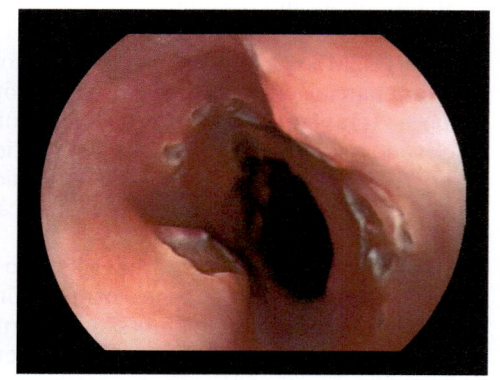

Fig. 25-10. Esofagite herpética – lesões ulceradas com aspecto em vulcão. (Fonte: imagem cedida pela Dra. Eloá Morsoletto e Dra. Fabiana Lora.)

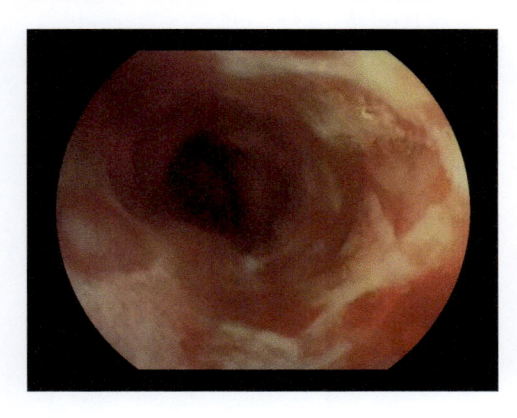

Fig. 25-11. Esofagite por *Herpes* sp. – Mucosa friável, hemorrágica e com pseudomembranas. (Fonte: imagem do arquivo pessoal.)

distal (Figs. 25-12 e 25-13). Quando acometem mais proximalmente o órgão, tendem a ser mais superficiais.[43]

As biópsias para confirmação diagnóstica devem ser realizadas na base da úlcera, uma vez que, diferentemente do HSV, o CMV infecta células colunares e mesenquimais, com tropismo pelo endotélio vascular.

O achado histológico típico é o de células alargadas com corpos de inclusão tanto intranucleares como intracitoplasmáticos, geralmente descritos como aspecto em "olho de coruja". Em caso de dúvida diagnóstica, o exame imuno-histoquímico pode confirmar ou afastar o diagnóstico.[45]

HIV

As úlceras idiopáticas de esôfago associadas ao HIV são bem mais frequentes do que pode parecer, chegando a uma prevalência de até 40% em alguns estudos, e podendo ocorrer em qualquer fase da doença.[44]

De forma semelhante às outras esofagites infecciosas, os principais sintomas das lesões esofágicas pelo HIV são a odinofagia e a dor retroesternal, podendo vir acompanhados de emagrecimento.[46]

Ao exame endoscópico, as úlceras idiopáticas de esôfago pelo HIV geralmente são grandes, irregulares, envolvendo preferencialmente os dois terços distais do órgão.[47] Podem assemelhar-se às lesões por CMV, mas são habitualmente solitárias e mais profundas (Fig. 25-14). Para sua confirmação diagnóstica é necessário que nenhum outro agente etiológico seja encontrado no estudo anatomopatológico dos fragmentos de biópsias realizadas das bordas e fundo da lesão, sendo, desta forma, um diagnóstico de exclusão.[48]

Bacilares: *Mycobacterium Tuberculosis*

A tuberculose esofágica é a forma mais rara de envolvimento do trato gastrointestinal pelo *Mycobacterium tuberculosis*, mesmo em países com alta prevalência da doença, correspondendo a menos de 0,5% dos casos. O mecanismo fisiopatológico envolvido geralmente é a invasão esofágica pela doença de órgãos adjacentes, como pulmão e linfonodos, sendo raramente envolvido como sítio primário.[49]

Os sintomas podem ser facilmente confundidos com os do câncer de esôfago, com: disfagia, emagrecimento e febre. Sintomas pulmonares, como hemoptise, podem também estar presentes no caso de acometimento esofágico secundário ao envolvimento pulmonar ou mediastinal.[49]

Os achados ao exame endoscópico podem variar desde apenas uma compressão extrínseca no caso de tuberculose ganglionar, fístulas bronquioesofágicas no envolvimento pulmonar ou lesões ulceradas quando o esôfago é o sítio primário da infecção (Fig. 25-15). Na presença de lesão esofágica, as biópsias são fundamentais para a confirmação etiológica da doença, com achado de granulomas caseosos ou mesmo do *Mycobacterium tuberculosis* no tecido colhido.[50]

Outras

Outras causas de esofagite infecciosa são bastante raras e geralmente envolvem pacientes imunocomprometidos, já tendo sido relatados casos na literatura de infecção por: *E. coli*, *Enterobacter cloacae*, *Klebsiella pneumonia* e *Aspergillus species*.[51]

DOENÇAS DERMATOLÓGICAS

Várias doenças dermatológicas podem envolver, além da pele, as membranas mucosas, incluindo: pênfigo vulgar, pênfigo paraneoplásico, pênfigo bolhoso, penfigoide de membranas mucosas, líquen plano, síndrome de Stevens-Johnson, eritema multiforme, doença linear IgA e epidermólise bolhosa.[52] As mais importantes serão abordadas separadamente.

Pênfigo Vulgar (PV)

Pênfigo inclui um grupo de doenças autoimunes bolhosas resultantes da perda de adesão entre os queratinócitos, chamada acantólise. Este processo é causado por anticorpos (IgG4) contra estruturas de adesão intracelular dos queratinócitos da epiderme (Dsg3 e, posteriormente, Dsg1) e, de acordo com a camada acometida, pode ser clinicamente dividido em pênfigo vulgar (PV) ou foliáceo (PF). No PV o dano está localizado na camada suprabasal, enquanto no PF, camadas mais superficiais da epiderme são as envolvidas, denotando menor gravidade à doença, que não acomete mucosas.[53]

O PV é clinicamente caracterizado pela presença de lesões bolhosas cutâneas extensas e erosões nas membranas mucosas. Pacientes não tratados são propensos a infecções, com perda de fluidos corporais e proteínas devido à extrema dor das lesões orais e esofágicas.

O PV está incluído no rol das doenças raras, com incidência na Inglaterra de 0,7/100 mil pessoas por ano e em Israel de 1,61/100 mil pessoas por ano, mas dados brasileiros ainda não são conhecidos.[54,55] Apesar de apresentar distribuição universal, é mais comum em judeus e no sexo feminino. Indivíduos de qualquer idade, mesmo neonatos de mães com PV, podem ser acometidos pela doença, contudo, sua maior prevalência encontra-se entre a quarta e sexta décadas de vida.[54]

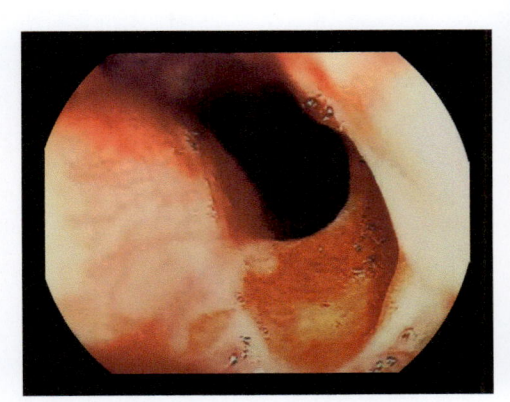

Fig. 25-12. Esofagite por CMV – Úlcera por CMV em terço médio de esôfago. (Fonte: imagem cedida pela Dra. Angela Miranda Sá Freire.)

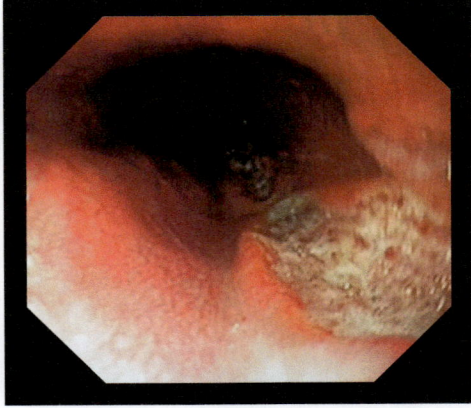

Fig. 25-13. Esofagite por CMV – Úlcera por CMV em terço médio de esôfago. (Fonte: imagem cedida pela Dra. Cristiane Palombo/AP-UFF.)

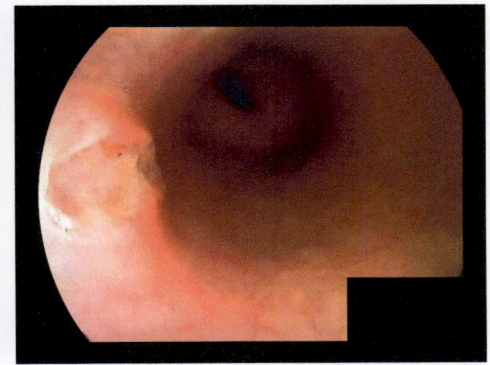

Fig. 25-14. Esofagite por HIV – Úlcera idiopática de esôfago associada ao HIV. (Fonte: imagem do arquivo pessoal.)

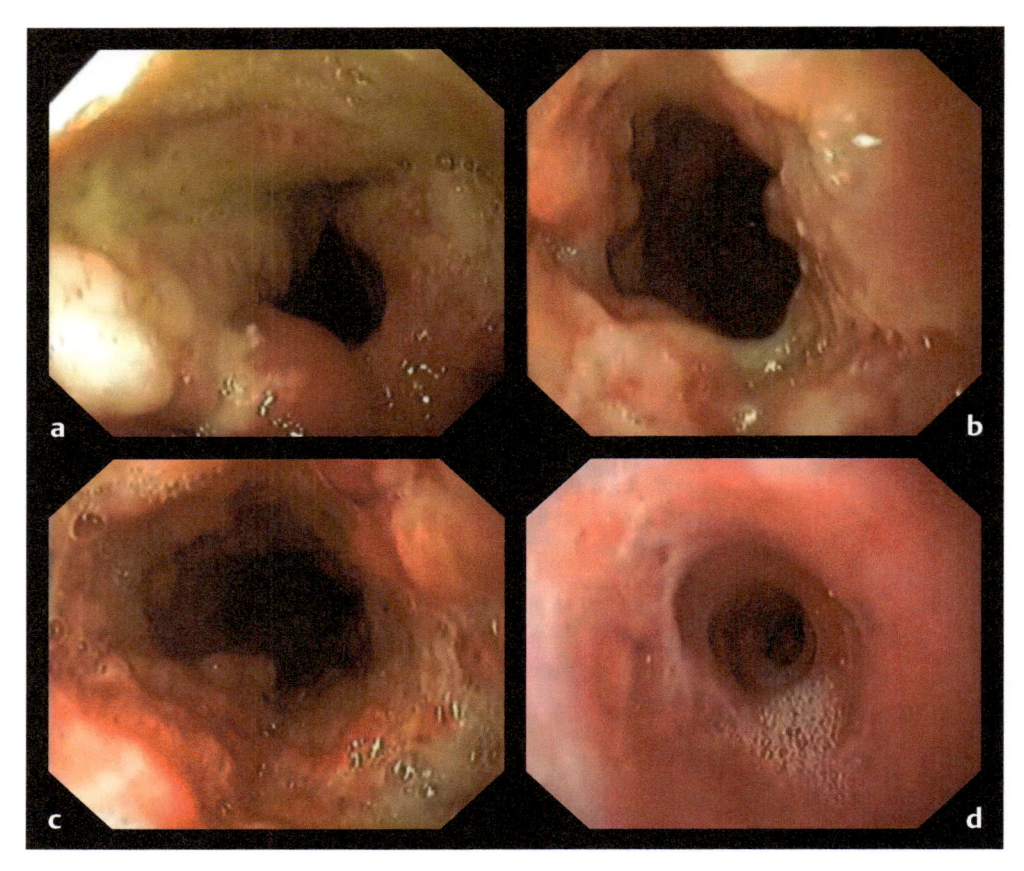

Fig. 25-15. Tuberculose esofágica. (a) Lesões exsudativas e ulceradas de hipofaringe. (b, c) Esôfago. (d) Confirmadas como tuberculose esofágica. Aspecto cicatricial após tratamento. (Fonte: imagens do arquivo HUCFF/UFRJ, cedidas pelo Dr. Marcio Carvalho Costa e Dra. Mônica Monnerat.)

A predisposição genética para o desenvolvimento do PV foi demonstrada pela expressão do antígeno de histocompatibilidade HLA-A26, entretanto, para o desenvolvimento da doença, é necessária presença de defeitos imunológicos e fatores exógenos que atuem como gatilhos: vírus, drogas e agentes físicos.[56]

Cerca de 90% dos pacientes com PV têm envolvimento oral, e 50% a 70% destes iniciam o quadro com lesões exulceradas nesta mucosa.[57]

O PV caracteriza-se pela formação de vesículas ou bolhas, flácidas, de tamanhos variáveis, em pele/mucosa normais ou eritematosas, com conteúdo seroso claro, purulento ou sanguinolento, superficiais ou profundas. Essas lesões, que se rompem com facilidade, dão origem a erosões irregulares, com coloração avermelhada, extremamente dolorosas, que logo são recobertas por um tipo de pseudomembrana, e são circundadas por eritema difuso.[58] Estas lesões acometem pele e mucosas: oral, faríngea, laríngea, esofágica, nasal, conjuntiva e genital.[59] O envolvimento oral costuma preceder o dermatológico em até um ano[60] e, caracteristicamente, cursa com sintomas de ardor oral intenso, hálito fétido e sialorreia, podendo resultar em importante odinofagia e dificuldade de fonação. Quando há acometimento esofágico, estes sintomas são acrescidos, principalmente, a disfagia e a dor retroesternal.[56]

Para o diagnóstico, um exame clínico inicial do paciente com PV é de grande auxílio. Uma inspeção da pele e, principalmente, da cavidade oral pode revelar a presença de erosões ou úlceras distribuídas ao acaso e envolvendo mucosas, palato, lábios, língua e até mesmo gengivas (Fig. 25-16).

Um elemento semiotécnico de simples execução no diagnóstico do PV é o sinal de Nikolsky, quando, devido à facilidade de separação entre as células epiteliais, ocorre a formação de bolhas ao se pressionar a pele aparentemente normal próxima às lesões preexistentes. Outro sinal útil é o de Nikolsky II ou sinal de Asboe-Hansen, observado quando durante a compressão vertical da bolha, quando há extensão lateral da mesma. Estes sinais, todavia, não são patognomônicos de PV, podendo estar presentes em outras doenças bolhosas.[61]

O emprego da endoscopia digestiva alta no diagnóstico do PV é controverso, uma vez que o atrito da passagem do aparelho poderia agravar as lesões faringoesofágicas. Contudo, não foram evidenciadas complicações do estudo endoscópico destes pacientes e este permite

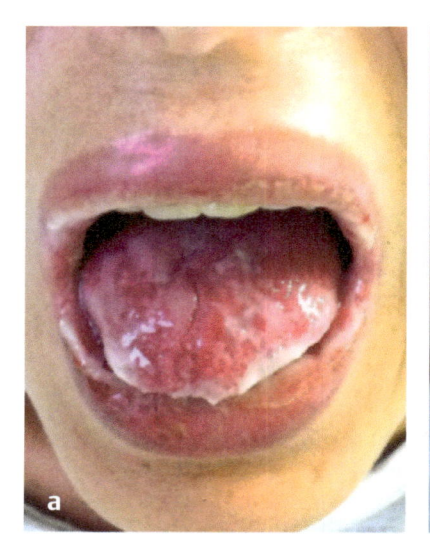

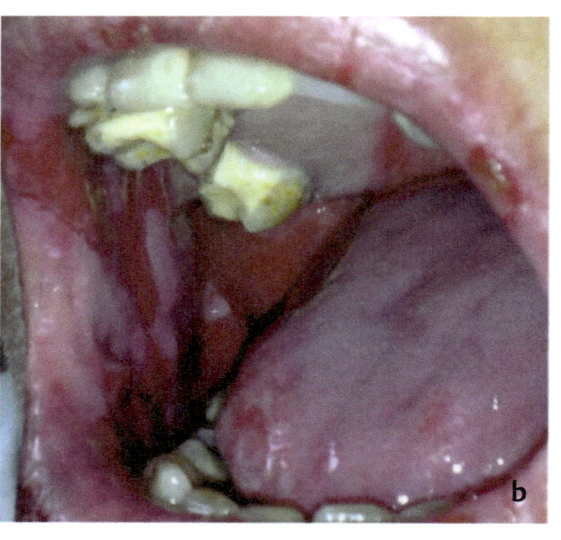

Fig. 25-16. (a, b) Pênfigo vulgar – Lesões ulceradas e exsudativas de mucosa oral, lábios em língua. (Fonte: imagens cedidas pela Dra. Clarissa Cathalá Esberard.)

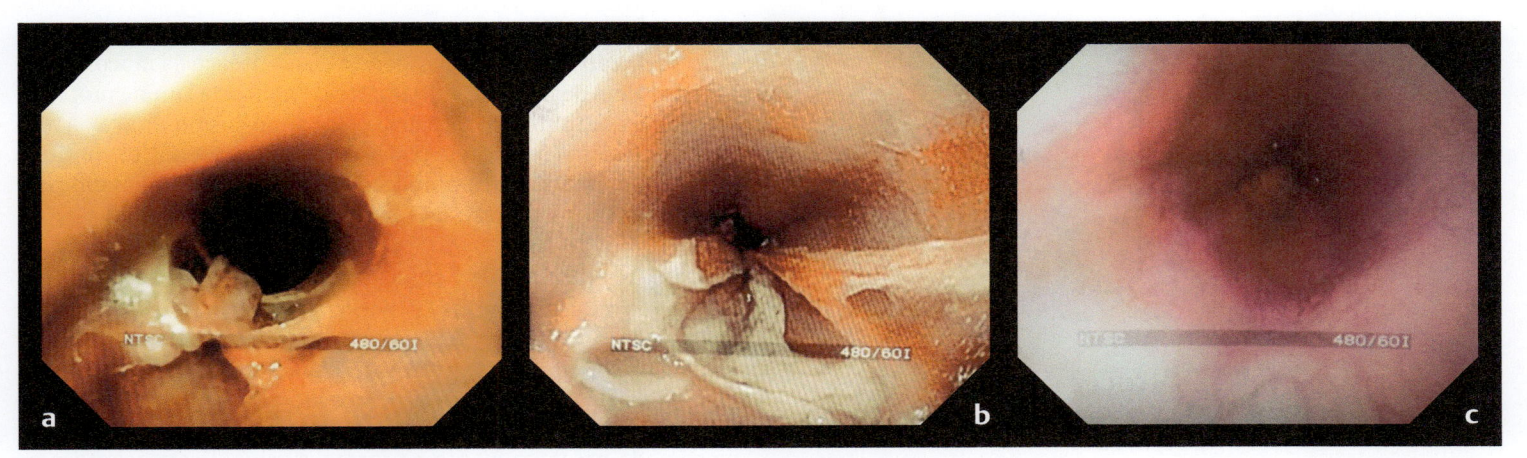

Fig. 25-17. Pênfigo de esôfago. (**a**, **b**) Lesões esofágicas do paciente anterior, com aspecto descamativo. (**c**) Esôfago do mesmo paciente após tratamento, sem evidência de lesões. (Fonte: imagens cedidas pela Dra. Clarissa Cathalá Esberard.)

não apenas melhor avaliação da extensão da doença, como a realização de biópsias para confirmação diagnóstica e diferenciação de possíveis infecções oportunistas.[57] Os achados endoscópicos podem estar presentes mesmo em pacientes assintomáticos e variam desde lesões eritematosas, estrias longitudinais, erosões e ulcerações, até uma esofagite esfoliativa ou dissecante superficial, envolvendo predominantemente o terço superior do esôfago (Fig. 25-17a,b).[62] O tratamento com uso de corticosteroide e imunossupressores costuma apresentar bons resultados e as sequelas esofágicas dependem da profundidade das lesões observadas, podendo o esôfago cicatrizar sem evidência de lesões (Fig. 25-17c) ou mesmo apresentar estenoses.

Estudos geralmente demonstram uma concordância dos achados endoscópicos e anatomopatológicos, com edema intracelular, desaparecimento das pontes entre as células e formação de bolhas intraepidérmicas localizadas imediatamente acima da camada basal (suprabasal).

Para melhor avaliação da lesão e diagnóstico, o fragmento de biópsia deve conter a membrana basal e, preferencialmente, ser coletado acima e abaixo da lesão bolhosa e não nela.[57]

Estudos por imunofluorescência direta (IFD) de fragmentos de biópsias de qualquer segmento esofagiano ou mesmo da pele sadia costumam ser positivos, permitindo um diagnóstico precoce. A sensibilidade é bastante alta, chegando a 83% quando utilizado substrato de pele humana e 90% com esôfago de macaco.[56]

O teste de radioimunoensaio (ELISA) também pode ser útil para o diagnóstico, com a detecção de anticorpos circulantes IgG por meio da utilização de Dsg1 e Dsg3 recombinantes.[63]

Pênfigo Paraneoplásico (PPN)

O pênfigo paraneoplásico (PPN) é uma condição bolhosa autoimune associada a uma neoplasia oculta ou previamente diagnosticada, também conhecido como síndrome multiorgânica autoimune paraneoplásica (PAMS), devido ao comprometimento de diferentes e múltiplos órgãos além da pele.[64,65]

O PPN, inicialmente em 1990, por Anhalt *et al.*, é caracterizado pela presença de erosões dolorosas envolvendo as mucosas oral, genital e com polimorfismo cutâneo, sendo o comprometimento pulmonar raro e uma das principais causas de óbito.

O mecanismo fisiopatológico de surgimento das lesões ainda é pouco conhecido, entretanto, há tanto da imunidade celular como humoral estão envolvidas.[64]

O PPN é uma condição rara, bem menos frequente que o PV e geralmente está associado a doenças mieloproliferativas e neoplasias hematológicas, como: doença de Hodgkin, leucemia linfocítica crônica, doença de Castleman, timomas, macroglobulinemia de Waldestron e gamapatia monoclonal. No caso da doença de Hodgkin, por exemplo, o PPN ocorre em apenas 0,6% dos casos.[65] Aproximadamente 2/3 dos pacientes com PPN já apresentam diagnóstico passado ou atual de neoplasias, e no terço restante a lesão neoplásica é detectada após o surgimento das lesões mucocutâneas.[66]

Apesar de relatos de pacientes com idades variando de 7 a 83 anos, a maior prevalência do PPN ocorre entre os 45 e 70 anos.[67]

O PPN é o único tipo de pênfigo que acomete tecidos não recobertos por epitélio escamoso estratificado, envolvendo o pulmão em até 30%-40% dos casos, quando pode ser até fatal.[68]

O primeiro sinal do PPN, em 45% dos pacientes, é o surgimento de lesões orais, com erosões e ulcerações extremamente dolorosas que acometem a mucosa e lábios. As lesões costumam ser resistentes ao tratamento clínico e o material necrótico é usualmente exuberante. O envolvimento da mucosa conjuntival, esofágica e anogenital também é descrito, bem como o palmoplantar e ungueal.[69]

O diagnóstico de PPN é baseado nos achados clínicos, endoscópicos, anatomopatológicos e corroborado por estudos imunológicos.[70] Ao exame endoscópico as lesões esofágicas assemelham-se às lesões da cavidade oral, podendo apresentar espectro variado de formas, desde eritema, erosões e ulcerações polimorfas até a formação de pseudomembranas.[68]

Os achados histológicos são tão variados como o polimorfismo das lesões dermatológicas e mucosas, devido à coexistência de mecanismos fisiopatológicos humorais e celulares. À microscopia pode ser observada uma acantólise intraepidérmica e/ou dermatite liquenoide (mais frequente em jovens). Dentre os estudos imunológicos podemos citar: a imunofluorescência direta (com depósitos de IgG entre os queratinócitos, de forma linear ou granular, ao redor da lesão), a imunofluorescência indireta (os anticorpos contra o complexo de desmoplaquinas no soro do paciente reagem com o epitélio estratificado de esôfago de macaco ou transicional da bexiga de ratos – lembrando que nos outros tipos de pênfigo, esta reação ocorre exclusivamente com o epitélio estratificado e não transicional), e os estudos de imunoprecipitação (antígenos específicos dos desmossomas e hemidesmossomas: desmoplaquina I (250kD), o antígeno penfigóide bolhoso – BPAg (230kD), a desmoplaquina II e envoplaquina (210kD), a periplaquina (190kD), um antígeno não identificado de 170kD e a desmogleína 1 e 3).[70]

Em uma revisão realizada em 1993, por Camisa e Helm, foram estabelecidos critérios maiores e menores para o diagnóstico de PPN (Quadro 25-3), para o qual é necessária a presença de três critérios maiores ou dois maiores e dois menores.[71]

Penfigoide de Membranas Mucosas ou Cicatricial

O penfigoide de membranas mucosas (PMM), também conhecido como penfigoide cicatricial, descreve um grupo heterogêneo de doenças bolhosas subepiteliais, inflamatórias crônicas, caracterizado pela presença de lesões bolhosas subepiteliais envolvendo membranas mucosas (oral, ocular, genital, nasofaríngea, esofágica, laríngea) e, ocasionalmente, a pele.[52]

Com etiologia ainda não bem definida, o PMM é considerado idiopático e resultante de um processo autoimune, confirmado pelo

Quadro 25-3. Principais agentes etiológicos da Síndrome de Stevens-Johnson (Adaptado).[93]

Causas	Etiologia
Medicações	Sulfadiazina
	Sulfametoxazol-trimetoprim
	Fenobarbital
	Fenitoína
	Carbamazepina
	Alopurinol
	Penicilinas, levofloxacina, azitromicina
	Sulfassalazina
	Fenilbutazona
	Lamotrigina
	Diclofenaco, ibuprofeno
	Fluconazol, nistatina
	Isotretinoína
	Telaprevir
Virais	Vírus herpes simples (HSV)
	HIV
	Citomegalovírus
	Coxsackievírus
	Influenza Vírus
	Vírus da hepatite
	Varíola
	Enteroviroses
	Epstein-Barr vírus
Bactérias	Estreptococo beta-hemolítico do grupo a
	Difteria
	Brucelose
	Linfogranuloma venéreo
	Micobactérias
	Mycoplasma pneumonie
	Tularemia
	Febre tifoide
Fungos	Paracoccidiodomicose
	Dermatofitoses
	Histoplasmose
Protozoários	Malária
	Tricomonas
Tumores	Carcinomas
	Linfomas

depósito de imunoglobulinas e componentes do complemento ao longo da membrana basal.[72]

O PMM acomete mais adultos, entre 50 e 60 anos de idade, sendo duas vezes mais frequente no gênero feminino. Sua predileção racial é controversa, com alguns estudos mostrando preferência pela raça caucasiana.[73]

A doença pode acometer qualquer e todas as membranas mucosas, com ou sem observação de cicatrizes. A mucosa oral é a mais frequentemente envolvida, seguida em ordem decrescente de acometimento pelas mucosas: ocular, nasal, nasofaríngea, anogenital, pele e, mais raramente, o esôfago.[74]

As lesões orais iniciam como placas eritematosas, vesículas ou bolhas, que facilmente se rompem, dando origem a erosões ou úlceras, que podem ou não ser recobertas por pseudomembranas. Essas lesões são, em sua maioria, indolores, podem persistir por semanas ou meses e localizam-se predominantemente na gengiva e palato.[75] No envolvimento ocular há inflamação conjuntival com erosões, encurtamento de fórnices, simbléfaro, anquilobléfaro, entrópio, triquíase, neovascularização corneana e cicatrizes.[76] O acometimento de outras membranas mucosas costuma manifestar-se com lesões bolhosas, erosões e cicatrizes e o envolvimento cutâneo geralmente se inicia na parte superior do tronco e áreas da cabeça.[52]

O PMM com envolvimento esofágico entra no diagnóstico diferencial das lesões descamativas do esôfago, com aspecto semelhante ao observado nas outras mucosas, sendo fundamental a avaliação anatomopatológica das biópsias realizadas nas lesões e ao redor destas. Cerca de 50% dos pacientes com lesões esofágicas não tratados adequadamente vão evoluir com alterações cicatriciais e estenose do órgão.[77]

Os achados à histologia convencional mostram a formação de uma fenda subepitelial sem evidência de acantólise na mucosa perilesional, além de infiltrado inflamatório crônico na lâmina própria.[78] Ao exame por imunofluorescência ou imuno-histoquímica da mucosa perilesional ou da pele pode ser detectado depósito contínuo de qualquer um ou da combinação dos seguintes componentes na zona de membrana basal: IgG, IgA, e/ou C3.[79]

Epidermólise Bolhosa (EB)

Epidermólise bolhosa (EB) é uma genodermatose rara, caracterizada pela formação de bolhas espontâneas ou induzidas por trauma mínimo na pele e mucosas.[80] Pode ser classificada em simples, juncional ou distrófica, de acordo com o nível histológico de desenvolvimento das bolhas. Na EB simples a clivagem ocorre na camada basal, enquanto na forma juncional esta acontece na lâmina lúcida e na forma distrófica é na sublâmina densa que as bolhas se formam. Segundo consenso publicado em 2008, uma subdivisão pode ser feita nestes grupos, de acordo com: padrão de transmissão genética, morfologia das lesões, distribuição do envolvimento, nível de clivagem e mutação envolvida. Estes subtipos, que só podem ser diferenciados através de estudos imuno-histoquímicos, ultraestruturais e genéticos, permitem determinar o risco de complicações e comprometimento mucoso esperado. Todas as membranas mucosas podem estar envolvidas, incluindo o sistema digestivo.[81]

Autossômica dominante ou recessiva, a EB afeta predominantemente crianças (algumas ao nascimento), com prevalência estimada em 1/50.000 crianças a cada ano, sem predominância de gênero.[82]

O acometimento do sistema digestório pela EB é frequente e a incidência de envolvimento esofágico é avaliada em cerca de 76%.[83] As duas principais complicações da EB no trato gastrointestinal são a atresia pilórica e a estenose esofágica. A primeira encontra-se mais relacionada com o tipo juncional da doença, enquanto a segunda está associada à forma distrófica, com prevalência girando em torno de 64,9% e com risco cumulativo, aumentando com a idade e alcançando quase 95% nos pacientes com 45 anos.[83,84]

As lesões dermatológicas da EB surgem geralmente em zonas de atrito, como: virilhas, mãos, pés, cotovelos e joelhos. Aparecem como áreas de fragilidade, bolhas, erosões, cicatrizes e formação de mília. As úlceras que surgem após a ruptura das bolhas permitem a infecção secundária da região, dificultando a cicatrização das lesões e aumentando ainda mais as sequelas.[81]

A mucosa do trato gastrointestinal pode estar acometida em qualquer um de seus segmentos, desde a boca até o ânus, em graus variados de acordo com o tipo de EB. O processo inflamatório crônico e as lesões úlcero-bolhosas são resultado do trauma causado pelo alimento. Tanto as lesões bolhosas como as erosões podem ser extremamente dolorosas, dificultando a alimentação e a cicatrização das mesmas pode levar à limitação de mobilidade da língua (anquiloglossia) ou estenose esofágica, tornando a manutenção da nutrição um desafio, por incoordenação na deglutição ou pela disfagia.[85]

A suspeita diagnóstica deve iniciar com uma boa anamnese, incluindo a história familiar e na evidência das lesões dermatológicas, por vezes deformantes, ao exame clínico (Fig. 25-18). Para sua confirmação, é fundamental uma biópsia da pele logo após seu atrito suave ou da bolha.

No caso de envolvimento esofágico, durante a endoscopia digestiva alta podem ser observadas bolhas (Fig. 25-19a), úlceras, ou mesmo alterações cicatriciais (Fig. 25-19b) e estenoses (Fig. 25-20a). A pressão exercida pelo alimento na altura da compressão esofágica do arco aórtico e da carina explicam a maior frequência de lesão no esôfago superior, local preferencial das estenoses.[86]

A estenose esofágica pode ser facilmente diagnosticada através da esofagografia, sendo a endoscopia útil na sua confirmação e terapêutica, através da dilatação pneumática (Fig. 25-20b).[87,88]

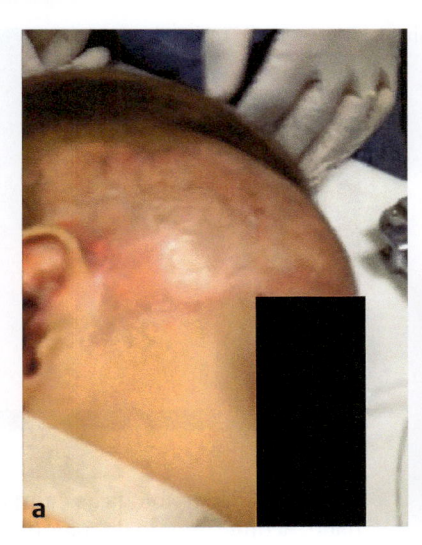

Fig. 25-18. Epidermólise bolhosa – lesões dermatológicas cicatrizadas. (a) Face. (b) Deformante nos pés. (Fonte: imagens cedidas pela Dra. Mariza Rodrigues de Faria.)

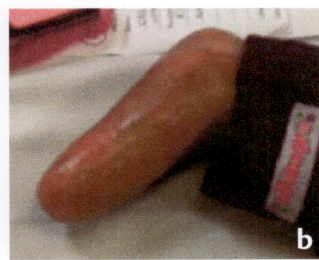

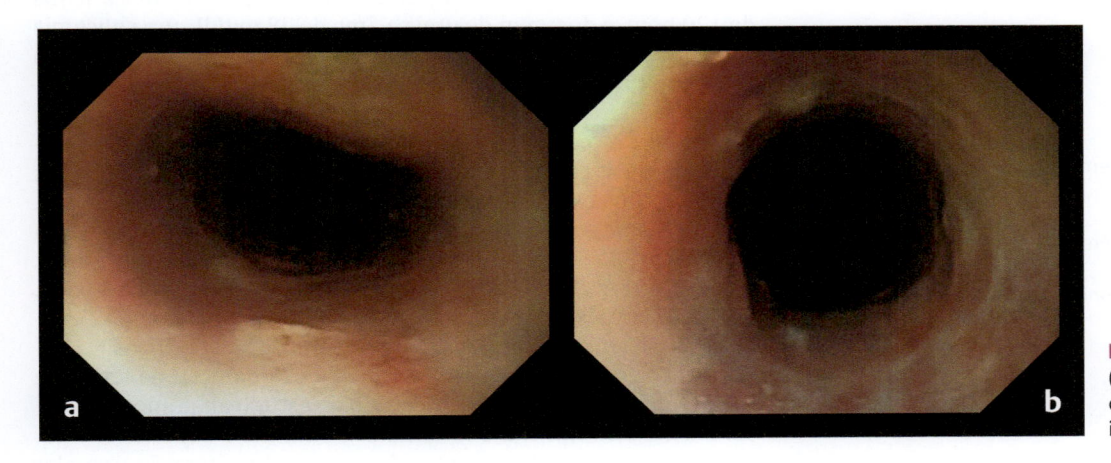

Fig. 25-19. Epidermólise bolhosa. (a) Lesões bolhosas esofágicas. (b) Lesões cicatriciais no mesmo paciente. (Fonte: imagens arquivo HUAP/UFF.)

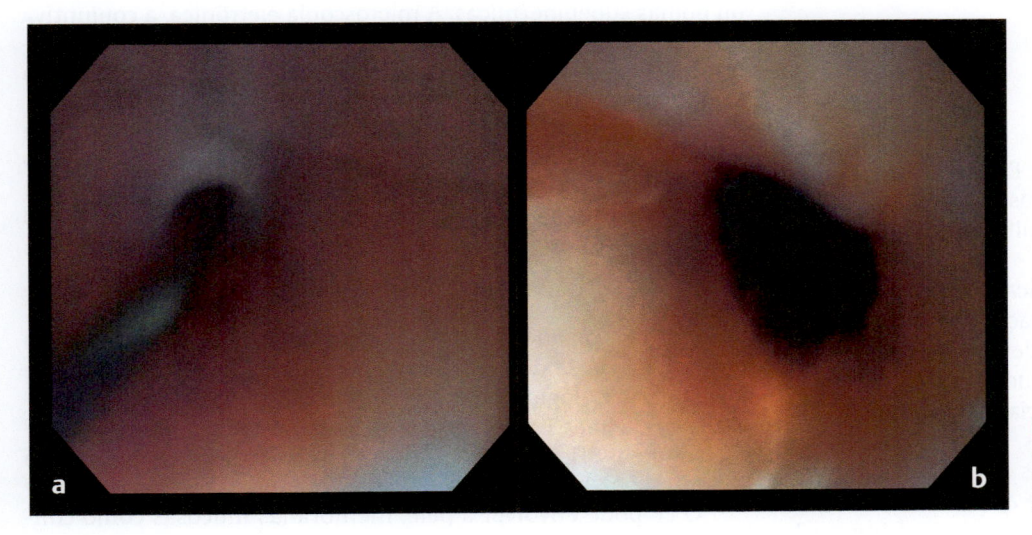

Fig. 25-20. Epidermólise bolhosa com estenose de esôfago superior. (a) Pré-dilatação com fio-guia posicionado. (b) Pós-dilatação. (Fonte: imagens cedidas pela Dra. Mariza Rodrigues de Faria.)

Síndrome de Stevens-Johnson (SSJ)

Inicialmente descrita por Stevens e Johnson em 1922, a síndrome caracterizada pela presença de erupções cutâneas generalizadas, febre contínua, mucosa oral inflamada e conjuntivite purulenta foi denominada de eritema multiforme. Posteriormente este quadro foi dividido em *minor* e *major* (também conhecido como síndrome de Stevens-Johnson). Já em 1993, Bastuji e Roujeau propuseram uma reclassificação, onde passa a ser chamado de eritema multiforme *major* apenas o quadro com lesões dermatológicas típicas "em alvo" ou pápulas edematosas e que a SSJ passa a englobar as erosões mucosas, bolhas pequenas e lesões eritematosas ou purpúricas diferentes das lesões típicas anteriores. Dessa forma apresentam lesões mucosas semelhantes, entretanto, com diferentes padrões cutâneos.[89]

Bem como a necrólise epidérmica tóxica, a SSJ é uma reação adversa cutânea grave a medicações que envolve predominantemente a pele a membranas mucosas, sendo considerada uma emergência médica pelo seu potencial de mortalidade.[90] Em alguns casos a única causa relacionada com a SSJ é a presença de infecções, como: *Mycoplasma pneumoniae*[91] ou *Herpes simplex*.[92]

A fisiopatologia da SSJ é baseada em uma reação de hipersensibilidade tardia a fármacos, com envolvimento de componentes do complemento e imunoglobulinas. Estes se depositam na junção dermoepidérmica e em torno dos pequenos vasos, formando complexos de histocompatibilidade, que são reconhecidos pelas células T CD8+ produzindo as lesões de pele características da síndrome.[93] As principais causas relacionadas com a etiologia da SSJ estão relacionadas no Quadro 25-4.[94]

Quadro 25-4. Principais Agentes Etiológicos da Síndrome de Stevens-Johnson

Causas	Etiologia
Medicações	▪ Sulfadiazina ▪ Sulfametoxazol-Trimetoprim ▪ Fenobarbital ▪ Fenitoína ▪ Carbamazepina ▪ Alopurinol ▪ Penicilinas, Levofloxacina, Azitromicina ▪ Sulfassalazina ▪ Fenilbutazona ▪ Lamotrigina ▪ Diclofenaco, Ibuprofeno ▪ Fluconazol, Nistatina ▪ Isotretinoina ▪ Telaprevir
Virais	▪ Vírus Herpes Simples (Hsv) ▪ Hiv ▪ Citomegalovírus ▪ Coxsackievírus ▪ Influenza Vírus ▪ Vírus Hepatite ▪ Varíola ▪ Enteroviroses ▪ Epstein-Barr Vírus
Bactérias	▪ Estreptococo Beta Hemolítico Do Grupo A ▪ Difteria ▪ Brucelose ▪ Linfogranuloma Venéreo ▪ Micobactérias ▪ Mycoplasma Pneumonie ▪ Tularemia ▪ Febre Tifoide
Fungos	▪ Paracocidiodomicose ▪ Dermatofitoses ▪ Histoplasmose
Protozoários	▪ Malária ▪ Tricomonas
Tumores	▪ Carcinomas ▪ Linfomas

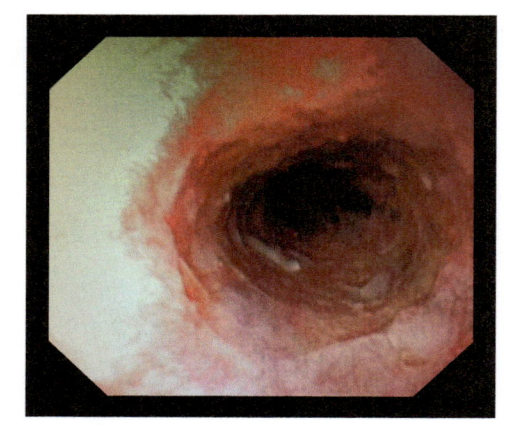

Fig. 25-21. Esofagite descamativa – presença de úlceras de diferentes tamanhos e profundidades no esôfago. (Fonte: imagem do arquivo HUAP/UFF – cedida pela Dra. Marcia Cristina da Costa.)

A SSJ é rara e tem incidência na Europa e EUA de 1 ou 2/milhão pessoas-ano.[90] Apesar de escassos, dados brasileiros estimam uma prevalência de SSJ variando de 1,2 a 6 por milhões/ano, sendo fatal em aproximadamente 5% dos casos.[95]

Devido à sua relação com o uso de medicações, pode acometer igualmente todas as faixas etárias, gêneros e raças. Contudo, algumas diferenças regionais podem ser encontradas devido às diferenças em prescrições de medicações, características genéticas (HLA e enzimas metabolizadoras), idade avançada, coexistência de neoplasias, radioterapia e doenças autoimunes concomitantes.[96,97]

Os sintomas da SSJ podem ser divididos em sintomas de fase aguda ou tardia. As lesões cutâneas de fase aguda costumam ser precedidas por sintomas sistêmicos inespecíficos, como: febre, mialgia, cefaleia, angina de garganta, lacrimejamento, rinite e tosse. O acometimento dermatológico, com placas eritematosas, pápulas, vesículas e bolhas, por vezes pruriginosos e confluentes, geralmente se inicia na porção superior do tronco e face, envolvendo também a região palmoplantar. O centro das lesões cutâneas pode ser vesicular, purpúrico ou mesmo necrótico.

As lesões das mucosas oral, genital e/ou ocular ocorrem em mais de 90% dos pacientes e em alguns casos o trato aerodigestivo.

Nos casos mais graves o exame pode mostrar sinais de complicações infecciosas como: hipotensão postural, taquicardia e alteração nível de consciência e coma.[98]

O envolvimento oftalmológico no início da doença é frequente e pode variar desde uma conjuntivite aguda até mesmo uma pseudomembranosa levando, em alguns casos mais graves, a uma úlcera de córnea. Diferentemente das complicações oculares, a extensão das lesões dermatológicas é um dos fatores prognósticos de gravidade. Acometimento de mais de 10% da epiderme, junto com idade > 40 anos, a associação a neoplasias, uma frequência cardíaca acima de 120 bpm, a dosagem de ureia acima de 28 mg/dL, uma glicemia acima de 252 mg/dL e uma dosagem de bicarbonato sérica abaixo de 20 mg/dL, estão relacionados com maior mortalidade.[99]

Na fase tardia, as sequelas de hiper ou hipopigmentação da pele, xeroftalmia e xerostomia são comuns.[100]

O diagnóstico da SSJ é baseado, principalmente, na história e nos sintomas clínicos, com lesões cutâneas suspeitas e sinal de Nikolsky. O hemograma pode apresentar uma leucocitose, principalmente na vigência de infecção bacteriana sobreposta, quando a hemocultura, urinocultura e *swab* da ferida também podem ser de grande auxílio.

Os níveis séricos da proteína C reativa estão tipicamente elevados nos pacientes com SSJ, não sendo, contudo, específicos.

Para o estabelecimento do diagnóstico diferencial, a biópsia de pele é fundamental, sendo observado no estudo anatomopatológico: derme com infiltrado inflamatório mínimo e superficial – geralmente perivesicular, necrose da epiderme e alteração vacuolar ou bolhas subepidérmicas. À microscopia eletrônica, a conjuntiva revela metaplasia epitelial escamosa, rompimento vascular e reduplicação. Já a imunofluorescência direta deve ser realizada para excluir outras doenças bolhosas autoimunes.[90]

Na presença de sintomas digestivos, principalmente odinofagia e disfagia, o exame endoscópico torna-se necessário. Os achados são semelhantes aos dermatológicos, com a presença desde áreas de eritema a erosões, úlceras com diferentes profundidades ou mesmo uma esofagite descamativas (Fig. 25-21).[101]

Líquen Plano

O líquen plano (LP) é uma doença mucocutânea inflamatória crônica, de causa desconhecida e caracterizada pela presença de lesões dermatológicas secundárias a uma resposta autoimune mediada por células T contra os queratinócitos da membrana basal.[102]

Algumas etiologias, contudo, são propostas, incluindo: reação a medicações, hepatite C e outras infecções virais ou bacterianas.[103]

O LP pode envolver a pele, membranas mucosas como conjuntivas, faringe, esôfago, estômago, reto, ânus, bexiga e ainda as unhas e cabelo.[104]

É uma das doenças dermatológicas mais comuns, afetando 0,5% a 2% da população,[105] estando a cavidade oral envolvida em até 70% dos casos e sendo sítio exclusivo da doença em até 20% dos pacientes.[106] O acometimento esofágico, contudo, é bastante raro, com poucos casos descritos na literatura, sendo alguns destes relatados em concomitância com carcinoma de células escamosas de esôfago. Menos de metade dos pacientes com LP mucoso apresentarão lesões cutâneas concomitantes.[107]

Com uma predileção pelo sexo feminino, o LP afeta, em sua maioria, pacientes entre os 30 e 60 anos de idade, mas o envolvimento da população pediátrica tem sido cada vez mais frequente.[108]

As lesões cutâneas do LP manifestam-se como pápulas poligonais brilhantes, avermelhadas ou violáceas, eventualmente pruriginosas, localizadas normalmente nos punhos, dorso e tornozelos, podendo aparecer em qualquer outro sítio. Podem apresentar linhas brancas na superfície, as estrias de Wickham. São, em sua maioria, lesões isoladas, porém, também podem ser múltiplas e disseminadas.[107]

Na mucosa oral, o LP pode apresentar-se sob várias formas clínicas: reticular, atrófica, papulosa, erosiva, bolhosa e eritematosa.[109]

Os sintomas relacionados com o envolvimento esofágico podem estar presentes em qualquer fase da doença, contudo, geralmente são mais tardios, sendo a disfagia o mais frequente.[107]

O diagnóstico de LP pode ser alcançado através da combinação dos dados clínicos e histopatológicos. Na presença de sintomas a realização de endoscopia digestiva alta é recomendada e seus achados mais sugestivos são a descamação da mucosa esofágica com formação de membranas "em lenço de papel" e a presença de estenoses. Estes, quando presentes principalmente em mulheres de meia-idade, devem levantar a possibilidade diagnóstica de LP mesmo na ausência de lesões cutâneas.[110]

As características anatomopatológicas mais indicativas de LP são o infiltrado inflamatório linfo-histiocitário de interface e células desqueratóticas (corpos de Civatte).[111] A falta de um achado específico na imunofluorescência e imuno-histoquímica também auxilia no diagnóstico diferencial com as outras dermatoses bolhosas.[112]

Doença de Darier ou Queratose Folicular

A doença de Darier (DD) é uma genodermatose incomum, autossômica dominante, com penetrância completa e expressão variável, que apresenta envolvimento tanto da pele como das mucosas. Com etiologia relacionada ao gene ATP2A2, responsável pela codificação da bomba de cálcio, determina a deficiência de algumas estruturas celulares e consequente falta de coesão entre as células epiteliais.[113]

Com uma prevalência descrita na literatura de 1:100.000, a DD não apresenta qualquer predileção por sexo e normalmente é diagnosticada no início infância e adolescência, em torno da primeira e segunda décadas de vida.[114]

A DD é em sua maioria assintomática. As lesões de pele são caracterizadas por pápulas brancas ou avermelhadas, geralmente múltiplas e que podem confluir formando placas ou crostas, distribuídas principalmente nas áreas seborreicas do pescoço, próximas ao esterno e dorso (embora possam acometer qualquer local do corpo), com envolvimento palmoplantar e distrofia ungueal. Áreas de ulceração podem ser também encontradas e os pacientes referem agravamento das lesões no verão, sob temperaturas mais altas. Complicações como maceração e infecção secundária podem resultar em odor fétido das lesões.[114]

O acometimento oral é visto em 50% dos casos, podendo ser a única sintomatologia do paciente, com múltiplas pápulas avermelhadas ou esbranquiçadas no palato duro, rebordo alveolar e mucosa jugal. Diferentemente, o trato digestório raramente é envolvido pela doença, contudo, quando ocorre, os principais órgãos acometidos são o esôfago e o reto.[115] Na presença de envolvimento esofágico, os sintomas relatados são dor torácica associada a odinofagia e anorexia.[116]

A DD pode vir ainda acompanhada de sintomas não dermatológicos ou mucosos, incluindo retardo mental, epilepsia ou mesmo distúrbio bipolar.[117]

O diagnóstico da DD deve ser baseado nos achados dermatoscópicos sugestivos e corroborado com o exame anatomopatológico.

Na presença de sintomas digestivos o exame endoscópico deve ser realizado e os achados mais frequentes são de: eritema, friabilidade mucosa e úlceras arredondadas de variadas profundidades, algumas recobertas por fina membrana, sugestivas de lesão bolhosa prévia.[116]

As lesões da pele e das mucosas apresentam características anatomopatológicas semelhantes com a formação de espaços no epitélio preenchidos por tampão de queratina, com acantólise suprabasal e células desqueratóticas conhecidas como grãos (pequenas células com núcleo picnótico e hipercromático) ou corpos redondos (células epiteliais com citoplasma eosinofílico e núcleo basofílico).[117]

DOENÇAS VASCULARES

Algumas doenças sistêmicas podem trazer como consequência alterações vasculares no esôfago, venosas ou arteriais. Dentre elas as principais são: a hipertensão portal, obstruções da veia cava superior, isquemias esofágicas com o consequente esôfago negro e síndromes mais raras, como Osler-Weber-Rendu e *Blue Ruber Bleb Nevus*.

Hipertensão Portal com Varizes de Esôfago

A hipertensão portal (HP) é uma síndrome clínica caracterizada pelo aumento patológico na pressão venosa do sistema porta secundário à resistência ao influxo portal. Esta resistência pode ocorrer tanto na altura da veia porta (pré-sinusoidal) como nos sinusoides hepáticos ou na via de saída hepatovenosa (pós-sinusoidal).[118] A HP pode levar à formação de circulação colateral conectando diretamente o sistema porta a circulação sistêmica e levando à síndrome de hipertensão portal, clinicamente relevante quando o gradiente de pressão hepatovenosa – GPVH (diferença entre as pressões da veia porta e cava inferior), encontra-se maior ou igual a 10 mmHg. Acima destes limites, as principais complicações da HP podem começar a aparecer, como: ascite, encefalopatia hepática e o sangramento por varizes de esôfago.[119] A hemorragia digestiva alta varicosa (HDAV) ocorre principalmente com valores de GPVH superiores a 12 mmHg e é uma emergência médica, com mortalidade que alcança 10%-20% na semana 6. São fatores de maior risco para sua evolução: a gravidade da doença hepática, a etiologia alcoólica e a presença de sinais preditores de sangramento nestes vasos (sinais da cor vermelha). Assim, é fundamental que sejam mencionados no exame endoscópico, o número de cordões varicosos, o diâmetro destes (medido em milímetros) e a presença de sinais vermelhos (Figs. 25-22 e 25-23).[120] Segundo o consenso publicado em 2015, Baveno IV, o rastreamento de varizes de esôfago está recomendado em todos pacientes com suspeita de HP. Apesar de invasiva, a endoscopia continua a ser um dos métodos de escolha nesta investigação, podendo ser evitada em pacientes de baixo risco (grau de dureza hepática < 20 kPa à elastografia hepática e contagem de plaquetas > 150.000).[121]

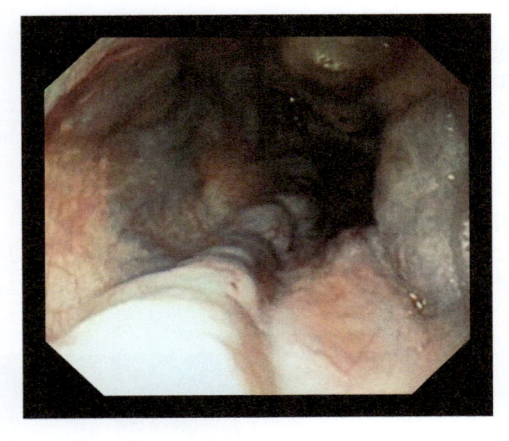

Fig. 25-22. Varizes de esôfago de grossos calibres. (Fonte: imagem do arquivo HUAP/UFF – cedidas pela Dra. Cristiane Palombo.)

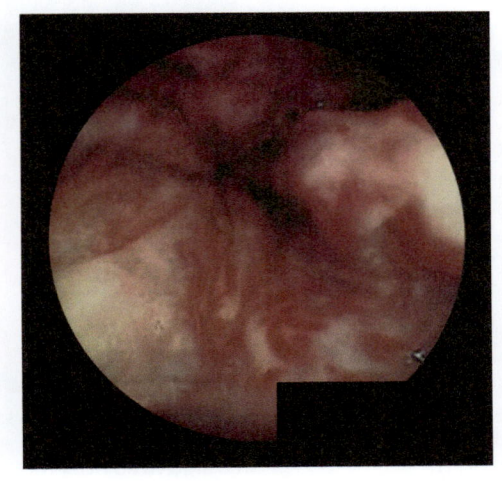

Fig. 25-23. Varizes de esôfago com sinais vermelos (vergões). (Fonte: imagem cedida pela Dra. Cristina Maria Monteiro Dantas.)

Varizes em *DOWNHILL*

As varizes de esôfago superior ou varizes em *downhill* estão associadas à obstrução da veia cava superior, tendo como principais etiologias as neoplasias ou tromboses benignas por dispositivos intravasculares.[122]

Bem mais raras que as varizes do esôfago distal, as varizes de *downhill* representam apenas 0,4% a 11% do total das varizes esofágicas.[123]

As varizes em *downhill* geralmente são assintomáticas, podendo muito raramente causar hemorragia digestiva pela sua localização preferencialmente submucosa.[123]

Ao exame endoscópico, essas varizes localizam-se tipicamente no terço superior do esôfago, com extensões variáveis de acordo, principalmente, com o grau e a altura da obstrução da veia cava superior. Nos casos de obstruções anteriores à inserção da veia ázigos, a drenagem pode ocorrer por colaterais e as varizes geralmente são limitadas ao terço superior, alcançando, no máximo, o terço médio (Fig. 25-24). Contudo, quando o processo obstrutivo se dá depois desta inserção, as varizes podem se prolongar e envolver todo o orgão.[123]

Síndrome de Osler-Weber-Rendu

A síndrome de Osler-Weber-Rendu, também chamada de telangiectasia hemorrágica hereditária (THH), é caracterizada pela presença de múltiplas malformações arteriovenosas decorrentes de uma alteração na lâmina elástica e na camada muscular da parede dos vasos, que ficam mais vulneráveis a rupturas.[124] Trata-se de uma doença genética, autossômica dominante, de penetrância incompleta, com até 20% dos pacientes sem evidência de história familiar, podendo estar relacionada, também, a mutações esporádicas.[125]

Sem dados epidemiológicos nacionais, a incidência da THH na população americana e europeia é de 1-2/100.000, sem apresentar diferença em relação à raça e ao gênero.[126]

O envolvimento do trato gastrointestinal com sangramentos altos ou baixos ocorre em apenas 10% dos pacientes, predominantemente na 5ª e 6ª décadas de vida. Quando acometido o trato digestório, cerca de 50% dos casos de hemorragia devem-se a lesões gastroduodenais, sendo o esôfago raramente envolvido.[127]

Os sintomas apresentados pelos pacientes com THH são relacionados com o sangramento das lesões existentes. No caso do envolvimento da mucosa nasal, um dos mais frequentes, a epistaxe é predominante e geralmente ocorre em torno dos 12 anos de idade. Já no envolvimento gastrointestinal, a hemorragia digestiva é o mais comum, ocorrendo em cerca de 25% dos pacientes após os 50 anos.[128]

O diagnóstico de THH é estabelecido a partir do achado de três ou mais das seguintes características: epistaxe, telangiectasias mucocutâneas, presença de malformações arteriovenosas viscerais, e/ou história familiar de THH. A identificação de heterozigotos para variantes patogênicas no *ACVRL1*, *ENG*, *GDF2* ou *SMAD4* confirmam o diagnóstico nos casos onde a clínica é inconclusiva.[129]

O aspecto endoscópico das lesões é semelhante ao observado nas mucosas, com múltiplas telangiectasias, envolvendo mais frequentemente a região gastroduodenal (Fig. 25-25).

Síndrome de Blue Ruber Bleb Nevus

A síndrome Blue Rubber Bleb Nevus é uma doença rara, caracterizada pela presença de múltiplas malformações venosas e hemangiomas, com envolvimento cutâneo e visceral.[130]

A causa da síndrome é ainda desconhecida e a maioria dos relatos ocorre na forma de casos esporádicos, todavia, uma possível herança autossômica dominante já foi referida.[131]

Considerada uma doença extremamente rara, até o ano de 2014 haviam apenas 200 casos descritos na literatura, sendo a maioria na Europa e Estados Unidos. Rara em afrodescendentes, não apresenta predileção por gênero e tem seu início no nascimento e na infância, sendo bastante rara na fase adulta.[132]

As manifestações clínicas da síndrome dependem do órgão envolvido. Em geral as lesões são assintomáticas, mas o principal sintoma, quando presente, é o sangramento, que pode ser visível ou oculto. Os achados endoscópicos são de lesões elevadas e arroxeadas, compatíveis com hemangiomas, e podem aparecer em qualquer segmento do trato gastrointestinal (Fig. 25-26), desde a cavidade oral até o ânus.[132]

Necrose Esofágica Aguda (NEA) ou Esôfago Negro

A necrose esofágica aguda, também conhecida como esôfago negro ou esofagite necrotizante aguda, é decorrente da combinação de alterações isquêmicas com lesões corrosivas secundárias a gastroparesia, obstrução e redução dos sistemas de defesa de barreira e reparação, presentes em pacientes desnutridos e debilitados.[133]

Alguns estudos mostram a associação de infecções com o desenvolvimento da NEA, incluindo: *Klebsiella pneumonia*, citomegalovírus, vírus herpes simples, *Candida* e outras espécies de fungos.[134-137]

Considerada uma síndrome rara, com incidência variando de 0,01% a 0,2%, a NEA acomete, mais frequentemente, pacientes do sexo masculino, idosos e com comorbidades que incluem: diabetes, neoplasias, desnutrição insuficiência renal, doenças cardiovasculares, traumas e com histórico de eventos tromboembólicos.[134] A mortalidade está relacionada com a condição de base do paciente e se aproxima de 32%.[133]

O espectro de sintomas da NEA varia desde a forma assintomática, bastante rara, até a hemorragia digestiva alta, presente em 90%

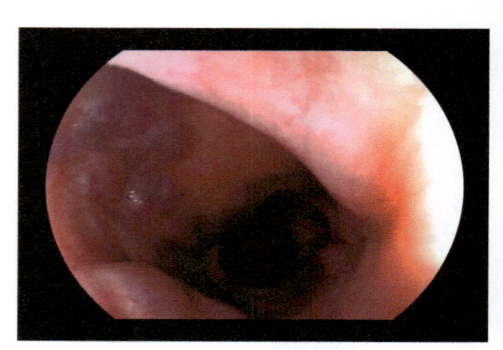

Fig. 25-24. Varizes de esôfago em *downhill* em paciente com obstrução neoplásica da veia cava superior. (Fonte: imagem do arquivo do INCA, cedida pela Dra. Louise Verdolin.)

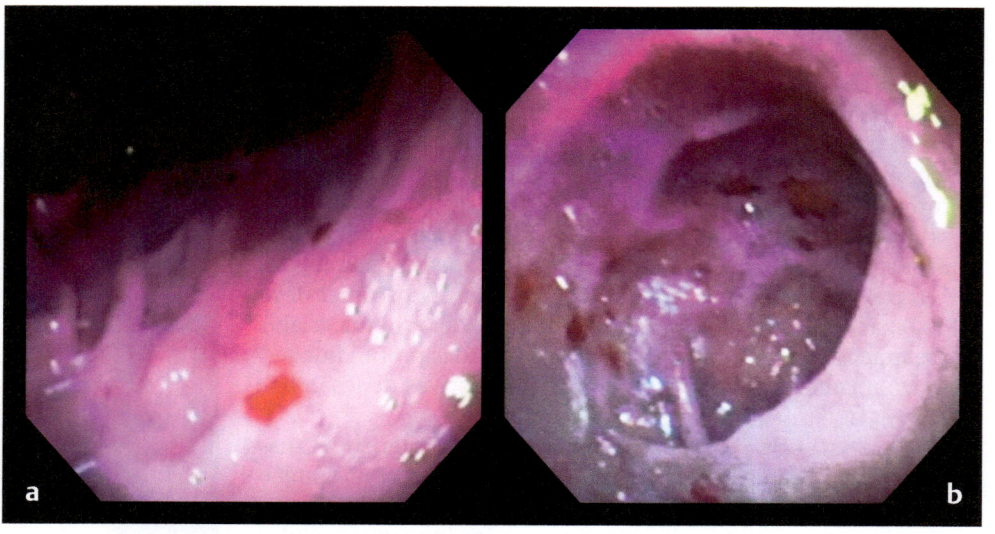

Fig. 25-25. (a) Telangiectasias gástricas. (b) Telangiectasias duodenais. Em paciente com síndrome de Rendu-Osler-Weber. No envolvimento esofágico as lesões apresentam o mesmo aspecto. (Fonte: imagens do arquivo do HUAP/UFF, cedidas pela Dra. Cristiane Palombo.)

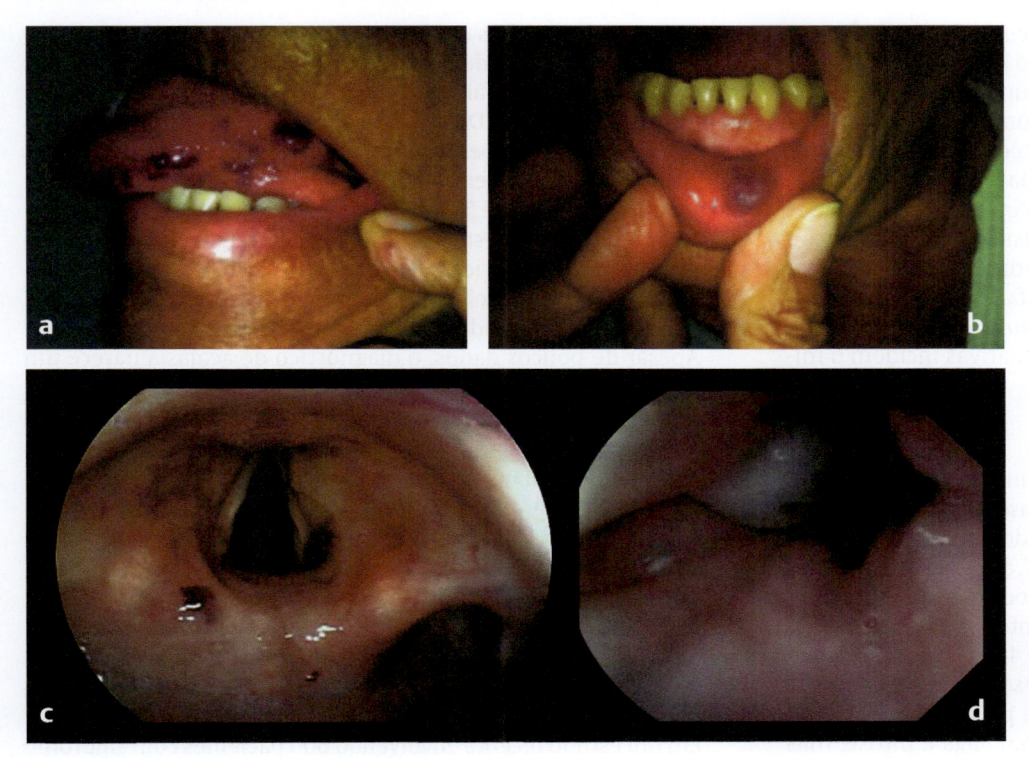

Fig. 25-26. Paciente com síndrome de *Rubber Bleb Nevus*, exibindo malformações venosas na: (a) face lateral da língua, (b) nos lábios, (c) na hipofaringe e (d) no esôfago. (Fonte: imagens de arquivo pessoal/HUAP-UFF.)

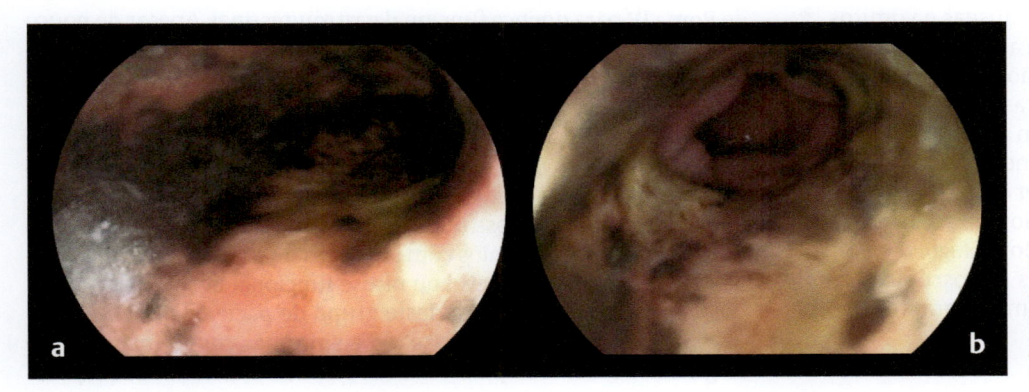

Fig. 25-27. (a) Necrose esofágica aguda com esôfago negro no terço distal, que exibe, ainda, ulcerações. (b) Parada abrupta da lesão na altura da junção epitelial esofagogástrica. (Fonte: imagens cedidas pela Dra. Eloá Morsoletto.)

dos casos. A hipótese diagnóstica deve ser cogitada em pacientes idosos do sexo masculino, com múltiplas comorbidades, que apresentem quadro de hematêmese ou melena. Sintomas de epigastralgia, náuseas, vômitos, febrícula ou mesmo síncope também podem estar presentes.[133]

Conforme mencionado anteriormente, a suspeita diagnóstica deve iniciar com os dados clínicos e da história pessoal do paciente. O exame clínico pode ser inespecífico e se confundir com achados da doença de base do paciente. Nos exames laboratoriais, leucocitose e anemia podem ser observados.[133]

Exames de imagem como a tomografia computadorizada podem mostrar um espessamento da parede do esôfago distal e a endoscopia digestiva vai confirmar o diagnóstico. A imagem endoscópica típica é de envolvimento circunferencial e difuso do esôfago distal (97% dos casos) por mucosa descorada e enegrecida, por vezes friável e ulcerada, em extensões diferentes do órgão e parando abruptamente na junção epitelial esofagogástrica (Fig. 25-27).[133]

Devido ao aspecto endoscópico típico, as biópsias, apesar de recomendadas, não são necessárias para confirmação diagnóstica. Os achados anatomopatológicos são de debris necróticos, ausência de epitélio escamoso viável e necrose da mucosa esofágica, com possível envolvimento de camadas mais profundas.[133]

A NEA pode ter complicações agudas como a superinfecção e perfuração esofágica com mediastinite, podendo levar ao óbito, ou complicações crônicas (estenoses) decorrentes do processo cicatricial do órgão, que podem ser observadas em mais de 10% dos pacientes.[133]

DOENÇAS INFLAMATÓRIAS

Doença de Behçet

É uma doença rara em que ocorre vasculite de vasos arteriais e venosos de pequeno, médio e grande calibres. Clinicamente é caracterizada por aftas orais dolorosas recorrentes, úlceras genitais, doença ocular, neurológica, vascular e gastrointestinal, além de artrites e lesões de pele associadas ou não a testes de patergia positivos.

Tem registros de ocorrência em todo o mundo, mas a distribuição geográfica é maior em países entre o Mediterrâneo e a Ásia Oriental, na chamada Rota da Seda. A prevalência é maior na Turquia (80 a 370 casos/100.000 indivíduos) e muito baixa na América do Norte (5,2/100.000 indivíduos). Embora possa haver uma agregação familiar, a doença geralmente ocorre de forma esporádica e atinge, geralmente, adultos jovens entre 20 e 40 anos.[138] Apesar de até 60% dos pacientes apresentarem sintomas digestivos, a maior parte deles tem realizada envolvimento intestinal com úlceras na região cecal.[139]

Como não existe teste laboratorial patognomônico para a doença de Behçet (DB), o diagnóstico é baseado em achados clínicos, sendo mais usados os critérios do "International Study Group for Behçet's Disease" publicados em 1990. Estes critérios preconizam que o diagnóstico deve ser feito na presença de aftas orais recorrentes (pelo menos 3 vezes por ano) mais 2 dos seguintes achados clínicos: 1) aftas genitais recorrentes; 2) lesões oculares (uveítes anterior ou posterior, vasculite da retina ou células no vítreo ao exame da lâmpada de fenda); 3) lesões de pele (eritema nodoso, pseudovasculite, lesões papulopustulosas ou nódulos acneiformes) e 4) teste de patergia positivo.[140]

Lesões esofágicas da DB são raras e inespecíficas. Foram descritas ulcerações, erosões, esofagite difusa, dissecção da mucosa esofágica, perfuração, hemorragia e varizes esofágicas secundárias a tromboflebites. O envolvimento esofágico usualmente é acompanhado por ulcerações gastrointestinais com predomínio no íleo, ceco e cólon ascendente, às vezes indistinguíveis daquelas observadas na doença de Crohn.[141]

Por ser incomum em nosso meio, não existem muitos estudos de boa qualidade sobre o tratamento da DB gastrointestinal. A maior parte dos autores preconiza o uso de prednisona e azatioprina, podendo ser acrescentado inibidores de TNF-alfa, como o infliximabe ou adalimumabe, em regimes semelhantes aos usados para as doenças intestinais inflamatórias. Opções alternativas incluem o micofenolato, metotrexato e sulfassalazina.[142]

Doença de Crohn

Dentre as localizações da doença de Crohn (DC), a esofágica é a menos frequente e presente geralmente nos casos mais graves da doença, contribuindo apenas para cerca de 0,2% dos casos. Alguns estudos, contudo, mostram que em adultos com DC, apresentando queixas esofágicas, a prevalência de lesões esofágicas pode alcançar até 15%.[143] Já no grupo pediátrico com DC, o envolvimento esofágico tem uma incidência maior com relatos de lesões em até 44% dos pacientes.[144]

Apenas 33% dos pacientes com lesões esofágicas pela DC são sintomáticos.[145] Os sintomas neste grupo de pacientes podem ser menos específicos, como uma dor abdominal vaga e pirose, mas nos casos mais graves, a disfagia e a odinofagia passam a ser predominantes e podem vir acompanhadas de náuseas e vômitos.[146]

O exame endoscópico é fundamental para a avaliação do envolvimento esofágico na DC. As lesões observadas são semelhantes às colônicas e o mais frequente é a presença de úlceras lineares, aftoides ou nodosidade da mucosa, que são observados em até 85% dos pacientes (Fig. 25-28). Em cerca de 30% dos casos, geralmente os mais graves, o aspecto típico em pedra de calçamento pode ser encontrado.[146] Alguns casos mais raros podem evoluir com a formação de fístulas para qualquer localização do mediastino ou estenoses do esôfago.[147]

A avaliação histopatológica das biópsias endoscópicas geralmente exibe processo inflamatório crônico, mas o granuloma epitelioide sendo raramente observado.[148]

DESORDEM DE MASTÓCITOS

Desordens Genéticas

Algumas síndromes genéticas podem comprometer de maneira importante o trato gastrointestinal, aqui vamos nos ater a duas das principais e mais frequentes delas: a síndrome de Down e a de Ehlers-Danlos.

Síndrome de Down

A síndrome de Down, também conhecida como trissomia do cromossomo 21, é a desordem cromossomial mais comum e acomete cerca de 1/700 entre os nascidos vivos, com o risco aumentando à medida que a idade materna também aumenta. Como na maioria das situações de desequilíbrio cromossômico, a síndrome de Down afeta múltiplos sistemas e causa defeitos estruturais funcionais, como doenças cardíacas congênitas. Além de características físicas bastante marcantes (baixa estatura, microcefalia, fácies característica), a maioria dos pacientes com síndrome de Down tem algum grau de comprometimento cognitivo. As malformações gastrointestinais são descritas em até 10% dos pacientes (p. ex.: doença de Hirschsprung e atresia ou estenose duodenal), sendo que até 50% deles podem apresentar sintomas.[149]

O sintoma gastrointestinal esofágico mais frequentemente observado, principalmente na idade adulta, é a disfagia. De causa multifatorial, esta parece estar relacionada, principalmente, com alterações dentais e orais, dismotilidade esofágica e refluxo gastroesofágico.[150]

Apesar de poucos dados, o diagnóstico de acalasia parece um pouco mais frequente neste grupo de pacientes. De qualquer forma o tratamento empírico e sintomático deve ser sempre a primeira abordagem do paciente com síndrome de Down e sintomas esofágicos, com a investigação mais invasiva recomendada apenas nos casos refratários ou com sinais de alarme.[151]

Síndrome de Ehlers-Danlos

Apesar da herança autossômica dominante, as síndromes de Ehlers-Danlos são heterogêneas, com diferentes mutações genéticas que afetam a quantidade, estrutura ou o conjunto dos diferentes colágenos, resultando em: hipermobilidade articular, hiperelasticidade dermal e fragilidade tecidual generalizada.[152]

Em um estudo recente envolvendo 600 pacientes com síndrome de Ehlers-Danlos, quase 84% preencheram ao menos dois critérios de Roma IV para doença funcional gastrointestinal. Apesar de pouco conhecido, o mecanismo fisiopatológico envolvido parece incluir uma disfunção autonômica, alterações do tecido conjuntivo da parede intestinal implicando nos receptores de pressão e distensibilidade do órgão, alterações no fluxo sanguíneo e na motilidade. No que tange aos sintomas esofágicos, os mais frequentes são associados ao refluxo gastroesofágico e são relatados em 33-75% dos pacientes. Uma série publicada em 2017 mostrou que quase metade dos pacientes com síndrome de Ehlers-Danlos com sintomas de refluxo apresentavam, na verdade, esôfago sensível ou pirose funcional nos testes formais. Desta forma, na abordagem deste grupo de pacientes é sempre recomendado o tratamento baseado e sintomas com a investigação diagnóstica reservada para os casos onde houver falha de resposta ou sinais de gravidade.[153]

Desordens Neurológicas

Doença de Parkinson

A doença de Parkinson é a doença degenerativa mais comum do sistema nervoso central após a doença de Alzheimer. É uma doença crônica e progressiva que ocorre principalmente pela redução na produção de dopamina por células dos gânglios basais, também chamados de substância negra do cérebro. Quando as células nervosas nos gânglios basais se degeneram, elas produzem menos dopamina e o número de conexões entre as células nervosas nos gânglios basais diminui, resultando na incapacidade de controle dos movimentos musculares habituais e, consequentemente, nos sintomas de: tremor,

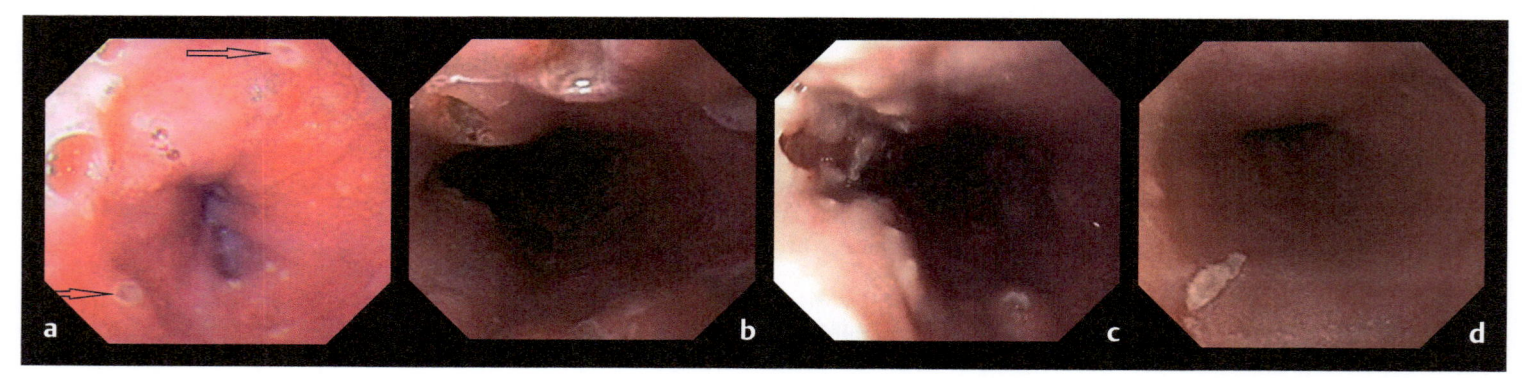

Fig. 25-28. Diferentes aspectos endoscópicos da doença de Crohn no esôfago. (a) Úlceras aftoides. (b) Úlceras profundas. (c) Úlcera serpiginosa. (d) Úlcera plana longitudinal. (Fonte: imagens cedidas pela Dra. Marta Machado, PUC/RS.)

bradicinesia, hipocinesia, problemas com postura e de deambulação, além de alguma perda de coordenação. Os pacientes com doença de Parkinson também podem apresentar sintomas não motores e entre eles os gastrointestinais são os mais frequentes. Os sintomas geralmente são multifatoriais e associados a disfunção do sistema nervoso entérico, processos do sistema nervoso central e até eventos adversos do tratamento da doença de base neurológica. Embora dentre os sintomas gastrointestinais os mais frequentes sejam de constipação e náuseas, sintomas esofágicos também são relatados.[154]

Em uma série de casos de pacientes com doença de Parkinson e sintomas esofágicos, publicada em 2017, apenas 6% dos pacientes tiveram esofagomanometria normal. A maioria dos pacientes apresentou motilidade ineficaz, espasmo esofagiano difuso e/ou sinais de obstrução do fluxo esofagogástrico na manometria, mas nenhum paciente preencheu critério para acalásia.[155]

Corroborado por relatos posteriores, parece que a maioria dos pacientes com doença de Parkinson e sintomas esofágicos apresenta dismotilidade esofágica inespecífica relacionada com disfunção neuroentérica e o tratamento desse ser apenas sintomático e de suporte.[156]

Miastenia Gravis

A miastenia *gravis* é uma desordem autoimune rara, resultando na transmissão neuromuscular anormal. Geralmente são detectados anticorpos antirreceptores de acetilcolina ou proteínas da membrana muscular pós-sináptica. Acomete, principalmente, mulheres entre os 20-40 anos e mais tardiamente os homens entre os 50 e 80 anos, sendo rara na infância. O principal sintoma da doença é a fraqueza muscular que tipicamente é agravada com os estímulos repetidos. Os sintomas clássicos são de ptose palpebral associada à diplopia. Dentre os sintomas gastrointestinais, a disfagia é um dos sintomas associados predominantes e relatado em até 40% dos pacientes, mas raramente é um sintoma isolado e dominante da doença.[157]

O sintoma é associado à alteração neuromuscular e aos exames como endoscopia e manometria geralmente são normais. O tratamento é voltado para restauração da função neuromuscular com inibidores da acetilcolinesterase, imunoterapias e, em alguns casos, timectomia.[158]

DOENÇAS PSIQUIÁTRICAS

Os transtornos alimentares são definidos como distúrbios da alimentação persistentes que prejudicam a saúde e o comportamento psicossocial. A última revisão do Manual Diagnóstico e Estatístico das Desordens Mentais da Associação Americana de Psiquiatria (DSM-5-TR) divide estes transtornos, baseados nos sintomas, em categorias mutuamente exclusivas. Entre estas desordens destacaremos a anorexia nervosa, a compulsão alimentar, a bulimia nervosa e a desordem de ruminação, que podem apresentar manifestações esofágicas.[159]

Anorexia Nervosa

Segundo o DSM-5-TR, a anorexia nervosa é um transtorno alimentar caracterizado pela restrição da ingestão calórica em relação às necessidades, levando a um peso corporal significativamente baixo para sua estatura. Isso ocorre devido a um medo intenso de engordar, em um contexto onde a percepção do peso e da imagem corporal é distorcida. É subdividida em 2 tipos: tipo restritivo e tipo compulsão alimentar purgativa. O primeiro descreve apresentações nas quais a perda de peso é conseguida essencialmente por meio de dieta, jejum e/ou exercício excessivo. O tipo compulsão alimentar purgativa envolve indivíduos com baixo peso que nos últimos três meses apresentaram episódios recorrentes de vômitos autoinduzidos ou uso indevido de laxantes, diuréticos ou enemas.[159]

No mundo ocidental, a prevalência estimada de anorexia nervosa durante a vida é de 0,8% e a taxa de incidência global é de 7/100.000 pessoas. Estes valores são mais altos entre os adolescentes, sendo mais comum no sexo feminino, em uma proporção de 10:1.[159] Nos indivíduos propensos a este distúrbio, são comuns algumas características psíquicas como preocupação obsessiva com comida, superestimação das calorias dos alimentos, rituais alimentares, restrição do repertório alimentar, baixa libido, disforia e perfeccionismo.

A semi-inanição causada por este distúrbio gera um aumento do catabolismo de gordura e proteína, o que leva a uma perda do volume celular e perturbações funcionais em uma variedade de órgãos como coração, cérebro, fígado, intestinos, rins e músculos.

As complicações gastrointestinais podem ocorrer em qualquer parte do tubo gastrointestinal e, em geral, regridem com a realimentação. São descritos casos de gastroparesia, constipação intestinal, elevação de enzimas hepáticas, pancreatite aguda e síndrome da artéria mesentérica superior. Os pacientes frequentemente se queixam de plenitude pós-prandial, distensão epigástrica, saciedade precoce, pirose, disfagia/odinofagia, dor torácica não cardíaca, eructações, sensação de estufamento ou dor abdominal.

Um dos estudos mais citados sobre o assunto descreve alterações da motilidade esofágica em 50% de 30 pacientes anoréticos (23% acalasia e 27% outras anormalidades), sugerindo que a dismotilidade esofágica pode ser confundida com anorexia nervosa, visto que emagrecimento, vômitos e dificuldade em se alimentar são comuns às duas situações.[160,161] As alterações motoras inespecíficas relatadas em pacientes anoréticos incluem relaxamentos incompletos dos esfíncteres esofagianos superior e inferior e aumento da pressão basal do último.[162]

Mais recentemente outros autores demonstraram a presença de sintomas de disfagia, pirose e regurgitação com maior frequência e gravidade em pacientes com anorexia nervosa do que em controles, mas sem correlação com a detecção de anormalidades motoras ou melhora após a reabilitação.[163]

Nos casos de compulsão alimentar purgativa, em que há indução de vômitos, pode-se observar aumento das glândulas salivares, DRGE, desgaste do esmalte dentário e distúrbios hidroeletrolíticos. Estes últimos são potencializados nos pacientes que abusam de laxativos e/ou diuréticos, ressaltando-se o risco de hipocalemia intensa que pode ser fatal.[164]

Desordem de Compulsão Alimentar

A desordem de compulsão alimentar caracteriza-se por episódios recorrentes de compulsão por consumo de grande quantidade de alimentos em curto espaço de tempo, não acompanhados por comportamentos compensatórios regulares como jejum, vômitos ou exercício excessivo. Em geral o episódio compulsivo é precedido por uma situação de estresse associada a emoções negativas como raiva ou disforia.

A Organização Mundial da Saúde estimou a prevalência da desordem de compulsão alimentar ao longo da vida em 1,9% e a prevalência anual de 0,8%. A taxa de prevalência é alta em obesos, sendo 2 a 3 vezes maior em mulheres.[165]

Estudos têm demonstrado que este distúrbio alimentar é significativamente associado a sintomas de pirose, regurgitação ácida e disfagia.[166] Isto seria facilmente explicado pela grande quantidade de alimento ingerida durante um episódio de compulsão, que alteraria a função do esfíncter esofagiano inferior, facilitando a ocorrência de refluxo gastroesofágico. Todavia, outros autores relataram que a prevalência de distúrbios funcionais do esôfago em pacientes com compulsão alimentar é semelhante à de outros transtornos alimentares.[167]

Bulimia Nervosa

Indivíduos com bulimia nervosa exibem episódios recorrentes de compulsão alimentar, adotam comportamento indevido para evitar o ganho de peso como vômitos autoinduzidos, uso de laxantes ou diuréticos e preocupam-se excessivamente com a forma e o peso corporais, embora, em geral, neguem a existência disto. Diferentemente de indivíduos com anorexia nervosa do tipo compulsão alimentar purgativa, aqueles com bulimia nervosa mantêm um peso corporal normal ou acima da faixa normal.

Segundo pesquisas em 14 países, a prevalência estimada em adultos ao longo da vida é de 1% e a prevalência anual é de 0,4%, sendo no mínimo 3 vezes mais frequente no sexo feminino, com pico de incidência no fim da adolescência e início da idade adulta.[165]

Durante o curso da doença é frequente o aparecimento de sintomas somáticos como letargia, taquipneia, dor torácica, artralgias, irregularidades menstruais, cefaleia e queixas gastrointestinais. Entre estas últimas estão dor abdominal, sensação de estufamento, constipação, vômitos com sangue, diarreia, síndrome de má absorção, prolapso retal e pancreatite.

Alterações hidroeletrolíticas graves podem ocorrer como hipocalemia, hipocloremia e alcalose metabólica, gerando íleo paralítico ou arritmias cardíacas. À inspeção da boca geralmente há perda significativa e permanente do esmalte dentário, com uma frequência aumentada de cáries. As glândulas salivares podem estar hipertrofiadas e são frequentes a presença de hemorragia conjuntival e calos ou cicatrizes na superfície dorsal da mão pelo contato repetido com os dentes na provocação do vômito (sinal de Russell).

O risco de outras comorbidades psicológicas como depressão, transtorno bipolar e especialmente suicídio é alto na bulimia nervosa.

A exposição repetida do esôfago ao conteúdo ácido causa irritação e/ou lesão da mucosa esofágica. Estudos de pacientes com bulimia revelam que 1/4 destes apresenta esofagite leve e sintomas de refluxo gastroesofágico como pirose e regurgitação ácida. A presença desses sintomas não está associada à duração ou gravidade do comportamento purgativo, parecendo refletir uma diferença na sensibilidade esofágica individual. Refluxo laringofaríngeo também foi relatado em cantores com bulimia nervosa que utilizavam indução de vômitos, uso abusivo de laxativos e/ou diuréticos. Este era associado a rouquidão, queimação na garganta, pirose, secreção laríngea espessa, edema e telangiectasias nos tecidos próximos às pregas vocais. Disfagia e odinofagia são comuns em pacientes com transtornos alimentares e alguns autores descreveram alterações da motilidade esofágica tais como acalasia e espasmo esofagiano em indivíduos com vômitos autoinduzidos. Todavia esta associação não é plenamente estabelecida, visto que não foi confirmada por estudos subsequentes e não foi possível estabelecer uma relação entre estas alterações e sintomas, duração ou gravidade do distúrbio.[168]

Existem trabalhos demonstrando uma maior incidência de câncer esofágico em pacientes com autoindução de vômitos. Sugere-se que a irritação repetida da mucosa esofágica pelos vômitos aumentaria este risco. Porém, como a maior parte dos tumores descritos é do tipo escamoso, acredita-se que isto ocorra devido à presença de outros fatores de risco como tabagismo e etilismo, mais prevalentes nesta população.[169]

Outras alterações esofagianas que podem ser observadas neste contexto são a síndrome de Mallory-Weiss (lacerações esofágicas decorrentes de vômitos repetidos) – Figura 25-29 e, raramente, a ruptura esofágica (síndrome de Boerhaave).

Desordem de Ruminação

É um distúrbio funcional caracterizado por regurgitação repetida, sem esforço, de alimento recentemente ingerido. Este material regurgitado pode ser novamente mastigado, engolido ou cuspido. Por definição, esta regurgitação não ocorre devido a uma condição médica geral como a DRGE, acalasia ou gastroparesia nem no contexto de outro transtorno alimentar.[159]

Esse comportamento anormal é mais frequente em pacientes com algum distúrbio mental e constitui um diagnóstico diferencial importante com a DRGE e acalasia.

DOENÇAS NEOPLÁSICAS
Tumores Esofagianos Secundários

Os tumores esofagianos secundários têm origem em outros sítios como pulmão, mama, mediastino, pâncreas e pele, determinando sintomas esofágicos de características predominantemente obstrutivas. Qualquer neoplasia metastática para o mediastino pode envolver o esôfago.[170]

O envolvimento é infrequente, mas não raro, ocorrendo em cerca de 3 % dos pacientes que morrem por carcinomas. Estudos de necropsias mostram que até 4% dos pacientes que evoluem ao óbito por câncer de pulmão e 9% das mulheres por câncer de mama apresentam focos do tumor primário no esôfago.[171]

Os principais sintomas decorrentes destas lesões são obstrutivos, em especial a disfagia, ou podem ser secundários à contiguidade das lesões com formação de fístulas e clínica de pneumonia broncoaspirativa. Os sintomas esofágicos costumam surgir tardiamente, bem após o diagnóstico do sítio primário ter sido realizado e quando a doença já se encontra disseminada.[172]

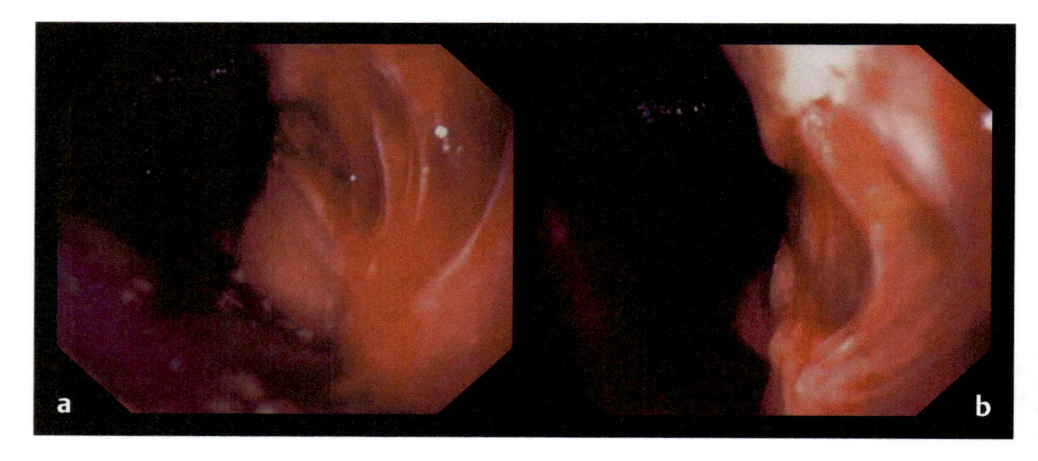

Fig. 25-29. (a) Laceração de Mallory-Weiss com sangramento ativo. (b) Após hemostasia endoscópica com injeção de solução de adrenalina. (Fonte: imagens do arquivo pessoal.)

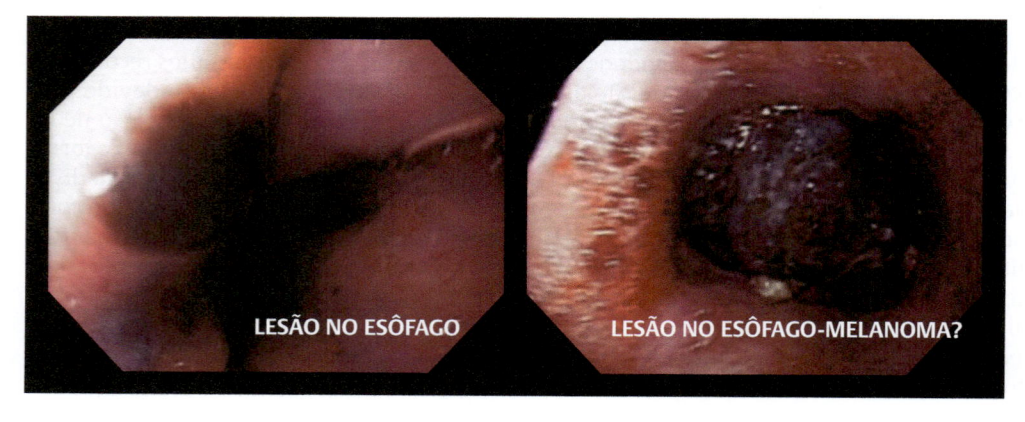

Fig. 25-30. Melanoma metastático para esôfago. (Fonte: imagens do arquivo do INCA/RJ cedidas pelo Dr Alexandre Pelosi.)

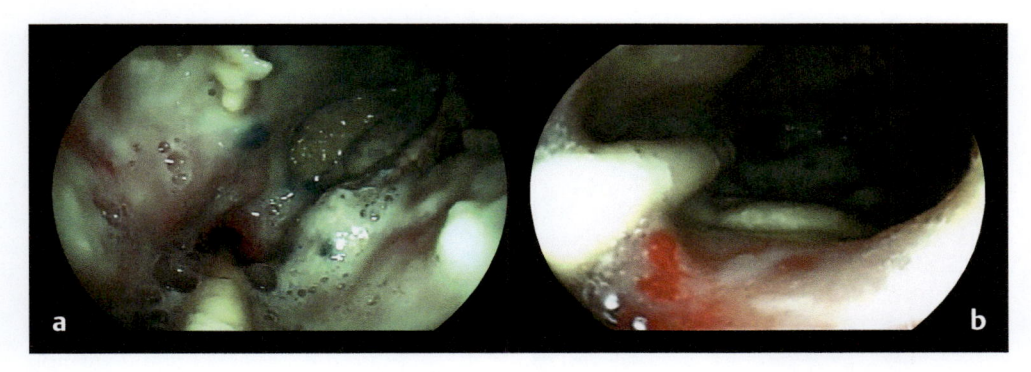

Fig. 25-31. (a) Tumor de pulmão com invasão e destruição esofágica. (b) A sonda nasogástrica mostra o trajeto real do esôfago. (Fonte: imagens do arquivo do INCA/RJ, cedidas pela Dra. Louise Verdolin.)

Na presença de sintomas obstrutivos em pacientes com neoplasia primária de outros sítios, a endoscopia digestiva pode revelar desde uma compressão extrínseca, até a presença de implantes (p. ex., Melanoma – Figura 25-30) e formação de fístulas por vezes com verdadeiras destruições do esôfago (Fig. 25-31).[172]

Neoplasia Relacionadas com Imunossupressão: Sarcoma de Kaposi

O sarcoma de Kaposi (SK) é um tumor maligno do endotélio vascular, inicialmente conhecido como sarcoma múltiplo pigmentado idiopático. O desenvolvimento do SK está associado à presença do herpesvírus humano 8, descoberto em 1994. A condição para o desenvolvimento do SK é a depressão do sistema imunológico, que pode ocorrer de forma iatrogênica (como em pacientes transplantados) ou através da síndrome de imunodeficiência adquirida (AIDS).[173]

A prevalência do herpesvírus humano 8 é muito grande em algumas populações **africanas**, onde chega a alcançar 50% da população. A estatística mundial é de uma prevalência estimada entre 2% e 8%. Em relação ao SK, sua incidência varia de acordo com a forma de apresentação clínica e vem reduzindo em decorrência da maior eficácia do tratamento antirretroviral para o HIV.[174]

Os principais sinais da doença são lesões planas ou elevadas, de coloração arroxeada e forma irregular. Quando envolvem o trato gastrointestinal, podem causar hemorragias ou sangramento oculto.[173]

Na suspeita clínica baseada no exame dermatológico, tanto a sorologia para o HIV como a reação em cadeia da polimerase do herpesvírus humano 8 (de mais difícil acesso), devem ser solicitadas. A contagem de células CD4 também pode ser de grande auxílio. No caso de envolvimento do trato gastrointestinal, os achados endoscópicos serão semelhantes às lesões de pele e outras mucosas, conforme demonstrado na (Fig. 25-32).[175]

DESORDENS INFILTRATIVAS
Amiloidose

Amiloidose é um termo genérico que se refere a uma deposição extracelular de fibrilas insolúveis compostas por subunidades de uma variedade de proteínas, muitas das quais circulam como constituintes do plasma. Estas subunidades proteicas derivam de precursores solúveis que sofrem alterações conformacionais, adquirindo uma forma aberrante que se deposita em vários tecidos. São conhecidos mais de 30 tipos diferentes de precursores de fibrilas amiloides em humanos.

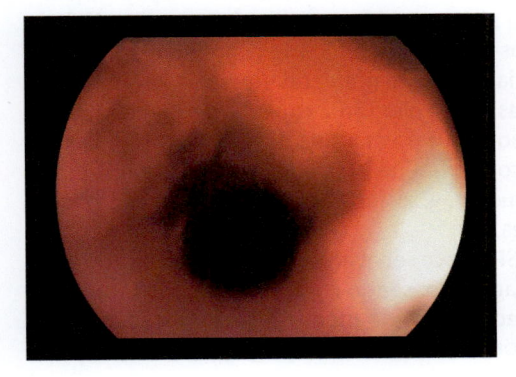

Fig. 25-32. Paciente com AIDS exibindo lesão elevada com coloração arroxeada, localizada na parede anterior do esôfago médio – confirmada como sarcoma de Kaposi. (Fonte: imagem arquivo HUAP/UFF – cedida pela Dra. Cristiane Palombo.)

Os dois tipos mais comuns de amiloidose são a forma AL (primária) e a forma AA (secundária). A primeira relaciona-se à deposição de proteína derivada de fragmentos de cadeias leves de imunoglobulinas, que ocorre geralmente em discrasias plasmocitárias com pico monoclonal de imunoglobulinas no soro ou de cadeias leves na urina. A forma AA (deposição de fragmentos do reagente de fase aguda amiloide sérico A) é a mais comum em países em desenvolvimento e decorre de processos inflamatórios crônicos ou recorrentes, como infecções crônicas (tuberculose, hanseníase, osteomielite crônica), artrite reumatoide, espondiloartropatias, doença intestinal inflamatória ou síndromes febris periódicas hereditárias. Outras formas menos comuns de amiloidose incluem a amiloidose relacionada à diálise (deposição de fibrilas derivadas da β-2 microglobulina), amiloidose hereditária (mutações levam ao acúmulo de fibrilas derivadas da transtirretina), amiloidose senil (depósito da transtirretina intacta) e formas localizadas órgão-específicas.

As manifestações clínicas variam com o tipo e distribuição do depósito amiloide. Podem ocorrer sinais e sintomas de insuficiência cardíaca, arritmias, hepatomegalia, proteinúria/síndrome nefrótica, alterações da coagulação e polineuropatia periférica e/ou autonômica. Nas formas sistêmicas são comuns o espessamento da pele com aparência de cera, equimoses, nódulos subcutâneos e aumento dos músculos decorrente da infiltração amiloide, o que é facilmente detectado na língua e nos músculos deltoides (Fig. 25-33).

A amiloidose primária tem incidência de 8 por milhão de indivíduos por ano, sendo caracterizada por prognóstico ruim, com sobrevida média de 13 meses após o diagnóstico. Embora apenas 1% dos casos primários seja sintomático, os estudos de necropsia mostram envolvimento do trato gastrointestinal em 70% a 100%, sendo o esôfago envolvido em 72%. Sintomas gastrointestinais ocorrem em 60% das formas secundárias (AA), podendo acontecer também na amiloidose relacionada à diálise e na forma senil, porém com prevalência menor. Esses sintomas, quando presentes, decorrem de infiltração amiloide muscular, neuronal ou vascular e consistem em sangramento digestivo, síndrome de má absorção (diarreia, esteatorreia e perda de peso), gastroenteropatia perdedora de proteínas e dismotilidade crônica. Esta última caracteriza-se por disfagia, náuseas, vômitos, constipação ou diarreia, dependendo do sítio acometido.[176]

Os achados endoscópicos da amiloidose são inespecíficos e localizam-se no duodeno, estômago, cólon, reto e esôfago. Esse último é normal na maioria dos exames, mas ocasionalmente pode abrigar uma mucosa finamente granular, protrusões polipoides, erosões, ulcerações, friabilidade, espessamento da parede e por vezes depósitos de amiloide em forma de tumor chamados "amiloidomas". Recentemente foi relatada a ocorrência de mucosa de cor marrom escura difusa pelo esôfago, compatível com esofagite aguda necrotizante causada por isquemia decorrente de depósito amiloide AA nos vasos esofágicos.[177]

As alterações de motilidade não apresentam um padrão específico à esofagomanometria. Em uma série de 30 pacientes com amiloidose sistêmica, cerca de 60% apresentaram distúrbios motores como hipotensão do esfíncter esofagiano inferior e alterações da peristalse do corpo.[178] Outro trabalho realizado em pacientes com polineuropatia amiloidótica familiar detectou achados semelhantes, destacando a presença de contrações simultâneas no corpo do

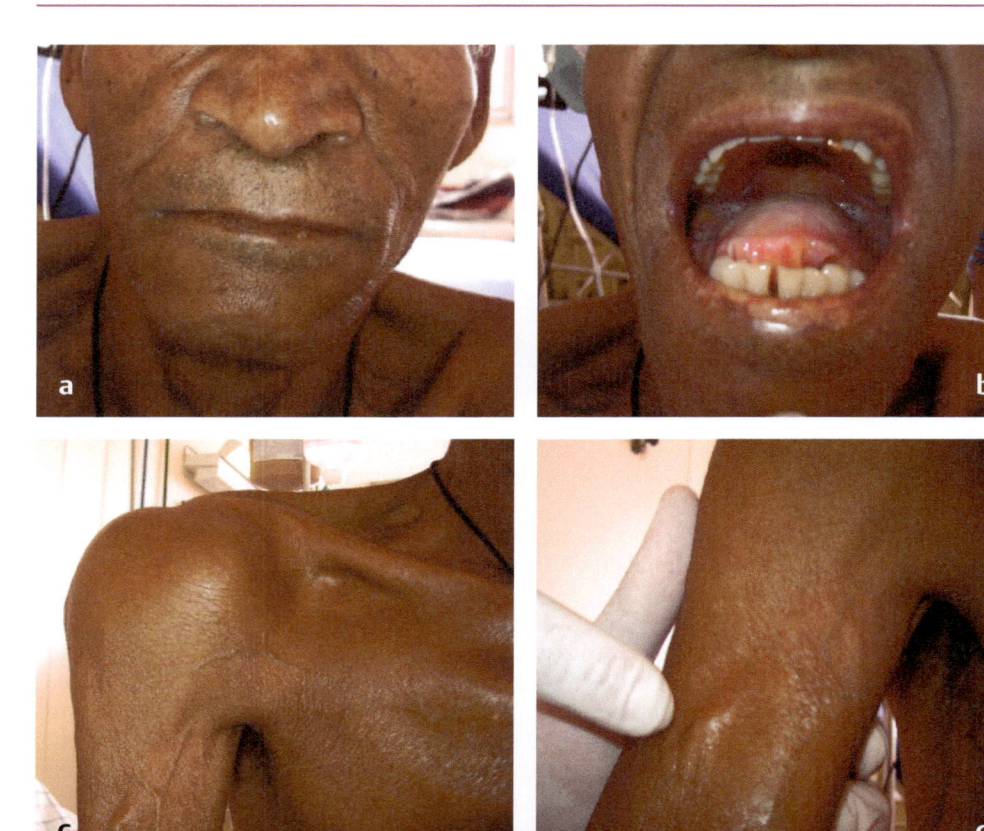

Fig. 25-33. Amiloidose primária (AL). (**a**) Pele espessada como cera. (**b**) Macroglossia. (**c**) Aumento do músculo deltoide. (**d**) Nódulos subcutâneos. (Fonte: arquivo pessoal da Dra. Beatriz Biccas.)

esôfago.[179] Nos dois estudos foi observada uma associação entre a dismotilidade e a presença de envolvimento do sistema nervoso periférico ou autonômico, sugerindo uma deposição aleatória da substância amiloide nos tecidos musculares e neurais.

Se os sintomas sugerem a doença, a eletroforese e a imunofixação do soro e urina são usados como testes iniciais. Porém, para confirmação do diagnóstico é necessário o exame histopatológico. São sensíveis e convenientes o aspirado da gordura abdominal subcutânea ou a biópsia retal, porém a biópsia do órgão afetado pode estabelecer uma relação de causa e efeito entre o depósito anormal e a disfunção orgânica. Todas as proteínas amiloides são positivas à coloração com o vermelho Congo, coram-se de rosa pela hematoxilina-eosina e têm uma birrefringência em cor de maçã verde sob a luz polarizada.

O tratamento da amiloidose sistêmica depende do tipo e da extensão da doença, aplicando-se desde medidas de suporte e nutrição parenteral até a quimioterapia sistêmica e transplante de medula. É necessário alto grau de suspeição para que o diagnóstico seja feito a tempo de evitar lesões e complicações irreversíveis.

Sarcoidose

Sarcoidose é uma doença granulomatosa sistêmica de etiologia desconhecida, caracterizada pela formação de granulomas não caseosos em diferentes órgãos. Preferencialmente, envolve o mediastino com os linfonodos hilares, pulmões, fígado, olhos, pele e sistema nervoso, sendo o envolvimento do trato gastrointestinal bastante raro.[180]

O envolvimento do trato gastrointestinal pela sarcoidose pode ocorrer de forma isolada ou como parte de uma doença sistêmica, onde ocorre em até 10% dos casos.[181]

A maior parte dos pacientes com sarcoidose gastrointestinal (SGI) tem apresentação subclínica. A SGI pode envolver tanto o esôfago, como o estômago, o delgado, o intestino grosso e o apêndice. O envolvimento esofágico é extremamente raro, podendo afetar o órgão em toda a sua extensão, desde a junção faringoesofágica até a esofagogástrica. Este envolvimento pode-se apresentar de quatro diferentes formas, com expressões endoscópicas distintas, conforme Quadro 25-4. Quando sintomática, os sintomas associados ao envolvimento esofágico pela sarcoidose são principalmente a disfagia e a perda ponderal.

O diagnóstico é geralmente realizado a partir do envolvimento sistêmico da doença. No caso do acometimento esofágico, uma avaliação inicial com radiografia simples ou tomografia computadorizada de tórax pode revelar a presença de aumento do mediastino. Na avaliação específica do esôfago tanto a esofagografia como mais especificamente a endoscopia digestiva alta podem mostrar as alterações mucosas como formação de placas acinzentadas, irregularidades, compressões extrínsecas ou mesmo estenoses. As alterações miopáticas e acalasia-*like* podem ser observadas ao estudo manométrico do órgão.[182]

A observação do granuloma não caseoso no trato gastrointestinal é necessária para a confirmação diagnóstica de SGI, e outras doenças granulomatosas devem ser excluídas.[180]

MISCELÂNEA
Síndrome de Plummer-Vinson (SPV)

A SPV, também conhecida como Síndrome de Paterson-Kelly ou disfagia sideropênica, é uma condição extremamente rara, de etiopatogenia ainda desconhecida e caracterizada pela presença de anemia ferropriva, disfagia e membranas esofágicas. Está incluída como fator de risco para o desenvolvimento de carcinoma epidermoide de faringe e esôfago, sendo importante seu diagnóstico e o rastreamento dos pacientes com esta condição estabelecida.

Com dados de prevalência e incidência não conhecidos, a SPV é atualmente observada apenas em relatos de casos, afetando principalmente mulheres, caucasianas, entre a quarta e sétima décadas de vida. A redução na sua prevalência parece associada à melhora no estado nutricional e correção da deficiência de ferro na população.[183]

A clínica típica da síndrome é a presença de anemia e disfagia, está descrita como pós-cricoide, indolor, intermitente ou progressiva, podendo vir associada à perda ponderal. Apesar da presença das membranas esofágicas, estas não são a causa primária da disfagia, que se encontra relacionada a pressões de deglutição diminuídas.[184] Sintomas da anemia como: fraqueza, palidez, fadiga, taquicardia ou de forma menos frequente, glossite, queilite angular e coiloníquia, podem estar presentes.

O diagnóstico da SPV deve ser aventado nos pacientes com anemia e queixas de disfagia alta, sendo confirmado a partir do achado endoscópico ou radiológico de membranas no esôfago. Estas são estruturas finas formadas a partir de pregas de mucosa que se

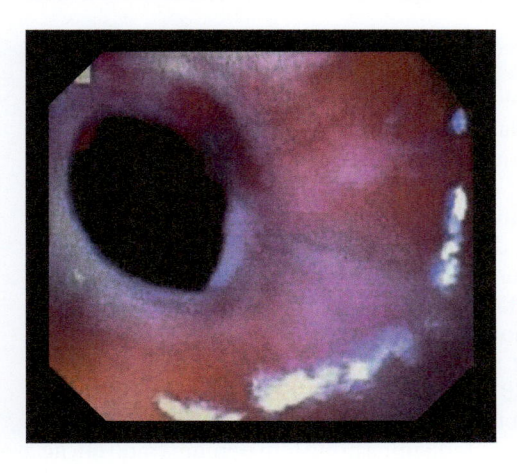

Fig. 25-34. Síndrome de Plummer-Vinson – membrana no esôfago proximal/médio. (Fonte: imagem cedida pela Dra. Laura Helman.)

projetam parcial ou totalmente no lúmen esofágico, compostas por epitélio escamoso e submucosa localizadas, preferencialmente, no esôfago proximal, e que podem ser rompidas pelo endoscópio na introdução do aparelho (Fig. 25-34).[185]

Tilose

A tilose palmoplantar é um distúrbio autossômico dominante caracterizado por uma hiperceratose palmoplantar bem demarcada. Alguns estudos mostram ser uma herança ligada ao cromossomo X.[186]

Existem duas formas familiares de tilose palmoplantar: a epidermolítica e a não epidermolítica. Os pacientes com a primeira forma da doença têm uma chance 40% maior que a população geral em desenvolver carcinoma epidermoide do esôfago. A associação de tilose palmoplantar com neoplasia esofágica é conhecida como síndrome de Howel-Evans.[187]

A tilose palmoplantar ocorre de forma esporádica em 0,30% a 0,55% da população, acometendo pacientes em diferentes faixas etárias. Sua expressão, contudo, tende a se desenvolver na segunda infância. A incidência familiar é alta na forma hereditária, com penetrância que pode chegar a 100%.[188]

O primeiro passo para o diagnóstico da tilose palmoplantar é a realização de uma boa anamnese e exame físico com avaliação dermatológica. As lesões dermatológicas se caracterizam pela presença de espessamento importante da região palmoplantar, por vezes descamativo, caracterizando a hiperceratose destes segmentos (Fig. 25-35). É fundamental a diferenciação entre a doença hereditária e sua forma adquirida relacionada principalmente a fatores como: uso de medicações, desnutrição, quimicamente induzida, relacionada com infecções ou mesmo a forma idiopática, que ocorre em até 0,5% da população. No caso de achados consistentes com a origem hereditária da doença, uma avaliação genética é recomendada.[189]

Conforme mencionado anteriormente, os pacientes com tilose apresentam maior risco de carcinoma de células escamosas de esôfago. Assim, devem ser acompanhados regularmente com exames endoscópicos para rastreamento e diagnóstico precoce de alterações no esôfago. A presença de sintomas como disfagia serão evidenciados apenas nos casos de lesões avançadas.

Pseudodiverticulose Intramural Esofágica

A pseudodiverticulose intramural do esôfago é uma doença benigna, caracterizada por múltiplos pequenos divertículos em forma de cabeça de alfinete na parede esofágica. Os divertículos correspondem à dilatação e inflamação dos ductos excretores das glândulas submucosas do esôfago. Durante o curso da doença, esta inflamação pode evoluir para fibrose da parede esofagiana com consequente estreitamento da luz, causando disfagia ou impactação alimentar.

É doença rara, descrita em 0,15% de 14.350 esofagografias realizadas em um estudo por indicações diversas. Tem pico de incidência bimodal, ocorrendo mais frequentemente em adolescentes e nas sexta e sétima décadas de vida. Pacientes com história de tabagismo, etilismo, diabetes melito, candidíase esofágica, esofagite de refluxo e lesões cáusticas do esôfago têm um risco maior de desenvolver a doença. Embora geralmente associada à doença esofagiana benigna, existem relatos na literatura de associação com câncer de esôfago.[190]

Alguns pacientes são assintomáticos, enquanto outros se queixam de disfagia, odinofagia ou dor torácica. A disfagia constitui a queixa mais frequente e ocorre em mais de 80% dos casos, com duração de meses a anos antes que o diagnóstico seja estabelecido.

A complicação mais comum é o desenvolvimento de estenose esofágica com rápida progressão para disfagia grave. Esta ocorre preferencialmente na metade superior do corpo esofagiano, onde está a maior concentração de glândulas submucosas. Outras complicações raras e sérias são a perfuração espontânea com desenvolvimento de fístula esofagobrônquica e abscesso pulmonar e/ou mediastinal.[191]

À EDA, além das estenoses do esôfago superior, podem ser observadas as aberturas dos pseudodivertículos, às vezes com secreção exsudativa amarelada e elevação da mucosa ao redor (Fig. 25-36). O exame histopatológico revela inflamação aguda ou crônica, porém não é específico, uma vez que as alterações são intramurais e não incluídas nas amostras de biópsia. O diagnóstico endoscópico pode ser difícil, especialmente em casos sem estenose e com divertículos muito pequenos e escassos. O uso de aparelhos de alta resolução óptica ou a técnica de imagem de banda estreita (NBI) pode ajudar.

A esofagografia com Bário pode revelar múltiplas dilatações em forma de pequenos frascos com 1 a 4 mm de comprimento por 1 a 2 mm de largura, em número que varia de menos de 5 a mais de 20 (Fig. 25-37). São distribuídas difusamente em 60% dos casos, sendo segmentares nos 40% restantes. Em 76 a 90% dos pacientes ocorre estenose do esôfago, mais comumente no terço superior.

A esofagomanometria pode ser normal ou revelar várias alterações inespecíficas como aperistalse segmentar limitada à área de estreitamento, aperistalse difusa, motilidade esofagiana ineficaz, espasmo esofagiano difuso, ondas de alta amplitude e contrações terciárias.

O tratamento visa a condição de base, buscando-se interromper o tabagismo, etilismo, tratar a DRGE ou a candidíase, se presente. A dilatação endoscópica com velas ou bougies fica reservada para os casos de estenoses clinicamente significativas.

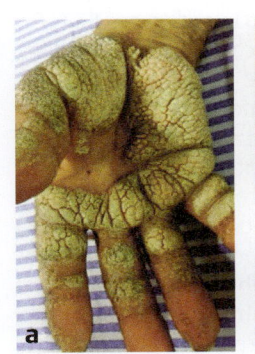

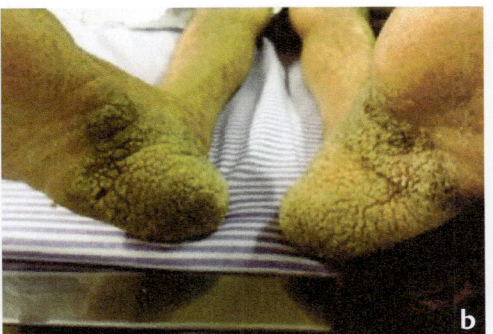

Fig. 25-35. Paciente com tilose exibindo (a) hiperceratose palmar e (b) plantar. (Fonte: Imagens arquivo HGB – cedidas pela Dra. Luisa Maciel Camillo.)

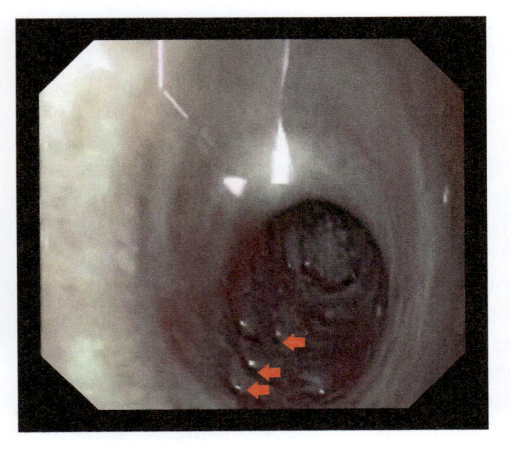

Fig. 25-36. Pseudodiverticulose intramural esofágica – Endoscopia digestiva. As setas apontam a abertura dos pseudodivertículos na luz esofagiana. (Fonte: Serviço de Endoscopia Digestiva do Hospital Universitário Antônio Pedro – UFF.)

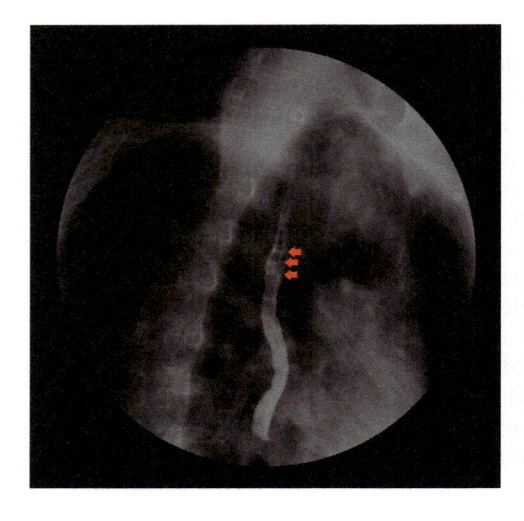

Fig. 25-37.
Pseudodiverticulose intramural esofágica – Esofagografia. As setas apontam pequenas dilatações em forma de frascos no terço superior do esôfago. (Fonte: Serviço de Radiologia do Hospital Universitário Antônio Pedro – UFF.)

Angioedema Hereditário

Angioedema hereditário é uma doença rara caracterizada por episódios recorrentes de angioedema sem urticária ou prurido, que afeta a pele ou as mucosas dos tratos respiratório alto e gastrointestinal. Embora o edema seja autolimitado, o comprometimento laríngeo pode causar asfixia fatal. Antes da disponibilidade de terapia efetiva, esta doença era associada a uma taxa de mortalidade de aproximadamente 30%.

A prevalência do angioedema hereditário é estimada em 1 para cada 50.000 indivíduos, sendo ambos os sexos afetados igualmente, sem diferenças entre grupos étnicos. Embora os sintomas geralmente comecem na infância, o diagnóstico costuma ser feito apenas na adolescência ou idade adulta.

A doença é categorizada em 4 tipos. Os tipos 1 e 2 são doenças de herança autossômica dominante decorrentes de mutações no gene do inibidor de C1 (*SERPING1*) que levam à deficiência deste inibidor (*C1INB*) ou à sua disfunção, respectivamente. Na origem de um ataque, quando há lesão de células endoteliais, ocorre ativação do fator XII da coagulação e precalicreínas plasmáticas. Estas catalizam a clivagem do cininogênio de alto peso molecular, havendo liberação de bradicinina. O *C1INB* inibe o fator XII e a calicreína, limitando a produção de bradicinina. Assim, quando o C1INB está deficiente ou não funcionante, a produção de bradicinina é descontrolada, a qual é um potente vasodilatador, resultando em edema. Não há envolvimento de histamina ou de outros mediadores de mastócitos, o que explica a falta de resposta a anti-histamínicos e distingue esta forma de angioedema de outros mediados por histamina, como aqueles que ocorrem em reações alérgicas e urticária.

A deficiência/disfunção de *C1INB* resulta em baixos níveis do componente C4 do complemento porque, pela via clássica, o complexo C1 normalmente cliva o C4 e, quando não há inibição pelo *C1INB*, esta clivagem é exagerada diminuindo os níveis de C4. Assim, um teste de rastreamento sensível para os casos com deficiência/disfunção de *C1INB* (angioedema hereditário, tipos 1 e 2) é a dosagem de C4. Quando C4 e *C1INB* estão baixos, deve-se dosar a fração C1q do complemento e, se diminuída, sugere a presença de doença hematológica ou linfoproliferativa de base. Os tipos 3 e 4 são caracterizados por dosagem normal de frações do complemento e C1INB, sendo que o tipo 3 decorre de mutações no gene do fator XII e no tipo 4 a etiologia é desconhecida.

Clinicamente ocorrem crises súbitas de edema subepitelial circunscrito, recorrente, doloroso, não pruriginoso, que dura cerca de 48-72 horas, mas pode chegar a 1 semana. As lesões são solitárias ou múltiplas e primariamente afetam as extremidades, laringe, face, esôfago e parede intestinal. A maioria dos ataques envolve apenas 1 sítio de cada vez, embora possa haver evolução de um para o outro. A frequência varia de 1 ataque por semana a 1 a 2 episódios por ano, sendo que 50% dos pacientes experimentam acometimento em 3 sítios no curso de suas vidas. Algumas medicações podem exacerbar a frequência ou intensidade dos ataques tais como estrogênio, tamoxifeno e inibidores da enzima conversora de angiotensina.[192,193]

Em relação ao trato gastrointestinal, como pode ocorrer edema da parede de qualquer segmento, os sintomas são variáveis, incluindo crises autolimitadas de náuseas, vômitos, cólicas, distensão abdominal e diarreia. Disfagia também pode ser uma queixa secundária a edema de palato mole, língua, faringe ou esôfago. À EDA pode-se observar edema segmentar da boca, faringe, esôfago, estômago ou duodeno, sendo descrita também uma inversão da mucosa gástrica para dentro do esôfago secundária ao edema. Esses achados podem ser confirmados por exames de imagem como tomografia ou ressonância magnética, destacando-se a natureza transitória dos mesmos.[194]

O tratamento de primeira linha da crise aguda consiste no concentrado de *C1INB* derivado do plasma, *C1INB* recombinante, Ecallantide (DX88, inibidor de calicreína plasmática) e Icatibant (antagonista de receptor de bradicinina), que têm demonstrado eficácia significativa. Porém, para os locais em que estes medicamentos não estão prontamente disponíveis, pode-se utilizar o tratamento de segunda linha com plasma fresco congelado 2 U, podendo ser repetido a cada 2 a 4 horas, conforme resposta clínica. Para os pacientes com crises frequentes a profilaxia de longo prazo com concentrado de *C1INB*, androgênios atenuados ou antifibrinolíticos pode diminuir o número e a duração dos ataques.

Doença do Enxerto contra Hospedeiro (DECH)

A doença do enxerto contra o hospedeiro (DECH) é uma das maiores complicações relacionadas com o transplante alogênico de células-tronco hematopoiéticas (TACTH). A DECH é classificada como aguda ou crônica, de acordo com o tempo de início dos sintomas após o transplante. Tradicionalmente, tem sido definida como DECH aguda aquela que ocorre dentro dos primeiros 100 dias de transplante, sendo predominante o envolvimento da tríade pele, intestino e fígado. A DECH aguda clinicamente significativa é vista em 20% a 50% dos pacientes transplantados com doadores HLA idêntico aparentado e, em doadores HLA idênticos não aparentados ou com incompatibilidade HLA, sua incidência aumenta para 60% até 80%, a despeito do uso de profilaxia com imunossupressores. É a maior causa de morbidade após TACTH e responsável por 15% a 40% da mortalidade relacionada com o transplante (MRT).

Na DECH aguda o envolvimento gastrointestinal é mais frequentemente associado ao quadro de diarreia, geralmente secretória, podendo vir acompanhada de sangue.[194] Alguns pacientes podem apresentar sintomas relacionados com o trato digestório superior, com dispepsia, náuseas, vômitos ou anorexia, na ausência de sintomas diarreicos baixos.[195] A manifestação de pele inicial mais frequente é o exantema maculopapular. Suas lesões podem ser pruriginosas ou dolorosas, com coloração que varia de avermelhada a violácea, e costuma envolver precocemente a região palmar e plantar. À medida que o *rash* progride há confluência para orelhas, pescoço e tronco, geralmente associado à formação de pápulas. A necrose da epiderme é a forma de manifestação da DECH cutânea mais grave e a formação de bolhas e descamação lembra a epidermólise tóxica. O diagnóstico diferencial deve incluir lesões cutâneas secundárias ao efeito da quimioterapia, alergia a drogas e exantema virótico. A biópsia de pele pode ajudar a estabelecer o diagnóstico.

O achado mais frequente do envolvimento hepático na DECH é o de icterícia colestática, sendo a falência hepática extremamente rara.

Na forma crônica da doença, que ocorre em até 50% dos pacientes,[196] o esôfago é o local mais frequentemente acometido, com ulcerações dolorosas, formação de membranas, anéis e estenoses. Estes pacientes também costumam apresentar ressecamento da mucosa oral com mucosite e ulcerações extremamente dolorosas dificultando sua nutrição. A diarreia na forma crônica da doença não é tão prevalente, contudo, quando presente pode levar à desabsorção e desnutrição, secundárias a fibrose da submucosa intestinal.[197]

O diagnóstico clínico é baseado principalmente na história de transplante e na presença dos sintomas mais frequentes, como: diarreia secretória profusa, dor abdominal, náuseas, vômitos, anorexia e nos casos mais graves até enterorragia e íleo paralítico. Segundo consenso publicado em 1987, a classificação clínica da DECH aguda do TGI é a que se segue: grau I: acometimento isolado do TGI superior, com o paciente manifestando hiporexia, náuseas e/ou vômitos, sem diarreia ou *rash* cutâneo (requer confirmação histológica com biópsia de estômago ou duodeno) ou presença de diarreia com volume de evacuação entre 500 a 1.000 mL/dia; grau II: diarreia com volume de entre 1.000 a 1.500 mL/dia; grau III: diarreia, com volume > 1.500 mL/dia e grau IV: diarreia e/ou dor abdominal grave e/ou íleo paralítico e/ou sangramento intestinal.[198]

Estudos radiográficos não são específicos e os achados endoscópicos da DECH aguda que variam desde uma mucosa de aspecto normal até a presença de ulcerações extensas e profundas, não apresentam boa correlação com as alterações histopatológicas. Lesões endoscópicas são observadas em apenas 16% a 32% dos pacientes. As mais frequentes são lesões mínimas, como: edema, eritema e friabilidade da mucosa. Lesões como erosões e úlceras são ainda mais raras.[199]

No caso da forma crônica da doença, conforme mencionado anteriormente o envolvimento esofágico já se torna bastante mais frequente. As lesões podem variar desde vesicobolhosas até ulcerações, membranas, anéis e estenoses.[200]

A avaliação do envolvimento hepático deve ser clínica e laboratorial, e apesar da importância da avaliação histopatológica da biópsia hepática no diagnóstico diferencial, esta geralmente é desnecessária, pois as biópsias cutâneas e do trato gastrointestinal costumam confirmar o diagnóstico.[201]

Os achados anatomopatológicos podem auxiliar na confirmação diagnóstica de DECH e na exclusão de possíveis diagnósticos diferenciais como infecção por CMV, frequente em pacientes imunossuprimidos. O achado mais sugestivo da doença aguda, apesar de inespecífico, é a presença de importante apoptose celular.[202] Os melhores sítios para coleta das biópsias são o estômago e o duodeno. No caso dos pacientes plaquetopênicos, devido ao maior risco de sangramento, as biópsias duodenais podem ser substituídas pelas retais, que também apresentam grande sensibilidade.[203]

REFERÊNCIAS BIBLIOGRÁFICAS

1. Ingegnoli F, Ughi N, Mihai C. Update on the epidemiology, risk factors, and disease outcomes of systemic sclerosis. Best Pract Res Clin Rheumatol. 2018;32(2):223-40.
2. Marie I, Dominique S, Levesque H, et al. Esophageal involvement and pulmonary manifestations in systemic sclerosis. Arthritis Rheum. 2001;45(4):346-54.
3. Lock G, Holstege A, Lang B, et al. Gastrointestinal manifestations of progressive systemic sclerosis. Am J Gastroenterol. 1997;92:763-71.
4. Rajapakse CN, Bancewicz J, Jones CJ, Jayson MI. Pharingo-oesophageal dysphagia in sistemic sclerosis. Ann Rheum Dis. 1981;40(6):612-4.
5. Bernatsky S, Joseph L, Pineau CA, et al. Estimating the prevalence of polymyositis and dermatomyositis from administrative data: age, sex, and regional differences. Ann Rheum Dis. 2009;68(7):1192-6.
6. Marie I, Hatron PY, Levesque H, et al. Influence of age on characteristics of polymyositis and dermatomyositis in adults. Medicine (Baltimore). 1999;78(3):139-47.
7. De Merieux P, Verity MA, Clements PJ, Paulus HE. Esophageal abnormalities and dysphagia in polymyositis and dermatomyositis. Arthritis Rheum. 1983;26(8):961-8.
8. Carpenter JR, Bunch TW, Engel AG, O'Brien PC. Survival in polymyositis: corticosteroids and risk factors. J Rheumatol. 1977;4(2):207-14.
9. Gunnarsson R, Molberg O, Gilboe IM, Gran JT. PAHNOR 1 Study group. The prevalence and incidence of mixed connective tissue disease: a national multicentre survey of Norwegian patients. Ann Rheum Dis. 2011;70(6):1047-51.
10. Ungprasert P, Crowson CS, Chowdhary VR, et al. Epidemiology of mixed connective tissue disease, 1985-2014: A population-based study. Arthritis Care Res. 2016;68(12):1843-8.
11. Pope JE. Other Manifestations of Mixed Connective Tissue Disease. Rheum Dis Clin N Am. 2005;31(3):519-33.
12. Nica AE, Alexa LM, Ionesco AO, et al. Esophageal disorders in mixed connective tissue diseases. Journal of Medicine and Life. 2016;9(2):141-3.
13. Fagundes MN, Caleiro MT, Navarro-Rodrigues T, et al. Esophageal involvement and interstitial lung disease in mixed connective tissue disease. Respir Med. 2009;103(6):854-60.
14. Gutierrez F, Valenzuela JE, Ehresmann GR, et al. Esphageal dysfunction in patients with meixed connective tissue diseases and systemic lúpus erythematosus. Dig Dis Sci. 1982;27(7):592-7.
15. Castrucci G, Alimandi L, Fichera A, et al. Changes in esophageal motility in patients with lúpus erythematosus: an esophago-manometric study. Minerva Dietol Gastroenterol. 1990;36(1):3-7.
16. Ramirez-Mata M, Pena Ancira FF, Alarcon-Segovia D. Abnormal esophageal motility in primary Sjögren's syndrome. J Rheumatol. 1976;3(1):63-9.
17. Volter F, Fain O, Mathieu E, Thomas M. Esophageal function and Sjögren's syndrome. Dig Dis Sci. 2004;49(2):248-53.
18. Booy JD, Takata J, Tomlinson G, Urbach DR. The prevalence of autoimmune disease in patients with esophageal achalasia. Dis Esophagus. 2012;25 (3):209-13.
19. Schvarcz E, Palmér M, Ingberg CM, et al. Increased prevalence of upper gastrointestinal symptoms in long-term type 1 diabetes melito. Diabet Med. 1996;13(5):478- 81.
20. Zhao J, Gregersen H. Biabettes-induced mechanophysiological changes in the esophagus. Ann N Y Acad Sci. 2016;1380(1):139-54.
21. Rayner CK, Samsom M, Jones KL. Holter esofagiano inferiororowitz M. Relationships of upper gastrointestinal motor and sensory function with glicemic control. Diabetes Care. 2001;24(2):371-81.
22. Nigaki M, Adachi K, Hirakawa K, et al. Association between metabolic syndrome and prevalence of gastroesophageal reflux disease in a health screening facility in Japan. J Gastroenterol. 2013;48(4):463-72.
23. Promberger R, Lenglinger J, Riedl O, et al. Gastrooesophageal reflux disease in type 2 doabetics: symptom load and pathophysiologic aspects – a retropro study. BMC Gastroenterology. 2013;13:132.
24. İlhan M, Arabaci E, Turgut S, et al. Esophagus motility in overt hypothyroidism. J Endocrinol Invest. 2014;37(7):639-44.
25. Quidute ARP, Freitas EV, Lima TG, et al. Achalasia and thyroid disease: possible autoimmune connection? Arq Bras Endocrinol Metab. 2012;56(9):677-82.
26. Dias JCP, et al. Consenso Brasileiro em Doença de Chagas. Epidemiol. Serv. Saúde, Brasília. 2016;25(núm. esp.):7-86.
27. Sanchez-Lermen RLP, Dick E, et al. Upper gastrointestinal symptoms and esophageal motility disorders in indeterminate Chagas' disease patients. Revista da Sociedade Brasileira de Medicina Tropical. 2007;40(2):197-203.
28. Remes-Troche JM, Torres-Aguilera M, Antonio-Cruz KA, et al. Esophageal motor disorders in subjects with incidentally discovered Chagas disease: a study using high-resolution manometry and the Chicago classification. Dis Esophagus. 2014;27(6):524-9.
29. Rezende JM, Lauar KM, Oliveira AR. Aspectos clínicos e radiológicos da aperistalsis do esôfago. Rev Bras Gastroenterol. 1960;12:247-62.
30. Minami H, Isomoto H, Miuma S, et al. New Endoscopic Indicator of Esophageal Achalasia: "Pinstripe Pattern". PLOS ONE. 2015;9:1-10.
31. Vicentine FP, Herbella FA, Allaix ME, et al. Comparison of idiopathic achalasia and Chagas disease esophagopathy at the light of high-resolution manometry. Dis Esophagus. 2014;27(2):128-33.
32. Dantas RO. Management of esophageal dysphagia in chagas disease. Dysphagia. 2021;36(3):517-22.
33. Asayama N, Nagata N, Shimbo T, et al. Relationship between clinical factors and severity of esophageal candidiasis according to Kodsi's classification. Dis Esophagus. 2014; 27:214-9.
34. Sincu N, Mocan S, Chiriac LC, Bataga S. An endoscopic and pathological survey of digestive tract disorders in patients infected with human immunodeficiency virus monitored in the Clinic of Infectious Diseases from Tirgu Mures. Romania Rom J Morphol Embryol. 2014;55:885-9.
35. von Arnim U, Malfertheiner P. Eosinophilic esophagitis: treatment of eosino- philicesophagitiswithdrugs– corticosteroids. Dig Dis. 2014;32:126-9.
36. Gisler V, Kraus D, Nemeth J, et al. AIDS defining opportunistic infections in patients with high CD4 counts in the combination antiretroviral therapy (cART) era: things ain't what they used to be. J Int AIDS Soc. 2014;17 (4/3):19621.
37. Demir D, Doganavsargil B, Sarsik B, et al. Is it possible to diagnose infectious & oesophagitis without seeing the causative organism? A histopathological study. Turk J Gastroenterol. 2014;25:481-7.
38. Rosolowski M, Kierzkiewicz M. Etiology diagnosis and treatment of infectious esophagitis. PrzGastroenterol. 2013;8:333-7.
39. Kodsi BE, et al. Candida Esophagitis: a prospective study of 27 cases. Gastroenterology. 1976;71(5):715-9.
40. Wilson A, Delport J, Ponich T. Candida glabrata esophagitis: are we seeing & the emergence of a new azole-resistant pathogen? Int J Microbiol. 2014;2014:371631.

41. Marinho AV, Bonfim VM, de Alencar LR, et al. Herpetic esophagitis in immunocompetent medical student. Case Rep Infect Dis. 2014;2014:930459.
42. Lavery EA, Coyle WJ. Herpes simplex virus and the alimentary tract. Curr Gastroenterol Rep. 2008;10:417- 23.
43. Sharaf RN, Shergill AK, et al. ASGE Guideline: endoscopic mucosal tissue sampling. Standards of Practice Committee ASGE, Gastrointest Endosc. 2013;78:216-24.
44. Lim DS, Lee TH, Jin SY, Lee JS. Cytomegalovirus esophagitis in an immunocompetent patient: case report. TurkJ Gastroenterol. 2014;25:571-4.
45. Wilcox CM, Schwartz DA, Clark WS. Esophageal ulceration in human immunodefi- ciency virus infection. Causes, response to therapy, and long-term outcome. Ann Intern Med. 1995;123:143-9.
46. Ehrenpreis ED, Bober DI. Idiopathic ulcerations of the oesophagus in HIV-infected patients: a review. Int J STD AIDS. 1996;7(2):77-81.
47. Bromberg DJ, Gill JA. Idiopathic Esophageal Ulcers in AIDS Completely Healed With Highly Active Anti-Retroviral Therapy. ACG Case Rep J. 2015;2(3):127-8.
48. Bhaijee F, Subramony C, Tang SJ, Pepper DJ. Human Immunodeficiency Virus-Associated Gastrointestinal Disease: Common Endoscopic Biopsy Diagnoses. Pathology Research International Vol. 2011.
49. Lozano AS, Leibovich N, Souto G, et al. Esophageal tuberculosis: case report and review of the literature. Acta Gastroenterol Latinoam. 2011;41:47-51.
50. Lado Lado FL, Golpe Gómez A, Cabarcos Ortíz de Barrón A, Antúnez López JR. Bronchoesophageal fistulae secondary to tuberculosis. Respiration. 2002;69(4):362-5.
51. Treese C, Pfaffenbach S, Daum S. Uncommon case of ulcerative esophagitis. Gastroenterology. 2014;146:e9-10.
52. Chan LS, Ahmed AR, Anhalt GJ, et al. The first international consensus on mucous membrane pemphigoid: definition, diagnostic criteria, pathogenic factors, medical treatment, and prognostic indicators. Arch Dermatol. 2002;138(3):370-9.
53. Hertl M1, Veldman C. Pemphigus–paradigm of autoantibody-mediated autoimmunity. Skin Pharmacol Appl Skin Physiol. 2001;14(6):408-18.
54. Langan SM, Smeeth L, Hubbard R, et al. Bullous pemphigoid and penphigus vulgaris incidence and mortality in the UK: population based co-hort study. BMJ. 2008;337:180.
55. Pisanti S, Sharav Y, Kaufman E, et al. Pemphigus vulgaris: incidence in Jews of different ethnic groups, according to age, sex, and initial lesion. Oral Surg Oral Med Oral Pathol. 1974;38:382-7.
56. Scully C, Challacombe SJ. Pemphigus vulgaris: update on etiopathogenesis, oral manifestations, and management. Crit Rev Oral Biol Med. 2002;13(5):397-408.
57. Galloro G, Mignogna M, de Werra C, et al. The role of upper endoscopy in identifying oesophageal involvement in patients with oral pemphigus vulgaris. Dig Liver Dis. 2005;37:195-9.
58. Barrientos JC, Rodriguez MF, Villegas O. Pénfigo seborreico de início tardio. Actas Dermatol. 2002;2(1-2):22-4.
59. Mignogna Md, Lo Muzio L, Bucci E. Clinical features of gingival pemphigus vulgaris. J Clin Periodontol. 2001;28:489-93.
60. Endo H, Rees TD, Matsue M, et al. Early detection and successful management of oral pemphigus vulgaris: a case report. J Periodontol. 2005;76(1):154-60.
61. Hale EK, Bystryn JC. Laryn. Pemphigus vulgaris: update on etiopathogenesis, oral manifestations, and management. Crit Rev Oral Biol Med. 2002;13(5):397-408.
62. Cesar WGG, Barrios MM, Maruta CW, et al. Oesophagitis dissecans superficialis: an acute, benign phenomenon associated with pemphigus vulgaris. Clin Exp Dermatol. 2009;34:e614-16.
63. Lenz P, Amagai M, Volc-Platzer B, et al. Desmoglein 3- ELISA: a pemphigus vulgaris specific diagnostic tool. Arch Dermatol. 2004;135:90-8.
64. Cervinia AB, Tosib V, Kimb SH, et al. Pénfigo paraneoplásico/síndrome multiorgánico autoinmune paraneoplásico. Presentación de dos casos en la edad infantil. Revisión de la literature. Actas Dermosifiliogr. 2010;101(10):879-86.
65. Sehgal VN, Srivastava G. Paraneoplastic pemphigus/paraneoplastic autoimmune multiorgan syndrome. Int J Dermatol. 2009;48:162-9.
66. Robinson ND, Hashimoto T, Amagai M, Chan LS. The new phemphigus variants. J American Academy Dermatol. 1999;40:649-71.
67. Olguin MF. Pénfigo paraneoplásico. Dermatol Argent. 2009;15:97-105.
68. Anhalt GJ. Paraneoplastic pemphigus. J Investigative Dermatology Symposium Proceedins. 2004;9:29-33.
69. Ferrando J, Mascaró JM. Pénfigo paraneoplásico. Un cuadro dermatológico específico de neoplasia linfoide. Piel. 2002;17:27-32.
70. Kimyai-Asadi A, Jih MH. Paraneoplastic pemphigus. Int J Dermatol. 2001;40:367-72.
71. Camisa C, Helm TN. Paraneoplastic pemphigus is a distinct neoplasia-induced autoimmune disease. Arch Dermatol. 1993;129(7):883-6.
72. Stoopler ET, Derossi SS, Sollecito TP. Mucous membrane pemphigoid. Update for general practitioner. N Y State Dent J. 2003;69:28-31.
73. Alkan A, Gûnham O, Otan FA. Clinical study of oral mucous membrane pemphigoid. J Int Med Res. 2003;31:340-44.
74. Hanson RD, Olsen KD, Rogers RS III. Upper aerodigestive tract manifestations of cicatricial pemphigoid. Ann Otol Rhinol Laryngol. 1988;97:493-9.
75. Bonisson LA, de Andrade BAB, Mila IS, et al. Penfigoide cicatricial: levantamento epidemiológico e relato de caso clinic. Arq Bras Odont. 2007;121-8.
76. Foster C. Cicatricial pemphigoid. Trans Am Ophthalmol Soc. 1986;84:527-663..
77. Bruch-Gerharz D1, Hertl M, Ruzicka T. Mucous membrane pemphigoid: clinical aspects, immunopathological features and therapy. Eur J Dermatol. 2007;17(3):191-200.
78. Bagan J, Muzio L, Scully C. Mucosal Diseases series. Number III. Mucous membrane pemphigoid. Oral Dis. 2005;11:197-218.
79. Demers PE, Robin H, Prost C, et al. Immunohistopathologic testing in patients suspected of ocular cicatricial pemphigoid. Curr Eye Res. 1998;17:823-7.
80. Fine JD. Inherited epidermolysis bullosa: past, present, and future. Ann N Y Acad Sci. 2010;1194:213-22.
81. Fine JD, Eady RAJ. The classification of inherited epidermolysis bullosa (EB): report of the Third International Consensus Meeting on diagnosis and classification of EB. J Am Acad Dermatology. 2008;58:931-50.
82. Stavropoulos F, Abramowicz S. Management of the oral surgery patient diagnosed with epidermolysis bullosa: Report of 3 cases and review of the literature. J Oral Maxillofac Surg. 2008;66:554-9.
83. Freeman EB, Koglmeier J, Martinez AE, et al. Gastrointestinal complications of epidermolysis bullosa in children. Br J Dernatol. 2008;158:1308-14.
84. Orlando RC, Bozymski EM, Briggaman RA, Bream CA. Epidermolysis bullosa: Gastrointestinal manifestations. Ann Intern Med. 1974;81:203-6.
85. Milne B, Rosales JK. Anaesthesia for correction of oesophageal stricture in a patient with recessive epidermolysis bullosa dystrophica: Case report. Can Anaesth Soc J. 1980;27:169-71.
86. Anderson SH, Meenan J, Williams KN, et al. Efficacy and safety of endoscopic dilation of esophageal strictures in epidermolysis bullosa. Gastrointest Endosc. 2004;59:28-32.
87. Azizkhan RG, Stehr W, Cohen AP, et al. Esophageal strictures in children with recessive dystrophic epidermolysis bullosa: An 11-year experience with fluoroscopically guided balloon dilatation. J PediatrSurg. 2006;41:55-60.
88. Shah MD, Berman WF. Endoscopic balloon dilation of esophageal strictures in children. Gastrointest Endosc. 1993;39:153-6.
89. Bastuji-Garin S, Rzany B, Stern RS, et al. Clinical classification of cases of toxic epidermal necrolysis, Stevens Johnson syndrome, and erythema multiforme. Arch Dermatol. 1993;129:92-6.
90. Harr T, French LE. Toxic epiderma; necrolysis and Stevens-Johnson syndrome. Orphanet Journal of Rare Diseases. 2010;5:39-50.
91. Mulvey JM, Padowitz A, Lindley-Jones M, et al. Mycoplasma pneumoniae associated with Stevens Johnson syndrome. Anaesth Intensive Care. 2007;35:414-7.
92. Forman R, Koren G, Shear NH. Erythema multiforme, Stevens-Johnson syndrome and toxic epidermal necrolysis in children: a review of 10 years' experience. Drug Saf. 2002;25:965-72.
93. Bulisani ACP, Sanches GD, Guimarães HP, et al. Síndrome de Stevens-Johnson e Necrólise Epidérmica Tóxica em Medicina Intensiva Rev Bras Ter Intens. 2006;18(3):292-7.
94. Sassolas B, Haddad C, Mockenhaupt M, et al. "ALDEN, an algorithm for assessment of drug causality in Stevens-Johnson Syndrome and toxic epidermal necrolysis: Comparison with case-control analysis". Clinical Pharmacology & Therapeutics. 2009;88 (1):60-8.
95. Wolkenstein P, Iatarjet J, Roujeau JC, et al. Randomised comparison of thalidomide versus placebo in toxic epidermal necrolysis. Lancet. 1998;352:1586-9.

96. Roujeau JC, Kelly JP, Naldi L, et al. Medication use and the risk of Stevens-Johnson syndrome or toxic epidermal necrolysis. N Engl J Med. 1995;333:1600-7.
97. Aydin F, Cokluk C, Senturk N, et al. Stevens-Johnson syndrome in two patients treated with cranial irradiation and phenytoin. J Eur Acad Dermatol Venereol. 2006;20:588-90.
98. Auquier-Dunant A, Mockenhaupt M, Naldi l, et al. Correlations between clinical patterns and causes of erythema multiforme marjur, Stevens-Jo- hnson syndrome, and toxic epidermal necrolysis: results of an international prospective study. Arch Dermatol. 2002;138:1019-24.
99. Bastuji-Garin S, Fouchard N, Bertocchi M, et al. Scorten: a severity-of illness escore for toxic epidermal necrolysis. J Invest Dermatol. 2000;115:149-53.
100. Saban J, Pais JR, Rodriguez JL, Boixeda D. Sjogren-like pluriglandular exocrine insufficiency after drug-induced toxic epidermal necrolysis. Postgrad Med J. 1991;67:195-7.
101. Stoschus B1, Allescher HD. Drug-induced dysphagia. Dysphagia. 1993;8(2):154-9.
102. Eustace K, Clowry J, Kiely C, et al. The challenges of managing refractory oesphageal lichen planus. Ir J Med Sci. 2015;184(1):75-6.
103. Izol B, Karabulut AA, Biyikoglu I, et al. Investigation of upper gastrointestinal tract involvement and H. pylori presence in lichen planus: a case-controlled study with endoscopic and histopathological findings. Int J Dermatol. 2010;49:1121-6.
104. Boyd AS, Neldner KH: Lichen planus. J Am Acad Dermatol. 1991;25:593-619.
105. Fox LP, Lightdale CJ, Grossman ME. Lichen planus of the esophagus: what dermatologists need to know. J Am Acad Dermatol. 2011;65:175-83.
106. Katzka DA, Smyrk TC, Bruce AJ, et al. Variations in presentations of esophageal involvement in lichen planus. Clin Gastroenterol Hepatol. 2010;8:777-82.
107. Nielsen JA, Law RM, Fiman KH, et al. Esophageal lichen planus: A case report and review of the literature. World J Gastroenterol. 2013;19(14): 2278-81.
108. Eisen D. The clinical features, malignant potential, and systemic associations of oral lichen planus: a study of 723 patients. J Am Acad Dermatol. 2002;46:207-4.
109. Nico MMS, Fernandes JD, Lourenço SV. Líquen plano oral. An Bras Dermatol. 2011;86(4):633-43.
110. Ukleja A, DeVault KR, Stark ME, Achem SR. Lichen planus involving the esophagus. Dig Dis Sci. 2001;46:2292-7.
111. Quispel R, van Boxel OS, Schipper ME, et al. High prevalence of esophageal involvement in lichen planus: a study using magnification chromoendoscopy. Endoscopy. 2009;41:187-93.
112. Montgomery EA, Voltaggio L. Biopsy interpretation of the gastrointestinal tract mucosa: Volume 1: Non-Neoplastic. 2nd ed. Pine JW, editor. China: Lippincott Williams & Wilkins; 2012. p. 21-35.
113. Liu X. O'Connell A, Ambudkar IS. Ca2+-dependent inactivation of a store-operated Ca2+ current in human submandibular gland cells. Role of a staurosporine-sensitive protein kinase and the intracellular Ca2+ pump. J Biol Chem. 1998;273:33295-304.
114. Takagi A, Kamijo M, Ikeda S. Darier disease. J Dermatol. 2016;43(3):275-9.
115. Al Robaee A, Amada IR, Khuro-o S, et al. Extensive Darier's disease with esophageal involvement. Int J Dermatol. 2004;43:835-9.
116. Vieites B, Seijo-Rios S, Suarez-Penaranda JM, et al. Darier's disease with esophageal involvement. Scandinavian Journal of Gastroenterology. 2008;43:1020-1.
117. Burge SM, Wilkinson JD. Darier-White disease: a review of the clinical features in 163 patients. J Am Acad Dermatol. 1992;27:40-50.
118. Bosch J, Groszmann RJ, Shah VH. Evolution in the understanding of the pathophysiological basis of portal hypertension: How changes in paradigm are leading to successful new treatments. J Hepatol. 2015;62:S121-S130.
119. Bosch J, Abraldes JG, Berzigotti A, et al. The clinical use of HVPG measurements in chronic liver disease. Nat Rev Gastroenterol Hepatol. 2009;6:573-82.
120. Bosch J, Berzigotti A, Abraldes J. The management of portal hypertension: rational basis, available treatments and future options. J Hepatololy. 2008;48:68-92.
121. de Franchis R. on behalf of the Baveno VI Faculty. Expanding consensus in portal hypertension Report of the Baveno VI Consensus Workshop: Stratifying risk and individualizing care for portal hypertension. J Hepatology. 2015;63:743-52.
122. Rice TW, Rodriguez RM, Light RW. The superior vena cava syndrome: Clinical characteristics and evolving etiology. Medicine (Baltimore). 2006;85(1):37.
123. Savoy AD, Wolfsen HC, Paz-Fumagalli R, et al. Endoscopic therapy for bleeding proximal esophageal varices: A case report. Gastroint est Endosc. 2004;59(2):310-3.
124. Haitjema T, Westermann CJJ, Overtoom TTC, et al. Hereditary Hemorrhagic Telangiectasia (Osler-Weber-Rendu Disease). Arch Intern Med. 1996;56(8):714-9.
125. Dakeishi M, Shioya T, Wada Y, et al. Genetic epidemiology oh Hereditary hemorragic telangiectasia in a local communityin the northern part of Japan. Hum Mutat. 2002;19(2):140-8.
126. Fuchizaki U, Miyamori H, Kitagawa S, et al. Hereditary Haemorrhagic Telangiectasia (Rendu-Osler-Weber Disease). Lancet. 2003;362:1490-4.
127. Guttmacher AE, Marchuk DA, White RL. Hereditary Haemorragic Telangiectasia. New England J Med. 1995;333:918-24.
128. Juares AJC, Dell'Aringa AR, Nardi JC, et al. Síndrome de Rendu-Osler-Weber: relato de caso e revisão de literatura. Rev Bras Otorrinolaringol. 2008;74(3):452-7.
129. McDonald J, Pyeritz RE. Hereditary Hemorrhagic Telangiectasia. GeneReviews® [Internet]. Seattle (WA): University of Washington, Seattle 2000 Jun 26 [updated]. 2017.
130. Wong SH, Lau WY. Blue rubber-bleb nevus syndrome. Dis Cólon Rectum. 1982;25:371-4.
131. Rodrigues D, Bourroul ML, Ferrer AP, et al. Blue rubber bleb nevus syndrome. Rev Hosp Clin Fac Med São Paulo. 2000;55:29-34.
132. Jin XL, Wang ZH, Xiao XB, et al. Blue rubber bleb syndrome: A case report and literature review. World J Gastroenterol. 2014;20(45):17254-9.
133. Gurvits GE. Black esophagus: acute esophagel necrosis syndrome. World J Gastroenterol. 2010;16(26):3219-25.
134. Grudell AB, Mueller PS, Viggiano TR. Black esophagus: report of six cases and review of the literature, 1963-2003. Dis Esophagus. 2006;19:105-10.
135. Cattan P, Cuillerier E, Cellier C, et al. Black esophagus associated with herpes esophagitis. Gastrointest Endosc. 1999;49:105-7.
136. Liu YH, Lin YS, Chen HJ, et al. Klebsiella pneumoniae deep neck infection with acute necrotizing esophagitis. South Med J. 2009;102:219.
137. Barjas E, Pires S, Lopes J, et al. Cytomegalovirus acute necrotizing esophagitis. Endoscopy. 2001;33:735.
138. Calamia KT, Wilson FC, Icen M, et al. Epidemiology and clinical characteristics of Behçet's disease in the US: a population-based study. Arthritis Rheum. 2009;61(5):600-4.
139. Houman MH, Ben Ghorbel I, Lamloum M, et al. Esophageal involvement in Behçet's disease. Yonsei Med J. 2002;43(4):457-60.
140. ISG. Criteria for diagnosis of Behçet's disease. International Study Group for Behçet's Disease. 1990;335(8697):1078-80.
141. Yashiro K. Nagasako K, Hasegawa K, et al. Esophageal lesions in intestinal Behçet's disease. Endoscopy. 1986;18(2):57-60.
142. Ward EM, Woodward TA, Mazlumzadeh M, Calamia KT. Gastrintestinal disease in Behçet's disease. Adv Exp Med Biol. 2003;528:459-64.
143. Ruuska T, Vaajalahti P, Arajarvi P, et al. Prospective evaluation of upper gastrointestinal mucosal lesions in children with ulcerative colitis and Crohn's disease. J Pediatr Gastroenterol Nutr. 1994;19:181-6.
144. Decker GA, Loftus EV, Pasha TM, et al. Crohn's disease of the esophagus: clinical features and outcomes. Inflamm Bowel Dis. 2001;7(2):113-9.
145. Ramaswamy K, Jacobson K, Jevon G, et al. Esophageal Crohn disease in children: a clinical spectrum. J Pediatr Gastroenterol Nutr. 2003;36:454-8.
146. Rudolph I, Goldstein F, DiMarino AJ, Jr. Crohn's disease of the esophagus: three cases and a literature review. Can J Gastroenterol. 2001;15:117-22.
147. Davidson JT, Sawyers JL. Crohn's disease of the esophagus. Am Surg. 1983; 49(3):168-72.
148. Davis, KG. Crohn's Disease of the Foregut. Clin N Am. 2015;95:1183-93.
149. Bermudez BEBV, de Oliveira CM, de Lima Cat MN, et al. Gastrointestinal disorders in Down syndrome. Am J Med Genet A. 2019;179(8):1426-31.
150. Capone G, Stephens M, Santoro S, et al. Co-occurring medical conditions in adults with Down syndrome: A systematic review toward the development of health care guidelines. Part II. Am J Med Genet A. 2020.

151. Zárate N, Mearin F, Hidalgo A, Malagelada JR. Prospective evaluation of esophageal motor dysfunction in Down's syndrome. Am J Gastroenterol. 2001;96(6):1718-24.
152. Botrus G, Baker O, Borrego E, et al. Spectrum of gastrointestinal manifestations in joint hypermobility syndromes. Am J Med Sci. 2018;355(6):573-80.
153. Fikree A, Aziz Q, Sifrim D. Mechanisms underlying reflux symptoms and dysphagia in patients with joint hypermobility syndrome, with and without postural tachycardia syndrome. Neurogastroenterol Motil. 2017;29(6).
154. Kalf JG, de Swart BJ, Bloem BR, Munneke M. Prevalence of oropharyngeal dysphagia in Parkinson's disease: a meta-analysis. Parkinsonism Relat Disord. 2012;18(4):311-5.
155. Su A, Gandhy R, Barlow C, Triadafilopoulos G. Clinical and manometric characteristics of patients with Parkinson's disease and esophageal symptoms. Dis Esophagus. 2017;30(4):1-6.
156. Clarke, J.O. Esophageal Involvement in Systemic Diseases. In The Esophagus (eds J.E. Richter, D.O. Castell D A, Katzka PO, Katz A. Smout, S. Spechler and M.F. Vaezi). 2021.
157. Umay EK, Karaahmet F, Gurcay E, et al. Dysphagia in myasthenia gravis: the tip of the Iceberg. Acta Neurol Belg. 2018;118(2):259-66.
158. Gilhus NE, Tzartos S, Evoli A, et al. Myasthenia gravis. Nat Rev Dis Primers. 2019;5(1):30.
159. American Psychiatric Association. Diagnostic and Statistical Manual of Mental Disorders. 5. ed. TR, Washington, DC; 2022.
160. Stacher G, Kiss A, Wiesnagrotzki S, et al. Oesophageal and gastric motility disorders in patients categorised as having primary anorexia nervosa. Gut. 1986;27(10):1120-6.
161. Nahon S, Boudet MJ, Godeberge P, et al. Achalasia mimicking psychiatric eating disorders. Gastroenterol Clin Biol. 2001;25(3):313-5.
162. Weterle–Smolińska K, Banasiuk M, Dziekiewicz M, et al. Gastrointestinal motility disorders in patients with anorexia nervosa – a review of the literature. Psychiatr Pol. 2015;49(4):721-9.
163. Castell DO, Dalton CB. Esophageal Motility Testing; New York, NY: Elsevier Science Publishing Co; 1987.
164. Sato Y, Fukudo S. Gastrointestinal symptoms and disorders in patients with eating disorders. Clin J Gastroenterol. 2015;8(5):255-63.
165. Kessler RC, Berglund PA, Chiu WT, et al. The prevalence and correlates of binge eating disorder in World Health Organization World Mental Health Surveys. Biol Psychiatry. 2013;73(9):904-14.
166. Cremonini F, Camilleri M, Clark MM, et al. Associations among binge eating behavior patterns and gastrointestinal symptoms: A population-based study. Int J Obes. 2009;33(3):342-53.
167. Santonicola A, Gagliard M, Guarino MPL, et al. Eating disorders and gastrointestinal diseases. Nutrients. 2019;11(12):3038.
168. Forney KJ, Buchman-Schmitt JM, Keel PK, Frank GKW. The medical complications associated with purging. Int J Eat Disord. 2016;49(3):249-59.
169. Brewster DH, Nowell SL, Clark DN. Risk of oesophageal cancer among patients previously hospitalised with eating disorder. 2015;39(3):313-20.
170. Sanborn EB, Beattie EJ Jr, SlaughterDP. Secondaryneoplasms of the mediastinum. J Thorac Surg. 1958;35:678-82.
171. Garusi diG, Donati E. Carcinoma metastaticodell'esofago. Fracastoro. 1969;112:117-38.
172. Anderson MF, Harell GS. Secondary Esophageal Tumors. AJR. 1980;13.
173. Chang Y, Cesarman E, Pessin, et al. Identification of herpesvirus-like DNA sequences in AIDS-associated Kaposi's sarcoma. Science. 1994;266 (5192):1865-9.
174. S Plancoulaine, A Gessain. Aspects épidémiologiques de l'herpèsvirus humain 8 (HHV-8) et du sarcome de Kaposi. Médecine et Maladies Infectieuses. 2005;35 (5):314-21.
175. Dittmer DP, Damania B. Kaposi sarcoma-associated herpesvírus: immunobiology, oncogenesis, and therapy. J Clin Invest. 2016;126 (9):3165-75.
176. Basavaraju KP, Mansour D, Barnes S, et al. A rare cause of dysphagia and gastroparesis. BMJ Case Rep. 2009.
177. Hasatani K, Shibata N, Naitou Y, et al. Case of acute necrotizing esophagitis associated with AA amyloidosis secondary to bronchiectasis. Nihon Shokakibyo Gakkai Zasshi. 2014;111(2):288-95.
178. Rubinow A, Burakoff R, Cohen AS, Harris LD. Esophageal manometry in systemic amyloidosis. A study of 30 patients. Am J Med. 1983;75(6):951-6.
179. Burakoff R, Rubinow A, Cohen AS. Esophageal manometry in familial amyloid polyneuropathy. Am J Med. 1985;79(1):85-9.
180. Vahid B, Spodik M, Braun KN, et al. Sarcoidosis of gastrointestinal tract: a rare disease. Dig Dis Sci. 2007;52:3316-20.
181. Iwai K, Tachibana T, Hosoda Y, Matsui Y. Sarcoidosis autopsies in Japan. Frequency and trend in the last 28 years. Sarcoidosis. 1988;5:60-5.
182. Cappell MS. Endoscopic, radiographic, and manometric findings in dysphagia associated with sarcoid due to extrinsic esophageal compression from subcarinal lymphadenopathy. Am J Gastroenterol. 1995;90:489-92.
183. Hefaiedh R, Boutreaa Y, Ouakaa-Kchaou A, et al. Plummer-Vinson syndrome. Tunis Med. 2010;88(10):721-4.
184. Anderson SR, Sinacori JT. Plummer-Vinson syndrome heralded by postcricoid carcinoma. Am J Otolaryngol. 2007;28(1):22-4.
185. Gultepe İ, Başaranoğlu M. Two cases with Plummer-Vinson syndrome in the 21st century. Turk J Gastroenterol. 2016;27(1):81-2.
186. Shahabi M, Noori Daloii MR, Langan JE, et al. An investigation of the tylosis with oesophageal cancer (TOC) locus in Iranian patients with oesophageal squamous cell carcinoma. Int J Oncol. 2004;25:389-95.
187. Iwaya T, Maesawa C, Kimura T, et al. Infrequent mutation of the human envoplakin gene is closely linked to the tylosis oesophageal cancer locus in sporadic oesophageal squamous cell carcinomas. Oncol Rep. 2005;13:703-7.
188. Richardson ES, Lee JB, Hyde PH, et al. A novel mutation and large size polymorphism affecting the V2 domain of keratin 1 in an African-American family with severe, diffuse palmoplantar keratoderma of the ichthyosis hystrix Curth-Macklin type. J Invest Dermatol. 2006;126:79-84.
189. Patel S, Zirwas M, English JC. Acquired palmoplantar keratoderma. Am J Clin Dermatol. 2007;8:1-11.
190. Chon Ye, Hwang S, Jung KS, et al. A case of esophageal intramural pseudodiverticulosis. Gut and Liver. 2011;5(1):93-5. Halm U, Lamberts R, Knigge I, et al. Esophageal intramural pseudodiverticulosis: endoscopic diagnosis and therapy. Dis Esophagus. 2014;2793):230-4.
191. Ebo DG, Verweij MM, De Knop KJ, et al. Hereditary angioedema in childhood: an approach to management. Paediatr Drugs. 2010;12(4):257-68.
192. Xu YY, Jiang Y, Zhi YX, et al. Clinical features of hereditary angioedema in Chinese patients: new findings and differences from other populations. Eur J Dermatol. 2013;23(4):500-4.
193. Schwartz JM, Wolford JL, Thornquist MD, et al. Severe gastrointestinal bleeding after hematopoietic cell transplantation, 1987-1997: incidence, causes and outcome. Am J Gastroenterol. 2001;96:385-93.
194. Weisdorf DJ, et al. Acute upper gastrointestinal graft-versus-host disease: clinical significance and response to immunosuppressive therapy. 1990.
195. Carlens S, Ringdén O, Remberger M, et al. Risk factors for chronic graft-versus-host disease after bone marrow transplantation: a retrospective single centre analysis. Bone Marrow Transplant. 1998;22:755-61.
196. Atkinson K. Chronic graft-versus-host disease. Bone Marrow Transplant. 1990;5:69-82.
197. Przepiorka D, Weisdorf D, Martin P, et al. Consensus conference on acute GVHD grading. Bone Marrow Transplant. 1995;15:825-8.
198. Yeh SP, Liao YM, Hsu CH, et al. Gastric bleeding due to graft-vs-host disease: discrepancy between endoscopic and histologic assessment. Am J Clin Patol. 2004;122:919-25.
199. Minocha A1, Mandanas RA, Kida M, Jazzar A. Bullous esophagitis due to chronic graft-versus-host disease. Am J Gastroenterol. 1997;92(3):529-30.
200. Davila M, Bresalier RS. Gastrointestinal complications of oncologic therapy. Nat Clin Pract Gastroenterol Hepatol. 2008;5(12):682-96.
201. Snover DC, Weisdorf SA, Vercellotti GM, et al. A histopathologic study of gastric and small intestinal graft-versus-host disease following allogeneic bone marrow transplantation. Hum Pathol. 1985;16:387-92.
202. Ross WA, Ghosh S, Dekovich AA, et al. Endoscopic biopsy diagnosis of acute gastrointestinal graft-versus-host disease: rectosigmoid biopsies are more sensitive then upper gastrointestinal biopsies. Am J Gastroenterol. 2008;103:982-9.

26 Tumores Benignos do Esôfago

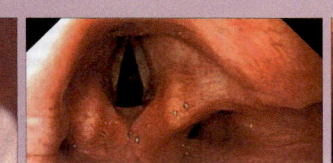

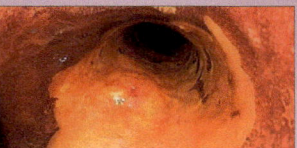

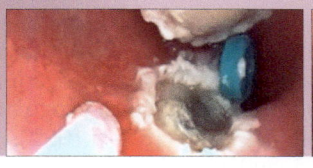

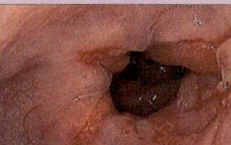

João Autran Nebel ■ Monica Soldan

INTRODUÇÃO

Os tumores benignos do esôfago são raros quando comparados às malignidades do órgão. Estima-se incidência na população geral de até 1%, por meio de dados de autópsias ou séries de casos de esofagectomias, já que os pacientes são, majoritariamente, assintomáticos.[1] Representam menos de 5% a 10% de todos os tumores esofagianos ressecados cirurgicamente.[1,2] A incidência tem aumentado, provável reflexo da melhora dos métodos diagnósticos, notadamente com a disseminação do uso da endoscopia digestiva e o incremento da ultrassonografia endoscópica.

A idade média de apresentação desses tumores é entre a terceira e a quinta décadas, com predominância na população masculina.[2] Já os cistos esofagianos são vistos, mais comumente, nas crianças, dada sua origem em grande parte congênita. Representam cerca de 12% dos tumores mediastinais nessa população.[3] O leiomioma é o mais comum, seguido dos cistos e do tumor de células granulares.

Como já mencionado, a maioria é assintomática e o diagnóstico, muitas vezes, ocorre na investigação de outros sintomas inespecíficos ou corresponde a achado em exames complementares. Os tumores têm crescimento lento e, clinicamente, podem-se apresentar de cinco maneiras: assintomático, obstrução por crescimento intraluminal, compressão de tecidos adjacentes por tumor extraluminal, regurgitação de lesão pediculada e sangramento por ulceração.[2] A partir desses cenários pode haver disfagia (mais comum), dor torácica, sintomas respiratórios (tosse, sibilos, estridor) ou sangramento digestivo.

O exame físico do esôfago é bastante dificultado por sua localização. Portanto, quando há sintomas, lança-se mão de algumas ferramentas durante a investigação diagnóstica. Atualmente, a endoscopia digestiva alta (EDA) e a ultrassonografia endoscópica (USE) são fundamentais na abordagem diagnóstica, possibilitando a visualização detalhada da lesão, exclusão de malignidades, localização precisa do tumor e obtenção de material para cito ou histopatologia. Também auxiliam no planejamento pré-cirúrgico e na vigilância, quando indicados. A tomografia computadorizada (TC) e a ressonância magnética (RM) de tórax têm benefício na avaliação dos tumores extraesofagianos, exclusão de outras massas mediastinais e no planejamento pré-operatório, quando indicado. A sensibilidade da RM na diferenciação dos tumores benignos e malignos do esôfago foi de 75%.[4] Por outro lado, a RM apresenta bom desempenho na caracterização das lesões císticas,[5] como visto na Figura 26-1.

Os tumores benignos esofagianos podem ser classificados pelo tipo celular ou pela localização anatômica. Esta última foi mais bem detalhada após o advento da ultrassonografia endoscópica, facilitando o entendimento e auxiliando na escolha da melhor estratégia terapêutica. Os Quadros 26-1 e 26-2[1,6] mostram as referidas classificações.

Esses tumores têm crescimento lento e quase sempre não demandam tratamento, sendo necessária vigilância em alguns casos.

A Sociedade Europeia de Endoscopia Digestiva (ESGE) publicou, em 2022, importante diretriz abordando o manejo endoscópico das lesões subepiteliais,[7] nas quais se incluem os tumores benignos intraluminais e intramurais do esôfago. Essa diretriz trouxe informações relevantes quanto ao diagnóstico e vigilância das lesões benignas do esôfago.

Segundo a ESGE, o diagnóstico endossonográfico sempre deve ser recomendado para a caracterização da lesão quanto ao tamanho, localização (mural vs. extramural), camada de origem,

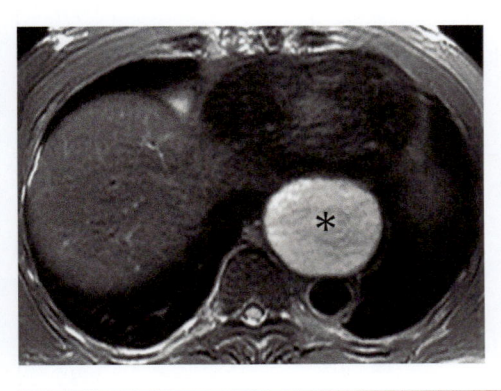

Fig. 26-1. Cisto de duplicação de esôfago em paciente de 55 anos, assinalado pelo asterisco. O aspecto é de lesão com hipersinal em T2, com formato arredondado, limites precisos e em íntimo contato com a parede do esôfago. (Extraída de Park et al.[5])

Quadro 26-1. Classificação dos Tumores Benignos Esofagianos pelo Tipo Celular

Epitelial	■ Papiloma ■ Pólipo fibrovascular ■ Adenoma ■ Pólipo inflamatório
Não epitelial	■ Leiomioma ■ Hemangioma ■ Schwannoma
Heterotópico	■ Tumor de células granulares

Adaptado de Choong CK.[2]

Quadro 26-2. Classificação dos Tumores Benignos Esofagianos pela Localização

Intraluminal (mucosa superficial e profunda)	■ Papiloma ■ Pólipo fibrovascular ■ Adenoma ■ Pólipo inflamatório ■ Tumor de células granulares
Intramural (submucosa e muscular própria)	■ Leiomioma ■ Hemangioma ■ Schwannoma ■ Tumor de células granulares ■ Cistos
Extraesofagiano (tecido paraesofagiano)	■ Cistos

Nota: entre parênteses a classificação endossonográfica. Adaptado de Ha et al.[1] e Rice TW.[6]

ecogenicidade e formato. O estudo sugere o uso de contraste através da USE, que evidencia a microvasculatura do tumor, permitindo caracterização mais aprofundada. A inteligência artificial foi testada, com aumento da sensibilidade diagnóstica. Ressalta-se que nenhuma dessas inovações técnicas permite substituir o diagnóstico cito/histopatológico.

Também, a ESGE recomendou a obtenção de material para diagnóstico histopatológico em lesões com mais de 20 mm, preferencialmente por meio de biópsia ecoguiada por agulha fina, dada a alta acurácia diagnóstica (83% a 100%).

Quanto à vigilância, quando o diagnóstico é conhecido, lesões como leiomioma, tumor de células granulares e schwannoma não necessitam de qualquer acompanhamento, uma vez que o risco de malignização e/ou complicações é muito baixo. Já a vigilância das lesões sem diagnóstico histopatológico dos casos assintomáticos foi recomendada, ainda que em um nível baixo e com baixa qualidade das evidências, da seguinte forma:

Se < 10 mm, EDA em 3 a 6 meses e depois a cada 2-3 anos. Lesões entre 10 e 20 mm devem realizar EDA em 3 a 6 meses e depois a cada 1-2 anos e em lesões com mais de 20 mm não ressecadas, recomendaram-se a EDA somada ao USE em 6 meses e depois a cada 6 a 12 meses.

Por fim, a vigilância não se faz necessária após o tratamento (seja endoscópico ou cirúrgico) curativo das lesões benignas esofagianas.

O tratamento dos tumores benignos do esôfago deve ser considerado nas lesões com sintomas.

O espectro de opções para o tratamento dos tumores benignos do esôfago vai de ressecções a frio com pinça de biópsia para pequenas lesões intraluminais mucosas até as esofagectomias para grandes lesões murais da quarta camada, dependendo da localização e do tamanho da lesão. Como opções intermediárias estão as ressecções endoscópicas com alça de polipectomia para lesões polipoides, mucosectomias, dissecções de submucosa e enucleações endoscópicas. Considerando opções cirúrgicas menos invasivas em relação às esofagectomias, podemos citar as enucleações laparoscópicas e toracoscópicas.

Metanálise recente com 701 pacientes, publicada por Peng *et al*,[8] avaliou as taxas de ressecções em bloco, ressecções completas e eventos adversos em pacientes submetidos à ressecção endoscópica por tunelização (STER) de lesões subepiteliais do tubo digestivo superior. As taxas para ressecção em bloco, ressecção completa e eventos adversos foram 86,3%, 97,7% e 18,3%, respectivamente. Comparada à enucleação cirúrgica por toracoscopia, teve maior taxa de ressecções em bloco, menos eventos adversos e menos tempo de internação, representando alternativa vantajosa no tratamento das lesões localizadas na profundidade da camada submucosa e na muscular própria.

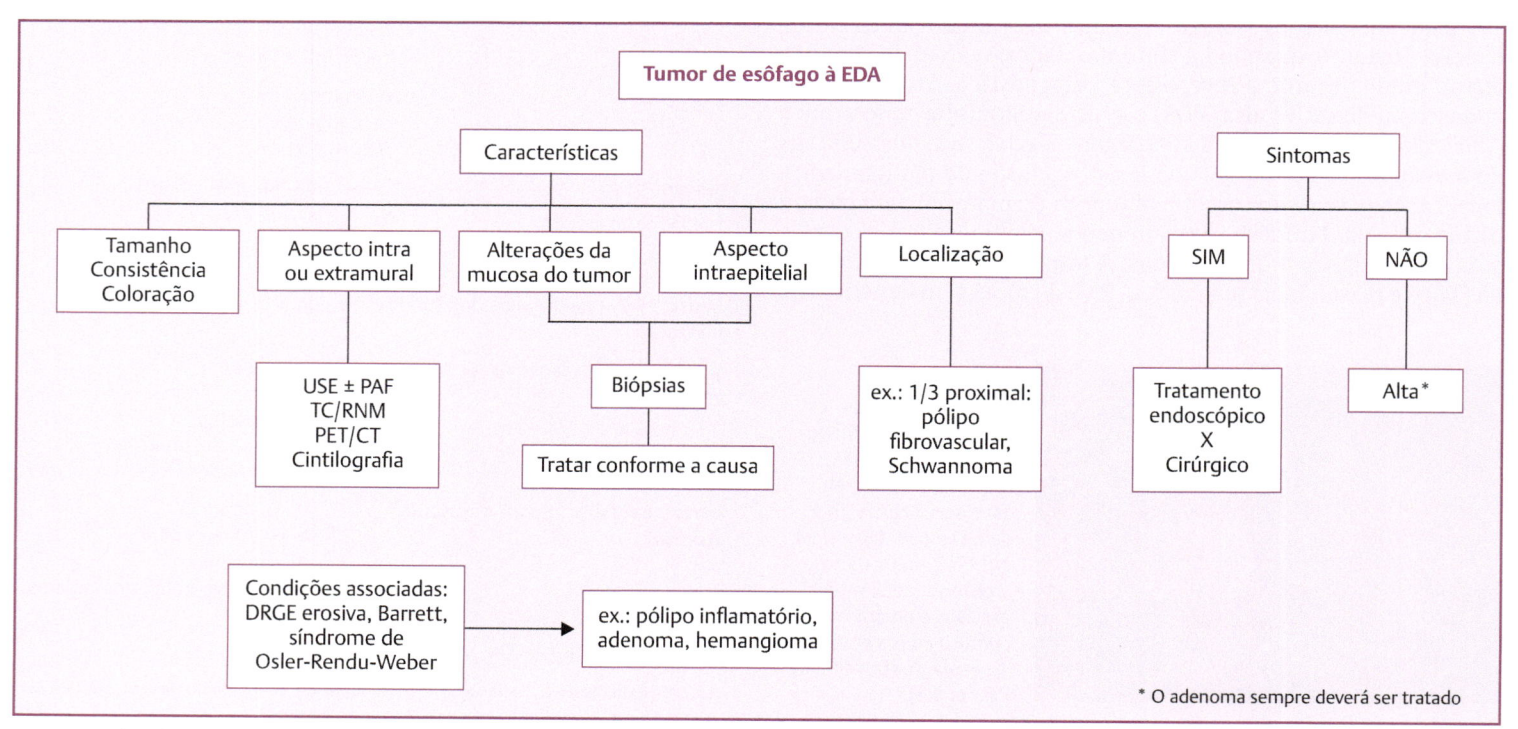

A Figura 26-2 resume a abordagem dos tumores benignos esofagianos.

Por fim, algumas estruturas anatômicas ou condições patológicas que causam compressão extrínseca no esôfago devem ser consideradas no diagnóstico diferencial de um nódulo ou massa esofagiana. Como exemplos, há osteófito cervical, aneurisma de aorta torácica, linfadenomegalias e tumores mediastinais.

Ao longo deste capítulo discutiremos, separadamente, cada tipo de tumor benigno, destacando a epidemiologia, as manifestações clínicas, a investigação diagnóstica e a abordagem terapêutica.

TUMORES INTRAMURAIS
Leiomioma

O leiomioma do esôfago representa mais da metade dos tumores benignos do órgão,[9] e 10 a 12% dos leiomiomas gastrointestinais.[1,2] Munro, em 1797, foi o primeiro a descrever o leiomioma esofagiano.[10] Porém, somente em 1867 Virchow descreveu as características histopatológicas desse tumor.[2] A incidência na população geral é de até 0,1%,[1] com base em dados de autópsias, e os tumores clinicamente manifestos têm incidência muito menor. A maioria dos casos ocorre entre a 2ª e a 5ª década de vida, com predomínio em homens (2:1).[9] Mais raramente, a população pediátrica é acometida, tendo comportamento mais agressivo e, mais frequentemente, sintomático.

Tem origem nas células musculares lisas das camadas muscular da mucosa, mais rara, e muscular própria e, por isso, são mais comumente encontrados nos terços médio e distal do esôfago. Geralmente é solitário, podendo ser múltiplo em 2,4% dos casos.[9] Neste último caso não deve ser confundido com a leiomiomatose esofagiana difusa, em que há espessamento difuso das camadas musculares de todo o órgão.

A ocorrência de sintomas é incomum, geralmente presentes quando atinge mais de 4 cm de diâmetro. Nesse contexto, a disfagia é o sintoma mais comum e tem evolução insidiosa ao longo do tempo, refletindo o caráter benigno da lesão. Também pode haver dor torácica retroesternal em aperto, pirose, náuseas e emagrecimento discreto. Caso haja crescimento extraluminal, são descritas manifestações respiratórias como tosse, dispneia e sibilância.

Fig. 26-2. Abordagem dos tumores benignos esofagianos.

Capítulo 26 ▪ Tumores Benignos do Esôfago

Durante investigação dos casos sintomáticos, a endoscopia digestiva alta, como mencionado anteriormente, é peça importante na exclusão de malignidade e doença da mucosa. O leiomioma apresenta-se como lesão elevada e protrusa, recoberta por mucosa de aspecto normal, com consistência fibroelástica, localizada no terço distal do esôfago e, mais raramente, de aspecto polipoide ou com ulceração na superfície, o que, neste último caso, sinaliza a possibilidade de degeneração maligna. A biópsia da mucosa normal não é recomendada, visto que pode causar fibrose na submucosa e dificultar a posterior enucleação da lesão.

Por tratar-se de tumor subepitelial, a ultrassonografia endoscópica (USE) tem papel fundamental no diagnóstico, manejo e vigilância. Com a USE foi possível a observação de cinco camadas no esôfago: mucosa, mucosa profunda (ou muscular da mucosa), submucosa, muscular própria e tecido paraesofagiano. Estas camadas apresentam-se com alternância de ecogenicidade (a primeira é hiperecoica). A Figura 26-3[6] demonstra o aspecto da USE esofagiana.

À USE, o leiomioma é hipoecoico, com ecotextura homogênea, bordos regulares, bem definidos e circunscritos (Fig. 26-4), geralmente surgindo da quarta camada. Não há linfadenopatia regional. A presença desta, somada a outras características como ecotextura heterogênea, invasão de outras camadas e bordos irregulares, pode significar degeneração maligna ou outro diagnóstico, como o tumor estromal gastrointestinal (GIST), raro no esôfago.

Por fim, a USE, por meio da punção aspirativa com agulha fina (PAAF), permite a aquisição de amostras para estudo cito/histopatológico e imuno-histoquímica. Costuma-se indicar a PAAF para tumores subepiteliais ≥ 2 cm e localizados na quarta camada do órgão, uma vez que o rendimento de lesões menores que este tamanho é pequeno. A profundidade da localização na parede do trato gastrointestinal é importante na indicação da PAAF, pois as lesões até a terceira camada podem ter diagnóstico e tratamento através de mucosectomia. Também, pode-se realizar a USE com administração de contraste intravenoso, como o Sonovue™, onde a lesão se mostra hipocaptante, auxiliando no diagnóstico diferencial com o GIST.

Histologicamente, o leiomioma é composto de células fusiformes dispostas em fascículos, com citoplasma eosinofílico, circundadas por tecido conjuntivo hipovascular e com nenhuma ou poucas figuras de mitoses e atipias celulares. À imuno-histoquímica, é positivo para desmina e actina.

O tratamento está indicado para as lesões sintomáticas ou se houver achados sugestivos de comportamento maligno como contornos irregulares, linfadenopatia regional, padrão endossonográfico heterogêneo, anormalidades na mucosa e ulceração.

Tradicionalmente, a enucleação por cirurgia aberta ou abordagem por toracoscopia são as opções de escolha. A laparoscopia está indicada quando as lesões são localizadas no esôfago distal ou na junção esofagogástrica.[1] Existe uma tendência à utilização da abordagem menos invasiva apesar dos estudos não mostrarem diferenças significativas em termos de mortalidade.[1] A Figura 26-5 mostra um leiomioma do esôfago sendo submetido à enucleação por toracoscopia.

Até 10% dos leiomiomas do esôfago podem requerer esofagectomia. Geralmente são tumores muito grandes (maiores que 8-10 cm), morfologia anular ou com envolvimento múltiplo ou extenso do órgão, o que ocorre mais comumente na população pediátrica. Ressalta-se que a mortalidade associada à esofagectomia é de 10,5% em adultos e 21% em crianças, enquanto a associada à enucleação aberta é de aproximadamente 1%.

Em estudo realizado por Jiang et al.,[11] 40 pacientes com leiomiomas de tamanhos variados foram submetidos à enucleação. Dos 40 pacientes, 35 por toracoscopia, com acompanhamento médio de 27 meses. Todos tiveram resolução dos sintomas nesse período (a principal queixa foi disfagia), sem documentação de recorrência da lesão. Complicações pós-operatórias incluíram fístula causada por lesão da mucosa durante a ressecção e refluxo esofagogástrico. A conversão para toracotomia se deu nos casos em que a lesão tinha mais de 5 cm, sugerindo que a enucleação por cirurgia aberta seja mais adequada nas lesões com mais de 5 cm.

Mais recentemente, as ressecções endoscópicas transmurais (EFTR), como já mencionadas, são valiosas alternativas à cirurgia, levando-se em conta o tamanho da lesão, assim como a disponibilidade do método, os riscos e a experiência do endoscopista. A ESGE sugere o tamanho limite de 35 mm para considerar as ressecções endoscópicas transmurais, sendo a tunelização a preferida.[7] A Figura 26-6 mostra esquema com a técnica de ressecção por tunelização e a Figura 26-7[12] revela ressecção endoscópica por tunelização de um leiomioma da camada muscular própria.

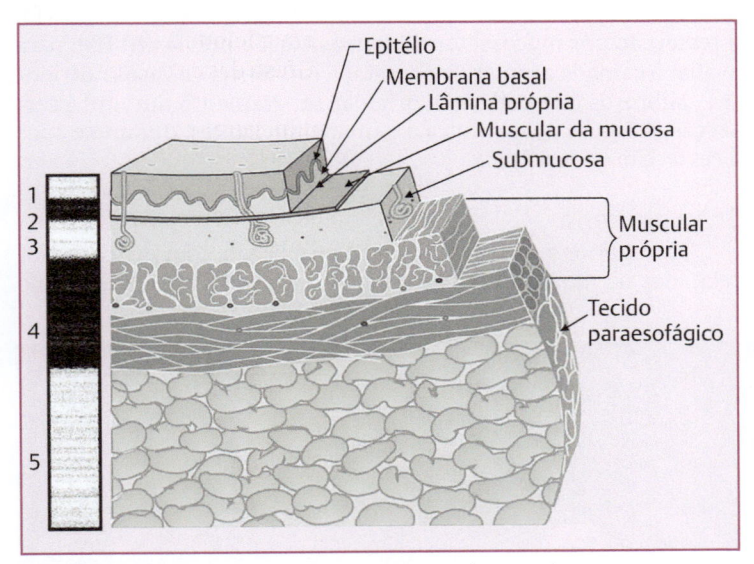

Fig. 26-3. Parede esofagiana com as cinco camadas que alternam ecogenicidade na USE. De superior para inferior: epitélio (1); membrana basal, lâmina própria e muscular da mucosa (2); submucosa (3); muscular própria (4) e tecido paraesofagiano (5). (Extraída de Rice TW.[6])

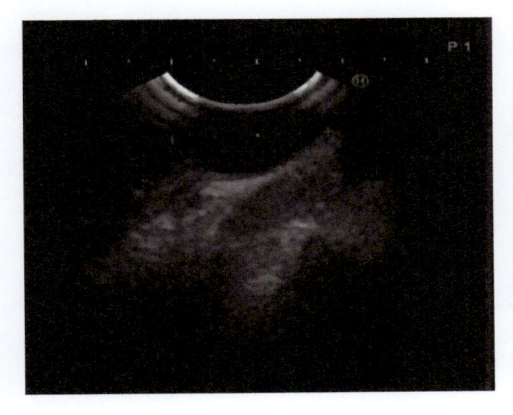

Fig. 26-4. Ultrassonografia endoscópica de lesão subepitelial no esôfago distal (esquerda): lesão hipoecogênica da camada muscular da mucosa, confirmada como leiomioma após punção ecoguiada e análise histopatológica.

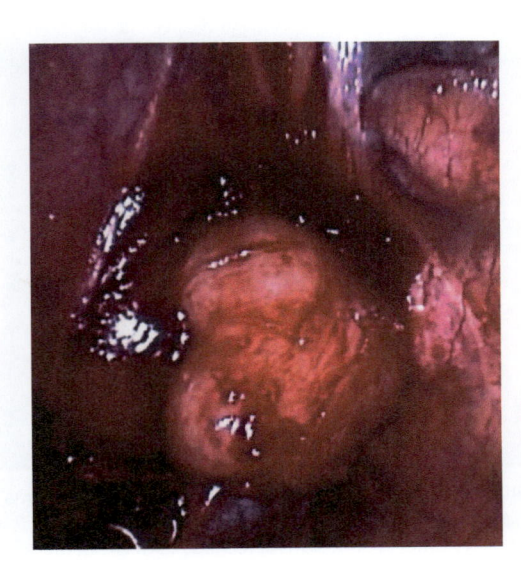

Fig. 26-5. Leiomioma do esôfago (no centro da imagem) sendo submetido a enucleação por toracoscopia. (Extraída de Ha et al.[1])

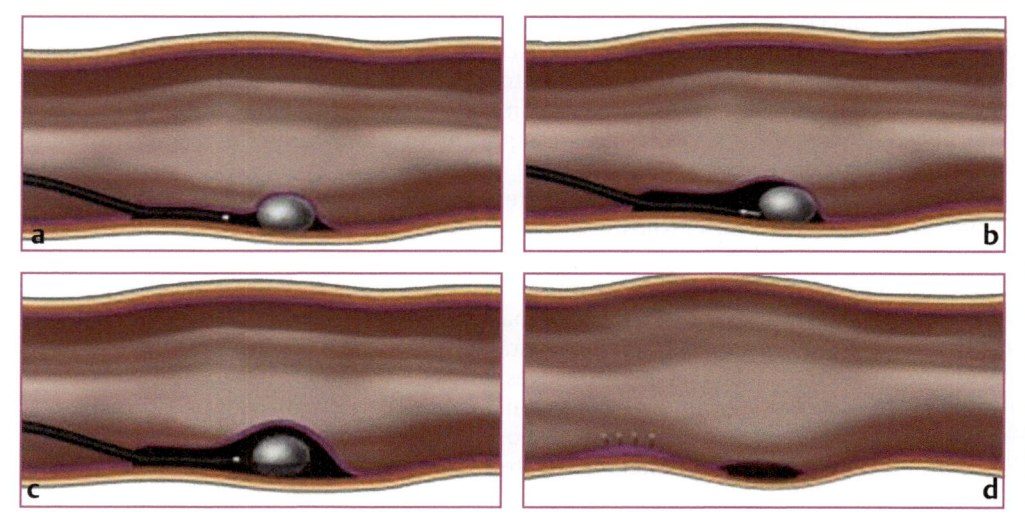

Fig. 26-6. Técnica de tunelização. (a) Criação de acesso à submucosa por mucosectomia 5 cm acima da lesão, injeção de solução de adrenalina para separar a mucosa da muscular e dissecção subsequente da submucosa com *insulated-tip knife* até atingir a lesão. (b, c) Em seguida o tumor era dissecado dos tecidos ao redor e extraído pelo túnel criado. (d) Por fim, o orifício criado para acesso ao túnel foi fechado com clipes. (Adaptada de Chen et al.[19])

Finalmente, o tratamento endoscópico também está indicado para as lesões da camada muscular da mucosa. Ele deve ser realizado com a técnica de polipectomia, por meio de alça diatérmica nas lesões pediculadas com tamanho variável e com mucosectomia utilizando *cap* para lesões sésseis menores.

Hemangioma

É de ocorrência pouco comum entre os tumores benignos do esôfago, representando 2% a 3%.[2] Dada a sua raridade, não há dados demográficos sobre este tipo de tumor.

O hemangioma surge a partir da vasculatura submucosa como hipertrofia vascular localizada. A maioria é do tipo cavernoso e costuma ser solitário, sendo encontrado no terço distal do esôfago. Pode-se apresentar como múltiplas lesões, quando em associação às síndromes de Rendu-Osler-Weber, de Klippel-Trénaunay ou do nevo em bolha de borracha azul.[1,2,13]

A maior parte dos pacientes é assintomática e, quando ocorrem sintomas, os mais comuns são disfagia e hematêmese, a última causada por ulceração da superfície e lesão dos vasos formadores do tumor.

À endoscopia digestiva alta, apresentam-se como formação nodular, azulada ou arroxeada, tornando-se pálidas à compressão e com consistência amolecida, localizados no terço distal do esôfago. O sarcoma de Kaposi assemelha-se ao hemangioma, devendo ser afastado; porém, geralmente, biópsias do hemangioma não são recomendadas, dado o alto risco de sangramento. Com isso, outros métodos (p. ex., história clínica, laboratório) devem ser utilizados no diagnóstico diferencial.

Dada a natureza vascular do hemangioma, a TC com contraste, assim como a RM, a cintilografia e a arteriografia, têm maior valor e podem ser úteis na abordagem diagnóstica. Ainda, a USE pode ajudar, caracterizando melhor a lesão e revelando ausência de continuidade com os grandes vasos.

Os sintomas relacionados com os hemangiomas que podem requerer tratamento são a disfagia e o sangramento digestivo. O tratamento clássico é a ressecção cirúrgica, mas o tratamento endoscópico já foi relatado com sucesso.[14] Nesse caso a abordagem foi a ressecção por mucosectomia com avaliação prévia por USE para avaliar a camada acometida e afastar a existência de vasos nutridores calibrosos que poderiam originar sangramento durante a ressecção. A Figura 26-8 mostra o hemangioma antes, durante e após a ressecção endoscópica.

Schwannoma

É um tumor extremamente raro no esôfago, com poucos casos relatados na literatura. Surge a partir das células de Schwann, no

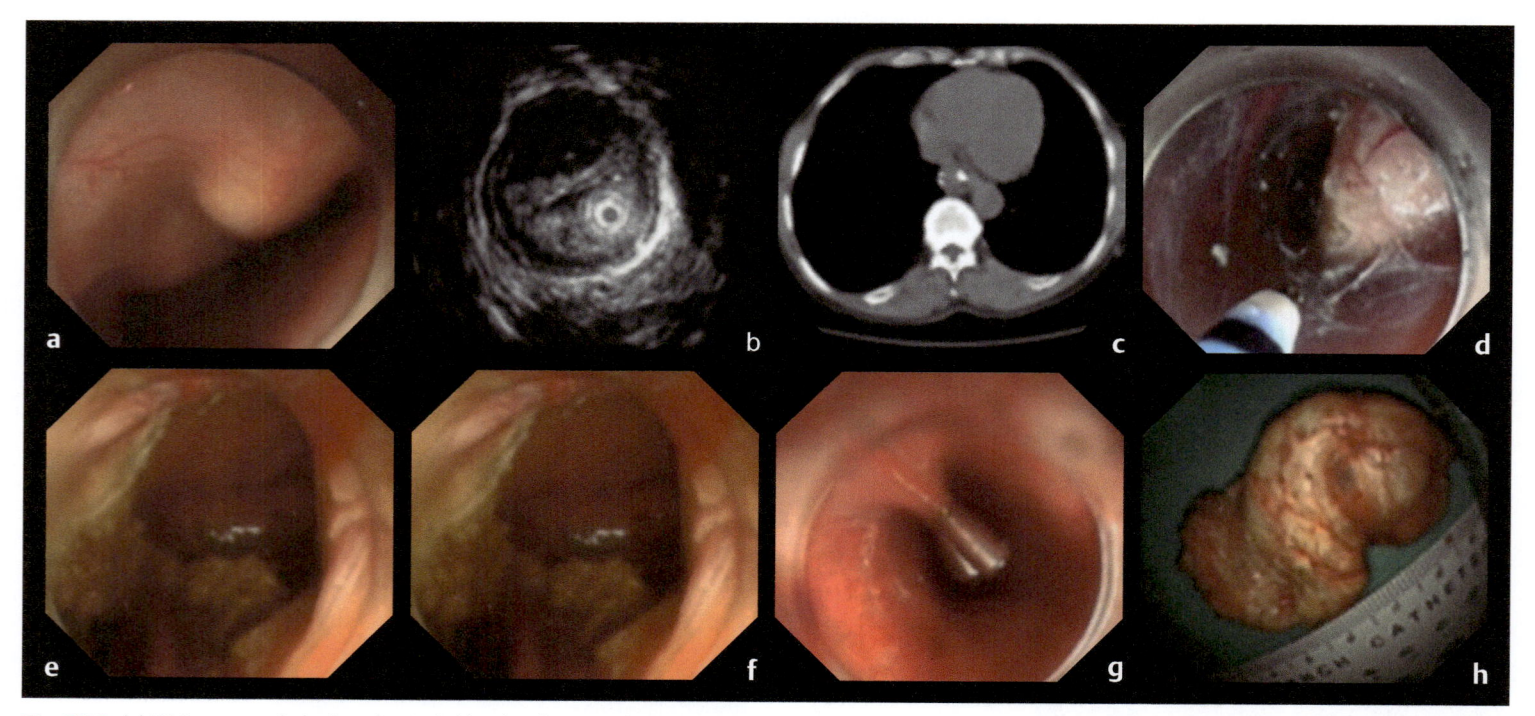

Fig. 26-7. (a) EDA mostrando lesão subepitelial localizada no esôfago. (b) Mesma lesão avaliada por ultrassonografia endoscópica (USE) mostrando origem na muscular própria. (c) Tomografia computadorizada (TC) da mesma lesão. (d-f) A lesão foi ressecada por técnica de tunelização endoscópica e depois removida com um *basket*. (g) A entrada do túnel submucoso foi fechada com clipes metálicos. (h) A peça ressecada era um tumor de 5,8 cm. (Extraída de Zhang et al.[12])

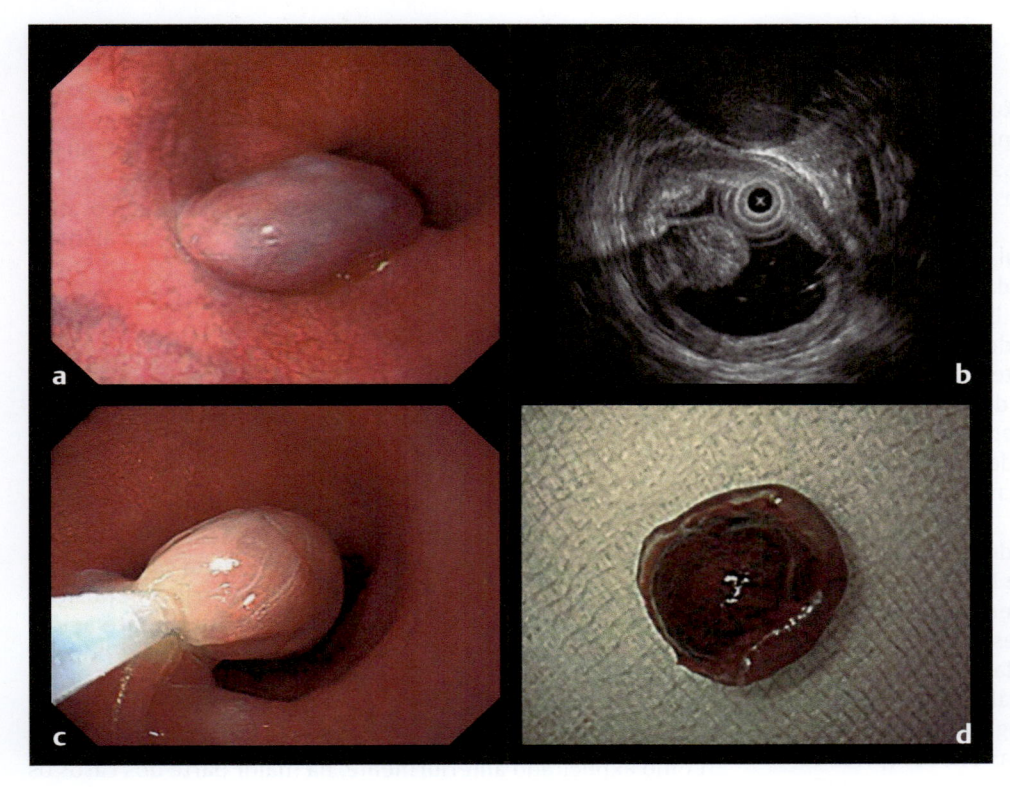

Fig. 26-8. (a) Nota-se imagem endoscópica de hemangioma do esôfago caracterizado pela coloração azulada do conteúdo e recoberta por mucosa normal. (b) Imagem endossonográfica correspondente: lesão hipoecogênica heterogênea da 3ª camada (submucosa). (c) Ressecção da lesão com alça diatérmica após injeção de substância na sua base (mucosectomia). (d) Peça ressecada recuperada para exame histopatológico. (Adaptada de Kim et al.[14])

plexo neural subepitelial. Mais comumente, acomete pacientes entre 50 e 60 anos, com discreta predominância no sexo feminino (em torno de 1:1,6).[1] Quase sempre é único, localizado no terço proximal do esôfago. Assim como os outros tumores benignos, uma minoria apresenta sintomas, sendo a disfagia o mais comum.

Na abordagem diagnóstica, a EDA revela lesão protrusa amarelo-clara até amarronzada, localizada no terço proximal do esôfago, com consistência elástica e recoberta por mucosa íntegra. Nesse contexto, a USE adquire maior importância, mostrando formação hipoecoica homogênea na terceira ou quarta camadas, com paredes bem delimitadas. A PAAF por USE, quando indicada, tem valor para o diagnóstico. Ainda, a TC pode auxiliar na investigação, mostrando formação homogênea na parede do esôfago após administração de contraste.

O schwannoma, histologicamente, apresenta dois padrões característicos e quase patognomônicos: o primeiro, Antoni A, apresenta células fusiformes de Schwann, alinhadas paralelamente ou em paliçada, dispostas ao redor de áreas acelulares compostas de colágeno amorfo, os corpúsculos de Verocay. Já o Antoni B tem também as mesmas células fusiformes, porém, em menor quantidade e em estroma mixomatoso frouxo.[15] Apesar disso, muitas vezes é necessária a imuno-histoquímica para o diagnóstico, marcando fortemente para a proteína S-100.

A conduta terapêutica é semelhante à observada para os leiomiomas. As indicações para ressecção são as lesões com mais de 2 cm e a existência de sintomas. A Figura 26-9[16] ilustra um caso de volumoso schwannoma, medindo 8 cm no maior eixo, que foi ressecado cirurgicamente.

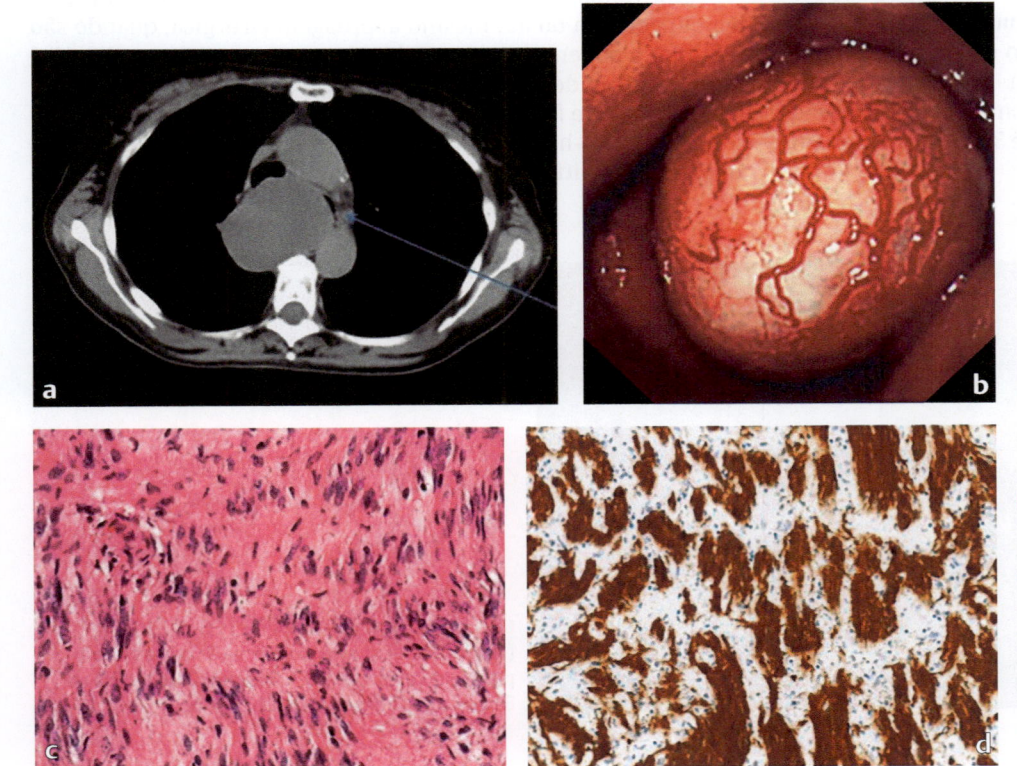

Fig. 26-9. Schwannoma de esôfago. (a) Tomografia computadorizada do tórax com seta azul indicando compressão do esôfago por volumosa massa no mediastino médio. (b) Imagem endoscópica com lesão elevada, recoberta por mucosa lisa e extremamente vascularizada aos 22 cm dos lábios. (c) Coloração HE com aumento de 400x com as células típicas fusiformes com arranjo em feixes e núcleos em paliçada. (d) Estudo imuno-histoquímico mostra positividade para S-100. (Adaptada de Kitada et al.[16])

TUMORES INTRALUMINAIS
Tumor de Células Granulares (TCG)

Também conhecido por tumor de Abrikossoff, o primeiro a descrevê-lo em 1926, após achado em autópsia. Aproximadamente 6% a 10% envolvem o trato gastrointestinal e, desses, 30% a 60% acometem o esôfago.[17] Representa cerca de 1% dos tumores benignos esofagianos.[18]

É um tumor raro, derivado do tecido neural da submucosa, porém, ainda não se conhece a célula específica da qual se origina. A característica granular advém do acúmulo de lisossomos no citoplasma celular. Costuma ser solitário, localizado no esôfago distal, mas pode ser múltiplo em 5 a 12% dos pacientes.[17]

A maioria é menor que 1 cm na sua maior dimensão, o que explica serem achados incidentais nos exames endoscópicos, geralmente assintomáticos. Em grandes tumores podem surgir sintomas, o mais frequente é a disfagia. Também são descritas dor retroesternal, tosse e pirose.

O aspecto endoscópico é de lesão polipoide ou nodular, amarelo-esbranquiçada, com consistência firme e localizada no terço distal do esôfago. Quando indicada, a USE demonstra formação hipoecoica homogênea, com margens suaves e com origem na segunda ou terceira (mais raramente) camadas do esôfago. A Figura 26-10 ilustra dois casos de TCG com localizações diferentes das lesões em termos de camada ultrassonográfica. Neste caso, por conta da localização do tumor, as biópsias endoscópicas repetidas no mesmo ponto (técnica de biópsia sobre biópsia) têm rendimento diagnóstico.

O tumor de células granulares, histologicamente, é composto por células poligonais largas, com vários grânulos eosinofílicos citoplasmáticos. Ressalta-se a possibilidade de hiperplasia pseudoepiteliomatosa na superfície do tumor, o que pode confundir com o carcinoma escamoso.[2] Este problema é resolvido com aquisição de biópsias mais profundas.

No tratamento, a escolha da técnica de ressecção depende do tamanho da lesão, da profundidade da invasão na parede e da experiência local. Lesões até 2 cm têm taxas elevadas de sucesso técnico (100%) e ressecções R0 (90-96%) através da técnica de mucosectomia com ligadura elástica para lesões restritas à submucosa.[7] A Figura 26-11 exemplifica TCG ressecado por mucosectomia com auxílio de ligadura elástica. A USE foi realizada antes da ressecção para caracterização da camada acometida. Chen et al.[19] descreveram uma série de casos em que a ressecção endoscópica pode ser realizada em 11 pacientes, com técnica de mucosectomia para as lesões pequenas (entre 1-2 cm), ou dissecção de submucosa por tunelização nas lesões maiores (entre 2-3 cm).

A Figura 26-12 mostra exemplo de TCG submetido à enucleação laparoscópica, indicada nas lesões com mais de 3 cm ou que tinham invasão da muscular própria na USE.

Liu et al.[20] publicaram uma série de 22 casos tratados com técnicas endoscópicas. Nessa série, dois pacientes tinham invasão da camada muscular própria e a técnica de escavação, variação da tunelização, foi utilizada. Não houve casos de perfuração e as taxas de ressecção em bloco e de ressecções completas foram de 90,9%. A Figura 26-13[21] evidencia a técnica de escavação.

Ressalta-se o papel da USE no planejamento terapêutico, através da determinação do tamanho e localização da lesão, além da invasão da camada muscular própria.

Papiloma

O papiloma de células escamosas do esôfago é bastante raro, com incidência de 0,01 a 0,04% em autópsias,[2] e 0,07% em séries de endoscopias.[3] É mais comum em indivíduos mais velhos, notadamente a partir dos 50 anos, com alguns trabalhos mostrando predominância em homens (1,8 a 3,4:1).[22]

A gênese do papiloma tem sido muito discutida historicamente. Até o momento são aceitas duas possibilidades que podem até coexistir em um mesmo paciente: relacionada com infecção pelo papilomavírus humano (HPV) ou secundária à exposição crônica ao refluxo gastroesofágico predominantemente ácido. Por isso é mais comumente encontrado no terço distal do esôfago, quase sempre solitário e pequeno, e formado por células escamosas. Em raros casos são múltiplos, constituindo a papilomatose esofagiana.

Como explicitado anteriormente, na maior parte dos casos os indivíduos são assintomáticos e o papiloma é achado em endoscopias realizadas por outras queixas.

À EDA, mostra-se como pequeno pólipo séssil (raramente maior que 1 cm), com aspecto róseo-esbranquiçado e superfície rugosa, semelhante ao carcinoma escamoso do tipo verrucoso, do qual deve ser diferenciado. Também pode assemelhar-se a tecido de granulação e leucoplasia papilar. As biópsias endoscópicas devem ser realizadas e são suficientes para o diagnóstico. Ainda é descrita associação do papiloma à acantose *nigricans* e à tilose.

Histologicamente, o papiloma exibe projeções digitiformes preenchidas por várias células escamosas em um estroma de tecido conjuntivo com pequenos vasos sanguíneos.

O tratamento depende das apresentações clínica e endoscópica. Pequenas lesões solitárias, como a da Figura 26-14, podem ser removidas com pinça de biópsia a frio, o que normalmente é feito com o intuito de confirmação diagnóstica.

Lesões maiores e/ou sintomáticas requerem ressecção com alça de polipectomia ou até mesmo abordagem cirúrgica, quando são múltiplas e podem simular carcinoma escamoso. A Figura 26-15 é uma imagem endoscópica de paciente cujo diagnóstico de carcinoma epidermoide foi aventado e descartado por múltiplas biópsias e estudo imuno-histoquímico e encaminhado ao HUCFF/UFRJ para conduta terapêutica.

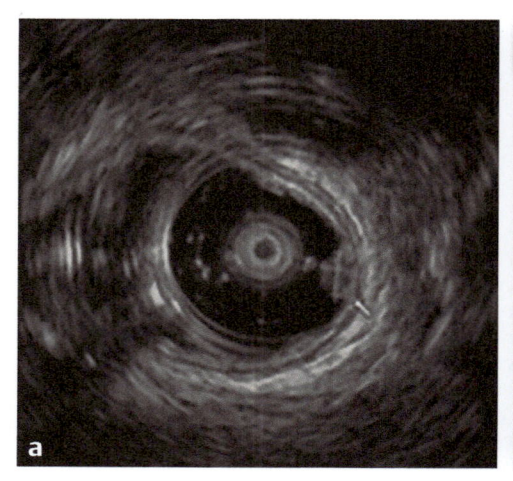

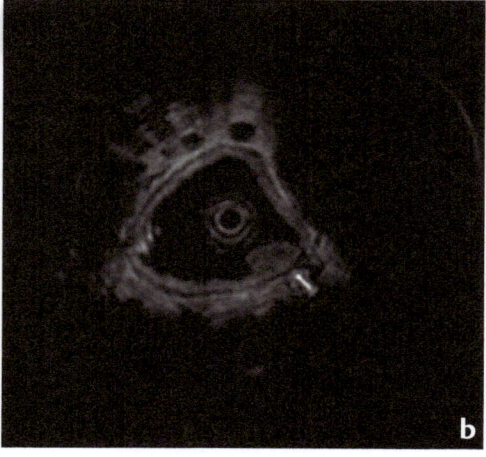

Fig. 26-10. Dois exemplos de TCG. (a) A lesão (hipoecogênica) está alojada na 2ª camada da parede do esôfago. (b) A lesão está localizada na 3ª camada. (Adaptada de Chen et al.[19])

Capítulo 26 ■ Tumores Benignos do Esôfago

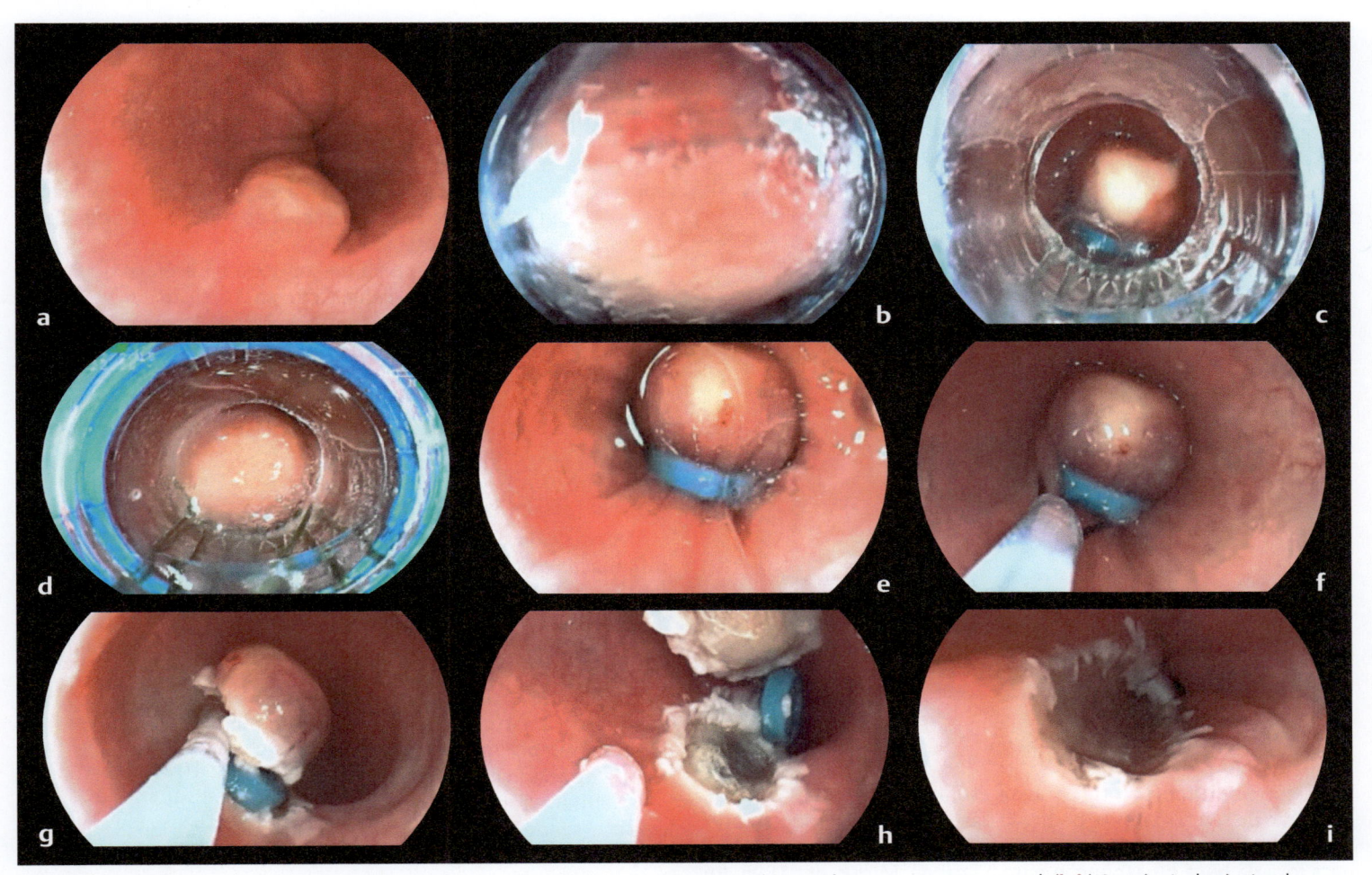

Fig. 26-11. (a) Aspecto endoscópico de lesão elevada, de conteúdo amarelo-esbranquiçado e recoberta por mucosa normal. (b-h) Sequência da técnica de ressecção do TCG com utilização de ligadura elástica. Identificação, apreensão da lesão e secção com alça de polipectomia. (i) Base da lesão demonstrando a ressecção completa. (Fotos gentilmente cedidas pelo Dr. Alexandre Dias Pelosi.)

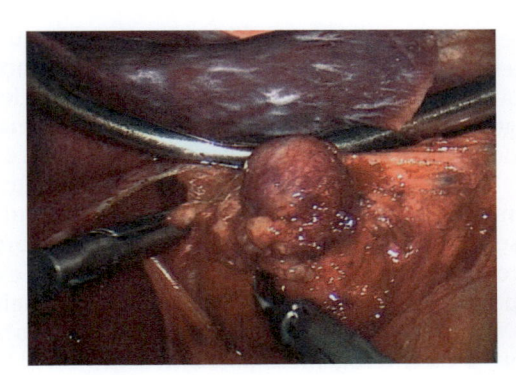

Fig. 26-12. Imagem laparoscópica de TCG sendo submetida à enucleação. (Imagem cedida pelo Dr. Renato Luna.)

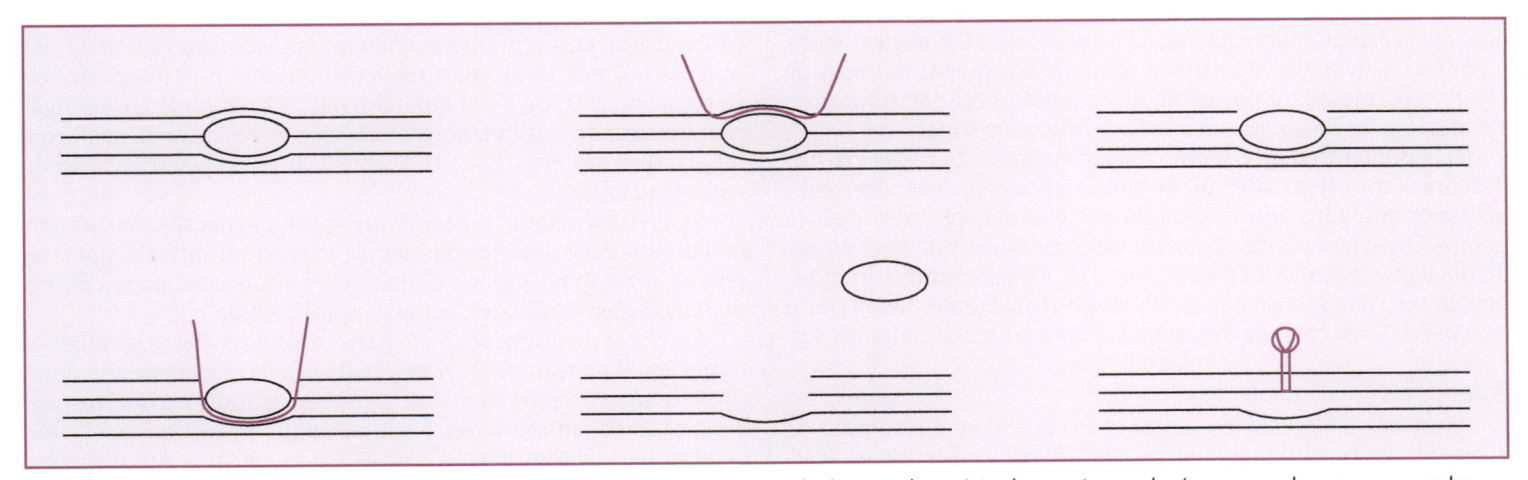

Fig. 26-13. Técnica de escavação da submucosa. A figura de cima representa a parede do trato digestório alto em 4 camadas (mucosa, submucosa, muscular própria e serosa ou adventícia) com tumor na submucosa. No centro, uma incisão na mucosa é feita, expondo a lesão. A figura de baixo mostra a lesão sendo ressecada, deixando um defeito na submucosa ao centro, que é fechado com clipes metálicos. (Adaptada de Kaan et al.[21])

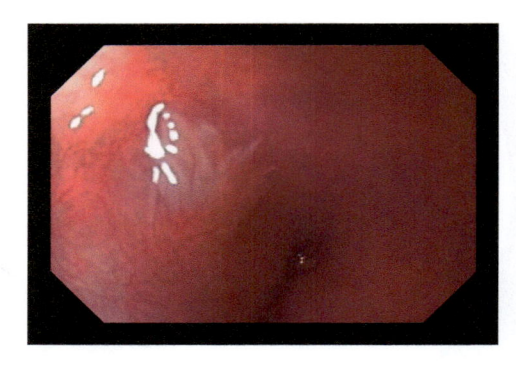

Fig. 26-14. Pequeno papiloma do esôfago caracterizado por projeções filiformes de mucosa pálida no terço superior do esôfago. (Imagem cedida pela Dra. Luciana Vandersteen.)

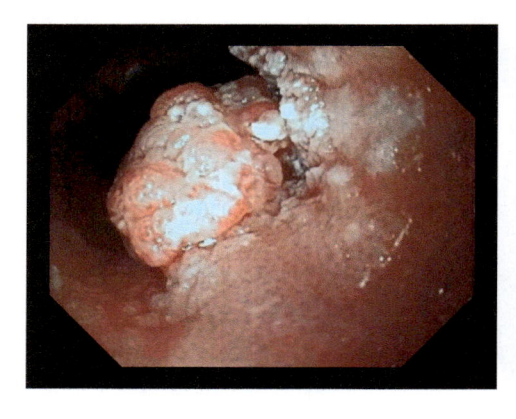

Fig. 26-15. Papilomatose do esôfago simulando carcinoma escamoso, tipo verrucoso. (Imagem cedida pela Dra. Camila Andrade.)

Por conta da associação ao esôfago de Barrett, é encontrado no terço distal do esôfago, próximo à junção epitelial escamocolunar como pólipo séssil, recoberto por mucosa rósea, em geral não ultrapassando 1 cm de tamanho. Quando não há diagnóstico prévio do Barrett, deve ser realizado exame minucioso da região distal do órgão sob luz branca durante a EDA, juntamente com a cromoscopia convencional (ácido acético ou azul de metileno) ou virtual. Também se recomenda colher biópsias do entorno da lesão para confirmação da metaplasia intestinal.

O tratamento do adenoma no contexto do esôfago de Barrett deve ser semelhante ao da displasia nessa condição.

Lesões pequenas fora do contexto de Barrett (menores que 1 cm) devem ser tratadas com alça de polipectomia. As lesões com mais de 1 cm ou contendo displasia de alto grau devem ser tratadas com mucosectomia e os tumores mais avançados podem requerer cirurgia. Por fim, após a ressecção do adenoma, é necessária posterior ablação do segmento de Barrett.

Pólipo Inflamatório

A partir do estímulo do refluxo gastroesofágico ácido ocorre inflamação reativa e espessamento das pregas gástricas ao nível da junção esofagogástrica com formação de pólipo nesta região, por vezes denominado pólipo sentinela.

À EDA, é único, podendo ser séssil ou pediculado, geralmente pequeno, localizado no terço distal do esôfago, além de enantematoso, podendo haver erosão na superfície. As biópsias endoscópicas confirmam a natureza inflamatória do tumor, representado histologicamente por infiltrado eosinofílico difuso e inespecífico sobre matriz de tecido conjuntivo.

Nenhum tratamento endoscópico ou cirúrgico específico é necessário, sendo sugerido o tratamento da causa relacionada, no caso, o refluxo gastroesofágico ácido.

TUMORES EXTRAESOFÁGICOS
Cistos

Apesar de constituírem malformações, em grande parte congênitas, os cistos do esôfago são descritos juntamente com os tumores do órgão por compartilharem apresentações semelhantes, fazendo parte do diagnóstico diferencial. Após o leiomioma, são os tumores benignos mais comuns do esôfago e a maioria surge de estruturas mediastinais. Há várias classificações de acordo com a origem de cada cisto, mas que costumam ser confusas.

A partir de divisão anormal da árvore traqueobrônquica e do esôfago primitivos, existem os cistos broncogênicos e enterogênicos. A diferença se faz pelo conteúdo e epitélio que os revestem. Os primeiros contêm material branco leitoso e são revestidos por epitélio colunar, além de células musculares lisas e cartilagem. Já os enterogênicos possuem muco esverdeado, com epitélio intestinal ou gástrico como revestimento. Comumente são achados em exames de imagem de pacientes assintomáticos e, quando a EDA é necessária, apresentam-se como massa protrusa recoberta por mucosa normal, localizadas mais comumente no esôfago torácico superior. A TC ou a RM auxiliam bastante durante a investigação, mostrando a localização das lesões em relação ao esôfago e mediastino. No entanto, a USE é melhor para a confirmação da natureza cística.

Já os cistos neuroentéricos também surgem por separação anormal do intestino anterior da medula espinal primitiva e, por isso, têm localização posterior e muitas vezes estão associados a outras malformações medulares, como a espinha bífida.

Os cistos de duplicação são mais incomuns. Cerca de 20% das duplicações do trato gastrointestinal estão no esôfago e a maioria (60%) ocorre na porção distal.[2] São intramurais, recobertos por duas camadas musculares, e contêm epitélio escamoso.[3] Quase sempre não se comunicam com a luz do esôfago. Até um terço pode ser revestido por mucosa gástrica ectópica, podendo levar a ulceração, sangramento e perfuração. Também podem conter mucosa pancreática. Ao contrário dos outros cistos e dos tumores

Pólipo Fibrovascular

Dentre os tumores intraluminais esofagianos, é o mais comum. Em razão de seu tamanho e pedículo bastante longo, pode ter apresentações curiosas, porém, por vezes, dramáticas, com expulsão para fora da boca ou aspiração para a laringe. Minsk, em 1895, foi o primeiro a descrever essa apresentação.[2] Há predominância em homens, por volta dos 50 a 60 anos de idade.[23]

Surge distalmente ao cricofaríngeo, logo acima do triângulo de Killian-Laimer. Através do estímulo da deglutição e consequentes ondas peristálticas, ocorre estiramento e espessamento do tecido submucoso e mucoso, formado de segmentos redundantes intraluminais, de aspecto polipoide. Com isso, a maioria localiza-se no esôfago proximal. Geralmente é único, com pedículo longo podendo atingir a região da cárdia e costuma ser grande, podendo atingir até 20 cm.[2]

Quando, em poucos casos, ocorrem sintomas, o mais frequente é a disfagia, seguindo-se dos sintomas respiratórios como tosse, sibilância e estridor. Em alguns pacientes, como dito previamente, está descrita a apresentação espetacular, com aspiração do pólipo para a laringe, levando a risco de morte por asfixia.

Durante a EDA, é visualizado como pólipo pediculado, com formato em salsicha, localizado no terço proximal do esôfago, logo abaixo ao cricofaríngeo. Antes do tratamento, a USE é necessária para avaliação do calibre dos vasos no pedículo. Histologicamente, o pólipo fibrovascular é formado somente por pregas mucosas de células escamosas ou por pedículos contendo células adiposas e vasos, além de colágeno, envoltos por mucosa normal.

O tratamento quase sempre é recomendado. A ressecção endoscópica com alça diatérmica é a mais utilizada, devendo-se observar os cuidados antes da ressecção, como a aplicação de alça hemostática, no caso de existirem vasos calibrosos na base do pedículo vistos à avaliação prévia com USE. As lesões muito grandes devem ter suas ressecções realizadas em ambiente hospitalar e com previsão de cirurgia de urgência para eventuais complicações.

Adenoma

O adenoma do esôfago, assim como no cólon, é resultado da hiperplasia das células colunares. No esôfago, quase que exclusivamente está associado ao esôfago de Barrett, desenvolvendo-se a partir da metaplasia intestinal característica. Neste caso, podemos dizer que é a forma nodular ou polipoide da displasia do Barrett.

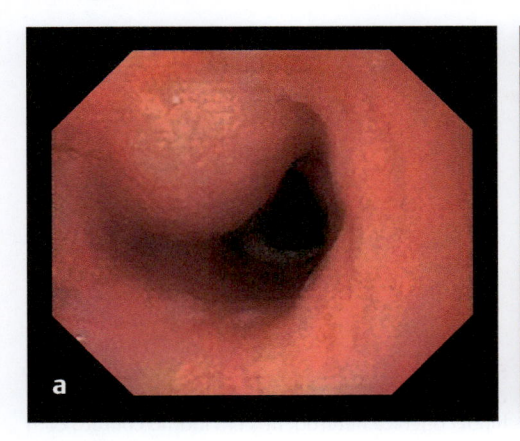

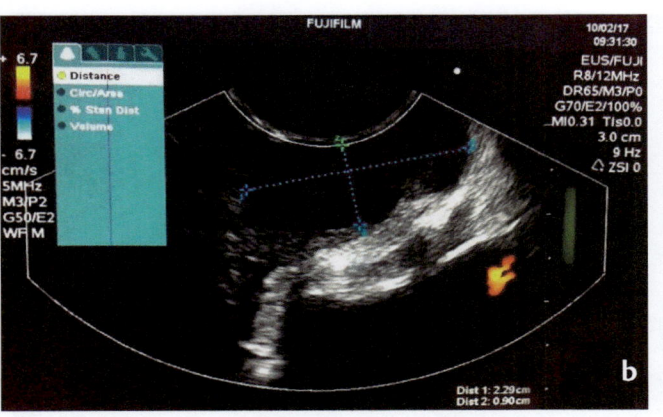

Fig. 26-16. (a) Imagem endoscópica de lesão elevada do esôfago torácico superior, medindo cerca de 2 cm e recoberta por mucosa de aspecto normal. (b) Imagem endossonográfica correspondente: imagem anecoica na parede do esôfago, contornos bem definidos, reforço acústico posterior, sem sinal de Doppler em seu interior, medindo 22 mm no maior eixo, compatível com cisto de inclusão. (Fonte: arquivo pessoal do autor.)

benignos do esôfago, costumam causar sintomas que ocorrem precocemente durante a vida, dada a origem congênita. Como exemplo, disfagia, dor torácica e sintomas respiratórios (tosse, sibilância, infecções pulmonares de repetição) por compressão da árvore brônquica.

Os cistos de inclusão são intramurais (Fig. 26-16), localizados no esôfago torácico superior, próximos à carina, e têm em seu interior epitélio colunar ciliado ou escamoso.[2] Diferenciam-se dos cistos de duplicação por não conterem tecido muscular.

Por fim, os cistos de retenção representam uma minoria, são adquiridos e têm origem na inflamação e obstrução das glândulas submucosas, com consequente formação cística na lâmina própria. Costumam localizar-se no terço superior do esôfago e, frequentemente, não causam sintomas.

Como já mencionado previamente, a EDA, isoladamente, não permite a diferenciação entre os cistos e outros tumores benignos do esôfago. Neste cenário, a USE é de grande valia, pois confirma a natureza cística da lesão. A PAAF muitas vezes não acrescenta ao diagnóstico, tem baixo rendimento e aumenta o risco de complicações. No entanto, a PAAF pode ser necessária quando a lesão tem aspecto sólido à USE.

Ainda, a TC e a RM permitem detalhar as características e a extensão da lesão para planejamento de possível tratamento cirúrgico. A última também tem importância na suspeita de cisto neuroentérico para avaliação da medula espinal.

O tratamento dos cistos esofágicos, como um todo, depende da existência de sintomas e a toracoscopia ou a toracotomia são as opções recomendadas. O tratamento consiste na ressecção completa do cisto e recorrências são associadas à sua ressecção incompleta.

Hirose *et al.*[24] descreveram uma série de seis lesões císticas de esôfago tratadas por toracoscopia, dos quais 3 pacientes tiveram diagnóstico de duplicação esofagiana e 3 eram cistos broncogênicos. A média de dias de internação hospitalar foi de 5,5 e duas complicações maiores pós-operatórias ocorreram: pneumonia por broncoaspiração e desposicionamento do dreno de tórax. Houve necessidade de conversão para toracotomia por perfuração de esôfago em um caso. Não houve óbitos. O autor considera que do ponto de vista cosmético, a abordagem por toracoscopia é vantajosa e deve ser a primeira opção para o tratamento desse tipo de lesão. A Figura 26-17 ilustra abordagem por toracoscopia de cisto de duplicação.

CONSIDERAÇÕES FINAIS

Os tumores benignos do esôfago são raros e geralmente assintomáticos. O diagnóstico tem aumentado em função do largo uso da endoscopia digestiva e da melhora da qualidade da imagem dos endoscópicos. A grande maioria é benigna e não exige tratamento.

Sobre a obtenção de material para diagnóstico histopatológico, devemos lembrar que, nos casos de lesões pequenas com expressão luminal muito importante, lesões ulceradas ou com superfície mucosa anormal, as biópsias endoscópicas são úteis, como exibido na Figura 26-18.

A indicação de tratamento ocorre quando há sintomas ou suspeita de malignidade e, com frequência, pode ser realizado por via endoscópica. Neste cenário, a USE tornou-se fundamental, pois permite a caracterização da camada de origem e do tamanho, limites e ecogenicidade da lesão.

O avanço das técnicas de ressecção por endoscopia, com as técnicas de dissecção de submucosa, tunelização e até mesmo dissecção da muscular própria, após o advento da miotomia endoscópica peroral (POEM),[25] permitiu o acesso a lesões que até então só tinham abordagem extraluminal por toracoscopia, laparoscopia ou toracotomia. Destaca-se que, nos últimos cinco anos, cada vez mais surgiram estudos sobre as técnicas endoscópicas de ressecção, parte deles citados anteriormente. No entanto, a maioria dos resultados ainda se origina de séries de casos e estudos mais robustos são necessários para que sejam recomendados rotineiramente.

Por fim, ressalta-se a importância da semiologia endoscópica na caracterização dos tumores benignos do esôfago representados pelas lesões subepiteliais. Alterações de cor, consistência ao toque e mobilidade com mudança de decúbito devem ser considerados. Enquanto a coloração amarelada sugere lipoma ou TCG, a translúcida sugere cisto e a cor azulada ou arroxeada em geral é característica de lesão vascular tipo hemangioma. A consistência dura é mais observada em TCG e a macia é mais encontrada nos lipomas. A mobilidade com o decúbito sugere lesão extraluminal. A Figura 26-19 é um exemplo de lesão extraluminal.

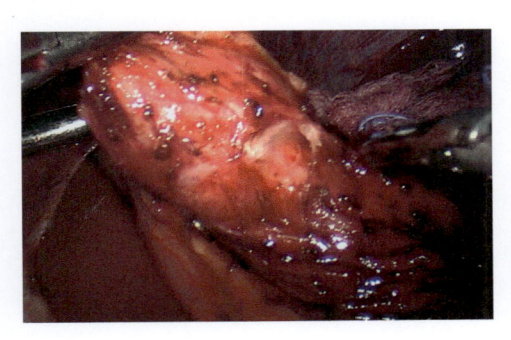

Fig. 26-17. Imagem laparoscópica de ressecção de cisto de duplicação esofagiano. (Imagem cedida pelo Dr. Renato Luna.)

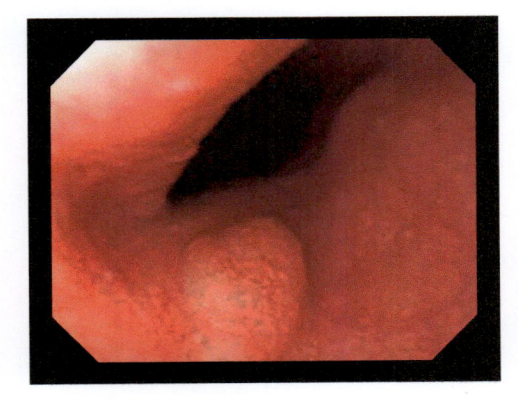

Fig. 26-18. Pequeno leiomioma do esôfago com erosão na superfície. (Imagem cedida pelo Dr. Luiz Leite Luna.)

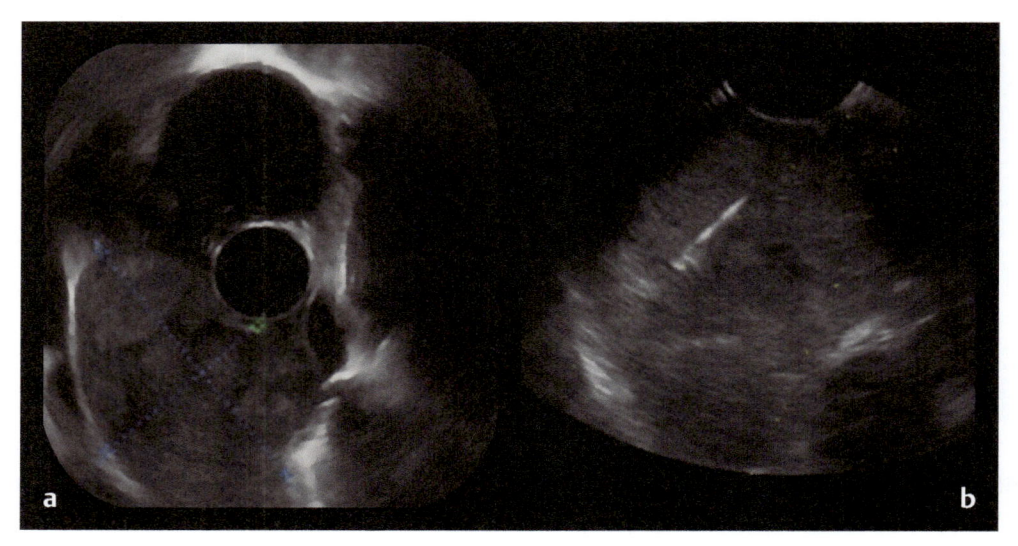

Fig. 26-19. (a) Ultrassonografia endoscópica de lesão subepitelial no esôfago médio: lesão hipoecogênica heterogênea em íntimo contato com a parede do esôfago (extraesofagiana). (b) Punção ecoguiada da mesma lesão. Análise histopatológica revelou metástase de carcinoma papilífero de tireoide em linfonodo mediastinal.

REFERÊNCIAS BIBLIOGRÁFICAS

1. Ha C, Regan J, Cetindag IB, Ali A, Mellinger JD. Benign esophageal tumors. Surg Clin North Am. 2015;95(3):491-514.
2. Choong CK, Meyers BF. Benign esophageal tumors: introduction, incidence, classification, and clinical features. Semin Thorac Cardiovasc Surg. 2003;15(1):3-8.
3. Arbona JL, Fazzi JG, Mayoral J. Congenital esophageal cysts: case report and review of literature. Am J Gastroenterol. 1984;79(3):177-82.
4. Li Y, Sui Y, Chi M, et al. Study on the Effect of MRI in the Diagnosis of Benign and Malignant Thoracic Tumors. Dis Markers. 2021;2021:3265561.
5. Park JW, Jeong WG, Lee JE, et al. Pictorial review of mediastinal masses with an emphasis on magnetic resonance imaging. Korean J Radiol. 2021;22(1):139-54.
6. Rice TW. Benign esophageal tumors: esophagoscopy and endoscopic esophageal ultrasound. Semin Thorac Cardiovasc Surg. 2003;15(1):20-6.
7. Deprez PH, Moons LMG, O'Toole D, et al. Endoscopic management of subepithelial lesions including neuroendocrine neoplasms: European Society of Gastrointestinal Endoscopy (ESGE) Guideline. Endoscopy. 2022;54(4):412-29.
8. Peng W, Tan S, Huang S, et al. Efficacy and safety of submucosal tunneling endoscopic resection for upper gastrointestinal submucosal tumors with more than 1-year' follow-up: a systematic review and meta-analysis. Scand J Gastroenterol. 2019;54(4):397-406.
9. Seremetis MG, Lyons WS, deGuzman VC, Peabody JW. Leiomyomata of the esophagus. An analysis of 838 cases. Cancer. 1976;38(5):2166-77.
10. Priego P, Lobo E, Alonso N, et al. Surgical treatment of esophageal leiomyoma: an analysis of our experience. Rev Esp Enferm Dig. 2006;98(5):350-8.
11. Jiang G, Zhao H, Yang F, et al. Thoracoscopic enucleation of esophageal leiomyoma: a retrospective study on 40 cases. Dis Esophagus Off J Int Soc Dis Esophagus. 2009;22(3):279-83.
12. Zhang Y, Peng JB, Mao XL, et al. Endoscopic resection of large (≥4 cm) upper gastrointestinal subepithelial tumors originating from the muscularis propria layer: a single-center study of 101 cases (with video). Surg Endosc. 2021;35(3):1442-52.
13. Rasalkar DD, Chiu PWY, Teoh AYB, Chu WCW. Oesophageal haemangioma: imaging characteristics of this rare condition. Hong Kong Med J Xianggang Yi Xue Za Zhi. 2010;16(3):230-1.
14. Kim JH, Jung SW, Song JG, et al. [Esophageal Hemangioma Treated by Endoscopic Mucosal Resection: A Case Report and Review of the Literature]. Korean J Gastroenterol Taehan Sohwagi Hakhoe Chi. 2015;66(5):277-81.
15. Soares PB, Marangon LD, Leal RM, et al. Neurilemoma: relato de caso clínico. Rev Odontológica Bras Cent [Internet]. 2012;21(56).
16. Kitada M, Matsuda Y, Hayashi S, et al. Esophageal schwannoma: a case report. World J Surg Oncol. 2013;11:253.
17. Tipirneni K, Mehl A, Bowman B, Joshi V. Esophageal Granular Cell Tumor: A Benign Tumor or an Insidious Cause for Concern? Ochsner J. 2016;16(4):558-61.
18. Orlowska J, Pachlewski J, Gugulski A, Butruk E. A conservative approach to granular cell tumors of the esophagus: four case reports and literature review. Am J Gastroenterol. 1993;88(2):311-5.
19. Chen W shu, Zheng X ling, Jin L, et al. Novel diagnosis and treatment of esophageal granular cell tumor: report of 14 cases and review of the literature. Ann Thorac Surg. 2014;97(1):296-302.
20. Liu K, Zhou Y, Zheng Q, et al. Endoscopic Resection of Esophageal Granular Cell Tumors: A Single Center Experience. 2021.
21. Kaan HL, Ho KY. Endoscopic Full Thickness Resection for Gastrointestinal Tumors - Challenges and Solutions. Clin Endosc. 2020;53(5):541-9.
22. Fernández-Rodríguez CM, Badia-Figuerola N, Ruiz del Arbol L, et al. Squamous papilloma of the esophagus: report of six cases with long-term follow-up in four patients. Am J Gastroenterol. 1986;81(11):1059-62.
23. Madeira FP, Justo JWR, Wietzycoski CR, et al. Giant fibrovascular polyp of the esophagus: a diagnostic challenge. Arq Bras Cir Dig ABCD Braz Arch Dig Surg. 2013;26(1):71-3.
24. Hirose S, Clifton MS, Bratton B, et al. Thoracoscopic resection of foregut duplication cysts. J Laparoendosc Adv Surg Tech A. 2006;16(5):526-9.
25. Ko WJ, Song GW, Cho JY. Evaluation and Endoscopic Management of Esophageal Submucosal Tumor. Clin Endosc. 2017;50(3):250-3.

27 Neoplasias Malignas do Esôfago

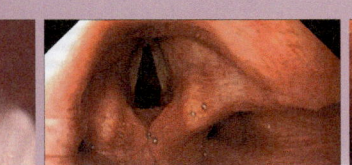

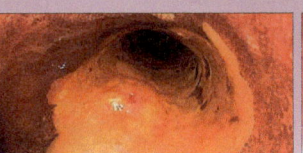

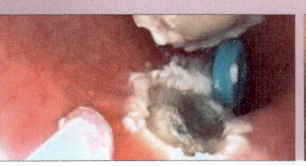

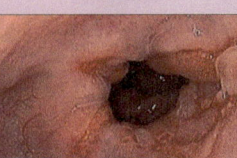

Joel Fernandez de Oliveira ▪ Ernesto Quaresma Mendonça ▪ Fauze Maluf-Filho

INTRODUÇÃO

O carcinoma de esôfago é o 8º tipo de câncer mais comum e a 6ª maior causa de mortes relacionadas com o câncer no mundo.[1] A taxa de sobrevida após 5 anos continua baixa, em torno de 10% a 30%,[2] sendo que os melhores resultados são encontrados nos casos em que o diagnóstico é precoce.[3]

No Brasil, o câncer de esôfago é o 6º mais frequente entre os homens e 13º entre as mulheres. O tipo mais frequente é o carcinoma epidermoide (CEC), responsável por 96% dos casos.

O CEC ainda é o subtipo predominante mundialmente, contabilizando 85% de todos os casos de câncer de esôfago. Entretanto, o adenocarcinoma do esôfago (AE) é o subtipo dominante em 21 dos países mais desenvolvidos, incluindo Austrália, Canadá, vários países do oeste e norte da Europa e nos Estados Unidos.[4] As áreas com maiores taxas de CEC são Turquia, Irã, Cazaquistão, China e sudeste da África, apresentando incidências anuais de 100 casos a cada 100.000 habitantes.[5]

FATORES DE RISCO

Os fatores de risco são ligeiramente diferentes entre os dois subtipos mais comuns, CEC e AE. Os principais fatores de risco para o CEC são: sexo masculino, cor negra, tabagismo, etilismo, bebidas muito quentes, alimentos ricos em nitritos e nitratos (conservantes) tilose palmoplantar e síndrome de Plummer-Vinson (Paterson-Kelly).

Especialmente em nosso meio, existem outros fatores de risco importantes. Em estudo realizado em pacientes com estenose de esôfago provocada por ingestão de agentes corrosivos há mais de 10 anos, foi encontrada uma incidência de CEC em 16,2%. Observaram que a presença de estenoses mais cerradas, de superfície granulosa em que as biópsias demonstraram atrofia suprapapilar, relacionaram-se com a presença de neoplasia.[6]

Estima-se que os pacientes com estenose cáustica apresentem risco de desenvolver CEC 1.000 a 3.000 vezes maior que a população em geral, sendo a localização mais frequente no esôfago médio, no nível da bifurcação brônquica.[7]

Outro importante fator de risco para CEC é a acalasia. Em razão da inflamação crônica causada pela estase alimentar, associada à produção de nitrosaminas pelo supercrescimento bacteriano local. Esses pacientes apresentam um risco de 11 a 50 vezes comparados com a população em geral, apesar de um risco absoluto de 2,3% a 6,1% após 10 a 25 anos de acompanhamento.[8]

Pacientes com tumores de cabeça e pescoço apresentam maior risco de desenvolver CEC em decorrência dos fatores de risco similares, como tabagismo e etilismo. É importante lembrar que os tumores que têm relação com HPV não apresentam esse risco aumentado. Estudos prospectivos demonstram uma prevalência de neoplasias sincrônicas ou metacrônicas de 3,8% a 14,9%.[7]

A incidência de câncer de esôfago pós-cirurgia bariátrica não foi determinada em grandes estudos de coorte longitudinais e as evidências atuais são limitadas, não sendo encontradas diferenças entre esses pacientes em comparação com pacientes obesos não cirúrgicos. Entretanto, estima-se um aumento do número de pacientes com neoplasia de esôfago em decorrência da maior indicação de procedimentos bariátricos. Assim, estes merecem uma atenção especial no seguimento pós-bariátrico, visto que a correção cirúrgica de neoplasias avançadas pode se tornar um desafio, em especial nos pacientes submetidos a gastrectomia vertical.[9,10]

No mundo ocidental, a incidência do adenocarcinoma do esôfago (AE) está aumentando progressivamente. Nos Estados Unidos, a proporção de pacientes com AE praticamente dobrou nos últimos 30 anos, passando de 35% para 61% dos casos.[11] No Brasil, embora o CEC ainda seja o tipo de neoplasia esofágica mais frequente, responsável por cerca de 95% dos casos, a incidência do adenocarcinoma também está aumentando.[12] Uma análise mais aprofundada desses dados aponta que este aumento não se deve apenas à redução da incidência do CEC de esôfago, mas também ao aumento dos fatores de risco para o AE.

A doença do refluxo gastroesofágico é peça-chave para o desenvolvimento do AE. A exposição crônica do epitélio distal do esôfago ao ácido, associada ao processo de agressão celular, com formação de erosões, seguida de reepitelização, induz o processo de metaplasia e o consequente surgimento do epitélio de Barrett, precursor do AE.[13] Assim, todos os fatores ou condições que aumentam a exposição ácida ao esôfago distal conferem risco para o desenvolvimento de AE. Esta mudança na epidemiologia do câncer de esôfago, observada, sobretudo, nos países desenvolvidos, tem grande relação com o aumento dos índices de obesidade. Entretanto, além da relação direta entre a obesidade e a DRGE, com alterações mecânicas que levam a aumento da pressão intra-abdominal e maior incidência de hérnia hiatal, estudos recentes têm indicado que alterações metabólicas, como aumento de adipocinas e um estado pró-inflamatório presente nestes pacientes, também contribuem para maior incidência de AE.[14,15] Embora a ingestão de álcool não tenha sido associada ao AE, o tabagismo é importante fator de risco para esta condição.[16,17]

Como exposto anteriormente, a presença de metaplasia intestinal no esôfago distal, consequente à resposta do epitélio estratificado à exposição crônica ao ácido, configura o esôfago de Barrett. Endoscopicamente se apresenta como área de epitélio colunar acima da última prega gástrica na transição esofagogástrica, sendo evidenciada como uma projeção de coloração rósea ou salmão no esôfago distal (Fig. 27-1). A presença desta alteração epitelial está comprovadamente relacionada com o aumento na incidência de displasia e, consequentemente, adenocarcinoma, com risco 11 vezes maior do que a população geral.[18,19]

DIAGNÓSTICO

O diagnóstico do câncer de esôfago é mais frequentemente realizado em estágios mais avançados, o que dificulta o tratamento curativo da doença. Na maioria das vezes o paciente se apresenta com disfagia progressiva e perda de peso, além de odinofagia. Dor torácica pode ocorrer, sobretudo quando há acometimento de

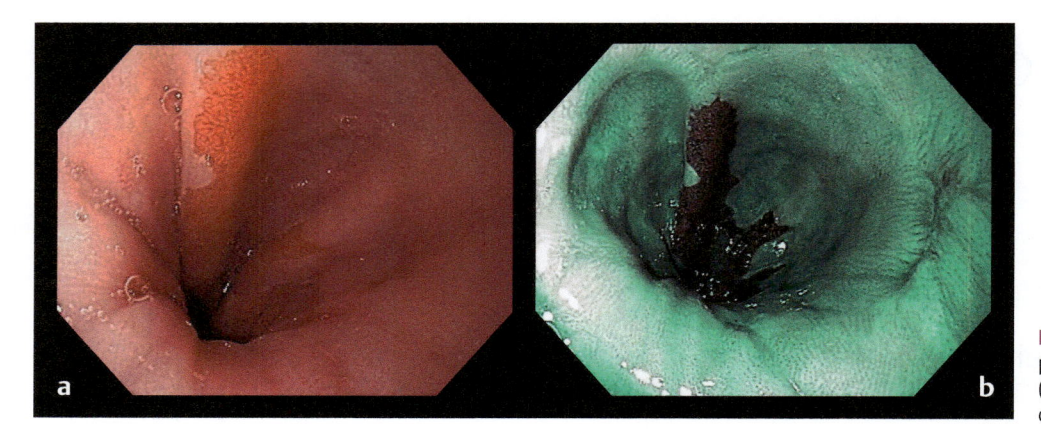

Fig. 27-1. Esôfago de Barrett, caracterizado pela presença de epitélio colunar no esôfago distal. (a) Exame com luz branca. (b) Exame com cromoscopia ótica.

estruturas mediastinais. Pacientes assintomáticos podem apresentar alterações mais discretas, como anemia, linfadenopatia cervical, axilar ou mediastinal, ou rouquidão causada pelo acometimento do nervo laríngeo recorrente.

O melhor método de avaliação destes pacientes é a endoscopia digestiva alta (EDA), que permite tanto caracterizar a lesão em termos de tamanho, morfologia e extensões proximal e distal quanto realizar biópsias para diagnóstico histopatológico. A EDA deve ser realizada nos pacientes com doença do refluxo prolongada, nos casos de dispepsia refratária, disfagia ou dor torácica atípica.[20]

Abordaremos a seguir, mais detalhadamente, os aspectos diagnósticos específicos dos dois subtipos de câncer do esôfago.

Carcinoma Epidermoide

O CEC esofágico é um importante problema de saúde pública por sua alta mortalidade em decorrência do diagnóstico tardio. Diversos programas de rastreio precoce foram realizados. Entretanto, seus resultados divergentes e a dificuldade em demonstrar efetividade com relação aos custos impossibilitaram a padronização de um protocolo. O Quadro 27-1 demonstra um esquema de rastreio proposto para alguns fatores de risco com grau de recomendação D (opinião de especialista).[7]

Cromoscopia

Uma importante técnica para auxiliar no diagnóstico precoce é a utilização da cromoscopia convencional, que consiste na aplicação de corantes ou pigmentos que tornam mais nítidas as alterações da superfície da mucosa. O corante mais utilizado em esôfago é a solução de Lugol a 2%, por possuir uma afinidade pelo glicogênio do epitélio escamoso não queratinizado. Assim, áreas não coradas estão associadas à depleção de glicogênio, como no caso da esofagite, displasia ou câncer precoce (Fig. 27-2a).

O sinal endoscópico sugestivo para CEC após a cromoscopia com Lugol é a coloração rósea (*pink sign*) (Fig. 27-2b). A área inicialmente não corada adquire, após cerca de 1-2 minutos, uma coloração rósea. A cromoscopia com Lugol demonstrou uma sensibilidade de 91% a 100% e uma especificidade de 40% a 95% na detecção do carcinoma epidermoide.[21]

Após a tomada de biópsias, pode-se usar a solução de hipossulfito de sódio a 5% para remoção mais rápida da solução de Lugol. Apesar de a cromoscopia com Lugol ser o método mais utilizado para rastreamento do CEC de esôfago, este procedimento causa dor e desconforto torácico em decorrência da irritação da mucosa causada pelo iodo.

Com o advento da endoscopia de alta definição, houve um incremento na diferenciação da mucosa normal do epitélio alterado possibilitando, assim, a realização de biópsias mais efetivas. Pode-se, também, associar o uso da tecnologia de imagem em banda estreita a filtros ópticos (*narrow band image* – NBI). Esse recurso permite restringir a banda eletromagnética do feixe luminoso, gerando uma imagem mais detalhada da superfície mucosa, assim como da rede capilar.[22] Com o uso no NBI, a cor verde da superfície mucosa é considerada padrão normal e, quando se observa lesão de cor marrom, a área é considerada suspeita (Fig. 27-2c).

O NBI demonstrou um implemento no diagnóstico da displasia de alto grau, com sensibilidade e especificidade maiores que 90%, pela identificação de irregularidades da mucosa e da microvascularização.[23] Quando comparados, o NBI e o Lugol apresentam resultados semelhantes na detecção do CEC precoce de esôfago.[34]

Hoje, através da associação da endoscopia à magnificação e NBI podemos avaliar as alças (*loops*) dos capilares intrapapilares (IPCL) da mucosa esofágica. Alterações desses *loops* como alongamento, tortuosidade, mudança de calibre e mudança do formato nos fornecem uma avaliação em tempo real da malignidade da área estudada, bem como profundidade de acometimento.[25]

A Japan Esophageal Society (JES) desenvolveu uma classificação endoscópica simplificada para estimar a profundidade de invasão de carcinomas de células escamosas superficiais do esôfago através da avaliação do IPCL. Os microvasos do tipo A correspondem a lesões não cancerosas e sem irregularidade grave; tipo B, a lesões cancerígenas, e apresentam irregularidade grave. Os vasos do tipo B foram subclassificados em B1, B2 e B3, critérios diagnósticos para tumores T1a-EP ou T1a-LP, T1a-MM ou T1b-SM1 e T1b-SM2, respectivamente (Quadro 27-2 e Fig. 27-3).[26]

Quadro 27-1. Rastreio Endoscópico de CEC em Populações com Fatores de Risco

Grupo de alto risco	Método de rastreio sugerido	Intervalo entre EDA	Comentários
Neoplasia de cabeça e pescoço	Lugol (1-3%) ou cromoscopia virtual (alguns não recomendam rastreio)	A cada 6 meses ou anualmente (alguns não recomendam rastreio)	Ausência de evidência de diminuição da incidência ou mortalidade
Ressecção endoscópica prévia em esôfago	Lugol (1-3%) ou cromoscopia virtual	A cada 3 meses no primeiro semestre e a cada 6 meses ou 1 ano posteriormente	Ausência de evidência de diminuição da mortalidade; rastreio resulta em diagnóstico de lesões precoces; frequência depende do encontro de lesões suspeitas ao Lugol
Ingestão de agentes corrosivos	Ausência de rastreio ou EDA com luz branca após 10-20 anos do episódio	Sem rastreio ou a cada 3 anos	Sem evidência de efetividade
Acalasia	Ausência de rastreio ou EDA com luz branca após 10-20 anos do episódio	Sem rastreio ou a cada 3 anos	Sem evidência de efetividade; alto número de exames necessários para diagnosticar câncer

Capítulo 27 ▪ Neoplasias Malignas do Esôfago

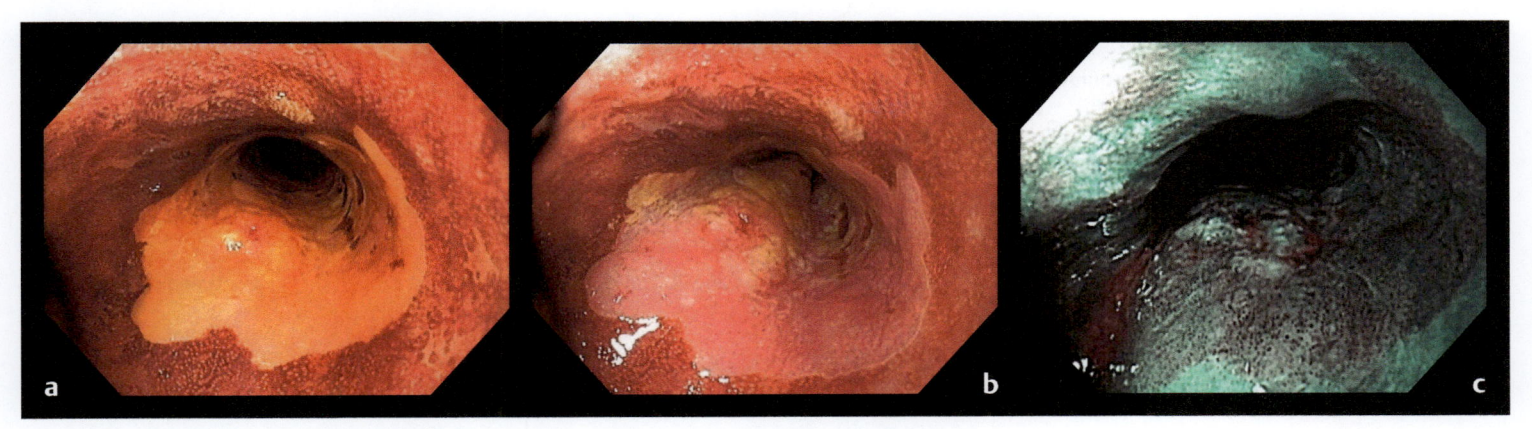

Fig. 27-2. Lesão superficial de esôfago. (**a**) Área não corada ao Lugol. (**b**) *Pink sign*. (**c**) Lesão ao NBI.

Quadro 27.2. Classificação das alterações de microvascularização (IPCL) esofágica a partir da magnificação pela JES.[26]

Tipo de capilares	Imagem	Definição		Profundida de invasão	Histologia
A		IPCL normal ou com pouca irregularidade		Sem invasão	Epitélio normal, Inflamação ou Neoplasia epitelial de baixo grau
B1		IPCL anormal com irregularidade severa ou capilares com importante dilatação	Capilares tipo B com formação de alças	T1a-EP ou T1a-LPM	
B2			Capilares tipo B sem formação de alças	T1a-MM ou T1b-SM1	Neoplasia epitelial de alto grau ou carcinoma epidermoide
B3			Vasos com importante dilatação, com calibre três vezes maior que o padrão B2	T1b-SM2 ou mais profundo	

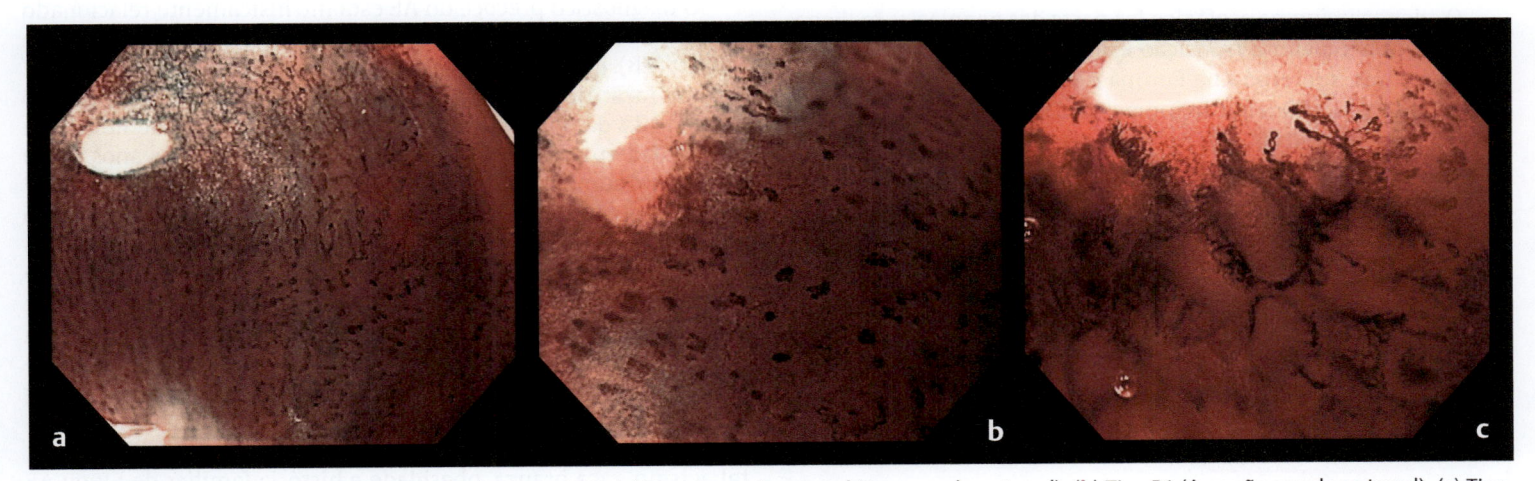

Fig. 27-3. Magnificação de esôfago de paciente da Figura 27-2: (**a**) Tipo A, padrão normal (área corada ao Lugol). (**b**) Tipo B1 (área não corada ao Lugol). (**c**) Tipo B3 (área central elevada).

Acometimento Linfonodal

Prever a profundidade de invasão dessas lesões é crucial para determinar a indicação precisa para ressecção endoscópica (RE), porque a taxa de metástases linfonodais aumenta proporcionalmente à profundidade de invasão. De acordo com as diretrizes japonesas para diagnóstico e tratamento de câncer de esôfago, as lesões T1a-EP ou T1a-LP são consideradas indicações absolutas para RE; T1a-MM ou T1b-SM1, indicações relativas; e T1b-SM2, considera-se contraindicado para RE. A subclassificação da profundidade de invasão, a taxa de metástase linfonodal e a indicação de RE estão listadas abaixo (Quadro 27-3).[26-29]

Classificação Macroscópica

A classificação macroscópica do carcinoma de esôfago é derivada da classificação do câncer de estômago realizada pela Associação Japonesa de Câncer Gástrico.[30] Os tipos 1 a 5 (polipoide, ulcerado, ulceroinfiltrativo, infiltrativo difuso e não classificável) caracterizam o câncer avançado e são derivados da descrição de Bormann.

O tipo 0 foi adicionado para a neoplasia superficial. Este é dividido em três categorias correspondentes a lesões protrusas (0-I), lesões não protrusas e não escavadas (0-II) e lesões escavadas (0-III) (Fig. 27-4). O tipo 0-I é subdividido em pediculado (0-Ip) e séssil

Quadro 27-3. Relação entre a Profundidade de Invasão, Taxa de Metástase Linfonodal e a Indicação de Ressecção Endoscópica.

Profundidade tumoral do carcinoma espinocelular superficial do esôfago			Taxa de metástase linfonodal (%)	Indicação de ressecção endoscópica
T1a, tumor invade mucosa (M)	EP	Carcinoma in situ (Tis)	0-3.3	Absoluta
	LP	Tumor invade lâmina própria (LP)		
	MM	Tumor invade muscular da mucosa (MM)	0-12.2	Relativa
T1b, tumor invade submucosa (SM)	SM1	Tumor invade a submucosa em até 200 μm ou menos da muscular da mucosa	8-26.5	
	SM2	Tumor invade a submucosa numa profundidade maior que 200 μm	22-61	Contraindicada

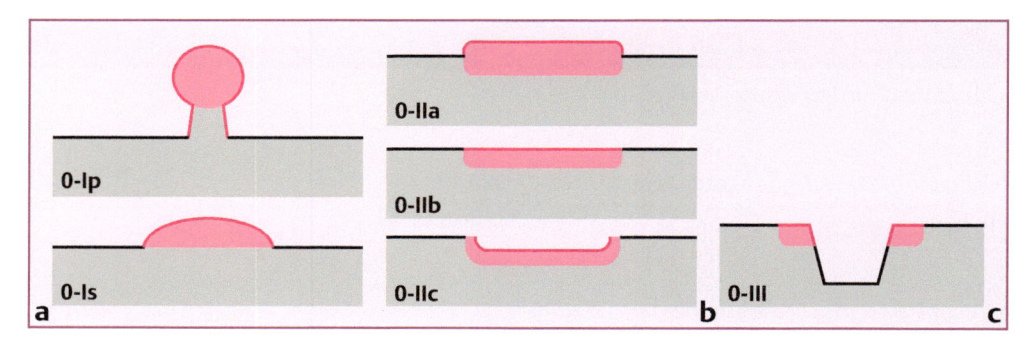

Fig. 27-4. Aspecto macroscópico das lesões. (a) Lesão 0-Ip e 0-Is. (b) Lesões 0-IIa, 0-IIb e 0-IIc. (c) Lesão 0-III. (Adaptada de *Endoscopic Classification Review Group*, 2005.[31])

(0-Is) (Fig. 27-4A). O tipo 0-II é dividido em três subtipos a, b e c, correspondendo a lesões ligeiramente elevadas, planas e deprimidas (Fig. 27-4B).

Padrões mistos com elevação e depressão também ocorrem e são classificados em dois grupos: nas lesões 0-IIc+IIa, a maior parte da superfície está deprimida e a elevação está presente em um segmento da lesão na periferia; em lesões 0-IIa+IIc, há uma depressão central e a lesão é globalmente elevada (Fig. 27-5A). Os padrões combinados de escavação e depressão são denominados 0-III+IIc ou 0-IIc+III, dependendo da superfície respectiva da área escavada e da área deprimida (Fig. 27-5B).[31]

Adenocarcinoma

O adenocarcinoma esofágico faz parte das neoplasias malignas que podem acometer a transição esofagogástrica (TEG). Nos países ocidentais, sobretudo na Europa e nos EUA, representam cerca de um terço dos adenocarcinomas da transição esofagogástrica (ATEG),[32,33] enquanto nos países orientais não passam de 10%.[34,35] O ATEG não é uma doença de um órgão, mas uma doença de uma região e, por este motivo, apresenta três diferentes etiologias: originado pela transformação neoplásica do epitélio de Barrett, relacionado com DRGE; proveniente de uma degeneração maligna na mucosa gástrica proximal, muitas vezes relacionada com infecção crônica pelo *H. pylori* e gastrite atrófica; ou em decorrência de um processo neoplásico próprio do epitélio transicional.[36] Apesar de apresentar origens e comportamentos biológicos diferentes, muitas vezes esses tumores são indistinguíveis morfologicamente.

A classificação de Siewert é utilizada para diferenciar os ATEG de acordo com sua relação com a TEG (Fig. 27-6).[37] Quando o centro da lesão está localizado de 1 a 5 cm acima da TEG é um tumor do tipo I. No tipo II o centro da lesão localiza-se entre 1 cm acima e 2 cm abaixo da TEG, e no tipo III seu centro está de 2 a 5 cm abaixo da TEG. Esta classificação topográfica distingue corretamente a etiologia e a origem biológica da maioria das lesões do tipo I e III, mas é incapaz de apontar estes aspectos para as lesões do tipo II.[38,39]

Esôfago de Barrett

O diagnóstico precoce do AE está intrinsicamente relacionado com a detecção, o acompanhamento e o tratamento do esôfago de Barrett (EB). Esta condição é mais prevalente em países desenvolvidos, em razão de maior incidência e prevalência de DRGE, afetando cerca de 2% da população adulta.[40] Diversos estudos demonstram um verdadeiro aumento nesta incidência nos últimos anos e não apenas um aumento na detecção pelo maior número de exames.[41-43] Entretanto, não existem recomendações formais para a realização de endoscopia digestiva alta com finalidade de identificação de EB na população geral, sendo factível para pacientes com fatores de risco (sobretudo na combinação destes): DRGE, sexo masculino, obesidade, história familiar de EB ou AE, tabagismo e idade acima de 50 anos (Quadro 27-4).[44] O Colégio Americano de Gastroenterologia (CAG) sugere a realização de uma endoscopia de *screening* em pacientes com DRGE crônica e três ou mais fatores de risco adicionais para EB, incluindo sexo masculino, idade acima de 50 anos, tabagismo, raça branca, obesidade e história familiar de EB ou AE em parente de primeiro grau.[45]

Endoscopicamente, o diagnóstico do EB baseia-se na visualização do epitélio colunar estendendo-se acima da transição esofagogástrica, seja de forma circunferencial ou não. O CAG sugere que para o diagnóstico do EB, a extensão do epitélio colunar no esôfago distal deve ser de pelo menos 1 cm, desencorajando a realização de biópsias em pacientes que tenham uma distopia do epitélio colunar menor do que 1 cm no esôfago distal, desde que não haja nenhuma lesão visível.[68] A presença de metaplasia intestinal na análise anatomopatológica de biópsias da região, com a identificação de células caliciformes, confirma o EB. A classificação de Praga,[46] descreve morfologicamente o EB, com caracterização de seus componentes circunferencial e de máxima extensão, conforme demonstra a Figura 27-7. De acordo com a extensão do epitélio, o EB se divide em curto

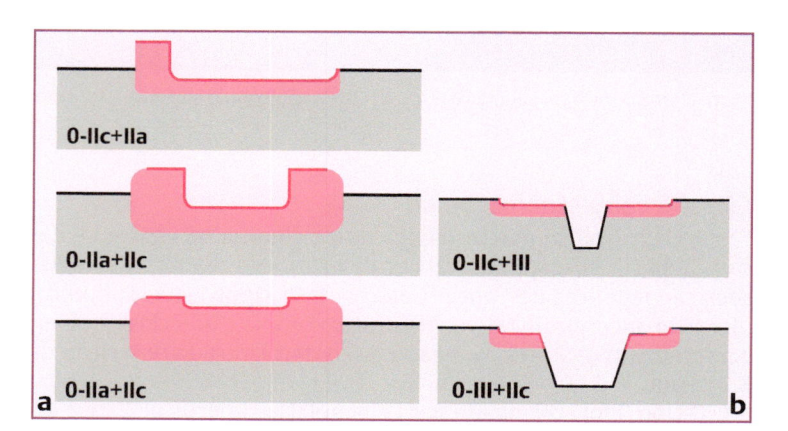

Fig. 27-5. Aspecto macroscópico das lesões mistas. (a) Lesões 0-IIc+IIa, 0-IIa+IIc e 0-IIa+IIc. (b) Lesões 0-IIc+III e 0-III+IIc. (Adaptada de *Endoscopic Classification Review Group*, 2005.[31])

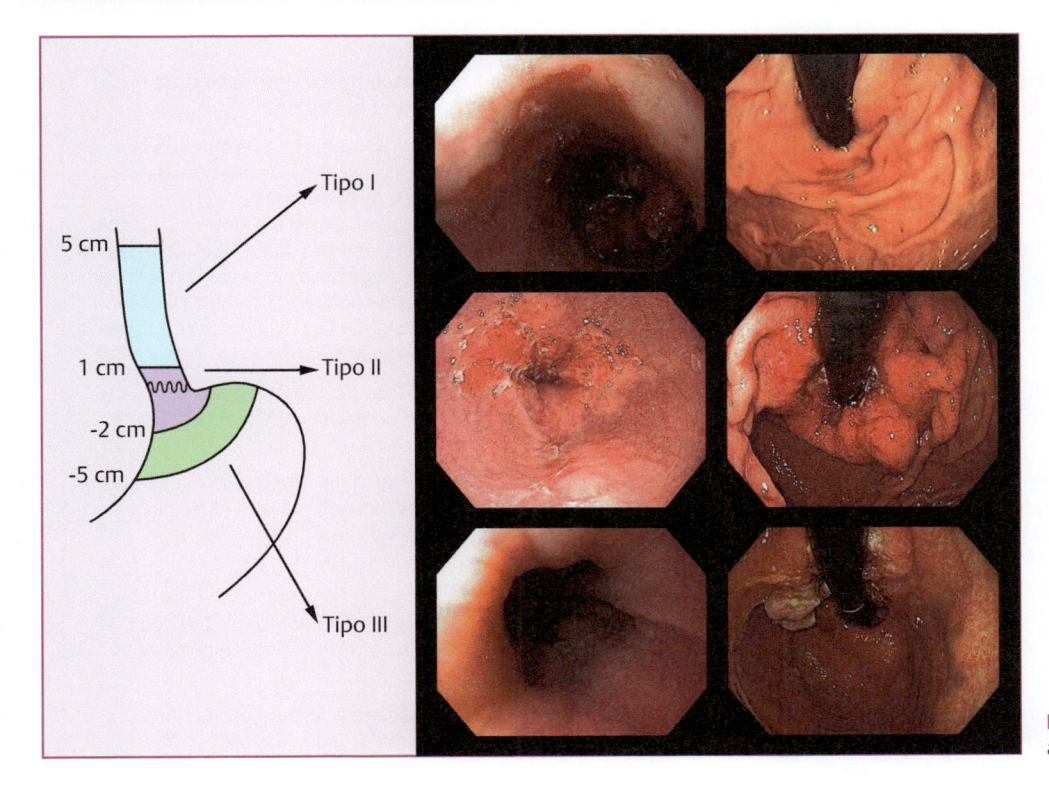

Fig. 27-6. Classificação de Siewert para adenocarcinoma da transição esofagogástrica.

(extensão máxima menor do que 3 cm) e longo (extensão máxima maior do que 3 cm), sendo que este último está relacionado com maior risco de desenvolvimento do AE.

A taxa de incidência de displasia de alto grau (DAG) e de AE em pacientes com EB é variável, apresentando-se anualmente de 0,9% a 1,0%.[66] Em decorrência do risco associado a esta condição, vários *guidelines* sugerem que pacientes com EB sejam acompanhados com vigilância para a detecção da DAG e do AE, através de endoscopia digestiva alta e realização de biópsias nos quatro quadrantes do esôfago a cada 1 a 2 cm do epitélio colunar, além de biópsias de qualquer anormalidade mucosa da região (protocolo de Seattle). De acordo com os achados das biópsias, o intervalo de vigilância é definido (Quadro 27-5). Estudos de revisão recente demonstram que o efeito benéfico destes programas de vigilância na prevenção do AE é menor do que o esperado e existem muitas críticas com relação à forma de obtenção de tecido empregada no protocolo de Seattle.[47-49]

Técnicas de cromoendoscopia (uso de ácido acético e azul de metileno) e filtros óticos como o NBI, aliados a endoscópios de alta resolução, vêm sendo utilizados para a identificação de alterações mucosas e direcionamento das biópsias. O grupo de trabalho BING, desenvolveu um sistema simples e internacionalmente válido para identificar displasia e AE em paciente com EB, com base na utilização do NBI. Quando as imagens são realizadas com algo grau de confiança, o sistema consegue classificar a neoplasia no EB com acurácia > 90% e um alto nível de concordância entre observadores.[50,51] Um outro critério foi desenvolvido para o diagnóstico da neoplasia no EB utilizando a cromoendoscopia com ácido acético, de acordo com a perda focal do efeito do ácido e do padrão superficial da mucosa do Barrett, denominada classificação PREDICT.[52] Alguns estudos demonstram que essas técnicas têm rendimento similar ao protocolo de múltiplas biópsias e, em alguns casos, demonstraram superioridade na detecção de displasia, sendo, em geral, mais custo-efetivas do que o que se faz classicamente.[53]

Quadro 27-4. Grupos de Alto Risco Recomendados para *Screening* para Esôfago de Barrett

1 de:
▪ Homem com DRGE a mais de 5 anos
▪ Homem com sintomas de DRGE mais de uma vez por semana (queimação e regurgitação ácida)
e
2 de:
▪ Idade > 50
▪ Obesidade central (circunferência abdominal > 102 ou relação cintura-quadril > 0,9)
▪ Raça branca
▪ Tabagismo (ativo ou antecedente)
▪ Parente de primeiro grau com EB ou AE

Adaptado de Qumseya et al., 2013.[59]

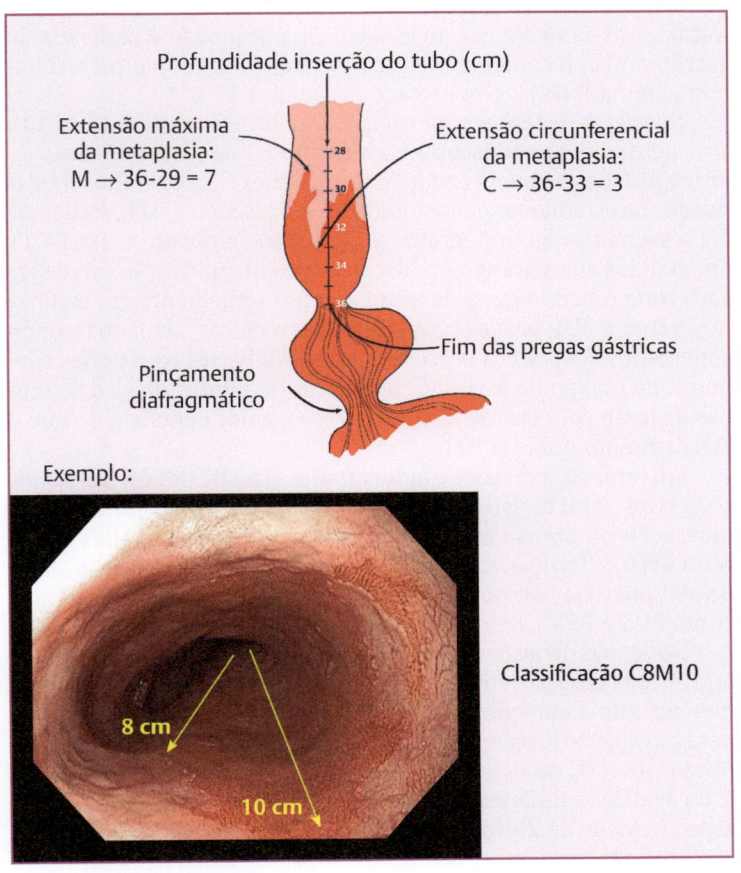

Fig. 27-7. Classificação de Praga para o esôfago de Barrett.

Quadro 27-5. Comparação entre os Consensos de BSG, ACG e BOBCAT para Manejo do Esôfago de Barrett[2,16,68]

Grau de displasia na endoscopia inicial		British Society of Gastroenterology (BSG) (Fitzgerald et al., 2014)[16]	American College of Gastroenterology (ACG)(Shaheen et al., 2016)[68]	Consenso internacional (BOBCAT) (Bennett et al., 2015)[2]
Sem displasia		Avaliar a condição física do paciente e obter consentimento informado. EB < 3 cm sem MI: Repetir EDA e se MI ausente, considerar alta. EB < 3 cm com MI: EDA em 3 anos. EB > 3 cm: EDA a cada 2 a 3 anos	Avaliar a condição física do paciente e obter consentimento informado. Repetir EDA a cada 3 a 5 anos	Vigilância de rotina não recomendada. Se for realizada deve ser direcionada para pacientes de alto risco. Estratificações de risco com base na idade, sexo, comprimento do EB, obesidade central, duração, frequência e gravidade dos sintomas e tabagismo (influência da MI na vigilância não está clara). Não fazer vigilância se a esperança de vida < 5 anos
Indefinido para displasia		Confirmação por 2 patologistas GI. Otimizar terapia com IBP e repetir EDA em 6 meses	Confirmação por 2 patologistas GI. Otimizar terapia com IBP e repetir EDA (intervalo não definido)	Confirmação por 2 patologistas GI. Otimizar terapia com IBP e repetir EDA em 12 meses
DBG	Plana	Otimizar IBP e repetir EDA em 6 meses. Se nova EDA confirma DBG (2 patologistas GI) oferecer ARF. Se ARF não for realizada, então realizar vigilância a cada 6 meses	Otimizar IBP e repetir EDA (intervalo não definido). Se nova EDA confirma DBG (2 patologistas GI) oferecer ARF. Se ARF não for realizada, então deve-se realizar vigilância anual	Otimizar IBP e repetir EDA em 6 a 12 meses. Se nova EDA confirma DBG (2 patologistas GI), oferecer ARF
	Nodular	EMR para histopatológico. Se DBG confirmada, oferecer ARF do EB ou vigilância a cada 6 meses	EMR para histopatológico. Se DBG confirmada, oferecer ARF do EB ou vigilância a cada 6 meses	EMR para histopatológico. Se DAG ou CIM presente, oferecer ARF do EB restante
DAG ou T1a (CIM)	Plana	Confirmação por 2º patologista GI. Se DAG confirmado, fazer ARF	Confirmação por 2º patologista GI. Se DAG confirmado, fazer ARF	Confirmação por 2º patologista GI. Se DAG confirmado, fazer ARF
	Nodular	EMR do nódulo. Se histopatológico, confirmar DAG/CIM, fazer ARF EB remanescente	EMR do nódulo. Se histopatológico, confirmar DAG/CIM, fazer ARF EB remanescente	EMR do nódulo. Se histopatológico, confirmar DAG/CIM, fazer ARF EB remanescente
AE	T1b sm1	A esofagectomia é preferida. Candidatos cirúrgicos ruins considerar EMR + ARF para tumor de baixo perfil de risco	A esofagectomia é preferida. Candidatos cirúrgicos ruins considerar EMR + ARF para tumor de baixo perfil de risco	A esofagectomia é preferida. Candidatos cirúrgicos ruins considerar EMR + ARF para tumor de baixo perfil de risco
	≥ T1b sm2	Esofagectomia	Esofagectomia	Esofagectomia

MI = metaplasia intestinal; EDA = endoscopia digestiva alta; GI = gastrointestinal; ARF = ablação por radiofrequência; IBP = inibidor de bomba de prótons; EB = esôfago de Barrett; CIM = carcinoma intramucoso; DBG = displasia de baixo grau; DAG = displasia de alto grau; AE = adenocarcinoma do esôfago. Adaptado de Tan et al., 2017.[77]

ESTADIAMENTO

O estadiamento pré-operatório é essencial para direcionar o tratamento da neoplasia de esôfago. Sua descrição é realizada de acordo com as recomendações do *American Joint Committee on Cancer* (sistema TNM), demonstrado no Quadro 27-6.[54]

Nos casos de lesões superficiais, com invasão estimada até T1b sm1 ou menos, a endoscopia com cromoscopia e magnificação de forma isolada apresenta condições suficientes frente a outras modalidades de estadiamento, incluindo ecoendoscopia (EUS), tomografia, ressonância ou tomografia por emissão de pósitrons (PET-CT). Em estudos comparando endoscopia com magnificação foi observada uma precisão geral de estadiamento semelhante em comparação com o EUS, sem as suas limitações técnicas, além do risco de superestimar a doença precoce curável. No Barret com lesões suspeitas de malignidade (lesões nodulares ou deprimidas), a ressecção da lesão com exame histológico teve maior benefício do que o estadiamento por EUS.[55]

Entretanto, as lesões epidermoides tipo B2-B3 da JES ou lesões com características específicas como protrusão nodular, ulceração ou áreas deprimidas, devem ser consideradas como tendo risco de invasão submucosa e têm maior probabilidade de se beneficiar de procedimentos de estadiamento adicionais, como EUS e PET-CT.[55]

Nos casos de lesões mais profundas, após o diagnóstico inicial através das biópsias endoscópicas, estes pacientes devem ser submetidos a uma tomografia computadorizada (TC) de tórax e abdome para a avaliação locorregional e detecção de metástases a distância. Apesar de a TC não apresentar boa acurácia para o estadiamento T, na avaliação linfonodal apresenta sensibilidade de 47% a 82% e especificidade de 25% a 92%. A complementação com PET-CT pode diagnosticar metástases ocultas em 10% a 20% dos pacientes com exames prévios normais.

TRATAMENTO ENDOSCÓPICO

Intenção Curativa

Classicamente, a esofagectomia radical é considerada o tratamento de escolha para as neoplasias malignas precoce do esôfago, porém, as taxas de morbidade e mortalidade são altas mesmo em centros de excelência, atingindo índices de 2% a 5% para mortalidade em 30 dias pós-cirurgia, com morbidade de até 30% a 50%.[56-60] Além disso, estudos demonstraram que a maioria dos pacientes precisam de pelo menos 9 meses de pós-operatório para adquirir um nível de qualidade de vida similar ao que tinham antes da cirurgia.[61]

Diante do cenário em que as técnicas de diagnóstico endoscópico para as lesões superficiais estão cada vez mais precisas e o risco de metástases linfonodais é quase nulo para neoplasia intramucosa, e levando em consideração que estudos observacionais de grande escala demonstraram que a cura local para a displasia de alto grau e o carcinoma intramucoso pode ser alcançadas com a remoção do epitélio esofágico anormal, o tratamento com ressecção endoscópica ganha cada vez mais espaço e importância no manejo destas lesões.[62-66]

Um dos maiores problemas encontrados com a experiência do tratamento endoscópico das lesões precoces esofágicas, mesmo quando a ressecção endoscópica alcança sucesso terapêutico, é a ocorrência de recidiva da lesão ou do surgimento de lesões metacrônicas observadas no *follow-up*. Isto é particularmente importante nos casos de displasia de alto grau associados ao esôfago de Barrett, podendo alcançar taxas de até 20%.[53] Mesmo assim, a maioria desses casos pode ser submetida a um novo tratamento endoscópico, com sucesso satisfatório. Além disso, novas técnicas de ablação, como terapia fotodinâmica, coagulação com plasma de argônio, crioterapia e ablação com radiofrequência, vem se somando ao arsenal terapêutico para o tratamento dessas lesões.

Capítulo 27 ▪ Neoplasias Malignas do Esôfago

Quadro 27-6. Estadiamento TNM do Câncer de Esôfago (American Joint Committee on Cancer)

Estadiamento clínico do adenocarcinoma do esôfago				
Estádio	T	N	M	Grau
0	Tis (displasia de alto grau)	N0	M0	1, X
IA	T1	N0	M0	1-2, X
IB	T1 T2	N0 N0	M0 M0	3 1-2, X
IIA	T2	N0	M0 M0	Qualquer
IIB	T3 T1-2	N0 N1	M0 M0	Qualquer
IIIA	T1-2 T3 T4a	N2 N1 N0	M0 M0 M0	Qualquer
IIIB	T3	N2	M0	Qualquer
IIIC	T4a T4b Qualquer	N1-2 Qualquer N3	M0 M0 M0	Qualquer
IV	Qualquer	Qualquer	M1	Qualquer

Estadiamento clínico do carcinoma epidermoide do esôfago					
Estádio	T	N	M	Grau	Localização tumoral
0	Tis (displasia de alto grau)	N0	M0	1, X	Qualquer
IA	T1	N0	M0	1, X	Qualquer
IB	T1 T2-3	N0 N0	M0 M0	2-3 1, X	Qualquer Distal, X
IIA	T2-3 T2-3	N0 N0	M0 M0	1, X 2-3	Proximal, médio Distal, X
IIB	T2-3 T1-2	N0 N1	M0 M0	2-3 Qualquer	Proximal, médio Qualquer
IIIA	T1-2 T3 T4a	N2 N1 N0	M0 M0 M0	Qualquer Qualquer Qualquer	Qualquer Qualquer Qualquer
IIIB	T3	N2	M0	Qualquer	Qualquer
IIIC	T4a T4b Qualquer	N1-2 Qualquer N3	M0 M0 M0	Qualquer Qualquer Qualquer	Qualquer Qualquer Qualquer
IV	Quaquer	Qualquer	M1	Qualquer	Qualquer

G = grau histológico; G1 = bem diferenciado; G2 = moderadamente diferenciado; G3 = pouco diferenciado; G4 = indiferenciado – considerado como G3 escamoso; GX = grau não pode avaliado – considerado como G1; M=metástase a distância; M0 = sem metástase à distância; M1 =metástase a distância presente; N = nódulos linfáticos regionais; N0 = sem metástase linfonodal regional; N1 = metástase em 1-2 linfonodos regionais; N2 = metástases em 3-6 linfonodos regionais; N3 = metástase em 7 ou mais linfonodos regionais; NX = os gânglios linfáticos regionais não podem ser avaliados; T = tumor primário; T0 = Nenhuma evidência de tumor primário; T1 = o tumor invade a lâmina própria, amuscular damucosa ou a submucosa; T2 = tumor invade a muscular própria; T3 = tumor invade a adventícia; T4 = o tumor invade estruturas adjacentes; T1a = o tumor invade a lâmina própria oumuscular damucosa; T1b = tumor invade a submucosa; T4a = tumor ressecável invadindo pleura, pericárdio ou diafragma. T4b = tumor irressecável invadindo outras estruturas adjacentes, como a aorta, corpo vertebral e traqueia; Tis = displasia de alto grau; Tx = o tumor primário não pode ser avaliado.
Adaptado de American Joint Committee on Cancer Cancer - Staging Manual, Seventh Edition (2010).

Técnicas de Tratamento Endoscópico

Mucosectomia

A mucosectomia, ou *endoscopic mucosal resection* (EMR), é uma técnica que nasceu a partir da polipectomia clássica com alça, objetivando a erradicação de lesões mucosas não passíveis de tratamento com técnicas simples (Fig. 27-8). Embora a intenção de sua utilização geralmente seja curativa, pode ser utilizada, também, com propósitos diagnósticos e de estadiamento.

Em geral, as lesões elegíveis por ressecção por mucosectomia são lesões polipoides, planas ou elevadas, com histologia bem diferenciada, sem penetração da muscular da mucosa, preferivelmente de até 2 cm de diâmetro. Lesões maiores do que 2 cm dificilmente conseguem ser retiradas em um único fragmento (ressecção em bloco). A ressecção em bloco permite uma análise mais acurada das margens laterais e profundas, através da avaliação histopatológica da peça. Atualmente discute-se o uso das técnicas de mucosectomia para estadiamento T sem o uso concomitante de ultrassonografia endoscópica, já que este último método apresenta uma limitação importante na diferenciação entre as lesões T1a e T1b.[67]

Existem algumas variações técnicas disponíveis para a realização da EMR no esôfago: mucosectomia com injeção submucosa, mucosectomia com monofilamento, mucosectomia com auxílio de cap e sucção e mucosectomia após aplicação de bandas elásticas.

Dissecção Endoscópica Submucosa

Apesar da eficácia e da viabilidade das técnicas de mucosectomia, a limitação do tamanho da lesão em cerca de 2 cm para ressecções em bloco sempre foi um problema. Para solucionar esta limitação das ressecções endoscópicas, e com o intuito de remover extensas lesões em um único bloco, no final da década de 1990, foi

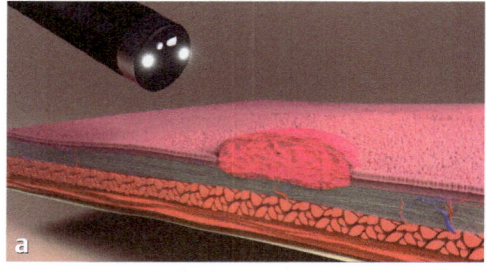

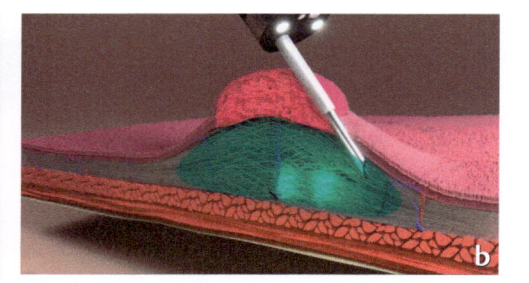

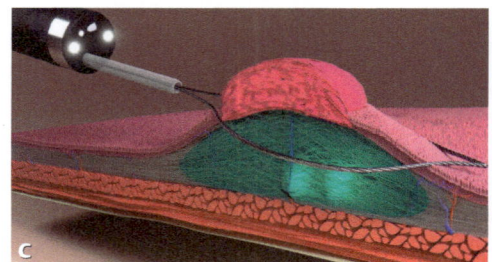

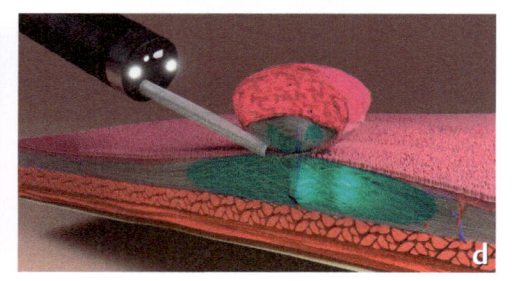

Fig. 27-8. Desenho esquemático da EMR.
(a) Identificação da lesão. (b) Injeção submucosa.
(c) Apreensão com alça de polipectomia.
(d) Fechamento da alça com posterior disparo de corrente elétrica. (Cedida, gentilmente, por Gustavo Rodela.)

desenvolvida a dissecção endoscópica submucosa (ESD).[68-70] As principais vantagens da dissecção submucosa têm relação justamente com a qualidade do espécime obtido, tanto com relação à adequada avaliação histológica, quanto dos melhores resultados clínicos presumíveis, pela obtenção de uma ressecção local de maior potencial curativo e menor taxa de recorrência (Fig. 27-9).[71]

Esta técnica foi inicialmente projetada para aplicação no estômago e, posteriormente, passou a ser empregada em outros sítios, como o esôfago, por conta de maiores dificuldades técnicas. Por conta disso, a curva de aprendizado do ESD recomenda que quem se dedica ao seu treinamento inicie pela realização de procedimentos no estômago, em seguida no reto, no cólon e, só então, no esôfago.[72]

Comparados com a cirurgia, os resultados a longo prazo foram analisados em uma revisão sistemática e meta-análise que incluiu 3.796 pacientes e cinco estudos comparativos. Não foram encontradas diferença na sobrevida geral do ESD vs. cirurgia (86,4% vs. 81,8%, IC 95% 0,39-1,11), bem como na sobrevida específica da doença em 5 anos e na recorrência total. Além disso, o ESD foi associado a menos eventos adversos (19,8% vs. 44,0%, IC 95% 0,23-0,39).[73]

Atualmente, o ESD constitui-se o método de escolha para o tratamento da neoplasia precoce de esôfago. Esta prática clínica se apoia em estudos observacionais japoneses de longa duração que sugerem que o ESD seja uma opção curativa para o tratamento da displasia de alto grau e do carcinoma *in situ*, tanto no carcinoma escamoso quanto no adenocarcinoma, apresentando um incremento na taxa de cura em comparação com a mucosectomia em lesões maiores do que 1,5 cm.[74,75] Além do que, comparado com a cirurgia, é mais segura, menos invasiva, mais econômica, além do benefício da preservação do órgão. Assim o ESD deve ser recomendado como terapia de primeira linha para lesões selecionadas (se for prevista uma profundidade até T1b-sm1).[55]

Técnicas ablativas

As técnicas de ressecção endoscópicas são fundamentais no tratamento das lesões displásicas esofágicas, entretanto, não oferecem a possibilidade de erradicação completa de metaplasia intestinal (ECMI) nos pacientes portadores de EB. As técnicas endoscópicas de ablação, levando à lesão térmica, fotoquímica ou por congelamento, tem o objetivo de eliminar o EB, induzindo necrose tecidual do tecido metaplásico, eliminando o potencial displásico e possibilitando reepitelização com tecido neoescamoso.[100] Essas técnicas, utilizadas em conjunto com a supressão ácida, podem prevenir a recorrência do EB. As técnicas mais estudadas e utilizadas incluem: terapia fotodinâmica (TFD), crioterapia, coagulação com plasma de argônio e ablação por radiofrequência (ARF). Dentre todas as terapias ablativas, ARF apresenta maior número de estudos que evidenciam sua superioridade em termos de segurança, eficácia e duração de tratamento, tornando-se a técnica de escolha.[76]

Carcinoma Epidermoide

Segundo as diretrizes da Sociedade Japonesa do Esôfago, as neoplasias intraepiteliais de alto grau, incluindo o carcinoma CEC não invasivo (carcinoma *in situ*, m1) e carcinoma intramucoso invasivo limitado à lâmina própria (m2) sem invasão angiolinfática ou metástases a distância são consideradas indicações absolutas de ressecção

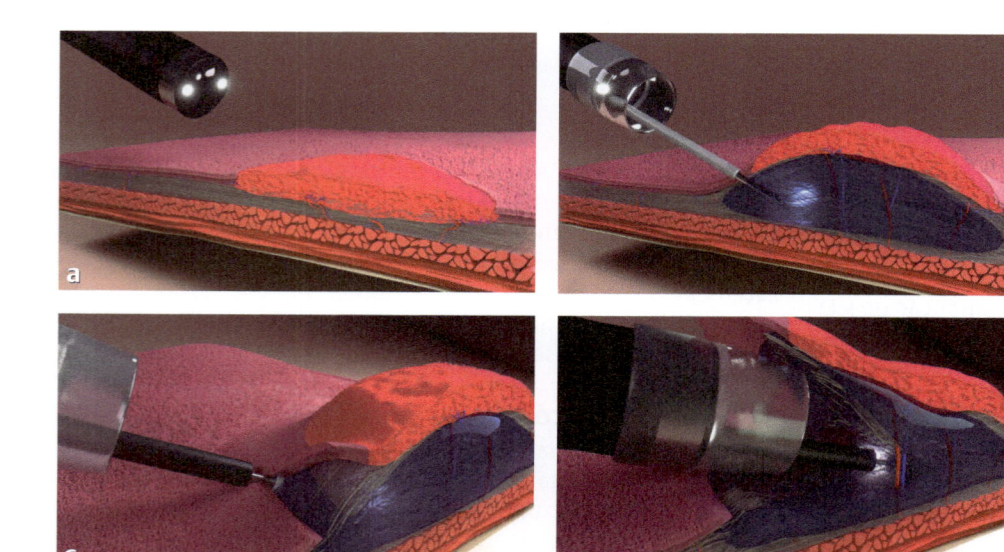

Fig. 27-9. Desenho esquemático da ESD.
(a) Identificação da lesão. (b) Injeção submucosa.
(c) Incisão mucosa perilesional. (d) Dissecção da camada submucosa com ressecção da peça em bloco único. (Cedida, gentilmente, por Gustavo Rodela.)

endoscópica.⁷⁷ Lesões mais profundas, acometendo a muscular da mucosa (m3) e até 200 μm da submucosa (sm1) são consideradas indicações expandidas, pois apresentam uma probabilidade de metástase linfonodal entre 10% e 15%.⁷⁸

A ressecção endoscópica de neoplasias esofágicas superficiais é amplamente utilizada como alternativa à esofagectomia, pois é menos invasiva, além de apresentar bons resultados clínicos.⁷⁹,⁸⁰ Em comparação com a esofagectomia, os pacientes submetidos à ressecção endoscópica apresentam menor tempo de internação, menor incidência de complicações e melhor qualidade de vida a longo prazo.⁸¹,⁸²

Até hoje, a EMR ainda é amplamente utilizada por ser menos invasiva, ter baixo custo e apresentar maior tolerância do paciente. No entanto, quando utilizada para ressecções extensas, dificulta a avaliação das margens histológicas do espécime, comprometendo a definição do risco de metástase linfonodal. Além disso, a mucosectomia em múltiplos fragmentos (*piecemeal*) apresenta maiores taxas de recorrência local.⁸³

A fim de se comparar as técnicas de EMR e ESD, foi realizada uma revisão sistemática e metanálise que reuniu oito estudos e 1.080 pacientes com neoplasia superficial de esôfago. A ESD obteve maiores taxas de resseção em monobloco (97,1% *vs.* 49,3%) e ressecções curativas (92,3% *vs.* 52,7%) em comparação com a EMR.

No entanto, tempo de procedimento (diferença média de 44,72 minutos) e taxa de perfuração (*Odds ratio* de 2,19) foram maiores no grupo ESD. Com relação à taxa de estenose (p = 0,59) e sangramento pós-procedimento (p = 0,65), não houve diferenças significativas entre as técnicas.⁸³

Apesar dos benefícios do tratamento endoscópico, em razão do formato estreito e oco do esôfago, a cicatrização de uma úlcera que ocupa dois terços ou mais da circunferência do órgão pode resultar na formação de uma estenose significativa.⁷⁵ Assim, quando realizadas tais ressecções, como demonstrado na Figura 27-10, deve-se sempre realizar alguma terapia preventiva (corticoide oral ou corticoide injetável no leito ressecado (Quadro 27-7).⁸⁴

Com relação ao seguimento, uma ressecção em monobloco (R0) de uma lesão superficial de células escamosas até T1A-m2, bem a moderadamente diferenciada, sem invasão linfovascular, deve ser considerada uma ressecção de risco muito baixo (curativa) sendo que nenhum estadiamento, tratamento ou procedimento adicional é recomendado.

No caso de uma RE de baixo risco (curativa) de um tumor T1a--m3 ou T1b-sm, apesar da heterogeneidade de opiniões, o consenso da ESGE considera a vigilância e/ou radioterapia adicional (especialmente se acima de 20 mm) como um tratamento adicional preferencial menos agressivo, em comparação com a cirurgia ou

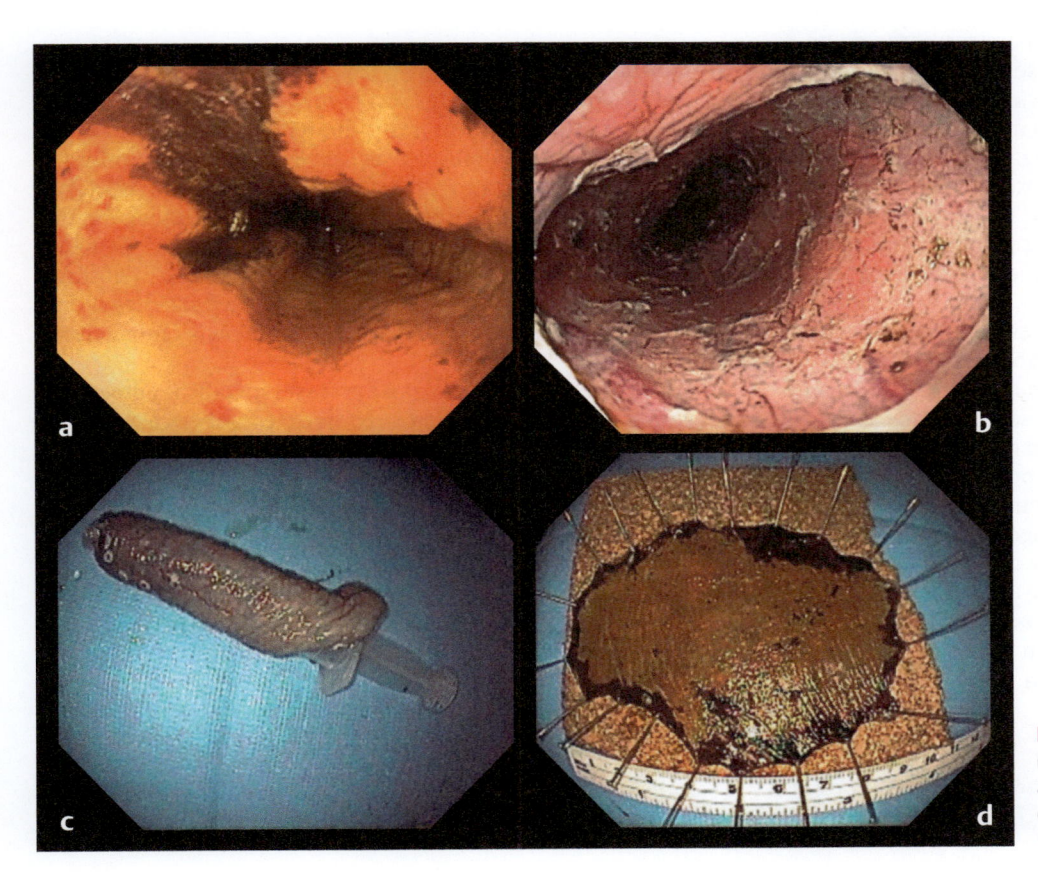

Fig. 27-10. ESD de lesão precoce e mesôfago. (a) Área não corada ao Lugol. (b) Leito ressecado após ESD circunferencial. (c) Aspecto da lesão circunferencial ressecada. (d) Peça corada com Lugol e esticada em cortiça.

Quadro 27-7. Comparação dos Consensos para Tratamento da Neoplasia Epidermoide Superficial de Esôfago (Quadro 27-2).²⁶,⁵⁵

Comparação dos consensos para tratamento da neoplasia epidermoide superficial de esôfago		
Estadiamento	Sociedade Japonesa de Endoscopia Gastrointestinal	Sociedade Europeia de Endoscopia Gastrointestinal (ESGE)
T1a LP (m2)/IPCL A e B1	Circunferencial ≤ 5 cm = ESD	
	Circunferencial > 5 cm = Cirurgia/QRT	
	Não circunferencial = ESD	
T1a MM (m3) e T1b SM1/IPCL B2	Circunferencial = Cirurgia/QRT	Circunferencial = Cirurgia/QRT
	Não circunferencial = ESD	EUS/PET CT negativos = ESD (indicação expandida)
		EUS/PET CT (+ sm1/N+) = Cirurgia/QRT
	Cirurgia/QRT/RT	
T1 b SM2/IPCL B3	Cirurgia/QRT	Cirurgia/QRT

quimiorradioterapia (QRT), dependendo do quadro clínico do paciente. No entanto, a QRT pode ser preferível à radioterapia isolada em pacientes jovens e aptos. A cirurgia é uma opção para pacientes jovens que atendem a critérios de alto risco (RE não curativa), principalmente se houver invasão submucosa profunda e invasão linfovascular, pois nesses casos a sobrevida global poderia ser melhor com a cirurgia.[55]

Após RE curativas, seja no carcinoma epidermoide ou no adenocarcinoma, é recomendado o controle endoscópico em 3 a 6 meses e depois anualmente. Nos casos de ressecção fragmentada (*piecemeal*) ou na presença de margem lateral positiva, quando os critérios para tratamento adicional não são atendidos, recomenda-se uma cromoendoscopia de alta definição e biópsias em 3 a 6 meses. Se alguma lesão residual for evidenciada, um retratamento endoscópico pode ser tentado antes da indicação cirúrgica.[55]

Adenocarcinoma

O tratamento da DRGE, bem como o controle clínico de outros fatores de risco do AE são medidas preventivas importantes, mas a ressecção endoscópica de lesões precoces (DAG ou AE intramucoso) também pode ser vista como uma medida preventiva. Lesões displásicas nodulares identificadas no EB podem ser ressecadas por EMR ou por ESD. Com relação à necessidade de cirurgia após ressecção endoscópica, remissão da neoplasia e recorrência, ESD e EMR são ambas técnicas altamente efetivas para ressecção da neoplasia precoce associada ao EB. O ESD apresenta uma maior taxa de ressecção R0, mas para a maioria dos pacientes isso apresenta pouca relevância clínica, já que é uma técnica mais cara, com maiores efeitos adversos e maior tempo de realização.[50,85] Um estudo multicêntrico comparando a ressecção endoscópica com a esofagectomia (tratamento clássico para essa condição) demonstrou uma remissão completa de 98,7% dos casos tratados por endoscopia, com uma taxa de complicação muito menor do que nos pacientes com tratamento cirúrgico.[86]

O último consenso europeu de ressecções endoscópicas para lesões superficiais gastrointestinais, publicado no ano de 2022, recomenda que lesões intramucosas que foram ressecadas em bloco (R0), bem ou moderadamente diferenciadas, sem invasão vascular, devam ser consideradas de muito baixo risco e o tratamento deve ser considerado curativo, sem necessidade de outros procedimentos de estadiamento. Para os casos de adenocarcinomas com mesmas características, exceto a invasão até sm1, sugere-se uma conduta semelhante, entretanto é preciso considerar que há um risco um pouco maior de metástase linfonodal (1,4% a 1,9%).[55] A ESGE recomenda que após uma ressecção considerada curativa ou de risco local (ressecção a *piecemeal* ou com margem horizontal positiva, sem outros critérios de alto risco), seja feita a ablação de toda a mucosa acometida pelo EB (Quadro 27-8).

A experiência norte-americana indica o tratamento de lesões displásicas planas com o uso da ablação por radiofrequência (ARF), com um sucesso de erradicação completa de 91% para displasia de baixo grau e de 81% para os casos de displasia de alto grau.[87] Nos últimos consensos, a ARF já tem sido colocada como terapêutica fundamental para os casos de EB com displasia, tanto para alto quanto baixo grau, e sua utilização tem levado a resultados favoráveis na prevenção do AE.[45,88] Um estudo multicêntrico randomizado e controlado comparou os resultados de 68 pacientes com DBG tratados com ARF com um número igual de pacientes submetidos a segmento endoscópico anual.[98] Num período de segmento de 3 anos, 1% dos pacientes no braço do tratamento progrediram para DAG ou AE, comparado com 26,5% no braço de controle. Estes achados indicam de maneira evidente que a terapia de ARF é um tratamento apropriado para o EB com DBG. Recentemente a tecnologia de ARF foi disponibilizada no Brasil e, apesar de ainda não estar amplamente implementada devido ao seu alto custo, espera-se que nos próximos anos se torne um procedimento realizado de forma rotineira nos pacientes com EB com displasia, em conjunto com as técnicas de mucosectomia, quando indicadas.

O controle endoscópico em 3 a 6 meses e depois anualmente é o mesmo utilizado para segmento dos pacientes com ressecção endoscópica por carcinoma epidermoide, após a ressecção curativa ou de risco local.

Paliativo

Quando o paciente se apresenta com metástases a distância ou com comprometimento local avançado não passível de ressecção cirúrgica (estádios IIIC ou IV), as opções terapêuticas são muito limitadas e o foco do tratamento é a paliação dos sintomas. Nestes casos a média de sobrevida é de apenas 9 a 10 meses, independente do tratamento quimioterápico.[89] É importante considerar que alguns fatores como idade, *status* de desempenho, presença de metástases hepáticas e peritoneais e a elevação de algumas substâncias séricas (como bilirrubinas e eletrólitos) exercem influência na resposta à quimioterapia.

Nestes pacientes, a colocação de próteses metálicas autoexpansíveis é uma importante medida de conforto e também nutricional, sendo que cerca de 90% dos pacientes submetidos a este procedimento apresentam melhora da disfagia.[90] Existem vários modelos de próteses, variando em desenho, comprimento e materiais e sua colocação, idealmente, deve ser realizada com o paciente sob anestesia geral e intubação orotraqueal e com o auxílio de fluoroscopia. Em tumores intransponíveis ao aparelho de calibre standard pode ser necessária a utilização de aparelho ultrafino para transposição da lesão e adequado planejamento do procedimento. Considerando que a colocação da prótese é um procedimento definitivo para estes pacientes, ou seja, ela não será retirada, e com o intuito de prevenir

---

Quadro 27-8. Manejo das Lesões Associadas ao Esôfago de Barrett.

Realização de endoscopia de alta resolução por um endoscopista *expert*, com cromoendoscopia virtual ou com ácido acético
- Tamanho, morfologia (Paris) - Diagnóstico de lesões neoplásicas e delineação de margens (classificações de BING e/ou PREDICT)
- Padrão da mucosa - Padrão vascular - Perda focal do efeito branco do ácido ascético

Paris 0-IIa/b < 2 cm & ausência de invasão SM OU Lesões displásicas grandes/multifocais	Suspeita de invasão SM superficial, Paris 0-Is/0-IIc OU Malignidade > 2 cm OU Fibrose/cicatriz	Suspeita de invasão profunda - Ulceração profunda - Bordas marcadamente elevadas
EMR com banda elástica	**ESD**	**Estadiamento completo (EUS/TC/PET-TC)**
↓	↓	
Ablação de toda mucosa de Barrett		**Cirurgia**

BING: Barrett's International NBI Group; PREDICT: Portsmouth acetic acid classification; EMR: ressecção endoscópica da mucosa; EUS: ultrassom endoscópico; PET-TC: tomografia computadorizada por emissão de pósitrons; TC: tomografia computadorizada; SM: submucosa. (Adaptado de Pimentel-Nunes P *et al.*, 2022.[55])

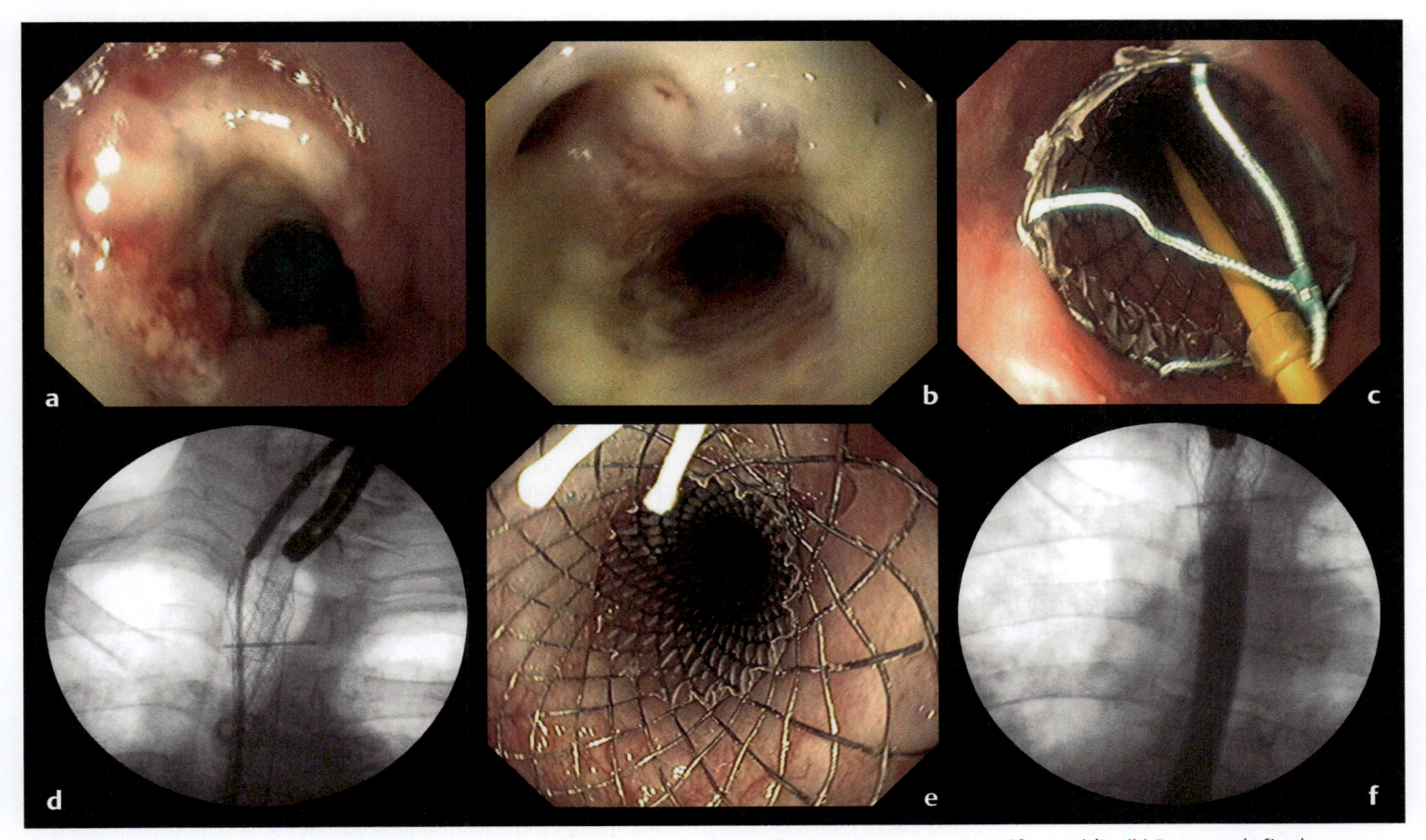

Fig. 27-11. Colocação de prótese metálica autoexpansível esofágica. (**a**) Lesão ulceroinfiltrativa estenosante em esôfago médio. (**b**) Presença de fístula traqueoesofágica no trajeto do tumor. (**c**) Passagem de prótese metálica autoexpansível parcialmente recoberta. (**d**) Controle fluoroscópico com marcação de extremidade proximal da lesão. (**e**) Aspecto endoscópico final após liberação da prótese. (**f**) Aspecto final da fluoroscopia após liberação da prótese confirmando a oclusão da fístula (ausência de extravasamento do contraste).

migração do dispositivo, opta-se pelo uso de *stents* metálicos parcialmente recobertos. A porção não recoberta garante aderência entre a prótese e o tecido esofágico e a porção recoberta, que deve preferencialmente contemplar toda a extensão da lesão, exerce força expansiva radial, ampliando a luz do órgão. Em tumores do esôfago distal ou da cárdia, nos quais a prótese ficará posicionada com sua extremidade distal na câmara gástrica (transcárdica), opta-se pelo uso de próteses com válvula antirrefluxo, um dispositivo que permite a passagem de alimentos e secreções de forma anterógrada, mas não de forma retrógrada. Em lesões do esôfago cervical, em que a distância entre o esfíncter esofágico superior e o tumor é curta, pode ser necessária a utilização de próteses com perfil cervical, nas quais a sua porção proximal apresenta calibre menor, diminuindo o desconforto e a sensação da presença de corpo estranho próximo ao cricofaríngeo. Pacientes com fístulas entre a lesão e outras estruturas torácicas (pleura, brônquios, traqueia etc.) beneficiam-se especialmente deste procedimento, no entanto, é importante o controle do quadro infeccioso causado pela fístula antes da colocação da prótese e da oclusão do orifício fistuloso (Fig. 27-11). Nos casos em que há abscesso recomenda-se uma drenagem do mesmo em conjunto com antibioticoterapia antes da prótese. Em pacientes que serão submetidos à quimiorradioterapia paliativa para o câncer esofágico não é recomendado o uso de próteses esofágicas antes deste tratamento, pois uma eventual diminuição da massa tumoral pode predispor à migração da prótese. As complicações relacionadas com próteses metálicas autoexpansíveis são dor torácica intolerável, perfuração, migração, *ingrowth* tumoral, sangramento e formação de fístula.[91,92]

Outro procedimento endoscópico importante neste grupo de pacientes é a gastrostomia endoscópica (GE), sobretudo nos pacientes não candidatos à colocação de próteses metálicas, ou que apresentaram falha ao método por *ingrowth* tumoral. A GE também tem importância nos pacientes que serão submetidos à quimiorradioterapia, oferecendo suporte nutricional durante este tratamento.[93]

Terapias endoscópicas ablativas, como ablação química, ablação a *laser* e terapia fotodinâmica podem ser utilizadas com o objetivo de diminuir a massa tumoral e melhorar a disfagia. Sua utilização na prática clínica é muito infrequente, pois, embora alcancem uma adequada patência luminal, várias sessões podem ser necessárias e a resposta clínica com melhora da disfagia não acompanha o resultado técnico na maioria dos casos.[94-96]

REFERÊNCIAS BIBLIOGRÁFICAS

1. Sung H, Ferlay J, Siegel RL et al. Global Cancer Statistics: GLOBOCAN estimates of incidence and mortality worldwide for 36 cancers in 185 countries. CA Cancer J Clin. 2021;71:209-249.
2. Allemani C, Matsuda T, Di Carlo V, et al. Global surveillance of trends in cancer survival 00-14 (CONCORD-3): analysis of individual records for 37 513 025 patients diagnosed with one of 18 cancers from 322 opulationbased registries in 71 countries. Lancet. 2018; 391:1023-1075.
3. Pennathur A, Gibson MK, Jobe BA, Luketich JD. Oesophageal carcinoma. Lancet. 2013;381(9864):400-12.
4. Morgan E, Soerjomataram I, Rumgay H, et al. The Global Landscape of Esophageal Squamous Cell Carcinoma and Esophageal Adenocarcinoma Incidence and Mortality in and Projections to 40: New Estimates From GLOBOCAN. Gastroenterology. 2022;163(3):649-658.
5. Zhang HZ, Jin GF, Shen HB. Epidemiologic differences in esophageal cancer between Asian and Western populations. Chin J Cancer. 2012;31(6):281-6.
6. Moura EGH, Maluf-Filho F, Azzam RS. Corrosive esophagitis and esophageal cancer. Definitions of predictive signs of cancer by endoscopic and pathologic evaluation. Gut. 1996;39(3):A111.
7. Chaber-Ciopinska A, Kiprian D, Kawecki A, Kaminski MF. Surveillance of patients at high-risk of squamous cell esophageal cancer. Best Pract Res Clin Gastroenterol. 2016;30(6):893-900.

8. Zendehdel K, Nyrén O, Edberg A, Ye W. Risk of esophageal adenocarcinoma in achalasia patients, a retrospective co-hort study in Sweden. Am J Gastroenterol. 2011;106(1):57-61.
9. Andalib A, Bouchard P, Demyttenaere S, et al. Esophageal cancer after sleeve gastrectomy: a population-based comparative co-hort study. Surg Obes Relat Dis [Internete]. 2021;17(5):879-87.
10. Plat VD, Kasteleijn A, Greve JWM, et al. Esophageal Cancer After Bariatric Surgery: Increasing Prevalence and Treatment Strategies. Obes Surg. 2021;31(11):4954-4962.
11. Njei B, McCarty TR, Birk JW. Trends in esophageal cancer survival in United States adults from 1973 to 2009: A SEER database analysis. J Gastroenterol Hepatol. 2016;31(6):1141-6.
12. Souza RF, Krishnan K, Spechler SJ. Acid, bile, and CDX: the ABCs of making Barrett's metaplasia. Am J Physiol Gastrointest Liver Physiol. 2008;295(2):G211-8.
13. El-Serag HB, Ergun GA, Pandolfino J, et al. Obesity increases oesophageal acid exposure. Gut. 2007;56(6):749-55.
14. Ryan AM, Healy LA, Power DG, et al. Barrett esophagus: prevalence of central adiposity, metabolic syndrome, and a proinflammatory state. Ann Surg. 2008;247(6):909-15.
15. Engel LS, Chow WH, Vaughan TL, et al. Population attributable risks of esophageal and gastric cancers. J Natl Cancer Inst. 2003;95(18):1404-13.
16. Wu AH, Wan P, Bernstein L. A multiethnic population-based study of smoking, alco-hol and body size and risk of adenocarcinomas of the stomach and esophagus (United States). Cancer Causes Control. 2001;12(8):721-32.
17. Hvid-Jensen F, Pedersen L, Drewes AM, et al. Incidence of adenocarcinoma among patients with Barrett's esophagus. N Engl J Med. 2011;365(15):1375-83.
18. Kroep S, Lansdorp-Vogelaar I, Rubenstein JH, et al. An Accurate Cancer Incidence in Barrett's Esophagus: A Best Estimate Using Published Data and Modeling. Gastroenterology. 2015;149(3):577-85.e4.
19. Shah PM, Gerdes H. Endoscopic options for early stage esophageal cancer. J Gastrointest Oncol. 2015;6(1):20-30.
20. Wang GQ, Abnet CC, Shen Q, et al. Histological precursors of oesophageal squamous cell carcinoma: results from a 13 year prospective follow up study in a high risk population. Gut. 2005;54(2):187-92.
21. Gono K, Obi T, Yamaguchi M, et al. Appearance of enhanced tissue features in narrow-band endoscopic imaging. J Biomed Opt. 2004;9(3):568-77.
22. Ide E, Maluf-Filho F, Chaves DM, et al. Narrow-band imaging without magnification for detecting early esophageal squamous cell carcinoma. World J Gastroenterol. 2011;17(39):4408-13.
23. Mannath J, Subramanian V, Hawkey CJ, Ragunath K. Narrow band imaging for characterization of high grade dysplasia and specialized intestinal metaplasia in Barrett's esophagus: a meta-analysis. Endoscopy. 2010;42(5):351-9.
24. Sato H, Inoue H, Ikeda H, et al. Utility of intrapapillary capillary loops seen on magnifying narrow-band imaging in estimating invasive depth of esophageal squamous cell carcinoma. Endoscopy. 2015;47(2):122-8.
25. Ishihara R, Arima M, Iizuka T, et al. Japan Gastroenterological Endoscopy Society Guidelines Committee of ESD/EMR for Esophageal Cancer. Endoscopic submucosal dissection/endoscopic mucosal resection guidelines for esophageal cancer. Dig Endosc. 2020;32(4):452-493.
26. Kodama M, Kakegawa T. Treatment of superficial cancer of the esophagus: a summary of the responses to a questionnaire on superficial cancer of the esophagus in Japan. Surgery. 1998;123:432-9.
27. Endo M, Yoshino K, Kawano, T et al. Clinicopathologic analysis of lymph node metastasis in surgically resected superficial cancer of the thoracic esophagus. Dis Esophagus. 2000;13:125-9.
28. Araki K, Ohno S, Egashira A, et al. Pathologic features of superficial esophageal squamous cell carcinoma with lymph node and distal metastasis. Cancer. 2002;94:570-5.
29. Japanese Gastric Cancer Association. Japanese Classification of Gastric Carcinoma, 2nd ed. Gastric Cancer. 1998;1(1):10-24.
30. Group ECR. Update on the paris classification of superficial neoplastic lesions in the digestive tract. Endoscopy. 2005;37(6):570-8.
31. Carneiro F, Moutinho C, Pera G, et al. Pathology findings and validation of gastric and esophageal cancer cases in a European co-hort (EPIC/EUR-GAST). Scand J Gastroenterol. 2007;42(5):618-27.
32. Wu H, Rusiecki JA, Zhu K, et al. Stomach carcinoma incidence patterns in the United States by histologic type and anatomic site. Cancer Epidemiol Biomarkers Prev. 2009;18(7):1945-52.
33. Kusano C, Gotoda T, Khor CJ, et al. Changing trends in the proportion of adenocarcinoma of the esophagogastric junction in a large tertiary referral center in Japan. J Gastroenterol Hepatol. 2008;23(11):1662-5.
34. Lee JY, Kim HY, Kim KH, et al. No changing trends in incidence of gastric cardia cancer in Korea. J Korean Med Sci. 2003;18(1):53-7.
35. Giacopuzzi S, Bencivenga M, Weindelmayer J, et al. Western strategy for EGJ carcinoma. Gastric Cancer. 2017;(1): 60-8.
36. Siewert JR, Stein HJ. Classification of adenocarcinoma of the oesophagogastric junction. Br J Surg. 1998;85(11):1457-9.
37. Leers JM, DeMeester SR, Chan N, et al. Clinical characteristics, biologic behavior, and survival after esophagectomy are similar for adenocarcinoma of the gastroesophageal junction and the distal esophagus. J Thorac Cardiovasc Surg. 2009;138(3):594-602.
38. McColl KE, Going JJ. Aetiology and classification of adenocarcinoma of the gastrooesophageal junction/cardia. Gut. 2010;59(3):282-4.
39. 2Bennett C, Moayyedi P, Corley DA, et al. BOB CAT: A Large-Scale Review and Delphi Consensus for Management of Barrett's Esophagus With No Dysplasia, Indefinite for, or Low-Grade Dysplasia. Am J Gastroenterol. 2015;110(5):662-82.
40. Jankowski J, Barr H. Improving surveillance for Barrett's oesophagus: AspECT and BOSS trials provide an evidence base. BMJ. 2006;332(7556):1512.
41. Rex DK, Cummings OW, Shaw M et al. Screening for Barrett's esophagus in colonoscopy patients with and without heartburn. Gastroenterology. 2003;125(6):1670-7.
42. Zagari RM, Fuccio L, Wallander MA, et al. Gastrooesophageal reflux symptoms, oesophagitis and Barrett's oesophagus in the general population: the Loiano-Monghidoro study. Gut. 2008;57(10):1354-9.
43. Qumseya BJ, Wang H, Badie N, et al. Advanced imaging technologies increase detection of dysplasia and neoplasia in patients with Barrett's esophagus: a meta-analysis and systematic review. Clin Gastroenterol Hepatol. 2013;11(12):1562-70.e1-2.
44. Shaheen NJ, Falk GW, Iyer PG, et al. Diagnosis and Management of Barrett's Esophagus: An Updated ACG Guideline. Am J Gastroenterol. 2022;117(4):559-587.
45. Alvarez Herrero L, Curvers WL, van Vilsteren FG, et al. Validation of the Prague C&M classification of Barrett's esophagus in clinical practice. Endoscopy. 2013;45(11):876-82.
46. de Jonge PJ, van Blankenstein M, Grady WM, Kuipers EJ. Barrett's oesophagus: epidemiology, cancer risk and implications for management. Gut. 2014;63(1):191-202.
47. Desai TK, Krishnan K, Samala N, et al. The incidence of oesophageal adenocarcinoma in non-dysplastic Barrett's oesophagus: a meta-analysis. Gut. 2012;61(7):970-6.
48. Dulai GS, Guha S, Kahn KL, et al. Preoperative prevalence of Barrett's esophagus in esophageal adenocarcinoma: a systematic review. Gastroenterology. 2002;122(1):26-33.
49. Barret M, Cao DT, Beuvon F, et al. Endoscopic submucosal dissection for early Barrett's neoplasia. United European Gastroenterol J. 2016;4:207-215.
50. Sharma P, Bergman JJ, Goda K, et al. Development and validation of a classification system to identify high-grade dysplasia and esophageal adenocarcinoma in Barrett's esophagus using narrow-band imaging. Gastroenterology. 2016;150:591-598.
51. Kandiah K, Chedgy FJQ, Subramaniam S, et al. International development and validation of a classification system for the identification of Barrett's neoplasia using acetic acid chromoendoscopy: the Portsmouth acetic acid classification (PREDICT). Gut. 2018;67:2085-2091.
52. Martinucci I, de Bortoli N, Russo S, et al. Barrett's esophagus in 2016: from pathophysiology to treatment. World J Gastrointest Pharmacol Ther. 2016;7(2):190-206.
53. Network N. Esophageal and Esophagogastric Junction Cancers [Internete]. 2015.
54. Pimentel-Nunes P, Libânio D, Bastiaansen BAJ, et al. Endoscopic submucosal dissection for superficial gastrointestinal lesions: European Society of Gastrointestinal Endoscopy (ESGE) Guideline – Update. 2022. Endoscopy. 2022;54(6):591-622.
55. Buskens CJ, Westerterp M, Lagarde SM, et al. Prediction of appropriateness of local endoscopic treatment for high-grade dysplasia and early adenocarcinoma by EUS and histopathologic features. Gastrointest Endosc. 2004;60(5):703-10.
56. Oh DS, Hagen JA, Chandrasoma PT, et al. Clinical biology and surgical therapy of intramucosal adenocarcinoma of the esophagus. J Am Coll Surg. 2006;3(2):152-61.
57. Prasad GA, Wu TT, Wigle DA, et al. Endoscopic and surgical treatment of mucosal (T1a) esophageal adenocarcinoma in Barrett's esophagus. Gastroenterology. 2009;137(3):815-23.
58. Rice TW, Blackstone EH, Goldblum JR, et al. Superficial adenocarcinoma of the esophagus. J Thorac Cardiovasc Surg. 2001;122(6):1077-90.

59. Stein HJ, Feith M, Bruecher BL, et al. Early esophageal cancer: pattern of lymphatic spread and prognostic factors for long-term survival after surgical resection. Ann Surg. 2005;242(4):566-73;discussion 73-5.
60. Blazeby JM, Farndon JR, Donovan J, Alderson D. A prospective longitudinal study examining the quality of life of patients with esophageal carcinoma. Cancer. 2000;88(8):1781-7.
61. Hoppo T, Rachit SD, Jobe BA. Esophageal preservation in esophageal high-grade dysplasia and intramucosal adenocarcinoma. Thorac Surg Clin. 2011;21(4):527-40.
62. Kitamura K, Kuwano H, Yasuda M, et al. What is the earliest malignant lesion in the esophagus? Cancer. 1996;77(8):1614-9.
63. Shimizu Y, Kato M, Yamamoto J, et al. Histologic results of EMR for esophageal lesions diagnosed as high-grade intraepithelial squamous neoplasia by endoscopic biopsy. Gastrointest Endosc. 2006;63(1):16-21.
64. Shimizu Y, Tukagoshi H, Fujita M, et al. Endoscopic screening for early esophageal cancer by iodine staining in patients with other current or prior primary cancers. Gastrointest Endosc. 2001;53(1):1-5.
65. Steinbach G, Hong WK. Early detection of esophageal cancer by chromoendoscopy. Cancer. 1995;76(6):919-21.
66. Pouw RE, van Vilsteren FG, Peters FP, et al. Randomized trial on endoscopic resection-cap versus multiband mucosectomy for piecemeal endoscopic resection of early Barrett's neoplasia. Gastrointest Endosc. 2011;74(1):35-43.
67. Ohkuwa M, Hosokawa K, Boku N, et al. New endoscopic treatment for intramucosal gastric tumors using an insulated-tip diathermic knife. Endoscopy. 2001;33(3):221-6.
68. Ono H, Kondo H, Gotoda T, et al. Endoscopic mucosal resection for treatment of early gastric cancer. Gut. 2001;48(2):225-9.
69. Yamamoto H, Kawata H, Sunada K, et al. Success rate of curative endoscopic mucosal resection with circumferential mucosal incision assisted by submucosal injection of sodium hyaluronate. Gastrointest Endosc. 2002;56(4):507-12.
70. Fujishiro M, Yahagi N, Kakushima N, et al. Endoscopic submucosal dissection of esophageal squamous cell neoplasms. Clin Gastroenterol Hepatol. 2006;4(6):688-94.
71. Pech O, Manner H, Ell C. Endoscopic resection. Gastrointest Endosc Clin N Am. 2011;21(1):81-94.
72. Yeh JH, Huang RY, Lee CT, et al. Long-term outcomes of endoscopic submucosal dissection and comparison to surgery for superficial esophageal squamous cancer: a systematic review and meta-analysis. Therap Adv Gastroenterol. 2020;13:17562848964316.
73. Ishihara R, Iishi H, Uedo N, et al. Comparison of EMR and endoscopic submucosal dissection for en bloc resection of early esophageal cancers in Japan. Gastrointest Endosc. 2008;68(6):1066-72.
74. Ono S, Fujishiro M, Niimi K, et al. Long-term outcomes of endoscopic submucosal dissection for superficial esophageal squamous cell neoplasms. Gastrointest Endosc. 2009;70(5):860-6.
75. Ertan A, Zaheer I, Correa AM, et al. Photodynamic therapy vs radiofrequency ablation for Barrett's dysplasia: efficacy, safety and cost-comparison. World J Gastroenterol. 2013;19:7106-13
76. Kuwano H, Nishimura Y, Oyama T, et al. Guidelines for Diagnosis and Treatment of Carcinoma of the Esophagus April 12 edited by the Japan Esophageal Society. Esophagus. 2015;12:1-30.
77. The Paris endoscopic classification of superficial neoplastic lesions: esophagus, stomach, and cólon: November 30 to December 1, 2002. Gastrointest Endosc. 2003;58(6):S3-43.
78. Chennat J, Konda VJ, Ross AS, et al. Complete Barrett's eradication endoscopic mucosal resection: an effective treatment modality for high-grade dysplasia and intramucosal carcinoma – an American single-center experience. Am J Gastroenterol. 2009;104(11):2684-92.
79. Katada C, Muto M, Manabe T, et al. Esophageal stenosis after endoscopic mucosal resection of superficial esophageal lesions. Gastrointest Endosc. 2003;57(2):165-9.
80. Neuhaus H. Endoscopic submucosal dissection in the upper gastrointestinal tract: present and future view of Europe. Dig Endosc. 2009;21(1):S4-6; 31(6):1141-6.
81. Repici A, Hassan C, Carlino A, et al. Endoscopic submucosal dissection in patients with early esophageal squamous cell carcinoma: results from a prospective Western series. Gastrointest Endosc. 2010;71(4):715-21.
82. Guo HM, Zhang XQ, Chen M, et al. Endoscopic submucosal dissection vs endoscopic mucosal resection for superficial esophageal cancer. World J Gastroenterol. 2014;(18):5540-7.
83. Mendonca EQ, Zuretti LS, Panzani T, et al. Endoscopic gastric submucosal dissection: experimental comparative protocol between standard technique and Hybrid-Knife(r). Arq Gastroenterol. 2016;53(3):192-5.
84. Terheggen G, Horn EM, Vieth M, et al. A randomised trial of endoscopic submucosal dissection versus endoscopic mucosal resection for early Barrett's neoplasia. Gut. 2017;66:783-793.
85. Pech O, Bollschweiler E, Manner H, et al. Comparison between endoscopic and surgical resection of mucosal esophageal adenocarcinoma in Barrett's esophagus at two high-volume centers. Ann Surg. 2011;254(1):67-72.
86. Shaheen NJ, Sharma P, Overholt BF, et al. Radiofrequency ablation in Barrett's esophagus with dysplasia. N Engl J Med. 2009;360(22):2277-88.
87. di Pietro M, Fitzgerald RC. BSG Barrett's guidelines working group. Revised British Society of Gastroenterology recommendation on the diagnosis and management of Barrett's oesophagus with low-grade dysplasia. Gut. 2018;67(2):392-393.
88. Cunningham D, Starling N, Rao S, et al. Capecitabine and oxaliplatin for advanced esophagogastric cancer. N Engl J Med. 2008;358(1):36-46.
89. Knyrim K, Wagner HJ, Bethge N, et al. A controlled trial of an expansile metal stent for palliation of esophageal obstruction due to inoperable cancer. N Engl J Med. 1993;329(18):1302-7.
90. Conio M, Repici A, Battaglia G, et al. A randomized prospective comparison of self-expandable plastic stents and partially covered self-expandable metal stents in the palliation of malignant esophageal dysphagia. Am J Gastroenterol. 2007;102(12):2667-77.
91. Shenfine J, McNamee P, Steen N, et al. A randomized controlled clinical trial of palliative therapies for patients with inoperable esophageal cancer. Am J Gastroenterol. 2009;104(7):1674-85.
92. Evans JA, Early DS, Chandraskhara V et al. The role of endoscopy in the assessment and treatment of esophageal cancer. Gastrointest Endosc. 2013;77(3):328-34.
93. Lightdale CJ, Heier SK, Marcon NE, et al. Photodynamic therapy with porfimer sodium versus thermal ablation therapy with Nd:YAG laser for palliation of esophageal cancer: a multicenter randomized trial. Gastrointest Endosc. 1995;42(6):507-12.
94. Mellow MH, Pinkas H. Endoscopic laser therapy for malignancies affecting the esophagus and gastroesophageal junction. Analysis of technical and functional efficacy. Arch Intern Med. 1985;145(8):1443-6.
95. Sankar MY, Joffe SN. Endoscopic contact Nd:YAG laser resectional vaporization (ECLRV) and esophageal dilatation (ED) in advanced malignant obstruction of the esophagus. Am Surg. 1991;57(4):259-68.

28 Corpos Estranhos do Esôfago

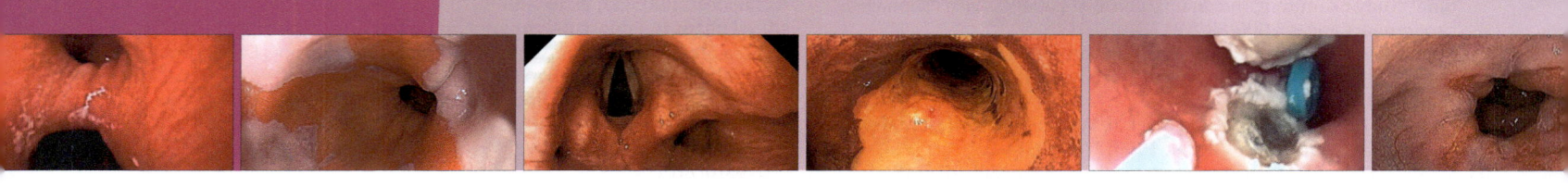

Alexandre Pelosi ■ Giovani De Marco Antonello ■ Mariceli Costa ■ Patricia Luna

INTRODUÇÃO

A ingestão de corpo estranho (CE) é a terceira causa mais comum de atendimentos nas emergências por queixas digestivas, estando atrás apenas das hemorragias digestivas alta e baixa. Sua incidência é bimodal, com maior prevalência nas crianças e nos idosos e, na grande maioria das vezes, a ingestão é acidental. Em alguns grupos específicos, a ingestão é intencional, como em pacientes psiquiátricos, aqueles com distúrbios cognitivos ou os que visam ganhos secundários, como presidiários.

A abordagem da ingestão de CE depende do tempo decorrido desde o início do evento, do tipo e do formato do objeto ingerido e dos sintomas apresentados. Apesar de existirem fatores de risco para impactações alimentares e de CE, como distúrbios motores do esôfago, estenoses e alterações cirúrgicas do trato digestivo, na maioria das vezes, a ingestão de CE acontece em indivíduos previamente hígidos.

Neste capítulo, descreveremos dados epidemiológicos, abordagem diagnóstica e opções de tratamento nestes casos. Os *guidelines* da ASGE e ESGE referentes à ingestão de CE datam de 2011 e 2016 havendo, nos últimos anos, poucos pontos novos de discussão sobre o tema.

EPIDEMIOLOGIA

As estatísticas relacionadas com a ingestão de corpo estranho, podem variar de acordo com as diferenças culturais dos locais analisados. Na população oriental, na qual o consumo de peixe é elevado, o CE mais comum descrito são as espinhas de peixe. Por outro lado, no ocidente, a impactação com bolo alimentar, usualmente carne, é o achado mais prevalente. Nas crianças, o CE mais comum são as moedas e curiosamente em 85,3% das vezes há um adulto presente na hora da ingestão.[1,2]

Em 80% das vezes, portanto, na grande maioria das ingestões de CE, nenhum tratamento é necessário, havendo passagem espontânea do CE e eliminação pelas fezes. Em apenas 20% dos casos há impactação com necessidade de algum tratamento.[1]

Num estudo europeu recente que compilou o resultado de 61 estudos retrospectivos de várias nacionalidades e cerca de 10.835 pacientes, o local mais comum de impactação foi o esôfago cervical (66,9%) seguido do esôfago torácico (24,7%) e esôfago distal (8,4%). O tratamento conservador, em pacientes sintomáticos foi possível em 17,6% dos casos e, dos pacientes que necessitaram de tratamento, 17,8% tiveram alguma complicação associada a presença do CE ou do próprio tratamento. A cirurgia foi necessária em apenas 3,4% dos casos e a incidência de perfuração esofágica foi de 1,7%.[3]

ANATOMIA

O esôfago é um órgão tubular com pouco mais de 20 cm com uma porção cervical, uma torácica e uma abdominal. Ao longo de sua extensão podem-se notar quatro áreas de constrição fisiológica: o esfíncter esofagiano superior, a impressão do arco aórtico, a impressão do brônquio-fonte esquerdo, que poucas vezes é percebida, e o esfíncter esofagiano inferior. A impactação de CE se faz comumente em uma dessas regiões, em especial o esfíncter superior.

Doenças que alterem a anatomia normal, e de alguma forma reduzam o calibre do órgão, aumentam as chances de impactação alimentar e também de CEs. Assim, além dos tumores, anéis, membranas e estenoses, devemos considerar compressões por órgãos adjacentes como por exemplo um átrio esquerdo aumentado ou um aneurisma de aorta torácica como um fator de risco (Quadro 28-1).

Anomalias vasculares do arco aórtico, como a implantação anômala da artéria subclávia direita (1,8% na população geral) que cruza a linha média, também é causa de redução do calibre do esôfago e de disfagia. Esse achado, quando causa sintomas, tem o nome de "disfagia lusória" e é causa impactacão.[4]

Uma alteração anatômica pouco valorizada é a presença de osteófitos cervicais anteriores que aumentam em até quatro vezes o risco de impactação, independente da idade do paciente.[5] Pacientes sem dentes, idosos com déficit de sensibilidade no palato e distúrbios da deglutição e condução do bolo alimentar também constituem um grupo de risco por essas alterações na dinâmica da deglutição (Figs. 28-1 e 28-2).

Quadro 28-1. Achados Esofágicos em Adultos com Impactação Alimentar

Achado endoscópico	Frequência
Exame normal	48%
Estenose esofágica	12%
DRGE	10%
Esofagite eosinofílica	9%
Aneis de Schatzki	7%
Acalasia	5%
Tumores	2%
Outros	7%

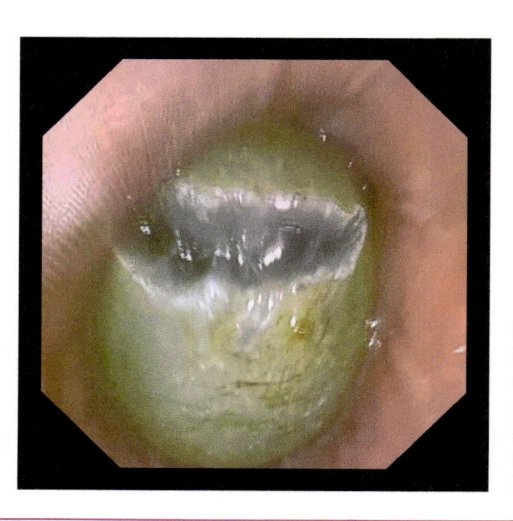

Fig. 28-1. Uva impactada no esôfago em paciente com esofagite eosinofílica. (Imagens da equipe de endoscopia do Copa D'or e do Quinta D'or.)

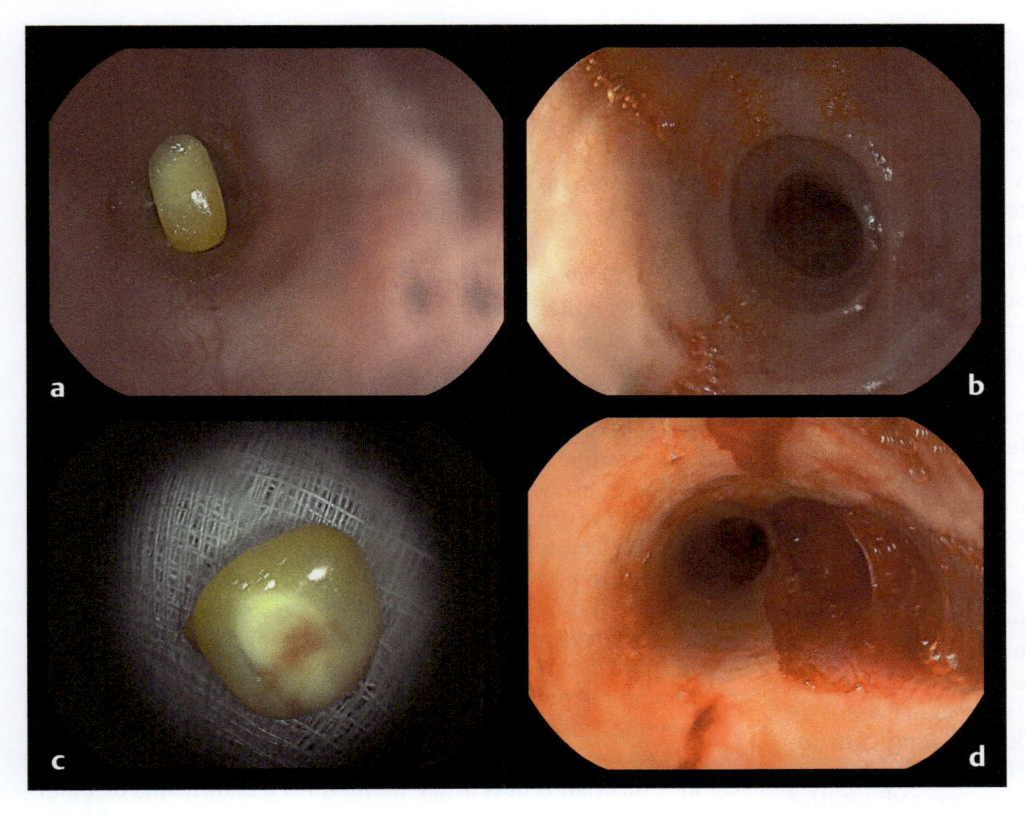

Fig. 28-2. Corpo estranho em paciente portadora de esofagite eosinofílica. (**a**) Grão de milho impactado em estenose de esôfago secundária a esofagite eosinofílica. (**b**) Aspecto de traqueização do esôfago. (**c**) Grão de milho retirado. (**d**) Grande laceração mucosa após retirada, aspecto comum nas EoEs. (Imagens da equipede endoscopia do Hospital São Vicente de Paulo – Dr. Luis Leite Luna.)

QUADRO CLÍNICO

O grau de desconforto de cada paciente varia de acordo com o local da impactação e o grau de obstrução esofagiana. Impactações mais altas tendem a ser mais sintomáticas e impactações distais, sem obstrução, podem ser completamente assintomáticas. Os sintomas mais frequentes em ordem de prevalência são, a odinofagia, disfagia, sensação de corpo estranho, dor torácica e náuseas ou vômitos.[6] Salivação intensa é bastante comum nas obstruções completas e altas e, curiosamente, a área apontada como região do desconforto não se correlaciona sempre com o local da impactação.[7]

Crianças, que têm a cartilagem traqueal mais fina e maleável podem ter, por compressão da via respiratória, cornagem, dispneia ou até mesmo disfonia por compressão da laringe. De todas as impactações de CE, apenas 4% dos pacientes apresentam sintomas respiratórios.[3]

A presença de enfisema subcutâneo na região cervical é um achado raro, só encontrado em 0,08% dos casos, mas sua ausência não exclui a perfuração esofágica.[8]

Uma situação bastante comum é a permanência de sintomas altos mesmo depois da passagem do CE. Nesses casos, a endoscopia é normal, ou pode-se perceber alguma área de trauma no esfíncter esofagiano superior causada pelo CE, que é responsável pela persistência dos sintomas.

Triadafilopoulos propõe uma abordagem de sete passos, sistematizada para facilitar o diagnóstico e a conduta no paciente com impactação de CE (Quadro 28-2).

Quadro 28-2. Sete Passos no Manejo de Pacientes com Impactação de Corpo Estranho no Esôfago

- Avaliação da via aérea
- Definição da urgência na remoção do CE
- Localização radiológica
- Terapia medicamentosa
- Retirada endoscópica
- Monitorização de complicações
- Tratamento endoscópico e/ou cirúrgico das complicações

ATENDIMENTO NO SETOR DE EMERGÊNCIA
Medidas Não Endoscópicas

Sempre devemos direcionar nossa avaliação diagnóstica com base na história clínica e nos sintomas. O exame físico é importante para determinar a estabilidade clínica e, o mais importante, identificar possíveis complicações. A laringoscopia direta deve fazer parte do exame clínico inicial e muitas vezes basta para identificando e retirada do CE como exemplificado na foto abaixo (Fig. 28-3)

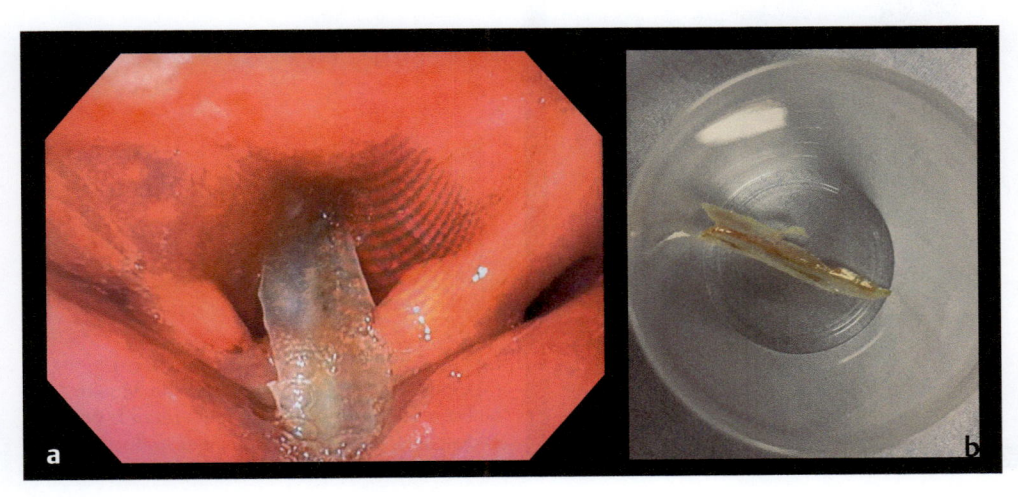

Fig. 28-3. (**a**) Espinha de peixe impactada na laringe. Retirada por endoscopia. Laringoscopia seria suficiente para o diagnóstico e o tratamento. (**b**) Espinha retirada. (Imagens da equipe de endoscopia do Copa D'or e Quinta D'or.)

Antes de indicar qualquer exame ou procedimento para a retirada de CE em pacientes assintomáticos, devemos lembrar da sua história natural: objetos não pontiagudos menores que 2,5 cm, depois de passarem pelo esôfago, geralmente são eliminados nas fezes em cerca de 4-6 dias. Podemos aguardar até 4 semanas para a eliminação, desde que não haja sintomas, mas depois desse período, recomenda-se a intervenção. Por outro lado, se maiores que 2,5 cm, podem não ultrapassar o piloro ou mesmo impactarem no ângulo de Treitz ou na válvula ileocecal. Esses, merecem remoção endoscópica se possível. Objetos não pontiagudos maiores que 5-6 cm, geralmente não conseguem ultrapassar a transição bulbo/segunda porção e também devem ser retirados (Fig. 28-4).[9,10]

Em estudo recente e com número alto de casos de ingestão de CE, foi analisado o formato do CE e o risco de impactação e complicações graves. Como conclusão, ficou claro que quanto menos pontos de pressão tem o CE, maior o risco para o paciente. Portanto, pregos, alfinetes e outros CE com um ou dois "pontos de pressão" são considerados os mais perigosos.[11]

A realização de exames contrastados está contraindicada. Além de trazerem pouca informação útil, geram risco de vômitos e broncoaspiração.[12] Radiografias simples não têm utilidade, a não ser que os CE sejam radiopacos como ossos bovinos e CE com estrutura metálica. Ao contrário do que se imagina, ossos de frango e espinhas de peixe, raramente são identificados, com falsos-negativos em mais de 50% dos casos.[11,13] CEs metálicos, especialmente moedas, são facilmente identificados por radiografias simples e é comum que exames repetidos sejam realizados antes do procedimento endoscópico, para definir se a topografia se mantém ou se houve migração do CE durante o período de espera pelo endoscopista. Alguns autores mostram que detetores de metais portáteis são ferramentas baratas e úteis no acompanhamento desses casos, evitando radiografias adicionais quando se decide por uma conduta conservadora, com monitorização da migração da moeda para o estômago.[14]

A tomografia computadorizada é recomendada apenas se há suspeita de complicações ou dúvida sobre a real ingestão e presença do CE. Ela define o local da impactação, a complicação e ajuda na escolha da estratégia para resolução do caso, cirúrgico ou não. As perfurações por CE geram extravasamento de pequena quantidade de ar para fora da víscera oca, são lentas com migração gradual do CE e bloqueio pelas estruturas adjacentes. Portanto, raramente se identificam franco pneumotorax e pneumoperitôneo, sendo muito mais frequente pequena quantidade de gás fora do esôfago ou do estômago junto ao local da impactação.[15]

O uso de medicamentos em pacientes com impactação de bolo alimentar já foi bastante estudado e, dentre todas as drogas testadas, o glucagon é que tem melhor resposta. Tem como efeito colateral principal os vômitos, o que pode aumentar o risco de aspiração. A recomendação atual da *guideline* europeu é que pode ser usado, mas não deve retardar a realização da endoscopia digestiva. Ainda não há nível de evidência para uso da N-butil escopolamina, que tem efeito semelhante ao glucagon.[12,16-18]

Depois de toda essa avaliação preliminar, endoscopia pode estar indicada e o tempo de espera para o procedimento é determinado por uma série de variáveis descritas abaixo.

MOMENTO DA REALIZAÇÃO DA ENDOSCOPIA

A necessidade e o momento da intervenção endoscópica para ingestão de CE e impactação alimentar dependem do julgamento do risco de aspiração, obstrução e perfuração, tendo que se levar em consideração fatores como: idade do paciente e suas condições clínicas, tamanho, forma e composição do objeto, localização anatômica e o tempo decorrido da ingestão.[19]

Pacientes estáveis clinicamente sem sintomas de obstrução do trato gastrointestinal alto não necessitam de endoscopia de emergência pois é comum a passagem espontânea do objeto ou do bolo alimentar. Porém, CE esofagianos e impactação alimentar no esôfago devem ser removidos dentro das primeiras 24 horas, pois quanto maior o tempo transcorrido, menores as chances de sucesso na sua retirada, além do aumento do risco de complicações, incluindo erosão transmural, perfuração e fístula.[12,19]

Pacientes incapazes de manejar as secreções, com obstrução completa do esôfago, história de ingestão de baterias e objetos pontiagudos ou afiados devem ser submetidos à endoscopia de emergência, preferencialmente nas primeiras 2 horas ou em até 6 horas. Em alguns casos de corpos estranhos localizados no esôfago proximal podem ser usados *overtubes* para proteção de vias aéreas, além de facilitar a passagem do endoscópio para a retirada de objetos múltiplos, pontiagudos, afiados ou bolo alimentar fragmentado. Se o paciente não for cooperativo ou houver grande risco de aspiração (estômago cheio, localização do corpo estranho proximal ou impactação por bolo alimentar) pode ser necessária a intubação endotraqueal.[12,16,20]

Uma vez no estômago, a maioria dos objetos passa pelo trato gastrointestinal em 4 a 6 dias. A conduta conservadora é apropriada para a maioria dos CE gástricos assintomáticos. Os pacientes podem continuar dieta regular e observar as fezes para avaliar a eliminação do objeto. Na ausência de sintomas, radiografias simples seriadas serão suficientes para acompanhar a progressão de pequenos objetos metálicos, mesmo que pontiagudos, que poderão levar até 4 semanas para percorrer o trânsito gastrointestinal. Permanecendo mais que 4 semanas no estômago, deverá ser removido endoscopicamente, pois é improvável que passe o piloro. A abordagem cirúrgica é indicada para a remoção de corpos estranhos com potencial de complicações que passaram do ligamento de Treitz, mas que não progridem após 3 dias.[12,19,21,22]

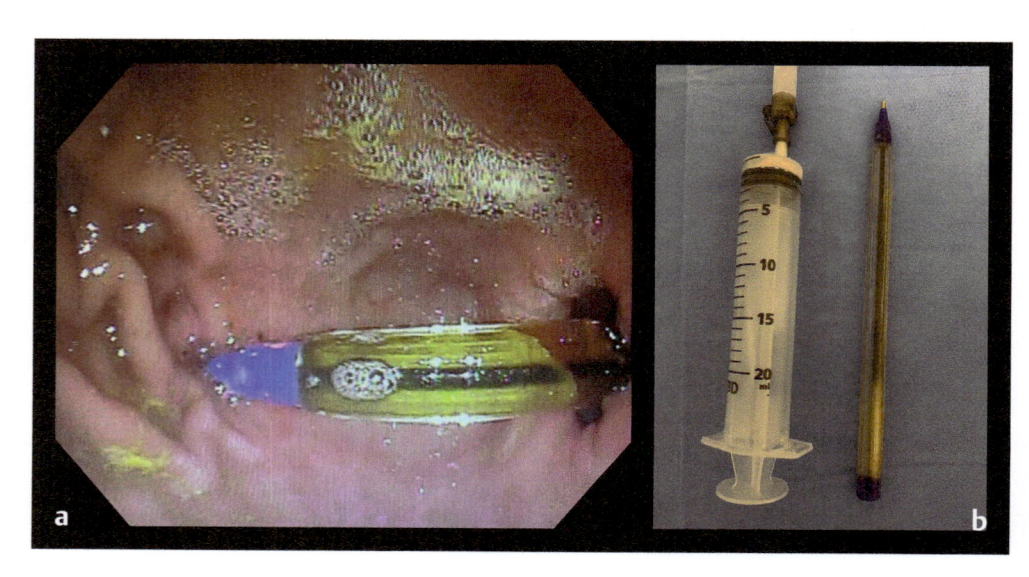

Fig. 28-4. Corpo estranho maior que 5 cm. (**a**) Caneta esferográfica impactada no ângulo bulbo-segunda porção. (**b**) Caneta retirada por endoscopia. (Imagens da equipe de endoscopia do Copa D'or e do Quinta D'or.)

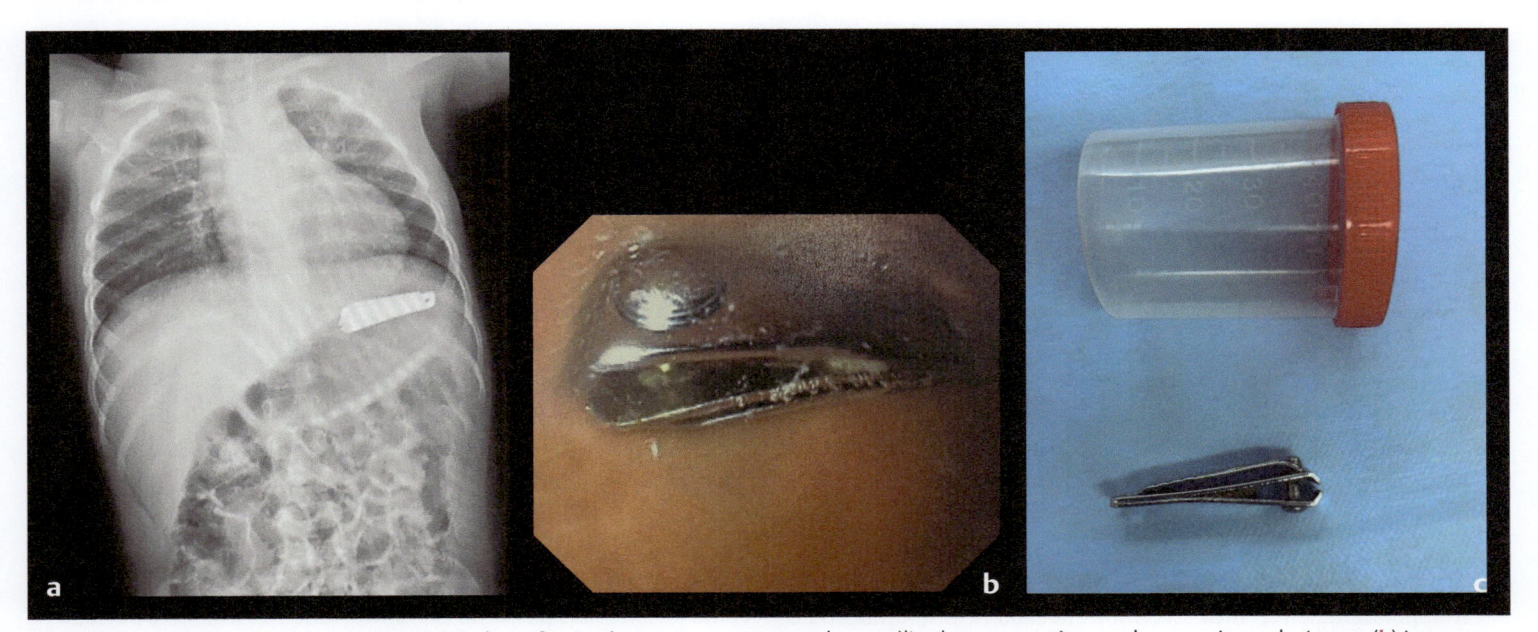

Fig. 28-5. Ingestão de materiais cortantes. (a) Radiografia simples mostra corpo estranho metálico longo no estômago de uma criança de 4 anos. (b) Imagem endoscópica de um cortador de unha no estômago. (c) Cortador de unha retirado. (Imagens da equipe de endoscopia do Copa D'or e do Quinta D'or.)

A maioria dos pacientes com ingestão de corpos estranhos ou impactação alimentar podem ser liberados do hospital após terapia endoscópica bem-sucedida. Deve-se considerar internação para observação clínica nos casos de extração tecnicamente difícil, ingestão de múltiplos objetos ou quando associados a elevado risco de complicações (objetos afiados ou pontiagudos, baterias, imãs, objetos longos > 5-6 cm), ou quando há importante trauma na mucosa decorrente da pressão por contato do corpo estranho ou relacionada com o tratamento endoscópico (Fig. 28-5).[12]

Em resumo, podemos obedecer às orientações abaixo em relação ao momento da endoscopia:

- **Endoscopia digestiva alta de emergência** (entre 2 e 6 horas) sialorreia, risco de aspiração e perfuração:
  - Presença de objetos cortantes ou pontiagudos impactados no esôfago (Fig. 28-6).
  - Obstrução completa do esôfago.
- **Endoscopia digestiva alta de urgência** (24 horas):
  - Corpo estranho no esôfago sem obstrução completa.
  - Objetos não afiados no esôfago.
  - Objetos pontiagudos ou afiados no estômago ou duodeno.
  - Objetos maiores que 6 cm de comprimento até o duodeno proximal.
- **Endoscopia digestiva não urgente:**
  - Moedas no esôfago em pacientes assintomáticos podem ser observadas por 12-24 h.
  - Objetos no estômago com diâmetro > 2,5 cm.

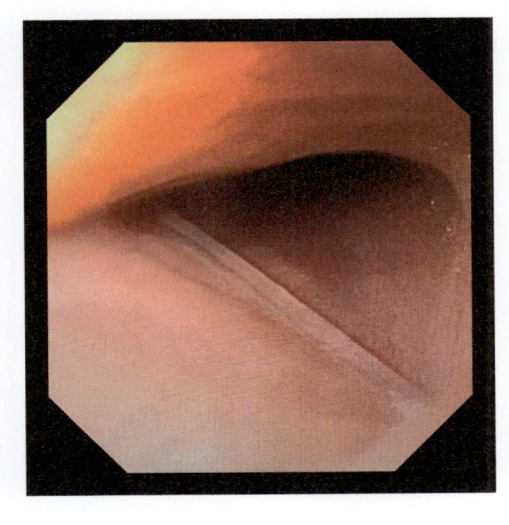

Fig. 28-6. Espinha de peixe pontiaguda com 2 pontos de pressão impactada no esôfago. Corpo estranho de maior risco de perfuração. (Imagens da equipe de endoscopia do Copa D'or e do Quinta D'or.)

SITUAÇÕES ESPECÍFICAS
Impactação por Bolo Alimentar

O corpo estranho esofagiano mais comum no mundo ocidental na população adulta é a impactação por bolo alimentar.[12]

A impactação de carne ou outro bolo alimentar geralmente se apresenta como disfagia aguda durante a alimentação, podendo também ocorrer sialorreia, dor retroesternal, ou sensação de sufocamento. Em crianças que apresentam impactação alimentar, observa-se maior incidência de patologia esofágica subjacente, como esofagite eosinofílica, alterações anatômicas ou distúrbios de motilidade.[9,23,24]

A abordagem ideal para a remoção endoscópica do bolo alimentar depende da localização anatômica e da sua consistência. Quando na parte superior do esôfago, podem ser abordados por um endoscópio rígido, enquanto aqueles mais distais requerem endoscopia flexível.[12,20]

As opções de tratamento endoscópico incluem a sua remoção em bloco ou em fragmentos, dependendo das circunstâncias, utilizando vários instrumentos de preensão como pinças jacaré ou dente de rato, alças de polipectomia, *baskets*, cestas ou *caps* adaptados na extremidade do endoscópio.[12,20] Uma alternativa seria empurrá-lo gentilmente com aponta do aparelho para o estômago fazendo uma leve pressão no centro do bolo alimentar. Uma grande série de casos tem demonstrado que esta técnica, quando realizada por endoscopistas experientes é segura e eficaz. Antes, porém, o esôfago distal deve ser examinado (passando o endoscópio gentilmente ao lado do bolo alimentar), baseando-se na alta incidência de patologias esofagianas associadas à impactação alimentar. Em casos de resistência importante, não se deve insistir, pois a força excessiva pode aumentar o risco de perfuração. Bolos alimentares muito grandes podem ser retirados parcialmente, e a menor parte empurrada com segurança para o estômago. Radiografias não são necessárias antecedendo a endoscopia, exceto nos casos em que há suspeita da presença de ossos, baseando-se na história clínica do paciente (Fig. 28-7).[19,25-27]

Devido a frequência e alterações anatômicas associadas à impactação alimentar, o tratamento medicamentoso não mostra muito benefício, e não deve retardar a remoção endoscópica. O uso de enzimas proteolíticas como papaína, não é recomendada, pois podem causar hipernatremia, erosão da mucosa e perfuração esofagiana.[20] A administração de glucagon 1 mg IV pode promover o relaxamento do esôfago e a passagem do bolo alimentar para o estômago, porém faltam evidências quanto a sua eficácia, particularmente em

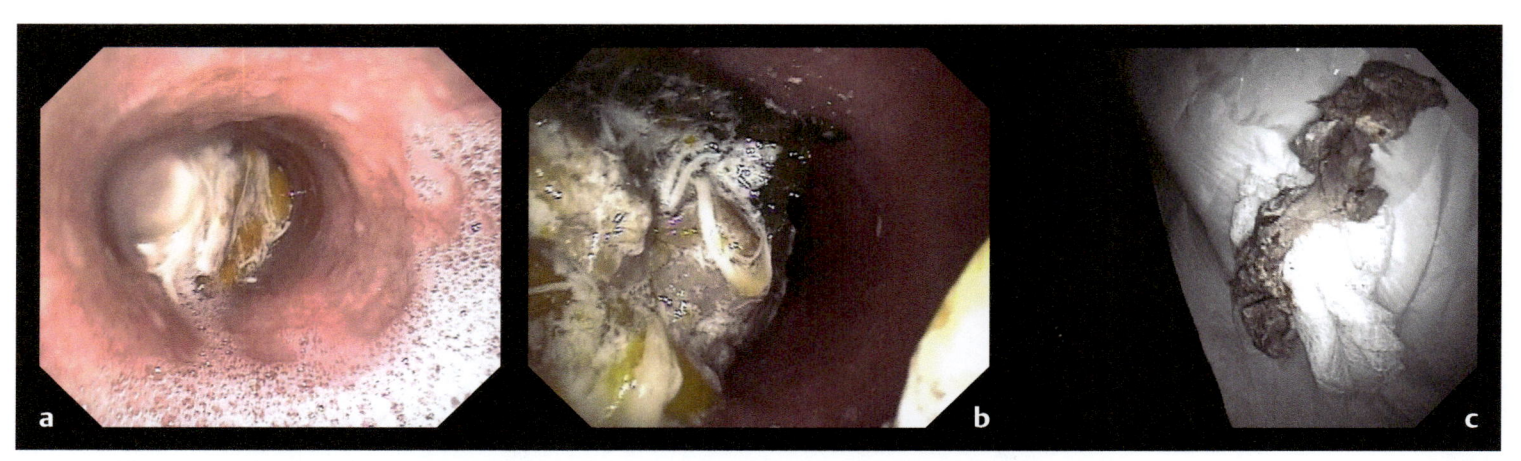

Fig. 28-7. (a) Imagem endoscópica de impactação alimentar. (b) Remoção endoscópica. (c) Corpo estranho removido.

crianças, pois estão relacionados com efeitos colaterais como náuseas e vômitos.[19,12,28,29]

Independente da técnica escolhida em cada caso, a remoção do bolo alimentar no esôfago não deve demorar mais do que 24 horas, para evitar risco de complicações.[19,12] Caso haja sinais de obstrução completa do esôfago, como hipersalivação e dificuldade de manejar secreções, é necessária endoscopia de emergência, de preferência nas primeiras 2 horas, ou pelo menos nas primeiras 6 horas.[19,12,30]

O uso de um *overtube* pode ser útil em algumas situações quando há risco aumentado de aspiração, ou quando o bolo alimentar está muito amolecido ou fragmentado, com necessidade de acessos repetidos ao esôfago. A intubação orotraqueal também pode ser necessária para a proteção das vias aéreas.[19,20]

Identificando-se estenose esofagiana ou anel de Schatzki após a desobstrução, é considerada segura e benéfica a realização da dilatação endoscópica, para diminuir a recorrência de impactação alimentar. Porém, se há impactação prolongada, suspeita de esofagite eosinofílica ou evidências de trauma de mucosa, a dilatação deve ser postergada em 2 a 4 semanas a fim de minimizar o risco de iatrogenia, e prescrito tratamento com inibidor de bomba de prótons. Na ausência de estenoses, biópsias esofagianas podem ser realizadas para a pesquisa de esofagite eosinofilica.[2,12,19,20,31]

Moedas

Uma pequena percentagem das moedas ingeridas fica alojada no esôfago, podendo causar sérias complicações, caso não sejam removidas. Aproximadamente dois terços já estarão no estômago no momento da avaliação radiográfica inicial, que deve ser feita para diferenciar as características de uma moeda de uma bateria (Fig. 28-8).[20]

Se a moeda está impactada no esôfago e o paciente apresenta-se assintomático, poderá ser observado até 24 horas. Vinte a trinta por cento das moedas passarão espontaneamente durante o período de observação (dois terços durante as primeiras 8 horas). Se a moeda não passar até 24 horas, deverá ser retirada.[19,32,33]

No caso de pacientes sintomáticos ou quando se desconhece o momento da ingestão da moeda, deverá ser removida imediatamente. Quando a moeda se encontra acima ou no nível do cricofaríngeo, poderá ser retirada por laringoscopia, se estiver abaixo, realiza-se endoscopia flexível. O uso de técnicas alternativas como sondas de Foley ou cateter nasogástrico equipados com ímãs, também foram descritas.[12]

Pode-se realizar conduta expectante, se a moeda se encontra no estômago, pois é improvável que causem complicações pois não possuem bordas afiadas, o metal não é tóxico e a grande maioria progride pelo trato gastrointestinal dentro de 1a a 2 semanas.[12,19]

Para pacientes com moedas gástricas e assintomáticos, é recomendado monitorar as fezes. Caso não seja identificada, sugere-se uma radiografia simples de abdômen semanal ou a cada 2 semanas, até que a eliminação seja documentada.[12,19] Deverá ser realizada a remoção endoscópica da moeda se permanecer no estômago após 3 a 4 semanas, ou o paciente apresentar sinais ou sintomas de obstrução, dor abdominal, vômitos ou febre.[20,33]

Baterias

Estima-se que a ingestão de baterias corresponda de 7% a 25% de todas as ingestões de corpo estranho por crianças em todo o globo, sendo uma incidência anual de 1,5 caso para cada 10.000 crianças nos EUA e destas 1,5% a 2,7% podem desenvolver complicações importantes (ex.: queimadura, perfuração, fístula esofágica). Desta forma,

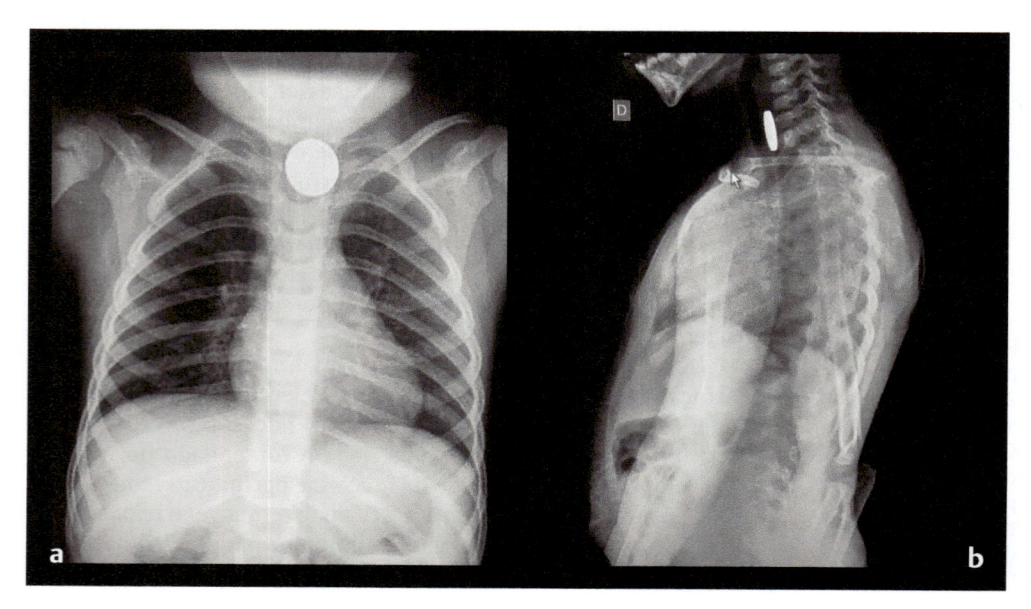

Fig. 28-8. Imagens em Rx simples de ingesta de moeda. (a) Rx simples PA. (b) Rx simples perfil. (Imagens cedidas: Dra. Laura Helman e Dra. Monica Monnerat – Endoped.)

é importante salientar as diferenças entre os dois principais tipos de baterias mais comumente ingeridas: bateria botão (BB) ou disco (ex.: CR2320, CR927...) e baterias cilíndricas (ex.: AA, AAA, C, D...).[34-36]

A primeira é muito mais prevalente (94% contra 6% em série de 8.648 casos) e mais associada a alta morbidade e complicações. A maior incidência de ingestão de BB é em crianças menores de 6 anos, com pico entre 1 e 2 anos de idade, sendo que em cerca de metade dos casos as baterias são ingeridas logo após sua remoção de um produto. Ingestão de bateria de dispositivos auditivos também é relatada de forma significativa, em sua maioria pelo próprio usuário do dispositivo.[37]

Complicações graves secundárias à ingestão de BB incluem, além da queimadura esofágica, fístula traqueoesofágica, paralisia de corda vocal, estenose subglótica/traqueal/esofágica, traqueomalacia, perfuração de arco aórtico, perfuração esofágica/gástrica/intestinal, mediastinite, espondilodiscite, pneumonia aspirativa e hemorragia digestiva. Estas complicações severas são mais associadas a ingestão de BB maiores que 20 mm, tempo prolongado de impactação, idade inferior a 4 anos, ingestão de mais de uma BB e coingestão com ímãs.[37-39]

A ingestão de baterias cilíndricas é bem menos frequente, com a maior parte dos casos ocorrendo em pacientes entre 6 e 39 anos e de forma intencional. A ingestão de baterias cilíndricas intactas acarreta baixo risco de dano cáustico e elétrico, mas devido ao seu comprimento (> 2,5 cm) podem ficar retidas no estômago tanto de crianças como de adultos. Contudo, de forma semelhante às baterias-botão, baterias cilíndricas não íntegras ou prolongadamente retidas têm o potencial de causar dano corrosivo por vazamento (Fig. 28-9).[38]

O mecanismo de dano após ingestão de bateria inclui a descarga elétrica, necrose por pressão e vazamento de conteúdo da bateria, sendo que o dano elétrico parece ser o mecanismo mais proeminente na maior parte dos casos clinicamente significativos. Embora o dano possa ocorrer em qualquer local, o esôfago é mais propenso a impactação. A intensidade do dano esofágico depende do tempo em que a bateria permaneceu alojada, da quantidade de carga elétrica remanescente e do tamanho da bateria. Dano ao esôfago pode ser visto em menos de 2 horas após a ingestão, com dano mais severo após 8 a 12 horas. Perfurações normalmente são diagnosticadas nas primeiras 48 h mas fístulas podem ocorrer até 4 semanas após a remoção da BB.[37,40]

Na maioria dos casos, a ingestão de bateria é testemunhada ou a criança conta sobre a ingestão. Quando possível devem ser obtidos os seguintes dados: tipo de bateria, carga da bateria, horário da ingestão, número de baterias ingeridas, coingestão de ímãs, história de anomalia esofágica, estenose ou cirurgia. A maior parte dos pacientes são assintomáticos, embora sintomas como dor torácica, dor abdominal, tosse, anorexia, náuseas, hematêmese, disfagia, salivação, disfunção respiratória e febre possam estar presentes. Muitos destes sintomas são causados pela impactação da bateria no esôfago, onde pode ocorrer dano tecidual, ou por complicações. Além disso, em crianças pequenas com recusa de dieta oral o médico sempre deve manter alta suspeição para ingestão de baterias ou outros corpos estranhos apesar de história negativa para ingestão (Fig. 28-10).[37]

Manejo

Existem *guidelines* específicos para ingestão de baterias, como os da NASPGHAN (North American Society For Pediatric Gastroenterology, Hepatology & Nutrition), do National Poison Center e da ESPGHAN (European Society For Pediatric Gastroenterology, Hepatology & Nutrition). Seus algoritmos dão ênfase ao reconhecimento precoce, localização radiográfica e remoção endoscópica emergencial de BB no esôfago e, em pacientes sintomáticos, remoção endoscópica ou cirúrgica de emergência de BB em qualquer localização.[9,34,41]

Para crianças assintomáticas com ingestão de bateria recente (testemunhada ou possivelmente ocorrida há menos de 12 h), maiores de 1 ano de idade, é sugerida uma dose de mel puro (5 a 10 mL) dada pelo cuidador assim que possível ou uma dose única de sucralfato 500 mg antes da confirmação de impactação esofágica e remoção emergencial da bateria. Apesar dessa abordagem ir contra a abordagem tradicional de NPO, os benefícios da neutralização e redução do dano ao esôfago aparentemente superam o potencial risco aumentado de aspiração.[42] Crianças com reconhecimento tardio de ingestão de bateria ou sintomas de dano esofágico profundo (como dor torácica, febre ou mediastinite) não devem receber mel ou sucralfato e permanecer em NPO.

Localização radiográfica emergencial é recomendada e deve abranger a área da nasofaringe até o ânus. Em casos de incerteza com relação ao objeto ingerido, a diferenciação radiográfica de

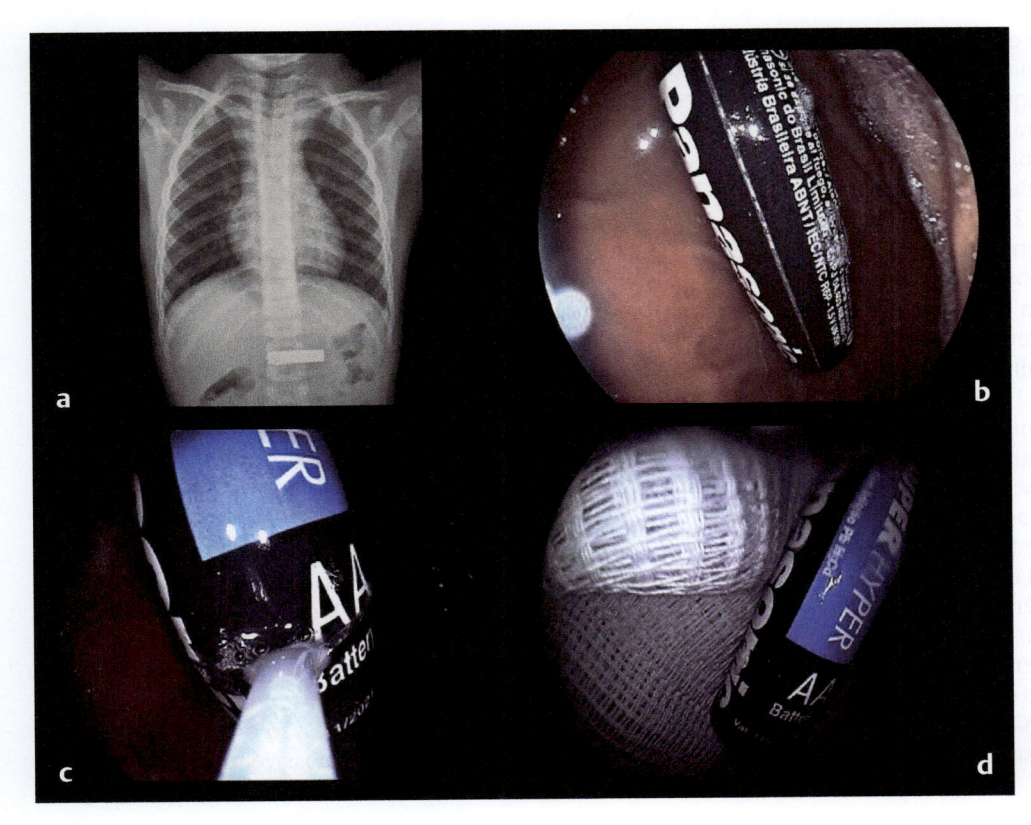

Fig. 28-9. Ingestão de pilha cilíndrica. (**a**) Rx simples. (**b**) Imagem da pilha no estômago. (**c**) Retirada da pilha com alça de polipectomia. (**d**) Pilha removida.

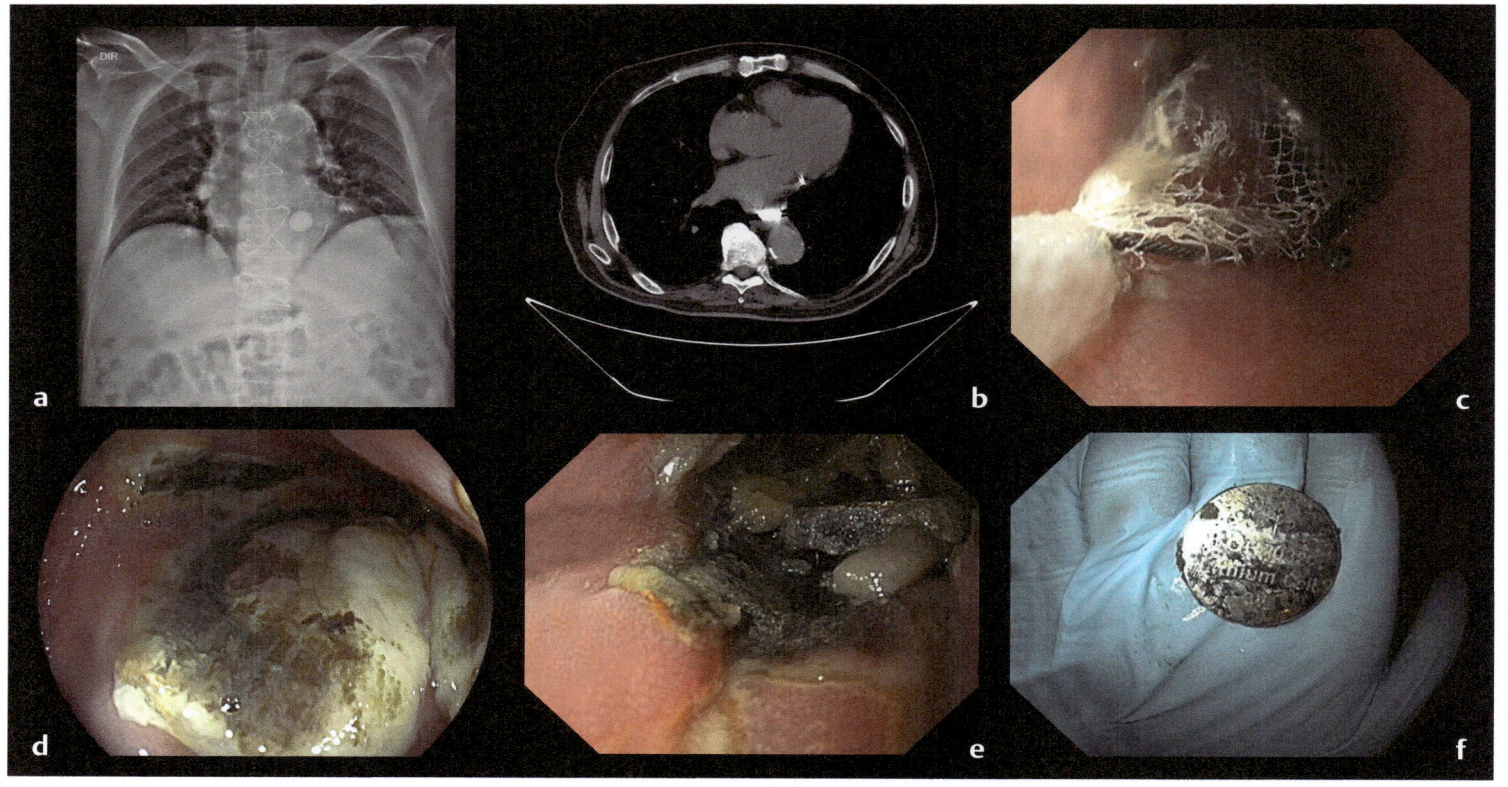

Fig. 28-10. Ingestão de bateria. (**a**) Radiografia simples. Bateria impactada no esôfago distal. Senhor idoso que ingeriu bateria do seu medidor de insulina, confundido com um comprimido. (**b**) Tomografia computadorizada confirmando posicionamento da bateria, sem perfuração. (**c**) Endoscopia – lesão importante no esôfago com bateria impactada. (**d**) Apreensão da bateria com rede. (**e**) Esôfago após retirada. (**f**) Bateria após remoção. (Imagens da equipe de endoscopia do Hospital São Vicente de Paulo – Dra. Olivia Luna.)

baterias-botão com moedas pode ser difícil, mas algumas características podem ajudar: baterias-botão possuem estrutura bilaminar, aparecendo como duplo anel ou halo em radiografias simples e na visão lateral possuem um pequeno "degrau" na separação entre o anodo e o cátodo. Apesar de raros, achados sugestivos de perfuração como pneumomediastino, alargamento do mediastino, pneumoperitônio, derrame pleural ou enfisema subcutâneo também podem ser identificados na radiografia.

Localização Esofágica

Para pacientes com impactação esofágica de baterias-botão, remoção emergencial é recomendada com visualização endoscópica direta. Anestesia geral com intubação orotraqueal normalmente é recomendada para proteção da via aérea durante o procedimento. Comprometimento da via aérea por edema esofágico foi relatado em apenas 3 horas após a ingestão, assim como dano esofágico em pacientes com bateria impactada por menos de 2 horas, de forma que todo esforço para remoção imediata deve ser empregado.[42] Pacientes sintomáticos com sangramento requerem estabilização e remoção da bateria em centro cirúrgico em conjunto com cirurgião capacitado para realização de toracotomia em caso de necessidade.[9] Em casos de diagnóstico tardio (> 12 h) é sugerida a realização de TC antes da remoção.[34]

Após a remoção da BB, pacientes com mucosa esofágica normal podem ser liberados após a recuperação anestésica. Internação hospitalar normalmente é aconselhada em pacientes com qualquer dano esofágico. Nestes pacientes um *second look* pode ser considerado em 2 a 4 dias após a remoção pois pode fornecer informação prognóstica relevante.[37] Perfuração esofágica e fístula traqueoesofágica com erosão para a aorta ou outras artérias é uma complicação rara descrita e pode ocorrer de forma tardia.[43] Pacientes com dano grave (grau 2B ou 3) podem desenvolver estenoses. Técnicas para remoção de baterias "as cegas" (remoção com cateter Foley ou sonda imantada) não são recomendadas por não permitir avaliação da mucosa e possuir risco aumentado de êmese, comprometimento da via aérea e perfuração esofágica.[37]

Localização Gástrica

Para crianças sintomáticas com BB localizada no estômago remoção e avaliação endoscópica emergencial é recomendada. Para pacientes assintomáticos com BB no estômago a maior parte dos *guidelines* e consensos sugerem períodos mais longos de espera antes de realizar a remoção endoscópica. Contudo alguns autores sugerem remoção endoscópica de urgência dentro de 12-24 h com base no fato que, apesar do risco de dano gástrico em pacientes selecionados com BB no estômago seja baixo, dano importante já foi descrito.[44,45]

Baterias que passam pelo esôfago normalmente passam pelo restante do trato gastrointestinal, sendo que de todas as complicações relacionadas, apenas 7% ocorrem no estômago e 1,3% no intestino delgado.[46]

Localização Intestinal

BB que passaram pelo estômago normalmente passam por todo o TGI dentro de 1 semana sem complicações. Pacientes e seus cuidadores devem ser orientados a procurar atendimento imediato se dor abdominal, hematoquezia ou febre surgirem antes da confirmação da passagem da BB. Avaliação cirúrgica para remoção é indicada em pacientes sintomáticos com documentação radiográfica de BB retida no intestino. Radiografias de acompanhamento devem ser realizadas em pacientes assintomáticos que não eliminaram em 7 a 14 dias.[37]

Ímãs

Ímãs de alta potência compostos de neodímio (também conhecidos como ímãs de terras raras) são atualmente parte de utensílios domésticos e alguns brinquedos. A gravidade de sua ingestão deve-se ao risco de perfuração gastrointestinal.

Dois ou mais ímãs, especialmente se ingeridos em momentos diferentes, podem-se atrair de forma a entrepor a parede intestinal entre ambos, levando à necrose por pressão e podendo acarretar fístulas, volvo, perfuração, obstrução e, possivelmente, necessidade de ressecção intestinal.

Em estudo recente, cerca de 10% dos casos de ingestão de ímãs acarretaram perfuração intestinal ou outras condições com risco de morte.[47] Todos os casos apresentavam dois ou mais ímãs e quase todos eram ímãs pequenos (< 5 cm).

Suspeita de ingestão de ímãs requer avaliação urgente para determinação de um plano de tratamento, que depende do número de ímãs, localização e tamanho. Radiografias devem ser realizadas, incluindo incidência de perfil. Na maioria dos casos, as radiografias não conseguem determinar se há parede intestinal entre os ímãs, embora achados de ímãs levemente separados sejam suspeitos.

Mais de um terço dos pacientes com ingestão múltipla de ímãs são submetidos à cirurgia, sendo a indicação mais comum a falha de progressão em imagens seriadas.[47]

Imã Único

Até mesmo a ingestão de um ímã único acarreta algum risco pois este pode se atrair a vestuário metálico externo como fivela de cinto, botões ou joalheria. Remoção endoscópica deve ser considerada se o ímã estiver acessível (ex.: esôfago, estômago). Alternativamente, o manejo conservador é uma opção desde que com as seguintes precauções: radiografias seriadas devem ser obtidas para confirmar que múltiplos ímãs não estão presentes e verificar a progressão pelo trato gastrointestinal e manter distância de materiais metálicos ou magnéticos até a eliminação. Ingestão de ímã único com outro objeto metálico deve ser tratado como ingestão de múltiplos ímãs.

Múltiplos Imãs

Ingestão de múltiplos ímãs acarreta alto risco de complicações e requerem remoção preemptiva.[48] Imãs no esôfago e no estômago devem ser removidos prontamente via endoscopia. Manejo de pacientes com múltiplos ímãs além do estômago depende dos sintomas e progressão. Pacientes assintomáticos devem ser seguidos com radiografias e exame físico a cada 4 ou 6 horas. Alternativamente, ímãs podem ser removidos por enteroscopia ou colonoscopia, se acessíveis. Pacientes sintomáticos ou qualquer paciente com múltiplos ímãs que não progridem nas radiografias devem ser submetidos a remoção cirúrgica. Alguns autores ainda sugerem administração de polietilenoglicol (PEG 3350) ou outros laxantes para acelerar a progressão do objeto magnético pelo trato gastrointestinal.[49,50]

Pacotes de Drogas

As drogas ingeridas por traficantes geralmente são embaladas em preservativos ou bolas de encher. E pela quantidade, a maioria das vezes são visíveis nas radiografias simples. Podem ser deglutidas ou introduzidas no reto. Como a ruptura pode levar à intoxicação, não devemos tentar a abordagem endoscópica nesses casos. A taxa de resolução com tratamento conservador é alta, sendo necessária a cirurgia em menos de 2% dos casos. Portanto, o correto nestes casos é o acompanhamento clínico e radiológico em ambiente hospitalar (Fig. 28-11).[12]

Acessórios Endoscópicos

O sucesso na retirada endoscópica de CE está relacionada com a experiência do endoscopista, mas está vinculado também ao armamentário disponível no momento do exame. Pinças de biópsia convencionais não devem ser usadas por não terem força de apreensão suficiente e acessórios especialmente desenvolvidos para a tarefa são imprescindíveis. É o caso das pinças de corpo estranho que têm tamanhos, graus de abertura e formatos variados (dente de rato, jacaré ...). Com estas pinças e alças de polipectomia convencionais é possível resolver a maioria dos casos.

Em algumas situações especiais como CEs esféricos e lisos, os *baskets* e as pinças com três (tipo tripé) ou mais hastes podem ser utilizadas. Baterias e pequenos CEs são mais facilmente recuperadas com redes.[51]

Sempre que for preciso retirar CEs longos e/ou ponteagudos, a apreensão deve ser feita em uma das extremidades, obviamente a menos traumática para a mucosa e o CE retirado de forma que seu maior eixo esteja alinhado com o eixo esofagiano. Em algumas situações, quando não é segura a retirada de um CE em uma determinada posição, pode ser necessário levá-lo até o estômago e assim conseguir apreendê-lo em uma posição mais favorável para retirada atraumática.

Como forma de proteger a mucosa esofagiana de CEs que podem causar algum trauma, podemos lançar mão de *caps* ajustáveis às pontas dos aparelhos ou ainda a um *cap* longo e flexível feito em látex, em formato de sino ou capuz (*hood* em inglês) que na introdução do aparelho se molda de forma invertida ao corpo do mesmo e na retirada se everte recobrindo o corpo estranho.[52]

O uso de *overtubes* também é uma opção, no entanto, nos últimos anos, vem perdendo popularidade. Existem várias descrições de complicações na passagem do acessório como lacerações, sangramento e perfuração esofagiana. Ainda assim pode ser útil em alguns casos em que é preciso proteger a via aérea, além da mucosa esofagiana ou em situações em que sejam necessárias múltiplas introduções e retiradas do aparelho em um mesmo procedimento.[53]

Complicações

Várias complicações decorrentes da ingestão de CEs estão descritas como abcessos na região cervical, paralisia de nervo laríngeo recorrente, perfurações, pneumotórax, pneumomediastino, fístulas, incluindo as esôfago arteriais, causadoras de hemorragia maciça e até óbito. Dentre as características estudadas como fatores de risco para perfuração esofagiana, os dois dados mais significativos são a impactação prolongada por mais de 24 horas e a dor torácica contínua.[54-56]

O julgamento adequado do endoscopista deverá protegê-lo dos riscos de complicação relacionados com o procedimento. Na maioria dos casos é possível realizar o procedimento sob sedação consciente, porém a sedação sob anestesia poderá ser necessária. Importante saber identificar quais situações em que a endoscopia flexível não será capaz de resolver o caso, sendo a conduta mais prudente encaminhar o paciente à cirurgia ou utilização de métodos alternativos, como a endoscopia rígida.

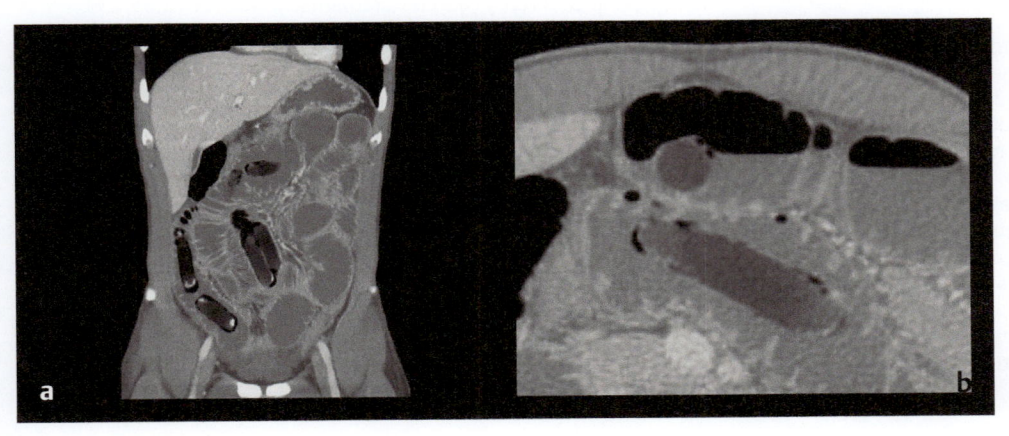

Fig. 28-11. (a,b) Aspecto de pacotes de drogas ingeridas na tomografia. (Imagens cedidas: Antonio L. Eiras Araújo – Serviço de Radiologia – HUCFF – UFRJ.)

REFERÊNCIAS BIBLIOGRÁFICAS

1. Carp L. Foreing Bodies in the intestine. Ann Surg. 1927;85:575-91.
2. Sperry SLW, Crockett SD, Miller B, et al. Esophageal foreign-body impactions: epidemiology, time trends, and the impact of the increasing prevalence of eosinophilic esophagitis. Gastrointest Endosc. 2011.
3. Aiolfi A, Ferrari D, Riva C, et al. Esophageal foreign bodies in adults: systematic review of the literature. Scand J Gastroenter. 2018;53:1-8.
4. Brauner E, Lapidot M, Kremer R, et al. Aberrant right subclavian artery- suggested mechanism for esophageal foreign body impaction: Case report. World Journal of Emergency Surgery. 2011;6:12.
5. Shoffel-Havakuk H, Cahanovitc S, Adi M, et al. Cervical Osteophytes Increase the Risk for Foreign Body Impaction: a 171 Patient Case-Control Study.Disphagia. 2016;31:749-756.
6. Bekkerman M, Sachte AH, Andredae J, et al. Endoscopic Managemente of Foreign Bodies in the Gastrointestinal Tract: A Review of the Literature. Hindawi Pub Coorp. Gastroent Res Pract. 2016.
7. Connoly AA, Birchall M, Walsh-Waring GP. Ingested foreing bodies: patient guided localization is a useful clinical tool. Clin Otolaryngol. 1992;17:520-4.
8. Nandi P, One GB. Foreign body in the esophagus. Review of 2394 cases. Br J Sure 1986; 5:5-9
9. Triadafilopoulos G, Roorda A, Akiama J. Update on foreign bodies in the esophagus: diagnosis and management. Curr Gastroenterologias Rep. 2013;15:317.
10. Ambe P, Weber SA, Kneel WT. Swallowed Foreing Bodies in Adults. Dtssch Arztebl Int. 2012;109(50):869-75.
11. Ruan W S, Li Y N, Feng M X, et al. Retrospective observational analysis of esophageal foreign bodies: a novel characterization based on shape. Scientific Reports. 2020;10:4273.
12. Birk M, Bauerfeind P, Deprez PH, et al. Removal of foreign bodies in the upper gastrointestinal tract in adultas: European Society of Gastrointetestinal Endoscopy. Clinical Guideline. Endoscopy. 2016;48:1-8.
13. Ngan JH, Fok PJ, Lai EC, et al. A prospectivestudy on fish bone ingestion. Experience of 358 patients. Ann Surg. 1990;211:459-462.
14. Salisu AD. Metallic foreign body in esophagus: Are multiple radiographs necessary? Annals Afric Med. 2010;9:73-76.
15. Yang SW, Chen T, Chen TA, Migrating Fish Bone Complicating a Deep Neck Abscess. Chang Gung Med J. 2005;28 N12.
16. Basavaraj S, penumetcha KR, Cable HR, et al. Buscopan in oesophageal food bolus: is it really effective? Eur Arch Otorhinolaryngol. 2005;262:524-7.
17. Thomas L, Webb C, Duvv S, et al. Is buscopan effective in meat bolus obstruction? Clin Otolaryngol. 2005;30:183-5.
18. Ferguson DD, Ward EM, Raimondo M. The use of glucagon in acute esophageal food impaction (EFI): how often does it work? Am J Gastroenter. 2003;98 (l):N(9).
19. Guideline: Management of ingested foreign bodies and food impactions. Gastrointes Endosc. 2011;73(6):1085-1091.
20. Fung BM, Sweetser S, Wong Kee Song LM, Tabibian JH. Foreign object ingestion and esophageal food impaction: An update and review on endoscopic management. World J Gastrointest Endosc. 2019;11(3):174-19219.
21. Pfau PR. Removal and management of esophageal foreign bodies. Tech Gastrointest Endosc. 2014;16:32-39.
22. Sugawa C, Ono J, Taleb M, et al. Endoscopic management of foreign bodies in the upper gastrointestinal tract: A review. World J Gastrointest Endosc. 2014;6:475-481.
23. Lao J, Bostwick HE, Berezin S, et al. Esophageal food impaction in children. Pediatr Emerg Care. 2003;19:402.
24. Smith CR, Miranda A, Rudolph CD, Sood MR. Removal of impacted food in children with eosinophilic esophagitis using Saeed banding device. J Pediatr Gastroenterol Nutr. 2007;44:521.
25. Vicari JJ, Johanson JF, Frakes JT. Outcomes of acute esophageal food impaction: success of the push technique. Gastrointest Endosc. 2001;53 (2):178-18.
26. Wu WT, Chiu CT, Kuo CJ, et al. Endoscopic management of suspected esophageal foreign body in adults. Dis Esophagus. 2011;24:131-13.
27. Kerlin P, Jones D, Remedios M, et al. Prevalence of eosinophilic esophagitis in adults with food bolus obstruction of the esophagus. J Clin Gastroenterol. 2007;41:356-361.
28. Al-Haddad M, Ward EM, Scolapio JS, et al. Glucagon for the relief of esophageal food impaction does it really work? Dig Dis Sci. 2006;51:1930-1933.
29. Sodeman TC, Harewood GC, Baron TH. Assessment of the predictors of response to glucagon in the setting of acute esophageal food bolus impaction. Dysphagia. 2004;19:18-21.
30. Sung SH, Jeon SW, Son HS, et al. Factors predictive of risk for complications in patients with oesophageal foreign bodies. Dig Liver Dis. 2011;43:632-635.
31. Desai TK, Stecevic V, Chang CH, et al. Association of eosinophilic inflammation with esophageal food impaction in adults. Gastrointest Endosc. 2005;61:795-801.
32. Kay M, Wyllie R. Pediatric foreign bodies and their management. Curr Gastroenterologias Rep. 2005;7:212-218.
33. Kim JK, Kim SS, Kim JI, et al. Management of foreign bodies in the gastrointestinal tract: an analysis of 104 cases in children. Endoscopy. 1999:302-304.
34. Mubarak A, Benninga MA, Broekaert I, et al. Diagnosis, Management, and Prevention of Button Battery Ingestion in Childhood: A European Society for Paediatric Gastroenterology Hepatology and Nutrition Position Paper. J Pediatr Gastroenterol Nutr. 2021;73(1):129-136.
35. Orsagh-Yentis D, McAdams RJ, Roberts KJ, McKenzie LB. Foreign-Body Ingestions of Young Children Treated in US Emergency Departments: 1995-2015. Pediatrics. 2019;143.
36. National Capital Poison Center. Button battery ingestion triage and treatment guideline. https://www.poison.org/battery/guideline. Accessed. 2019.
37. Litovitz T, Whitaker N, Clark L. Preventing Battery Ingestions: An Analysis of 8648 Cases. Pediatrics. 2010;125:1178.
38. Litovitz T, Whitaker N, Clark L, et al. Emerging Battery-Ingestion Hazard: Clinical Implications Pediatrics. 2010;125:1168.
39. Krom H, Visser M, Hulst JM, et al. Serious complications after button battery ingestion in children. Eur J Pediatr. 2018;177:1063.
40. Thompson N, Lowe-Ponsford F, Mant TG, Volans GN. Button battery ingestion: a review. Adverse Drug React Acute Poisoning Ver. 1990;9:157.
41. Kramer RE, Lerner DG, LinTetal. Management of ingested foreignbodies in children: a clinical report of the NASPGHAN Endoscopy Commit- tee. J Pediatr Gastroenterol Nutr. 2015;60:562-574.
42. Anfang RR, Jatana KR, Linn RL, et al. pH-neutralizing esophageal irrigations as a novel mitigation strategy for button battery injury. Laryngoscope. 2019;129:49.
43. Ruhl D, Cable B, Rieth K. Emergent treatment of button batteries in the oesophagus: evolution of management and need for close second look esophagoscopy. Ann Otol Rhinol Larynol. 2014;123:206.
44. Ríos G, Rodríguez L, Lucero Y, et al. Endoscopic Findings Associated With Button Battery Ingestion in Children: Do We Need to Change the Protocol for Managing Gastric Location? Pediatr Emerg Care. 2020;36:523.
45. Khalaf RT, Ruan W, Orkin S, et al. Gastric injury secondary to button battery ingestions: a retrospective multicenter review. Gastrointest Endosc. 2020;92:276.
46. Varga A, Kovacs T, Saxena AK. Analysis of complications after button battery ingestion in children. Pediatr Emerg Care. 2018;34:443-6.
47. Middelberg LK, Leonard JC, Shi J, et al. High-Powered Magnet Exposures in Children: A Multi-Center Cohort Study. Pediatrics. 2022;149.
48. Paediatric Surgery Trainee Research Network, Magnet and button battery ingestion in children: multicentre observational study of management and outcomes, BJS Open. 2022;6(3):056.
49. Butterworth J, Feltis B. Toy magnet ingestion in children: revising the algorithm. J Pediatr Surg. 2007;42:e3.
50. Hussain SZ, Bousvaros A, Gilger M, et al. Management of ingested magnets in children. J Pediatr Gastroenterol Nutr. 2012;55:239.
51. Asge Technology Committee Tierney WM Endoscopic retrieval devices. Gastrointest Endosc. 2009;69(6): 997-1003.
52. Bertoni G, Sassatelli R, Conigliaro R, Bedogni G. Simple latex protector hood for safe endoscopic removal of sharp-pointed gastroesophageal foreign bodies. Gastrointest Endosc. 1996;44(4):458-461.
53. Wells CD, Fleischer DE. Overtubes in Gastrointestinal Endoscopy. Am J Gastroenterol. 2008;103:745-752.
54. Sutcliffe RP, Rohatgi A, Forshaw MJ, Mason RC. Recurrent laryngeal nerve palsy due to impacted dental plate in the thoracic oesophagus: case report. World J Em Surg. 2007.
55. Kim JH, Lee Y, Lee KM, et al. Analysis of Risk Factors of Esophageal Perforation in Patients with Esophageal Foreign Bodies Gastrointest Endosc. 2009;69(5).
56. Yang SW, Chen T, Chen TA, Migrating Fish Bone Complicating a Deep Neck Abscess. Chang Gung Med J. 2005;28 N12.

29 Afecções Congênitas do Esôfago

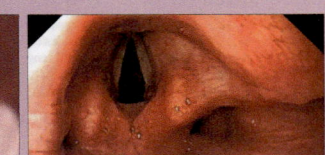

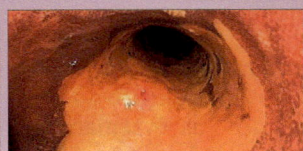

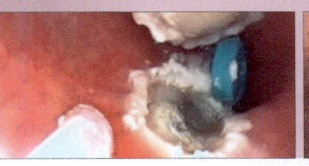

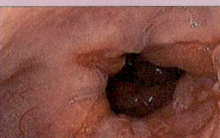

Paulo Fernando Souto Bittencourt ■ Simone Diniz Carvalho ■ Alexandre Rodrigues Ferreira

INTRODUÇÃO

As anomalias congênitas do esôfago mais frequentes são atresia de esôfago (AE) e fístula traqueoesofágica (FTE) com suas variantes de apresentação. Willian Duston, em 1670, descreveu pela primeira vez a AE, sendo que a forma mais frequente de apresentação (AE com FTE) foi, por sua vez, descrita por Thomas Gibson em 1697. Outras afecções têm menor incidência, como fenda laringotraqueofágica; estenose congênita do esôfago, com suas principais formas de apresentação – membranosa, fibromuscular ou associada a tecido cartilaginoso; acalasia congênita, cuja etiologia ainda é indeterminada; anéis vasculares, que constituem anomalias do arco aórtico, artérias broncocefálicas ou pulmonar e que causam compressão importante das vias aéreas, esôfago ou ambos; duplicação esofagiana, cuja denominação é usada na maioria das vezes para descrever a apresentação de cistos entéricos e epidermólise bolhosa, doença genética que evolui com bolhas na mucosa esofagiana secundárias a traumas, necessitando em algum momento de dilatações endoscópicas.[1]

Apesar de raras, essas alterações do esôfago tornam-se de conhecimento imprescindível pelo endoscopista, pois além de colaborar no diagnóstico, muitas vezes o profissional é solicitado para avaliar também a possibilidade de uma terapêutica endoscópica.

EMBRIOLOGIA

A embriogênese comum do esôfago e da traqueia permite explicar a maioria das afecções congênitas esofagotraqueais. O esôfago e a traqueia desenvolvem-se a partir de um derivado comum do intestino anterior, imediatamente caudal à faringe, durante a 3ª e 4ª semanas da embriogênese. Depois, a invaginação das margens mesodérmicas separa o esôfago da traqueia. Juntamente com a separação, há proliferação de epitélio entre a 6ª e 8ª semana de desenvolvimento e obliteração parcial ou total da luz, quando alcança seu comprimento final relativo. Se não houver essa proliferação pode ocorrer bloqueio do desenvolvimento do esôfago, resultando em atresia. Também pode haver formação incorreta de margens septais entre esôfago e traqueia, levando a uma fístula traqueoesofágica. A recanalização do esôfago ocorre normalmente no final do período embrionário.[2,3]

O terço superior do esôfago é circundado por músculo estriado derivado do mesênquima dos arcos faríngeos caudais, enquanto o terço inferior é circundado por músculo liso que se desenvolve a partir do mesênquima esplâncnico circunjacente. Ambos os tipos de músculos são inervados por ramos do nervo vago, que suprem os arcos faríngeos caudais.[2,3]

ANATOMIA

O esôfago é uma notável combinação de simplicidade e complexidade. Embora sua estrutura se assemelhe a um tubo, suas relações extrínsecas e suas conexões nervosas e vasculares são complexas. Seu comprimento na criança varia com a idade. Ele mede da cartilagem cricoide ao diafragma 8 a 10 cm no recém-nascido, 16 a 20 cm nas crianças de 2 a 3 anos e 25 cm na idade adulta.[4] O diâmetro situa-se entre 5 a 6 mm no recém-nascido e 10 a 20 mm no adulto. O coração normal, os grandes vasos da base e o brônquio esquerdo causam certa compressão no esôfago, que podem ser identificados no exame endoscópico.[5,6]

A característica mais marcante da mucosa esofagiana são as pregas longitudinais, sendo constituída de três camadas: epitélio, lâmina própria da mucosa e *muscularis mucosae*. Na região do hiato a mucosa esofagiana assume formato de roseta em consequência do enrugamento produzido pela ação do esfíncter esofagiano inferior. Na cárdia, a transição do epitélio estratificado pavimentoso para o epitélio cilíndrico gástrico é abrupta. A transição é facilmente reconhecida à endoscopia, recebendo o nome de *linha zeta*.[5,6]

A submucosa do esôfago é constituída por tecido conjuntivo frouxo amplamente vascularizado. A camada muscular possui duas túnicas: a longitudinal externa e a circular interna. A adventícia é a camada mais externa do esôfago e consiste em uma condensação de tecido conectivo mediastinal sobre o órgão e seu plexo venoso externo, sendo formado predominantemente por tecido conjuntivo frouxo, embora contenha fibras elásticas. Sua característica principal é a fragilidade, sendo inadequado para suturas cirúrgicas.[5,6]

A irrigação arterial do esôfago provém de quatro grupos arteriais: artérias tireoidianas inferiores, artérias brônquicas, pequenos vasos oriundos da aorta e artérias frênicas inferiores, gástrica esquerda e esplênica. A drenagem venosa é composta de dois plexos, mucoso e submucoso, sendo que a extremidade distal drena para o sistema porta.[5]

O esôfago possui inervação extrínseca e intrínseca, sendo que a extrínseca compreende os sistemas simpático e parassimpático.[7]

ATRESIA DE ESÔFAGO

A atresia de esôfago (AE) é uma anomalia da formação e separação do intestino anterior e primitivo em traqueia e esôfago, que ocorre na 4ª ou 5ª semana de desenvolvimento embriológico. Há uma interrupção da luz esofágica, podendo haver ou não comunicação entre este e a traqueia. A atresia de esôfago é uma das anomalias congênitas mais frequentes na infância e ocorre em incidência de um para cada 2.500 a 4.500 nascidos vivos.[8-12] Ela se apresenta sob cinco formas anatômicas distintas, classificadas pela localização da atresia e pela presença de fístula para a traqueia:[13,14]

A) AE proximal com fístula traqueoesofágica (FTE) distal (tipo C; 85-90% casos).
B) AE sem FTE (tipo A; 8% casos).
C) FTE isolada (tipo E; 4% casos).
D) AE com FTE proximal e distal (tipo D; 1,4%).
E) AE com FTE proximal (tipo B; 0,8% casos).

A etiopatogênese da atresia esofágica relaciona-se com alterações em uma das teorias embriogênicas do esôfago e traqueia descritas abaixo:[13]

A) Desenvolvimento de septo traqueoesofágico a partir da face interna da parede lateral do intestino primitivo, formando estrias laterais que se fundem, com apoptose craniocaudal ao

longo deste septo e formação da traqueia e brotos pulmonares a partir do esôfago.
B) Recanalização luminal seguida de proliferação epitelial.
C) Brotamento de divertículos broncogênicos simétricos, com alongamento em direção caudal e formação da traqueia e separação do esôfago.

Até 50% dos pacientes com AE apresentam anomalias associadas, já que as alterações do desenvolvimento embriológico do esôfago tendem a ocorrer precocemente, em torno da 4ª semana de gestação. As cardiopatias congênitas são as mais frequentes malformações coexistentes (15-30%), seguidas das musculoesqueléticas, anorretais e intestinais, geniturinárias, de cabeça e pescoço, mediastinais e cromossômicas. Associação VATER é descrita como um conjunto de anomalias que podem ocorrer na criança com AE, incluindo anomalias vertebrais, atresia anal, AE com FTE e displasias renal e óssea. Esta associação não representa uma síndrome distinta, mas alerta para a pesquisa destas alterações frente ao diagnóstico de qualquer uma delas.[9]

Nota-se importante aumento da sobrevida dos pacientes, com taxas atuais de até 97%, e os principais fatores que contribuem são: melhor conhecimento da doença, diagnóstico precoce e avanços nos cuidados intensivos neonatais e cirúrgicos.[9-11,15-19] Baixo peso ao nascimento e malformações congênitas associadas (em especial cardiopatias) são fatores de risco significativos para a sobrevida no primeiro ano de vida. A criança portadora de AE tem alta possibilidade de cura com uma boa qualidade de vida, porém ainda é uma afecção fatal se não diagnosticada e tratada precocemente.[9,19]

Diagnóstico Clínico

A presença de poli-hidrâmnio materno constitui o primeiro sinal indireto de obstrução do aparelho digestivo fetal ainda no período pré-natal.[15]

O diagnóstico é geralmente estabelecido durante o exame do recém-nascido feito em sala de parto, sinalizado pela impossibilidade de progressão da sonda nasogástrica.[15]

Os sintomas variam de acordo com a topografia acometida. Há falha na tentativa de sondagem gástrica, impossibilidade de deglutição e salivação abundante e aerada. Quando a AE estiver associada à fístula traqueal, haverá distensão gasosa abdominal e, quando não houver esta associação, haverá abdome escavado.[15]

Cerca de um terço dos recém-nascidos com AE apresentam baixo peso (menor que 2.500 g). Os principais sinais e sintomas incluem sialorreia, regurgitações, choro excessivo, tosse e cianose às mamadas. As manifestações respiratórias tendem a piorar com o passar das horas após o nascimento, podendo culminar com o óbito, caso ocorra atraso diagnóstico. O quadro clínico instala-se mais rapidamente na AE com FTE distal e de modo mais insidioso na FTE isolada.[15,20,21]

Diagnóstico Complementar

A ultrassonografia pré-natal pode sugerir o diagnóstico de AE e o sinal mais significativo é a dificuldade de identificação do estômago fetal.[15]

A primeira medida diagnóstica, simples e segura, é a passagem delicada da sonda nasogástrica e confirmação radiológica de sua posição.[15,21]

A radiografia simples de tórax, realizada preferencialmente com injeção de ar no coto superior atrésico, traz informações importantes, como:[15]

A) Presença de fundo cego preenchido por ar, correspondendo ao coto esofágico superior atrésico.
B) Presença de ar no estômago e intestinos, com elevação do diafragma, nos casos de AE com FTE distal.
C) Ausência de ar no abdome, sugestivo de AE isolada.
D) Tamanho e posição da silhueta cardíaca e arco aórtico.
E) Atelectasias e consolidações pulmonares.
F) Presença de anomalias ósseas (vertebrais, costais etc.).

Deve-se evitar a administração oral de contraste devido ao risco de aspiração e piora do acometimento pulmonar. O exame realizado com pequeno volume de contraste hidrossolúvel confirma o saco esofágico superior em fundo cego, porém não exclui a presença de pequenas fístulas traqueoesofágicas proximal e isolada.[2]

Tratamento

Para a correção da AE, sistemas de classificação orientam a determinação do tipo de tratamento para cada caso. Existem três principais classificações de risco pré-operatório para a AE: Waterston, Montreal e Spitz.[21-23]

Na classificação de Waterston, os pacientes são separados em grupo A (peso ao nascimento > 2.500 g sem outras complicações, com sobrevida de 95% a 100%), grupo B (peso ao nascimento entre 1.800 e 2.500 g sem outras complicações ou peso ao nascimento > 2.500 g com pneumonia moderada e/ou anomalia congênita, com sobrevida entre 50% e 65%) ou grupo C (peso ao nascimento < 1.800 g sem outras complicações ou peso ao nascimento > 2.500 g com pneumonia grave e/ou anomalia congênita grave, com sobrevida entre 10% e 20%). De acordo com a classificação de Montreal, os pacientes são classificados em: grupo I – alto risco (anomalia maior isolada ou ventilação mecânica isolada ou anomalias menores associadas); e grupo II – baixo risco (anomalias graves associadas ou ventilação mecânica e anomalia maior associada). A classificação mais recente é a de Spitz, que distribui os pacientes em grupo I (peso ao nascimento > 1.500 g sem anomalias congênitas associadas), grupo II (peso ao nascimento < 1.500 g ou anomalias congênitas associadas) e grupo III (peso ao nascimento < 1.500 g e anomalias congênitas associadas).[22-24]

Os cuidados imediatos com o neonato incluem manter a permeabilidade das vias aéreas, evitando a intubação endotraqueal, e minimizar o risco de refluxo gastroesofágico secundário e aspiração pulmonar, através de posicionamento no leito a 45° e descompressão do coto esofágico proximal com sonda oral de aspiração contínua.[21]

Em relação ao manejo, o tratamento é cirúrgico. O objetivo primário do reparo na AE é a aproximação sem tensão dos cotos esofágicos proximal e distal. Quando houver fístula distal, a cirurgia consiste em uma toracotomia posterolateral direita com abordagem extrapleural, dissecção do coto esofágico superior, liberação do esôfago distal da traqueia com fechamento do orifício fistuloso e anastomose terminoterminal. Quando não houver fístula distal, realiza-se técnica de gastrostomia de Stamm, e aguarda-se cerca de 12 semanas até que ocorra o alongamento espontâneo do coto esofágico superior, possibilitando então a anastomose. Existem casos em que este alongamento não acontece, podendo-se, então, utilizar manobras para alongar o esôfago superior, como por exemplo a *bouginage*, que consiste em forçar o crescimento do coto esofágico superior utilizando uma sonda nasoesofágica, ou então realizar esofagocoloplastias (interposição de alça colônica) ou esofagogastroplastias (construção de tubo gástrico), este último sendo o procedimento de escolha na maioria dos centros. A evolução a curto prazo é semelhante para ambas as opções cirúrgicas de substituição esofágica.[25,26]

A AE isolada é frequentemente associada a hiato significativo entre os cotos esofágicos e, neste caso, o tratamento cirúrgico inicial escolhido tem sido a realização de gastrostomia e esofagostomia, reservando-se a intervenção definitiva (anastomose primária ou substituição esofágica) para em torno de 3 meses de idade, quando se espera alongamento do esôfago com o crescimento da criança.[21]

Papel da Endoscopia na Abordagem da AE

A esofagogastroduodenoscopia e a broncoscopia são métodos de investigação úteis no pré-operatório para demonstrar o fundo cego esofágico proximal, o tipo de fístula e traqueomalácia associada. No pós-operatório, a endoscopia digestiva é essencial para avaliação de eventuais estenoses de anastomose, complicações da doença do refluxo gastroesofágico e recidivas de FTE.[21,27,28] Além disso, na AE isolada, a medição endoscópica da distância entre os cotos esofágicos auxilia a programação cirúrgica e é realizada através de

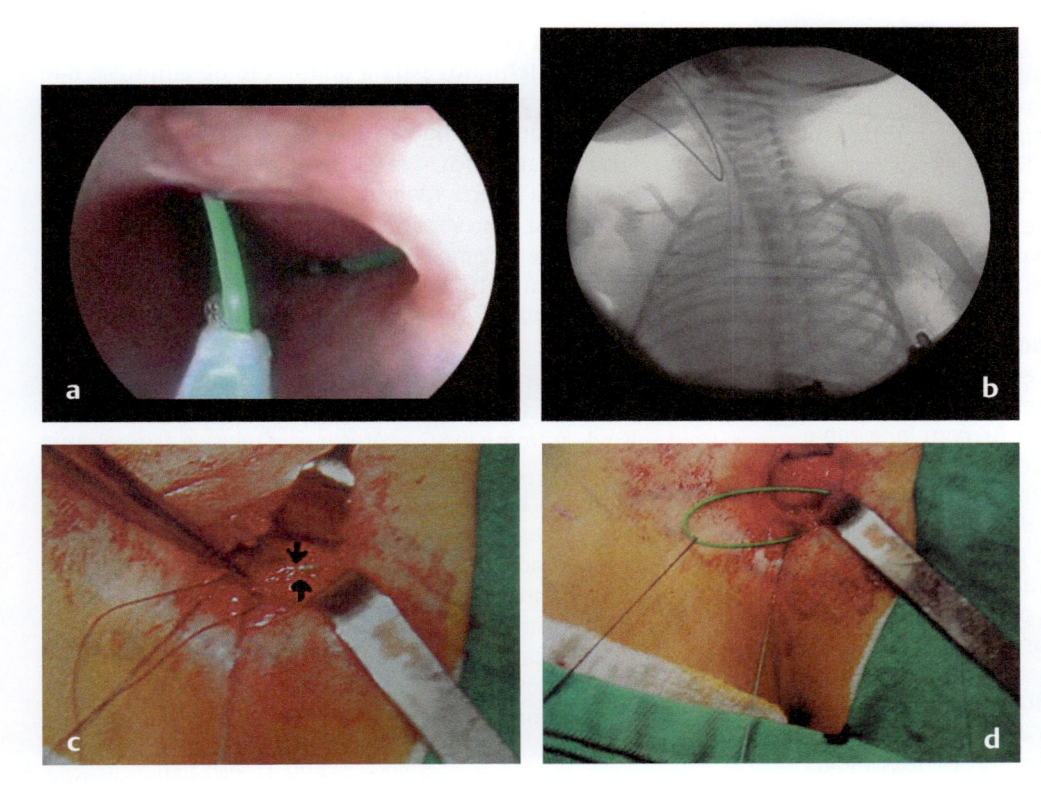

Fig. 29-1. Fístula em H, posicionamento de fio-guia para cirurgia. (**a**) Imagem endoscópica de passagem do fio através da fístula. (**b**) Imagem radiológica do local da fístula para abordagem por cervicotomia. (**c, d**) Imagem cirúrgica da localização da fístula com fio-guia colocado.

introdução do gastroscópio no saco esofágico (até seu fundo cego) e do broncoscópio no orifício de gastrostomia (em direção ao coto atrésico distal), sob fluoroscopia. A anastomose primária entre os cotos esofágicos é mais difícil quando o espaço entre eles supera três corpos vertebrais, optando-se pela interposição colônica ou confecção de tubo gástrico. Outra aplicação do método endoscópico é na fístula isolada (em H), que é canulada com sonda fina ou cateter de Fogarty, através de broncoscopia rígida, para facilitar sua identificação durante a cirurgia e reduzir significativamente o tempo operatório. Em nosso serviço, empregamos o fio-guia biliar, que é posicionado na fístula através do uso simultâneo do gastroscópio e broncoscópio flexíveis (Fig. 29-1).[20]

Complicações

Apesar de sobrevida atual elevada, os pacientes com AE apresentam morbidade pós-operatória significativa (Quadro 29-1).[10,11,16] A maioria das crianças com AE necessitam de re-hospitalizações frequentes durante o primeiro ano de vida (67%), sendo as complicações aerodigestivas os motivos principais. Complicações diretamente relacionadas com anastomose esofágica permanecem frequentes, apesar do progresso cirúrgico atual. Do mesmo modo, o refluxo gastroesofágico permanece como problema de grande importância, com indicação de fundoplicatura em até 10% a 20% dos casos.[27] Complicações respiratórias também são de grande relevância nas crianças com AE. O estado nutricional é pouco valorizado nas populações com AE e os dados são escassos, principalmente no primeiro ano de vida.[16]

Quadro 29-1. Morbidades mais Comumente Associadas à AE Pós-Cirúrgica

- Deiscência de anastomose
- Fístula esofágica
- Estenose de anastomose
- Refluxo gastroesofágico
- Esofagite
- Esôfago de Barrett
- Carcinoma esofágico
- Fístula traqueoesofágica recorrente
- Disfagia
- Dificuldades alimentares
- Dismotilidade esofágica
- Aspiração pulmonar

Manfredi MA, 2016[11]

Refluxo Gastroesofágico

Após a correção cirúrgica da AE, a maioria dos pacientes apresenta refluxo gastroesofágico (RGE) que, se não tratado, pode evoluir com complicações, como esofagite, estenose esofágica, Barrett e adenocarcinoma esofágico.[2,4,10,17,27,29,30]

Até 50% dos lactentes operados apresentam refluxo gastroesofágico associado, secundário ao encurtamento do esôfago e à dismotilidade característica do pós-operatório da AE. O refluxo coexistente torna-se fator predisponente da estenose esofágica e piora os resultados das dilatações endoscópicas do órgão. A morbidade decorrente da dismotilidade esofágica pode ser um problema persistente a longo prazo.[8,10,11]

O uso sistemático de inibidores de bomba de prótons (IBP) durante o período neonatal era recomendado em todas as crianças com AE corrigida, a fim de se prevenir as complicações pépticas e estenose de anastomose.[29] No entanto, estudos recentes têm questionado tal conduta, de acordo com as seguintes evidências: nem todos os pacientes com AE apresentam RGE, a prevalência do RGE reduz com a idade, frequência significativa de eventos adversos dos IBP, em especial na microbiota intestinal, e benefício questionável da supressão ácida na redução da incidência da estenose de anastomose esofágica. Recomenda-se, assim, diagnosticar o RGE através de pH-impedanciometria esofágica e/ou endoscopia digestiva alta com biópsias e instituir o tratamento otimizado.[22,26,27,30] A manutenção do tratamento após o primeiro ano de vida dependerá da persistência ou não do refluxo.[29]

A pHmetria ou pH-impedanciometria esofágica é útil para avaliar e correlacionar os sintomas de refluxo ácido na AE, enquanto a endoscopia digestiva alta com biópsias monitora as complicações do refluxo, detecta estenoses esofágicas e diagnostica outras condições associadas, como esofagite eosinofílica.[17,27,29,30]

Em pacientes assintomáticos, o consenso da ESPGHAN-NASPGHAN recomenda que a endoscopia digestiva alta deve ser realizada após a suspensão do IBP, antes de 10 anos de idade e à transição para a idade adulta, totalizando três exames ao longo da infância.[29]

O tratamento cirúrgico do refluxo (fundoplicatura) está reservado para os casos refratários à terapia medicamentosa, sendo realizado em especial naqueles com estenose anastomótica recorrente e refratária ao tratamento endoscópico.[16,26,27,29] A anatomia modificada na AE corrigida e a presença de dismotilidade esofágica grave contribuem para o aparecimento de complicações pós-fundoplicatura.[17,29]

Estenose de Anastomose

A estenose de anastomose é a complicação pós-operatória mais frequente na AE, com incidência variável entre os estudos de 18% até 60%. Vários fatores contribuem para seu aparecimento: tipo de anastomose, grau de tensão na anastomose, fio de sutura empregado, fístula anastomótica pós-operatória, distância entre os cotos esofágicos, refluxo gastroesofágico.[11,15,29,31] A tensão da anastomose é a condição mais associada ao aparecimento da estenose de anastomose na AE. O controle do RGE no primeiro ano de vida reduz a incidência desta complicação.[15,22,27]

O diagnóstico é feito através de estudo contrastado do esôfago e/ou endoscopia digestiva. É considerada de relevância clínica apenas quando o paciente apresenta sintomas, exceto naqueles com maior risco de desenvolver estenose, como na AE com *long gap* e fístulas pós-anastomóticas (Fig. 29-2). Uma vez diagnosticada, recomenda-se acompanhamento próximo de todas as crianças nos primeiros 2 anos de vida, principalmente se sintomáticas, onde o tratamento endoscópico deve ser instituído antes dos sintomas. Cinquenta por cento das estenoses apresentam boa resposta dentro de 6 meses, entretanto 30% causam sintomas persistentes e requerem dilatações endoscópicas repetidas, tratamentos endoscópicos alternativos ou cirurgia.[11,29]

O tratamento de escolha nas estenoses esofágicas é a dilatação endoscópica com balão hidrostático ou velas de Savary.[29] A dilatação com balão é considerada mais eficaz nas estenoses de etiologia cirúrgica devido à força expansiva aplicada uniforme e radialmente no sítio da estenose, no nível da anastomose.[15,31]

Estenoses esofágicas de comprimento maior que 2 cm, anguladas, irregulares e/ou com diâmetro muito pequeno são classificadas como complexas e tendem a se tornar refratárias.[4] As estenoses esofágicas refratárias ao tratamento com dilatação são de abordagem difícil.[15] Não há consenso na literatura para a definição de estenose esofágica refratária ou recorrente nos pacientes com AE. Kochman *et al.* propuseram definição para ambos, embora sejam termos definidos para a população de adultos e não tão facilmente aplicados no contexto pediátrico. Considera-se estenose refratária quando não se atinge o diâmetro de 14 mm da luz esofágica em até cinco sessões, realizadas a cada 15 dias, e estenose recorrente a incapacidade de manter por 4 semanas a patência da luz esofágica, uma vez atingido o diâmetro de 14 mm.[11,15,32] Manfredi *et al.* sugerem como diâmetro final da luz esofágica para crianças e adolescentes 10 mm, 12 mm e 14 mm para as faixas etárias de 0 a 6 meses, 6 meses a 7 anos e maiores que 7 anos, respectivamente.[11]

Tratamentos alternativos potenciais para manejo da estenose recorrente incluem uso de corticoides intralesionais e/ou sistêmicos, uso tópico de mitomicina C, próteses esofágicas e estenotomia (Fig. 29-3).[11,15,31]

O uso de próteses plásticas autoexpansivas foi inicialmente considerado um tratamento promissor para as estenoses refratárias, porém foram observadas desvantagens significativas, como náuseas, vômitos, RGE, deslocamentos frequentes da prótese e alto custo, além de resultados finais não satisfatórios.[11,15,31] Foi desenvolvida uma prótese esofágica dinâmica pela Unidade de Cirurgia e Endoscopia do Hospital Bambino Gesù, em Roma, que consiste em uma sonda nasogástrica com área de maior calibre (prótese) posicionada por via endoscópica na zona da estenose e fixada por via nasal, retirada após 7 semanas. O *stent* dinâmico permite melhorar a motilidade esofágica e exerce um papel na dilatação do órgão, já que o alimento e secreções passam no espaço entre a sonda e a parede esofágica. A prótese dinâmica é tecnicamente simples e com bons resultados, segundo os autores.[33]

Em nosso serviço, avaliamos a evolução das crianças com AE submetidas ao tratamento endoscópico de estenose de anastomose no período de 2011 a 2016, relacionando com a abordagem cirúrgica, complicações pós-operatórias, malformações congênitas associadas e início do tratamento endoscópico. Dos 29 pacientes incluídos no estudo, 50% apresentavam malformação congênita associada, 35% tiveram complicações pós-operatórias precoces, 65% desenvolveram RGE e 25% submeteram-se à fundoplicatura. Foram realizadas um total de 211 dilatações, com média de 10,5 sessões por paciente. Embora o tratamento endoscópico tenha apresentado bons resultados, o seguimento clínico dessas crianças após alta das dilatações é imprescindível, uma vez que grande parcela evolui com RGE e pode retornar com sintomas e complicações.[34]

Lévesque *et al.* propõem um algoritmo para o tratamento conservador das estenoses esofágicas benignas refratárias na AE (Quadro 29-2).[31] De modo semelhante, Manfredi *et al.* também sugerem um algoritmo para o manejo das estenoses de anastomose na AE (Fig. 29-4).[11]

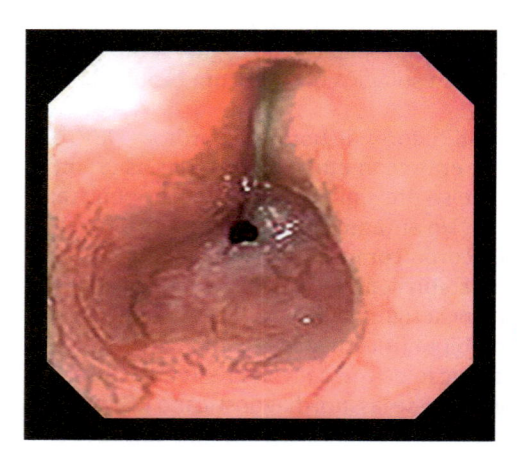

Fig. 29-2. Atresia de esôfago com dupla fístula – fístula proximal com estenose de anastomose.

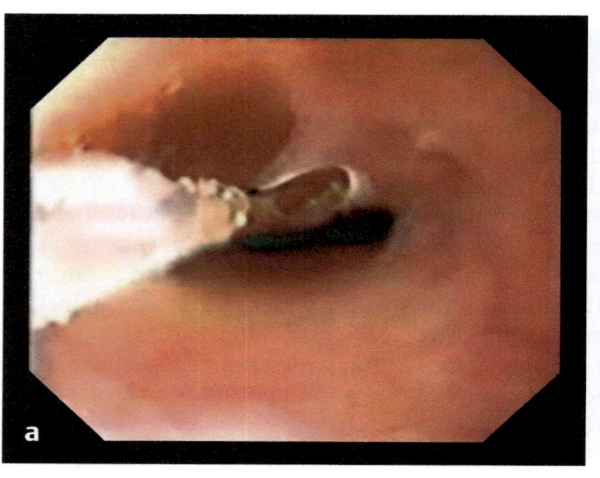

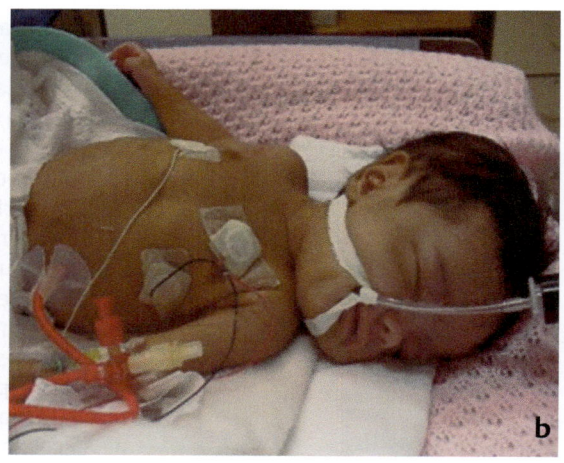

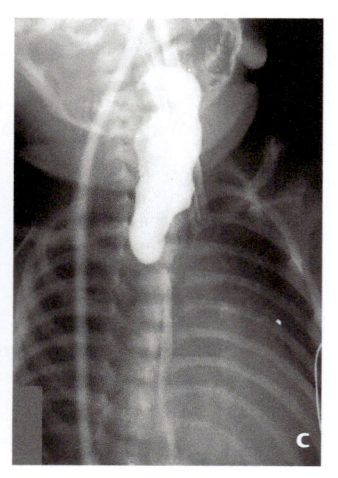

Fig. 29-3. Estenose congênita de esôfago – fístula H. (**a**) Estenotomia. (**b**) Criança com gastrostomia cirúrgica. (**c**) Estudo radiológico.

Quadro 29-2. Algoritmo Proposto para o Tratamento Conservador das Estenoses Esofágicas Benignas Refratárias

1. Dilatação com balão hidrostático:
   - 5 sessões para atingir a luz esofágica adequada para a idade, antes de considerar mudança de técnica
   - na 3ª sessão de dilatação, discutir coma equipe e família planos terapêuticos futuros
   - uso mandatório do IBP, emdose adequada, até resolução da estenose
2. Uso de esteroides intralesionais:
   - iniciar com 1 sessão de triancinolona e avaliar o resultado
   - máximo de 3 sessões
   - acompanhamento com dosagem sérica de cortisol
3. Aplicação de mitomicina (máximo de 3 sessões)
4. Próteses esofágicas (duração e protocolo individualizados)
5. Cirurgia (se falência dos tratamentos acima)

Lévesque D, 2011[30]

Disfagia

A disfagia é observada em mais da metade das crianças operadas, podendo levar à dificuldade de ganho de peso ou até desnutrição. Em adultos, atinge taxas acima de 85%, porém a maioria dos pacientes não reconhece a disfagia como problema e se adapta, o que não exclui lesão esofágica.[12,13,17,29] Devem-se suspeitar nos pacientes que apresentam aversão alimentar, dificuldade e/ou dor à deglutição, impactação alimentar, tosse, alteração dos hábitos alimentares, vômitos, déficit ponderal.[29] É mais prevalente quando há estenose, dismotilidade, divertículos ou demais alterações anatômicas esofágicas associadas.[13]

Todos os pacientes devem ser avaliados com estudo contrastado do esôfago, estômago e duodeno e endoscopia digestiva alta com biópsias. O manejo da disfagia é conduzido de acordo com a causa, porém não há estudos controlados em relação as possibilidades terapêuticas, sendo as principais: adaptação alimentar, tratamento da esofagite, uso de procinéticos, tratamento das estenoses, membranas ou divertículos, tratamento cirúrgico de anomalias vasculares, gastrostomia, substituição esofágica e dilatação de fundoplicatura.[29]

Complicações Respiratórias

Grande parte dos pacientes com AE evoluem com alteração da função pulmonar e com doenças crônicas do trato respiratório. Os sintomas respiratórios mais comuns são broncoespasmo persistente semelhante à asma, tosse, dispneia, má tolerância ao exercício físico e pneumonias de repetição.[9,29,35] São fatores predisponentes prematuridade, baixo peso ao nascimento, dismotilidade esofágica, refluxo gastroesofágico, estenoses associadas, traqueomalacia e hipoplasia pulmonar, entre outros.[35]

Traqueomalacia é o defeito traqueal mais comumente encontrado nos pacientes com AE com ou sem FTE (> 78% casos) e com relevância clínica em 10% a 20% dos pacientes. Os principais sintomas são tosse, estridor e episódios de cianose nos casos graves. A prevalência reduz com a idade.[35]

Embora as alterações respiratórias tenham tendência à melhora com o aumento da idade, tosse crônica e hiper-reatividade brônquica podem persistir ou se tornarem mais frequentes na idade adulta. Acredita-se que as lesões pulmonares adquiridas durante o desenvolvimento embrionário levam a dano estrutural persistente e prejuízo da função respiratória no período pós-natal.[35]

Outras Complicações

A deiscência da anastomose após reparação de AE ocorre em 15% a 20% dos pacientes e os fatores que desempenham papel na fisiopatologia são: friabilidade do segmento esofágico inferior, isquemia dos cotos esofágicos, sepse, técnicas de sutura inadequadas, tipo de sutura e excesso de tensão na anastomose.[8]

O estado nutricional é pouco valorizado nas crianças com AE corrigida, principalmente no primeiro ano de vida. Até 13% dos pacientes apresentam desnutrição, dos quais dois terços são menores que 5 anos de idade.[16] O risco de desnutrição a longo prazo nesses pacientes é reduzido quando se institui a dieta enteral precoce, aprimora a nutrição oral e intensifica os cuidados neonatais.[29]

Cerca de 50% dos pacientes com AE têm uma ou mais malformação gastrintestinal associada, entre elas: estenose congênita do esôfago, estenose hipertrófica do piloro, má rotação intestinal e atresia duodenal, entre outras[15]. Uma das principais causas de óbito e/ou morbidade elevada está relacionada com outras malformações associadas, em especial as cardiopatias congênitas.[36]

Dismotilidade esofágica é considerada um problema de longo prazo na AE e não há correlação entre sua gravidade e sintomatologia. Defeitos neuronais de desenvolvimento estão certamente presentes desde o início, mas trauma cirúrgico e clareamento ácido esofágico ineficiente também são fatores predisponentes.[29]

Fístula traqueoesofágica recorrente ocorre entre 2 e 18 meses após correção cirúrgica primária de AE, e é descrita com incidência em torno de 5% a 15%. Após a correção cirúrgica secundária ela aumenta a incidência para até 20%. Localiza-se preferencialmente no sítio da fístula original, embora recorrências múltiplas em sítios diferentes possam ocorrer. O principal fator etiopatogênico é o trauma mecânico da dilatação precoce do esôfago, levando a fístulas anastomóticas. O tratamento de escolha é cirúrgico, porém associado a alta morbidade e risco elevado de refistulização. O fechamento endoscópico pode apresentar sucesso em até 60-70% dos casos.[8,10,11,18,26]

Transição para a Idade Adulta

Apesar da melhora da sobrevida, estas crianças entram na idade adulta com morbidade significativa e incidência elevada de complicações tardias, reforçando a necessidade de acompanhamento multidisciplinar a longo prazo.[4,10,12,16,25,26,29,30]

A primeira geração de pacientes com AE operados com sucesso está atingindo a sexta década de vida, mostrando que a AE se tornou um problema de saúde no adulto.[29]

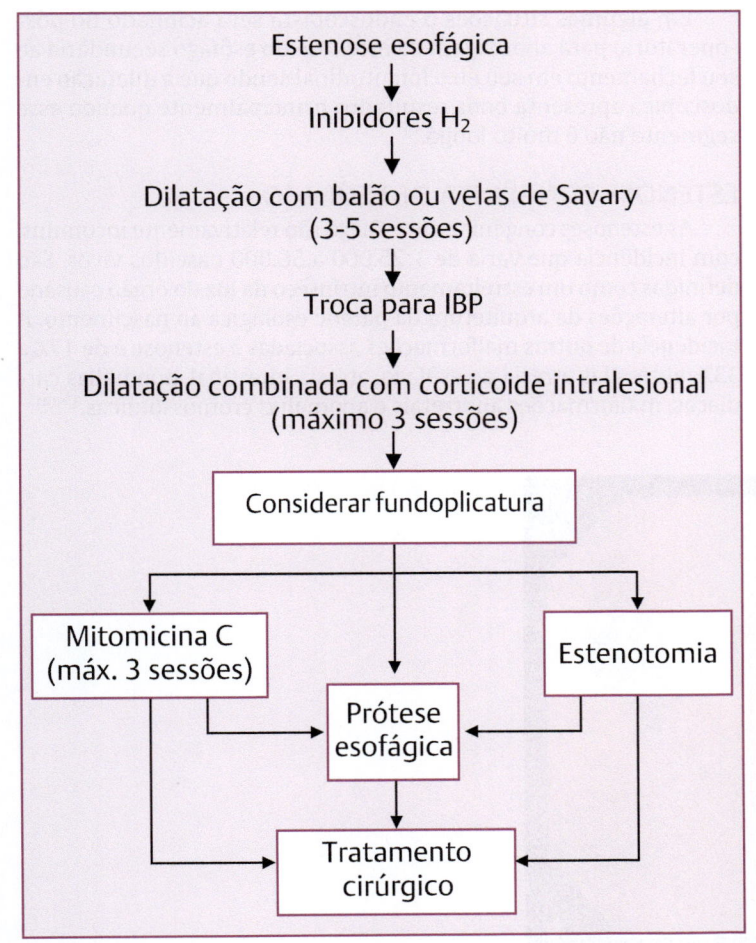

Fig. 29-4. Algoritmo proposto para estenose esofágica anastomótica na AE.[11]

Estenose esofágica → Inibidores H_2 → Dilatação com balão ou velas de Savary (3-5 sessões) → Troca para IBP → Dilatação combinada com corticoide intralesional (máximo 3 sessões) → Considerar fundoplicatura → Mitomicina C (máx. 3 sessões) / Estenotomia → Prótese esofágica → Tratamento cirúrgico

A maioria dos pacientes adultos com AE corrigida não apresenta seguimento clínico; apenas 10% deles estão em tratamento antirrefluxo adequado e 34% encontram-se sintomáticos, mas não procuram atenção médica, pois se adaptam aos sintomas.[12,29] Por outro lado, sintomas relacionados com disfagia (> 85%) e refluxo (34%) são frequentes em adultos, assim como lesões esofágicas, como esofagite (8-58%) e esôfago de Barrett (6-31%).[29]

As crianças com AE necessitam de atenção clínica e cirúrgica complexa, porém há escassez na literatura para guiar esse seguimento. A transição dos cuidados dos pacientes com AE de criança para a idade adulta é essencial e deve ser planejada, não somente para avaliação dos sintomas atuais, mas também para diagnóstico e/ou prevenção das complicações a longo prazo.[10,12,16,25,26,29,30]

Os estudos atuais recomendam centralizar o atendimento das crianças com AE em serviços de referência, em especial o tipo com *long-gap*, cirurgias de substituição esofágica, FTE recorrente, traqueomalácia grave e associações com cardiopatias complexas. São ainda essenciais o atendimento por equipe multidisciplinar com pediatra, cirurgião infantil, gastropediatra, pneumopediatra, nutricionista, enfermeira e outros especialistas afins e a formação de grupos de suporte aos pais e/ou responsáveis.[10,12,16,25,26,29,30]

A vigilância endoscópica para lesões malignas do esôfago no adulto com AE deve ser realizada sistematicamente a cada 5-10 anos, ao surgimento de um sintoma esofágico novo e se os sintomas habituais pioram (p. ex., disfagia). À detecção de esôfago de Barrett, devem-se seguir as recomendações consensuais já descritas.[29]

Prognóstico

O prognóstico da criança com AE dependerá, principalmente, da presença ou não de outras malformações, da qualidade de sua assistência na sala de parto e do seu peso de nascimento. O atendimento adequado prestado ao recém-nascido, o aprimoramento dos procedimentos anestésicos e das técnicas cirúrgicas e o diagnóstico e tratamento precoces da AE, malformações associadas e complicações pós-operatórias têm permitido índices de sobrevida progressivamente maiores entre estes pacientes.[9,10,11,18,29]

É essencial o acompanhamento multidisciplinar destes pacientes, visto que as complicações secundárias à AE persistem na vida adulta. Especial atenção deve ser dada às comorbidades gastrointestinais, nutricionais, respiratórias e de saúde mental. Em especial quanto às complicações gastrointestinais, respiratórias.[29,30]

FENDA LARINGOTRAQUEOESOFÁGICA

A fenda laringotraqueoesofágica (FLTE) resulta de uma anormalidade na formação ou na progressão caudal do septo traqueoesofágico e compreende 0,3% das anomalias congênitas da laringe. Em até 6% das vezes é encontrada associada à AE com FTE. É uma doença autossômica dominante e pode estar associada a múltiplas outras malformações congênitas. É caracterizada por ampla comunicação entre a luz da laringe e da traqueia proximal com a luz esofágica em razão da ausência congênita total ou parcial da parede, ou parte dela, que normalmente as separa. Nos casos mais graves essa separação pode atingir os brônquios principais, não havendo qualquer separação entre a traqueia e o esôfago.[37,38]

Existem algumas classificações das FLTE, sendo a mais comumente utilizada a que inclui três tipos principais (Fig. 29-5):[39]

1. *Tipo I*: fenda limitada à comissura posterior da laringe.
2. *Tipo II*: fenda parcial entre o esôfago e a parede membranosa da traqueia.
3. *Tipo III*: fenda completa que se estende da laringe até a carina principal, produzindo lúmen comum entre esôfago e traqueia.

Os sintomas variam de acordo com o tipo de FLTE. O tipo I é de apresentação mais insidiosa, com sintomas crônicos de rouquidão e broncoespasmo persistente de leve intensidade, enquanto, à medida que aumenta o grau do defeito congênito, pioram os achados clínicos, como estridor, cianose, desconforto respiratório, apneias e pneumonias de aspiração extensas, com possível evolução para óbito.[38,39]

O diagnóstico é sugerido inicialmente quando o recém-nascido apresenta obstrução respiratória, aspiração e choro fraco. O esofagograma com contraste hidrossolúvel pode demonstrar a alteração, mas o diagnóstico definitivo é por meio de estudo endoscópico. Laringoscopia e broncoscopia são exames obrigatórios, definindo o diagnóstico e auxiliando na escolha do tratamento. A endoscopia digestiva alta complementa a investigação, podendo aumentar a suspeita diagnóstica, em casos discretos, ou confirmar a comunicação entre vias aérea e digestiva, nos pacientes mais complicados.[38,39]

Estabilização do paciente é prioridade quando se avalia o tratamento cirúrgico. Em algumas situações a traqueostomia pode ser necessária antes do tratamento definitivo. Em alguns pacientes também a fundoplicatura gástrica pode ser necessária para o controle da doença do refluxo gastroesofágico. Nos pacientes com FLTE do tipo I, oligossintomáticos, o tratamento é conservador, já que a criança tende a apresentar melhora clínica com o crescimento. Nos demais casos, há indicação cirúrgica, devido as altas taxas de morbidade e mortalidade destes pacientes.[37,39]

Em algumas situações o endoscopista será acionado no pós-operatório para abordagem da estenose do esôfago secundária ao seu fechamento em seu eixo longitudinal sendo que a dilatação endoscópica apresenta bons resultados principalmente quando esse segmento não é muito longo.[39]

ESTENOSE CONGÊNITA DE ESÔFAGO

As estenoses congênitas de esôfago são relativamente incomuns, com incidência que varia de 1:25.000 a 50.000 nascidos vivos. São definidas como um estreitamento intrínseco da luz do órgão causado por alterações da arquitetura da parede esofágica ao nascimento. A incidência de outras malformações associadas à estenose é de 17% a 33%, entre elas atresia de esôfago, atresia intestinal, anomalias cardíacas, malformações anorretais e anomalias cromossômicas.[4,40,41]

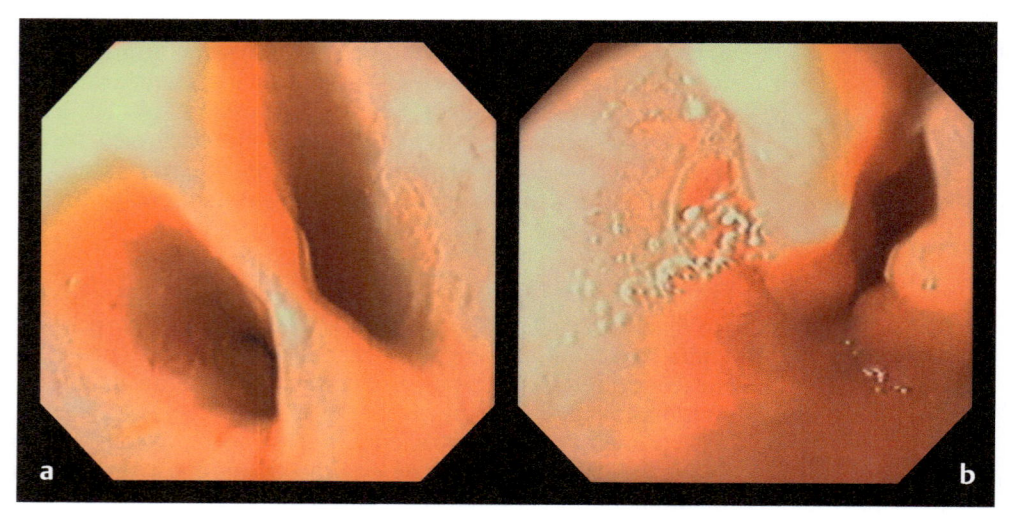

Fig. 29-5. (a, b) Fenda laringotraqueoesofágica.

O sintoma mais frequentemente observado é a disfagia, no entanto regurgitações, perda de peso, recusa alimentar e impactação de alimentos possam estar presentes.[40,41]

O diagnóstico é, algumas vezes, tardio, em razão da pouca sintomatologia de algumas das formas de apresentação da doença. O estudo radiológico com contraste é um método que contribui no diagnóstico na grande maioria dos pacientes. Quando não se consegue essa definição, a endoscopia é o método de escolha. Em algumas situações, a imagem endoscópica pode contribuir também na caracterização do tipo histológico da estenose.[4,40,41]

Existem três tipos histológicos de estenose congênita de esôfago:[40]

1. *Membranosa*: quando há falência em recanalização do lume esofágico após a 10ª semana gestacional. É mais frequente no terço médio do esôfago. Os pacientes tornam-se sintomáticos logo ao nascimento, entretanto, a idade de diagnóstico varia de 1 mês a 11 anos. A endoscopia digestiva alta evidencia estrutura de superfície lisa, translúcida ou espessada, luz excêntrica e implantação habitualmente na parede anterior esofágica, podendo, em raros casos, apresentar múltiplos orifícios luminais (Fig. 29-6).

2. *Fibromuscular*: secundária à hipertrofia segmentar das camadas muscular da mucosa e submucosa do epitélio esofágico.

3. *Cartilaginosa*: decorrente de restos intramurais de tecido cartilaginoso traqueobrônquico na parede esofágica, levando à estenose por compressão extrínseca do tecido heterotópico e por inelasticidade da cartilagem. Em mais de 90% dos casos, a estenose localiza-se no terço distal do órgão, podendo ser completa (ocupa toda a circunferência do esôfago) ou parcial (Fig. 29-7).

Tanto a dilatação endoscópica quanto a cirurgia são tratamentos bem conhecidos da estenose congênita do esôfago e os seus resultados variam de acordo com o tipo histológico da estenose.[40,41]

A indicação terapêutica das membranas esofágicas depende da intensidade da sintomatologia. Os métodos disponíveis incluem a dilatação endoscópica com sondas de Savary-Gilliard, dilatação pneumática ou, em casos mais sintomáticos, a estenotomia, com excelentes resultados.[41]

O espessamento fibromuscular da parede esofágica, no entanto, pode ser responsivo à terapêutica endoscópica. O resultado dessa abordagem é variável dependendo da espessura da parede do esôfago e também não é desprovido de complicações como a perfuração.

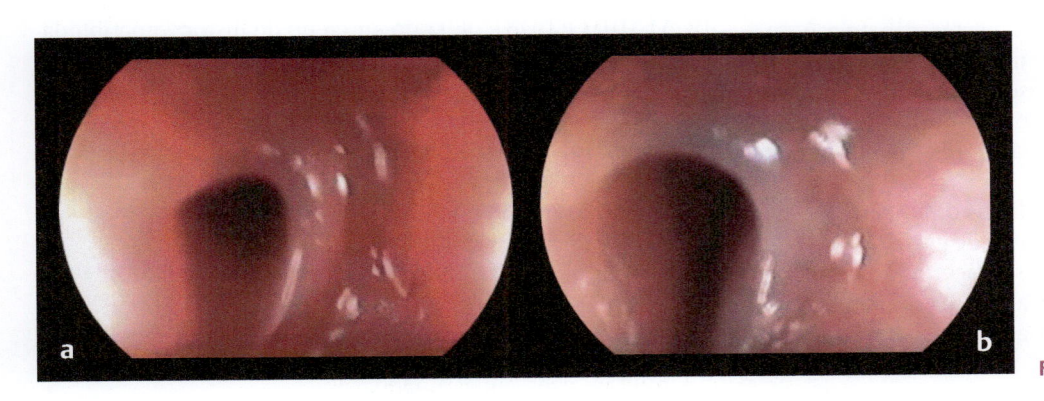

Fig. 29-6. (a, b) Membrana esofagiana.

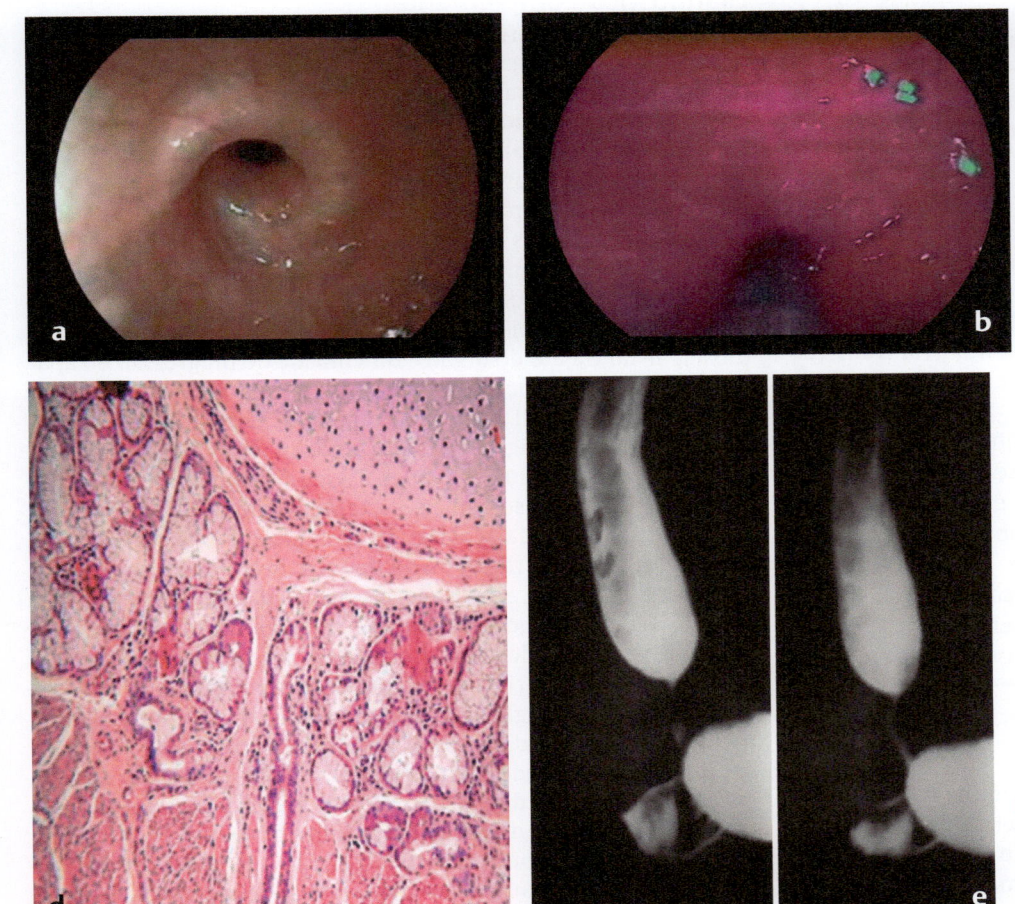

Fig. 29-7. Coristoma – determinando estenose congênita. (a) Coristoma. (b) Avaliação do coristoma com uso de miniprobe da ecoendoscopia. (c) Peça cirúrgica. (d) Histopatologia. (e) Aspecto radiológico do coristoma determinando estenose do esôfago.

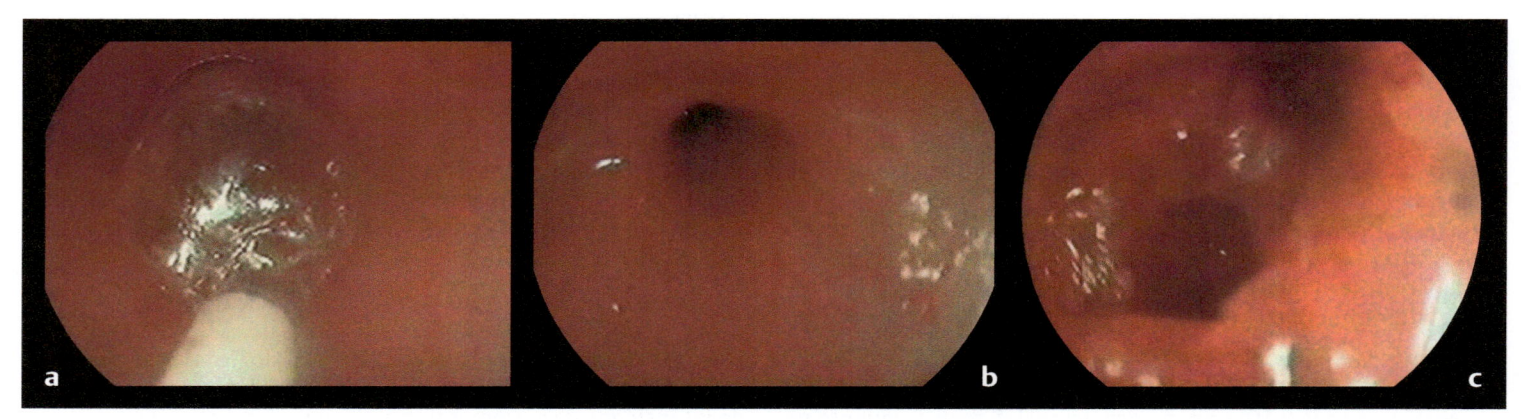

Fig. 29-8. Estenose fibromuscular de esôfago e perfuração de esôfago após dilatação: (**a**) Coristoma – determinando estenose congênita. Dilatação com balão hidrostático. (**b**) Estenose fibromuscular. (**c**) Perfuração pós-dilatação.

Quando optar por essa abordagem, o endoscopista deve ser cauteloso e progredir de forma lenta com o aumento do calibre das velas ou com o diâmetro dos balões (Fig. 29-8).[41]

A ressecção do segmento esofágico estenosado com anastomose primária é o tratamento de eleição no tipo associado a remanescente traqueobrônquico, já que a incidência de perfuração do esôfago durante o procedimento de dilatação pneumática é elevada.[40,41]

O diagnóstico diferencial entre as estenoses do tipo fibromuscular e com remanescente traqueobrônquico é importante a fim de permitir planejamento da melhor estratégia terapêutica e evitar complicações secundárias.[40,41]

A ecoendoscopia pode colaborar no auxílio da definição etiológica da estenose congênita de esôfago. Relatos de estudos pediátricos na literatura mostram sinais ecoendoscópicos que ajudam no diagnóstico diferencial e na decisão terapêutica mais apropriada para a estenose esofágica de etiologia congênita. *Mini probes* endoscópicos de alta frequência (12 a 30 MHz) e de alta resolução de imagens são utilizados nestes casos e os achados mais significativos relatados são o espessamento focal da camada muscular própria do esôfago, no tipo fibromuscular, e áreas hiperecoicas em número variável compatíveis com tecido cartilaginoso, remanescente traqueobrônquico.[42,43] Bittencourt *et al.* também demonstraram o benefício desse método para o diagnóstico diferencial, colaborando na condução dos pacientes para tratamento cirúrgico.[44]

ACALASIA ESOFÁGICA

A acalasia esofágica é a doença motora primária do esôfago mais conhecida e envolve uma falha no relaxamento do esfíncter esofágico inferior (EEI), aliada à dismotilidade do corpo esofágico, levando resistência à passagem do alimento pela transição esofagogástrica, na ausência de estenose orgânica ou compressão extrínseca.[45-48]

É de ocorrência rara e etiologia geralmente desconhecida na infância, com incidência de 0,1 a 0,3 caso para cada 100.000 crianças por ano. Em adultos, a acalasia de esôfago é mais prevalente a partir da quarta década de vida, enquanto na população pediátrica ela é incomum antes dos 8 anos de idade.[45-48]

A alteração fisiopatológica primária na acalasia é a perda da inervação inibitória intrínseca do EEI e do segmento de musculatura lisa do corpo do esôfago, o que ocasiona, em consequência, aumento da pressão basal esfincteriana e aperistalse.[45-48]

As teorias aventadas para explicar o aparecimento da acalasia esofágica são:[45-49]

A) Anormalidade neurogênica primária com falha da inervação inibitória e progressiva degeneração das células ganglionares.
B) Perda adquirida das células ganglionares do plexo mioentérico decorrente de doença de Chagas ou após processos virais, como o vírus varicela-zóster.
C) Redução dos níveis de polipeptídeo vasoativo intestinal e de óxido nítrico, presentes nos neurônios inibitórios e importantes agentes no relaxamento da musculatura lisa esofágica.
D) Etiologia autoimune, com identificação de anticorpos anti-neurônios mioentéricos e dos alelos DRB1*0602, DRB1*15, DQA1*0103 e DQB1*0603 do antígeno de histocompatibilidade HLA classe II.[46-49]

Diagnóstico Clínico

A principal manifestação clínica na acalasia é a disfagia insidiosa e progressiva, com evolução média de 5 a 6 anos. Outros sintomas notados incluem regurgitações, principalmente noturnas, tosse crônica, dor torácica e/ou retroesternal, perda ponderal e pirose.[45-48]

Nas crianças menores predominam os vômitos e regurgitações pós-alimentares, perda de peso e pneumonias aspirativas de repetição. Este quadro clínico assemelha-se ao da doença do refluxo gastroesofágico e, por esse motivo, o diagnóstico da acalasia esofagiana é, muitas vezes, subestimado.[45-47]

Diagnóstico Complementar

O exame diagnóstico inicial de escolha na acalasia é o esofagograma, o qual evidencia sinais radiológicos importantes como afilamento do terço distal do esôfago (imagem em "bico de pássaro"), alargamento do corpo esofágico, com esvaziamento prejudicado do bário e nível hidroaéreo e ausência ou defeito do peristaltismo e contrações terciárias do esôfago.[45-48]

O objetivo principal da endoscopia digestiva alta nesta afecção é a exclusão de lesões inflamatórias, infecciosas ou infiltrativas da mucosa esofágica, além de permitir a realização de biópsias e, quando indicado, terapêutica endoscópica. Nos pacientes com acalasia, os achados endoscópicos comuns são estase na luz esofágica, tortuosidade do trajeto do órgão e dificuldade de progressão do aparelho no nível da junção esofagogástrica, embora o exame possa apresentar-se normal nas formas iniciais da doença.[45-48]

A pHmetria esofágica de 24 horas exclui ou confirma a associação da doença do refluxo gastroesofágico à acalasia.[45-48]

A manometria esofágica é o exame de eleição para a confirmação diagnóstica da acalasia de esôfago, além de fornecer informações sobre a gravidade da doença, excluir outras doenças motoras e avaliar a resposta terapêutica. As alterações motoras da acalasia em crianças são semelhantes às dos adultos, sendo critérios manométricos essenciais para o diagnóstico a aperistalse, principal critério, e o relaxamento incompleto ou ausente do EEI durante a deglutição. Outros achados, não obrigatórios, incluem o aumento da pressão basal do EEI, contrações esofágicas de baixa amplitude e variantes como segmento curto de aperistalse, contrações do esôfago de alta amplitude, relaxamento completo ou normal do EEI e anormalidades na função do esfíncter esofágico superior. A caracterização dos subtipos de acalasia esofágica (tipo I, II ou III) auxiliam na escolha do tratamento e resposta terapêutica.[45-48,50]

Tratamento

O tratamento da acalasia esofágica objetiva o alívio sintomático e a melhora do esvaziamento esofágico, através da diminuição do gradiente de pressão esfincteriano, já que não há terapêutica que restabeleça a atividade neuromuscular do esôfago acometido.[45-48]

O uso do dinitrato de isossorbida e dos bloqueadores de canais de cálcio (nifedipina) nos pacientes com acalasia de esôfago mostra efeitos temporários de relaxamento do EEI, além de efeitos colaterais significativos, sendo, portanto, terapêutica pouco efetiva e não empregada em crianças.[45,51,52]

O tratamento endoscópico através de dilatação da cárdia com balão intraluminal pneumático é a forma mais efetiva de manejo conservador do megaesôfago, além de não interferir no prognóstico cirúrgico. Recomenda-se que a dilatação pneumática seja realizada sob sedação e guiada por fluoroscopia, estando atento para o posicionamento adequado do balão no nível do EEI e para obliteração eficaz da cintura do balão. Entretanto, ainda não há consenso sobre a técnica ideal de dilatação, os tipos de dilatadores, o diâmetro do balão, a pressão máxima de insuflação e sua duração e o número de insuflações por sessão.[45-48]

Resultados bons a excelentes são observados em 60% a 80% dos casos de acalasia esofágica, após única sessão de dilatação, com redução progressiva da eficácia após duas ou três sessões, em que a maioria dos pacientes apresenta recidiva dos sintomas.[45-48] Em crianças a resposta satisfatória ao tratamento endoscópico é menor, em torno de 50% a 75%, preferindo-se a cirurgia, quando se compara à dilatação pneumática.[54,55] As taxas de morbidade e mortalidade com a técnica são baixas e as complicações mais importantes são a perfuração esofágica (1-5%), dor persistente, pneumonias de aspiração, sangramento e refluxo gastroesofágico secundário.[54-56]

A resposta terapêutica deve ser avaliada através da melhora clínica e, preferencialmente, da manometria esofágica (pressão do EEI menor que 10 mm Hg).[45-48,56]

A miotomia endoscópica peroral (POEM) foi recentemente introduzida na prática clínica para o tratamento da acalasia do esôfago e consiste na dissecção das fibras musculares do esôfago distal e cárdia com resultado final semelhante à miotomia laparoscópica de Heller. É um procedimento minimamente invasivo, menos traumático ao paciente, de menor custo se comparado com o procedimento cirúrgico, de fácil realização em mãos experientes e permite uma rápida recuperação do paciente. Estudos publicados demonstraram baixo índice de complicações e excelentes resultados de seguimentos ainda a curto prazo, em adultos.[45-48,57-61]

POEM é também uma técnica promissora a ser realizada na população pediátrica. Vários estudos estão sendo publicados com bons resultados, mas ainda com um pequeno número de pacientes e um seguimento relativamente curto.[57-61] POEM tem mostrado eficácia semelhante à miotomia a Heller e mais eficaz que a dilatação endoscópica pneumática.[55,60] No entanto, a miotomia a Heller ainda é o tratamento de eleição nos pacientes pediátricos devido à disponibilidade restrita da técnica de POEM na maioria dos serviços.[60]

A injeção de toxina botulínica no EEI, através da endoscopia digestiva alta, tem sido empregada como opção terapêutica paliativa em pacientes com acalasia sem condições cirúrgicas. Esta neurotoxina liga-se aos terminais nervosos pré-sinápticos, levando à inibição da liberação de acetilcolina na junção neuromuscular e à redução da inervação colinérgica excitatória e da pressão do EEI. A técnica apresenta bons resultados iniciais, com eficácia em 75% a 100% dos casos, mas com efeito limitado, necessitando de injeções repetidas a intervalos progressivamente menores e resultados ruins a longo prazo. Os melhores resultados são encontrados nos pacientes com idade acima de 50 anos e naqueles com acalasia vigorosa (pressão esfincteriana maior que 40 mmHg).[45-48] Hurwitz et al. empregaram a toxina botulínica em 23 crianças com acalasia esofágica, em doses de 80 a 100 unidades e com aplicação nos quatro quadrantes da junção esofagogástrica, e observaram resolução inicial dos sintomas em 83% dos casos, porém com média de duração do efeito de apenas 4 meses e eficácia completa ao final do estudo em somente três pacientes.[62] O uso da toxina botulínica afeta o resultado cirúrgico posterior devido à cicatriz na junção esofagogástrica.[45]

A miotomia de Heller e suas variações é a modalidade cirúrgica de eleição para a acalasia esofágica e compreende uma incisão vertical ao longo da superfície serosa do esôfago distal, onde são seccionadas as fibras musculares circulares do EEI.[63] As possíveis complicações pós-operatórias são persistência dos sintomas obstrutivos e reoperação, refluxo gastroesofágico secundário e suas complicações, sangramento, perfuração esofágica, paralisia do nervo frênico, herniação gástrica e necrose, entre outras, mas de baixa ocorrência. Na população pediátrica, o tratamento cirúrgico apresenta excelentes resultados, inclusive a longo prazo, sendo a terapêutica de primeira escolha na grande maioria dos pacientes.[45-48,53-56]

Prognóstico

Mesmo após tratamento cirúrgico ou endoscópico bem-sucedido, o paciente com acalasia esofágica pode apresentar recidiva dos sintomas devido à progressão lenta do processo degenerativo do plexo mioentérico, à dismotilidade associada a complicações decorrentes do refluxo gastroesofágico secundário ou à ausência de resposta completa ao tratamento.[45-48,51,52]

O câncer de esôfago ocorre como complicação tardia (média de 17 anos após o diagnóstico) em até 5% dos pacientes com acalasia, principalmente se houve falha terapêutica ou ausência de tratamento.[48]

DUPLICAÇÕES ESOFÁGICAS OU CISTOS INTRAMURAIS DO ESÔFAGO

Entre 70% e 90% das duplicações do trato digestivo são diagnosticadas antes de 2 anos. Quando diagnosticadas no adulto jovem, elas se devem a sintomas que ocorrem durante complicações como infecção, hemorragia, ruptura ou compressão de órgãos adjacentes.[64,65]

Dentre as duplicações que podem ocorrer no trato gastrointestinal, 20% delas surgem no esôfago e, em geral, são achados radiológicos acidentais.[39]

Estas malformações predominam no terço distal do esôfago e se apresentam sob duas formas:[39]

1. Cistos intramurais confinados à parede esofágica, podendo projetar, mas sem comunicar com a luz do órgão (maioria).
2. Cistos comunicantes com a luz esofágica, formando desvio completo (mais raros).

A parede cística é formada por epitélio colunar ciliado, escamoso ou gástrico, uma ou mais camadas de *muscularis* e plexo mioentérico. A origem embriológica deriva de um defeito no processo de vacuolização durante a fase de proliferação epitelial (7ª à 10ª semana gestacional), levando à fusão de vacúolos distintos, separados do lúmen principal, e formação das duplicações esofágicas.[66]

Diagnóstico Clínico

O quadro clínico varia de acordo com a idade do paciente e com a localização dos cistos esofágicos.[39,66]

Em 50% a 90% dos casos ocorrem sintomas respiratórios, predominando o desconforto respiratório precoce no período neonatal, geralmente associado às duplicações de terço proximal que comprimem vias aéreas. Em crianças mais velhas, estridor, pneumonias de repetição, hemoptise, tosse crônica e dor torácica são predominantes. O paciente pode-se apresentar assintomático nos casos de lesões esofágicas de localização mais distal, com diagnóstico radiológico ocasional.[28]

As queixas digestivas estão presentes em 10-15% dos casos, em decorrência da compressão esofágica pelos cistos, e incluem disfagia, epigastralgia, vômitos, engasgos e hematêmese.[39]

Diagnóstico Complementar

A identificação da duplicação esofágica não é fácil. O diagnóstico inclui vários métodos de imagem como radiografia simples de tórax, esofagograma com bário, tomografia computadorizada, ressonância nuclear magnética e endoscopia digestiva alta, mas em algumas situações ainda é inconclusivo.[67]

A ultrassonografia endoscópica é atualmente considerada o método mais sensível para se avaliar uma duplicação de esôfago.[68,69]

Tratamento

O tratamento cirúrgico é padronizado na maioria dos casos, especialmente quando existe sintomas.[65,69] Alguns estudos também preconizam o tratamento cirúrgico devido ao risco de complicações e degeneração maligna, descritas em casos isolados.[38,65]

Com recentes avanços de técnicas cirúrgicas minimamente invasivas, a maioria das cirurgias são realizadas por toracoscopias, porém nenhum tratamento é padronizado em razão da raridade da doença.[69]

Em 2005 surgiram os primeiros estudos com o tratamento endoscópico, que atualmente é considerado uma técnica promissora.[70,71]

ANÉIS VASCULARES

Os anéis vasculares são malformações que envolvem o arco aórtico e seus grandes ramos, podendo levar à compressão extrínseca do esôfago. Eles afetam cerca de 3% da população geral, embora sejam sintomáticos em somente pequena porcentagem dos pacientes.[1,39,72]

O tipo de maior relevância clínica é o anel vascular completo, que corresponde ao duplo arco aórtico, mais raro, porém associado a estenose esofágica e disfagia significativas. Os anéis vasculares incompletos são mais frequentes e formados por vasos aberrantes, em combinação com os ductos patentes ou *ligamentum arteriosus*. Os quatro tipos principais incluem: 1. arco aórtico direito com ducto arterial esquerdo e aorta descendente esquerda; 2. arco aórtico esquerdo com artéria subclávia aberrante direita (mais comum); 3. arco aórtico direito com artéria subclávia aberrante esquerda e *ligamentum* ou ducto arterial; e 4. artéria pulmonar aberrante esquerda. Eles estão associados a disfagia menos intensa, dependente da quantidade e consistência dos alimentos ingeridos (disfagia lusória).[1,39,72]

Diagnóstico

Cerca de 75% dos pacientes com duplo arco aórtico são sintomáticos, incluindo estridor, tosse crônica, disfagia e infecções repetidas de vias aéreas. A radiografia simples de tórax sugere o diagnóstico quando há alargamento do mediastino, do arco aórtico direito ou estreitamento traqueal. O exame contrastado mostra endentação posterior do esôfago acima do nível da carina. A endoscopia digestiva alta revela estreitamento pulsátil em esôfago proximal, sugestivo de compressão extrínseca. A ressonância magnética confirma os casos duvidosos.[39,72]

Nos anéis vasculares incompletos, o quadro clínico geralmente é insidioso, predominando a disfagia de leve intensidade, com exceção da artéria pulmonar aberrante esquerda, em que é comum a associação de malformação cartilaginosa de vias aéreas, com sintomas respiratórios precoces e importantes, e de malformações cardiovasculares, em especial os defeitos do septo ventricular.[72]

Tratamento

A abordagem cirúrgica irá depender da sintomatologia e do tipo de alteração encontrada.[39,72]

DIVERTÍCULO ESOFÁGICO

O divertículo esofágico congênito verdadeiro é extremamente raro e é formado por mucosa, submucosa e parede muscular completa. Origina-se de divertículo mucoso embriogênico persistente ou de duplicação esofágica cega pequena, que sofre aumento subsequente por mecanismo semelhante ao divertículo de pulsão.[36]

Em geral, o divertículo esofágico congênito manifesta-se na infância tardia, através de infecções respiratórias recorrentes e disfagia progressiva. Caso ele esteja localizado na área faringoesofágica, ocorre sintomatologia precoce no período neonatal, predominando o desconforto respiratório agudo, em semelhança à atresia de esôfago.[36]

O esofagograma é o exame de escolha para evidenciar o divertículo esofágico, complementado pela endoscopia que, ocasionalmente, detecta outras anomalias associadas, como fístula traqueoesofágica. O tratamento adequado é a cirurgia, com bons resultados.[36]

EPIDERMÓLISE BOLHOSA

A epidermólise bolhosa (EB) compreende um conjunto de afecções bolhosas, de caráter hereditário, com apresentações clínicas diversas e diferentes modos de transmissão genética. Os indivíduos afetados desenvolvem bolhas na pele e nas mucosas, espontaneamente ou após mínimos traumatismos.[73-75]

A EB afeta cerca de 1 em cada 50.000 nascidos vivos e sua classificação é feita de acordo com a sua modalidade de herança genética, distribuição anatômica das lesões e morbidez associada à doença, distinguindo-se em três grupos principais: epidermólise bolhosa simples, juncional e distrófica, que englobam mais de 30 entidades distintas.[73,74]

A EB simples é de caráter autossômico dominante, com bolhas de localização epidérmica e que não deixam cicatrizes, representando 92% dos casos. As lesões são resultado da intensa degeneração das células basais da epiderme por alteração da queratina, determinada por mutação cromossômica. Esta variedade de epidermólise não deixa cicatrizes nem provoca alterações ungueais ou dentárias.[73,74]

A EB juncional é de caráter autossômico recessivo, na qual as bolhas se situam na junção dermoepidérmica, na lâmina lúcida da zona da membrana basal. Esta variação produz efeitos graves, com ocorrência de anemia, sinéquias, retardo de crescimento, disproteinemia, alopecia cicatricial, hiperceratose palmoplantar e até óbito.[73,74]

A EB distrófica é de caráter autossômico dominante ou recessivo. Na dominante, a clivagem é dermoepidérmica abaixo da lâmina densa da zona da membrana basal e cursa com distrofias ungueais, máculas hipocrômicas e atróficas (lesões albopapuloides), milias, cicatrizes hipertróficas e comprometimento bucal leve. Na epidermólise bolhosa distrófica recessiva, a clivagem é dermoepidérmica com defeito na estrutura do colágeno VII e na liberação celular do colágeno sintetizado. Trata-se de uma forma grave da enfermidade, em que o paciente, geralmente, não atinge a idade adulta. Essa forma leva ao surgimento de sinéquias nos pés e nas mãos com inutilidade funcional, estenose esofágica, anemia, retardo do crescimento, dentes displásicos e cicatrizes atróficas no couro cabeludo (FIG. 29-9).[73,74]

O diagnóstico é realizado através das características clínicas e achados histopatológicos das lesões. A microscopia eletrônica é o padrão-ouro para o diagnóstico, mas a imuno-histoquímica e a biologia molecular têm mostrado definições sofisticadas da estrutura e da função da junção dermoepidermal da pele normal e das alterações em cada grupo e subgrupo e subgrupo da EB.[73-75]

Manifestações otorrinolaringológicas são comuns na EB e relacionadas com a formação de bolhas nas mucosas, principalmente na

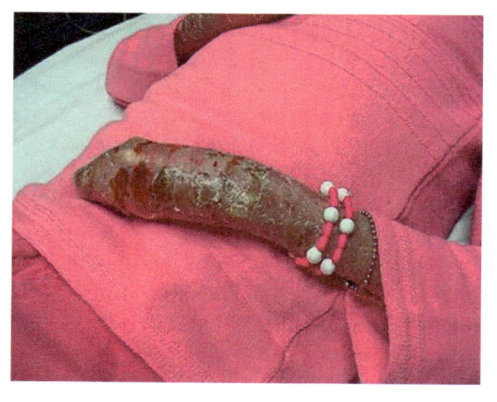

Fig. 29-9. Aspecto de braço de paciente grave com epidermólise bolhosa.

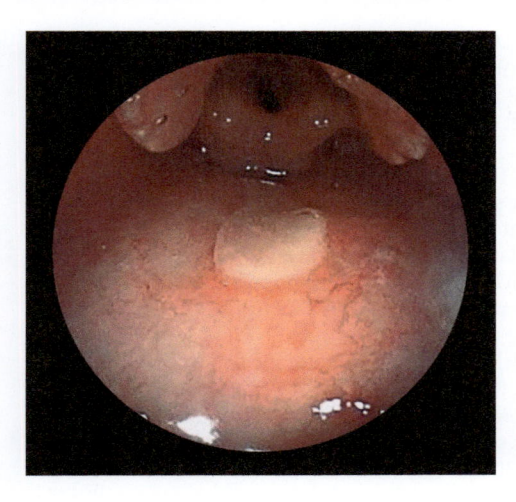

Fig. 29-10. Lesão na orofaringe.

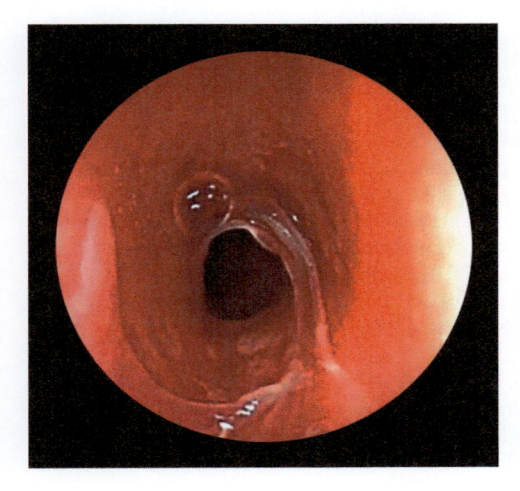

Fig. 29-11. Lesão esofágica.

orofaringe (Fig. 29-10) e esôfago (Fig. 29-11), seguida de ruptura e cicatrização hipertrófica, levando à anquiloglossia, microstomia, estenose de esôfago, estenose de laringe e estenose de vestíbulo nasal.[73]

O envolvimento do trato gastrintestinal é comumente visto em diferentes tipos da EB e resulta em considerável morbidade, incluindo disfagia, odinofagia, engasgos, constipação intestinal e graves comprometimentos nutricionais, levando à anemia refratária e hipoalbuminemia. Praticamente qualquer parte do trato gastrintestinal, exceto vesícula, pâncreas e fígado, pode ser lesada, principalmente nos pacientes com o tipo distrófico recessivo, sendo que a complicação gastrintestinal mais grave é a estenose esofágica (Fig. 29-11).[74]

A estenose de esôfago apresenta-se predominantemente no terço superior, estando relacionada com a ingestão de alimentos que causam dano direto à mucosa esofágica, enquanto o acometimento de porções mais inferiores do esôfago é precipitado ou agravado pelo refluxo gastroesofágico. A dilatação endoscópica deve ser realizada somente se disfagia significativa e com cautela extrema, preferencialmente com aparelho ultrafino.[73-75]

Estudo de Zanini *et al.* mostra o emprego da budesonida viscosa como tratamento coadjuvante das estenoses esofágicas na EB. O uso da budesonida em seis pacientes entre 8 e 17 anos de idade, por 4 meses, em dose de 0,5 mg de 12/12 horas, proporcionou redução da frequência de formação de estenoses, do número de sessões de dilatação e aumento da qualidade de vida desses pacientes.[75]

Por ser uma doença rara, é essencial encaminhar os pacientes com EB para centros de referência para tratamento das complicações. A equipe de atendimento deve estar ciente dos cuidados necessários nesses pacientes a fim de otimizar o tratamento, sem prejuízo adicional à doença. O tratamento da EB é de suporte, sendo a utilização de gazes esterilizadas, antibióticos, nutrição adequada e analgésicos os principais pilares da terapêutica. A doença gera grande impacto na qualidade de vida do paciente e de seus familiares, com grande sofrimento físico e emocional à criança, em especial nas formas graves.[73,74]

REFERÊNCIAS BIBLIOGRÁFICAS

1. Marc IR, James AO, Jay LG, et al. Essentials of pediatric surgery. Congenital abnormalities of the esophagus. Ed. 95 Mosby. 1995.
2. Faure S, Santa Barbara P. Molecular embryology of the foregut. J Pediatr Gastroenterol Nutr. 2011;52(1):S2-S3.
3. Rosekrans SL, Baan B, Muncan V, van den Brink GR. Esophageal development and epithelial homeostasis. Gastrointest Liver Physiol. 2015;309:G216-G228.
4. Yasuda JL, Manfredi MA. Endoscopic management of congenital esophageal defects and associated comorbidities. Gastrointest Endoscop Clin North Am. 2023;33:341-61.
5. Silverstein FE, Tytgat GNJ. O trato gastrointestinal normal. In: Endoscopia gastrointestinal, 3 ed. Rio de Janeiro: Revinter. 1998:1-28.
6. Weave LT. Anatomy and embryology. In: Walker WA, Durie PR, Hamilton JR et al. Pediatric gastrointestinal disease. Philadelphia: BC. Decker Inc. 1991:195-216.
7. Porto CC. Semiologia Médica. In: Rezende JM, Sá NMA, Ximenes JA, Rezende-Filho J. Esôfago – Seção 2, 6. Ed. Rio de Janeiro: Editora Guanabara Koogan S.A. 2009.
8. Askarpour S, Pyvasteh M, Javaherizadeh H, et al. Avaliação dos fatores de risco que afetam deiscência de anastomose após reparação de atresia esofágica. Arq Bras Cir Dig. 2015;28:161-2.
9. Cassina M, Ruol M, Pertile R, et al. Prevalence, characteristics, and survival of children with esophageal atresia: a 32-year population-based study including 1,417,724 consecutive newborns. Birth Defects Res (Part A). 2016;106:542-8.
10. Koziarkiewicz M, Taczalska A, Jasinska-Jaskula I, et al. Long-term complications of congenital esophageal atresia – Single Institution Experience. Indian Pediatr. 2015;52:499-501.
11. Manfredi MA. Endoscopic management of anastomotic esophageal strictures secondary to esophageal atresia. Gastrointest Endosc Clin N Am. 2016;26:201-19.
12. Rintala RJ, Sistonen S, Pakarinen MP. Outcome of esophageal atresia beyond childhood. J Pediatr Gastroenterol Nutr. 2011;52(1):S35-S36.
13. Huynh-Trudeau V, Maynard S, Terzic T, et al. Dysphagia among adult patients who underwent surgery for esophageal atresia at birth. Can J Gastroenterol Hepatol. 2015;29:91-4.
14. Tannuri U, Rocha RFC, Maksoud JG. Atresia do esôfago: evolução do tratamento. Pediatria (SP). 1996;18:198-206.
15. Michaud L, Gottrand F. Anastomotic strictures: conservative treatment. J Pediatr Gastroenterol Nutr. 2011;52 (1):S18-S19.
16. Schneider A, Blanc S, Bonnard A, et al. Results from the French National Esophageal Atresia Register: one-year outcome. Orph J Rare Dis. 2014;9:206-11.
17. Vergouwe FWT, Ijsselstijn H, Wijnen RMH, et al. Screening and surveillance in esophageal atresia patients: current knowledge and future perspectives. Eur J Pediatr Surg. 2015;25:345-52.
18. Wang B, Tashiro J, Allan BJ, et al. Nationwide analysis of clinical outcomes among newborns with esophageal atresia and tracheoesophageal fistulas in the United States. J Surg Res. 2014;190:604-12.
19. Falon SC, Ethun CG, Olutoye OO, et al. Comparing characteristics and outcomes in infants with prenatal and postnatal diagnosis of esophageal atresia. J Surg Res. 2014;190:242-5.
20. Scott DA. Esophageal atresia/tracheoesophageal fistula overview. In: Pagon RA, Adam MP, Ardinger HH (eds). Gene Reviews [Internet]. Seattle. 1993-2017.
21. Spitz L. Esophageal atresia. Lessons I have learned in a 40-year experience. J Pediatr Surg. 2006;41:1635-40.
22. Bowder NA, Bence CM, Rymeski BA, et al. Acid suppression duration does not alter anastomotic stricture rates after esophageal atresia with distal tracheoesophageal fistula repair: A prospective multi-institutional co-hort study. J Pediatr Surg. 2022;57:975-80.
23. Yagyu M, Gitter H, Richter B, Booss D. Esophageal atresia in Bremen, Germany – evaluation of preoperative risk classification in esophageal atresia. J Pediatr Surg. 2000;35:584-7.
24. Soccorso G, Parikh DH. Esophageal replacement in children: challenges and long-term outcomes. J Indian Assoc Pediatr Surg. 2016;21:98-105.
25. Spitz L. Oesophaeal atresia treatment: a 21st-century perspective. J Pediatr Gastroenterol Nutr. 2011;52(1): S12.
26. Platt JM, Nettel-Aguirre A, Bjornson CL, et al. Multidisciplinary coordination of care for children with esophageal atresia and tracheoesophageal fistula. J Child Health Care. 2023;27:1-12.
27. van Lennep M, Gottrand F, Faure C, et al. Management of gastroesopgaheal reflux disease in esophageal atresia patients: a

cross-sectional survey amongst International Clinicians. J Pediatr Gastroenterol Nutr. 2022;75:145-50.
28. Haller JA, Shermeta DW, Donahoo JS. Life-threatening respiratory distress from mediastinal masses in infants. Ann Thorac Surg. 1975;19:364-73.
29. Krishnan U, Mousa H, Dall'Oglio L, et al. ESPGHAN-NASPGHAN guidelines for the evaluation and treatment of gastrointestinal and nutritional complications in children with esophageal atresia-tracheoesophageal fistula. J Pediatr Gastroenterol Nutr. 2016;63:550-70.
30. Krishnan U, Dumont MW, Slater H, et al. The International Network on Oesophageal Atresia (INoEA) Consensus guidelines on the transition of patients with oesophageal atresia-tracheoesophageal fistula. Nat Rev Gastroenterol Hepatol. 2023;20:1-21.
31. Lévesque D. Multidisciplinary clinics: how to improve the follow-up pf patients. J Pediatr Gastroenterol Nutr. 2011;52(1):S37-S38.
32. Kochman ML, McClave S, Worth Boyce H. The refractory and the recurrent esophageal stricture: a definition. Gastrointest Endosc. 2005;62:474-5.
33. Caldaro T, Torroni F, De Angelis P, et al. Dynamic esophageal stents. Dis Esophagus. 2023;26:388-91.
34. Kilimnik LM, Faria APB, Moreira ED, et al. Tratamento endoscópico em estenose de anastomose esôfago-esofágica após correção cirúrgica de atresia de esôfago. Arq Gastroenterol. 2016;53:43.
35. Fragoso AC, Tovar JA. The multifactorial origin of respiratory morbidity in patients surviving neonatal repair of esophageal atresia. Pediatr Surg. 2014;2:1-5.
36. 36DeBakey ME, Heancy JP, Creech O. Surgical considerations in diverticula of the esophagus. JAMA. 1952;150:1076-80.
37. Chitkara AE, Tadros M, Kim HS, Harley EH. Complete laryngotracheoesophageal cleft: complicated management issues. Laryngoscopy. 2003;113:1314-20.
38. Moungthong G, Holinger LD. Laryngotracheoesophageal clefts. Ann Otol Rhinol Laryngol. 1997;106:1002-11.
39. Baracat R, Figueiredo VR, Naves JR. Afecções congênitas do esôfago. In: Sakai P, Ishioka S, Maluf Filho, Azzam RS (eds). TRatado de endoscopia digestive diagnóstica e terapêutica – Esôfago, 2. Ed. São Paulo: Atheneu. 2005:175-82.
40. Brzacki V, Mladenovic B, Jeremic L, et al. Congenital esophageal stenosis: a rare malformation of the foregut. Nagoya J Med Sci. 2019;81:535-47.
41. Mochizuki K, Yokoi A, Urushihara N, et al. Characteristics and treatment of congenital esophageal stenosis: A retrospective collaborative study from three Japanese children's hospitals. J Ped Surg. 2021;56:1771-5.
42. Kouchi K, Yoshida H, Matsunaga T, et al. Endosonographic evaluation in two children with esophageal stenosis. J Pediatr Surg. 2002;37:934-6.
43. Usui N, Kamata S, Kawahara H, et al. Usefulness of endoscopic ultrasonography in the diagnosis of congenital esophageal stenosis. J Pediatr Surg. 2002;37:1744-6.
44. Bittencourt PFS, Maluf Filho F, Gonçalves MEP, et al. Ecoendoscopia na estenose congênita de esôfago. GED. 2004;23:193-4.
45. Fernandez PM, Lucio LAG, Pollachi F. Acalasia de esôfago de causa desconhecida na infância. J Pediatr (Rio J). 2004;80:523-6.
46. Paterson WG. Etiology and pathogenesis of achalasia. Gastrointest Endosc Clin North Am. 2001;11:249-66.
47. Pop D, Pop RS, Blaga TS, et al. New diagnostic and therapeutic procedures applied in pediatric esophageal achalasia in a pediatric tertiary center: A case series. Exp Ther Med. 2023;25:1-10.
48. Khashab MA, Vela MF, Thosani N, et al. ASGE guideline on the management of acalasia. Gastrointest Endosc. 2020;91:213-27.
49. Verne GN, Hahn AB, Pineau BC. Association of HLA-DR and DQ-alleles with idiopathic achalasia. Gastroenterology. 1999;117:26-31.
50. Srivastava A, Poddar U, Mathias A, et al. Achalasia cardia subtypes in children: does it affect the response to therapy? Indian J Gastroenterol. 2023.
51. Vaezi MF, Richter JE. Current therapies for achalasia: comparison and efficacy. J Clin Gastroenterol. 1998;27:21-35.
52. Vaezi MF, Richter JE. Diagnosis and management of achalasia. Am J Gastroenterol. 1999;94:3406-12.
53. Caldaro T, Familiari P, Romeo EF, et al. Treatment of esophageal achalasia in children: today and tomorrow. J Pediatr Surg. 2015;50:726-30.
54. Nicolas A, Aumar M, Tran LC, et al. Comparison of endoscopic dilatation and Heller's myotomy for treating esophageal achalasia in children: A Multicenter Study. J Pediatr. 2022;251: 134-9.
55. Dirks RC, Kohn GP, Slater B, et al. Is peroral endoscopic myotomy (POEM) more effective than pneumatic dilation and Heller myotomy? A systematic review and meta-analysis. Surg Endosc. 2021;35:1949-62.
56. Babu R, Grier D, Cusick E, Spicer RD. Pneumatic dilatation for childhood achalasia. Pediatr Surg Int. 2001;17:505-7.
57. Mencin AA, Sethi A, Barakat MT, Lerner DG. Peroral endoscopic myotomy (POEM) in children: a state of the art review. J Pediatr Gastroenterol Nutr. 2022;75:231-6.
58. Zhou PH, Yao L, Zhang YQ, et al. Peroral endoscopic myotomy (POEM) for esophageal achalasia: 205 cases report. Gastrointest Endosc. 2012;75:AB132-3.
59. Nabi Z, Talukdar R, Chavan R, et al. Outcomes of per-oral endoscopic myotomy in children: a systematic review and meta-analysis. Dysphagia. 2022;37:1468-81.
60. Janzebicka D, Czubkowski P, Sieczkowska-Golub J, et al. Achalasia in children – clinical presentation, diagnosis, long-term treatment outcomes and quality of life. J Clin Med. 2021;10:1-11.
61. Tan Y, Zhu H, Li C, et al. Comparison of peroral endoscopic myotomy and endoscopic ballon dilation for primary treatment of pediatric achalasia. J Pediatr Surg. 2016;51:1613-8.
62. Hurwitz M, Bahar RJ, Ament ME. Evaluation of use of botulinum toxin in children with achalasia. J Pediatr Gastroenterol Nutr. 2000;30:509-14.
63. Pandian TK, Naik ND, Fahy AS, et al. Laparoscopic esophagomyotomy for achalasia in children: a review. World J Gastrointest Endosc. 2016;8:56-66.
64. Daudet M, Chappuis JP, Daudet N. Duplications intestinalis: introduction. Ann Chir Inf. 1967;8:5-17.
65. Singh S, Lal P, Sikora SS, et al. Squamous cell carcinoma arising from a congenital duplication cyst of the esophagus in a young adult. Dis Esophagus. 2001;14:258-61.
66. Superina RA, Ein SH, Humphreys RP. Cystic duplications of the esophagus and neuroenteric cysts. J Pediatr Surg. 1984;19:527-31.
67. Joyce AM, Zhang PJ, Kochman ML. Complete endoscopic resection of an esophageal duplication cyst (with video). Gastrointest Endosc. 2006;64:288-9.
68. Faigel DO, Burke A, Ginsberg GG, et al. The role of endoscopic ultrasound in the evaluation and management of foregut duplications. Gastrointest Endosc. 1997;45:99-103.
69. Herbella FA, Tedesco P, Muthusamy R, Patti MG. Thoracoscopic resection of esophageal duplication cysts. Dis Esophagus. 2006;19:132-4.
70. Will U, Meyer F, Bosseckert H. Successful endoscopi treatment of an esophageal duplication cyst. Scand J Gastroenterol. 2005;40:995-9.
71. Coumaros D, Schneider A, Tsesmeli N, et al. Endoscopic management of a tubular esophageal duplication diagnosed in adolescence (with videos). Gastrointest Endosc. 2010;71:827-30.
72. Binet JP, Langlois J. Aoertic arch anomalies in children and infants. J Thorac Cardiovasc Surg. 1977;73:248-52.
73. Fantauzzi RS, Maia MO, Cunha FC, et al. Manifestações otorrinolaringológicas e esofágicas da epidermólise bolhosa. Rev Bras Otorrinol. 2008;74:657-61.
74. Marchili MR, Spina G, Roversi M, et al. Epidermolysis bullosa in children: the central role of the pediatrician. Orphanet J Rare Dis. 2022; 17:147 (1-12).
75. Zanini A, Guez S, Salera S, et al. Oral viscous budesonide as a first-line approach to esophageal stenosis in epidermolysis bullosa: an open-label trial in six children. Paediatr Drugs. 2014;16:391-5.

III

Estômago e Duodeno

30 Estômago e Duodeno Normais – Marcos e Variantes Anatômicas

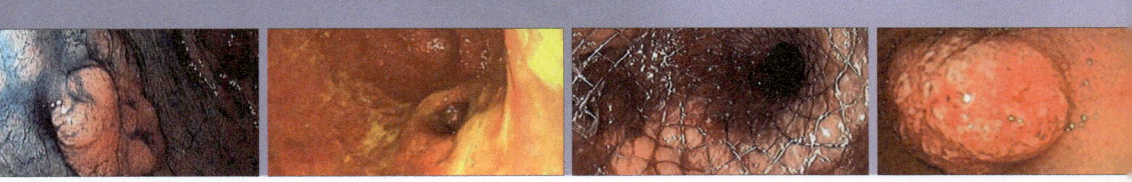

Ari Ben-Hur Stefani Leão ■ Carlos Eduardo Oliveira dos Santos ■ Daniele Malaman

EMBRIOLOGIA

A embriologia do estômago e do duodeno tem origem a partir do endoderma do intestino anterior e do mesoderma que o circunda. O intestino anterior se desenvolve em três porções principais: faringe, esôfago e estômago. Durante o desenvolvimento embrionário, é possível observar a formação do tubo intestinal, que se expande para formar o primórdio do estômago, que começa a se desenvolver a partir da quinta semana de vida embrionária, com o aparecimento do fundo e posteriormente do antro. Já o duodeno é formado a partir dos septos transversais que surgem na parede do intestino anterior, o que causa uma separação entre o intestino anterior e o posterior, formando a porção inicial do intestino delgado. Durante o processo de desenvolvimento embrionário, diferentes fatores de crescimento e sinalização celular são responsáveis pela diferenciação das células e formação dos órgãos do trato gastrointestinal.

O ESTÔMAGO

Fisiologia Gástrica

O estômago humano é um órgão fundamental para o processo de digestão e absorção dos nutrientes dos alimentos ingeridos. Suas principais funções fisiológicas incluem:

- *Armazenamento do alimento:* o estômago é capaz de acomodar grandes quantidades de alimentos, permitindo que o organismo possa absorver os nutrientes paulatinamente.
- *Acidificação do conteúdo alimentar:* o estômago produz ácido clorídrico e enzimas digestivas, que ajudam a transformar os alimentos em uma mistura homogênea (quimo) que segue para o intestino delgado.
- *Regulação da liberação do quimo:* o estômago possui um esfíncter, denominado piloro, que permite a liberação gradual do quimo para o intestino delgado, a fim de evitar sobrecarga nesse órgão.

Anatomia Topográfica do Estômago

Anatomicamente, trata-se de uma porção tubular, oca e dilatada do tubo digestório, em forma de "J", que apresenta como limite cranial o esôfago, comunicando-se com esta através da cárdia, e como limite caudal, o bulbo duodenal, com o qual se comunica através do piloro. Encontra-se situado abaixo do diafragma, no lado esquerdo do abdômen. O órgão é recoberto pelo peritônio, exceto em uma área restrita posterior à abertura da cárdia e nos locais por onde passam os vasos sanguíneos. As principais regiões anatômicas gástricas são (Fig. 30-1):

- *Fundo:* parte superior e arredondada do estômago.
- *Corpo:* a maior região do estômago, localizada abaixo do fundo gástrico.
- *Antro:* região inferior do estômago, próxima ao piloro, responsável pela liberação gradual do quimo para o intestino delgado.
- *Piloro:* esfíncter muscular que separa o estômago do intestino delgado e regula a quantidade de quimo que sai da câmara gástrica.

Anatomia Endoscópica do Estômago

A anatomia aplicada a endoscopia subdivide o estômago nas seguintes porções:

- *Cárdia:* região que envolve o orifício de passagem do esôfago para o estômago (Figs. 30-2 e 30-3).
- *Fundo:* é a porção superior que se apresenta dilatada e em íntimo contato com a cúpula esquerda do diafragma, e que apresenta como limite inferior o plano horizontal do óstio cárdico (Figs. 30-2 e 30-3).
- *Corpo:* corresponde a maior porção do estômago e situa-se entre o fundo e o antro (Fig. 30-4).
- *Antro:* região em forma de infundíbulo com uma porção mais dilatada (pré-pilórica) e uma região mais estreita que se chama canal pilórico, que a montante apresenta o óstio do piloro que consiste em uma estrutura muscular esfincteriana (Fig. 30-5).
- *Pequena curvatura:* porção côncava do estômago, estando nela a incisura angular, que é um marco anatômico que divide o corpo do antro (Fig. 30-6).
- *Grande curvatura:* forma a margem convexa e mais longa do estômago.
- *Parede anterior:* apresenta relação anatômica com o lobo hepático esquerdo e a parede abdominal.
- *Parede posterior:* tem relação com a parede posterior da bolsa omental (pilar esquerdo do diafragma, baço, rim esquerdo, artéria esplênica, pâncreas, mesocólon e cólon transverso).

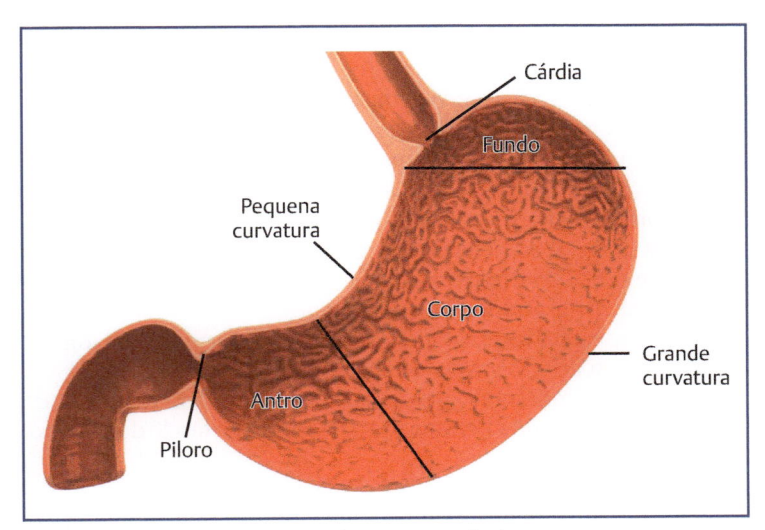

Fig. 30-1. Desenho esquemático da anatomia gástrica.

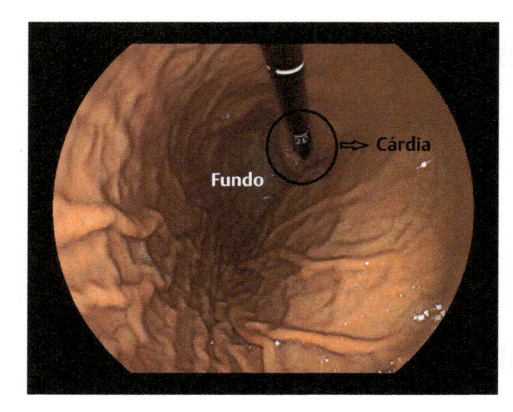

Fig. 30-2. Imagem endoscópica em retroversão demonstrando o fundo gástrico e a região da cárdia

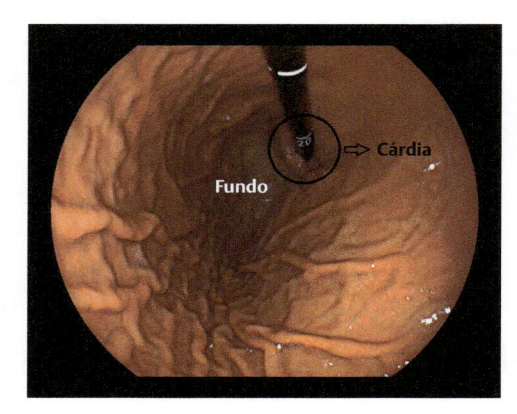

Fig. 30-3. Fundo gástrico e cárdia a distância.

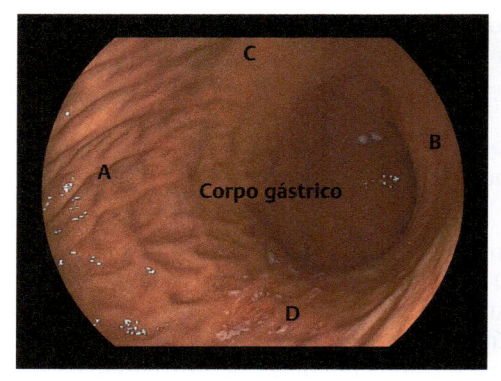

Fig. 30-4. Visão panorâmica do corpo gástrico desde seu terço proximal, demonstrando a seguinte orientação endoscópica: A. Grande Curvatura. B. Pequena Curvatura. C. Parede anterior. D. Parede posterior.

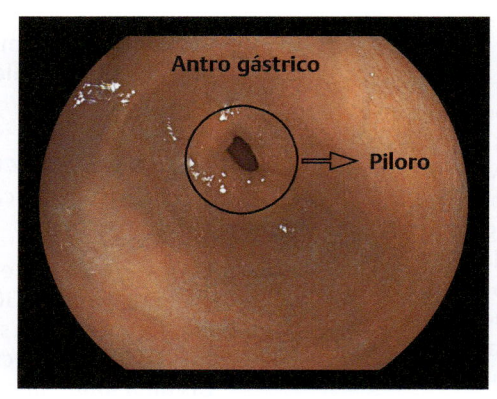

Fig. 30-5. Imagem endoscópica do antro, demonstrando em visão frontal, ao centro, o piloro.

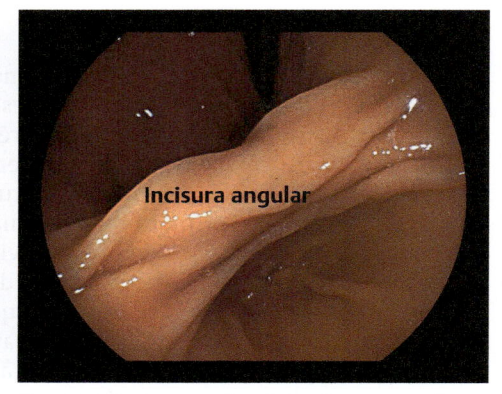

Fig. 30-6. Imagem endoscópica demonstrando a incisura angular.

Anatomia das Estruturas Vasculares Arteriais

- *Artéria gástrica esquerda*: tem origem no tronco celíaco, corre no omento menor em direção à cárdia e depois se curva para seguir ao longo da curvatura menor, para então se anastomosar com a artéria gástrica direita. Irriga a porção proximal da pequena curvatura. Locais frequentes de hemorragia digestiva de causa ulcerosa, os terços médio e proximal da pequena curvatura e a parede posterior do corpo são diretamente irrigadas por ramos deste calibroso vaso.
- *Artéria gástrica direita*: tem origem na artéria hepática própria, por vezes nas artérias hepática comum ou gastroduodenal. Corre para a esquerda no curso da curvatura menor para juntar-se com a artéria gástrica esquerda. Irriga a porção distal da pequena curvatura.
- *Artéria gastro-omental direita*: também conhecida como artéria gástrica direita, é uma das principais artérias que irrigam o estômago. Origina-se na artéria hepática comum ou na artéria hepática própria e segue em direção ao estômago, acompanhando o piloro. Ao chegar ao estômago, a artéria se ramifica em vários ramos menores que irrigam as diferentes regiões do órgão, incluindo o antro e a curvatura menor. Artéria responsável por grande parte da vascularização arterial do estômago. Para o endoscopista diante de uma hemorragia digestiva nesta região, sugere-se especial atenção pelo risco de sangramentos de grande monta e difícil controle endoscópico.
- *Artéria gastro-omental esquerda*: tem origem na artéria esplênica. Seu trajeto se dá ao longo da grande curvatura para anastomosar-se com a artéria gastro-omental direita.
- *Artérias gástricas curtas*: originam-se da extremidade distal da artéria esplênica ou de seus ramos, e passam para o fundo do gástrico.

Anatomia das Estruturas Vasculares Venosas

As veias gástricas são paralelas às artérias em posição e trajeto, desembocando na veia porta.

- Veias gástricas esquerda e direita drenam para a veia porta hepática.
- As veias gástricas curtas e veia gastro-omental esquerda drenam para a veia esplênica, que se une à mesentérica superior para formar a veia porta hepática. Em geral, as varizes de fundo gástrico na hipertensão portal têm origem nas veias gástricas curtas.
- A veia gastro-omental direita drena para a veia mesentérica direita.
- A veia pré-pilórica sobe acima do piloro em direção a veia gástrica direita.
- A veia ázigos se comunica com a veia gástrica esquerda; são vasos muito finos que, uma vez expostos ao aumento da pressão, tornam-se mais calibrosos e tortuosos, dando origem às varizes esofágicas. O conhecimento deste segmento do sistema venoso é de extrema relevância ao endoscopista, na compreensão da gênese das varizes esofágicas e de como tratá-las de forma adequada.

Anatomia das Estruturas Nervosas

Quanto à anatomia da inervação gástrica, as seguintes estruturas estão envolvidas:

- *Nervo vago*: responsável por toda a inervação parassimpática das vísceras abdominais. O vago direito é também chamado de vago anterior, ao passo que o vago esquerdo é reconhecido como vago posterior, constituindo os dois troncos vagais.
- *Segmentos T6 a T9 da medula espinhal*: incumbidos pela inervação simpática, passando para o plexo celíaco através do nervo esplâncnico maior e distribuído através dos plexos ao entorno das artérias gástricas e gastro-omental.

Anatomia das Estruturas Linfáticas

Toda a drenagem linfática gástrica vai para os linfonodos do tronco celíaco, seguindo para o ducto torácico, sendo que, geralmente, os gânglios linfáticos acompanham as artérias. São divididos em linfonodos gástricos esquerdos, paragástricos, gástricos direitos, gastroepiploicos e esplênicos (Fig. 30-7).

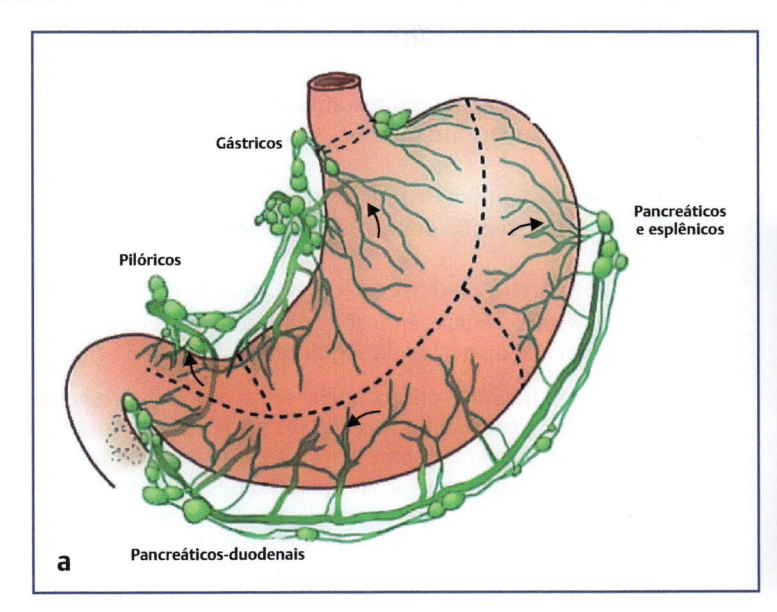

Capítulo 30 ■ Estômago e Duodeno Normais – Marcos e Variantes Anatômicas

Fig. 30-7. (a) Esquema de drenagem linfática gástrica. (b) Linha Z marca a transição do epitélio escamoso (esôfago) para o epitélio colunar (gástrico).

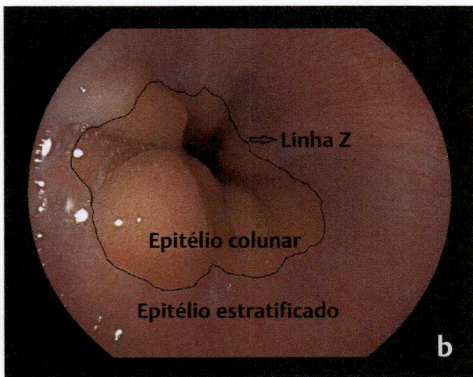

- *Linfa dos dois terços superiores*: drenam ao longo dos vasos gástricos direito e esquerdo para os linfonodos gástricos.
- *Linfa do fundo e parte superior do corpo do estômago*: drenam ao longo das artérias gástricas curtas e vasos gastro-omentais esquerdos para os linfonodos pancreáticos e esquerdos.
- *Linfa do terço inferior e dois terços direitos*: drenam para os linfonodos pilóricos.
- *Linfa do terço esquerdo da curvatura menor*: drena ao longo dos vasos gástricos curtos e esplênicos para os linfonodos pancreatoduodenais.

Orientações Endoscópicas e Características da Mucosa

Preliminarmente, deve-se subdividir o estômago em três segmentos: fundo, corpo e antro. As variabilidades anatômicas do estômago normal em geral não interferem na orientação espacial do endoscopista.

Ao chegar à linha Z (Fig. 30-7b), devem-se utilizar como referência as relações anatômicas que o esôfago mantém com o estômago, sendo assim, a parede direita do esôfago, torna-se a pequena curvatura gástrica (3 horas), a parede esquerda torna-se a grande curvatura (9 horas), enquanto as paredes anterior (12 horas) e posterior (6 horas), mantêm a mesma relação (Fig. 30-4). Ao adentrar com o endoscópio na cavidade gástrica, deve-se proceder uma rotação do aparelho em sentido horário (60 a 90 graus), a fim de alinhar-se ao eixo longitudinal do órgão, chegando-se à porção distal do corpo quando as pregas gástricas se apresentam longitudinalmente ao endoscópio, assim progredindo até o antro (Fig. 30-8). Nesta posição, a pequena curvatura, encontra-se às 12 horas, apresentando como marco anatômico da transição entre o corpo e o antro, a incisura angular; a grande curvatura situa-se às 6 horas e as paredes anterior e posterior às 9 e 3 horas, respectivamente. O antro pré-pilórico e o piloro são vistos como uma convergência das paredes gástricas e, geralmente, em posição central ao campo de visão (Fig. 30-5). O adequado exame do fundo gástrico requer que o endoscopista realize a retroflexão em "J" do aparelho no antro ou no corpo distal, possibilitando adequada visualização da região da cárdia, manobra que deve ser complementada com a rotação do aparelho nos sentidos horário e anti-horário. No caso de necessidade pode ser realizada a retroflexão em "U" no fundo gástrico.

O exame da mucosa gástrica deve contemplar a observação da coloração, superfície, vascularização e distensibilidade. A abordagem endoscópica deve ser sistemática, a fim de evitar o risco de deixar-se algum segmento gástrico sem ser analisado. Pode-se, primeiramente, assim que o endoscópio adentrar o estômago, realizar uma retroflexão em "U", a fim de examinar o fundo e agilizar a aspiração de fluidos e resíduos, seguindo de acordo com o trajeto anatômico, avaliando corpo, antro, piloro, bulbo e segunda porção duodenais, bem como se pode iniciar pelo sentido inverso. Independentemente da sequência escolhida, o mais importante é a sistematização do procedimento.

Endoscopicamente o antro apresenta uma mucosa de aspecto lisa, sem pregas, a exceção da prega pré-pilórica, presente em alguns casos. Nesta região pode-se observar mais claramente a movimentação da onda peristáltica do estômago, que se inicia no terço distal do corpo, estendendo-se pelo antro, até chegar ao piloro, levando ao seu fechamento e, usualmente, ocorrem cerca de três contrações por minuto.

DUODENO

Anatomia

Esta estrutura inicia-se logo após o piloro, constituindo-se na primeira porção do intestino delgado, apresentando cerca de 25-30 cm de extensão e um formato em "C". Divide-se em quatro porções (Fig. 30-9):

1. *Primeira porção:* chamada bulbo duodenal, apresentando uma extensão de cerca de 5 cm, relaciona-se anteriormente com a vesícula biliar e a face inferior do fígado, posteriormente com o pedículo hepático e o cólon transverso, superiormente com o omento menor e inferiormente com a cabeça pancreática. De todas as porções apenas o bulbo está em porção peritoneal, sendo as restantes retroperitoneais.
2. *Segunda porção:* apresenta-se com cerca de 7 cm de extensão e tem um trajeto descendente, formando o joelho inferior, e relaciona-se anteriormente com o mesocólon transverso e o fígado, posteriormente com o rim direito, lateralmente, do lado direito com o cólon ascendente e o lobo hepático direito, e pelo lado esquerdo com a cabeça do pâncreas, região onde desembocam,

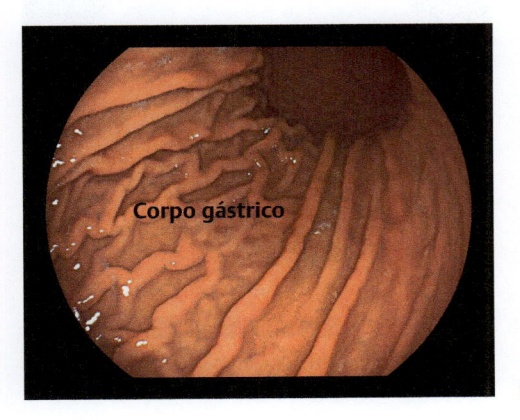

Fig. 30-8. Corpo gástrico.

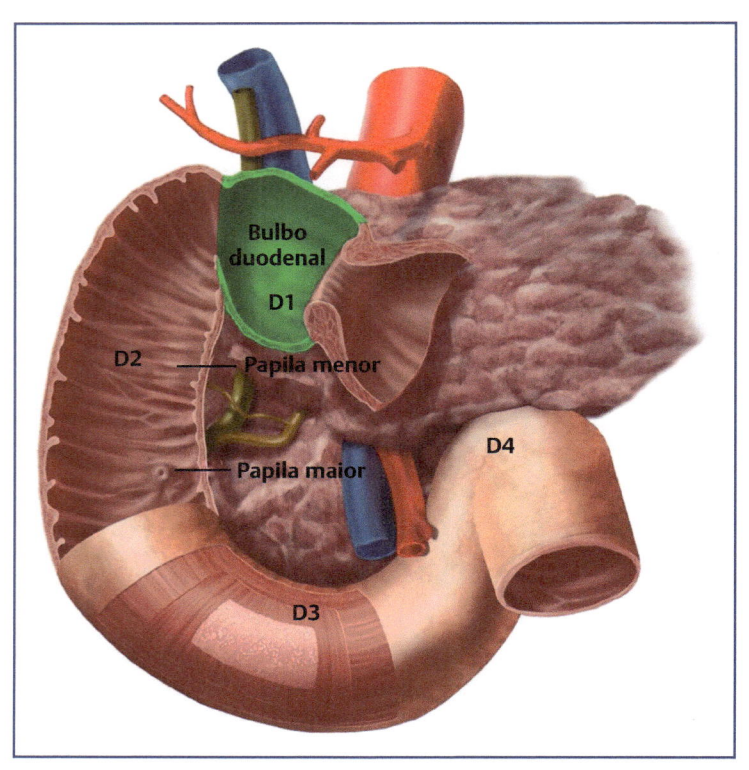

Fig. 30-9. Divisão anatômica das porções duodenais: *D2.* segunda porção duodenal, *D3.* terceira porção duodenal, *D4.* quarta porção duodenal.

pela papila maior, os ductos de Wirsung e o colédoco, e, pela papila menor, o ducto de Santorini.

3. *Terceira porção:* tem uma extensão de cerca de 10 cm e cruza o abdômen lateralmente, mantendo relação, anteriormente com a artéria e a veia mesentérica superiores, posteriormente com a veia cava inferior e a artéria aorta, superiormente com o pâncreas e, inferiormente, com as alças intestinais.
4. *Quarta porção:* apresenta trajeto cranial e liga-se ao jejuno na região do ligamento de Trietz.

Anatomia Vascular

A primeira porção é irrigada pelas artérias hepática, pilórica e gastroduodenais, e o restante se dá pelas arcadas pancreaticoduodenais superior e inferior.

Anatomia Nervosa

A inervação duodenal dá-se pelo nervo vago.

Anatomia Endoscópica e Característica da Mucosa

As referências endoscópicas e as características da mucosa duodenal são dispostas da seguinte forma:

A) Ao passar o piloro, entra-se no bulbo duodenal, que se divide, longitudinalmente, em três porções (proximal, média e distal) e transversalmente em vértices superior e inferior, paredes anterior e posterior. A coloração desta porção é rosa clara e a sua mucosa finamente vilosa, livre de pregas, pode apresentar as peculiares glândulas de Brunner (Figs. 30-10 a 30-12).
B) Logo após acessar o bulbo duodenal, em seu terço distal, em um movimento do endoscópio para baixo e para a direita, via de regra, associado à retificação do aparelho, tem-se acesso à segunda porção duodenal, a qual se diferencia facilmente do bulbo pelo surgimento das pregas de Kerckring (Fig. 30-13). Nesta porção localiza-se a papila maior (Vater) (Fig. 30-14), que dista cerca de 3 a 5 cm do bulbo duodenal e apresenta-se como uma protrusão (que pode variar em tamanho), com ápice de mucosa reticulada e avermelhada, e não raro nota-se drenagem de bile por esta estrutura, e a papila menor, em que desemboca o ducto pancreático acessório (Santorini), situando-se, em geral, 2-3 cm proximais à papila de Vater, sendo comumente menor, menos vermelha e não reticulada, o que dificulta a sua identificação.
C) Terceira e quarta porções duodenais: apresentam aparência similar à segunda porção. São de mais difícil intubação endoscópica, pela maior possibilidade de o aparelho refazer a alça gástrica, dificultando assim a sua progressão. A presença de uma leve compressão extrínseca pulsátil poderá ser um marco anatômico referencial da terceira porção duodenal.

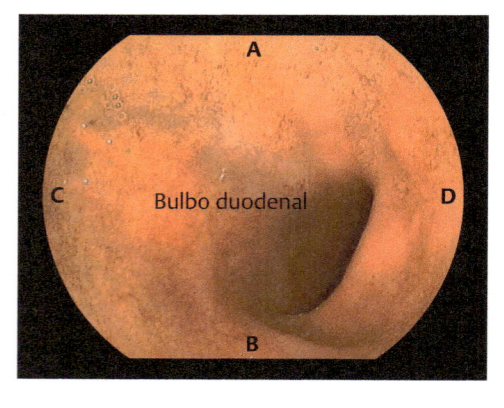

Fig. 30-10. Orientação endoscópica das paredes do bulbo duodenal: *A.* Vértice superior; *B.* vértice inferior; *C.* parede anterior; *D.* parede posterior.

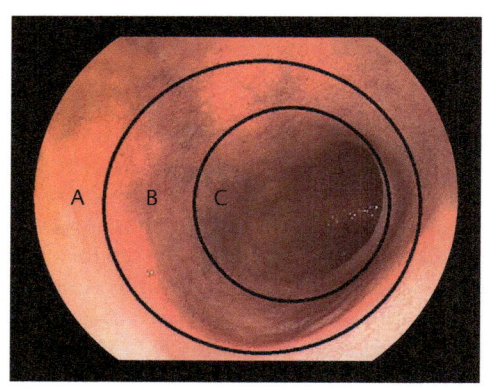

Fig. 30-11. Porções longitudinais do bulbo duodenal: *A.* Terço proximal. *B.* terço médio. *C.* terço distal.

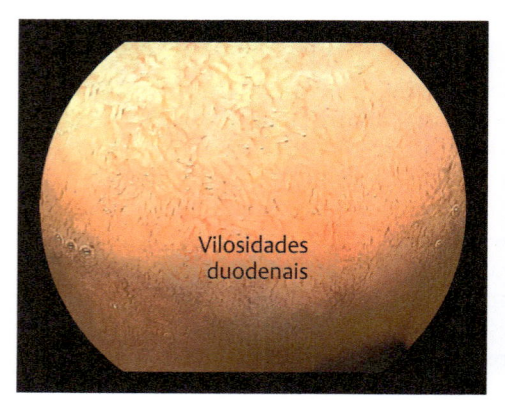

Fig. 30-12. Aspecto viloso da mucosa do bulbo duodenal.

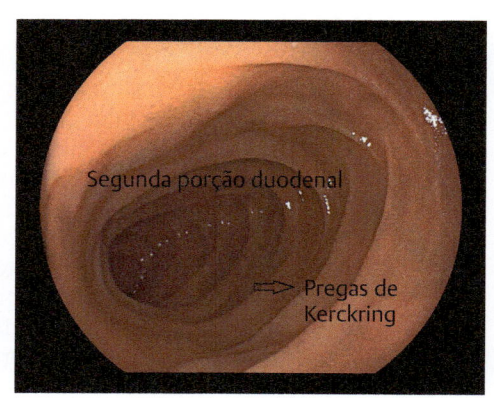

Fig. 30-13. Características endoscópicas das pregas de Kerckring.

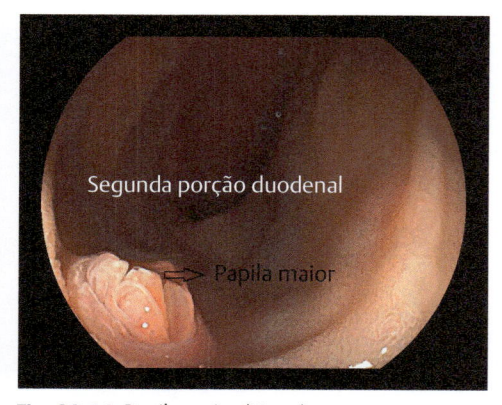

Fig. 30-14. Papila maior (Vater).

A adequada compreensão da anatomia endoscópica normal do estômago e do duodeno, assim como suas relações anatômicas, são partes fundamentais para uma adequada qualidade do exame e requisito fundamental para ação diagnóstica e terapêutica do endoscopista.

BIBLIOGRAFIA

Averbach M, et al. Atlas de endoscopia digestiva da Sobed. Rio de Janeiro: Revinter; 2011.

Blackstone M Endoscopic interpretation – Normal and pathologic appearances of the gastrointestinal tract. New York: Raven press; 1984.

Gardner E, Gray DJ, Rahilly R. Anatomy a regional srtudy of human structure. 4th ed. Philadelphia: WB Saunders; 1975.

Gray H. Anatomia, 29 ed. Rio de Janeiro: Guanabara Koogan. 1988.

Moore KL, Dalley AF. Anatomia orientada para a clínica. 7 ed. Rio de Janeiro: Guanabara; 2014.

Nakao FS, Cury MS, Ferrari AP. Atlas de endoscopia digestiva. 2 ed. Rio de Janeiro: Rubio; 2009.

Silverstein FE, Tytgat GNJ. Gastrointestinal endoscopy. 3rd ed. Baltimore: Mosby-Wolfe; 1997.

Sivak Jr MV. Gastroenterologic endoscopy. 2nd ed. Philadelphia: WB Saunders; 2000.

Leão AB, Santos CE, Malaman D. Estômago e Duodeno normal - Marcos e Variantes anatômicas. In Averbach M et al., editors. Tratado ilustrado de endoscopia digestiva. Rio de Janeiro: Editora Thieme Revinter. 2018:255-65.

31 Gastrites e Gastropatias

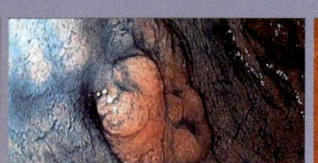

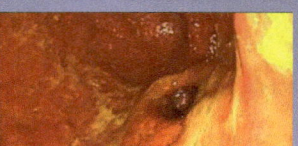

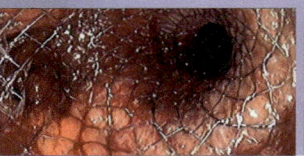

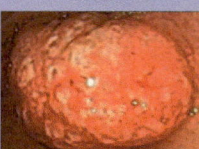

Elisa Ryoka Baba ▪ Bruno Salomão Hirsch ▪ Fábio Ramalho Tavares Marinho

INTRODUÇÃO

Definição de Gastrite e Gastropatia

Por definição, gastrite e gastropatia correspondem a lesões da mucosa gástrica. Em ambas, coexistem dano da célula epitelial e processo regenerativo, mas esses processos nem sempre estão acompanhados de inflamação. Segundo o conceito atual, **gastrite** deve apresentar processo inflamatório predominante necessariamente, enquanto **gastropatia** pode ocorrer sem inflamação ou com sua mínima presença. Assim, a designação de gastrite deve ser restrita às situações em que coexistem lesão celular, processo regenerativo e inflamatório da mucosa. Frequentemente é secundária à etiologia infecciosa ou autoimune, embora possa resultar, também, de reações medicamentosas ou de hipersensibilidade.[1] A descoberta do *Helicobacter pylori* em 1982 alterou radicalmente os conceitos sobre etiologia porque se tornou aparente que ele seria a principal causa da gastrite crônica não autoimune.[2]

Os quadros produzidos por fármacos anti-inflamatórios não esteroidais (AINEs), refluxo biliar, estresse, distúrbios vasculares (hipovolemia, isquemia, congestão crônica), radiação, quimioterapia e álcool, que produzem intenso dano celular, porém, sem componente inflamatório, são denominados de gastropatias reativas.[1] Por isso, em algumas condições, não está incorreto utilizar o termo **gastrite reativa**, pois pode depender da existência de componente inflamatório concomitante.

Apesar de não existirem classificações de gastrites/gastropatias universalmente aceitas, o sistema Sydney atualizado e o sistema de estadiamento OLGA (*operative link for gastritis assessment*) são os mais conhecidos.[3,4] O Sydney é o mais amplamente utilizado; no entanto, não fornece informações quanto ao risco de câncer gástrico nos pacientes com gastrite atrófica. Em contrapartida, o OLGA estabelece classificação padronizada da gastrite atrófica, incorporando aspectos histológicos a partir da extensão da doença e auxiliando na previsão do risco de câncer gástrico. O endoscopista, na maioria dos casos, pode fazer distinção entre gastrite e gastropatia com base nos achados endoscópicos e dados clínicos. Entretanto, o exame histopatológico é considerado essencial ao diagnóstico e estadiamento da gastrite atrófica, devendo ser rotina na prática atual.[1]

Definição de Gastrite e Dispepsia

Gastrite e dispepsia não são sinônimas e ainda são interpretadas equivocadamente. Conforme mencionada anteriormente, gastrite é entidade histológica bem definida em que há inflamação, por vezes, associada a alterações estruturais da mucosa, geralmente, apresentando baixa correlação com os sintomas. Dispepsia é entidade clínica que pode ou não estar associada a alterações da mucosa.

Cerca de 7% da população mundial apresenta dispepsia, na qual, na maioria dos casos, não há identificação da afecção estrutural responsável, sendo categorizada como dispepsia funcional.[5] Metanálise publicada em 2010 avaliando os achados endoscópicos nos pacientes dispépticos demonstrou que 82% deles apresentavam exame normal, 13% esofagite erosiva, 8% úlcera péptica e menos de 0,5% neoplasia.[6]

Embora não esteja bem estabelecida, a fisiopatologia da dispepsia funcional envolve disfunção do eixo intestino-cérebro, alteração da motilidade gastroduodenal, hipersensibilidade visceral, alteração da microbiota gastrointestinal e disfunção imune.[5,7] Os principais fatores de risco são: distúrbios psicológicos, sexo feminino, infecção gastrointestinal prévia, tabagismo, fibromialgia, entre outros.

Diversos estudos observacionais e epidemiológicos associam o desenvolvimento de sintomas dispépticos nos pacientes com infecção pelo *H. pylori*. Estima-se que 5% dos pacientes com dispepsia possuem sintomas atribuíveis ao *H. pylori*, e sua erradicação pode promover alívio dos sintomas em uma pequena, porém significativa parcela dos pacientes, com número necessário para tratar (NNT) de 8 a 14.[2,8,9]

Apenas os pacientes dispépticos com *H. pylori* positivo e sintomáticos após erradicação da bactéria são diagnosticados como portadores de dispepsia funcional.[10] É importante ressaltar que a avaliação do alívio dos sintomas deve ser realizada em pelo menos 6 a 12 meses após a erradicação, a fim de evitar qualquer efeito placebo secundário à lenta recuperação histológica do processo inflamatório gástrico.[2]

Em 2015, baseado no Consenso de Roma III, o Consenso de Kyoto sobre gastrite associada ao *H. pylori* classificou dispepsia em três categorias: 1, funcional, 2, associada ao *H. pylori*, e 3, orgânica.[2] A dispepsia associada ao *H. pylori* foi considerada entidade bem definida e incorporada à 11ª revisão da Classificação Internacional de Doenças (CID-11).

Como a doença orgânica raramente é identificada nos pacientes dispépticos, a realização de endoscopia digestiva alta (EDA) em todos os pacientes com sintomas não é recomendada pelas principais diretrizes. Porém, no Brasil, como a principal maneira de pesquisar infecção pelo *H. pylori* é com auxílio da EDA, é indicada na maioria dos pacientes com dispepsia.

GASTRITES

Sistema Sydney

Por muito tempo os patologistas procuraram algum método de fácil aceitação e aplicabilidade que classificasse as gastrites crônicas; entretanto, algumas tentativas foram malsucedidas em razão de ambiguidade e divergência das inúmeras terminologias utilizadas. Classificações baseadas na topografia, patogênese e sintomatologia, a princípio, tentaram esclarecer essa afecção, mas a variedade de termos resultou em maior imprecisão. Finalmente, a descoberta do *Helicobacter pylori* em 1982 alterou radicalmente os conceitos sobre etiologia porque se tornou aparente que ele seria a principal causa da gastrite crônica não autoimune.[2]

Em 1990, durante o 9º Congresso Mundial de Gastroenterologia em Sydney, foram estabelecidas diretrizes para classificação e graduação das gastrites, no intuito de padronizar as diversas terminologias. Foi criado, então, o sistema Sydney baseado na associação de duas classificações interligadas das gastrites, uma endoscópica e outra histológica, levando em consideração os aspectos morfológicos, topográficos e etiológicos. Seu maior mérito foi ser descritivo, com padronização dos termos e facilitando a comunicação entre os profissionais envolvidos (Fig. 31-1).[11-13]

Em 1994, 4 anos após a divulgação do sistema Sydney, grupo de patologistas reuniu-se em Houston e criou o sistema Sydney atualizado, baseado nos aspectos nosológicos das gastrites.[3] Desse modo, as avaliações endoscópica e histológica são as principais metodologias pelas quais a gastrite é diagnosticada, de forma sistemática e padronizada.

Endoscopicamente, a intensidade dos achados é graduada em leve, moderada e intensa. A distribuição topográfica é padronizada: se apenas uma região é acometida, denomina-se **gastrite** (do corpo ou do antro); quando as duas regiões são afetadas concomitantemente, o termo **pangastrite** é utilizado, podendo-se enfatizar o segmento mais acometido.

A histologia do corpo e antro é necessária para distinguir processo agudo de crônico, avaliar a intensidade da atividade inflamatória e distribuição da gastrite, distinguir gastrite da gastropatia, identificar existência ou não de atrofia e/ou metaplasia intestinal, além de determinar a presença ou não do *H. pylori*. É importante reforçar que deverão ser realizadas também biópsias das outras lesões identificadas.

Classificação Endoscópica

A gastrite endoscópica baseia-se na observação e descrição dos achados macroscópicos da mucosa que não estiverem relacionados com entidades específicas, como úlceras, pólipos ou tumores.[14] A função da endoscopia digestiva é reconhecer o aspecto da mucosa normal e suas variações, assim como os fatores que possam interferir na sua avaliação. A mucosa normal é, em geral, rósea, de superfície brilhante, regular e lisa. Apresenta pregas longitudinais no corpo que não ultrapassam 5 mm e que diminuem levemente com a distensão gástrica em razão da elasticidade. O antro é mais liso, com pregueado menos evidente (duas a três pregas).

O endoscopista deve estar atento às alterações do padrão de cor e relevo da mucosa. A cor pode variar com a intensidade da luz, como também com a quantidade de luz refletida no espaço da câmara gástrica iluminada. Por exemplo, no pequeno espaço antral existe mais luz refletida em comparação com o fundo observado à retrovisão, dando a falsa impressão de que a mucosa antral é mais rósea e a do fundo, mais escura e avermelhada. A cor do conteúdo gástrico, em particular a bile, é outro fator que interfere nessa avaliação, pois confere aparência mais avermelhada ou alaranjada à mucosa. Outras afecções podem alterar a coloração normal da mucosa, como, por exemplo, anemia, que a torna mais pálida.

O Quadro 31-1 mostra os termos descritivos e suas respectivas classificações endoscópicas segundo sistema Sydney.

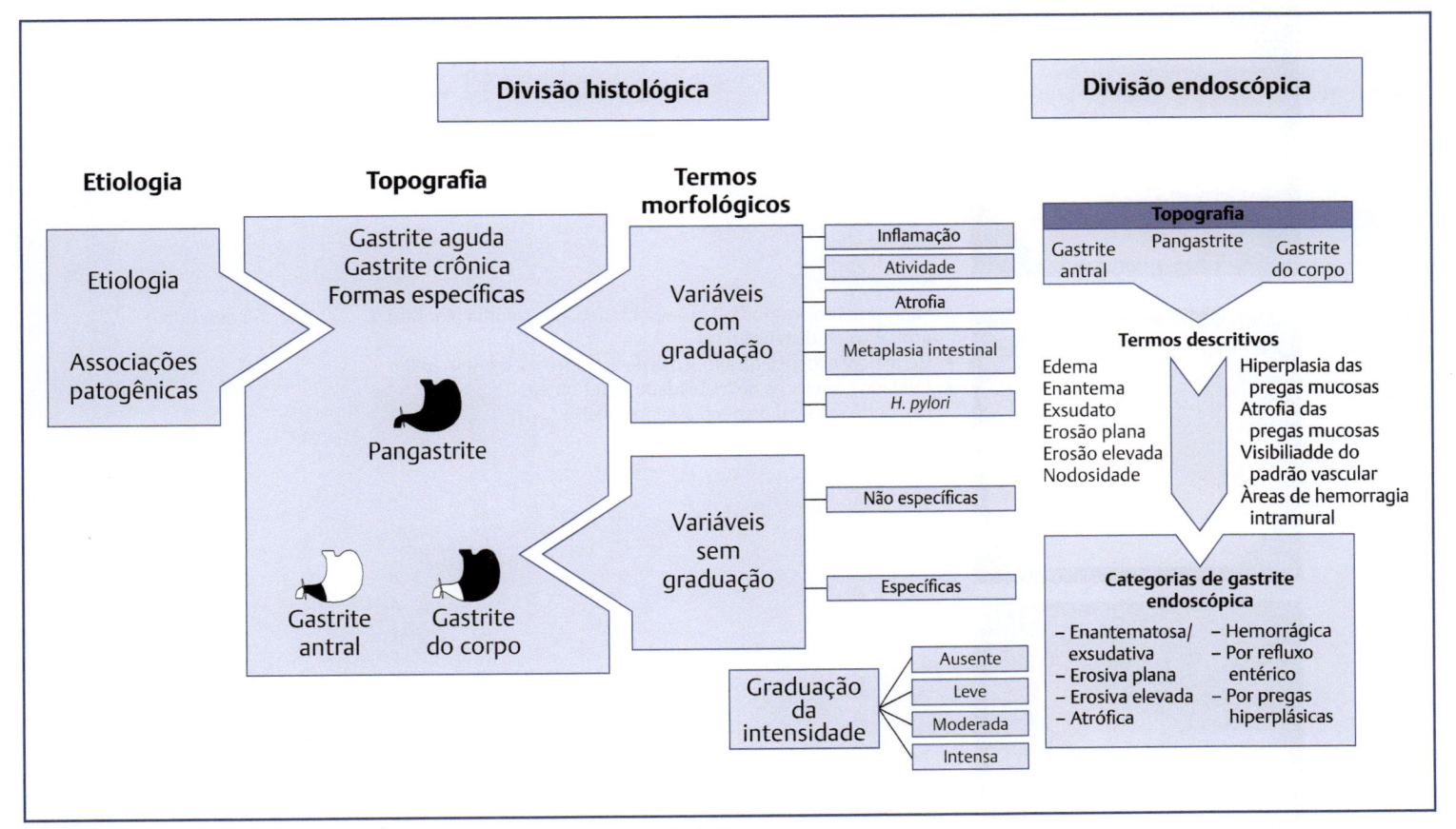

Fig. 31-1. Classificação das gastrites pelo sistema Sydney. (Fonte: adaptada de Tytgat *et al.*)[13]

Quadro 31-1. Termos Descritivos e Classificações Endoscópicas das Gastrites Segundo Sistema Sydney

Termos descritivos	Imagem	Características	Classificação endoscópica (Grau: leve, moderado ou intenso)
Edema		▪ Mucosa nacarada e edemaciada ▪ Exacerbação e delimitação nítida das áreas gástricas ▪ Acentuação do pregueado mucoso ▪ Achado inespecífico; dificilmente ocorre de forma isolada	(É termo descritivo)
Enantema	(a) (b) (c)	▪ Apresentação mais frequente ▪ Pontos ou áreas avermelhadas, de contornos definidos ▪ Focal ou difuso ▪ Enantema salpicado restrito ao fundo e corpo **(a)**: sinal de infecção pelo *Hp* ▪ Estrias longitudinais do corpo e/ou do antro **(b)**: sugestivo de ausência de *Hp* ▪ Convém utilizar o termo **hiperemia** nos casos de congestão vascular **(c)**	Gastrite enantematosa ou enantemática
Friabilidade	(a) (b)	▪ Sangramento agudo fácil ou espontâneo, por trauma (contato, aspiração ou distensão) **(a)** ▪ Geralmente associada à mucosa de aspecto fosco e sem brilho ▪ Cuidado com focos de friabilidade espontânea **(b)**: pode ser sinal de neoplasia precoce!	(É termo descritivo)

(Continua)

Capítulo 31 ▪ Gastrites e Gastropatias

Quadro 31-1. *(Cont.)* Termos Descritivos e Classificações Endoscópicas das Gastrites Segundo Sistema Sydney

Termos descritivos	Imagem	Características	Classificação endoscópica
Exsudato		▪ Secreção mucoide esbranquiçada aderida à mucosa do corpo e que resiste à irrigação vigorosa de água ▪ Geralmente em associação com enantema salpicado do corpo ▪ Relacionado com infecção pelo *Hp*	Gastrite exsudativa
Erosões planas		▪ Soluções agudas planas de continuidade da mucosa (até muscular da mucosa) ▪ Em geral < 5 mm ▪ Halo enantematoso ▪ Fundo com ou sem fibrina e, muitas vezes, hematina ▪ Se > 1 mm de profundidade: pode ser úlcera (permanece fixa à camada profunda com a passagem do peristaltismo)	Gastrite erosiva plana ▪ Leve: < 5 erosões ▪ Moderada: 5 a 10 erosões ▪ Intensa: > 10 erosões
Erosões elevadas		▪ Soluções de continuidade com bordas elevadas ▪ Fundo com ou sem fibrina, ocasionalmente, hematina ▪ Geralmente sobre pregas ao longo da grande curvatura do corpo distal e antro ▪ Denota cronicidade ▪ Ex.: na infecção crônica pelo *Hp*, no usuário crônico de AINEs)	Gastrite erosiva elevada ▪ Leve: < 5 erosões ▪ Moderada: 5 a 10 erosões ▪ Intensa: > 10 erosões
Nodosidade		▪ Aspecto granular (leve) ou nodular (acentuado) do relevo mucoso ▪ Mais bem visualizada à cromoscopia ▪ Antro (**a**): hiperplasia de folículos linfoides, secundária à infecção ativa pelo *Hp* ▪ Corpo (**b**): hiperplasia e hipertrofia das células parietais, além das dilatações císticas das glândulas fúndicas, secundária ao uso crônico de IBP ▪ Nos casos mais avançados da gastrite autoimune, o corpo atrófico pode estar finamente granular em decorrência da hiperplasia difusa das células enterocromafin-*like* secundária à hipergastrinemia (**c**)	(É termo descritivo, embora a nomenclatura "gastrite nodular" seja muito utilizada na literatura inglesa)

(Continua)

Quadro 31-1. *(Cont.)* Termos Descritivos e Classificações Endoscópicas das Gastrites Segundo Sistema Sydney

Termos descritivos	Imagem	Características	Classificação endoscópica (Grau: leve, moderado ou intenso)
Hiperplasia das pregas gástricas		▪ Pregas alargadas (> 10 mm) ▪ Não se alteram com a distensão ▪ Ex.: infecção pelo *Hp*, doença de Ménétrier, síndrome de Zollinger-Ellison, carcinoma e linfoma ▪ Varizes do fundo e corpo gástrico podem, ocasionalmente, apresentar alargamento das pregas. Na dúvida, a ecoendoscopia pode auxiliar no diagnóstico diferencial	Gastrite hiperplásica
Atrofia/ padrão vascular visível		▪ Rarefação e redução das pregas ▪ Mucosa adelgaçada, rugosa e pálida ▪ Vasos submucosos visíveis (a) ▪ Pode estar ou não associada à metaplasia intestinal (b) ▪ Corpo + antro: quase sempre associada ao *Hp* ▪ Corpo somente: indicativa de gastrite autoimune	Gastrite atrófica
Hemorragia subepitelial		▪ Sufusões hemorrágicas subepiteliais secundárias à ruptura de pequenos vasos (a) ▪ Manchas, máculas ou pontos ▪ Acometimento difuso do corpo e antro (difere da gastropatia congestiva) ▪ Ex.: nos distúrbios de coagulação e/ou plaquetopenia, nos usuários de AINEs	Gastrite hemorrágica supepitelial Obs.: Na presença de hematina ou coágulo na luz, recomenda-se usar **gastrite erosiva hemorrágica** (b)

Hp: Helicobacter pylori; AINEs: anti-inflamatórios não esteroidais.

Sistema Sydney Atualizado

Na tentativa de padronizar a histologia das gastrites, o sistema Sydney atualizado estabeleceu escala visual análoga que representa esquematicamente a intensidade das cinco variáveis histológicas que podem ser graduadas em: normal, leve, moderada e intensa. O Quadro 31-2 mostra os principais achados histológicos.

Cinco biópsias são recomendadas para avaliação histológica adequada: duas do antro (de 2 a 3 cm do piloro, da pequena e grande curvatura), duas do corpo (a 8 cm da cárdia, da parede anterior e posterior) e uma da pequena curvatura, separadas em três frascos devidamente designados (Quadro 31-3). É importante relatar que a biópsia da incisura angular é indicada para avaliação da atrofia ou metaplasia intestinal.[12,13]

Principais Achados Histológicos
Densidade do *Helicobacter pylori*

O *H. pylori* pode ser identificado na coloração com hematoxilina-eosina; porém, nos casos duvidosos ou no controle de tratamento, é possível realizar outras colorações como *Giemsa* modificado (Fig. 31-2), *Warthin Starry* ou *Genta*. Ele desaparece rapidamente após a instituição da antibioticoterapia e pode ser indetectável após 1 semana de tratamento. À medida que os microrganismos desaparecem, podem perder a aparência usual e assumir a forma cocoide. Nesse estádio, pode ser morfologicamente irreconhecível pelas colorações usuais, sendo apenas detectável pelos métodos imuno-histoquímicos.

Atividade Neutrofílica Polimorfonuclear

Essa atividade é fenômeno quase universal das gastrites pelo *H. pylori*. Além de indicar continuidade da inflamação aguda, também está relacionada com provável papel de dano celular mediante liberação de proteases e outras substâncias oxidantes. A inflamação crônica sem neutrófilos também é "ativa" no sentido de que linfócitos T citotóxicos e outras células efetoras também têm papel na lesão tecidual e atua na destruição glandular em alguns padrões de gastrite.[3]

A densidade de neutrófilos intraepiteliais correlaciona-se com extensão da lesão tecidual e intensidade da infecção bacteriana. Entretanto, eles desaparecem rapidamente dentro de 6 a 8 semanas após antibioticoterapia.[15] Assim, sua presença na mucosa gástrica após esse período indica falha de tratamento.[16]

Inflamação Crônica

A mucosa gástrica íntegra contém poucas células mononucleares individuais distribuídas difusamente na lâmina própria; consequentemente, seu aumento indica gastrite crônica. Na infecção pelo *H. pylori*, o infiltrado celular contém agentes da resposta imune celular que incluem linfócitos T $CD4^+$ e $CD8^+$, linfócitos B, monócitos, mastócitos e eosinófilos. Os plasmócitos também são raros ou ausentes na mucosa gástrica normal; portanto, sua presença é outro indicador muito importante de gastrite crônica. Diferentemente dos neutrófilos, a inflamação crônica desaparece muito lentamente após erradicação do *H. pylori*, podendo permanecer até durante 1 ano.[2] Os folículos linfoides são os que mais demoram para desaparecer e, geralmente, permanecem presentes durante mais de 1 ano do tratamento.[16]

Quadro 31-2. Principais Achados Histológicos das Gastrites

- Densidade do *Helicobacter pylori*
- Atividade neutrofílica polimorfonuclear
- Inflamação crônica
- Atrofia glandular
- Metaplasia intestinal
- Lesão do epitélio superficial, depleção de mucina e erosão
- Folículo linfoide
- Hiperplasia foveolar

Quadro 31-3. Locais das Biópsias Recomendadas para Histologia e Teste de Urease do Sistema Sydney

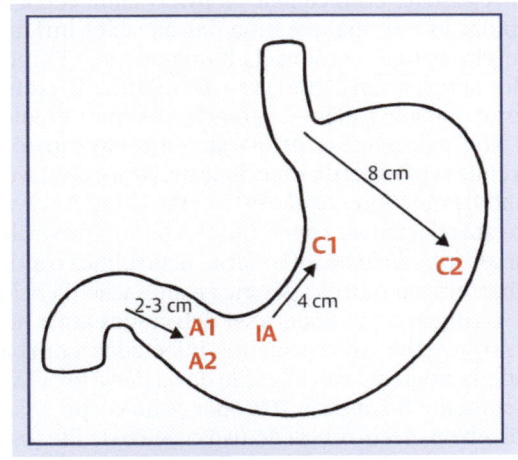

Histologia (Sens: 95%, Espec: 99%)

Cinco fragmentos (em 3 frascos designados):
- 2 do antro (A1 e A2): da pequena e grande curvatura (a 2-3 cm do piloro)
- 2 do corpo (C1 e C2): da parede anterior (a 4 cm da IA) e parede posterior (a 8 cm da cárdia)
- 1 da IA: considerada mucosa do corpo, indicada para avaliação das alterações iniciais de atrofia e/ou metaplasia intestinal pelo *H. pylori*

Urease (Sens: 90%, Espec: 93%)

Dois fragmentos (após suspender IBP por 2 semanas):
- 1 do antro (evitar erosões, úlceras, atrofia e MI)
- 1 do corpo (sempre incluir do corpo proximal sem atrofia, nos casos de pangastrite atrófica intensa)

Sens: sensibilidade; Espec: especificidade; IA: *incisura angularis*; MI: metaplasia intestinal; IBP: inibidor de bomba de prótons.

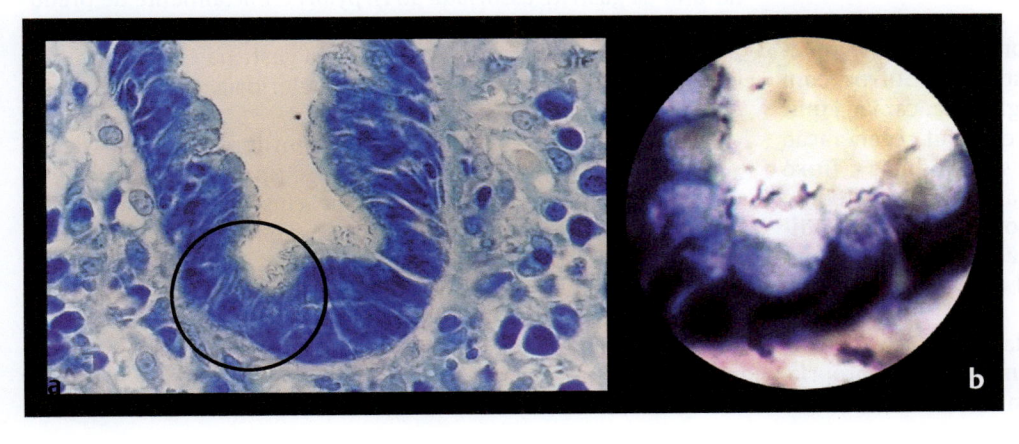

Fig. 31-2. Coloração histoquímica de Giemsa para pesquisa de *H. pylori*: (a) 400x. (b) 1000x (imersão).

Atrofia Glandular

É definida como perda do tecido glandular com consequente adelgaçamento da mucosa, sendo evolução comum de todos os processos patológicos que causam lesão tecidual intensa. Portanto, essa perda glandular pode ser secundária à erosão ou ulceração, com destruição da camada glandular, ou resultar de processo inflamatório prolongado e difuso. A substituição do epitélio antral pela metaplasia intestinal é indicador importante de atrofia; entretanto, é indispensável, também, avaliar a extensão da atrofia independentemente das alterações metaplásicas.

Metaplasia Intestinal

Descrita no item **GASTRITE CRÔNICA**.

Existem outros achados histológicos não graduáveis que devem ser observados durante a avaliação histológica das gastrites:[3]

Lesão do Epitélio Superficial, Depleção de Mucina e Erosão

São encontradas em alguns casos de gastrite crônica ativa associada ao *H. pylori*, podendo correlacionar-se com tipo de citotoxina produzida e risco de úlcera péptica. Geralmente estão acompanhadas pela atividade neutrofílica.

Folículo Linfoide

Na mucosa gástrica sem infecção pelo *H. pylori*, os agregados linfoides com pequeno centro germinativo são raros, menores e estão presentes na porção mais inferior da mucosa, junto à muscular da mucosa. Na vigência da infecção bacteriana, ocorre aumento do tecido linfoide associado à mucosa, ou MALT adquirido, que se relaciona intimamente com epitélio colunar e parece receber estímulo antigênico a partir da própria superfície. Os folículos, agora em maior número, localizam-se mais superficialmente, apresentando grandes centros germinativos. Esses são os responsáveis pela nodularidade antral característica nos indivíduos infectados[17,18] e pode originar o linfoma de células B da zona marginal extranodal (linfoma MALT).[19]

Hiperplasia Foveolar

É caracterizada pelo aumento do comprimento e da tortuosidade das fovéolas, em associação à hiperplasia regenerativa, aumento do tamanho nuclear e diminuição do conteúdo de mucina intracitoplasmática. Pode estar relacionada com resposta compensatória da descamação celular superficial, ou com mediação das citocinas e de outros mediadores do processo inflamatório, como o fator de crescimento α, fator de crescimento hepático e interleucina 1β.[20] Algum grau de hiperplasia foveolar pode ser observado em todas as formas de gastrites, mas é mais intensa nas gastrites químicas.

Classificação Histológica

Em termos histopatológicos, as gastrites são divididas em três categorias: formas agudas, crônicas e especiais.

Gastrite Aguda

É consequência do desequilíbrio dos fatores agressivos: infecção, bile, álcool, AINEs, corticosteroides, estresse e outros, com fatores protetores da integridade da mucosa gástrica: camada mucobicarbonato, hidrofobicidade da superfície epitelial, regeneração da mucosa, citoproteção mediada pelas prostaglandinas e fluxo sanguíneo. É importante destacar que o bicarbonato é secretado ativamente pelo epitélio colunar, estimulado pelas prostaglandinas e inibido pela aspirina. Essa combinação mucobicarbonato mantém o pH neutro da superfície epitelial em relação ao ácido intraluminal.

Esse desequilíbrio causa lesões agudas da mucosa gastroduodenal. Quando é leve ou inicial, há edema difuso da lâmina própria, vasodilatação capilar e congestão, com grau variável de hemorragia intersticial. A erosão da camada superficial pode estar presente, mas também é indicada pela presença da hiperplasia foveolar regenerativa compensatória. Nos casos mais graves, nota-se área delimitada de hemorragia intramucosa intensa, com necrose de coagulação da mucosa superficial.

Alterações regenerativas (ou reativas) do epitélio foveolar ou glandular são particularmente mais intensas na periferia das erosões, podendo causar atipias de caráter inflamatório. Os achados citológicos podem ser bizarros e quando associados às alterações arquiteturais secundárias à destruição glandular, podem ser interpretados erroneamente como carcinoma intramucoso do tipo diferenciado.[19]

Gastrite Aguda pelo *H. Pylori*

A fisiopatologia da gastrite aguda pelo *H. pylori* foi claramente demonstrada depois da ingestão dos microrganismos por voluntários sadios e que desenvolveram posteriormente sintomas leves como epigastralgia, náuseas e vômitos sem febre, juntamente com alterações inflamatórias agudas nas biópsias.[21] A infecção aguda também foi demonstrada nos voluntários que realizaram estudos de secreção gástrica e que foram inadvertidamente infectados após o uso de equipamentos contaminados. Esses casos demostraram que a infecção aguda era associada ao desenvolvimento de hipocloridria, que na época foi designada de hipocloridria epidêmica.[22]

Os achados endoscópicos na fase aguda são variáveis e, nos casos mais intensos, pode simular linfoma ou carcinoma. Logo após a infecção, o antro é preferencialmente acometido. Os achados histológicos incluem infiltração neutrofílica intensa na região do colo glandular e da lâmina própria. Quando intensa, ocorrem abscessos glandulares, juntamente com perda de mucinas, erosão e descamação das células foveolares superficiais. Tanto os neutrófilos quanto as bactérias são responsáveis pela destruição do epitélio. Esse processo agudo quase sempre evolui para gastrite crônica, a menos que o paciente seja tratado com antibióticos apropriados.

Gastrite Crônica

A gastrite crônica pelo *H. pylori* afeta cerca de dois terços da população mundial e é uma das afecções inflamatórias crônicas infecciosas mais comuns da humanidade.[23] Praticamente todos os casos apresentam algum grau de inflamação crônica, com plasmócitos e linfócitos, além de grandes folículos linfoides.

O *H. pylori* reside, primariamente, nas camadas de muco sobre as células epiteliais da superfície mucosa e das fovéolas gástricas. As glândulas geralmente não estão infectadas. A gravidade da inflamação está relacionada com múltiplos fatores de virulência do *H. pylori*, que contribuem para inflamação neutrofílica contínua, rompimento da barreira da mucosa gástrica e alteração da fisiologia local.

Os organismos podem ser detectados tanto no antro quanto no corpo da maioria dos pacientes infectados. Com base nos trabalhos epidemiológicos, a localização da bactéria foi 80% no antro e corpo, 8% somente no antro e 10% apenas no corpo. Essa última situação ocorreu em decorrência do uso crônico de IBP (os microrganismos desaparecem do antro, mas permanecem na mucosa fúndica), ou pela presença da atrofia intensa e metaplasia intestinal. A história natural da gastrite associada ao *H. pylori* é inicialmente de predomínio antral, com mínimo acometimento do corpo. Essa fase está relacionada com secreção exagerada da gastrina e diminuição da somatostatina, com consequente hipercloridria, que pode causar úlceras duodenais em alguns pacientes.

Evidentemente, esses pacientes podem apresentar mais de um agente etiológico. Exemplo comum desse tipo de situação é a presença simultânea de gastrite causada pela ingestão crônica de AINEs ou por outros agentes químicos irritantes, em associação à gastrite crônica ativa associada ao *H. pylori*.

As possíveis etiologias, quando são conhecidas, devem ser mencionadas. Entretanto, é importante enfatizar que, embora possa ser possível definir a etiopatogenia na maioria dos indivíduos, em alguns casos não é possível. Nessas condições, recomenda-se utilizar o termo inclassificável ou indeterminado.[3]

Gastrite Atrófica Metaplásica

O processo inflamatório crônico pode evoluir com substituição metaplásica da mucosa normal, com dois tipos de apresentação: ambiental e autoimune. Embora ambas sejam distintas na clínica, fisiopatologia e patogenética, elas compartilham os mesmos achados histológicos.

Em relação à metaplasia, há duas classes principais: pseudopilórica (ou pilórica) e intestinal. Ocasionalmente, há outras três categorias de metaplasia que também podem ser identificadas na gastrite crônica: pancreática (acinar), de células ciliadas e escamosa. Como essas últimas são pouco comuns e de significado clínico incerto, não serão descritas nesse capítulo.

Metaplasia Pilórica

Com a inflamação crônica contínua e atrofia progressiva do corpo gástrico ocorre perda das células parietais e principais. Eventualmente, essa mucosa oxíntica glandular pode assemelhar-se às células da glândula antropilórica na coloração de hematoxilina-eosina, sendo denominada de metaplasia pilórica ou pseudopilórica. Alguns autores preferem utilizar o termo "antralização" da mucosa fúndica, mais bem visualizada ao NBI, principalmente na pequena curvatura (Fig. 31-3). Essas células mucossecretoras desenvolvem-se a partir das remanescentes do colo glandular ou das células totipotentes das glândulas oxínticas acometidas.

Seu diagnóstico pode ser feito com imuno-histoquímica para pepsinogênio I, que se encontra somente na mucosa fúndica humana e não nas glândulas antrais. O pepsinogênio II, por outro lado, é encontrado tanto na mucosa oxíntica quanto antral. Esses pepsinogênios são os principais precursores da pepsina. Na atrofia gástrica extensa ocorre diminuição do pepsinogênio I e mínima alteração do pepsinogênio II. Outra imunorreação útil seria para células enterocromafins-*like* (localizadas somente na mucosa fúndica), que pode confirmar que a amostra da biópsia é proveniente do corpo ou do fundo.[24]

Metaplasia Intestinal

De acordo com a definição estabelecida pelo sistema Sydney atualizado,[3] metaplasia intestinal é a substituição das células superficiais, foveolares e/ou glandulares do estômago por epitélio intestinal após inflamação crônica da mucosa. É considerada resposta adaptativa a dano ou lesão. Embora sua patogênese ainda seja desconhecida, acredita-se que represente resposta da mucosa gástrica ao processo lesivo crônico. Por intermédio das alterações na diferenciação e nos padrões de expressão do gene, essas células tornam-se mais resistentes aos efeitos danosos. Sendo assim, sua presença não deve ser considerada normal.

É achado comum nas gastrites associadas ao *H. pylori*, com prevalência aumentada de acordo com a duração da doença. O epitélio metaplásico intestinal pode ser classificado a partir do conteúdo enzimático/mucinas e da presença dos três tipos de células: I – Completa do intestino delgado (com sialomucina ácida, células caliciformes, absortivas e de Paneth): encontrada na grande maioria dos casos (Fig. 31-4); II – Incompleta do intestino delgado (com sialomucina ácida, células colunares e caliciformes): em 20%; e, III – Cólica (com sulfomucina ácida, células colunares e caliciformes): em 10%.

Alguns autores associaram a presença do tipo III ao aumento do risco de câncer gástrico, porém estudos atuais mostraram dados conflitantes e, atualmente, a utilização clínica desses diferentes subtipos de metaplasia intestinal é limitada.[25] Sabe-se que o risco de carcinoma é maior nos pacientes com metaplasia intestinal extensa que acomete pequena curvatura desde a cárdia até o piloro ou todo o estômago, em comparação com pacientes que apresentam distribuição predominantemente antral ou focal.[26] Há relatos de que, mesmo após a erradicação do *H. pylori*, a metaplasia intestinal permanece inalterada representando ponto de não retorno.[27-32]

Quando foi introduzido o sistema Sydney nos anos de 1990, o diagnóstico da metaplasia intestinal só era possível após a comprovação histológica, nem sendo descrita como achado endoscópico. Entretanto, nesses últimos 30 anos, inovações tecnológicas de última geração mudaram o campo da endoscopia gastrointestinal, desde fibra óptica até videoendoscopia. Isso permitiu avanços no diagnóstico endoscópico das lesões do TGI, inclusive da metaplasia intestinal, com alta acurácia histológica (Fig. 31-5).

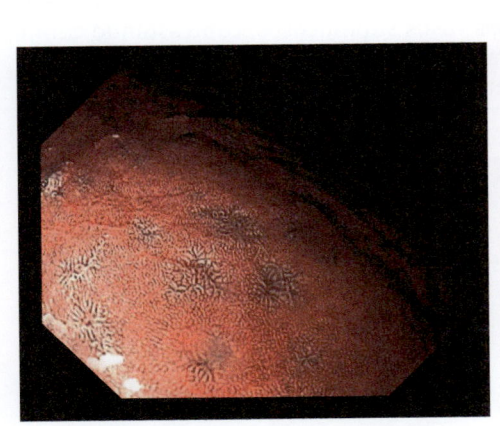

Fig. 31-3. Focos de antralização multifocal da pequena curvatura do corpo que ocorre na gastrite relacionada com o *H. pylori*, visualizados ao *NBI*.

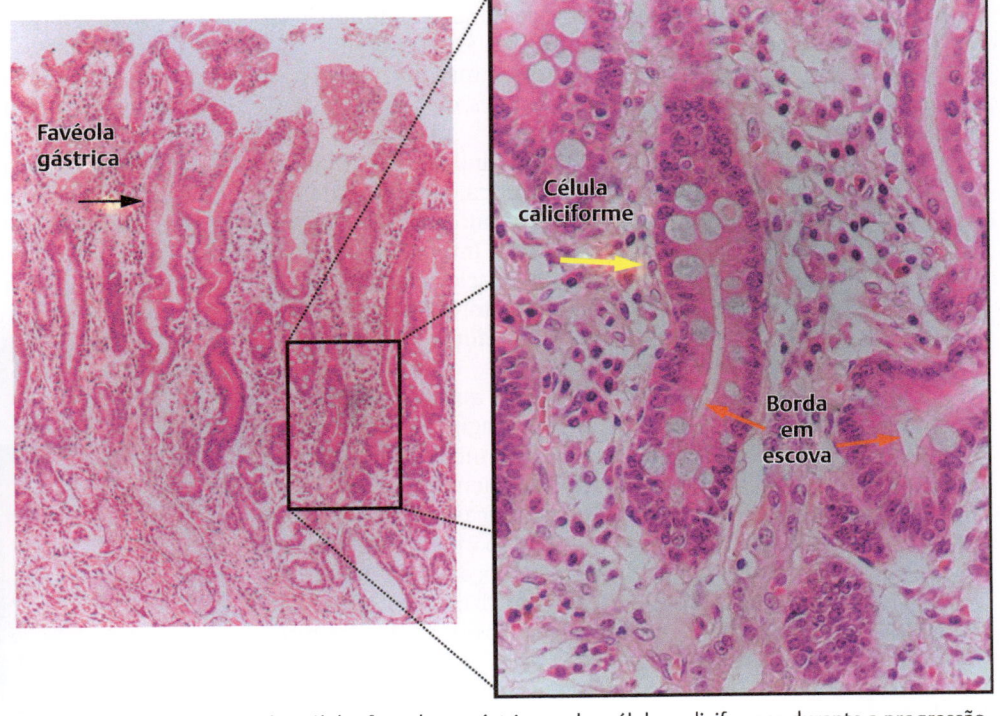

Fig. 31-4. (a) Substituição das células foveolares gástricas pelas células caliciformes durante a progressão da atrofia (HE, 40x). (b) Metaplasia intestinal completa ou do tipo I, com células caliciformes e borda "em escova" (HE, 100x).

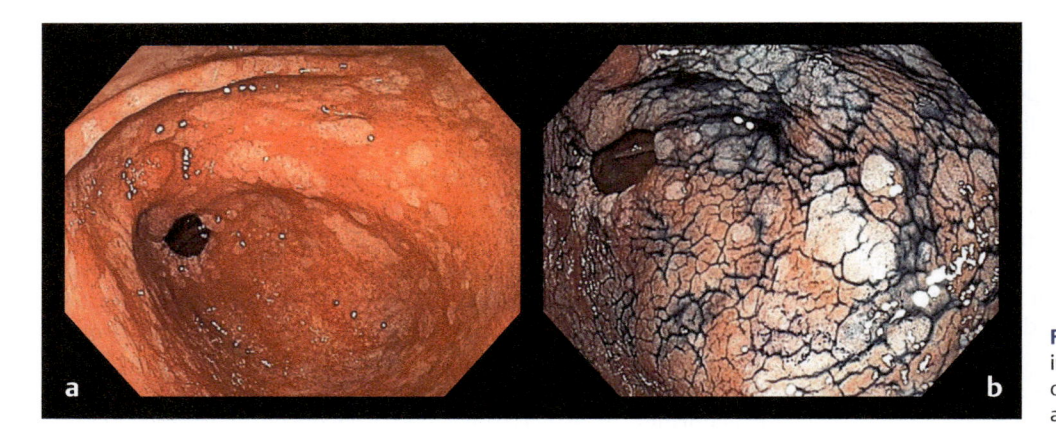

Fig. 31-5. Aspecto endoscópico da metaplasia intestinal com aparelho de alta definição. (**a**) Placas opalescentes de superfície aveludada. (**b**) Aspecto após cromoscopia com índigo-carmim.

Xantelasma e Atrofia Gástrica

Apesar da patogênese desconhecida, o xantelasma gástrico está relacionado com atrofia gástrica.[33] Trabalho retrospectivo de caso-controle observou associação entre presença de xantelasma gástrico e gastrite atrófica multifocal. Pacientes com maior número de xantelasmas também apresentaram maior incidência de metaplasia intestinal e pior estadiamento no sistema OLGIM em relação aos portadores de uma única lesão.[34]

Há evidências de que o aumento da liberação de radicais livres de oxigênio pode estar envolvido na formação do xantelasma gástrico. Os radicais livres de oxigênio são bem conhecidos por causar danos ao DNA e desempenhar papel na fisiopatologia de várias malignidades. Assim, é tentador especular que os radicais livres de oxigênio possam desempenhar papel na carcinogênese gástrica nos pacientes com xantelasma gástrico. Mas, por outro lado, é possível que sua presença possa refletir a gravidade e a longa duração da gastrite crônica. De fato, ele foi frequentemente observado nos pacientes com atrofia gástrica do tipo aberto, que apresentam maior fator de risco para o desenvolvimento do câncer gástrico (Fig. 31-7).[35]

Gastrite Atrófica Metaplásica Autoimune ou Gastrite Tipo A

Gastrite atrófica autoimune é subtipo relativamente raro de gastrite crônica herdada, sendo geralmente diagnosticada nos pacientes sob investigação de anemia perniciosa e/ou portadores de autoanticorpos específicos (tireoidite, vitiligo, doença de Addison etc.). Tem prevalência três vezes aumentada no sexo feminino, com idade média de 63 anos. Quando está associada a doenças autoimunes endócrinas e não endócrinas, a gastrite autoimune pode fazer parte das síndromes poliglandulares autoimunes, com várias formas heterogêneas de apresentação clínica.[36]

Acomete, predominantemente, corpo e fundo gástricos, onde ocorre inflamação crônica da mucosa oxíntica, geralmente causada por processo autoimune mediado por linfócitos T e anticorpos anticélulas parietais, resultando na atrofia intensa e difusa das glândulas cloridropépticas, com consequente acloridria. A mucosa antral é relativamente preservada. Há vários fatores de crescimento envolvidos, como *transforming growth factor alpha* (TGFα) e *basic fibroblast growth factor* (bFGF).

A presença de níveis séricos elevados de autoanticorpos anticélulas parietais e fator intrínseco sugere diagnóstico de doença autoimune. A intensidade da gastrite autoimune está diretamente relacionada com a idade, indicando ser doença cronicamente progressiva. A maioria das manifestações clínicas resulta da perda das células parietais e principais da mucosa oxíntica, tornando-se evidente somente nos estádios finais ou avançados da doença. A destruição dessas células provoca hipo/acloridria e produção inadequada do fator intrínseco, causando má absorção da vitamina B12 e anemia perniciosa. Entretanto, a anemia por deficiência de ferro pode preceder o início da anemia perniciosa por vários anos. A deficiência de ferro é achado comum na apresentação da gastrite autoimune, pois, nas condições normais, o suco gástrico aumenta a absorção do ferro. Assim, a hipocloridria diminui o ferro biodisponível, causando sua deficiência.[37]

Em resposta à acloridria, as células G antrais secretam altos níveis de gastrina, causando hiperplasia das células enterocromafin-*like* (ECL) da mucosa oxíntica. Essa proliferação pode proporcionar o desenvolvimento dos tumores neuroendócrinos,[3] especialmente nos pacientes que se encontram na fase mais avançada da doença e que evoluem com anemia perniciosa, geralmente mulheres mais idosas. O risco encontra-se aumentado de 5% a 15%,[38] sendo a maioria medindo menos que 10 mm.[39] Além disso, ocorre diminuição da pepsina do suco gástrico e dos pepsinogênios séricos I e II. Consequentemente, há risco aumentado da mesma forma para neoplasias gástricas nos pacientes com anemia perniciosa, atrofia intensa, duração prolongada da doença e idade acima de 50 anos. Ademais, a hipocloridria leva ao crescimento das bactérias produtoras de nitrosaminas, que têm potencial atividade carcinogênica.[40,41] Na literatura, a incidência anual de adenocarcinoma nos pacientes com anemia perniciosa varia de 0,1% a 0,5%.[42,43] Além disso, a anemia perniciosa também está relacionada com o desenvolvimento de carcinoma de células escamosas de esôfago, além de outras lesões gástricas associadas, como pólipos hiperplásicos e adenomatosos.[43]

Endoscopicamente, a gastrite autoimune nas fases iniciais pode ser de difícil diferenciação com gastrites atróficas multifocais encontradas nos pacientes com *H. pylori*. Essa distinção geralmente pode ser feita com auxílio de biópsias. Na gastrite crônica associada ao *H. pylori*, o antro é quase sempre acometido e as alterações atróficas frequentemente estão associadas à metaplasia pilórica/intestinal extensa. De fato, na endoscopia com magnificação na gastrite associada ao *H. pylori* observa-se metaplasia intestinal e substituição dos epitélios glandular e foveolar para mucosa do tipo intestinal. Porém, na gastrite autoimune, a atrofia do epitélio glandular é evidente, mas a estrutura do epitélio foveolar superficial é minimamente alterado.[44]

Por outro lado, o aspecto endoscópico da gastrite autoimune avançada, com ou sem anemia perniciosa, é atrofia intensa do corpo, caracterizada pela diminuição marcante das pregas gástricas e fácil visualização dos vasos submucosos, contrastando com o antro, que se encontra preservado (Fig. 31-6). Nos casos iniciais, a mucosa pode parecer normal ou demonstrar áreas de enantema

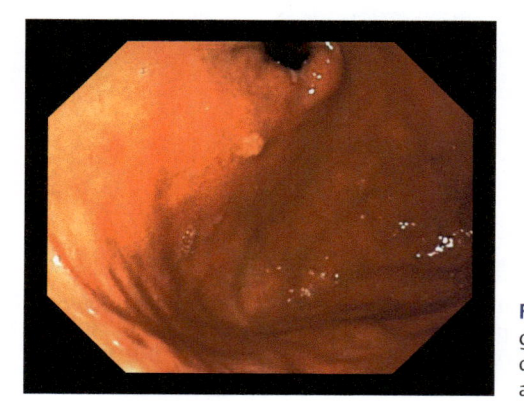

Fig. 31-6. Xantelasma gástrico em paciente com pangastrite atrófica.

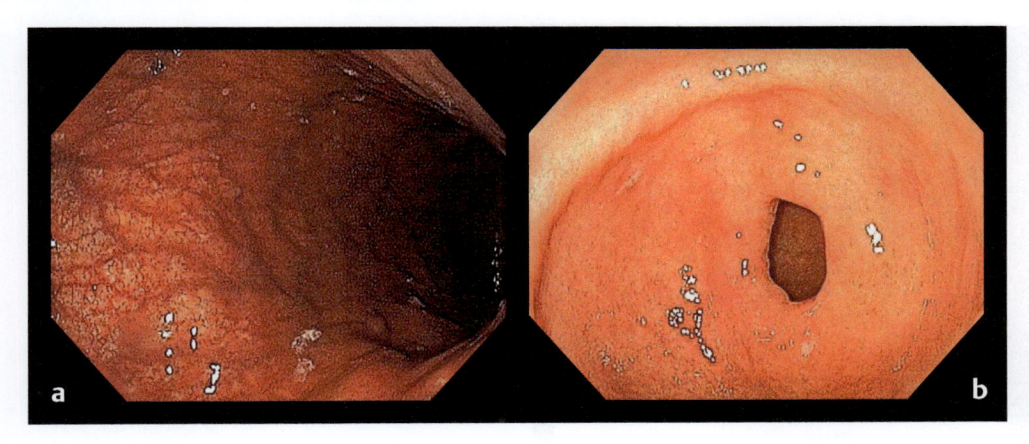

Fig. 31-7. Aspecto endoscópico da gastrite autoimune avançada. (a) Atrofia intensa do corpo gástrico, com vasos da submucosa visíveis. (b) Antro de aspecto preservado.

superpostas à atrofia. Em contrapartida, nos casos mais avançados, a mucosa desprovida de pregas pode apresentar-se difusamente granular em decorrência da hiperplasia difusa das células enterocromafin-*like* secundária à hipergastrinemia. Os pólipos são encontrados em 20% a 37% dos pacientes com anemia perniciosa. Eles são, na maioria, sésseis, menores que 2 cm de diâmetro e, frequentemente, múltiplos (a maioria é hiperplásico, mas alguns podem conter focos de displasia).[45] Quando apresentam características subepiteliais, deve-se suspeitar de tumores neuroendócrinos. O acompanhamento endoscópico é importante em razão do maior risco de desenvolvimento tumoral, como descrito acima. Entretanto, nos casos iniciais sem neoplasia, a avaliação anual não é necessária, devendo ser feito a cada 3 a 5 anos.[46-48]

A histopatologia mostra acometimento atrófico difuso da mucosa fúndica, com amplo espectro de alterações desde mínima perda glandular oxíntica até atrofia intensa, além da presença de metaplasia intestinal e reação inflamatória. A mucosa antral encontra-se morfologicamente normal.

Muitos fatores ambientais têm sido implicados no desencadeamento das respostas autoimunes, apesar da progressão para manifestação clínica da doença depender da ruptura dos mecanismos de autotolerância.[49] Embora pacientes com gastrite autoimune sejam menos prováveis de apresentarem infecção pelo *H. pylori* do que os controles pareados por idade, há evidências de que a bactéria pode estar relacionada com a patogênese da gastrite autoimune por mecanismos de gatilho e mimetismo molecular.[50,51] A H$^+$/K$^+$ ATPase gástrica tem sido relacionada como o principal autoantígeno nos modelos experimentais e humanos da gastrite autoimune.[52,53] A autorreatividade gástrica das células T CD4$^+$, que reconhecem os antígenos H$^+$/K$^+$ -ATPase e do *H. pylori*, foi descrita na gastrite atrófica do corpo.[54-56] O diagnóstico da infecção pode ser difícil nesses pacientes com gastrite atrófica, pois se observa desaparecimento do *H. pylori* causado pelo microambiente hostil. A infecção pode ser demonstrada pela positividade na sorologia.[57-59] Nesses pacientes, o processo infeccioso é substituído pela atividade autoimune e, no final, observa-se término da infecção e destruição da mucosa gástrica do corpo. A falha na detecção do *H. pylori* não argumenta contra sua infecção prévia, mas, provavelmente, indica ponto de "não retorno", no qual a atividade autoimune não requer mais a presença do antígeno indutor.[60]

Gastrite Atrófica Metaplásica Ambiental ou Gastrite Tipo B

É causada por vários fatores ambientais como dieta (rica em compostos nitrosos, alto consumo de sal), tabagismo, consumo de álcool, refluxo biliar crônico e, principalmente, infecção pelo *H. pylori*. Diferentemente da autoimune, as alterações da ambiental afetam corpo e antro em distribuição multifocal, geralmente mais concentradas no antro, porém, pode depender do estádio da doença. Outras diferenças da fisiopatologia da ambiental com a autoimune são: diminuição da produção ácida, porém sem desaparecimento total, diminuição da produção da gastrina sérica pela redução das células G antrais, ausência dos autoanticorpos anticélulas parietais e antifator intrínseco, ausência de anemia perniciosa e maior risco de adenocarcinoma intestinal gástrico. É importante notar que podem ser encontrados padrões intermediários de pangastrite atrófica multifocal associada ao *H. pylori* e gastrite atrófica autoimune. A ausência total das células parietais também pode ocorrer nas situações de pangastrite crônica de longa duração causada pela infecção bacteriana. Em 20% desses casos, ocorre atrofia subtotal prevalente do corpo, associada a poucas bactérias, metaplasia multifocal pseudopilórica e intestinal.

Durante o processo de atrofia é possível notar, ao exame endoscópico, linha irregular tênue nas pequena e grande curvaturas do corpo distal/antro. É a linha F ou linha da atrofia. Nos pacientes com doença leve ou moderada, essa zona transicional torna-se mais evidente ao longo da incisura e pequena curvatura do corpo distal em direção à cárdia, denominada de progressão retrógrada piloro-cárdia. Na doença avançada, o epitélio metaplásico pode substituir completamente a mucosa normal. Convém mencionar que, também, pode ocorrer concomitantemente, progressão distal anterógrada da cárdia para incisura, dita progressão bipolar das alterações metaplásicas. Sabe-se que a velocidade de progressão da gastrite atrófica é mais rápida na pequena do que na grande curvatura.[61] Como foi mencionado previamente, o risco de carcinoma é maior nos pacientes com metaplasia intestinal extensa que acomete a pequena curvatura desde a cárdia até o piloro ou todo o estômago, em comparação com aqueles que apresentam distribuição predominantemente antral ou focal.[26]

Em 1969, grupo de endoscopistas japoneses descreveu a Classificação de Atrofia de Kimura-Takemoto para avaliar a extensão e a gravidade da atrofia gástrica.[62] De acordo com a localização da linha de atrofia, classifica-se a gastrite atrófica em: tipo fechado (*closed*), no qual a atrofia acomete o antro, a incisura, até pequena a curvatura do corpo; ou tipo aberto (*open*), no qual a atrofia estende-se pelas paredes anterior e posterior do corpo gástrico, envolvendo a grande curvatura nos estádios avançados (pangastrite atrófica intensa) (Fig. 31-8). Apesar de ser antiga (mais de meio século), os conceitos da Classificação de Atrofia de Kimura-Takemoto permanecem atuais, sendo ferramenta útil para avaliação e estratificação do risco para o câncer gástrico. A diretriz atual da Sociedade Britânica de Gastroenterologia, de 2019, integrou o sistema de estadiamento de Kimura-Takemoto e de Sydney, preconizando biópsias do antro, incisura e do corpo.[63]

A Classificação de Kyoto para Gastrite Baseada na Endoscopia, de 2017, também utiliza essa estratificação da atrofia (descrita adiante).[64]

Sistema Olga

Conforme descrito anteriormente, o sistema Sydney atualizado conseguiu uniformizar as diversas nomenclaturas histológicas da gastrite, assim como estabeleceu escalas de graduação da inflamação, atrofia, metaplasia e densidade do *H. pylori*. Entretanto, ele não permitia avaliar o prognóstico das gastrites crônicas, nem tampouco, identificar os pacientes com alto risco de câncer gástrico que necessitavam de vigilância endoscópica.

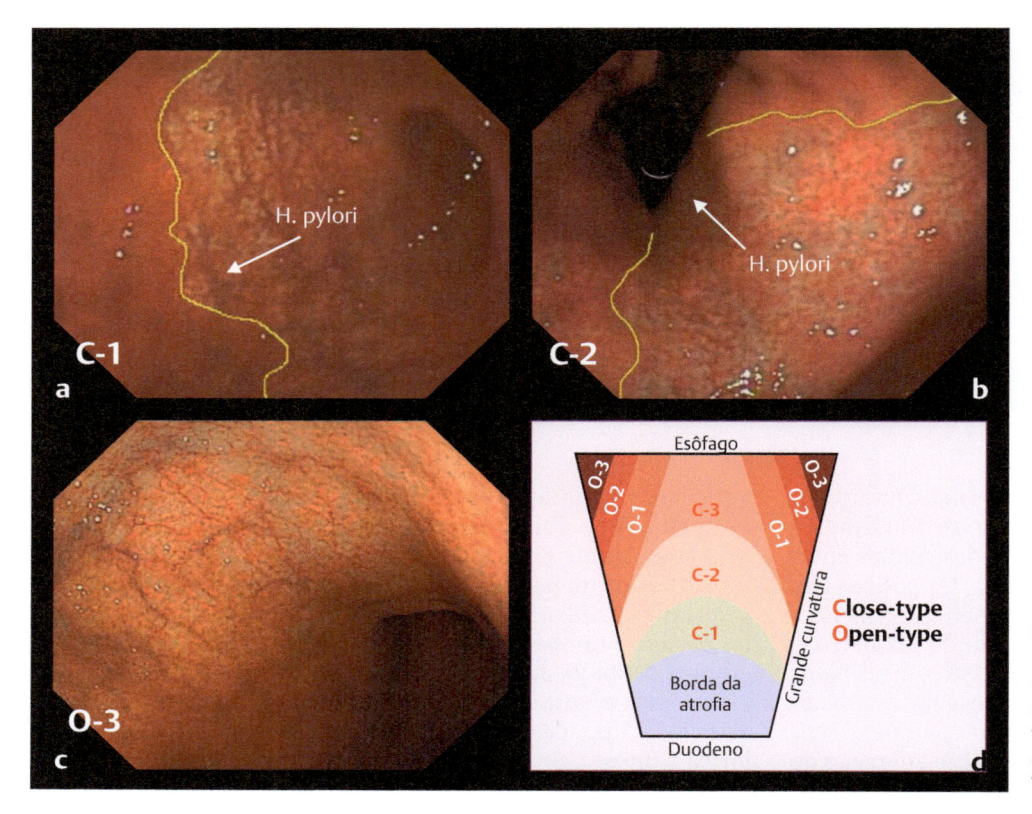

Fig. 31-8. Linha de progressão da gastrite crônica metaplásica ambiental. (**a**) Atrofia tipo C-1 (predomínio antral). (**b**) Atrofia tipo C-2 (extensão até pequena curvatura do corpo médio). (**c**) Atrofia tipo O-3 (extensão até paredes anterior e posterior do corpo proximal). (Fonte: adaptada de Kimura-Takemoto et al.)[60]

Para solucionar esse problema, em abril de 2005, um grupo internacional de gastroenterologistas e patologistas reuniu-se em Parma, na Itália, com objetivo de estudar o sistema Sydney atualizado e propor sistema de estadiamento denominado de *Operative Link for Gastritis Assessment* (OLGA).[4] No sistema OLGA, a atrofia gástrica é considerada lesão histológica representativa da progressão da doença e sua extensão pode auxiliar na previsão do risco de câncer gástrico. A infecção pelo *H. pylori* deve ser relatada sendo essencial no sistema OLGA, além de outros achados etiológicos, como doença autoimune.

Assim, a gastrite é avaliada histologicamente em dois níveis. O nível básico (Sydney) consiste no reconhecimento e no escore das lesões elementares (infiltrado mononuclear, atividade, atrofia glandular etc.) avaliadas com auxílio de biópsias simples. O nível avançado (OLGA), incorpora topografia, extensão e combinação das alterações observadas nas biópsias, com avaliação mais representativa da doença gástrica.

O risco de câncer gástrico relaciona-se diretamente com a extensão da gastrite e atrofia da mucosa. O OLGA baseia-se na classificação da atrofia em estádios do menor (0) ao maior (IV), mediante biópsias dos cinco locais padronizados pelo sistema Sydney, isto é pequena e grande curvatura do antro distal (A1-A2 = mucosa secretora de muco); *incisura angularis* (A3), onde ocorrem alterações iniciais de metaplasia e atrofia; e, paredes anterior e posterior do corpo proximal (C1-C2 = mucosa oxíntica).

Essa avaliação histológica deve incluir dados da história clínica e achados endoscópicos, além do mapa das áreas de onde as biópsias foram retiradas. Como mencionado anteriormente, é importante designar todos os locais adequadamente, pois na vigência das alterações metaplásicas extensas do corpo, ocorre sua "antralização" e dificulta a identificação da localização exata das biópsias.

O escore de atrofia (metaplásico ou não) é determinado pela porcentagem encontrada de atrofia glandular em cada local de biópsia: 0% (sem atrofia, escore 0), 1% a 30% (leve, escore 1), 30% a 60% (moderada, escore 2) e > 60% (intensa, escore 3). Os achados histológicos dos escores de atrofia estão resumidos no Quadro 31-4.

Assim, o estadiamento da gastrite crônica pelo sistema OLGA é obtido a partir da combinação global do escore antral e do corpo (Quadro 31-5).

Sistema Olgim

Apesar do sistema OLGA fornecer informações relevantes para identificação dos pacientes com maior risco de adenocarcinoma gástrico, alguns estudos demonstraram baixa concordância interobservador para avaliação da atrofia.[65] Assim, a presença da metaplasia intestinal, representada pelas células caliciformes, enterócitos e células de Paneth, identificada mais facilmente em razão desse conjunto celular não estar presente na mucosa gástrica normal, possibilitou maior reprodutibilidade dos resultados. Por isso, foi sugerida em 2010, a criação do sistema *Operative Link on Gastric Intestinal Metaplasia* (OLGIM), com objetivo de ser mais acurado e reprodutível.[66]

O Sistema OLGIM gradua a metaplasia intestinal em ausente, leve, moderada ou intensa. O método de avaliação é semelhante ao do sistema OLGA, ao estadiar os pacientes em I a IV de acordo com graduação da metaplasia intestinal. Alguns estudos comprovaram sua eficácia na avaliação prognóstica dos pacientes.[67]

MAPS (*Management of Precancerous Conditions and Lesions in the Stomach*)

Em 2012, foi criada diretriz europeia chamada MAPS,[46] posteriormente atualizada em 2019 (MAPS II),[68] cujo objetivo foi sistematizar o diagnóstico e o manejo das condições pré-neoplásicas do estômago. A diretriz recomenda a realização de endoscopia de alta definição com cromoendoscopia virtual (por exemplo, *NBI*, *BLI*) ou com índigo-carmim, para a detecção das alterações pré-neoplásicas. Quando essas são detectadas, biópsias dirigidas devem ser realizadas. Além disso, a diretriz recomenda mapeamento histológico com pelo menos quatro biópsias: duas do antro e duas do corpo (ambos na pequena e grande curvatura), em frascos devidamente designados. As do corpo gástrico são particularmente importantes para avaliação pós-erradicação de *H. pylori* e naqueles usuários de IBP. Sabe-se que, nessas circunstâncias, os microrganismos podem desaparecer do antro e permanecerem ou migrarem para mucosa oxíntica.

Uma biópsia adicional da incisura *angularis* deve ser considerada para detecção das condições pré-neoplásicas. Sabe-se que atrofia e metaplasia iniciam-se na incisura *angularis* e, portanto, biópsia dessa região pode aumentas a proporção de indivíduos classificados como alto risco nos sistemas OLGA/OLGIM. Apesar disso, a diretriz

Quadro 31-4. Achados Histológicos dos Escores de Atrofia do Sistema OLGA

Estádio	Aspecto histológico
0	Todas as biópsias realizadas não apresentam atrofia
I	Na maioria dos casos, e especialmente nos pacientes infectados pelo H. pylori, as lesões atróficas são detectadas em apenas algumas amostras. Nos pacientes em uso de IBP, pode haver dificuldade na identificação da bactéria no corpo e no antro, mas a presença de lesões inflamatórias (infiltrado polimorfonuclear ou linfoide) pode sugerir sua infecção
II	É o resultado da combinação de diferentes escores de atrofia, sendo, na maioria dos casos, detectada nas amostras das biópsias distais. O status da infecção pelo H. pylori deve ser relatado. Em estudos preliminares com o estadiamento OLGA, o estádio II está relacionado com baixo risco de câncer gástrico[65]
III	Resultante da atrofia moderada da mucosa mucossecretora e/ou oxíntica, frequentemente observada na incisura angularis. O subtipo histológico mais prevalente da transformação atrófica é a variante metaplásica. Quando o estádio III é observado nos pacientes sem atrofia antral (escore 0), a etiologia autoimune deve ser considerada. O estádio III raramente é encontrado nas populações de baixo risco de câncer gástrico e pode coexistir com neoplasias intraepiteliais ou invasivas[4]
IV	A atrofia envolve as mucosas antral e oxíntica, correspondendo à pangastrite atrófica. Nos pacientes com infecção pelo H. pylori, há extensa transformação metaplásica que interfere na detecção bacteriana. Estudos mostram risco significativo de desenvolver câncer gástrico (ou estar associado) nos casos de pacientes com estádio III-IV. Consequentemente, os programas de rastreamento devem se concentrar nesses pacientes[66,67]

Quadro 31-5. Estadiamento da Gastrite Crônica do Sistema OLGA

Escore de atrofia		Corpo			
		Sem atrofia (escore 0)	Atrofia leve (escore 1)	Atrofia moderada (escore 2)	Atrofia intensa (escore 3)
Antro	Sem atrofia (escore 0)	Estádio 0	Estádio I	Estádio II	Estádio II
	Atrofia leve (escore 1)	Estádio I	Estádio I	Estádio II	Estádio II
	Atrofia moderada (escore 2)	Estádio II	Estádio II	Estádio III	Estádio IV
	Atrofia intensa (escore 3)	Estádio III	Estádio III	Estádio IV	Estádio IV

Fonte: adaptado de Rugge et al.[4]

recomenda considerar o custo-benefício ao acrescentar essa biópsia, adaptando às condições de cada região. Tal recomendação difere parcialmente do sistema Sydney atualizado, que recomenda sistematicamente pelo menos cinco biópsias incluindo a incisura *angularis*.

Testes não invasivos como a dosagem sérica de pepsinogênio, também podem auxiliar na identificação dos pacientes dos estádios mais avançados de atrofia gástrica. Pacientes com baixos níveis de pepsinogênio I e diminuição da razão pepsinogênio I/pepsinogênio II estão associados a maior risco de câncer gástrico e devem ser submetidos à EDA para estratificação.

A presença de atrofia e metaplasia intestinal focal ou difusa, displasia, história familiar de neoplasia gástrica, gastrite autoimune e infecção persistente pelo *H. pylori* são fatores analisados para estabelecer o intervalo de seguimento desses pacientes (Fig. 31-9).

Consenso de Kyoto

Em 2012, com o objetivo de reduzir a mortalidade futura por câncer gástrico no Japão, estimada atualmente em cerca de 45.000 mortes/ano, o governo japonês decidiu subsidiar o tratamento da gastrite crônica causada pelo *H. pylori* a toda população japonesa infectada. Para discutir, além de outros assuntos, a implementação de tais medidas, a Sociedade Japonesa de Gastroenterologia promoveu em 2014, *The Kyoto Global Consensus Meeting on H. pylori Gastritis-Time for a Change*, com a participação de investigadores japoneses e internacionais.[2,69]

Sabe-se que *H. pylori* é o maior patógeno transmitido entre humanos, que causa processo inflamatório crônico no estômago, invariavelmente em todos os indivíduos afetados. Sendo assim, nesse consenso, a gastrite associada ao *H. pylori* foi considerada doença infeciosa e recomendou tratamento de todos os indivíduos infetados, antes do desenvolvimento das alterações pré-neoplásicas. Essas recomendações também foram citadas nas recentes diretrizes europeias de Maastricht VI.[69]

Classificação de Kyoto

Com os avanços recentes da tecnologia endoscópica, que permitiram avaliação detalhada da mucosa gástrica, a Sociedade Japonesa de Gastroenterologia introduziu em 2013, a Classificação de Kyoto, novo sistema de classificação endoscópica das gastrites, relacionando os principais achados da infecção pelo *H. pylori* e com objetivo de determinação do risco de câncer gástrico. Essa classificação não foi descrita nos anais da Conferência de Consenso Global de Kyoto publicados em inglês.[2,70]

Para estimar melhor o risco de câncer gástrico durante EDA de rastreamento numa população com prevalência de *H. pylori*, é importante conhecer a versão original japonesa dessa classificação. Ela enfatiza a discriminação de indivíduos com infecção pelo *H. pylori* a partir da avaliação de 19 achados endoscópicos: atrofia, metaplasia intestinal (MI), vermelhidão difusa, vermelhidão manchada (salpicada), edema da mucosa, pregas aumentadas, muco pegajoso, nodularidade tipo "pele de galinha", pólipo hiperplásico-foveolar, xantelasma, erosão deprimida, arranjo regular de vênulas coletoras (RAC), pólipo de glândula fúndica, enantemas lineares (em estrias), erosão elevada, depósito de hematina, múltiplas lesões brancas e planas elevadas, vermelhidão irregular e vermelhidão tipo "mapa".[70]

Na versão inglesa da Classificação de Kyoto, a pontuação varia de 0 a 8, com base nos cinco achados endoscópicos, a seguir: atrofia, metaplasia intestinal, pregas aumentadas, nodularidade e vermelhidão difusa. A pontuação total reflete o *status* de

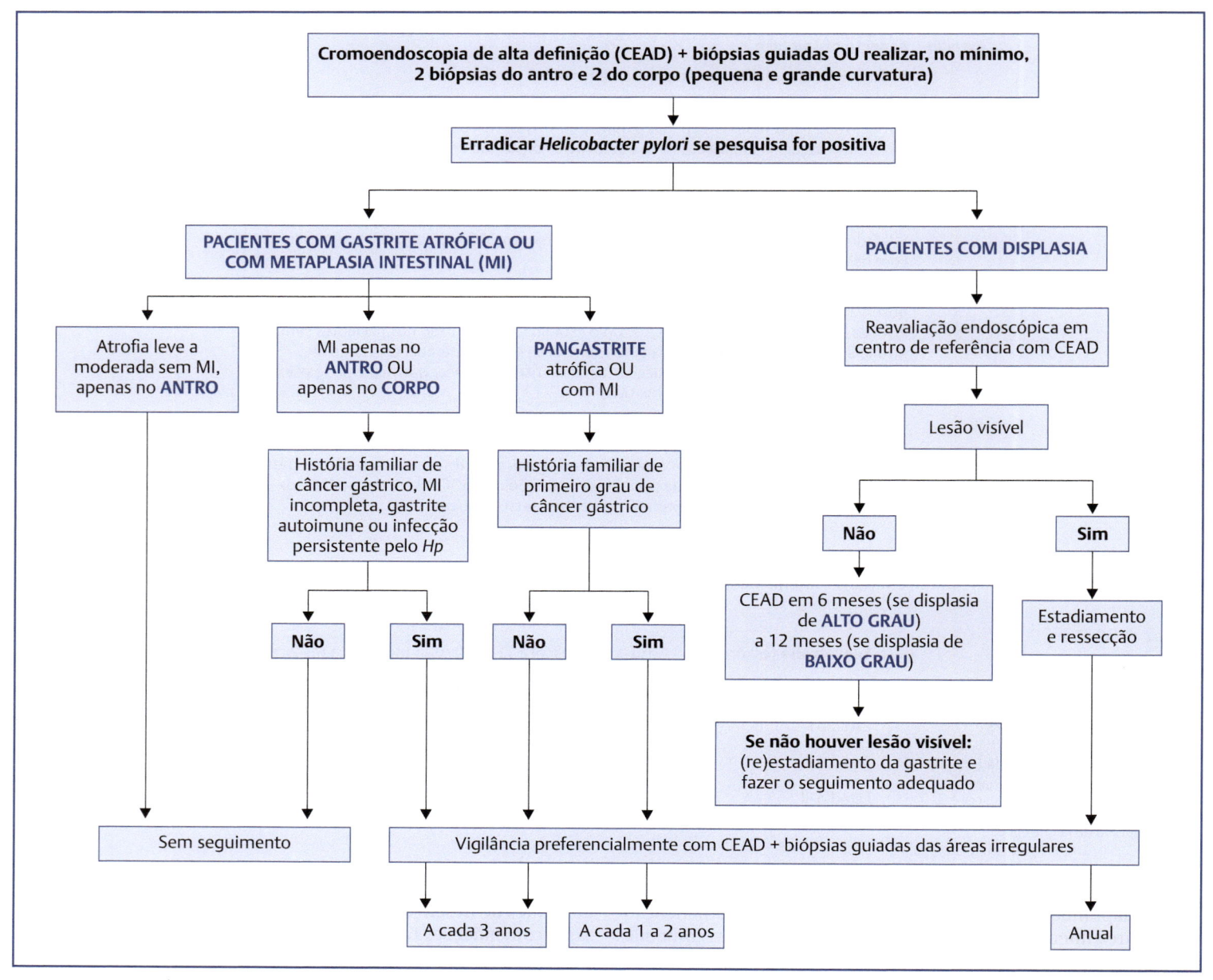

```
                    Cromoendoscopia de alta definição (CEAD) + biópsias guiadas OU realizar, no mínimo,
                              2 biópsias do antro e 2 do corpo (pequena e grande curvatura)
                                                        │
                                                        ▼
                              Erradicar Helicobacter pylori se pesquisa for positiva
                                                        │
                    ┌───────────────────────────────────┴───────────────────────────────────┐
                    ▼                                                                       ▼
     PACIENTES COM GASTRITE ATRÓFICA OU                                         PACIENTES COM DISPLASIA
        COM METAPLASIA INTESTINAL (MI)                                                      │
                                                                                            ▼
                                                                              Reavaliação endoscópica em
                                                                              centro de referência com CEAD
```

Fig. 31-9. Recomendações propostas pelo MAPS II para seguimento dos pacientes com gastrite atrófica. (Fonte: adaptada de Pimentel-Nunes et al.)[68]

infecção pelo *H. pylori* da seguinte forma: 0, ≥ 2 e ≥ 4, que indica, respectivamente, estômago normal, gastrite associada ao *H. pylori* e gastrite com risco de câncer gástrico, respectivamente (Quadro 31-6).

O arranjo regular das vênulas coletoras (RAC) prediz ausência de infecção. Estudo com magnificação de imagem demonstrou que o RAC, caracterizado pelos diminutos vasos ramificados presentes no corpo gástrico (também visíveis com endoscópios de alta definição), são achados característicos do estômago normal sem infecção, com 100% de sensibilidade e 90% de especificidade (Quadro 31-7).[74] Por outro lado, pregas alargadas, nodularidade e vermelhidão difusa, preveem infecção atual (Quadro 31-8); vermelhidão tipo "mapa" prediz infecção passada (Quadro 31-9); e atrofia e IM predizem infecção atual ou passada. Atrofia, IM e pregas alargadas aumentam a incidência de câncer gástrico relacionado com *H. pylori*. Vermelhidão tipo "mapa" é fator de risco específico para câncer gástrico pós-erradicação de *H. pylori*, enquanto a presença de RAC resulta em menor risco de câncer. O câncer gástrico do tipo difuso pode ser induzido pela inflamação ativa, que se apresenta endoscopicamente como pregas alargadas, nodularidade e atrofia, bem como infiltração de neutrófilos e células mononucleares na histologia. Em contrapartida, o câncer gástrico do tipo intestinal desenvolve-se via atrofia e IM, e os achados endoscópicos e histológicos são consistentes.[64]

Quadro 31-6. Classificação de Kyoto para Gastrites com Base na Endoscopia

Atrofia (Kimura-Takemoto)	
Nenhuma – C1	0
C2-C3	1
O1-O3	2
Metaplasia intestinal	
Nenhuma	0
Antro	1
Corpo e antro	2
Pregas aumentadas (≥ 5 mm)	
Ausente	0
Presente	1
Nodularidade	
Ausente	0
Presente	1
Vermelhidão difusa	
Nenhuma	0
Leve (com *RAC*)	1
Intensa	2
Escala de Kyoto	
0	Estômago normal
≥ 2	Gastrite associada ao *H. pylori*
≥ 4	Gastrite com risco de câncer gástrico

RAC: *regular arrangement of collecting venules*.
Fonte: Adaptado de Lee et al.[70]

Capítulo 31 ▪ Gastrites e Gastropatias

Quadro 31-7. Sinais Preditores de Ausência de Infecção do *H. pylori*[71-74]

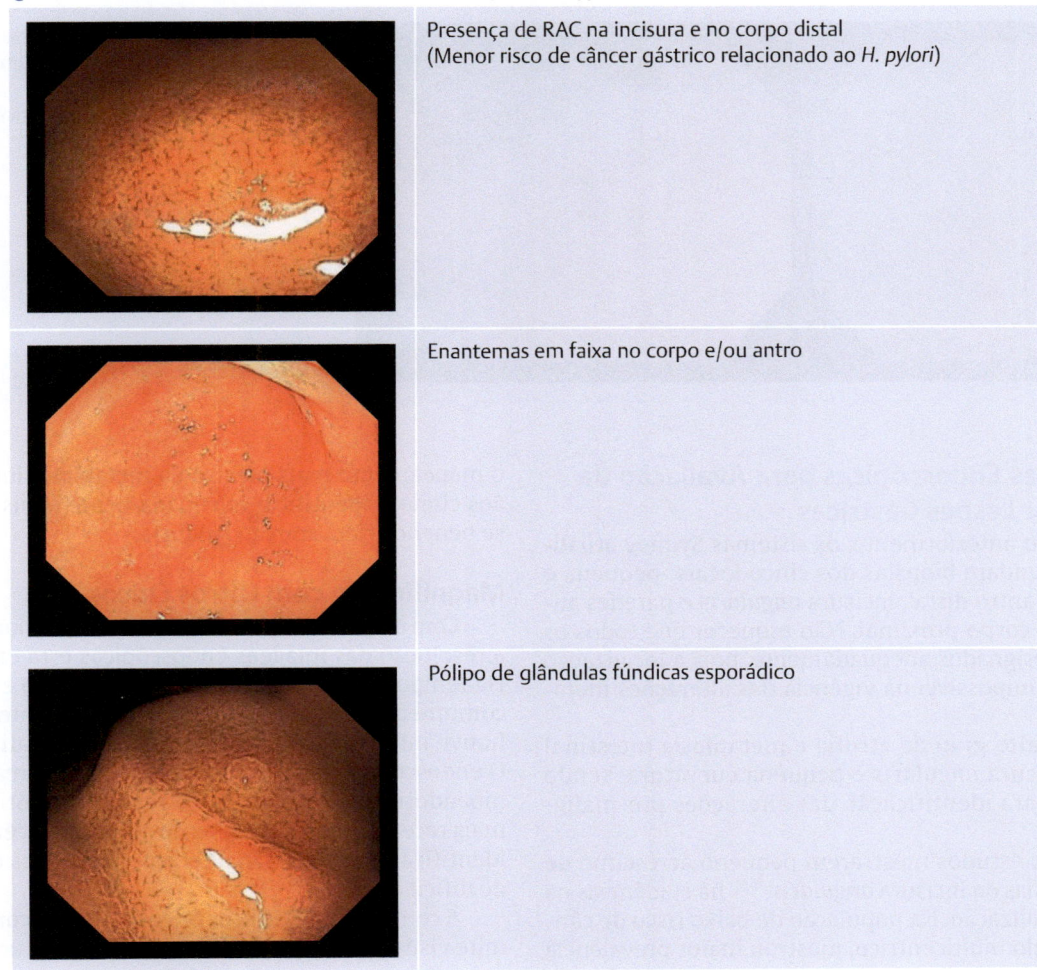

	Presença de RAC na incisura e no corpo distal (Menor risco de câncer gástrico relacionado ao *H. pylori*)
	Enantemas em faixa no corpo e/ou antro
	Pólipo de glândulas fúndicas esporádico

Quadro 31-8. Sinais Preditores da Gastrite Associada ao *H. pylori*[75,76]

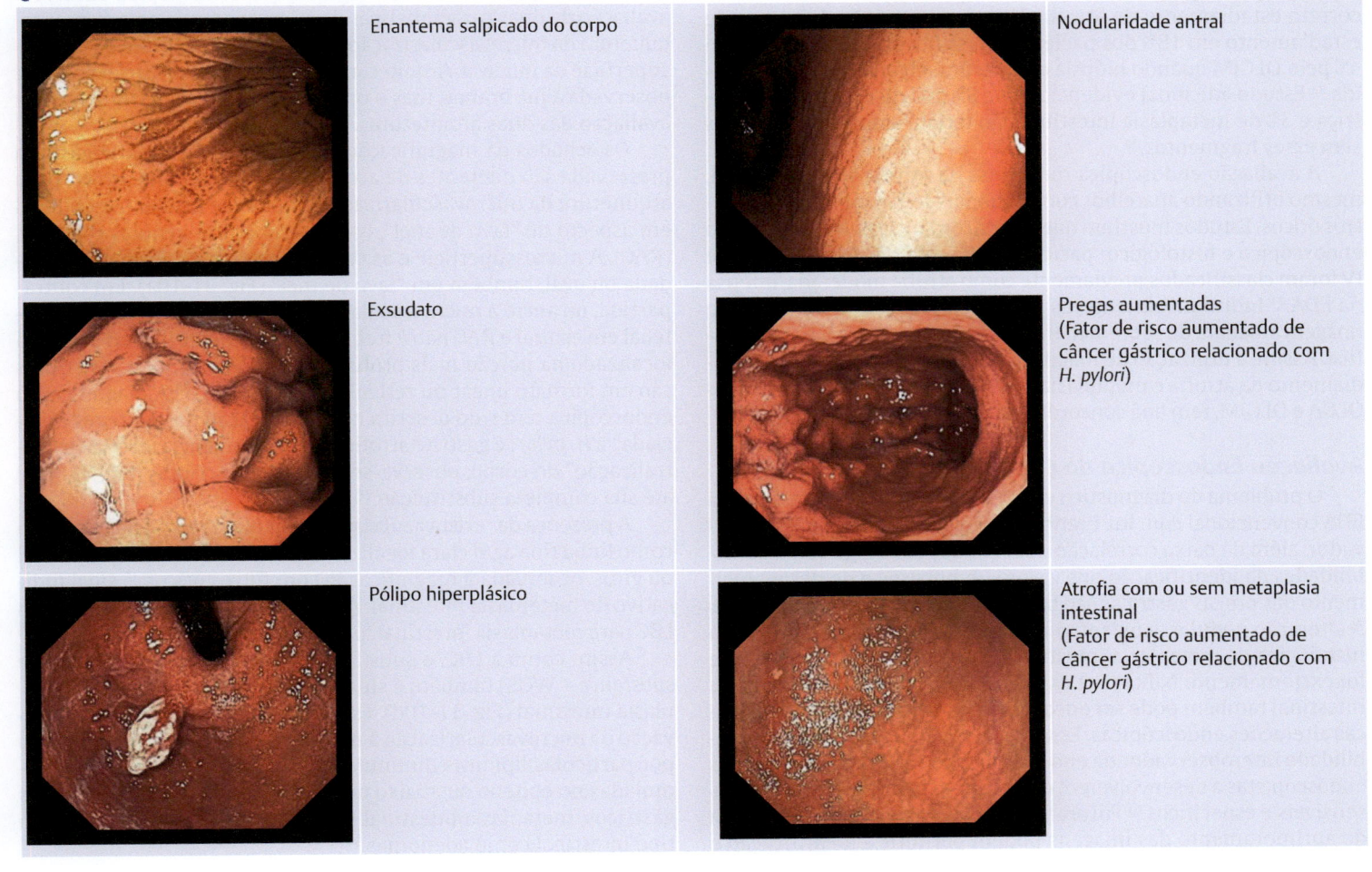

	Enantema salpicado do corpo		Nodularidade antral
	Exsudato		Pregas aumentadas (Fator de risco aumentado de câncer gástrico relacionado com *H. pylori*)
	Pólipo hiperplásico		Atrofia com ou sem metaplasia intestinal (Fator de risco aumentado de câncer gástrico relacionado com *H. pylori*)

Quadro 31-9. Sinais Preditores de Erradicação do *H. pylori*[64]

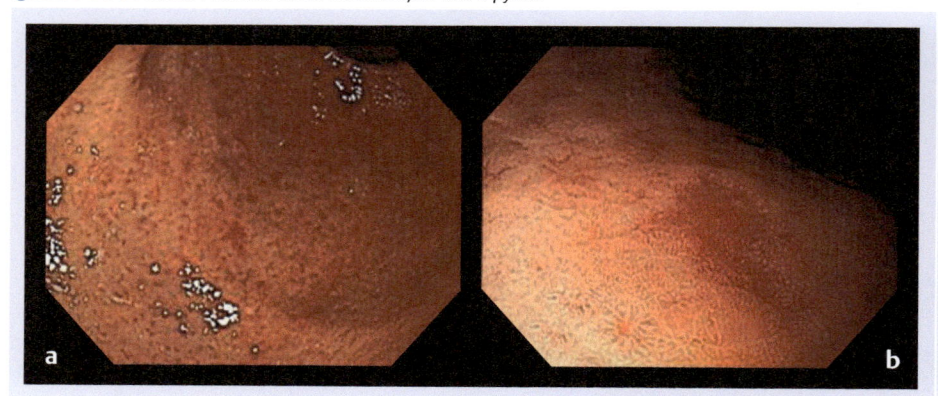

Map-like
Vermelhidão localizada e levemente deprimida, em forma geométrica
(Fator de risco específico para câncer gástrico relacionado com *H. pylori*)

Outras Tecnologias Endoscópicas para Avaliação da Gastrite Atrófica e Lesões Gástricas

Como foi descrito anteriormente, os sistemas Sydney atualizado e OLGA recomendam biópsias dos cinco locais: pequena e grande curvatura do antro distal, incisura *angularis* e paredes anterior e posterior do corpo proximal. Não esquecer que todos os frascos devem ser designados adequadamente, pois a localização exata das biópsias é impossível na vigência das alterações metaplásicas extensas.

As regiões com alto grau de atrofia e metaplasia intestinal localizam-se na incisura *angularis* e pequena curvatura, sendo os possíveis locais para identificação das alterações pré-malignas.[76,78]

Apesar de alguns estudos mostrarem pequeno acréscimo de informação nas biópsias da incisura *angularis*,[79,80] há evidências na literatura para sua realização. Na população de baixo risco de câncer gástrico, em estudo multicêntrico, mostrou maior prevalência das lesões pré-malignas na incisura *angularis* (40%), seguida do antro (35%) e pequena curvatura do corpo (33%).[81] Outro estudo mostrou que fragmentos da incisura *angularis* podem auxiliar no correto estadiamento da atrofia. Houve diminuição do escore de estadiamento em 18% dos pacientes classificados pelo OLGA e em 4% pelo OLGIM quando biópsia da incisura *angularis* não foi incluída.[82] Estudo adicional evidenciou que 8% dos casos de atrofia gástrica e 3% de metaplasia intestinal não teriam sido diagnosticados sem esses fragmentos.[83]

A avaliação endoscópica minuciosa da atrofia é fundamental, mesmo utilizando aparelhos convencionais sem magnificação e filtros óticos. Estudos mostram que há concordância entre diagnóstico endoscópico e histológico; pacientes com estadiamento OLGA III e IV foram classificados previamente como atrofia moderada/intensa na EDA.[84] Indiscutivelmente, as tecnologias de aprimoramento de imagem auxiliam de sobremaneira no rastreamento da gastrite atrófica. Assim, a utilização de magnificação com filtros óticos no estadiamento da atrofia e metaplasia intestinal, com base nos sistemas OLGA e OLGIM, tem boa concordância e pode ter utilidade prática.[85]

Avaliação Endoscópica da Gastrite Atrófica Metaplásica

O problema do diagnóstico da atrofia e metaplasia intestinal na EDA convencional com luz branca é a alta variabilidade interobservador, além da baixa correlação dos achados histológicos. As sensibilidades da identificação dos vasos submucosos e do desaparecimento das pregas gástricas são baixas: 48% e 67%, respectivamente. A alteração nodular acinzentada foi específica para a identificação histológica da metaplasia intestinal (98-99%), mas a sensibilidade foi extremamente baixa (6-12%). Isso ocorre porque a metaplasia intestinal também pode ser encontrada na mucosa plana com poucas alterações endoscópicas. Essa baixa sensibilidade e a alta variabilidade interobservador da endoscopia com luz branca levaram os endoscopistas a desenvolverem outros métodos endoscópicos mais sensíveis e específicos.[61] Futuramente, esses avanços da tecnologia de aprimoramento das imagens podem permitir a identificação e o mapeamento mais preciso da metaplasia intestinal, permitindo aos clínicos identificar adequadamente quais pacientes que mais se beneficiariam com a vigilância.

Magnificação com Filtros Óticos

Com o advento de novas tecnologias e maior densidade de *pixels*, a resolução das imagens endoscópicas está cada vez aprimorada. Há tempos, endoscópios com alta definição e magnificação eram comumente utilizados no Japão, mas somente na década passada, houve interesse e reconhecimento da sua utilidade no Ocidente. O endoscopista atual pode utilizar técnicas mais refinadas de cromoendoscopia com corantes ou com filtros óticos, magnificação e, mais recentemente, imagens de autofluorescência e confocal, para identificar com precisão alterações suspeitas e lesões neoplásicas de difícil detecção.

A combinação de filtros óticos (*NBI*, *BLI*) com magnificação permite visualização simples e nítida das estruturas microscópicas da superfície mucosa e seus padrões capilares, sendo útil para o diagnóstico endoscópico preciso, mais próximo do histológico.[86]

Os princípios básicos da magnificação endoscópica envolvem avaliação de duas características da microanatomia da mucosa: arquitetura da microvascularização subepitelial e estrutura da microssuperfície da mucosa. Arquitetura da microvascularização pode ser observada à luz branca, mas o uso de filtros óticos permite melhor avaliação das duas arquiteturas.[87]

Os achados da magnificação endoscópica da mucosa gástrica preservada são diferentes de acordo com a topografia. No corpo, a arquitetura da microvascularização exibe rede capilar subepitelial em aspecto de "favo de mel", com presença das vênulas coletoras (RAC). A microssuperfície e as criptas apresentam forma arredondada ou oval, também em "favo de mel" (Fig. 31-10a). Em contrapartida, no antro a microvascularização exibe rede capilar subepitelial em espiral e RAC não é frequentemente identificado pois está localizado na porção mais profunda da lâmina própria. As criptas são em formato linear ou reticular (Fig. 31-10b).[88] A magnificação endoscópica tem sido descrita na identificação das gastrites associadas a *H. pylori* e gastrite atrófica. Quando se inicia atrofia ou "antralização" do corpo, observa-se mosaico das criptas (Fig. 31-10c) até sua completa substituição.[71,75,89]

A presença da "crista azul clara" (*light blue crest* – LBC), definida como linha fina azul clara localizada no topo da superfície epitelial ou giros, observada à magnificação com filtros óticos, é sinal indicativo de metaplasia intestinal. A sensibilidade e especificidade da LBC para metaplasia intestinal foram 89% e 93%, respectivamente.[90]

Assim como a LBC, a substância opaca branca (*white opaque substance* – WOS) também é sinal indicativo da presença de metaplasia intestinal (Fig. 31-10d). Esse elemento, que impede a observação da microvascularização à magnificação e NBI, seria composto por partículas lipídicas diminutas que estariam densamente acumuladas no epitélio ou abaixo desse, e é identificado nos tumores gástricos, metaplasia intestinal gástrica e neoplasias epiteliais do tipo intestinal como adenomas.[90]

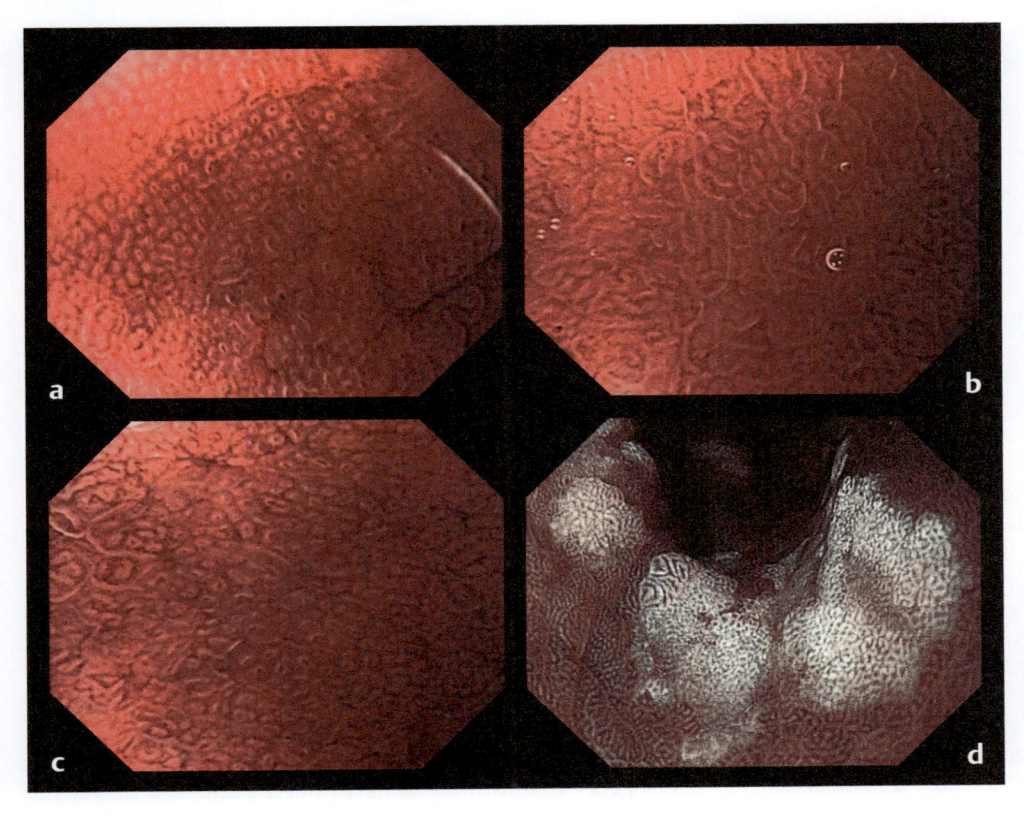

Fig. 31-10. Endoscopia com NBI e magnificação no estômago. (**a**) Corpo com microssuperfície glandular normal arredondadas em "favo de mel". (**b**) Antro com microssuperfície glandular linear ou reticular. (**c**) Sinais de "antralização" da microssuperfície do corpo em processo de atrofia. (**d**) Substância opaca branca (WOS) observada na metaplasia intestinal.

Imagem de Autofluorescência (AFI)

É técnica baseada na propriedade de fluorescência endógena dos tecidos, variável de acordo com as condições inflamatórias ou neoplásicas, apresentando aspecto diferente do tecido normal. A imagem de autofluorescência endoscópica produz imagens pseudocoloridas em tempo real, com base na detecção de fluorescência de tecido natural gerada a partir de fluoróforos endógenos (colágeno, nicotinamida, dinucleotídeo de adenina, flavirina e porfirinas) pela emissão induzida por luz de excitação. O sistema detecta esses fluoróforos quando expostos à luz processada, produzindo imagens com determinada coloração específica de acordo com as condições do tecido. A extensão da gastrite atrófica, incluindo atrofia e metaplasia no corpo, pode ser diagnosticada como mucosa esverdeada nas imagens de autofluorescência. O sistema mais recente é a combinação trimodal no endoscópio de alta definição: NBI, magnificação e autofluorescência, desenvolvido pela Olympus, Japão.[44]

Endomicroscopia Confocal a *Laser* com Sonda (*Probe-based Confocal Laser Endomicroscopy* ou *pCLE*)

A histologia sempre foi o padrão-ouro no diagnóstico da atrofia da mucosa gástrica na endoscopia convencional. Entretanto, as biópsias tradicionais não podem avaliar a mucosa em tempo real, pois o processamento histotécnico dos fragmentos demanda tempo. Assim, o cenário ideal na prática endoscópica seria a possibilidade de visualizar *in vivo* a estrutura celular da mucosa, com obtenção de imagens microscópicas em tempo real e do diagnóstico histológico imediato.

Introduzida em 2004, a endomicroscopia confocal possibilitou essa visualização *in vivo* e em tempo real das estruturas celulares e subcelulares, teciduais e da microvascularização da mucosa gastrointestinal com ampliação de aproximadamente 1.000 vezes. É utilizada minissonda confocal flexível (Mauna Kea Technologies – Paris, França) que possui lente na ponta distal, capaz de realizar varredura sequencial por intermédio do conjunto de mais de 10.000 fibras ópticas, além de transportar o feixe de *laser*. As minissondas são flexíveis, com diâmetros que variam de 0,9 a 2,5 mm e têm a vantagem de serem introduzidas dentro dos diversos canais de trabalho dos endoscópios (Fig. 31-11).[91]

Essa técnica endoscópica é adaptação da microscopia ótica, cujo feixe de *laser* de baixa potência é direcionado à mucosa previamente absorvida por agente fluorescente (fluoresceína sódica intravenosa). Simultaneamente, ocorre a captura da fluorescência da luz refletida a partir do tecido com auxílio de pinhole. Visto que a fonte de luz, o pinhole de detecção e o ponto focal da lesão

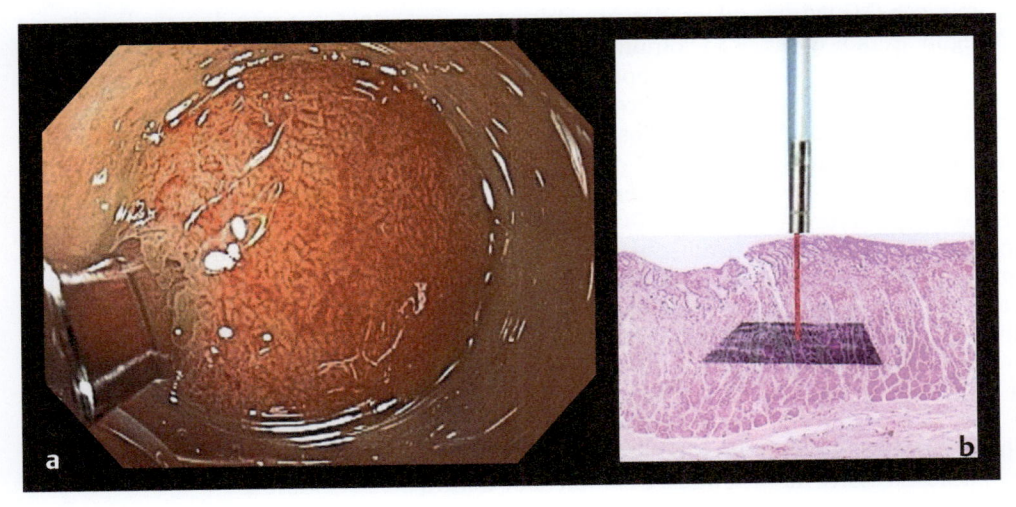

Fig. 31-11. (**a**) Sonda de pCLE na mucosa gástrica. (**b**) Ilustração da profundidade de alcance do confocal (50 a 65 μm). (Fonte: adaptada de Kiesslich *et al.*)[91]

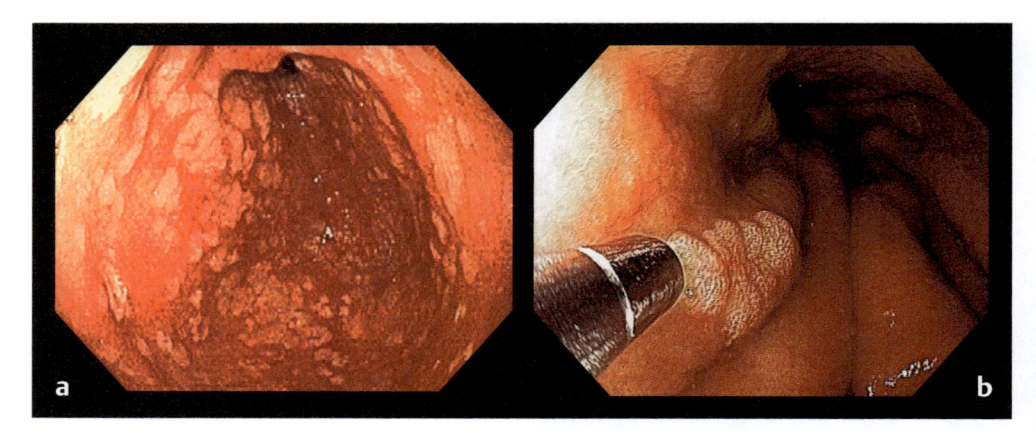

Fig. 31-12 (a) Aspecto endoscópico da pangastrite atrófica intensa com inúmeras lesões planas e elevadas. (b) Biópsia virtual em tempo real com pCLE que possibilitou a identificação de lesão adenomatosa em meio à metaplasia intestinal.

estão todos em focos conjugados, essa tecnologia foi denominada de confocal.[92] Ela é única nas suas propriedades de imagem em comparação com a biópsia tradicional, pois possibilita, não apenas o estudo histológico, mas também, os detalhes subcelulares mais aprimorados e dinâmicos em seu ambiente natural, *in loco*, virtualmente livre de artefatos histotécnicos de fixação, corte ou coloração.

No estômago, o pCLE pode identificar diversos padrões de glândulas, desde não neoplásicas (normais, com atrofia ou metaplasia intestinal), hipertróficas e neoplásicas (adenomas e adenocarcinomas).[93] A equipe de endoscopia do ICESP publicou caso de paciente feminina, de ascendência oriental, de 65 anos, que apresentava pangastrite atrófica intensa com inúmeras lesões planas e elevadas à endoscopia; o pCLE foi capaz de identificar lesão adenomatosa em tempo real, sem biópsias tradicionais, possibilitando sua ressecção imediata (Fig. 31-12).[94]

Achados Endoscópicos nos Usuários Crônicos de IBP

O uso prolongado de IBP está associado ao desenvolvimento de alterações histopatológicas e endoscópicas da mucosa gástrica. Inicialmente, há aumento do número e do tamanho das células parietais. Seu uso prolongado causa aumento do nível do hormônio peptídico gastrina como resultado da resposta homeostática das células G antrais, secundária à hipocloridria gástrica. Posteriormente, há dilatação cística das glândulas fúndicas devido à protrusão das células parietais e obstrução do istmo glandular por muco devido à proliferação foveolar associada à hipergastrinemia.[95]

Endoscopicamente, tais achados podem-se manifestar da seguinte maneira (Quadro 31-10):

Formas Especiais das Gastrites ou Gastrite Tipo C

Nesse grupo estão outras gastrites não relacionadas com o *Helicobacter pylori*; algumas são raras e com quadro anatomoclínico característico.[3] Lembrar que, em algumas situações, pode ser utilizado tanto o termo gastrite quanto gastropatia, a depender da presença ou não do processo inflamatório concomitante. O Quadro 31-11 cita as principais gastrites específicas. A seguir, iremos descrever algumas formas especiais deste grupo.

Gastrite por Refluxo Enterogástrico ou Gastrite Química

A gastrite por refluxo biliar ou enterogástrico abrange condição clínica em que o conteúdo duodenal reflui para o estômago. Esse refluxo é comum nos pacientes submetidos à gastrectomia parcial, principalmente Billroth I e II, e encontrado mais raramente naqueles submetidos à colecistectomia e piloroplastias. Nos indivíduos não operados, os fatores causadores de refluxo incluem: disfunção do esfíncter pilórico e motilidade duodenal anormal. É importante ressaltar aqui que o termo refluxo "alcalino" é incorreto, pois apesar do pH não ser ácido, não é necessariamente alcalino.

O aumento do pH gástrico e a contaminação bacteriana da microflora pelo refluxo biliar provocam descamação excessiva da superfície epitelial causando hiperplasia foveolar. Paralelamente, ocorre resposta vascular histamina-mediada e liberação de outras citocinas pró-inflamatórias ocasionando ectasia vascular, edema, hiperplasia da muscular da mucosa e fibrose variável lâmina própria.[6,96]

Os achados endoscópicos mostram lago mucoso com bile, associado à mucosa de aparência brilhante, edemaciada, friável ao toque do aparelho e intensamente congesta, principalmente junto à boca anastomótica. Quando a bile é mais densa e aderida à mucosa sob forma de placas pode ser descrita como impregnação biliar.

É, em geral, assintomática, mas pode cursar com dispepsia, vômitos biliosos e nos casos mais intensos, anemia e emagrecimento. No entanto, a correlação entre sintomatologia e gastrite nem sempre é clara, pois muitos pacientes apresentam sintomas exuberantes sem achado evidente endoscópico e/ou histológico. O oposto também ocorre, devendo-se avaliar outras causas, como síndrome da alça aferente, afecções biliopancreáticas e distúrbios motores. Importante lembrar que pacientes com gastrectomia parcial e vagotomia têm alteração motora e redução da secreção gástrica, além da diminuição/ausência dos efeitos tróficos induzidos pela gastrina, o que pode alterar a resposta da mucosa ao refluxo duodenal.

Gastrite Actínica

A radioterapia direcionada ao abdome superior pode afetar a mucosa gástrica, produzindo vários graus de enantema e friabilidade. À EDA, podem ser evidentes pregas gástricas proeminentes, com redução da elasticidade (Fig. 31-13). A lesão inicial é caracterizada pela inflamação aguda com enantema e hemorragia subepitelial. Conforme o processo lesivo vai progredindo, há formação de úlceras rasas ou profundas, podendo até causar perfuração. Quando as úlceras cicatrizam, eventualmente aparecem retrações intensas da mucosa; quando graves, o paciente pode evoluir para quadros obstrutivos.

A diferenciação endoscópica entre lesão radioinduzida e neoplasia maligna primária recorrente é, muitas vezes, difícil. Pregas ulceradas proeminentes com espessamento da parede gástrica são comuns, tanto na gastrite actínica, quanto no linfoma. Múltiplas biópsias, ou mesmo, macrobiópsias, são necessárias para o diagnóstico de invasão linfomatosa. Eventualmente, nesses casos, a ecoendoscopia também pode auxiliar no diagnóstico de invasão tumoral.[97,98]

As alterações histopatológicas iniciais consistem em cariorrexe e eosinofilia citoplasmática das fovéolas gástricas (8 a 10 dias após a irradiação). Durante os próximos dias, ocorrem edema e congestão da mucosa, sendo acompanhados de edema das fibras colágenas da submucosa, depósito de fibrina e telangioectasias. A inflamação normalmente não é importante. Observa-se, a seguir, necrose glandular com atipia nuclear característica da radiação induzida. Se extensa, pode haver ulceração e hemorragia, com possíveis efeitos tardios da radiação, tais como, proliferação endotelial e necrose fibrinosa da parede do vaso. A reparação, normalmente, inicia-se na terceira semana e completa-se dentro de 2 a 3 meses.[99,100]

Capítulo 31 ▪ Gastrites e Gastropatias

Quadro 31-10. Achados Endoscópicos Gástricos nos Usuários Crônicos de IBP

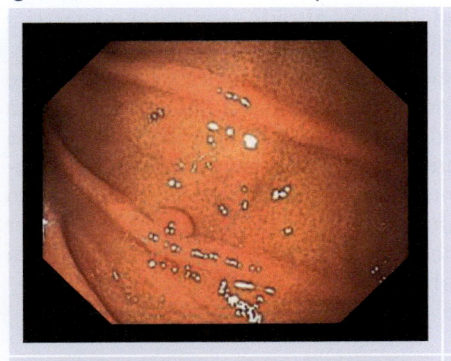	Pólipos de glândulas fúndicas (9% a 36%)	Mais frequentes nos pacientes sem infecção pelo *H. pylori* e sem gastrite atrófica.[97] Com base em revisão sistemática e metanálise recente, observou-se que o uso a longo prazo de IBP (≥ 12 meses) está associado a risco aumentado desses pólipos[98]
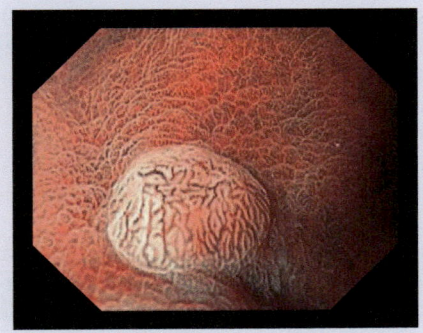	Pólipos hiperplásicos (cerca de 9%)	Apesar de haver forte associação com infecção crônica pelo *H. pylori*, os pólipos hiperplásicos também podem ocorrer em pacientes *H. pylori* negativos devido à hipergastrinemia induzida pelo uso prolongado de IBP[97,99]
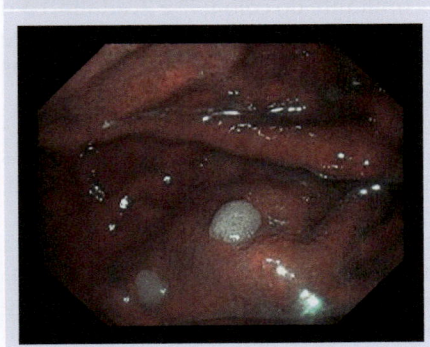	Múltiplas lesões planoelevadas esbranquiçadas do fundo e do corpo proximal (14,3% a 26,3%)	São placas branco-opalescentes, discretamente elevadas e ovaladas, bem delimitadas e geralmente pequenas (1 a 3 mm), localizadas no fundo e no corpo proximal, que histopatologicamente se apresentam como alterações hiperplásicas do epitélio foveolar.[97,100] Apresentam superfície lisa, onde é possível identificar nítidas e delicadas estruturas tubulares com aparelhos de alta definição. Sua taxa de detecção aumenta após uso de NBI (Olympus) ou BLI (Fujinon), que aumentam o contraste da superfície branca com a mucosa adjacente escura, tornando-as mais fáceis de visualizar. Alguns autores classificaram essas lesões como subtipo dos pólipos hiperplásicos. Podem simular metaplasia intestinal, porém essa última é mais frequentemente encontrada no antro, costumam ser planas e à magnificação com cromoscopia ótica, pode ser identificado o sinal da crista azul clara (*light blue crest*)
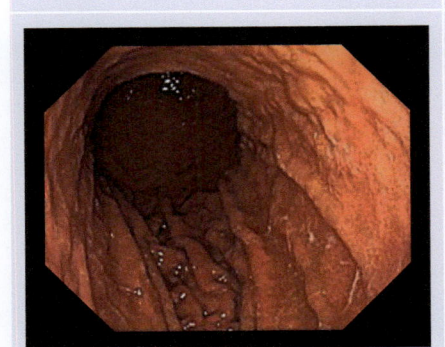	Nodularidade do corpo *cobblestone-like* (9% a 35%)	Ocorre devido à protrusão das células parietais e dilatação cística das glândulas fúndicas[97]
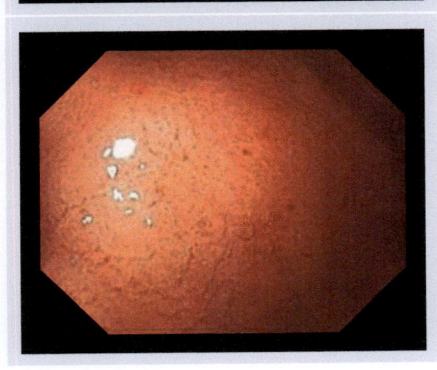	Pontos enegrecidos do fundo e do corpo gástrico (até 6%)	Caracterizam-se como diminutos pontos de pigmentação escurecida, localizados no fundo e no corpo gástrico, mais frequentemente detectados nos pacientes após erradicação do *H. pylori*. Sua fisiopatologia não está completamente elucidada, mas se acredita que tenha relação com depósito de exsudatos eosinofílicos dentro das glândulas fúndicas, secundário ao acúmulo de secreções das células de revestimento dos cistos[97]

Quadro 31-11. Principais Etiologias das Formas Especiais das Gastrites

- **Agentes químicos:** gastrite por refluxo enterogástrico ou gastrite química
- **Agentes físicos:** gastrite actínica
- **Idiopáticas:** gastrite linfocítica, colagenosa
- **Alérgicas:** gastrite eosinofílica
- **Doenças granulomatosas:** doença de Crohn, sarcoidose
- **Gastrite com pregas gástricas hipertróficas:**
  - Gastrite com pregas hipertróficas pelo *H. pylori* (não hiperplásica)
  - Doença de Ménétrier (gastrite hipertrófica gigante)
  - Síndrome de Zollinger-Ellison
- ***Status* pós-cirúrgico:** gastrite cística poliposa ou profunda
- **Agentes infecciosos:**
  - **Bacterianos:** bacilo da tuberculose, sífilis, estreptococo, enterococo e estafilococo
  - **Virais:** herpes-vírus, citomegalovírus
  - **Fungos:** *Candida* sp., histoplasmose, mucormicose, criptococo
  - **Parasitas:** *Giardia* sp., *Strongyloides*, *Anisakis*

Gastrite Linfocítica

É uma doença rara, encontrada em 0,83% dos pacientes submetidos à EDA e presente em 1,7-4,5% dos casos de gastrite crônica.[101,102] Caracteriza-se por mais de 25 linfócitos intraepiteliais (especificamente células T CD8+) por 100 células foveolares e na superfície epitelial, independentemente da inflamação da lâmina própria. Embora tenha sido associada à infecção pelo *H pylori*, doença celíaca, vírus da imunodeficiência humana, sífilis, linfomas, doença de Ménétrier, doença de Crohn e colite microscópica, ela pode ser idiopática.[103,104] Há também relato de quantidades elevadas de *Propionibacterium acnes* nas biópsias dos portadores de gastrite linfocítica, sugerindo a possibilidade dessa bactéria agir como gatilho para o desenvolvimento da doença.[105]

Os sintomas são: dor, perda de peso em mais da metade dos pacientes, e, em menor proporção, anorexia. Os casos mais graves podem ser confundidos com neoplasia maligna. Grande porcentagem dos pacientes tem apenas sintomas dispépticos leves e inespecíficos, com EDA normal. Nos casos intensos, é caracterizada endoscopicamente pela presença de pregas hipertrofiadas, erosões elevadas e nódulos aftoides de aspecto polipoide, predominantemente no corpo (Fig. 31-14a). Em decorrência desses achados, foi denominada também de gastrite varioliforme, aftoide, verrucosa ou gastrite erosiva crônica do corpo gástrico.

O diagnóstico histológico da gastrite linfocítica primária deve ser feito após todas as condições associadas à linfocitose gástrica intraepitelial estiverem sido excluídas (Fig. 31-14b).[106] O linfoma gástrico pode apresentar pregas gástricas proeminentes mimetizando gastrite linfocítica. Além disso, na periferia do linfoma gástrico de células B da zona marginal extranodal (linfoma MALT) pode ser observada histologia semelhante à gastrite linfocítica, composta por infiltrado intraepitelial de linfócitos T.[10]

Gastrite Colagenosa

O primeiro caso de gastrite colagenosa foi descrito em 1989, em adolescente de 15 anos.[107] Caracteriza-se pela deposição subepitelial de camada de colágeno com espessura mínima de 10 µm, identificada à histoquímica com Tricrômio de Masson, além do infiltrado mononuclear na lâmina própria.

É uma afecção rara, com poucos casos relatados na literatura, ainda sem etiologia, fisiopatologia, critérios diagnósticos endoscópicos ou terapêutica bem estabelecidos.

A doença apresenta duas formas de apresentação: 1. pediátrica, associada a sintomas gastrointestinais altos e anemia, com inflamação geralmente limitada ao estômago, embora haja relatos de casos de acometimento concomitante do cólon;[108] e 2. adulta, com sintomas abdominais mais difusos e diarreia. Essa última, ocorre com maior frequência juntamente com acometimento de outras partes do trato digestório (p. ex., colite colagenosa).

Mecanismos autoimunes estão envolvidos na sua fisiopatogenia, sendo descrita em associação com síndrome de Sjögren, lúpus eritematoso sistêmico, gastrite/colite linfocítica, colite ulcerativa, imunodeficiência comum variável e doença celíaca.

O achado endoscópico mais comum é a nodularidade da mucosa do corpo e antro gástricos, descrita nas duas formas de apresentação, em número e tamanho variados. As áreas nodulares não são secundárias ao espessamento pela deposição do colágeno, mas sim pela depressão da mucosa ao redor dos nódulos. A mucosa adjacente

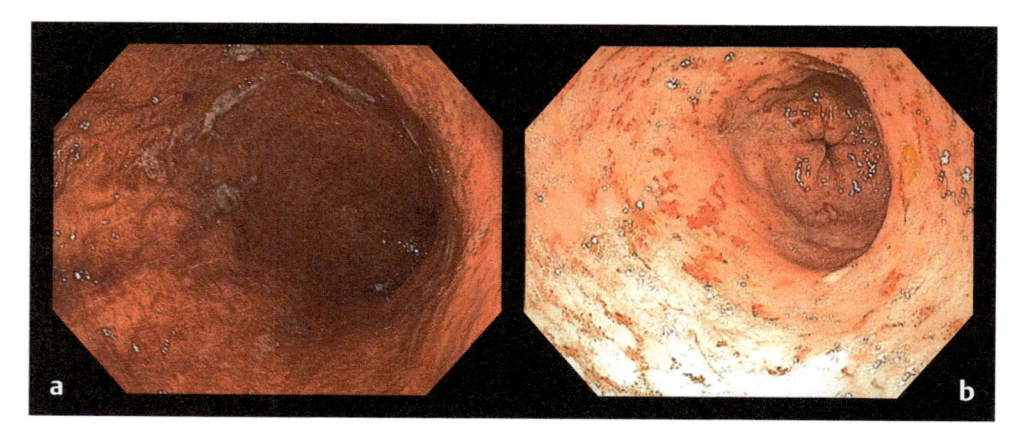

Fig. 31-13. Aspectos endoscópicos das alterações gástricas por etiologia actínica: (**a**) Corpo. (**b**) Antro.

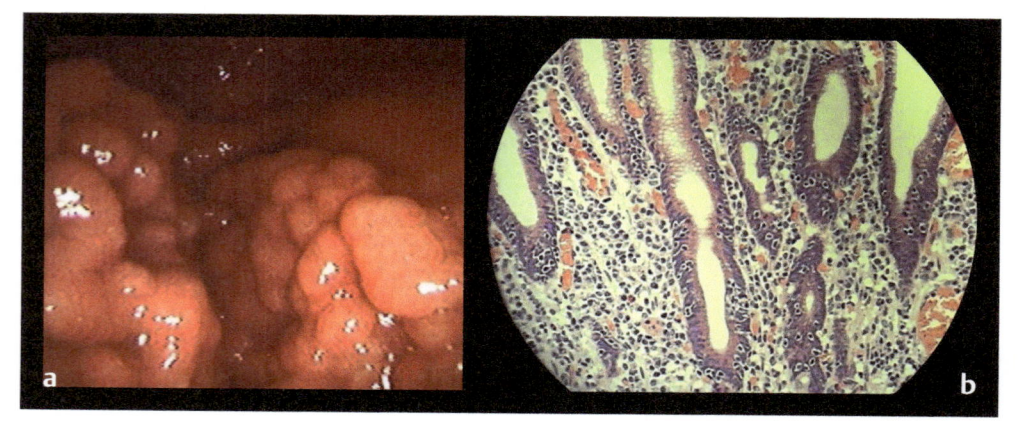

Fig. 31-14. (**a**) Aspecto endoscópico da gastrite linfocítica no corpo. (**b**) Linfocitose intraepitelial à histologia (HE, 200x).

deprimida exibe maior infiltrado inflamatório mononuclear, atrofia e deposição de colágeno, achados menos frequentes nas áreas nodulares. Assim, as áreas nodulares são resultantes do infiltrado inflamatório heterogêneo, ao contrário da colite colagenosa, na qual o acometimento da mucosa ocorre de forma homogênea. Também foram descritos eritema, erosões, exsudato e úlceras de repetição (inclusive com casos de perfuração).

Gastrite Granulomatosa

É uma afecção rara das gastrites crônicas, com incidência de 0,08% e 0,35%. É classificada etiologicamente em infecciosa, não infecciosa e idiopática.[109] Histologicamente, o granuloma abrange qualquer agrupamento compacto de histiócitos maduros, que podem variar em número, tamanho, localização, composição, além de outros achados morfológicos de acordo com o diagnóstico específico. Eles podem estar presentes na mucosa gástrica da doença de Crohn, reação a corpo estranho (inclusive a cianoacrilato) e em várias outras doenças infecciosas (tuberculose, anisaquíase, sífilis e fungos), sarcoidose, adjacência de neoplasias gástricas (carcinomas e linfomas) e vasculites.[110] Sendo assim, todos esses achados devem ser excluídos para o diagnóstico de gastrite granulomatosa idiopática. Entretanto, a maioria dos estudos conseguiu estabelecer diagnóstico etiológico da gastrite granulomatosa, sendo questionada a existência da forma "idiopática". Além disso, muitos pesquisadores sugerem que a gastrite granulomatosa "idiopática" não deve ser considerada como entidade separada, devendo ser aplicada nos casos sem etiologia, apenas como diagnóstico temporário. Isto se baseia nos diversos estudos mostrando que a maioria dessas gastrites granulomatosas é expressão clinicomorfológica incipiente da doença de Crohn ou sarcoidose.[111,112]

A gastrite granulomatosa "idiopática" tem maior incidência nos pacientes acima dos 40 anos, com apresentação clínica mais comum de dor epigástrica, vômitos e perda de peso, sugerindo lesão obstrutiva. À EDA, a mucosa apresenta-se infiltrada, com diminuição da distensibilidade e perda do peristaltismo, simulando *linitis plastica* e envolvendo mais frequentemente o antro. O piloro é pequeno e pouco dilatável. As úlceras podem estar presentes, sendo mais comumente de formato aftoide. A infecção pelo *H. pylori* pode ocorrer concomitantemente e há relato dos nódulos granulomatosos tornarem-se esbranquiçados após antibioticoterapia.[113] Foram descritos, também, casos com apresentação endoscópica semelhante à lesão subepitelial, com diagnóstico de granuloma apenas após análise histopatológica.[114,115] O diagnóstico é realizado com auxílio da endoscopia e histologia, devendo o diagnóstico diferencial ser feito com neoplasia. A realização de biópsias profundas (biópsias sobre biópsias) com pinças de concha larga e/ou macrobiópsias com alça de polipectomia é mandatória para obtenção de amostras de tecido mais profundo.

Gastrite Eosinofílica

A gastrite eosinofílica é condição rara das doenças eosinofílicas gastrointestinais, que abrange também esofagite eosinofílica e colite eosinofílica. Nessas, há infiltração eosinofílica difusa ou focal da parede do trato gastrointestinal (TGI), sem evidência de outra doença conhecida. Acomete pacientes de qualquer idade, mas predomina homens entre a terceira e a quinta década de vida.[116-1118] As manifestações clínicas variam desde dor abdominal, náusea, vômitos, até perda de peso e ascite.[119,120]

Exceto esôfago, todo o TGI contém eosinófilos. A indefinição da contagem dos eosinófilos contribui para grande imprecisão no manejo dos pacientes e identificação dos mecanismos fisiopatológicos da gastroenterite eosinofílica. Poucos estudos caracterizam número normal de eosinófilos na mucosa gastrointestinal saudável.[121] Esse conhecimento da densidade dos eosinófilos no TGI e a diversidade dentro das várias faixas etárias é essencial ao diagnóstico da gastroenterite eosinofílica. Alguns estudos baseiam-se no achado acima de 30 eosinófilos por campo de grande aumento.[120,122]

Entretanto, alguns autores sugerem menos ênfase ao número de eosinófilos, concentrando-se mais nas outras alterações patológicas. Recomenda-se usar o termo "mucosa eosinofílica" para descrever aumento dos eosinófilos sem outras alterações histológicas, reservando o termo "gastroenterite eosinofílica" para casos com achados patológicos adicionais (degranulação dos eosinófilos, eosinófilos intraepiteliais, abscesso eosinofílico de criptas/glândulas, e etc.).[123] As causas da "mucosa eosinofílica" incluem infecção, parasitose, reação medicamentosa, doença mista do tecido conjuntivo e vasculites, pólipo fibroide inflamatório, síndromes hipereosinofílicas, doença inflamatória intestinal, transplante de órgãos, granulomatose alérgica (síndrome de Churg-Strauss), doenças granulomatosas crônicas e neoplasias (histiocitose de células de Langerhans, linfoma etc.).[124]

A etiopatogênese ainda não está bem definida, porém se acredita que exista componente alérgico: cerca de 10% dos pacientes deles têm algum familiar direto com condição similar e, aproximadamente, 50-70% tem atopia ou história familiar de alergia (asma, sensibilidade alimentar, eczema, rinite).[123,125,126] A maioria apresenta nível sérico de IgE e IgE alimentar específico elevado, além de testes epidérmicos positivos a vários antígenos alimentares. A eosinofilia no sangue periférico é observada na maioria dos pacientes com gastroenterite eosinofílica.[119]

Na gastroenterite eosinofílica, o estômago e intestino delgado são os segmentos mais frequentemente afetados. A eosinofilia tecidual é frequentemente desigual e pode envolver qualquer segmento e camada do TGI (mucosa, muscular própria, ou serosa), com diferentes intensidades. Os sinais e sintomas da gastroenterite eosinofílica são relacionados com as camadas e extensão dos níveis acometidos (mucosa, muscular e serosa). Quando a infiltração é predominantemente da mucosa (tipo mais comum de gastroenterite eosinofílica), as manifestações incluem enteropatia perdedora de proteína, má absorção, sangramento gastrointestinal e anemia ferropriva.[127] Estenoses, úlceras, ou obstrução são mais comuns no acometimento da muscular da mucosa; pode ocorrer ascite, quando atinge a serosa.[125,128,129]

Os achados endoscópicos incluem enantema, friabilidade, erosões, ulcerações (que podem evoluir com perfuração e obstrução), nodulações, pólipos gástricos e perda da vascularização. As biópsias devem ser realizadas da mucosa normal e alterada, pois áreas aparentemente **normais** à endoscopia também podem apresentar inflamação eosinofílica.[123] Entretanto, biópsias superficiais podem não confirmar infiltrado eosinofílico. Nesse caso, a biópsia cirúrgica transmural pode ser necessária na alta suspeição clinicorradiológica, pois as alterações podem estar confinadas, predominantemente, nas camadas mais profundas.[123]

Como essa entidade é relativamente rara, ainda não há terapêutica bem estabelecida. As opções de tratamento estão limitadas à dieta e corticoterapia.[45,79] Recentemente, os anticorpos monoclonais lirentelimab e dupilumab vêm sendo estudados para tratamento da gastroenterite eosinofílica, porém mais estudos são necessários para comprovar sua eficácia e segurança.[122,130]

Gastrite com Pregas Gástricas Hipertróficas

É importante diferenciar conceitos de hiperplasia e hipertrofia. Na primeira, ocorre aumento do número de células intrínsecas, enquanto na última, há aumento do volume do órgão. A hipertrofia difusa da mucosa, portanto, implica nas pregas gástricas alargadas ou gigantes, podendo ser do tipo hiperplásica (com aumento celular) ou não hiperplásica. Na hiperplásica, as pregas gigantes são originárias das próprias células epiteliais intrínsecas das glândulas oxínticas. Nessas incluem: doença de Ménétrier, gastropatia hipersecretora hiperplásica e síndrome de Zollinger-Ellison. A não hiperplásica pode conter outros tipos celulares não intrínsecos que resultam no alargamento das pregas gástricas. Grandes pregas gástricas associadas a essas condições incluem: gastrites (associadas ao *H. pylori*, HIV), doenças infiltrativas (sarcoidose), infecções, gastroenterite eosinofílica, síndrome de Cronkhite-Canadá e tumores malignos. No relato de 52 pacientes que apresentavam grandes pregas gástricas (maiores que 1 cm de largura e persistentes após distensão de ar), os diagnósticos histológicos foram de: gastrite crônica/hiperplasia linfoide (40%), tumores benignos (16%), neoplasia gástrica (12%), síndrome de Zollinger-Ellison (10%), e doença de Ménétrier (8%).[131]

Gastrite com Pregas Hipertróficas associada ao H. pylori (Não Hiperplásica)

A patogênese da hipertrofia difusa da mucosa nas gastrites causadas pelo *H. pylori* é incerta. A fase aguda pode estar associada à inflamação aguda exuberante, com grandes pregas gástricas que podem simular lesão maligna gástrica. A fase crônica também pode evoluir para pregas gástricas aumentadas, apresentando achados semelhantes aos da doença de Ménétrier. No relato de 48 pacientes que apresentavam pregas gástricas espessadas e isoladas, gastrite crônica ativa foi identificada mais frequentemente (81%), com positividade para *H. pylori* em 92%. A antibioticoterapia levou à normalização desse processo.[132]

Doença de Ménétrier (Gastrite Hipertrófica Gigante)

É uma rara doença idiopática hiperproliferativa da superfície epitelial foveolar do fundo e corpo gástricos, associado à hipoproteinemia e edema. A hipersecreção do muco provoca má absorção de nutrientes, eletrólitos e vitaminas no intestino delgado, manifestando-se como gastropatia perdedora de proteína.[133] Apesar de ser comumente classificada como forma de gastrite, a doença de Ménétrier geralmente apresenta escasso processo inflamatório da mucosa.

Há apenas algumas centenas de casos relatados na literatura.[134] É doença crônica e progressiva, afetando adultos entre 30 e 60 anos de idade, com predomínio do sexo masculino. É condição crônica na idade adulta com risco de transformação neoplásica de até 9% após 10 anos do diagnóstico. No entanto, existe a variante pediátrica de gastropatia hipertrófica perdedora de proteína transitória, com 50 a 60 casos descritos, que se inicia abruptamente e regride espontaneamente, relacionada com a infecção pelo citomegalovírus.[135] Nessa faixa etária, é considerada condição aguda, autolimitada, com duração média da doença de 2 semanas.

Sua etiologia é desconhecida e há evidências de ser adquirida. Pequeno subgrupo está ligado a agentes infecciosos, como infecção pelo CMV na infância e *H. pylori* nos pacientes adultos, com relatos de regressão da doença após sua erradicação. No entanto, na maioria dos adultos, o agente patogênico ou evento inicial pode não ser determinado.

A patogênese parece resultar do aumento da sinalização do receptor do fator de crescimento epidérmico (*Epidermal Growth Factor Receptor* – EGFR), receptor da tirosina quinase das células mucosas foveolares por um dos seus ligantes TGFα, produzido em excesso na mucosa gástrica.[136] Contudo, o evento molecular inicial que causa esse aumento da expressão de TGFα na mucosa gástrica ainda não foi identificado.

Clinicamente, há dor epigástrica (65%), astenia (60%), anorexia (45%), emagrecimento importante (45%), vômitos (37,5%), hipoproteinemia (85%) e edema periférico (37,5%), secundários à perda proteica gastrointestinal.[137,138] A gastropatia perdedora de proteínas e a baixa secreção ácida são achados típicos dessa doença. Alguns autores sugerem a perda significativa das células parietais como causa da hipocloridria,[137] outros relataram produção de ácido normal ou apenas ligeiramente diminuída. Sendo assim, a hipoacidez poderia ser secundária à capacidade de tamponamento pela grande quantidade de muco secretado, à diminuição da secreção de ácido gástrico (pela diminuição de células parietais), ou à inibição direta da secreção ácida mediante sinalização TNFα -EGFR.[133,136]

Os pacientes com doença de Ménétrier podem estar associados a outros distúrbios. Existem raros casos de associação com doenças autoimunes (retocolite ulcerativa idiopática, lúpus eritematoso sistêmico) e gastrite linfocítica.[136,139-141] Há também casos relatados de formações císticas na submucosa concomitantes à doença, a chamada gastrite cística profunda.[142]

Endoscopicamente, é observado espessamento do pregueado mucoso do corpo e fundo, que se estende raramente pela mucosa antral, associado ou não a enantema, erosões, ulcerações e pólipos. A mucosa é intensamente edemaciada e recoberta por muco espesso e brilhante (Fig. 31-15). As pregas podem ter tamanho variável, ser localizadas ou, mais frequentemente, difusas e assumindo até aspecto polipoide. Macroscopicamente, essa hiperverrucosidade deve ser diferenciada das outras afecções como linfoma, hiperplasia linfoide reacional benigna, adenocarcinoma, sífilis e outras doenças granulomatosas, como doença de Crohn, sarcoidose, síndromes polipoides gástricas e a síndrome de Zollinger-Ellison.[137]

À histologia, observa-se hiperplasia exuberante das células superficiais foveolares, que, com frequência, causa hipertrofia, alongamento e tortuosidade das glândulas. Ocorre dilatação cística das glândulas profundas em virtude, exclusivamente, da hiperplasia exagerada das células mucosas, que pode atingir ou até infiltrar a muscular da mucosa. Geralmente, as células parietais e principais apresentam-se reduzidas, comprimidas na base das glândulas e quase não há processo inflamatório mononuclear associado. Essa hiperplasia foveolar e atrofia glandular característica é bem demonstrada nas macrobiópsias com alça de polipectomia das pregas espessadas. As biópsias convencionais e, até mesmo, as pinças *jumbo* nem sempre conseguem obter amostras adequadas.

A ecoendoscopia fornece dados importantes no diagnóstico diferencial, uma vez que, a doença de Ménétrier exibe, caracteristicamente, aumento somente da segunda camada (mucosa profunda).[138,143] Em contrapartida, os linfomas avançados e *linitis plastica*, frequentemente, envolvem a terceira e a quarta camadas (submucosa e muscular própria).

Muitos pacientes com doença de Ménétrier necessitam apenas de suporte nutricional com alto teor proteico; às vezes com administração endovenosa de albumina e medicação para dor. No entanto, até recentemente, a única terapia eficaz para sintomatologia intensa como vômitos intratáveis, náuseas e/ou perda de proteína maciça era gastrectomia total ou subtotal. Em virtude da descoberta do aumento da produção de TGFα nos muitos casos de doença de Ménétrier grave, há relato de estudo clínico realizado com administração de Cetuximab (anticorpo monoclonal imunoglobulina IgG1, inibidor específico contra o receptor do EGFR).[144] Esse estudo sugere que o Cetuximab pode ser considerado terapia de primeira linha, seguida de gastrectomia aos não respondedores.[41] Outra classe de medicamentos testada foi a dos análogos da somatostatina, representadas pela octreotida (incluindo sua apresentação de liberação prolongada) e pela lanreotida. Há evidências de que os análogos da somatostatina possam modular a via do receptor de EGF em vários

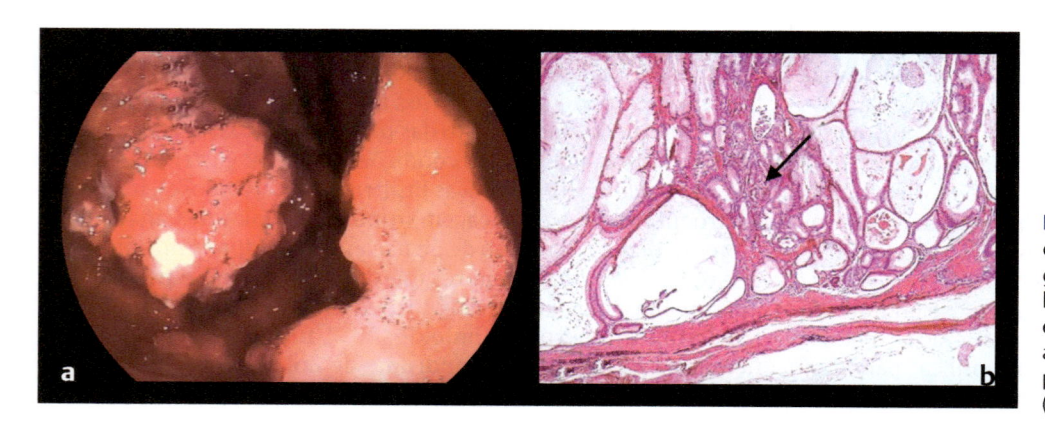

Fig. 31-15. (a) Aspecto endoscópico em retrovisão da doença de Ménétrier com pregas gástricas gigantes do corpo recobertas por muco espesso brilhante. (b) Histologia mostra hiperplasia exuberante das células superficiais foveolares, associada à atrofia e compressão das células parietais e principais na base das glândulas (seta) (HE, 100x).

níveis. Alguns trabalhos mostraram remissão clínica em parcela significativa dos pacientes tratados, embora a remissão endoscópica tenha sido bem-sucedida em poucos casos.[145]

A doença de Ménétrier deve ser considerada condição pré-maligna, mas o mecanismo que leva à carcinogênese ainda é desconhecido. A equipe do Instituto da Criança do HCFMUSP publicou recentemente caso de paciente feminina de 10 anos, previamente saudável, que desenvolveu doença de Ménétrier crônica não relacionada com o CMV, com progressão para adenocarcinoma gástrico intramucoso, após 8 anos de seguimento clínico, laboratorial e endoscópico rigoroso. Até onde sabemos, este é o primeiro caso na literatura de doença de Ménétrier crônica na faixa pediátrica que desenvolveu câncer gástrico.[146]

Síndrome de Zollinger-Ellison

É outro distúrbio que desenvolve hipertrofia das pregas gástricas com hiperplasia das células parietais, enterocromafins-*like* e secretoras de histamina. O quadro clínico está associado à hipergastrinemia decorrente dos tumores primários produtores de gastrina, geralmente localizados no triângulo do gastrinoma ou de Passaro, formado pelas junções do cístico/colédoco, da segunda/terceira porção duodenal e do colo/corpo pancreático.[149]

Pode ocorrer esporadicamente ou como manifestação da neoplasia endócrina múltipla tipo 1 (NEM 1). A terapia medicamentosa de supressão ácida é o padrão atual de tratamento para a maioria dos pacientes com síndrome de Zollinger-Ellison como parte da síndrome NEM 1. Por outro lado, muitos pacientes com síndrome de Zollinger-Ellison esporádica, que não apresentam evidências de disseminação metastática do gastrinoma, devem ser submetidos à laparotomia exploratória e ressecção com intenção curativa, mesmo no caso de exames de imagem negativos, em aproximadamente 17% dos pacientes. Essa recomendação decorre do fato de que 60% a 90% dos gastrinomas são malignos e, além de suspender (ou pelo menos diminuir) a necessidade de terapia medicamentosa antissecretória, a ressecção bem-sucedida dos gastrinomas esporádicos protege contra a possibilidade de eventual morbidade e morte por metástase e propagação do tumor.[148]

Os achados endoscópicos são exuberantes: esofagite erosiva intensa com ulcerações esofágicas lineares e confluentes, espessamento das pregas gástricas recobertas por mucosa edemaciada e brilhante (Fig. 31-16), distinta delimitação da transição corpo/antro, numerosas erosões e/ou ulcerações antrais com hematina, além de erosões e úlceras bulbares e pós-bulbares.[149]

Gastrite Cística Poliposa ou Profunda

Também conhecida como gastrite cística profunda ou prolapso polipoide da mucosa, é afecção hiperplásica gástrica bem reconhecida, embora rara. Apesar do termo inadequado, sua denominação "gastrite" permaneceu ao longo dos anos. Ocorre, geralmente, nos pacientes gastrectomizados após vários anos de evolução; entretanto, há casos descritos de pacientes não operados.

Há vários fatores envolvidos na sua patogênese: isquemia e inflamação crônica, aumento das contrações peristálticas, reparações do coto gástrico após danos causados pelo refluxo biliar, além dos efeitos da cirurgia e presença de material de sutura.[150]

As manifestações clínicas da gastrite cística poliposa são variáveis e incluem dor abdominal e hemorragia gastrointestinal. Anemia, tumores abdominais e, ocasionalmente, obstrução gástrica também são citados.

Caracteriza-se endoscopicamente por lesões polipoides ou elevadas, de aspecto subepitelial, geralmente acompanhando a linha de sutura. O diagnóstico por EDA é difícil porque as biópsias superficiais limitadas à mucosa raramente oferecem informações. A tomografia computadorizada e a ecoendoscopia têm papel complementar na determinação adicional das características das lesões, como tamanho, contorno da superfície, profundidade de acometimento e alterações císticas (Fig. 31-17).[151]

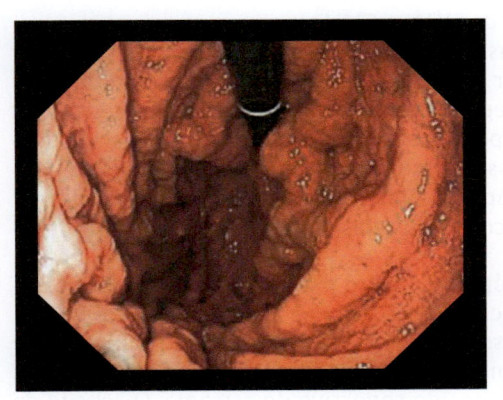

Fig. 31-16. Aspecto endoscópico em retrovisão da gastrite hipertrófica do corpo da síndrome de Zollinger-Ellison.

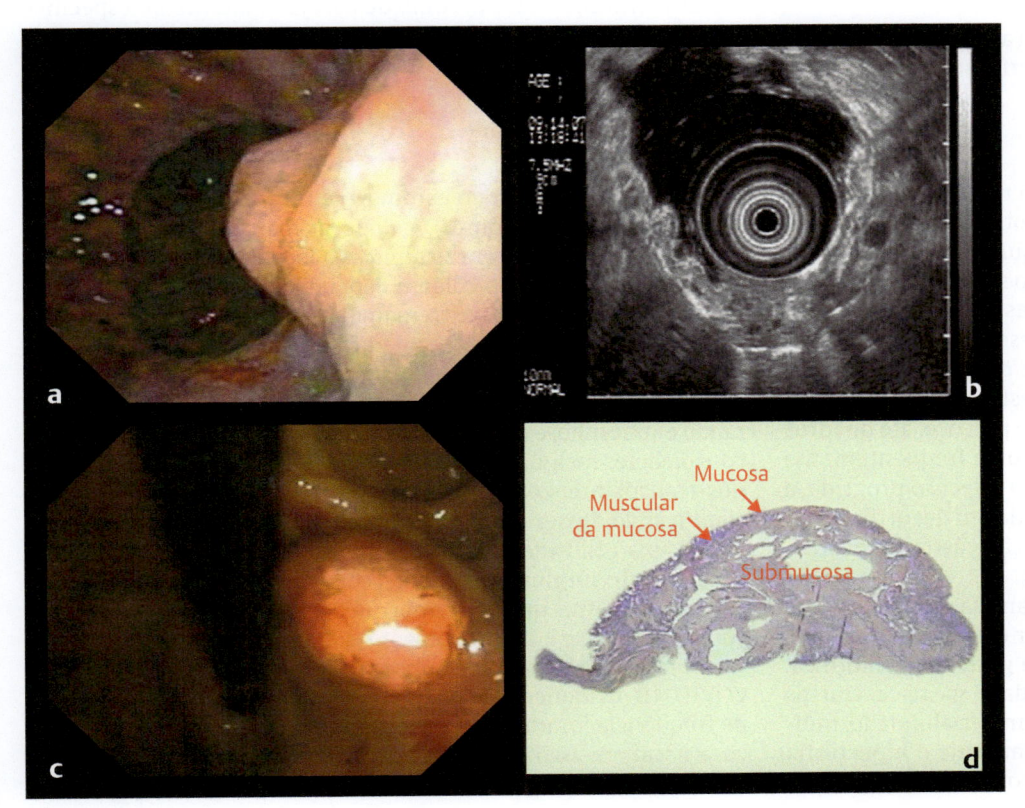

Fig. 31-17. Paciente masculino, 71 anos, submetido à gastrectomia a Billroth II há 30 anos por úlcera duodenal, apresentou melena. (**a, c**) Aspecto endoscópico da gastrite cística profunda hemorrágica de 10 mm. (**b**) Ecoendoscopia revelou presença de componente cístico da terceira camada. (**d**) A lesão foi ressecada por mucosectomia, cuja histologia confirmou dilatações glandulares císticas. Paciente evoluiu bem, sem episódios de novos sangramentos.

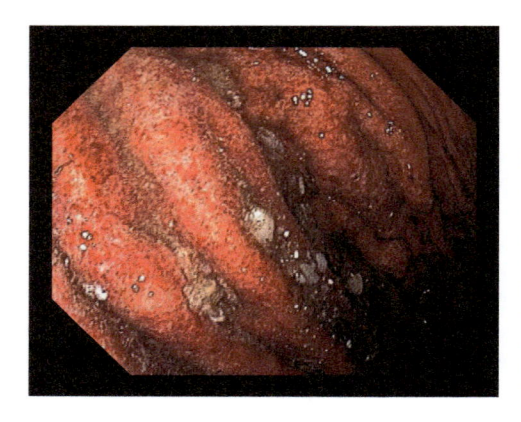

Fig. 31-18. Aspecto endoscópico de acometimento gástrico por estreptococo em paciente em tratamento oncológico, evidenciando pregas gástricas espessadas, intensamente hiperemiadas e friáveis.

Histologicamente ocorre interrupção difusa da camada muscular da mucosa por erosões e isquemia, que causa migração das células epiteliais para dentro da submucosa, seguida de posterior dilatação cística das mesmas. Pode coexistir associação com hemorragia digestiva alta, com poucos casos citados na literatura.[150]

Bacterianos
Gastrite flegmonosa

Doença infecciosa rara e fatal da parede gástrica, causada pelo processo inflamatório supurativo local ou difuso, principalmente da submucosa. O agente bacteriano mais frequente, em aproximadamente 70%, é o *Streptococcus* (resistente ao ácido gástrico), seguido de *Enterococcus* e *Staphylococcus*.

Etiologicamente é classificada em tipo primário, secundário e idiopático. O mais comum é o primário, causado por solução de continuidade da mucosa, como úlcera péptica ou câncer gástrico. O secundário está associado à infecção de outros órgãos, como infecção biliar ou abscesso hepático. Também pode ocorrer após dissecção endoscópica da submucosa e aspiração com agulha fina guiada por ecoendoscopia. No tipo idiopático, como o nome indica, a causa é desconhecida e ocorre principalmente em hospedeiro imunocomprometido.

Há duas apresentações endoscópicas descritas: focal ou difusa, sendo a última mais frequente e de alta mortalidade em comparação com a primeira. Os casos mais graves podem simular *linitis plastica*, sífilis gástrica e lesão aguda da mucosa gástrica (Fig. 31-18).

Pode ser tratada conservadoramente com antibióticos nas apresentações iniciais. Nos casos graves, como perfuração, é necessário tratamento cirúrgico urgente.[152]

Sífilis Gástrica

É considerada doença gástrica rara, descrita em menos de 1% dos pacientes com sífilis na era pós-antibioticoterapia. Pode ser observado na lues secundária ou terciária, quando os treponemas se propagam pela via hematogênica. Revisão sistemática publicada em 2010 mostrou que 87% dos pacientes com sífilis gástrica não tinham história clínica e 56% não apresentava exame físico característico.[153] O quadro clínico depende da gravidade da doença, desde epigastralgia, hemorragia digestiva alta, anorexia e perda de peso, náuseas e vômitos, saciedade precoce, até quadros obstrutivos. A hemorragia digestiva alta ocorre frequentemente no estádio inicial da doença, pois conforme a infecção progride, a irrigação sanguínea da mucosa fica diminuída em decorrência do processo de endarterite obliterante. Perfuração gástrica e obstrução são raras, mas graves.[154]

Sua apresentação endoscópica é muito ampla, podendo apresentar achados inespecíficos ou até simular carcinoma, linfoma, tuberculose, doença de Crohn, sarcoidose e gastrite eosinofílica. Geralmente, há diminuição da expansibilidade gástrica. Outros achados incluem: edema da mucosa, enantema, friabilidade, múltiplas erosões e úlceras superficiais, nodularidade e hipertrofia das pregas gástricas. Nos pacientes jovens com sintomas clínicos intensos que mimetizam neoplasia, a sífilis deve ser investigada, uma vez que os achados clínicos, endoscópicos, radiológicos e histológicos podem facilmente simular muitas afecções citadas acima. O serviço de endoscopia do HCFMUSP publicou o caso de paciente de 23 anos com sífilis gástrica, que apresentou dor epigástrica, associada a náuseas, anorexia, queda do estado geral e emagrecimento de 11 kg em 1 mês. O exame endoscópico apresentou diminuição da distensibilidade gástrica, com múltiplas lesões ulceradas friáveis que acometiam todo o estômago (Fig. 31-19). O paciente evoluiu bem, com cicatrização completa das lesões após tratamento com penicilina.[154]

As biópsias apresentam processo inflamatório exuberante, principalmente, plasmocitário, associado à vasculite, manifestada por meio de endarterite ou endoflebite. As alterações vasculares são típicas nos outros locais acometidos pela sífilis, mas raramente é identificada nas biópsias endoscópicas superficiais.

O treponema também é raramente encontrado na mucosa gástrica, mesmo após técnicas específicas de coloração com Warthin-Starry, imuno-histoquímica e imunofluorescência. Nesses casos, a associação da história clínica, sinais e sintomas, exames laboratoriais (FTA-ABS e VDRL), radiológicos e endoscopia, deve sugerir sífilis gástrica. O diagnóstico final é confirmado pela completa cicatrização das lesões com atrofia residual da mucosa, após tratamento com penicilina.

Virais
Gastrite pelo Citomegalovírus (CMV)

Desde o advento da SIDA, o CMV tornou-se um dos mais importantes agentes das infecções oportunistas. Deve-se suspeitar de CMV em qualquer lesão gástrica ulcerada ou polipoide, com erosões bizarras, pregas edemaciadas e estenose, encontradas nos pacientes predisponentes como idade avançada, uso de corticoides e/ou imunossupressores, pacientes oncológicos ou pós-transplante. Entretanto, há relatos de lesões gástricas (úlceras rasas e edema da mucosa) causadas pelo CMV nos pacientes imunocompetentes.[155]

Em relação às biópsias, quanto mais fragmentos forem obtidos, de preferência acima de 6, maior é a possibilidade para seu diagnóstico. Devem ser feitas nas bordas e, principalmente, no centro das úlceras, pois o CMV infecta endotélio dos vasos, células epiteliais da mucosa e tecido conectivo do estroma. O achado da inclusão intranuclear em "olho de coruja" é altamente específico para CMV (Fig. 31-20), podendo ser confirmado também à imuno-histoquímica.[156]

Fungos
Mucormicose

A infecção fúngica no estômago é rara, ocorrendo principalmente nos pacientes com SIDA, doenças malignas e indivíduos em terapia imunossupressora sistêmica. O local mais comum no TGI é o estômago, seguido do cólon e íleo, podendo evoluir para perfuração gástrica nos casos extremamente graves.

A mucormicose, antes chamada de zigomicose, é doença rara e devastadora causada por fungo onipresente que pertence à classe Zygomycetes. Caracteriza-se pela invasão vascular por hifas, resultando em trombose e necrose. É frequentemente fatal nos pacientes com diabetes melito, leucemia, linfoma, SIDA ou imunossuprimidos pós-transplante. Com a pandemia do COVID-19, houve aumento significativo desses casos, principalmente em decorrência da corticoterapia utilizada para o tratamento da pneumonia viral, com consequente surgimento das infecções oportunistas. Além da mucormicose, outras infecções oportunistas também foram descritas, como candidíase e aspergiloma.

A revisão sistemática sobre mucormicose na pandemia do COVID-19, evidenciou que os locais mais acometidos por ordem de frequência foram: seios da face em 74%, órbitas em 56,7%, mucosa nasal em 16,5% pulmões em 11,3%, disseminação sistêmica em 2,06% e estômago em 1,03%.[157] Nessa revisão, foi citada nossa publicação de relato de caso de paciente do sexo masculino, 86 anos, com COVID-19 e melena, que foi atendido no pronto socorro do HCFMUSP. A EDA revelou duas úlceras gástricas gigantes com restos necróticos cujas biópsias confirmaram mucormicose. Apesar dos cuidados intensivos, o paciente morreu 36 horas após a endoscopia.[158]

A mucormicose do TGI pode causar quadro clínico dependendo do local envolvido. Sintomas inespecíficos de dor abdominal, náuseas e vômitos estão entre os mais comuns. Devido à alta mortalidade associada à mucormicose do TGI, alto índice de suspeição é necessário nos pacientes imunocomprometidos para diagnóstico rápido e início imediato da terapia antifúngica.

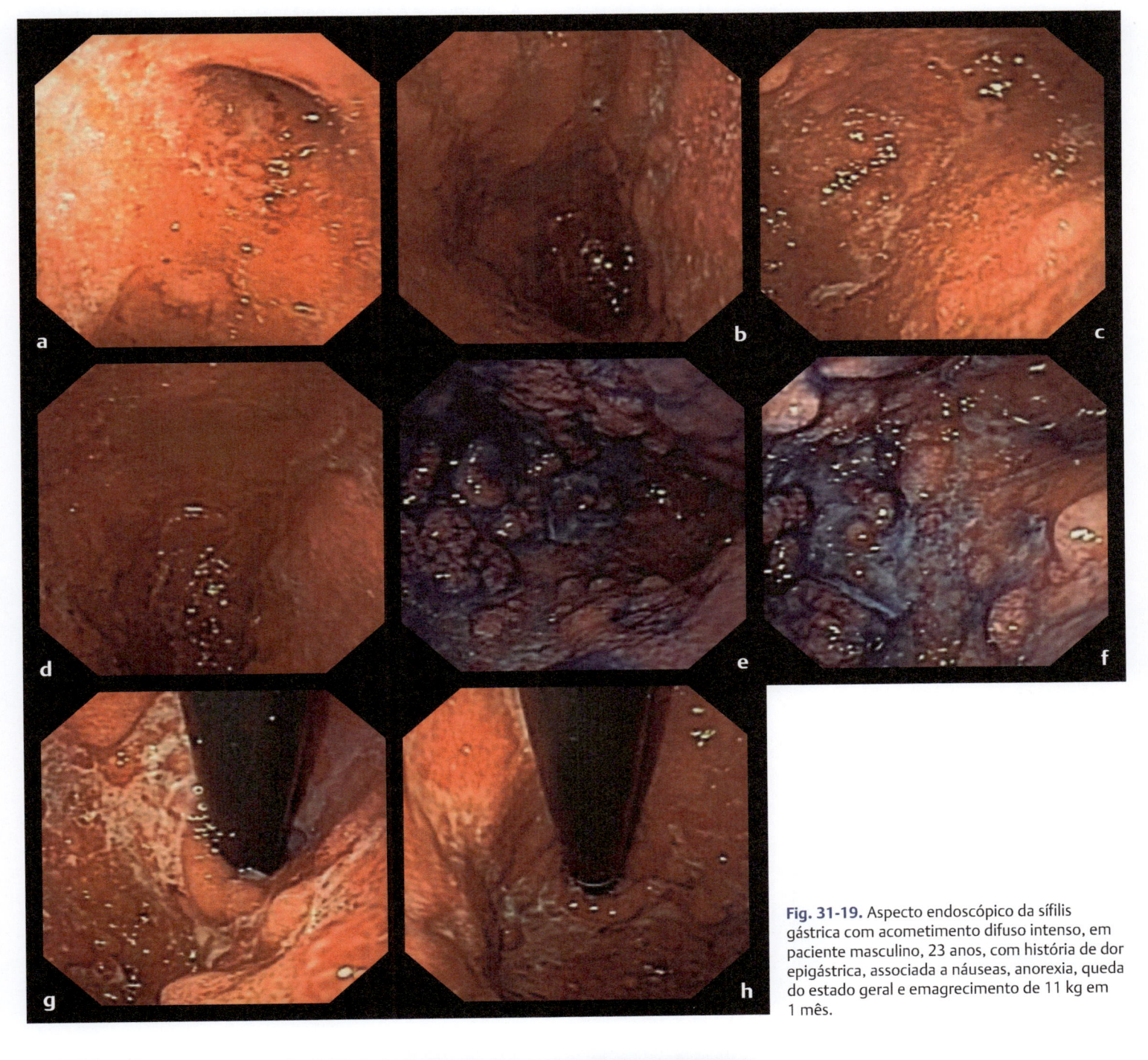

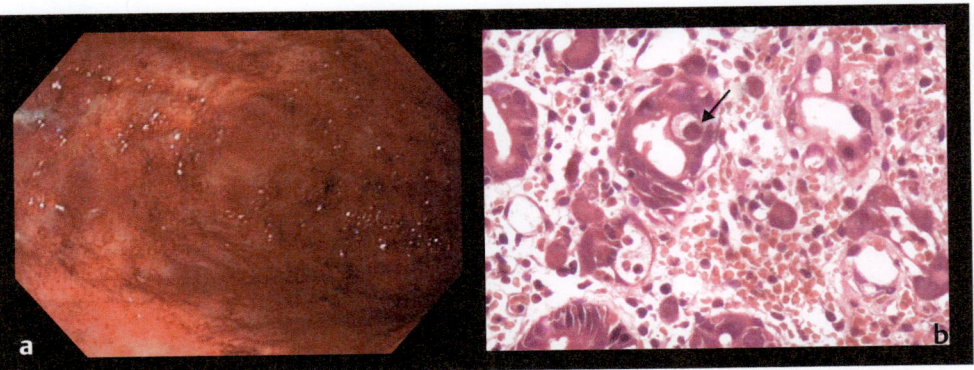

Fig. 31-19. Aspecto endoscópico da sífilis gástrica com acometimento difuso intenso, em paciente masculino, 23 anos, com história de dor epigástrica, associada a náuseas, anorexia, queda do estado geral e emagrecimento de 11 kg em 1 mês.

Fig. 31-20. (a) Aspecto endoscópico de acometimento gástrico difuso pelo CMV em paciente masculino, de 36 anos, submetido a transplante renal, com epigastralgia intensa. (b) Presença de células epiteliais, endoteliais e estromais com alterações citopáticas em "olho de coruja" (HE, 400x).

Parasitas

Estrongiloidíase Gástrica

É causada pelo *Strongyiloides stercoralis,* amplamente disseminado pelo mundo, principalmente nas áreas quentes e úmidas, com condições higiênicas precárias. Infecta o homem por intermédio das larvas filariformes encontradas no solo e alimentos infectados, que penetram na pele ou boca. A infecção gastrointestinal pode ser assintomática e persistir por muitos anos. Fatores de risco para infecção grave incluem uso de corticoide, idade avançada, pacientes oncológicos e com SIDA.[159]

O estômago geralmente não é sítio ideal para *S. stercoralis* em razão da acidez local, porém, nos casos de acloridria (gastrite atrófica, uso prolongado de IBP, bloqueadores H2 ou antiácidos), doenças gastrointestinais e desnutrição, o parasita pode encontrar *habitat* favorável para infecção. Há duas vias possíveis: através do escarro deglutido (via pulmonar) ou migração retrógrada proveniente do intestino delgado proximal.

O quadro clínico gastrointestinal abrange dor abdominal, náuseas, vômitos, diarreia e hemorragia digestiva. Pacientes imunossuprimidos podem evoluir para forma disseminada da doença denominada de síndrome de hiperinfecção, na qual há grande multiplicação e migração das larvas infectantes. Essa forma, com envolvimento gastrointestinal e/ou pulmonar, é potencialmente fatal, com mortalidade acima de 87% dos casos.[160]

Os achados endoscópicos são inespecíficos: mucosa edemaciada e friável, com múltiplas hemorragias subepiteliais, pregas espessadas, fibrose e diminuição da distensibilidade. O processo inflamatório crônico causado pela presença dos parasitas pode causar intensa fibrose da parede gástrica e evoluir para estenose pilórica.[160,161] Grupo de endoscopistas do ICESP publicou caso de paciente masculino de 76 anos, em tratamento paliativo de câncer de próstata, que apresentou evolução fatal de hiperinfecção pelo estrongiloides. O estômago apresentava friabilidade, distensibilidade antral diminuída e estenose pilórica característica. O diagnóstico histológico confirmou presença das larvas dentro das glândulas gástricas, associado a intenso processo inflamatório crônico (Fig. 31-21).[162]

Anisaquíase

O consumo de carne cru contaminado de pescado (*sashimi*) pode causar inúmeras infecções parasitárias gastrointestinais no homem, sendo algumas potencialmente prejudiciais à saúde. Dentre os parasitas de maior importância em nosso meio encontram-se os Nematódeos (*Anisakis* sp.), Cestódeos (*Diphyllobothrium* sp.) e os Trematódeos (*Phagicola longa*).[162]

A anisaquíase é causada pela ingestão acidental de larvas infectantes nematoides da família *Anisakidae* principalmente o *Anisakis simplex* e o *Pseudoterranova decipiens,* que tem cerca de 2 cm. Pode ser adquirida pelo consumo de carne contaminada (crua, semicrua ou parcialmente defumada) de peixes como salmão, anchova, bacalhau, arenque, merluza, linguado, além de lula entre outros.[162]

A doença é rara nos países ocidentais, mas é subestimada em muitos locais de grande atividade pesqueira com consumo generalizado de alimentos marinhos crus. Além disso, o nematoide fica muitas vezes escondido por entre as pregas gástricas, podendo ser confundido com muco gástrico. Consequentemente, a detecção gástrica pode ser difícil e há recomendação da utilização de NBI para melhorar a detecção dos parasitas na endoscopia. Há casos descritos nos países europeus como Áustria, Itália, Alemanha e Espanha.[163] No nosso meio, há relatos da identificação das larvas em Ribeirão Preto e no Rio de Janeiro.[162,164]

O quadro clínico inicia-se 1 a 2 dias após a ingestão de *sashimi*. Há duas apresentações clínicas distintas: a forma aguda, resultante do efeito local do parasita sobre a mucosa, e a forma alérgica, devido à hipersensibilidade imediata, mediada por IgE. A primeira, caracterizada por náuseas, vômitos e dor epigástrica intensa, é causada por fenômenos irritativos locais, provocada geralmente por única larva no TGI, podendo ser confundida com apendicite, úlcera, peritonite até doença de Crohn. Em cerca de 55% dos casos relatados, ocorre migração e penetração das larvas na grande curvatura gástrica (Fig. 31-22), causando edema e enantema adjacentes ao local da invasão.[165] A retirada da larva com auxílio da pinça endoscópica, é curativa, com desaparecimento dos sintomas.[166] Os casos mais graves são extremamente dolorosos e requerem intervenção cirúrgica para a remoção do nematoide.

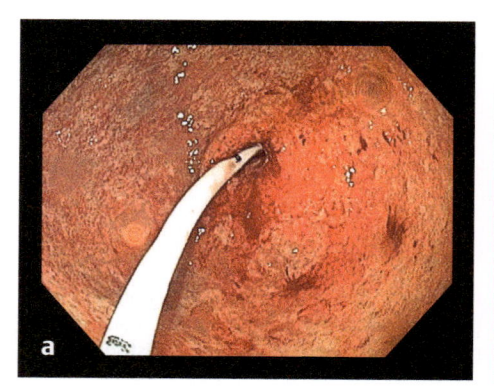

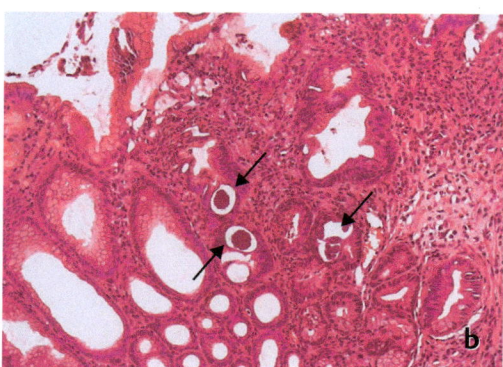

Fig. 31-21. Paciente masculino, 76 anos, em tratamento paliativo de adenocarcinoma da próstata, evoluiu com quadro de náuseas, vômitos e hemorragia digestiva alta. (**a**) Aspecto endoscópico da estrongiloidíase gástrica com fibrose, diminuição da distensibilidade antral e estenose pilórica. (**b**) Aspecto histológico mostrando a presença das larvas de estrongiloides dentro das glândulas gástricas.[160]

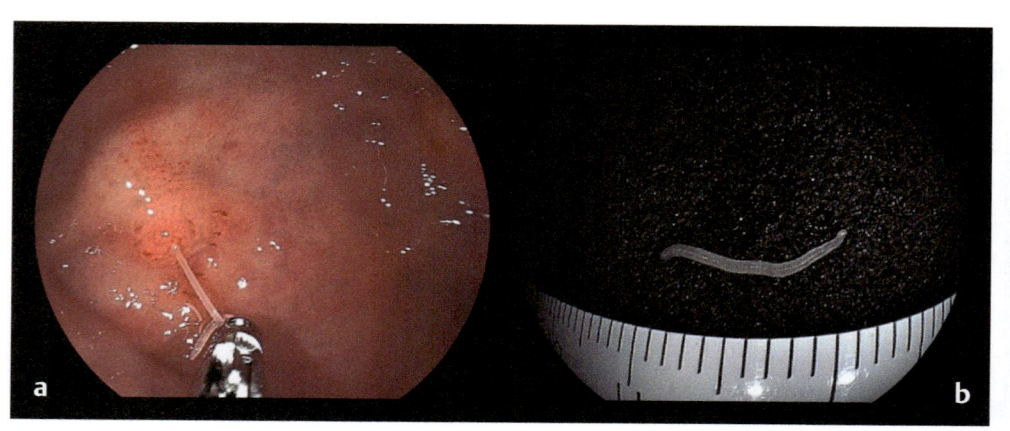

Fig. 31-22. Paciente feminina, 16 anos, apresentou epigastralgia intensa e contínua, com melhora discreta após administração de analgésicos. Refere ingestão de peixe cru (*sashimi*) na véspera. Ao exame físico: dor abdominal à palpação profunda. (**a**) Aspecto endoscópico da larva de *Anisakis* penetrando na mucosa do fundo gástrico, sendo retirada com auxílio de pinça de biópsia. Mucosa com edema e hiperemia local. (**b**) Larva de *Anisakis.* (Imagens gentilmente cedidas pelo Dr. Nelson Miyajima).

A forma alérgica é provocada pelos antígenos do parasita, que provoca quadros que podem variar desde simples urticária até angioedema grave, incluindo choque anafilático. Como medidas de segurança recomenda-se cocção a 60°C por 10 minutos ou o congelamento a -20°C por 7 dias ou a -35°C por 15 horas, para a inativação dos parasitas. Outra precaução é evisceração imediata dos peixes logo após a pesca, para evitar a migração das larvas dos mesentérios para os músculos.[162]

GASTROPATIAS

Gastropatia da Hipertensão Portal ou Gastropatia Congestiva

A prevalência dessa patologia nos portadores de hipertensão portal é bastante variada, de 10% a 80%, sendo grande parte em razão das diversas populações incluídas em cada estudo. Pode abranger desde pacientes com cirrose (hepatite viral, esteato-hepatite alcoólica e não alcoólica, doença imunomediada), até grupo não cirrótico (esquistossomose e trombose da veia porta).[167]

A fisiopatologia não é plenamente conhecida, embora a presença da hipertensão portal pareça ser o principal fator no desenvolvimento da gastropatia da hipertensão portal. Sabe-se que a manutenção do gradiente de pressão venosa hepática (GVPH) ≥ 12 mmHg causa incompetência do esfíncter capilar. As alterações endoscópicas do TGI são detectadas em até 60% dos pacientes, sendo a gastropatia a mais comum, seguida da colopatia e enteropatia. Outros fatores, como atividade de NO sintetase e isquemia da mucosa, também foram descritos.[168]

A gastropatia da hipertensão portal caracteriza-se, endoscopicamente, pela presença de edema e enantema da mucosa, vasos sanguíneos em padrão de mosaico ou em "pele de cobra", enantemas planos ou levemente elevados de diâmetro variável, normalmente encontrados na mucosa do fundo e no corpo gástrico (embora alterações semelhantes possam ser encontradas em qualquer parte do TGI), além de petéquias e erosões. As formas mais intensas geralmente apresentam maiores valores de GPVH e escores mais elevados de Child-Pugh.[168]

Diversas classificações endoscópicas foram desenvolvidas. Uma das mais utilizadas é a de McCormack, que classifica em leve: padrão em mosaico, enantema superficial e pontos vermelhos < 1 mm (Fig. 31-23) e intensa: manchas vermelho-cereja ou lesões hemorrágicas difusas ≥ 1 mm (Fig. 31-24). A forma leve da gastropatia é a mais frequente. A doença pode ter evolução progressiva da forma leve para intensa, assim como regredir da intensa para leve, ou permanecer na forma leve ou intensa por longo período. Foram relatados também, casos de piora temporária após ligadura elástica das varizes esofágicas.[167]

O estudo histopatológico demostra edema, dilatação das vênulas da mucosa e submucosa do corpo, além da ectasia e tortuosidade dos capilares que expandem a lâmina própria hialinizada. Concomitantemente, ocorre fibrose da parede das vênulas e arteríolas da submucosa, sem sinais de inflamação ou trombos. É importante lembrar que nos casos clínicos mais graves, as biópsias não devem ser realizadas em razão do risco teórico de hemorragia.

A gastropatia geralmente é assintomática. Quando presente, o sangramento digestivo é a manifestação mais frequente, associado à anemia crônica ferropriva. Os portadores das formas difusas e intensas da gastropatia apresentam sangramento mais frequente que as formas leves e focais.

O tratamento do sangramento agudo da gastropatia da hipertensão portal baseia-se no uso de fármacos que reduzem a pressão venosa portal, de forma semelhante à hemorragia pelas varizes esofágicas (p. ex., análogos da somatostatina, terlipressina). O tratamento endoscópico do sangramento agudo foi pouco estudado e costuma ter baixa eficácia, pois geralmente ocorre de forma difusa pela mucosa. Podem ser utilizados métodos térmicos, como argônio e *heater probe*, na vigência de hemorragia aguda. Seu tratamento profilático baseia-se nas medidas clínicas para redução da hipertensão portal, como o uso de betabloqueadores não seletivos (p. ex., propranolol).[167]

Ectasia Vascular Antral (GAVE)

A ectasia vascular antral (GAVE) é afecção menos comum que a gastropatia da hipertensão portal, também com fisiopatologia pouco conhecida. Sua incidência exata é desconhecida, sendo responsável por 4% dos casos de hemorragia não varicosa do TGI superior. Acomete geralmente pacientes acima de 65 anos, sendo 70% deles constituídos por mulheres. Distúrbios autoimunes, como esclerose sistêmica, lúpus eritematoso sistêmico, e gastrite atrófica, estão presentes em até 60% dos pacientes. A cirrose ocorre em 30%, particularmente nos homens. Também está associada à doença renal crônica, transplante de medula óssea, diabetes e insuficiência cardíaca.[169,170] A hemorragia oculta ou melena ocorre em 90% dos pacientes, sendo sangramento crônico com anemia ferropriva a forma clínica mais comum de apresentação, podendo, inclusive, necessitar de transfusão sanguínea apesar da reposição de ferro. Podem ocorrer episódios agudos de sangramento ou hematêmese em 60% dos pacientes. O sangramento não parece estar diretamente relacionado com hipertensão portal, pois as medidas que reduzem o GPVH, como *shunts* portossistêmicos (TIPS), não são eficazes no seu tratamento.

Endoscopicamente, pode apresentar três padrões diferentes: 1. vasos ectásicos dispostos linearmente em direção ao piloro (*watermelon stomach*), mais comum nos pacientes não cirróticos; 2. lesões puntiformes difusas (*honeycomb stomach*), mais comum nos cirróticos; e 3. subtipo nodular (mais raro) (Fig. 31-25).[170] Hematina e sufusões hemorrágicas podem ser evidentes na superfície da mucosa. Na maioria dos casos, as lesões são restritas ao antro, mas também podem acometer cárdia, intestino delgado e reto.

Algumas causas foram postuladas na sua fisiopatogenia: fatores motores como peristaltismo antral anormal com consequente prolapso da mucosa e alongamento dos vasos mucosos e submucosos, além do desequilíbrio hormonal com efeito vasoativo das prostaglandinas, hipergastrinemia e aumento do polipeptídio intestinal vasoativo (VIP).[167] Achados histopatológicos patognomônicos consistem na ectasia e tortuosidade dos capilares da mucosa com presença de trombos de fibrina, hiperplasia fibromuscular da lâmina própria e proliferação

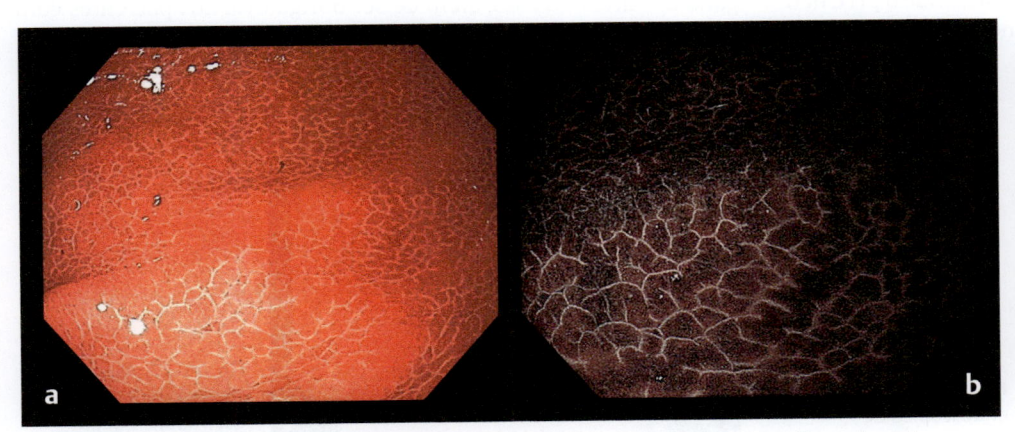

Fig. 31-23. (a) Aspecto endoscópico do padrão em mosaico ou em "pele de cobra" (forma leve da gastropatia congestiva) à luz branca. (b) Realce do padrão ao NBI.

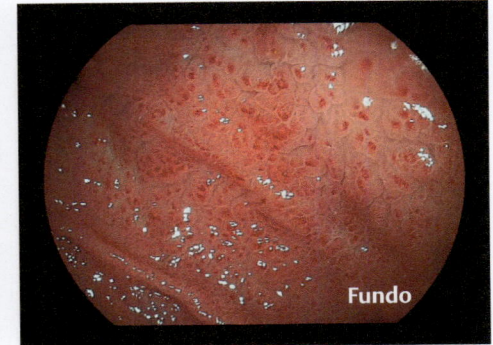

Fig. 31-24. Aspecto endoscópico das manchas vermelho-cereja da forma grave da gastropatia congestiva.

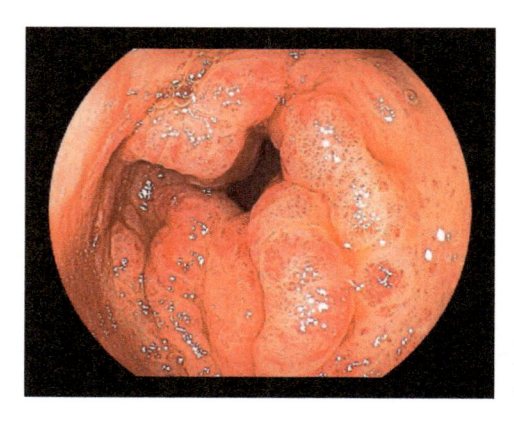

Fig. 31-25. Aspecto endoscópico da ectasia vascular antral tipo *watermelon stomach*.

das células fusiformes. Algumas alterações são indistinguíveis daquelas da gastropatia química, como fovéolas alongadas com hiperplasia da célula epitelial superficial e com depleção de mucina.

O tratamento endoscópico consiste na ablação das lesões vasculares, tanto por métodos térmicos (coagulação com plasma de argônio), quanto mecânicos (p. ex., ligadura elástica). Usualmente requer mais de uma sessão de terapia endoscópica, sendo o intervalo entre as mesmas determinado de acordo com o aspecto endoscópico e a repercussão clínica e hematológica do sangramento. A terapia cirúrgica com antrectomia atualmente é reservada aos poucos casos refratários de hemorragia persistente e necessidade frequente de transfusão sanguínea.[170]

Gastropatia Reativa ou Química

Inicialmente denominada de gastrite reativa, é secundária ao dano químico e faz parte do grupo especial do sistema Sydney. Entretanto, visto que seu componente inflamatório na grande maioria dos casos é mínimo ou ausente, o termo gastropatia é o mais adequado. Como foi mencionado anteriormente, não é incorreto utilizar o termo "gastrite" pois pode depender da existência de componente inflamatório associado.

Duas principais causas conhecidas são refluxo enterogástrico e AINEs, mas outras podem ser citadas, como álcool, distúrbios vasculares, radiação e quimioterapia. As de etiologia biliar (Fig. 31-26) e actínica, foram descritas previamente nas formas especiais das gastrites. Todas compartilham características histológicas comuns e as principais são hiperplasia foveolar, depleção de mucina, epitélio superficial e fovéolas gástricas de aspecto regenerativo, além de edema da lâmina própria e fibrose.

Gastropatia por Anti-Inflamatórios Não Esteroidais (AINES)

A lesão da mucosa gástrica por AINEs ocorre secundariamente a diversos mecanismos. O primeiro é pelo efeito tópico, tendo em vista que a maioria dos AINEs é fracamente ácida. Na luz gástrica, os AINEs apresentam-se na forma não ionizada, que atravessam facilmente a membrana celular. No interior das células, onde o pH é neutro, há conversão para a forma ionizada, promovendo lesão celular.

O mecanismo mais importante é através do bloqueio da produção das prostaglandinas na mucosa gástrica pela enzima ciclo-oxigenase, particularmente a do tipo 1 (COX-1). Como foi destacado previamente, a camada mucobicarbonato é um dos principais fatores protetores da integridade da mucosa gástrica. As prostaglandinas estimulam a secreção ativa do bicarbonato pelo epitélio colunar e a combinação mucobicarbonato mantém o pH neutro da superfície epitelial em relação ao ácido intraluminal. Outras alterações demonstradas são: supressão da interação neutrófilo-endotélio, aumento da motilidade gástrica nos usuários de AINEs, que promove contrações de grande amplitude com redução temporária do fluxo sanguíneo para a mucosa, levando a hipóxia, inibição das quinases e indução de apoptose.[171]

A apresentação clínica é bastante variada, compreendendo desde pacientes assintomáticos até a presença de sintomas dispépticos e dor abdominal, além de achados endoscópicos diversos como enantema, edema, erosões, úlceras (Fig. 31-27) e até sangramento ou perfuração. Nos pacientes em uso de AINEs, a presença da úlcera gástrica é mais comum que a da úlcera duodenal. Usualmente são úlceras largas, profundas, em pequeno número, mais frequentes na região antral e pré-pilórica. É comum a presença de friabilidade e hemorragia por contato.

À histologia, observa-se hiperplasia foveolar, depleção de mucina, epitélio superficial e fovéolas gástricas de aspecto regenerativo, edema da lâmina própria e fibrose, sem processo inflamatório importante. As alterações da mucosa são indistinguíveis daquelas da gastropatia da hipertensão portal, entretanto, dilatação vascular e espessamento da parede podem ser menos proeminentes. Esses aspectos histológicos são semelhantes às gastropatias químicas secundárias a ácido, álcool e bile.[171]

Algumas opções foram sugeridas para profilaxia da gastropatia por AINEs. O uso de anti-inflamatórios inibidores seletivos da ciclo-oxigenase-2 (COX-2) baseia-se no fato de que a enzima COX-1, que participa da proteção da mucosa gástrica graças à produção das prostaglandinas, não é bloqueada, reduzindo-se, assim, o risco de dano. No entanto, embora reduzido em relação ao uso de AINEs não seletivos para COX-2, o risco da gastropatia ainda se encontra aumentado em comparação com os não usuários de AINEs. Ademais, o uso dessas medicações está associado a risco de eventos cardiovasculares e renais, tendo algumas, inclusive, sido suspensas do mercado por esse motivo.[171]

Outra estratégia de profilaxia é a associação com IBP ou antagonistas do receptor H2. Ambas são eficazes, porém o uso crônico, especialmente dos IBP, relaciona-se com possíveis efeitos adversos, como hipomagnesemia, fraturas, infecções intestinais e deficiência de vitamina B12. Outra possibilidade é a utilização de anti-inflamatórios tópicos.

A infecção pelo *H. pylori* e o uso de AINEs são fatores independentes de risco para o desenvolvimento da doença ulcerosa péptica. Ambos constituem risco aumentado para complicações. Tendo isso em vista, é recomendada pelo consenso de Maastricht/Florença VI e pelo 4º Consenso Brasileiro de *Helicobacter pylori* a pesquisa da bactéria e seu tratamento nos pacientes que iniciarão uso prolongado de AINEs ou AAS, além de ser obrigatória nos pacientes com história prévia de úlcera péptica.[69,172]

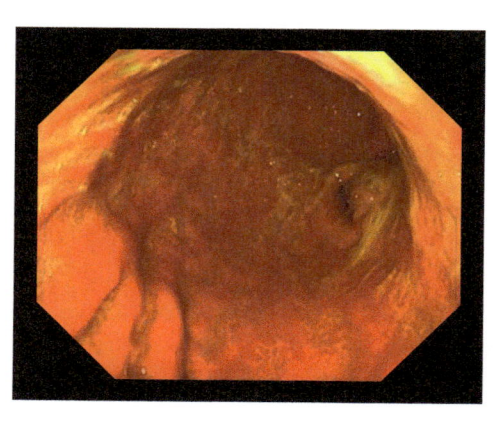

Fig. 31-26. Aspecto endoscópico de gastropatia por refluxo enterogástrico.

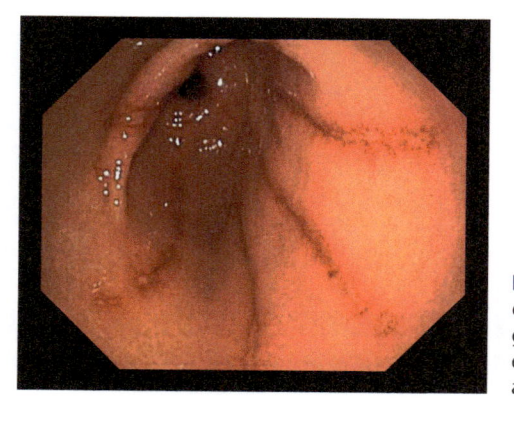

Fig. 31-27. Aspecto endoscópico da gastropatia aguda erosiva hemorrágica antral por uso de AINEs.

CONSIDERAÇÕES FINAIS

Grandes inovações tecnológicas da endoscopia digestiva obtidas com auxílio dos aparelhos de alta definição, melhoria no processamento e resolução das imagens, magnificação, ecoendoscopia, autofluorescência, endomicroscopia confocal, e, mais recentemente, avanços no campo da inteligência artificial, estão cada vez mais aprimoradas no campo do diagnóstico, seguimento e condutas terapêuticas.

Apesar das controvérsias sobre o termo "gastrite", principalmente pela falta de correlação entre as manifestações clínicas, endoscópicas e histológicas, as classificações atuais descritas nesse capítulo permitiram uniformização e padronização das terminologias. Ainda não são as ideais, mas facilitaram, de sobremaneira, a comunicação entre os profissionais envolvidos. Essa estreita interação entre endoscopistas e patologistas, mediante linguagem em comum, é fundamental para estabelecer o diagnóstico preciso ou propor as principais hipóteses diagnósticas.

Ainda em relação à sua classificação, evidências atuais mostram que está havendo maior enfoque sobre o risco de o paciente desenvolver gastrite atrófica e câncer gástrico do que a mera denominação de "gastrite". A relação entre atrofia gástrica e metaplasia intestinal com câncer do tipo intestinal já era estudada desde meados do século passado. Baseados nesses estudos, em 1975, Correa e col. propuseram modelo de carcinogênese gástrica a partir de processo sequencial e temporal das alterações pré-malignas, que foi atualizado posteriormente em 1988 e 1992.[172,173]

A Cascata de Correa ou a história natural da gastrite crônica para displasia e câncer, é atualmente conhecida como a Cascata de Múltiplas Etapas da Oncogênese Gástrica. Esse processo inclui desde mucosa gástrica normal, gastrite crônica não atrófica, gastrite crônica atrófica, metaplasia intestinal, que eventualmente desencadeia o desenvolvimento do câncer gástrico.[174] Sabe-se que o *H. pylori* induz secreção de citocinas e radicais livres durante a inflamação ativa, com consequente reações celulares e químicas. Esses fatores, direta ou indiretamente relacionados com a presença da bactéria, podem atuar como gatilho inicial do processo carcinogênico até atingir o ponto de não retorno. Isso significa que, quando se atinge algum ponto dessa sequência de eventos, supostamente da metaplasia intestinal, não é mais possível reverter o curso ou interromper o processo, independentemente da presença ou não da bactéria, e termina quando ele é concluído, ou seja, com o desenvolvimento do câncer gástrico.[174]

Em razão da multifatoriedade da carcinogênese gástrica, embora mais de 50% da população mundial esteja infectada pelo *H. pylori*, apenas 1% a 2% desenvolverão câncer gástrico durante a vida. Sabe-se que todos os pacientes infectados desenvolvem gastrite crônica; desses 10% a 15% progride para gastrite atrófica e metaplasia intestinal. E, por fim, 5% desenvolvem adenocarcinoma.[174] Assim, rastrear esses indivíduos de alto risco para tratá-los antes de atingir o ponto de não retorno é função crucial das classificações que foram apresentadas nesse capítulo e das outras que porventura vierem.

REFERÊNCIAS BIBLIOGRÁFICAS

1. Appelman HD. Gastritis. Terminology, etiology, and clinicopathological correlations: Another biased view. Hum Pathol. 1994;25(10):1006-19.
2. Sugano K, Tack J, Kuipers EJ, et al. Kyoto global consensus report on Helicobacter pylori gastritis. Gut. 2015;64(9):1353-67.
3. Dixon MF, Genta RM, Yardley JH, Correa P. Classification and Grading of Gastritis. Am J Surg Pathol. 1996;20(10):1161-81.
4. Rugge M, Meggio A, Pennelli G, et al. Gastritis staging in clinical practice: the OLGA staging system. Gut. 2007;56(5):631-6.
5. Black CJ, Paine PA, Agrawal A, et al. British Society of Gastroenterology guidelines on the management of functional dyspepsia. Gut. 2022;71(9):1697-723.
6. Ford AC, Marwaha A, Lim A, Moayyedi P. What Is the Prevalence of Clinically Significant Endoscopic Findings in Subjects With Dyspepsia? Systematic Review and Meta-analysis. Clinical Gastroenterology and Hepatology. 2010;8(10):830-837.e2.
7. Ford AC, Mahadeva S, Carbone MF, et al. Functional dyspepsia. The Lancet. 2020;396(10263):1689-702.
8. Moayyedi P, Forman D, Braunholtz D, et al. The proportion of upper gastrointestinal symptoms in the community associated with helicobacter pylori, lifestyle factors, and nonsteroidal anti-inflammatory drugs. Am J Gastroenterol. 2000;95(6):1448-55.
9. Ford AC, Tsipotis E, Yuan Y, et al. Efficacy of Helicobacter pylori eradication therapy for functional dyspepsia: updated systematic review and meta-analysis. Gut. 2022;71(10):1967-75.
10. Srivastava A, Lauwers GY. Pathology of non-infective gastritis. Histopathology. 2007;50(1):15-29.
11. Price AB. The Sydney System: Histological division. J Gastroenterol Hepatol. 1991;6(3):209-22.
12. Sipponen P, Kekki M, Siurala M. The Sydney System: Epidemiology and natural history of chronic gastritis. J Gastroenterol Hepatol. 1991;6(3):244-51.
13. Tytgat GNJ. The Sydney System: Endoscopic division. Endoscopic appearances in gastritis/duodenitis. J Gastroenterol Hepatol. 1991;6(3):223-34.
14. Morales TG. Endoscopy of the normal stomach. Gastrointest Endosc Clin N Am. 1996;6(3):477-88.
15. Tepes B, Kavcic B, Zaletel LK, et al. Two- to four-year histological follow-up of gastric mucosa afterHelicobacter pylori eradication. J Pathol. 1999;188(1):24-9.
16. Genta RM, Lew GM, Graham DY. Changes in the gastric mucosa following eradication of Helicobacter pylori. Mod Pathol. 1993;6(3):281-9.
17. Chen XY, Liu WZ, Shi Y, et al. Helicobacter pylori associated gastric diseases and lymphoid tissue hyperplasia in gastric antral mucosa. J Clin Pathol. 2002;55(2):133-7.
18. Owen DA. Gastritis and Carditis. Modern Pathology. 2003;16(4):325-41.
19. Isaacson PG. Gastric MALT lymphoma: From concept to cure. Annals of Oncology. 1999;10(6):637-45.
20. Yasunaga Y, Shinomura Y, Kanayama S, et al. Increased production of interleukin 1 beta and hepatocyte growth factor may contribute to foveolar hyperplasia in enlarged fold gastritis. Gut. 1996;39(6):787-94.
21. Morris A, Nicholson G. Ingestion of Campylobacter pyloridis causes gastritis and raised fasting gastric pH. Am J Gastroenterol. 1987;82(3):192-9.
22. Graham DY, Alpert LC, Smith JL, Yoshimura HH. Iatrogenic Campylobacter pylori infection is a cause of epidemic achlorhydria. Am J Gastroenterol. 1988;83(9):974-80.
23. Odze RD, Goldblum JR. Inflammatory disorders of the stomach. In: Lash RH, Lauwers GY, editors. Surgical pathology of the GI tract, liver, biliary tract, and pancreas. Philadelphia: Saunders. 2009:285.
24. Ikeda Y, Nishikura K, Watanabe H, et al. Histopathological differences in the development of small intestinal metaplasia between antrum and body of stomach. Pathol Res Pract. 2005;201(7):487-96.
25. Conchillo JM, Houben G, de Brune A, Stockbrügger R. Is type III intestinal metaplasia an obligatory precancerous lesion in intestinal-type gastric carcinoma? European Journal of Cancer Prevention. 2001;10(4):307-12.
26. Cassaro M, Rugge M, Gutierrez O, et al. Topographic patterns of intestinal metaplasia and gastric cancer. Am J Gastroenterol. 2000;95(6):1431-8.
27. Rokkas T, Pistiolas D, Sechopoulos P, et al. The Long-term Impact of Helicobacter pylori Eradication on Gastric Histology: a Systematic Review and Meta-analysis. Helicobacter. 2007;12(s2):32-8.
28. Sung JJY, Lin S, Ching JYL, et al. Atrophy and intestinal metaplasia one year after cure of H. pylori infection: A prospective, randomized study. Gastroenterology. 2000;119(1):7-14.
29. Ohkusa T, Fujiki K, Takashimizu I, et al. Improvement in Atrophic Gastritis and Intestinal Metaplasia in Patients in Whom Helicobacter pylori Was Eradicated. Ann Intern Med. 2001;134(5):380.
30. Leung WK. Factors predicting progression of gastric intestinal metaplasia: results of a randomised trial on Helicobacter pylori eradication. Gut. 2004;53(9):1244-9.
31. Wu SR, Liu YH, Shi YQ. Is intestinal metaplasia the point of no return in the progression of gastric carcinogenesis? Chin Med J (Engl). 2021;134(24):2965-7.
32. Toyokawa T, Suwaki K ichiro, Miyake Y, et al. Eradication of Helicobacter pylori infection improved gastric mucosal atrophy and prevented progression of intestinal metaplasia, especially in the elderly population: A long-term prospective co-hort study. J Gastroenterol Hepatol. 2010;25(3):544-7.

33. Isomoto H, Mizuta Y, Inoue K, et al. A Close Relationship between Helicobacter pylori Infection and Gastric Xanthoma. Scand J Gastroenterol. 1999;34(4):346-52.
34. Köksal AŞ, Suna N, Kalkan İH, et al. Is Gastric Xanthelasma an Alarming Endoscopic Marker for Advanced Atrophic Gastritis and Intestinal Metaplasia? Dig Dis Sci. 2016;61(10):2949-55.
35. Sekikawa A, Fukui H, Sada R, et al. Gastric atrophy and xanthelasma are markers for predicting the development of early gastric cancer. J Gastroenterol. 2016;51(1):35-42.
36. Michels AW, Gottlieb PA. Autoimmune polyglandular syndromes. Nat Rev Endocrinol. 2010;6(5):270-7.
37. Neumann WL, Coss E, Rugge M, Genta RM. Autoimmune atrophic gastritis—pathogenesis, pathology and management. Nat Rev Gastroenterol Hepatol. 2013;10(9):529-41.
38. Annibale B, Azzoni C, Corleto VD, et al. Atrophic body gastritis patients with enterochromaffin-like cell dysplasia are at increased risk for the development of type I gastric carcinoid. Eur J Gastroenterol Hepatol. 2001;13(12):1449-56.
39. Solcia E, Arnold R, Capella C. Neuroendocrine neoplasms of the stomach. In: Bosman F, Carneiro F, Hruban R, Theise N, editors. WHO Classification of Tumours of the Digestive System. IARC Press. 2010:64-8.
40. Eisenbrand G, Adam B, Peter M, et al. Formation of nitrite in gastric juice of patients with various gastric disorders after ingestion of a standard dose of nitrate-a possible risk factor in gastric carcinogenesis. IARC Sci Publ. 1984;(57):963-8.
41. Wu MS, Chen CJ, Lin JT. Host-Environment Interactions: Their Impact on Progression from Gastric Inflammation to Carcinogenesis and on Development of New Approaches to Prevent and Treat Gastric Cancer. Cancer Epidemiology, Biomarkers & Prevention. 2005;14(8):1878-82.
42. Lahner E, Bordi C, Cattaruzza Ms, et al. Long-term follow-up in atrophic body gastritis patients: atrophy and intestinal metaplasia are persistent lesions irrespective of Helicobacter pylori infection. Aliment Pharmacol Ther. 2005;22(5):471-81.
43. Ye W, Nyrén. Risk of cancers of the oesophagus and stomach by histology or subsite in patients hospitalised for pernicious anaemia. Gut. 2003;52(7):938-41.
44. Kato M, Uedo N, Toth E, et al. Differences in image-enhanced endoscopic findings between Helicobacter pylori-associated and autoimmune gastritis. Endosc Int Open. 2021;09(01):E22-30.
45. Capella C, Fiocca R, Cornaggia M, et al. Autoimmune gastritis. In: Graham DY; Genta RM, editor. Gastritis. Phiiladelphia: Lippincott Williams & Wilkins. 1999:79-96.
46. Dinis-Ribeiro M, Areia M, de Vries A, et al. Management of precancerous conditions and lesions in the stomach (MAPS): guideline from the European Society of Gastrointestinal Endoscopy (ESGE), European Helicobacter Study Group (EHSG), European Society of Pathology (ESP), and the Sociedade Portuguesa de Endoscopia Digestiva (SPED). Endoscopy. 2012;44(01):74-94.
47. Kokkola A, Sjöblom SM, Haapiainen R, et al. The Risk of Gastric Carcinoma and Carcinoid Tumours in Patients with Pernicious Anaemia: A Prospective Follow-Up Study. Scand J Gastroenterol. 1998;33(1):88-92.
48. Lahner E, Caruana P, D'Ambra G, et al. First endoscopic-histologic follow-up in patients with body-predominant atrophic gastritis: When should it be done? Gastrointest Endosc. 2001;53(4):443-8.
49. Rose NR. The role of infection in the pathogenesis of autoimmune disease. Semin Immunol. 1998;10(1):5-13.
50. Appelmelk BJ, Faller G, Claeys D, et al. Bugs on trial: the case of Helicobacter pylori and autoimmunity. Immunol Today. 1998;19(7):296-9.
51. D'Elios MM, Appelmelk BJ, Amedei A, et al. Gastric autoimmunity: the role of Helicobacter pylori and molecular mimicry. Trends Mol Med. 2004;10(7):316-23.
52. Claeys D, Faller G, Appelmelk BJ, et al. The gastric H+,K+-ATPase is a major autoantigen in chronic Helicobacter pylori gastritis with body mucosa atrophy. Gastroenterology. 1998;115(2):340-7.
53. Toh BH, Van Driel IR, Gleeson PA. Autoimmune Gastritis: Tolerance and Autoimmunity to the Gastric H/K/ATPase (Proton Pump). Autoimmunity. 1992;13(2):165-72.
54. Amedei A, Bergman MP, Appelmelk BJ, et al. Molecular Mimicry between Helicobacter pylori Antigens and H+,K+–Adenosine Triphosphatase in Human Gastric Autoimmunity. Journal of Experimental Medicine. 2003;198(8):1147-56.
55. D'Elios MM, Amedei A, Azzurri A, et al. Molecular Specificity and Functional Properties of Autoreactive T-Cell Response in Human Gastric Autoimmunity. Int Rev Immunol. 2005;24(1-2):111-22.
56. Rose NR, Bona C. Defining criteria for autoimmune diseases (Witebsky's postulates revisited). Immunol Today. 1993;14(9):426-30.
57. Annibale B, Negrini R, Caruana P, et al. Two-thirds of Atrophic Body Gastritis Patients Have Evidence of Helicobacter pylori Infection. Helicobacter. 2001;6(3):225-33.
58. Annibale B, Lahner E, Bordi C, et al. Role of Helicobacter pylori infection in pernicious anaemia. Digestive and Liver Disease. 2000;32(9):756-62.
59. Sari R, Ozen S, Aydogdu I, et al. The Pathological Examinations of Gastric Mucosa in Patients with Helicobacter pylori –Positive and – Negative Pernicious Anemia. Helicobacter. 2000;5(4):215-21.
60. Roth SH. Coming to Terms with Nonsteroidal Anti-Inflammatory Drug Gastropathy. Drugs. 2012;72(7):873-9.
61. Kim HH, Uedo N. What Have We Accomplished in Endoscopic Image Analysis for Atrophic Gastritis? The Korean Journal of Helicobacter and Upper Gastrointestinal Research. 2013;13(1):6.
62. Kimura K, Takemoto T. An Endoscopic Recognition of the Atrophic Border and its Significance in Chronic Gastritis. Endoscopy. 1969;1(03):87-97.
63. Banks M, Graham D, Jansen M, et al. British Society of Gastroenterology guidelines on the diagnosis and management of patients at risk of gastric adenocarcinoma. Gut. 2019;68(9):1545-75.
64. Toyoshima O, Nishizawa T. Kyoto classification of gastritis: Advances and future perspectives in endoscopic diagnosis of gastritis. World J Gastroenterol. 2022;28(43):6078-89.
65. Rugge M, Fassan M, Pizzi M, et al. Operative link for gastritis assessment vs operative link on intestinal metaplasia assessment. World J Gastroenterol. 2011;17(41):4596.
66. Isajevs S, Liepniece-Karele I, Janciauskas D, et al. Gastritis staging: interobserver agreement by applying OLGA and OLGIM systems. Virchows Archiv. 2014;464(4):403-7.
67. Capelle LG, de Vries AC, Haringsma J, et al. The staging of gastritis with the OLGA system by using intestinal metaplasia as an accurate alternative for atrophic gastritis. Gastrointest Endosc. 2010;71(7):1150-8.
68. Pimentel-Nunes P, Libânio D, Marcos-Pinto R, et al. Management of epithelial precancerous conditions and lesions in the stomach (MAPS II): European Society of Gastrointestinal Endoscopy (ESGE), European Helicobacter and Microbiota Study Group (EHMSG), European Society of Pathology (ESP), and Sociedade Portuguesa de Endoscopia Digestiva (SPED) guideline update 2019. Endoscopy. 2019;51(04):365-88.
69. Malfertheiner P, Megraud F, Rokkas T, et al. Management of Helicobacter pylori infection: the Maastricht VI/Florence consensus report. Gut. 2022;71(9):1724-62.
70. Lee SY. Helicobacter pylori Infection and the Kyoto Classification of Gastritis. Korean J Helicobacter Up Gastroint Res. 2019;81-7.
71. Yagi K, Nakamura A, Sekine A. Characteristic endoscopic and magnified endoscopic findings in the normal stomach without Helicobacter pylori infection. J Gastroenterol Hepatol. 2002;17(1):39-45.
72. Cho JH, Chang YW, Jang JY, et al. Close observation of gastric mucosal pattern by standard endoscopy can predict Helicobacter pylori infection status. J Gastroenterol Hepatol. 2013;28(2):279-84.
73. Ji R, Li YQ. Diagnosing Helicobacter pylori infection in vivo by novel endoscopic techniques. World J Gastroenterol. 2014;20(28):9314-20.
74. Sakai N, Tatsuta M, Hirasawa R, et al. Low prevalence of Helicobacter pylori infection in patients with hamartomatous fundic polyps. Dig Dis Sci. 1998;43(4):766-72.
75. Ricuarte O. Atrophic gastritis in young children and adolescents. J Clin Pathol. 2005;58(11):1189-93.
76. Rugge M, Cassaro M, Pennelli G, et al. Atrophic gastritis: pathology and endoscopy in the reversibility assessment. Gut. 2003;52(9):1387-1388.
77. Eriksson NK, Färkkilä MA, Voutilainen ME, Arkkila PE. The Clinical Value of Taking Routine Biopsies from the Incisura Angularis During Gastroscopy. Endoscopy. 2005;37(6):532-6.
78. Satoh K, Kimura K, Taniguchi Y, et al. Biopsy Sites Suitable for the Diagnosis of Helicobacter pylori Infection and the Assessment of the Extent of Atrophic Gastritis. American Journal of Gastroenterology. 1998;93(4):569-73.
79. De Vries AC, Haringsma J, De Vries RA, et al. Biopsy Strategies for Endoscopic Surveillance of Pre-malignant Gastric Lesions. Helicobacter. 2010;15(4):259-64.
80. Isajevs S, Liepniece-Karele I, Janciauskas D, et al. The effect of incisura angularis biopsy sampling on the assessment of gastritis stage. Eur J Gastroenterol Hepatol. 2014;26(5):510-3.

81. Varbanova M, Wex T, Jechorek D, et al. Impact of the angulus biopsy for the detection of gastric preneoplastic conditions and gastric cancer risk assessment. J Clin Pathol. 2016;69(1):19-25.
82. Quach DT, Le HM, Hiyama T, et al. Relationship between Endoscopic and Histologic Gastric Atrophy and Intestinal Metaplasia. Helicobacter. 2013;18(2):151-7.
83. Saka A, Yagi K, Nimura S. OLGA- and OLGIM-based staging of gastritis using narrow-band imaging magnifying endoscopy. Digestive Endoscopy. 2015;27(7):735-42.
84. Okubo M, Tahara T, Shibata T, et al. Usefulness of Magnifying Narrow-Band Imaging Endoscopy in the Helicobacter pylori-Related Chronic Gastritis. Digestion. 2011;83(3):161-6.
85. Yao K, Takaki Y, Matsui T, et al. Clinical Application of Magnification Endoscopy and Narrow-Band Imaging in the Upper Gastrointestinal Tract: New Imaging Techniques for Detecting and Characterizing Gastrointestinal Neoplasia. Gastrointest Endosc Clin N Am. 2008;18(3):415-33.
86. Yao K, Oishi T. Microgastroscopic findings of mucosal microvascular architecture as visualized by magnifying endoscopy. Digestive Endoscopy. 2001;13(s1).
87. Anagnostopoulos G, Yao K, Kaye P, et al. High-resolution magnification endoscopy can reliably identify normal gastric mucosa, Helicobacter pylori-associated gastritis, and gastric atrophy. Endoscopy. 2007;39(3):202-7.
88. Nakagawa S, Kato M, Shimizu Y, et al. Relationship between histopathologic gastritis and mucosal microvascularity: Observations with magnifying endoscopy. Gastrointest Endosc. 2003;58(1):71-5.
89. Uedo N, Ishihara R, Iishi H, et al. A new method of diagnosing gastric intestinal metaplasia: narrow-band imaging with magnifying endoscopy. Endoscopy. 2006;38(8):819-24.
90. Yao K, Iwashita A, Nambu M, et al. Nature of white opaque substance in gastric epithelial neoplasia as visualized by magnifying endoscopy with narrow-band imaging. Digestive Endoscopy. 2012;24(6):419-25.
91. Kiesslich R, Goetz M, Vieth M, et al. Confocal Laser Endomicroscopy. Gastrointest Endosc Clin N Am. 2005;15(4):715-31.
92. Zhang JN, Li YQ, Zhao YA, et al. Classification of gastric pit patterns by confocal endomicroscopy. Gastrointest Endosc. 2008;67(6):843-53.
93. Baba ER, Safatle-Ribeiro AV, Paduani GF, et al. Probe-based confocal laser endomicroscopy for the differential diagnosis of gastric tubular adenoma and intestinal metaplasia in a patient with severe atrophic pangastritis. Gastrointest Endosc. 2016;84(1):183.
94. Kim GH. Proton Pump Inhibitor-Related Gastric Mucosal Changes. Gut Liver. 2021;15(5):646-52.
95. Salvo EM, Ferko NC, Cash SB, et al. Umbrella review of 42 systematic reviews with meta-analyses: the safety of proton pump inhibitors. Aliment Pharmacol Ther. 2021;54(2):129-43.
96. Kubo K, Kimura N, Maiya N, et al. Proton Pump Inhibitor-Associated Large Hyperplastic Polyp in Non-Helicobacter pylori-Infected Stomach. Case Rep Gastroenterol. 2021;15(2):539-44.
97. Hasegawa R, Yao K, Kanemitsu T, et al. Association between occurrence of multiple white and flat elevated gastric lesions and oral proton pump inhibitor intake. Clin Endosc. 2023.
98. Rugge M, Pennelli G, Pilozzi E, et al. Gastritis: The histology report. Digestive and Liver Disease. 2011;43:S373-84.
99. Dumonceau JM, Polkowski M, Larghi A, et al. Indications, results, and clinical impact of endoscopic ultrasound (EUS)-guided sampling in gastroenterology: European Society of Gastrointestinal Endoscopy (ESGE) Clinical Guideline. Endoscopy. 201112;43(10):897-912.
100. Nagler AK, Aslanian HR, Siddiqui UD. Endoscopic Ultrasound and Gastric Lesions. J Clin Gastroenterol. 2011;45(3):215-21.
101. Novak JM, Collins JT, Donowitz M, et al. Effects of Radiation on the Human Gastrointestinal Tract. J Clin Gastroenterol. 1979;1(1):9-40.
102. Berthrong M, Fajardo LF. Radiation injury in surgical pathology. Am J Surg Pathol. 1981;5(2):153-78.
103. Dixon MF, Wyatt JI, Burke DA, Rathbone BJ. Lymphocytic gastritis—relationship to Campylobacter pylori infection. J Pathol. 1988;154(2):125-32.
104. Jaskiewicz K, Price SK, Zak J, Louwrens HD. Lymphocytic gastritis in nonulcer dyspepsia. Dig Dis Sci. 1991;36(8):1079-83.
105. Haot J, Hamichi L, Wallez L, Mainguet P. Lymphocytic gastritis: a newly described entity: a retrospective endoscopic and histological study. Gut. 1988;29(9):1258-64.
106. Carmack SW, Lash RH, Gulizia JM, Genta RM. Lymphocytic Disorders of the Gastrointestinal Tract. Adv Anat Pathol. 2009;16(5):290-306.
107. Montalban-Arques A, Wurm P, Trajanoski S, et al. Propionibacterium acnes overabundance and natural killer group 2 member D system activation in corpus-dominant lymphocytic gastritis. J Pathol. 2016;240(4):425-36.
108. Colletti RB, Trainer TD. Collagenous gastritis. Gastroenterology. 1989;97(6):1552-5.
109. Kamimura K, Kobayashi M, Sato Y, et al. Collagenous gastritis: Review. World J Gastrointest Endosc. 2015;7(3):265.
110. Maeng L, Lee A, Choi K, et al. Granulomatous Gastritis. Am J Surg Pathol. 2004;28(7):941-5.
111. Guner G, Kurtulan O, Kav T, et al. Cyanoacrylate Associated Foreign Body Granulomatous Gastritis: A Report of Three Cases. Case Rep Pathol. 2017;2017:1-5.
112. Ectors NL, Dixon MF, Geboes KJ, et al. Granulomatous gastritis: a morphological and diagnostic approach. Histopathology. 1993;23(1):55-61.
113. Shapiro JL, Goldblum JR, Petras RE. A Clinicopathologic Study of 42 Patients with Granulomatous Gastritis. Am J Surg Pathol. 1996;20(4):462-70.
114. Yamane T, Uchiyama K, Ishii T, et al. Isolated Granulomatous Gastritis Showing Discoloration Of Lesions After Helicobacter Pylori Eradication. Digestive Endoscopy. 2010;22(2):140-3.
115. Imbe K, Irisawa A, Shibukawa G, et al. Idiopathic granulomatous gastritis diagnosed with endoscopic ultrasound-guided fine-needle aspiration: report of a case. Endosc Int Open. 2014;02(04):E259-61.
116. Niitsu H, Tanabe K, Tokumoto N, et al. Idiopathic Granulomatous Gastritis Resembling a Gastrointestinal Stromal Tumor. Case Rep Gastroenterol. 2012;6(2):502-9.
117. Foroughi S, Foster B, Kim N, et al. Anti-IgE treatment of eosinophil-associated gastrointestinal disorders. Journal of Allergy and Clinical Immunology. 2007;120(3):594-601.
118. Talley NJ, Shorter RG, Phillips SF, Zinsmeister AR. Eosinophilic gastroenteritis: a clinicopathological study of patients with disease of the mucosa, muscle layer, and subserosal tissues. Gut. 1990;31(1):54-8.
119. Lam AY, Gonsalves N. Tickle me pink: update in eosinophilic gastrointestinal disorders. Curr Opin Gastroenterol. 2023;39(1):36-42.
120. Masterson JC, Furuta GT, Lee JJ. Update on clinical and immunological features of eosinophilic gastrointestinal diseases. Curr Opin Gastroenterol. 2011;27(6):515-22.
121. Dellon ES, Peterson KA, Murray JA, et al. Anti–Siglec-8 Antibody for Eosinophilic Gastritis and Duodenitis. New England Journal of Medicine. 2020;383(17):1624-34.
122. Collins MH. Histopathology Associated with Eosinophilic Gastrointestinal Diseases. Immunol Allergy Clin North Am. 2009;29(1):109-17.
123. Fleischer DM, Atkins D. Evaluation of the Patient with Suspected Eosinophilic Gastrointestinal Disease. Immunol Allergy Clin North Am. 2009;29(1):53-63.
124. Bischoff SC, Ulmer FA. Eosinophils and allergic diseases of the gastrointestinal tract. Best Pract Res Clin Gastroenterol. 2008;22(3):455-79.
125. Khan S, Orenstein SR. Eosinophilic Gastroenteritis. Pediatric Drugs. 2002;4(9):563-70.
126. Hurrell JM, Genta RM, Melton SD. Histopathologic Diagnosis of Eosinophilic Conditions in the Gastrointestinal Tract. Adv Anat Pathol. 2011;18(5):335-48.
127. Klein NC, Hargrove RL, Sleisenger MH, Jeffries GH. Eosinophilic Gastroenteritis. Medicine. 1970;49(4):299-320.
128. Lee M, Hodges WG, Huggins TL, Lee EL. Eosinophilic Gastroenteritis. South Med J. 1996;89(2):189-94.
129. Dellon ES, Rothenberg ME, Collins MH, et al. Dupilumab in Adults and Adolescents with Eosinophilic Esophagitis. New England Journal of Medicine. 2022;387(25):2317-30.
130. Komorowski RA, Caya JG, Geenen JE. The morphologic spectrum of large gastric folds: utility of the snare biopsy. Gastrointest Endosc. 1986;32(3):190-2.
131. Tran T, Hung P, Laucirica R, Hilal RE, Goodgame RW. The Clinical Significance of Thickened Gastric Folds Found on Upper Gastrointestinal Series. J Clin Gastroenterol. 2002;35(2):138-43.
132. Lambrecht NWG. Ménétrier's Disease of the Stomach: A Clinical Challenge. Curr Gastroenterol Rep. 2011;13(6):513-7.
133. Pryczynicz A, Bandurski R, Guzińska-Ustymowicz K, et al. Ménétrier's disease, a premalignant condition, with coexisting advanced gastric cancer: A case report and review of the literature. Oncol Lett. 2014;8(1):441-5.

134. Blackstone MM, Mittal MK. The Edematous Toddler. Pediatr Emerg Care. 2008;24(10):682-4.
135. Coffey RJ, Washington MK, Corless CL, Heinrich MC. Ménétrier disease and gastrointestinal stromal tumors: hyperproliferative disorders of the stomach. Journal of Clinical Investigation. 2007;117(1):70-80.
136. Rich A, Toro TZ, Tanksley J, et al. Distinguishing Ménétrier's disease from its mimics. Gut. 2010;59(12):1617-24.
137. Meuwissen SG, Ridwan BU, Hasper HJ, Innemee G. Hypertrophic protein-losing gastropathy. A retrospective analysis of 40 cases in The Netherlands. The Dutch Ménétrier Study Group. Scand J Gastroenterol Suppl. 1992;194:1-7.
138. Crampton JR, Hunter JO, Neale G, Wight DG. Chronic lymphocytic gastritis and protein losing gastropathy. Gut. 1989;30(Spec No):71-4.
139. Elinav E, Korem M, Ofran Y, et al. Hyperplastic gastropathy as a presenting manifestation of systemic lúpus erythematosus. Lúpus. 2004;13(1):60-3.
140. Nguyen VX, Nguyen CC, Leighton JA, et al. The Association of Ménétrier Disease with Ulcerative Colitis: A Case Report with Implications on the Pathogenesis of Ménétrier Disease. Case Rep Gastroenterol. 2010;4(1):66-70.
141. Soares J, Bastos P, Gonçalves R. Ménétrier disease with antrum polyposis and gastritis cystica profunda. Endoscopy. 2012;44(S 02):E56-7.
142. Mendis RE, Gerdes H, Lightdale CJ, Botet JF. Large gastric folds: A diagnostic approach using endoscopic ultrasonography. Gastrointest Endosc. 1994;40(4):437-41.
143. Fiske WH, Tanksley J, Nam KT, et al. Efficacy of Cetuximab in the Treatment of Ménétrier's Disease. Sci Transl Med. 2009;1(8).
144. Heurgué-Berlot A, Féron T, Jazeron JF, et al. Ménétrier's disease: Long-term remission with lanreotide. Clin Res Hepatol Gastroenterol. 2016;40(1):e5-9.
145. Hirsch BS, Cardoso SR, Baba ER, et al. Chronic Ménétrier disease leading to gastric cancer in youth. Clin Endosc. 2023;56(1):125-8.
146. Rossi RE, Elvevi A, Citterio D, et al. Gastrinoma and Zollinger Ellison syndrome: A roadmap for the management between new and old therapies. World J Gastroenterol. 2021;27(35):5890-907.
147. Norton JA, Fraker DL, Alexander HR, et al. Surgery Increases Survival in Patients With Gastrinoma. Ann Surg. 2006;244(3):410-9.
148. Wilcox CM, Seay T, Arcury JT, et al. Zollinger–Ellison syndrome: Presentation, response to therapy, and outcome. Digestive and Liver Disease. 2011;43(6):439-43.
149. Kurland J, DuBois S, Behling C, Savides T. Severe upper-GI bleed caused by gastritis cystica profunda. Gastrointest Endosc. 2006;63(4):716-7.
150. Machicado J, Shroff J, Quesada A, et al. Gastritis cystica profunda: Endoscopic ultrasound findings and review of the literature. Endosc Ultrasound. 2014;3(2):131.
151. Yakami Y, Yagyu T, Bando T. Phlegmonous gastritis: a case series. J Med Case Rep. 2021;15(1):445.
152. Mylona EE, Baraboutis IG, Papastamopoulos V, et al. Gastric Syphilis: A Systematic Review of Published Cases of the Last 50 Years. Sex Transm Dis. 2010;37(3):177-83.
153. Frazão MSV, Vilaça TG, Carneiro FOAA, et al. Endoscopic Aspects of Gastric Syphilis. Case Rep Med. 2012;2012:1-4.
154. Himoto T, Goda F, Okuyama H, et al. Cytomegalovirus-associated Acute Gastric Mucosal Lesion in an Immunocompetent Host. Internal Medicine. 2009;48(17):1521-4.
155. McGowan CE, Carlsten J, Bhattacharya B. Cytomegalovirus gastritis. Gastrointest Endosc. 2008;68(2):370-1.
156. Nagalli S, Kikkeri NS. Mucormycosis in COVID-19: A systematic review of literature. Infez Med. 2021;29(4):504-12.
157. Monte Junior ES do, Santos MEL dos, Ribeiro IB, et al. Rare and Fatal Gastrointestinal Mucormycosis (Zygomycosis) in a COVID-19 Patient: A Case Report. Clin Endosc. 2020;53(6):746-9.
158. Yaldiz M, Hakverdi S, Aslan A, et al. Gastric infection by Strongyloides stercoralis: a case report. Turk J Gastroenterol. 2009;20(1):48-51.
159. Rios JT, Franco MC, Martins B C, et al. Strongyloides stercoralis hyperinfection: an unusual cause of gastrointestinal bleeding. Rev Assoc Med Bras. 2015;61(4):311-2.
160. Kim J, Joo HS, Kim DH, et al. A case of gastric strongyloidiasis in a Korean patient. Korean J Parasitol. 2003;41(1):63.
161. Prado S de PT, Capuano DM. Relato de nematoides da família Anisakidae em bacalhau comercializado em Ribeirão Preto, SP. Rev Soc Bras Med Trop. 2006;39(6):580-1.
162. Zullo A, Hassan C, Scaccianoce G, et al. Gastric anisakiasis: do not forget the clinical history! J Gastrointestin Liver Dis. 2010;19(4):359.
163. Santos DS, Alves DR. Ocorrência de Anisakis simplex (nematoda: anisakidae) em bacalhau comercializado em Volta Redonda, Rio de Janeiro, Brasil. Cadernos UniFOA. 2016;131-40.
164. Kakizoe S, Kakizoe H, Kakizoe K, et al. Endoscopic findings and clinical manifestation of gastric anisakiasis. Am J Gastroenterol. 1995;90(5):761-3.
165. Bhat M, Cleland P. Gastric Anisakiasis. Clinical Gastroenterology and Hepatology. 2010;8(8):A20.
166. Garg H, Gupta S, Anand AC, Broor SL. Portal hypertensive gastropathy and gastric antral vascular ectasia. Indian Journal of Gastroenterology. 2015;34(5):351-8.
167. Gjeorgjievski M. Portal hypertensive gastropathy: A systematic review of the pathophysiology, clinical presentation, natural history and therapy. World J Hepatol. 2016;8(4):231.
168. Casas M, Calvet X, Vergara M, E et al. Lesiones vasculares gástricas en la cirrosis: gastropatía y ectasia vascular antral. Gastroenterol Hepatol. 2015;38(2):97-107.
169. Hirsch BS, Ribeiro IB, Funari MP, et al. Endoscopic Band Ligation Versus Argon Plasma Coagulation in the Treatment of Gastric Antral Vascular Ectasia: A Systematic Review and Meta-Analysis of Randomized Controlled Trials. Clin Endosc. 2021;54(5):669-77.
170. Laine L, Takeuchi K, Tarnawski A. Gastric Mucosal Defense and Cytoprotection: Bench to Bedside. Gastroenterology. 2008;135(1):41-60.
171. Coelho LGV, Marinho JR, Genta R, et al. IVth Brazilian Consensus Conference on Helicobacter Pylori Infection. Arq Gastroenterol. 2018;55(2):97-121.
172. Correa P, Haenszel W, Cuello C, et al. Gastric precancerous process in a high risk population: co-hort follow-up. Cancer Res. 1990;50:4737-4740
173. Correa P, Piazuelo MB. The gastric precancerous cascade. J Dig Dis. 2012;13(1):2-9.
174. Venerito M, Malfertheiner P. Preneoplastic conditions in the stomach: always a point of no return? Dig Dis. 2015;33(1):5-10.

32 Pólipos Gástricos

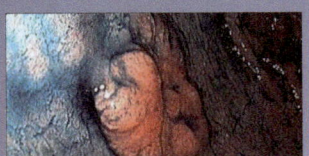

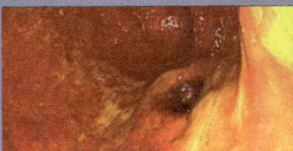

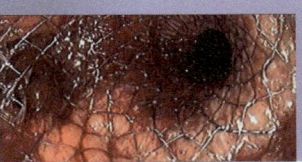

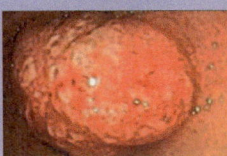

Arthur Ivan Nobre Oliveira ▪ Cláudio Lyoiti Hashimoto

INTRODUÇÃO

Os pólipos são crescimentos anômalos da parede gástrica que se projetam para a luz do órgão, de forma isolada ou múltipla. São achados frequentes nas endoscopias digestivas altas, sendo descritos em 1% a 6% dos exames eletivos e a prevalência varia de acordo com idade, sexo, história clínica e etnia dos pacientes, além das técnicas endoscópicas e critérios diagnósticos utilizados.[1,2] A maior frequência é vista na faixa etária dos 40 a 60 anos de idade e podem ocorrer de forma esporádica ou associados a síndromes hereditárias polipoides (minoria dos casos).

Geralmente são achados incidentais, assintomáticos, de bom prognóstico e sem significado clínico. Com menor frequência, os pólipos grandes podem ulcerar, causando dor abdominal e sangramento, ou ainda prolapsar em direção ao piloro, ocasionando sintomas obstrutivos.

Quanto à origem são classificados em três tipos principais:

1. *Lesões epiteliais*: originam-se da camada mucosa e podem ser benignas ou malignas.
2. *Lesões subepiteliais*: originam-se da camada submucosa, muscular da mucosa ou muscular própria e, também podem ter comportamento benigno ou maligno.
3. *Lesões extrínsecas*: ocorrem externas à parede do estômago, na camada extramural ou extraparietal, sendo notadas pelo abaulamento na parede gástrica. As causas mais comuns são neoplasias e lesões inflamatórias de cólon transverso, lobo esquerdo do fígado, vasos sanguíneos, baço e vesícula biliar.

O prognóstico e o manejo do pólipo gástrico dependem do tipo histológico e das características morfológicas.

CLASSIFICAÇÕES ENDOSCÓPICAS

A avaliação das características morfológicas do pólipo é importante para estimar diagnóstico e prognóstico, além de orientar a conduta. Deve ser analisado: localização, tamanho, formato, coloração, aspecto da superfície mucosa, presença de pulsação, consistência e aspecto ao toque da pinça (sinal da "prega em ponte", "sinal do travesseiro" e "sinal da tenda") (Quadro 32-1).[3,4] As duas classificações endoscópicas mais utilizadas para pólipos gástricos são: Yamada e Paris.

A classificação de Yamada tem sido utilizada para avaliar o potencial de malignidade do pólipo com base em sua forma e tamanho (Quadro 32-2).[4] Pólipos dos tipos II e III com mais de 20 mm estão

Quadro 32-1. Avaliação Endoscópica de Lesão Polipoide Gástrica

Lesão polipoide gástrica	Epitelial (mucosa)	Subepitelial	Extrínseca
Visão lateral	Séssil, subpediculada, pediculada	Séssil e subpediculada	Elevação suave ou séssil
Mucosa	Alterada	Semelhante à adjacente	Semelhante à adjacente
Bordas ou margens	Nítidas	Pouco nítidas	Apagadas
Erosões, úlceras, depressões	Frequentes	Possíveis	Raras
Sinal da prega em ponte	Não	Sim	Possível
Sinal da tenda	Não	Sim	Sim
Alteração de tamanho e forma com manobras palpatórias e mudança de decúbito	Não	Não	Sim

Quadro 32.2. Classificação de Yamada das Lesões Polipoides Gástricas em Relação a Tamanho e Risco de Malignidade

Yamada	Descrição	Morfologia	Tamanho	
			Menor 20 mm	Maior 20 mm
I	Elevação suave		Benigno	Benigno
II	Séssil		< 50% maligno	Frequentemente maligno
III	Subpediculado		< 50% maligno	Frequentemente maligno
IV	Pediculado		Benigno	< 50% maligno

Quadro 32-3. Classificação de Paris para Neoplasias Superficiais do Trato Gastrointestinal (Tipo 0)

0-Is	Polipoide séssil	
0-Ip	Polipoide pediculado	
0-IIa	Superficial elevada	
0-IIb	Plana (alteração de cor)	
0-IIc	Superficial deprimida	
0-III	Lesões ulceradas	

Quadro 32-4. Classificação Histológica dos Tumores Gástricos (Organização Mundial da Saúde, 5ª edição, 2019)[34]

1. Tumores epiteliais	
1.1 Pré-malignos	▪ Adenoma ▪ Neoplasia intraepitelial de baixo grau ▪ Neoplasia intraepitelial de alto grau
1.2 Carcinoma	▪ Adenocarcinoma ▪ Adenocarcinoma papilífero ▪ Adenocarcinoma tubular ▪ Adenocarcinoma mucinoso ▪ Carcinoma com pouca coesão (inclui anel de sinete e variantes) ▪ Adenocarcinoma misto ▪ Carcinoma adenoescamoso ▪ Carcinoma com estroma linfoide (carcinoma medular) ▪ Carcinoma de células escamosas ▪ Carcinoma indiferenciado
1.3 Neoplasias neuroendócrinas	▪ Tumor neuroendócrino (NET) • NET G1 (carcinoide) • NET G2 • NET G3 ▪ Carcinoma neuroendócrino (NEC) • NEC grandes células (LCNEC) • NEC pequenas células ▪ Neoplasia mista neuroendócrina e não – neuroendócrina (MiNEN) ▪ Célula EC, NET produtor de serotonina ▪ NET produtor de gastrina (gastrinoma)

2. Tumores mesenquimais (não epiteliais)

- Tumor glômico
- Tumor de células granulares
- Leiomioma
- Neurofibromixoma plexiforme
- Schwannoma
- Tumor miofibroblástico inflamatório
- Tumor estromal gastrointestinal
- Sarcoma de Kaposi
- Leiomiossarcoma
- Sarcoma sinovial

3. Linfomas malignos

4. Tumors secundários (metastáticos)

associados a um risco maior de malignidade; enquanto os tipos I, independentemente do tamanho, e o tipo IV, com tamanho de até 19 mm, apresentam baixo risco.

A classificação de Paris foi originalmente concebida para lesões neoplásicas, entretanto, atualmente é amplamente aplicada na descrição de lesões polipoides com histologia indefinida (Quadro 32-3).[5] O tipo 0 é usado para se referir às lesões superficiais que estão restritas à camada mucosa/submucosa e pode ser subdividido em séssil (0-Is), pediculado (0-Ip), superficial elevada (0-IIa), plana (0-IIb), superficial deprimida (0-IIc) e ulcerada (0-III). Para diferenciar a lesão polipoide (tipo 0-I) da lesão superficial elevada (0-IIa), utiliza-se o tamanho de uma pinça de biópsia fechada (2,5 mm).

CLASSIFICAÇÃO HISTOLÓGICA

Estima-se que 90% dos pólipos diagnosticados na endoscopia sejam lesões benignas não neoplásicas, que se originam da camada epitelial, como os pólipos de glândulas fúndicas (PGFs) e os hiperplásicos inflamatórios. Entre os neoplásicos epiteliais de comportamento benigno, destacam-se os adenomas (de baixo ou alto grau). As neoplasias malignas epiteliais, por sua vez, incluem o adenocarcinoma e os tumores carcinoides (Quadro 32-4).[6,7]

Os pólipos inflamatórios fibroides, originários da camada submucosa, são considerados neoplasias benignas. Além desses, deve-se mencionar os de origem mesenquimal, como o tumor estromal gastrointestinal (GIST), o leiomioma, o tumor de células granulares e o pâncreas ectópico.

Neste capítulo, serão abordadas as características clínicas, histológicas e endoscópicas, bem como a história natural e o prognóstico dos principais tipos de pólipos gástricos.

PÓLIPOS DE GLÂNDULAS FÚNDICAS (PGFs)

São os pólipos gástricos mais comuns nas populações ocidentais, correspondendo a cerca de 70% dos casos.[1] Podem ser classificados como esporádicos ou hereditários.

A forma esporádica ocorre de forma espontânea, sem fatores de risco aparentes, mas, existe associação com o uso prolongado de inibidores de bomba de prótons, com uma incidência de até 7% dos pacientes em uso contínuo por mais de 1 ano.[8] A inibição da secreção ácida via bloqueio das bombas de prótons das células parietais pode levar ao aumento da síntese de gastrina, a qual pode induzir a proliferação celular das glândulas fúndicas, favorecendo o desenvolvimento de pólipos. Alguns estudos sugerem redução dos pólipos de glândulas fúndicas após a suspensão do IBP, corroborando com essa associação. A infecção pelo *Helicobacter pylori*, por sua vez, parece exercer um efeito protetor contra o surgimento dos PGFs esporádicos.

O uso prolongado dos bloqueadores de ácido competitivos de potássio (P-CABs) parece também estar relacionado com o aumento do número e o tamanho dos PGFs via mecanismos semelhantes aos IBPs convencionais. Essa associação está descrita apenas em relatos de casos, sendo necessários mais estudos para confirmá-la.[9]

A forma hereditária, por sua vez, está associada à presença da polipose adenomatosa familiar (PAF), mais bem descrita em tópico próprio.

História Natural e Prognóstico

Os PGFs na forma esporádica mantêm-se estáveis ao longo dos anos, com baixo risco de complicações clínicas e de evolução para malignidade. Por outro lado, nos pacientes portadores da PAF e PAF atenuada (forma hereditária), existe risco de desenvolver adenocarcinoma gástrico, embora a incidência seja baixa (< 1%).

Histologia

Os PGFs originam-se da mucosa fúndica, a partir da hiperplasia focal de glândulas oxínticas, que apresentam graus variados de dilatação cística e uma distorção arquitetural característica (Fig. 32-1). Caracterizados histologicamente por apresentarem criptas tubulares ramificadas e císticas, com epitélio foveolar, células caliciformes e células endócrinas esparsas. Esses pólipos não apresentam atipias celulares significativas e muito raramente displasia.

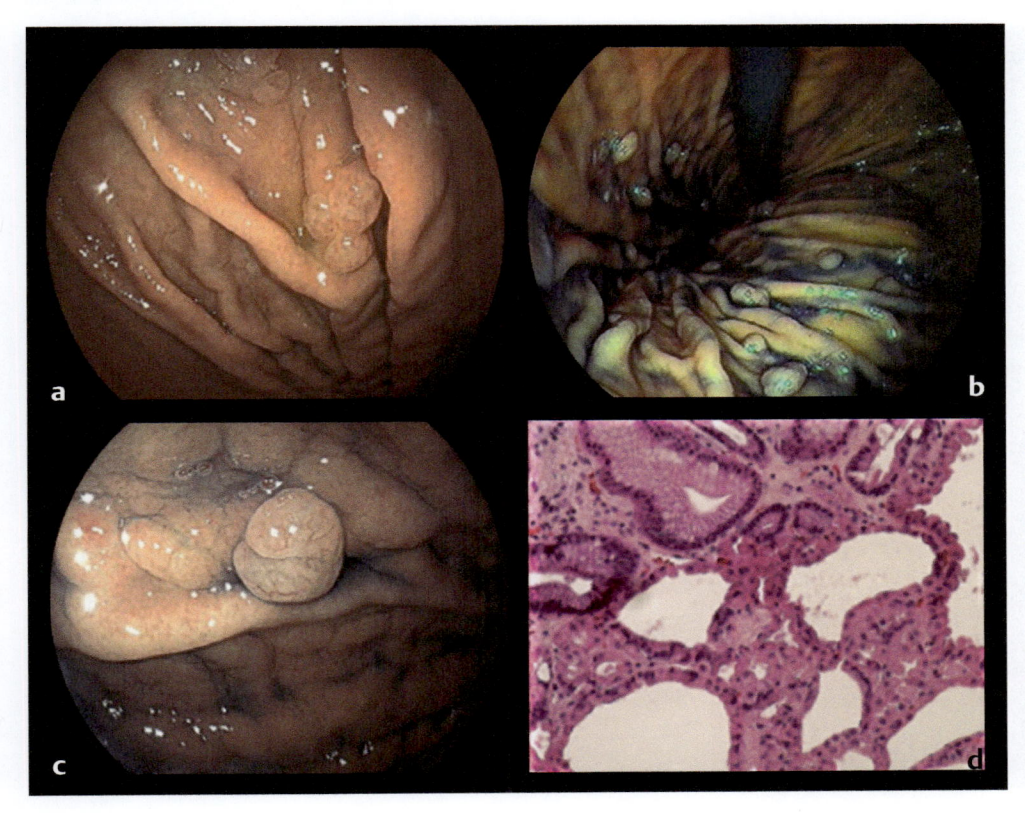

Fig. 32-1. (a) Múltiplos pólipos sésseis, arredondados, de coloração róseo-pálida à luz branca convencional, medindo entre 3 e 6 mm de diâmetro, compatíveis com pólipos de glândulas fúndicas (PGF) em corpo gástrico. (b) PGFs após cromoscopia convencional com índigo-carmim. (c) Pólipo hiperplásico de glândulas fúndicas com cromoscopia e pequena magnificação de imagem (H. Santa Cruz, SP, aparelho Fujinon EG-590ZW). (d) Histologia: mucosa fúndica com hiperplasia focal de glândulas e dilatação foveolar e glandular. As glândulas apresentam distorção arquitetural com ramificação, tortuosidade e formação de microcistos.

A forma esporádica dos pólipos de glândulas fúndicas podem ter mutações relacionadas com o gene beta-catenina e tem potencial de malignidade. Por outro lado, a forma hereditária está associada à inativação do gene APC, com aumento do risco para displasia e adenocarcinoma gástrico em pacientes com PSF e sua variante atenuada (PAF).[10]

Características Endoscópicas

Os pólipos de glândulas fúndicas geralmente têm formato arredondado ou ovalado, com superfície lisa e brilhante, bordas bem definidas e base séssil (maioria dos casos) ou subpediculada, com coloração róseo-pálida, mas, podem ter tonalidade amarelada ou avermelhada. A maioria dos PGFs mede menos de 1 cm de diâmetro (a maioria tem entre 2 e 5 mm) e, raramente, atingem 2 cm ou mais. Localizam-se em regiões de mucosa fúndica, principalmente em fundo e corpo gástrico (Fig. 32-1). À cromoscopia eletrônica, apresentam padrão em "favo de mel", associado à densa vascularização em sua superfície.[11]

Conduta

Recomenda-se a ressecção endoscópica das lesões sintomáticas ou maiores que 10 mm, bem como aquelas com superfície ulcerada e as localizadas no antro para se descartar outros tipos histológicos.[12,13]

Nos pacientes com confirmação histológica de pólipos de glândulas fúndicas esporádicos e sem sinais de atipia, a vigilância endoscópica não é necessária. Para as síndromes hereditárias existem orientações específicas (descritas abaixo).

Nos pacientes que apresentem múltiplos PGFs está recomendada a realização de colonoscopia para avaliação de síndrome de polipose associada. As principais indicações de colonoscopia após a visualização de pólipos gástricos estão descritas no Quadro 32-5.[14]

Quadro 32-5. Indicações de Colonoscopia em Pacientes com Pólipos Gástricos

- Mais de 20 pólipos em qualquer idade
- Múltiplos pólipos em menores de 40 anos
- História familiar de PAF
- Pólipos de localização predominantemente antral
- Presença de adenoma de duodeno

Em situações em que o uso de inibidores de bomba de prótons (IBPs) esteja associado à presença de pólipos hiperplásicos deve-se evitar o uso indiscriminado e manter a menor dose possível. Uma vez afastada a existência de uma síndrome genética deve-se considerar a interrupção do IBP nos pacientes com pólipos maiores que 10 mm ou em número superior a 20 pólipos.[15]

PÓLIPOS HIPERPLÁSICOS

Os pólipos hiperplásicos, também conhecidos como pólipos regenerativos ou inflamatórios, são o segundo tipo mais frequente de pólipo gástrico na população ocidental. A fisiopatologia deve-se à regeneração excessiva do epitélio foveolar, quando afetado cronicamente por um processo inflamatório adjacente.[16] A maioria dos casos é diagnosticada acima de 60 anos de idade, com incidência similar entre os sexos. Os principais fatores associados aos pólipos hiperplásicos estão no Quadro 32-6.

História Natural/Prognóstico

São lesões benignas e com baixo risco de malignização, estimada em 0,6% a 4,5% dos pólipos hiperplásicos e/ou em sua mucosa adjacente. Focos de displasia podem ser observados em 5% a 19% dos casos.[17] O risco varia conforme a presença e a extensão da gastrite atrófica pelo H. pylori, além da localização do pólipo (maior risco para lesões do antro).

Histologia

Os pólipos hiperplásicos gástricos têm origem regenerativa e exibem hiperplasia, alongamento e ramificação do epitélio foveolar associado a infiltrado inflamatório de grau variado na lâmina própria. Ocorre dilatação cística da porção glandular, mas não se

Quadro 32-6. Principais Fatores Predisponentes aos Pólipos Hiperplásicos

- Gastrite crônica pelo H. pylori (presente em 25% dos casos)
- Gastrite crônica autoimune
- Doença ulcerosa péptica
- Gastrectomia parcial com anastomose gastrojejunal
- Pós-terapia hemostática em paciente com angiectasias gástricas
- Transplante de órgãos sólidos, principalmente de coração e fígado
- Tabagismo de longa data

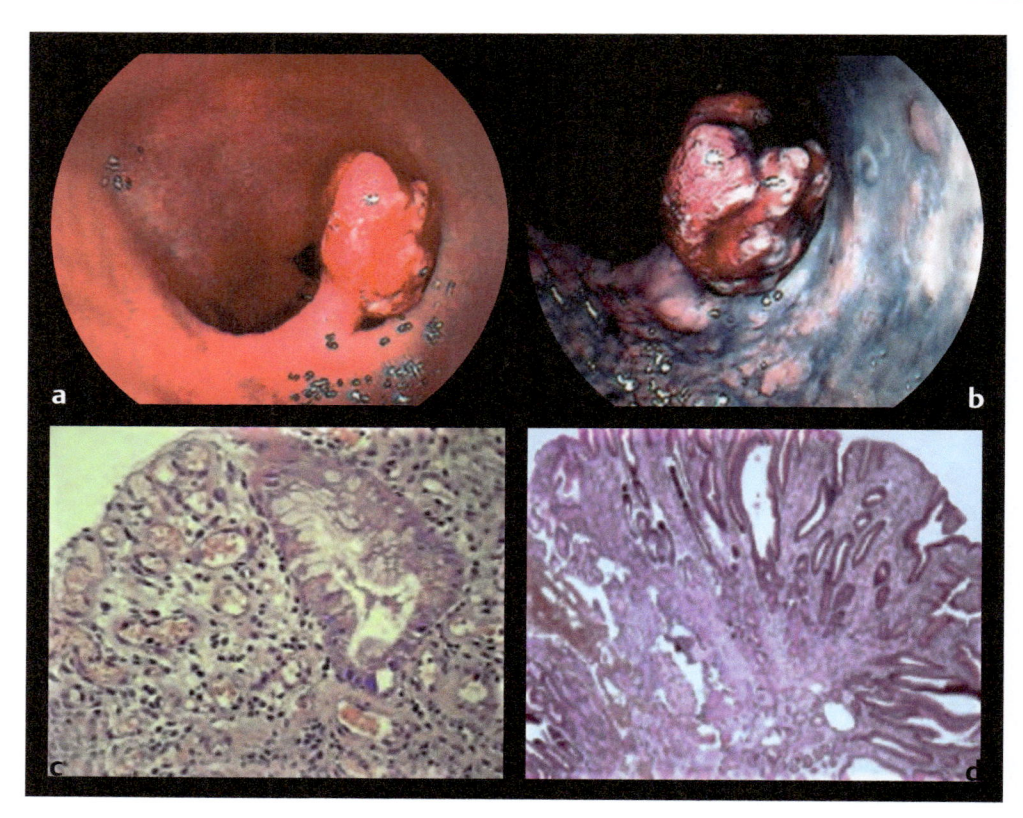

Fig. 32-2. Pólipo hiperplásico. (**a**) Pólipo pediculado, superfície enantemática, friável e recoberta por fibrina, medindo 15 mm em grande curvatura de antro gástrico. (**b**) Mucosa adjacente ao pólipo de aspecto atrófico com metaplasia intestinal, mais bem delimitadas após cromoscopia com índigo-carmim (H. Santa Cruz, SP. Aparelho Fujinon EG-450 HR). (**c, d**) Hiperplasia, alongamento e ramificação do epitélio foveolar associado a infiltrado inflamatório de grau variado na lâmina própria. Ocorre dilatação cística da porção glandular, mas não se observa alteração citoarquitetural, como atipias nucleares e perda da polaridade.

observa alteração citoarquitetural, como atipias nucleares e perda da polaridade (Fig. 32-2). Podem exibir focos de displasia ou carcinoma em seu interior, sendo essencial que os pólipos sejam removidos e analisados para o diagnóstico correto.[16]

A mucosa adjacente aos pólipos costuma exibir algum grau de inflamação crônica associada a células inflamatórias infiltradas no tecido conjuntivo, especialmente, linfócitos e plasmócitos.

Características Endoscópicas

Exibem características endoscópicas variáveis e inespecíficas, podendo apresentar morfologia pediculada ou séssil, coloração variável desde o rosa pálido até o vermelho intenso, superfície lisa ou lobulada, além da presença ocasional de erosões, ulcerações ou muco aderido. Podem ser solitários ou múltiplos. Geralmente medem entre 5 e 10 mm de diâmetro, porém, excepcionalmente, atingem dimensões maiores do que 20 mm. Localizam-se, preferencialmente, no antro (cerca de 60%), seguidos por corpo e fundo (Fig. 32-3). A mucosa adjacente costuma exibir sinais de gastrite crônica, em especial atrofia gástrica e metaplasia intestinal.[18,19]

Conduta

Recomenda-se que todos os pólipos hiperplásicos sejam ressecados, preferencialmente em fragmento único, para análise histológica completa e a identificação de focos de displasia (Fig. 32-4).

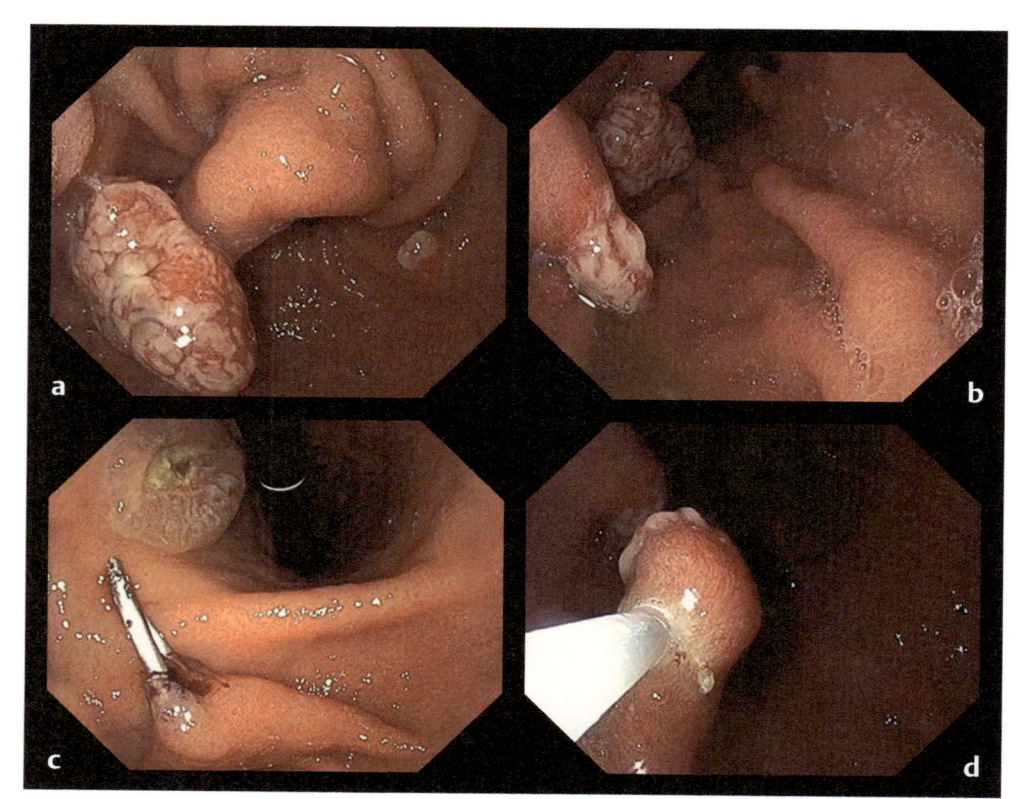

Fig. 32-3. (**a**) Pólipo hiperplásico pediculado de 20 mm em pequena curvatura de antro. (**b**) Pólipos hiperplásicos pediculados de 8 e 12 mm em parede anterior de corpo gástrico médio. (**c**) Polipectomia com alça e corrente diatérmica seguida de aplicação de *clip* de hemostasia. (**d**) Polipectomia com alça diatérmica (H. de Amor de Barretos, SP. Aparelho Olympus, GIF Q170).

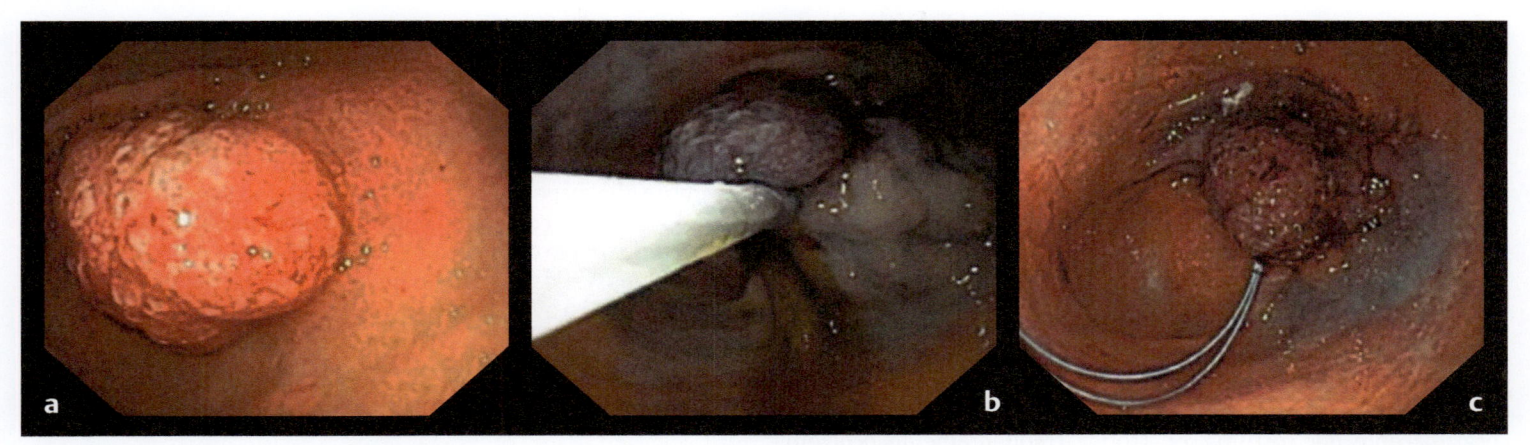

Fig. 32-4. (a) Paciente cirrótico, com hipertensão portal, apresenta pólipo séssil de base larga, superfície enantemática, medindo 3 cm em parede posterior de antro gástrico. Biópsia compatível com pólipo hiperplásico inflamatório. **(b)** Injeção de solução de soro fisiológico com adrenalina e índigo-carmim. **(c)** Opção de aplicação de *Endoloop* para isquemia da lesão.

O estômago deve ser examinado minuciosamente, à luz branca e à cromoscopia, para avaliação de displasia e adenocarcinoma sincrônico.[12,13,20,21] Todos os pacientes, independentemente do tamanho do pólipo, devem ter antro, corpo e incisura angular avaliados para pesquisa de gastrite crônica atrófica e metaplasia intestinal. Quando identificado, o *H. pylori* deverá ser tratado e a erradicação confirmada preferencialmente por exame endoscópico. A erradicação do *H. pylori* pode resultar em regressão dos pólipos hiperplásicos em até 70% dos pacientes.[22]

Não há indicação formal para vigilância endoscópica, mas orienta-se que pacientes com pólipos hiperplásicos maiores que 20 mm sejam seguidos com intervalos semelhantes aos portadores de adenomas. Os pacientes com alterações de atrofia e metaplasia intestinal também são considerados de risco aumentado para neoplasias gástricas, portanto, devem ser encaminhados para vigilância endoscópica. A frequência de repetição da endoscopia alta ainda não está estabelecida na literatura, cabendo avaliar o intervalo caso a caso.

ADENOMAS

Os adenomas, também conhecidos como neoplasias intraepiteliais, correspondem a cerca de 6% a 10% dos pólipos gástricos, sendo mais frequentes na população asiática e incomuns em populações ocidentais.[1,2] Costumam ocorrer no contexto da gastrite atrófica com metaplasia intestinal (ambiental ou autoimune), na polipose adenomatosa familiar (PAF) e na doença de Menetrier. Todos os adenomas devem ser completamente ressecados e a vigilância endoscópica é mandatória pelo risco de adenocarcinoma.[12,13,21]

História Natural/Prognóstico

A cascata clássica de Pelayo Correa descreve a origem dos adenomas e a sua progressão até o câncer gástrico a partir de quatro etapas principais:[23]

1. *Gastrite crônica*: a inflamação crônica da mucosa gástrica causada pelo *Helicobacter pylori* associado a fatores ambientais, leva à atrofia glandular e à metaplasia intestinal, caracterizada pela substituição de células foveolares por células caliciformes.
2. *Adenoma gástrico*: a metaplasia intestinal pode evoluir para a formação de adenomas gástricos, que são lesões precursoras do câncer gástrico. Os adenomas gástricos apresentam displasia, ou seja, alterações celulares que podem evoluir para o câncer.
3. *Carcinoma in situ*: a displasia pode progredir para o carcinoma *in situ*, em que as células cancerosas estão restritas à camada epitelial da mucosa gástrica.
4. *Carcinoma invasivo*: o carcinoma *in situ* pode invadir a lâmina própria da mucosa gástrica e progredir para o câncer gástrico invasivo e avançado que pode disseminar-se para outras partes do corpo.

Os principais fatores prognósticos de um adenoma gástrico são: tamanho, grau de displasia, localização e presença de lesões sincrônicas ou metacrônicas. A maioria é pequena e apresenta baixo grau de displasia, e essas lesões geralmente têm um curso benigno com baixo risco de malignização. Por outro lado, adenomas maiores e com graus mais avançados de displasia têm maior risco de progressão para o câncer gástrico. O risco de um adenoma gástrico menor que 1 cm com baixo grau de displasia se tornar maligno é baixo, da ordem de 1% a 2%. Por outro lado, para um adenoma com displasia grau com diâmetro acima de 20 mm, o risco de malignização pode chegar a 40%.[23,24]

Histologia

Exibem proliferação de túbulos de conformação e calibre regulares, justapostos (padrão *back to back*) e revestidos por epitélio colunar alto, com núcleos em bastão, ou ovalados, cuja pseudoestratificação nuclear é frequente, caracterizando um padrão histológico típico. Pleomorfismo nuclear e mitoses são menos frequentes (Fig. 32-5).[10]

O grau de atipia pode ser graduado, conforme a desorganização citoarquitetural em: leve, moderado e intenso. É comum a presença de metaplasia intestinal na mucosa adjacente às lesões. Os adenomas tubulares estão inseridos no grupo III da classificação histológica japonesa para lesões epiteliais gástricas.[6,7]

Morfologicamente, podem ser classificados em tubular (mais frequente), tubuloviloso e viloso (também chamado de papilar). Podem, ainda, ser subclassificados em neoplasia intraepitelial com displasia de baixo ou de alto grau, de acordo com atividade mitótica, grau de diferenciação celular e distorção arquitetural.[10]

Características Endoscópicas

Os adenomas gástricos apresentam diferentes padrões, podendo ser planos ou elevados, sésseis ou pediculados, com superfície lisa ou irregular, e coloração variável (desde rosa claro até vermelho escuro).

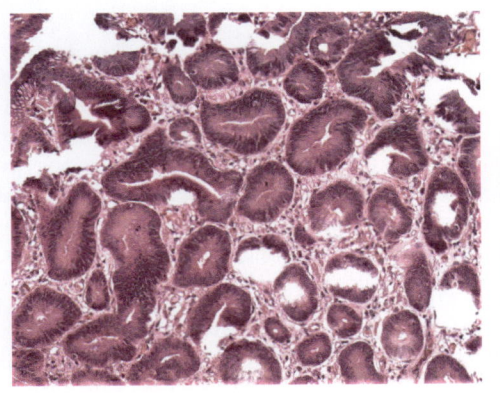

Fig. 32-5. Adenoma: proliferação de túbulos de conformação e calibre regulares, justapostos (padrão *back to back*) e revestidos por epitélio colunar alto, com núcleos em bastão, ou ovalados.

Os adenomas tubulares têm formato plano ou levemente elevado em relação à mucosa adjacente (tipo *platô*), coloração pálida, superfície plana, lisa ou lobulada e, algumas vezes, discreta depressão central (Fig. 32-6). São os mais frequentes na prática, geralmente lesão única e com diâmetro menor que 20 mm em 80% dos casos. Devem ser diferenciados do câncer precoce de estômago tipo 0-IIa (Fig. 32-5). Eles também podem assumir o formato esférico ou oval levemente deprimido, de bordos irregulares e com discreta elevação marginal (diferenciar do câncer gástrico precoce tipo 0-IIc).[25]

O adenoma gástrico papilífero e tubulopapilífero, por outro lado, apresenta formato polipoide com pedículo de base larga. Na maioria dos casos são lesões únicas (60% dos casos), localizadas no antro gástrico e que medem acima de 20 mm. A superfície é enantemática com lobulações, fissuras e aspecto viloso, contrastando com a mucosa adjacente, que costuma ser atrófica. Frequentemente, ocorrem depressões ou pequenas ulcerações na superfície (Fig. 32-7).

As principais alterações macroscópicas que indicam invasão de lâmina própria são: 1. bordas elevadas e irregulares ou de aspecto infiltrativo; 2. superfície externa irregular, com áreas de necrose, hemorragia ou ulceração profunda; 3. fixação aos planos profundos (pouca mobilidade ao toque da pinça), a consistência endurecida; 4. diâmetro aumentado (acima de 20 mm) e; 5. apagamento de pregas mucosas. A presença de uma linha demarcatória evidente entre a mucosa normal e a mucosa alterada está presente nas neoplasias precoces do estômago, diferenciando-as dos adenomas. A utilização da cromoscopia (convencional com índigo carmim 0,4% ou eletrônica por meio de aparelhos de alta resolução) pode realçar tais características e auxiliar na classificação mais adequada.[11,26]

Conduta

Para o planejamento terapêutico dos adenomas gástricos, é importante considerar as características morfológicas, especialmente o tamanho da lesão. Abaixo, destacam-se algumas particularidades relevantes:

- *Adenomas deprimidos*: dado o aspecto preditivo de invasividade, sugere-se a avaliação detalhada da lesão por um endoscopista experiente, com uso de aparelhos de alta definição e utilização, sempre que disponível, de recursos de melhoramento de imagem como a cromoscopia eletrônica ou convencional (preferencialmente do índigo carmim 0,4%). A realização de ecoendoscopia e/ou de biópsias da superfície pode ser considerada caso persista dúvidas após a avaliação endoscópica minuciosa. Descartada invasão da camada submucosa, pode-se proceder ao tratamento endoscópico com mucosectomia ou ESD (dissecção endoscópica da submucosa).
- *Adenomas planos tipo platô com até 10 mm*: recomenda-se considerar o diagnóstico diferencial com lesão péptica, regenerativa ou hiperplásica.
- *Adenomas medindo entre 11 e 20 mm*: recomenda-se ressecar endoscopicamente por mucosectomia ou ESD. A mucosectomia está indicada para lesões elevadas e não ulceradas, ressecáveis em um único bloco (Fig. 32-7).
- Lesões maiores que 21 mm, especialmente as maiores que 30 mm e as ulceradas devem idealmente ser ressecadas por ESD (Fig. 32-8).

Independente da técnica utilizada, recomenda-se nova endoscopia digestiva alta de controle entre 3 e 12 meses após a ressecção e, a seguir, vigilância endoscópica com intervalos de 12 a 24 meses.[27] Existe risco significativo de recorrência após a ressecção endoscópica dos adenomas gástricos (aproximadamente 2,6% dos casos), além da elevada incidência de lesões sincrônicas não diagnosticadas no primeiro exame (cerca de 30%). Na evidência de ressecção incompleta, a endoscopia deve ser repetida precocemente entre 3 e 6 meses após o procedimento inicial.[12]

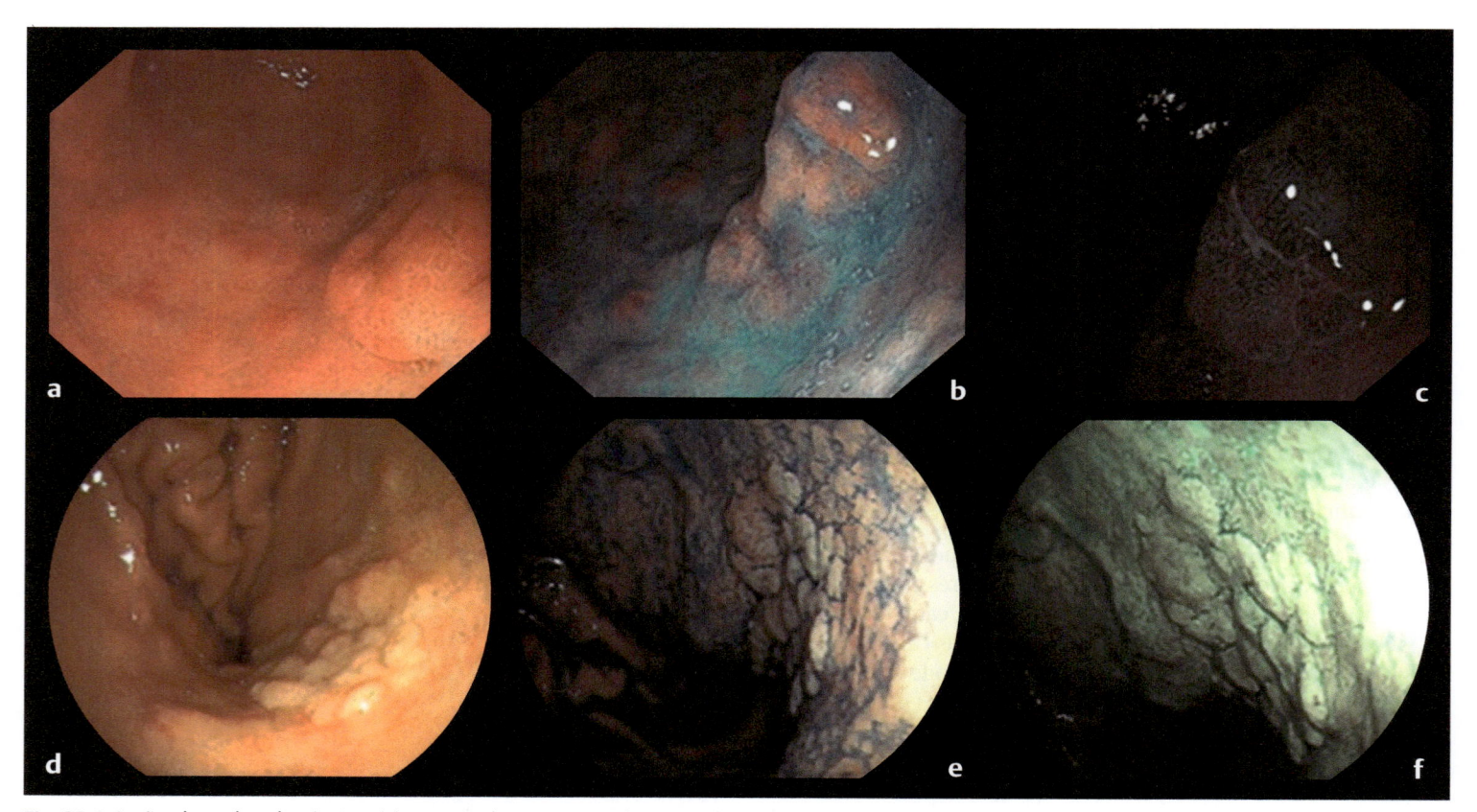

Fig. 32-6. Lesão plana elevada gástrica: (**a**) Discreta depressão apical em parede posterior de corpo gástrico distal, medindo 20 mm de diâmetro à luz branca convencional. (**b**) Cromoscopia convencional com índigo carmim a 0,4% realçando os limites e destacando a superfície regular das criptas. (**c**) Padrão vascular homogêneo pela cromoscopia eletrônica pelo NBI (Olympus) de aspecto homogêneo, compatível com adenoma com displasia de baixo grau (CDG, HC-FMUSP, aparelho Olympus GIF-H180). (**d**) Aspecto granular homogêneo em pequena curvatura de corpo gástrico médio, medindo 25 mm de diâmetro, à luz branca convencional. (**e**) Cromoscopia convencional com índigo-carmim a 0,4% realçando os limites e destacando a superfície granular regular da lesão. (**f**) Cromoscopia eletrônica pelo FICE (Fujinon) destacando a lesão da mucosa adjacente. Não foi aplicada magnificação de imagem no presente exame. (**g**) Biópsia compatível com adenoma com displasia de baixo grau (H. Santa Cruz, SP, aparelho Fujinon EG-590ZW).

Em pacientes de alto risco, como imigrantes de áreas endêmicas de câncer gástrico, história familiar de neoplasias gástricas em parentes de primeiro grau, portadores de atrofia gástrica extensa ou com múltiplos pólipos adenomatosos, deve-se considerar vigilância endoscópica anual. Recomenda-se a coleta de biópsias conforme o protocolo OLGA/OLGIM (*Operative Link on Gastritis/Intestinal Metaplasia Assessment system suggested*), além da pesquisa e erradicação do *H. pylori*.[26]

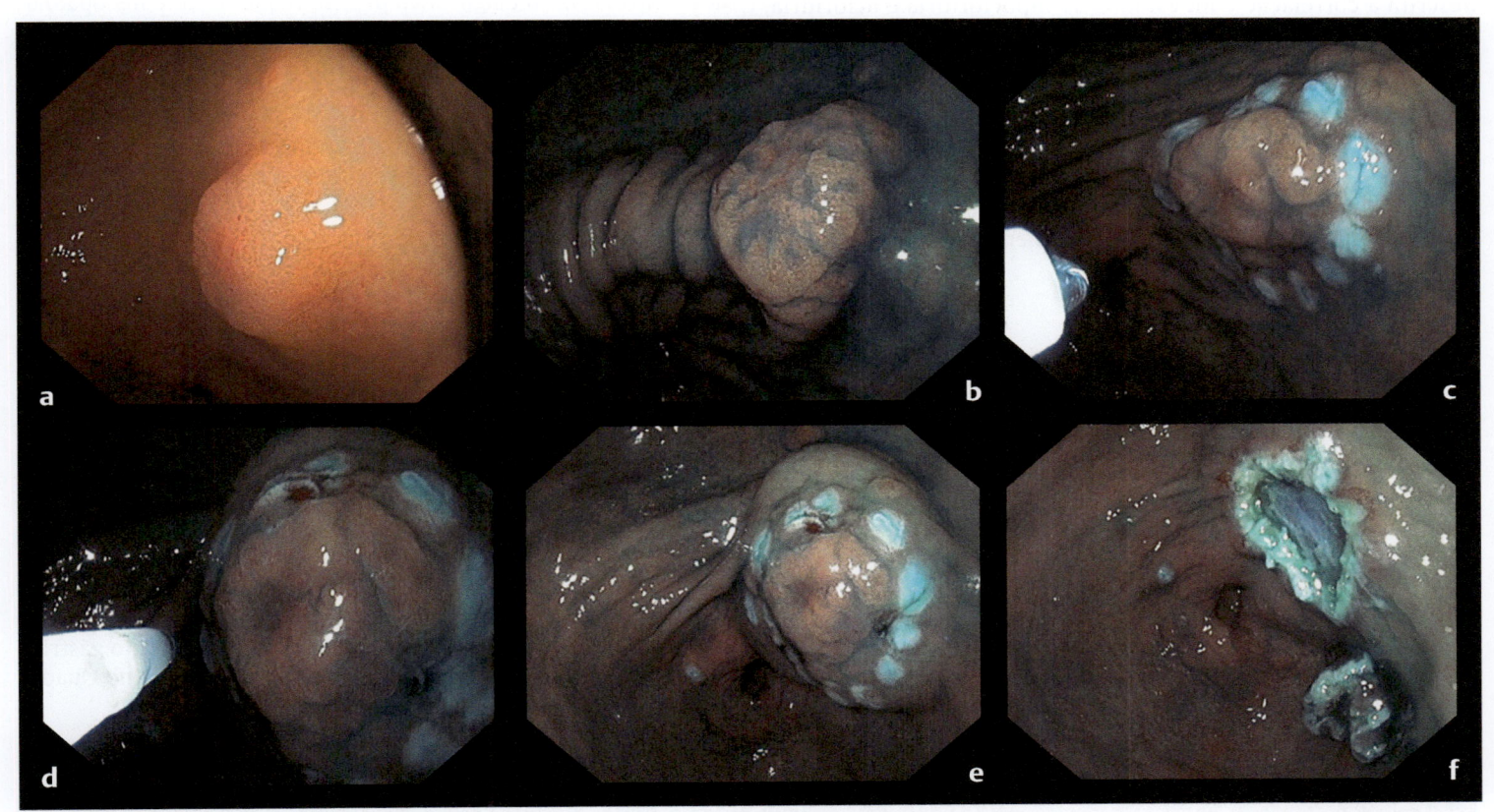

Fig. 32-7. (a, b) Adenoma plano de 10 mm de diâmetro em parede posterior de antro à luz branca e cromoscopia com índigo carmim. (c) Demarcação das margens com eletrocautério. (d, e) Injeção submucosa de solução com soro fisiológico e índigo-carmin. (f) Ressecção por mucosectomia endoscópica (CDG, HCFMUSP, SP, aparelho Olympus GIF H180).

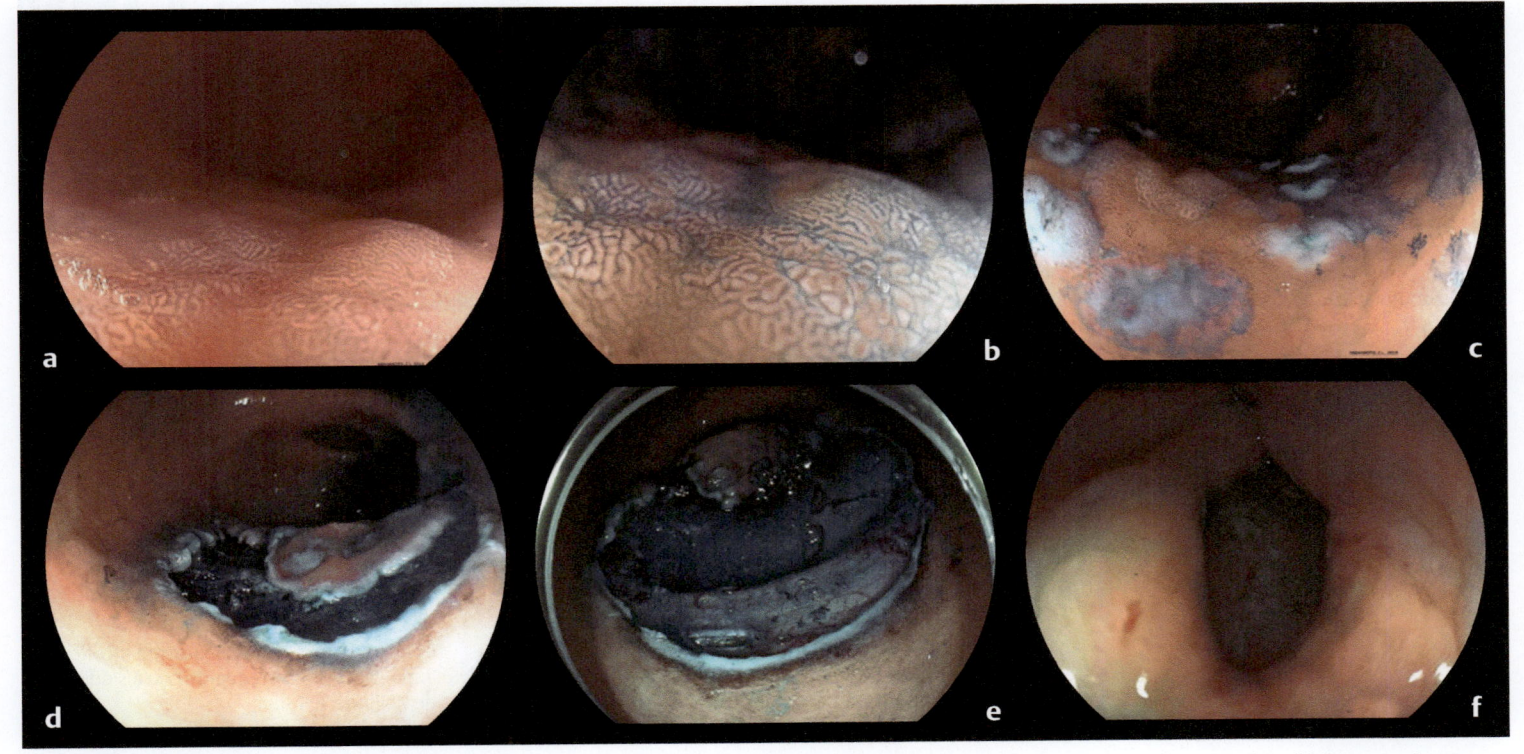

Fig. 32-8. (a, b) Adenoma plano de 20 mm de diâmetro em grande curvatura de antro; (c) Demarcação das margens com eletrocautério. (d-f) Ressecção por dissecção endoscópica submucosa (H. Santa Cruz, SP, aparelho Fujinon EG-590ZW).

PÓLIPOS INFLAMATÓRIOS FIBROIDES

Embora classicamente descritos como pólipos não neoplásicos, alguns estudos com imuno-histoquímica têm considerado os pólipos inflamatórios fibroides como neoplasias benignas. Eles apresentam etiologia desconhecida, provavelmente reacional. Está descrita a correlação com estados de hipocloridria e acloridria, porém, os mecanismos fisiopatológicos envolvidos permanecem desconhecidos.[27]

História Natural/Prognóstico

Não há evidências de que os pólipos gástricos fibroides inflamatórios apresentam risco significativo de malignidade, por isso são considerados pólipos benignos e geralmente não necessitam de acompanhamento endoscópico ou tratamento específico, a menos que causem sintomas.

Histologia

Originam-se na camada submucosa e são constituídos por tecido conjuntivo fibroso denso com estroma caracterizado por infiltrado inflamatório intenso e predominantemente eosinofílico, além de estruturas vasculares. O epitélio que reveste o pólipo pode ser normal ou exibir hiperplasia foveolar reativa. Não há atipias celulares ou evidência de malignidade nesses pólipos. Foram descritas mutações do fator de crescimento derivado de plaquetas que corroboram com a sua natureza neoplásica.[28]

Características Endoscópicas

Apresentam aspecto séssil, de limites bem definidos, com uma coloração branca-amarelada ou rosa-pálido. Na maioria dos casos, eles possuem menos de 1 cm de diâmetro e são únicos, embora também possam ser múltiplos. Quando são maiores, geralmente apresentam uma base larga e pedículos curtos. Podem ter a superfície semelhante à mucosa adjacente, mas o ápice frequentemente apresenta uma erosão ou ulceração (Fig. 32-9). Na endoscopia, eles são frequentemente confundidos com pólipos hiperplásicos ou adenomatosos, e o diagnóstico preciso requer exame histopatológico. A localização mais frequente é a região pré-pilórica (cerca de 80% dos casos).[27]

Conduta

O tratamento endoscópico está indicado apenas para os casos sintomáticos. Geralmente não recorrem após a ressecção e não há necessidade de vigilância.[28]

LESÕES GÁSTRICAS POLIPOIDES

Além dos pólipos gástricos anteriormente descritos, outras lesões de conformação polipoide, de natureza neoplásica ou não, podem ocorrer no estômago e devem ser consideradas no seu diagnóstico diferencial (Fig. 32-10). As mais frequentes e suas principais particularidades foram resumidas no Quadro 32-7.

Acometimento Gástrico nas Síndromes de Polipose

Pólipos gástricos são relativamente frequentes nas síndromes de polipose. Frequentemente assintomáticos, costumam ocorrem de forma simultânea ao acometimento do cólon e/ou intestino delgado (Fig. 32-11).

A descrição detalhada de cada síndrome vai além do âmbito deste capítulo, mas as particularidades do acometimento gástrico nas principais síndromes de polipose estão resumidas no Quadro 32-8.[29-32]

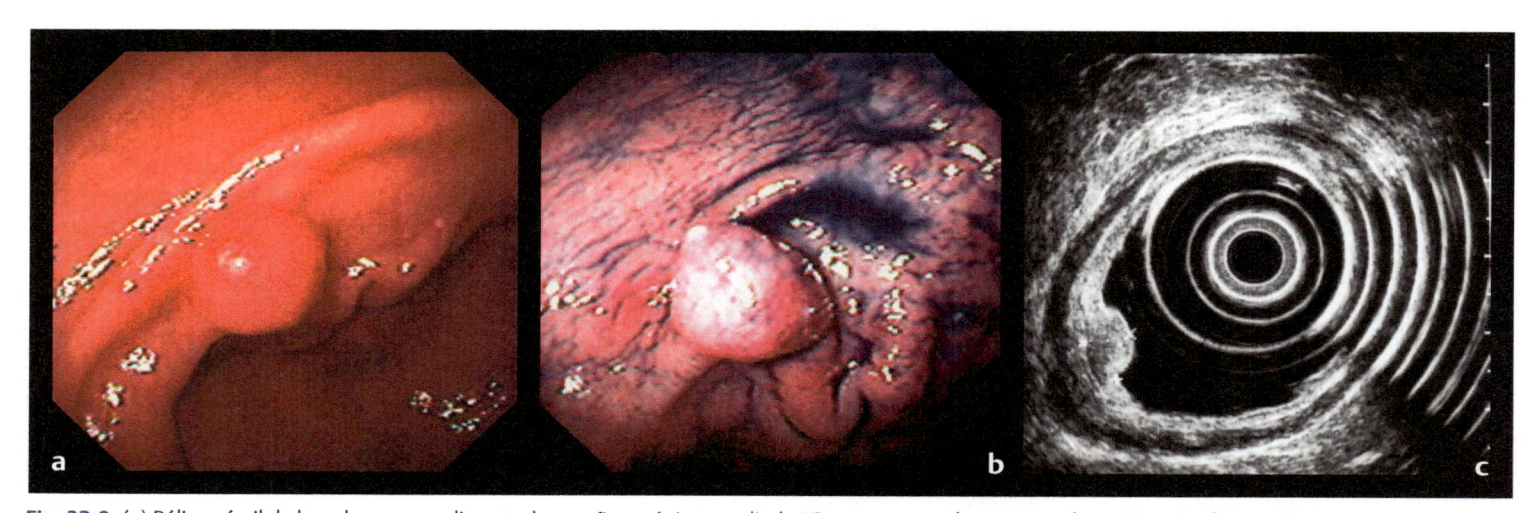

Fig. 32-9. (a) Pólipo séssil de base larga, com discreta depressão no ápice, medindo 12 mm em parede posterior de região pré-pilórica. (b) Cromoscopia com índigo-carmim. (c) Ecoendoscopia mostrando lesão de 1ª camada (epitelial). Biópsia compatível com pólipo inflamatório fibroide (CDG- HCFMUSP, aparelho Olympus GIF-Q150, ecoendoscopio Aloka, alfa 5).

Quadro 32-7. Principais Lesões Polipoides Gástricas

	Prevalência	Tamanho	Características endoscópicas	Particularidades
GIST	Cerca de 1% dos pólipos gástricos	> 20 mm	Lesões bem circunscritas de aspecto subepitelial; a superfície pode estar ulcerada	Tamanho e índice mitótico definem o comportamento da lesão (25% são malignas). Marcador c-kit positivo
Carcinoide	< 0,5%	< 20 mm	Lesões bem delimitadas podem ser pequenas e múltiplas ou isoladas e grandes. A mucosa adjacente com atrofia	Comumente associado à gastrite atrófica autoimune (mais frequente) ou à síndrome de Zollinger-Ellison
Leiomioma	Raro	5 a 20 mm	Aspecto subeptelial, arredondado, coloração amarelada e de consistência elástica	Derivado de fibras musculares lisas, positivo para desmina e c-kit negativo
Tumor de células granulares	Raro	Variável, costuma ter até 70 mm	Acomete estômago proximal, amarelado, com nódulos de aspecto subepitelial	Avaliar ecoendoscopia para afastar malignidade, embora o risco seja baixo
Pâncreas ectópico	Raro	< 20 mm	Submucoso; presença de umbilicação central	Sem potencial de malignidade

Capítulo 32 ■ Pólipos Gástricos

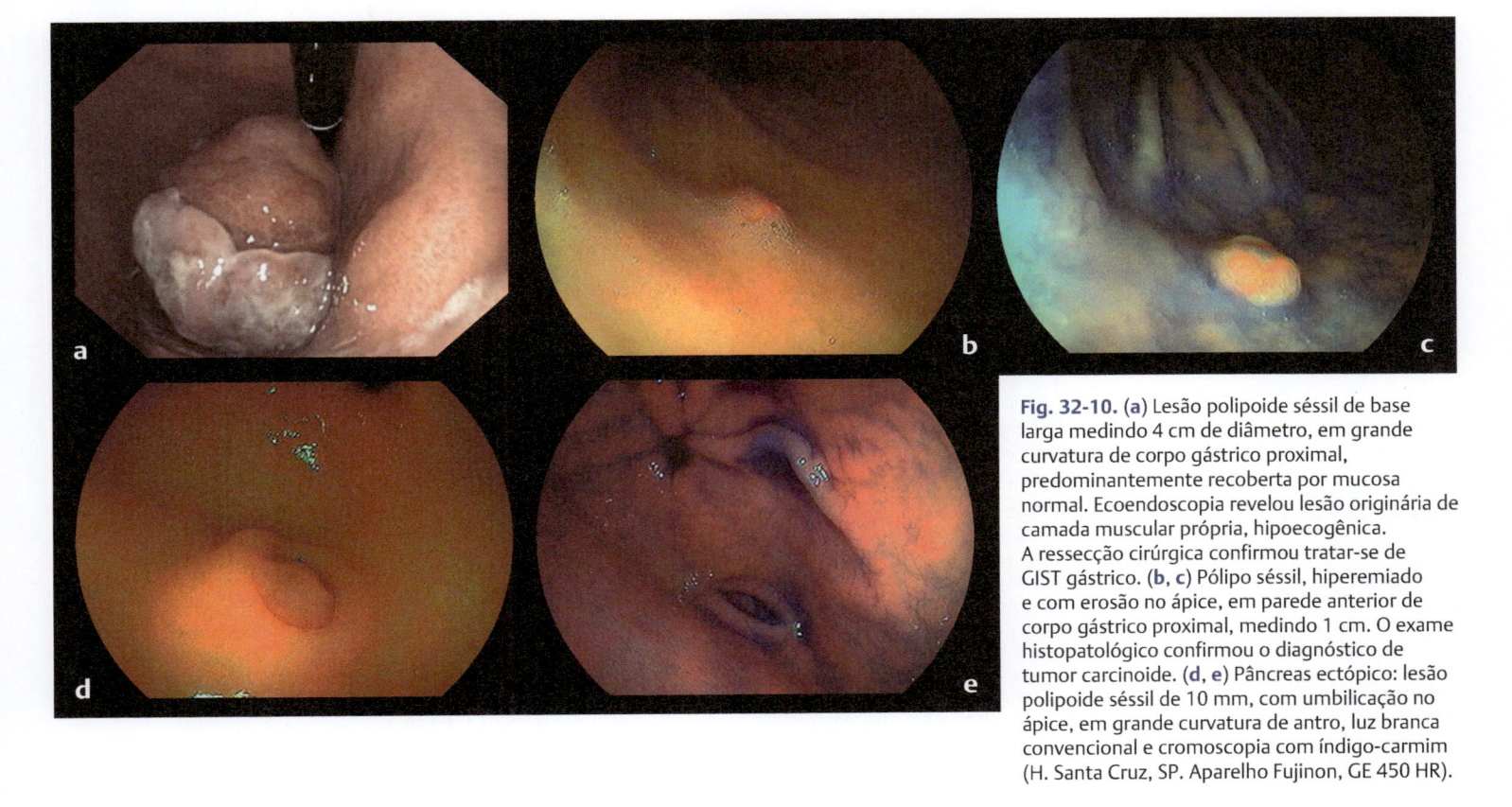

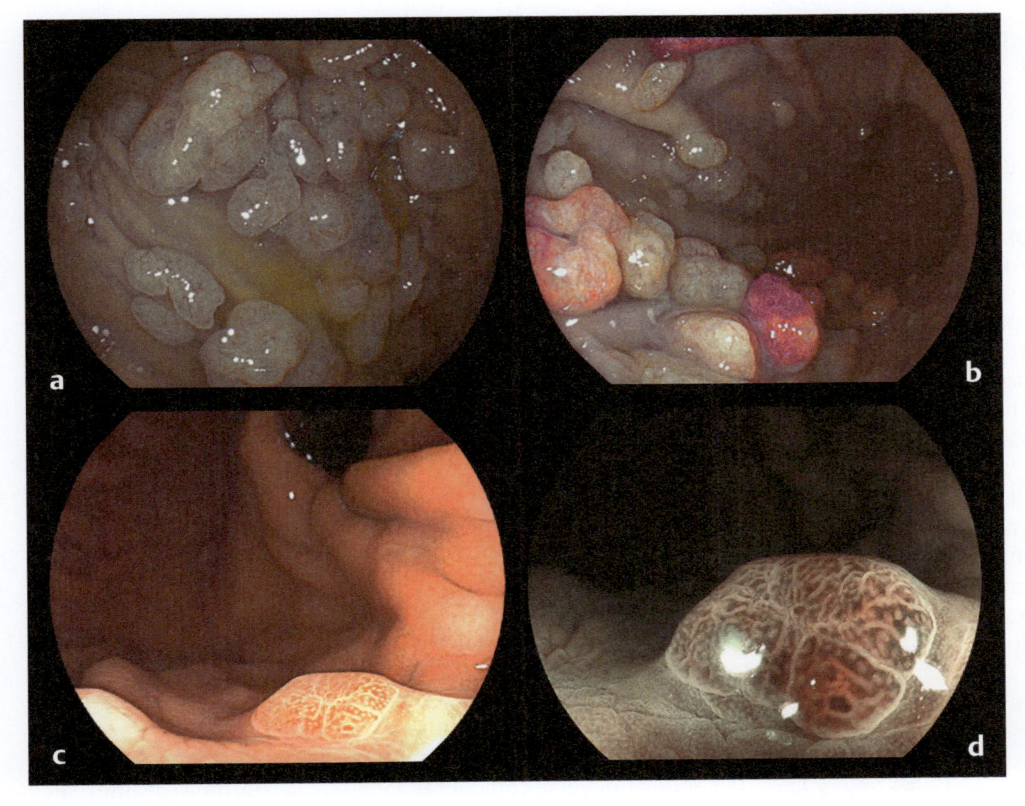

Fig. 32-10. (a) Lesão polipoide séssil de base larga medindo 4 cm de diâmetro, em grande curvatura de corpo gástrico proximal, predominantemente recoberta por mucosa normal. Ecoendoscopia revelou lesão originária de camada muscular própria, hipoecogênica. A ressecção cirúrgica confirmou tratar-se de GIST gástrico. **(b, c)** Pólipo séssil, hiperemiado e com erosão no ápice, em parede anterior de corpo gástrico proximal, medindo 1 cm. O exame histopatológico confirmou o diagnóstico de tumor carcinoide. **(d, e)** Pâncreas ectópico: lesão polipoide séssil de 10 mm, com umbilicação no ápice, em grande curvatura de antro, luz branca convencional e cromoscopia com índigo-carmim (H. Santa Cruz, SP. Aparelho Fujinon, GE 450 HR).

Fig. 32-11. (a) Paciente com pólipo de glândulas fúndicas sem associação à PAF. **(b)** Polipose adenomatosa familiar: múltiplos pólipos de glândulas fúndicas (cromoscopia com LCI, Fujifilm); **(c, d)** Magnificação à luz branca e BLI (H. Santa Cruz, SP. Aparelho Fujinon, EG 760Z).

Quadro 32-8. Acometimento Gástrico nas Síndromes de Polipose

	Características	Risco de câncer gástrico	Risco de outras neoplasias	Idade para iniciar a vigilância gástrica
Polipose Adenomatosa Familiar (PAF)	Herança autossômica dominante com dois padrões de acometimento gástrico: fúndico e antral. Na variante fúndica, múltiplos pólipos sésseis de glândulas fúndicas, medindo entre 2 e 8 mm, localizam-se no fundo, sem potencial neoplásico. Na variante antral, os pólipos são adenomatosos e/ou hiperplásicos, com maior risco para malignização	Baixo	Cólon, duodeno tireoide e tumores desmoides	25 anos (repetir a cada 1-5 anos)
Síndrome de Lynch	Não há correlação com pólipos ou carcinomas gástricos nesses pacientes	Baixo	Cólon, endométrio, ovário, mama, trato urinário e delgado	Não há indicação de vigilância gástrica ou duodenal
Síndrome de Peutz-Jeghers	Doença autossômica dominante com múltiplos pólipos hamartomatosos, mais frequentes no intestino delgado e associados à pigmentação mucocutânea. Pólipos gástricos ocorrem em 25% a 50% dos pacientes	Aumentado	Cólon, delgado, mama, estômago, pâncreas, pulmão, ovário e colo uterino	12-15 anos (repetir a cada 1-3 anos)
Polipose Juvenil	Doença autossômica dominante, comumente diagnosticada em crianças e adolescentes, com aumento da incidência de pólipos hamartomatosos principalmente no cólon (98%), mas também podem estar presentes no estômago (14%) e no duodeno (7%). Existe uma variante ainda mais rara com acometimento exclusivamente gástrico	21%	Cólon, delgado e pâncreas	18 anos de idade (repetir a cada 1-3 anos)
Síndrome de Cowden	Herança autossômica dominante, caracterizada por múltiplos pólipos hamartomatosos em estômago, intestino delgado, cólon, além de acometimento mucocutâneo	Aumentado	Delgado, tireoide, mama, pulmão, tireoide, renal e melanoma	15 anos de idade (repetir a cada 1-3 anos)
Síndrome de Cronkhite-Canada	Não tem caráter hereditário. Manifesta-se por pólipos em cólon, intestino delgado e, menos frequentemente, no estômago. Pode estar associado à hiperpigmentação cutânea, alopecia e anormalidades ungueais	Não há associação	–	Não há indicação de vigilância gástrica ou duodenal

MANEJO DOS PÓLIPOS GÁSTRICOS
Abordagem Geral

A etapa inicial para avaliação de pólipos gástricos envolve determinar, com base nas características macroscópicas, se a lesão é epitelial ou não epitelial. Para os pólipos de origem sabidamente epitelial, a localização, a forma e o tamanho são os principais determinantes para a escolha da estratégia terapêutica.

Lesões sésseis de até 5 mm podem ser ressecadas completamente pela pinça de biópsia. Pequenos pólipos de glândulas fúndicas assintomáticos (< 0,5 cm) sem displasia não necessariamente precisam ser ressecados, mas é importante confirmar o diagnóstico histológico para a estratificação de risco.

Para as lesões maiores de 5 mm a biópsia apresenta acurácia limitada (66% a 79%) pelo risco de amostra insuficiente, por isso, recomenda-se a ressecção total para o diagnóstico diferencial definitivo entre pólipos não neoplásicos, adenomatosos ou lesões invasivas. A técnica escolhida (mucosectomia, ressecção endoscópica de submucosa ou algum método híbrido), dependerá das características da lesão.[6,12,33]

Paciente com múltiplos pólipos gástricos (sejam esporádicos ou hereditários) devem ter uma análise amostral significativa em um primeiro momento, ressecando preferencialmente os pólipos maiores (todos acima de 10 mm), com destaque as lesões com características endoscópicas atípicas.[6,12,33]

Para as lesões de aspecto "subepitelial" (formato elevado, recobertas por mucosa normal e margens pouco delimitadas em relação à mucosa adjacente; com sinal da "prega em ponte" e/ou "sinal do travesseiro ou da almofada"), a biópsia com pinça convencional frequentemente é insuficiente para o diagnóstico histológico em razão da superficialidade e do pequeno fragmento retirado. Neste caso, o ultrassom endoscópico fornece maiores informações a respeito da lesão, sendo imprescindível antes da execução de procedimentos invasivos como punção aspirativa ou por agulha tipo guilhotina, biópsia profunda ou enucleação. A ressecção endoscópica é mais complexa e quando indicada, só deve ser tentada por endoscopistas experientes. Lesões com achados típicos de pâncreas ectópico (aspecto subepitelial em grande curvatura do antro e com umbilicação central) não precisam ser seguidas.[6,12,33]

A vigilância endoscópica pós-polipectomia varia conforme a histologia do pólipo e da mucosa adjacente. Os PGFs não necessitam de seguimento endoscópico em decorrência da baixa taxa de malignização destas lesões, com exceção para os casos onde exista algum foco de displasia ou em pacientes com PAF. Para os pólipos hiperplásicos, por sua vez, a vigilância após a ressecção é recomendada. O tempo exato e o intervalo não estão totalmente estabelecidos e devem ser individualizados, considerando suas características histológicas (displasia ou não; baixo ou alto graus), somadas ao estado da mucosa gástrica (gastrite crônica atrófica, metaplasia intestinal, gastrite crônica por *H. pylori* ou autoimune), e aos fatores individuais de risco do paciente (gastrectomia tipo Billroth I e Billroth II, história familiar de neoplasias e estilo de vida de risco).[6,12,33]

Para os adenomas gástricos, uma abordagem razoável é realizar uma endoscopia de vigilância de 3 a 12 meses após a ressecção quando displasia de baixo grau; para displasia de alto grau, recomenda-se nova endoscopia alta a partir de 3 meses. Em pacientes com adenoma gástrico e outros fatores de risco para câncer gástrico (ver acima), deve-se considerar a vigilância contínua (os intervalos ainda não estão estabelecidos na literatura).[19]

REFERÊNCIAS BIBLIOGRÁFICAS

1. Carmack SW, Genta RM, Schuler CM, Saboorian MH. The current spectrum of gastric polyps: a 1-year national study of over 120,000 patients. Am J Gastroenterol. 2009;104(6):1524-32.
2. Yacoub H, Bibani N, Sabbah M, et al. Gastric polyps: a 10-year analysis of 18,496 upper endoscopies. BMC Gastroenterol. 2022;22(1):70.
3. Fujiyoshi MRA, Inoue H, Fujiyoshi Y, et al. Endoscopic Classifications of Early Gastric Cancer: A Literature Review. Cancers (Basel). 2021;14(1).
4. Yamada T, Ichikawa H. X-ray diagnosis of elevated lesions of the stomach. Radiology. 1974;110(1):79-83.

5. The Paris endoscopic classification of superficial neoplastic lesions: esophagus, stomach, and cólon: November 30 to December 1, 2002. Gastrointest Endosc. 2003;58(6):S3-43.
6. Islam RS, Patel NC, Lam-Himlin D, Nguyen CC. Gastric polyps: a review of clinical, endoscopic, and histopathologic features and management decisions. Gastroenterol Hepatol (N Y). 2013;9(10):640-51.
7. Nagtegaal ID, Odze RD, Klimstra D, et al. The 2019 WHO classification of tumours of the digestive system. Histopathology. 2020;76(2):182-8.
8. Hamada K, Takeuchi Y, Akasaka T, Iishi H. Fundic Gland Polyposis Associated with Proton-Pump Inhibitor Use. Eur J Case Rep Intern Med. 2017;4(5):000607.
9. Goto C, Okimoto K, Matsusaka K, et al. Long-term vonoprazan administration causes gastric fundic gland-type hyperplastic polyps and chronic bleeding. Clin J Gastroenterol. 2023;16(2):159-63.
10. Carmack SW, Genta RM, Graham DY, Lauwers GY. Management of gastric polyps: a pathology-based guide for gastroenterologists. Nat Rev Gastroenterol Hepatol. 2009;6(6):331-41.
11. Florescu DN, Ivan ET, Ciocâlteu AM, et al. Narrow band imaging endoscopy for detection of precancerous lesions of upper gastrointestinal tract. Rom J Morphol Embryol. 2016;57(3):931-6.
12. Goddard AF, Badreldin R, Pritchard DM, et al. Gastroenterology BSo. The management of gastric polyps. Gut. 2010;59(9):1270-6.
13. Evans JA, Chandrasekhara V, Chathadi KV, et al. The role of endoscopy in the management of premalignant and malignant conditions of the stomach. Gastrointest Endosc. 2015;82(1):1-8.
14. Lee HS, Choi Y, Jung JY, et al. Do we need colonoscopy verification in patients with fundic gland polyp? Intest Res. 2016;14(2):172-7.
15. Niu JC, Qin Y. Fundic gland polyps: Should my patient stop taking PPIs? Cleve Clin J Med. 2023;90(3):157-60.
16. Abraham SC, Singh VK, Yardley JH, Wu TT. Hyperplastic polyps of the stomach: associations with histologic patterns of gastritis and gastric atrophy. Am J Surg Pathol. 2001;25(4):500-7.
17. Terada T. Malignant transformation of foveolar hyperplastic polyp of the stomach: a histopathological study. Med Oncol. 2011;28(4):941-4.
18. Ahn JY, Son DH, Choi KD, et al. Neoplasms arising in large gastric hyperplastic polyps: endoscopic and pathologic features. Gastrointest Endosc. 2014;80(6):1005-13.e2.
19. Castro R, Pimentel-Nunes P, Dinis-Ribeiro M. Evaluation and management of gastric epithelial polyps. Best Pract Res Clin Gastroenterol. 2017;31(4):381-7.
20. Belsha D, Narula P, Urs A, Thomson M. Management of hyperplastic gastric polyp following upper gastrointestinal bleeding in infant with Menkes' disease. World J Gastrointest Endosc. 2017;9(7):341-5.
21. Banks M, Graham D, Jansen M, et al. British Society of Gastroenterology guidelines on the diagnosis and management of patients at risk of gastric adenocarcinoma. Gut. 2019;68(9):1545-75.
22. Cho YS, Nam SY, Moon HS, et al. Helicobacter pylori eradication reduces risk for recurrence of gastric hyperplastic polyp after endoscopic resection. Korean J Intern Med. 2023;38(2):167-75.
23. Correa P, Piazuelo MB. Natural history of Helicobacter pylori infection. Dig Liver Dis. 2008;40(7):490-6.
24. de Vries AC, van Grieken NC, Looman CW, et al. Gastric cancer risk in patients with premalignant gastric lesions: a nationwide co-hort study in the Netherlands. Gastroenterology. 2008;134(4):945-52.
25. Shaib YH, Rugge M, Graham DY, Genta RM. Management of gastric polyps: an endoscopy-based approach. Clin Gastroenterol Hepatol. 2013;11(11):1374-84.
26. Capelle LG, de Vries AC, Haringsma J, et al. The staging of gastritis with the OLGA system by using intestinal metaplasia as an accurate alternative for atrophic gastritis. Gastrointest Endosc. 2010;71(7):1150-8.
27. Dias E, Marques M, Santos-Antunes J, et al. The role of endoscopic submucosal dissection in the management of gastric inflammatory fibroid polyps: a single-center experience. Rev Esp Enferm Dig. 2022;114(10):592-8.
28. Pantanowitz L, Antonioli DA, Pinkus GS, et al. Inflammatory fibroid polyps of the gastrointestinal tract: evidence for a dendritic cell origin. Am J Surg Pathol. 2004;28(1):107-14.
29. Syngal S, Brand RE, Church JM, et al. ACG clinical guideline: Genetic testing and management of hereditary gastrointestinal cancer syndromes. Am J Gastroenterol. 2015;110(2):223-62.
30. Boland CR, Idos GE, Durno C, et al. Diagnosis and Management of Cancer Risk in the Gastrointestinal Hamartomatous Polyposis Syndromes: Recommendations From the US Multi-Society Task Force on Colorectal Cancer. Gastroenterology. 2022;162(7):2063-85.
31. Dal Buono A, Gaiani F, Poliani L, Laghi L. Juvenile polyposis syndrome: An overview. Best Pract Res Clin Gastroenterol. 2022;58-59:101799.
32. Kobashi M, Iwamuro M, Kuraoka S, et al. Endoscopic findings of gastric neoplasms in familial adenomatous polyposis are associated with the phenotypic variations and grades of dysplasia. Medicine (Baltimore). 2022;101(41):e30997.
33. Early D. Diagnosis and approach to gastric polyps. Gastrointest Endosc. 2023.

33 Úlcera Péptica

Fábio Ramalho Tavares Marinho ■ Laercio Tenório Ribeiro

INTRODUÇÃO E EPIDEMIOLOGIA

A úlcera péptica (UP) gastroduodenal é uma doença importante dentre as afecções do trato gastrointestinal. Até o início da década de 1980, era considerada uma doença crônica, de etiologia desconhecida, com evolução clínica flutuante, com períodos de melhora e piora dos sintomas. Por muito tempo foi associada a distúrbios do estresse e alterações na secreção ácida gástrica, sendo tratada com antiácidos e anticolinérgicos.[1] Em 1984, com a publicação da descoberta do Helicobacter pylori (H. pylori) e sua relação com a presença de úlcera péptica gástrica, e com o aumento do uso de drogas antissecretoras ácidas gástricas, principalmente os inibidores da bomba de prótons (IBPs) a partir da década de 1990, houve mudanças significativas tanto no entendimento da fisiopatologia desta doença, quanto na sua epidemiologia.[2,3]

A UP já foi muito mais prevalente em todas as populações mundiais. Os endoscopistas que iniciaram sua atividade na década de 1980 lembram-se quão frequentemente encontravam UPs (principalmente duodenais). Após o surgimento dos IBPs e o tratamento do Helicobacter pylori (H. pylori), assim como a melhora das condições higienossanitárias da população como um todo, houve uma redução substancial na prevalência desta doença, particularmente nos pacientes mais jovens, sendo, hoje, apenas ocasionalmente diagnosticada nos exames endoscópicos. Abbasi-Kangevari et al.[4] calculam a redução da prevalência da UP em 31% em todo o mundo, de 143,4 por 100.000 em 1990 para 99,4 por 100.000 em 2019, sem diferença quanto ao gênero. Uma revisão sistemática de 2011 apresentou resultado semelhante, sendo a incidência de úlcera péptica estimada em 0,9/1.000 pessoas-ano e a incidência de complicações em 0,7/1.000 pessoas-ano, sendo a hemorragia digestiva a complicação mais frequente (0,57/1.000 pessoas-ano).[5]

Os indivíduos mais idosos têm maior prevalência da infecção pelo H. pylori, assim como utilizam mais medicamentos, principalmente antitrombóticos e anti-inflamatórios não esteroides (AINEs), dois motivos para apresentarem maior incidência de doença ulcerosa péptica (DUP)[6] e maior incidência de complicações e de mortalidade. Segundo Dumic et al.,[6] as úlceras nos idosos são maiores e tendem a ocorrer em porções mais proximais do estômago, na pequena curvatura. Ainda segundo estes autores, os indivíduos idosos têm maior incidência de UPs associadas e não associadas ao H. pylori.

DEFINIÇÃO

Úlcera é uma lesão em que há quebra da barreira mucosa e que se estende além da muscular da mucosa, atingindo a camada submucosa, enquanto as lesões restritas às porções mais superficiais são denominadas erosões. Nem sempre é possível avaliar, com segurança, a profundidade de uma solução de continuidade da mucosa apenas pela imagem endoscópica. Portanto, o endoscopista pode, ocasionalmente, diagnosticar gastrite erosiva em um paciente em que alguma das lesões poderia ser definida como úlcera. Úlceras pépticas são aquelas em que há participação do ácido clorídrico gástrico e da pepsina na fisiopatologia da lesão, podendo ocorrer no esôfago, estômago ou duodeno.[3]

FISIOPATOLOGIA

A fisiopatologia da úlcera péptica geralmente engloba um fator etiológico específico, quando identificável, e a lesão da mucosa pelo ácido clorídrico gástrico e pela pepsina. A infecção pelo H. pylori e o uso de AINEs e ácido acetilsalicílico (AAS) são os principais fatores etiológicos descritos, tendo ocorrido uma mudança nas últimas décadas no perfil etiológico das UPs, com um decréscimo na incidência tanto das úlceras pépticas, em geral, como das úlceras relacionadas com infecção pelo H. pylori.[7]

Em um estudo retrospectivo nos Estados Unidos com 1.289.641 pacientes, houve redução na prevalência de infecção por H. pylori de 11% para 9% entre 2009 e 2018, assim como na prevalência de úlceras gástricas (17% para 14%) e duodenais (25% para 21%) H. pylori positivo. Apenas 17% dos portadores de úlcera péptica apresentaram pesquisa de H. pylori positiva. A prevalência da infecção foi 2,6 vezes maior em hispânicos e 3,2 vezes maior em pacientes do leste asiático que na população geral.[8]

Enquanto isso, houve aumento da expectativa populacional e envelhecimento da população, com aumento do uso de AINEs para o tratamento de doenças osteomusculares e reumatológicas, assim como aumento do uso de AAS para tratamento e prevenção de doenças cardiovasculares. Com isto, estas medicações são causas cada vez mais frequentes de úlceras pépticas, principalmente em países desenvolvidos.[3]

Para uma melhor compreensão da patogênese da UP e da participação dos diferentes fatores etiológicos neste processo, é importante entender as principais etapas da fisiologia do estômago normal, da secreção ácido-péptica e a composição dos mecanismos de defesa da mucosa gástrica contra a secreção ácida gástrica.

O ambiente luminal gástrico é eminentemente ácido, devido à secreção de ácido clorídrico pelo epitélio glandular gástrico. Este, junto com a pepsina, são fatores agressores em potencial, que poderiam provocar lesões na própria mucosa gástrica, o que não ocorre devido ao equilíbrio existente entre estes fatores agressores e diversos fatores de proteção da própria mucosa gastroduodenal.

Podem-se classificar os fatores de proteção em pré-epiteliais, epiteliais e pós-epiteliais. São fatores pré-epiteliais os componentes da barreira que reveste o epitélio gastroduodenal, composta por água, muco e bicarbonato, barreira surfactante de fosfolipídios e peptídeos do fator trefoil. Os fatores epiteliais são a membrana apical celular, os complexos juncionais intercelulares apicais (tight juctions), tampões citosólicos intracelulares (extrusores de ácido, bicarbonato e fosfato), tampões extracelulares (bicarbonato e fosfato) e proteínas de choque térmico, e a multiplicação e reparação celular contínua do epitélio. Os fatores pós-epiteliais correspondem à microvascularização sanguínea e ao equilíbrio ácido-base tecidual.[9,10]

A mucina é uma glicoproteína produzida no estômago pelas células epiteliais superficiais e no duodeno pelas glândulas de Brunner, podendo ser secretada pela mucosa ou estar associada à membrana celular. Sua secreção é mediada por meio da prostaglandina E_2 e de hormônios gastrointestinais (gastrina e secretina), com participação do óxido nítrico, fatores de crescimento e sulfeto de hidrogênio. As principais mucinas encontradas no estômago são MUC1 (mucina associada a membrana, componente da barreira epitelial) e duas mucinas secretadas, MUC5AC (secretada pelo epitélio superficial) e MUC6 (secretada pelas glândulas profundas da mucosa). As mucinas secretadas compõem uma camada semelhante a um gel sobre a mucosa, composta por 95% de água e 5% de mucina, que dificulta a mobilização bacteriana.[10,11]

O bicarbonato é secretado pelas células epiteliais sob estímulo principalmente de protaglandinas, ficando retido na barreira protetora devido à camada de mucina. A presença de bicarbonato auxilia na manutenção de um pH próximo a 7 junto às células epiteliais, prevenindo dano por retrodifusão de íons H^+ e inibindo a ação proteolítica da pepsina sobre a camada mucosa.[10]

A camada surfactante de fosfolipídeos é hidrofóbica e ácido-repelente, sendo que a extremidade polar dos fosfolipídeos fica direcionada para a camada de mucina e a hidrofóbica, para o lúmen. Os peptídeos do fator trefoil são peptídeos protease resistentes que inibem a apoptose e estimulam a mitose celular, além de auxiliar na síntese e na secreção da mucina e na estabilização da camada de gel da barreira protetora.[9,10]

As prostaglandinas são sintetizadas pela mucosa de forma contínua e atuam como agentes estimuladores de quase todos os mecanismos de defesa da camada mucosa, sendo importantes na manutenção da integridade da mucosa. Serão mais bem abordadas no tópico sobre AINEs como fator etiológico das UPs.

As junções intercelulares atuam na defesa contra a retrodifusão de íons H^+ após a sua secreção pelas células parietais. A microcirculação é importante no fornecimento de oxigênio e nutrientes para a camada mucosa, assim como para o *clearance* de agentes nocivos. As células endoteliais dos vasos da microcirculação secretam óxido nítrico e prostaciclina I_2, agentes vasodilatadores que reduzem a adesão plaquetária e de neutrófilos, diminuindo o dano causado ao endotélio vascular em estados inflamatórios.[10]

Há diversos agentes de regulação para os mecanismos de defesa da mucosa gástrica, dentre os quais podem-se citar o sistema nervoso central, com secreção de diversos peptídeos por meio de uma complexa rede neuronal, e os estímulos hormonais, como dos glicocorticoides secretados pela glândula adrenal.[10]

Independentemente do agente etiológico que provoca o surgimento da úlcera péptica, há participação do ácido clorídrico e da pepsina no processo de agressão da mucosa. O ácido clorídrico é sintetizado e secretado pelas células parietais, localizadas no fundo e no corpo gástricos, através da enzima canalicular H^+/K^+-ATPase. Esta enzima transporta um íon K^+ do lúmen gástrico para o interior da célula parietal enquanto secreta um íon H^+ do ambiente intracelular para a luz gástrica. Este transporte consome energia por meio da hidrólise de uma molécula de adenosina trifosfato (ATP) para adenosina difosfato (ADP) + fosfato. O íon cloreto também é secretado pela célula parietal para o lúmen gástrico.[12]

Três agentes estimulam a secreção de ácido: acetilcolina (secretada pelo nervo vago, age por meio do receptor muscarínico M_3), gastrina (secretada pelas células G do antro gástrico, age no receptor CCKb) e histamina (secretada pelas células enterocromafim-*like* do corpo gástrico, age por meio do receptor H_2). A acetilconina também estimula a secreção de mucina pelo epitélio da mucosa. A gastrina também estimula a secreção de histamina pelas células enterocromafim-*like*.[12]

A somatostatina, secretada pelas células D do corpo e antro gástricos, inibe a secreção ácida das células parietais tanto pela inibição das próprias células parietais, quanto pelo bloqueio da secreção de gastrina e histamina pelas células G e enterocromafim-*like*, respectivamente. A histamina (por meio do receptor H_3) e a acetilcolina (por meio dos receptores M_2 e M_4) inibem a secreção de somatostatina pelas células D.[10,12]

A pepsina é uma endopeptidase produzida pelas células principais da mucosa do corpo e do fundo gástricos. Ela é sintetizada em sua forma inativa, denominada pepsinogênio, que é secretado na luz gástrica, sendo convertido à sua forma ativa, a pepsina, em meio ácido. A conversão da enzima só ocorre em meio com pH ácido, sendo reduzida em pH fracamente ácido e interrompida em pH básico ou neutro.[12]

ETIOLOGIA

Os principais fatores etiológicos das UPs gastroduodenais são o *H. pylori* e o uso de AINEs. O primeiro é associado às UPs gástricas e duodenais, enquanto os AINEs são associados, principalmente, a úlceras gástricas. Além destes, lembrar que outros fatores etiológicos podem estar presentes, como tumores neuroendócrinos (gastrinoma – síndrome de Zollinger-Ellison), causas infecciosas (como por herpes e citomegalovírus) e doenças extragástricas, como a doença de Crohn. Há, ainda, o "mito" de que o uso de corticosteroides é gastrotóxico, conceito não apoiado por evidências científicas, como enfatizado por Martínek *et al.*,[13] que realizaram estudo para avaliar a opinião dos médicos da República Checa em relação a úlceras induzidas por corticosteroides. Seus resultados demonstraram que 82% dos médicos consideravam os corticosteroides ulcerogênicos e 7,5% os consideravam ulcerogênicos apenas nos pacientes com história familiar de DUP. Apenas 30% dos gastroenterologistas não consideravam os corticosteroides ulcerogênicos. Os autores concluem, então, que há necessidade de ações que esclareçam os médicos sobre a gastrotoxicidade dos corticosteroides, de forma a minimizar o uso de profilaxia concomitante.

Serão discutidas a seguir algumas das principais etiologias das úlceras pépticas gastroduodenais.

Infecção pelo *Helicobacter pylori*

Desde a apresentação dos estudos de Marshall e Warren, sugerindo correlação entre gastrite e UP com a infecção pelo *H. pylori*, essa associação passou a ser aceita universalmente. Em 1994, o *US National Institutes of Health* reconheceu que o *H. pylori* estava diretamente envolvido com a patogênese da UP,[14] principalmente baseados no fato de que a maioria das UPs estavam associadas à presença do *H. pylori* e que sua erradicação levava a uma significativa redução da recorrência das úlceras, de 13,4% ao ano nos infectados pela bactéria para 2,5% ao ano nos que eram submetidos ao tratamento de erradicação.

O *H. pylori* é uma bactéria Gram-negativa, espiralada, que induz lesão na mucosa gástrica por diversos mecanismos, como: inflamação da mucosa, hipergastrinemia por redução do controle pela somatostatina, hipertrofia e hiperplasia de células enterocromafim-*like*, e hipersecreção ácida.[9] A manutenção da infecção pela bactéria depende de fatores relacionados com a própria bactéria, o hospedeiro e o ambiente. Os mecanismos fisiopatológicos e imunológicos da infecção são alvos de constantes estudos, que permitem um conhecimento cada vez maior de como as lesões gástricas se desenvolvem.[15]

A bactéria também possui fatores de virulência que atuam por diversos mecanismos. Alguns são solúveis, ou agem por meio de ligação à membrana celular epitelial, ou são introduzidos nestas células por meio de vesículas que se integram à membrana celular, interferindo em vias de sinalização celular e induzindo hiperplasia, apoptose ou dano ao DNA celular. Estes mecanismos de lesão podem interferir na defesa imune do hospedeiro, aumentando a tolerância do organismo à presença da bactéria.[16]

A colonização da mucosa gástrica pelo *H. pylori* inicia-se no antro gástrico, progredindo com o tempo para regiões mais proximais do órgão. A bactéria se utiliza de adesinas de superfície, como BabA e SabA, para colonizar a mucosa, principalmente em contato com a mucina MUC5AC e antígenos de Lewis (Le).[11] O *H. pylori* induz um aumento da produção de MUC5AC e dos antígenos Le^X e Le^Y, facilitando assim a colonização. Outros fatores parecem ser importantes para a adesão bacteriana, como o receptor de transferrina (TFRC) e a adesina extramembrana HopQ, que facilita a translocação do fator de virulência CagA (citotoxina associada ao gene A), aumentando a resposta inflamatória celular.[16,17]

A urease e a anidrase carbônica são enzimas que possuem uma atividade importante no metabolismo da ureia e do bicarbonato, respectivamente, e são responsáveis por neutralizar o ácido gástrico e proteger a bactéria, facilitando a sua sobrevivência. A urease é uma enzima localizada no interior e na sua superfície da bactéria, que atua convertendo a ureia existente junto às células epiteliais em dióxido de carbono e amônia. A amônia forma uma fina camada ao redor da bactéria, mantendo um microambiente de pH neutro.[15,16] A enzima hidrogenase é importante na obtenção de energia pela bactéria, utilizando como fonte os íons hidrogênio encontrados na luz gástrica.[17]

A mucina componente da barreira de proteção da mucosa possui propriedades anti-*H. pylori*. MUC6 inibe a atividade enzimática da membrana bacteriana, limitando sua proliferação. O *H. pylori* interfere na síntese de mucina pela inibição da enzima galactosiltransferase, que adiciona as terminações de sacarídeos à cadeia proteica. O aumento do pH local provocado pela urease converte a barreira de mucina de gel para solução, facilitando a locomoção da bactéria por meio do seu flagelo até o epitélio. Um dos mecanismos de defesa da mucosa contra a infecção é a redução da expressão da mucina de membrana MUC1 no epitélio de revestimento, limitando a adesão bacteriana e a sua proliferação.[11] O *H. pylori* também reduz a expressão de dois transportadores de bicarbonato no epitélio duodenal, CFTR e ALC26A6, reduzindo a sua secreção, o que é particularmente importante na formação de úlceras duodenais.[16] Tuo *et al*.[18] demonstraram, em estudo experimental, que cepas virulentas do *H. pylori* inibem a secreção de bicarbonato duodenal, contribuindo para a patogênese da úlcera duodenal associada à infecção pelo *H. pylori*.

A locomoção da bactéria ocorre principalmente por meio do seu flagelo, que é composto por duas subunidades principais, FlaA e FlaB, que são partes do seu filamento, e por outros componentes proteicos. A proteína HdpA, importante na manutenção da forma da bactéria, também participa da sua locomoção. Estudos em que o *H. pylori* possuía uma mutação nesta proteína levavam a uma forma anômala da bactéria, com menor capacidade de colonização da mucosa.[15] Agentes quimiotáticos como alguns aminoácidos, bicarbonato, cloreto de sódio e a própria mucina direcionam a movimentação da bactéria para o epitélio gástrico.[15]

Após a etapa inicial de adesão e colonização da mucosa, o *H. pylori* interfere nas vias de sinalização intracelular, o que inibe a resposta do hospedeiro contra a bactéria. Diversos fatores de virulência da bactéria estão envolvidos neste processo e na formação das UPs, dentre os quais se destacam: CagA (citotoxina associada ao gene A) e sua ilha de patogenicidade (cag-PAI), VacA (citotoxina vacuolizante A), proteína de choque térmico B (HspB), dupA (gene A promotor de úlcera duodenal), OipA (proteína inflamatória externa A) e a enzima GGT (gama glutamiltranspeptidase).[15]

As cepas de *H. pylori* podem ser divididas em dois grupos quanto à presença do fator de virulência Cag e sua ilha de patogenicidade cag-PAI, que inclui a proteína CagA e o sistema de secreção Cag tipo IV (T4SS). O T4SS forma uma estrutura semelhante a uma agulha, por meio da qual ocorre a introdução da citotoxina CagA no interior da célula epitelial, sendo que diversas proteínas relacionadas com o cag-PAI (CagL, CagI, CagH e CagM) também atuam neste processo. No citoplasma da célula epitelial, o CagA promove uma regulação para baixo de várias vias de sinalização celular, provocando uma alteração na polaridade celular e levando ao fenótipo de "beija-flor" das células epiteliais, assim como a perda das *tight junctions* intercelulares e dos complexos apicais de junção intercelular. A proteína CagA também promove degradação proteossômica da proteína indutora de apoptose p53, induzindo uma resposta antiapoptótica. As cepas de *H. pylori* CagA+ provocam quadros mais graves da infecção, como úlceras pépticas e as etapas da cascata de desenvolvimento do câncer gástrico (atrofia, metaplasia intestinal e displasia). CagA também reduz a atividade de catepsina C, diminuindo a ativação de neutrófilos. As proteínas CagM e CagL promovem diminuição da expressão da bomba de prótons nas células parietais, inibindo a secreção ácida gástrica.[15,16]

A proteína VacA promove vacuolização das células epiteliais gástricas, levando a apoptose e alterações do ciclo celular por meio de desestabilização da integridade de mitocôndrias, da membrana celular e de estruturas endomembranosas. VacA induz a formação de poros transmembrana, tornando as células epiteliais mais permeáveis à ureia. A hiperexpressão de VacA provoca apoptose celular através da inibição do ciclo de mitose celular na fase G1, além de também induzir tolerância da resposta do hospedeiro por meio de interação com células apresentadoras de antígeno e linfócitos T.[15,17]

O *H. pylori* sintetiza a proteína de choque térmico B (HspB), que inibe as vias de ativação da resposta antioxidante celular e ativa metaloproteinases (MMP), enzimas importantes na destruição e no remodelamento tecidual, particularmente MMP3 e MMP7. Esta proteína está associada a lesão celular e um maior risco de desenvolvimento de câncer gástrico.[15]

A proteína DupA está associada a uma maior resistência da bactéria ao ácido gástrico e a um aumento da secreção de interleucina 8 no antro gástrico. Esta interleucina promove inflamação e infiltração tecidual por polimorfonucleares, facilitando o desenvolvimento de UPs, principalmente as duodenais.[15]

A proteína OipA atua na adesão bacteriana, no aumento de produção de interleucina 8 e também interfere no processo de proliferação celular e nas junções intercelulares epiteliais.[17]

A enzima GGT catalisa a conversão de glutamina em glutamato e amônia, reação na qual são produzidos radicais livres de oxigênio, que levam a lesão, necrose e apoptose celular. A GGT também inibe a proliferação de linfócitos T e a diferenciação de células dendríticas, estando envolvida na modulação do processo inflamatório da infecção.[17]

O *H. pylori* possui ainda outros mecanismos de lesão celular, como a metilação do DNA celular, promovendo alterações epigenéticas. Este mecanismo é importante no desenvolvimento do câncer gástrico.[15] A modulação da secreção de diversos neuropeptídios induzida pelo *H. pylori*, como a elevação dos níveis da substância P e do peptídeo vasoativo intestinal (VIP), influencia a resposta do hospedeiro à infecção e contribui para a tolerância à presença da bactéria.[16]

A resposta imune do hospedeiro contra a infecção corresponde inicialmente a uma infiltração da mucosa por neutrófilos e células mononucleares, com produção de óxido nítrico e radicais livres de oxigênio. A resposta por meio de linfócitos T CD4+ e CD8+ geralmente é polarizada do tipo Th1, com liberação de citocinas que possuem, em geral, atividade pró-inflamatória, como gama interferon, fator de necrose tumoral e interleucinas 1β, 6, 7, 8, 10 e 18 (destas, apenas a interleucina 10 atua limitando a atividade inflamatória).[17]

As alterações da secreção ácida e da secreção hormonal gástrica dependem da área gástrica acometida pela infecção. Em infecções agudas pelo *H. pylori*, localizadas predominantemente no antro, a alcalinização local do pH do antro consequente à atividade da urease estimula as células G a secretarem gastrina, assim como inibe a secreção de somatostatina pelas células D. Isso leva a aumento da secreção ácida, facilitando o desenvolvimento de úlceras duodenais e metaplasia gástrica em bulbo duodenal. Em infecções crônicas, a bactéria passa a colonizar também a mucosa oxíntica do corpo gástrico, ocorrendo atrofia da mucosa e diminuição da secreção ácida. Isto provoca um aumento mais intenso dos níveis séricos de gastrina, mas não induz aumento da secreção ácida pelas células parietais devido à atrofia da mucosa. Em portadores de atrofia de antro, os níveis de gastrina reduzem significativamente devido à diminuição do número de células G na mucosa.[19]

Anti-inflamatórios Não Esteroidais e Ácido Acetilsalicílico

Aproximadamente 20% dos usuários crônicos de AINEs desenvolverão úlcera gástrica ou duodenal.[20] As úlceras pépticas provocadas por AINEs e AAS decorrem principalmente da diminuição da produção de prostaglandinas (em particular a prostaglandina E_2) através da inibição da atividade da enzima ciclo-oxigenase (COX). Existem duas isoenzimas da COX, denominadas COX-1 e COX-2. A COX-1 é encontrada em quase todos os tecidos do corpo, incluindo o estômago, enquanto a COX-2 se apresenta nos tecidos após reações inflamatórias, por estímulo de lipopolissacarídeos, interleucina-1 (IL-1) e fator de necrose tumoral alfa (TNF-α).[21,22]

As prostaglandinas gástricas são produzidas principalmente pela isoenzima COX-1 e colaboram na manutenção da integridade da mucosa gástrica através da diminuição da secreção ácida gástrica, aumento do fluxo sanguíneo para a mucosa, regulação da contratilidade gástrica, inibição da quimiotaxia de neutrófilos, estímulo à secreção de muco e bicarbonato e aumento da síntese de glutationa. Entretanto, em estados inflamatórios ou quando ocorre inibição da síntese de prostaglandinas pela COX-1, há um aumento da expressão de COX-2 na mucosa gastrointestinal, que sintetiza prostaglandinas que também irão atuar na manutenção da integridade da mucosa gastroduodenal. Isto foi comprovado por meio de estudos experimentais com camundongos portadores de condições inflamatórias, como infecção por *H. pylori* ou artrite, que apresentaram lesões da mucosa gástrica com o uso de anti-inflamatórios COX-2 seletivos.[21]

O uso de AINEs COX-2 específicos reduz, mas não elimina, o dano gastroduodenal, e seu efeito benéfico é perdido se administrados em associação com AAS, mesmo em baixas doses, uma droga frequentemente utilizada concomitantemente ao uso dos COX-2 na tentativa de reduzir a incidência de eventos cardiovasculares graves.

A inibição da ciclo-oxigenase por AAS e AINEs promove diminuição da secreção de mucina, deixando a mucosa mais exposta aos efeitos lesivos do ácido e da pepsina.[11] Os AINEs também desestabilizam a camada de fosfolipídeos, convertendo o ambiente hidrofóbico em um ambiente hidrofílico.[21]

A hipermotilidade gástrica também é induzida por AINEs e leva a alterações microvasculares que promovem aumento da adesividade de neutrófilos ao endotélio, assim como aumento da permeabilidade vascular, e produção de radicais livres secundários ao efeito de isquemia-reperfusão induzido pelas contrações gástricas repetidas. Há também aumento da síntese de fator de necrose tumoral alfa (TNF-α), o que potencializa o dano à mucosa, principalmente no ápice ou na base das pregas gástricas, regiões mais suscetíveis a lesões pela hipermotilidade.[21]

A lesão da mucosa gástrica por AAS depende da via de administração da droga. Em estudos experimentais com camundongos, houve redução dos níveis de prostaglandina E_2 nos que receberam AAS por via parenteral, porém estes não desenvolveram lesões na mucosa gástrica, mesmo com a redução dos níveis de prostaglandina. Já os camundongos que receberam a droga por via oral apresentaram lesões da mucosa gástrica semelhante à provocada pelos AINEs, além de redução dos níveis de prostaglandina gástrica. Isto demonstra a importância da ação lesiva tópica nas lesões gástricas provocadas por AAS, o que não ocorre nas lesões provocadas por AINEs.[21]

Etiologias Infecciosas Específicas

Úlceras pépticas de outras etiologias infecciosas que não a infecção pelo *H. pylori* são pouco frequentes, sendo encontrados relatos e séries de casos na literatura, principalmente em pacientes imunocomprometidos.

A mucormicose é uma doença fúngica que se desenvolve em sua maioria em indivíduos imunodeprimidos, causada por microrganismos da ordem Mucorales. As regiões mais acometidas são seios nasais, pulmões e o sistema nervoso central, porém podem acometer o trato gastrointestinal em até 7% dos casos, quando apresentam alta taxa de mortalidade, de até 85%. O órgão mais afetado do trato digestivo é o estômago, seguido por cólon e íleo. Úlceras gigantes, que podem complicar com sangramento ou perfuração, podem estar presentes e o diagnóstico geralmente é realizado por análise histopatológica de fragmentos de biópsias das úlceras.[23]

As lesões gástricas provocadas pela infecção por citomegalovírus podem ser semelhantes às UPs por *H. pylori* ou AINEs, sendo mais comuns em antro gástrico. O diagnóstico é realizado por meio de biópsias da úlcera, onde se observam corpos de inclusão intranucleares. Entretanto, a sensibilidade da análise histopatológica de rotina com o método de coloração pela hematoxilina-eosina é baixa, podendo ser complementada com estudo imuno-histoquímico quando se tem alta suspeição da etiologia das lesões.[24]

O estômago e o duodeno não são os locais do trato digestivo mais frequentemente afetados pelo *Mycobacterium tuberculosis*, que é mais frequente na região ileocecal, porém há relatos na literatura de casos de massas obstrutivas ou de úlceras refratárias ao tratamento com IBPs, geralmente em antro e região pré-pilórica (Fig. 33-1). Devido à localização do granuloma caseoso em geral na camada submucosa, a biópsia das lesões nem sempre consegue confirmar a causa das lesões, o que dificulta o diagnóstico etiológico definitivo.[25]

A presença do herpes simples vírus 1 em material obtido de úlceras pépticas gástricas já foi evidenciada em alguns estudos, desde a década de 1980. Um estudo identificou o vírus em 31% dos pacientes portadores de úlcera gástrica e 30,4% dos portadores de úlcera duodenal. No entanto, o vírus não foi identificado em nenhuma biópsia de mucosa preservada em controles saudáveis, o que sugere algum grau de participação deste vírus na gênese de úlceras pépticas gastroduodenais em alguns pacientes.[26] Há relatos de casos de úlceras pépticas em estômago em episódios de reativação de infecção pelo vírus varicela-zóster (*Human herpesvirus* 3). As úlceras geralmente surgiram no antro e região pré-pilórica, podendo ser múltiplas, ocorrendo na maioria dos casos em pacientes imunocomprometidos, que também apresentavam lesões de pele características da doença e acometimento de outros órgãos. Um estudo coreano identificou uma maior frequência de herpes-zóster em portadores de úlcera péptica do que em indivíduos sadios, demonstrando que a inter-relação entre a infecção viral e a UP pode ser tanto de causa como de efeito.[27]

Outras Causas

A síndrome de Zollinger-Ellison é caracterizada pela hipersecreção de ácido gástrico devido à produção ectópica de gastrina por um gastrinoma, localizado geralmente no pâncreas ou no duodeno. Pode ocorrer de forma esporádica ou associada à neoplasia endócrina múltipla do tipo 1 (NEM-1). Nesta doença, ocorre a formação de múltiplas UPs, principalmente no duodeno, podendo apresentar localização atípica em duodeno distal e jejuno, além de comumente serem refratárias ao tratamento ou recidivantes. No entanto, as UPs podem não ocorrer em até um terço dos

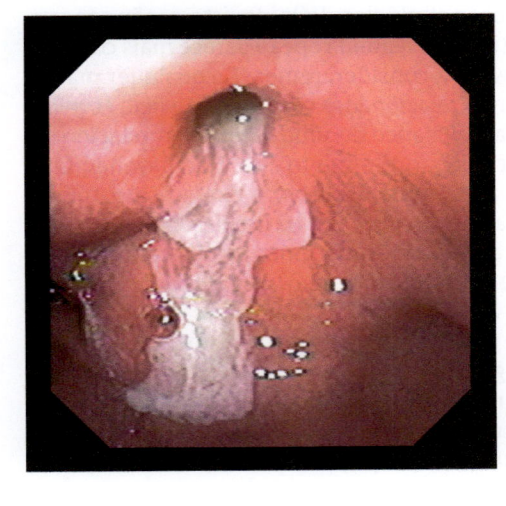

Fig. 33-1. Úlcera gástrica com evolução para fístula para linfonodo em paciente com tuberculose miliar.

pacientes. O diagnóstico da síndrome é realizado através de uma dosagem sérica de gastrina maior que 10 vezes o limite superior da normalidade, associada à comprovação da hipersecreção ácida gástrica. A cintilografia de receptores de somatostatina, utilizando octreotide radiomarcado, assim como exames de imagem com análogos da somatostatina (PET-CT DOTA-Ga), possibilitaram uma melhor identificação da localização do gastrinoma. Em geral, as lesões pépticas apresentam boa resposta ao bloqueio da secreção ácida gástrica com IBPs, embora por vezes em doses elevadas. Nos casos em que o gastrinoma for identificado, a ressecção cirúrgica direcionada é recomendada.[28]

Algumas causas pouco frequentes de UP gastroduodenal são doença de Crohn, sarcoidose, doença de Behcet, hiperparatireoidismo, estresse induzido por doença de base grave (úlcera de Curling), radiação, tabagismo e úlceras secundárias à obstrução do canal pilórico, dentre outras.[29,30]

Idiopática

Em uma parcela dos pacientes, variando entre 0,2% e 29% dos casos, de acordo com a região, não se consegue identificar a etiologia da UP, sendo chamada de UP de etiologia idiopática.[29,31]

Apesar de o H. pylori ser considerado a principal causa das úlceras duodenais, em países com baixa prevalência do H. pylori, 30% a 40% das úlceras duodenais são H. pylori negativo.[32] Devemos levar em consideração alguns cuidados em relação às úlceras pépticas H. pylori negativo, como, por exemplo, nos certificarmos que este micro-organismo não está presente. Lembrar que o uso de determinados medicamentos, como IBPs e antibióticos, facilitam resultados falso-negativos e, mesmo não havendo história de uso destes medicamentos recentemente, certificar-se de que o H. pylori não está realmente presente através de métodos com boa sensibilidade. Caso confirmada a ausência do H. pylori, a segunda causa mais frequente é o uso de AINEs, chegando a ser responsável por 30% a 75% das úlceras H. pylori negativo.[33] Em casos de úlceras H. pylori negativo, é importante lembrar de questionar o paciente sobre o uso de AINEs e AAS. Se nenhum dos dois fatores etiológicos está presente, o diagnóstico será de UP idiopática. Segundo Charpignon et al.,[31] uma em cada cinco UPs pode ser considerada idiopática. Seu estudo, realizado para avaliar as características epidemiológicas e clínica da DUP nos hospitais da França, envolveu 713 pacientes, classificados em quatro grupos: 285 (40%) com infecção pelo H. pylori, 133 (18,7%) apenas com história de uso de drogas gastrotóxicas, 141 (19,8%) tinham ambos e 154 (21,6%) não apresentavam infecção pelo H. pylori nem uso de drogas gastrotóxicas ("úlceras idiopáticas").

As úlceras pépticas idiopáticas (UPI) são descritas como aquelas não relacionadas com infecção pelo H. pylori nem ao uso de AINEs. Há, no entanto, quem considere este diagnóstico apenas quando todas as possibilidades de determinação de um agente etiológico são afastadas, incluindo etiologias como tumores neuroendócrinos (gastrinomas) e doença de Crohn, além de tuberculose, sífilis e hiperparatiroidismo. Portanto, se considerarmos a primeira opção, há várias UPIs com agente etiológico definido, isto é, não são verdadeiramente "idiopáticas". A segunda opção parece mais coerente com o diagnóstico, e assim a consideraremos. De qualquer maneira, como as etiologias não relacionadas com infecção pelo H. pylori ou AINEs/AAS são raras, a chance de uma úlcera não relacionada a estes dois fatores ser idiopática é muito alta. Não havendo fator etiológico conhecido, não é possível saber a exata fisiopatologia das UPIs. Podemos enfatizar, apenas, que há um desequilíbrio entre fatores que protegem a mucosa, como muco, proliferação celular, bicarbonato de sódio e vascularização, e os que a agridem, como o ácido gástrico. Estudo de McColl et al.[34] sugere três anormalidades da função gástrica que poderiam favorecer o surgimento de úlceras duodenais H. pylori negativo: hipergastrinemia, aumento da secreção ácida e esvaziamento gástrico de sólidos e líquidos acelerado, fatores que favorecem maior exposição da mucosa duodenal ao ácido, explicando, assim, a ulceração.

Para definir uma UP como idiopática, deve-se realizar avaliação detalhada quanto ao histórico de uso de AAS e AINEs e realizar pesquisa de H. pylori por pelo menos dois métodos diagnósticos diferentes, principalmente em pacientes com lesões sugestivas para a infecção, como gastrite atrófica e metaplasia intestinal em estômago. Deve-se certificar se o uso de IBPs foi suspenso por pelo menos 14 dias antes da pesquisa e se não foi utilizado antibiótico nas 4 semanas anteriores à pesquisa, o que poderia resultar em exame falso-negativo. Outras causas raras de úlcera péptica também devem ser excluídas.[35,36]

Com o declínio da prevalência do H. pylori, a etiologia idiopática tem-se tornado cada vez mais frequente. Um estudo japonês de 2015 demonstrou prevalência de 12% de úlcera péptica idiopática dentre o total de úlceras gastroduodenais identificadas, número bastante superior aos valores relatados na década de 1990 no mesmo país, de 0,9% a 2,6%.[35,37]

As úlceras idiopáticas apresentam maior taxa de recidiva e de sangramento, são localizadas mais frequentemente em antro gástrico e bulbo duodenal, em casos em que o duodeno é acometido.[38]

As UPIs são mais frequentes em idosos, sendo a diminuição da produção de prostaglandinas com o envelhecimento uma justificativa plausível para este achado.[29,36]

Não devemos esquecer o possível papel do estresse psicológico no surgimento de UPs gastroduodenais, como sugerido por Kanno et al.[39] que, em estudo para avaliar mudanças nos padrões de incidência de UPs antes e após o grande terremoto ocorrido em março de 2011 no Japão, concluíram que não apenas houve aumento da incidência de úlceras pépticas, como alterações na composição da doença após esse evento, com aumento significativo na proporção de úlceras não relacionadas com o H. pylori ou com o uso de anti-inflamatórios não esteroides (AINEs), sugerindo que o estresse pode, isoladamente, induzir o aparecimento de UPs em humanos. Levenstein et al.,[40] em estudo populacional com duração de 11-12 anos, na Dinamarca, chegaram à conclusão de que o estresse aumentou a incidência de UP, em parte por influenciar comportamentos de risco.

Uma hipótese levantada para o surgimento de UPs idiopáticas baseia-se em mudanças na composição da mucina da barreira protetora da mucosa gástrica, secundárias inclusive a alterações genéticas. Estudos com lipopolissacarídeos de *Pseudomonas aeruginosa* e *Haemophilus influenzae* demonstraram potencial de interferência na síntese de mucina, sugerindo que este processo pode ter participação tanto de fatores endógenos (genéticos) como ambientais (medicamentos e bacterianos).[11]

A ocorrência de alterações genéticas ou epigenéticas envolvidas na síntese da mucina foi alvo de alguns estudos recentes. O HLA-DQA1*0102 já foi associado a maior risco de desenvolvimento de UPI. No entanto, mais dados são necessários sobre o tema.[11,35]

Um estudo multicêntrico do Japão identificou maior taxa de recorrência das úlceras idiopáticas em relação a úlceras por H. pylori (13,9% vs. 2,1%, respectivamente) e uma menor taxa de cicatrização tanto em relação às úlceras por H. pylori quanto as secundárias à infecção pelo H. pylori associada a uso de AINEs (77,4% vs. 95% vs. 94,9%, respectivamente).[41]

MANIFESTAÇÕES CLÍNICAS

A maioria dos portadores de úlcera péptica é assintomática, correspondendo a até 70% dos casos, podendo estes pacientes apresentar complicações (sangramento, perfuração, penetração ou obstrução pilórica) como primeira manifestação. Em pacientes idosos e em casos de UPs que tenham anti-inflamatórios não esteroides como etiologia, a ausência de sintomas é frequente.[42]

Quando presentes, os sintomas geralmente são inespecíficos, podendo ser encontrados em diversas outras doenças. O sintoma mais frequente é a dor epigástrica, que pode irradiar para o dorso ou para os hipocôndrios, podendo sugerir diagnósticos de doenças pancreáticas, doenças biliares ou envolvimento esplênico. Há uma descrição clássica de que pacientes com úlcera gástrica apresentam dor pós-prandial, enquanto os portadores de úlcera duodenal têm a dor aliviada pela alimentação, com rebote após algumas horas.

Estes pacientes também podem apresentar piora da dor abdominal na madrugada, quando ocorre aumento da secreção ácida gástrica.[3] Náuseas, vômitos e sensação de plenitude pós-prandial acontecem menos frequentemente.

Pacientes que não são diagnosticados e tratados adequadamente podem apresentar sintomas com evolução em períodos de remissão e de piora, conforme ocorre o processo de cicatrização e a recidiva da úlcera, a depender da exposição ao fator etiológico da lesão.[3]

Os sintomas são mais evidentes quando há complicações, como sangramento, perfuração ou penetração para órgão vizinho, o primeiro com presença evidente de sangue em vômitos ou nas fezes, o segundo associado à presença de pneumoperitôneo, e o terceiro com dor mais intensa, com características de afecção do órgão para o qual a úlcera está penetrando. Lembrar que dor que inicia no epigástrio e depois se dissemina para todo o abdômen sugere perfuração com peritonite.

COMPLICAÇÕES

São quatro as complicações das úlceras pépticas, como já citadas acima: perfuração, sangramento, obstrução pilórica e penetração, cada uma delas supondo risco diferente de mortalidade (Fig. 33-2). Segundo Vakil,[43] as causas de hospitalização por complicações de UP duodenal a hemorragia são a complicação mais comum (73%), seguida por perfuração (9%) e obstrução (3%). Já a penetração para órgãos adjacentes é rara. A maioria das mortes por sangramento de UP está relacionada com a idade avançada e comorbidades. Os principais agentes etiológicos das complicações das UPs, principalmente da hemorragia e da perfuração, são a infecção pelo *H. pylori* e o uso de AINEs, incluindo AAS em baixas doses.

A mortalidade é elevada em pacientes que se submetem a cirurgia por perfuração, com óbito em 1 de cada 3 pacientes, tendo como principais fatores que favorecem a mortalidade: idade avançada, comorbidades e complicações severas após a cirurgia.[44] Nos pacientes que apresentam hemorragia digestiva, os fatores que aumentam a mortalidade são a necessidade de tratamento endoscópico, choque hipovolêmico, múltiplas comorbidades e ressangramento durante o internamento.[43]

As complicações relacionadas com o uso de AINEs são menos frequentes quando são utilizados AINEs COX-2 específicos, quando comparados com AINEs não seletivos. Entretanto, quando combinados com AAS em baixas doses, as vantagens dos inibidores seletivos da COX-2 (COXIBs) tendem a desaparecer.[45] Segundo esse estudo, o anti-inflamatório com menor risco de hemorragia digestiva foi o aceclofenaco (RR 3,1) e o de maior risco foi o cetorolaco (RR 14,4), enquanto o uso de celecoxibe, paracetamol ou uso concomitante de IBPs com AINEs não aumentaram o risco de sangramento. O uso de AAS em baixas doses ou de outros antiagregantes plaquetários (clopidogrel/ticlopidina) aumentaram o risco de forma semelhante (RR de 2,7 e 2,8, respectivamente).

A incidência de complicações das UPs tem diminuído nas últimas décadas, tendo o número de hospitalizações por UP diminuído em 29,9% entre 1993 e 2006 nos Estados Unidos, assim como a taxa de mortalidade de pacientes internados por estas complicações (de 3,8% para 2,7%). A necessidade de tratamento cirúrgico para estas complicações também diminuiu neste mesmo período.[46]

DIAGNÓSTICO
Anamnese e Exame Físico

A coleta de uma história clínica minuciosa pode sugerir a existência de uma UP gastroduodenal. No entanto, a confirmação diagnóstica requer a realização de exames complementares, principalmente a endoscopia digestiva alta.

É importante questionar o paciente sobre o uso de medicações de risco como AINEs e AAS, história prévia de úlcera e a presença de sintomas sugestivos da doença, como dor epigástrica e outros sintomas dispépticos, além da relação dos sintomas com a alimentação. Relato de melena ou enterorragia sugere uma úlcera péptica complicada com sangramento, assim como dor abdominal difusa com sinais de peritonite sugerem uma úlcera complicada com perfuração.

O exame físico pode ser normal ou apresentar dor à palpação da região epigástrica. Mucosas descoradas podem ser observadas em portadores de anemia secundária a sangramento crônico da úlcera.

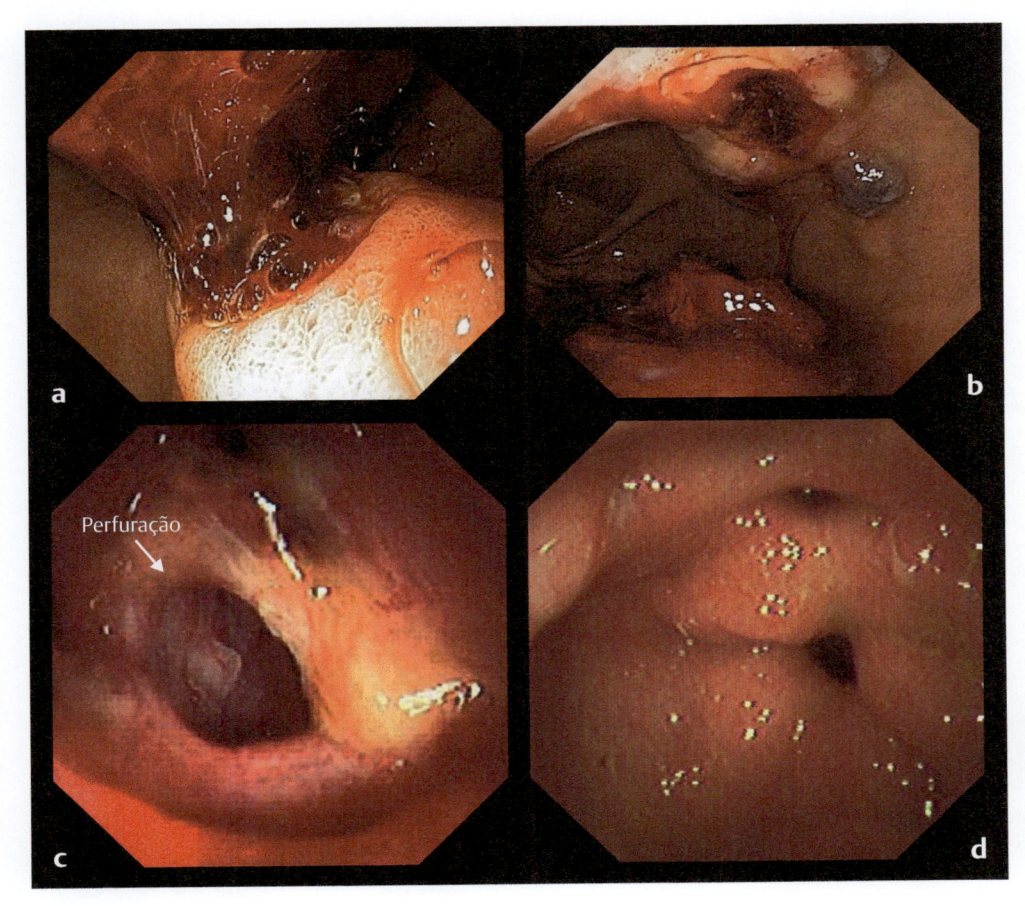

Fig. 33-2. (a) Úlcera gástrica com coágulo aderido. (b) Aspecto da úlcera após a remoção do coágulo, apresentando fundo com hematina e vaso visível com sangramento ativo em babação. (c) Úlcera duodenal com perfuração. (d) Úlcera gástrica penetrante para o bulbo duodenal, com configuração em "duplo piloro".

Endoscopia Digestiva Alta

A endoscopia digestiva alta é o principal exame a ser realizado em casos suspeitos de UP, sendo o que apresenta a maior sensibilidade para o diagnóstico.[47]

As UPs gástricas geralmente são únicas, circulares ou ovaladas (ou lineares, quando em fase de cicatrização), localizadas em pequena curvatura ou em parede posterior do antro, medindo até 10 mm. Úlceras localizadas em fundo gástrico e em grande curvatura têm maior chance de ter etiologia maligna. A presença de múltiplas úlceras é mais comum na etiologia por AINEs, podem ocorrer lesões em corpo e fundo gástricos, geralmente pequenas. Úlceras duodenais geralmente também são únicas, mais frequentemente em bulbo duodenal. A síndrome de Zollinger-Ellison deve ser considerada quando da presença de múltiplas úlceras duodenais ou úlceras em segunda porção duodenal.[48]

Ao se identificar uma úlcera gástrica durante um exame endoscópico, uma das principais obrigações do endoscopista é atentar para sinais da lesão indicativos de malignidade como: lesão protrusa para o lúmen, bordas irregulares e mal definidas, pregas de mucosa ao redor da lesão de aspecto espessado, nodular, com fusão e baqueteamento de pregas ou interrupção abrupta de pregas junto à margem da úlcera. Sempre que possível, devem-se realizar biópsias da úlcera gástrica no primeiro exame para diferenciação histológica entre a UP de etiologia benigna e a neoplasia maligna ulcerada. A análise do espécime histológico também pode auxiliar na obtenção do diagnóstico etiológico das UPs benignas, como nos casos secundários a infecção por outros patógenos. Úlceras duodenais geralmente não necessitam de biópsia, devido à baixa ocorrência de neoplasias ulceradas neste órgão.[47]

Em 1971, Sakita *et al.* publicaram um estudo descrevendo as etapas da progressão das lesões ulceradas do câncer gástrico precoce.[49] Este estudo culminou com a publicação, em 1973, da hoje bastante conhecida classificação de Sakita de úlceras gástricas. Inicialmente, a classificação foi desenvolvida para avaliação do câncer gástrico precoce, mas hoje é utilizada para descrição evolutiva das úlceras gástricas e duodenais. Compreende três fases evolutivas: A (*active*), correspondente à fase ativa; H (*healing*), correspondente à fase em cicatrização; e S (*scar*), correspondente à fase cicatrizada. Cada uma destas fases se subdivide em dois grupos, 1 e 2 (Fig. 33-3).[50] As principais características de cada classe encontram-se resumidas no Quadro 33-1.[51]

Deve-se sempre realizar a pesquisa de *H. pylori* durante o exame endoscópico em que se diagnostica uma úlcera gástrica ou duodenal, podendo ser realizada pelo teste da urease ou pelo método histológico. Recomenda-se colher pelo menos dois fragmentos para pesquisa pelo teste da urease, sendo um de corpo e um de antro, e no mínimo quatro fragmentos, sendo dois de antro e dois de corpo, para avaliação pelo método histológico, devendo as biópsias ser realizadas em mucosa preservada, não ulcerada. É recomendada a realização de endoscopia de controle das úlceras gástricas a partir de 8-12 semanas após o término do tratamento, para controle de cicatrização, assim como em pacientes que permaneçam sintomáticos após o término do tratamento, em úlceras cuja etiologia não tenha sido bem esclarecida ou em casos de lesões suspeitas para malignidade.[47,52]

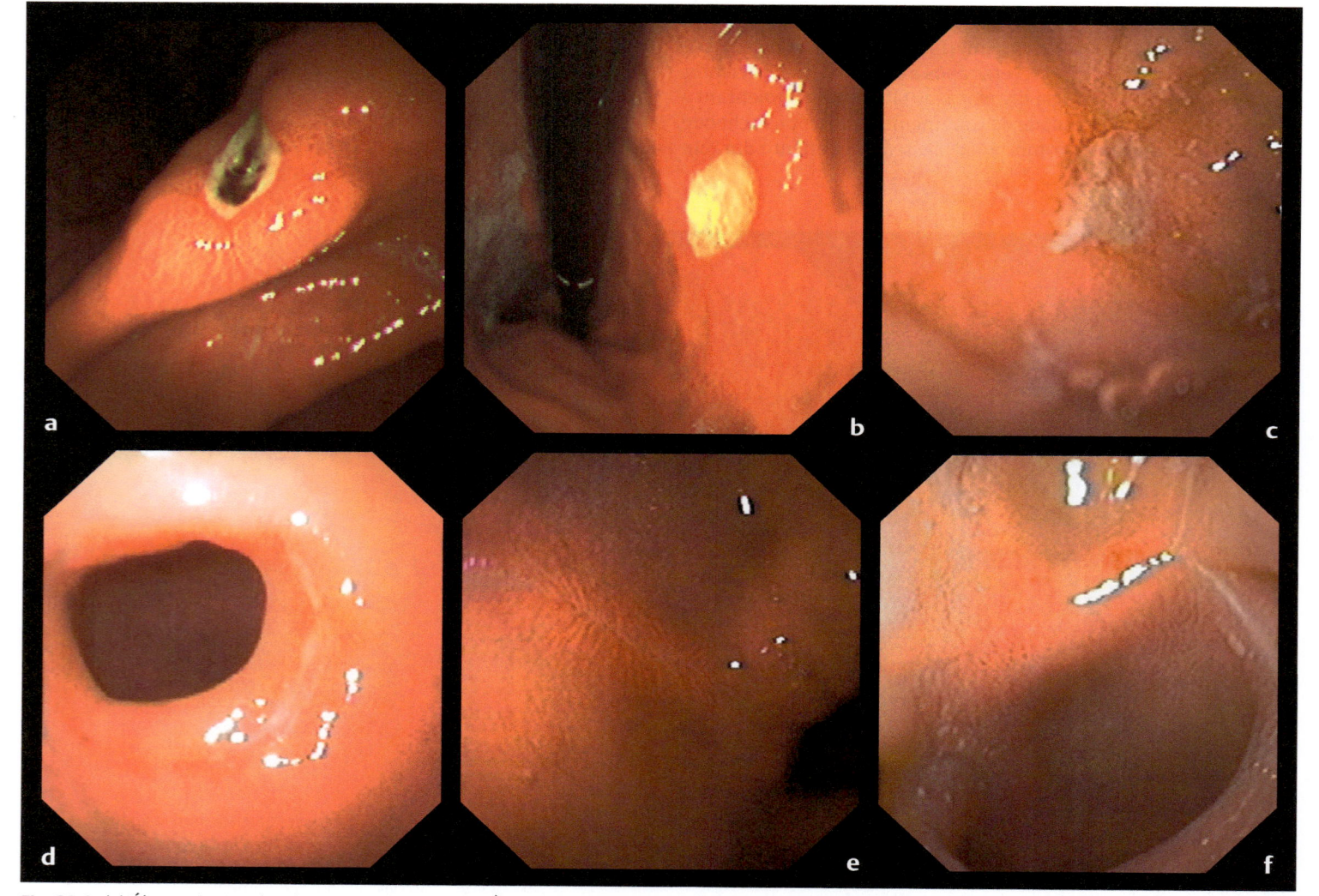

Fig. 33-3. (a) Úlcera gástrica classificação A1 de Sakita. (b) Úlcera gástrica classificação A2 de Sakita. (c) Úlcera duodenal classificação H1 de Sakita. (d) Úlcera gástrica classificação H2 de Sakita. (e) Úlcera gástrica classificação S1 de Sakita. (f) Úlcera duodenal classificação S2 de Sakita.

Quadro 33-1. Classificação de Sakita para as Úlceras Pépticas[51]

Classe	Descrição
A1	Base recoberta por fibrina espessa, com restos necróticos ou hematina. Borda edemaciada, sem retração da mucosa adjacente
A2	Base limpa e clara. Bordas sem edema, com halo de hiperemia. Pode apresentar leve retração da mucosa adjacente
H1	Base recoberta por fibrina delgada. Hiperemia de bordas, com clara retração da mucosa adjacente. Forma ovalada
H2	Semelhante à anterior, com fibrina mais delgada. Formato fusiforme
S1	Cicatriz vermelha, sem fibrina, hiperemia, nítida retração da mucosa adjacente
S2	Cicatriz branca, ausência de hiperemia, nítida retração da mucosa adjacente

Exames Radiológicos Contrastados

Exames radiológicos contrastados, em especial a radiografia com contraste seriado de esôfago, estômago e duodeno, já foram bastante utilizados no diagnóstico das UPs, porém caíram em desuso com a disseminação e o aprimoramento tecnológico dos métodos endoscópicos.

Achados sugestivos de UPs gástricas de etiologia benigna e duodenais em radiografias contrastadas são: coleções persistentes do meio de contraste baritado, geralmente únicas, circulares ou ovaladas, associadas a pregas de mucosa gástrica de aspecto preservado. A presença de pregas de mucosa gástrica espessadas, irregulares ou que se interrompem de forma abrupta pode ser sugestiva de malignidade.[48,53]

Achados inespecíficos em exame de tomografia computadorizada, como espessamento da parede gástrica ou duodenal e hiperdensidade de sinal na camada mucosa, podem ser encontrados. Sinais mais específicos que também podem ser identificados são a invaginação da camada mucosa para o interior do lúmen e a perda focal da continuidade do sinal de hiperdensidade da camada mucosa.[53]

Os exames radiológicos possuem maior utilidade na avaliação de UPs complicadas. Achados como deformidade gástrica ou duodenal, estenose pilórica ou do bulbo duodenal (podendo apresentar obstrução e nível hidroaéreo), perfuração da parede do órgão com presença de pneumoperitôneo e sinais de peritonite, assim como a presença de penetração para outros órgãos podem ser evidenciados. A tomografia computadorizada com contraste venoso pode identificar extravasamento do contraste para o interior do órgão através do vaso sangrante, nos casos de hemorragia volumosa.[53]

Exames Laboratoriais

Não há testes laboratoriais séricos específicos para o diagnóstico de UP. O hemograma é normal na maioria dos pacientes com UP não complicada, podendo haver anemia por deficiência de ferro nos portadores de sangramento crônico. Leucocitose com desvio à esquerda e elevação de provas de atividade inflamatória podem ocorrer em úlceras pépticas complicadas com perfuração. A dosagem de gastrina sérica encontra-se elevada em portadores de síndrome de Zollinger-Ellison.[28]

DIAGNÓSTICO DIFERENCIAL

O diagnóstico diferencial de um paciente com dor epigástrica é extenso, uma vez que inúmeras doenças podem-se apresentar com este sintoma, desde um infarto do miocárdio a uma parasitose intestinal. Todas as doenças que se apresentam como uma síndrome dispéptica fazem parte do diagnóstico diferencial das UPs. Dessa maneira, avaliação clínica criteriosa e avaliação complementar serão necessárias para definir a etiologia da epigastralgia. Podemos citar, como diagnósticos diferenciais: gastrites e duodenites, gastropatia por medicamentos, gastroenteropatia neutrofílica, doença do refluxo gastroesofágico, câncer gástrico, parasitoses intestinais, doenças da via biliar e pancreáticas, infarto agudo do miocárdio, aneurisma de aorta abdominal, apendicite aguda, dentre outros.

TRATAMENTO

O tratamento das UPs engloba o tratamento da etiologia da lesão e a inibição da secreção ácida gástrica.

A DUP está relacionada, principalmente, com infecção pelo *H. pylori* e uso de AINEs. Assim, para os infectados pelo *H. pylori*, é necessário o tratamento de erradicação, como forma de evitar o surgimento da UP ou a recorrência da lesão já presente, assim como o desenvolvimento de complicações. Atualmente, os portadores da infecção pelo *H. pylori* têm indicação de tratamento de erradicação em qualquer circunstância, como forma de profilaxia de DUP e câncer gástrico. Os esquemas de erradicação são os indicados em várias diretrizes, nacionais e internacionais, sabendo-se que há um pequeno percentual que não erradica, o que torna necessário o controle após o tratamento, seja endoscópico, com biópsias, ou um teste não invasivo (como o teste respiratório com ^{13}C), de preferência.

O tratamento das úlceras pépticas associadas ao *H. pylori* requer o uso de antibióticos junto a um IBP, sendo o esquema de primeiro tratamento atualmente recomendado no Brasil amoxicilina 1 g 12/12 horas, claritromicina 500 mg 12/12 horas e um IBP, de preferência, de segunda geração, em dose plena de 12/12 horas por 14 dias.[52]

O uso de AINEs e AAS deve ser cessado sempre que possível nos casos de UP por esta etiologia. Nos casos em que o seu uso crônico seja mandatório, deve-se, se possível, substituir a medicação por um AINE COX-2 seletivo e prescrever o uso associado de um IBP para profilaxia de complicações.

Doenças infecciosas gástricas, como tuberculose e sífilis, são raras, tendo acontecido ocasionalmente no início da epidemia de HIV, quando ainda não havia tratamento adequado para esta infecção, levando os pacientes à perda da imunidade, o que favorecia o aparecimento dessas infecções secundárias. Seu tratamento é o mesmo das doenças em outros órgãos ou sistemas. Nesses casos, é recomendada a participação de infectologista no tratamento, que deverá afastar doença de outros órgãos e/ou indicar o tratamento específico, que, nestes casos, envolve o tratamento do agente etiológico com medicação específica (tuberculostáticos, antifúngicos ou antivirais, a depender da etiologia), além da inibição da secreção ácida com IBPs.[23-25]

No caso de diagnóstico de gastrinoma, é necessário identificar a localização do tumor, o que permitirá sua ressecção, com consequente cura da doença. Sua presença deverá ser investigada através da dosagem de gastrina sérica, com diagnóstico presumível quando acima de 150 pg/mL. Níveis superiores a 1.000 pg/mL, em pacientes com clínica sugestiva de doença secundária à produção excessiva de ácido, são considerados diagnósticos da doença (síndrome de Zollinger-Ellison).

O segundo pilar no tratamento da DUP é a inibição da secreção ácida gástrica. A manutenção de um pH intragástrico acima de 4 é um fator importante para a se obter a cicatrização da mucosa. Três classes de medicamentos podem ser utilizadas para este objetivo: antagonistas do receptor H_2 (cimetidina e famotidina) e os IBPs (omeprazol e equivalentes) e, mais recentemente, os bloqueadores de ácido por competição com potássio (P-CAB), sendo a vonoprazana a única medicação desta classe atualmente disponível no Brasil. Os IBPs são considerados os medicamentos de primeira escolha por apresentarem maior inibição da secreção ácida do que os antagonistas do receptor H_2, com melhores resultados em termos de controle de sintomas e de cicatrização da mucosa, sendo os antagonistas H_2 geralmente utilizados em pacientes com alguma intolerância aos IBPs. Deve-se lembrar que a ranitidina encontra-se com comercialização proibida no Brasil desde 2020 devido à contaminação da matéria-prima com substância com potencial cancerígeno. A associação de antagonistas dos receptores H_2 ao uso de IBPs não apresenta melhores índices de cicatrização do que o uso isolado de IBPs, ao mesmo tempo em que aumenta o custo do tratamento.[3]

O mecanismo de ação dos IBPs baseia-se no bloqueio irreversível da bomba de prótons (a enzima H^+/K^+-ATPase) das células parietais por meio de ligação com pontes dissulfeto com esta enzima. Os IBPs precisam ser convertidos à sua forma ativa (sulfonamida protonada) para agir, dependendo da presença do ambiente fortemente ácido dos canalículos das células parietais para que ocorra essa conversão. A inibição da secreção ácida pelos IBPs permanece por até 24-48 horas, até a formação e o deslocamento de novas bombas de prótons para a membrana celular dos canalículos das células parietais.[54] No entanto, a inibição da secreção ácida de forma adequada (pH intragástrico > 4) geralmente persiste por menos de 24 horas, antes que seja administrada a próxima dose da medicação. Isto pode levar à manutenção de sintomas em alguns pacientes, mesmo em vigência do tratamento, principalmente durante a madrugada, quando há um aumento da secreção ácida gástrica.[55]

Os IBPs são metabolizados pelo complexo citocromo P450 hepático, principalmente pela enzima CYP2C19, sendo que há mutações no gene que codifica esta enzima, o que leva a diferentes fenótipos de metabolização dos IBPS, podendo os indivíduos ser considerados metabolizadores rápidos ou lentos dos IBPs, fator que influencia na resposta clínica e na cicatrização de lesões da mucosa.[55]

Pacientes com UP causada por *H. pylori* que sejam usuários crônicos de AINEs ou antitrombóticos, ou portadores de úlceras gástricas maiores que 10 mm ou úlceras gastroduodenais complicadas, ou pacientes que mantenham sintomas após o término do tratamento anti-*H. pylori* se beneficiam com um tratamento prolongado com antissecretores após o término da terapia com 14 dias de antibióticos + IBP para o *H. pylori*, o que não é necessário para os demais pacientes.[52,56,57]

Úlceras pépticas por AINEs ou AAS devem ser tratadas com 6 a 8 semanas de IBP em dose plena, com taxa de cicatrização de mais de 85% quando o uso de AINEs/AAS é interrompido. Quando for necessário manter o uso prolongado do AINE, é recomendado manter o uso prolongado de IBP caso haja critérios de risco (história prévia de úlcera péptica, idade maior ou igual a 60 anos e associação de AINEs com AAS ou anticoagulantes).[56]

O primeiro P-CAB, fumarato de vonoprazana, foi aprovado em dezembro de 2014 no Japão para tratamento de doenças relacionadas com secreção ácida gástrica, na prevenção de recorrência de úlcera péptica por AINE ou AAS, no tratamento de erradicação do *H. pylori* em portadores de gastrite ou úlcera gastroduodenal, no linfoma MALT e na púrpura trombocitopênica autoimune e após ressecção endoscópica de câncer gástrico precoce.[54]

A vonoprazana possui diversas diferenças em relação aos IBPs, tanto relativas ao mecanismo de ação, como em relação à inibição da secreção ácida. Esta droga inibe de forma reversível a enzima H^+/K^+-ATPase através da competição com o íon de potássio na face luminal da enzima. Apresenta início rápido de ação, atingindo pH intragástrico > 4 poucas horas após a primeira dose e atinge níveis plasmáticos elevados rapidamente, enquanto os IBPs precisam de algumas doses até atingirem seu efeito pleno. A vonoprazana é resistente ao ácido gástrico, enquanto os IBPs necessitam ser formulados junto a uma substância ácido resistente para evitar a degradação da medicação antes da sua absorção.[54,58]

A vonoprazana não requer uso em jejum, pré-alimentação, como os IBPs. Sua absorção é retardada caso seja ingerido após alimentação, porém não há perda de absorção. A inibição da secreção ácida dura 24 horas em mais de 80% dos pacientes após 1 semana de uso da medicação, o que não ocorre com os IBPs. A vonoprazana não sofre influência clinicamente significativa dos polimorfismos do gene que codifica a enzima CYP2C19.[54]

O perfil de ocorrência de eventos adversos é semelhante ao do lansoprazol.[58] No entanto, a elevação da gastrina sérica é mais evidente com o uso de vonoprazana do que com IBPs. Em estudos experimentais em camundongos, houve hiperplasia de células neuroendócrinas ou tumores neuroendócrinos quando os animais utilizaram uma dose mínima de 5 mg/kg por 24 meses. A curva farmacocinética plasmática da droga nestes animais foi semelhante à obtida em humanos que utilizaram a dose de 40 mg/dia em dose única. Não há evidências de que o uso desta medicação aumente o risco de neoplasias, porém deve-se manter observação principalmente dos pacientes que porventura venham a utilizar a medicação por períodos mais prolongados.[59]

Apesar da maior inibição da secreção ácida em estudos experimentais, chegando a resultados até 400 vezes superiores aos IBPs,[60] esta diferença não se repete no uso clínico, onde sua potência foi apenas 1,2 a 2 vezes maior que o IBP. De qualquer maneira, estudo de Kawai *et al.*[61] concluiu que a vonoprazana foi tão efetiva quanto o lansoprazol na prevenção de recorrência de UP. Da mesma maneira, revisão sistemática de Chinzon *et al.*[62] concluiu que vonoprazana (10 e 20 mg) foi tão efetiva quanto o lansoprazol (15 mg) na prevenção da recorrência das UPs por AINEs/AAS em baixa dose.

A dose recomendada de vonoprazana é de 20 mg por 6 e 8 semanas para tratamento de úlceras duodenal e gástrica, respectivamente, e de 10 mg por dia para prevenção de úlcera gastroduodenal recorrente por AINE ou AAS.[58]

Portadores de UP idiopática possuem pior perfil de resposta ao tratamento e maior taxa de recidiva das lesões do que UP por *H. pylori* ou AINEs, por vezes sendo necessário utilizar doses mais elevadas e por mais tempo de antissecretores gástricos.[35] Um estudo multicêntrico utilizando vonoprazana na cicatrização de UP por *H. pylori*, *H. pylori* + AINE, AINE e idiopática, cerca de um quinto dos pacientes do grupo idiopática não atingiu a cicatrização da lesão, com resultado inferior, no limite do intervalo de confiança, em comparação com o grupo *H. pylori* (81,2% *vs.* 93,5%, p = 0,05), o que demonstra a dificuldade de tratamento das UPs idiopáticas apesar dos maiores níveis de inibição da secreção ácida propiciados pelos P-CABs.[63]

Tratamento das Complicações

O tratamento das UPs complicadas envolve medidas de suporte, uso de IBPs geralmente por via intravenosa e o tratamento específico da complicação.

A avaliação endoscópica dos pacientes com hemorragia digestiva por suspeita de UP é mandatória nas primeiras 24 horas, após as medidas de suporte inicial e estabilização clínica. O tratamento endoscópico da hemorragia digestiva alta não varicosa será abordado em capítulo específico.

Abordagem cirúrgica é o tratamento de escolha para as UPs complicadas com perfuração. Pacientes que apresentam esta complicação ainda apresentam taxa de mortalidade elevada.[44]

Pacientes que apresentam obstrução do canal pilórico ou do duodeno por UP, além do tratamento habitual para UP com IBPs e tratamento do fator etiológico, devem ser considerados para tratamento endoscópico da estenose. Geralmente, o primeiro procedimento realizado é a dilatação endoscópica com balão. Os resultados em geral são satisfatórios, porém, por vezes, é necessária mais de uma sessão de dilatação. A taxa de perfuração associada ao procedimento é de 3% a 7%.[64] Uma técnica mais recente que pode ser utilizada em casos refratários de obstrução pilórica é a miotomia endoscópica peroral gástrica (G-POEM) do canal pilórico, com bons resultados. Esta técnica se baseia na secção das fibras musculares circulares do piloro, que são acessadas por meio de um túnel submucoso confeccionado em antro, o que promove o relaxamento do piloro e facilita o esvaziamento gástrico.[65]

PROFILAXIA

É importante fazer profilaxia tanto da UP como de suas complicações. Há fatores de risco para UP em determinados grupos: idade avançada, história prévia de úlcera péptica, administração de altas doses de AINEs e coadministração de aspirina.[66]

A Sociedade Japonesa de Gastroenterologia recomenda, em pacientes que fazem uso de duas drogas antiplaquetárias (aspirina + clopidogrel), que sejam usados IBPs para prevenir hemorragia digestiva, da mesma maneira que para os usuários de warfarina.[67]

Pacientes com UP por AINEs e AAS que apresentaram sangramento devem ter o uso destas medicações interrompido em definitivo, se possível. Caso contrário, deve-se preferir o uso de AINEs COX-2 seletivos associados a IBPs enquanto durar o uso da medicação.

Em pacientes de alto risco cardiovascular, o naproxeno é o AINE de escolha, em associação ao IBP.[56]

Estudo de Chan et al.,[68] realizado para avaliar a eficácia da erradicação do *H. pylori* na prevenção das UPs induzidas pelos AINEs, concluiu que a erradicação do *H. pylori* antes do uso de AINEs reduz a ocorrência destas UPs. Baseados na literatura, os autores do VI consenso de Maastricht-Florence[57] citam que o uso de AINEs ou aspirina aumenta o risco de DUP e suas complicações no paciente infectado pelo *H. pylori*, recomendando a pesquisa e o tratamento deste micro-organismo em pacientes de alto risco já em uso ou que iniciam uso de aspirina a longo prazo.

Em portadores de úlceras idiopáticas que apresentaram sangramento, é recomendado o uso de antissecretores ácidos por tempo prolongado. Pacientes com história prévia de UP ou de sangramento de UP, ou que possuam critérios de alto risco de sangramento (ex.: idosos) que irão necessitar de tratamento com AINEs ou AAS devem ser submetidos a pesquisa e erradicação de *H. pylori* e profilaxia com IBPs por longo prazo para prevenção de sangramento gastrointestinal.[52,56,57]

REFERÊNCIAS BIBLIOGRÁFICAS

1. Kavitt RT, Lipowska AM, Anyane-Yeboa A, Gralnek IM. Diagnosis and Treatment of Peptic Ulcer Disease. Am J Med. 2019;132(4):447-56.
2. Marshall BJ, Warren JR. Unidentified curved bacilli in the stomach of patients with gastritis and peptic ulceration. Lancet. 1984;323(8390):1311-5.
3. Lanas A, Chan FKL. Peptic Ulcer Disease. Lancet. 2017;390(10094):613-24.
4. Abbasi-Kangevari M, Ahmadi N, Fattahi N, et al. Quality of care of peptic ulcer disease worldwide: A systematic analysis for the global burden of disease study 1990–2019. PLoS ONE. 2022;17(8):e0271284.
5. Lin KJ, García Rodríguez LA, Hernández-Díaz S. Systematic review of peptic ulcer disease incidence rates: do studies without validation provide reliable estimates? Pharmacoepidemiol Drug Saf. 2011;20(7):718-28.
6. Dumic I, Nordin T, Jecmenica M, et al. Gastrointestinal Tract Disorders in Older Age. Can J Gastroenterol Hepatol. 2019;2019:1-19.
7. Sonnenberg A. Review article: historic changes of Helicobacter pylori-associated diseases. Aliment Pharmacol Ther. 2013;38(4):329-42.
8. Sonnenberg A, Turner KO, Genta RM. Low Prevalence of Helicobacter pylori-Positive Peptic Ulcers in Private Outpatient Endoscopy Centers in the United States. Am J Gastroenterol. 2020;115(2):244-50.
9. Tytgat GNJ. Etiopathogenetic Principles and Peptic Ulcer Disease Classification. Dig Dis. 2011;29(5):454-8.
10. Laine L, Takeuchi K, Tarnawski A. Gastric Mucosal Defense and Cytoprotection: Bench to Bedside. Gastroenterology. 2008;135(1):41-60.
11. Niv Y, Boltin D. Secreted and Membrane-Bound Mucins and Idiopathic Peptic Ulcer Disease. Digestion. 2012;86(3):258-63.
12. Hall JE, Hall ME. Secretory Functions of the Alimentary Tract. In: Guyton and Hall Textbook of Medical Physiology. Philadelphia: Elsevier. 2021:807-22.
13. Martinek J, Hlavova K, Zavada F, et al. A surviving myth – corticosteroids are still considered ulcerogenic by a majority of physicians. Scand J Gastroenterol. 2010;45(10):1156-61.
14. Araújo MB, Borini P, Guimarães RC. Etiopathogenesis of peptic ulcer: back to the past? Arq Gastroenterol. 2014;51(2):155-61.
15. De Falco M, Lucariello A, Iaquinto S, et al. Molecular Mechanisms of Helicobacter pylori Pathogenesis. J Cell Physiol. 2015;230(8):1702-7.
16. Chmiela M, Kupcinskas J. Review: Pathogenesis of Helicobacter pylori infection. Helicobacter. 2019;24(S1).
17. de Brito BB, da Silva FAF, Soares AS, et al. Pathogenesis and clinical management of Helicobacter pylori gastric infection. World J Gastroenterol. 2019;25(37):5578-89.
18. Tuo BG, Sellers ZM, Smith AJ, et al. A Role for CagA/VacA in Helicobacter pylori Inhibition of Murine Duodenal Mucosal Bicarbonate Secretion. Dig Dis Sci. 2004;49(11-12):1845-52.
19. Waldum HL, Hauso Ø, Sørdal Ø, Fossmark R. Gastrin May Mediate the Carcinogenic Effect of Helicobacter pylori Infection of the Stomach. Dig Dis Sci. 2015;60(6):1522-7.
20. Wallace JL. Pathogenesis of NSAID-induced gastroduodenal mucosal injury. Best Pract Res Clin Gastroenterol. 2001;15(5):691-703.
21. Takeuchi K. Pathogenesis of NSAID-induced gastric damage: Importance of cyclooxygenase inhibition and gastric hypermotility. World J Gastroenterol. 2012;18(18):2147.
22. Osafo N, Agyare C, Obiri DD, Antwi AO. Mechanism of Action of Nonsteroidal Anti-Inflammatory Drugs. Intech. 2017;5(15).
23. Sehmbey G, Malik R, Kosa D, et al. Gastric Ulcer and Perforation due to Mucormycosis in an Immunocompetent Patient. ACG Case Rep J. 2019;6(8):e00154-4.
24. Martínez Huguet C, Arguedas Lázaro Y, del Valle Sánchez E, et al. Citomegalovirus asociado a úlcera gástrica: caso clínico y revisión de la literatura. Gastroenterol Hepatol. 2019;42(4):256-8.
25. Manoria P, Gulwani HV. Gastric tuberculosis presenting as non healing ulcer: A case report. Indian J Tuberc. 2018;66(4):502-4.
26. Tsamakidis K. Herpes simplex virus type 1 in peptic ulcer disease: An inverse association withHelicobacter pylori. World J Gastroenterol. 2005;11(42):6644-9.
27. Jin YJ, Park B, Park IS, Choi HG. Increased risk of herpes zoster in patients with peptic ulcers. Medicine. 2020;99(9):e19318.
28. Wilcox CM, Hirschowitz BI. Treatment strategies for Zollinger–Ellison syndrome. Expert Opin Pharmacother. 2009;10(7):1145-57.
29. Dore MP, Soro S, Niolu C, et al. Clinical features and natural history of idiopathic peptic ulcers: a retrospective case–control study. Scand J Gastroenterol. 2019;54(11):1315-21.
30. Harpaz N, Polydorides AD. Upper Gastrointestinal Manifestations of Inflammatory Bowel Disease. Surg Pathol Clin. 2020;13(3):413-30.
31. Charpignon C, Lesgourgues B, Pariente A, et al. Peptic ulcer disease: one in five is related to neither *Helicobacter pylori* nor aspirin/NSAID intake. Aliment Pharmacol Ther. 2013;38(8):946-54.
32. Tovey FI, Hobsley M. Is Helicobacter pylori the primary cause of duodenal ulceration? J Gastroenterol Hepatol. 1999;14(11):1053-6.
33. McColl KEL. Helicobacter pylori negative ulcer disease. Digest Liver Dis. 2000;32(2):125-7.
34. McColl KE, el-Nujumi AM, Chittajallu RS, et al. A study of the pathogenesis of Helicobacter pylori negative chronic duodenal ulceration. Gut. 1993;34(6):762-8.
35. Chung CS, Chiang TH, Lee YC. A systematic approach for the diagnosis and treatment of idiopathic peptic ulcers. Korean J Intern Med. 2015;30(5):559-70.
36. Iijima K, Kanno T, Koike T, Shimosegawa T. Helicobacter pylori-negative, non-steroidal anti-inflammatory drug: negative idiopathic ulcers in Asia. World J Gastroenterol. 2014;20(3):706.
37. Kanno T, Iijima K, Abe Y, et al. A multicenter prospective study on the prevalence of Helicobacter pylori -negative and nonsteroidal anti-inflammatory drugs-negative idiopathic peptic ulcers in Japan. J Gastroenterol Hepatol. 2015;30(5):842-8.
38. Iijima K, Kanno T, Abe Y, et al. Preferential location of idiopathic peptic ulcers. Scand J Gastroenterol. 2016;51(7):782-7.
39. Kanno T, Iijima K, Abe Y, et al. Peptic ulcers after the Great East Japan earthquake and tsunami: possible existence of psychosocial stress ulcers in humans. J Gastroenterol. 2012;48(4):483-90.
40. Levenstein S, Rosenstock S, Jacobsen RK, Jorgensen T. Psychological stress increases risk for peptic ulcer, regardless of Helicobacter pylori infection or use of nonsteroidal anti-inflammatory drugs. Clin Gastroenterol Hepatol. 2015;13(3):498-506.e1.
41. Kanno T, Iijima K, Abe Y, et al. Helicobacter pylori-negative and non-steroidal anti-inflammatory drugs-negative idiopathic peptic ulcers show refractoriness and high recurrence incidence: Multicenter follow-up study of peptic ulcers in Japan. Dig Endosc. 2016;28(5):556-63.
42. Lu CL, Chang SS, Wang SS, et al. Silent peptic ulcer disease: frequency, factors leading to silence, and implications regarding the pathogenesis of visceral symptoms. Gastrointest Endosc. 2004;60(1):34-8.
43. Vakil N. Overview of complications of peptic ulcer disease [Internet]. UpToDate [Internete]. 2023.
44. Thorsen K, Søreide JA, Søreide K. Long-Term Mortality in Patients Operated for Perforated Peptic Ulcer: Factors Limiting Longevity are Dominated by Older Age, Comorbidity Burden and Severe Postoperative Complications. World J Surg. 2017;41(2):410-8.
45. Lanas A, Garcia-Rodriguez LA, Arroyo MT, et al. Risk of upper gastrointestinal ulcer bleeding associated with selective cyclo-oxygenase-2 inhibitors, traditional non-aspirin non-steroidal anti-inflammatory drugs, aspirin and combinations. Gut. 2006;55(12):1731-8.
46. Wang YR, Richter JE, Dempsey DT. Trends and Outcomes of Hospitalizations for Peptic Ulcer Disease in the United States, 1993 to 2006. Ann Surg. 2010;251(1):51-8.
47. Banerjee S, Cash BD, Dominitz JA, et al. The role of endoscopy in the management of patients with peptic ulcer disease. Gastrointest Endosc. 2010;71(4):663-8.

48. Dickerson BA, Ott DJ, Chen MYM, Gelfand DW. Peptic ulcer disease: Pathogenesis, radiologic features, and complications. Acad Radiol. 2000;7(5):355-64.
49. Sakita T, Oguro Y, Takasu S, et al. Observations on the Healing of Ulcerations in Early Gastric Cancer: the Life Cycle of the Malignant Ulcer. Gastroenterol. 1971;60(5):835-44.
50. Sakita T. Endoscopy in the Diagnosis of Early Ulcer Cancer. Clin Gastroenterol. 1973;2(2):345-60.
51. Eisig JN, Hashimoto C, Ferreira R, Zaterka S. Úlcera gastroduodenal: aspectos clínicos. In: Tratado de gastroenterologia: da graduação à pós-graduação. São Paulo: Editora Atheneu. 2016:593-607.
52. Coelho LGV, Marinho JR, Genta R, et al. IVth Brazilian Consensus Conference on Helicobacter pylori infection. Arq Gastroenterol. 2018;55(2):97-121.
53. Baghdanian A, Baghdanian A, Puppala S, et al. Imaging Manifestations of Peptic Ulcer Disease on Computed Tomography. Semin Ultrasound CT MR. 2018;39(2):183-92.
54. Echizen H. The First-in-Class Potassium-Competitive Acid Blocker, Vonoprazan Fumarate: Pharmacokinetic and Pharmacodynamic Considerations. Clin Pharmacokinet. 2015;55(4):409-18.
55. Inatomi N, Matsukawa J, Sakurai Y, Otake K. Potassium-competitive acid blockers: Advanced therapeutic option for acid-related diseases. Pharmacol Ther. 2016;168:12-22.
56. Lanza FL, Chan FKL, Quigley EMM. Guidelines for Prevention of NSAID-Related Ulcer Complications. Am J Gastroenterol. 2009;104(3):728-38.
57. Malfertheiner P, Megraud F, Rokkas T, et al. Management of *Helicobacter pylori* infection: the Maastricht VI/Florence consensus report. Gut. 2022;71(9):1724-62.
58. Garnock-Jones KP. Vonoprazan: First Global Approval. Drugs. 2015;75(4):439-43.
59. Kojima Y, Takeuchi T, Sanomura M, et al. Does the Novel Potassium-Competitive Acid Blocker Vonoprazan Cause More Hypergastrinemia than Conventional Proton Pump Inhibitors? A Multicenter Prospective Cross-Sectional Study. Digestion. 2018;97(1):70-5.
60. Yang X, Li Y, Sun Y, et al. Vonoprazan: A Novel and Potent Alternative in the Treatment of Acid-Related Diseases. Dig Dis Sci. 2018;63(2):302-11.
61. Kawai T, Oda K, Funao N, et al. Vonoprazan prevents low-dose aspirin-associated ulcer recurrence: randomised phase 3 study. Gut. 2018;67(6):1033-41.
62. Chinzon D, Moraes-Filho JPP, Domingues G, et al. Vonoprazan in the management of erosive oesophagitis and peptic ulcer-induced medication: a systematic review. Prz Gastroenterol. 2021;17(3):183-9.
63. Sugawara K, Koizumi S, Horikawa Y, et al. Is the new potent acid-inhibitory drug vonoprazan effective for healing idiopathic peptic ulcers? A multicenter observational study in Akita Prefecture, Japan. J Gastroenterol. 2019;54(11):963-71.
64. Fukami N, Anderson MA, Khan K, et al. The role of endoscopy in gastroduodenal obstruction and gastroparesis. Gastrointest Endosc. 2011;74(1):13-21.
65. Storm AC, Ryou M. Advances in the endoscopic management of gastric outflow disorders. Curr Opin Gastroenterol. 2017;33(6):455-60.
66. Joo MK, Park CH, Kim JS, et al. Clinical Guidelines for Drug-Related Peptic Ulcer, 2020 Revised Edition. Gut Liver. 2020;14(6):707-26.
67. Kamada T, Satoh K, Itoh T, et al. Evidence-based clinical practice guidelines for peptic ulcer disease 2020. J Gastroenterol. 2021;56(4):303-22.
68. Chan FK, Sung JJ, Sydney Chung S, et al. Randomised trial of eradication of Helicobacter pylori before non-steroidal anti-inflammatory drug therapy to prevent peptic ulcers. Lancet. 1997;350(9083):975-9.

34 Câncer Gástrico Precoce

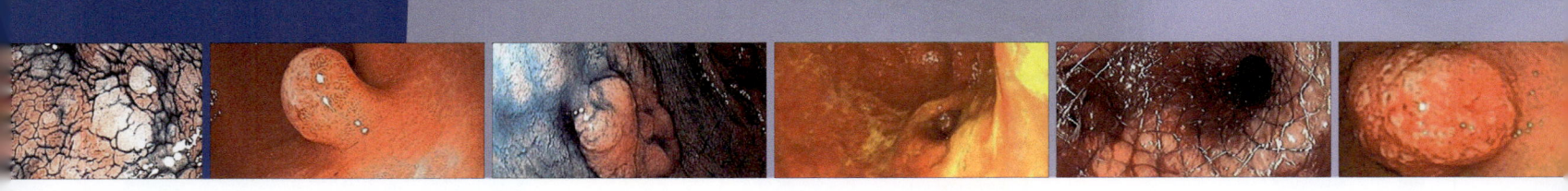

Renata Nobre Moura ■ Bruno da Costa Martins ■ Sérgio Barbosa Marques

INTRODUÇÃO

Câncer gástrico precoce (CGP) é definido como lesão confinada a mucosa e submucosa (T1), independente do acometimento linfonodal.[1] Apesar do câncer gástrico (CG) estar associado a mal prognóstico e alta mortalidade, a detecção e o tratamento numa fase inicial tem bom prognóstico, com taxa de sobrevida em 5 anos maior que 95%.[2,3] Infelizmente, em países ocidentais, mais de 70% do CG é diagnosticado em estágios avançados.[4]

A Figura 34-1 demonstra o estadiamento T do câncer gástrico precoce.

PATOGÊNESE

Histologicamente, o CG pode ser dividido em dois subtipos principais: o difuso (composto por células não coesivas) e o intestinal (formado por glândulas), com diferentes padrões epidemiológicos (Fig. 34-2).[5]

A bactéria *Helicobacter pylori* é considerada um fator de risco para o CG não cárdico, estando associada a aproximadamente 89% do CG do tipo intestinal.[6] A erradicação do *H. pylori* está associada a uma redução significativa da incidência e da mortalidade do CG, principalmente em pacientes com menos de 50 anos.[7] De acordo

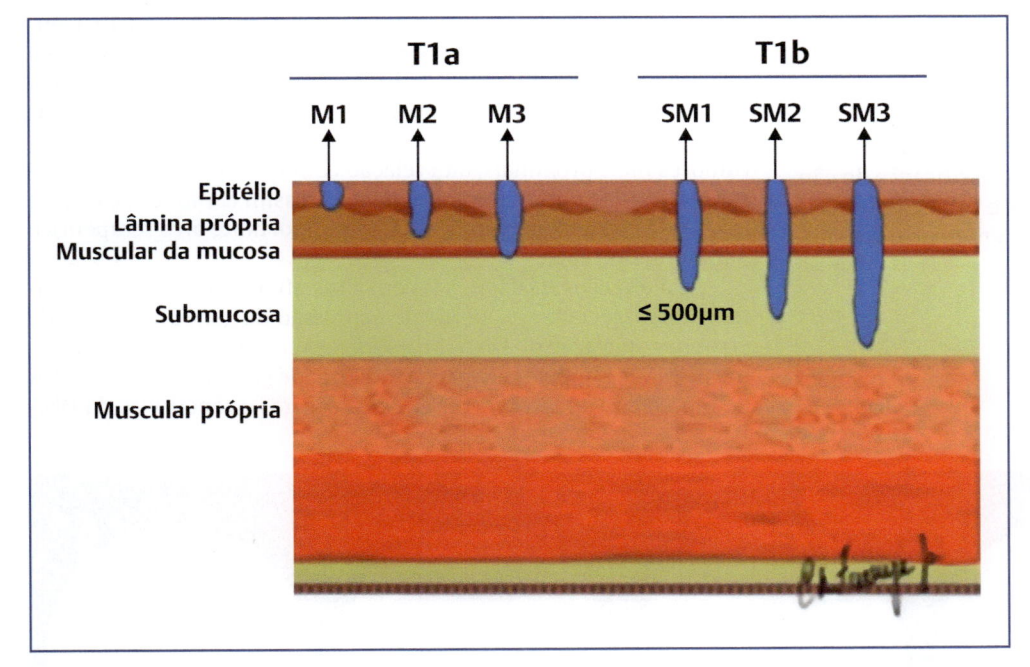

Fig. 34-1. Estadiamento "T" do câncer gástrico precoce.

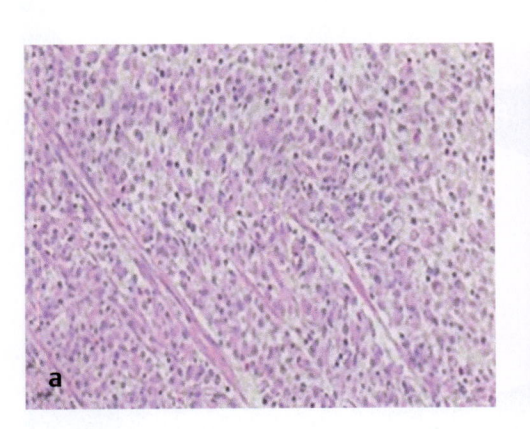

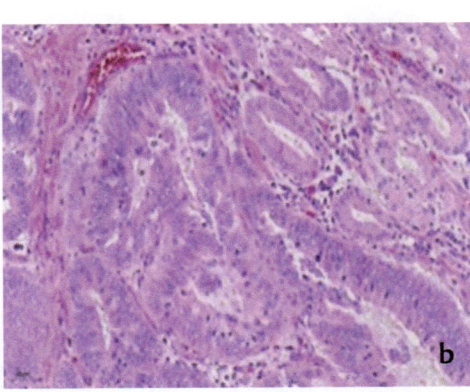

Fig. 34-2. (a) Imagens histopatológicas com coloração em hematoxilina-eosina (HE) de CG do tipo difuso com células pouco coesas. (b) Tipo intestinal com formação de glândulas.

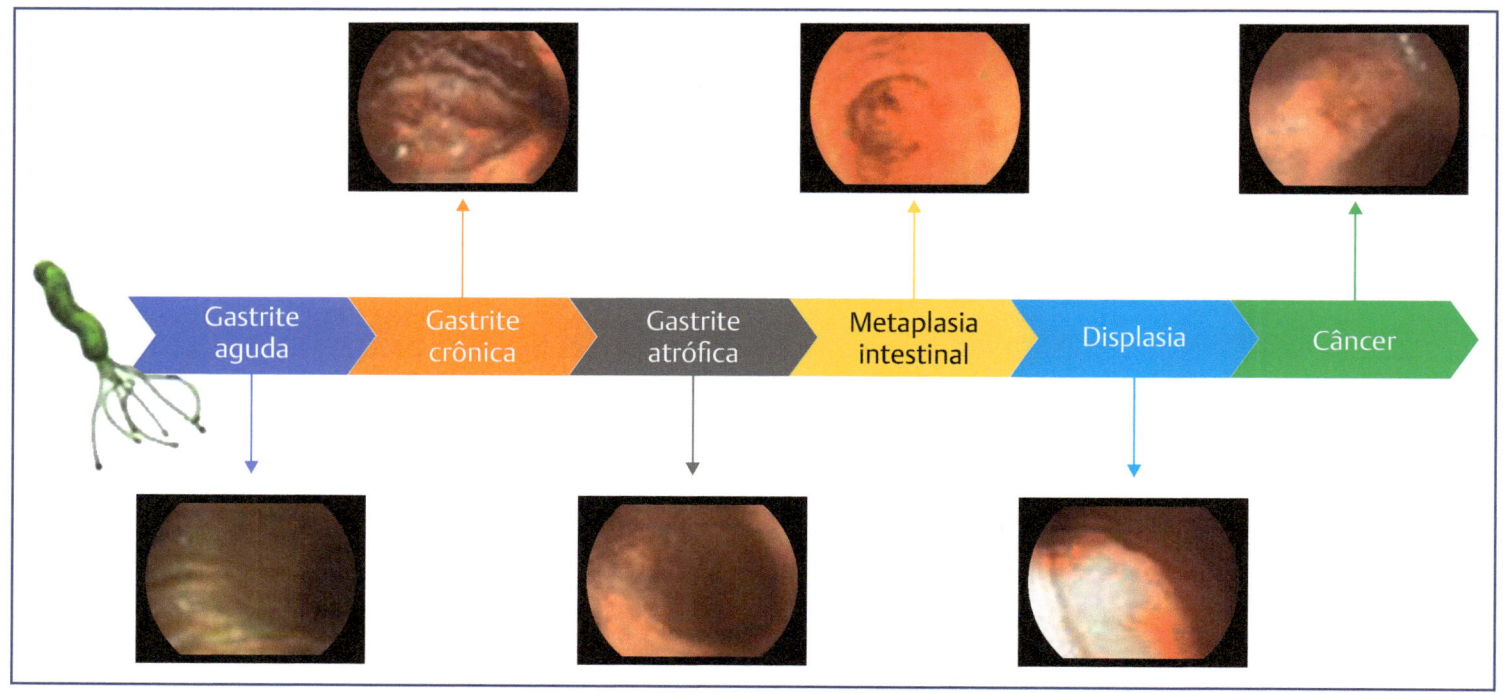

Fig. 34-3. Cascata de Pelayo Correa.

com o modelo de carcinogênese descrito por Pelayo Correa,[8] uma cascata de eventos inicia-se com a inflamação crônica da mucosa causada pelo *H. pylori* que pode progredir para atrofia multifocal, metaplasia intestinal, displasia e carcinoma (Fig. 34-3).

CARCINOGÊNESE

Na tentativa de entender o CG sob o prisma da patogenia e dos mecanismos de carcinogênese, foi criada uma classificação do câncer gástrico baseada em alterações genéticas e moleculares (Fig. 34-4), na qual os tumores foram classificados em quatro subtipos moleculares:[9]

1. Positivos para vírus Epstein-Barr (EBV).
2. Instabilidade de microssatélites (MSI).
3. Instabilidade cromossômica (CIN).
4. Genomicamente estáveis (GS).

Os pacientes positivos para EBV apresentam altas taxas de alterações relacionadas com hipermetilação de DNA e essa metilação aberrante de genes supressores de tumor, como CDH1 e p16, favorece o surgimento de neoplasias.[10] Há também mutação no gene PIK3CA (Fosfatidilinositol-4,5-bifosfato 3-quinase subunidade catalítica alfa), com consequente multiplicação e crescimento das células de forma desordenada. Esse grupo de pacientes apresenta tumores mais proximais, alta relação com histologia difusa e, apesar disso, apresentam bom prognóstico, assim como têm elevadas taxas de positividade para PD-L1, um importante alvo terapêutico para imunoterapia.

As alterações relacionadas com a instabilidade de microssatélites (MSI) associam-se à perda de expressão de genes do reparo de erros de replicação do DNA (*Mismath Repair, MMR*).[10] Este mecanismo de MMR é importante para a integridade genômica, e os defeitos de reparo costumam ocorrer em áreas curtas e repetitivas do DNA

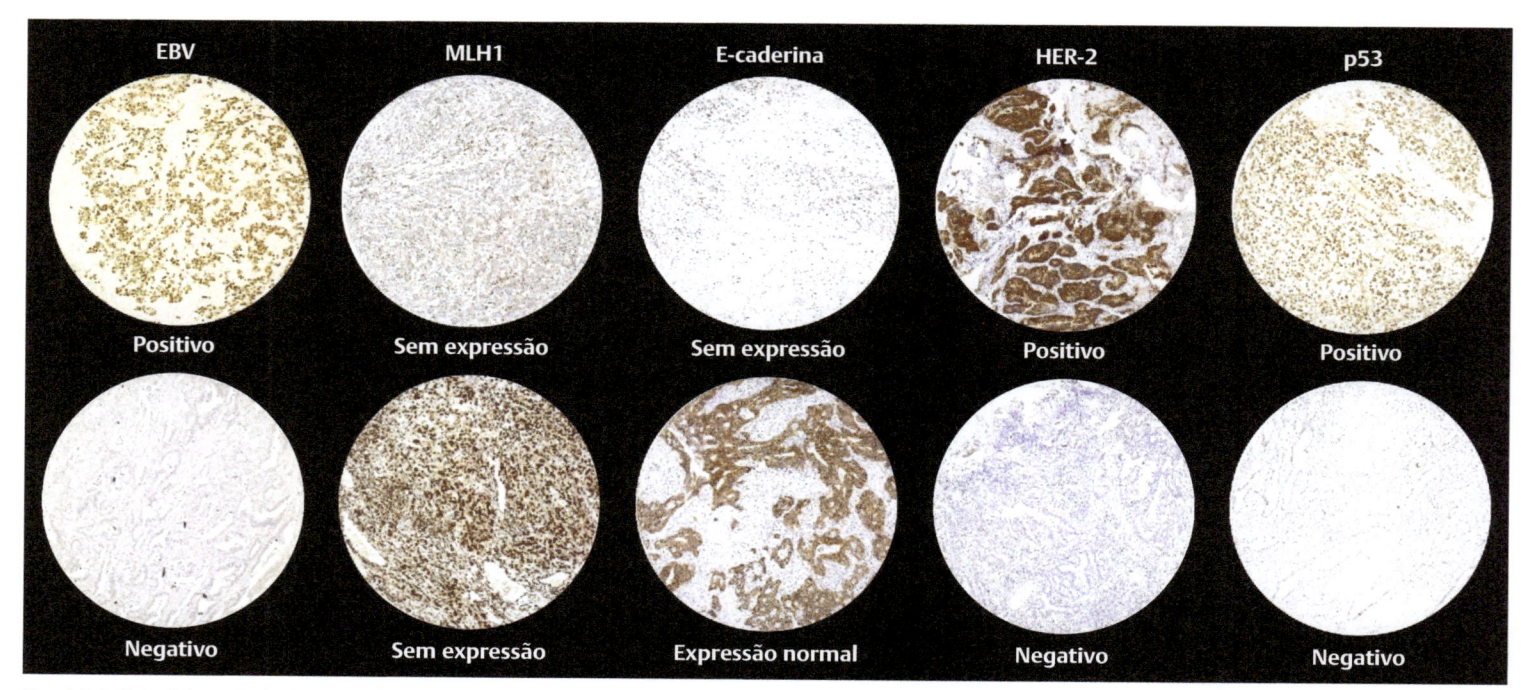

Fig. 34-4. Painel dos principais marcadores moleculares de expressão gênica e proteica em CG. Linha superior com marcadores alterados e linha inferior com marcadores normais.

denominadas microssatélites e levam à sua instabilidade (*MSI-High*), predispondo as células ao maior risco de câncer, maior resistência a quimioterápicos, entre outros. As principais proteínas de reparo são MLH1 (mutL homolog 1), MSH2 (mutS homolog 2), MSH6 (mutS homolog 6) e PMS2 (segregação pós-meiótica aumentada 2). Pacientes com MSI-H habitualmente apresentam localização mais distal, histologia intestinal e bons prognósticos e também são alvos para imunoterapia com os inibidores de *checkpoints* PD-L1, como o pembrolizumabe, um promissor alvo terapêutico para tumores com esse perfil molecular.

No grupo relacionado com a instabilidade cromossômica (CIN) ocorrem muitas modificações de deleção ou duplicação de DNA, intensa aneuploidia, mutação de TP53 e amplificação de ERBB2 (HER-2). A p53 tem função de supressão tumoral e, à medida que são detectados danos ao DNA por diversos fatores, desencadeia respostas que incluem parada do ciclo celular, ativação de genes relacionados com o reparo do DNA e, em caso de dano irreparável, causa uma reação que leva à apoptose (ou morte programada) celular. Nos casos passíveis de correção, há ativação de genes relacionados com a produção de proteínas de reparo do DNA e naqueles com dano irreversível, a p53 pode ativar a síntese de proteínas (Bcl2) com consequente ativação das caspases que levam à apoptose. A amplificação de HER-2 também é uma alteração prevalente nesse grupo molecular e desencadeia a ativação de vias de sinalização celular que promovem uma proliferação desordenada de células cancerígenas. Há uma opção de imunoterapia com o antagonista de HER-2, trastuzumabe, um anticorpo monoclonal que se liga ao HER-2 bloqueando sua ação e impede a proliferação tumoral, e tem demonstrado boas respostas aos pacientes HER-2+, sendo, portanto, recomendada sua pesquisa nos pacientes com câncer gástrico.

No grupo genomicamente estável (GS) há associação com o padrão histológico do tipo difuso de Laurén e com mutação do gene CDH1 (*Cadherin 1 gene*), responsável pela síntese da proteína e-caderina, uma glicoproteína transmembrana relacionada com proliferação, adesão entre células, polaridade celular e transição epitelial-mesenquimal, e a perda de sua função está relacionada com carcinogênese e proliferação tumoral. Esse grupo de pacientes apresenta um prognóstico bastante reservado, com altas taxas de metástases ao diagnóstico.

INDICAÇÕES DE RASTREAMENTO DO CÂNCER GÁSTRICO

Em países de alta prevalência de câncer gástrico, como no Japão, os programas de triagem radiográfica para câncer gástrico foram implementados na década de 1960 e demonstraram redução na mortalidade por CG.[7] O rastreamento por meio de exame endoscópico realizado a cada 2 anos mostrou-se mais preciso e aconselhado para indivíduos acima de 50 anos do que o exame radiológico.[11] Um estudo de meta-análise demonstrou que a vigilância endoscópica foi associada a taxas significativamente maiores de detecção de CG (0,55%, IC 95% 0,39 0,75%) e CG precoce (EGC) (0,48%, IC 95% 0,34 0,65%) quando comparado com o estudo por radiografia (GC 0,19%, IC 95% 0,10 0,31%; EGC 0,08%, IC 95% 0,04 0,13%).[12]

Na Coreia do Sul, onde havia altas taxas de CG, os programas de rastreamento na população acima de 40 anos com exames a cada 2 anos demonstraram aumento significativo nas taxas de cirurgias de CG precoce, de 28,6% em 1995 para 63,6% em 2019, assim como a taxa de sobrevida em 5 anos, que aumentou de 43,9% entre 1993-1995 para 77,5% em 2015-2019, e esse avanço foi evidenciado no grupo que o rastreamento foi realizado por meio de endoscopia e não naqueles submetidos a radiografias.[13]

Em áreas com menor incidência de CG, o rastreamento deve focar na população de alto risco, como naqueles indivíduos com gastrite atrófica e/ou metaplasia intestinal extensas, com estádios III e IV da classificação de atrofia OLGA (*Operative Link for Gastritis Assessment*) e de metaplasia intestinal OLGIM (*Operative Link on Intestinal Metaplasia Assessment*).[14] Os estágios OLGIM III e IV podem, assim, identificar pacientes com maior risco de câncer gástrico e devem ser acompanhados com uma endoscopia de alta qualidade a cada 3 anos. Nos casos com uma história familiar do CG, sugere um seguimento mais intensivo (*e. g.* cada 1-2 anos após o diagnóstico). A associação ao câncer gástrico e aos estágios III/IV de OLGA/OLGIM de alto risco foram corroborados por uma meta-análise de seis estudos caso-controle e dois estudos de coorte.[15]

Indivíduos com outros fatores de risco relevantes que podem ser submetidos a rastreamento incluem: adenomas gástricos, anemia perniciosa, síndromes poliposes (polipose adenomatosa familiar, Peutz-Jeghers, polipose juvenil) e síndrome de Lynch, está relacionada com defeitos no reparo de DNA e instabilidade de microssatélites.[16]

Pacientes com câncer difuso familiar (com mutação do gene CDH1, com perda de expressão de e-caderina) e com mutação confirmada têm indicação de gastrectomias profiláticas, mas aqueles que que se recusam ao tratamento cirúrgico podem ser acompanhados endoscopicamente com exames anuais e protocolos de múltiplas biópsias (28-30), sendo 3-5 da cárdia, 5 do fundo, 10 do corpo, 5 da transição corpo-antro e 5 do antro.[17]

Pacientes que tiveram CG previamente, apresentam altas taxas de neoplasias metacrônicas e devem ser submetidos a exames de vigilância periódica.[18]

IMPORTÂNCIA DO DIAGNÓSTICO

A endoscopia digestiva alta (EDA) é o exame padrão-ouro no diagnóstico do CGP e das lesões precursoras, como atrofia e metaplasia. Entretanto, até 12% das neoplasias do trato gastrointestinal alto são perdidas em dndoscopias feitas 3 anos antes do diagnóstico.[19] Em uma meta-análise de 22 estudos, os autores demonstraram que cerca de 10% do CG foram perdidos durante EDA convencional com luz branca, mais comumente os localizados no corpo gástrico. Os fatores preditores da falha no diagnóstico foram: idade < 55 anos, gênero feminino, atrofia intensa, adenoma, lesões ulceradas e número insuficiente de biópsias.[20] Em países como o Japão, onde a endoscopia é realizada de forma sistemática e de alta qualidade, esses números são bem menores, afetando, diretamente, o prognóstico dos pacientes. Esse dado é um sinal de alerta para medidas que melhorem a taxa de detecção das neoplasias gástricas no Brasil.

A imagem endoscópica avançada, que utiliza diversos métodos como cromoscopia com corantes, cromoscopia virtual e magnificação, permite uma melhor visualização da superfície mucosa e, consequentemente, aumenta a taxa de detecção do CGP.[21-23]

SISTEMATIZAÇÃO DA ENDOSCOPIA DIGESTIVA

As alterações endoscópicas das lesões gástricas precoces são, na grande maioria das vezes, sutis, com mudanças na coloração ou relevo mucoso. Esse fato torna difícil o seu reconhecimento e reforça a importância da sistematização do exame endoscópico, que compreende:

Estratificação dos Fatores de Risco antes do Exame

São considerados fatores de risco para o câncer gástrico: infecção pelo *H. pylori*, atrofia gástrica, hereditariedade e tabagismo.[1] A infecção pelo *H. pylori*, principalmente as cepas associadas às proteínas patogênicas CagA e VacA, está diretamente relacionada com o desenvolvimento do câncer gástrico. No Brasil, a prevalência de infecção pelo *H. pylori* é de 70-90% em adultos.[24] A infecção persistente do *H. pylori* causa inflamação, atrofia e metaplasia intestinal na mucosa gástrica. Doenças hereditárias associadas, como câncer gástrico difuso hereditário, síndrome de Lynch, polipose adenomatosa familiar, sd. Peutz-Jeghers e Li-Fraumeni, estão diretamente relacionadas com o risco de câncer.

Preparo

O correto preparo do estômago com a remoção de muco, resíduos e bolhas facilita a análise da mucosa e pode, potencialmente, aumentar a taxa de detecção de neoplasia precoce.

A lavagem com água e simeticona é barata, facilmente disponível e com mínimo de efeitos adversos, devendo sempre ser realizada. Seu uso 20 minutos antes do exame melhora a observação da mucosa.[25] Outros mucolíticos, como n-acetilcisteína, pronase e papaína, não são amplamente disponíveis.

O uso de antiespasmódicos, como a escopolamina, deve ser considerado nos casos em que a observação é dificultada pelo intenso peristaltismo.[26] Apesar do potencial benefício, não há evidência científica demonstrando o aumento na taxa de detecção de neoplasias. São contraindicações ao seu uso: glaucoma, hiperplasia prostática, doença cardíaca severa e íleo paralítico.

Tempo de Exame

Vários estudos demonstraram que o tempo de exame está diretamente relacionado com a taxa de detecção de neoplasia precoce. Diferentemente da colonoscopia, na qual o tempo recomendado de exame já foi bem estabelecido, na avaliação do TGI alto, as evidências ainda são limitadas. Em um trabalho retrospectivo, foi demonstrado que endoscopistas que dedicam até no mínimo 3 minutos para avaliar a mucosa gástrica, detectaram mais adenomas e cânceres que os endoscopistas mais rápidos (0,28% vs. 0,20%, respectivamente).[27] Os endoscopistas rápidos, com tempo de exame menor que 5 minutos, perdem mais lesões. Em um estudo, os endoscopistas foram classificados em rápidos (< 5 min de exame), moderados (entre 5-7 min) e lentos (> 7 min). O diagnóstico das lesões neoplásicas foi maior no grupo dos endoscopistas lentos (p = 0.03 e p = 0.06, respectivamente).[28]

Documentação

O protocolo sistemático de rastreamento do estômago preconizado por Yao[29] sugere um tempo mínimo de 4 min e 22 fotos do estômago, conforme detalhado na Figura 34-5.

A Organização Mundial de Endoscopia,[30] por sua vez, orienta o mínimo de 21 fotos do estômago (5 do antro e 16 do corpo) (Fig. 34-6).

O Segundo Consenso Brasileiro de Câncer Gástrico preconiza que o laudo do exame endoscópico deve obrigatoriamente conter informações precisas sobre o(s) local(ais) da(s) lesão(ões), tamanho aproximado, extensão, infiltração, distância da transição esofagogástrica e do piloro, discriminando os locais onde as biópsias foram realizadas.[31]

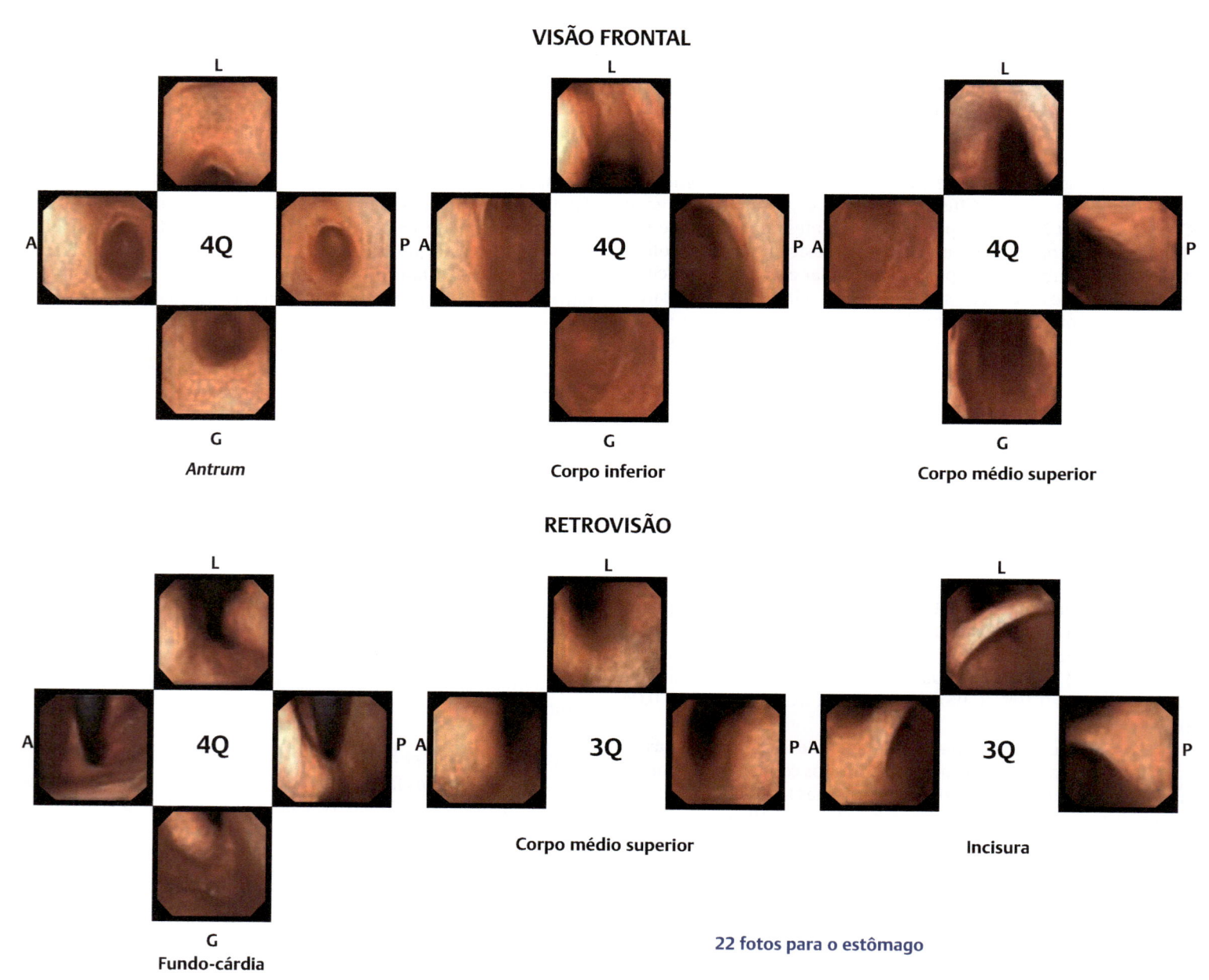

Fig. 34-5. Protocolo SSS (YAO,2013).[29]

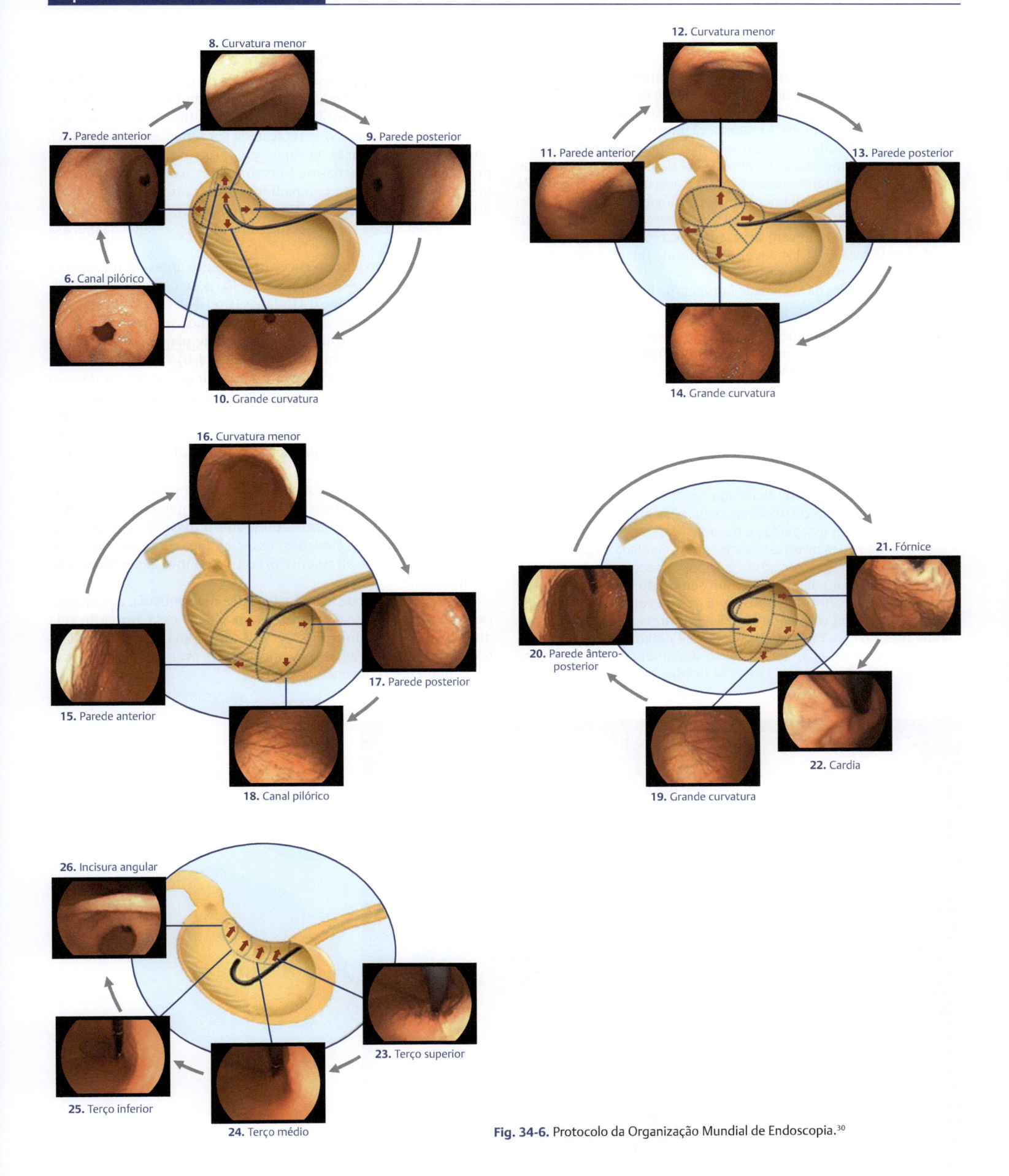

Capítulo 34 ▪ Câncer Gástrico Precoce

8. Curvatura menor
7. Parede anterior
9. Parede posterior
6. Canal pilórico
10. Grande curvatura

12. Curvatura menor
11. Parede anterior
13. Parede posterior
14. Grande curvatura

16. Curvatura menor
15. Parede anterior
17. Parede posterior
18. Canal pilórico

21. Fórnice
20. Parede ântero-posterior
22. Cardia
19. Grande curvatura

26. Incisura angular
25. Terço inferior
24. Terço médio
23. Terço superior

Fig. 34-6. Protocolo da Organização Mundial de Endoscopia.[30]

LESÕES PRECURSORAS – COMO RECONHECER E ESTRATIFICAR O RISCO

A gastrite atrófica crônica e a metaplasia intestinal são os principais fatores precursores do CG, como descrito na cascata de Correa.

A metaplasia intestinal é o marcador mais confiável de atrofia. Na endoscopia com luz branca, a metaplasia intestinal apresenta-se superficialmente elevada ou com áreas planas esbranquiçadas. Também pode aparecer como placas da mesma cor da mucosa adjacente ou até como áreas ligeiramente deprimidas e avermelhadas (Fig. 34-7).

Os sistemas de estadiamento histopatológico como OLGA (*Operative Link Gastritis Assessment*) e OLGIM (*Operative Link on Gastritis Intestinal Metaplasia*) devem ser usados para estratificar os pacientes. A classificação OLGIM deve ser preferida quando o objetivo é estagiar as alterações de mucosa.[32,33]

Recomendações da Sociedade Europeia de Endoscopia Gastrointestinal (MAPSII):[14]

- Biópsias devem ser realizadas em pelo menos dois sítios (pequena e grande curvatura de antro e corpo), em frascos separados para o protocolo OLGA/OLGIM.
- Biópsias adicionais devem ser feitas caso haja lesões suspeitas.
- Atrofia leve a moderada restrita ao antro, não há evidências de benefício na vigilância endoscópica.
- Seguimento em 3 anos indicado se: metaplasia intestinal incompleta, metaplasia intestinal restrita ao antro ou ao corpo em pacientes com história familiar de câncer gástrico, infecção persistente do *H. pylori*, atrofia avançada.
- Lesões visíveis com displasia de baixo/alto grau ou adenocarcinoma, devem ser estagiadas e tratadas.
- A erradicação do *H. pylori* está sempre recomendada na gastrite crônica não atrófica, gastrite atrófica e após ressecções endoscópicas.
- Em pacientes com displasia, porém sem lesão visível, é indicada imediata avaliação com endoscopia de alta resolução e cromoscopia (virtual ou com corantes). Se nenhuma lesão for identificada mesmo com endoscopia de alta qualidade, biópsias devem ser feitas para estagiar a gastrite e o seguimento em 6 meses (se displasia de alto grau) ou 1 ano (se displasia de baixo grau).

DIAGNÓSTICO

Endoscopia Convencional com a Luz Branca

O primeiro passo para o diagnóstico do CGP é identificar uma lesão suspeita usando a luz branca convencional. Nesse método, é importante prestar atenção nas mudanças sutis de cor e morfologia da mucosa. As pistas são: alteração da cor (enantema ou palidez), mudanças morfológicas na superfície (protrusão, elevação ou depressão), pregas afinadas ou interrompidas, sangramento espontâneo, alteração abrupta no padrão vascular ou mucoso, perda de brilho na mucosa (Fig. 34-8). No caso de componente ulceroso, uma lesão suspeita pode ser detectada como alterações sutis na mucosa ao redor da úlcera.

As lesões gástricas precoces usualmente apresentam aspecto superficial (tipo 0 na Classificação de Paris), e podem ser subdivididas em polipoides (tipo 0-I), planas (tipo 0-II) ou escavadas (tipo 0-III). As lesões planas são categorizadas, por sua vez, em superficialmente elevadas (0-IIa), completamente planas (tipo 0-IIb) ou superficialmente deprimidas (0-IIc) (Fig. 34-9).

Achados endoscópicos com luz branca que sugerem invasão da submucosa: hipertrofia ou convergência de pregas, tamanho do tumor > 3 cm, interrupção abrupta/convergência/fusão/espessamento e baqueteamento de pregas, protusão nodular, depressão extensa, depressão profunda, elevação acentuada das margens (Fig. 34-10).[34,35]

Quando a mucosa gástrica é expandida pela insuflação, as lesões com invasão maciça da submucosa não se estendem, e formam uma elevação trapezoide. Além disso, as pregas convergem e tornam-se elevadas. Esse achado, chamado de "sinal da não extensão", é altamente preditivo de invasão profunda da submucosa.[36]

A profundidade de invasão do CGP é determinada, a princípio, pela EDA convencional com luz branca. Caso essa avaliação seja difícil, a ecoendoscopia pode ser útil como uma ferramenta diagnóstica auxiliar nas lesões com suspeita de invasão da submucosa pela endoscopia convencional.

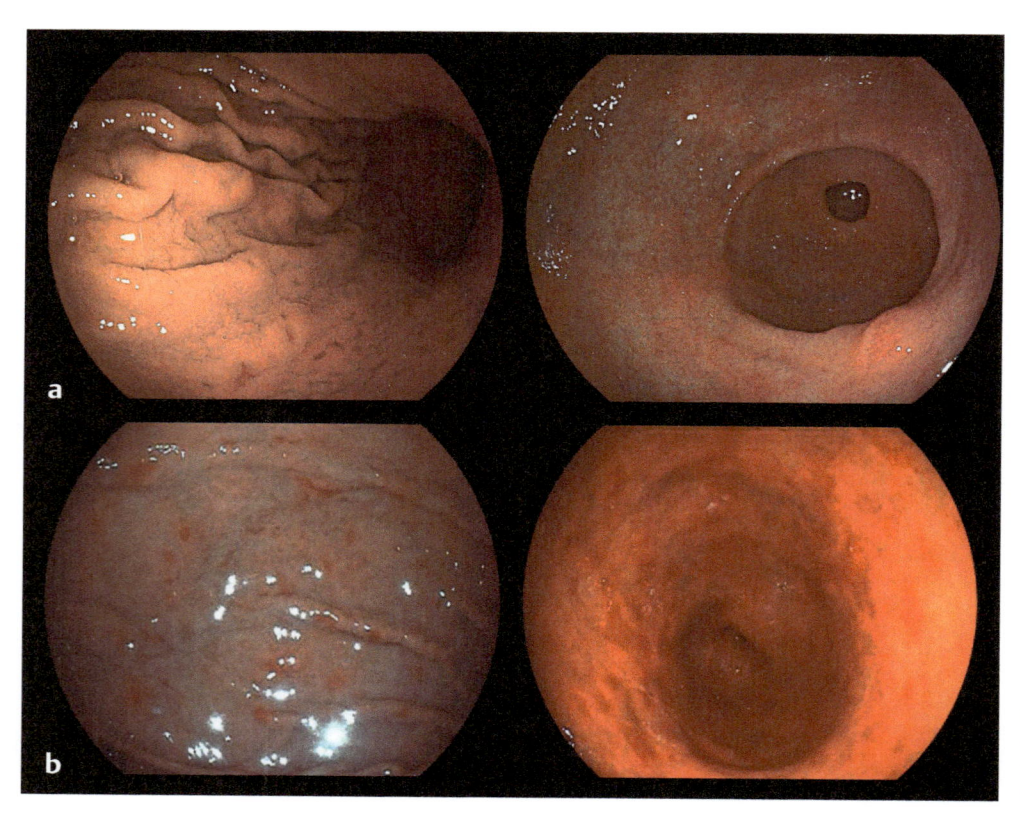

Fig. 34-7. Metaplasia intestinal. (a) Placas esbranquicadas levemente elevadas, com aspecto aveludado. (b) Áreas ligeiramente deprimidas e avermelhadas.

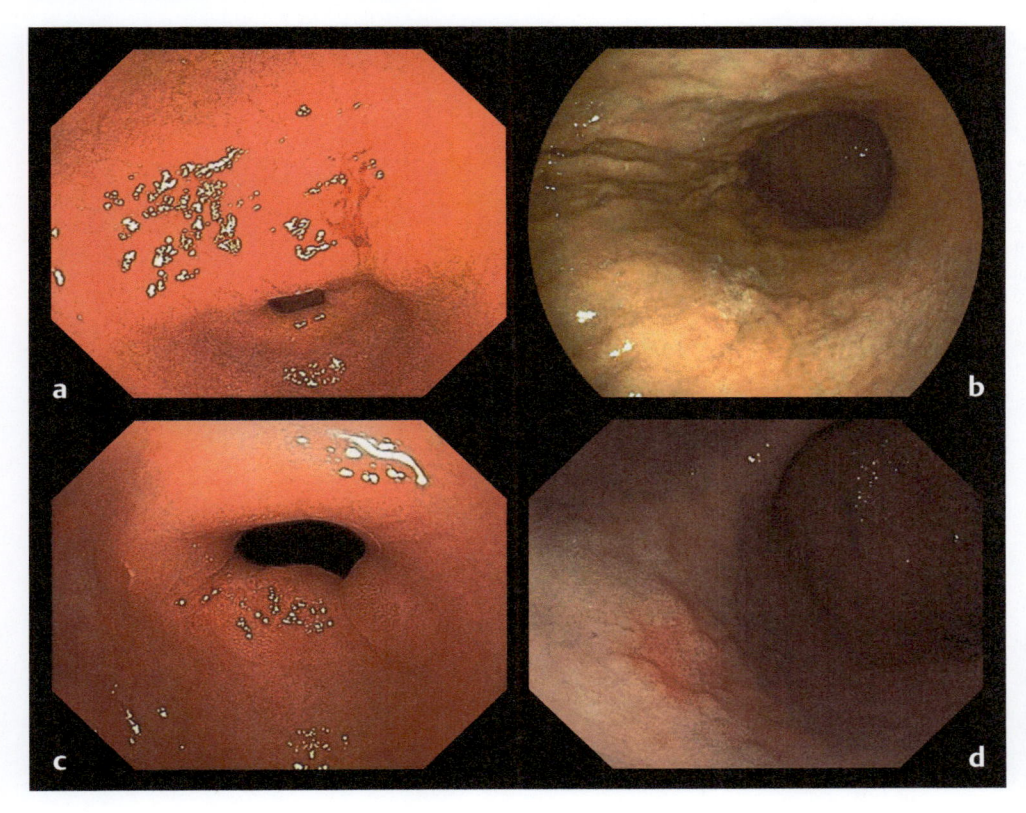

Fig. 34-8. Aspecto endoscópico das lesões gástricas precoces. (**a**) Sangramento espontâneo. (**b**) Lesão com alteração da cor (palidez) na grande curvatura do corpo. (**c**) Superfície com irregularidade na região justapilórica. (**d**) Lesão com alteração no padrão vascular.

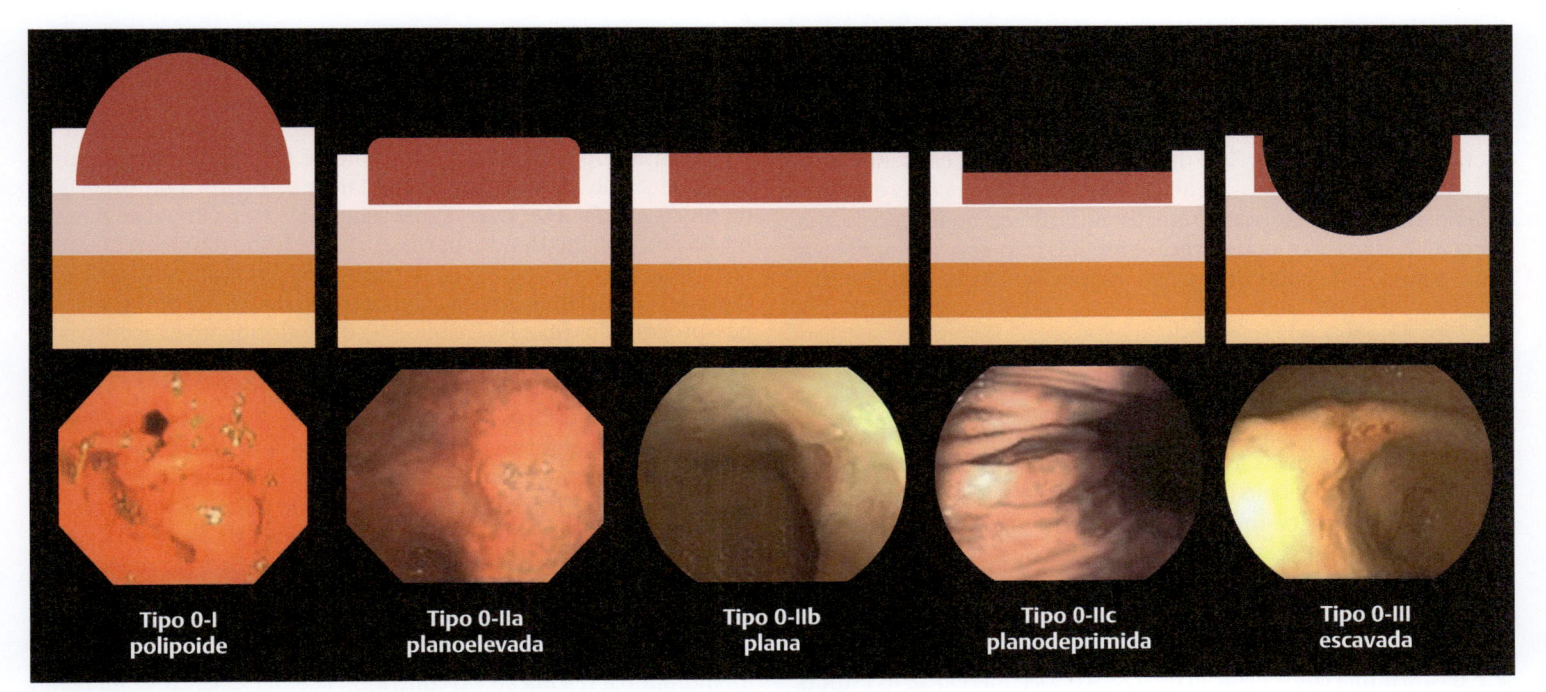

Fig. 34-9. Aspecto macroscópico das lesões gástricas precoces (Classificação de Paris).

Cromoscopia com Corantes

O uso de corantes para a detecção de lesões malignas e pré-malignas do estômago aumenta a taxa de detecção e auxilia na avaliação da mucosa adjacente, permitindo o diagnóstico diferencial com as lesões benignas ou inflamatórias e determinando o melhor local para biópsias. Estudos mostraram que a cromoscopia convencional com corantes tem maior acurácia no diagnóstico do CGP quando comparada com a luz branca.[21]

Os corantes utilizados na endoscopia são de baixo custo e fáceis de usar, dentre eles, os mais comuns são o ácido acético, o índigo-carmin e o azul de metileno.

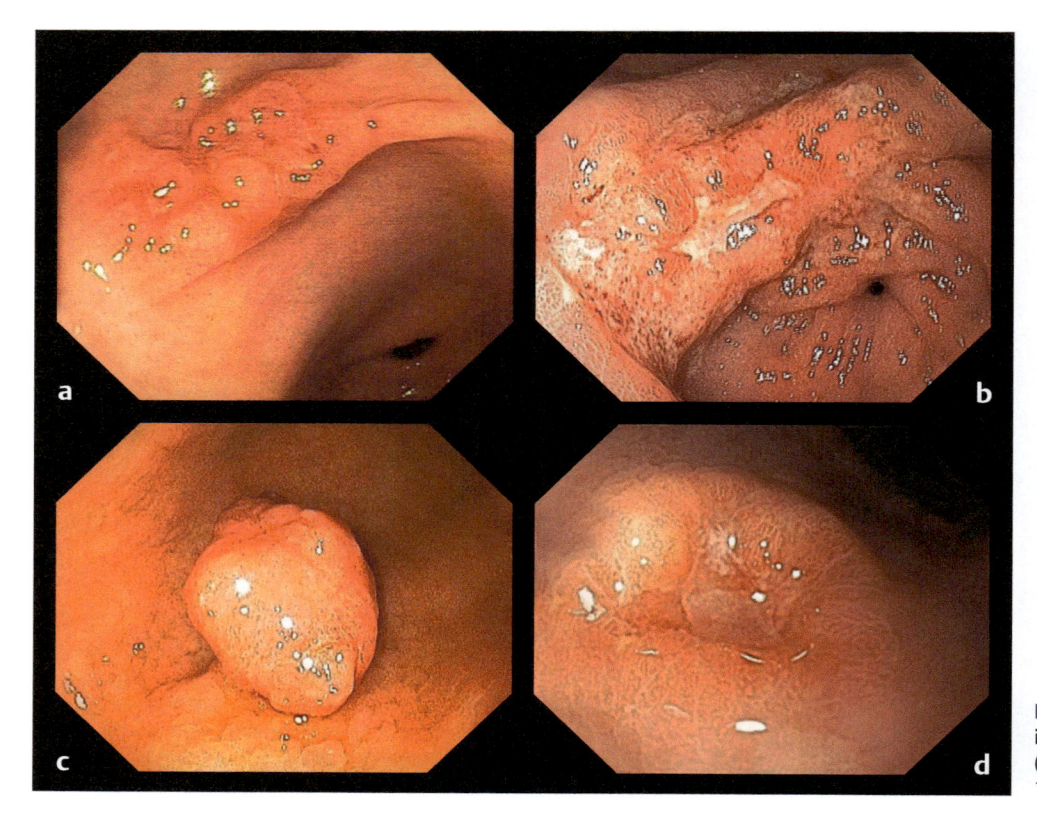

Fig. 34-10. Aspectos endoscópicos que sugerem invasão da submucosa. (a) Convergência de pregas. (b) Úlcera de padrão irregular. (c) Lesão polipoide > 1 cm. (d) Lesão ulcerada com elevação das margens.

Ácido acético

O ácido acético é usado numa concentração de 1,5% a 3%. Após instilar na mucosa gástrica, uma reação acetobranca é vista imediatamente: a estrutura celular das proteínas é reversivelmente alterada e o pH da superfície da mucosa diminuiu, causando a reflexão do branco. A intensidade da coloração branca difere da mucosa normal e da metaplasia intestinal, assim como no carcinoma, a reação desaparece mais precocemente. Isso cria um contraste entre a mucosa regular normal e a região do câncer (Fig. 34-11).

Azul de Metileno

Esse corante é absorvido pela mucosa do intestino delgado e grosso, mas não pelo epitélio estratificado escamoso do esôfago nem pelo epitélio colunar do estômago.[37] No entanto, o azul de metileno é absorvido pelas áreas da mucosa gástrica com metaplasia intestinal. Quando usado numa concentração de 5%, permite realçar alterações sutis da mucosa do estômago, ajudando a delimitar as margens das lesões.

Índigo-Carmim

Trata-se de um corante de superfície, não absorvido pela mucosa. É usado numa concentração de 0,2% a 0,5% para realçar as criptas, definindo com bastante acurácia as irregularidades da mucosa, ajudando também a delimitar as margens das lesões (Fig. 34-12).

Cromoscopia Virtual

Cromoscopia virtual ou eletrônica é uma tecnologia de processamento de imagem capaz de realçar os padrões de superfície da mucosa. É fácil de usar já que requer apenas a ativação por um botão no aparelho, sendo, por isso, mais rápido e prático do que a cromoscopia com corantes. Atualmente, existem vários tipos de cromoscopia, que podem ser basicamente separados em dois métodos: pós-processados (ex.: FICE e i-SCAN), que selecionam e reconstroem eletronicamente as imagens e pré-processados (ex.: NBI, BLI, LCI), que usam filtros ópticos (Fig. 34-13).

O princípio básico da cromoscopia óptica é a absorção de diferentes comprimentos de onda pelos tecidos de acordo com a profundidade de penetração. A tecnologia do NBI (*Narrow Band Imaging*) consiste em um filtro de luz que resulta no aumento de contraste da microssuperfície e de microvasos. Vários estudos e meta-análises demonstraram a eficácia do NBI em detecção, caracterização, diferenciação e delimitação do CG.[22,38-41]

O FICE (*Flexible Spectral Imaging Color Enhancement*) consiste numa pós-seleção de uma ampla gama de combinações de imagens, melhorando a resolução e o contraste. Já o BLI (*Blue Laser Imaging*)

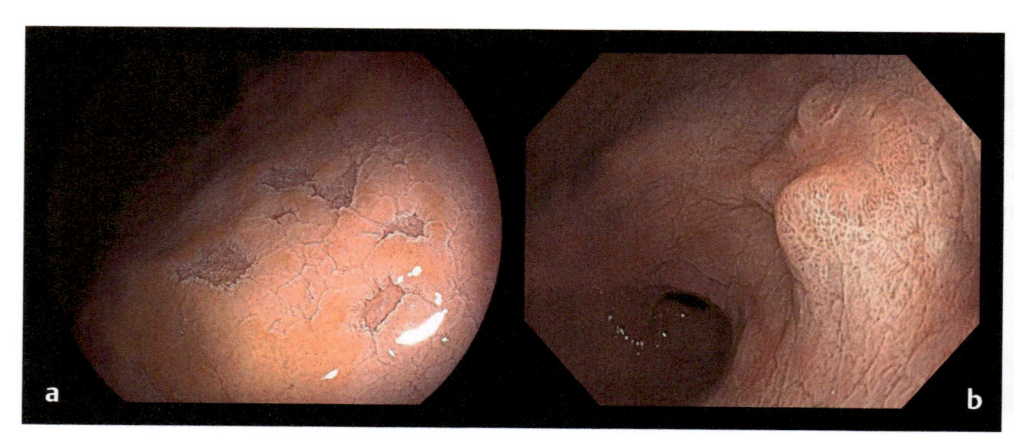

Fig. 34-11. (a) Aspecto da metaplasia intestinal com ácido acético. (b) Aspecto do câncer gástrico precoce com ácido acético.

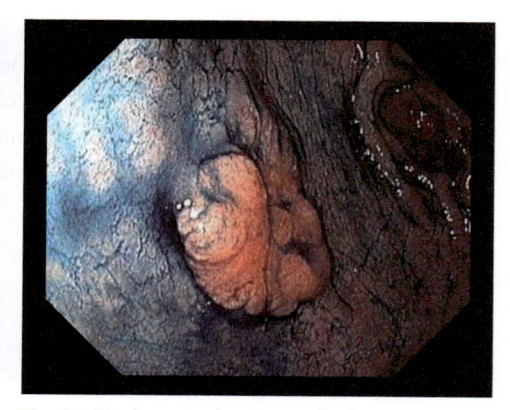

Fig. 34-12. Aspecto do câncer gástrico precoce com índigo carmim.

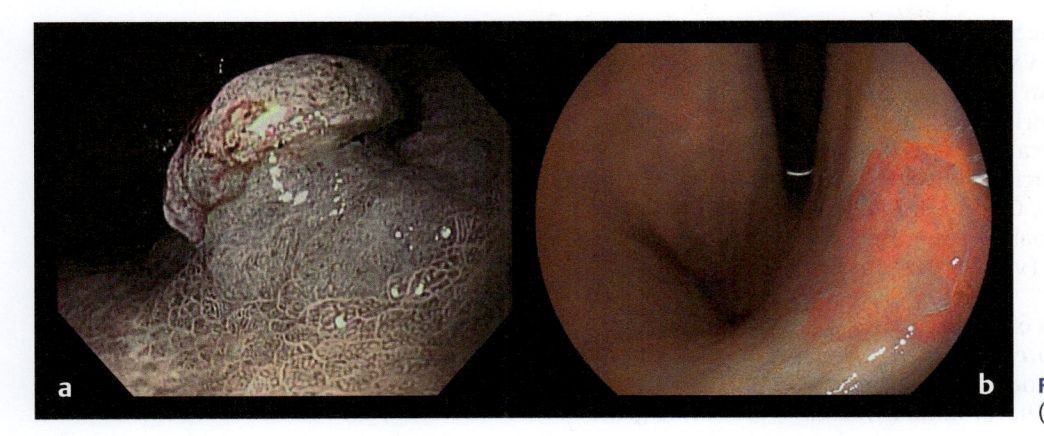

Fig. 34-13. Aspecto do câncer gástrico.
(a) Cromoscopia com NBI. (b) Cromoscopia com LCI.

usa dois *lasers* monocromáticos para produzir uma faixa azul estreita que intensifica as alterações na superfície da mucosa. O LCI (*Linked Color Imaging*) enfatiza o contraste da hemoglobina expandindo a cor vermelha, produzindo imagens brilhantes que podem melhorar a visibilidade das lesões.[42,43]

Magnificação Endoscópica

A amplificação de imagens é uma ferramenta que ajuda na caracterização de lesões e se correlaciona com a patologia, além de ajudar na diferenciação entre lesões malignas e benignas. Em uma meta-análise que incluiu 1.724 pacientes e 2.153 lesões, a sensibilidade, a especificidade e a área sob a curva (ROC) da EDA com luz branca para o diagnóstico do CGP foi de 48%, 67% e 62%, respectivamente. O uso da magnificação juntamente com o NBI aumentou as taxas para 83%, 96% e 96%, respectivamente.[22]

Para reconhecermos as alterações da mucosa no CGP, precisamos primeiro entender os aspectos da magnificação do estômago normal.

Histologicamente, há dois tipos de epitélio glandular no estômago: fúndico e pilórico. A mucosa fúndica normal está presente no corpo e no fundo e a mucosa pilórica, no antro.

Na mucosa fúndica normal, os capilares formam uma rede de vasos em forma de favo de mel em volta das criptas e desembocam nas vênulas coletoras. Na magnificação, a abertura das criptas é vista como oval ou redonda circundada por uma estrutura de coloração branca (epitélio marginal da cripta). As vênulas coletoras possuem distribuição regular (RAC, *regular arrangement of collecting venules*) e possuem coloração esverdeada (ciano) (Fig. 34-14).

A mucosa pilórica normal está presente no antro gástrico sem nenhuma alteração patológica, como por exemplo inflamação ou metaplasia secundária à infecção por *H. pylori*. Nesse caso, as glândulas se desembocam obliquamente e não perpendicularmente como no padrão fúndico, dando um aspecto reticular com sulcos. Os capilares formam alças em espiral ou mola (Fig. 34-15).

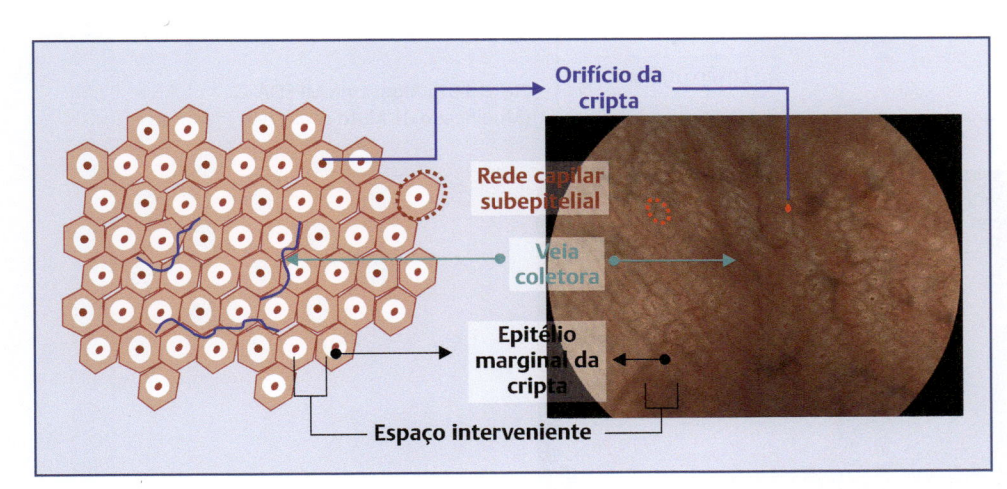

Fig. 34-14. Esquematização da magnificação da mucosa normal do corpo e do fundo.

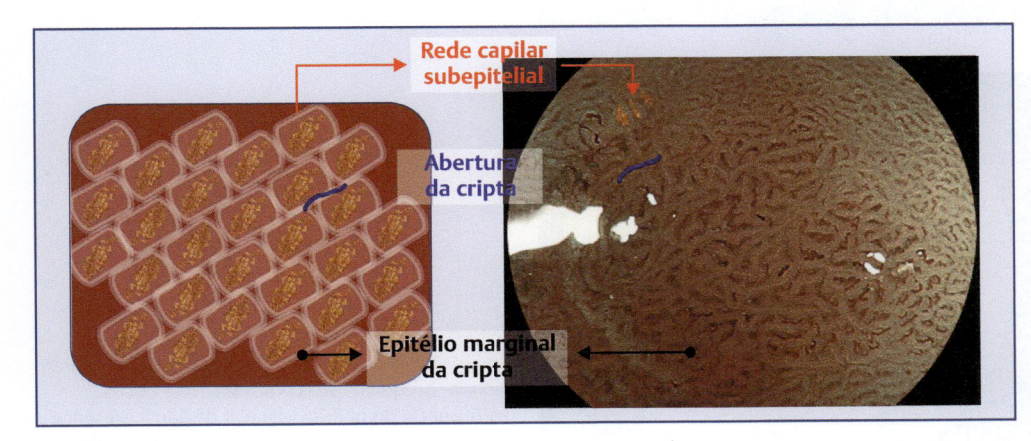

Fig. 34-15. Esquematização da magnificação da mucosa normal do antro.

CLASSIFICAÇÃO VS E ALGORITMO MESDA-G

Yaoe et al.[44] descreveram a classificação vasos + superfície (VS) e, posteriormente, Muto[45] et al. publicaram um artigo chamado MESDA-G com o objetivo de propor um algoritmo simples e unificado, de fácil aplicabilidade na prática clínica e por endoscopistas não experientes, e que aumentasse a eficácia do diagnóstico do câncer gástrico precoce em todo o mundo. Conforme esse algoritmo, uma lesão é considerada maligna quando a mesma é bem delimitada e com padrão irregular na cor (vascularização) e/ou superfície (Fig. 34-16).

A presença de uma linha demarcatória evidente entre a mucosa normal e a mucosa alterada está sempre presente nas lesões superficiais do estômago. Nas lesões benignas (úlceras pépticas, gastrites erosivas), apesar de muitas vezes haver linha demarcatória, sua distribuição espacial é simétrica e a mucosa ao redor é regular (Fig. 34-17).

Os padrões de microvasculatura e de microssuperfície são classificados em três categorias: regular (normal), irregular e ausente. O padrão vascular irregular mostra uma variedade de diferentes capilares ou formas distribuídas irregularmente. Quando nenhum microvaso é visto, o padrão V é considerado ausente. Isso ocorre especialmente quando uma substância branca opaca (WOS) está presente na camada superficial da mucosa e impede a visibilidade da vasculatura do epitélio.[46] Nesses casos, em vez de avaliar o padrão vascular, o tipo de distribuição da WOS é classificado como homogêneo ou heterogêneo para fazer um diagnóstico diferencial de câncer e adenoma (Fig. 34-17). O padrão de superfície (S) é caracterizado por estruturas glandulares da mucosa. Quando distribuído assimetricamente ou em diversas morfologias, é classificado como irregular. Se nenhuma estrutura glandular for observada, ela é classificada como ausente. Nesse caso, o padrão V é utilizado para diferenciação entre lesões neoplásicas e não neoplásicas (Figs. 34-18 e 34-19).

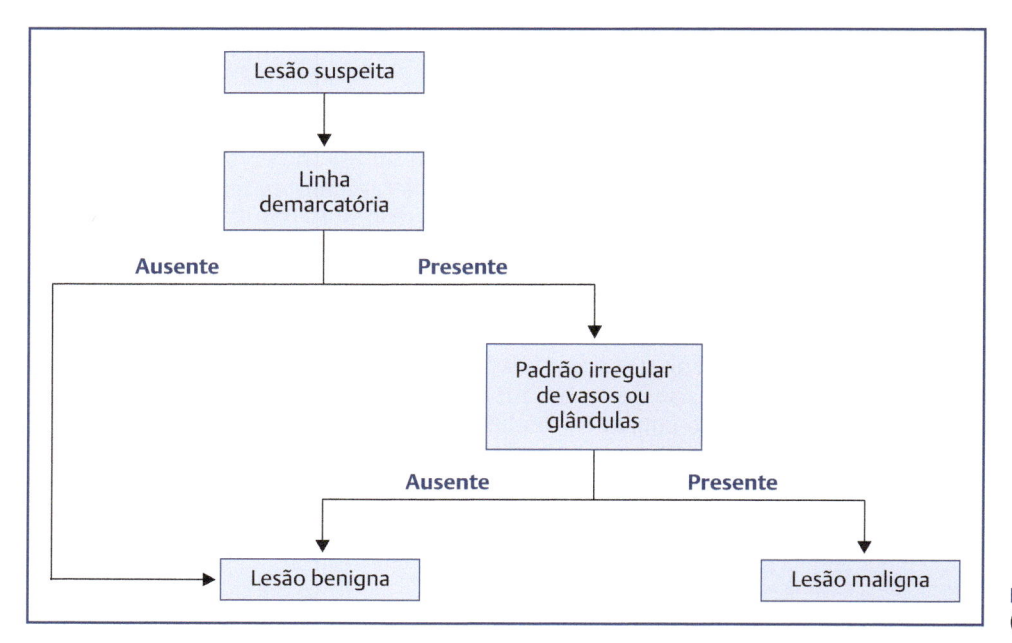

Fig. 34-16. Algoritmo MESDA-G. (Modificado de Muto et al.)[45]

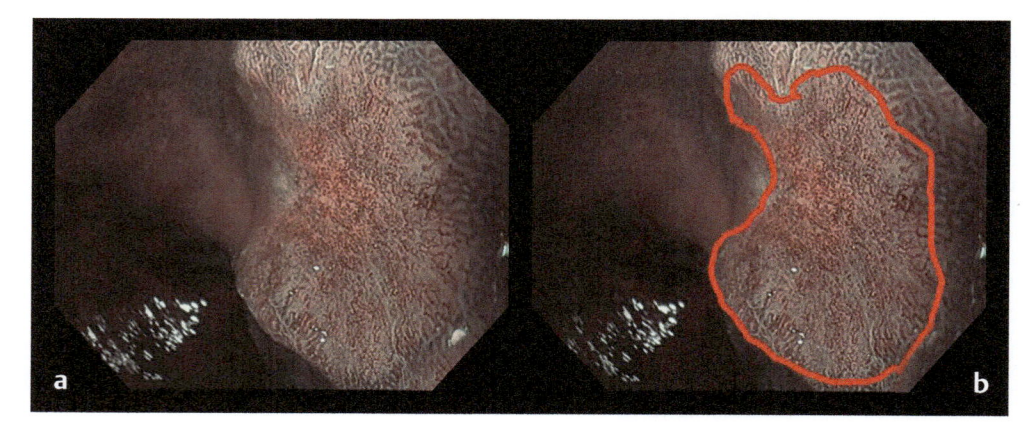

Fig. 34-17. Linha demarcatória no câncer gástrico precoce.

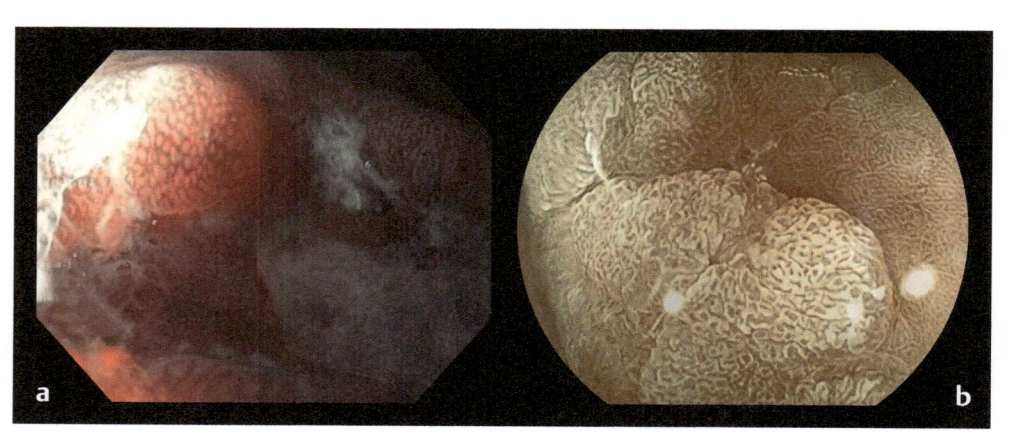

Fig. 34-18. Padrão V da Classificação VS. (a) Padrão vascular irregular visto com NBI e Near Focus. (b) Ausência do padrão vascular devido a presença da substância opaca branca (WOS) dentro da linha demarcatória, com distribuição homogênea.

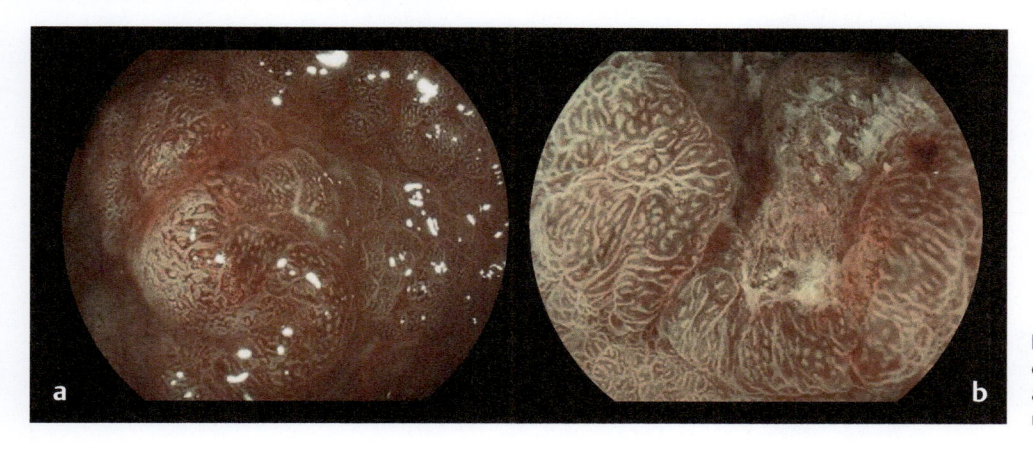

Fig. 34-19. Padrão S da Classificação VS. (**a**) Padrão de superfície irregular. (**b**) Padrão de superfície ausente, onde não se observam glândulas. Nota-se uma linha demarcatória bem nítida.

ADENOCARCINOMA GÁSTRICO INDIFERENCIADO

A classificação VS mostrou alta acurácia (97%), valor preditivo positivo (79%) e valor preditivo negativo (99%) para o diagnóstico do CGP.[47] No entanto, o diagnóstico do adenocarcinoma gástrico difuso ou indiferenciado nem sempre é possível usando essa classificação. Isso ocorre porque, nesse tipo de câncer, as células cancerígenas originam-se nas camadas intermediárias da mucosa e continuam avançando de forma imprevisível até o centro da lesão finalmente atingir a superfície. Acredita-se que, nas fases iniciais, as células mutadas formam pequenas lesões na base das glândulas, dentro da mucosa. Com a progressão, as células em anel de sinete desprendem-se e penetram na submucosa e nos tecidos mais profundos.[48]

Como o acometimento se dá de forma horizontal nas camadas mais profundas da mucosa, na fase precoce pode não haver alteração endoscópica visível e até biópsias podem ser negativas, pois as células cancerosas geralmente estão mais profundas e espalhadas. Essa dificuldade na detecção contribui para o diagnóstico tardio e, consequentemente, o pior prognóstico. Além disso, também fica difícil determinar a profundidade de invasão e reconhecer os limites laterais das lesões indiferenciadas.

Endoscopicamente, com a luz branca, a apresentação típica dos tumores indiferenciados é uma lesão plana de coloração pálida. Segundo Yao, isso se dá por causa da redução dos níveis de hemoglobina.[49] Por outro lado, os tumores do tipo intestinal ou diferenciados aparecem com coloração mais avermelhada ou com a mesma cor da mucosa adjacente (Fig. 34-20).[50]

Em relação ao aspecto macroscópico, um estudo demonstrou que as lesões elevadas são mais comuns no adenocarcinoma bem diferenciado, as lesões planas mais comuns nos adenocarcinomas com células em anel de sinete e as lesões deprimidas mais comuns nos adenocarcinomas pouco diferenciados.[51] Nesses casos, os capilares formam uma rede irregular e desordenada, com baixa densidade de vasos, com aspecto em "saca-rolhas" (Fig. 34-21).[52]

No câncer gástrico do tipo diferenciado, os padrões de vasos são do tipo poligonal ou em "loop-fechado". Por outro lado, o tipo indiferenciado/difuso geralmente apresenta com um padrão de microssuperfície ausente e padrão vascular em "loop-aberto" (Fig. 34-22).

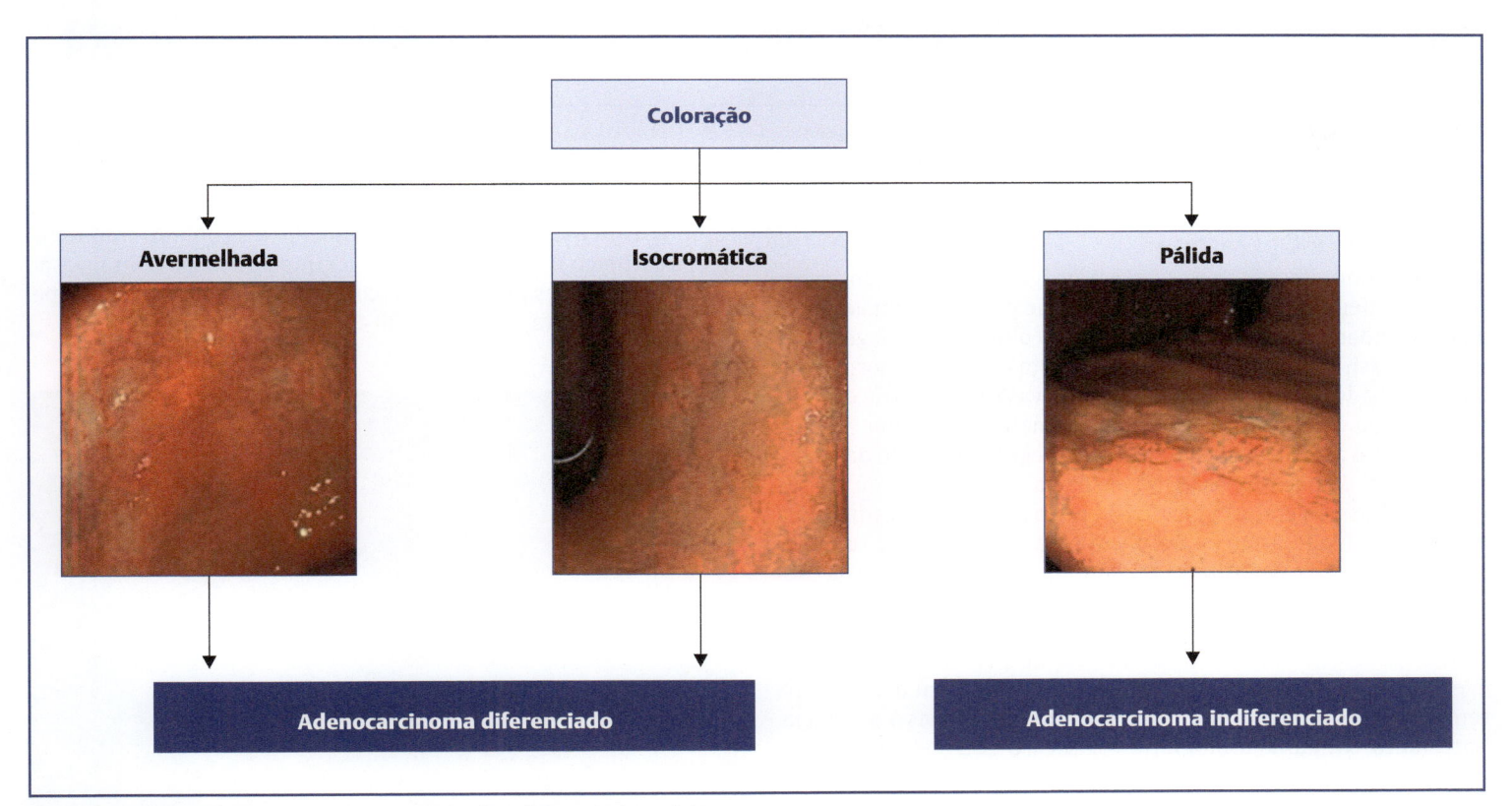

Fig. 34-20. Associação da cor da lesão com o tipo histológico. (Adaptada.)[50]

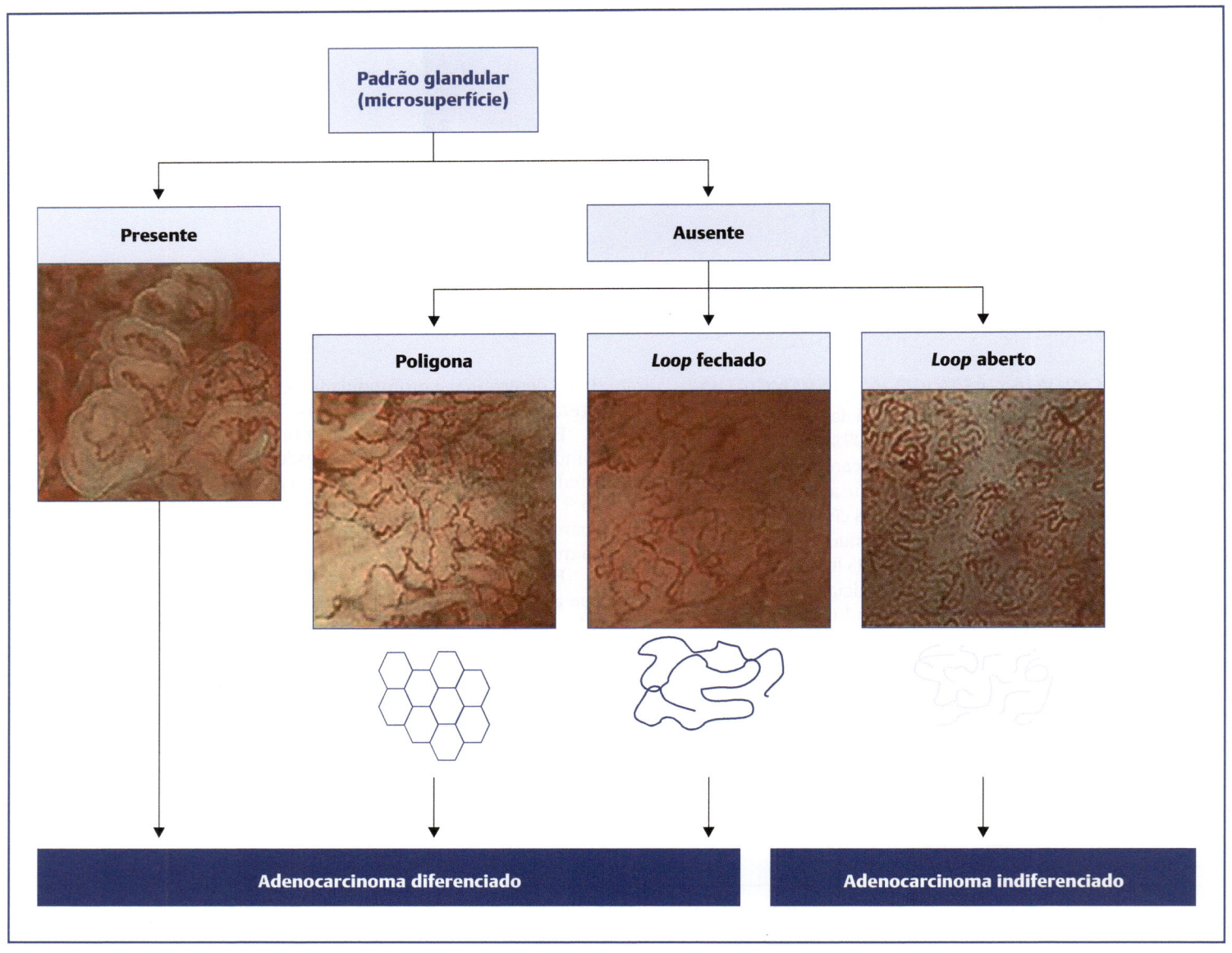

Fig. 34-22. Diferenças nos padrões glandular e vascular dos tumores diferenciados e indiferenciados. (Adaptada.)[50]

TRATAMENTO
Avaliação Pré-Operatória

Importante ressaltar que, no estômago, a avaliação endoscópica pré-operatória nem sempre consegue predizer com acurácia a profundidade de invasão (diferente do cólon e do esôfago, onde temos classificações que guiam a conduta). Como vimos acima, alguns achados endoscópicos sugerem invasão da submucosa: hipertrofia ou convergência de pregas, tamanho do tumor > 3 cm, lesões muito avermelhadas, superfície irregular elevação das margens e sinal da não extensão. Na ausência destes sinais ou na dúvida, o ultrassom endoscópico (EUS) pode ser útil. A sensibilidade e a especificidade da ecoendoscopia para diferenciar os tumores precoces (T1) dos avançados (T2, quando a muscular própria está comprometida) é de 87% e 75%, respectivamente.[53] Um ponto que vale a pena ressaltar é que a maioria das lesões que teve o estadiamento incorreto de invasão da SM pela EUS era *overstaging*, isto é, eram na verdade lesões intramucosas (T1a). Além disso, o EUS tem um papel limitado no diagnóstico de metástases à distância. Entretanto, com uma tomografia negativa, o EUS pode identificar pequenas metástases no lobo esquerdo hepático e ascites neoplásicas de baixo volume mudando a conduta destes casos para tratamento paliativo. Apesar do último *Guideline* europeu não recomendar o uso rotineiro do EUS antes da ressecção endoscópica, para indicações precisas, com uma técnica correta, aparelhos adequados e conhecendo as limitações do método, o EUS é uma ferramenta útil para definir a conduta em muitos casos de CGP. Este é um tema controverso, com dados por vezes conflitantes. Mais estudos, com metodologia mais homogênea e com um tratamento endoscópico mais difundido e incluindo os casos com invasão superficial da SM são desejados para definir com exatidão o papel do EUS na conduta do CG (Fig. 34-23).[54]

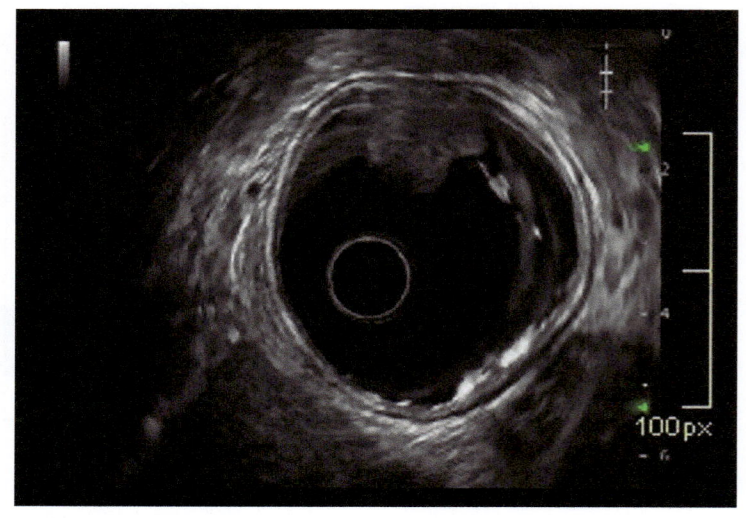

Fig. 34-23. Imagem ecográfica de uma lesão com componente predominantemente hipoecoico, com áreas heterogêneas em seu interior, que acomete até a camada submucosa, preservando a muscular própria.

Indicações de Ressecção Endoscópica

O tratamento endoscópico é preconizado quando a lesão tem probabilidade baixa de acometimento linfonodal e quando o tamanho e o local possibilitam a remoção em bloco.

Portanto, para determinar se o tratamento endoscópico está indicado, é necessário avaliar: tipo histológico, tamanho, profundidade de invasão e presença ou ausência de componente deprimido (ulceração).

Atualmente, conforme a última *guideline* japonesa,[55] podemos dividir as indicações em:

- *Absolutas*: quando o risco de metástase linfonodal é < 1% e os resultados da ressecção endoscópica mostraram-se semelhantes aos da cirurgia.
- *Relativas*: quando a lesão não preenche os critérios absolutos, mas nos casos em que a cirurgia é arriscada ou para obter uma avaliação histopatológica acurada.
- *Expandidas*: lesões intramucosas recidivadas após ressecção endoscópica e cura C1 (ver adiante).

Esses critérios atuais foram modificados ao longo do tempo. O primeiro estudo que avaliou as indicações de ressecção endoscópica do CGP foi feito por Gotoda, no ano 2000.[56] Posteriormente, a Sociedade Japonesa de Gastroenterologia publicou uma *guideline* em 2016 oficializando os critérios inicialmente propostos por Gotoda, e incluindo lesões indiferenciadas sem ulceração menores ou iguais a 2 cm como critério expandido.[57]

Com o acúmulo de evidências, após dois estudos multicêntricos detalhados a seguir, os critérios foram modificados novamente e o que antes era considerado critério expandido passou a ser absoluto. O termo contraindicação foi alterado para indicação relativa, pois as condições do paciente (comorbidades, condição nutricional e *status performance*) devem ser considerados na escolha do tratamento, apesar da gastrectomia com linfadenectomia ser o tratamento *gold standard*.

Após o estudo multicêntrico de Haisuke e colaboradores,[58] as indicações absolutas de ESD para os tumores diferenciados foram abrangidas para lesões mucosas sem ulceração, independente do tamanho, e lesões mucosas com ulceração menores ou iguais a 3 cm.

O estudo multicêntrico realizado por Takizawa *et al*.[59] avaliou 346 pacientes com lesões gástricas menores que 2 cm, sem ulceração e com histológico de adenocarcinoma predominantemente indiferenciado. A taxa de cura da ressecção endoscópica foi de 71% e a sobrevida em 5 anos de 99,3%. Portanto, após esses resultados, os tumores predominantemente indiferenciados, sem ulceração e menores que 2 cm foram considerados indicação absoluta de ressecção endoscópica e com critérios de cura, não sendo indicado tratamento adicional.

Portanto, atualmente, os critérios são baseados nesses dois estudos e podem ser resumidos no Quadro 34-1.

Quadro 34-1. *Guidelines* da Sociedade Japonesa de Gastroenterologia, 2021 (adaptado)[55]

Profundidade de invasão	Ulceração	Tipo histológico diferenciado		Tipo histológico indiferenciado	
cT1a (mucosa)	Ausente	≤ 2 cm	> 2 cm	≤ 2 cm	> 2 cm
		★			
	Presente	≤ 3 cm	> 3 cm		
cT1b (submucosa)					

★	Indicação absoluta EMR/ESD
	Indicação absoluta ESD
	Indicação relativa

Técnicas de Ressecção Endoscópica

Há duas modalidades de tratamento endoscópico: a mucosectomia (*endoscopic mucosal resection* – EMR) e a dissecção endoscópica da submucosa (*endoscopia submucosal disection* – ESD).

A técnica ideal deve ser selecionada conforme as características da lesão, condições do paciente, experiência do endoscopista e disponibilidade de materiais e recursos.

Meta-análises comparando as duas técnicas concluíram que a taxa de ressecção em bloco é significativamente maior na ESD, principalmente nas lesões maiores que 1 cm.[60-63]

Mucosectomia

A mucosectomia consiste na remoção da lesão com utilização de uma alça. Está indicada, como descrito anteriormente, para lesões bem diferenciadas menores que 2 cm. Na maioria das vezes, é realizada após injeção submucosa de alguma solução, que pode ser soro fisiológico, Manitol®, Voluven® ou soluções viscosas como ácido hialurônico. Essa injeção separa a submucosa da camada muscular, diminuindo, assim, o risco de perfuração. Após a injeção, uma alça diatérmica é utilizada para ressecar a lesão, preferencialmente em monobloco (Fig. 34-24).

Outra técnica descrita é a mucosectomia com auxílio de *cap* ou banda elástica. Neste caso, a lesão é aspirada para o interior do *cap* ou capturada pela banda elástica, com posterior ressecção com a alça e o eletrocautério.

Dissecção Endoscópica da Submucosa

A dissecção endoscópica da submucosa (ESD) foi descrita inicialmente no Japão e, atualmente, é mundialmente praticada. Como descrito anteriormente, está indicada para lesões maiores que 2 cm, com o intuito de ressecar em monobloco e propiciar uma adequada avaliação histopatológica. A técnica consiste nos passos descritos a seguir (Fig. 34-25).

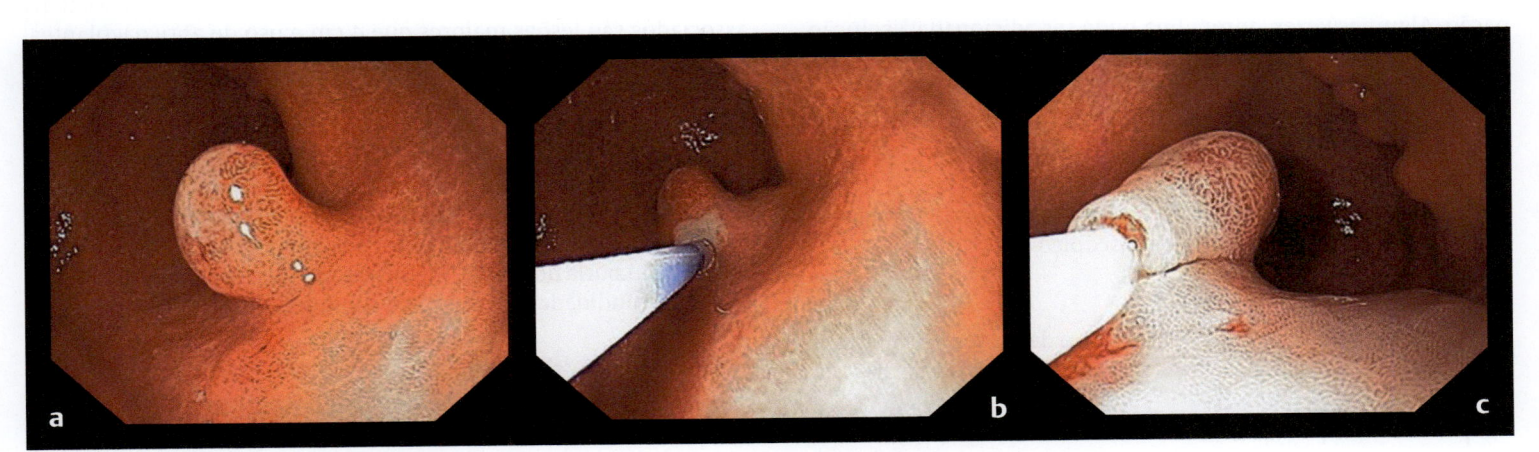

Fig. 34-24. (a-c) Etapas da mucosectomia convencional: injeção na submucosa, apreensão e corte com alça de polipectomia.

Fig. 34-25. (a-h) Etapas da dissecção endoscópica da submucosa (ESD).

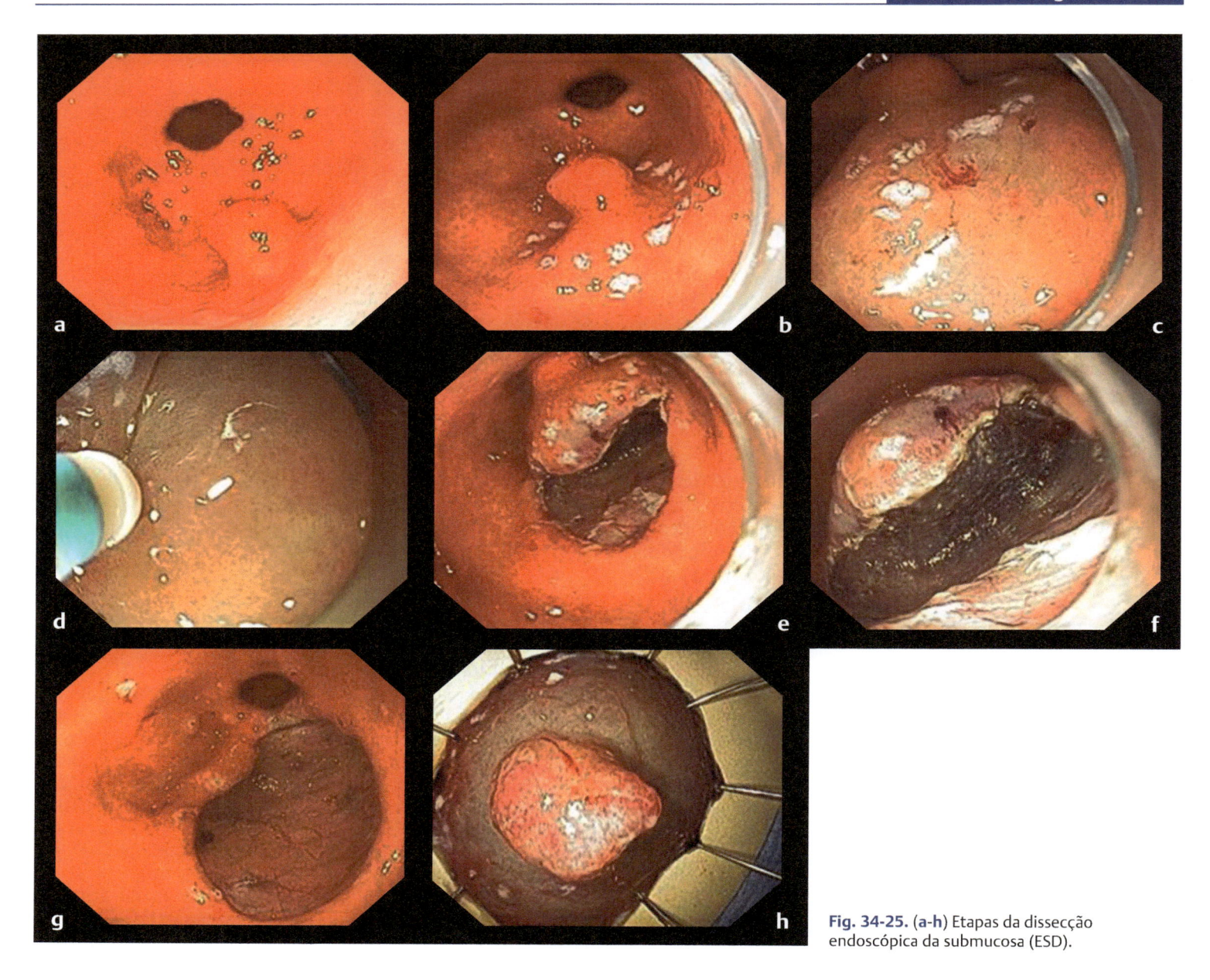

Marcação

As margens da lesão são delimitadas com pontos de eletrocautério, usualmente na função de coagulação. No estômago, usualmente as marcações são feitas numa distância de 5 mm ao redor da lesão, com intervalos de distância de 2 mm entre os pontos.

Injeção Submucosa

Diversas soluções podem ser utilizadas, como solução fisiológica, Voluven, Manitol e ácido hialurônico, isolados ou em combinação. Algumas vezes, adrenalina pode ser adicionada à solução.

A injeção deve ser feita na camada submucosa, fora dos pontos de marcação, onde será realizada a incisão. O volume a ser injetado depende do tamanho da lesão, devendo ser repetido até a suficiente elevação.

Incisão

A mucosa ao redor da lesão e fora dos pontos de marcação é incisada com um instrumento endoscópico.

Dissecção

Durante a dissecção da submucosa, é de extrema importância a correta identificação dos vasos e controle da hemostasia.

Preparo da Peça

Para o adequado diagnóstico histopatológico, a peça deve ser fixada em superfície plana e acondicionada na solução de formol 10%.

Complicações

Sangramento

Sangramento durante a dissecção endoscópica é comum e devemos estar preparados para a hemostasia. Pequenos vasos são usualmente tratados com coagulação por meio do próprio instrumento utilizado na dissecção (*knife*), enquanto vasos maiores devem ser hemostasiados com pinças dedicadas (*coag grasper*).

O sangramento tardio é a complicação mais comum após a ESD gástrica, ocorrendo em 4% a 8,5% dos casos.[64] Os fatores de risco mais associados são lesões maiores que 4 cm e uso de anticoagulantes. O uso de IBP após o procedimento é mandatório para reduzir a incidência de sangramento tardio.

Perfuração

A perfuração no intraprocedimento pode ocorrer até em 2,3-2,7% dos casos, porém, segundo dados japoneses, somente 3,2% requerem cirurgia.[65,66] Portanto, o tratamento conservador com clipagem é suficiente na maioria dos casos. Alguns fatores de risco estão associados, como profundidade de invasão na submucosa e na fibrose.

Critérios de Cura

Segundo os *guidelines* da Sociedade Japonesa,[55] os critérios de cura são divididos em:

- *eCuraA (ressecção curativa)*: a ressecção endoscópica é melhor ou superior à cirúrgica em desfechos a longo termo.

Capítulo 34 ■ Câncer Gástrico Precoce

Quadro 34-2. Critérios de cura. Adaptado de ONO, 2021.[55]

Profundidade de invasão	Ulceração	Tipo histológico diferenciado		Tipo histológico indiferenciado	
cT1a (mucosa)	Ausente	Qualquer tamanho		≤ 2cm	> 2cm
		eCuraA		eCuraA	eCuraC-2
	Presente	≤ 3cm	> 3cm	Qualquer tamanho	
		eCuraA	eCuraC-2	eCuraC-2	
cT1b (SM1)		≤ 3cm	> 3cm	Qualquer tamanho	
		eCuraB	eCuraC-2	eCuraC-2	
cT1b (SM2)		Qualquer tamanho			
		eCuraC-2			

■ eCuraA ■ eCuraB ■ eCuraC-2

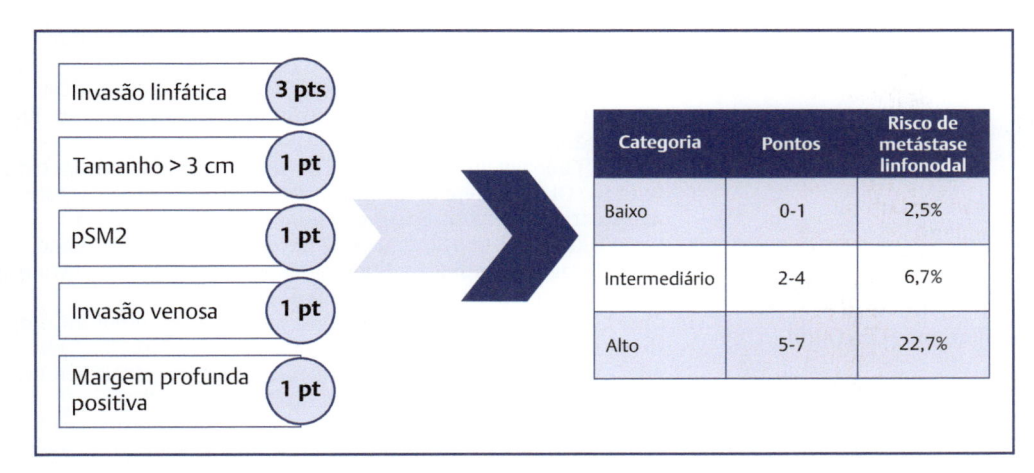

Fig. 34-26. Escore eCURA. (Adaptada.)[68]

Fatores de risco:
- Invasão linfática — 3 pts
- Tamanho > 3 cm — 1 pt
- pSM2 — 1 pt
- Invasão venosa — 1 pt
- Margem profunda positiva — 1 pt

Categoria	Pontos	Risco de metástase linfonodal
Baixo	0-1	2,5%
Intermediário	2-4	6,7%
Alto	5-7	22,7%

- **eCuraB:** apesar de estudos com resultados de longo prazo já terem sido publicados, a cura não pode ser garantida. Estão incluídas nesses grupos de lesões diferenciadas SM1 (invasão até 500 micras).
- **eCuraC:** quando a lesão não preenche os critérios acima. Pode ser dividida em:
  - **C-1:** quando a lesão é diferenciada, mas não foi ressecada em bloco ou teve margens horizontais positivas. Nesse caso, o risco de metástase é baixo.
  - **C-2:** todas as outras lesões que não preencheram os critérios. Nesses casos, é indicada cirurgia devido ao potencial risco de recorrência e metástases.

O Quadro 34-2 ilustra os critérios de cura.

É importante destacar que nem todas as lesões consideradas não curativas possuem alto risco de invasão linfonodal. Na verdade, apenas 5-10% dos pacientes com CGP que foram submetidos à gastrectomia com linfadenectomia possuem metástase linfonodal. Portanto, foram desenvolvidos escores com o objetivo de auxiliar a decisão terapêutica nos casos indicados para cirurgia.[67,68]

Para estratificar a curabilidade após a ESD, são considerados cinco fatores de risco onde, para cada um, são acrescentados pontos, como segue:

- *Invasão linfática*: 3 pontos.
- *Tamanho > 3 cm*: 1 ponto.
- *Invasão venosa*: 1 ponto.
- *Margem vertical positiva*: 1 ponto.
- *Invasão submucosa ≥ 500 μm*: 1 ponto.

Os pacientes são, então, estratificados conforme o número de pontos (Fig. 34-26) em:

- *Risco baixo (2,5% metástase linfonodal)*: 0-1 ponto – o seguimento pode ser considerado nestes casos.
- *Risco intermediário (6,7% metástase linfonodal)*: 2-4 pontos.
- *Risco alto (22,7% metástase linfonodal)*: 5-7 pontos.

SEGUIMENTO

Ainda não há um consenso internacional na periodicidade do acompanhamento após a ressecção endoscópica (Fig. 34-27). Para os casos de eCuraA, o objetivo do seguimento é a detecção de lesões metacrônicas. A Sociedade Japonesa[55] recomenda EDA uma a duas vezes por ano nos primeiros 5 anos.

Para os casos de eCuraB, onde as margens foram positivas ou a lesão não foi ressecada em monobloco, existe risco de recorrência local. Portanto, o acompanhamento deve ser feito com EDA anual e tomografia computadorizada.

Para os casos de eCuraC-1, quando foi optado pela conduta expectante, o seguimento também é recomendado.

Ademais, a erradicação do *H. pylori* é recomendada, pois reduz significativamente a incidência de câncer metacrônico.

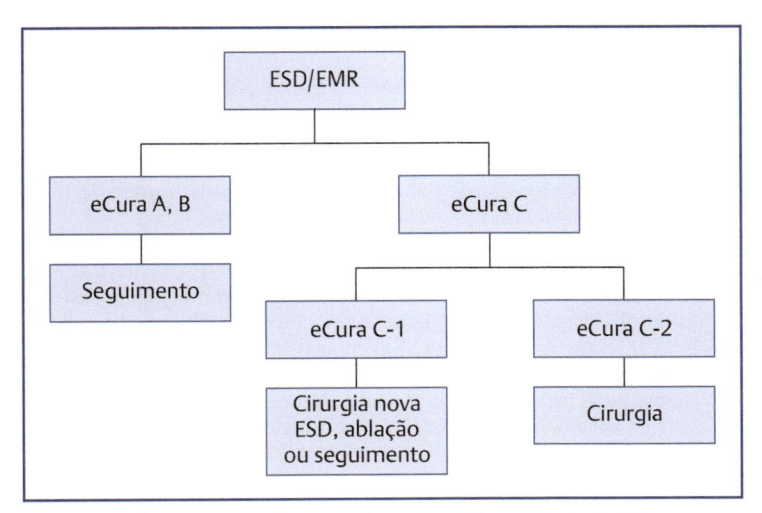

Fluxograma:
- ESD/EMR
  - eCura A, B → Seguimento
  - eCura C
    - eCura C-1 → Cirurgia nova ESD, ablação ou seguimento
    - eCura C-2 → Cirurgia

Fig. 34-27. Seguimento após ressecção endoscópica. (Adaptada.)[55]

REFERÊNCIAS BIBLIOGRÁFICAS

1. Yao K, Uedo N, Kamada T, et al. Guidelines for endoscopic diagnosis of early gastric cancer. Dig Endosc. 2020;32(5):663-698.
2. Crew, K.D.; Neugut, A.I. Epidemiology of Gastric Cancer. World J. Gastroenterol. 2006;12;354-362.
3. Howlader N, Noone AM, Krapcho M, et al. SEER Cancer Statistics Review, National Cancer Institute. Bethesda, MD; [Internete]. 1975-2018.
4. Minicozzi P, Innos K, Sánchez M-J, et al. Quality Analysis of Population-Based Information on Cancer Stage at Diagnosis across Europe, with Presentation of Stage-Specific Cancer Survival Estimates: A EUROCARE-5 Study. Eur. J. Cancer Oxf. Engl. 1990-2017;84:335-353.
5. Lauren P. The two histological main types of gastric carcinoma: diffuse and so-called intestinal-type carcinoma. An attempt at a histo-clinical classification. Acta pathol. Microbiol. Scand. 1965;64:31-49.
6. Plummer M, de Martel C, Vignat, J, et al. Global Burden of Cancers Attributable to Infections in 2012: A Synthetic Analysis. Lancet Glob. Health. 2016;4:e609-616.
7. Mabe K, Inoue K, Kamada T, et al. Endoscopic Screening for Gastric Cancer in Japan: Current Status and Future Perspectives. Dig. Endosc. Off. J. Jpn. Gastroenterol. Endosc. Soc. 2022;34:412-419.
8. Correa P, Houghton J. Carcinogenesis of Helicobacter Pylori. Gastroenterology. 2007;133:659-672.
9. Cancer Genome Atlas Research Network. Comprehensive molecular characterization of gastric adenocarcinoma. Nature. 2014;513(7517):202-9.
10. Matsuoka T, Yashiro M. Biomarkers of gastric cancer: Current topics and future perspective. World J Gastroenterol. 2018;24(26):2818-2832.
11. Hamashima C. Systematic Review Group and Guideline Development Group for Gastric Cancer Screening Guidelines. Update version of the Japanese Guidelines for Gastric Cancer Screening. Jpn J Clin Oncol. 2018;48:673-683.
12. Faria L, Silva JC, Rodríguez-Carrasco M, et al. Gastric cancer screening: a systematic review and meta-analysis. Scand J Gastroenterol. 2022;57:1178-1188.
13. Kim TH, Kim IH, Kang SJ, et al and Development Working Groups for the Korean Practice Guidelines for Gastric Cancer 2022 Task Force Team. Korean Practice Guidelines for Gastric Cancer 2022: An Evidence-based, Multidisciplinary Approach. J Gastric Cancer. 2023;23:3-106.
14. Pimentel-Nunes P, Libânio D, Marcos-Pinto R, et al. Management of epithelial precancerous conditions and lesions in the stomach (MAPS II): European Society of Gastrointestinal Endoscopy (ESGE), European Helicobacter and Microbiota Study Group (EHMSG), European Society of Pathology (ESP), and Sociedade Portuguesa de Endoscopia Digestiva (SPED) guideline update 2019. Endoscopy. 2019;51:365-388.
15. Yue H, Shan L, Bin L. The significance of OLGA and OLGIM staging systems in the risk assessment of gastric cancer: a systematic review and meta-analysis. Gastric Cancer. 2018;21(4):579-587.
16. Thrift AP, Wenker TN, El-Serag HB. Global burden of gastric cancer: epidemiological trends, risk factors, screening and prevention. Nat Rev Clin Oncol. 2023;20:338-349.
17. Blair VR, McLeod M, Carneiro F, et al. Hereditary diffuse gastric cancer: updated clinical practice guidelines. Lancet Oncol. 2020;21(8):e386-e397.
18. Eusebi LH, Telese A, Marasco G, et al. Gastric cancer prevention strategies: A global perspective. J Gastroenterol Hepatol. 2020;35(9):1495-1502.
19. Menon S, Trudgill N. How commonly is upper gastrointestinal cancer missed at endoscopy? A meta-analysis. Endosc Int Open. 2014;2(2):E46-50.
20. Pimenta-Melo A R, Monteiro-Soares M, Libânio D, Dinis-Ribeiro M. Missing Rate for Gastric Cancer during Upper Gastrointestinal Endoscopy: A Systematic Review and Meta-Analysis. Eur. J. Gastroenterol. Hepatol. 2016;28:1041-1049.
21. Zhao Z, Yin Z, Wang S, et al. Meta-Analysis: The Diagnostic Efficacy of Chromoendoscopy for Early Gastric Cancer and Premalignant Gastric Lesions. J. Gastroenterol. Hepatol. 2016;31:1539-1545.
22. Zhang Q, Wang F, Chen Z-Y, et al. Comparison of the Diagnostic Efficacy of White Light Endoscopy and Magnifying Endoscopy with Narrow Band Imaging for Early Gastric Cancer: A Meta-Analysis. Gastric Cancer Off. J. Int. Gastric Cancer Assoc. Jpn. Gastric Cancer Assoc. 2016;19:543-552.
23. Martins BC, Moura RN, Kum AST, et al. Endoscopic Imaging for the Diagnosis of Neoplastic and Pre-Neoplastic Conditions of the Stomach. Cancers (Basel). 2023;15(9):2445.
24. Coelho LGV, Marinho JR, Genta R, et al. Ivth Brazilian consensus conference on helicobacter pylori infection. Arq Gastroenterol. 2018;55(2):97-121.
25. Chang W-K, Yeh M-K, Hsu H-C, et al. Efficacy of Simethicone and N-Acetylcysteine as Premedication in Improving Visibility during Upper Endoscopy. J. Gastroenterol. Hepatol. 2014;29:769-774.
26. Kim S Y, Park J M, Cho H S, et al. Assessment of Cimetropium Bromide Use for the Detection of Gastric Neoplasms During Esophagogastroduodenoscopy. JAMA Netw. Open. 2022; 5:e223827.
27. Park J M, Huo S M, Lee H H, et al. Longer Observation Time Increases Proportion of Neoplasms Detected by Esophagogastroduodenoscopy. Gastroenterology. 2017;153:460-469.e1.
28. Kawamura T, Wada H, Sakiyama N, et al. Examination Time as a Quality Indicator of Screening Upper Gastrointestinal Endoscopy for Asymptomatic Examinees. Dig. Endosc. Off. J. Jpn. Gastroenterol. Endosc. Soc. 2017;29:569-575.
29. Yao K. The endoscopic diagnosis of early gastric cancer. Ann Gastroenterol. 2013;26(1):11-22.
30. Emura F, Sharma P, Arantes V, et al. Principles and practice to facilitate complete photodocumentation of the upper gastrointestinal tract: World Endoscopy Organization position statement. Dig Endosc. 2020;32(2):168-179.
31. Barchi LC, Ramos MFKP, Dias AR, et al. II Brazilian Consensus On Gastric Cancer By The Brazilian Gastric Cancer Association. Arq Bras Cir Dig. 2020;33(2):e1514.
32. Efrati C, Cannaviello C, Mangogna LM, et al. The staging of gas- tritis with the OLGA system in the Italian setting: histological fea- tures and gastric cancer risk. Gastroenterology. 2017;152(5):S473.
33. Kim Yl, Kook MC, Cho SJ, et al. Tu1279 comparisons of OLGA and OLGIM stages according to different biopsy sites at gastric antrum and corpus. Gastroenterology. 2016;150(4):S863.
34. Choi J, Kim SG, Im JP, et al. Endoscopic prediction of tumor invasion depth in early gastric cancer. Gastrointest Endosc. 2011;73(5):917-27.
35. Abe S, Oda I, Shimazu T, et al. Depth-predicting score for differentiated early gastric cancer. Gastric Cancer. 2011;14(1):35-40.
36. Nagahama T, Yao K, Imamura K, et al. Diagnostic performance of conventional endoscopy in the identification of submucosal invasion by early gastric cancer: the non-extension sign as a simple diagnostic marker. Gastric Cancer. 2017;20(2):304-313.
37. Taghavi S A, Membari M E, Eshraghian A, et al. Comparison of Chromoendoscopy and Conventional Endoscopy in the Detection of Premalignant Gastric Lesions. Can. J. Gastroenterol. J. Can. Gastroenterol. 2009;23:105-108.
38. Le H, Wang L, Zhang L, et al. Magnifying Endoscopy in Detecting Early Gastric Cancer: A Network Meta-Analysis of Prospective Studies. Medicine (Baltimore). 2021;100:e23934.
39. Hu Y-Y, Lian Q-W, Lin Z-H, et al. Diagnostic Performance of Magnifying Narrow-Band Imaging for Early Gastric Cancer: A Meta-Analysis. World J. Gastroenterol. 2015;21:7884-7894.
40. Hu Y, Chen X, Hendi M, et al. Diagnostic Ability of Magnifying Narrow-Band Imaging for the Extent of Early Gastric Cancer: A Systematic Review and Meta-Analysis. Gastroenterol. Res. Pract. 2021.
41. Zhou F, Wu L, Huang M, et al. The Accuracy of Magnifying Narrow Band Imaging (ME-NBI) in Distinguishing between Cancerous and Noncancerous Gastric Lesions: A Meta-Analysis. Medicine (Baltimore) 2018,97:e9780.
42. Yashima K, Onoyama T, Kurumi H, et al. Current Status and Future Perspective of Linked Color Imaging for Gastric Cancer Screening: A Literature Review. J. Gastroenterol. 2023;58:1-13.
43. Kanzaki H, Kawahara Y, Satomi T, et al. Differences in Color between Early Gastric Cancer and Cancer-Suspected Non-Cancerous Mucosa on Linked Color Imaging. Endosc. Int. Open. 2023;11:E90-E96.
44. Yao K, Oishi T, Matsui T, et al. Novel Magnified Endoscopic Findings of Microvascular Architecture in Intramucosal Gastric Cancer. Gastrointest. Endosc. 2002;56:279-284.
45. Muto M, Yao K, Kaise M, et al. Magnifying Endoscopy Simple Diagnostic Algorithm for Early Gastric Cancer (MESDA-G). Dig. Endosc. Off. J. Jpn. Gastroenterol. Endosc. Soc. 2016;28:379-393.
46. Yao K, Iwashita A, Tanabe H, et al. White Opaque Substance within Superficial Elevated Gastric Neoplasia as Visualized by Magnification Endoscopy with Narrow-Band Imaging: A New Optical Sign for Differentiating between Adenoma and Carcinoma. Gastrointest. Endosc. 2008;68:574-580.
47. Yao K, Doyama H, Gotoda T, et al. Diagnostic Performance and Limitations of Magnifying Narrow-Band Imaging in Screening Endoscopy of Early Gastric Cancer: A Prospective Multicenter Feasibility Study. Gastric Cancer Off. J. Int. Gastric Cancer Assoc. Jpn. Gastric Cancer Assoc. 2014;17:669-679.

48. Okada K, Fujisaki J, Kasuga A, et al. Diagnosis of undifferentiated type early gastric cancers by magnification endoscopy with narrow-band imaging. J Gastroenterol Hepatol. 2011;26(8):1262-9.
49. Yao K, Yao T, Matsui T, et al. Hemoglobin content in intramucosal gastric carcinoma as a marker of histologic differentiation: a clinical application of quantitative electronic endoscopy. Gastrointest Endosc. 2000;52:241-5.
50. Kanesaka T, Uedo N, Doyama H, et al. Diagnosis of histological type of early gastric cancer by magnifying narrow-band imaging: A multicenter prospective study. DEN open. 2021;2(1):e61.
51. Jung DH, Park YM, Kim JH, et al. Clinical implication of endoscopic gross appearance in early gastric cancer: revisited. Surg Endosc. 2013;27(10):3690-5.
52. Nakayoshi T, Tajiri H, Matsuda K, et al. Magnifying endoscopy combined with narrow band imaging system for early gastric cancer: correlation of vascular pattern with histopathology (including video). Endoscopy. 2004;36(12):1080-4.
53. Mocellin S, Pasquali S. Diagnostic accuracy of endoscopic ultrasonography (EUS) for the preoperative locoregional staging of primary gastric cancer. Cochrane Database Syst Rev. 2015;2015(2).
54. Lenz L. Ecoendoscopia para câncer gástrico: Quando, como e o porquê. Uma análise crítica da utilidade do método. Endoscopia Terapêutica; [Internete]. 2022.
55. Ono H, Yao K, Fujishiro M, et al. Guidelines for endoscopic submucosal dissection and endoscopic mucosal resection for early gastric cancer (second edition). Dig Endosc. 2021;33(1):4-20.
56. Gotoda T, Yanagisawa A, Sasako M, et al. Incidence of lymph node metastasis from early gastric cancer: estimation with a large number of cases at two large centers. Gastric Cancer. 2000;3(4):219-225.
57. Ono H, Yao K, Fujishiro M, et al. Guidelines for endoscopic submucosal dissection and endoscopic mucosal resection for early gastric cancer. Dig Endosc. 2016;28(1):3-15.
58. Hasuike N, Ono H, Boku N, et al. A non-randomized confirmatory trial of an expanded indication for endoscopic submucosal dissection for intestinal-type gastric cancer (cT1a): The Japan Clinical Oncology Group study (JCOG0607). Gastric Cancer. 2018;21:114-23.
59. Takizawa K, Ono H, Hasuike N et al. A nonrandomized, single-arm confirmatory trial of expanded endoscopic submucosal dissection indication for undifferentiated early gastric cancer. Japan Clinical Oncology Group study (JCOG1009/1010). Gastric Cancer, 2020.
60. Park YM, Cho E, Kang HY, et al. The effectiveness and safety of endoscopic submucosal dissection compared with endoscopic mucosal resection for early gastric cancer: a systematic review and metaanalysis. Surg Endosc. 2011;25:2666-77.
61. Zhao Y, Wang C. Long-term clinical efficacy and perioperative safety of endoscopic submucosal dissection versus endoscopic mucosal resection for early gastric cancer: An updated meta-analysis. Biomed Res Int. 2018.
62. Facciorusso A, Antonino M, Di Maso M, et al. Endoscopic submucosal dissection vs endoscopic mucosal resection for early gastric cancer: A meta-analysis. World J Gastrointest Endosc. 2014;6:555-63.
63. Lian J, Chen S, Zhang Y, et al. A meta-analysis of endoscopic submucosal dissection and EMR for early gastric cancer. Gastrointest Endosc. 2012;76:763-70.
64. Hatta W, Koike T, Abe H, et al. Recent approach for preventing complications in upper gastrointestinal endoscopic submucosal dissection. DEN Open. 2022.
65. Akintoye E, Obaitan I, Muthusamy A, et al. Endoscopic submucosal dissection of gastric tumors: a systematic review and meta-analysis. World J. Gastrointest. Endosc. 2016;8:517-32.
66. Suzuki H, Takizawa K, Hirasawa T, et al. Short-term outcomes of multicenter prospective cohort study of gastric endoscopic resection: 'real-world evidence' in Japan. Dig. Endosc. 2019 31:30-9.
67. Hatta W, Gotoda T, Koike T, et al. History and future perspectives in Japanese guidelines for endoscopic resection of early gastric cancer. Dig Endosc. 2020;32(2):180-190.
68. Hatta W, Gotoda T, Oyama T, et al. A Scoring System to Stratify Curability after Endoscopic Submucosal Dissection for Early Gastric Cancer: eCura system. Am J Gastroenterol. 2017;112(6):874-881.

35 Câncer Gástrico Avançado

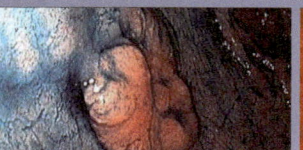

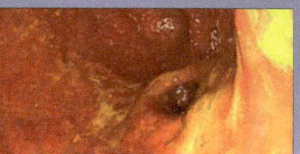

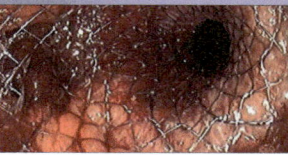

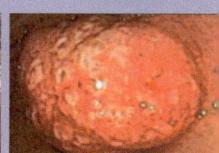

Amanda Aquino de Miranda Pombo ■ Andrea Tiemy Yamada
Isabelle Kristal Grala Souza e Silva ■ Marcelo Simas de Lima

INTRODUÇÃO E CONCEITO

O câncer gástrico é um problema de saúde global. Embora o reconhecimento e o tratamento precoces sejam possíveis, a maioria dos casos é diagnosticada tardiamente. Existem inúmeros trabalhos evidenciando a dificuldade do diagnóstico do câncer gástrico precoce (CGP). A existência de muitos pacientes assintomáticos ou que apresentam quadro clínico inespecífico, a pequena quantidade de endoscopias digestivas realizadas, a qualidade dos exames ofertados e a sutileza das lesões iniciais são fatores que colaboram para a existência de altas taxas de câncer gástrico perdido, conceitualmente definido pelo grupo de pacientes que recebe o diagnóstico de câncer gástrico avançado e que realizou pelo menos uma endoscopia digestiva alta no período de 3 anos que antecede esse diagnóstico. Nos países ocidentais, a maioria dos diagnósticos já é feito em fases avançadas, sendo cerca de 80% nos Estados Unidos.[1]

Em 1962, a Sociedade Japonesa de Endoscopia definiu que câncer gástrico precoce é aquele que se encontra limitado a mucosa e submucosa (T1), enquanto o câncer gástrico avançado atinge a muscular própria do estômago ou além (T2, T3 ou T4). Essa classificação é utilizada apenas para adenocarcinomas, baseando-se no grau de invasão das paredes gástricas, independente da extensão da lesão, duração dos sintomas ou presença de acometimento linfonodal (Fig. 35-1).[2]

EPIDEMIOLOGIA

Com base nas últimas estimativas divulgadas pelo GLOBOCAN, em 2020, o número anual de cânceres gástricos globalmente atingiu 1.089.000 (correspondente a uma taxa de incidência padronizada por idade de 11,1 por 100.000), ocupando o quinto lugar entre todos os tumores malignos. No mesmo ano, 769.000 mortes foram causadas por câncer gástrico (correspondendo a uma taxa de mortalidade padronizada por idade de 7,7 por 100.000), ocupando o quarto lugar entre todos os tipos de câncer, atrás dos cânceres de pulmão, colorretal e fígado.[3] Pontos críticos de incidência e mortalidade por câncer gástrico existem no leste da Ásia, Europa Oriental e América do Sul (Fig. 35-2).

A incidência de câncer gástrico é duas vezes maior em homens do que em mulheres. Um declínio constante nas taxas de incidência e mortalidade desse tipo de câncer foi observado ao longo do século passado. Em áreas de alta incidência, como Japão e Coreia, programas de rastreamento também levaram a reduções substanciais na mortalidade associada ao câncer gástrico.[4]

O impacto da pandemia de COVID-19 nos pacientes com câncer será um desafio, pois ocorreu a perda do acesso ao diagnóstico precoce e aos tratamentos que recebem, provavelmente levando a uma deterioração de sua expectativa e qualidade de vida.[5]

FATORES DE RISCO

A infecção por *Helicobacter pylori* é o fator de risco mais bem descrito para câncer gástrico não cárdico. A infecção crônica da mucosa leva a progressão gradual da gastrite atrófica e metaplasia intestinal, processo descrito pela cascata de Pelayo Correa. A prevalência populacional da infecção por *H. pylori* varia em todo o mundo, com maior prevalência nas Américas Central e do Sul (~ 60%) e em partes da Ásia (p. ex., ~ 55% na China e na Coreia do Sul) e Europa Oriental (~ 50%). Embora a infecção por *H. pylori* seja o principal fator etiológico do câncer gástrico, cerca de apenas 17% dos indivíduos com esta infecção desenvolvem câncer gástrico. A virulência bacteriana, o polimorfismo genético dos hospedeiros e fatores ambientais são possíveis explicações para essa evolução. Uma teoria afirma ser necessária a atrofia oxíntica do fundo ou

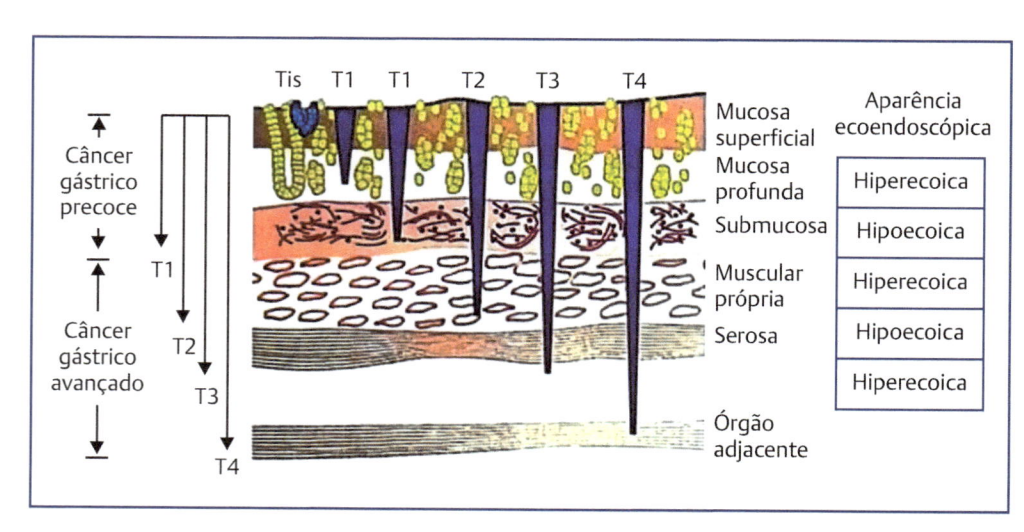

Fig. 35-1. Câncer gástrico (precoce e avançado) e estadiamento "T".

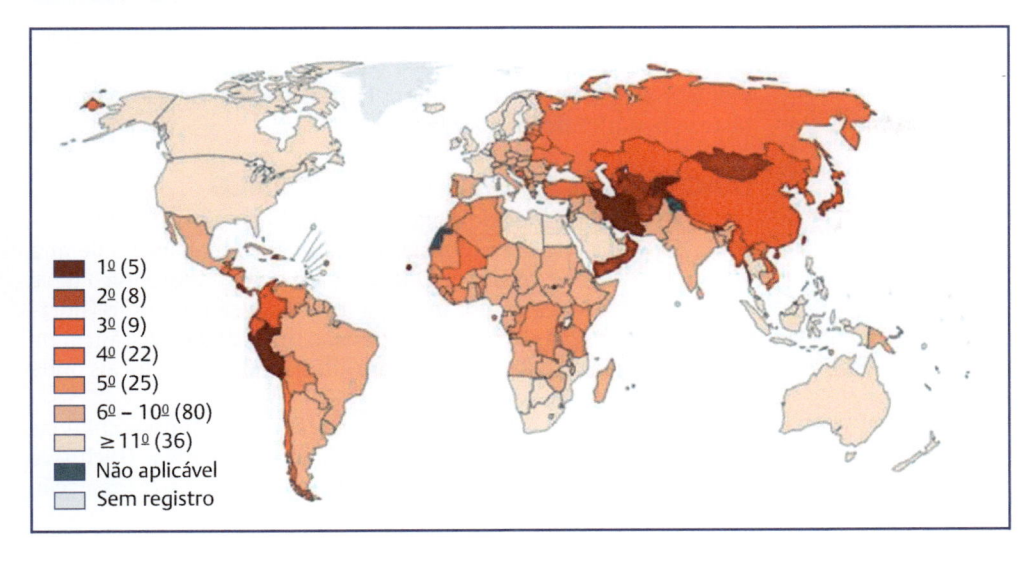

Fig. 35-2. Taxa de mortalidade (mundial) por câncer gástrico em ambos os sexos e idades.

do corpo gástrico para o desenvolvimento do adenocarcinoma gástrico e, de fato, a gastrite atrófica oxíntica reduz a secreção de ácido gástrico, o que permite que a infecção por *H. pylori* propague a carcinogênese. Além disso, as várias cepas e antígenos de *H. pylori* têm diferentes potenciais carcinogênicos. O fator de virulência cagA quando positivo foi observado como tendo um efeito mais forte no risco de câncer gástrico não cárdico. O tratamento do *H. pylori* pode reduzir o risco de evolução para câncer gástrico, mas a magnitude dessa redução de risco depende do grau de dano pré-existente no momento da erradicação.

Outros fatores de risco são descritos no Quadro 35-1.

Caráter Hereditário

Aproximadamente 10% de todos os casos de câncer gástrico apresentam agregação familiar e entre 1% a 3% dos pacientes apresentam mutações germinativas. As formas hereditárias de câncer gástrico podem ser subdivididas em três grupos: câncer gástrico hereditário tipo difuso (HDGC; autossômico dominante; < 1% de todos os cânceres gástricos); câncer gástrico intestinal familiar (autossômico dominante); e adenocarcinoma gástrico com polipose proximal do estômago (autossômico dominante).

Cerca de 30-40% dos pacientes com HDGC carregam mutações no gene CDH1 que codifica a E-caderina. Os pacientes que atendem aos critérios de triagem para teste de CDH1 devem ser encaminhados a um geneticista clínico e os pacientes com mutações patogênicas identificadas desse gene devem ser acompanhados em centros especializados. A gastrectomia total profilática é recomendada para estes indivíduos. Em três famílias de HDGC, foi encontrada uma mutação germinativa em CTNNA1, que codifica para αE-catenina. Outros potenciais genes candidatos para HDGC incluem PALB2, o receptor de insulina, F-Box Protein 24 (FBXO24), e genes DOT1-like histona H3K79 metiltransferase (DOT1-L).

No entanto, em aproximadamente 60% a 70% dos pacientes com HDGC, a alteração genética subjacente é atualmente desconhecida. Foi demonstrado que o adenocarcinoma gástrico com polipose proximal do estômago está associado a mutações pontuais no gene 1B do promotor APC. Além disso, o câncer gástrico ocorre com mais frequência em outras doenças hereditárias, como polipose adenomatosa familiar (APC), síndrome de Lynch (MLH1, MLH2, PMS2 e MSH6), síndrome de Cowden (PTEN), polipose juvenil (BMPR1A e SMAD4), Li-Fraumeni (TP53), polipose adenomatosa associada a MUTYH (MUTYH) e síndrome de Peutz Jeghers (STK11).[4]

PATOLOGIA

A maioria dos tumores gástricos corresponde aos adenocarcinomas, chegando a 95% dos casos. O segundo tipo mais comum corresponde aos linfomas (2%), seguidos de outros mais raros (leiomiossarcomas, neurofibrossarcomas, angiossarcomas, lipossarcomas).[6]

Os adenocarcinomas apresentam certo pleomorfismo, o que dificulta a existência de uma classificação que contemple simultaneamente todas suas características (reprodutibilidade, natureza histogênica, prognóstico, epidemiologia). Quanto ao aspecto microscópico, existem as classificações de Lauren, de Ming e da Organização Mundial da Saúde (OMS).[4]

A classificação mais aceita é a de Lauren, que classifica os tumores gástricos em dois tipos, baseado na sua citoarquitetura:

- *Tipo difuso*: formado por células isoladas ou agrupadas, sem padrão glandular (embora algumas estruturas glandulares possam ser vistas), com núcleos hipercromáticos e desarranjo citoarquitetural, com secreção mucinosa distribuída por todo citoplasma ou extracelular (dispersa pelo estroma). Apresenta infiltração difusa e padrão sólido. Tem baixo grau de metaplasia intestinal. É sabido que sua distribuição epidemiológica apresenta incidência similar entre áreas de alto e baixo risco de neoplasia gástrica.[7]
- *Tipo intestinal*: a arquitetura glandular lembra o padrão do intestino delgado ou cólico. O carcinoma tem predomínio de formação tubular, e possui glândulas moderadamente diferenciadas, revestidas por células caliciformes e células com características de absorção e bordas estriadas. O grau de metaplasia intestinal é alto. O crescimento é do tipo expansivo. Além disso, sabe-se que apresenta maior incidência em áreas de alto risco.[7]

A classificação de Ming apresenta semelhança com a de Lauren, pois divide os tumores gástricos conforme o padrão de crescimento, em expansivos (equivalentes ao tipo intestinal) e infiltrativos (equivalentes ao tipo difuso). Contudo, esta classificação se adequa somente ao estudo das peças cirúrgicas, uma vez que avalia as margens das lesões.[7]

A OMS, por sua vez, classificou os tumores gástricos conforme aspectos histológicos e reprodutibilidade:[7]

- *Tipo tubular*: predomina o arranjo glandular.
- *Tipo papilar*: predomina o arranjo papilar, caracterizado por projeções epiteliais sustentadas por um núcleo fibrovascular central.
- *Tipo mucinoso*: secreção abundante de mucina, produzida pelas células com formação de vacúolos ou lagos.
- *Tipo carcinoma com células em "anel de sinete"*: presença de células isoladas e com mucina intracitoplasmática, a qual desloca o núcleo perifericamente, dando o aspecto de "anel de sinete".

Quadro 35-1. Fatores de Risco para o Câncer Gástrico

- Infecção por *H. pylori*
- Idade avançada
- Baixo nível socioeconômico
- Tabagismo
- Consumo de álcool
- Predisposição familiar
- Cirurgia gástrica anterior
- Anemia perniciosa
- Ingestão de alimentos conservados com sal

Colorações especiais, como a imuno-histoquímica de citoqueratina, podem ajudar a detectar células em anel de sinete morfologicamente ocultas na lâmina própria.
- *Tipo indiferenciado*: sem arranjo característico.

Esta classificação, contudo, não possui boa correlação com o prognóstico.

FISIOPATOLOGIA
Tipo Intestinal de Lauren

O desenvolvimento do câncer gástrico tipo intestinal dá-se em um longo período, passando por seis estágios definidos: gastrite crônica, gastrite crônica atrófica, hipocloridria, metaplasia intestinal, displasia e câncer, respectivamente. É importante conhecer estas etapas, pois o aspecto endoscópico está relacionado com os achados histopatológicos, de modo que uma avaliação endoscópica adequada (limpeza da saliva e muco, boa insuflação, tempo de inspeção, cromoscopias) implica em biópsias adequadas.[8]

No desenvolvimento do câncer gástrico tipo intestinal, a mucosa gástrica adquire um fenótipo progressivamente regressivo (no sentido inverso que ocorre no desenvolvimento fetal), com substituição de células normais por células intestinais. Este processo é longo e influenciado por fatores moduladores, como carcinógenos (compostos n-nitrosos), irritantes (sal), infecção (*H. pylori*) e agentes moduladores (micronutrientes), além de fatores genéticos. A região gástrica mais comumente acometida é o antro.[8,9]

Tipo Difuso de Lauren

Já para o câncer gástrico tipo difuso, admite-se origem direta a partir de mucosa gástrica normal, sem lesões pré-neoplásicas descritas. Seu desenvolvimento não se dá em períodos tão longos quanto o tipo intestinal. Sabe-se que alterações genéticas influenciam o desenvolvimento do câncer gástrico tipo difuso – mutações do gene *CDH1*, que codifica a *E-caderina* (molécula de adesão da célula epitelial), em padrão autossômico dominante. Este tipo de informação tem impacto na tomada de decisão terapêutica no caso de indivíduos com esta mutação, pois foi encontrado carcinoma intramural com células em "anel de sinete" em regiões do estômago sem alterações endoscópicas. Em torno de 7% a 15% dos casos de câncer gástrico tipo difuso podem apresentar células em "anel de sinete", sendo mais comum em indivíduos jovens, do sexo feminino, e em tumores mais proximais.[8]

ASPECTOS CLÍNICOS

Na fase precoce, os tumores gástricos são assintomáticos, ou causam sintomas inespecíficos. Pode haver desconforto epigástrico constante, sem irradiação e sem alívio com a ingesta alimentar. Muitas vezes, estes pacientes recebem tratamento sintomático por longos períodos antes do diagnóstico.[10]

O diagnóstico na fase avançada é mais comum. Por isso, em muitos países, a taxa de mortalidade assemelha-se à incidência. O sintoma mais comum da doença avançada é a perda ponderal, mas ela também pode causar anorexia, vômitos, fadiga. Tumores proximais podem causar disfagia. Tumores mais distais podem causar obstrução do esvaziamento gástrico. Tumores difusos podem diminuir a distensibilidade gástrica, causando saciedade precoce.[10]

Até 40% dos pacientes com câncer gástrico avançado apresentam anemia, e até 20% podem apresentar sangramento visível (hematêmese ou melena). Além disso, tumores grandes podem erodir através da parede gástrica, invadindo o cólon transverso.[9,10]

Os locais mais comuns de metástase são fígado, peritônio e linfonodos. Também podem ocorrer metástases em ovários, sistema nervoso central, ossos, pleuras ou pulmões, entre outros.[10]

Os sinais clínicos do câncer gástrico também estão relacionados com doença localmente avançada ou metastática, e podem incluir: massa abdominal palpável, linfonodo supraclavicular palpável (de Virchow), linfonodo axilar esquerdo palpável (de Irish), tumoração periumbilical por implante tumoral (nódulo de Irmã Maria José), massa ovariana palpável devido a metástases (tumor de Krukenberg), massa em fundo de saco palpável no toque retal devido a metástases (prateleira de Blumer), hepatomegalia causada por metástase hepática, icterícia, ascite.[9,10]

DIAGNÓSTICO E ASPECTO ENDOSCÓPICO

O principal método de diagnóstico do câncer gástrico é a endoscopia digestiva alta com biópsia, se possível com aparelho de alta resolução e uso de corantes. O laudo do exame endoscópico deve conter informações como: local da lesão, padrão da lesão (Borrmann), tamanho aproximado, extensão, infiltração, distância da transição esofagogástrica e do piloro, discriminando os locais onde as biópsias foram realizadas.[11]

Em caso de alta suspeição de câncer gástrico e biópsias colhidas pela endoscopia digestiva alta repetidamente negativas (inclusive macrobiópsias), o diagnóstico pode ser feito por meio de ressecção endoscópica ou cirúrgica.[11]

Classificação de Borrmann

Utilizada para descrição de aspectos macroscópicos, a classificação de Borrmann padroniza a descrição dos achados a partir do padrão que predomina na lesão, porém sem clara relação com o prognóstico da doença.[12]

Tipo I – Polipoide

Lesão exofítica, geralmente maior que 2 cm, com superfície irregular, podendo haver erosões apicais e implantação nítida, sem predomínio de aspecto infiltrativo.

Tipo II – Ulcerado

Lesão com bordas elevadas e nítidas (sem aspecto infiltrativo), e com fundo ulcerado e irregular. As biópsias devem ser múltiplas, e incluir a borda interna da úlcera. Recentemente, protocolos que também incluíram biópsias da base da úlcera apresentaram maior sensibilidade. As pregas adjacentes à lesão geralmente estão desarranjadas.

Tipo III – Ulcerado e Infiltrativo

Lesão ulcerada com bordas pouco elevadas e com limite impreciso, é o padrão mais frequente das neoplasias gástricas avançadas.

Tivo IV – Infiltrativo

Processo infiltrativo difuso das camadas submucosa e muscular, sem grandes alterações mucosas. Assim, biópsias devem ser feitas em possíveis áreas de erosões da mucosa, ou se optar por macrobiópsias. Nas fases mais iniciais, os achados endoscópicos podem ser sutis. As camadas infiltradas aparecem espessadas à ecoendoscopia. Pode acometer toda câmara gástrica (linite plástica) ou apenas um segmento. Os diagnósticos diferenciais mais comuns são o linfoma gástrico e a metástase de neoplasia de mama.[13]

Em 2002, o consenso de Paris manteve os tipos correspondentes à classificação de Borrmann (de 1 a 4), e acrescentou o tipo 0 para as lesões precoces e o tipo 5 para lesões inclassificáveis (Fig. 35-3).

ESTADIAMENTO

Após o diagnóstico, o estadiamento é fundamental para orientar a terapia.

O sistema de estadiamento mais amplamente aceito é o da *American Joint Committee on Cancer and International Union Against Cancer* (AJCC/UICC).[14,15] Ele utiliza os componentes tumor, linfonodos regionais e metástases a distância (TNM) – (Quadros 35-2 e 35-3).

Para o câncer gástrico, a edição ainda utilizada é a oitava (2018), porém em 2023 está sendo formulada a nona versão (até o momento as do apêndice cecal e do ânus foram as únicas já divulgadas para os cânceres do sistema digestivo).[16]

Para o estadiamento, existem várias modalidades eficazes e complementares recomendadas.

Capítulo 35 ■ Câncer Gástrico Avançado

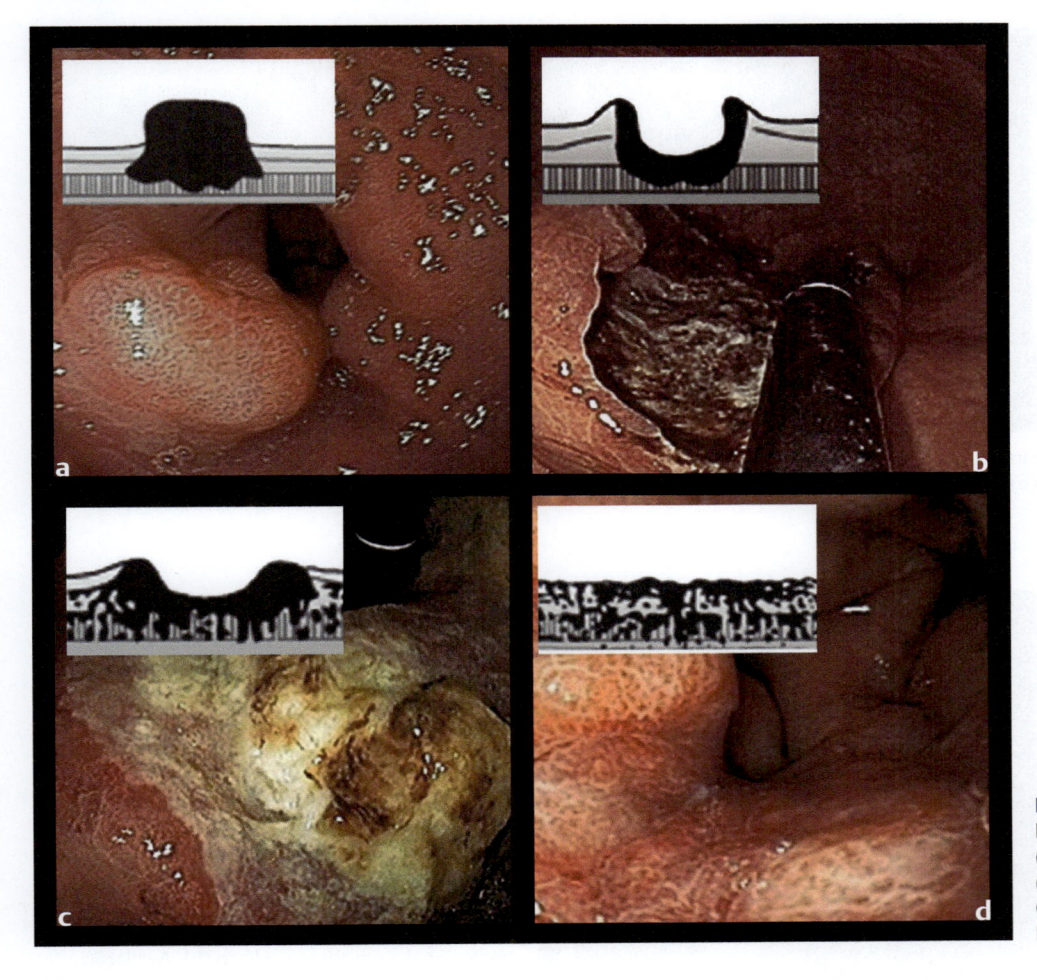

Fig. 35-3. Classificação de Borrmann. (**a**) Tipo I (polipoide). (**b**) Tipo II (ulcerado). (**c**) Tipo III (ulcerado e infiltrante). (**d**) Tipo IV (infiltrante). (Fonte: Imagens **a-c** Acervo ICESP (Instituto do Câncer do Estado de São Paulo); **d** cortesia Dr. Leonardo Oba)

Quadro 35-2. Estadiamento AJCC/UICC – 8ª edição

	Tumor (T)
Tx	Tumor primário não pode ser avaliado
T0	Sem evidência de tumor primário
Tis	Carcinoma *in situ*, tumor intraepitelial sem invasão de lâmina própria, displasia de alto grau
T1	Tumor invade a lâmina própria, muscular da mucosa ou submucosa
T1a	Tumor invade a lâmina própria ou muscular da mucosa
T1b	Tumor invade a submucosa
T2	Tumor invade a muscular própria
T3	Tumor invade a subserosa sem invasão do peritônio visceral ou de estruturas adjacentes
T4	Tumor invade a serosa (peritônio visceral) ou estruturas adjacentes
T4a	Tumor invade a serosa (peritônio visceral)
T4b	Tumor invade estruturas adjacentes
	Linfonodos Regionais (N)
Nx	Metástases em linfonodos não podem ser avaliados
N0	Ausência de metástases em linfonodos
N1	Metástase em 1 a 2 linfonodos regionais
N2	Metástase em 3 a 6 linfonodos regionais
N3	Metástase em 7 ou mais linfonodos regionais
N3a	Metástase em 7 a 15 linfonodos regionais
N3b	Metástase em mais de 16 linfonodos regionais
	Metástases a distância (M)
Mx	Metástases a distância não podem ser avaliadas
M0	Ausência de metástases à distância
M1	Metástase à distância

Quadro 35-3. Agrupamento Anatômico (TNM) – AJCC/UICC – 8ª edição

Estádio	T	N	M
0	Tis	N0	M0
I	T1 ou T2	N0	M0
IIA	T1 ou T2	N1-3	M0
IIB	T3 ou T4a	N0	M0
III	T3 ou T4a	N1-3	M0
IVA	T4b	Qualquer N	M0
IVB	Qualquer T	Qualquer N	M1

Ultrassonografia Endoscópica – Ecoendoscopia (EUS)

A ecoendoscopia (EUS) é uma modalidade de diagnóstico e estadiamento, pois pode avaliar a profundidade da invasão tumoral, propiciar a identificação e a punção ecoguiada de linfonodos suspeitos (Quadro 35-4).

Em uma metanálise de 2015, a avaliação por EUS do estágio T no câncer gástrico mostrou mais de 85% de sensibilidade e especificidade para distinguir tumores T1-2 de tumores T3-4. A sensibilidade e a especificidade para o estadiamento N foi menor (83% e 67%, respectivamente) devido à dificuldade de identificar linfonodos positivos à distância. Isso contrasta com o diagnóstico e o estadiamento de tumores esofágicos e da JEG, em que a metástase linfonodal é comum no estágio T inicial (Figs. 35-4 e 35-5).[11,17]

Quadro 35-4. Indicações e Não Recomendações da Ecoendoscopia no Câncer Gástrico

Indicações	Não recomendações
■ Lesões suspeitas com biópsias negativas ■ Determinar limites e extensão do tumor ■ Diagnóstico e punção ecoguiada de linfonodos e ascite	■ Sinais endoscópicos claros de câncer invasivo ■ Tumor T3 ou T4 diagnosticado por tomografia computadorizada

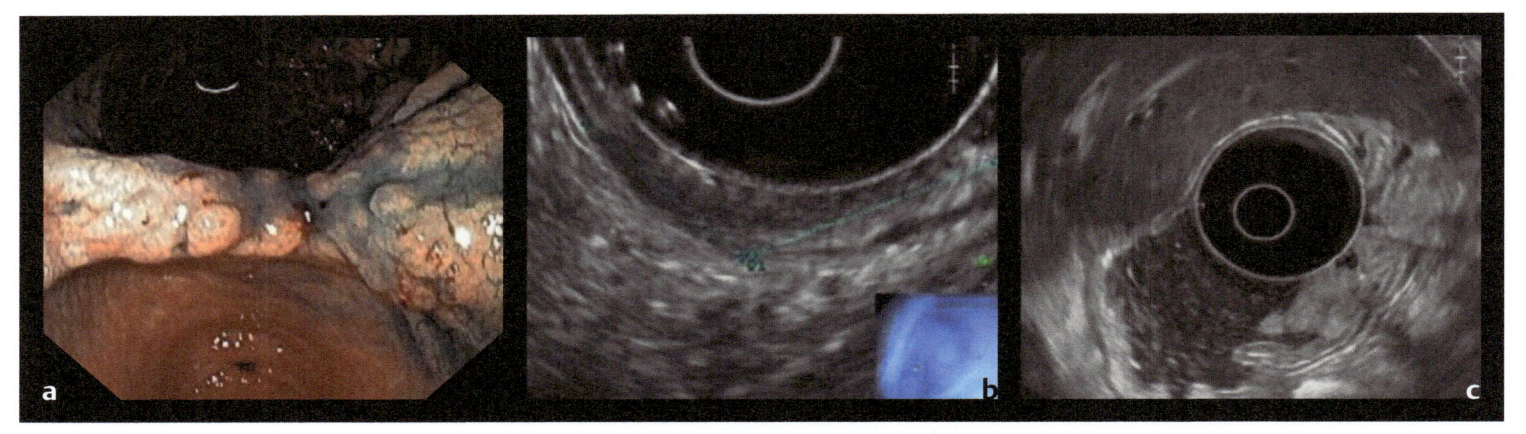

Fig. 35-4. Em incisura angular, observa-se lesão deprimida, irregular e com retração de pregas (**a**). À ecografia, a lesão acomete até a camada submucosa, com invasão maciça dela, medindo cerca de 35mm (**b**). Ausência de linfonodomegalia perilesional ou em tronco celíaco e artéria mesentérica (b, c). Avaliação ecoendoscópica T1b(Sm3)uN0Mx.

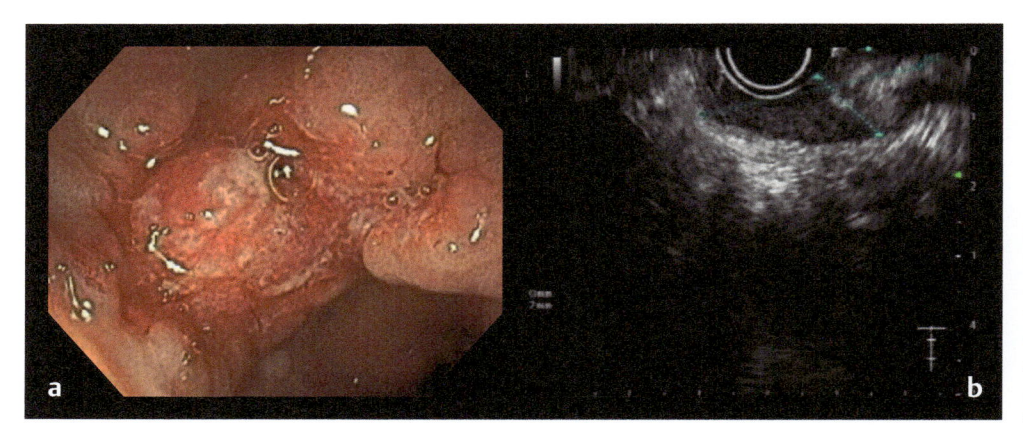

Fig. 35-5. Visualizada no antro gástrico, uma lesão ulceroinfiltrativa (**a**). À ecografia, nota-se uma lesão hipoecoica, heterogênea, que acomete até a camada serosa, levando a fusão das camadas e espessamento da parede gástrica, medindo até 17,4 mm. Ausência de linfonodomegalia perilesional e em tronco celíaco (**b**). Avaliação ecoendoscópica – T3N0Mx. (Fonte: Acervo ICESP.)

Tomografia Computadorizada (TC)

O principal método de estadiamento é a tomografia computadorizada de tórax, abdome e pelve.

Amplamente utilizada para avaliar disseminação locorregional e metástases a distância. No entanto, a TC é notoriamente inadequada na detecção de doença peritoneal.[11,17]

De forma similar, a tomografia por emissão de pósitrons (PET) subestima o câncer que muitas vezes demonstra pouca avidez por fluorodesoxiglicose (FDG), particularmente cânceres gástricos do tipo difuso.

Laparoscopia

A laparoscopia é uma modalidade crítica para o estadiamento peritoneal de câncer gástrico. O desempenho da laparoscopia diagnóstica permite a visualização da superfície peritoneal, biópsia de lesões suspeitas e avaliação de doença microscópica por citologia de lavagens peritoneais.

Laparoscopia diagnóstica é recomendado para lesões T1b (invadindo a submucosa) e acima, a menos que a gastrectomia paliativa já esteja planejada.[11,17]

TRATAMENTO

O manejo do câncer gástrico avançado é um desafio que exige abordagem multidisciplinar para um tratamento ideal.

Atualmente, a ressecção cirúrgica completa continua sendo a única oportunidade para a cura do câncer gástrico avançado. Para este objetivo, a localização exata do tumor contribui para a indicação cirúrgica (gastrectomia total *vs.* parcial).

A extensão da gastrectomia, seja total ou subtotal, está intimamente relacionada com as margens cirúrgicas. De acordo com as diretrizes japonesas, as consideradas são: T1 (pelo menos 2 cm de margem proximal), T2 (pelo menos 3 cm de margem proximal); T3/T4 (pelo menos 5 cm). Nos tumores do tipo difuso, recomenda-se margem proximal de pelo menos 8 cm (Figs. 35-6 a 35-8).[18]

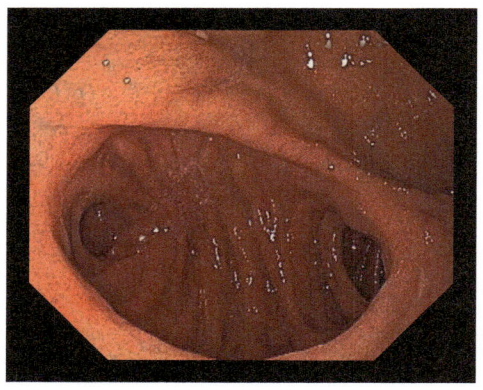

Fig. 35-6. Gastrectomia subtotal com reconstrução em Y de Roux (Fonte: Acervo ICESP.)

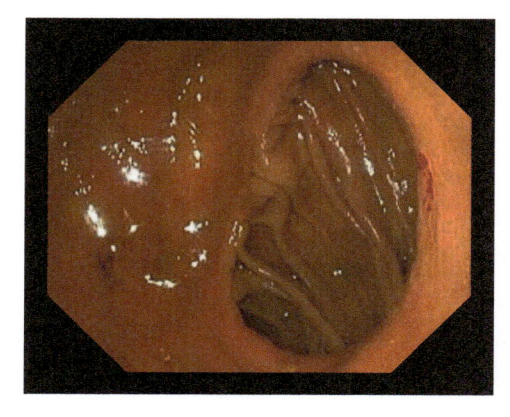

Fig. 35-7. Gastrectomia subtotal com reconstrução à Billroth II (observa-se bile em coto gástrico e pode ser possível atingir o coto duodenal fechado e papila duodenal percorrendo a alça aferente). (Fonte: Acervo ICESP.)

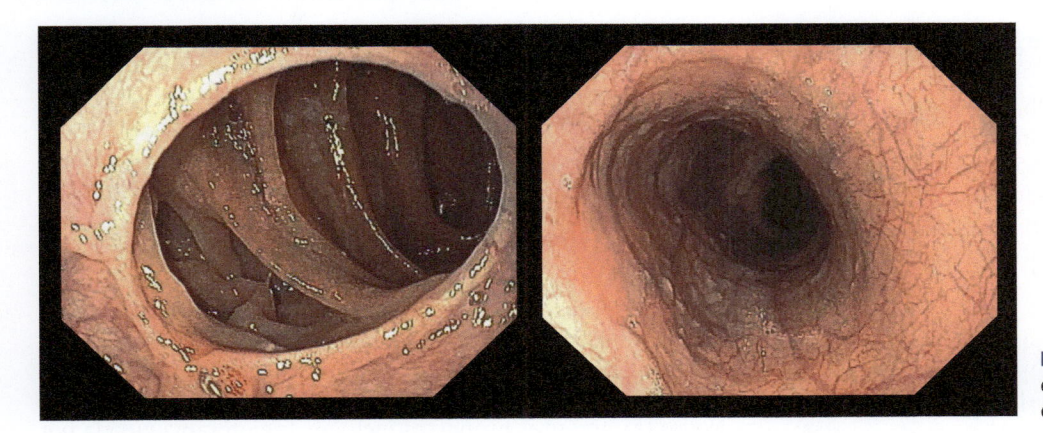

Fig. 35-8. Gastrectomia total com esofagojejunoanastomose terminolateral (a) e esôfago distal (b). (Fonte: Acervo ICESP.)

O emprego de esquemas aprimorados de quimiorradioterapia não tem mostrado apenas ganhos de sobrevida, mas também podem eventualmente permitir o uso criterioso de técnicas cirúrgicas agressivas para tentativa de cura de doenças relativamente mais avançadas, que, sem elas, habitualmente receberiam tratamento exclusivamente paliativo.

O futuro da terapia do câncer gástrico avançado envolve o uso de terapias direcionadas: imunológicas, melhores regimes quimioterápicos, radioterapia e, talvez, técnicas citorredutoras.[18]

CONTRIBUIÇÕES ENDOSCÓPICAS PARA O TRATAMENTO DO CÂNCER GÁSTRICO AVANÇADO

As ressecções endoscópicas com intuito curativo limitam-se ao câncer gástrico precoce e superficial, porém a contribuição do médico endoscopista estende-se para fins nutricionais, paliação de casos obstrutivos e sangramento ativo.

A obstrução da saída gástrica não é incomum (particularmente em neoplasia de terço distal do estômago). O escore GOOSS é usado para avaliar a ingestão oral e o estado do paciente (Quadro 35-5).[19]

Sondas Gástricas (SNG), Nasoenterais (SNE) e Triplo Lúmen

No seguimento e no tratamento do paciente deve-se fornecer aconselhamento nutricional para minimizar perda de peso evitável, com mudanças na dieta ou suplementação. Os pacientes que tiveram perda de peso maior que 10% do seu peso habitual nos últimos 6 meses devem receber algum tipo de terapia nutricional antes de iniciar qualquer tratamento.[11]

Para esta finalidade há a passagem de sondas para esvaziamento gástrico em tumores obstrutivos (sondas nasogástricas) e até mesmo em associação com o aporte nutricional (sondas triplo lúmen).

Devido ao risco de broncoaspiração, por se considerar estômago cheio, sondas nasogástricas (SNG) são idealmente passadas "às cegas" (sem procedimento endoscópico). Este risco também deve ser considerado durante a passagem de sondas triplo lúmen.

Quanto a sondas nasoenterais (SNE), as dicas para sua passagem com controle endoscópico incluem: amarrar fio em extremidade distal ou transpassá-lo com agulha para tração com pinça de biópsias; ou cortar a extremidade distal e introduzir sob fio-guia locado previamente (com uso de endoscópio transnasal ou relocar o fio-guia através da cavidade oral) – (Figs. 35-9 e 35-10).

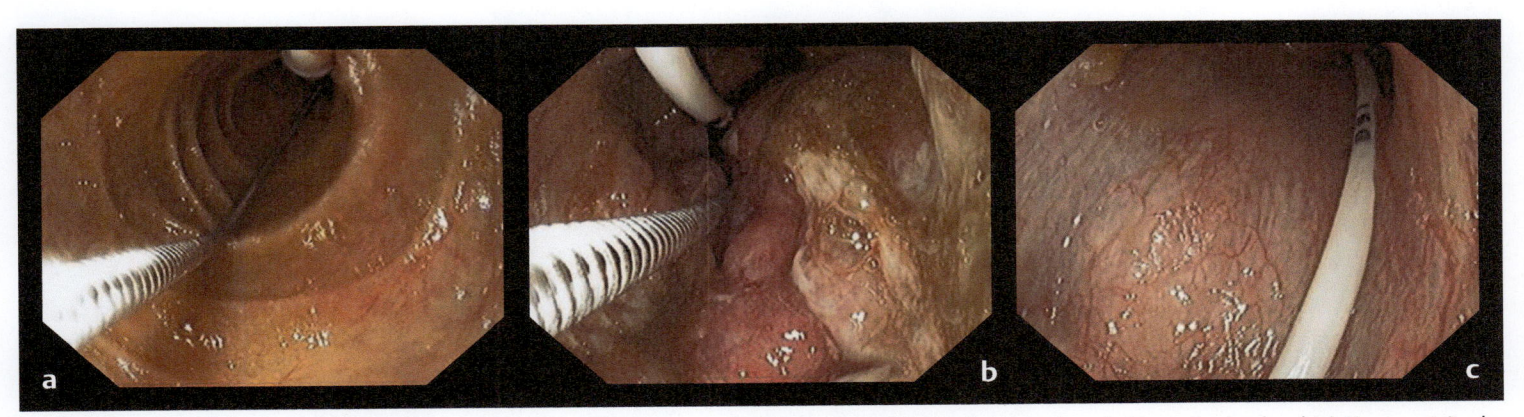

Fig. 35-9. Passagem de SNE com auxílio de fio em extremidade distal e pinça de biópsia. Extremidade distal locada após 2ª porção duodenal (a). Transposição da neoplasia gástrica e retorno do aparelho com manutenção da pinça em posição duodenal (b). Sonda retificada na orofaringe (c). (Fonte: Acervo ICESP.)

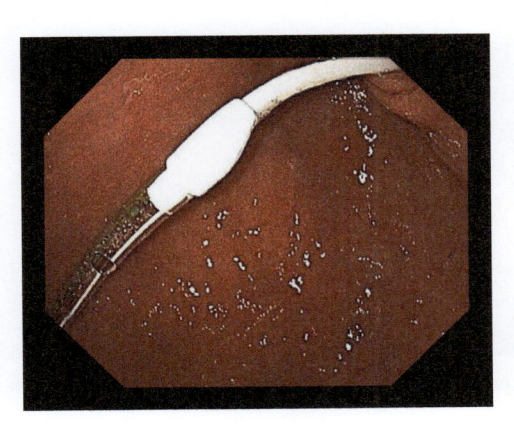

Quadro 35-5. Escore GOOSS (*Gastric outlet obstruction scoring system*)[23]

0 = sem ingestão oral
1 = dieta líquida
2 = dieta sólida mole/pastosa
3 = baixo teor de resíduos ou dieta normal/dieta geral

Fig. 35-10. Sonda triplo lúmen. Extremidade enteral – nutrição (branca) em posição pós-pilórica e extremidade gástrica – aspiração (transparente) em antro. (Fonte: Acervo ICESP.)

Gastrostomias, Gastrojejunostomia e Jejunostomias Endoscópicas

Estes procedimentos têm objetivos semelhantes às sondas e são diversos os materiais disponíveis e técnicas para as suas confecções.

A sua funcionalidade (nutrição e/ou descompressão) será de acordo com a localização da neoplasia e o estado clínico do paciente, como por exemplo: confecção de gastrostomia paliativa somente para drenagem gástrica e sem fim nutricional (Fig. 35-11).

Próteses Enterais

A colocação de próteses enterais pode melhorar a disfagia para pacientes com câncer gástrico proximal ou aliviar vômitos em pacientes com obstrução do esvaziamento gástrico.

A colocação de prótese tem como benefícios a retomada precoce da ingestão oral e, muitas vezes, sem internação hospitalar, porém está associada a alta taxa de reobstrução e necessidade de reintervenção (tempo médio de disfunção de 67,5 dias).[20]

A disfunção das próteses descobertas ocorre pelo crescimento tumoral (*in-growth*) através da malha e, das recobertas, pela migração. A utilização de sistemas temporários de fixação nasal pode minimizar o risco de migração, enquanto a utilização de próteses com sistema antirrefluxo pode minimizar o desconforto induzido por sintomas a ele relacionados (Fig. 35-12).

Gastroenteroanastomose Endoscópica

A gastroenteroanastomose (GEA) endoscópica é uma alternativa a GEA cirúrgica, aberta ou laparoscópica. Em comparação a GEA aberta, está associada à redução na permanência hospitalar e à morbidade.[20]

É um procedimento classicamente indicado para obstruções duodenais, mas que também tem um potencial para paliação em obstruções antropilóricas (são necessários mais estudos que a consolidem como opção nessas situações).

Para a sua realização, é necessária a passagem de fio-guia teflonado e balões de oclusão duodenal por lesão estenosante em antro gástrico (ou duodenal), além do uso de radioscopia e ecoendoscopia para a confecção da fístula eletrocirúrgica e liberação de flanges da prótese metálica de aposição luminal (a flange distal locada na quarta porção duodenal e a flange proximal em parede posterior de corpo médio-distal) – (Figs. 35-13 e 35-14).

Hemostasia

Os métodos disponíveis para o tratamento endoscópico no sangramento de origem tumoral são a eletrocoagulação (*coagrasper* e plasma de argônio), clipagem, injeção de agentes hemostáticos como uma solução de adrenalina, cola de fibrina ou pó hemostático. Novos tratamentos propostos incluem angioterapia guiada por ultrassom endoscópico (EUS) com injeção de espuma.[21]

A hemorragia digestiva alta em pacientes com câncer correlaciona-se com uma alta taxa de mortalidade, independentemente da fonte de sangramento (origem tumoral, varicosa ou péptica). Os tratamentos endoscópicos atuais não são eficazes na prevenção do ressangramento e não melhoram a sobrevida.[22]

A endoscopia digestiva alta é o exame recomendado para a avaliação inicial na suspeita de sangramento em pacientes com câncer gástrico (hematêmese, melena, queda de hemoglobina > 2.0 g/dL em 24 h). Se são múltiplos os locais de sangramento, não é recomendada a tentativa de hemostasia endoscópica.[23]

A hemostasia bem-sucedida, quando bem indicada, é relatada por alguns grupos com taxa de sucesso alta (67% a 100%), porém com grupos discordantes (31%). Apesar da alta taxa de hemostasia imediata, a taxa de ressangramento também é alta (33% a 80%). Até o momento não há um protocolo definitivo.

Como alternativas adicionais, a depender da disponibilidade e condições clínicas do paciente (se houve intenção curativa ou é considerado como o evento de terminalidade pela equipe

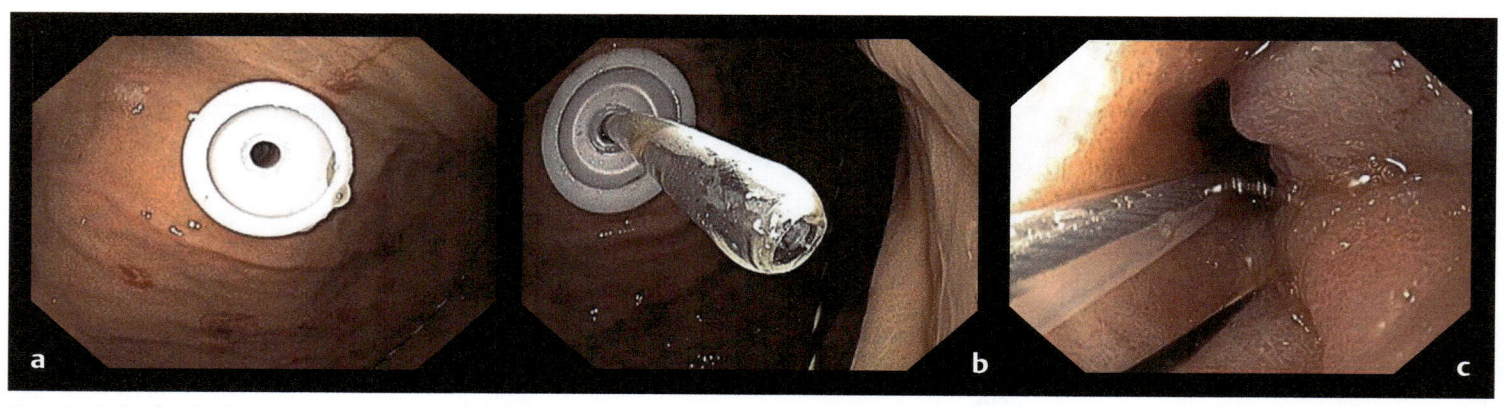

Fig. 35-11. Confecção de gastrojejunostomia endoscópica – utilizado conjunto: sonda gastrostomia de 1ª passagem (24 Fr) e sonda de jejunostomia (12 Fr). Confecção de gastrostomia (**a**). Introdução de sonda de jejunostomia e fio-guia (ausente na imagem) por dentro da sonda de gastrostomia (**b**). Sonda de jejunostomia locada após lesão estenosante em antro, o fio-guia teflonado foi utilizado como guia do gastroscópio (**c**). (Fonte: Acervo ICESP.)

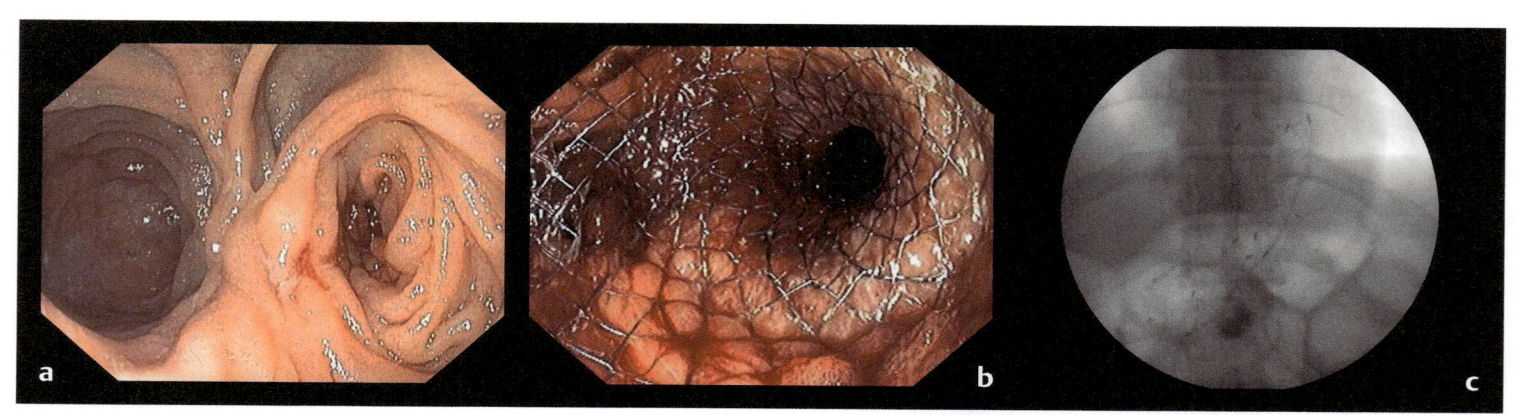

Fig. 35-12. Recidiva tumoral pós-gastrectomia total com obstrução de alça alimentar. Aspecto endoscópico (**a**). Passagem de prótese enteral descoberta, entre o esôfago e o jejuno (**b**). Visão por radioscopia (**c**). (Fonte: Acervo ICESP.)

assistencial), sugere-se discutir sobre a possibilidade de radioterapia hemostática, embolização por arteriografia ou cirurgia. A aplicação de hemoclipes, próximo da área de sangramento ativo, pode ser utilizada como forma de guiar a radioterapia ou a embolização (Figs. 35-15 e 35-16).

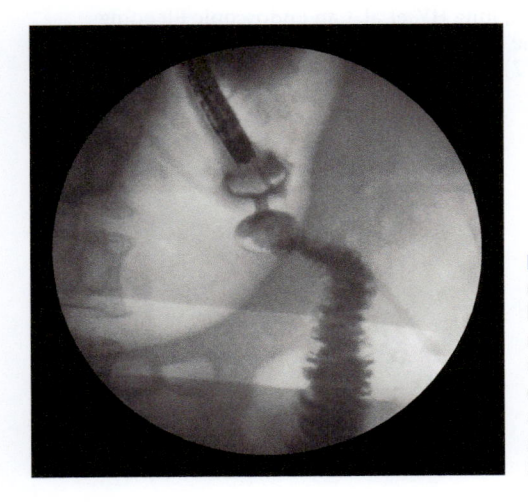

Fig. 35-13. Controle radioscópico após liberação de prótese metálica de aposição luminal, câmara gástrica distendida com CO_2 e a infusão de contraste através da prótese. (Fonte: Acervo ICESP.)

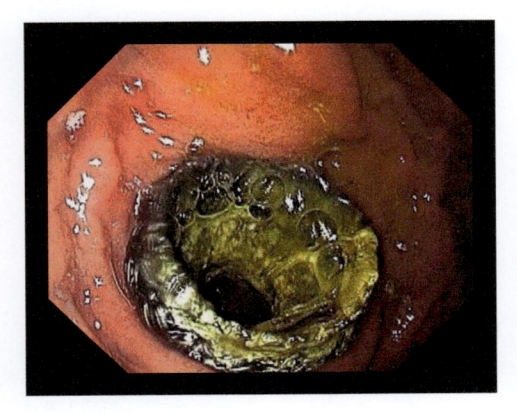

Fig. 35-14. Prótese metálica de aposição luminal em parede posterior de corpo médio-distal (gastroenteroanastomose endoscópica). (Fonte: Acervo ICESP – Instituto do Câncer do Estado de São Paulo.)

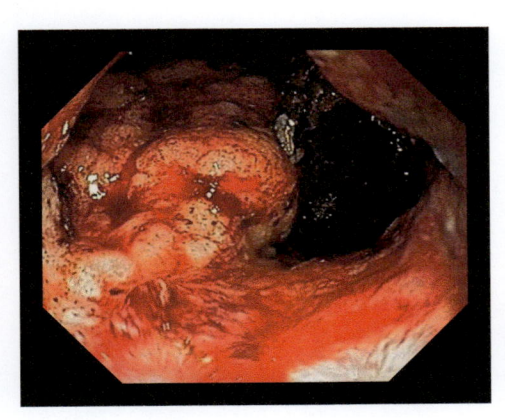

Fig. 35-15. Linite plástica e sangramento difuso. (Fonte: Acervo ICESP.)

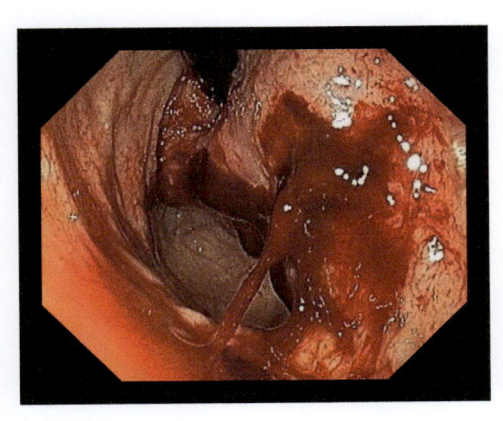

Fig. 35-16. Neoplasia de cárdia encaminhada para radioterapia hemostática. (Fonte: Acervo ICESP.)

SEGUIMENTO ENDOSCÓPICO

A endoscopia digestiva no pós-operatório de pacientes submetidos à operação radical está indicada quando houver suspeita clínica de recidiva da doença ou sintomas digestivos.

A recidiva local em pacientes tratados por CG e que tiveram operação adequada com gastrectomia com margens livres e linfadenectomia D2 não é comum, chegando a no máximo 10% dos casos em grandes estudos multicêntricos como o *Dutch Trial*.[17]

Em longo prazo, em pacientes submetidos a gastrectomia subtotal, um recente estudo japonês identificou risco de 5% associado ao desenvolvimento de um novo tumor no coto gástrico.[18] Estes números, embora não muito elevados, justificam a realização de endoscopia digestiva alta como método de seguimento.

Diretrizes recentes recomendam a realização de endoscopia 1 ano após a operação e posteriormente a cada 2 anos. Em relação à endoscopia após a gastrectomia total, pode-se considerá-la mais relevante nos pacientes cujos tumores eram proximais, localizados na cárdia ou no fundo.[11]

REFERÊNCIAS BIBLIOGRÁFICAS

1. Muraro CLPM, Early gastric cancer: contribution to diagnosis and results of surgical treatment. Rev. Col. Bras. Cir. 2003;30(5):352-358.
2. Murakami, T. Definition and gross classification of early gastric cancer. Gann Monogr Cancer Res. 1971;11:53-55.
3. Thrift AP, Wenker TN, El-Serag HB. Global burden of gastric cancer: epidemiological trends, risk factors, screening and prevention. Nat Rev Clin Oncol. 2023;20(5):338-349.
4. Smyth EC, Nilsson M, Grabsch HI, et al. Gastric cancer. Lancet. 2020;396(10251):635-648.
5. Doimi F, Auna O, Alvarado-Cabrero I, et al. O impacto da pandemia de covid-19 no atendimento do câncer na América Latina e no Caribe. Americas Health Foundation[Internete]. 2022.
6. Sitarz R, Skierucha M, Mielko J, et al. Gastric cancer: epidemiology, prevention, classification, and treatment. Cancer Management and Research [Internet]. 2018;10:239-48.
7. Hu B, El Hajj N, Sittler S, et al. Gastric cancer: Classification, histology and application of molecular pathology. Journal of gastrointestinal oncology [Internet]. 2012;3(3):251-61.
8. Ikeda Y, Mori M, Tatsuro Kamakura, et al. Sugimachi. Improvements in diagnosis have changed the incidence of histological types in advanced gastric cancer. 1995;72(2):424-6.
9. Lordick F, Carneiro F, Cascinu S, et al. Gastric cancer: ESMO Clinical Practice Guideline for diagnosis, treatment and follow-up. Annals of Oncology [Internet]. 2022.
10. Ajani JA, D'Amico TA, Bentrem DJ, et al. Gastric Cancer, Version 2.2022, NCCN Clinical Practice Guidelines in Oncology. Journal of the National Comprehensive Cancer Network [Internet]. 2022;20(2):167-92.
11. Barchi LC, Ramos MFKP, Dias AR, et al. Diretrizes da Associação Brasileira de Câncer Gástrico (Parte 1): atualização sobre o diagnóstico, estadiamento, tratamento endoscópico e seguimento. 2020;33(3).
12. Graham DY, Schwartz JT, Cain GDouglas, Gyorkey F. Prospective evaluation of biopsy number in the diagnosis of esophageal and gastric carcinoma. Gastroenterology. 1982;82(2):228-31.
13. Kwack WG, Ho WJ, Kim JH, et al. Understanding the diagnostic yield of current endoscopic biopsy for gastric neoplasm. Medicine. 2016;95(30):e4196.
14. Johnston FM, Beckman M. Updates on Management of Gastric Cancer. Current Oncology Reports. 2019;21(8).
15. Mocellin S, Pasquali S. Diagnostic accuracy of endoscopic ultrasonography (EUS) for the preoperative locoregional staging of primary gastric cancer. Cochrane Database Syst Rev. 2015;2:CD009944.
16. AJCC Version 9 Cancer Staging System [Internet]. 2021
17. Songun I, Putter H, Kranenbarg EM, et al. Surgical treatment of gastric cancer: 15-year follow-up results of the randomised nationwide Dutch D1D2 trial. Lancet Oncol. 2010;11(5):439-49

18. Barchi LC, Ramos MFKP, Dias ARr, et al. Diretrizes da Associação Brasileira de Câncer Gástrico (Parte 2): Atualização sobre o tratamento. Arquivos Brasileiros de Cirurgia Digestiva: ABCD [Internet]. 2022;34(1):e1563.
19. Adler DG, Baron TH. Endoscopic palliation of malignant gastric outlet obstruction using self-expanding metal stents: experience in 36 patients. Am J Gastroenterol. 2002;97:72-8.
20. Harada K, Zhao M, Shanbhag N, et al. Palliative care for advanced gastric cancer. Expert review of anticancer therapy [Internet]. 2020;20(7):575-80.
21. Han C, Ling X, Liu J, et al. A new therapy for refractory gastric cancer bleeding: endoscopic ultrasound-guided lauromacrogol injection. Endoscopy. 2021.
22. Maluf-Filho F, Martins BC, de Lima MS, et al. Etiology, endoscopic management and mortality of upper gastrointestinal bleeding in patients with cancer. United European gastroenterology journal [Internet]. 2013;1(1):60-7.
23. Park HC, Ji Yong Ahn, Jung HY, et al. Can Endoscopic Bleeding Control Improve the Prognosis of Advanced Gastric Cancer Patients? 2017;51(7):599-606.

Linfomas Gástrico e Duodenal

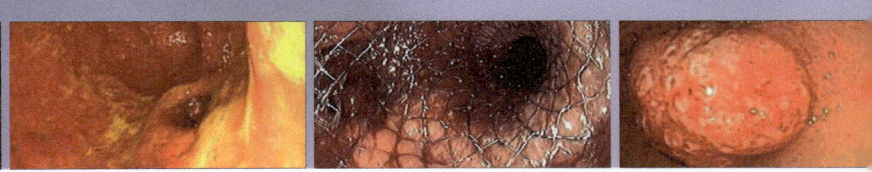

Victor Rossi Bastos ▪ Victor Alves Galvão ▪ Luiz Carlos C. de Almeida Filho

INTRODUÇÃO

Os linfomas primário gástrico e duodenal ocorrem frequentemente em pacientes com idade entre 50 e 60 anos. A incidência vem aumentando, mais evidente com o avanço da idade. Mais prevalente em homens de 2 a 3 vezes comparado com as mulheres. Eles constituem de 1% a 4% de todas as neoplasias gastrointestinais, 10% a 15% de todos os linfomas não Hodgkin (LNH) e 30% a 40% de todos os LNH extranodais, tornando o trato gastrointestinal (TGI) o local mais comum para linfoma extranodal. O estômago é o local do TGI mais frequente, correspondendo a 74,8%, seguido por intestino delgado 8,6%.[1-3]

O linfoma do tecido linfoide associado a mucosa (*Mucosa-Associated Lymphoid Tissue* – MALT) é o subtipo mais comum, correspondendo a 50%, seguido do linfoma difuso de grandes células B (LDGCB). Ambos representam 90% dos linfomas gástricos. Linfomas foliculares são raros, mas podem ser encontrados e diagnosticados na porção duodenal.[1-3]

LINFOMA GÁSTRICO

Os linfomas MALT são um grupo de linfomas extranodais de células B originários de estruturas semelhantes às placas de Peyer que aparecem no estômago, nas glândulas salivares, nos pulmões, na tireoide e em muitos outros locais, com um curso clínico indolente característico, descritos por Isaacson e Wright em 1983.

O linfoma difuso de grande celular B (DLBCL) é mais agressivo, pode surgir de novo ou da transformação do linfoma MALT. Esta malignidade constitui 40% de todos os linfomas gástricos. De acordo com a classificação da OMS revisada em 2022 este linfomas são classificados como evidenciado no Quadro 36-1.[4-6]

Infecção por *Helicobacter Pylori* e Oncogênese

A doença está frequentemente ligada à estimulação imunológica por agente bacteriano. A melhor evidência de uma ligação etiopatogenética com agentes bacterianos é fornecida pela associação entre *Helicobacter pylori* e linfoma MALT gástrico. Alguns estudos mostram que o percentual de linfoma MALT gástrico associado ao *H. pylori* vem diminuindo, provavelmente relacionado com a diminuição na prevalência de infecção por *H. pylori* entre a população saudável ou melhor controle de *H. pylori* entre pessoas infectadas.[7]

Uma pequena proporção de pacientes com infecção por *H. pylori* pode desenvolver linfoma MALT. A infecção bacteriana pode desencadear a ativação das células T CD4 e estimular indiretamente as células B, levando ao desenvolvimento de uma malignidade. Além disso, observa-se que indivíduos com a translocação t(11;18)(q21;q21) parecem ter maior predisposição para desenvolver linfoma tipo MALT.[8,9]

Há uma tendência crescente de casos de linfoma MALT gástrico negativo para *H. pylori*, respondendo por 6-40% dos casos recentes. Em comparação com os casos positivos para *H. pylori*, os linfomas MALT gástricos negativos para *H. pylori* tendem a estar em um estágio clínico avançado.

Não existem fatores de risco evidentes para DLBCL, mas as evidência mostram que gastrite atrófica, especialmente no cenário de imunodeficiência associada ao HIV, pode ser um fator de risco. O papel do *H. pylori* é controverso, porém é detectado em um terço dos pacientes com DLBCL gástrico.[10]

Histologia

O tipo histológico mais comum de linfoma gástrico são os subtipos linfoma MALT e DLBCL. O linfoma MALT gástrico está normalmente associado a uma infiltração densa e monomórfica, consistindo principalmente de pequenos linfócitos monocitoides com um núcleo pequeno e redondo e um volume escasso ou moderado de citoplasma de cor clara. Alguns casos apresentam significativa diferenciação plasmocítica dispersa entre os pequenos linfócitos. Os linfócitos frequentemente invadem o tecido epitelial glandular, dando origem a lesões linfoepiteliais (Fig. 36-1). A histologia possui características recorrentes no linfoma MALT, mas não podem ser consideradas patognomônicas, já que são observadas em outros tipos de linfoma.[11]

Apresentação Clínica

Pacientes com linfoma MALT gástrico são geralmente assintomáticos e são diagnosticados por EDA de triagem. A apresentação do linfoma gástrico é semelhante ao de outras neoplasias do gástricas, como adenocarcinoma. Dentre os sintomas inespecíficos, os mais frequentes são dor epigástrica que varia entre 78% e 90%, além de anorexia (47%), perda de peso (25%), náuseas 18%. Melena, hematêmese e perfuração por ulceração extensa são manifestações menos comuns. Sintomas de febre e sudorese noturna pode acontecer em 12% dos casos. O exame físico pode revelar massa abdominal ou linfonodomegalia periférica.[12,13]

Quadro 36-1. OMS 2022 de Linfomas Gastrointestinais[6]

- Linfoma de células B
- Linfoma gástrico extranodal de células B da zona marginal do MALT
- Linfoma difuso de grandes células B com ou sem componente MALT
- Linfoma folicular tipo duodenal
- Linfoma das células do manto
- Linfoma de Burkitt
- Linfoma associado à imunodeficiência

Diagnóstico

O diagnóstico é por endoscopia digestiva alta com biópsias para estudo anatomopatológico e imuno-histoquímico. À endoscopia apresentam-se desde alterações de coloração da mucosa, úlceras rasas com espessamento da parede gástrica (Fig. 36-2) ou lesões ulceradas com formação de massa (Fig. 36-3).

As lesões gástricas podem apresentar-se em todo o órgão, porém alguns estudos mostram maiores frequências no corpo e no fundo gástricos.[14]

A aparência superficial é o tipo endoscópico mais comum, representando aproximadamente 70-80% dos casos (Fig. 36-4). Algumas vezes podem mimetizar câncer gástrico ou tipos de gastrite com base apenas nos achados endoscópicos. As imagens com magnificação e cromoscopia eletrônica (*Narrow Band Imaging* – NBI) demonstram vasos dilatados, tortuosos e alongados. Alguns autores consideram a conformação dos vasos a cromoscopia eletrônica semelhante ao tronco e à copa de uma árvore. Ainda pouco disponível, a endocistoscopia e a endomicroscopia confocal podem ser úteis para detectar agregação intraglandular de componentes celulares e núcleos de tamanho pequeno a moderado.[15-17]

Estadiamento

Além de uma história clínica e exame físico bem executados, a avaliação pré-tratamento inclui estudos laboratoriais, que incluem hemograma completo, análises de função hepática e renal, além de eletrólitos, desidrogenase lática (DHL), ácido úrico e sorologias para hepatite B, hepatite C e HIV. Uma vez diagnosticado, uma tomografia computadorizada, com contraste endovenoso e oral, do tórax e abdômen total são realizadas.[18-20]

A ultrassonografia endoscópica (USE) é usada para avaliar a profundidade da invasão, o envolvimento linfonodal perigástrico, mas não é necessária para o diagnóstico. As lesões mais precoces

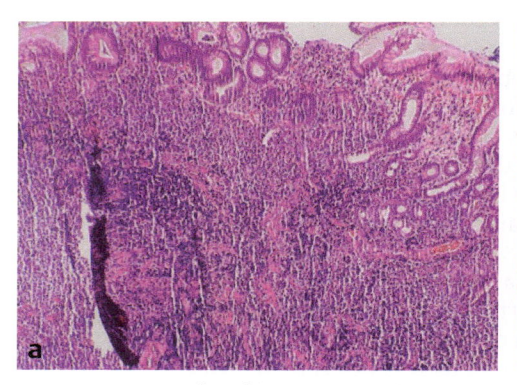

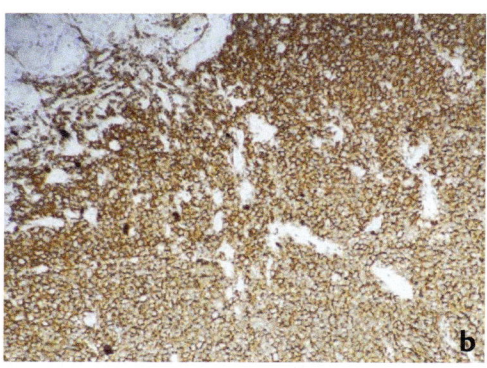

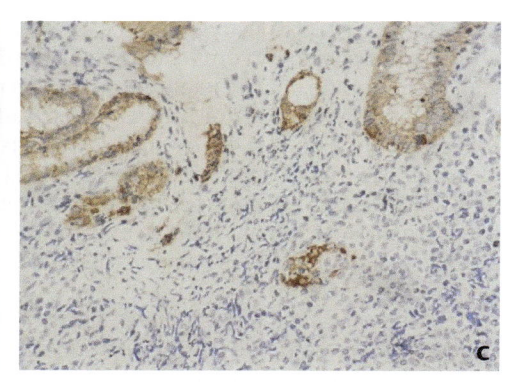

Fig. 36-1. Imagens histológicas e imuno-histoquímicas. (a) Mucosa gástrica com infiltrado linfocitário denso composto por linfócitos pequenos. (b) Infiltrado linfoide é composto por células B maduras CD 20+. (c) Imuno-histoquímica (AE1/AE3) realça agressão do epitélio das glândulas gástricas pelo infiltrado linfoide neoplásico – lesão linfoepitelial. (Imagens cedidas por Dr. Bruno Cunha Pires.)

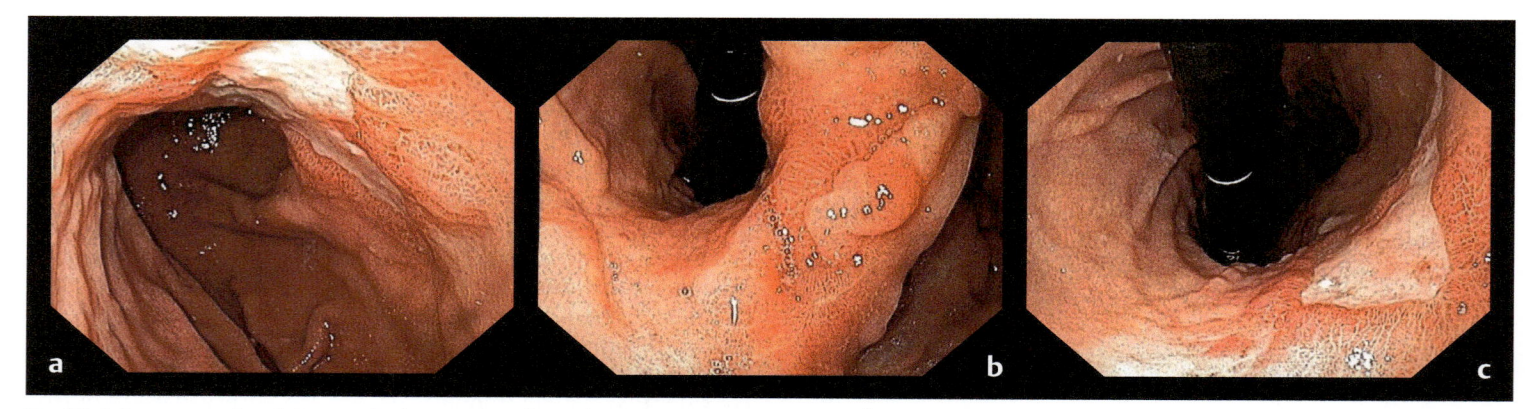

Fig. 36-2. Imagens endoscópicas em luz branca de Linfoma difuso de grande celular B: (a) Úlcera gástrica pouco profunda, bordas irregulares, fundo com fibrina, em visão frontal localizada em pequena curvatura de corpo. (b) Úlcera tem componente polipoide e envolve a incisura angularis. (c) Imagem da úlcera em retrovisão.

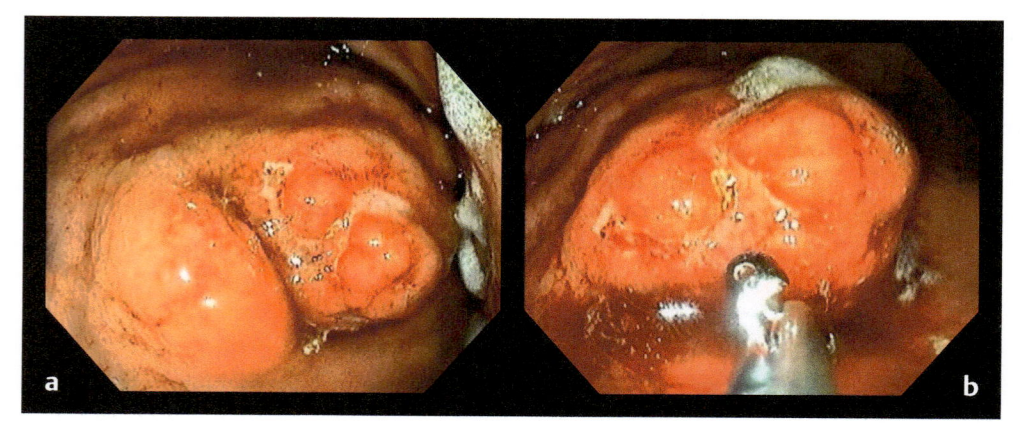

Fig. 36-3. Imagens endoscópicas em luz branca de Linfoma MALT. (a) Lesão elevada com componente nodular localizada em antro. (b) Biópsia da lesão com pinça para estudo anatomopatológico e imuno-histoquímico.

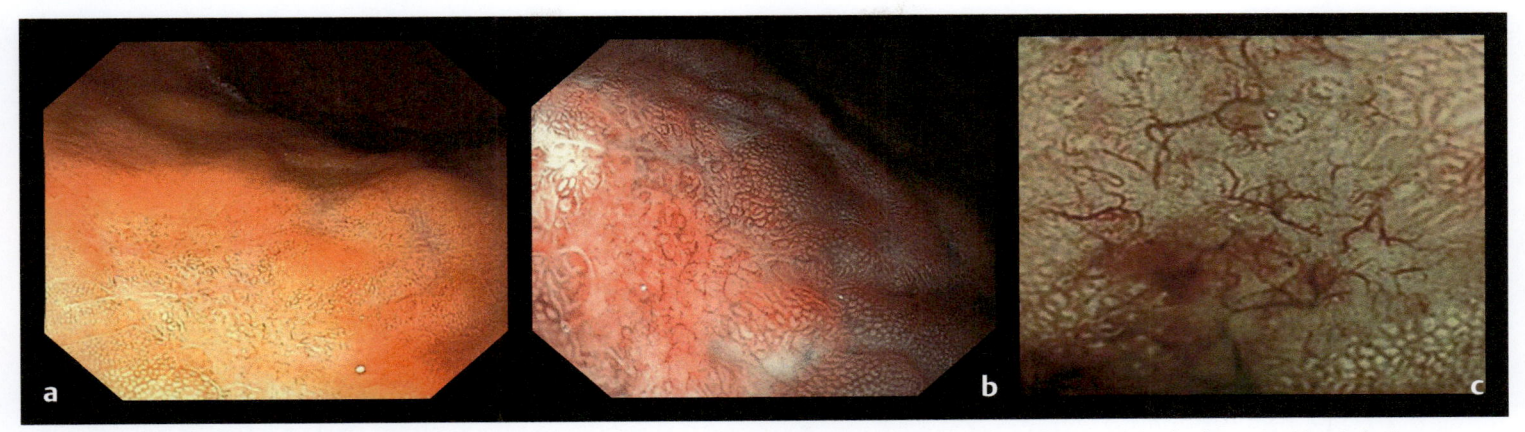

Fig. 36-4. Imagens endoscópicas de linfoma MALT superficial gástrico mimetizando adenocarcinoma precoce gástrico. (**a**) A luz branca evidencia lesão com superfície deprimida, bordas pouco elevadas, limites irregulares localizado em corpO. (**b, c**) Cromoscopia eletrônica (NBI) com ampliação de imagem mostra-se com alterações vasculares e limite demarcatório presente.

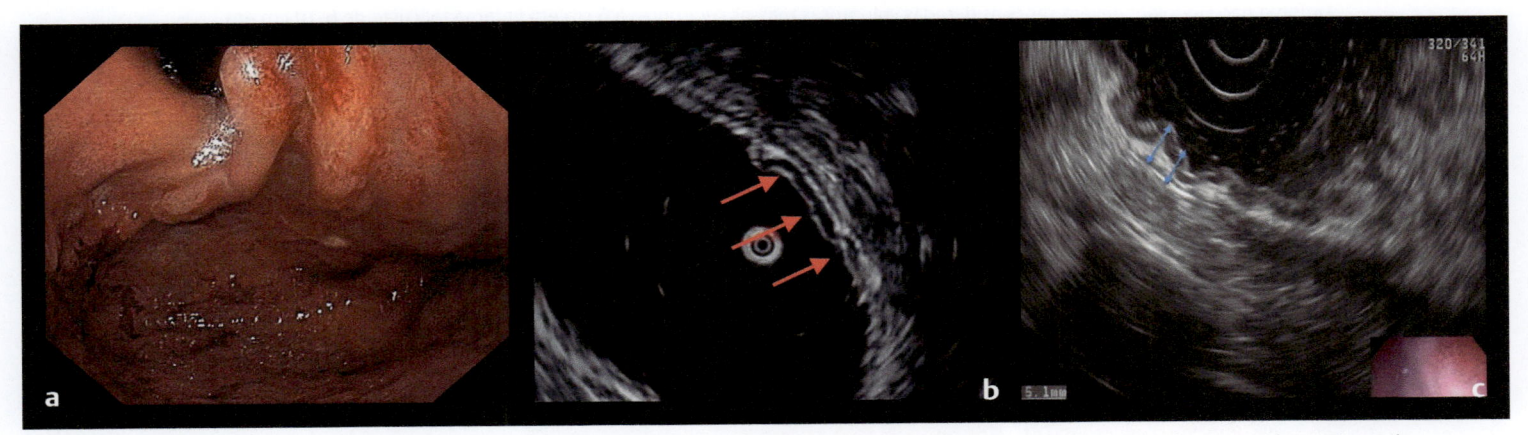

Fig. 36-5. Imagem endoscópica e estadiamento com ultrassonografia endoscópica (USE) de linfoma MALT gástrico. (**a**) A luz branca evidencia áreas de hipertrofia de pregas e enantema de parede de corpo gástrico. (**b, c**) USE de miniprobe e radial, respectivamente, mostra-se com espessamento hipoecoico, heterogêneo, com perda da estratificação das camadas mucosa e submucosa, com camadas mais profundas preservadas.

apresentam-se por espessamento hipoecoico da segunda camada (mucosa profunda ou muscular da mucosa), podendo também envolver a terceira camada – submucosa (Fig. 36-5).[21,22]

As lesões mais profundas têm comprometimento da camada muscular própria e invasão de órgãos adjacentes. A USE também tem indicação na avaliação da resposta ao tratamento, principalmente, dos pacientes tratados conservadoramente. É o método mais sensível para identificação de alterações na parede gástrica e na identificação de linfonodos locorregionais. A ultrassonografia endoscópica tem sensibilidade de 80% e especificidade de 97% na determinação da profundidade do linfoma MALT. Nos casos restritos a mucosa e submucosa (80%) são de baixo grau, e nas lesões que ultrapassam a submucosa são classificados como alto grau.[22,23]

PET-CT tem sido usado para direcionar regiões para biópsia quando não identificadas endoscopicamente, porém não é necessário para o diagnóstico. Biópsias de medula óssea não são necessárias em linfomas gástricos não Hodgkin primários.[7,24]

Com estes resultados poderemos estadiar o paciente, utilizando o sistema de Ann Arbor modificado por Musshoff, que é o mais utilizado para linfomas do trato gastrointestinal.[25,26]

O sistema de classificação Ann Arbor ainda é necessário para a estratificação de risco pelo FLIPI (*Follicular Lymphoma-specific International Prognostic Index*), quando a histologia do tumor for folicular.

Para linfomas com envolvimento gastrointestinal, o sistema de Lugano (Quadro 36-2) também é aplicável para estadiamento. O estadiamento do sistema de Lugano parece ser adequado para pacientes com linfoma folicular gastrointestinal primário, pois o envolvimento de múltiplos sítios intestinais é comum.

Recomenda-se estadiamento com ambos os sistemas no diagnóstico inicial e quando ocorre progressão do linfoma.[27-29]

Prognóstico e Tratamento

O linfoma MALT gástrico tem um prognóstico favorável, com evolução clínica indolente em comparação com o adenocarcinoma gástrico. Em 2% dos casos podem sofrer transformação histológica em linfomas agressivos de células B, como o linfoma difuso de grandes células B (DLBCL).[30]

A maioria dos linfomas MALT é estágio I e apresenta boa resposta à antibioticoterapia para erradicação do *H. Pylori*. Linfomas MALT mais avançados requerem quimioterapia sistêmica. Tumores estágio I limitados ao estômago têm taxas de cura superiores que 80% (Fig. 36-6). Outros tipos de linfoma requerem tratamento cirúrgico como gastrectomia subtotal ou total avaliando as com margens de ressecção histológica livres de doença (R0).[11]

Contrastando com estudos prévios, dados recentes têm sugerido que a erradicação do *H. pylori* também pode resultar em remissão histológica completa em até 50-63% dos pacientes com DLBCL gástrico com áreas de linfoma MALT.[11]

A cirurgia no manejo do DLBCL é controversa, já que os estudos demonstram que a extensão da cirurgia não tem impacto na evolução do linfoma. Os resultados obtidos com combinações de quimioterapia, algumas vezes associada à radioterapia, têm superado os resultados cirúrgicos. Nos casos cirúrgicos, a quimioterapia pós-operatória e a radioterapia podem melhorar a sobrevida dos pacientes com esta doença em estágio inicial. Pacientes com doença em estágio avançado entre II e IV são tratados com radioquimioterapia. A gastrectomia profilática é rara e proposta quando existe a possibilidade de perfuração relacionada com o tratamento. Estes pacientes apresentam menor taxa de sobrevida, raramente sobrevivem por 2 anos.[31,32]

Quadro 36-2. Sistema Lugano de Estadiamento

Agrupamento	Estádio	Descrição
Limitado	I	Envolvimento de uma única região linfática, ou estrutura linfoide, ou um único local extralinfático sem envolvimento nodal
	II	Envolvimento de duas ou mais regiões linfáticas do mesmo lado do diagrama ou estádio nodal I ou II com envolvimento extranodal contíguo, limitado
Avançado	III	Regiões linfáticas em ambos os lados do diagrama ou linfonodos acima do diagrama com envolvimento do baço
	IV	Envolvimento extralinfático não contíguo adicional
	E	Abolido
	A	Ausência de sintomas*
	B	Presença de sintomas*
	X	Abolido**

* Sintomas B: perda de peso, febre, sudorese noturna, astenia (a presença ou ausência de sintomas B só deve fazer parte do estádio em LH, já que não muda a conduta nos demais linfomas).
** Doença Bulky: é considerada limitada ou avançada dependendo da histologia.
Linfoma não Hodgkin: devem ser consideradas volumosas massas superiores a 6 cm em linfoma folicular, de 6-10 cm em LOGCD.
Linfoma de Hodgkin: massa nodal única (em vez aglomerado de vários pequenos linfonodos contíguos) com mais de 10 cm ou medindo mais do que metade do diâmetro transtorácico na TC.
* Amigdalas, anel de Waldeyer e baço são considerados estruturas linfoides.
* O limite sugerido para esplenomegalia é de 13 cm.

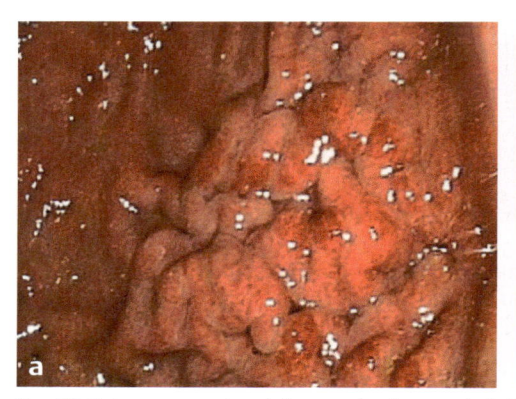

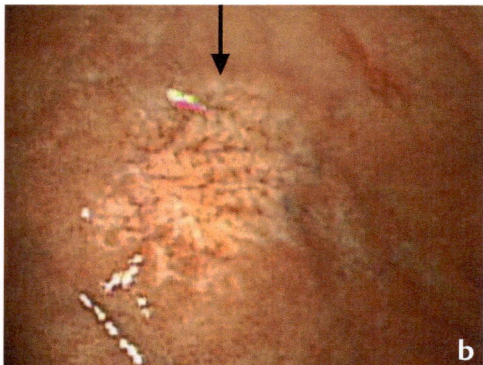

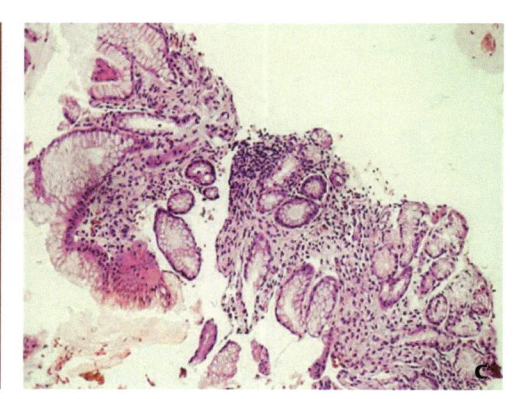

Fig. 36-6. Imagens endoscópicas em luz branca de linfoma MALT antes e após tratamento de erradicação do *Helicobacter pylori*. (**a**) Espessamento e enantema de pregas gástricas isoladas em corpo gástrico. (**b**) Área cicatricial pálida e esbranquiçada, sem sinais endoscópicos de lesão residual. (**c**) Pós-tratamento: agregado de linfócitos sem lesão linfoepitelial. (Imagens histológicas cedidas por Dr. Bruno Cunha Pires.)

Seguimento

A taxa de recorrência de *H. pylori* após sua erradicação é baixa em países desenvolvidos, onde a taxa média anual de reinfecção é de aproximadamente 3%. A recorrência do linfoma pode ser devida a reinfecção por *H. pylori*, mas também pode ocorrer sem uma recaída da infecção bacteriana. Uma revisão sistêmica revelou que 7,2% dos casos apresentaram recorrência do linfoma em 5 anos e anual de 2,2%. Recomenda-se seguimento com EDA anual e realizar novas biópsias se sinais de recorrência, especialmente se um novo tratamento estiver programado. A avaliação histológica pós-tratamento deve incluir revisão das lâminas de biópsias prévias com relação à presença de infiltrado celular, lesões linfoepiteliais e alterações estromais. A resposta ao tratamento deve ser considerada conforme sistema proposto por GELA (*Groupe d'Etude dês Lymphomes de l'Adult*) sendo as possibilidades: remissão completa, remissão parcial, doença estável, doença progressiva e recidiva (Quadro 36-3).[33-35]

Quadro 36-3. GELA: Sistema de Graduação Histológica Pós-Tratamento do Linfoma MALT

Linfoma de Células	Infiltrado linfoide	Lesão linfoepitelial
Remissão completa	Ausente	Ausente
Doença residual mínima	Agregados ou nódulos linfoides	Presente
Doença residual respondedora	Denso, difuso ou nodular	Focal ou ausente
Sem alteração	Denso, difuso ou nodular	Presente

Complicações

Os eventos adversos associados ao linfoma MALT gástrico aumentam à medida que a doença progride, podendo incluir sangramento gastrointestinal, perfuração e obstrução gástrica. Invasão de órgãos adjacentes como a via biliopancreática podem evoluir com icterícia, colangite e pancreatite. Radioterapia traz risco de complicação conforme a dose administrada como aderências, cicatrizes, pancreatite e outras complicações decorrentes de inflamação e cicatrização. Tratamento sistêmico com medicamento com imunoterápico como rituximabe aumenta o risco de reativação da hepatite B, levando à insuficiência hepática aguda e até a morte em casos raros. As complicações do tratamento cirúrgico, sangramento, obstrução gástrica, fístulas e coleções perianastomose, aderências e infecções (Quadro 36-4).

LINFOMA DUODENAL

Os tumores malignos primários do duodeno são muito raros, representando cerca de 1% a 2% de todas as neoplasias gastrointestinais. Considerado pouco frequente, o linfoma folicular do tipo duodenal (LFD) foi reconhecido como uma entidade na classificação da OMS de 2016, com atualização na classificação de 2022, separado

Quadro 36-4. Recordações Práticas para Linfoma Gástrico

- EDA com biópsias para diagnóstico de linfoma gástrico. Se suspeita de linfoma sugere-se estudo anatomopatológico e imuno-histoquímica
- Tomografias computadorizadas são necessárias para determinar envolvimento extragástrico
- O linfoma gástrico tem um prognóstico favorável em comparação com o adenocarcinoma gástrico
- Os linfomas MALT iniciais podem responder ao tratamento antibiótico para erradicar o *H. pylori*

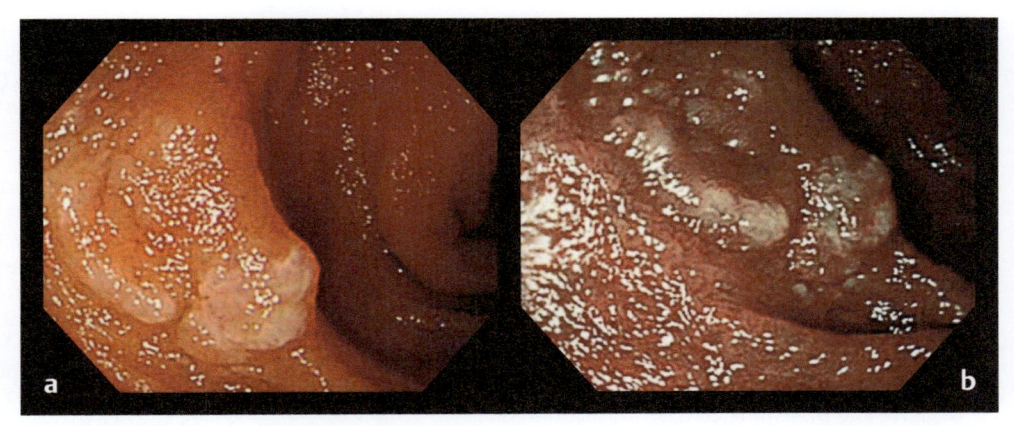

Fig. 36-7. Imagens endoscópicas de linfoma folicular primário do duodeno. (a) Imagem em luz branca de áreas planas ou pouco elevadas, superfície lisa e esbranquiçada, alguns confluentes. (b) Imagem com cromoscopia eletrônica com NBI, sem realce evidente ou alterações no padrão de vasos.

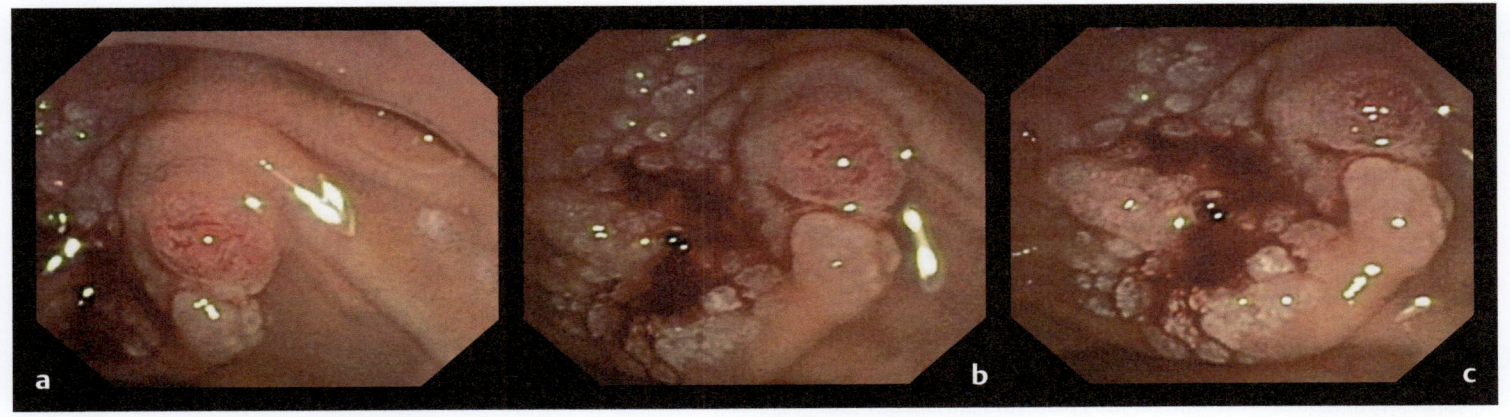

Fig. 36-8. (a-c) Imagens endoscópicas de luz branca de linfoma folicular primário do duodeno avançado e com progressão de doença, localizado em segunda porção duodenal, com superfície irregular e micronodular, friável, envolvendo a papila duodenal maior. (Imagens cedidas por Dr. Romulo Silva Freire Junior.)

do linfoma folicular nodal. O LFD geralmente tem uma evolução benigna, com apresentação de baixo grau, raramente exigindo tratamento sistêmico.[6,37-39]

Também são descritos na literatura raros relatos de linfomas do duodeno de células B em pacientes com infecção pelo vírus da imunodeficiência humana HIV e linfoma não Hodgkin na infância.[40]

Apresentam-se clinicamente com poucos sintomas, indolentes, raramente se disseminam para fora do intestino delgado e não se transformam em tipo de linfoma agressivo, levando baixo impacto na qualidade de vida.[38]

Endoscopicamente, as lesões podem ser descritas como múltiplos nódulos de cor esbranquiçada ou pálida, com superfície mucosa lisa, mais evidente na segunda porção duodenal, próximo à papila duodenal (Fig. 36-7).

O diagnóstico acontece com aquisição de fragmentos de biópsias durante e endoscopia. Os achados histopatológicos, são infiltrados submucosos densos de linfócitos CD-20 positivos, com expressão de CD 10 e BCL2.

O tratamento ainda é controverso, alguns orientam conduta conservadora e expectante, porém existe a possibilidade de tratamento com radioterapia ou quimioterapia. Em casos iniciais, sem relatos de doenças avançada e não exista progressão de doença, a estratégia terapêutica mais indicada parece ser o acompanhamento, com endoscopias de seguimento a cada 6 meses pelo período de 1 a 2 anos. Caso exista progressão das lesões (Fig. 36-8), está indicada radioterapia ou quimioterapia com anticorpo anti-CD20.[41]

Nas últimas décadas, nota-se aumento de pacientes diagnosticados com linfoma folicular duodenal, à custa do aumento da familiaridade dos endoscopistas e patologistas com esta afecção, evidenciando a necessidade de buscar aprimorar técnicas e habilidade no diagnóstico. O exame adequado do bulbo e da segunda porção, incluindo o esforço na individualização da papila duodenal maior, é considerado critério de qualidade em endoscopia digestiva alta.[42]

REFERENCIAS BIBLIOGRÁFICAS

1. Bautista-Quach MA, Ake CD, Chen M, et al. Gastrointestinal lymphomas: morphology, immunophenotype and molecular features. J Gastrointest Oncol. 2012;3:209-25.
2. Koch P, del Valle F, Berdel WE, et al. Primary Gastrointestinal Non-Hodgkin's Lymphoma: I. Anatomic and Histologic Distribution, Clinical Features, and Survival Data of 371 Patients Registered in the German Multicenter Study GIT NHL 01/92. J Clin Onco.l 2001;19:3861-73.
3. Juarez-Salcedo LM, Sokol L, Chavez JC, et al. Primary Gastric Lymphoma, Epidemiology, Clinical Diagnosis, and Treatment. Cancer Control. 2018;25:1-12.
4. Isaacson PG, Wright DH. Malignant lymphoma of mucosa-associated lymphoma tissue. A distinctive type of B-cell lymphoma. Cancer. 1983;52:1410-6.
5. Swerdlow SH, Campo E, Pileri SA, et al. The 2016 revision of the World Health Organization classification of lymphoid neoplasms. Blood. 2016;127:2375-90.
6. The 5th edition of the World Health Organization Classification of Haematolymphoid Tumours: Lymphoid Neoplasms. Leukemia. 202236:1720-1748.
7. Vlăduț C, Ciocîrlan M, Costache RS, et al. Is mucosa-associated lymphoid tissue lymphoma an infectious disease? Role of Helicobacter pylori and eradication antibiotic therapy (Review). Exp Ther Med. 2020;20(4):3546-3553.
8. Du M-Q, Isaccson PG. Gastric MALT lymphoma: from aetiology to treatment. Lancet Oncol. 2002,3:97-104.
9. Nakamura S, Matsumoto T, Nakamura S. Chromosomal translocation t(11;18)(q21;q21) in gastrointestinal mucosa associated lymphoid tissue lymphoma. J Clin Pathol. 2003;56:36-42.
10. Matysiak-Budnik T, Jamet P, Ruskon-Fourmestraux A, et al. Gastric MALT lymphoma in a population-based study in France: Clinical features, treatments and survival. Aliment. Pharmacol. Ther. 2019;50:654-663.

11. Kuo SH, Chen LT, Wu MS, et al. Helicobacter pylori eradication therapy is effective in the treatment of early- stage H pylori-positive gastric diffuse large B-cell lymphomas. Blood. 2012;119:4838-44.
12. Koch P, del Valle F, Berdel WE, et al. Primary gastrointestinal non-Hodgkin's lymphoma: I. Anatomic and histologic distribution, clinical features, and survival data of 371 patients registered in the German Multicenter Study GIT NHL 01/92. J Clin Oncol. 2001;19:3861.
13. Papaxoinis G, Papageorgiou S, Rontogianni D, et al. Primary gastrointestinal non-Hodgkin's lymphoma: a clinicopathologic study of 128 cases in Greece. A Hellenic Cooperative Oncology Group study (HeCOG). Leuk Lymphoma. 2006;47:2140.
14. Shirwaikar Thomas A, Schwartz M, Quigley E. Gastrointestinal lymphoma: the new mimic. BMJ Open Gastro. 2019;6:e000320.
15. Gong EJ, Ahn JY, Jung HY, et al. Helicobacter pylori Eradication Therapy Is Effective as the Initial Treatment for Patients with H. pylori-Negative and Disseminated Gastric Mucosa-Associated Lymphoid Tissue Lymphoma. Gut Liver. 2016;10:706-713.
16. Isomoto H, Matsushima K, Hayashi T, et al. Endocytoscopic findings of lymphomas of the stomach. BMC Gastroenterol. 2013;13:174.
17. Dolak W, Kiesewetter B, Müllauer L, et al. A pilot study of confocal laser endomicroscopy for diagnosing gastrointestinal mucosa-associ- ated lymphoid tissue (MALT) lymphoma. Surg Endosc. 2016;30:2879-85.
18. Psyrri A, Papageorgious S, Econopoulos T. Linfomas extranodais primários do estômago: apresentação clínica, diagnósticos e gestão de armadilhas. Ann Oncol. 2008.
19. Costa RO, Hallack AEN, Chamone DAF, et al. Linfoma não Hodgkin gástrico. Rev. Bras Hemater. 2010.
20. Zucca E, Copie-Bergman C, Ricardi U, et al. Gastric marginal zone lymphoma of MALT type: ESMO clinical practice guidelines for diagnosis, treatment and follow-up. Ann Oncol. 2013;24:vi144-vi148.
21. Pereira MI, Medeiros JA. Role of Helicobacter pylori in gastric mucosa-associated lymphoid tissue lymphomas. World J Gastroenterol. 2014;20(3):684-98.
22. Schizas D, Ntanasis-Stathopoulos I, Tsilimigras DI, et al. The Role of Endoscopic Ultrasound in the Diagnosis and Management of Primary Gastric Lymphoma. Gastroenterol Res Pract. 2017;2017:2397430.
23. Hu Tingyu1,2, Liu Jianqiang1,2, Xia Z. Value of staging information provided by linear-array endoscopic ultrasound for therapeutic response and prognosis prediction in gastric lymphoma. DEN 2019/2020:13884
24. Zullo A, Hassan C, Ridola A, et al. Gastric MALT lymphoma: Old and new insights. Ann Gastroenterol. 2014;27:27-33.
25. Lister TA, Crowther D, Sutcliffe SB, et al. Report of a committee convened to discuss the evaluation and staging of patients with Hodgkin's disease: Cotswolds meeting. J Clin Oncol. 1989;7: 1630-1636.
26. Rohatiner A, d'Amore F, Coiffier B, et al. Report on a workshop convened to discuss the pathological and staging classifications of gastrointestinal tract lymphoma. Ann Oncol. 1994;5:397-400.
27. Solal-Céligny P, Roy P, Colombat P, et al. Follicular lymphoma international prognostic index. Blood. 2004.
28. Lister TA, Crowther D, Sutcliffe SB, et al. Report of a committee convened to discuss the evaluation and staging of patients with Hodgkin's disease: Cotswolds meeting. J Clin Oncol. 1989;7:1630-1636.
29. Rohatiner A, d'Amore F, Coiffier B, et al. Report on a workshop convened to discuss the pathological and staging classifications of gastrointestinal tract lymphoma. Ann Oncol. 1994;5:397-400.
30. Teckie S, Qi S, Chelius M, et al. Long-term outcome of 487 patients with early-stage extranodal marginal zone lymphoma. Ann. Oncol. 2017;28:1064-1069.
31. Carbone PP, Kaplan HS, Musshoff K, et al. Ann Arbor Staging System - Report of the committee on Hodgkin's disease staging classification. Cancer Res. 1971;31:1860-1861.
32. Raderer M, Kiesewetter B, Ferreri AJ. Clinicopathologic characteristics and treatment of marginal zone lymphoma of mucosa- associated lymphoid tissue (MALT lymphoma). CA Cancer J Clin. 2016;66:153-17.
33. Gisbert JP, Luna M, Gomez B, et al. Recurrence of Helicobacter pylori infection after several eradication therapies: long-term follow-up of 1000 patients. Aliment Pharmacol Ther. 2006;23:713-9.
34. Zullo A, Hassan C, Cristofari F, et al. Effects of Helicobacter pylori eradication on early stage gastric mucosa-associated lym- phoid tissue lymphoma. Clin Gastroenterol Hepatol. 2010;8:105-10.
35. Raderer M, Streubel B, Woehrer S, et al. High relapse rate in patients with MALT lymphoma warrants lifelong follow-up. Clin Cancer Res. 2005;11:3349-52.
36. Copie-Bergman C, Wotherspoon AC, Ferreri AJM. GELA histological scoring system for post-treatment biopsies of patients with gastric MALT lymphoma is feasible and reliable in routine practice. BJH. 2012;160:47-52.
37. Swerdlow S H, Campo E, Pileri S, et al. The 2016 revision of the World Health Organization Classification of Lymphoid Neoplasms. Blood. 127:2375-2390.
38. Mori M, Kobayashi Y, Maeshima AM, et al. The indolent course and high incidenceof t(14;18) in primary duodenal follicular lymphoma. Annals of Oncology. 2010;21:1500-1505.
39. Graham R L, Mardones M A, Krause J R. Primary follicular lymphoma of the duodenum. Baylor University Medical Center Proceedings, Dallas, Texas. 2015:381-383.
40. Ghimire P, Wu GY, Zhu L. Primary gastrointestinal lymphoma. World Journal of Gastroenterology. 2011;17 (6):697-707.
41. Marks E, Shi Y. Duodenal-type follicular lymphoma: a clinicopathologic review. Archives of Pathology and Laboratory Medicine. 2018;142:542-547.
42. Schmatz Ana-Iris. Primary Follicular Lymphoma of the Duodenum Is a Distinct Mucosal/Submucosal Variant of Follicular Lymphoma: A Retrospective Study of 63 Cases. Journal of Clinical Oncology. 2011;29(11):1445-1451.

37 Tumores Neuroendócrinos Gastroduodenais

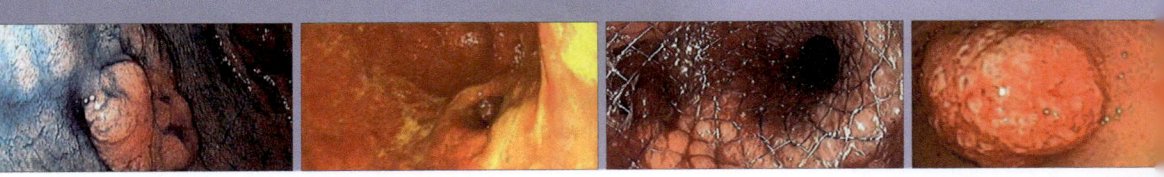

Otávio Miceli Neto ■ Bruna Haueisen Figueiredo
Guilherme Camarotti de Oliveira Canêjo

INTRODUÇÃO

As células neuroendócrinas são amplamente distribuídas por todo o corpo. Os tumores neuroendócrinos (TNEs) são definidos como neoplasias epiteliais com diferenciação neuroendócrina predominante e podem surgir na maioria dos órgãos. Embora algumas características clínicas e patológicas desses tumores sejam exclusivas do local de origem, outras características são compartilhadas independentemente. Em 1808, Merling descreveu um tipo de tumor epitelial que ocorria geralmente no trato gastrointestinal, assemelhando-se a um câncer, mas com menos agressividade que outras neoplasias. Em 1907, o tumor foi nomeado oficialmente como "carcinoide" por Oberndorfer.[1] O termo "carcinoide" tem sido geralmente aplicado a tumores neuroendócrinos bem diferenciados (TNEs) originários do trato digestivo, pulmões ou locais primários raros, como rins ou ovários.[2] Seu potencial de malignidade varia conforme localização, grau de diferenciação e extensão, mas costumam apresentar evolução mais indolente que a do adenocarcinoma.[3] Os TNEs gástricos e duodenais são menos frequentes do que aqueles encontrados no trato aerodigestivo, constituindo cerca de 9% e 3% respectivamente, de todos os tumores neuroendócrinos gastrointestinais (TNEs-GI).[4,5]

Em geral, a incidência de TNEs de todos os tipos está aumentando, incluindo TNEs gástricos e duodenais, provavelmente atribuível a uma melhor detecção, diagnóstico e reconhecimento do tipo de tumor na citologia.[6]

Geralmente a maioria dos pacientes com TNEs-GI não apresenta sintomas clínicos óbvios e são diagnosticados de forma incidental, através de exames de endoscopia gastrointestinal.[3,7] Ambos os tipos podem ocorrer associados à neoplasia endócrina múltipla tipo 1 (MEN1) ou podem ser esporádicos.

EPIDEMIOLOGIA

TNEs bem diferenciados são tumores relativamente raros. Representam 1-3% de todas as neoplasias gastrointestinais.[8] Em uma série de 35.618 TNEs (que incluíam TNEs pancreáticos, bem como TNEs gastrointestinais [TNEs-GI]), relatados ao programa de Vigilância, Epidemiologia e Resultados Finais (SEER) do National Cancer Institute (NCI), a incidência para lesões primárias não pancreáticas foi de 4,7 por 100.000. A taxa de incidência anual para afro-americanos foi maior do que para americanos brancos (6,46 versus 4,6 por 100.000), e a incidência para homens foi ligeiramente maior que para mulheres (4,97 contra 4,49 por 100.000). A idade mediana no momento do diagnóstico para todos os pacientes com TNEs foi de 63 anos.[5]

Taxas de incidência aproximadamente semelhantes foram encontradas em um estudo de banco de dados de um registro sueco que se concentrou em 5.184 tumores TNEs-GI vistos entre 1958 e 1998.[9] As taxas de incidência para homens e mulheres foram de 2,0 e 2,4 por 100.000, respectivamente. Embora fatores de risco claros não tenham sido identificados, uma análise de regressão desse banco de dados sugeriu que o risco aumentava no contexto de uma história familiar de TNEs-GI em um parente de primeiro grau (risco relativo 3,6).

A incidência de TNEs bem diferenciados tem aumentado ao longo do tempo nos Estados Unidos e em outros lugares.[6,10] Como exemplo, em uma análise de 64.971 TNEs relatados ao registro SEER, a taxa de incidência ajustada por idade para todos os TNEs aumentou de 1,09 para 6,98 por 100.000 entre 1973 e 2012.[6] O aumento provavelmente se deve em parte à evolução dos métodos diagnósticos (melhora nas imagens radiográficas e de endoscopia).

A distribuição de TNEs mudou ao longo do tempo nos Estados Unidos. Uma análise do banco de dados de Vigilância e Epidemiologia de 1973 a 2004 revelou que a incidência de TNEs gástricos foi de 0,3/100.000 habitantes e de TNEs duodenais foi de 0,19/100.000. Nesse mesmo grupo, os TNEs gástricos foram mais comuns em mulheres, enquanto os TNEs duodenais ocorreram com mais frequência em homens.[5] Foi relatado que os TNEs gástricos representam uma proporção maior de TNEs GI compreendendo 23% em um grupo austríaco estudado prospectivamente.[11] A prevalência varia em outros países entre 5,2% e 11%[12] duodenais compreendem 5% a 8% dos TNEs-GI.[13]

FISIOPATOLOGIA

Os tumores neuroendócrinos gástricos surgem da transformação de células enterocromafins-like (ECL), devido à estimulação crônica por altos níveis circulantes de gastrina. A gastrina é o principal regulador endócrino da resposta secretora a uma refeição proteica. É liberada pelas células G, localizadas no antro e responsável pelo aumento da secreção de ácido gástrico pelas células parietais, principalmente por estimular a síntese e a liberação de histamina pelas células enterocromafins-like (ECL).[14,15] No entanto, a gastrina também tem ações diretas nas células parietais.[16,17]

A hipocloridria ou acloridria associada a gastrite atrófica autoimune e a gastrite atrófica ambiental induz hiperplasia das células G antrais/pilóricas, com consequente hipergastrinemia. Esse efeito trófico nas células endócrinas leva, em alguns casos, à progressão para neoplasia neuroendócrina.[18-20] A relação entre a hiperplasia de células ECL induzida por gastrina e a formação de tumor neuroendócrino é suportada pela observação de que a antrectomia, com perda resultante de massa de células G e normalização das concentrações plasmáticas de gastrina, pode levar a reversão da hiperplasia endócrina e redução do tamanho do tumor carcinoide.[21,22]

Os gastrinomas, TNEs bem diferenciados duodenais ou pancreáticos, presentes na síndrome de Zollinger-Ellison e NEM-1, apresentam uma secreção excessiva de gastrina e resultam em alta produção de ácido gástrico, cerca de 10 vezes maior que o habitual, devido a ação trófica nas células parietais e nas células enterocromafins-like (ECL), levando à formação de TNEs gástricos em uma mucosa não atrófica.[23]

SÍNDROME CARCINOIDE

"Síndrome carcinoide" é o termo aplicado a um conjunto de sintomas mediados por vários fatores humorais derivados de alguns tumores neuroendócrinos bem diferenciados (TNEs) do trato digestivo e dos pulmões, que sintetizam, armazenam e liberam uma variedade de polipeptídeos, aminas biogênicas e prostaglandinas (Quadro 37-1). As contribuições relativas de cada um desses produtos e a sua especificidade para componentes particulares da síndrome são incertas. A síndrome carcinoide é mais comum no cenário de doença disseminada, particularmente com metástases hepáticas, mas pode ocorrer em doença aparentemente locorregional. Um dos motivos pode ser a subestimação de metástases hepáticas não apreciadas, que podem ser mais comuns do que as relatadas anteriormente, especialmente nas lesões primárias do intestino delgado.[24,25]

O fígado inativa produtos bioativos secretados na circulação portal e isso pode explicar por que os pacientes com TNEs gastrointestinais desenvolvem mais frequentemente a síndrome carcinoide se tiverem metástases hepáticas, resultando na secreção de produtos tumorais na circulação sistêmica.[26]

Quadro 37-1. Produtos de Tumores Neuroendócrinos Bem Diferenciados

- Aminas
  - Serotonina
  - 5-hidroxitriptofano
  - Norepinefrina
  - Dopamina
  - Histamina
- Polipeptídeos
  - Calicreína
  - Polipeptídeo pancreático
  - Bradicinina
  - Motilina
  - Somatostatina
  - Peptídeo intestinal vasoativo
  - Neuropeptídeo K
  - Substância P
  - Neuropeptídeo
  - Neurocinina B
  - Neurocinina A
  - Corticotropina (ACTH)
  - Gastrina
  - Hormônio do crescimento
  - Peptídeo YY
  - Glucagon
  - Betaendorfina
  - Cromogranina A
- Prostaglandinas

Na grande maioria dos casos, a síndrome carcinoide está associada a tumores metastáticos originados no intestino médio (jejuno, íleo e ceco); no entanto, a expressão é variável para cada paciente.[27] Menos frequentemente, a síndrome carcinoide é causada por um TNE que surge no pulmão ou no cólon distal ou reto.[28]

Alguns pacientes com tumores neuroendócrinos (TNEs) gástricos ou pulmonares funcionais apresentam variações clínicas e bioquímicas da síndrome clássica. Em pacientes com a variante gástrica do TNE, os rubores podem ser irregulares, nitidamente demarcados, serpiginosos e vermelho-cereja; eles também são intensamente pruriginosos. Diarreia ou lesões cardíacas são incomuns. Os tumores que causam essa síndrome variante, em geral, secretam histamina.[29,30]

TUMORES NEUROENDÓCRINOS GÁSTRICOS

TNEs gástricos são subdivididos em três categorias que têm diferentes comportamentos biológicos e prognósticos.[29,31]

Tipo I

Os tumores do tipo I representam 70% a 80% de todos os TNEs gástricos.[22,29] Eles estão associados à gastrite atrófica crônica, seja ela de origem autoimune ou secundária à infecção por *Helicobacter pylori* e frequentemente à anemia perniciosa, sendo encontrados 65% em uma série de casos.[29]

A hipótese predominante é que as células ECL levam à formação de TNEs após estimulação crônica pelos altos níveis de gastrina que ocorrem em pacientes com gastrite atrófica. A marca registrada em pacientes com TNEs gástricos tipo I são os níveis elevados de gastrina e um pH normal. Acredita-se que os inibidores da bomba de prótons contribuam para a formação de TNEs gástricos, mas há dados conflitantes sobre isso.

Geralmente são tumores não funcionantes e assintomáticos. Quando presentes, os pacientes podem apresentar manifestações relacionadas com dispepsia e anemia. O diagnóstico normalmente é feito na faixa dos 60 ou 70 anos durante avaliações endoscópicas rotineiras para avaliação de dor abdominal ou anemia.[29] Embora sejam indolentes, tipicamente benignos e bem diferenciados, existe a possibilidade de transformação maligna, podendo ser encontradas metástases em 2% a 5% dos pacientes, principalmente em tumores maiores que 2 cm (aproximadamente 20%)[32] e a sobrevida registrada nesses pacientes é semelhante àquela encontrada na população geral (96% em 5 anos). Endoscopicamente, os tumores são geralmente menores que 1 cm, muitas vezes são múltiplos e dispersos na mucosa do corpo e fundo gástricos e podem aparecer como lesões polipoides, ovaladas, de aspecto subepitelial, cuja a coloração pode ser avermelhada ou amarelada, com ou sem uma pequena depressão ou ulceração central (Fig. 37-1).

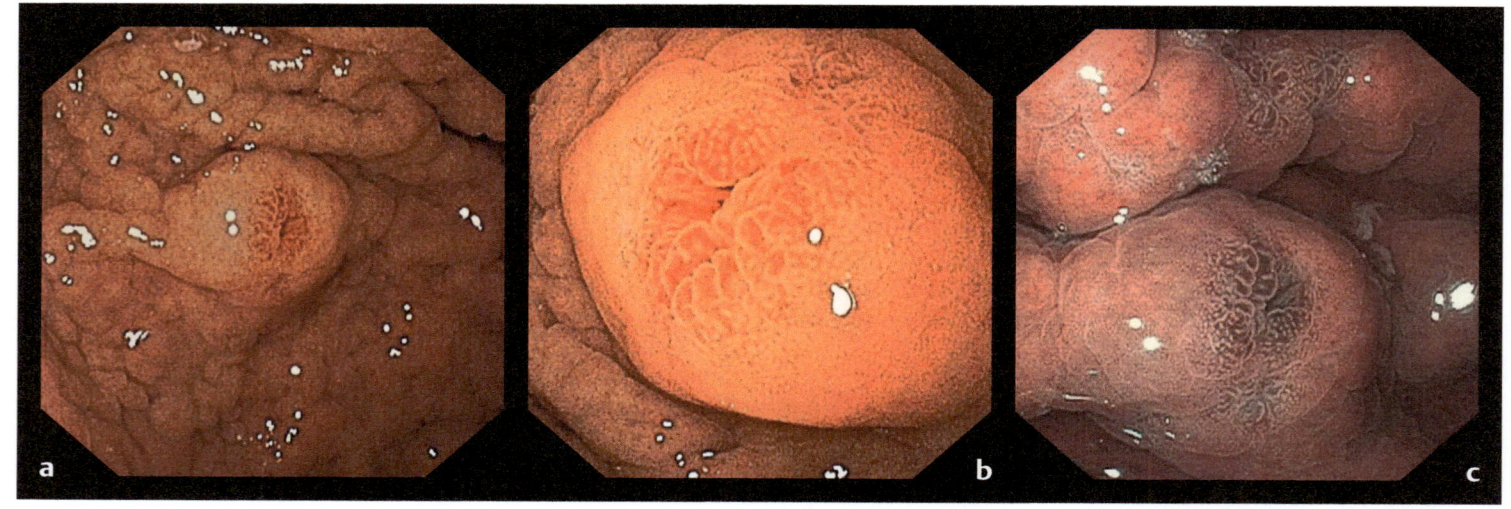

Fig. 37-1. (a-c) Tumor neuroendócrino G1 em corpo gástrico posterior, com elevação abaixo de um epitélio com metaplasia intestinal. (Imagens cedidas pelo Dr. João Batista Campos (Belo Horizonte, MG) e diagnóstico realizado pela Dra. Paula Uejo (Belo Horizonte, MG).)

Tipo II

TNEs gástricos do tipo II também ocorrem no cenário de hipergastrinemia, mas por uma causa diferente. Os tumores se formam através do mesmo mecanismo de hipertrofia das células ECL, mas a hipergastrinemia ocorre como resultado de um gastrinoma produtor de gastrina, que pode estar presente na síndrome de Zollinger-Ellison (SZE) e na neoplasia endócrina múltipla (NEM-1) ou podem ocorrer de forma esporádica.

Assim como os TNEs gástricos tipo I, os do tipo II, são geralmente indolentes e assintomáticos,[33] mas os pacientes podem apresentar úlcera péptica, consequente ao aumento da produção de ácido gástrico.

Por motivos que não estão claros, eles ocorrem mais frequentemente em pacientes com NEM-1 e ZES do que em pacientes com gastrinoma esporádico.[34] São detectados em 13% a 37% dos pacientes portadores de NEM-1 e, em apenas 0% a 2% daqueles com SZE.[13,35]

Em contraste com os gastrinomas de ocorrência esporádica, os gastrinomas em pacientes com NEM-1 são multifocais, geralmente excessivamente pequenos e facilmente ignorados. Além disso, o duodeno é um local comum de gastrinomas tanto em NEM-1 quanto em gastrinoma esporádico.[36-38]

Gastrinomas em NEM-1 geralmente se apresentam na idade adulta, entre 30 e 50 anos. Relata-se que uma história prévia de infecção *por H. pylori* está associada a um aumento da prevalência e da gravidade da hipergastrinemia. Os TNEs gástricos tipo II são tipicamente pequenos e múltiplos e ocorrem de 5% a 8%. Em comparação com os TNEs gástricos tipo I, eles têm maior potencial maligno com metástases identificadas em 10% a 30% dos casos[39] e a sua distribuição é semelhante entre homens e mulheres (Fig. 37-2).

Tipo III

TNEs gástricos tipo III são conhecidos como esporádicos porque ocorrem na ausência de gastrite atrófica, síndrome de Zollinger-Ellison ou síndrome NEM-1. Eles respondem por 20% dos TNEs gástricos, são mais frequentes em homens e têm comportamentos mais agressivos. Metástases locais ou hepáticas estão presentes em até 65% dos pacientes que chegam à ressecção.[31,33]

Ao contrário dos tumores tipos I e II, por se tratar de tumor primário, os níveis de gastrina e pH gástrico são normais. Os tumores do tipo III geralmente contêm uma variedade de células endócrinas e podem estar associados à síndrome carcinoide atípica.

Os pacientes podem ser assintomáticos ou desenvolver sintomas relacionados àcom a progressão do tumor, incluindo dor abdominal, sangramento e perda ponderal.[13] Sua localização mais comum é no fundo ou no corpo, mas podem ser encontrados também no antro. São lesões solitárias, invasivas, muitas vezes ulceradas e são maiores que os tipos I e II, variando de 2 a 5 cm.[4] Mais de 70% dessas lesões apresentam tamanho superior a 1 cm no momento do diagnóstico (Fig. 37-3 e Quadro 37-2).[39,40]

TUMORES NEUROENDÓCRINOS DUODENAIS (TNE-DS)

TNEs duodenais compreendem 5% a 8% dos TNEs-GI.[13] Mais comumente, apresentam localização proximal, sendo 90% encontrados na primeira ou na segunda porção duodenal.[41] Eles tendem a ser de base mucosa ou submucosa e a maioria das lesões apresenta diâmetro menor que 2 cm (75%). Entretanto, o tamanho pode variar desde alguns milímetros até´ lesões maiores. São ligeiramente mais frequentes entre homens do que entre mulheres.[41,42]

São tumores indolentes quando comparados com os carcinomas e geralmente são assintomáticos, solitários e identificados em avaliações endoscópicas de rotina. Os TNE-Ds geralmente apresentam um baixo potencial para metástases, o qual se relaciona, principalmente, ao tamanho das lesões. Tumores maiores que 2 cm e com invasão da muscular própria foram apontados como fatores de risco para acometimento linfonodal.[43] Apesar de mais de 95% dos TNE-D sintetizarem peptídeos gastrointestinais, cerca de 90% são não funcionantes, 10% estão associados à síndrome de Zollinger-Ellison e apenas 3% se manifestam com a síndrome carcinoide.

TNE-Ds incluem TNEs produtores de gastrina (gastrinomas) (66%), os somatostatinomas (15% a 20%), TNE-Ds não funcionantes contendo serotonina (aproximadamente 27%), carcinomas neuroendócrinos pobremente diferenciados (< 1-3%) e paranganglioma

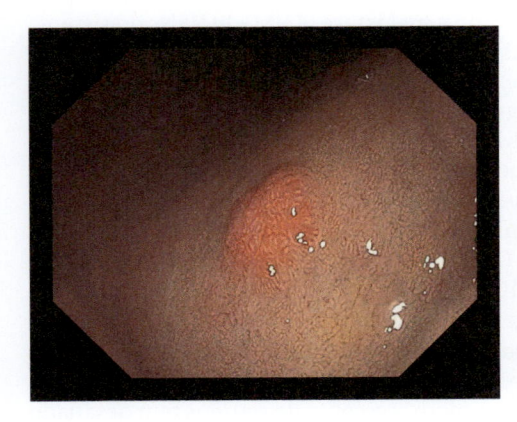

Fig. 37-2. Tumor neuroéndocrino G2 em corpo gástrico, mostrando ser lesão polipoide, séssil, avermelhada. (Imagens cedidas pelo Dr. João Batista Campos (Belo Horizonte, MG) e diagnóstico realizado pela Dra. Paula Uejo (Belo Horizonte, MG).)

Quadro 37-2. Características dos TNEs Gástricos[13,39]

Características dos TNEs gástricos			
	Tipo I	Tipo II	Tipo III
% de TNEs gástricos	70-80	5	14-25
Tamanho, cm	< 1-2	< 1-2	> 2
Gênero	F > M	F = M	M > F
Multiplicidade	1	1	-
Causa	CAG, IFD	ZES, ZES em MEN1	Nenhum
Níveis séricos de gastrina	Elevado	Elevado	Normal
pH gástrico	Elevado	Baixo	Normal
Metástases presentes, %	2-5	10-30	50-100

Abreviação: ZES, síndrome de Zollinger-Ellison.

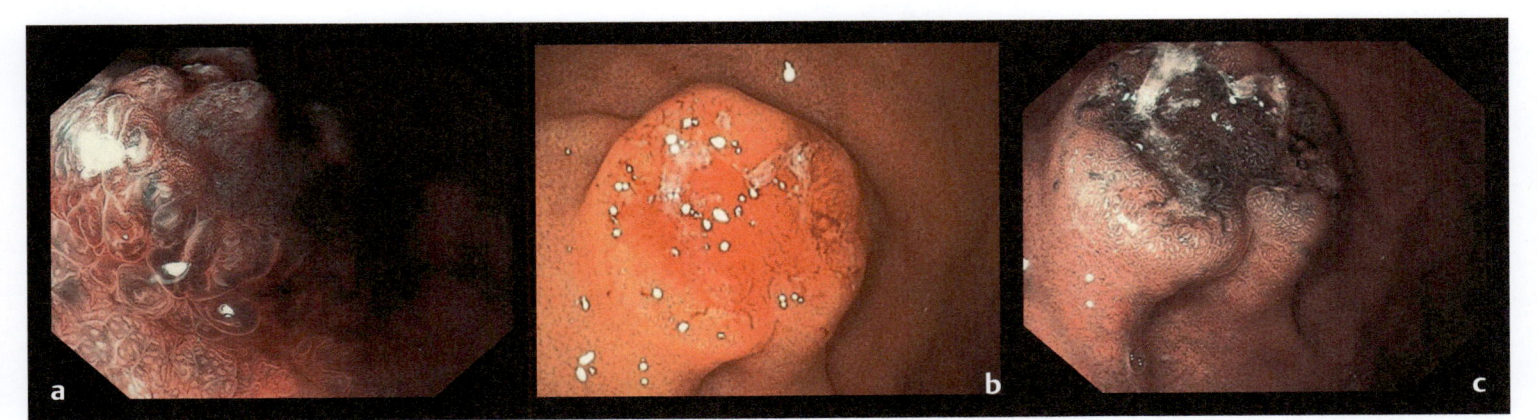

Fig. 37-3. (a-c) Tumores neuroendócrinos únicos, com ulceração superficial. (Imagens cedidas pelo Dr. João Batista Campos (Belo Horizonte, MG).)

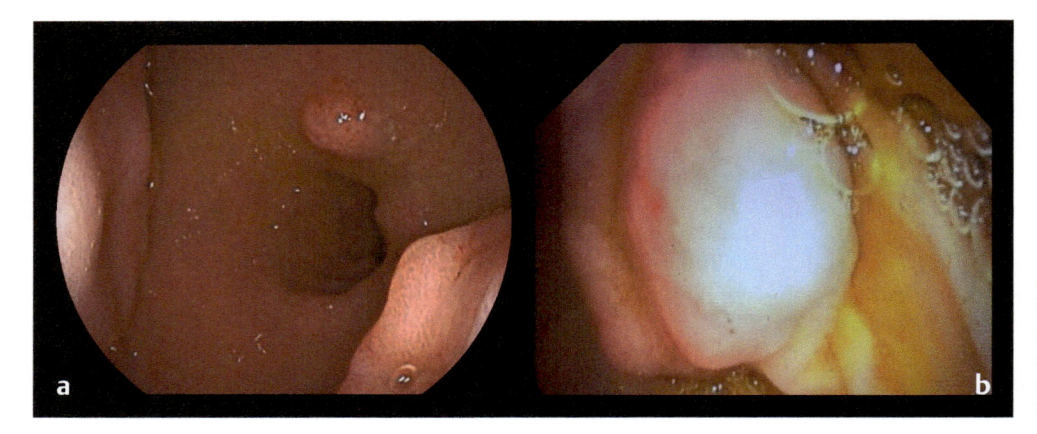

Fig. 37-4. (a) Tumores neuroendócrinos G1 em bulbo duodenal, sendo dois em paredes anterior e posterior (com ulceração superficial), e outro em parede superior, de aspecto séssil. (b) Tumor neuroendócrino único G1, com ulceração superficial, localizado na papila duodenal maior.

gangliocítico (ainda mais raros). Hoffmann *et al.* em sua revisão, concluíram que, apesar de a maioria dos TNE-Ds apresentarem positividade para gastrina, somatostatina ou serotonina, 70% a 98% não manifestam síndromes clínicas.[41]

Os TNE-Ds produtores de gastrina são tumores isolados ou múltiplos. Quando múltiplos, devem levantar a suspeita de NEM-1 e podem estar associados ou não à SZE.[41]

TNEs localizados na papila duodenal ou na região periampular são raros, correspondem a 20% dos tumores duodenais e são considerados tumores mais agressivos, apresentando acometimento linfonodal precoce.[8,13,41,44,45] Existe a probabilidade de metástases nodais mesmo em lesões menores que 2 cm.[46,47]

Somatostatinomas são tumores produtores de somatostatina que se localizam na ampola duodenal e na região periampular e estão associados à neurofibromatose tipo I.[13] A apresentação típica é de icterícia ou pancreatite, secundárias à obstrução da papila maior.[41,48,49] Raramente podem apresentar manifestações decorrentes da hipersecreção de somatostatina (colelitíase, diabetes melito, perda ponderal ou diarreia).[41]

Paragangliomas gangliocíticos geralmente são grandes à apresentação (> 2 cm), localizados na região periampular e invadindo a muscular própria. Contudo, seu potencial maligno é menor em relação aos somatostatinomas.[19,42]

O carcinoma neuroendócrino pobremente diferenciado também é encontrado na região periampular, e usualmente já apresenta doença metastática quando detectado.[41] A sobrevida em 5 anos é de 80% a 85%.[13] Manifestações devidas ao próprio tumor, quando ocorrem, incluem dor abdominal, icterícia, náusea, vômitos, sangramento e obstrução duodenal. À endoscopia, os TNE-Ds geralmente são de aspecto subepitelial, sendo lesões ovaladas, ligeiramente elevadas, algumas vezes avermelhadas ou de tonalidade amarelada, podendo apresentar ainda depressão central, erosão ou ulceração quando maiores.[42]

O diagnóstico diferencial dos TNE-Ds inclui heterotopia gástrica, hiperplasia das glândulas de Brünner, adenoma, tumor estromal, hiperplasia linfoide, neurofibromas e schwannomas.[13,50] A abordagem diagnóstica e terapêutica de lesões polipoides e subepiteliais do duodeno deve ser extensa e agressiva, pois muitas vezes não é possível descartar o diagnóstico de tumor neuroendócrino apenas com a avaliação macroscópica (Fig. 37-4).

CLASSIFICAÇÃO E TERMINOLOGIA

A classificação dos TNEs gastroenteropancreáticos (GEP) evoluiu nas últimas três décadas. A classificação baseada apenas na morfologia não é muito útil, particularmente para tumores bem diferenciados, porque as características histológicas não preveem com precisão como será o curso clínico. Embora o pleomorfismo nuclear muitas vezes se correlacione com a diferenciação (ou seja, a extensão em que as células neoplásicas se assemelham às suas contrapartes normais não neoplásicas) e com o comportamento maligno em outros tipos de tumor, ele é de pouca utilidade nos TNEs.

Até recentemente, considerava-se que a única evidência inequívoca de malignidade era a presença de invasão local ou metástase, mas atualmente todos os TNEs bem diferenciados são considerados como tendo potencial maligno, com uma abordagem de estratificação de risco sendo usada para prever o prognóstico.

Tradicionalmente, os TNEs-GEP eram referidos como tumores carcinoides ou tumores de células das ilhotas pancreáticas. O termo "carcinoide" tem sido criticado por não transmitir o potencial de comportamento maligno que acompanha essas neoplasias. No entanto, esse termo permanece em uso generalizado, tanto na classificação oficial da Organização Mundial da Saúde (OMS) de TNEs do pulmão quanto como sinônimo de TNEs bem diferenciados que surgem no trato gastrointestinal tubular.

Classificação da Organização Mundial da Saúde de 2010 e 2019

Em 2006 e 2007, a *European Neuroendocrine Tumor Society* (ENETS) propôs um esquema de estadiamento semelhante ao da maioria dos outros tipos de neoplasias epiteliais para TNEs-GEP, que foi acompanhado por um sistema de classificação histológica que poderia ser aplicado a todos os estágios da doença.[51,52] Esta proposta de classificação foi posteriormente endossada conjuntamente pelo *American Joint Committee on Cancer* (AJCC) e pela *Union for International Cancer Control* (UICC) para a classificação de estadiamento de tumor, nódulo e metástase (TNM) de NENs do sistema digestivo, com algumas mudanças nos parâmetros de estadiamento propostos pela ENETS.

Esse esquema de graduação histológica usa a taxa proliferativa para estratificação das lesões e requer avaliação da contagem mitótica e do índice de marcação Ki-67. Quando há discordância entre esses critérios, utiliza-se o maior valor encontrado a partir desses dois índices para definir o grau final do tumor.

A classificação da OMS de tumores do trato gastrointestinal, fígado e pâncreas de 2010 endossou o esquema de classificação ENETS para TNEs do trato digestivo, separando tumores bem diferenciados em duas categorias: baixo grau (grau 1 [G1]) e grau intermediário (grau 2 [G2]) e tumores pouco diferenciados, de alto grau (grau 3 [G3]). Apesar disso, um número crescente de estudos tem desafiado a suposição de que histologia pouco diferenciada e tumor de alto grau são equivalentes.[53,54] Embora seja verdade que quase todos os NECs pouco diferenciados têm uma alta taxa de proliferação, nem todos os tumores G3 são pouco diferenciados. Entre 20% a 55% dos pacientes com TNEs histologicamente bem diferenciados, podem apresentar índices de proliferação de Ki-67 > 20 (Fig. 37-5).[55,56]

A mais recente classificação de 2019 da OMS de TNEs do sistema digestivo agora reconhece uma categoria de TNEs bem diferenciados de alto grau (G3). Assim, a classificação atual da OMS inclui três graus (G1, G2 e G3) para TNEs. Carcinomas neuroendócrinos (NECs) não são mais graduados nesse sistema, uma vez que, por definição, já são lesões de alto grau, apesar de ainda se subdividirem em tumores de pequenas e grandes células.[57]

TNEs de origem desconhecida, muitas vezes se apresentam como doença metastática e são considerados estágio IV em todos os sistemas de estadiamento TNM. O grau histológico pode ser o

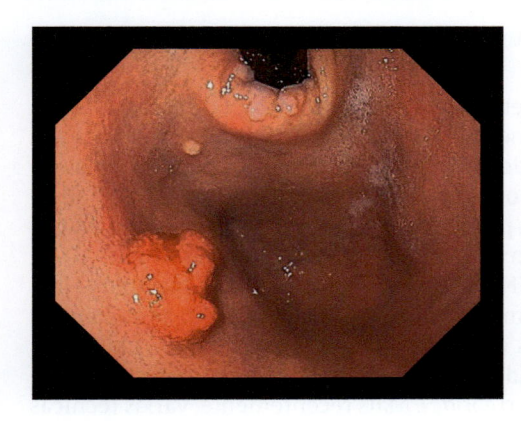

Fig. 37-5. Lesão vegetante, avermelhada e friável, de grande tamanho. Achados histológicos compatíveis com TNE – grau II. (Imagem cedida pelo Dr. João Batista Campos (Belo Horizonte, MG).)

único parâmetro prognóstico disponível para este grupo de tumores e pode ser a base para a escolha do tratamento.[57]

As taxas mitóticas devem ser expressas como o número de mitoses/2 mm² (equivalente a 10 campos de alta potência com ampliação de 40× e um diâmetro de campo ocular de 0,5 mm), conforme determinado pela contagem em 50 campos de 0,2 mm² (ou seja, numa área total de 10 mm²); o valor do índice de proliferação Ki-67 é determinado pela contagem de pelo menos 500 células nas regiões de maior marcação (*hot-spots*), que são identificadas na ampliação de varredura; a nota final é baseada em qualquer um dos dois índices de proliferação que coloca a neoplasia na categoria de grau mais alto (Quadro 37-3).

Na maioria dos MiNENs, os componentes neuroendócrinos e não neuroendócrinos são pouco diferenciados, e o componente neuroendócrino tem índices de proliferação na mesma faixa que outros NECs, mas esta categoria conceitual permite a possibilidade de que um ou ambos os componentes possam ser bem diferenciados; quando viável, cada componente deve, portanto, ser classificado separadamente. NECs pouco diferenciados não são formalmente classificados, mas são considerados de alto grau por definição (Quadros 37-4 e 37-5).

DIAGNÓSTICO

A endoscopia digestiva alta (EDA) desempenha um papel importante no diagnóstico de TNEs gástricos e duodenais, pois permite a obtenção de biópsias para estudo histopatológico do tumor e da mucosa adjacente. A avaliação endoscópica completa (EDA, ileocolonoscopia, duodenoscopia, enteroscopia e ecoendoscopia) é recomendada no contexto da doença metastática de sítio primário desconhecido.[40]

Quadro 37-3. Classificação e critérios de graduação para neoplasias neuroendócrinas do trato gastrointestinal e órgãos hepatobiliares, Organização Mundial da Saúde (OMS), 2019

Terminologia	Diferenciação	Nota	Taxa mitótica* (mitoses/ 2 mm²)	Índice Ki-67 (porcentagem)
NET, G1	Bem diferenciada	Baixo	< 2	< 3
NET, G2	Bem diferenciada	Intermediário	2 a 20	3 a 20
NET, G3	Bem diferenciada	Alto	> 20	> 20
NEC, tipo de célula pequena (SCNEC)	Pouco diferenciado	Alto	> 20	> 20
NEC, tipo de célula grande (LCNEC)	Pouco diferenciado	Alto	> 20	> 20
MiNEN	Bem ou mal diferenciado	Variável	Variável	Variável

Abreviações: TNE: tumor neuroendócrino; ECN: carcinoma neuroendócrino; SCNEC: carcinoma neuroendócrino de pequenas células; LCNEC: carcinoma neuroendócrino de grandes células; MiNEN: neoplasia mista neuroendócrina-não neuroendócrina.

Para pacientes com TNEs gastroenteropancreáticos avançados, imagens anatômicas transversais são a abordagem-padrão para monitorar pacientes e geralmente são realizadas com tomografia computadorizada multifásica (TC) ou ressonância magnética (RM). A TC helicoidal trifásica do abdome e da pelve é recomendada na avaliação de TNEs gastrointestinais e pancreáticos metastáticos.[58,59] Esses tumores são altamente vascularizados e podem aparecer como imagem isodensa com o fígado durante certas fases de contraste.

Quadro 37-4. Tumores Neuroendócrinos do Estômago: Estadiamento TNM AJCC UICC 8ª edição

Tumor Primário (T)	
Categoria T	Critérios T
Texas	Tumor primário não pode ser avaliado
T0	Sem evidência de tumor primário
T1*	Invade a lâmina própria ou submucosa e menor ou igual a 1 cm de tamanho
T2*	Invade a muscular própria ou tem mais de 1 cm de tamanho
T3*	Invade através da muscular própria no tecido subseroso sem penetração da serosa sobrejacente
T4*	Invade o peritônio visceral (seroso) ou outros órgãos ou estruturas adjacentes

* *NOTA:* Para qualquer T, adicionar (m) para tumores múltiplos [TX(#) ou TX(m), onde X = 1 a 4 e # = número de tumores primários identificados]; para tumores múltiplos com diferentes Ts, use o mais alto.
Exemplo: Se houver dois tumores primários, um dos quais penetra apenas na subserosa, definimos o tumor primário como T3(2) ou T3(m).

Linfonodos regionais (N)	
Categoria N	Critérios N
NX	Os gânglios linfáticos regionais não podem ser avaliados
N0	Sem metástase linfonodal regional
N1	Metástase linfonodal regional

Metástase à distância (M)	
Categoria M	Critérios M
M0	Sem metástase distante
M1	Metástase à distância
M1a	Metástase confinada ao fígado
M1b	Metástases em pelo menos um local extra-hepático (p. ex., pulmão, ovário, linfonodo não regional, peritônio, osso)
M1c	Metástases hepáticas e extra-hepáticas

Grupos de estágios prognósticos			
Quando T é...	E N é....	E M é...	Então o grupo de palco é...
TX, T0	NX, N0, N1	M1	4
T1	N0	M0	EU
T1	N1	M0	III
T1	NX, N0, N1	M1	4
T2	N0	M0	II
T2	N1	M0	III
T2	NX, N0, N1	M1	4
T3	N0	M0	II
T3	N1	M0	III
T3	NX, N0, N1	M1	4
T4	N0	M0	III
T4	N1	M0	III
T4	NX, N0, N1	M1	4

Abreviações: TNM: tumor, nódulo, metástase; AJCC: Comitê Conjunto Americano sobre Câncer; UICC: União Internacional para o Controle do Câncer.

Quadro 37-5. Tumores Neuroendócrinos do Duodeno e Ampulares: Estadiamento TNM AJCC UICC 8ª edição

Tumor Primário (T)	
Categoria T	**Critérios T**
Texas	Tumor primário não pode ser avaliado
T1	Tumor invade apenas a mucosa ou submucosa e tem ≤ 1 cm (tumores duodenais) Tumor ≤ 1 cm e confinado dentro do esfíncter de Oddi (tumores ampulares)
T2	Tumor invade a muscular própria ou é > 1 cm (duodenal) Tumor invade através do esfíncter na submucosa duodenal ou muscular própria, ou é > 1 cm (ampular)
T3	Tumor invade o pâncreas ou tecido adiposo peripancreático
T4	Tumor invade o peritônio visceral (serosa) ou outros órgãos

NOTA: Tumores múltiplos devem ser designados como tal (e o maior tumor deve ser usado para atribuir a categoria T):
Se o número de tumores for conhecido, use T(#); por exemplo, pT3(4) N0 M0
Se o número de tumores não estiver disponível ou for muito grande, use o sufixo m, T(m); por exemplo, pT3(m) N0 M0.

Linfonodos regionais (N)	
Categoria N	**Critérios N**
NX	Os gânglios linfáticos regionais não podem ser avaliados
N0	Sem envolvimento de linfonodos regionais
N1	Envolvimento de linfonodos regionais

Metástase à distância (M)	
Categoria M	**Critérios M**
M0	Sem metástase distante
M1	Metástases distantes
M1a	Metástase confinada ao fígado
M1b	Metástases em pelo menos um local extra-hepático (p. ex., pulmão, ovário, linfonodo não regional, peritônio, osso)
M1c	Metástases hepáticas e extra-hepáticas

Grupos de estágios prognósticos			
Quando T é...	**E N é....**	**E M é...**	**Então o grupo de palco é...**
T1	N0	M0	EU
T2	N0	M0	II
T3	N0	M0	II
T4	N0	M0	III
Qualquer T	N1	M0	III
Qualquer T	Qualquer N	M1	4

Abreviações: TNM: tumor, nódulo, metástase; AJCC: Comitê Conjunto Americano sobre Câncer; UICC: União para o Controle Internacional do Câncer.

Eles geralmente realçam mais intensamente com contraste intravenoso durante as fases arteriais iniciais da imagem, com *washout* durante a fase venosa portal tardia.

A RM é uma alternativa razoável, pois as lesões podem ser visualizadas sem contraste nas sequências ponderadas em T1 e T2, reduzindo a variabilidade às vezes observada nos resultados de imagem das TCs. Em um estudo, a ressonância magnética detectou significativamente mais metástases do que a cintilografia planar do receptor de somatostatina (SRS) usando pentetreotida de índio-111 (111-In) (OctreoScan) ou CT (as taxas de sensibilidade para ressonância magnética, SRS planar e CT foram 95%, 79% e 49%, respectivamente).[60] Em razão da maior sensibilidade para identificação de metástases hepáticas, há uma tendência em adoção da RM como método preferível à TC. Diretrizes baseadas em consenso da *European Neuroendocrine Tumor Society* (ENETS) afirmam que a RM é superior à TC para a detecção e o acompanhamento de metástases hepáticas de TNEs.[61,62]

Técnicas de Imagem Baseadas em Receptores de Somatostatina

Técnicas de imagem baseadas nos receptores de somatostatina são geralmente recomendadas em pacientes com TNEs avançados. Isso justifica-se devido ao potencial terapêutico com análogos de somatostatina, como octreotide e lanreotida e terapias com radioligantes de receptores peptídicos em pacientes que apresentam positividade à expressão desses receptores de somatostatina.

Mais de 90% dos TNEs gastroenteropancreáticos, incluindo TNEs não funcionantes (com exceção de insulinomas) têm altas concentrações de receptores de somatostatina e podem ser visualizados usando uma forma radiomarcada do análogo da somatostatina octreotide (*111-In pentetreotide*). Mais recentemente, várias técnicas de imagem de tomografia por emissão de pósitrons (PET) baseadas em receptores de somatostatina foram avaliadas. Um desses radionuclídeos, o gálio Ga-68 DOTATATE (Ga-68 DOTATATE), foi aprovado pela Food and Drug Administration (FDA) dos EUA para uso rotineiro em pacientes com TNEs.[63] A maior sensibilidade do Ga-68 DOTATATE sugere que esta é a opção preferida para a maioria dos cenários clínicos, particularmente em pacientes com menor volume tumoral ou um tumor primário oculto.[64] Dois outros radionuclídeos, o gálio Ga-68 DOTATOC (Ga-68 DOTATOC) e o cobre Cu-64 DOTATATE (Cu-64 DOTATATE), foram posteriormente aprovados.

Em conjunto com a endoscopia, com ou sem imagens transversais, certos biomarcadores séricos podem apoiar o diagnóstico e auxiliar no acompanhamento desses pacientes. As diretrizes recomendam dosagens de rotina dos níveis de gastrina e pH gástrico porque o pH gástrico diferencia os TNEs gástricos tipos I e II e ajuda a distinguir os TNEs duodenais funcionais dos não funcionais.

A cromogranina A e o ácido 5-hidroxiindolacético podem ser adjuvantes úteis para auxiliar no acompanhamento. A cromogranina A é uma glicoproteína encontrada nas células ECL e pode estar falsamente elevada com o uso do inibidor da bomba de prótons, devendo isso ser levado em consideração na interpretação dos resultados.[65]

O teste para o gene NEM-1 deve ser considerado em pacientes com gastrinoma, uma vez que existe associação entre essas duas condições em aproximadamente 30% das vezes.

Mutações no gene NEM-1 também foram identificadas em TNEs tipo I. TNEs gástricos tipo III parecem ter associação com mutações em genes que codificam a proteína p53.[19]

Assim, de forma geral, testes genéticos podem ser ferramentas auxiliares no manejo desses pacientes.

Ultrassom Endoscópico

O ultrassom endoscópico (USE) permite a obtenção de parâmetros importantes na determinação da melhor estratégia terapêutica. Tamanho da lesão, camada de origem, grau de infiltração na parede do trato gastrointestinal e presença de linfonodos locorregionais metastáticos são mais bem identificados com este método, o que permite selecionar os pacientes que poderão ser submetidos à ressecção endoscópica.[66-68]

Nos TNE-Gs, a ecoendoscopia pode identificar o estádio T com uma especificidade de 90%.[69] Varas *et al.* demonstraram sensibilidade de 94% do método para a seleção de pacientes candidatos a tratamento endoscópico de TNEs gastrointestinais.[67] Ishido *et al.*, empregando a ecoendoscopia na seleção de nove pacientes para a ressecção endoscópica de lesões duodenais, diagnosticaram a camada de invasão da parede duodenal com acurácia de 77%. Um paciente apresentava invasão da muscular própria não detectada pela ecoendoscopia e foi inapropriadamente submetido a ressecção endoscópica.[42] Yoshikane *et al.*, correlacionando a ecoendoscopia com achados histopatológicos de 30 TNEs gastrointestinais detectáveis pelo método, encontraram uma acurácia de 90% em diagnosticar a camada de invasão.[68]

Sendo assim, a ecoendoscopia, ao excluir invasão da camada muscular própria, tem permitido selecionar pacientes para a ressecção endoscópica com boa acurácia.

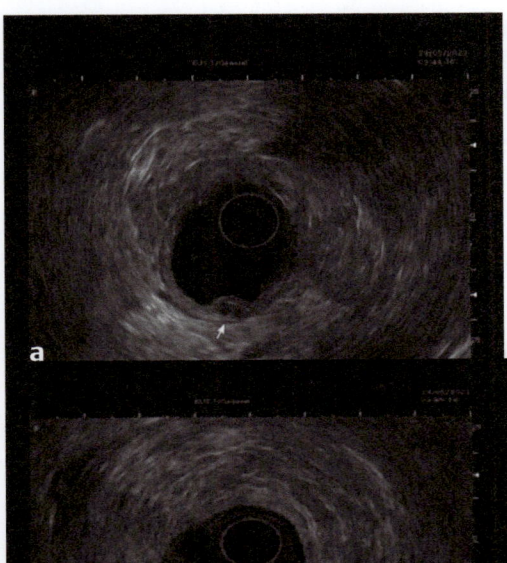

Fig. 37-6. Tumor neuroendócrino em bulbo duodenal (seta branca). (**a**) À ecoendoscopia, mostra-se uma lesão hipoecoica, homogênea, acometendo a muscular da mucosa e a submucosa. A biópsia endoscópica evidenciou TNE-D G1. (**b**) À sequência da ecoendoscopia, mostra-se uma lesão hipoecoica, homogênea, acometendo a muscular da mucosa e a submucosa. A punção/biópsia ecoendoscópica com "Fine Needle Biopsy" também evidenciou TNE-D G1.

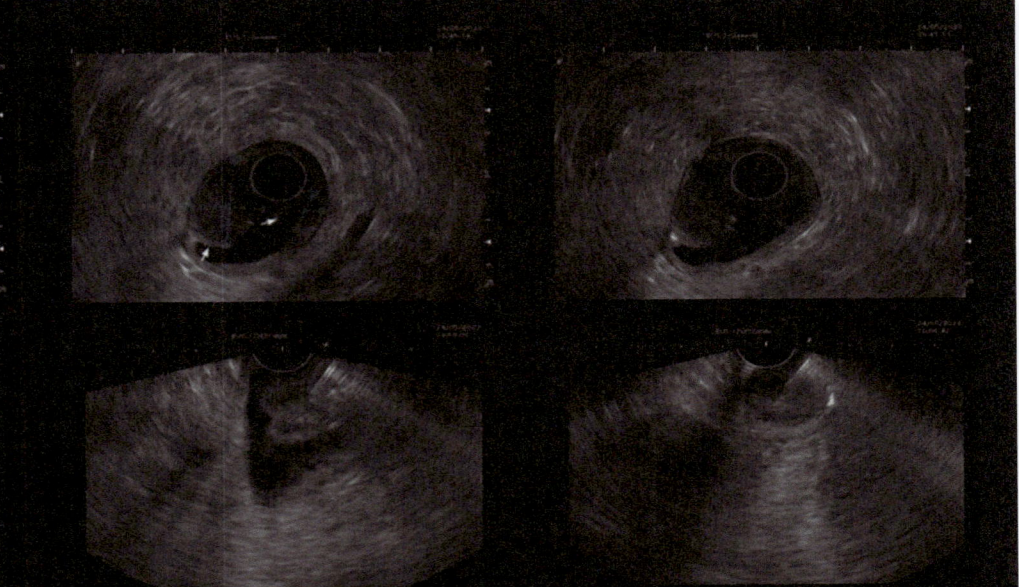

TNEs gastroduodenais são tipicamente ovalados, hipoecoicos, bem delimitados, de ecotextura homogênea e localizados nas camadas musculares da mucosa e da submucosa.[40,42,70] Sua característica superficial explica a frequente positividade da biópsia endoscópica, porém, algumas vezes, a obtenção de tecido pela biópsia endoscópica não permite o diagnóstico histológico, principalmente se a lesão apresentar aspecto subepitelial. Nesses casos, a punção guiada por ecoendoscopia pode ser empregada para o diagnóstico histológico (Fig. 37-6).[71]

TRATAMENTO E MANEJO

Em geral, o manejo dos TNEs envolve o estadiamento radiológico e a localização do tumor, análise histopatológica e o grau de diferenciação associados à presença ou não de sintomas.

Há controvérsias em relação à indicação de ressecção cirúrgica radical ou excisão endoscópica local.[72] A partir da nova classificação da Organização Mundial de Saúde (2010) os tumores neuroendócrinos gastroenteropancreáticos foram subdivididos em lesões bem diferenciadas (gaus 1 e 2) e carcinoma neuroendócrino pouco diferenciado (grau 3), de acordo com a taxa de mitoses (> 20) e taxa de proliferação de Ki-67 > 20%,[73] com alguns autores inclusive, sugerindo tratarem-se de entidades distintas propondo manejos individualizados.[74]

Tumores Neuroendócrinos Gástricos (TNE-Gs)

De forma geral, para TNEs graus 1 e 2, estratégias de manejo conservador são preferíveis. O potencial de malignização e de desenvolvimento de metástases dessas lesões, relaciona-se principalmente a seu tamanho.[75] A ressecção endoscópica é recomendada em lesões menores que 10 milímetros de diâmetro e confinadas à submucosa a partir da análise por ecoendoscopia. Um trabalho de coorte retrospectiva, publicado em 2022, incluindo 54 tumores gastroduodenais ressecados endoscopicamente, mostrou que, dos tumores classificados como grau 1, a maioria era de tumores do tipo 1, restritos à submucosa e menores que 10 mm. Já entre os tumores tipo 3, uma taxa expressiva (36,4%) foi classificada como lesões de grau 2 ou 3. Cerca de 33,3% dos tumores grau 3 apresentavam invasão da muscular própria ou camadas mais profundas e mostravam metástases linfonodais ou hepáticas. O tamanho médio dessas lesões variou entre 13 e 55 mm.[72]

TNE-Gs – Tipo I

Para TNEs tipo 1 o tratamento recomendado é mais conservador, principalmente porque a grande maioria dessas lesões se subclassificam como lesões grau 1 (bem diferenciadas) e costumam ser pequenas e bem definidas. Não existem trabalhos comparando desfechos entre abordagens mais agressivas, com ressecção de todas as lesões visíveis endoscopicamente, e abordagens mais restritas, com ressecção apenas de lesões maiores.[76] Para lesões de até 0,5 cm recomenda-se apenas observação endoscópica, não exigindo-se nenhum método complementar de propedêutica.[76-78] Lesões maiores que 1 cm devem ser mais bem avaliadas por ecoendoscopia, principalmente para se identificar se há invasão tumoral na parede gástrica. Para lesões maiores que 2 cm, em geralm recomenda-se ressecção cirúrgica ou, preferencialmente, endoscópica, a depender dos achados da ecoendoscopia. Quando há muitas lesões, ou recorrência tumoral e a ressecção endoscópica torna-se inviável, pode-se considerar gastrectomia ou antrectomia laparoscópica, para reduzir as concentrações de gastrina.

Outra opção, inclusive como teste terapêutico antes da indicação cirúrgica, é a prescrição de análogos de somatostatina, que inibem a secreção ácida mediada pelas células G e são eficazes em reduzir a hiperplasia das células enterocromafins e o número e o tamanho dos TNE-Gs dos tipos 1 e 2.[79] Seu emprego rotineiro não é recomendado em razão de seu alto custo e da alta taxa de recorrência após a suspensão do uso, limitando seu uso a pacientes com TNE tipo I recorrentes.

A netazepida, um antagonista dos receptores de gastrina/CCK-B, tem sido demonstrada como eficaz no controle dos níveis de cromogranina A e na redução do tamanho e do número dos tumores do tipo 1, contudo, efeitos a longo prazo do seu uso e recorrência após interrupção ainda precisam ser avaliados.[80] Um estudo caso-controle em pacientes com gastrite atrófica autoimune, publicado em 2017, pareceu mostrar bons resultados com o uso prolongado da medicação, reduzindo o número e o tamanho das lesões e normalizando os níveis de cromogranina A.[18,80]

TNE-Gs – Tipo II

O manejo dos tumores neuroendócrinos tipo 2 é similar aos do tipo 1. Entretanto, pacientes que apresentam essas lesões devem ser rastreados para localização e ressecção do gastrinoma primário. Nesse grupo de pacientes, o uso de análogos de somatostatina também pode ser uma opção.[18,78,80,81]

TNE-Gs – Tipo III

Tumores neuroendócrinos tipo 3, em geral, são tratados com gastrectomia parcial ou total com linfadenectomia,[33,39] com manejo semelhante aos dos adenocarcinomas gástricos. O risco de metástase linfonodal está relacionado principalmente com o tamanho e o grau de invasão local do tumor. Alguns trabalhos sugerem que tumores menores que 10 mm e restritos à submucosa, poderiam ser tratados com ressecção endoscópica isolada,[82,83] enquanto outros elegem para esse tratamento menos invasivo apenas lesões bem diferenciadas (grau 1), menores que 15 mm, sem invasão vascular.[84] Apesar disso, o tratamento recomendado, independentemente dos critérios descritos, continua a ser a excisão cirúrgica, às vezes seguida de quimioterapia complementar.

Tratamento Endoscópico – TNE-Gs

Pacientes com indicação de tratamento endoscópico podem ser submetidos a ressecções por ESD (*endoscopic submucosal dissection*), ou EMR (*endoscopic mucosal ressection*). A escolha da técnica é influenciada por tamanho, aspectos endoscópico e ultrassonográfico da lesão e *expertise* do endoscopista. Em geral, lesões ressecadas por ESD apresentam maiores taxas de ressecção completa, com margens livres.[85,86] Caso haja invasão de camadas mais profundas, além da submucosa, margens comprometidas ou acometimento linfonodal, esses pacientes devem ser encaminhados para tratamento cirúrgico complementar.[76]

Tumores Neuroendócrinos Duodenais (TNE-Ds)

Tumores neuroendócrinos de intestino médio, mesmo que menores que 2 cm, têm potencial de metástases. Em uma série de casos publicados em 2005, tumores neuroendócrinos do intestino delgado menores que 1 cm possuíam metástases linfonodais em 12% dos casos e metástase à distância, em 5% dos casos.[87] Apesar disso, a ressecção curativa de tumores duodenais neuroendócrinos é possível na maioria dos casos.

Recomenda-se o tratamento endoscópico com ESD ou EMR. A primeira, associada a maiores taxas de ressecção completa, porém com maior número de eventos adversos como perfuração e sangramento.[85,87] A ressecção endoscópica é a escolha para lesões menores que 10 mm e restritas à submucosa, sem evidência de metástase linfonodal à TC ou à ecoendoscopia. Para lesões maiores que 1 cm, até 2 cm, após o estadiamento local com ecoendoscopia pode-se também considerar a retirada por endoscopia, entretanto ainda se discute qual seria a melhor abordagem para essas lesões.

Lesões maiores que 2 cm ou com invasão além da submucosa e presença de metástases linfonodais, de forma geral, devem ser encaminhadas para ressecção cirúrgica, a depender da localização da lesão: tumores localizados na primeira porção duodenal podem ser ressecados localmente; tumores de segunda e terceira porção duodenal devem ser retirados a partir de uma duodenopancreatectomia e, para aquelas lesões localizadas na quarta porção, pode ser realizada uma duodenectomia distal.[76]

Tumores periampulares são raros e, em geral possuem grande chance de metástases linfonodais, mesmo em lesões menores que 2 cm,[46,47] por isso, advoga-se a favor da realização de duodenopancreatomia para manejo dessas lesões, entretanto essas recomendações são baseadas em pequenas séries de caso e, por isso, a escolha do melhor tratamento deve ser individualizada.[76]

Tumores neuroendócrinos duodenais associados a síndromes hormonais correspondem a menos de 10% dos casos. Nesses pacientes, terapia apropriada específica deve ser instituída.[76] A cirurgia é recomendada em pacientes com síndrome de Zollinger-Ellison (SZE) secundária a gastrinomas duodenais esporádicos, uma vez que a chance de metástases pode chegar a 50%.[76,77,88,89] Já em pacientes com SZE associados a neoplasia endócrina múltipla tipo I (NEM-I), o papel da cirurgia é controroverso, uma vez que parece não impactar positivamente na sobrevida.

De forma geral, todos os tumores neuroendócrinos duodenais devem ser removidos, a menos que não haja condições clínicas favoráveis ao tratamento proposto.[76]

VIGILÂNCIA

Recomenda-se vigilância endoscópica nos TNE-Gs dos tipo I e II ressecados a cada 6-12 meses, por 3 anos, seguindo-se de acompanhamento anual, uma vez que ainda são possíveis mudanças subsequentes na mucosa gástrica.[39,47,69]

Nos pacientes com gastrite atrófica crônica e TNE-G tipo I, a vigilância endoscópica com biópsias de fundo, corpo e antro também é recomendada devido à associação em 3% a 6% dos casos com adenocarcinoma.[90]

Pacientes com TNE-Gs tipos I e II > 2 cm ou tumores do tipo III submetidos à ressecção endoscópica devem ser reavaliados em 3 a 12 meses e acompanhados com endoscopia e exames de imagem para avaliar recidiva local ou desenvolvimento de doença linfonodal em intervalos de 6 a 12 meses por 10 anos.

O acompanhamento endoscópico de pacientes com TNE-Gs tipo III submetidos à gastrectomia é semelhante ao adotado no acompanhamento do adenocarcinoma gástrico.[91]

Os pacientes submetidos à ressecção endoscópica de tumores neuroendócrinos duodenais também devem ser submetidos à reavaliação endoscópica em 3 a 12 meses, seguindo-se de acompanhamento anual com endoscopia, exames de imagem e avaliação bioquímica por um período de 10 anos.

REFERÊNCIAS BIBLIOGRÁFICAS

1. Lawrence B, Gustafsson BI, Chan A, et al. The epidemiology of gastroenteropancreatic neuroendocrine tumors. Endocrinol Metab Clin North Am. 2011;40(1):1-18.
2. Kulke MH, Mayer RJ. Carcinoid tumors. N Engl J Med. 1999;340(11):858-68.
3. Modlin IM, Oberg K, Chung DC, et al. Gastroenteropancreatic neuroendocrine tumours. Lancet Oncol. 2008;9(1):61-72.
4. Modlin IM, Lye KD, Kidd M. A 5-decade analysis of 13,715 carcinoid tumors. Cancer. 2003;97(4):934-59.
5. Yao JC, Hassan M, Phan A, et al. One hundred years after "carcinoid": epidemiology of and prognostic factors for neuroendocrine tumors in 35,825 cases in the United States. J Clin Oncol. 2008;26(18):3063-72.
6. Dasari A, Shen C, Halperin D, et al. Trends in the Incidence, Prevalence, and Survival Outcomes in Patients With Neuroendocrine Tumors in the United States. JAMA Oncol. 2017;3(10):1335-42.
7. Hallet J, Law CHL, Cukier M, et al. Exploring the rising incidence of neuroendocrine tumors: a population-based analysis of epidemiology, metastatic presentation, and outcomes. Cancer. 2015;121(4):589-97.
8. Uppin MS, Uppin SG, Sunil CSPV, et al. Clinicopathologic study of neuroendocrine tumors of gastroenteropancreatic tract: a single institutional experience. J Gastrointest Oncol. 2017;8(1):139-47.
9. Hemminki K, Li X. Incidence trends and risk factors of carcinoid tumors: a nationwide epidemiologic study from Sweden. Cancer. 2001;92(8):2204-10.
10. Garcia-Carbonero R, Capdevila J, Crespo-Herrero G, et al. Incidence, patterns of care and prognostic factors for outcome of gastroenteropancreatic neuroendocrine tumors (GEP-NETs): results

from the National Cancer Registry of Spain (RGETNE). Ann Oncol. 2010;21(9):1794-803.
11. Niederle MB, Hackl M, Kaserer K, Niederle B. Gastroenteropancreatic neuroendocrine tumours: the current incidence and staging based on the WHO and European Neuroendocrine Tumour Society classification: an analysis based on prospectively collected parameters. Endocr Relat Cancer. 2010;17(4):909-18.
12. Boyce M, Thomsen L. Gastric neuroendocrine tumors: prevalence in Europe, USA, and Japan, and rationale for treatment with a gastrin/CCK2 receptor antagonist. Scand J Gastroenterol. 2015;50(5):550-9.
13. Sato Y, Hashimoto S, Mizuno KI, et al. Management of gastric and duodenal neuroendocrine tumors. World J Gastroenterol. 2016;22(30):6817-28.
14. Sandvik AK, Waldum HL. Aspects of the regulation of gastric histamine release. Scand J Gastroenterol Suppl. 1991;180:108-12.
15. Waldum HL, Hauso Ø, Fossmark R. The regulation of gastric acid secretion - clinical perspectives. Acta Physiol. 2014;210(2):239-56.
16. Soll AH, Amirian DA, Thomas LP, et al. Gastrin receptors on isolated canine parietal cells. J Clin Invest. 1984;73(5):1434-47.
17. Bitziou E, Patel BA. Simultaneous detection of gastric acid and histamine release to unravel the regulation of acid secretion from the guinea pig stomach. Am J Physiol Gastrointest Liver Physiol. 2012;303(3):G396-403.
18. Boyce M, Moore AR, Sagatun L, Parsons BN, Varro A, Campbell F et al. Netazepide, a gastrin/cholecystokinin-2 receptor antagonist, can eradicate gastric neuroendocrine tumours in patients with autoimmune chronic atrophic gastritis. Br J Clin Pharmacol. 2017;83(3):466-75.
19. Corey B, Chen H. Neuroendocrine Tumors of the Stomach. Surg Clin North Am. 2017;97(2):333-43.
20. Sundaresan S, Kang AJ, Merchant JL. Pathophysiology of Gastric NETs: Role of Gastrin and Menin. Curr Gastroenterol Rep. 2017;19(7):32.
21. Kern SE, Yardley JH, Lazenby AJ, et al. Reversal by antrectomy of endocrine cell hyperplasia in the gastric body in pernicious anemia: a morphometric study. Mod Pathol. 1990;3(5):561-6.
22. Hirschowitz BI, Griffith J, Pellegrin D, Cummings OW. Rapid regression of enterochromaffinlike cell gastric carcinoids in pernicious anemia after antrectomy. Gastroenterology. 1992;102(4 Pt 1):1409-18.
23. Norton JA, Foster DS, Ito T, Jensen RT. Gastrinomas: Medical or Surgical Treatment. Endocrinol Metab Clin North Am. 2018;47(3):577-601.
24. Datta S, Williams N, Suortamo S, et al. Carcinoid syndrome from small bowel endocrine carcinoma in the absence of hepatic metastasis. Age Ageing. 2011;40(6):760-2.
25. Feldman JM, Jones RS. Carcinoid syndrome from gastrointestinal carcinoids without liver metastasis. Ann Surg. 1982;196(1):33-7.
26. Modlin IM, Kidd M, Latich I, et al. Current status of gastrointestinal carcinoids. Gastroenterology. 2005;128(6):1717-51.
27. Feldman JM. Carcinoid tumors and syndrome. Semin Oncol. 1987;14(3):237-46.
28. Halperin DM, Shen C, Dasari A, et al. Frequency of carcinoid syndrome at neuroendocrine tumour diagnosis: a population-based study. Lancet Oncol. 2017;18(4):525-34.
29. Borch K, Ahrén B, Ahlman H, et al. Gastric carcinoids: biologic behavior and prognosis after differentiated treatment in relation to type. Ann Surg. 2005;242(1):64-73.
30. Gough DB, Thompson GB, Crotty TB, et al. Diverse clinical and pathologic features of gastric carcinoid and the relevance of hypergastrinemia. World J Surg. 1994;18(4):473-9; discussion 479-80.
31. Bordi C. Endocrine tumours of the stomach. Pathol Res Pract. 1995;191(4):373-80.
32. Soga J. Early-stage carcinoids of the gastrointestinal tract: an analysis of 1914 reported cases. Cancer. 200515;103(8):1587-95.
33. Gilligan CJ, Lawton GP, Tang LH, et al. Gastric carcinoid tumors: the biology and therapy of an enigmatic and controversial lesion. Am J Gastroenterol. 1995;90(3):338-52.
34. Norton JA, Melcher ML, Gibril F, Jensen RT. Gastric carcinoid tumors in multiple endocrine neoplasia-1 patients with Zollinger-Ellison syndrome can be symptomatic, demonstrate aggressive growth, and require surgical treatment. Surgery. 2004;136(6):1267-74.
35. Gibril F, Schumann M, Pace A, Jensen RT. Multiple endocrine neoplasia type 1 and Zollinger-Ellison syndrome: a prospective study of 107 cases and comparison with 1009 cases from the literature. Medicine. 2004;83(1):43-83.
36. Pipeleers-Marichal M, Somers G, Willems G, et al. Gastrinomas in the duodenums of patients with multiple endocrine neoplasia type 1 and the Zollinger-Ellison syndrome. N Engl J Med. 1990;322(11):723-7.

37. Anlauf M, Garbrecht N, Henopp T, et al. Sporadic versus hereditary gastrinomas of the duodenum and pancreas: distinct clinico-pathological and epidemiological features. World J Gastroenterol. 2006;12(34):5440-6.
38. Donow C, Pipeleers-Marichal M, Schröder S, et al. Surgical pathology of gastrinoma. Site, size, multicentricity, association with multiple endocrine neoplasia type 1, and malignancy. Cancer. 1991;68(6):1329-34.
39. Delle Fave G, Kwekkeboom DJ, Van Cutsem E, et al. ENETS Consensus Guidelines for the management of patients with gastroduodenal neoplasms. Neuroendocrinology. 2012;95(2):74-87.
40. Attili F, Capurso G, Vanella G, et al. Diagnostic and therapeutic role of endoscopy in gastroenteropancreatic neuroendocrine neoplasms. Dig Liver Dis. 2014;46(1):9-17.
41. Hoffmann KM, Furukawa M, Jensen RT. Duodenal neuroendocrine tumors: Classification, functional syndromes, diagnosis and medical treatment. Best Pract Res Clin Gastroenterol. 2005;19(5):675-97.
42. Ishido K, Tanabe S, Higuchi K, et al. Clinicopathological evaluation of duodenal well-differentiated endocrine tumors. World J Gastroenterol. 2010;16(36):4583-8.
43. Soga J. Endocrinocarcinomas (carcinoids and their variants) of the duodenum. An evaluation of 927 cases. J Exp Clin Cancer Res. 2003;22(3):349-63.
44. Mullen JT, Wang H, Yao JC, et al. Carcinoid tumors of the duodenum. Surgery. 2005;138(6):971-7; discussion 977-8.
45. Odabasi M, Yildiz KM, Cengiz E, et al. Treatment of ampullary neuroendocrine tumor by endoscopic snare papillectomy. Am J Case Rep. 2013;14:439-43.
46. Poultsides GA, Frederick WAI. Carcinoid of the ampulla of Vater: morphologic features and clinical implications. World J Gastroenterol. 2006;12(43):7058-60.
47. Makhlouf HR, Burke AP, Sobin LH. Carcinoid tumors of the ampulla of Vater: a comparison with duodenal carcinoid tumors. Cancer. 1999;85(6):1241-9.
48. Jensen RT, Gibril F, Termanini B. Definition of the role of somatostatin receptor scintigraphy in gastrointestinal neuroendocrine tumor localization. Yale J Biol Med. 1997;70(5-6):481-500.
49. Jensen RT, Niederle B, Mitry E, et al. Gastrinoma (duodenal and pancreatic). Neuroendocrinology. 2006;84(3):173-82.
50. Dalenbäck J, Havel G. Local endoscopic removal of duodenal carcinoid tumors. Endoscopy. 2004;36(7):651-5.
51. Rindi G, Klöppel G, Alhman H, et al. TNM staging of foregut (neuro) endocrine tumors: a consensus proposal including a grading system. Virchows Arch. 2006;449(4):395-401.
52. Rindi G, Klöppel G, Couvelard A, et al. TNM staging of midgut and hindgut (neuro) endocrine tumors: a consensus proposal including a grading system. Virchows Arch. 2007;451(4):757-62.
53. La Rosa S, Inzani F, Vanoli A, et al. Histologic characterization and improved prognostic evaluation of 209 gastric neuroendocrine neoplasms. Hum Pathol. 2011;42(10):1373-84.
54. Basturk O, Yang Z, Tang LH, et al. The high-grade (WHO G3) pancreatic neuroendocrine tumor category is morphologically and biologically heterogenous and includes both well differentiated and poorly differentiated neoplasms. Am J Surg Pathol. 2015;39(5):683-90.
55. Heetfeld M, Chougnet CN, Olsen IH, et al. Characteristics and treatment of patients with G3 gastroenteropancreatic neuroendocrine neoplasms. Endocr Relat Cancer. 2015;22(4):657-64.
56. Coriat R, Walter T, Terris B, Couvelard A, Ruszniewski P. Gastroenteropancreatic Well-Differentiated Grade 3 Neuroendocrine Tumors: Review and Position Statement. Oncologist. 2016;21(10):1191-9.
57. Nagtegaal ID, Odze RD, Klimstra D, et al. The 2019 WHO classification of tumours of the digestive system. Histopathology. 2020;76(2):182-8.
58. Woodard PK, Feldman JM, Paine SS, Baker ME. Midgut carcinoid tumors: CT findings and biochemical profiles. J Comput Assist Tomogr. 1995;19(3):400-5.
59. Sugimoto E, Lörelius LE, Eriksson B, Oberg K. Midgut carcinoid tumours. CT appearance. Acta radiol. 1995;36(4):367-71.
60. Dromain C, de Baere T, Lumbroso J, et al. Detection of liver metastases from endocrine tumors: a prospective comparison of somatostatin receptor scintigraphy, computed tomography, and magnetic resonance imaging. J Clin Oncol. 2005;23(1):70-8.
61. Janson ET, Westlin JE, Eriksson B, et al. [111In-DTPA-D-Phe1] octreotide scintigraphy in patients with carcinoid tumours: the predictive value for somatostatin analogue treatment. Eur J Endocrinol. 1994;131(6):577-81.

62. Pavel M, Baudin E, Couvelard A, et al. ENETS Consensus Guidelines for the management of patients with liver and other distant metastases from neuroendocrine neoplasms of foregut, midgut, hindgut, and unknown primary. Neuroendocrinology. 2012;95(2):157-76.
63. Hope TA, Bergsland EK, Bozkurt MF, et al. Appropriate Use Criteria for Somatostatin Receptor PET Imaging in Neuroendocrine Tumors. J Nucl Med. 2018;59(1):66-74.
64. Verbeek WHM, Korse CM, Tesselaar MET. GEP-NETs UPDATE: Secreting gastroenteropancreatic neuroendocrine tumours and biomarkers. Eur J Endocrinol. 2016;174(1):R1-7.
65. Zhuang Z, Vortmeyer AO, Pack S, et al. Somatic mutations of the MEN1 tumor suppressor gene in sporadic gastrinomas and insulinomas. Cancer Res. 1997;57(21):4682-6.
66. Li QL, Zhang YQ, Chen WF, et al. Endoscopic submucosal dissection for foregut neuroendocrine tumors: an initial study. World J Gastroenterol. 2012;18(40):5799-806.
67. Varas MJ, Gornals JB, Pons C, et al. Usefulness of endoscopic ultrasonography (EUS) for selecting carcinoid tumors as candidates to endoscopic resection. Rev Esp Enferm Dig. 2010;102(10):577-82.
68. Yoshikane H, Tsukamoto Y, Niwa Y, et al. Carcinoid tumors of the gastrointestinal tract: evaluation with endoscopic ultrasonography. Gastrointest Endosc. 1993;39(3):375-83.
69. Scherübl H, Cadiot G, Jensen RT, et al. Neuroendocrine tumors of the stomach (gastric carcinoids) are on the rise: small tumors, small problems? Endoscopy. 2010;42(8):664-71.
70. Lachter J, Chemtob J. EUS may have limited impact on the endoscopic management of gastric carcinoids. Int J Gastrointest Cancer. 2002;31(1-3):181-3.
71. Nishimori I, Morita M, Sano S, et al. Endosonography-guided endoscopic resection of duodenal carcinoid tumor. Endoscopy. 1997;29(3):214-7.
72. Ryu DG, Kim SJ, Choi CW, et al. Clinical outcomes of gastroduodenal neuroendocrine tumors according to their WHO grade: A single-institutional retrospective analysis. Medicine. 2022;101(37):e30397.
73. Roberto GA, Rodrigues CMB, Peixoto RD, Younes RN. Gastric neuroendocrine tumor: A practical literature review. World J Gastrointest Oncol. 2020;12(8):850-6.
74. Uccella S, Sessa F, La Rosa S. Diagnostic Approach to Neuroendocrine Neoplasms of the Gastrointestinal Tract and Pancreas. Turk Patoloji Derg. 2015;31(1):113-27.
75. Noh JH, Kim DH, Yoon H, et al. Clinical Outcomes of Endoscopic Treatment for Type 1 Gastric Neuroendocrine Tumor. J Gastrointest Surg. 2021;25(10):2495-502.
76. Delle Fave G, O'Toole D, Sundin A, et al. ENETS Consensus Guidelines Update for Gastroduodenal Neuroendocrine Neoplasms. Neuroendocrinology. 2016;103(2):119-24.
77. Murugesan SV, Steele IA, Dimaline R, et al. Correlation between a short-term intravenous octreotide suppression test and response to antrectomy in patients with type-1 gastric neuroendocrine tumours. Eur J Gastroenterol Hepatol. 2013;25(4):474-81.
78. Manfredi S, Walter T, Baudin E, et al. Management of gastric neuroendocrine tumours in a large French national co-hort (GTE). Endocrine. 2017;57(3):504-11.
79. Massironi S, Zilli A, Fanetti I, et al. Intermittent treatment of recurrent type-1 gastric carcinoids with somatostatin analogues in patients with chronic autoimmune atrophic gastritis. Dig Liver Dis. 2015;47(11):978-83.
80. Moore AR, Boyce M, Steele IA, et al. Netazepide, a gastrin receptor antagonist, normalises tumour biomarkers and causes regression of type 1 gastric neuroendocrine tumours in a nonrandomised trial of patients with chronic atrophic gastritis. PLoS One. 2013;8(10):e76462.
81. Gladdy RA, Strong VE, Coit D, et al. Defining surgical indications for type I gastric carcinoid tumor. Ann Surg Oncol. 2009;16(11):3154-60.
82. Hanna A, Kim-Kiselak C, Tang R, et al. Gastric Neuroendocrine Tumors: Reappraisal of Type in Predicting Outcome. Ann Surg Oncol. 2021;28(13):8838-46.
83. Saund MS, Al Natour RH, Sharma AM, et al. Tumor size and depth predict rate of lymph node metastasis and utilization of lymph node sampling in surgically managed gastric carcinoids. Ann Surg Oncol. 2011;18(10):2826-32.
84. Min BH, Hong M, Lee JH, et al. Clinicopathological features and outcome of type 3 gastric neuroendocrine tumours. Br J Surg. 2018;105(11):1480-6.
85. Sato Y, Takeuchi M, Hashimoto S, et al. Usefulness of endoscopic submucosal dissection for type I gastric carcinoid tumors compared with endoscopic mucosal resection. Hepatogastroenterology. 2013;60(126):1524-9.
86. Kim HH, Kim GH, Kim JH,. The efficacy of endoscopic submucosal dissection of type I gastric carcinoid tumors compared with conventional endoscopic mucosal resection. Gastroenterol Res Pract. 2014;2014:253860.
87. Rorstad O. Prognostic indicators for carcinoid neuroendocrine tumors of the gastrointestinal tract. J Surg Oncol. 2005;89(3):151-60.
88. Jensen RT, Niederle B, Mitry E, et al. Gastrinoma (duodenal and pancreatic). Neuroendocrinology. 2006;84(3):173-82.
89. Norton JA, Jensen RT. Resolved and unresolved controversies in the surgical management of patients with Zollinger-Ellison syndrome. Ann Surg. 2004;240(5):757-73.
90. Kulke MH, Shah MH, Benson AB, et al. Neuroendocrine tumors, version 1.2015. J Natl Compr Canc Netw. 2015;13(1):78-108.
91. Kwon YH, Jeon SW, Kim GH, et al. Long-term follow up of endoscopic resection for type 3 gastric NET. World J Gastroenterol. 2013;19(46):8703-8.

38 Lesões Subepiteliais Gástricas

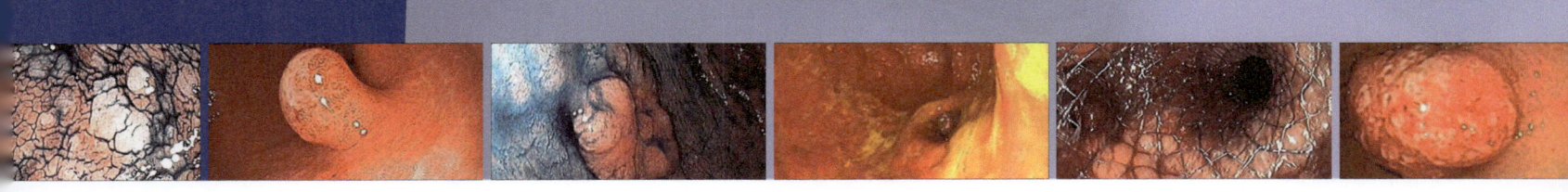

Matheus C. Franco ■ Herbeth Toledo

TUMOR NEUROENDÓCRINO

Tumor neuroendócrino (TNE) é a neoplasia das células enterocromafins do corpo gástrico, com crescimento intramucoso na lâmina própria, podendo também haver extensão para a submucosa. São lesões raras (1-3% de todas as neoplasias), porém, com diagnóstico crescente devido à expansão do acesso e aumento da qualidade do exame de endoscopia digestiva. O TNE gástrico representa cerca de 5-23% de todas as neoplasias endócrinas do TGI.[1] Frequentemente apresenta comportamento benigno e indolente, entretanto, pode ser agressivo quando esporádico e, às vezes, se assemelhar ao curso do adenocarcinoma gástrico.

Os TNE gástricos são classificados em três subtipos. Os TNE gástricos do tipo I (multifocais em fundo e corpo, bem diferenciados) são os mais comuns (70-85%), estão associados à gastrite atrófica crônica, hipergastrinemia e anemia perniciosa, apresentando baixo potencial de metástase (2 a 5%). Os TNE gástricos do tipo II (multifocais em fundo e corpo, bem diferenciados) representam 5 a 10% desses tumores, estão associados à síndrome de Zollinger-Ellison e à neoplasia endócrina múltipla do tipo 1, apresentando potencial intermediário para metástase (10 a 30%). Os TNE gástricos do tipo III (solitários e podem ser pouco diferenciados) representam 15 a 25% desses tumores; são tumores esporádicos não associados à hipergastrinemia; geralmente são metastáticos no momento do diagnóstico e com prognóstico reservado.[1-3]

A endoscopia digestiva alta com avaliação cuidadosa da mucosa gástrica é o padrão-ouro no diagnóstico do TNE gástrico. Os tumores se apresentam como lesões polipoides, sésseis, com superfície avermelhada, localizadas em fundo e corpo gástrico (Fig. 38-1), e nos casos de TNE do tipo 1 observa-se, também, atrofia da mucosa gástrica em fundo e corpo. Para investigação e confirmação diagnóstica são indicadas biópsias das lesões, biópsias do corpo gástrico para pesquisa de atrofia, medida da gastrina sérica, vitamina B12, autoanticorpos (anticélula parietal e antifator intrínseco), e medida do pH gástrico.[4] A ecoendoscopia é recomendada para as lesões com mais de 1 cm, pelo risco de invasão da muscular própria e de metástase linfonodal.[3] A análise imuno-histoquímica é imprescindível no TNE, pois auxilia na confirmação diagnóstica e na classificação destas lesões em graus histológicos, conforme definido pela OMS (Quadro 38-1).[2] Para o diagnóstico pesquisa-se a cromogranina A e a sinaptofisina e, para prognóstico, o índice proliferativo Ki-67 e o número de mitoses por campo de grande aumento.

A classificação apropriada do TNE gástrico é crítica para o manejo apropriado e para a determinação do prognóstico geral. Ressecção endoscópica, seja por mucosectomia ou por dissecção endoscópica da submucosa, deve ser considerada para os TNE gástricos dos tipos I e II com tamanho inferior a 2 cm.[5] TNE gástricos do tipo III devem ser tratados cirurgicamente, com base na alta incidência de metástases linfonodais, embora lesões pequenas (menores que 1 cm) e bem diferenciadas possam ser consideradas para a ressecção endoscópica.[6] Após ressecção endoscópica ou cirúrgica, a endoscopia de vigilância é recomendada; algumas diretrizes sugerem exames de vigilância a cada 1 a 2 anos.[3,4]

Quadro 38-1. Classificação histológica dos tumores neuroendócrinos segundo a OMS.

OMS 2010	Ki-67	Mitoses (10 HPF)
Grau 1	≤ 2%	< 2
Grau 2	3 a 20%	2 a 20
Grau 3	> 20%	> 20

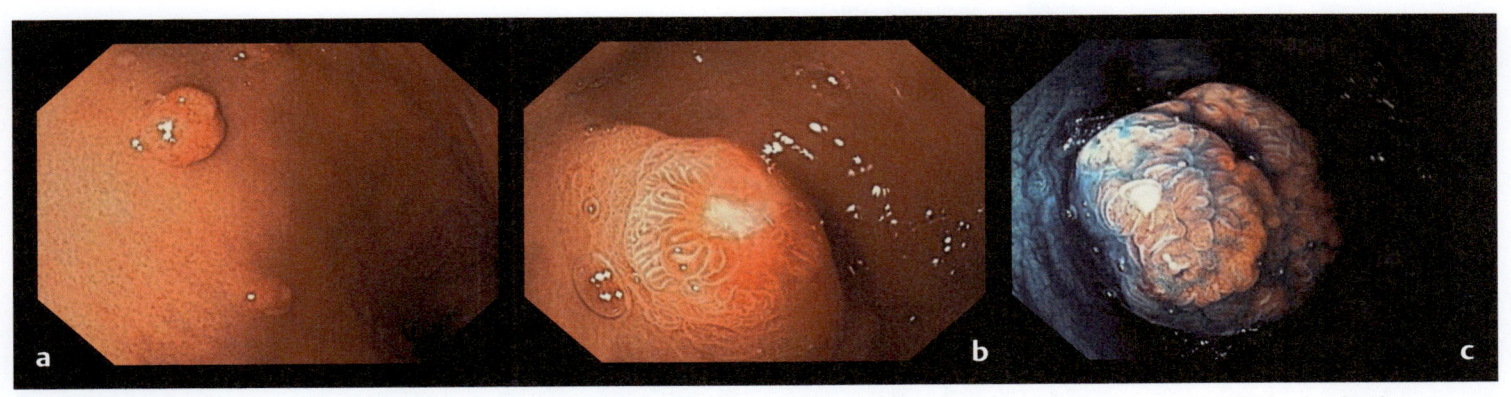

Fig. 38-1. (a) Presença de atrofia da mucosa gástrica em fundo e corpo, com lesões polipoides, sésseis, medindo até 1,0 cm, avermelhadas, localizadas em corpo gástrico, que as biópsias mostraram tumor neuroendócrino. (b) Lesão polipoide, séssil, avermelhada, medindo cerca de 1,0 cm, localizada em corpo gástrico, que as biópsias mostraram tumor neuroendócrino (exame com magnificação *near focus*). (c) Lesão polipoide, séssil, avermelhada, medindo cerca de 1,0 cm, localizada em corpo gástrico, que as biópsias mostraram tumor neuroendócrino (exame com magnificação *near focus* e cromoscopia com índigo carmim a 1%).

LEIOMIOMA

Leiomiomas são lesões mesenquimais que se originam, geralmente, da camada muscular própria, podendo, em raros casos, surgir da camada muscular da mucosa. São tumores benignos compostos por células musculares lisas bem diferenciadas.[3] São lesões raras no estômago e mais comumente identificadas no esôfago. São tipicamente assintomáticas, mesmo quando grandes (maiores que 2 cm). À endoscopia apresentam-se como uma lesão elevada, de aspecto subepitelial, geralmente localizada na cárdia, fundo ou corpo proximal (Fig. 38-2). Na ecoendoscopia (Fig. 38-3) são lesões hipoecoicas e bem circunscritas, da camada muscular própria (quarta camada) ou da camada muscular da mucosa (segunda camada), assemelhando-se, ecograficamente, ao GIST.[3] À imuno-histoquímica nota-se positividade para actina (músculo liso), desmina e negatividade para CD 117 e CD34. A histologia apresenta células fusiformes típicas do tecido muscular.[7]

Após o diagnóstico de leiomioma gástrico, a vigilância endoscópica não é recomendada pela maioria dos autores devido ao potencial de malignidade ser praticamente nulo. A ressecção cirúrgica é reservada aos tumores sintomáticos (sangramento ou obstrução), com aumento abrupto de tamanho ou com alterações estruturais significativas.[3]

GIST

O tumor estromal gastrointestinal ou GIST (*gastrointestinal stromal tumor*) são neoplasias mesenquimais do trato gastrointestinal (TGI), com incidência de 4,3 casos por milhão de habitantes/por ano nos EUA.[8] São caracterizadas como sarcomas, com agressividade variável, desde fenótipos benignos com comportamento indolente até lesões malignas com comportamento agressivo. São originadas das células intersticiais de Cajal, sendo mais comumente encontrada no estômago (60%-70%), intestino delgado (20%-30%), cólon (5%), e esôfago (< 5%).[9] A imuno-histoquímica é positiva para CD117 (receptor de tirosina quinase) em 95% dos tumores.[10] Em 5% dos tumores o CD117 é negativo e a pesquisa de DOG1 (*discovered on GIST 1*) pode ser útil nesses casos, uma vez que é um marcador imuno-histoquímico recentemente descoberto para tumores estromais gastrointestinais.[11]

Endoscopicamente, apresenta-se como uma lesão elevada, com mucosa normal sobrejacente, com forma esférica e consistência firme ao toque da pinça (Fig. 38-4). Em alguns casos a mucosa pode estar ulcerada (Fig. 38-5).

À ecoendoscopia (Fig. 38-6) o GIST caracteriza-se por ser uma lesão hipoecoica, homogênea, com bordas regulares, localizadas na camada muscular própria, e mais raramente na camada muscular da mucosa. Alguns achados estão associados a maior risco de malignidade, como: tamanho superior a 3 cm, heterogeneidade, áreas anecoicas, úlceras e bordas irregulares.[3]

O diagnóstico histológico pode ser obtido com punções aspirativas com agulha fina (Fig. 38-6) guiadas por ecoendoscopia (EUS-FNA), uma vez que o rendimento de biópsias sobre biópsias costuma ser baixo.[3] Mesmo a EUS-FNA tem mostrado resultados abaixo do esperado para diagnóstico em lesões pequenas, especialmente naquelas com menos de 2 cm (acurácia de 40-60%).[3] Parte importante da avaliação

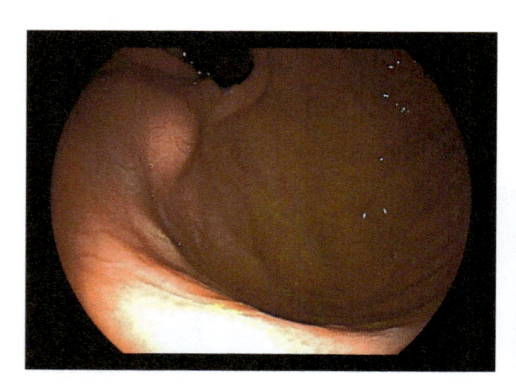

Fig. 38-2. Lesão subepitelial gástrica recoberta por mucosa lisa, localizada na região pericárdia, cuja investigação com ecoendoscopia revelou diagnóstico de leiomioma.

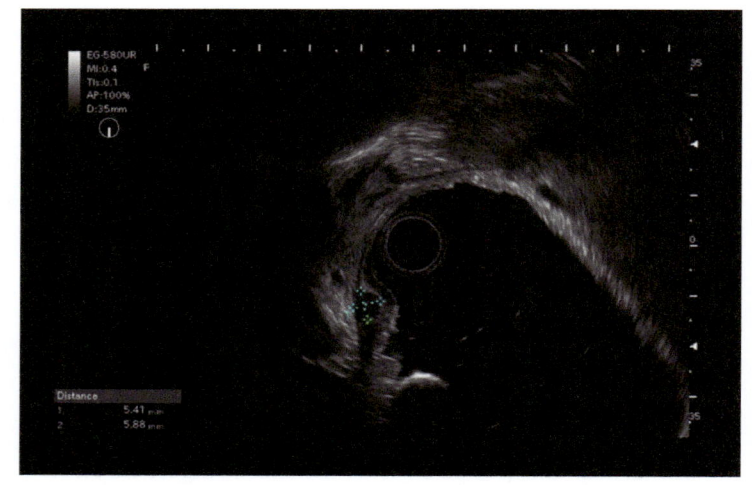

Fig. 38-3. Imagem ecográfica com aparelho radial evidenciando lesão hipoecoica, homogênea, com limites bem definidos, localizada na camada muscular própria, que a punção ecoguiada revelou diagnóstico de leiomioma.

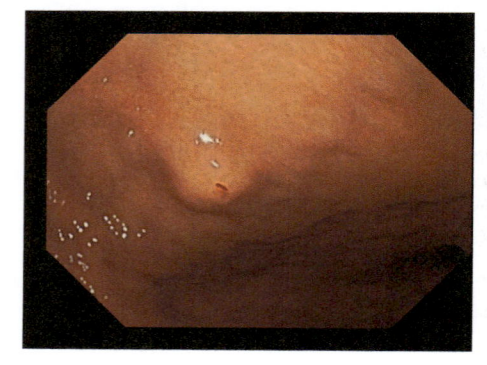

Fig. 38-4. Lesão subepitelial gástrica recoberta por mucosa lisa, inferior a 2 cm, localizada em parede anterior de corpo médio. Investigação com ecoendoscopia revelou diagnóstico de GIST.

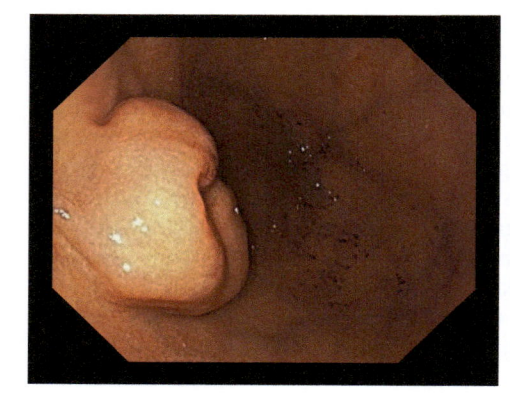

Fig. 38-5. Lesão subepitelial gástrica recoberta com ulceração central, medindo cerca de 5 cm, localizada em parede posterior de corpo proximal, investigação com ecoendoscopia revelou diagnóstico de GIST (exame com luz branca).

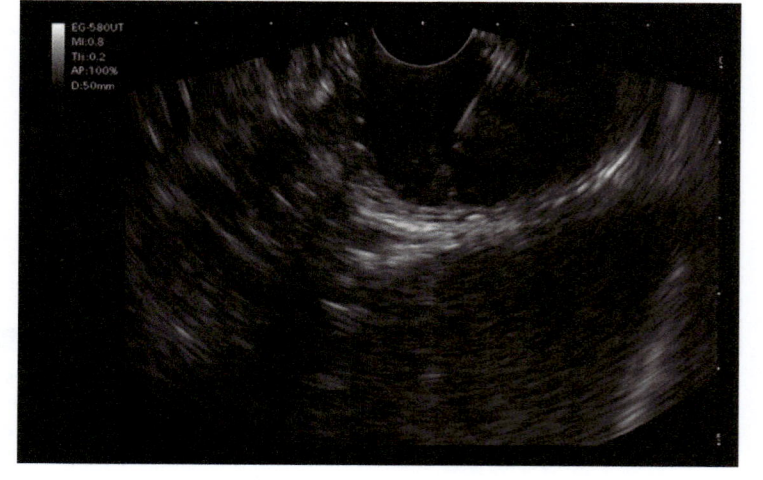

Fig. 38-6. Imagem ecográfica com aparelho setorial evidenciando lesão hipoecoica, homogênea, com limites bem definidos, localizada na camada muscular própria, com realização de punção ecoguiada que revelou diagnóstico de GIST.

histológica é a contagem de mitoses do tumor, uma vez que seu potencial de malignidade está diretamente associado a esse dado (tumores com mais de 5 mitoses/50 em campo de grande aumento apresentam maior potencial de malignização).[12] As amostras de tecido adquiridas pela EUS-FNA não costumam avaliar a taxa mitótica com precisão e, portanto, são insuficientes para diferenciar completamente as lesões de alto e baixo risco. Dessa forma, novas técnicas endoscópicas têm ganhado espaço por possibilitarem maior obtenção de tecido tumoral, como as técnicas de "destelhamento", com uso de alças, facas tipo estilete e ligaduras elásticas. Entretanto, esses métodos estão associados a maiores taxas de sangramento e fibrose.[3] Uma nova possibilidade, com vistas a aumento da acurácia diagnóstica histológica, é a punção ecoguiada com uso de agulhas de biópsias (EUS-FNB).[3]

Com relação à conduta no GIST, as principais diretrizes recomendam acompanhamento a cada 6 a 12 meses com ecoendoscopia para os tumores com menos de 2 cm. Cirurgia é indicada para os seguintes tumores: com menos de 2 cm, que produzam sintomas (obstrução, dor ou sangramento), com adenopatia regional, menores que 2 cm com achados de alto risco à ecoendoscopia.[3,12,13] Novas técnicas de ressecção endoscópica têm sido publicadas para ressecção de tumores de até 4 cm com o objetivo de oferecer tratamento menos invasivo que a cirurgia. As possibilidades de ressecção endoscópica são através de: dissecção endoscópica da submucosa, tunelização submucosa com ressecção endoscópica (*submucosal tunneling with endoscopic resection*: STER), ressecção de parede total (*endoscopic full-thickness resection*: EFTR) com fechamento do leito com clipes, clipes *over-the-scope* (OVESCO®; Padlock®), dispositivos de sutura (OverStitch®) ou *endoloops*. O grande desafio das técnicas endoscópicas é garantir o fechamento do leito pós-ressecção uma vez que o GIST é um tumor da muscular própria na maioria dos casos.[3]

PÂNCREAS ECTÓPICO

Lesão subepitelial gástrica definida como tecido pancreático ectópico sem relação anatômica ou vascular com o pâncreas, e que contém células exócrinas e, algumas vezes, células endócrinas associadas.[14] O tecido pancreático heterotópico é relativamente comum, sendo observado em aproximadamente 1% dos pacientes em séries de autópsia. Em sua maioria (90%) são lesões localizadas no estômago e, mais frequentemente, no antro gástrico.[15] Usualmente são lesões descobertas de forma incidental durante o exame de endoscopia, e na maioria são lesões que não provocam sintomas, mas raramente podem cursar com dor abdominal, sangramento ou pancreatite aguda.[7] No exame de endoscopia apresenta-se como lesão elevada, de aspecto subepitelial, podendo ou não apresentar umbilicação central que corresponde a um ducto drenante superficial (Fig. 38-7). Na ecoendoscopia (Fig. 38-8) são lesões hipoecoicas, heterogêneas, com bordas bem definidas, localizadas na submucosa (terceira camada) ou na muscular própria (quarta camada). Estruturas ductais podem ser observadas como áreas anecoicas dentro da lesão.[15] Quando o tecido submucoso é obtido em amostras de biópsia profunda ou por ecoendoscopia com punção com agulha fina, há tecido acinar pancreático presente histologicamente. Essas lesões são consideradas benignas e não precisam de vigilância ou remoção endoscópica após o diagnóstico definitivo.[14]

LIPOMA

Lesão subepitelial gástrica de causa rara que representa aproximadamente 5% de todos os lipomas do trato GI, sendo menos de 1% das lesões intramurais gástrica.[16] São tumores benignos, com crescimento lento, composto por lipócitos maduros sem potencial maligno. Na maioria das vezes são assintomáticos e alguns casos podem causar sangramento por ulceração, dor abdominal e obstrução por intussuscepção no piloro ou bulbo duodenal.[7] Na endoscopia (Fig. 38-9) são lesões solitárias, pequenas (menores que 4 cm), amareladas, macias, geralmente localizadas na região antral e que apresentam o "sinal do travesseiro" (ou almofada) quando pressionados com pinça de biópsia fechada em sua superfície.[17] Na ecoendoscopia (Fig. 38-10) são lesões intensamente hiperecoicas, homogêneas e bem circunscritas da camada submucosa (terceira

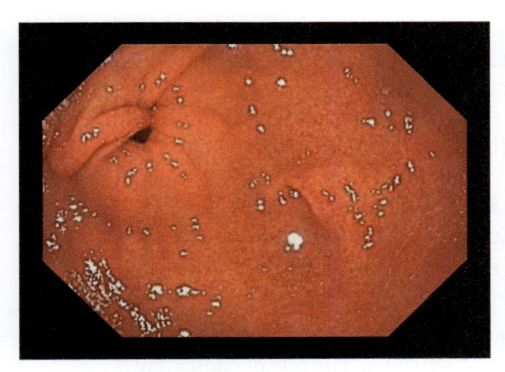

Fig. 38-7. Lesão subepitelial gástrica com umbilicação central, localizada em grande curvatura de antro, sugestiva de pâncreas ectópico.

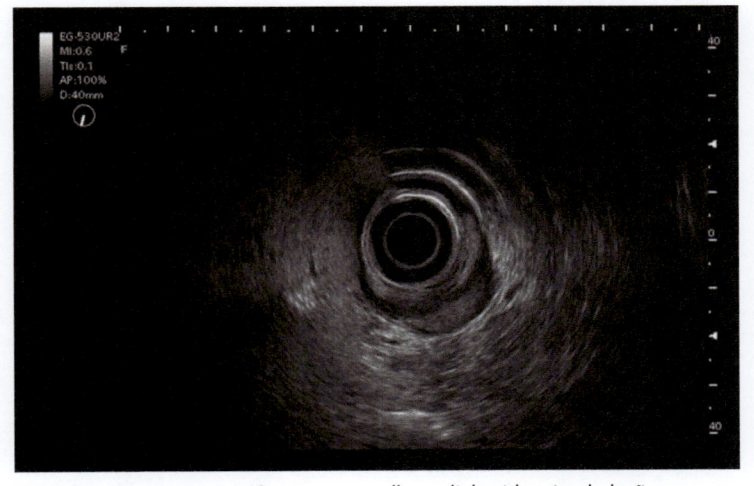

Fig. 38-8. Imagem ecográfica com aparelho radial evidenciando lesão hipoecoica, levemente heterogênea, com áreas anecoicas internas, com limites bem definidos, localizada na camada submucosa, compatível com pâncreas ectópico.

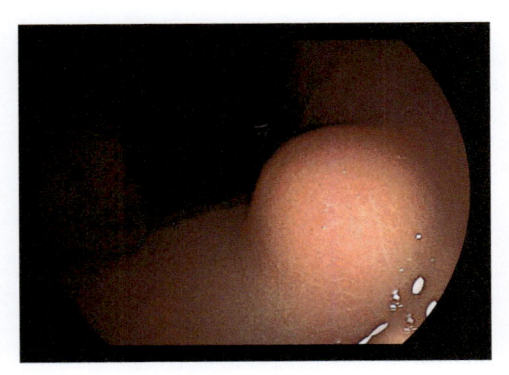

Fig. 38-9. Lesão subepitelial gástrica recoberta por mucosa lisa, amarelada, localizada em antro, sugestiva de lipoma.

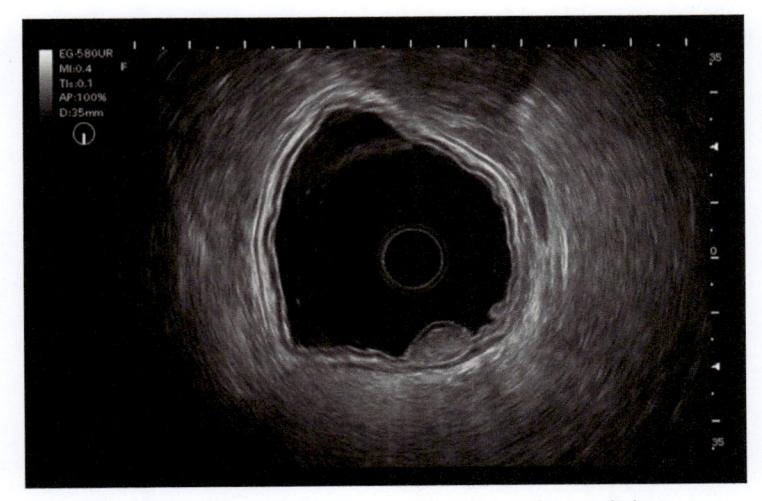

Fig. 38-10. Imagem ecográfica com aparelho radial evidenciando lesão hiperecoica, homogênea, com limites bem definidos, localizada na camada submucosa, compatível com lipoma.

camada) da parede gástrica. Se essas características estiverem presentes, não é necessário avaliação adicional e vigilância endoscópica também não está indicada.[7,18] A ressecção local é recomendada para lipomas sintomáticos ou quando a lesão não pode ser diferenciada de uma neoplasia maligna (lipossarcoma).[18]

REFERÊNCIAS BIBLIOGRÁFICAS

1. Fave GD, O'Toole D, Sundin A, et al. ENETS consensus guidelines update for gastroduodenal neuroendocrine neoplasms. Neuroendocrinology. 2016;103(2):119-24.
2. Dias AR, Azevedo BC, Alban LBV, et al. Gastric neuroendocrine tumor: Review and update. ABCD Arq Bras Cir Dig. 2017;30(2):150-4.
3. Faulx AL, Kothari S, Acosta RD, et al. The role of endoscopy in subepithelial lesions of the GI tract. Gastrointest Endosc. 2017;85(6):1117-32.
4. Network NCC. Neuroendocrine and adrenal tumors. 2018.
5. Sato Y. Endoscopic diagnosis and management of type I neuroendocrine tumors. World J Gastrointest Endosc. 2015;7(4):346.
6. Borch K, Ahrén B, Ahlman H, et al. Gastric carcinoids: biologic behavior and prognosis after differentiated treatment in relation to type. Ann Surg. 2005;242(1):64-73.
7. Hwang JH, Rulyak SD, Kimmey MB. American Gastroenterological Association Institute Technical Review on the Management of Gastric Subepithelial Masses. Gastroenterology. 2006;130(7):2217-28.
8. Søreide K, Sandvik OM, Søreide JA, et al. Global epidemiology of gastrointestinal stromal tumours (GIST): a systematic review of population-based co-hort studies. Cancer Epidemiol. 2016;40:39-46.
9. Chandrasekhara V, Ginsberg GG. Endoscopic management of gastrointestinal stromal tumors. Curr Gastroenterol Rep. 2011;13(6):532-9.
10. Hirota S, Isozaki K, Moriyama Y, et al. Gain-of-function mutations of c-kit in human gastrointestinal stromal tumors. Science. 1998;279(5350):577-80.
11. Miettinen M, Wang Z-F, Lasota J. DOG1 antibody in the differential diagnosis of gastrointestinal stromal tumors: a study of 1840 cases. Am J Surg Pathol. 2009;33(9):1401-8.
12. von Mehren M, Randall RL, Benjamin RS, et al. Soft Tissue Sarcoma, Version 2.2016, NCCN Clinical Practice Guidelines in Oncology. J Natl Compr Canc Netw. 2016;14(6):758-86.
13. Cho JW. Current guidelines in the management of upper gastrointestinal subepithelial tumors. Clin Endosc. 2016;49(3):235-40.
14. Gong EJ, Kim DH. Endoscopic ultrasonography in the diagnosis of gastric subepithelial lesions. Clin Endosc. 2016;49(5):425-33.
15. Menon L, Buscaglia JM. Endoscopic approach to subepithelial lesions. Therap Adv Gastroenterol. 2014;7(3):123-30.
16. Chagarlamudi K, Devita R, Barr RG. Gastric Lipoma: A Review of the Literature. Ultrasound Q. 2018;34(3):119-21.
17. Maderal F, Hunter F, Fuselier G, et al. Gastric lipomas - an update of clinical presentation, diagnosis, and treatment. Am J Gastroenterol. 1984;79(12):964-7.
18. Kim SY, Kim KO. Management of gastric subepithelial tumors: the role of endoscopy. World J Gastrointest Endosc. 2016;8(11):418.

39 Gastroparesia

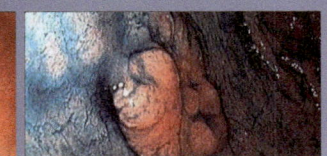

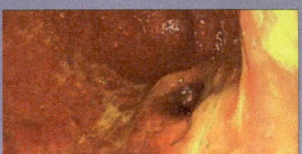

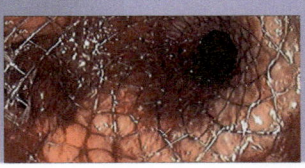

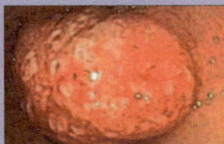

Dalton Marques Chaves ▪ Bruno Salomão Hirsch

INTRODUÇÃO

Gastroparesia é um distúrbio de motilidade decorrente do retardo do esvaziamento gástrico na ausência de obstrução mecânica.[1] Esta afecção é relatada há mais de 100 anos, porém, por muito tempo, foi pouco valorizada, provavelmente, por ser pouco compreendida.[2] Mais recentemente vem chamando a atenção por ser mais frequente do que se imaginava e por causar grande impacto na qualidade de vida dos pacientes.[3] Estima-se uma prevalência de 0,24% na população americana e 0,13% na Europa.[4,5] Além de causar impacto econômico para os pacientes, as taxas de mortalidade dos pacientes com gastroparesia são mais altas em comparação com a população em geral.[1]

FISIOPATOLOGIA

A fisiopatologia da gastroparesia é complexa e ainda parcialmente compreendida.[6-8] Em condições normais, o fundo gástrico relaxa para acomodar a refeição, onde se mistura com as enzimas gástricas e o ácido. No antro, contrações coordenadas, circunferenciais e de grande amplitude trituram a refeição em pequenas partículas contra um piloro fechado. O piloro, então, "peneira" as partículas de 1 a 3 mm, permitindo a passagem para o duodeno para misturar com a bile e as enzimas pancreáticas. Na gastroparesia há diminuição das contrações antrais e/ou ausência de relaxamento pilórico.[9,10]

HISTÓRIA CLÍNICA

Frequentemente ocorre um atraso no diagnóstico da gastroparesia, uma vez que seus diversos sintomas são muito variáveis e pouco específicos, mimetizando outras condições, como dispepsia funcional.

Uma variedade de afecções que podem causar gastroparesia está relatada a seguir (Quadro 39-1), sendo que as principais causas são: idiopática (cerca de 50% dos casos), diabetes melito (cerca de 25% dos casos), pós-operatórias (geralmente quando há lesão do nervo vago), medicamentosa, e pós-infecciosa.[2,6,7]

A gastroparesia se manifesta por vários sintomas, sendo denominados sintomas cardinais, que incluem: náusea, vômitos, plenitude gástrica, saciedade precoce, distensão, dor abdominal e perda do apetite.[6-11] Náusea é o sintoma mais frequente e está presente em 95% dos pacientes com gastroparesia.[8] O índice de sintomas cardinais da gastroparesia (GCSI) é um escore útil para medir a severidade dos sintomas, muito utilizado nos estudos sobre o assunto e na prática clínica (Quadro 39-2).

Os pacientes podem apresentar sintomas com diferentes intensidades. Waseem *et al.* classificaram a gastroparesia quanto à severidade em: leve, quando os sintomas são facilmente controlados, sem perda de peso; moderada: sintomas mais frequentes e diários, controlados com procinéticos, antieméticos, dieta e controle da glicemia; severa: sintomas diários mesmo em uso de medicações, associado à perda de peso e com necessidade de internações.[12]

DIAGNÓSTICO

Inicialmente, uma boa história clínica e exame físico são indispensáveis. A avaliação do estado nutricional com cálculo do IMC e exames laboratoriais são importantes para avaliar a gravidade da doença. Entre os exames de laboratório, podemos destacar: hemograma completo, proteínas totais e frações, ureia, creatinina, eletrólitos, TSH e glicemia.

Entre os diagnósticos diferenciais deve constar: dispepsia funcional, síndrome dos vômitos cíclicos, síndrome da hiperêmese canabinoide, síndrome da ruminação, síndrome da compressão da artéria celíaca ou artéria mesentérica superior, e distúrbios psiquiátricos, como bulimia.[6] Náuseas e vômitos não são comuns nos casos de dispepsia funcional e, portanto, a presença desses sintomas deve indicar investigação de gastroparesia.

Quadro 39-1. Condições que Podem Provocar Gastroparesia

Diabete melito

- Pós-operatória: lesão do nervo vago pós-fundoplicatura, esofagectomia, transplante pulmonar ou cardíaco, cirurgia bariátrica, pós-ablação de fibrilação atrial, pós-bloqueio do tronco celíaco, revascularização mesentérica.
- Doenças infecciosas: infecção recente por CMV, EBV, VVZ; Chagas.
- Doenças do sistema nervoso: doença de Parkinson, esclerose múltipla, Guillain-Barré, miastenia *gravis*, disautonomia, AVC.
- Neoplasia maligna de pâncreas, linfoma, síndrome paraneoplásica.
- Medicamentos: opioides, bloqueadores de canal de cálcio, antidepressivos, agonista GLP-1, anticolinérgicos.
- Doenças do tecido conjuntivo: esclerose sistêmica, amiloidose, Sjögren, lúpus eritematoso sistêmico, polimiosite/dermatomiosite.
- Doença renal terminal.
- Miopatia e distrofia muscular: distrofia miotônica, distrofia muscular de Duchenne.
- Gastroenterite eosinofílica.
- Isquemia mesentérica.
- Hipotireoidismo.

CMV, citomegalovírus; EBV, Epstein-Barr vírus; VVZ: vírus varicela-zóster.

Quadro 39-2. Índice de Sintomas Cardinais da Gastroparesia (GCSI)

	Nenhum	Muito leve	Leve	Moderado	Severo	Muito severo
Náusea	0	1	2	3	4	5
Esforço de vômito, porém, sem vomitar	0	1	2	3	4	5
Vômitos	0	1	2	3	4	5
Saciedade gástrica	0	1	2	3	4	5
Incapacidade de finalizar uma refeição	0	1	2	3	4	5
Sensação de estar excessivamente cheio após refeições	0	1	2	3	4	5
Perda de apetite	0	1	2	3	4	5
Sensação de distensão abdominal	0	1	2	3	4	5
Estômago ou abdome visivelmente distendido	0	1	2	3	4	5

Para se firmar o diagnóstico, é necessária a presença dos sintomas, além de um teste comprovando atraso no esvaziamento gástrico e ausência de obstrução mecânica.[8,10] A endoscopia digestiva alta é um exame importante para descartar causas orgânicas. A presença de significativa quantidade de alimento na luz gástrica sem fator obstrutivo pode ser um sinal de gastroparesia.

Exame radiológico contrastado pode ser uma alternativa à endoscopia ou complementar. A avaliação do trânsito intestinal pode ser feita com a enterotomografia, enterorressonância, ou exame contrastado com bário.[6] Os seguintes sinais radiológicos podem ser encontrados na gastroparesia: redução ou ausência de peristaltismo, alimento na luz gástrica, dilatação gástrica, retenção de contraste ou retardo do esvaziamento.

A cintilografia de esvaziamento gástrico é o exame mais sensível para documentar gastroparesia.[9] Alimentos sólidos de baixa caloria, com tecnécio 99, são oferecidos para avaliar o trânsito alimentar no trato digestivo alto. Após oferta alimentar, leituras do esvaziamento gástrico são realizadas com 0, 1, 2 e 4 horas após a ingesta. É considerado retardo do esvaziamento gástrico se houver retenção > 90% após 1 hora, > 60% com 2 horas ou > 10% após 4 horas. Alternativamente, o resultado pode ser oferecido com o tempo para esvaziar 50% (T1/2) do alimento ingerido.

O teste respiratório de esvaziamento gástrico pode ser uma alternativa para o diagnóstico da gastroparesia. Trata-se do mesmo equipamento para diagnóstico do *H. pylori*, porém, pouco acessível em nosso meio. Alimentos enriquecidos de C13 são oferecidos aos pacientes e, após jejum de 8 horas, faz-se o teste respiratório com 45, 90, 120, 150, 180 e 240 minutos. A quantidade de C exalado é proporcional ao esvaziamento gástrico. O diagnóstico da gastroparesia se dá caso o paciente exale quantidades baixas de C. A desvantagem do teste é que depende da capacidade de digestão alimentar, da absorção intestinal e de uma boa função pulmonar.

O teste da cápsula endoscópica também pode ser uma alternativa diagnóstica. O paciente, ao ingerir uma cápsula que monitoriza o pH gástrico, pode nos mostrar o tempo necessário para a cápsula entrar no duodeno, que possui um pH alcalino. A cápsula ficando retida mais de 5 horas no estômago faz com que se considere retardo do esvaziamento gástrico. O paciente não pode estar em uso de medicações que altere a secreção cloridopéptica nem a motilidade gástrica.

A eletrogastrografia e a manometria antroduodenal também são alternativas que podem contribuir no diagnóstico da gastroparesia, porém, ainda de pouca utilidade na prática clínica e pouco compreendidas.

TRATAMENTO

O tratamento clínico consiste em dieta, medicamentos procinéticos e antieméticos, além de controle glicêmico nos pacientes diabéticos.[3,9] Cerca de 40% dos pacientes são refratários ao tratamento conservador[10] e devem ser encaminhados para terapias endoscópicas e/ou cirúrgicas (Fig. 39-1). Diversas modalidades terapêuticas endoscópicas e cirúrgicas foram descritas até o momento, dentre elas a injeção endoscópica de toxina botulínica no piloro, dilatação balonada do piloro, colocação de próteses autoexpansíveis no canal pilórico, eletroestimulação gástrica, piloroplastia ou piloromiotomia cirúrgica, e piloromiotomia endoscópica (G-POEM).

A injeção de toxina botulínica intrapilórica age como um relaxante muscular do piloro ao bloquear sua placa neuromuscular. Apesar de estudos retrospectivos terem demonstrado melhora clínica, subsequentemente, estudos randomizados não comprovaram sua superioridade sobre terapia placebo,[13] não sendo recomendada atualmente.[3,14]

A dilatação balonada do piloro é realizada com balão hidrostático *through-the-scope* de 20 mm, ou com balão pneumático de acalásia de até 30 mm. Um estudo avaliando a eficácia de terapias no piloro para o tratamento da gastroparesia demonstrou melhora sintomática de 78% após até 3 sessões de dilatações balonadas e/ou injeção de toxina botulínica no piloro, porém, sem acompanhamento a longo prazo desses pacientes.[15] A dilatação balonada do piloro aparenta ser uma opção terapêutica eficaz por curto período, sendo necessário repetir periodicamente as sessões para manter a melhora sintomática.[16] Consideramos essa terapêutica válida para paciente com más condições clínicas que contraindiquem procedimentos mais invasivos, e ainda cabe discussão sobre a utilização da mesma como teste terapêutico a fim de selecionar os pacientes que tenham maior probabilidade de responder bem a terapias pilóricas mais agressivas.

A colocação de próteses autoexpansíveis no canal pilórico pode apresentar melhora do esvaziamento gástrico. O grande problema relacionado com a colocação de próteses transpilóricas é a migração das mesmas, que ocorre na maioria dos casos mesmo após ancoragem com clipes e suturas endoscópicas. Além disso, não aparentam ser uma solução a longo prazo para o problema.[13] Alguns autores sugerem que a colocação de *stent* transpilórico pode ajudar como meio de identificar candidatos apropriados para terapias mais permanentes, como a piloromiotomia.[17]

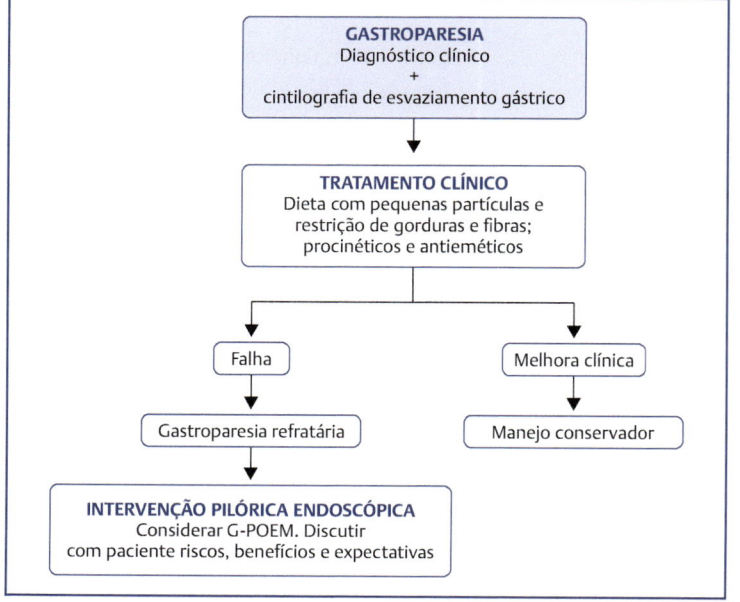

Fig. 39-1. Tratamento da gastroparesia.

A piloroplastia ou piloromiotomia cirúrgica é um tratamento duradouro para a gastroparesia, porém, é mais invasivo e apresenta maior risco de complicações.[3]

A cardiomiotomia endoscópica (POEM) vem sendo estudada de forma extensiva e tem demonstrado ser um tratamento seguro e efetivo para a acalásia e para as desordens espásticas do esôfago.[14] Neste contexto, adaptou-se a técnica do túnel submucoso do POEM para a dissecção e secção endoluminal do piloro (G-POEM).[18-20] O G-POEM consiste em um método menos invasivo, com resultados semelhantes ao da piloroplastia cirúrgica, porém, com menos eventos adversos e menor tempo de internação hospitalar.[3]

Estudo retrospectivo multicêntrico realizado por Khashab et al. em 30 pacientes submetidos à G-POEM por gastroparesia diabética, pós-cirúrgica e idiopática demonstrou melhora dos sintomas relacionados com gastroparesia em 86% dos pacientes em um acompanhamento médio de 6 meses.[21] O tempo de esvaziamento gástrico foi repetido no acompanhamento pós-procedimento de 17 pacientes, foi normalizado em 47% e melhorou em 35%. O G-POEM foi completado com sucesso em todos os casos e não houve complicações graves, apenas uma complicação leve (pneumoperitônio durante o procedimento) e uma moderada (úlcera pré-pilórica). Todas as complicações foram resolvidas sem a necessidade de intervenção cirúrgica, demonstrando ser um procedimento eficaz e seguro. Outro estudo observacional multicêntrico realizado por Vosoughi et al., com 80 pacientes submetidos à G-POEM por gastroparesia refratária, demonstrou sucesso clínico após 12 meses em 56% dos casos.[22] Entre os fatores preditivos de melhor resposta estão o escore GCSI basal elevado e cintilografia pré-operatória demonstrando retenção gástrica acima de 20% após 4 horas.

Em nosso meio, Uemura et al. realizaram uma metanálise de 10 estudos observacionais, totalizando 281 pacientes submetidos à G-POEM, com tempo de acompanhamento de até 18 meses.[23] Foi identificada uma taxa de sucesso técnico de 100% e taxa de sucesso clínico de 71%. Além disso, houve diminuição significativa no escore GCSI e na porcentagem de retenção gástrica na cintilografia de 4 horas.

O atual desafio está na seleção dos pacientes que têm maior probabilidade de responder à abordagem direta do piloro, possivelmente aqueles com pilorospasmo.[7] Não há, no momento, nenhum método com boa acurácia para estabelecer este diagnóstico. Em um estudo observacional de Gonzalez et al., diabetes e sexo feminino foram associados à pior resposta à G-POEM, enquanto a etiologia idiopática e pós-operatória foram preditivos de sucesso.[24] Porém, no estudo randomizado de Martinek et al., onde 41 pacientes com gastroparesia foram randomizados para G-POEM ou placebo, os pacientes com etiologia diabética apresentaram maior taxa de sucesso clínico (89%, IC95% 56 a 98).[7]

Recentemente, o EndoFLIP (*Endoscopic Functional Luminal Imaging Probe*) foi desenvolvido para avaliar esfíncteres do trato digestório através de medições da pressão e da área de secção transversal do esfíncter, permitindo calcular a distensibilidade. Inicialmente utilizado para o esôfago, recentemente vem sendo utilizado no piloro. Estudos preliminares sugerem que o EndoFLIP pode predizer o resultado da G-POEM para tratamento da gastroparesia. Um estudo recente avaliando apenas 20 pacientes sugeriu que a distensibilidade do piloro foi inversamente associada aos resultados clínicos do G-POEM a curto prazo.[25]

Outro estudo envolvendo 5 centros demonstrou que a área de secção transversal do piloro, obtida com o EndoFLIP, está associada ao sucesso clínico e ao esvaziamento gástrico pós G-POEM.[26]

TÉCNICA DA G-POEM

A G-POEM consiste na realização da miotomia endoscópica do piloro através de um túnel submucoso na grande curvatura do piloro (Fig. 39-2).

O procedimento é realizado com o paciente sob anestesia geral e antibioticoprofilaxia. Utiliza-se um *cap* transparente na ponta do aparelho e a insuflação é feita com dióxido de carbono. Faz-se uma bolha submucosa com solução salina e índigo carmim na grande curvatura do estômago, a aproximadamente 3 cm do piloro. A seguir, incisa-se a mucosa longitudinalmente por 1,5 a 2 cm (Fig. 39-3) e o endoscópio com o *cap* é introduzido no espaço submucoso exposto para iniciar a formação do túnel.

Prossegue-se dissecando a submucosa até a identificação na musculatura circular do piloro (Fig. 39-4). Na dissecção da submucosa, deve-se atentar para a direção e a extensão do túnel, voltando algumas vezes para a luz do estômago a fim de assegurar que estejam corretas. Outro cuidado importante é com os numerosos vasos submucosos, que devem ser pré-coagulados para evitar sangramentos, que se não forem controlados rapidamente podem atrapalhar muito ou até inviabilizar a continuidade do procedimento. Na vigência de sangramento, sugerimos a compressão do vaso com o *cap* seguida da coagulação do mesmo.

Identificada e dissecada a musculatura do anel pilórico, procede-se com a miotomia (Fig. 39-5), que se estende proximalmente para o antro por 1 cm. Após revisar hemostasia e garantir

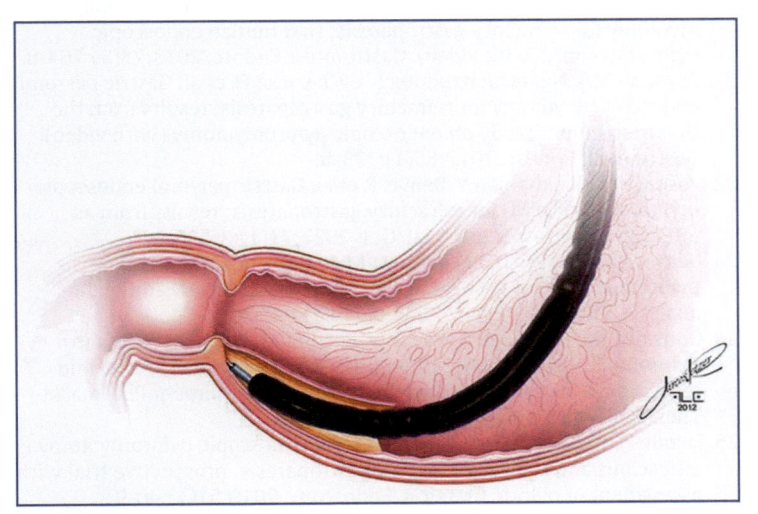

Fig. 39-2. Ilustração da técnica do G-POEM.

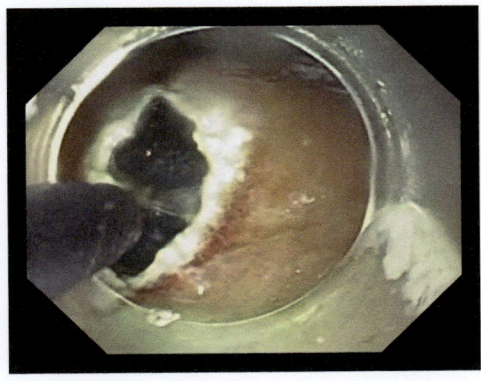

Fig. 39-3. Incisão da mucosa deixando um espaço de 2 cm para confecção do túnel submucoso.

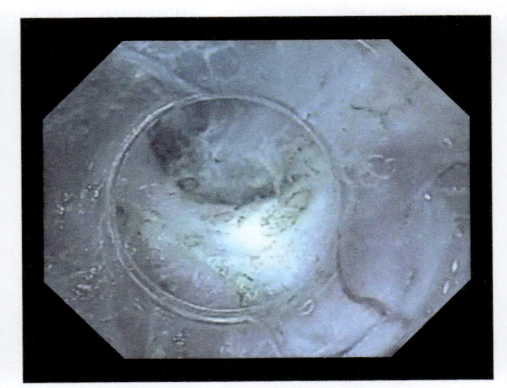

Fig. 39-4. Identificação do anel pilórico.

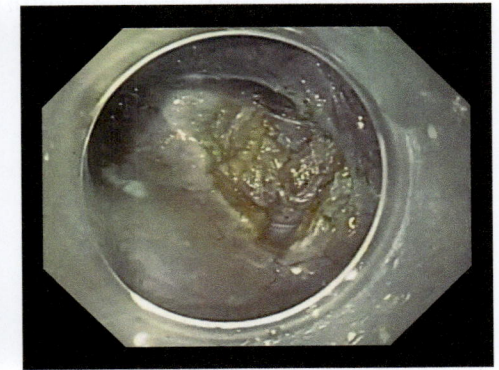

Fig. 39-5. Piloro seccionado.

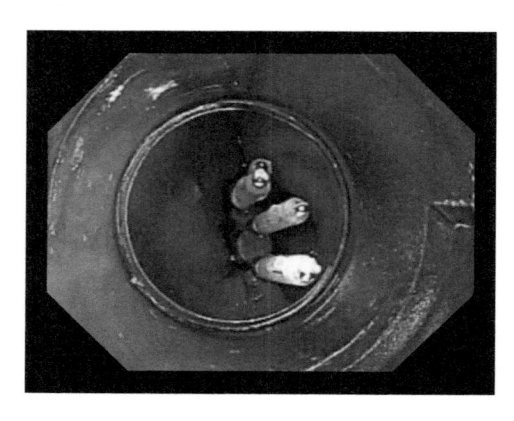

Fig. 39-6. Fechamento da incisão da mucosa com clipes metálicos.

a integridade da mucosa no trajeto do túnel, a abertura na mucosa utilizada para o acesso à submucosa é fechada com clipe ou sutura endoscópica (Fig. 39-6).

No pós-operatório o paciente recebe inibidor de bomba de prótons em dose plena por pelo menos 4 semanas e fica em jejum por um. Evoluindo bem, no segundo dia pós-operatório recebe dieta pastosa, hipogordurosa, que será mantida por 1 semana, e alta hospitalar com 48 horas. Manter dieta hipogordurosa por 3 semanas.

A principal complicação descrita no intraprocedimento é a presença de pneumoperitônio, facilmente resolvida com punção da cavidade abdominal e esvaziamento do mesmo se não estiver usando insuflação com CO_2, sem necessidade de outras intervenções. No pós-procedimento recente há relatos de hemorragia digestiva alta por úlcera pré-pilórica, principalmente em pacientes que não fizeram uso regular de inibidor de bomba de prótons. Deve-se atentar, também, para sinais de fístula gástrica ou duodenal, apesar de não haver relatos na literatura, sendo uma complicação possível e potencialmente fatal.

REFERÊNCIAS BIBLIOGRÁFICAS

1. Dilmaghani S, Zheng T, Camilleri M. Epidemiology and healthcare utilization in patients with gastroparesis: a systematic review. Clin Gastroenterol Hepatol. 2022;20:S1542-3565(22)00707-8.
2. Usai-Satta P, Bellini M, Morelli O, et al. Gastroparesis: new insights into an old disease. World J Gastroenterol. 2020;26(19):2333-48.
3. Camilleri M, Kuo B, Nguyen L, et al. ACG Clinical Guideline: gastroparesis. Am J Gastroenterol. 2022;117(8):1197-220.
4. Jung HK, Choung RS, Locke GR 3rd, et al. The incidence, prevalence, and outcomes of patients with gastroparesis in Olmsted County, Minnesota, from 1996 to 2006. Gastroenterology. 2009;136(4):1225-33.
5. Ye Y, Jiang B, Manne S, et al. Epidemiology and outcomes of gastroparesis, as documented in general practice records, in the United Kingdom. Gut. 2021;70(4):644-53.
6. Lacy BE, Tack J, Gyawali CP. AGA Clinical Practice Update on Management of Medically Refractory Gastroparesis: expert review. Clin Gastroenterol Hepatol. 2022;20(3):491-500.
7. Martinek J, Hustak R, Mares J, et al. Endoscopic pyloromyotomy for the treatment of severe and refractory gastroparesis: a pilot, randomised, sham-controlled trial. Gut. 2022;71(11):2170-8.
8. Schol J, Wauters L, Dickman R, et al. ESNM Gastroparesis Consensus Group. United European Gastroenterology (UEG) and European Society for Neurogastroenterology and Motility (ESNM) consensus on gastroparesis. United European Gastroenterol J. 2021;9(3):287-306.
9. Camilleri M, Sanders KM. Gastroparesis. Gastroenterology. 2022;162(1):68-87.e1.
10. Soliman H, Gourcerol G. Targeting the pylorus in gastroparesis: from physiology to endoscopic pyloromyotomy. Neurogastroenterol Motil. 2023;35(2):e14529.
11. Revicki DA, Rentz AM, Dubois D, et al. Development and validation of a patient-assessed gastroparesis symptom severity measure: the Gastroparesis Cardinal Symptom Index. Aliment Pharmacol Ther. 2003;18(1):141-50.
12. Waseem S, Moshiree B, Draganov PV. Gastroparesis: current diagnostic challenges and management considerations. World J Gastroenterol. 2009;15(1):25-37.
13. Arts J, Holvoet L, Caenepeel P, et al. Clinical trial: a randomized-controlled crossover study of intrapyloric injection of botulinum toxin in gastroparesis. Aliment Pharmacol Ther. 2007;26(9):1251-8.
14. Weusten BLAM, Barret M, Bredenoord AJ, et al. Endoscopic management of gastrointestinal motility disorders - part 1: European Society of Gastrointestinal Endoscopy (ESGE) Guideline. Endoscopy. 2020;52(6):498-515. Erratum in: Endoscopy. 2020;52(6):C6. PMID: 32375192.
15. Bae JS, Kim SH, Shin CI, et al. Efficacy of gastric balloon dilatation and/or retrievable stent insertion for pyloric spasms after pylorus-preserving gastrectomy: retrospective analysis. PLoS One. 2015;10(12):e0144470.
16. Soliman H, Oiknine E, Cohen-Sors B, et al. Efficacy and safety of endoscopic pyloric balloon dilation in patients with refractory gastroparesis. Surg Endosc. 2022;36(11):8012-20.
17. Ahuja NK, Clarke JO. Pyloric therapies for gastroparesis. Curr Treat Options Gastroenterol. 2017;15(1):230-40.
18. Chaves DM, Gusmon CC, Mestieri LH, et al. A new technique for performing endoscopic pyloromyotomy by gastric submucosal tunnel dissection. Surg Laparosc Endosc Percutan Tech. 2014;24(3):e92-4.
19. Chaves DM, de Moura EG, Mestieri LH, et al. Endoscopic pyloromyotomy via a gastric submucosal tunnel dissection for the treatment of gastroparesis after surgical vagal lesion. Gastrointest Endosc. 2014;80(1):164.
20. Khashab MA, Stein E, Clarke JO, et al. Gastric peroral endoscopic myotomy for refractory gastroparesis: first human endoscopic pyloromyotomy (with video). Gastrointest Endosc. 2013;78(5):764-8.
21. Khashab MA, Ngamruengphong S, Carr-Locke D, et al. Gastric per-oral endoscopic myotomy for refractory gastroparesis: results from the first multicenter study on endoscopic pyloromyotomy (with video). Gastrointest Endosc. 2017;85(1):123-8.
22. Vosoughi K, Ichkhanian Y, Benias P, et al. Gastric per-oral endoscopic myotomy (G-POEM) for refractory gastroparesis: results from an international prospective trial. Gut. 2022;71(1):25-33.
23. Uemura KL, Chaves D, Bernardo WM, et al. Peroral endoscopic pyloromyotomy for gastroparesis: a systematic review and meta-analysis. Endosc Int Open. 2020;8(7):E911-E923.
24. Gonzalez JM, Benezech A, Vitton V, Barthet M. G-POEM with antro-pyloromyotomy for the treatment of refractory gastroparesis: mid-term follow-up and factors predicting outcome. Aliment Pharmacol Ther. 2017;46(3):364-70.
25. Jacques J, Pagnon L, Hure F, et al. Peroral endoscopic pyloromyotomy is efficacious and safe for refractory gastroparesis: prospective trial with assessment of pyloric function. Endoscopy. 2019;51(1):40-9.
26. Vosoughi K, Ichkhanian Y, Jacques J, et al. Role of endoscopic functional luminal imaging probe in predicting the outcome of gastric peroral endoscopic pyloromyotomy (with video). Gastrointest Endosc. 2020;91(6):1289-99.

40 Desordens Vasculares Gastroduodenais

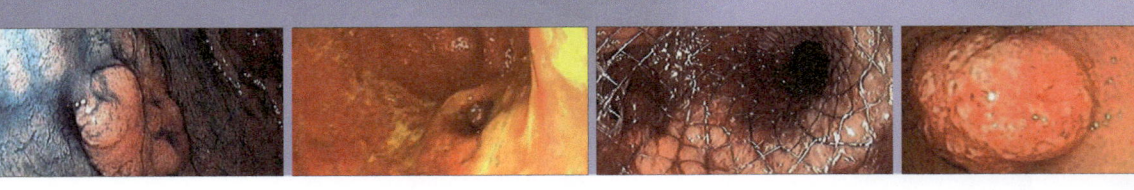

Mônica Souza de Miranda Henriques ■ Daniel Chaves Mendes

INTRODUÇÃO

As lesões vasculares gastroduodenais englobam várias síndromes congênitas ou adquiridas que envolvem vasos sanguíneos mucosos e submucosos do trato gastrointestinal e refletem uma heterogeneidade morfológica de entidades distintas. São, em geral, assintomáticas, ou causam sangramentos ocultos ou maciços. Estas lesões geralmente são diagnosticadas endoscopicamente e, eventualmente, por outras modalidades de imagem e tratadas por endoscopia ou radiologia intervencionista. Em um subconjunto de casos, uma ressecção cirúrgica está indicada para controlar a hemorragia gastrointestinal.[1]

O escopo deste capítulo é apresentar, de forma sucinta, as principais lesões vasculares gastroduodenais, suas apresentações clínicas, endoscópicas e opções terapêuticas. Lesões em outros sítios serão abordadas em outras sessões do livro.

ECTASIAS VASCULARES

As lesões vasculares têm sido descritas sob várias denominações, tais como malformações arteriovenosas, angiodisplasias, telangiectasias, hemangiomas, telangiopatias e anormalidades vasculares da mucosa. Consistem em vasos dilatados e tortuosos e localizam-se em qualquer ponto do trato digestivo. Muitos pacientes apresentam duas ou três lesões, geralmente com 0,5 a 1,0 cm, de cor vermelho vivo, planas ou discretamente elevadas e recobertas por epitélio bastante delgado (Fig. 40-1). Ocorrem principalmente em indivíduos acima de 60 anos de idade e são a causa mais comum de sangramento gastrointestinal nesse grupo etário.[2]

As telangiectasias gástricas (Fig. 40-2) associam-se a doença de von Willebrand, distúrbios vasculares do colágeno – síndrome CREST (calcinose, fenômeno de Raynaud, dismotilidade esofágica, esclerodactilia e telangiectasias), radioterapia, cardiopatia valvar, insuficiências renal e hepática crônicas e, especialmente, à síndrome de Rendu-Osler-Weber, ou também telangiectasia hemorrágica hereditária caracterizada por traço autossômico dominante, com uma incidência de cerca de 5 por 100.000/habitantes. Estes pacientes têm telangiectasias de mucosas, língua, dedos, tornozelos e joelhos. A maioria das telangiectasias que sangram na síndrome de Rendu-Osler-Weber localiza-se no ceco ou cólon direito ou parte posterior do corpo gástrico. O bulbo duodenal, o duodeno pós-bulbar e o cólon sigmoide são envolvidos menos comumente.[2,3]

Do ponto de vista macroscópico, as telangiectasias são lesões vermelho-cereja vivo, planas ou discretamente elevadas, com um diâmetro variando de 1 a 10 mm, sendo únicas ou múltiplas. As pequenas limitam-se à camada mucosa, lesões maiores, discretamente elevadas ou umbilicadas podem conter extensas anastomoses submucosas ou transmurais, não sendo possível determinar a profundidade das estruturas vasculares subjacentes, o que traz implicações no tratamento endoscópico.[4]

Um sistema útil para descrever estas anomalias é a classificação de Yano-Yamamoto, originalmente proposta para lesões do intestino delgado, mas aplicável em outras alterações vasculares do trato gastrointestinal superior (Fig. 40-3).[5]

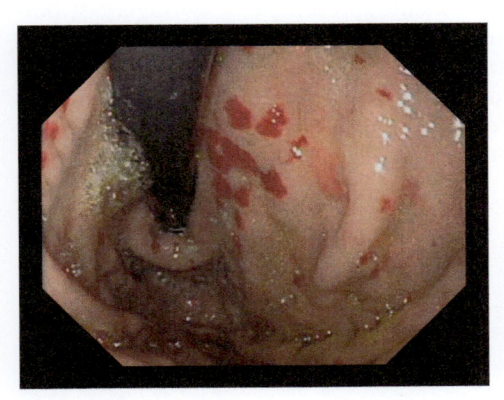

Fig. 40-1. Angiodisplasias localizadas em fundo gástrico. (Fotos do acervo do autor Daniel Chaves Mendes.)

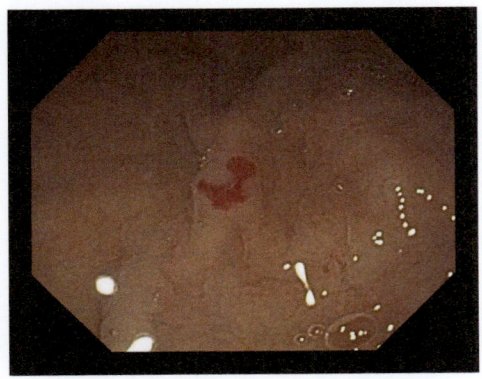

Fig. 40-2. Angiodisplasia gástrica na síndrome Heyde, caracterizada pela presença de estenose aórtica e angiodisplasias do trato gastrointestinal. (Foto cedida do acervo do Dr. Cláudio Hashimoto.)

- **Tipo 1a:** Eritema puntiforme (menos de 1 mm) com ou sem sangramento
- **Tipo 1b:** Eritema irregular (pouco milímetros) com ou sem sangramento
- **Tipo 2a:** Lesões puntiformes (menos de 1 mm) com sangramento pulsátil
- **Tipo 2b:** Protrusão vermelha pulsátil sem dilatação venosa ao redor
- **Tipo 3:** Protrusão vermelha pulsátil com dilatação venosa ao redor
- **Tipo 4:** Outras lesões não classificadas nas categorias anteriores

Fig. 40-3. Classificação de Yano-Yamamoto para lesões vasculares (2008).

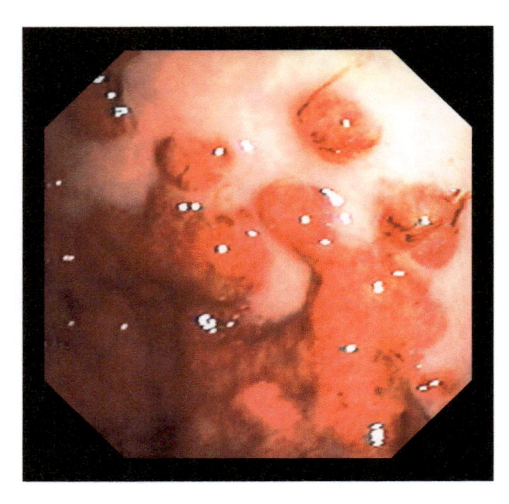

Fig. 40-4. Sarcoma de Kaposi deve ser considerado entre os diagnósticos diferenciais das lesões hipervasculares da submucosa gástrica. (Foto cedida do acervo Dr. Richard Calanca – Hospital Emílio Ribas.)

O diagnóstico diferencial de pequenas lesões telangiectásicas planas inclui coágulos ou sangue aderido, erosão, artefato de sucção endoscópica e, raramente, sarcoma de Kaposi (Fig. 40-4). Petéquias e hemorragias submucosas relacionadas com trombocitopenia, sepse, coagulopatia grave ou insuficiência renal são facilmente distinguíveis por seu aspecto e contexto clínicos. Lesões deprimidas angiomatosas eventualmente são tomadas por úlceras ou erosões, particularmente se estiverem presentes coágulos aderidos.[6]

Ectasia vascular Antral Gástrica (GAVE)

Consiste em grandes veias dilatadas, vistas como pregas rugosas longitudinais convergindo paralelamente para o piloro, o aspecto assemelha-se à casca da melancia. Também podem ser observadas manchas avermelhadas arredondadas na mucosa circundante. Esta condição ocorre principalmente em mulheres idosas e a etiologia é desconhecida.[7]

Do ponto de vista clínico, às vezes se associam à hemorragia clinicamente evidente ou anemia ferropriva. Diferentemente das anormalidades identificáveis na gastrite hemorrágica, as estrias lineares vermelhas no antro tornam-se esbranquiçadas com a pressão feita com acessório endoscópico. Histologicamente, os capilares são dilatados com trombose focal e hiperplasia fibromuscular da lâmina própria.

Acredita-se que se desenvolvam a partir de *shunts* vasculares intramurais em resposta à hipertensão portal (Fig. 40-5). São desaconselháveis as biópsias porque tais lesões podem sangrar excessivamente.

Os recursos hemostáticos mais comumente usados para tratar a GAVE incluem ligadura elástica, coagulação com plasma de argônio e radiofrequência.[8,9]

ANGIOMAS

Esses tumores vasculares benignos são raros no trato gastrointestinal (Fig. 40-6). À microscopia as lesões são principalmente submucosas, com menor componente mucoso, e não apresentam ulceração mucosa associada. Vasos anormais e aberrantes, *shunts*, veias arterializadas, tufos da parede vascular, cavidades semelhantes a aneurismas ou hemorragia intralesão e trombose não são frequentes. Um componente linfático é observado na maioria.

O acompanhamento dos angiomas está indicado, pois, ocasionalmente, surgem complicações hemorrágicas recorrentes necessitando de ressecção cirúrgica.[10]

LESÃO DE DIEULAFOY

É uma anormalidade vascular que consiste em uma artéria de maior calibre que penetra a parede intestinal, chegando até a mucosa com pouca ou nenhuma ulceração circundante. Esse processo leva ao adelgaçamento da parede da mucosa, expondo a artéria ao conteúdo gastrointestinal. Devido a essa exposição anormal, mesmo um pequeno trauma mecânico do bolo alimentar erode essa artéria, resultando em hemorragia gastrointestinal aguda grave sem ulceração. É ainda notável que essas artérias normalmente não apresentem alterações aneurismáticas, ateroscleróticas ou vasculíticas. Ocorre, principalmente, no estômago proximal, mas endoscopicamente a lesão pode não ser visível, a menos que haja um sangramento em jato ou que um coágulo aderido se projete da superfície luminal (Fig. 40-7).[11]

A patogênese e os fatores precipitantes são pouco compreendidos. Os pacientes frequentemente apresentam hemorragia gastrointestinal que pode variar de autolimitada a um sangramento maciço. Embora não haja diretrizes padrão, a endoscopia tem um impacto significativo no diagnóstico e no tratamento. Tais lesões têm sido tratadas eficazmente com injeção de adrenalina, fotocoagulação, plasma de argônio ou clipes metálicos.[12]

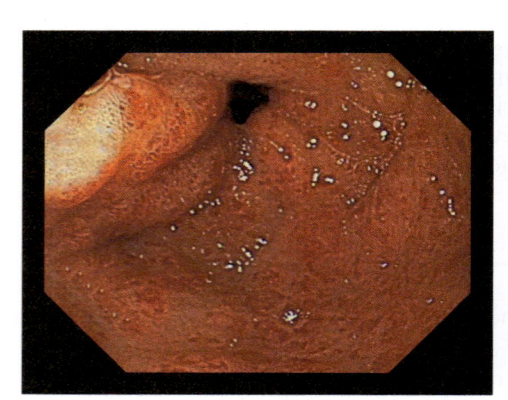

Fig. 40-5. Ectasia vascular antral relacionada com anemia em paciente com hipertensão portal de origem esquistossomótica. (Foto cedida do acervo do autor Daniel Chaves Mendes.)

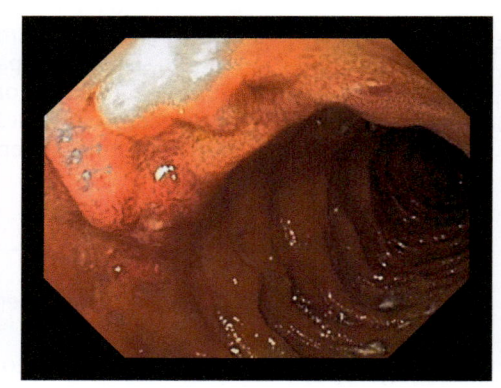

Fig. 40-6. Malormação arteriovenosa jejunal. (Imagem cedida do acervo do Dr. Cláudio Hashimoto.)

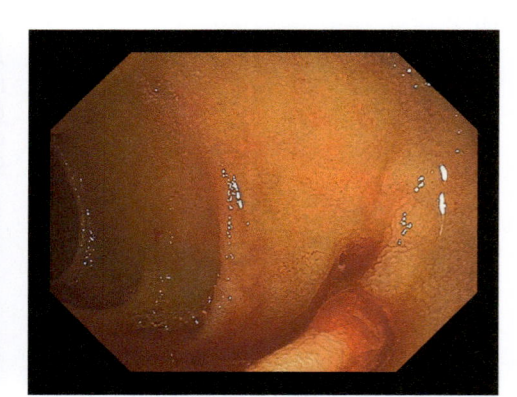

Fig. 40-7. Lesão de Dielafoy duodenal com sangramento ativo. (Foto cedida do acervo do Dr. Mateus Funari.)

VASCULITE

Raramente quadros de vasculite comprometem o estômago. As alterações são inespecíficas e incluem edema, eritema e manchas hemorrágicas na submucosa, podendo assemelhar-se à gastrite ou ao câncer gástrico.[13]

GASTROPATIA CONGESTIVA PORTAL

É diagnosticada por achados endoscópicos característicos de pequenas áreas poligonais de eritema variável circundadas por uma borda reticular pálida em um padrão de mosaico, dando aspecto de "pele de cobra" no fundo, ou corpo gástrico em um paciente com hipertensão portal cirrótica ou não cirrótica (Fig. 40-8). Os achados histológicos incluem dilatação capilar e venular, congestão e tortuosidade, sem trombos, fibrina ou células inflamatórias na submucosa gástrica.[14]

ISQUEMIA GÁSTRICA

Se a irrigação arterial para o estômago for comprometida, pode ocorrer necrose isquêmica do estômago em decorrência de obstrução do tronco celíaco e das artérias mesentéricas superior e inferior. A lesão isquêmica geralmente se caracteriza por desprendimento extenso das camadas superficiais do estômago, com transição nítida entre as áreas infartadas e a mucosa adjacente normal (Fig. 40-9).[15]

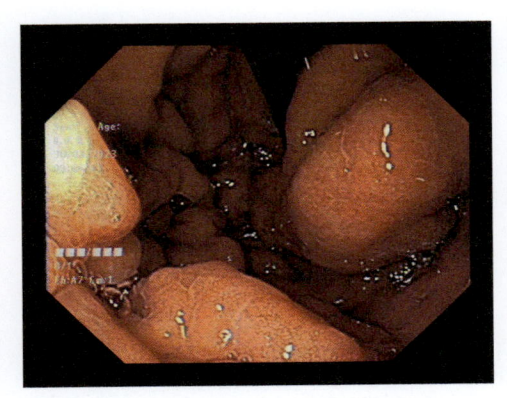

Fig. 40-8. Gastropatia congestiva portal leve em paciente com hipertensão portal de origem esquistossomótica. (Foto do acervo do autor Daniel Chaves Mendes.)

SINAIS E SINTOMAS DAS LESÕES VASCULARES GASTROINTESTINAIS

As lesões vasculares costumam ser clinicamente assintomáticas, porém, passíveis de se manifestarem por meio de anemia, hematêmese, melena ou sangue oculto nas fezes. O sangramento geralmente é intermitente, algumas vezes com longos períodos entre os episódios. Os sangramentos volumosos não são comuns.[16]

DIAGNÓSTICO DAS LESÕES VASCULARES GASTROINTESTINAIS

Endoscopia

Lesões vasculares são comumente diagnosticadas por via endoscópica. Caso o exame de rotina não seja conclusivo, enteroscopia, cápsula endoscópica, endoscopia intraoperatória ou angiografia contribuirão para o esclarecimento. A cintilografia com hemácias marcadas com 99 mTc é menos específica, mas também ajuda a localizar a lesão e o tratamento subsequente.[4]

TRATAMENTO DAS LESÕES VASCULARES GASTROINTESTINAIS

A coagulação endoscópica (*heater probe*, *laser*, plasma de argônio ou eletrocoagulação bipolar) é eficaz para várias lesões vasculares (Fig. 40-10). Ectasias vasculares são tratadas com coagulação endoscópica se forem consideradas a causa do sangramento. Clipes endoscópicos também se aplicam a algumas lesões (Fig. 40-11). Quando recorrem, o uso de combinações de estrogênio-progesterona e até mesmo a talidomida por via oral pode limitar a recorrência.

Para sangramentos discretos recorrentes, a reposição crônica de ferro está indicada. Sangramentos maiores que não respondem aos procedimentos endoscópicos requererem embolização angiográfica ou ressecção cirúrgica, ainda assim, ocorrem ressangramentos em cerca de 15 a 25% dos pacientes que se submeteram ao tratamento cirúrgico.[4,17]

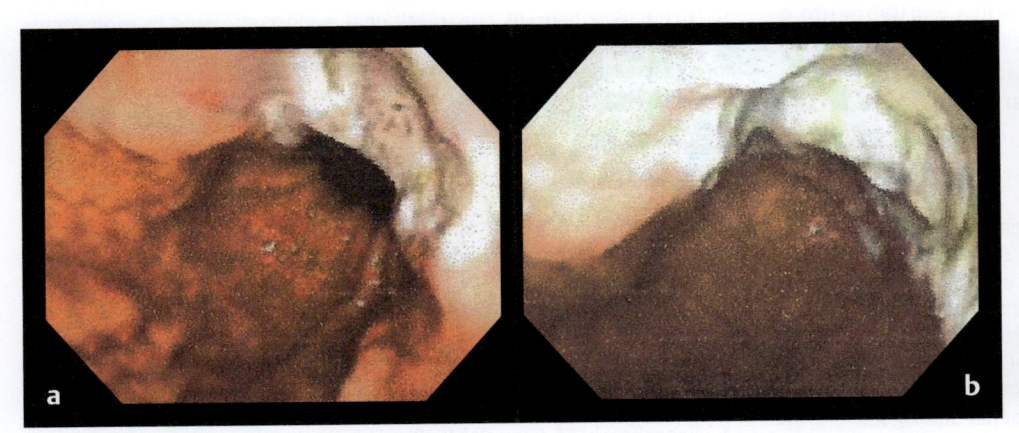

Fig. 40-9. (a, b) Isquemia gástrica relacionada com choque hipovolêmico e coagulação intravascular disseminada. (Foto cedida do acervo do Dr. Antônio Coutinho Madruga Neto.)

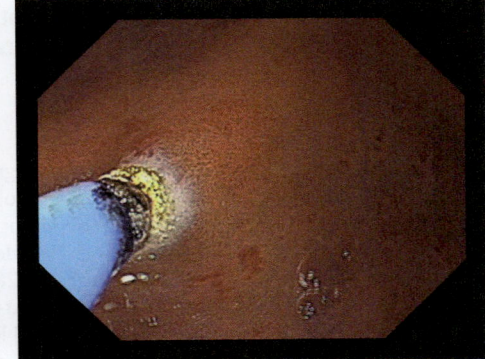

Fig. 40-10. Tratamento endoscópico de ectasia vascular antral com aplicação de plasma de argônio. (Foto cedida do acervo do autor Daniel Chaves Mendes.)

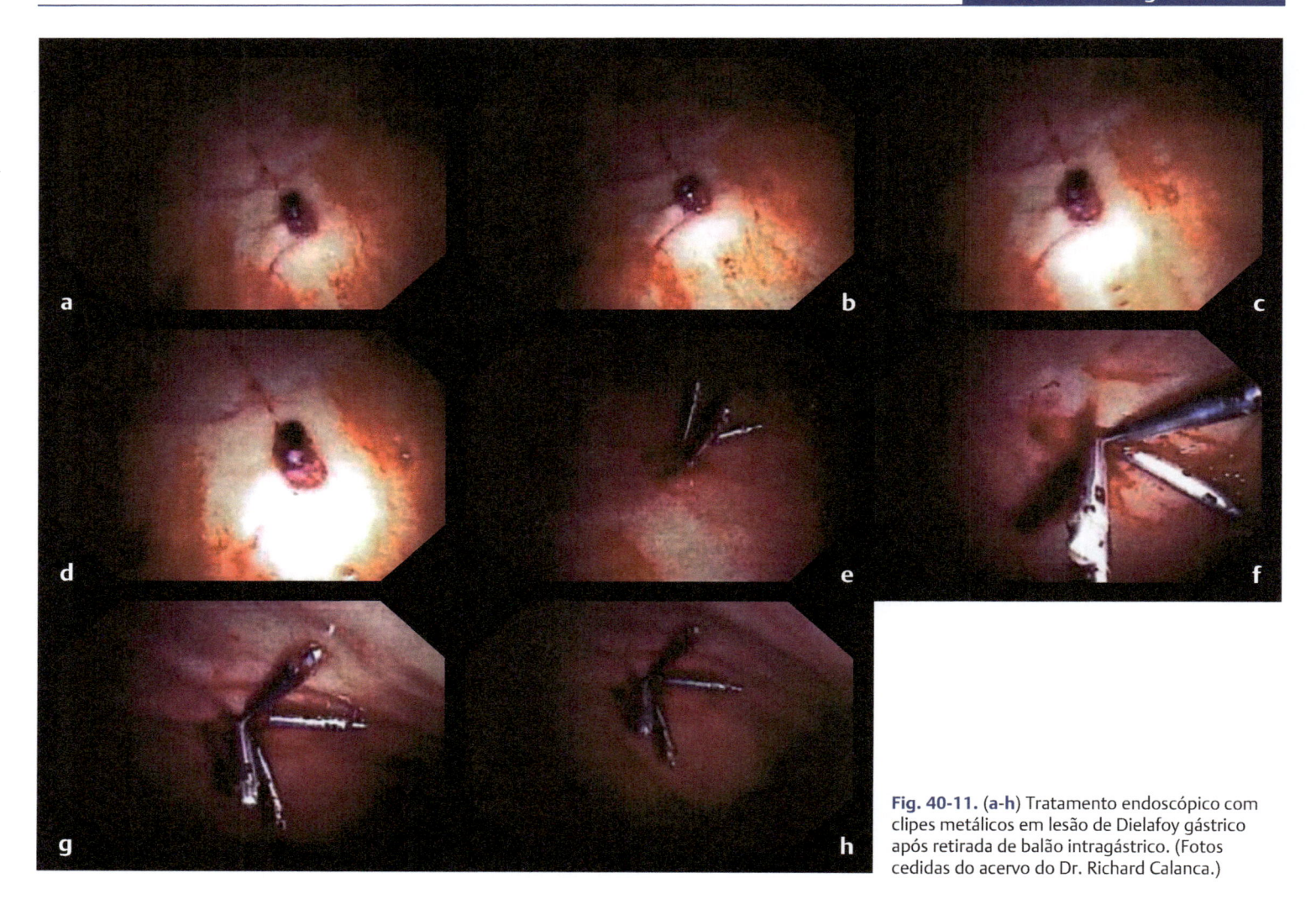

Fig. 40-11. (a-h) Tratamento endoscópico com clipes metálicos em lesão de Dielafoy gástrico após retirada de balão intragástrico. (Fotos cedidas do acervo do Dr. Richard Calanca.)

CONCLUSÃO

As lesões vasculares gastroduodenais apresentam ampla variedade de apresentações, com repercussões significativas em um subconjunto de pacientes. A terapia endoscópica é atualmente o tratamento mais eficaz porém, as taxas de ressangramento são altas. Vários métodos têm sido usados e relatados na literatura, no entanto, ainda faltam ensaios controlados randomizados e protocolos terapêuticos específicos.

REFERÊNCIAS BIBLIOGRÁFICAS

1. Alali AA, Barkun AN. An update on the management of non-variceal upper gastrointestinal bleeding. Gastroenterol Rep. 2023:1-18.
2. Wuerth BA, Rockey DC. Changing epidemiology of upper gastrointestinal hemorrhage in the last decade : a nationwide analysis. Dig Dis Sci [Internet]. 2018;63(5):1286-93.
3. Tortora A, Riccioni ME, Gaetani E, et al. Rendu-Osler-Weber disease: a gastroenterologist's perspective. Orphanet J Rare Dis. 2019;4:14-7.
4. García-Compeán D, Del Cueto-Aguilera ÁN, Jiménez-Rodríguez AR, et al. Diagnostic and therapeutic challenges of gastrointestinal angiodysplasias: A critical review and view points. World J Gastroenterol. 2019;25(21):2549-64.
5. Yano T, Yamamoto H, Sunada K, Miyata T. Endoscopic classification of vascular lesions of the small intestine (with videos). Gastrointestinal Endoscopy. 2008;67(1):169-72.
6. Acosta RD, Wong KHR. Differential diagnosis of upper gastrointestinal bleeding proximal to the Ligament of Trietz. Gastrointest Endosc Clin N Am [Internet]. 2011;21(4):555-66.
7. Hsu W, Wang Y, Hsieh M, Kuo F, Wu M. Insights into the management of gastric antral vascular ectasia (watermelon stomach). Therap Adv Gastroenterol. 2018;(11)1-9.
8. McCarty TR, Rustagi T. Comparative effectiveness and safety of radiofrequency ablation versus argon plasma coagulation for treatment of gastric antral vascular ectasia a systematic review and meta-analysis. J Clin Gastroenterol. 2019;53(8):599-606.
9. Hirsch BS, Ribeiro IB, Funari MP, et al. endoscopic band ligation versus argon plasma coagulation in the treatment of gastric antral vascular ectasia: a systematic review and meta-analysis of randomized controlled trials. Clin Endosc. 2021;54:669-77.
10. Handra-Luca A, Montgomery E. Vascular malformations and hemangiolymphangiomas of the gastrointestinal tract : morphological features and clinical impact. Clin Endosc. 2011;4(5):430-43.
11. Joarder AI, Faruque MS, Nur-E-Elahi M, et al. Dieulafoy's lesion: an overview. Mymensingh Med J. 2014;23(1):186-94.
12. Inayat F, Amjad W, Hussain Q, Hurairah A. Dieulafoy's lesion of the duodenum: a comparative review of 37 cases. BMJ Case Rep. 2018.
13. Zheng Z, Ding J, Li X, Wu Z. Gastric presentation (vasculitis) mimics a gastric cancer as initial symptom in granulomatosis with polyangiitis: a case report and review of the literature. Rheumatol Int. 2015;35(11):1925-9.
14. Gjeorgjievski M, Cappell MS. Portal hypertensive gastropathy: a systematic review of the pathophysiology, clinical presentation, natural history and therapy. World journal of hepatology. 2016;8(4):231-62.
15. Herrán D, Gala D, Bernal SS, et al. Gastric ischemia: cross-sectional imaging findings via a case series. Rev Esp Enferm Dig. 2022;114(1):44-6.
16. Yashavanth HS, Jagtap N, Singh JR, et al. Hemosuccus pancreaticus: a systematic approach. J Gastroenterol Hepatol. 2021;36(8):2101-6.
17. Anta JA, Zaera de la Fuente C, Mateos RM, et al. Evaluation of the efficacy of therapeutic endoscopy in gastrointestinal bleeding secondary to angiodysplasias. Rev Gastroenterol Mex. 2017;82(1):26-31.

41 Corpos Estranhos Gástricos e Bezoares

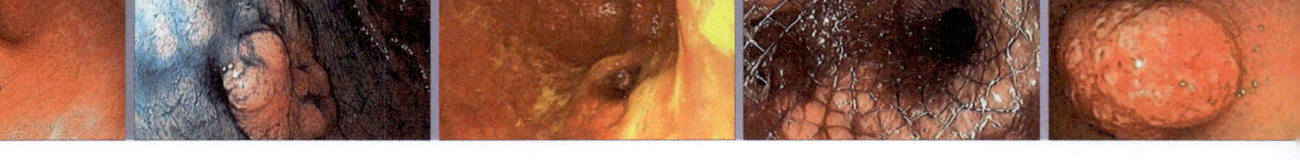

Lucas Santana Nova da Costa ■ Sara Cardoso Paes Rose

CORPOS ESTRANHOS GÁSTRICOS
Introdução

A ingestão de corpo estranho é uma situação comum na prática clínica. Cerca de 80% dos corpos estranhos ingeridos passarão espontaneamente pelo trato gastrointestinal, sendo que apenas 10-20% dos casos necessitarão de abordagem terapêutica endoscópica e menos de 1% vão requerer abordagem cirúrgica para sua retirada ou tratamento de complicações.[1,2] Entretanto, quando a ingestão do corpo estranho é intencional, geralmente as taxas de intervenções terapêuticas são maiores, com necessidade de endoscopia em cerca de 63 a 76% e de tratamento cirúrgico em 12 a 16% dos casos.[3]

A maioria dos casos de ingestão de corpo estranho ocorre na população pediátrica, com um pico de incidência entre 6 meses e 6 anos,[4] sendo que 75% dos casos pediátricos ocorrem em crianças com menos de 4 anos.[5] Nessa faixa etária há uma grande diversidade de corpos estranhos ingeridos, como moedas, brinquedos, ímãs, presilhas, baterias e espinhas de peixe.[4] Por outro lado, na população adulta é mais comum a impactação acidental por bolo de carne, espinhas de peixe ou ossos. A ingestão de objetos não alimentícios (também chamados de corpos estranhos verdadeiros) é mais comum em pacientes com transtorno psiquiátrico, com atraso no desenvolvimento cognitivo, em usuários de drogas, etilistas, em presidiários ou em indivíduos buscando algum ganho secundário, como dependência de sedativos usados em endoscopia. Edêntulos também possuem maior risco de ingestão acidental de próteses dentárias ou impactação por bolo de carne.[3]

Os principais pontos de impactação de um corpo estranho são esôfago, como no cricofaríngeo, na altura do arco aórtico ou do brônquio fonte esquerdo. Quando o objeto é capaz de passar pelo esfíncter esofágico inferior, o risco de impactação é bem menor. Entretanto, cerca de 10% dos casos podem ter impactação no piloro ou nos intestinos, sendo a válvula ileocecal o local de maior estreitamento.[5] Dessa forma, a necessidade de intervenção em corpos estranhos no estômago é menos frequente que no esôfago. O tipo, o tamanho e o tempo de ingestão são os principais aspectos a serem avaliados em um corpo estranho no estômago e que determinarão a melhor abordagem do mesmo.

CLASSIFICAÇÃO DE CORPO ESTRANHO

Há uma grande variedade de tipos de corpos estranhos ingeridos. Eles podem ser divididos como derivados de bolo alimentar (com ou sem pedaços de osso) e corpo estranho vindo de objetos não alimentícios, também denominados corpos estranhos verdadeiros.[3] Estes últimos podem ser divididos de acordo com sua forma (se pontiagudos ou não) e material, como exposto no Quadro 41-1.

Além disso, é importante diferenciar se o corpo estranho é radiopaco ou não. A maioria dos corpos estranhos verdadeiros e objetos de metais pode ser identificada em uma radiografia simples. Objetos de madeira, plástico, vidro, ossos finos (como espinha de peixe) e objetos metálicos finos podem não ser vistos na radiografia (Quadro 41-2).[1]

Quadro 41-1. Classificação de Corpo Estranho

Tipo	Exemplos
Objetos com borda romba	**Redondos:** moedas, ímãs, bateria, botão, brinquedos
Objetos pontiagudos	**Finos:** agulha, alfinete, ossos, cacos de vidro. **Grossos:** próteses dentárias, lâminas de barbear.
Objetos longos	**Macio:** cordões, barbante. **Rígido:** escova de dente, lápis, caneta, chave de fenda.
Bolo alimentar	Com ou sem osso.
Outros	Papelotes de drogas.

Quadro 41-2. Diferenciação entre Corpo Estranho Radiopaco ou Não.

Radiodensidade	Tipo do corpo estrando
Radiopaco	■ Maioria de corpos estranhos verdadeiros (não alimentar) ■ Objetos metálicos ■ Osso bovino
Radiotransparente	■ Bolo alimentar/bolo de carne ■ Osso de frango ou peixe ■ Madeira ■ Plástico ■ Vidro ■ Objetos metálicos finos

ANAMNESE E EXAMES COMPLEMENTARES

Os aspectos mais importantes que devem ser buscados em um paciente com ingestão de corpo estranho são:[1,2,4]

- Idade.
- Tipo de corpo estranho.
- Tempo de ingestão.
- Tipo de ingestão (se intencional ou não).
- Fatores associados, como transtornos psiquiátricos, déficit cognitivo, comorbidades, uso de drogas ou álcool e fatores associados a ganho secundários (p. ex., presidiários).
- Comorbidades conhecidas como estenoses, história de neoplasia ou cirurgia.
- Sinais e sintomas.

A maioria dos pacientes com corpos estranhos no estômago é assintomática. Entretanto, alguns casos podem apresentar dor abdominal, náuseas, vômitos ou sintomas obstrutivos.[6] Raros casos podem evoluir com sangramento digestivo, como melena ou hematêmese, principalmente quando relacionados com ingestão de corpo estranho pontiagudo.[6] Alguns pacientes podem referir odinofagia ou sensação de corpo estranho na região do cricofaríngeo, mesmo horas após a ingestão, e essa sensação pode não corresponder à localização real do corpo estranho.[3,7]

Em crianças ou pacientes com déficit cognitivo ou interesse por ganho secundário, alguns aspectos da história clínica podem não ficar tão claros.[1] O exame físico deve ser voltado à pesquisa de complicações. Achados como febre, taquicardia, enfisema subcutâneo e dor à descompressão abdominal podem sugerir perfuração no trato gastrointestinal.[1,4]

A radiografia tem benefício naqueles corpos estranhos radiopacos ou naqueles em que não se sabe o tipo do corpo estranho ingerido. Para esses casos devem ser solicitadas radiografia do pescoço, tórax e abdome, idealmente em duas incidências, visando determinar o posicionamento mais preciso do corpo estranho, sobretudo ajudar na diferenciação da localização entre estômago e intestino (Fig. 41-1). Além disso, ela pode auxiliar no diagnóstico de complicações, com a detecção de enfisema subcutâneo, pneumomediastino ou pneumoperitônio.[8] Todavia, a taxa de falso-negativo pode chegar a 47% dos casos e a presença de gás na porção inferior do diafragma raramente é vista, mesmo na presença de perfuração, pois essa normalmente se encontra tamponada.[1] A radiografia não está indicada para corpos estranhos radiotransparentes, como bolo de carne, pedaços de plástico, madeira ou ossos de frango ou peixe.[1]

A tomografia é mais sensível em detectar corpos estranhos que a radiografia, sobretudo os radiotransparentes. Para espinhas de peixe apresenta sensibilidade e especificidade superiores a 90% quando comparadas à sensibilidade em torno de 32% da radiografia. Também apresenta maior acurácia em determinar complicações, como perfurações, por detectar a presença de pneumoperitônio localizado. Entretanto, não é um exame que deve ser realizado de rotina, mas naqueles pacientes com suspeita de complicações ou que possam requerer tratamento cirúrgico.[1]

O uso de exames contrastados com bário via oral não está indicado pelo risco de broncoaspiração e por atrapalhar a visibilidade da mucosa durante a endoscopia.[1,3,8]

ABORDAGEM

A maioria dos corpos estranhos que chegam ao estômago será expelida naturalmente em 4 a 6 dias, podendo levar até 30 dias.[1] Objetos com mais de 2,5 cm de diâmetro podem não passar pelo piloro, e objetos longos, com mais de 6 cm, podem ter dificuldade em passar pelo arco duodenal. Assim, pacientes assintomáticos que ingeriram corpos estranhos rombos, com menos de 2,5 cm de diâmetro ou com menos de 6 cm de comprimento podem ser acompanhados de forma conservadora, sem a necessidade de endoscopia. Um exemplo clássico para esse caso é a presença de moeda no estômago. Esses pacientes devem ser acompanhados de forma ambulatorial, com radiografias seriadas semanais. O paciente ou seu acompanhante deve ser orientado a observar as fezes e retornar ao pronto-socorro caso apresente sintomas obstrutivos. Caso o corpo estranho persista no estômago por um período superior a 3 a 4 semanas, ele deve ser retirado endoscopicamente.[1,3]

Diferentemente do esôfago, baterias alojadas no estômago têm menor risco de provocar queimaduras ou perfuração, pelo fato de o estômago ser uma estrutura ampla, que evita o contato da mucosa simultaneamente com os dois polos da bateria. De acordo com a ASGE, pacientes assintomáticos com baterias em disco no estômago podem ser seguidos ambulatorialmente com radiografias seriadas. Caso baterias com mais de 2 cm persistam no estômago por um período superior a 48 horas, devem ser retiradas por via endoscópica. Após progredir para o duodeno, em 85% dos casos serão eliminadas em 72 horas. Nesses casos deve-se realizar controle radiológico a cada 3 a 4 dias, com orientação de retorno na presença de sintomas.[3] Outras publicações mais recentes, como a diretriz da ESGE, recomendam a retirada de toda bateria alcançável pelo endoscópio nas primeiras 24 horas.[1,8]

Apesar de os ímãs serem pequenos e rombos, a ingestão desses objetos, independentemente do tamanho, representa indicação de retirada endoscópica quando alcançáveis pelo método. A presença de dois ou mais ímãs ou de um ímã com um objeto metálico pode gerar aderência dos mesmos entre alças do delgado, podendo levar a formação de fístula enteroentérica e perfuração intestinal.[3]

Uma situação em que não é recomendada a tentativa de retirada endoscópica é a presença de papelotes de drogas no estômago. A ingestão de papelotes de droga contendo cocaína ou heroína, revestida por plástico, como camisinhas, é relativamente comum entre presidiários (Figs. 41-2 e 41-3). Nesses casos, a ruptura de algum papelote, durante a tentativa de retirada endoscópica pode levar à intoxicação fatal. Assim, esses casos devem ser acompanhados em regime hospitalar com radiografias seriadas e laxativos. Caso apresentem sinais de intoxicação ou obstrução intestinal, devem ser referenciados ao tratamento cirúrgico.[1,3]

O PAPEL DA ENDOSCOPIA

A endoscopia digestiva alta é o melhor método diagnóstico e terapêutico para corpos estranhos, com taxa de sucesso na retirada de 95%, com risco de complicação de 0,5 a 5%.[1,8] Existem indicações precisas para a retirada endoscópica de corpo estranho no estômago (Fig. 41-4). Os principais aspectos a serem observados na abordagem endoscópica de um corpo estranho são: (a) sedação e proteção de via aérea; (b) indicação de retirada a depender do tipo de corpo estranho; (c) tempo para realização do procedimento; (b) estratégia para retirada endoscópica.

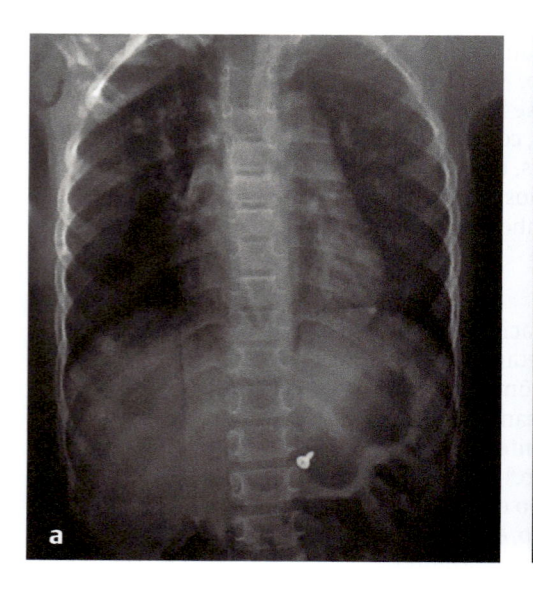

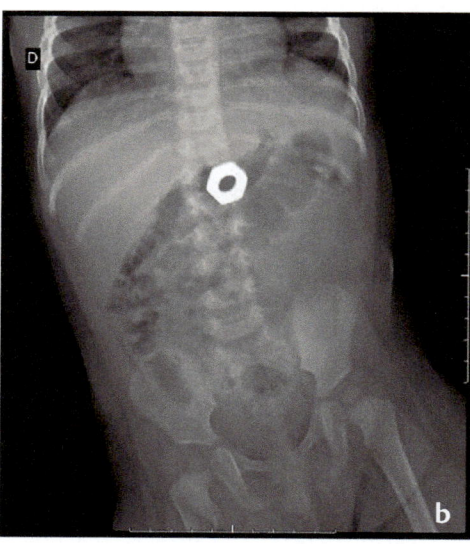

Fig. 41-1. Radiografias de paciente pediátrico. (a) Parafuso no estômago. (b) Porca de parafuso no estômago. (Fonte: Fonte: Unidade Gastroenterologia do Hospital de Base do Distrito Federal – Brasília-DF.)

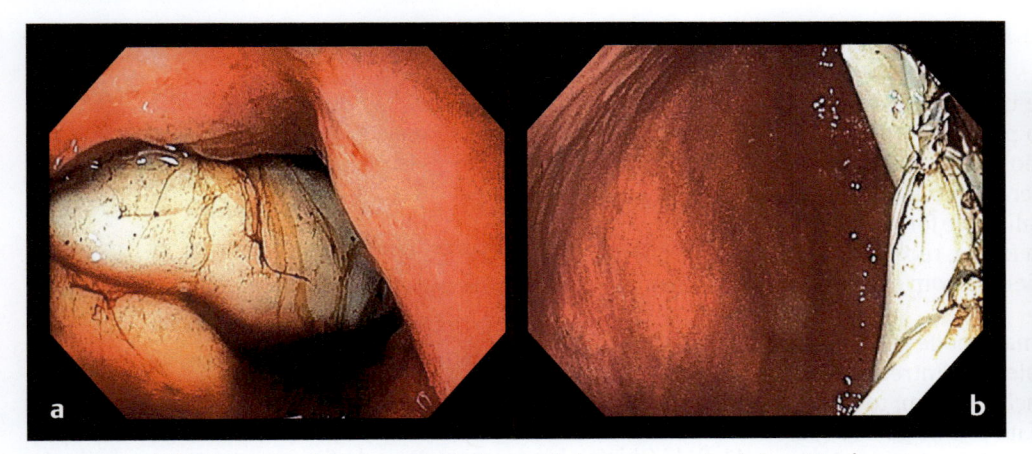

Capítulo 41 ■ Corpos Estranhos Gástricos e Bezoares

Fig. 41-2. (a, b) Paciente presidiário encontrado desacordado, com suspeita de ingestão de corpo estranho. Exame de endoscopia confirmou o diagnóstico, evidenciando papelote de droga em câmara gástrica. (Fonte: Unidade de Gastroenterologia do Hospital de Base do Distrito Federal – Brasília-DF.)

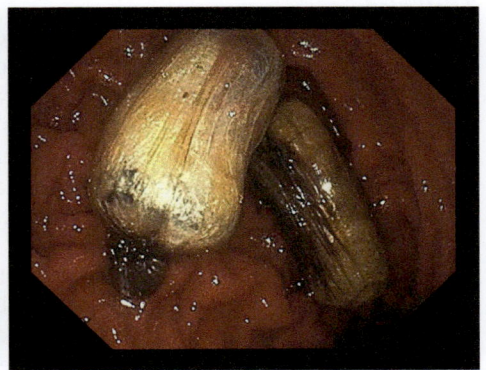

Fig. 41-3. Paciente presidiário com história de ingestão de corpo estranho. Exame de endoscopia revelou tratar-se de papelotes de droga. (Fonte: Unidade de Gastroenterologia do Hospital de Base do Distrito Federal – Brasília-DF)

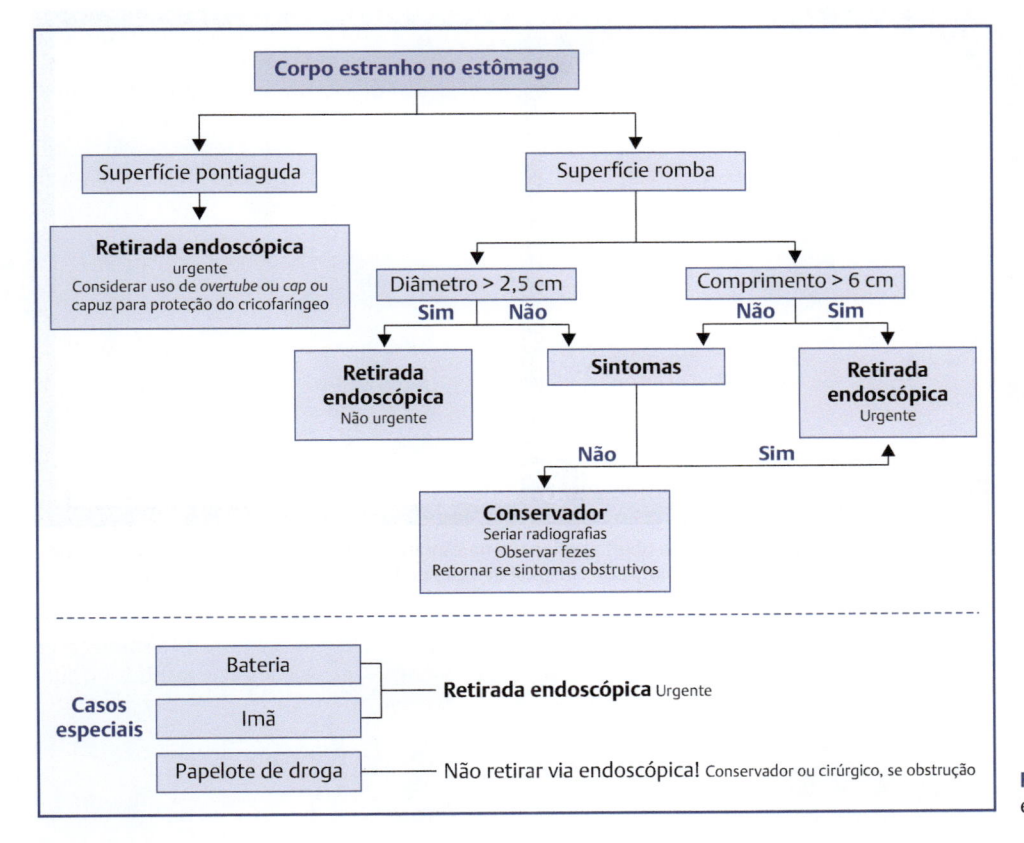

Fig. 41-4. Fluxograma para abordagem de corpo estranho no estômago.

Sedação e Proteção de Via Aérea

A sedação consciente é apropriada para a maioria dos pacientes adultos.[8] A intubação orotraqueal, com proteção total de vias aéreas, é mais recomendada em pacientes pediátricos, com agitação extrema, com maior risco de aspiração (como estômago cheio e obstrução esofágica) ou em procedimentos prolongados.[1,8]

O uso de *overtubes* longos, que passam o esfíncter esofagiano inferior, é uma ferramenta eficaz que protege a retirada de objetos perfurocortantes ou pontiagudos pelo esôfago e cricofaríngeo (Fig. 41-5). Também é útil na retirada de múltiplos corpos estranhos no estômago, por permitir uma passagem facilitada do aparelho pelo cricofaríngeo. O uso de *cap* transparente ou capuz de látex na ponta do endoscópio também pode auxiliar na proteção da mucosa, especialmente em objetos pontiagudos e/ou cortantes.[1]

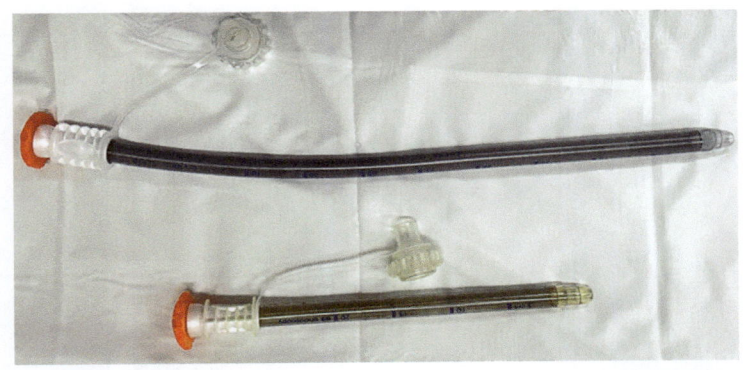

Fig. 41-5. *Overtube* gástrico (acima) em comparação com *overtube* esofágico (abaixo). Nota-se que o *overtube* gástrico apresenta um comprimento maior, capaz de ultrapassar a junção esofagogástrica. (Fonte: arquivo pessoal do autor.)

Indicação de Retirada Endoscópica e Tempo para Retirada

A indicação de retirada endoscópica de um corpo estranho e o tempo para tal está baseada no risco de o paciente evoluir com complicações, como perfuração ou obstrução intestinal.[1] No estômago, o tempo para retirada endoscópica será como urgente (em até 24 horas) ou não urgente (podendo-se realizar de forma programada após 24 horas) – (Quadro 41-3). Dessa forma, recomenda-se aguardar o jejum adequado em todos os pacientes, com maior taxa de sucesso e menor risco de complicações.

Um corpo estranho pontiagudo no estômago pode passar para o restante do trato gastrointestinal sem problemas. Entretanto, em até 35% dos casos pode evoluir com perfuração.[1] Assim, todo corpo estranho pontiagudo ou perfurocortante no estômago deve ser retirado nas primeiras 24 horas (Figs. 41-6 a 41-8). A retirada de ímãs também deve ser realizada de forma urgente, devido ao risco de evoluir com formação de fístulas descritas anteriormente. Sua retirada é indicada mesmo na presença de um único ímã (Fig. 41-9).[1,3] Objetos longos, com mais de 6 cm, como escova de dente, lápis ou caneta, tem risco maior de perfuração e impactação na região do arco duodenal, sendo a retirada endoscópica indicada nas primeiras 24 horas (Figs. 41-10 a 41-14).[1]

Quadro 41-3. Indicações e Tempo de Retirada de Corpos Estranhos no Estômago

Tipo de corpo estranho	Tempo de retirada
Objetos pontiagudos ou perfurocortantes	Urgente
Ímãs	Urgente
Bateria	Urgente*
Objetos longos (> 6 cm de comprimento)	Urgente
Objetos grandes (> 2,5 cm de diâmetro)	Não urgente
Objetos pequenos (< 2,5 cm de diâmetro)	Não urgente

* ASGE recomenda observação com radiografia seriada por até 24 horas. Se permanecer no estômago por mais de 24 horas, estará indicada a retirada.

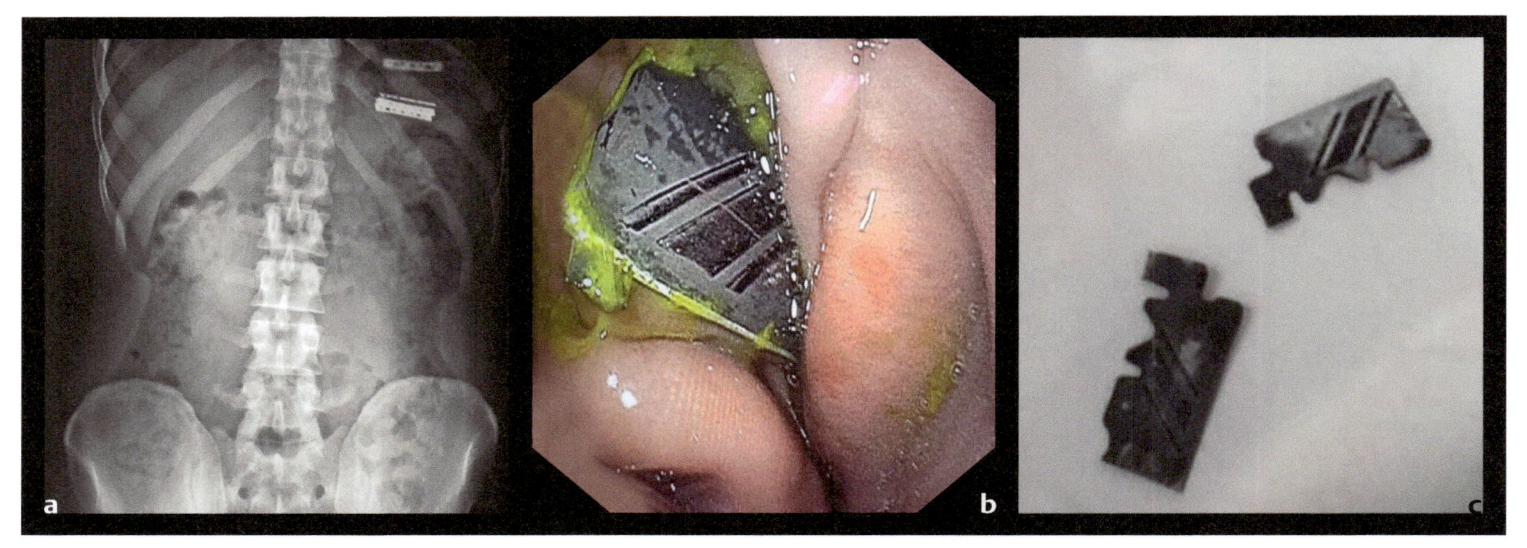

Fig. 41-6. Paciente com história de ingestão de lâminas de barbear. (**a**) Radiografia revelando objeto radiopaco na câmara gástrica. (**b**) Imagem endoscópica de objeto no estômago. (**c**) Objeto após retirada endoscópica. (Fonte: Unidade de Gastroenterologia do Hospital de Base do Distrito Federal – Brasília-DF.)

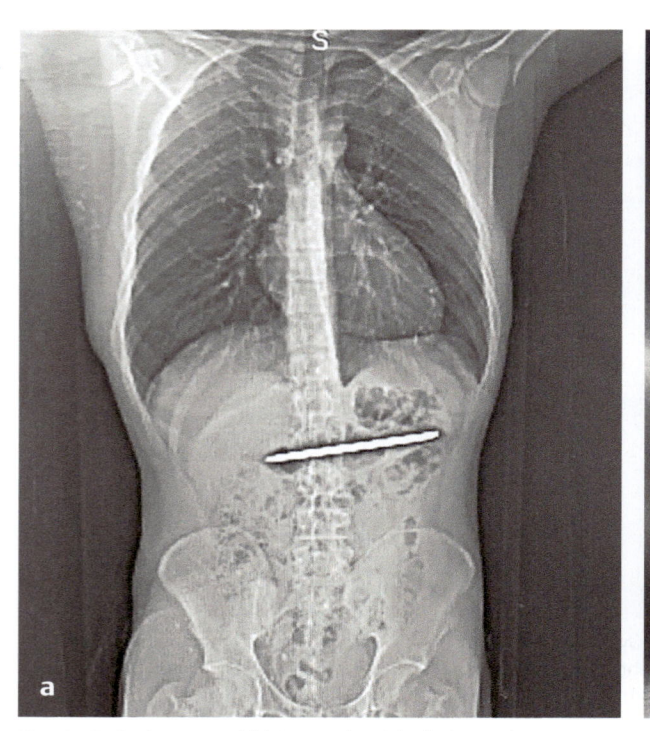

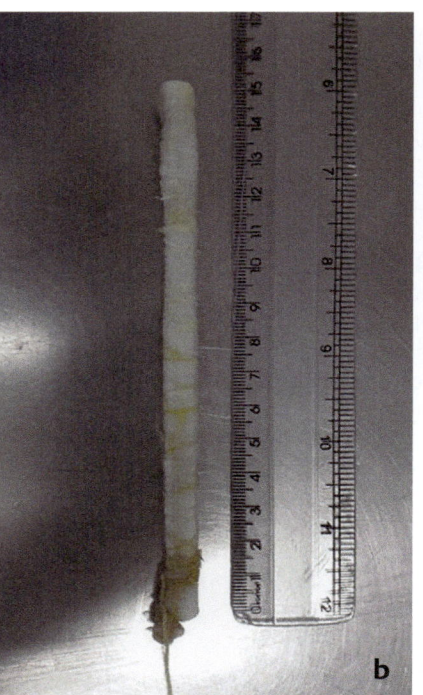

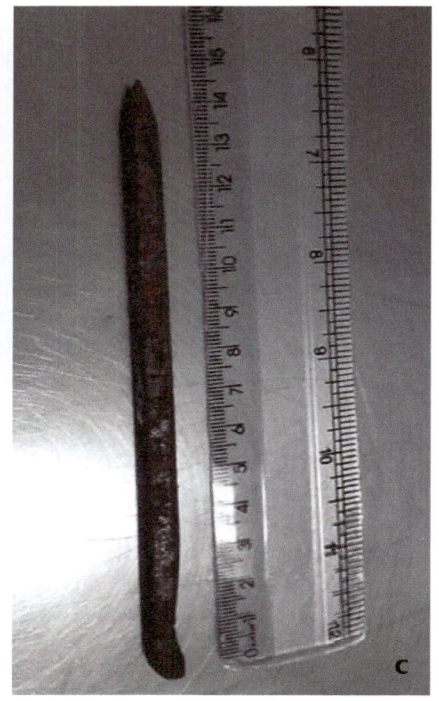

Fig. 41-7. Paciente presidiário com história de hematêmese e com suspeita de ingestão de corpo estranho. (**a**) Radiografia evidenciando corpo estranho radiopaco longo e pontiagudo no estômago. (**b, c**) Imagem do objeto após retirada, revelando tratar-se de uma barra de metal. (Fonte: Unidade de Gastroenterologia do Hospital de Base do Distrito Federal – Brasília-DF.)

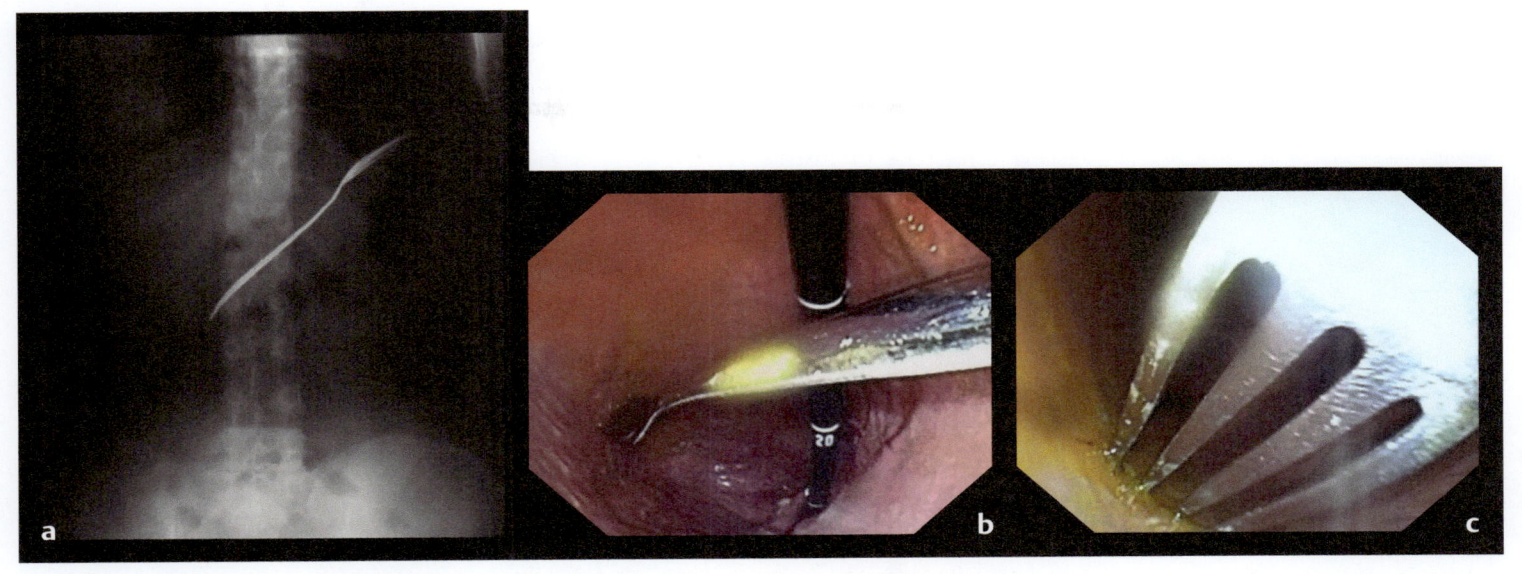

Capítulo 41 ■ Corpos Estranhos Gástricos e Bezoares

Fig. 41-8. Paciente com história de ingestão de garfo. (**a**) Radiografia evidenciando objeto radiopaco longo e pontiagudo em topografia gástrica. (**b, c**) Imagens endoscópicas confirmando presença de garfo no estômago. (Fonte: Unidade de Gastroenterologia do Hospital de Base do Distrito Federal – Brasília-DF.)

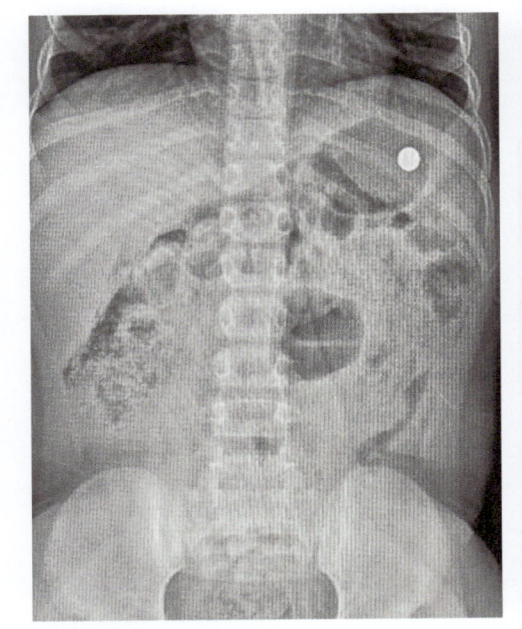

Fig. 41-9. Radiografia de paciente com um único ímã no estômago. (Fonte: Arquivo pessoal.)

Fig. 41-10. (**a**) Radiografia de paciente com corpo estranho radiopaco longo no estômago, ingerido por um presidiário. (**b**) Objeto após retirada endoscópica, revelando tratar-se de cortador de unha. (Fonte: Unidade de Gastroenterologia do Hospital de Base do Distrito Federal – Brasília-DF.)

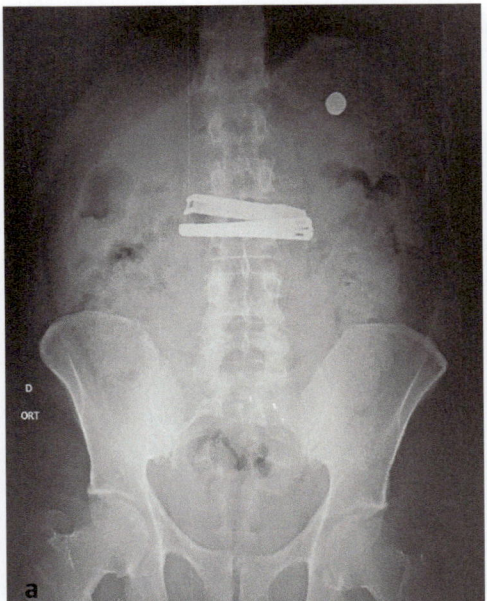

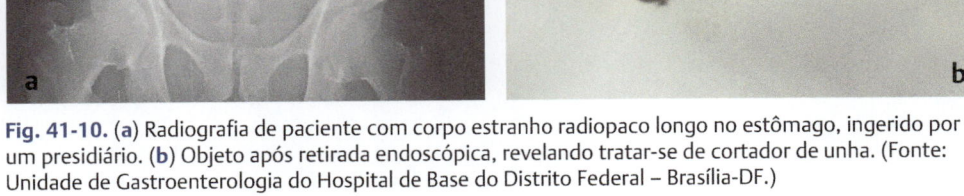

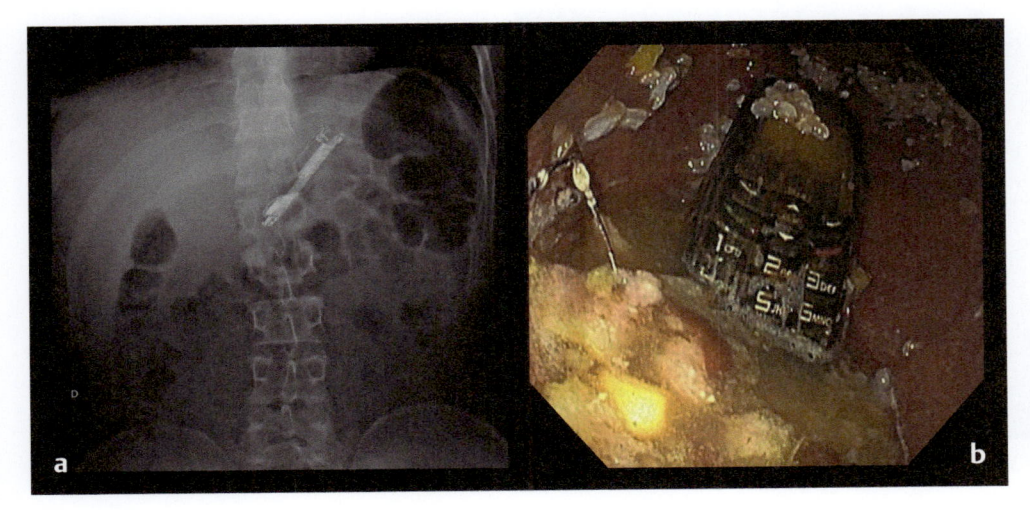

Fig. 41-11. Paciente presidiário com história de ingestão de telefone celular. (**a**) Radiografia evidenciando objeto radiopaco longo em topografia gástrica. (**b**) Imagem endoscópica com celular no estômago. (Fonte: Unidade de Gastroenterologia do Hospital de Base do Distrito Federal – Brasília-DF.)

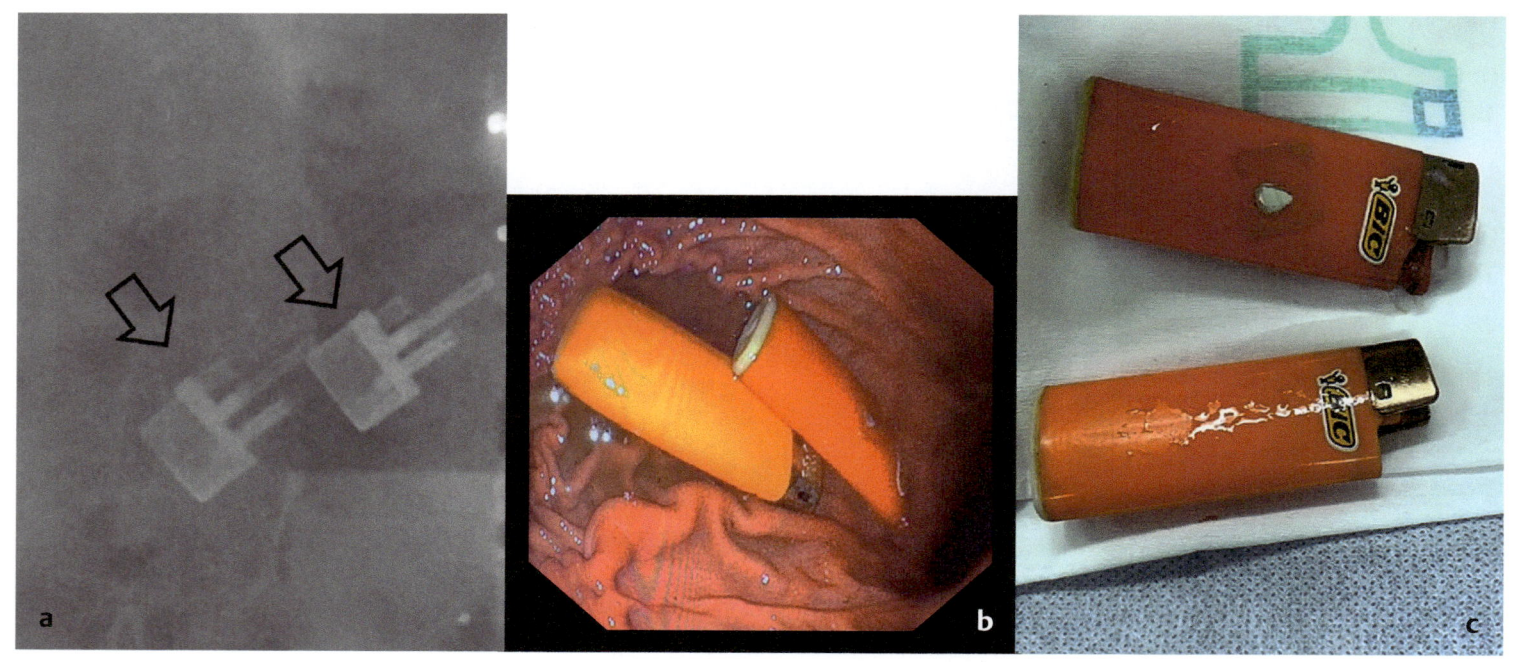

Fig. 41-12. Paciente com história de ingestão de corpo estranho (dois isqueiros). (**a**) Radiografia evidenciando a parte metálica do isqueiro (setas) em topografia gástrica. (**b**) Imagem endoscópica revelando objetos no corpo gástrico. (**c**) Objetos pós-retirada endoscópica. (Fonte: Unidade de Gastroenterologia do Hospital de Base do Distrito Federal – Brasília-DF)

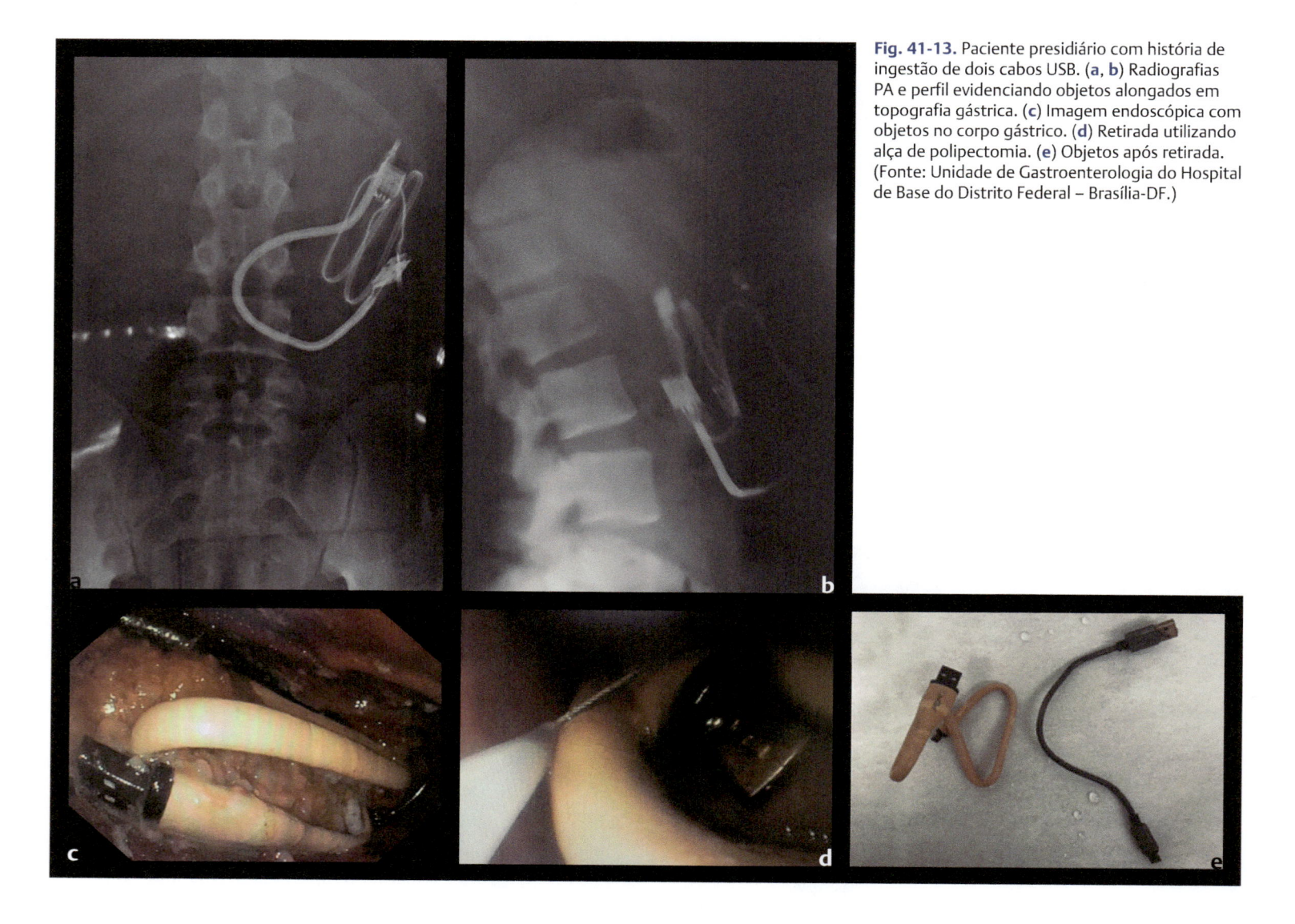

Fig. 41-13. Paciente presidiário com história de ingestão de dois cabos USB. (**a, b**) Radiografias PA e perfil evidenciando objetos alongados em topografia gástrica. (**c**) Imagem endoscópica com objetos no corpo gástrico. (**d**) Retirada utilizando alça de polipectomia. (**e**) Objetos após retirada. (Fonte: Unidade de Gastroenterologia do Hospital de Base do Distrito Federal – Brasília-DF.)

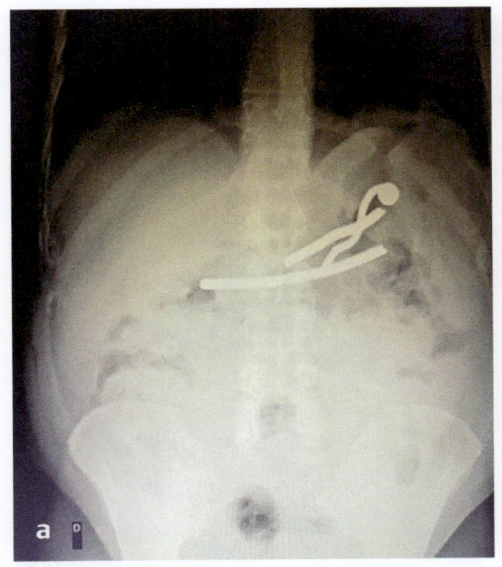

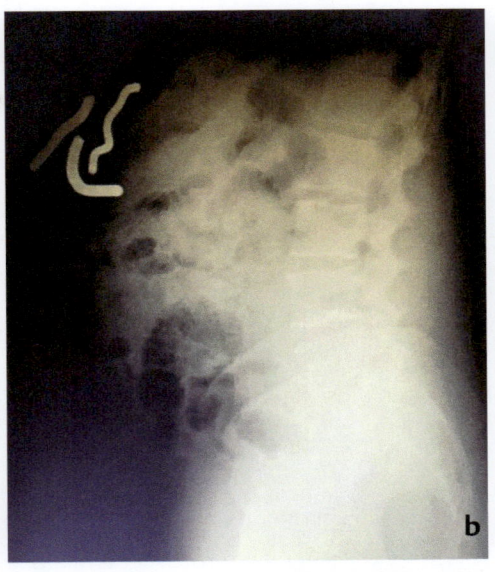

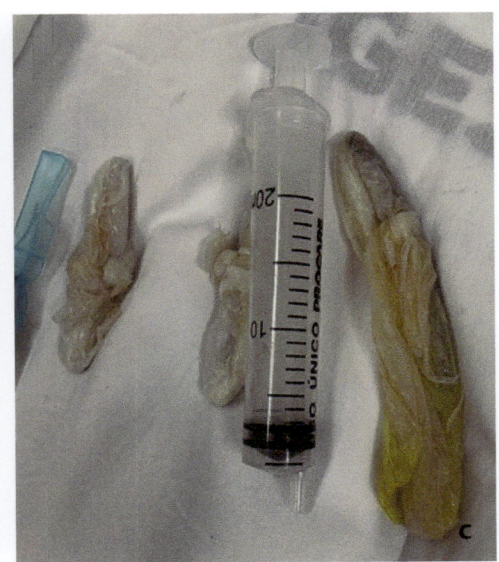

Capítulo 41 ■ Corpos Estranhos Gástricos e Bezoares

Fig. 41-14. Paciente presidiário com história de ingestão de barras de metal. (**a, b**) Radiografias PA e perfil evidenciando objetos radiopacos alongados. (**c**) Objetos após retirada endoscópica. (Fonte: Unidade de Gastroenterologia do Hospital de Base do Distrito Federal – Brasília-DF.)

Um corpo estranho rombo, com mais de 2,5 cm de diâmetro, pode não passar pelo piloro. Dessa maneira, esses casos são indicações de retirada endoscópica não urgente (Figs. 41-15 a 41-17).[1] Baterias em disco com mais de 2 cm ou naquelas que permanecem no estômago por mais de 24 horas há indicação de retirada endoscópica (Figs. 41-18 e 41-19).[3] Um corpo estranho rombo pequeno, com menos de 2,5 cm, como moedas, que permaneçam no estômago por mais de 3 a 4 semanas, devem ser retirados via endoscópica de forma não urgente.[1]

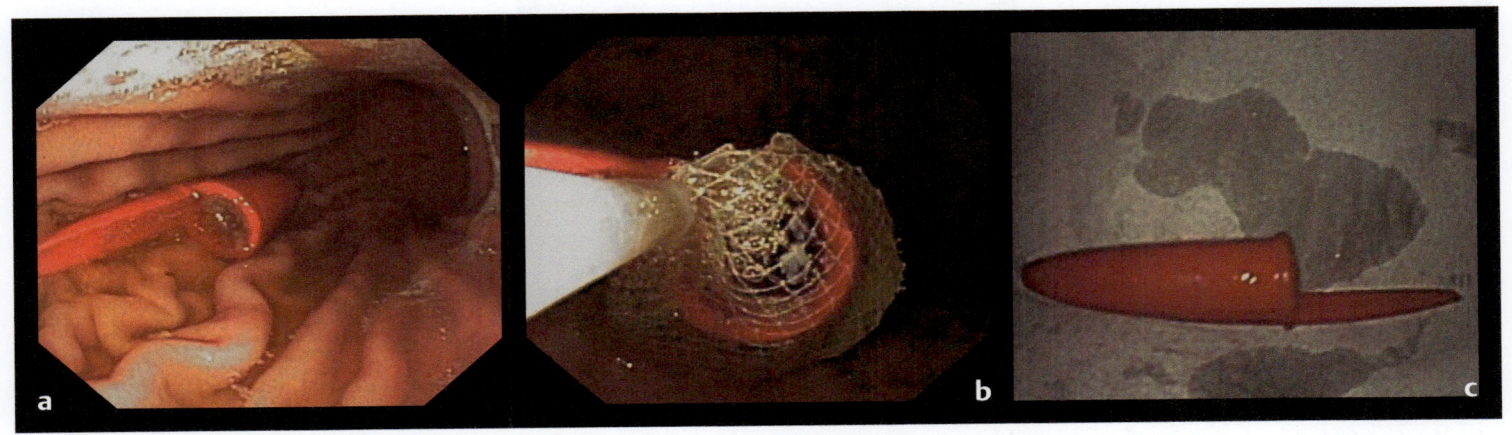

Fig. 41-15. Tampa de caneta em corpo gástrico: (**a**) Imagem endoscópica. (**b**) Produto sendo retirado, via endoscopia, por cesta extratora tipo Roth Net®. (**c**) Produto após remoção endoscópica. (Fonte: Unidade de Gastroenterologia do Hospital de Base do Distrito Federal – Brasília-DF.)

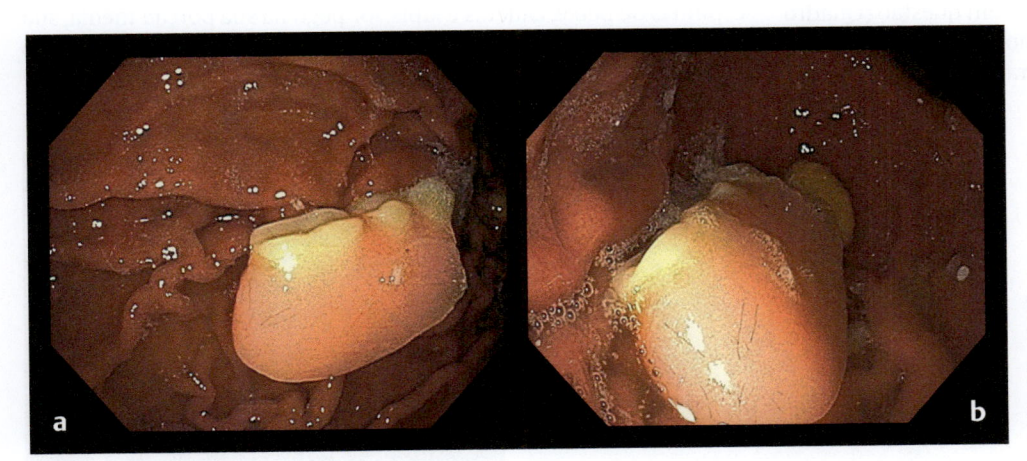

Fig. 41-16. Paciente com histórico de ingestão acidental de prótese dentária. (**a, b**) Imagens endoscópicas com evidência de corpo estranho em corpo gástrico. (Fonte: Unidade de Gastroenterologia do Hospital de Base do Distrito Federal – Brasília-DF.)

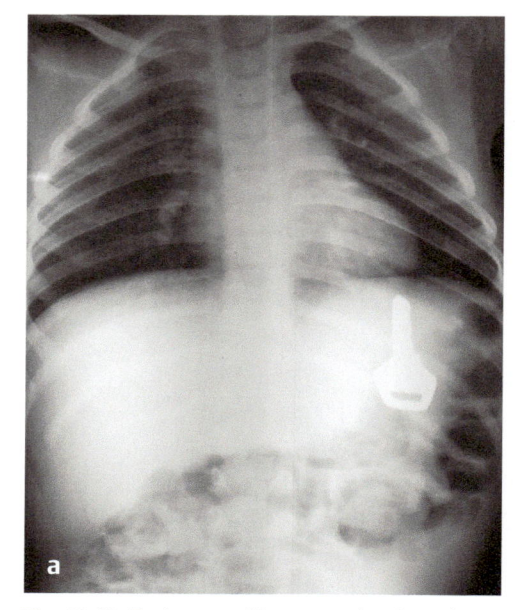

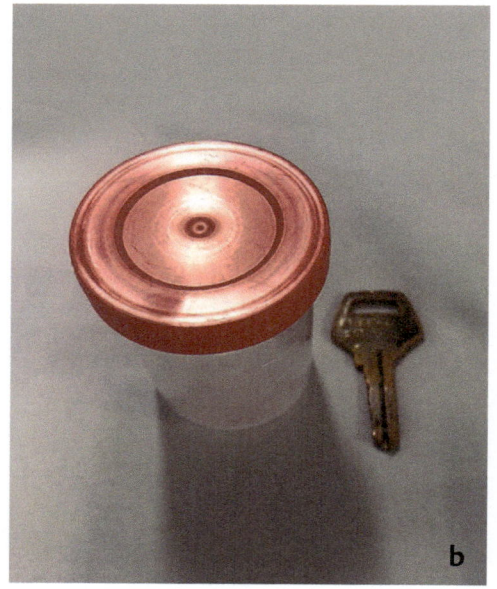

Fig. 41-17. Paciente pediátrico com histórico de ingestão de chave. (**a**) Radiografia com evidência de corpo estranho radiopaco em topografia gástrica. (**b**) Objeto após retirada endoscópica. (Fonte: Unidade de Gastroenterologia do Hospital de Base do Distrito Federal – Brasília-DF.)

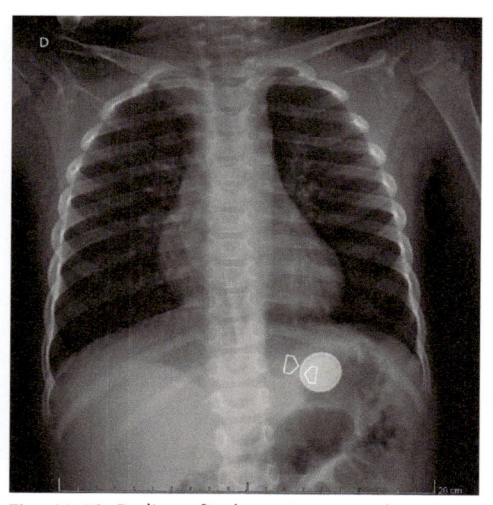

Fig. 41-18. Radiografia de paciente com bateria no estômago. Nota-se o sinal do duplo halo (setas brancas). (Fonte: Unidade de Gastroenterologia do Hospital de Base do Distrito Federal – Brasília-DF.)

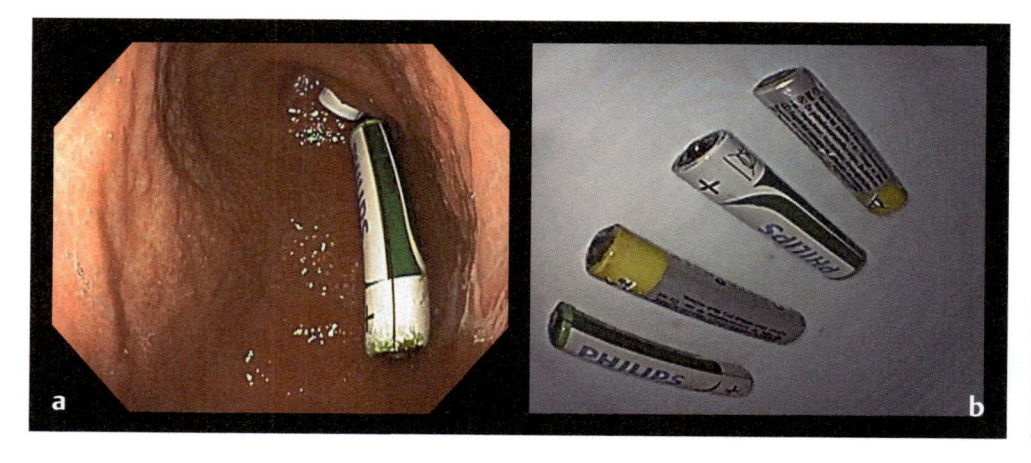

Fig. 41-19. Paciente com transtorno psiquiátrico com história de ingestão de pilhas. (**a**) Imagem endoscópica revelando pilhas no estômago. (**b**) Objetos após retirada endoscópica. (Fonte: Unidade de Gastroenterologia do Hospital de Base do Distrito Federal – Brasília-DF.)

Estratégia e Ferramentas para Retirada Endoscópica

Existem diversas ferramentas para a retirada de corpo estranho, dentre elas: pinças para corpo estranho, alças de polipectomia, *baskets* e redes tipo Roth net (Fig. 41-20). Tais ferramentas podem ser usadas na tentativa de retirada endoscópica de um corpo estranho e serão escolhidas a depender do corpo estranho em questão (Quadro 41-4). Dentre as pinças de corpo estranho, temos a tipo dente de rato, tipo jacaré e tripé. Podem ser utilizadas na retirada de diferentes tipos de objetos, como, por exemplo, moedas, baterias e ossos. Objetos longos podem ser mais bem retirados com alças de polipectomia ou *basket*. Deve-se fazer a preensão dos objetos em sua extremidade, tentando alinhar o objeto com o eixo esofágico, facilitando assim a retirada sem lesões da mucosa. Se um objeto longo e rígido, como espinhas de peixe, canetas e lápis, for pego na sua porção média, sua extremidade pode provocar lacerações tanto no esfíncter esofágico inferior como no cricofaríngeo, dificultando sua retirada. Objetos

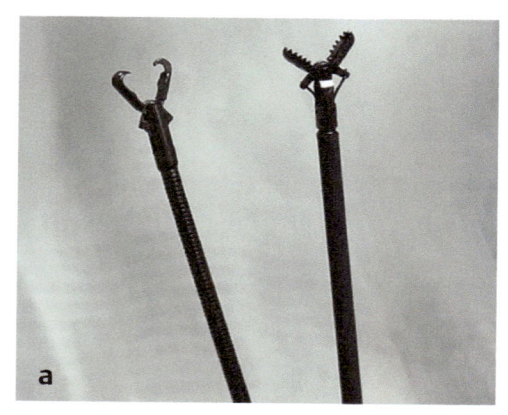

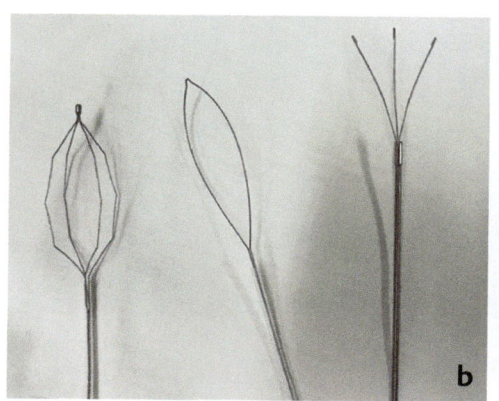

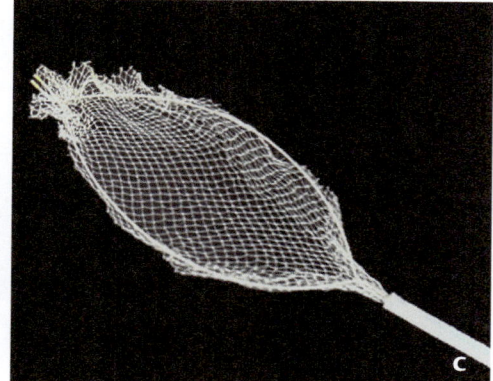

Fig. 41-20. Instrumentos endoscópicos para retirada de corpo estranho. (**a**) Pinças de corpo estranho, da esquerda para a direita: tipo dente de rato; tipo jacaré. (**b**) Da esquerda para a direita: cesta tipo *basket*; alça de polipectomia e pinça tipo tripé. (**c**) Cesta extratora tipo rede (Roth Net®). (Fonte: arquivo pessoal do autor.)

Capítulo 41 ■ Corpos Estranhos Gástricos e Bezoares

Quadro 41-4. Visão Geral das Ferramentas para Retirada de Corpo Estranho

Tipo de corpo estranho	Ferramenta endoscópica apropriada
Objetos com borda romba	Pinça de corpo estranho, alça de polipectomia, *basket*, Roth net
Objetos pontiagudos	Pinça de corpo estranho, alça de polipectomia, *basket*, Roth net, *cap* transparente, capuz de látex ou *overtube*
Objetos longos	Alça de polipectomia ou *basket*
Bolo alimentar	Pinça de corpo estranho, alça de polipectomia, *basket*, Roth net

pequenos e rombos, como bolas de gude, podem ser mais bem retirados com redes endoscópicas tipo Roth net®. Para retirada de bolo alimentar, *baskets*, alça de polipectomia e Roth net® são boas opções disponíveis.[1] Importante insuflar no momento da retirada visando afastar as paredes do esôfago, além de aproximar o corpo estranho à ponta do aparelho e realizar discretos movimentos de rotação que podem facilitar a retirada. Em caso de pacientes com espinhas de difícil retirada pelo esôfago, a utilização de tesoura endoscópica pode ser útil para sua fragmentação e retirada em seguida. Em pacientes com objetos no estômago que apresentem argolas de difícil preensão com pinças, pode-se utilizar a técnica do fio (Fig. 41-21). Nesse caso um fio (p. ex., fio dental) é conduzido via oral com pinça de biópsia por fora do canal de trabalho do aparelho, passando à extremidade distal por dentro da argola do objeto no estômago, mantendo-se a extremidade proximal fora do paciente. Em seguida, a extremidade distal do fio é exteriorizada via oral com a pinça de biópsia, sendo feita retirada do objeto pela tração das duas extremidades do fio.

ACOMPANHAMENTO

Após retirada endoscópica de um corpo estranho sem intercorrências, o paciente poderá receber alta após o procedimento, sem maiores riscos de complicações. Pode-se considerar a observação naqueles casos em que a retirada endoscópica foi difícil, com presença de lacerações profundas, em objetos perfurocortantes, baterias ou múltiplos objetos. Na presença de laceração profunda, é prudente a realização de tomografia computadorizada para excluir perfuração.[1]

Aqueles objetos que não foram passíveis de retirada endoscópica, sobretudo objetos pontiagudos ou longos, devem ser considerados para abordagem cirúrgica (Fig. 41-22).[1]

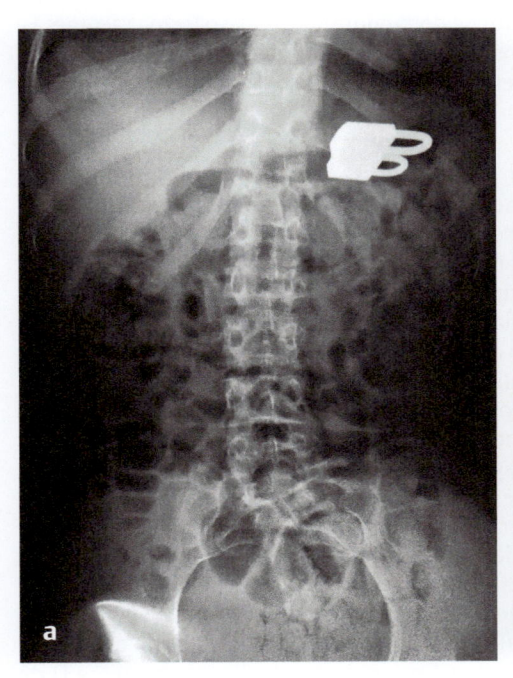

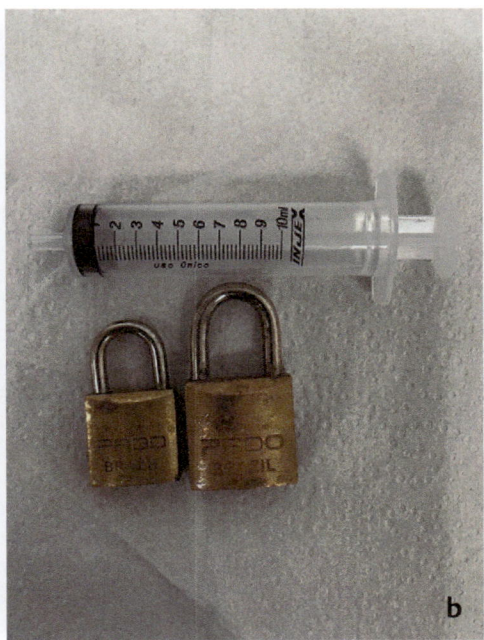

Fig. 41-21. Paciente com histórico de ingestão de dois cadeados. (**a**) Radiografia com dois corpos estranhos rombos metálicos em topografia gástrica. (**b**) Objetos retirados por via endoscópica pela técnica do fio. (Fonte: Unidade de Gastroenterologia do Hospital de Base do Distrito Federal – Brasília-DF.)

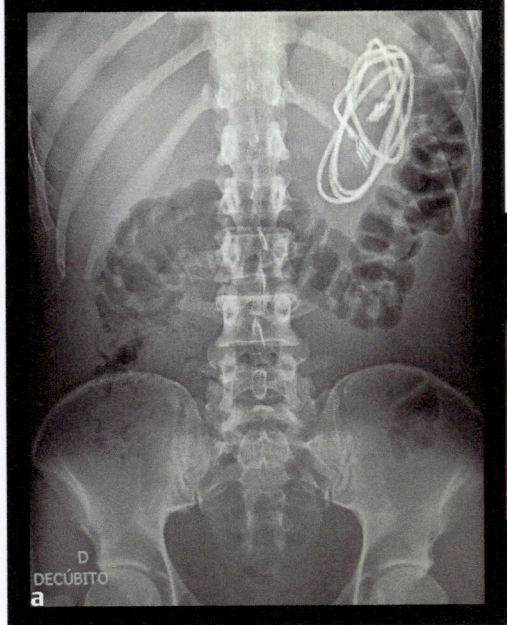

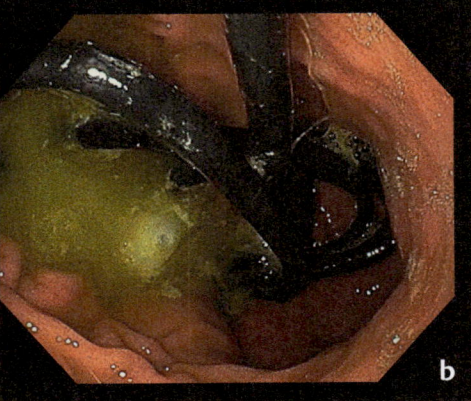

Fig. 41-22. Paciente com história de ingestão de cabo USB há 4 anos. (**a**) Radiografia evidenciando corpo estranho radiopaco longo no estômago. (**b**) Imagem endoscópica do objeto no estômago. Não foi possível a retirada endoscópica devido à rigidez do revestimento plástico como consequência da exposição ácida. O caso foi referenciado para abordagem cirúrgica. (Fonte: Unidade de Gastroenterologia do Hospital de Base do Distrito Federa-DF.)

BEZOAR
Definição e Classificação

Bezoar é definido como o acúmulo de qualquer material não digerido no trato gastrointestinal.[9] Pode ocorrer em qualquer parte do trato gastrointestinal, sendo o estômago o local mais comum.[9,10]

Divide-se em cinco tipos principais, a depender da composição (Quadro 41-5):[9-12]

- Fitobezoar: derivado de fibras vegetais pela presença de celulose, que é indigestível. É o tipo de bezoar mais comum no geral, e pode decorrer do acúmulo de talos vegetais, sementes e frutas.[13] O acúmulo de frutas fibrosas, como caqui ou abacaxi também é denominado de diospirobezoar.[13,14]
- Tricobezoar: acúmulo de cabelo. Frequentemente associada a mulheres jovens, com menos de 30 anos, com transtornos psiquiátricos de tricotilomania (compulsão por arrancar o próprio cabelo) e tricofagia (compulsão por comer cabelo). A síndrome de Rapunzel é um quadro raro quando há formação de um gigante tricobezoar que ultrapassa os limites do piloro, podendo alcançar jejuno, íleo e ceco.[12,15]
- Farmacobezoar: acúmulo de medicamentos e comprimidos (Quadro 41-6). Pode haver risco de intoxicação medicamentosa.[9,11]
- Lactobezoar: proveniente de derivados lácteos, leite materno ou fórmula, mais frequentes em recém-nascidos de baixo peso ou prematuros.[9] Há raros relatos de lactobezoar em adultos, após cirurgia bariátrica, com alimentação rica em laticínios.[16]
- Miscelânea: não se enquadram em outra categoria, como produtos fúngicos, bolo alimentar e corpos estranhos verdadeiros.[11,12]

Quadro 41-5. Tipos de Bezoar

Bezoar	Material
Fitobezoar	Talos vegetais, sementes e frutas
Diospirobezoar	Frutas fibrosas como abacaxi e caqui
Farmacobezoar	Medicamentos e comprimidos
Latobezoar	Derivados lácteos

Quadro 41-6. Principais Medicamentos Relacionados com a Formação de Farmacobezoar

Antiácidos
- Hidróxido de alumínio
Laxantes
- *Psyllium*
Produtos de liberação prolongada
- Procainamida - Nifedipina - Verapamil
Resina de troca iônica
- Poliestirenossulfonato de sódio - Poliestirenossulfonato de cálcio
Vitaminas e produtos naturais
- Ácido ascórbico - Cianocobalamina - Sulfato ferroso - Lecitina
Outros
- Alimentação enteral - Aspirina de liberação entérica - Sucralfato - Mesalazina

Fatores de Risco

Alguns fatores podem propiciar a formação de bezoar, dentre eles os principais são: alterações anatômicas decorrentes de cirurgias abdominais, como gastrectomias a Billroth I e II; gastroparesia, presente em pacientes diabéticos ou com transtornos neurológicos, como na síndrome de Guillain-Barré; dificuldade na mastigação; alta ingestão de fibras vegetais; transtornos psiquiátricos, como pica e tricofagia; redução da produção ácida, com o uso de inibidores da bomba de prótons ou inibidores dos receptores de histamina-2 ou em pacientes com vagotomia.[9,14,17] Estima-se que a incidência de bezoar em pacientes submetidos à cirurgia bariátrica varie entre 5-12%, com uma taxa de recorrência de até 14% dos casos.[16] Pacientes com doença de Crohn, forma estenosante, podem desenvolver bezoares, sobretudo intestinais.[9]

Sintomas

Os principais sintomas são dor abdominal, empachamento, saciedade precoce, perda de peso, náuseas e vômitos.[9,18] Casos de bezoares pequenos podem ser assintomáticos.[9] Úlceras gástricas e sangramento digestivo podem ocorrer em decorrência da necrose por estase do bezoar. Em geral, tricobezoar tem evolução lenta, com sintomas progressivos. O fitobeozar normalmente se apresenta com rápido desenvolvimento de dor abdominal.[9] Caso o bezoar acometa a porção duodenal, próximo à papila duodenal, sintomas colestáticos podem estar presentes.[9,18] No exame físico, uma massa epigástrica palpável pode estar presente.[18]

Diagnóstico

A história associada a pacientes com fatores de risco para formação de bezoar é essencial para a suspeita diagnóstica. Os exames laboratoriais costumam ter pouca efetividade nesses casos. Anemia microcítica ou leucocitose podem estar presentes.[9] Exames de imagem com a radiografia simples ou a tomografia computadorizada podem auxiliar como exames iniciais para se confirmar a presença de obstrução e a localização do bezoar.[12,14]

A endoscopia digestiva alta é o melhor exame para diagnóstico de bezoar, principalmente se a suspeita for de obstrução alta. Além disso, permite abordagem terapêutica, a depender do caso.[9,11,12,19]

Durante o exame de endoscopia é frequente a associação do bezoar a úlceras gástricas e esofagite. A presença de úlceras pode ser em decorrência da própria pressão do bezoar sobre a parede do estômago. Ademais, redução do esvaziamento gástrico com maior exposição ao ácido na presença do bezoar pode favorecer a formação de lesões ulceradas.[10] Esofagite erosiva pode estar presente, geralmente em graus mais avançados, como grau C e D de Los Angeles. Sua fisiopatologia estaria relacionada com o aumento da pressão intragástrica pelo bezoar, propiciando maior refluxo ácido.[10]

Tratamento

O tratamento do bezoar vai depender de sua localização, tamanho e composição. Os fitobezoares podem ser dissolvidos por meio de enzimas proteolíticas, como celulase, acetilcisteína e enzimas pancreáticas por via oral, por sonda nasogástrica ou em associação à endoscopia.[13,14] O uso de Coca-Cola tem sido descrito na literatura como uma forma eficaz em dissolver o bezoar, sobretudo fitobezoar.[13,17] De acordo com Ladas *et al.*, o uso de Coca-Cola de forma oral ou por sonda foi eficaz em dissolver cerca de 50% dos casos de fitobezoar e, quando associados à terapia endoscópica, as taxas de sucesso chegaram a 90% dos casos. Os casos de diospirobezoar foram mais difíceis de dissolução quando comparados com fitobezoares.[13] Apesar de não haver padronização, a ingestão ou lavagem gástrica com até 3.000 mL de Coca-Cola num período de 12 horas é descrito na literatura.[9]

O papel da endoscopia no tratamento de bezoar pode ser desafiador, entretanto, ela possui taxas de sucesso em torno de 85% dos casos.[10] Consiste, basicamente, na fragmentação e retirada do bezoar.[9] Em bezoares com menos de 2 a 3 cm, deve-se tentar a remoção endoscópica, incialmente.[17] Quando esta não for possível, pode-se tentar a fragmentação do bezoar em pequenos pedaços, permitindo sua passagem pelo trânsito intestinal de forma natural.[9] Caso os fragmentos fiquem com tamanho superior a 1 cm, pode ocorrer posterior obstrução intestinal.[17,18]

Existem diversas formas de se realizar a fragmentação endoscópica do bezoar. O uso de alças de polipectomia é simples e acessível.[20] Também há relatos de fragmentação com o uso de bombas de água.[9] A manipulação e fragmentação de bezoares gigantes pode ser desafiadora. Além disso, a consistência do bezoar pode acrescentar uma dificuldade a mais no processo. Os tricobezoares são mais difíceis de serem seccionados que os fitobezoares.[10] Há descrição na literatura de fragmentação com sucesso de grandes bezoares com auxílios de facas eletrocirúrgicas, como *dual knife*,[21] e com litotriptores utilizados em CPRE.[22] A retirada de fragmentos de bezoar ou bezoares menores pode ser realizada com o uso de alças de polipectomia, *baskets* ou Roth net®.[9]

O tratamento cirúrgico apresenta uma taxa de sucesso de 98% dos casos. Entretanto, devido à sua maior morbidade e mortalidade, o tratamento endoscópico deve ser a primeira opção.[10,12] A remoção cirúrgica está reservada àqueles casos em que há presença de complicações, como perfuração, ou quando a manipulação endoscópica não for possível, em decorrência do tamanho ou consistência do bezoar (Figs. 41-23 a 41-25).[14,23]

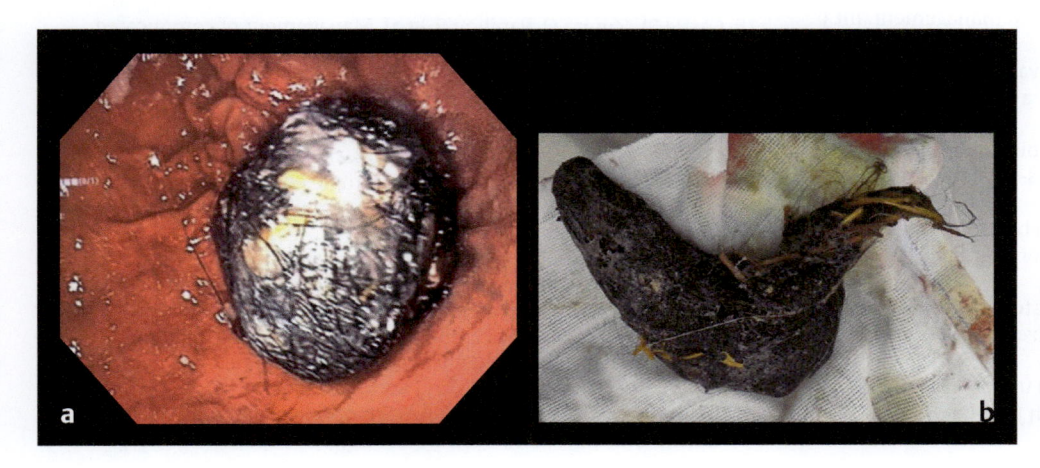

Fig. 41-23. Paciente com tricobezoar em antro gástrico e duodeno, com diagnóstico por endoscopia e retirada por cirurgia. (a) Imagem endoscópica do tricobezoar no estômago. (b) Objeto após retirada cirúrgica. (Fonte: Unidade de Gastroenterologia do Hospital de Base do Distrito Federal – Brasília-DF.)

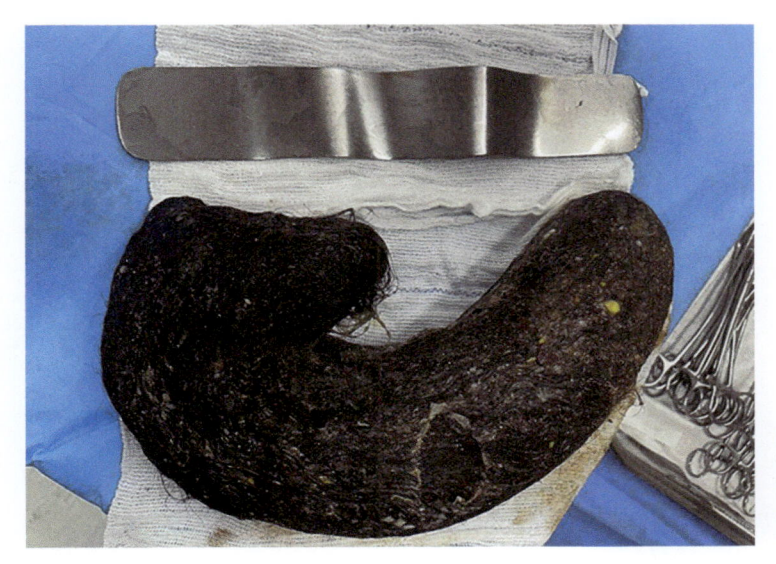

Fig. 41-24. Tricobezoar gigante retirado via cirúrgica em paciente feminino com 13 anos e história de tricofagia. (Imagem cedida por Guilherme de Sousa e Marcela Bomfim – Brasília-DF.)

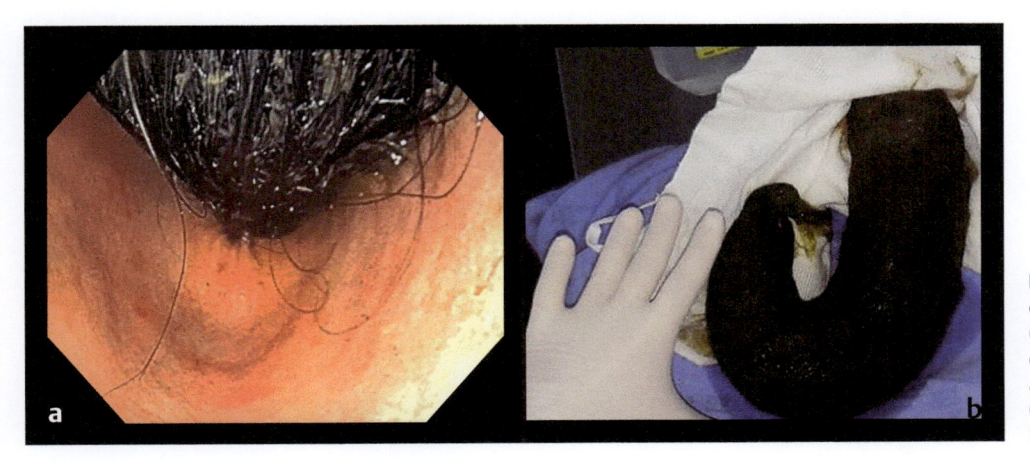

Fig. 41-25. Paciente com tricobezoar gigante, com diagnóstico por endoscopia e retirada por cirurgia. (a) Imagem endoscópica revelando tricobezoar no estômago com projeção para o duodeno. (b) Objeto após retirada cirúrgica. (Fonte: Unidade de Gastroenterologia do Hospital de Base do Distrito Federal – Brasília-DF.)

REFERÊNCIAS BIBLIOGRÁFICAS

1. Birk M, Bauerfeind P, Deprez PH, et al. Removal of foreign bodies in the upper gastrointestinal tract in adults: European Society of Gastrointestinal Endoscopy (ESGE) Clinical Guideline. Endoscopy. 2016;48(5):489-96.
2. Li ZS, Sun ZX, Zou DW, et al. Endoscopic management of foreign bodies in the upper-GI tract: experience with 1088 cases in China. Gastrointest Endosc. 2006;64(4):485-92.
3. Ikenberry SO, Jue TL, Anderson MA, et al. Management of ingested foreign bodies and food impactions. Gastrointest Endosc. 2011;73(6):1085-91.
4. Khorana J, Tantivit Y, Phiuphong C, et al. Foreign body ingestion in pediatrics: Distribution, management and complications. Medicina (Lithuania). 2019;55(10).
5. Jayachandra S, Eslick GD. A systematic review of paediatric foreign body ingestion: Presentation, complications, and management. Int J PediatrOtorhinolaryngol. 2013;77(3):311-7.
6. da Silva Júnior DS, Markus JR, Lopes AB, da Silva Sousa L, et al. Protocol of care for foreign-body ingestion in children: a qualitative study. Rev Assoc Med Bras. 2022;68(9):1270-5.
7. Saltiel J, Molinsky R, Lebwohl B. Predictors of outcomes in endoscopies for foreign body ingestion: a cross-sectional study. Dig Dis Sci. 2020;65(9):2637-43.
8. Sugawa C. Endoscopic management of foreign bodies in the upper gastrointestinal tract: A review. World J Gastrointest Endosc. 2014;6(10):475.
9. Malick A, Shen B. Endoscopic treatment of postoperative bleeding, bezoars, and foreign bodies. Gastrointest Endosc Clin N Am. 1º de outubro de 2022;32(4):829-43.
10. Gökbulut V, Kaplan M, Kaçar S, et al. Bezoar in upper gastrointestinal endoscopy: a single center experience. Turkish Journal of Gastroenterology. 2020;31(2):85-90.
11. Taylor JR, Streetman DS, Castle SS, et al. Medication bezoars: a literature review and report of a case. Ann Pharmacother. 1998;32:940-6.
12. O'Sullivan MJ, McGreal G, Walsh JG, et al. Soc Med. 2001;94:68-70.
13. Ladas SD, Kamberoglou D, Karamanolis G, et al. Systematic review: Coca-Cola can effectively dissolve gastric phytobezoars as a first-line treatment. Aliment PharmacolTher. 2013;37(2):169-73.
14. Phillips MR, Zaheer S, Drugas GT. Gastric trichobezoar: case report and literature review. Mayo Clin Proc. 1998;73(7):653-6.
15. Paparoupa M, Schuppert F. Trichobezoar. Mayo Clin Proc. 2016;91(2):275-6.
16. Kravitz SA, Song KH, Cioffi JH, et al. A bariatric curveball: a rare case of recurrent lactobezoars after roux-en-y gastric bypass surgery. Mil Med. 2020;185(7-8):E1294-7.
17. Lu L, Zhang XF. Gastric outlet obstruction--an unexpected complication during coca-cola therapy for a gastric bezoar: a case report and literature review. Internal Medicine. 2016;55(9):1085-9.
18. Castle SL, Zmora O, Papillon S, et al. Management of complicated gastric bezoars in children and adolescents. Israel Medical Association Journal. 2015;17:541-4.
19. Wang J, Wang C, Yang W. Endoscopic Treatment for Obstruction Caused by Gastric Bezoars After Laparoscopic Roux-en-Y Gastric Bypass (LRYGB) and Revisional Banded LRYGB. Obes Surg. 2022;32(1):207-9.
20. Yagang Li, JiajunLu, Wei Lei, et al. A simple endoscopic treatment for large gastric bezoars: the guidewire and snare method. Endoscopy [Internet]. 2022;54:1058-9.
21. Huang Z, Cheng F, Wei W. Giant gastric bezoar removal from the stomach using combined dual knife – electric snare treatment: a case report. Journal of International Medical Research. 2020;48(8).
22. Shu L, Chen L, Li S yi, Shi Z hong. A new endoscopic treatment for giant bezoars: double-channel endoscopy combined with guidewire lithotripsy (with video). Asian J Surg. 2022.
23. Tanimu S, Williams C, Onitilo AA. Small-bowel obstruction from Gorilla Glue ingestion. Gastrointest Endosc. 2019;90(2):308-9.

42 Estômago Operado

Ivan Roberto Bonotto Orso ▪ Vitor Massaro Takamatsu Sagae
Vanessa Fernanda Frederico Munhos Garcia

INTRODUÇÃO

A endoscopia digestiva é uma ferramenta essencial no diagnóstico e tratamento de doenças gastrointestinais, permitindo a visualização direta da mucosa e a realização de procedimentos terapêuticos minimamente invasivos. No entanto, quando lidamos com pacientes submetidos a cirurgias gástricas, é fundamental que o endoscopista tenha conhecimento aprofundado da anatomia do estômago operado.

As cirurgias gástricas têm sido amplamente utilizadas para o tratamento de diversas condições, como úlceras pépticas, doença do refluxo gastroesofágico, neoplasias gástricas e obesidade mórbida. Esses procedimentos podem envolver desde uma ressecção parcial do estômago até uma gastrectomia total, com reconstruções anastomóticas complexas.[1]

Além disso, o estômago pode desempenhar um papel crucial como substituto do esôfago em situações que requerem esofagectomia subtotal ou total, garantindo a continuidade da passagem de alimentos. Adicionalmente, o estômago é frequentemente alvo de diversas técnicas cirúrgicas utilizadas no tratamento da obesidade mórbida, visando não apenas a redução da capacidade de armazenamento de alimentos, mas também a modificação da absorção de nutrientes pelo organismo.[1-3]

Portanto, é fundamental que o endoscopista esteja atualizado e familiarizado com as cirurgias gástricas mais comumente realizadas, a fim de proporcionar um cuidado seguro e de qualidade aos pacientes. O conhecimento da anatomia do estômago operado possibilita a interpretação adequada dos achados endoscópicos, a escolha das melhores estratégias terapêuticas e a prevenção de complicações durante o exame.[1]

Neste capítulo exploraremos em detalhes as principais cirurgias gástricas e suas consequências anatômicas.

ESOFAGECTOMIA SUBTOTAL RECONSTRUÍDA COM ESOFAGOGASTROPLASTIA

A esofagogastroplastia é uma opção para reconstruir o trânsito alimentar após a remoção total ou parcial do esôfago. Nesse procedimento é realizada uma conexão entre o esôfago cervical ou faringe e o estômago.

A preferência pelo uso do estômago na reconstrução se deve à sua abundante vascularização, maior facilidade técnica e necessidade de apenas uma anastomose, em comparação com o uso do cólon, que requer várias anastomoses. Normalmente a conexão é feita através de uma anastomose terminoterminal entre o esôfago e o estômago. No entanto, é importante ressaltar que o tubo gástrico apresenta algumas desvantagens, como o risco de isquemia na parte mais distante do fundo gástrico, o que pode levar à necrose do tubo, ruptura ou, posteriormente, estenose na anastomose esofagogástrica. Além disso, o epitélio escamoso remanescente no esôfago fica exposto à secreção ácida produzida pelo estômago, aumentando o risco de desenvolvimento de esôfago de Barrett e adenocarcinoma.[4,5]

No exame endoscópico (Fig. 42-1) é de fundamental importância avaliar detalhadamente o coto esofágico remanescente e a anastomose, em busca de recidivas ou lesões pépticas. O fundo e o corpo gástrico são remodelados em formato tubular, com uma linha de grampeamento paralela à grande curvatura. Na endoscopia o corpo gástrico é visualizado de forma retificada, já que está em posição intratorácica. O antro se apresenta levemente desviado e o piloro costuma se apresentar entreaberto, devido à piloroplastia que é necessária neste procedimento.

GASTRECTOMIAS

As ressecções gástricas são categorizadas de acordo com a porção do estômago que é removida:[6,7]

- Gastrectomia total, em que todo o estômago é removido.
- Antrectomia, que envolve a remoção do antro.
- Hemigastrectomia, em que a metade do estômago é removida.
- Gastrectomia parcial, que abrange a remoção de dois terços do estômago.
- Gastrectomia subtotal, em que são removidos três quartos ou quatro quintos do estômago.
- Gastrectomia polar superior, onde a cárdia e parte do fundo são removidas.

A reconstrução do trânsito alimentar varia dependendo do tipo de cirurgia realizada, sendo as reconstruções em Y de Roux e Billroth II as mais comuns. A reconstrução em Billroth I é restrita a casos em que o paciente tenha passado por antrectomia, geralmente devido à úlcera benigna, uma vez que o duodeno permanece íntegro e móvel. Detalharemos cada tipo separadamente:

Gastrectomia à Billroth I

Nessa cirurgia a porção distal do estômago é ressecada, seguida de uma anastomose gastroduodenal. Podemos observar, durante a realização do exame (Fig. 42-2), ausência do antro e, não raramente, também de pequeno segmento do corpo distal. O lago mucoso é claro ou levemente bilioso em decorrência da ausência de piloro. Junto à anastomose é visualizada a interrupção abrupta do pregueado mucoso. A anastomose gastroduodenal é terminoterminal, observando bulbo encurtado e retificado com fácil progressão até segunda porção duodenal, onde as papilas duodenais maior e menor são observadas em uma posição mais proximal em comparação ao paciente com anatomia intacta.[8,9]

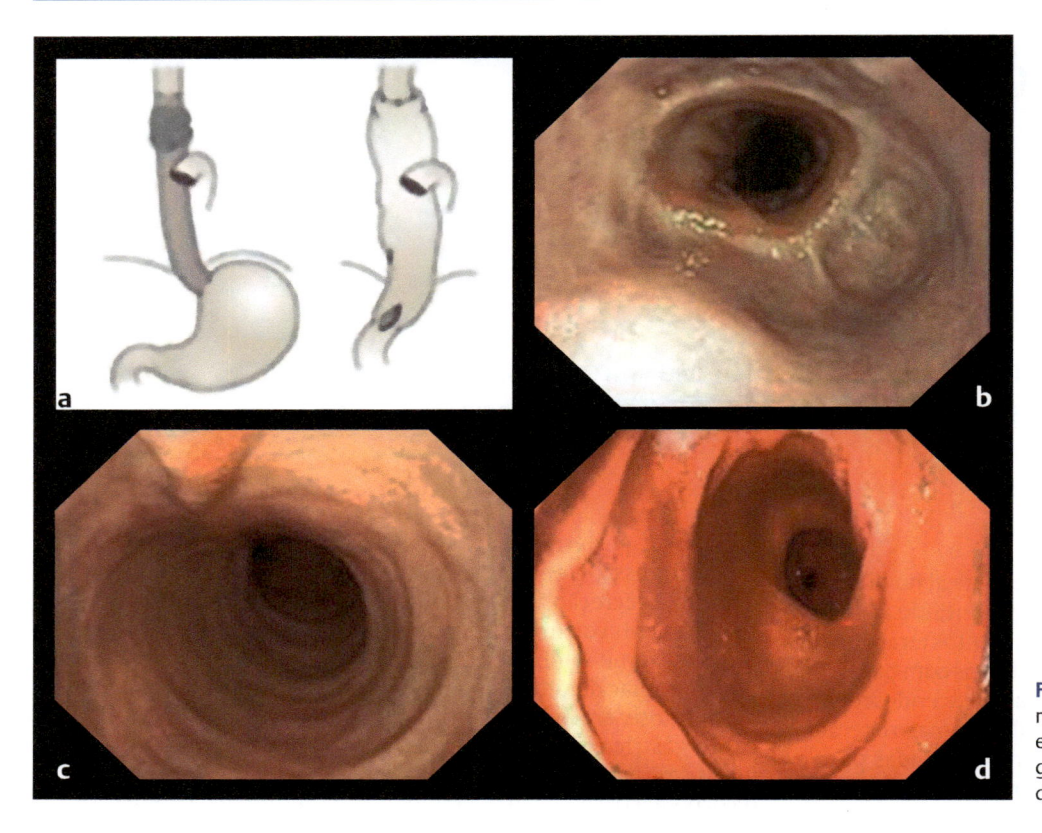

Fig. 42-1. (a) Ilustração de esofagectomia subtotal reconstruída com esofagogastroplastia. (b) Coto esofágico e anastomose esofagogástrica. (c) Corpo gástrico em formato tubular. (d) Antro gástrico desviado e piloro levemente entreaberto.

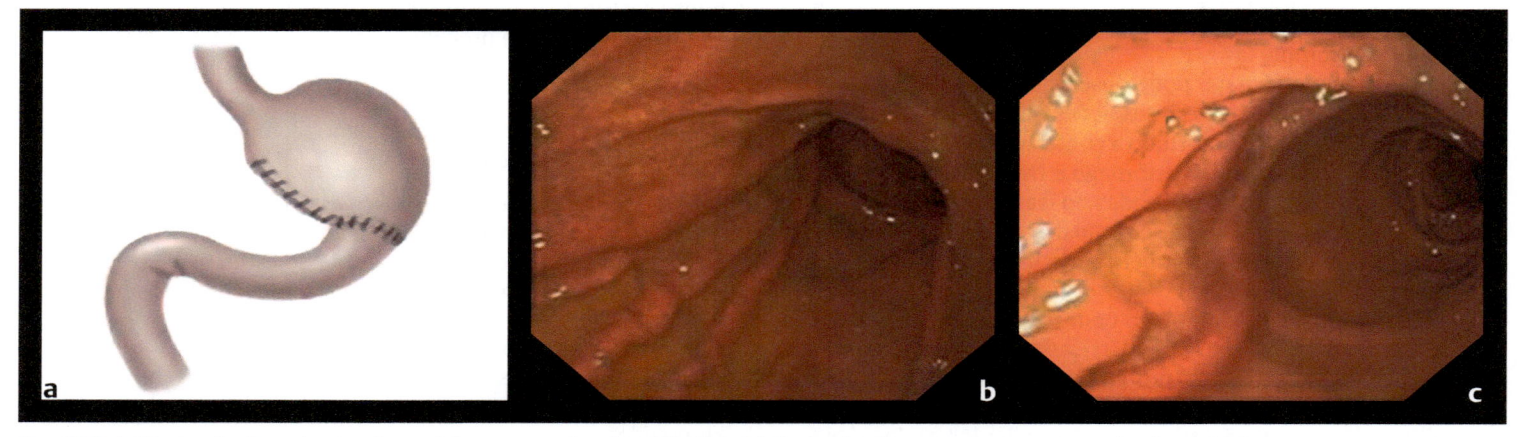

Fig. 42-2. (a) Ilustração de gastrectomia parcial com reconstrução a Billroth I. (b) Corpo distal com anastomose gastroduodenal. (c) Anastomose gastroduodenal, identificando interrupção abrupta do pregueado mucoso.

Gastrectomia à Billroth II

A reconstrução cirúrgica conhecida como Billroth II (BII) é realizada após uma gastrectomia parcial, em que ocorre uma anastomose entre o estômago remanescente e uma alça do jejuno. A reconstrução é realizada com anastomose gastrojejunal terminolateral.

A anastomose gastrojejunal é ampla, com visualização das duas bocas do jejuno. Uma corresponde à alça aferente proximal (biliopancreática), enquanto a outra corresponde à alça eferente (alimentar). A alça aferente pode ser percorrida pelo endoscópio e termina no local onde o coto duodenal foi fechado. Nessa região é possível observar a papila duodenal.

A anastomose pode variar em termos de tamanho e orientação da alça do jejuno em relação ao estômago. Se toda a área do estômago ressecado fizer parte da anastomose, ela é *oralis totalis*. Se apenas um segmento fizer parte da anastomose e o restante estiver fechado, ela é *oralis parcialis* (Fig. 42-3). Quanto maior for o tamanho da anastomose, mais pregas jejunais serão vistas entre as duas aberturas das alças do jejuno. Se a reconstrução for isoperistáltica, a alça do jejuno que está continuamente ligada à grande curvatura representa a alça aferente. Quando a alça aferente estiver junto à pequena curvatura, fica caracterizada uma reconstrução do tipo anisoperistáltica.[6-8]

Na reconstrução à BII é muito comum a identificação de bile saindo da alça aferente e um lago mucoso bilioso gástrico associado à enantema de mucosa configurando a gastrite alcalina. É importante que o endoscopista avalie minuciosamente o coto gástrico remanescente e a anastomose, pois o refluxo alcalino de longa data é fator de risco para neoplasias gástricas. Em algumas ocasiões, para evitar esse refluxo, uma anastomose entre a alça jejunal aferente e a eferente é realizada, chamada de anastomose à Braun. Endoscopicamente, ela é identificada como uma anastomose laterolateral entre duas alças jejunais, após percorrer um segmento da alça aferente ou eferente.[9,10]

Gastrectomia com Reconstrução em Y de Roux

A reconstrução em Y de Roux pode ser utilizada na gastrectomia total ou parcial. Ela consiste na anastomose gastrojejunal terminolateral ou esofagojejunal terminolateral utilizando uma alça jejunal única.

Na reconstrução em Y de Roux, o jejuno é seccionado após o ligamento de Treitz, criando dois segmentos distintos. O segmento distal é trazido proximalmente e suturado ao estômago ou esôfago remanescente, formando a anastomose gastrojejunal/esofagojejunal e tornando-se a alça alimentar. O coto distal do jejuno proximal (alça bileopancreática) é suturado à alça alimentar (anastomose

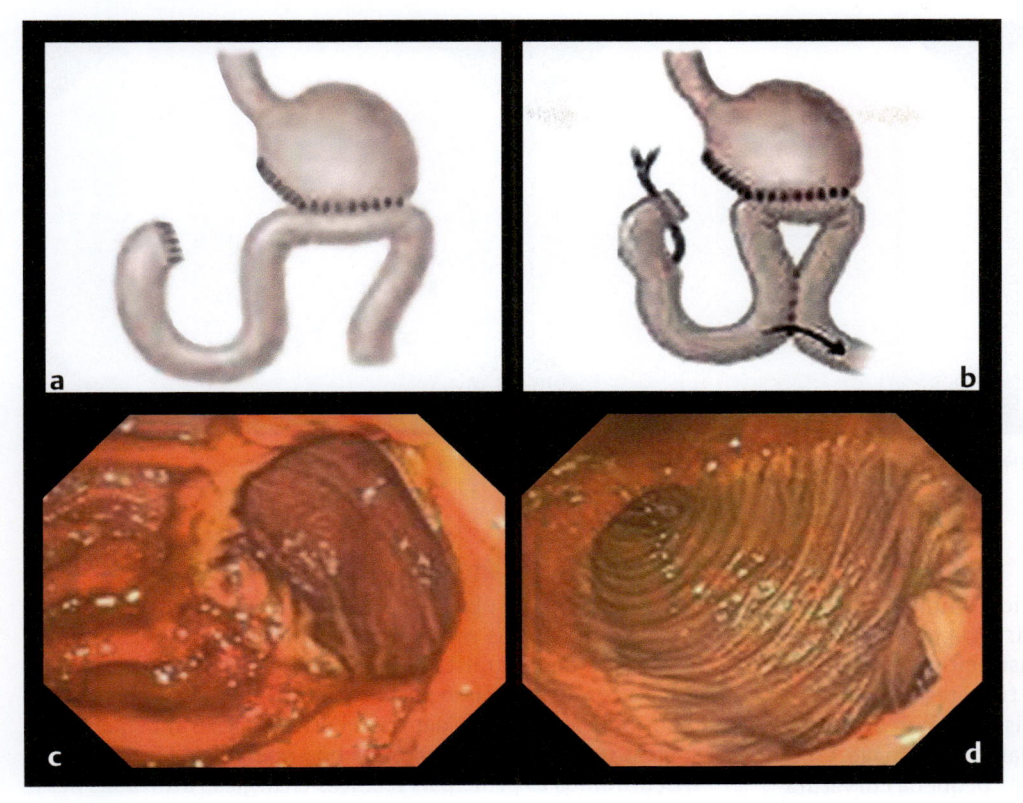

Fig. 42-3. (a) Ilustração de gastrectomia parcial com reconstrução a Billroth II. (b) Ilustração de gastrectomia parcial com reconstrução a Billroth II e anastomose a Braun. (c) Anastomose gastrojejunal *oralis parcialis*. (d) Anastomose gastrojejunal *oralis totalis*.

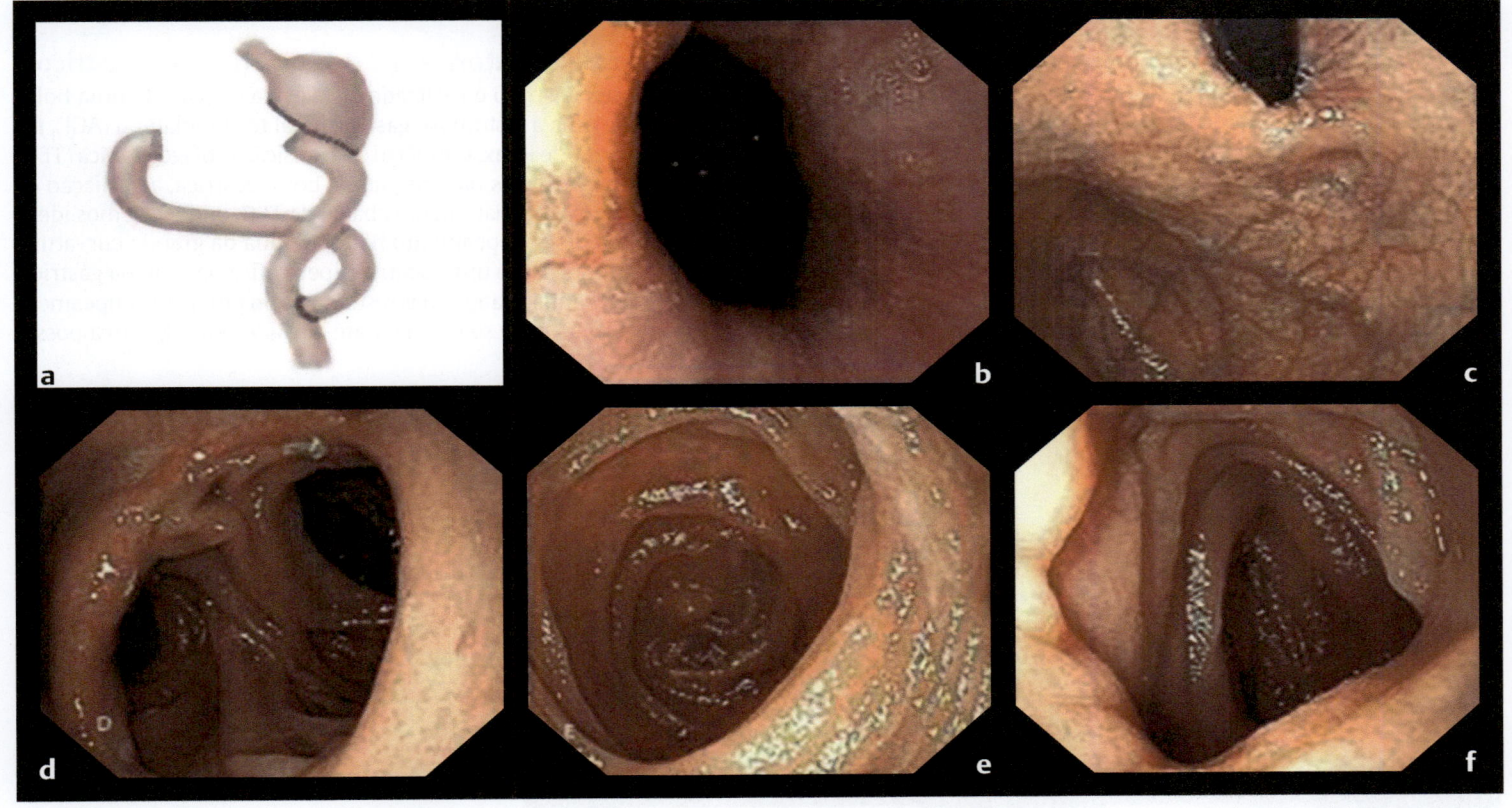

Fig. 42-4. (a) Ilustração de gastrectomia subtotal com anastomose gastrojejunal em Y de Roux. (b) Transição esofagogástrica sem alterações. (c) Retrovisão com fundo preservado. (d) Anastomose gastrojejunal. Notar a ausência de bile. (e) Alça aferente em fundo cego. (f) Alça eferente (alimentar).

jejunojejunal ou enteroentero anastomose), geralmente a 50 cm ou mais abaixo da anastomose gastrojejunal/esofagojejunal. Distalmente à enteroentero anastomose, o restante do intestino delgado é chamado de alça comum.[7]

Na gastrectomia parcial observa-se uma anastomose gastrojejunal ampla com duas bocas, sendo uma alça de fundo cego e outra alça alimentar (Fig. 42-4).

Na gastrectomia total é visualizada anastomose esofagojejunal terminolateral com o aspecto do jejuno semelhante ao descrito acima (Fig. 42-5).

Na gastrectomia subtotal é importante avaliar o aspecto da mucosa. Medir o tamanho do coto pela pequena curvatura. Analisar o calibre da anastomose e a presença de lesões residuais.

A anastomose jejunojejunal não é rotineiramente avaliada, mas algumas vezes pode ser avaliada com a introdução profunda do aparelho, à aproximadamente 50 cm distal à anastomose gastrojejunal ou esofagojejunal.

A reconstrução em Y de Roux é amplamente utilizada, pois permite o desvio da bile do estômago remanescente. Não se costuma visualizar bile no estômago nem na alça alimentar.[5-7]

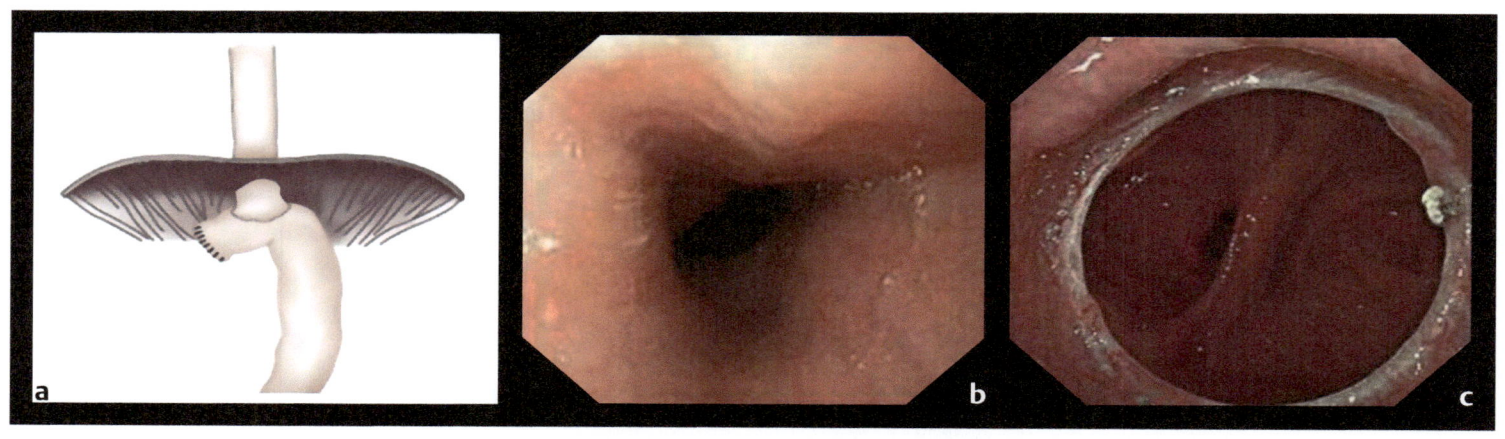

Fig. 42-5. (a) Ilustração de gastrectomia total com anastomose esofagojejunal. (b) Esôfago médio sem alterações. (c) Anastomose esofagojejunal terminolateral. Nota-se alça aferente em fundo cego e alça aferente.

Gastrectomia Polar

A realização da gastrectomia polar superior diminuiu consideravelmente nos últimos anos, por ser uma cirurgia pouco oncológica e potencialmente mais mórbida que gastrectomia total. Esta técnica pode ser utilizada no tratamento de tumores da transição esofagogástrica com predomínio no esôfago distal, tumores do terço superior gástrico e afecções benignas proximais do estômago. Consiste na ressecção dos dois terços superiores da pequena curvatura com incisão transversal em direção à grande curvatura na altura dos vasos curtos, dessa forma alongando o estômago para formar o tubo gástrico que será anastomosado ao esôfago. Há também a necessidade de realizar uma piloroplastia.[7]

Na endoscopia no esôfago distal observamos uma anastomose esofagogástrica terminoterminal e logo abaixo presença estômago tubolizado. É comum a presença de esofagite e até epitelizações colunares, pois esta cirurgia predispõe ao refluxo gastroesofágico. Deve-se realizar cuidadosa avaliação da anastomose em relação ao calibre e presença lesões residuais. No tubo gástrico observa-se corpo retificado com linha de grampeamento na pequena curvatura. O antro apresenta-se levemente desviado e o piloro pode apresentar-se entreaberto devido à piloroplastia prévia (Fig. 42-6).

CIRURGIAS BARIÁTRICAS

No tratamento da obesidade há várias técnicas cirúrgicas estabelecidas, conhecidas como cirurgias bariátricas e metabólicas. É crucial que o endoscopista possua habilidades para identificar a anatomia cirúrgica, pois isso permite uma avaliação precisa da condição normal, bem como a detecção de variações e anormalidades patológicas relacionadas à anatomia pós-operatória.[11,12]

Discutiremos as principais técnicas cirúrgicas utilizadas nesse contexto: o *by-pass* gástrico, a gastroplastia vertical, a banda gástrica e a gastroplastia endoscópica.

Gastroplastia Redutora em Y de Roux (*By-pass* Gástrico)

O *by-pass* gástrico é realizado através da criação de uma bolsa gástrica e de uma anastomose gastrojejunal terminolateral (AGJ), reconstruída em Y de Roux. O esôfago e a transição esofagogástrica (TEG) devem ser preservados na cirurgia. Na bolsa gástrica, a avaliação da mucosa inicia-se imediatamente abaixo da TEG, onde devemos identificar a linha de grampeamento na topografia da grande curvatura, que se manifesta como uma cicatriz hipertrófica na mucosa gástrica, podendo apresentar granulomas resultantes do próprio grampeamento. Essa avaliação deve se estender até a AGJ. A bolsa gástrica possui

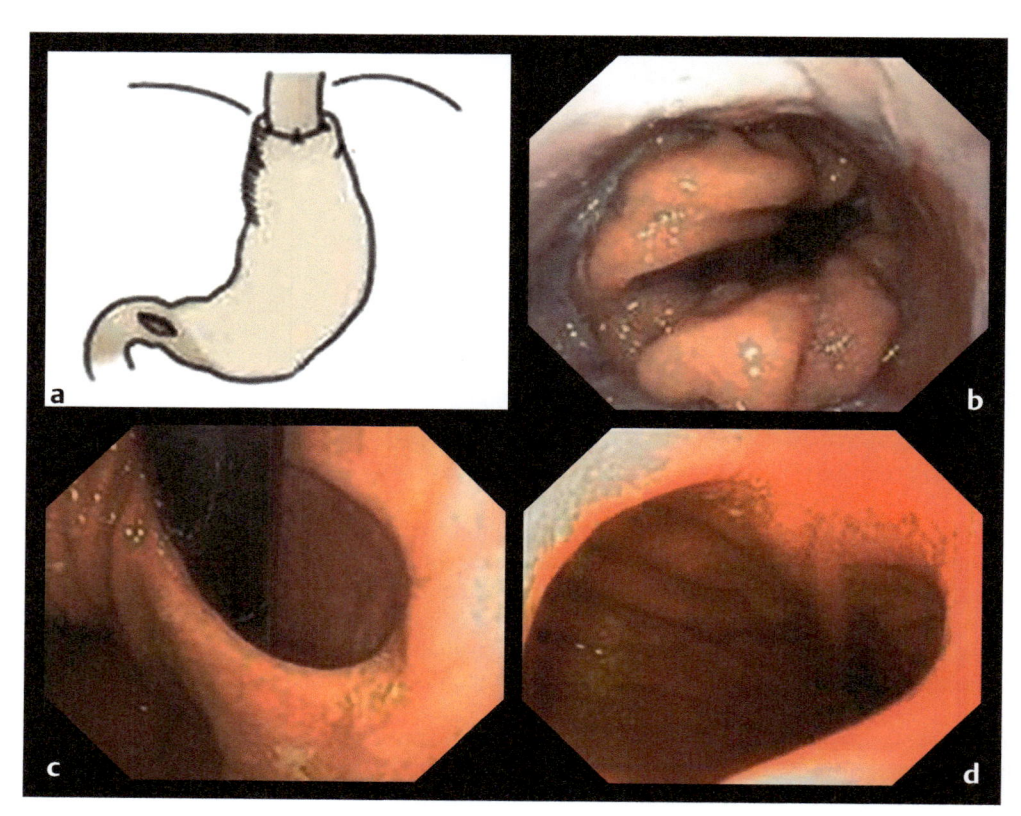

Fig. 42-6. (a) Ilustração da gastrectomia polar superior. (b) Anastomose esofagogástrica. (c) Retrovisão com visualização da anastomose esofagogástrica.
(d) Corpo gástrico tubolizado e verticalizado.

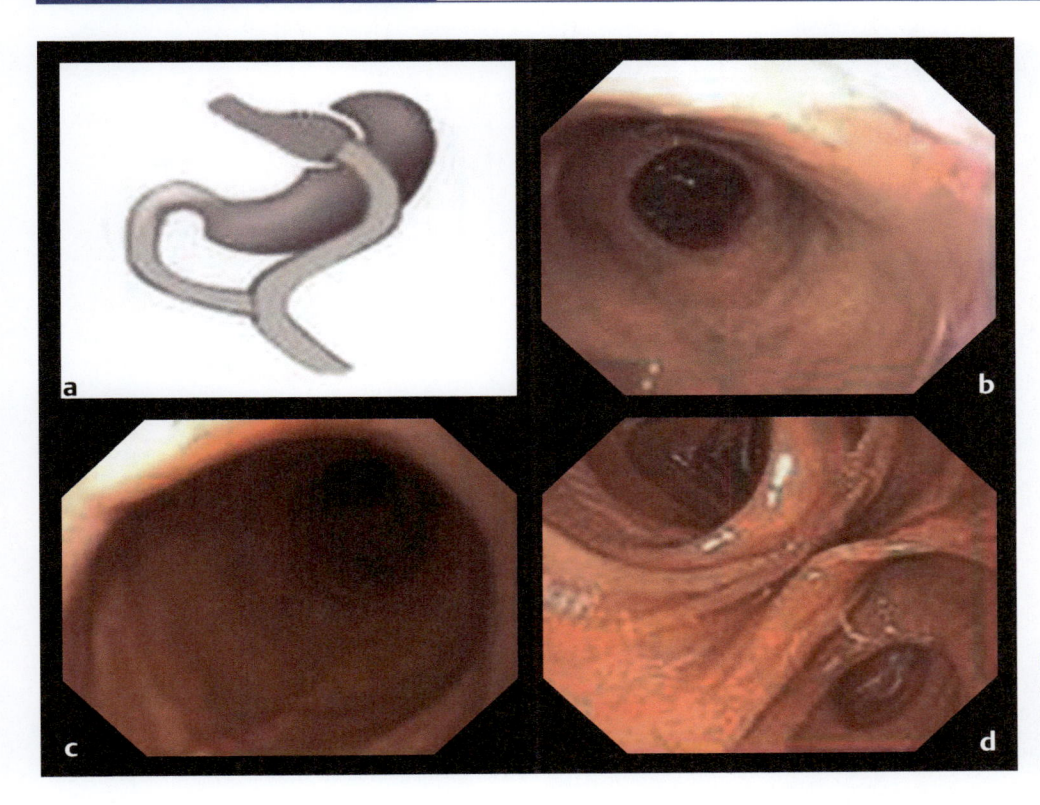

Fig. 42-7. (a) Ilustração do *bypass* gástrico em Y de Roux. (b) Coto gástrico ("*pouch* gástrico"). (c) Anastomose gastrojejunal. (d) Alça jejunal eferente (esquerda) e alça jejunal aferente em fundo cego (direita).

uma configuração tubular e sua extensão deve ser medida da TEG até a AGJ ao longo da pequena curvatura. Geralmente seu comprimento varia entre 2 e 5 cm (Fig. 42-7). Além disso, é necessário inspecionar o diâmetro e a regularidade do coto gástrico, bem como a presença de tortuosidades e abaulamentos. O coto gástrico não deve conter fundo gástrico, e o endoscopista não deve ser capaz de realizar a manobra de retrovisão. É igualmente importante avaliar a mucosa da AGJ em busca de granulomas, úlceras marginais, fios de sutura, grampos, lesões erosivas, friabilidade, isquemia ou fibrose.[5,11,12]

As AGJ apresentam-se com aspecto transversal ou circular. A passagem endoscópica através dessas anastomoses deve ocorrer sem dificuldades e seu diâmetro médio é de aproximadamente 15 mm (entre 10 e 20 mm). Geralmente as AGJ são terminolaterais, e à medida que o aparelho endoscópico progride, visualiza-se um septo jejunal com um lúmen destinado à alça alimentar (alça eferente) e outro lúmen destinado a um coto de alça em fundo cego (alça aferente), que normalmente mede entre 1 e 5 cm de comprimento. Caso haja um coto aferente mais longo, é importante observar sua presença, especialmente se houver resíduos alimentares, que podem estar associados à síndrome do "Candy Cane". A progressão ao longo da alça alimentar visa identificar a presença de possíveis acotovelamentos. Na grande maioria dos casos não se chega à anastomose gastrojejunal, pois a alça eferente costuma ser longa.

Gastroplastia Vertical (*Sleeve* Gástrico)

A câmara gástrica modificada cirurgicamente durante a gastrectomia vertical (GV) encontra-se tubular com uma curvatura convexa na região da grande curvatura que foi removida cirurgicamente, desde o antro até o ângulo de His. A linha de grampeamento começa cerca de 3 a 5 cm do piloro e se estende até o ângulo de His, resultando na ressecção completa da grande curvatura e do fundo gástrico, que não devem ser mais identificados. Na extremidade distal do tubo gástrico observamos uma redução anatômica do diâmetro próximo à *incisura angularis*, e o antro se apresenta de forma habitual na extremidade distal, com o piloro em posição tópica. A linha de grampeamento deve ser visível ao longo da grande curvatura em toda a sua extensão. Se houver uma aparência sinuosa da linha de grampeamento, pode ser indicativa de uma rotação da parede gástrica com possível torção do lúmen do tubo gástrico, desde que haja sintomas associados. Ao longo da linha de grampeamento (sempre a seguindo durante a avaliação endoscópica), verificamos a presença de orifícios fistulosos, granulomas e a possibilidade de identificar clipes cirúrgicos (Fig. 42-8).[11,12]

Banda Gástrica Ajustável (BGA)

A banda gástrica ajustável é uma técnica puramente restritiva, causando saciedade precoce. A BGA consiste em três partes: porte de insuflação de metal localizado no subcutâneo abdominal, tubo de conexão e banda de silicone, colocada por videolaparoscopia no corpo proximal. Promove um pequeno reservatório gástrico, cujo esvaziamento é regulado pela insuflação da banda, que pode ser ajustada ambulatorialmente pelo porte subcutâneo.[13]

Na endoscopia é visualizado o esôfago de calibre e a peristalse normal. Logo abaixo da TEG, cerca de 2-3 cm, observa-se compressão extrínseca circunferencial na porção proximal no estômago levando à formação de uma bolsa. À manobra de retrovisão nota-se compressão anelar envolvendo toda a circunferência do órgão. É necessário medir o tamanho da bolsa e a distância da TEG e até a compressão extrínseca para avaliar possível deslocamento ou dilatação da bolsa (Fig. 42-9).

Endoscopic Sleeve Gastroplasty (ESG)/ Endossutura Gástrica/Gastroplastia Endoscópica

ESG é um procedimento endoscópico transoral sem incisão que usa equipamento acoplado ao aparelho com um sistema de sutura endoscópica de espessura total para reduzir o volume do estômago em uma cavidade gástrica tubular.[13,14] Os pontos podem ser feitos de forma contínua ou separados após apreensão do tecido, que tem por finalidade tracionar o tecido para dentro do sistema, permitindo sutura em ponto total. Ao final de cada sutura um sistema de fechamento do nó e corte do fio é passado pelo canal de trabalho do aparelho para encerramento dela.

O primeiro ponto é dado logo acima do nível da incisura angular, sendo realizados pontos em "U" na seguinte ordem: parede anterior, grande curvatura e parede posterior, com repetição em sentido contrário. Cada ponto em U que englobou 10 a 20 passagens da agulha é denominado como uma plicatura. Podem ser realizadas 3 a 6 plicaturas ao longo da grande curvatura, com um espaço preservado sem plicatura no fundo gástrico, cerca de 3 cm abaixo da transição esofagogástrica, criando tubulização gástrica similar à vista na gastroplicatura cirúrgica (Fig. 42-10).

Na endoscopia do paciente submetido à gastroplastia endoscópica observa-se aderência de pregas, retrações cicatriciais ou ponte de mucosa (Fig. 42-9). Durante o exame observa-se diminuição da distensibilidade gástrica. O mecanismo de perda de peso se dá pela diminuição da complacência gástrica e provável lentificação do esvaziamento gástrico.[13-15]

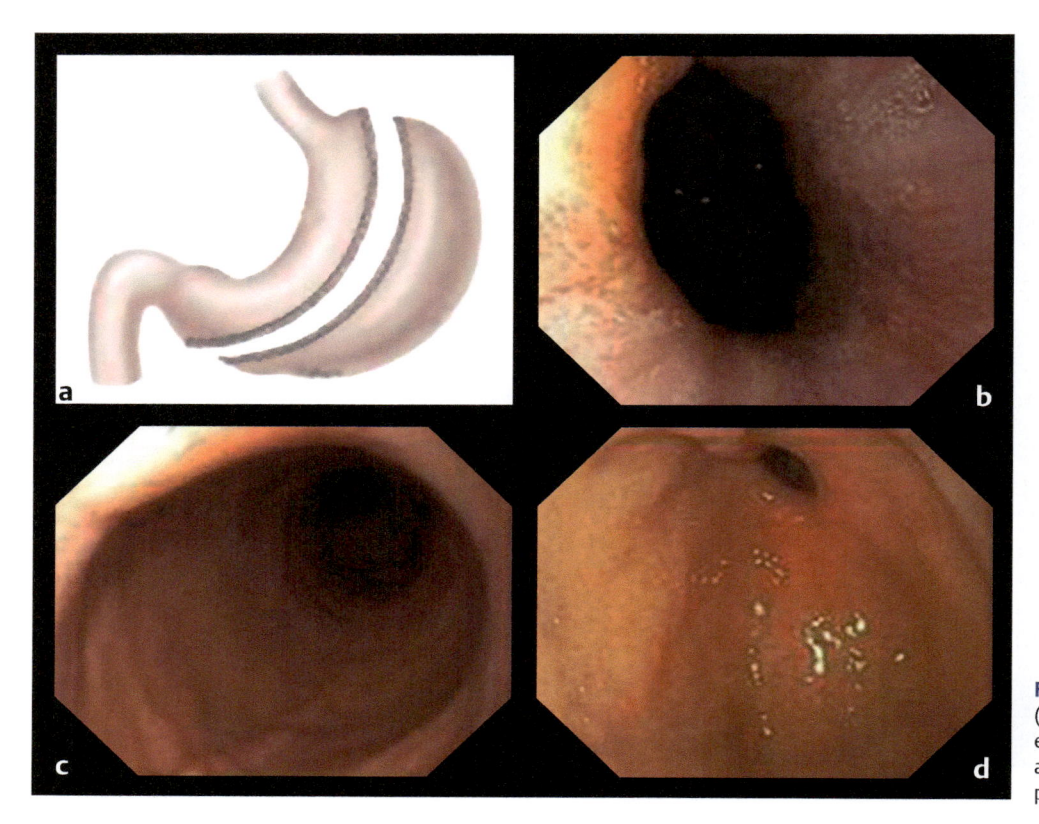

Fig. 42-8. (a) Ilustração de gastroplastia vertical. (b) Transição esofagogástrica. (c) Corpo gástrico em formato tubular com linha de grampeamento ao longo da grande curvatura. (d) Antro e piloro em posição habitual.

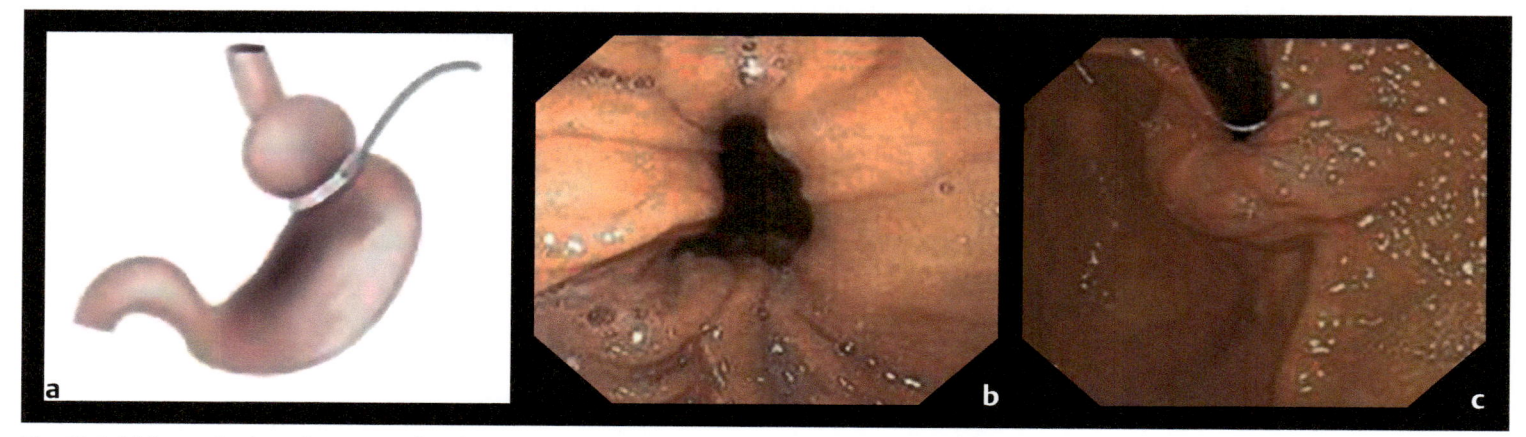

Fig. 42-9. (a) Ilustração do estômago com banda gástrica ajustável. (b) Compressão extrínseca circunferencial e formação de bolsa logo abaixo da transição esofagogástrica. (c) Retrovisão evidenciando volumosa compressão anelar causada pela banda gástrica.

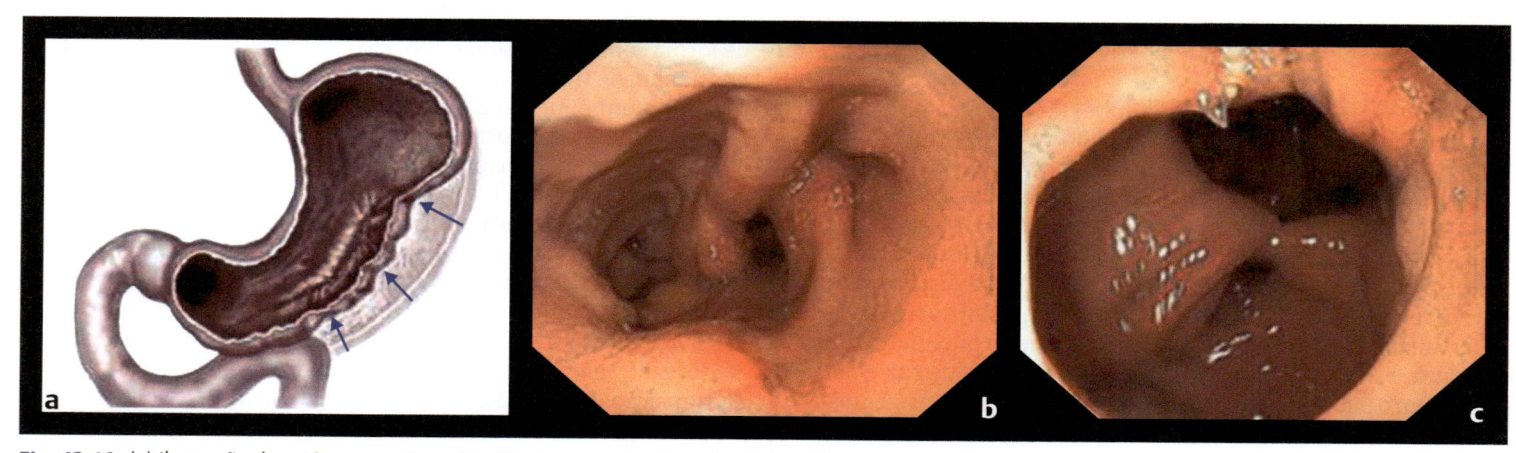

Fig. 42-10. (a) Ilustração do estômago após realização de gastroplastia endoscópica. (b) Aspecto do estômago tubolizado após a gastroplastia endoscópica. (c) Estômago com algumas pontes mucosas e pontos desgarrados, mas ainda com importante redução da expansibilidade.

CONCLUSÃO

Neste capítulo exploramos a anatomia do estômago operado e ressaltamos a importância do conhecimento dessa anatomia para o endoscopista. Ao compreender as alterações anatômicas resultantes das cirurgias gástricas, o endoscopista adquire a capacidade de interpretar corretamente os achados endoscópicos, realizar procedimentos terapêuticos adequados e prevenir complicações durante o exame.

REFERÊNCIAS BIBLIOGRÁFICAS

1. Barakat MT, Adler DG. Endoscopy in patients with surgically altered anatomy. Am J Gastroenterol. 2021;116(4):657-65.
2. Allum WH, Bonavina L, Cassivi SD, et al. Surgical treatments for esophageal cancers. Ann N Y Acad Sci. 2014;1325:242-68.
3. American Society for Metabolic and Bariatric Surgery. Story of obesity surgery. [updated 2018, access January 20, 2019]. 2018.
4. Jennifer C. Flanagan, Richard Batz, et al. Nordeck, Suhny Abbara, Kemp Kernstine, and Vasantha Vasan Esophagectomy and Gastric Pull-through Procedures: Surgical Techniques, Imaging Features, and Potential Complications RadioGraphics. 2016;36:(1):107-21.
5. Townsend CM, et. al. SABISTON, Tratado de cirurgia, 18. ed. Rio de Janeiro: Elsevier; 2010.
6. Averbach M, et al. Atlas de endoscopia digestiva da SOBED – Rio de Janeiro: Revinter; 2011.
7. Averbach M, et al. Endoscopia digestiva – diagnóstico e tratamento. Rio de Janeiro: Revinter; 2013.
8. Zollinger R M Jr., Zollinger RM Sênior, Bitans M, et al. Atlas de cirurgia – Rio de Janeiro: Guanabara Koogan; 2008.
9. Galindo F. Técnicas quirúrgicas en cáncer gástrico. Cirugía Digestiva. 2009;II(225):1-20.
10. Morrell D, Pauli E, Juza R. Endoscopy in surgically altered anatomy. Annals of Laparoscopic and Endoscopic Surgery. 2019;4.
11. Faria GR. A brief history of bariatric surgery. Porto Biomed J. 2017;2(3):90-2.
12. Abbas M, Khaitan L. Endoscopy in the bariatric patient Annals of Laparoscopic and Endoscopic Surgery. 2019;4.
13. Azagury DE, Lautz DB. Endoscopic techniques in bariatric patients: obesity basics and normal postbariatric surgery anatomy Techniques in Gastrointestinal Endoscopy. 2010;12(3).
14. Yoon JY, Arau RT. Study Group for Endoscopic Bariatric and Metabolic Therapies of the Korean Society of Gastrointestinal Endoscopy. The Efficacy and Safety of Endoscopic Sleeve Gastroplasty as an Alternative to Laparoscopic Sleeve Gastrectomy. Clin Endosc. 2021.
15. Neylan CJ, Dempsey DT, Tewksbury CM, et al. Endoscopic treatments of obesity: a comprehensive review. Surg Obes Relat Dis. 2016;12:1108-15.

43 Lesões Duodenais

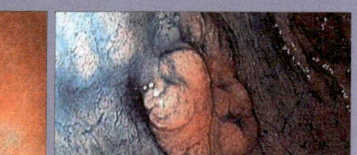

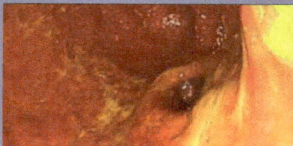

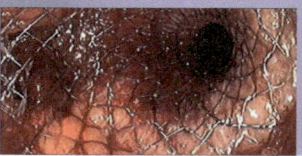

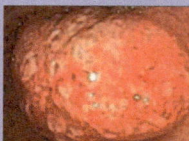

Cristina Flores ■ Laryssa Paula Treis Hanauer

INTRODUÇÃO

O duodeno constitui a primeira porção do intestino delgado, que se inicia no bulbo e estende-se por 20 a 25 cm até o ângulo de Treitz, com calibre médio de 25 mm. A endoscopia digestiva alta examina a primeira e a segunda porção duodenal, podendo chegar até a terceira porção, que não é rotineiramente avaliada. As doenças duodenais que mais comumente acometem o bulbo e a segunda porção são de origem infecciosa, inflamatória, péptica e parasitária. As neoplasias duodenais são raras. Os 4 tipos histológicos predominantes são os adenocarcinomas, os tumores neuroendócrinos, os tumores estromais e os linfomas.[1,2]

A aparência normal da mucosa do bulbo duodenal possui certa textura com aspecto aveludado. O ângulo superior marca a transição para a segunda porção. A mucosa da segunda porção já adota uma aparência mais vilosa com suas pregas circulares (pregas de Kerkring) – (Fig. 43-1 – bulbo e segunda porção normais).

Alguns achados endoscópicos sem significado de doença devem ser bem identificados e conhecidos para evitar confusões diagnósticas e preocupações infundadas: a hiperplasia das glândulas de Brunner e a metaplasia gástrica ou mucosa gástrica ectópica são comumente visualizados no bulbo duodenal e devem ser distinguidos de outros tipos de lesões polipoides potencialmente preocupantes.[3]

HIPERPLASIA DAS GLÂNDULAS DE BRUNNER

As glândulas de Brunner são normais no duodeno, especialmente no bulbo, e consistem em glândulas localizadas na submucosa e produtoras de mucina rica em fluido alcalino, com a função de neutralização do conteúdo gástrico oriundo do estômago e o objetivo de proteger a mucosa duodenal.[3] Tem sido postulado que um aumento da secreção de ácido gástrico poderia estimular essas estruturas a sofrerem hiperplasia (Fig. 43-2). Na visão macroscópica, essas lesões têm menos de 1 cm de tamanho e surgem como múltiplos nódulos submucosos sésseis.[4] Raramente podem gerar uma lesão proliferativa benigna denominada de adenoma ou hamartoma de glândulas de Brunner. A maioria destas lesões é assintomática e encontrada casualmente durante a endoscopia,

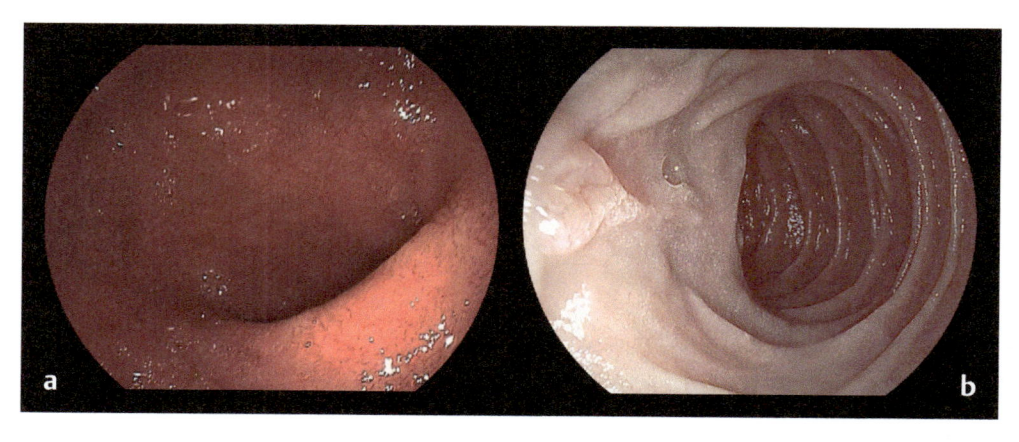

Fig. 43-1. (a) Bulbo normal. (b) Segunda porção normal.

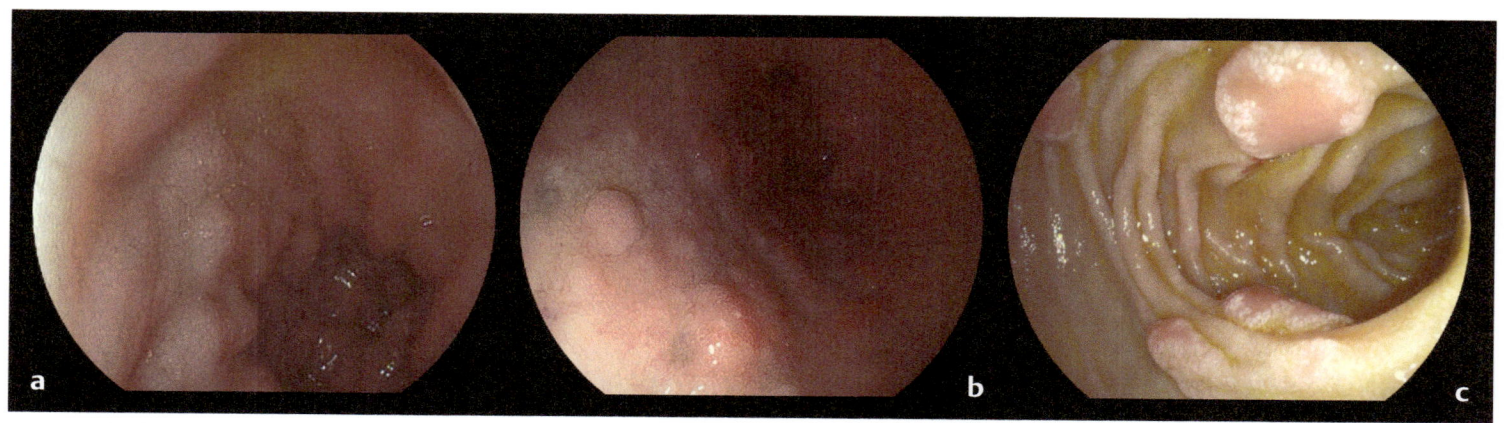

Fig. 43-2. (a-c) Hiperplasia de glândulas de Brunner.

raramente causam sintomas obstrutivos ou hemorragia e necessitam de condutas terapêuticas. Não há indicação de acompanhamento endoscópico.[5,6]

MUCOSA GÁSTRICA HETEROTÓPICA

A mucosa gástrica heterotópica (Fig. 43-3), geralmente localizada no bulbo duodenal, tem sido descrita como lesão congênita entre 0,5-2% da população geral. A presença de metaplasia gástrica no duodeno, embora muito semelhante, possui um significado patológico diferente, pois pode estar implicada em estados de hipergastrinemia.[5] A mucosa gástrica ectópica é formada por lesões benignas que geralmente se apresentam como lesões polipoides com 10 mm ou mais cada. Histologicamente, são glândulas bem diferenciadas e organizadas com estrutura madura incluindo células principais, parietais e glândulas mucosas.

METAPLASIA GÁSTRICA DUODENAL

A metaplasia gástrica (Fig. 43-4) é uma modificação adquirida de porções do epitélio duodenal por epitélio foveolar gástrico, especialmente no bulbo duodenal.[7] Sua aparência endoscópica pode ser como lesões elevadas em placa, áreas planas enantematosas ou nodularidades difusas ou focais. Pode-se lançar mão de corantes absortivos, como o azul de metileno, por exemplo, uma vez que realça as áreas não coradas da metaplasia gástrica. Apesar de o diagnóstico definitivo ser por meio da histologia,[8] quando o aspecto macroscópico não deixa dúvidas sobre o tipo de lesão não há necessidade de realizar biópsias. Não existem evidências suficientes para considerar a metaplasia gástrica no bulbo duodenal como uma doença péptica por si só,[9,10] porém, a substituição de epitélio favorece a colonização pela bactéria *Helicobacter Pylori* nesta topografia e, consequentemente, desenvolvimento de duodenite péptica e úlcera duodenal.[10] Não há necessidade de acompanhamento endoscópico dos pacientes com esse achado.

DIVERTÍCULO DUODENAL

Os divertículos duodenais costumam ser adquiridos como resultado de herniação por meio de um defeito causado pela entrada de grandes vasos que suprem a parede intestinal e comumente localizam-se há alguns centímetros da ampola de Vater (Fig. 43-5).[11] A prevalência desses divertículos justapapilares é de cerca de 4% em exames de rotina e tende a aumentar com o avançar da idade. São usualmente assintomáticos e são detectados causalmente em endoscopias ou exames de imagem de rotina. Raramente um divertículo duodenal apresenta complicações como coledocolitíase, colecistite, diverticulite, duodenite, pancreatite ou diarreia por supercrescimento bacteriano.[11]

LINFANGIECTASIA DUODENAL

A linfangiectasia intestinal (Fig. 43-6) é um achado endoscópico frequente, visto em até 3% dos pacientes submetidos à endoscopia digestiva alta.[12] Caracteriza-se pela dilatação difusa ou localizada dos capilares linfáticos no intestino delgado. Pode ser dividida em primária ou congênita, e secundária, que geralmente resulta de obstrução do sistema linfático de drenagem por causas como malignidade, radioterapia, infecções ou doença inflamatória intestinal.[13] A linfangiectasia corresponde à ectasia dos vasos linfáticos, que podem sofrer ruptura e consequente enteropatia exsudativa, hipoalbuminemia e

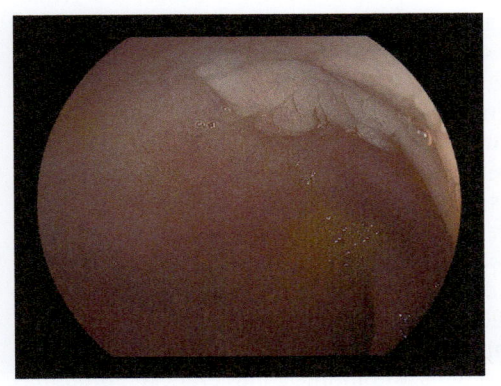

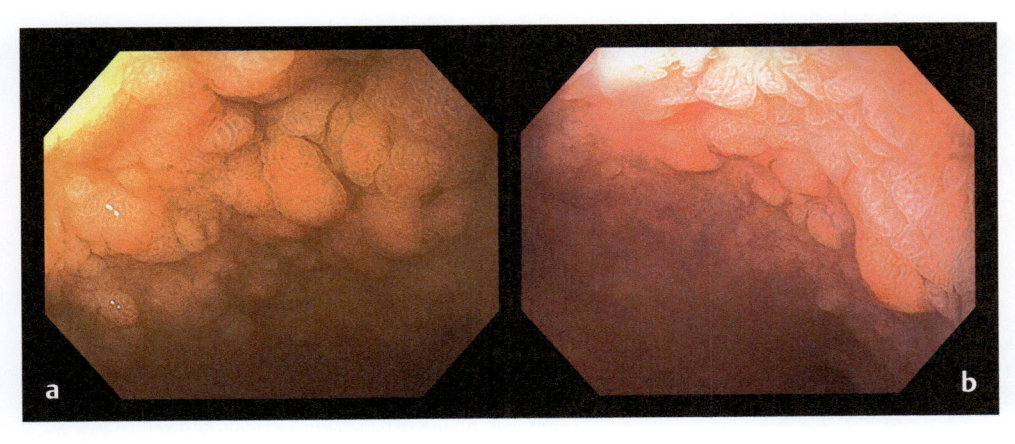

Fig. 43-3. Mucosa gástrica ectópica.

Fig. 43-4. (a, b) Metaplasia gástrica

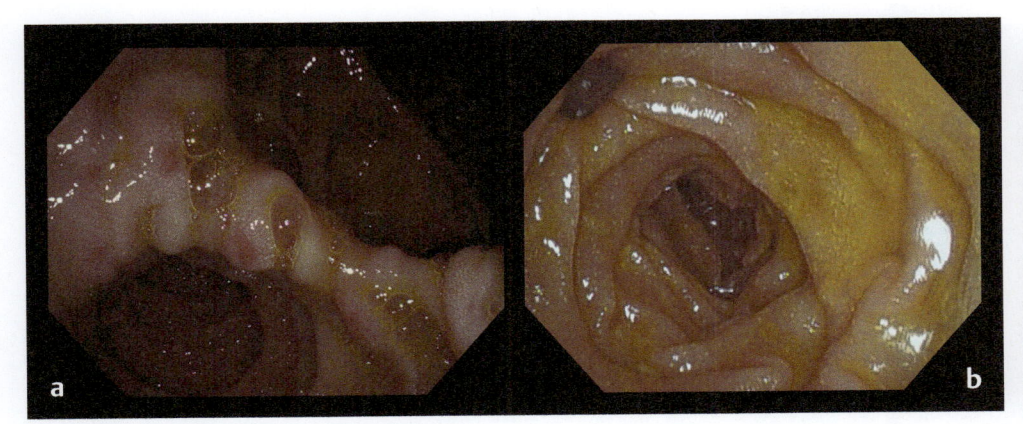

Fig. 43-5. (a, b) Divertículo duodenal.

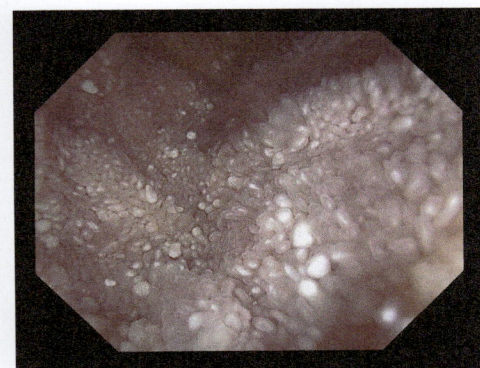

Fig. 43-6. Linfangiectasia duodenal. (Fotografia do Hospital de Clínicas de Porto Alegre.)

hipogamaglobulinemia. Na endoscopia observam-se pontos brancacentos, que correspondem aos vasos linfáticos dilatados. O diagnóstico é realizado pela histologia. Sabe-se que a modificação da dieta com a inserção de triglicerídeos de cadeia média é capaz de reduzir a pressão linfática, evitando a ruptura dos vasos linfáticos.[14]

HIPERPLASIA NODULAR LINFOIDE

A hiperplasia nodular linfoide (Fig. 43-7) do trato gastrointestinal representa um achado raro que se caracteriza pela presença de numerosos nódulos visíveis na mucosa medindo até, e raramente excedendo, 0,5 cm de diâmetro.[15] A etiologia é desconhecida, porém, a maioria dos estudos atribuiu esse achado a uma reação imunopatológica contra algum patógeno. Em crianças frequentemente é associada a infecção por giárdia, infecções virais ou alergias alimentares e tende a ter um curso benigno, com regressão espontânea. Nos adultos pode ser encontrada em cerca de 20% dos casos de imunodeficiência comum variável, podendo ter associação, também, com a infecção pelo H. pylori. O diagnóstico é histológico.[15,16]

DUODENITES

As alterações inflamatórias no duodeno e sua descrição ainda geram controvérsias na sua interpretação e significado clínico. Qualquer alteração de edema, enantema e erosões vistas à endoscopia são chamadas de duodenite endoscópica. Não existe uma correlação precisa entre o achado de alterações inflamatórias na mucosa duodenal e o quadro clínico. As alterações inflamatórias da mucosa duodenal podem apresentar-se como edema que deixa a mucosa mais opalescente e pregas mais volumosas, enantema como áreas de vermelhidão em contraste com a mucosa normal adjacente, que pode ter intensidades variáveis. Além disso, pode ocorrer friabilidade com porejamento ao toque do aparelho ou sufusões hemorrágicas submucosas, erosões planas que são francas quebras de mucosa recobertas por fibrina com ou sem halo enantematoso e tamanhos variáveis. Não raro observam-se nodularidades que, muitas vezes, são secundárias a agregados linfoides. A detecção destas alterações é simples e a característica que predomina deve ser aquela pela qual a duodenite será classificada (Fig. 43-8). A distinção entre uma erosão um pouco mais profunda e uma ulceração acaba por ser um pouco arbitrária e subjetiva, uma vez que a distinção exata entre estas duas lesões é feita através histológica.[9] A classificação de Sidney ainda é a mais utilizada para denominar as duodenites.[7] As duodenites podem ser agudas provocadas por agentes infecciosos ou químicos. Neste contexto, os pacientes muitas vezes nem chegam a realizar endoscopia digestiva. O protocolo de Kyoto propõe uma classificação baseada na etiologia da duodenite conforme apresentado no Quadro 43-1.[8] A correlação dos achados endoscópicos com os achados histopatológicos é essencial ao diagnóstico correto dos mais variados tipos de duodenite.[10]

Duodenites em decorrência de Causas Específicas e Outras Doenças

Duodenite Linfocítica e Doença Celíaca

A doença celíaca é uma doença inflamatória crônica autoimune, mediada por células T em resposta à ingestão de glúten, em indivíduos geneticamente predispostos. A prevalência estimada da doença celíaca, com base em estudos sorológicos, é de aproximadamente 1% da população.[17] A resposta imunológica leva a lesões características da mucosa como a linfocitose intraepitelial, a hiperplasia de criptas e a atrofia de vilos.[18] Endoscopicamente pode-se observar serrilhamento mucoso, redução ou desaparecimento das pregas mucosas, nodularidade da mucosa com padrão em mosaico, bem como sulcos mucosos. Tais achados endoscópicos podem ser magnificados por meio da visão por imersão. Múltiplas biópsias do duodeno (duas do bulbo e quatro do duodeno distal) são sugeridas para o diagnóstico de doença celíaca.[18-23] Porém, muitas vezes, são observados linfócitos intraepiteliais sem outras características que corroborem o diagnóstico. Este achado pode representar um estágio inicial de manifestação da resposta imunológica ao glúten, ou uma resposta imunológica inata. Múltiplas biópsias do duodeno (uma ou duas do bulbo e quatro do duodeno distal) são necessárias para o diagnóstico de doença celíaca, vários agentes intraluminais levando a uma duodenite linfocítica associada a outras desordens autoimunes, intolerância a proteínas

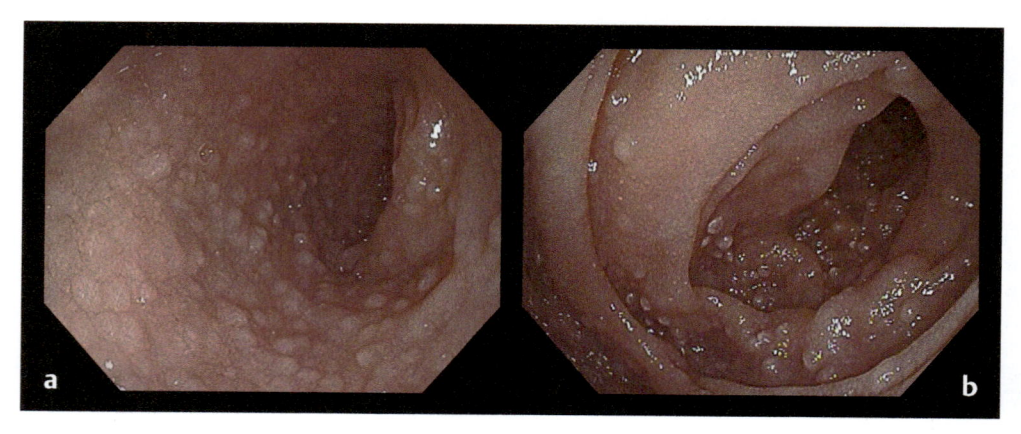

Fig. 43-7. (a, b) Hiperplasia nodular linfoide na limunodeficiência primária comum variável.

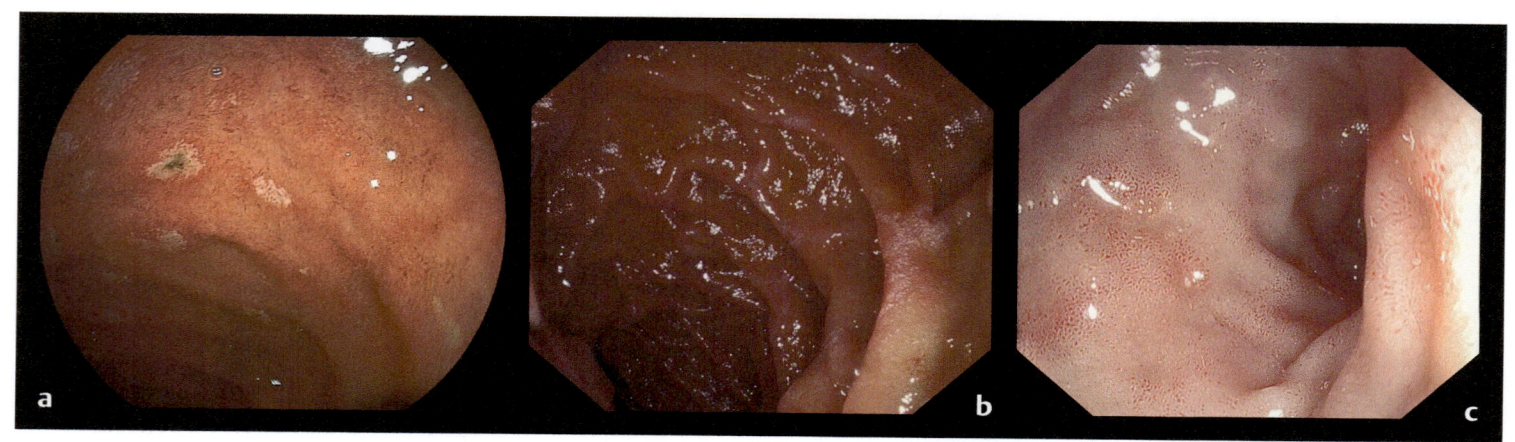

Fig. 43-8. Duodenite: (a) Erosiva. (b) Com linfangiectasias. (c) Enantematosa.

Capítulo 43 ■ Lesões Duodenais

Quadro 43-1. Classificação das Duodenites Baseada na sua Etiologia Segundo o Protocolo de Kyoto.[9]

Proposta de classificação da duodenite na conferência de consenso de Kyoto

Duodenite Infecciosa
- Induzida por *H. pylori*
- Duodenite bacteriana por outro agente que não o *H. pylori*
  - Micobactéria
  - *Tropheryma whipplei* (doença de Whipple)
- Duodenite por fungo
- Duodenite parasitária
  - Ancilostoma duodenal
  - Giárdia (Fig. 43-9)
  - Estrongiloides (Fig. 43-10)
- Duodenite viral
- Citomegalovírus
- Herpes-vírus
- Duodenite por causas externas
  - Álcool
  - Radiação
  - Induzida por drogas
- Duodenite em virtude de causas específicas
  - Alérgicas
  - Eosinofílica
  - Linfocítica
- Duodenites causadas por outras doenças
  - Doença de Crohn (Fig. 43-11)
  - Sarcoidose
  - Vasculite
  - Púrpura de Henoch-Schönlein
  - Doença celíaca
  - Doença do enxerto *versus* hospedeiro

alimentares, gastrite por *H. pylori*, infecções parasitárias e uso de AINEs. Seu significado clínico não é claro, nem se conhece a exata correlação da linfocitose intraepitelial com sensibilidade ao glúten. Fato é que um grande estudo prospectivo conduzido para avaliar esta questão encontrou apenas uma pequena porção destes pacientes com sorologia positiva para doença celíaca e a tipagem de HLA com perfil de suscetibilidade para doença celíaca foi encontrado em apenas metade da população estudada, sugerindo que a duodenite linfocítica muitas vezes não parece fazer parte de um universo de enteropatia por sensibilidade ao glúten (Fig. 43-12).[23,24]

Duodenite Eosinofílica

Infiltrado eosinofílico na mucosa do intestino delgado, incluindo o duodeno, na ausência de causas secundárias, é uma alteração rara que pode apresentar-se de forma heterogênea com dor abdominal e diarreia e, muitas vezes, fazendo parte de um envolvimento maior do tubo digestivo.[25] Os achados endoscópicos mais comuns são edema e enantema no bulbo e na segunda porção duodenal até a presença de ulcerações recobertas por fibrina e espessamento de pregas. A apresentação clínica e os achados endoscópicos são inespecíficos e podem-se sobrepor a outras duodenites, incluindo aquelas do envolvimento duodenal pela doença de Crohn. A eosinofilia periférica é bastante comum e está presente em aproximadamente 80% dos pacientes.[26] As biópsias duodenais são fundamentais para a confirmação do diagnóstico e geralmente demonstram mais de 20 eosinófilos por campo de grande aumento. Importante lembrar que o envolvimento do duodeno pode ocorrer, porém, raramente, será como sítio único no tubo digestivo. Além disso, a enterite eosinofílica pode afetar outras camadas da parede intestinal que não apenas a mucosa, gerando então outras manifestações como estenoses e ascite.[23,27]

Espru Colagênico ou Enterite Colagênica

A enterite/duodenite colagênica ou colagenosa é uma doença rara que se caracteriza pelo depósito de colágeno subepitelial (≥ 10 m), acompanhado por infiltrado linfoplasmocitário na lâmina própria e com linfócitos intraepiteliais. A exata etiologia é desconhecida, porém, acredita-se que seja imunomediada e sua relação com glúten não está bem estabelecida. A manifestação mais comum é a diarreia aquosa e volumosa com perda de peso. Pode ocorrer, também, anemia e hipoalbuminemia. A apresentação endoscópica pode ser como uma mucosa nodular e espessada com fissuras e serrilhamento e, até mesmo, um aspecto em mosaico semelhante ao da doença celíaca (Fig. 43-13).[28,29]

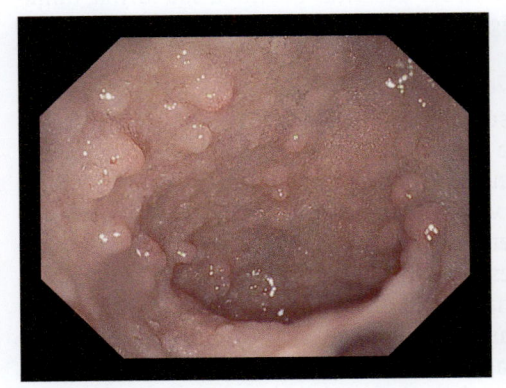

Fig. 43-9. Lesões polipoides elevadas – giardíase.

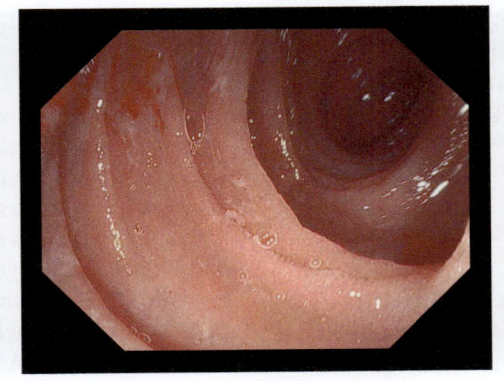

Fig. 43-10. Edema, exsudação e friabilidade – estrongiloidíase.

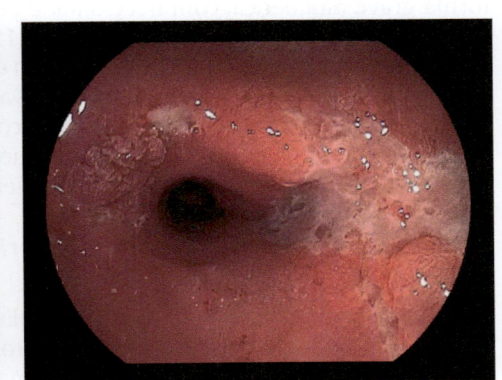

Fig. 43-11. Doença de Crohn duodenal.

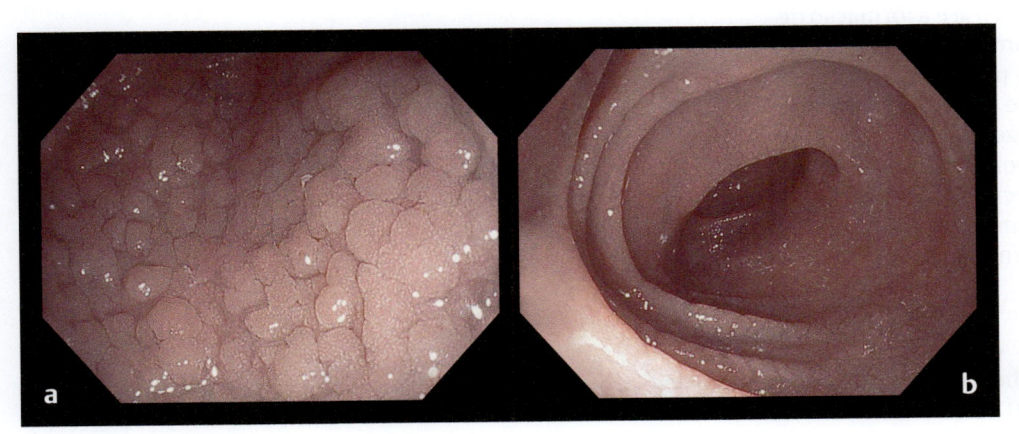

Fig. 43-12. Doença celíaca. (**a**) Mucosa com aspecto nodular. (**b**) Aspecto serrilhado. (**c**) Redução do pregueamento mucoso.

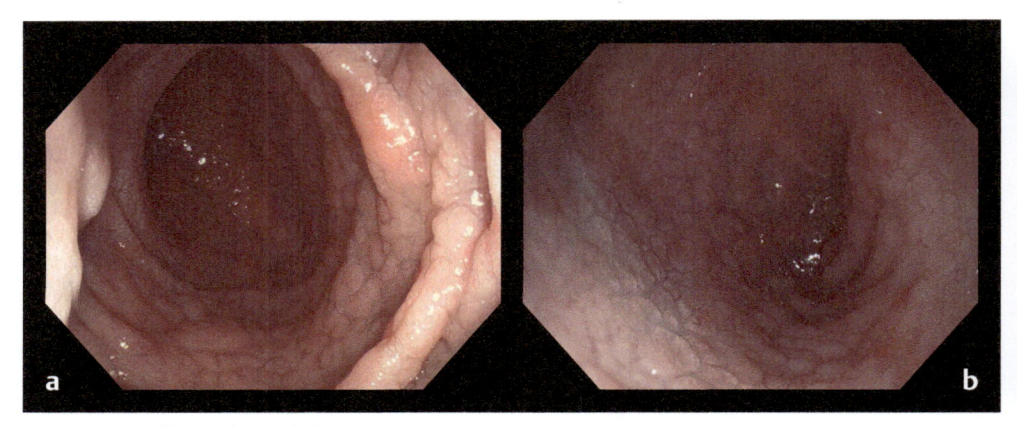

Fig. 43-13. (a, b) Espru colagênico.

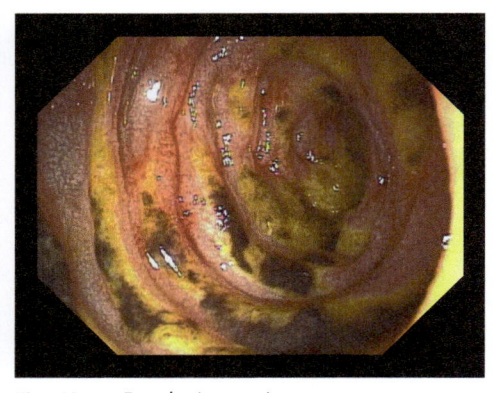

Fig. 43-14. Duodenite erosiva extensa com hematina – lesão por AINE.

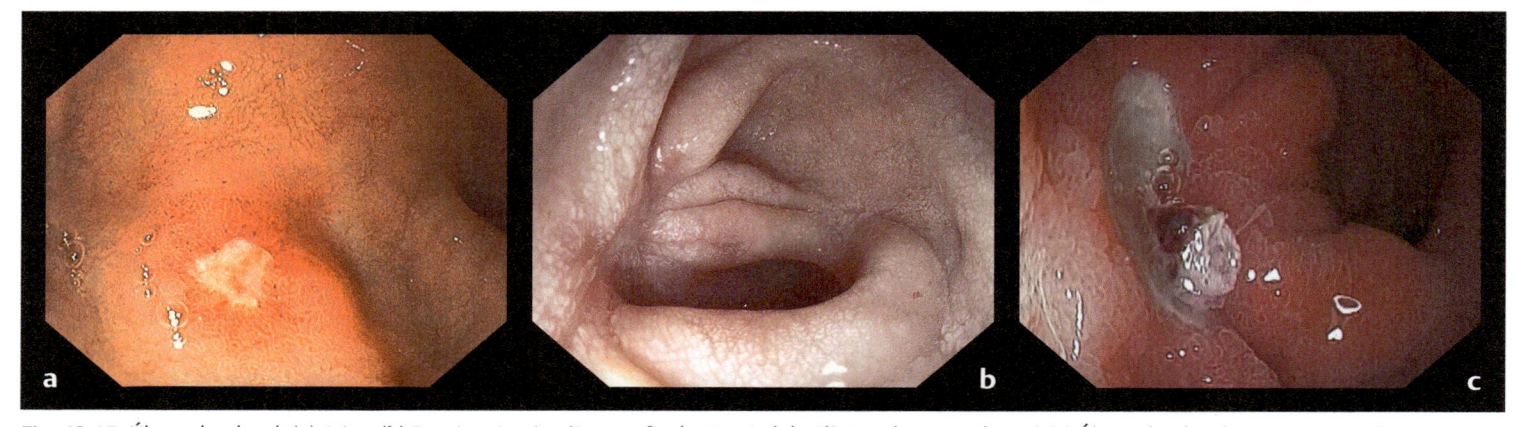

Fig. 43-15. Úlcera duodenal. (a) Ativa. (b) Em cicatrização. (Fotografia do Hospital de Clínicas de Porto Alegre.) (c) Úlcera duodenal com vaso visível.

Lesões Causadas pelo Vírus SARS-CoV-2

A infecção pelo vírus da COVID-19 costuma apresentar-se de forma sistêmica, especialmente em pacientes que desenvolvem a forma grave da doença, com necessidade de internação em leito intensivo. Dentre esses pacientes, cerca de 18% podem apresentar acometimento de mucosa duodenal causado diretamente pelo SARS-CoV-2. Como principais sintomas observam-se gastroparesia e hemorragia digestiva alta. Os achados endoscópicos são pouco específicos e incluem sangramento difuso de mucosa, edema e erosões, especialmente na porção proximal do duodeno.[30,31]

Lesões Duodenais por Anti-Inflamatórios Não Esteroides (AINEs)

As lesões duodenais induzidas por AINEs podem variar desde úlcera péptica duodenal até duodenites erosivas com intensidades variáveis, e costumam ocorrer nas primeiras semanas de uso. Dano à mucosa gastroduodenal pode ser visto entre 30 a 50% dos pacientes que ingerem AINEs.[32] O mecanismo das lesões pode ser por efeito tópico de contato direto com a mucosa por interação com fosfolipídios levando à ruptura da barreira mucosa e a formação de lesões erosivas agudas, muitas vezes assintomáticas e autolimitadas. No entanto, a principal causa das lesões por AINEs ocorre por meio da inibição sistêmica do mecanismo de proteção da mucosa através da inibição da atividade da ciclo-oxigenase (COX) levando a uma redução da síntese de muco e bicarbonato, diminuição do fluxo sanguíneo da mucosa e aumento da secreção ácida por consequência da redução de síntese das prostaglandinas. Os AINEs com seletividade para o bloqueio da COX-2 reduzem a ocorrência de danos, mas não abolem (Fig. 43-14).

Úlcera Péptica Duodenal

A ocorrência de úlcera péptica duodenal, bem como a prevalência do *H. pylori*, tem diminuído nos últimos 10 anos. Porém, ainda é uma causa frequente de hemorragia digestiva alta. O *H. pylori* ainda é a principal causa da doença péptica duodenal, sendo os anti-inflamatórios não esteroides são a segunda causa mais frequente.[32,33] As úlceras duodenais devem ser descritas quanto à sua forma, tamanho, localização e estágio de atividade ou cicatrização (Fig. 43-15).[34]

Pseudomelanose Duodenal

A pseudomelanose duodenal (Fig. 43-16) é uma condição benigna rara, de etiologia desconhecida, descrita pela primeira vez por Bisordi e Kleinman em 1976, que corresponde a depósitos de ferro nas extremidades das vilosidades, geralmente incidentalmente encontrada em exames endoscópicos.[35] Acredita-se que esta condição esteja associada à ingestão oral de ferro, medicamentos anti-hipertensivos contendo uma porção de enxofre (hidralazina, furosemida) e algumas doenças crônicas, como hipertensão, doença renal crônica e diabetes. A apresentação endoscópica é de uma mucosa salpicada de preto, com deposição de pigmento no ápice das vilosidades. O diagnóstico é histológico e não há necessidade de acompanhamento endoscópico.[36]

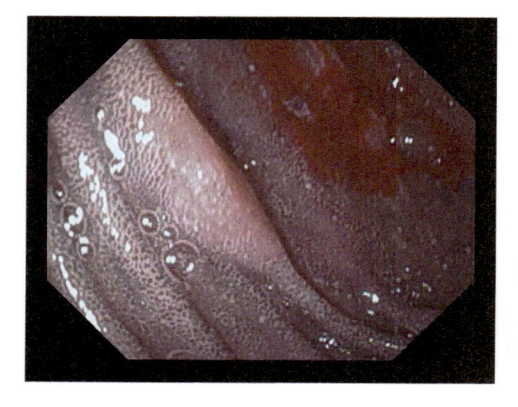

Fig. 43-16. Pseudomelanose duodenal. (Fotografia do Hospital de Clínicas de Porto Alegre.)

LESÕES VASCULARES NO DUODENO
Angiectasias (Angiodisplasias)

Angiectasias intestinais são lesões arteriovenosas responsáveis por aproximadamente 5% dos casos de sangramento gastrointestinais e, algumas vezes, podem ser visualizadas na primeira e segunda porções duodenais, porém, elas tendem a ser múltiplas e muitas vezes distribuídas ao longo do intestino delgado. Histologicamente, as angiodisplasias são lesões presentes apenas nas camadas mais superficiais da parede intestinal (mucosa e submucosa). Vênulas, capilares e arteríolas estão dilatadas e tortuosas com paredes bastante finas, revestidas apenas por endotélio e uma fina camada de músculo liso. São vasos tortuosos e de paredes muito finas, revestidos apenas por endotélio e uma fina camada de um músculo liso. A patogênese não é clara, embora algumas hipóteses tenham sido levantadas como a possibilidade de degeneração da parede dos vasos ou como ação secundária de uma anormalidade neuro-hormonal levando a um aumento do fluxo e relaxamento da musculatura lisa da parede destes vasos. A ablação endoscópica destas lesões é a terapêutica mais indicada para evitar a recorrência do sangramento (Fig. 43-17).[37]

Varizes Duodenais

A ocorrência de varizes duodenais é considerada uma alteração rara, mas potencialmente fatal. A hemorragia varicosa duodenal é responsável por 2-5% de todas as hemorragias varicosas.[38] A maioria dos casos é secundária à hipertensão do sistema porta secundária à cirrose hepática, porém, podem ocorrer por hipertensão portal de causas extra-hepáticas, como por exemplo: pancreatite, fibrose retroperitoneal, trombose esplênica e tumores intra-abdominais. A ruptura de varizes duodenais corresponde a 17% de todos os casos de ruptura de varizes ectópicas, sendo o bulbo o local mais comum.[39] A terapia endoscópica por meio de ligadura elástica ou injeção de esclerosante ou cianoacrilato está indicada.[27,40]

PÓLIPOS DUODENAIS

A prevalência relatada de pólipos duodenais é variável, podendo chegar a 4,6% entre os pacientes referenciados para a realização de endoscopia digestiva alta.[41] Os pólipos duodenais geralmente são sésseis, pequenos e localizados no bulbo duodenal. Em sua maioria são assintomáticos e são encontrados incidentalmente em endoscopias realizadas por motivos não relacionados. Sintomas que podem ser atribuídos aos pólipos duodenais incluem dispepsia, dor abdominal, sangramento gastrointestinal evidente, obstrução, intussuscepção e sintomas de anemia. Estes dependem do tamanho, posição relativa e características histológicas dos pólipos. A grande maioria é representada por pólipos inflamatórios e possui mucosa gástrica ectópica. As lesões polipoides pequenas e múltiplas no bulbo duodenal geralmente são benignas e não neoplásicas em sua natureza, a realização de biópsia habitualmente não é necessária, pois estão relacionados com a mucosa gástrica ectópica e a hiperplasia de glândulas de Brunner. A realização de biópsias em lesões polipoides no bulbo duodenal é indicada apenas diante de um aspecto endoscópico suspeito.[42] Por outro lado, quando a endoscopia for indicada para avaliação de pacientes com história de polipose adenomatosa familiar, a biópsia das lesões polipoides é mandatória. Adenomas duodenais esporádicos, não envolvendo a papila e a região ampular, são raros, porém, possuem um potencial de malignização.[41,42] O tratamento destas lesões permanece controverso, pois a história natural destas lesões é pouco conhecida. Os achados endoscópicos não são confiáveis para distinguir lesões adenomatosas de não adenomatosas. Toda lesão polipoide encontrada na segunda porção duodenal deve ser biopsiada para avaliação histológica. A ressecção endoscópica está indicada em lesões grandes, sintomáticas ou quando a biópsia indica algum grau de displasia (Figs. 43-18 a 43-20).[43-46]

DOENÇA DO ENXERTO VERSUS HOSPEDEIRO (DECH)

A doença aguda do enxerto *versus* hospedeiro é a principal complicação no trato gastrointestinal após o transplante alogênico de células hematopoiéticas. Os principais sintomas são náuseas, vômitos e anorexia, que podem ocorrer tanto de forma precoce quanto refletir dano duradouro da mucosa ou mesmo efeitos colaterais de medicações concomitantes. O diagnóstico é realizado por endoscopia com biópsias, sendo que os achados endoscópicos variam desde mucosa normal até erosões, ulcerações e desnudamento de mucosa com intensa

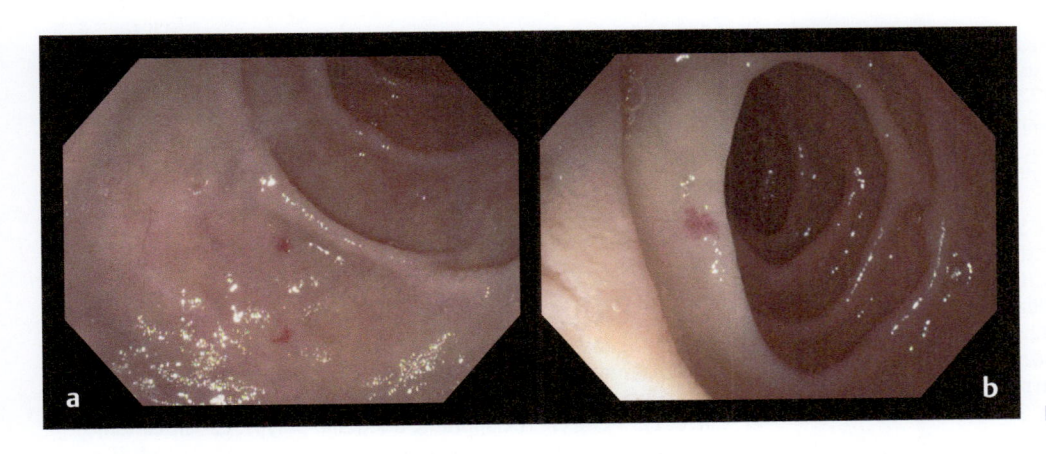

Fig. 43-17. (a, b) Angiodisplasias ou angiectasias.

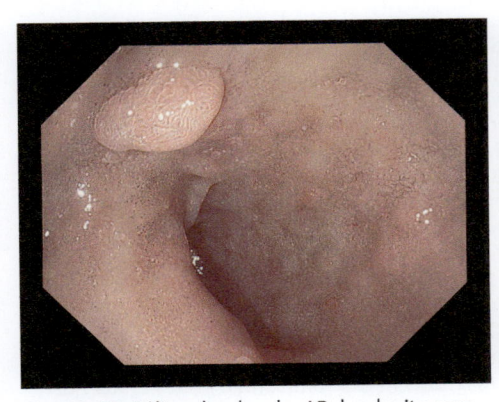

Fig. 43-18. Pólipo duodenal – AP duodenite com linfangiectasias.

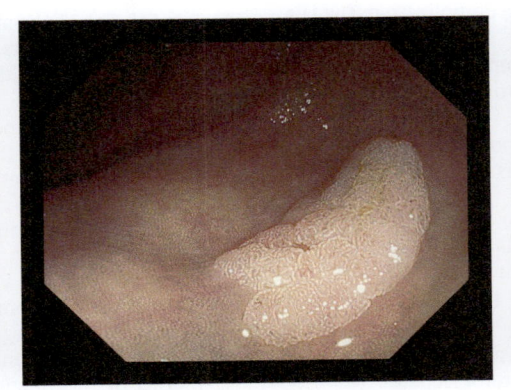

Fig. 43-19. Adenoma tubuloviloso com displasia de baixo grau.

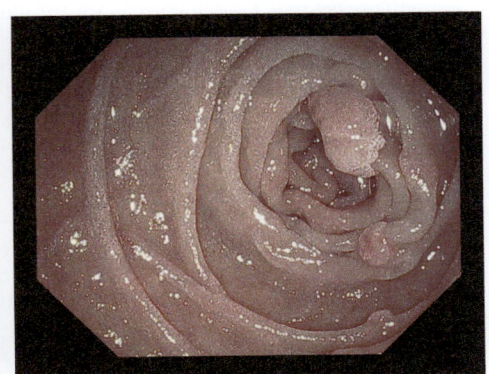

Fig. 43-20. Adenomas tubulares com displasia de baixo grau em paciente com polipose adenomatosa familiar.

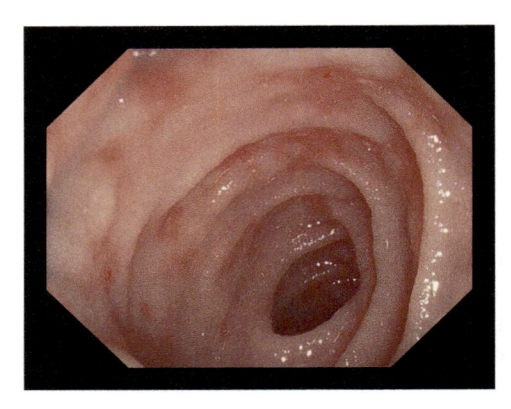

Fig. 43-21. Doença do enxerto *versus* hospedeiro (DECH).

inflamação, sendo classificados da seguinte forma: 0 = normal; 1 = perda de marcações vasculares e/ou eritema leve focal; 2 = edema moderado e/ou eritema; 3 = edema, eritema, erosões e/ou sangramento; ou 4 = ulceração, exsudato e sangramento (Fig. 43-21).[47]

REFERÊNCIAS BIBLIOGRÁFICAS

1. Bilimoria KY, Raval MV, Bentrem DJ, et al. National assessment of melanoma care using formally developed quality indicators. J Clin Oncol. 2009;27(32):5445-51.
2. Rondonotti E, Koulaouzidis A, Yung DE, et al. Neoplastic diseases of the small bowel. Gastrointest Endosc Clin N Am. 2017;27(1):93-112.
3. Li L, Ruotong L, Guojing Z, et al. Brunner's gland adenoma of duodenum: report of two cases. Int J Clin Exp Pathol. 2015;8(6):7565-9.
4. Bakheet N, Cordie A, Nabil alkady M, et al. Brunner's gland adenoma is a rare cause of upper gastrointestinal bleeding: a case report and literature review. Arab Journal of Gastroenterology. 2020.
5. Peetz ME, Moseley HS. Brunner's gland hyperplasia. Am Surg. 1989;55(7):474-7.
6. Chen KM, Chang MH, Lin CC. A duodenal tumor with intermittent obstruction. Brunner's gland hyperplasia. Gastroenterology. 2014;146(4):e7-8.
7. Mann NS, Mann SK, Rachut E. Heterotopic gastric tissue in the duodenal bulb. J Clin Gastroenterol. 2000;30(3):303-6.
8. Tam W, Cooper JE, Schoeman MN, et al. Images of interest. Gastroenterol Hepatol. 2001;16(3):347.
9. Chun-Chao C, Shiann P, Gi-Shih LI, et al. Investigation of the extent of gastric metaplasia in the duodenal bulb by using methylene blue staining. J Gastroenterol Hepatol. 2001;16(7):729-33.
10. Genta RM, Kinsey RS, Singhal A, Suterwala S. Gastric foveolar metaplasia and gastric heterotopia in the duodenum: no evidence of an etiologic role for Helicobacte pylori. Hum Pathol. 2010;41(11):1593-600.
11. De Peuter B, Box I, Vanheste R, Dymarkowski S. Small-bowel diverticulosis: imaging findings and review of three cases. Gastroenterology Research and Practice. 2009:ID 549853:3.
12. Doumbe-Mandengue P, Barret M. Image: duodenal lymphangiectasia. The American Journal of Gastroenterology. 2022;117(4):533.
13. Kentaro T, Atsunori T, Ken-Ichi M, Shuji T. Duodenal lymphangiectasia distinguished from follicular lymphoma by narrow-band imaging magnification endoscopy. Gastrointest Endosc. 2019;90(3):528-9.
14. Andrew A, Preethi R, Anne C, et al. Sticky situation: bleeding duodenal lymphangiectasias treated with lymphatic glue embolization. Dig Dis Sci. 2022;67(1):71-4.
15. Khuroo MS, et al. Diffuse duodenal nodular lymphoid hyperplasia: a large cohort of patients etiologically related to Helicobacter pylori infection. BMC Gastroenterology. 2011;11:36.
16. Che Husin N, Mohd Shah M, Hassan M, et al. Nodular lymphoid hyperplasia in children: recurrent hematemesis. Cureus. 2023;15(1):e34363.
17. Raiteri A, Granito A, Giamperoli A, et al. Current guidelines for the management of celiac disease: A systematic review with comparative analysis. World J Gastroenterol. 2022;28(1):154-75.
18. Tytgat GN. Endoscopic gastritis and duodenitis. Endoscopy. 1992;24(1-2):34-40.
19. Tytgat GN. The Sydney System: endoscopic division. Endoscopic appearances in gastritis/duodenitis. J Gastroenterol Hepatol. 1991;6(3):223-34.
20. Sugano K, Tack J, Kuipers EJ, et al. Kyoto global consensus report on Helicobacter pylori gastritis. Gut. 2015;64(9):1353-67.
21. Serra S, Jani PA. An approach to duodenal biopsies. J Clin Pathol. 2006;59(11):1133-50.
22. Shannahan S, Leffler DA. Diagnosis and updates in celiac disease. Gastrointest Endosc Clin N Am. 2017;27(1):79-92.
23. Balaban DV, Popp A, Vasilescu F, et al. Diagnostic yield of endoscopic markers for celiac disease. J Med Life. 2015;8(4):452-7.
24. Vande Voort JL, Murray JA, Lahr BD, et al. Lymphocytic duodenosis and the spectrum of celiac disease. Am J Gastroenterol. 2009;104(1):142-8.
25. Zhang M, Li Y. Eosinophilic gastroenteritis: a state-of-the-art review. J Gastroenterol Hepatol. 2017;32(1):64-72.
26. Freeman HJ. Adult eosinophilic gastroenteritis and hypereosinophilic syndromes. World J Gastroenterol. 2008;14(44):6771-3.
27. Collins MH. Histopathology associated with eosinophilic gastrointestinal diseases. Immunol Allergy Clin North Am. 2009;29(1):109-17.
28. Schreiber FS, Eidt S, Hidding M, et al. Collagenous duodenitis and collagenous colitis: a short clinical course as evidenced by sequential endoscopic and histologic findings. Endoscopy. 2001;33(6):555.
29. Freeman HJ. Collagenous sprue. Can J Gastroenterol. 2011;25(4):189-92. 30.
30. Rustagi T, Rai M, Scholes JV. Collagenous gastroduodenitis. J Clin Gastroenterol. 2011;45(9):794-9.
31. Neuberger M, Jungbluth A, Irlbeck M, et al. Duodenal tropism of SARS-CoV-2 and clinical fndings in critically ill COVID-19 patients. Infection. 2022;50:1111-1120.
32. Scarpignato C, Hunt RH. Nonsteroidal anti-inflammatory drug-related injury to the gastrointestinal tract: clinical picture, pathogenesis, and prevention. Gastroenterol Clin North Am. 2010;39(3):433-64.
33. Malfertheiner P, Chan FK, McColl KE. Peptic ulcer disease. Lancet. 2009;374(9699):1449-61.
34. Sung JJ, Kuipers EJ, El-Serag HB. Systematic review: the global incidence and prevalence of peptic ulcer disease. Aliment Pharmacol Ther. 2009;29(9):938-46.
35. Tanaka A, Kanmura S, Ido A. Magnifying observation by flooding immersion for duodenal pseudomelanosis. Dig Endosc. 2022;34(1):e12-e14.
36. Lopez G, D'Ercole M, Ferrero S, Croci GA. Duodenal Pseudomelanosis: a literature review. Diagnostics. 2021;11:1974.
37. Regula J, Wronska E, Pachlewski J. Vascular lesions of the gastrointestinal tract. Best Pract Res Clin Gastroenterol. 2008;22(2):313-28.
38. Túlio MA, Marques S, Bispo M, Bana T, Chagas C. Endoscopic management of acute bleeding from an ectopic duodenal varix. GE Port J Gastroenterol. 2017;24:98-100.
39. Li DH, Liu XY, Xu LB. Duodenal giant stromal tumor combined with ectopic varicose hemorrhage: a case report. World J Clin Cases. 2020;8(23):6009-15.
40. Steevens C, Abdalla M, Kothari TH, et al. Massive duodenal variceal bleed; complication of extra hepatic portal hypertension: Endoscopic management and literature review. World J Gastrointest Pharmacol Ther. 2015;6(4):248-52.
41. Jepsen JM, Persson M, Jakobsen NO, et al. Prospective study of prevalence and endoscopic and histopathologic characteristics of duodenal polyps in patients submitted to upper endoscopy. Scand J Gastroenterol. 1994;29(6):483-7.
42. Culver EL, McIntyre AS. Sporadic duodenal polyps: classification, investigation, and management. Endoscopy. 2011;43(2):144-55.
43. Lim CH, Cho YS. Nonampullary duodenal adenoma: Current understanding of its diagnosis, pathogenesis, and clinical management. World J Gastroenterol. 2016;22(2):853-61.
44. Sato Y, Hashimoto S, Mizuno K, et al. Management of gastric and duodenal neuroendocrine tumors. World J Gastroenterol. 2016;22(30):6817-28.
45. Yang F, Jin C, Du Z, et al. Duodenal gastrointestinal stromal tumor: clinicopathological characteristics, surgical outcomes, long term survival and predictors for adverse outcomes. Am J Surg. 2013;206(3):360-7.
46. Marano L, Boccardi V, Marrelli D, Roviello F. Duodenal gastrointestinal stromal tumor: From clinicopathological features to surgical outcomes. Eur J Surg Oncol. 2015;41(7):814-22.
47. Cruz-Correa M, Poonawala A, Abraham SC, et al. Endoscopic findings predict the histologic diagnosis in gastrointestinal graft-versus-host disease. Endoscopy. 2002;34(10):808-13.

44 Doença Celíaca e Atrofias Vilositárias

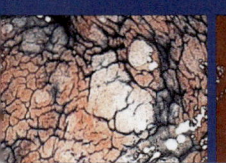

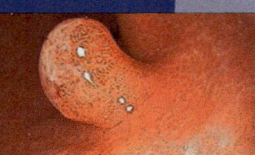

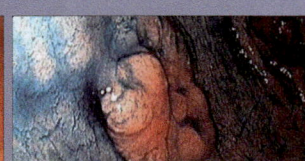

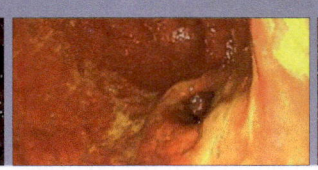

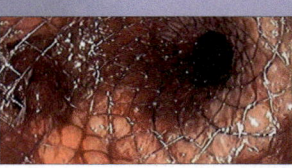

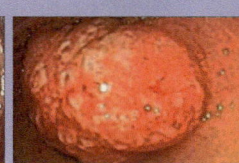

Ana Botler Wilheim ■ Jarbas Delmoutiez Ramalho Sampaio Filho
Marisa Gabriela Maciel Gonçalves

INTRODUÇÃO

A doença celíaca (DC) é uma condição sistêmica autoimune crônica, promovida e sustentada pela ingesta do glúten, que acomete indivíduos geneticamente predispostos. É responsável por quadro clinicolaboratorial diverso, sendo mais conhecidas as manifestações gastrointestinais. A DC é comum em todo o mundo, tendo uma prevalência estimada de até cerca de 1% da população, embora haja variabilidade de acometimento entre os países.[1-3] No Brasil, a presença de outras enteropatias — ligadas, sobretudo, à desnutrição e parasitoses — pode confundir a investigação da DC. É possível, então, que entre as inúmeras causas de diarreia e outras manifestações digestivas a DC esteja envolvida.[2,4]

Dicke, na década de 1950, identificou pela primeira vez o glúten, proteína encontrada no trigo, centeio e cevada, como fator desencadeante da DC.[5] A história familiar tem implicação direta no diagnóstico, assim como inúmeras outras doenças. Sintomas gastrointestinais em indivíduos que consomem aveia parecem estar mais associados à contaminação com glúten no processamento e transporte dos produtos.[2,6]

O diagnóstico da DC é baseado na combinação variável de manifestações clínicas com testes sorológicos, principalmente antitransglutaminase IgA, em pacientes com os haplótipos HLA DQ2 e/ou DQ8 e diferentes graus de enteropatia evidenciados ao estudo anatomopatológico por infiltração linfocitária da mucosa e graus de atrofia das vilosidades.[2,7]

Em pequena parcela dos casos a doença é refratária ao tratamento dietético. Dentre eles há um fenótipo predisposto à malignidade, uma complicação que precisa ser investigada através de métodos adicionais.[2,8]

QUADRO CLÍNICO

As manifestações da doença podem variar desde indivíduos assintomáticos, além de vários sintomas gastrointestinais. Também podem revelar achados extraintestinais, e alterações laboratoriais conforme exposto no Quadro 44-1.[5,9]

DIAGNÓSTICO LABORATORIAL

Para diagnosticar a DC é importante realizar os testes sorológicos durante o consumo de dieta que contenha glúten. Servem, ainda, para monitorar a aderência e resposta à dieta isenta de glúten (DIG) e são do tipo IgA. Até cerca de 3% dos pacientes com DC têm produção deficiente desta imunoglobulina.[10,11] Nestes casos, testes baseados em IgG são necessários para o diagnóstico.[9]

Os testes são fundamentados na dosagem dos autoanticorpos antitransglutaminase tecidual (anti-tTG) antiendomísio (anti-EMA), e antigliadina deaminada (anti-DGP). Em razão das baixas sensibilidade e especificidade, a dosagem do antigliadina (AGA) deve ser substituída pelos demais anticorpos.[2,9]

Em situações específicas na população pediátrica, níveis elevados de anti-tTG e anti-EMA combinados podem ser suficientes para estabelecer o diagnóstico e prescindir de endoscopia.[7] A sensibilidade e a especificidade dos marcadores sorológicos estão descritas no Quadro 44-2.

Os principais determinantes genéticos da DC são os haplótipos HLA DQ2 e/ou DQ8.[9] A determinação do HLA possui alto valor preditivo negativo para a DC, uma vez que menos de 1% dos pacientes acometidos pela doença são HLA negativos. No entanto, o valor preditivo positivo é baixo, pois indivíduos não celíacos são portadores de HLA DQ2 em 30 a 40% dos casos, e de HLA DQ8 em até 10%.[12] Assim, devem existir outros fatores genéticos e ambientais que contribuam para o desenvolvimento desta doença. A pesquisa do HLA em pacientes suspeitos para DC está habitualmente condicionada a situações em que o paciente encontra-se em vigência de dieta sem glúten, e não deve fazer parte da rotina diagnóstica.

Há de se considerar a investigação de DC nos parentes de primeiro e segundo graus de celíacos, em portadores de trissomia do 21, síndrome de Turner e diversas doenças autoimunes, como diabetes tipo 1, tireoidopatias, hepatite autoimune, síndrome de Sjögren, doença de Addison, dentre outras.[2,13]

Quadro 44-1. Manifestações Clínicas da Doença Celíaca

Manifestações gastrointestinais	■ Diarreia ■ Esteatorreia ■ Sintomas dispépticos ■ Dor/distensão abdominal ■ Constipação ■ Síndrome do intestino irritável símile ■ Borborigmos
Manifestações extraintestinais	■ Perda ponderal e déficit de crescimento em crianças ■ Anemia ferropriva ■ Manifestações neurológicas ■ Déficits nutricionais ■ Dermatite herpetiforme ■ Hipoproteinemia ■ Hipocalemia ■ Osteopenia/osteoporose ■ Elevação persistente de aminotransferases

Quadro 44-2. Autoanticorpos para Diagnóstico de DC, Sensibilidade e Especificidade

	Sensibilidade	Especificidade
Antitransglutaminase tecidual IgA	90,2%	95,4%
Antiendomísio IgA	97,4%	96,1%
Antigliadina deaminada IgA	94%	99%
Antigliadina deaminada IgG	92%	100%

A doença celíaca geralmente é benigna e possui bom prognóstico nos pacientes que aderem ao único tratamento seguro e eficaz até o momento, que é a DIG. Muitos pacientes celíacos considerados assintomáticos relatam importante melhora na qualidade de vida após mudança dietética. No entanto, 1 a 2% dos doentes apresentam doença refratária, uma complicação grave associada ao câncer de intestino delgado.[2,8,14,15]

AVALIAÇÃO ENDOSCÓPICA

A endoscopia digestiva alta (EDA) é fundamental para o diagnóstico da DC por permitir a identificação de alterações da mucosa do intestino delgado, além de possibilitar realização de biópsias.[2]

Na DC, a inflamação crônica induz um desarranjo progressivo das pregas intestinais, que evolui para graus variáveis de atrofia. Este processo gera padrões de alteração mucosa que podem ser individualizados e utilizados como marcadores endoscópicos, indicando pontos específicos para realização de biópsias. Tais marcadores consistem em perda das pregas de Kerckring,[16] *scalloping folds* (pregas serrilhadas), fissuras entre as vilosidades, vasos submucosos visíveis, nodulações e aglutinação das vilosidades, exibindo aspecto em mosaico.[17] Tais achados estão expostos em exemplos nas Figuras 44-1 a 44-6.

As sensibilidades e especificidades desses marcadores endoscópicos estão descritas do Quadro 44-3.

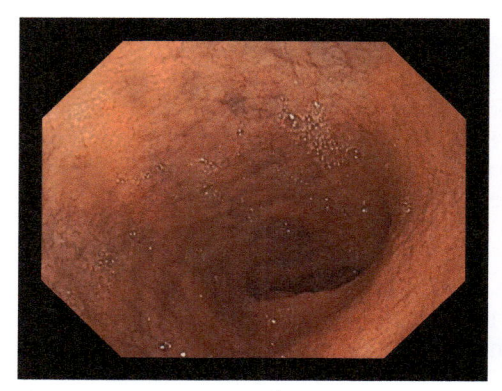

Fig. 44-1. EDA convencional em paciente com doença celíaca evidenciando bulbo duodenal de aspecto atrófico com mucosa irregular, permeada por fissuras e focos de modularidade, com apagamento de vasos submucosos. (Fonte: arquivo pessoal dos autores.)

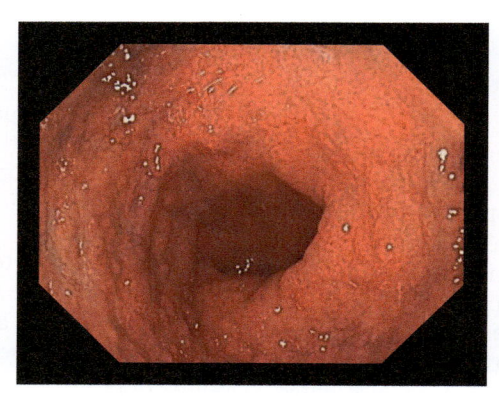

Fig 42-2. Bulbo duodenal de paciente com doença celíaca exibindo sulcos/fissuras mucosas e nodularidade.

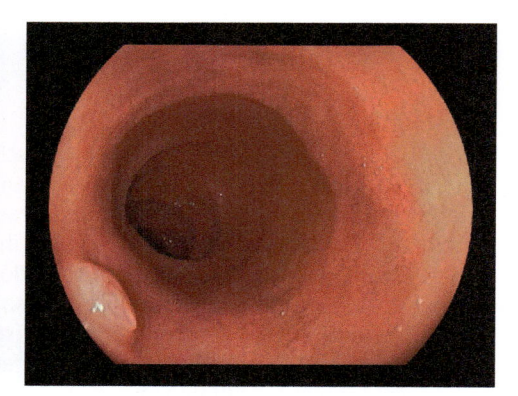

Fig. 44-3. EDA mostrando marcante redução do pregueado mucoso em topografia de segunda porção, desnudando a papila duodenal. (Fonte: arquivo pessoal dos autores.)

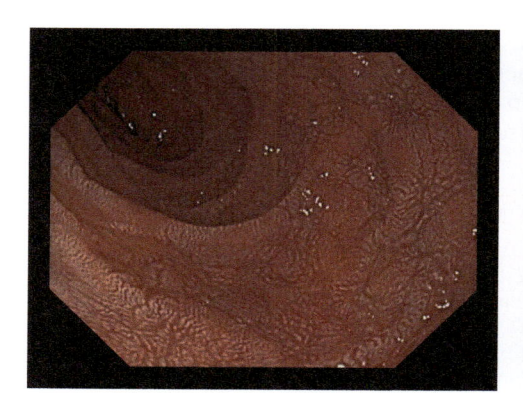

Fig. 44-4. EDA convencional de paciente com doença celíaca mostrando intensa atrofia e marcante distribuição difusa de sulcos vilosos, com exuberante aspecto em mosaico.

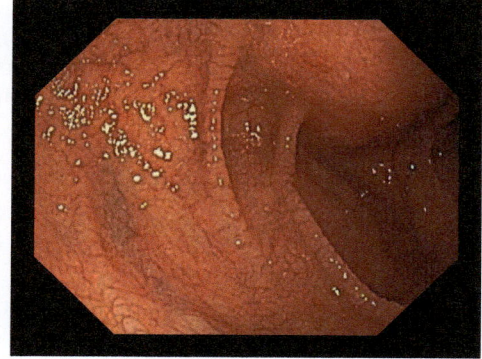

Fig. 44-5. EDA convencional em paciente com doença celíaca evidenciando diminuição das pregas de Kerckring, com serrilhamento de pregas (*scalloping folds*) e fissuras entre as vilosidades. (Fonte: arquivo pessoal dos autores.)

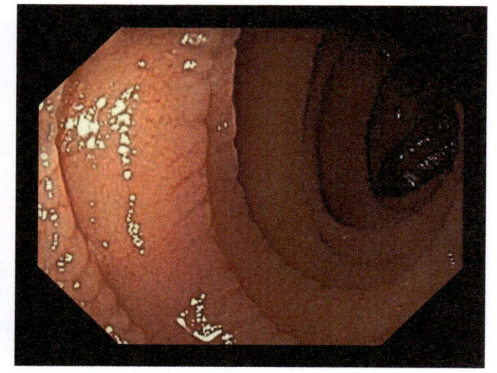

Fig. 44-6. EDA evidenciando destacado serrilhamento de pregas em segunda porção duodenal. (Fonte: arquivo pessoal dos autores.)

Quadro 44-3. Modelo de estimativas de Sensibilidades e Especificidades para Marcadores Endoscópicos descritivos na Doença Celíaca Descritos por Brocchi *et al.* (1988) e Jabbari *et al.* (1988)[7,21]

Autor	País	Ano	Número de pacientes	Marcadores	Sensibilidade	Especificidade
Brocchi *et al.*	Itália	2002	367	Perda de pregas	88% (64-99%)	83% (70-93%)
Mauriño *et al.*	Argentina	2002	7	Perda de pregas	75% (58-88%)	98% (92-100%)
McIntyre *et al.*	EUA	1992	39	Perda de pregas	73% (45-92%)	97% (88-100%)
Shah *et al.*	Inglaterra	2000	13	Fissuras entre vilosidades	44% (28-60%)	99% (98-99%)
Smith, Graham, Rose	Inglaterra	1998	22	Serrilhamento	29% (8-58%)	94% (88-97%)
Magazzu *et al.*	Itália	1994	160	Perda de pregas	100% (69-100%)	99% (96-100%)
Dickey; Hughes	Inglaterra	2001	129	Perda de pregas, padrão em mosaico	88% (47-100%)	100% (97-100%)
Iovino *et al.*	Itália	2013	77	Nodulações, fissuras entre vilosidades	83%	99%
Badreldin *et al.*	Reino Unido	2005	58	Perda de pregas	90,7%	63%

CROMOENDOSCOPIA E RECURSOS ADICIONAIS

A cromoendoscopia consiste na aplicação de agentes que realçam a superfície da mucosa gastrointestinal, permitindo sua melhor avaliação durante a realização da EDA, por meio de uma técnica simples, segura e barata.[18]

Na DC pode-se utilizar o corante índigo carmim ou azul de metileno, que realçam a visualização do relevo da mucosa intestinal normal e a danificada pela inflamação causada pelo glúten. Permite selecionar os locais de alteração mucosa focal ou difusa a ser biopsiada, potencialmente aumentando a acurácia.[19]

Já a cromoendoscopia digital, pode ressaltar os detalhes da vascularização e da mucosa duodenal em pacientes com DC (Figs. 44-7 e 44-8).[20] Permite uma observação semelhante à cromoendoscopia convencional sem necessidade de administração de corantes. Representa uma técnica simples que pode ajudar a identificar áreas desiguais de atrofia parcial da mucosa, estimando sua extensão. Com estes instrumentos é também possível identificar, de maneira confiável, alterações mínimas de vilosidades duodenais na DC. Isso aperfeiçoa a obtenção adequada de amostras de biópsia, reduzindo a necessidade de coletas às cegas e consequentes casos falso-negativos.[21]

Magnificação de Imagem

A magnificação é um recurso que fornece à EDA uma ampliação de muitas vezes, sem perda de resolução da imagem, para avaliação dos marcadores endoscópicos sugestivos de DC. No entanto, estas alterações podem ser mínimas ou mesmo ausentes em pacientes com doença leve ou nos controles após a DIG (Fig. 44-9).[22]

Quando combinada, a cromoendoscopia com magnificação de imagem foi mais precisa para a identificação de atrofia das vilosidades (91%) que na endoscopia convencional (9%) (p < 0,001).[23]

Técnica de Imersão em Água

Após aspiração e eventual limpeza da luz duodenal, injeta-se entre 90 e 150 mL de água no duodeno pelo canal de biópsia do aparelho e imerge-se a extremidade do endoscópio convencional ou com magnificação, conferindo aumento na visualização das vilosidades.[24]

HISTOPATOLOGIA

O padrão ouro para o diagnóstico da DC é o estudo histopatológico da mucosa do intestino delgado. Os achados clássicos em biópsias bem orientadas são aumento de linfócitos intraepiteliais (LIEs), conforme ilustrado na Figura 44-10, com infiltração de células inflamatórias na lâmina própria, hiperplasia das criptas e atenuação/atrofia de vilosidades.[25] A linfocitose intraepitelial, entretanto, não é específica para DC e pode ser encontrada nas enteropatias infecciosas, na doença de Crohn e na enterite linfocítica, além de outras doenças autoimunes.[26]

A avaliação dos fragmentos por um patologista com experiência no sistema digestório é recomendada tanto no diagnóstico da DC como na resposta à DIG.[18]

A classificação desenvolvida por Marsh em 1992, com base na gravidade do processo inflamatório da mucosa do intestino delgado, é graduada em 5 tipos: tipo 0, pré-infiltrativo; tipo 1, infiltrativo; tipo 2, infiltrativo hiperplásico; tipo 3, plano destrutivo; tipo 4, atrófico hipoplásico. O desenho esquemático da mucosa intestinal com os estágios evolutivos da DC é ilustrado na Figura 44-11.[27]

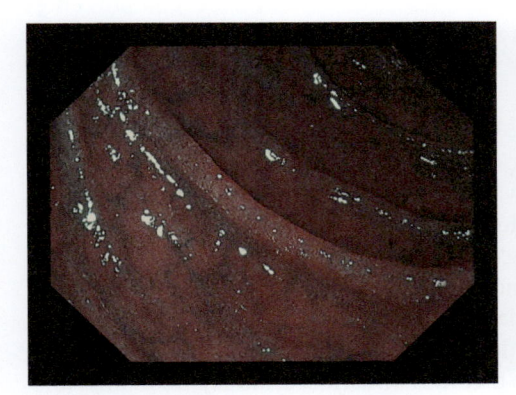

Fig. 44-7. EDA com cromoscopia digital de paciente com doença celíaca evidenciando redução de pregueado mucoso e focos de irregularidade. (Fonte: arquivo pessoal dos autores.)

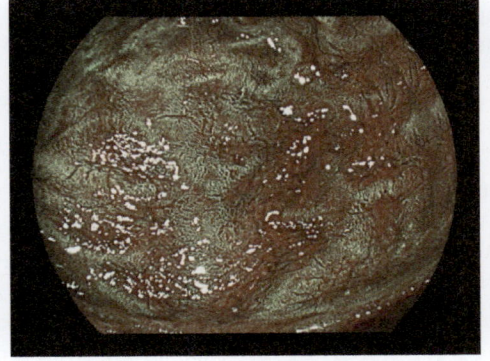

Fig. 44-8. EDA com cromoendoscopia de segunda porção duodenal de paciente celíaco mostrando redução de pregueado, fissuras, serrilhamento e áreas com aspecto em mosaico. (Fonte: arquivo pessoal dos autores.)

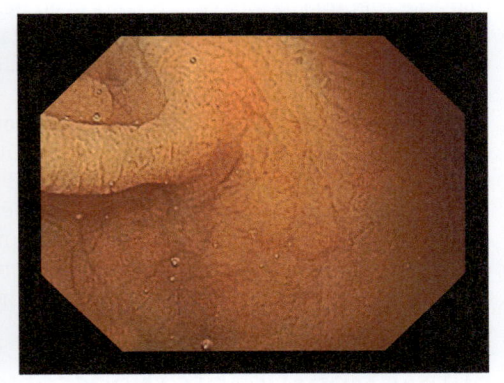

Fig. 44-9. EDA sob imersão d'água (*underwater*) com magnificação, realçando fissuras entre vilosidades e serrilhamento de prega. (Fonte: arquivo pessoal dos autores.)

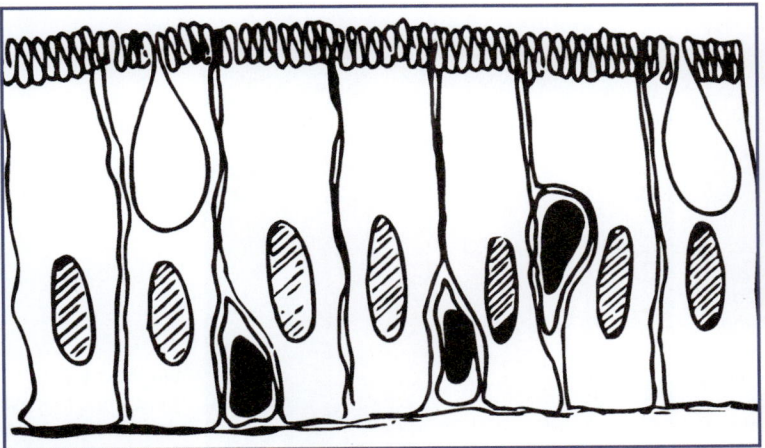

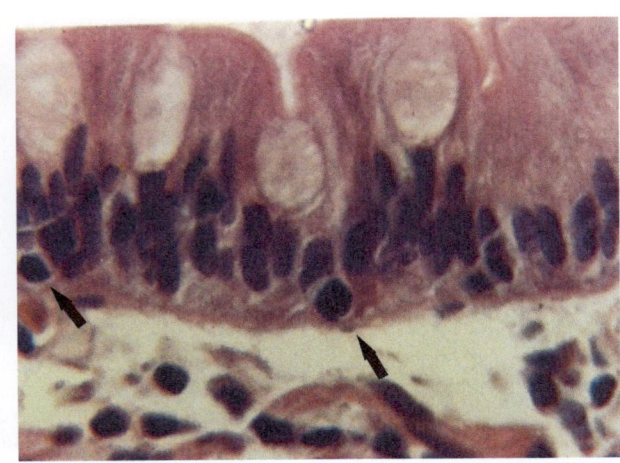

Fig. 44-10. Linfócitos intraepiteliais em doença celíaca. (Fonte: Kotze, 1988.)[18]

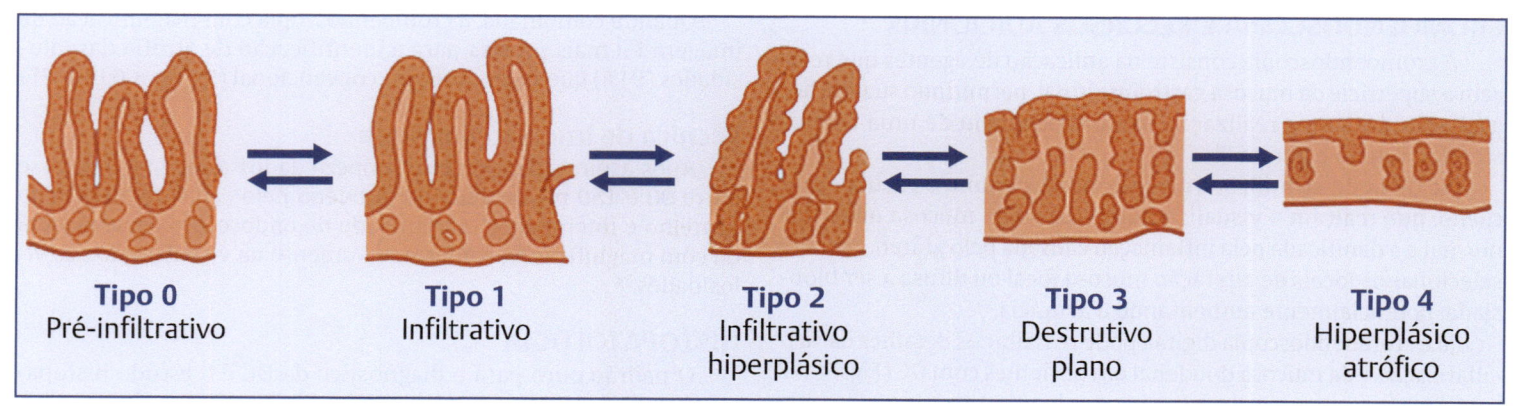

Fig. 44-11. Desenho esquemático da mucosa intestinal da doença celíaca de Marsh (1992).

Tipo 0 – Pré-infiltrativo
Tipo 1 – Infiltrativo
Tipo 2 – Infiltrativo hiperplásico
Tipo 3 – Destrutivo plano
Tipo 4 – Hiperplásico atrófico

COMO, QUANDO E QUEM BIOPSIAR?

A realização de biópsias duodenais é de fundamental importância para se efetivar o diagnóstico. Existem vários estudos direcionando a melhor forma de fazê-lo. Geralmente a estratégia de múltiplas biópsias é sugerida para reduzir o risco de diagnósticos falso-negativos, visto que o dano à mucosa é irregularmente distribuído.[2]

É indicada a coleta de quatro ou mais fragmentos da porção pós-bulbar.[4,28,29] Deve-se procurar áreas permeadas pelos marcadores endoscópicos associados à DC (Fig. 44-12). Recomenda-se, também, coletar um ou dois fragmentos de bulbo duodenal[2,30-32] na expectativa de aumentar a sensibilidade diagnóstica em até 13%, além da possibilidade de haver apresentação ultracurta da doença, restrita ao bulbo.[2,33,34] É importante evitar áreas que podem perturbar a interpretação histológica, como glândulas de Brunner, focos de inflamação e metaplasia gástrica. A colocação das diferentes amostras no mesmo recipiente parece não interferir na acurácia diagnóstica. Classicamente, deve-se retirar apenas uma amostra por passagem de pinça para evitar esmagamento.[35-37]

Pacientes com suspeita de DC devem estar em vigência de dieta contendo cerca de 10 gramas diários de glúten por pelo menos 8 semanas até a realização da EDA e biópsias.[2]

Em parcela significativa de casos, a suspeita diagnóstica é incidental e se dá em exame endoscópico de rotina.[1,2] Este é um reflexo da possibilidade de se diagnosticar a DC com avaliação duodenal cuidadosa e reforça a importância do reconhecimento dos marcadores endoscópicos da doença.

OUTRAS MODALIDADES ENDOSCÓPICAS NA DOENÇA CELÍACA

Enteroscopia por Cápsula Endoscópica (ECE)

A ECE, um método não invasivo capaz de visualizar todo o intestino delgado durante o mesmo exame, é algo raramente alcançado por outro método endoscópico. Dessa forma, a extensão do comprometimento entérico em pacientes com DC pode ser estimada. A associação entre tal envolvimento e a presença ou intensidade de sintomas clínicos não está esclarecida.[38]

Em face da impossibilidade de avaliação histológica, a ECE tem seu uso limitado no diagnóstico inicial da DC, exceto nos pacientes que recusam a se submeter à endoscopia digestiva alta (Fig. 44-13).

O emprego da ECE está indicado em pacientes celíacos com persistência de sintomas na vigência de DIG – caracterizando refratariedade da doença – ou naqueles que responderam ao tratamento por mais de 1 ano, recorrendo dos sintomas após este período, apesar de comprovado cumprimento da dieta.[39]

Também está indicada naqueles pacientes que apresentem suspeita de complicações da DC, na anemia persistente e outras complicações gerem suspeita para malignidades. Estudos demonstraram que a cápsula detectou malignidade em 8 a 14% neste grupo de pacientes (Fig. 44-14).[40]

Outro estudo encontrou que a presença de hiperemia focal proximal ou diminuição da progressão da cápsula nos segmentos entéricos distais estiveram associados a pior prognóstico, demonstrando que este método pode ser útil em predizer risco de malignidade.[41]

Enteroscopia Assistida por Dispositivos (EAD)

Consiste na inserção de equipamentos apropriados no intestino delgado para sua avaliação direta. Dentre esses aparelhos, estão as enteroscopias de duplo balão, de balão único e a enteroscopia espiral (*spirus enteroscopy*).

Até o desenvolvimento da EAD, a única alternativa para obtenção de biópsias em toda a extensão do intestino delgado era cirúrgica. Com a introdução desses recursos, esta questão foi contornada. No entanto, por serem métodos invasivos, estão sujeitos a uma taxa maior de complicações, como perfuração e pancreatite.[29,42]

A enteroscopia aumentou consideravelmente o diagnóstico das complicações na DC, com o papel diagnóstico variando de 25 a 33% na jejunoileíte ulcerativa, e de 12,5 a 24% nas doenças malignas como adenocarcinoma do intestino delgado e o linfoma T associado à enteropatia (EALT) (Fig. 44-15).[28,42]

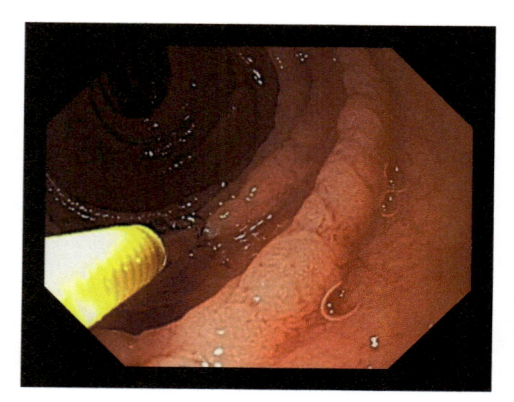

Fig. 44-12. EDA mostrando diminuição das pregas de Kerckring, serrilhamento e sulcos mucosos. Realização de biópsia em região de ápice de prega mucosa. (Fonte: arquivo pessoal dos autores.)

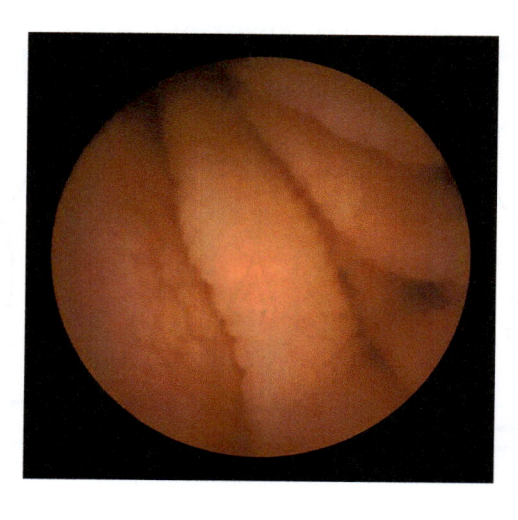

Fig. 44-13. ECE mostrando mucosa de jejuno com padrão nodular. (Fonte: arquivo pessoal dos autores.)

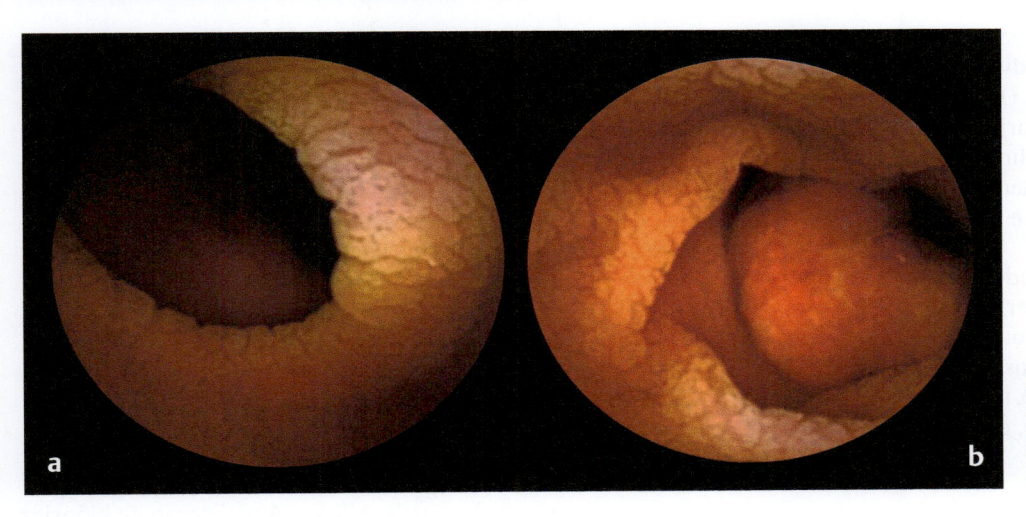

Capítulo 44 ■ Doença Celíaca e Atrofias Vilositárias

Fig. 44-14. (a) ECE mostrando mucosa jejunal com padrão serrilhado. (b) Adenocarcinoma de jejuno em VCE. (Fonte: cortesia do Hospital 9 de Julho – Dr. Artur Parada, Dr. Thiago Secchi, Dra. Paula Poletti.)

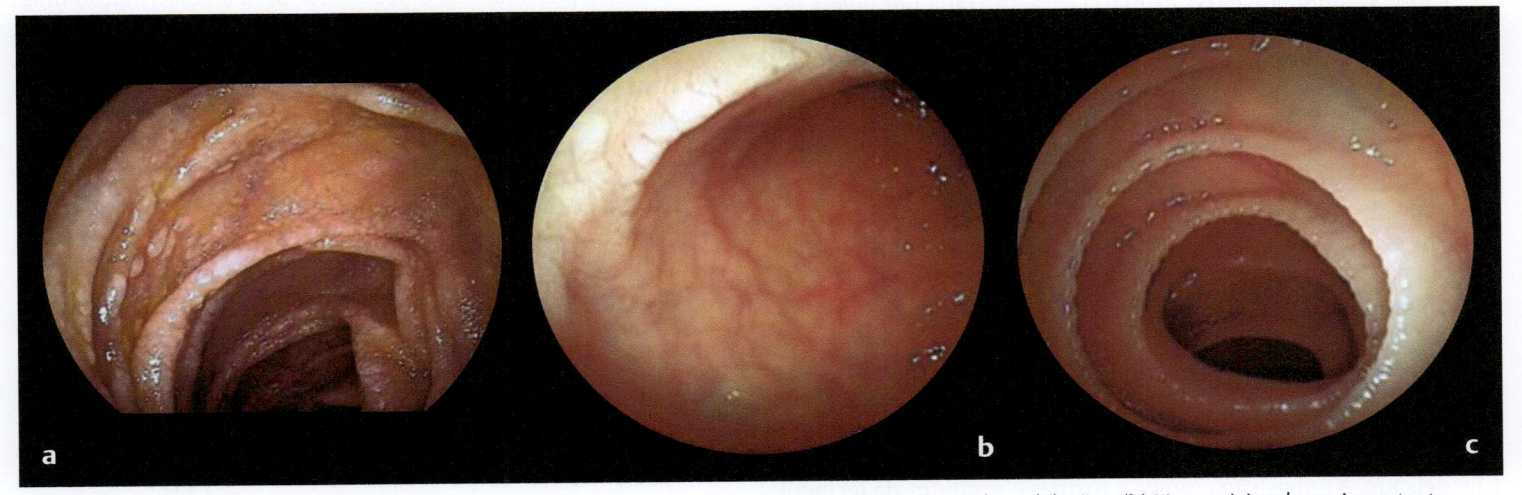

Fig. 44-15. Imagens do jejuno obtidas por enteroscopia. (a) Mucosa jejunal com irregularidades e focos de nodulações. (b) Mucosa jejunal com importante atrofia das pregas de Kerckring e (c) mucosa jejunal exibindo padrão serrilhado. (Fonte: cortesia de Dra. Adriana Safatle-Ribeiro – HC-FMUSP.)

ATROFIA INTESTINAL

A atrofia intestinal com sorologia negativa para DC é incomum. Os achados histopatológicos podem ser similares e os pacientes portadores não apresentam resposta à DIG. É importante a sua identificação para evitar restrições dietéticas desnecessárias.[2] Permanece um desafio diagnóstico estabelecer suas diversas etiologias.[2,43,44] Há um diversificado diagnóstico diferencial que envolve doenças de origem infecciosa, pós-infecciosa ou disbiótica (tuberculose intestinal, doenças parasitárias, espru tropical, supercrescimento bacteriano), fenômenos associados à imunossupressão ou à ativação imune (doença de Crohn, enterite eosinofílica, doença enxerto versus hospedeiro), reações idiossincráticas a medicamentos e outros.[2,44] A seguir são listados alguns exemplos de enfermidades que cursam com esta apresentação.

ESTRONGILOIDÍASE

A estrongiloidíase é uma doença parasitária causada pela infestação do nematoide *Strongyloides stercoralis*. Está presente em milhões de pessoas, particularmente em regiões tropicais. Adquirida pela penetração da larva através da pele do hospedeiro para posterior migração ao duodeno e jejuno superior. Possui ciclo autoinfectivo interno que permite a persistência do parasita por anos.[45]

Sintomas gastrointestinais e respiratórios são comuns, mas inespecíficos. Incluem dor abdominal, vômitos, diarreia, infecções do trato respiratório e enteropatia perdedora de proteínas. Pode haver disseminação da doença em estados de imunossupressão, o que aumenta o risco de sepse por agentes gram-negativos.[45]

A avaliação endoscópica da mucosa duodenal é importante, apesar de os achados serem inespecíficos. As alterações mucosas consistem em edema, padrão microgranular, com ou sem erosões, úlceras ou hemorragia. É causa documentada de atrofia intestinal.[46]

ESPRU TROPICAL

Também chamado de má absorção tropical. Caracterizado por anormalidades no padrão mucoso do intestino delgado em pacientes que habitam ou visitam determinadas regiões tropicais. Causa sintomas digestivos variados e deficiência de múltiplos nutrientes, particularmente de ácido fólico e vitamina B12. Parece ser uma condição pós-infecciosa. Mais bem documentada em países do sudeste asiático, que vêm descrevendo diminuição gradual de sua incidência, possivelmente associada a melhores condições de saneamento e acesso a antibióticos.

ESPRU COLAGENOSO

Causa estabelecida de diarreia crônica intensa associada à progressiva perda de peso e deficiência de micronutrientes.[47] Foi diagnosticada, inicialmente, em 1970, durante investigação de paciente com 51 anos, que apresentava quadro clínico característico.[48]

À endoscopia o aspecto pode ser indistinguível da DC. O histopatológico exibe, além da evidente atrofia mucosa, depósito de colágeno na lâmina própria. Pode haver resposta clínica variável com tratamento imunossupressor.

ATROFIA INDUZIDA POR FÁRMACOS

A diarreia é um efeito adverso relativamente comum a muitos medicamentos, embora os mecanismos fisiopatológicos permaneçam incertos em muitos casos.

A olmesartana, um anti-hipertensivo antagonista do receptor da angiotensina II tem seu uso associado à enteropatia *espru-like*.[2]

Estudo de 2012 envolvendo 22 pacientes usuários de olmesartana levantou dados que envolviam o uso do medicamento e sua associação à diarreia crônica com perda de peso. O estudo anatomopatológico revelou atrofia vilositária, graus variados de inflamação mucosa com infiltrado predominantemente linfocitário e marcante deposição de colágeno subepitelial. Tais achados também são vistos no espru colagenoso. A melhora clínica e histológica costuma acontecer com a suspensão do fármaco.[49]

O tratamento imunossupressor vem sendo associado à atrofia intestinal. Sintomas gastrointestinais característicos são encontrados em pacientes envolvidos em inúmeras condições clínicas, particularmente no transplante de órgãos sólidos.[50] Há estudos do gênero envolvendo fármacos como metotrexato, micofenolato mofetil, azatioprina, rituximabe (relacionado, ainda, com a hipogamaglobulinemia), entre outros.[51,52]

IMUNODEFICIÊNCIA COMUM VARIÁVEL

É uma imunodeficiência primária caracterizada por níveis séricos de imunoglobulinas reduzidos e produção de anticorpos ausente ou prejudicada. As manifestações clínicas, incluindo infecções recorrentes, doenças inflamatórias e autoimunes e malignidades, também envolvem vários segmentos do trato gastrointestinal. A diarreia crônica é um dos sintomas gastrointestinais mais comuns e pode causar amplo espectro de condições potencialmente fatais, como má absorção e desnutrição. Há relevante diminuição do número de células B e deficiência de ao menos dois grupos de imunoglobulinas. Tem base genética desconhecida na maioria dos casos. É uma causa documentada de atrofia intestinal e o paciente portador dessa condição pode apresentar achados endoscópicos e sintomas gastrointestinais similares àqueles associados à DC (Fig. 44-16).[53]

SÍNDROME DE SUPERCRESCIMENTO BACTERIANO

Caracterizada pelo aumento da população bacteriana no intestino delgado. A exposição crônica a toxinas e produtos da fermentação bacteriana pode provocar dano mucoso estrutural significativo, levando à atrofia vilositária. Está relacionada com várias outras doenças, desde diabetes melito, uso crônico de antissecretores e procedimentos cirúrgicos que alterem a anatomia do trato gastrointestinal.[54] Pode ocorrer em associação a outras enfermidades e a própria DC também ter relação com seu surgimento ou recorrência. É causa de diarreia com déficit nutricional. O tratamento consiste, principalmente, na antibioticoterapia, além de identificação e manejo das doenças associadas.[55]

DOENÇA DE WHIPPLE

Trata-se de uma infecção crônica rara multissistêmica causada pelo agente *Tropheryma whipplei*, bactéria gram-positiva ambiental largamente encontrada nos mais variados estratos. O espectro clínico envolve vários sistemas, com manifestações sobretudo gastrointestinais, neurológicas e articulares.[56]

É uma causa marcante de diarreia crônica com atrofia intestinal associada à enteropatia perdedora de proteínas, dor abdominal e perda de peso. O diagnóstico é feito por meio do estudo histopatológico do tecido acometido, notadamente do intestino delgado e linfonodos, com a localização de macrófagos de aspecto espumoso repletos de partículas coradas pelo periódico ácido de Schiff (PAS).[57-59]

CONSIDERAÇÕES FINAIS

A doença celíaca (DC) é uma enfermidade ainda pouco diagnosticada em nosso meio. Possui apresentação clínica heterogênea e frequentemente é confundida com outras doenças.

- O endoscopista tem papel fundamental para a identificação de pacientes com DC. Alterações identificadas na endoscopia digestiva alta podem levar à suspeita clínica. A realização de biópsias de maneira padronizada é necessária para a confirmação diagnóstica. O exame endoscópico pode ser o ponto de partida para o diagnóstico, e também é importante na avaliação da remissão.
- A cromoendoscopia é um recurso adicional que pode conferir maior acurácia no diagnóstico, facilitar a identificação de padrões endoscópicos alterados e apontar os melhores locais para realização de biópsias.
- A retirada de até 6 fragmentos da mucosa duodenal, sendo um a dois de bulbo e o restante da porção pós-bulbar deve ser realizada para estabelecer o diagnóstico histopatológico. Não há diferença aparente em utilizar apenas um recipiente para acondicionamento das amostras. Obter uma biópsia por vez para evitar esmagamento.
- Exames complementares, como as enteroscopias por cápsula e assistidas por instrumentos, têm sido utilizados como ferramentas auxiliares em pacientes com DC. São particularmente úteis em pacientes não responsivos à dieta isenta de glúten ou com suspeita de malignidade.
- Outras etiologias cursam menos frequentemente com atrofia intestinal. Podem causar quadro semelhante à DC e não respondem à dieta isenta de glúten. Constituem grupo heterogêneo de diagnóstico potencialmente desafiador, com características e modos de tratamento próprios.

AGRADECIMENTOS

A Adriana Safatle-Ribeiro, Artur Parada, Pablo Rodrigo de Siqueira, Nathan Jordão, Thiago Secci, Paula Poletti, e Luiz Roberto Kotze, pela disponibilidade e gentileza na cessão de imagens contidas neste capítulo.

REFERÊNCIAS BIBLIOGRÁFICAS

1. Lebwohl B, Ludvigsson JF, Green PH. Celiac disease and non-celiac gluten sensitivity. BMJ. 2015;351.
2. Rubio-Tapia A, Hill ID, et al. American College of Gastroenterology Guidelines Update: Diagnosis and Management of Celiac Disease. The American Journal of Gastroenterology. 2023;118(1):59-76.
3. World Gastroenterology Organization - Practice Guideline Celiac Disease [Internet]. 2016.
4. Kotze LMS, Utiyama SRR, Kotze LR. Doença celíaca. In: Coelho J. Sistema digestório. Clínica e cirurgia, 4. ed. São Paulo: Atheneu. 2012:855-76.
5. Van de Kamer JH, Weijers HA, Dicke WK. Coeliac disease. IV. An investigation into the injurious constituents of wheat in connection with their action on patients with coeliac disease. Acta Paediatrica. 1953;42(3):223-31.
6. Thompson T. Gluten contamination of commercial oat products in the United States. New England Journal of Medicine. 2004;351(19):2021-2.
7. Al-Toma A, Volta U, Auricchio R, et al. European Society for the Study of Coeliac Disease (ESsCD) guideline for coeliac disease and other gluten-related disorders. United European Gastroenterol J. 2019.
8. Malamut G, Afchain P, Verkarre V, et al. Presentation and long-term follow-up of refractory celiac disease: comparison of type I with type II. Gastroenterology. 2009;136(1):81-90.

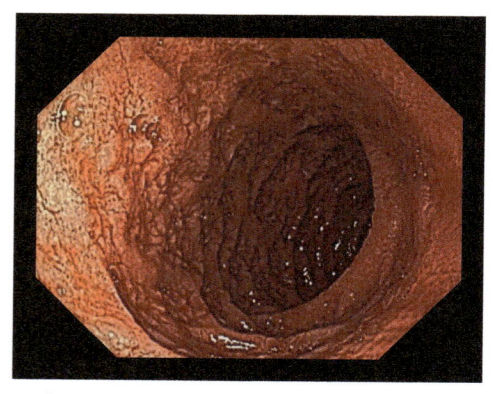

Fig. 44-16. EDA de paciente com diagnóstico de imunodeficiência comum variável, exibindo mucosa com intensa atrofia, permeada por sulcos profundos e abundantes. Visto ser uma enteropatia de apresentação muito semelhante à doença celíaca é necessária adequada correlação clinicolaboratorial para efetivar o diagnóstico.

9. Shannahan S, Leffler DA. Diagnosis and updates in celiac disease. Gastrointestinal Endoscopy Clinics of North America. 2017;27(1):79-92.
10. Cataldo F, Marino V, Bottaro G, et al. Celiac disease and selective immunoglobulin A deficiency. The Journal of Pediatrics. 1997;131(2):306-8.
11. Rostom A, Murray JA, Kagnoff MF. American Gastroenterological Association (AGA) Institute technical review on the diagnosis and management of celiac disease. Gastroenterology. 2006;131(6):1981-2002.
12. Ludvigsson JF, Murray JA. Epidemiology of Celiac Disease. Gastroenterol Clin North Am. 2019;48(1):1-18.
13. Green PH, Cellier C. Celiac disease. N Engl J Med 2007;357:1731-43.
14. Roshan B, Leffler DA, Jamma S, et al. The incidence and clinical spectrum of refractory celiac disease in a North American referral center. The American Journal of Gastroenterology. 2011;106(5):923-8.
15. Rubio-Tapia A, Kelly DG, Lahr BD, et al. Clinical staging and survival in refractory celiac disease: a single center experience. Gastroenterology. 2009;136(1):99-107.
16. Brocchi E, Corazza GR, Caletti G, et al. Endoscopic demonstration of loss of duodenal folds in the diagnosis of celiac disease. New England Journal of Medicine. 1988;319(12):741-4.
17. Jabbari M, Wild G, Goresky CA, et al. Scalloped valvulae conniventes: an endoscopic marker of celiac sprue. Gastroenterology. 1988;95(6):1518-22.
18. Kelly CP, Bai JC, Liu E, Leffler DA. Advances in diagnosis and management of celiac disease. Gastroenterology. 2015;148(6):1175-86.
19. Siegel LM, Stevens PD, Lightdale CJ, et al. Combined magnification endoscopy with chromoendoscopy in the evaluation of patients with suspected malabsorption. Gastrointestinal Endoscopy. 1997;46(3):226-30.
20. Singh R, Nind G, Tucker G, et al. Narrow-band imaging in the evaluation of villous morphology: a feasibility study assessing a simplified classification and observer agreement. Endoscopy. 2010;42(11):889-94.
21. De Luca L, Ricciardiello L, Rochi MB, et al. Narrow band imaging with magnification endoscopy for celiac disease: results from a prospective, single-center study. Diagnostic and therapeutic endoscopy. 2013;2013:580526.
22. Banerjee R, Shekharan A, Ramiji C, et al. Role of magnification endoscopy in the diagnosis and evaluation of suspected celiac disease: correlation with histology. Indian Journal of Gastroenterology. 2007;26(2):67-9.
23. ASGE Technology Committee, Wong Kee Song LM, Adler DG et al. Chromoendoscopy. Gastrointestinal Endoscopy. 2007;66(4):639-49.
24. Cammarota G, Fedeli P, Gasbarrini A. Emerging technologies in upper gastrointestinal endoscopy and celiac disease. Nature Clinical Practice Gastroenterology & Hepatology. 2009;6(1):47-56.
25. Ludvigsson JF, Bai JC, Biagi F, et al. Diagnosis and management of adult coeliac disease: guidelines from the British Society of Gastroenterology. Gut. 2014:10-28.
26. Collin P, Wahab PJ, Murray JA. Intraepithelial lymphocytes and coeliac disease. Best practice & research Clinical gastroenterology. 2005;19(3):341-50.
27. Marsh MN. Gluten, major histocompatibility complex, and the small intestine: a molecular and immunobiologic approach to the spectrum of gluten sensitivity ('celiac sprue'). Gastroenterology. 1992;102(1):330-54.
28. Hadithi M, et al. The value of double-balloon enteroscopy in patients with refractory celiac disease. The American Journal of Gastroenterology. 2007;102(5):987-96.
29. Mensink PB, Haringsma J, Kucharzik T, et al. Complications of double balloon enteroscopy: a multicenter survey. Endoscopy. 2007;39(7):613-5.
30. Bonamico M, Tanasi E, Mariani P, et al. Duodenal bulb biopsies in celiac disease: a multicenter study. J Pediatr Gastroenterol Nutr. 2008;47(5):618-22.
31. Evans KE, Aziz I, Cross SS, et al. A prospective study of duodenal bulb biopsy in newly diagnosed and established adult celiac disease. The American Journal of Gastroenterology. 2011;106(10):1837-742.
32. Gonzalez S, et al. Prospective study of the role of duodenal bulb biopsies in the diagnosis of celiac disease. Gastrointestinal Endoscopy. 2010;72(4):758-65.
33. Husby S, Murray JA, Katzka DA. AGA Clinical Practice Update on Diagnosis and Monitoring of Celiac Disease-Changing Utility of Serology and Histologic Measures: Expert Review. Gastroenterology. 2019;156(4):885-9.
34. Kurien M, Evans KE, Hopper AD, et al. Duodenal bulb biopsies for diagnosing adult celiac disease: is there an optimal biopsy site? Gastrointestinal Endoscopy. 2012;75(6):1190-6.
35. Pouw RE, Barret M, Biermann K et al. Endoscopic tissue sampling - Part 1: Upper gastrointestinal and hepatopancreatobiliary tracts. European Society of Gastrointestinal Endoscopy (ESGE) Guideline. Endoscopy. 2021.
36. Robert ME, Crowe SE, Burgart L, et al. Statement on best practices in the use of pathology as a diagnostic tool for celiac disease: a guide for clinicians and pathologists. Am J Surg Pathol. 2018;42(9):e44-e58.
37. Stoven SA, Choung RS, Rubio-Tapia A, et al. Analysis of biopsies from duodenal bulbs of all endoscopy patients increases detection of abnormalities but has a minimal effect on diagnosis of celiac disease. Clinical Gastroenterology and Hepatology. 2016;14(11):1582-8.
38. Parra-Blanco A, Aguero C, Cimmino D, et al. The role of endoscopy in celiac disease and its complicatons: advances in imaging techniques and computerization. In: Rodrigo L, Pena AS (eds). Celiac disease and non-celiac gluten sensitvity. Barcelona, Spain: OmniaScience. 2014:171-202.
39. Enns RA, et al. Clinical practice guidelines for the use of video capsule endoscopy. Gastroenterology. 2017:497-514.
40. Branchi F, Locatelli M, Tomba C, et al. Enteroscopy and radiology for the management of celiac disease complications: time for a pragmatic roadmap. Digestive and Liver Disease. 2016;48(6):578-86.
41. Van Weyenberg SJ, Smits F, Jacobs MA, et al. Video capsule endoscopy in patients with nonresponsive celiac disease. Journal of Clinical Gastroenterology. 2013;47(5):393-9.
42. Lewis SK, Semrad CE. Capsule endoscopy and enteroscopy in celiac disease. Gastroenterol Clin North Am (Cápsula endoscópica e enteroscopia). 2019;48(1):73-84.
43. DeGaetani M, et al. Villous atrophy and negative celiac serology: a diagnostic and therapeutic dilemma. The American Journal of Gastroenterology. 2013;108(5):647-53.
44. Schiepatti A, Biagi F, Fraternale G, et al. Short article: mortality and differential diagnoses of villous atrophy without coeliac antibodies. European Journal of Gastroenterology & Hepatology. 2017;29(5):572-6.
45. Schär F, Trostdorf U, Giardina F, et al. Strongyloides stercoralis: global distribution and risk factors. PLoS Negl Trop Dis. 2013;7(7):e2288.
46. Kishimoto K, Hokama A, Hirata T, et al. Endoscopic and histopathological study on the duodenum of Strongyloides stercoralis hyperinfection. World Journal of Gastroenterology. 2008;149(11):1768.
47. Freeman HJ. Update on collagenous sprue. World Journal of Gastroenterology. 2010;16(3):296-8.
48. Weinstein WM, Saunders DR, Tytgat GN, Rubin CE. Collagenous sprue — an unrecognized type of malabsorption. New England Journal of Medicine. 1970;283(24):1297-301.
49. Rubio-Tapia A, Herman ML, Ludvigsson JF, et al. Severe spruelike enteropathy associated with olmesartan. Mayo Clinic Proceedings. 2012;87(8):732-8.
50. Weclawiak H, Ould-Mohamed A, Bournet B, et al. Duodenal villous atrophy: a cause of chronic diarrhea after solid-organ transplantation. American Journal of Transplantation. 2011;11(3):575-82.
51. Boscá MM, Añón R, Mayordomo E, et al. Methotrexate induced sprue-like syndrome. World J Gastroenterol. 2008;14(45):7009-11.
52. Kamar N, Faure P, Dupuis E, et al. Villous atrophy induced by mycophenolate mofetil in renal-transplant patients. Transplant International. 2004;17(8):463-7.
53. Pecoraro A, Nappi L, Crescenzi L, et al. Chronic Diarrhea in Common Variable Immunodeficiency: a Case Series and Review of the Literature. J Clin Immunol. 2018;38:67-76.
54. Ghoshal UC, Ghoshal U. Small intestinal bacterial overgrowth and other intestinal disorders. Gastroenterology Clinics of North America. 2017;46(1):103-20.
55. Sachdev AH, Pimentel M. Gastrointestinal bacterial overgrowth: pathogenesis and clinical significance. Therapeutic Advances in Chronic Disease. 2013;4(5):223-31.
56. Obst W, von Arnim U, Malfertheiner P. Whipple's Disease. Visceral Medicine. 2014;30(3):167-72.
57. Biagi F, Trotta L, Corazza GR. Whipple's disease. Internal and Emergency Medicine. 2012;7(3):209-13.
58. El-Abassi R, Soliman MY, Williams F, England JD. Whipple's disease. J Neurol Sci. 2017;377:197-206.
59. Murray JA, Rubio-Tapia A. Diarrhoea due to small bowel diseases. Best Practice & Research Clinical Gastroenterology. 2012;26(5):581-600.

IV

Vias Biliares e Pâncreas

45 Colangiopancreatografia: Exame Normal, Técnicas e Equipamentos

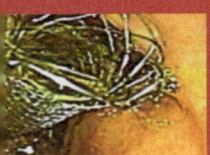

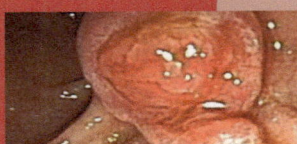

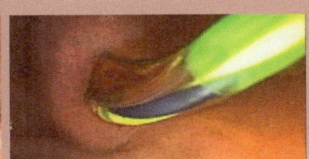

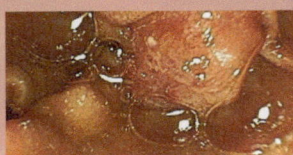

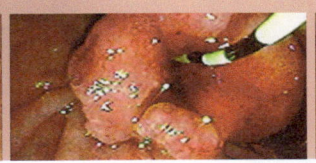

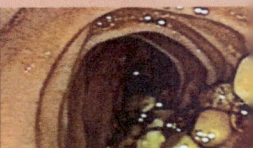

Eduardo Sampaio Siqueira ■ Lívia Dias Braz de Macedo

INTRODUÇÃO

A colangiopancreatografia retrógrada endoscópica (CPRE) é um método híbrido, que utiliza endoscopia associada à radiologia, inicialmente desenvolvido para obtenção de imagens dos ductos pancreáticos e biliares pela injeção direta de material de contraste com acesso geralmente obtido a partir da papila duodenal maior, e quando necessário da papila duodenal menor e outras vias, como, por exemplo, fístulas ou infundibulotomias.[1]

A primeira canulação endoscópica da papila duodenal maior (relatada como ampola de Vater) foi descrita, em 1965, por Rabinov e Simon. Em 1968, foi descrito o endoscópio com visão lateral, que conhecemos hoje como duodenoscópio.[2] O procedimento ganhou popularidade, na década de 1970 e, posteriormente, abriu caminho para intervenções terapêuticas, como esfincterotomia usada na retirada de cálculos e colocação de próteses. Atualmente, a CPRE é um método essencialmente reservado para terapia de múltiplas doenças biliopancreáticas. A disponibilidade de imagens obtidas por métodos não invasivos ou de menor risco, como ultrassonografia, tomografia computadorizada, ressonância magnética e ecoendoscopia, limitou a utilização da CPRE como ferramenta diagnóstica. Cerca de meio milhão de CPRE é realizada anualmente nos Estados Unidos da América com elevadas taxas de sucesso em suas diferentes indicações. Apesar de ser um procedimento minimamente invasivo, está associado a um número significativo de complicações graves e exige do endoscopista uma longa curva de aprendizado para alcançar proficiência. Este capítulo abordará a CPRE normal, a partir de aspectos técnicos e algumas imagens para Ilustração.[1,3]

ANATOMIA

Papilas Duodenais e Região Periampular

A papila duodenal maior está localizada na segunda porção duodenal e pode ter formato nodular ou plano, com óstio central e, geralmente, apresenta uma prega transversal em sua porção proximal e uma prega longitudinal na porção distal (Fig. 45-1). Nela o ducto biliar comum (DBC) e o ducto pancreático principal (DPP) desembocam na luz duodenal. A papila duodenal é recoberta por mucosa duodenal habitual e possui uma estrutura muscular complexa com um esfíncter comum e esfíncteres próprios correspondentes a cada um dos ductos, sendo esse conjunto de estruturas musculares conhecido como Esfíncter de Oddi.[4]

Em 2019, Haraldsson *et al.* propuseram uma classificação para papilas duodenais maiores em quatro grupos, de acordo com o formato. Tipo 1 é a papila regular, tipo 2 papila pequena, tipo 3 papila protrusa, tipo 4 papila sulcada. Um estudo prospectivo com 1.401 pacientes foi incluído em 9 centros, mostrou que a dificuldade de cateterização está associada ao formato da papila, sendo as dos tipos 2 e 3 mais difíceis de acessar.[5]

Apesar de o DBC e DPP estarem unidos em um segmento que varia entre 2 e 10 mm até a desembocadura no duodeno, estima-se que 40% dos pacientes podem apresentar variações anatômicas, algumas descritas com anomalias da junção biliopancreática, que podem ser apontadas como fatores de risco para desenvolvimento de carcinoma da via biliar.[6]

Na papila duodenal menor desemboca o ducto pancreático acessório (ducto dorsal ou de Santorini), que não possui prega longitudinal. É localizada em situação proximal em relação à papila duodenal maior, a uma distância aproximada de 2 cm (Fig. 45-2).[4]

Não é rara a identificação de divertículos na segunda porção duodenal, com potencial de alterar bastante a apresentação da papila duodenal maior. A presença de divertículos em alguns casos dificulta a realização dos procedimentos, reduzindo índices de sucesso.

Ductos Biliares

As vias biliares são divididas anatomicamente em intra-hepáticas e extra-hepáticas. As vias biliares intra-hepáticas são formadas pela união dos canalículos biliares em ramos progressivamente mais calibrosos. Na sequência a partir da periferia do fígado em direção ao hilo, ocorre a formação dos ductos segmentares e posteriormente ductos hepáticos esquerdo e direito. A junção desses ductos dá

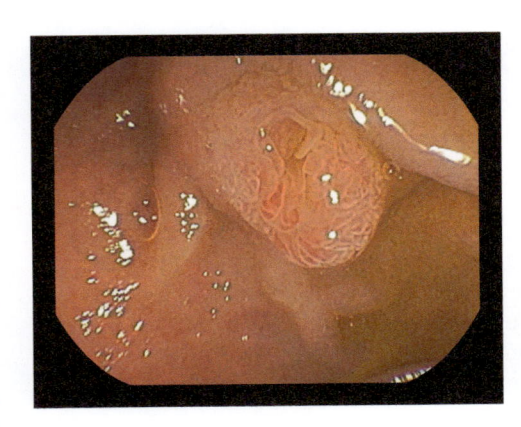

Fig. 45-1. Visão endoscópica da papila duodenal maior com duodenoscópio de visão lateral usado para CPRE.

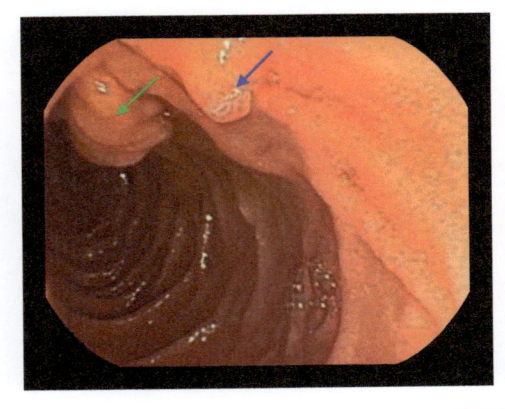

Fig. 45-2. Papila duodenal menor indicada pela seta azul/visão parcial da papila duodenal maior localizada em posição distal em relação à papila duodenal menor e indicada com seta verde. (Fotografia gentilmente cedida pelo Prof. Dr. Angelo Ferrari – Hospital Israelita Albert Einstein – São Paulo.)

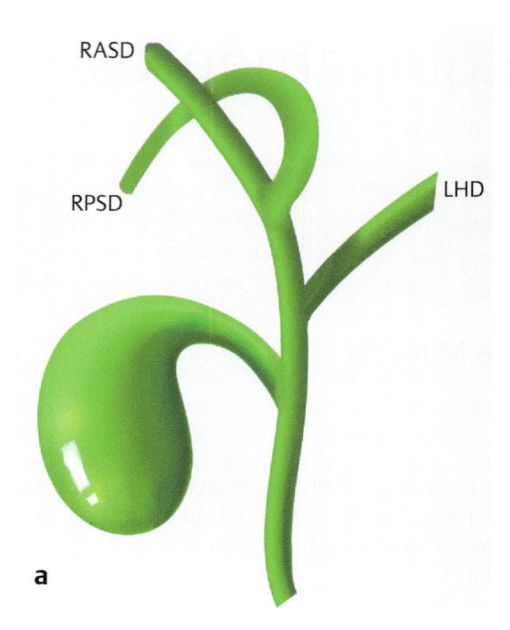

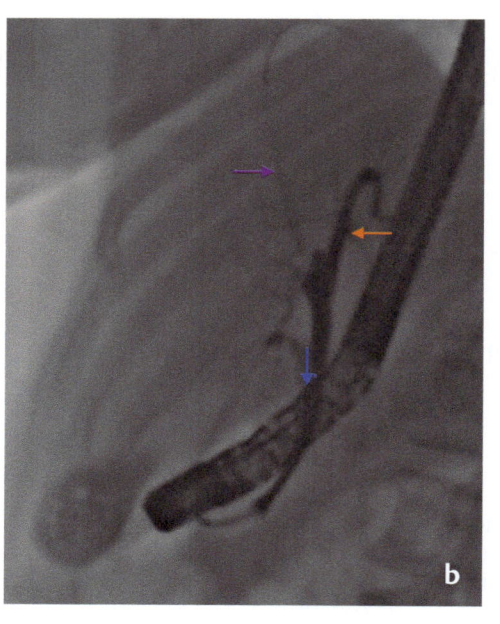

Fig. 45-3. (a) Via biliar tipo A1 de Huang, que representa anatomia de cerca de 62% dos casos. LHD (ducto hepático esquerdo)/RASD (ducto hepático anterior direito)/RPSD (ducto hepático posterior direito). (b) Colangiograma de oclusão realizada com balão inflado próximo à papila duodenal, em que é possível visualizar a inserção do cístico (seta azul), fio-guia em via intra-hepática direita (seta roxa), via hepática esquerda com contrastação preferencial (seta laranja). Na imagem anterior o duodenoscópio foi deslocado da posição usual para visualização completa do ducto.

origem ao ducto hepático comum. No estudo da anatomia cirúrgica, existem segmentos dos ductos hepáticos esquerdo e direito localizados fora da placa hilar. Contudo, considerando literatura que trata do tema em publicações relacionadas à endoscopia digestiva, iremos definir a confluência dos ductos hepáticos esquerdo e direito como o início da via biliar extra-hepática. Existem variações anatômicas das vias intra-hepáticas não relacionadas a doenças biliares, e algumas classificações foram criadas para descrevê-las. Huang subdivide as alterações anatômicas dos lados direito e esquerdo.[7]

Como foi descrito anteriormente, a via biliar extra-hepática se inicia a partir da confluência dos ductos hepáticos esquerdo e direito, dando origem ao ducto hepático comum. Este se une com o ducto cístico para formar o DBC ou colédoco. O diâmetro do DBC varia entre 4-10 mm, sendo mais largo na porção extrapancreática.[4] O DBC pode ter um acréscimo de até 3 mm à colangiografia endoscópica em relação a seu diâmetro normal devido ao aumento da pressão intraductal secundária à injeção de contraste. Múltiplas variações anatômicas das vias extra-hepáticas, incluindo aquelas relacionadas com a implantação do ducto cístico, também são descritas e devem ser de conhecimento do endoscopista e cirurgiões (Fig. 45-3).[6]

Via Pancreática

Na anatomia ductal do pâncreas, o DPP e o ducto pancreático acessório são os de maior importância para os endoscopistas. O DPP, também conhecido como ducto de Wirsung, é a principal via de drenagem do sulco pancreático desde a cauda até a porção ventral da cabeça. Após a administração de contraste, o ducto de Wirsung mede aproximadamente 4 mm na cabeça, 3 mm no corpo e 2 m na cauda.

O ducto acessório ou ducto de Santorini se estende da transição cabeça-corpo pela porção dorsal da cabeça até a papila menor.

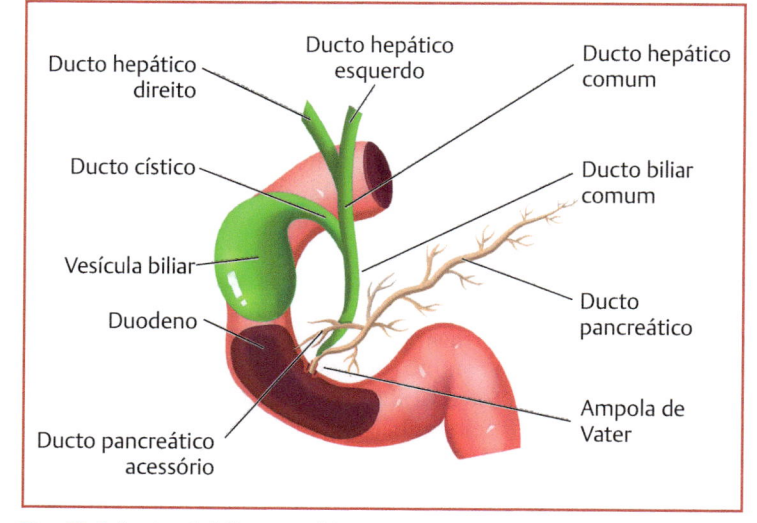

Fig. 45-4. Anatomia biliopancreática.

A anatomia dos ductos pode apresentar importantes alterações em pessoas com anormalidades do desenvolvimento embrionário, como o pâncreas *divisum* ou pâncreas anular, que podem ou não apresentar repercussões clínicas (Figs. 45-4 e 45-5).[4]

INDICAÇÕES/ABORDAGENS TERAPÊUTICAS

Existem múltiplas indicações para a realização de CPRE, seja de forma eletiva, seja como uma urgência, associadas às diversas intervenções terapêuticas disponíveis. A tabela a seguir traz uma lista das principais indicações. Em outros capítulos desta publicação será realizada uma discussão adequada sobre a maioria dos itens apresentados adiante (Quadro 45-1).[8,9]

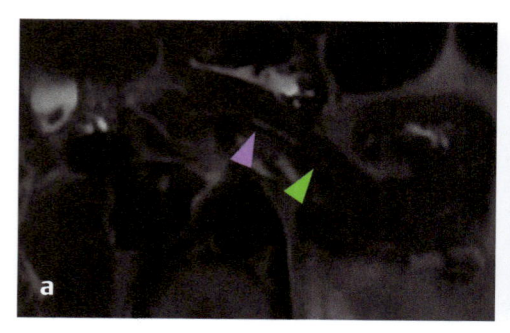

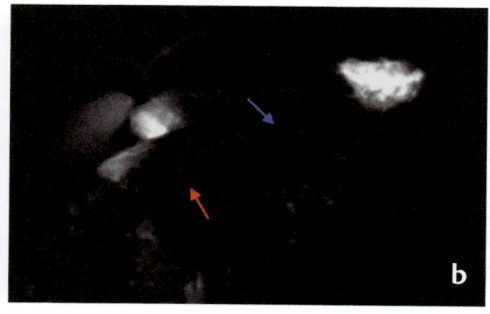

Fig. 45-5. (a) Ducto pancreático principal visualizado por RM em T2 axial. (b) Colangiopancreatorressonância no plano coronal evidenciando as vias biliares intra-hepáticas e o colédoco e o ducto principal pancreático em corpo (seta azul). O ducto de Santorini está indicado com a seta vermelha. (Fotografia gentilmente cedida pelo Dr. Jorge Henrique Basto Chaves – Real Hospital Português de Beneficência em Recife - PE.)

Quadro 45-1. Indicações para Realização de CPRE

Doenças biliares benignas	- Colodocolitíase - Síndrome de Mirizzi - Litíase biliar intra-hepática - Colangite independente da causa - Colanite esclerosante primária com estenose dominante - Disfunção do esfíncter de Oddi - Helmintíase das vias biliares com ou sem colangite - Cistos do colédoco - Sindrome de Sump
Doenças biliares malignas	- Colangiocarcinoma - Outras neoplasias das vias biliares e papila duodenal - Neoplasia de pâncreas com comprometimento das vias biliares
Doenças pancreáticas benignas	- Pancreatite crônica (estenoses biliar e pancreática, cálculos) - *Pancreas divisum* sintomático - Pancreatite aguda grave com colestase
Doenças pancreáticas malignas	Neoplasias pancreáticas primárias ou secundárias

Quadro 45-2. Intervenções Associadas à CPRE

Procedimentos realizados em CPRE
- Papilotomia (esfincterotomia) das papilas maior e menor - Litrotripsia mecânica - Retirada de cálculos biliaras e pancreáticos - Escovado das vias biliares para exames citológicos - Biópsias intraductais - Introdução de próteses biliares e pancreáticas para tratamento de estenoses benignas e malignas - Posicionamento de próteses biliares e pancreáticas para resolução de fístulas e pseudocistos - Dilatações de estenoses

Como foi relatado na introdução deste capítulo, a CPRE não deve ser recomendada como método complementar diagnóstico (excluindo coleta de material para avaliação citológica/histológica e outras), e sim para tratamento de diversas doenças, como as listadas anteriormente. A programação da abordagem pode ser, na maioria das vezes, realizada com detalhes antes mesmo do agendamento, após análise das imagens e avaliação dos quadros clínico e laboratorial. As diversas técnicas usadas associadas à CPRE no tratamento das mais diversas situações estão citadas a seguir (Quadro 45-2).[8,9]

PREPARAÇÃO DO PACIENTE/PROCEDIMENTO

A preparação do paciente é semelhante ao da endoscopia digestiva alta, com jejum de 6-8 horas de alimentos sólidos e 1-2 horas para líquidos claros. Em alguns procedimentos considerados de alto risco para sangramento, a suspensão de anticoagulantes de acordo com o tempo recomendado para droga é a conduta mais segura, e a programação deve ser discutida com a equipe médica assistente.

Apesar de ser indicada em pacientes gravemente enfermos, estabilidade respiratória e hemodinâmica devem ser obtidas sempre que possível.[1]

A maioria dos procedimentos é realizada sob anestesia geral, e a posição de preferência é o decúbito ventral. Tanto decúbito lateral esquerdo, como o dorsal podem ser usados. É importante entender que a posição do paciente gera mudança na posição do equipamento usado para obter as imagens radiológicas, cuja interpretação também é afetada pela mudança de decúbito. Uma avaliação da anatomia favorável ocorre com duodenoscópio localizado à esquerda, com a ponta para baixo (direcionada para papila maior) (Fig. 45-6).

Após estudo endoscópico adequado do seguimento periampular, são iniciadas tentativas para obter acesso profundo à via biliar ou pancreática, a depender da indicação. Os acessórios usados para cateterização serão discutidos posteriormente e apresentam variações. A escolha pode ser definida de acordo com preferência do endoscopista. Os custos dos acessórios também possuem interferência

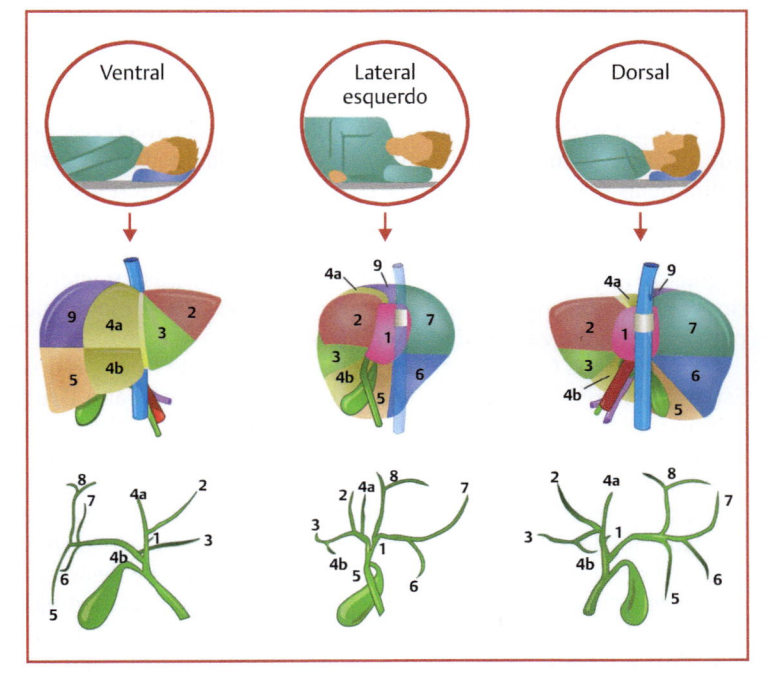

Fig. 45-6. Visualização das vias biliares/segmentos intra-hepáticos conforme mudança de decúbito para realização da CPRE.

nessa escolha. De um modo ideal, apenas após o acesso aos sistemas de ductos, é que são realizadas as injeções de contraste para obtenção das imagens.

O uso de drogas que reduzem a contratilidade do duodeno é uma prática amplamente difundida, facilitando a realização dos procedimentos indicados. No Brasil, a escopolamina/hioscina é a droga mais utilizada, desde que não existam contraindicações. A administração pode ser por solução injetável 20 mg/mL – com dose máxima de 100 mg/dia. Em outros países, o glucagon (1 mg/mL – até 3 mg) é usado com os mesmos objetivos, sendo descritos menos efeitos colaterais, mas com custo financeiro elevado.

Para aquisição adequada de um colangiograma é necessário o enchimento de ramos intra-hepáticos periféricos. No exame em posição ventral a via biliar esquerda é contrastada preferencialmente. Dever ser observado que para estudo das vias localizadas à direita, que acontece de modo mais tardio, é necessária a injeção de contraste com maior pressão. Algumas vezes o uso de balões (colangiografia de oclusão) ou a cateterização seletiva da via direita são fundamentais para estudo adequado desses segmentos (Fig. 45-7).

O estudo da via pancreática somente deve ser obtido quando houver indicação do seu estudo. A injeção de contraste deve ser lenta, evitando-se opacificar os ramos secundários e terciários.

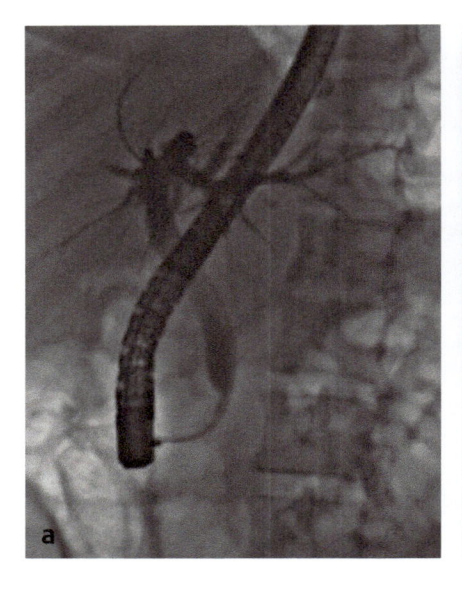

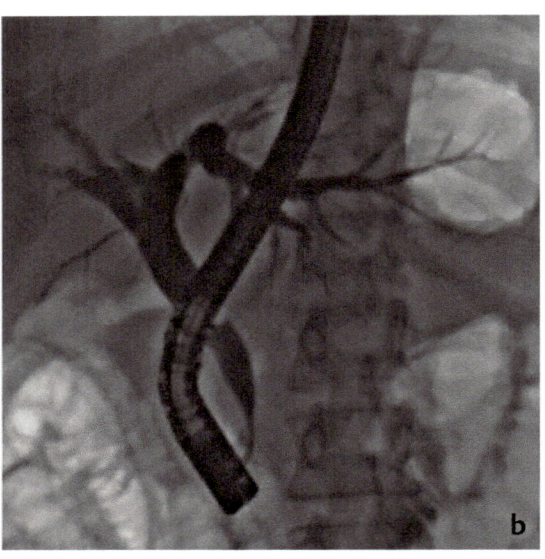

Fig. 45-7. Colangiograma com avaliação das vias intra-hepáticas esquerda e direita. (a) Neste procedimento identifica-se contrastação preferencial da via hepática esquerda. (b) Fio-guia está posicionado no ducto hepático anterior direito que ainda não foi contrastado. Em seguida de contrastação da via direita que é obtida com colangiografia de oclusão.

EQUIPAMENTOS E ACESSÓRIOS
Duodenoscópios

Duodenoscópios são endoscópios com algumas características que facilitam a canulação e visualização da papila duodenal. A primeira delas é a visão lateral na extremidade distal, diferente dos endoscópios tradicionais. A segunda é a presença de um elevador na porção distal do canal de trabalho que promove um acréscimo de angulação nos acessórios introduzidos neste canal. Essas características estão associadas à maior proliferação bacteriana e dificuldade para obter higienização adequada (Fig. 45-8).

Em 2013, os Centros de Controle e Prevenção de Doenças dos Estados Unidos da América enviaram um alerta a Food and Drug Admistration (FDA), órgão americano que controla o uso de medicamentos e equipamentos médicos, entre outras atribuições, sobre uma possível associação entre infecções causadas por bactérias multirresistentes e uso dos duodenoscópios. Uma série de casos de infecções foi descrita apesar da confirmação de que as instituições estavam seguindo as instruções adequadas de limpeza e desinfecção ou esterilização do fabricante. A partir disso, algumas medidas foram implementadas para reduzir os riscos. Recentemente, o Comitê de Garantia de Qualidade em Endoscopia da ASGE (Associação Americana de Endoscopia Gastrointestinal) publicou uma diretriz para controle de infecção durante a endoscopia gastrointestinal com diferentes normas para o reprocessamento de duodenoscópios, incluindo o uso de ciclos duplos de reprocessamento e programas de vigilância.[10,11]

Várias ações corretivas foram sugeridas, como a introdução no mercado de novos duodenoscópios com elevador descartável de uso único. O alto custo é um fator limitante para uso dessas novas tecnologias.[1]

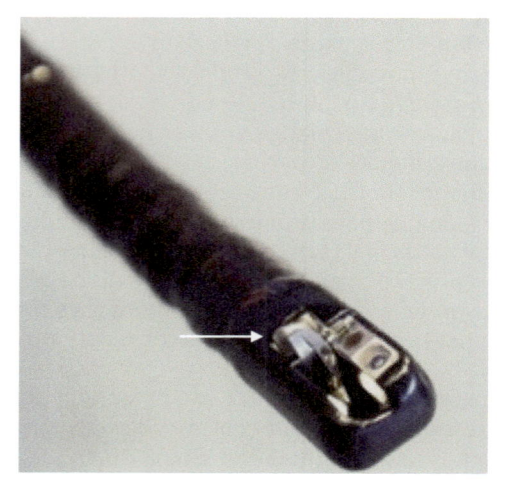

Fig. 45-8. Ponta do endoscópico usado em CPRE, sendo identificado o elevador com seta branca.

Unidade Eletrocirúrgica

Para a realização de CPRE é necessário que o centro esteja equipado com uma unidade eletrocirúrgica. Elas serão usadas em terapias, como esfincterotomia, mas também para criar via alternativa de acesso aos ductos a partir de incisões nas estruturas periampulares. A corrente elétrica será distribuída a partir dos múltiplos acessórios disponíveis introduzidos pelo canal de trabalho do duodenoscópio. As unidades eletrocirúrgicas mais modernas são capazes de controlar a frequência, voltagem, corrente e, ainda, calcular a impedância do tecido em contato com o eletrodo, o que oferece maior segurança aos procedimentos, assim como corte preciso, algumas vezes alternando ciclos de corte e coagulação. Parece óbvio, mas o endoscopista precisa estar familiarizado com a unidade disponibilizada em sua unidade. Uso de corrente pura de corte durante papilotomia está recomendado quando do uso de unidades convencionais, com objetivo de reduzir riscos de complicações, como pancreatite.

Salas/Equipamento de Radiologia

As CPREs podem ser realizadas em salas que disponibilizem equipamentos para obter imagens radiológicas dinâmicas. Eles podem ser instalados no próprio centro de endoscopia, evitando o deslocamento das equipes, ou ainda em Centros Cirúrgicos ou de Radiologia Intervencionista/Hemodinâmica. (As doses médias são de 3 a 6 mSv para CPRE diagnóstica e de 12 a 20 mSv para CPRE terapêutica (Fig. 45-9).[12]

A dose de radiação também varia com experiência do operador e complexidade do procedimento. Endoscopistas com maior volume de casos trabalham com uma menor exposição por procedimento.

É obrigatório que toda a equipe envolvida na realização da CPRE utilize equipamentos de proteção contra radiação, como aventais, capotes, protetores de tireoide e dosímetro.

Contraste

Contrastes iodados são ácidos benzoicos hidrofílicos, com baixa afinidade por proteínas e baixa solubilidade aos lipídios. Podem ser divididos em iônicos e não iônicos. Os contrastes iônicos geralmente têm alta osmolaridade e possuem um menor custo. Os não iônicos têm baixa osmolaridade, são mais caros, com menor chance de reações adversas. Vale ressaltar que a qualidade de imagem dos meios iônicos e não iônicos é muito semelhante. A diluição do agente com água diminui sua atenuação.

As injeções de contraste através dos diversos acessórios são realizadas a partir de seringas que devem ser preenchidas com a atenção para evitar a presença de ar (Fig. 45-10). Os acessórios também devem ser preenchidos com contraste antes da injeção, pois a presença de ar nas estruturas ductais a serem estudadas leva à formação de imagens que podem levar a erro de interpretação.[13,14]

O gadolínio, contraste comumente utilizado na ressonância magnética, foi descrito na realização de CPREs em paciente com

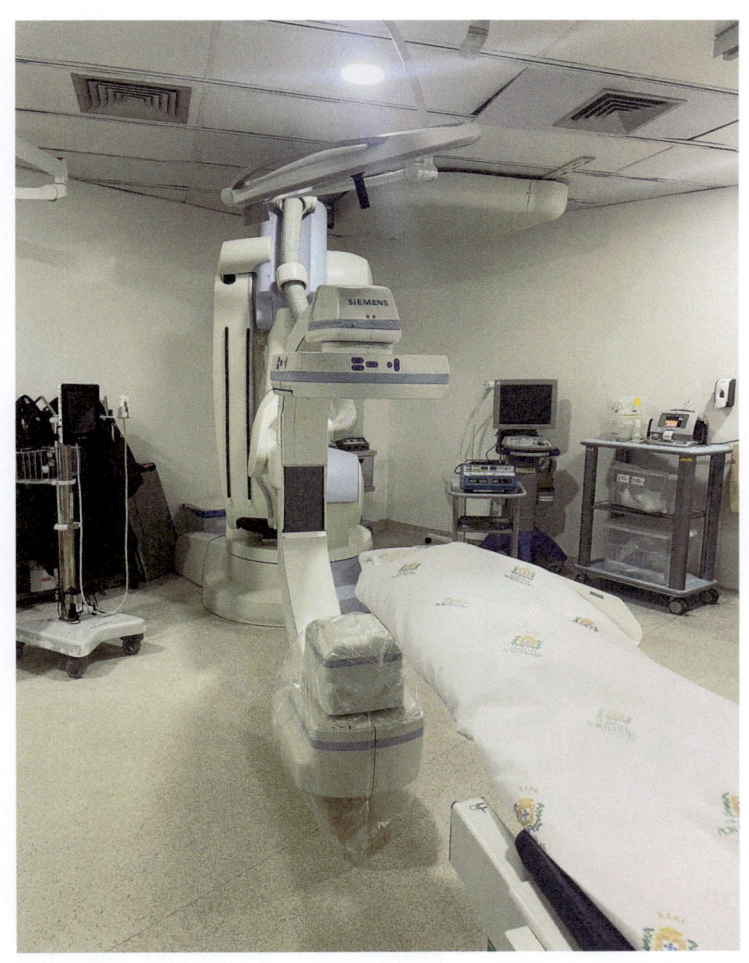

Fig. 45-9. Arco para obter imagens radiológicas e unidade eletrocirúrgica em sala localizada no Setor de Endoscopia.

antecedente de reações alérgicas graves relacionadas ao iodo. Em uma série de 11 casos, não foram observados eventos adversos relacionados ao contraste, e não houve complicações pós-CPRE. O uso do gadolínio tem como principal limitante o custo mais elevado.[15]

A incidência de reações adversas é baixa, por exemplo, estima-se que 0,15%-0,7% dos pacientes que fizeram uso de contraste iodado isosmolar tenham reação alérgica ao contraste. Entre os pacientes que tiveram reação alérgica, 98% apresentaram casos leves e autolimitados.

As reações agudas ao contraste geralmente ocorrem dentro de 20 minutos após a exposição, mas são geralmente definidas como aquelas que ocorrem dentro de uma hora e podem ser divididas em dois grupos principais: idiossincráticas e quimiotóxicas.

As reações alérgicas verdadeiras são idiossincráticas, não relacionadas à dose, podem ocorrer em pacientes sem exposição prévia ao agente de contraste e não se repetem previsivelmente após cada exposição ao antígeno. O principal fator de risco é uma história de reação grave anterior ao mesmo tipo de agente de contraste. São caracterizadas por: urticária, prurido, eritema, espirros, conjuntivite, rinorreia ou edema facial; podem apresentar sinais e sintomas de maior gravidade, com risco de morte, como comprometimento das vias aéreas superiores, broncospasmo e choque anafilactoide.

As reações fisiológicas são dose e concentração dependentes e provavelmente relacionadas à quimiotoxicidade direta, osmotoxicidade ou ligação de moléculas endógenas. Consequentemente, as reações fisiológicas são observadas com mais frequência na angiografia do que no diagnóstico por imagem, pois as primeiras estão associadas a doses mais altas de contraste e geralmente envolvem a administração arterial direcionada aos órgãos-alvo. São caracterizadas por rubor, calafrios, náusea ou vômito, hipertensão, dor no peito, edema pulmonar, arritmia, convulsão, reação vasovagal.[16]

Em relação à gravidade, podem ser classificadas em leve, geralmente autolimitadas; moderadas, que geralmente vão requerer terapia medicamentosa e graves, que são caracterizadas pelo risco de morte.

ACESSÓRIOS

Cateteres de Colangiografia e Papilótomos

Os papilótomos são cateteres que possuem um fio diatérmico com extensão de 2-3 cm, que pode ser flexionado, o que auxilia tanto no corte, como no arqueamento da ponta do papilótomo, o que, em alguns estudos, aumenta a taxa de canulação.[17]

A realização da esfincterotomia é possível, conectando o papilótomo à unidade eletrocirúrgica. Com a finalidade de facilitar a canulação, foram criados esfincterótomos rotatórios (Fig. 45-11).

Uma variação desse acessório seria o papilótomo do tipo agulha *neddle knife*, que não apresenta capacidade de angulação, com o fio diatérmico extreriorizado na posição frontal. Esse tipo de instrumento é usado essencialmente para obter acesso aos ductos, após tentativas sem sucesso com papilótomo convencional.

Menos usados atualmente são os cateteres de colangiografia, que não possuem fios diatérmicos para corte ou mesmo angulação. Eles podem ser usados em situações específicas para acesso de acordo com a preferência da equipe.

Fio-Guia

Um fio-guia de alta qualidade é fundamental para o sucesso das CPREs. São usados tanto para auxiliar no acesso, como nas abordagens terapêuticas. Geralmente têm estrutura central monofilamentar de nitinol, uma associação de níquel e titânio, com bainha recoberta por teflon ou poliuretano. Essa associação garante rigidez, flexibilidade, radiopacidade, redução do atrito e isolamento elétrico. As pontas podem ser retas ou anguladas, podem ser totalmente hidrofílicas ou ter cerca de 5 a 10 cm distais constituídas de material hidrofílico para facilitar a canulação. Os fios devem ter uma ponta flexível com característica

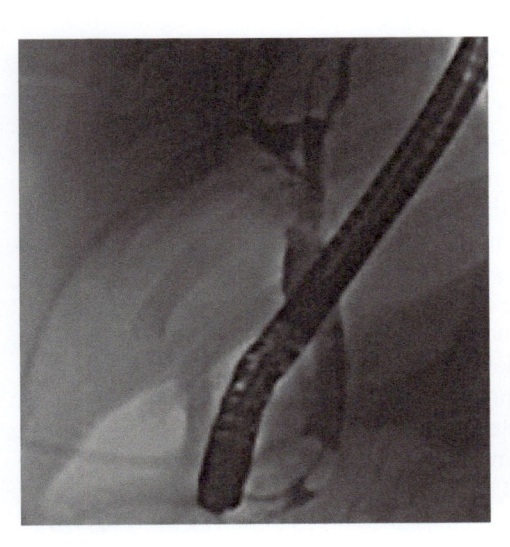

Fig. 45-10. Colangiograma que evidencia aerobilia próximo à confluência dos hepáticos após realização de papilotomia.

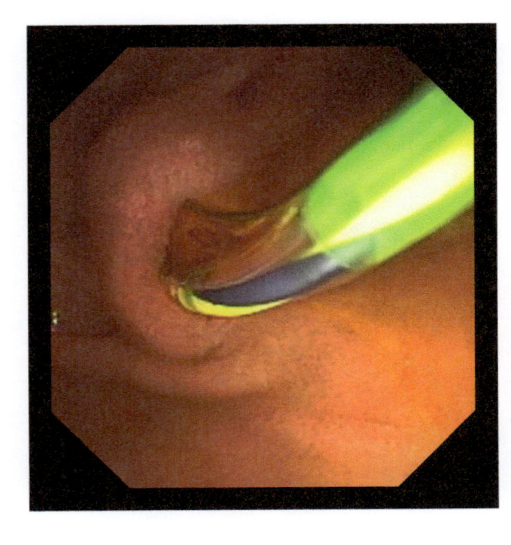

Fig. 45-11. Início de esfincterotomia de papila duodenal maior com uso de um papilótomo, sendo possível observar o fio usado para o corte preciso, além do fio-guia no seu interior.

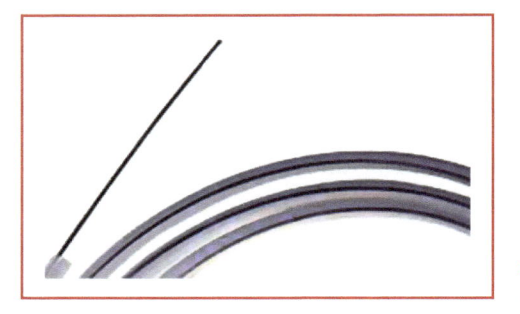

Fig. 45-12. Fio-guia para colangiografia.

de "memória", ou seja, quando entram em contato com algum obstáculo (angulação, estenose, cálculo), a ponta inicialmente se deforma, voltando à sua configuração normal após retraída (Fig. 45-12).

O comprimento dos fios pode variar de 185 mm a 480 mm, a depender do sistema usado, já que as séries mais recentes trabalham com a troca rápida, que se baseiam em fios curtos, permitindo uma mobilização dos acessórios com maior segurança pelo endoscopista sem grande dependência de um auxiliar. Diâmetros diferentes são disponibilizados e variam de 0,018 a 0,035. Os fios de maior diâmetro apresentam características de rigidez que facilitam a introdução das próteses na maioria das situações.[18]

PRÓTESES

Próteses Plásticas

As próteses plásticas podem ser indicadas para drenagem de obstruções malignas seja no contexto pré-operatório ou paliativo; tratamento de estenoses biliares ou pancreáticas, drenagem biliar em coledocolitíase em que o cálculo não pode ser extraído e também profilaxia de pancreatite. As próteses plásticas necessitam de trocas frequentes para evitar infecção e obstrução, o que constitui a maior limitação para uso das mesmas. Além de obstrução, outra complicação frequente é a migração.[18,19]

As próteses podem ser constituídas de poliuretano, teflon, polietileno ou náilon; tem comprimento entre 3 a 15 cm, com diâmetro variando entre 3 a 12 Fr. São confeccionadas em vários formatos, desde retas até aquelas com curvatura de 360⁰ (*pigtail*) em uma ou ambas as extremidades. A remoção pode ser feita com dispositivo próprio para retirada de próteses ou utilizando pinça de corpo estranho, alça de polipectomia ou instrumentos do tipo cesta (Fig. 45-13).

Próteses Biliares Metálicas

As próteses metálicas foram desenvolvidas para sanar as dificuldades vivenciadas com as próteses plásticas, principalmente em relação ao tempo de patência. Elas são fabricadas principalmente de nitinol e formam uma malha tubular que pode ser totalmente, parcialmente revestida ou não revestida. Elas possuem um pequeno diâmetro quando estão recobertas pelos sistemas de introdução, que passam sem dificuldades pelo canal de trabalho do duodenoscópio. Após serem liberadas do sistema de ductos, apresentam expansão radial, atingindo diâmetros bastante superiores ao das próteses plásticas.

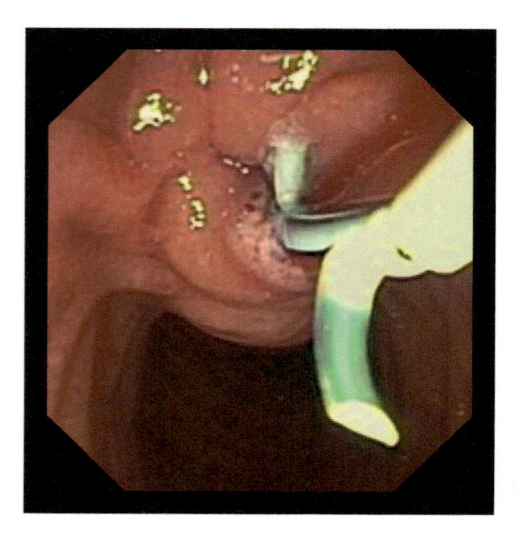

Fig. 45-13. Inserção de prótese plástica.

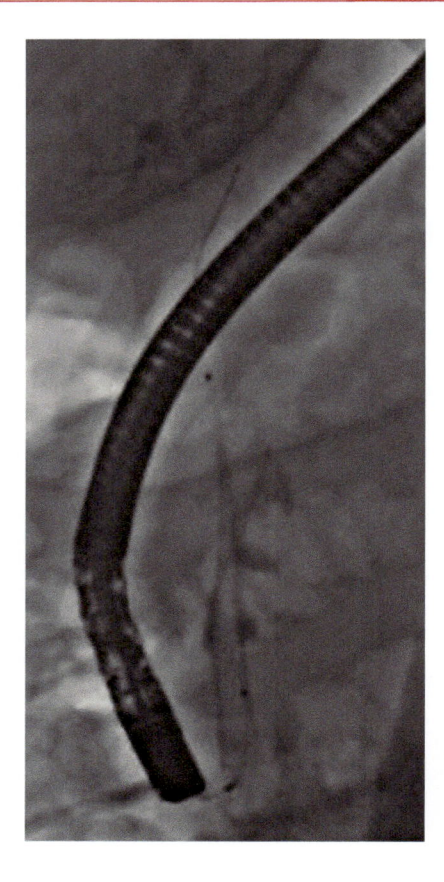

Fig. 45-14. Fase final do posicionamento de uma prótese biliar metálica, ainda não sendo observada completa expansão.

A escolha da prótese, no que se refere a diâmetro e comprimento, assim como as características apresentadas no parágrafo anterior, dependerá dos achados obtidos durante o procedimento, diagnóstico pré-procedimento e preferência da equipe de endoscopia. Discussões específicas sobre próteses serão realizadas em capítulos futuros (Fig. 45-14).

ACESSÓRIOS PARA EXTRAÇÃO DE CÁLCULOS

Os principais acessórios para remoção de cálculos são os balões extratores, apresentam duplo ou triplo lúmen e a inserção é feita com auxílio de fio-guia.

Possuem diâmetro entre 8-18 mm, com mais de uma opção de tamanho a depender do grau de insuflação (Fig. 45-15).

A remoção de cálculos pode ser feita com instrumentos do tipo cestas que são constituídas geralmente por fios de nitinol. Existem variações de tamanho, formato e a quantidade de fios. Algumas cestas possuem características que permitem a fragmentação de cálculos em procedimento, denominado litotripsia mecânica.

ACESSÓRIOS PARA DILATAÇÃO

Os balões dilatadores são constituídos por polietileno, têm comprimento entre 2 a 4 cm, diâmetro entre 4 a 10 mm, são insuflados com pressão controlada pelo operador. Ele difere dos balões extratores na forma (geralmente cilíndrico) e na rigidez quando da sua insuflação, já que apresentam baixa complacência e grande força radial que permite a expansão de lesões estenosantes.

A introdução do balão dilatador é guiada por um fio-guia, e o posicionamento é guiado por marcas radiopacas que limitam a região do balão. Utilizando contraste diluído na insuflação é possível controlar a expansão e visualizar a "cintura`` da estenose, assim como seu desaparecimento quando vencida a resistência existente. Além de estenoses, a dilatação da papila maior/esfíncter biliar auxilia na extração de cálculos de maiores dimensões (Fig. 45-16).[20]

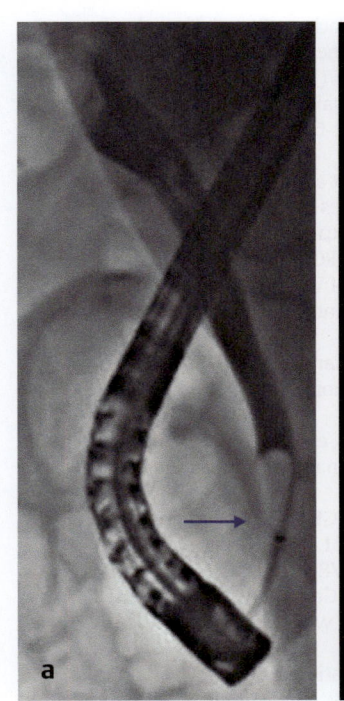

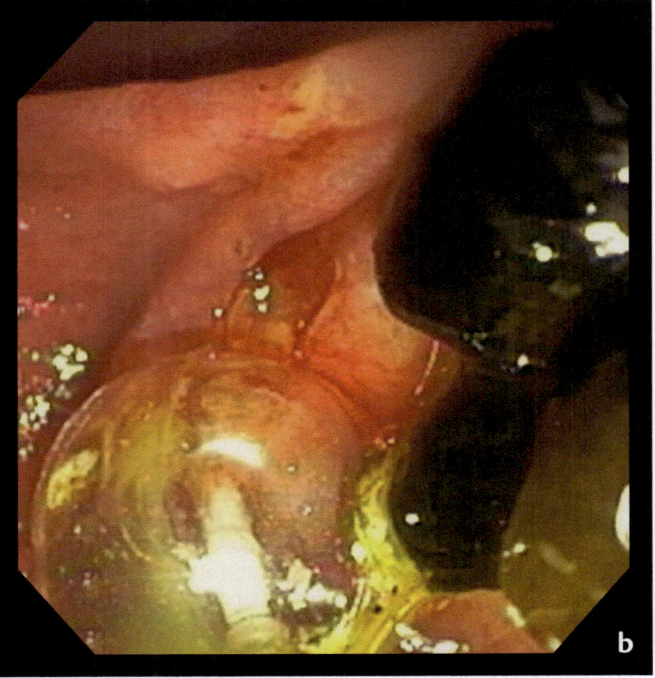

Fig. 45-15. (a) Balão extrator auxiliando a remoção de cálculos. (b) Imagem evidencia balão extrator insuflado, com saída de cálculos enegrecidos adjacente.

Fig. 45-16. Balão dilatador preenchido por contraste durante dilatação de papila duodenal maior.

ACESSÓRIOS PARA OBTENÇÃO DE AMOSTRA

O acessório padrão para obtenção de material para realização de citologia oncótica é a escova de citologia. Trata-se de um cateter de duplo lúmen, introduzido com auxílio de fio-guia em que na ponta do cateter há uma escova com cerdas que coletam material para avaliação citológica. A coleta deve ser realizada por movimentos de vai e vem para obtenção de células para citologia oncótica através da técnica de esfregaço. Apesar de amplamente utilizada, a sensibilidade da citologia por escovado da via biliar é baixa para diagnóstico de doenças neoplásicas.

Fórceps de biópsias convencionais podem ser introduzidos na via biliar para realização de biópsias em áreas suspeitas, como estenoses e nodulações. A introdução é feita após esfincterotomia, e o local exato da biópsia determinada por radioscopia. Existem dificuldades técnicas impostas pelas características de rigidez dos fórceps, contudo a associação dessa técnica à citologia por escovado pode apresentar resultados superiores quando comparado a método isolado.

TÉCNICA

Canulação da Via Biliar/Papilotomia

A etapa inicial e a mais importante para o sucesso da CPRE é a canulação das vias biliares ou pancreáticas. O aparelho é introduzido até a segunda porção duodenal. Para a cateterização da via biliar o aparelho deve estar em posição abaixo da papila, já que o colédoco se encontra mais verticalizado em relação ao ducto pancreático, ou seja, em posição paralela à luz duodenal. O duodenoscópio deve estar posicionado discretamente voltado para a parede anterior do duodeno, e o acessório se posiciona na parede lateral esquerda da papila, às 11-12 horas. O cateterismo deve ser feito com introdução do fio-guia, o que garante maior taxa de sucesso de canulação associada a menor trauma papilar. A canulação com auxílio do fio-guia ainda reduz a injeção desnecessária de contraste e reduz a taxa de complicações associadas ao procedimento de 6,7% para 3,5% de acordo com uma metanálise de 2013.[21]

Algumas canulações podem ser desafiadoras. Na literatura, apesar de não haver consenso, pode ser definido como cateterismo difícil aquele que tem mais de 5 tentativas, que dura mais de 5 minutos ou que tem mais de duas passagens do fio no ducto pancreático. Contudo, também são descritas entre 5 a 15 tentativas, duração de 5 a 10 minutos. Adiante, serão listados alguns preditores de canulação difícil (Quadro 45-3).[22,23]

Quadro 45-3. Preditores de Canulação Difícil

- Idade > 65 anos
- Cálculo > 15 mm de diâmetro
- Cálculo em posição periampular (< 36 mm da papila)
- Múltiplos cálculos (> 10)
- Cálculos em forma de barril ou muito longos
- Cálculos intra-hepáticos
- Vias biliares muito dilatadas
- Angulação das vias biliares < 135°
- Estenose biliar distal

Em caso de canulação pancreática inadvertida, deve-se remover o fio-guia cuidadosamente e reajustar a orientação do papilótomo. Caso aconteça canulação não pretendida e repetida do ducto pancreático, algumas técnicas foram descritas com alternativas para obtenção de acesso à via biliar. Por exemplo, é possível manter um fio-guia no ducto pancreático, auxiliando no cateterismo biliar com bloqueio parcial da via pancreática. A técnica do duplo fio-guia tem sucesso semelhante a outras técnicas descritas para canulação difícil, mas aumento do risco de pancreatite. Em casos de procedimento longo com múltiplos acessos não pretendidos à via pancreática, o posicionamento de uma prótese pancreática ao fim do procedimento está indicado para reduzir riscos de pancreatite pós procedimento.

Pré-Corte

O pré-corte como amplamente conhecido poderia ser chamado de esfincterotomia de acesso. É feito com auxílio de uma *needle knife* ou papilótomo do tipo agulha. Utilizada uma corrente de corte, e iniciado com incisão superficial. Após o corte, a superfície deve ser explorada com papilótomo com auxílio do fio-guia. Se a incisão não for suficiente para a obtenção do acesso deve ser aprofundada em 2 a 3 mm. No caso do pré-corte papilar a incisão inicia no polo superior da papila. Bastante usado é o acessso suprapapilar, também conhecido como infundibulotomia, quando a incisão deve ser feita no topo do abaulamento.

Em alguns casos de múltiplos acessos à via pancreática, pode-se fazer pré-corte a partir de uma prótese pancreática posicionada para auxiliar a cateterização. São utilizadas próteses de pequeno diâmetro, como a de 5 Fr, e se fizer o corte com *needle knife* no sentido das 10 horas de relógio de ponteiro.

Essas diversas técnicas de pré-cortes são importantes em casos de cateterismo difíceis. O uso do pré-corte deve abreviar as tentativas de obter acesso à via biliar e reduzir riscos de complicações, como a pancreatite. Um estudo com 315 pacientes, em 2016, mostrou uma taxa de pancreatite de 5,4% quando foi realizado o pré-corte precoce em comparação a 12,1%, quando houve insistência no cateterismo de forma convencional. Por outro lado, em uma metanálise, de 2018, com 898 pacientes não se evidenciou diferença com significância estatística no sucesso do procedimento, assim como complicações quando se comparou o pré-corte e insistir no cateterismo de forma convencional. Apesar de ainda existirem debates sobre quando será o momento de encerrar tentativas convencionais e partir para o pré-corte, pincipalmente em unidades com médicos em treinamento, todos endoscopistas devem ser treinados para realização da esfincterotomia de acesso,[24-26]

Cateterismo Combinado Endoscópico-Percutâneo

Também chamado de *rendez-vous*, traduzido do francês encontro, é um procedimento misto em que há punção percutânea da via biliar, seguida pela passagem do fio-guia até o duodeno, que será capturado pelo endoscopista, dando seguimento à CPRE convencional. O *rendez-vous* também pode ser realizado por um dreno cirúrgico do tipo *Kehr*. Essa técnica pode ser usada quando houver insucesso na manipulação endoscópica.

Canulação Guiada por Ecoendoscopia

Pode ser realizada com aparelho setorial, em que o ducto escolhido vai ser puncionado, contrastado para garantir que o acesso está no local desejado e posteriormente passado o fio-guia. Este pode dar acesso direto à via biliar ou pancreática, ou ainda ser negociado de forma anterógrada pela papila, permitindo na sequência a manipulação com técnicas habituais de CPRE.

Um estudo retrospectivo evidenciou que a taxa de insucesso nas canulações quando o pré-corte e a drenagem ecoguiada estiverem disponíveis foi de 1%, em comparação apenas ao pré-corte, que foi de 3,6%. A associação parece ser ainda mais benéfica em estenoses malignas.[27]

Divertículos Periampulares

Outra situação desafiadora é a presença de divertículos periampulares. O óstio da papila maior pode estar no interior do divertículo, na borda do divertículo ou externamente ao divertículo. Várias técnicas foram descritas para auxiliar na cateterização da papila com divertículos periampulares, desde a colocação de clipes metálicos à tração do divertículo com pinça, uso de *cap*, injeção submucosa para exposição do óstio.[28,29]

Canulação da Via Pancreática

A canulação da via pancreática tem algumas diferenças em relação à biliar. O duodenoscópio deve ser posicionado de frente ao óstio da papila de maneira perpendicular à papila, o aparelho deve ser posicionado na face posterior do duodeno, e a direção da canulação é entre 1 a 4 horas do relógio de ponteiro, ou seja, em posição medial.

CONCLUSÃO

O objetivo deste capítulo era realizar uma introdução à discussão de uma das principais e mais desafiadoras técnicas usadas por endoscopistas em todo o mundo no tratamento das doenças biliares e pancreáticas. A expectativa é que possa ajudar no crescimento que ocorrerá com a exposição nos diversos capítulos presentes nesta publicação sobre CPRE e procedimentos associados.

REFERÊNCIAS BIBLIOGRÁFICAS

1. Mahalingam S, Langdon J, Muniraj T, et al. Endoscopic Retrograde Cholangiopancreatography: Deciphering the Black and White. Curr Probl Diagn Radiol. 2021.
2. McCune WS, Shorb PE, Moscovitz H. Endoscopic cannulation of the ampulla of vater: a preliminary report. Annals of Surgery [Internet]. 1968;167(5):752-6.
3. Anderson MA, Appalaneni V, Ben-Menachem T, et al. The role of endoscopy in the evaluation and treatment of patients with biliary neoplasia. Gastrointest Endosc. 2013;77(2):167-74.
4. Adler DG, Lieb JG 2nd, Cohen J, et al. Quality indicators for ERCP. Gastrointest Endosc. 2015 Jan;81(1):54-66. Epub 2014 Dec 2. Erratum in: Gastrointest Endosc. 2015;81(4):1060.
5. Haraldsson E, Kylänpää L, Grönroos J, et al. Macroscopic appearance of the major duodenal papilla influences bile duct cannulation: a prospective multicenter study by the Scandinavian Association for Digestive Endoscopy Study Group for ERCP. Gastrointest Endosc. 2019.
6. Kim TU, Kim S, Lee JW, et al. Ampulla of Vater: comprehensive anatomy, MR imaging of pathologic conditions, and correlation with endoscopy. Eur J Radiol. 2008.
7. Huang TL, Cheng YF, Chen CL, et al. Variants of the bile ducts: clinical application in the potential donor of living-related hepatic transplantation. Transplant Proc. 1996.
8. Buxbaum JL, Abbas Fehmi SM, Sultan S, et al. ASGE guideline on the role of endoscopy in the evaluation and management of choledocholithiasis. Gastrointest Endosc. 2019.
9. Buxbaum JL, Buitrago C, Lee A, et al. ASGE guideline on the management of cholangitis. Gastrointest Endosc. 2021.
10. Calderwood AH, Day LW, Muthusamy VR, et al. ASGE guideline for infection control during GI endoscopy. Gastrointest Endosc. 2018.
11. Health C, Dand R. Infections Associated with Reprocessed Duodenoscopes. FDA [Internet]. 2021.
12. M, Hosono M, Hayashi S, et al. The radiation doses and radiation protection on the endoscopic retrograde cholangiopancreatography procedures. Br J Radiol. Epub 2021 Aug. 2021.
13. Rose TA Jr, Choi JW. Intravenous Imaging Contrast Media Complications: The Basics That Every Clinician Needs to Know. Am J Med. 2015.
14. Pan JJ, Draganov PV. Adverse reactions to iodinated contrast media administered at the time of endoscopic retrograde cholangiopancreatography (ERCP). Inflamm Allergy Drug Targets. 2009.
15. Martín Arranz E, Rey Sanz R, Martín Arranz MD, et al. Uso de gadolinio como contraste en CPRE en pacientes con reacciones adversas a contrastes iodados [Use of gadolinium as contrast agent in endoscopic retrograde cholangiopancreatography in patients with iodine allergy]. Gastroenterol Hepatol. 2011.
16. ACR Manual On Contrast Media [Internet]. 2013.
17. Cortas GA, Mehta SN, Abraham NS, Barkun AN. Selective cannulation of the common bile duct: a prospective randomized trial comparing standard catheters with sphincterotomes. Gastrointest Endosc. 1999.
18. Singhvi G, Dea SK. Guidewires in ERCP. Gastrointest Endosc. 2013.
19. Kim JH, Yoo BM, Kim JH, et al. Management of ERCP-related perforations: outcomes of single institution in Korea. J Gastrointest Surg. 2009;13:728-34.
20. Easler JJ, Sherman S. Endoscopic Retrograde Cholangiopancreatography for the Management of Common Bile Duct Stones and Gallstone Pancreatitis. Gastrointestinal Endoscopy Clinics of North America. 2015 Oct;25(4):657-75.
21. Tse F, Yuan Y, Moayyedi P, Leontiadis GI. Guide wire-assisted cannulation for the prevention of post-ERCP pancreatitis: a systematic review and meta-analysis. Endoscopy. 2013.
22. Ong TZ, Khor JL, Dede-Sutedja Selamat, et al. Complications of endoscopic retrograde cholangiography in the post-MRCP era: a tertiary center experience. 2005.
23. Moreels TG. Endoscopic retrograde cholangiopancreatography in patients with altered anatomy: How to deal with the challenges? World Journal of Gastrointestinal Endoscopy. 2014.
24. Mariani A, Di Leo M, Giardullo N, et al. Early precut sphincterotomy for difficult biliary access to reduce post-ERCP pancreatitis: a randomized trial. Endoscopy. 2016.
25. Testoni PA, Mariani A, Aabakken L, et al. Papillary cannulation and sphincterotomy techniques at ERCP: European Society of Gastrointestinal Endoscopy (ESGE) Clinical Guideline. Endoscopy. 2016.
26. Chen J, Wan JH, Wu DY, et al. Assessing Quality of Precut Sphincterotomy in Patients With Difficult Biliary Access: An Updated Meta-analysis of Randomized Controlled Trials. Journal of Clinical Gastroenterology. 2018.
27. Lee A, Aditi A, Bhat YM, et al. Endoscopic ultrasound-guided biliary access versus precut papillotomy in patients with failed biliary cannulation: A retrospective study. Endoscopy. 2017.
28. Altonbary AY, Bahgat MH. Endoscopic retrograde cholangiopancreatography in periampullary diverticulum: The challenge of cannulation. World Journal of Gastrointestinal Endoscopy. 2016.
29. Tyagi P, Sharma P, Sharma BC, Puri AS. Periampullary diverticula and technical success of endoscopic retrograde cholangiopancreatography. Surgical Endoscopy. 2008.

46 Cálculos Biliares

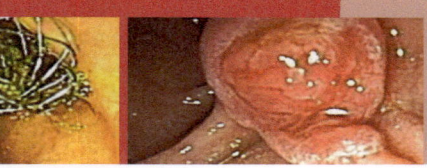

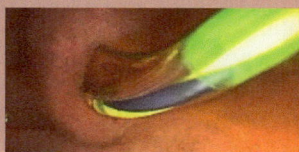

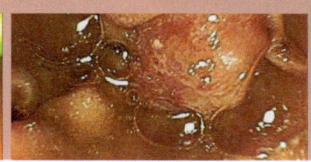

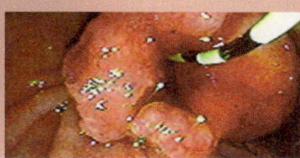

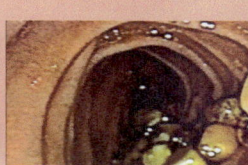

Tomazo Antônio Prince Franzini ■ Renata Nobre Moura
Fabio Catache Mancini ■ Ramiro Robson Fernandes Mascarenhas
Sylon Ribeiro de Brito Júnior ■ Amanda Andrade Mascarenhas

INTRODUÇÃO

Os cálculos biliares são depósitos de cristais que surgem na vesícula ou no trato biliar, como consequência de níveis elevados de colesterol, ou na bilirrubina. Na população em geral, a incidência de cálculos biliares é de 10%-20%, sendo que mais de 20% desenvolverão sintomas, geralmente na fase adulta.[1] A prevalência aumenta com a idade, atingindo um platô após os 50 anos na mulher, e 60 anos no homem. Os países com maior incidência dessa patologia são os das Américas do Sul e Central, e em hispano-americanos. Nessas populações, fatores genéticos levam à litogenicidade em idades precoces (< 30 anos), resultando em índices de prevalência de até mais de 50% aos 50 anos de idade.[2]

A bile é um líquido verde-escuro ou marrom-amarelado que contém mais de 90% de água. Os principais componentes são colesterol, fosfolipídios e sais biliares, além de proteínas e sais inorgânicos em menores quantidades. Com base na composição química, os cálculos podem ser divididos em dois tipos (colesterol e pigmentados), com diferentes etiologias.[3] Os cálculos biliares de colesterol são os mais comuns (mais de 90%), e muitas vezes aparecem na cor amarela. São compostos, principalmente, de colesterol não dissolvido, mas podem conter outros componentes.[4]

Os cálculos biliares pigmentados ou de bilirrubina (menos de 10%) são representados pelas pedras pretas ou marrons e são compostos pelo bilirrubinato de cálcio polimerizado, derivado do metabolismo anormal da bilirrubina. Os cálculos pretos são formados em vesículas não infectadas, particularmente nos pacientes portadores de patologias que aumentam a concentração sistêmica da bilirrubina, como anemia hemolítica crônica, cirrose hepática, ressecções ileais extensas ou eritropoiese ineficaz.

Os cálculos pigmentares marrons consistem, principalmente, em sais de cálcio e bilirrubina não conjugada, com quantidades variáveis de colesterol, sais biliares, ácidos graxos, glicoproteínas, fosfolipídios e resíduos de bactérias. Podem ser formados em qualquer parte da árvore biliar, mas são mais comuns nos ductos biliares. Estase biliar secundária à obstrução ou infecção, especialmente por *Escherichia coli*, são duas condições essenciais para o desenvolvimento desses cálculos.[5]

Ainda não está claro o que causa a formação dos cálculos biliares. Estudos epidemiológicos demonstram diversos fatores associados a anormalidades metabólicas na concentração de colesterol e/ou cálcio. As condições mais comuns que predispõem à formação de cálculos são: obesidade, sexo feminino, idade superior a 40 anos, história familiar, gravidez, uso de medicações que contêm estrogênios, perdas de peso rápida e excessiva, diabetes melito tipo 2 e doença falciforme.[6]

Na maioria das vezes, os cálculos biliares estão confinados à vesícula, o que chamamos de colecistolitíase ou colelitíase. Os cálculos nos ductos biliares são classificados como extra-hepáticos (coledocolitíase) ou intra-hepáticos (hepatolitíase), podendo também estar presentes no ducto cístico. Estima-se que a coledocolitíase (presença de cálculo no ducto biliar comum, ou hepatocolédoco) ocorre em até 20% dos portadores de colelitíase, com maior incidência em pacientes idosos. A maioria dos cálculos biliares é formada na vesícula biliar e, posteriormente, migra para o ducto biliar comum através do ducto cístico. Contudo, cerca de 10% dos pacientes que apresentam coledocolitíase desenvolvem cálculos primários do ducto biliar comum, mesmo na ausência de cálculos na vesícula biliar. A coledocolitíase primária ocorre na presença de estase biliar, situação que pode ser evidenciada em pacientes portadores de fibrose cística, idosos com canais biliares dilatados, divertículos periampulares e em quadros de infecção recorrente ou persistente do sistema biliar.[2]

SINTOMATOLOGIA

Grande parte dos pacientes portadores de coledocolitíase é assintomática, sendo o diagnóstico realizado acidentalmente durante a investigação de outras patologias.[1] O quadro clínico inclui dor em quadrante superior direito ou epigástrica, náusea e vômitos. A dor costuma ser mais prolongada do que a cólica biliar típica (que geralmente se resolve em até 6 horas).

Ao exame físico, podem-se observar icterícia e dor à palpação de quadrante superior direito ou região epigástrica. Nos exames laboratoriais, identifica-se elevação de alanina aminotransferase (ALT) e aspartato aminotransferase (AST) desde o início do quadro de obstrução biliar. Posteriormente, observa-se padrão colestático, com elevação das bilirrubinas, fosfatase alcalina e gamaglutamil transpeptidase (GGT), cujo aumento é mais pronunciado do que a elevação das enzimas hepáticas (ALT e AST).[7]

As complicações mais comuns e temidas da coledocolitíase são colangite e pancreatite aguda.[8]

DIAGNÓSTICO

O diagnóstico da coledocolitíase é mais comumente realizado com a combinação de exames laboratoriais e de imagem, sendo possível estabelecer uma estratificação de risco para pacientes com colelitíase sintomática e coledocolitíase proposta pela diretriz da Sociedade Americana de Endoscopia (ASGE), em 2010.[9] A avaliação inicial deve incluir ultrassonografia abdominal e exames laboratoriais (bilirrubinas, transaminases, fosfatase alcalina e gamaglutamil transferase). A principal utilidade dos testes bioquímicos recai no alto valor preditivo negativo (> 97%) em excluir a presença de cálculos no colédoco quando em níveis normais. Valores elevados correlacionam-se com maior duração e severidade da obstrução biliar.

A ultrassonografia abdominal (USG), apesar de ser o exame de imagem inicial, é extremamente operadora-dependente, possuindo baixa sensibilidade para detectar coledocolitíase, entretanto, o achado de dilatação das vias biliares, por outro lado, possui alta sensibilidade, e sua presença frequentemente está associada à presença de cálculos no colédoco. A presença de coledocolitíase vista na USG é o preditor de maior especificidade.

A ASGE publicou uma atualização da diretriz, em 2019, propondo uma estratificação de risco para auxiliar no manejo desses pacientes, visando diminuir o número de falsos positivos e falsos negativos, norteando as indicações da Colangiopancreatografia Retrógrada Endoscópica (CPRE).[10,11] A Sociedade Europeia de Endoscopia Gastrointestinal (ESGE) publicou uma diretriz com o mesmo tema, no mesmo ano, propondo um sistema de estratificação de risco similar ao proposto pela ASGE, porém não considerando dilatação de via biliar com bilirrubina total > 4 mg/dL como alto risco para coledocolitíase, pois, de acordo com os estudos avaliados, os fatores de alto risco foram apenas coledocolitíase vista na USG e colangite (Quadro 46-1).[12]

Um estudo retrospectivo conduzido por Wangchuk et al., incluindo 280 pacientes, comparou os sistemas propostos pela ASGE e ESGE e encontrou uma acurácia de 75% e 70%, respectivamente.[13] Um estudo analisou as vantagens e desvantagens da realização de CPRM antes da CPRE em pacientes classificados como de alto risco para coledocolitíase e observou que os 48 pacientes (21%) que realizaram CPRM antes da CPRE comparados a 176 pacientes (79%) que foram encaminhados diretamente à CPRE apresentaram menor tempo de internação (8 dias versus 6 dias, p = 0,02); maior custo financeiro ao hospital (US$ 23.488 versus US$ 19,260, p = 0,08), não houve diferença na evolução clínica após o procedimento, e a presença de cálculo em colédoco evidenciada na ultrassonografia de abdome foi o único fator independente associado ao menor uso da CPRM (OR 0,09; p < 0,0001).[14]

Estudo nacional de Tozatti et al. avaliou sensibilidade e especificidade de marcadores laboratoriais e exames de imagem para coledocolitíase, comparando 47 pacientes que apresentavam coledocolitíase no intraoperatório a um grupo-controle (207 pacientes) que não exibia coledocolitíase no intraoperatório e observou que os pacientes com coledocolitíase exibiram maior elevação de transaminases, fosfatase alcalina, GGT e bilirrubinas (p < 0,001), com a GGT apresentando melhor sensibilidade e a fosfatase alcalina maior especificidade (GGT com sensibilidade de 93% e especificidade 63%, IC95%, p = 0,042 versus fosfatase alcalina com sensibilidade de 78% e especificidade 99%, IC95%, p = 0,039). A ultrassonografia demonstrou boa acurácia para colelitíase e coledocolitíase (p < 0,001), e a ultrassonografia juntamente com a colangiopancreatografia por ressonância magnética (CPRM) apresentou elevada especificidade (ultrassonografia com sensibilidade de 34% e especificidade de 95%, IC95%, p = 0,46 e CPRM com 73% de sensibilidade e 91% especificidade, IC95% p = 0,001).[15]

A presença de dilatação isolada do ducto biliar em indivíduos com testes de função hepática normais e sintomas abdominais inespecíficos, sem evidência da causa da dilatação por meio de imagem não invasiva (ultrassonografia transabdominal, tomografia computadorizada e colangiopancreatografia por ressonância magnética), faz com que a probabilidade de ter doença biliar seja considerada baixa. Neste cenário, a ecoendoscopia (EUS) pode ajudar no diagnóstico de achados patológicos (como, por exemplo, coledocolitíase ou lama biliar, estenoses, pancreatite crônica, tumores pancreáticos ou periampulares, colangiocarcinoma).[16] A EUS pode fornecer informações a respeito dos cálculos em via biliar, permitindo prever se será um exame de CPRE potencialmente difícil e planejar a melhor estratégia de tratamento. Estudo demonstrou que os preditores independentes de concordância entre achados da EUS e CPRE foram a presença de múltiplos cálculos (OR 0,244; p = 0,001) e a abordagem em sessão única dos dois exames, comparado à CPRE realizada uma semana após a EUS (OR 2,894; p = 0,035).[17]

MANEJO DA COLEDOCOLITÍASE

Os pacientes com alto risco de ter cálculos em ducto biliar comum e com vesícula intacta devem ser encaminhados à CPRE para remoção do cálculo, seguida de colecistectomia em até 14 dias. Se disponível, a exploração do ducto biliar comum laparoscópica é uma alternativa possível.

Pacientes de risco intermediário de coledocolitíase podem ser submetidos à ecoendoscopia (EUS) pré-operatória ou CPRM, ou, ainda, realizar colecistectomia laparoscópica com colangiografia intraoperatória ou ultrassonografia laparoscópica. Sugere-se postergar a CPRE, a menos que EUS, CPRM ou colangiografia intraoperatória não estejam disponíveis.

Pacientes de baixo risco podem ser diretamente encaminhados à colecistectomia com ou sem colangiografia intraoperatória. Costuma-se indicar CPRE pré-colecistectomia para pacientes em vigência de colangite aguda, além daqueles que apresentem evidência de obstrução biliar associada à pancreatite aguda biliar.

Contudo, é contraindicado realizar CPRE nos casos de pancreatite aguda biliar leve sem evidência clara de cálculo retido no colédoco. Como os pacientes com pancreatite aguda biliar são considerados de risco intermediário de coledocolitíase, para aqueles que não apresentarem quadro de colangite ou obstrução biliar associados, sugere-se realização de EUS ou CPRM pré-operatória, colangiografia intraoperatória.

Pacientes com suspeita de coledocolitíase após colecistectomia, sem confirmação diagnóstica por exames laboratoriais ou ultrassnografia devem realizar EUS ou CPRM.[10] A colangiografia intraoperatória, a EUS e a colangiorressonância apresentam taxas semelhantes de diagnóstico de coledocolitíase. A abordagem terapêutica da coledocolitíase pode ser dividida em duas etapas, quando se realizam a CPRE e a colecistectomia em momentos separados, ou podem ser realizadas em um único tempo, com a CPRE intraoperatória. Essa última teria como vantagem uma única anestesia, menor tempo de internação e consequente menor custo.[7]

Pacientes submetidos à esfincterotomia ou dilatação endoscópica da papila com balão que não realizam colecistectomia subsequente podem apresentar doenças relacionadas com litíase biliar recorrente em até 50%. Uma metanálise que reuniu cinco ensaios clínicos randomizados (total de 662 pacientes) demonstrou que os

Quadro 46-1. Estratificação de Risco e Manejo dos Pacientes com Suspeita de Coledocolitíase (ASGE e ESGE)[11,12]

Probabilidade	Critérios (ASGE)	Critérios (ESGE)	Estratégia recomendada
Alta (> 50%)	Cálculo visto no colédoco por exame de imagem ou Colangite ou Bilirrubina total > 4 mg/dL e dilatação de vias biliares	Cálculo visto no colédoco por exame de imagem ou Colangite	CPRE
Intermediário (10% a 50%)	Alteração laboratorial ou Idade > 55 anos ou Dilatação de vias biliares	Alteração laboratorial e/ou Dilatação de vias biliares	• Ecoendoscopia • CPRM • Colangiografia intraoperatória • Ultrassonografia intraoperatória
Baixo (< 10%)	Ausência de qualquer um dos critérios anteriores	Ausência de qualquer um dos critérios anteriores	Colecistectomia com ou sem colangiografia/ultrassonografia intraoperatória

pacientes que não foram submetidos à colecistectomia apresentaram taxas significativamente mais elevadas de dor biliar recorrente (RR 14,6, IC 95% 4,5-43), icterícia ou colangite (RR 2,5, 95 IC% 1,1-5,9), e necessidade de repetir a CPRE ou outras formas de colangiografia (RR 2,4, IC 95% 1,3-4,3). A colecistectomia foi necessária em 35% dos pacientes.[18]

TRATAMENTO ENDOSCÓPICO CONVENCIONAL DOS CÁLCULOS EM VIA BILIAR

A técnica de primeira linha para remoção de cálculos no ducto biliar comum é a CPRE com esfincterotomia seguida de extração do cálculo, utilizando cestas do tipo Dormia (*baskets*) ou balões extratores, descrita pela primeira vez, em 1974,[19] com taxas de sucesso variando entre 87%-100% em vários estudos, com baixa taxa de morbidade.[20] A esfincterotomia é a modalidade mais utilizada (Figs. 46-1 e 46-2). O termo "esfincterotomia" significa a separação das camadas profundas do músculo do esfíncter de Oddi. Já o termo "papilotomia" se relaciona com o corte do esfíncter papilar superficial da papila duodenal principal. No entanto, na prática, estes termos são usados como sinônimos. O objetivo desse método é cortar o esfíncter biliar, eliminando assim a principal barreira anatômica que impede a passagem dos cálculos e facilitar sua extração.

A esfincterotomia padrão envolve a aplicação de eletrocauterização para criar uma incisão através da musculatura da porção biliar do esfíncter de Oddi. Pode ser realizada utilizando corrente de corte puro, tipo *blend* ou corrente alternada (*endocut*). O último ensaio clínico randomizado, multicêntrico, elaborado por Funari *et al.*, abordando o assunto, sugere que o uso de corte puro deve ser o modo de escolha, uma vez que esteja associado à maior taxa de sangramento imediato sem repercussão clínica e menores taxas de pancreatite pós-CPRE e sangramento tardio quando comparado à corrente alternada.[21]

O comprimento da esfincterotomia deve ser adaptado ao tamanho do cálculo e da papila. Sugere-se um destelhamento completo da papila, para facilitar o acesso ao ducto biliar comum e reduzir o risco de desenvolvimento de estenose papilar. Tecnicamente devemos seccionar toda a região onde o infundíbulo papilar rechaça a submucosa, respeitando o limite máximo da prega transversal do duodeno. A esfincterotomia é possível em mais de 95% dos pacientes com endoscopistas experientes.[22]

A esfincterotomia normalmente é realizada após a canulação do ducto biliar. Contudo, em algumas circunstâncias, isto não é possível, e, nestes pacientes, podem-se utilizar técnicas de canulação alternativas, como o "pré-corte", em que a esfincterotomia é realizada com o papilótomo insinuado no canal comum sem a progressão do fio-guia, de forma que seja mais fácil a canulação da via biliar comum; ou pela infundibulotomia, em que se usa um cateter do tipo *needle knife*, que disseca a região infundibular para expor o canal biliar e acessá-lo na região suprapapilar (Fig. 46-3). Em casos de cálculos impactados na papila, pode-se utilizar posteriormente a manobra de Burdick, em que o papilótomo é exteriorizado pela fistulotomia suprapapilar pela própria papila, seccionando o tecido restante e liberando eventuais cálculos no canal comum.[23]

Tradicionalmente, os pacientes submetidos à esfincterotomia eram submetidos à internação hospitalar para observação durante 12 a 24 h, contudo, atualmente, tem-se demonstrado que o procedimento pode ser realizado com segurança em pacientes ambulatoriais.[24,25] A complicação mais comum associada à esfincterotomia endoscópica é a pancreatite, que também pode ocorrer na CPRE sem esfincterotomia.

Outras complicações incluem aquelas relacionadas com a própria endoscopia (a exemplo das secundárias à sedação), perfuração do duodeno ou ducto biliar, sangramento e infecção. Um estudo multicêntrico, envolvendo 2.347 pacientes submetidos à esfincterotomia biliar acompanhados por 30 dias, detectou que 229 pacientes (9,8%) apresentaram uma complicação, incluindo pancreatite (5,4%) e hemorragia (2%). A análise multivariada identificou duas características relacionadas com o paciente (suspeita de disfunção do esfíncter de Oddi e a presença de cirrose) e três características relacionadas com o procedimento (dificuldade canulação do ducto biliar, o uso da esfincterotomia na técnica "pré-corte", e a combinação dos procedimentos percutâneo e endoscópico) como fatores de risco independentes para complicações. Além disso, endoscopistas que realizavam mais de uma esfincterotomia por semana tiveram menores taxas de complicações (8,4% *versus* 11,1%, p = 0,03).[22]

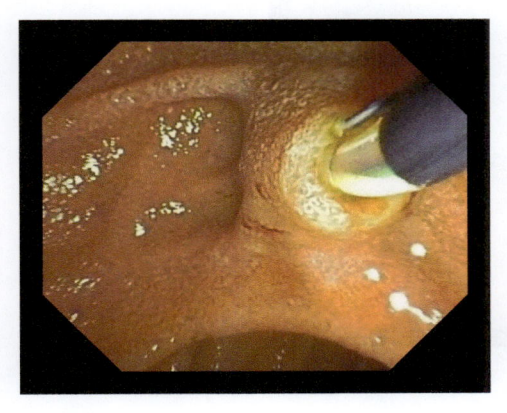

Fig. 46-1. Canulação da via biliar principal com uso de papilótomo e fio-guia.

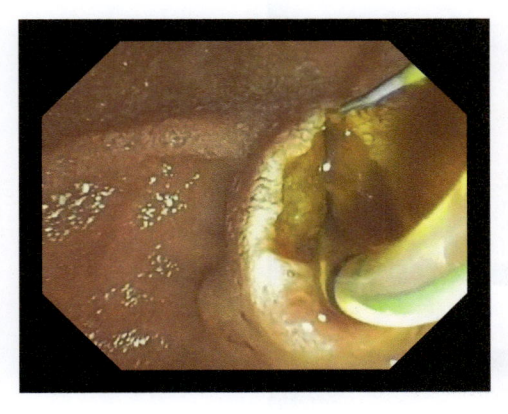

Fig. 46-2. Aspecto final de uma papilotomia ou esfincterotomia.

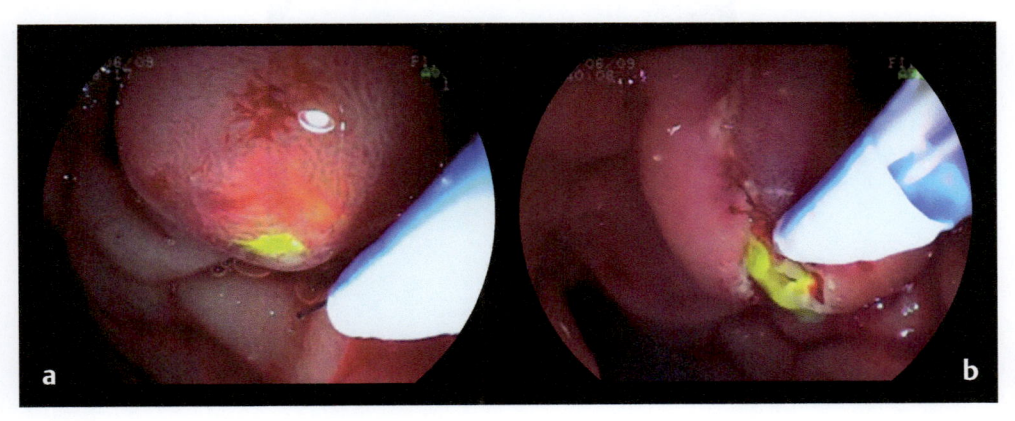

Fig. 46-3. Aspecto final de uma fistulotomia suprapapilar ou infundibulotomia.

Contudo, embora estudos iniciais sugerissem que esfincterotomia "pré-corte" aumentaria o risco de pancreatite, uma metanálise com cinco ensaios clínicos randomizados, reunindo 523 pacientes, demonstrou que a confecção da esfincterotomia "pré-corte" em fase inicial (e não tardia) do procedimento não aumentou o risco de pancreatite.[26] Após esfincterotomia endoscópica e/ou dilatação por balão, utilizam-se acessórios para extração dos cálculos – os mais utilizados são *baskets* (cestas de Dormia) e balões extratores que estão disponíveis em várias formas e tamanho, permitindo escolher o dispositivo adequado para determinadas variações anatômicas ou características do cálculo (Figs. 46-4 e 46-5).[27] O balão se mostra eficaz quando o colédoco não está dilatado, ou caso haja um cálculo flutuante, múltiplos cálculos pequenos ou após esmagamento de um cálculo grande. Geralmente opta-se por um tamanho de balão que se aproxima ou é maior que o diâmetro do ducto (Fig. 46-6).

O uso do *basket* é vantajoso nos casos em que o ducto biliar se encontra dilatado ou com diversos cálculos grandes, nesses casos o balão é menos indicado, pois pode passar entre o cálculo e a parede (Fig. 46-7). Pode haver resistência durante a extração do cálculo com o *basket* ou balão na região da ampola, principalmente se a esfincterotomia for menor do que o diâmetro do cálculo. Nesses casos pode-se tentar rodar a extremidade do endoscópio para baixo e para a direita, introduzindo o mesmo mais profundamente no estômago ("posição longa"), permitindo uma retificação do eixo do ducto biliar. Caso seja necessário aplicar mais força, pode-se flexionar a mão esquerda, enquanto segura-se o endoscópio, e girar o corpo para a direita, o que leva a uma retificação do endoscópio.

Devem ser tomados cuidados para evitar a perfuração da parede duodenal pelo endoscópio durante essas manobras. Existe risco de impactação do *basket* no ducto biliar, pela incorporação de seus fios na superfície do cálculo. Nesses casos a litotripsia mecânica frequentemente é útil, porém, em alguns casos extremos, a cirurgia pode ser necessária para remover o *basket*. O risco de impactação pode ser reduzido ao se iniciar a extração pelo cálculo mais distal (mais próximo da ampola), facilitando a posterior descida dos cálculos biliares remanescentes.[28]

O benefício do uso de nitroglicerina sublingual ou da infusão de isossorbida para relaxar o esfíncter de Oddi e facilitar a extração do cálculo ainda é incerto.[29,30] Cerca de 6% a 24% dos pacientes que realizaram esfincterotomia endoscópica apresentam complicações em longo prazo, que incluem recorrência dos cálculos, estenose papilar e colangite.[31] Para evitar essas complicações, principalmente em se tratando de pacientes jovens, métodos para a preservação do esfíncter foram testados. Um exemplo dessa técnica envolve a dilatação da ampola com um balão seguido por extração do cálculo.[32]

A dilatação da papila com balões de pequeno diâmetro (geralmente 6-10 mm) sem a realização de esfincterotomia foi descrita por alguns autores com o objetivo de preservar a função do esfíncter de Oddi. No entanto, em estudos subsequentes não se conseguiu comprovar os benefícios clínicos da preservação do esfíncter. Além disso, a dilatação do esfíncter intacto foi relacionada com maior risco de pancreatite e taxas semelhantes de sangramento e perfuração.[33-35] A duração da dilatação também está relacionada com o risco de pancreatite. Uma metanálise publicada por Liao *et al.* incluiu 12 estudos randomizados e comparou a dilatação por um período maior que 1 minuto *versus* dilatação por menos de 1 minuto e concluiu que a duração da dilatação está inversamente relacionada com o risco de pancreatite. Teoricamente, a dilatação mais prolongada ocasiona abertura ampla do orifício papilar, facilitando a remoção dos cálculos.[36]

A dilatação ampla da papila com balões de maiores diâmetros (12-20 mm) após a esfincterotomia parece reduzir as complicações e a necessidade de litotripsia mecânica. A combinação da esfincterotomia biliar e dilatação com balão da papila é uma boa opção terapêutica, especialmente para cálculos grandes e em pacientes com estenose suprapapilar. Essa técnica será detalhada posteriormente. A litotripsia mecânica geralmente é indicada quando existir falha dos métodos convencionais na extração dos

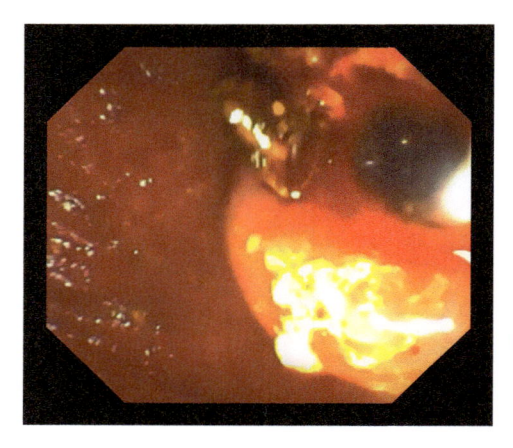

Fig. 46-4. Varredura da via biliar com balão extrator com saída de cálculo.

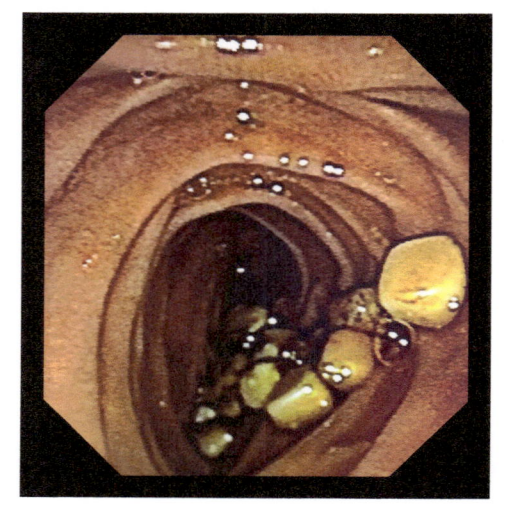

Fig. 46-5. Múltiplos cálculos na luz duodenal após varredura.

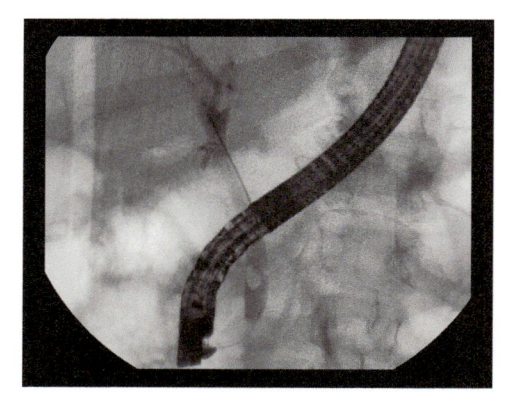

Fig. 46-6. Falha de enchimento representando cálculo em colédoco distal.

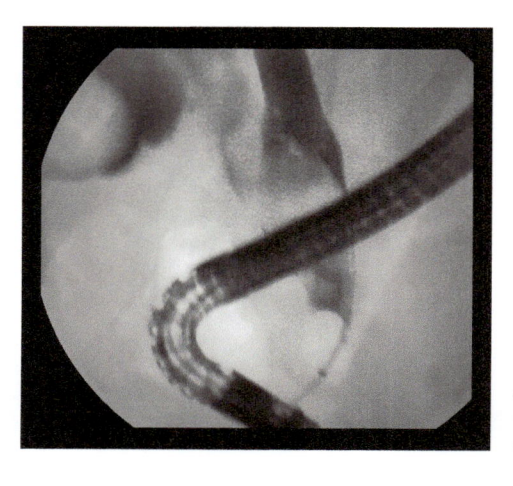

Fig. 46-7. Falha de enchimento representando cálculo de grandes proporções.

cálculos. Litotritores mecânicos são utilizados para quebrar cálculos que foram capturados dentro do *basket*. Existem diferentes tipos de litotritores, incluindo dispositivos que podem ser passados pelo endoscópio, ou aqueles que só podem ser utilizados depois de removido o equipamento. Os dispositivos que não atravessam o endoscópio são usados quando o cálculo se encontra preso no *basket*, são também chamados de litotritores de emergência ou Sohendra. A bainha exterior do *basket* é cortada ou desmontada, e seus fios são então introduzidos na bainha metálica do litotritor. O acionamento do litotritor força a bainha metálica se mover para frente até que ele atinja o cálculo, fazendo com que a pressão resulte na fragmentação do mesmo. Esses dispositivos são indicados para cálculos presentes na região da ampola, e seu uso é contraindicado para cálculos mais proximais (a menos que possam ser arrastados para porção distal) pelo risco de ruptura ductal. Os litotritores mais tradicionais que atravessam o endoscópio (p. ex., *Lithotripters Olympus BML-3T e BML-4T*) são reutilizáveis, necessitam de montagem, e os modelos maiores possuem consistência mais rígida, dificultando a canulação ductal. Os litotritores mais recentes são descartáveis, mais flexíveis, pré-montados, mais fáceis de usar e com melhores pegas. Esses dispositivos podem ser usados para cálculos localizados em qualquer localização da árvore biliar. A taxa de sucesso global da litotripsia mecânica é superior a 80%, embora até 30% dos pacientes necessitem de mais de uma sessão. O insucesso ocorre, principalmente, em razão da impactação do cálculo no ducto biliar, ou abertura inadequada do *basket*, impedindo a captura do cálculo. As taxas de complicações diretamente relacionadas com a litotripsia são baixas.[37-39]

TÁTICAS ENDOSCÓPICAS
Cálculos de Difícil Remoção

Embora as técnicas convencionais para remoção de cálculos biliares sejam altamente eficazes, elas podem falhar em até 10%-15% dos pacientes. Trata-se de casos com cálculos biliares impactados ou de grandes dimensões (15 mm), múltiplos, localizados acima de estenoses, ou cálculos localizados em regiões da árvore biliar de difícil acesso por via endoscópica (intra-hepáticos ou no ducto cístico). Nesse contexto, algumas técnicas endoscópicas alternativas podem ser usadas.[40]

Dilatação Ampla da Papila

A dilatação da papila com balão hidrostático ampla da papila com balões de 12-20 mm foi descrita pela primeira vez por Ersoz, em 2003 (Figs. 46-8 a 46-10).[41] Desde então, vários estudos reportaram a eficácia e a segurança da técnica, com taxas de sucesso de 94%-100% e baixos índices de complicações (0%-17%).[42-45] Uma metanálise desenvolvida por Capel *et al.*, incluindo 11 ensaios clínicos randomizados, analisou 1.824 pacientes comparando papilotomia associada à dilatação com balão com esfincterotomia isolada e demonstrou que a papilotomia isolada teve maior taxa de sangramento e mais frequente uso de litotripsia mecânica, não havendo diferença significativa na taxa de remoção dos cálculos.[46]

Um estudo comparou 255 pacientes randomizados para as três possíveis terapêuticas endoscópicas para extração de cálculos, esfincterotomia, dilatação papilar por balão e a combinação das duas técnicas e observou que não houve diferença significativa nas taxas de extração dos cálculos entre as três técnicas (92,9%, 91,8% e 96,5%, respectivamente, p = 0,519) nem na necessidade de litotripsia mecânica (9,4%, 14,1% e 8,2%, p = 0,419). As taxas de pancreatite, colangite e sangramento pós-CPRE foram semelhantes em todos os grupos. O custo foi mais elevado no grupo com terapêutica combinada (p < 0,001). Esse estudo concluiu que as três modalidades terapêuticas possuem igual eficácia e segurança.[47]

Tecnicamente, a dilatação da papila com balão deve ser realizada após uma esfincterotomia parcial ou total. O posicionamento do balão dilatador sob fio-guia é ideal, quando seu ponto médio está na linha da papila. Infundimos 2 a 3 mL de contraste no balão, o que proporciona uma boa avaliação da dilatação por meio da radioscopia. O preenchimento do balão hidrostático deve ser gradual a fim de se observar o momento da perda da "cintura", quando, em geral, se uma insuflação maior. O balão é mantido inflado por cerca de 3 minutos, o que permite melhor dilatação e diminuição dos riscos hemorrágicos e de pancreatite aguda.

Litotripsia Guiada por Colangioscopia

A litotripsia guiada por colangioscopia permite a fragmentação dos cálculos por ondas eletro-hidráulicas ou a *laser*, facilitando a posterior remoção com os acessórios convencionais. O procedimento realizado sob visão direta é mais seguro, pois evita lesões da parede ductal (Figs. 46-11 e 46-12). Vários estudos reportam taxas de sucesso de 80%-90%.[48] As técnicas e acessórios disponíveis para colangioscopia peroral incluem o sistema de dois operadores, mais comumente chamado de *mother-baby* (Olympus America, Center Valley, PA e Pentax, Orangeburg, NY), e os sistemas de operador único, por meio de endoscópios ultrafinos ou das novas plataformas de colangioscopia, como *Spyglass* (SpyGlass, Boston Scientific Endoscopy, Marlboro, MA), *Eye-Max* (Eye-Max, Microtech Endoscopy, Ann Arbor, MI) e *Briview* (Briview, Fleetwood Healthcare, Bray, Ireland) (Quadro 46-2).[49]

Os novos aparelhos de colangioscopia permitem que apenas um endoscopista realize seu manuseio, e suas especificações podem ser vistas individualmente no Quadro 46-2. No geral, possuem um canal de trabalho, canais de irrigação para infusão de solução fisiológica. A ponta do cateter realiza quatro movimentos em dois eixos diferentes (em cima, embaixo, à direita, à esquerda), como um endoscópio convencional. O sistema é introduzido pelo canal de trabalho de um duodenoscópio terapêutico padrão (4,2 mm), sendo fixado externamente a este por um cinto de silicone. A plataforma possui em sua extremidade distal um *chip* de CCD e fontes de luz

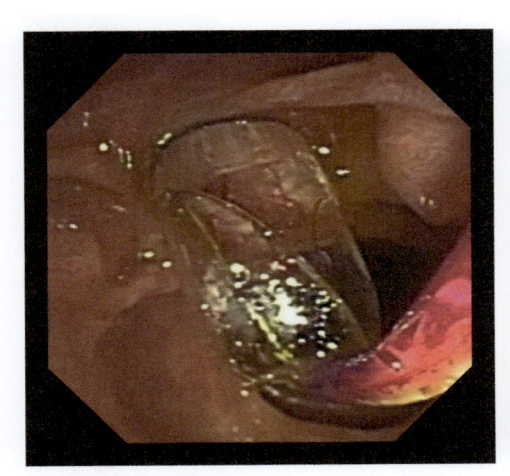

Fig. 46-8. Dilatação balonada da papila com balão hidrostático.

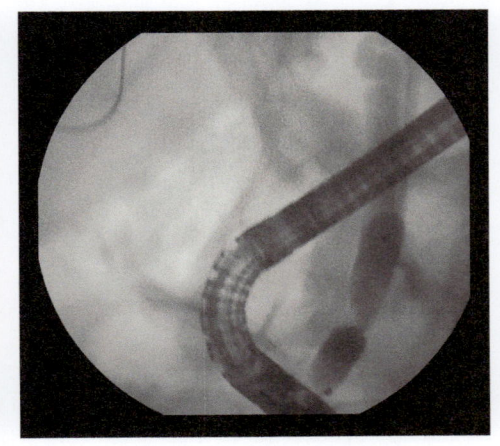

Fig. 46-9. Formação de cintura radiológica na altura da papila duodenal.

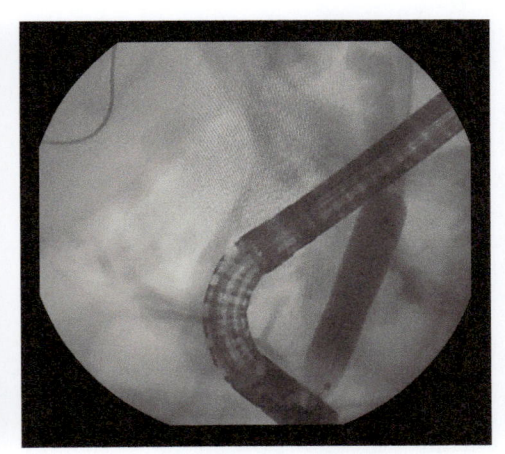

Fig. 46-10. Perda da cintura radiológica após pressurização do balão hidrostático.

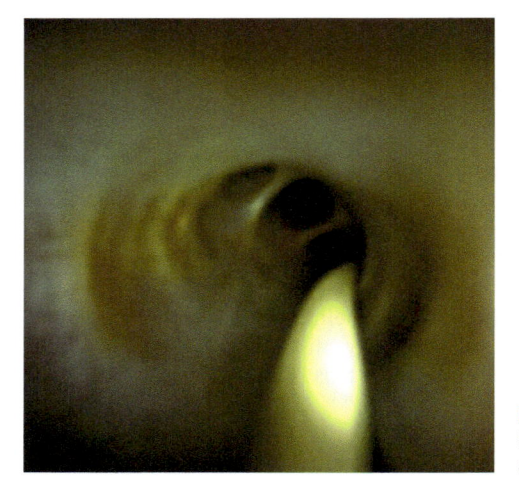

Fig. 46-11. Visão da via biliar intra-hepática na colangioscopia direta.

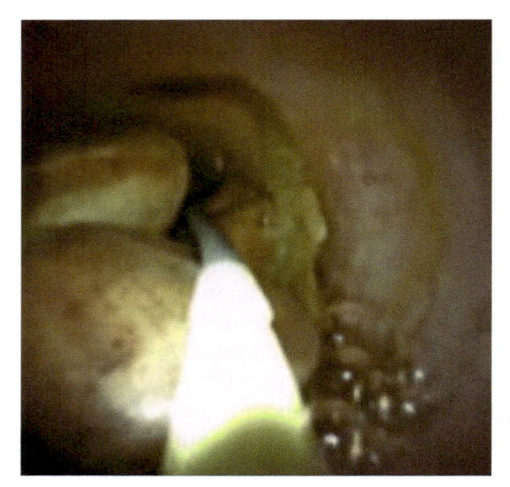

Fig. 46-12. Visualização de cálculos em colédoco usando colangioscopia.

LED. Esse sistema é conectado a uma processadora de imagem dedicada, fornecida pelos próprios fabricantes, e pelo *Picture in Picture* (PIP) do próprio monitor do sistema de duodenoscopia, ou em um monitor próprio. São avaliadas as imagens endoscópicas e colangioscópicas.[50] Para que o sistema penetre na via biliar, geralmente é necessária papilotomia ou dilatação com balão da papila. Apesar de a canulação direta ser possível, o uso do fio-guia facilita o direcionamento da ponta do colangioscópio para a via biliar distal. À medida que o aparelho avança e atinge o local desejado, o fio-guia é removido para permitir a visualização direta e a utilização do canal de trabalho. A irrigação é realizada continuamente com solução salina para adequada inspeção da mucosa.[51]

Uma metanálise de 2020 demonstrou similares taxas de sucesso e complicações quando comparando colangioscopia e técnicas convencionais de CPRE, com um tempo menor e custo maior de procedimento para o segundo grupo, sugerindo que a colangioscopia deve ser reservada para casos refratários às terapias convencionais.[52] No Brasil, a primeira experiência com a plataforma Spyglass foi reportada por Moura *et al.*, em 2014, por meio de 20 casos onde se utilizou a colangioscopia para fins diagnósticos e terapêuticos. A indicação mais comum foi a coledocolitíase (60%), com taxa de sucesso de 87,5% da litotripsia eletro-hidráulica, números comparáveis aos da literatura.[53]

Existem dois métodos disponíveis para litotripsia: eletro-hidráulica (EHL) ou a *laser* (LL). A EHL é realizada por uma fibra de nitinol de 1,9 Fr, contendo dois eletrodos em sua ponta. São geradas ondas de pressão hidráulica de alta amplitude, sendo necessária a imersão em solução salina. Um gerador produz uma série de impulsos elétricos de alta voltagem numa frequência de 1 a 20 por segundo, com potências de 50 a 100 watts. A ponta da fibra de EHL deve ser posicionada a uma curta distância do cálculo. A LL pode ser realizada usando um pulso de *holmium* ou *aluminium* YAG, transmitidos por meio de uma fibra de quartzo flexível (Figs. 46-13 a 46-15). A aplicação de pulsos repetidos de energia no cálculo leva ao acúmulo gasoso de íons e elétrons livres, induzindo uma onda de choque mecânica e causando a fragmentação do cálculo. Irrigação é necessária para permitir o meio de propagação e para assegurar o adequado clareamento do ducto durante o procedimento.[54]

Quadro 46-2. Comparação dos Modelos Disponíveis de Colangioscópio

	Spyglass DS II	Briview	Eye-Max
Campo de visão (º)	120	110	120
Calibre do corpo (mm)	3,6	3	-
Calibre da ponta (mm)	3,5	3,3	3/3,6
Comprimento (mm)	2200	2120	2200
Canal de trabalho (mm)	1,2	1,2	1,2/2
Acessórios	Pinça, pinça jumbo, alça, *basket*, fibra *laser*, fibra EHL	-	Pinça, pinça jumbo, *basket*, balão extrator

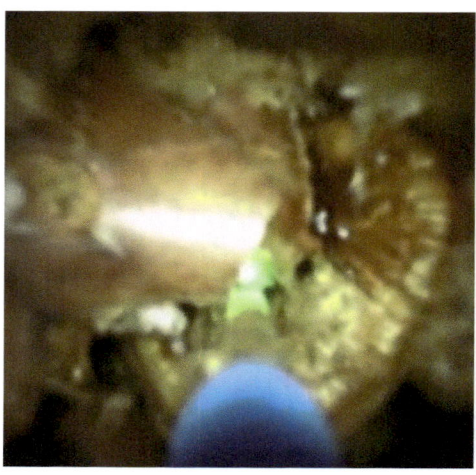

Fig. 46-13. Litotripsia a *laser* usando colangioscopia.

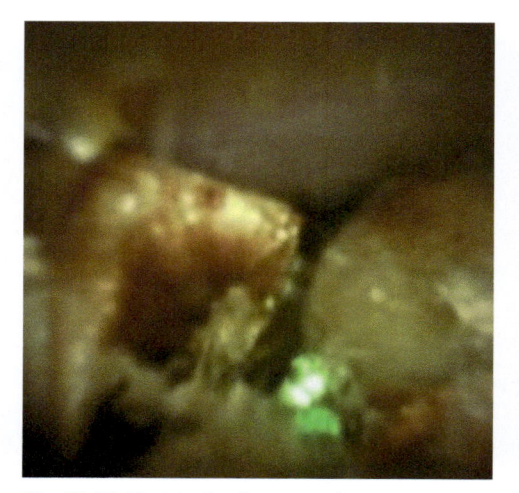

Fig. 46-14. Litotripsia a *laser* usando colangioscopia.

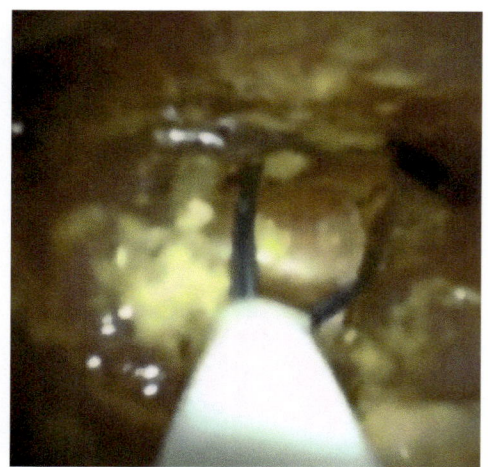

Fig. 46-15. Uso de *basket* e colangioscopia para retirada de cálculo impactado no ducto cístico.

Anatomia Alterada

A coledocolitíase pode ocorrer em pacientes com anatomia alterada cirurgicamente. Alguns tipos de cirurgia não interferem de maneira substancial na técnica endoscópica, sendo eles a gastrectomia à BI (Bismuth I) e a gastrectomia vertical (Sleeve). Nesses pacientes, as técnicas e materiais convencionais de acesso à via biliar podem ser usados.[55] Reconstruções cirúrgicas do tipo Billroth II ou Y de Roux, por outro lado, resultam em uma alça intestinal longa e/ou inversão da localização da papila maior, causando dificuldades no acesso à via biliar.

Nas gastrectomias à BII, a CPRE pode ser realizada com aparelhos de visão frontal ou lateral. Apesar de o primeiro ser mais fácil de acessar a alça aferente, a falta do elevador no canal de trabalho dificulta a utilização dos acessórios convencionais de canulação. O uso do *cap* e de acessórios específicos pode minimizar as dificuldades.[56]

A gastroplastia redutora em Y de Roux para o tratamento da obesidade vem sendo realizada em números cada vez maiores atualmente, com alças cada vez mais longas. A CPRE assistida por laparoscopia pode ser feita nesses casos, sendo preferida nos pacientes que irão se submeter, simultaneamente, à colecistectomia ou herniorrafias. Após o acesso laparoscópico ao estômago excluso, um trocarte de 15 mm é inserido na parede gástrica, permitindo a passagem do duodenoscópio e o acesso à papila de forma anterógrada.

Com o advento e a popularidade da enteroscopia (técnicas duplo/único balão ou espiral), vários autores relataram altas taxas de sucesso de CPRE com essa técnica. Sha *et al.* publicaram estudo multicêntrico com 129 pacientes submetidos a 180 CPRE assistidas por enteroscopia. A anatomia dos pacientes era Y de Roux (n = 63), hepatojejunostomia (n = 45), pós-gastrectomia (n = 6), Whipple (n = 10) e outras (n = 5). O acesso à papila ou à anastomose hepatojejunal foi atingido em 71% dos pacientes. A CPRE foi realizada com sucesso em 88% dos casos, levando a uma taxa de sucesso geral de 63%. A taxa de sucesso foi semelhante em relação às técnicas de enteroscopia (duplo balão, único balão e espiral). Complicações ocorreram em 12,4% dos pacientes.[57]

Schreiner *et al.* compararam a CPRE assistida por enteroscopia de duplo balão com a CPRE assistida por laparoscopia em pacientes com anatomia em Y de Roux. A técnica laparoscópica teve melhores resultados em relação à enteroscopia (100% *versus* 59% de sucesso na canulação), com taxas similares de complicação e permanência hospitalar, porém, com custos mais elevados. A taxa de sucesso da enteroscopia foi menor, principalmente, os casos de alças biliopancreáticas longas, geralmente maiores que 150 cm.[58]

CPRE assistida por ultrassonografia endoscópica foi descrita em pacientes com gastroplastia com reconstrução em Y de Roux por uma técnica chamada de GATE (*Gastric access temporary for endoscopy*) ou EDGE (*Endoscopic ultrasound-directed transgastric ERCP*), em que com uso de uma prótese LAMS de 15 mm (*luminal apposing metal stent*), cria-se um acesso ao estômago excluso pela bolsa gástrica, permitindo a passagem do duodenoscópio e acesso à papila pelas vias convencionais. Uma metanálise de Lira *et al.* comparou a laparoscopia e a ecoendoscopia como instrumentos para CPRE, e observaram-se similares taxas de sucesso e eventos adversos entre os métodos, com menor tempo de internação e tempo de procedimento para ecoendoscopia. Não houve na análise reganho de peso ou fístula gastrogástrica entre os pacientes avaliados.[59] A técnica percutânea também pode ser utilizada, principalmente nos pacientes não candidatos à enteroscopia, laparoscopia ou ecoendoscopia.

Falha Endoscópica

Em pacientes idosos, com comorbidades graves, coledocolitíase de difícil resolução, colangite grave ou até como ponte para colangioscopia, a terapia endoscópica com passagem de próteses plásticas pode ser uma opção. O atrito entre as próteses e os cálculos aumenta a chance de fragmentação e cria espaço, permitindo e facilitando o clareamento biliar nos procedimentos subsequentes. No grupo de pacientes em que as terapias endoscópicas falharam, a tecnologia por onda de choque tem proporcionado uma abordagem para a fragmentação dos cálculos biliares difíceis por meio de litotripsia extracorpórea. Na experiência de 283 pacientes, publicada por Tandan *et al.*, a taxa de sucesso no clareamento completo foi de 84,4% e parcial em 12,3%, com necessidade de menos de três sessões na maioria dos casos, sem relato de complicações graves.[60] O uso do ácido ursodesoxicólico (Ursacol) mostrou ser efetivo no tratamento adjuvante da coledocolitíase, podendo ser considerado nos pacientes com comorbidades significativas ou intolerância às repetidas abordagens endoscópicas.[61,62]

A contínua evolução tecnológica permite que cada vez mais a terapêutica endoscópica seja resolutiva em pacientes com litíase dos ductos biliares de formas segura e eficiente. O conhecimento aprofundado dos procedimentos disponíveis, assim como dos equipamentos e acessórios, é fundamental para permitir a máxima taxa de sucesso com o mínimo de eventos adversos, tornando a abordagem endoscópica como a primeira linha no tratamento minimamente invasivo (Fig. 46-16).

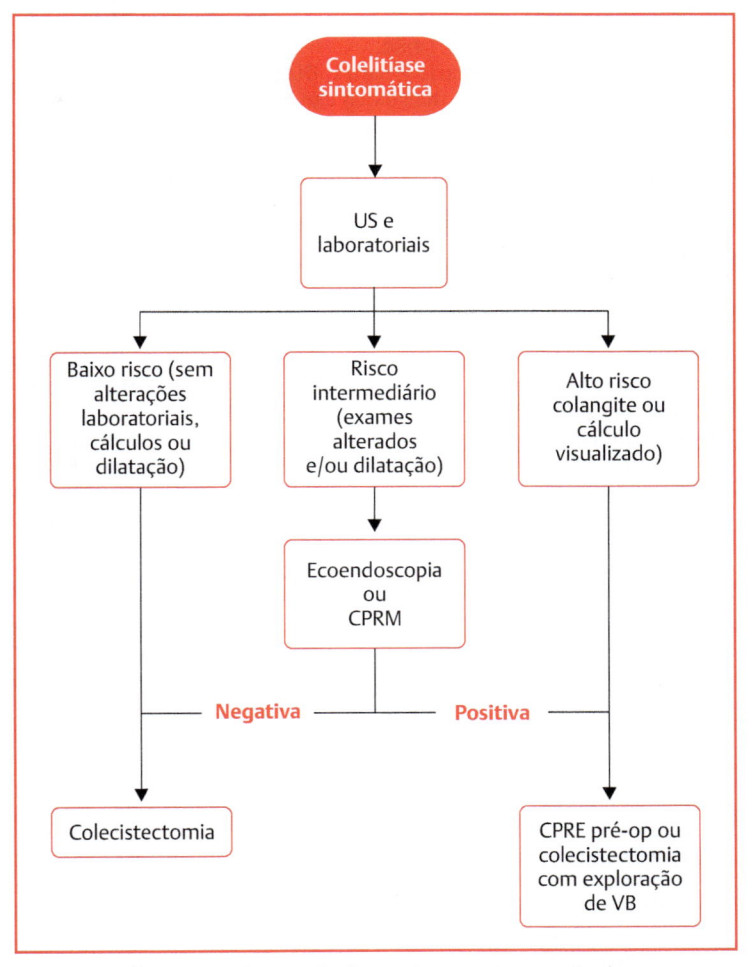

Fig. 46-16. Fluxograma do manejo dos pacientes com suspeita de coledocolitíase, proposto pela ESGE, em 2019.

REFERÊNCIAS BIBLIOGRÁFICAS

1. Internal Clinical Guidelines Team (UK). Gallstone disease: diagnosis and management of cholelithiasis, cholecystitis and choledocholithiasis. London: National Institute for Health and Care Excellence (UK). 2014.
2. Hermann RE. The spectrum of biliary stone disease. Am J Surg. 1989;158(3):171-3.
3. Qiao T, Ma RH, Luo XB, et al. The systematic classification of gallbladder stones. PLoS One. 2013;8(10):e74887.
4. European Association for the Study of the Liver (EASL). EASL Clinical Practice Guidelines on the prevention, diagnosis and treatment of gallstones. J Hepatol. 2016;65(1):146-81.
5. Lammert F, Gurusamy K, Ko CW, et al. Gallstones. Nat Rev Dis Primers. 2016;2:16024.
6. Weerakoon HT, Ranasinghe JG, Navaratna A, et al. Can the type of gallstones be predicted with known possible risk factors? A

comparison between mixed cholesterol and black pigment stones. BMC Gastroenterol. 2014;14:88.
7. Costi R, Gnocchi A, Di Mario F, Sarli L. Diagnosis and management of choledocholithiasis in the golden age of imaging, endoscopy and laparoscopy. World J Gastroenterol. 2014;20(37):13382-401.
8. Molvar C, Glaenzer B. Choledocholithiasis: evaluation, treatment, and outcomes. Semin Intervent Radiol. 2016;33(4):268-76.
9. Maple JT, Ben-Menachem T, Anderson MA, et al. ASGE Standards of Practice Committee. The role of endoscopy in the evaluation of suspected choledocholithiasis. Gastrointest Endosc. 2010;71(1):1-9.
10. Tse F, Barkun JS, Barkun AN. The elective evaluation of patients with suspected choledocholithiasis undergoing laparoscopic cholecystectomy. Gastrointest Endosc. 2004;60(3):437-48.
11. ASGE Standards of Practice Commitee; ASGE guideline on the role of endoscopy in the evaluation and management of choledocholithiasis. Gastrointest Endosc. 2019;89(6):1075-1105.e15.
12. ESGE guidelines commitee; Endoscopic management of common bile duct stones: European Society of Gastrointestinal Endoscopy (ESGE) guideline. Endoscopy. 2019;51(05):472-91.
13. Wangchuk K, Srichan P. Accuracy of SAGES, ASGE, and ESGE criteria in predicting choledocholithiasis. Surg Endosc. 2022;36(10):7233-9.
14. Anand G, Patel Y, Yeh HC, et al. Factors and outcomes associated with magnetic resonance cholangiopancreatography use before endoscopic retrograde cholangiopancreatography in patients at high risk for choledocholithiasis. Can J Gastroenterol Hepatol. 2015.
15. Tozatti J, Mello AL, Frazon O. Predictor factors for choledocholithiasis. Arq Bras Cir Dig. 2015;28(2):109-12.
16. De Angelis C, Marietti M, Bruno M, et al. Endoscopic ultrasound in common bile duct dilatation with normal liver enzymes. World J Gastrointest Endosc. 2015;7(8):799-805.
17. Fusaroli P, Lisotti A, Syguda A, et al. Reliability of endoscopic ultrasound in predicting the number and size of common bile duct stones before endoscopic retrograde cholangiopancreatography. Dig Liver Dis. 2016;48(3):277-82.
18. McAlister VC, Davenport E, Renouf E. Cholecystectomy deferral in patients with endoscopic sphincterotomy. Cochrane Database Syst Ver. 2007(4):CD006233.
19. Demling L, Koch H, Classen M. Endoscopic papillotomy and removal of gallstones: animal experiments and first clinical results [in German]. Dtsch Med Wochenschr. 1974;99:2255-7.
20. Maple JT, Ikenberry SO, et al. ASGE Standards of Practice Committee. The role of endoscopy in the management of choledocholithiasis. Gastrointest Endosc. 2011;74(4):731-44.
21. Funari MP, et al. Estudo randomizado comparando a incidência de eventos adversos entre os modos de corte puro e pulsado empregados na papilotomia endoscópica. Tese de doutorado pela FMUSP. 2022.
22. Freeman ML, Nelson DB, Sherman S, et al. Complications of endoscopic biliary sphincterotomy. N Engl J Med. 1996;335(13):909-18.
23. Goenka MK, Rai VK. Burdick's Technique for Biliary Access Revisited. Clin Endosc. 201548(1):20-3.
24. Elfant AB, Bourke MJ, Alhalel R, et al. A prospective study of the safety of endoscopic therapy for choledocholithiasis in an outpatient population. Am J Gastroenterol. 1996;91(8):1499-502.
25. Ho KY, Montes H, Sossenheimer MJ, et al. Features that may predict hospital admission following outpatient therapeutic ERCP. Gastrointest Endosc. 1999;49(5):587-92.
26. Sundaralingam P, Masson P, Bourke MJ. Early precut sphincterotomy does not increase risk during endoscopic retrograde cholangiopancreatography in patients with difficult biliary access: a meta-analysis of randomized controlled trials. Clin Gastroenterol Hepatol. 2015;13(10):1722-9.
27. Adler DG, Conway JD, et al. ASGE Technology Committee, Biliary and pancreatic stone extraction devices. Gastrointest Endosc. 2009;70:603-9.
28. Binmoeller KF, Schafer TW. Endoscopic management of bile duct stones. J Clin Gastroenterol. 2001;32:106-18.
29. Uchida N, Ezaki T, Hirabayashi S, et al. Endoscopic lithotomy of common bile duct stones with sublingual nitroglycerin and guidewire. Am J Gastroenterol. 1997;92(9):1440-3.
30. Minami A, Maeta T, Kohi F, et al. Endoscopic papillary dilation by balloon and isosorbide dinitrate drip infusion for removing bile duct stone. Scand J Gastroenterol. 1998;33(7):765-8.
31. Hawes RH, Cotton PB, Vallon AG. Follow-up 6 to 11 years after duodenoscopic sphincterotomy for stones in patients with prior cholecystectomy. Gastroenterology. 1990;98(4):1008-12.
32. Wojtun S, Gil J, Gietka W, Gil M. Endoscopic sphincterotomy for choledocholithiasis: a prospective single-center study on the short-term and long-term treatment results in 483 patients. Endoscopy. 1997;29(4):258-65.
33. Staritz M, Ewe K, Meyer zum Büschenfelde KH. Endoscopic papillary dilatation, a possible alternative to endoscopic papillotomy. Lancet. 19825;1(8284):1306-7.
34. Disario JA, Freeman ML, Bjorkman DJ, et al. Endoscopic balloon dilation compared with sphincterotomy for extraction of bile duct stones. Gastroenterology. 2004;127(5):1291-9.
35. Fujita N, Maguchi H, Komatsu Y, et al. Endoscopic sphincterotomy and endoscopic papillary balloon dilatation for bile duct stones: a prospective randomized controlled multicenter trial. Gastrointest Endosc. 2003;57(2):151-5.
36. Liao WC, Tu YK, Wu MS et al. Balloon dilation with adequate duration is safer than sphincterotomy for extracting bile duct stones: a systematic review and meta-analyses. Clin Gastroenterol Hepatol. 2012;10(10):1101-9.
37. Garg PK, Tandon RK, Ahuja V, et al. Predictors of unsuccessful mechanical lithotripsy and endoscopic clearance of large bile duct stones. Gastrointest Endosc. 2004;59(6):601-5.
38. Thomas M, Howell DA, Carr-Locke D, et al. Mechanical lithotripsy of pancreatic and biliary stones: complications and available treatment options collected from expert centers. Am J Gastroenterol. 2007;102(9):1896-902.
39. Chang WH, Chu CH, Wang TE, et al. Outcome of simple use of mechanical lithotripsy of difficult common bile duct stones. World J Gastroenterol. 2005;11(4):593-6.
40. Trikudanathan G, Arain MA, Attam R, Freeman ML. Advances in the endoscopic management of common bile duct stones. Nat Rev Gastroenterol Hepatol. 2014;11(9):535-44.
41. Ersoz G, Tekesin O, Ozutemiz AO, et al. Biliary sphincterotomy plus dilation with a large balloon for bile duct stones that are difficult to extract. Gastrointest Endosc. 2003;57(2):156-9.
42. Maydeo A, Bhandari, S. Balloon sphincteroplasty for removing difficult bile duct stones. Endoscopy. 2007;39:958-61.
43. Heo JH, Kang DH, Jung HJ, et al. Endoscopic sphincterotomy plus large-balloon dilation versus endoscopic sphincterotomy for removal of bile-duct stones. Gastrointest Endosc. 2007;66:720-6.
44. Lee D, Lee B, Hwhang S, et al. Endoscopic papillary large balloon dilation after endoscopic sphincterotomy for treatment of large common bile duct stone. Dig Endosc. 2007;19:S52-6.
45. Draganov PV, Evans W, Fazel A, Forsmark CE. Large size balloon dilation of the ampulla after biliary sphincterotomy can facilitate endoscopic extraction of difficult bile duct stones. J Clin Gastroenterol. 2009;43:782-6.?
46. de Clemente Junior CC, et al. Comparison between endoscopic sphincterotomy vs endoscopic sphincterotomy associated with balloon dilation for removal of bile duct stones: A systematic review and meta-analysis based on randomized controlled trials. World J Gastrointest Endosc. 2018.
47. Guo Y, Lei S, Gong W, et al. A preliminary comparison of endoscopic sphincterotomy, endoscopic papillary large balloon dilation, and combination of the two in endoscopic choledocholithiasis treatment. Med Sci Monit. 2015;21:2607-12.
48. Shah RJ, Adler DG, et al. ASGE Technology. Committee Cholangiopancreatoscopy. Gastrointest Endosc. 2008;68(3):411-21.
49. Moon JH, Terheggen G, Choi HJ, Neuhaus H. Peroral cholangioscopy: diagnostic and therapeutic applications. Gastroenterology. 2013;144(2):276-82.
50. Williamson JB, Draganov PV. The usefulness of SpyGlassTM choledochoscopy in the diagnosis and treatment of biliary disorders. Curr Gastroenterol Rep. 2012;14:534-41.
51. Chen YK, Parsi MA, Binmoeller KF, et al. Single operator cholangioscopy in patients requiring evaluation of bile duct disease or therapy of biliary stones (with videos). Gastrointest Endosc. 2011;74:805-14.
52. Galetti F, et al. Cholangioscopy-guided lithotripsy vs. conventional therapy for complex bile duct stones: a systematic review and meta-analysis. Arq Bras Cir Dig. 2020.
53. Moura EG, Franzini T, Moura RN, et al. Cholangioscopy in bile duct disease: a case series. Arq Gastroenterol. 2014;51(3):250-4.
54. Aljebreen AM, Alharbi OR, Azzam N, Almadi MA. Efficacy of spyglass-guided electrohydraulic lithotripsy in difficult bile duct stones. Saudi J Gastroenterol. 2014;20(6):366-70.
55. Lee A, Shah JN. Endoscopic approach to the bile duct in the patient with surgically altered anatomy. Gastrointest. Endosc Clin N Am. 2013;23:483-504.

56. Park C, Lee WS, Joo YE, et al. Cap-assisted ERCP in patients with a Billroth II gastrectomy. Gastrointest Endosc. 2007;66:612-5.
57. Shah RJ, Smolkin M, Yen R, et al. A multicenter, U.S. experience of single-balloon, double-balloon, and rotational overtube-assisted enteroscopy ERCP in patients with surgically altered pancreaticobiliary anatomy (with video). Gastrointest Endosc. 2013;77:593-600.
58. Schreiner MA, Chang L, Gluck M, et al. Laparoscopy-assisted versus balloon enteroscopy-assisted ERCP in bariatric post-Roux-en-Y gastric bypass patients. Gastrointest Endosc. 414 Parte IV Vias Biliares e Pâncreas. 2012;75:748-56.
59. de Oliveira VL, et al. Laparoscopic-Assisted Endoscopic Retrograde Cholangiopancreatography (ERCP) Versus Endoscopic Ultrasound-Directed Transgastric ERCP in Patients With Roux-en-Y Gastric Bypass: A Systematic Review and Meta-Analysis. Cureus. 2022.
60. Tandan M, Reddy DN. Extracorporeal shock wave lithotripsy for pancreatic and large common bile duct stones. World J Gastroenterol. 2011;17(39):4365-71.
61. Lee TH, Han JH, Kim HJ, et al. Is the addition of choleretic agents in multiple double-pigtail biliary stents effective for difficult common bile duct stones in elderly patients? A prospective, multicenter study. Gastrointest Endosc. 2011;74:96-102.
62. Han J, Moon JH, Koo HC, et al. Effect of biliary stenting combined with ursodeoxycholic acid and terpene treatment on retained common bile duct stones in elderly patients: a multicenter study. Am J Gastroenterol. 2009;104:2418-21.

47 Colangite Aguda

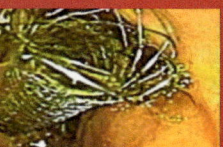

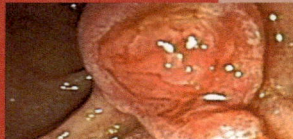

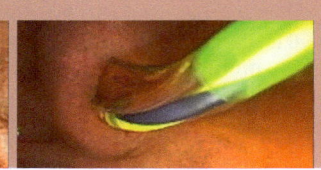

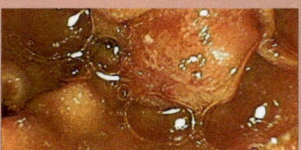

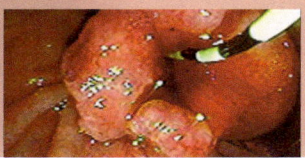

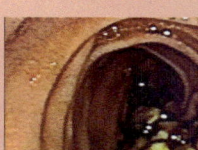

Edmar Tafner ▪ Renato Takayuki Hassegawa ▪ Priscila da Silva Pereira Vasconcelos

INTRODUÇÃO

A colangite é um termo derivado do grego (*angeion*: vaso, e *kholé*: bile) que representa uma inflamação e infecção da bile e dos ductos biliares potencialmente grave, na maioria das vezes causada por obstrução parcial ou completa dos ductos biliares.[1-4]

Foi descrita, em 1877, por Jean Martin Charcot, em um de seus capítulos, fazendo uma associação entre febre de origem hepática, cólica e icterícia, que posteriormente se tornou a bem conhecida e ainda muito utilizada "Tríade de Charcot".[2]

Nos Estados Unidos, há uma incidência de colangite de pelo menos 20.000 casos por ano. Não há diferença de incidência entre os sexos, e a média de idade de pacientes com colangite aguda varia entre 50-60 anos.[4-6] É uma doença que pode exibir graus de gravidade diferenciados, a depender dos fatores de risco, com uma mortalidade que pode alcançar de 20%-30% nos tempos atuais.[7]

FISIOPATOLOGIA

Em condições normais, há diversos fatores fisiológicos que previnem a ocorrência de infecção no trato biliar.[4,8-10]

Os sais biliares têm atividade bacteriostática, e o epitélio biliar secreta IgA e muco, que funcionam como fatores que impedem a aderência de microrganismos. Além disso, as células de Kupffer do epitélio biliar e as *tight-junctions* entre os colangiócitos previnem a translocação de bactérias entre o sistema hepatobiliar e o sistema venoso portal. O fluxo constante e normal de bile elimina qualquer tipo de microrganismo para o duodeno, e o esfíncter de Oddi previne a migração de bactérias do duodeno para o trato biliar.[4,9]

Dois fenômenos principais explicam a fisiopatologia da colangite aguda:[2,4,8]

1. *Obstrução biliar*: em vigência de obstrução ocorre estase biliar, o que gera aumento da pressão intraductal (normal até 14 cm de H$_2$O), quebra dos mecanismos protetores e consequentemente refluxo biliovenoso e biliolinfático. Isto leva à ocorrência de bacteriemia e endotoxemia, fatores importantes para o comprometimento sistêmico da doença.
2. *Proliferação bacteriana*: a bile é normalmente estéril, e sua contaminação pode ocorrer por ascensão de microrganismos do duodeno (mais comum) ou pela via hematogênica.

ETIOLOGIA E FATORES DE RISCO

Existem diversas etiologias para o desenvolvimento de colangite aguda (Quadro 47-1 e Fig. 47-1).[2,11]

A causa mais comum é a coledocolitíase, que pode corresponder à metade dos casos.[2,12] Os fatores de risco associados ao desenvolvimento de litíase biliar e que consequentemente aumentam o risco de colangite são dietas gordurosas, obesidade, sedentarismo e rápida perda de peso.[2,9]

A taxa de incidência de colangite aguda pós-colangiopancreatografia retrógrada endoscópica (CPRE) pode variar entre 1%-5%. Além disso, a taxa de incidência de colangite após colocação de próteses biliares varia entre 3,5%-40%, sendo maior nos pacientes com estenoses hilares ou múltiplas (19,1%) ou com estenoses malignas (15,6%).[8]

A colangite de refluxo é uma particularidade dos pacientes submetidos a algumas cirurgias, com anastomoses biliodigestivas, colaborando para a ascensão de debris alimentares e microrganismos para a via biliar.[2] É uma das causas de colangite recorrente e está associada a complicações em longo prazo.[6]

Quadro 47-1. Etiologias da Colangite aguda

Etiologias	Frequência
Coledocolitíase	28%-70%
Estenoses malignas ▪ Câncer de pâncreas ▪ Colangiocarcinoma ▪ Adenocarcinoma de vesícula biliar ▪ Tumor de ampola biliopancreática ▪ Tumores duodenais ▪ Metástases hepáticas ▪ Linfonodomegalias ▪ Outros tumores (dos ductos biliares, compressão extrínseca etc.).	10%-57%
Estenoses benignas ▪ Pós-cirúrgica (incluindo pós-colecistectomia) ▪ Pancreatite aguda ou crônica ▪ Colangite esclerosante primária ▪ Outros distúrbios autoimunes (incluindo colangite associada à IgG4) ▪ Litíase biliar complicada (síndrome de Mirizzi) ▪ Anormalidades congênitas (p. ex.: Doença de Caroli)	4%-28%
Parasitoses ▪ *Ascaris lumbricoides* ▪ *Clonorchis sinensis* ▪ *Fasciola hepatica* ▪ *Opisthorchis felineus* ▪ *Opisthorchis viverrini* ▪ *Echinococcus granulosus* ▪ *Echinococcus multilocularis* ▪ *Taenia Saginata*	0%-24%
Outros ▪ Divertículo duodenal (síndrome de Lammel) ▪ Hemobilia ▪ *Sump Syndrome* ou síndrome do Poço, refluxo, migração de clipe cirúrgico e outras causas pós-cirúrgicas ▪ Obstrução ou migração de próteses biliares ▪ Bola fúngica ▪ Colangite oriental ▪ Amiloidose ▪ Colangiopatia da AIDS ▪ Compressão vascular (cavernomas, aneurismas) ▪ Medicamentos (ceftriaxona, carbamazepina)	–

Outras compressões extrínsecas:
- Metástases hepáticas
- Linfonodomegalias
- Tumor duodenal
- Vascular

Obstrução ductal:
- Colangiocarcinoma
- Câncer de vesícula biliar
- Tumores periampulares

Obstrução luminal:
- Litíase
- Estenose pós-cirúrgica
- Obstrução de próteses
- Malformação congênita
- Doenças autoimunes
- Parasitoses

Compressão pancreática extrínseca:
- Pancreatite crônica
- Câncer pancreático

Refluxo e outras causas pós-cirúrgicas

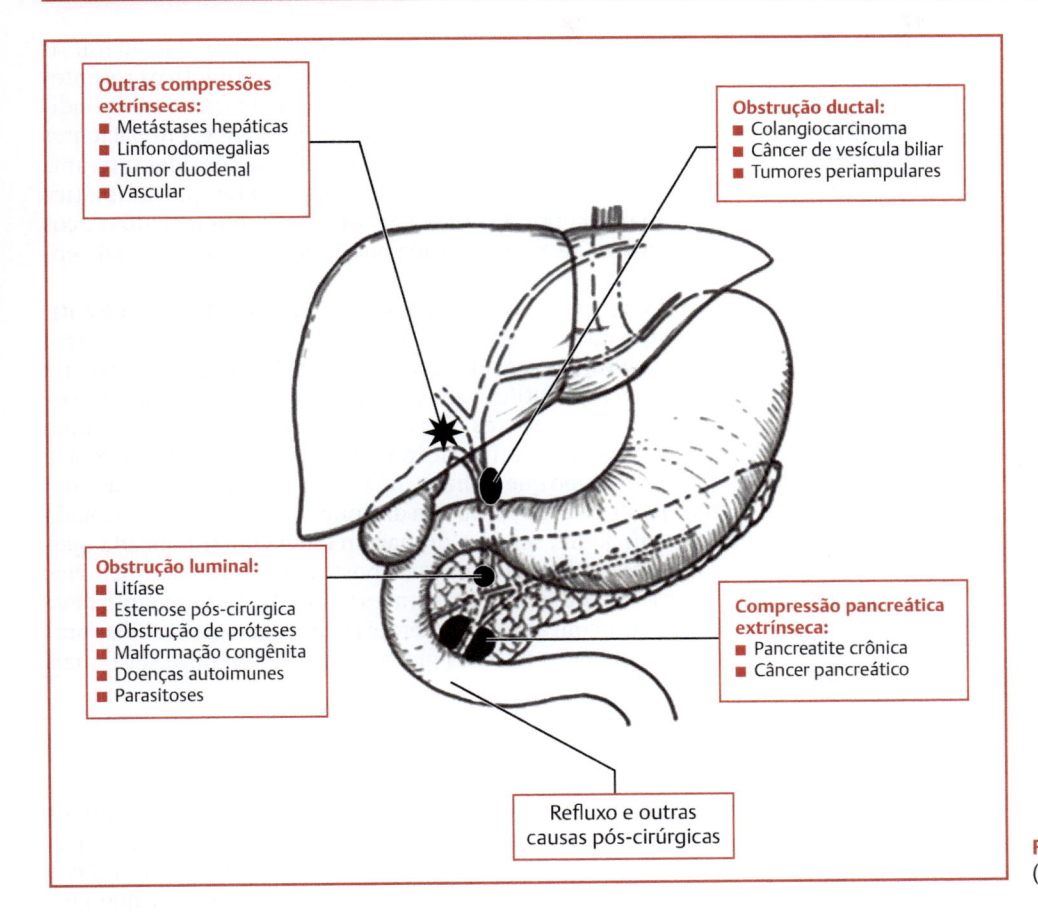

Fig. 47-1. Resumo das principais causas de colangite. (Esquema original de Sokal et al., 2019.)

MANIFESTAÇÕES CLÍNICAS

Os sintomas clássicos da colangite são: febre, dor abdominal e icterícia, tríade de Charcot, que tem uma especificidade de 96%, mas uma sensibilidade de apenas 26%[1,3]. Os sintomas mais comuns são: febre e dor abdominal, encontrados em 80% dos casos, e a icterícia é vista em 60%-70% dos pacientes.[3,6,11]

Alguns iniciam o quadro de maneira mais grave, com febre, dor, icterícia, hipotensão e alteração do nível de consciência (pêntade de Reynolds), clássico de colangite supurativa.[3,5,6]

Hipotensão pode ser o único sintoma em pacientes idosos ou naqueles em uso de corticoides.[3,6]

Os pacientes com colangite também podem-se apresentar com as complicações da doença, como pancreatite, endocardite, abscesso hepático, sepse, disfunção orgânica múltipla, sangramento gastrointestinal, trombose de veia porta e choque.[6,10]

Quadro 47-2. Critérios Diagnósticos da *Guideline* de Tokyo 2013/2018

Critérios

A) Inflamação sistêmica:
1. Febre ou calafrios (> 38°C)
2. Síndrome inflamatória laboratorial:
  • Leucócitos < 4 ou > 10 G/L
  • PCR* > 10 mg/L
B) Colestase:
1. Icterícia
2. Perfil hepático alterado:
  • Bilirrubina total maior ou igual 34 mmol/L
  • AST*, ALT*, FALC*, GGT* 1,5 × maior que o limite superior da normalidade
C) Imagem:
1. Dilatação ductal biliar
2. Imagem evidenciando etiologia definida

Suspeita diagnóstica: 1 item do A + 1 item do B OU C
Diagnóstico de certeza: 1 item do A + 1 item do B + 1 item do C

ALT: alanina aminotransferase; AST: aspartato aminotransferase; FALC: fosfatase alcalina; GGT: gama glutamiltransferase; PCR: proteína C reativa.

DIAGNÓSTICO

O diagnóstico de colangite é feito pela combinação dos achados clínicos, laboratoriais e de imagem.[6,14,15]

A *guideline* de Tokyo, publicada, em 2007, atualizado, em 2013, e mais recentemente, em 2018, apresenta os critérios diagnósticos mais aceitos para caracterização da doença. Além de avaliar sintomas, alterações em exames laboratoriais e em exames de imagem (Quadro 47-2), ele estratifica a gravidade da doença (Quadro 47-3).[14-16]

A acurácia diagnóstica dos critérios de Tokyo é de cerca de 90% nos casos de colangite aguda.[2,17]

Quadro 47-3. Critérios de Gravidade pela *Guideline* de Tokyo 2013/2018

Grau de gravidade	Critérios
Grau 1: Leve Nenhum critério dos graus 2 e 3	
Grau 2: Moderada Pelo menos 2 critérios	• Leucócitos < 4 G/L ou > 10 G/L • Febre > 39°C • Idade > 75 anos • Bilirrubinemia > 85 micromol/L • Hipoalbuminemia <0,7× o limite inferior da normalidade
Grau 3: Grave Pelo menos 1 critério	• Disfunção cardiovascular • Dopamina > 5 micrograma/kg/min ou qualquer dose de adrenalina • Disfunção neurológica • Redução do nível de consciência • Disfunção respiratória • PaO_2/FiO_2* < 300 • Disfunção renal • Creatinúria > 176 micromol/L ou oligúria • Disfunção hepática • INR > 1,5 • Disfunção hematológica • Plaquetas < 100.000/mm³

FiO_2: fração inspirada de oxigênio; PaO_2: pressão parcial de oxigênio.

Além da proteína C reativa, a procalcitonina é um marcador inflamatório utilizado na prática clínica. Alguns estudos apontam que o aumento da procalcitonina indica deterioração clínica mais rápida e uma necessidade maior de drenagem de via biliar de emergência.[17]

A hemocultura é positiva em 21%-71% dos casos de colangite. A cultura da bile pode ser coletada durante procedimentos invasivos e tem maior positividade na evidência de obstrução biliar. As bactérias Gram-negativas mais identificadas são: *Escherichia coli* (25%-50%), seguida pela *Klebsiella species* (15%-20%) e *Enterobacter species* (5%-10%). O *Enterococcus species* (10%-20%) é a bactéria Gram-positiva mais comum na microbiologia das colangites. Não há diferença na gravidade, evolução e prognóstico entre as colangites causadas por bactérias Gram-positivas e Gram-negativas.[8,18,19]

A *Candida albicans* é uma causa menos comum, sendo mais frequente em pacientes oncológicos, e microrganismos mais raros podem ser isolados em alguns casos: *Bacteroides fragilis, Ascaris lumbricoides, Clonorchis sinensis, Fasciola hepatica, Opisthorchis felineus, Opisthorchis viverrini, Echinococcus granulosus, Echinococcus multilocularis* e *Taenia Saginata*.[2,11]

Em relação aos exames de imagem, há diversas possibilidades diagnósticas, cada uma exibindo suas particularidades.[2,9]

- *Ultrassonografia abdominal*: é o exame de primeira linha, devido à acessibilidade, disponibilidade, custo baixo e não invasivo. Tem uma alta especificidade (94%-100%) na detecção de dilatação de vias biliares e de litíase biliar, entretanto uma baixa sensibilidade (38%-91%). É operador-dependente, e fatores, como obesidade e interposição gasosa, podem interferir na acurácia do procedimento. Os achados sugestivos de coledocolitíase incluem: visualização direta do cálculo, dilatação de vias biliares e dilatação do colédoco maior que 8 mm.
- *Tomografia computadorizada abdominal*: é um exame de alta sensibilidade na detecção de dilatação de vias biliares e estenoses, apesar de utilizar doses altas de radiação e contraste que pode provocar danos renais e alergias. Os achados de coledocolitíase variam de acordo com a quantidade de carbonato de cálcio e fosfato de cálcio dos cálculos. Na colangite, pode haver áreas hiperdensas na fase arterial e edema do trato peribiliar.
- *Colangiorressonância*: utilizada quando a ultrassonografia e a tomografia não foram conclusivas. É o melhor método não invasivo para detectar a etiologia das obstruções, incluindo as estenoses malignas, benignas e a própria colangite. Não utiliza radiação, por isso é seguro para gestantes. As limitações do exame são o difícil acesso, o custo, a dificuldade de execução em pacientes claustrofóbicos e a impossibilidade de realização em pacientes com próteses metálicas e marca-passos. Além disso, há uma redução da sensibilidade do exame para cálculos menores que 6 mm.
- *Ultrassonografia endoscópica (ecoendoscopia)*: tem eficácia semelhante ou até melhor do que a colangiorressonância na detecção de cálculos e pode ser utilizada quando a colangiorressonância não estiver disponível. Entretanto, também tem custo elevado e requer sedação.
- *Colangiopancreatografia Endoscópica Retrógrada (CPRE)*: apesar de ser um exame invasivo, que requer sedação, uso de contraste e radiação, tem a vantagem de ser diagnóstica e terapêutica. Tem uma sensibilidade de 89% e especificidade de 100%.

TRATAMENTO
Clínico

Diante da suspeita clínica de colangite, o paciente deve ser internado, com monitorização e assistência rigorosas. Além das medidas de suporte, a antibioticoterapia e a drenagem biliar precoce são fundamentais no sucesso do tratamento da colangite.[9]

A cultura da bile deve ser obtida em todos os casos moderados e graves (é dispensada nos casos leves)[16]. Os antibióticos mais indicados são as penicilinas com inibidores de beta lactamase, cefalosporinas de terceira geração e os carbapenêmicos, todavia, para escolha do antibiótico mais apropriado, deve-se ter em mente os microrganismos envolvidos, a farmacocinética e farmacodinâmica das medicações, o antibiograma local, e devem-se considerar as funções renal e hepática, histórico de uso de antibióticos recentes e de alergias do paciente.[9,18] Na presença de anastomose biliodigestiva deve ser feita cobertura para anaeróbios[18] e, em pacientes hospitalizados ou com próteses biliares, deve-se considerar terapia antifúngica[10]. Uma vez controlada a infecção, a terapia antibiótica deve ser mantida por 4-7 dias.[5,10,18] Mas se forem isolados cocos Gram-positivos, deve ser mantida por 2 semanas, pelo risco de endocardite.[10,18]

Estudos recentes vêm defendendo a redução no tempo de antibioticoterapia após a CPRE bem-sucedida. Masuda *et al.* descreveram que não houve diferença nos desfechos dos pacientes com colangite leve/moderada que utilizaram dois dias ou menos de antibioticoterapia *versus* mais de três dias de antibioticoterapia. Houve uma redução do tempo de internação e menos indução de resistência bacteriana no grupo que utilizou um tempo menor de tratamento.[20]

Nos quadros leves (Grau I), a antibioticoterapia venosa isolada pode ser suficiente, sendo a drenagem da via biliar indicada apenas nos casos em que não houve resposta à terapia antibiótica. Nos quadros moderados (Grau II) e graves (Grau III), o tratamento deve ser combinado, com antibioticoterapia e drenagem da via biliar precoce, sendo que, nos quadros graves, a drenagem deve ser o mais urgente possível.[5,11,15]

Endoscópico

A drenagem das vias biliares pela CPRE é o procedimento de primeira linha e deve ser realizado o mais precocemente possível, dentro das primeiras 48 horas.[9,12,21] Num estudo realizado por Huang *et al.*, em 2022,[22] em que foi avaliado o tempo da CPRE nos diferentes graus de gravidade da colangite, foi evidenciado que a realização da CPRE nas primeiras 48 h reduz a mortalidade dos casos graves e reduz o tempo de internação hospitalar nos casos leves e moderados. A CPRE é preferível em relação à drenagem percutânea por ser menos invasiva, ter menos complicações e menos dor no pós-procedimento.[21]

A drenagem biliar pela CPRE pode ser feita pela colocação de uma prótese nasobiliar com drenagem externa ou pela colocação de uma prótese biliar endoscópica com drenagem interna. Ambas podem ser utilizadas com igual eficácia e devem ser escolhidas de acordo com a experiência do endoscopista. A prótese nasobiliar causa um desconforto maior para o paciente e é mais passível de deslocamento, apesar de possibilitar a irrigação das vias biliares.[21]

A escolha da prótese biliar de drenagem interna depende da disponibilidade, custo e preferência do operador. As próteses plásticas são mais fáceis de inserir e remover, são mais baratas e menos propensas ao *ingrowth* e ao *overgrowth* tumoral, porém, estão mais associadas à formação de biofilme do que as metálicas. Em relação ao tamanho, os mais utilizados são 7 Fr ou 10 Fr, sem diferenças em relação à segurança, drenagem, obstrução e migração da prótese.[5]

Há uma divergência na literatura quanto à drenagem da via biliar com próteses associadas ou não à esfincterotomia. Apesar de este último procedimento ter um potencial maior de complicações, como hemorragia, perfuração e pancreatite, a *American Society of Gastrointestinal Endoscopy* (ASGE), em 2021, publicou um *guideline* afirmando que há uma superioridade da drenagem quando combinada com outros procedimentos, como esfincterotomia e remoção de cálculos, ressaltando que a esfincterotomia não deve ser realizada em pacientes com coagulopatias ou uso de agentes anticoagulantes.[11,23]

A dilatação da papila com balão é uma alternativa à esfincterotomia. Não há estudos comparando ambas as técnicas em pacientes com colangite aguda. Sabe-se que a dilatação com balão está mais associada à pancreatite, mas exibe um menor risco de hemorragia e, por isso, pode ser uma alternativa em pacientes com coagulopatia.[21]

Nos casos de coledocolitíase, após a retirada dos cálculos com balão extrator, não se recomenda a colangiografia de oclusão, pelo aumento do risco de bacteriemia, ao passo que aspirar a bile e a secreção purulenta antes da injeção do contraste podem reduzir este risco.[24]

Nos pacientes com anatomia alterada, recomenda-se a realização de CPRE guiada por enteroscopia com balão.[21,25]

A ultrassonografia endoscópica fica reservada para os casos de falha da CPRE.[26]

Radiologia Intervencionista

A drenagem percutânea pode ser considerada nos casos de falha da CPRE, em pacientes com múltiplas comorbidades ou em pacientes com anatomia alterada, que não podem ser submetidos à CPRE.[11,27]

Cirúrgico

A drenagem cirúrgica aberta é considerada o último passo, quando houve falha das drenagens endoscópicas (por CPRE ou ultrassonografia endoscópica) e percutânea.

PROGNÓSTICO

O prognóstico depende do momento da drenagem biliar, da antibioticoterapia precoce e das comorbidades do paciente.[21] Como visto anteriormente, a drenagem precoce leva a uma melhora clínica mais rápida. Fatores de mau prognóstico na colangite aguda são: idade avançada, febre alta, leucocitose com neutrofilia, hiperbilirrubinemia, hipoalbuminemia e presença de comorbidades, como hepatopatia, neoplasia, abscesso hepático e coagulopatia.[4,12,28]

REFERÊNCIAS BIBLIOGRÁFICAS

1. Bornman PC, van Beljon JI, Krige JE. Management of cholangitis. J Hepatobiliary Pancreat Surg. 2003;10(6):406-14.
2. Sokal A, Sauvanet A, Fantin B, et al. Acute cholangitis: Diagnosis and management. J Visc Surg. 2019;156(6):515-25.
3. Zimmer V, Lammert F. Acute Bacterial Cholangitis. Viszeralmedizin. 2015;31(3):166-72.
4. Ahmed M. Acute cholangitis -- an update. World J Gastrointest Pathophysiol. 2018;9(1):1-7.
5. Lan Cheong Wah D, Christophi C, Muralidharan V. Acute cholangitis: current concepts. ANZ J Surg. 2017;87(7-8):554-9.
6. Babajide OI, Ogbon EO, Agbalajobi O, et al. Clinical characteristics, predictors, and rates of hospitalized acute cholangitis patients in the United States. Ann Gastroenterol. 2022;35(6):640-7.
7. Lyu Y, Wang B, Ye S, Cheng Y. Impact of the Timing of Endoscopic Retrograde Cholangiopancreatography for the Treatment of Acute Cholangitis: A Meta-analysis and Systematic Review. Surg Laparosc Endosc Percutan Tech. 2022;32(6):764-9.
8. Almirante B, Pigrau C. Colangitis aguda [Acute cholangitis]. Enferm Infecc Microbiol Clin. 2010;28(2):18-24.
9. Afdhal NH. Acute cholangitis: Clinical manifestations, diagnosis, and management. In: Chopra S (Ed.), Calderwood SB (Ed.), Grover S (Ed.), UpToDate. Retrieved May 14, 2023, from Acute cholangitis: Clinical manifestations, diagnosis, and management – UpToDate. 2022.
10. An Z, Braseth AL, Sahar N. Acute Cholangitis: Causes, Diagnosis, and Management. Gastroenterol Clin North Am. 2021;50(2):403-14.
11. Sulzer JK, Ocuin LM. Cholangitis: Causes, Diagnosis, and Management. Surg Clin North Am. 2019;99(2):175-84.
12. Yamaguchi A, Wada K, Moriuchi R, et al. Proportion of Neutrophils in White Blood Cells as a Useful Marker for Predicting Bacteremic Acute Cholangitis. Intern Med. 2022.
13. Le Bot A, Sokal A, Choquet A, et al. Clinical and microbiological characteristics of reflux cholangitis following bilio-enteric anastomosis. Eur J Clin Microbiol Infect Dis. 2022;41(8):1139-43.
14. Kiriyama S, Kozaka K, Takada T, et al. Tokyo Guidelines 2018: diagnostic criteria and severity grading of acute cholangitis (with videos). J Hepatobiliary Pancreat Sci. 2018;25(1):17-30.
15. Miura F, Okamoto K, Takada T, et al. Tokyo Guidelines 2018: initial management of acute biliary infection and flowchart for acute cholangitis. J Hepatobiliary Pancreat Sci. 2018;25(1):31-40.
16. Mayumi T, Okamoto K, Takada T, et al. Tokyo Guidelines 2018: management bundles for acute cholangitis and cholecystitis. J Hepatobiliary Pancreat Sci. 2018;25(1):96-100.
17. Lu ZQ, Zhang HY, Su CF, et al. Optimal timing of biliary drainage based on the severity of acute cholangitis: A single-center retrospective cohort study. World J Gastroenterol. 2022;28(29):3934-45.
18. Gomi H, Solomkin JS, Schlossberg D, et al. Tokyo Guidelines 2018: antimicrobial therapy for acute cholangitis and cholecystitis. J Hepatobiliary Pancreat Sci. 2018;25(1):3-16.
19. Tian S, Li K, Tang H, et al. Clinical characteristics of Gram-negative and Gram-positive bacterial infection in acute cholangitis: a retrospective observational study. BMC Infect Dis. 2022;22(1):269.
20. Masuda S, Koizumi K, Makazu M, et al. Antibiotic Administration within Two Days after Successful Endoscopic Retrograde Cholangiopancreatography Is Sufficient for Mild and Moderate Acute Cholangitis. J Clin Med. 2022;11(10):2697.
21. Mukai S, Itoi T, Baron TH, et al. Indications and techniques of biliary drainage for acute cholangitis in updated Tokyo Guidelines 2018. J Hepatobiliary Pancreat Sci. 2017;24(10):537-49.
22. Huang YC, Wu CH, Lee MH, et al. Timing of endoscopic retrograde cholangiopancreatography in the treatment of acute cholangitis of different severity. World J Gastroenterol. 2022;28(38):5602-13.
23. Liang CM, Chiu YC, Lu LS, et al. Early and Direct Endoscopic Stone Removal in the Moderate Grade of Acute Cholangitis with Choledocholithiasis Was Safe and Effective: A Prospective Study. Life (Basel). 2022;12(12):2000.
24. Hui CK, Lai KC, Yuen MF, et al. Does the addition of endoscopic sphincterotomy to stent insertion improve drainage of the bile duct in acute suppurative cholangitis? Gastrointest Endosc. 2003;58(4):500-4.
25. Tanisaka Y, Mizuide M, Fujita A, et al. Can endoscopic retrograde cholangiopancreatography-related procedures for resolving acute cholangitis be effectively and safely performed in patients with surgically altered anatomy? Comparison study to evaluate the timing of short-type single-balloon enteroscopy-assisted endoscopic retrograde cholangiopancreatography. Dig Endosc. 2023;35(3):361-8.
26. Dietrich CF, Braden B, Burmeister S, et al. How to perform EUS-guided biliary drainage. Endosc Ultrasound. 2022;11(5):342-54.
27. Buxbaum JL, Buitrago C, Lee A, et al. ASGE guideline on the management of cholangitis. Gastrointest Endosc. 2021;94(2):207-21.e14.
28. Hedjoudje A, Cheurfa C, Et Talby M, et al. Outcomes and predictors of delayed endoscopic biliary drainage for severe acute cholangitis due to choledocholithiasis in an intensive care unit. Dig Liver Dis. 2023;S1590-8658(23)00168-8.

48 Fístulas Biliares e Estenoses Biliares Benignas

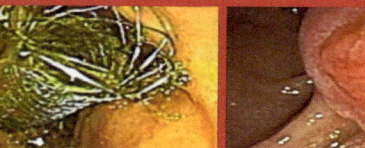

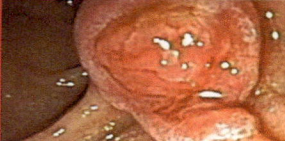

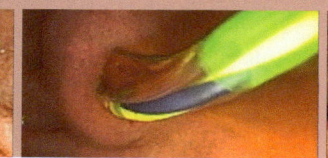

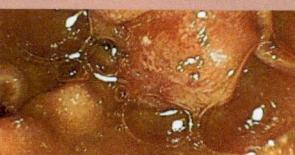

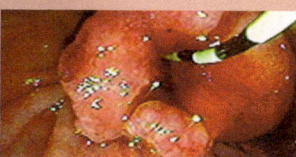

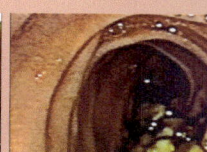

Fernanda Prata Martins ■ Larissa Wermelinger Pinheiro ■ Angelo Paulo Ferrari

INTRODUÇÃO

As estenoses benignas da via biliar são em geral decorrentes de complicações pós-cirúrgicas (colecistectomia, transplante hepático) ou condições inflamatórias, como, por exemplo, a pancreatite crônica e a colangite esclerosante primária. Causas pouco frequentes incluem colelitíase (Síndrome de Mirizzi), infecções da via biliar (por exemplo: colangite recorrente, *Clonorchis sincesensis*), disfunção do esfíncter de Oddi e estenoses pós-esfincterotomia. As obstruções biliares benignas podem cursar com amplo espectro de sinais e sintomas clínicos, variando desde doença subclínica, com discretas alterações enzimáticas, ou quadros obstrutivos com icterícia, prurido e até cirrose biliar secundária.[1]

O tratamento da estenose biliar mudou de forma significativa nas últimas duas décadas, ocorrendo transição da abordagem primária predominantemente cirúrgica para a endoscópica. A abordagem por via percutânea tem papel essencial nos casos em que há reconstrução da via biliar por hepaticojejunos-tomia (anastomose) em Y de Roux. A cirurgia está reservada para aqueles nos quais existe falha da terapêutica intervencionista não operatória.

Nesse capítulo abordaremos separadamente as estenoses biliares pós-colecistectomia, pós-transplante hepático, secundárias à pancreatite crônica, decorrentes da colangite esclerosante primária, e às fístulas biliares.

ESTENOSE BILIAR PÓS-COLECISTECTOMIA

A incidência da lesão iatrogênica da via biliar aumentou após o advento da colecistectomia videolaparoscópica, no início da década de 1990, atingindo até 2,2% dos casos. Houve declínio deste índice, que hoje é estimado em torno de 0,6%. As lesões iatrogênicas (estenose e fístulas) também podem ocorrer após a colecistectomia convencional, ressecções hepáticas e outras cirurgias de derivação biliar (0% a 2%, 0,5% e 17% respectivamente).[2]

As lesões do ducto biliar são identificadas no intraopertório em até um quarto dos pacientes, embora o reconhecimento da lesão pareça ser menos frequente durante a colecistectomia laparoscópica comparada à cirurgia convencional. Os tipos de lesão da via biliar principal são: estenose biliar isolada, fístula biliar com ou sem estenose associada e secção completa da via biliar com ou sem excisão de parte da mesma.

As lesões da via biliar principal são caracterizadas por interrupção da via biliar extra-hepática e divididas segundo a classificação de Bismuth, considerando a distância entre elas e a confluência dos ductos hepáticos direito e esquerdo (Fig. 48-1).[3] A mais frequente localização da lesão é o colédoco médio (42%-50%), seguido da confluência dos ductos hepáticos (22% a 41%), ducto hepático comum (28%) e colédoco distal (15%).[4]

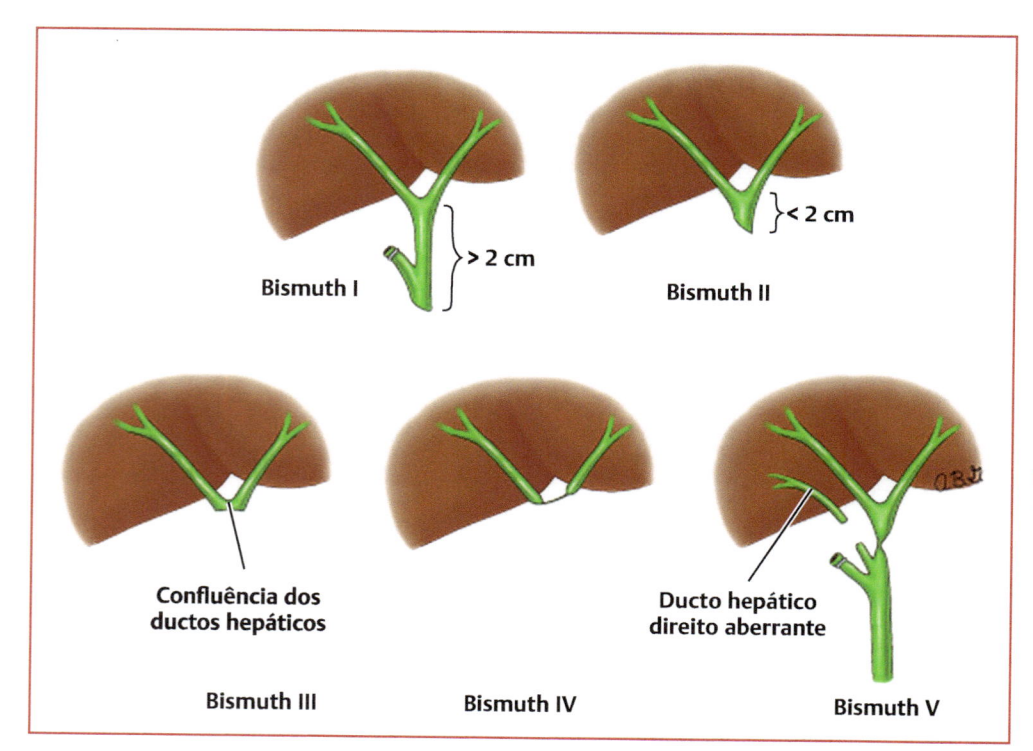

Fig. 48-1. Classificação das lesões biliares com base na altura da lesão em relação à confluência dos ductos hepáticos. Tipo I: lesão distante mais de 2 cm da confluência dos ductos hepáticos. Tipo II: lesão distante menos de 2 cm da confluência dos ductos hepáticos. Tipo III: lesão junto da confluência dos ductos hepáticos, mas sem comprometimento da mesma. Tipo IV: lesão comprometendo a confluência dos ductos hepáticos. Tipo V: lesão comprometendo os ductos intra-hepáticos. (Adaptada de Bismuth, 1982.)[3]

Capítulo 48 ■ Fístulas Biliares e Estenoses Biliares Benignas

A estenose pós-cirúrgica (Fig. 48-2a) pode ser decorrente de lesão direta térmica, clipagem inadequada, ou ainda secundária à isquemia, inflamação ou fibrose.[5,6]

Os pacientes com obstrução biliar geralmente apresentam icterícia, colestase bioquímica e dilatação das vias biliares ao exame de imagem.[7] A clipagem da via biliar principal e/ou a coexistência de fístula geralmente determinam o aparecimento mais precoce de sintomas. Bergman *et al.* demonstraram que o tempo médio de manifestação clínica dos sintomas em pacientes com estenose biliar associada à fístula foi de 3 dias, contra 57 dias para aqueles com estenose isolada.[7] Os sintomas tendem a aparecer mais tardiamente nos casos de lesões térmicas ou isquêmicas.[7]

O diagnóstico da estenose biliar deve ser complementado por exames de imagem. A ultrassonografia (USG) de abdome é capaz de detectar coleções e dilatação da via biliar. A tomografia computadorizada (TC) de abdome também pode ser útil, para identificar a altura da obstrução biliar. A colangiografia por ressonância magnética (CPRM) é capaz de determinar com exatidão a localização da estenose e mapear a anatomia biliar, permitindo programar de forma antecipada o procedimento endoscópico terapêutico. A colangiografia retrógrada endoscópica (CRE) deve ser reservada para o tratamento da complicação.

A manipulação endoscópica é, há algum tempo, a primeira opção para o tratamento das estenoses biliares pós-colecistectomia, associadas ou não à fístula biliar. A terapia endoscópica engloba a dilatação da estenose e colocação de próteses plásticas, hoje com taxa de sucesso semelhante à do tratamento cirúrgico, porém com menores índices de morbimortalidade (Fig. 48-2a).[8]

A esfincterotomia endoscópica pode ou não ser realizada antes da colocação da prótese, e certamente está indicada para a colocação de mais de uma prótese.[9]

A dilatação endoscópica pode ser realizada com auxílio de balão hidrostático (Fig. 48-2b), dilatador do tipo vela ou extrator de Soehendra e não deve ser utilizado como monoterapia, pois apresenta efeito transitório e insuficiente em longo prazo. Após a dilatação, uma (Fig. 48-2c) ou mais próteses plásticas, preferencialmente de 10 Fr, devem ser posicionadas de forma a transpor a estenose.

Não há recomendação formal para uso de antibiótico profilático nestes pacientes desde que a drenagem da via biliar tenha sido assegurada.[7] Por outro lado, em caso de falha endoscópica após a injeção de contraste na via biliar, a antibioticoterapia deve ser iniciada, e a drenagem da via biliar deve ser discutida, por via percutânea ou cirúrgica, devido ao elevado risco de colangite.[4]

As próteses devem ser trocadas eletivamente a cada 3-4 meses até resolução da estenose, durante período de 12 meses.[8] A cada troca, o número de próteses inseridas deve ser o maior permitido pelo diâmetro da estenose e da via biliar íntegra.[9-14]

Em consagrado estudo publicado, em 2001, Costamagna *et al.* demonstraram que a utilização de próteses plásticas múltiplas eleva o sucesso da terapia endoscópica, alcançando 97,5% de resposta clínica sustentada.[10] Em 2010, o mesmo grupo publicou o seguimento em longo prazo (média 13,7 anos, variação 11,7 a 19,8 anos) de 35 dos 41 pacientes tratados no estudo inicial. A recorrência de sintomas obstrutivos (colangite aguda) foi observada em 7 pacientes (20%), porém, apenas 4 (11,4%) deles apresentaram recidiva da estenose biliar, enquanto 3 (8,6%) apresentaram cálculos. Todos estes pacientes foram novamente tratados por via endoscópica e permaneceram livres de sintomas após período médio de 7,1 anos (2,5 a 12,1 anos).[11] Em um estudo mais recente publicado, em 2019, Costamagna *et al.* incluíram cento e cinquenta e quatro pacientes, sendo 154 pacientes tratados com próteses plásticas múltiplas, que apresentaram taxa de resolução de 96,7% (n = 149) com seguimento médio de 11,1 ± 4,9 anos. A taxa de recorrência da estenose foi de 9,4% (n = 12), e, após o retratamento, 83,3% dos pacientes (n = 10) ficaram assintomáticos após um tempo médio de 9 anos.[15]

As próteses metálicas autoexpansíveis totalmente cobertas (PMAEC) vêm sendo utilizadas com frequência crescente nas estenoses biliares benignas (Fig. 48-3). Os resultados iniciais, provenientes de relatos de casos sobre seu uso na estenose pós-colecistectomia, são bastante encorajadores, porém, estudos ainda são necessários para avaliação de eficácia e segurança dessa opção terapêutica.[16-18] Um estudo multicêntrico publicado, em 2019, em que foram incluídos 18 pacientes com estenose biliar pós-colecistectomia, realizou tratamento com PMAEC com tempo médio de permanência de 11 meses que foi associada à resolução da estenose em 72% (n = 13) em longo prazo de até 5 anos.[19]

De forma geral, a terapia endoscópica é realizada com sucesso em 71% a 94% dos casos (Quadro 48-1). Os fatores que favorecem o bom resultado do tratamento são a maior distância da confluência dos ductos hepáticos, diagnóstico precoce e ausência de manipulação prévia.[20] Os pacientes com lesões pós-operatórias da via biliar distal apresentaram maior chance de sucesso após tratamento endoscópico quando comparados àqueles com estenoses hilares (80% *versus* 25%).[20]

A principal liqitação para o tratamento endoscópico é a impossibilidade de transpor a estenose com o fio-guia. Nessa circunstância, a punção percutânea ou a ecoendoscopia (EUS) combinadas à drenagem endoscópica retrógrada – técnica *rendez-vous* – podem ser utilizadas como opções não operatórias.

A cirurgia deve ser considerada medida complementar e reservada para os casos de falência da terapia endoscópica, pois apesar de apresentar taxa de sucesso equivalente, entre 76% e 93%, tem índices de morbimortalidade mais elevados (3,2% a 27% *versus* 9%) e maior taxa de reestenose (26% *versus* 17%).[8,10]

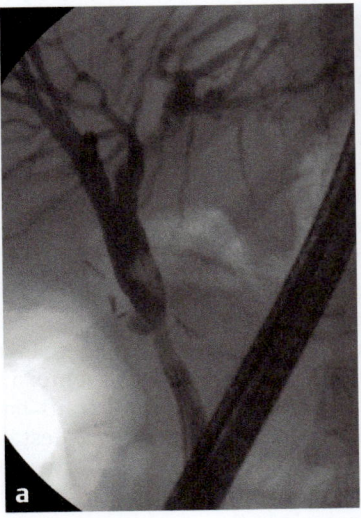

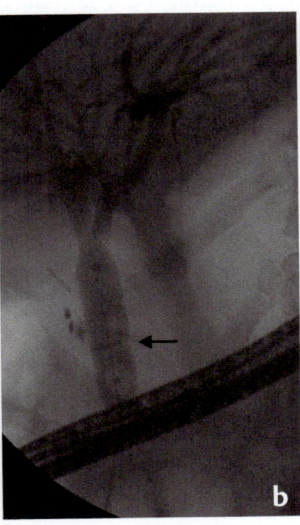

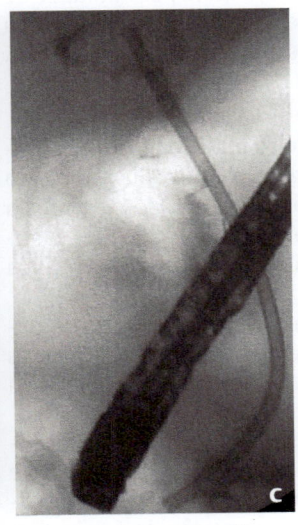

Fig. 48-2. (a) Aspecto radiológico de estenose pós-colecistectomia com presença de cálculo acima da estenose. (b) Realizada dilatação, observar a cintura do balão de dilatação hidrostática parcialmente insuflado (seta em b). (c) Prótese plástica posicionada após a dilatação da estenose.

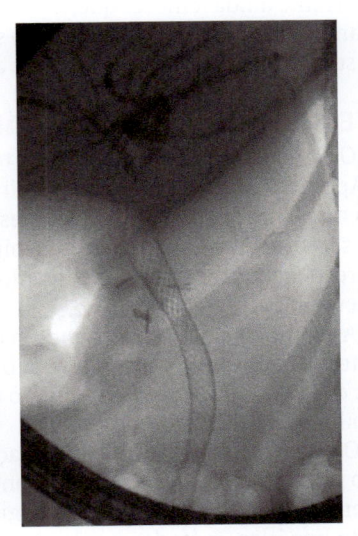

Fig. 48-3. Imagem colangiográfica de PMAE posicionada em estenose pós-colecistectomia.

Quadro 48-1. Resultados do Tratamento da Estenose Biliar Pós-Colecistectomia

Autor	N	Intervenção	Local	Seguimento (Variação)	Sucesso técnico	Sucesso clínico	Tempo de tratamento	Complicações	Recorrência
Davids et al., 1993[8]	62	1-2 PP	Colédoco: 55 Hilo: 11	42 meses (4-99)		83%	360 dias (91-725)	Precoce 8% Tardia 27%	17%
Bergman et al., 1996[7]	9	1-2 PP		17 meses (10-19)	44,4%	44,4%	12 meses	Precoce 0% Tardia 33%	20%
Duvall et al., 1997[106]	24	PP única	Colédoco: 10 Hilo: 14	9,5 anos	74%	81% (por protocolo)	227 dias (30-964)	Precoce 0% Tardia 29,1%	NR
Tocchi et al., 2000[107]	20	1-2 PP	Colédoco: 10 Hilo: 10	89,7 meses (±17,6)	100%	80%	NR	45%	15%
Costamagna et al., 2001[10]	38	PP múltipla	Colédoco: 27 Hilo: 18	48,8 meses (2 m-1,3 ano)	100%	89,9% ITT	12,1 (2-24)	Precoce 9% Tardia 18%	0%
Bergman et al., 2001[12]	72	2 PP	Colédoco: 68 Hilo: 6	9,1 anos (2 m-15 anos)	79,7%	86% (por protocolo)	12 meses	Precoce 19% Tardias 34% Mortalidade 2,7%	20% 2,6 meses (1 sem-2 anos)
Draganov et al., 2002[20]	19	PP múltipla	Colédoco: 15 Hilo: 4	48 meses (32-63)	NR	Colédoco 80% Hilo 25%	14,2 meses (4-36)	Precoce 3,4% Tardia 6,8%	
Kuzela et al., 2005[108]	43	PP múltipla		16 meses (1-42)	100%	100%	12 meses	12%	0%
Kahaleh et al., 2008[16]	3	PMAEPC	Colédoco	12 meses (3-26)	NR	100%	4 meses (1-28)	21%	NR
Costamagna et al., 2010[11]	42	PP múltipla	Colédoco: 24 Hilo: 18	13,7 anos (11,7-19,8)	–	80%	–	–	20% colangite 8,6% cálculo 11,4% EB
Chaput et al., 2015[17]	14	PMAEC	NR	12 ± 3,56 meses	100%	61,5%	6 meses	23,9% Migração 25%	21,9%

PP: Prótese plástica; NR: não reportado; ITT: intenção de tratamento; EB: estenose biliar; PMAEPC: prótese metálica autoexpansível parcialmente coberta.

A taxa de complicação da terapia endoscópica é de 10% a 15%, mais frequente em indivíduos que não aderem ao protocolo de troca periódica das próteses.[7] O índice de mortalidade do é 2% a 3%.[7]

A transecção da via biliar, definida como perda completa de continuidade da via biliar proximal com a distal é o tipo de lesão iatrogênica pós-operatória mais grave e, na maioria das vezes, a única abordagem terapêutica é cirúrgica com reconstrução do trânsito biliar por meio de anastomose bileodigestiva. Em alguns pacientes, um grampo cirúrgico ocluindo parcialmente o colédoco pode ser o responsável. A dilatação e inserção de próteses, como abordagem inicial menos invasiva nesse cenário, mostram resultados favoráveis em séries limitadas. No entanto, a maioria das estenoses graves e/ou com mais de 1 cm de comprimento não são boas candidatas à terapia endoscópica.[21] As taxas de reestenose variam de 5% a 28%.[22] Importante ainda lembrar que, nestes casos, a mera possibilidade de tratamento endoscópico depende do sucesso ou não de ultrapassar a transecção com fio-guia, permitindo acesso à árvore biliar proximal.

ESTENOSES BILIARES PÓS-TRANSPLANTE HEPÁTICO

O transplante hepático é hoje o terceiro mais realizado no Brasil. Apesar dos avanços da técnica cirúrgica, o trato biliar ainda é o sítio mais frequente de complicações pós-operatórias, que, por sua vez, são causa importante de morbimortalidade.[23-24] O diagnóstico precoce e o tratamento adequado são essenciais para que haja boa evolução.

As complicações biliares podem ocorrer em 6% a 39,5% dos pacientes submetidos a transplante hepático,[25] sendo mais frequentes após o transplante intervivos devido à complexidade anatômica da via biliar do enxerto.[23,26]

O desenvolvimento das complicações biliares pode ser determinado por vários fatores de risco, como: doença de base (colangite esclerosante primária – CEP), cirurgia biliar prévia, tipo do transplante hepático, métodos e soluções de preservação do órgão, técnica cirúrgica, lesão por reperfusão, tempo prolongado de isquemias quente e fria, tamanho relativo da via biliar do doador e do receptor, utilização de drenos biliares, presença de fístulas, rejeições aguda e crônica, trombose ou estenose da artéria hepática, incompatibilidade ABO e infecção pelo citomegalovírus (CMV).[23,26,27] A idade avançada do receptor, grau de disfunção hepática e o enxerto de doador com morte cardíaca também foram relatados como fatores de risco pré-operatórios associados à maior incidência de complicações biliares.[23]

A reconstrução cirúrgica após o transplante de fígado tem implicações importantes no tratamento endoscópico das complicações biliares. A reconstrução preferencial nos receptores sem doença biliar é a anastomose direta ducto-ducto (80% a 90% dos casos).[23,26,28] A hepaticojejunostomia-anastomose em Y de Roux está reservada para pacientes com grande desproporção da via biliar, portadores de doença na árvore biliar (CEP) e para a revisão cirúrgica.

As complicações biliares precoces são aquelas que ocorrem nas primeiras 4 a 6 semanas após o transplante, dentre elas podemos citar: fístulas, biloma, estenose da anastomose (primária ou secundária à desproporção do calibre dos ductos biliares), torção ou sangramento do segmento do Y de Roux e, ainda, deiscência por necrose da anastomose biliar.[26]

As complicações tardias incluem: fístulas, estenoses (anastomótica, não anastomótica ou intra-hepática difusa), colangite, coledocolitíase, acotovelamento ou redundância do ducto biliar, cálculos, *cast syndrome*, disfunção do esfíncter de Oddi, mucocele e doença biliar recidivante (por exemplo: CEP).[26]

O planejamento estratégico para o manejo das complicações biliares nos transplantados hepáticos é tópico importante. Na última década, medidas não operatórias ganharam espaço e se tornaram a opção terapêutica de primeira linha.[24,28,29] Atualmente, a colangiografia retrógrada endoscópica e a colangiografia trans-hepática percutânea (CTHP) estão disponíveis para tratamento destas complicações, com índices de sucesso bastante satisfatórios, evitando grande número de reoperações, principalmente quando não há comprometimento arterial associado.[26]

A escolha do método terapêutico dependerá de sua disponibilidade, experiência do profissional e principalmente do tipo de reconstrução cirúrgica. Nos pacientes com anastomose ducto-ducto a CRE é a escolha inicial, entretanto, naqueles com anastomose ahepaticojejunal a CTHP deve ser a primeira opção.[26] Apesar de não haver estudos prospectivos controlados confrontando a CRE à drenagem percutânea ou à cirurgia no tratamento da estenose biliar pós-transplante hepático, recente meta-nálise com 24 publicações não encontrou diferença significativa entre os resultados destes métodos terapêuticos para manejo das estenoses biliares benignas.[23]

O tratamento cirúrgico fica reservado para os casos de insucesso da intervenção endoscópica ou radiológica e consiste na conversão da reconstrução para derivação biliar (hepaticojejunostomia- anastomose em Y de Roux) ou em casos extremos, o retransplante.[26]

Estenoses Anastomóticas

As estenoses anastomóticas em geral são isoladas, curtas em extensão (Fig. 48-4) e resultam da fibrose cicatricial durante o primeiro ano do transplante. Sua incidência média é de 12,8%, variando entre 5% e 15% nos transplantes de doador cadáver e 19% a 40% nos transplantes intervivos.[23,27,28,30-36] Elas são mais frequentes após a hepaticojejunostomia - anastomose em comparação à anastomose direta ducto-ducto.[23,24] Em alguns pacientes, estreitamento transitório na região da anastomose pode ocorrer nos primeiros dois meses após o transplante como resultado do edema e inflamação.[24,37]

Dentre os fatores de risco associados, as questões técnicas parecem ser as mais importantes.[24] Além disso, a fístula biliar (Fig. 48-5) é fator de risco independente para o desenvolvimento de estenose na anastomose.[38]

As estenoses anastomóticas ocorrem, em geral, no primeiro ano após o transplante e tendem a se apresentar nos primeiros cinco a oito meses.[32] Estenoses anastomóticas de aparecimento tardio geralmente estão associadas à cicatrização fibrótica derivada da isquemia nas extremidades dos ductos biliares tanto do doador, quanto do receptor,[23] e a resposta ao tratamento endoscópico é inferior.[32]

Os pacientes podem estar assintomáticos, apenas com elevações de aminotransferases, bilirrubinas, fosfatase alcalina e gama-glutamiltransferase, ou apresentar sintomas inespecíficos do tipo prurido, anorexia, febre e até icterícia. A dor pode estar ausente nos pacientes devido à imunossupressão e à denervação hepática.[24,36,37]

Uma vez que os testes de bioquímica hepática levantem a hipótese de estenose biliar, métodos de imagem devem ser realizados para confirmação diagnóstica e encaminhamento para terapêutica (Fig. 48-6).

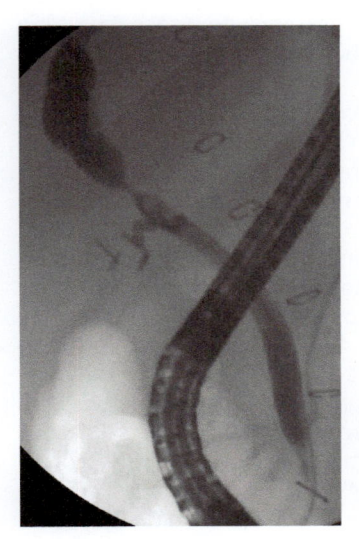

Fig. 48-4. Aspecto colangiográfico de estenose anastomótica após transplante hepático de doador cadáver.

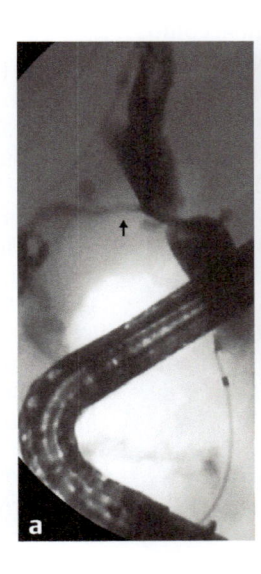

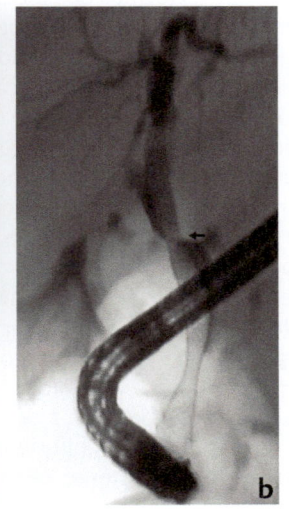

Fig. 48-5. Aspecto fluoroscópico de estenose anastomótica, associada à fístula (seta), em paciente submetido a transplante hepático de doador cadáver. (a) PMAE totalmente coberta liberada. (b) Evidenciando discreta compressão (seta), que corresponde ao ponto da estenose.

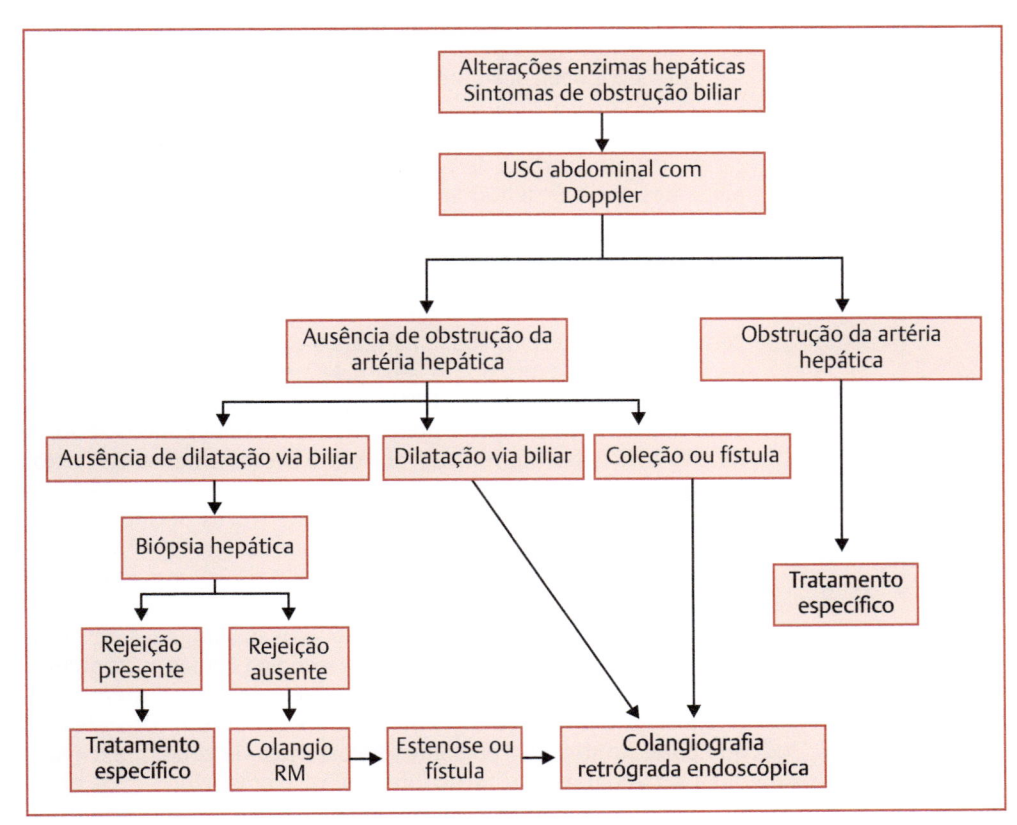

Fig. 48-6. Algoritmo proposto para diagnóstico das complicações biliares pós-transplante hepático.

A USG abdominal com Doppler para avaliação dos vasos hepáticos deve ser o exame inicial (sensibilidade 38% a 66%).[38] Havendo forte suspeita de obstrução biliar, sem dilatação ductal à USG, está indicada a CPRM, cuja acurácia diagnóstica é de 95% (sensibilidade 96% e especificidade 94%).[29,39,40]

A biópsia hepática deve ser realizada nos pacientes com alterações dos exames de bioquímica hepática e biliar, sem dilatação comprovada da via biliar, para excluir quadro de rejeição aguda ou crônica antes do encaminhamento à terapêutica de possível lesão estenótica.

Estenoses Não Anastomóticas

As estenoses não anastomóticas respondem por 10% a 25% de todas as estenoses pós-transplante hepático, com incidência média variando entre 5%-15% dos transplantados. Geralmente são múltiplas, longas e podem estar localizadas nos ductos intra-hepáticos ou no ducto do doador, proximalmente à anastomose.[23,24,28,33,37,41]

Os fatores de risco podem ser divididos em duas categorias principais: lesões isquêmicas (com ou sem trombose da artéria hepática) e imunológicas.[23,24]

A lesão isquêmica pode resultar da insuficiência ou trombose da artéria hepática ou, ainda, de outras formas de isquemia, como a extração do órgão depois de parada cardíaca, uso prolongado de vasopressores pelo doador, idade avançada do doador, longos períodos de isquemia quente ou fria, condições de preservação ou lesão de reperfusão. A lesão imunológica pode ser decorrente de rejeição ductopênica, incompatibilidade ABO, polimorfismo de genes, doenças imunomediadas preexistentes no receptor (tais como a CEP) ou a hepatite autoimune.[23,24] Fatores menos importantes e cujos dados são inconsistentes na literatura incluem a infecção pelo CMV e recidiva viral (vírus B e C da hepatite).[24,42]

A apresentação clínica é semelhante à da estenose anastomótica,[24,33] porém, em geral, há maior acúmulo de barro biliar proximalmente à estenose, o que pode predispor a episódios recorrentes de colangite e formação de *casts* (descamação em molde).[37]

As estenoses de etiologia isquêmica tendem a se apresentar nos primeiros 3 a 6 meses após o transplante, enquanto aquelas relacionadas às causas imunológicas geralmente se manifestam após o primeiro ano.[24,33]

O diagnóstico da estenose não anastomótica é feito à semelhança da anastomótica, lembrando que essas tendem a ser múltiplas e mais extensas, podendo produzir aspecto radiológico que remete à colangite esclerosante primária (Fig. 48-7).[24,39,40]

Estenose Biliar no Doador Vivo

No transplante hepático de doador vivo, não apenas os receptores, mas também os doadores apresentam risco de complicações biliares. A incidência das estenoses varia entre 0,4% e 6%, e a das fístulas pode chegar a 13%.[43] As complicações parecem ser mais frequentes, quando o lobo hepático direito é utilizado.

Dentre os fatores de risco associados à estenose biliar no doador vivo, a presença de fístula biliar é um dos mais importantes, além da idade avançada e pequeno calibre do ducto (< 4 mm). A apresentação clínica é inespecífica, enquanto a bilirrubinemia acima de 1,5 mg/dL parece ser marcador de colestase mais fidedigno do que a fosfatase alcalina nestes pacientes. O manejo é o mesmo aplicado ao receptor.[44]

Resultados do Tratamento Endoscópico

A melhora dos quadros clínico e laboratorial, bem como o aspecto endoscópico são os parâmetros de controle do tratamento. Os resultados do tratamento endoscópico da estenose biliar pós-transplante hepático encontram-se resumidos nos Quadros 48-2 e 48-3.

As estenoses anastomóticas apresentam melhor resposta (70% a 100%) do que as não anastomóticas (50% a 75%), provavelmente em decorrência da presença de componente isquêmico mais frequente nesta última.[26,28,29]

A terapia endoscópica pode ser realizada pela dilatação com balão hidrostático ou dilatadores de passagem, seguida da colocação de uma ou mais próteses plásticas, dreno nasobiliar, ou, ainda, mais recentemente, da PMAEC. Na presença de lesões da artéria hepática (insuficiência ou obstrução), estas devem ser abordadas durante o curso do tratamento.[30]

A dilatação hidrostática sem a colocação subsequente de próteses mostrou-se ineficaz, com alto índice de recorrência da estenose.[28,30,33,45] Zoepf *et al.* demonstraram resposta clínica sustentada em seis meses de apenas 38%, apesar do sucesso inicial de 89% com a dilatação isolada.[45]

No tratamento da estenose anastomótica (Fig. 48-8a), a dilatação hidrostática seguida da colocação de prótese plástica única alcança sucesso em média em 75% dos casos (55%-87%). A utilização de múltiplas próteses plásticas (Fig. 48-8b-d) eleva a taxa de sucesso, atingindo resultados entre 81,8%-98%.[18,24,28,32,46,47]

Após o procedimento inicial, os pacientes devem ser submetidos à nova sessão de terapêutica endoscópica no prazo médio de três meses, com troca das próteses, para prevenção da oclusão, colangite e formação de cálculos.[24,26,28,30,46,47] Número progressivamente maior de próteses deve ser utilizado a cada troca, com objetivo de alcançar o maior diâmetro possível. O tratamento é completado em um ano, e a maioria dos pacientes deve precisar de três a cinco procedimentos nesse período.[24,27,28,30,32,34-36,46-48]

Quando a obstrução biliar ocorre muito precocemente, até 14 dias depois do transplante, a terapia endoscópica preferencial consiste na colocação de uma prótese plástica, sem dilatação hidrostática, devido ao risco de ruptura da anastomose nessa fase.[42] Os pacientes que apresentam estenose anastomótica nas primeiras 4 a 8 semanas, geralmente, evoluem com boa resposta à terapia com uma única sessão.[29]

As estenoses não anastomóticas são de tratamento mais difícil e, quando secundárias à trombose precoce da artéria hepática, geralmente requerem revascularização ou retransplante.[28] Nestes pacientes, a passagem do fio-guia pela área da estenose é o ponto crítico (Fig. 48-9a,b).[28,30] A dilatação com balão (Fig. 48-9c) de todas as estenoses nem sempre é possível, devido à sua gravidade, localização e distribuição multifocal, com o acometimento de ductos intra-hepáticos. A colocação de próteses plásticas (Fig. 48-9d) está indicada, seguindo o mesmo protocolo de trocas periódicas descrito anteriormente para estenose anastomótica.[24,28,33,37,41] Entretanto, as taxas de sucesso variam entre 50% e 75%, com alto índice de recorrência.[28,33,37,41] O número de intervenções endoscópicas e o tempo necessários para resolução são mais prolongados em comparação à estenose anastomótica, e a resposta clínica sustentada é inferior.[28,33,37,41] O acúmulo de barro biliar torna o tratamento particularmente difícil, pois promove a rápida oclusão da prótese, o que pode predispor a episódios recorrentes de colangite, cirrose biliar secundária e atrofia do lobo hepático envolvido.[28,37] Os eventos isquêmicos associados à estenose intra-hepática difusa estão

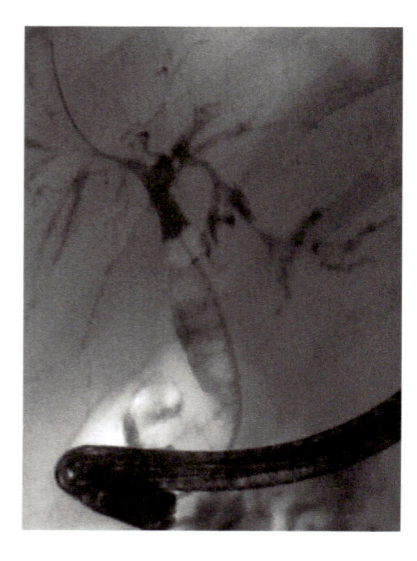

Fig. 48-7. Paciente hepático transplantado portador de estenose não anastomótica, com lesões múltiplas e extensas, acometendo difusamente a via biliar intra-hepática.

Quadro 48-2. Resultados do Tratamento da Estenose Biliar em Pacientes Pós-Transplante Hepático com Próteses Plásticas

Autor	N	Intervenção	Local	Média do seguimento	Sucesso técnico	Sucesso clínico	Média de tempo de tratamento	Complicações	Recorrência
Hisatsune et al., 2003[109]	19	PP única	EA	26 meses (15-44)	79%	93%	637 dias (487-933)	43%	NR
Zoepf et al., 2005[110]	7	PP única	EA	9,5 meses (1-36)	100%	85,6%	8 meses (2-26)	18,6%	NR
Alazmi et al., 2006[31]	143	PP única	EA	28 meses (1-114)	96,6%	82%	145 dias (11-1000)	NR	18%
Graziadei et al., 2006[33]	84	PP única	EA (65) ENA (19)	39,8 meses (0,3-98)	NR	77,9% (EA) 63,2% (ENA)	156 dias (25-365)	5,9%	NR
Akay et al,.2006[111]	11	Dilatação PP única	EA	22 ± 13 meses	75%	55%	3 meses	12,1%	50% 13%
Zoepf et al., 2006[45]	25	Dilatação: 9 Dilatação+PP: 16	EA	6 meses (1-43)	89% 87%	33% 60%	1,5 (1-8 meses) 4 (1-27 meses)	24,3%	62,5% 31%
Elmi et al., 2007[112]	15	1-2 PP	EA	535 dias (22-1301)	NR	87%	192 dias (18-944)	33,3%	0%
Holt et al., 2007[113]	53	1-2 PP	EA	18 meses	92%	69%	11,3 meses (7-14)	20,7%	3,2%
Morelli et al., 2003[30]	25	PP múltiplas	EA	54 meses (5 sem-103 m)	88%	90% 80% ITT	NR	12%	9,1%
Pasha et al., 2007[34]	25	PP múltiplas	EA	21,5 meses (5,4-31,2)	91% 88% ITT	81,8% 72% ITT	4,6 meses (1,1-11,9)	20%	18%
Morelli et al., 2008[114]	38	PP múltiplas	EA	360 dias (140-1347)	100%	87%	107 dias (20-198)	5,2%	13%
Tabibian et al., 2009[41]	15	PP múltiplas	ENA	19 meses	NR	81,8% 60% ITT	17 meses	4%	0%
Tabibian et al., 2010[48]	69	PP múltiplas	EA	11 meses (0-39)	94% 78,3% ITT	71%	15 meses (12-60)	5,8%	3%
Poley et al., 2013[35]	31	PP múltiplas	EA	28 meses (12-92)	NR	80,6%	NR	21,3%	NR
Albert et al., 2013[32]	47	Dilatação: 6 PP: 14 Dilatação + PP: 27	EA	151 semanas (± 144 sem)	NR	95,7%	28 semanas	16%	34%
Tringali et al., 2016[90]	56	PP múltipla	EA	5.8 (0,8-18,6) anos	98%	NR	11,5 5,9 meses	5,3%	6%

EA: estenose anastomótica; ENA: estenose não anastomótica; ITT: intenção de tratamento; NR: Não reportado; PA: pancreatite aguda; PP: prótese plástica.

relacionados ao menor tempo de sobrevida do enxerto, e cerca de 30% a 50% dos pacientes irão necessitar de retransplante, a despeito da terapia endoscópica.[24,28,37]

Os resultados do tratamento endoscópico das estenoses biliares em pacientes submetidos a transplante hepático de doador vivo são ainda mais desanimadores, com taxa de sucesso de 60%-75% para estenoses anastomóticas e 25%-33% para as não anastomóticas, com elevado número de revisões cirúrgicas por falha da drenagem endoscópica.[24,28] Os maiores desafios para o endoscopista e também as principais causas de falha da terapêutica são: a incapacidade de transpor a estenose, presença de múltiplas anastomoses, envolvimento de ductos de pequeno calibre, estenoses complexas e muitas vezes periféricas além do risco aumentado de desvascularização.[24,28] Assim como nos transplantados de doador cadáver, a combinação da dilatação hidrostática com a colocação de próteses é mais efetiva do que qualquer uma das modalidades isoladas.[28] Angulações agudas da anastomose biliar após transplante intervivos, conhecidas como pescoço de garça, foram associadas à refratariedade ao tratamento endoscópico, com taxas de sucesso de apenas 20%.[49]

Um dos maiores inconvenientes da terapia endoscópica baseada na dilatação combinada à colocação de próteses plásticas múltiplas é a necessidade de vários procedimentos ao longo de 12 meses.[35] Tal AO et al., em um estudo mais recente, mostram que a possibilidade do uso de uma única prótese, com o número de procedimentos reduzido aos de colocação e retirada, despertou grande interesse para o uso das PMAEC (Fig. 48-10) no manejo não operatório das estenoses biliares benignas, mantendo eficácia semelhante ao uso de próteses plásticas múltiplas.[50]

Vários autores descreveram sucesso inicial em 87,5% a 100% em pacientes com estenose anastomótica pós-transplante hepático, inclusive em casos refratários ao tratamento convencional com próteses plásticas.[16-18,46,51-58]

A despeito do custo inicial superior ao da prótese plástica, sugere-se que o custo global do tratamento com a PMAEC seja inferior, uma vez que os pacientes deverão ser submetidos a número reduzido de procedimentos, com menor consumo de materiais ao longo do tratamento.[56,59] Na análise de custo realizada no estudo de Kaffes et al. essa hipótese foi confirmada.[60] Em protocolo de estudo randomizado controlado, realizado em nosso serviço, o custo individual por paciente foi de US$ 6.903 no grupo PMAEC e US$ 16.095 no grupo de próteses plásticas múltipas. (Dados encaminhados para publicação). Os resultados de segurança e eficácia da PMAEC em longo prazo começam a ser publicados.

Quadro 48-3. Resultados do Tratamento da Estenose Biliar em Pacientes Pós-Transplante Hepático com Prótese Metálica Autoexpansível Totalmente Coberta

Autor	N	Intervenção	Local	Média do seguimento	Sucesso técnico	Sucesso clínico	Média de tempo de tratamento	Complicações	Recorrência
Vandenbroucke et al., 2006[115]	21	PMAEPC	EA	37,8 ± 17,2 meses	NR	76%	10,8 meses (0,9 - 25,1)	4%	NR
Kahaleh et al., 2008[16]	16	PMAEPC	EA	12 meses (3 - 26)	NR	94%	4 meses (1 - 28)	NR	
Traina et al., 2009[51]	16	PMAEC	EA	10 ±2,8 meses (6 - 14)	87,5%	81,2%	2 meses	Migração 37,5%	7,4%
Mahajan et al., 2009[78]	9	PMAEC	EA	3,8 meses (1,2 - 7,7)	NR	100%	3,3 meses (3 - 4,8)	23%	NR
Chaput et al., 2010[116]	22	PMAEPC	EA	12 ± 1,9 meses	86,4%	52,6%	2 meses	32%	47,4%
Martins et al., 2010[117]	7	PMAEPC	EA	156,6 dias (106 - 223)	100%	100%	90 dias (60 - 120)	Dor 42,8% PA 14,2%	NR
Garcia-Parajes et al., 2010[53]	22	PMAEC	EA	12,5 meses (13 - 25)	100%	95,5%	NR	Precoce 18,2% Tardia 41%	4,5%
Marín-Gomez et al., 2010[54]	8	PMAEC	EA	NR	66,7%	NR	280 dias (173 - 310)	45%	NR
Martins et al., 2010[117]	22	PMAEC PP múltipla	EA	289 (89-536) dias 143 (89-197) dias	100% 100%	100% 80%	73 (61-104) dias 272 (235-296) dias	14,4% 9,9%	4,8% 0%
Tarantino et al., 2012[58]	39 15	PMAEC	EA* EA**	22,1 ± 10 meses 14,4 ± 2,2 meses	100% 100%	71,8% 53,3%	2 meses 2 meses	Migração 33,3% Migração 46,7%	14,3% 25%
Poley et al., 2012[56]	6	PMAEC	EA	15 meses (11 - 25)	100%	80%	5,5 meses	Dor 56% Migração 4,3%	NR
Sauer et al., 2012[52]	9	PMAEC	EA	12 meses (mediana)	100%	67%	11,7 ± 4,4 sem (± 2 - 3 meses)	Dor 18,2% Migração 22,2%	16,6%
Kahaleh et al., 2013[62]	31	PMAEC	EA	NR	100%	61,3%	95,5 48,7 dias (7 - 301)	Migração 10,5% Dor 8,6% PA 2% Oclusão 3%	NR
Cercedo-Rodriguez et al., 2013[118]	55	PMAEPC: 19 (Wallstent) PMAEC: 21 (Viabil) PMAEC: 15 (WallFlex)	EA	39 22,3 meses 24,3 ± 9,5 meses 4,6 ± 3,4 meses	100% 100% 100%	74% 71% 60%	3 - 4 meses	Prótese 16% Prótese 24% PA 5% Prótese 7%	14,3% 11,1%
Martins et al., 2013[57]	24	PMAEC	EA	490 dias (71 - 1062)	100%	72,8%	110,2 dias (10 - 243)	Dor 20,9% PA 37,5%	18%
Devière et al., 2014[55]	42	PMAEC	EA	20,3 meses (12,9 - 24,3)	100%	68,3%	5 meses (4,8 - 5,3)	38,1% (Migração 17%)	27,9%
Kaffes et al., 2014[60] 2 centros	20	PMAEC: 10 PP múltipla: 10	EA	24,5 meses (4 – 38) 23 meses (1 – 42)	100%	100% 80%	3,8 meses (2,5 – 5) 10,1 meses (4 - 13)	Colangite 10% Colangite 40% Dor 10%	30% 37,5%
Martins et al., 2015[119]	157	PMAEC: 48 PP múltipla: 109	EA	620,3 ± 540,7 dias 690,8 ± 632,3 dias	86% 91%	NR NR	124,2 ± 67,9 dias 282,7 ± 135,4 dias	24,3% (PA: 17,1%) 9,6%	30,3% 7,7%
Chaput et al., 2015[17]	36	PMAEC	EA	12 ± 3,56 meses	100%	87,9%	6 meses	23,9% Migração 25%	21,9%
Coté et al., 2016[18] 8 centros	64	PMAEC: 33 PP múltipla: 31	EA	12 meses 12 meses	100% 100%	91,7% 93,9%	NR	Migração 40% Geral: PA 5,4% Dor 15,2%	15,2% 3,3%
Jiménez-et al., 2016[120]	41	PMAEC	EA	27,8 ± 18,3 meses	100%	100%	4,47 ± 2,2 meses	Migração 41,4%	21,9%
Martins et al. (dados encaminhados para publicação)	64	PMAEC: 32 PP múltipla: 32	EA	2,95 anos (0 – 6,3) 2,7 anos (0,25 – 5,3)	100% 100%	83,3% 96,5%	4,64 meses (0,3 – 7,9) 11,42 meses (7,4 – 14,7)	PA 13,3% Migração 10% Migração 2,8%	32% 0%

EA: estenose anastomótica; ENA: estenose não anastomótica; * estenose anastomótica refratária; ** estenose anastomótica sem tratamento prévio; ITT: intenção de tratamento; NR: Não reportado; PA: pancreatite aguda; PP: prótese plástica; PMAEC: prótese metálica autoexpansível coberta; PMAEPC: prótese metálica autoexpansível parcialmente coberta.

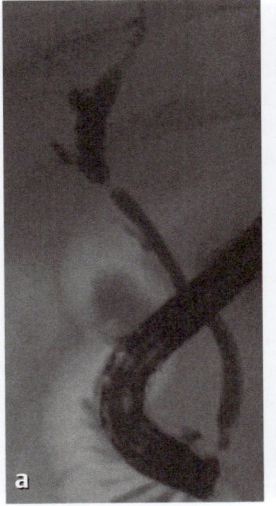

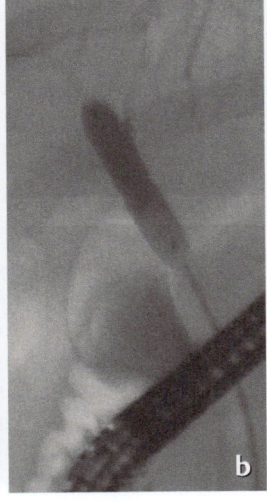

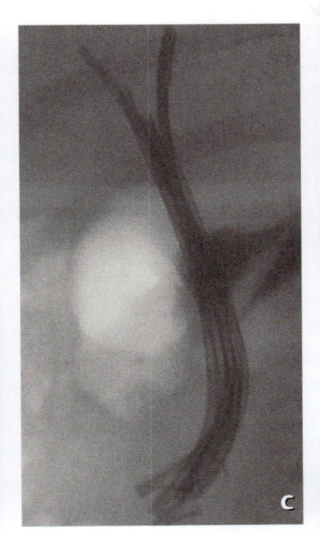

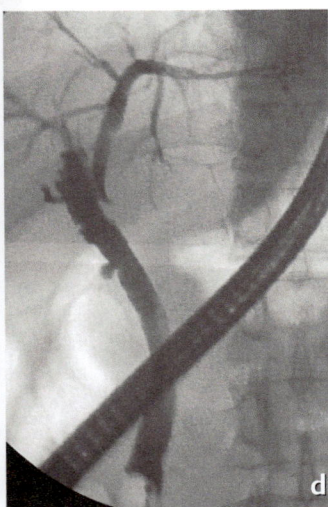

Capítulo 48 ■ Fístulas Biliares e Estenoses Biliares Benignas

Fig. 48-8. (**a**) Aspecto colangiográfico de estenose anastomótica após transplante hepático de doador cadáver. (**b**) Tratada com dilatação. (**c**) Colocação de próteses plásticas múltiplas. (**d**) Durante período de 12 meses. Aspecto radiológico da anastomose biliar ao final de 1 ano de tratamento endoscópico.

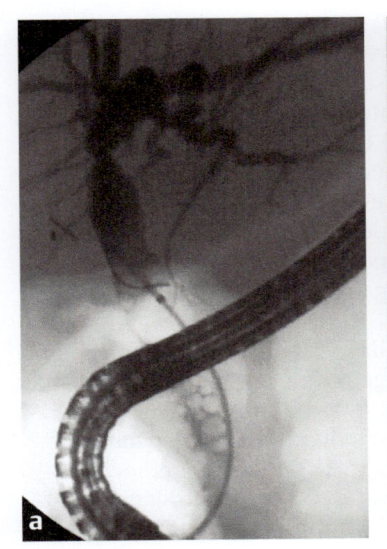

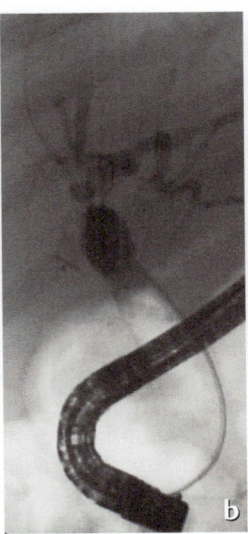

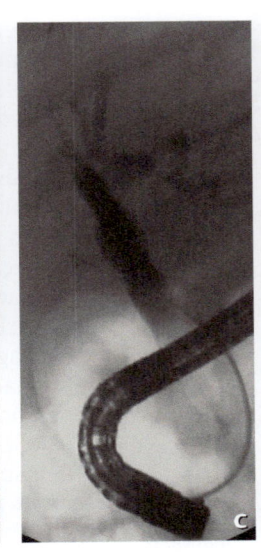

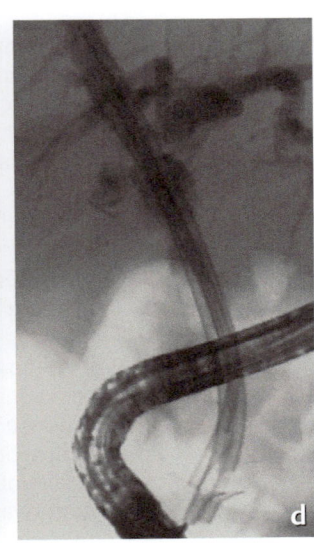

Fig. 48-9. (**a**) Aspecto colangiográfico de estenose não anastomótica após transplante hepático de doador cadáver, acometendo o ducto hepático direito. (**b**) Passagem do fio-guia e do cateter do balão dilatador pela estenose. (**c**) Realizada dilatação hidrostática da estenose. (**d**) Seguida da colocação de três próteses plásticas.

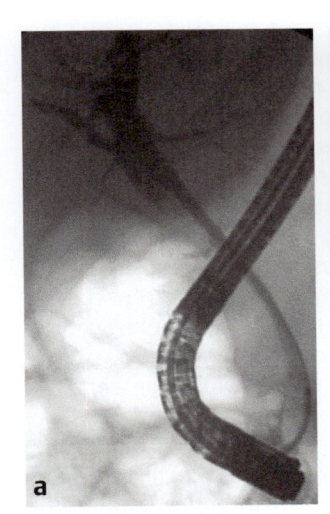

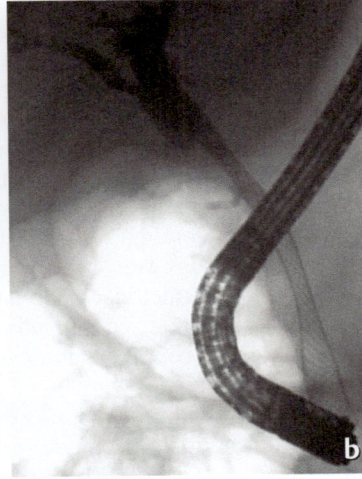

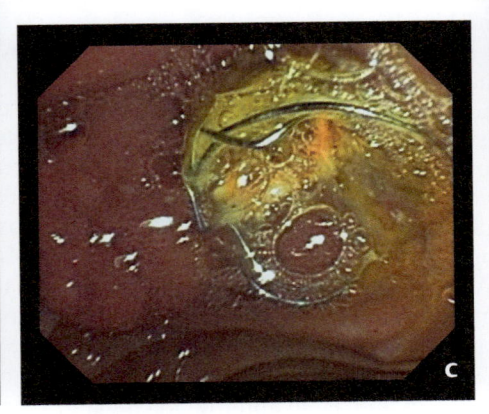

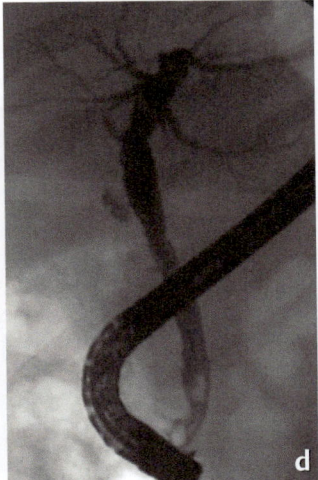

Fig. 48-10. FALTA LEGENDA!!! FALTA LEGENDA!!!

Em revisão sistemática de 2013 que incluiu 21 estudos (200 pacientes), o tratamento endoscópico das estenoses anastomóticas pós-transplante hepático com próteses plásticas múltiplas e PMAEC foi comparado. Observou-se grande heterogeneidade nos protocolos de tratamento, tipos de próteses metálicas, dilatação hidrostática ou terapia com prótese plástica prévia, definição de resultado primário e seguimento. De maneira geral, a resolução da estenose foi descrita em 80% a 94% dos pacientes quando o tempo de permanência da PMAEC foi superior a 3 meses, muito semelhante à taxa de sucesso de 94% a 100% alcançada com 1 ano de tratamento com próteses plásticas. As PMAEC foram utilizadas como terapia de resgate em 125 casos, o que pode ser considerado um desvio de seleção, por tratar-se de pacientes que já haviam falhado há pelo menos uma modalidade terapêutica.[61]

Em nossa casuística, avaliamos 64 pacientes com estenose anastomótica pós-transplante hepático (32 com PMAEC e 32 com próteses plásticas múltiplas) e encontramos taxa de resolução da estenose semelhante entre os grupos (83,3% *versus* 96,5%, respectivamente), com maior índice de recidiva no grupo PMAEC (32% *versus* 0%) após seguimento médio de 2,99 anos (dados encaminhados para publicação).

No estudo de Coté *et al.*, após seguimento de 12 meses, também houve maior recorrência da estenose em portadores de estenose anastomótica tratados com PMAEC em comparação àqueles tratados com próteses plásticas (15,2% *versus* 3,3%).[18] As PMAEC não estão indicadas para as estenoses não anastomóticas ou intra-hepáticas difusas.

O maior problema enfrentado atualmente com a PMAEC tem sido a migração, observada em até 40% dos casos.[17,18,51+53,55-58,61] Apesar de muitas vezes não implicar em maiores consequências clínicas, a taxa de resolução da estenose é inferior em pacientes que apresentaram migração da prótese.[17,55,61,62]

Quanto à taxa de complicações do tratamento endoscópico das estenoses biliares pós-transplante hepático, a falta de uniformidade no desenho dos estudos (prospectivos e retrospectivos) e na classificação dos eventos (variando desde episódios de dor ou febre pós-procedimento, migração e oclusão da prótese, até sangramento, perfuração e pancreatite aguda) dificulta a avaliação comparativa.[61] As taxas de complicações podem ultrapassar 30% em algumas publicações, entretanto as complicações maiores (colangite, pancreatite e sangramento) ocorrem entre 10% e 15% e são mais frequentes nos pacientes que não aderem ao protocolo de troca periódica das próteses.[23,24,63]

Nos pacientes com estenose grave da anastomose direta ducto-ducto e falha no acesso profundo retrógrado à via biliar é possível a realização do procedimento combinado, com punção biliar percutânea ou guiada por EUS, seguida da terapia endoscópica *rendez-vous*.[38]

A CPTH tem sido a escolha para o tratamento da estenose biliar nos pacientes transplantados hepáticos com reconstrução em Y de Roux e estenose da anastomose. Entretanto, alguns autores demonstraram a possibilidade de acesso retrógrado com auxílio da enteroscopia, como alternativa segura à drenagem percutânea ou cirúrgica, podendo ser utilizado em casos selecionados.[64]

O acesso à via biliar por punção ecoguiada foi descrita inicialmente por Wiersena *et al.*[65] Após a punção inicial da via biliar, o fio-guia é introduzido pela agulha e avançado anterogradamente, atravessando a obstrução biliar até o duodeno. Uma vez que o fio-guia tenha ultrapassado com sucesso a estenose e a papila duodenal, o procedimento *rendez-vous* com drenagem anterógrada pode ser completado.

A taxa de sucesso global descrita para a drenagem ecoguiada da via biliar, considerando indicações diversas, varia entre 80% e 84%, com taxa de complicação de 13%-16%.[66] Possíveis complicações incluem fístula biliar, sangramento, perfuração intestinal, infecção e pneumoperitônio. A drenagem da via biliar guiada por EUS pode-se tornar alternativa atraente à drenagem percutânea ou cirúrgica nos pacientes com obstrução biliar, porém no momento deve ser reservada a profissionais com extensa experiência em colangiografia e ultrassonografia endoscópica terapêutica.

A recidiva da estenose biliar ocorre em aproximadamente 20% dos casos tratados por endoscopia e pode ainda ser efetivamente reabordada por via endoscópica.[23] Os principais fatores associados à recorrência da estenose anastomótica são: apresentação clínica tardia (superior a seis meses de transplante), presença de estenose grave, fístula biliar e alto volume de transfusão sanguínea no intraoperatório.[28,38] Nos casos em que a PMAEC é utilizada, o tempo de permanência e a migração da prótese estão relacionados ao maior índice de recidiva da estenose.

PANCREATITE CRÔNICA

A pancreatite crônica é síndrome que envolve alterações inflamatórias progressivas no pâncreas resultando em danos estruturais permanentes, que podem levar a comprometimento das funções exócrina e endócrina. O portador de pancreatite crônica pode ou não apresentar dor crônica, com ou sem sintomas de insuficiência pancreática. Além disso, à medida que a doença progride, várias complicações podem ocorrer, incluindo obstrução biliar ou duodenal, pseudocistos, ascite pancreática, trombose venosa esplênica e pseudoaneurismas. A obstrução sintomática do ducto biliar e/ou duodeno desenvolve-se em 10% a 30% dos pacientes. Estas manifestações geralmente são secundárias à obstrução biliar (Fig. 48-11a) pelo aumento da cabeça do pâncreas por inflamação ou fibrose, ou ainda pela presença de pseudocisto.

Embora a maioria dos pacientes com obstrução do ducto biliar não apresente sintomas, em até 11% ela pode ser caracterizada por dor epigástrica pós-prandial, saciedade precoce, náuseas e icterícia. As alterações da função hepática e colestase bioquímica podem ser discretas por anos, e só mais tarde a fosfatase alcalina e bilirrubina começarem a se elevar.[67,68] A persistência da estenose pode ser complicada por colestase prolongada, colangite e até cirrose biliar secundária.[67]

O diagnóstico da obstrução biliar nestes pacientes deve ser complementado por métodos de imagem, dentre eles, USG abdominal, TC, ressonância magnética e EUS.

A USG abdominal é exame limitado, com sensibilidade de 60%-70% e especificidade de 80%-90%.[69] A TC oferece melhor visibilização do pâncreas e das vias biliares, com sensibilidade de 74%-90% e especificidade de 85%.[69] A EUS apresenta melhores taxas de sensibilidade e especificidade, porém o custo e a disponibilidade do exame limitam seu uso rotineiro no diagnóstico da obstrução biliar por pancreatite crônica. A CPRM trouxe grande incremento ao arsenal diagnóstico, permitindo mapeamento da estenose biliar e planejamento da terapêutica, com a mesma acurácia da CPRE.[69]

O procedimento de drenagem está indicado nos casos de obstrução biliar sintomática e/ou persistente.

O tratamento cirúrgico foi durante muito tempo a opção de escolha para desobstrução biliar também nestes pacientes. A drenagem endoscópica é vista hoje como alternativa com resultados técnicos iniciais favoráveis, entretanto, com resposta sustentada pobre na maioria dos casos, provavelmente em decorrência da fibrose pancreática e calcificação do parênquima.[67,68] A terapêutica endoscópica pode ainda ser utilizada como ponte para a cirurgia, visando melhorar as condições clínicas dos indivíduos antes do tratamento cirúrgico.[68,70]

Assim como na abordagem das demais estenoses biliares benignas, a terapia endoscópica pode ser realizada pela dilatação com balão hidrostático (Fig. 48-11b), seguida da inserção de múltiplas próteses plásticas (Fig. 48-11c) ou, mais recentemente, da colocação de uma PMAEC (Fig. 48-12).[71] Dentre os pacientes tratados com próteses plásticas, apesar de o sucesso técnico inicial ser alcançado na maioria dos casos, uma resposta sustentada satisfatória foi observada apenas no trabalho de Vitale *et al.*, no qual 80% (20/25) dos pacientes apresentavam-se livres de sintomas em acompanhamento médio de 32 meses.[72] Nos demais estudos, apenas 10%-32% dos casos apresentaram resposta sustentada, com taxas de oclusão e migração da prótese de 36%-23% respectivamente.[72-77]

Catalano *et al.* demonstraram que a utilização de próteses plásticas múltiplas na estenose do colédoco por pancreatite crônica pode melhorar os resultados em longo prazo.[68]

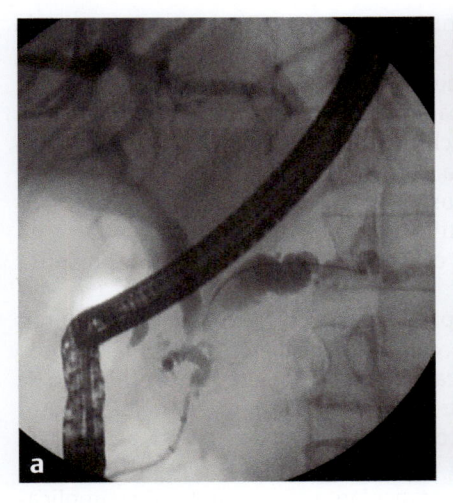

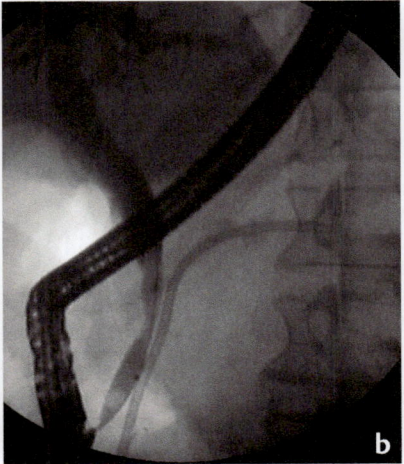

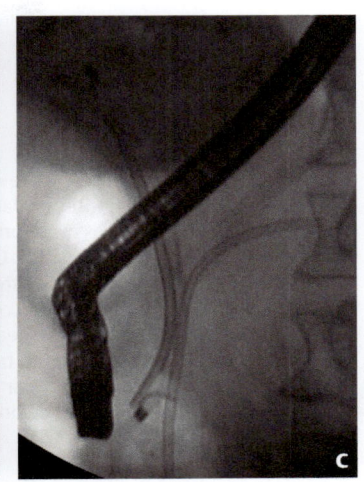

Fig. 48-11. (a) CPRE em paciente portador de pancreatite crônica complicada com obstrução biliar. Estenose regular do colédoco proximal. (b) Associada à dilatação da via biliar intra e extra-hepática. Realizada dilatação da estenose com balão de dilatação hidrostática e colocação de prótese plástica. (c) Nota-se, também, prótese plástica no ducto pancreático.

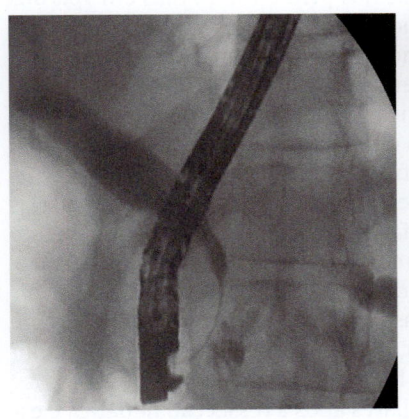

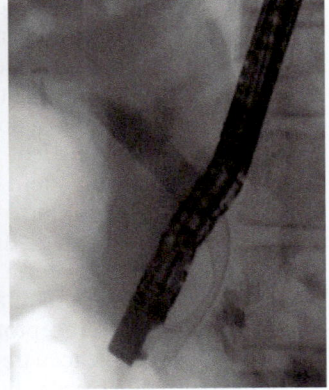

Fig. 48-12. Aspecto radiológico de estenose regular do colédoco distal em paciente com pancreatite crônica e sintomas de obstrução biliar. Colocação de PMAEC para tratamento da estenose.

O uso da PMAEC no tratamento da estenose biliar por pancreatite crônica também é crescente. Os estudos iniciais demonstraram menor taxa de resolução nestes pacientes, quando comparados às outras etiologias, como evidenciado por Mahajan et al. (58% versus 92%),[78] Poley et al. (46% versus 80%)[56] e Tarantino et al. (75% versus 91%).[79] Nesses estudos, o tempo médio de permanência das próteses foi de 3 a 5,5 meses, e tais dados validaram a hipótese de que na estenose biliar secundária à pancreatite crônica, o denso tecido fibrótico e as calcificações ao redor do ducto biliar distal tornam o tratamento endoscópico tecnicamente mais desafiador.

O benefício da permanência mais prolongada das PMAEC nesse grupo de pacientes foi sugerido pelos estudos de Kahaleh et al.[62] Chaput et al.[17] e Coté et al.[18] que observaram taxa de sucesso do tratamento de 80,7%, 94,7% e 92,6% respectivamente.[17,18,62] A probabilidade de sucesso e a resposta sustentada foram significativamente mais elevadas nos pacientes em que a prótese permaneceu por mais de 90 dias[62] e naqueles casos em que não houve migração da mesma ao longo de tratamento, por período médio de 6 meses.[17, 18] Vem de encontro o estudo de Devière et al., em que a taxa de sucesso alcançada após tratamento com PMAEC, com permanência média de 11,5 meses (10,9-11,9 meses), foi de 90,5%.[55]

No único estudo randomizado controlado, comparando próteses plásticas múltiplas (6 próteses de 10 French) e PMAEC, durante 6 meses, em portadores de estenose biliar por pancreatite crônica, o índice de resolução da estenose e a resposta sustentada foram equivalentes após tratamento por 6 meses.[80,81]

Algumas próteses em desenvolvimento possuem o recurso que atenuam a necessidade de remoção endoscópica das próteses, como, por exemplo, próteses biodegradáveis como mostra o estudo preliminar de Anderloni A et al.[82]

As complicações do tratamento endoscópico são as mesmas já descritas anteriormente nesse capítulo para as outras etiologias.

COLANGITE ESCLEROSANTE PRIMÁRIA

A colangite esclerosante primária (CEP) é doença colestática crônica de etiologia desconhecida, caracterizada por inflamação, fibrose e estenose de ductos na árvore biliar intra e/ou extra-hepática.[83] A patogênese da CEP ainda não foi completamente esclarecida, porém sabidamente ela está associada a outras doenças autoimunes.

Cerca de metade dos pacientes com CEP é assintomática no momento do diagnóstico, apesar de alguns já terem doença avançada.[83] Os sintomas iniciais são inespecíficos e podem incluir astenia, emagrecimento e prurido. Com a progressão da doença, os pacientes podem apresentar piora das colestases clínica e laboratorial, além de episódios intermitentes de colangite.

Os testes bioquímicos hepáticos geralmente demonstram padrão colestático, com elevação da fosfatase alcalina sérica, predominando na maioria dos pacientes. O diagnóstico pode ser confirmado por exames laboratoriais (autoanticorpos), biópsia hepática e exames de imagem. A US abdominal e a TC têm pouca utilidade nestes casos, ficando a cargo da CPRM ou ainda da própria CRE a confirmação do diagnóstico radiológico da doença.[69]

A CPRM fornece imagens com sensibilidade e especificidade comparáveis às da CRE e, portanto, deve ser o exame preferencial quando houver suspeita de CEP.[31]

Os achados colangiográficos da CEP são bastante característicos: observa-se irregularidade difusa da via biliar intra-hepática com estenoses multifocais, intercaladas com áreas de dilatação. As estenoses intra-hepáticas da CEP geralmente são difusas e, portanto, a terapia endoscópica tem benefício limitado.[84]

Na árvore biliar extra-hepática podemos observar estenoses no hilo ou em qualquer lugar ao longo dos ductos hepáticos comuns ou da via biliar principal. Aproximadamente 60% dos portadores de CEP desenvolvem, ao longo do curso da doença, ao menos uma estenose dominante na árvore biliar intra ou extra-hepática definida como estenose no ducto biliar comum com diâmetro ≤ 1,5 mm, ou ≤ 1 mm nos ductos hepáticos.[84,85]

A CRE deve ser reservada para casos selecionados, que apresentem estenoses dominantes sintomáticas (Fig. 48-13a), passíveis de tratamento endoscópico. Não há evidência de benefício na abordagem das estenoses dominantes assintomáticas.[84]

A incidência de colangiocarcinoma neste grupo de pacientes é de 7%-9%, e sua apresentação pode justamente ser a estenose dominante. Portanto, durante a CRE, as estenoses dominantes devem ser avaliadas quanto à possibilidade da presença de neoplasias malignas associadas. O escovado para citologia e biópsias devem ser realizados. A citologia colhida por escovado biliar tem sensibilidade de 40%-60%.[86,87] Havendo disponibilidade, a colangioscopia e/ou microscopia confocal direta devem ser consideradas.

Vários relatos documentaram melhoras clínica e radiográfica após a dilatação endoscópica com ou sem colocação de prótese plástica biliar, sem impacto significativo nos parâmetros de colestase.[84,88] A utilização de próteses após a dilatação endoscópica na CEP é tema controverso, uma vez que o risco de colangite pós-procedimento

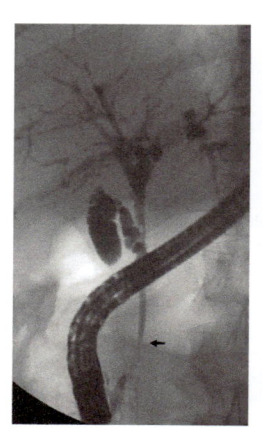

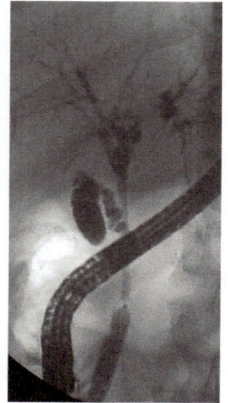

Fig. 48-13. Colangiografia endoscópica revela estenoses e dilatações difusas na árvore biliar intra-hepática. Com presença de estenose dominante no colédoco distal (seta). Realizada dilatação com balão hidrostático sem a colocação de prótese.

esteja aumentado neste grupo de pacientes, e tal evento adverso esteja associado à obstrução da prótese.[89]

Alguns estudos retrospectivos e não controlados sugerem que o uso de prótese plástica durante curto período (< 4 semanas) possa ser benéfico para portadores de CEP com estenose biliar extra-hepática dominante.[90] Em contrapartida, a dilatação isolada (Fig. 48-13b), sem colocação subsequente de prótese, produziu resultados semelhantes, com aumento significativo da sobrevida em cinco anos.[91]

A profilaxia antibiótica deve ser administrada a todos os pacientes com CEP submetidos à CRE, uma vez que eles apresentem maior risco de desenvolver colangite após manipulação do trato biliar. No entanto, ainda assim, o risco de colangite não está completamente eliminado.[87]

As taxas de complicações pós-procedimento são maiores nos pacientes com CEP, e, portanto, os procedimentos invasivos devem ser limitados e realizados por profissionais experientes, com a mínima manipulação possível.

Vale ressaltar que a intervenção endoscópica promove apenas melhora dos sintomas clínicos, sem tratar a doença de base.[84] O impacto do tratamento endoscópico na história natural da CEP ainda não está determinado.[88]

FÍSTULAS BILIARES

As fístulas biliares são decorrentes da lesão da parede do trato biliar e, em sua maioria, ocasionadas por procedimentos cirúrgicos, como a colecistectomia, transplante hepático e hepatectomia.[25,92] Alguns procedimentos não cirúrgicos também podem provocar o aparecimento de fístulas biliares, e estes incluem: biópsia hepática, colocação do *shunt* transjugular intra-hepático portossistêmico (TIPS), terapias minimamente invasivas de ablação de tumores hepáticos (radiofrequência e quimioembolização) e trauma.[93]

As fístulas biliares ocorrem em 1,1% a 5% dos pacientes após a colecistectomia (Fig. 48-14), em geral por clipagem incompleta do ducto cístico ou lesão térmica. Mais raramente elas podem ser consequência da secção de pequenos canalículos hepáticos aberrantes (ductos de Luschka).[94,95] O local mais frequente da fístula após a colecistectomia laparoscópica é o coto do ducto cístico (78%), seguido pelos ductos hepáticos de Luschka (13%) e outros (9%). A associação da fístula à lesão obstrutiva da via biliar está descrita em 31%-34% dos casos, muitas das vezes com presença de cálculos (20%-25%).[94]

Após o transplante hepático, as fístulas são a segunda complicação biliar mais frequente, com incidência média de 8,2%, podendo chegar a 20% em algumas casuísticas.[23,36] Segundo os resultados de metanálise recente, parece não haver diferença da incidência nos transplantados de doador cadáver ou intervivos (7,8% *versus* 9,5% respectivamente).[23]

As fístulas biliares pós-transplante são comumente complicações precoces, manifestando-se nos primeiros 30 dias em 70% dos casos. Quanto à localização, podem estar próximas à anastomose (Fig. 48-15), no coto cístico, no ponto de inserção do dreno biliar (Tubo T) ou na superfície cruenta do fígado nos transplante intervivos.[26] As fístulas anastomóticas podem ser decorrentes de falha técnica ou lesão isquêmica do ducto biliar.[26] As fístulas localizadas nos cotos dos ductos císticos frequentemente são causadas por ligadura inadequada e podem estar associadas a obstruções distais (cálculos ou estenoses). Outro fator importante para o aparecimento das fístulas é a presença de dreno na via biliar e sua manipulação, porém, atualmente a maioria das equipes abandonou o uso de tais drenos T.[26,96] Por fim, as fístulas podem ainda ocorrer na superfície cruenta do fígado no receptor, no doador de enxerto parcial (*split liver*), ou após a realização de biópsia hepática.[42]

A incidência de fístulas biliares após a ressecção hepática é estimada em 11%. Na maior parte das vezes, o extravasamento ocorre por canalículos biliares secundários na superfície cruenta do tecido hepático ressecado (Fig. 48-16) ou na superfície submetida à ablação.[94]

A despeito da etiologia, as fístulas biliares são acompanhadas de grande morbidade. Habitualmente os sintomas se apresentam na primeira semana, embora a apresentação possa ser retardada por até 30 dias. O diagnóstico pode ser confirmado com um USG, TC de abdome ou CPRM na maioria das vezes. No entanto, imagens negativas não excluem a possibilidade de fístula biliar e, se os sintomas persistirem, e a suspeita clínica for forte, a CRE deve ser considerada.

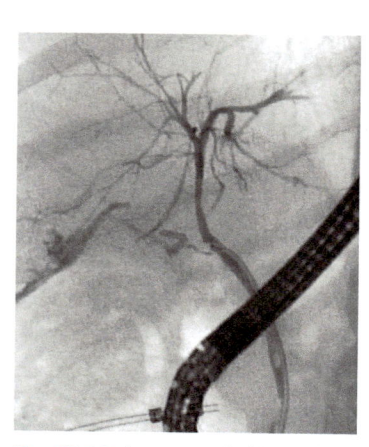

Fig. 48-14. Aspecto radiológico de fístula biliar após colecistectomia: extravasamento de contraste através do coto do ducto cístico.

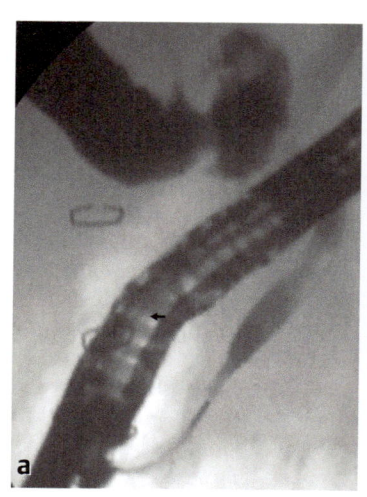

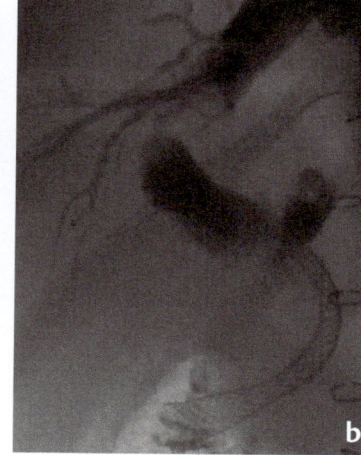

Fig. 48-15. (a) CPRE em paciente pós-transplante hepático mostra fístula biliar anastomótica de alto débito, associada à estenose. (b) O tratamento foi realizado com esfincterotomia biliar e colocação de PMAEC.

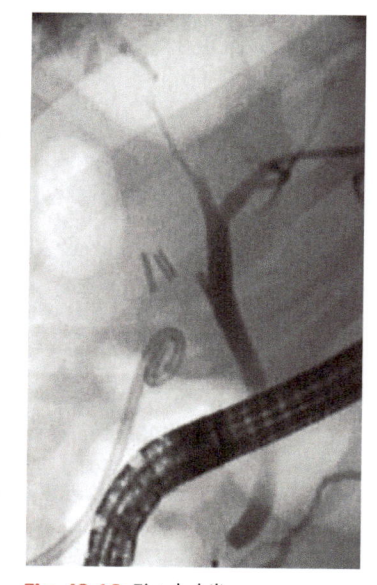

Fig. 48-16. Fístula biliar com extravasamento de contraste periférico em paciente pós-hepatectomia.

As fístulas biliares são classificadas em dois grupos de acordo com a colangiografia endoscópica:[97]

- *Fístulas de baixo débito*: o extravasamento de contraste ocorre apenas após a opacificação completa da árvore biliar intra-hepática.
- *Fístulas de alto débito*: o extravasamento ocorre precocemente, logo após a injeção inicial de contraste, quando a opacificação da árvore biliar intra-hepática ainda é insignificante.

A terapêutica endoscópica tem eficácia comprovada, atualmente, é a primeira escolha no manejo das fístulas biliares. A cirurgia está restrita aos casos refratários, à presença de secção completa do ducto biliar comum no pós-colecistectomia; àqueles com lesão arterial grave associada, necrose do ducto biliar ou desconexão da anastomose no pós-transplante, ou ainda nos casos com peritonite franca associada.[23,26,43,96]

O princípio para o tratamento endoscópico é a eliminação do gradiente de pressão determinado pelo esfíncter de Oddi, a fim de direcionar a saída da bile pela papila, reduzindo o fluxo pelo local da lesão ductal, favorecendo assim o seu fechamento.

As técnicas endoscópicas que podem ser utilizadas para o manejo da fístula biliar incluem: a esfincterotomia isolada ou associada à colocação de prótese plástica, a colocação de prótese plástica sem esfincterotomia e a drenagem nasobiliar.

A abordagem endoscópica menos invasiva possível deve ser utilizada, o que na maioria dos pacientes envolve a colocação de uma prótese plástica única, transpapilar sem esfincterotomia. Embora alguns autores defendam a esfincterotomia biliar isolada para tratamento de fístulas de baixo grau,[97] é desejável preservar o esfíncter biliar, sempre que possível, particularmente em pacientes mais jovens. Ademais, o sucesso do tratamento da fístula biliar foi superior, quando próteses plásticas foram utilizadas (com ou sem esfincterotomia) em comparação à realização da esfincterotomia isolada (90% a 100% *versus* 67% a 91% respectivamente).[98,99]

Uma vez que seja feita a opção pela colocação de prótese plástica sem esfincterotomia, recomenda-se o uso de prótese com diâmetro de 10 Fr, por 4 a 8 semanas,[93] não havendo necessidade de troca, exceto na suspeita de obstrução. Ocasionalmente, cálculos ou estenoses podem estar associados e sempre devem ser abordados.

Normalmente não é necessário posicionar a prótese acima do local da fístula, embora na prática clínica isto seja feito com frequência devido à sua simplicidade técnica. As próteses curtas, que atravessem o esfíncter de Oddi, são igualmente eficazes para reduzir a pressão transpapilar e levar ao fechamento da fístula.[73,93,99,100,101]

Os drenos nasobiliares são pouco utilizados atualmente, pois são desconfortáveis para os pacientes, de difícil manutenção e com frequência são acidentalmente deslocados.[93]

As PMAEC vêm sendo aplicadas como medida de resgate em pacientes refratários ao tratamento com próteses plásticas ou naqueles com fístulas biliares complexas (Fig. 48-15b), alcançando taxa de sucesso de 87%-100%.[52,53,102-104]

Outra opção descrita para tratamento das fístulas biliares refratárias, de alto débito, é a injeção de cola (cianoacrilato) no colédoco, com taxa de sucesso de 77,7% (7/9 casos).[105]

Sempre que houver uma coleção líquida associada à fístula biliar, ela deve ser drenada, para prevenção de infecção secundária e complicações tardias.[42]

Quando houver falha do manejo endoscópico, a colangiografia percutânea pode ser utilizada como segunda opção não operatória, entretanto, como muitas vezes não há dilatação da via biliar nos portadores de fístulas biliares, esta drenagem pode ser tecnicamente complicada.[42]

De maneira geral, o fechamento da fístula do coto cístico é alcançado em 89%-100% dos casos,[94] em cerca de 7-21 dias, e a prótese pode ser retirada após 3 a 6 semanas. No momento da retirada da prótese deve-se repetir a colangiografia com oclusão distal da via biliar (colangiograma de oclusão) para confirmar o fechamento da fístula. Havendo indícios da manutenção da fístula, nova prótese deve ser posicionada até seu fechamento completo.

O tratamento endoscópico das fístulas biliares pós-transplante hepático alcança sucesso em 66,6% a 100% dos pacientes.[36] As fístulas anastomóticas levam em média quatro a seis semanas para resolução, porém, não é raro o aparecimento de estenose anastomótica, como já discutido anteriormente nesse capítulo.[42] O uso de próteses plásticas (com ou sem esfincterotomia) mostrou-se superior em comparação à realização da esfincterotomia isolada (90%-100% *versus* 67%-91% respectivamente).[23] Nos pacientes com necrose do ducto biliar, secundária à trombose da artéria hepática, pode ocorrer a formação de bilomas por ruptura do ducto e extravasamento de bile no parênquima hepático e cavidade abdominal. A maioria dos casos de biloma pós-transplante hepático é periférica, não havendo comunicação com a árvore biliar e, portanto, tem indicação de drenagem percutânea ou cirúrgica.[42]

Fístulas da superfície cruenta do fígado, devido à sua localização mais periférica, geralmente levam cerca de oito semanas até sua resolução completa.[42]

REFERÊNCIAS BIBLIOGRÁFICAS

1. Judah JR, Draganov PV. Endoscopic therapy of benign biliary strictures. World J Gastroenterol. 2007;13:3531-9.
2. Khan MH, Howard TJ, Fogel EL, et al. Frequency of biliary complications after laparoscopic cholecystectomy detected by ERCP: experience at a large tertiary referral center. Gastrointest Endosc. 2007;65:247-52.
3. Bismuth H. The Biliary Tract. Clinical Surgery International. In: Blumgart LH (Ed.). Postoperative strictures of the bile duct. Edinburgh: Churchill Livingstone. 1982. p. 209-18.
4. Huibregtse K, Meenan J, Rauws AJ, Parasher VK. Diagnosis and Management of Nonneoplastic Biliary Obstruction, Biliary Leakage, and Disorders of the Liver Affecting the Bile Ducts. In: Sivak MV (Ed.). Gastroenterologic Endoscopy. 2. ed. Philadelphia: W. B. Saunders Company. 1999.
5. Davidoff AM, Pappas TN, Murray EA, et al. Mechanisms of major biliary injury during laparoscopic cholecystectomy. Ann Surg. 1992;215:196-202.
6. Wootton FT, Hoffman BJ, Marsh WH, Cunningham JT. Biliary complications following laparoscopic cholecystectomy. Gastrointest Endosc. 1992;38:183-5.
7. Bergman JJ, van den Brink GR, Rauws EA, et al. Treatment of bile duct lesions after laparoscopic cholecystectomy. Gut. 1996;38:141-7.
8. Davids PH, Ringers J, Rauws EA, et al. Bile duct injury after laparoscopic cholecystectomy: the value of endoscopic retrograde cholangiopancreatography. Gut. 1993;34:1250-4.
9. Bourke MJ, Elfant AB, Alhalel R, et al. Sphincterotomy-associated biliary strictures: features and endoscopic management. Gastrointest Endosc. 2000;52:494-9.
10. Costamagna G, Pandolfi M, Mutignani M, et al. Long-term results of endoscopic management of postoperative bile duct strictures with increasing numbers of stents. Gastrointest Endosc. 2001;54:162-8.
11. Costamagna G, Tringali A, Mutignani M, et al. Endotherapy of postoperative biliary strictures with multiple stents: results after more than 10 years of follow-up. Gastrointest Endosc. 2010;72:551-7.
12. Bergman JJ, Burgemeister L, Bruno MJ, et al. Long-term follow-up after biliary stent placement for postoperative bile duct stenosis. Gastrointest Endosc. 2001;54:154-61.
13. Huszár O, Kokas B, Mátrai P, et al. Meta-Analysis of the Long Term Success Rate of Different Interventions in Benign Biliary Strictures. PLoS One. 2017;12:e0169618.10.1371.
14. Tuvignon N, Liguory C, Ponchon T, et al. Long-term follow-up after biliary stent placement for postcholecystectomy bile duct strictures: a multicenter study. Endoscopy. 2011;43:208-16.
15. Costamagna G, Tringali A, Perri V, et al. Endotherapy of postcholecystectomy biliary strictures with multiple plastic stents: long-term results in a large co-hort of patients. Gastrointest Endosc. 2020;91:81-9.
16. Kahaleh M, Behm B, Clarke BW, et al. Temporary placement of covered self-expandable metal stents in benign biliary strictures: a new paradigm? (with video). Gastrointest Endosc. 2008;67:446-54.
17. Chaput U, Vienne A, Audureau E, et al. Temporary placement of fully covered self-expandable metal stents for the treatment of benign biliary strictures. United European Gastroenterol J. 2016;4:403-12.

18. Coté GA, Slivka A, Tarnasky P, et al. Effect of Covered Metallic Stents Compared With Plastic Stents on Benign Biliary Stricture Resolution: A Randomized Clinical Trial. JAMA. 2016;315:1250-7.
19. Tringali A, Reddy DN, Ponchon T, et al. Treatment of postcholecystectomy biliary strictures with fully-covered self-expanding metal stents - results after 5 years of follow-up. BMC Gastroenterol. 2019;19:214-2015.
20. Draganov P, Hoffman B, Marsh W, et al. Long-term outcome in patients with benign biliary strictures treated endoscopically with multiple stents. Gastrointest Endosc. 2002;55:680-6.
21. Shimada H, Endo I, Shimada K, et al. The current diagnosis and treatment of benign biliary stricture. Surg Today. 2012;42:1143-53.
22. Strasberg SM, Callery MP, Soper NJ. Laparoscopic hepatobiliary surgery. Prog Liver Dis. 1995;13:349-80.
23. Akamatsu N, Sugawara Y, Hashimoto D. Biliary reconstruction, its complications and management of biliary complications after adult liver transplantation: a systematic review of the incidence, risk factors and outcome. Transpl Int. 2011;24:379-92.
24. Williams ED, Draganov PV. Endoscopic management of biliary strictures after liver transplantation. World J Gastroenterol. 2009;15:3725-33.
25. Alsharabi A, Zieniewicz K, Patkowski W, et al. Assessment of early biliary complications after orthotopic liver transplantation and their relationship to the technique of biliary reconstruction. Transplant Proc. 2006;38:244-6.
26. Chang JM, Lee JM, Suh KS, et al. Biliary complications in living donor liver transplantation: imaging findings and the roles of interventional procedures. Cardiovasc Intervent Radiol. 2005;28:756-67.
27. Rerknimitr R, Sherman S, Fogel EL, et al. Biliary tract complications after orthotopic liver transplantation with choledochocholedochostomy anastomosis: endoscopic findings and results of therapy. Gastrointest Endosc. 2002;55:224-31.
28. Sharma S, Gurakar A, Jabbour N. Biliary strictures following liver transplantation: past, present and preventive strategies. Liver Transpl. 2008;14:759-69.
29. Fernandez-Simon A, Diaz-Gonzalez A, Thuluvath PJ, Cardenas A. Endoscopic retrograde cholangiography for biliary anastomotic strictures after liver transplantation. Clin Liver Dis. 2014;18:913-26.
30. Morelli J, Mulcahy HE, Willner IR, et al. Long-term outcomes for patients with post-liver transplant anastomotic biliary strictures treated by endoscopic stent placement. Gastrointest Endosc. 2003;58:374-9.
31. Alazmi WM, Fogel EL, Watkins JL, et al. Recurrence rate of anastomotic biliary strictures in patients who have had previous successful endoscopic therapy for anastomotic narrowing after orthotopic liver transplantation. Endoscopy. 2006;38:571-4.
32. Albert JG, Filmann N, Elsner J, et al. Long-term follow-up of endoscopic therapy for stenosis of the biliobiliary anastomosis associated with orthotopic liver transplantation. Liver Transpl. 2013;19:586-93.
33. Graziadei IW, Schwaighofer H, Koch R, et al. Long-term outcome of endoscopic treatment of biliary strictures after liver transplantation. Liver Transpl. 2006;12:718-25.
34. Pasha SF, Harrison ME, Das A, Nguyen CC, et al. Endoscopic treatment of anastomotic biliary strictures after deceased donor liver transplantation: outcomes after maximal stent therapy. Gastrointest Endosc. 2007;66:44-51.
35. Poley JW, Lekkerkerker MN, Metselaar HJ, et al. Clinical outcome of progressive stenting in patients with anastomotic strictures after orthotopic liver transplantation. Endoscopy. 2013;45:567-70.
36. Thuluvath PJ, Atassi T, Lee J. An endoscopic approach to biliary complications following orthotopic liver transplantation. Liver Int. 2003;23:156-62.
37. Verdonk RC, Buis CI, van der Jagt EJ, et al. Nonanastomotic biliary strictures after liver transplantation, part 2: Management, outcome, and risk factors for disease progression. Liver Transpl. 2007;13:725-32.
38. Balderramo D, Sendino O, Burrel M, et al. Risk factors and outcomes of failed endoscopic retrograde cholangiopancreatography in liver transplant recipients with anastomotic biliary strictures: a case-control study. Liver Transpl. 2012;18:482-9.
39. Amateau SK, Kohli DR, Desai M, et al. American Society for Gastrointestinal Endoscopy guideline on management of post-liver transplant biliary strictures: methodology and review of evidence. Gastrointest Endosc. 2023;97:615-37.
40. Kohli DR, Amateau SK, Desai M, et al. American Society for Gastrointestinal Endoscopy guideline on management of post-liver transplant biliary strictures: summary and recommendations. Gastrointest Endosc. 2023;97:607-14.
41. Tabibian JH, Asham EH, Goldstein L, et al. Endoscopic treatment with multiple stents for post-liver-transplantation nonanastomotic biliary strictures. Gastrointest Endosc. 2009;69:1236-43.
42. Ostroff JW. Management of biliary complications in the liver transplant patient. Gastroenterol Hepatol (N Y). 2010;6:264-72.
43. Park JS, Kim MH, Lee SK, et al. Efficacy of endoscopic and percutaneous treatments for biliary complications after cadaveric and living donor liver transplantation. Gastrointest Endosc. 2003;57:78-85.
44. Venu M, Brown RD, Lepe R, et al. Laboratory diagnosis and nonoperative management of biliary complications in living donor liver transplant patients. J Clin Gastroenterol. 2007;41:501-6.
45. Zoepf T, Maldonado-Lopez EJ, Hilgard P, et al. Balloon dilatation vs. balloon dilatation plus bile duct endoprostheses for treatment of anastomotic biliary strictures after liver transplantation. Liver Transpl. 2006;12:88-94.
46. Martins FP, Kahaleh M, Ferrari AP. Management of liver transplantation biliary stricture: Results from a tertiary hospital. World J Gastrointest Endosc. 2015;7:747-57.
47. Tringali A, Barbaro F, Pizzicannella M, et al. Endoscopic management with multiple plastic stents of anastomotic biliary stricture following liver transplantation: long-term results. Endoscopy. 2016.
48. Tabibian JH, Asham EH, Han S, et al. Endoscopic treatment of postorthotopic liver transplantation anastomotic biliary strictures with maximal stent therapy (with video). Gastrointest Endosc. 2010;71:505-12.
49. Yoshimoto T, Yazumi S, Hisatsune H, et al. Crane-neck deformity after right lobe living donor liver transplantation. Gastrointest Endosc. 2006;64:271.
50. Tal AO, Finkelmeier F, Filmann N, et al. Multiple plastic stents versus covered metal stent for treatment of anastomotic biliary strictures after liver transplantation: a prospective, randomized, multicenter trial. Gastrointest Endosc. 2017;86:1038-45.
51. Traina M, Tarantino I, Barresi L, et al. Efficacy and safety of fully covered self-expandable metallic stents in biliary complications after liver transplantation: a preliminary study. Liver Transpl. 2009;15:1493-8.
52. Sauer P, Chahoud F, Gotthardt D, et al. Temporary placement of fully covered self-expandable metal stents in biliary complications after liver transplantation. Endoscopy. 2012;44:536-8.
53. Garcia-Pajares F, Sanchez-Antolin G, Pelayo SL, et al. Covered metal stents for the treatment of biliary complications after orthotopic liver transplantation. Transplant Proc. 2010;42:2966-9.
54. Marin-Gomez LM, Sobrino-Rodriguez S, Alamo-Martinez JM, et al. Use of fully covered self-expandable stent in biliary complications after liver transplantation: a case series. Transplant Proc. 2010;42:2975-7.
55. Deviere J, Nageshwar Reddy D, Puspok A, et al. Successful management of benign biliary strictures with fully covered self-expanding metal stents. Gastroenterology. 2014;147:385-95.
56. Poley JW, Cahen DL, Metselaar HJ, et al. A prospective group sequential study evaluating a new type of fully covered self-expandable metal stent for the treatment of benign biliary strictures (with video). Gastrointest Endosc. 2012;75:783-9.
57. Martins FP, Di Sena VO, De Paulo GA, et al. Phase III Randomized Controlled Trial of Fully Covered Metal Stent Versus Multiple Plastic Stents in Anastomotic Biliary Strictures Following Orthotopic Liver Transplantation: Midterm Evaluation [abstract]. Gastrointest Endosc. 2013;77:AB318.
58. Tarantino I, Traina M, Mocciaro F, et al. Fully covered metallic stents in biliary stenosis after orthotopic liver transplantation. Endoscopy. 2012;44:246-50.
59. Behm BW, Brock A, Clarke BW, et al. Cost analysis of temporarily placed covered self expandable metallic stents versus plastic stents in biliary strictures related to chronic pancreatitis. [abstract]. Gastrointest Endosc. 2007;65:AB211.
60. Kaffes A, Griffin S, Vaughan R, et al. A randomized trial of a fully covered self-expandable metallic stent versus plastic stents in anastomotic biliary strictures after liver transplantation. Therap Adv Gastroenterol. 2014;7:64-71.
61. Kao D, Zepeda-Gomez S, Tandon P, Bain VG. Managing the post-liver transplantation anastomotic biliary stricture: multiple plastic versus metal stents: a systematic review. Gastrointest Endosc. 2013;77:679-91.
62. Kahaleh M, Brijbassie A, Sethi A, et al. Multicenter trial evaluating the use of covered self-expanding metal stents in benign

63. Balderramo D, Bordas JM, Sendino O, et al. Complications after ERCP in liver transplant recipients. Gastrointest Endosc. 2011;74:285-94.
64. Sanada Y, Mizuta K, Yano T, et al. Double-balloon enteroscopy for bilioenteric anastomotic stricture after pediatric living donor liver transplantation. Transpl Int. 2011;24:85-90.
65. Wiersema MJ, Sandusky D, Carr R, et al. Endosonography-guided cholangiopancreatography. Gastrointest Endosc. 1996;43:102-6.
66. Maranki J, Hernandez AJ, Arslan B, et al. Interventional endoscopic ultrasound-guided cholangiography: long-term experience of an emerging alternative to percutaneous transhepatic cholangiography. Endoscopy. 2009;41:532-8.
67. Carr-Locke DL. Endoscopic therapy of chronic pancreatitis. Gastrointest Endosc. 1999;49:S77-8010049455.
68. Catalano MF, Linder JD, George S, et al. Treatment of symptomatic distal common bile duct stenosis secondary to chronic pancreatitis: comparison of single vs. multiple simultaneous stents. Gastrointest Endosc. 2004;60:945-52.
69. Ferrari FS, Fantozzi F, Tasciotti L, et al. US, MRCP, CCT and ERCP: a comparative study in 131 patients with suspected biliary obstruction. Med Sci Monit. 2005;11:MT8-1815735576.
70. Kaffes AJ. Management of benign biliary strictures: current status and perspective. J Hepatobiliary Pancreat Sci. 2015;22:657-63.
71. Nabi Z, Lakhtakia S. Endoscopic management of chronic pancreatitis. Dig Endosc. 2021;33:1059-72.
72. Vitale GC, Reed DN, Nguyen CT, et al. Endoscopic treatment of distal bile duct stricture from chronic pancreatitis. Surg Endosc. 2000;14:227-23110741437.
73. Barthet M, Bernard JP, Duval JL, et al. Biliary stenting in benign biliary stenosis complicating chronic calcifying pancreatitis. Endoscopy. 1994;26:569-72.
74. Devière J, Devaere S, Baize M, Cremer M. Endoscopic biliary drainage in chronic pancreatitis. Gastrointest Endosc. 1990;36:96-100.
75. Eickhoff A, Jakobs R, Leonhardt A, et al. Endoscopic stenting for common bile duct stenoses in chronic pancreatitis: results and impact on long-term outcome. Eur J Gastroenterol Hepatol. 2001;13:1161-7.
76. Farnbacher MJ, Rabenstein T, Ell C, et al. Is endoscopic drainage of common bile duct stenoses in chronic pancreatitis up-to-date. Am J Gastroenterol. 2000;95:1466-71.
77. Kiehne K, Fölsch UR, Nitsche R. High complication rate of bile duct stents in patients with chronic alco-holic pancreatitis due to noncompliance. Endoscopy. 2000;32:377-80.
78. Mahajan A, Ho H, Sauer B, et al. Temporary placement of fully covered self-expandable metal stents in benign biliary strictures: midterm evaluation (with video). Gastrointest Endosc. 2009;70:303-9.
79. Tarantino I, Mangiavillano B, Di Mitri R, et al. Fully covered self-expandable metallic stents in benign biliary strictures: a multicenter study on efficacy and safety. Endoscopy. 2012;44:923-7.
80. Haapamäki C, Kylänpää L, Udd M, A et al. Randomized multicenter study of multiple plastic stents vs. covered self-expandable metallic stent in the treatment of biliary stricture in chronic pancreatitis. Endoscopy. 2015;47:605-10.
81. Dumonceau JM, Delhaye M, Tringali A, et al. Endoscopic treatment of chronic pancreatitis: European Society of Gastrointestinal Endoscopy (ESGE) Guideline - Updated August 2018. Endoscopy. 2019;51:179-93.
82. Anderloni A, Fugazza A, Maroni L, et al. New biliary and pancreatic biodegradable stent placement: a single-center, prospective, pilot study (with video). Gastrointest Endosc. 2020;92:405-11.
83. Angulo P, Lindor KD. Primary sclerosing cholangitis. Hepatology. 1999;30:325-32.
84. Björnsson E, Olsson R. Dominant strictures in patients with primary sclerosing cholangitis-revisited.[letter]. Am J Gastroenterol 2004;99(11):2281.
85. Tischendorf JJ, Hecker H, Krüger M, et al. Characterization, outcome, and prognosis in 273 patients with primary sclerosing cholangitis: A single center study. Am J Gastroenterol. 2007;102:107-14.
86. Ornellas LC, Santos GC, Nakao FS, Ferrari AP. Comparison between endoscopic brush cytology performed before and after biliary stricture dilation for cancer detection. Arq Gastroenterol. 2006;43:20-3.
87. European SOGE, European AFTSOTLEAE, European AFTSOTL. Role of endoscopy in primary sclerosing cholangitis: European Society of Gastrointestinal Endoscopy (ESGE) and European Association for the Study of the Liver (EASL) Clinical Guideline. J Hepatol. 2017;66:1265-81.
88. Ponsioen CY, Lam K, van Milligen de Wit AW, et al. Four years experience with short term stenting in primary sclerosing cholangitis. Am J Gastroenterol. 1999;94:2403-7.
89. Gotthardt D, Stiehl A. Endoscopic retrograde cholangiopancreatography in diagnosis and treatment of primary sclerosing cholangitis. Clin Liver Dis. 2010;14:349-58.
90. Lindor KD, Kowdley KV, Harrison ME, American COG. ACG Clinical Guideline: Primary Sclerosing Cholangitis. Am J Gastroenterol. 2015;110:646-59.
91. Baluyut AR, Sherman S, Lehman GA, et al. Impact of endoscopic therapy on the survival of patients with primary sclerosing cholangitis. Gastrointest Endosc. 2001;53:308-12.
92. Kimura T, Suzuki K, Umehara Y, et al. Features and management of bile leaks after laparoscopic cholecystectomy. J Hepatobiliary Pancreat Surg. 2005;12:61-4.
93. Shah JN. Endoscopic treatment of bile leaks: current standards and recent innovations. Gastrointest Endosc. 2007;65:1069-72.
94. Tewani SK, Turner BG, Chuttani R, et al. Location of bile leak predicts the success of ERCP performed for postoperative bile leaks. Gastrointest Endosc. 2013;77:601-8.
95. Ahmad DS, Faulx A. Management of Postcholecystectomy Biliary Complications: A Narrative Review. Am J Gastroenterol. 2020;115:1191-8.
96. Yazumi S, Chiba T. Biliary complications after a right-lobe living donor liver transplantation. J Gastroenterol. 2005;40:861-5.
97. Sandha GS, Bourke MJ, Haber GB, Kortan PP. Endoscopic therapy for bile leak based on a new classification: results in 207 patients. Gastrointest Endosc. 2004;60:567-74.
98. Agarwal N, Sharma BC, Garg S, et al. Endoscopic management of postoperative bile leaks. Hepatobiliary Pancreat Dis Int. 2006;5:273-7.
99. Kaffes AJ, Hourigan L, De Luca N, et al. Impact of endoscopic intervention in 100 patients with suspected postcholecystectomy bile leak. Gastrointest Endosc. 2005;61:269-75.
100. Bjorkman DJ, Carr-Locke DL, Lichtenstein DR, et al. Postsurgical bile leaks: endoscopic obliteration of the transpapillary pressure gradient is enough. Am J Gastroenterol. 1995;90:2128-33.
101. Katsinelos P, Kountouras J, Paroutoglou G, et al. A comparative study of 10-Fr vs. 7-Fr straight plastic stents in the treatment of postcholecystectomy bile leak. Surg Endosc. 2008;22:101-6.
102. Kahaleh M, Sundaram V, Condron SL, et al. Temporary placement of covered self-expandable metallic stents in patients with biliary leak: midterm evaluation of a pilot study. Gastrointest Endosc. 2007;66:52-9.
103. Martins FP, Phillips M, Gaidhane MR, et al. Biliary leak in post-liver-transplant patients: is there any place for metal stent? HPB Surg. 2012;2012:684172.
104. Fukuda K, Nakai Y, Mizuno S, et al. Endoscopic Bridge-and-Seal of Bile Leaks Using a Fully Covered Self-Expandable Metallic Stent above the Papilla. J Clin Med. 2022.
105. Seewald S, Groth S, Sriram PV, et al. Endoscopic treatment of biliary leakage with n-butyl-2 cyanoacrylate. Gastrointest Endosc. 2002;56:916-19.
106. Duvall A, Haber GB, Kortan P. Long term follow up of endoscopic stenting for benign postoperative bile duct strictures [abstract]. Gastrointest Endosc. 1997;45:AB129.
107. Tocchi A, Mazzoni G, Liotta G, et al. Management of benign biliary strictures: biliary enteric anastomosis vs endoscopic stenting. Arch Surg. 2000;135:153-7.
108. Kuzela L, Oltman M, Sutka J, et al. Prospective follow-up of patients with bile duct strictures secondary to laparoscopic cholecystectomy, treated endoscopically with multiple stents. Hepatogastroenterology. 2005;52:1357-61.
109. Hisatsune H, Yazumi S, Egawa H, et al. Endoscopic management of biliary strictures after duct-to-duct biliary reconstruction in right-lobe living-donor liver transplantation. Transplantation. 2003;76:810-15.
110. Zoepf T, Maldonado-Lopez EJ, Hilgard P, et al. Endoscopic therapy of posttransplant biliary stenoses after right-sided adult living donor liver transplantation. Clin Gastroenterol Hepatol. 2005;3:1144-9.
111. Akay S, Karasu Z, Ersoz G, et al. Results of endoscopic management of anastomotic biliary strictures after orthotopic liver transplantation. Turk J Gastroenterol. 2006;17:159-63.
112. Elmi F, Silverman WB. Outcome of ERCP in the management of duct-to-duct anastomotic strictures in orthotopic liver transplant. Dig Dis Sci. 2007;52:2346-50.

113. Holt AP, Thorburn D, Mirza D, et al. A prospective study of standardized nonsurgical therapy in the management of biliary anastomotic strictures complicating liver transplantation. Transplantation. 2007;84:857-63.
114. Morelli G, Fazel A, Judah J, et al. Rapid-sequence endoscopic management of posttransplant anastomotic biliary strictures. Gastrointest Endosc. 2008;67:879-85.
115. Vandenbroucke F, Plasse M, Dagenais M, et al. Treatment of post liver transplantation bile duct stricture with self-expandable metallic stent. HPB (Oxford). 2006;8:202-5.
116. Chaput U, Scatton O, Bichard P, et al. Temporary placement of partially covered self-expandable metal stents for anastomotic biliary strictures after liver transplantation: a prospective, multicenter study. Gastrointest Endosc. 2010;72:1167-74.
117. Martins FP, De Paulo GA, Contini ML, et al. Self-expandable metalic stent for treatment of biliary complications after cadaveric orthotopic liver transplantation [abstract]. Endoscopy. 2010;42:A269.
118. Cerecedo-Rodriguez J, Phillips M, Figueroa-Barojas P, et al. Self expandable metal stents for anastomotic stricture following liver transplant. Dig Dis Sci. 2013;58:2661-6.
119. Jiménez-Pérez M, Melgar Simón JM, Durán Campos A, et al. Endoscopic Management of Post-Liver Transplantation Biliary Strictures with the Use of Fully Covered Metallic Stents. Transplant Proc. 2016;48:2510-14.

49 Estenoses Biliares Malignas

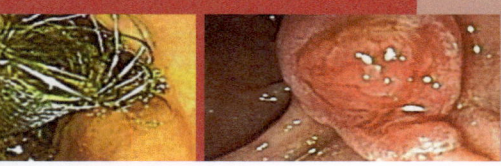

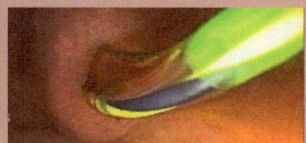

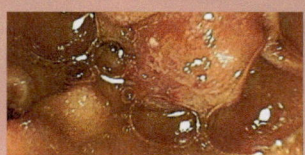

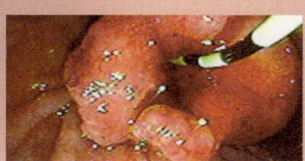

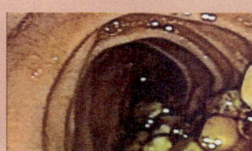

Ricardo Sato Uemura ▪ Raphael Augusto Saab de Almeida Barros ▪ Fauze Maluf-Filho

INTRODUÇÃO

Os tumores malignos biliopancreáticos são diagnosticados tardiamente e, em geral, apresentam prognóstico reservado. Nos Estados Unidos, cerca de 42.000 casos novos de câncer de pâncreas e 10.000 novos casos de câncer de vesícula biliar aparecem por ano. O prognóstico dos pacientes com câncer de pâncreas, vesícula biliar e colangiocarcinoma intra-hepático é de 2%-5% de sobrevida em 5 anos. Os pacientes com colangiocarcinoma extra-hepático exibem sobrevida de 5 anos em cerca de 12%-15%. Estima-se, anualmente, cerca de 37.000 mortes por câncer de pâncreas e 3.000 mortes por câncer de vesícula biliar.[1,2]

As estenoses biliares malignas podem ser divididas em distais e hilares. As obstruções malignas distais são causadas, principalmente, pelo câncer de pâncreas, colangiocarcinoma, tumores ampulares e compressão linfonodal metastática. As principais causas das obstruções hilares são colangiocarcinoma, tumor de vesícula biliar, carcinoma hepatocelular, metástases e compressão linfonodal.

O tumor biliopancreático deve ser suspeitado com base nos achados clínicos, como icterícia, prurido, dor abdominal, anorexia e perda de peso. O aumento dos níveis de bilirrubina e da fosfatase alcalina e gama GT sugere obstrução biliar. Os exames de imagem são utilizados na busca de dilatação do sistema ductal e do ponto de obstrução biliar. A ultrassonografia abdominal e a tomografia computadorizada de abdome (TCA) podem demonstrar dilatação das vias biliares, estenoses e tumores. A colangiorressonância magnética (CRNM) está sendo cada vez mais utilizada para avaliação da obstrução biliar. As vantagens da CRNM em relação à TCA incluem a não utilização de radiação ionizante, juntamente com a capacidade de fornecer colangiografias de alta qualidade que podem determinar a localização e extensão da estenose biliar e orientar a terapia endoscópica.[3] Em razão do risco de pancreatite aguda associada à colangiopancreatografia retrógrada endoscópica (CPRE), especialmente em centros de baixo volume, a CRNM é o exame preferido para a avaliação inicial dos pacientes com estenose biliar. A capacidade de obter uma colangiografia sem injeção de contraste apresenta uma vantagem significativa, uma vez que a injeção do meio de contraste na via biliar pode resultar em colangite, quando a drenagem biliar não é alcançada durante a CPRE. Atualmente, a CPRE tem papel quase exclusivamente terapêutico.

A ultrassonografia endoscópica – USE (ecoendoscopia) tem sido cada vez mais utilizada na avaliação da obstrução biliar com a possibilidade de realizar biópsias por punção com agulha fina, além de possibilidade terapêutica em drenagens da via biliar guiada por USE.

A diferenciação entre os tumores hilares e não hilares é importante porque sua abordagem, seja cirúrgica ou endoscópica, depende da localização do tumor. A classificação de Bismuth de colangiocarcinoma é útil para determinar a ressecabilidade cirúrgica e o tipo de cirurgia (Quadro 49-1).

Quadro 49-1. Classificação de Bismuth-Corlette

Tipo	Descrição
Tipo I	Lesão em ducto hepático comum sem envolvimento da confluência
Tipo II	Lesão em ducto hepático comum envolvendo confluência, preservando ductos hepáticos direito e esquerdo
Tipo IIIa	Lesão envolvendo a confluência e o ducto hepático direito
Tipo IIIb	Lesão envolvendo a confluência e o ducto hepático esquerdo
Tipo IV	Lesão envolvendo a confluência e ambos os ductos intra-hepáticos

O objetivo do tratamento das estenoses malignas é a desobstrução da via biliar com melhora dos sintomas de icterícia e prurido, além da prevenção de complicações da colestase principalmente de colangite e cirrose biliar secundária.

A indicação mais comum da desobstrução da via biliar é o tratamento paliativo, seguido do tratamento pré-operatório em casos de tumores ressecáveis ou necessidade de terapia neoadjuvante.

DRENAGEM BILIAR PRÉ-OPERATÓRIA

A passagem de prótese biliar, seja plástica seja metálica curta, não impede a realização da duodenopancreatectomia curativa. Existem diversos estudos de drenagem biliar pré-operatória com desfechos variados, portanto, os benefícios ainda são controversos.[4-11]

Existem recomendações de que a cirurgia direta evita outras intervenções, reduzindo, consequentemente, custo e risco. Por outro lado, a intervenção para a drenagem da via biliar pode aliviar sintomas de icterícia e prurido, além de reduzir complicações associadas à colestase. Em casos de indecisão de tratamento cirúrgico curativo, a passagem da prótese pode ser uma estratégia para terapia neoadjuvante e reavaliação cirúrgica posterior.[12]

Em estudo retrospectivo, multicêntrico, Siddiqui et al. trataram 241 pacientes com prótese metálica com diagnóstico de câncer de pâncreas pré-operatório. O acompanhamento médio foi de 6,3 meses, e a sobrevida média foi de 27 meses. O sucesso técnico foi obtido em todos os pacientes, com relato de melhora dos sintomas de icterícia e prurido. Dos 241 pacientes incluídos, 174 foram considerados com tumores ressecáveis no momento do diagnóstico. Em 144 pacientes (83%) foi possível a ressecção completa da lesão. Nos outros 67 pacientes a lesão foi considerada localmente avançada, e apenas 22 foram submetidos à ressecção cirúrgica.[13] Em metanálise realizada por Sun et al., incluindo 14 estudos, com um total de 2.248 pacientes, notou-se que o tratamento pré-operatório com prótese não apresenta diferença na mortalidade e/ou taxa de infecção.[14]

Estudos recentes recomendam próteses pré-operatórias para grupos selecionados.

Baseados em estudos mais recentes, a sociedade europeia de endoscopia gastrointestinal (ESGE), em sua última atualização, não recomenda a realização de drenagem pré-operatória de rotina. Foi observado que de 10 metanálises que procuravam avaliar possíveis benefícios com a drenagem pré-operatória das vias biliares, 9 mostraram morbidade igual ou maior em relação à não realização da drenagem.[15]

Recomenda-se a passagem de prótese nos pacientes com colangite aguda, desnutrição grave, hipoalbuminemia e colestase, induzindo alteração do perfil hepático e função renal. Também é indicada drenagem para pacientes que serão submetidos à terapia neoadjuvante ou em que a cirurgia necessite ser postergada por alguma situação clínica.[13-17]

Em outro estudo, van der Gaag et al. randomizaram 202 pacientes com neoplasia de pâncreas com possibilidade de cirurgia curativa. Em um grupo a cirurgia era realizada em 1 semana do diagnóstico; no outro grupo foi realizada drenagem biliar com prótese e programada cirurgia após 4 a 6 semanas. Não houve diferença quanto à mortalidade, mas houve maior taxa de complicações graves e pós-operatórias no grupo que realizou drenagem biliar seguida de cirurgia comparada àqueles que fizeram apenas a cirurgia.[18] Cabe ressaltar que foram utilizadas próteses plásticas, e vários destes pacientes apresentaram colangite por obstrução da prótese antes do tratamento cirúrgico.

Aadam et al. estudaram 55 pacientes com câncer de pâncreas, 23 com tumores ressecáveis e 32 com dúvida de ressecabilidade. Todos realizaram drenagem biliar e terapia neoadjuvante. O tempo médio do tratamento neoadjuvante e reestadiamento foi de 104 dias. Neste período, 88% das próteses se mantiveram patentes. A presença da prótese não impediu o sucesso da duodenopancreatectomia em nenhum paciente.[19]

Caso se opte por realização de drenagem pré-operatória, a via endoscópica é preferível em relação à via transcutânea, observando-se os resultados de três séries retrospectivas de follow up de longa duração, em que se comparararam as duas abordagens (em um total de 1.213 pacientes), observando maior sobrevida e menor recorrência peritoneal/hepática do tumor nos grupos submetidos à intervenção endoscópica.[20-22]

É importante salientar a necessidade da utilização de próteses plásticas ou metálicas curtas, já que é necessário manter um segmento do ducto colédoco preservado proximal à prótese para realização da anastomose cirúrgica.

DRENAGEM BILIAR PALIATIVA EM ESTENOSE MALIGNA

A passagem de prótese biliar continua o tratamento de escolha em estenose maligna da via biliar, mesmo ela sendo em região hilar.[19] É necessário expertise e planejamento individualizado para escolha do tipo de prótese.[20-22] A prótese tem efetividade em mais de 80% dos casos de obstrução biliar maligna, tendo menor morbidade, redução do tempo de internação hospitalar e menor taxa de complicações comparados à cirurgia.[23]

Em metanálise comparando a drenagem biliar endoscópica à cirúrgica na paliação dos pacientes com câncer de pâncreas, não houve diferença no sucesso técnico, terapêutico, sobrevida, nem na qualidade de vida. O risco para todas as complicações foi reduzido de 40% em relação ao grupo drenado cirurgicamente.[24]

Outro ponto controverso é a necessidade de drenagem uni ou bilateral de tumores localizados em região hilar. A drenagem bilateral é mais fisiológica, contudo, é mais difícil tecnicamente.[25-27]

Um ensaio randomizado, incluindo 157 indivíduos com neoplasia em região hilar, não conseguiu provar benefício entre a drenagem biliar uni e bilateral, apontando falha técnica na passagem da prótese, maiores taxas de colangite e mais complicações no grupo de drenagem bilateral.[27] Zhang et al., em metanálise recente, comparando drenagem uni × bilateral para obstruções biliares hilares em um total de 683 pacientes, sendo 366 com stent unilateral e 317 stents side by side, observaram maior taxa de sucesso clinico, definido por queda ≥ 30% na bilirrubina em 2 semanas ou redução de 50% dentro de 4 semanas pós-colocação do stent, além de maior patência das vias biliares no subgrupo da drenagem bilateral. A drenagem bilateral engloba dois tipos de técnicas: stent in stent (SIS) e side byside (SBS). Quando comparadas às técnicas na aplicação percutânea, a taxa de sucesso foi similar. Entretanto a colocação de stent através da aplicação endoscópica se mostra mais desafiadora na SBS, com taxas de sucesso técnico significativamente maiores na SIS devido ao fato de ser particularmente difícil aplicação de dois stents ao mesmo tempo pela via endoscópica.[28] Já a taxa de sucesso funcional não parece ser diferente entre as técnicas, já que ambas conseguem drenagem de modo bilateral das vias biliares. Quanto às complicações, a SIS parece resultar em menores taxas de complicações totais e precoces ao se realizar o implante por via endoscópica, não se observando diferenças na via percutânea.[29] Já o Stent bilateral SBS mostrou uma taxa de obstrução significativamente menor com maior duração da patência. Duas possíveis razões para este achado podem ser devidas ao fornecimento de dois espaços para drenagem hilar em comparação à técnica SIS e, em segundo lugar, a malha do stent da região hilar é maior em tamanho na técnica SIS em relação à técnica SBS, proporcionando mais oportunidades para o crescimento do tumor.[30]

Vienne et al. estudaram a importância da avaliação da volumetria hepática para considerar a drenagem efetiva e alcançar o sucesso clínico, sendo necessária uma drenagem superior a 50% do volume hepático.[31]

Alguns estudos mostram que o uso do ácido ursodesoxicólico e antibióticos não influencia no tempo de patência, redução do risco de obstrução, nem reduz o tempo necessário para troca em prótese plástica.[32]

ESCOLHA DO TIPO DE PRÓTESE

A escolha do tipo da prótese depende da suspeita clínica, de anatomopatologia, confirmando a malignidade, da localização e extensão da estenose e do potencial de tratamento cirúrgico curativo.

A prótese plástica é de baixo custo, tem boa efetividade, é facilmente removida e trocada. Tem as desvantagens de ter baixa patência, 3 meses ou menos por causa da oclusão da luz com lama biliar e colonização, necessitando de trocas periódicas.[24,36] Seu uso se justifica em pacientes com tempo menor de sobrevida. A prótese metálica tem alta patência, com longo período de duração, média de 6-9 meses, em decorrência do maior diâmetro. Entretanto, seu preço é elevado, e alguns modelos são de difícil remoção.[24,33,34]

Diversos estudos compararam próteses metálicas e plásticas, demonstrando vantagens da primeira quanto ao tempo de patência, redução do tempo de hospitalização, redução dos procedimentos endoscópicos e custos.[24,35-37]

Em metanálise, Moss et al. revelaram que não existe diferença estatística significativa entre os dois grupos em termos de sucesso técnico, mortalidade em 30 dias ou complicações. O grupo da prótese metálica levou vantagem em menor risco de recorrência da obstrução biliar em razão da oclusão em acompanhamento de 4 meses.[38]

As próteses metálicas devem ser a primeira escolha para pacientes com expectativa de vida superior a 4 meses, já que nesse período utilizam-se pelo menos duas próteses plásticas, tornando o custo similar.

As controvérsias sobre prótese metálica coberta e não recoberta ainda continuam. A prótese não recoberta tem a vantagem de menor taxa de migração, porém, tem maior taxa de crescimento tumoral pela malha metálica da prótese (*ingrowth*) e hiperplasia epitelial. A prótese metálica coberta tem menor índice de *ingrowth* e hiperplasia epitelial, mas tem maior risco de migração, aderência da lama biliar na parte recoberta, além de casos de colecistite aguda causada por oclusão do ducto cístico e crescimento epitelial nas extremidades distal ou proximal, causando obstrução (*overgrowth*). A não recoberta é utilizada quando já existe confirmação diagnóstica de estenoses malignas, enquanto a coberta é utilizada para estenoses benignas ou sem confirmação diagnóstica.[12,24,38]

Evidências recentes não mostraram diferença entre a patência de próteses parcialmente recobertas e não recobertas, em 6 meses e 1 ano, respectivamente.[35] A escolha do tipo de prótese depende da localização do tumor e sua etiologia. Não se devem utilizar próteses recobertas em tumores biliares mais proximais, porque a prótese poderá bloquear o ducto hepático esquerdo ou direito.

Alguns projetos de próteses metálicas autoexpansíveis têm sido estudados, podendo se tornar opções para o tratamento no futuro. Em um estudo randomizado com 112 pacientes, próteses parcialmente cobertas com sistema antirrefluxo foram comparadas a próteses não cobertas para avaliação de ocorrência de colangite, sendo observada uma redução no número (10 *vs.* 21, p = 0,035) de frequência destes episódios (p = 0,022). Próteses metálicas com sistema antimigração, como *flaps*, vêm alcançando resultados promissores para estenoses benignas, porém não houve uma comparação entre próteses com mesmo *design* com e sem sistema antimigração, o que pode impedir conclusões definitivas.[35] *Stents* contendo partículas radioativas de Iodo-125 foram comparados com *stents* desprovidos de radiação em pequeno estudo clínico, contendo 55 pacientes, que foram randomizados e observou-se maior tempo de patência do *stent* radioativo, quando comparado ao *stent* convencional.[32]

COMPLICAÇÕES DAS PRÓTESES BILIARES

As complicações mais comuns das próteses biliares são a obstrução e a migração. O diagnóstico de disfunção dos *stents* não está padronizado na literatura, sendo geralmente baseada na combinação de achados clínicos juntos com achados laboratoriais de função hepática e canaliculares. Trabalhos clínicos randomizados costumam utilizar como definições de disfunção uma queda de bilirrubina < 20% após a introdução do *stent*, aparecimento de colangite, icterícia ou sintomas *influenza-like*.[15] Estudos mais recentes têm utilizado testes complementares para definição de disfunção de prótese. Schmidt *et al.* definiram a disfunção como presença de duas das seguintes alterações:

1. USG evidenciando nova dilatação dos ductos intra e extra-hepáticos.
2. Bilirrubina ≥ 2 mg/dL com aumento de 1 mg/dL na comparação inicial após drenagem bem-sucedida ou elevação de fosfatase alcalina/gama GT acima de duas vezes acima do limite de normalidade.
3. Presença de sinais de colangite (leucocitose > 10.000 ou PCR > 30).[33]

Obstrução da Prótese

É uma complicação comum em estenose biliar maligna. A obstrução ocorre pela proliferação de tecido tumoral ou não tumoral pela malha metálica da prótese (*ingrowth*), relacionada com próteses metálicas não recobertas, ocorrendo em cerca de 13% a 14% dos pacientes.[39] Outra causa de obstrução é o crescimento tumoral ou não tumoral nas extremidades distal ou proximal (*overgrowth*), em próteses metálicas recobertas, podendo ocorrer entre 11% e 18%.[33] Alguns estudos se relacionam com a proliferação tumoral, causando obstrução por *ingrowth* ou *overgrowth* pelo poder de agressão tumoral.[40]

Uma opção para o tratamento do *ingrowth* e do *overgrowth* é a limpeza com a utilização do balão extrator por dentro da prótese para tentar deslocar o tecido de dentro da luz. Outras opções são a passagem de prótese plástica no interior da prótese metálica ou a passagem de nova prótese metálica (*stent in stent*).

A obstrução por debris ou lama biliar tem ocorrência maior entre as próteses plásticas. O tempo médio de patência varia entre 3 e 4 meses. Nesse caso é realizada troca da prótese, sendo que o tempo médio de patência da nova prótese plástica é menor, entre 2 e 3 meses.[41]

Migração

A migração está mais associada à prótese metálica recoberta, variando entre 6% a 8%.[33,50] É menos comum em prótese não recoberta, com taxa entre 1% e 2%.[32,36]

Alguns autores citam a esfincterotomia endoscópica prévia como fator de risco principalmente para a migração em próteses recobertas.[41] Com base na opinião de especialista, pode-se optar por não realizar esfincterotomia endoscópica de rotina antes da passagem de prótese em via biliar.

COLECISTITE AGUDA

Pode ocorrer colecistite quando a prótese metálica recoberta ultrapassa o local de inserção do ducto cístico, resultando em obliteração da drenagem da vesícula biliar. Os estudos demonstram a ocorrência de colecistite variando entre 4%-10% em pacientes submetidos à passagem de prótese metálica recoberta.[42-44]

Em razão das altas taxas, chegando a 10%, é importante ficar atento ao uso de prótese recoberta em indivíduos que ainda têm vesícula biliar. Como alternativa para diminuir as taxas de colecistite aguda após passagem de prótese, Robles-Medranda *et al.* propuseram, em estudo randomizado, comparar a drenagem ecoguiada de vesícula com *stent* de aposição de lúmen associada ao uso de *stents* biliares metálicos com o uso de *stent* isolado, para observar se haveria redução no número total de casos de colecistite. Neste estudo observou-se queda na duração de hospitalização (1-3 dias × 0-27 dias, p = 0,017) e na ocorrência de colecistite (0/22 × 5/22; p = 0,049) sem alteração na taxa de sobrevida.[45]

SANGRAMENTO

O sangramento pode ocorrer por friabilidade tumoral ou papilotomia endoscópica. Os achados são semelhantes ao sangramento digestivo alto, sendo necessária sua investigação. Yoon *et al.* compararam taxa de sangramento entre grupos com uso de próteses plástica e metálica. O resultado mostra taxa de sangramento de 3,6% no grupo de prótese metálica, e 5,4% no grupo que utilizou prótese plástica. Todos os pacientes realizaram esfincterotomia endoscópica, podendo o sangramento não estar relacionado apenas com o tipo de prótese.

Existem relatos de perfuração e fístula relacionados com a passagem de prótese.[45-47] A pancreatite pode ocorrer com resultados semelhantes entre próteses metálicas recobertas e não recobertas.[48]

DRENAGEM BILIAR GUIADA POR ULTRASSONOGRAFIA ENDOSCÓPICA

A colangiopancreatografia retrógrada endoscópica (CPRE) pode ter insucesso, mesmo em mãos de endoscopista com *expertise*, com taxa de falha variando entre 3%-12%. As causas mais comuns de falha na CPRE são cirurgia prévia com alteração anatômica do trato gastrointestinal (TGI), como a gastrectomia, infiltração tumoral periampular, estenose duodenal, colangiocarcinoma com estenoses intransponíveis ou até presença de divertículos.

A drenagem biliar guiada por USE (DBG-USE) está sendo cada vez mais estudada, e suas técnicas mais bem definidas, tornando-se o procedimento de escolha após falha da CPRE, em casos de contraindicação de drenagem biliar cirúrgica ou impossibilidade da abordagem pela radiologia intervencionista.[49,50] Dhir et al. compararam a drenagem biliar ecoguiada com a CPRE e observaram resultados semelhantes nos dois grupos.[51] O sucesso técnico foi de 94,23% no grupo de CPRE, e 93,26% no grupo DBG-USE. A taxa de eventos adversos foi semelhante em ambos os grupos (8,65%), porém, a pancreatite ocorreu apenas no grupo da CPRE (4,8% vs. 0%, p = 0,59).

As técnicas de drenagem guiadas por ultrassonografia endoscópica são as seguintes:

- *Acesso transpapilar pela técnica de* rendez-vous: passagem anterógrada do fio-guia com exteriorização pela papila duodenal, seguido da captura do fio-guia e CPRE de curso habitual. A drenagem da via biliar pela técnica do *rendez-vous* é mais fisiológica, já que nessa técnica não é necessária a formação de fístula (Fig. 49-1).
- *Acesso transpapilar*: passagem anterógrada da prótese biliar.
- *Coledocoduodenostomia*: formação de uma fístula entre o ducto colédoco e o duodeno (Fig. 49-2), descrita pela primeira vez, em 2001, por Giovannini et al. A ponta do ecoendoscópio é posicionada no bulbo duodenal ou antro gástrico, local onde o ducto biliar comum está bem próximo da parede gástrica/duodenal, permitindo a sua punção. Para esta técnica utiliza-se mais comumente um stent metálico totalmente coberto, sendo uma possibilidade o uso de stents plásticos ou cateter de aposição de lúmen.[52]
- *Hepaticogastrostomia*: drenagem do ducto hepático esquerdo por meio de uma fístula com o estômago. Este acesso é preferível quando a papila não consegue ser alcançada endoscopicamente (obstrução duodenal ou anatomia alterada). Para proceder a técnica é necessário que haja dilatação suficiente do ducto biliar. As maiores contraindicações ao procedimento é invasão tumoral da parede gástrica no local da punção, ascite maciça e coagulopatia. O procedimento é finalizado com a colocação de um stent metálico ou plástico. Os stents metálicos especialmente dedicados [Giobor stent TAEWOONG, stent proximal coberto (NC), HANARO] são comumente usados para esta técnica. Estes são stents metálicos parcialmente cobertos especialmente projetados com uma parte proximal descoberta para evitar o bloqueio dos ramos segmentares do ducto biliar e uma parte distal coberta para reduzir o risco de vazamento de bile. Os stents totalmente recobertos podem ser usados na obstrução benigna, mas estão relacionados ao aumento do risco de colangite focal, abscesso hepático e migração. Os stents de plástico não são uma opção razoável devido ao alto risco inaceitável de peritonite biliar. Uma alternativa aos stents Giobor é a chamada "técnica de stent em stent" com colocação transgástrica de dois stents metálicos – um primeiro descoberto de 8 ou 10 cm para evitar o bloqueio do ducto biliar, e um segundo de 6 cm totalmente coberto para proteger o trato transmural.[53]

As drenagens da via biliar, tanto a coledocoduodenal, quanto a hepatogástrica, podem ser realizadas com passagem de prótese metálica autoexpansível ou plástica.[49,54]

As complicações podem ser imediatas: sangramento, perfurações e pneumoperitônio; ou tardias: principalmente a colangite. As causas mais frequentes de colangite nesses casos podem ser a formação de lama biliar com cálculos, crescimento tumoral na prótese (*ingrowth* ou *overgrowth*) ou presença de restos alimentares obstruindo a via biliar.

A escolha do tipo de técnica irá se basear na causa da obstrução e na anatomia do paciente. Aqueles que apresentam vias biliares intra-hepáticas dilatadas em um exame de imagem seccional devem

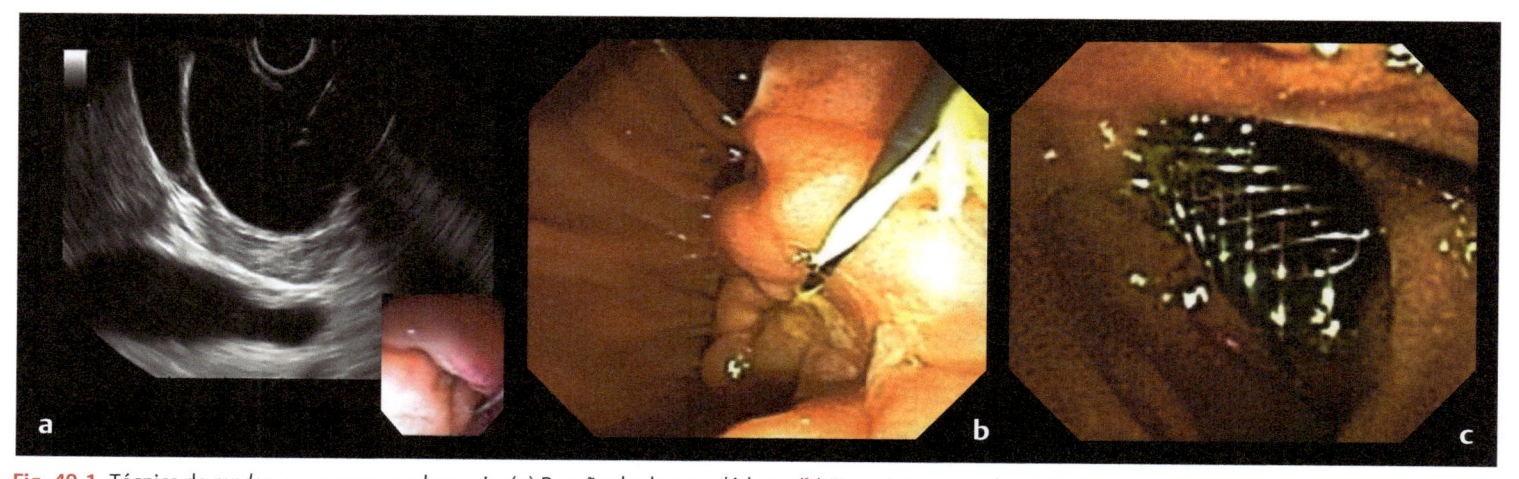

Fig. 49-1. Técnica de *rendez-vous* por ecoendoscopia. (a) Punção do ducto colédoco. (b) Fio-guia transpapilar. (c) Prótese metálica transpapilar.

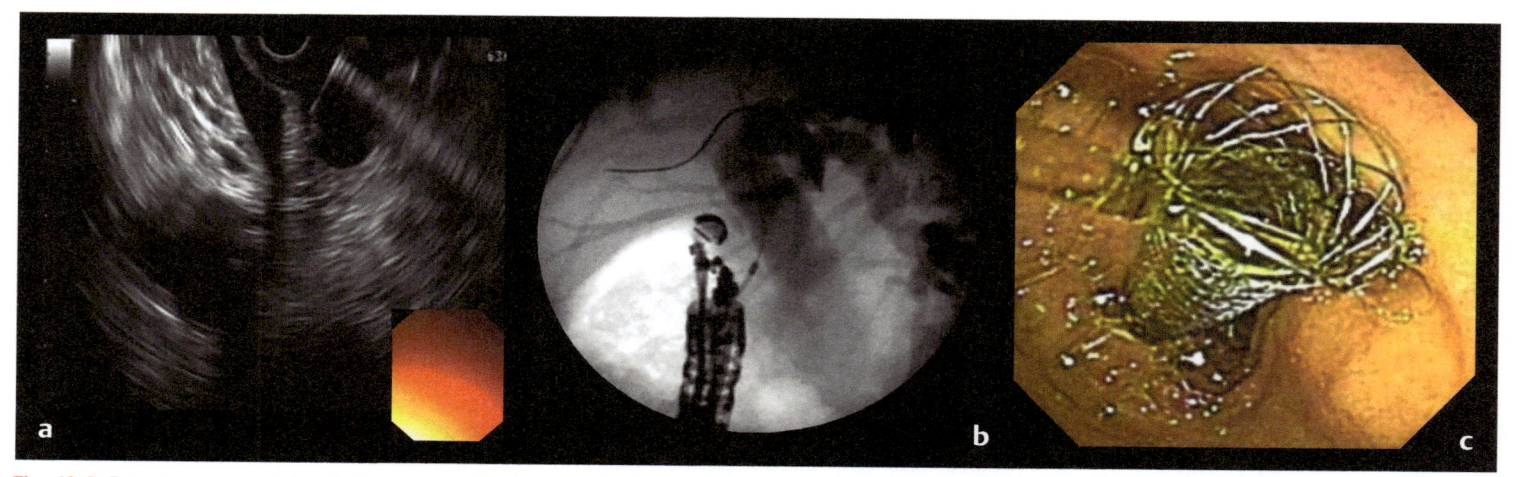

Fig. 49-2. Drenagem ecoguiada coledocoduodenal. (a) Punção do ducto colédoco. (b) Fio-guia na via biliar. (c) Prótese coledocoduodenal.

ser inicialmente abordados por *stents* intra-hepáticos por via anterógrada. Quando houver falha nesta abordagem, a via extra-hepática é aconselhável. Na ausência de diltação de vias intra-hepáticas, a via extra-hepática é a de escolha. Após a punção transmural ou transbulbar das vias extra-hepáticas, é preferível realizar a técnica de *rendez-vous*. Caso haja falha, procede-se, então, à confecção da hepaticogastrostomia/coledocoduodenostomia.[53]

NOVAS TERAPIAS

O tratamento de ablação por radiofrequência endoscópica direcionada na estenose tumoral vem surgindo como terapia adjuvante em tumores malignos cirurgicamente irressecáveis, aumentando a patência da prótese e potencial ganho na sobrevida.[51]

O método funciona através de uma corrente alternada de alta frequência que provoca dano pela energia térmica liberada, provocando necrose coagulativa e morte celular.

As terapias adjuvantes mais estudadas são terapia fotodinâmica e ablação por radiofrequência.

REFERÊNCIAS BIBLIOGRÁFICAS

1. Castro FA, Koshiol J, Hsing AW, Devesa SS. Biliary tract cancer incidence in the United States-Demographic and temporal variations by anatomic site. Int J Cancer. 2013;133:1664-71.
2. Hundal R, Shaffer EA. Gallbladder cancer: epidemiology and outcome. Clin Epidemiol. 2014;6:99-109.
3. Singh A, Gelrud A, Agarwal B. Biliary strictures: diagnostic considerations and approach. Gastroenterol Rep (Oxf). 2015;3:22-31.
4. Gouma DJ, Coelho JC, Fisher JD, et al. Endotoxemia after relief of biliary obstruction by internal and external drainage in rats. Am J Surg. 1986;151:476-9.
5. Koyama K, Takagi Y, Ito K, Sato T. Experimental and clinical studies on the effect of biliary drainage in obstructive jaundice. Am J Surg. 1981;142:293-9.
6. Hunt DR, Allison ME, Prentice CR, Blumgart LH. Endotoxemia, disturbance of coagulation, and obstructive jaundice. Am J Surg. 1982;144:325-9.
7. Greve JW, Gouma DJ, Soeters PB, Buurman WA. Suppression of cellular immunity in obstructive jaundice is caused by endotoxins: a study with germ-free rats. Gastroenterology. 1990;98:478-85.
8. Gouma DJ, Roughneen PT, Kumar S, et al. Changes in nutritional status associated with obstructive jaundice and biliary drainage in rats. Am J Clin Nutr. 1986;44:362-9.
9. Bemelmans MH, Gouma DJ, Greve JW, Buurman WA. Cytokines tumor necrosis factor and interleukin-6 in experimental biliary obstruction in mice. Hepatology (Baltimore, Md). 1992;15:1132-6.
10. Cavell LK, Allen PJ, Vinoya C, et al. Biliary self-expandable metal stents do not adversely affect pancreaticoduodenectomy. Am J Gastroenterol. 2013;108:1168-73.
11. Eshuis WJ, van der Gaag NA, Rauws EA, et al. Therapeutic delay and survival after surgery for cancer of the pancreatic head with or without preoperative biliary drainage. Ann Surg. 2010;252:840-9.
12. Rustagi T, Jamidar PA. Endoscopic treatment of malignant biliary strictures. Curr Gastroenterol Rep. 2015;17:3.
13. Siddiqui AA, Mehendiratta V, Loren D, et al. Self-expanding metal stents (SEMS) for preoperative biliary decompression in patients with resectable and borderline-resectable pancreatic cancer: outcomes in 241 patients. Dig Dis Sci. 2013;58:1744-50.
14. Sun C, Yan G, Li Z, Tzeng CM. A meta-analysis of the effect of preoperative biliary stenting on patients with obstructive jaundice. Medicine (Baltimore). 2014;93:e189.
15. Dumonceau JM, Tringali A, Blero D, Deviere J. Biliary stenting: Indications, choice of stents and results: European Society of Gastrointestinal Endoscopy (ESGE) clinical guide – Uptodate October. 2017
16. Lai EC, Lau SH, Lau WY. The current status of preoperative biliary drainage for patients who receive pancreaticoduodenectomy for periampullary carcinoma: a comprehensive review. Surgeon. 2014 Oct;12(5):290-6.
17. Bonin EA, Baron TH. Preoperative biliary stents in pancreatic cancer. J Hepatobiliary Pancreat Sci. 2011;8:621-9.
18. van der Gaag NA, Rauws EA, van Eijck CH, et al. Preoperative biliary drainage for cancer of the head of the pancreas. N Engl J Med. 2010;362:129-37.
19. Aadam AA, Evans DB, Khan A, et al. Efficacy and safety of self expandablemetal stents for biliary decompression in patients receiving neoadjuvant therapy for pancreatic cancer: a prospective study. Gastrointest Endosc. 2012;76:67-75.
20. Miura F, Sano K, Wada K, et al. Prognostic impact of type of preoperative biliary drainage in patients with distal cholangiocarcinoma. Am J Surg. 2017;214:256-61.
21. Strom TJ, Klapman JB, Springett GM, et al. Comparative long-term outcomes of upfront resected pancreatic cancer after preoperative biliary drainage. Surg Endosc. 2015;29:3273-81.
22. Uemura K, Murakami Y, Satoi S, et al. Impact of preoperative biliary drainage on long-term survival in resected pancreatic ductal adenocarcinoma: a multicenter observational study. Ann Surg Oncol. 2015;22:(03):1238-46.
23. Dumonceau JM, Tringali A, Blero D, et al. Biliary stenting: Indications, choice of stents and results: European Society of Gastrointestinal Endoscopy (ESGE) clinical guideline. Endoscopy. 2012;44:277-92.
24. Webb K, Saunders M. Endoscopic management of malignant bile duct strictures. Gastrointest Endosc Clin N Am. 2013;23:313-31.
25. Srinivasan I, Kahaleh M. Metal stents for hilar lesions. Gastrointest Endosc Clin N Am. 2012;22:555-65.
26. Sherman S. Endoscopic drainage of malignant hilar obstruction: is one biliary stent enough or should we work to place two? Gastrointest Endosc. 2001;53:681-4.
27. De Palma GD, Galloro G, Siciliano S, et al. Unilateral versus bilateral endoscopic hepatic duct drainage in patients with malignant hilar biliary obstruction: results of a prospective, randomized, and controlled study. Gastrointest Endosc. 2001;53:547-53.
28. Chen ZK, Zhang W, Xu YS, Li Y. Unilateral Versus Side-By-Side Metal Stenting for Malignant Hilar Biliary Obstruction: A Meta-Analysis. J Laparoendosc Adv Surg Tech A. 2021;31(2):203-9.
29. Chen L, Gao GM, Li DL, Chen ZK. Side-by-side versus stent-in-stent bilateral stenting for malignant hilar biliary obstruction: a meta-analysis. Wideochir Inne Tech Maloinwazyjne. 2022;17(2):279-88.
30. Naitoh I, Hayashi K, Nakazawa T, et al. Side-by-side versus stent-in-stent deployment in bilateral endoscopic metal stenting for malignant hilar biliary obstruction. Dig Dis Sci. 2012;57:3279-85.
31. Hu B, Wang TT, Wu J, et al. Antireflux stents to reduce the risk of cholangitis in patients with malignant biliary strictures: a randomized trial. Endoscopy. 2014;46(2):120-6.
32. Hasimu A, Gu JP, Ji WZ, et al. Comparative Study of Percutaneous Transhepatic Biliary Stent Placement with or without Iodine-125 Seeds for Treating Patients with Malignant Biliary Obstruction. J Vasc Interv Radiol. 2017;28(4):583-93.
33. Schmidt A, Riecken B, Rische S, et al. Wing-shaped plastic stents vs. self-expandable metal stents for palliative drainage of malignant distal biliary obstruction: a randomized multicenter study. Endoscopy. 2015;47(5):430-6.
34. Vienne A, Hobeika E, Gouya H, et al. Prediction of drainage effectiveness during endoscopic stenting of malignant hilar structures: the role of liver volume assessment. Gastrointest Endosc. 2010;72:728-35.
35. Unilateral versus bilateral endoscopic metal stenting for malignant hilar biliary obstruction. J Gastroenterol Hepatol. 2009;24:552-7.
36. Galandi D, Schwarzer G, Bassler D, Allgaier HP. Ursodeoxycholic acid and/or antibiotics for prevention of biliary stent occlusion. Cochrane Database Syst Rev. 2002;(3):CD003043.
37. Donelli G, Guaglianone E, Di Rosa R, et al. Plastic biliary stent occlusion: factors involved and possible preventive approaches. Clin Med Res. 2007;5:53-60.
38. Moss AC, Morris E, Leyden J, MacMathuna P. Do the benefits of metal stents justify the costs? A systematic review and metaanalysis of trials comparing endoscopic stents for malignant biliary obstruction. Eur J Gastroenterol & Hepatol. 2007;19:1119-24.
39. Lee JH, Krishna SG, Singh A, et al. Comparison of the utility of covered metal stents versus uncovered metal stents in the management of malignant biliary strictures in 749 patients. Gastrointest Endosc. 2013;78:312-24.
40. Suk KT, Kim HS, Kim JW, et al. Risk factors for cholecystitis after metal stent placement in malignant biliary obstruction. Gastrointest Endosc. 2006;64:522.
41. Siddiqui A, Shahid H, Sarkar A, et al. Stage of hilar cholangiocarcinoma predicts recurrence of biliary obstruction in patients with metal stents. Clin Gastroenterol Hepatol. 2013;11:1169.
42. Loew BJ, Howell DA, Sanders MK, et al. Comparative performance of uncoated, self-expanding metal biliary stents of different designs in 2 diameters: final results of an international multicenter, randomized, controlled trial. Gastrointest Endosc. 2009;70:445-53.

43. Davids PH, Groen AK, Rauws EA, et al. Randomised trial of self-expanding metal stents versus polyethylene stents for distal malignant biliary obstruction. Lancet. 1992;340:1488-92.
44. Fumex F, Coumaros D, Napoleon B, et al. Similar performance but higher cholecystitis rate with covered biliary stents: results from a prospective multicenter evaluation. Endoscopy. 2006;38:787.
45. Robles-Medranda C, Oleas R, Puga-Tejada M, et al. Prophylactic EUS-guided gallbladder drainage prevents acute cholecystitis in patients with malignant biliary obstruction and cystic duct orifice involvement: a randomized trial (with video). Gastrointest Endosc. 2023;97(3):445-53.
46. Bharathi RS, Rao PP, Ghosh K. Intraperitoneal duodenal perforation caused by delayed migration of endobiliary stent: a case report. Int J Surg. 2008;6:478.
47. Moon SK, Cheung DY, Kim JH, et al. [A case of choledochoduodenal fistula as a delayed complication after biliary metallic stent placement in distal cholangiocarcinoma]. Korean J Gastroenterol. 2008;51:314.
48. Dokas S, Kotsis V, Milionis G, et al. Fatal upper gastrointestinal bleeding caused by a metal biliary stent despite stent shortening with APC. Endoscopy. 2008;40(2):E135.
49. Giovannini M, Moutardier V, Pesenti C, et al. Endoscopic ultrasound-guided bilioduodenal anastomosis: a new technique for biliary drainage. Endoscopy. 2001;33:898-900.
50. Gupta K, Perez-Miranda M, Kahaleh M, et al. Endoscopic ultrasound-assisted bile duct access drainage: multicenter, long-term analysis of approach, outcomes and complications of a technique in evolution. J Clin Gastroenterol. 2014;48:80-7.
51. Dhir V, Itoi T, Khashab MA, et al. Multicenter comparative evaluation of endoscopic placement of expandable metal stents for malignant distal common bile duct obstruction by ERCP or EUS-guided approach. Gastrointest Endosc. 2015;4:913-23.
52. Giovannini M, Moutardier V, Pesenti C, et al. Endoscopic ultrasound-guided bilioduodenal anastomosis: a new technique for biliary drainage. Endoscopy. 2001;33:898-900.
53. Karagyozov PI, Tishkov I, Boeva I, Draganov K. Endoscopic ultrasound-guided biliary drainage-current status and future perspectives. World J Gastrointest Endosc. 2021.
54. Coté GA, Kumar N, Ansstas M, et al. Risk of post-ERCP pancreatitis with placement of self-expandable metallic stents. Gastrointest Endosc. 2010;72:748.

50 Pancreatites Agudas

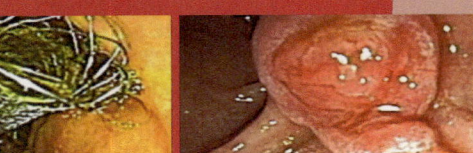

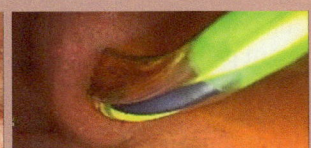

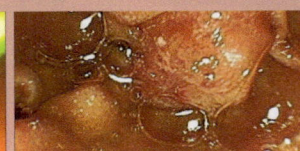

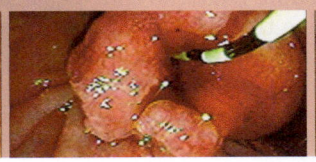

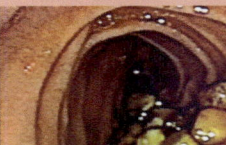

Rodrigo Azevedo Rodrigues ■ Ermelindo Della Libera Jr.

INTRODUÇÃO

O presente capítulo tem como foco principal a pancreatite aguda biliar e o emprego da endoscopia terapêutica nesta afecção.

Pancreatite aguda (PA) é uma inflamação aguda do pâncreas, caracterizada por dor abdominal e elevação de enzimas pancreáticas, associada a várias condições, sendo importante causa de hospitalização. Na PA os sintomas têm início agudo e consistem em dor abdominal, náuseas e vômitos. Outros sintomas e achados ao exame físico ocorrem dependendo da gravidade e/ou etiologia da PA.[1]

Na maioria dos pacientes, o diagnóstico da PA não é difícil, sendo necessários pelo menos dois dos três critérios a seguir: 1. início agudo de dor abdominal, em geral localizada no abdome superior com irradiação para as costas; 2. elevação dos níveis plasmáticos de amilase ou lipase em 3 vezes ou mais o limite normal; 3. evidência de pancreatite aguda nos exames de imagem (ultrassonografia transabdominal, tomografia computadorizada ou ressonância magnética).[2]

É importante considerar no diagnóstico diferencial da PA outras condições, como úlcera péptica, cólica biliar e colecistite aguda, coledocolitíase, abdome agudo perfurativo, abdome agudo obstrutivo etc. A elevação da amilase na PA ocorre entre 6 e 12 horas após o início da pancreatite aguda e persiste elevada por 3 a 5 dias em casos com evolução não complicada. O aumento superior a três vezes do valor normal apresenta sensibilidade e especificidade de 67%-83% e 85%-98%, para o diagnóstico de PA, respectivamente. Por outro lado, lipase com sensibilidade de 82%-100% para o diagnóstico tem seu pico de elevação cerca de 24 horas após o início dos sintomas e retorna ao normal no intervalo de 8 a 14 dias.[3]

Conforme a evolução clínica, a PA pode ser classificada em 3 formas:

1. *PA leve:* ausência de falência de órgãos e de complicações locais e sistêmicas.
2. *PA moderada à grave:* presença transitória (< 48 horas) de falência de órgão e/ou complicações locais ou sistêmicas.
3. *PA grave:* falência persistente de um ou múltiplos órgãos.

A mortalidade na PA está geralmente relacionada com a resposta inflamatória sistêmica e falência múltipla de órgãos nas primeiras duas semanas de doença, e com sepse e complicações após este período.[4] A mortalidade pode variar entre 2%-3% nos casos de PA intersticial de evolução leve, até 20%-30% nos pacientes com PA grave com necrose pancreática.[4,5] As complicações locais da PA (coleção líquida aguda peripancreática, coleção necrótica aguda, *walled-off necrosis* e pseudocisto pancreático) não fazem parte do objetivo deste capítulo. Vários escores podem avaliar a gravidade do paciente com PA, entre eles: Critérios de Ranson, APACHE II (*Acute Physiology and Chronic Health Evaluate*), BISAP (*Bedside Index for Severity in Acute Pancreatitis*), Glasgow etc. A PA grave ocorre em até 20% dos casos de PA e está associada à necrose, sepse e progressiva falência múltipla de órgãos.[6]

A PA apresenta inúmeras causas: cálculos biliares (incluindo microlitíase), álcool, hipertrigliceridemia, pós-colangiopancreatografia retrógrada endoscópica (CPRE), causas genéticas, medicamentos, trauma pancreático, obstrução por tumores periampulares, causas virais e parasitárias, doença vascular, além de causas controversas, como disfunção do esfíncter de Oddi e pâncreas *divisum*. Ainda assim, uma parte dos pacientes é considerada como de etiologia desconhecida (idiopática). Cálculos biliares, incluindo microlitíase, representam cerca de 40%-70% dos casos de PA.[1,4,7]

Sabe-se que a pancreatite biliar é causada pela obstrução transitória da ampola de Vater durante a passagem dos cálculos, que leva a refluxo de bile e aumento da pressão no ducto pancreático, com consequente desregulação das enzimas pancreáticas, autodigestão e processo inflamatório. Outras teorias, como a do canal comum e a teoria do refluxo duodenal, também foram propostas, mas o exato mecanismo pelo qual a passagem de cálculos biliares induz pancreatite ainda permanece desconhecido. A colecistectomia e a extração dos cálculos da via biliar previnem a recorrência da PA, e dessa forma confirma a relação causa e efeito entre a passagem dos cálculos biliares pela ampola e pancreatite aguda biliar.[1]

DIAGNÓSTICO DA PANCREATITE AGUDA BILIAR

O diagnóstico etiológico da PA pode ser estabelecido inicialmente em cerca de 75% dos pacientes.[7] A PA biliar (PAB) é diagnosticada por meio de um conjunto de ferramentas que inclui história clínica, exame físico, exames laboratoriais e de imagem.[8] Entre os exames bioquímicos, os valores de amilase são maiores nos pacientes com PAB do que naqueles com PA alcoólica, sendo que níveis superiores a 1.000 U/L indicam, geralmente, uma causa biliar para a pancreatite. Níveis de ALT superiores a três vezes o valor normal são sugestivos de PAB. A dosagem de bilirrubinas, fosfatase alcalina e AST não apresentam especificidade para o diagnóstico da pancreatite aguda de causa biliar.[8]

Ultrassonografia transabdominal (USTA) deve ser realizada como o primeiro exame de avaliação por ser um método de fácil acesso e execução, além do baixo custo. Entretanto, apresenta sensibilidade reduzida para avaliação do pâncreas e do colédoco em razão da interposição gasosa intestinal. Apesar da eventual dificuldade técnica na interpretação da imagem na PAB, a USTA permanece muito sensível (86%) e, quando combinada com níveis de ALT maiores que 80 U/L, tem uma sensibilidade de 98% e especificidade de 100% para etiologia biliar da pancreatite. Deve, portanto, ser realizada precocemente, em todos os pacientes com suspeita de pancreatite aguda, para diagnóstico de eventual dilatação de vias biliares que sugira a presença de coledocolitíase.[9] É importante observar que a ausência de dilatação das vias biliares não exclui a possibilidade de coledocolitíase, especialmente quando a USTA é realizada nas primeiras 48 horas de início dos sintomas de pancreatite.[8]

Colangiopancreatorressonância magnética (CPRM) tem elevada sensibilidade (84%-95%) e especificidade (96%-100%) para o diagnóstico de cálculos no colédoco, mesmo na vigência de pancreatite aguda, e é recomendada naqueles pacientes que apresentam elevação de enzimas hepáticas ou nos quais o ducto biliar comum não foi visualizado ou encontra-se normal à ultrassonografia.[8,9] Além disso, a CPRM é importante para avaliar de forma mais detalhada a via biliar (calibre e relação com o cálculo) e a coledocolitíase (número, forma e tamanho do cálculo), antes da realização da CPRE com finalidade terapêutica. A CPRM é comparável à CPRE para a detecção de coledocolitíase.[10]

A ecoendoscopia (EE) possui sensibilidade, especificidade e acurácia semelhantes à CPRM, embora esta última pareça ter menor sensibilidade para detecção de cálculos menores que 6 mm. Mesmo sendo um exame invasivo e com resultados dependentes do operador, pode ser realizada em pacientes com PAB por ser capaz de avaliar de maneira acurada o ducto biliar comum. A tomografia computadorizada (TC) de abdome apresenta sensibilidade e especificidade menores na detecção de coledocolitíase, quando comparada à ressonância (CPRM) e ecoendoscopia. TC de abdome tem maior importância no diagnóstico diferencial entre pancreatite aguda e outras causas de dor abdominal, além de ser importante método para avaliar complicações, como a presença e extensão da necrose pancreática, presença de coleções; e para estabelecer um critério de gravidade da doença. A CPRE não deve ser indicada como método diagnóstico na PAB e, atualmente, deve ser realizada de emergência em pacientes com PAB apenas com finalidade terapêutica.[9]

TRATAMENTO DA PANCREATITE AGUDA BILIAR

A pancreatite aguda biliar geralmente tem duas estratégias de tratamento. A primeira envolve apenas o tratamento clínico conservador, e a segunda envolve o tratamento clínico associado ao uso precoce de CPRE para desobstrução da via biliar.[1,8] A obstrução do ducto biliar comum ou o cálculo impactado na ampola de Vater pode piorar o curso da PA. Assim, já na década de 1980, a cirurgia com descompressão biliar era indicada como tratamento da PAB. Entretanto, estudos mostraram aumento da morbidade e mortalidade em pacientes com PAB grave que eram tratados com cirurgia precoce. Nos últimos 30 anos, a CPRE se tornou uma opção terapêutica menos invasiva do que a cirurgia para o tratamento das doenças biliares, incluindo a coledocolitíase, com índice de sucesso para remoção de cálculos no colédoco de 85%-90% e menor morbidade em comparação à cirurgia. Atualmente o tratamento da coledocolitíase na pancreatite aguda deve ser feito por meio da CPRE. Entretanto, apesar do sucesso terapêutico elevado, a taxa de complicações pode variar entre 5%-10% (pancreatite, sangramento e perfuração) e a mortalidade pode oscilar entre 0,02% e 0,5%.[1,8]

INDICAÇÃO DA CPRE NA PANCREATITE AGUDA BILIAR

A maioria dos episódios de PAB é autolimitada e melhora com tratamento clínico conservador. Em até 70% dos pacientes, os cálculos passam espontaneamente logo após a admissão hospitalar.[6] Ainda assim, o tratamento conservador pode levar a complicações biliares em até 20% dos casos.[11] Os clássicos estudos de Neoptolemos et al., de 1988, e Fan et al., de 1993, mostraram resultados favoráveis à realização de CPRE com papilotomia quando feita precocemente no curso da PAB.[12,13] Atualmente existe um consenso de que a CPRE terapêutica de urgência não está indicada nos pacientes com PAB leve sem evidências de colangite ou obstrução do ducto biliar comum, podendo, inclusive, ser prejudicial.[1,2,14,15]

Metanálise publicada por Tse & Yuan, em 2012, revelou que, em pacientes não selecionados, a CPRE precoce não altera significativamente a mortalidade, nem a taxa de complicações locais ou sistêmicas da PA. Por outro lado, considerando-se apenas os pacientes com PAB e colangite associada, a CPRE precoce é capaz de reduzir significativamente a mortalidade, bem como as complicações locais e sistêmicas. Já nos pacientes com PAB com evidências de obstrução biliar sem colangite, a CPRE precoce apresentou tendência a reduzir complicações locais e sistêmicas.[1,9] Assim, independente da gravidade da PAB, a presença de obstrução biliar e/ou colangite indica a necessidade de realizar CPRE na PAB com finalidade terapêutica.[5]

Em relação à indicação da CPRE nos quadros graves de PAB sem colangite ou obstrução biliar associadas, existem resultados conflitantes. Revisão sistemática feita por Ayub et al., em 2004, concluiu que a taxa de complicação diminui significativamente com o uso de CPRE de urgência nesses pacientes.[16] Uma metanálise publicada por Moretti et al., em 2008, ao analisar o subgrupo de pacientes com pancreatite grave, apontou uma significativa redução na taxa de complicações (até 40%) entre os pacientes submetidos à CPRE precoce. Entretanto, Tse & Yuan, em revisão mais recente, não encontraram o mesmo resultado neste grupo selecionado de pacientes. É possível que estes resultados diferentes sejam causados por diferenças metodológicas e por diferentes critérios de gravidade utilizados pelos autores nos estudos.[1,17] Mais recentemente, Schepers et al. (2020), em estudo multicêntrico randomizado, concluíram que, nos pacientes com PAB grave, mas sem colangite, a CPRE de urgência com esfincterotomia biliar não reduziu a taxa de complicações ou mortalidade comparado ao tratamento conservador. A CPRE de urgência deve ser indicada apenas em pacientes que apresentam colangite ou colestase persistente (obstrução biliar).[18]

Portanto, uma vez diagnosticada a PAB, o passo seguinte é categorizar os pacientes em formas leves ou graves (de acordo com critérios estabelecidos), com ou sem colangite, e com ou sem obstrução biliar associada. Esta distinção é fundamental para a seleção dos pacientes que podem apresentar benefícios com a terapia endoscópica de urgência.[8] Algumas vezes pode ser difícil identificar pacientes com colangite devido ao diagnóstico diferencial com colecistite aguda, assim como identificar os pacientes com obstrução biliar persistente. Da mesma forma, na prática clínica pode ser difícil, em algumas situações, estratificar os pacientes em pancreatites agudas leve e grave no início da enfermidade. Anamnese e exame físico cuidadosos, exames laboratoriais e de imagem bem interpretados podem auxiliar na identificação destas situações.

Constituem evidências de obstrução biliar na PAB: colangite, dor abdominal importante que não melhora, icterícia e elevação progressiva de testes hepáticos (principalmente bilirrubina total). Por outro lado, são fatores associados à maior gravidade da PAB: idade superior a 55 anos, índice de massa corporal maior que 30, falência múltipla de órgãos, escore conforme APACHE II > 8 ou em elevação nas 24 horas iniciais, hematócrito > 44% ou que não apresenta redução nas 24 horas iniciais, escore conforme BISAP[6] 3 e síndrome de resposta inflamatória sistêmica.[2,8]

Em Resumo, a CPRE está Indicada nas seguintes Situações

PAB com Colangite

Nestes casos, a CPRE deve ser realizada de urgência, preferencialmente dentro das primeiras 24 horas após a admissão hospitalar.[13,19]

PAB sem Colangite

A PAB sem colangite, mas com obstrução do ducto biliar comum (cálculo visível em exame de imagem), ducto biliar comum dilatado ou testes hepáticos persistentemente elevados. Nestes pacientes sem colangite, não há indicação da urgência (< 24 horas) para realizar a CPRE. A CPRE pode ser programada na mesma internação de forma eletiva.[1,18]

Assim, na PAB sem colangite e sem evidência de obstrução do ducto biliar comum (sejam formas leves ou graves), a CPRE não está indicada. Quando existe dúvida em relação à presença de obstrução biliar, a monitorização com testes hepáticos, a CPRM ou a ecoendoscopia podem auxiliar na identificação de cálculos no ducto biliar comum.

A colecistectomia deve ser feita em todos os pacientes com PAB após a melhora clínica, incluindo aqueles que foram submetidos à esfincterotomia biliar. Após a resolução das formas leves de PAB, deve-se programar colecistectomia videolaparoscópica ainda na mesma internação. Realizar tardiamente a colecistectomia após a alta hospitalar pode estar associado a maior risco de novos episódios de PAB, colangite e colecistite aguda. Já nos pacientes com formas graves de PAB, a colecistectomia deve ser programada tardiamente após semanas do quadro agudo, quando há resolução do quadro inflamatório sistêmico e menor risco de complicações. A indicação de CPRE eletiva antes da colecistectomia e depois da melhora clínica da PAB deve ser feita se o paciente apresentar alguma evidência ou suspeita de cálculo de via biliar. Na dúvida em relação à obstrução biliar persistente, a CPRM ou a ecoendoscopia podem ser realizadas antes da CPRE. Se não foi identificado cálculo em via biliar ou se a suspeita for baixa, é preferível realizar a colangiografia intraoperatória para evitar a CPRE com eventuais complicações do procedimento.[8,20]

Em pacientes selecionados, com condições clínicas desfavoráveis e elevado risco cirúrgico, a CPRE com esfincterotomia biliar pode ser uma alternativa à colecistectomia.

ASPECTOS TÉCNICOS DA CPRE E ESFINCTEROTOMIA NA PAB

A realização da CPRE em pacientes com PAB pode ser tecnicamente mais difícil em razão de edema papilar e da parede duodenal.[1,8] Quanto à esfincterotomia biliar para extração do cálculo, pode ser feita por duas técnicas (técnica convencional com papilótomo de alça ou técnica pelo pré-corte com papilótomo de ponta). A obstrução da ampola causada por um cálculo impactado pode levar a abaulamento da papila visível na endoscopia, com eventual dificuldade técnica para cateterização da via biliar. A canulação convencional com o papilótomo padrão pode ser realizada mesmo com a papila abaulada (Fig. 50-1). Entretanto, a canulação convencional pode ser difícil nestes casos, e a técnica de pré-corte com papilótomo de ponta pode ser necessária para acesso à via biliar e posterior extração do cálculo (Fig. 50-2). Colocação de prótese biliar sem esfincterotomia pode estar indicada nos pacientes sem condições para esfincterotomia, como, por exemplo, naqueles com coagulopatia ou quando não foi possível a retirada do cálculo da via biliar.[2] A taxa de sucesso da esfincterotomia biliar varia muito na literatura (32%-85% dos pacientes submetidos à CPRE de urgência). Isto se deve ao fato de que muitos autores somente realizam esfincterotomia biliar se forem encontrados cálculos no colédoco ou ampulares. Por outro lado, outros advogam que a esfincterotomia biliar aumenta a drenagem pancreática e o fluxo de bile especialmente nos pacientes que têm um ducto pancreaticobiliar comum, podendo, ainda, ser uma alternativa contra a recorrência de episódios de PAB naqueles pacientes com comorbidades que não podem ser submetidos à colecistectomia.[8]

A canulação com fio-guia, quando comparada à canulação auxiliada pela injeção de contraste, parece ter menor incidência de pancreatite pós-CPRE. Em uma metanálise com 12 estudos (3.450 pacientes), a canulação com fio reduziu significativamente a ocorrência de pancreatite pós-CPRE quando comparada à canulação com contraste. Além disso, a canulação com fio-guia foi associada a maiores taxas de canulação primária do ducto desejado e menor necessidade de pré-corte.[21]

DISFUNÇÃO DO ESFÍNCTER DE ODDI (DEO)

A disfunção do esfíncter de Oddi é uma síndrome clínica associada em diferentes graus a três pilares clínicos: dor abdominal, alteração de bioquímica biliopancreática e dilatação ductal, e pode ser resultado de alteração mecânica ou de discinesia da musculatura lisa na junção biliopancreática, sendo condições predisponentes a ausência de vesícula biliar, histórico de colelitíase pré-operatória, litotripsia biliar e transplante hepático.[22]

A classificação de Milwaukee[23] é a mais amplamente utilizada e diferencia casos suspeitos de DEO em dois tipos: biliar ou pancreática, a depender do segmento ductal mais acometido. O subtipo I combina a presença de dor abdominal, alterações bioquímicas e evidências de dilatação ductal; no subtipo II a dor está acompanhada de alterações bioquímicas ou sinais radiológicos de dilatação ductal; e no subtipo III, a suspeita clínica se baseia apenas na presença de sintoma, sem evidências em métodos complementares (Quadro 50-1).

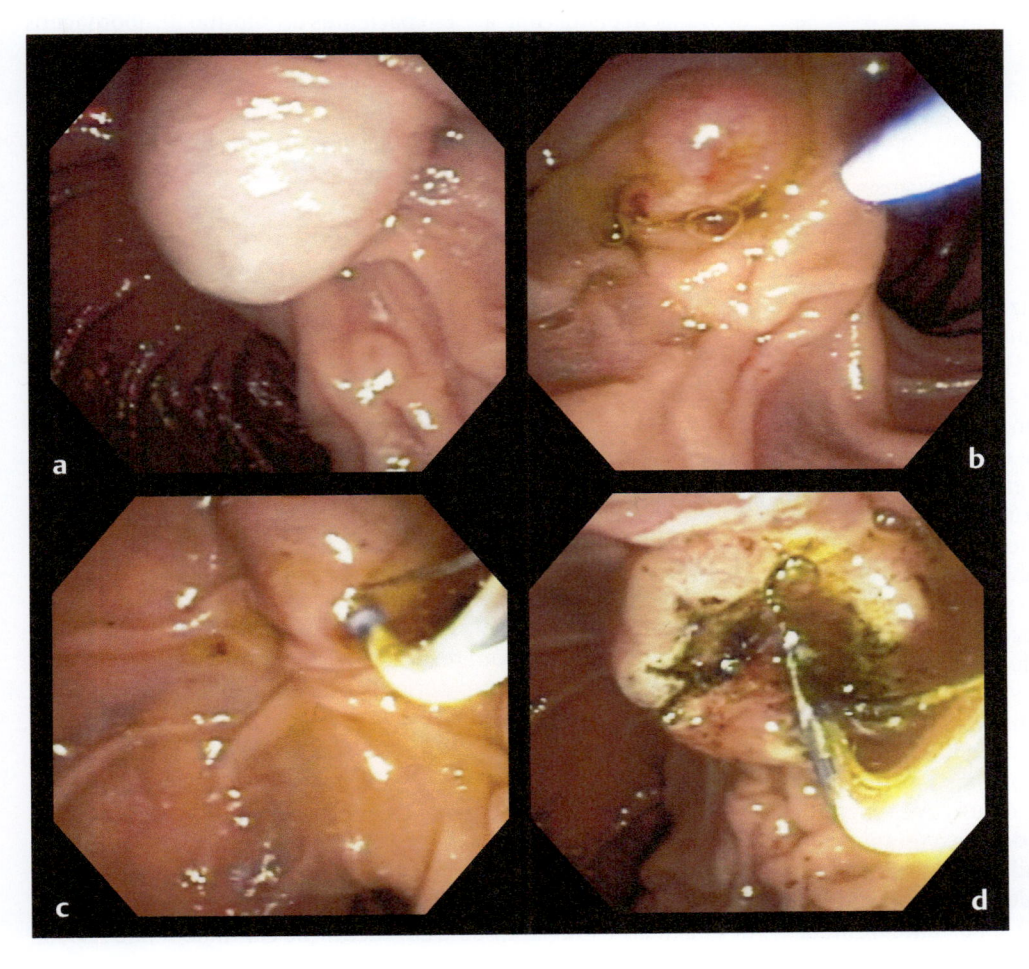

Fig. 50-1. (a) Abaulamento da papila maior por cálculo impactado. (b) Aspecto antes da canulação com papilótomo de alça. (c) Canulação com papilótomo de alça. (d) Aspecto após esfincterotomia biliar com papilótomo de alça.

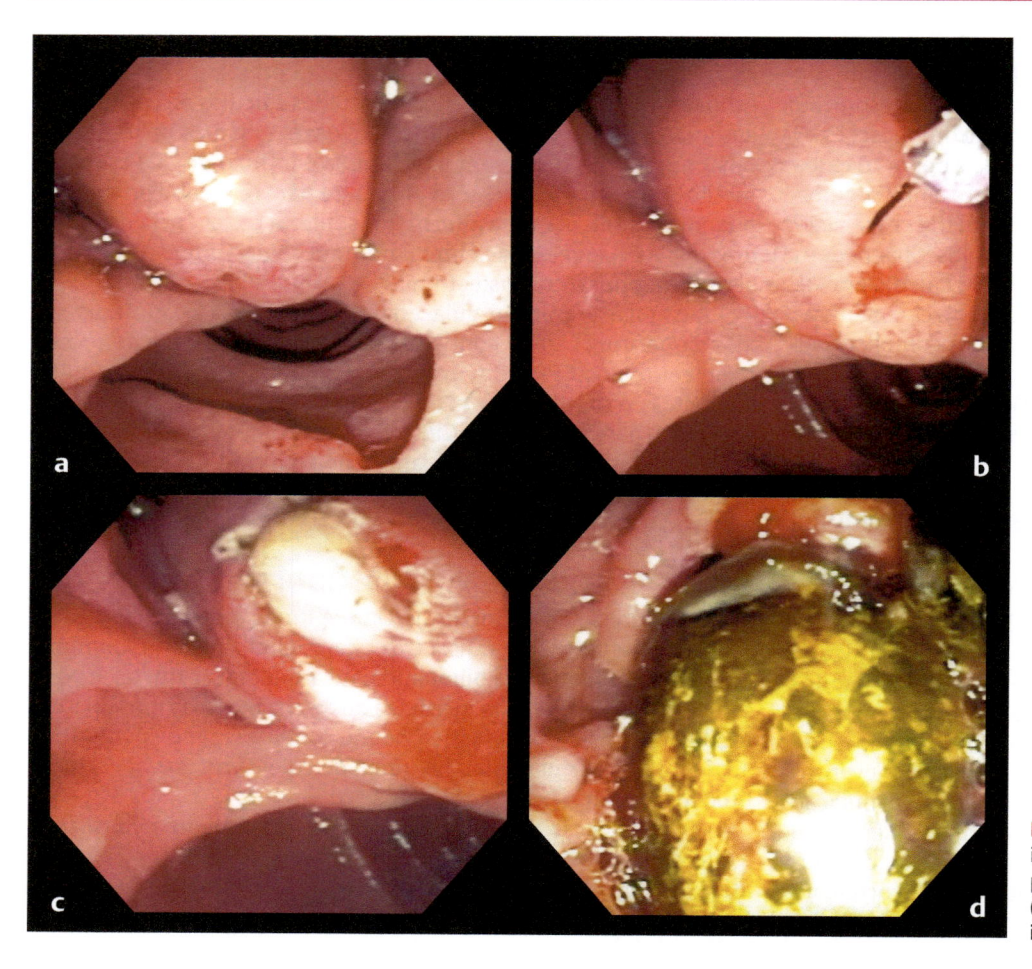

Fig. 50-2. (**a**) Papila maior abaulada por cálculo impactado. (**b**) Aspecto de pré-corte com papilótomo de ponta. (**c**) Saída de bile com pus (colangite) após pré-corte. (**d**) Retirada de cálculo impactado na papila.

Quadro 50-1. Classificação de Milwaukee[23]

DEO	Dor	Alteração bioquímica	Dilatação ductal	Retardo de drenagem ductal
I	+	+	+	+
II	+	Um ou dois dos critérios acima		
III	+	Nenhum dos critérios acima		

Alteração bioquímica biliar: AST, ALT ou FA > 2x normal em ao menos duas ocasiões.
Alteração bioquímica pancreática: Amilase e/ou lipase > 2x normal em ao menos duas ocasiões durante dor.
Dilatação: ducto biliar comum > 12 mm; ducto pancreático > 6 mm (cabeça) ou > 5 mm (corpo).
Retardo de drenagem: biliar > 45 min; pancreática > 9 min.

A manometria do esfíncter de Oddi (realizada durante a CPRE) pode reforçar a suspeita diagnóstica da disfunção, observando um segmento de esfíncter hipertenso (> 40 mm Hg), o que pode estar presente em até 72% dos casos de pancreatite aguda recorrente, até então considerados idiopáticos. Trata-se de um método pouco empregado atualmente, em função da sua baixa disponibilidade e da associação com pancreatite pós-manometria em até 30% dos casos. Apesar dessa associação, é difícil distinguir se a alta taxa da complicação decorre da manometria, ou da própria disfunção do esfíncter de Oddi. Outros métodos, como cintigrafia hepatobiliar, ultrassonografia com ingesta gordurosa, teste funcional por ressonância e tomografia de coerência ótica, foram descritos, mas carecem de estudos mais amplos que endossem seu uso na prática clínica.[24,25]

A abordagem medicamentosa com diversas classes de drogas (nifedipina, nitratos, derivados de escopolamina, antidepressivos entre outros) tem mostrado ser capaz de reduzir a pressão no segmento do esfíncter ou de aliviar escores de dor, mas a ausência de estudos controlados e de longo prazo limita seu uso. A esfincterotomia endoscópica, quando aplicável, é considerada a terapia mais eficaz, embora tenha resposta variável dependendo do subtipo em que o paciente esteja classificado, sendo superior nos de subtipo I (89% a 100%), menor nos de subtipo II (79%), e bastante limitada nos de subtipo III (8%). Em pacientes do subtipo I pode-se prescindir da manometria, caso seja indicada esfincterotomia. Nos de subtipo II, a documentação com manometria pode estar indicada, embora a esfincterotomia empírica seja mais usada, ao se considerar a abordagem endoscópica.[26] Em pacientes do subtipo III, abordagens menos invasivas são recomendadas, à medida que não se observou benefício com realização de manometria ou esfincterotomia nesses pacientes. Casos suspeitos de DEO subtipo III são muitas vezes pacientes com hipersensibilidade visceral ou síndrome do intestino irritável, sendo difícil a distinção.[27,28]

DEO e Pancreatite Aguda Recorrente (PAR)

A discinesia ou obstrução do segmento pancreático do esfíncter de Oddi podem estar associadas à ocorrência de pancreatite aguda recorrente. No entanto, não está claro se a alteração da pressão no esfíncter é a causa ou uma consequência da inflamação repetida do segmento do pâncreas. A persistência de episódios de pancreatite aguda em pacientes com DEO pancreática submetidos à esfincterotomia endoscópica sugere que o esfíncter pancreático disfuncional poderia não ser a única causa para a recorrência de pancreatite, ainda que se observe menor frequência nos episódios após a intervenção. Fatores genéticos e ambientais do indivíduo teriam uma participação na patogênese da PAR. Os estudos também não demonstram superioridade da esfincterotomia dupla (biliar e pancreática) *versus* esfincterotomia biliar isolada. A injeção de toxina botulínica nesses pacientes foi descrita com resultados promissores, porém com pequena amostragem e curto período de seguimento.[24,27,29]

PANCREATITE AGUDA PÓS-CPRE

A pancreatite pós-colangiografia endoscópica retrógrada (PPC) é a complicação mais frequente da CPRE, ocorrendo em até 9,7% dos pacientes, podendo chegar a 14,7% em pacientes de alto risco. São considerados de alto risco pacientes do sexo feminino, idade < 50 anos, suspeita de DEO, histórico de PPC ou mais de dois episódios de pancreatite prévia, embora essa definição continue sendo revista.

O curso habitual da PPC é de baixa gravidade, e a mortalidade por esta causa estimada entre pacientes submetidos à CPRE varia entre 0,1% e 0,7%.[30] Na sua fisiopatologia, pode haver uma combinação de fatores mecânicos, térmicos, microbiológicos e hidrostáticos, que podem ser induzidos a partir da utilização do instrumental e do meio de contraste.[31]

Algumas práticas têm demonstrado sucesso na prevenção dessa complicação e têm sido recomendadas pelos principais *guidelines* na literatura. Para a profilaxia da pancreatite pós-CPRE a ESGE (*European Society of Gastrointestinal Endoscopy*) e a ASGE (*American Society of Gastrointestinal Endoscopy*) recomendam as seguintes estratégias: a administração de indometacina ou diclofenato em todos os pacientes sem contraindicação ao uso destes medicamentos, hidratação vigorosa com ringer durante e após a CPRE, canulação com auxílio de fio-guia e a inserção de prótese pancreática para pacientes selecionados.[30,32]

Anti-Inflamatório Não Esteroidal

A utilização de anti-inflamatórios não esteroides (AINEs: indometacina ou diclofenaco) ministrados por via retal, antes do procedimento, está associada à redução nas chances de PPC em cerca de 50% (OR 0,49), em pacientes não selecionados. Não devem receber a droga pacientes gestantes com > 30 semanas ou pacientes com hipersensibilidade a AINEs, ou ainda que possuam parentes de primeiro grau com síndrome de Stevens-Johnson ou síndrome de Lyell atribuída ao uso de AINEs. A ASGE recomenda a utilização de AINEs por via retal para a prevenção de PPC (forte recomendação, qualidade moderada de evidência). Podem ser administrados em todos os pacientes encaminhados à CPRE, com ou sem elevado risco para pancreatite pós-CPRE. Administrar imediatamente antes ou durante o procedimento, geralmente 100 mg de indometacina no caso de pacientes adultos. Evitar em casos de insuficiência renal.[32]

Canulação com Fio-Guia

Com base em 15 estudos randomizados, envolvendo 4.426 pacientes, o acesso pancreático com auxílio de fio-guia, minimizando a necessidade da injeção de contraste, reduziu a ocorrência de PPC (risco relativo de 0,50; 95% CI, 0,31-0,72; I 2 Z 36%). Estima-se que não haja impacto na relação custo-efetividade, uma vez que o fio-guia e o cateter ou papilótomo já sejam utilizados em grande parte das CPRE (recomendação condicional/moderada qualidade de evidência). Recomenda-se utilizar canulação auxiliada pelo fio-guia em todos os pacientes.[32]

Stent Pancreático

A colocação de *stent* pancreático reduziu a ocorrência de PPC em 65% em pacientes com alto risco em uma metanálise com 17 estudos randomizados e controlados que incluíram 1.595 pacientes. O efeito protetor se manteve ao se colocar o *stent* como etapa final da CPRE ou logo após a canulação do ducto pancreático. Em pacientes submetidos à CPRE com acesso profundo ou repetido ao ducto pancreático (injeção com contraste ou mesmo que apenas pelo fio-guia), a ASGE recomenda a colocação de *stent* pancreático para a redução do risco de PPC (forte recomendação/moderada qualidade de evidência). Recomenda-se a passagem de prótese 3F-5F (preferencialmente 5 F), sem o *flap* interno (para facilitar a migração espontânea) e com 3-7 cm de comprimento. Se não ocorrer a migração espontânea do *stent* em 2-4 semanas (confirmada pela radiografia de abdome), a retirada deverá ser realizada pela endoscopia.[32]

Hidratação Vigorosa

A oferta de hidratação vigorosa promoveu uma redução de cerca de 50% na ocorrência de PPC em pacientes não selecionados, quando comparada à hidratação moderada. Hidratação vigorosa foi definida, na maior parte dos estudos, como bolus de ringer lactato (20 mL/kg) durante o procedimento, seguido de uma hidratação de manutenção em um período de 8 horas subsequentes (3 mL/kg/hora). A ASGE recomenda hidratação venosa abundante para a prevenção de PPC (recomendação condicional/moderada qualidade de evidência). Utilização criteriosa em pacientes com limitações clínicas (insuficiências cardíaca, renal e hepática) [32]

RESUMO

- CPRE terapêutica está indicada nos pacientes com pancreatite aguda biliar, apenas quando há evidência de colangite ou evidência de obstrução biliar associados. Nos pacientes com colangite, a CPRE deve ser realizada de urgência, preferencialmente dentro das primeiras 24 horas após a admissão hospitalar.
- CPRE não está indicada nos pacientes com pancreatite aguda biliar grave, sem colangite ou obstrução biliar associados. Na dúvida em relação à presença de obstrução biliar, a monitorização com testes hepáticos, a CPRM ou ecoendoscopia podem auxiliar na identificação de cálculos no ducto biliar comum.
- Esfincterotomia biliar pela técnica convencional é recomendada na PAB, quando indicada. O pré-corte pode ser utilizado em casos de cálculos impactados na ampola ou quando não foi conseguido o acesso convencional.
- CPRE com papilotomia em pacientes com PAB pode ser um desafio em razão da maior dificuldade técnica pelo edema na papila e parede duodenal, além das condições clínicas dos pacientes. A indicação correta para a realização da CPRE terapêutica na PAB é fundamental.
- Medidas para reduzir a taxa de pancreatite pós-CPRE são recomendadas e incluem: uso de anti-inflamatório (indometacina via retal), hidratação vigorosa com ringer e canulação com auxílio de fio-guia para todos os pacientes; além da colocação de *stent* pancreático temporário em casos selecionados.
- Atenção para a possibilidade do diagnóstico de DEO como causa de pancreatite aguda recorrente.
- Após a resolução da PAB, os pacientes devem ser submetidos à colecistectomia laparoscópica na mesma internação sempre que possível.

REFERÊNCIAS BIBLIOGRÁFICAS

1. Tse F, Yuan Y. Early routine endoscopic retrograde cholangiopancreatography strategy versus early conservative management strategy in acute gallstone pancreatitis. Cochrane Database Syst Rev. 2012;5:CD009779.
2. Kuo VC, Tarnasky PR. Endoscopic management of acute biliary pancreatitis. Gastrointest Endosc Clin N Am. 2013;23(4):749-68.
3. Yadav D, Agarwal N, Pitchumoni CS. A critical evaluation of laboratory tests in acute pancreatitis. Am J Gastroenterol. 2002;97(6):1309-18.
4. Banks PA, Freeman ML. Practice Parameters Committee of the American College of Gastroenterology. Practice guidelines in acute pancreatitis. Am J Gastroentero. l 2006;101(10):2379-400.
5. Forsmark CE, Vege SS, Wilcox CM. Acute pancreatitis. N Engl J Med. 2016;375(20):1972-81.
6. Bahr MH, Davis BR, Vitale GC. Endoscopic management of acute pancreatitis. Surg Clin North Am. 2013;93(3):563-84.
7. Forsmark CE, Baillie J. AGA Institute Clinical Practice and Economics Committee, AGA Institute Governing Board. AGA Institute technical review on acute pancreatitis. Gastroenterology. 2007;132(5):2022-44.
8. Matin A, Carr-Locke D. Biliary intervention in acute gallstone pancreatitis. In: Baron T, Kozarek R, Carr-Locke D (Eds). ERCP. 2. ed. Philadelphia: Elsevier. 2013. p. 474-81.
9. Greenberg JA, Hsu J, Bawazeer M, et al. Clinical practice guideline: Management of acute pancreatitis. Can J Surg. 2016;59(2):128-40.
10. Taylor AC, Little AF, Hennessy OF, et al. Prospective assessment of magnetic resonance cholangiopancreatography for noninvasive imaging of the biliary tree. Gastrointest Endosc. 2002;55(1):17-22.
11. Anderloni A, Repici A. Role and timing of endoscopy in acute biliary pancreatitis. World J Gastroenterol. 2015;21(40):11205-8.
12. Neoptolemos JP, Carr-Locke DL, London NJ, et al. Controlled trial of urgent endoscopic retrograde cholangiopancreatography and endoscopic sphincterotomy versus conservative treatment for acute pancreatitis due to gallstones. Lancet. 1988;2(8618):979-83.
13. Fan ST, Lai EC, Mok FP, et al. Early treatment of acute biliary pancreatitis by endoscopic papillotomy. N Engl J Med. 1993;328(4):228-32.
14. Bakker OJ, Issa Y, van Santvoort HC, et al. Treatment options for acute pancreatitis. Nat Rev Gastroenterol Hepatol. 2014;11(8):462-9.

15. Tenner S, Baillie J, DeWitt J, Vege SS. American College of Gastroenterology guideline: management of acute pancreatitis. Am J Gastroenterol. 2013;108(9):1400-15;1416.
16. Ayub K, Imada R, Slavin J. Endoscopic retrograde cholangiopancreatography in gallstone-associated acute pancreatitis. Cochrane Database Syst Rev. 2004;(4):CD003630.
17. Moretti A, Papi C, Aratari A, et al. Is early endoscopic retrograde cholangiopancreatography useful in the management of acute biliary pancreatitis? Dig Liver Dis. 2008;40(5):379-85.
18. Schepers NJ, Hallensleben NDL, Besselink MG, et al. Urgent endoscopic retrograde cholangiopancreatography with sphincterotomy versus conservative treatment in predicted severe acute gallstone pancreatitis (APEC): a multicentre randomised controlled trial. Lancet. 2020;396(10245):167-76.
19. Petrov MS, van Santvoort HC, Besselink MG, et al. Early endoscopic retrograde cholangiopancreatography versus conservative management in acute biliary pancreatitis without cholangitis: a meta- analysis of randomized trials. Ann Surg. 2008;247(2):250-7.
20. da Costa DW, Bouwense SA, Schepers NJ, et al. Same-admission versus interval cholecystectomy for mild gallstone pancreatitis (PONCHO): a multicentre randomised controlled trial. Lancet. 2015;386(10000):1261-8.
21. Chandrasekhara V, Khashab MA, Muthusamy VR, et al. Adverse events associated with ERCP. Gastrointest Endosc. 2017;85(1):32-47.
22. Blanco GDV, Gesuale C, Varanese M, et al. Idiopathic acute pancreatitis: a review on etiology and diagnostic work-up. Clin J Gastroenterol. 2019;12(6):511-24.
23. Tzovaras G, Rowlands BJ. Transduodenal sphincteroplasty and transampullary septectomy for sphincter of Oddi dysfunction. Ann R Coll Surg Engl. 2002;84(1):14-9.
24. Yaghoobi M, Romagnuolo J. Sphincter of Oddi Dysfunction: Updates from the Recent Literature. Curr Gastroenterol Rep. 201;17(8):31.
25. Kim JV, Wu GY. Update on Sphincter of Oddi Dysfunction: A Review. J Clin Trans Hepatol. 2022;10(3):515-21.
26. Arguedas MR, Linder JD, Wilcox CM. Suspected sphincter of Oddi dysfunction type II: empirical biliary sphincterotomy or manometry-guided therapy? Endoscopy. 2004;36(2):174-8.
27. Guo A, Poneros JM. The Role of Endotherapy in Recurrent Acute Pancreatitis. Gastrointest Endosc Clin N Am. 2018;28(4):455-76.
28. Cotton PB, Durkalski V, Romagnuolo J, et al. Effect of endoscopic sphincterotomy for suspected sphincter of Oddi dysfunction on pain-related disability following cholecystectomy: the EPISOD randomized clinical trial. JAMA. 2014;311(20):2101-9.
29. Jagannath S, Garg PK. Recurrent Acute Pancreatitis: Current Concepts in the Diagnosis and Management. Curr Treat Options Gastroenterol. 2018;16(4):449-65.
30. Dumonceau J-M, Kapral C, Aabakken L, et al. ERCP - related adverse events: European Society of Gastrointestinal Endoscopy (ESGE) Guideline. Endoscopy. 2020;52(2):127-49.
31. Tryliskyy Y, Bryce GJ. Post-ERCP pancreatitis: Pathophysiology, early identification and risk stratification. Adv Clin Exp Med. 2018;27(1):149-54.
32. Buxbaum JL, Freeman M, Amateau SK, et al. (ASGE Standards of Practice Committee Chair). American Society for Gastrointestinal Endoscopy guideline on post-ERCP pancreatitis prevention strategies: summary and recommendations. Gastrointest Endosc. 2023;97(2):153-62.

51 Pancreatite Crônica

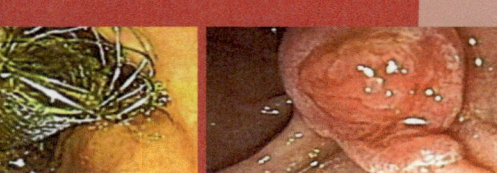

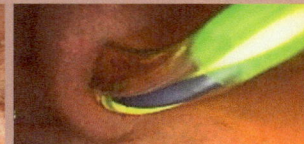

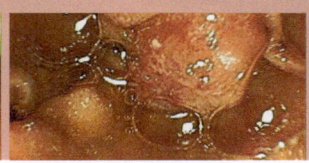

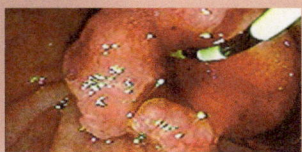

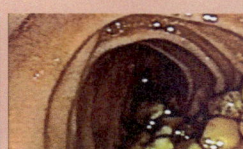

Djalma Coelho ▪ Raquel Canzi ▪ José Celso Ardengh
Gabriela Issa ▪ Mariana Issa ▪ José Flávio Coelho

INTRODUÇÃO

A inflamação crônica da glândula pancreática é caracterizada por alterações morfológicas progressivas e geralmente irreversíveis, mesmo após o fim da agressão.[1] Exceto, talvez, nas doenças autoimunes em fases iniciais da inflamação pancreática. O diagnóstico costuma ser fácil nas fases avançadas da doença. Todavia, o desafio é o diagnóstico precoce, nos pacientes com dor abdominal sugestiva, mas com imagem pancreática normal e/ou alterações inespecíficas. Vários testes já foram descritos na literatura. Ainda não foi definido o padrão ouro laboratorial, isto é, que seja ao mesmo tempo prático e tenha acurácia semelhante à análise histopatológica pancreática. Por faltar um tratamento que reverta o processo fibrótico da glândula, ele é voltado às manifestações clínicas, em especial, a insuficiência exócrina e a dor abdominal. Por vezes incapacitantes.

A causa mais comum de pancreatite crônica, em adultos nos países industrializados ocidentais, é o abuso crônico de álcool, correspondendo a 70% dos casos. Apesar do conhecimento, das várias causas e características clínicas e morfológicas da doença, os mecanismos patogênicos permanecem elusivos. Foram feitos grandes progressos científicos, no entendimento dos aspectos genéticos, celulares e moleculares subjacentes. Há múltiplas hipóteses na explicação da fisiopatologia, em subgrupos de pacientes, mas nenhuma teoria unificadora. As melhores hipóteses sobre a patogênese incluem: a ativação de células inflamatórias; formação de necroses; fibroses; agressão tóxico-metabólica; estresse oxidativo; formação de rolhas proteicas e cálculos com obstrução dos ductos; obstrução primária do ducto e atrofia, e evento agudo sentinela da pancreatite.

O aspecto anatomopatológico da pancreatite crônica é bem definido e igual, independente da etiologia, principalmente nas fazes avançadas. Entretanto, na prática, o material histológico raramente é acessível. O diagnóstico é feito pela combinação de critérios clínicos, laboratoriais e de imagem. O diagnóstico correto de pancreatite crônica é mais fácil nos estágios avançados do que no início da doença.

Vários métodos de imagem são disponíveis para avaliar os pacientes com pancreatite crônica já conhecida ou ainda suspeita. O ultrassom transabdominal é menos sensível para o diagnóstico e está limitado aos estágios avançados. Em estágios precoces, a colangiopancreatografia retrógrada endoscópica (CPRE) e o ultrassom endoscópico (USE) são métodos com acurácia diagnóstica confiável. A CPRE vem sendo substituída pela pancreatografia por ressonância magnética, por ser menos invasiva. Estudos iniciais demonstraram superioridade da USE sobre a CPRE nos estágios iniciais. Neles, o USE é o método de escolha. Na ausência do USE, a colangiorressonância magnética com pancreatografia (PRM) e tomografia computadorizada (TC) fornecem informações morfológicas mais confiáveis. Entre todos os métodos de imagem, a ressonância magnética (RM) combinada à pancreatoressonância (PRM) mostra desenvolvimento mais rápido. Com melhoras do *hardware* e *software* é provável que esses métodos sejam capazes de visualizar, no futuro próximo, estágios iniciais da doença. A CPRE tem sido reservada mais para a terapêutica.

Os testes mais comuns de função pancreática não detectam insuficiência pancreática exócrina, leve a moderada, com acurácia adequada. Investigações técnicas funcionais do pâncreas, somente, tem um papel complementar na rotina da evolução clínica. Os testes que avaliam a produção e a secreção exócrina pancreática são chamados funcionais, FEP (função exócrina do pâncreas). Em geral, a evidência clínica de insuficiência exócrina pancreática (IEP) é tardia e costuma aparecer de forma muito lenta e insidiosa, só se manifestando por esteatorreia quando a capacidade exócrina do pâncreas está reduzida a menos de 10%. Os métodos que avaliam a FEP são classificados em:

A) Indiretos, quando detectam as consequências clínicas ou efeitos secundários da diminuição ou ausência das enzimas pancreáticas (proteolíticas e lipolíticas).
B) Diretos, quando analisam o volume e a composição do suco pancreático (bicarbonato e enzimas digestivas), propriamente ditos.

ETIOLOGIA DA PANCREATITE CRÔNICA

A classificação da pancreatite crônica (PC) evoluiu por várias décadas, mas baseia-se em três conferências de consenso: Marseille, em 1963; Marseille-Roma, em 1986, e Cambridge, em 1984. Subdivisões da PC são feitas, principalmente, nos aspectos das imagens. Novos sistemas de classificação, como as do TIGAR-O, caracterizam a doença em vários fatores etiológicos e mecanismos conhecidos. No conjunto, são considerados modificadores de risco.[2] É provável que esses modificadores de risco e cofatores genéticos, múltiplos e ambientais, interagem para produzir a expressão da doença no indivíduo.[3] Outra em uso é a de M-ANNHEIM,[4] que avalia e classifica, de forma simultânea, a etiologia, o estádio clínico e a gravidade da PC. Um indivíduo (com uma composição genética única) responde ou não a um insulto similar (etiologia) num padrão morfológico diferente (inflamação ou não inflamação), dando início à doença. A resposta a um insulto representa a presença ou ausência da doença e na sua progressão ou regressão. A progressão é, provavelmente, relacionada às características individuais (genética) e insultos ambientais, tóxicos e infecciosos em andamento. Este conceito geral explica por que muitos indivíduos respondem diferentemente à mesma quantidade de uma toxina (p. ex., álcool), ou porque menor quantidade da mesma toxina produz doença em indivíduos suscetíveis. A baixa prevalência de PC entre alcoólatras sugere outros cofatores participantes. Em muitos indivíduos diagnosticados com pancreatite **alcoólica**, são necessários vários fatores de risco para a progressão à fibrose. Embora o sistema TIGAR-O forneça um avanço na classificação etimológica e do mecanismo da PC, antecipamos que exigirá revisão no futuro. A categoria **idiopática** diminuirá ou até desaparecerá com a descoberta de novas causas.

Tóxico e Metabólico

O Quadro 51-1 mostra múltiplas etiologias tóxicas e metabólicas envolvidas na PC. A associação ao álcool foi descrita primeiramente por Comfort *et al.*, em 1946. O álcool ainda é a causa mais comum de PC em países industrializados ocidentais. Embora apenas 5-10% de alcoólatras tenham, clinicamente, PC aparente. Nas autópsias são encontradas evidências de PC em 10-20%. Apesar de a maioria dos alcoólatras não desenvolverem PC, 60-90% dos pacientes com PC têm história de 10 a 15 anos de consumo pesado de álcool. Entretanto, alguns que beberam menos, durante um período menor, desenvolveram PC, especialmente aqueles que começaram a beber durante a puberdade. O limiar crítico de consumo diário de álcool foi estimado em 40 g diários para mulheres e 80 g diários para homens, independente da qualidade ou tipo de bebida alcoólica. Devido aos limites de tolerância ao álcool, menores quantidades são suficientes para induzir dano pancreático nos indivíduos suscetíveis. Há os que acreditam que no episódio inicial a maioria dos pacientes com PC, induzida por álcool, já possuíam fibrose e calcificação subjacente do pâncreas. Entretanto, o Grupo Zurich demonstrou que os ataques agudos precederam o desenvolvimento da doença crônica.

Devido, somente, a uma fração de alcoólatras desenvolverem PC, o envolvimento de outros fatores está sendo, ativamente, investigado. Muitas linhas de evidência têm demonstrado que em adição ao efeito direto do álcool, vários fatores predisponentes, incluindo genética; gênero; tabagismo; infecção intestinal; dieta hiperlipídica; função imune comprometida; cálculos biliares; fatores hormonais e padrões de consumo de álcool (*drinking patterns*) tornam o pâncreas mais suscetível à injúria tecidual. Muitos pacientes com PC por álcool podem ter herdado uma suscetibilidade maior ao dano pancreático induzido por ele ou a defeitos genéticos que causam a pancreatite, independente da exposição ao álcool.

Existem evidências convincentes que o fumo aumenta o risco de PC com razão de chances (*odds ratio*) de 17,3. Pancreatite crônica, induzida por tabagismo, é particularmente associada a calcificações pancreáticas, com evolução de maior gravidade naqueles que mantêm o hábito tabáquico. Por mecanismos similares ao álcool, o tabaco produz alterações na secreção e indução de estresse oxidativo. Em grande estudo onde 146 pacientes tinham PC, 52 pacientes tinham câncer pancreático e 235 eram controles (sadios), analisaram o DNA genômico para expressão de genes *uridine difosfato glucuronosyl transferase* (UGT1A7). Essas proteínas são fatores bioquímicos vitais para a detoxificação e defesa celular. A incidência dessa mutação foi muito comum em pacientes com PC e abuso de tabaco, mas não em pacientes com PC não alcoólica. O estudo estabeleceu a possível conexão entre predisposição genética e fatores externos desencadeantes. É possível que o tabagismo seja o principal fator da PC em alguns pacientes. Em uns, aumenta o dano induzido pelo álcool, em outros potencializa o fator patógeno ainda não identificado.

O cálcio tem papel central na secreção de tripsinogênio e na estabilização da tripsina. A hipercalcemia causada, primária ou secundariamente, por hiperparatireoidismo resulta em pancreatite aguda recorrente, com progressão para PC. Isso, provavelmente, é devido à ativação do tripsinogênio causando necrose e fibrose do parênquima. Acredita-se que a concentração aumentada de cálcio sérico induza a dano direto nas células acinares, e a secreção aumentada resulta na formação intraductal de cálculo. A hipercalcemia também parece modificar a secreção pancreática, conduzindo a formação de um *plug* proteico. Essa substância conduz a graus variantes de fibrose do pâncreas pela calcificação. Outros mecanismos envolvidos incluem a toxicidade de substâncias urêmicas ao parênquima pancreático.

Quadro 51-1. Etiopatogenias da Pancreatite Crônica

Etiologia/mecanismo de lesão	Patogênese
Tóxico-metabólica	Hipótese do *plug* obstrutivo proteico
Álcool induzida (mutação genética)	Hipótese tóxico-metabólica
Tabaco	Necrose-fibrose
Hipercalcêmica (hiperparatireoidismo)	Estresse oxidativo (insuficiência de detoxificação)
Deficiência da lipoproteína lipase	
Deficiência da apolipoteína C-II	
Insuficiência renal crônica (uremia)	
Deficiência proteica	
Deficiência do elemento trace	
Toxinas dietéticas	
Produtos medicinais (Phenacetin)	
Causas idiopáticas	Necrose-fibrose
Início precoce	*Plug* proteico
Início tardio	
Forma tropical (mutação SPINK1)	
Pancreatite tropical calcificante	
Diabetes pancreática fibrocalcificante(caulculose)	
Genética	Necrose-fibrose
Hereditária	
Mutação autossômica dominante: gene catiônico (*cationic*) do tripsinogênio (PRSS1)	
Mutação autossômica recessiva: SPINK1, tripsinogênio catiônico (códons 16, 22, 23)	
Defeito CFTR	
Deficiência α1-antitripsinogênio	
Causas autoimunes/imunológicas	Ducto grande
Infecção viral	
Hepatite B	
Coxsackie	
Doenças autoimunes	
Pancreatite autoimune primária	
Associada à síndrome Sjögren, doença de Crohn, colite ulcerativa, cirrose biliar primária	
Pancreatite aguda severa e recorrente	Necrose-fibrose
Doença vascular	
Isquemia	
Terapia pós-radiação	
Causas obstrutivas mecânicas	Cálculo e obstrução do ducto
Pâncreas *divisum* com obstrução da papila acessória	*Plug* proteico
Pâncreas anular	
Estenose de papila	
Ductal Scarring	
Estrangulamento ductal por malignidade primária (pancreática e ampular, ou carcinoma duodenal)	
Obstrução duodenal (p. ex., divertículo, duodenal)	
Estrangulamento do ducto pancreático após pancreatite aguda severa ou trauma	
Cálculos	
Esfíncter de Oddi disfuncionante	
Coledococele	

Pancreatite Idiopática

Em 30% dos pacientes com PC não há fator de risco conhecido e são diagnosticados, erroneamente, como pancreatite idiopática, muitos, pelo abuso de álcool ser subnotificado, terem anormalidade genética subjacente ou outros fatores desconhecidos, descreveram mutações de inibidores de proteases serinas, gene Kazal tipo 1 (*SPINK1*), em 25% de pacientes com pancreatite crônica idiopática. Com base na apresentação bimodal da idade do início dos sintomas clínicos, foi separada em duas entidades distintas. A pancreatite crônica idiopática prematura inicia-se durante as primeiras duas décadas de vida. A dor abdominal é a característica clínica predominante. A calcificação pancreática e as insuficiências exócrina e endócrina pancreáticas são raras no momento do primeiro diagnóstico.[5] Ao contrário, a apresentação clínica da pancreatite crônica idiopática de início tardio, ocorre em pacientes na quinta década (40 anos). Usualmente indolor, mas associada à significativa insuficiência pancreática exócrina e endócrina e calcificações.[5] Histologicamente, muitos casos de pancreatite crônica idiopática tem infiltrados de linfócitos T, obstrução ductal, atrofia e fibrose acinar, caracterizando a possibilidade da etiologia autoimune.

Pancreatite tropical ou nutricional é considerada uma forma de pancreatite crônica idiopática. É a forma mais comum de PC em certas partes do mundo, como na Índia, na África Subsaariana e no Brasil. Afeta crianças e adultos jovens. A doença é subdividida em pancreatite tropical calcificante, caracterizada por dor abdominal severa recorrente e crônica, calcificação pancreática extensa, diabetes pancreática fibrocalculosa e significativa insuficiência pancreática endócrina. Ela é relacionada com mutações no gene SPINK1. Apoiado nesse fator importante, essa forma de PC é categorizada como genética. O gene *SPINK1* (gene da tripsina inibitória da secreção pancreática) é responsável pela codificação do PSTI. A tripsina tem um papel central na digestão das proteínas da dieta e na ativação de outras enzimas digestivas. Se a proteína inibitória da tripsina for defeituosa e não se ligar à tripsina, não será corretamente desativada ou destruída. A tripsina permanecerá ativa por um longo período. Isso é chamado "ganho de função" da tripsina. Outras alterações genéticas são descritas em pacientes com pancreatite crônica idiopática. Independentemente, demonstraram forte associação entre mutações do regulador transmembrana de condutância da fibrose cística (CFTR) e pancreatite crônica idiopática. Em pacientes sem evidência de fibrose cística, a frequência de mutações CFTR teve aumento de 6 vezes mais quando comparada com os sem mutação. Subsequentemente, 1/3 de todos os pacientes com PC idiopática possuem mutações CFTR. No futuro, muitos deles serão classificados sob outros grupos de fatores de risco, especificamente na categoria genética.

Principais pancreatologistas acreditam que a maioria das PC é doença genética com fatores desencadeantes multifatoriais.

Genética

Até recentemente, poucas informações existiam sobre a base genética da PC. A única forma hereditária conhecida de insuficiência pancreática crônica, bem estudada, foi a fibrose cística. Muitos casos de PC representam uma parte variável da síndrome de fibrose cística, causada por mutações no gene que codifica a CFTR. Diversos grupos reportaram aumento da prevalência das mutações CFTR, em pacientes com PC de diferentes etiologia. Estudos subsequentes observaram que as mutações, associadas à fibrose cística (mutações CFTR) foram encontradas, com frequência aumentada, em pacientes com PC. A frequência foi maior naqueles com PC consideradas secundárias ao pâncreas *divisum*. Existem outras variantes genéticas predisponentes para PC. A pesquisa tem focado no gene mutante *SPINK1-N34S*, que também é associado às pancreatites crônica, tropical (50%), alcoólica (6%) e idiopática (20%).

Uma das maiores descobertas na PC foi a descrição do ponto de mutação em pacientes com pancreatite hereditária autossômica dominante. Muitas variantes da mutação do gene tripsinogênio catiônico conduzem a má função do tripsinogênio. Consequentemente, a ativação prematura intracelular do tripsinogênio dentro das células acinares pancreáticas conduz a ativação de outras enzimas que podem resultar na autodigestão. Anormalidades genéticas são descritas mais comumente em pancreatites hereditárias. A doença apresenta-se, tipicamente, em um padrão bimodal, nas crianças e na vida adulta. A pancreatite hereditária é uma doença, autossômica, dominante, associada a mutações do gene do tripsinogênio que carreiam uma penetrância de 80%. A pancreatite hereditária é caracterizada por episódios recorrentes de pancreatite aguda ou agregação familiar de PC. A maioria dos pacientes com essas mutações genéticas é assintomática. A progressão para a PC é mais rápida, em pacientes com mutações *SPINK1-N34S*, do que naqueles com mutações do tripsinogênio catiônico). Pacientes com pancreatite hereditária têm 50 vezes mais, o risco de ter câncer ductal pancreático, comparado com a população geral. Apesar do grande avanço do conhecimento genético na pancreatite recomenda-se avaliar mutações somente em pacientes com pancreatites hereditárias. A correlação da fenotipagem genética da mutação *SPIK1* ou *CFTR* não é bem estudada, para permitir diretrizes e recomendações relacionadas com a prática clínica geral.

Autoimune

Pancreatite crônica autoimune (PCAI) é rara. Uma distinta forma de PC associada a características autoimunes. A pancreatite crônica autoimune vem representando um tipo especial de PC. A pancreatite crônica autoimune é caracterizada por alterações específicas, histopatológicas e imunológicas. As marcas registadas da morfologia são a infiltração periductal por linfócitos, as células plasmáticas e as lesões granulocíticas do epitélio (*granulocytic epithelium lesions*), com consequente destruição do ducto epitelial e *venulitis*. A patogênese da pancreatite crônica autoimune envolve um ataque celular (células T CD4+ e CD8+) e humoral mediado pelas células ductais e do ducto pancreático, resultando em uma inflamação citocínica mediana e fibrose periductolar obstruindo os ductos pancreáticos.[6] A PCAI é comumente associada a outras doenças autoimunes, como: síndrome de Sjögren; colangite primária esclerosante e doença inflamatória intestinal. Todavia, mais de 1/3 dos pacientes com pancreatite crônica autoimune não possuem outra desordem autoimune extrapancreática. A pancreatite crônica autoimune é clinicamente caracterizada por discreta dor abdominal e aumento difuso do pâncreas, sem calcificação ou pseudocisto. Porém, é comum a compressão do ducto biliar distal, pela cabeça do pâncreas, com a apresentação clínica de icterícia. Ocasionalmente, massas são formadas e descritas como tumores miofibroblásticos inflamatórios de difícil diferenciação com a neoplasia pancreática. Nos exames laboratoriais, ocorrem hipergamaglobulinemia e anticorpos antinucleares e antimúsculo liso. O exame anatomopatológico do pâncreas revela um infiltrado inflamatório de linfócitos e células plasmáticas, em volta do ducto pancreático. A fibrose é similar à colangite esclerosante primária.

Pancreatite Aguda Severa e Recorrente

A pancreatite aguda (PA) recorrente pode resultar em pancreatite crônica. Após o primeiro episódio, mais ou menos, 20% terão recorrência. Desses, 8 a 36% evoluirão para PC.[7,8] Esse tipo de pancreatite será mais bem discutido no capítulo de pancreatite aguda. Foi mencionada apenas como parte da classificação TIGAR-O (R = pancreatite aguda severa e recorrente).

Obstrutiva

A obstrução do ducto pancreático principal resulta em PC. As mais comuns etiologias incluem: estenose do ducto pancreático; tumores periampulares e da cabeça do pâncreas e trauma (Quadro 51-1). A disfunção do esfíncter de Oddi e o pâncreas *divisum* tem relação mais tênue com a PC.

Tóxico-Metabólico

Em Portugal propuseram a hipótese tóxico-metabólica da PC. Os autores reportaram que o álcool e seus metabólicos tóxicos causavam acumulação intracelular de lipídios e ésteres ácidos graxos etil (*Fatty acid ethyl esters*), produzindo danos nas células acinares. As alterações do metabolismo lipídico intracelular conduzem a: degeneração gordurosa; apoptose e cicatriz do parênquima pancreático e impedimento da microcirculação pancreática. Um estudo divisor de águas analisou espécimes de biópsias de 42 alcoólatras crônicos, por histologia e microscopia eletrônica com ou sem PC estabelecida. Entretanto, muitos dos pacientes não tiveram pancreatite crônica. Somente alterações pelo dano celular, como gotas citoplasmáticas de gordura nas células acinares; diminuição dos grânulos de zimogênio e aumento do tamanho mitocondrial. Vários estudos, em animais e tecido pancreático humano, verificaram que o insulto tóxico ou metabólico para as células de gordura (células de Kupffer) tem papel importante na patogênese da fibrose pancreática, similar às células do fígado. As células de gordura, no pâncreas humano, migram para o espaço periacinar. Ativadas pelo álcool e pelo acetilaldeído, são transformadas em células produtoras de cicatriz. Como demonstrado na análise histoquímica do tecido pancreático, há clara correlação entre a expressão das células de Kupffer ativadas e o grau de fibrose. Nas células havia depósitos de colágeno, no começo do processo de PC. Uma analogia pode ser feita com a cirrose do fígado, micronodular e macronodular, e a PC.

Necrose-Fibrose

Originalmente, a hipótese necrose-fibrose. As mudanças histológicas e patogênicas da PC foram estudadas extensivamente. A hipótese necrose-fibrose visualiza o desenvolvimento e o curso à PC como consequência de uma pancreatite aguda severa. A fibrose é o resultado tardio de ataques repetitivos de pancreatite aguda (alcoólica), precedida pela inflamação e necrose. A inflamação é substituída pela fibrose, na área em torno dos ductos pancreáticos, formando cicatriz, saculações dos ductos e obstrução do fluxo do suco pancreático. Facilitando a precipitação de proteínas e, subsequentemente, a calcificação. Com consequente estase adicional, formação de *plugs* e cálculos, obstrução, fibrose e, finalmente, atrofia da glândula. A hipótese necrose-fibrose tem evidência significante em estudos epidemiológicos e de grandes séries. Podendo afirmar que a PC resulta de ataques recorrentes de pancreatite aguda, vários estudos anatomopalógicos referem que a fibrose perilobular é comum nas pancreatites agudas em resolução. A fibrose acentuada com distorção ductal também é vista, frequentemente, nos pacientes com PC avançada, prospectivamente, após o primeiro episódio de pancreatite alcoólica, que quanto maior a severidade e a frequência dos ataques, mais rápida era a progressão para PC. Estudos da expressão do oncogene e ErbB2 apoiam a sequência pancreatite aguda → PC. Os ataques recorrentes de pancreatite aguda na pancreatite hereditária também apoiam a hipótese necrose-fibrose. Importante aspecto que pode desacreditar essa hipótese é que o tipo de fibrose, dos ataques agudos de pancreatite, envolve o colágeno tipo III de vida curta e o pró-colágeno tipo IV e não o colágeno tipo I e IV de vida longa.

DUCTO PRIMÁRIO

Foi proposto que a PC representa uma condição autoimune primária ou inflamatória que tem início no ducto pancreático. Sugeriu que o fator patogênico primário que conduz à PC é a obstrução do escoamento pelo ataque imunológico no antígeno genético específico do epitélio periductal, estrutural ou adquirido. Propôs que o mecanismo do tipo imune ocorre por dois canais. Um pela expressão aberrante de antígenos de histocompatibilidade, maior no epitélio ductal e outro por infiltração de linfócitos ativados produzindo resposta citotóxica periductal. Vários relatos mostraram um defeito da expressão aberrante do epitélio ductal, levando à infiltração periductal de linfócitos. Parece ser uma doença autoimune ou destruidora de ducto, análoga à colangite esclerosante primária. Essa suposição é aceita por várias observações:

A) A similaridade radiológica e histolóyjíca da PC e da colangite esclerosante primária.
B) A ativação de linfócitos T citotóxicos nas áreas periductais do pâncreas, em pacientes com PC alcoólica.
C) Associação ocasional de PC e colangite esclerosante primária.

EVENTO SENTINELA DE PANCREATITE AGUDA (*SENTINEL ACUTE PANCREATITIS EVENT*)

A hipótese Sentinel Acute Pancreatitis Event (SAPE) incorpora muito os conhecimentos sobre mecanismos moleculares e celulares da patogênese da PC e tenta agregar as hipóteses anteriores. Queria fornecer um "caminho comum final" para as muitas etiologias da pancreatite. Segundo Whitcomb, o SAPE é essencial para iniciar o processo inflamatório e imunológico da PC. É necessário que múltiplos fatores, de risco ou insultos (agentes, toxinas, e infecção), propaguem o processo pela mitocôndria e a liberação de citocinas inflamatórias. O evento sentinela crítico aparece e desencadeia o processo causando pancreatite aguda e crônica. Ativação adicional do sistema imunológico e das células Stellate propagam o processo e o final resulta em fibrose e calcificação. A maioria dos estudos mostra que um ataque agudo de pancreatite tende a ser autolimitado. Outros que os três oxidativos não podem causar pancreatite sob condições normais. Mesmo em pacientes com mutações genéticas (**suscetibilidade**), sabidamente associadas à PC, não desenvolvem a doença espontaneamente.

DIAGNÓSTICO DA PANCREATITE CRÔNICA

O diagnóstico da PC é feito com anamnese, exame físico completo, exames laboratoriais, estudos de imagens e provas funcionais do pâncreas. O método mais exato de diagnóstico de PC é a avaliação anatomopatológica da glândula. Raramente empregado na prática clínica por causa da sua localização na retrocavidade dos epíploos e dos riscos envolvidos no procedimento. doem virtude de o álcool ser o agente mais comum na PC, grande parte dos estudos é feita na apresentação clínica relacionada com o álcool. Dor abdominal é o sintoma mais comum na PC. Está ausente em 15% dos pacientes relacionados com álcool e em 23% dos não relacionados. Esteatorreia é um sintoma tardio porque 90% da função exócrina precisa ser perdida antes de desenvolver. Pancreatite crônica é uma doença dinâmica caracterizada por inflamação e destruição progressiva do parênquima pancreático, seguida de síntese de tecido fibrótico.[9] O curso da doença é classificado em três diferentes estágios (Quadro 51-2):

1. *Estágio precoce*: caracterizado por ataques agudos recorrentes, sem qualquer ou com pequena disfunção da função pancreática.
2. *Estágio intermediário*: por complicações (pseudocisto, colestase, hipertensão portal segmentar); aumento da intensidade da dor; ataques agudos mais frequentes e disfunção da função pancreática significativa.
3. *Estágio final*: por episódios menos frequentes e intensos de dor (*burnout* do pâncreas), mas com disfunção acentuada da função pancreática (exócrina e/ou endócrina).

Em todos os sintomas clínicos (dor, perda de peso, esteatorreia, diabetes melito, complicações locais) são encontrados em várias combinações e graus. A dor abdominal é localizada na região epigástrica, em barra, com irradiação para as costas. A perda de peso ocorre por dois fatores: a dor após as refeições e a má absorção em decorrência de insuficiência pancreática. Relações entre mudanças morfológicas e disfunção pancreática só ocorrem em estágios avançados da doença. Não há qualquer correlação no curso inicial da doença. Nos diversos estágios da doença, diferentes exames morfológicos e testes de função são necessários para estabelecer o diagnóstico de PC. Em todos os casos, o estágio completo da doença só é possível pela avaliação da configuração clínica, estimação/avaliação das mudanças morfológicas e dos prejuízos funcionais. Para os pacientes com PC que mantêm o abuso do álcool, o estadiamento

Quadro 51-2. Estágios de Pancreatite Crônica

Estágio	Dor	Complicações	Morfologia	Função pancreática	Procedimentos diagnósticos
Precoce/inicial	Ataques agudos recorrentes Ou ausência de dor	Sem complicações	Mudanças morfológicas detectáveis com procedimentos de imagem diretos para o parênquima pancreático ou sistema ductal	Função pancreática endócrina e exócrina normal ou discretamente alterada	USE, PRM, TC, teste de secreção da cerulèina, PLT (*pancreolaury test*), avaliação de micronutrientes -discretas alterações
Moderado	Dor aumentada (número de ataques, intensidade, frequência)	Pseudocisto, colestase, hipertensão portal seguimental	Mudanças morfológicas progressivas, detectáveis em vários procedimentos de imagem	Prejuizo/diminuição da função pancreática em vários graus, mas raramente esteatorreia	Ultrassonografia transabdominal USE, PRM, TC, PLT (teste pancreolauril), glicose de jejum, teste de tolerância oral a glicose, elastase-1 fecal, avaliação nutricional
Avançado	Dor decrescente ("burnout do pâncreas")	Pseudocisto, colestase, hipertensão portal seguimental	Cálculo	Prejuizo/diminuição importante da função pancreática, mais frequentemente esteatorreia do que em outros estágios, diabetes melito	Ultrassonografia transabdominal USE, PRM, TC, PLT (teste pancreolauril), glicose de jejum, (teste de tolerância oral a glicose), FE-1 (elastase-1 fecal), avaliação nutricional

não é difícil, mas a maioria dos pacientes apresenta-se em estágio inicial da doença e o diagnóstico de PC é desafiador.

A pancreatite crônica idiopática é diagnosticada por exclusão de causas conhecidas; entre elas as nutricionais ou hereditárias, hipercalcemia, trauma com dano residual do ducto, hiperlipidemia, autoimunidade, pâncreas *divisum*, obstruções por doença ampular e duodenal e tumores pancreáticos primários.

O diagnóstico da PC é feito com base na anamnese, exame físico completo e exames complementares como de imagens e de função pancreática apropriados. Dois sistemas de escore amplamente utilizados auxiliam no diagnóstico: os escores de Lüneburg e Mayo Clinic. O primeiro parece proporcionar uma avaliação mais completa porque inclui vários aspectos adicionais, como a ultrassonografia abdominal (US), ultrassonografia endoscópica (EUS), tomografia computadorizada (TC) e testes indiretos de função pancreática.

MÉTODOS DE IMAGEM

Métodos de imagem não invasivos são os métodos de escolha para o diagnóstico de PC na rotina clínica. A sensibilidade e a especificidade dos diferentes métodos variam de modo significativo. Dependem da modalidade de imagem usada, do estágio da doença e da experiência do investigador. Embora a CPRE seja considerada o padrão ouro entre os métodos, pode ser substituída por um refinamento significativo adicional da imagem da colangiopancreatorressonância (CPRM). A associação de estímulo com secretina endovenosa melhora a avaliação, mas não está disponível no Brasil.

Radiografia Simples de Abdome

Apesar de a radiografia simples do abdome (Fig. 51-1) não poder excluir o diagnóstico, a presença de calcificação pancreática focal ou difusa (vista em 30-40% dos casos) permite o diagnóstico de PC avançada, evitando exame adicional. A calcificação não é sempre encontrada na pancreatite crônica precoce. É necessário que as calcificações sejam pancreáticas e não vasculares ou associadas a neoplasias.

Ultrassonografia Transabdominal

A ultrassonografia transabdominal (US) é um exame essencial para visualizar todo o pâncreas. É útil para a detecção de calcificações e pseudocisto (Fig. 51-2). A US é barata, não invasiva, amplamente distribuída e bem tolerada. Normalmente é o primeiro método de imagem em pacientes com queixas abdominais. A sensibilidade do ultrassom para detectar pancreatite crônica varia de 48-96% e aumenta em estágios avançados. A especificidade varia de 75-90% (Quadro 51-3). Quando a US detecta aspectos da PC, o diagnóstico é correto (alta especificidade), mas se o pâncreas não for completamente visualizado ou estiver normal, exames adicionais serão necessários (baixa sensibilidade). Em situações clínicas de rotina, a US é o método mais útil para detectar complicações e acompanhar os pacientes com pancreatite crônica. Sua desvantagem é a dificuldade de boa visualização em virtude das alças intestinais sobrepostas e preenchidas de gás. É operador-dependente (experiência do operador, estágio da doença). O uso da US para o diagnóstico da PC é limitado a estágios avançados. Critérios para o diagnóstico de PC por US são: contornos irregulares (lobulação); dilatação do ducto pancreático e irregularidades do ducto pancreático principal; perda ou redução da ecogenicidade do parênquima pancreático (áreas ecopobres/ecoricas); cistos ou cavidades, cálculos e calcificações.

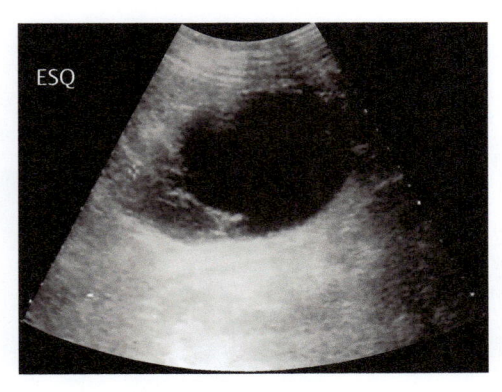

Fig. 51-2. Ultrassonografia transabdominal, detecção de calcificações e pseudocisto.

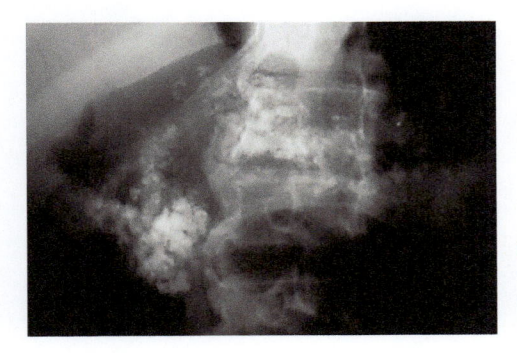

Fig. 51-1. Radiografia simples de abdome, há presença de calcificação pancreática.

Quadro 51-3. Sensibilidade e Especificidade dos Métodos de Imagem

Método de imagem	Sensibilidade (%)	Especificidade (%)
Ultrassonografia transabdominal	48-96	75-90
TC	56-95	85-100
CPRE	68-100	89-100
EUS (ultrassom, endoscópio)	85-100	85-100

Tomografia Computadorizada

Os achados da tomografia computadorizada (TC) na PC incluem dilatação do ducto pancreático, calcificações, lesões císticas (Figs. 51-3 a 51-5) e a densidade heterogênea da glândula pancreática com atrofia ou alargamento. É específica como a US, porém, mais sensível (80%). A TC não pode detectar mudanças precoces do parênquima e efeitos nos ductos pancreáticos menores. Estágios avançados e complicações da doença podem ser avaliados com alta confiabilidade. O pâncreas pode ser completamente visualizado com a técnica espiral da TC, após aplicação de contraste oral ou intravenoso. É uma técnica de escaneamento ideal, com cortes de espessura de 5 mm. Nessa configuração é o método mais sensível para detectar cálculo. A dilatação do ducto pancreático principal é visualizada com alta sensibilidade. Os ramos laterais são detectáveis apenas em estágios avançados da doença. A TC é um excelente método para detectar estágios avançados. Alterações discretas de estágios iniciais da PC não são vistas facilmente. A TC tem sensibilidade de 56-95% e especificidade de 85-100% (Quadro 51-3).

Colangiopancreatografia Retrógrada Endoscópica (CPRE)

A CPRE foi considerada o padrão ouro entre todos os métodos de imagem para o diagnóstico e estagiamento da PC. Tem sensibilidade de 90% e especificidade de 100% no diagnóstico (Quadro 51-.3).

Um sistema de estagiamento analisando as mudanças do ducto pancreático foi desenvolvido para o diagnóstico de PC. Definições internacionais foram avaliadas nos achados da CPRE e publicadas em 1984 como critério de Cambridge (Quadro 51-4). Achados de PC em fase inicial não são vistos. Pode avaliar mudanças ductais que não ocorrem na PC avançada, como irregularidades, dilatações, tortuosidades, estenoses, cistos e cálculo ductais (Figs. 51-6 a 51-8). Elas têm aparência de "cadeia de lagos" (*chain of lakes* – cisto de retenção) do ducto pancreático principal com pontos intermitentes de obstrução no ducto dilatado (Figs. 51-9 e 51-10). Em grandes ensaios multicêntricos, a sensibilidade da CPRE foi de 68-100% com especificidade de 89-100%).

Quadro 51-4. Critérios de Cambridge da Pancreatite Crônica

Estágio da pancreatite crônica	Mudanças típicas
Normal	Aparência normal dos ramos laterais e do ducto pancreático principal
Equívoco	Dilatação/obstrução de menos de 3 ramos laterais; ducto pancreático principal normal
Leve	Dilatação/obstrução de mais de 3 ramos laterais; ducto pancreático principal normal
Moderado	Estenose e dilatação adicional do ducto pancreático principal
Severa	Obstrução, cistos, estenose adicional do ducto pancreático principal; cálculo

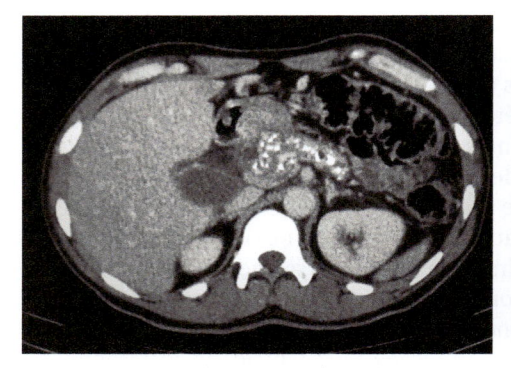

Fig. 51-3. Tomografia computadorizada mostrando calcificações pancreáticas.

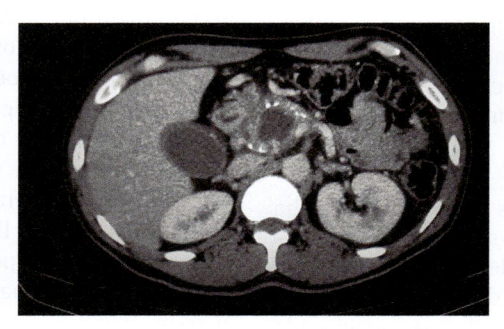

Fig. 51-4. Tomografia computadorizada; dilatação do ducto pancreático com calcificações.

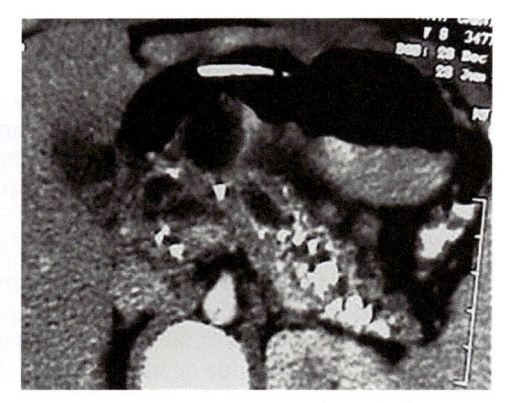

Fig. 51-5. Tomografia computadorizada; dilatação do ducto pancreático, calcificações e lesões císticas (pseudocisto crônico).

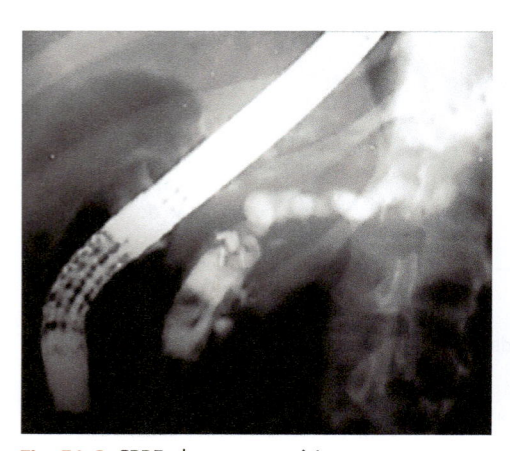

Fig. 51-6. CPRE, ducto pancreático com irregularidades, dilatações, tortuosidades, estenoses, cálculos ductais.

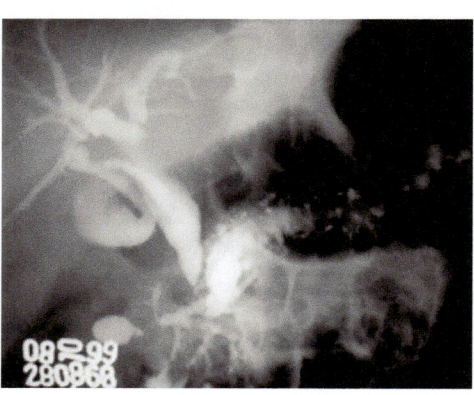

Fig. 51-7. CPRE, ducto pancreático principal com dilatação, tortuosidades, estenose cefálica levando à compressão da via biliar principal e assinalam-se dilatações dos ramos secundários do ducto pancreático na porção corpo-caudal.

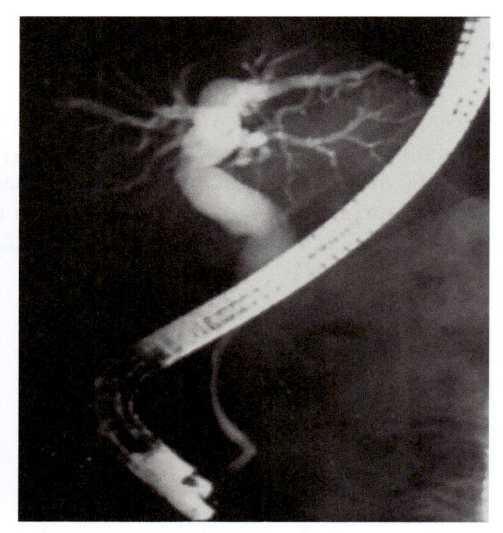

Fig. 51-8. CPRE sinalizando compressão pancreática na via biliar principal (classificação de Caroli – Tipo IV).

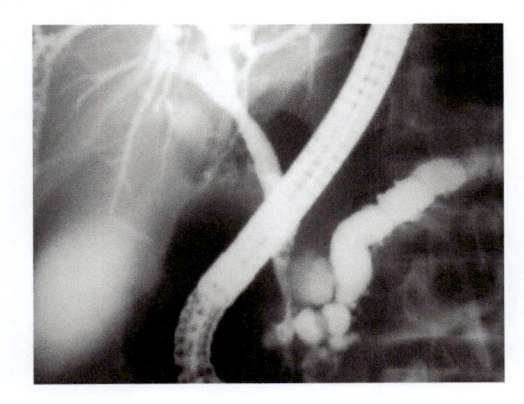

Fig. 51-9. CPRE demonstrando cisto de retenção ("cadeia de lagos" – *chain of lakes*), ducto pancreático com dilatação e estenose cefálica levando à compressão da via biliar principal.

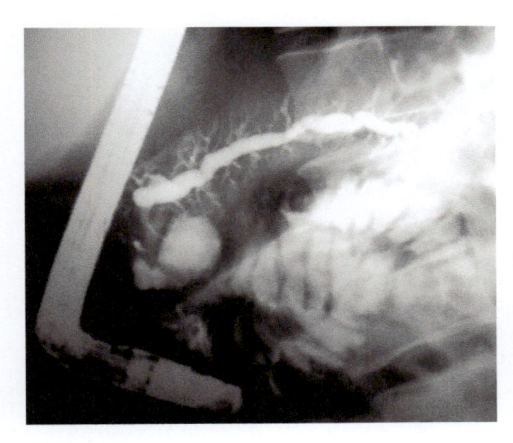

Fig. 51-10. CPRE salientando ducto pancreático com tortuosidades, estenose cefálica e cisto de retenção ("cadeia de lagos" – *chain of lakes*).

A CPRE pode ser útil na distinção entre pancreatite crônica e câncer pancreático. Estenose longa *versus* dilatação com múltiplas estenoses curtas, ramos de ductos irregulares e cálculo intraductal são sugestivos de câncer pancreático em vez de PC. Nos pacientes que tiveram episódios anteriores de pancreatite aguda e dano fibrótico do ducto pancreático, as alterações pancreáticas são sobras de episódios inflamatórios agudos iniciais e não indicam PC. As vantagens da CPRE são a padronização e avaliação do método em ensaios multicêntricos com grandes grupos de pacientes e a possibilidade terapêutica. As desvantagens são complicações, custos e invasão.

Pancreatografia por Ressonância Magnética

A combinação MRT e MRP (1 m de imagem criado) permite visualizar mudanças do parênquima e do ducto na PC (Fig. 51-11). Os *hardware* e *software* para MRT e MRP estão sendo submetidos a um intenso desenvolvimento. Várias possibilidades de imagem por esse método já foram desenvolvidas, mas não foram avaliadas em pacientes com doenças inflamatórias do pâncreas. A desvantagem é que as alterações dos ramos laterais (side branches) não são visualizadas com a mesma acurácia da CPRE. A MRP (ressonância magnética do pâncreas) não é sensível para detectar estágios precoces de PC. O futuro benefício da MRP, nos pacientes com PC, dependerá da sua seleção.

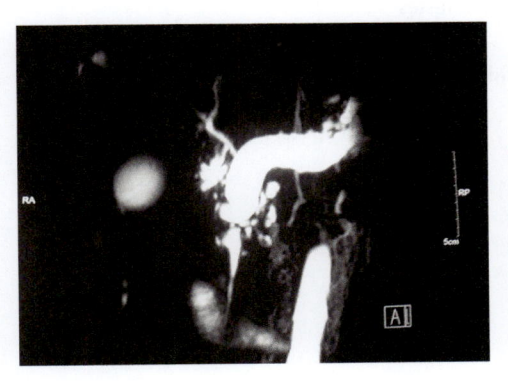

Fig. 51-11. CPRM – ducto pancreático principal com dilatação, tortuosidades, estenose cefálica e assinalam-se dilatações dos ramos secundários do ducto pancreático na porção cefálica da glândula.

Ultrassonografia Endoscópica/Ecoendosocpia

A ultrassonografia endoscópica (USE) possibilita visualizar os ductos e o parênquima pancreático.

Em 1993, Wiersema *et al.*[10] descreveram critérios diagnósticos para pancreatite detectável pela USE (Quadro 51-5). Ao contrário dos outros métodos de imagem para detectar PC, somente em estágios avançados, USE consegue em estágios precoces da doença.[10,11] As características da USE incluem mudanças ductais e parenquimais como a ecotextura da glândula, calcificação, lobulação e faixas de fibrose (Figs. 51-12 e 51-13). A avaliação prospectiva comparando a USE, a CPRE e o teste do estímulo à secretina, no diagnóstico de PC, foi feita. Mostrou boa correlação em indivíduos normais e pacientes com doença moderada (três a quatro características) ou severa (mais de cinco características). A concordância foi ruim para a doença leve (uma a duas características). Os critérios da USE para doença moderada (3 a 4 características) se correlaciona pobremente com os resultados do teste à secretina. Tem 92% de concordância com a CPRE. O USE é preciso e sensível para a detecção de PC moderada a severa (Figs. 51-14 e 51-15). Nos estágios iniciais a USE possui vantagens quando comparada a outras modalidades de imagem (Fig. 51-16). Numa série de pacientes com histórico de uso crônico de álcool, dor abdominal recorrente e CPRE normal, evidenciou alterações típicas de PC. Os pacientes foram incluídos em um programa de acompanhamento. Após 18 meses, detectaram mudanças típicas de PC por CPRE. Repetida em 68,8% daqueles que tiveram CPRE normal e alterações típicas de pancreatite crônica pela USE. A USE tem uma sensibilidade mais alta que a CPRE para detectar pancreatite crônica nos pacientes com situações clínicas e histórias típicas.[12] Todavia, o método necessita de especialista experiente

Quadro 51-5. Critério Endoscópico Ultrassonográfico para Pancreatite Crônica

Características do parênquima
▪ Tamanho da glândula, cistos
▪ Lesões ecopobres (áreas focais de reduzida ecogenicidade)
▪ Lesões ecoricas (> 3 mm de diâmetro)
▪ Acentuação do padrão lobular
Características ductais
▪ Ecogenicidade aumentada da parede ductal
▪ Estreitamento, dilatação (ducto pancreático principal; ramos laterais)
▪ Cálculo

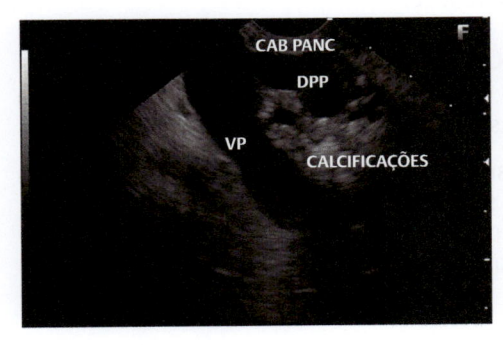

Fig. 51-12. Imagem ecoendoscópica do pâncreas que mostra alterações do parênquima, como: estrias hiperecogênicas longitudinais, áreas hipoecoicas, dilatação e tortuosidade do ducto principal e hipoecogenicidade de toda a glândula.

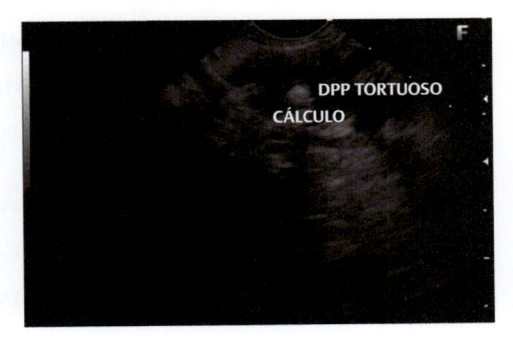

Fig. 51-13. Imagens ecoendoscópicas – calcificações do parênquima com ducto pancreático principal dilatado tortuoso com único cálculo.

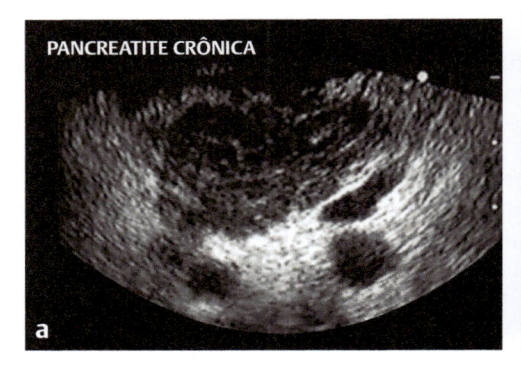

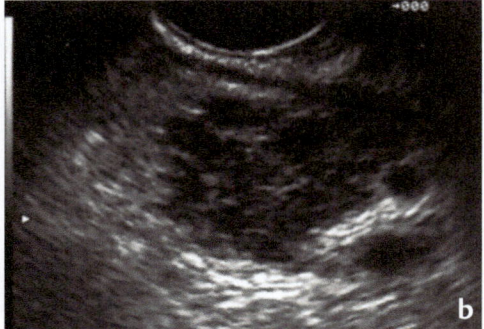

Fig. 51-14. (**a**, **b**) Imagem ecoendoscópica de uma glândula pancreática lobulada, com estrias hiperecoicas intercaladas com áreas hipoecoicas ovais e aprimoramento hiperecoico posterior discreto. Este aspecto sugere CP moderado.

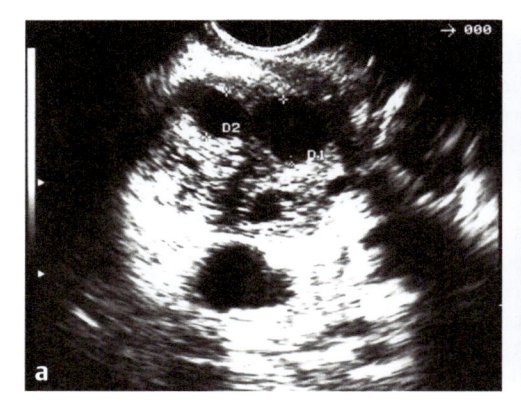

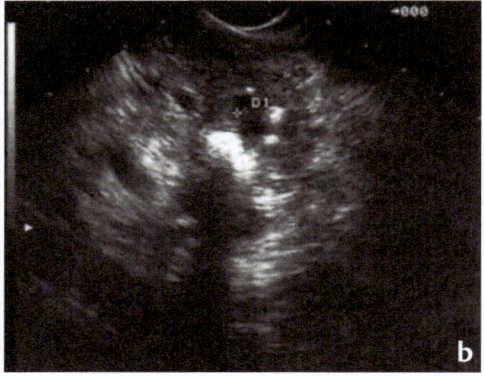

Fig. 51-15. (**a**, **b**) Aspecto ecoendoscópico do CP calcificante. Áreas hiperecoicas com sombra acústica e aspecto lobular da glândula. (**a**) Dilatação de MPD e ductos secundários.

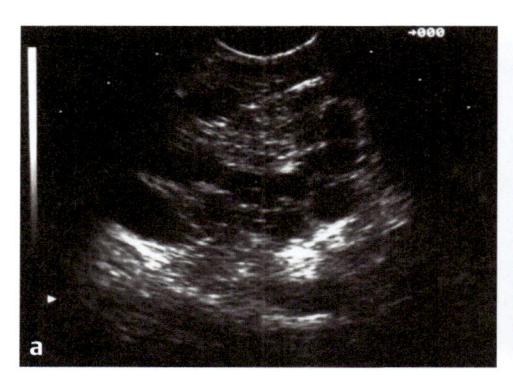

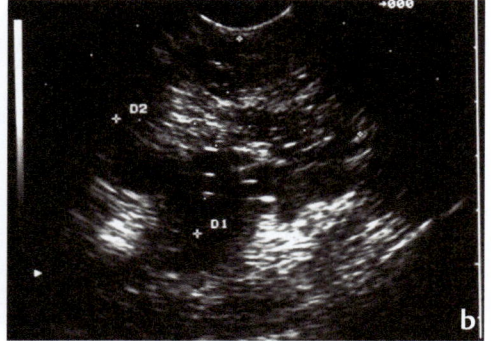

Fig. 51-16. Imagens ecoendoscópicas em pacientes com dor abdominal. (**a**) Áreas hipoecoicas misturadas com parênquima normal e raios hiperecoicos. O aspecto lembra um "favo de mel". Este aspecto sugere pancreatite crônica em estágio inicial. (**b**) O mesmo aspecto, porém, mais pronunciado.

e uma unidade dedicada à USE. As vantagens são a visualização confiável do parênquima pancreático e do sistema ductal, sem nenhum risco de pancreatite.

TESTES DE FUNÇÃO PANCREÁTICA EXÓCRINA

Hoje, os testes de função têm papel menor no diagnóstico da pancreatite crônica. As razões para isso são:

A) Os testes não invasivos da função pancreática exócrina mostram alta sensibilidade só em estágios avançados de PC.
B) Manifestações clínicas de insuficiência exócrina pancreática (IEP) só ocorrem quando 90% do parênquima é destruído.

Existem dois tipos de testes:

1. O direto (ou invasivo).
2. O indireto (ou não invasivo) (Quadro 51-6).

Todavia, um dos mais sensíveis para detectar insuficiência exócrina é o invasivo. Requer intubação duodenal e aspiração do suco duodenal, após estimulação pancreática. Somente ele é capaz de detectar prejuízo funcional em estágios precoces da pancreatite crônica. Testes invasivos são consumidores de tempo, são caros, requerem força de trabalho, equipamento técnico adicional e só fornecem melhores informações em situações de rotina clínica. São usados apenas em centros especializados ou trabalhos científicos. Entretanto, para orientação clínica

Quadro 51-6. Sensibilidade e Especificidade dos Métodos de Imagem e Testes de Função: Teste da Função Pancreática Exócrina

	Sensibilidade	Especificidade
Testes invasivos		
Teste secretina ceruleína (*secretin cerulein test*)	>= 90-100	> 90
Testes não invasivos		
PLT (*pancreolauryl test*)	70-85	75
FE-1 (fecal elastase-1)	35-85	83

(suplementação de enzimas) e acompanhamento dos pacientes com PC, fornecem informações importantes. Atualmente, nas situações de rotina clínica, testes não invasivos, como o teste pancreolauryl (PLT) e a determinação fecal de elastase-1 (FE-1), têm um papel mais relevante. Com exceção da função da secretina, os de função pancreática exócrina não têm importância no diagnóstico inicial da PC, por sua reduzida sensibilidade para detectar alterações precoces da função, com exceção da função da secretina (Quadro 51-6).

Testes Funcionais Invasivos

A intubação duodenal mede a produção do suco pancreático após estimulação humoral do pâncreas (teste da secretina ceruleína – Teste de Lundh). É o único capaz de detectar alteração funcional em todos os estágios da doença. Apesar de limitações, é considerado padrão ouro na avaliação da função exócrina pancreática, por sua sensibilidade e especificidade aceitáveis (75-95%) (Quadro 51-5). O teste de estimulação à secretina, com ou sem concomitante administração de colecistoquinina (CCK) ou ceruleína, mede o volume de secreção e as concentrações de bicarbonato e enzimas pancreáticas (via aspiração do conteúdo duodenal) em resposta à injeção de secretina. Níveis de bicarbonato menores que 50 mEq/L são compatíveis com PC, enquanto níveis acima 50 mEq/L e 75 mEq/L são considerados normais. A desvantagem é ser invasivo, requerendo a inserção de um tubo no duodeno para a coleta. Resultados falso-positivos estão associados à diabetes melito, gastrectomia a Billroth II, *Sprue* tropical, doença celíaca e cirrose. Até agora, sua estandardização não foi feita. A maioria dos investigadores usa a estimulação máxima do pâncreas com CCK e ceruleína, isso é, com duas estimulações e saída por cerca de 60 a 90 minutos.[9] Testes de função direta não são amplamente utilizados na rotina clínica. Apesar do custo e do tempo envolvido na *performance*, são similares ou inferiores aos de imagem (CPRE, RM do pâncreas e TC).

Testes de Função Não Invasivos

Ao contrário dos testes invasivos, os testes de função pancreática não invasivos são mais aplicáveis na rotina clínica. A maioria mede a absorção de algum componente que é digerido pelas enzimas pancreáticas, avaliando indiretamente a função pancreática. Têm a desvantagem de menor sensibilidade em estágios iniciais de doença. A acurácia do diagnóstico diminui se a insuficiência pancreática é leve a moderada. Os melhores não invasivos conhecidos para avaliar a alteração da função pancreática exócrina são os de bentiromida e de PLT. Verificam a presença de enzimas pancreáticas por caminhos indiretos. Após a hidrólise, uma substância marcada é absorvida no intestino e pode ser quantificada na urina ou no plasma. Apesar de serem realizados separadamente, compartilham do mesmo princípio. Bentiromida ou fluresceína dilaureato (PLT) são ingeridas oralmente e digeridas pelas enzimas chymotripsina ou ariltransferases. Após a quebra, a bentiromida libera ácido para-aminobenzoico e a PLT libera fluoresceína. As substâncias são absorvidas pelo intestino delgado, conjugadas no fígado e excretadas na urina. A acurácia diagnóstica do PLT plasmático é aumentada pela estimulação pancreática. Como esperado, na IEP, os metabólicos são excretados em menores quantidades pela urina. Condições que dificultam a absorção e a disfunção hepática e renal afetam esse teste (diabetes melito, insuficiência renal, doença hepática, má absorção, doença inflamatória intestinal crônica, doença biliar severa e gastrectomia a Billroth II). Para propósitos clínicos, o PLT tem boa sensibilidade e especificidade (Quadro 51-6). Amilase plasmática e níveis de lipase não são auxiliadores no diagnóstico de PC por não terem sensibilidade ou especificidade suficientes. Podem estar elevados, normais ou baixos apesar dos episódios de dor. Nenhum teste sorológico é sensível ou específico para o diagnóstico de PC. Entretanto, baixos níveis de tripsina podem sugerir.

Testes de Fezes
Determinação de Esteatorreia

A presença de esteatorreia (gordura aumentada nas fezes), somente, indica má absorção de gordura, mas não define a etiologia. Todavia, em algumas situações, indicam diminuição da lipase pancreática. Outras causas de esteatorreia devem ser lembradas e afastadas. Na PC, qualquer método de diagnóstico de esteatorreia só será sensível nas fases avançadas da doença com franca insuficiência pancreática, após destruição de mais de 90% do parênquima pancreático exócrino. Não é necessária para determinação do diagnóstico de PC.

O diagnóstico laboratorial da esteatorreia é, tradicionalmente, realizado pelos seguintes métodos:

A) Dosagem de gordura fecal em amostras de fezes de 72 horas.
B) Dosagem de gordura fecal em amostras de fezes de 24 horas.
C) Pesquisa da gordura fecal em amostras de fezes coradas pelo Sudan III.

Esteatócrito

Medir a quantidade e o peso das fezes em 72 horas é um processo desconfortável, complicado e malcheiroso e sem popularidade na rotina clínica. Os testes para a quantificação da gordura (com subsequente correção após reposição de enzimas pancreáticas), quimotripsina, ou FE-1 foram bem estudados. Entre os exames de fezes disponíveis para uso na rotina clínica, a elastase-1 fecal (FE-1) (*Schebo Tech, Wettenberg and Bioserv Diagnostics, Rostock, Germany*) é o mais utilizado.

A elastase-1 pancreática é uma protease secretada especificamente pelo pâncreas. Ao passar pelo trânsito intestinal sofre discreta degradação. A concentração da elastase nas fezes, medida pela técnica ELISA, correlaciona-se bem com a secreção pancreática, ajudando no diagnóstico da IEP. Dosagem menor que 100 μg/g indica PC avançada. Já valores entre 100-200 μg/g são indeterminados. Podem contribuir no diagnóstico, quando associados a outras evidências da doença. Valores acima de 200 μg/g são normais. É muito importante que as fezes estejam mais consistentes e não líquidas para que não ocorram falso-positivos por níveis muito baixos de elastase. A sensibilidade do método é baixa nas fases iniciais da doença (0-65%), aumentando para 33-100% na PC avançada, com especificidade de 29-95%. Valores normais de elastase-1 fecal não afastam PC em estágio inicial, sem insuficiência exócrina avançada. Ponto importante é que não se altera pela ingesta de enzimas pancreáticas exógenas.

A dosagem de elastase-1 fecal é superior à dosagem de quimotripsina fecal na detecção da IEP, embora o custo seja maior, há mais disponibilidade.

Teste Respiratório com Triglicerídeos Marcados com C

Os testes respiratórios utilizando radioisótopos estáveis, são considerados métodos seguros, cômodos e de fácil aplicação na prática clínica corrente. O teste respiratório baseia-se na administração oral de um substrato de triglicerídeos de cadeia média marcada com C (TGMC). É digerido pelas enzimas pancreáticas (lipase), absorvido e metabolizado com liberação de CO_2 para a corrente sanguínea. Eliminado após algumas horas pelo ar expirado, é dosado por um espectrômetro. O teste avalia a capacidade de degradação dos triglicerídeos ingeridos. Valores de CO_2 exalados inferiores a 29% são considerados compatíveis com IEP, com sensibilidade e especificidade de 89 e 81%, respectivamente, e tendo como referência a prova da secretina-pancreozimina. Também é sensível só em fases avançadas da IEP. O método é muito usado na Europa. Ainda não está disponível no Brasil (Quadro 51-7).

Quadro 51-7. Testes que Avaliam a Função Exócrina do Pâncreas, Utilizados no Diagnóstico da PC

Classificação	Teste funcional	Característica		Avalia capacidade digestiva do pâncreas**	Avalia concentração de enzimas pancreáticas
Não invasivos	Determinação de esteatorreia	Dosagem de gordura fecal - 72 horas	Teste fecal	Sim (especificidade baixa)	–
		Dosagem de gordura fecal 24 horas	Teste fecal	Sim (especificidade baixa)	–
		Pesquisa da gordura fecal - Sudan III	Teste fecal	Sim (especificidade baixa)	–
		Esteatócrito	Teste fecal	Sim (especificidade baixa)	–
	Lipase fecal	Imunorreação	Teste fecal	-	Sim
	Teste respiratório com triglicerídeos marcados com C	Utiliza radioisótopos	Teste oral-respiratório	Sim	-
	Quimotripsina fecal	Imunorreação	Teste fecal	–	Sim
	Elastase-1 fecal	ELISA***	Teste fecal	–	Sim
	Tripsina sérica	Imunorreação (RIA)****	Teste sérico	–	Sim
	Teste de bentiromida-pancreolauril		Teste oral-urinário	Sim	–
	Ressonância magnética após estímulo pancreático*	Necessita do uso de secretina *	Exame de imagem	–	–
Invasivos	Teste da secretina/pancreazimina* Teste de Lundh	Clássico - sonda nasoduodenal de duplo lúmen. Necessita do uso de secretina*	Tubagem duodenal	–	Sim
		Coleta por sonda nasopancreática. Necessita uso de secretina*	Tubagem pancreática	–	Sim
		Coleta no duodeno durante endoscopia. Necessita do uso de secretina*	Exame endoscópico	–	Sim

Fonte: I Consenso Brasileiro de Pancreatite Crônica.
*Não disponível rotineiramente
**Testes que dependem da capacidade de absorção intestinal
***ELISA (*Enzyme-Linked Immunosorbent Assay*)
****RIA (*Radio Immune Assay*)

TRATAMENTO DA PANCREATITE CRÔNICA

O tratamento dos pacientes com PC é complexo, muitas vezes um desafio e necessita de uma abordagem multidisciplinar.[13,14] A frequência e a intensidade dos sintomas são muito variáveis, determinando diversas ações terapêuticas. É importante salientar que muitos pacientes permanecem assintomáticos, por longo período em relação às funções exócrinas e endócrinas por conta da reserva funcional do pâncreas.

A doença pode ter períodos de agudização com quadro clínico semelhante ao da pancreatite aguda, inclusive com complicações (necrose pancreática e coleções fluidas), necessitando de abordagem semelhante às da pancreatite aguda isolada.

De modo geral, é voltado para retirar os fatores agravantes como o álcool e o tabaco, tratar a dor abdominal, atuar na insuficiência exócrina pancreática, como: a desnutrição; os sintomas dispépticos; a diarreia e/ou esteatorreia; as complicações (compressões de vísceras; tromboses venosas; agudização da pancreatite com necroses e/ou formação de coleções fluidas.

TRATAMENTO DA DOR ABDOMINAL

A orientação para a analgesia em pacientes com pancreatite crônica segue o Consenso da Sociedade Alemã de Gastroenterologia.[15]

A dor abdominal é o sintoma mais frequente[16] e, por vezes, com grande intensidade, afetando a qualidade de vida, podendo ser incapacitante. O desenvolvimento é multifatorial, estando envolvido na fisiopatologia. O progresso da fibrose é subsequente à perda do tecido pancreático. A sensibilização neuronal central e periférica é alteração da modulação inibitória da dor. A hipertensão intraductal com represamento da secreção exócrina pancreática secundária à obstrução por cálculos pancreáticos e/ou estenoses. A inflamação crônica envolvendo nervos intrapancreáticos e peripancreáticos. Outras complicações da doença podem estar envolvidas no aparecimento da dor, como pseudocistos e massas inflamatórias comprimindo as estruturas. Tromboses venosas abdominais, como a da veia esplênica, prejudicam, significativamente, a qualidade de vida dos pacientes. O tratamento é um dos principais objetivos na PC. Deve ser clinicamente no início e, posteriormente, com técnicas invasivas. Há diferentes opções de tratamento clínico e de intervenção possíveis, integradas individualmente. Os dois mecanismos causadores da dor na ausência de complicações locais são:

1. Alterações inflamatórias do parênquima pancreático com envolvimento do nervo pancreático.[17]
2. Hipertensão ductal e intraparenquimal.[18-21]

Número significativo de mediadores inflamatórios no parênquima pancreático e no nervo pancreático foi encontrado em pacientes

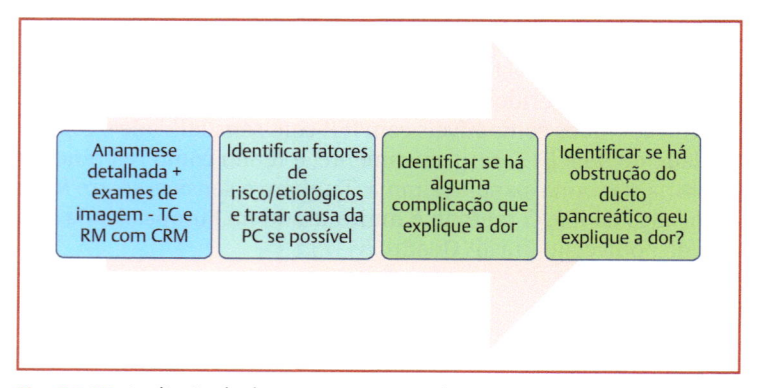

Fig. 51-17. Avaliação da dor na pancreatite crônica.

Anamnese detalhada + exames de imagem - TC e RM com CRM → Identificar fatores de risco/etiológicos e tratar causa da PC se possível → Identificar se há alguma complicação que explique a dor → Identificar se há obstrução do ducto pancreático qeu explique a dor?

com dor, determinando a neuropatia pancreática.[22] Várias opções de analgésicos e anti-inflamatórios estão disponíveis.

O tratamento da dor na PC requer detalhada investigação, com estudo de imagens para: identificar ou afastar complicações; alterações morfológicas como obstruções ductais e calcificações intraductais e/ou do parênquima e estenoses.[16]

Afastadas as complicações que necessitam de intervenções, o tratamento da dor é iniciado pela analgesia e deve ser escalonado segundo as recomendações da Organização Mundial da Saúde 3. Nos pacientes etilistas e/ou tabagistas, além das medidas com medicamentos, são fundamentais a orientação psicológica e social para a interrupção do consumo de álcool e tabaco, aliviando a dor, como citado anteriormente.

Inicia-se com analgésicos simples como paracetamol ou dipirona em dose plena. Caso a resposta não seja satisfatória, asociam-se medicamentos que atuem no limiar da dor como pregabalina, gabapentina ou antidepressivos tricíclicos (amitriptilina). Ainda sem resposta adequada, são usados analgésicos mais potentes, como derivados opioides (codeína ou tramadol). A maioria dos pacientes com essas medidas terá controle da dor. Alguns com PC sofrem de depressão, diminuindo o limiar da dor visceral. Os antidepressivos podem aumentar a ação dos opioides.

O efeito das preparações enzimáticas pancreáticas ainda é incerto. Uma metanálise de seis estudos sobre enzimas para o tratamento da dor concluiu que não há efeito positivo. Ela não foi confiável devido à heterogenicidade dos grupos de estudo e diferenças significativas na preparação das drogas.[23-28] Dois estudos prospectivos randomizados mostraram que as enzimas são efetivas na redução da dor em pacientes com PC. A razão de ser efetiva foi porque a secreção pancreática é regulada pela colecistoquinina (*cholecystokinin*) e pelo peptídeo liberador de colecistoquinina. Na insuficiência pancreática exócrina com diminuição da produção de enzimas, a quantidade de colecistoquinina aumenta (menor desnaturação do peptídeo liberador de colecistoquinina), estimulando a secreção pancreática. Aumenta o volume do fluxo pancreático e, posteriormente, o aumento da pressão intrapancreática. Por isso a reposição de enzimas pancreáticas nos pacientes com insuficiência exócrina, nas doses adequadas, parece ajudar, provavelmente, pela diminuição dos sintomas dispépticos, distensão abdominal, diarreia e ganho de peso. O uso de antioxidantes por via oral vem sendo recomendado, com poucas evidências para o controle da dor nos pacientes refratários.

A secreção pancreática também pode ser reduzida pela somatostatina.[23,29] Estudos adicionais são necessários para comprovar se a somatostatina e seu análogo octreotide tem algum impacto na dor em pacientes com PC.[23,25]

Pra aqueles que não respondem ao tratamento conservador são necessárias constantes avaliações para identificar ou afastar outras causas (úlceras pépticas, isquemias mesentéricas, complicações etc.). Tratamentos alternativos como acupuntura etc. são utilizados em casos especiais. O tratamento clínico beneficia 40 a 70% dos pacientes com dor pancreática.

Aqueles com dor refratária ao tratamento conservador são cuidadosamente avaliados para eventual manejo intervencionista. É importante não retardar a decisão, evitando a sensibilização neuronal central causadora da persistência da dor, mesmo após a retirada do fator agravante (obstrução etc.). Em 50% a 60% com dor persistente, por mais de 10 anos, não está indicado manter o tratamento conservador, aguardando que a dor abdominal diminuía, espontaneamente, pela destruição progressiva do parênquima pancreático (*burnout hypothesis*). O tempo entre o tratamento conservador e a terapia intervencionista não deve exceder 3 anos, preferencialmente, após um ano e meio de tentativa.

Entre os procedimentos invasivos para o tratamento da dor estão: a terapia endoscópica; a litotripsia extracorpórea; bloqueio do plexo celíaco, realizado pela radiologia intervencionista ou ecoendoscopia e o tratamento operatório. A escolha do melhor depende da disponibilidade e da *expertise* local. Discussões multidisciplinares são importantes para escolher a melhor condução dos casos. O médico que acompanha o paciente de PC, com dor, não deve retardar o encaminhamento aos tratamentos invasivos.

Seleção para o tratamento endoscópico:

A) Abstinência de álcool e cigarro.
B) Dor abdominal de origem pancreática, de curta duração.
C) Sem uso de opioides.
D) Baixa frequência dos episódios de dor.
E) Evidência de obstrução do ducto pancreático principal (estenose e/ou cálculos).
F) Cálculos pancreáticos em pequeno número (menos que três) e de tamanho inferior a 5 mm.

A indicação das técnicas endoscópicas reside na possibilidade da redução da pressão ductal intrapancreática associada à redução da dor.

A endoscopia intervencionista e a litotripsia extracorpórea combinadas podem ser benéficas nos casos com estenose do ducto pancreático principal e cálculo obstrutivo. Estudos demonstraram diferença significativa na melhora da dor entre pacientes submetidos à litotripsias bem-sucedidas *versus* mal-sucedidas.[30-34] Já outros não apontaram diferença.[35] Estudos posteriores serão necessários para avaliar o efeito das intervenções nos ductos pancreáticos.

A colocação de próteses pancreáticas, por via endoscópica, melhora a dor por diminuição da pressão intraductal e intraparenquimal em concordância com o segundo mecanismo da dor.[36,37]

BLOQUEIO DO PLEXO CELÍACO E NEURÓLISE GUIADA POR ULTRASSOM ENDOSCÓPICO

A neurólise do plexo celíaco (CPN) é uma técnica de ablação química dos seus nervos. Foi, inicialmente, relatada em 1914,[38] por procedimento operatório. A seguir vem sendo realizada sob orientação radiográfica fluoroscópica, tomografica computadorizada (TC) e ultrassonografia guiada por ultrassom endoscópico (EUS-CPN0), introduzida por Faigel *et al.*, 1996, e Wiersema e Wiersema, em 1996.[10,39] A técnica parece ser mais segura, acurada e conveniente do que as anteriores por ter orientação de imagem precisa em tempo real. A avaliação com Doppler colorido permite evitar o dano de vasos interpostos. Um ensaio controlado randomizado demonstrou que a abordagem guiada por EUS forneceu um alívio da dor mais persistente do que por TC.[40] EUS-CPN associada a analgésicos padrões foi superior aos sem em reduzir a dor. Atualmente, a EUS-CPN é amplamente praticada. Várias abordagens foram desenvolvidas a fim de melhorar a eficácia da técnica. Serão revistos as variações técnicas, a efetividade e os eventos adversos desse procedimento.

Princípios do Bloqueio do Plexo Celíaco e Neurólise

O plexo celíaco está localizado em torno da origem do tronco celíaco e da artéria mesentérica superior (AMS). Contêm vários gânglios e ramos neurais interligantes. São responsáveis por transmitir as sensações de dor originárias dos órgãos abdominais superiores, incluindo o pâncreas, o fígado, a vesícula biliar, o estômago, e o colón ascendente e o transverso. A técnica da CPN é a injeção de um agente neurolítico ou analgésico dentro do plexo celíaco, interrompendo a transmissão dos sinais dolorosos de nervos aferentes para a medula espinal. O agente neurolítico geralmente utilizado é o etanol e o agente analgésico principalmente utilizado é a bupovacaína (*bupivacaine*). A substituição do etanol por um agente local analgésico e um esteroide é, frequentemente, utilizada para as dores causadas por doenças benignas.[41] Esse procedimento, que é distinto do EUS-CPN, é algumas vezes chamado de bloqueio do plexo celíaco guiado por EUS-CPB.

Indicações

Como mencionado, as indicações teóricas da neurólise e bloqueio do plexo celíaco são para dores originárias de órgãos abdominais superiores. A mais significante da EUS-CPN é para o câncer pancreático por ser um sintoma relatado por 90% dos pacientes com câncer avançado. Representa questão importante no uso dos pacientes.[42] A técnica atual segue a escada de três degraus da Organização Mundial da Saúde (WHO/OMS), iniciando com analgésicos não opioides, drogas anti-inflamatórias não esteroidais (AINEs) e progredindo para doses acrescidas de analgésicos opioides. Contudo, ela fornece alívio incompleto. As doses são limitadas por efeitos adversos, como náuseas, constipação, sonolência, confusão e dependência.[43,44] Nesses casos, a CPN pode ser uma opção adicional em que reduz o risco de efeitos adversos; além disso, um estudo recente sugeriu que a EUS-CPN antecipada fornece melhor alívio e maior redução do consumo de morfina que os convencionais, indicando que a EUS-CPN pode ser usada em estágios iniciais da dor, o que é atualmente aceito.[45] Como previamente mencionado, a EUS-CPN também é usada para aliviar a dor das doenças benignas como a PC.

Técnicas
EUS-CPN

Duas abordagens são atualmente utilizadas na execução da EUS-CPN. A clássica, conhecida como a técnica central, envolvendo a injeção do agente na base do tronco celíaco. A outra bilateral, quando o agente neurolítico é injetado em ambos os lados do tronco celíaco. O etanol absoluto é o agente neurolítico, habitual, na EUS-CPN. O fenol também é utilizado. A bupivacaína 0,25-0,75% (principalmente 0,25%) é administrada antes do agente neurolítico. Entretanto, agentes anestésicos como a Bupivacaína, associados a anti-inflamatórios, como a triancinolona e o depomedrol (acetato de metilprednisolona), são também injetados, em vez do agente neurolítico na PC.[41,46,47]

Central

Na técnica central, a aorta abdominal é inicialmente visualizada no plano longitudinal da imagem do EUS, através da parede posterior do corpo gástrico superior. A aorta é delineada para identificar o tronco celíaco. A seguir, a agulha é penetrada e avançada ao ponto acima, onde o tronco celíaco tem origem. O agente é injetado dentro da região até que a nuvem ecogênica seja suficientemente difundida. A quantidade total de etanol geralmente é 10-20 mL no EUS-CPN.

Bilateral

Após a identificação da origem do tronco celíaco, o ecoendoscópio é girado em sentido horário até o tronco celíaco e a AMS não serem mais visíveis. A agulha é avançada para a esquerda ao lado do tronco celíaco e a AMS, até uma posição lateral ao ponto onde o tronco celíaco e a AMS na origem da aorta. O agente é injetado nessa região. A agulha é retirada. O ecoendoscópio é girado em sentido anti-horário até o tronco celíaco e a AMS não é mais visível. A agulha é avançada para a base lateral direita da AMS e o agente é injetado de novo. A quantidade total de etanol é a mesma que para a técnica central.

Neurólise do Gânglio Celíaco Direto Guiado por EUS

Neurólise direta guiada por EUS dos gânglios celíacos (EUS-CGN), desenvolvida por Levy et al., em 2008.[48] O gânglio celíaco é identificado puncionado-se com uma agulha e o etanol absoluto sendo então injetado. Na maioria dos casos o gânglio celíaco é, geralmente, identificado entre a aorta e a glândula suprarrenal esquerda. Em alguns é cefálico. Os gânglios celíacos são hipoecoicos e exibem conexões hipoecoicas, representando os ramos neurais adjacentes.[49] Podem ser como lagarta, pequenos e nodulares. O etanol absoluto é injetado até o gânglio tornar-se hipoecoico e difícil de visualizar.

Eficácia do EUS-CPN e CPB

Estudos anteriores demonstraram bons resultados a respeito do alívio da dor.[10,40,41,43,50] Numa avaliação inicial por Wiersema e Wiersema em 1996, 79-88% dos pacientes experimentaram melhora duradoura nos escores de dor,[10] enquanto 82-91% dos pacientes requereram a mesma ou menor quantidade de medicação para dor. Duas metanálises foram publicadas. Em 2009, Puli et al.[41] mostraram dados em 8 estudos (N = 283) de EUS-CPN para dor resultante de câncer pancreático e 9 estudos de EUS-CPB para dor da PC (N = 376). A proporção agrupada de pacientes com alívio da dor, resultante de câncer pancreático, foi de 80,12% (95% CI = 75,44-85,22) e da PC de 59,45% (95% CI = 54,51-64,30). Em 2010, Kaufman et al.,[43] na análise de 6 estudos relevantes num total de 221 pacientes para PC e 5 de 119 pacientes para câncer pancreático a EUS-CPN foi efetiva no alívio da dor, respectivamente, 52,46% e 72,54%.

Técnica Central versus Técnica Bilateral

As técnicas bilateral e unilateral em termos de eficiência do tratamento. A taxa de alívio da dor foi maior em pacientes com câncer pancreático tratados com o procedimento bilateral (84,54%; 95% CI = 72,15-93,77) do que aqueles tratados pelo procedimento central (45,99% CI = 37,33-4,78).

Em 2009, Sahai et al.[51] avaliaram a segurança a curto prazo e a eficácia da EUS-CPN/EUS-CPB central e bilateral em 160 pacientes (71 tratados centralmente e 89 tratados bilateralmente). O escore médio de redução da dor foi de 70,4% nos tratados bilateralmente, com 45,9% nos centralmente (P = 0,0016). Uma resposta positiva (redução do escore da dor em > 50%) também foi significativamente maior no grupo tratado bilateralmente (77,5 vs. 50,7%, P = 0,0005). O único preditor de uma resposta positiva foi o uso do procedimento bilateral (odds ratio = 3,55; 95% CI = 1,72-7,34). Outro estudo retrospectivo também demonstrou redução da dor similar nos procedimentos central e bilateral.[50] Esses resultados sugeriram que o procedimento bilateral é mais eficaz do que o procedimento central. Mas um subsequente ensaio controlado randomizado não encontrou diferença no alívio da dor entre as técnicas central e bilateral (central: 69% vs. bilateral: 81%; P = 0,340).[52] Ainda é um assunto, para discussão se a abordagem bilateral é superior à abordagem central no alívio da dor.

Ampla Distribuição do Agente Neurolítico

Uma análise multivariada feita por Iwata et al. em 2011[53] mostrou que a invasão direta do plexo celíaco e a distribuição do etanol somente no lado esquerdo ou de ambos os lados seriam fatores significantes para uma resposta negativa ao EUS-CPN (odds ratio = 4,82 e 8,67, P = 0,0387 e 0,0224). Sakamoto et al. também enfatizaram a importância de ampla distribuição do agente neurolítico. Nesse estudo retrospectivo o etanol foi distribuído mais amplamente, com melhor alívio da dor, obtido pela nova técnica de ampla neurólise do plexo guiada por EUS. O agente neurolítico é mais distribuído sobre a AMS usando a agulha de calibre 25 do que no EUS-CPN padrão. Esses resultados sugeriram que a ampla distribuição do etanol injetado foi importante fator para uma boa resposta ao EUS-CPN. Ao contrário, o volume do etanol injetado não parece ser associado a melhores resultados, não sendo encontradas diferenças em complicações e no alívio da dor no EUS-CPN entre 10 ou 20 mL de etanol.

CPN vs. CGN

EUS-CGN pode ser mais seguro e mais eficiente do que EUS-CPN por permitir a entrega precisa de agentes neurolíticos dentro de um gânglio celíaco individual. O relatório inicial sobre EUS-CGN, por Levy et al. em 2008,[48] mostrou uma surpreendente e alta taxa de eficiência, apesar da pequena amostra. O alívio da dor foi alcançado em 16 de 17 pacientes (94%) com câncer pancreático tratado por EUS-CGN. Na PC, 80% (4/5) daqueles que receberam injeções de álcool relataram alívio da dor contra 38% (5/13) que receberam injeções de esteroides. Realizada quando o gânglio celíaco era visível por EUS e EUSCPN e bilateral, caso contrário. A visibilidade do gânglio celíaco foi o melhor preditor de resposta, sendo 15 vezes maior em responder ao tratamento (odds ratio 15,7; P = 0,001). Em um ensaio multicêntrico prospectivo randomizado por Doi et al. em 2013,[49] a taxa de resposta positiva foi significativamente maior no grupo EUS-CGN (73,5%) que no grupo EUS-CPN (45,5%; P = 0,026). A taxa de resposta completa também foi significativamente maior no grupo

EUS-CGN (50,0%) do que no grupo EUS-CPN (18,2%; P = 0,010). Em 2016, Minaga et al.[54] avaliaram, retrospectivamente, dados de 112 pacientes que se submeteram ao EUS-BPN para identificar possibilidades de boa resposta. Na análise multivariada, EUS-BPN, em combinação com EUS-CGN foi um preditor de boa resposta para a dor do câncer pancreático.

Injeção de Fenol

Em 2014, Ishiwatari et al.[46] avaliaram a efetividade do procedimento utilizando fenol em vez do álcool. Em 7 dias não havia qualquer diferença significativa na resposta positiva entre 6 pacientes, com intolerância ao álcool, tratados com fenol e 16 pacientes, controles, com álcool (fenol 83% versus etanol 69%, P = 0,6). Além disso, nenhuma diferença significativa na taxa de complicações entre esses os dois grupos. Dor em queimação e inebriação ocorreram somente no grupo do etanol. Mais tarde, os mesmos pesquisadores observaram uma resposta positiva em 8 dos 9 pacientes (89%) e resposta completa de 44% num estudo onde o fenol-glicerol, altamente viscoso, foi usado para EUS-CPN.[47] A duração média do alívio da dor foi de 19,1 semanas. A distribuição adequada do agente neurolítico foi alcançada no método central. Os autores concluíram que o uso de fenol-glicerol, altamente viscoso, pode fornecer excelente alívio da dor por permitir a distribuição apropriada do agente neurolítico.

Preditores de Bom Alívio da Dor

Como mencionado anteriormente, alguns resultados sugeriram que a ampla distribuição do etanol injetado foi importante fator da boa resposta ao EUS-CPN.[53-55] Em 2016, Bang et al.,[56] num estudo retrospectivo, sugeriram que a mudança da frequência cardíaca (aumento de ≥ 15 bpm. por ≥ 30 s), durante a injeção de álcool, foi associada à melhor qualidade de vida (alívio da dor, náusea e/ou vômito, dificuldades financeiras, perda de peso e satisfação com a imagem do corpo).

Momento (Timing) do Procedimento

Em 2011, Wyse et al.,[45] compararam a redução da dor e o uso de narcóticos após EUS-CPN antecipada/inicial (no tempo da EUS) com as técnicas convencionais. Concluíram que EUS-CPN antecipada/inicial pode reduzir a dor e o consumo moderado de morfina nos pacientes com câncer pancreático inoperável.

IMPACTO DA CPN NA SOBREVIDA NOS PACIENTES COM CÂNCER PANCREÁTICO

Em 2015, Fujii-Lau et al.[57] compararam dados clínicos e de sobrevida em 417 pacientes com câncer pancreático submetidos à CPN (incluindo CPN percutânea, EUS-CPN e EUS-CGN) com 840 controles. O tempo de sobrevida médio, após CPN, foi mais curto (193 versus 246 dias; hazard ratio = 1,32; 95% CI =1,13-1,54). A EUS-CPN foi associada à sobrevida mais longa do que os sem EUS. Aqueles que receberam CPN sobreviveram mais daqueles após CGN. Todavia, estudos adicionais, especialmente RCT prospectivo, são necessários para determinar se a sobrevida mais curta foi uma consequência direta da CPN ou de outros favores como o status de performance e características relacionadas com o tumor.

Complicações

Complicações comuns relatadas da EUS-CPN incluem, diarreia (até 23,4%), exacerbação da dor (até 36%), hipotensão (até 33%) fulgazes e inebriado (até 12,5%).[40,41,43,50] Uma revisão recente de 20 artigos composta de 1.142 pacientes relata que as complicações ocorreram em 7% dos 481 procedimentos EUS-CPB e 21% dos 661 de EUS-CPN.[58] Complicações mais frequentes foram relatadas do bloqueio da atividade simpática aferente. Sete por cento dos pacientes tiveram diarreia transitória, resolvida espontaneamente. Hipotensão foi observada em 4% dos pacientes. Aumento transitório da dor em 2% dos casos de EUS-CPB e em 4% dos EUS-CPN. Se a injeção direta nos gânglios induz mais dor ou se a dor imediata durante o procedimento é associada a alívio da dor duradoura permanece controverso.[57] Inebriação somente foi relatada no Japão.[46,49,53] A maioria das complicações não é séria. Contudo, vários efeitos adversos maiores têm sido relatados (Quadro 51-8). Complicações infecciosas em pacientes com PC. A antibioticoprofilaxia é recomendada antes da EUS-CPB, quando esteroides são utilizados. Sangramento retroperitoneal em dois pacientes, tratados usando a técnica bilateral com complicações isquêmicas letais em três casos.[51,59] Essas lesões vasculares e complicações isquêmicas foram resultado da injeção de álcool dentro de um local inapropriado ou excessivo número de sessões de EUS-CPN. Três casos de paraplegia[60-62] ocorreram após EUS-CPN bilateral e EUS-CGN; nenhum caso após a EUS-CPN central. O mecanismo postulado da lesão na medula espinal deve-se a espasmos de artérias radiculares por causa da propagação do álcool.[58] Em um RCT de EUS-CPN e CGN,[49] as taxas de complicação

Quadro 51-8. Complicações Maiores da EUA-CPN/-CPB

Autor (ano)	Complicações (N)	Indicação	Técnica	Substância
Gress et al. (1997)	Sangramento retroperitoneal (1) Sangramento retroperitoneal (1)	CP	Bilateral	Álcool + bupivacaína triamcinolona + bupivacaína
Mahajan et al. (2002)	Empiema	CP	ND	Triamcinolona + bupivacaína
Muscatiello et al. (2006)	Abcesso retroperitoneal (1)	PC	ND	Álcool + bupivacaína
Sahai et al. (2009)	Sangramento retroperitoneal (1)	CP	Bilateral	Triamcinolona + bupivacaína
O'Toole & Schmulewitz (2009)	Abcesso retroperitoneal (1)	CP	ND	Triamcinolona + bupivacaína
Ahmed et al. (2009)	Isquemia (1)	CP	ND	Álcool + bupivacaína
Lalueza et al. (2011)	Abcesso cerebral (1)	CP	ND	Álcool + bupivacaína
Gimeno-Garcia et al. (2012)	Trombose de artéria celíaca + infarto de múltiplos órgãos (1)	CP	Bilateral	Álcool 20 mL + bupivacaína 10 mL
Fujii et al. (2012)	Paraplegia (1)	PC	CGN+CPN (central?)	Bupivacaína + álcool 1 mL (CGN) + 23 mL (CPN)
Mittal et al. (2012)	Paraplegia (1)	PC	CGN+CPN (central?)	Bupivacaína + álcool 5 mL (CGN) + 19 mL (CPN)
Loeve & Mortensen (2013)	Necrose + perfuração do estômago e aorta (1)	CP	CPN múltiplos (13 sessões por 4 anos)	Bupivacaína 5 mL + álcool 8 – 20 mL
Jang et al. (2013)	Infarto do fígado e baço, e isquemia do estômago e intestino delgado (1)	Metástase	Central	Bupivacaína 5 mL + álcool 10 mL + triamcinolona 1 mL + salina 3 mL
Minaga et al. (2016)	Paraplegia (1)	PC	Bilateral	Lidocaína 3 mL + álcool 9 mL + contraste 1 mL

geral/total foram similares nos dois grupos. O volume total de etanol injetado foi significativamente mais baixo no grupo EUSCGN (12,1 +/- 5,1 mL *versus* 18,4 ± 3,0 mL; P < 0,001) e o alvo da punção mais visível na EUS-CGN do que na EUS-CPN. A redução do volume e melhor visibilidade do alvo podem ajudar a evitar complicações isquêmicas sérias.

Em pacientes refratários ao tratamento conservador da dor, com doença dos pequenos ductos, sem dilatações ductais ou estenoses, provavelmente, o tratamento com ressecção operatória seja a melhor opção.

Abstinência Alcoólica e Dieta

Além da abstinência alcoólica, não há qualquer medida dietética específica efetiva na prevenção da dor pancreática. A abstinência total do álcool alivia a dor somente em 50% dos pacientes com PC leve a moderada.

TRATAMENTO DA INSUFICIÊNCIA EXÓCRINA PANCREÁTICA (IEP)

Nos países ocidentais, o número de pacientes com IEP tem aumentado. As causas mais comuns são: 1) o aumento no consumo de álcool, com o concomitante aumento da PC e; 2) o aumento da expectativa de vida (35 a 40 anos) nos pacientes com fibrose cística. O alvo principal da terapia é corrigir a má digestão da gordura e outros nutrientes. As razões para a disfunção da digestão da gordura ser mais precoce e severa, comparada à da proteína e dos carboidratos, nesses pacientes são:

- Os defeitos da síntese e secreção da lipase pancreática ocorrem precocemente;
- A inativação mais rápida e completa ocorre no "duodeno ácido", devido à menor saída de bicarbonato.
- A degradação proteolítica da lipase ocorre mais precocemente durante o trânsito aboral (afastado da boca), do que da amilase e da protease.
- Alteração da secreção de bicarbonato diminui o pH duodenal, resultando na precipitação de ácidos biliares glicina-conjugados e deterioração adicional da digestão da gordura.
- Fontes extrapancreáticas de lipase são incapazes de compensar a perda de atividade da lipase pancreática.

Por essas razões, a esteatorreia é o sintoma principal nos pacientes com insuficiência pancreática exócrina.

Ocorrendo perda de peso, *déficits* nutricionais, alterações osteometabólicas, e esteatorreia (15 g/dia). A suplementação de enzimas pancreáticas está indicada. Outra indicação seria para a dor abdominal que não responde ao tratamento com analgésicos convencionais. Nessa situação é necessária suplementação com altas doses de protease, sem proteção ácida. O objetivo principal da suplementação, no tratamento da insuficiência exócrina pancreática, é garantir a chegada simultânea, no duodeno, de quantidades ideais de enzimas com os alimentos ingeridos.

Quatro tipos diferentes de preparações enzimáticas pancreáticas exócrinas estão disponíveis.

As preparações de enzimas pancreáticas apresentadas como microesferas entérico-revestidas são superiores às preparações enzimáticas convencionais e já estabelecidas.[5] Elas são protegidas do baixo pH por um revestimento especial de polímeros. A liberação de enzimas ocorre somente em pH acima de 4,5. Administração simultânea de antagonista do receptor de H2 ou inibidores da bomba de prótons são desnecessários. A microencapsulação resulta em um considerável aumento nos custos.

Efeitos adversos são raros na suplementação enzimática pancreática exócrina.[63-65] Possíveis efeitos adversos são: amargura na boca, irritação perianal, dor abdominal, diarreia, constipação em crianças, reações alérgicas à proteína de porco, reações de hipersensibilidade e colonopatia fibrosante nos pacientes com fibrose cística.[29,66] Nesses a dose máxima de lipase não deve exceder 10.000 U lipase/kg de peso corporal/dia, ou 2.500 U lipase/kg de peso corporal

por refeição. Cerca de 80% dos pacientes recebem recomendações dietéticas e suplementação de enzimas pancreáticas; 10-15% necessitam de suplementos orais (*polymeric ou semielemental*); 5% alimentação enteral e 1% de nutrição parenteral total. Redução da esteatorreia e suplementação de calorias são os objetivos principais da terapia nutricional.[67]

Abstinência total do álcool e refeições frequentes são recomendações dietéticas básicas. A dieta deve ser rica em carboidratos (limitada nos diabéticos) e proteínas (1-1,5 g/kg de peso/dia). Em adição, 30% a 40% das calorias são na forma de gordura. Triglicerídeos de cadeia média podem ser usados para aumentar a absorção de gordura. São absorvidos, diretamente, mesmo na ausência de lipase, colipase e sais biliares. Suplementos de vitaminas lipossolúveis, vitamina B12 entre outras, caso o nível plasmático indique deficiência. Os pacientes com má digestão proteica e esteatorreia necessitam suplemento de enzimas pancreáticas. O controle do peso, alívio sintomático da diarreia e diminuição da excreção fecal de gordura são pontos finais práticos do tratamento.

A nutrição parenteral na pancreatite crônica é indicada quando o paciente é incapaz de se alimentar. Possui perda progressiva de peso, apesar do regime dietético adequado, ou desenvolve complicações agudas. A nutrição parenteral total é indicada: se houver dificuldade de esvaziamento gástrico; necessidade de descompressão gástrica e na impossibilidade de introdução da sonda jejunal, pela presença de fístulas.

TRATAMENTO DOS CISTOS PANCREÁTICOS

Os cistos pancreáticos são divididos em inflamatórios e neoplásicos. Os da PC são inflamatórios chamados de pseudocistos. Pseudocistos pancreáticos são complicações tardias. Além da dor, comprimem estruturas adjacentes, rompem em cavidades anatômicas (pleural ou peritoneal), sangram e podem infectar-se.

Grande parte dos cistos, não complicam, regride espontaneamente e não necessitam de qualquer intervenção. Devem ser tratados quando aumentam de volume e complicam.

A drenagem dos cistos pode ser feita por via endoscópica, ecoendoscópica, radiológica ou operatória, de acordo com as características: tamanho, localização e as complicações evolutivas.

As técnicas endoscópicas de drenagem são feitas externamente através das paredes gástricas e duodenais.[68,69] Necessitam de abaulamento visível para garantir pequena distância entre o cisto e órgão. São denominadas cistogastrostomia e cistoduodenostomia. Internamente, pela papila de Vater, quando há comunicação do cisto e o ducto pancreático, com colocação de próteses intraductais. A mortalidade é praticamente zero e a morbidade varia de 3-11%.[68-75] Nem sempre é possível acessar o cisto.

Atualmente, a ecoendoscopia vem superando a técnica externa endoscópica por não necessitar do abaulamento das paredes e visualizar a presença de vasos sanguíneos.[70,72,74] Mas não consegue drenar internamente.

TRATAMENTO DA ESTENOSE DO DUCTO BILIAR

Nos pacientes com PC a estenose do ducto biliar é uma complicação mecânica. O tratamento deve ser avaliado entre endoscopistas e cirurgiões. A maioria dos pacientes beneficia-se com a colocação de próteses para desobstruir a via biliar, com melhora da colestase e regressão da estenose, após sua remoção. A primeira opção é o tratamento endoscópico. O operatório é reservado para casos especiais. A colocação de prótese plástica é um método apropriado com bons resultados a curto e médio prazo. Em 2003, Kahl *et al.*,[12] em estudo prospectivo, relataram que a drenagem endoscópica da via biliar tem excelente resultado em curto prazo, mas apenas moderado em longo prazo. As próteses metálicas autoexpansíveis podem melhorar os resultados.[76] Ainda não estão disponíveis grandes séries, com longo acompanhamento, para avaliar as abordagens e a melhor prótese.

TRATAMENTO OPERATÓRIO

As diversas técnicas operatórias da PC são para tratar a dor. O tratamento operatório segue dois conceitos principais:

1. Preservação do parênquima, nas operações de drenagem, para proteger a perda adicional da função pancreática.
2. Realização de procedimentos restritivos: se o ducto pancreático ainda não estiver dilatado; aumento da cabeça do pâncreas e suspeita-se de carcinoma pancreático.

Eles conduzem a procedimentos operatórios diferentes. O primeiro foi a esfincterotomia do dúcto pancreático para tratar a estenose da papila de Vater. Era arriscado e com taxas baixas de sucesso. Provou não ser a causa da dor.

Seguido pelo procedimento original de Puestow e sua modificação por Partington e Rochelle[77] para os com PC e ducto pancreático dilatado. O procedimento incluía: ressecção da cauda do pâncreas; incisão longitudinal ao longo do corpo e anastomose com alça do jejuno, em Y de Roux.

A modificação por Partington e Rochelle foi eliminar a ressecção da cauda do pâncreas. Os objetivos dessa operação eram a preservação do parênquima, a redução da mortalidade inferior a 1% e a morbidade menor de 10%.[78-82] Grandes séries mostram melhora da dor, em longo prazo, de 85-95% dos pacientes. Aqueles com massa na cabeça do pâncreas e ducto pancreático dilatado não se beneficiam desse procedimento de drenagem.

Berger et al., em 1999,[82] e Izbicki et al., também em 1999,[79] adicionaram a tunilização da cabeça do pâncreas ou do corpo, em forma de V, ao longo do ducto principal. Seguida da pancreaticojejunostomia.

A ressecção da cabeça do pâncreas com preservação do duodeno (DPPHR) é empregada nos pacientes com a massa dominante nela e o ducto pancreático principal dilatado. A ressecção que preserva o duodeno inclui a dissecação ventral e mobilização dorsal da cabeça do pâncreas. Após a divisão do pâncreas, acima da veia portomesentérica, a ressecção é levada para fora em direção à papila de Vater. A cabeça do pâncreas é removida, em ressecção subtotal, deixando somente uma pequena margem de tecido pancreático entre o duodeno e o ducto biliar comum. Uma pequena borda de tecido pancreático em direção a veia cava deve ser preservada. Na maioria dos casos é possível liberar o ducto biliar do tecido cicatricial envolvente. Em 24% dos casos, o ducto biliar deve ser aberto para drenar a bile na cavidade ressecada da cabeça do pâncreas.[82] Os vasos mesoduodenais são respeitados enquanto é removido o processo uncinado. O padrão da reconstrução consiste na pancreatojejunostomia com Y de Roux. Em 10% dos casos,[82] o procedimento DPPHR é combinado com a pancreatojejunostomia lateral devido ás múltiplas estenoses do ducto pancreático principal. A taxa de mortalidade é menor que 1%; e a morbidade 15%.[82]

Comparado com o procedimento de Whipple, que era o procedimento padrão nos pacientes com PC de longa duração. A DPPHR oferece vantagem por preservar o duodeno. Sua superioridade sobre a preservação do piloro já foi demonstrada em estudos prospectivos.[83-85] Pacientes que se submeteram a DPPHR tiveram maior ganho de peso, melhor tolerância a glicose e maior capacidade de secreção insulínica.[86,87] Na evolução tardia, somente 20% desenvolveram diabetes melito, enquanto no curso natural da pancreatite crônica apenas 17% mantêm o metabolismo normal da glicose (Lankisch et al., 1993). Após a DPPHR, 39% dos pacientes tinham função endócrina preservada.

A resposta à dor foi de 91%. A DPPHR transformou a manifestação clínica da PC em um estado "silencioso de doença". Em relação à qualidade de vida, 69% retornaram ao trabalho, 26% aposentaram e somente 5% não melhoraram.[88] A DPPHR parece ser capaz de atrasar o curso natural da doença.

A pancreatojejunostomia longitudinal combinada com a excisão local da cabeça pancreática, de acordo com Frey e Smith, em 1987,[89] é considerada um procedimento padrão na PC. Foi avaliada em múltiplos ensaios, confirmando sua efetividade como procedimento operatório para a PC.

Em 2001, Gloor et al. descreveram uma técnica modificada dos procedimentos de Berger e Frey em pacientes com PC. Tentando combinar as vantagens dos dois procedimentos, a operação simbiótica consiste na ressecção central da cabeça pancreática, sem transecção da glândula sobre a veia mesentérica superior. Isso tornou o processo de dissecar o pâncreas junto à superfície anterior da veia mesentérica superior desnecessário. A pancreatojejunostomia longitudinal, parte maior da operação de Frey, é omitida. A técnica modificada reduz os riscos de sangramento intraoperatório, aumentados na hipertensão portal.[90]

Pancreatoduodenectomia (Operação de Whipple)

Para muitos cirurgiões, a pancreatoduodenectomia ainda é o padrão ouro para o tratamento da dor na PC. As indicações frequentes são:

- Os ductos pancreáticos têm diâmetro normal (6-7 mm), no corpo da glândula.
- A cabeça do pâncreas está aumentada, geralmente contendo cistos e calcificações.
- O procedimento de drenagem prévia foi ineficiente.[91,92]
- Possibilidade de malignidade na cabeça da glândula.

Algumas séries referem que os resultados, após a pancreatoduodenectomia, são melhores do que os preconizados por Frey em 1993.[91] Mais de 80% dos pacientes ressecados têm alívio da dor no pós-operatório. Superior aos da operação de drenagem. Em grandes Centros, o Whipple clássico é realizado com taxa de mortalidade de 5% e maior morbidade, mas igualmente aceitável.[93-95]

Apesar de o procedimento Kausch Whipple (Whipple clássico) ter vantagens, ainda está associado à morbidade pós-operatória insatisfatória e pouco resultado em longo prazo. Considerando a qualidade de vida, as informações são desapontadoras. Podem ocorrer, no pós-operatório, *dumping*, diarreia, úlcera péptica e dispepsia. Em 20% a ressecção clássica conduz ao diabetes melito e à persistência da morbidade e da mortalidade.[96]

PANCREATITE AUTOIMUNE

Vários autores têm descrito pacientes com PC associada a doenças autoimunes.

Em 1961, Sarles et al.[97] descreveram um tipo de PC que poderia ser causada por um mecanismo autoimune. Denominou de esclerose inflamatória primária do pâncreas.

Em 1995, Yoshida et al., relataram um caso similar e propuseram chamá-la de pancreatite autoimune. Segundo o consenso internacional de critérios diagnósticos de pancreatite autoimune, existem dois subtipos específicos:[98] o Tipo 1, ou pancreatite esclerosante linfoplasmocitária, associada ao aumento de IgG4. Muitas vezes multisistêmica, fazendo parte das doenças relacionadas à IgG4 e com apresentações variadas em relação à inflamação da glândula pancreática. Pode ser difusa, focal ou multifocal; Tipo 2 ou pancreatite ducto-central idiopática, ou pancreatite com lesão granulocítica. Não se relaciona com marcadores sorológicos definitivos, não sendo associada à elevação da IgG4. O envolvimento da glândula pancreática é específico e sem comprometimento sistêmico. Pode estar associada à doença inflamatória intestinal. O aspecto radiológico na apresentação focal é característico, com aumento difuso da glândula, obliteração dos contornos, perda das lobulações e rugosidades características ("pâncreas em salsicha"). Por vezes há irregularidade do canal pancreático principal, com estenoses segmentares associadas à dilatação a montante. A pancreatite autoimune é diferenciada da PC alcoólica por sua resposta efetiva aos esteroides, revertendo as alterações morfológicas e normalizando a função pancreática. A incidência e a prevalência dessa doença não são bem documentadas na literatura. Doença rara, embora descritos 50 casos na literatura japonesa.[6] A associação a doenças autoimunes tem sido relatada.[2,6,99-103] A incidência exata dessa associação é desconhecida. Apesar da resposta com esteroides, descrita na literatura,[104] a dosagem e a duração não são padronizadas. A recomendação mais aceita é de 0,6 mg/kg/dia (dose inicial), de prednisolona, para indução da remissão, por 2 a 4 semanas. Progressivamente reduzida a cada 1 ou 2 semanas, caso haja melhora da clínica (dor abdominal, icterícia etc.), dos exames bioquímicos (bilirrubinas e níveis de IgG4) e melhora das alterações de imagem. Em geral, o tratamento de manutenção é feito com corticoterapia em doses baixas (2,5 a 5 mg de prednisona) por até 3 meses. Se houver recidiva deve retornar a dose plena de corticoides ou mudar para imunomoduladores, com azatioprina. O curso natural da doença é desconhecido. As características da pancreatite autoimune, como a hipergamaglobulinemia, foram reconhecidas há mais de 35 anos.[2,6,99,101-102] A pancreatite autoimune é diferenciada da pancreatite aguda ou crônica em bases clínicas, patológicas e de imagens. É definida como uma forma especial de PC causada por um mecanismo autoimune ou associada a doenças autoimune-relacionadas. Apesar da presença de níveis altos de IgG (IgG4) presente em 50% dos pacientes e da presença de doença autoimune, ajudar no diagnóstico e no tratamento clínico, a similaridade com o carcinoma pancreático pode determinar tratamento operatório errôneo.

Em casos de massas pancreáticas, a biópsia ecoguiada ajuda na diferenciação diagnóstica. Estudos adicionais são necessários para melhorar o diagnóstico desse "novo" tipo de pancreatite.[100]

REFERÊNCIAS BIBLIOGRÁFICAS

1. Whitcomb DC, Shimosegawa T, Chari ST, et al. Working Group for the International (IAP – APA – JPS – EPC) Consensus Guidelines for Chronic Pancreatitis. International consensus statements on early chronic Pancreatitis. Recommendations from the working group for the international consensus guidelines for chronic pancreatitis in collaboration with The International Association of Pancreatology, American Pancreatic Association, Japan Pancreas Society, PancreasFest Working Group and European Pancreatic Club. Pancreatology. 2018;18(5):516-27.
2. Etemad B, Whitcomb DC. Chronic pancreatitis: diagnosis, classification and new genetic developments. Gastroenterology. 2001;120:682-707.
3. Hegyi P, Párniczky A, Lerch MM, et al. Working Group for the International (IAP – APA – JPS – EPC) Consensus Guidelines for Chronic Pancreatitis. International Consensus Guidelines for Risk Factors in Chronic Pancreatitis. Recommendations from the working group for the international consensus guidelines for chronic pancreatitis in collaboration with the International Association of Pancreatology, the American Pancreatic Association, the Japan Pancreas Society, and European Pancreatic Club. Pancreatology. 2020;20(4):579-85.
4. Schneider A, Löhr JM, Singer MV. The M-ANNHEIM classification of chronic pancreatitis: introduction of a unifying classification system based on a review of previous classifications of the disease. J Gastroenterol. 2007;42(2):101-19.
5. Layer P Holtmann G. Pancreatic enzymes in chronic pancreatitis. Int J Pancreatol. 1994;15:1-1.
6. Okazaki K, Chiba T. Autoimmune pancreatitis. 2002;51:1-4.
7. Sankaran SJ, et al. Frequency of progression from acute to chronic pancreatitis and risk factors: a meta-analysis. Gastroenterology. 2015;149:1490-500.
8. Ahmed Ali U, et al. Risk of recurrent pancreatitis and progression to chronic pancreatitis after a first episode of acute pancreatitis. Clin Gastroenterol Hepatol. 2016.
9. Lankisch PG, et al. Natural course in chronic pancreatitis: pain, exocrine and endocrine pancreatic insufficiency and prognosis of the disease. Digestion. 1993;54:148-55.
10. Wiersema MJ, Wiersema LM. Endosonography-guided celiac plexus neurolysis. Gastrointest Endosc. 1996;44:656-62.
11. Mel Wilcox C, Gress T, Boermeester M, et al. International (IAP-APA-JPS-EPC) Consensus Guidelines for Chronic Pancreatitis. International consensus guidelines on the role of diagnostic endoscopic ultrasound in the management of chronic pancreatitis. Recommendations from the working group for the international consensus guidelines for chronic pancreatitis in collaboration with the International Association of Pancreatology, the American Pancreatic Association, the Japan Pancreas Society, and European Pancreatic Club. Pancreatology. 2020;20(5):822-7.
12. Kahl S, et al. Risk factors for failure of endoscopic stenting of biliary strictures in chronic pancreatitis: a prospective follow-up study. Am J Gastroenterol. 2003;98:2448-53.
13. Singh VK, Yadav D, Garg PK. Diagnosis and management of chronic pancreatitis: a Review. JAMA. 2019;322(24):2422-34.
14. Mann R, Boregowda U, Vyas N, et al. Current advances in the management of chronic pancreatitis. Dis Mon. 2021;67(12):101225.
15. Mossner J, et al. [Guidelines for therapy of chronic pancreatitis Consensus Conference of the German Society of Digestive and Metabolic Diseases. November 21-23, 1996]. Z Gastroenterol. 1998;36:359-67.
16. Drewes AM, Bouwense SAW, Campbell CM, et al. Guidelines for the understanding and management of pain in chronic pancreatitis. Pancreatology. 2017;17:720-31.
17. Di Sebastiano P, et al. Immune cell infiltration and growth-associated protein 43 expression correlate with pain n chronic pancreatitis Gastroenterology. 1997;112:1648-55.
18. Di Sebastiano, et al. Chronic the perspective of pain generation by neuroimmune interaction. Gut. 2003;52:907-91.
19. Bockman DE, et al. Analysis of nerves in Gastroenterology. 1988;94:1459-69.
20. Ebbehoj N, et al. Evaluation of pancreatic tissue fluid pressure and pain in chronic pancreatitis: a longitudinal study. Scand J Gastroenterol. 1990a;25:462-6.
21. Ebbehoj N, et al. Pancreatic tissue fluid pressure in chronic pancreatitis: relation to pain, morphology, and function. Scand J Gastroenterol. 1990b;25:1046-51.
22. Di Sebastiano P, et al. Expression of interleukin 8 (IL-8) and substance P in human chronic pancreatitis. Gut. 2000;47:423-8.
23. Halgreen H, et al. Symptomatic effect of pancreatic enzyme therapy in patients with chronic pancreatitis. Scand J Gastroenterol. 1986;21:104-8.
24. Isaksson G, Ihse I. Pain reduction by an oral pancreatic enzyme preparation in chronic pancreatitis. Dig Dis Sci. 1983;28:97-102.
25. Malesci A, et al. No effect of long-term treatment with pancreatic extract on recurrent abdominal pain in patients with chronic pancreatitis. Scand J Gastroenterol. 1995;30:392-8.
26. Mossner J et al. Treatment of pain with pancreatic extracts in chronic pancreatitis: results of a prospective placebo-controlled multicenter trial. Digestion. 1992;53:54-66.
27. Sarner M. Treatment of pancreatic exocrine deficiency. World J Surg. 2003;27:1192-5.
28. Slaff J, et al. Protease-specific suppression of pancreatic exocrine secretion. Gastroenterology. 1984;87:44-52.
29. Lebenthal E, et al. Enzyme therapy for pancreatic insufficiency: present status and future needs. Pancreas. 1994;9:1-12.
30. Costamagna G, et al. Extracorporeal shock stones in chronic pancreatitis immediate and medium-term results Gastrointest Endosc. 1997;46:231-6.
31. Sauerbruch T, et al. Extracorporeal lithotripsy of pancreatic stones in patients with chronic pancreatitis and pain: a prospective follow up study Gut. 1992;33:969-72.
32. Schneider HT, et al. Piezoelectric shock wave lithotripsy of pancreatic duct stones. Am J Gastroenterol. 1994;89:2042-8.
33. Smits ME, et al. Endoscopic treatment of pancreatic stones in patients with chronic pancreatitis. Gastrointest Endosc. 1996;43:556-60.
34. van der Hul R, et al. Extracorporeal shock wave lithotripsy of pancreatic duct stones: immediate and long-term results. Endoscopy. 1994;26:573-8.
35. Adamek HE, et al. Long-term follow-up of patients with chronic pancreatitis and pancreatic stones treated with extracorporeal shock wave lithotripsy. Gut. 1999;45:402-5.
36. Choi EK, Lehman GA. Update on endoscopic management of main pancreatic duct stones in chronic calcific pancreatitis. Korean J Intern Med. 2012;27(1):20-9.
37. Dumonceau JM, Delhaye M, Tringali A, et al. Endoscopic treatment of chronic pancreatitis: European Society of Gastrointestinal Endoscopy (ESGE) Guideline - Updated August 2018. Endoscopy. 2019;51(2):179-93.
38. Kappis M. Erfahrungen mit Lokalan€asthesie bei Bauchoperationen. Verh. Dtsch Gesellsch Chir. 1914;43:87-9.
39. Faigel DO, Veloso KM, Long WB, et al. Endosonography- guided celiac plexus injection for abdominal pain due to chronic pancreatitis. Am J Gastroenterol. 1996;91:1675.
40. Gress F, Schmitt C, Sherman S, et al. A prospective randomized comparison of endoscopic ultrasound- and computed tomogra- phy-guided celiac plexus block for managing chronic pancre- atitis pain. Am J Gastroenterol. 1999;94:900-5.
41. Puli SR, Reddy JB, Bechtold ML, et al. EUS-guided celiac plexus neurolysis for pain due to chronic pancreatitis or pancreatic

cancer pain: a meta-analysis and systematic review. Dig Dis Sci. 2009;54:2330-7.
42. Caraceni A, Portenoy RK. Pain management in patients with pancreatic carcinoma. Cancer. 1996;78:639-53.
43. Kaufman M, Singh G, Das S, et al. Efficacy of endoscopic ultrasound-guided celiac plexus blockand celiac plexus neurolysis for managing abdominal pain associated with chronic pancreatitis andpancreatic cancer. J Clin. Gastroenterol. 2010;44:127-34.
44. Seicean A, Cainap C, Gulei I, et al. Pain palliation byendoscopic ultrasound-guided celiac plexus neurolysis in patients with unresectable pancreatic cancer. J Gastrointestin Liver Dis. 2013;22:59-64.
45. Wyse JM, Carone M, Paquin SC, et al. Randomized, doubleblind, controlled trial of early endoscopic ultrasound-guided celiac plexus neurolysis to prevent pain progression in patients with newly diagnosed, painful, inoperable pancreatic cancer. J Clin Oncol. 2011;29:3541-6.
46. Ishiwatari H, Hayashi T, Yoshida M, et al. Phenol-based endoscopic ultrasound-guided celiac plexus neurolysis for East Asian alcohol-intolerant upper gastrointestinal cancer patients: a pilot study. World J Gastroenterol. 2014;20:10512-7.
47. Ishiwatari H, Hayashi T, Yoshida M, et al. EUS-guided celiac plexus neurolysis by using highly viscous phenol-glycerol as a neurolytic agent (with video). Gastrointest Endosc. 2015;81:479-83.
48. Levy MJ, Topazian MD, Wiersema MJ, et al. Initial evaluation of the efficacy and safety of endoscopic ultrasound-guided direct Ganglia neurolysis and block. Am J Gastroenterol. 2008;103:98-103.
49. Doi S, Yasuda I, Kawakami H, et al. Endoscopic ultrasound-guided celiac ganglia neurolysis vs. celiac plexus neurolysis: a randomized multicenter trial. Endoscopy. 2013;45:362-9.
50. Tellez-Avila FI, Romano-Munive AF, Herrera-Esquivel J de J, et al. Central is as effective as bilateral endoscopic ultrasound-guided celiac plexus neurolysis in patients with unresectablepancreatic cancer. Endosc Ultrasound. 2013;2:153-6.
51. Sahai AV, Lemelin V, Lam E, et al. Central vs. bilateral endoscopic ultrasound-guided celiacplexus block or neuroly- sis: a comparative study of short-term effectiveness. Am J Gastroenterol. 2009;104:326-9.
52. Leblanc JK, Al-Haddad M, McHenry L, et al. A prospective, randomized study of EUS-guidedceliac plexus neurolysis for pancreatic cancer: one injection or two? Gastrointest Endosc. 2011;74:1300-7.
53. Iwata K, Yasuda I, Enya M, et al. Predictive factors for pain relief after endoscopic ultrasound-guided celiac plexus neurolysis Dig Endosc. 2011;23:140-5.
54. Minaga K, Kitano M, Sakamoto H, et al. Predictors of pain response in patients undergoing endoscopic ultrasound-guidedneurolysis for abdominal pain caused by pancreatic cancer. Ther Adv Gastroenterol. 2016;9:483-94.
55. Sakamoto H, Kitano M, Kamata K, et al. EUS-guided broad plexus neurolysis over the superiormesenteric artery using a 25-gauge needle.Am. J. Gastroenterol. 2010;105:2599-606.
56. Bang JY, Hasan MK, Sutton B, et al. Intraprocedural increase inheart rate during EUS-guided celiac plexus neurolysis: clini- cally relevant or just a physiologicchange? Gastrointest Endosc. 2016;84:773-9 e3.
57. Fujii-Lau LL, Bamlet WR, Eldrige JS, et al. Impact of celiac neurolysis on survival in patients with pancreatic cancer. Gastrointest Endosc. 2015;82(46-56):e2.
58. Alvarez-Sanchez MV, Jenssen C, Faiss S, et al. Interventional endoscopic ultrasonography: an overview of safety and complications. Surg Endosc. 2014;28:712-34.
59. Gress F, Ciaccia D, Kiel S. Endoscopic ultrasound (EUS) guided celiac plexus block (CB) for management of pain due to chronic pancreatitis (CP) a large single center experience. Gastrointest Endosc. 1997;45:AB173.
60. Fujii L, Clain JE, Morris JM, et al. Anterior spinal cord infarction with permanent paralysis following endoscopic ultrasound celiac plexus neurolysis. Endoscopy. 2012;44(2UCTN):E265-6.
61. Mittal MK, Rabinstein AA, Wijdicks EF. Pearls & oysters: acute spinal cord infarction following endoscopic ultrasound- guided celiac plexus neurolysis. Neurology. 2012;78:e57-9.
62. Minaga K, Kitano M, Imai H, et al. Acute spinal cord infarction after EUS-guided celiac plexus neurolysis. Gastrointest Endosc. 2016;83:1039-40.
63. Arendt T, Folsch UR. Treatment of pancreatic exocrine dysfunction in Buchler MW et al. (eds): Chronic Pancreatitis: Novel Concepts in Biology and Therapy. Oxford, Blackwell Science. 2002:395-402.
64. Gretzmacher I, Ruther HG. [Maldigestion: a clincal picture observed. uretzmac in daily practice]. Therapiewoche. 1983.
65. Zorn J. Experiences with substitution therapy using a new enzyme of plant origin. Fortschr Med. 1978;96:1941-43.
66. Loser C, Folsch UR. Differential therapy of exocrine pancreatic insufficiency current aspects and future prospects of substitution therapy with pancreatic enzymes. Z Gastroenterol. 1995:5-722.
67. DiMagno EP. Medical treatment of pancreatic insufficiency. Mayo Clin Proc. 1979;54:435-42.
68. Dohmoto M, Rupp KD. Endoscopic drainage of pancreatic pseudocysts Endosc. 1992;6:118-24.
69. Sahel J. Endoscopic cysto-enterostomy of cysts of chronic calcifying pancreatitis. Z Gastroenterol. 1990;28:170-2.
70. Binmoeller KF, et al. Endoscopic ultrasonography in the diagnosis and treatment of pancreatic pseudocysts. Gastrointest Endosc Clin N Am. 1995;5:805-16.
71. Binmoeller KF, et al. Endoscopic pseudocyst drainage: a Gastrointest Endosc for simplified cystoenterostomy. Endosc t lll. Mortality. 1994;40:112.
72. Etzkorn KP, et al. Endoscopic drainage of pancreatic pseudocysts: patient selection and evaluation of the outcome by endoscopic ultrasonography. Endoscopy. 1995;27:329-33.
73. Pinkas H, et al. Successful endoscopic transpapillary drainage of an infected pancreatic pseudocyst. Gastrointest Endosc. 1994;40:97-9.
74. Grimm H, et al. Endosonography-guided drainage of a pancreatic pseudocyst. Gastrointest Endosc. 1992;38:170-1.
75. Sahel J. Endoscopic drainage of pancreatic cysts. Endoscopy. 1991;23:181-4.
76. Ng C, Huibregtse K. The role of endoscopic therapy in chronic pancreatitis-induced common bile duct strictures. Gastrointest Endosc Clin N Am. 1998;8:181-93.
77. Partington PF, Rochelle RE. Modified Puestow procedure for retrograde drainage of the pancreatic duct. Ann Surg. 1960;152:1037-43.
78. Evans JD, et al. Outcome of surgery for chronic pancreatitis. Br J Surg. 1997;84:624-9.
79. Izbicki JR, et al. Surgical treatment of chronic pancreatitis and quality of life after operation. Surg Clin North Am. 1999;79:913-44.
80. Prinz RA, Greenlee HB. Pancreatic duct drainage in 100 patients with chronic pancreatitis. Ann Surg. 1981;194:313-20.
81. Proctor HJ, et al. Surgery for chronic pancreatitis: drainage versus resection. Ann Surg. 1979;189:664-71.
82. Beger HG, et al. Duodenum-preserving head resection in chronic pancreatitis changes the natural course of the disease: a single-center 26-year xperience. Ann Surg. 1999;230:512.
83. Bradley EL, et al. The natural history of pancreatic concept of management. Am J Surg. 1979;137:135-41.
84. Sakorafas GH, et al. Long-term results after surgery for chronic pancreatitis. Int J Pancreatol. 2000;27:131-42.
85. Vitas GJ, Sarr MG. Selected management of pancreatic pseudocysts: operative versus expectant management. Surgery. 1992;111:123-30.
86. Büchler al. Randomized trial of duodenum-preserving pancreatic versus pylorus-preserving Whipple in chronic pancreatitis. head resection Am J Surg. 1995;169:65-69.
87. Müller MW, et al. Gastric emptying following pylorus-preserving Whipple and pancreatic head resection in patients with chronic pancreatitis. Am J Surg. 1997;173:257-63.
88. Koninger J, et al. Duodenum-preserving pancreas resection operative technique for the organ in the treatment of chronic retaining pancreatitis. Chirurg. 2004;75:781-8.
89. Frey CF, Smith GJ. Description and rationale of a new operation for chronic pancreatitis. Pancreas. 1987;2:701-07.
90. Gloor B, et al. A modified technique of the Beger and Frey procedure in patients with chronic pancreatitis. D Surg. 2001.
91. Frey CF. Surgical treatment of chronic pancreatitis. In: Go VL et al. (eds) The pancreas: biology, pathobiology, and disease. New York, Raven Press. 1993:707-740.
92. Greenlee HB, et al. Ong-term results o side-to-side pancreaticojejunostomy. World J Surg. 1990;14:70-6.
93. Crist DW, et al. Improved hospital morbidity mortality, and survival after the Whipple procedure. Ann Surg. 1987;206:358-65.
94. Trede M, et al. Survival after pancreatoduodenectomy: 118 consecutive resections without an operative mortality. Ann Surg. 1990;211:447-58.
95. Witzigmann H, et al. Outcome after duodenum-preserving pancreatic head resection is improved compared with classic Whipple procedure in the treatment of chronic pancreatitis. Surgery. 2003;134:53-62.

96. Izbicki JR, et al. Estended drainage versus resection in surgery for chronic pancreatitis: a prospective randomized trial comparing the longitudinal pancreaticojejunostomy combined with local pancreatic head excision with the pylorus-preserving pancreatoduodenectomy. Ann Surg. 1998;228:771-9.
97. Sarles H, et al. Chronic inflammatory sclerosis of the pancreas: an autonomous pancreatic disease? Am J Dig Dis. 1961;6:688-98.
98. Shimosegawa T, Chari ST, Frulloni L, et al. International consensus diagnostic criteria for autoimmune pancreatitis: guidelines of the International Association of Pancreatology. Pancreas. 2011;40:352-8.
99. Ectors N, et al. Non-alcoholic duct destructive chronic pancreatitis. Gut. 1997;41:263-8.
100. Hamano H, et al. High serum IgG4 concentration in patients with sclerosing pancreatitis. N Engl J Med. 2001;344:732-8.
101. Kulling D, et al. Triad of sclerosing cholangitis, chronic pancreatitis, and Sjogren's syndrome: case report and review. Gastrointest Endosc. 2003;57:118-20.
102. Sahani DV, et al. Autoimmune pancreatitis: imaging features. Radiology. 2004;233:345-52.
103. Kazumori H, et al. Primary sclerosing pancreatitis and cholangitis. Int J Pancreatol. 1998;24:123-7.
104. Saegusa H, et al. Hilar and pancreatic gallium-67 accumulation is characteristic feature of autoimmune pancreatitis. Pancreas. 2003;27:20-5

52 Anomalias Congênitas de Vias Biliares e Pancreáticas

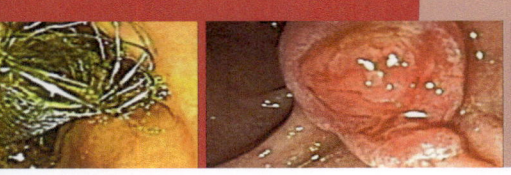

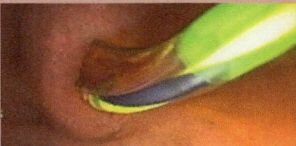

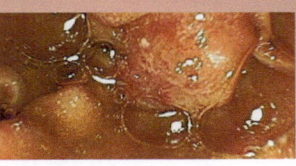

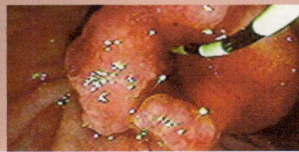

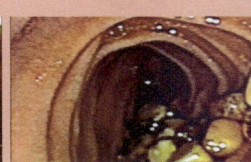

Marcelo de Souza Cury ▪ Glauco Najas Sammarco
Mandeep S. Sawney ▪ Bruna Alessandra da Silva

INTRODUÇÃO

A segunda edição do Tratado Ilustrado de Endoscopia da SOBED traz a oportunidade de atualizar e expandir este capítulo sobre anomalias congênitas de vias biliares e pâncreas.

A grande maioria dos endoscopistas habitua-se a atender exclusivamente adultos, mas conhecer estas anomalias congênitas é de vital importância em duas situações, quando os endoscopistas são convocados a opinar em pacientes pediátricos, por exemplo, na indicação de CPRE, ou quando as anomalias passam desapercebidas na infância e os pacientes são atendidos na idade adulta, como no pâncreas curto (*short pancreas*) ou cistos de ductos hepáticos.

A CPRE é considerada segura e eficiente em crianças quando realizada por endoscopistas experientes. Utilizam-se duodenoscópios terapêuticos convencionais para crianças com mais de 10 kg e duodenoscópios pediátricos de 8 mm de diâmetro para crianças menores e mesmo em recém-nascidos, com sucesso variando de 87 a 93%.[1]

ANOMALIAS CONGÊNITAS DE VIAS BILIARES

As principais malformações congênitas de vias biliares são:

- Anomalias de papila maior e ductos biliares.
- Cistos de vias biliares.
- Atresia de vias biliares.

Anomalias de Papila Maior e Ductos biliares

Ocasionalmente a papila maior, ou papila de Vater, pode localizar-se na terceira porção duodenal, no bulbo ou mesmo existirem duas papilas de Vater.[2] Reconhecer estas alterações é importante, pois frequentemente, nas situações de posição anômala, o colédoco intramural não percorre a parede duodenal de forma oblíqua e o espaço para a esfincterotomia endoscópica está reduzido.

Junção biliopancreática anômala (JBPA) foi definida por Misra *et al.* quando o canal comum da junção biliopancreática tem mais de 8 mm em adultos, mas é considerada normal se até 3 mm em lactentes e até 5 mm e adolescentes.[3] Pode não haver canal comum e cada ducto exteriorizar direto na papila em 1% dos pacientes.

Tanto a colangiorressonância quanto a CPRE são utilizadas para o diagnóstico de JBPA, considerando-se a CPRE um método mais sensível (Figs. 52-1 e 52-2).[4] Recomenda-se tratamento endoscópico em portadores de JBPA sintomáticos, com esfincterotomia endoscópica (Fig. 52-3). EUS pode ser utilizada para os casos de dúvida, conforme demonstrado na Figura 52-4.

Quanto à drenagem biliar, as Figuras 52-5 a 52-7 demonstram a distribuição habitual e suas variações mais comuns.

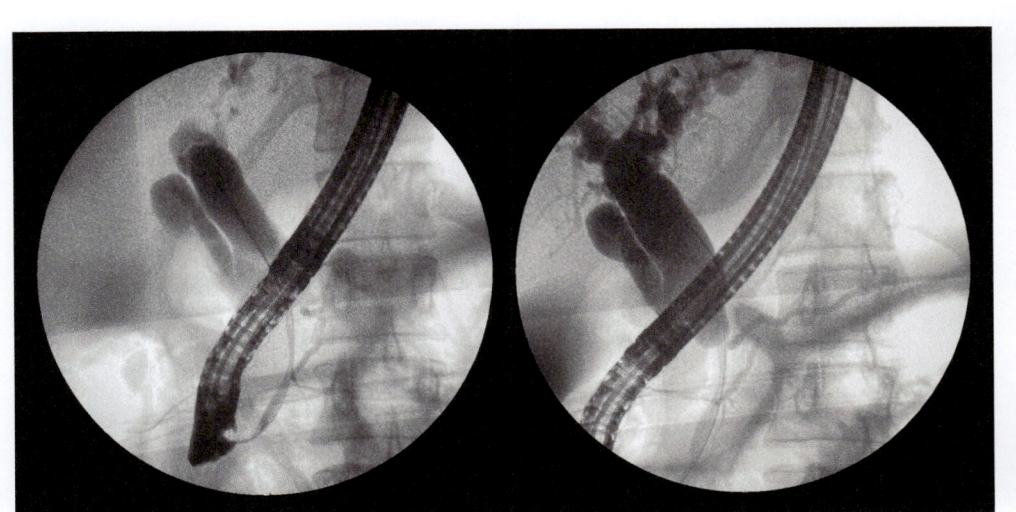

Fig. 52-1. Dilatação cística de hepatocolédoco com obliteração em topografia de colédoco distal por junção bileopancreática anômala (canal comum longo) durante colangiopancreatografia retrógrada endoscópica em criança de 1 ano e 5 meses de vida. (Imagem gentilmente cedida pelo Dr. Gustavo Luz.)

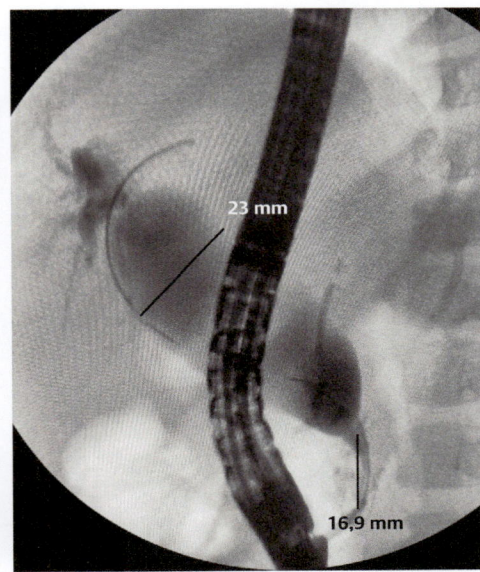

Fig. 52-2. (a, b) Dilatação cística de hepatocolédoco devido à junção bileopancreática anômala (canal comum longo) durante colangiopancreatografia retrógrada endoscópica. (Imagem gentilmente pelo Dr. Marcos Lera.)

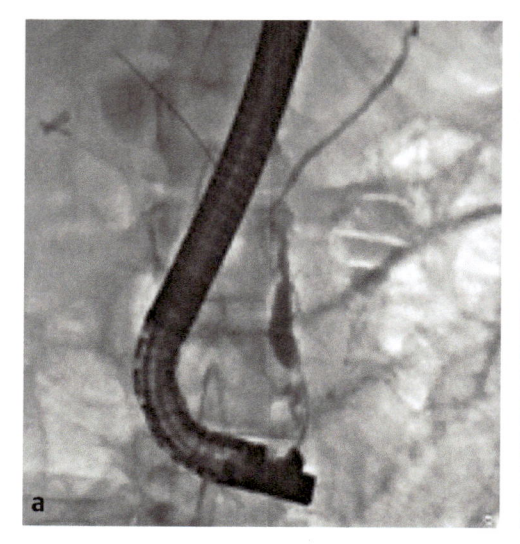

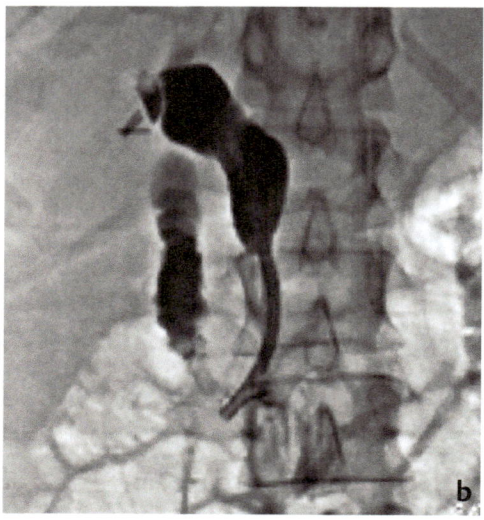

Fig. 52-3. Anomalia da junção biliopancreática: (a) momento do diagnóstico, (b) após tratamento com esfincterotomia e colocação de prótese, observar imagem de dilatação cística. (Imagem gentilmente cedida pelo Dr. Brunaldi de seu arquivo pessoal.)[12]

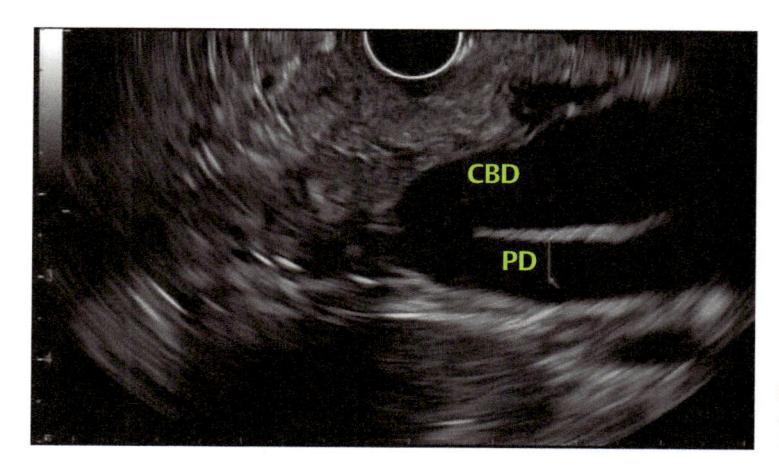

Fig. 52-4. Anomalia da junção biliopancreática em exame de EUS. CBD: ducto biliar comum; PD: ducto pancreático.[12]

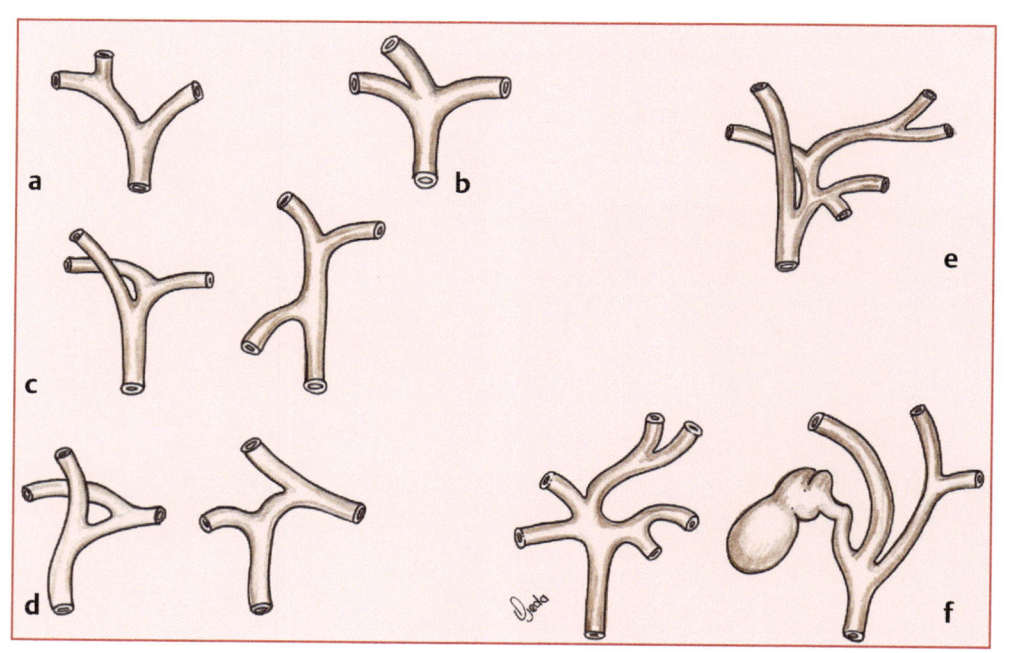

Fig. 50-5. Drenagem biliar habitual e variações: (a) confluência típica – mais comum (57%), (b) confluência tríplice (12%), (c) drenagem ectópica do ducto setorial direito no ducto hepático comum (4 a 20%), (d) drenagem ectópica do setor direito no ducto hepático esquerdo, (e) ausência de confluência, (f) drenagem ectópica do setor posterior direito no ducto cístico.[12]

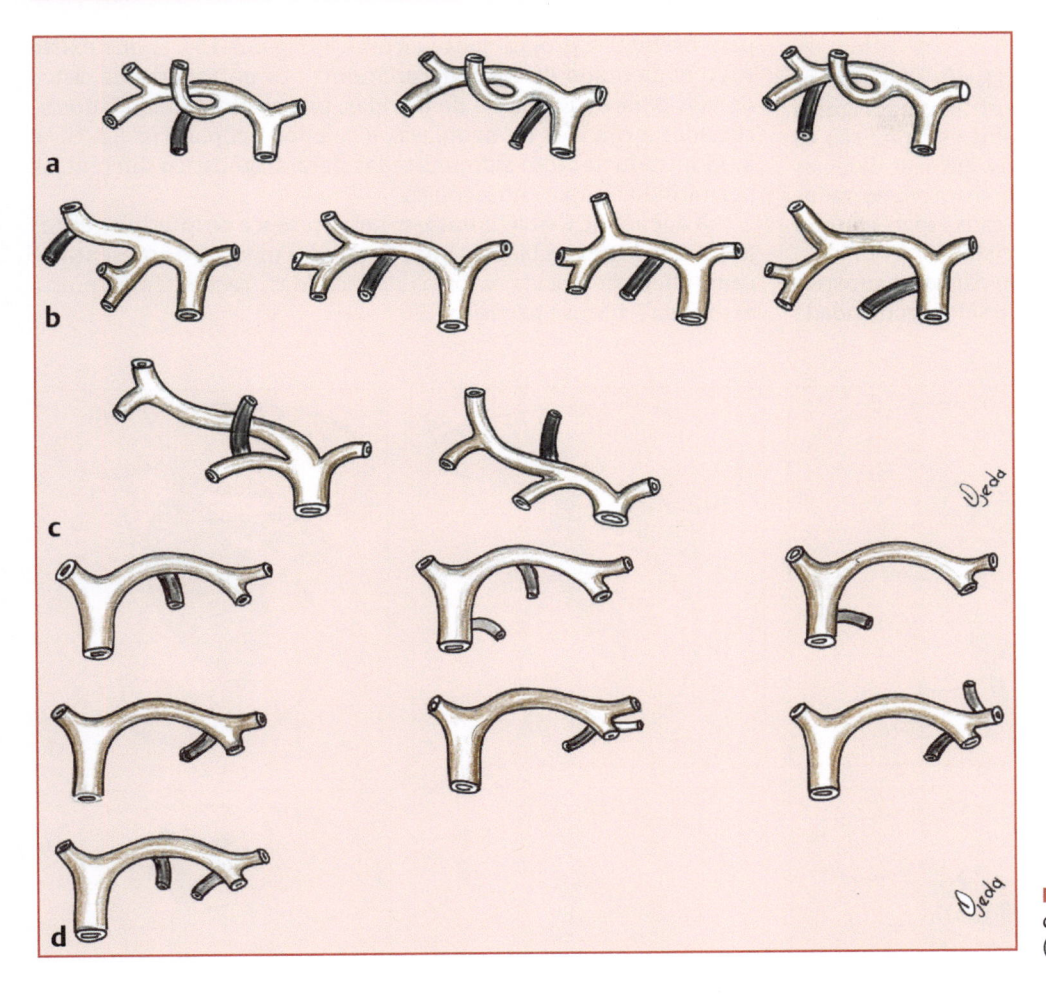

Capítulo 52 ■ Anomalias Congênitas de Vias Biliares e Pancreáticas

Fig. 50-6. Drenagem biliar e variações comuns dos segmentos intra-hepáticos: (**a**) segmento V, (**b**) segmento VI, (**c**) segmento VIII, (**d**) segmento IX.[12]

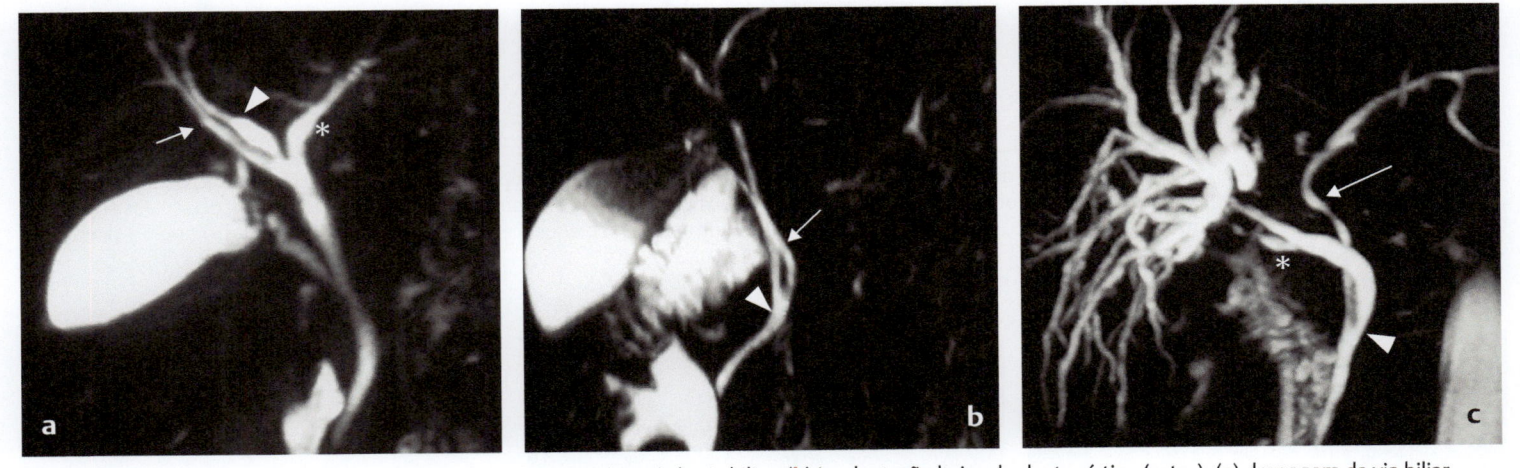

Fig. 52-7. Colangiorressonância demonstrando: (**a**) trifurcação (setas) da via biliar, (**b**) implantação baixa do ducto cístico (setas), (**c**) drenagem da via biliar esquerda para o colédoco (setas).

Cistos de Vias Biliares

Dilatações císticas das vias biliares foram classificadas por Todani *et al.*, 2003, em cinco grupos e estão demonstradas nas Figuras 52-8 a 52-14. É importante lembrar que os cistos do tipo I são os mais comuns e subdivide-se em quatro subtipos. Entre as diversas etiologias propostas, o refluxo da secreção pancreática em portadores de anomalia da junção biliopancreática é a causa mais comum e está presente em até 80% dos portadores de cistos.[5,6]

EUS permite o diagnóstico dos cistos extra-hepáticos, é superior à ultrassonografia transabdominal e também tem sido recomendada para orientar a programação cirúrgica (Fig. 52-15), já que existe risco aumentado de colangiocarcinoma nos portadores de cistos de vias biliares. Em casos de dúvidas, principalmente quando associadas a cálculos ou neoplasia, a coledocoscopia (Fig. 82-16) e a US intraductal têm sido indicadas para diagnóstico diferencial, permitindo terapia endoscópica.[1]

A doença de Caroli destaca-se pela presença de múltiplos cistos acometendo as vias biliares intra-hepáticas maiores e apresenta-se como alteração isolada na forma clássica. Mas, frequentemente, está associada à fibrose hepática.

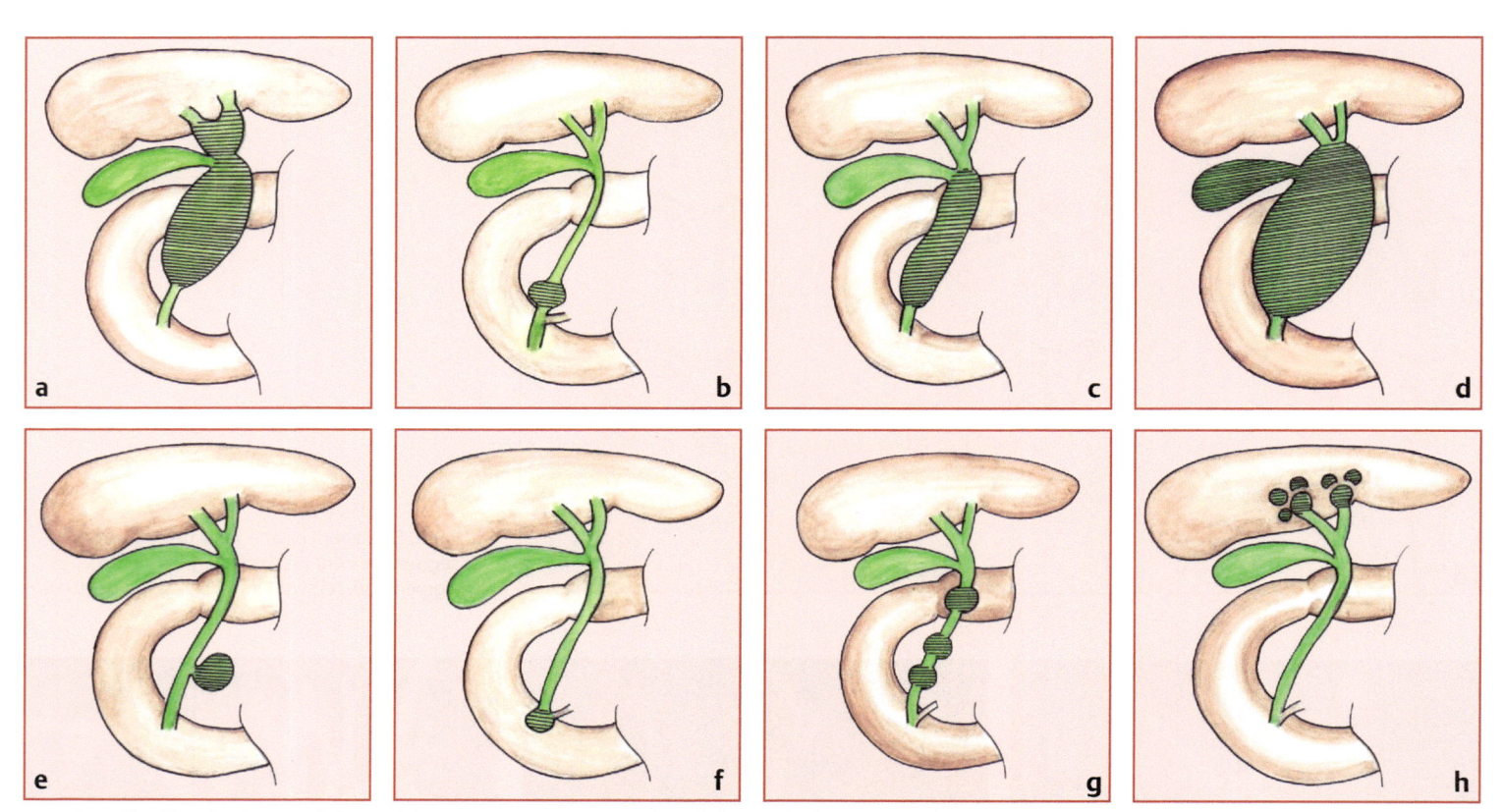

Fig. 52-8. Classificação de cistos biliares: (**a**) tipo IA – acometimento do colédoco e do ducto hepático, (**b**) tipo IB – acometimento segmentar, geralmente porção distal do colédoco, (**c**) tipo IC – dilatação fusiforme de toda via biliar extra-hepática. (**d**) tipo ID – acometimento do ducto cístico associado aos anteriores, (**e**) tipo II – cisto do colédoco em forma de divertículo, (**f**) tipo III – cisto no colédoco intrapapilar (coledococele), (**g**) tipo IV – vários cistos, (**h**) tipo V – doença de Caroli, vias biliares intra-hepáticas.

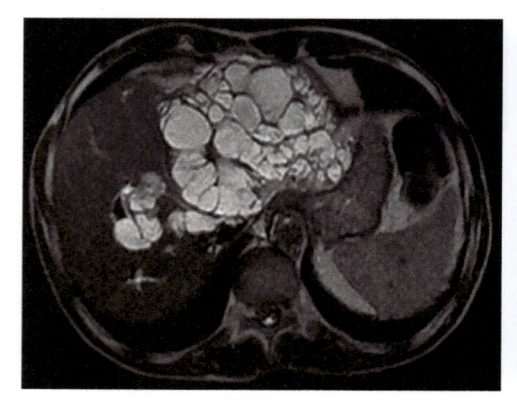

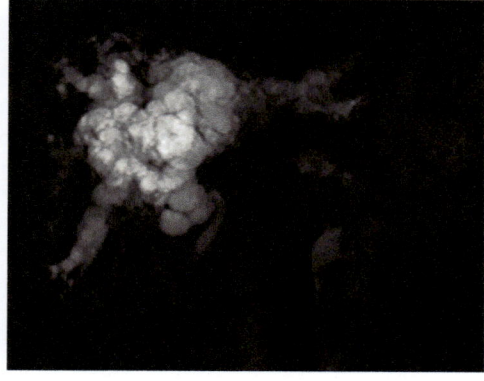

Fig. 52-9. Ressonância nuclear magnética (RNM) com colangiorressonância demonstrando cistos biliares do tipo V (doença de Caroli). (Imagem gentilmente cedida por Dr. Jaime Solano Mariño.)

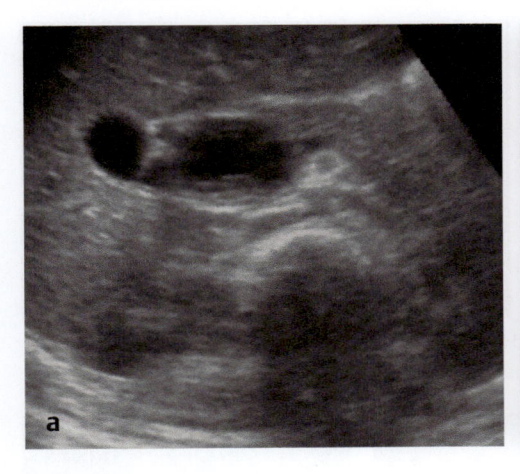

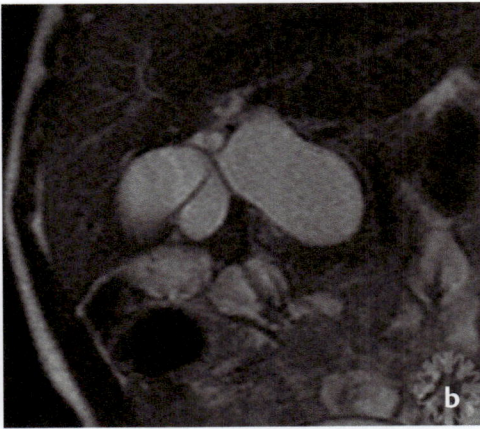

Fig. 52-10. (a) Ultrassonografia e RNM (b) demonstrando cisto de colédoco do tipo IC (dilatação fusiforme de toda via biliar extra-hepática).

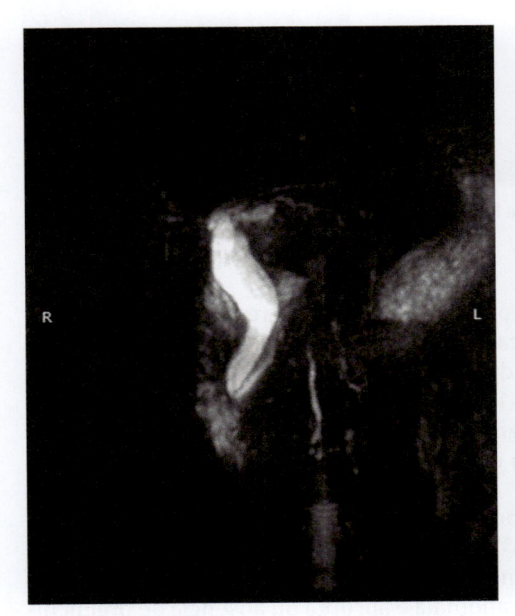

Fig. 52-11. Colangiorressonância demonstrando cisto de colédoco do tipo IC (dilatação fusiforme de toda via biliar extra-hepática).

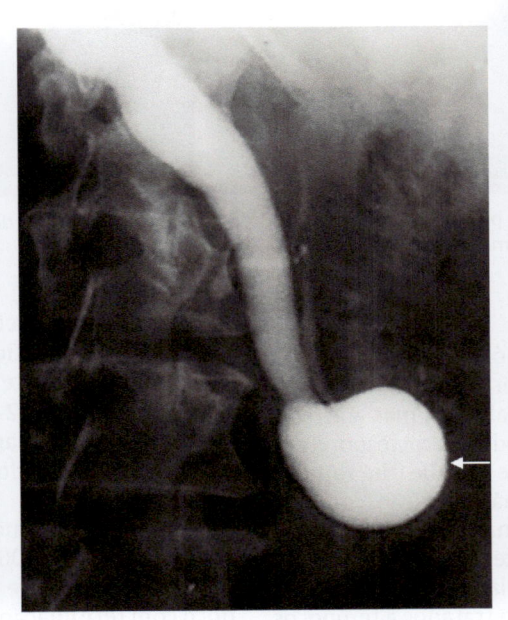

Fig. 82-12. Colangiografia por CPRE demonstrando cisto de colédoco do tipo III (coledococele – seta) (imagem gentilmente fornecida por dr. Jaime Solano Mariño).

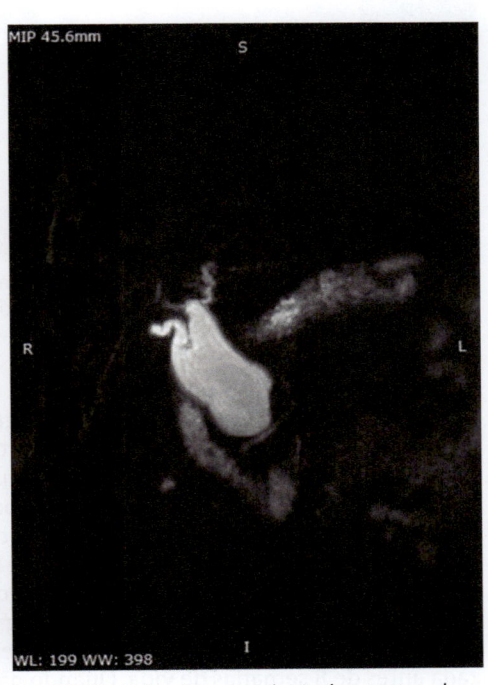

Fig. 52-13. Colangiorressonância demonstrando cisto de colédoco do tipo III (coledococele).

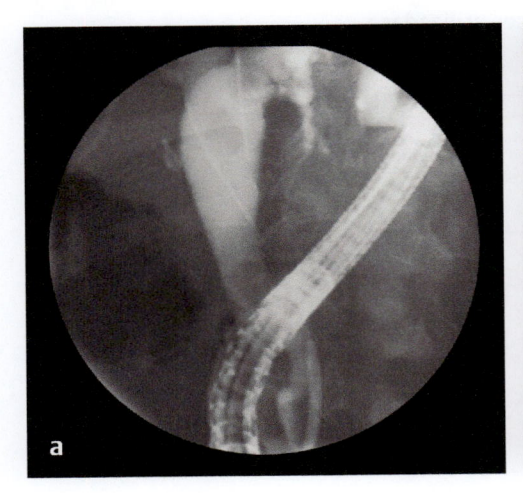

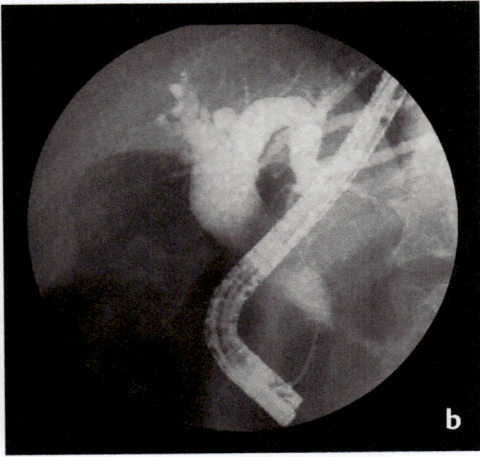

Fig. 52-14. Imagens de cisto de colédoco associado à coledocolitíase durante CPRE: (a) coledocolitíase. (b) Fio-guia posicionado. (Imagens gentilmente cedidas pelo Dr Douglas Pleskow.)[12]

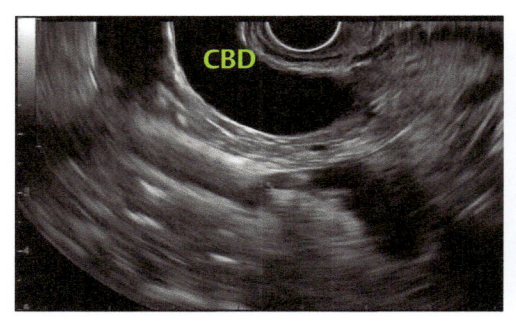

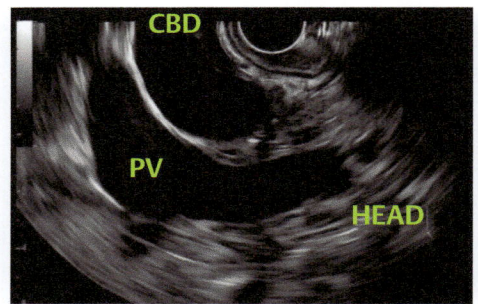

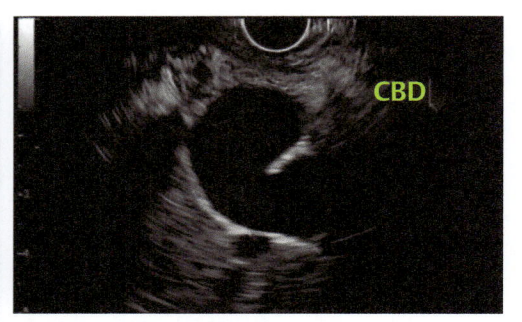

Fig. 52-15. Cistos de colédoco identificado à EUS. CBD: ducto biliar comum; PV: ducto ventral pancreático; HEAD: cabeça de pâncreas.[5]

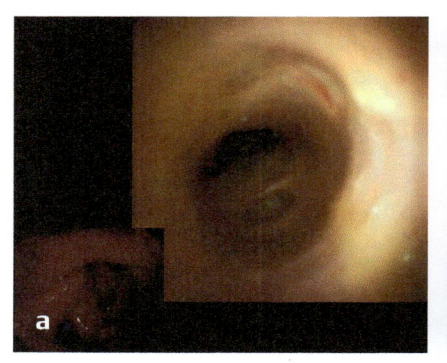

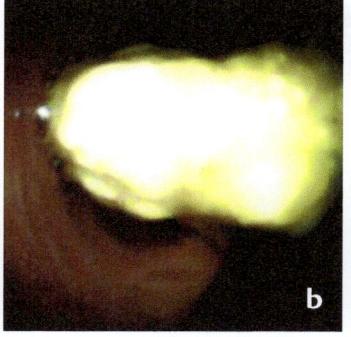

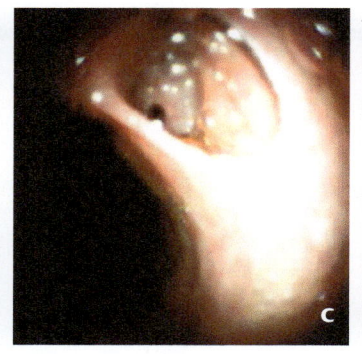

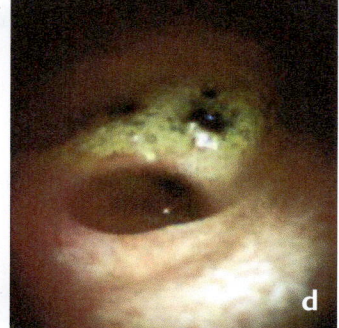

Fig. 52-16. Exame de coledoscopia (Spyglass DS) em portador de cisto de colédoco com cálculo (paciente da Fig. 52-14): (a) cisto, (b) observa-se coledocolitíase, (c e d) implantação do ducto cístico. (Imagens gentilmente cedidas poelo Dr Douglas Pleskow.)[5]

Atresia de Vias Biliares

A colestase neonatal continua um diagnóstico desafiador nos tempos atuais. As causas mais comuns de icterícia neonatal são hepatite neonatal idiopática e nutrição parental total, mas a atresia biliar é importante diagnóstico diferencial (podendo corresponder a até 30% dos casos), assim como a síndrome de Alagille (ductopenia interlobular hepática) e outras causas onde há obstrução, como na fibrose cística e a colangite esclerosante neonatal.

Sabe-se que a cirurgia de Kasai (portoenterostomia) reduz significativamente a morbimortalidade da atresia biliar quando realizada antes de 8 semanas de vida. Quando não tratados a tempo, os pacientes evoluem com insuficiência hepática e alta mortalidade em 1 a 2 anos, mesmo com o transplante hepático, por isso o diagnóstico precoce é de extrema importância.

A atresia de vias biliares é um processo fibroinflamatório que leva à obstrução do sistema biliar extra-hepático, podendo ser completa ou parcial. Pode ser classificada em tipo 1, atresia de colédoco; tipo 2, atresia do ducto hepático; e tipo 3, atresia dos ductos hepáticos na porta hepática (Fig. 52-17). Para o diagnóstico utilizam-se métodos amplamente disponíveis como ultrassonografia (Fig. 52-18), cintilografia (Fig. 52-19) e biópsia hepática. A colangiografia no intraoperatório é diagnóstico definitivo, embora a CPRE possa ser empregada, podendo evitar laparotomia, ou deixá-la apenas em casos de dúvida.

A CPRE tem demonstrado alta especificidade (73 a 94%) e alta sensibilidade (86-100%). Os achados endoscópicos mais frequentes são: ausência de bile no duodeno, preenchimento parcial do colédoco com terminação anômala e abrupta ou ausência de preenchimento biliar, mesmo com pancreatografia. Recomenda-se que seja realizada por endoscopista experiente em centros especializados, o que limita a disponibilidade do método.[1,7] Nestes casos, além da colangiografia intraoperatória e das biópsias hepáticas, a cintilografia (Fig. 52-19), ultrassonografia transabdominal e a colangiorressonância podem ser utilizadas.

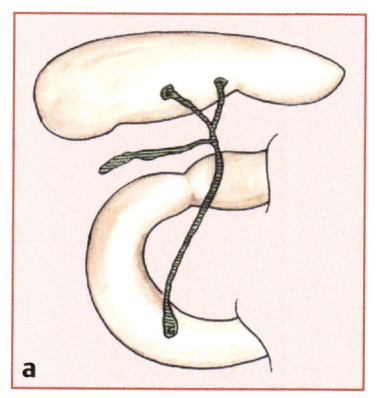

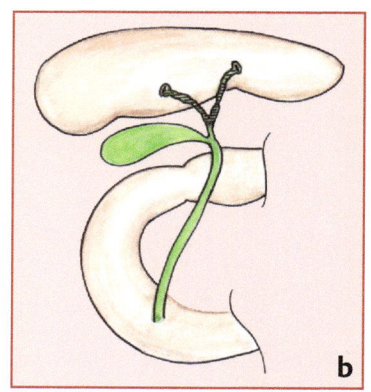

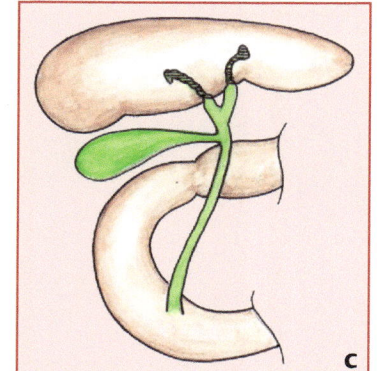

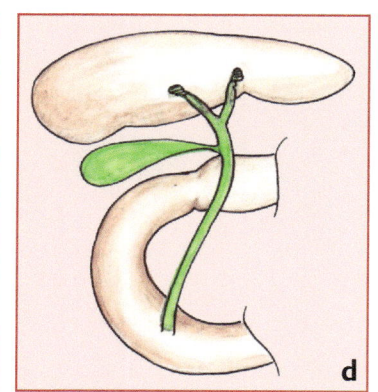

Fig. 52-17. Classificação de atresia biliar: (a) tipo 1 – atresia de colédoco, (b) tipo 2 – atresia do ducto hepático, (c e d) tipo 3 – atresia dos ductos hepáticos na porta hepática.

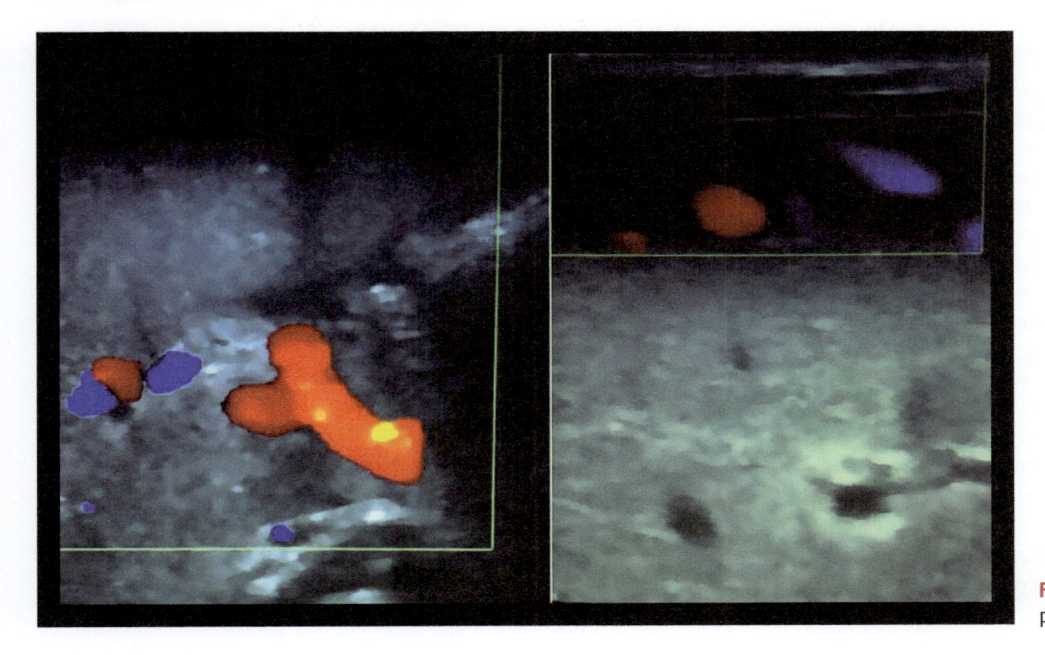

Capítulo 52 ▪ Anomalias Congênitas de Vias Biliares e Pancreáticas

Fig. 52-18. Imagem de ultrassonografia em paciente com atresia de vias biliares.

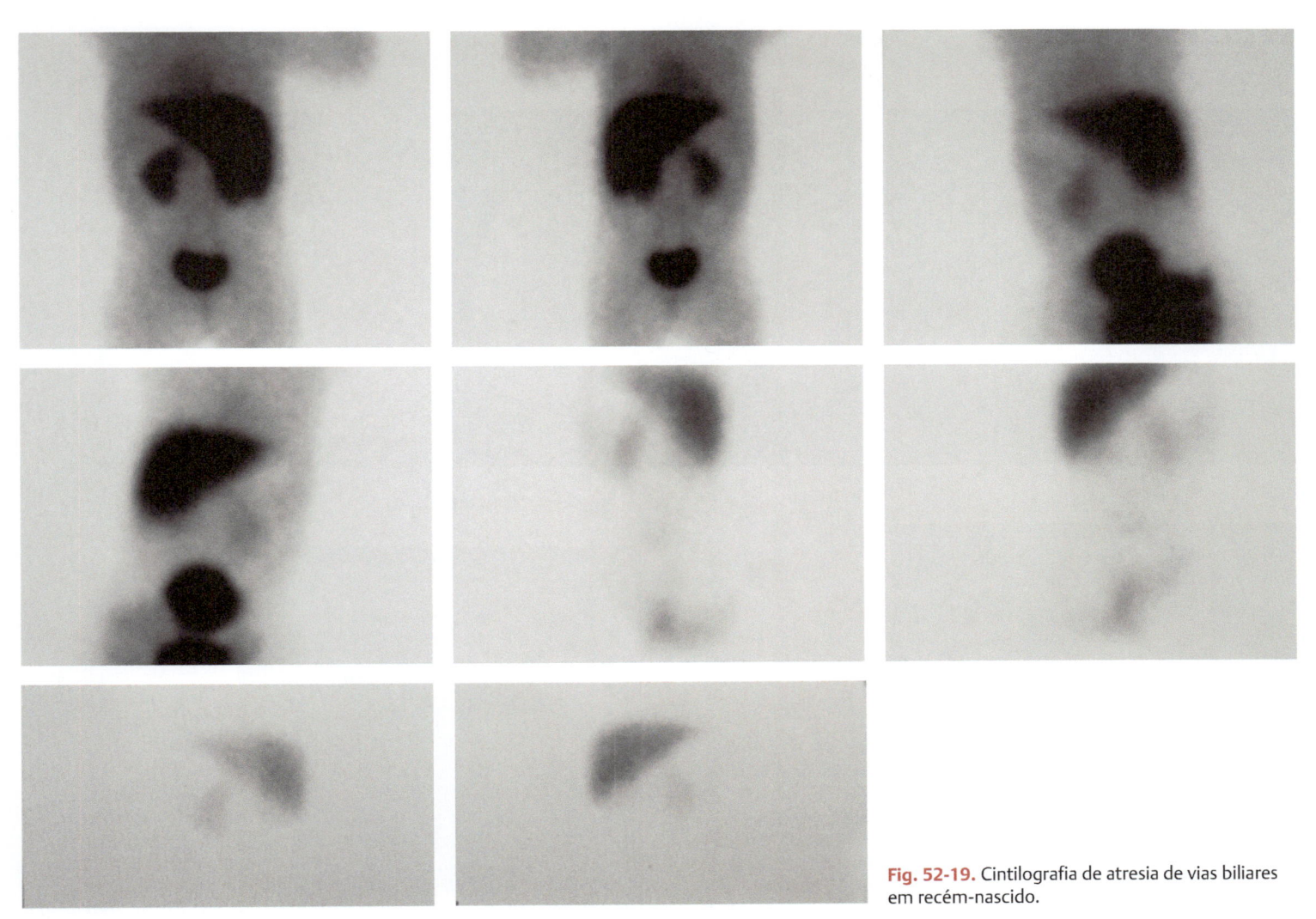

Fig. 52-19. Cintilografia de atresia de vias biliares em recém-nascido.

ANOMALIAS CONGÊNITAS DE PÂNCREAS
Pâncreas *Divisum*

Durante a 5ª semana de vida embriológica, nascem os brotamentos ventral e dorsal no intestino anterior, que está se diferenciando na região proximal do duodeno. O primeiro é menor e origina a parte da cabeça pancreática periampular e processo uncinado. Do brotamento dorsal que é maior, forma-se o restante do pâncreas. Os dois brotamentos fundem-se após rotação do duodeno, quando o ventral é levado dorsalmente entre a 6ª e a 7ª semanas. Nesse processo ocorre a fusão dos ductos pancreáticos, formando o ducto pancreático principal, ou ducto de Wirsing, que é composto por ducto do brotamento ventral e a parte posterior do ducto da porção dorsal. A parte anterior do ducto do brotamento dorsal persiste como secundária ou ducto de Santorini, drenando na papila menor. Quando não ocorre a adequada fusão do ducto pancreático principal há o pâncreas *divisum*, que pode ser completo ou parcial. Neste pode haver pequena comunicação com o ducto dorsal. Em ambos a principal drenagem pancreática é via papilar menor. O pâncreas *divisum* pode ser detectado por tomografia computadorizada, colangiorressonância, EUS ou CPRE.[8]

Quanto à EUS, a ausência de continuidade do ducto dorsal em direção à papila maior e a ausência de confluência dos ductos pancreático e biliar, quando observados pelo duodeno, são fortemente sugestivos de pâncreas *divisum*, sendo observado o cruzamento desses ductos.

Durante a CPRE observam-se interrupção do DPP e acinarização de pequena área na cabeça pancreática (Figs. 52-20 e 52-21). Para diagnóstico diferencial com obstrução completa por tumor, além do aspecto endoscópico de terminação abrupta sem ductos secundários e terciários, pode-se realizar a pancreatografia pela papila menor (Fig. 52-22), excluindo-se neoplasia e confirmando-se a presença de pâncreas *divisum* completo.[9]

Apesar da ausência de estudos controlados, os portadores de pâncreas *divisum* que apresentam pancreatite de repetição têm sido tratados com esfincterotomia da papila menor e/ou uso de próteses por curtos períodos, com relatos de até 70% de melhora (Fig. 52-23). O tratamento endoscópico deve ser evitado nos portadores assintomáticos de pâncreas *divisum*, ou apenas associado à dor abdominal ou episódio único de pancreatite. Existem duas técnicas descritas para papilotomia endoscópica da papila menor: com um minipapilótomo faz-se um corte de 4 a 6 mm entre 10 e 12 horas, precedido de pequena dilatação do orifício com balão de até 7 Fr. Já a técnica de esfincterotomia na papila menor com *needle-knife* é precedida pela colocação de prótese plástica de 3 a 5 Fr, com 4 a 8 cm. Utilizando-se a prótese como guia, o corte é feito entre 10 e 12 horas por cerca de 4 a 6 mm.[9]

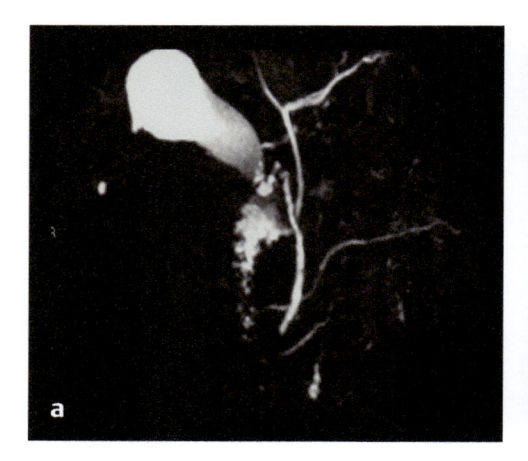

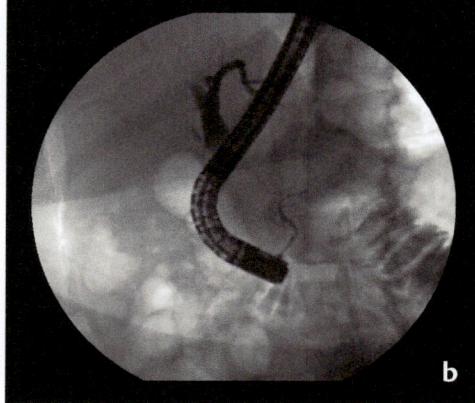

Fig. 52-20. Pâncreas *divisum* completo: (**a**) imagem reconstruída de colangiografia por ressonância nuclear magnética, (**b**) colangiografia por CPRE através da papila maior. Notem a interrupção da pancreatografia no ducto pancreático principal.

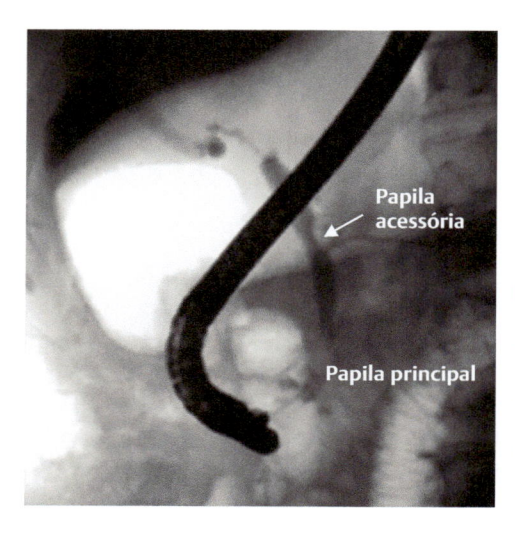

Fig. 52-21. CPRE demonstrando pâncreas *divisum*. Note que a principal drenagem está ocorrendo pela via papila menor. (Imagem gentilmente cedida por Dr. Jaime Solano Mariño.)

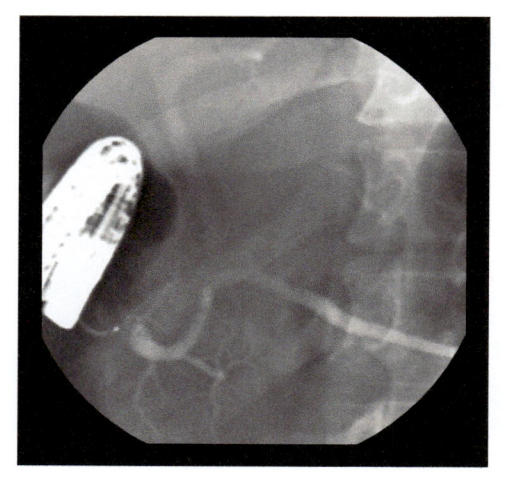

Fig. 52-22. Pancreatografia pela papila menor mostrando ducto dorsal em portador de pâncreas *divisum*. (Imagens gentilmente cedidas por Dr. Douglas Pleskow.)

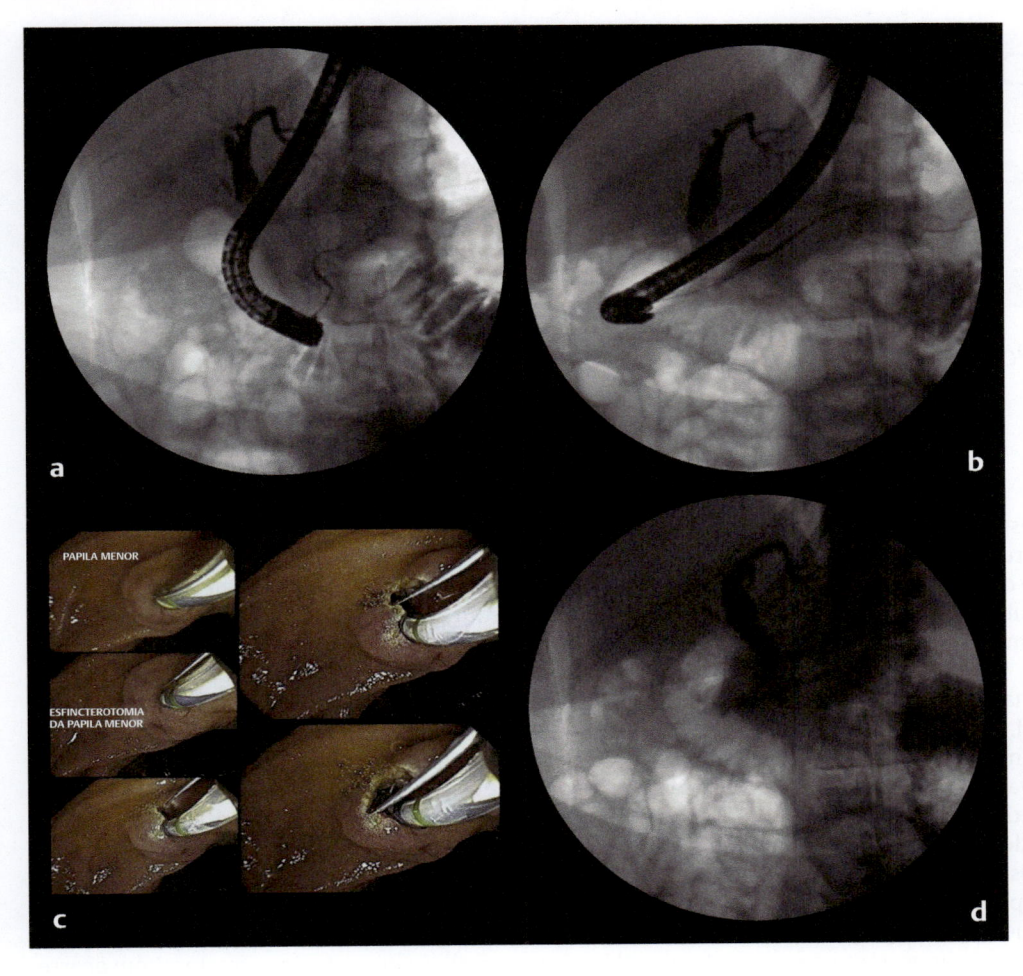

Fig. 52-23. (a) Colangiografia por CPRE através da papila maior, demonstrando interrupção da pancreatografia no ducto pancreático principal. (B) Pancreatografia realizada pela papila menor, demonstrando pâncreas *divisum* completo. (c) Realizada esfincterotomia endoscópica da papila menor. (d) Colocação de endoprótese plástica na via pancreática. (Imagens cedidas pelo Dr. Eduardo Guimarães Hourneaux de Moura.)

Pâncreas Anular

Trata-se de uma malformação onde o pâncreas tem a forma de um anel que circula o duodeno, parcial ou completamente. O diagnóstico de pâncreas anular pode ser feito por exames de imagem convencionais como tomografia computadorizada ou ressonância nuclear magnética (Fig. 52-24) e a EUS também pode ser utilizada, pois permite visualizar um anel pancreático envolvendo o duodeno. Durante a pancreatografia na CPRE, observa-se o ducto ventral circulando o duodeno.[10]

Agenesia Pancreática

A agenesia pancreática (ou hipogenesia) é uma rara condição que promove graus variáveis de insuficiência endócrina e exócrina. Nos casos mais graves é incompatível com a vida, mas pode ocorrer a agenesia apenas da porção dorsal descrita como pâncreas curto (*short pancreas*). Os endoscopistas devem ter em mente essa possibilidade rara durante o EUS ou mesmo CPRE, quando a pancreatografia pelo ducto dorsal deve ser realizada para excluir tal diagnóstico.[11]

Cisto Não Neoplásico de Ducto Pancreático

A santorinocele, ou pancreatocele, tem sido descrita como a dilatação do ducto pancreático secundário em sua porção terminal. Reforça a hipótese de que estenose da papila menor pode estar presente, especialmente em pâncreas *divisum* com pancreatite de repetição.[12]

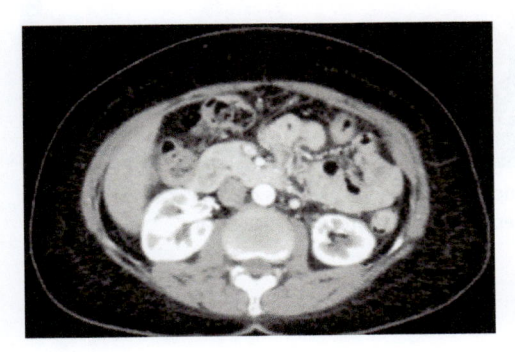

Fig. 52-24. TC de abdome evidenciando pâncreas anular total.

REFERÊNCIAS BIBLIOGRÁFICAS

1. Liu QY, Nguyen V. Endoscopic approach to the patient with congenital anomalies of the biliary tract. Gastrointest Endosc Clin N Am [Internet]. 2013;23(2):505-18.
2. Rajnakova A, Tan WT, Goh PM. Double papilla of Vater: a rare anatomic anomaly observed in endoscopic retrograde cholangiopancreatography. Surg Laparosc Endosc [Internet]. 1998;8(5):345-8.
3. Misra SP, Dwivedi M. Pancreaticobiliary ductal union. Gut [Internet]. 1990;31(10):1144-9.
4. De Angelis P, Foschia F, Romeo E, et al. Role of endoscopic retrograde cholangiopancreatography in diagnosis and management of congenital choledochal cysts: 28 pediatric cases. J Pediatr Surg [Internet]. 2012;47(5):885-8.
5. Todani T, Watanabe Y, Toki A, Morotomi Y. Classification of congenital biliary cystic disease: special reference to type Ic and IVA cysts with primary ductal stricture. J Hepatobiliary Pancreat Surg [Internet]. 2003;10(5):340-4.
6. Lakshminarayanan B, Davenport M. Biliary atresia: A comprehensive review. J Autoimmun [Internet]. 2016;73:1-9.
7. Moyer V, Freese DK, Whitington PF, et al. Guideline for the evaluation of cholestatic jaundice in infants: recommendations of the North American Society for Pediatric Gastroenterology, Hepatology and Nutrition. J Pediatr Gastroenterol Nutr [Internet]. 2004;39(2):115-28.
8. Moore K. Embriologia clínica. Rio de Janeiro: Editora Guanabara; 1986. p. 422.
9. Kanth R, Samji NS, Inaganti A, et al. Endotherapy in symptomatic pancreas divisum: a systematic review. Pancreatology [Internet]. 2014;14(4):244-50.
10. Maker V, Gerzenshtein J, Lerner T. Annular pancreas in the adult: two case reports and review of more than a century of literature. Am Surg [Internet]. 2003;69(5):404-10.
11. Crinò SF, Bernardoni L, Conti Bellocchi MC, et al. Efficacy of Endoscopic minor papilla sphincterotomy for symptomatic santorinicele. Clin Gastroenterol Hepatol [Internet]. 2017;15(2):303-6.
12. Cury MS, Sawney MS, Silva BA. Anomalias congênitas de vias biliares e pancreas. In: Tratado Ilustrado de Endoscopia Digestiva. Rio de Janeiro: Thieme Revinter, 2018.

53 Papilectomia Endoscópica

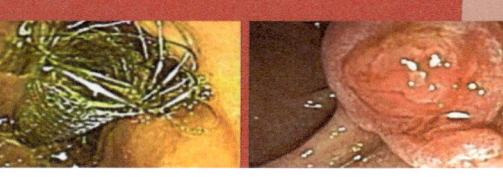

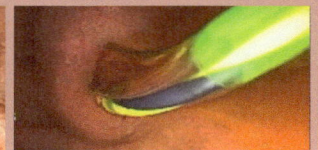

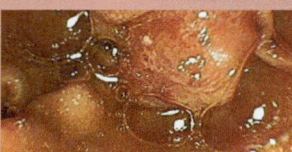

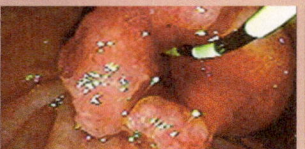

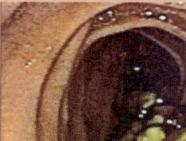

Erika Pereira Macedo ■ Angelo Paulo Ferrari Jr.

INTRODUÇÃO

As neoplasias ampulares são raras e correspondem a 5% das neoplasias do trato gastrointestinal.[1-3] Os tumores ampulares podem ser classificados, com base na sua camada de origem, em epiteliais (adenomas, adenocarcinomas, linfomas) e subepiteliais (carcinoides, lipomas, leiomiomas, linfangiomas, tumores estromais gastrointestinais e hamartomas).

O tipo histológico mais comum é o adenoma, ocorrendo de modo esporádico em 0,04-0,12% da população geral, segundo estudos de autópsia.[4,5] Nos pacientes com polipose adenomatosa familiar (PAF), a incidência dos adenomas da papila de Vater varia de 40-100%. Estes pacientes apresentam 100 vezes mais chance de desenvolver transformação maligna do adenoma a partir da 6ª década de vida.[6-8]

Inicialmente, os casos de tumores papilares eram encaminhados para tratamento cirúrgico (cirurgia de Whipple ou ampulectomia transduodenal). Embora este tratamento frequentemente permita a remoção completa do tumor, apresenta morbidade importante, incluindo casos de deiscência da anastomose e fístulas em 9-14% dos pacientes, respectivamente, e taxa de mortalidade variando de 1-9%.[9]

O manejo endoscópico nos primeiros anos dessa experiência consistia, principalmente, na paliação da icterícia obstrutiva com a realização de esfincterotomia biliar ou colocação de próteses (Fig. 53-1). Com o aumento do conhecimento dos endoscopistas e o aprimoramento das imagens por tomografia computadorizada (TC) e ressonância magnética (RM), as lesões passaram a ser diagnosticadas mais precocemente e com menor taxa de malignidade, com o tratamento endoscópico passando a ser uma alternativa viável ao tratamento cirúrgico em casos selecionados.

DIAGNÓSTICO

Os tumores papilares podem ser diagnosticados por meio de exame endoscópico, preferencialmente com duodenoscópio de visão lateral. É cada vez mais frequente o achado desses tumores de maneira incidental durante a realização de endoscopia digestiva alta ou em exames de rastreamento em pacientes portadores de PAF. Nas séries endoscópicas mais recentes e maiores (mais de 100 pacientes), a apresentação acidental ou assintomática de lesões adenomatosas da papila foi observada em 25 a 33%.[1,4,7-10] A papila duodenal maior é uma estrutura tubular, de tamanho e protrusão variáveis, facilmente identificada com duodenoscópio na segunda porção duodenal. Geralmente identifica-se o orifício central pelo qual pode ser observada a saída de bile. Não é incomum que existam pequenas estruturas papilares próximas ao orifício (Fig. 53-2). Nos casos de lesões neoplásicas, dependendo da proximidade e do envolvimento do orifício papilar, existe dilatação do colédoco intraduodenal (ou intramural), e isto pode, às vezes, também ocorrer na presença de cálculos neste segmento, sendo um diagnóstico diferencial importante (Fig. 53-3). Na presença de cálculo impactado, entretanto, não existe alteração mucosa, presente nos adenomas e adenocarcinomas (Fig. 53-4).

As manifestações clínicas são mais frequentes no adenocarcinoma e caracterizam-se por icterícia obstrutiva silenciosa, raramente associada a episódios de pancreatite aguda ou colangite. A icterícia pode ser flutuante em razão da necrose tumoral que possibilita a desobstrução parcial da via biliar. O emagrecimento aparece em cerca de 30% dos casos de tumores mais avançados.[5] Hemorragia gastrointestinal e obstrução duodenal são raras.

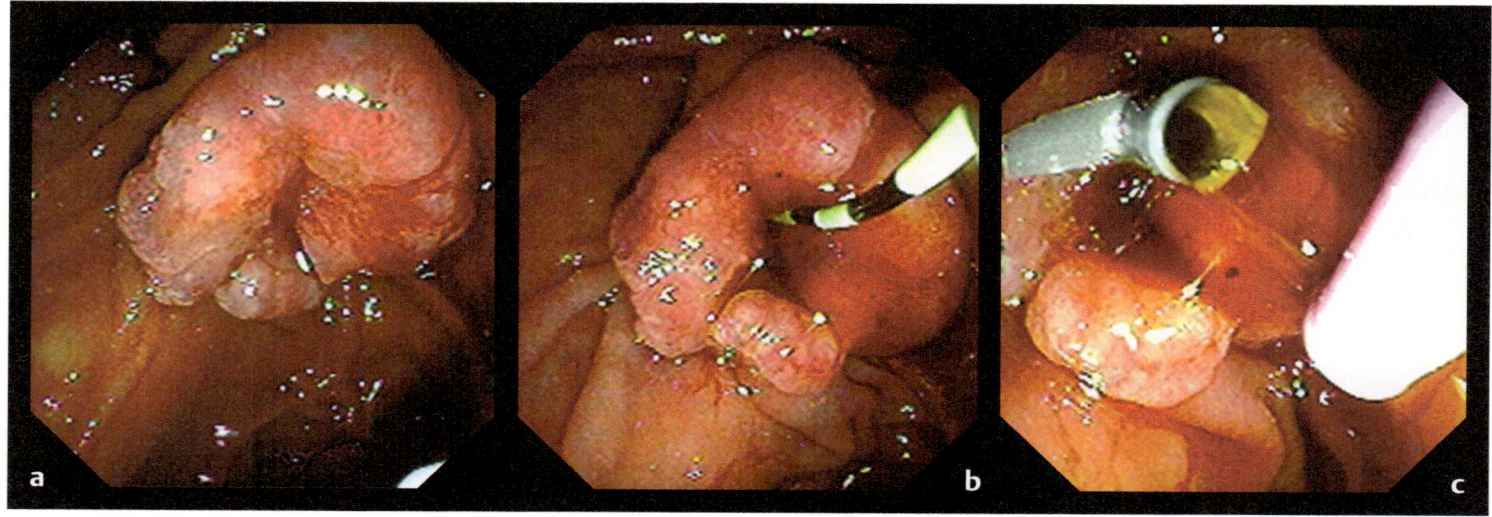

Fig. 53-1. Grande adenoma de papila em paciente com alto risco de mortalidade tratado antes do advento dos métodos endoscópicos de papilectomia: (a) Lesão observada durante duodenoscopia. (b) Cateterização da via biliar. (c) Tratamento paliativo com drenagem com prótese plástica biliar.

Capítulo 53 ■ Papilectomia Endoscópica

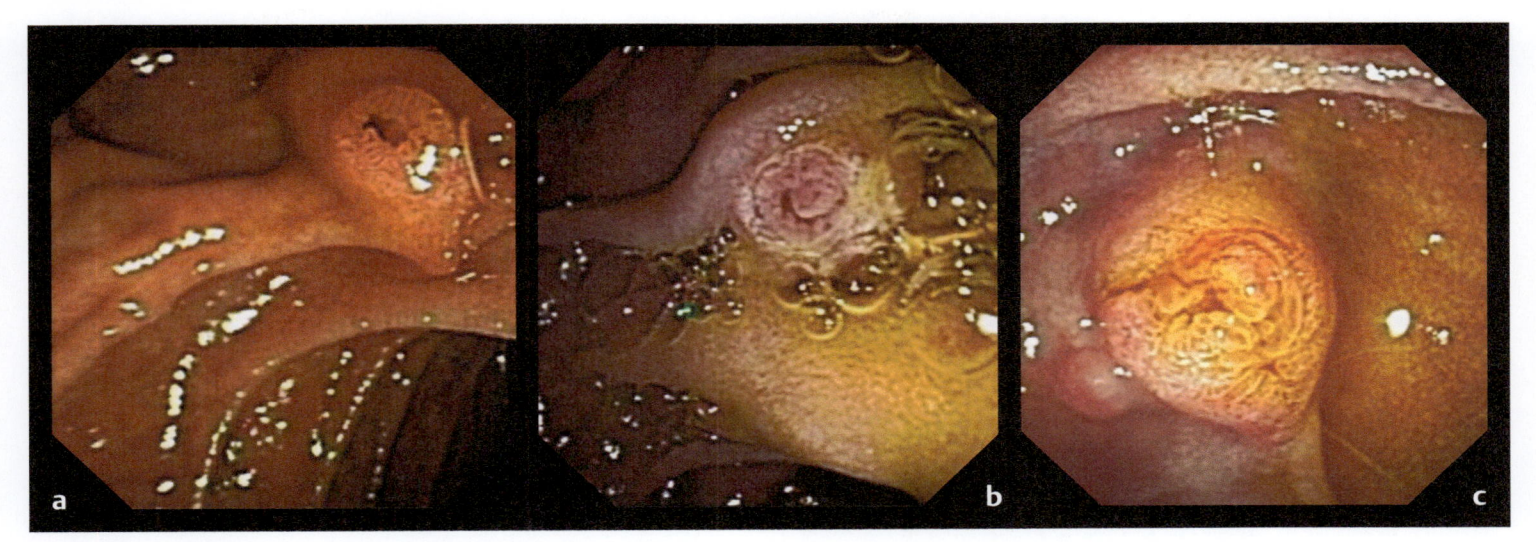

Fig. 53-2. (a-c) Diferentes aspectos normais de papila duodenal maior.

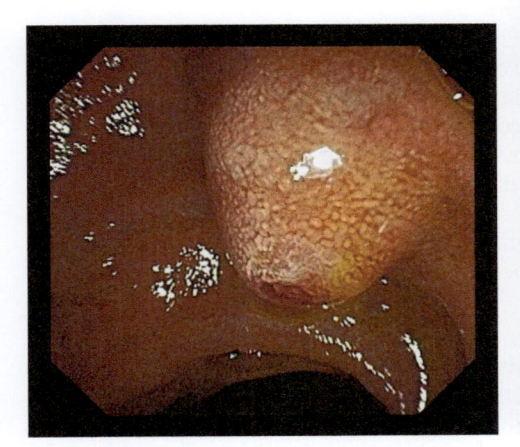

Fig. 53-3. Dilatação do colédoco intramural pela presença de cálculo encravado – notar a ausência de lesão mucosa.

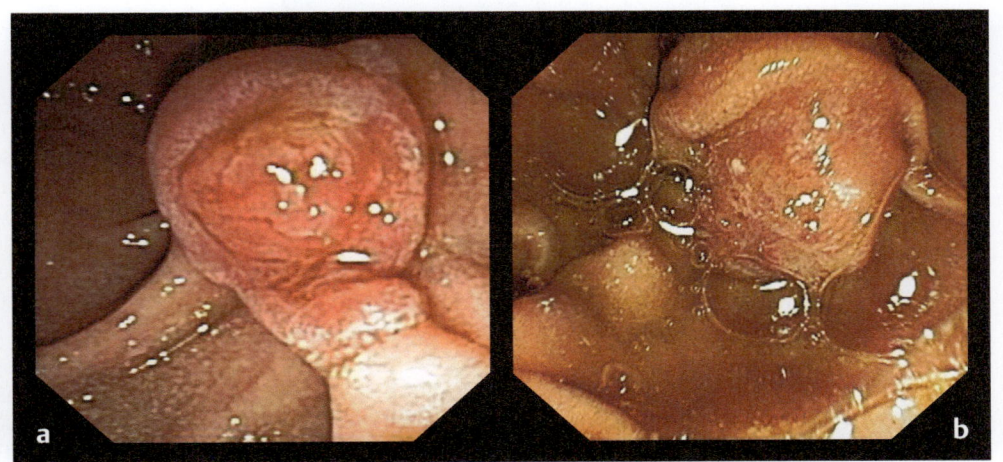

Fig. 53-4. (a, b) Diferentes aspectos de adenoma da papila duodenal maior observados durante duodenoscopia.

Alterações séricas das enzimas hepáticas canaliculares, bilirrubinas, amilase e marcadores tumorais devem ser avaliadas nos pacientes com suspeita de tumores ampulares.

Métodos de imagem não invasivos, como ultrassonografia abdominal (US), tomografia computadorizada (TC) ou ressonância magnética com colangiopancreatografia (CPRM) podem evidenciar dilatação das vias biliares intra e extra-hepáticas e, eventualmente, do ducto de Wirsung com obstrução na topografia da papila.

As alterações adenomatosas da papila nem sempre podem ser distinguidas dos adenocarcinomas ou de lesões polipoides não adenomatosas apenas com a visibilização endoscópica. Algumas características endoscópicas sugerem degeneração maligna como endurecimento, ulceração, infiltração, friabilidade, não elevação da lesão após injeção de solução na submucosa (*non-lifting sign*) e tamanho superior a 4 cm.[1,4,11] Todas as lesões suspeitas devem ser biopsiadas, apesar de a biópsia, isoladamente, apresentar baixa sensibilidade, visto que áreas focais de carcinoma ou displasia de alto grau podem não ser mostradas. As taxas de detecção para carcinoma presentes em adenomas de base variam de 40 até 89%, com falso-negativo entre 16 e 60% dos pacientes com carcinoma. Recomenda-se, na tentativa de minimizar essas taxas de falso-negativo, a obtenção de pelo menos 6 fragmentos e/ou a coleta de fragmentos após 10 dias da realização de esfincterotomia, bem como avaliação por patologista experiente em doenças biliopancreáticas (Fig. 53-5).[9] Esses dilemas diagnósticos são evidenciados quando se estuda a população de pacientes submetidos à papilectomia endoscópica, onde apenas cerca de 13 a 36% deles apresentam correlação histopatológica com o espécime cirúrgico ressecado.[12] A citologia por escovado pode ser um boa alternativa para ajudar na detecção de tumores malignos ampulares em casos com acometimento intraductal, com uma sensibilidade de 18-70%, e pode ser facilmente realizada durante a colangiopancreatografia retrógrada endoscópica (CPRE).[5,9]

Colangiopancreatografia retrógrada endoscópica, ecoendoscopia (EUS) e ultrassonografia intraductal (US intraductal) podem fornecer informações adicionais úteis na avaliação dos tumores da papila. Eles permitem a avaliação da extensão do acometimento intraductal pela lesão. Ecoendoscopia e US intraductal podem, também, identificar alterações sugestivas de malignidade e a invasão da lesão além da muscular própria, permitindo a triagem de pacientes para terapêutica endoscópica ou cirúrgica. A EUS apresenta maior precisão no estadiamento e avaliação dos tumores de papila quando comparada com

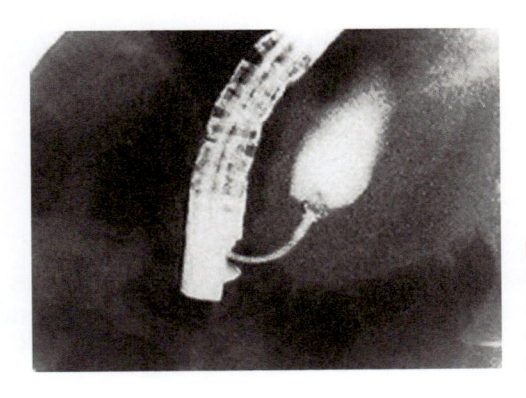

Fig. 53-5. Biópsia intraductal realizada durante colangiopancreatografia retrógrada endoscópica.

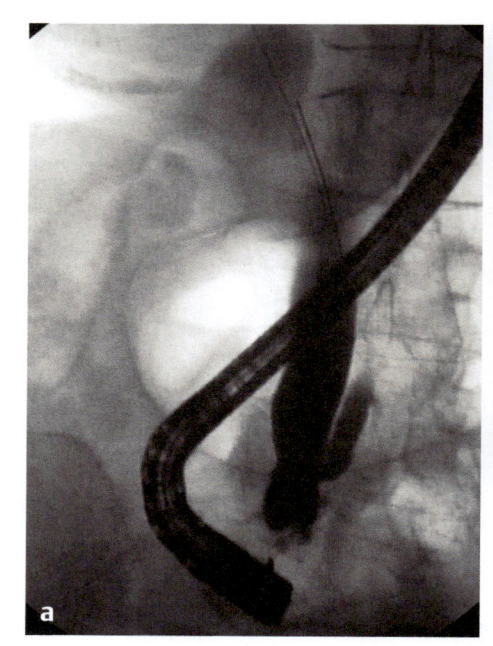

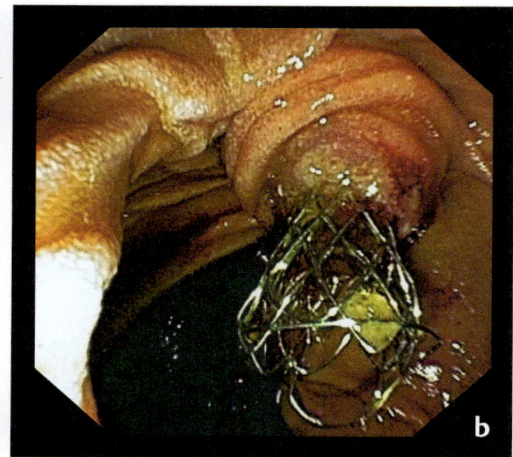

Fig. 53-6. Paciente com invasão intraductal pela lesão de papila. (**a**) Nota-se irregularidade do ducto do colédoco distal durante colangiografia, denotando infiltração ductal. (**b**) Opção por tratamento paliativo definitivo com prótese metálica biliar.

TC, CPRM ou US intraductal.[9,13] A RM mostrou ser superior à EUS para estadiamento nodal destes pacientes, enquanto a TC pode detectar pequenas metástases não observadas na EUS ou US intraductal.[9] Um estudo prospectivo comparando EUS, US intraductal e TC mostrou que a visualização de tumores foi superior à US intraductal (100%) quando comparada com a EUS (59%) e TC (30%). A acurácia da US intraductal para o diagnóstico dos tumores foi superior à EUS (88,9% *versus* 56,3%; p = 0,05).[14] Entretanto, alguns autores acreditam que a US intraductal pode superestimar o estádio tumoral nas neoplasias ampulares.[15]

Ainda não há consenso se todos os pacientes com adenoma de papila devem ser submetidos à EUS antes da terapêutica. Alguns *experts* propõem que lesões menores que 10 mm de diâmetro ou aquelas sem sinais endoscópicos de malignidade (ulceração, endurecimento, sangramento) não necessitam de avaliação ecoendoscópica antes da ressecção endoscópica.[16] Para fins de tratamento, apenas a avaliação histológica da peça ressecada vai ser capaz de definir se a ressecção foi curativa ou não.

Colangiopancreatografia retrógrada endoscópica com avaliação do ducto biliar e pancreático sempre deve ser realizada imediatamente antes da papilectomia endoscópica para avaliação da extensão intraductal da lesão (Fig. 53-6), especialmente nos casos que não foram estudados por ecoendoscopia. Vários autores têm utilizado a extensão da lesão intraductal como critério para indicação cirúrgica.[3,9] Outros investigadores mostraram que lesões com extensões ductais (biliar ou pancreática) menores do que 10 mm não representam contraindicação à ressecção endoscópica porque, após a papilectomia, ainda é possível a exposição deste tecido e posterior ablação ou ressecção com alça.[4,17] Balão dilatador ou cateteres com balão podem facilitar a ressecção endoscópica do tecido intraductal pela exposição ou inversão do tecido envolvido.[18,19] O uso da cromoendoscopia pode auxiliar no aumento da visualização endoscópica das margens do adenoma. Cromoendoscopia com corantes não absorvíveis, como o índigo carmim, também podem evitar ressecção incompleta da lesão, especialmente em lesões com margens planas difíceis de diferenciar.[19]

TRATAMENTO

Embora seja consenso que adenomas papilares devam ser ressecados, opiniões divergem quanto ao melhor método de ressecção. Independente do tipo de procedimento, contudo, a remoção completa do tumor é mandatória. Certamente existem situações de exceção, como pacientes com alto risco para o tratamento, em razão da presença de comorbidades (cirróticos com doença avançada, por exemplo), ou mesmo a recusa do paciente em se submeter ao tratamento. Isto é importante, uma vez que o crescimento destas lesões é sabidamente lento e, portanto, em pacientes mais idosos, provavelmente a conduta sintomática (como o alívio da icterícia pela drenagem com próteses) não seja opção a ser descartada, lembrando-se da possibilidade de oclusão ou migração das próteses (Fig. 53-7).

As opções de tratamento dos tumores ampulares são as ressecções cirúrgicas radicais, as ressecções locais (cirúrgica ou endoscópica) e, em casos especiais, a ablação com coagulador de plasma de argônio.[20]

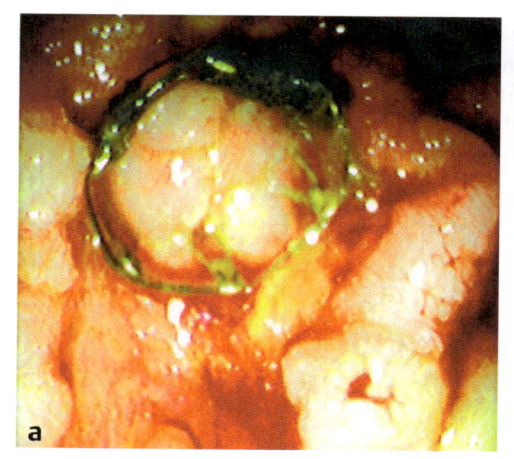

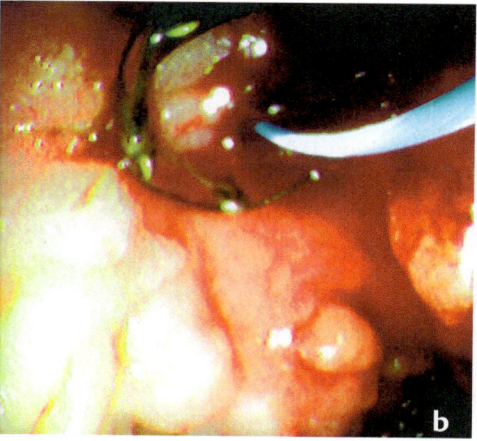

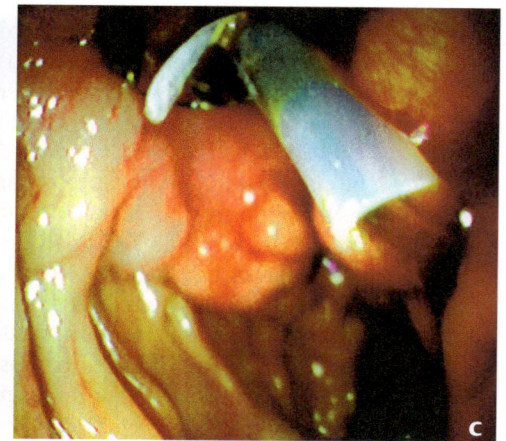

Fig. 53-7. Tratamento paliativo definitivo com prótese metálica biliar não coberta em paciente com neoplasia de papila: (**a**) Após alguns meses, nota-se crescimento tumoral por meio da malha metálica (*tumor ingrowth*) da prótese. (**b**) Cateterização da via biliar através do tecido tumoral. (**c**) Nova drenagem paliativa, agora com prótese plástica biliar.

Papilectomia

A ressecção dos adenomas da papila justifica-se nos pacientes com sintomas obstrutivos ou pela prevenção do crescimento e malignidade nos indivíduos assintomáticos.

O tratamento de escolha para os pacientes com adenocarcinoma é a duodenopancreatectomia (cirurgia de Whipple) com ou sem preservação do piloro.[5,21] Nos casos de adenomas sem evidências de degeneração maligna (ulceração, infiltração, friabilidade) ou infiltração ductal extensa e com tamanho inferior a 5 cm, a melhor opção atual é o tratamento endoscópico.[22] Comparando as técnicas cirúrgicas e endoscópicas, observa-se que a última apresenta menor incidência de complicações e mortalidade. A ressecção endoscópica dos adenomas de papila também apresenta menor morbidade que a ampulectomia cirúrgica.[20-22] O sucesso do tratamento endoscópico é definido como a erradicação definitiva do tecido adenomatoso em uma ou mais sessões terapêuticas. A taxa de sucesso da papilectomia endoscópica é obtida em 85% dos casos, quando executada por endoscopistas experientes.[21,22]

É importante definir a terminologia correta da intervenção endoscópica, já que os termos papilectomia e ampulectomia são, muitas vezes, utilizados como sinônimos na prática clínica. Entretanto, o termo ampulectomia refere-se à ressecção completa de toda a ampola de Vater com reinserção cirúrgica do ducto biliar comum separadamente do dueto pancreático principal no duodeno. A papilectomia endoscópica corresponde à ressecção da mucosa e da submucosa da parede duodenal na região da ampola de Vater, incluindo o tecido que envolve os orifícios do ducto biliar e pancreático.[21]

Em duas revisões sistemáticas e metanálise publicadas até o momento, avaliando-se o tratamento cirúrgico comparado ao endoscópico, a ressecção cirúrgica local está associada a maiores taxas de ressecção completa e menor recidiva.[23,24] Quando incluído o procedimento de duodenopancreatectomia na avaliação, nota-se maior número de complicações. Em ambos os estudos, é notória a ausência de estudos prospectivos randomizados e elevada heterogeneidade. Na metanálise mais recente (2020), a taxa de ressecção endoscópica completa (ressecção oncológica) para papilectomia foi de 76,6% (71,8-81,4%), com taxa de eventos adversos global de 24,7% (19,8-29,6%) e taxa de recidiva de 13,0% (10,2-15,6%), para uma média de 44 meses de acompanhamento.[24]

Não há, ainda, recomendações aceitas quanto ao tamanho ou diâmetro acima do qual a remoção endoscópica dos adenomas ampulares não deva ser tentada. Muitos autores recomendam que lesões iguais ou maiores que 4 cm não devam ser tratadas endoscopicamente, embora haja relatos de sucesso na ressecção endoscópica de tumores ampulares com tamanhos maiores.[1,9,11]

O tratamento dos adenomas papilares nos pacientes com PAF é mais complicado pelo fato de que a excisão completa não elimina o risco de recorrência nem o aparecimento de novos cânceres do trato gastrointestinal alto. Sendo assim, recomenda-se que todos os pacientes com PAF devam ser submetidos à vigilância com regularidade. Nestes pacientes, mesmo quando a papila maior apresentar aspecto normal, devem ser realizadas biópsias aleatórias em razão da alta frequência de alterações adenomatosas. A ressecção endoscópica deve ser determinada caso a caso, levando-se sempre em consideração os riscos e benefícios, além do desejo do paciente.[7-9]

As técnicas de remoção endoscópica dos adenomas ampulares permanecem não padronizadas, porém, é consenso que todas devem ser precedidas de avaliação cuidadosa para descartar a possibilidade de infiltração maligna profunda pelo tumor.

Existe grande variação de técnicas para realizar a papilectomia, ainda sem consenso estabelecido entre os endoscopistas. Geralmente é realizada com alça diatérmica monopolar padrão usada, normalmente, para polipectomia, embora alças mais finas e macias, especificamente desenvolvidas para ressecções ampulares, também sejam utilizadas. Não há evidência da superioridade de um tipo de alça sobre o outro. Os diâmetros das alças utilizadas variam dependendo do tamanho da lesão.

Os autores também divergem quanto à posição e à orientação da apreensão da lesão (cefálico para caudal ou caudal para cefálico).[9] A lesão pode ser apreendida com a ponta da alça na porção distal (caudal), a exemplo do que é feito em polipectomias habituais (Fig. 53-8). Na outra técnica, a ponta da alça é apoiada na região proximal da lesão, realizada sua abertura, e o cateter com a parte proximal da alça é levado até a região distal da lesão (apreensão invertida). Segundo alguns autores, esta segunda opção permite maior controle do volume de tecido apreendido. Em nossa opinião, a forma de apreensão vai ser determinada pelo tamanho e configuração da lesão. Independente da técnica utilizada, é fundamental a preocupação com o fragmento ressecado, e que sua captura e retirada sejam realizadas o mais rápido possível, evitando a perda do fragmento levado pelo peristaltismo (Fig. 53-9).

Também não há consenso estabelecido em relação à potência ou modo da corrente elétrica, e na maioria das publicações estas configurações não estão especificadas.[25,26] O eletrocautério com corte pulsado (modo Endocut), que alterna corrente de corte e coagulação, parece ser mais vantajoso, resultando em procedimento mais eficaz, com hemostasia eficiente e coagulação mais controlada. O uso de coagulação pura pode causar dano tecidual mais profundo, aumentando os riscos de complicações, principalmente pancreatite e perfuração tardia.[1]

A papilectomia endoscópica pode ser realizada em monobloco (Fig. 53-10) ou em fragmentos (piecemeal). Nas lesões com menos de 2 cm deve-se tentar a ressecção em bloco para melhor avaliação histológica da lesão. Nos adenomas maiores de 2 cm pode ser necessária a remoção em fragmentos, que pode ser complementada

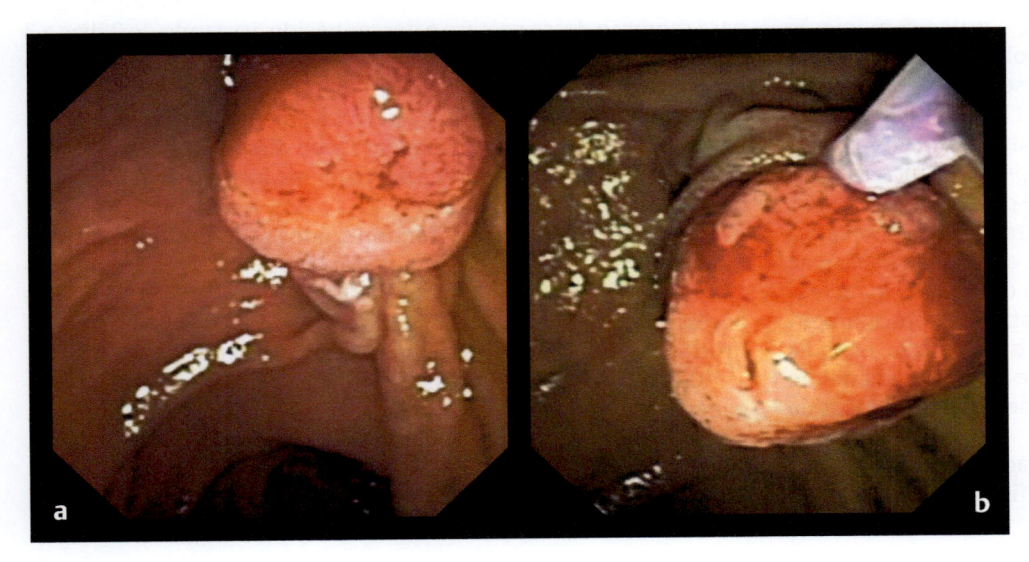

Fig. 53-8. Papilectomia. (**a**) Lesão adenomatosa na papila vista durante duodenoscopia. (**b**) Apreensão com alça de polipectomia.

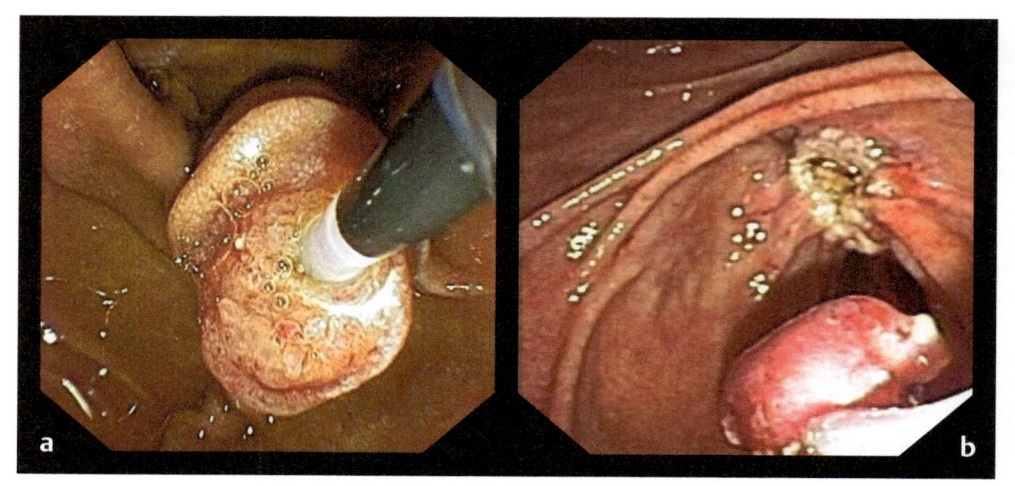

Fig. 53-9. Papilectomia. (**a**) Apreensão da lesão com alça de polipectomia. (**b**) Recuperação do fragmento ressecado evitando sua migração em razão do movimento peristáltico do duodeno.

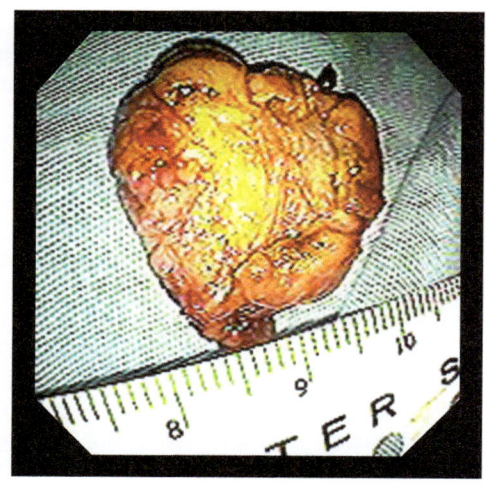

Fig. 53-10. Adenoma de papila ressecado em monobloco, com aproximadamente 2 cm de diâmetro.

por ablação com plasma de argônio. A ressecção em bloco pode ser tecnicamente mais difícil e também apresentar maior risco de sangramento e perfuração, principalmente em tumores grandes, quando a acessibilidade endoscópica é limitada, e também nas lesões com espraiamento lateral. Nesses casos a ressecção em fragmentos é a mais indicada e quase sempre acompanhada de terapia ablativa coadjuvante, quando necessário. O uso de corantes como o índigo carmim, azul de metileno ou cromoscopia digital podem auxiliar na delimitação das margens da lesão antes da ressecção.[27,28]

Assim como em outros aspectos da papilectomia endoscópica, o uso da injeção de solução salina ou epinefrina diluída na submucosa permanece controverso. Alguns autores, com base na prática da injeção de solução salina na submucosa antes da mucosectomia, dizem haver benefícios nesta técnica, com risco reduzido de sangramento ou perfuração. Além disso, acreditam que aquelas lesões que não apresentam elevação após a injeção na submucosa seriam tumores invasivos e, portanto, sem indicação para a realização do procedimento endoscópico. No entanto, os tumores ampulares diferem das neoplasias restritas à camada mucosa do trato gastrointestinal porque os ductos biliar e pancreático penetram a muscular própria na parede duodenal para emergir na superfície da camada mucosa.[29] A injeção na submucosa não conseguiria erguer a lesão no local da inserção ductal, dificultando a ressecção completa do tumor. As injeções na submucosa também podem aumentar o risco de pancreatite pós-procedimento.[30] No estudo de Hyun et al.[31] foram randomizados 50 pacientes com diagnóstico de adenoma de papila (todos submetidos a biópsia, TC e EUS) para ressecção padrão ou ressecção após injeção submucosa de solução de epinefrina 1:10.000 em 3 ou 4 locais ao redor do tumor. Embora a taxa de recorrência tenha sido semelhante entre os dois grupos, o grupo com injeção salina não mostrou vantagens em termos de obtenção da ressecção completa ou na diminuição de efeitos adversos pós-papilectomia, como sangramento.

Dado o risco significativo de lesão tecidual dos orifícios pancreático e biliar durante a papilectomia endoscópica, a esfincterotomia pancreática e/ou biliar pode ser realizada pré ou pós-papilectomia. Os autores que indicam a realização da esfincterotomia pancreática pré-ressecção justificam que esta permitiria o acesso mais fácil ao ducto pancreático, possibilitaria a colocação de próteses pancreáticas e, assim, diminuiria os riscos de pancreatite pós-procedimento. Porém, aumenta o risco de sangramento e perfuração, além da possibilidade de lesão térmica e mecânica que afeta o estadiamento histopatológico preciso e diminui a chance de identificar focos de malignidade.[9]

Após a papilectomia, os orifícios separados dos ductos pancreático e biliar podem ser facilmente identificados. Misturar azul de metileno com contraste durante a pancreatografia anterior à papilectomia ou administrar secretina após a ressecção pode facilitar a identificação do orifício ductal quando há dificuldade. O papel da esfincterotomia profilática na redução do risco de eventos adversos como colangite, pancreatite e estenose papilar permanece controverso. A esfincterotomia permite a exposição dos ductos biliar distal e pancreático, permitindo, ocasionalmente, a detecção de lesão com envolvimento intraductal. Este benefício deve ser comparado ao risco de sangramento ou perfuração.

Vários estudos demonstraram que a colocação de próteses pancreáticas após realização de CPRE reduz significativamente a incidência de pancreatite em pacientes de alto risco para este evento adverso. Parece haver consenso de que as próteses pancreáticas também podem reduzir os riscos de pancreatite e estenose papilar nos pacientes submetidos à papilectomia endoscópica.[9,26,32] Entretanto, esses benefícios vêm sendo questionados em séries mais recentes.[33]

Um estudo retrospectivo com 82 pacientes sugere que a colocação rotineira de prótese plástica pancreática pode não ser necessária.[34] Outros sugerem que as próteses pancreáticas devam ser usadas somente se a drenagem pancreática for retardada após a papilectomia ou se for difícil a cateterização do ducto pancreático após o procedimento.[3,17,35] O único estudo prospectivo, randomizado para avaliar a função da prótese pancreática profilática após papilectomia endoscópica, mostrou redução significativa na taxa de pancreatite pós-procedimento no grupo com prótese, embora apenas 19 pacientes tenham sido envolvidos neste estudo.[2] Com base nesse estudo e nos estudos não randomizados, a profilaxia com colocação de prótese plástica pancreática é recomendada para reduzir o risco de pancreatite após papilectomia. O momento ideal para remoção dessa prótese é desconhecido, variando de 2 dias a 3 meses, e a maioria dos endoscopistas utiliza próteses de pequeno calibre e curtas.

Outras técnicas descritas, alternativamente, consistem na utilização de um fio-guia transpapilar 35 ou dissecção submucosa da margem lateral,[36] empregados previamente à preensão e ressecção com alça diatérmica.

Estudos prospectivos e randomizados sugerem que o uso de indometacina via retal reduz significativamente a incidência e a gravidade da pancreatite aguda pós-CPRE.[37] No entanto, ainda são necessários mais estudos para definir se essa medida poderia substituir a colocação da prótese após papilectomia endoscópica.

Colangite após papilectomia é rara e ocorre pela mesma patogênese que a pancreatite. A maioria dos autores não recomenda, rotineiramente, a colocação da prótese biliar após a papilectomia, a menos que se perceba drenagem biliar inadequada após o procedimento (Fig. 53-11).

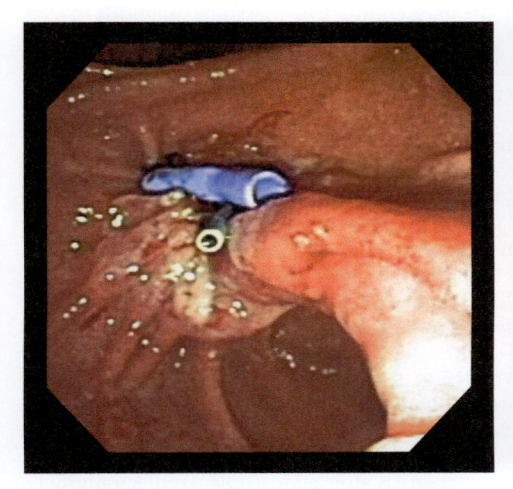

Fig. 53-11. Próteses plásticas biliar e pancreática colocadas após papilectomia em monobloco.

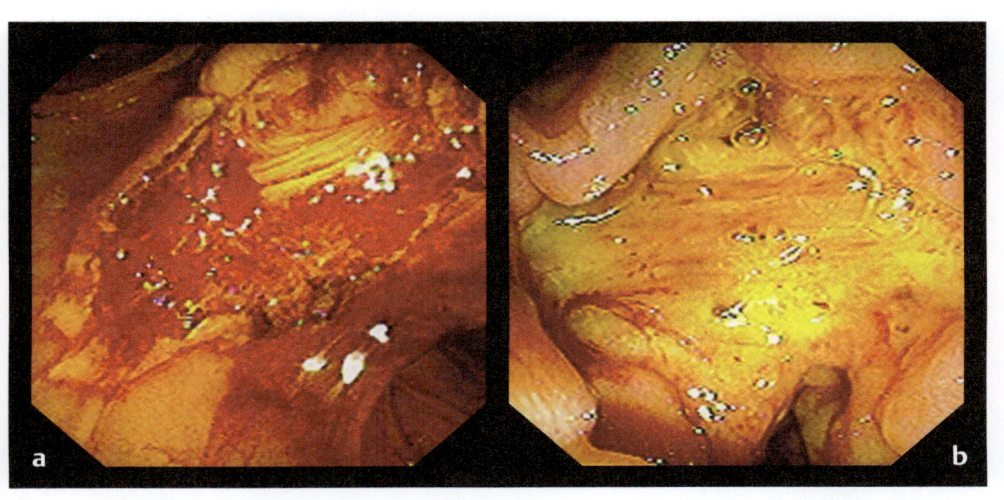

Fig. 53-12. (a) Sangramento imediato após papilectomia em monobloco tratado com injeção endoscópica de solução de epinefrina. (b) Aspecto da lesão após 10 dias.

Ablação Térmica

Embora elas não sejam rotineiramente utilizadas como terapia primária para os adenomas da papila, as modalidades de ablação térmica (coagulação com plasma de argônio, *laser*, terapia fotodinâmica, coagulação mono ou bipolar)[1,25,27] podem ser usadas como terapia coadjuvante para destruição de lesão residual ou na recorrência de tecido adenomatoso remanescente da ressecção com alça. A escolha depende da disponibilidade e experiência do endoscopista. Além da destruição tecidual da lesão residual, a ablação térmica pode ser usada para hemostasia ou paliação em tumores inoperáveis. Nos casos de lesão biliar intraductal, pode-se recorrer a ablação endoscópica com radiofrequência.[38]

Próteses pancreáticas e biliares geralmente são colocadas antes da ablação térmica, especialmente se a terapia for aplicada próxima à papila a fim de proteger e reduzir o risco de estenose.

COMPLICAÇÕES

A papilectomia endoscópica é considerada procedimento de alto risco para complicações. Estas podem ser classificadas em precoces (pancreatite, sangramento, perfuração e colangite) e tardias (estenoses dos ductos biliar e pancreático), devendo ser reservada para endoscopistas experientes.

A mortalidade relacionada com o procedimento é muito baixa, 0,03% em média (variação de 0-7%).[1] Os eventos adversos mais comumente relatados são sangramento (Fig. 53-12), em até 16% dos casos, e pancreatite leve a moderada (5-15%).[11] Perfuração, colangite e estenoses papilares são bem menos frequentes.

VIGILÂNCIA PÓS-PAPILECTOMIA

Vigilância endoscópica é recomendada para todos os pacientes submetidos à papilectomia endoscópica com o intuito de detectar recorrência local. A recorrência ocorre em até 20% dos casos e é influenciada pelo tamanho do tumor, histologia final, extensão intraductal, presença de PAF e experiência do endoscopista.[22]

Segundo a diretriz da Sociedade Americana de Endoscopia Gastrointestinal (American Society for Gastrointestinal Endoscopy – ASGE), a primeira duodenoscopia deve ser realizada entre o 1º e 6º mês após a papilectomia, seguida de exames repetidos entre 3-12 meses por 2 anos.[11] Após 2 anos, nos pacientes com adenomas esporádicos, sugere-se manter a vigilância de acordo com os esquemas propostos para os pólipos de cólon. Nos pacientes com polipose adenomatosa familiar, o acompanhamento ainda não está estabelecido, sendo sugerido controle endoscópico entre 3 e 5 anos.

RESUMO

Os adenomas da papila duodenal têm maior potencial de transformação maligna que adenomas em outras áreas do intestino delgado e cólon. Sendo assim, é importante o diagnóstico precoce, principalmente, nos pacientes com polipose adenomatosa familiar.

A papilectomia endoscópica é procedimento seguro e eficaz em mãos experientes, sendo o tratamento de escolha nos adenomas da papila sem transformação maligna. A taxa de erradicação tumoral é superior a 85%.[16] O acompanhamento endoscópico é essencial em todos os pacientes com tumores benignos ressecados endoscopicamente para excluir doença residual, recorrência e progressão para o câncer.

REFERÊNCIAS BIBLIOGRÁFICAS

1. Han J, Kim MH. Endoscopic papillectomy for adenomas of the major duodenal papilla (with video). Gastrointest Endosc. 2006;63(2):292-301.
2. Harewood GC, Pochron NI, Gostout CJ. Prospective, randomized, controlled Trial of prophylactic pancreatic stent placement for endoscopic snare excision of the duodenal ampulla. Gastrointest Endosc. 2005;62(3):367-70.
3. Norton ID, Gostout CJ, Baron TH, et al. Safety and outcome of endoscopic snare excision of the major duodenal papilla. Gastrointest Endosc. 2002;56(2):239-43.
4. Bohnacker S, Soehendra N, Maguchi H, et al. Endoscopic resection of benign tumors of the papila of Vater. Endoscopy. 2006;38(5):521-5.
5. Tran TC, Vitale GC. Ampullary tumors: endoscopic versus operative management. Surg Innov. 2004;20(6):1537-43.
6. Wong RF, DiSario JA. Approaches to endoscopic ampullectomy. Curr Opin Gastroenterol. 2004;20(5):460-7.
7. Singh AD, Bhatt A, et al. Natural history of ampullary adenomas in familial adenomatous polyposis: a long-term follow-up study. Gastrointest Endosc. 2021;95(3):455-73.
8. Van Leerdam M, Roos VH, Van Hooft JE, et al. Endoscopic management of polyposis syndromes: European Society of Gastrointestinal Endoscopy (ESGE) Guideline Endoscopy. 2019;51(9):877-95.
9. Chathadi KV, Khashab MA, et al. ASGE Standards of Practice Committee. The role of endoscopy in ampullary and duodenal adenomas. Gastrointest Endosc. 2015;82(5):773-81.
10. Ramsey SD, Yoon P, Moonesinghe R, et al. Population-based study of the prevalence of family history of cancer: implications for cancer screening and prevention. Genet Med. 2006;8:571-5.
11. Adler DG, Qureshi W, et al. ASGE Standards of Practice Committee. The role of endoscopy in ampullary and duodenal adenomas. Gastrointest Endosc.2006;64(8):849-54.
12. Ardengh JC, Kemp R, Lima-Filho ER, dos Santos JS. Endoscopic papillectomy: The limits of the indication, technique and results World J Gastrointest Endosc. 2015;7(10):987-94.
13. Okano N, Igarashi Y, Hara S, et al. Endosonographic preoperative evaluation for tumors of the ampulla of Vater using endoscopic ultrasonography and intraductal ultrasonography. Clin Endosc. 2014;47:174-7.
14. Menzel J, Hoepffner N, Sulkowski U, et al. Polypoid tumors of the major papilla: preoperative staging with intraductal US, EUS and CT – A prospective, histopathologically controlled study. Gastrointest Endosc. 1999;49(3 Pt 1):349-57.
15. Ito K, Fujita N, Noda Y, et al. Preoperative evaluation of ampullary neoplasm with EUS and transpapillary intraductal US: a prospective

and histopathologically controlled study. Gastrointest Endosc. 2007;66:740-7.
16. Baillie J. Endoscopic ampullectomy. Am J Gastroenterol. 2005;100:2379-81.
17. Kahaleh M, Shami VM, Brock A, et al. Factors predictive of malignancy and endoscopic resectability in ampullary neoplasia. A J Gastroenterol. 2004;99:2335-9.
18. Kim JH, Moon JH, Choi HJ, et al. Endoscopic snare papillectomy by using a balloon catheter for an unexposed ampullary adenoma with intraductal extension (with videos). Gastrointest Endosc. 2009;41:666-9.
19. Dzeletovic I, Topazian MD, Baron TH. Endoscopic balloon dilatation to facilitate treatment of intraductal extension of ampullary adenomas (with videos). Gastrointest Endosc. 2012;76:1266-9.
20. Myung-Hwan K, Sung-Koo L, Doug-Wan S, et al. Tumors of the major duodenal papilla. Gastrointest Endosc. 2001;54(5):609-20.
21. Adler DG, Qureshi W, et al. Standards of Practice Committee. The role of endoscopy in ampullary and duodenal adenomas. Gastrointest Endosc. 2006;64(6):849-54.
22. De Palma GD. Endoscopic papillectomy: indications, technique and results. World J Gastroenterol. 2014;20(6):1537-43.
23. Mendonça EQ, Bernardo WM, Moura EG, et al. Endoscopic versus surgical treatment of ampullary adenomas: a systematic review and meta-analysis. Clinics (Sao Paulo). 2016;71(1):28-35.
24. Heise C, Ali EA, Hasenclever D, et al. Systematic review with meta-analysis: endoscopic and surgical resection for ampullary lesions. J Clin Med. 2020;9(11):3622.
25. Binmoeller KF, Boaventura S, Ramsperger K, et al. Endoscopic snare excision of benign adenomas of the papilla of Vater. Gastrointest Endosc. 1993;39:127-31.
26. Cheng CL, Sherman S, Fogel E,l et al. Endoscopic snare papillectomy for tumors of duodenal papillae. Gastrointest Endosc. 2004;60:757-64.
27. Bourke MJ. Endoscopic resection in the duodenum: current limitations and future directions. Endoscopy. 2013;45:127-32.
28. Dekker E, Boporai KS, Poley JW, et al. High resolution endoscopy and additional value of chromoendoscopy in the evaluation of duodenal adenomatosis in patients with familial adenomatous polyposis. Endoscopy. 2009;41:666-9.
29. Carr-Locke DL. Endoscopic papillectomy for adenoma: To inject or not to inject? That is no longer the question. Gastrointest Endosc, 2017;85(4):756-7.
30. Chung KH, Lee SH, Choi JH, et al. Effect of submucosal injection in endoscopic papillectomy of ampullary tumor: Propensity-score matching analysis United European Gastroenterol J. 2018;6(4):576-85.
31. Hyun JJ, Lee TH, Park JS, et al. A prospective multicenter study of submucosal injection to improve endoscopic snare papillectomy for ampullary adenoma. Gastrointest Endosc.2017;85(4):746-55.
32. Catalano MF, Linder JD, Chak A, et al. Endoscopic management of adenoma of the major duodenal papilla. Gastrointest Endosc.2004;59:225-32.
33. Chang WI, Min YW, Yun HS, et al. Prophylatic pancreatic stent placement for endoscopic duodenal ampullectomy: a single-center retrospective study. Gut Liver. 2014;8:306-12.
34. Taglieri E, Micelli-Neto O, Bonin EA, et al. Analysis of risk factors associated with acute pancreatitis after endoscopic papillectomy. Sci Rep. 2020;10:4132.
35. Moon JH, Cha SW, Cho YD, et al. Wire-guided endoscopic snare papillectomy for tumors of the major duodenal papilla. Gastrointest Endosc. 2005;61(3):461-6.
36. Takahara N, Tsuji Y, Nakai Y, et al. A Novel Technique of endoscopic papillectomy with hybrid endoscopic submucosal dissection for ampullary tumors: A Proof-of-Concept Study (with Video). J Clin Med. 2020;9(8):2671.
37. Elmunzer BJ, Higgins PD, Saini SD, et al. Does rectal indomethacin eliminate the need for prophylatic pancreatic stent placement in patients undergoing high-risk ERCP? Post hoc efficacy and cost-benefit analyses using prospective clinical trial data. Am J Gastroenterol. 2013;108:410-5.
38. Camus M, Napoléon B, Vienne A, et al. Efficacy and safety of endobiliary radiofrequency ablation for the eradication of residual neoplasia after endoscopic papillectomy: a multicenter prospective study. Gastrointest Endosc. 2018;88(3):511-8.

54 CPRE em Pacientes com Anatomia Alterada Cirurgicamente

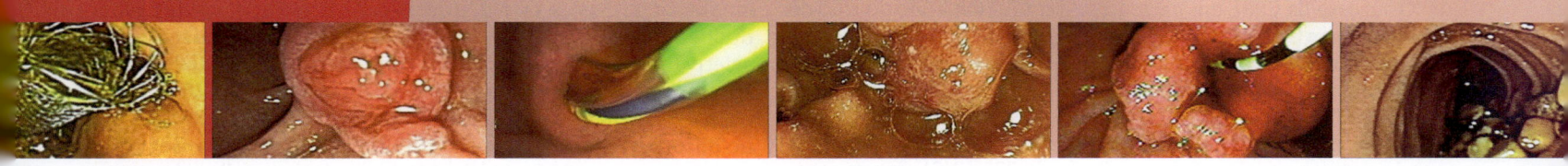

Claudio Vasconcelos Oliveira ▪ Marcus Melo Martins dos Santos ▪ Fernanda Matos e Oliveira

INTRODUÇÃO

Enquanto a colangiopancreatografia retrógrada endoscópica (CPRE), em pacientes com anatomia preservada, apresenta taxa de sucesso superior a 90%, a realização de CPRE em pacientes com anatomia alterada cirurgicamente (AAC) representa um grande desafio para o endoscopista. As dificuldades encontradas durante a CPRE em pacientes com AAC incluem:

A) Identificar e adentrar a alça que dá acesso à papila ou à anastomose biliar/pancreática.
B) Percorrer esta alça, que pode ser longa e apresentar angulações agudas.
C) Abordar a papila em posição inversa à habitual, tendo que canular a via biliar em uma direção oposta à da CPRE na anatomia normal.
D) Trabalhar muitas vezes com endoscópios não dedicados à realização de CPRE, que não possuem elevador para direcionar os acessórios em direção à papila.
E) A paucidade de acessórios compatíveis com equipamentos que possuem canal de trabalho muito longo e de calibre reduzido como os enteroscópios.[1-5]

Na escala de gradação de dificuldade na CPRE adotada pela ASGE, que divide os procedimentos em 3 graus, o colangiograma ou pancreatograma em pacientes com Billroth II (BII) é considerado grau 2, e qualquer intervenção terapêutica, nestes pacientes, classificada como grau 3.[6]

Entre as cirurgias que causam alteração do trato gastrointestinal alto e modificam o acesso à via biliar ou pancreática podemos destacar as gastrectomias com reconstrução a Billroth II e em Y de Roux, o *by-pass* gástrico com reconstrução em Y de Roux (BGYR), a duodenopancreatectomia com reconstrução em Y de Roux com ou sem preservação do piloro (cirurgia de Whipple), a derivação biliodigestiva e a hepatojejunostomia em Y de Roux (Fig. 54-1). Nas primeiras, a papila duodenal encontra-se intacta, enquanto nas três últimas a cateterização da via biliar ou pancreática é feita por meio de uma anastomose.

Existe uma variação da Billroth II, denominada procedimento de Braun, em que é criada uma anastomose laterolateral entre as alças aferente e eferente com o intuito de reduzir o afluxo de bile para o coto gástrico. Atualmente, o BGYR é a alteração anatômica cirúrgica mais comumente encontrada em pacientes submetidos à CPRE.[1] A obesidade é um fator de risco para a formação de cálculos biliares de colesterol e expõe os pacientes a risco aumentado de complicações relacionadas com cálculos biliares.[7] Nos pacientes sem cálculos, não submetidos à colecistectomia profilática, a perda de peso rápida após cirurgia bariátrica também aumenta a chance de desenvolver colelitíase. A incidência relatada de colelitíase após BGYR gira em torno de 30% na maioria dos estudos.[8-11] Cirurgia bariátrica tornou-se a cirurgia eletiva mais comum nos Estados Unidos e o número de cirurgias bariátricas vem amentando no Brasil, saindo de 34.629, em 2011, para 68.530 em 2019.[12,13] Em contraste, o número de gastrectomias por úlcera péptica vem diminuindo

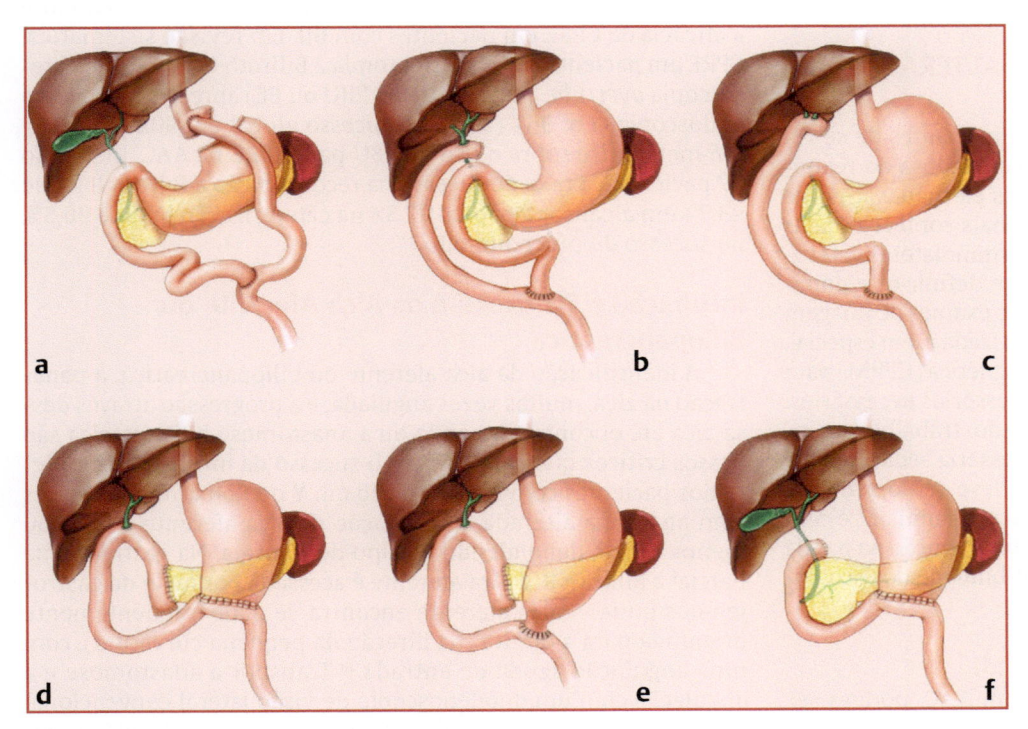

Fig. 54-1. Cirurgias mais comuns: (**a**) *By-pass* gástrico em Y de Roux. (**b**) Coledocojejunostomia em Y de Roux. (**c**) Hepaticojejunostomia em Y de Roux. (**d**) Whipple. (**e**) Whipple com preservação de piloro. (**f**) Gastrectomia com reconstrução a Billroth II. (Extraída de Amer 2015.)[1]

progressivamente com o uso dos inibidores de bomba de prótons e com o tratamento do *Helicobacter pylori*. Portanto, não é difícil entender por que o BGYR tornou-se a alteração anatômica cirúrgica mais comum em pacientes com indicação de CPRE.

O sucesso da CPRE em pacientes com AAC depende do tipo de cirurgia, de um bom planejamento, da experiência do endoscopista, da disponibilidade de endoscópios e acessórios e do tipo de endoscópio utilizado.[14] Em média, a taxa de sucesso da CPRE em pacientes com AAC é de 70-75%.[1] Entretanto, estes índices podem variar muito. Por exemplo, em pacientes com derivação em Y de Roux, a taxa de sucesso em alcançar a papila foi de 33% (2/6) em um estudo, utilizando-se um duodenoscópio,[15] enquanto a taxa de sucesso global foi de 100% (15/15) com o uso de enteroscopia assistida por balão em outra publicação.[16] Desse modo, ao se analisar um trabalho científico sobre CPRE em paciente com AAC, é importante observar além do desenho do trabalho, do número de pacientes estudados, dos critérios de inclusão e exclusão etc., o tipo de cirurgia, o tipo de abordagem, o endoscópio utilizado e o critério de sucesso adotado. Este critério varia entre os estudos e pode ser representado pela porcentagem de pacientes ou procedimentos nos quais se alcança a papila (sucesso endoscópico), pela taxa de canulação (sucesso diagnóstico) ou pelo sucesso global do procedimento quando há, também, êxito na intervenção terapêutica. Vale observar que alguns artigos consideram o sucesso terapêutico, o índice de êxito da intervenção terapêutica desejada propriamente dita, enquanto outros trabalhos consideram sucesso terapêutico o índice de sucesso global da CPRE: sucesso endoscópico × sucesso da canulação × sucesso da intervenção terapêutica.

A abordagem endoscópica para realização de intervenção biliopancreática em pacientes com AAC pode ser dividida em dois grupos:

1. Colangiopancreatografia retrógrada endoscópica com o uso de:
   - Duodenoscópios.
   - Aparelhos de visão frontal (gastroscópios ou colonoscópios).
   - Enteroscópios com *overtube*.
2. CPRE com acesso assistido por laparoscopia. Existem ainda outras opções de abordagem biliopancreática na AAC como a ecoendoscopia, possibilitando o acesso transgátrico à papila (procedimento conhecido como EDGE)[17] ou estabelecendo a drenagem da via biliar propriamente dita,[18] a intervenção percutânea da via biliar[19] e, por último, a intervenção cirúrgica (como a exploração das vias biliares com extração transcística de cálculos).[20] As intervenções ecoendoscópicas, percutâneas ou puramente cirúrgicas não serão abordadas no presente capítulo.

CPRE EM PACIENTES COM ANATOMIA ALTERADA CIRURGICAMENTE

Algumas recomendações devem ser seguidas antes de se realizar CPRE em pacientes com AAC. Revisão cuidadosa do relatório cirúrgico, atentando-se para as ressecções efetuadas, tipo de reconstrução, comprimento das alças intestinais confeccionadas cirurgicamente e os tipos de anastomose (terminolateral, laterolateral) permite prever algumas dificuldades e definir os equipamentos a serem utilizados. Devem-se revisar os exames de imagem como ultrassonografia, tomografia computadorizada e, em especial, a colangiopangreatografia por ressonância magnética (CPRM) para programar a terapêutica a ser realizada e os acessórios necessários. Por ser um exame geralmente, mais prolongado, trabalhoso e incômodo para o paciente, quase sempre é necessária sedação mais profunda e a participação de um anestesista deve ser fortemente considerada. É aconselhável que o endoscopista se familiarize com acessórios e técnicas não convencionais para intervenção na papila com orientação invertida e observe a compatibilidade dos acessórios com o endoscópio que será utilizado.[3,14]

Pacientes com Reconstrução à Billroth II

Na realização de CPRE em pacientes com AAC, podem ser utilizados diferentes tipos de endoscópios, dependendo da experiência do endoscopista e da disponibilidade local.[4] Em caso de anatomia pós-operatória com alça curta, um duodenoscópio convencional de visão lateral pode ser útil. A maior experiência com CPRE na Billroth II é com o uso de duodenoscópios. Em revisão da literatura, as duas maiores séries (com 45 e 110 pacientes incluídos), a taxa de sucesso em alcançar a papila usando duodenoscópio variou de 70-97% e o sucesso da canulação biliar seletiva foi de 61 e 90%.[5] Mais recentemente, Wu *et al.* lograram sucesso endoscópico (alcançaram a papila) em 89% (120/135) dos pacientes com Billroth II sem anastomose de Braun, e 88% (22/25) no Billroth II associado ao procedimento de Braun, e conseguiram cateterização em 97,2% (138/142) das tentativas, falhando apenas em quatro pacientes que apresentavam infiltração tumoral.[21] No entanto, o duodenoscópio convencional, em razão da visão lateral, apresenta como principal desvantagem a difícil orientação endoscópica para acessar anastomoses intestinais e percorrer alças mais longas ou tortuosas, podendo aumentar o risco de perfuração do intestino.[22] Portanto, endoscópios alternativos têm sido utilizados para aumentar a taxa de sucesso da CPRE. Alguns endoscopistas advogam a utilização de gastroscópios ou colonoscópios em vez de duodenoscópios em casos de gastrectomia a Billroth II. A principal vantagem destes aparelhos é a facilidade de reconhecer e lidar com a alça aferente. Os aparelhos de visão frontal facilitam o avanço pela alça aferente em direção à segunda porção duodenal, todavia, a canulação pode ser difícil. A papila pode estar numa posição não favorável com relação ao canal do aparelho e a falta do elevador compromete o controle fino dos acessórios de canulação.[5] Não obstante, alguns autores[22,23] relatam altas taxas de sucesso na canulação, obtendo êxito em 81 e 95,6% das tentativas de canulação, usando aparelhos de visão frontal na CPRE em pacientes com Billroth II. Ki *et al.* atingiram 100% de sucesso nas tentativas de canulação em 125 pacientes com Billroth II com o uso de *cap* na extremidade do gastroscópio.[24] Os enteroscópios, por sua vez, são endoscópios de visão frontal, mais longos que o gastroscópio, e que se valem de acessórios para facilitar a progressão no intestino delgado. Por isso são conhecidos como enteroscópios assistidos por dispositivos (EAD). Os EAD utilizam-se de *overtubes* e podem ser de balão único (EBU), enteroscópios de duplo-balão (EDB), enteroscópios com *overtube* em espiral (EE) ou ainda espiral motorizado (EM). Os EDB e EBU podem ser usados na versão longa original (200 cm) ou com comprimento mais curto (152 cm).[4] Os enteroscópios curtos são úteis porque permitem a utilização da maioria dos acessórios de CPRE.[25] O advento da enteroscopia assistida por balão melhorou significativamente a eficácia da CPRE em pacientes com BII. Em revisão sistemática, CPRE em pacientes com gastrectomia a Billroth II através de enteroscopia *overtube* assistida (DBE, EBU ou EE) apresentou sucesso endoscópico em 96% (55/57) e sucesso global em 90% (45/50).[26] Em metanálise sobre o uso de EBU para CPRE na AAC, incluindo 57 pacientes, a taxa de sucesso na reconstrução a Billroth II foi de 93,7% em alcançar a papila, 97,3% na cateterização biliar e 96,5%, no sucesso do procedimento.[27]

Intubação e Progressão na Alça Aferente ou Biliopancreática

A identificação da alça aferente ou biliopancreática, a penetração na alça, muitas vezes angulada, e a progressão através dessa alça até encontrar a papila ou a anastomose bilioentérica são passos críticos que determinam o sucesso da intubação completa nos pacientes com reconstrução em Y de Roux.[4] Em pacientes com anatomia alterada, a intubação da alça aferente é mais ou menos difícil, dependendo do tipo de cirurgia. Na gastrectomia parcial a Billroth II, a alça aferente é acessada por meio de gastrojejunostomia. A alça aferente encontra-se mais frequentemente orientada para a direita (na direção da pequena curvatura), com uma angulação aguda de entrada.[28] Transpor a anastomose e a angulação com um duodenoscópio de visão lateral convencional é difícil e aumenta o risco de perfuração na região da anastomose ou da alça aferente. Apesar de a alça aferente geralmente ser curta (< 50 cm), seu trajeto tortuoso pode variar consideravelmente, tornando difícil a intubação completa. Os endoscópios de visão direta facilitam a intubação e a progressão na alça aferente, graças à melhor orientação endoscópica destes aparelhos.[4,5] Em caso de reconstrução à Billroth II com alça curta, o gastroscópio pode ser usado. No entanto, a angulação na altura da gastrojejunoanastomose ou uma alça longa levam, comumente, à formação de alça do gastroscópio no coto gástrico. Compressão abdominal ou alteração da posição do paciente podem auxiliar na intubação da alça aferente e progressão do endoscópio.[5] Alternativamente, a alça aferente pode ser identificada com um gastroscópio (e pode ser tatuada) antes de trocar para o duodenoscópio ou um fio-guia pode ser deixado na alça aferente para facilitar a inserção do duodenoscópio.[5,29] O uso de uma pinça de biópsia ou fio-guia no canal de trabalho pode aumentar a rigidez e diminuir a formação de alça do endoscópio.[30] Colonoscópios (mais longos com rigidez variável) ou enteroscópios com *overtube* podem superar esta dificuldade.[4] Entretanto, a ponta flexível do colonoscópio efetua angulações mais amplas, com raio de curva maior do que o gastroscópio ou o enteroscópio, podendo dificultar a passagem através de angulações fechadas da alça. O uso de *overtubes* semirrígidos na enteroscopia inibe a formação de alça do enteroscópio no coto gástrico.[31] Nos pacientes com gastrectomia a Billroth II e anastomose de Braun, três lumens podem ser vistos ao nível da enteroenteroanastomose, localizada poucos centímetros abaixo da anastomose gastrojejunal. A identificação da alça aferente é mais difícil quando o aparelho é introduzido através da alça localizada na pequena curvatura do estômago. Nestes pacientes, o aparelho deve ser introduzido na alça localizada próxima à grande curvatura e, na altura da enteroenteroanastomose, deve-se optar pela alça do meio entre os três lumens visíveis.[26]

A anatomia pós-operatória na reconstrução em Y de Roux é caracterizada por alças curtas (< 50 cm) ou longas (> 100 cm), dependendo do tipo de cirurgia. Em pacientes com derivação em Y de Roux, várias tentativas utilizando duodenoscópios, colonoscópios pediátricos e endoscópios de visão oblíqua foram relatadas com baixo índice de sucesso de 33-67%.[2] Endoscópios mais longos geralmente são necessários para alcançar a enteroenteroanastomose do Y de Roux. Os enteroscópios com balão têm-se mostrado mais eficazes neste sentido.[4,5,32-34] De acordo com revisão sistemática, nos pacientes com pancreatoduodenectomia com ou sem preservação do piloro e hepaticojejunostomia em Y de Roux, enteroscopia com balão obteve sucesso endoscópico de 85% (251/295) e sucesso terapêutico em 76% (184/242). Já nos pacientes com BGYR, que costumam apresentar alças intestinais mais longas, a taxa de sucesso endoscópico foi de 80% (230/289) e o sucesso terapêutico 70% (187/266).[27] A taxa de sucesso é menor nos pacientes com alças muito longas. Schreiner *et al.* relataram sucesso terapêutico na CPRE com enteroscopia assistida por balão de 88% em pacientes com comprimento total das alças jejunais inferior a 150 cm, comparado com apenas 33% para comprimento entre 150 e 225 cm, e 0% para comprimentos maiores que 225 cm.[35]

A anastomose enteroentérica do Y de Roux pode ser terminolateral ou laterolateral. A identificação da alça aferente pode ser um desafio. Para intubar a alça correta, a boca anastomótica deve ser cruzada, evitando-se a alça comum que se continua em direção ao cólon.[4] Uma vez transposta a anastomose, no caso de uma reconstrução laterolateral, visualizam-se duas alças, uma delas é curta e termina em fundo cego. A alça biliopancreática pode ser reconhecida com base na presença de bile luminal e peristaltismo com sentido contrário à progressão do aparelho. A injeção intraluminal de 50 mL de índigo carmim a 2% no duodeno (no caso de anastomoses bilioentéricas em Y de Roux sem ressecção gástrica) ou no jejuno proximal após insuflação do balão do enteroscópio pode ajudar na diferenciação entre a alça comum e alça biliopancreática. Em 80% dos casos (33/41), a alça biliopancreática apresentava menor influxo de corante.[25,36] Uma forma simples e muito eficaz, recentemente descrita, de identificar a alça biliopancreática em pacientes gastrectomizados ou com *by-pass* gástrico com

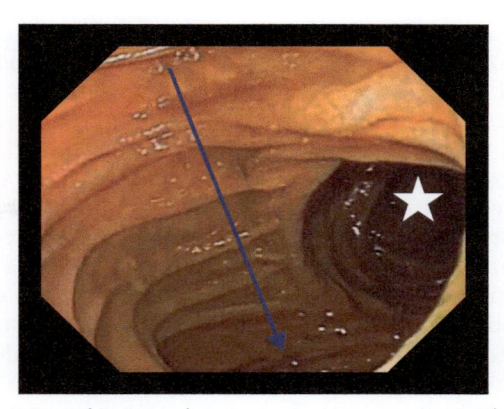

Fig. 54-2. À visão endoscópica da enteroentero anastomose, as alças aferente e eferente são observadas às 3 e 6 horas. Uma vez que a alça aferente ou biliopancreática (assinalada com a estrela) é anastomosada lateralmente à alça jejunal elevada até o estômago na reconstrução em Y de Roux, as pregas circulares se interrompem no local da anastomose. Em contraste, as pregas circulares da alça alimentar se continuam em direção à alça eferente ou comum (seta). (Imagem cedida por Dr. Antônio Mário Brito.)

reconstrução em Y de Roux é observar a interrupção das pregas circulares jejunais desta alça ao chegar na enteroentero-anastomose. Esta estratégia alcançou 100% de acerto (28/28) no estudo de Kanno *et al.* (Fig. 54-2).[37]

Após escolher a alça a ser adentrada, a marcação da mesma com tinta da índia ou com um clipe metálico permite a não repetição do erro caso se tenha entrado na alça comum.[26] Da mesma forma que na reconstrução de Billroth II, a angulação para a alça biliopancreática no Y de Roux pode ser muito aguda, dificultando a intubação. O uso de um colonoscópio de rigidez variável ou enteroscópio com um *overtube* semirrígido é muito útil na intubação com sucesso da alça biliopancreática.[4,5,32,38] Às vezes a compressão abdominal pode orientar o endoscópio na direção certa. Após introdução do aparelho na alça biliopancreática, a retificação do aparelho, puxando-o com deflexão para baixo, facilita sua progressão.[36] Fluoroscopia pode ajudar a confirmar se o endoscópio está na alça biliopancreática, uma vez que esta aponta sempre em direção à parte superior do abdome. Quando o endoscópio se dirige ao abdome inferior, provavelmente está na alça comum. Enterograma de ar ou preferencialmente com CO_2, ao insuflar um sistema em alça fechada, como a alça aferente ou biliopancreática, ajuda a estimar a direção da alça biliopancreática e a distância até o fechamento do coto.[39,40]

Além do mais, a alça aferente pode ser de comprimento considerável e muito tortuosa, em razão das aderências pós-operatórias, tornando-se um terceiro passo crítico para atingir a papila ou a anastomose bilioentérica/pancreatoentérica. O uso de um *cap* na extremidade mantém uma pequena distância entre a ponta do endoscópio e a parede do intestino favorecendo, assim, um campo de visão adequado.[25,31] Durante a progressão do endoscópio, a aplicação de compressão abdominal, se necessário, também pode auxiliar na inserção completa.[31] Embora alguns trabalhos não tenham identificado diferença de eficácia na CPRE em pacientes com AAC comparando-se os três tipos de enteroscópios com overtube (EBU, EDB e EE),[4,38] na revisão sistemática de Skinner *et al.*, o EDB conseguiu alcançar a papila em 89% dos procedimentos e houve sucesso terapêutico em aproximadamente 82%, enquanto o EBU alcançou a papila em 82% e apresentou sucesso global do procedimento (incluindo a terapêutica) em apenas 68% das tentativas.[26] Dados sobre o sucesso da CPRE com EE foram menos robustos, porém, a taxa de sucesso em alcançar a papila foi descrita como até 72% e o sucesso terapêutico foi de 65%.[26] A experiência publicada com o mais recente EAD, o enteroscópio com espiral motorizado, em CPRE com AAC baseia-se em estudo retrospectivo realizado com 36 casos (6 Bilrorth II e 30 Y de Roux), que obteve taxa de sucesso endoscópico de 86%, taxa de canulação de 84%, taxa de sucesso na intervenção de 100%, resultando em sucesso global em 72%.[41]

Vários trabalhos sobre a eficácia da CPRE com enteroscópios curtos (152 cm) demonstraram altas taxas de sucesso em alcançar o final da alça aferente/biliopancreática (94-00% para BII e 86-100% para Y de Roux) e de canulação (89-100% para BII e 88-100% para Y de Roux).[34] Trabalho comparando a eficácia do enteroscópio convencional com o enteroscópio curto não encontrou diferença estatisticamente significativa com relação à capacidade de alcançar a alça cega, taxa de sucesso diagnóstico, taxa de sucesso terapêutico, tempo médio de procedimento e índice de complicação entre os dois grupos.[39] Em contraste, em estudo retrospectivo, Itokawa et al. encontraram taxa de sucesso da inserção do aparelho significativamente menor com o uso de enteroscópio curto nos pacientes com hepatojejunostomia em Y de Roux (50%, 3/6) quando comparado com o enteroscópio convencional (89,3%, 25/28).[33]

Canulação da Papila e Intervenção Terapêutica

Na anatomia pós-operatória alterada, a papila é habitualmente alcançada retrogradamente, ou seja, de baixo para cima. Essa abordagem distal muda a direção da canulação da papila de Vater, uma vez que o ducto biliar está em linha reta com o canal de trabalho do endoscópio de visão frontal.[4] O primeiro passo crítico para canular a papila de Vater intacta no paciente com AAC são a localização e o posicionamento da papila. A localização da papila pode ser difícil, mesmo quando se utiliza um duodenoscópio de visão lateral. A intubação completa do endoscópio até a extremidade cega da alça biliopancreática e retirada lenta até que a papila seja vista é, provavelmente, a maneira mais eficiente de localizá-la.[4] Nos pacientes com gastrectomia a Billroth II, a papila localiza-se, usualmente, numa posição invertida, na porção superior do campo visual, e a via biliar dirige-se para às 5-6 horas. Na reconstrução em Y de Roux, a posição da papila é variável.[42] A manipulação tanto do *overtube* como do endoscópio possibilita a mudança de posição da papila no campo visual.[42] Para facilitar a canulação, deve-se tentar colocar a papila na posição das 6-8 horas. A rotação do endoscópio é mais útil quando usando aparelhos de visão frontal. O cateter de canulação exterioriza-se na posição de 7 horas do campo visual nos enteroscópios de duplo balão (EN450 da Fujifilm – Japão) e às 8 horas no enteroscópio de balão único (SIF-Q260 da Olympus). A colocação da papila nestas posições permite o alinhamento da via biliar com o canal de trabalho do enteroscópio e facilita a cateterização com um cateter reto.[4] O uso de um *cap* na extremidade do endoscópio ajuda, também, a manter uma distância mínima entre a ponta do endoscópio e a papila de Vater ou anastomose bilioentérica/pancreatoentérica, o que garante um campo de visão adequado e facilita a canulação.[25,31] O *cap* também permite, através da pressão da porção inferior da papila, incliná-la de forma a favorecer a canulação. Por exemplo, a pressão com o *cap* sobre a parede duodenal na posição de 11 horas alinha o cateter com o ducto biliar localizado usualmente às 5 horas nos pacientes com gastrectomia a Billroth II.[43] Esta estratégia para canulação foi denominada técnica de pressão. Em caso de insucesso da técnica de pressão, a técnica de sucção pode ser útil para a cateterização seletiva. Nessa técnica, a ponta do cateter é avançada em direção à via biliar, enquanto a papila é aspirada para dentro do *cap*.[44] Em geral, na abordagem distal com um endoscópio de visão frontal é mais fácil canular o ducto biliar do que o ducto pancreático. No entanto, a canulação é difícil quando uma visão frontal da papila não pode ser obtida porque o óstio da papila está direcionado para o lado oposto ao aparelho ou quando a papila está localizada dentro de um divertículo. Quando a papila é localizada em um divertículo, muitas vezes é difícil de ser identificada sem fletir o endoscópio.[31] Ishii preconiza as seguintes técnicas para obter melhor visão da papila na reconstrução em Y de Roux. Primeiro, o endoscópio é avançado até o ângulo duodenal inferior e retrofletido. Esta técnica é empregada quando a canulação é difícil por causa da posição do aparelho muito próxima à papila, mas em razão do risco de perfuração, deve ser realizada com cuidado. A segunda técnica consiste na troca do endoscópio com o *overtube* deixado no lugar, por um enteroscópio de visão oblíqua ou um endoscópio ultrafino a fim de melhorar o ângulo de visão da papila. Infelizmente, a troca por um endoscópio de visualização lateral não é viável, em razão do diâmetro limitado do *overtube*.[45] A canulação deve ser feita com cateter reto, tendo em mente que o ducto biliar comum está alinhado com o canal do endoscópio de visão frontal.[4] No entanto, a posição instável do endoscópio e a falta do elevador do cateter nos aparelhos de visão frontal tornam a canulação, por vezes, desafiadora.[4] A tentativa de cateterização da via biliar geralmente é iniciada com um cateter de ponta reta ou papilótomo convencional (Fig. 54-3a), mas o uso de um cateter de ponta rotável (Swing tip catheter Olympus®)[46] ou um canulótomo rotável (Autotome RX Boston®) (Fig. 54-4a)[47] às vezes facilita a cateterização. A insuflação parcial ou total do balão da ponta do EDB pode estabilizar o aparelho.[25] Se a canulação com cateter não for possível, pode ser tentada a cateterização da via biliar com fio-guia e, posteriormente, avançar o cateter ou o papilótomo.[25] Quando a canulação biliar seletiva falhar e o ducto pancreático for cateterizado repetidas vezes, pode-se utilizar a técnica de duplo fio-guia (com fios-guia de 0,018 a 0,025 polegadas) deixando um fio-guia no ducto pancreático principal e cateterizando-se a via biliar com cateter de ponta cônica munido de outro fio-guia. Outra opção é tentar o acesso à via biliar através de pré-corte ou fístulo-papilotomia utilizando um papilótomo tipo agulha (*needle-knife*) com ou sem colocação prévia de prótese plástica pancreática.[45] Ishii et al. obtiveram taxa de sucesso da canulação convencional da papila intacta de 67,8% (61/90) e aumentaram a taxa final de sucesso para 95,6% (86/90) utilizando estes métodos avançados de cateterização biliar.[45] Existe, teoricamente, uma vantagem considerável da canulação de anastomose bilioentérica/pancreatoentérica sobre a canulação de uma papila intacta em decorrência da falta de esfíncter em uma estrutura papilar.[4] Todavia, em revisão sistemática, incluindo 20 estudos, a taxa de sucesso de canulação de papilas nativas (88%, 240/274) apresentou pouca diferença quando comprada a taxa de sucesso de canulação de anastomoses bilioentéricas (92%, 249/270).[26] Anastomose bilioentérica clássica terminoterminal pode ser identificada como um orifício com drenagem biliar na alça biliopancreática, geralmente, situado entre 3 a 5 cm do fechamento em fundo cego.[25] No entanto, quando ocorre estenose da anastomose bilioentérica ou pancreatoentérica, sua localização é difícil. A fluoroscopia mostrando a posição da ponta do endoscópio perto do fígado ou do pâncreas pode ajudar na localização. Colangiograma aéreo após insuflação da alça aferente/biliopancreática, quando anastomose bilioentérica não está totalmente fechada, permite uma orientação mais precisa da sua localização. Convergência cicatricial de pregas pode, eventualmente, revelar o local de uma anastomose estenosada. A cateterização de uma anastomose com estenose crítica é difícil e pode ser realizada com fio-guia e o uso de cateter ou dreno nasobiliar de ponta reta e afilada (mais rígido que os cateteres convencionais),[25] com o auxílio de cateteres dilatadores de ponta cônica ou, ainda, com acessório para retirada de stent de Soehendra.[48] Uma vez cateterizada profundamente à via biliar, a anastomose bilioentérica pode ser dilatada com balões de acordo com o calibre da via biliar a montante da estenose. Deve-se levar em conta que a CPRE assistida por enteroscopia necessita de cateteres acessórios especializados em razão do comprimento (200 cm) e do diâmetro (2,2-2,8 mm) do canal de trabalho dos enteroscópios geralmente utilizados.[4] Alguns acessórios de CPRE convencionais não podem ser utilizados com estes enteroscópios. O Comitê de Tecnologia da ASGE publicou, em artigo de livre acesso, uma tabela com os acessórios de CPRE compatíveis com enteroscópios longos.[14] No caso de acessório cujo comprimento é muito curto para utilização em enteroscópios longos, uma alternativa é a retirada do enteroscópio deixando o *overtube* posicionado com o balão insuflado. A seguir, uma janela de 12 mm é confeccionada com tesoura na parede do *overtube* oposta ao canal de insuflação do balão, a 100 cm da ponta, e um gastroscópio é introduzido pela janela até a papila.[49] O advento do tipo curto de EDB (Modelos EC-450B15 e EI-530B, com comprimento do canal

Capítulo 54 ■ CPRE em Pacientes com Anatomia Alterada Cirurgicamente

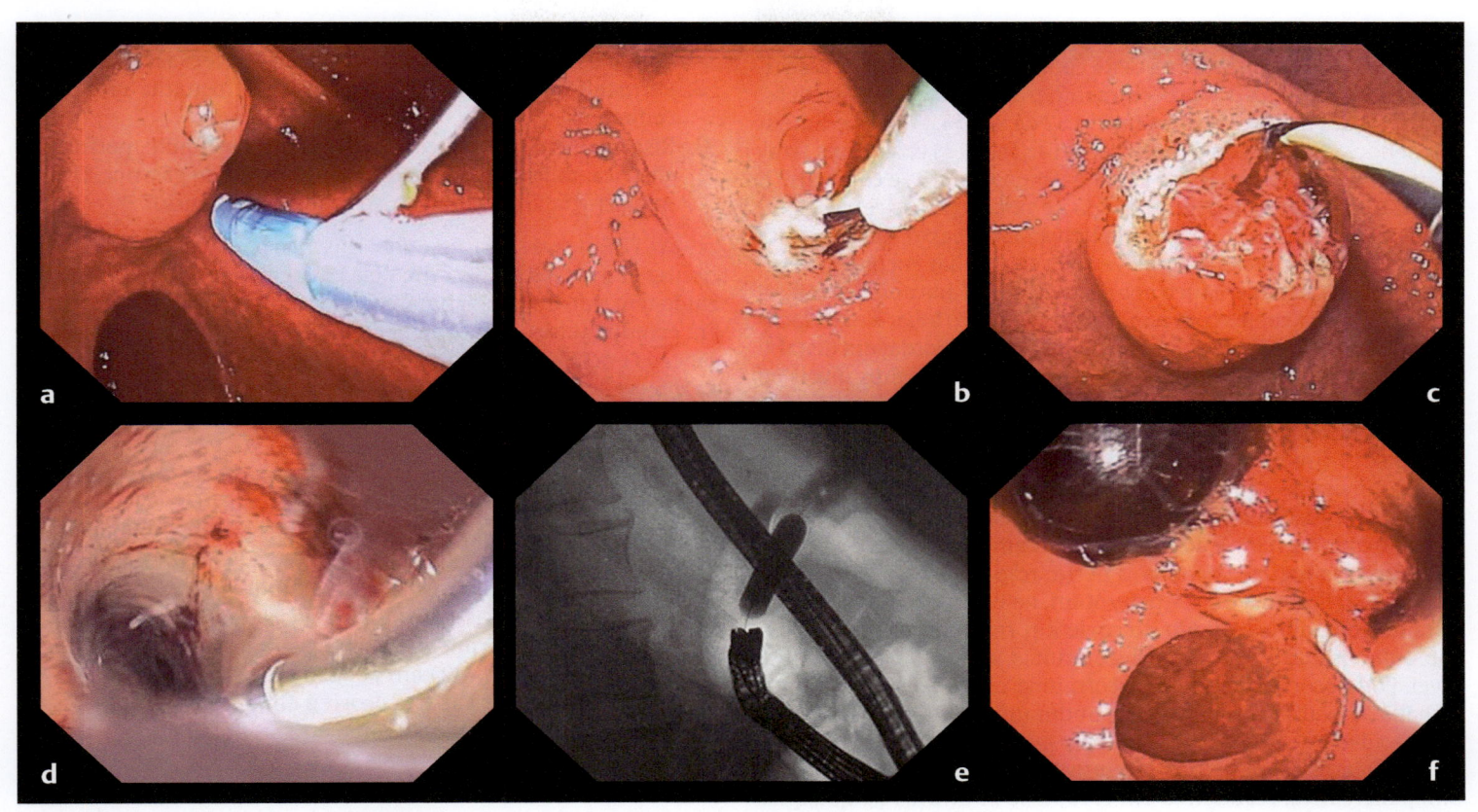

Fig. 54-3. (**a**) Canulação da papila em posição invertida na BII. (**b**) Papilotomia com *needle-knife*. (**c**) Aspecto final da papilotomia limitada. (**d**) Dilatação da papila com balão. (**e**) Controle radiológico da dilatação. (**f**) Cálculo retirado com balão extrator (MM Martins dos Santos).

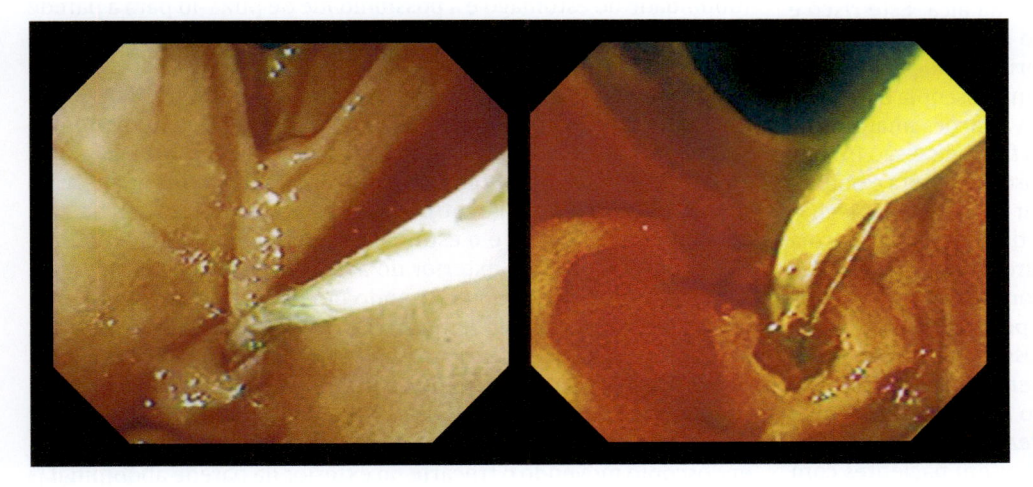

Fig. 54-4. Canulação biliar e papilomia com papilótomo rotatório. (Extraído de Maluf-Filho.)[47]

de trabalho de 152 cm (Fujifilm, Japão) permitiu a utilização da maioria dos acessórios convencionais.[31] Entretanto, o canal de trabalho de até 2,8 cm só permite a passagem de próteses plásticas com 5 ou 7 Fr, e não as convencionais de 10 Fr. As próteses metálicas biliares autoexpansíveis mais comuns, cujos sistemas de liberação são de 8-8,5 Fr, também não podem ser utilizadas com enteroscópios por causa do comprimento e pequeno diâmetro do canal de trabalho. Próteses biliares metálicas autoexpansíveis com conjunto de liberação de pequeno calibre (6-7 Fr), como a Zilver da Cook®, permitem a passagem em aparelhos com canal de trabalho de 2,8 cm ou mais.[50] A chegada ao mercado de enteroscópios de balão único e de duplo balão com canal de 3,2 mm facilitou a passagem de acessórios com mais de 2 mm de diâmetro, incluindo próteses metálicas, especialmente em situações em que o enteroscópio estiver muito angulado.[51,52] Para realização de papilotomia, deve-se procurar manter a orientação do corte no sentido do colédoco intraduodenal. Como a saída do acessório pelo canal de trabalho situa-se na porção inferior do campo visual nos endoscópios, quando for possível, deve-se posicionar a papila em posição inferior, através da rotação do endoscópio, direcionando o sentido do corte de baixo para cima. Entretanto, quando a papila se posiciona na porção superior do campo visual, como costuma acontecer na reconstrução a Billroth II (Fig. 54-3a), o sentido do corte é inverso ao habitual, de cima para baixo, na direção aproximada das 5 horas. Nesta situação podem ser utilizados vários tipos de papilótomos: em forma de S (sigmoide),[15] rotável (ex. Autotome RX Boston Scientific®) (Fig. 54-4b),[47] com fio de corte invertido (p. ex., esfincterótomo Soehendra BII da Cook®),[53,54] papilótomo com ponta de agulha (*needle-knife*) com fio-guia (Fig. 54-3b,c).[42,55] Outras opções seriam a papilotomia a mão livre com a *needle-knife* ou sobre um *stent* biliar.[56]

Pela dificuldade técnica da realização de papilotomias amplas com aparelhos de visão frontal, a dilatação da papila com balão, após pequena papilotomia (Fig. 54-3d,e) é empregada com frequência nos pacientes com AAC e coledocolitíase. Eventualmente, a dilatação da papila é realizada sem esfincterotomia prévia,[57] mas está associada a maior risco de pancreatite em pacientes com anatomia preservada.[58] Alguns estudos, todavia, questionam esta associação.[59,60] A remoção dos cálculos biliares é realizada com acessórios habituais (Fig. 54-3f).

Complicações

O risco de complicação na CPRE com enteroscopia balão-assistida varia de 0 a 19,5% dos procedimentos.[4] Em revisão de 23 artigos, complicações maiores ocorreram em 32 de 945 (3,4%) procedimentos, sendo a perfuração a mais frequente (n = 13) e, às vezes fatal, seguida de pancreatite (n = 11), sangramento (n = 3) e colangite (n = 11). Ocorreu ainda morte atribuída à embolia gasosa cerebral.[26] O risco de pancreatite pós-CPRE é relativamente baixo, em contraste com a CPRE convencional, uma vez que a via biliar encontra-se separada do ducto pancreático nos pacientes com anastomose bilioentérica e nos pacientes com papila intacta, o trato biliar é mais facilmente canulado do que o ducto pancreático na abordagem distal.[61] As perfurações intestinais podem ocorrer em diferentes níveis ao longo do trato gastrointestinal intubado ou durante a intervenção na papila duodenal, levando a pneumoperitôneo, retropneumoperitôneo e enfisema subcutâneo.[61] CPRE no pós-operatório precoce deve ser evitada, a fim de não romper anastomoses cirúrgicas recentes.[61] Intubação difícil por meio de anastomoses angulosas ou alças intestinais fixas e aderidas aumentam o risco de perfuração intestinal. Na região da papila, a perfuração pode ocorrer durante a fistulopapilotomia ou esfincterotomia e está relacionada com a falta de controle adequado do corte em razão do uso de endoscópio de visão frontal em posição muitas vezes tangencial e instável. Pode ocorrer, também, barotrauma em um sistema de alça fechada. A insuflação contínua de ar durante o procedimento, sem a capacidade de descompressão pela boca ou pelo ânus, aumenta significativamente a pressão intraluminal na alça aferente ou biliopancreática, resultando em escape de ar através de qualquer ponto fraco da parede (esfincterotomia, via biliar em paciente com esfincterotomia ou anastomose bilioentérica). O barotrauma pode ocorrer mais facilmente quando, na enteroscopia com *overtube*, o balão veda a saída de ar da extremidade cega da alça. Este risco é menor no BGYR, uma vez que o ar insuflado pode escapar para o estômago que ainda pode dilatar e descomprimir a alça intestinal aferente.[4] No entanto, ao realizar CPRE com enteroscopia balão-assistida, este risco está presente em todas as variações anatômicas cirúrgicas. Após a esfincterotomia, aparelhos finos de visão frontal são, às vezes, utilizados para realizar colangioscopia direta e podem causar barotraumas. Insuflação contínua de ar no trato biliar fechado pode causar ruptura da vesícula biliar ou deiscência da cápsula hepática e embolia gasosa. Estes tipos de barotraumas devem ser evitados pela insuflação com CO_2 que é absorvido muito mais rapidamente que o ar pela mucosa intestinal e pela desinsuflação intermitente do balão para permitir descompressão da alça aferente.[4] Ademais, a utilização de CO_2 diminui a distensão intestinal e abdominal e, consequentemente, o desconforto após procedimentos endoscópicos.[62,63] A utilização de água para realizar colangioscopia ou distensão da alça durante intervenção biliar em pacientes com hepaticojejunostomia também evita a embolia gasosa.[64]

CPRE TRANSGÁSTRICA ASSISTIDA POR LAPAROSCOPIA

No BGYR a alça alimentar é usualmente longa, o que dificulta o acesso endoscópico à via biliar através da via oral e torna o acesso transgástrico uma opção atraente nestes pacientes. A introdução do duodenoscópio, com o auxílio da laparoscopia, diretamente no estômago excluso permite a passagem do aparelho através do piloro para alcançar a papila. O duodenoscópio além de amplamente disponível, possibilita a realização de CPRE com técnicas e acessórios convencionais.[65-67] O acesso não cirúrgico ao estômago excluso para realizar CPRE pode ser feito através de gastrostomia guiada por ultrassonografia ou tomografia computadorizada. Entretanto, este método apresenta importantes desvantagens:

1. Necessidade de amadurecimento e dilatação do trajeto em algumas semanas, limitando seu uso a situações eletivas.
2. Permanência temporária da sonda de gastrostomia após o procedimento.
3. Risco de sérias complicações incluindo peritonite, perfuração gástrica, migração do tubo através da parede gástrica, fístula, hemorragia, fragmentação do tubo e vazamento.[68-70]

A CPRE através de acesso transgástrico por laparoscopia em pacientes com BGYR foi descrita pela primeira vez em 2002.[71] Desde então tem sido utilizada com frequência e alto índice de sucesso.[72-75] Em estudo multicêntrico que incluiu 388 pacientes, a papila foi alcançada em 98%, canulação do ducto desejado em 98%, e realização da intervenção desejada em 97%.[76] Dois trabalhos compararam diretamente a CPRE com enteroscopia balão assistida (CPRE-EBA) à CPRE assistida por laparoscopia (CPRE-AL). A CPRE-AL foi superior à CPRE-EBA na identificação da papila, na taxa de canulação e no sucesso terapêutico,[35,77] porém, a CPRE-AL associou-se à maior taxa de complicações (14,5% *vs.* 3,1%) em um dos estudos. A maioria das complicações decorrentes da CPRE-AL (10/11) foram relacionadas com a gastrostomia laparoscópica, incluindo infecção local, vazamento e fístula gástricas, sangramento local; um paciente teve pancreatite pós-CPRE.[77] Grimes *et al.* observaram taxa de complicação semelhante, de 14% (6/42) em pacientes submetidos à CPRE-AL. Conversão para cirurgia aberta ocorreu em um caso pela incapacidade de manobrar o duodenoscópio através do piloro.[70]

Descrição da Técnica

Durante a laparoscopia, o estômago excluído é identificado e uma gastrostomia pode ser realizada utilizando-se um *hook* (Fig. 54-5a). A área ideal para a gastrostomia é escolhida avaliando a mobilidade do estômago e a possibilidade de puxá-lo para a parede abdominal. Segundo Facchiano, a gastrostomia deve ser realizada geralmente no antro, 6 a 8 cm do piloro. Depois disso, dois pontos são passados pela parede abdominal e, em seguida, nos dois lados opostos da gastrostomia para ancorar o estômago. Estes dois pontos serão subsequentemente usados para levantar o estômago e puxá-lo para a parede abdominal. Um trocarte de 15 mm é inserido pela parede abdominal e introduzido no estômago através da gastrostomia (Fig. 54-5b) e o estômago é fixado à parede abdominal puxando-se os fios do exterior do abdome. Os fios podem, então, ser fixados fora do abdome usando dois Kocher, realizando uma espécie de gastrostomia temporária. O duodenoscópio é introduzido no estômago através do trocarte (Fig. 54-5c) e progredido pelo piloro até a papila. Geralmente, nenhuma alteração na posição do paciente ou da mesa de operação é necessária. Para facilitar a progressão do endoscópio, o cirurgião pode orientar a progressão do endoscópio movendo o trocarte no exterior da parede abdominal.[68] A fim de evitar distensão gasosa do delgado um clampe intestinal pode ser colocado no jejuno pouco depois do ângulo de Treitz.[78] Se necessário, a técnica de *rendez-vous* pode ser realizada. Nesse caso, o ducto cístico é dissecado laparoscopicamente e parcialmente transeccionado. Um fio-guia flexível é inserido pela abertura do ducto cístico (Fig. 54-5d) em direção ao duodeno através do colédoco e da papila. O fio flexível é tracionado pelo endoscopista e usado como guia. Uma vez terminada a intervenção biliopancreática, o endoscópio é removido do estômago e os pontos utilizados para fixar o estômago à parede abdominal são cortados. A gastrostomia pode ser finalmente fechada utilizando-se sutura ou grampeador.[68,78] Nos pacientes nos quais se antecipa a necessidade de repetição da CPRE, um tubo de gastrostomia pode ser deixado no local do trocarte para facilitar o acesso nos procedimentos subsequentes.

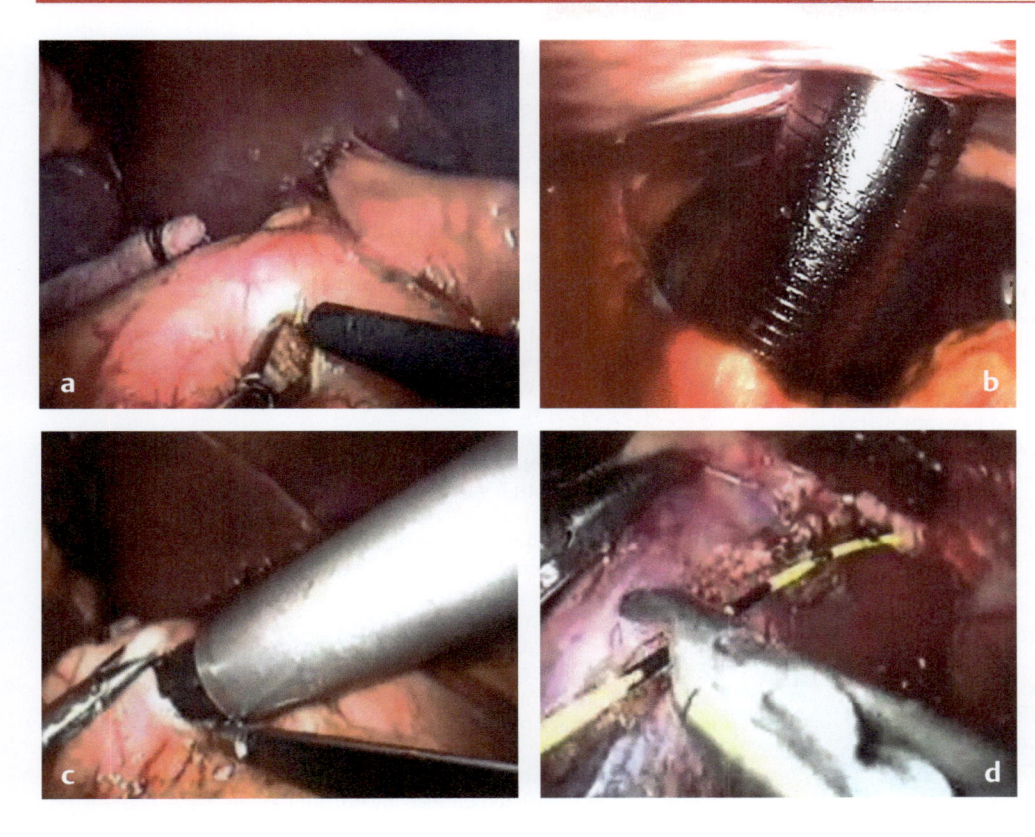

Fig. 54-5. (a) Acesso ao estômago excluso utilizando-se um *Hook*. **(b)** Trocarte introduzido na gastrostomia. **(c)** Duodenoscópio através do trocarte transgástrico. **(d)** Passagem de fio-guia pelo cístico. (Imagens cedidas por Dr. Marcelo Falcão.)

REFERÊNCIAS BIBLIOGRÁFICAS

1. Amer S, Horsley-Silva JL, Menias CO, Pannala R. Endoscopic retrograde cholangiopancreatography in patients with surgically altered gastrointestinal anatomy. Abdom Imaging. 2015;40(8):2921-31.
2. Shimatani M, Takaoka M, Tokuhara M, et al. Review of diagnostic and therapeutic endoscopic retrograde cholangiopancreatography using several endoscopic methods in patients with surgically altered gastrointestinal anatomy. World J Gastrointest Endosc. 2015;7(6):617.
3. Gómez V, Petersen BT. Endoscopic retrograde cholangiopancreatography in surgically altered anatomy. Gastrointest Endosc Clin N Am [Internet]. 2015;25(4):631-56.
4. Moreels TG. Endoscopic retrograde cholangiopancreatography in patients with altered anatomy: how to deal with the challenges? World J Gastrointest Endosc. 2014;6(8):345.
5. Lee A, Shah JN. Endoscopic approach to the bile duct in the patient with surgically altered anatomy. Gastrointest Endosc Clin N Am [Internet]. 2013;23(2):483-504.
6. Cotton PB, Eisen G, Romagnuolo J, et al. Grading the complexity of endoscopic procedures: results of an ASGE working party. Gastrointest Endosc [Internet]. 2011;73(5):868-74.
7. Bonfrate L, Wang DQH, Garruti G, Portincasa P. Obesity and the risk and prognosis of gallstone disease and pancreatitis. Best Pract Res Clin Gastroenterol [Internet]. 2014;28(4):623-35.
8. Amaral JF, Thompson WR. Gallbladder disease in the morbidly obese patient. Am Jounal Surg. 1985;149:551-7.
9. Wattchow DA, Hall JC, Whiting MJ, et al. Prevalence and treatment of gall stones after gastric bypass surgery for morbid obesity acute urinary retention associated with sublingual buprenorphine. Br Med J. 1983;286(March):1983-1983.
10. Sugerman HJ, Brewer WH, Shiffman ML, et al. A multicenter, double-blind, ursodiol formation placebo-controlled, randomized, prospective trial of prophylactic for the prevention of gallstone following gastric-bypass-induced rapid weight loss harvey. Am J Surg. 1995;169(January):91-7.
11. Bastouly M, Arasaki CH, Ferreira JB, et al. Early changes in postprandial gallbladder emptying in morbidly obese patients undergoing Roux-en-Y gastric bypass: correlation with the occurrence of biliary sludge and gallstones. Obes Surg. 2009;19(1):22-8.
12. Buchwald H, Williams SE. Bariatric surgery worldwide 2003. Obes Surg. 2004;14(9):1157-64.
13. SBCBM divulga números e pede participação popular para cobertura da cirurgia metabólica pelos planos de saúde [Internet]. [cited 2023 Jul 16].
14. Enestvedt BK, Kothari S, Pannala R, et al. Devices and techniques for ERCP in the surgically altered GI tract. Gastrointest Endosc [Internet]. 2016;83(6):1061-75.
15. Hintze RE, Adler A, Veltzke W, Abou-Rebyeh H. Endoscopic acess to the papilla of vater for endoscopic retrograde cholangiopancreatography in patients with Billroth II or Roux-en-Y gastrojejunostomy. 1997;29:69-73.
16. Itoi Takao T, Ishii K, Sofuni A, et al. Large balloon dilatation following endoscopic sphincterotomy using a balloon enteroscope for the bile duct stone extractions in patients with Roux-en-Y anastomosis. Dig Liver Dis [Internet]. 2011;43(3):237-41.
17. Prakash S, Joseph Elmunzer B, Forster EM, et al. Endoscopic ultrasound-directed transgastric ERCP (EDGE): A systematic review describing the outcomes, adverse events, and knowledge gaps. Endoscopy. 2022;54(1):52-61.
18. Sundaram S, Kale A. Endoscopic ultrasound guided biliary drainage in surgically altered anatomy: a comprehensive review of various approaches. World J Gastrointest Endosc. 2023;15(3):122-32.
19. Bhandari S, Bathini R, Sharma A, Maydeo A. Percutaneous endoscopic management of intra-hepatic stones in patients with altered biliary anatomy: a case series. Indian J Gastroenterol [Internet]. 2016;35(2):143-6.
20. Fuente I, Beskow A, Wright F, et al. Laparoscopic transcystic common bile duct exploration as treatment for choledocholithiasis after Roux-en-Y gastric bypass. Surg Endosc [Internet]. 2021;35(12):6913-20.
21. Wu WG, Mei JW, Zhao MN, et al. Use of the conventional side-viewing duodenoscope for successful endoscopic retrograde cholangiopancreatography in postgastrectomy patients. J Clin Gastroenterol. 2016;50(3):244-51.
22. Kim MH, Lee SK, Lee MH, et al. Endoscopic retrograde cholangiopancreatography and needle-knife sphincterotomy in patients with billroth ii gastrectomy: a comparative study of the forward-viewing endoscope and the side-viewing duodenoscope. Endoscopy. 1997;29:82-5.
23. Lin LF, Siauw CP, Ho KS, Tung JC. ERCP in post-Billroth II gastrectomy patients: Emphasis on technique. Am J Gastroenterol. 1999;94(1):144-8.
24. Ki HS, Park CH, Jun CH, et al. Feasibility of cap-assisted endoscopic retrograde cholangiopancreatography in patients with altered gastrointestinal anatomy. Gut Liver. 2015;9(1):109-12.
25. Hatanaka H, Yano T, Tamada K. Tips and tricks of double-balloon endoscopic retrograde cholangiopancreatography (with video). J Hepatobiliary Pancreat Sci. 2015;22(6):E28-34.
26. Skinner M, Popa D, Neumann H, et al. ERCP with the overtube-assisted enteroscopy technique: a systematic review. Endoscopy. 2014;46(7):560-72.
27. Tanisaka Y, Ryozawa S, Mizuide M, et al. Status of single-balloon enteroscopy-assisted endoscopic retrograde cholangiopancreatography in patients with surgically altered

anatomy: systematic review and meta-analysis on biliary interventions. Dig Endosc. 2021;33(7):1034-44.
28. Wu WG, Gu J, Zhang WJ, et al. ERCP for patients who have undergone Billroth II gastroenterostomy and Braun anastomosis. World J Gastroenterol. 2014;20(2):607-10.
29. Garcia-Cano J. A simple technique to aid intubation of the duodenoscope in the afferent limb of Billroth II gastrectomies for endoscopic retrograde cholangiopancreatography. Endoscopy [Internet]. 2088;40:E21-2.
30. Krutsri C, Kida M, Yamauchi H, et al. Current status of endoscopic retrograde cholangiopancreatography in patients with surgically altered anatomy. World J Gastroenterol. 2019;25(26):3313-33.
31. Yamauchi H, Kida M, Imaizumi H, et al. Innovations and techniques for balloon-enteroscope-assisted endoscopic retrograde cholangiopancreatography in patients with altered gastrointestinal anatomy. World J Gastroenterol. 2015;21(21):6460-9.
32. Azeem N, Tabibian JH, Baron TH, et al. Use of a single-balloon enteroscope compared with variable-stiffness colonoscopes for endoscopic retrograde cholangiography in liver transplant patients with Roux-en-Y biliary anastomosis. Gastrointest Endosc [Internet]. 2013;77(4):568-77.
33. Itokawa F, Itoi T, Ishii K, et al. Single- and double-balloon enteroscopy-assisted endoscopic retrograde cholangiopancreatography in patients with Roux-en-Y plus hepaticojejunostomy anastomosis and Whipple resection. Dig Endosc. 2014;26(FEBRUARY 2005):136-43.
34. Kato H, Tsutsumi K, Harada R. Short double-balloon enteroscopy is feasible and effective for endoscopic retrograde cholangiopancreatography in patients with surgically altered gastrointestinal anatomy. Dig Endosc. 2014;26:130-5.
35. Schreiner MA, Chang L, Gluck M, et al. Laparoscopy-assisted versus balloon enteroscopy-assisted ERCP in bariatric post-Roux-en-Y gastric bypass patients. Gastrointest Endosc [Internet]. 2012;75(4):748-56.
36. Yano T, Hatanaka H, Yamamoto H, et al. Intraluminal injection of indigo carmine facilitates identification of the afferent limb during double-balloon ERCP. Endoscopy. 2012;44:E340-1.
37. Kanno Y, Ohira T, Kozakai F, et al. Accurate endoscopic identification of the afferent limb at the Y anastomosis using the fold disruption sign after gastric resection with Roux-en-Y reconstruction. Dig Endosc. 2022;34(1):238-43.
38. Shah RJ, Smolkin M, Yen R, et al. A multicenter, U.S. experience of single-balloon, double-balloon, and rotational overtube-assisted enteroscopy ERCP in patients with surgically altered pancreaticobiliary anatomy (with video). Gastrointest Endosc [Internet]. 2013;77(4):593-600.
39. Iwai T, Kida M, Yamauchi H, et al. Short-type and conventional single-balloon enteroscopes for endoscopic retrograde cholangiopancreatography in patients with surgically altered anatomy: single-center experience. Dig Endosc. 2014;26(January):156-63.
40. Murate K, Nakamura M, Yamamura T, et al. CO2 enterography in endoscopic retrograde cholangiography using double-balloon endoscopy: A randomized clinical trial. J Gastroenterol Hepatol. 2023;38(5):761-7.
41. Schneider M, Höllerich J, Gerges C, et al. Motorized spiral enteroscopy-assisted ERCP in surgically altered anatomy: Early experience from a retrospective co-hort study. Endoscopy. 2021;55(5):476-81.
42. Osoegawa T, Motomura Y, Akahoshi K, et al. Improved techniques for double-balloon-enteroscopy-assisted endoscopic retrograde cholangiopancreatography. World J Gastroenterol. 2012;18(46):6843-9.
43. Park CH, Lee WS, Joo YE, et al. Cap-assisted ERCP in patients with a Billroth II gastrectomy. Gastrointest Endosc. 2007;66(3):612.
44. Park CH. Endoscopic retrograde cholangiopancreatography in post gastrectomy patients. Clin Endosc. 2016;49(6):506-9.
45. Ishii K, Itoi T, Tonozuka R, et al. Balloon enteroscopy-assisted ERCP in patients with Roux-en-Y gastrectomy and intact papillae (with videos). Gastrointest Endosc [Internet]. 2016;83(2):377-386.e6.
46. Okabe Y, Ishida Y, Kuraoka K, et al. Endoscopic bile duct and/or pancreatic duct cannulation technique for patients with surgically altered gastrointestinal anatomy. Dig Endosc. 2014;26:122-6.
47. Maluf-Filho F, Kumar A, De Souza TF, et al. Rotatable sphincterotome facilitates bile duct cannulation in patients with altered ampullary anatomy. Gastroenterol Hepatol. 2008;4(1):59-62.
48. Tsutsumi K, Kato H, Sakakihara I, et al. Dilation of a severe bilioenteric or pancreatoenteric anastomotic stricture using a Soehendra Stent Retriever. World J Gastro Endosc. 2013;5(8):412-6.
49. Itoi T, Ishii K, Sofuni A, et al. Single-balloon enteroscopy-assisted ercp in patients with billroth II gastrectomy or roux-en-y anastomosis (with video). Am J Gastroenterol. 2010;105(1):93-9.
50. Saleem A, Baron TH. Small diameter delivery system allows expandable metal biliary stent placement using a pediatric colonoscope in surgically altered anatomy. Endoscopy. 2011;43(2):69-71.
51. Kawashima H, Nakamura M, Ohno E, et al. Impact of instrument channel diameter on therapeutic endoscopic retrograde cholangiography using balloon-assisted enteroscopy. Dig Endosc. 2014;26:127-9.
52. Yamauchi H, Kida M, Okuwaki K, et al. A case series: outcomes of endoscopic biliary self-expandable metal stent for malignant biliary obstruction with surgically altered anatomy. Dig Dis Sci. 2016;61(8):2436-41.
53. Fujita K, Myojo S, Yoshida S, Kawase Y. Endoscopic sphincterotomy using a pull-type sphincterotome with an attached stabilizer in patients with Billroth II gastrectomy. Endoscopy. 2011;43(SUPPL. 2):47-8.
54. Bove V, Tringali A, Familiari P, et al. ERCP in patients with prior Billroth II gastrectomy: report of 30 years' experience. Endoscopy. 2015;47(7):611-6.
55. Park SB, Kim HW, Kang DH, et al. Sphincterotomy by triple lumen needle knife using guide wire in patients with Billroth II gastrectomy. World J Gastroenterol. 2013;19(48):9405-9.
56. Nakai Y, Kogure H, Yamada A, et al. Endoscopic management of bile duct stones in patients with surgically altered anatomy. Dig Endosc. 2018;30:67-74.
57. Lee TH, Hwang JC, Choi HJ, et al. One-step transpapillary balloon dilation under cap-fitted endoscopy without a preceding sphincterotomy for the removal of bile duct stones in Billroth II gastrectomy. Gut Liver. 2012;6(1):113-7.
58. Zhao HC, He L, Zhou DC, et al. Meta-analysis comparison of endoscopic papillary balloon dilatation and endoscopic sphincteropapillotomy. World J Gastroenterol. 2013;19(24):3883=91.
59. Jang SI, Yun GW, Lee DK. Balloon dilation itself may not be a major determinant of post-endoscopic retrograde cholangiopancreatography pancreatitis. World J Gastroenterol. 2014;20(45):16913-24.
60. Fujisawa T, Kagawa K, Hisatomi K, et al. Is endoscopic papillary balloon dilatation really a risk factor for post-ERCP pancreatitis? World J Gastroenterol. 2016;22(26):5909-16.
61. Moreels TG. Altered anatomy: enteroscopy and ERCP procedure. Best Pract Res Clin Gastroenterol [Internet]. 2012;26(3):347-57.
62. Bretthauer M, Seip B, Aasen S, Kordal M, et al. Carbon dioxide insufflation for more comfortable endoscopic retrograde cholangiopancreatography: a randomized, controlled, double-blind trial. Endoscopy [Internet]. 2007;39:58-64.
63. Hirai F, Beppu T, Nishimura T, et al. Carbon dioxide insufflation compared with air insufflation in double-balloon enteroscopy: A prospective, randomized, double-blind trial. Gastrointest Endosc [Internet]. 2011;73(4):743-9.
64. Yamamoto H. Be aware of the fatal risk of air embolism. Dig Endosc. 2014;26(1):23.
65. Schapira L, Falkenstein DB, Zimmon DS. Endoscopy and retrograde cholangiography via gastrostomy. Gastrointest Endosc [Internet]. 1975;22(2):103.
66. Gray R, Leong S, Marcon N, Haber G. Endoscopic retrograde cholangiography, sphincterotomy, and gallstone extraction via gastrostomy. Gastrointest Endosc. 1992;38(6):731-2.
67. Baron TH, Vickers SM. Surgical gastrostomy placement as access for diagnostic and therapeutic ERCP. Gastrointest Endosc. 1998;48(6):640-1.
68. Facchiano E, Quartararo G, Pavoni V, et al. Laparoscopy-Assisted Transgastric Endoscopic Retrograde Cholangiopancreatography (ERCP) After Roux-en-Y Gastric Bypass: Technical Features. Obes Surg. 2015;25(2):373-6.
69. Ahmed AR, Husain S, Saad N, et al. Accessing the common bile duct after Roux-en-Y gastric bypass. Surg Obes Relat Dis. 2007;3(6):640-3.
70. Grimes KL, Maciel VH, Mata W, et al. Complications of laparoscopic transgastric ERCP in patients with Roux-en-Y gastric bypass. Surg Endosc. 2015;29(7):1753-9.
71. Peters M, Papasavas PK, Caushaj PF, et al. Laparoscopic transgastric endoscopic retrograde cholangiopancreatography for benign common bile duct stricture after Roux-en-Y gastric bypass. Surg Endosc. 2002;1106.
72. Frederiksen NA, Tveskov L, Helgstrand F, t al. Treatment of Common Bile Duct Stones in Gastric Bypass Patients with Laparoscopic

Transgastric Endoscopic Retrograde Cholangiopancreatography. Obes Surg [Internet]. 2017;27(6):1409-13.
73. Snauwaert C, Laukens P, Dillemans B, et al. Laparoscopy-assisted transgastric endoscopic retrograde cholangiopancreatography in bariatric Roux-en-Y gastric bypass patients. Endosc Int Open. 2015;03(05):E458-63.
74. Falcão M, Campos JM, Neto MG, et al. Transgastric endoscopic retrograde cholangiopancreatography for the management of biliary tract disease after Roux-en-Y gastric bypass treatment for obesity. Obes Surg. 2012;22(6):872-6.
75. Saleem A, Levy MJ, Petersen BT, et al. Laparoscopic Assisted ERCP in Roux-en-Y Gastric Bypass (RYGB) Surgery Patients. J Gastrointest Surg. 2012;16(1):203-8.
76. Abbas AM, Strong AT, Diehl DL, et al. Multicenter evaluation of the clinical utility of laparoscopy-assisted ERCP in patients with Roux-en-Y gastric bypass. Gastrointest Endosc. 2018;87(4):1031-9.
77. Choi EK, Chiorean MV, Coté GA, Hajj I El, Ballard D, Fogel EL et al. ERCP via gastrostomy vs. double balloon enteroscopy in patients with prior bariatric Roux-en-Y gastric bypass surgery. Surg Endosc. 2013;27(8):2894-9.
78. Molina Romero FX, Morón Canis JM, Llompart Rigo A, et al. Laparoscopic transgastric endoscopic retrograde cholangiopancreatography after biliopancreatic diversion. Cir Esp. 2015;93(9):594-8.

55 CPRE na Gravidez e em Crianças

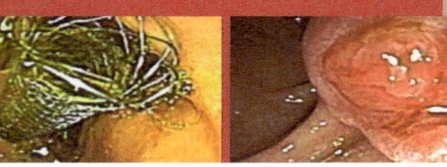

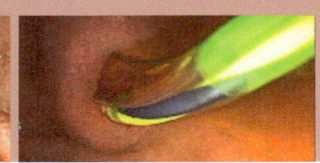

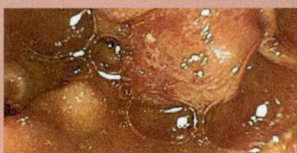

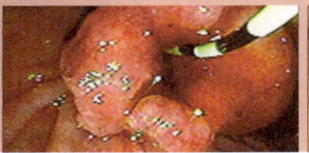

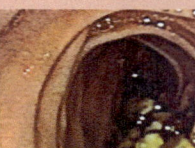

Daniel Moribe ▪ Lucas Santana Nova da Costa
Willian Ferreira Igi ▪ Guilherme Campos Stephanini

CPRE DURANTE A GESTAÇÃO

INTRODUÇÃO

Patologias da via biliar são condições relativamente comuns durante a gestação. Estimativas sugerem que até 12% das gestantes apresentem litíase biliar.[1] A maioria permanece assintomática durante toda a gestação, entretanto, 1 a cada 1.000 gestantes apresentarão litíase biliar sintomática.[2]

O aumento da incidência de doenças da via biliar durante a gestação é explicado por alterações fisiológicas inerentes ao período gestacional. O estrogênio provoca aumento da secreção de colesterol, enquanto a progesterona reduz a secreção de sais biliares, provocando um estado de supersaturação da bile. Além disso, outro efeito da progesterona consiste na redução do tempo de esvaziamento da vesícula biliar, gerando estase da bile, que, associada à supersaturação, promove a formação dos cálculos.[3,4] Em estudo prospectivo com 3.200 gestantes sem colelitíase em ultrassonografia abdominal realizada antes do período gestacional, 7,1% desenvolveram colelitíase ou lama biliar durante o segundo trimestre, 7,9% durante o terceiro trimestre e 10,2% em até 6 semanas após o parto.[5]

Colecistite, coledocolitíase (Fig. 55-1), pancreatite aguda e colangite são algumas das complicações da litíase biliar. Ocorrem em cerca de 10% dos pacientes sintomáticos e podem levar a sérias consequências tanto para a gestante quanto para o feto.[1,4] Nesse contexto, uma correta propedêutica e um tratamento assertivo destas condições se tornam nucleares para garantir que a gestação transcorra da forma mais saudável possível.

É consensual que a colecistectomia videolaparoscópica na gestação, quando bem indicada, é segura tanto para a mãe quanto para o feto.[6,7] Além de promover alívio sintomático, o procedimento diminui o risco relativo das tão temidas complicações da litíase biliar. O segundo semestre é o período mais indicado para a realização da cirurgia.

A colangiopancreatografia retrógrada endoscópica (CPRE) em gestantes foi inicialmente descrita em 1990 por Baillie et al., com bons resultados.[8] Entretanto, mesmo hoje, permanece sendo assunto controverso. A principal preocupação com relação a CPRE durante a gestação é a exposição do feto à radiação ionizante. O dano potencial dessa exposição ocorre tanto a curto, quanto a longo prazo, e inclui atrasos no crescimento e desenvolvimento, e aumento na incidência de neoplasias da infância. Apesar desse risco potencial, evidências cada vez mais robustas corroboram a sua realização desde que bem indicada.[9-15] Alguns cuidados, entretanto, devem ser tomados durante o procedimento para diminuir os riscos, que serão abordados em tópicos posteriores.

INDICAÇÕES

Uma correta indicação é parte fundamental no sucesso da CPRE. De forma geral, a CPRE não deve ser realizada durante a gestação com intuito meramente diagnóstico. Outros exames como a ressonância magnética são tão acurados quanto e oferecem menor risco materno-fetal. A CPRE deve ser realizada apenas com finalidade terapêutica e, mesmo assim, apenas quando houver forte evidência de obstrução biliar, evitando-se assim indicações fracas como, por exemplo, em exame pré-operatório de videocolecistectomia em pacientes com baixa probabilidade de coledocolitíase.[16]

A CPRE em gestantes deve ser realizada preferencialmente no segundo trimestre de gestação. Apesar de a literatura não mostrar maior taxa de eventos adversos quando realizada no primeiro trimestre, os dados são escassos e não conclusivos, e este é o período mais crítico da organogênese fetal. No terceiro trimestre pode haver maior dificuldade técnica na realização do procedimento decorrente da distorção da anatomia causada pelo útero gravídico, além de risco aumentado de complicações obstétricas e parto pré-termo. Vale ressaltar que na presença de indicação de urgência, a CPRE não deve ser postergada, a fim de não aumentar a morbidade materna e fetal.[17]

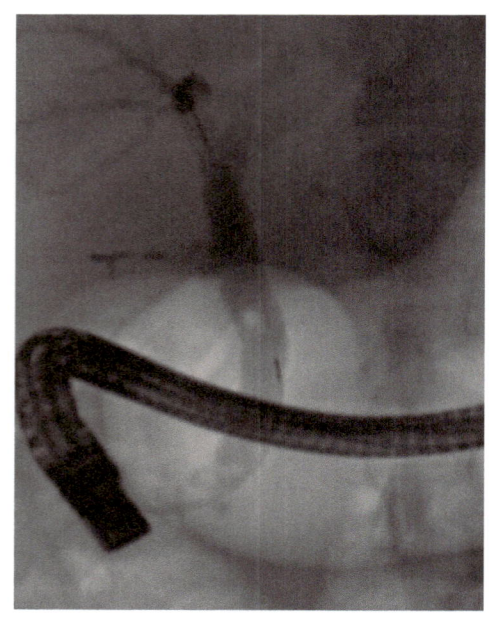

Fig. 55-1. Colangiografia retrógrada endoscópica demonstrando coledocolitíase.

Para determinar a real indicação da CPRE na gestação e mitigar riscos desnecessários com o procedimento, faz-se necessária a utilização de amplo arsenal propedêutico com exames laboratoriais e de imagem.

A ultrassonografia de abdome é um exame confiável e seguro para a identificação de colelitíase em gestantes. Trata-se de um exame de baixo custo e amplamente disponível. Apresenta elevada acurácia para o diagnóstico de colelitíase; no entanto, uma baixa sensibilidade (20-38%) para o diagnóstico de coledocolitíase e para estudo da via biliar. Vale ressaltar que é um exame operador dependente e que a interposição do útero gravídico pode prejudicar a avaliação.[18-20]

A tomografia computadorizada de abdome geralmente é evitada durante a gestação, por se tratar de um exame inferior à ressonância magnética na avaliação das vias biliares e expor o feto à radiação ionizante.[21]

A colangiorressonância (CPRM) surgiu na década de 1990 e, desde então, vem substituindo a CPRE para fins diagnósticos. Apresenta elevada acurácia na avaliação das vias biliares e não necessita da utilização de contraste venoso.[22] Até a presente data não foi descrito nenhum efeito deletério desse procedimento no desenvolvimento fetal em nenhum dos trimestres gestacionais.[23] Todavia, é menos sensível que a CPRE no diagnóstico de cálculos inferiores a 6 mm no colédoco.[24]

A ultrassonografia endoscópica desponta como alternativa no estudo da via biliar (Figs. 55-2 e 55-3). Possui sensibilidade de 88-97% e especificidade de 96-100% para o diagnóstico de coledocolitíase.[6] Evidências demonstram que, na população em geral, o método reduz o número de intervenções desnecessárias em pacientes com baixa ou moderada probabilidade de coledocolitíase.[25,26] No entanto, o número de pacientes gestantes submetidas a este exame ainda é muito pequeno para definir sua real utilidade nesta população.[27]

Toda essa propedêutica de imagem torna o diagnóstico mais assertivo, de forma a evitar erros que possam prejudicar o paciente e onerar o sistema de saúde de forma desnecessária. É importante ressaltar que existem patologias específicas da gestação que entram no diagnóstico diferencial das patologias biliares. Tais condições cursam com icterícia, mas sem obstrução biliar extra-hepática, como hiperêmese gravídica, colestase intra-hepática da gravidez, síndrome HELLP e esteatose aguda da gravidez.[18]

Dentre as indicações de CPRE durante a gestação, o destaque vai para a coledocolitíase. Outras patologias que indicam tal procedimento são a colangite (Fig. 55-4) e a pancreatite aguda.[24,27] Condições menos comuns são fístula biliar, estenose biliar, coleções líquidas pancreáticas e neoplasia pancreática.[27,28]

Outro tópico que merece atenção diz respeito às mulheres em idade fértil que serão submetidas à CPRE. Uma anamnese sobre a data da última menstruação, bem como a solicitação de exames laboratoriais, quando necessários, são de suma importância para evitar uma exposição inadvertida à radiação ionizante. Em uma série de casos publicada de 23 pacientes grávidas submetidas ao procedimento, 3 não sabiam da gestação no momento da CPRE.[29]

Após definida a indicação da CPRE, as pacientes devem ser totalmente esclarecidas com relação ao procedimento. Questões como o risco de exposição do feto à radiação, bem como de outras complicações inerentes ao método devem ser discutidas com a paciente e a família. Tratamentos alternativos, caso existam, devem ser informados. O termo de consentimento deve, então, ser assinado pela paciente ou seu responsável legal (Figs. 55-2 e 55-3).

RADIAÇÃO IONIZANTE

De forma geral, os efeitos da radiação são divididos em duas categorias: efeitos determinísticos e efeitos estocásticos. Efeitos determinísticos são aqueles que apresentam um limiar, abaixo do qual nenhuma reação tecidual é encontrada. O limiar é variável, dependendo do tecido exposto. Uma vez ultrapassado o limiar tecidual, a gravidade da reação será maior conforme a dose da radiação. Podem ocorrer de horas a meses após a exposição. Exemplos desse efeito são a formação de catarata, infertilidade, lesões de pele e queda de cabelo.

Em contrapartida, efeitos estocásticos são aqueles que ocorrem sem um limiar identificável. A probabilidade de ocorrerem aumenta com a dose de radiação e o risco é cumulativo com o tempo. Esses efeitos costumam ocorrer após anos ou até mesmo décadas após a exposição. Defeitos genéticos e o surgimento de neoplasias são alguns de seus exemplos.[17,30]

O tempo de uso da fluoroscopia é considerado a variável mais importante na mensuração da exposição fetal à radiação. Existem formas de abreviar esse tempo, sendo as principais a realização de toques curtos no equipamento para confirmação da posição do fio-guia e a realização do procedimento por endoscopista experiente. Um ritmo de 7,5 pulsos por segundo pode reduzir a exposição à radiação em até 70-80%,[31,32] enquanto que a realização do procedimento por endoscopista experiente promove redução em até 20% no tempo de fluoroscopia a cada 10 anos de experiência.[33] Evitar uso de magnificação de imagem e expor o mínimo de área corporal possível da paciente também são medidas que auxiliam no controle da exposição a radiação.

Estudo com 15 pacientes mostrou tempo médio de fluoroscopia de 3,2 minutos, com total de 3,1 mSV de radiação. Em geral é recomendado durante o primeiro trimestre limitar a exposição no máximo até 1 mSV, e durante toda a gestação menos de 5 mSV.[34]

Baron e Schueler[35] descreveram métodos para redução da radiação na realização de CPRE em gestantes que estão listados no Quadro 55-1.

CUIDADOS ESPECIAIS DURANTE O PROCEDIMENTO

O posicionamento da paciente, principalmente no final da gestação, deve ser o decúbito lateral esquerdo, visando evitar a compressão da veia cava inferior, o que poderia levar à diminuição do

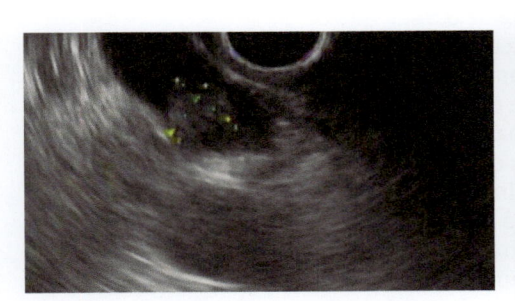

Fig. 55-2. Ultrassonografia endoscópica com aparelho setorial evidenciando cálculo de 6 mm no colédoco. (Imagem cedida pelo Dr. Marco Aurélio D'Assunção.)

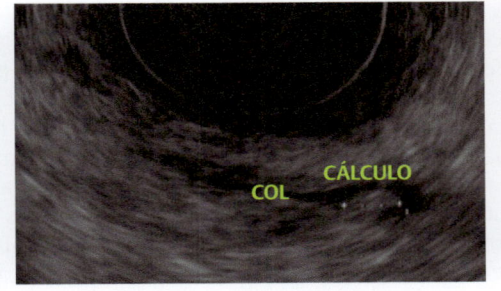

Fig. 55-3. Ultrassonografia endoscópica com aparelho radial evidenciando cálculo de 4,7 mm no colédoco distal. (Imagem cedida pelo Dr. Marco Aurélio D'Assunção.)

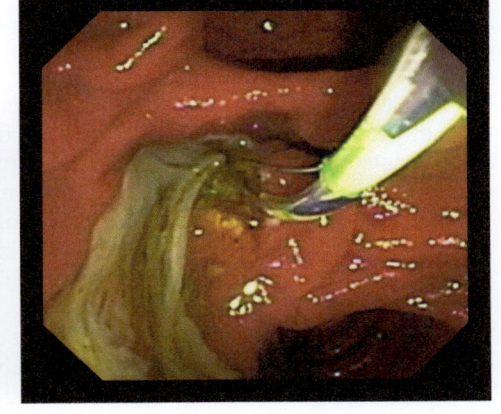

Fig. 55-4. Imagem endoscópica de papila duodenal maior após papilotomia em paciente com colangite aguda.

Quadro 55-1. Métodos para Redução da Exposição fetal à radiação durante a Realização de CPRE em Gestantes

- Reduzir o tempo de uso da fluoroscopia
- Reduzir o número de filmes revelados
- Reduzir a dose de radiação quando possível
- Colimar o feixe de raios X para o menor campo possível
- Manter o paciente o mais próximo possível do receptor de imagens e o mais distante possível do tubo de raios X
- Evitar o uso de magnificação na fluoroscopia
- Ajustar a posição do paciente para minimizar a exposição fetal à radiação
- Conhecer o equipamento de fluoroscopia que está sendo utilizado e suas funções

retorno venoso, hipotensão materna e redução da perfusão placentária.[24,36]

O tempo de procedimento deve ser sempre o menor possível, visando não somente a redução da exposição à radiação, como, também, a menor infusão de drogas e o abreviamento do tempo anestésico. Como já enfatizado, faz-se necessário um endoscopista experiente para a realização do procedimento.[17]

Deve-se dar preferência para o eletrocautério bipolar sempre que possível, visto que o líquido amniótico pode conduzir corrente elétrica para o feto. Entretanto, acessórios bipolares nem sempre estão disponíveis. Quando a cauterização utilizada for monopolar, a placa de aterramento deve ser colocada de forma que o útero não fique entre o esfincterótomo e a placa, minimizando o risco de condução de corrente elétrica através do líquido amniótico.[24]

O avental de chumbo, mesmo que na maioria das vezes não leve a grande redução na exposição fetal à radiação,[37] deve ser utilizado sempre que possível.[17] Atentar-se ao fato de que quando se utiliza o arco cirúrgico, o avental deve ser colocado debaixo da paciente, visto que é onde está a fonte de raios X.

O acompanhamento por equipe de anestesia também é de grande importância. Gestantes têm maior risco de hipóxia e broncoaspiração, o que pode ser minimizado com o uso da anestesia geral.[11] Sempre que possível, deve-se dar preferência para medicamentos categoria B na gestação. Detalhes sobre sedação e os medicamentos a serem utilizados serão discutidos no capítulo de sedação.

De forma análoga, a paciente precisa de acompanhamento por obstetra especialista em gestação de alto risco, prontamente disponível para atuação em caso de sofrimento fetal ou complicações relacionadas a gestação.[24] A decisão de monitorar o batimento cardíaco fetal deve ser individualizada e vai depender da idade gestacional e recursos disponíveis.

Durante a realização da CPRE, é interessante monitorar a exposição fetal à radiação (p. ex.: dosímetros). Alguns autores sugerem que esta monitorização seja realizada apenas em casos de alta complexidade e com tempo de procedimento prolongado.[38] Entretanto, a CPRE é um procedimento muitas vezes imprevisível, sendo difícil estimar a duração do procedimento antes do seu início. Logo, a exposição fetal à radiação deve ser estimada sempre que possível.[39]

TÉCNICA

Desde 1990, quando foi relatada a primeira série de casos com CPRE em gestantes,[8] várias técnicas já foram descritas na literatura. A técnica padrão envolve o uso de fluoroscopia para a confirmação do correto posicionamento do fio-guia. A preferência para a população gestante, quando a técnica com fluoroscopia é preconizada, é iniciar a cateterização da papila maior utilizando esfincterótomo e fio-guia, a fim de evitar trocas desnecessárias de cateter e minimizar o uso da fluoroscopia.

Existem outras técnicas de CPRE que não utilizam fluoroscopia, e, portanto, são livres de radiação. A primeira descrição de CPRE sem radiação foi feita em 1990 por Binmoeller e Katon.[40] Mais recentemente outros autores vêm relatando técnicas de realização de CPRE em gestantes sem o uso da fluoroscopia. Dentre elas, a técnica mais utilizada é o cateterismo da via biliar utilizando o fio-guia, com confirmação do posicionamento através da aspiração da bile ou da evidência de bile ao redor do fio-guia.[41,42] Quando existe dúvida quanto à cateterização, pode-se inserir uma prótese de 5 Fr × 2 cm e observar a drenagem. Caso haja drenagem de bile, procede-se a esfincterotomia sobre a prótese.[41] Um ponto importante nessa técnica é assegurar que a via biliar tenha sido completamente drenada, uma vez que o cateterismo pode ter ocorrido para o ducto cístico. Existem relatos de confirmação da correta drenagem da via biliar com a utilização de ultrassonografia abdominal e exames laboratoriais,[42] colangioscopia e ecoendoscopia.[41,43]

Sharma e Maharshi[44] descreveram outra técnica de realização de CPRE em gestantes sem fluoroscopia. Trata-se de uma técnica em dois tempos. Inicialmente o acesso à via biliar é realizado com papilótomo e fio-guia, com aspiração da bile para confirmar o correto posicionamento. Em seguida é realizada a papilotomia. A seguir insere-se uma prótese biliar duplo *pigtail* de 7 Fr para drenagem da via biliar. O segundo tempo do procedimento é realizado após o parto, com a retirada da prótese biliar e extração dos cálculos com o auxílio da fluoroscopia. É importante levar em consideração o risco de oclusão da prótese e colangite. Pode ser uma boa opção para casos mais complexos, como cálculos gigantes, o que reduziria drasticamente o tempo do procedimento.

Apesar dessa gama de opções de técnicas de CPRE sem fluoroscopia, Azab M *et al.*, 2019,[45] concluíram em sua metanálise que técnicas de CPRE que não utilizam fluoroscopia podem, de fato, diminuir o risco de desfechos não relacionados com a gestação, no entanto, não impactam os desfechos relacionados com o feto ou a gestação.

A escolha da técnica deve ser avaliada caso a caso, considerando o quadro clínico da paciente, a *expertise* da equipe, os materiais disponíveis no serviço e a preferência da paciente.

RESULTADOS E COMPLICAÇÕES

Tiwari *et al.*[46] conduziram uma revisão sistemática de 19 estudos incluindo 214 CPREs em gestantes e as complicações relacionadas com o procedimento incluíram aborto espontâneo (0,9%), sofrimento fetal (0,6%) e parto prematuro (4,6%). Azab M *et al.*[45] compilaram 27 estudos com um número total de 1.307 gestantes submetidas à CPRE e identificaram 5,4% complicações fetais, 6,1% complicações maternas, 11,9% complicações não relacionadas com a gestação.

Inamdar S *et al.*, em 2016,[47] publicaram estudo retrospectivo no qual avaliaram 3.628 pacientes submetidas à CPRE, sendo 907 gestantes. Doze por cento das gestantes desenvolveram pancreatite, enquanto apenas 5% das não gestantes desenvolvem a condição. Concluiu, portanto, que a gestação é fator de risco independente para pancreatite pós-CPRE.

A maioria dos trabalhos demonstram taxas de complicações semelhantes da CPRE entre a população geral e as gestantes, com índices baixos e aceitáveis de complicações fetais e maternas. A exceção é o estudo de Inamdar S *et al.*,[46] que demonstrou maior incidência de pancreatite pós-CPRE na população gestante.

No Quadro 55-2 estão listados os trabalhos com as maiores casuísticas de CPRE em gestantes.[47,48] Em todos os trabalhos listados foram realizadas CPREs durante os três trimestres gestacionais, sendo 29% no primeiro, 35% no segundo e 36% no terceiro trimestre. A taxa de complicações maternas foi de 10%, enquanto a taxa de complicações fetais foi de 5,5%.

Os efeitos teratogênicos e carcinogênicos da radiação ionizante sobre o feto a longo prazo são pouco conhecidos. A quantidade de estudos é insuficiente e a falta de metodologia de acompanhamento da criança após o nascimento é um viés importante dos poucos estudos que abordam esse tema.

Gupta *et al.*[49] realizaram o acompanhamento de 18 pacientes grávidas submetidas à CPRE, sendo 4 no primeiro trimestre. Após um acompanhamento médio de 6 anos, todas as crianças permaneciam saudáveis. Laudanno *et al.*[50] avaliaram 24 gestantes submetidas à CPRE por coledocolitíase durante período de 11 anos. Nenhum atraso de crescimento ou desenvolvimento foi identificado, bem como nenhuma neoplasia diagnosticada durante o acompanhamento.

Quadro 55-2. Trabalhos com as Maiores Casuísticas de CPRE em Gestantes

Autores, ano	Número de procedimentos	Complicações maternas	Complicações fetais
Jamidar et al., 1995[29]	29	10,3% PEP (mesma paciente)	3,4% SAB 6,9% EAB 3,4% óbito neonatal
Vandervoort et al., 1996[9]	15	6,7% PEP	Nenhuma
Farca et al., 1997[47]	11	18,2% migração proximal próteses	Nenhuma
Tham et al., 2003[10]	15	6,7% PEP	6,7% PTD
Kahaleh et al., 2004[11]	17	5,9% PEP 5,9% sangramento	11,8% pré-eclâmpsia
Gupta et al., 2005[48]	18	5,6% PEP 5,6% sangramento	5,6% PTD
Shelton et al., 2008[41]	21	4,8% PEP 4,8% cálculos residuais	4,8% IUGR + PTD
Sharma et al., 2008[44]	11	Nenhuma	Nenhuma
Bani Hani et al., 2009[48]	10	10% PEP	Nenhuma
Daas et al., 2009[13]	17	Nenhuma	5,9% EAB
Tang et al., 2009[12]	68	16,1% PEP	7,4% PTD 1,5% EAB 5,9% LBW
Smith et al., 2013[38]	35	5,7% sangramento 5,7% PEP 2,9% óbito	Nenhuma
Fine et al., 2014[14]	20	10% PEP	Nenhuma
Lee et al., 2015[15]	10	1% hiperamilasemia	Nenhuma

PEP: pancreatite pós-CPRE; SAB: aborto espontâneo; EAB: aborto eletivo; PTD: parto pré-termo; IUGR: retardo de crescimento intrauterino; LBW: baixo peso ao nascer.

É difícil avaliar até que ponto as complicações aqui citadas são decorrentes do procedimento em si, da patologia em questão ou do fato de a paciente estar em processo de gestação. Mas já está consolidado na literatura que o retardo no tratamento das patologias biliopancreáticas em gestantes pode ter consequências muito mais dramáticas para a mãe e o feto do que a realização da CPRE. Concluímos, portanto, que a CPRE segue sendo um método seguro e eficaz no tratamento de afecção da via biliar em pacientes gestantes.

COLANGIOSCOPIA

Colangioscopia (Figs. 55-5 e 55-6) consiste na introdução de endoscópio fino por dentro do canal de trabalho do duodenoscópio com o objetivo de estudar e tratar patologias das vias biliares. O método vem inovando o estudo da árvore biliar por possibilitar a avaliação de estenoses e tumores, bem como auxiliar no manejo terapêutico da coledocolitíase. Permite tanto a passagem de acessório de biópsia para a coleta de material direcionado para estudo histopatológico, quanto a realização de litotripsia a *laser* em caso de cálculos grandes da via biliar. Existe pouca experiência relatada na literatura sobre o uso do método em gestantes, no entanto, a pouca evidência que existe sugere tratar-se de um método relativamente seguro. Dalal A et al., em 2022,[51] avaliaram 10 gestantes submetidas à colangioscopia para o tratamento de coledocolitíase e não identificaram qualquer complicação fetal ou materna em nenhuma das pacientes. Novos estudos com um número maior de pacientes são necessários para determinar o real papel da colangioscopia na propedêutica das patologias da via biliar na gestação, entretanto, seu potencial aparenta ser bastante promissor.

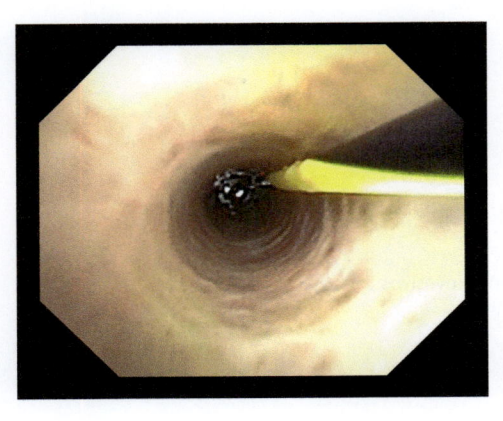

Fig. 55-5. Imagem de colangioscopia normal.

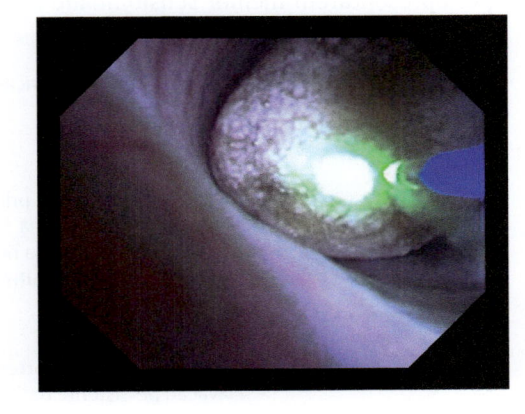

Fig. 55-6. Litotripsia a *laser* de cálculo em colédoco durante colangioscopia.

CPRE EM CRIANÇAS

INTRODUÇÃO

A CPRE na população pediátrica apresentou aumento de 26% de 2000 para 2009 (de 5.337 para 6.733 procedimentos).[52] Além do número crescente, observa-se aumento significativo daqueles com finalidade terapêutica, sendo essas utilizadas em 80%[53] dos procedimentos na última década, com sucesso em 90% dos casos e uma taxa de eventos adversos abaixo de 10%.[53,54] Em vista de sua crescente importância, é fundamental que o endoscopista tenha em mente conceitos específicos dessa população para realizar sua melhor abordagem. Além das indicações, detalhes técnicos e diâmetro do aparelho, é importante observar que crianças e adolescentes necessitam de uma abordagem psicológica mais empática, explicando-lhes acerca do procedimento conforme sua faixa etária.[55]

INDICAÇÕES

A maioria dos procedimentos indicados na população pediátrica, segundo a Pediatric ERCP Database Initiative (PEDI), é decorrente de transtornos das vias biliares (76,4%), enquanto as causas pancreáticas representam 27,6% dos procedimentos.[54] As principais indicações encontram-se descritas no Quadro 55-3.

O advento da colangiopancreatografia por ressonância magnética (CRNM) e da ultrassonografia endoscópica limitaram a utilização da CPRE no campo diagnóstico, ficando o método como alternativa para auxílio em casos em que outros métodos de imagem menos invasivos foram inconclusivos, quando existe a possibilidade de tratamento de anomalias anatômicas ou forte evidências de diagnóstico e tratamento numa mesma sessão. Ressalta-se que a CRNM ainda apresenta sensibilidade moderada na identificação de anormalidades biliopancreáticas em crianças, não sendo raros resultados falso-positivos ou falso-negativos.[56]

Entre as principais etiologias, destacam-se: coledocolitíase (40,7%), estenoses biliares benignas ou malignas (17,3%) e pancreatite crônica com o intuito de melhorar a drenagem (14,4%).[54]

Embora apresente indicações semelhantes aos adultos, a CPRE nas crianças tem suas particularidades. As estenoses biliares geralmente são benignas,[57] resultantes de colecistectomias ou transplantes hepáticos. Na investigação de anomalias congênitas, a exclusão do diagnóstico de atresia biliar pode evitar a necessidade de uma laparotomia; já o cisto de colédoco pode ser diagnosticado quando a ultrassonografia (US) ou a ressonância nuclear magnética (RNM) não forem conclusivas, por apresentarem melhor sensibilidade e ainda oferecer detalhes importantes para o planejamento cirúrgico.[58] A má junção biliopancreática pode ter seu diagnóstico dificultado para outros exames de imagem, especialmente quando o canal comum for curto.[59]

No caso das patologias pancreáticas, a CPRE tem papel de destaque no tratamento da dor de pacientes com pancreatite, seja crônica, aguda ou recorrente, que não respondem à terapia medicamentosa.[60]

Vias Biliares

Calculose da Via Biliar

A calculose da via biliar é rara na população pediátrica, acometendo de 2 a 7% dos pacientes com colelitíase. Pode ser assintomática ou provocar graves complicações como pancreatite aguda, icterícia ou colangite,[61] e são mais comuns em crianças acima dos 10 anos.[62]

Embora não haja diretrizes específicas para a população pediátrica, a CPRE pode ser indicada caso haja o diagnóstico prévio de coledocolitíase ou dilatação de colédoco e sintomas obstrutivos (icterícia, acolia, colúria ou pancreatite aguda) estiverem presentes, seja antes ou após colecistectomia, preferencialmente via laparoscópica.[63] Interessante notar que o melhor fator preditivo positivo para a presença de cálculos na árvore biliar extra-hepática é a elevação da bilirrubina conjugada.[64]

O tratamento endoscópico é baseado na extração dos cálculos e na esfincterotomia, podendo-se colocar ou não próteses, com taxas de sucesso comparáveis às obtidas em adultos (Fig. 55-7).[65]

Fístulas Biliares

As fístulas biliares na população pediátrica geralmente são decorrentes de cirurgias abdominais (p. ex., colecistectomia, hepatectomia e transplante hepático) ou traumas abdominais. Como pré-requisito básico para tratamento endoscópico, é fundamental que não haja a secção completa da árvore biliar. Nessa situação, o tratamento cirúrgico ainda é imperativo.[66-69]

Seu tratamento é baseado na redução da pressão do sistema biliar[67] e consiste na colocação de próteses biliares, com ou sem a confecção da esfincterotomia, e apresenta resultados similares aos obtidos em adultos.[68] Em alguns casos pode ser necessário o uso de terapias combinadas, como drenagens percutâneas de bilomas ou até mesmo abordagens cirúrgicas (p. ex., colecistectomia, hepático-jejunoanastomose).[67,68]

Quadro 55-3. Indicações de CPRE em Crianças

Vias Biliares	▪ Calculose da via biliar ▪ Fístulas biliares ▪ Estenoses biliares ▪ Colangite esclerosante primária ▪ Avaliação pré-operatória ▪ Investigação de icterícia neonatal ▪ Falha ou ausência de outros métodos de imagem menos invasivos
Pâncreas	▪ Pancreatite crônica ▪ Pancreatite aguda ▪ Pancreatite aguda recorrente de causa desconhecida ▪ Elevação persistente das enzimas pancreáticas ▪ Pâncreas *divisum* ▪ Fístulas pancreáticas ▪ Obstrução dos ductos pancreáticos (cálculos, subestenoses etc.) ▪ Pseudocisto pancreático (via transpapilar) ▪ Trauma pancreático ▪ Falha ou ausência de outros métodos de imagem menos invasivos

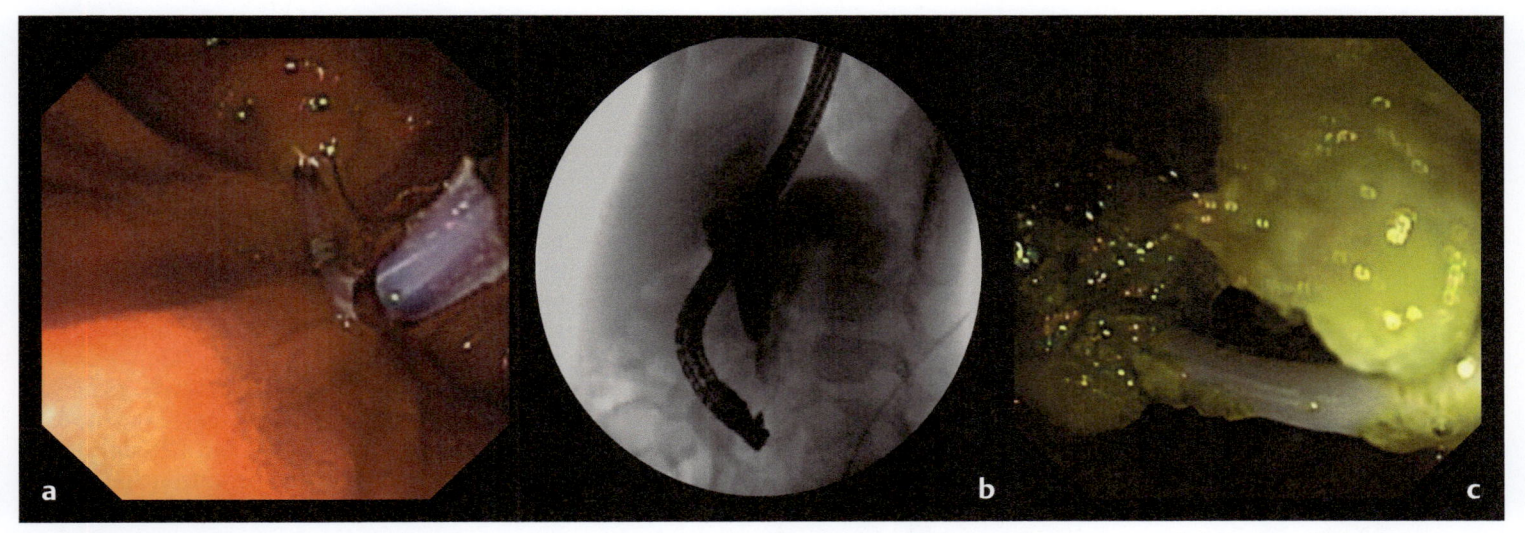

Fig. 55-7. Tratamento endoscópico de calculose da via biliar: (**a**) Confecção da esfincterotomia. (**b**) Fluoroscopia demonstrando falha de enchimento do colédoco distal. (**c**) Saída de barro biliar após passagem de balão extrator. (Imagens gentilmente cedidas pelo Dr. Marco Aurélio D'Assunção.)

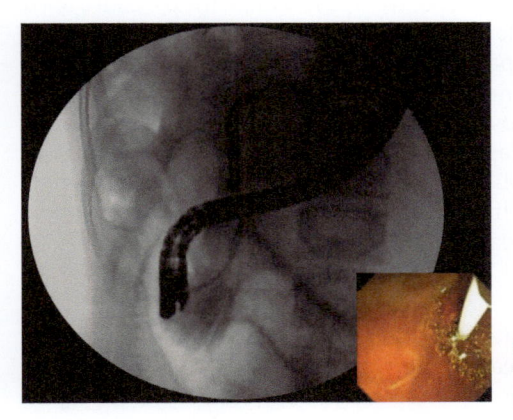

Fig. 55-8. Estenose de via biliar pós-transplante hepático.

Estenoses Biliares

Da mesma forma que as fístulas biliares, as estenoses (Fig. 55-8) geralmente são decorrentes de cirurgias biliopancreáticas e podem existir concomitantemente. A CPRE nas duas situações é muito importante, pois pode fazer o diagnóstico e demonstrar a extensão e a localização do trecho acometido.[67]

Em adultos, na maior parte dos transplantes é realizada a reconstrução da árvore biliar através de uma anastomose terminoterminal, de forma que o tratamento padrão, nesses casos, é a CPRE, sendo o mesmo aplicado para crianças submetidas à mesma técnica.[69] Contudo, na faixa etária pediátrica, a principal indicação dos transplantes é a atresia de vias biliares e costuma-se realizar uma anastomose biliodigestiva, pois a reconstrução ducto-ducto é fator de risco para o desenvolvimento de complicações biliares. Nesses casos, o tratamento padrão ouro é a radiologia intervencionista (Fig. 55-9).[70]

O tratamento das estenoses segue os mesmos princípios dos realizados em adultos, como a dilatação com balão e a colocação de próteses plásticas.[67] Foi encontrada apenas uma série de 4 casos, sendo apenas 2 pacientes abaixo dos 18 anos, onde foi relatado o uso de próteses metálicas, com bom resultado clínico. Todavia, ainda não é possível afirmar a real segurança do seu uso para crianças e adolescentes.[71]

Colangite Esclerosante Primária

Embora o diagnóstico da colangite esclerosante primária seja feito principalmente em adultos, é cada vez mais comum seu reconhecimento já nos primeiros anos de vida. Devido aos menores riscos de eventos adversos, prefere-se a colangiorressonância nuclear magnética para este fim, embora as imagens da CPRE tenham melhor qualidade.[72] Como método terapêutico, permite a dilatação de estenoses ou a colocação de próteses por meio de estenoses dominantes.[73]

Atresia de Vias Biliares

É uma causa de icterícia neonatal em que um processo fibroinflamatório leva à completa obliteração da árvore biliar extra-hepática. Costuma se manifestar com 2 a 3 semanas de vida com hepatomegalia, acolia fecal, icterícia persistente e hiperbilirrubinemia conjugada. Pode, ainda, estar associada a outras malformações. A maioria dos casos (86%) é diagnosticada sem CPRE. Contudo, esse é um método importante na avaliação pré-operatória, já que pode evitar uma abordagem cirúrgica desnecessária em 12%-43% dos casos onde não houve adequada avaliação das vias biliares.[58]

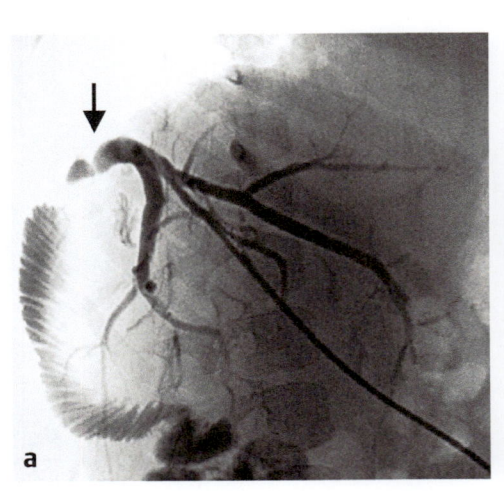

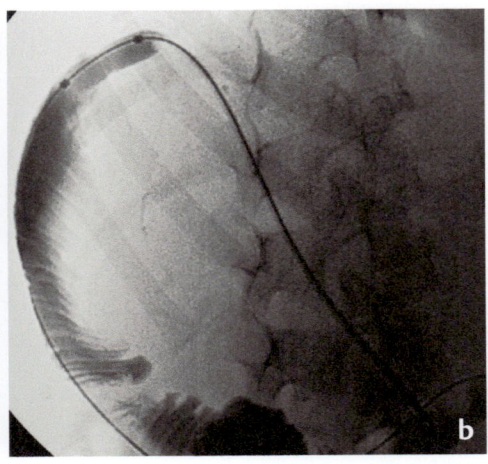

Fig. 55-9. Estenose pós-transplante tratada por meio da radiologista intervencionista. (**a**) Estenose de anastomose biliodigestiva. (**b**) Dilatação com balão. (Imagens gentilmente cedidas pelo Dr. Airton M. Moreira.)

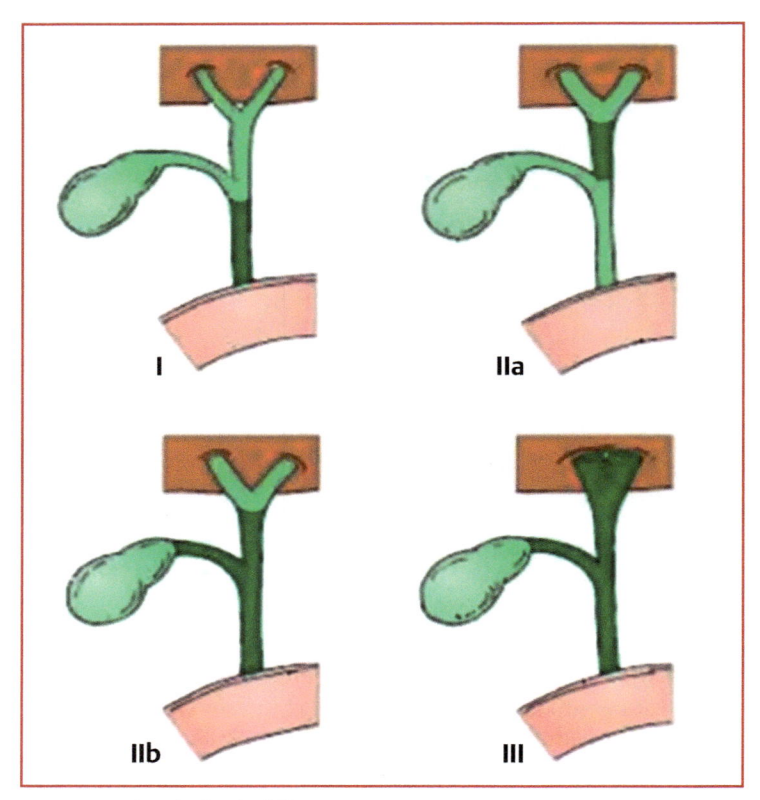

Fig. 55-10. Atresia de vias biliares.

A atresia biliar pode ser classificada em 4 tipos (Fig. 55-10) e seus achados na CPRE são:

1. Contrastação do ducto pancreático apenas, não aparecendo a árvore biliar (tipo 1: atresia do colédoco)
2. Contrastação do colédoco e da vesícula biliar sem passagem de contraste a montante (tipo 2: atresia do ducto hepático comum)
3. Contrastação de toda a árvore biliar extra-hepática, com vazamento de bile ao nível do porta-hepatis (tipo 3: atresia dos ductos hepáticos ao nível da *porta hepatis*).

A atresia de vias biliares do tipo 4 não pode ser abordada por CPRE uma vez que é caracterizada por atresia de toda a árvore biliar extra-hepática.

Má Junção Biliopancreática

Anomalia congênita caracterizada pela união do ducto pancreático com o ducto biliar fora da parede duodenal. Com isso, o esfíncter de Oddi não é capaz de impedir o fluxo de bile e suco pancreático entre ambos, resultando em pancreatite, cálculos pancreáticos, lesões na mucosa biliar e aumento da incidência de colangiocarcinoma. Por isso a cirurgia profilática é feita ainda na infância.[59]

O diagnóstico da má junção biliopancreática (MBP) é um desafio. Embora possa ser utilizada a colangiorressonância nuclear magnética, a CPRE ainda apresenta papel importante tanto no diagnóstico quanto na avaliação pré-operatória. Como método alternativo, pode-se utilizar a ecoendoscopia.[74] Comparativamente à colangiorressonância nuclear magnética, a CPRE mostrou-se vantajosa na avaliação do ducto pancreático e da junção biliopancreática, principalmente quando o canal comum for menor que 15 mm. Já as vias biliares são bem avaliadas por ambos os métodos.[59]

Classifica-se a MBP em quatro tipos,[75] conforme o Quadro 55-4.

A CPRE ainda pode ser utilizada como método terapêutico para drenagem biliar e/ou pancreática, assim como tratar suas complicações. Em um estudo multicêntrico retrospectivo, 75 pacientes com MBP foram submetidos a tratamento endoscópico, sendo que 82,4% deles permaneceram assintomáticos a longo prazo. Dessa forma, os autores concluíram que a CPRE pode ser um procedimento ponte antes da cirurgia definitiva, aliviando sintomas e promovendo a drenagem biliopancreática.[76]

Cisto de Colédoco

Anomalia estrutural consistindo de dilatações císticas da árvore biliar. Embora classificadas como congênitas, especula-se que possa ser resultado do refluxo pancreático à árvore biliar devido à junção pancreatobiliar proximal ao esfíncter de Oddi.[59] Seus sintomas incluem dor abdominal, náuseas e vômitos e icterícia, resultantes do refluxo biliar e pancreático associado à estase biliar pode levar à inflamação crônica e à formação de cálculos e estenoses.[77]

Quadro 55-4. Classificação da MBP segundo o *Japanese Study Group on Pancreaticobiliary Maljunction*

Classificação da MBP	Descrição	Imagem
Tipo A (estenótico)	O segmento estenótico do colédoco distal une-se ao canal comum e é observada dilatação biliar.	
Tipo B (não estenótico)	O colédoco distal, sem qualquer segmento estenótico, une-se suavemente ao canal comum. Não é observada dilatação biliar.	
Tipo C (dilatado)	O canal comum está dilatado. O segmento estenótico do colédoco une-se ao canal comum e é observada uma dilatação abrupta desse último.	
Tipo D (complexo)	União complicada do sistema ductal pancreatobiliar da seguinte forma: MBP associada a pâncreas anular, pâncreas *divisum* ou outros sistemas ductais complicados.	

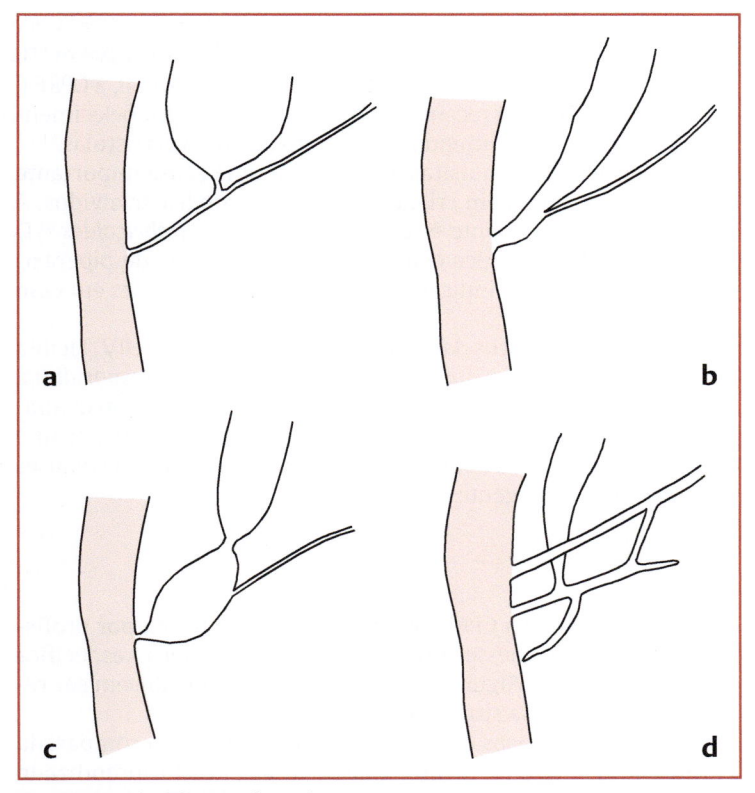

Fig. 55-11. Classificação de Todani.

A CPRE pode ser usada para confirmação do diagnóstico quando o mesmo não é definido pela ultrassonografia abdominal ou colangiorressonância nuclear magnética. Além disso, pode ser utilizada com fins terapêuticos para a desobstrução das vias biliares através da papilotomia, podendo ser associada à colocação de próteses ou retirada de cálculos. Ainda como vantagem, pode fornecer importantes dados para o planejamento pré-operatório.[59]

A conduta varia conforme a classificação de Todani (Fig. 55-11). Os tipos I e IV estão mais relacionados com o desenvolvimento de colangiocarcinoma e seu tratamento consiste na ressecção completa das vias biliares extra-hepáticas, colecistectomia e confecção de anastomose biliodigestiva. O tipo II pode ser tratado com diverticulectomia. Já o tipo III pode ser tratado endoscopicamente com esfincterotomia ou destelhamento do cisto. Já o tipo V, conhecido como doença de Caroli, deve ser tratado com hepatectomia ou transplante hepático.[59,78]

Pâncreas

Os procedimentos terapêuticos da CPRE nas afecções pancreáticas são representados por esfincterotomias, remoção de cálculos, colocação de próteses, dilatações de subestenoses e drenagem de pseudocistos.

Pancreatite Aguda

Com cerca de 30% de causas biliares, a pancreatite aguda, na faixa pediátrica, raramente é tratada com CPRE. Esta é indicada nos casos de pancreatite aguda biliar quando há associação a coledocolitíase e quadro de colangite.[79] A remoção do fator obstrutivo e a drenagem do ducto biliar rapidamente melhoram o estado geral da criança. Nessas situações, pode-se proceder com colocação de próteses, retirada de cálculos ou esfincterotomia. Caso seja observada lama biliar, o tratamento incialmente pode ser clínico. Contudo, se os sintomas forem persistentes, deve-se considerar a esfincterotomia.[80]

Pancreatite Crônica

A pancreatite crônica é um processo inflamatório progressivo, por vezes recorrente, que leva a alterações histológicas irreversíveis e, por fim, redução ou perda da função exócrina e, possivelmente, da endócrina também.[80] Seu tratamento, tradicionalmente, é feito com medicações e abordagens cirúrgicas. A CPRE, contudo, pode ser considerada uma terapia complementar. Podem ser encontradas estenoses do colédoco ou alterações do ducto pancreático principal como: dilatação e irregularidade, cálculos, estenoses, fístulas, pâncreas *divisum* (parcial ou total). As opções terapêuticas incluem: esfincterotomia da papila duodenal maior ou menor, colocação de próteses no ducto pancreático ou na via biliar e litotripsia extracorpórea por ondas de choque em caso de cálculos maiores do que 5 mm.[57] Ainda deve ser considerada no tratamento de coleções peripancreáticas caso o tratamento ecoendoscópico não seja ideal ou inviável, ou como complemento a esse.[81]

Pancreatite Recorrente

Nos casos de pancreatite recorrente, previamente à realização de CPRE, todas as possíveis causas de pancreatites não relacionadas com as anomalias anatômicas devem ser pesquisadas, como infecções, doenças sistêmicas e trauma fechado do pâncreas. Já causas hereditárias podem ser exploradas através da análise completa dos genes para CFTR, SPINK 1, PRSS 1, e quimiotripsina C sem a necessidade de testes invasivos.[82]

Pacientes com exames de imagem não invasivos e testes genéticos para pancreatite hereditária inconclusivos podem ser submetidos à CPRE para complementação diagnóstica. A CPRE pode auxiliar naqueles casos em que crianças com pancreatite recorrente tiveram diagnósticos de causas de anomalias anatômicas excluídas (acima de 75%)[83] e também naqueles com imagens de RM normais (acima de 25%).[84] As anomalias anatômicas congênitas associadas à pancreatite recorrente são: cistos biliares, má junção pancreaticobiliar, pâncreas *divisum*, pâncreas anular, dilatação cística do ducto pancreático (pancreatocele), duplicação de cisto duodenal, divertículo duodenal.

Pseudocisto Pancreático

Os pseudocistos pancreáticos são consequência da pancreatite aguda e crônica e do trauma pancreático. Os sintomas incluem dor abdominal (devido à compressão de estenoses adjacentes) e vômitos pós-prandiais persistentes. Os cistos de pequenas dimensões se resolvem espontaneamente, porém, os cistos de dimensões maiores (maior que 4,0 cm) e persistentes (superior a 6 semanas de evolução) estão mais comumente associados a complicações. Os métodos endoscópicos terapêuticos incluem a cistogastrostomia, cistoduodenostomia e a drenagem transpapilar.[85] Em adultos, o sucesso do tratamento endoscópico é de aproximadamente 80%. Os resultados são similares em crianças, apesar da existência de poucos relatos e séries de casos. Uma técnica combinada de ultrassonografia endoscópica e CPRE tem sido realizada com sucesso em crianças com pseudocisto de pâncreas.[86]

Pâncreas Divisum

Pâncreas *divisum* (Fig. 55-12) constitui a mais frequente variante anatômica do pâncreas, sendo ocasionado pela ausência de fusão do sistema de ductos pancreáticos dorsal e ventral durante o segundo mês de gestação. Como resultado, grande parte da secreção exócrina pancreática é drenada para o duodeno pelo ducto pancreático dorsal (de Santorini) por meio da papila duodenal menor e o ducto ventral (de Wirsung) drena pela ampola de Vater. O achado de pâncreas *divisum* apresenta uma prevalência de 4,0 a 14,0% em séries de necropsias.[87]

A relação etiológica entre pâncreas *divisum* e pancreatite tem sido objeto de controvérsias, pois muitos pacientes com pâncreas *divisum* não possuem história de pancreatite. Na verdade, apenas 5% dos pacientes com pâncreas *divisum* apresentam sintomas pancreáticos. Entretanto, a taxa de pâncreas *divisum* é significativamente maior entre pacientes com pancreatite recorrente em relação à população geral.[88]

O tratamento endoscópico (Figs. 55-13 e 55-14) do pâncreas *divisum* geralmente é reservado àqueles pacientes cujos sintomas são recorrentes e incapacitantes. Resume-se à esfincterotomia da papila duodenal menor com colocação ou não de prótese pancreática,[89] ou dilatação com balão ou dilatadores associada à colocação de próteses, com taxas de sucesso técnico superior a 90%.[90]

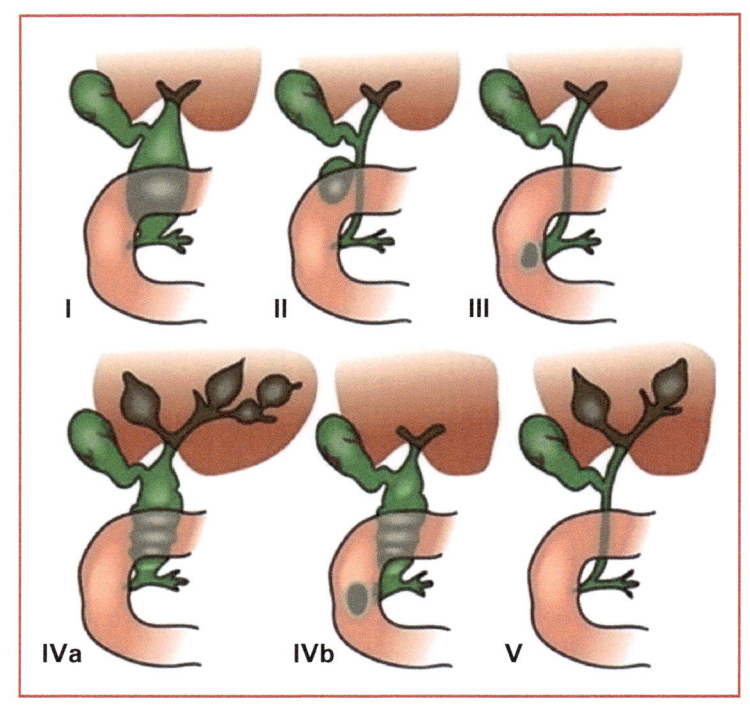

Fig. 53-12. Pâncreas *divisum*.

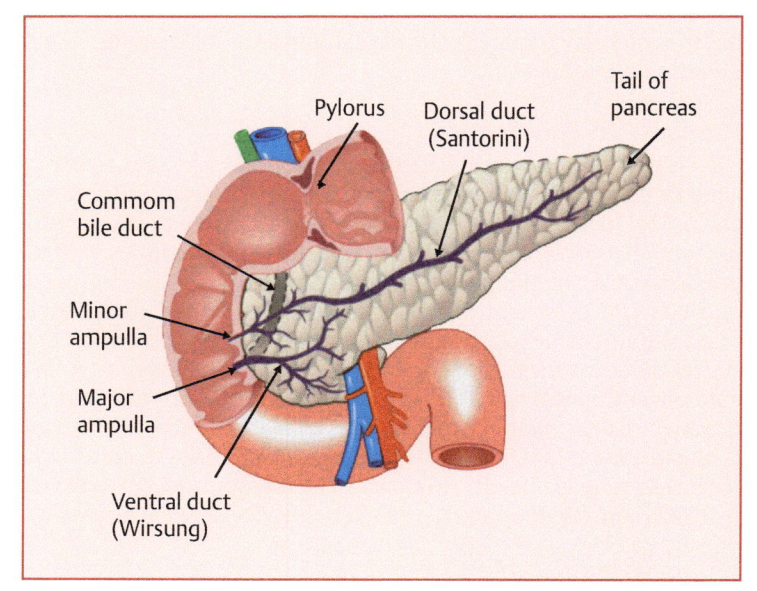

Fig. 55-13. Pancreatografia realizada pela papila duodenal menor evidenciando ducto de Santorini. (Imagens gentilmente cedidas pelo Dr. Gustavo Andrade de Paulo.)

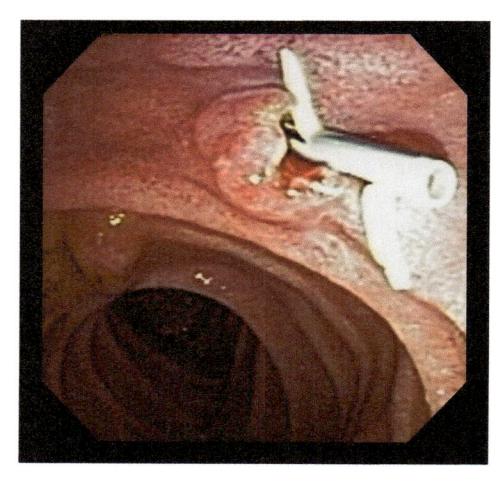

Fig. 55-14. Aspecto final após esfincterotomia da papila duodenal menor e colocação de prótese plástica. (Imagens gentilmente cedidas pelo Dr. Gustavo Andrade de Paulo.)

Outras

Nos casos de trauma pancreático em que métodos de imagem (TC ou RM) sugerem a ruptura do ducto pancreático principal, a CPRE é um método eficaz para recanalização do ducto com restabelecimento de sua drenagem e diminuindo o débito de possíveis fístulas.[91]

A infestação por parasitas intestinais é uma causa importante de pancreatite aguda em crianças nos países subdesenvolvidos. A verminose mais frequente é causada por *Ascaris lumbricoides*.[92] O tratamento farmacológico consiste na administração de piperazina. A endoscopia está indicada para remoção dos vermes em caso de obstrução.

A infecção pelo vírus da imunodeficiência humana (HIV) facilita a ação de agentes oportunistas (citomegalovírus, *Criptosporidium, Pnemumocystis carinii, Toxiplasma gondii* e *Mycobacterium avium*) que podem causar quadro de pancreatite aguda.[93] A CPRE permite a descompressão ductal pancreática em crianças com subestenoses causadas por estes agentes.

PARTICULARIDADES

Profissionais

É desejável que a CPRE em crianças seja realizada por profissionais habilitados nesse procedimento e com atuação específica na faixa pediátrica. Algumas considerações, porém, devem ser realizadas frente a essa situação.

O número de casos de CPRE em crianças, quando comparado aos adultos, é muito pequeno.[94] Isso torna a curva de aprendizado e a manutenção da capacidade técnica um desafio. Segundo recomendações da ASGE, deve-se realizar pelo menos 180 exames para se atingir competência em CPRE e, embora não se tenha o número exato, o profissional que se dispõe a executar esse exame em sua rotina deve ter uma frequência de pelo menos 50 exames/ano.[57]

Tais números não são fáceis de atingir, especialmente se forem considerados apenas crianças e adolescentes. Embora seja desejável que o endoscopista seja especialista nessa faixa etária,[57,95] estudos mostram que endoscopistas com larga experiência em CPRE em adultos apresentam resultados satisfatórios também com pacientes mais novos.[58,96,97]

Outros profissionais mostram-se igualmente importantes para a obtenção de melhores resultados. A equipe de enfermagem deve estar habilitada para auxiliar nos procedimentos que serão realizados, além de reconhecer e saber lidar com características próprias da idade. Anestesistas, gastroenterologistas, cirurgiões e intensivistas pediátricos dão segurança durante a CPRE, assim como podem indicar os melhores pacientes a serem abordados endoscopicamente e seu manejo posterior, visando à rápida identificação de complicações e mais bem tomada de condutas.

Técnica

Os princípios de canulação das vias biliares e pancreáticas segue o mesmo princípio dos adultos.[94,97] Em crianças pequenas, contudo, o tamanho do duodeno é reduzido, de forma que a papila duodenal maior fica muito próxima ao aparelho. Tal inconveniente pode tornar a canulação seletiva desafiadora, principalmente, quando usado o duodenoscópio padrão. Muitas vezes pode ser necessária a exposição na extremidade do duodenoscópio apenas de parte do acessório a ser usado, seja ele um esfincterótomo ou um cateter específico para esse fim. Em caso de dificuldade, pode-se fazer uso de técnicas já consagradas em adultos, como o pré-corte,[98,99] e o uso de dois fios-guia, um no ducto pancreático e outro na via biliar, para conseguir o acesso adequado.[100]

Com relação às manobras terapêuticas, também não há diferença em relação àquelas praticadas em adultos, destacando-se: colocação de próteses, extração de cálculos e esfincterotomia.[99]

Em estudo retrospectivo, a esfincterotomia na população pediátrica teve taxa de sucesso de 98,9%, com eventos adversos precoces (até 30 dias) ocorrendo em 9,5% dos casos, com destaque para pancreatite aguda (5,7%) seguida por hemorragia (2%), sepse (1%) e perfuração (0,7%). Já com relação a complicações tardias, destacam-se a reestenose da papila menor (2,5%), colangite com/sem cálculos na via biliar principal (2%/1,5%). O autor conclui que a esfincterotomia tem altas taxas de sucesso e baixo número de complicações precoces e tardias.[101]

Equipamento

A escolha do aparelho deve levar em consideração o peso e a idade do paciente. Aparelhos com maiores diâmetros podem levar à compressão da traqueia durante sua passagem pelo esôfago, levando a insuficiência respiratória e lesões iatrogênicas especialmente no esfíncter esofagiano inferior e no piloro.[57] Já nas mais pesadas, os modelos-padrão mostram-se seguros.[57,94,98] A grande desvantagem do uso de aparelhos menores é a limitação dos acessórios que podem entrar em seu canal de trabalho, geralmente com 2 mm de diâmetro. De forma geral, apenas os seguintes estão disponíveis comercialmente: esfincterótomos duplo-lúmen, cestas extratoras, balões extratores e próteses de até 5 Fr.[57]

Sedação ou Anestesia Geral?

A escolha entre sedação e anestesia geral permanece como tema controverso, assim como a obrigatoriedade do anestesista.[55] Embora possa haver preferência pela segunda, principalmente em crianças abaixo de 12 anos,[84,88] a sedação mostrou-se segura em outros estudos.[86,87] Cabe ao corpo clínico específico de cada serviço, conhecendo sua experiência e limitações, fazer a escolha mais adequada.

A posição prona ou prona-oblíqua utilizada na maior parte das CPREs pode levar à hipoventilação resultante da compressão torácica.[102] Nessa situação, o resgate da via aérea não é fácil e a monitorização hemodinâmica e com oximetria de pulso é obrigatória,[84] assim como profissionais habilitados com seus parâmetros e intercorrências. Especial atenção deve ser dada às crianças com 10-15 kg, quando já se pode usar o duodenoscópio para adultos, porém, ainda há o risco de compressão das vias aéreas.[57]

Cuidado especial deve ser tomado com a radiação com o ajuste do aparelho de fluoroscopia ao menor tamanho da criança. Especial atenção deve ser dada a órgãos radiossensíveis como olhos, gônadas, tireoide e mamas.[98]

Complicações

Em metanálise publicada recentemente, a taxa de complicações gerais na CPRE pediátrica foi de 6%,[95] subindo para 8% quando considerados apenas os procedimentos terapêuticos.[53] Destacam-se: pancreatite aguda, sangramento, perfuração e infecção.[55]

Foram identificados como fator de risco para a pancreatite aguda pós-CPRE em crianças a esfincterotomia pancreática e a injeção de contraste no ducto pancreático, enquanto a pancreatite crônica foi considerada fator protetor.[103] Como profilaxia, recomenda-se o uso de indometacina ou diclofenaco via retal em pacientes acima de 14 anos.[98] Já o uso de próteses pancreáticas ainda não está bem estabelecido na população pediátrica, inclusive tendo sido apontado como fator de risco para pancreatite aguda, e não foi capaz de evitar casos graves.[103]

Colangioscopia

A colangioscopia revolucionou o campo da endoscopia biliar pela visualização direta da árvore biliar. Suas indicações incluem a detecção e litotripsia direta de cálculos, avaliação de tumores obstrutivos e avaliação de anastomoses. Em crianças, a experiência ainda é bastante limitada, contudo, já há indícios de que é uma tecnologia com futuro exuberante. A experiência de um centro único durante 6 anos, onde foram realizadas 36 CPREs com colangioscopias em pacientes pediátricos, apresentou 100% de sucesso técnico, sendo as principais indicações a litotripsia de cálculos biliares e a avaliação de estenoses biliares, e houve otimização do tratamento em 30 desses pacientes. Houve apenas um caso de melena autolimitada, não decorrente da papilotomia e nenhuma pancreatite aguda.[104]

REFERÊNCIAS BIBLIOGRÁFICAS

1. Valdivieso V, Covarrubias C, Siegel F, et al. Pregnancy and cholelithiasis: pathogenesis and natural course of gallstones diagnosed in early puerperium. Hepatology. 2007;17:1-4.
2. Melnick DM, Wahl WL, Dalton VK. Management of general surgical problems in the pregnant patient. Am J Surg. 2004;187:170-80.
3. Kern F, Everson GT, DeMark B, et al. Biliary lipids, bile acids, and gallbladder function in the human female. Effects of pregnancy and the ovulatory cycle. J Clin Invest. 1981;68(5):1229-42.
4. O'Donnell LJ, Fairclough PD. Gall stones and gall bladder motility. Gut. 1993;34(4):440-3.
5. Ko CW, Beresford SA, Schulte SJ, et al. Incidence, natural history and risk factors for biliary sludge and stones during pregnancy. Hepatology. 2005;41:359-65.
6. Glasgow RE, Visser BC, Harris HW, et al. Changing management of gallstone disease during pregnancy. Surg Endosc. 1998;12:241-6.
7. Athwal R, et al. Surgery for gallstone disease during pregnancy does not increase fetal or maternal mortality: a meta-analysis. Hepatobiliary Surg and Nutr. 2016;5(1):53-7.
8. Baillie J, Cairns SR, Putman WS, Cotton PB. Endoscopic management of choledocholithiasis in pregnancy. Surg Gynecol Obstet. 1990;171:1-4.
9. Vandervoort J, Ferrari Jr AP, Carr-Locke DL, et al. Is ERCP during pregnancy safe? Gastrointest Endosc. 1996;43:400.
10. Tham TC, Vandervoort J, Wong RC, et al. Safety of ERCP during pregnancy. Am J Gastroenterol. 2003;98:308-11.
11. Kahaleh M, et al. Safety and efficacy of ERCP in pregnancy. Gastrointest Endosc. 2004; 60:287-92.
12. Tang SJ, et al. Safety and utility of ERCP during pregnancy. Gastrointest Endosc. 2009; 69:453-61.
13. Daas AY, Agha A, Pinkas H, et al. ERCP in pregnancy: is it safe? Gastroenterol Hepatol. 2009;5(12):851-5.
14. Fine S, et al. Continued evidence for safety of endoscopic retrograde cholangiopancreatography during pregnancy. World J Gastrointest Endosc. 2014;6(8):352-8.
15. Lee JJ, Lee SK, Kim SH, et al. Efficacy and safety of pancreatobiliary endoscopic procedures during pregnancy. Gut Liver. 2015;9(5):672-8.
16. Basso L, et al. A study of cholelithiasis during pregnancy and its relationship with age, parity, menarche, breast-feeding, dysmenorrhea, oral contraception and a maternal history of cholelithiasis. Surg Gynecol Obstet. 1992 July;175(1):41-6.
17. Dumonceau JM, Garcia-Fernandez FJ, Verdun FR, et al. Radiation protection in digestive endoscopy: European Society of Digestive Endoscopy (ESGE) guideline. Endoscopy. 2012;44:408-21.
18. Boregowda G, Shehata HA. Gastrointestinal and liver disease in pregnancy. Best Pract Res Clin Obstet Gynaecol. 2013 Dec;27(6):835-53.
19. Moon JH, Cho YD, Cha SW, et al. The detection of bile duct stones in suspected biliary pancreatitis: comparison of MRCP, ERCP, and intraductal US. Am J Gastroenterol. 2005;100:1051-7.
20. Varghese JC, Liddell RP, Farrell MA, et al. The diagnostic accuracy of MR cholangiopancreatography and US compared with direct cholangiography in the detection of choledocholithiasis. Clin Radiol. 1999;54:604-14.
21. Chen MM, et al. Guidelines for computed tomography and magnetic resonance imaging use during pregnancy and lactation. Obstet Gynecol. 2008;112(2-1):333-40.
22. Oto A, Ernst R, et al. The role of MR cholangiopancreatography in the evaluation of pregnant patients with acute pancreaticobiliary disease. Br J Radiol. 2009;82(976):279-85.
23. Kanal E, et al. ACR guidance document on MR safe practices: 2013. J Magn Reson Imaging. 2013;37(3):501-30.
24. Shergill AK, Ben-Menachem T, et al. Guidelines for endoscopy in pregnant and lactating women. Gastrointest Endosc. 2012;76:18-24.
25. Lee YT, Chan FK, Leung WK, et al. Comparison of EUS and ERCP in the investigation with suspected biliary obstruction caused by choledocholithiasis: a randomized study. Gastrointest Endosc. 2008;67:660-8.
26. Napoléon B, Dumortier J, Keriven-Souquet O, et al. Do normal findings at biliary endoscopic ultrasonography obviate the need for endoscopic retrograde cholangiography in patients with suspicion of common bile duct stone? A prospective follow-up study of 238 patients. Endoscopy. 2003;35:411-5.
27. Friedel D, et al. Gastrointestinal endoscopy in the pregnant woman. World J of Gastrointest Endosc. 2014;6(5):156-67.

28. Blackbourne LH, et al. Pancreatic adenocarcinoma in the pregnant patient: case report and review of the literature. Cancer. 1997;79(9):1776-9.
29. Jamidar PA, et al. Endoscopic retrograde cholangiopancreatography in pregnancy. Am J Gastroenterol. 1995;90:1263-7.
30. Boix J, Lorenzo-Zúñiga V. Radiation dose to patients during endoscopic retrograde cholangiopancreatography. World J Gastrointest Endosc. 2011;3(7):140-4.
31. Hernandez RJ, Goodsitt MM. Reduction of radiation dose in pediatric patients using pulsed fluoroscopy. AJR Am J Roentgenol. 1996;167:1247-53.
32. Scanavacca M, d'Avila A, Velarde JL, et al. Reduction of radiation exposure time during catheter ablation with the use of pulsed fluoroscopy. Int J Cardiol. 1998;63:71-4.
33. Jorgensen JE, Rubenstein JH, Goodsitt MM, et al. Radiation doses to ERCP patients are significantly lower with experienced endoscopists. Gastrointest Endosc. 2010;72:58-65.
34. Chan CH, Enns RA. ERCP in the management of choledocholithiasis in pregnancy. Curr Gastroenterol Rep. 2012;14:504-10.
35. Baron TH, Schueler BA. Pregnancy and radiation exposure during therapeutic ERCP: time to put the baby to bed? Gastrointest Endosc. 2009;69:832-4.
36. Cheek TG, Baird E. Anesthesia for nonobstetric surgery: maternal and fetal considerations. Clin Obstet Gynecol. 2009;52:535-45.
37. Samara ET, et al. Therapeutic ERCP and pregnancy: is the radiation risk for the conceptus trivial? Gastrointest Endosc. 2009;69:824-31.
38. Smith I, et al. Safety of endoscopic retrograde cholangiopancreatography in pregnancy: fluoroscopy time and fetal exposure, does it matter? World J Gastrointest Endosc. 2013;5:148-53.
39. Di Leo M, Arcidiacono PG. Fetal radiation exposure: Is monitoring really needed? World J Gastrointest Endosc. 2013;5(8):366-8.
40. Binmoeller KF, Katon RM. Needle knife papillotomy for an impacted common bile duct stone during pregnancy. Gastrointest Endosc. 1990;36:607-9.
41. Shelton J, Linder JD, Rivera-Alsina ME, et al. Commitment, confirmation, and clearance: new techniques for nonradiation ERCP during pregnancy (with videos). Gastrointest Endosc. 2008;67:364-8.
42. Akcakaya A, Ozkan OV, Okan I, et al. Endoscopic retrograde cholangiopancreatography during pregnancy without radiation. World J Gastroenterol. 2009;5:3649-52.
43. Girotra M, Jani N, Role of endoscopic ultrasound/SpyScope in diagnosis and treatment of choledocholithiasis in pregnancy. World J Gastroenterol. 2010;16(28):3601-2.
44. Sharma SS, Maharshi S. Two stage endoscopic approach for management of choledocholithiasis during pregnancy. J Gastrointestin Liver Dis. 2008;17:183-5.
45. Azab M, Bharadwaj S, Jayaraj M, et al. Safety of endoscopic retrograde cholangiopancreatography (ERCP)in pregnancy: a systematic review and meta-analysis. Saudi J Gastroenterol. 2019;25:341-54.
46. Tiwari P, Khan AS, Nass JP, et al. ERCP in pregnancy: a systematic review. Gastrointest Endosc. 2011;73:AB392-AB393.
47. Farca A, Aguilar ME, Rodriguez G, et al. Biliary stents as temporary treatment for choledocholithiasis in pregnant patients. Gastrointest Endosc. 1997;46:99-101.
48. Bani Hani MN, et al. Safety of endoscopic retrograde cholangiopancreatography during pregnancy. ANZ J Surg. 2009;79:23-26.
49. Gupta R, et al. Safety of therapeutic ERCP in pregnancy - an Indian experience. Indian J Gastroenterol. 2005;24:161-3.
50. Laudanno O, Garrido J, et al. Long-term follow-up after fetal radiation exposure during endoscopic retrograde cholangiopancreatography. Endoscopic Internacional Open. 2020;08:E1909-E1914.
51. Dalal A, Patil G, et al. Utility of The Novel SpyGlass DS II System and Laser Lithotripsy for choledocholithiasis in pregnancy. GE Port Gastroenterol. 2022;29:172-7.
52. Pant C, Sferra TJ, Barth BA, Deshpande A, Minocha A, Qureshi WA, et al. Trends in endoscopic retrograde cholangiopancreatography in children within the United States, 2000-2009. J Pediatr Gastroenterol Nutr. 2014;59(1):57-60.
53. Sun R, Xu X, Zheng Q, Zhan J. Therapeutic endoscopic retrograde cholangiopancreatography for pediatric hepato-pancreato-biliary diseases: a systematic review and meta-analysis. Front Pediatr. 2022;10:1-17.
54. Troendle DM, Ruan W, Fishman DS, et al. Technical outcomes in pediatric endoscopic retrograde cholangiopancreatography: data from an international collaborative. J Pediatr Gastroenterol Nutr. 2022;75(6):755-60.
55. Tagawa M, Morita A, Imagawa K, Mizokami Y. Endoscopic retrograde cholangiopancreatography and endoscopic ultrasound in children. Digestive Endoscopy. 2021;33(7):1045-58.
56. Dillman JR, Patel RM, Lin TK, et al. Diagnostic performance of magnetic resonance cholangiopancreatography (MRCP) versus endoscopic retrograde cholangiopancreatography (ERCP) in the pediatric population: a clinical effectiveness study. Abdominal Radiology [Internet]. 2019;(0123456789).
57. Troendle DM, Barth BA. Pediatric considerations in endoscopic retrograde cholangiopancreatography. Vol. 26, Gastrointestinal Endoscopy Clinics of North America. W.B. Saunders. 2016:119-36.
58. Liu QY, Nguyen V. Endoscopic approach to the patient with congenital anomalies of the biliary tract. Gastrointest Endosc Clin N Am [Internet]. 2013;23(2):505-18.
59. Hiramatsu T, Itoh A, Kawashima H, et al. Usefulness and safety of endoscopic retrograde cholangiopancreatography in children with pancreaticobiliary maljunction. J Pediatr Surg. 2015;50(3):377-81.
60. Agarwal J, Reddy DN, Talukdar R, et al. ERCP in the management of pancreatic diseases in children. Gastrointest Endosc. 2014;79(2):271-8.
61. McClure Poffenberger C, Marianne Gausche-Hill Þ, Steven Ngai Þ, et al. Cholelithiasis and Its Complications in Children and Adolescents Update and Case Discussion CASE 1: A 14-YEAR-OLD BOY WITH ABDOMINAL PAIN AND VOMITING History of Present Illness [Internet]. 2011.
62. Troendle DM, Liu QY, Kim KM, Barth B. 853 ERCP in Younger vs Older Children: Initial Report From the Multicenter Pediatric ERCP Database Initiative. Gastrointest Endosc. 2015;81(5):AB173.
63. Tannuri ACA, Leal AJG, Velhote MCP, et al. Management of gallstone disease in children: A new protocol based on the experience of a single center. J Pediatr Surg. 2012;47(11):2033-8.
64. Fishman DS, Barth B, Man-Wai Tsai C, et al. A prospective multicenter analysis from the Pediatric ERCP Database Initiative: predictors of choledocholithiasis at ERCP in pediatric patients. Gastrointest Endosc [Internet]. 2021;94(2):311-317.e1.
65. Varadarajulu S, Mel Wilcox C, Hawes RH, Cotton PB. Technical outcomes and complications of ERCP in children. Gastrointest Endosc [Internet]. 2004;60(3):367-71.
66. Lin TK, Barth BA. Endoscopic retrograde cholangiopancreatography in pediatrics. Vol. 15, Techniques in Gastrointestinal Endoscopy. 2013:41-6.
67. Steen MW, Bakx R, Tabbers MM, et al. Endoscopic management of biliary complications after partial liver resection in children. J Pediatr Surg. 2013 Feb:48(2):418-24.
68. Soukup ES, Russell KW, Metzger R, et al. Treatment and outcome of traumatic biliary injuries in children. J Pediatr Surg. 2014;49(2):345-8.
69. Harputluoglu M, Demirel U, Caliskan AR, et al. Endoscopic treatment of biliary complications after duct-to-duct biliary anastomosis in pediatric liver transplantation. Langenbecks Arch Surg. 2019;404(7):875-83.
70. Feier FH, Chapchap P, Pugliese R, et al. Diagnosis and management of biliary complications in pediatric living donor liver transplant recipients. Liver Transplantation. 2014;20(8):882-92.
71. Mark JA, Mack CL, Marwan AI, Kramer RE. Use of fully covered self-expanding metal biliary stents in pediatrics: a case series. J Pediatr Gastroenterol Nutr. 2018;66(3):e71-5.
72. Rossi G, Sciveres M, Maruzzelli L, et al. Diagnosis of sclerosing cholangitis in children: blinded, comparative study of magnetic resonance versus endoscopic cholangiography. Clin Res Hepatol Gastroenterol [Internet]. 2013;37(6):596-601.
73. McClean P, Alizai N. Acquired disorders of the biliary tract in children. Paediatr Child Health. 20131;23(12):516-20.
74. Iwama I, Chinen K, Kato S, Kikuchi K. A pediatric case of pancreaticobiliary maljunction demonstrated by endoscopic ultrasonography. J Pediatr Surg Case Rep. 2013;1(9):317-8.
75. Urushihara N, Hamada Y, Kamisawa T, et al. Classification of pancreaticobiliary maljunction and clinical features in children. J Hepatobiliary Pancreat Sci. 2017;24(8):449-55.
76. Zeng JQ, Deng ZH, Yang KH, et al. Endoscopic retrograde cholangiopancreatography in children with symptomatic pancreaticobiliary maljunction: a retrospective multicenter study. World J Gastroenterol. 2019;25(40):6107-15.

77. Singham J, Schaeffer D, Yoshida E, Scudamore C. Choledochal cysts: analysis of disease pattern and optimal treatment in adult and paediatric patients. HPB (Oxford) [Internet]. 2007;9(5):383.
78. Soares KC, Arnaoutakis DJ, Kamel I, et al. Choledochal cysts: presentation, clinical differentiation, and management. J Am Coll Surg [Internet]. 2014;219(6):1167-80.
79. Sutton R, Cheslyn-Curtis S. Acute gallstone pancreatitis in childhood. Ann R Coll Surg Engl. 2001 Nov;83(6)406-8.
80. Dzakovic A, Superina R. Acute and chronic pancreatitis: surgical management. Semin Pediatr Surg [Internet]. 2012;21(3):266-71.
81. Liu QY, Gugig R, Troendle DM, et al. The roles of endoscopic ultrasound and endoscopic retrograde cholangiopancreatography in the evaluation and treatment of chronic pancreatitis in children: a position paper from the North American Society for Pediatric Gastroenterology, Hepatology, and Nut. J Pediatr Gastroenterol Nutr. 2020;70(5):681-93.
82. Schwarzenberg SJ, Bellin M, Husain SZ, et al. Pediatric chronic pancreatitis is associated with genetic risk factors and substantial disease burden. J Pediatr [Internet]. 2015;166(4):890-896.e1.
83. Guelrud M, Mujica C, Jaen D, et al. The role of ERCP in the diagnosis and treatment of idiopathic recurrent pancreatitis in children and adolescents. Gastrointest Endosc [Internet]. 1994;40(4):428-36.
84. Lucidi V, Alghisi F, Dall'Oglio L, et al. The etiology of acute recurrent pancreatitis in children: a challenge for pediatricians. Pancreas [Internet]. 2011;40(4):517-21.
85. Fox VL, Werlin SL, Heyman MB. Endoscopic retrograde cholangiopancreatography in children. Subcommittee on Endoscopy and Procedures of the Patient Care Committee of the North American Society for Pediatric Gastroenterology and Nutrition. J Pediatr Gastroenterol Nutr [Internet]. 2000;30(3):335-42.
86. Scheers I, Ergun M, Aouattah T, et al. Diagnostic and therapeutic roles of endoscopic ultrasound in pediatric pancreaticobiliary disorders. J Pediatr Gastroenterol Nutr [Internet]. 2015;61(2):238-47.
87. Neuhaus H. Therapeutic pancreatic endoscopy. Endoscopy [Internet]. 2002;34(1):54-62.
88. Brown KO, Goldschmiedt M. Endoscopic therapy of biliary and pancreatic disorders in children. Endoscopy [Internet]. 1994;26(9):719-23.
89. Hsu RK, Draganov P, Leung JW, et al. Therapeutic ERCP in the management of pancreatitis in children. Gastrointest Endosc [Internet]. 2000;51(4-1):396-400.
90. Wen J, Li T, Liu L, Bie LK, Gong B. Long-term outcomes of therapeutic ERCP in pediatric patients with pancreas divisum presenting with acute recurrent or chronic pancreatitis. Pancreatology [Internet]. 2019;19(6):834-41.
91. Canty S, Weinman D, Tepas JJ, et al. Management of major pancreatic duct injuries in children. J Trauma [Internet]. 2001;50(6):1001-7.
92. Malik AH, Saima BD, Wani MY. Management of hepatobiliary and pancreatic ascariasis in children of an endemic area. Pediatr Surg Int [Internet]. 2006;22(2):164-8.
93. Miller TL, Winter HS, Luginbuhl LM, et al. Pancreatitis in pediatric human immunodeficiency virus infection. J Pediatr [Internet]. 1992;120(2-1):223-7.
94. Lightdale JR, Acosta R, Shergill AK, et al. Modifications in endoscopic practice for pediatric patients. Gastrointest Endosc [Internet]. 2014;79(5):699-710.
95. Usatin D, Fernandes M, Allen IE, et al. Complications of endoscopic retrograde cholangiopancreatography in pediatric patients: a systematic literature review and meta-analysis. Journal of Pediatrics. 2016;179:160-165.e3.
96. Lu Y, Xu B, Chen L, et al. Endoscopic intervention through endoscopic retrograde cholangiopancreatography in the management of symptomatic pancreas divisum: a long-term follow-up study. Gut Liver [Internet]. 2016;10(3):476-82.
97. Yıldırım AE, Altun R, Ocal S, et al. The safety and efficacy of ERCP in the pediatric population with standard scopes: Does size really matter? Springerplus [Internet]. 2016;5(1):1-5.
98. Tringali A, Thomson M, Dumonceau JM, et al. Pediatric gastrointestinal endoscopy: European Society of Gastrointestinal Endoscopy (ESGE) and European Society for Paediatric Gastroenterology Hepatology and Nutrition (ESPGHAN) Guideline Executive summary. Endoscopy [Internet]. 2017;49(1):83-91.
99. Rosen JD, Lane RS, Martinez JM, et al. Success and safety of endoscopic retrograde cholangiopancreatography in children. J Pediatr Surg. 2017;52(7):1148-51.
100. Kramer RE, Azuaje RE, Martinez JM, Dunkin BJ. The double-wire technique as an aid to selective cannulation of the common bile duct during pediatric endoscopic retrograde cholangiopancreatography. J Pediatr Gastroenterol Nutr [Internet]. 2007;45(4):438-42.
101. Cho JM, Jeong IS, Kim HJ, et al. Early adverse events and long-term outcomes of endoscopic sphincterotomy in a pediatric population: a single-center experience. Endoscopy [Internet]. 2017;49(5):438-46.
102. Ramin KD, Ramsey PS. Disease of the gallbladder and pancreas in pregnancy. Obstet Gynecol Clin North Am. 2001;28:571.
103. Troendle DM, Abraham O, Huang R, Barth BA. Factors associated with post-ERCP pancreatitis and the effect of pancreatic duct stenting in a pediatric population. Gastrointest Endosc [Internet]. 2015;81(6):1408-16.
104. Barakat MT, Berquist WE, Gugig R. Cholangioscopy in children and adolescents: utilization, outcomes, and safety. J Pediatr Gastroenterol Nutr. 2022;75(2):196-201.

56 Lesões Císticas do Pâncreas

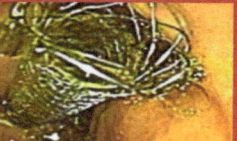

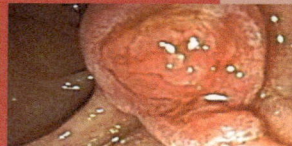

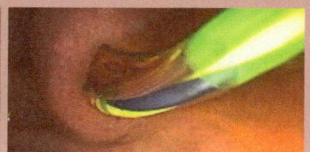

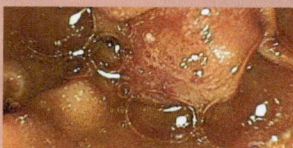

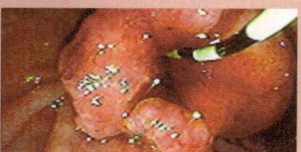

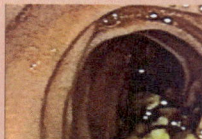

Rogério Colaiácovo ■ Sílvia Mansur Reimão

INTRODUÇÃO

Na prática clínica, vem-se tornando cada vez mais frequente o achado incidental de lesões císticas no pâncreas (*Cystic Lesions of the Pancreas* – CLPs), diagnosticadas por exames de imagem como ressonância e tomografia, indicados pelos mais diversos motivos.

Sua incidência vem aumentando nos últimos anos. Uma recente análise retrospectiva de 851 casos de CLPs ressecadas cirurgicamente, em um intervalo de 33 anos, observou que a frequência desses achados incidentais aumentou de 22% no período entre 1978 e 1989, para 50% entre 2005 e 2011.[1]

Atualmente, 2,5% dos pacientes submetidos a exames de imagem de abdome possuem CLPs. Essa frequência aumenta com a idade, podendo chegar a 10% em indivíduos com 70 anos ou mais.[2,3] Quando avaliamos a prevalência de CLPs em exames de ressonância magnética (RM), até 15% dos pacientes podem apresentar estes achados de forma incidental (Fig. 56-1).[4]

Estes chamados incidentalomas são motivo de muita apreensão, na medida em que as dúvidas quanto à presença de malignidade no interior dos cistos são frequentes. Não há um *guideline* consensual para o diagnóstico e o manejo de pacientes com CLPs.[5,6] O objetivo final destes *guidelines* seria estratificar os pacientes em candidatos ao tratamento cirúrgico, ou aqueles candidatos ao acompanhamento clinicorradiológico.

É com base nessa estratificação que se utiliza o arsenal propedêutico disponível para:

- Detectar os cistos que possuem áreas com displasia de alto grau ou sinais de degeneração maligna precoce.
- Identificar os cistos que possuem maiores chances de desenvolver displasia de alto grau ou invasão maligna no futuro.[4]

A identificação de qualquer uma das características expostas acima pode levar à indicação de tratamento cirúrgico precoce, que tem como objetivo a redução da mortalidade por adenocarcinoma pancreático. Entretanto, esta conduta apresenta altos níveis de morbimortalidade, sinalizando a necessidade de estabelecer critérios rígidos para esta indicação.[4-8]

É neste contexto de apreensão e dúvida diagnóstica que a ecoendoscopia tem assumido um papel de destaque. É um método que agrega informações, já que permite a avaliação da morfologia dos cistos, sua posição em relação às estruturas vasculares e com o ducto pancreático principal, a presença de septações, de projeções papilares ou de pequenas vegetações e nodulações intramurais (Figs. 56-2 e 56-3). Pela proximidade do ecoendoscópio com o parênquima pancreático, há possibilidade de realização da punção ecoguiada com agulha fina (EUS-FNA) em tempo real, com coleta de material para análise complementar.

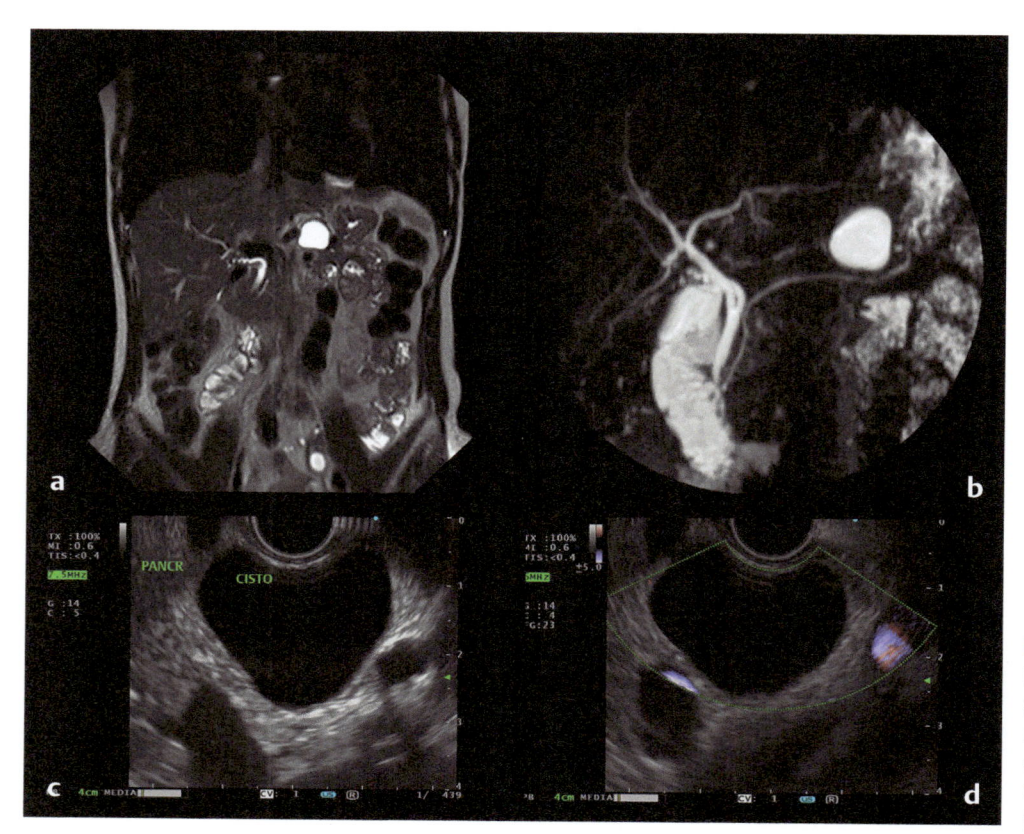

Fig. 56-1. (**a**) Ressonância magnética: achado incidental de lesão cística na cauda do pâncreas. (**b**) Colangiorressonância magnética: cisto uniloculado na cauda do pâncreas sem contato com o ducto. (**c, d**) A ecoendoscopia com punção mostrou cistoadenoma mucinoso fenótipo pancreatobiliar.

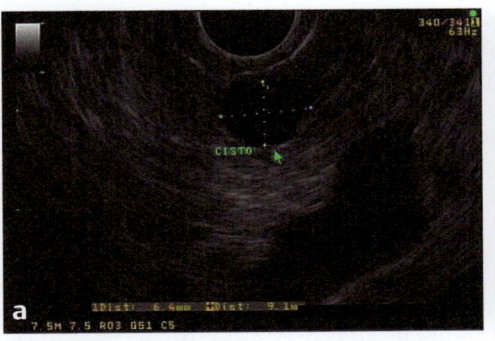

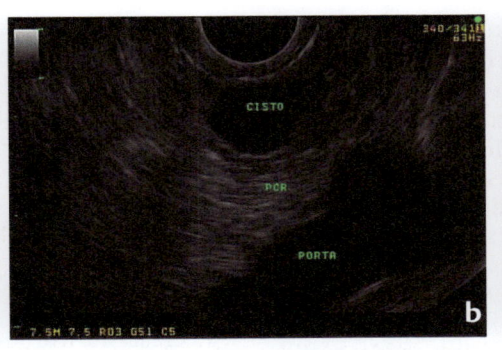

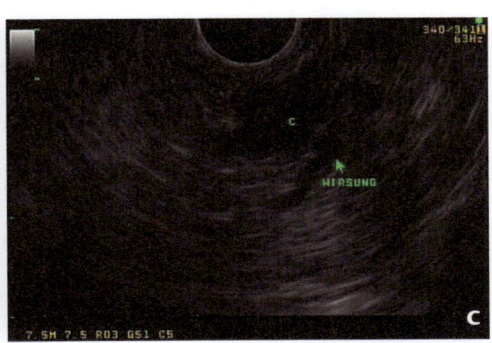

Fig. 56-2. (a-c) Lesão cística na cabeça do pâncreas (EUS setorial 7,5 MH). PCR: pâncreas; C: colédoco.

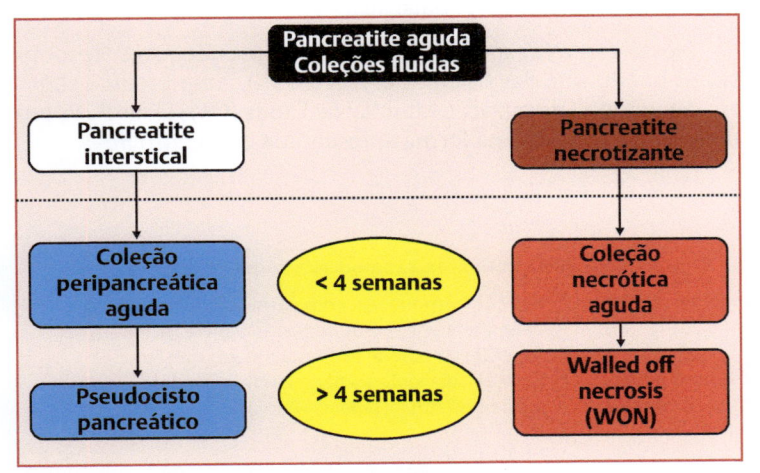

Fig. 56-3. (a-c) IPMN de ducto principal (MD-IPMN) com projeção papilar (EUS setorial 7,5 MH). PROJ: projeção; W: Wirsung; Lobo E: lobo hepático esquerdo.

O objetivo desse capítulo é fornecer uma breve revisão das discussões mais atuais sobre CLPs, com foco na contribuição da ecoendoscopia no diagnóstico e vigilância dessas lesões. Para evitar conflitos de nomenclatura com a literatura internacional, optamos por utilizar os termos e abreviações em inglês, para todas as denominações das lesões císticas.

CLASSIFICAÇÃO

Com base em critérios citopatológicos,[6] podemos classificar as CLPs em:

A) Cistos pancreáticos não neoplásicos (*Non-neoplastic Pancreatic Cysts* – NNPCs).
B) Coleções pancreáticas fluidas (*Pancreatic Fluid Collections* – PFCs).
C) Neoplasias císticas do pâncreas (*Pancreatic Cystic Neoplasms* – PCNs).

Cistos Pancreáticos Não Neoplásicos (NNPCs)

Nessa categoria estão incluídos muitos tipos de lesões císticas. Elas são raras, assintomáticas e não requerem tratamento cirúrgico. Entretanto, essas lesões são diagnosticadas, geralmente, após ressecção cirúrgica, imaginando se tratar de uma PCN. As definições e as características radiológicas de cada uma dessas lesões foram resumidas no Quadro 56-1.[9-12]

Quadro 56-1. NNPCs – Definições e Características Radiológicas

Nome	Definição
Cistos verdadeiros	▪ Existem poucos casos de cistos verdadeiros ou cistos epiteliais benignos do pâncreas ▪ Cistos formados por uma camada de células epiteliais cuboides ▪ A história natural desses cistos não é bem documentada
Cistos de retenção	▪ São lesões císticas decorrentes da obstrução ou fibrose de pequenos ductos pancreáticos A obstrução desses canalículos causa dilatação ductal cística a montante ▪ Esses cistos são únicos, uniloculados, com menos de 1 cm, circundados por uma simples camada de células cuboides, sem mucina apical significativa ▪ Os CRs são achados incidentais em pacientes adultos assintomáticos
Cistos mucinosos não neoplásicos	▪ Foram descritos recentemente ▪ A diferenciação com as neoplasias císticas do pâncreas é extremamente difícil de fazer ▪ São formados por uma camada de células mucinosas, sem componente neoplásico (como atipias) ou comunicação ductal ▪ A história natural desses cistos também é pouco conhecida
Cistos linfoepiteliais	▪ Raros, benignos, normalmente assintomáticos ▪ Delimitados por uma camada de células epiteliais escamosas queratinizadas maduras, circundada por uma camada bem demarcada de tecido linfoide ▪ EUS-FNA pode ser necessária para diagnóstico diferencial com PCNs. A análise do material aspirado normalmente revela células epiteliais, linfócitos pequenos e maduros com debris de queratina, células escamosas anucleadas e histiócitos maduros ao fundo ▪ Ressecção está indicada apenas em casos sintomáticos

Modificado de: Asif Khalid, Kevin McGrath. Uptodate, 2017;[9,10] Basturk O, Coban I, Adsay NV, 2009;[11] Volkan Adsay N, 2007.[12]

Coleções Pancreáticas Fluidas Inflamatórias (PFCs)

Certos eventos como pancreatites agudas ou crônicas, traumatismos pancreáticos ou manipulação cirúrgica do parênquima pancreático podem desencadear o acúmulo de secreção inflamatória ao redor ou no interior do órgão. As alterações radiológicas decorrentes dessas condições podem ser muito semelhantes, tornando complexo o diagnóstico diferencial entre as PFCs. Além disso, dependendo da forma com que se organizam, as PFCs podem ser confundidas com neoplasias císticas e vice-versa.[13]

Após a última revisão da classificação de Atlanta, as PFCs passaram a ser classificadas como: coleções peripancreáticas fluidas agudas, pseudocisto pancreático, coleções necróticas agudas e WON (*walled-off necrosis*),[14] como pode ser visto no Quadro 56-2.

A maioria das PFCs evolui para resolução espontânea. A intervenção deve ser considerada cursar com dor abdominal, obstrução do trânsito intestinal ou biliar, infecção do seu conteúdo ou aumento do seu volume. As coleções peripancreáticas fluidas agudas e as coleções necróticas agudas, por não possuírem paredes maduras e bem definidas, não são candidatas a tratamento endoscópico. Entretanto, a drenagem endoscópica vem sendo cada vez mais utilizada em pacientes com pseudocisto pancreático e WON.[13] A evolução das PFCs a partir de episódios de pancreatite aguda pode ser vista na Figura 56-4.[14]

Os detalhes técnicos da drenagem endoscópica das PFCs estão fora do escopo deste capítulo e serão abordados em outra seção, nesta obra.

Neoplasias Císticas do Pâncreas (PCNs)

Como já foi dito, a frequência do diagnóstico de CLPs tem aumentado nos últimos anos. Esse fenômeno se deve a três fatores:

1. Crescente uso de exames de imagens com corte transversal (TC, RM).
2. Avanço tecnológico desses exames de imagem.
3. Envelhecimento da população.[15]

Nesse contexto, a diferenciação entre pseudocistos (responsáveis por 80-90% das CLPs) e PCNs (10-15%) é imprescindível.[16]

Segundo a Organização Mundial de Saúde (OMS),[17] as PCNs podem ser classificadas na forma apresentada no Quadro 56-3.

Quadro 56-2. PFCs – Definições e Características Radiológicas

Nome	Definição	Características à tomografia computadorizada
Coleções peripancreáticas fluidas agudas	▪ Coleção peripancreática fluida associada à pancreatite aguda (PA) edematosa ▪ Ausência de necrose pancreática ▪ O termo se aplica apenas a áreas onde são visualizados fluidos peripancráticos nas primeiras 4 semanas após episódio de PA, sem sinais sugestivos de formação de pseudocisto	▪ Coleção homogênea, com densidade de fluido ▪ Delimitada por planos de tecido pancreático normais ▪ Ausência de parede encapsulando a coleção ▪ Coleção adjacente ao pâncreas (ausência de acometimento intrapancreático)
Pseudocisto pancreático	▪ Coleção de fluido peripancreático, apresentando uma parede inflamatória bem definida ▪ Apresenta nenhuma ou pouca necrose em seu interior ▪ Essa entidade normalmente leva mais de 4 semanas após a ocorrência da PA para se desenvolver	▪ Coleção de densidade fluida bem delimitada, geralmente arredondada ou ovalada ▪ Ausência de componentes não líquidos em seu interior ▪ Parede bem definida (coleção completamente encapsulada)
Coleções necróticas agudas	▪ Associada, exclusivamente, à pancreatite aguda necrosante ▪ Coleção contém quantidades variáveis de conteúdo fluido e necrótico ▪ A necrose pode acometer o parênquima pancreático e/ou os tecidos peripancreáticos	▪ Conteúdo heterogêneo, envolto por cápsula de paredes mal definidas ▪ Pode ser intra e/ou extrapancreática
Walled-off necrosis – WON	▪ Coleção de necrose pancreática e/ou peripancreática, encapsulada por uma parede inflamatória bem definida ▪ Ocorre, tipicamente, após 4 semanas do início de uma PA necrosante	▪ Conteúdo heterogêneo, composto por material líquido e não líquido, com vários graus de loculações ▪ Contudo, totalmente encapsulado por parede bem definida ▪ Visualizada em topografia intrapancreática e/ou extrapancreática

Modificado de: Muthusamy VR *et al.*, 2016.[13]

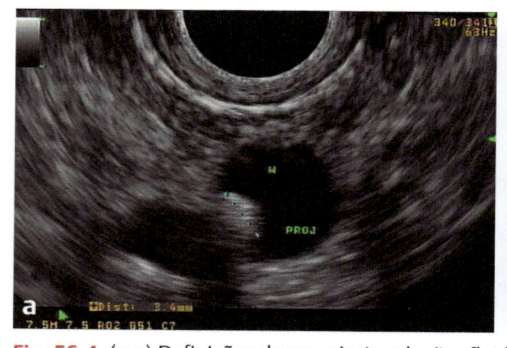

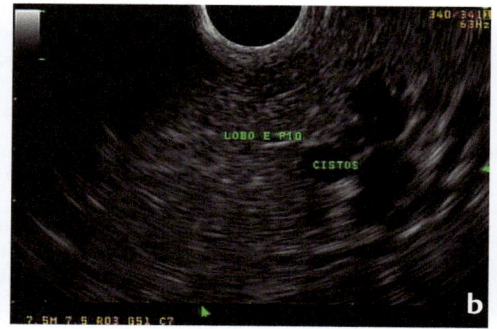

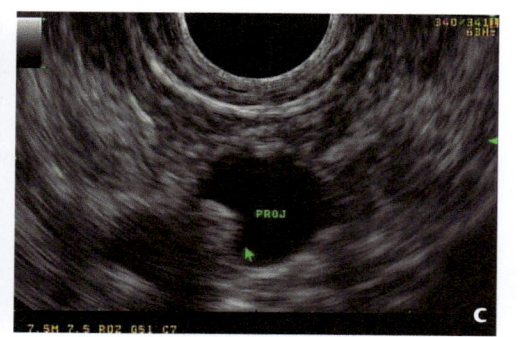

Fig. 56-4. (a-c) Definições das possíveis coleções fluidas decorrentes de episódio de pancreatite aguda, de acordo com o tempo de evolução. (Modificada de: Banks PA *et al.*, 2013.)[14]

Capítulo 56 ■ Lesões Císticas do Pâncreas

Quadro 56-3. Neoplasias Císticas do Pâncreas (PCNs)

	Cistadenoma seroso (*serous cystic tumor* – SCT)	Cistadenoma mucinoso (*mucinous cystic neoplasms* – MCN)	IPMN (*intraductal papillary mucinous neoplasms*)	Neoplasia pseudopapilar sólida (tumor de Frantz) (*solid pseudopapillary neoplasms* – SPN)	PNET
Características clínicas	Comumente é um achado incidental. Pode cursar com dor abdominal e massa abdominal palpável, dependendo do volume	Comumente é um achado incidental. Pode cursar com dor abdominal e massa abdominal palpável, dependendo do volume	História de pancreatite de repetição, dor abdominal ou achado incidental	Comumente é um achado incidental. Raramente cursa com desconforto abdominal	Pode apresentar manifestações clínicas de neoplasias endócrinas sólidas
Idade/gênero	■ 50-70 ■ Mulheres > homens	■ 40-70 ■ Praticamente exclusivamente feminino	■ 50-70 ■ Mulheres = homens	■ 20-40 ■ Mulheres > homens	–
Localização no pâncreas	Qualquer	Principalmente corpo e cauda	Principalmente cabeça	Qualquer	–
Morfologia (EUS)	■ Microcistos com aparência de *honeycomb* ■ Calcificação central (*Sunburst sign*) ■ Raramente se comunica com ductos pancreáticos	■ Cisto grande ■ Pode ser septado ■ Quando há degeneração maligna, apresenta calcificações periféricas, componentes sólidos e adenopatia periférica ■ Pode-se comunicar com ductos pancreáticos	■ Dilatação de Wirsung ou de ramos secundários ■ Frequentemente se comunica com ductos pancreáticos ■ Aparência de septação ■ Pode conter componente sólido no seu interior	■ Mescla de componentes sólidos e císticos ■ Raramente se comunica com ductos pancreáticos	Cisto unilocular
Característica do fluido	■ Sero-hialino ■ Claro, mas sanguinolento	■ Mucoide ■ Claro	■ Mucoide ■ Claro	Sanguinolento, com *debris* necróticos	■ Sero-hialino ■ Claro
Bioquímica do fluido	■ CEA < 192 ng/mL ■ Amilase baixa	■ CEA > 192 ng/mL ■ Amilase baixa	■ CEA > 192 ng/mL ■ Amilase elevada	Variado	Variado
Citologia	■ Células cuboides ■ Cora positivamente para glicogênio	■ Células mucinosas colunares com atipia variada ■ Cora positivamente para mucina	■ Células mucinosas colunares com atipia variada ■ Cora positivamente para mucina	■ Células monomórficas com núcleo arredondado e citoplasma eosinófilo ou aerado ■ Cora positivamente para Vimentina e alfa-1-antitripsina	■ Células monomórficas de tumor endócrino ■ Cora positivamente para cromogranina e sinaptofisina monomórfica
Potencial de malignidade	Praticamente ausente (raros relatos)	SIM (alta)	SIM (moderada-alta)	SIM (moderada)	SIM

CEA = antígeno carcinoembrionário.
Modificado de: Muthusamy VR *et al.*, 2016;[13] Karoumpalis I, 2016.[6]

Classes de PCNs

Cistoadenoma Seroso (*Serous Cystic Tumors* – SCTs)

A presença de células glicogênio-positivas e a ausência de mucina são diagnósticos de cistoadenoma seroso de pâncreas.[18] Sua degeneração maligna é rara, correspondendo a menos de 1% dos casos, e o tratamento só é necessário quando o paciente se encontra sintomático ou quando há crescimento rápido da lesão, durante o acompanhamento.[19,20]

O fluido cístico tem baixa viscosidade, aspecto sero-hialino ou sero-hemático. A hipervascularização da sua cápsula eleva o risco de sangramento durante a EUS-FNA, podendo haver contaminação do fluido com sangue. Além disso, a característica microcística dessas lesões pode dificultar a aquisição de fluidos para análise bioquímica.[20]

Neoplasia Sólida Pseudopapilar – Tumor de Frantz (*Solid Pseudopapilary Neoplasms* – SPNs)

Esses tumores apresentam ecogenicidade mista, às vezes com áreas de calcificação e margens bem definidas pela sua cápsula. A citopatologia revela células com citoplasma eosinofílico e núcleo arredondado. As células formam ramificações papilares sobre um estroma mixoide fibrovascular e a parte cística contém material necrótico e fluido com presença de sangue escurecido.[21,22]

A ressecção cirúrgica completa, com margens livres, está associada a ótimo prognóstico, porém, em alguns casos, pode haver recidiva local. Metástases são descritas em 15% dos casos, sendo mais frequentes para o fígado e peritônio. O diagnóstico diferencial é feito com tumor neuroendócrino pancreático.[23,24]

Neoplasias Císticas Mucinosas

Considerando-se o maior risco de degeneração maligna, a discussão em torno das neoplasias císticas mucinosas ganharam protagonismo. Muitos especialistas têm-se dedicado na elaboração e revisão dos *guidelines*, buscando estabelecer algumas regras para unificação das condutas nestas lesões.[8,25]

Cistoadenoma Mucinoso (*Mucinous Cystic Neoplasm* – MCN)

São lesões responsáveis por cerca de 25% de todos os procedimentos cirúrgicos por PCNs.[1] Ocorrem, predominantemente, em mulheres (> 95%) e na porção distal do pâncreas (> 95%). Diferentemente do BD-IPMN, o MCN geralmente é uma lesão única.[26,27] Entretanto, podem ser multiloculares, apresentando projeções papilares internas e/ou nódulos murais. Esses achados têm significativa correlação com malignidade, atingindo risco relativo de até 25%.[28-30]

A presença de estroma ovariano ao redor do tumor e uma camada epitelial interna de células produtoras de mucina são achados histológicos patognomônicos. Até um terço das neoplasias mucinosas ressecadas cirurgicamente estão associadas a câncer invasivo.[31]

Neoplasia Intraductal Papilar Produtora de Mucina (IPMN)

Os IPMNs são as CPNs mais frequentes. São caracterizados pela dilatação cística dos ductos pancreáticos (Fig. 56-3), em que a proliferação intraductal de células neoplásicas produtoras de mucina estão organizadas em padrões papilares.[12]

A ecoendoscopia permite ao examinador distinguir entre os três subtipos morfológicos específicos de IPMN:[6]

1. *MPD-IPMN (main pancreatic duct – IPMN):* apresenta dilatação segmentar ou difusa do ducto pancreático principal (Wirsung). Existe, ainda, um sinal endoscópico patognomônico da papila duodenal maior em boca de peixe, com exteriorização de muco transpapilar.
2. *BD – IPMN (branch pancreatic duct – IPMN):* apresenta dilatação cística de ductos secundários (5-20 mm de diâmetro) que se comunicam com o Wirsung, assumindo aspecto de cacho de uvas.
3. *Misto:* combina características do MPD-IPMN e BD-IPMN.

O risco de malignização nos cistoadenomas mucinosos é maior que em qualquer um dos IPMN. Entretanto, dentre os subtipos de IPMNs, o MPD-IPMN é descrito como sendo o mais propenso à degeneração maligna e o BD-IPMN o de curso mais indolente.[6]

Além da caracterização em subtipos morfológicos, os *guidelines* mais específicos têm preconizado a busca por uma classificação histológica para os IPMNs, útil na avaliação do grau de agressividade da malignização. Essa classificação, que pode ser vista no Quadro 56-4,[8,32] baseia-se na identificação da linhagem celular do componente papilar do IPMN. Os subtipos seriam definidos pela expressão de mucoproteínas específicas, também identificadas pela imuno-histoquímica do líquido proveniente de EUS-FNA.[8] Um exemplo da abordagem multidisciplinar para o diagnóstico de um IPMN pode ser observado nas Figuras 56-5 e 56-6.

Quadro 56-4. Subtipos Histológicos de IPMNs

Subtipo histológico	Característica histológica	Marcadores imuno-histoquímicos	Risco de malignização
Gástrico	- Subtipo mais comum - Células colunares altas com núcleo localizado na base - Citoplasma abundante, pálido e mucinoso	- MUC5AC positivo - MUC1 negativo - MUC2 negativo (positivo apenas em células caliciformes esparsas)	- Geralmente de baixo grau: apenas uma pequena porcentagem evolui para carcinoma - Entretanto, o carcinoma, quando presente, é do tipo tubular e se comporta como pancreatoadenocarcinoma
Intestinal	- Segundo subtipo mais comum - Células colunares com núcleo pseudo-doestratificado, citoplasma basofílico - Presença de mucina apical em volume variado	- MUC1 negativo - MUC2 positivo - CDX2 positivo - CK20 positivo	- Pode evoluir com tumores grandes e complexos - O comportamento é indolente
Oncocítico	- Tumores maiores - Papila de aspecto arborizado, composto pelo alinhamento de 2-5 células cuboides/colunares, com núcleo grande uniforme, com nucléolo deslocado do centro - Citoplasma abundante, eosinofílico e granular	- MUC1 variável - MUC2 variável - MUC6 positivo - MUC5AC positivo	- Malignização incomum, mas, quando ocorre, apresenta natureza intraductal obscura
Pancreatobiliar	- É o subtipo menos comum e o menos conhecido e, portanto, mais mal caracterizado - Células cuboides, com núcleo redondo e hipercromático, com nucléolo proeminente - Citoplasma moderadamente eosinofílico com pouca expressão de mucina (cor púrpura)	- MUC1 positivo - MUC5AC positivo - MUC2 negativo - MUC6 negativo - CDX2 negativo	- Comumente apresenta displasia de alto grau - Considera-se uma versão de alto grau do subtipo gástrico - O carcinoma, quando presente, também é do tipo tubular e agressivo, como no subtipo gástrico

Modificado de: Tanaka M *et al.*, 2012;[8] Lin F, Chen ZE, Wang HL, 2015.[32]

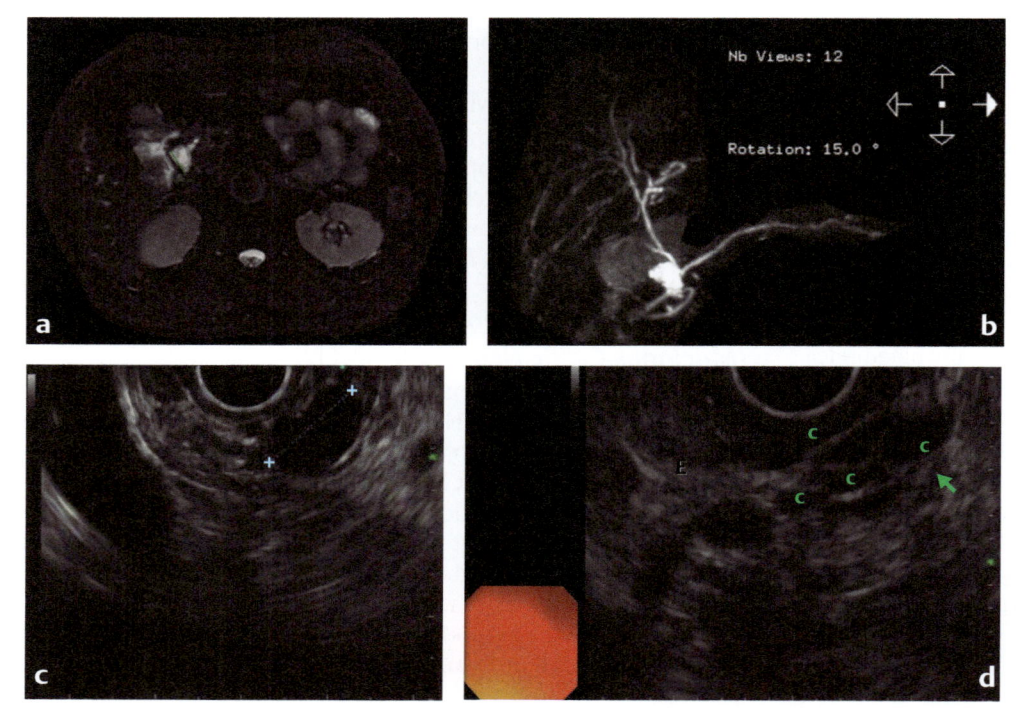

Fig. 56-5. Formações císticas na cabeça pancreática, em contato com o ducto pancreático principal, sugestivas de IPNM. A EUS confirma a hipótese diagnóstica, com maior cisto medindo 12 mm. As imagens sugerem IPMN de ductos secundários: (**a**) RNM. (**b**) Colangio-RNM. (**c, d**) EUS.

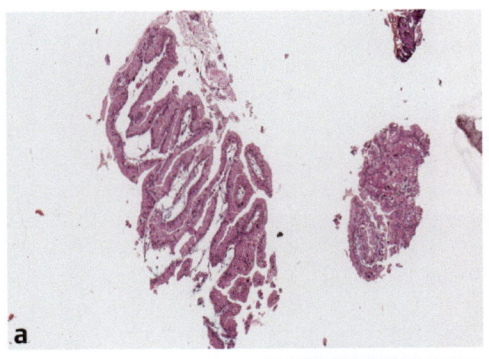

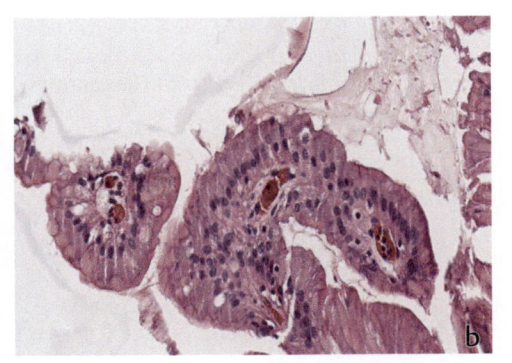

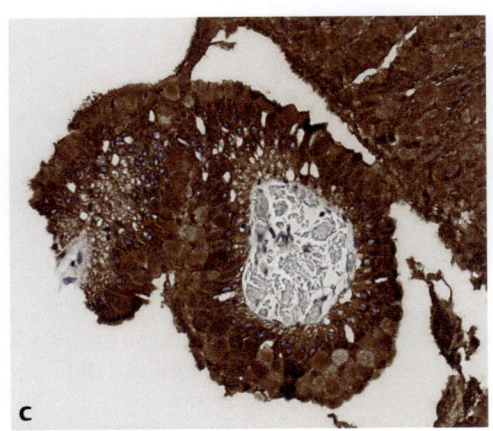

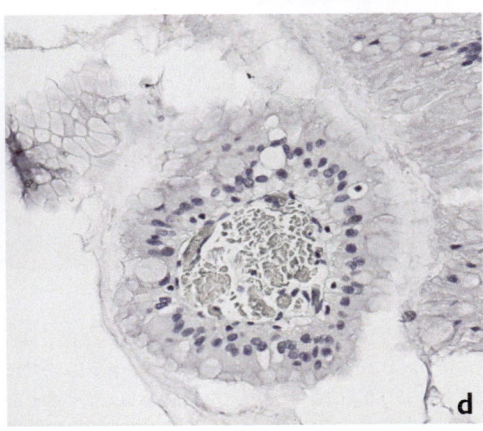

Fig. 56-6. Análise citopatológica e imunohistoquímica da lesão da Figura 56-5. (**a**) IPMN de baixo grau. *Cell block* de amostra de punção ecoguiada de lesão cística pancreática. Fragmentos de epitélio mucinoso com discretas atipias com padrão biliar e foveolar (HE 10x). (**b**) IPMN de baixo grau. Presença de áreas papilares com padrão foveolar (HE 20x). (**c**) Fragmentos de epitélio de IPMN com padrão foveolar e imunoexpressão positiva para MUC5AC (40x). (**d**) Fragmentos de epitélio de IPMN com padrão foveolar e imunoexpressão negativa para MUC2 (40x). (Imagens gentilmente cedidas pelo Dr. Vanderlei Segatelli, Médico Patologista do Hospital Israelita Albert Einstein, São Paulo, SP.)

Quadro 56-5. Estadiamento T – Câncer Precoce do Pâncreas

Estádio		Definição
T1 (Carcinoma invasor < 2 cm)	T1a	Carcinoma invasor ≤ 0,5 cm
	T1b	> 0,5 cm ≤ 1 cm
	T1c	1-2 cm

Modificado de: Tanaka M *et al.*, 2012.[8]

O estadiamento dos carcinomas decorrentes das PCNs mucinosas deve ser feito seguindo-se os protocolos internacionais (como o da AJCC/TNM) para o estadiamento do adenocarcinoma pancreático, como pode ser visto no Quadro 56-5. O esforço em se caracterizar adequadamente as PCNs acaba por favorecer o diagnóstico de carcinomas precoces.

Dentre as PCNs cirurgicamente ressecadas, os IPMNs são responsáveis por 38% dos casos, seguidos pelos cistoadenomas mucinosos (23%), cistoadenomas serosos (16%) e neoplasias císticas neuroendócrinas (7%).[1]

O objetivo principal ao se estudar as PCNs é diferenciar, dentre as entidades citadas no Quadro 54-4, as lesões com risco aumentado para evoluir com degeneração maligna em seu interior.[4,6,15]

Morfologia

A ecoendoscopia (EUS) tornou-se um excelente método complementar para o diagnóstico e classificação das PCNs. Em estudos que utilizaram a análise anatomopatológica da peça cirúrgica como padrão ouro para a classificação das PCNs, a EUS mostrou uma acurácia de 40-96%, tanto maior quanto for a experiência do ecoendoscopista.[13]

Entretanto, as características morfológicas à ecoendoscopia (características gerais, da parede e do interior dos cistos) podem não ser suficientes para definir o tipo de PCN ou seu potencial maligno, já que a análise de padrões morfológicos possui uma acurácia de apenas 50% na diferenciação entre cistos mucinosos e serosos.[15]

Punção por Agulha Fina (EUS-FNA)

A punção ecoguiada com aspiração por agulha fina (EUS-FNA) acrescenta ao exame morfológico a possibilidade de aquisição segura de material do interior do cisto e também das suas paredes. A análise do líquido aspirado do interior do cisto permite (Fig. 56-7):

A) Avaliar aparência e viscosidade do líquido.
B) Avaliar características citopatológicas do líquido e da parede do cisto.
C) Dosar marcadores bioquímicos e tumorais.
D) Dosar novos marcadores genéticos que despontam como uma promissora alternativa na avaliação das PCNs.[15]

A EUS-FNA nas PCNs é uma técnica amplamente aceita na literatura recente, tornando esta uma etapa fundamental para o diagnóstico e acompanhamento dessas lesões.[4,6,8,13,15]

Por se tratar de um material exíguo, fica clara a necessidade da otimização e cuidados especiais no processamento e análise do material obtido.

Análise Bioquímica

Pequenos volumes de líquido aspirado (0,2 a 1 mL) viabilizam a análise bioquímica do material.

A dosagem de glicose tem sido amplamente utilizada para diferenciar cistos mucinosos de não produtores de mucina, pois é de fácil disponibilidade nos serviços e tem baixo custo. Pode ser dosado em laboratório ou por glicosímetro. Em um estudo multicêntrico envolvendo 93 pacientes, a dosagem de glicose teve maior acurácia do que a dosagem de CEA (antígeno carcinoembrionário) para o diagnóstico de neoplasias císticas mucinosas. O nível de glicose menor que 25 mg/dL mostrou sensibilidade e especificidade de 88,1% e 91,2%, respectivamente, comparado à sensibilidade de 62,7% e especificidade de 88,2% para níveis de CEA > 192 ng/mL.[33]

Apesar de os altos níveis de CEA melhorarem a especificidade para diagnósticos de cistos mucinosos, não há correlação entre altos níveis desse marcador com degeneração maligna.[7,34,35]

A revisão de 12 estudos, que incluíram 450 pacientes, concluiu que níveis de amilase menores que 250 U/L praticamente excluem o diagnóstico de pseudocisto, com uma especificidade de 98%.[35]

Outros marcadores, como CA 19.9, CA 125, CA 72.4 e CA 15.3, foram sugeridos como marcadores para PCNs, mas nenhum desses apresentou acurácia suficientemente boa para predizer o diagnóstico coreto.[34]

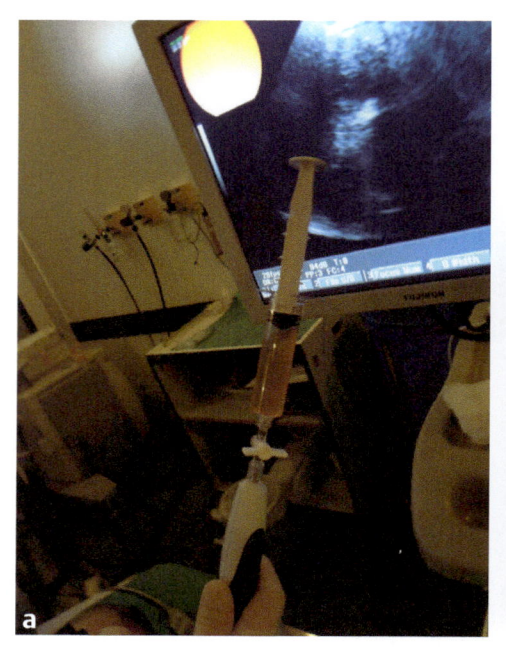

Fig. 56-7. EUS-FNA de lesão cística pancreática: (a) Aspiração de líquido claro para análise. (b) Líquido de consistência viscosa.

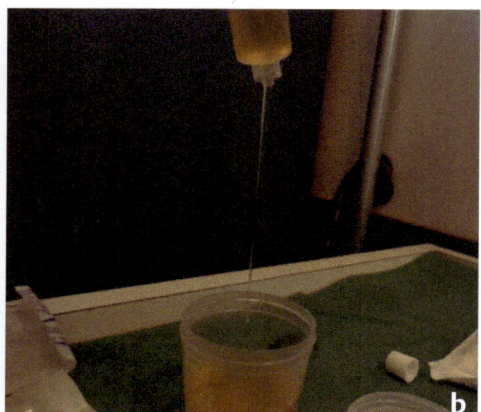

Análise Citológica

O número pouco significativo de células no material puncionado (baixo rendimento celular) e a contaminação da amostra com células da parede do trato gastrointestinal (células de trajeto) podem dificultar a avaliação citopatológica.

Enquanto a especificidade da citologia da EUS-FNA aproxima-se de 100%, a sensibilidade varia entre 30 e 50% na detecção de cistos mucinosos e 20% para o diagnóstico de cistos mucinosos malignos.[7] Detalhes do processamento do material aspirado para análise citológica pode ser visto na Figura 56-8.

A avaliação citológica dos fluidos císticos permite o diagnóstico de cistos serosos apresentando células ricas em glicogênio (células cubóides) ou de cistos mucinosos, se o achado for de mucina. Nos IPMNs, podem ser identificadas células com displasia ou neoplasias malignas.

Em um trabalho retrospectivo, Rogart *et al.* analisaram 107 pacientes submetidos à técnica de punção da parede do cisto imediatamente após a coleta de líquido do interior do cisto (*cystic wall puncture* – CWP). Esse estudo mostrou aumento de 37% no rendimento diagnóstico de lesões mucinosas.[36] O método foi novamente avaliado, desta vez em um estudo prospectivo envolvendo 69 pacientes submetidos à EUS-FNA para coleta de fluido para análise de CEA, citologia e, na sequência, CWP. O uso da técnica proporcionou aumento de rendimento diagnóstico para lesões císticas mucinosas ou malignas em 29% (p = 0,0001), quando comparado ao CEA, citologia do líquido cístico ou a combinação dos dois últimos.[37] Detalhes da técnica de CWP podem ser observados na Figura 56-9.

Em nossa prática clínica, há muitos anos temos realizado a CWP. Ela permite a aquisição de material filamentar sólido da cápsula do cisto para análise em emblocado de parafina.

O escovado citológico (EchoBrush; Cook Endoscopy, Winston-Salem, NC), técnica associada à EUS-FNA (realizado após punção do cisto com agulha de 19 G) é uma proposta para aumentar o rendimento celular da EUS-FNA. Alguns estudos têm demonstrado melhores resultados do escovado, quando comparados à FNA.[38,39] Um desses estudos analisou prospectivamente 30 pacientes, demonstrando taxa de obtenção de material celular de 76% com o escovado e apenas 36% com FNA (p = 0,008). A detecção de células mucinosas na amostra foi de 50% com o escovado, contra 18% com FNA apenas (p = 0,016).[38] Entretanto, outro estudo prospectivo não encontrou diferença de rendimento entre o escovado e o grupo que realizou apenas FNA com análise bioquímica e citológica do líquido aspirado.[40]

A American Society of Gastrointestinal Endoscopy (ASGE), em seu último *guideline* sobre PCNs, considerou que o escovado citológico teria uso limitado, considerando seu baixo rendimento e riscos de efeitos adversos.[13]

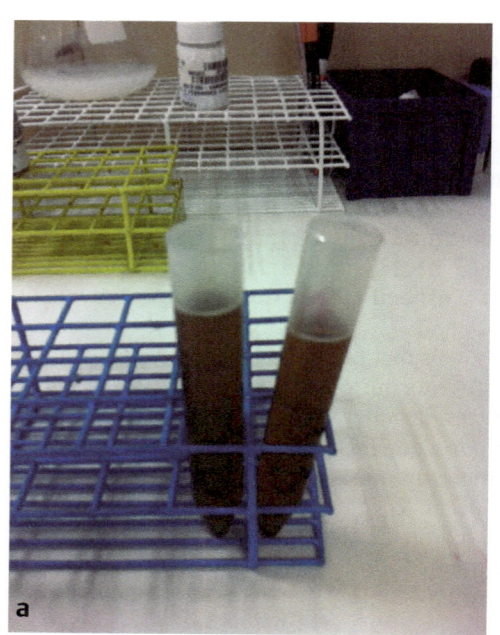

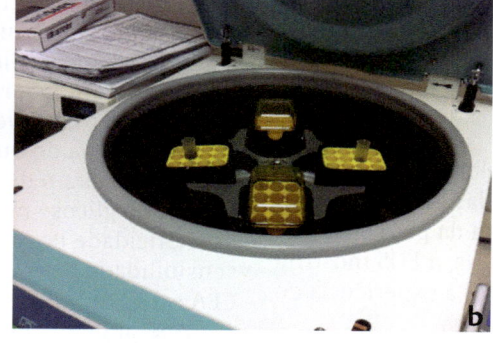

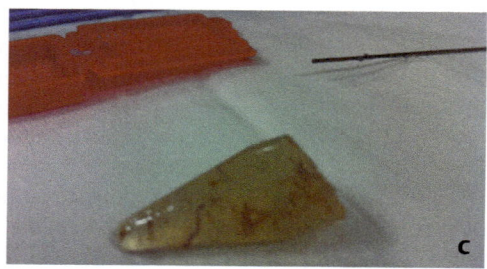

Fig. 56-8. (a-c) Preparação de material de EUS-FNA para análise citológica (micro-histologia).

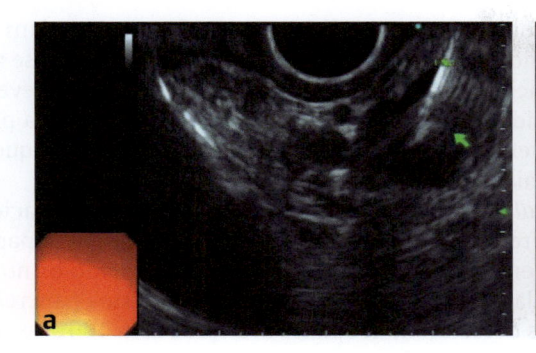

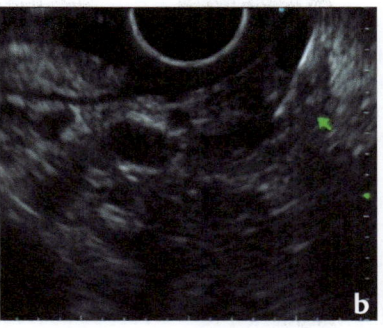

Fig. 56-9. (a) EUS-FNA. (b) Técnica de Cystic Wall Puncture (CWP).

Análise Imuno-Histoquímica

Para aumentar a acurácia diagnóstica das PCNs, assim como dos seus subgrupos, a aplicação de painéis imuno-histoquímicos no produto das biópsias pode ser uma ferramenta útil. Um exemplo de perfis imuno-histoquímicos para cada PCN está evidenciado na Figura 56-10.

Além dos perfis descritos na Figura 56-10, o cistoadenoma mucinoso apresenta positividade para vimentina e actina de músculo liso e os marcadores epiteliais incluem EMA, CEA, citoqueratinas.[7,8,18,19] A proteína SMAD4 geralmente está intacta nas neoplasias não invasivas, mas pode ser perdida dos carcinomas invasivos.[28]

Uma vez que não existem perfis imuno-histoquímicos predefinidos para as PCNs, um patologista experiente, que conheça as peculiaridades da relação marcador-tumor, é essencial para reduzir os erros diagnósticos.[32]

Marcadores Genéticos

Novos marcadores genéticos estão sendo propostos como ferramenta para diferenciação entre neoplasias císticas mucinosas e não mucinosas.

Mutações no gene KRAS são frequentemente detectadas em portadores de neoplasias mucinosas. Estudos têm mostrado sensibilidade de 45-65% e especificidade de 96 a 100% para diagnóstico de neoplasia mucinosa.[41,42]

Mutações somáticas no gene GNAS (R201C e R201H) parecem ser bem específicas para diagnosticar IPMN.[43,44]

Mutações do gene supressor do tumor TP53 também estão associadas à IPMN, mas, dessa vez, portadores de displasia de alto grau ou carcinoma invasor.[45] Da mesma forma, mutações nos genes PIK3CA e PTEN têm sido associados à IPMN com carcinoma invasivo.[46,47]

Mutações dos genes VHL e CTNNB1 são associadas, respectivamente, a cistoadenoma seroso e neoplasia pseudopapilar sólida.[42]

Um estudo realizou o *proteomics profile* de mucina no fluido de 79 cistos aspirados. O trabalho mostrou que a análise dos *proteomics* apresentou acurácia maior que da citologia e do CEA para identificar lesões com potencial maligno.[48]

O Quadro 56-6 resume os marcadores genéticos para cada tipo de PCN. Certamente, mais estudos serão realizados para definir a utilidade clínica desses novos marcadores, mas esse horizonte deve ser visto como promissor.[10,49]

Quadro 56-6. Análise Genética – *Next Generation Sequencing* (SGS).

Nome	Marcadores genéticos
Cistadenoma seroso (*Serous cystic tumor* – SCT)	• Mutação VHL positivo • GNAS negativo • Kras negativo
Cistadenoma mucinoso (*Mucinous cystic neoplasms* – MCN)	• GNAS negativo • Kras positivo
IPMN (*Intraductal papillary mucinous neoplasms*)	• GNAS positivo • Kras positivo
Neoplasia sólida pseudopapilar (*Solid pseudopapillary neoplasms* – SPN)	• *Wild type* GNAS positivo • Kras positivo • VHL positivo • CTNNB1 positivo

Modificado de: Asif Khalid, Kevin McGrath. Uptodate 2017;[10] Amato E *et al.*, 2014.[8]

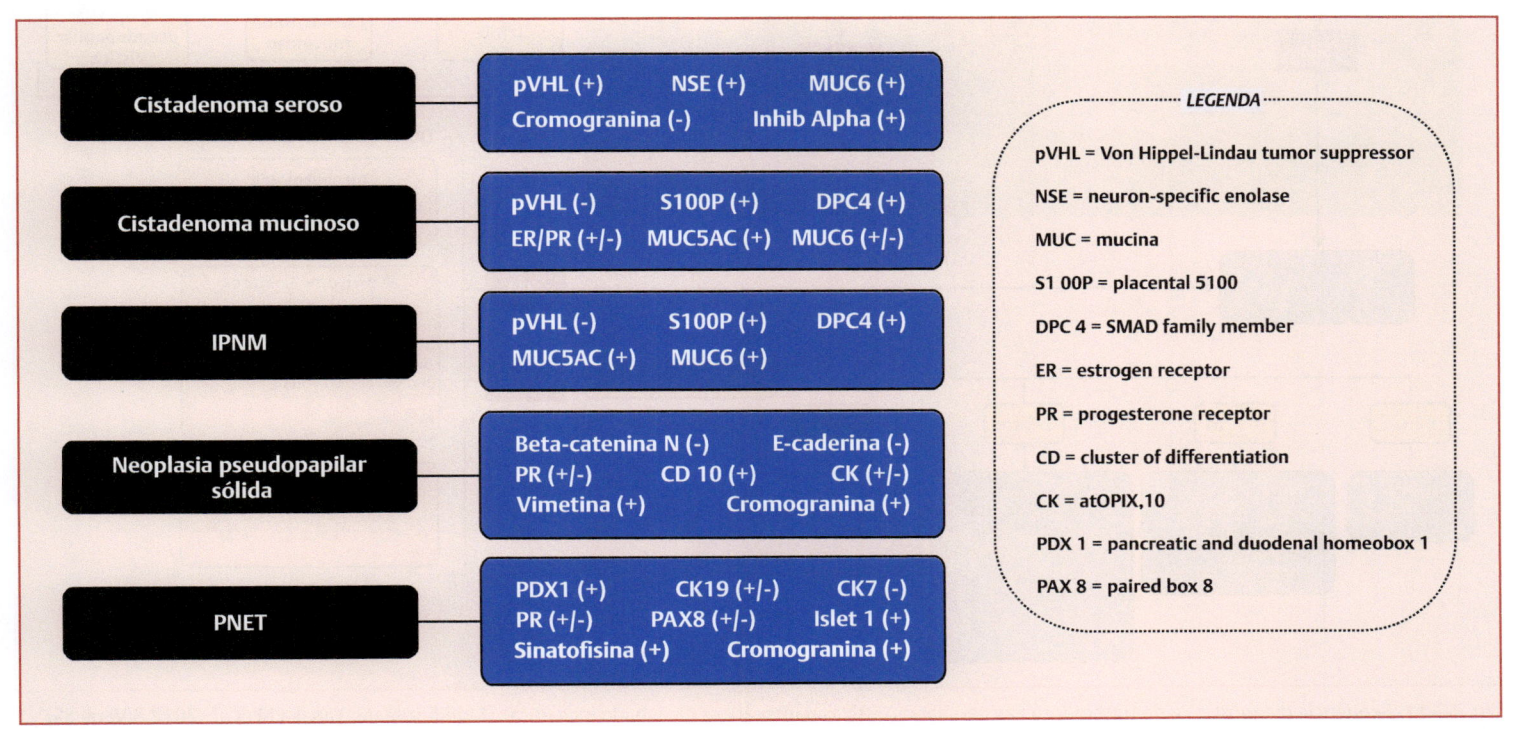

Fig. 56-10. Diagnóstico diferencial das neoplasias císticas pancreáticas de acordo com o seu perfil imuno-histoquímico. (Modificada de: Lin F, Chen ZE, Wang HL, 2015.)[32]

Cistadenoma seroso: pVHL (+), NSE (+), MUC6 (+), Cromogranina (-), Inhib Alpha (+)

Cistadenoma mucinoso: pVHL (-), S100P (+), DPC4 (+), ER/PR (+/-), MUC5AC (+), MUC6 (+/-)

IPNM: pVHL (-), S100P (+), DPC4 (+), MUC5AC (+), MUC6 (+)

Neoplasia pseudopapilar sólida: Beta-catenina N (-), E-caderina (-), PR (+/-), CD 10 (+), CK (+/-), Vimetina (+), Cromogranina (+)

PNET: PDX1 (+), CK19 (+/-), CK7 (-), PR (+/-), PAX8 (+/-), Islet 1 (+), Sinatofisina (+), Cromogranina (+)

LEGENDA
- pVHL = Von Hippel-Lindau tumor suppressor
- NSE = neuron-specific enolase
- MUC = mucina
- S100P = placental S100
- DPC 4 = SMAD family member
- ER = estrogen receptor
- PR = progesterone receptor
- CD = cluster of differentiation
- CK = atOPIX,10
- PDX 1 = pancreatic and duodenal homeobox 1
- PAX 8 = paired box 8

Novas Tecnologias

Técnicas de visualização direta, tanto óptica quanto endomicroscópica, foram desenvolvidas e propostas para a avaliação de lesões císticas. Ambas as técnicas estão associados à FNA, com utilização de agulha de 19 G. O SpyGlass (Boston Scientific, Natick, Mass), um sistema dedicado à colangioscopia e pancreatoscopia, é introduzido por agulha de punção, possibilitando não só a visualização direta do interior do cisto, mas a aquisição de material.

A endomicroscopia confocal consiste na passagem de uma fibra óptica de 0,9 mm, também pelo interior da agulha de 19 G, associada à injeção endovenosa de fluoresceína (CellVizio; Mauna Kea Technologies, Paris, France), permitindo visualização ultraestrutural, em tempo real, do epitélio de revestimento interno dos cistos.[13,50]

Apesar de apresentarem resultados promissores, sua utilização ainda está restrita a centros de referência.

Acompanhamento de Pacientes

Apesar dos esforços em se encontrar a melhor forma de acompanhamento dos pacientes diagnosticados com PCNs, ainda não há um *guideline* definitivo.

Recentemente, acompanhamos algumas discussões interessantes sobre os protocolos existentes. Os melhores *guidelines* disponíveis foram comparados entre si: o *guideline* da AGA-2015 (American Gastroenterological Association[4] e o IGC-2012 (International Consensus Guideline de 2012, mais conhecido como *Guideline* de Fukuoka),[8] uma atualização do IGC-2006 (mais conhecido como *Guideline* de Sendai).[25]

Há uma corrente que acredita que os esforços deveriam ser concentrados no diagnóstico do câncer precoce, priorizando-se ressecções em pacientes aptos. Obviamente, nestes últimos, deve-se levar em consideração a topografia da lesão, uma vez que a pancreatectomia cefálica apresenta maior morbimortalidade do que as pancreatectomias corpocaudais.[51]

Singhi *et al.*, em um estudo retrospectivo com 225 pacientes publicado recentemente, propuseram uma alternativa para o acompanhamento de pacientes com PCNs. Realizando os novos testes moleculares/genéticos nos aspirados dos cistos pancreáticos, os autores detectaram neoplasia avançada com 100% de sensibilidade, 90% de especificidade, 79% de valor preditivo positivo e 100% de valor preditivo negativo.[52] Parece-nos que a utilização destes marcadores pode, realmente, ser de grande valia no futuro. Entretanto, o alto custo e a sua disponibilidade restrita a poucos centros de referência em nosso meio ainda impactam negativamente seu uso.

Por enquanto, cabe aos profissionais envolvidos o uso racional das informações já existentes. Na Figura 56-11 apresentamos a nossa proposta de acompanhamento das PCNs, pautado no que há de concreto na literatura.

Por todo o exposto até aqui, não resta dúvida sobre a complexidade do tema em questão. É exatamente por isso que, em nossa opinião, a abordagem do paciente deve ser multidisciplinar, envolvendo cirurgiões, clínicos, radiologistas e endoscopistas dedicados ao tema.

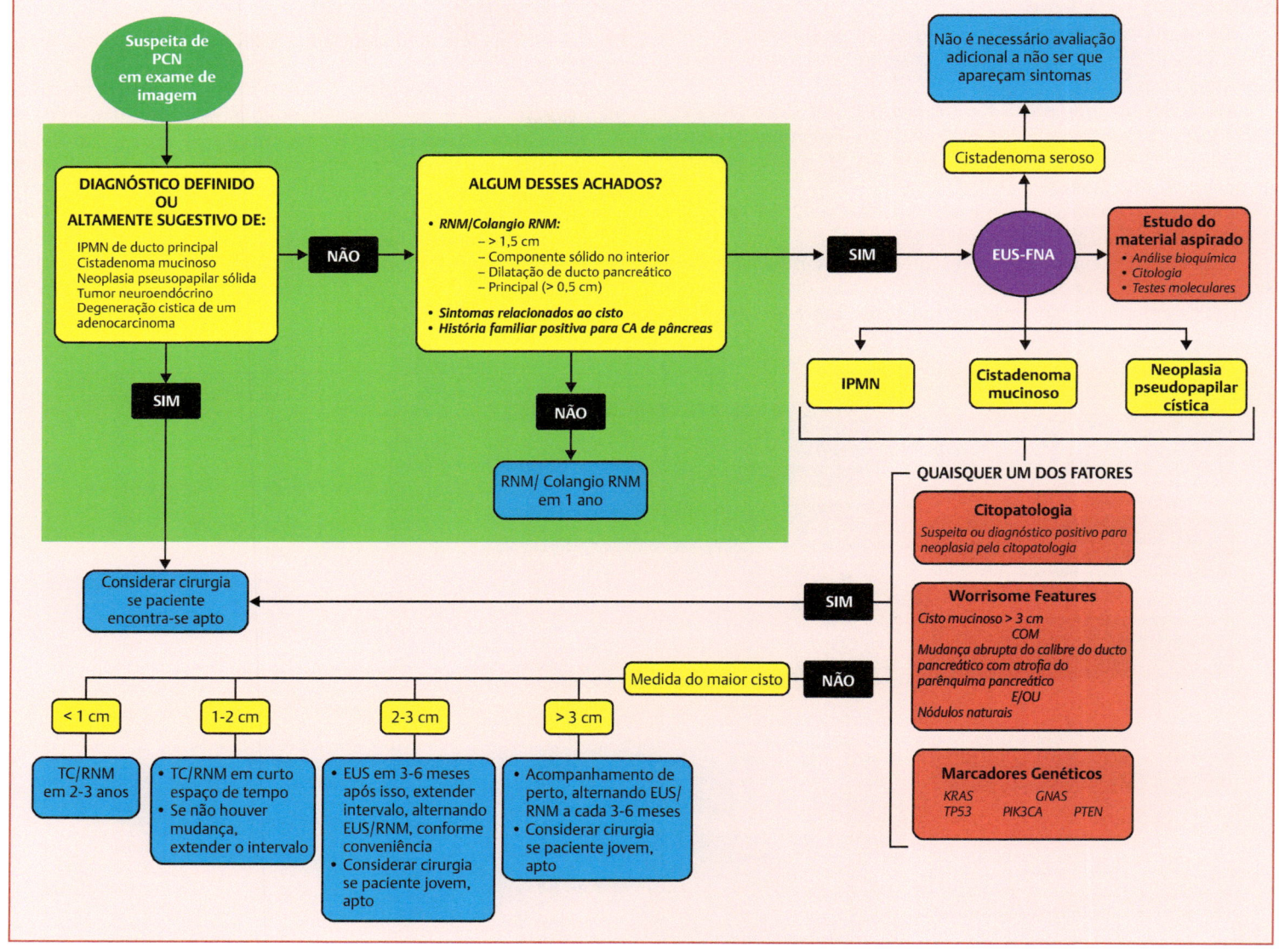

Fig. 56-11. Sequência diagnóstica e de tratamento nas neoplasias císticas pancreáticas de achado incidental. (Modificada de: Tanaka M *et al.*, 2012.8 Vege SS, Ziring B, Jain R, Moayyedi P, 2015.4 Asif Khalid, Kevin McGrath. Uptodate 2017.)[10]

Aos endoscopistas, cabe o compromisso com o refinamento de sua técnica, além do cuidado com todo o processo de aquisição do material pela EUS-FNA. A otimização do produto final da punção ecoguiada, muitas vezes, pode ser o fator determinante para o diagnóstico.

Nossa opinião é consonante com aqueles que defendem a detecção de neoplasias precoces,[51,53] mesmo que os intervalos da realização de exames como a RNM e a ecoendoscopia sejam menores. Há que se considerar os custos e os riscos de complicação de alguns procedimentos diagnósticos. Entretanto, acreditamos que isso pode impactar diretamente no prognóstico destes pacientes, diminuindo a morbimortalidade de procedimentos cirúrgicos, muitas vezes desnecessários ou não curativos.

REFERÊNCIAS BIBLIOGRÁFICAS

1. Valsangkar NP, Morales-Oyarvide V, Thayer SP, et al. 851 resected cystic tumors of the pancreas: A 33-year experience at the massachusetts general hospital. Surgery. 2012;152(3-1):S4-12.
2. de Jong K, Nio CY, Mearadji B, et al. Disappointing interobserver agreement among radiologists for a classifying diagnosis of pancreatic cysts using magnetic resonance imaging. Pancreas. 2012;41(2):278-82.
3. Laffan TA, Horton KM, Klein AP, et al. Prevalence of unsuspected pancreatic cysts on MDCT. AJR Am J Roentgenol. 2008;191(3):802-7.
4. Vege SS, Ziring B, Jain R, et al. American gastroenterological association institute guideline on the diagnosis and management of asymptomatic neoplastic pancreatic cysts. Gastroenterology. 2015;148(4):819-22;quize12-3.
5. Buscaglia JM, Shin EJ, Giday AS, et al. Awareness of guidelines and trends in the management of suspected pancreatic cystic neoplasms: Survey results among general gastroenterologists and EUS specialists. Gastrointest Endosc. 2009;69(4):813-20;quiz 820.e1-17.
6. Karoumpalis I. Cystic lesions of the pancreas. Annals of Gastroenterology. 2016;29(2).
7. Farrell JJ, Fernández-del Castillo C. Pancreatic cystic neoplasms: management and unanswered questions. Gastroenterology. 2013;144(6):1303-15.
8. Tanaka M, Fernández-del Castillo C, Adsay V, et al. International consensus guidelines 2012 for the management of IPMN and MCN of the pancreas. Pancreatology. 2012;12(3):183-97.
9. Khalid A, McGrath K. Classification of pancreatic cysts. [Internet]. UpToDate. 2017.
10. Khalid A, McGrath K. Pancreatic cystic neoplasms: clinical manifestations, diagnosis, and management. [Internet]. UpToDate. 2017.
11. Basturk O, Coban I, Adsay NV. Pancreatic cysts: pathologic classification, differential diagnosis, and clinical implications. Arch Pathol Lab Med. 2009;133(3):423-38.
12. Volkan Adsay N. Cystic lesions of the pancreas. Mod Pathol. 2007;20(1):S71-93.
13. Muthusamy VR, Chandrasekhara V, Acosta RD, et al. The role of endoscopy in the diagnosis and treatment of inflammatory pancreatic fluid collections. Gastrointest Endosc. 2016;83(3):481-8.
14. Banks PA, Bollen TL, Dervenis C, et al. Classification of acute pancreatitis – 2012: revision of the Atlanta classification and definitions by international consensus. Gut. 2013;62(1):102-11.
15. Alkaade S, Chahla E, Levy M. Role of endoscopic ultrasound-guided fine-needle aspiration cytology, viscosity, and carcinoembryonic antigen in pancreatic cyst fluid. Endosc Ultrasound. 2015;4(4):299-303.
16. Fernández-del Castillo C, Warshaw AL. Cystic neoplasms of the pancreas. Pancreatology. 2001;1(6):641-7.
17. Hamilton SR, Aaltonen LA. Pathology and genetics of tumours of the digestive system. IARC: Press Lyon. 2000.
18. Brugge WR. The role of EUS in the diagnosis of cystic lesions of the pancreas. Gastrointest Endosc. 2000;52(6):S18-22.
19. Malleo G, Bassi C, Rossini R, et al. Growth pattern of serous cystic neoplasms of the pancreas: observational study with long-term magnetic resonance surveillance and recommendations for treatment. Gut. 2012;61(5):746-51.
20. Tseng JF, Warshaw AL, Sahani DV, et al. Serous cystadenoma of the pancreas: tumor growth rates and recommendations for treatment. Ann Surg. 2005;242(3):413-9;discussion 419-21.
21. Master SS, Savides TJ. Diagnosis of solid-pseudopapillary neoplasm of the pancreas by eus-guided FNA. Gastrointest Endosc. 2003;57(7):965-8.
22. Butte JM, Brennan MF, Gönen M, et al. Solid pseudopapillary tumors of the pancreas. Clinical features, surgical outcomes, and long-term survival in 45 consecutive patients from a single center. Journal of Gastrointestinal Surgery. 2011;15(2):350-7.
23. Reddy S, Cameron JL, Scudiere J, et al. Surgical management of solid-pseudopapillary neoplasms of the pancreas (franz or hamoudi tumors): a large single-institutional series. Journal of the American College of Surgeons. 2009;208(5):950-7.
24. Washington K. Solid-pseudopapillary tumor of the pancreas: challenges presented by an unusual pancreatic neoplasm. Annals of Surgical Oncology. 2002;9(1):3-4.
25. Tanaka M, Chari S, Adsay V, et al. International consensus guidelines for management of intraductal papillary mucinous neoplasms and mucinous cystic neoplasms of the pancreas. Pancreatology. 2006;6(1-2):17-32.
26. Crippa S, Salvia R, Warshaw AL, et al. Mucinous cystic neoplasm of the pancreas is not an aggressive entity: lessons from 163 resected patients. Annals of Surgery. 2008;247(4):571.
27. Yamao K, Yanagisawa A, Takahashi K, et al. Clinicopathological features and prognosis of mucinous cystic neoplasm with ovarian-type stroma: a multi-institutional study of the japan pancreas society. Pancreas. 2011;40(1):67-71.
28. Zamboni G, Scarpa A, Bogina G, et al. Mucinous cystic tumors of the pancreas: clinicopathological features, prognosis, and relationship to other mucinous cystic tumors. Am J Surg Pathol. 1999;23(4):410-22.
29. Thompson LD, Becker RC, Przygodzki RM, et al. Mucinous cystic neoplasm (mucinous cystadenocarcinoma of low-grade malignant potential) of the pancreas: a clinicopathologic study of 130 cases. Am J Surg Pathol. 1999;23(1):1-16.
30. Chahal P, Baron TH, Topazian MD, Levy MJ. EUS-guided diagnosis and successful endoscopic transpapillary management of an intrahepatic pancreatic pseudocyst masquerading as a metastatic pancreatic adenocarcinoma (with videos). Gastrointest Endosc. 2009;70(2):393-6.
31. Baker ML, Seeley ES, Pai R, et al. Invasive mucinous cystic neoplasms of the pancreas. Exp Mol Pathol. 2012;93(3):345-9.
32. Lin F, Chen ZE, Wang HL. Utility of immunohistochemistry in the pancreatobiliary tract. Arch Pathol Lab Med. 2015;139(1):24-38.
33. Smith ZL, Satyavada S, Simons-Linares R, et al. Intracystic glucose and carcinoembryonic antigen in differentiating histologically confirmed pancreatic mucinous neoplastic cysts. Am J Gastroenterol. 2022;117(3):478-85.
34. Brugge WR, Lewandrowski K, Lee-Lewandrowski E, et al. Diagnosis of pancreatic cystic neoplasms: a report of the cooperative pancreatic cyst study. Gastroenterology. 2004;126(5):1330-6.
35. Van der Waaij LA, van Dullemen HM, Porte RJ. Cyst fluid analysis in the differential diagnosis of pancreatic cystic lesions: a pooled analysis. Gastrointest Endosc. 2005;62(3):383-9.
36. Rogart JN, Loren DE, Singu BS, Kowalski TE. Cyst wall puncture and aspiration during EUS-guided fine needle aspiration may increase the diagnostic yield of mucinous cysts of the pancreas. J Clin Gastroenterol. 2011;45(2):164-9.
37. Hong SK, Loren DE, Rogart JN, et al. Targeted cyst wall puncture and aspiration during EUS-FNA increases the diagnostic yield of premalignant and malignant pancreatic cysts. Gastrointest Endosc. 2012;75(4):775-82.
38. Al-Haddad M, Gill KRS, Raimondo M, et al. Safety and efficacy of cytology brushings versus standard fine-needle aspiration in evaluating cystic pancreatic lesions: a controlled study. Endoscopy. 2010;42(02):127-32.
39. Sendino O, Fernández-Esparrach G, Solé M, et al. Endoscopic ultrasonography-guided brushing increases cellular diagnosis of pancreatic cysts: a prospective study. Dig Liver Dis. 2010;42(12):877-81.
40. Thomas T, Bebb J, Mannath J, et al. EUS-guided pancreatic cyst brushing: a comparative study in a tertiary referral centre. Journal of the Pancreas. 2010;11(2):163-9.
41. Singhi AD, Nikiforova MN, Fasanella KE, et al. Preoperative GNAS and KRAS testing in the diagnosis of pancreatic mucinous cysts. Clin Cancer Res. 2014;20(16):4381-9.
42. Springer S, Wang Y, Dal Molin M, et al. A combination of molecular markers and clinical features improve the classification of pancreatic cysts. Gastroenterology. 2015;149(6):1501-10.

43. Furukawa T, Kuboki Y, Tanji E, et al. Whole-exome sequencing uncovers frequent GNAS mutations in intraductal papillary mucinous neoplasms of the pancreas. Sci Rep. 2011;1:161.
44. Wu J, Matthaei H, Maitra A, et al. Recurrent GNAS mutations define an unexpected pathway for pancreatic cyst development. Sci Transl Med. 2011;3(92):92ra66.
45. Kanda M, Sadakari Y, Borges M, et al. Mutant TP53 in duodenal samples of pancreatic juice from patients with pancreatic cancer or high-grade dysplasia. Clinical Gastroenterology and Hepatology. 2013;11(6):719-30.
46. Schönleben F, Qiu W, Ciau NT, et al. PIK3CA mutations in intraductal papillary mucinous neoplasm/carcinoma of the pancreas. Clin Cancer Res. 2006;12(12):3851-5.
47. Garcia-Carracedo D, Turk AT, Fine SA, et al. Loss of PTEN expression is associated with poor prognosis in patients with intraductal papillary mucinous neoplasms of the pancreas. Clin Cancer Res. 2013;19(24):6830-41.
48. Jabbar KS, Verbeke C, Hyltander AG, et al. Proteomic mucin profiling for the identification of cystic precursors of pancreatic cancer. J Natl Cancer Inst. 2014;106(2):djt439.
49. Amato E, Molin MD, Mafficini A, et al. Targeted next-generation sequencing of cancer genes dissects the molecular profiles of intraductal papillary neoplasms of the pancreas. J Pathol. 2014;233(3):217-27.
50. Nakai Y, Iwashita T, Park DH, et al. Diagnosis of pancreatic cysts: EUS-guided, through-the-needle confocal laser-induced endomicroscopy and cystoscopy trial: DETECT study. Gastrointest Endosc. 2015;81(5):1204-14.
51. Brugge WR. Pancreatic cyst surveillance: threat or opportunity? Gastrointest Endosc. 2016;83(6):1118-20.
52. Singhi AD, Zeh HJ, Brand RE, et al. American gastroenterological association guidelines are inaccurate in detecting pancreatic cysts with advanced neoplasia: a clinicopathologic study of 225 patients with supporting molecular data. Gastrointest Endosc. 2016;83(6):1107-17.
53. Basar O, Brugge WR. Which guidelines should be used for branch-duct intraductal papillary mucinous neoplasms? Gastrointest Endosc. 2016;84(3):446-9.

V

Intestino Delgado

57 Enteroscopia: Exame Normal, Técnica e Equipamentos

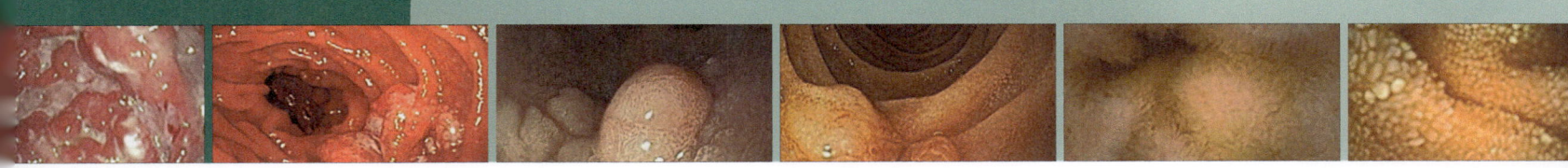

Thiago Festa Secchi ▪ Paula Bechara Poletti ▪ Arthur Adolfo Parada

INTRODUÇÃO

O intestino delgado sempre foi considerado como a última fronteira do trato gastrointestinal, para abordagens endoscópicas de forma rotineira, até então com poucas patologias diagnosticadas. Isso acarretava diagnósticos tardios, inúmeros exames, diversas internações, com grande custo não só financeiro como desgaste emocional também.

Suas características anatômicas, como ser distante da boca e do ânus, ser "solto" na cavidade abdominal associado ao seu longo trajeto sempre transformaram a avaliação endoscópica algo muito difícil e limitada, até recentemente, com progressão pouco além do ângulo de Treitz.

Nessas duas últimas décadas, o intestino delgado vem ganhando cada vez mais recursos tecnológicos para sua abordagem, tornando-o mais acessível e, assim, deixando de ser um território obscuro.

Com o surgimento da cápsula endoscópica, houve crescimento nos diagnósticos de diferentes patologias do Intestino Delgado e, consequentemente, maior necessidade de abordagens para tratamento dessas patologias. A cápsula tem suas limitações que acabaram por ser tornar um grande incentivo para o crescimento e a evolução da enteroscopia que dispomos hoje em dia.

Dessa forma com os novos enteroscópios obtivemos acesso ao intestino delgado, permitindo diagnósticos mais precisos, bem como a abordagem terapêutica de diversas patologias.

A enteroscopia permite a realização de biópsias, polipectomias, tratamento de lesões vasculares, dilatações de estenoses, acesso ao estômago e duodeno exclusos em paciente com cirurgia bariátrica, realizar CPRE em pacientes com anatomia alterada por cirurgias, além da avaliação de pacientes com má absorção, diarreia e doenças inflamatórias.

Hoje dispomos das seguintes opções de enteroscopia para abordagem do intestino delgado:

- Enteroscopia assistida por balão (único ou duplo balão).
- Enteroscopia em espiral.
- Enteroscopia intraoperatória.
- *Push* enteroscopia.
- Cápsula endoscópica

EXAME NORMAL

O intestino delgado, excetuando o duodeno, acessível aos exames endoscópicos tradicionais, mede entre 3 e 7 m, aproximadamente, compreendido entre o ângulo de Treitz e a válvula ileocecal.

Na visão endoscópica, observa-se a partir do duodeno pregas circulares (também conhecidas por Kerckring), numerosas e proeminentes, as quais diminuem gradativamente tanto em número como em tamanho ao longo do delgado, até estarem praticamente ausentes no íleo distal (Fig. 57-1). Ocorre uma redução progressiva do diâmetro da luz e, também, da espessura da parede.

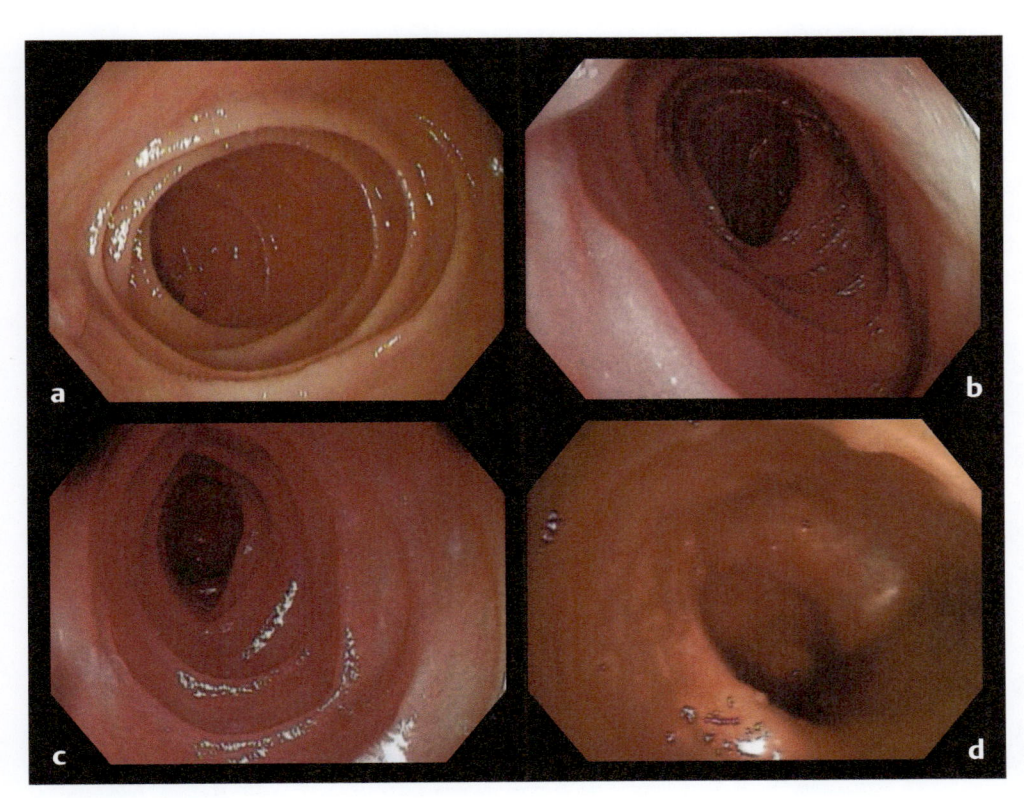

Fig. 57-1. (a) Duodeno. (b, c) Jejuno. (d) Íleo distal.

Algo similar acontece também com as vilosidades que tendem a ser mais exacerbadas no duodeno e no jejuno com padrão mais afilado e longo e uma mudança progressiva no íleo, onde se tornam quase planas, encurtadas.

A grande dificuldade anatômica é identificar a transição entre o término do jejuno e começo do íleo. Por essa razão há uma tendência em se usar uma nova divisão, em relação à anatomia, que seria dividir o intestino delgado em três partes iguais para facilitar a localização aproximadamente dos achados. Seria, então, terços proximal, médio e distal do delgado.

TÉCNICA

A técnica de introdução e progressão do endoscópio varia conforme o equipamento utilizado.[4,6]

A enteroscopia pode ser anterógrada quando se opta pela via oral, e retrógrada quando a via de acesso é a retal. A escolha da rota a ser acessada dependerá da indicação do caso. Habitualmente, para a avaliação dos dois terços proximais do Intestino delgado, dá-se preferência à rota oral, enquanto que, para a abordagem do terço distal, dá-se preferência à rota anal.

Em nosso grupo optamos por realizar os exames com anestesia geral por uma questão de segurança e conforto para os pacientes, pois são exames prolongados, que necessitam de múltiplas manobras e manejo do overtube. O paciente é posicionado, inicialmente, em decúbito lateral esquerdo, e a mudança de decúbito para decúbito dorsal é efetuada, caso seja necessária.

Em geral, as enteroscopias seguem a rotina de preparo dos exames endoscópicos convencionais, como a endoscopia e a colonoscopia quanto ao jejum, preparo de cólon, exames laboratoriais como coagulograma recente e a avaliação cardiológica.

Rotineiramente usamos o insuflador de CO_2 para maior conforto do paciente no pós-exame.[10]

Push Enteroscopia

Os primeiros relatos da utilização de um colonoscópio dedicado e introduzido por via oral datam de 1973.[15]

Comumente, a *push* enteroscopia usa um colonoscópio pediátrico, tendo uma progressão, em média, de 60-80 cm após o ângulo de Treitz. Com o advento de outros enteroscópios acessório assistidos seu uso tem sido reduzido e restrito a locais aonde não se tenha acesso a essas novas tecnologias. Tem como vantagem ser um método fácil e simples.

Enteroscopia em Espiral Motorizada

Apresentado em 2006, inicialmente com rotação manual, proposto por Akerman,[2] trata-se, na realidade, de um *overtube Endo-Ease Discovery SB* (Spirus Medical, Brigdewater,USA) medindo 118 cm de extensão e que tem na sua parte distal cerca de 22 cm de extensão uma espiral usado sobre um colonoscópio pediátrico.

Próximo a 2018 houve uma alteração no seu sistema, passando a ser motorizado, bem como no *overtube*, passando a ter 24 cm de comprimento e uma espiral cujas aletas macias tem cerca de 18 mm de altura. O enteroscópio tem 11,3 mm de diâmetro externo, com 168 mm de extensão e canal de trabalho com 3,2 mm. Há um motor pequeno adaptado próximo a inserção do tudo do aparelho (Fig. 57-2). A introdução se dá na forma rotativa e no sentido horário e no sentido anti-horário para a remoção do aparelho. Há certa dificuldade de progressão até o duodeno nas fases iniciais. Há necessidade de dois médicos no procedimento.[5]

Em razão de suas características, permite, em geral, intubação rápida e profunda do delgado. Pal P., *et al.*,[13] mostraram que a enteroscopia motorizada foi superior no alcance da profundidade de intubação bem como no tempo gasto em relação à enteroscopia de balão único. Trabalho com resultados similares foi encontrado por Beyna T. *et al.*[3]

Dor à deglutição e distensão são complicações mais frequentes, lesões de mucosa esofágica e intestinal em decorrência da rotação e raras perfurações são outras complicações passíveis de ocorrer.[1]

Enteroscopia de Duplo Balão

Desenvolvida por Dr. Hinori Yamamoto, sua primeira descrição foi em 2001,[16,17] quase simultaneamente à cápsula endoscópica. O sistema consiste em um *overtube* de poliuretano com aproximadamente 140 mm de extensão e com diâmetro externo de 13,4 mm e com um balão de látex na sua extremidade. O outro balão é colocado na extremidade distal do enteroscópio.[14]

Três modelos de enteroscópios de duplo balão da Fujinon (Fujinon, Inc, Saitama, Japan):

- Enteroscópio terapêutico EN 580T com 200 cm de extensão, 9,4 mm de diâmetro externo e canal de trabalho de 3,2 mm.
- Enteroscópio *slim* EN 580XP com 200 cm de extensão, 7,5 mm de diâmetro externo e com canal de trabalho de 2,2 mm.
- Enteroscópio curto EI 580BT com 155 cm de extensão, 9,4 mm de diâmetro externo e 3,2 mm de canal de trabalho.

Em todos esses enteroscópios adapta-se um balão na extremidade distal do aparelho (Figs. 57-3 e 57-4).

A técnica de progressão do aparelho faz-se da seguinte maneira:

- Introdução do enteroscópio.
- Introdução do *overtube*.
- Insuflação do balão do *overtube*.
- Progressão do enteroscópio.
- Insuflação do balão do enteroscópio.
- Desinsuflar o balão do *overtube* e progressão do *overtube*, respeitando a marca de limite.
- Insuflação do *overtube*.
- Tração do enteroscópio e do *overtube* juntos para retificação do delgado.
- Desinsuflação do enteroscópio e repetição de todos os passos acima.

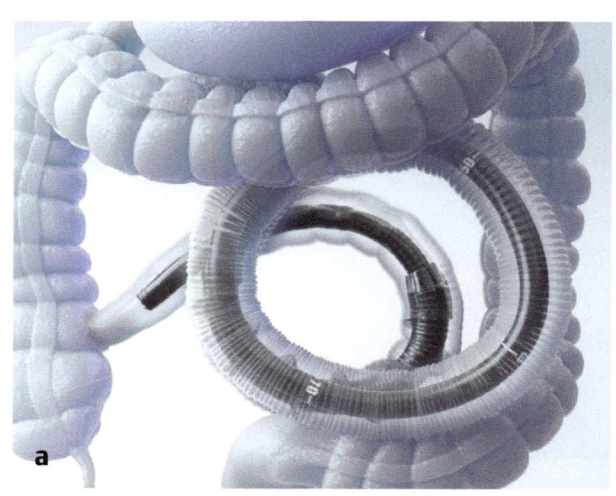

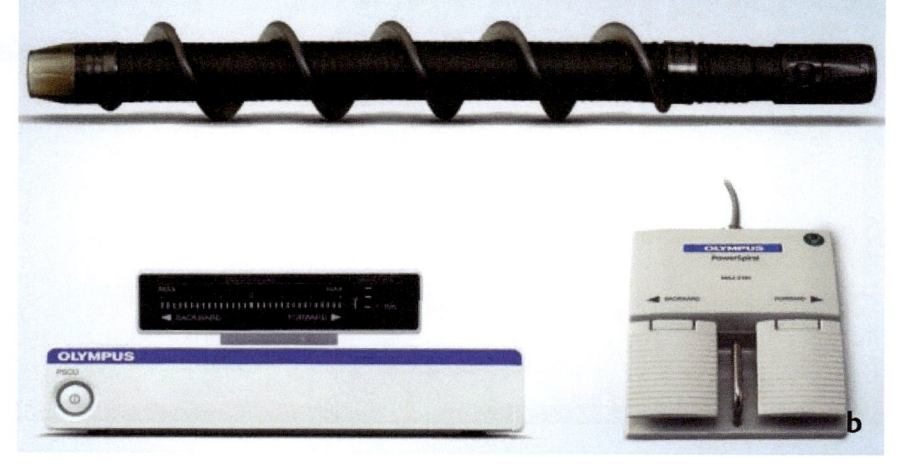

Fig. 57-2. (a, b) Enteroscopia em espiral.

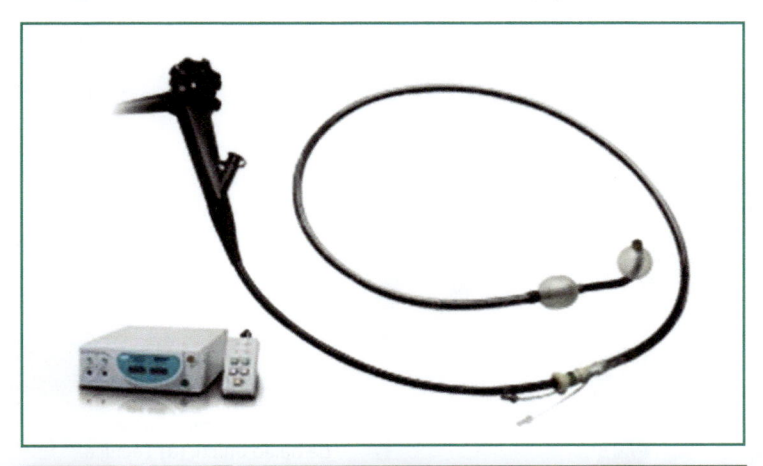

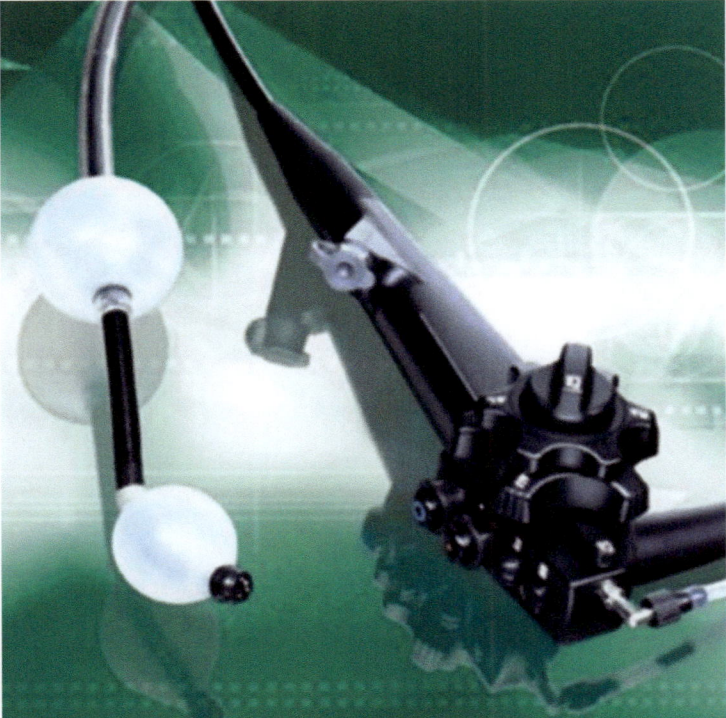

Fig. 57-3. Tipo de enteroscópio duplo balão.

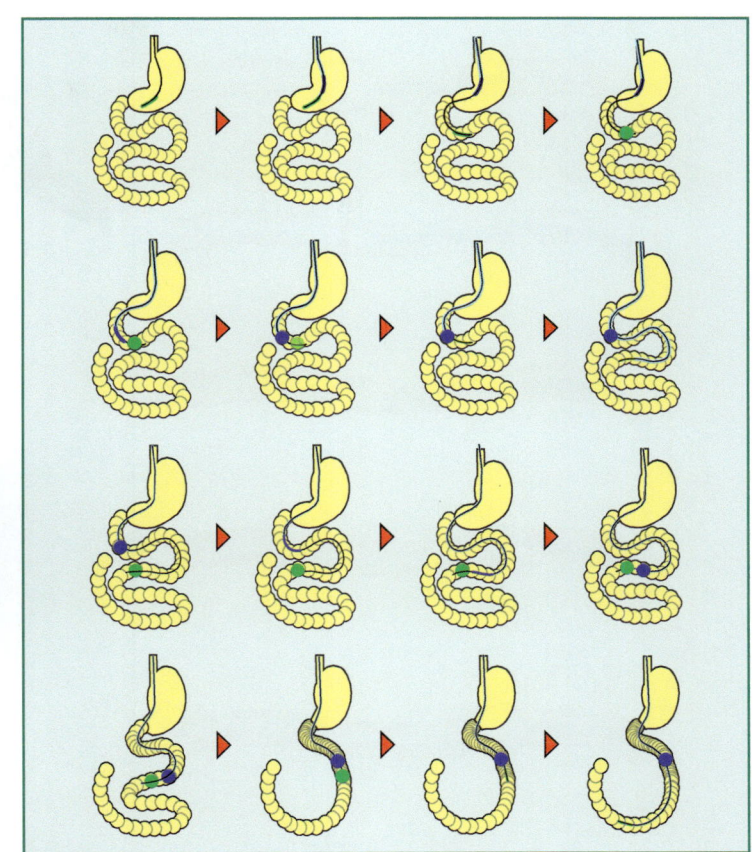

Fig. 57-4. Técnica de enteroscopia com duplo balão.

Habitualmente são necessárias duas rotas de introdução do aparelho (anterógrada e retrógrada) para se completar o estudo de toda a extensão do intestino delgado, podendo ser usada tatuagem ou colocação de clipe para marcar o ponto a ser alcançado pela outra rota.

As complicações são as inerentes aos procedimentos endoscópicos de forma habitual, acrescidas da pancreatite aguda, provavelmente secundária a trauma sobre a papila, variando de 2 a 8% nas diferentes casuísticas.[7,12]

Enteroscopia de Balão Único

Desenvolvido pela Olympus (Tokyo – Japan) em 2006,[8,9,11] o enteroscópio modelo SIF Q180, em que o balão presente é somente o do *overtube*. Aparelho com 200 cm de extensão, com 9,2 mm de diâmetro externo e com 2,8 mm de canal de trabalho. Há mais dois aparelhos novos, o SIF H190 tendo como diferença o canal de trabalho que passa para 3,2 mm, melhorando a passagem dos acessórios, e, também, SIF H290s que tem 152 mm de comprimento. O *overtube* é feito com silicone, tendo 140 cm de extensão e 13,4 mm de diâmetro externo, tendo como característica a presença de único balão na ponta do *overtube*. Tecnicamente não há muita diferença entre o enteroscópio de duplo balão usando a técnica *push and pull*, sendo que a ponta do endoscópio em *up* total faz a função do balão no outro equipamento. Há algumas variantes na técnica adotada por alguns autores na literatura, mas, de forma geral, a introdução se mantém bem parecida.

A técnica é (Fig. 57-5):

- Introdução do endoscópio.
- Introdução do *overtube* – respeitando o limite do aparelho.
- Avança o endoscópio.
- Avança o *overtube*.
- Insufla o balão.
- Traciona o endoscópio e o *overtube*.

As complicações são praticamente as mesmas dos procedimentos endoscópicos convencionais, como já citado anteriormente, na enteroscopia assistida por balão, entre 1 a 4%, variando conforme a indicação do exame, diagnóstico ou terapêutica.[11]

Enteroscopia Intraoperatória

A enteroscopia intraoperatória ainda continua tendo suas indicações, principalmente em lugares onde há dificuldade de acesso a essas novas tecnologias de enteroscopia assistida por balão. Tem como grande vantagem a possibilidade de visualização de todo o delgado numa única abordagem, além de conseguir auxiliar nos diagnósticos de forma mais precisa, bem como na parte terapêutica.

Pode ser realizada por via oral, sendo introduzida até o jejuno proximal; segue-se então uma laparotomia ou se procede uma enterotomia, seja aberta ou por via laparoscópica, e a introdução do aparelho tanto em direção proximal quanto em direção distal, tendo a ajuda da equipe cirúrgica na progressão do aparelho. Essa última técnica é a mais utilizada hoje em dia.

Para evitar a distensão de alças e do cólon, usa-se um *clampe* e percorrem-se pequenos segmentos do delgado de cada vez.

Tem como desvantagem o pós-operatório mais longo, com mais tempo de internação e maior risco de infecção, além de que o endoscópio usado não é estéril, mas desinfetado em alto nível.

Como complicação tem-se a laceração da serosa e as complicações inerentes ao procedimento cirúrgico.

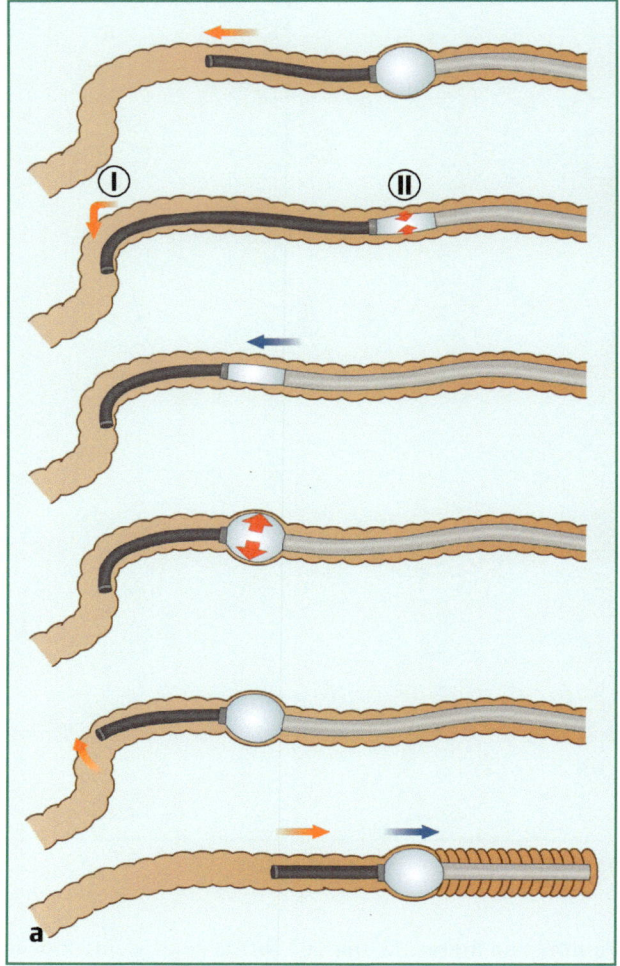

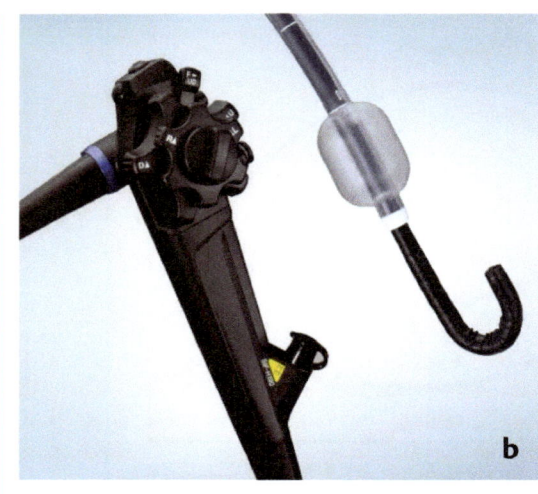

Fig. 57-5. Enteroscopia de balão único. (**a**) Técnica. (**b, c**) Equipamento.

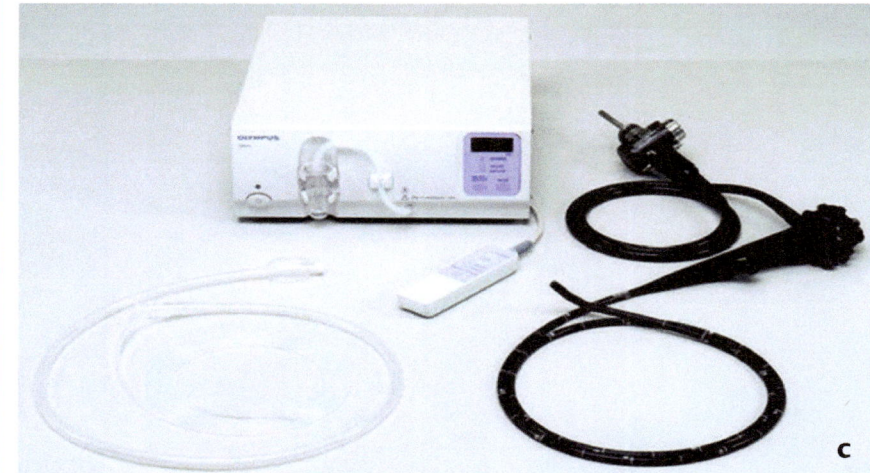

REFERÊNCIAS BIBLIOGRÁFICAS

1. Akerman P. Severe complications of spiral enterosocopy in the first 1750 patients. Gastrointest Endosc 2009;69:AB127-28.
2. Akerman PA, Agrawal D, Cantero D, Pangtay J. Spiral enteroscopy with the new DSB overtube: a novel technique for deep peroral small-bowel intubation. Endoscopy 2008;40(12):974-8.
3. Beyna T, Arvanitakis M, Schneider M et al. Total motorized sipral enteroscopy: First prospective clinical feasibility trial. Gastrointest Endosc. 2021 Jun;93(6):1362-1370. 16
4. Buscaglia JM, Okolo PI. Deep enteroscopy: training, indications and the endoscopic technique. Gastrointest Endosc 2011;72:1023-28.
5. Buscaglia JM, Richards R, Wilkinson MN et al. Diagnostic yield of spiral enteroscopy when performed for the evaluation of abnormal capsule endoscopy findings. J Clin Gastroenterol 2011;45(4):342-6.
6. Gerson LB, Flodin JT, Miyabayashi K. Balloon-assisted enteroscopy: technology and troubleshooting. Gastrointest Endosc 2008;68:1158.
7. Gerson LB, Tokar J, Chiorean M et al. Complications associated with double balloon enteroscopy at nine US centers. Clin Gastroenterol Hepatol 2009;7:1177.
8. Khashab MA, Lennon AM, Dunkbar KB et al. A comparative evaluation of single-balloon enteroscopy and spiral enteroscopy for patients with mid-gut disorders. Gastrointest Endosc 2010;72:766-72.
9. Kobayashi K, Haruki S, Yokoyama K et al. Clinical experience with a new model single-balloon enteroscope (XSIF-Q260Y) for the diagnosis and treatment of small-intestine diseases. Gastrointest Endosc 2007;65(5):AB162.
10. Lenz P, Meister T, Manno M et al. CO2 insufflation during single-balloon enteroscopy. Endoscopy 2010;10:1152-6.
11. Manno M, Barbera C, Bertani H et al. Single-balloon enteroscopy: technical aspects and clinical application. World J Gastrointest Endosc 2012;4(2):28-32.
12. Mensink PB, Haringsma J, Kucharzik T et al. Complications of double balloon enteroscopy: a multicenter survey. Endoscopy 2007;39:613.
13. Pal P, Vishwakarm P, Singh AP et col. Diagnostic yield and technical performance of the novel motorized spiral enteroscopy compared with single-ballon enteroscopy in suspect Crohn's desease: a prospective study. Gastrointest Endosc. 2023 Mar;97(3):493-506.
14. Tanaka S, Mitsui K, Tatsuguchi A et al. Current status of double balloon endoscopy – indications, insertion route, sedation, complications, technical matters. Gastrointest Endosc 2007;66:S30.
15. Waye JD. Small bowel endoscopy. Endoscopy 2003;35(1):15-21.
16. Yamamoto H, Sekine Y, Sato Y et al. Total enteroscopy with a non surgical steerable double-balloon method. Gastrointest Endosc 2001;53:216.
17. Yamamoto H, Yano T, Kita H et al. New system of double-balloon enteroscopy for diagnosis and treatment of small intestinal disorders. Gastroenterology 2003;125:1556; author reply 1556.

58 Cápsula Endoscópica: Equipamentos, Técnicas e Exame Normal

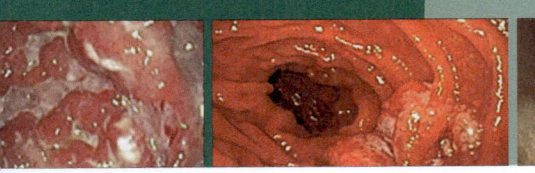

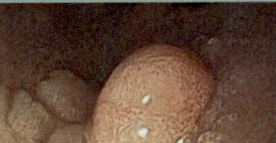

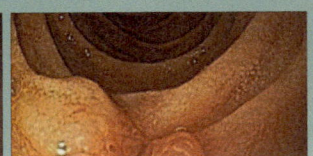

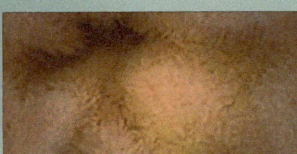

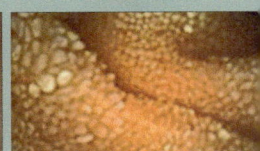

Admar Borges da Costa Junior

Enteroscopia do intestino delgado com cápsula endoscópica (EIDCE) é um exame endoluminal que usa uma câmera em formato de cápsula, descartável, que após deglutida é levada pelo peristaltismo intestinal transmitindo, sem fio, imagens para um gravador portado à tiracolo pelo paciente.

A visualização do lúmen e de toda superfície mucosa do intestino delgado pela cápsula endoscópica (CE), de uma maneira fidedigna e não invasiva, foi uma revolução nos métodos de imagem para estudo do intestino delgado.[5,10]

EQUIPAMENTOS

Para a efetuação da EIDCE fazem-se necessários os seguintes componentes: a cápsula, um cinturão ou conjunto de eletrodos, um gravador de dados e um computador com um programa especial para realização do *download*, processamento e análise das imagens e redação do laudo. As últimas gerações dos sistemas para realização de EIDCE comercialmente disponíveis proporcionam imagens de alta resolução, *adaptative frame rate*, cromoendoscopia, bateria de longa duração e programa que permitem uma leitura mais rápida. A inclusão de inteligência artificial no sistema, embora seja um ganho, em tecnologia seu uso na prática clínica ainda aguarda definição e confirmação científica.

Existem cinco fabricantes mais conhecidos de sistemas de gravação para EIDCE (Quadro 58-1).

PillCam

A cápsula PillCam (Medtronic, Minneapolis, MN, USA) foi a pioneira, aprovada para uso nos EUA em 2001 (Fig. 58-1a). A geração atual, a cápsula PillCam SB3, é equipada com CMOS (*Complementary Metal-Oxide-Semiconductor*), tem 156° de ângulo de visão e captura de 2 a 6 fotos por segundo. Com a tecnologia *adaptative frame rate* mais fotos são tiradas quando a CE caminha em maior velocidade e menos quando se move lentamente. Isto reduz o quantitativo de imagens iguais e diminui o tempo de leitura. A bateria da PillCam SB3 dura de 12 a 15 horas. As imagens são transmitidas da CE ao cinto do gravador DR3 através de ondas de radiofrequência.[13]

EndoCapsule

A EndoCapsule (Olympus Corporation, Tokyo, Japan), lançada em 2008, foi a segunda a surgir comercialmente (Fig. 58-1b). A atual Endocapsule-10 tira dias fotos por segundo, usa radiofrequência para transmissão de imagens, possui campo de visão de 160°, bateria que dura até 12 horas, dimensões de 26 × 11 mm, sendo a única que usa CCD (*Charge-Coupled Device*) para colher as imagens.[4]

CapsoCam

Em 2012 surgiu a o sistema CapsoCam (CapsoVision Inc., Saratoga, CA, USA). Diferentemente de todas as demais, a CapsoCam Plus System tem quatro câmeras no seu entorno lateral, o que possibilita a visão da mucosa intestinal em todos os seus 360°, não dispondo de câmera frontal ou distal (Fig. 58-1c). A bateria proporciona 15 horas de gravação e uma taxa de captura de imagem de cinco fotos por câmera por segundo, o que totaliza 20 fotos por segundo considerando-se o somatório das quatro câmeras. Por usar uma tecnologia *smart motion sense*, mais fotos são tiradas quando a CE está em movimento, o que economiza bateria e reduz a quantidade de fotos redundantes. O sistema CapsoCam é *wire-free*, isto é, o armazenamento das imagens ocorre na própria câmera, não havendo transmissão para gravador externo. O paciente deve recuperar a cápsula nas fezes apanhando-a com um bastão magnético específico para esse fim e devolvê-la para que seja efetuado o *download*.[3]

Intromedic

A cápsula MiroCam MC 2000 (IntroMedic, Seoul, Korea) possui duas câmeras, uma em cada extremidade da cápsula. Cada câmera fotografa três vezes por segundo, possui um campo de visão de 170° e usa CMOS (Fig. 58-1d). Uma particularidade dessa cápsula é que ao invés de usar radiofrequência ela transmite as imagens capturadas

Quadro 58-1. Comparação de Cápsulas Endoscópicas para Intestino Delgado (CCD, Charge-Coupled Device; CMOS, Complementary Metal-Oxide-Semiconductor)[4-7,9]

	PillCam SB3	EndoCapsule 10	CapsoCam	MiroCam MC2000	OMOM 2
Fabricante	Given Imaging	Olympus	CapsoVision	IntroMedic	Jianshan
Comprimento (mm)	26	26	31	30,1	25,4
Diâmetro (mm)	11	11	11	10,8	11
Peso (g)	1,9	3,3	4	3,25	3
Tipo de sensor de imagem	CMOS	CCD	CMOS	CMOS	CMOS
Imagens/s	2-6	2	20 (5/câmera)	6 (3/câmera)	2-10
Nº de câmeras	1	1	4	2	1
Campo de visão (°)	156	160	360	340	172
Tempo de vida da bateria (h)	12-15	12	15	12	12

via propagação de campos elétricos de baixa voltagem através do corpo para eletrodos na pele.[9] O modelo de cápsula MiroCam Navi (IntroMedic, Seoul, Korea) propõe-se a ser conduzida pela força magnética do Navi Controller, manuseado pelo operador que a faz deslocar do esôfago ou estômago para o duodeno, nas situações em que a cápsula estiver imóvel.

OMOM

A cápsula OMOM HD (Chongqing Jinshan Science & Technology Group Co., Chongqing, China) captura 2-10 fotos por segundo. Também faz uso de tecnologia que aumenta a captura de fotos quando a cápsula aumenta sua velocidade no lúmen intestinal. Dispõe de cinturão para captura das imagens, usa CMOS e bateria que dura 12 horas (Fig. 58-1e).[11] Todos os modelos mais recentes de gravadores disponíveis comercialmente possuem uma tela de LCD que proporciona, quando solicitado pelo operador, a visão de imagens para localização da cápsula em tempo real, por um curto período de tempo. Embora o padrão-ouro para diagnóstico e tratamento de doenças do estômago seja a endoscopia flexível, a cápsula OMOM Robotic (Chongqing Jinshan Science & Technology Group Co., Chongqing, China) foi lançada para ser utilizada como uma alternativa nos pacientes com insuficiência cardíaca ou respiratória acentuadas que não tolerariam o desconforto e a sedação da endoscopia flexível. Estudos e melhoramentos tecnológicos estão sendo desenvolvidos para se confirmar sua real utilidade.

Cápsula de Patência

A PillCam cápsula de patência (Medtronic, Minneapolis, MN, USA) tem a finalidade de avaliar a permeabilidade do lúmen do intestino delgado. Tem as mesmas dimensões da cápsula PillCam SB3, no entanto a cápsula de patência não possui a capacidade de fotografar uma vez que o seu interior é composto unicamente por substância radiopaca[15] (Fig. 58-1f).

Cápsula de Cólon

A colonoscopia com cápsula é uma técnica endoscópica indolor e minimamente invasiva que não usa sedação nem insuflação de gás na sua execução. A cápsula PillCam Colon 2 (Medtronic, Minneapolis, MN, USA) e a cápsula OMOM CC (Chongqing Jinshan Science & Technology Group Co., Chongqing, China) surgiram como uma opção à colonoscopia flexível na realização do rastreamento do câncer colorretal[15] (Fig. 58-1g).

Cápsula de Crohn

A PillCam cápsula de Crohn (Medtronic, Minneapolis, MN, USA) propõe-se a visualizar a mucosa do intestino delgado e do cólon em um único exame em pacientes com doença de Crohn diagnosticada. (Fig. 58-1h). Visa fazer o seguimento a fim de monitorizar o grau de atividade da doença, sua resposta ao tratamento clínico (*treat-to-target*) e presença de eventual sítio de perda sanguínea que explique sangramento obscuro ou anemia ferropriva. Em um estudo multicêntrico, prospectivo, Bruining DH *et al.* concluíram que a panenteroscopia com a PillCam cápsula de Crohn é um exame confiável para avaliar a atividade e extensão inflamatória da mucosa na doença de Crohn e demonstraram sua alta *performance* em comparação com a enterografia por ressonância magnética e/ou ileocolonoscopia.[2]

TÉCNICAS

A EIDCE é geralmente um exame diurno, porém nada impedindo que o exame seja iniciado em qualquer período do dia em pacientes que se encontrem em internamento hospitalar com hemorragia digestiva média.

Consentimento informado é indispensável, como em qualquer outro exame endoscópico, mesmo sendo um procedimento pouco invasivo e sem sedação. É de boa norma a efetuação de uma consulta prévia pelo endoscopista para confirmação da indicação, explicativa da técnica do exame, benefícios, alcance diagnóstico, limitações, alternativas e citar as raras complicações.

Preparo

O preparo para EIDCE começa ao meio-dia da véspera com dieta de líquidos claros, sem resíduos, a fim de que as secreções intestinais e biliopancreáticas, que são espessas e proteicas, não dificultem a visão detalhada da mucosa intestinal, sobretudo ileal. Prescreve-se uma solução para ingesta oral composta da diluição de 12 envelopes de macrogol 3.350, com 14 g cada, em 1.500 ml de água, para ser tomada na noite da véspera, num espaço de tempo de 1 hora e meia (Quadro 58-2). Rokkas *et al.* demonstraram, através de uma meta-análise de 12 publicações, que o preparo intestinal com laxantes melhora a visualização da mucosa do delgado e aumenta a positividade de achados em comparação à prescrição do preparo com apenas dieta de líquidos claros.[14]

Uso de medicação oral contendo ferro, por aderir à mucosa e dificultar sua visualização, deve ser suspenso com antecedência mínima de 7 dias. Demais medicações orais que o paciente faça uso, podem ser tomadas até às 23 h da véspera ou depois de 3 horas de deglutição da CE. Imagens subaquáticas registradas pela CE são de melhor qualidade, por isso se libera ingesta de água potável, chás claros e água de coco, conforme aceitação do paciente, já a partir da deglutição da cápsula e por todo o dia do exame.

Naqueles pacientes em que se anteveja alguma dificuldade da CE no seu caminho da boca ao duodeno deve se decidir por sua colocação na segunda porção duodenal com a assistência do endoscópio. Dentre esses estão os pacientes portadores de disfagia, de volumosa hérnia hiatal, gastroparesia, como também pacientes internados que não deambulam, especialmente de UTI. Passado de

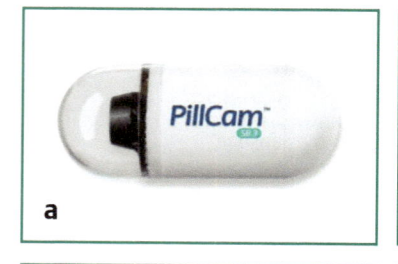

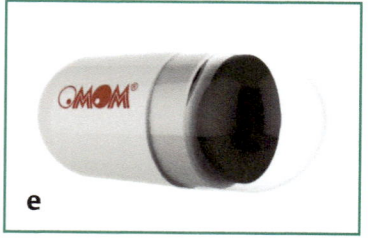

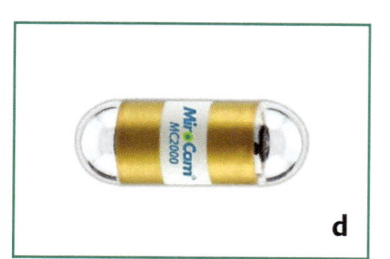

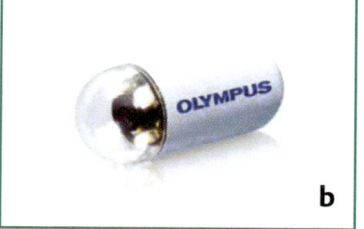

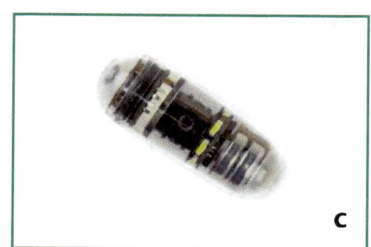

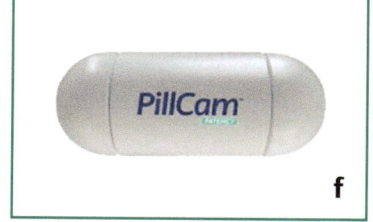

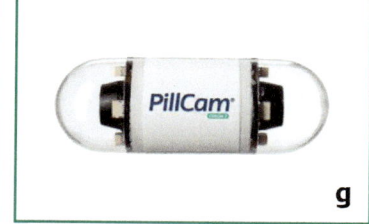

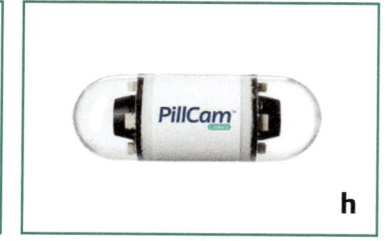

Fig. 58-1. (a-h) Modelos de cápsulas endoscópicas para intestino delgado e cólon.[3,4,8,9,11]

Quadro 58-2. Orientações de Preparo para Realização de EIDCE

	Preparo para EIDCE
Véspera	A partir do meio-dia: dieta de líquidos claros, transparentes, sem resíduos, não gaseificados
Véspera	Entre 19-20 h 30 min: tomar o conteúdo de 12 envelopes de macrogol 3.350, 14.g cada, diluídos em 1.500 mL de água potável
Véspera	A partir das 20 h 30 min: água potável, chás claros e água de coco conforme aceitação
Dia do exame	■ Durante todo o dia: água potável, chás claros e água de coco conforme aceitação ■ 07 h: um copo de água + 50 gotas de simeticona ■ 07 h 30 min: deglutição da CE com um copo de água ■ 10 h 30 min: voltar a tomar medicação oral que porventura faça uso ■ 13 h 30 min: almoço ■ 17 h 30 min: retirar sistema de gravação (se cápsula atingiu o ceco)

cirurgia bariátrica à Capella, com ou sem anel, constitui-se numa indicação de colocação da CE diretamente no jejuno, uma vez que existe a possibilidade de a CE ficar parada no *pouch* gástrico, por sua anatomia sacular, ou pela dificuldade de ultrapassar o anel e a anastomose gastrojejunal.

Com o intestino delgado preparado para o exame, o paciente veste o cinto que é conectado ao gravador. A seguir, o gravador com os dados do paciente já cadastrados é ligado e a CE é ingerida com um copo de água. Antes de liberar o paciente verifica-se, pelo modo *real-time*, se a CE chegou ao estômago. Atividades diárias não precisam ser interrompidas, o paciente é orientado a voltar para a retirada da aparelhagem após 10 horas de gravação e recebe folha com instruções de como se conduzir ao longo do dia em relação a medicações orais, que eventualmente faça uso, e à alimentação. Ao fim do estudo, antes de se desligar o gravador, confere-se no visor se a CE atingiu o ceco.

Após a retirada do gravador do paciente, conectá-lo a um computador, com programa especial instalado, para efetuação do *download*. No sistema da CapsoVision não há gravador, é a própria cápsula que armazena as fotos e as passa por *download* para o computador.

Assistindo a um Estudo de EIDCE

A EIDCE, muito embora seja um exame endoscópico, é substancialmente diferente de endoscopia flexível. Além dos conhecimentos aprendidos na endoscopia convencional são indispensáveis ao examinador obter treinamento completo e específico em EIDCE. O médico que vai interpretar as imagens de uma EIDCE deve conhecer a indicação do exame e dados relevantes da história clínica do paciente para assim orientar a interpretação. Essa medida deve ser seguida sobretudo em hospitais onde há grande volume de exames e algumas vezes as imagens podem ser vistas por médico não diretamente envolvido com o atendimento do paciente ou em situação em que os exames são enviados para serem laudados fora da unidade de saúde na qual a EIDCE foi executada.[1]

O examinador deve estar descansado quando iniciar a leitura de um estudo de EIDCE, pois ao assistir a EIDCE precisará ficar muito alerta e concentrado. É requerida forte demanda de processamento mental de imagens a uma velocidade relativamente rápida com frequentes revisões de imagens.[7] O aplicativo faculta ao examinador regular a velocidade das imagens. Em duodeno deve-se passar as imagens lentamente, em alguns casos imagem a imagem, podendo-se aumentar a velocidade à medida que a CE progride para os segmentos intestinais mais distais. No entanto velocidades acima de 10 por segundo podem levar a não visualização de lesões considerando-se que, por vezes, a anormalidade aparece em apenas uma imagem.

A identificação dos marcos anatômicos faz parte do início da leitura, devendo-se registrar as horas de entrada no estômago, no duodeno e no ceco. Com esses pontos identificados, o *software* automaticamente calcula o tempo de passagem da CE no estômago e no intestino delgado e também o percentual desse tempo em qualquer localização da cápsula ao longo do seu trajeto.

Duodeno e íleo terminal são facilmente identificados, entretanto, a divisão entre jejuno e íleo não é endoscopicamente evidente.

Para fins interpretativos, o intestino delgado pode ser subdividido em duodeno, terço proximal, terço médio, terço distal e íleo terminal. Descrever em detalhes e localizar os achados anormais. Ao menos dez imagens impressas acompanham o laudo, devendo incluir nessas a primeira imagem duodenal e a primeira de ceco. É opcional se anexar ao relatório um CD (*compact disc*) com estas e mais outras imagens digitalizadas.

Localização da Lesão

A fim de se estimar a localização aproximada da lesão no intestino delgado, o *software* calcula o tempo total de percurso do piloro ao ceco e o tempo dispendido pela CE para chegar até a lesão. Nessa estimativa deve-se ter em mente que a velocidade da cápsula não é uniforme, sendo maior nos segmentos mais proximais do intestino e mais lenta em íleo. Tentativas de localizar uma lesão, ou a posição da cápsula, com precisão dentro do intestino delgado (*e. g.* jejuno distal, íleo médio) podem facilmente resultar em erro.

Quando a enteroscopia balão assistida segue uma EIDCE, essa orienta a rota de entrada do enteroscópio. O acesso anterógrado do enteroscópio é preferido quando a lesão aparece nos 60% iniciais do tempo percorrido pela CE em intestino delgado.[6]

EXAME NORMAL

EIDCE é um exame fácil de executar, porém é relativamente difícil de interpretar. Os padrões de normalidade não são tão evidentes como podem parecer. Isso se atribui ao não controle do foco pela CE, à ausência do recurso de insuflação e à impossibilidade de aspirar e lavar a mucosa/lesão, o que pode ser minimizado com adequado preparo do intestino delgado.

Duodeno

O aspecto às vezes protuberante do piloro, quando visto a partir do bulbo, pode ser mal interpretado pelo endoscopista não familiarizado como um pólipo ou uma tumoração (Fig. 58-2). Na mucosa bulbar podem ser vistas pequenas nodulações que em geral correspondem, histologicamente, a glândulas de Brunner ou metaplasias

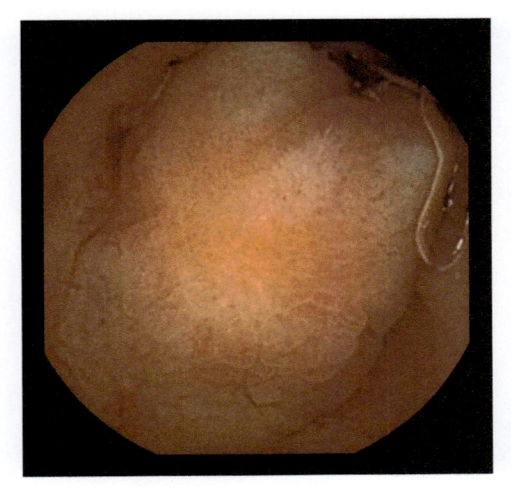

Fig. 58-2. Piloro visto a partir do bulbo duodenal.

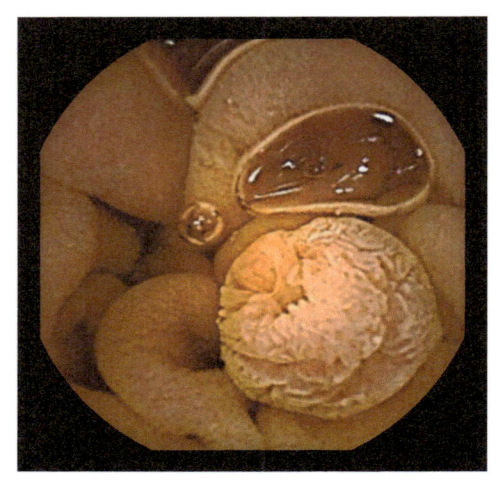

Fig. 58-3. Papila de Vater.

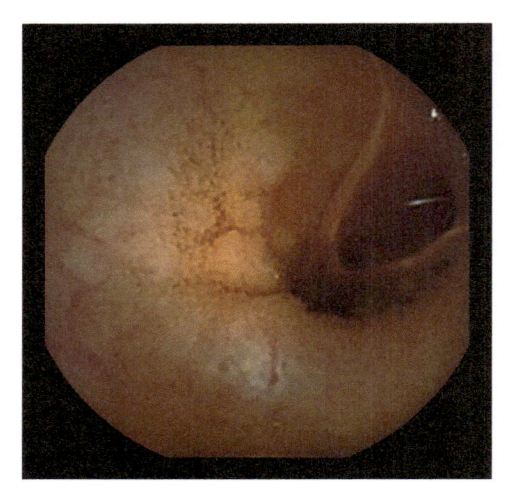

Fig. 58-6. Íleo terminal com minúsculos folículos linfáticos.

de mucosa gástrica. Quando surgem as pregas circulares, e frequentemente bile na luz, é sinal de que a CE mergulhou na segunda porção duodenal.[12] Não raro se consegue visualizar a papila de Vater (Fig. 58-3).

Jujuno e Íleo

As válvulas coniventes são bem próximas entre si em jejuno proximal e vão se espaçando à medida que a CE caminha ao longo do intestino delgado tornando-se menos expressivas e bem separadas, entre si, em íleo, para quase desaparecer em íleo terminal. O calibre intestinal vai discretamente aumentando à medida que a cápsula percorre seu caminho. Mais proeminentes em jejuno, as vilosidades são vistas recobrindo toda a mucosa do intestino delgado (Fig. 58-4).

A trama vascular torna-se bem mais evidente em íleo (Fig. 58-5). A visão subaquática da cápsula propicia uma qualidade e nitidez de imagens superiores àquelas capturadas dentro de bolhas de ar,

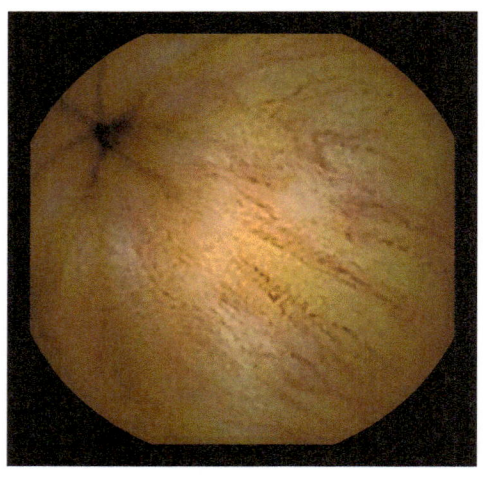

Fig. 58-7. Válvula ileocecal.

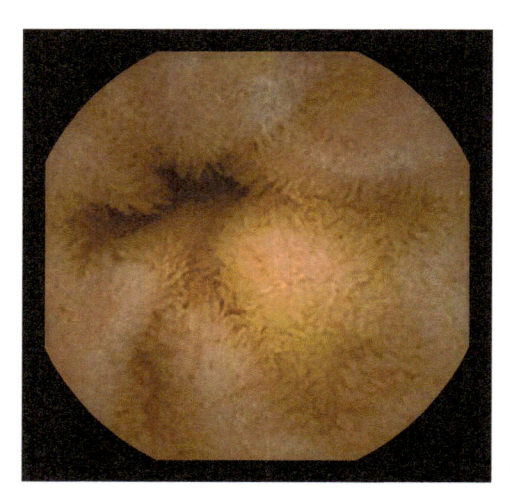

Fig. 58-4. Vilosidades.

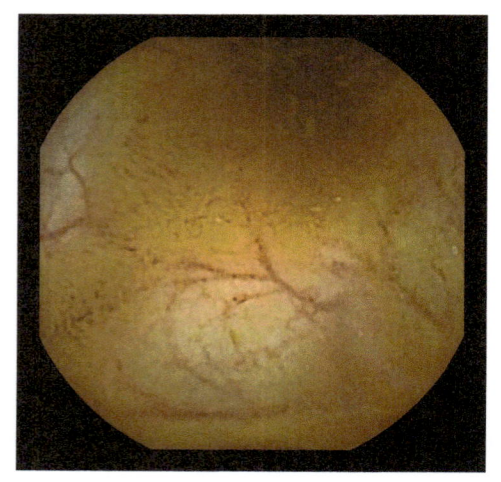

Fig. 58-5. Trama vascular bem evidente em íleo.

daí a importância de se liberar a ingesta de água durante a EIDCE. Na luz intestinal do íleo distal por vezes surge conteúdo de líquido escuro, resultado da concentração de bile, o que pode dificultar a visualização detalhada de alguma região da mucosa desse segmento intestinal. Esse inconveniente é minorado se realizando preparo intestinal com laxantes. Minúsculas nodulações linfáticas são frequentemente vistas em íleo terminal (Fig. 58-6).[12]

REFERÊNCIAS BIBLIOGRÁFICAS

1. Barkin JA, Barkin JS. Video capsule endoscopy: technology, reading, and troubleshooting. Gastrointest Endosc Clin N Am 2017 Jan;27(1):15-27.
2. Bruining DH, Oliva S, Fleisher MR BLINK study group et al. Panenteric capsule endoscopy versus ileocolonoscopy plus magnetic resonance enterography in Crohn's disease: a multicentre, prospective study. BMJ Open Gastroenterology 2020;7:e000365.
3. CapsoCam. CapsoVision. 2023. Disponível em: http://www.capsovision.com/products/capsocam-plus . Accessed May 30, 2023.
4. EndoCapsule. Olympus. 2023. Disponível em: http://medical.olympusamerica.com/products/endocapsule . Accessed May 30, 2023.
5. Leighton JA, Wallace MB. Update on small bowel imaging. Gastroenterology 2007 May;132(5):1651-4.
6. Li X, Chen H, Dai J et al. Predictive role of capsule endoscopy on the insertion route of double-balloon enteroscopy. Endoscopy 2009 Sept;41(9):762-6.
7. Lo SK. How Should We Do Capsule Reading? Techniques in Gastrointestinal Endoscopy 2006;8(4):146-148.
8. Medtronic. PillCam. Disponível em: https://www.medtronic.com/covidien/en-us/products/capsule-endoscopy.html . Accessed May 30, 2023.
9. MiroCam. Intromedic 2023. Disponível em: http://www.intromedic.com/eng/item/item_010100_view.asp?search_kind=&gotopage=1&no=3 . Accessed May 30, 2023.
10. Moglia A, Pietrabissa A, Cuschieri A. Capsule endoscopy. BMJ 2009 Sept 11;339:b3420.
11. OMOM. Chongqing Jinshan Science & Technology 2023. Disponível em: https://www.jinshangroup.com/solutions/omom-hd-capsule-endoscopy-camera/ . Accessed May 30, 2023.

12. Pennazio M, Rondonotti E, Koulaouzidis A. Small bowel capsule endoscopy: normal findings and normal variants of the small bowel. Gastrointest Endosc Clin N Am 2017 Jan;27(1):29-50.
13. PillCam SB3. Medtronic. 2023. Disponível em: https://www.medtronic.com/covidien/en-us/products/capsule-endoscopy/pillcam-sb3-system.html . Accessed May 30, 2023.
14. Rokkas T, Papaxoinis K, Triantafyllou K et al. Does purgative preparation influence the diagnostic yield of small bowel video capsule endoscopy? A meta-analysis. Am J Gastroenterol 2009 Jan;104(1):219-27.
15. Spada C, Hassan C, Galmiche JP et al. Colon capsule endoscopy: European Society of Gastrointestinal Endoscopy (ESGE) Guideline. Endoscopy. 2012;44(5):527-536.

59 Poliposes: PAF, Peutz-Jeghers

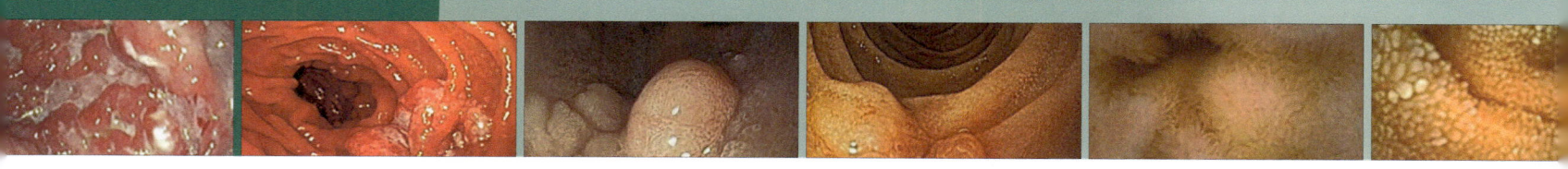

Adriana Vaz Safatle-Ribeiro ■ Marianny N. Sulbaran Nava

INTRODUÇÃO

Como a enteroscopia permite o exame de todo o intestino delgado, tal método é considerado ideal tanto no diagnóstico quanto no tratamento das poliposes. Sendo assim, a polipose gastrointestinal representa uma das indicações mais importantes da enteroscopia, seja ela através de cápsula endoscópica (CE) ou assistida por dispositivo (EAD, por balões ou espiral). Por ser método não invasivo, a CE é geralmente indicada para rastreamento e a EAD, para procedimento terapêutico.

Pacientes com poliposes podem apresentar complicações como sangramento gastrointestinal e obstrução intestinal devido à intussuscepção. Não raramente, a EAD evidencia pólipos com erosão na superfície e com sinal de sangramento recente. Nestes casos, a conduta endoscópica através de polipectomia pode evitar o tratamento cirúrgico.[1,2]

POLIPOSE ADENOMATOSA FAMILIAL

A polipose adenomatosa familial representa uma síndrome de câncer colorretal autossômica-dominante, decorrente da mutação germinativa do gene *adenomatous polyposis coli* (APC) no cromossomo 5q21. Adicionalmente ao câncer colorretal, os pacientes apresentam risco até 300 vezes maior que a população geral de desenvolver adenocarcinoma de duodeno e da ampola de Vater.[3-5] Seguimento endoscópico com biópsia é necessário nestes pacientes, já que muitas vezes a mucosa aparentemente normal pode conter adenoma. Cromoendoscopia deve ser realizada para aprimorar a detecção de lesões (Figs. 59-1 a 59-8).

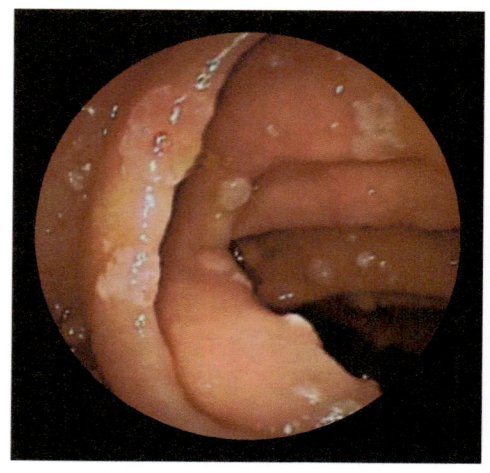

Fig. 59-1. Pequenas lesões adenomatosas jejunais em paciente com PAF.

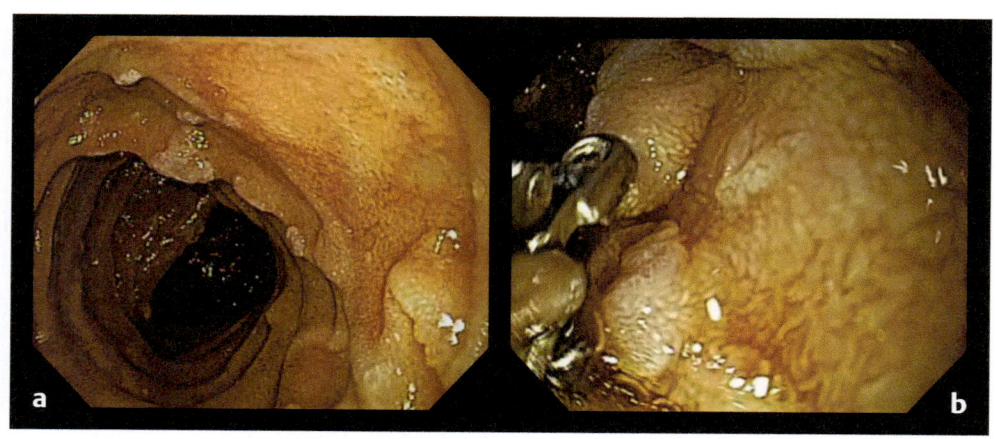

Fig. 59-2. (a, b) Lesões plano-elevadas duodenais, algumas com depressão central, submetidas à biópsia, cujo diagnóstico foi adenoma de baixo grau.

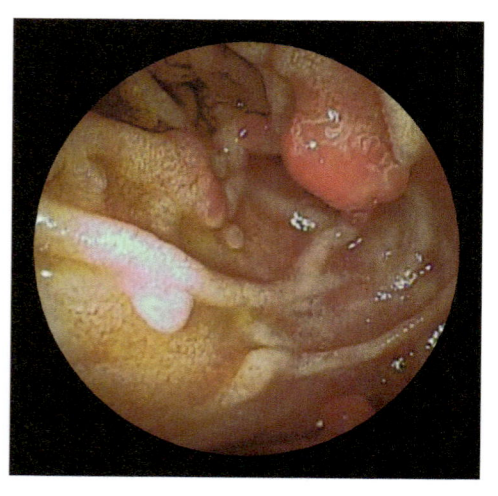

Fig. 59-3. Lesões plano-elevadas adenomatosas em segunda porção duodenal.

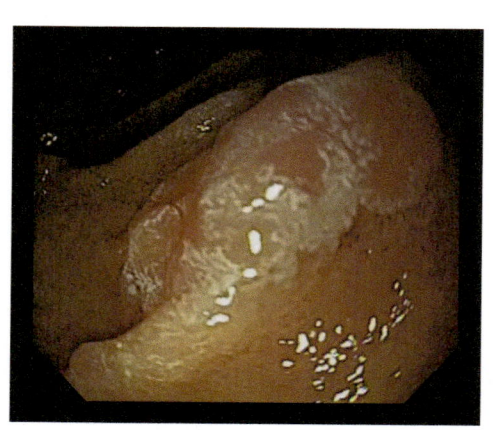

Fig. 59-4. Lesão plano-elevada duodenal cujo diagnóstico histológico foi adenoma de alto grau.

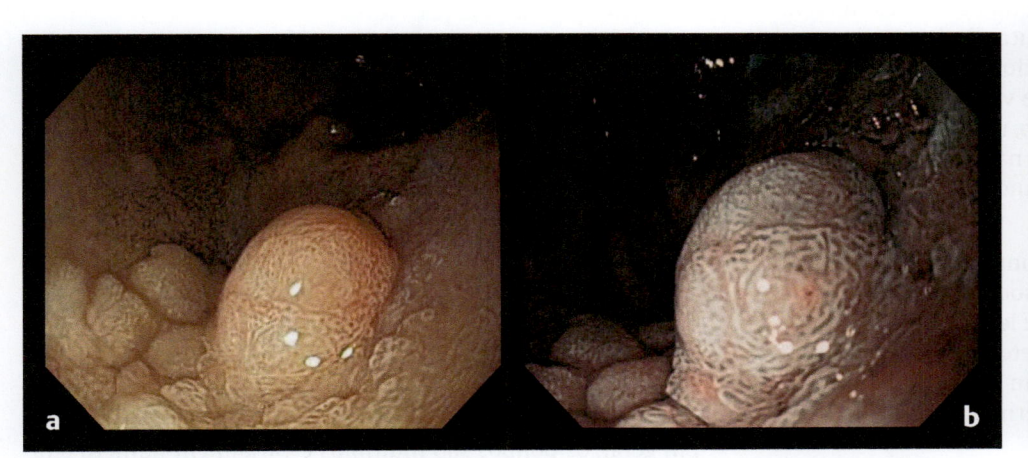

Fig. 59-5. (a) Lesão elevada adenomatosa de bulbo duodenal em paciente com PAF já submetido a ressecções prévias e (b) lesão com realce à cromoscopia.

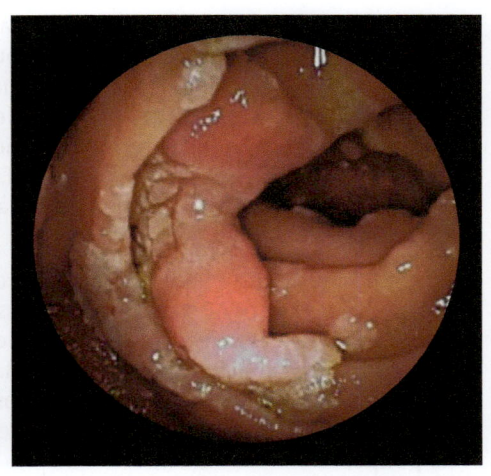

Fig. 59-6. Imagem endoscópica de adenoma de alto grau duodenal em paciente com PAF.

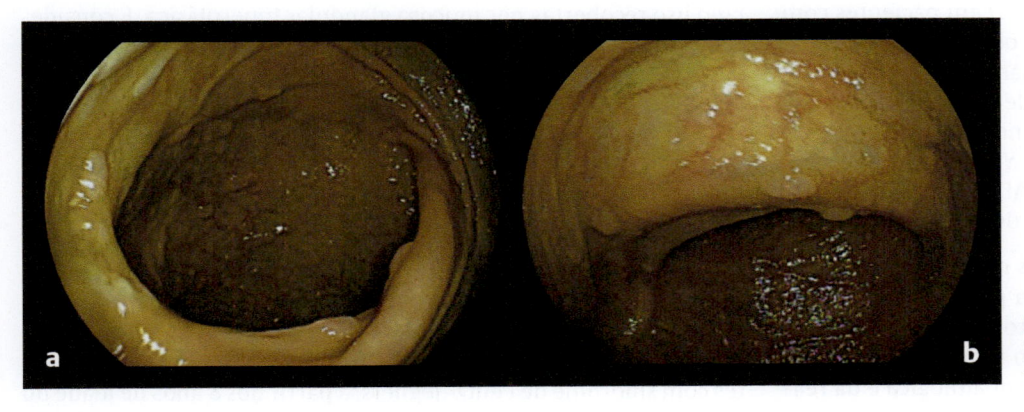

Fig. 59-7. (a, b) Polipose adenomatosa em bolsa ileal em paciente com PAF submetido à colectomia total.

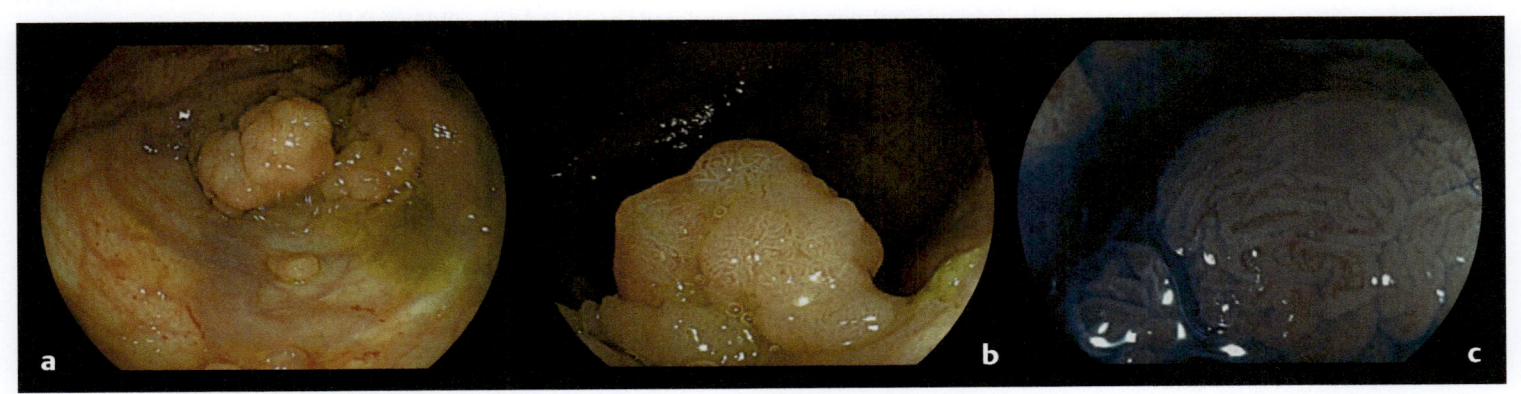

Fig. 59-8. Lesão adenomatosa de reto em paciente com PAF; (a) vista à retrovisão no reto; (b) sem cromoscopia e (c) cromoscopia com índigo-carmim e magnificação.

Em 1989, Spigelman *et al.* classificaram a adenomatose duodenal em pacientes com PAF em cinco categorias, considerando-se o número, o tamanho e a histologia do pólipo.[6] Estádio 0 significa ausência de lesões duodenais; I e II, polipose duodenal leve; e III e IV representam doença duodenal avançada. O desenvolvimento de adenomas avançados duodenais, descritos como aqueles maiores do que 10 mm, ou com presença de displasia de alto grau, bem como a polipose duodenal avançada (estádios III e IV de Spigelman), são eventos clínicos importantes em pacientes com PAF.[4] A classificação de Spigelman tem sido, portanto, adotada como método de estadiamento da adenomatose duodenal em doentes com PAF.

A classificação de Spigelman permite que a polipose duodenal seja comparada ao longo do tempo para seguimento de um mesmo paciente e entre observadores, além de oferecer uma estimativa do risco de degeneração maligna duodenal. O risco de câncer de duodeno é de 2,3%, 2,4% e 36% para estádios II, III e IV, respectivamente. Baseado nestes dados, recomenda-se acompanhamento com intervalo de 4 em 4 anos no estádio 0, 2 a 3 anos em estádios I e II, e 6 a 12 meses em estádio avançado III, no qual se deve considerar a cirurgia de forma individualizada. Aqueles com estádio IV devem ser tratados cirurgicamente.[7,8]

O risco global de displasia de alto grau ou carcinoma duodenal em pacientes com PAF aos 50 anos de idade é estimada em aproximadamente 15,2%.[3] Tais dados ressaltam a necessidade de vigilância endoscópica perene, além de táticas de prevenção e tratamento para estes pacientes.[9-12]

Pelo alto risco de câncer duodenal em pacientes com polipose duodenal intensa, o exame endoscópico está recomendado para vigilância.[13-15]

A classificação de Spigelman parece não predizer, com efetividade, o risco de desenvolvimento de câncer ampular. Devido a este fato, recomenda-se que os adenomas ampulares devam ser classificados separadamente segundo o tamanho, o grau de displasia e a histologia.

Na região duodenal periampular, sabe-se que a CE não representa o método ideal de avaliação, sendo a acurácia inferior ao exame de visão endoscópica frontal.[16,17] Da mesma maneira, a estimativa de tamanho do pólipo pela CE representa outra limitação.[17]

Assim, a ESGE recomenda vigilância endoscópica do intestino delgado proximal através de endoscópios de visão frontal e lateral na mesma investigação (forte recomendação, moderada qualidade de evidência).[17] A ESGE não recomenda a CE na vigilância do intestino delgado proximal na PAF, mas sim quando a investigação do intestino médio está indicada.[18]

- Os pólipos de jejuno e íleo podem ser encontrados em 40% a 70% dos pacientes com PAF. Demonstra-se associação entre intensidade da polipose duodenal e a presença de lesões mais distais.[6,19]
- Apesar da CE ter maior sensibilidade na detecção de pólipos distais (jejuno e íleo) quando comparada com a ERM, este método parece ser melhor na localização e na determinação do tamanho do pólipo.[7,20]
- Contudo, a importância clínica de se detectarem pólipos distais é incerta, considerando-se a baixa frequência de adenomas avançados e de carcinoma jejunal ou ileal nestes pacientes.[21]
- Pouca evidência há a respeito do uso de EAD em pacientes com PAF.[22-24] Alguns autores relatam que, caso os pólipos identificados pela CE ou por técnicas de imagem sejam maiores que 1 cm, a EAD deva ser indicada para realização de biópsias ou mesmo para ressecção endoscópica.[18,25,26] Contudo, nos pacientes com PAF e anatomia alterada com reconstrução em Y de Roux, por exemplo, após procedimento de Whipple, a EAD está indicada para diagnóstico e terapêutica do segmento de delgado excluso.[27,28]

Estudos em pacientes com PAF baseados na abordagem do intestino delgado com CE têm demonstrado a presença de pólipos jejunais em até 87% dos casos.[15,22,25] Entretanto, quando comparada com a EAD, a CE tem mostrado subestimar o tamanho das lesões, além da impossibilidade da confirmação histopatológica e da realização de terapêutica endoscópica.[23,24,29,30]

Em experiência no nosso grupo, a prevalência de polipose jejunal em pacientes com adenomatose duodenal avançada pela EAD foi de 83,33%, sendo as lesões encontradas adenomas tubulares com displasia de baixo grau localizadas no jejuno proximal. Estes dados são comparáveis com a prevalência de 90% de pólipos jejunais reportados em outros estudos, nos quais foi utilizada EAD em pacientes com PAF.[22,24] Contudo, não há consenso sobre a utilidade de vigilância desta parte do trato gastrointestinal em doentes com PAF, ou na modalidade de diagnóstico preferido neste cenário.

Deve-se ressaltar que o risco de desenvolvimento de adenocarcinoma no intestino delgado não é restrito ao duodeno. Assim, casos de adenocarcinoma jejunal em pacientes que não foram submetidos à avaliação por EAD prévia têm sido descritos na literatura. Ruys *et al.* descreveram três pacientes com PAF com idade entre 57 e 71 anos que apresentaram doença duodenal avançada e adenocarcinoma jejunal, sendo dois destes de prognóstico desfavorável.[21] Adenomas no jejuno não são encontrados em pacientes sem adenomas no duodeno e, por outro lado, a maioria dos casos de adenocarcinoma jejunal reportados na literatura foram descritos em pacientes Spigelman IV.[6,19,21] Considerando-se que pacientes com polipose duodenal Spigelman III e IV são potencialmente cirúrgicos, EAD pode ser indicada de forma individualizada neste subgrupo de doentes na avaliação da extensão do acometimento jejunal.

De acordo com a recomendação da ESGE, quando a investigação do intestino delgado estiver indicada, esta deve ser feita inicialmente através da CE ou de métodos de imagem. Contudo, a relevância clínica de achados ainda está por ser demonstrada (fraca recomendação, moderada qualidade de evidência).[17]

Diante da necessidade terapêutica, EAD pode ser indicada. Lesões adenomatosas menores que 5 mm podem ser ressecadas com pinça de biópsia, porém lesões maiores e com depressão central devem ser submetidas à mucosectomia. Por outro lado, lesões maiores que 2 cm devem ser excisadas através de dissecção endoscópica da submucosa.

SÍNDROME DE PEUTZ-JEGHERS

A síndrome de Peutz-Jeghers (SPJ) caracteriza-se pela presença de pólipos hamartomatosos no trato gastrointestinal e pigmentação de melanina em regiões mucocutâneas. Os critérios clínicos correspondem a: dois pólipos hamartomatosos em qualquer lugar do trato gastrointestinal; um pólipo em paciente com história familiar de SPJ ou com pigmentação mucocutânea; e na ausência de pólipos, diagnóstico pode ser feito se história familiar de SPJ e pigmentação mucocutânea.

Está relacionada com a mutação do gene *STK11* (também conhecido como *LKB1*), localizado no cromossoma 19, responsável pela enzima serina-treonina quinase, que, em condições normais, tem efeito supressor tumoral. Ao redor de 50% dos casos são novos, sem história familiar. Quando hereditária, é doença autossômica-dominante (1 em 120.000 nascidos vivos).

Em geral, os pólipos são múltiplos e variam em número e tamanho. São mais comuns no intestino delgado (> 75%) e menos frequentes no estômago e no cólon.[31,32]

O pólipo hamartomatoso apresenta bandas ramificadas de músculo liso recobertas por mucosa glandular hiperplásica. É considerado benigno, contudo, está associado ao maior risco de adenocarcinoma no intestino delgado. Não se sabe se originam destes ou de adenomas associados.

O rastreamento do intestino delgado em pacientes com síndrome de Peutz-Jeghers deve ser feito na infância com intuito de diminuir o número de pólipos e de suas complicações, como sangramento, intussuscepção e obstrução intestinal. Com o avançar da idade, deve-se também focar na detecção de lesões pré-malignas e malignas.[31-33]

A Sociedade Europeia de Endoscopia Gastrointestinal (ESGE) recomenda o rastreamento através de métodos não invasivos, como CE e/ou enterografia por ressonância magnética (ERM) nos pacientes com síndrome de Peutz-Jeghers, a partir dos 8 anos de idade ou até mais precocemente, caso tenham sintomas (forte recomendação, moderada qualidade de evidência).[17]

- Quando comparada com a EAD, a CE pode orientar a rota da enteroscopia e apresenta vantagem com relação à taxa de exame completo do intestino delgado, principalmente em pacientes com cirurgias prévias, nas quais a EAD pode ser um exame difícil. Em contrapartida, alguns estudos demonstram maior número de falsos-negativos com a CE.[28,34-36]
- Pólipos maiores que 15 mm apresentam maior risco de intussuscepção e obstrução intestinal, devendo então ser removidos.[37-39] A ESGE recomenda EAD para ressecção dos pólipos maiores que 15 mm, diagnosticados pela CE (forte recomendação, moderada qualidade de evidência).[18]
- A EAD representa método terapêutico seguro tanto em adultos, como em crianças,[30,40,41] contudo, complicações como pancreatite, sangramento e síndrome pós-polipectomia podem ocorrer (2,7% a 5%).[38,42]

Assim, o rastreamento do intestino delgado está indicado na infância e, quando diagnosticados, os pólipos devem ser ressecados endoscopicamente. Desta maneira, tal conduta diminui as ressecções intestinais, evitando-se a síndrome do intestino curto; já que a EAD tem sido utilizada rotineiramente no acompanhamento das síndromes polipoides[43] (Figs. 59-9 a 59-13).

- Quando o pólipo for muito grande para ressecção através da EAD, a enteroscopia intraoperatória com aparelhos convencionais pode ser indicada para polipectomia ou para orientar a enterectomia.[44] Em casos complexos, com múltiplos pólipos grandes e ressecções intestinais prévias, a EAD assistida por laparoscopia representa método alternativo para lise de bridas e polipectomias em um único procedimento, mesmo que possa durar algumas horas.[44]

Numa tentativa de reduzir o número de pólipos, de prevenir a intussuscepção e evitar a laparotomia, Sakamoto *et al.*, em 2011, sugeriram uma estratégia de tratamento endoscópico para pacientes com síndrome de Peutz-Jeghers.[41] Estes autores indicam uma

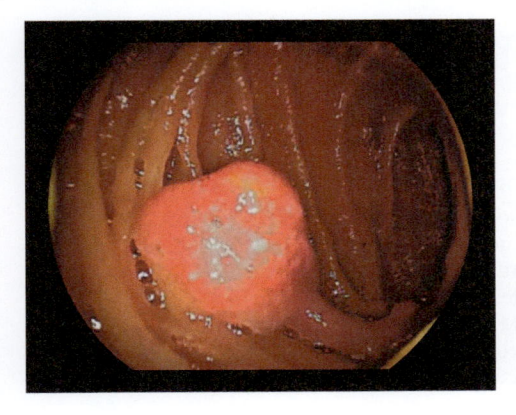

Fig. 59-9. Imagem endoscópica de pólipo pediculado de jejuno em paciente com síndrome de Peutz-Jeghers.

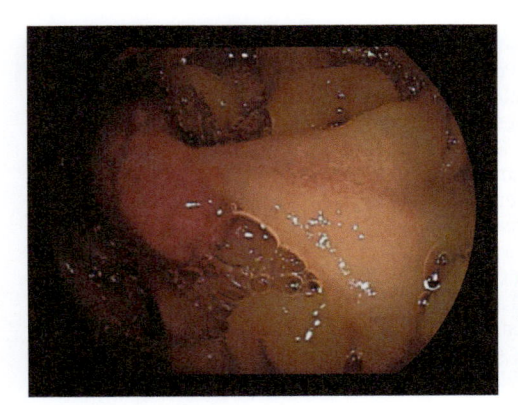

Fig. 59-10. Pólipo jejunal hamartomatoso com pedículo longo em paciente com síndrome de Peutz-Jeghers.

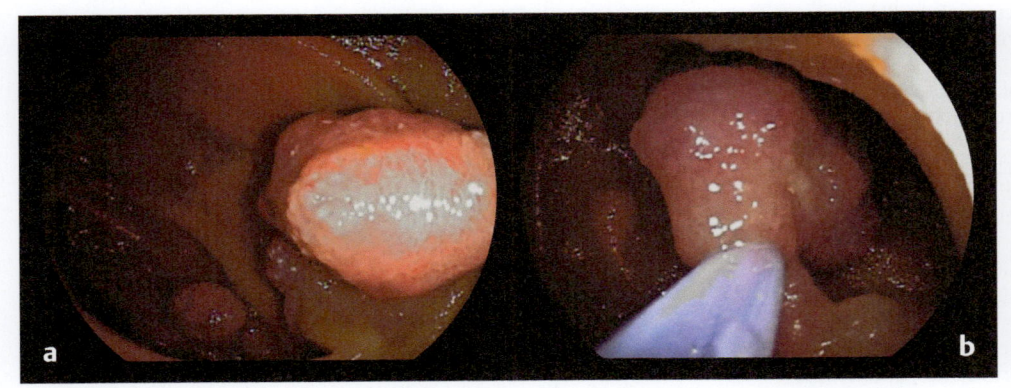

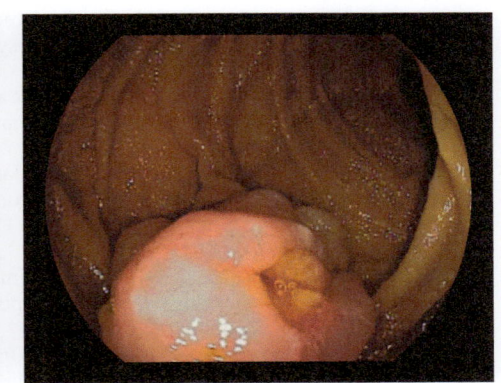

Fig. 59-11. Imagens endoscópicas de pólipo pediculado jejunal antes (a) e durante polipectomia com alça diatérmica (b).

Fig. 59-12. Grande pólipo hamartomatoso jejunal.

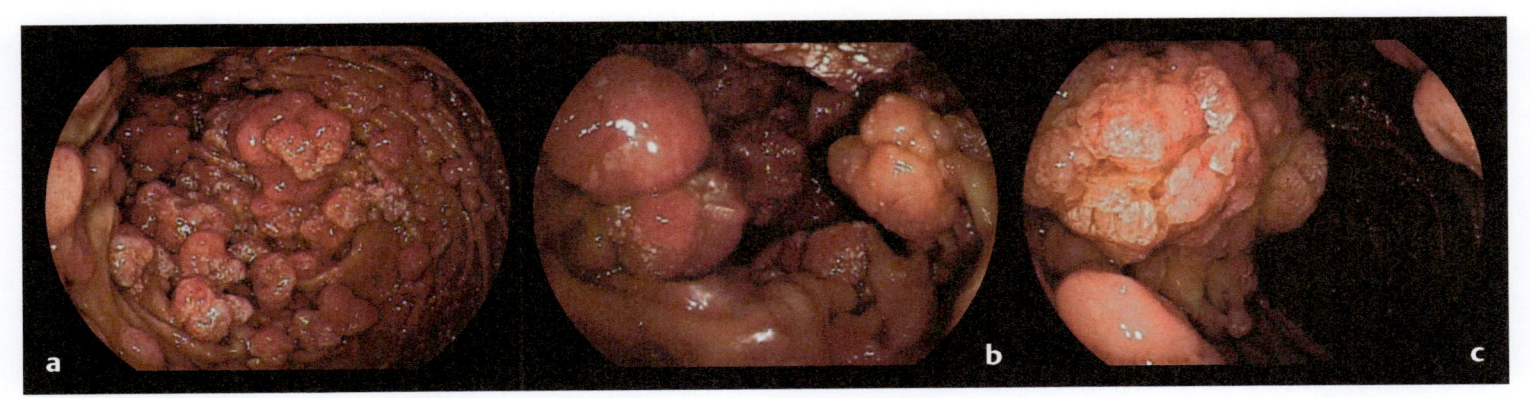

Fig. 59-13. Paciente com síndrome de Peutz-Jeghers com inúmeros pólipos hamartomatosos (a, b) associados à grande lesão adenomatosa duodenal (c).

primeira sessão combinada, tanto pela via oral quanto pela anal. Orientam usar o *cap* transparente na ponta do aparelho para facilitar e tornar o procedimento mais seguro, já que este diminui a necessidade de insuflação e mantém a visão endoscópica com distância fixa entre a ponta do aparelho e a lesão-alvo. Quando os pólipos forem visualizados, a forma, o tamanho e a localização devem ser cuidadosamente avaliados. Caso vários pólipos sejam diagnosticados, sugerem tratar inicialmente os pólipos com diâmetro maior que 20 mm e depois os pólipos entre 5 mm e 10 mm. Contudo, quando na presença de múltiplos pólipos num segmento estreito, pólipos pequenos ao redor devem ser ressecados antes do pólipo maior. Alça de polipectomia deve ser utilizada na ressecção dos pólipos maiores que 5 mm. Antes da polipectomia, injeção salina com epinefrina e índigo-carmim é feita na submucosa do pedículo e na base do pólipo para evitar sangramento e injúria térmica de camadas profundas. A menos que esteja evidente a ausência de pólipos no íleo, a rota anal é a de escolha, pois pólipos maiores ressecados por via oral podem, ao se deslocarem, impactar sobre os pólipos distais e causarem intussuscepção. Assim, para prevenir intussuscepção, os pólipos maiores devem ser tratados em ordem e por via anal. Recomendam ainda que somente os pólipos maiores que 30 mm sejam recuperados para histologia em decorrência do baixo risco de malignidade. Pólipos que não requerem estudo histológico podem ser tratados com clipe para que ocorra necrose por isquemia, não necessitando sua recuperação. Não havendo necessidade de recuperação, muitos pólipos podem ser retirados numa única sessão. Por outro lado, caso todos os pólipos grandes não sejam ressecados numa sessão, outro exame endoscópico deve ser realizado em intervalo curto de até 6 meses. Dependendo da localização dos pólipos, uma nova sessão combinada (rotas oral e anal) deve ser feita para retirada do maior número possível de pólipos. Em casos com muita aderência, EAD assistida por laparoscopia deve ser realizada. Seguimento endoscópico deve ser anual após todos os pólipos grandes terem sido ressecados.[41]

Mais recentemente, a estratégia de abordagem do pólipo via oral através de polipectomia por isquemia parece ter menos complicações, além de permitir tratamento de um maior número de pólipos em menor tempo quando comparado com a ressecção endoscópica.[45]

Em conclusão, a EAD permite tanto a avaliação da extensão das lesões como a terapêutica do intestino delgado distal, evitando-se assim, em muitos casos, os procedimentos cirúrgicos.[8,20]

REFERÊNCIAS BIBLIOGRÁFICAS

1. Gao H, van Lier MG, Poley JW et al. Endoscopic therapy of small-bowel polyps by double-balloon enteroscopy in patients with Peutz-Jeghers syndrome. Gastrointest Endosc 2010;71:768-73.
2. Yamamoto H, Kita H, Sunada K et al. Clinical outcomes of double-balloon endoscopy for the diagnosis and treatment of small-intestinal diseases. Clin Gastroenterol Hepatol 2004;2(11):1010-6.
3. Bülow S, Björk J, Christensen IJ et al. Duodenal adenomatosis in familial adenomatous polyposis. Gut 2004;53:381-6.
4. Saurin JC, Gutknecht C, Napoleon B et al. Surveillance of duodenal adenomas in familial adenomatous polyposis reveals high cumulative risk of advanced disease. J Clin Oncol 2004;22:493-8.
5. Vasen HF, Möslein G, Alonso A et al. Guidelines for the clinical management of familial adenomatous polyposis (FAP). Gut 2008;57:704-13.
6. Schulmann K, Hollerbach S, Kraus K et al. Feasibility and diagnostic utility of video capsule endoscopy for the detection of small bowel polyps in patients with hereditary polyposis syndromes. Am J Gastroenterol 2005;100:27-37.
7. Campos FG, Sulbaran M, Safatle-Ribeiro AV et al. Duodenal adenoma surveillance in patients with familial adenomatous polyposis. World J Gastrointest Endosc 2015;7(10):950-9.
8. Sulbaran M, Campos FG, Ribeiro U et al. Risk factors for advanced duodenal and ampullary adenomatosis in familial adenomatous polyposis: a prospective, single-center study. Endosc Int Open 2018;6(5):E531-E40.
9. Brosens LA, Keller JJ, Offerhaus GJ et al. Prevention and management of duodenal polyps in familial adenomatous polyposis. Gut 2005;54:1034-43.
10. Campos FG, Martinez CAR, Sulbaran M et al. Upper gastrointestinal neoplasia in familial adenomatous polyposis: prevalence, endoscopic features and management. J Gastrointest Oncol 2019;10(4):734-44.
11. Spigelman AD, Williams CB, Talbot IC et al. Upper gastrointestinal cancer in patients with familial adenomatous polyposis. Lancet 1989;2:783-5.
12. van Lier MG, Wagner A, Mathus-Vliegen EM et al. High cancer risk in Peutz-Jeghers syndrome: a systematic review and surveillance recommendations. Am J Gastroenterol 2010;105:1258-64.
13. Groves CJ, Saunders BP, Spigelman AD et al. Duodenal cancer in patients with familial adenomatous polyposis (FAP): results of a 10-year prospective study. Gut 2002;50:636-41.
14. Jagelman DG, DeCosse JJ, Bussey HJ. Upper gastrointestinal cancer in familial adenomatous polyposis. Lancet 1988;1:1149-51.
15. Koornstra JJ. Small bowel endoscopy in familial adenomatous polyposis and Lynch syndrome. Best Pract Res Clin Gastroenterol 2012;26:359-68.
16. Kong H, Kim YS, Hyun JJ et al. Limited ability of capsule endoscopy to detect normally positioned duodenal papilla. Gastrointest Endosc 2006;64:538-41.
17. Pennazio M, Rossini FP. Small bowel polyps in Peutz-Jeghers syndrome: management by combined push enteroscopy and intraoperative enteroscopy. Gastrointest Endosc 2000;51:304-8.
18. Pennazio M, Spada C, Eliakim R et al. Small-bowel capsule endoscopy and device-assisted enteroscopy for diagnosis and treatment. European Society of Gastrointestinal Endoscopy (ESGE) Clinical Guideline. Endoscopy 2015;47:352-76.
19. Burke CA, Santisi J, Church J et al. The utility of capsule endoscopy small bowel surveillance in patients with polyposis. Am J Gastroenterol 2005;100:1498-502.
20. Wong RF, Tuteja AK, Haslem DS et al. Video capsule endoscopy compared with standard endoscopy for the evaluation of small-bowel polyps in persons with familial adenomatous polyposis (with video). Gastrointest Endosc 2006;64:530-7.
21. Ruys AT, Alderlieste YA, Gouma DJ et al. Jejunal cancer in patients with familial adenomatous polyposis. Clin Gastroenterol Hepatol 2010;8:731-3.
22. Alderlieste YA, Rauws EA, Mathus-Vliegen EM et al. Prospective enteroscopic evaluation of jejunal polyposis in patients with familial adenomatous polyposis and advanced duodenal polyposis. Fam Cancer 2013;12:51-6.
23. Matsumoto T, Esaki M, Yanaru-Fujisawa R et al. Small-intestinal involvement in familial adenomatous polyposis: evaluation by double-balloon endoscopy and intraoperative enteroscopy. Gastrointest Endosc 2008;68:911-9.
24. Monkemuller K, Fry LC, Ebert M et al. Feasibility of double-balloon enteroscopy-assisted chromoendoscopy of the small bowel in patients with familial adenomatous polyposis. Endoscopy 2007;39:52-7.
25. Gunther U, Bojarski C, Buhr HJ et al. Capsule endoscopy in small-bowel surveillance of patients with hereditary polyposis syndromes. Int J Colorectal Dis 2010;25:1377-82.
26. Suzuki H, Yamada A, Watabe H et al Successful treatment of early-stage jejunum adenocarcinoma by endoscopic mucosal resection using double-balloon endoscopy: a case report. Diagn Ther Endosc 2012;2012:521960.
27. Langers AM, De Vos tot Nederveen Cappel WH, Veenendaal RA et al. Double balloon endoscopy for detection of small-bowel adenomas in familial adenomatous polyposis after pancreaticoduodenectomy according to Whipple. Endoscopy 2008;40:773-4.
28. Matsumoto T, Esaki M, Moriyama T et al. Comparison of capsule endoscopy and enteroscopy with the double-balloon method in patients with obscure bleeding and polyposis. Endoscopy 2005;37:827-32.
29. Plum N, May A, Manner H et al. Small-bowel diagnosis in patients with familial adenomatous polyposis: comparison of push enteroscopy, capsule endoscopy, ileoscopy, and enteroclysis. Z Gastroenterol 2009;47:339-46.
30. Riccioni ME, Urgesi R, Cianci R et al. Single-balloon push-and-pull enteroscopy system: does it work? A single-center, 3-year experience. Surg Endosc 2011;25:3050-6.
31. Beggs AD, Latchford AR, Vasen HF et al. Peutz-Jeghers syndrome: a systematic review and recommendations for management. Gut 2010;59:975-86.
32. Korsse SE, Dewint P, Kuipers EJ et al. Small bowel endoscopy and Peutz-Jeghers syndrome. Best Pract Res Clin Gastroenterol 2012;26:263-78.
33. Caspari R, von Falkenhausen M, Krautmacher C et al. Comparison of capsule endoscopy and magnetic resonance imaging for the detection of polyps of the small intestine in patients with familial adenomatous polyposis or with Peutz-Jeghers' syndrome. Endoscopy 2004;36:1054-9.
34. Postgate A, Tekkis P, Fitzpatrick A et al. The impact of experience on polyp detection and sizing accuracy at capsule endoscopy: implications for training from an animal model study. Endoscopy 2008;40:496-501.
35. Rahmi G, Samaha E, Lorenceau-Savale C et al. Small bowel polypectomy by double balloon enteroscopy: Correlation with prior capsule endoscopy. World J Gastrointest Endosc 2013;5:219-25.
36. Soares J, Lopes L, Vilas BG et al. Wireless capsule endoscopy for evaluation of phenotypic expression of small-bowel polyps in patients with Peutz-Jeghers syndrome and in symptomatic first-degree relatives. Endoscopy 2004;36:1060-6.
37. Pennazio M, Rondonotti E, Despott EJ et al. Small-bowel capsule endoscopy and device-assisted enteroscopy for diagnosis and treatment of small-bowel disorders: European Society of Gastrointestinal Endoscopy (ESGE) Guideline - Update 2022. Endoscopy 2023;55(1):58-95.
38. Urns AN, Martinello M, Rao P et al. Diagnostic and therapeutic utility of double-balloon endoscopy in children. J Paediatr Gastroenterol Nutr 2014;58:204-12.
39. van Lier MG, Mathus-Vliegen EM, Wagner A et al. High cumulative risk of intussusception in patients with Peutz-Jeghers syndrome: time to update surveillance guidelines? Am J Gastroenterol 2011;106: 940-5.
40. Ohmiya N, Nakamura M, Takenaka H et al. Management of small-bowel polyps in Peutz-Jeghers syndrome by using enteroclysis, double-balloon enteroscopy, and videocapsule endoscopy. Gastrointest Endosc 2010;72:1209-16.
41. Sakamoto H, Yamamoto H, Hayashi Y, et al. Nonsurgical management of small-bowel polyps in Peutz-Jeghers syndrome with extensive polypectomy by using double-balloon endoscopy. Gastrointest Endosc 2011;74(2):328-33.
42. Torroni F, Romeo E, Rea F et al. Conservative approach in Peutz-Jeghers syndrome: Single-balloon enteroscopy and small bowel polypectomy. World J Gastrointest Endosc 2014;6:318-23.
43. Rossini FP, Risio M, Pennazio M: Small bowel tumours and polyposis syndromes. Gastrointest Endosc Clin N Am 1999;9:93-114.
44. Ross AS, Dye C, Prachand VN. Laparoscopic-assisted double-balloon enteroscopy for small-bowel polyp surveillance and treatment in patients with Peutz-Jeghers syndrome. Gastrointest Endosc 2006;64(6):984-8.
45. Yamamoto H, Sakamoto H, Kumagai H et al. Clinical Guidelines for Diagnosis and Management of Peutz-Jeghers Syndrome in Children and Adults. Digestion 2023;13:1-13.

60 Tumores do Intestino Delgado

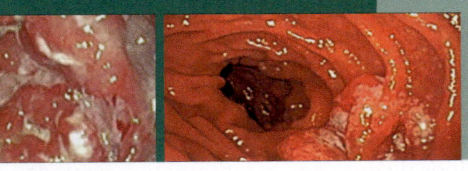

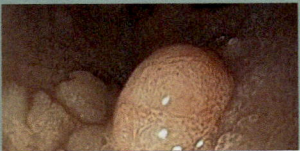

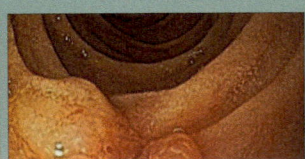

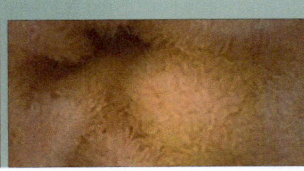

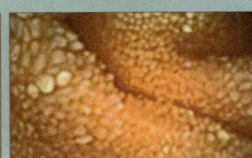

Pablo Rodrigo de Siqueira ■ Carlos Alberto Cappellanes

INTRODUÇÃO

O intestino delgado (ID) representa aproximadamente 75% do comprimento total do trato gastrointestinal (TGI), cerca de 90% da superfície mucosa e está localizado entre dois segmentos com alta incidência de câncer.[1] Entretanto, menos de 5% dos tumores malignos do TGI são originários do ID.[2]

Uma variedade de tumores benignos e malignos (aproximadamente 40 tipos histológicos) já foram identificados no ID,[3] sendo classificados como descrito no Quadro 60-1. Embora 75% dos tumores encontrados na autópsia sejam benignos, a maioria das lesões sintomáticas e tumores detectados durante a cirurgia são malignos.[4] Dentre os benignos, destacam-se os leiomiomas, que representam 1/4 desses tumores, os lipomas, os adenomas, os fibromas e os hamartomas. Dos tumores malignos, aproximadamente 30% a 50% são adenocarcinoma, 25% a 30%, neuroendócrinos (carcinoides), 15% a 20%, linfomas e 10%, sarcomas. Entretanto, após os anos de 2000, observou-se uma tendência do aumento de casos diagnosticados de tumores neuroendócrinos, superando os números dos adenocarcinomas, de acordo com os dados nacionais dos Estados Unidos da América.[5] Além desses, são observados os tumores estromais, os metastáticos, e aqueles associados às síndromes de polipose hereditárias, como a polipose familiar adenomatosa, a síndrome de Peutz-Jeghers e a síndrome de Turcot, e outras doenças como a de Crohn e a celíaca. Os sítios com maior potencial para desenvolvimento de neoplasias malignas são o duodeno, para o adenocarcinoma, e o íleo, para os carcinoides, sendo que os linfomas e os sarcomas podem se desenvolver por todo o ID.[5]

A razão da baixa incidência de carcinogênese no intestino delgado, em comparação com o cólon, ainda é desconhecida.[6] Entretanto, muitos mecanismos foram propostos para explicar esta baixa suscetibilidade para a transformação neoplásica, tais como:

- Maior quantidade de líquido na luz intestinal, além disso, os componentes deste líquido devem causar menor dano à mucosa em comparação com o conteúdo mais sólido do cólon;
- Trânsito intestinal relativamente rápido determinando um tempo curto de exposição da mucosa intestinal aos carcinógenos;
- Menor concentração de bactérias no intestino delgado pode resultar em um decréscimo na conversão dos ácidos biliares em potencial carcinógenos pelos microrganismos anaeróbios;
- Maior concentração da enzima benzopireno hidroxilase, em comparação com o estômago e o cólon, que converte em metabólico menos tóxico o benzopireno, um conhecido carcinógeno presente em vários alimentos;
- Alta concentração de tecido linfoide e de imunoglobulina A secretora (IgA).

Tumores do ID normalmente se apresentam clinicamente de forma insidiosa, com sinais e sintomas inespecíficos como dor abdominal, perda de peso, obstrução intestinal intermitente, anemia, sangramento digestivo e perfuração, dificultando o diagnóstico precoce das lesões. Comparando com os pacientes portadores de tumores benignos, aqueles com neoplasias malignas do ID são mais frequentemente sintomáticos, e a maioria dos tumores sintomáticos deste segmento é maligna.[4]

TUMORES BENIGNOS

Leiomioma

São raros, mas correspondem aos tumores benignos sintomáticos mais comuns, com maior incidência em pacientes com idade entre 50 e 60 anos.[7] Estão localizados frequentemente no jejuno, seguido pelo íleo e o duodeno. Normalmente são lesões únicas, endurecidas, umbilicadas, recobertas por epitélio normal, podendo apresentar ulceração central. Quatro diferentes padrões de crescimentos

Quadro 60-1. Classificação das Neoplasias do Intestino Delgado

Tumores benignos
■ Leiomioma
■ Adenoma
■ Lipoma
■ Hamartoma por glândulas de Brünner
■ Hemangioma
■ Hiperplásicos

Tumores malignos
■ Adenocarcinoma
■ Linfoma
■ Leiomiossarcoma
■ Outros sarcomas
■ Adenocarcinoma ampular

Tumores neuroendócrinos
■ Carcinoide
■ Ganglioneuroma
■ Gastrinoma
■ Somastotinoma
■ Vipoma
■ GIST

Condições associadas aos tumores do ID
■ Síndrome de Peutz-Jeghers
■ Doença celíaca
■ Doença imunoproliferativa do intestino delgado (IPSID)
■ Doença de Crohn
■ Neurofibromatose
■ Síndrome da imunodeficiência adquirida (SIDA)
■ Síndrome polipoacutes múltiplas hereditárias
■ Síndrome de Lynch (câncer colorretal hereditário não poliposo)

Tumores metastáticos
■ Melanoma
■ Câncer broncogênico
■ Câncer de mama
■ Câncer do cólon
■ Câncer do colo uterino

Modificado de: Gill SS, Heuman DM, Mihas AA, 2001.[4]

são observados: intraluminal, intramural, extraluminal e em forma de halteres.[8] Cerca de 44% a 50% destes tumores são sintomáticos (obstrução e sangramento), o restante constitui achados cirúrgicos ou em autópsias. Como existe a tendência de ser muito vascularizado e ulcerado, o sangramento gastrointestinal é a apresentação clínica mais frequente (65%) desses tumores, particularmente daqueles localizados no duodeno. A obstrução intestinal, devido ao crescimento intraluminal, compressão ou intussuscepção, representa a segunda apresentação mais frequente (25%).[4]

Adenoma

É o tumor benigno do intestino delgado assintomático mais comum.[9] Como no cólon, três tipos histológicos são reconhecidos: tubular, viloso e tubuloviloso. A lesão com presença de atipia, de tamanho maior e com componente viloso apresenta risco aumentado de transformação maligna. Portanto, quando diagnosticado, o adenoma deve ser removido por endoscopia ou cirurgia (Figs. 60-1 e 60-2). Normalmente, apresenta-se como lesão única, embora múltiplas lesões possam ser encontradas em pacientes portadores de uma das várias síndromes de polipose hereditária existentes, como na polipose familiar adenomatosa (PFA), na síndrome de Peutz-Jeghers (SPJ) e na síndrome de Turcot, e também naqueles com síndrome de Lynch (câncer colorretal hereditário não poliposo – HNPCC).

A PFA é uma condição autossômica-dominante decorrente de uma mutação no gene APC e é caracterizada pela formação de centenas de adenomas no intestino delgado e no cólon. A maioria dos pacientes também desenvolve pólipos no trato digestório superior, incluindo polipose de glândulas fúndicas no estômago (40%), adenomas gástricos (5-10%), ou adenomas no duodeno (50-90%).[10] Em relação ao intestino delgado, grande parte dos pólipos está localizada no duodeno (predileção para região da papila) e no jejuno proximal, podendo apresentar transformação maligna para adenocarcinoma.[11] A maioria dos pacientes desenvolverá o câncer colorretal caso não sejam identificados e tratados em fase inicial da doença, por isso a colectomia profilática é geralmente recomendada. O risco de adenocarcinoma no intestino delgado aumenta significativamente, principalmente na região periampular do duodeno.[12] Portanto, no acompanhamento desses pacientes, recomenda-se também a realização de duodenoscopia com visão lateral para uma avaliação adequada da papila duodenal maior.

Vários estudos têm demonstrado uma incidência alta de adenomas no duodeno variando de 50% a 90% dos casos,[13,14] sendo considerado o segundo sítio mais comum de desenvolvimento desses pólipos. A maioria dos pólipos de duodeno compromete a segunda e a terceira porções do segmento, principalmente na região da papila duodenal maior. A severidade da polipose duodenal é determinada utilizando a classificação de Spigelman,[15] que consiste em um sistema de pontuação baseado no tamanho (1-4, 5-10, > 10 mm de diâmetro), número (1-4, 5-20, > 20 lesões), histologia (tubular, tubuloviloso, viloso) e severidade da displasia (baixo e alto graus) dos pólipos. Esse sistema descreve cinco estágios (0-IV), sendo que o estágio I (1 a 4 pontos) reflete uma doença leve, os estágios II (5 a 6 pontos) e III (7 a 8 pontos), doença moderada, e o IV (9 a 12 pontos) representa polipose duodenal severa com risco elevado de desenvolvimento de neoplasia maligna em até 50% dos casos.[10,16,17]

A SPJ é uma doença autossômica-dominante caracterizada pela presença de lesões hiperpigmentadas em lábios, mucosa oral e múltiplos pólipos hamartomatosos do trato gastrointestinal. Primeiramente descrita por Peutz[18] e depois por Jegher,[19] a síndrome tem uma penetração familiar alta. Os pólipos são encontrados principalmente no jejuno (65-95%), mas podem estar presentes no cólon e no duodeno. Estes pacientes podem apresentar obstrução do intestino delgado, sangramento ou intussuscepção decorrente do grande crescimento destes pólipos. Apesar dos hamartomas serem benignos, os pacientes com a SPJ possuem maior risco de desenvolver câncer. Alguns autores levantaram a hipótese de que a alteração adenomatosa possa ocorrer dentro do hamartoma ou que talvez haja o desenvolvimento de

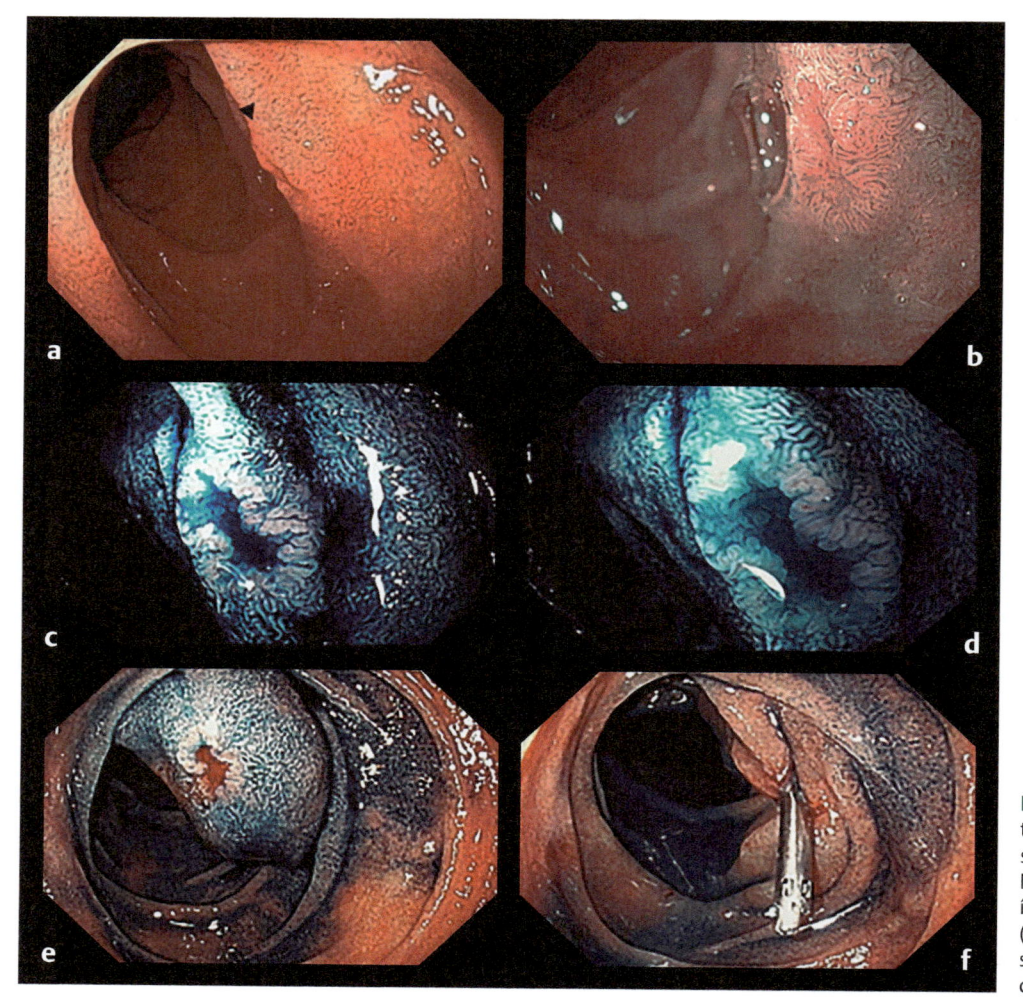

Fig. 60-1. (a) Imagem endoscópica de adenoma tubular com displasia de baixo grau na mucosa da segunda porção duodenal. (b) Cromoscopia com NBI (Narrow Band Imaging). (c, d) Cromoscopia com índigo-carmim e magnificação com Near Focus. (e, f) Realizada mucosectomia com injeção de solução salina na submucosa e posterior colocação de clipe.

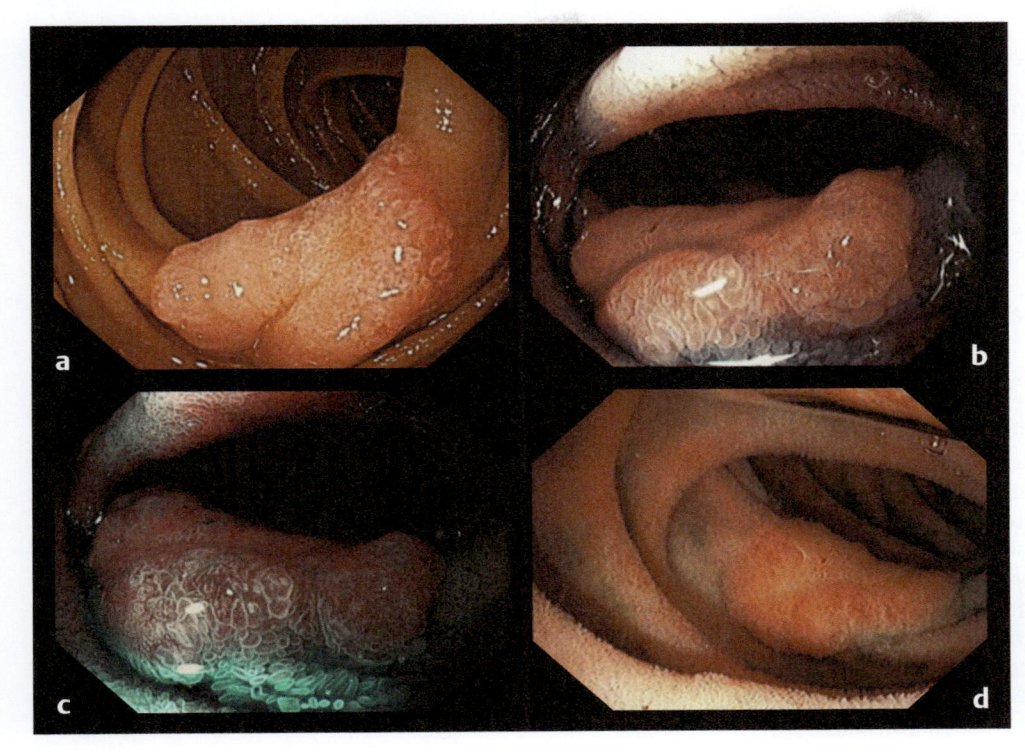

Fig. 60-2. (a) Adenoma tubular com displasia de alto grau na mucosa do jejuno proximal. (b) Cromoscopia com índigo-carmim e magnificação de imagem (*Near Focus*). (c) NBI (*Narrow Band Imaging*) com magnificação de imagem (*Near Focus*). (d) Durante mucosectomia *underwater*.

adenomas de novo que levam à transformação maligna.[20] Os sítios mais comuns de malignidade são intestino delgado, cólon, reto, estômago e pâncreas. Estes pacientes possuem risco de malignidade a longo prazo, com um estudo mostrando um risco cumulativo para todos os cânceres de 93%.[21]

Na síndrome de Turcot, observam-se múltiplos pólipos adenomatosos, usualmente no cólon, mas também presentes no intestino delgado, estando associados a tumores no cérebro (glioblastomas supratentoriais). Apresenta o mesmo potencial maligno que a polipose adenomatosa familiar. Cerca de dois terços das famílias com a síndrome de Turcot são classificadas como variantes da PAF com uma mutação no gene APC e o restante recai sob a suspeita de síndrome de Lynch, associada a mutações nos genes de reparo do DNA não pareados.[22]

Lipoma

Atualmente é o segundo tumor benigno mais comum do ID (Fig. 60-3). Pode ser encontrado em qualquer região, mas comumente está localizado no duodeno e no íleo.[23] Na maioria dos casos é assintomático, sendo diagnosticado incidentalmente, mas pode causar intussuscepção, determinando a ocorrência de obstrução intestinal intermitente e sangramento digestivo. Macroscopicamente, o lipoma se apresenta como uma massa amolecida (sinal do travesseiro positivo na endoscopia), alaranjada, do tipo séssil ou pediculada. O tratamento está reservado para as lesões maiores sintomáticas e consiste na remoção completa ou parcial do tumor através de cirurgia ou endoscopia.

Hamartomas de Glândulas de Brünner

Também conhecidos como adenoma de glândulas de Brünner ou Brunneroma, são lesões raras, causadas por hiperplasia das glândulas exócrinas do duodeno proximal. Não representam verdadeiros adenomas, mas sim lesões hamartomatosas ou hiperplásicas. Normalmente são assintomáticas. Ocasionalmente, lesões maiores podem determinar obstrução e sangramento da região.[24,25] Por não apresentarem potencial de malignização, podem ser removidas com simples excisão local, quando sintomáticas.

Hemangiomas

São raros, correspondendo a menos de 0,05% dos tumores intestinais.[26,27] Histologicamente, são massas compostas por capilares, bem desenvolvidos e de paredes finas, e veias, normalmente provenientes da camada submucosa. São classificados em cavernosos, representando 50% dos casos, capilares (25%) e mistos(25%). Ocasionalmente, podem ser múltiplos e com apresentação clínica de sangramento (mais comum), dor abdominal e obstrução.[27]

Linfangiomas

São malformações benignas, raras, provenientes de tecidos linfáticos sequestrados que falharam na comunicação com o sistema linfático normal. Na maioria das vezes, têm como apresentação clínica a obstrução decorrente do seu maior tamanho, mas podem apresentar sangramento.[28]

Vale ressaltar ainda, dentre os tumores benignos do ID, os pólipos hiperplásicos, que podem apresentar crescimento intraluminal e ser causa de sangramento intestinal (Fig. 60-4), além dos tumores desmoides, que são comumente vistos nos pacientes com PFA e que podem também ter crescimento intraluminal, causando obstrução intestinal, ou extraluminal, apresentando-se como massas abdominais palpáveis.

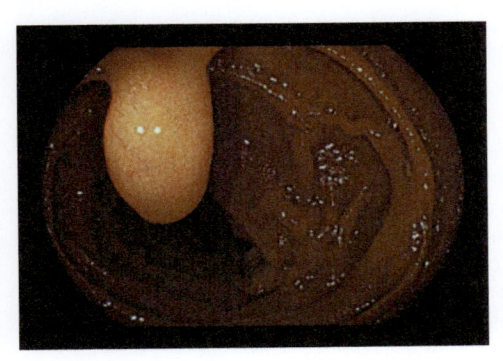

Fig. 60-3. Lipoma no duodeno distal.

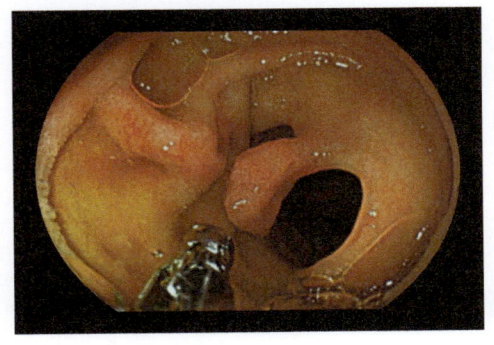

Fig. 60-4. Pólipo hiperplásico de padrão hamartomatoso no duodeno distal.

TUMORES MALIGNOS
Adenocarcinoma

É o tumor maligno do intestino delgado mais comum, correspondendo de 25% a 50% de todas as lesões malignas do segmento.[29,30] Apresenta frequência maior em pacientes com 50 a 70 anos de vida e do sexo masculino. O risco de adenocarcinoma no ID é maior também para aqueles pacientes que já apresentaram câncer colorretal. Pode estar localizado no duodeno em 45% dos casos, no jejuno em 45% e no íleo em 10% dos casos. No duodeno, é mais frequente na segunda porção duodenal (74%), seguida da terceira porção (13%), quarta (9%) e primeira porção (4%).[31]

A histogênese do adenocarcinoma do ID segue a mesma sequência adenoma-carcinoma descrita para o câncer colorretal.[32] Portanto, o fator de risco mais importante é a presença de lesão adenomatosa única ou múltipla, associada a uma síndrome de polipose múltipla.[33] Vale ressaltar que mais de 40% dos pacientes com polipose adenomatosa familial apresentam pólipos adenomatosos no ID proximal, sendo que 5% desses casos desenvolverão adenocarcinoma invasivo do duodeno.[34] Outros fatores de risco para a predisposição à doença incluem o álcool (mas não o fumo), a doença de Crohn, doença celíaca (Fig. 60-5), neurofibromatose, portadores de síndrome de Lynch (câncer colorretal hereditário não polipose – *HNPCC*) e derivações do sistema urinário no ID.[4]

Adenocarcinomas, especialmente aqueles do duodeno, tornam-se sintomáticos em tempo menor comparados com os outros tumores do ID. Entretanto, a maioria das lesões no momento do diagnóstico já apresenta metástase à distância.[35] Os sintomas variam desde os obstrutivos das lesões duodenais, como vômitos e icterícia, até os inespecíficos como dor abdominal (mais comum), perda de peso e anemia das lesões mais distais do ID. As apresentações clínicas mais frequentes desses tumores são sangramento gastrointestinal (71%), dor abdominal (30-70%), obstrução (70%), perda de peso (50%).[36] A metástase pode ocorrer por via linfática, por via hematogênica (fígado, pulmões e osso mais comumente), ou por extensão direta (continuidade ou contiguidade). Uma hipótese para explicar a metástase precoce é que, ao contrário da mucosa cólica, a mucosa do ID contém linfáticos que cursam através das vilosidades até perto da superfície luminal, permitindo a invasão do tumor da mucosa para os linfáticos.[35] O tratamento primário do adenocarcinoma do ID é a ampla ressecção cirúrgica e a remoção dos linfáticos. Em pacientes com envolvimento do duodeno proximal, pode ser necessária a duodenopancreatectomia. Naqueles com lesão no íleo terminal, a colectomia direita está indicada. Nos tumores das outras localizações, são recomendadas a enterectomia segmentar com margens de segurança (margens de 5 cm de comprimento são consideradas aceitáveis) e ressecção dos linfonodos regionais. Pequenas lesões, especialmente as polipoides, confinadas a mucosa e submucosa, algumas vezes podem ser retiradas por endoscopia através de polipectomia ou mucosectomia.[4]

Neuroendócrino

Os carcinoides representam mais de 80% dos tumores neuroendócrinos do TGI. Dentre os restantes, destacam-se os gastrinomas, somatostatinomas, vipomas, schwannomas e paragangliomas gangliocíticos. Recentemente, tem sido constatado que o termo "carcinoide" representa um amplo espectro de diferentes neoplasias originadas de uma variedade de células neuroendócrinas.[4] Vamos limitar a discussão aos tumores carcinoides do ID que secretam serotonina (5-hidroxitriptamina) ou precursores da serotonina. Dados estatísticos mais confiáveis sobre o assunto emergiram de uma análise epidemiológica de 8.305 casos de tumores carcinoides.[37] Os sítios mais frequentes dos carcinoides são o TGI (73,7%) e o sistema broncopulmonar (25,1%). No TGI, os carcinoides podem acometer o ID (28,7%), o apêndice (18,9%) e o reto (12,9%). Ao contrário do adenocarcinoma, há uma tendência do tumor carcinoide comprometer mais o ID distal que as regiões mais proximais. Nas séries reportadas por Moertel, cerca de 3% estavam localizados no duodeno, 5% no jejuno, 32% no íleo proximal e 60% no íleo distal.[38] A idade média da descoberta do tumor é de aproximadamente 65,6 anos, e o sexo masculino constitui 50% a 60% dos pacientes.[37] As manifestações clínicas são frequentemente vagas ou ausentes. Alguns pacientes podem desenvolver dor abdominal, intussuscepção, obstrução intermitente, sangramento gastrointestinal ou massa palpável. Uma das características do tumor carcinoide é a capacidade de produzir uma variedade de proteínas e produtos de peptídeo, dos quais o mais característico é a serotonina, que são responsáveis pelos sintomas característicos da síndrome carcinoide: cólicas abdominais intermitentes, diarreia, rubor, broncoespasmo e cianose. A síndrome carcinoide é mais observada em pacientes com grande carga tumoral e doença metastática, principalmente no fígado, podendo ser desencadeada pelo consumo de álcool, queijo azul, chocolate, vinho tinto e com exercícios físicos.[39] A tendência do

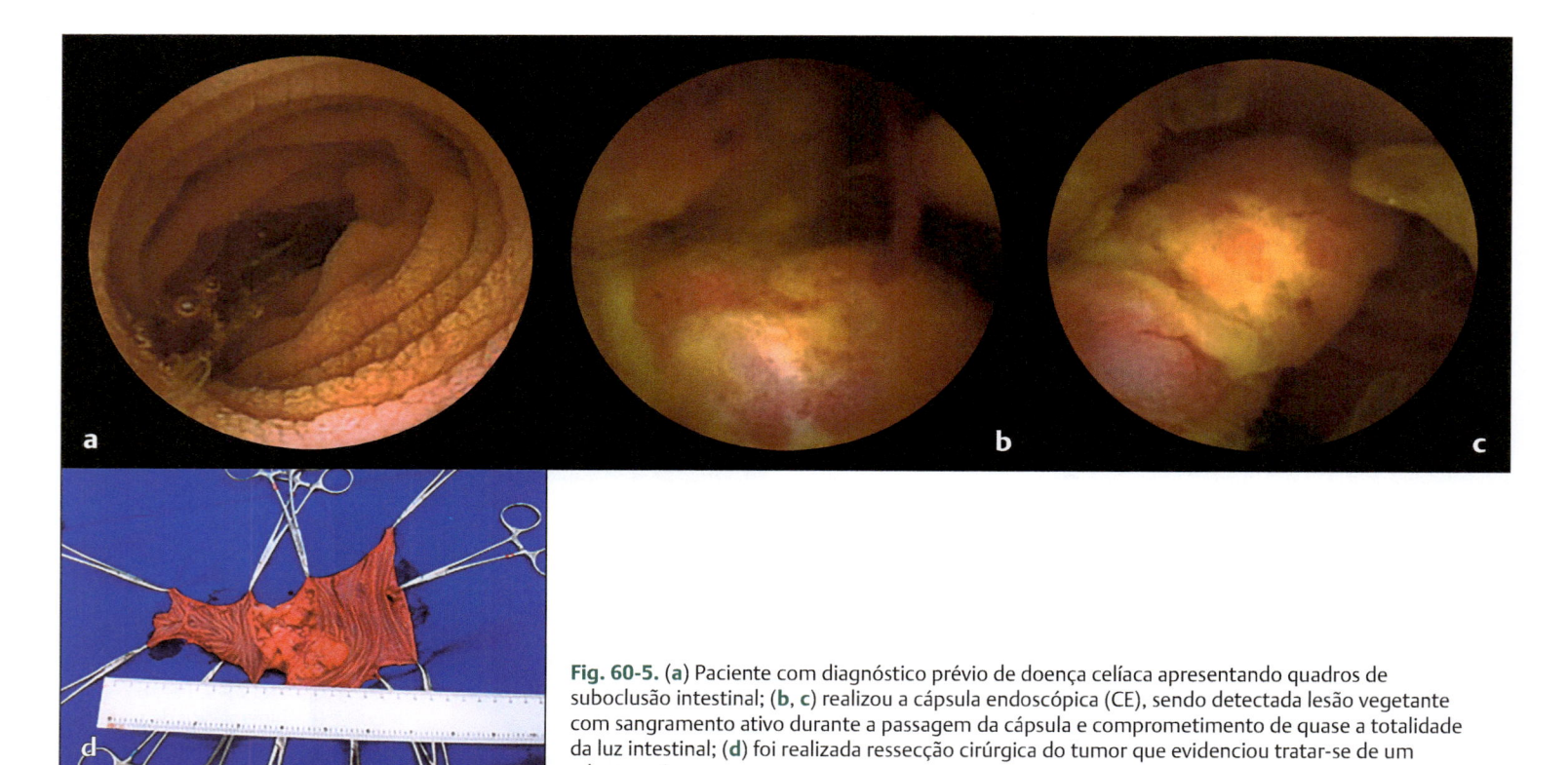

Fig. 60-5. (a) Paciente com diagnóstico prévio de doença celíaca apresentando quadros de suboclusão intestinal; (b, c) realizou a cápsula endoscópica (CE), sendo detectada lesão vegetante com sangramento ativo durante a passagem da cápsula e comprometimento de quase a totalidade da luz intestinal; (d) foi realizada ressecção cirúrgica do tumor que evidenciou tratar-se de um adenocarcinoma.

carcinoide para a disseminação metastática está diretamente relacionada não só com a profundidade da invasão e a localização do tumor, mas também com o tamanho da lesão, sendo substancialmente alta nas maiores que 2 cm de diâmetro. Metástases ocorrem em 20% a 45% dos casos para linfonodos, fígado, e raramente para os pulmões e ossos. Tumor carcinoide localizado no apêndice e menor que 1 cm de diâmetro raramente dará metástases, podendo ser tratado com uma simples apendicectomia. Entretanto, nas lesões maiores que 2 cm, o paciente deverá ser tratado com hemicolectomia direita devido ao risco de envolvimento linfonodal em 30% dos casos. Os carcinoides retais não costumam dar sintomas relacionados com a síndrome carcinoide e geralmente são assintomáticos. Análogos da somatostatina têm uma grande importância tanto no diagnóstico quanto no tratamento do tumor carcinoide. A somatostatina ou o seu análogo (octreotide) agem ligando-se aos receptores de somatostatina que estão expressos em mais de 80% desses tumores.[40] Em um estudo europeu amplo, a cintilografia com somatostatina detectou as lesões carcinoides com uma sensibilidade de 90%.[41] O octreotide é altamente efetivo no alívio dos sintomas da síndrome carcinoide.

Linfoma

É considerado o terceiro tumor maligno mais comum do intestino delgado (15% a 20%).[42] O linfoma do tipo não Hodgkin do TGI representa de 5% a 20% de todos os linfomas não Hodgkin, sendo que o TGI é o sítio extranodal mais comum de apresentação do linfoma.[43] O estômago é o órgão mais comumente acometido dos linfomas do TGI (mais de 60%), seguido pelos intestinos grosso e delgado em proporções iguais. No intestino delgado, são mais frequentes no íleo (53%), seguido do jejuno (35%) e do duodeno (12%).[44] (Figs. 60-6 e 60-7) Com exceção dos linfomas de células T

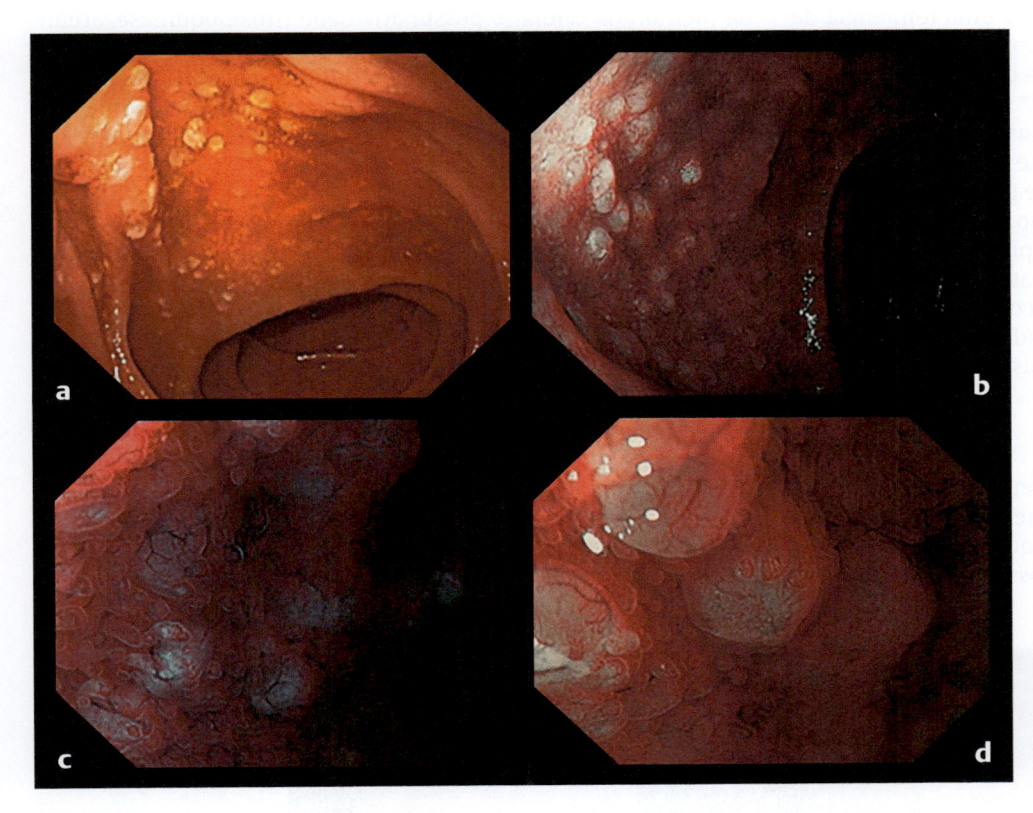

Fig. 60-6. (a) Imagem endoscópica de linfoma folicular grau 1/2 em mucosa da segunda porção duodenal. (b) Cromoscopia com NBI (*Narrow Band Imaging*). (c, d) Cromoscopia com NBI (*Narrow Band Imaging*) e magnificação com *Near Focus*.

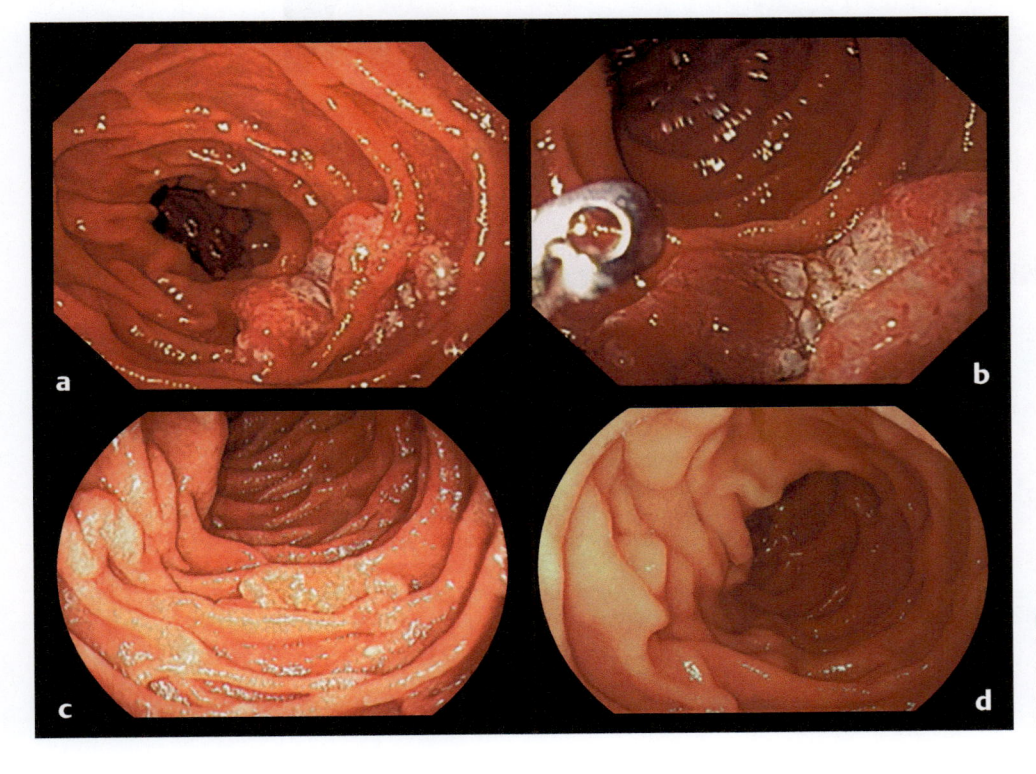

Fig. 60-7. (a, b) Imagens endoscópicas de linfoma folicular grau 1/2 em mucosa da segunda porção duodenal; (c) lesão em regressão durante o tratamento de quimioterapia; (d) remissão completa após término do tratamento.

provenientes do intestino delgado dos pacientes celíacos (linfoma T enteropático), quase todos os linfomas intestinais primários são linfomas tipo não Hodgkin de células B de alto ou intermediário grau de malignidade.[45] A apresentação clínica usual dos linfomas gastrointestinais incluem dor abdominal intermitente, fadiga, diarreia, anorexia, perda de peso e, ocasionalmente, febre. Outras formas de apresentação como sangramento gastrointestinal, obstrução e perfuração intestinal são menos frequentes, entretanto, podem constituir uma manifestação inicial da doença. A ressecção do segmento intestinal acometido é importante para o controle local, mas raramente erradicará a doença, sendo necessária a terapia adjuvante, que constitui parte essencial do tratamento.[46] A doença imunoproliferativa do intestino delgado (IPSID), também conhecida como enfermidade de cadeia alfa, ou linfoma difuso do intestino delgado ou linfoma do Mediterrâneo, pois é particularmente frequente no oriente médio, especialmente no sul do Irã, acomete mais crianças e adultos jovens.[47] Há uma tendência de ocorrer em pacientes de baixa classe socioeconômica. Acredita-se que as colonizações microbiana e parasitária estão fortemente relacionadas com a etiopatogenia da doença.[48] A resposta imediata ao tratamento com antibiótico nas fases iniciais da IPSID corrobora essa teoria. Pacientes com IPSID normalmente apresentam diarreia crônica, síndrome de má-absorção, perda de peso, dor abdominal e retardo de crescimento. Acomete o jejuno proximal, duodeno distal e, ocasionalmente, o íleo.[49] Macroscopicamente são observadas pregas de mucosa espessadas, edematosas e com aspecto nodular, ulcerações e/ou infiltração submucosa. A alça intestinal se apresenta com motilidade e distensibilidade comprometidas. O crescimento bacteriano e a presença de parasitas, como a *Giardia lamblia*, são comuns no ID desses pacientes.

Tumor Estromal Gastrointestinal

Os tumores do estroma gastrointestinal representam um grupo diversificado de neoplasias com comportamento benigno ou maligno derivadas do mesoderma embrionário que podem ter células de origem muscular (leiomioma ou leiomiossarcoma), da bainha nervosa do sistema nervoso autônomo (schwannomas e tumor do nervo autonômico gastrointestinal) e de células mesenquimais primitivas, as células intersticiais de Cajal (GIST ou *gastrointestinal stromal tumors*),[50] que representam o tipo mais comum dos tumores mesenquimais malignos (sarcomas). Há, ainda, os tumores de origem indeterminada (indiferenciados). A maioria dos tumores do estroma gastrointestinal apresenta-se como massas abdominais causando obstrução intestinal, podendo também causar sintomas como dor abdominal, perda de peso e perfuração. Com o crescimento rápido dessas lesões, podem ainda se tornar necróticas ou ulceradas, explicando, portanto, a possibilidade de causarem hemorragia digestiva (Fig. 60-8). Há uma tendência de crescimento local, com infiltração do mesentério, superfície de serosa adjacente e omento. São frequentes metástases vasculares, sendo infrequentes as linfáticas. GIST são tumores que expressam, na sua maioria, a proteína do proto-oncogene c-*kit* (CD 117), que está localizada na membrana celular e possui atividade tirosinoquinase, atuando como receptor de fator de crescimento. Nesses tumores, ocorre mutação no gene desta molécula, resultando em ativação da proliferação celular, inibição de apoptose e angiogênese.[51] O número de mitoses e o tamanho do tumor são considerados fatores preditivos mais importantes de malignidade.[52]

Neoplasias Metastáticas

O comprometimento do ID por neoplasias metastáticas é mais frequente que por tumor primário. Neoplasias do cólon (Fig. 60-9), ovário, sarcoma, colo do útero e estômago podem envolver o ID muito comumente por infiltração direta (continuidade e contiguidade) ou por disseminação peritoneal. Já os tumores de mama, pulmão e melanoma se disseminam por via hematogênica.[53] No TGI, o intestino delgado é o sítio mais frequente de implantação de metástase do melanoma, provavelmente devido ao seu rico suprimento sanguíneo. As principais manifestações clínicas da metástase do melanoma no ID incluem a alteração do hábito intestinal, obstrução intestinal ou sangramento gastrointestinal. A sua detecção por endoscopia pode constituir o sinal que conduzirá ao diagnóstico da lesão primária.[54]

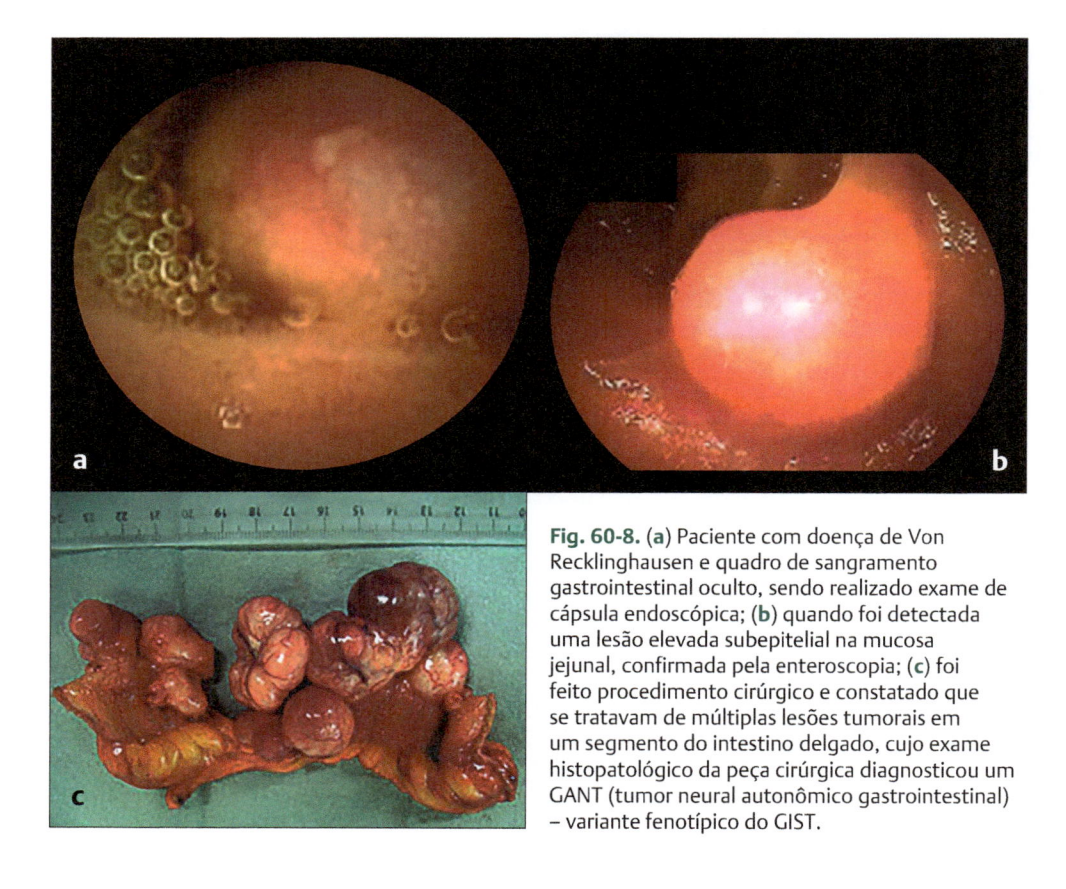

Fig. 60-8. (a) Paciente com doença de Von Recklinghausen e quadro de sangramento gastrointestinal oculto, sendo realizado exame de cápsula endoscópica; (b) quando foi detectada uma lesão elevada subepitelial na mucosa jejunal, confirmada pela enteroscopia; (c) foi feito procedimento cirúrgico e constatado que se tratavam de múltiplas lesões tumorais em um segmento do intestino delgado, cujo exame histopatológico da peça cirúrgica diagnosticou um GANT (tumor neural autonômico gastrointestinal) – variante fenotípico do GIST.

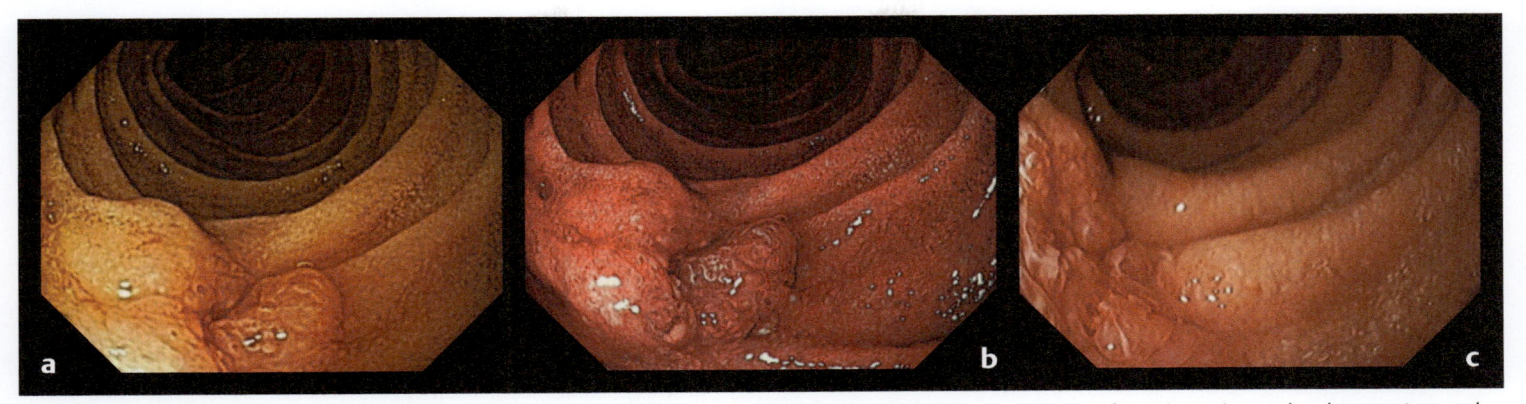

Fig. 60-9. (a) Imagem endoscópica de lesão elevada na segunda porção duodenal, com aspecto infiltrativo, correspondente à metástase de adenocarcinoma do cólon. (b) Cromoscopia com NBI (*Narrow Band Imaging*). (c) Magnificação com *Near Focus*.

CONCLUSÃO

A investigação diagnóstica das doenças por todo intestino delgado, durante muitos anos, só era feita com auxílio da radiologia simples e de exames contrastados. Com o avanço tecnológico, principalmente no campo da endoscopia, com o advento da cápsula endoscópica e da enteroscopia assistida por balão, atualmente se consegue a visualização direta de áreas do intestino delgado pouco ou quase nunca alcançadas, facilitando o conhecimento, a detecção e o tratamento de todos os possíveis tipos de tumores do ID.

REFERÊNCIAS BIBLIOGRÁFICAS

1. Neugut AI, Jacobson JS, Suh S et al. The epidemiology of cancer of the small bowel. Cancer Epidemiol Biomarkers Prev 1998;7(3):243-51.
2. Barclay TH, Schapira DV. Malignant tumors of the small intestine. Cancer 1983;51(5):878-81.
3. O'Riordan BG, Vilor M, Herrera L. Small bowel tumors: an overview. Dig Dis 1996;14(4):245-57.
4. Gill SS, Heuman DM, Mihas AA. Small intestinal neoplasms. J Clin Gastroenterol 2001;33(4):267-82.
5. Bilimoria KY, Bentrem DJ, Wayne JD et al. Small bowel cancer in the United States: changes in epidemiology, treatment, and survival over the last 20 years. Ann Surg 2009;249:63.
6. Lowenfels AB. Why are small-bowel tumours so rare? Lancet 1973;1(7793):24-6.
7. Blanchard DK, Budde JM, Hatch GF 3rd et al. Tumors of the small intestine. World J Surg 2000;24(4):421-9.
8. Starr GF, Dockerty MB. Leiomyomas and leiomyosarcomas of the small intestine. Cancer 1955;8(1):101-11.
9. Darling RC, Welch CE. Tumors of the small intestine. N Engl J Med 1959;260(9):397-408.
10. Bülow S, Björk J, Christensen IJ et al. Duodenal adenomatosis in familial adenomatous polyposis. Gut 2004;53(3):381-6.
11. Matsumoto T, Esaki M, Yanaru-Fujisawa R et al. Small-intestinal involvement in familial adenomatous polyposis: evaluation by double-balloon endoscopy and intraoperative enteroscopy. Gastrointest Endosc 2008;68(5):911-9.
12. Offerhaus GJ, Giardiello FM, Krush AJ et al. The risk of upper gastrointestinal cancer in familial adenomatous polyposis. Gastroenterology 1992;102(6):1980-2.
13. Heiskanen I, Kellokumpu I, Järvinen H. Management of duodenal adenomas in 98 patients with familial adenomatous polyposis. Endoscopy 1999;31(6):412-6.
14. Church JM, McGannon E, Hull-Boiner S et al. Gastroduodenal polyps in patients with familial adenomatous polyposis. Dis Colon Rectum 1992;35(12):1170-3.
15. Spigelman AD, Williams CB, Talbot IC et al. Upper gastrointestinal cancer in patients with familial adenomatous polyposis. Lancet 1989;2(8666):783-5.
16. Groves CJ, Saunders BP, Spigelman AD, Phillips RK. Duodenal cancer in patients with familial adenomatous polyposis (FAP): results of a 10 year prospective study. Gut 2002;50(5):636-41.
17. Brosens LA, Keller JJ, Offerhaus GJ et al. Prevention and management of duodenal polyps in familial adenomatous polyposis. Gut 2005;54(7):1034-43.
18. Peutz JLA. Very remarkable case of familial polyposis of mucous membranes of the intestinal tract and nasal pharynx accompanied by peculiar pigmentation of skin and membrane. Ned M Aandschr Geneeskd 1921;10:134.
19. Jeghers H, McKusick VA, Katz KH. Generalized intestinal polyposis and melanin spots of the oral mucosa, lips and digits; a syndrome of diagnostic significance. N Engl J Med 1949;241(25):993, illust; passim.
20. Gruber SB, Entius MM, Petersen GM et al. Pathogenesis of adenocarcinoma in Peutz-Jeghers syndrome. Cancer Res 1998;58(23):5267-70.
21. Giardiello FM, Brensinger JD, Tersmette AC et al. Very high risk of cancer in familial Peutz-Jeghers syndrome. Gastroenterology 2000;119(6):1447-53.
22. Fenoglio-Preiser CM, Pascal RR, Perzin KH. Tumors of the intestines. In: Perzin KH, Pascal RR, Fenoglio-Preiser CM, Armed Forces Institute of Pathology. Atlas of tumor pathology. Ser. 2. Fasc. 27, Tumors of the intestines. Washington, DC; 1990.
23. Smith FR, Mayo CW. Submucous lipomas of the small intestine. Am J Surg 1950;80(7):922-8.
24. Shemesh E, Ben Horin S, Barshack I, Bar-Meir S. Brunner's gland hamartoma presenting as a large duodenal polyp. Gastrointest Endosc 2000;52(3):435-6.
25. Block KP, Frick TJ, Warner TF. Gastrointestinal bleeding from a Brunner's gland hamartoma: characterization by endoscopy, computed tomography, and endoscopic ultrasound. Am J Gastroenterol 2000;95(6):1581-3.
26. Morgan DR, Mylankal K, el Barghouti N, Dixon MF. Small bowel haemangioma with local lymph node involvement presenting as intussusception. J Clin Pathol 2000;53(7):552-3.
27. Makó EK. Small-bowel hemangiomatosis in a patient with Maffucci's and blue-rubber-bleb-nevus syndromes. AJR Am J Roentgenol 1996;166(6):1499-500.
28. Hsu SJ, Chang YT, Chang MC et al. Bleeding jejunal lymphangioma diagnosed by double-balloon enteroscopy. Endoscopy 2007;39(Suppl 1):E5-6.
29. Brücher BL, Roder JD, Fink U et al. Prognostic factors in resected primary small bowel tumors. Dig Surg 1998;15(1):42-51.
30. Ojha A, Zacherl J, Scheuba C et al. Primary small bowel malignancies: single-center results of three decades. J Clin Gastroenterol. 2000;30(3):289-93.
31. Neugut AI, Marvin MR, Rella VA, Chabot JA. An overview of adenocarcinoma of the small intestine. Oncology (Willliston Park). 1997 Apr;11(4):529-36; discussion 545, 549-50.
32. Sellner F. Investigations on the significance of the adenoma-carcinoma sequence in the small bowel. Cancer 1990;66(4):702-15.
33. Kurtz RC, Sternberg SS, Miller HH, Decosse JJ. Upper gastrointestinal neoplasia in familial polyposis. Dig Dis Sci 1987;32(5):459-65.
34. Jagelman DG, DeCosse JJ, Bussey HJ. Upper gastrointestinal cancer in familial adenomatous polyposis. Lancet 1988;1(8595):1149-51.
35. Minardi AJ Jr, Zibari GB, Aultman DF et al. Small-bowel tumors. J Am Coll Surg 1998;186(6):664-8.
36. Moertel CG. Small intestine. In: Holland JF, Frei E (eds). Cancer medicine, 2nd ed. Philadelphia, PA: Lea & Febiger; 1982. p.1808-18.
37. Modlin IM, Sandor A. An analysis of 8305 cases of carcinoid tumors. Cancer 1997;79(4):813-29.
38. Moertel CG. Karnofsky memorial lecture. An odyssey in the land of small tumors. J Clin Oncol 1987;5(10):1502-22.
39. Moertel CG, Sauer WG, Dockerty MB, Baggenstoss AH. Life history of the carcinoid tumor of the small intestine. Cancer 1961;14:901-12.

40. Reubi JC, Kvols LK, Waser B et al. Detection of somatostatin receptors in surgical and percutaneous needle biopsy samples of carcinoids and islet cell carcinomas. Cancer Res 1990;50(18):5969-77.
41. Krenning EP, Kwekkeboom DJ, Oei HY et al. Somatostatin-receptor scintigraphy in gastroenteropancreatic tumors: an overview of European results. Ann N Y Acad Sci 1994;733:416-24.
42. Crump M, Gospodarowicz M, Shepherd FA. Lymphoma of the gastrointestinal tract. Semin Oncol 1999;26(3):324-37.
43. Ducreux M, Boutron MC, Piard F et al. A 15-year series of gastrointestinal non-Hodgkin's lymphomas: a population-based study. Br J Cancer 1998;77(3):511-4.
44. Weingrad DN, Decosse JJ, Sherlock P et al. Primary gastrointestinal lymphoma: a 30-year review. Cancer 1982;49(6):1258-65.
45. DiSario JA, Burt RW, Vargas H, McWhorter WP. Small bowel cancer: epidemiological and clinical characteristics from a population-based registry. Am J Gastroenterol 1994;89(5):699-701.
46. Dragosics B, Bauer P, Radaszkiewicz T. Primary gastrointestinal non-Hodgkin's lymphomas. A retrospective clinicopathologic study of 150 cases. Cancer 1985;55(5):1060-73.
47. al-Saleem T, al-Bahrani Z. Malignant lymphoma of the small intestine in Iraq. (Middle East lymphoma). Cancer 1973;31(2):291-4.
48. Khojasteh A, Haghshenass M, Haghighi P. Current concepts immunoproliferative small intestinal disease. A "Third-World lesion". N Engl J Med 1983;308(23):1401-5.
49. Rambaud JC. Small intestinal lymphomas and alpha-chain disease. Clin Gastroenterol 1983;12(3):743-66.
50. Hirota S. Gastrointestinal stromal tumors: their origin and cause. Int J Clin Oncol 2001;6(1):1-5.
51. Fletcher CD, Berman JJ, Corless C et al. Diagnosis of gastrointestinal stromal tumors: A consensus approach. Hum Pathol 2002;33(5):459-65.
52. Dematteo RP, Gold JS, Saran L et al. Tumor mitotic rate, size, and location independently predict recurrence after resection of primary gastrointestinal stromal tumor (GIST). Cancer 2008;112(3):608-15.
53. Berger A, Cellier C, Daniel C et al. Small bowel metastases from primary carcinoma of the lung: clinical findings and outcome. Am J Gastroenterol 1999;94(7):1884-7.
54. Blecker D, Abraham S, Furth EE, Kochman ML. Melanoma in the gastrointestinal tract. Am J Gastroenterol 1999;94(12):3427-33.

61 Doença de Crohn de Intestino Delgado

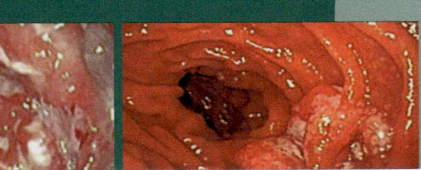

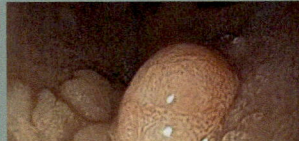

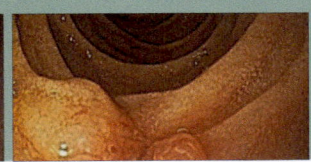

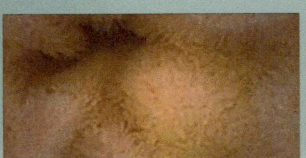

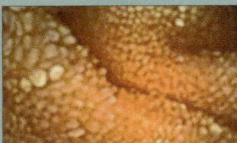

Afonso Celso da Silva Paredes ■ Barbara Cathalá Esberard

A doença de Crohn pode instalar-se em qualquer segmento do trato digestório. O acometimento do intestino delgado só passou a ser mais bem estudado após o uso corrente da cápsula endoscópica e da enteroscopia assistida por acessórios.[1,2]

A incidência de lesões no intestino delgado é de 70%, com envolvimento ileal em 30%.[3-5] O intestino delgado isolado é acometido em 30%.

Com o aperfeiçoamento dos exames de imagem como a enterorressonância, associado à acurácia dos exames endoscópicos que alcançam a profundidade do intestino delgado, o espectro de lesões da doença de Crohn pode ser avaliado com detalhes.[6]

Como a doença de Crohn se caracteriza por reação inflamatória que acomete toda da espessura da parede intestinal, os exames endoscópicos são capazes de detectar lesões pequenas e superficiais na fase inicial da doença, o que não é provável de acontecer em exames de imagem. De forma contrária, lesões mais avançadas como fístulas e estenoses, assim como as alterações extraluminais, como ingurgitamento de vasos e linfodonomegalias, são mais bem estudadas por meio de exames radiológicos.[6]

A avaliação endoscópica da doença de Crohn do intestino delgado é indicada em duas situações:

- No diagnóstico inicial da doença incluindo o diagnóstico diferencial com outras doenças inflamatórias do intestino delgado.
- Na doença já diagnosticada pesquisando complicações e observando a cicatrização da mucosa como avaliação do tratamento.

DIAGNÓSTICO INICIAL DA DOENÇA DE CROHN DO INTESTINO DELGADO

De acordo com o 3º Consenso Europeu da ECCO (*European Crohn's and Colitis Organization*), o primeiro e principal exame complementar a ser empregado para diagnóstico inicial da doença de Crohn é a ileocolonoscopia com biópsias. Recomenda, também, a avaliação da extensão da doença no intestino delgado por meio de exames de imagem, independentemente dos achados na ileocolonoscopia.[7]

As alterações endoscópicas são caracteristicamente descontínuas e têm diferentes níveis de gravidade como ulcerações aftoides, aspecto de *cobblestone*, ulcerações lineares profundas e extensas, e estenoses, com mucosa de permeio normal.[3]

A investigação diagnóstica da doença de Crohn por meio de endoscopia do intestino delgado está indicada quando a ileocolonoscopia é negativa na presença de sintomas como diarreia crônica, dor abdominal, emagrecimento e manifestações extraintestinais. Além disso, é descrito um subgrupo de 10% de pacientes com quadro clínico e laboratorial sugestivos da doença e avaliação endoscópica negativa do íleo terminal, ("escape" do íleo), confirmando a indicação de avaliação endoscópica profunda do intestino delgado.[8]

CÁPSULA ENDOSCÓPICA

Na ausência de obstrução clínica ou documentada por exame de imagem, a investigação para o diagnóstico inicial da doença de Crohn do intestino delgado começa pela cápsula endoscópica.

Jensen *et al.* realizaram uma extensa revisão da literatura avaliando a cápsula endoscópica como instrumento de diagnóstico inicial, e verificaram que ela é capaz de detectar desde alterações inflamatórias discretas na mucosa do intestino delgado, como eritema, edema e perda de vilosidades, até lesões mais graves como ulcerações de diferentes níveis de gravidade e estenoses[9] (Fig. 61-1).

É importante ressaltar a falta de especificidade das lesões identificadas endoscopicamente, indicando a necessidade de fazer uma seleção de pacientes. A associação de uma boa história clínica, com a detecção de marcadores inflamatórios laboratoriais, análise histopatológica e exames de imagem, aumenta a acurácia no diagnóstico da doença de Crohn pela cápsula endoscópica. Pequenas erosões podem ser encontradas em 10% de indivíduos saudáveis e assintomáticos.[7,9] Outras doenças inflamatórias do intestino delgado, em especial as associadas ao uso de drogas anti-inflamatórias, apresentam lesões semelhantes à doença de Crohn como erosões, úlceras e estenoses.[10]

Já foram descritos e validados dois escores para cápsula endoscópica na doença de Crohn. O escore de Lewis e o índice de atividade da doença de Crohn pela cápsula endoscópica (CECDAI) são ferramentas utilizadas para uniformizar a descrição das lesões, avaliando sua gravidade e localização. Importante destacar que eles quantificam atividade inflamatória independente da etiologia. Sozinhos, não fecham o diagnóstico de doença de Crohn[11,12] (Quadros 61-1 e 61-2).

Os marcadores de atividade inflamatória como o PCR e a calprotectina fecal têm importância na seleção de pacientes quando a ileocolonoscopia é normal. Estudos mostram maior capacidade de diagnóstico da doença do intestino delgado pela cápsula endoscópica quando estes marcadores são reativos.[9] Por outro lado, quando estes marcadores não são reativos, a investigação pela cápsula endoscópica é dispensável em razão de seu alto valor preditivo negativo.[11,12,15]

Quando comparada com outros exames complementares, a cápsula endoscópica mostrou maior capacidade de diagnóstico do que a radiografia contrastada do intestino delgado, a enterotomografia e a ileocolonoscopia. A enterorressonância mostrou resultados melhores do que os outros métodos de imagem, mas não foi superior à cápsula endoscópica.[11,12,16]

Mais recentemente, estudos sobre o uso da cápsula panentérica, que tem a capacidade adicional de avaliar o cólon, possibilitando assim a avaliação endoscópica de todo o trato digestório em um único tempo, apontam para perspectivas promissoras no diagnóstico e no acompanhamento da doença de Crohn.[17]

Apesar de ser um método de fácil aplicação e conforto ao paciente, o uso da cápsula endoscópica tem limitações na doença de Crohn. A impossibilidade de fazer biópsias é uma importante limitação haja visto a variedade de doenças inflamatórias que apresentam quadro endoscópico semelhante.

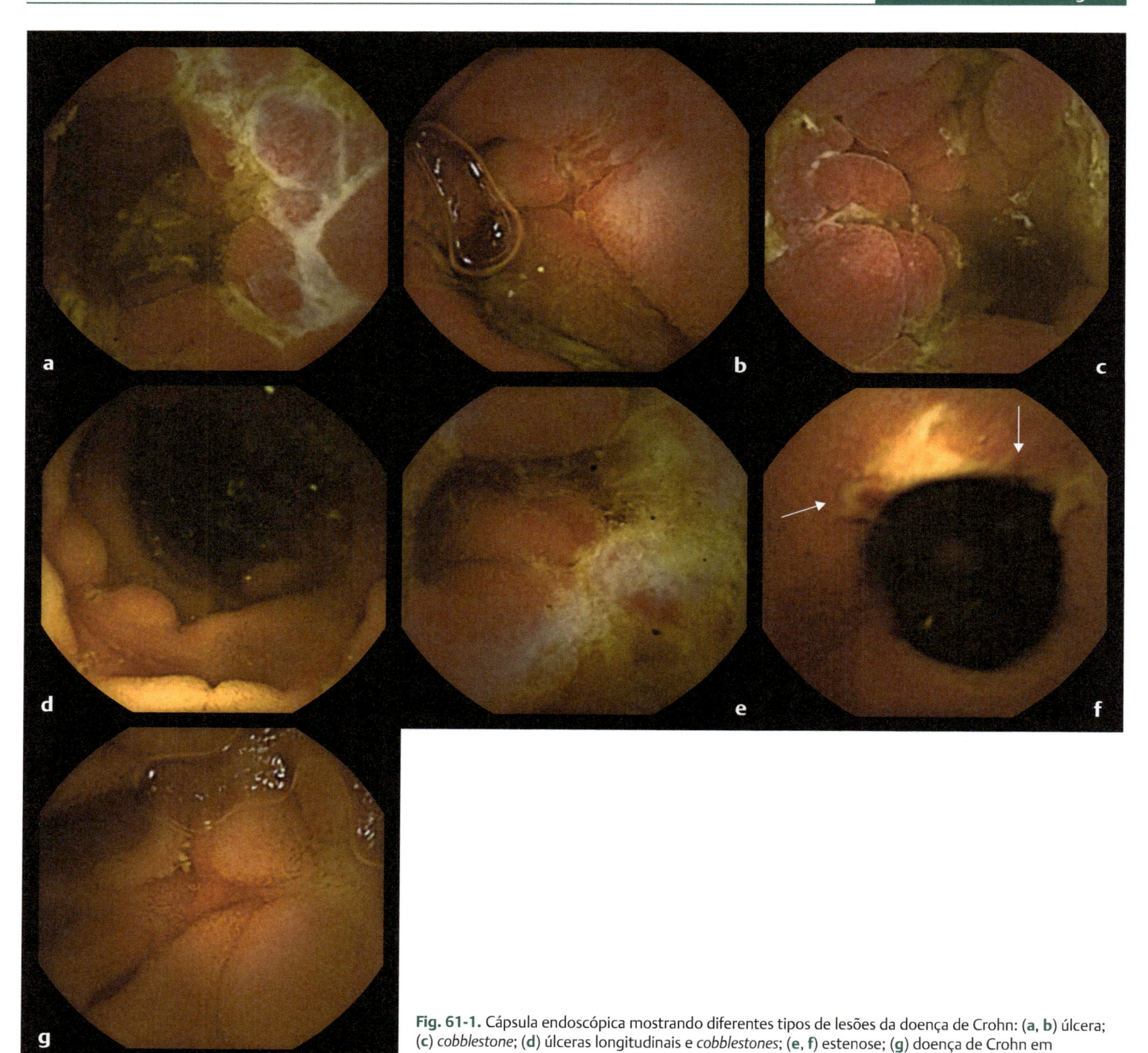

Fig. 61-1. Cápsula endoscópica mostrando diferentes tipos de lesões da doença de Crohn: (**a, b**) úlcera; (**c**) *cobblestone*; (**d**) úlceras longitudinais e *cobblestones*; (**e, f**) estenose; (**g**) doença de Crohn em cicatrização.

Quadro 61-1. Escore de Lewis

Aspecto das vilosidades (em cada terço)
1. Número de alterações: normal (0) – edema (1)
2. Extensão longitudinal: segmento curto (10% do terço – 8) – segmento longo (11% a 50% do terço – 12) – terço inteiro (20)
3. Distribuição: isolada (1) – regional (14) – difusa (17)
Úlcera (em cada terço)
4. Número: sem úlceras (0) – 1 úlcera (3) – 2 a 7 úlceras (5) – 8 ou mais úlceras (10)
5. Extensão longitudinal: segmento curto (5), segmento longo (10) ou terço inteiro (15)
6. Fração da imagem de cápsula ocupada pela maior úlcera: 1/4 (9) – 1/4-1/2 (12) – > 1/2 (18)
Estenose
7. Número: nenhuma (0) – 1 (14) – múltiplas (20)
8. Ulcerada (24) – não ulcerada (2)?
9. Atravessada pela cápsula (7) – não atravessada pela cápsula (10)

Cálculo do escore – $(1 \times 2 \times 3 + 4 \times 5\ 6) + 7 \times 8 \times 9$
- até 135 – nenhuma inflamação ou inflamação mínima
- 135 a 790 – atividade inflamatória leve
- acima de 790 – atividade inflamatória moderada a severa

Adaptado de Gralnek IM et al, 2008.[13]

Capítulo 61 ■ Doença de Crohn de Intestino Delgado

Quadro 61-2. Índice de Atividade de Doença de Crohn pela Cápsula Endoscópica (CECDAI)

A. Escore inflamatório

- Nenhuma inflamação – 0
- Edema, hiperemia e desnudação leves – 1
- Edema, hiperemia e desnudação severos – 2
- Sangramento, exsudato, aftas, erosões, úlceras até 5 mm – 3
- Úlceras de 5 a 20 mm e pseudopólipos – 4
- Úlceras maiores que 20 mm – 5

B. Extensão da doença

- Nenhuma – 0
- Doença focal (segmento único) – 1
- Doença regional (múltiplos segmentos) – 2
- Doença difusa – 3

C. Estenose

- Nenhuma – 0
- Única e pérvia ao aparelho – 1
- Múltiplas e pérvias ao aparelho – 2
- Obstrução – 3

Cálculo do escore – (A1 × B1 C1) + (A2 × B2 + C2)
O intestino delgado é dividido em segmento proximal (1) e distal (2) de acordo com o tempo de trânsito à cápsula

Adaptado de Gal E et al, 2008.[14]

A presença de estenose é outra importante limitação, pois pode provocar retenção da cápsula. Para evitar esse risco, pode-se lançar mão da cápsula de patência. Esse material, constituído de bário e lactose, com mesma dimensão de peso de uma cápsula endoscópica, pode ser deglutido pelo paciente e sua eliminação é acompanhada por radiografias simples de abdome. Caso a cápsula não seja eliminada do delgado em 30 h, evidenciando a presença de estenose, esse material começa a dissolver e será naturalmente eliminado pelo organismo. Não havendo obstrução, pode-se realizar a cápsula diagnóstica, sem risco de retenção[9,18-23] (Fig 61-2).

A patência da luz do intestino delgado também pode ser confirmada por métodos radiológicos. Yadav *et al.* verificaram que exames radiológicos como enterotomografia e enterorressonância foram tão eficazes na detecção de estenoses quando comparados com a cápsula de patência.[18]

ENTEROSCOPIA ASSISTIDA POR ACESSÓRIOS

A enteroscopia assistida por acessórios (balão único, duplo balão e espiral) tem capacidade de diagnóstico inicial da doença de Crohn do intestino delgado semelhante à capsula endoscópica,[23] resultando em importante impacto na conduta terapêutica (Fig. 61-3).[24] Dong *et al.* estudaram 23 pacientes e encontraram estenoses em 61%, úlceras aftoides múltiplas em 42%, úlceras longitudinais em 39%, aspecto de *cobblestone* em 22%, e pseudopólipos em 22%.[25]

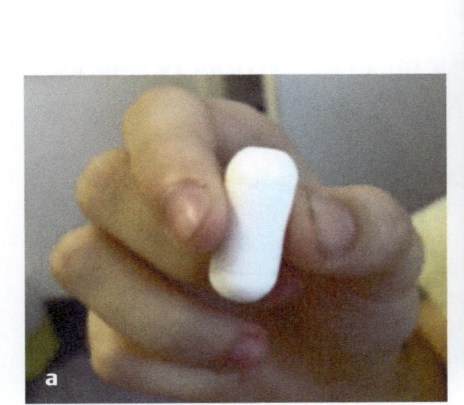

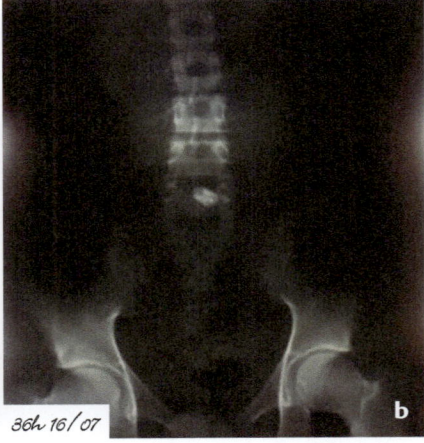

Fig. 61-2. (a) Cápsula de patência formada por bário e lactose; (b) radiografia de abdome identificando a retenção da cápsula de patência após 36 h.

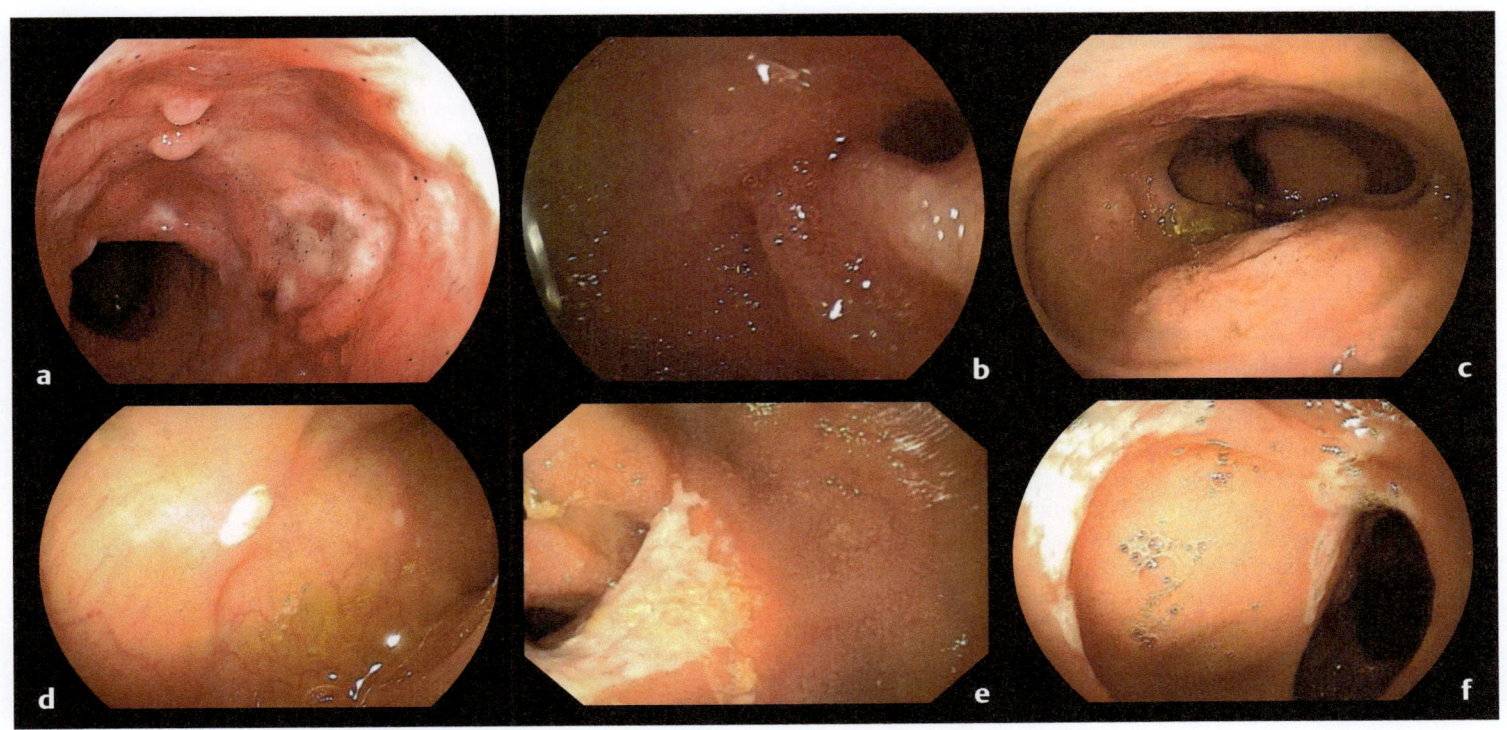

Fig. 61-3. Doença de Crohn em diferentes fases através de enteroscopia de duplo balão. (a) Ulcerações e pseudopólipos; (b) estenose do íleo; (c) cicatrização após tratamento. (Cortesia do Serviço de Gastroenterologia do Hospital Naval Marcilio Dias.) (d) Úlcera aftoide; (e) úlcera extensa; (f) múltiplas úlceras; (g) estenose. (Cortesia do Dr. Alexandre Pelosi.)

Quadro 61-3. Comparação entre os Achados da Cápsula Endoscópica e Enteroscopia Assistida por Acessórios na Doença de Crohn do Intestino Delgado

Achado endoscópico	Enteroscopia	Cápsula
Úlcera	22	• 12 confirmadas • 9 mucosa normal • 1 área inflamatória descontínua
Pólipo ou massa	3	• 2 úlceras • 1 mucosa normal
Estenose	2	• 1 confirmada • 1 nodularidade
Malformação AV	1	• 1 úlcera

Adapatado de Rahman A et al, 2015.[24]

Quadro 61-4. Resultados de Estudo Multicêntrico sobre Dilatação de Estenoses do Intestino Delgado por Doença de Crohn[35]

- n = 1.463
- Nº de dilatações – 3.213
- Localização da estenose – 98,6% íleo – 62% anastomose
- Diâmetro do balão – 15 a 25 mm
- Taxa de sucesso – 89,1%
- Melhora clínica – 80,8%
- Complicações por procedimento – 2,8%
- Complicações por paciente – 6,2%
- Acompanhamento médio – 36,6 meses
- Recorrência sintomática – 47,5%
- Necessidade de cirurgia – 28,6%

Em razão de sua natureza invasiva, com necessidade de suporte hospitalar e anestésico, a enteroscopia assistida por balão é utilizada como 2ª linha, em seguida à cápsula endoscópica, apesar de apresentar boa sensibilidade no diagnóstico e orientar o tratamento.

Rahman *et al.* relatam diagnóstico em 79% pela enteroscopia assistida por acessório, com maior capacidade de identificar corretamente as lesões em comparação com a cápsula endoscópica (Quadro 61-3).[24]

Por fim, a enteroscopia permite realizar biópsias que podem auxiliar no diagnóstico inicial da doença de Crohn.

DOENÇA DE CROHN DO INTESTINO DELGADO PREVIAMENTE DIAGNOSTICADA

As principais indicações de investigação endoscópica do intestino delgado na doença de Crohn já diagnosticada são a observação da cicatrização das lesões que é o objetivo principal do tratamento clínico, e a avaliação diagnóstica de estreitamento da luz com possibilidade de dilatação endoscópica e colheita de biópsias em lesões suspeitas.

A literatura relata que a maioria dos pacientes diagnosticados com lesões inicialmente ulceradas e profundas tendem a evoluir para formas mais complexas da doença com formação de estenoses, fístulas e aderências. Nesses casos, os exames radiológicos, em especial a enterorressonância, têm grande importância no estudo da doença transmural, em oposição aos métodos endoscópicos que sofrem limitações ao seu uso pela dificuldade no trânsito no intestino delgado.[26]

O escore de Lewis e o índice de atividade da doença de Crohn pela cápsula endoscópica (CECDAI) são ferramentas utilizadas para avaliação da severidade durante o curso da doença e para cicatrização das lesões após o tratamento clínico (Quadros 61-1 e 61-2).

O escore de Lewis avalia os parâmetros atrofia vilosa, presença de úlcera e estenose, em segmentos do intestino delgado divididos em três terços, de acordo com o tempo de trânsito da cápsula.[13] O CECDAI aplica como parâmetros lesões inflamatórias, extensão da doença e a presença de estenose dividindo o intestino delgado em segmentos proximal e distal, de acordo com o tempo de trânsito da cápsula.[14]

Os dois métodos são aplicáveis simultaneamente com o objetivo de quantificar a reação inflamatória e observar a remissão endoscópica, com boa concordância entre si.[27]

A cápsula endoscópica tem a maior limitação ao seu uso na presença de estenoses. Estudos mostram retenção da cápsula em 2,6% dos pacientes com suspeita de doença de Crohn, chegando a 13% nos pacientes com diagnóstico prévio da doença.[28,29]

Além de permitir biópsias das áreas de estenose, a enteroscopia assistida por acessórios proporciona dilatação com balão.

O acometimento transmural da doença de Crohn indica a formação de estenose em mais de 50% dos pacientes em 10 anos de doença, levando à suboclusão intestinal e necessidade de cirurgia.[30,31]

Diversos relatos da literatura apontam que a dilatação das estenoses do intestino delgado com balão hidrostático de diâmetro variando entre 12 a 20 mm, como alternativa conservadora com baixa incidência de complicações, apresenta bons resultados.[25,32-34]

Bettenworth *et al.* publicaram uma metanálise com 33 estudos, totalizando 1.463 pacientes com estenose do intestino delgado por doença de Crohn, submetidos a 3.213 dilatações endoscópicas.[35] Os resultados encontrados estão resumidos no Quadro 61-4.

Os autores relacionaram algumas variáveis que pudessem influenciar no resultado final e verificaram que as mais importantes foram a insuflação do diâmetro máximo permitido pelo balão durante a dilatação relacionada com a eficácia do procedimento a curto prazo, enquanto a extensão da anastomose até 5 cm foi relacionado com o sucesso a longo prazo, ou seja, período sem necessidade de nova dilatação ou cirurgia, e ausência de sintomas recorrentes no fim do período de acompanhamento.

As limitações da dilatação endoscópica estão relacionadas com a estrutura necessária à realização da enteroscopia (hospitalização, anestesia, auxiliares), e, também, com as características da doença que provocam rigidez parietal, angulações e aderências, resultando em estenoses complexas de difícil abordagem.

DIAGNÓSTICO DIFERENCIAL COM OUTRAS DOENÇAS INFLAMATÓRIAS DO INTESTINO

Citomegalovírus

A infecção por citomegalovírus está associada a estados de imunossupressão como nos pacientes pós-transplante. À endoscopia, as lesões são semelhantes às encontradas na doença de Crohn, variando de alterações isoladas e inespecíficas como eritema e microulcerações ou até com múltiplas erosões e ulcerações profundas[36-44] (Fig 61-4).

A coleta de biópsias é de fundamental importância para o achado histopatológico de inclusões citomegálicas.

Tuberculose Intestinal

O diagnóstico diferencial da tuberculose intestinal com a doença de Crohn às vezes se torna difícil em decorrência da semelhança entre os aspectos das lesões e os segmentos acometidos (íleo terminal e válvula ileocecal). No entanto, algumas alterações específicas ajudam na diferenciação.

Lee *et al.*, em uma análise sistemática, demonstraram a superioridade da ileocolonoscopia sobre a cápsula endoscópica na diferenciação do aspecto macroscópico entre as doenças.[45]

Ambas se instalam na região ileocecal, mas lesões como úlceras aftoides, fissuras longitudinais, estenose da válvula e mucosa

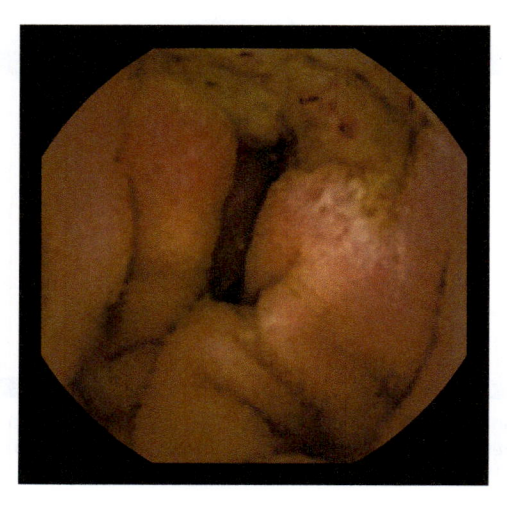

Fig. 61-4. Úlcera por CMV identificada por cápsula endoscópica.

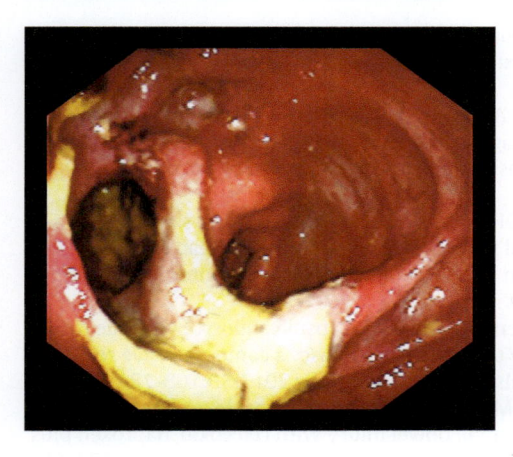

Fig. 61-5. Tuberculose ileocecal. Notar alargamento da válvula ileocecal (patulosa).

com aspecto de *cobblestone* são mais características da doença de Crohn, principalmente porque fazem um limite bem nítido com a mucosa normal de permeio.

Na tuberculose intestinal, a deformidade excessiva da válvula ileocecal patulosa, as úlceras transversais, as cicatrizes e a nodularidade, com mucosa de permeio exibindo reação inflamatória, são mais pertinentes (Fig. 61-5). A histopatologia e os testes imunológicos são necessários para o diagnóstico diferencial.[45]

Doença de Behçet

A doença de Behçet é uma vasculite sistêmica autoimune caracterizada pela presença de úlceras orais e genitais, artrite, uveíte, manifestações cutâneas e neurológicas.[46] O acometimento gastrointestinal aparece em 3% a 25%[47-49] e em geral ocorre alguns anos após o aparecimento das manifestações sistêmicas. Há preferência pela região ileal, seguida de região ileocecal e do cólon.

O diagnóstico diferencial entre as duas doenças é difícil em razão da semelhança dos quadros clínicos e dos achados endoscópicos. Assim como na doença de Crohn, os principais sintomas gastrointestinais da doença de Behçet são dor abdominal e diarreia crônica. Manifestações articulares, cutâneas e oculares, podem estar presentes como na doença de Crohn, porém, úlceras orais e genitais são marcantes na doença de Behçet.[50]

Em relação aos achados endoscópicos nas duas patologias, Lee *et al.* conduziram uma análise de 250 pacientes com diagnósticos de doença de Behçet e doença de Crohn, com ênfase ao aspecto endoscópico das lesões encontradas, e concluíram que a presença de até cinco úlceras de formato circular ou ovalar distribuídas de maneira focal são mais indicativos de doença de Behçet (Fig. 61-6), enquanto úlceras longitudinais distribuídas de forma segmentar em associação ao aspecto em *cobblestone*, tornam o diagnóstico da doença de Crohn mais provável.

Histologicamente, a doença de Behçet caracteriza-se por vasculite com infiltração neutrofílica, enquanto a doença de Crohn apresenta distorção de criptas com infiltração linfocitária e eventualmente o achado de granuloma epitelioide. O estudo histolopatógico poderá auxiliar no diagnóstico diferencial.

Quadro 61-5. Características dos Pacientes Portadores de Doença de Crohn e Doença de Behçet Intestinal

Características	Doença de Behçet (n = 115)	Doença de Crohn (n = 135)
Idade (anos)	39 ± 11	28 ± 12,2
Sexo: masc/fem	60/55	85/50
Formato das úlceras		
Circulares	83	5
Geográficas	31	73
Longitudinais	1	57
Distribuição das úlceras		
Focal – únicas	72	7
Focal – múltiplas	40	26
Segmentar	2	75
Difusa	1	27
Número de úlceras		
1	72	8
2-5	35	30
> 5	8	97
Úlceras aftoides	14	96
Cobblestone	1	47
Estreitamento da luz	13	24
Segmentos acometidos		
Íleo terminal	83	90
Ceco	61	64
Ascendente	20	58
Transverso	19	45
Descendente	2	32
Sigmoide	1	42
Reto	2	25
Ânus	8	11

Adaptado de Lee SK et al, 2009.[46]

O Quadro 61-5 avalia o acometimento das duas doenças por ileocolonoscopia, podendo-se observar, além da distribuição das características morfológicas de cada uma, uma frequência semelhante de lesões no íleo terminal, e predominância da doença de Crohn nos segmentos do cólon sobre a doença de Behçet.

Enteropatia por AINEs

A enteropatia causada por ação de AINEs ocorre em 70% dos usuários crônicos destas drogas.[51-53] O ácido acetilsalicílico também é responsável por uma incidência elevada de sangramento intestinal.[54]

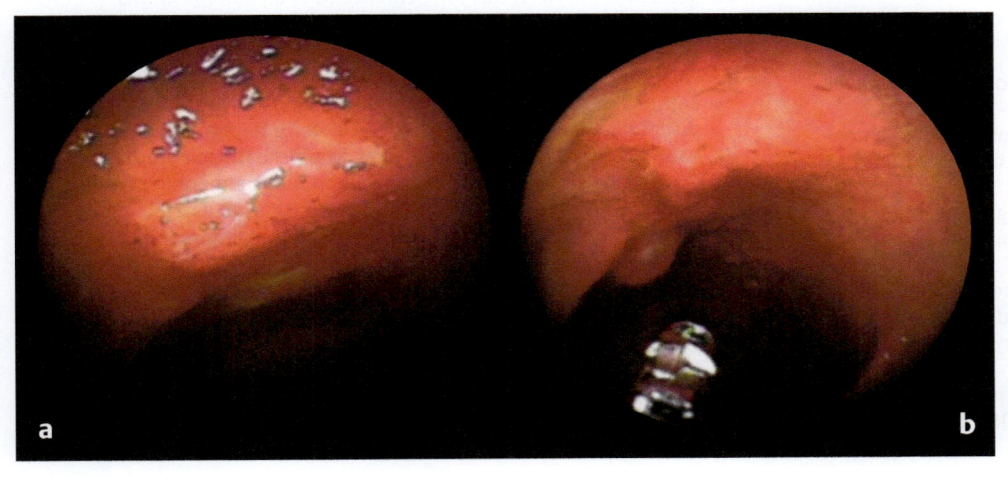

Fig. 61-6. (a, b) Doença de Behçet intestinal diagnosticada durante enteroscopia por duplo balão. (Cortesia da Dra. Adriana Safatle- Ribeiro.)

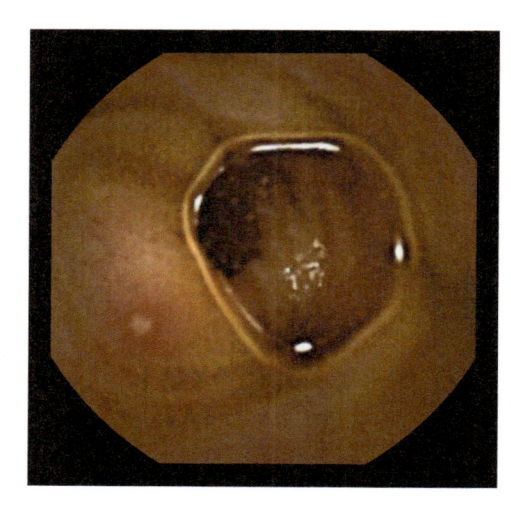

Fig. 61-7. Enteropatia por AINE. Erosão identificada por cápsula endoscópica.

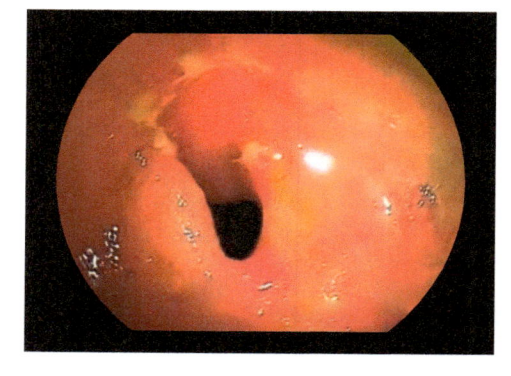

Fig. 61-8. Enteropatia por AINE. Úlcera e estenose na enteroscopia. (Cortesia do Serviço de Gastroenterologia do Hospital Naval Marcilio Dias.)

A lesão endoscópica mais característica é a ulceração circunferencial com aspecto de diafragma que, após a cicatrização, pode cursar com estenoses segmentares (Fig. 61-7). No entanto, a presença de erosões é relatada com frequência maior no intestino delgado causando sintomas brandos e quadros subclínicos, dificultando assim o diagnóstico.[1]

Iwamoto *et al.* estudaram um grupo de pacientes investigados por sangramento digestivo obscuro, que eram usuários de AINEs e ácido acetilsalicílico em baixa dose, tomado de forma isolada ou em associação a drogas antiagregantes plaquetárias.[55]

O exame de cápsula endoscópica revelou a presença de lesões erosivas ou ulceradas em 64,3% dos usuários de ácido acetilsalicílico como única droga, 80% dos usuários de ácido acetilsalicílico associado a antiagregantes plaquetários, e 75% dos usuários de AINEs.[55]

A cápsula endoscópica tem sensibilidade elevada no diagnóstico das lesões provocadas por AINEs no intestino delgado, no entanto, se há indícios de estenose, pode ser necessária a confirmação através de exames de imagem para evitar a retenção da cápsula. A enteroscopia assistida por acessório tem sensibilidade semelhante com a vantagem de oferecer a possibilidade de biópsias para o diagnóstico diferencial com outras doenças inflamatórias, e dilatação endoscópica[1] (Fig. 61-8).

REFERÊNCIAS BIBLIOGRÁFICAS

1. Leighton JA, Pasha SF. Inflammatory disorders of the small bowel. Gastrointest Endoscopy Clin N Am 2017;27:63-77.
2. Yamamoto H, Sekine Y, Sato Y et al. Total enteroscopy with a non-surgical steerable double-balloonmethod. Gastrointest Endosc 2001;53:216-20.
3. Lashner BA. Clinical features, laboratory findings, and course of Crohn's disease. In: Kirsner JB (ed). Inflammatory bowel disease, 5th ed. Philadelphia: Saunders, 2000:305-14.
4. Triester SL, Leighton JA, Leontiadis GI et al. A meta-analysis of the yield of capsule endoscopy compared to other diagnostic modalities in patients with non-stricturing small bowel Crohn's disease. Am J Gastroenterol 2006;101:954-64.
5. Lee HA, Suk JY, Choi SY et al. Characteristics of pediatric inflammatory bowel disease in Korea: comparison with EUROKIDS data. Gut Liver 2015;9:756-60.
6. Gay G, Delvaux M. Double balloon enteroscopy in Crohn's disease and related disorders: our experience. Gastrointestinal Endoscopy 2007;66(3):S82-90.
7. Gomollón F, Dignass A, Annese V et al. 3rd European Evidence-based Consensus on the Diagnosis and Management of Crohn's Disease 2016: Part 1: Diagnosis and Medical Management. J Crohn's Colitis 2017;11(1):3-25.
8. Samuel S, Bruining DH, Loftus EV Jr et al. Endoscopic skipping of the distal terminal ileum in Crohn's disease can lead to negative results from ileocolonoscopy. Clin Gastroenterol Hepatol 2012;10(11):1253-9.
9. Jensen MD, Brodersen JB, Kjeldsen J. Capsule endoscopy for the diagnosis and follow up of Crohn's disease: a comprehensive review of current status. Annals of Gastroenterology 2017;30:168-78.
10. Goldstein JL, Eisen GM, Lewis B et al. Video capsule endoscopy to prospectively assess small bowel injury with celecoxib, naproxen plus omeprazole, and placebo. Clin Gastroenterol Hepatol 2005;3:133-41.
11. Pennazio M, Spada C, Eliakim R et al. Small-bowel capsule endoscopy and device-assisted enteroscopy for diagnosis and treatment of small-bowel disorders: European Society of Gastrointestinal Endoscopy (ESGE) Clinical Guideline. Endoscopy 2015;47:352-76.
12. Annese V, Daperno M, Rutter MD et al. European evidence based consensus for endoscopy in inflammatory bowel disease. J Crohns Colitis 2013;7:982-1018.
13. Gralnek IM, Defranchis R, Seidman E et al. Development of a capsule endoscopy scoring index for small bowel mucosal inflammatory change. Aliment Pharmacol Ther 2008;27:146-54.
14. Gal E, Geller A, Fraser G et al. Assessment and validation of the new capsule endoscopy Crohn's disease activity index (CECDAI). Dig Dis Sci 2008;53:1933-7.
15. Koulaouzidis A, Douglas S, Rogers MA et al. Fecal calprotectin: a selection tool for small bowel capsule endoscopy in suspected IBD with prior negative bi-directional endoscopy. Scand J Gastroenterol 2011;46(5):561-6.
16. Dionisio PM, Gurudu SR, Leighton JA et al. Capsule endoscopy has a significantly higher diagnostic yield in patients with suspected and established small-bowel Crohn's disease: a meta-analysis. Am J Gastroenterol 2010;105:1240-8.
17. Helper D, Malik P, Havranek R et al. The novel Pillcam Crohn's disease capsule demonstrates similar diagnostic yield as ileocolonoscopy in patients with active Crohn's disease – a prospective multicenter international co-hort study. United European Gastroenterol J 2014;2(1S):A19.
18. Yadav A, Heigh RI, Hara AK et al. Performance of the patency capsule compared with nonenteroclysis radiologic examinations in patients with known or suspected intestinal strictures. Gastrointest Endosc 2011;74:834-9.
19. Herrerias JM, Leighton JA, Costamagna G et al. Agile patency system eliminates risk of capsule retention in patients with known intestinal strictures who undergo capsule endoscopy. Gastrointest Endosc 2008;67:902-9.
20. Li F, Gurudu SR, De Petris G et al. Retention of the capsule endoscope: a single-center experience of 1000 capsule endoscopy procedures. Gastrointest Endosc 2008;68:174-80.
21. Cheon JH, Kim YS, LeeI S et al. Can we predict spontaneous capsule passage after retention? A nation wide study to evaluate the incidence and clinical outcomes of capsule retention. Endoscopy 2007;39:1046-52.
22. Rondonotti E, Herrerias JM, Pennazio M et al. Complications, limitations and failures of capsule endoscopy: a review of 733 cases. Gastrointest Endosc 2005;62:712-6.
23. Pasha SF, Leighton JA, Das A et al. Double-balloon enteroscopy and capsule endoscopy have comparable diagnostic yield in small-bowel disease: a meta-analysis. Clin Gastroenterol Hepatol 2008;6(6):671-6.
24. Rahman A, Ross A, Leighton JA et al. Double-balloon enteroscopy in Crohn's disease: findings and impact on management in a multicenter retrospective study. Gastrointest Endosc 2015;82(1):102-7.
25. Chang DK, Kim JJ, Choi H et al. Double balloon enteroscopy in small intestinal Crohn's disease and other inflammatory diseases such as cryptogenic multifocal ulcerous stenosing enteritis (CMUSE). Gastrointestinal Endoscopy 2007;66(3 Suppl):S96-8.
26. Cosnes J, Cattan S, Blain A et al. Long-term evolution of disease behavior of Crohn's disease. Inflamm Bowel Dis 2002;8:244-50.
27. Koulaouzidis A, Douglas S, Plevris JN. Lewis escore correlates more closely with fecal calprotectin than Capsule Endoscopy Crohn's Disease Activity Index. Dig Dis Sci 2012;57:987-93.

28. Liao Z, Gao R, Xu C, Li ZS. Indications and detection, completion, and retention rates of small-bowel capsule endoscopy: a systematic review. Gastrointest Endosc 2010;71:280-6.
29. Cheifetz AS, Kornbluth AA, Legnani P et al. The risk of retention of the capsule endoscope in patients with known or suspected Crohn's disease. Am J Gastroenterol 2006;101:2218-22.
30. Thia KT, Sandborn WJ, Harmsen WS et al. Risk factors associated with progression to intestinal complications of Crohn's disease in a population - based co-hort. Gastroenterology 2010;139:1147-55.
31. Rieder F, Fiocchi C. Intestinal fibrosis in IBD – A dynamic, multifactorial process. Nat Rev Gastroenterol Hepatol 2009;6:228-35.
32. Fukumoto A, Tanaka S, Yamamoto H et al. Diagnosis and treatment of small-bowel stricture by double balloon endoscopy. Gastrointestinal Endoscopy 2007;66(3):S108-12.
33. Murphy SJ, Kornbluth A. Double balloon enteroscopy in crohn's disease: where are we now and where should we go? Inflamm Bowel Dis 2011;17(1):485-90.
34. Couckuyt H, Gevers AM, Coremans G et al. Efficacy and safety of hydrostatic balloon dilatation of ileocolonic Crohn's strictures: a prospective longterm analysis. Gut 1995 Apr 1;36(4):577-80.
35. Bettenworth D, Gustavsson A, Atreja A et al. A Pooled Analysis of Efficacy, Safety, and Long-term Outcome of Endoscopic Balloon Dilation Therapy for Patients with Stricturing Crohn's Disease. Inflamm Bowel Dis 2017;23:133-42.
36. Wilcox CM, Chalasani N, Lazenby A, Schwartz DA. Cytomegalovirus colitis in acquired immunodeficiency syndrome: a clinical and endoscopic study. Gastrointest Endosc 1998;48:39-43.
37. Battaglino MP, Rockey DC. Cytomegalovirus colitis presenting with the endoscopic appearance of pseudomembranous colitis. Gastrointest Endosc 1999;50:697-700.
38. Roskell DE, Hyde GM, Campbell AP et al. HIV associated cytomegalovirus colitis as a mimic of inflammatory bowel disease. Gut 1995;37:148-50.
39. Osawa R, Singh N. Cytomegalovirus infection in critically ill patients: a systematic review. Crit Care 2009;13:R68.
40. Galiatsatos P, Shrier I, Lamoureux E, Szilagyi A. Meta-analysis of outcome of cytomegalovirus colitis in immunocompetent hosts. Dig Dis Sci 2005;50:609-16.
41. Nishimoto Y, Matsumoto T, Suekane H et al. Cytomegalovirus infection in a patient with ulcerative colitis: colonoscopic findings. Gastrointest Endosc 2001;53:816-8.
42. Ljungman P, Griffiths P, Paya C. Definitions of cytomegalovirus infection and disease in transplant recipients. Clin Infect Dis 2002;34:1094-7.
43. Kim JJ, Simpson N, Klipfel N et al. Cytomegalovirus infection in patients with active inflammatory bowel disease. Dig Dis Sci 2010;55:1059-65.
44. Maconi G, Colombo E, Zerbi P et al. Prevalence, detection rate and outcome of cytomegalovirus infection in ulcerative colitis patients requiring colonic resection. I2005;37:418-23.
45. Lee YJ, Yang SK, Byeon JS et al. Analysis of colonoscopic findings in the differential diagnosis between intestinal tuberculosis and Crohn's disease. Endoscopy 2006;38:592-7.
46. Lee SK, Kim BK, Kim TI, Kim WH. Differential diagnosis of intestinal Behçet's disease and Crohn's disease by colonoscopic findings. Endoscopy 2009 Jan;41(1):9-16.
47. Sakane T, Takeno M, Suzuki N, Inaba G. Behçet's disease. N Engl J Med 1999;341:1284-91.
48. Marchetti F, Trevisiol C, Ventura A. Intestinal involvement in children with Behçet's disease. Lancet 2002;359:2115.
49. Kasahara Y, Tanaka S, Nishino M et al. Intestinal involvement in Behçet's disease: review of 136 surgical cases in the Japanese literature. Dis Colon Rectum 1981;24:103-6.
50. Yim CW, White RH. Behçet's syndrome in a family with inflammatory bowel disease. Arch Intern Med 1985;145:1047-50.
51. Bjarnason I, Hayllar J, MacPherson AJ, Russell AS. Side effects of nonsteroidal anti-inflammatory drugs on the small and large intestine in humans. Gastroenterology 1993;104:1832-47.
52. Graham DY, Opekun AR, Willingham FF, Qureshi WA. Visible small-intestinal mucosal injury in chronic NSAID users. Clin Gastroenterol Hepatol 2005;3:55-9.
53. Park SC, Chun HJ, Kang CD, Sul D. Prevention and management of non-steroidal anti-inflammatory drugs-induced small intestinal injury. World J Gastroenterol 2011;17:4647-53.
54. Wallace JL. Mechanisms, prevention and clinical implications of nonsteroidal anti-inflammatory drug-enteropathy. World J Gastroenterol 2013 March 28;19(12):1861-76.
55. Iwamoto J, Mizokami Y, Saito Y et al. Small-bowel mucosal injuries in low-dose aspirin users with obscure gastrointestinal bleeding. World J Gastroenterol 2014 Sept 28;20(36):13133-8.

62 Doenças Infecciosas do Intestino Delgado

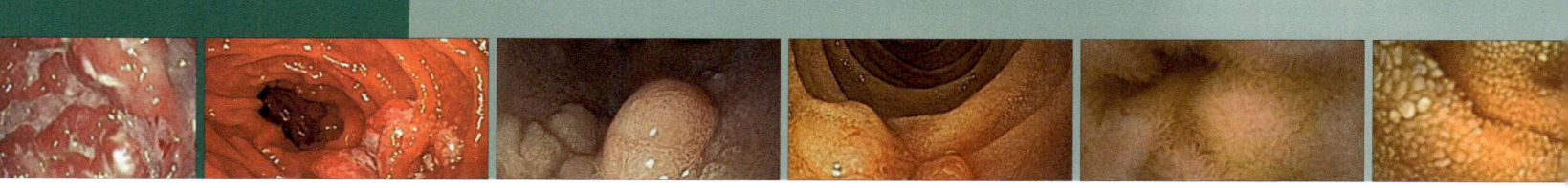

Carlos Saul

A manifestação mais frequente das infecções intestinais é a diarreia, seja ela aguda ou crônica.

No Quadro 62-1 estão as mais frequentes causas de diarreia aguda.[1]

A maioria das enterites são causadas por *Enterobacteriaceae*, bacilos Gram-negativos muito comuns em todo o mundo. Frequentemente elas são transmitidas pelo consumo de carne pouco cozida (maioria dos casos), laticínios não pasteurizados, manuseio desprotegido da carne, alimentos mal lavados ou água/bebidas infectadas pelas fezes de animais contaminados (Quadro 62-2).

As doenças diarreicas agudas são extremamente frequentes e são a segunda causa, atrás somente de infecções respiratória, de perda de tempo de trabalho nos EUA. Há em geral um aumento na frequência e no volume das evacuações, que tem sua consistência diminuída. Outro critério seria considerar uma perda > 200 g nas 24 horas. Diarreia aguda é definida como de duração até 2 semanas, e crônica quando > 3 semanas.[2]

Quadro 62-1. Causas de Infecção do Intestino Delgado

Bacterianas	*Campylobacter jejuni* (campilobacteriose) *Salmonella* (salmonelose) Enterite por *E. coli* *Shigella* (shingelose) *Yersinia enterocolitica* (yersinose) *Staphylococcus aureus* (enterite estafilocócica) *Clostridium perfringens* (enterite necrotizante) Enterite por *Bacillus cereus* Enterite por *Vibrio parahemolyticus* *Mycobacterium tuberculosis* *Mycobacterium avium intracelular complex* *Yersinia enterocolitica* *Yersinia pseudotuberculosis* *Typhlits* *Salmonella* *Actinomycis israeli*
Viral	*Cytomegalovirus* Rotavírus Agente de Norwalk Adenovírus
Fungos	*Histoplasma capsulatum* *Cryptococcosis* *Candida* spp. *Microsporidia*
Parasitos	Helmintíases *Ascaris lumbricoides* *Strongiloides stercoralis* *Enterobius vermicularis* *Trichocephalus trichiura* Teníase *Hymenolepsis nana* Protozooses *Entamoeba hyistolitica* *Giardia lambdia* *Balantidium coli* *Isospora beli* Criptosporidíase

Quadro 62-2. Maiores Causas de Diarreia Aguda

- Infecções virais
- Infecções bacterianas
- Infecções parasitárias
- Início abrupto de doença crônica
  - Doença inflamatória intestinal
  - Doença celíaca
  - Síndrome do intestino irritável
  - Radiação
- Relacionados com a alimentação:
  - Alergias alimentares (frutos do mar p. ex.)
  - Aditivos (sulfitos)
  - Sorbitol
  - Intolerância a carboidratos
- Relacionadas com ingesta de medicamentos:
  - Laxativos
  - Antibióticos
  - Antiácidos
  - Anti-inflamatórios não esteroidais (AINEs)
  - Suplementos nutricionais
  - Outros (colchicina, ouro etc.)

Jerry S Trier In: Acute Diarrheal Disorders Current Diag and Treat 2012 pg. 48.[1]

SINAIS E SINTOMAS

Possíveis sintomas incluem:

- Dor abdominal.
- Diarreia grave.
- Falta de apetite.
- Náusea e vômito.
- Melena (perda de sangue e muco nas fezes).
- Febre.

COMPLICAÇÕES

A complicação mais comum é desidratação com desequilíbrio eletrolítico. Outras complicações mais raras incluem:

- Hemorragia digestiva.
- Perfuração do delgado.
- Oclusão intestinal.
- Síndrome do intestino irritável.
- Síndrome hemolítico-urêmica.
- Púrpura trombocitopênica trombótica.
- Síndrome de Guillain-Barré.
- Artrite reativa, como sintoma de síndrome de Reiter.

TRATAMENTO

Os casos leves e moderados geralmente são autolimitados, ou seja, melhoram mesmo sem tratamento específico. A reidratação com soluções de eletrólitos (soro fisiológico) é o cuidado mais importante, pois a desidratação e o desequilíbrio hidroeletrolítico pode ser fatal, especialmente em crianças pequenas e idosos. O soro pode ser bebido ou injetado intravenosamente dependendo da capacidade do paciente de consumir líquidos. Soro caseiro pode ser feito com uma colher de açúcar e uma pitada de sal.

Casos graves de infecção bacteriana, ou seja, quando persistem mais de 4 dias, envolvem febre alta e sangue nas fezes, são tratados com antibióticos adequados ao agente causador.

Mais recentemente, no tratamento de diarreias agudas de causa viral e também da giardíase e *Entamoeba hystolitica*, novas drogas foram introduzidas como a nitazoxanida.[3]

Casos de danos por radiação podem requerer cirurgia para retirar o segmento acometido.

Medicamentos antidiarreicos não são recomendados pelo menos na fase inicial da doença diarreica, pois podem retardar a saída dos patógenos do intestino.

A ENDOSCOPIA E AS DOENÇAS INFECCIOSAS DO INTESTINO DELGADO

Com a introdução da endoscopia digestiva alta no armamentário diagnóstico, a partir da descoberta da fibra ótica, esta substituiu gradualmente a intubação duodenal, o exame do delgado pela cápsula de Crosby, e o *String test*. Sua principal vantagem, além do exame direto da mucosa do delgado pelo endoscopista, é a coleta dirigida de material por biópsias endoscópicas, e a coleta de material através da aspiração duodenal transendoscopia.[4] Esta última técnica é muito importante para o diagnóstico de diversos agentes como giárdia,[5] *Cryptosporidium*,[6] e *Strongyloides*.[7]

A cápsula endoscópica, que surgiu no ano 2000, desde 2006 é recomendada pela ASGE como primeiro método a ser empregado no diagnóstico de patologias que acometem a mucosa do intestino delgado. Dentre estas afecções encontram-se as infecções do delgado, quer bacterianas, quer virais, quer fúngicas, ou quer parasitárias. A melhora gradativa da qualidade de imagem a partir do avanço tecnológico utilizado nestas cápsulas, veio gradativamente trazer um mais acurado diagnóstico das lesões da mucosa do delgado, desde lesões mínimas, até lesões de maior porte (Fig. 62-1).

Áreas anormais no duodeno ou jejuno, apontadas por um estudo radiológico, podem ser esclarecidas pela endoscopia ou pela enteroscopia,[4] mas a cápsula endoscópica é o exame mais preciso para lesões da mucosa até porque permite a visualização de 85% de sua mucosa. Estrongiloidíase ou tuberculose intestinal podem-se assemelhar muito à doença de Crohn ao provocar áreas ulceradas ou estenosantes no intestino delgado, e nestas a cápsula endoscópica ou a enteroscopia podem trazer a diferenciação. Diarreia crônica ou má-absorção podem ser provocadas por giárdia, e a biópsia intestinal por endoscopia, ou coleta do conteúdo intestinal pela mesma, pode levar ao diagnóstico.[4] Eosinofilia pode ser um indicativo para a pesquisa de parasitos na mucosa intestinal, principalmente helmintos.[4] Assim também dispepsia, dor abdominal, anemia por deficiência de ferro pode ser devida a giardíase, estrongiloidíase, infecção por *Ancilostoma duodenalis*, e nestes novamente a endoscopia com biópsias é de muito auxílio.[4] Muitos parasitos podem ser removidos durante a endoscopia (ancilostoma, áscaris, proglotes tenianos, p. ex.).

O espectro de infecções intestinais encontrado pelo endoscopista aumentou sobremaneira com o ingresso da AIDS. Infecções oportunísticas passaram a acometer o paciente portador desta síndrome, entre eles o *Criptosporidium*, o *Mycobacterium avium* intracelular *complex*, citomegalovírus, e outros. A aparência endoscópica da mucosa pode estar alterada mas pode ser normal, e o paciente portar algum destes agentes. Em 15% das vezes, a mucosa dos indivíduos com algumas destas infecções oportunísticas tem aspecto normal, e 30% das vezes têm aspecto alterado.[8]

A mucosa do intestino delgado de pacientes com síndrome de imunodeficiência e que tem acometimento mucoso por microsporídia, *Mycobacterium avium* intracelular *complex* ou citomegalovírus, pode-se mostrar avermelhada, com espessamento de pregas e um aspecto dito como *frosted* (fina camada esbranquiçada), este último com significante associação com a infecção pelo *Mycobacterium*.[8]

ANÁLISE DAS PRINCIPAIS INFECÇÕES DO DELGADO COM UM ENFOQUE VOLTADO AO ASPECTO ENDOSCÓPICO (OU COMO A ENDOSCOPIA PODE AUXILIAR EM SEU DIAGNÓSTICO)

Infecções Bacterianas

Mycobacterium Tuberculosis

A partir de 1985 tem aumentado a prevalência de casos e tal se deve aos casos de AIDS e doenças em populações imigrantes.[9] Há uma estimativa que no mundo ocorram 10 milhões de novos casos anualmente.[10] Na fase pré-tratamento da tuberculose (TB) o envolvimento intestinal era muito comum e se correlacionava com a severidade da doença pulmonar.[10] A TB intestinal é um problema em países em desenvolvimento. Mais recentemente em áreas com larga imigração ou populações com AIDS, a TB intestinal tornou-se mais comum. Um relato do Hospital Central de Middlesex em Londres descreveu 90 pacientes com TB abdominal em um período de 10 anos.[11] Metade destes pacientes tinha TB intestinal. Comparativamente, neste mesmo período, foram internados 104 pacientes com doença de Crohn.

A mais frequente apresentação é a de dor abdominal crônica. Pode haver uma massa palpável no quadrante inferior direito, debilidade, perda de peso, constipação, diarreia e febre. Má-absorção pode ocorrer secundária a supercrescimento bacteriano em áreas de estase. Pode também começar com um quadro agudo evoluindo para um quadro crônico, e a apresentação menos comum é aquela sem prévios sintomas. A apresentação aguda pode ser devida à peritonite secundária a perfuração do intestino delgado, ou ruptura linfonodal, obstrução intestinal, sintomas "apendicite-*like*", ou até sangramento gastrointestinal agudo.[4] A região ileocecal é a mais comumentemente acometida, cólon ascendente ou intestino delgado.[12] Região anorretal pode ser envolvida, e a TB duodenal é rara. Entretanto pode haver um quadro semelhante a sintomas pépticos e até obstrução gástrica. Sangramento gastrointestinal alto pode ocorrer de quando ocorre TB duodenal, usualmente há também TB gástrica.[13]

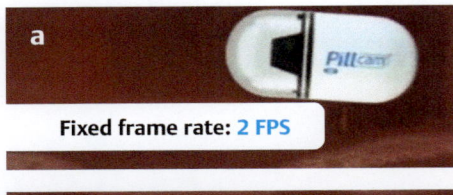

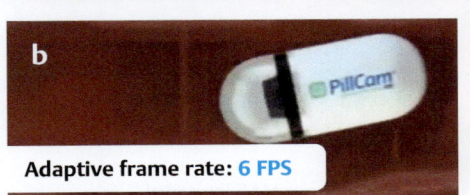

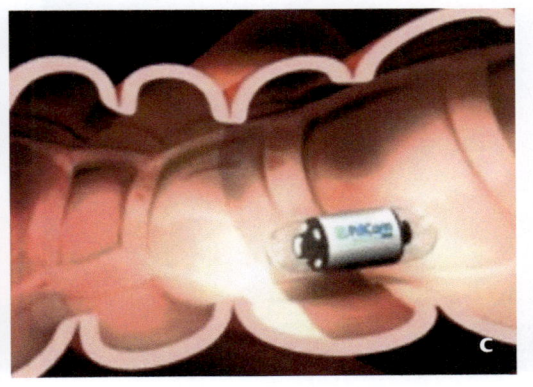

Fig. 62-1. (a-c) Cápsula endoscópica para exame do intestino delgado MEDTRONIC (*Given Imaging*) PillCam mod. SB 3.

Estudo radiológico pode mostrar característico envolvimento ileocecal e incompetência da válvula ileocecal e também múltiplos estreitamentos do delgado.[14] Tomografia computadorizada (TC) pode mostrar linfadenopatia mesentérica ou retroperitoneal, ascite, ou anormalidades da parede intestinal.[15] A TB intestinal lembra muito a doença de Crohn mas também devem ser considerados no diagnóstico diferencial, infecções por yersínia, amebíase, linfomas, ou até carcinoma[16,17] (Fig. 62-2).

O diagnóstico pode ser feito por colonoscopia na TB colônica ou ileocecal, ou por endoscopia digestiva alta (EDA) ou enteroscopia por cápsula ou duplo balão, no acometimento do delgado. Com frequência o diagnóstico é obtido na cirurgia por não ter sido feito anteriormente.[15,17,18] Diversos diagnósticos diferenciais são invocados, como doença de Crohn, úlcera péptica complicada, carcinoma de cólon, obstrução do delgado, entre outros. A presença de TB pulmonar ativa, sintomas digestivos, e achados radiológicos típicos podem ser confirmados por um exame endoscópico[10] mas o RX pode ser normal em 20% a 50% de casos de TB intestinal.[15] O diagnóstico endoscópico confirmado por biópsias pode ocorrer em mais de 50% dos casos.[10] O ideal é enviar as biópsias para cultura. A necrose caseosa pode estar ausente especialmente se tratamento clínico quimioterápico estiver sendo realizado. Aspectos anatomopatológicos podem distinguir TB de doença de Crohn, como também alguns aspectos clínicos (p. ex.: ausência de fístulas ou fissuras) (Fig. 62-3).

O tratamento consiste de drogas antiTB apropriadas. Ainda no tratamento, estenoses podem exigir ressecção ou plastia cirúrgica e até dilatações por enteroscopia. Dilatações duodenais podem ser dilatadas por balão.[19]

Mycobacterium Avium Complex (MAC) e Outras Atípicas Mycobactérias

São causas comuns de infecção intestinal em pacientes com AIDS. O intestino é comumentemente envolvido, se não foi a porta de entrada. O MAC é o agente mais frequentemente envolvido e está presente em mais de 25% de pacientes HIV-positivos avaliados por diarreia.[20] Em pacientes com doença de Crohn tem sido encontrada casos de *Mycobacterium* atípicas.[21] O espectro clínico da MAC intestinal é muito amplo desde formas assintomáticas ou febre de origem inexplicada, até diarreia que se acompanha de perda de peso, cansaço, dor abdominal, e má-absorção.

Raios-X do intestino delgado, ou TC pode mostrar marcado espessamento de pregas dando até um padrão dito pseudo-Wipple, em referência ao padrão radiológico visto na doença de Wipple.[22] Ileíte terminal associada ao MAC tem sido relatada. A endoscopia pode mostrar as pregas espessadas e nódulos branco-amarelados, semelhantes ao observado na doença de Wipple, mas também biópsias de mucosa aparentemente normal podem mostrar a presença de MAC.[23] Um aspecto de fina camada brancacenta (*frosted*) pode estar presente (Fig. 62-4) e até um exsudato branco-amarelado.

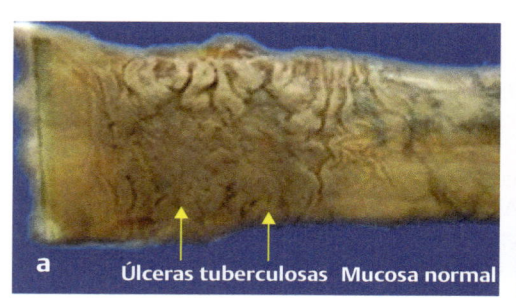

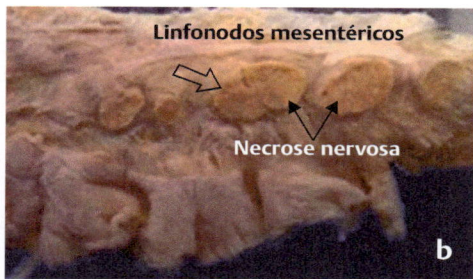

Fig. 62-2. ?LEGENDA?

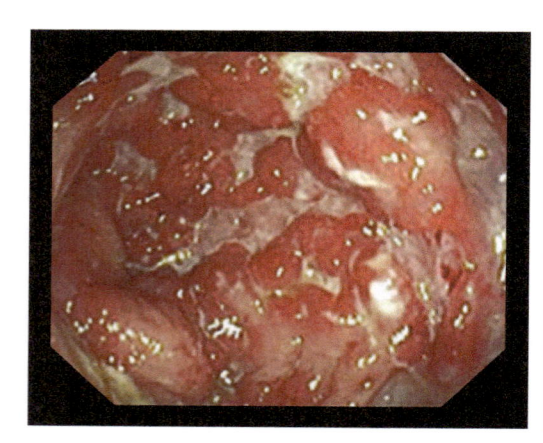

Dx diferenciais:

- Infecções por yersínia
- Amebíase
- Linfomas
- Carcinoma de cólon
- Doença de Crohn
- Úlcera péptica complicada, obstrução do delgado

Fig. 62-3. ?LEGENDA?

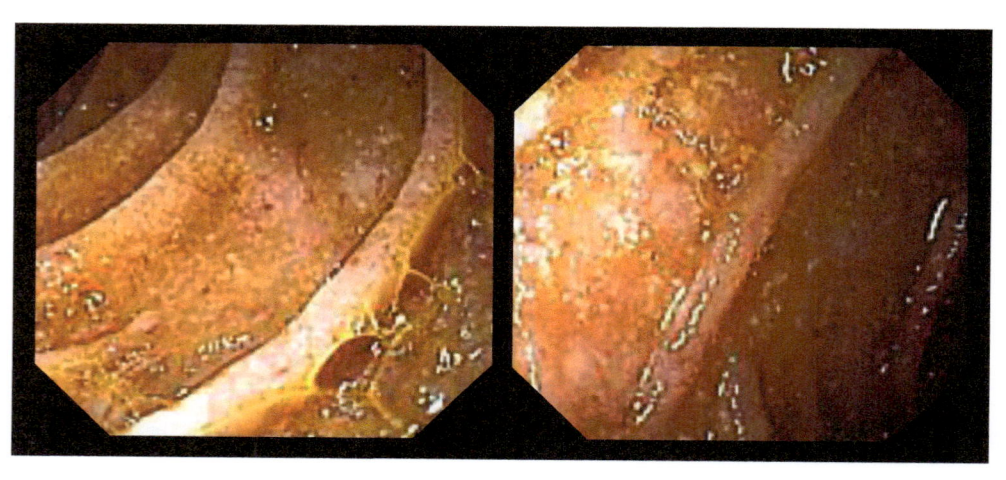

Fig. 62-4. Enterite por MAC intestinal.

Há aspectos anatomopatológicos que a diferenciam da doença de Wipple.

É comum para a MAC intestinal acompanhar-se de infecção em outros órgãos como fígado, pulmão e medula óssea.

Doença de Wipple

Causada pela bactéria *Tropheryma whipplei*, a doença de Whipple é uma rara doença infecciosa e sistêmica. Pode ser causa principalmente de má-absorção intestinal, mas pode afetar qualquer parte do corpo inclusive articulações, coração, pulmões, cérebro e olhos. Dores articulares, artrites, perda de peso e diarreia são sintomas comuns, mas em torno de 10% a 15% dos pacientes não têm estes sintomas. A doença é mais comum em homens, com prevalência de 80% nesse sexo. Acomete mais homens na faixa dos 50 anos. A doença pode ser normalmente tratada com terapia antibiótica a longo prazo. A doença não tratada pode ser fatal. Inflamação e dor articular, diarreia, perda de peso e dor abdominal são os principais sintomas da doença. Perda de peso e anemia são causadas pela má absorção grave. Inflamação da pleura pode causar tosse e dor durante a respiração. Pode ocorrer derrame pleural. Linfadenomegalia intratorácica pode aparecer, e alguns apresentam endocardite. O diagnóstico geralmente é estabelecido através de biópsia do intestino delgado por endoscopia. Também a análise de um linfonodo aumentado de volume pode dar o diagnóstico histológico da lesão. A doença pode ser tratada com antibióticos como tetraciclina, sulfasalazina, ampicilina e penicilina por longo tempo (até 1 ano) O quadro clínico melhora, mas a cicatrização completa pode levar mais tempo (Fig. 62-5).

Caso Clínico 1[25]

Homem, 58 anos, natural de Santa Catarina; Brasil.

Dor abdominal nos últimos 3 meses, acompanhado de anemia gradativa e com diarreia importante no último mês e meio. Relata também alguns episódios de discreta melena. Quadros de febre e com perda de 14 kg nos últimos 2 meses. Endoscopia digestiva alta e colonoscopia: normais, sem sinais de sangramento ou lesões capazes de provocar sangramento. Tomografia abdominal: ausência de lesões. Pesquisa de sangue oculto nas fezes: positiva. Indicado exame com a cápsula endoscópica (Fig. 62-6).

Resultado: por todo o delgado se observou um padrão anormal das microvilosidades, com nítida acentuação linfangiectásica, áreas de edema e discreto espessamento mucoso, e com muitas erosões pequenas demonstrando em muitas delas discreto sangramento vivo. Áreas de mucosa "despapilada" com desaparecimento parcial das microvilosidades.

O aspecto endoscópico de enterite sugeria principalmente a enterite da doença de Wipplle.

Foi sugerido repetir endoscopia digestiva alta, com biópsias duodenais. Tal foi feito e durante a endoscopia já foi percebido o padrão descrito no exame da cápsula endoscópica. Diversas biópsias foram realizadas no duodeno (Fig. 62-7).

O aspecto anatomopatológico encontrado foi característico de doença de Wipple (Figs. 62-8 e 62-9).

Yersinia Enterocolítica

É uma causa esporádica de gastroenterite. É mais comum em crianças do que em adultos e mais em locais frios do que em locais quentes. Contaminação através de alimentos, água, produtos do leite ou da carne. Também através de animais domésticos e até transfusão de sangue contaminado. Dor abdominal, febre e diarreia são as manifestações mais comuns, mas náuseas, vômitos e dor de cabeça também podem estar presentes.[6] A dor mimetiza a dor da apendicite aguda, localizando-se mais em quadrante inferior esquerdo, e não raramente estes pacientes são apendicectomisados. Numa minoria de casos, diarreia com pus ou sangue pode estar presente. A doença cursa comumente em 1 a 2 semanas, mas diarreia crônica tem sido relatada.[26] Ulcerações do íleo, peritonite, levando à perfuração, e

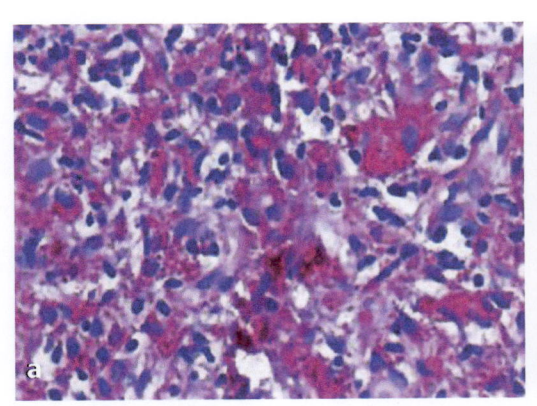

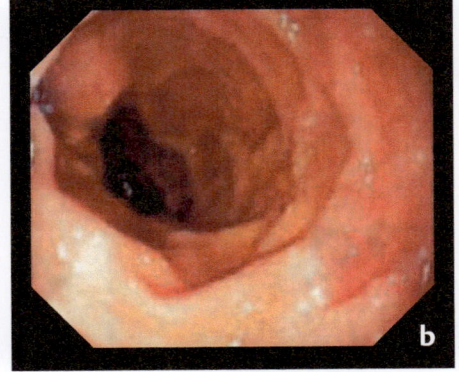

Fig. 62-5. Doença de Wipple. (a) Macrófagos ganglionares com múltiplas inclusões citoplasmáticas PAS+. (b) Imagem endoscópica da 2ª porção do duodeno evidenciando espessamento de pregas e pontuado esbranquiçado da mucosa.[24]

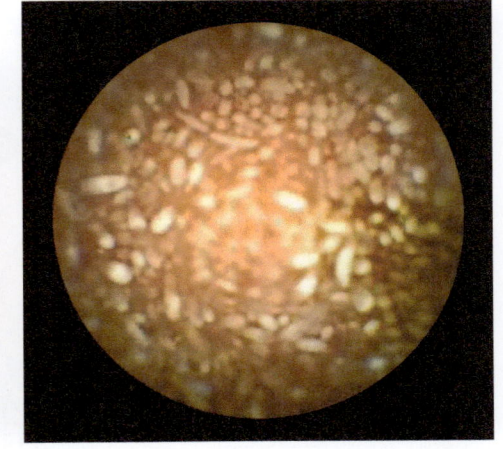

Fig. 62-6. Realizada enteroscopia com a cápsula (*PillCam SB2 Given Imaging*). (Ver Vídeos 62-1 e 62-2).

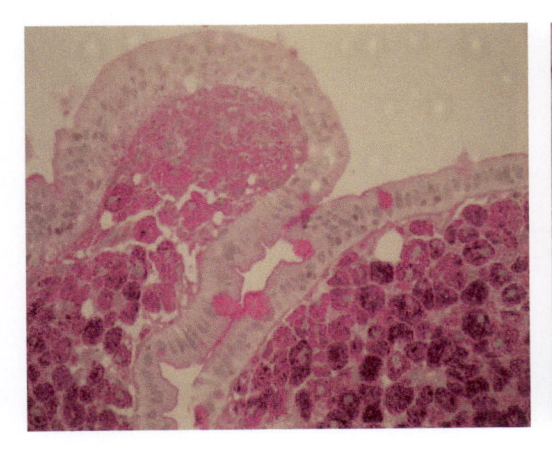

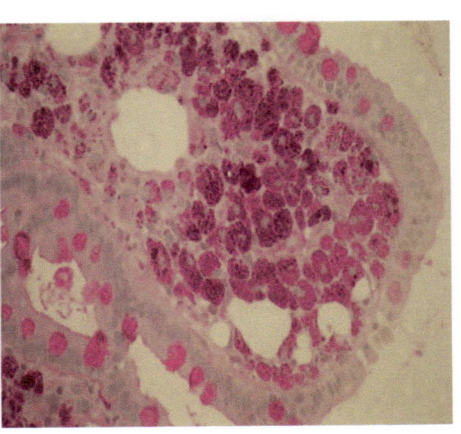

Fig. 62-7. Imagem anatomopatológica.

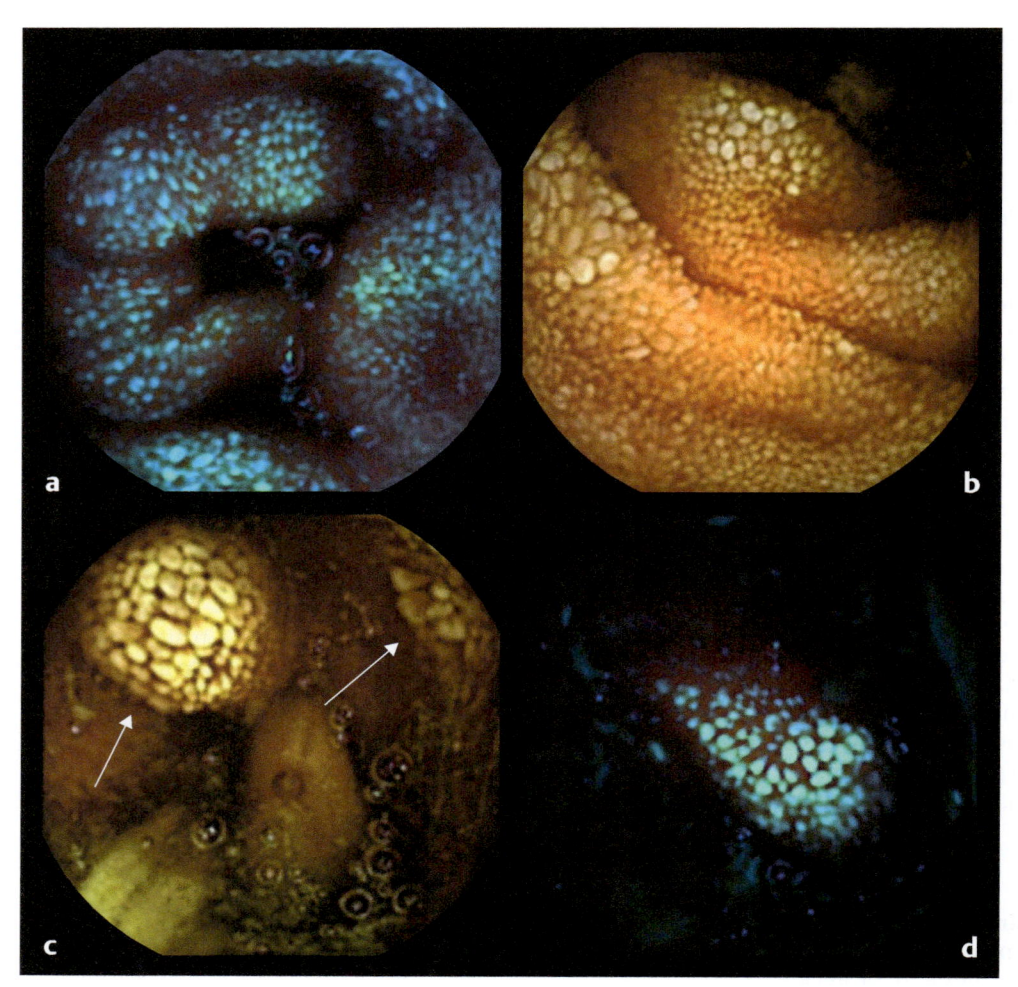

Fig. 62-8. Doença de Wipplle. Imagens com a cápsula endoscópica (caso do autor CS). (**a**) Outro aspecto da congestão linfangiectásica do íleo terminal. (**b**) Muito intenso aspecto linfangiectásico com marcada dilatação das microvilosidades. Mas não há ulcerações ou erosões. A mucosa se mostra íntegra. (**c**) Nodulações linfangiectásicas junto da válvula ileocecal. (**d**) Congestão linfangiectásica e dilatação das microvilosidades e espaços linfáticos. Válvula ileocecal.

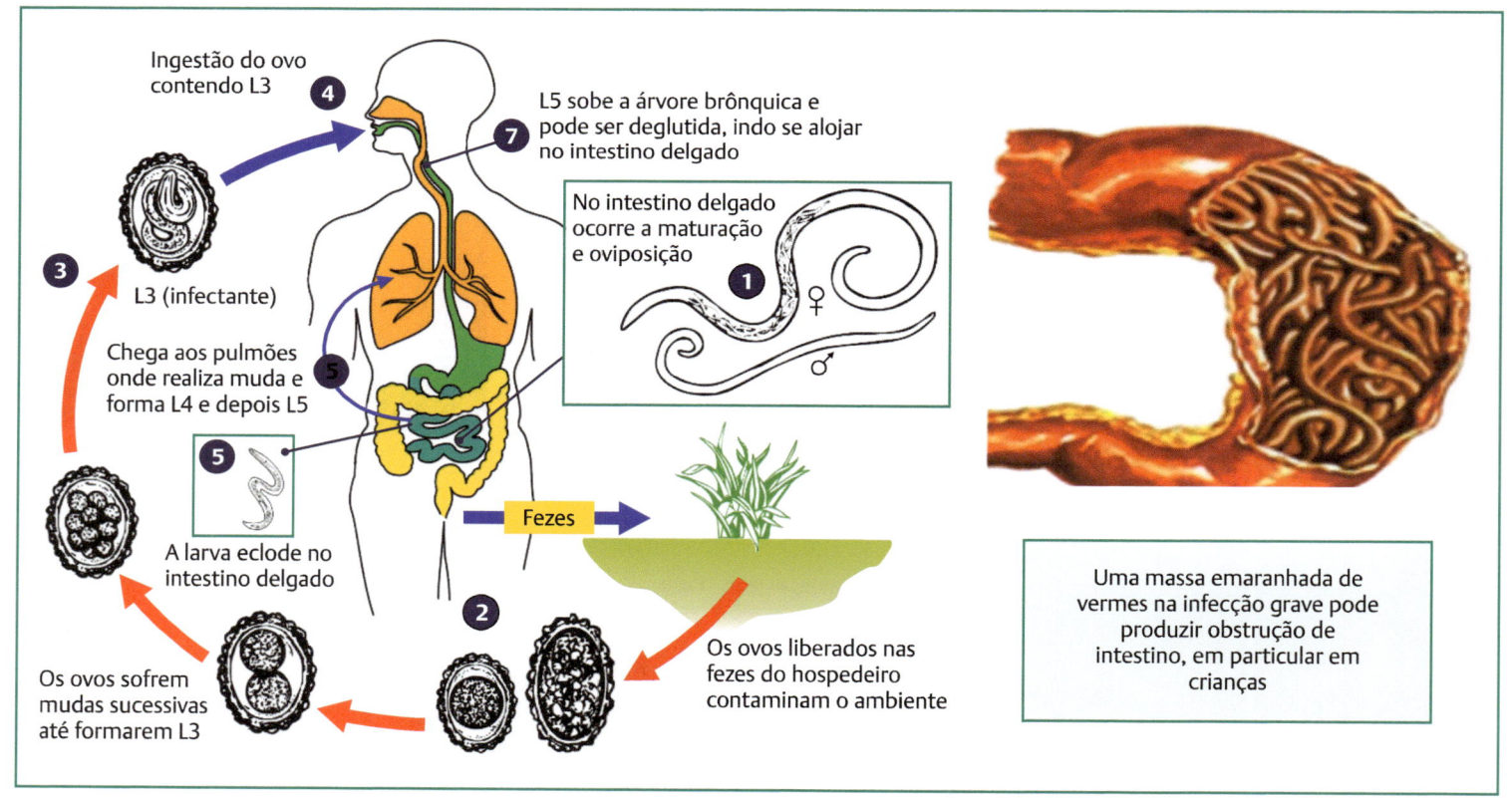

Fig. 62-9. Ciclo evolutivo de áscaris.

septicemia têm sido relatadas.²⁷,²⁸ Ileíte terminal localizada e linfadenite mesentérica podem levar a quadro de confusão com doença de Crohn.²⁹ A identificação desta yersínia na cultura de fezes, é frequentemente o método diagnóstico. Anticorpos séricos podem ser detectados a partir de uma semana e podem permanecer positivos por muitos anos.²⁶ Achados radiológicos têm sido descritos, e entre eles mucosa nodular ou granular, ulcerações ovais ou longitudinais e dilatação do íleo.³⁰

Os achados endoscópicos podem incluir enantema, edema, mucosa nodular, úlceras redondas, ovais ou irregulares e pode haver cobertura por um exsudato amarelado fibrinopurulento.²⁷,²⁸ Lesões semelhantes podem haver no cólon proximal. Pequenas lesões aftoides podem ser vistas sobre folículos linfáticos. Profundas úlceras podem estender-se até a muscular própria. Há achados anatomopatológicos bastante característicos e granulomas em geral não são vistos.³¹

A enterite aguda em geral não requer tratamento e o uso de antibióticos parece não encurtar o tempo de duração da doença. Mesmo assim o microrganismo é sensível a uma larga gama de agentes como aminoglicosídeos, tetraciclina, sulfametoxazol-trimetropin, quinolonas e outros.²⁶

Infecções por Helmintos

Ascaridíasase (Ascaris Lumbricoides)

Ascaríase é uma infecção causada por *Ascaris lumbricoides*. É o maior nematódio e pode atingir 10 a 35 cm de comprimento. A infecção é mais comum na zona rural.³² Infecções leves podem ser assintomáticas. Os sintomas iniciais são pulmonares (tosse, sibilos);³³ mais tarde, ocorrem sintomas gastrointestinais, com cólicas ou dor abdominal decorrentes da obstrução do lúmen digestivo (intestinos ou ductos biliares ou pancreático) por vermes adultos. Crianças infectadas cronicamente podem desenvolver desnutrição. O diagnóstico é feito pela identificação de ovos ou vermes adultos nas fezes, por vermes adultos que migram do nariz ou da boca, ou por larvas no escarro durante a fase de migração pulmonar (Fig. 62-9).

Ascaris Lumbricoides *Adulto*

Fisiopatologia

Ovos ingeridos eclodem no duodeno e as larvas resultantes penetram na parede do intestino delgado, migrando pela circulação portal através do fígado para o coração e para os pulmões. As larvas se fixam nos vasos capilares alveolares, penetram nas paredes alveolares e ascendem à árvore brônquica para a orofaringe. São ingeridos e voltam ao intestino delgado, no qual se desenvolvem até vermes adultos, acasalando-se e liberando ovos nas fezes. O ciclo de vida é completado em aproximadamente 2 a 3 meses; vermes adultos vivem 1 a 2 anos.

Uma massa emaranhada de vermes na infecção grave pode produzir obstrução de intestino, em particular em crianças. Vermes adultos individuais com migração aberrante ocasionalmente obstruem os ductos biliares³⁴ ou pancreáticos, provocando colecistite ou pancreatite; colangite, abscesso no fígado e peritonite são menos comuns.

A ascaridíase tem distribuição universal. Está concentrada em áreas tropicais e subtropicais, cujas condições sanitárias são precárias, mas a transmissão também acontece em áreas rurais do sudeste dos Estados Unidos. A ascaridíase é a infecção intestinal por helminto mais prevalente no mundo. Estimativas atuais sugerem que > 1,3 bilhão de pessoas estão infectadas, do qual aproximadamente 20.000 (principalmente as crianças) morrem a cada ano de obstrução intestinal ou biliar. Estima-se que 4 milhões de pessoas nos Estados Unidos estejam infectados.

Sinais e Sintomas

Larvas que migram pelos pulmões podem produzir tosse, sibilos e, ocasionalmente, hemoptise ou outros sintomas respiratórios. Vermes adultos em pequeno número em geral não produzem sintomas digestivos, embora a passagem de um verme adulto pela boca ou pelo reto possa levar um paciente assintomático a procurar um serviço de saúde. Obstrução intestinal ou biliar causa cólicas abdominais, náuseas e vômitos. Icterícia é incomum. Até mesmo infecções moderadas podem conduzir à desnutrição em crianças. A fisiopatologia não é conhecida e pode incluir competição por nutrientes, prejuízo de absorção e redução de apetite.

Diagnóstico

O diagnóstico é feito através do exame microscópico das fezes, pela detecção microscópica de ovos nas fezes. Ocasionalmente, larvas podem ser encontradas no escarro durante a fase pulmonar. A eosinofilia pode ser intensa quando as larvas migram para os pulmões, mas em geral cede quando os vermes adultos se fixam no intestino. Radiografia de tórax durante a fase pulmonar pode mostrar infiltração (síndrome de Löffler). Complicações obstrutivas podem responder à terapia anti-helmíntica ou demandar extração cirúrgica ou endoscópica de vermes adultos (Fig. 62-10 e Vídeo 62-3).

Strongiloides Stercoralis

Parasito de distribuição universal, sendo endêmico em áreas tropicais da África, Ásia, América Central e do Sul, e no Sudeste dos EUA.³³,³⁵ A larva filariforme penetra pela pele, chega aos pulmões onde é "tossida" e depois engolida chegando ao tubo digestivo, mais propriamente o intestino delgado e neste, o duodeno e jejuno, que é onde reside a fêmea adulta. Os ovos são liberados na luz assumindo a forma de larva rabditiforme que é excretada nas fezes e no solo transforma-se em larva filariforme para começar novamente o ciclo. A infecção pode perdurar por muitos anos³⁶ (Fig. 62-11).

Os pacientes portadores deste parasito podem ser assintomáticos, ou apresentar reações alérgicas na pele, ou no tubo digestivo, e ter sintomas inespecíficos como gases e distensão. Quando no ciclo pulmonar podem provocar quadros de pneumonites, como a síndrome de Loeffler (Fig. 62-12).

Náuseas, vômitos, dor epigástrica, diarreia e perda de peso são os outros sintomas digestivos, estes mais sérios e de formas mais severas da doença. Dor abdominal intensa, hemorragia gastrintestinal, diarreia

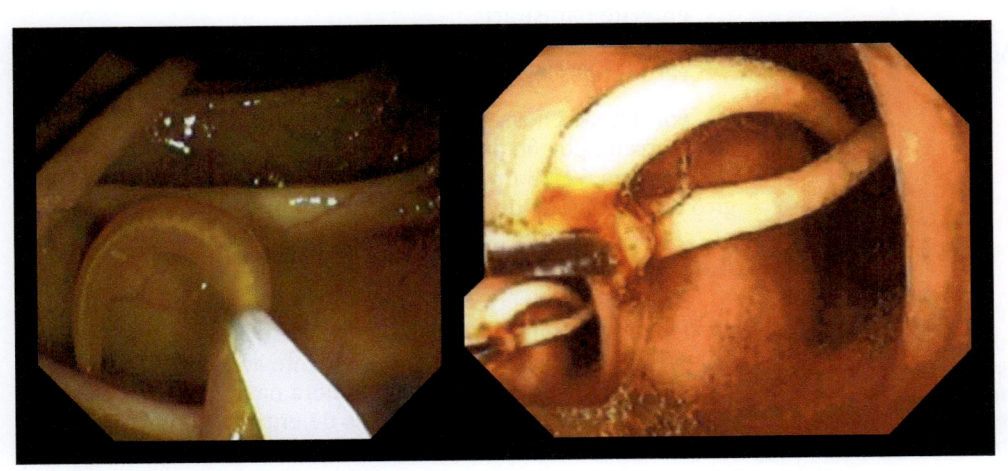

Fig. 62-10. Áscaris adultos sendo retirados do intestino ou da via biliar.

CICLO BIOLÓGICO

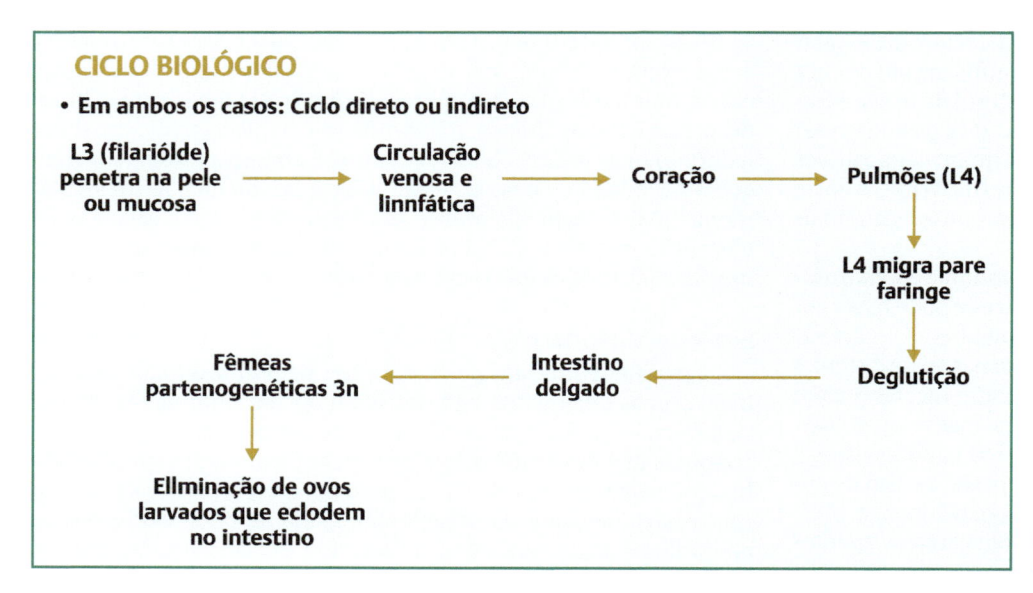

• Em ambos os casos: Ciclo direto ou indireto

L3 (filariólde) penetra na pele ou mucosa → Circulação venosa e linnfática → Coração → Pulmões (L4) → L4 migra pare faringe → Deglutição → Intestino delgado → Fêmeas partenogenéticas 3n → Ellminação de ovos larvados que eclodem no intestino

Fig. 62-11. Ciclo evolutivo de *Strongyloides stercorallis*.

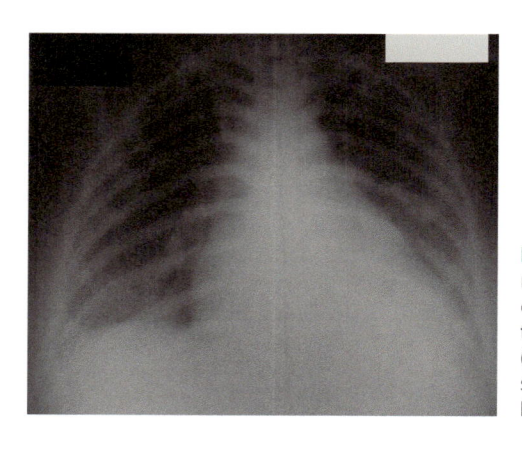

Fig. 62-12. Padrão radiológico de condensações transitórias (pneumonites) semelhante ao S de Loeffler.

severa com má-absorção, emagrecimento e até obstrução intestinal, pode ocorrer.[37,38] A mortalidade pode ser alta em indivíduos predispostos a outras infecções que se podem juntar a esta.[39] Eosinofilia costuma acompanhar esta infecção. Estudo radiológico do intestino delgado pode mostrar espasmos, estenoses, espessamento mucoso, ulcerações. As estenoses podem lembrar o padrão da doença de Crohn.

A endoscopia vai mostrar mucosa intensamente avermelhada, com edema e espessamento de pregas. Nodulações duodenais, ulcerações, sangramento e estenoses podem ser vistas na endoscopia alta, com o uso da cápsula endoscópica (ver Caso Clínico 1) e na enteroscopia de balão. A vantagem da cápsula em mostrar toda a extensão acometida é importante, mas são as biópsias obtidas por endoscopia ou enteroscopia, que são mais importantes no diagnóstico (Fig. 62-13).

Histologicamente se mostra com inflamação com linfócitos, plasmócitos, neutrófilos e eosinófilos. Hiperplasia de criptas e atrofia das vilosidades. Ovos, larvas ou até larvas adultas, podem ser vistas no interior da mucosa quando da análise das biópsias.[40]

O encontro das larvas nas fezes (em geral baixo) ou no aspirado duodenal (em geral alta), estabelece o diagnóstico.

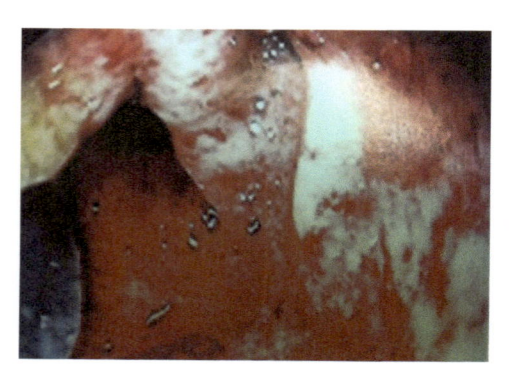

Fig. 62-13. Mucosa duodenal nitidamente inflamada, com edema, friabilidade, erosões e difuso exsudato brancacento aderido.[4]

Caso Clínico 2[41]
Homem, 38 anos, natural e morador da Bahia; Brasil.

- *Janeiro de 2011:* internação hospitalar por apresentar melena e dor abdominal. Apresentava também anemia (Hb: 7.2, Htc.: 24.1).
  - Efetuou endoscopia digestiva alta (EDA), colonoscopia e TC abdominal: todos exames normais. Na EDA e na colonoscopia não foram identificadas lesões possíveis de causar hemorragia digestiva. Efetuou transfusão sanguínea e depois teve alta hospitalar.
- *Abril de 2011:* nova internação por melena e anemia. Desta vez sem dor abdominal. Sem hipertermia, sem perda de peso. Não refere uso de AAS ou AINEs. Hb 7.7, Htc.: 24.7. EDA: gastrite leve do antro, sem erosões ou outras lesões. Biópsias do antro: gastrite moderada, HP negativo. Colonoscopia: normal.
  - Solicitado exame com a cápsula endoscópica. Paciente não pode efetuar o exame.
- *Fevereiro de 2013:* episódios frequentes de dor abdominal de média intensidade, diarreia 2-3 x/semana c/ esporádicos e discretos episódios de melena.
  - Discreta perda de peso. Sem história clínica de outras enfermidades, cirurgias, ou uso de AINEs. Hb 9.5 Htc 32.2. Trânsito intestinal (RX): normal.
  - EPF: negativo. Realizada cápsula endoscópica (p/autorização judicial).
  - Foi efetuado **exame do intestino delgado com a cápsula endoscópica** (*Pill Cam SB 2 Given Imaging*) que mostrou já no duodeno mucosa edemaciada, padrão linfangiectásico exacerbado, algumas erosões planas pequenas com discreto sangramento, em alguns pontos do duodeno certo grau de estreitamento luminar pelo edema da mucosa. Discreto retardo na passagem da cápsula por este segmento, que se estende também ao jejuno alto. Foi feito o diagnóstico de enterite possivelmente infecciosa, cogitando-se também a possibilidade de enterite parasitária.
  - Recomendou-se repetir endoscopia alta com avanço o mais possível do endoscópio no duodeno e tomada de biópsias (Fig. 62-14).

Foi efetuada nova endoscopia alta com entrada do endoscópio até a terceira porção duodenal e biópsias foram aí feitas.

A Figura 62-15 mostra o resultado do exame anatomopatológico de biópsias do duodeno distal.

Ancilostomíase

São duas as espécies que afetam seres humanos: *Ancilostoma duodenalis e Necator americanus*. Tem distribuição praticamente universal.[42,43] O ciclo de vida é semelhante ao do *Strongyloides* e a prevalência tem diminuído pela melhora na prevenção e no tratamento.[32] Os parasito adulto, depois de entrar pela pele na forma filarioide, vai aos pulmões e depois ao estômago, para, finalmente,

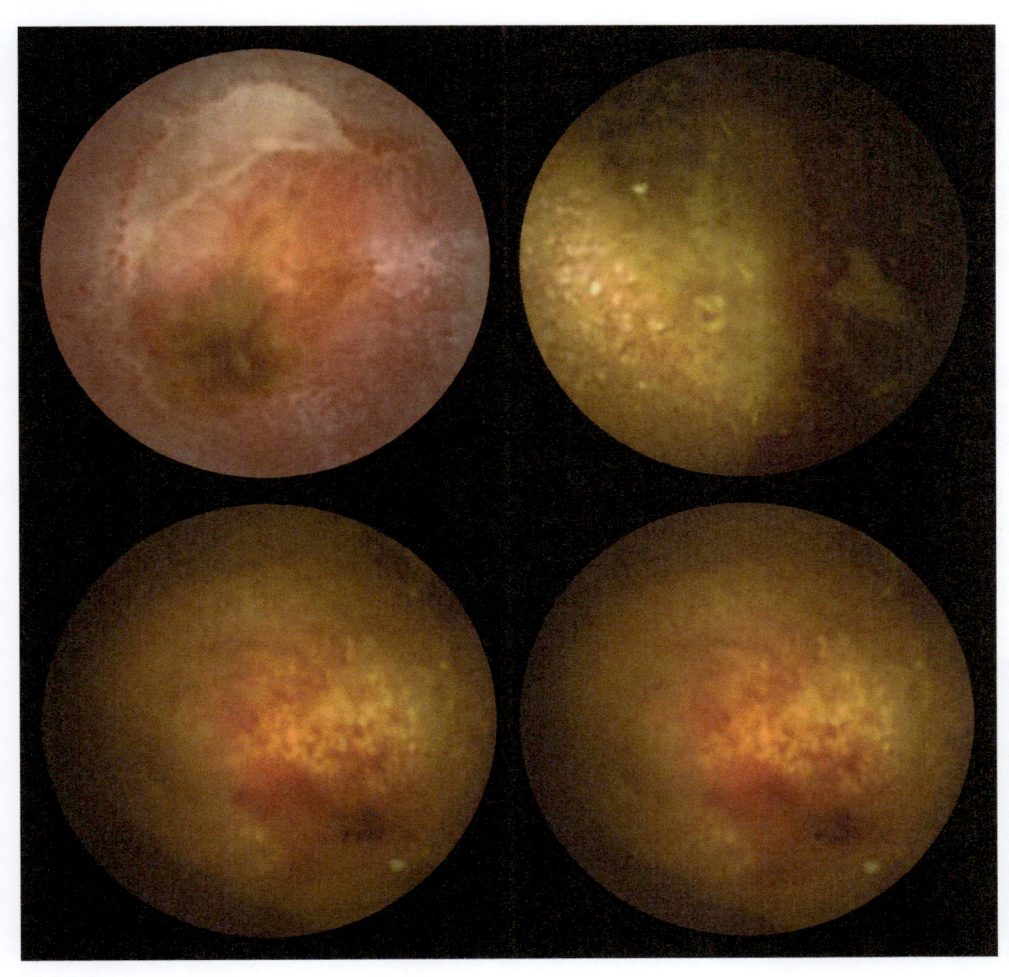

Fig. 62-14. Imagens do duodeno e do jejuno alto em exame realizado pela cápsula endoscópica. Duodeno: mucosa edemaciada, padrão linfangiectásico exacerbado, algumas erosões planas pequenas com discreto sangramento, em alguns pontos do duodeno e certo grau de estreitamento luminar pelo edema da mucosa. Discreto retardo na passagem da cápsula por este segmento, que se estende também ao jejuno alto. Foi feito o diagnóstico de enterite possivelmente infecciosa, cogitando-se também a possibilidade de enterite parasitária.

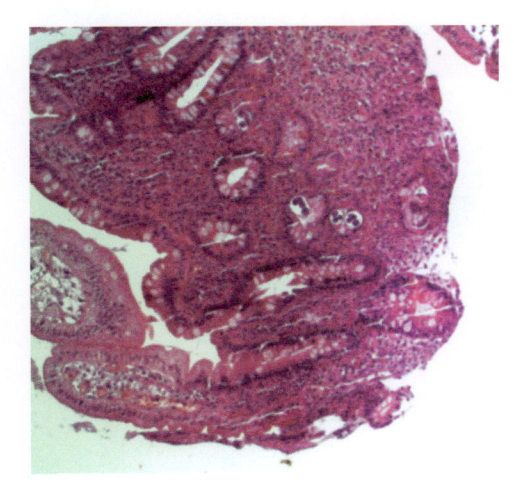

Fig. 62-15. Mucosa duodenal com vilosidades encurtadas (rel. vil/cript: 3:1) com celularidade aumentada na lâmina própria por moderado infiltrado inflamatório mononuclear e granulocítico com exocitose. Folículos linfoides hiperplásicos. Observam-se frequentes larvas de *Strongyloides stercoralis* no interior das criptas.

estabelecer-se na mucosa duodenal e/ou jejunal.[43] A mais importante manifestação é a anemia por deficiência de ferro.[42] O parasito secreta um anticoagulante que facilita sua obtenção de sangue.[44] Um quadro de prurido cutâneo pode ocorrer quando da penetração na pele, como também um quadro pulmonar quando o ciclo estiver nos pulmões. Dor epigástrica, náuseas, vômitos e diarreia, podem estar presentes e a dor epigástrica, quando presente, é intensa.[45] Eosinofilia costuma estar presente e os sintomas gastrointestinais costumam ser mais intensos nos pacientes que nunca tiveram contato anterior com o parasito. Sangramento, ocasionalmente maciço, pode ocorrer.

O diagnóstico em geral feito pelo encontro dos ovos nas fezes, ou do parasito no conteúdo duodenal, ou do parasito aderido à mucosa quando da endoscopia, ou do exame endoscópico com a cápsula endoscópica. Poder ser retirado com a pinça de biópsias durante a endoscopia (Fig. 62-16).

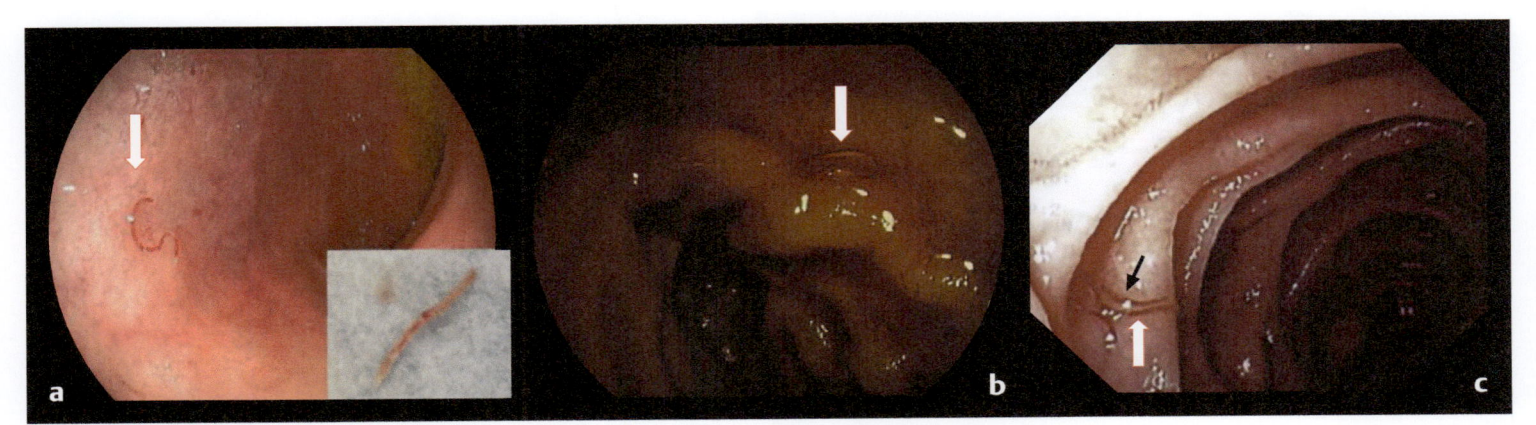

Fig. 62-16. (a-c) Três apresentações endoscópicas do *Ancilostoma duodenale* na mucosa do delgado alto.

Helmintos – Miscelânea

Uma série de outros helmintos podem acometer as pessoas e podem ser encontrados no exame endoscópico ou no material das biópsias. Muitos são grandes o suficiente para serem vistos endoscopicamente e podem ser encontrados quando de uma investigação de dor abdominal. *Schistossoma, Taenias, Anisakis, Angyostrongilus, Echinostoma, Capilaria* e *Fasciolopsis* estão descritos na literatura (Fig. 62-17 e Vídeos 62-4 a 62-7).[46,47]

Infecções por Protozoários
Cryptosporidium Parvum

Criptosporídia são protozoários parentes do *Toxoplasma*, da *Isospora* e do *Sarcoycistis*. O *Cryptosporidium parvum* é considerado o principal patógeno humano.[29] Seus cistos estão na superfície da água e se abrem no duodeno e completam seu ciclo de vida na superfície microvilositária do enterócito (Fig. 62-18).[48]

É uma causa frequente de doença diarreica autolimitada em indivíduos imunoincompetentes. Alguns relatos de países desenvolvidos e em desenvolvimento mostram que 2% nos países desenvolvidos e 8% nos em desenvolvimento têm diarreia com *Criptosporidia* nas fezes.[29,49] A manifestação clínica mais frequente é uma diarreia aquosa não sanguinolenta. Cólicas abdominais, desconforto, perda de peso e náuseas, são sintomas menos comuns. Pode causar doença diarreica de severidade variada em pacientes HIV-positivos.[50] Quatro padrões de comportamento clínico são identificados: assintomáticos, transitórios (< 2 meses), crônicos e fulminantes. Nos pacientes desta forma dita transitória, as fezes diarreicas podem exceder a 10 evacuações por dia e persistir por 2 meses. A forma fulminante resulta em severa diarreia, semelhante à da cólera, com perda de até mais de 10 L de líquido por dia, com desidratação, perda de peso e incontinência. Esta forma está associada com baixa do CD4 e pobre resposta à terapêutica.[4]

O diagnóstico pode ser feito pelo exame das fezes com testes especiais. Exame do conteúdo duodenal, retal ou do delgado pode ser também diagnóstico. O exame das fezes é mais sensível do que as biópsias retais ou duodenais em pacientes com HIV.[50]

Novas drogas estão sendo empregadas no tratamento da criptosporidiose.[51]

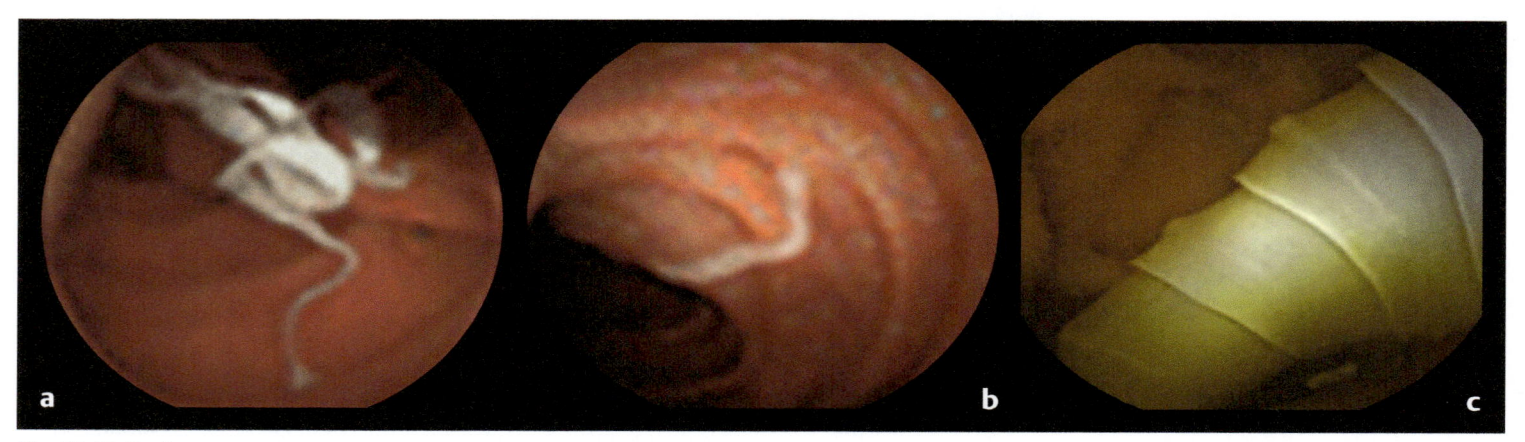

Fig. 62-17. Teníase.

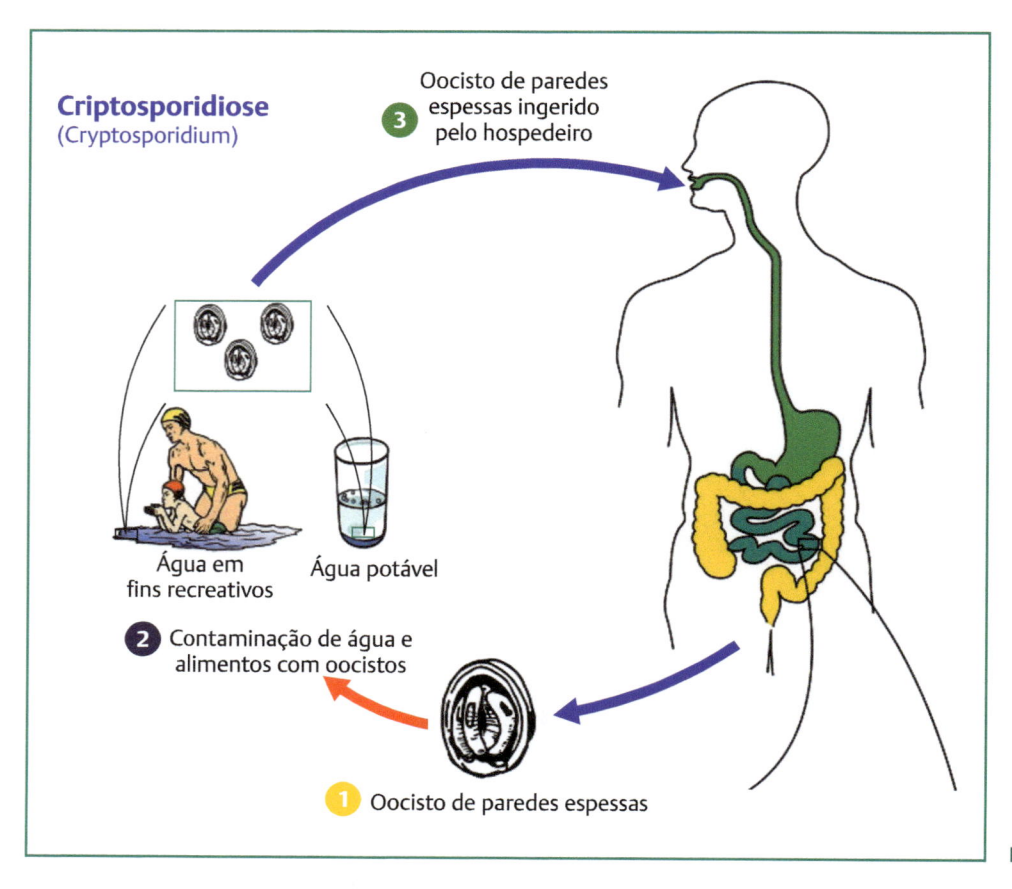

Fig. 62-18. Ciclo evolutivo de *Cryptosporidium*.

Giardia Lambdia

É um parasito intestinal comum. Nos EUA, baseado em exames de fezes, mostra uma prevalência de 7%.[52] A transmissão se dá pela água, alimentos ou de pessoa para pessoa. Viajantes para áreas endêmicas, frequentadores de *campings*, e algumas situações especiais como crianças em centros de cuidado diário (creches), e homossexuais, têm prevalência aumentada.[53] O trofozoíto é encontrado no duodeno e no intestino delgado.

A transmissão ocorre pelo cisto tetranucleado que se transforma no duodeno em duas formas trofozoítas. A contaminação ocorre semelhante à amebíase através de alimentos contaminados, líquidos, vetores mecânicos, chamando atenção pela contaminação por animais domésticos (cães e gatos) e pela falta de higiene das babás, principalmente após utilizar o banheiro e não lavar bem as mãos.

O homem após ingerir algum alimento contaminado pelo cisto de *Giardia lambdia*, este passará pelo sistema digestivo, realizando seu desencistamento a nível de intestino delgado, liberando os trofozoítos, que realizarão a colonização do intestino delgado. A divisão deste trofozoítos será por divisão binária. Se da divisão resultar em novo trofozoíto, ficará no intestino delgado, se for transformado em cisto, através do processo de encistamento, não ficará aderido à mucosa do intestino delgado, pois não tem mais o disco suctorial, sendo direcionado para sair juntamente com as fezes (Fig. 62-19).

Pode ser que junto com as fezes sejam liberados alguns trofozoítos, mas eles não resistem por muito tempo, morrendo em pouco tempo. O cisto pode durar 2 meses ou mais, dependendo das condições de umidade e oxigenação, até ser ingerido por um novo hospedeiro, que pode ser o homem ou algum outro tipo de animal mamífero.

As síndromes clínicas associadas à giardíase são: a) estado de portador assintomático; b) sintomas leves como flatulência, dispepsia, dor epigástrica, perda de peso, constipação ou diarreia; c) doença severa com má-absorção.[4] Os pacientes assintomáticos e os pacientes com sintomas leves, frequentemente têm biópsias normais, ao passo que os pacientes com doença severa têm mucosa anormal. Doença subjacente do delgado pode estar presente como *sprue*, deficiência de imunoglobulina A e hiperplasia nodular linfoide.[54,55] Têm sido relatados sintomas de doença biliar e de hepatite granulomatosa.[5,56]

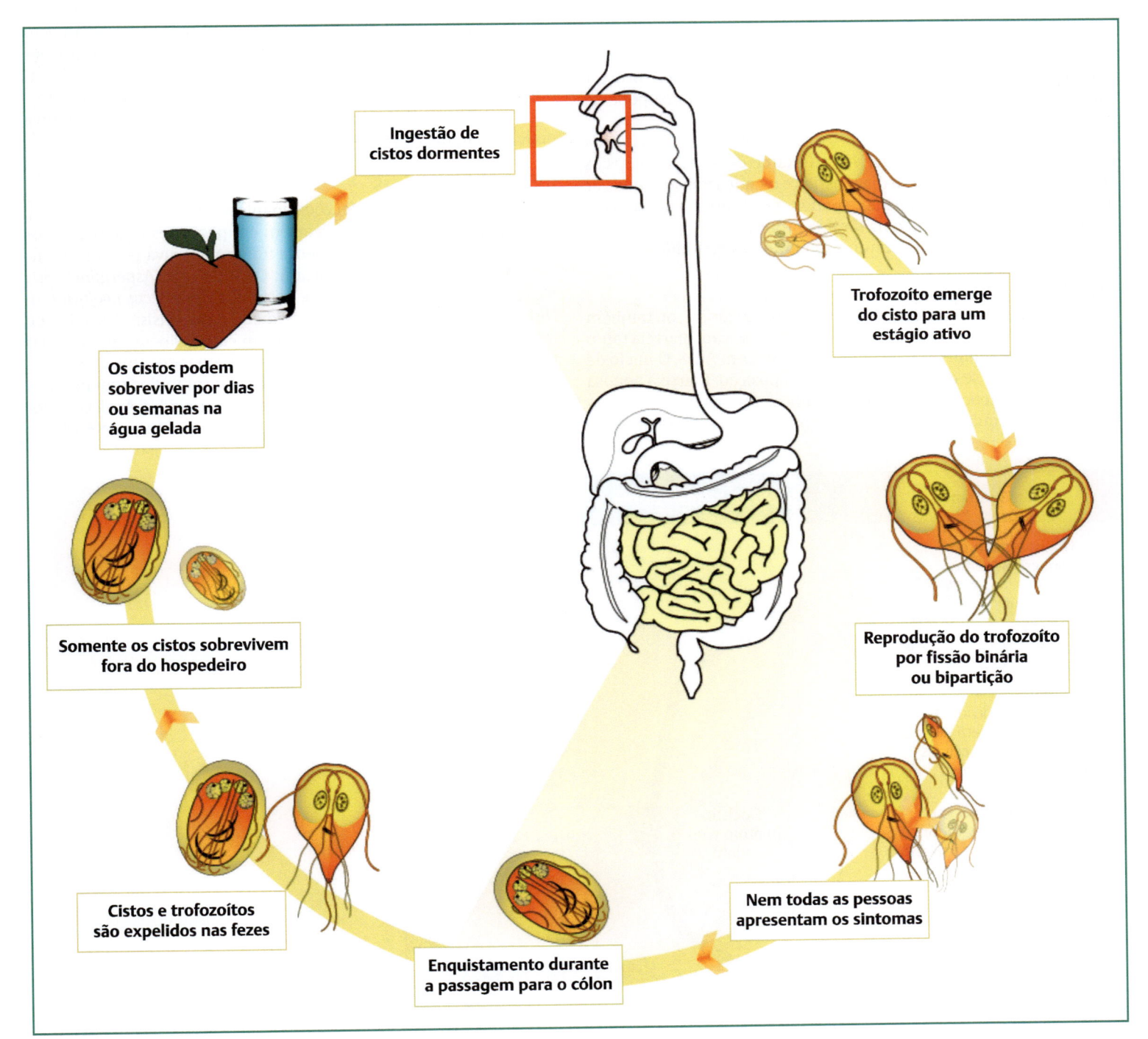

Fig. 62-19. Ciclo evolutivo de *Giardia lambdia*.

O diagnóstico frequentemente é feito com a pesquisa do agente nas fezes, mas este encontro é muito impreciso, relatando a literatura positividade nas fezes apenas em 20% a 50% daqueles pacientes nos quais o agente foi detectado na aspiração de secreção duodenal.[57,58] A aspiração de fluido intestinal pode ser feita por intubação nasoduodenal, ou durante a endoscopia do duodeno. Pode também o microrganismo ser detectado no tecido obtido de biópsias do duodeno durante a endoscopia. Outras técnicas imunodiagnósticas foram desenvolvidas na busca de um diagnóstico mais acurado.

Autores têm mostrado que a giardíase pode cursar com sintomatologia dispéptica,[59] o que fortalece pensar nesta entidade em pacientes dispépticos nos quais outros achados não são evidenciados.

Isospora Beli

A infecção ocorre após a ingesta de água ou alimentos contaminados. Os cistos são encontrados dentro enterócito. Causa diarreia autolimitada em adultos sadios contaminados, podendo causar diarreia aquosa crônica em indivíduos normais mas, mais marcadamente, em pessoas imunodeprimidas (Fig. 62-20).[58]

O início dos sintomas ocorre uma ou mais semanas após a ingesta dos cistos. Especialmente em hospedeiros comprometidos, mas também em não comprometidos, uma diarreia aquosa prolongada frequentemente se instala, acompanhada de gases, dor abdominal em cólicas, e anorexia. Febre e eosinofilia periférica podem ocorrer e a evidência de má-absorção de gorduras e carboidratos pode-se manifestar.[60]

Para o diagnóstico, o exame de fezes pode demonstrar os cistos característicos. Em casos negativos ao exame de fezes, as biópsias endoscópicas podem fazer o diagnóstico e o endoscopista pode ver um achatamento das vilosidades e pode ser encontrado um processo inflamatório inespecífico na lâmina própria.[60]

As recidivas são muito comuns em imunossuprimidos.

Cyclospora Caytanensis

Previamente conhecidas como "like-cianobactérias", ou também algas verde azuladas, lembra *Criptosporidia*. Provocam diarreia tanto em imunocompetentes quanto em indivíduos com AIDS. O início da diarreia em geral se dá 1 semana após a exposição. Diarreia aquosa sem sangue ou leucócitos, em geral em hospedeiros imunocompetentes, tem um quadro que se resolve em 1 semana sem tratamento.

Mas pode levar diversas semanas e isto não é incomum. Em imunossuprimidos, a diarreia pode ser crônica, aquosa e semelhante a outras causas, podendo haver perda de peso e má-absorção.[61]

O diagnóstico usual é pelo exame das fezes com uma técnica altamente eficaz.[62] Endoscopia pode demonstrar enantema duodenal e aspirados duodenais podem demonstrar o agente. As biópsias podem mostrar atrofia das vilosidades e hiperplasia das criptas.

Infecções Virais

Cytomegalovirus

É um importante patógeno intestinal em pacientes imunocomprometidos,[63] mas pode raramente promover doença em indivíduos não comprometidos imunológicamente.[64] Pode acometer o intestino delgado mas pode acometer também outros segmentos do tubo digestivo (esôfago, cólon). No esôfago promove a formação de profundas ulcerações que levam a quadros de severa odinofagia ou disfagia. No cólon promove colites. Dor abdominal, febre e perda de peso são os achados clínicos mais frequentes quando há comprometimento intestinal. Sangramento, úlcera perfurada e obstrução intestinal são formas complicadas de apresentação do CMV no delgado.[65,66] O aspecto endoscópico pode variar desde uma mucosa de aspecto normal, até uma mucosa espessada, avermelhada e com ulcerações que podem ser profundas. Inclusões intracitoplasmáticas ou intranucleares são as apresentações histológicas que permitem diagnóstico.[66,67] Múltiplas biópsias são recomendadas, a imunoistoquímica pode ajudar, mas o PCR parece ser o mais sensível.[68]

Infecções Fúngicas

São muito raras as infecções do intestino delgado por fungos e os casos relatados em geral ocorrem em pacientes imunocomprometidos.[6] Diversos tipos de doença fúngica invasiva podem ser encontrados. Entre elas se destacam: *Candida* spp., *Aspergillus* spp., *Phycomicetes (Mucor, Rhizopus,* e *Absidia), Criptococcus neoformans, Histoplasma capsulatum* e *Paracoccidiodis brasiliensis*,[69,70] sendo que o *Histoplasma* e o *Paracoccioidis* podem causar doença em pessoas não imunocomprometidas e que estão em zonas endêmicas. Pacientes com doenças malignas ou em situação de granulocitopenia após quimioterapia são pessoas mais comumente atingidas. A infecção por *Candida* é frequentemente reconhecida em pacientes com AIDS.[71]

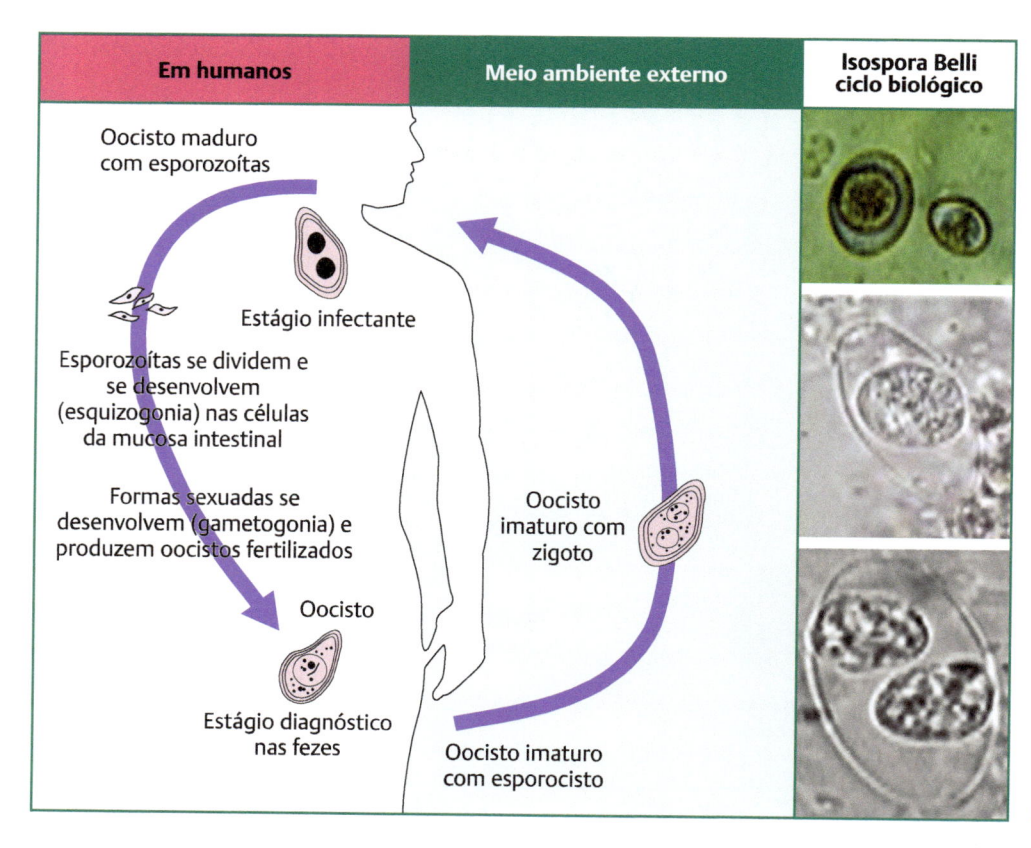

Fig. 62-20. Ciclo Biológico de *Isospora belli*.

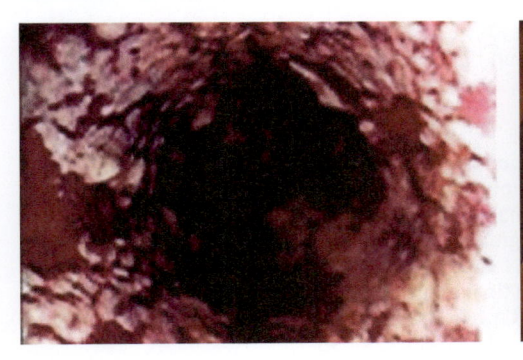

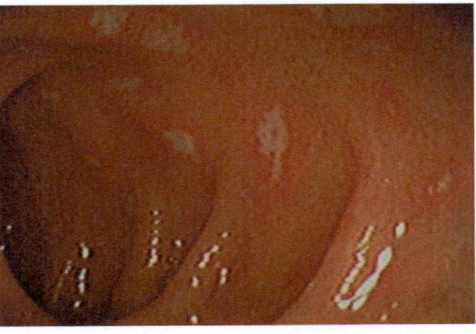

Fig. 62-21. Aspecto endoscópica da candidíase intestinal. (Dr. Alan Niemies MedPlus 2016.)

Diarreia, dor abdominal e hemorragia digestiva a partir de erosões do delgado são manifestações clínicas que podem acontecer. Podem mimetizar doença de Crohn. A infecção pelo *Histoplasma* pode promover uma enteropatia perdedora de proteínas e a *Candida* e o *Aspergilus* podem promover enterocolite necrotizante.

O supercrescimento de *Candida* pode levar a diarreia, principalmente na faixa infantil, em crianças mal nutridas e em etilistas.

O diagnóstico muitas vezes é difícil. As culturas não são bom método diagnóstico. A *Candida* pode estar presente em indivíduos sem qualquer quadro clínico. Embora se consiga hoje explorar todo o delgado com a cápsula endoscópica e a enteroscopia, o diagnóstico deste tipo de infecção só é feito em casos de alta suspeita clínica (Fig. 62-21).

Microsporidia

Previamente considerada como um protozoário, hoje é classificada como uma infecção fúngica.[65,72-74] Há muitos diferentes tipos e dois deles podem causar doença intestinal humana: *Enterocytozoon bieunesi* e *Septata intestinalis*. Novamente é importante como patógeno em pacientes com AIDS. Autores referem que pode ser causa de doença em outras pessoas imunossuprimidas e raramente em pessoas imunocompetentes.[60] Pouco se sabe sobre o curso da doença em pessoas imunocompetetes. Em pacientes com AIDS e com CD4 < 100/mm^3 uma doença diarreica crônica pode ocorrer, associada a perda de peso e anorexia. A diarreia pode ser intermitente e piorar pela manhã. Há indivíduos que são infectados por microsporídia mas não têm diarreia. A infecção por microsporídia parece ser um fator de contribuição em certas doenças biliares incluindo colecistite alitiásica e colangiopatia em pacientes com AIDS.[65,72-74] A *Septata intestinalis* pode invadir a mucosa intestinal e se disseminar para rins, bexiga, fígado, pulmão e outros sítios.

A microscopia eletrônica é o padrão-ouro para diagnóstico e é importante para a diferenciação das espécies, mas também é possível detectar em amostras de fezes e também nas biópsias obtidas por endoscopia. Biópsias do delgado mais distal parecem fornecer maior ajuda diagnóstica do que biópsias do duodeno. Não há alterações grosseiras vistas pelo endoscopista, mas um espectro de alterações histopatológicas pode ser descrito, desde um epitélio aparentemente preservado até atrofia de vilosidades, alongamento das criptas, infiltrado linfocítico intraepitelial e variados graus de injúria do enterócito.[65,72-74]

REFERÊNCIAS BIBLIOGRÁFICAS

1. Trier JS. Acute diarrheal disorders. In: Greenberger MJ (ed.). Current diag and treatment. New York: McGraw Hill Medical; 2012. p. 47-67.
2. Thielman NM, Guerrant RL. Clinical practice. Acute infectious diarrhea. N Engl J Med 2004;350:38-47.
3. Rossignol JF, Ayoub A, Ayers MS. Treatment of diarrhea caused by Giardia intestinalis and Entamoeba histolytica or E. dispar: a randomized, double-blind, placebo-controlled study of nitazoxanida. J Inf Dis 2001;184:381-4.
4. Green PHR, Rosemberg RM. Infectious diseases of the small intestine. In: Di Marino Jr, Benjamim AJ (eds.). Gastrointestinal disease: an endoscopic approach. Massachusets, EUA: Blackwell Science, Inc; 1997. Cap. 38. p. 499-510.
5. Kamuth KR, Murugasu R. A comparative study of four methods for detecting Giardia lamblia in children with diarrheal disease and malabsorption. Gastroenterology 1974;66:16-21.
6. Roberts WG, Green PHR, Ma J et al. Prevalence of cryptosporidiosis in patient undergoing endoscopy. Evidence for an asymptomatic carrier state. Am J Med 1989;87(5):537-9.
7. Milder JE, Walzer PD, Kilgore G et al. Clinical features of Strongyloides stercoralis infection in an endemic area of the United States. Gastroenterology 1981;80:1481-8.
8. Trujillo A, Cello JP, Scott MK et al. Correlation of endoscopic and histopathologic abnormalties of the duodenum in patients with HIV/AIDS. Am J Gastroenterol 1995;90:1633.
9. Snider DE, Roper WL. The new tuberculosis. N Engl J Med 1992;326:703-5.
10. Marshall JB. Tuberculosis of the gastrointestinal tract and peritoneum. Am J Gastroenterol 1993;88:989-99.
11. Palmer KR, Patil DM, Pasran GS et al. Abdominal tuberculosis in urban Britain – A common disease. Gut 1985;26:1296-305.
12. Jakubowski A, Elwood RK, Enarson DA et al. Clinical features of abdominal tuberculosis. J Infect Dis 1988;158:687-92.
13. Ah W, Sikora SS, Banerjee D et al. Gastroduodenal tuberculosis. Aust NZ J Surg 1993;63:466-7.
14. Tabriskey J, Lindstrom RR, Peters R et al. Tuberculosis enterites. Review a protean disease. Am J Gastroenterol 1975;63:49-57.
15. Guth AA, Kim V. The reapparence of abdominal tuberculosis. Surg Gynecol Obstet 1991;172:432-6.
16. Segal J, Tim LO, Miwis J et al. Pitffals in the diagnosis of gastrointestinal tuberculosis. Am J Gastroenterol 1981;75:30-5.
17. Sharp JF, Golman M. Abdominal tuberculosis in East Birmingham. A 16 year study. Post Grad Med J 1987;63:539-46.
18. Sherman S, Rohwedder JJ, Ravikrishnan KP, Weg JG. Tuberculosis enteritis and peritonitis. Report of 36 general hospital cases. Arch Int Med 1980;140:506-8.
19. Vij JC, Ravesh GN, Choudhary V, Malhotra V. Endoscopic ballon dilation of tuberculosis duodenal strictures. Gastroint Endosc 1992;38:510-1.
20. Anthony MA, Brandt LJ, Klein R, Bernstein LH. Infectious diarrhea in patients with AIDS. Dig Dis Sci 1988;33:1141-6.
21. Prantera C, Kohn A, Mangiarotti R et al. Anti-mycobacterial therapy in Crohn's disease. Results of a controlled, double-blind trial with a multiple antibiotic regimen. Am J Gastroenterol 1994;89:513-8.
22. Poorman JC, Katon RM, Small bowel involvement by Mycobacterium avium complex in a patient with AIDS: Endoscopic, histologic and radiographic similarities to Whipple's disease. Gastroint Endosc 1994;40:753-9.
23. Gray JR, Rabeneck L. Atypical mycobacterial infection of gastrointestinal tract in AIDS patients. Am J Gastroenterol 1989;84:1521-4.
24. Nunes PP et al. Apresentacao da doença de Wiplle como Linfoma. J Port Gastrenterol 2011 May;18(3).
25. Saul C, Torresini RA. Doença de Wipple: Relato de caso. Sessão de vídeos. Anais da XI UEGW. Madrid, Espanha, 2004 Out.
26. Cover TL, Aber RC. Medical progress: Yersinia enterocolitica. N Engl J Med 1989;321:16-24.
27. Rutgeerts P, Geboes K, Ponette et al. Acute infective colitis caused by endemic pathogens in western Europe: Endoscopic features. Endoscopy 1982;14:212-9.
28. Matsumoto T, Lida M, Matsui T et al. Endoscopic findings in Yersinia enterocolitica enterocolitis. Gastrointest Endosc 1990;36:583-7.
29. Fayer B, Ungar LP. Cryptosporidium spp and cryptosporidiosis. Microbiol Rev 1986;50:458-83.
30. Ekberg O, Sjöström B, Brahme F. Radiological findings in Yersinia ileitis. Radiology 1977;123(1):15-9.

31. Abrams GD. Infectious disorders of the intestine. In: Ming S, Goldmann H (eds.). Pathology of the gastrointestinal tract. Philadelphia: Saunders; 1992. p. 621-42.
32. Fulner HS, Heumpfener HR. Intestinal helminths in Eastern Kentucky: a survey in three rural countries. Am J Trop Med Hyg 1965;14:269.
33. Pawlovski ZS. Ascariasis. Clin Gastroenterol 1978;7:157-78.
34. Saul C, Pias V, Jannke HA, Braga NHM. Endoscopic removal of Ascaris lumbricoides from the commom bile duct. Am J Gastroenterol 1984;79:725-7.
35. Filmo EC. Strongyloidiasis. Clin Gastroenterol 1978;7:179.
36. Gill GV, Bell DR. Strongyloides stercoralis infection in former Fat East prisioners of war. Brit Med J 1979;2:572-4.
37. Brasitus TA, Gold RP, Kay RH et al. Intestinal strongyloidiasis: a case report and review of the literature. Am J Gastroenetrol 1980;73:65-9.
38. Bhatt BD, Cappell MS, Smillow PC et al. Recurrence massive gastrointestinal hemorrhage due to Strongyloides stercoralis infection. Am J Gastroenetrol 1990;85:1034-6.
39. de Paola D, Dias LB, da Silva JR. Enteritis due to Strongyloides stercoralis. A report of five fatal cases. Am J Dig Dis 1962;7:1086-98.
40. Shehan DG, Rotterdam H. Strongyloidosis. In: Rotterdam H, Shehan DG, Sommers SC (eds.). Biopsy diagnosis of the digestive tract, 2nd ed. New York: Ravwen; 1993. p. 417-9.
41. Saul C, Barcellos H. Estrongiloidíase intestinal: Sessão de casos (apresentação). Anais do VI ENLACE (Encontro Latino-Americano de Cápsula Endoscópica e Enteroscopia). Buenos Aires, 2014 Out.
42. Miller TA. Hookworm infection in man. Adv Parasitol 1979;17:315-84.
43. Shad GA, Banwell JG. Hookworms. In: Warren KS, Mahmoud AF (eds.). Tropical and, geographical medicine. New York: McGraw Hill; 1984. p. 359-72.
44. Hotez PF, Cerami A, Secretion of a proteolytic anticoagulants by Ancilostoma hookworms. J ExpMed 1983;157:1594-603.
45. Maxwell C, Hussain R, Nutmann TB et al. The clinical and immunological responses of normal human volunteers to low dose hookworm (Necator americanus) infection. Am J Trop Med Hyg 1987;37:126-34.
46. Cheever AW, Kamel IA, Elwi AM et al. Schistossoma mansoni and S. haematobium infections in Egypt. III. Extra-hepatic pathology. Am J Trop Med Hyg 1978;27:55-75.
47. Parson RD. Parasitic diseases: helminths. In: Yamada T (ed.). Textbook of gastroenterology. 2nd ed. Philadelphia: Lippincott; 1995. p. 2362-79.
48. Marcel MA, Madara JL. Cryptosporidium Cellular localization, structural analysis of absorptive cell-parasite membrane-membrane interactions in guinea pigs, and suggestion of protozoan transport by the cells. Gastroenterology 1986;90:583-94.
49. Mathau MM, George R, Venkatesan S et al. Cryptosporidium and diarrhea in Southern Indian children. Lancet 1985;2:1172-5.
50. Blanshard C, Jackson AM, Shanson DC et al. Cryptosporidiosis in HIV-seropositive patients. Q J Med 1992;85:813-23.
51. Smith HV, Corcoran GD. New drugs for the treatment for cryptosporidiosis. Curr Opin Infest Dis 2004;17:557-64.
52. Boyd WP Jr, Bachmann BA. Gastrointestinal infections in the compromised host. Med Clin North Am 1982;66:743-53.
53. Barbour AG, Nichols RC, Fukushima T. An outbreak of giardiasis in a group of campers. Am J Trop Med Hyg 1976;25:384-9.
54. Raizman RE. Giardiasis: an overview of the clinician. Dig Dis 1976;21:1070-4.
55. Ament ME, Rubin CE. Relation of giardiasis to abnormal intestinal structure and function in gastrointestinal immunodeficiency syndromes. Gastroenterology 1972;62:216-26.
56. Goldstein F, Thornthon JJ, Szydlowski T. Biliary tract dysfunction in giardiasis. Am J Diagn Dis 1978;23:559-60.
57. Kerlin P, Ratnaike RN, Butler R et al. Prevalence of giardiasis: A study at upper gastrointestinal endoscopy. Dig Dis 1978;23:940-2.
58. Shaffer N, Moore L. Chronic traveler's diarrhea in a normal host due to Isospora belli. J Infect Dis 1989;159:596-7.
59. Carr M, Ma J, Green PHR. Giardia lamblia in patients undergoing endoscopy. Lack of evidence for a role in non-ulcer dyspepsia. Gastroenterology 1988;95:972-4.
60. Brandborg LL, Goldsberg SB, Breindenbach WC. Human coccidiosis: a possible cause ofmalabsortion. N Engl J Med 1970;283:1306-13.
61. Shlim DR, Cohen MT, Eaton M et al. An algae-likeorganism associated with an outbreak of prolonged diarrhea among foreigners in Nepal. Am J Trop Med Hyg 1991;45:383-9.
62. Wurtz R. Cyclospora: A newly identified intestinal pathogen of humans. Clin Infect Dis 1994;18:620-3.
63. Cohen JI, Corey GR. Cytomegalovirus infection in the normal host. Medicine (Baltimore) 1985;64:100-14.
64. Cheung NA, Ng IO. Cytomegalovirus infection in the gastrointestinal tract in non-AIDS patients. Am J Gastroenterol 1993;88:1882-6.
65. Fernandes B, Brunton J, Kowen I. Ileal perforation due to cytomegalovirus enteritis. Can J Surg 1986;29:453-6.
66. Goodgame RW, Genta RM, Estrada R et al. Frequency of positive tests for cytomegalovirus in AIDS patients: Endoscopic lesions compared with normal mucosa. Am J Gastroenterol 1993;88:338-343.
67. Hackman RC, Wolford JL, Gleaves CA et al. Recognition and rapid diagnosis of upper gastrointestinal cytomegalovirus infection in narrow transplant recipients: a comparison of seven virologic methods. Transplantation 1994;57:231-7.
68. Desportes I, Le Charpentier Y, Galian A et al. Occurrence of a new microsporidian: Enterocytozoon bienusi n.g., n. sp, in the enterocytes of a human patient with AIDS. J Protozool 1985;32:250-4.
69. Chretien JH, Garagusi VE. Current management of fungal enteritis. Med Clin North Am 1982;66:675-87.
70. Washington K, Gottfried MR,WilsonML. Gastrointestinal cryptococcosis. Mod Pathol 1991;4:707-11.
71. Prescott RJ, HarrisM, Banerjee SS. Fungal infections of the small and large intestine. J Clin Pathol 1992;45:806-11.
72. Weber R, Bryan RT, Schwartz D, Owen RL. Humanmicrosporidial infections. Clin Microbiol Rev 1994;7:426-61.
73. Orenstein JM, Dieterich DT, Kotles DP. Systemic dissemination by a newly recognized intestinal microsporidia species in AIDS. AIDS 1992;6:1143-50.
74. Cali A, Kotler DP, Orenstein JM. Septata intestinalis N. G. Sp., an intestinal microsporidium associated with chronic diarrhea and dissemination in AIDS patients. J Euk Microbiol 1993;40:101-12.

63 Intestino Delgado – Anatomia Alterada

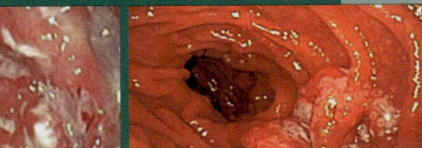

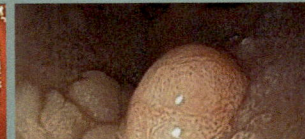

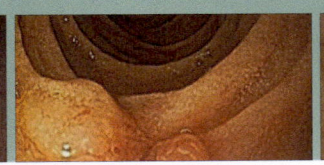

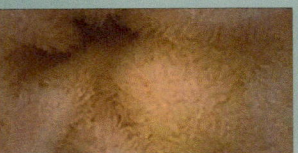

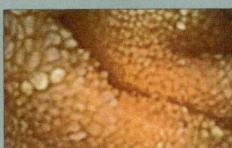

Christiano Makoto Sakai ■ Robson Kiyoshi Ishida ■ Rogério Kuga

INTRODUÇÃO

O intestino delgado é dividido em três partes: duodeno, jejuno e íleo. O duodeno possui cerca de 20 cm e o segmento jejunoileal mede cerca de 6 a 7 metros de comprimento, a depender da constituição do indivíduo. No entanto, devido à sua elasticidade, o comprimento pode ser diferente em indivíduos vivos e cadáveres. Não existe um marco preciso na transição jejuno-ileal, no entanto se define que o jejuno compõe cerca de 40% do segmento proximal e o íleo, o restante dos 60% do intestino delgado. O seu diâmetro possui cerca de 20 a 25 mm no segmento proximal e diminui progressivamente até cerca de 10 a 15 mm no íleo terminal.[1]

Do ponto de vista fisiológico, apesar de ser uma víscera pouco avaliada endoscopicamente, ele é o único órgão do tubo digestivo que é essencial à manutenção da vida, devido à sua capacidade absortiva das inúmeras vilosidades microscópicas, assim como a sua função endócrina.

Ressecções e alterações da anatomia, intencionais ou não, que incluem o intestino delgado, provocam desvio no trânsito alimentar e excluem órgãos da passagem dos alimentos, geram segmentos disabsortivos e em algumas situações ambientes propícios para a proliferação bacteriana.

Com o advento da enteroscopia *overtube* assistida, com ou sem balão, situações de anatomia cirurgicamente alterada do intestino delgado passaram a ser passíveis de avaliação endoscópica, com possibilidade de alcance dos órgãos exclusos do trânsito.[2]

ANATOMIA CIRURGICAMENTE ALTERADA

Cirurgias gástricas com ressecção parcial ou total do estômago, habitualmente incluem o intestino delgado na reconstrução do trânsito. As gastrectomias mais habituais como à Billroth II e em Y de Roux, geram segmentos exclusos do trânsito alimentar. A enteroscopia *overtube* assistida pode ser útil no acesso da alça jejunal aferente longa até o coto duodenal na Billroth II, assim como na alça jejunal biliopancreática na reconstrução em Y de Roux.

A anatomia alterada em Y de Roux também é configurada na cirurgia bariátrica mais amplamente realizada, a gastroplastia redutora em Y de Roux. O acesso dos segmentos fora do trânsito alimentar como a alça jejunal biliopancreática, duodeno e estômago exclusos, são avaliados endoscopicamente somente pela enteroscopia *overtube* assistida (Fig. 63-1), permitindo o diagnóstico e a terapêutica endoscópica.[3,4] Nestes casos, a cápsula endoscópica só avaliaria as alças jejunais alimentar e comum, já que percorre o fluxo alimentar e o peristaltismo fisiológico. Outras técnicas cirúrgicas bariátricas como a cirurgia de Scopinaro e a duodenal *Switch* não permitem, na maioria das vezes, o acesso da alça biliopancreática exclusa com os enteroscópicos *overtube* assistidos, devido ao comprimento da alça alimentar.

A exclusão do trânsito de alças do intestino delgado, pode levar à proliferação bacteriana. O acesso endoscópico possibilitado pelos aparelhos de enteroscopia profunda permitem estudos cada dia mais modernos, com maior sensibilidade e especificidade nos diagnósticos de patologias como a síndrome do supercrescimento bacteriano.[5] Atualmente, novos métodos de análise das amostras da mucosa gástrica e secreções introduziram a endoscopia no plano molecular.[6]

A possibilidade terapêutica pelo canal de trabalho dos enteroscópios *overtube* assistidos, assim como a capacidade controlada de acesso às alças exclusas, permitem não somente biópsias, hemostasias e ressecções habituais, mas também a terapêutica biliopancreática. Derivações biliodigestivas em Y de Roux confeccionados pós-lesões e estenoses de via biliar ou transplante hepático, assim como gastroduodenopancreatectomias com reconstrução em Y de Roux e a técnica de alça aferente biliopancreática única e longa à Whipple, são passíveis de possibilidade de terapêutica endoscópica[7,8] (Figs. 63-2 a 63-4). No entanto, temos limitações de acessórios endoscópicos devido ao longo comprimento do tubo de inserção (200 cm), ou seja, o acessório deve ter pelo menos 230 cm para que alcance a extremidade distal do aparelho. Esta limitação foi melhorada com a disponibilidade do enteroscópio de duplo balão "curto" (EC450BI) que possui tubo de inserção de 160 cm, permitindo o uso dos acessórios endoscópicos para via biliar.[9] Uma outra limitação para o uso dos acessórios é o calibre máximo permitido, limitado pelo diâmetro do canal de trabalho de 2,8 mm. Um modelo recente de enteroscópio de duplo balão possui canal de trabalho de 3,2 mm (EN580T, *Fujinon*), melhorando o arsenal de acessórios endoscópicos compatíveis. Devido ao mencionado, o procedimento endoscópico sobre a via biliopancreática com o uso de enteroscópio *overtube* assistido em situações de anatomia alterada do intestino delgado possui vários desafios.

Para a abordagem endoscópica nos pacientes com anatomia alterada do intestino delgado, o passo inicial é conseguir um relatório cirúrgico detalhado no que se refere ao tipo de reconstrução, comprimentos estimados das alças intestinais, tipos de anastomoses intestinais (laterolateral, terminolateral, terminoterminal). O desafio seguinte é conseguir alcançar o local almejado, como a anastomose biliodigestiva ou a papila duodenal maior intacta. Em seguida, o desafio é acessar a via biliar e fazer o diagnóstico colangiográfico, lembrando que estamos trabalhando com o enteroscópio que possui visão frontal. E, por último, seria proceder a terapêutica endoscópica com toda a dificuldade proporcionada pelo comprimento e instabilidade do enteroscópio e a gama de acessórios endoscópicos limitados. Skinner *et al.*[7] relataram em revisão sistemática de colangiografia endoscópica com o uso do enteroscópio de duplo balão (*ERCP-DBE*) que o sucesso do procedimento, ou seja, alcançar o local desejado, fazer o diagnóstico colangiográfico e ainda proceder a terapêutica sobre a via biliar é de cerca de 74%, num *pool* de casos que envolviam diversas anatomias em Y de Roux (gastroplastias e gastrectomias), gastrectomias Billroth II com alça jejunal aferente longa, anastomoses biliodigestivas, gastroduodenopancreatectomias e situações pós--transplante hepático.

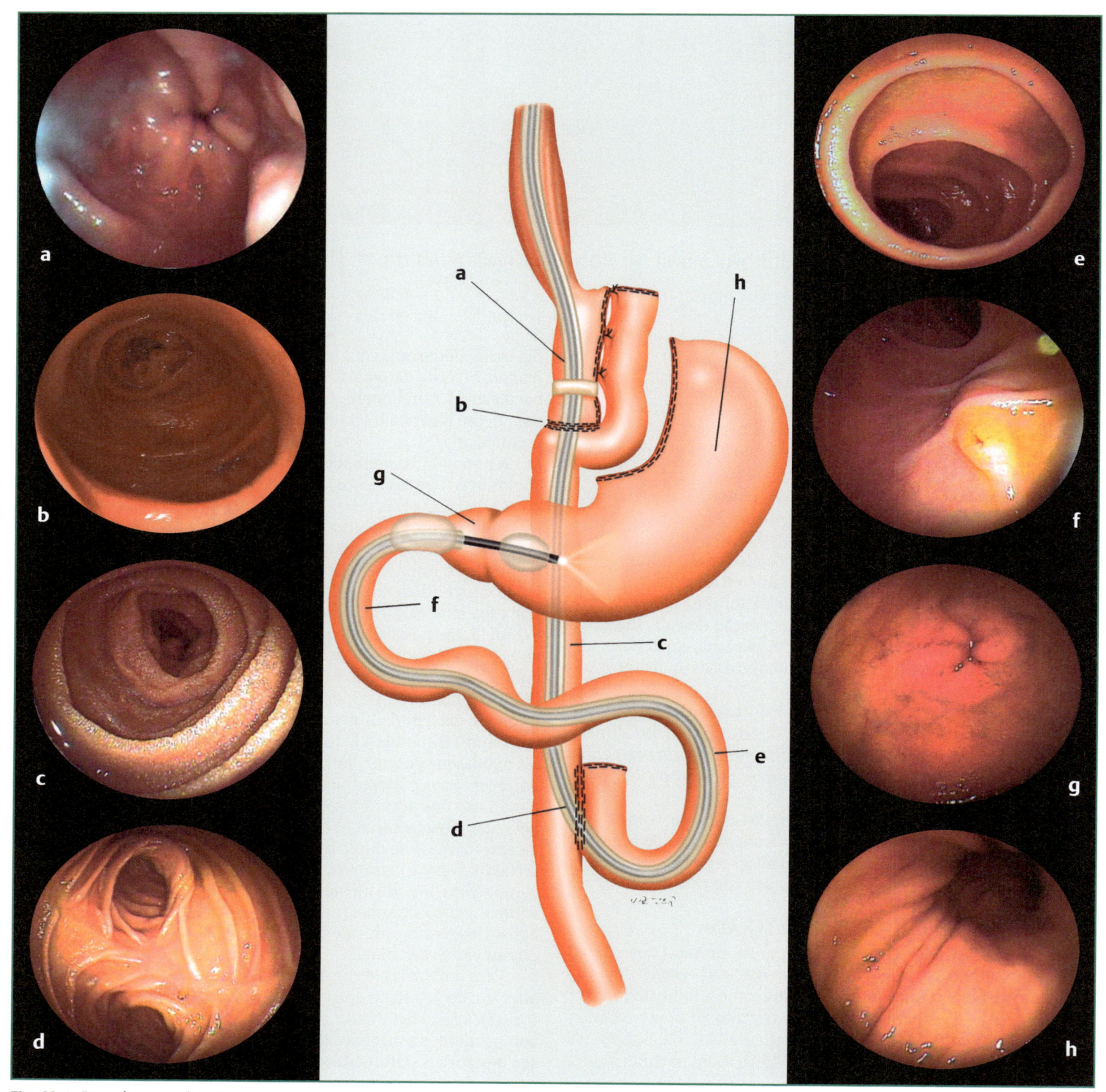

Fig. 63-1. Desenho central: trajeto percorrido pelo enteroscópio de duplo balão até o estômago excluso pós-cirurgia bariátrica em Y de Roux; (**a**) coto gástrico proximal; (**b**) anastomose gastrojejunal; (**c**) alça jejunal alimentar; (**d**) anastomose jejunojejunal; (**e**) alça jejunal biliopancreática; (**f**) duodeno excluso e papila duodenal maior; (**g**) piloro sob visão do bulbo duodenal; (**h**) estômago excluso.

A mobilidade do intestino delgado dentro da cavidade abdominal gera dificuldades ao acesso endoscópico de todo órgão quando utilizamos aparelhos flexíveis. Tal situação, associada à anatomia cirurgicamente alterada pelos diversos tipos de reconstrução e comprimentos das alças intestinais envolvidas, torna o procedimento enteroscópico ainda mais desafiador. O desenvolvimento de novas tecnologias automatizadas como o enteroscópio em espiral,[10] em conjunto com o desenvolvimento de novos acessórios para tal fim, podem impulsionar ainda mais o método e a resolutividade dos casos clínicos que necessitam destas tecnologias.

O enteroscópio motorizado em espiral, no início, era utilizado em pacientes com anatomia alterada, entretanto, um estudo recente multicêntrico demostrou que o método pode ser utilizado, sem aumento de eventos adversos graves nessa população (p. ex.: pacientes com reconstrução em Y de Roux).[11]

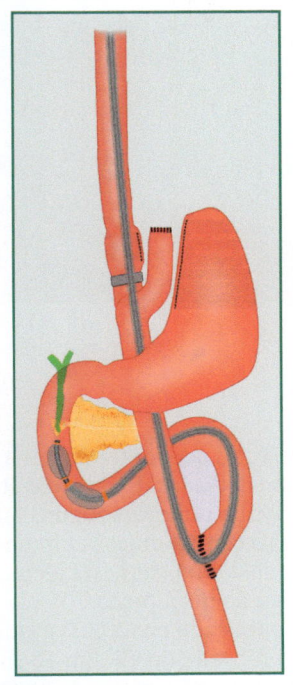

Fig. 63-2. Enteroscopia de duplo balão com colangiografia endoscópica retrógrada em gastroplastia em Y de Roux pós-cirurgia bariátrica.

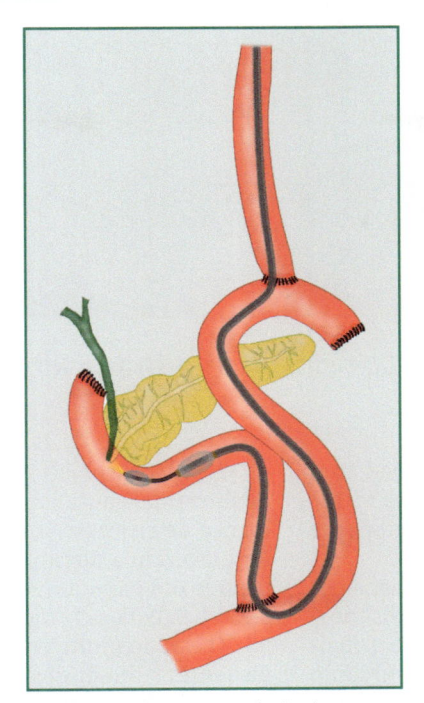

Fig. 63-3. Enteroscopia de duplo balão com colangiografia endoscópica retrógrada em gastrectomia total com reconstrução em Y de Roux.

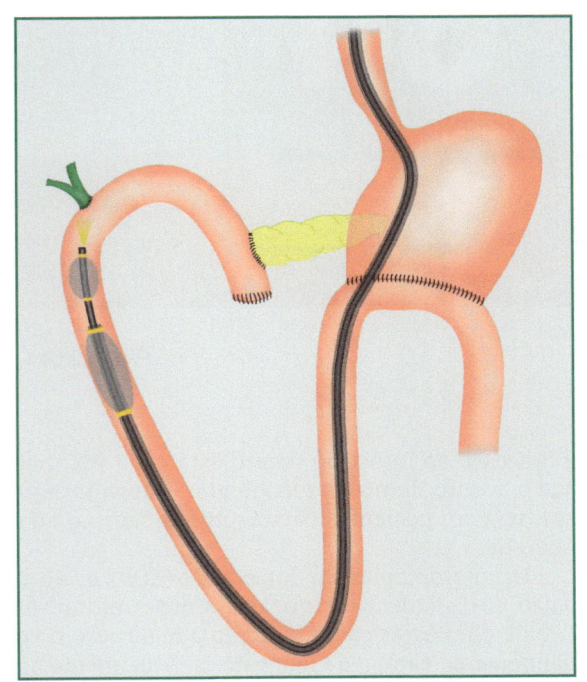

Fig. 63-4. Enteroscopia de duplo balão com colangiografia endoscópica retrógrada em gastroduodenopancreatectomia com reconstrução pela técnica de Whipple.

REFERÊNCIAS BIBLIOGRÁFICAS

1. Jean-Paul-Chevrel. Anatomy of the jejunum and ileum. In: Wastell C, Nyhus LM, Donahue PE. Surgery of the esophagus, stomach and small intestine Fifth Edition. Boston, USA: Editora Little, Brown and Company, 1995. p. 784-790.
2. Yamamoto H, Sugano K. A new method of enteroscopy – the double-balloon method. Can J Gastroenterol 2003 Apr;17(4):273-4.
3. Kuga R, Safatle-Ribeiro AV, Faintuch J et al. Endoscopic findings in the excluded stomach after Roux-en-Y gastric bypass surgery. Arch Surg 2007 Oct;142(10):942-6.
4. Tagaya N, Kasaa K, Inamine S et al. Evaluation of the excluded stomach by double-balloon endoscopy after laparoscopic Roux-en-Y gastric bypass. Obes Surg 2007 Sep;17(9):1165-70.
5. Ishida RK, Faintuch J, Paula AM et al. Microbial flora of the stomach after gastric bypass for morbid obesity. Obes Surg 2007 Jun;17(6):752-8.
6. Ishida RK, Faintuch J, Ribeiro AS et al. Asymptomatic gastric bacterial overgrowth after bariatric surgery: are long-term metabolic consequences possible? Obes Surg 2014 Nov;24(11):1856-61.
7. Skinner M, Popa D, Neumann H et al. ERCP with the overtube-assisted enteroscopy technique: a systematic review. Endoscopy 2014 Jul;46(7):560-72.
8. Kuga R, Furuya CK Jr, Hondo FY et al. ERCP using double-balloon enteroscopy in patients with Roux-en-Y anatomy. Dig Dis. 2008;26(4):330-5.
9. Tsutsumi K, Kato H, Okada H. Impact of a Newly Developed Short Double-Balloon Enteroscope on Stent Placement in Patients with Surgically Altered Anatomies. Gut Liver 2017 Mar 15;11(2):306-311.
10. Neuhaus H, Beyna T, Schneider M, Deviere J. Novel motorized spiral enteroscopy: First Clinical Case. Gastrointestinal Endoscopy 2016; 83:5S-AB637.
11. Beyna T, Moreels T, Arvanitakis M et al. Motorized spiral enteroscopy: results of an international multicenter prospective observational clinical study in patients with normal and altered gastrointestinal anatomy. Endoscopy 2022; 54(12):1147-1155.

64 Miscelânea Terapêutica

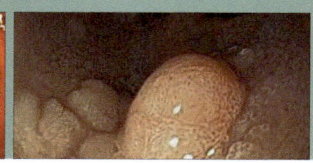

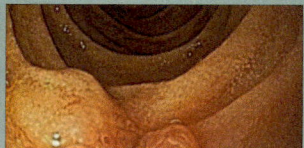

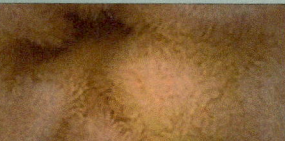

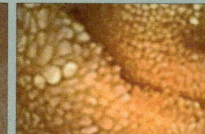

Adriana Costa Genzini ▪ Igor Braga Ribeiro

O acesso ao intestino médio está cada vez mais possível com o avento de novas tecnologias e aprimoramento das técnicas, seja em pacientes com anatomia normal ou cirurgicamente alterada.

As enteroscopias por duplo balão (EDB), balão único, guiada por balão, em espiral ou motorizada, vem permitindo não só o diagnóstico de patologias como também a realização de terapias, principalmente no campo da hemostasia. Atualmente, não se limitando somente a esta, podemos citar; avaliação e tatuagem de lesões suspeitas de malignidades, lesões induzidas por fármacos ou doenças inflamatórias, pólipos, acesso a coto gástrico remanescente, dilatações de estenose e etc.[1]

Outras indicações terapêuticas menos frequentes das enteroscopias, incluem a retirada de corpo estranho,[2] confecção de jejunostomia endoscópica percutânea direta[3] e passagem de próteses[4] para permeação de estenoses malignas ou pós-cirúrgicas, que descreveremos a seguir.

CORPO ESTRANHO

A retenção de corpos estranhos (CE) pode ocorrer mesmo em pacientes com intestino delgado normal ou com patologia intestinal subjacente, como estenose, adesão, tumores ou divertículos.[5] O tratamento cirúrgico foi historicamente a primeira opção para resolução em pacientes que apresentavam sintomas relacionados com complicações como obstrução intestinal, perfuração e sangramento.[6] Atualmente, após a introdução da EDB, a cirurgia tornou-se método de exceção.[2]

De acordo com a diretriz clínica da Sociedade Europeia de Endoscopia Gastrointestinal (ESGE),[7] baterias, ímãs, objetos afiados, objetos grandes 5-6 cm de diâmetro e *bolus* de alimentos no estômago ou intestino delgado requerem remoção endoscópica dentro de 24 horas, enquanto CE contundentes e de pequeno ou médio porte podem ser retirados em até 72 horas.

Para a remoção de CE do intestino delgado usando EDB, a condição sistêmica do paciente, a disponibilidade de acessórios, o tempo do procedimento e a via de inserção do enteroscópio devem ser considerados.[8] Embora várias séries de casos e estudos tenham relatado a recuperação do CE usando o EDB, faltam diretrizes de consenso.

Conforme explicitado, a presença de CE no intestino delgado são raras[9] e ocorrem através de dois mecanismos:

1) Presença de estenose da luz do órgão, na qual o CE não consegue ultrapassá-la, ficando retido nesta topografia.
2) Objetos pontiagudos que podem transfixar a parede intestinal.

Na primeira situação, a EDB pode ser utilizada não somente para a retirada do CE, como também para auxílio diagnóstico/terapêutico por meio de dilatação. Importante ressaltar que, patologias inflamatórias como a doença de Crohn, podem cursar com múltiplas estenoses e caso o CE esteja posicionado em seguimento entre duas estenoses, há maior risco de complicações.[10]

No caso de objetos pontiagudos, estes podem transfixar a parede intestinal causando reação inflamatória local, fibrose e até formação de abscesso,[9] o que torna difícil a remoção. Alguns autores descreveram a possibilidade de dissecção da mucosa circundante usando um papilótomo de faca (*Needle Knife*), mas esta técnica não é estabelecida e carrega um alto risco de perfuração.[10]

O estudo multicêntrico KASID publicado em 2020,[2] avaliou 34 pacientes submetidos à EDB para a retirada de CE. Em 18 (52,9%) pacientes foram encontradas cápsulas endoscópicas, cinco com metálicos autoexpansíveis, quatro com cateteres de drenagem biliar, três cálculos biliares, uma bobina de embolização, uma agulha, um balão intragástrico e uma lâmina para barbear. Os CEs foram localizados ou presos no íleo (n= 17 [50%]), jejuno (n = 16 [47,1%]) e um em segmento intestinal delgado indeterminado (n = 1). Dezessete casos de CEs (50%; sete cápsulas endoscópicas, três cateteres de drenagem biliar, três *stents*, dois cálculos biliares, um balão intragástrico e uma agulha) foram recuperados com sucesso. CEs de quatro pacientes assintomáticos (três cápsulas endoscópicas e uma lâmina de barbear) foram eliminados espontaneamente. Os 13 pacientes restantes foram submetidos a cirurgia devido CE persistente ou sintomáticos: 12 foram removidos com sucesso e um procedimento de remoção de CE falhou devido a aderências peritoneais graves. A presença de sintomas foi o único preditor independente de recuperação bem-sucedida usando EDB. Neste estudo, complicações relacionadas com EDB, como perfuração intestinal e pancreatite aguda, ocorreram em dois pacientes (5,9%).

Alguns aspectos devem ser considerados para a realização de EDB com remoção de CE.

Tipo de CE

CE de grandes dimensões ou pontiagudos podem levar a laceração ou até mesmo perfuração do trajeto digestivo até sua exteriorização completa. Nestes casos, o sobretubo (*overtube*) de balão (ST) pode auxiliar na retirada, uma vez que após a apreensão do CE, parte do objeto pode ser alocado total ou parcialmente no interior do ST. Para isso, é necessário remover a ponta flexível do enteroscópio totalmente para dentro do ST, reservando os centímetros finais do ST para alojamento do CE. Nos casos de objetos grandes e que não caibam dentro do ST, estes devem ser posicionados próximo à extremidade distal do ST, pois a largura deste pode auxiliar na remoção mais suave do CE.[9]

A cápsula endoscópica, amplamente utilizada para estudo do intestino delgado, tem como complicação mais frequente a sua retenção em pontos de estenose em delgado. Esta retenção pode ocorrer em cerca de 1,5% dos casos,[11] especialmente em pacientes portadores de patologias como doença de Crohn, úlceras por anti-inflamatórios não hormonais e tumores, mas também em locais de anastomose cirúrgicas prévias.

Nestes casos, a EDB é utilizada tanto para diagnosticar a natureza da estenose do intestino delgado, como para recuperar a cápsula endoscópica[10] (Figs. 64-1 a 64-5).

Capítulo 64 ■ Miscelânea Terapêutica

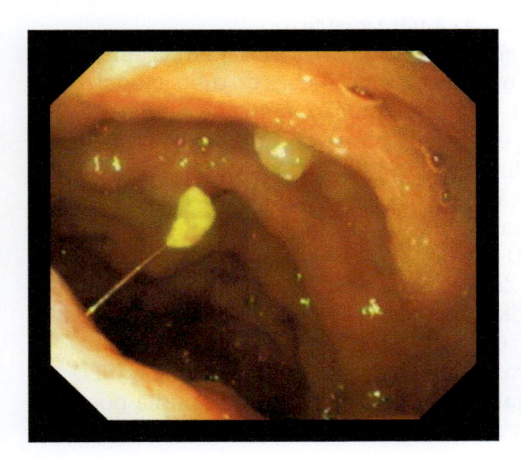

Fig. 64-1. Parte de filtro porto-cava transfixando a parede jejunal em paciente portadora de síndrome de Peutz-Jeguers.

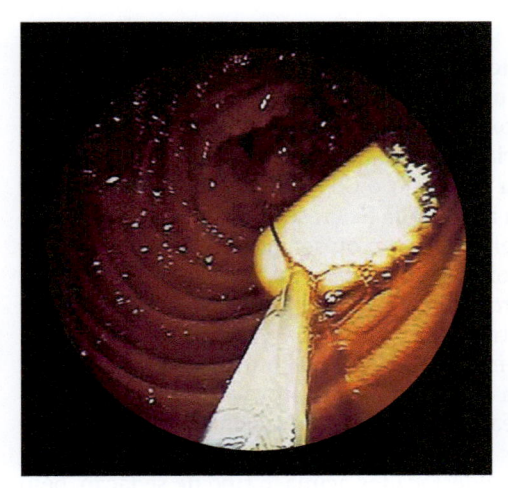

Fig. 64-2. Cápsula endoscópica retida em ponto de estenose em jejuno.

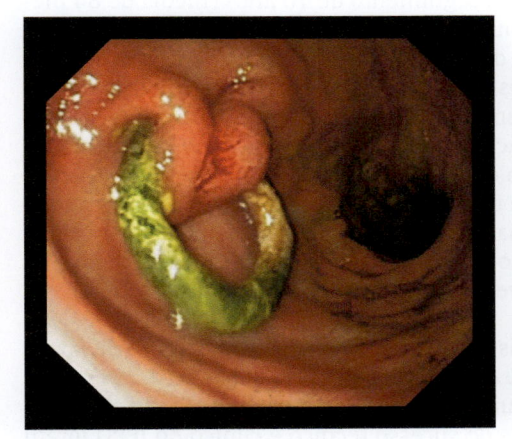

Fig. 64-3. Anel erodido para o interior do estômago excluso em paciente pós-cirurgia de Fobi-Capella.

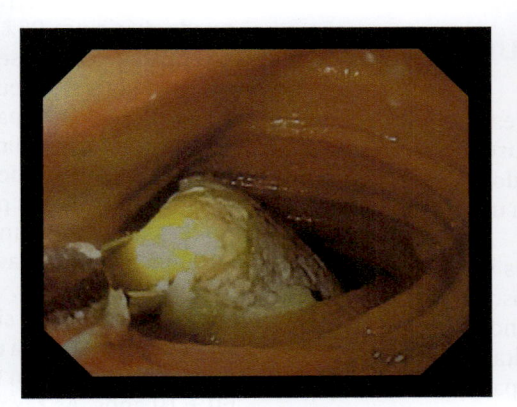

Fig. 64-4. Balão intragástrico desinsuflado e migrado para o interior do jejuno médio.

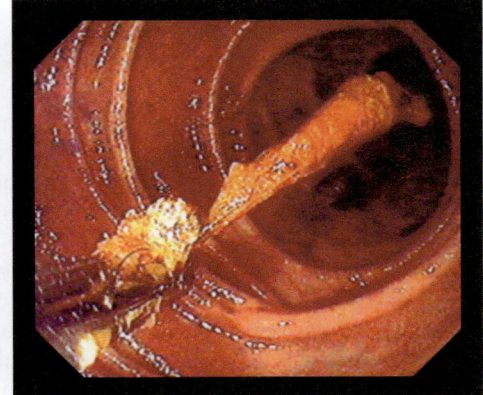

Fig. 64-5. Restos alimentares no interior de via biliar em paciente pós derivação biliodigestiva, evoluindo com colangite de repetição.

Disponibilidade de Acessórios e Equipamentos

O procedimento deve ser realizado com insuflação através de CO_2 pois isto minimiza a hiperinsuflação das alças em pacientes já com a luz intestinal parcialmente obstruída pelo CE ou por algum grau de estenose e também pode evitar injúrias maiores da parede intestinal em casos de transfixação ou laceração da mesma por objetos pontiagudos ou de grandes dimensões.

A escolha do acessório para auxiliar a remoção do CE é fundamental para o sucesso do procedimento. As alças de polipectomias são os mais utilizados, sendo de grande utilidade para remoção de cápsulas endoscópicas retidas.

Pinças de biópsia podem auxiliar em casos de objetos pontiagudos (agulhas) ou de consistência amolecida.

Capa protetora para retirada de CE pode ser útil em casos de CE de grandes dimensões, protegendo a parede do trato gastrointestinal no percurso de retirada.

Outros instrumentais como *basket* para extração de cálculos biliares, pinças para retirada de CE, alças com rede e garras 3 ou 5 pés devem estar disponíveis em sua diversidade de tamanhos e formatos. Podem ser especialmente úteis para a remoção de próteses dentárias, ossos, moedas, espinhas de peixe e objetos de grandes dimensões. Balões para dilatação hidrostática devem estar disponíveis em situações em que há diagnóstico ou suspeita de múltiplos pontos de estenose em delgado, caso o CE se encontre em seguimento entérico entre duas estenoses e também em casos de CE retido em estenose em íleo distal, onde a via de acesso de escolha para a realização de enteroscopia seja a via retrógrada, pois isto acarretará necessariamente a dilatação prévia da estenose para acesso ao CE (Figs. 64-6 a 64-8).

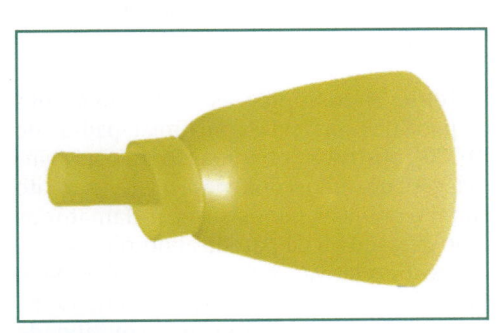

Fig. 64-6. Capa protetora.

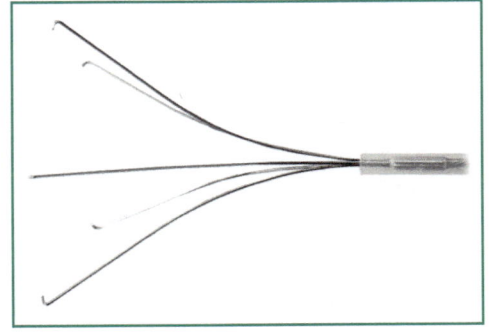

Fig. 64-7. Garra de 5 pés.

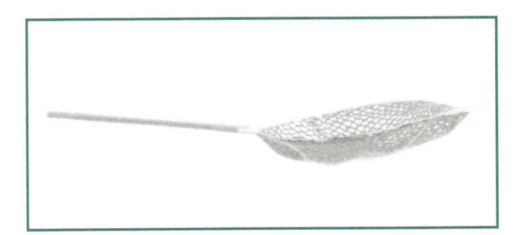

Fig. 64-8. Alça com rede.

Seleção da Via de Inserção do Enteroscópio

Em situações clínicas envolvendo estenoses intestinais, o acesso oral ou anterógrado é sempre preferível, mesmo se o CE estiver localizado em íleo proximal ou médio, pois a inserção do aparelho por via anal, obrigatoriamente levará à necessidade de dilatação do ponto estenótico para se atingir o CE e conseguir sua remoção. O acesso por via anal ou retrógrada fica reservado para casos de suspeita de CE em íleo terminal, com ou sem estenoses ou em situações de CE em íleo proximal ou médio com ausência de estenoses. Lembrar que o preparo intestinal se torna necessário em casos de abordagem por via retrógrada ou anal.

Exames de imagem recentes, como a tomografia de abdômen, são de grande valia na determinação da provável topografia destes objetos e devem ser realizados previamente à enteroscopia sempre que disponíveis.

Além dos pontos já destacados acima, o tipo de sedação, bem como o tempo total de procedimento devem ser levados em consideração ao se programar a EDB para a retirada de CE.

JEJUNOSTOMIA ENDOSCÓPICA PERCUTÂNEA DIRETA (JEPD)

A nutrição enteral demonstrou melhores resultados clínicos, risco reduzido de infecção e eficiência de custo do que a nutrição parenteral sendo esta considerada um método de escolha para fornecimento de nutrição em um paciente com um sistema gastrointestinal funcional.[12]

Entre várias estratégias de alimentações via jejunal, as técnicas endoscópicas como a gastrostomia endoscópica com extensão jejunal (gastrojejunostomia – PEG-J) e a jejunostomia endoscópica percutânea direta (JEPD) demonstraram resultados superiores à alimentação nasojejunal ou parental.[13] Em comparação com as opções cirúrgicas, os procedimentos endoscópicos têm menos exposição à anestesia, menor tempo de recuperação, menos custos e podem beneficiar uma variedade de pacientes com anatomia modificada (Billroth II, Y-de-Roux, bariátrica, ressecção intestinal ou reconstrução pancreática), atonia gástrica ou obstruções intestinais.

A indicação para utilização de sondas de alimentação enterais são pacientes com um trato gastrointestinal funcional incapaz de atender à sua ingestão calórica oral para nutrição a longo prazo.[14] O objetivo é entregar alimentos profundamente no jejuno a uma distância de 70 cm (60 cm-90 cm) após o piloro ou anastomose. Estudos recentes que analisam o suporte nutricional nesses pacientes mostraram taxas reduzidas de pneumonia e aumento da entrega de nutrição na alimentação pós-pilórica com eventos adversos significativos mínimos e mecanismos de inserção seguros.

No entanto, o melhor método de alimentação jejunal ainda não está claro devido a evidências insuficientes. Gastrojejunostomias são realizadas através de uma gastrostomia existente e vários métodos de colocação foram descritos. O tubo jejunal que serve como uma extensão do tubo mede de 9 Fr a 12 Fr de diâmetro, com cerca de 60 cm de comprimento, e normalmente é arrastado para o jejuno com auxílio de uma pinça ou fluoroscopia.

A JEPD foi descrita pela primeira vez em 1987 por Shike et al. e consiste na inserção por via endoscópica de um tubo de alimentação diretamente no interior de uma alça jejunal o que inclui a necessidade de um enteroscópio (simples ou duplo balão) ou colonoscópio pediátrico no jejuno e a inserção do tubo através da punção direta do jejuno.[15]

Esta modalidade ganhou popularidade crescente na última década, pois fornece suporte nutricional enteral adequado, sem a necessidade de cirurgia, em casos em que há contraindicação ou falha na realização de gastrostomia endoscópica[16] e é uma alternativa a outros métodos de acesso jejunal como a jejunostomia por radiologia intervencionista, a jejunostomia cirúrgica e a gastrojejunostomia (PEG-J).

A PEG-J é a técnica mais comumente utilizada para alimentação jejunal e apesar dos seus excelentes resultados iniciais, costuma necessitar de intervenções frequentes devido à constante migração da extensão jejunal para a câmara gástrica.

Fortunato et al., em estudo com 102 PEG-J em crianças, demonstraram número médio de substituições do tubo jejunal de 2,2 tubos por paciente (1-14) com duração média de 39 dias (2-274 dias). Wolfsen et al.,[17] em estudo envolvendo 75 PEG-J em adultos, demonstrou taxa de incidência de disfunção do tubo em 53% com necessidade de remoção ou troca em 41%.

Estudo comparando JEPD e PEG-J revelou menores taxas de reintervenção na JEPD (31% vs. 75%).[18] Em análise retrospectiva de 205 JEPD e 58 PEG-J, Zopf et al. (2009) demonstrou maior durabilidade da JEPD (272 dias ± 414 vs. 130 dias ± 223, p = 0,023) com menor índice de obstrução (9,9% vs. 40%, p = 0,002).

Dados a curto prazo também demonstraram que a JEPD aumenta o peso corporal e reduz as taxas de pneumonia por aspiração recorrente em pacientes com história de broncopneumonia aspirativa.[19,20]

Em seu estudo com seguimento de 10 anos (média de 84 meses), Lim[21] demonstrou sucesso clínico, com ingesta calórica adequada diária em 95% dos casos, com evidência de ganho de peso nos primeiros 3 meses. A autora também demonstrou diminuição dos episódios de pneumonia aspirativa, não havendo reinternações de nenhum dos 30 pacientes com diagnóstico prévio de gastroparesia. O tempo médio de permanência da sonda foi de 8,4 meses e o número médio de trocas foi de 3,4 por paciente. Neste estudo, uma das indicações para a realização de JEPD foi a administração diretamente no jejuno de levodopa em pacientes com doença de Parkinson severa, havendo melhora significativa da discinesia em 16 dos 18 pacientes.

Recente revisão sistemática publicada em 2022 por Deliwala et al.,[3] avaliou a eficácia e a segurança da JEPD versus PEG-J. 29 estudos foram incluídos com um total de 1.874 pacientes; idade média de 60 ± 19 anos. As taxas de sucesso técnico e clínico do JEPD foram de 86,6% e 96,9%. A de mau funcionamento, efeitos adversos (EA) maiores e menores com JEPD foi de 11%, 5% e 15%, respectivamente. O sucesso técnico e clínico para PEG-J foi de 94,4% e 98,7%. A incidência agrupada de mau funcionamento, EAs maiores e menores com DPEJ foi de 24%, 1% e 25%, respectivamente. O JEPD assistido por dispositivo teve melhor desempenho na anatomia gastrointestinal alterada.

Apesar dos dados demonstrarem a superioridade da JEPD, este método ainda não é amplamente utilizado[22] e mais estudos a longo prazo precisam ser realizados.

INDICAÇÕES

A JEPD, de um modo geral é utilizada em pacientes que necessitam de alimentação enteral prolongada e suas principais indicações encontram-se no Quadro 64-1.

Maple[23] em estudo com 307 pacientes submetidos a JEPD demonstraram como principais indicações: tumores do trato digestivo alto em 28%, gastroparesia em 21%, gastrectomia total ou parcial em 19% e risco elevado de broncoaspiração em 13%. Outras indicações incluem administração de drogas na luz jejunal em pacientes portadores de doença de Parkinson com discinesia grave, pancreatite severa e casos em que a gastrostomia ou PEG-J falharam.[21]

CONTRAINDICAÇÕES

Semelhante à gastrostomia endoscópica, as contraindicações absolutas incluem coagulopatia não corrigida (com limiar-padrão de INR < 1,5 e plaquetas > 50.000), obstrução proximal do trato gastrintestinal que impeça a passagem do endoscópio para o jejuno, ascite volumosa, sepse abdominal e doenças neoplásicas, inflamatórias ou infiltrativas do intestino delgado ou da parede abdominal anterior. Dentre as contraindicações relativas, destacam-se: obesidade grave pois esta pode dificultar a transiluminação pelo aumento da espessura da parede abdominal, diálise peritoneal, dismotilidade do intestino delgado, distúrbios alimentares, náuseas funcionais, vômitos ou dor abdominal.[16] Além disso, outras contraindicações gerais padrão para endoscopia também aplicam (Quadro 64-1).

Quadro 64-1. Indicações e Contraindicações de JPED

Indicações	Contraindicações absolutas	Contraindicações Relativas
▪ Gastroparesia ▪ Alto risco de broncoaspiração ▪ Obstrução ▪ Ressecção gástrica prévia ▪ Tumores do trato digestivo alto ▪ Falha em gastrostomia ou gastrojejunostomia prévia ▪ Pancreatite aguda ou crônica ▪ Sepses abdominal ▪ Administração de drogas na luz jejunal	▪ Coagulopatia ▪ Ascite volumosa ▪ Desnutrição severa ▪ Obstrução do trato digestivo impossibilitando progressão do endoscópio até alça jejunal ▪ Perfuração abdominal ▪ Não consentimento para realização	▪ Obesidade ▪ Diálise peritoneal ▪ Distúrbio alimentar ▪ Náusea ou vômito funcionais ▪ Dismotilidade em intestino delgado ▪ Dor abdominal crônica

ASPECTOS TÉCNICOS

A realização de JEPD utiliza os mesmos princípios e técnicas da gastrostomia endoscópica percutânea. O procedimento é realizado com o paciente na posição supina, sob sedação consciente ou anestesia geral, preferencialmente sob suporte do médico anestesiologista.

Recomenda-se antibioticoprofilaxia 30 minutos antes do início do procedimento e antissepsia da parede abdominal.

Para atingir o jejuno, pode-se utilizar o colonoscópio pediátrico ou enteroscópio pelo método de *push*-enteroscopia, entretanto, estes permitem intubação limitada do intestino delgado.

Com o advento da EDB, a profundidade de inserção dos endoscópios no intestino delgado aumentou significativamente e a presença do sobretubo (*overtube*) de balão ainda apresenta como vantagem a diminuição da formação de alça em câmara gástrica durante a progressão do tubo e fornece maior estabilidade do equipamento para manutenção da posição durante procedimentos terapêuticos.[16]

O uso de CO_2 para insuflação também é útil para reduzir a hiperinsuflação de alças intestinais e o desconforto pós-operatório.

Os *kits* de gastrostomia padrão comercialmente disponíveis, bem como os *kits* de gastrostomia associados a pexia podem ser utilizados para o procedimento.

Uma vez que o endoscópio é avançado para além do ligamento de Treitz, o local de punção é selecionado por uma combinação de técnicas que utiliza a transiluminação associada à digitopressão.

A transiluminação da luz do enteroscópio pela parede abdominal deve ser observada externamente e a diminuição da luz ambiente pode facilitar esta visualização. A digitopressão corresponde à compressão externa do local a ser puncionado com a intenção de produzir um abaulamento interno e bem delimitado na parede jejunal, visualizado diretamente pelo endoscópio.[24] Tanto a transiluminação excelente como a visualização do ponto pressionado são necessários para uma punção segura.[21] Se essas duas técnicas não conseguirem identificar uma janela clara para a punção, a ultrassonografia e a fluoroscopia podem ser utilizadas para auxiliar na determinação do ponto a ser puncionado. Autores têm descrito sucesso técnico de 97,5% associando a fluoroscopia às técnicas acima descritas.[25]

Aplica-se então lidocaína local e faz-se uma punção preliminar de segurança. Para tanto, utiliza-se uma agulha de 22 gauges conectada à seringa preenchida parcialmente com solução salina 0,9%. Esta é avançada sob pressão negativa constante até que simultaneamente o ar seja aspirado e a agulha seja visualizada dentro do lúmen do jejuno.[23] Se apenas o ar for aspirado e a agulha não for visualizada, então isto sugere que a agulha entrou em outra alça de intestino ou vísceras ocas, ponto em que a agulha deve ser removida e um novo local de punção selecionado.

Após visualização da agulha, esta deve ser imediatamente apreendida com auxílio de alça de polipectomia, evitando-se desta forma a migração da alça puncionada para longe da parede abdominal. O uso de antiespasmódicos como glucagon ou hioscina para reduzir o peristaltismo do intestino delgado também tem sido sugerido como um auxílio para evitar a migração do intestino delgado (Fig. 64-9).

Uma pequena incisão na pele e tecido subcutâneo então é feita com auxílio de um bisturi e em seguida é introduzido o trocater imediatamente adjacente à agulha de punção de segurança. A alça de polipectomia então passa a apreender e fixar o trocater e a agulha de punção de segurança pode ser removida (Figs. 64-10 e 64-11).

A partir deste ponto, o procedimento segue os mesmos passos de uma gastrostomia por tração-padrão. O fio-guia é introduzido através do trocater, apreendido pela alça de polipectomia e então puxado e retirado juntamente com o endoscópio através da boca do paciente. O tubo de alimentação é ligado ao fio-guia, puxado através da parede abdominal e encaixado na parede do jejuno. O endoscópio pode ser reintroduzido para confirmar e documentar o posicionamento apropriado do tubo de alimentação (Figs. 64-12 e 64-13).

As sondas de alimentação dos *kits* de gastrostomia de primeira punção pela técnica de tração exigem a retirada do enteroscópio e do sobretubo de balão no momento de sua passagem, uma vez que o diâmetro interno do sobretubo é de 9,8 mm. Entretanto os dispositivos disponíveis para realização de gastrostomia pela técnica de punção associados à pexia tem como vantagem a visualização

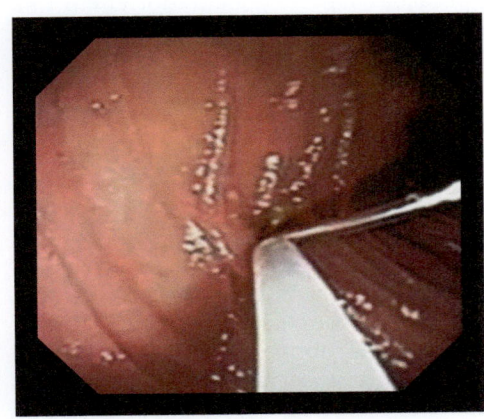

Fig. 64-9. Agulha de punção de segurança no interior da luz jejunal, apreendida com alça de polipectomia.

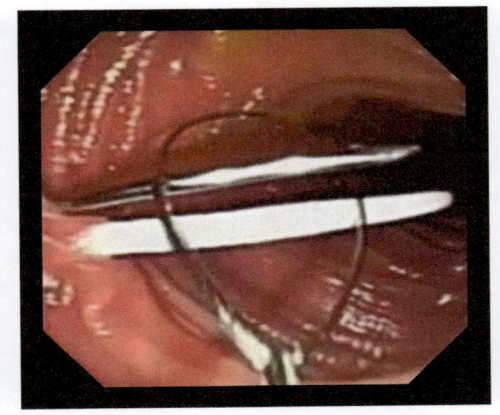

Fig. 64-10. Agulha de punção de segurança e trocater visíveis no interior da luz jejunal, com alça de polipectomia aberta para passar a fixar o trocater.

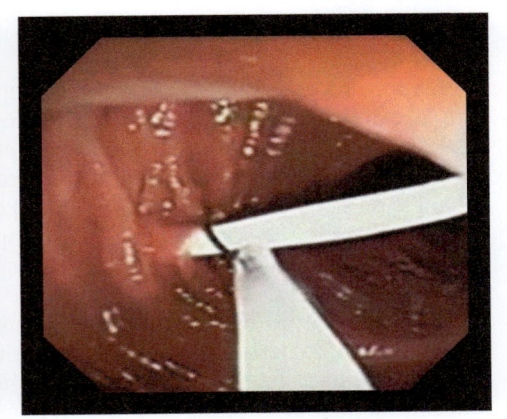

Fig. 64-11. Trocater já fixado pela alça de polipectomia e agulha de punção de segurança já removida.

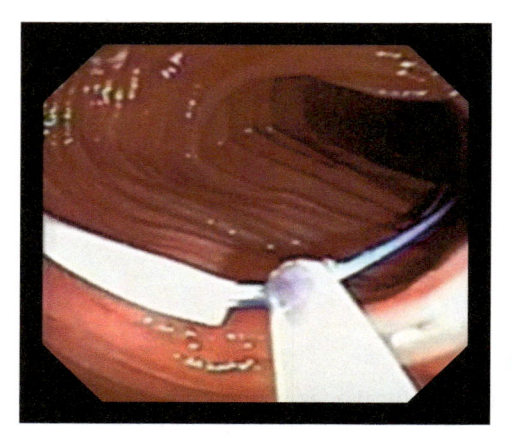

Fig. 64-12. Alça de polipectomia apreendendo fio-guia.

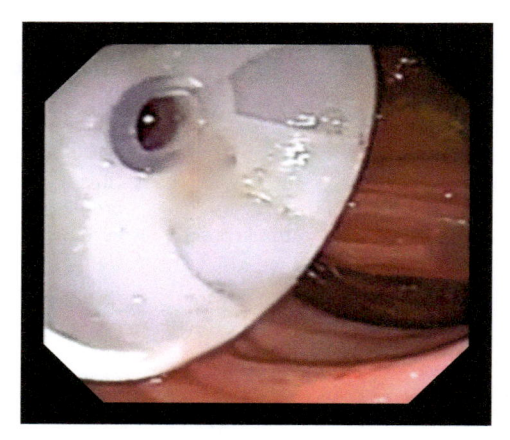

Fig. 64-13. Tubo de alimentação já posicionado no interior da alça jejunal.

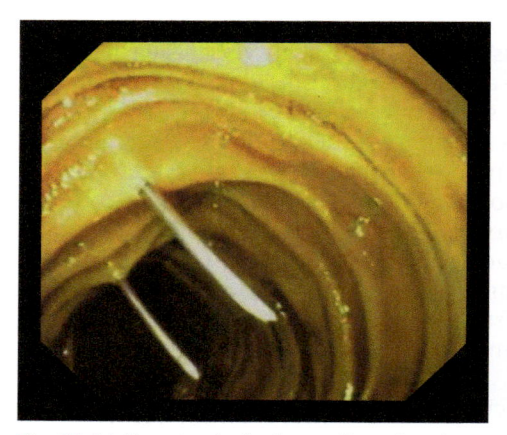

Fig. 64-14. Trocater de dupla punção no interior do jejuno.

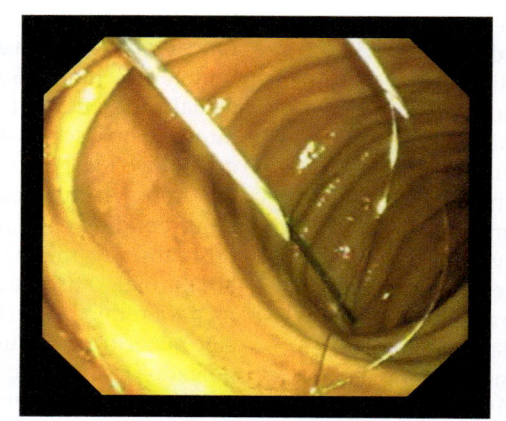

Fig. 64-15. Exteriorização da alça de polipectomia por uma das agulhas para apreensão de fio de sutura e confecção da pexia.

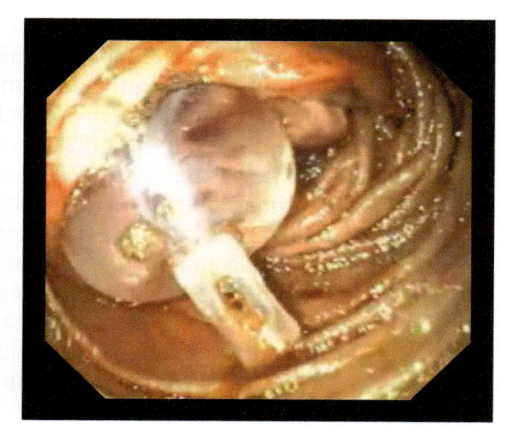

Fig. 64-16. Sonda de alimentação balonada já adaptada à parede jejunal.

direta de todo o procedimento, sem a necessidade de remoção do enteroscópio e durante todo o procedimento. O trocater de punção dupla da parede jejunal também pode representar uma segurança maior no sentido de se evitar a migração da alça puncionada para longe da parede abdominal durante o movimento de peristalse (Figs. 64-14 a 64-16).

Recomenda-se deixar o porto jejunal aberto imediatamente após a colocação bem-sucedida da jejunostomia, para descompressão do intestino delgado e monitorização de sangramentos.

A alimentação do tubo pode ser iniciada imediatamente a 25-50 mL/hora e titulada para atingir a taxa de tolerância. A alimentação com fórmulas poliméricas padrão pode ser usada em quase todos os pacientes, a menos que haja preocupação com má absorção ou pancreatite.

Há pouca informação sobre o tempo para a aderência segura do jejuno à parede abdominal, por isso é aconselhável esperar pelo menos 4 semanas antes da remoção de uma JEPD.

SUCESSO

Estudos recentes utilizando a enteroscopia assistida por balão para a realização de JEPD têm demonstrado taxas de sucesso entre 92-96%, com taxas de eventos adversos em torno de 10%.[23,25-27]

A JEPD deve ser o procedimento de escolha para acesso jejunal antes de se considerar cirurgia ou PEG-J devido a sua alta taxa de sucesso técnico, baixa incidência de complicações e baixa taxa de reintervenção, além de seu impacto positivo nos resultados a longo prazo.[21]

A adição de fluoroscopia ao procedimento permite confirmar que o endoscópio passou o ligamento de Treitz e pode ser uma ferramenta útil para guiar visualmente a agulha da punção de segurança. Uma taxa de sucesso de 97,5% foi relatada em uma série de 40 pacientes, utilizando a fluoroscopia.[25]

Alguns trabalhados têm relatado a obesidade como fator limitante para transiluminação e consequentemente para realização de JEPD. A punção de segurança com agulha mais longa pode facilitar a penetração mais profunda em pacientes obesos e a utilização de ultrassonografia pode auxiliar na determinação da alça a ser puncionada e confirmar sua proximidade da parede abdominal anterior em casos de não transiluminação. O uso rotineiro de fluoroscopia e ultrassonografia não tem sido rotineiramente adotados, mas podem ser considerados em pacientes potencialmente difíceis.

COMPLICAÇÕES

Os estudos utilizando a EDB para a realização de JEPD têm demonstrado número de complicações menores quando comparado com a PEG-J. Quando comparado com a jejunostomia cirúrgica, estes são semelhantes.

As complicações estão relacionadas com eventos menores, geralmente tratados conservadoramente e incluem inflamação ou infecção do sítio da jejunostomia, extravasamento de dieta, dor e sangramento local. Complicações maiores podem ocorrer em 1% a 6,3% dos casos e incluem perfuração gástrica, perfuração jejunal, fasceíte necrotizante, volvo de jejuno e sangramento vultuoso. Em estudo de longo prazo, envolvendo 83 pacientes, o índice de complicações, em até 30 dias, foi de 13%, com um caso grave de perfuração gástrica necessitando intervenção cirúrgica e demais casos relacionados com complicações menores: infecção periostomal (3), extravasamentos de dieta (4), sangramento de pequena monta (2) e aspiração (1). Neste trabalho, houve uma perfuração intestinal tardia, cerca de 6 meses após JEPD e durante a troca da sonda de jejunostomia. Os autores relacionaram a perfuração à inserção do enteroscópio até o local da jejunostomia, que pode ter causado repuxamento e desinserção da alça jejunal da parede abdominal.

Vólvulo do intestino delgado é provavelmente menos comum em pacientes com cirurgia abdominal anterior devido a aderências que podem fixar o intestino delgado em várias localizações. A realização de pexias para estabelecer pontos adicionais de fixação jejunal perto do local da JEPD podem reduzir o risco de volvo jejunal.

PASSAGEM DE PRÓTESES

Próteses metálicas auto expansíveis posicionadas por endoscopia são largamente utilizadas em obstruções gastrointestinais malignas e benignas. Elas representam alternativa paliativa para pacientes graves com doença avançada, com resultados satisfatórios, além de ser opção menos invasiva quando comparada ao método cirúrgico para restabelecimento da permeabilidade luminal do trato gastrointestinal. Foi utilizada primeiramente em vias biliares e, posteriormente, estendeu-se para o esôfago, o estômago e o cólon. Sua aplicabilidade em estenoses no intestino delgado ainda é pouco frequente por ser tecnicamente mais difícil.

Indicações e Considerações Práticas

Embora a principal indicação para a colocação de *stents* no intestino médio seja a paliação de obstruções extrínsecas ou intrínsecas malignas, outras indicações potenciais incluem a descompressão pré-operatória como ponte para a cirurgia, o fechamento de fístulas crônicas malignas e a vedação de vazamentos anastomóticos para os quais a revisão cirúrgica é considerada.

A doença maligna é responsável por uma estimativa de 50% a 80% dos casos de obstrução da saída gástrica (OSG), sendo o câncer de pâncreas a malignidade associada mais comum (15% a 20%). Pacientes com OSG podem sentir um agravamento progressivo de náuseas, vômitos, perda de peso, dor abdominal e desidratação severa. Como os pacientes com OSG secundária a uma malignidade irressecável têm expectativa de vida limitada, o tratamento paliativo prioriza a resolução dos sintomas (especialmente o alívio do vômito e o retorno à ingestão oral) e a minimização de internações hospitalares, complicações e intervenções.[4]

O uso de um colonoscópio adulto pode ser eficaz na realização de *stents* enterais para obstruções malignas do duodeno distal e do jejuno proximal, e deve ser dada consideração primária para lesões nesses locais. A taxa de sucesso técnico foi de 93% em um estudo com 16 pacientes com obstrução duodenal distal ou jejunal proximal maligna.[28]

O *bypass* cirúrgico deve ser considerado preferencialmente para pacientes com um *status* de desempenho razoável e uma expectativa de vida mais longa, pois está associado a melhores resultados a longo prazo, menos eventos adversos e uma menor taxa de intervenção em relação à colocação do *stent*.[29]

A abordagem via enteroscopia para utilização de *stent* em modo paliativo de obstruções do intestino médio representa uma opção atraente em relação à intervenção cirúrgica devido à sua natureza minimamente invasiva e à taxa esperada de menor morbidade relacionada com o procedimento, particularmente em pacientes terminais com um *status* de desempenho ruim. A enteroscopia, no entanto, pode não ser adequada ou viável em pacientes com encarceramento intestinal por carcinomatose peritoneal generalizada e naqueles com fixação grave do intestino delgado e angulação de aderências cirúrgicas que impedem o avanço do enteroscópio. Portanto, a decisão de prosseguir com a colocação de *stent* assistido por enteroscopia profunda para paliar a obstrução intestinal média deve ser individualizada. Dois métodos de inserção de *stent* no meio do intestino usando instrumentos de enteroscopia profunda e SEMS disponível comercialmente foram descritos: a técnica de retirada-reinserção e a técnica através do sobretubo (*overtube*).

Lee[30] apresentou estudo envolvendo 19 pacientes nos quais, após falha da passagem de prótese autoexpansível utilizando um colonoscópio, tentou-se a passagem com auxílio de enteroscopia assistida por balão. Neste estudo, o autor introduzia o enteroscópio de duplo balão até o local da obstrução. Em seguida realizava manobras de retificação do sobretubo (*overtube*) e enteroscópio (passo fundamental para o procedimento) e passava um fio-guia através do seguimento estenosado. Em seguida, retirava o enteroscópio com o fio-guia permanecendo no local da lesão e um endoscópio convencional era reinserido sobre o fio-guia o mais distalmente possível e a passagem de prótese autoexpansível era feita através do canal de trabalho do aparelho, sob o controle fluoroscópico e endoscópico. Com esta técnica, o autor demonstrou sucesso técnico e clínico em 94,7% e 84,2% dos pacientes, havendo migração de prótese ou estenose da mesma em 10,5% e 21,1% respectivamente. Contudo, a desvantagem desta técnica está no risco de perda do fio-guia durante a retirada e a reinserção dos equipamentos.

Ross[31] foi o primeiro a descrever a utilização do enteroscópio de duplo balão para a passagem de prótese autoexpansível em obstrução longa em duodeno distal. A técnica descrita por este autor envolve o avanço do enteroscópio de duplo balão até o local estenosado. Em seguida, um fio-guia é posicionado através do local da estenose e o enteroscópio é removido, permanecendo o fio-guia e o sobretubo no local. A prótese é introduzida, posicionada e disparada sob fluoroscopia. Passagem de prótese com auxílio de enteroscopia rotacional e enteroscopia de balão único também foram descritas com sucesso.[32,33]

Em nosso meio, Costa[34] relatou sucesso na desobstrução da luz duodenal distal através de passagem de prótese autoexpansível, em paciente de 91 anos, portadora de tumor avançado de processo uncinado de pâncreas, com estenose puntiforme da luz do órgão (Figs. 64-17 a 64-19).

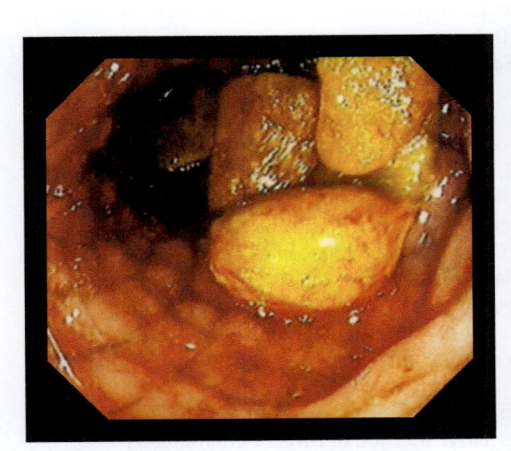

Fig. 64-17. Imagem endoscópica logo após a passagem da prótese. Visualiza-se malha metálica da extremidade proximal da prótese, permitindo desobstrução da luz do órgão e migração de resto alimentares.

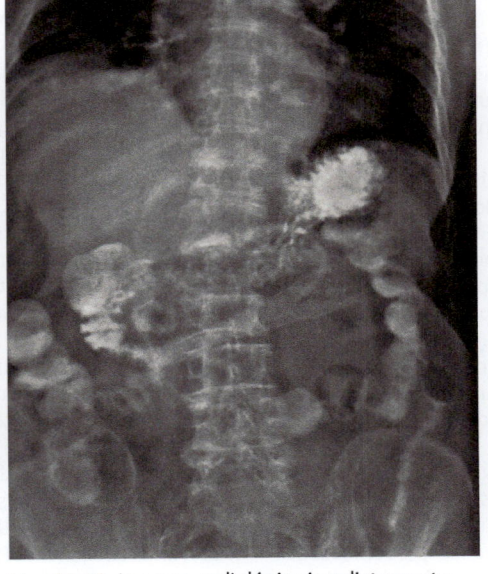

Fig. 64-18. Imagem radiológica imediatamente após a passagem de prótese.

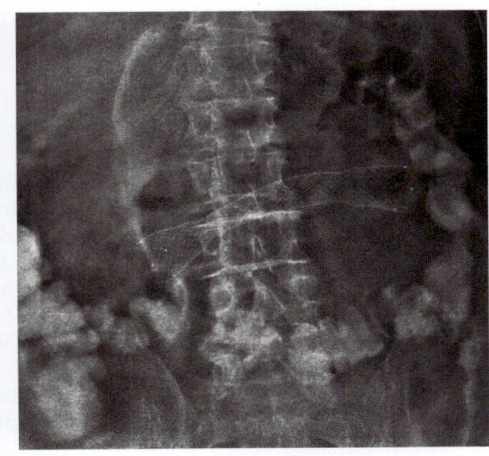

Fig. 64-19. Imagem radiológica 24 h após passagem da prótese, já se observando maior expansão da mesma.

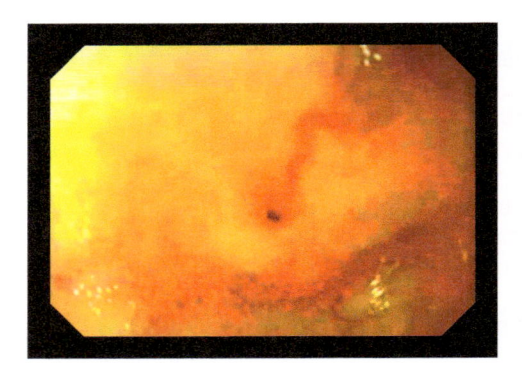

Fig. 64-20. Visualização de estenose puntiforme de hepaticojejunoanastomose em paciente pós-transplante de fígado com derivação biliodigestiva.

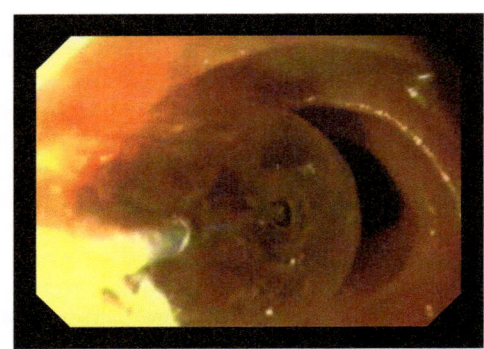

Fig. 64-21. Dilatação hidrostática da estenose sob visão direta.

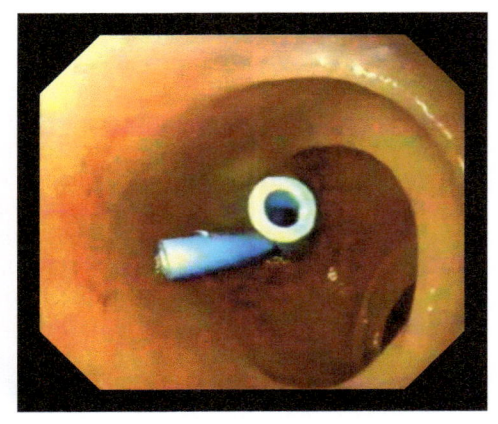

Fig. 64-22. Colocação de próteses plásticas após dilatação.

Popa et al. descreveram repassagem de prótese autoexpansível pelo interior de prótese prévia obstruída em paciente pós cirurgia de Whipple e portador de tumor de pâncreas recidivado, com obstrução duodenal distal através de técnica já descrita anteriormente.

A técnica através do sobretubo (*overtube*) para colocação de *stents* no intestino médio é uma técnica atualmente limitada a relatos de casos e pequenas séries. A técnica envolve o uso de sobretubos dedicados assistidos por balão ou em espiral como conduítes para a colocação de *stents* sob orientação fluoroscópica. Visto a pouca evidência científica até o momento, não descreveremos este método.

Em paciente com anatomia cirurgicamente modificada, a enteroscopia assistida por balão também pode ser utilizada para colocação de próteses biliares.[35] Costa-Genzini descreveu a utilização do enteroscópio de balão único para a passagem de múltiplas próteses plásticas em paciente transplantado de fígado de longa data e com reconstrução através de derivação biliodigestiva, cursando com estenose tardia de hepaticojejunoanastomose (Figs. 64-20 a 64-22).

REFERÊNCIAS BIBLIOGRÁFICAS

1. Pérez-Cuadrado Martínez E, Pérez-Cuadrado Robles E. Advanced therapy by device-assisted enteroscopy. Rev Esp Enferm Dig. 2020 Apr;112(4):273-277.
2. Kim J, Lee BJ, Ham NS et al. Balloon-Assisted Enteroscopy for Retrieval of Small Intestinal Foreign Bodies: A KASID Multicenter Study. Gastroenterol Res Pract 2020 May 19;2020:3814267.
3. Deliwala SS, Chandan S, Kumar A et al. Direct percutaneous endoscopic jejunostomy (DPEJ) and percutaneous endoscopic gastrostomy with jejunal extension (PEG-J) technical success and outcomes: Systematic review and meta-analysis. Endosc Int Open 2022;10(4):E488-E520.
4. Krishnamoorthi R, Bomman S, Benias P et al. Efficacy and safety of endoscopic duodenal stent versus endoscopic or surgical gastrojejunostomy to treat malignant gastric outlet obstruction: systematic review and meta-analysis. Endosc Int Open 2022 Jun 10;10(6):E874-E897.
5. Li F, Gurudu SR, De Petris G et al. Retention of the capsule endoscope: a single-center experience of 1000 capsule endoscopy procedures. Gastrointestinal Endoscopy 2008;68(1):174-180.
6. Chen WC, Bartel M, Kroner T et al. Double balloon enteroscopy is a safe and effective procedure in removing entrapped foreign objects in the small bowel for up to 3 months. Journal of Laparoendoscopic & Advanced Surgical Techniques: Part A. 2015;25(5):392-395.
7. Birk M, Bauerfeind P, Deprez PH et al. Removal of foreign bodies in the upper gastrointestinal tract in adults: European Society of Gastrointestinal Endoscopy (ESGE) Clinical Guideline. Endoscopy 2016;48(5):489-496.
8. Ikenberry SO, Jue TL, Anderson MA et al. Management of ingested foreign bodies and food impactions. Gastrointestinal Endoscopy 2011;73(6):1085-1091.
9. Mönkemüller K, Zabielski M, Poppen D et al. Endoscopic removal of an impacted root canal needle in the jejunum using double-balloon enteroscopy. Gastrointestinal Endoscopy 2011;73(4):844-846.
10. Nakamura M, Hirooka Y, Watanabe O et al. Minimally invasive extraction of a foreign body from the small intestine using double-balloon endoscopy. Nagoya J Med Sci 2015;77(1-2):189-94.
11. Cave D, Legnani P, Franchis RD et al. ICCE Consensus for Capsule Retention. Endoscopy 2005;37(10):1065-1067.
12. Braunschweig CL, Levy P, Sheean PM et al. Enteral compared with parenteral nutrition: a meta-analysis. Am J Clin Nutr 2001;74:534–542.
13. Shike M. Enteral Feeding; Vol. 10. Philadelphia, Pa: Lippincott, Williams and Wilkins; 2005. pp. 1554–1566.
14. Yolsuriyanwong K, Chand B. Update on endoscopic enteral access. Tech Gastrointest Endosc 2018;20:172–181.
15. Shike M, Schroy P, Ritchie M et al. Percutaneous endoscopic jejunostomy in cancer patients with previous gastric resection. Gastrointestinal Endoscopy 1987;33(5):372-374.
16. Corella M, Lukens F. Definition of Postoperative Anatomy and Placement of PEJ. 1st Ed, Vol. 1, 2015.
17. Wolfsen H, Kozarek R, Ball T et al. Tube dysfunction following percutaneous endoscopic gastrostomy and jejunostomy. Gastrointestinal Endoscopy 1990;36(3):261-263.
18. Delegge M, Buck G, Fang J et al. Randomized Prospective Comparison of Direct Percutaneous Endoscopic Jejunostomy (DPEJ) Feeding Tube Placement Versus Percutaneous Endoscopic Gastrostomy Feeding Tube Placement with Jejunal Extension (PEG-J), for Enteral Feeding. Gastrointestinal Endoscopy 2006;63(5):PAB160.
19. Virnig DJ, Frech EJ, Delegge MH et al. Direct percutaneous endoscopic jejunostomy: a case series in pediatric patients. Gastrointestinal Endoscopy 2008;67(6):984-987.
20. Panagiotakis PH, Disario JA, Hilden K et al. DPEJ Tube Placement Prevents Aspiration Pneumonia in High-Risk Patients. Nutrition in Clinical Practice 2008;23(2):172-175.
21. Lim A, Schoeman M, Nguyen N. Long-term outcomes of direct percutaneous endoscopic jejunostomy: a 10-year cohort. Endosc Int Open 2015;3(6):E610-4.
22. Song LM, Baron TH, Saleem A et al. Double-balloon enteroscopy as a rescue technique for failed direct percutaneous endoscopic jejunostomy when using conventional push enteroscopy (with video). Gastrointestinal Endoscopy 2012;76(3):675-679.
23. Maple JT, Petersen BT, Baron TH et al. Direct Percutaneous Endoscopic Jejunostomy: Outcomes in 307 Consecutive Attempts. The American Journal of Gastroenterology 2005;100(12):2681-2688.
24. Mansur GR, Mello G. Gastrostomia Endoscópica Percutânea – Técnicas e Aplicações. Rio de Janeiro, RJ: Rubio, 2012.
25. Velázquez-Aviña J, Beyer R, Díaz-Tobar CP et al. New method of direct percutaneous endoscopic jejunostomy tube placement using balloon-assisted enteroscopy with fluoroscopy. Digestive Endoscopy 2014;27(3):317-322.
26. Despott EJ, Gabe S, Tripoli E et al. Enteral Access by Double-Balloon Enteroscopy: An Alternative Method of Direct Percutaneous Endoscopic Jejunostomy Placement. Digestive Diseases and Sciences 2010;56(2):494-498.
27. Aktas H, Mensink P, Kuipers E et al. Single-balloon enteroscopy-assisted direct percutaneous endoscopic jejunostomy. Endoscopy 2012;44(02):210-212.

28. Jeurnink SM, Repici A, Luigiano C et al. Use of a colonoscope for distal duodenal stent placement in patients with malignant obstruction. Surg Endosc 2009;23(3):562-7.
29. Fiori E, Lamazza A, Demasi E et al. Endoscopic stenting for gastric outlet obstruction in patients with unresectable antro pyloric cancer. Systematic review of the literature and final results of a prospective study. The point of view of a surgical group. Am J Surg 2013;206(2):210-7.
30. Lee H, Park JC, Shin SK et al. Preliminary study of enteroscopy-guided, self-expandable metal stent placement for malignant small bowel obstruction. Journal of Gastroenterology and Hepatology 2012;27(7):1181-1186.
31. Ross AS, Semrad C, Waxman I et al. Enteral stent placement by double balloon enteroscopy for palliation of malignant small bowel obstruction. Gastrointestinal Endoscopy 2006;64(5):835-837.
32. Espinel J, Pinedo E. A simplified method for stent placement in the distal duodenum: Enteroscopy overtube. World J Gastrointest Endosc 2011;3(11):225-7.
33. Lennon AM, Chandrasekhara V, Shin EJ et al. (Spiral-enteroscopy–assisted enteral stent placement for palliation of malignant small-bowel obstruction (with video). Gastrointestinal Endoscopy 2010;71(2):422-425.
34. Costa A, Yamashita ET, Takahashi W et al. Obstrução duodenal maligna: tratamento endoscópico paliativo utilizando prótese metálica autoexpansível. Revista da Associação Médica Brasileira 2012;58(6):636–637.
35. Costa-Genzini A, Takahashi W, Dos Santos RG et al. Single-balloon enteroscopy for treating Roux-en-Y choledochojejunostomy stenosis after liver transplantation: a case report. Transplant Proc 2012;44(8):2503-4.

VI

Cólon e Reto

65 Preparo para Colonoscopia

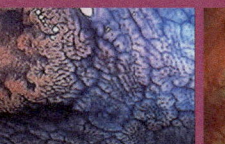

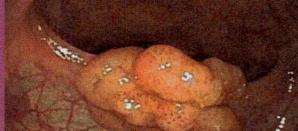

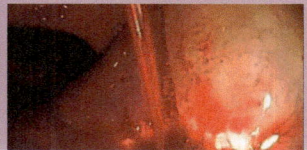

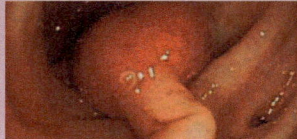

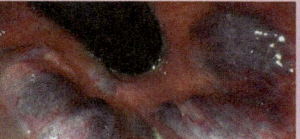

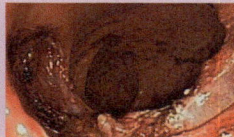

Beatriz Monica Sugai ■ Maria Rachel da Silveira Rohr ■ Ana Carolina de Campos

INTRODUÇÃO

O câncer colorretal (CCR) é a terceira neoplasia mais prevalente no mundo[1] e a colonoscopia é o método mais comumente utilizado para sua prevenção. Tal método permite a avaliação da mucosa do cólon, a detecção e a remoção de pólipos adenomatosos, reduzindo, então, a morbimortalidade por câncer colorretal.[2]

Por esse motivo, o preparo do cólon é um fator de impacto na qualidade da colonoscopia. Quando inadequado, ocorre falha na detecção de pólipos e/ou lesões, resultando na menor taxa de detecção de adenomas, maior custo pela necessidade de repetição mais frequente do exame, maior índice de complicações e menor taxa de intubação cecal.[3,4] Apesar da importância do preparo intestinal, até 25% de todos os preparos intestinais são considerados inadequados.[5]

Entretanto, não existe um preparo ideal e muitos são os fatores que influenciam um preparo inadequado, como, por exemplo, pacientes obstipados, idosos, acamados, falha prévia no preparo do cólon, uso de medicamentos constipantes, obesidade, doenças associadas como diabetes melito, isquemia cerebral, demência e doença de Parkinson, além da falta de adesão às instruções.[6]

QUALIDADE DA LIMPEZA DO CÓLON

Em geral, o índice de qualidade do preparo intestinal deve ser alcançado em cerca de 85-95% das colonoscopias de rastreamento e vigilância.[7] A força-tarefa encarregada na elaboração das recomendações sobre prevenção de CCR sugere que o preparo adequado do cólon deve permitir detecção de pólipos iguais ou maiores que 5 mm.[7] Para isso, a limpeza do cólon objetiva a saída de líquido límpido, amarelo-claro, sem resíduos fecais nas evacuações finais.

Deste modo, é necessário analisar objetivamente o preparo e categorizá-lo em aceitável ou inadequado. As escalas de qualidade de preparo intestinal validadas mais bem estabelecidas e comumente usadas incluem a Aronchick Scale, Boston Bowel Preparation Scale (BBPS) e Ottawa Bowel Preparation Scale (OBPS) (Quadro 65-1). Outros instrumentos que foram validados, porém menos comumente utilizados, incluem a Harefield Cleansing Scale (HCS) e a Chicago Bowel Preparation Scale (CBPS).[8]

A pontuação total da escala de preparo intestinal de Ottawa é calculada somando as pontuações dos segmentos de cólon direito, transverso/descendente e sigmoide/reto e a pontuação para o fluido em todo o cólon. A pontuação total da escala de preparo intestinal de Ottawa varia de 14 (muito ruim) a 0 (excelente).[4]

Dentre as escalas descritas, a Boston Bowel Preparation Scale (BBPS) é a mais aceita. Separa o cólon em três segmentos: direito, transverso e esquerdo. Cada um destes segmentos recebe uma pontuação de 0 a 3, que estão correlacionadas com condições descritas, incluindo coloração, líquido e fragmentos de fezes. Somando ao final as três pontuações, obtém-se o escore BBPS de 0 a 9, onde 9 equivale ao valor máximo, correspondendo a uma preparação excelente, e 0 ao valor mínimo, que corresponde a um cólon não preparado (Fig. 65-1).[1,8]

Quadro 65-1. Escalas de Preparo de Cólon

Nome	Pontos	Descrição
Escala de Aronchick	5	Inadequado (é necessário repetir preparo)
	4	Ruim (fezes semissólidas não podem ser aspiradas e < 90% da mucosa visibilizada)
	3	Razoável (não é possível aspirar fezes semissólidas, mas > 90% da mucosa visibilizada)
	2	Bom (líquido transparente cobrindo até 25% da mucosa, mas > 90% da mucosa visibilizada)
	1	Excelente (> 90% da mucosa visibilizada)
Classificação da escala de preparo intestinal de Ottawa para cada segmento de cólon	4	Inadequada (fezes sólidas não eliminadas com lavagem e aspiração)
	3	Ruim (necessário lavar e aspirar para obter uma visão razoável)
	2	Razoável (necessário aspirar o líquido para visualizar adequadamente o segmento)
	1	Bom (líquido mínimo sem necessidade de sucção)
	0	Excelente (mucosa claramente visível)
Classificação da escala de preparo intestinal de Ottawa para quantidade de fluido em todo cólon	2	Muito líquido
	1	Moderada quantidade
	0	Sem líquido
Classificação da escala de preparo intestinal de Boston para cada segmento do cólon	0	Segmento de cólon não limpo, com mucosa não visibilizada devido fezes sólidas, que não podem ser removidas
	1	Mucosa parcialmente visibilizada, porém outras áreas do segmento não visibilizada devido a coloração, fezes sólidas ou líquido opaco
	2	Pequena quantidade de resíduos fecais ou líquido opaco, porém boa visibilização da mucosa do segmento
	3	Toda a mucosa do segmento bem visibilizada e com clareza, sem resíduos fecais ou líquido opaco

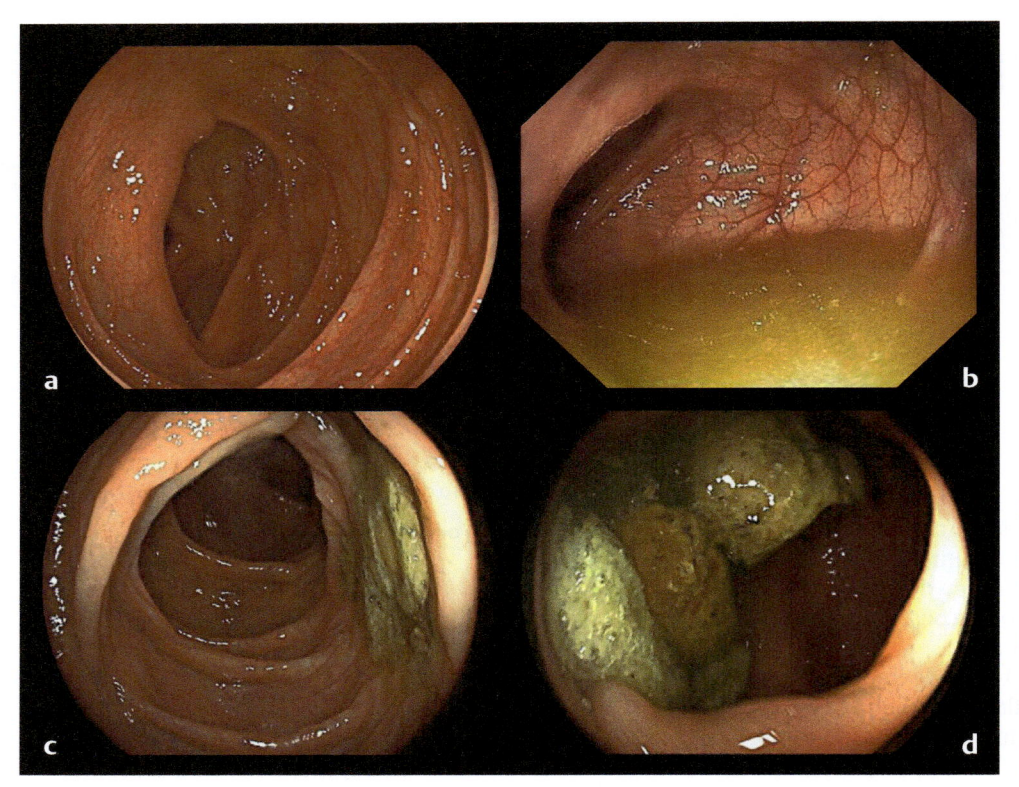

Fig. 65-1. (a) Toda a mucosa do segmento bem visibilizada e com clareza, sem resíduos fecais ou líquido opaco (escore 3). (b) Pequena quantidade de resíduos fecais ou líquido opaco, porém boa visibilização da mucosa do segmento (escore 2). (c) Mucosa parcialmente visibilizada, porém outras áreas do segmento não visibilizada devido a coloração, a fezes sólidas ou a líquido opaco (escore 1). (d) Segmento de cólon não limpo, com mucosa não visibilizada devido a fezes sólidas, que não podem ser removidas (escore 0).

A escala de Boston tem correlação significativa com detecção de pólipos e orienta o intervalo de repetição. Assim, escore maior ou igual 6 e/ou cada segmento igual a 2 se correlaciona-se com o preparo adequado. No caso do escore total de 5 sugere-se repetição do exame em 1 ano.[1,8]

PREPARO DE CÓLON: CONSIDERAÇÕES GERAIS
Medicamentos

Devido ao risco de sangramento, orienta-se suspender os anticoagulantes/antiagregantes plaquetários, além dos antidiabéticos injetáveis, por dificultarem o esvaziamento gastrointestinal.

O ácido acetilsalicílico (AAS® e Aspirina®) não precisa ser suspenso.

O uso de hipoglicemiantes, também deve ser suspenso nos pacientes diabéticos, no dia do exame, devido ao tempo prolongado de jejum.

Os medicamentos descritos no Quadro 65-2 devem ser suspensos antes do exame, com consentimento médico.[9-11]

Dieta

A dieta realizada nos dias que antecedem o exame é fundamental para o sucesso do preparo do cólon. Quatro a 5 dias antes, o paciente deve evitar alimentos com grãos integrais, cereais, granolas, sementes (inclusive frutas com sementes).

Na véspera do exame deve-se fazer uma dieta sem resíduos. Esta pode ser restrita a líquidos ou a ingestão de dieta leve sem resíduos.

Quadro 65-2. Suspensão de Medicamentos

Suspensão	Medicamentos
10 dias antes	Dulaglutida (Trulicity®), Semaglutida (Ozempic®), Semaglutida (Rybelsus® – via oral), Tirzepatida (Monjauro®)
7 dias antes	Varfarina (Marevan®, Coumadin®), Clopidogrel (Plavix®, Plagrel®, Iscover®), Prasugrel (Effient®), Ticlopidina (Ticlid), Ticagrelor (Brilinta®)
48 h antes	Dabigatrana (Pradaxa®), Rivaroxabana (Xarelto®), Apixabana (Eliquis®), Edoxabana (Lixiana®), Liraglutida (Victoza®, Saxenda®, Xutolphy®), Dapagliflozina (Forxiga®, Xigduo®), Empagliflozina (Jardiance®)
24 h antes	Enoxaparina (Clexane®)

Estudo com metanálise de nove trabalhos randomizados e controlados, comparando estes dois tipos de dieta, demonstrou que ambas resultaram em bom preparo do cólon e sem diferenças com relação a efeitos adversos.[12] Entretanto, a tolerabilidade à dieta e a disposição para repetir o preparo foi maior quando utilizada a dieta com poucos resíduos.[13] Uma satisfação maior, facilidade em seguir a dieta, maior tolerância, menos fome e menor interferência nas atividades também foram apontados com o uso da dieta leve sem resíduos por Butt *et al.*[12]

Em estudo recente no Brasil, randomizado, controlado e cego,[14] foi observado que a dieta normocalórica não é inferior à dieta líquida hipocalórica na qualidade de preparo do cólon, ambas pobres em fibras. As duas apresentaram tolerância similar, porém com maior aceitação da dieta hipocalórica e maior probabilidade em repetir o exame.

Sugestões de cardápio: podem-se ingerir caldos, água, água de coco, sucos sem polpa, chás de cor clara, isotônicos. Devem-se evitar leite e derivados e líquidos escuros ou vermelhos. A dieta leve sem resíduos pode conter batata, arroz, peixes cozidos, filés de frango, sopas e caldos, ovos, gelatinas, entre outros.

A ingestão de pelo menos 2 a 3 litros de líquido é recomendada para manter a hidratação do paciente. Pacientes obstipados devem fazer a dieta sem resíduos por 2 a 3 dias antes do exame.

Além da dieta é necessário o uso de laxantes. O laxante ideal deve ser eficaz na limpeza do cólon, tolerável e com mínimos efeitos colaterais como desconforto abdominal e distúrbios hidroeletrolíticos.

Laxantes
Vias de Administração

A utilização dos laxantes pode ser por via anterógrada (oral) ou retrógrada (anal). A via preconizada para o preparo em adultos é a oral.

Regime de Dose

Em colonoscopias eletivas, o preparo pode ser administrado em dose fracionada (véspera e dia do exame) ou em única dose no dia do exame.

Atualmente tem sido descrita a dose fracionada (denominada *split dose* em inglês) que consiste em administrar metade da dose usual na véspera e a outra metade no dia do exame. A dose fracionada apresentou melhor qualidade de preparo em comparação com a ingestão da dose total no dia ou na véspera do exame.[15] Além disso, a dose fracionada melhora a tolerância do paciente, com menor cólica e desconforto, melhora o preparo do cólon e resulta em melhor disposição para a repetição do exame posteriormente.[16]

O regime da dose total no mesmo dia é uma alternativa para pacientes que farão o exame à tarde.[7] A tomada no dia do exame deve ser feita em torno de 2 a 5 horas antes do exame,[17] pois o preparo muito antecipado acarreta resultado inadequado com a aderência de bile à parede intestinal.

O tempo mínimo de jejum recomendado pela ASA 2011 (*American Society of Anesthesiologists*) é de 2 horas após ingestão de líquidos, excetuando-se leite ou bebidas alcoólicas, antes da sedação/analgesia, a fim de evitar broncoaspiração do conteúdo gástrico.[18]

Entretanto, essa recomendação não faz referência à ingestão dos laxantes. Em geral, a conduta adotada com relação ao tempo de jejum varia conforme a instituição, além de ser necessário considerar o tempo de deslocamento do paciente até o local do exame, quando o preparo é todo realizado em casa.

Soluções Utilizadas

Os laxantes utilizados devem limpar o cólon de maneira rápida sem causar alterações histológicas na mucosa, ser de baixo custo e isento ou com mínimos efeitos colaterais como desconforto abdominal e alterações hidroeletrolíticas. Independentemente do medicamento utilizado, o preparo anterógrado estimula o peristaltismo e espasmos intestinais responsáveis por sintomas como cólicas e distensão abdominal, diarreia líquida, perdas hidroeletrolíticas (sede, tontura, astenia, hipotensão postural) e desconforto anal.[19]

As principais soluções utilizadas fora do Brasil são: polietilenoglicol com solução eletrolítica (PEG- ELS) preparada em 4 ou 2 litros, ou seja, grande ou pequeno volumes, respectivamente; sulfato de sódio e picossulfato de sódio (Quadro 65-3).[7]

No Brasil, as soluções mais comumente utilizadas são: manitol, solução de macrogol (polietilenoglicol de alto peso molecular – PEG3350), picossulfato de sódio, lactulose e fosfato de sódio (Quadro 65-4).[19,20]

Manitol

O manitol é um laxativo osmótico, derivado da manose, não absorvido pelo trato gastrointestinal. Acelera o trânsito intestinal, criando um gradiente osmótico que atrai água para o lúmen intestinal.

O uso do manitol é restrito fora do Brasil pelo risco de explosão do cólon durante a eletrocauterização decorrente da fermentação deste por bactérias intestinais produtoras de hidrogênio e metano.[21] Entretanto, estudos comprovaram sua eficácia e segurança, sendo de baixo custo e amplamente utilizado no Brasil.[22]

A dose do manitol é de 500 a 1.000 mL de solução diluída (a 10%) em líquido claro no dia do exame ingerido em cerca de 1 hora.

Quadro 65-3. Soluções de Preparo de Cólon Utilizadas Fora do Brasil

- Solução eletrolítica de polietilenoglicol 3350 (PEG-ELS- Golytely)
- Solução eletrolítica de polietilenoglicol sem sulfato de sódio (Nulytely)
- Combinação de polietilenoglicol e sulfato oral (Suclear)
- Preparações de PEG de baixo volume com ácido ascórbico (Cool-Prep, MoviPrep)
- Sulfato de sódio oral (Suprep)
- Picossulfato de sódio com citrato de magnésio (Prepopik)

Quadro 65-4. Soluções de Preparo de Cólon Utilizadas no Brasil

- Monitol
- Solução de Macrogol 3350 com eletrólitos (Muvinlax®)
- Picossulfato de sódio comcitrato de magnésio (Picoprep®)
- Lactulose (Duphalac®, Pentalac®, Colonac®, Lactulona®)
- Fosfato de sódio dibásico com fosfato de sódio monobásico (em solução para uso retal)

Polietilenoglicol (PEG)

O polietilenoglicol é um polímero não absorvível de alto peso molecular, formulado como solução que passa pelo cólon sem absorção ou secreção de líquidos. São isosmóticos, minimizando a troca de fluidos através da membrana do cólon, sendo seguro e não tóxico, porém, sua desvantagem é a necessidade de ingestão em grande volume (4 litros).

Apesar de geralmente ser bem tolerado, 5%0 a 15% dos pacientes não completam o preparo por baixa aderência. Em uma série de ensaios, foi evidenciado que não há aumento significativo na limpeza intestinal com o PEG-ELS de alto volume em relação ao de baixo volume, porém houve aumento significativo na limpeza do cólon para o regime de dose dividida de PEG-ELS (2L + 2L).[23,24]

Outras preparações foram desenvolvidas para reduzir as desvantagens associadas à intolerabilidade devido ao alto volume da PEG-ELS. Os agentes hiperosmóticos de 2 L à base de PEG (contendo PEG mais ascorbato, citrato ou bisacodil) mostraram eficácia semelhante na limpeza intestinal com maior tolerabilidade e disposição dos pacientes para repetir a preparação em comparação com soluções à base de PEG de alto volume em meta-análises[25,26] e estudos randomizados.[27]

A dose recomendada é 240 mL do produto diluído em água a cada 10 minutos até limpeza do cólon ou ingestão máxima de 4 litros.

Por ser isosmótico, pode ser administrado em pacientes com insuficiência renal, insuficiência cardíaca congestiva e hepatopatias graves.

Muvinlax® é um agente osmótico de solução de macrogol e eletrólitos, não absorvível, cuja recomendação para limpeza de cólon é preparar uma solução com 8-10 sachês em 1 litro de água e administrar um copo de 250 mL a cada 10 minutos na véspera e repetir a dose à noite ou no dia do exame até que o resíduo fecal seja claro e livre de partículas sólidas, ou até que tenham sido consumidos 4 litros da solução, conforme fabricante.

Picossulfato de sódio

É um laxante estimulante frequentemente combinado ao magnésio que apresenta eficácia similar ao PEG.

No entanto, devido à hiperosmolaridade e ao teor de magnésio, as soluções contendo picossulfato de sódio e citrato de magnésio são contraindicadas em pacientes com doença cardíaca congestiva, hipermagnesemia, rabdomiólise, ulcerações gastrointestinais e comprometimento grave da função renal, que pode levar ao acúmulo de magnésio.[17,28]

Picoprep® é um laxante que possui dois componentes: o picossulfato de sódio, que aumenta a peristalse e o citrato de magnésio, que retém líquidos no intestino. O tempo médio de início da ação é de 1 a 2 horas.

O fabricante recomenda a posologia dos sachês em duas doses, sendo necessário consumir líquidos claros sem resíduos (cerca de 1,5 litro) após a ingestão do produto até 2 h antes do procedimento.

Lactulose

A lactulose (**Duphalac®, Pentalac®, Colonac®, Lactulona®**) é um dissacarídeo, derivado semissintético da lactose. Não é absorvida e sofre ação bacteriana, que causa fermentação, acidificando o meio e provocando aceleração do trânsito intestinal por estímulo da motilidade.[19] Entretanto, seu uso deve ser evitado em pacientes com intolerância à lactose e diabéticos. A dose recomendada é de 200 mL (667 mg/mL de lactulose a 50%) da solução diluída em suco claro ou água para perfazer 1.000 mL, ingeridos em até 1 hora.

Fosfato de sódio

É uma solução hiperosmótica de baixo volume que tem sido menos utilizada pelo risco de insuficiência renal decorrente de deposição tubular de fosfato de cálcio. Além disso, leva a distúrbios eletrolíticos como a hiperfosfatemia, hipocalcemia assintomática, sendo contraindicado em paciente com doença cardíaca congestiva, ascite, cirrose e insuficiência renal grave.[7,17,28]

***Fleet* enema®**, solução salina de bifosfato de sódio, é uma de suas apresentações comerciais, normalmente utilizada na forma de enemas para lavagens distais. Pode ser administrada por via oral.[29] A vantagem oferecida com o uso da solução oral de bifosfato de sódio é o pequeno volume (150-200 mL) da solução.

Análise Comparativa

Em nosso meio, estudos prospectivos comparando polietilenoglicol e lactulose mostraram eficácia similar na qualidade do preparo, podendo a lactulose ser indicada como opção de preparo.[19] Estudo comparativo entre manitol, picossulfato de sódio e fosfato monobásico e dibásico em 60 pacientes mostrou ser o picossulfato de sódio mais tolerável; no entanto, as soluções de fosfato de sódio e manitol apresentaram resultados superiores em relação à limpeza e aos custos.[30]

A lactulose é menos tolerada, causando mais náuseas e desconforto leve quando comparada com outros laxantes, com qualidade de preparo similar.[19] A qualidade do preparo foi considerada excelente ou boa em 79% de 1.750 pacientes estudados em nosso meio, em preparo domiciliar com lactulona, associado ao bisacodil e dieta, com boa aceitação e baixo preço.[31]

Em estudo prospectivo recente, comparou-se polietilenoglicol e manitol para preparo de cólon, sendo observada eficácia similar em relação à qualidade de preparo entre os grupos, porém, houve melhor tolerabilidade, aceitabilidade e segurança no grupo do polietilenoglicol.[20]

MEDIDAS ADJUVANTES

Algumas medidas adjuvantes foram avaliadas visando melhorar o preparo de cólon, como simeticona, procinéticos e bisacodil. Nenhuma demonstrou consistentemente eficácia, segurança ou tolerabilidade melhorada durante o preparo. No entanto, alguns agentes podem ser úteis em circunstâncias selecionadas, a critério do médico prescritor.[7]

Laxativos orais como bisacodil (2 a 4 comprimidos) auxiliam a limpeza intestinal na véspera. Estes podem causar cólicas e, em geral, produzem evacuações 6 a 8 horas após sua ingestão. Pacientes obstipados podem fazer uso desses laxantes por 2 dias consecutivos (antevéspera e véspera ao exame), facilitando o preparo. Quando utilizado em conjunto com PEG-ELS, permite menos volume necessário para um preparo adequado.[7]

A fim de evitar náuseas e vômitos na tomada dos laxantes líquidos com volumes de 2 a 4 litros, pode-se prescrever o uso profilático de antieméticos. A metoclopramida tem efeito antiemético e também atua ampliando as contrações gástricas e a peristalse intestinal, entretanto, estudos demonstraram que sua eficácia é relativa.[28]

Muitas vezes observa-se um cólon limpo, mas com a formação de bolhas, o que atrapalha a visibilização adequada da mucosa. O uso de simeticona (gotas) adicionada nos laxantes líquidos auxilia na dissolução dessas bolhas.[17,28]

Para melhorar a palatabilidade do preparo, foram avaliadas medidas como uso de suco de laranja, Coca-Cola zero®, bala de menta, goma de mascar sem açúcar, entre outros. Uma revisão sistemática recente e meta-análise foi realizada incluindo 1.187 pacientes e concluiu que as medidas adjuvantes melhoraram a palatabilidade e a vontade de repetir o preparo do cólon, com menos efeitos colaterais como distensão abdominal, vômitos, mas sem diferença em náuseas ou dores abdominais.[17,32]

Há uma grande preocupação na adesão dos pacientes ao preparo e muitos dispositivos inovadores foram criados para lembrá-los. Foram descritos aplicativos e mensagens no celular, ligações telefônicas, além das rotineiras explicações verbais e entrega das orientações por *e-mail* ou impressas. Todas estas ações realizadas, além da simples entrega das orientações, usualmente, geraram maior adesão e melhor preparo do cólon.[33,34] O agendamento da colonoscopia com muita antecedência muitas vezes prejudica o resultado do preparo.

CONSIDERAÇÕES ESPECÍFICAS

Hemorragia Digestiva Baixa

A colonoscopia ocupa um papel importante na hemorragia digestiva, por seu potencial diagnóstico e terapêutico. No entanto, só deve ser realizada após a estabilização hemodinâmica. Além disso, a limpeza adequada do cólon é crucial antes da realização do exame.

De acordo com as últimas diretrizes europeias, o preparo para colonoscopia deve incluir 4-6 L de uma solução de polietilenoglicol ou equivalente, administrada durante 3-4 h até que o efluente retal esteja límpido. Uma sonda nasogástrica pode facilitar a preparação do cólon em pacientes intolerantes à ingestão oral. Agente procinético/antiemético imediatamente antes de iniciar a preparação do cólon reduz a náusea e facilita o esvaziamento gástrico.[17,28]

Pacientes Idosos

A idade avançada é fator preditor de preparo difícil do cólon; e, apesar da tolerância aos laxantes ser similar à dos pacientes jovens,[7] os pacientes idosos, em especial os octogenários, apresentam maior risco de complicações durante e após a colonoscopia.[35]

São fatores relacionados com o preparo inadequado em idosos: motilidade gastrointestinal lenta, maior índice de constipação, pior aderência, não entendimento das instruções, cirurgias prévias, comorbidades, dificuldade de deambulação, entre outros.

Assim, apesar da baixa evidência, as diretrizes da ESGE sugeriram o uso de solução de PEG em pacientes idosos (28), e as diretrizes da ASGE recomendaram evitar preparações de fosfato de sódio nesses pacientes, devido o maior risco de distúrbios hidroeletrolíticos.[7]

Pacientes Pediátricos

Não há, na literatura, um preparo estabelecido para crianças. A seleção do preparo intestinal deve ser individualizada de acordo com a idade, estado clínico e disposição e capacidade de cumprir as medicações específicas.[7]

Uma sugestão de preparo para crianças até 2 anos é dieta líquida de coloração clara por 24 horas e o uso de enema com solução salina (10 mL/kg). Em crianças com mais de 2 anos, o preparo é semelhante aos adultos, com dieta, laxantes estimulantes (bisacodil ou sena), PEG via oral (80 mL/kg) e enemas, quando necessário. A administração do PEG ou macrogol por sonda nasogástrica deve ser considerada em crianças menores.[36]

Pacientes Gestantes

A colonoscopia deve ser realizada apenas se for fortemente indicada em mulheres grávidas/amamentando.[17]

Informações limitadas estão disponíveis sobre a segurança dos agentes de limpeza intestinal durante a gravidez. A absorção sistêmica de PEG é mínima e distensão abdominal são infrequentes. No entanto, as soluções de polietilenoglicol não foram estudadas durante a gravidez. As soluções de fosfato de sódio devem ser evitadas durante a gravidez, pois podem causar distúrbios hidroeletrolíticos e estar associadas ao risco de nefropatia por fosfato. Além disso, os recém-nascidos podem apresentar desmineralização óssea e falha no crescimento ósseo devido à sobrecarga materna de fosfato.

Portanto, a sigmoidoscopia flexível com enemas de água corrente é preferida em vez da colonoscopia pois não há estudos na literatura que relatem o perfil de segurança dos regimes de preparo de cólon em mulheres lactantes.[37,38]

Pacientes Constipados

A constipação crônica é considerada um dos fatores associados ao risco de mau preparo de cólon. A ESGE não recomenda um preparo específico para pacientes constipados pois os estudos são heterogêneos, com diferentes esquemas de preparo e os resultados não permitem conclusões (28). No entanto, apesar da baixa qualidade da evidência, laxantes estimulantes, como bisacodil, são frequentemente considerados em pacientes com constipação crônica.[17]

Outras condições clínicas podem individualizar o preparo de cólon e estão listadas no Quadro 65-5.

Quadro 65-5. Condições Clínicas e Preparo de Cólon

Condições clínicas	Preparo
Insuficiência cardíaca	Apesar da falta de evidências sobre a eficácia e segurança do preparo nessa população, as soluções isotônicas de alto volume à base de PEG podem representar a opção mais adequada por seu risco reduzido de desequilíbrios hidroeletrolíticos As soluções à base de PEG de baixo volume podem ser uma alternativa devido à redução do volume da ingestão de líquidos, embora atualmente não sejam recomendadas em pacientes com insuficiência cardíaca congestiva significativa (classe III ou IV da New York Heart Association) pelo potencial de danos ligados aos componentes osmoticamente ativos das formulações
Doença renal crônica	Preparo a base de PEG é uma opção segura em pessoas com doença renal crônica leve a moderada (eGFR variando de 89 a 30 mL/min), enquanto as diretrizes internacionais atuais não recomendam agentes hiperosmóticos à base de PEG de baixo volume em pessoas com insuficiência renal grave (eGFR < 30 mL/min) devido alto risco de desequilíbrios eletrolíticos
Doença inflamatória intestinal (DII)	Preparos baseados em PEG de alto e baixo volume são recomendados em pacientes com DII, embora agentes de baixo volume possam ser uma escolha mais aconselhável em pessoas submetidas a um número considerável de colonoscopias durante sua vida
Diabéticos	Recomenda-se evitar o uso de lactulose, uma vez que pode haver aumento da glicemia com a administração do medicamento
Cirurgia bariátrica	Pacientes com cirurgias bariátricas restritivas devem utilizar baixo volume de preparo ou aumentar o tempo de ingestão do líquido[7]

PREPARO INADEQUADO

O índice ideal de limpeza do cólon nos serviços de colonoscopia deve ser cerca de 85%.[7] Apesar da eficácia da maioria dos laxantes, cerca de 25%-30% dos preparos de cólon são inadequados.[6]

O preparo insuficiente do cólon pode resultar em colonoscopia incompleta, maior custo, aumento do tempo de exame, maior chance de eventos adversos e baixa detecção de adenomas.[3,4]

O mais importante preditor de preparo ruim é o preparo inadequado do exame anterior.[4] Portanto, os pacientes que apresentarem um preparo irregular e/ou inadequado devem ser orientados novamente para um melhor resultado no próximo exame.

As medidas a serem adotadas frente a um preparo ruim devem ser múltiplas, entre elas, recomendação dietética, aumentar os dias de dieta, uso adicional de bisacodil, enemas e preparo oral.

Em preparo de cólon inadequado, o exame deverá ser repetido em 1 ano.[2]

Nos laudos de colonoscopia é importante o relato da qualidade do preparo para que o médico assistente possa avaliar qual o melhor intervalo de repetição do exame.[4]

CONCLUSÃO

O preparo do cólon é um indicador de qualidade na colonoscopia, tendo impacto direto no rastreamento e vigilância do CRC. A qualidade do preparo do cólon é essencial para detecção de adenomas e prevenção do CRC.

A despeito de não existir um preparo ideal, a eficácia e a tolerabilidade das soluções utilizadas são fundamentais para um bom exame do cólon.

Recomenda-se que o índice de preparo satisfatório em unidades de colonoscopia seja de pelo menos 85% dos exames.

REFERÊNCIAS BIBLIOGRÁFICAS

1. Kastenberg D, Bertiger G, Brogadir S. Bowel preparation quality scales for colonoscopy. World J Gastroenterol. 2018;24(26):2833-2843.
2. Lieberman DA, Rex DK, Winawer SJ, et al. Guidelines for colonoscopy surveillance after screening and polypectomy: a consensus update by the US Multi-Society Task Force on Colorectal Cancer. Gastroenterology. 2012;143(3):844-857.
3. Rex DK, Schoenfeld PS, Cohen J, et al. Quality indicators for colonoscopy. Gastrointest Endosc. 2015;81:31-53.
4. Saltzman JR, Cash BD, Pasha SF, et al. ASGE Standards of Practice Committee. Bowel preparation before colonoscopy. Gastrointest Endosc. 2015;81(4):781-94.
5. Harewood GC, Sharma VK, de Garmo P. Impact of colonoscopy preparation quality on detection of suspected colonic neoplasia. Gastrointest Endosc. 2003;58(1):76-9.
6. Nguyen DL, Wieland M. Risk factors predictive of poor quality preparation during average risk colonoscopy screening: the importance of health literacy. J Gastrointest Liver Dis. 2010;19:369-72.
7. Johnson DA, Barkun AN, Cohen LB, et al. US Multi-Society Task Force on Colorectal Cancer. Optimizing adequacy of bowel cleansing for colonoscopy: recommendations from the US multi-society task force on colorectal cancer. Gastroenterology. 2014;147(4):903-24.
8. Lai EJ, Calderwood AH, Doros G, et al. The Boston bowel preparation scale: a valid and reliable instrument for colonoscopy-oriented research. Gastrointest Endosc. 2009;69(3 Pt 2):620-5.
9. Acosta RD, Abraham NS, Chandrasekhara V, et al. ASGE Standards of Practice Committee;. The management of antithrombotic agents for patients undergoing GI endoscopy. Gastrointest Endosc. 2016;83(1):3-16. Epub 2015 Nov 24. Erratum in: Gastrointest Endosc. 2016;83(3):678.
10. Veitch AM, Radaelli F, Alikhan R, et al. Endoscopy in patients on antiplatelet or anticoagulant therapy: British Society of Gastroenterology (BSG) and European Society of Gastrointestinal Endoscopy (ESGE) guideline update. Gut. 2021;70(9):1611-1628.
11. Marino EC, Negretto L, Ribeiro RS, et al. Rastreio e Controle da Hiperglicemia no Perioperatório. Diretriz Oficial da Sociedade Brasileira de Diabetes. 2023.
12. Butt J, Bunn CE, Eldho P, et al. The white diet is preferred and better tolerated than a clear fluid diet without hindering successful bowel preparation for colonoscopy. Gastrointest Endosc. 2014;79(5):AB587.
13. Wu KL, Rayner CK, Chuah SK, et al. Impact of low residue diet on bowel preparation for colonoscopy. Dis Cólon Rectum. 2011;54:107-112.
14. Lescano MA, Santana LC, Goncalves AF, et al. A normocaloric, low-fiber diet for colonoscopy preparation is more acceptable and non-inferior to a liquid, low-calorie diet: a randomized controlled trial. Arquivos de Gastroenterologia. 2023.
15. Cohen LB. Split dosing of bowel preparations for colonoscopy: an analysis of its efficacy, safety, and tolerability. Gastrointest Endosc. 2010;72(2):406-12.
16. Kilgore TW, Abdinoor AA, Szary NM, et al. Bowel preparation with split-dose polyethylene glycol before colonoscopy: a meta-analysis of randomized controlled trials. Gastrointest Endosc. 2011;73(6):1240-5.
17. Di Leo M, Iannone A, Arena M, et al. Novel frontiers of agents for bowel cleansing for colonoscopy. World J Gastroenterol. 2021;27(45):7748-7770.
18. Practice Guidelines for Preoperative Fasting and the Use of Pharmacologic Agents to Reduce the Risk of Pulmonary Aspiration: Application to Healthy Patients Undergoing Elective Procedures: An Updated Report by the American Society of Anesthesiologists Task Force on Preoperative Fasting and the Use of Pharmacologic Agents to Reduce the Risk of Pulmonary Aspiration. Anesthesiology. 2017;126:376-393.
19. Menacho AM, Reimann A, Hirata LM, et al. Estudo prospectivo randomizado duplo-cego comparando polietilenoglicol com lactulose para preparo de cólon em colonoscopia. ABCD Arq Bras Cir Dig. 2014;27(1):9-12.
20. Vieira Junior MC. Preparo de cólon para realização de colonoscopia?: estudo prospectivo randomizado comparativo entre solução de polietilenoglicol baixo volume mais bisacodil versus solução de manitol mais bisacodil. Tese de Mestrado Faculdade de Medicina da Universidade de São Paulo. 2011:1-82.
21. Ladas SD, Karamanolis G, Ben-Soussan E. Colonic gas explosion during therapeutic colonoscopy with electrocautery. World J Gastroenterol. 2007;13(40):5295-8.
22. Paulo GA, Martins FP, Macedo EP, et al. SAFETY OF MANNITOL USE IN BOWEL PREPARATION: a prospective assessment of intestinal methane (CH_4) levels during colonoscopy after mannitol and

sodium phosphate (NaP) bowel cleansing. Arq Gastroenterol. 2016;53(3):196-202.
23. Marmo R, Rotondano G, Riccio G, et al. Effective bowel cleansing before colonoscopy: a randomized study of split-dosage versus non-split dosage regimens of high-volume versus low-volume polyethylene glycol solutions. Gastrointest Endosc. 2010;72:313-20.
24. Samarasena JB, Muthusamy VR, Jamal MM. Split-dosed MiraLAX/Gatorade is an effective, safe, and tolerable option for bowel preparation in low-risk patients: a randomized controlled study. Am J Gastroenterol. 2012;107:1036-42.
25. Xie Q, Chen L, Zhao F, et al. A meta-analysis of randomized controlled trials of low-volume polyethylene glycol plus ascorbic acid vs standard-volume polyethylene glycol solution as bowel preparations for colonoscopy. PLoS One. 2014;9:e99092.
26. Clark RE, Godfrey JD, Choudhary A, et al. Low-volume polyethylene glycol and bisacodyl for bowel preparation prior to colonoscopy: a meta-analysis. Ann Gastroenterol. 2013;26:319-324.
27. Spada C, Cesaro P, Bazzoli F, et al. Evaluation of Clensia®, a new low-volume PEG bowel preparation in colonoscopy: Multicentre randomized controlled trial vs 4L PEG. Dig Liver Dis. 2017;49:651-656.
28. Hassan C, East J, Radaelli F, et al. Bowel preparation for colonoscopy: European Society of Gastrointestinal Endoscopy (ESGE) Guideline - Update 2019. Endoscopy. 2019;51(8):775-794.
29. Macedo EP. de. Estudo comparativo entre três métodos de preparo anterógrado para colonoscopia: manitol, polietilenoglicol e fleet enema *oral. Tese de Mestrado Universidade Federal de São Paulo [Internete]. 2000:1-76.
30. Miki P Jr, Lemos CR, Popoutchi P, et al. Comparison of cólon-cleansing methods in preparation for colonoscopy – Comparative efficacy of solutions of mannitol, sodium picosulfate and monobasic and dibasic sodium phosphates. Acta Cirurgica Brasileira. 2008;23(1):108-11.
31. Klug WA, Sampaio Neto P, Fonoff AM, et al. Preparo do intestino para colonoscopia com lactulona a 8%: modo da Santa Casa de São Paulo. Rev Bras Coloproctol. 2008;28(1):84-8.
32. Kamran U, Abbasi A, Tahir I, et al. Can adjuncts to bowel preparation for colonoscopy improve patient experience and result in superior bowel cleanliness? United European Gastroenterol J. 2020;8:1217-1227.
33. Cho J, Lee S, Shin JA, et al. The Impact of Patient Education with a Smartphone Application on the Quality of Bowel Preparation for Screening Colonoscopy. Clin Endosc. 2017;50(5):479-485.
34. Walter B, Frank R, Ludwig L, et al. Smartphone Application to Reinforce Education Increases High-Quality Preparation for Colorectal Cancer Screening Colonoscopies in a Randomized Trial. Clin Gastroenterol Hepatol. 2021;19(2):331-338.e5. Epub 2020 Mar 30. Erratum in: Clin Gastroenterol Hepatol. 2022;20(1):250. PMID: 32240835.
35. Day LW, Kwon A, Inadomi JM, et al. Adverse events in older patients undergoing colonoscopy: a systematic review and meta-analysis. Gastrointest Endosc. 2011;74(4):885-96.
36. Lightdale JR, Acosta R, Shergill AK, et al. Modifications in endoscopic practice for pediatric patients. Gastrointest Endosc. 2014;79(5):699-710.
37. Savas N. Gastrointestinal endoscopy in pregnancy. World J Gastroenterol. 2014;20(41):15241-52.
38. Friedel D, Stavropoulos S, Iqbal S, Cappell MS. Gastrointestinal endoscopy in the pregnant woman. World J Gastrointest Endosc. 2014;6(5):156-67.

66 Colonoscopia: Exame Normal, Técnicas e Equipamentos

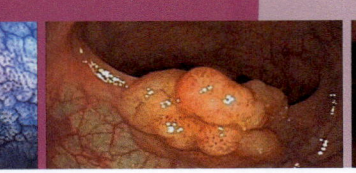

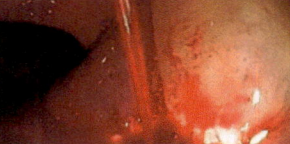

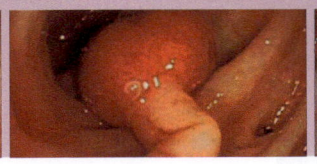

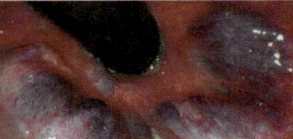

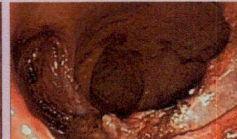

Walton Albuquerque ■ Juliana de Sá Moraes ■ Letícia Arruda Mendes Cruz

INTRODUÇÃO

Nos últimos anos houve uma explosão na quantidade de colonoscopias realizadas em decorrência da constatação de que a polipectomia colorretal diminui a incidência do câncer colorretal.[1] Com isso, a demanda do exame aumentou e, consequentemente, houve migração de diversos profissionais de algumas especialidades médicas para realizarem a colonoscopia. Como o sigmoide é o "vilão" do colonoscopista, não se pode começar o procedimento sem uma boa técnica, pois o início do exame é a parte mais difícil. Além disso, uma técnica adequada, com introdução do tubo do ânus ao íleo em pouco tempo, com baixo estímulo ao paciente, permite a retirada do aparelho com o colonoscopista descansado, com tempo e energia suficientes para o encontro das lesões que, em última análise, é o objetivo principal do exame.

EXAME NORMAL

O conhecimento anatômico do reto, do cólon e do íleo, tanto da parte interna quanto da parede desses órgãos e estruturas adjacentes, deve ser de domínio do profissional que realiza o procedimento.

O reto mede cerca de 15 cm de extensão no adulto, com um diâmetro interno em torno de 6-7 cm, composto internamente por três pregas de mucosa denominadas válvulas de Houston. A distância aproximada de cada uma dessas válvulas da margem anal é de 5, 8 e 12 cm para a inferior, média e superior, respectivamente. A válvula média está à esquerda e corresponde à reflexão peritoneal anterior, que é um marco anatômico importante entre o reto intra e extraperitoneal, e as outras duas válvulas estão à direita. A espessura da parede do reto gira em torno de 7 mm (Figs. 66-1 e 66-2).[2]

O cólon mede cerca de 150 cm de comprimento, atravessa o abdome em toda a extensão, é tubular e alterna partes fixas e móveis. Tem diâmetro interno médio de 7,5 cm, sendo mais largo no ceco/ascendente, embora com parede fina, entre 3,5-5 mm. Habitualmente, as partes móveis são sigmoide, transverso e ceco decorrentes apenas da fixação ao mesentério, e as partes fixas são o ascendente e o descendente pela intimidade da parede ao retroperitônio e ausência de mesentério (Fig. 66-3).[2]

A mucosa normal tem coloração rósea e vasos finos. As pregas semilunares aparecem entre as haustrações, ora mais planas ora mais elevadas. O baço e o fígado, muitas vezes, são observados durante o exame como uma "sombra" azulada nos respectivos ângulos. São três tênias que acompanham a musculatura longitudinal da parede do cólon: tênias omental, *coli* e livre. Elas conferem uma impressão longitudinal na mucosa intestinal e guia o eixo que o colonoscopista deve seguir introduzindo o aparelho. No transverso, como são mais nítidas e equidistantes, desenham o aspecto triangular (Figs. 66-4 a 66-8).

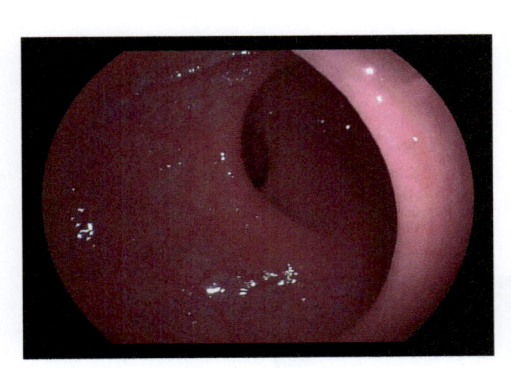

Fig. 66-2. Visão endoscópica do reto, com suas válvulas e vascularização.

Fig. 66-1. Desenho esquemático da anatomia do reto, notando-se as válvulas de Houston e a relação com a próstata e a bexiga.

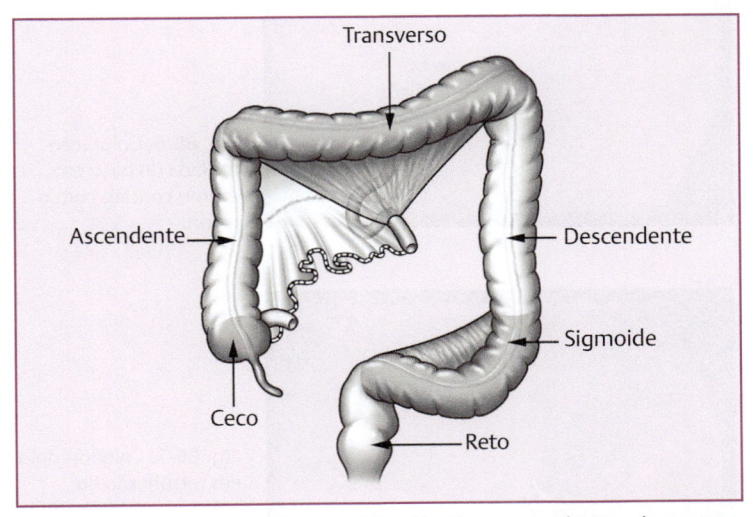

Fig. 66-3. Visão panorâmica esquemática do cólon com o objetivo de mostrar as partes móveis (mais escuras) com os respectivos mesentérios e as partes fixas aderidas ao retroperitônio.

O ceco e a papila ileocecal são marcos anatômicos nítidos. Identificam-se as três pregas de mucosa que correspondem às tênias, com o orifício apendicular no centro, lembrando a logomarca da Mercedes-Benz. A papila ileocecal é proeminente, bilabiada, com aspecto amarelado em virtude do depósito de gordura. Deve-se ter em mente que a identificação da luz do aparelho por transilumição do abdome, para definir a topografia do ceco quando esta está na fossa ilíaca direita, tem que ser feita com muito cuidado, pois, às vezes, o ceco é móvel, e este dado isolado não é fidedigno (Fig. 66-9).

O íleo terminal com suas vilosidades apresenta um aspecto aveludado da mucosa, às vezes, com diminutas nodulações que correspondem aos folículos linfoides, principalmente, na criança e no adulto jovem (Figs. 66-10 e 66-11).[2]

Fig. 66-4. Aspecto normal da mucosa do cólon com coloração rósea e a distribuição regular dos vasos finos.

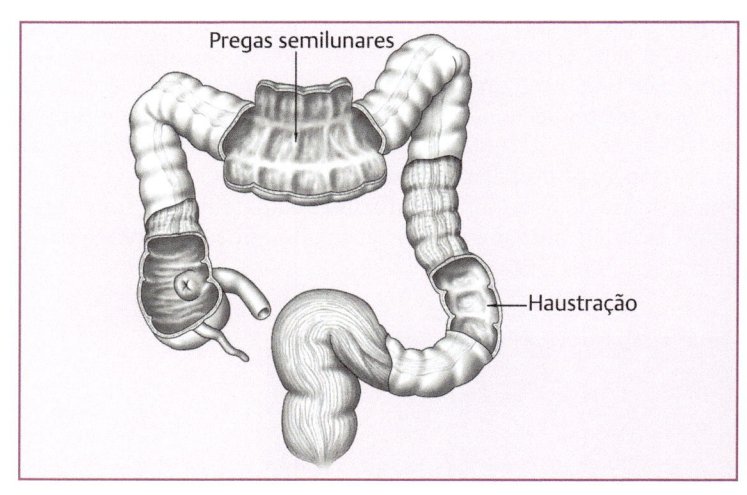

Fig. 66-5. As pregas semilunares são nítidas e dividem as haustrações.

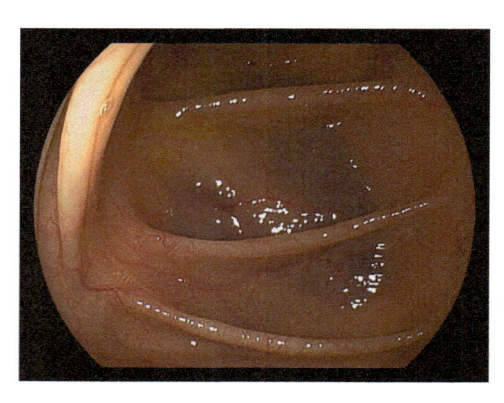

Fig. 66-6. Coloração azulada do baço em íntimo contato com o cólon.

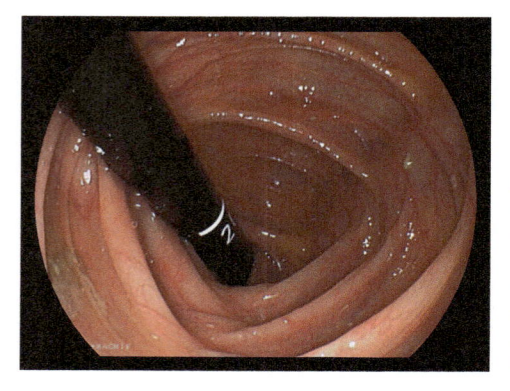

Fig. 66-7. Colonoscópio em retroflexão no cólon ascendente, notando-se discreta coloração azulada no cólon, correspondendo à impressão da borda hepática.

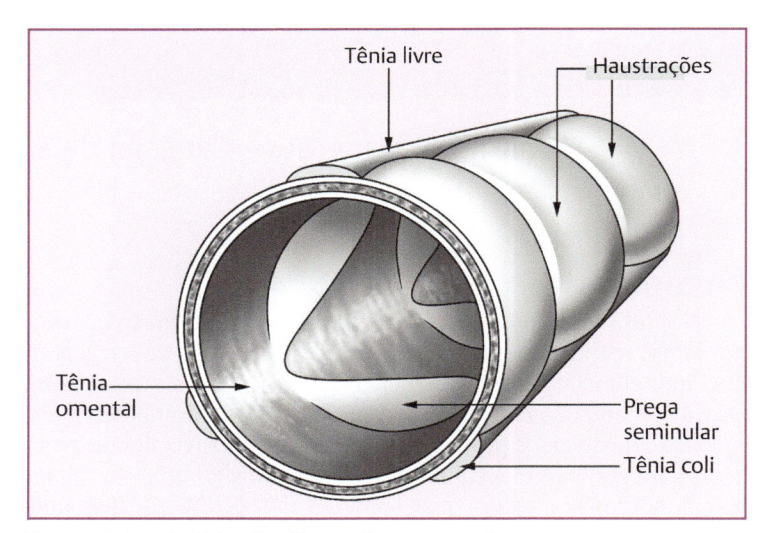

Fig. 66-8. As três tênias do cólon podem ser notadas tanto na serosa como na mucosa e têm grande importância para guiar o colonoscopista em direção ao eixo longitudinal do cólon, principalmente nas angulações.

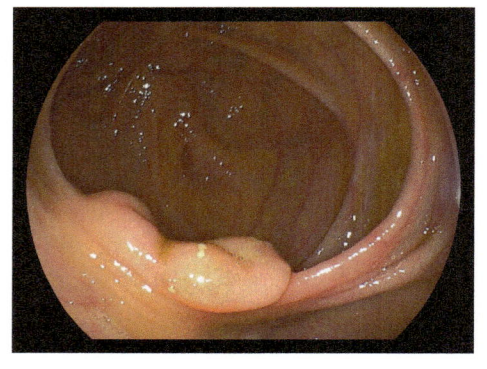

Fig. 66-9. Foto endoscópica panorâmica da anatomia clássica do ceco, da papila ileocecal e do orifício apendicular.

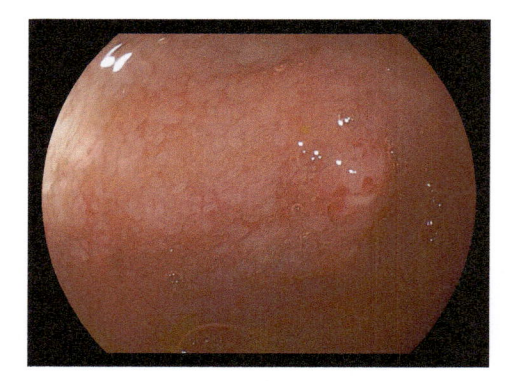

Fig. 66-10. Íleo terminal com suas inconfundíveis vilosidades e diminuto folículo linfoide.

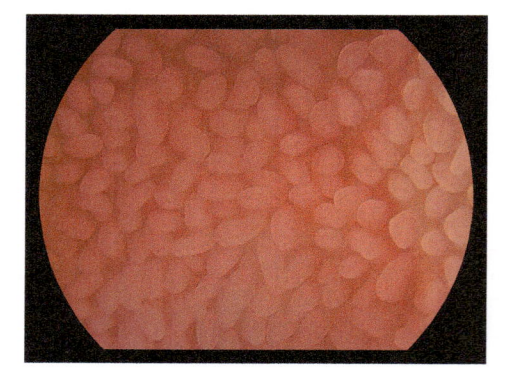

Fig. 66-11. Visão endoscópica das vilosidades do íleo terminal à magnificação de imagens, sem cromoscopia.

TÉCNICAS

Para uma boa técnica em colonoscopia, três fatores devem ser observados: um relacionado com o examinado, outro com a sala de exame/aparelho e o último com o examinador.

1. *Examinado:* deve estar motivado e consciente da indicação do exame. Com isto irá aderir ao esquema de preparo intestinal, que não é agradável, mas fundamental para um bom exame. Durante a colonoscopia, deverá estar confortavelmente posicionado e recebendo os medicamentos necessários para não sentir dor e diminuir a ansiedade.
2. *Sala de exame/aparelho:* deve estar adequadamente equipada para o procedimento proposto, organizada, com iluminação regulável e sem barulho; o aparelho calibrado e testado, tanto em relação à parte mecânica quanto à parte óptica-eletrônica. As válvulas devem estar lubrificadas para evitar o travamento durante o procedimento. Alguns fixam uma placa à porta da sala: **procedimento em andamento, não interromper e não usar celulares**.
3. *Examinador:* deve ter treinamento em centro reconhecido pela sociedade médica à qual pertence, estar descansado, confortavelmente vestido e posicionado para uma jornada de procedimentos com complexidade variável. A remuneração da equipe deve ser justa, compatível com a responsabilidade do trabalho que será realizado (Fig. 66-12).

Entendidos esses pilares, será descrita a técnica clássica de colonoscopia, sabendo que ela pode variar, dependendo da escola de colonoscopia em que o examinador foi formado.

Terminologias

Alguns conceitos de colonoscopia devem ficar claros desde o início para o perfeito entendimento da sequência que será descrita.

O que são alças do colonoscópio? Conformações tomadas pelo corpo do colonoscópio em segmentos do cólon, que dificultam a progressão do aparelho, representando a principal dificuldade para o colonoscopista.[3]

Como identificá-las? São quatro maneiras para reconhecer:

1. A partir do momento em que o examinado começa a ter desconforto ou dor durante o procedimento que estava transcorrendo bem.
2. Movimento paradoxal do colonoscópio, ou seja, o colonoscopista introduz o aparelho e ele volta e, quando é puxado, ele progride.
3. Introdução excessiva do colonoscópio incompatível com a localização.
4. Mais resistência à introdução do aparelho.

Nomenclatura e Conceito das Manobras

- *Vaivém:* movimentos curtos e rápidos com o corpo do aparelho, nos dois sentidos (introdução e retirada), com o objetivo de estimular a musculatura do cólon e, com isto, sanfoná-lo, facilitando a progressão do aparelho.
- *Balance:* com a mão direita no corpo do colonoscópio, faz-se movimentos rápidos, de um lado para o outro, como se estivesse desenrolando uma mangueira dobrada, quando o aparelho endurece ou faz uma retroflexão, com a finalidade de desfazer. Os comandos do aparelho devem estar soltos para realizar esta manobra.
- *Torque:* é a tensão dada ao aparelho, tornando-o respondível ao mínimo movimento de introdução ou retirada. Quando presente, significa que o colonoscopista está com total controle do aparelho, com o cólon retificado e em condições de prosseguir ou realizar alguma terapêutica.
- *Rotação:* pode ser horária ou anti-horária e, geralmente, é acompanhada de recuo do aparelho ao mesmo tempo.
- *Tração:* é a retirada parcial do aparelho para retificá-lo e promover um torque melhor.[4]

Posição do Examinado

A posição inicial é o decúbito lateral esquerdo, pois permite a inspeção anal e o toque retal. Este deve ser feito com sedação e analgesia mais superficiais para não comprometer o tônus do esfíncter anal e não se perder ar no reto no início do exame, permitindo, assim, o exame a partir da linha pectínea. Deve-se aproveitar o máximo possível os dados fornecidos pelo toque retal, incluindo a próstata e relaxando o esfíncter anal.

Posição do Examinador

Do lado direito do examinado, podendo estar sentado ou em pé. O monitor deve ser regulado para a altura dos olhos do examinador e na distância focal apropriada. O *rack* com a processadora e a fonte de luz poderá ficar atrás e à esquerda do examinador, pois, assim, forçará menos o cabo do colonoscópio, que sai da fonte de luz/processadora e vai até a mão esquerda do examinador. Portanto, um monitor ficará dissociado deste *rack* (Fig. 66-13).

Segurando o Colonoscópio

A maneira de segurar o colonoscópio é com a mão esquerda na parte dos comandos, com os dedos mínimo e anular circundando-o parcialmente. Os dedos indicador e médio ficam suavemente apoiados nas válvulas de aspiração e insuflação, prontos para acioná-las, quando necessário, e o polegar nas manoplas. A mão direita segura o corpo do tubo do colonoscópio sobre uma gaze para não escorregar, de preferência com parte dos dedos que são mais sensíveis e permitem movimentos adicionais, em torno de 20 a 30 cm da margem anal para permitir as manobras. A maioria dos colonoscopistas controla os comandos e a inserção do tubo, sem a presença de um auxiliar (Figs. 66-14 e 66-15).[2]

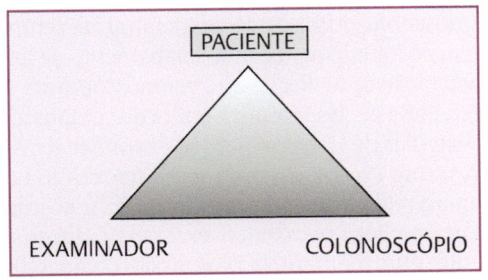

Fig. 66-12. Pilares para uma boa colonoscopia: paciente cooperativo e motivado para o exame, profissional com boa formação e dedicação constante à arte da colonoscopia e aparelho de boa qualidade.

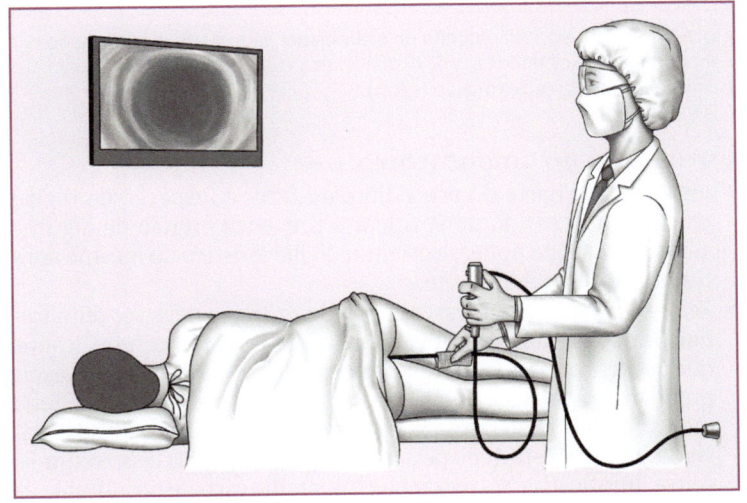

Fig. 66-13. Desenho esquemático panorâmico da sala de colonoscopia, com o paciente em decúbito lateral esquerdo, o examinador do lado direito e o monitor em frente e na mesma altura dos olhos do médico.

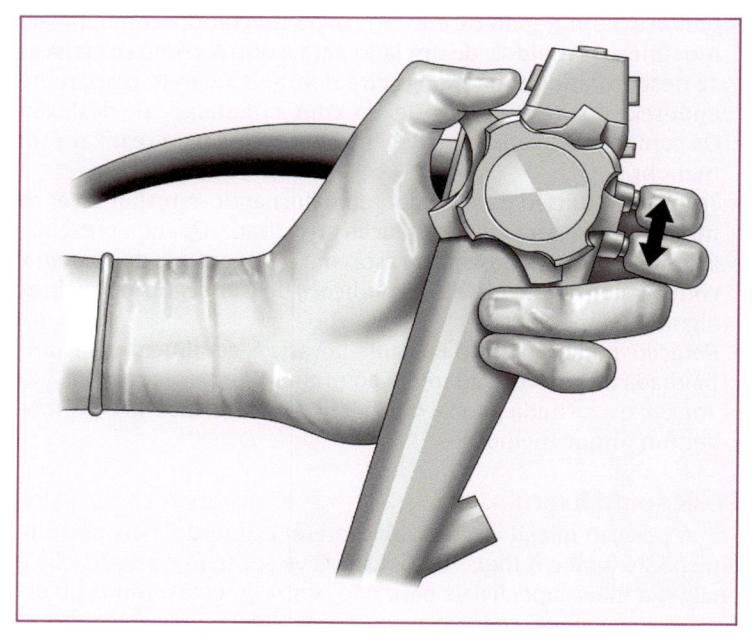

Fig. 66-14. Posição da mão esquerda do examinador segurando o colonoscópio, com o polegar acionando as manoplas, e o indicador e o médio no pistão de aspiração e insuflação respectivamente.

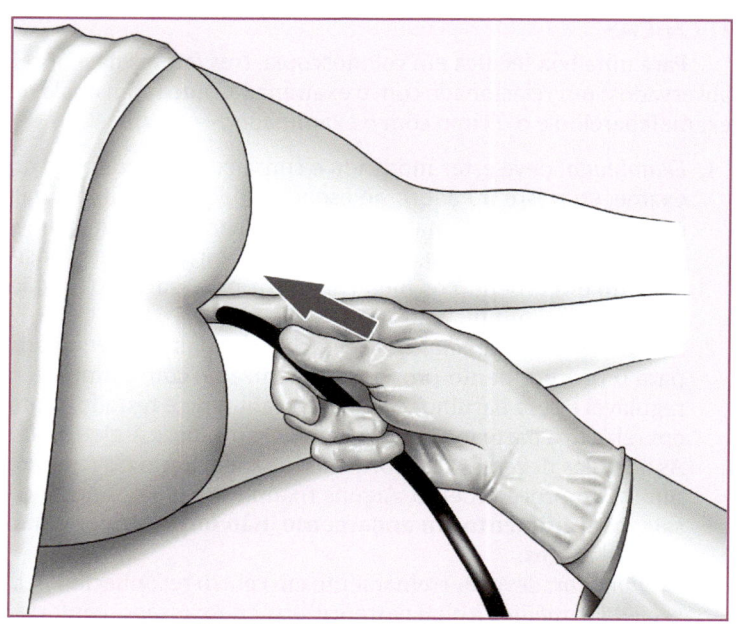

Fig. 66-16. Dedo indicador direito do examinador mantendo o eixo do reto para permitir a passagem do colonoscópio pelo canal anal.

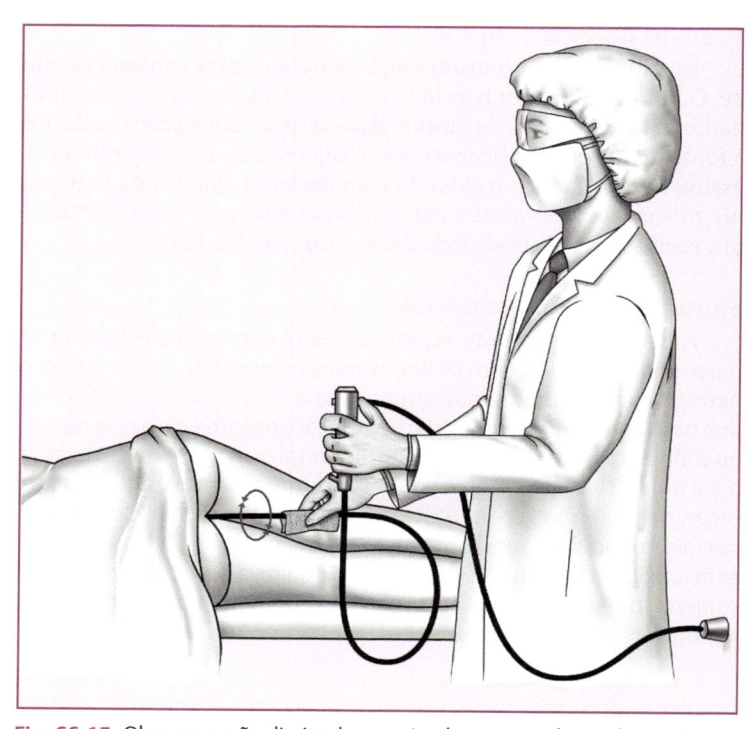

Fig. 66-15. Observe a mão direita do examinador segurando o colonoscópio, com uma gaze, e os dedos a uma distância de 20 cm da margem anal para permitir as manobras de rotação (setas).

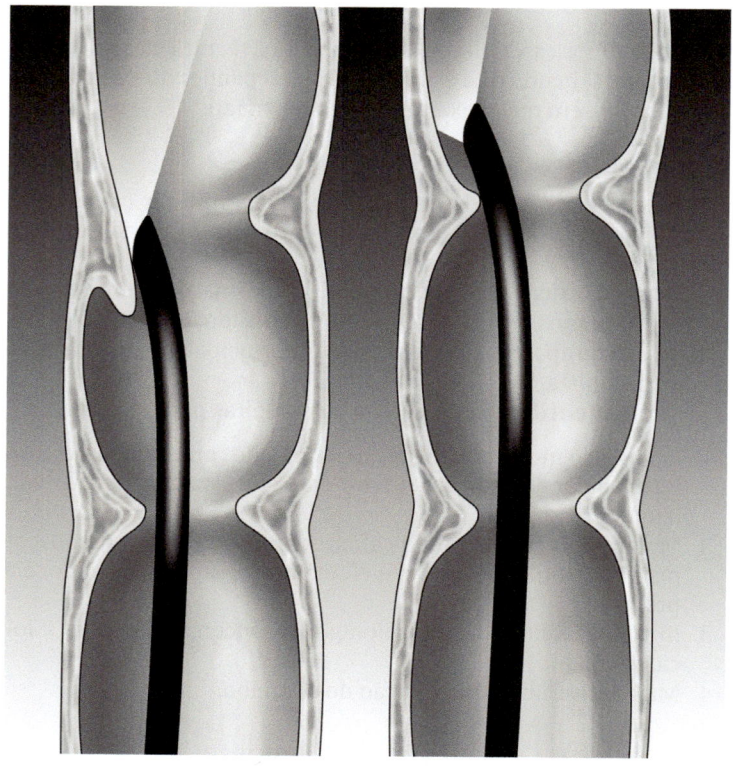

Fig. 66-17. Com a ponta do aparelho, o colonoscopista pressiona as válvulas de Houston e as pregas semilunares para examinar atrás delas, minimizando a perda de lesões.

Introdução do Colonoscópio

- *Inspeção:* faz parte do procedimento fazer a inspeção da região perineal no sentido de verificar a presença ou não de alguma afecção local que pudesse orientar ao diagnóstico ou mesmo contraindicar o procedimento.
- *Reto:* o toque retal é a parte inicial do exame e deve ser feito minuciosamente, com uma luva sobre a outra e bastante lubrificante, que deverá ser passado também nas nádegas para evitar que estas prendam o aparelho. Completada esta parte e ainda com o dedo indicador direito no reto, a ponta do colonoscópio é deslizada suavemente sobre este dedo pela mão esquerda. Depois disso retira-se a luva lubrificada para evitar que o aparelho escorregue durante as manobras. Com pequenas insuflações e rotação leve com o corpo do colonoscópio pela mão direita do examinador, a ponta do aparelho é colocada no meio da luz retal e obtém-se uma visão panorâmica.

O líquido da luz retal deve ser colocado na parte inferior do monitor, geralmente na posição de 5 horas, pois é aí que sai o canal de aspiração do colonoscópio, otimizando-se a aspiração, sempre com o canal submerso no líquido para evitar colabamento da luz retal/intestinal pela aspiração do ar. Recua-se o colonoscópio até se identificar e fotografar a linha pectínea. Com a ponta do colonoscópio, pressionam-se as válvulas de Houston para se examinar atrás delas, assim como no restante do cólon, geralmente na retirada do aparelho. Nunca é demais relembrar que a insuflação de ar no início do exame deve ser parcimoniosa para evitar excesso de distensão do cólon, o que dificulta enormemente a progressão do aparelho, e a lubrificação do colonoscópio deve ser feita periodicamente à medida que se avança na luz intestinal para facilitar seu deslizamento (Figs. 66-16 e 66-17).

- *Retroflexão no reto:* são dois princípios técnicos fundamentais para esta manobra. O primeiro é que o reto deve distender bem para dar espaço suficiente para acomodar o aparelho. Logo, nas afecções que reduzem o diâmetro do reto, assim como naquelas que tornam a parede friável, não se deve fazer esta manobra. O segundo diz respeito ao ajuste adequado da angulação da ponta do aparelho, que deve estar em perfeito estado. Obedecendo-se a isso, introduz-se o aparelho até a válvula média, em torno de 8 a 10 cm da margem anal, insufla-se ar no reto para distendê-lo, faz-se um *up* total, rotação anti-horária e lateral esquerdo. Com isto é possível examinar a linha pectínea e o reto baixo. Para desfazer esta manobra, soltam-se os comandos do aparelho (*up* e lateral) e fazem-se pequenos movimentos de balance do corpo do aparelho (Fig. 66-18).
- *Sigmoide:* o princípio básico é colocar as angulações intestinais na posição de *up* do colonoscópio, pois é o melhor recurso de angulação da ponta do aparelho. A primeira angulação é a junção retossigmoidiana, que não oferece grandes dificuldades. Faz-se pequena rotação horária/anti-horária e *up* suficiente para aparecer a luz do sigmoide. Com pequenas manobras de vaivém, progride-se no sigmoide.

O sigmoide e a junção descendente/sigmoide oferecem maior dificuldade ao examinador. Neste instante, habitualmente, aumenta-se o analgésico venoso, pois é o momento em que ocorre mais desconforto. Identifica-se o trajeto a ser percorrido pela prega de mucosa longitudinal que orienta o eixo do cólon. Quando esta não é nítida e a angulação é excessiva, com muito cuidado, faz-se o movimento de deslizamento do colonoscópio, ou seja, angula-se o *up* total do aparelho e, com pressão suave e constante, introduz-se o colonoscópio, às vezes, com pequenos movimentos de rotação horária/anti-horária, até que se sinta a progressão da ponta deslizando sobre a mucosa e a luz intestinal aparece (caso a mucosa apresente tonalidade brancacenta e desaparecimento dos finos vasos, deve-se recuar o colonoscópio, pois há risco iminente de perfuração intestinal). A seguir, se houver tendência a formar a alça, à medida que se introduz o colonoscópio, o auxiliar faz a compressão externa na fossa ilíaca esquerda. Entretanto, poderá formar uma alça, a mais comum em N, ou alças complexas como a alfa. Para desfazê-las, faz-se a rotação horária (mais comum) e traciona-se o colonoscópio até a retificação completa notada pela resposta imediata à introdução do aparelho, correspondendo à mesma distância percorrida (Fig. 66-19). Deve-se trabalhar bastante no sigmoide no sentido de evitar a formação de alças e, com isso, otimizar o procedimento. Existe uma tendência atual a se utilizar a instilação de água à temperatura corporal para transpor angulações excessivas, evitando-se, assim, hiperinsuflação intestinal de ar, o que é indesejável. A padronização do momento de virar o paciente e de fazer a compressão abdominal de acordo com a dificuldade técnica do exame foram descritas por Albuquerque *et al.* (Fig. 66-20).[5]
- *Ângulo esplênico:* novamente se segue a prega de mucosa longitudinal, aumenta-se o *up* e, por deslizamento suave, encaixa-se na luz do transverso. A seguir, faz-se a rotação anti-horária (mais comumente), traciona-se o aparelho, movimentos de vaivém curtos e pequenas aspirações. Com isso, facilmente se progride no transverso até o ângulo hepático. Eventualmente, pode-se ter dificuldade em progredir o aparelho no transverso e ultrapassar o ângulo hepático decorrente da mobilidade do transverso, tendendo a fazer uma alça em U que, se não corrigida, forma uma alça em ômega com um mergulho profundo em direção à pelve do corpo do aparelho. A identificação deste evento é o clássico movimento paradoxal. Para corrigi-lo, recua-se o colonoscópio, e o auxiliar faz a compressão no epigástrio, evitando, assim, nova alça (Figs. 66-21 a 66-23).

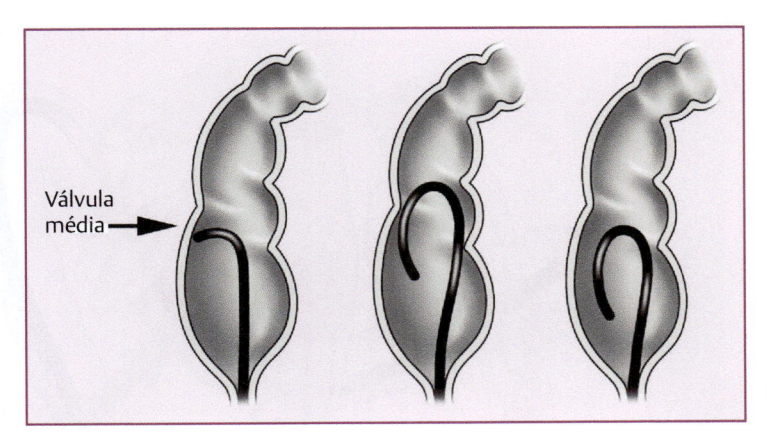

Fig. 66-18. Retroflexão no reto: insuflação de ar, *up* total no nível da válvula média, rotação anti-horária e lateral direita.

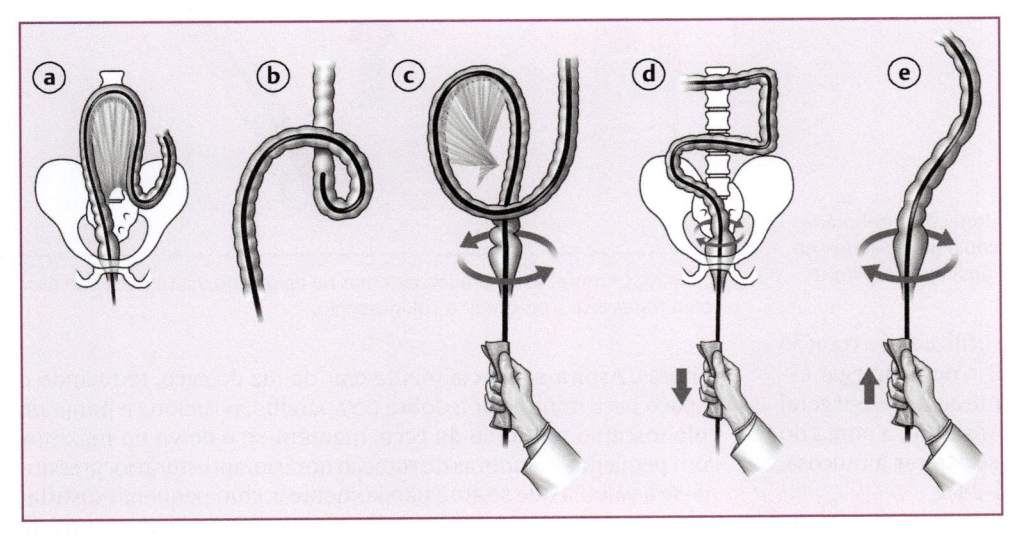

Fig. 66-19. Sequência de manobras no sigmoide/descendente: (a) introdução do aparelho com tendência a formar uma alça em "N", (b) ponta do aparelho no descendente e esboçando uma alça em "alfa", (c) alça em "alfa" formada, (d) rotação horária e tração do aparelho corrigindo completamente a dobra do aparelho, (e) reintrodução do colonoscópio após desfazer a alça em "alfa".

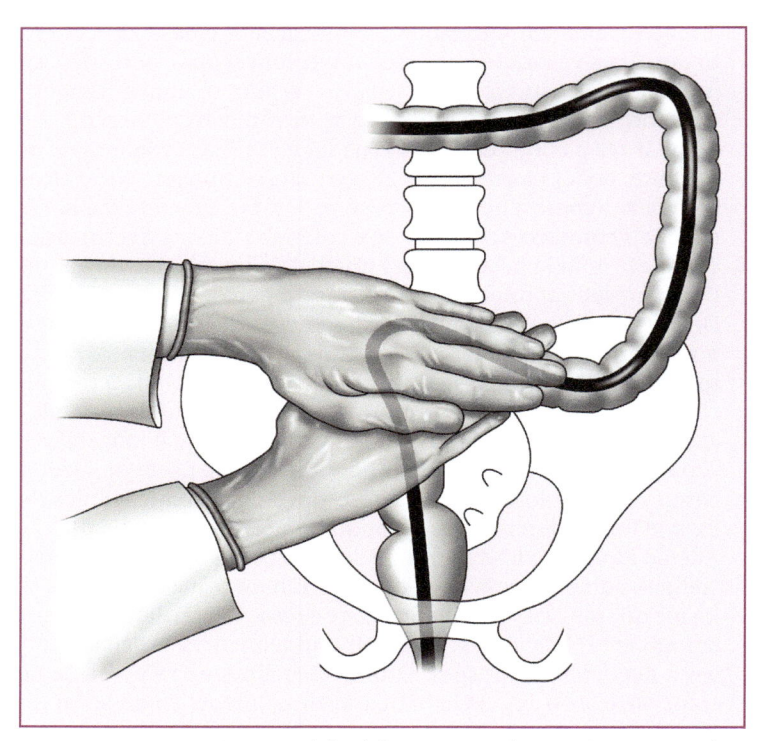

Fig. 66-20. Compressão manual do abdome, no quadrante inferior esquerdo, pelo auxiliar, com finalidade de manter o sigmoide fixo e, com isso, permitir a progressão do colonoscópio.

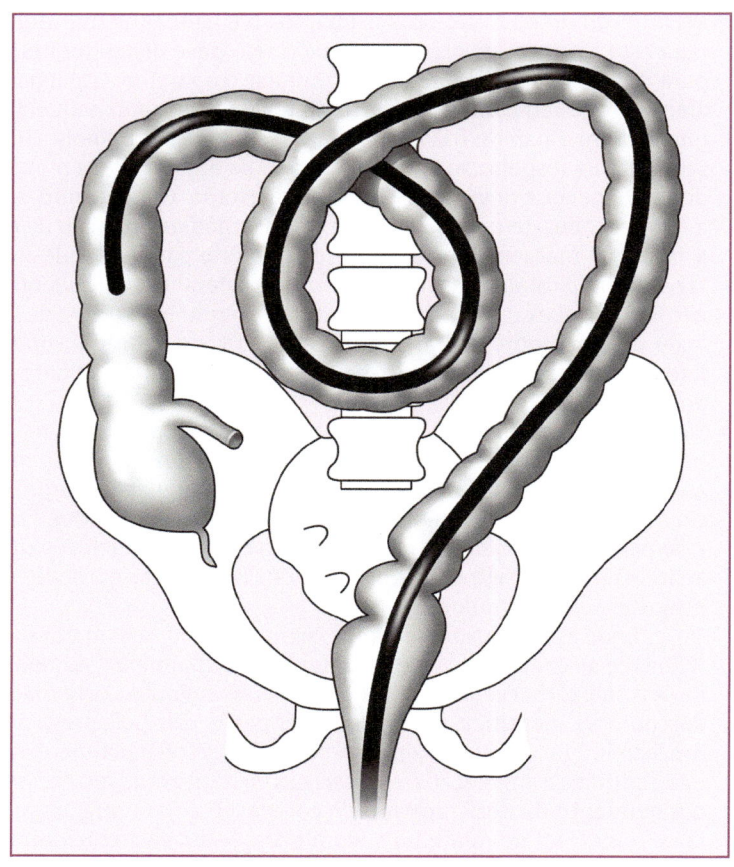

Fig. 66-22. Alça em "ômega" em um cólon transverso redundante e móvel.

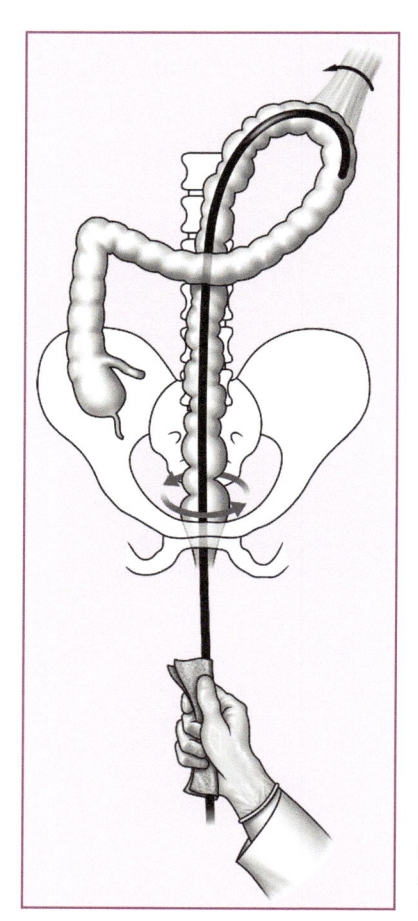

Fig. 66-21. Rotação anti-horária do colonoscópio para inseri-lo no transverso, no ângulo esplênico.

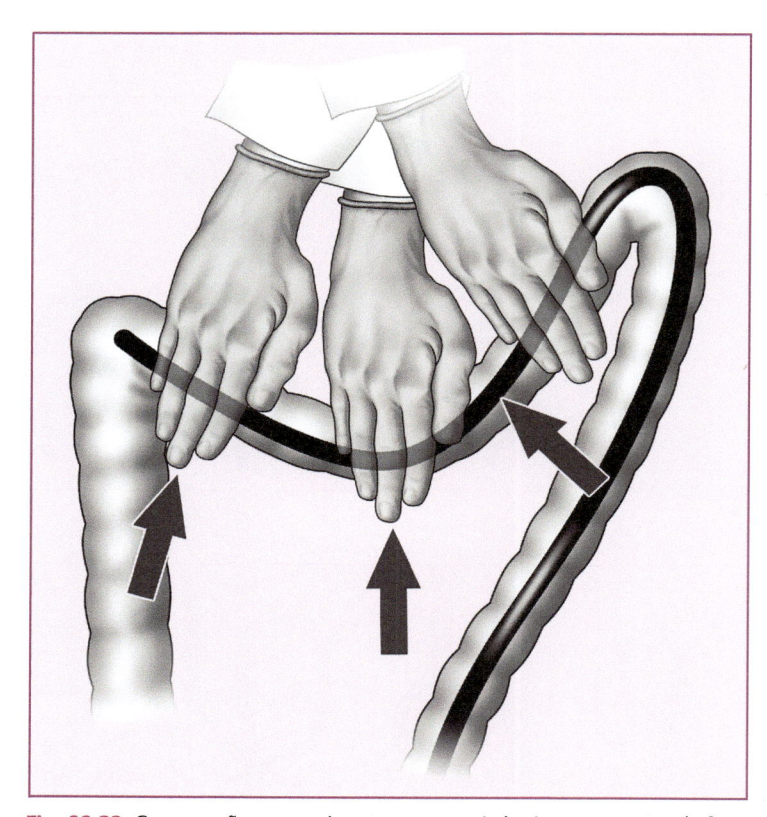

Fig. 66-23. Compressões manuais externas no epigástrio, na tentativa de fixar o cólon transverso e progredir o colonoscópio.

- *Ângulo hepático:* a manobra mais comumente utilizada é a rotação no sentido horário, lateral direito com o próprio dedo polegar esquerdo e *up*. Assim que a luz do cólon ascendente aparece, em geral seguindo o líquido, faz-se uma aspiração vigorosa com a ponta do aparelho no meio da luz do órgão, evitando-se aspirar a mucosa. Com isso, consegue-se chegar ao ceco (Fig. 66-24).
- *Papila ileocecal e íleo terminal:* com a rotação no sentido horário, *down* e lateral esquerdo, coloca-se a papila ileocecal na posição de 5 horas. Aspira-se parcialmente o ar da luz do ceco, reduzindo o espaço para minimizar a dobra do aparelho, posiciona a ponta do colonoscópio no fundo do ceco, mantém-se o *down* no máximo, com pequenas manobras de rotação horário/anti-horário, pressiona-se a válvula que se abre parcialmente e, com pequenas insuflações com o canal de ar na luz do íleo (ou água), pode-se adentrá-lo mais profundamente (Fig. 66-25).

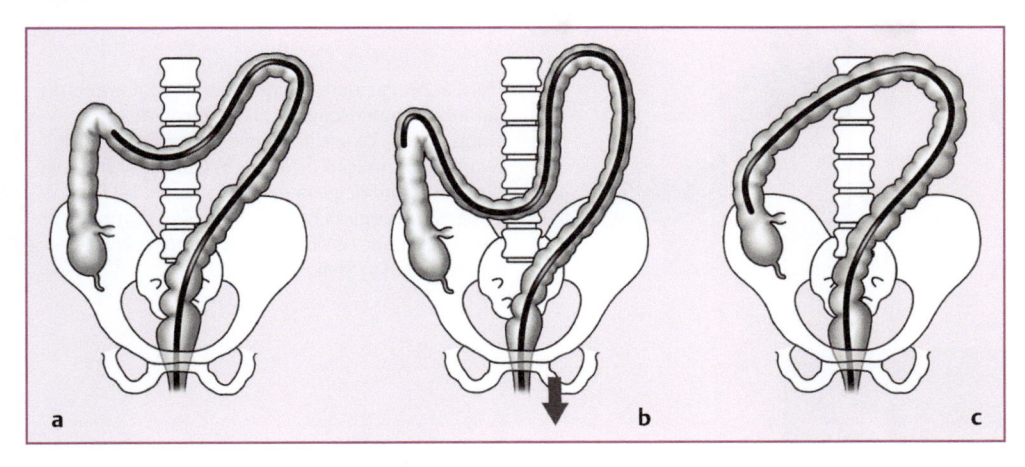

Fig. 66-24. Sequência de passagem do colonoscópio pelo ângulo hepático do cólon: (a) introdução do aparelho em direção ao ângulo hepático com pequena dobra no ângulo esplênico, (b) progressão do aparelho para o ascendente, mas com formação de alça no transverso, (c) puxa-se o aparelho, faz-se aspiração vigorosa do ascendente, com nítida retificação e progressão até o ceco.

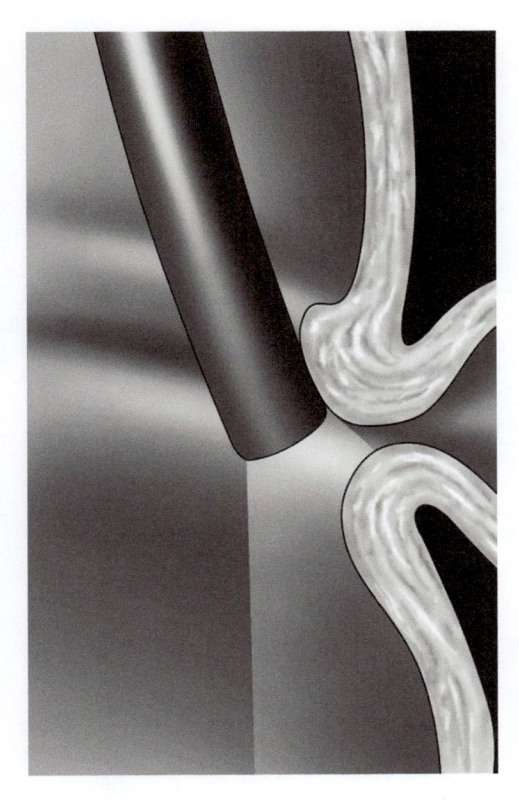

Fig. 66-25. Manobra de entrada no íleo: com pouco ar no ceco, faz-se pressão com a ponta do aparelho contra o lábio superior da papila ileocecal.

Retirada do Colonoscópio

Esta é a hora que se exige o máximo de concentração do colonoscopista, devendo estar a sala em silêncio, a intensidade da iluminação da sala baixa e o paciente com respiração superficial para permitir o encontro das lesões. Utiliza-se antiespasmódico endovenoso nesse momento para manter o cólon sem contração e aberto. O auxiliar e a enfermagem também devem estar treinados para encontrar alterações e participar atentamente dessa fase. Com manobras de rotação sequencial com a ponta do aparelho próximo à mucosa, faz-se o exame minucioso da mucosa de cada haustração, inclusive abaixando as pregas semilunares. Isto é feito em todos os segmentos do cólon, muitas vezes com o retorno da ponta do aparelho para o segmento já examinado (quando o aparelho saiu mais rápido que o desejado). É fundamental manter o lúmen do cólon aberto, porém, sem excesso de ar, para a identificação correta das alterações. É prudente manter o abdome descoberto, pelo menos parcialmente, para a monitorização constante do seu grau de distensão.

Alguns colonoscopistas têm adotado dois exames do ceco/ascendente no mesmo ato ou a retroflexão nesse segmento. Para tal, adota-se o mesmo princípio descrito no reto.

Todos os marcos anatômicos e as alterações encontradas, assim como os procedimentos terapêuticos realizados e eventos indesejáveis ocorridos, deverão ser devidamente documentados através dos recursos digitais disponíveis.

OUTRAS TÉCNICAS

A utilização de ar ambiente nas colonoscopias é técnica já consolidada e aplicada na maioria dos serviços atualmente. Durante o exame, o ar promove a distensão das alças intestinais refletindo em estímulo de dor durante e após o procedimento. Isto, entretanto, gera maior necessidade de sedativos a fim de que o paciente possa tolerar o exame e não tenha uma recordação negativa do mesmo. Além disso, estudos demonstram que em cólons com anatomia complicada às manobras de ascensão do aparelho, a utilização do ar pode ser fator de insucesso.[6]

A colonoscopia assistida por água foi descrita em 1984, por Falchuk et al.,[7] para facilitar a progressão do aparelho em pacientes com o lúmen espástico em razão da diverticulose cólica. Já em 1986, Abe K et al.[8] descreveram todo o procedimento realizado com água. A técnica pode ser realizada instilando-se água na luz do intestino (imersão de água), instilando e aspirando a água e permitindo melhor visibilidade (troca de água) ou associando as duas formas. Sabe-se que com a insuflação de ar-padrão, o cólon sigmoide é distendido e sobe, levando à formação de um *loop*. Já com o preenchimento de água no intestino, o sigmoide pesa, permitindo sua retificação (Fig. 66-26). Além disso, há abertura dos ângulos e diminuição do tamanho do cólon direito facilitando assim a progressão do aparelho. Para instilação de água pelo canal de trabalho pode-se utilizar uma bomba de injeção endoscópica (p. ex., OFP-2 da Olympus, EGP-100 da Fujifilm. Figs. 66-27 e 66-28) ou formas alternativas como protótipos de bomba manual com equipo que direciona a água ao canal de trabalho (Fig. 66-29) ou compressor pneumático em recipiente de soro que mantém a instilação contínua (Fig. 66-30).

Estudos recentes têm avaliado o papel da utilização da água durante a colonoscopia, tanto com fins diagnósticos quanto terapêuticos. Leung CW et al.[9] demonstraram que a colonoscopia em imersão de água é mais bem tolerada pelos pacientes em sedação mínima, diminuindo assim o custo e o risco de complicações relacionadas com os sedativos. Também foi relacionada com o menor tempo de intubação cecal e tempo total do exame. Outros trabalhos abordam melhores taxas de detecção de adenomas, principalmente, no cólon direito.[10,11] A instilação de água também está sendo aplicada no tratamento de pólipos sésseis com mais de 2 cm e recidivas de LSTs (lesão plana elevada com espraiamento lateral) por meio de mucosectomia *underwater*. Esta técnica descrita por Binmoeller et al.[12] e reproduzida em outros estudos,[13,14] parece ser de fácil aplicação, segura e eficaz.

É notório que o uso de água em colonoscopia a cada dia ganha mais adeptos em razão da fácil aplicação e incremento nos indicadores de qualidade quando comparado com a técnica convencional (colonoscopia com ar ambiente). Isto porque permite um exame mais rápido, com maior chance de detecção de adenomas e de menor sintomatologia para o paciente.

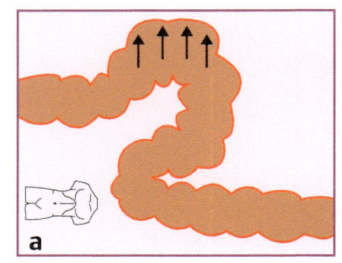

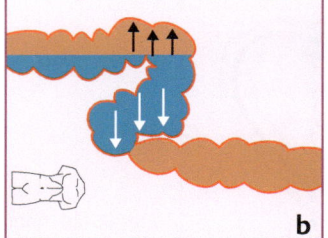

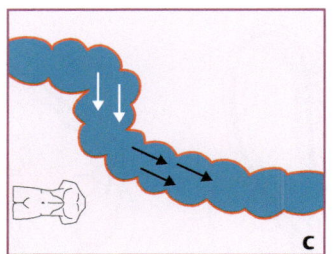

Fig. 66-26. Paciente em decúbito lateral esquerdo durante a colonoscopia. (**a**) Utilização de ar ambiente. O cólon sigmoide é distendido e sobe, levando à formação de *loop*. (**b**) Utilização de água. O cólon sigmoide pesa e o cólon desce. (**c**) Com a imersão completa de água no cólon sigmoide, o mesmo retifica e diminui seu comprimento (Cortesia do Dr. Shai Friedland).[9]

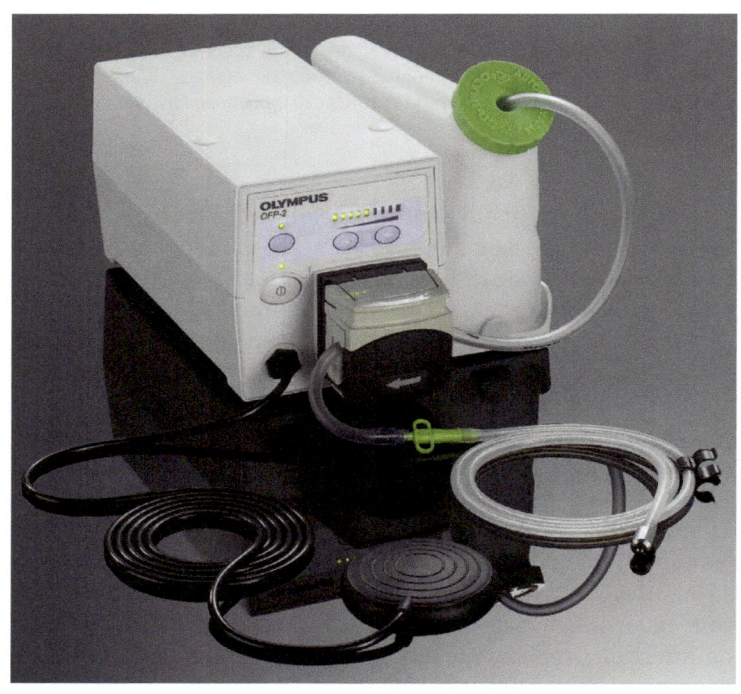

Fig. 66-27. Bomba de injeção endoscópica OFP-2 da Olympus.[17]

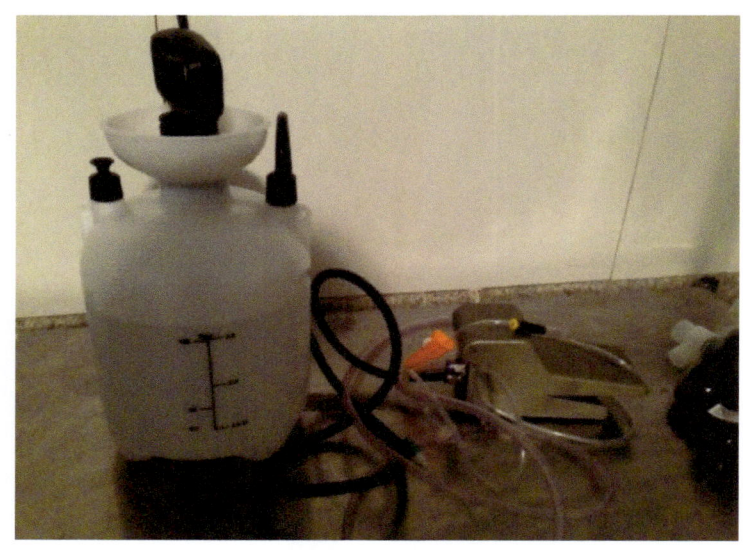

Fig. 66-28. Bomba de injeção endoscópica da Fujifilm.[18]

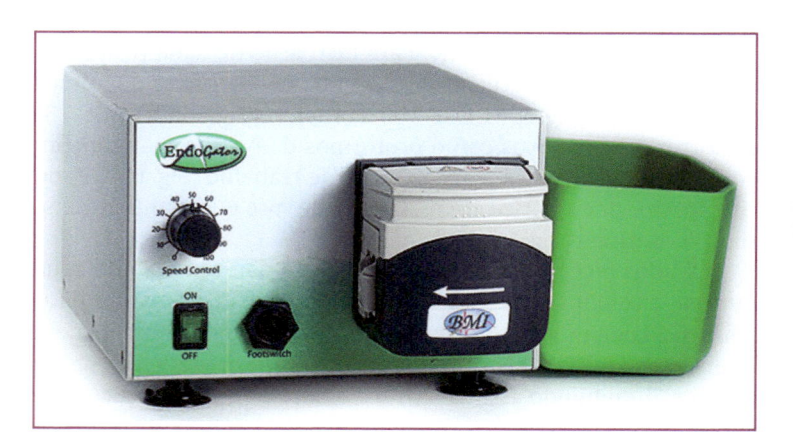

Fig. 66-29. Protótipo de bomba manual de pressão acumulada com equipo conectado que direciona a água ao canal de trabalho.

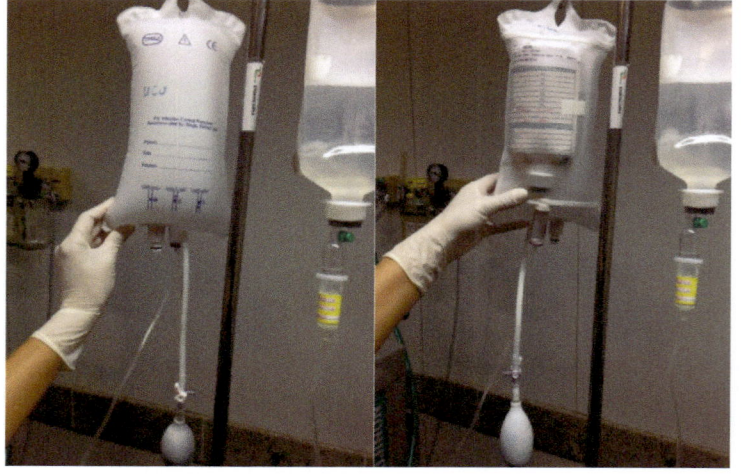

Fig. 66-30. Protótipo de bomba de água. Compressor pneumático em recipiente de soro que mantém a instilação contínua.

EQUIPAMENTOS

O endoscópio flexível é a ferramenta mais utilizada no diagnóstico e na terapêutica das afecções do trato gastrointestinal. O procedimento-padrão não sofreu muitas mudanças nas últimas décadas. Entretanto, estão sempre surgindo novas tecnologias e acessórios para aumentar a taxa de detecção de adenomas, auxiliar na melhor caracterização das lesões, diminuir a taxa de colonoscopias incompletas, reduzir a dor do paciente durante o exame e a necessidade de grande quantidade de sedação, prevenir infecções e permitir melhoria nas terapêuticas.[15]

Estão disponíveis no mercado o colonofibroscópio e o colonovideoscópio. Os aparelhos de fibra ótica são pouco utilizados atualmente e foram, gradativamente, sendo substituídos pelos videoendoscópios.

Existem três grandes fabricantes de colonoscópios no mercado: Olympus, Fujinon e Pentax. Independente da marca, o equipamento se divide em: cabo que se conecta à processadora/fonte de luz, a cabeça de controle e o tubo de inserção.

No cabo que se conecta à processadora/fonte de luz, ficarão as fibras ópticas para conduzir a luz, e também se encontram os conectores para aspiração e reservatório de água.[16]

A cabeça possui os sistemas de controle mecânico do aparelho, com comandos cima/baixo *(up/down)*, direita/esquerda *(rigth/left)*, canal de trabalho, sistema de travamento de comandos, válvulas de sucção (a mais superior) e logo abaixo a válvula de injeção de ar e água. Além de botões com a função de congelar e magnificar a imagem.[16] Alguns aparelhos dispõem de canal acessório, utilizados para injeção de corante ou água.

O tubo de inserção reveste os seguintes itens: o canal de trabalho, cabos de aço que permitem o torque do aparelho, cabo de luz, feixe de fibra óptica, canais de ar e água. O comprimento do tubo varia de 130-180 cm.[16] O canal de trabalho, na sua maioria, tem diâmetro de 3,7 mm, entretanto, pode variar de 2,8-4,2 mm. O diâmetro do tubo é, em geral, de 13,8 mm, podendo variar de 9,8 até 15 mm (colonoscópio com duplo canal).[17-19]

Na ponta do aparelho localizam-se as lentes, o CCD (*charge-coupled device*), a abertura do canal de trabalho e do canal de água e ar. O campo de visão frontal no geral é de 140°, sendo que o fibroscópio é de 120° e já existem aparelhos com visão ampliada de 170° ou mais (Fig. 66-31). A angulação dos comandos é, em sua maioria, cima/baixo (*up/down*) de 180° e direita/esquerda (*rigth/left*) de 160°. Já existe no mercado aparelho com angulação para cima (*up*) de 210° (Fig. 66-32).[17-19]

Com o objetivo de melhorar a imagem e assim a ter melhor detecção e caracterização das lesões dispomos de algumas tecnologias como: imagem em HD (*high definition*), *zoom* manual, focalização ajustável, cromoscopia virtual (NBI, FICE, LCI, BLI e I-Scan), endomicroscopia confocal (por meio da iluminação com *laser*, que é absorvido por um agente fluorescente, obtemos uma imagem muito ampliada e de alta resolução semelhante a um microscópio convencional).[20]

Visando ampliar a taxa de detecção de adenomas foram elaborados equipamentos com campo de visão ampliada para 170°, angulação do comando cima (*up*) 210° (o que permite a retrovisão com mais facilidade). Existem alguns protótipos em estudo que adicionam novas câmeras ao aparelho como: *Full Spectrum Endoscopy* (FUSE, que com três vídeos simultâneos permite uma visão de 330°), o *Third Eye Panoramic* (no qual são acopladas ao aparelho duas câmeras) ou *Third Eye Retroscope* (a câmera é passada pelo canal de trabalho e posicionada a 180° permitindo uma retrovisão simultânea). Outros acessórios propostos com o objetivo de aumentar a taxa de detecção de adenomas são: a utilização de *cap* na ponta distal do aparelho, *endorings* (dois anéis flexíveis de silicone são facilmente acoplados na parte distal do aparelho, durante a retirada do aparelho ele permite melhor visualização da mucosa atrás das pregas ao abaixá-las), *endocuff* (acessório com braços de borracha que são adaptados na parte distal do aparelho e realizam a mesma função do *endorings*), *G-eye ballon endoscope* (colonoscópio que tem um balão acoplado na parte distal do aparelho que quando insuflado, na retirada do aparelho, exerce função de abaixar as pregas melhorando a visualização da mucosa) (Fig. 66-33).[21]

Com o intuito de alcançar menores taxas de colonoscopias incompletas e diminuição da dor do paciente pós-exame disponibilizamos de instrumentos com a rigidez variável, que possuem controle que pode aumentar ou diminuir a rigidez da diáfise. Além de tecnologias como o *Scope guide* e *Neoguide*, que são sistemas que permitem uma imagem real 3D evitando *loops* e diminuindo a dor do paciente durante o procedimento. Atualmente, o uso de insuflação de dióxido de carbono (CO_2), que diferentemente do ar é absorvido pela parede intestinal reduzindo o desconforto do paciente, tem sido utilizado.[22,23]

Novas tecnologias em aparelhos e acessórios estão sempre sendo desenvolvidas e estudadas com o objetivo de melhorar a qualidade da colonoscopia diagnóstica e terapêutica.

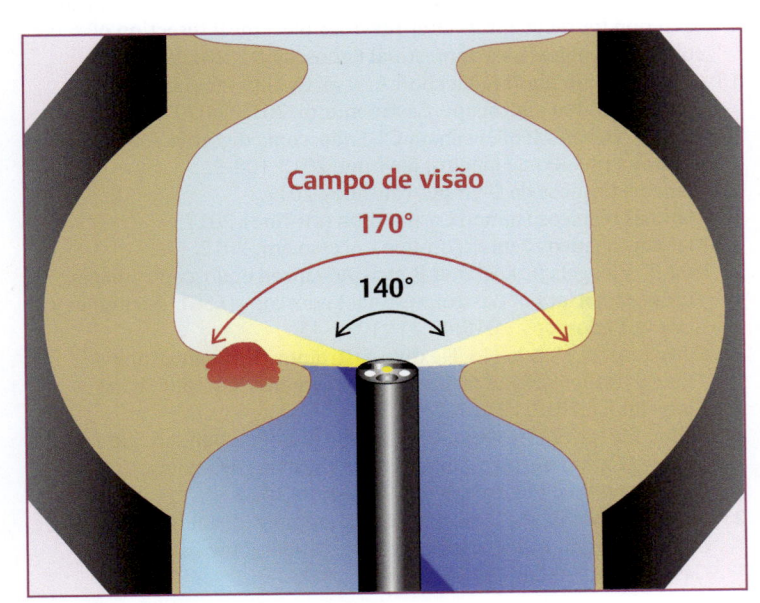

Fig. 66-31. Campo de visão ampliado.

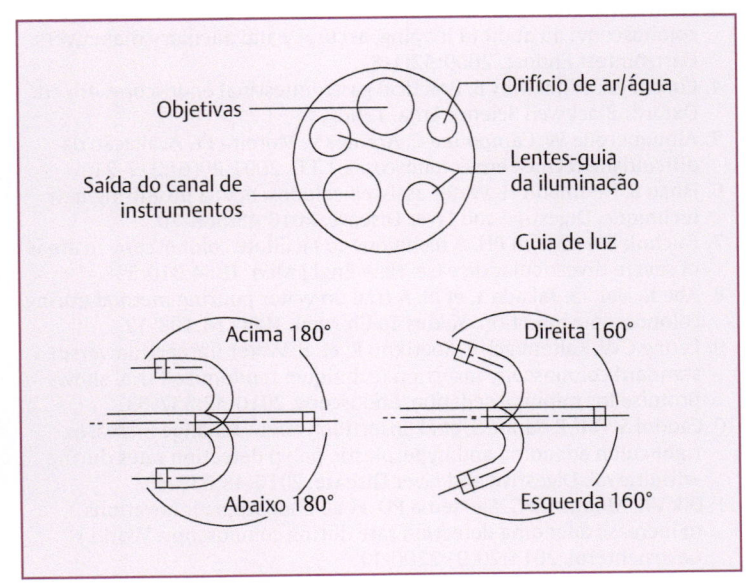

Fig. 66-32. Angulação dos comandos e ponta do aparelho.[17]

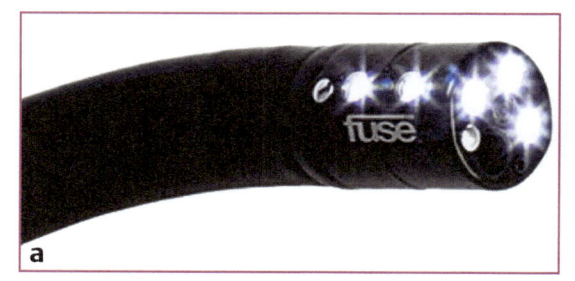

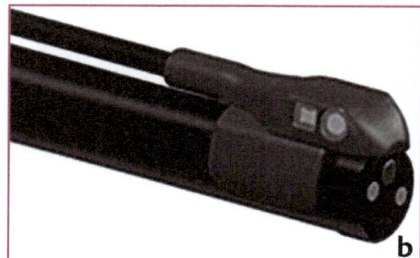

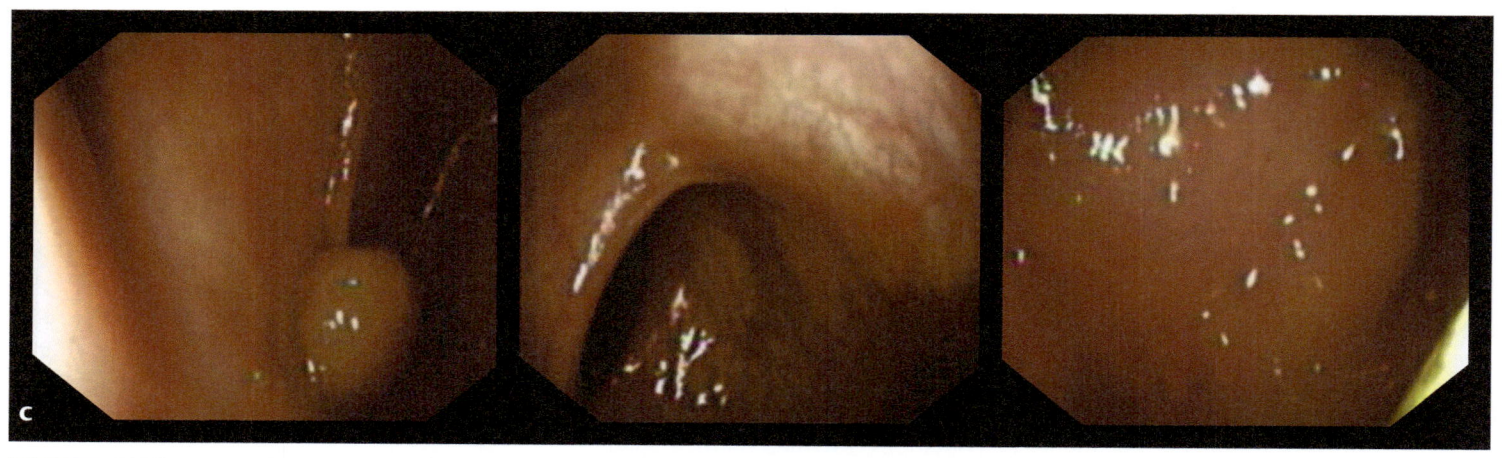

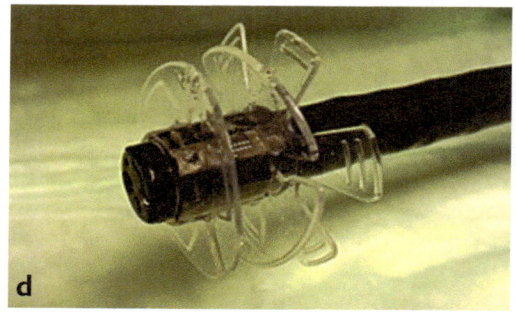

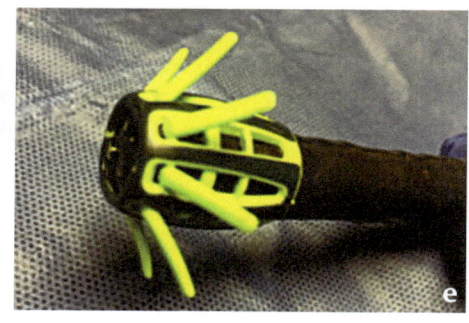

Fig. 66-33. (a) FUSE. (b) *Third Eye* panorâmico. (c) Imagens simultâneas (FUSE). (d) *Endorings*. (e) *Endocuff*.[21]

REFERÊNCIAS BIBLIOGRÁFICAS

1. Winawer SJ, Zauber AG, Ho MN, et al. Prevention of colorectal cancer by colonoscopic polypectomy. The national polyp study workgroup. N Engl J Med. 1993;329:1977-81.
2. Sakai Y. Technique of colonoscopy. In: Sivak Jr MV. Gastroenterologic endoscopy, 2nd ed. Philadelphia, Pennsylvania: WB Saunders Company. 1999;81.
3. Shah SG, Saunders BP, Brooker JC, Williams CB. Magnetic imaging of colonoscopy: an audit of looping, accuracy and ancillary maneuvers. Gastrointest Endosc. 2000;52:1-8.
4. Cotton PB, Williams CB. Practical gastrointestinal endoscopy, 4th ed. Oxford: Blackwell Science Ltda. 1996.
5. Albuquerque W, Campolina C, Arantes V, Moreira EF. Avaliação da dificuldade técnica em colonoscopia. GED. 2001;20(6):217-21.
6. Ishaq S, Neumann H. Water assisted colonoscopy: a promising new technique. Digestive and Liver Disease. 2016;48:569-70.
7. Falchuk ZM, Griffin PH. A technique to facilitate colonoscopy in areas of severe diverticular disease. New Engl J Med. 1984;310:598.
8. Abe K, Hara S, Takada Y, et al. A trial on water pouring method during colonoscopic insertion. Yakuri To Chiryou. 1986;14:108-12.
9. Leung CW, Kaltenbach T, Soetikno R, et al. Water immersion versus standard colonoscopy insertion technique: randomized trial shows promise for minimal sedation. Endoscopy. 2010;42:557-63.
10. Cadoni S, Falt P, Sanna S, et al. Insertion water exchange increases right cólon adenoma and hyperplastic polyp detection rates during withdrawal. Digestive and Liver Disease. 2016;48:638-43.
11. Dik VK, Moons LMG, Siersema PD, et al. Endoscopic innovations to increase adenoma detection rate during colonoscopy. World J Gastroenterol. 2014;20(9):2200-11.
12. Binmoeller KF, Weilert F, Shah J, et al. Underwater EMR without submucosal injection for large sessile colorectal polyps. Gastrointestinal Endoscopy. 2012;75(5).
13. Amato A, Radaelli F, Spinzi G. Underwater endoscopic mucosal resection: the third way for en bloc resection of colonic lesions? United European Gastroenterol J. 2016;4(4):595-8.
14. Kin HG, Thosani N, Banerjee S, et al. Underwater endoscopic mucosal resection for recurrences after previous piecemeal resection of colorectal polyps. Gastrointestinal Endoscopy. 2014;80(6).
15. Denzer U, Beilenhoff U, Eickhoff A, et al. Quality requirements for gastrointestinal endoscopy. Gastroenterol. 2015;53:227.
16. Alves JS, Hanan MFBB, Bechara CS. Endoscopia digestiva – Diagnóstico e tratamento. Rio de Janeiro: Revinter. 2013:108-9.
17. Manuais técnicos da Olympus (on-line). 2017.
18. Manuais técnicos Fujinon Corporation (on-line). 2017.
19. Manuais técnicos Pentax (on-line). Acesso em: 2012.
20. East JE, Vleugels JL, Roelandt P, et al. Advanced endoscopic imaging: European Society of Gastrointestinal Endoscopy (ESGE) Technology Review. Endoscopy. 2016;48(11):1029-45.
21. Kurniawan N, Keuchel M. Flexible gastrointestinal endoscopy — Clinical challenges and technical achievements. Comput Struct Biotechnol J. 2017;15:168-79.
22. Dellon ES, Hawk JS, Grimm IS, et al. The use of carbon dioxide for insufflation during GI endoscopy: a systematic review. Gastrointestinal Endoscopy. 2009;69(4):843-9.
23. Homan M, Mahkovic D, Orel R, et al. Randomized, double-blind trial of CO versus air insufflation in children undergoing colonoscopy. Gastrointestinal Endoscopy. 2016;83(5):993-7.

67 Moléstia Diverticular dos Cólons

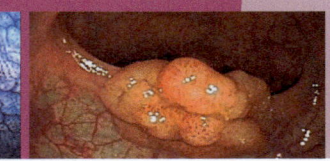

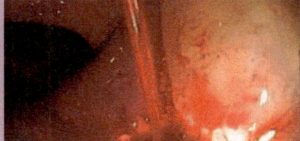

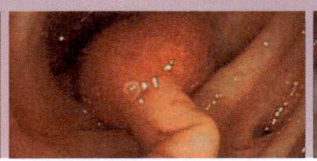

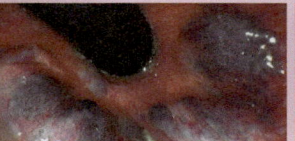

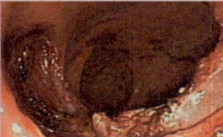

Flávio Antônio Quilici ■ Lisandra Carolina Marques Quilici

INTRODUÇÃO

Os divertículos que acometem os cólons são classificados de acordo com sua origem em congênitos e adquiridos. Os congênitos são formados por todas as camadas da parede cólica, por isso chamados de verdadeiros, com baixa incidência e de localização preferencial no cólon direito. Os adquiridos ocorrem pela herniação da mucosa, por pulsão, pela camada muscular da parede cólica. São considerados falsos divertículos e responsáveis pela enfermidade denominada de moléstia ou doença diverticular dos cólons (Fig. 67-1).

A doença diverticular dos cólons (DDC) é uma das mais frequentes nos países industrializados do Ocidente e pouco comum nos países subdesenvolvidos da África e da Ásia. Sua real incidência é desconhecida no Brasil, raramente encontrados antes da terceira década de vida, com aumento significativo a partir da quinta década, atingindo até 50% dos indivíduos após a sétima e 66% após a oitava, segundo estudos radiológicos e de necropsia. Não há predominância em relação ao sexo.

Apesar da etiologia do divertículo adquirido estar relacionada com fatores desencadeantes que incidem sobre o cólon, pode coexistir predisposição constitucional, pela ocorrência, em alguns doentes, da tríade de Santi, caracterizada pela associação de divertículos cólicos à hérnia do hiato e à colelitíase.

O termo diverticulite define a presença de inflamação no divertículo e a diverticulose, a existência de divertículos sem processo inflamatório. Como são expressões que podem causar questionamentos, a preferência atual é a denominação genérica de doença diverticular dos cólons (DDC).

ETIOPATOGENIA

Seus fatores etiopatogênicos mais aceitos são:

- Idade do doente (envelhecimento).
- Alterações do colágeno e de elastina na submucosa cólica.
- Aumento da pressão intracolônica.
- Modificação da motilidade dos cólons.
- Pouca ingestão de fibras.

O divertículo é formado por uma parte sacular, externa à parede cólica, denominada corpo e, por um colo, que é o trajeto de comunicação deste com a luz intestinal. Apresenta tamanho variável e localiza-se em fileira junto aos apêndices epiploicos, entre a tênia mesentérica e as duas antimesentéricas. O reto com frequência está poupado. Os divertículos podem ficar cobertos pelos apêndices epiploicos e gordura pericólica e não serem visíveis externamente.

A alteração muscular da parede cólica é a afecção mais importante dessa doença e sempre precede o desenvolvimento dos divertículos, constituindo-se no fator desencadeante da herniação da mucosa cólica, por pulsão, pela camada muscular.

Por meio de conhecimentos fisiopatológicos, da medida da pressão intraluminal dos cólons, da visão endoscópica e de estudos da musculatura da parede cólica podem-se diferenciar três formas de manifestação da DDC, caracterizando seu quadro clínico:

- *Forma hipertônica*: caracterizada pelo espessamento da camada muscular do cólon, em geral, do cólon sigmoide.
- *Forma hipotônica*: nessa forma a musculatura de todo o cólon apresenta-se adelgaçada, flácida.
- *Forma mista*: ocorre quando o doente é acometido pelas duas formas clínicas, hipertônica e hipotônica, podendo manifestar o quadro clínico de ambas.

O porquê de somente um terço dos indivíduos com a DDC apresentar sintomas é motivado por vários fatores, sendo os principais:

- *Microbiota intestinal*: a microbiota intestinal tem participação na etiopatogênese da DDC, pois ela compõe a função de barreira contra antígenos, toxinas e bactérias patogênicas. Uma dieta pobre em resíduos altera a microbiota flora colônica e o equilíbrio do sistema imune intestinal, causando sua alteração, favorecendo a presença de um processo inflamatório crônico nessa mucosa.
- *Microinflamação*: os pacientes com DDC sintomática apresentam na mucosa peridiverticular, uma inflamação microscópica, denominada de microinflamação. Ela parece ser o fator desencadeante da diverticulite e tem espectro variável, desde inflamação crônica inespecífica a lesões microscópicas semelhantes às encontradas nas doenças inflamatórias intestinais, como infiltrado mononuclear na lâmina própria da mucosa, abscessos de criptas etc.
- *Hipersensibilidade visceral*: sua origem está na resposta neural aferente aumentada dos plexos intramurais do cólon causando uma resposta excessiva aos seus estímulos fisiológicos. Sua etiologia

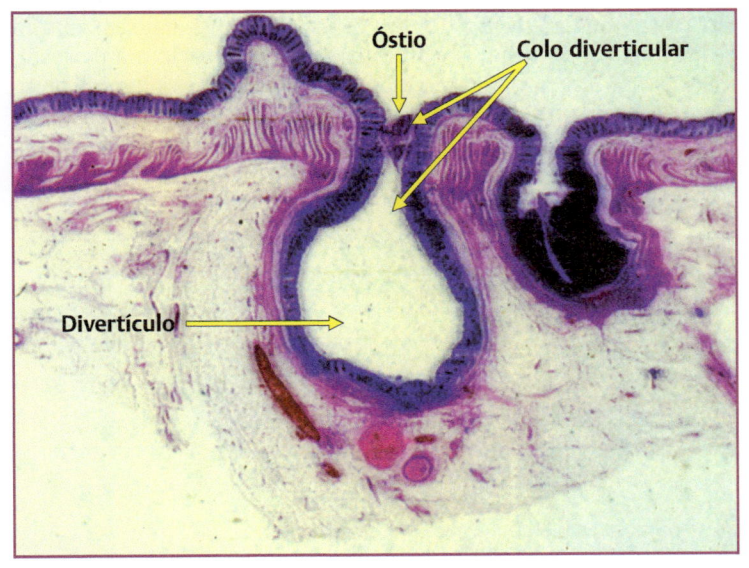

Fig. 67-1. Anatomia do divertículo.

ainda é controversa. Algumas vezes essa sensação visceral alterada é semelhante aos sintomas dos pacientes com a síndrome do intestino irritável (SII).

- *Motilidade intestinal*: com a ingesta insuficiente de fibras, a motilidade colônica fica diminuída, causando estase intraluminal e supercrescimento bacteriano, favorecendo o aparecimento dos sintomas da DDC.

Diverticulose – Forma Hipertônica

Caracteriza-se pelo espessamento da musculatura da parede cólica, que se encontra aumentada em até 2 a 3 vezes do normal. Os divertículos hipertônicos têm seu corpo externo em formato de pera ou raquete e se comunicam com a luz cólica por um óstio pequeno, por meio de um colo estreito e alongado por entre as fibras musculares espessadas (Fig. 67-2).

Essa forma fica restrita, em geral, ao cólon esquerdo, especialmente, ao sigmoide, apresentando diminuição importante da luz intestinal e redução do seu comprimento, ficando o segmento como que "sanfonado".

Apesar de sua etiologia ser controversa, há uma forte relação entre uma dieta pobre em fibras com seu aparecimento. Esses divertículos têm maior tendência à complicação por apresentarem colo estreito, o que possibilita a impactação fecal no interior do corpo diverticular, dificultando seu esvaziamento e ocasionando sua obstrução (Quadro 67-1).

Ocorrendo uma obstrução persistente nesse divertículo, pode ocorrer uma microperfuração do seu corpo, dando origem a um processo inflamatório peridiverticular, confinado à gordura pericólica denominado de diverticulite ou de perissigmoidite. Raramente há perfuração diverticular para peritônio livre.

Se não tratado, esse processo inflamatório perissigmóideo tende a progredir originando um abscesso intramural ou pericólico. Se esse abscesso se propaga aos órgãos próximos, como bexiga, intestino delgado, vagina, parede abdominal ou perineal, pode produzir uma periviscerite e a formação de fístulas do cólon sigmoide com esses órgãos adjacentes. Outra complicação, menos frequente, é a oclusão intestinal, causada por perissigmoidite, edema e inflamação.

Diverticulose – Forma Hipotônica

Nela as camadas musculares, longitudinal e circular de toda a parede cólica encontram-se adelgaçadas resultantes do enfraquecimento da musculatura do cólon pelas alterações no tecido conjuntivo observados nos idosos. Um fato importante é que o orifício anatômico de penetração da artéria na camada muscular da parede cólica pode encontrar-se alargado, em decorrência da própria fraqueza muscular ou associado à aterosclerose, especialmente nos idosos. São encontrados difusamente em todos os segmentos cólicos e têm o corpo com formato arredondado, globoso, que se comunica com a luz intestinal por meio de um óstio amplo, através de um colo curto e largo (Fig. 67-3).

Suas complicações são perfuração (Quadro 67-1). Esse sangramento é atribuído à lesão das arteríolas que acompanham a herniação da mucosa que forma o divertículo hipotônico. A perfuração do divertículo é rara e relacionada com a compressão de um fecalito impactado no interior do divertículo, levando à ulceração isquêmica da mucosa e à consequente perfuração para peritônio livre.

QUADRO CLÍNICO

A simples presença dos divertículos no cólon é assintomática. Quando apresentam sintomas, eles são consequência das causas que os originam e de suas complicações.

Forma Hipertônica

Inicialmente, o enfermo apresenta dor tipo cólica, na fossa ilíaca esquerda ou região suprapúbica, de intensidade variável, que normalmente aumenta após as refeições e alivia com a eliminação de gases ou fezes. No exame físico, à palpação profunda abdominal da fossa ilíaca esquerda, pode-se identificar o cólon sigmoide doloroso. Alguns pacientes chegam a apresentar sintomas crônicos e intermitentes, com dor, desconforto abdominal e alteração do hábito intestinal, sendo comum a obstipação que irá tornar-se mais frequente e prolongada, de acordo com o grau de diminuição da luz do cólon e acompanhada de distensão abdominal.

Em razão do formato do divertículo hipertônico (hipotônico), ele pode acumular secreções e/ou fecalitos em seu interior, obstruindo seu colo estreito, possibilitando um processo inflamatório pericólico, que acentua a dor em cólica. Anorexia, náusea, vômito e distensão abdominal são sintomas que se associam à perissigmoidite. Ela é a complicação mais comum, até mesmo o primeiro sintoma da doença em até dois terços dos pacientes. A intensidade

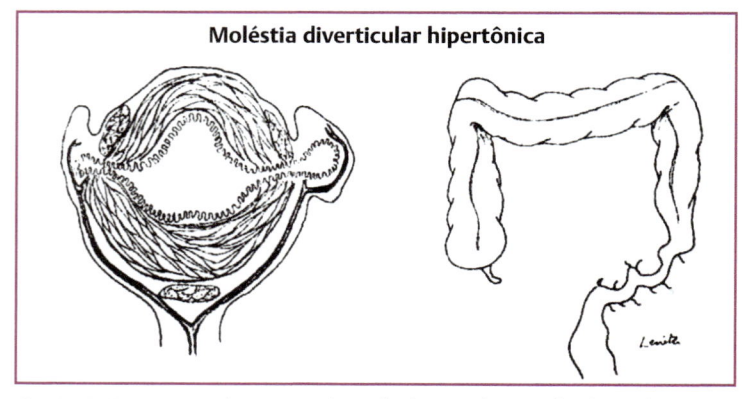

Fig. 67-2. Representação esquemática da doença diverticular dos cólons; forma hipertônica localizada no cólon sigmoide com hipertrofia da sua camada muscular e do corte sagital identificando um divertículo hipertônico como corpo em forma de pera ou raquete e o colo diverticular estreito e alongado.

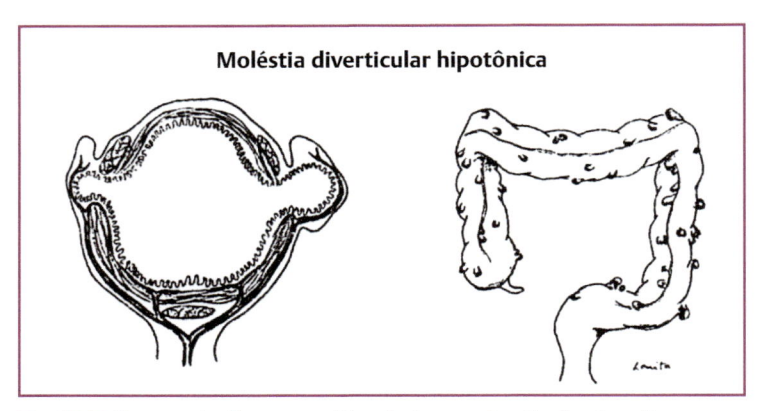

Fig. 67-3. Representação esquemática da doença diverticular dos cólons; forma hipotônica localizada em todo o cólon com adelgaçamento da sua camada muscular e do corte sagital identificando um divertículo hipotônico, corpo globoso e colo curto e largo.

Quadro 67-1. Doença Diverticular dos Cólons: Complicações

Forma hipertônica
- Perissigmoidite
- Abscesso intramural ou pericólico
- Fístulas internas
• Colovesical
• Coloentérica
• Colovaginal
- Fístulas externas
• Colocutânea
• Coloperineal
- Obstrução intestinal
- Perfuração em peritônio livre

Forma hipotônica
- Hemorragia diverticular
- Perfuração em peritônio livre

e a duração dos sintomas são variáveis, dependendo se o processo inflamatório é localizado ou difuso.

Na sequência, esse processo inflamatório pode evoluir para um abscesso intramural ou pericólico, sendo este último mais frequente (Quadro 67-1). Seu quadro clínico geralmente é grave, com dor intensa e contínua, sinais de irritação peritoneal, disúria, tenesmo, dismenorreia e obstipação.

As fístulas colovesicais são as mais frequentes e com início dos sintomas insidioso, com queixas leves de disúria e pneumatúria, podendo evoluir para um quadro agudo com febre alta, dor abdominal, infecção urinária e fecalúria. As fístulas coloentérica e colovaginal são raras. A colovaginal ocorre quase exclusivamente em mulheres que se submeteram à histerectomia e manifesta-se com secreção fecaloide vaginal, além dos gases intestinais expelidos pela vagina.

A diverticulose hipertônica raramente acarreta lesões na mucosa cólica e, portanto, são incomuns episódios de sangramento intestinal.

Forma Hipotônica

A doença hipotônica é, em geral, assintomática e quando existem sintomas eles são decorrentes de enfermidades concomitantes, sendo os mais frequentes a distensão e o incômodo abdominal. A forma hipotônica pode apresentar dois tipos de complicações: hemorragia e perfuração (Quadro 67-1). A hemorragia é frequentemente copiosa, indolor e sem pródromos. Ela é aguda com sangue vermelho rutilante, podendo ou não haver coágulos, ou com melena. Habitualmente, o doente permanece estável e cessa espontaneamente em aproximadamente 95% dos pacientes. Suas recidivas são comuns. No entanto, o sangramento maciço é raro e, quando ocorre, pode levar ao choque hipovolêmico. A perfuração do divertículo na forma hipotônica da moléstia é rara e pode acontecer em qualquer localização cólica. Ela ocorre em peritônio livre e causa peritonite fecal, extremamente grave, com choque septicêmico precoce e mortalidade elevada.

Doença Diverticular Complicada
Diverticulite

A classificação mais usada para identificar o paciente com diverticulite aguda complicada é a de Hinchey, que se divide em estádios de I a IV, onde:

- *Estádio I*: abscesso pericólico.
- *Estádio II*: presença de abscesso pélvico ou retroperitoneal, subdividido em:
  - IIa com drenagem percutânea, e
  - IIb associado à fístula.
- *Estádio III*: presença de peritonite purulenta.
- *Estádio IV*: presença de peritonite fecal.

DIAGNÓSTICO

No diagnóstico da doença diverticular deve-se valorizar a anamnese, o exame físico geral e especializado, os exames laboratoriais, e por imagem que facilmente diferenciam suas formas hipotônica, hipertônica ou mista, suas complicações e as possíveis doenças concomitantes (Quadro 67-2).

Diagnóstico da Forma Hipertônica
Radiografia

O enema opaco demonstra, em sua fase inicial, as mudanças como deformidade segmentar e espasmo acentuado do cólon esquerdo. Identifica os divertículos em forma de pera ou raquete e

Quadro 67-2. Doença Diverticular dos Cólons: Diagnóstico

- Anamnese
- Exame físico geral e especializado
- Exames laboratoriais
- Exames endoscópicos
- Exames por imagem

nas fases avançadas, a presença de trajetos fistulosos entre o cólon e órgãos vizinhos. A presença de abscesso perissigmóideo e da perfuração diverticular bloqueada é, raramente, diagnosticada por esse método. Na forma hipertônica, a radiografia contrastada dos cólons nem sempre permite uma avaliação adequada da luz intestinal, pelo espasmo existente, principalmente em pacientes com doenças concomitantes como pólipos e/ou câncer. O enema opaco, sem duplo contraste, permite diagnosticar os casos de suboclusão da moléstia e os trajetos fistulosos do cólon para o delgado, bexiga, vagina, parede abdominal ou perineal. A radiografia simples do abdome é indicada nos doentes com suspeita de abdome agudo, perfuração diverticular não bloqueada ou obstrução intestinal.

Videocolonoscopia

A colonoscopia no paciente com a forma hipertônica, frequentemente, mostra uma mucosa de coloração e aspecto normais. No cólon sigmoide podem-se observar óstios diverticulares pequenos, com ou sem estreitamento da luz intestinal e com septações do seu lúmen (Fig. 67-4). Ela (colonoscopia) possibilita o diagnóstico diferencial com as doenças inflamatórias localizadas, especialmente a doença de Crohn, e a concomitância com lesões vegetantes, como pólipos e câncer.

Nos pacientes com a forma hipertônica que apresentam sangramento intestinal, a colonoscopia deverá ser o primeiro procedimento porque permite a adequada avaliação da mucosa cólica para identificação do sangramento. Ela raramente possibilita a visão do orifício da fístula no cólon. Nas fístulas colovesicais, o diagnóstico poderá ser feito pela observação, à luz do cólon, de corante introduzido na bexiga (azul de metileno), ou pela presença de bile ou suco entérico nas fístulas colojejunais e coloileais.

Exames de Imagem

A ultrassonografia abdominal pode ser útil na suspeita de abscesso intramural ou pericólico. No entanto, o exame de escolha é a ressonância magnética, por sua elevada acurácia em detectar abscessos entre as alças intestinais, abscessos com a presença de gases, infiltração retroperitoneal e a relação com o músculo psoas. A tomografia computadorizada proporciona informações menos precisas nesses casos. A colonoscopia e o enema opaco, nesse momento, estão contraindicados por causa da morbidade que podem acarretar.

Os métodos por imagem dão informações não apenas sobre o diagnóstico da doença, mas também permitem distinguir os pacientes com inflamação moderada, limitada ao cólon, daqueles com extensão perivisceral ou abscessos que necessitam de drenagem percutânea ou cirúrgica.

Diagnóstico da Forma Hipotônica
Radiografia

O enema opaco com contraste radiologia contrastada (enema opaco) revela a presença de divertículos globosos, esparsos por todos os segmentos cólicos. Nos casos de hemorragia da forma hipotônica, o enema opaco é de pouca valia no sentido de revelar o local do sangramento, diagnosticando somente a presença dos

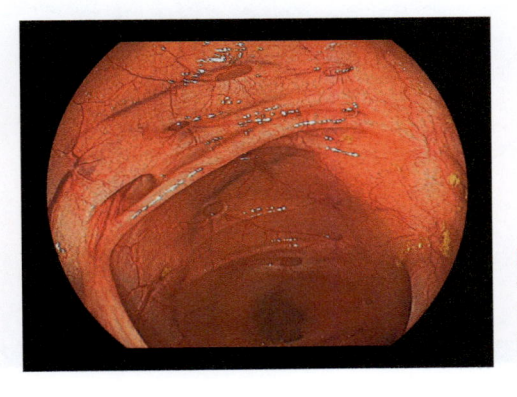

Fig. 67-4. Visão endoscópica do cólon sigmoide com a presença de divertículos com óstios pequenos.

divertículos. Deve-se, ainda, ressaltar que sua realização dificulta e até mesmo impede a feitura de outros exames, pela presença do contraste baritado na luz cólica.

Videocolonoscopia

Permite ver os óstios diverticulares amplos, suas localizações e a presença de fecalitos no seu interior (Fig. 67-5). Como os óstios são amplos, deve-se tomar cuidado para não se introduzir o colonoscópio no interior de um divertículo, confundindo-o com a luz cólica e assim o perfurar.

Ela, na vigência do sangramento, mesmo profuso, tem sido cada vez mais indicada na urgência, porque permite, na maioria das vezes, localizar o sítio da hemorragia e sua etiologia. As ectasias vasculares (angiodisplasias) são também importante causa de enterorragia no paciente idoso e a endoscopia possibilita o diagnóstico diferencial com a doença diverticular. O sangramento ativo fluindo de um divertículo é raramente identificado à colonoscopia. Dos pacientes com doença diverticular hipotônica com hemorragia persistente, 45% são portadores de lesão concomitante e origem para o sangramento.

Arteriografia Seletiva Mesentérica

Pode ser de grande valia na hemorragia diverticular maciça, para identificar o local exato do sangramento no cólon. Ela só é efetiva quando o sangramento estiver ativo no momento de sua realização, com débito médio acima de 0,5 mL/minuto. É importante ressaltar que se deve evitar a embolização por essa técnica, pelo grande risco de isquemia e necrose da parede cólica, acompanhada, frequentemente, de perfuração.

Cintilografia

Com coloide sulfurado de tecnécio ou com glóbulos vermelhos marcados com tecnécio[99] também pode ser utilizada, com sucesso, para localização do local do sangramento.

Diagnóstico da Diverticulite Aguda

A maioria dos pacientes com diverticulite aguda apresenta sinais e sintomas suficientes para permitir o diagnóstico clínico e a instituição de terapia. Os exames laboratoriais a serem realizados são: leucograma, velocidade de hemossedimentação e proteína C-reativa. Outros podem ser solicitados para avaliação do estado geral do paciente.

A radiografia de tórax e de abdome, horizontal e decúbito dorsal, deve ser realizada em todo paciente com dor abdominal com o objetivo de detectar a presença de pneumoperitônio e para avaliação cardiopulmonar pela presença frequente de comorbidades, nos idosos. As radiografias abdominais simples estão alteradas em 30% a 50% dos pacientes com diverticulite aguda, mostrando distensão intestinal ou abscesso.

O enema com contraste luminal foi o padrão de diagnóstico para diverticulite e suas complicações durante muitos anos. Eles são imprecisos porque a diverticulite é, principalmente, uma doença extraluminal. Como o uso de bário na definição de uma perfuração intestinal acarreta um risco de extravasamento e peritonite, somente enemas de contraste solúvel em água podem ser usados no local suspeito de diverticulite; os estudos com ar como contraste (enema opaco) são contraindicados. Uma tumoração extraluminal comprimindo o cólon é o achado mais comum na diverticulite grave, embora esse achado não seja específico para o diagnóstico.

A tomografia computadorizada (TC) é o procedimento diagnóstico de escolha o diagnóstico da diverticulite aguda com imagem da doença mural e extraluminal, além de permitir o tratamento de alguns abscessos por meio da sua drenagem, via percutânea. Os critérios da TC da diverticulite incluem a presença de divertículos com infiltração pericólica do tecido adiposo, espessamento da parede do cólon e formação de abscessos. Numerosos estudos comparando essas duas modalidades em pacientes com suspeita de diverticulite relataram consistente sensibilidade da TC de 93% a 98% e especificidade de 75% a 100%, significativamente, muito mais precisas do que o enema com contraste. A TC também foi altamente sensível e específica no diagnóstico da diverticulite do lado direito e para diferenciar a diverticulite do câncer do cólon ascendente e do ceco.

Com base no custo relativamente baixo, na conveniência e na sua natureza não invasiva, a ultrassonografia abdominal (US) tem sido defendida como uma modalidade de diagnóstico potencialmente útil na diverticulite aguda. Ela permite identificar características da inflamação ativa que incluem o espessamento da parede intestinal, a presença de divertículos ou abscessos e a hiperecogenicidade da parede intestinal. A US tem uma sensibilidade relatada de 84% a 98%, e especificidade de 80% a 93%. Apesar destes dados, a US permanece altamente operadora-dependente, em especial para a detecção de abscessos entre alças intestinais, abscessos com ar ou complicações retroperitoneais da doença que são difíceis de visualizar.

A ressonância magnética tem resolução limitada pelos artefatos produzidos pelos movimentos peristálticos e a respiração com potencial ainda discreto.

A colonoscopia, por causa do risco de perfuração pelo próprio aparelho ou pela insuflação de ar, deverá ser evitada.

VIDEOCOLONOSCOPIA DIAGNÓSTICA NA DDC

No diagnóstico da DDC a radiologia contrastada (enema opaco) e a videocolonoscopia não são exames excludentes, e sim que, frequentemente, completam-se.

A "videocolonoscopia" está indicada na DDC com presença de estenoses localizadas ou na presença de sangramento intestinal ou sangue oculto nas fezes. Nos pacientes que apresentam sangramento intestinal, diminuto ou copioso, ela deverá ser o primeiro exame a ser realizado, pois permite a melhor avaliação da mucosa cólica. A técnica de progressão do videocolonoscópio deverá ser lenta e as manobras de introdução cuidadosas. A colonoscopia permite ver os óstios diverticulares, suas localizações e, algumas vezes, a presença de fecalitos no seu interior ou enantema da mucosa ao seu redor. Nas formas hipertônica e mista, é no cólon sigmoide que se observam as alterações mais significativas da videocolonoscopia, com estreitamento da luz intestinal, com a mucosa formando dobras para o

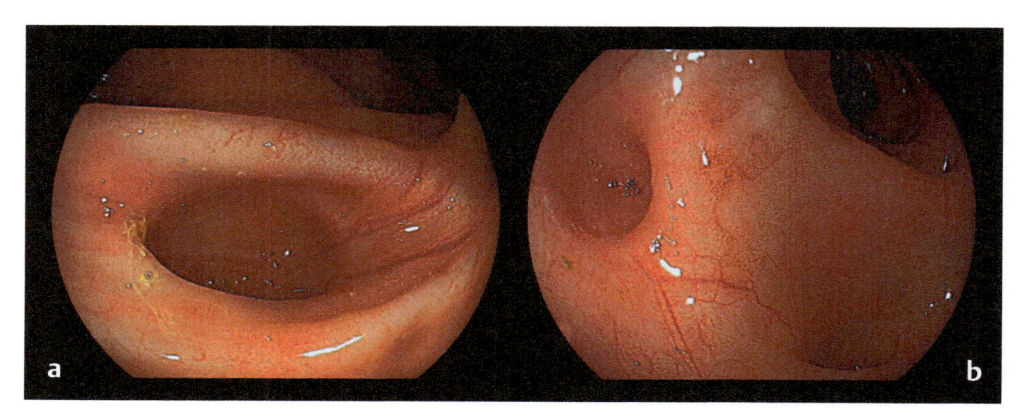

Fig. 67-5. (a,b) Visão endoscópica do cólon com a presença de divertículos de óstios amplos.

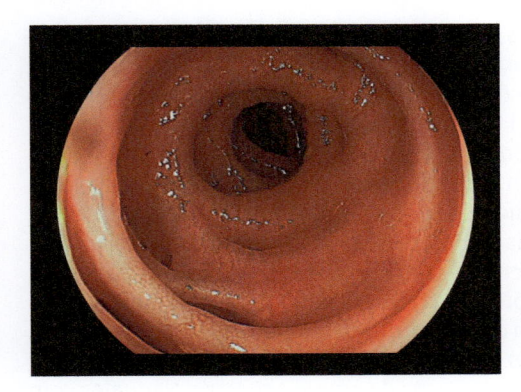

Fig. 67-6. Visão endoscópica do cólon sigmoide com a presença de divertículos com óstios pequenos e com estreitamento do seu lúmen.

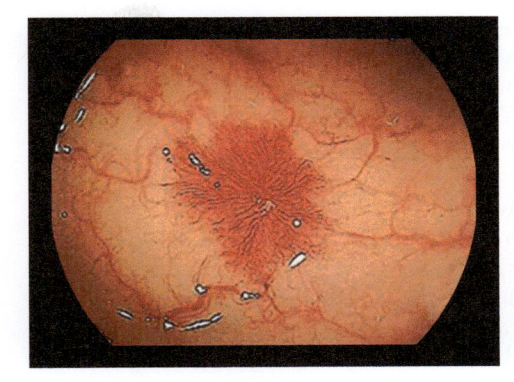

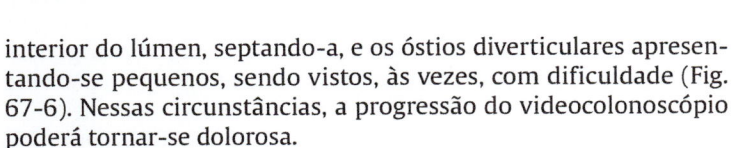

Fig. 67-7. Visão endoscópica de angiodisplasia na submucosa do cólon ascendente.

interior do lúmen, septando-a, e os óstios diverticulares apresentando-se pequenos, sendo vistos, às vezes, com dificuldade (Fig. 67-6). Nessas circunstâncias, a progressão do videocolonoscópio poderá tornar-se dolorosa.

Alguns cuidados durante o exame devem ser tomados para evitar o risco de perfuração do divertículo pelo aparelho:

A) Nas formas hipotônica ou mista da DDC, como alguns óstios diverticulares são muito amplos, deve-se ter o cuidado para não se introduzir o videocolonoscópio no seu interior, confundindo-o com a luz cólica.
B) Quando há inversão do divertículo para o interior da luz intestinal, não o confundir com uma lesão polipoide e fazer sua ressecção endoscópica.

A videocolonoscopia tem sido realizada, cada vez mais, na vigência de enterorragia aguda (HDB), mesmo quando profusa e na urgência, a despeito das dúvidas ainda existentes a respeito de qual o melhor momento de realizá-la e da necessidade ou não de preparo intestinal. Na vigência da hemorragia, o próprio sangue, por ser catártico, provoca o esvaziamento do material fecal do cólon. Enquanto o sangue coagulado dificulta a visão e sua aspiração é difícil, o sangue rutilante é mais fácil de ser aspirado, facilitando, muitas vezes, a identificação exata do local do sangramento.

Na presença de HDB de moderada a grave intensidade, devemos realizar o preparo intestinal anterógrado, denominado "preparo expresso", sempre que possível. É feito pela via oral (ou por sonda nasogástrica) a ingestão de solução osmótica (manitol a 10%), na quantidade de 1 a 2 litros, no período máximo 60 minutos.

Em situações especiais, em que o enfermo não pode se submeter ao preparo intestinal anterógrado, realizamos a colonoscopia sem preparo intestinal prévio. Mesmo sem qualquer preparo, em geral, a visão da mucosa colorretal é satisfatória, em razão do efeito catártico do sangue na luz intestinal.

O preparo via retrógada é contraindicado na HDB, pois os enemas anorretais ocasionarão a dissolução do sangue por todo o cólon, dificultando a localização exata do local de sangramento.

O uso de sedação deverá ser individualizado e, se possível, é preferível não a realizar pelo anestesista, diminuindo o risco de complicações (depressão respiratória, arritmias cardíacas etc.).

Efetuando-se a colonoscopia em urgência, deve-se tentar a intubação do íleo terminal, possível em mais de 90% dos pacientes, pois a presença de sangue vivo no cólon com sua ausência no íleo orienta para uma causa colônica e o inverso para uma causa de delgado ou gastroesofágica.

A efetividade diagnóstica da videocolonoscopia na HDB é alta, variando entre 42-97% quando realizada nas primeiras 24 horas.

As vantagens observadas com a realização da videocolonoscopia nessas circunstâncias são:

A) *Determinar o local do sangramento*: é importante estabelecer, se não o local exato, pelo menos o segmento cólico onde a hemorragia se origina, pois, existindo posterior indicação cirúrgica, este fato será determinante para procedimento.
B) *Estabelecer o diagnóstico diferencial*: em cerca de 45% dos pacientes com enterorragia maciça esta não é causada pela DDC, a despeito da existência de inúmeros divertículos, sendo a angiodisplasia outra causa comum de hemorragia em enfermos após a sexta década (Fig. 67-7).
C) *Efetuar o tratamento*: quando o local do sangramento é identificado, será possível abordá-lo pela videocolonoscopia terapêutica.
D) *Local*: poder ser realizada no próprio leito do enfermo, onde quer que ele esteja, UTI, unidade semi-intensiva ou unidade de emergência.

DIAGNÓSTICO DIFERENCIAL

Várias doenças podem simular o quadro clínico da doença diverticular dos cólons, e seu diagnóstico diferencial pode apresentar considerável dificuldade. As mais importantes são:

- *Carcinoma cólico*: aproximadamente 20% dos pacientes com a DDC têm pólipo ou carcinoma simultâneo. A associação entre ela e o câncer colorretal ocorre pela coincidência da maior incidência nessas faixas etárias (acima dos 50 anos de idade). Em geral, é fácil diagnosticar o carcinoma cólico concomitante à enfermidade diverticular. Entretanto, quando o câncer está localizado no cólon esquerdo em paciente portador da forma hipertônica da diverticulose, sua diferenciação poderá tornar-se difícil pela alteração morfológica do cólon. Na presença de sangramento cólico, o diagnóstico diferencial com o carcinoma é muito importante. O exame de escolha nesses dois casos é a videocolonoscopia. Quando a lesão maligna perfura o cólon, o aspecto radiográfico pode ser indistinguível do abscesso pericólico.
- *Apendicite aguda*: o apêndice cecal pode localizar-se na fossa ilíaca esquerda ou na pelve e, ocorrendo apendicite aguda, esta será indistinguível da peridiverticulite do sigmoide, especialmente em pacientes acima dos 40 anos. A apendicite aguda também pode ser simulada pela perissigmoidite quando o sigmoide é redundante e adere ao quadrante inferior direito do abdome.
- *Enfermidades inflamatórias pélvicas*: a salpingite aguda pode confundir-se com doença diverticular inflamada, mas como usualmente ocorre em mulheres jovens, com histórico de irregularidades menstruais e secreções vaginais anormais, seu diagnóstico, em geral, não é difícil. O mesmo pode acontecer com a cistite ou prostatite aguda, porém a frequência urinária, disúria, piúria microscópica e os achados na citoscopia e no exame retossigmóideo fazem a diferenciação.
- *Colite isquêmica*: diferencia-se por apresentar, em geral, início abrupto, frequentemente atingindo um ponto culminante em minutos ou horas, com diarreia sanguinolenta e dor abdominal. Suas localizações mais comuns são a flexura esplênica, o cólon descendente e o sigmoide. Uma história de insuficiência cardíaca, hipotensão ou hipercoagulação podem sugerir o diagnóstico, pois são fatores predisponentes da colite isquêmica. A "impressão do polegar" na mucosa cólica, especialmente na flexura esplênica, é seu achado radiográfico característico.
- *Ectasia vascular*: em virtude de ser importante causa de hemorragia intestinal, as ectasias vasculares do cólon (angiodisplasias) devem sempre ser investigadas para diferenciá-las da enterorragia diverticular. Como é frequente a concomitância entre ambas

e, nem sempre, é possível definir-se qual a verdadeira causa do sangramento, nestes casos deve-se sempre realizar esclerose, alcoolização ou fotocoagulação dessas ectasias vasculares, pela videocolonoscopia. Além deste exame endoscópico, a arteriografia seletiva também possibilita seu diagnóstico.

TRATAMENTO CLÍNICO

Rotineiramente, o tratamento dos pacientes sintomáticos da DDC é clínico, mesmo quando há processo inflamatório perissigmóideo ou sangramento intestinal. A melhora dos sintomas ocorre em cerca de 90% dos casos.

Observações radiológicas, estudos da pressão intraluminal colônica e pesquisas epidemiológicas dão apoio à inclusão de alimentos com alto teor de fibras na dieta desses pacientes. Um conteúdo colônico volumoso, que se movimenta rapidamente, com menor grau de segmentação da parede cólica, reduz a pressão intracolônica e, sobretudo, diminui a possibilidade de se formarem divertículos, de aparecerem sintomas relacionados com espasmo ou até mesmo o risco de suas complicações

Forma Hipertônica

O tratamento clínico é realizado por dieta rica em fibras, que inclui cereais, frutas e vegetais. Quando necessário, associam-se auxiliares da evacuação formadores de massa, como metilcelulose, ágar e mucilagem. Esta dieta leva à formação de fezes compactas e macias, que requerem pequena pressão para serem expelidas, além de aumentar o diâmetro do cólon. Há melhora do ritmo intestinal e diminuição da dor. Deve-se iniciar com as fibras em pequena quantidade, sendo aumentadas gradualmente, para se evitar a formação excessiva de gases.

Por ser controverso na literatura, pode-se evitar (ou não) alimentos que contenham substâncias endurecidas que podem bloquear o colo do divertículo, obstruindo seu óstio, como as sementes de frutas (uva, laranja, melancia, jabuticaba etc.).

Os que pacientes que têm obstrução do colo diverticular apresentam uma inflamação aguda denominada de diverticulite.

Forma Hipotônica

Como normalmente é assintomática, não se emprega tratamento algum. Nos pacientes que apresentam constipação intestinal, frequente nos idosos, deve-se utilizar a dieta rica em fibras associada aos auxiliares da evacuação, como exposto anteriormente.

O sangramento diverticular, mesmo que profuso, é tratado clinicamente, com ou sem hospitalização, de acordo com a intensidade da enterorragia. Faz-se o restabelecimento hemodinâmico e, se necessária, transfusão de sangue. O sangramento diverticular cessa espontaneamente na maioria dos pacientes.

Diverticulite Aguda

Nos casos de diverticulite, a dor é tratada com antiespasmódicos ou anticolinérgicos, que reduzem a contração intestinal pela diminuição da pressão intraluminal, aliviando o espasmo. Os derivados da morfina são contraindicados pelo risco de perfuração e drogas anti-inflamatórias não esteroides são evitadas por aumentar o risco de sangramento.

Os pacientes com processo inflamatório perissigmóideo têm sido tratados com sucesso, utilizando-se de antibióticos de amplo espectro. Poucos são os que necessitam de hospitalização nesta fase.

Na crise de diverticulite aguda, com dor abdominal intensa, em geral, na fossa ilíaca esquerda, com febre e leucocitose, o paciente deve ser hospitalizado. É necessário repouso intestinal completo e, frequentemente, sonda nasogástrica. A nutrição é intravenosa, com líquidos contendo glicose e eletrólitos. A dor é aliviada pelo uso de meperidina. É fundamental a administração parenteral de antibióticos de amplo espectro de ação, visando especialmente os microrganismos comuns no lúmen cólico, como os anaeróbios Gram-negativos.

Mesmo os doentes com diagnóstico clínico de peritonite secundária à perissigmoidite podem ser tratados conservadoramente, evitando-se a cirurgia de emergência e, em sua maioria, respondem positivamente entre 3 e 7 dias. Após a crise inicial, tratada clinicamente, sua recidiva pode ocorrer em cerca de 25% dos casos, nos primeiros 5 anos. Com episódios múltiplos, as possibilidades de se desenvolverem complicações se triplicam. Além disso, a recorrência aumenta a probabilidade de intervenção cirúrgica. Segundo várias publicações, há uma tendência maior de complicações nos pacientes jovens ou imunocomprometidos e nestes a opção é pelo tratamento cirúrgico. Na presença de abscesso perissigmóideo bem delimitado, que na tomografia tem tamanho menor que 3 cm, o tratamento inicial poderá ser com antibióticos de amplo espectro. Naqueles com mais de 3 cm deve-se efetuar, quando possível, sua drenagem pela tomografia computadorizada, evitando-se a cirurgia na urgência. Sendo o procedimento bem-sucedido, o estado geral do paciente melhora, permitindo a realização eletiva da cirurgia, em melhores condições clínicas, em geral, 4 a 8 semanas após a drenagem.

Prevenção da Diverticulite

Pela sua alta incidência e morbimortalidade há vários estudos mostrando a possibilidade de prevenção da inflamação diverticular, por meio de antibióticos, agentes anti-inflamatórios e/ou probióticos.

O antibiótico mais efetivo é a rifaximina, que ainda não está disponibilizada no Brasil, e deve ser utilizada por via oral, durante 7 a 15 dias, em ciclos bimestrais.

O agente anti-inflamatório também usado para prevenção é a mesalazina, oral, na dose de 1,2 g/dia, por 6 a 12 meses consecutivos. Sua eficácia ainda é controversa, o mesmo ocorrendo com os probióticos.

VIDEOCOLONOSCOPIA TERAPÊUTICA NA DDC

Na maioria das vezes não é possível observar o local do sangramento ativo durante a videocolonoscopia. Por isso o diagnóstico endoscópico será presuntivo de que determinada lesão cólica teria sangrado. Isto se deve, provavelmente, ao tempo que se espera para realizá-la, confirmando que quanto mais precoce se efetuar a videocolonoscopia, maior será a chance do diagnóstico.

O diagnóstico definitivo de uma lesão hemorrágica somente poderá ser feito quando houver: a visão do local do sangramento ativo; a presença de um coágulo sobre a lesão; ou um vaso visível sangrante.

Quando o local do sangramento no cólon é identificado torna-se possível tratá-lo por meio da videocolonoscopia terapêutica. O manejo do divertículo com estigma de sangramento recente recomenda a injeção de até 20 mL de adrenalina na concentração variável desde 1:10.000 até 1:20.000, no colo diverticular, até a oclusão do seu óstio. Alguns colonoscopistas preferem o uso de eletrocoagulação bipolar ou o uso de clipes metálicos. Em geral consegue-se tratar o divertículo hemorrágico em aproximadamente 35% das videocolonoscopias de urgência e são reportadas taxas de ressangramento de 3% em até 30 meses de acompanhamento.

TRATAMENTO CIRÚRGICO

A indicação do tratamento cirúrgico na doença diverticular dos cólons é pouco frequente, tanto eletivo quanto na urgência. A cirurgia eletiva deve ser cuidadosamente programada e seus resultados, em geral, são bons, com baixa morbimortalidade. Entretanto, o emprego da cirurgia de emergência pode atingir mortalidade de 20% a 30%, segundo várias publicações.

Os cuidados pré-operatórios consistem na correção dos distúrbios hidreletrolíticos ou metabólicos e da avaliação cardiopulmonar, da extensão da enfermidade diverticular e de possíveis comorbidades. acometimento de outros órgãos. O uso de antibióticos com finalidade profilática é rotina e sua manutenção, ou não, pós-operatória será de acordo com o grau do processo inflamatório encontrado. O preparo mecânico do cólon é fundamental e deverá ser realizado sempre que possível.

Forma Hipertônica

A cirurgia da enfermidade hipertônica está indicada como no Quadro 67-3.

Pode ser realizada eletivamente ou na urgência, como observado no Quadro 67-4.

Forma Hipotônica

A cirurgia na forma hipotônica é indicada somente nas suas complicações (Quadro 67-5).

Quadro 67-3. Doença Diverticular dos Cólons: Indicações Cirúrgicas da Forma Hipertônica

- Crônica persistente
  - Sem suboclusão
  - Com suboclusão
- Abscesso perissigmóideo
  - Sem massa palpável
  - Com massa palpável
- Fistulização
- Obstrução intestinal
- Perfuração diverticular
- Carcinoma concomitante

Quadro 67-4. Doença Diverticular dos Cólons: Tratamento Cirúrgico na Urgência

Abscesso perissigmóideo sem peritonite ou com obstrução intestinal

- Ressecção sem anastomose
  - Operação de Hartmann
  - Operação de Mikulicz
- Ressecção com anastomose primária

Abscesso perissigmóideo com peritonite ou na perfuração diverticular

- Drenagem com colostomia ou exteriorização da perfuração
- Ressecção sem anastomose
  - Operação de Hartmann
  - Operação de Mikulicz
- Ressecção com anastomose primária e colostomia de proteção

Hemorragia diverticular com área sangrante localizada

- Colectomia segmentar com anastomose primária

Hemorragia diverticular sem localização da área sangrante

- Colectomia subtotal com anastomose ileorretal
- Colectomia subtotal com ileostomia terminal

Quadro 67-5. Doença Diverticular dos Cólons: Indicações Cirúrgicas da Forma Hipotônica

- Hemorragia incontrolável
- Hemorragia recidivante
- Perfuração diverticular

É importante enfatizar que, na maioria dos pacientes com sangramento diverticular, a hemorragia cessa espontaneamente (95%). Entretanto, nos casos em que ela é profusa e não responde ao tratamento clínico, havendo necessidade de transfusão de 2.000 mL ou mais de sangue total em um período de 24 horas, ou ocorrendo continuamente por 72 horas ou mais, ou havendo nova perda sanguínea intensa na primeira semana após o sangramento inicial, a opção terapêutica é cirúrgica.

BIBLIOGRAFIA

Ambrosetti P. Value of CT for acute diverticulitis. Dig Dis. 2012;30:51-5.

Arpurt J, Lesur G, Vedrenne B. L'endoscopie d'urgence. Acta Endoscopica. 2006;36:489-91.

Bafutto M, Oliveira EC. Doença diverticular dos cólons. 3. ed. São Paulo: Office Editora. 2016.

Bafutto M. Doença diverticular dos cólons. São Paulo: Segmento Farma. 2010.

Bar-Meir S, Lahat A, Melzer E. Role of endoscopy in patients with diverticular disease. Dig Dis. 2012;30:60-3.

Fox JM, Stollman NH, Kageyama ERO. Diverticular disease. In: Felldman-Sleisenger & Fordtran. Gastroenterology and liver diseases. London: Elsevier. 2012.

Lima FM. Doença Diverticulare do Cólon. In: Santos CEO, et al. Manual de Endoscopia Digestiva, Diagnóstico e Tratamento. Revinter, Rio de Janeiro. 2016:240-4

Moreira EF, et al. Doença Diverticular do Cólon. In: Averbach M, Corrêa P. Colonoscopia. 2ª ed. Revinter, Rio de Janeiro. 2014:267-76.

Proença IM, Secchi TF. Sangramento Digestivo Baixo Agudo. In: Moura EGH, et al. Emergências em Endoscopia Digestiva. Editora dos Editores, São Paulo. 2022:117-28.

Puylaert JBCM. Ultrasound of colon diverticulitis. Dig Dis. 2012;30:56-9.

Quilici FA, Cordeiro F, Quilici LCM. Hemorragia Digestiva Baixa. In: Machado G. Endoscopia nas Emergências Gastroentéricas. Revinter, Rio de Janeiro. 2010:46-51,

Quilici FA, Quilici LCM. Doença diverticular dos cólons. In: Condutas terapêuticas em gastrenterologia. UNIFESP. 2010.

Quilici FA, Quilici LCM. Investigação na doença diverticular dos cólons. In: Bafutto M, Oliveira EC. Doença diverticular dos cólons. 3. ed. São Paulo: Office Editora. 2016:141-8.

Quilici FA, Quilici LCM. Moléstia diverticular dos cólons. In: Borges DR. Atualização terapêutica, 23, 24, 25 e 26 ed. São Paulo: ABRD Editora. 2010, 2012, 2014 e 2016.

Quilici FA. Doença diverticular dos cólons. In: Quilici FA. Atualização em coloproctologia. São Paulo: Lemos. 2000.

Quilici FA. Moléstia diverticular dos cólons. In: Mincis M. Gastroenterologia e hepatologia: diagnóstico e tratamento. 4. ed. São Paulo: Casa Leitura Médica. 2008:545-63.

Reissfelder C, Buhr HJ, Ritz JP. What is the optimal time of surgical interventions after an acute attack of sigmoid diverticulitis: early or late elective laparoscopic resection? Dis Colon Rectum. 2006;49(12):1842-8.

Silverstein FE, Tytgat GNJ. Gastrointestinal Endoscopy. 3rd ed. Mosby-Wolfe, London. 1997.

Sociedade Brasileira de Coloproctologia. Diagnóstico e Tratamento da Diverticulite. In: Protocolos AMB (www.sbcp.org.br). Rio de Janeiro. 2010.

Tursi A, Papagrigoriadis S. The current and evolving treatment of colonic diverticular disease. Aliment Pharmacol Ther. 2009;30(6):532-46.

68 Lesões Vasculares do Cólon

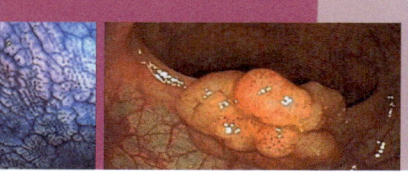

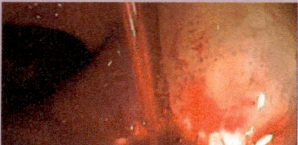

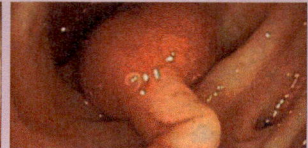

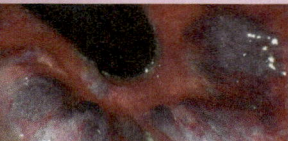

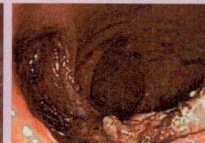

Edivaldo Fraga Moreira ■ Paulo Fernando Souto Bittencourt
Luiz Ronaldo Alberti ■ Breno Augusto Costa Nogueira ■ Patrícia Coelho Fraga Moreira

INTRODUÇÃO

As lesões vasculares do cólon são causas frequentes de hemorragia digestiva baixa (HDB), sendo responsáveis por cerca de 5-15% dos casos[1] em adultos e predominam no cólon direito. Já na população pediátrica é uma condição rara, estando geralmente relacionada com síndromes congênitas e são mais encontradas nos cólons descendente, sigmoide e reto. Nas crianças, as patologias mais relacionadas com a hemorragia digestiva baixa são doenças infecciosas, alérgicas, inflamatórias, intussuscepção, obstrução e perfuração intestinal.

No passado as principais afecções apontadas como causa de hemorragia digestiva baixa eram as neoplasias e a doença diverticular. Com o avanço da colonoscopia, das técnicas radiológicas e angiográficas, viu-se que as lesões vasculares também eram responsáveis por grande parte desses casos de sangramento. Aproximadamente 90% dos sangramentos gastrointestinais devido a angiectasia de cólon cessam espontaneamente.[2-5]

A apresentação clínica é muito variável, desde quadros assintomáticos até hemorragia digestiva baixa maciça com instabilidade hemodinâmica.[2-5] A colonoscopia apresenta papel diagnóstico importante, permitindo identificar os diferentes tipos de lesões vasculares além de possibilitar o tratamento minimamente invasivo. É importante frisar que a terapêutica endoscópica deve ser reservada para pacientes com sangramento ativo, anemia ou com repercussão clínica, não se devendo tratar os pacientes assintomáticos.

A caracterização e classificação das lesões vasculares é de suma importância, uma vez que irá direcionar o tratamento endoscópico. Elas podem ser divididas em três grandes categorias:

1. *Tumores vasculares ou angiomas*: estes podem ser benignos (hemangiomas) ou malignos (sarcoma de Kaposi ou angiossarcoma).
2. *Anomalias vasculares associadas a doenças congênitas ou sistêmicas*: síndrome *Blue Rubber Bleb Nevus,* síndrome de *Klippel-Trénaunay-Weber,* síndrome de *Ehlers-Danlos,* variante CREST da esclerodermia e síndrome de *Osler-Weber-Rendu.*
3. *Lesões esporádicas ou adquiridas*: angiectasias, ectasias induzidas por radiação e lesões de Dieulafoy.

Neste capítulo abordaremos as lesões vasculares do cólon mais prevalentes, suas características fisiopatológicas, endoscópicas, bem como as principais modalidades de tratamento.

ANGIECTASIAS OU ANGIODISPLASIAS

Os termos angiodisplasia, malformação arteriovenosa, angiectasia, telangectasia e ectasia vascular vêm sendo usados como sinônimos. Telangiectasia é um termo mais utilizado para as lesões vasculares no contexto de doenças congênitas ou sistêmicas.[3,4] Alguns autores reservam o termo angiodisplasia para as lesões localizadas no cólon, no entanto, o termo angiectasia é o mais aceito atualmente.[3,4] São responsáveis por cerca de 5% a 10% das hemorragias digestivas baixas, sendo mais frequentes em indivíduos acima dos 60 anos, e em pacientes com doença renal crônica.[1]

Os dados de três estudos prospectivos de colonoscopias realizadas em 964 pacientes assintomáticos, hígidos e acima de 50 anos demonstraram a detecção de angiectasias em oito (0,8%).[6] Sabe-se que a prevalência de lesões vasculares é maior em pacientes com doença renal em estágio avançado, doença de Von Willebrand e na estenose aórtica (síndrome de Heyde) mas o motivo desta associação não é bem definido. Não se sabe se essas lesões são realmente mais frequentes ou se elas apenas são mais detectadas devido ao risco maior de sangramento pela disfunção plaquetária induzida pela uremia ou coagulopatia. Também existem controvérsias em relação à maior prevalência de lesões vasculares em indivíduos com estenose aórtica. Estudos observacionais são conflitantes, sendo que alguns sugerem a associação pelo fato de ocorrer redução do sangramento após tratamento da estenose com troca valvar.

As angiectasias são vasos anormais, ectasiados, dilatados, tortuosos, com paredes finas, geralmente menores que 10 mm, localizados na mucosa e submucosa. Existem pequenas comunicações arteriovenosas devido à incompetência do esfíncter pré-capilar. Do ponto de vista histológico é possível observar vasos dilatados na mucosa e na submucosa, algumas vezes cobertos na superfície por apenas uma fina camada de epitélio.[2-5]

A patogênese não é muito bem entendida. A principal teoria proposta sugere que a contração intermitente e recorrente da camada muscular própria da parede colônica cause uma obstrução intermitente das veias da submucosa. Com o passar dos anos, a obstrução resultaria em dilatação e tortuosidade das áreas drenadas. Além disso, a congestão capilar, por sua vez, resultaria na falha do esfíncter pré-capilar, levando a isquemia da mucosa e submucosa.

A isquemia tecidual aumentaria a produção de fator de crescimento endotelial, levando à formação de pequenos vasos colaterais (angiectasias). Esta teoria é consistente com a observação de que as angiectasias são mais comuns no cólon direito, local em que a tensão da parede é maior, causando assim a compressão das veias de menor calibre.[2-5]

A angiectasia é a causa mais frequente de sangramento no intestino médio e de sangramento gastrintestinal obscuro em pacientes acima de 60 anos.[7] No trato gastrointestinal, o sítio mais comum de angiectasia é o cólon.[7] Uma série de casos que incluiu 59 pacientes com angiectasias de cólon, sendo 47 assintomáticos, notou a seguinte distribuição: 37% no ceco, 17% no ascendente, 7% no transverso, 7% no descendente, 18% no sigmoide e 14% no reto.[8] Outras séries de casos encontraram taxas ainda maiores, de até 89% no cólon direito.

Clinicamente pode apresentar-se como anemia ferropriva, pesquisa de sangue oculto nas fezes positiva, melena e hematoquezia, sendo o sangramento maciço presente em aproximadamente 15% dos pacientes. O sangramento na maioria das vezes é crônico, intermitente e cessa espontaneamente em 90% dos casos, podendo recorrer em 25% a 47% deles.[9] Idade avançada e uso de anticoagulante parecem ser fatores de risco para sangramento ativo em angiectasias de cólon.[10]

Endoscopicamente, caracterizam-se por pequenas lesões planas ou discretamente elevadas, medindo entre 2 e 10 mm, avermelhadas, bem delimitadas, formadas por vasos ectasiados de aspecto arboriforme ou aracniforme, localizados na mucosa e submucosa, algumas vezes com mucosa pálida ao redor da lesão (sinal do halo).[2-5] Podem ser únicas ou múltiplas, sendo mais comuns no cólon direito (Figs. 68-1).

A colonoscopia é o principal exame diagnóstico, com sensibilidade estimada de 80%. Aproximadamente 40% a 60% dos pacientes apresentam mais de uma lesão vascular e na maioria das vezes estão em uma mesma localização, porém lesões sincrônicas podem ser encontradas em outros sítios em cerca de 20% dos casos. Em uma série de casos de pacientes com hemorragia digestiva diagnosticados com angiectasia de cólon, foram detectadas lesões no intestino delgado em 23% dos indivíduos. Esse fato sugere que a simples detecção de uma lesão vascular no cólon não implica que ela seja a responsável pelo quadro de sangramento.[9]

A identificação das lesões pode ser prejudicada por alguns fatores como a redução transitória do fluxo sanguíneo devido ao uso de opioides, pela hiperinsuflação de ar, presença de resíduos na luz intestinal e localização de difícil visualização, como atrás de pregas.[11]

O arsenal terapêutico endoscópico é variado e a escolha do método leva em consideração a localização da lesão, a experiência do endoscopista e a disponibilidade de equipamentos e acessórios.

Está indicado o tratamento naqueles pacientes com HDB ou anemia por sangramento recorrente ou persistente, com presença de angiectasias, com ou sem sangramento ativo, sem outra lesão que justifique o sangramento ou a anemia.[4,12] A terapêutica endoscópica, apesar de eficaz, está associada a uma taxa de ressangramento de 7-15%, num período de 6 a 20 meses.[13]

A coagulação com plasma de argônio é o método terapêutico mais difundido. Consiste em um método térmico no qual ocorre associação de eletrocoagulação monopolar com fluxo de gás de argônio, sem contato direto com o tecido, permitindo uma cauterização previsível, com cerca de 1-3 mm de profundidade (Fig. 68-2a,b).

Deve ser realizada com cautela no cólon direito, devido a parede mais delgada, que aumenta o risco de perfuração.[2-5,14] Na tentativa de minimizar o dano térmico transmural, alguns autores sugerem a injeção submucosa de solução salina sob a lesão previamente ao uso do argônio (Fig. 68-2c-g).

Os métodos de eletrocoagulação com cateter bipolar e com *heater probe* também são descritos como modalidades de tratamento, embora bem menos utilizados. Os métodos mecânicos como os hemoclipes têm a vantagem de não causar a injúria térmica na parede colônica, sendo interessantes principalmente nos indivíduos portadores de coagulopatias ou em uso de antiagregantes plaquetários e anticoagulantes, especialmente naqueles casos de sangramento em atividade.

Agentes esclerosantes, como a ethanolamina, também podem ser utilizados, mais raramente, no tratamento de lesões vasculares do cólon e do trato digestivo alto.[3] Recomenda-se realizar a injeção medicamentosa na submucosa adjacente à lesão vascular, evitando o centro da mesma em função do risco de sangramento (Fig. 68-3).

Outra técnica endoscópica recentemente descrita em pequenos estudos, mas que parece ser segura, é a ressecção endoscópica da lesão vascular após injeção na submucosa, seguida da coagulação direta sobre o vaso nutridor. Defensores da técnica alegam que a grande vantagem seria o tratamento definitivo da lesão vascular uma vez que o alvo da terapêutica é o vaso nutridor situado na submucosa ao contrário dos outros métodos que atingem principalmente os vasos localizados na mucosa. Entretanto, são necessários estudos maiores, prospectivos e comparativos para determinar a eficácia e segurança do método.[15]

O tratamento endovascular por angiografia deve ser reservado para aqueles pacientes com sangramento grave que não são candidatos a cirurgia, que não responderam ao tratamento endoscópico ou no pré-operatório com objetivo de localização da lesão. Além de localizar o sítio de sangramento, a abordagem endovascular permite embolização ou infusão de drogas. A embolização superseletiva é atualmente o método de escolha para o tratamento angiográfico das angiectasias. Os agentes mais utilizados são esponjas gelatinosas biodegradáveis, *microcoils* ou agentes líquidos como polivinil álcool e cianoacrilato.[2-5] Muitos autores preferem o *microcoil* pela grande eficácia em ocluir o vaso, por sua boa visualização durante a fluoroscopia, pela precisão na liberação e pelo fato do *coil* evitar refluxo de partículas. O tratamento através da embolização arterial foi descrito pela primeira vez em 1974 por Bookstein *et al*. A sensibilidade da angiografia para o diagnóstico de angiectasia varia de 58-86% e depende da presença e do fluxo de sangramento

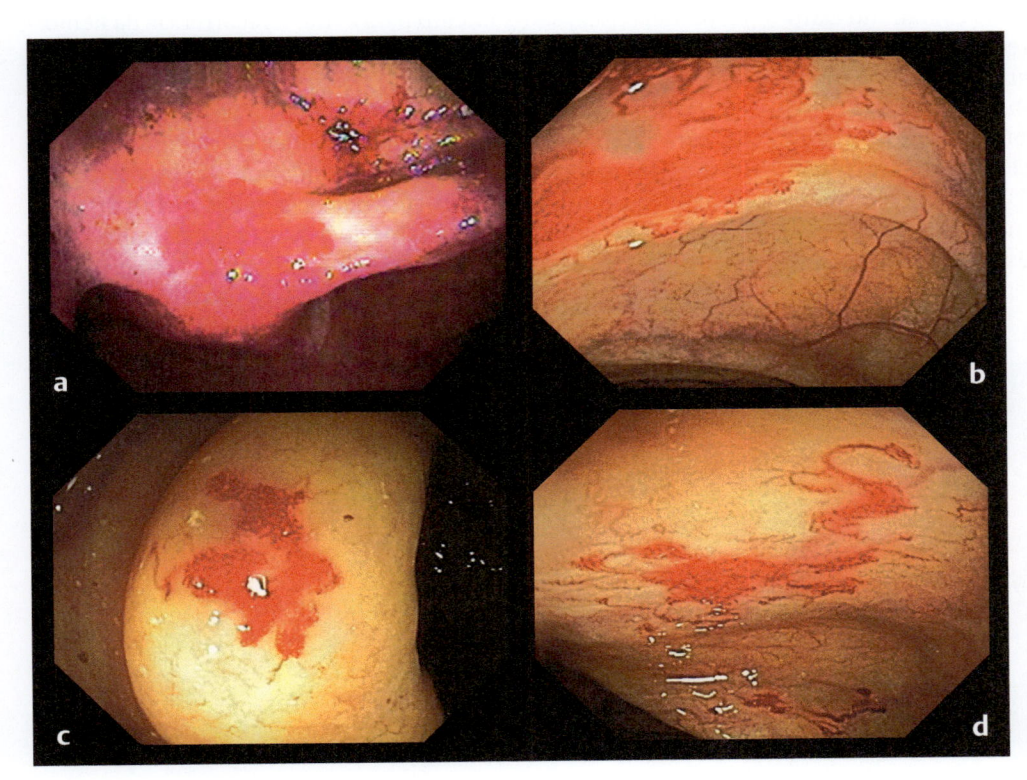

Fig. 68-1. (a-d) Imagens de angiectasias no cólon. Observe aspecto arboriforme das lesões.

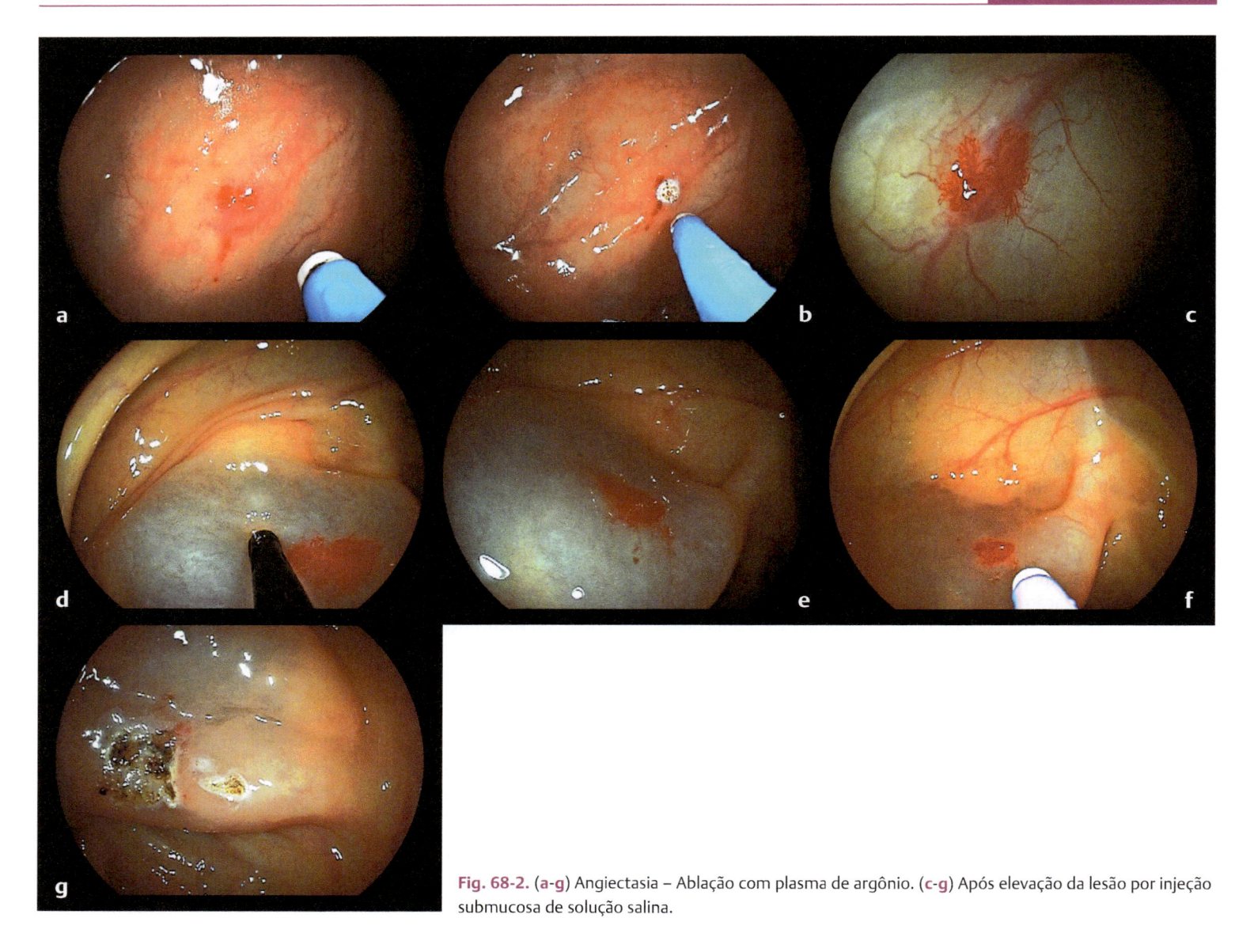

Fig. 68-2. (a-g) Angiectasia – Ablação com plasma de argônio. (c-g) Após elevação da lesão por injeção submucosa de solução salina.

ativo que é representado pelo extravasamento de contraste, o que pode ser visto em 6-20% dos pacientes. O sucesso do método é de aproximadamente 80-90% com ressangramento precoce (em até 30 dias) após embolização variando de 10-30%. Não está muito claro se o novo episódio de ressangramento é por recanalização do local embolizado ou se é um novo foco de sangramento no trato gastrointestinal.[16] A complicação mais temida da embolização é a necrose intestinal. O infarto intestinal secundário á embolização é observado em até 22%. A cateterização e embolização superseletiva pode prevenir esse tipo de complicação.

Os avanços na terapêutica endoscópica e no tratamento angiográfico vem reduzindo cada vez mais a necessidade de intervenção cirúrgica que é reservada aos casos de hemorragia grave, com necessidade de várias hemotransfusões ou que não responderam aos outros métodos terapêuticos. A cirurgia é o tratamento definitivo e curativo, porém é importante a localização prévia da lesão responsável pelo sangramento para evitar a recorrência da hemorragia. A angiografia pré-operatória pode ajudar na localização da lesão sangrante.

Deve-se considerar o tratamento medicamentoso em pacientes com sangramento de origem desconhecida, sangramento refratário ou recorrente, que não responderam à terapêutica endoscópica ou nos pacientes com comorbidades e com risco de complicações com procedimentos invasivos (colonoscopia, cirurgia ou angiografia). O octreotide é um análogo da somatostatina e o provável mecanismo de ação seria através da redução do fator

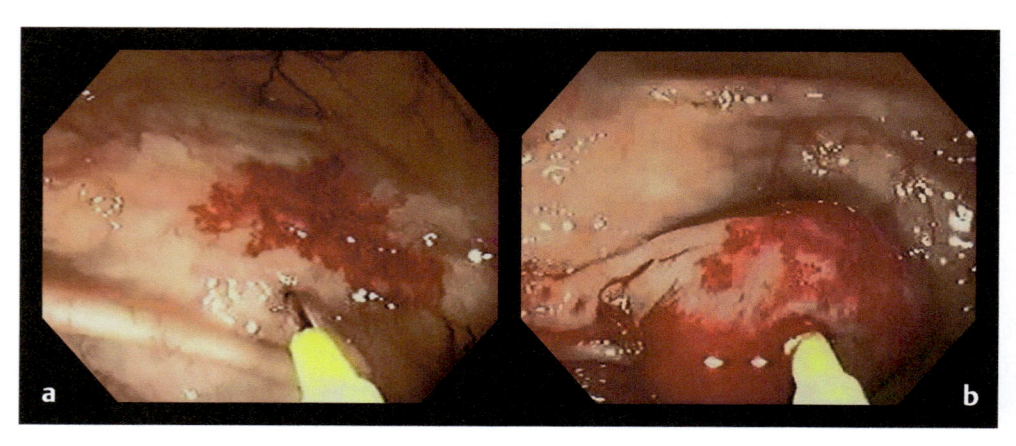

Fig. 68-3. (a) Detalhe da punção adjacente à lesão vascular. (b) Aspecto após injeção da solução na submucosa.

de crescimento endotelial, inibindo a angiogênese, através do aumento da resistência vascular, aumento da agregação plaquetária e através da redução do fluxo sanguíneo esplênico. Em estudos observacionais com octreotide, houve redução do número de hemotransfusões e de ressangramento após 1 ano.[6,17] Uma metanálise incluiu três estudos prospectivos com 62 pacientes, indicando uma diminuição de ressangramento e no número de hemotransfusões. Os estudos incluídos, no entanto, são heterogêneos, com diferenças nos perfis dos pacientes, na dose e no tipo de droga utilizada.[18] Aplicação subcutânea de octreotide 50 a 100 mcg duas vezes ao dia ou octreotide de liberação prolongada intramuscular uma vez por mês é uma alternativa. Os estudos mostraram 73-76% de resposta em relação a sangramento, necessidade de transfusão e níveis de hemoglobina em pacientes que utilizaram octreotide, mostrando que pode ser uma opção para sangramento de angiectasia refratário aos tratamentos de primeira linha.[7] A talidomida, um inibidor de angiogênese, foi testada em lesões gástricas. Apesar de alguns estudos perceberem uma redução do número de hemotransfusões, os eventos adversos foram significativos.[2-4] Estudos com hormônios (estrógeno e progesterona) ainda são inconsistentes e necessitam de trabalhos de maior relevância.

PROCTOCOLOPATIA INDUZIDA POR RADIAÇÃO

O uso da radioterapia para o tratamento das neoplasias pélvicas, sobretudo no câncer de colo uterino, endométrio, ovário, bexiga, próstata, testículo e reto, pode causar lesões em tecidos normais incluídos no campo irradiado. Apesar dos avanços nos tratamentos oncológicos, até 30% dos pacientes submetidos à radioterapia para tratamento de neoplasias pélvicas irão desenvolver proctocolopatia induzida por radiação que pode ser aguda ou crônica.[19] O local mais acometido é o reto, seguido do retossigmoide e do ceco.

A forma aguda pode ser desenvolvida durante ou em até 3 meses da radioterapia, geralmente é autolimitada ou responde a tratamento medicamentoso, enquanto a forma crônica ocorre em média 8 a 12 meses após a radiação, habitualmente não tem resposta completa a tratamento medicamentoso e terapia de suporte. A forma aguda caracteriza-se por dor pélvica, diarreia, mucorreia, tenesmo e sangramento. A forma crônica caracteriza-se pela presença de estenoses, fístulas, sangramento, alterações vasculares e fibrose.

As lesões actínicas retais podem ser responsáveis por hemorragias crônicas, por vezes incapacitantes, com anemia significativa, necessidade de hemotransfusões e redução da qualidade de vida do paciente.

As características endoscópicas variam de acordo com a fase evolutiva da proctopatia:

- *Fase aguda*: com alterações inespecíficas, como edema, friabilidade da mucosa, descamação e ulceração.
- *Fase crônica*: com vasos ectasiados neoformados, multiformes, isolados ou confluentes, acometendo desde a linha pectínea e se estendendo cranialmente, com ou sem sangramento ativo (Fig. 68-4a).

O tratamento endoscópico é amplamente utilizado para tratamento da proctocolopatia crônica induzida por radiação e os métodos atualmente disponíveis são: coagulação por plasma de argônio, eletrocoagulação bipolar, *heater probe*, ablação por radiofrequência e crioablação. A disponibilidade de estudos de alta qualidade avaliando a eficácia dos métodos e estudos comparativos é bastante limitada.[19]

Coagulação por Plasma de Argônio (APC)

Método amplamente utilizado para tratamento da proctocolopatia actínica devido a sua disponibilidade e possibilidade de aplicação de modo tangencial devido a sua característica de hemostasia térmica sem contato. As aplicações devem durar de 1 a 2 segundos em cada lesão. É o método endoscópico para tratamento da proctocolopatia actínica que apresenta maior número de estudos na literatura e com menor heterogeneidade entre eles. Nos estudos disponíveis, a APC apresentou sucesso clínico de 87% com intervalo entre as sessões variando de 2 a 8 semanas, utilizando uma potência de 25 a 80 W (média de 50 W) e fluxo variando de 0,6 a 2,5 L/min (média de 1,5 L/min), entretanto a taxa de sucesso não variou significativamente entre as diferentes configurações de fluxo. Nos estudos comparativos disponíveis, a APC parece ser superior ao tratamento com ao formol e apresentou eficácia similar à eletrocoagulação bipolar.

Os eventos adversos maiores (fístula, perfuração, explosão, estenose) podem ocorrer em 4%. Os eventos adversos mais comuns são dor abdominal, retal ou anal, que pode estar relacionada com ulcerações secundárias ao tratamento e também pode estar relacionada com a distensão gasosa pelo gás argônio. A explosão colônica foi relacionada com o preparo intestinal inadequado, ressaltando a importância do preparo para a realização da APC (Fig. 68-4b-e).[19]

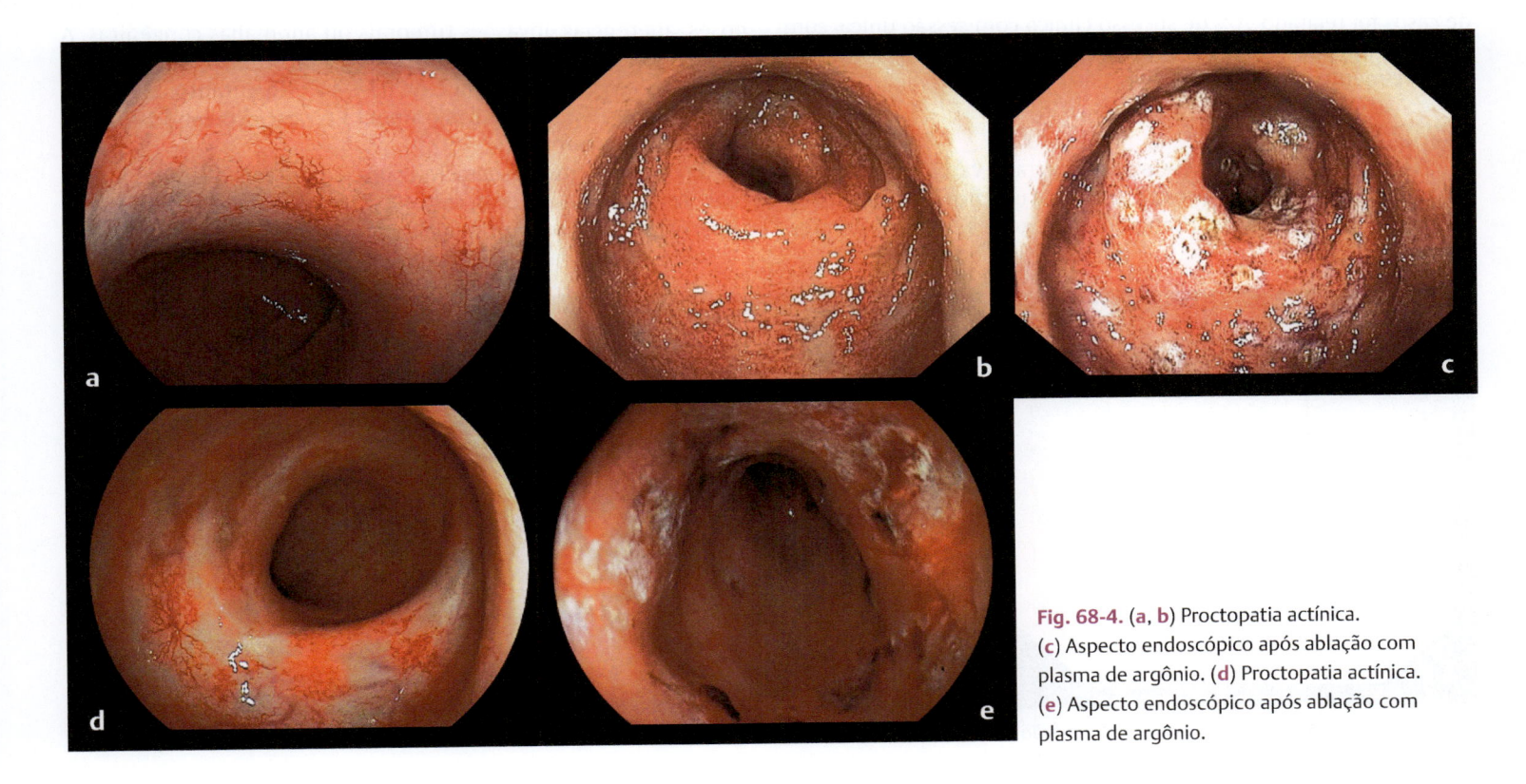

Fig. 68-4. (a, b) Proctopatia actínica. (c) Aspecto endoscópico após ablação com plasma de argônio. (d) Proctopatia actínica. (e) Aspecto endoscópico após ablação com plasma de argônio.

Eletrocoagulação Bipolar

Método de hemostasia térmica por contato com eficácia de 88% encontrada nos estudos disponíveis. Estudos comparativos mostraram eficácia similar à APC e ao *heater probe*. Dados sobre eventos adversos são limitados, sendo relatados sangramento e estenose.

Heater Probe

Assim como a coagulação bipolar, é um método térmico de contato, porém a ação sobre o tecido é devido ao efeito direto do calor, diferentemente do efeito do cateter bipolar que é através da passagem da corrente elétrica. Estudos sobre aplicação desse método são escassos na literatura com número bastante reduzido de pacientes. O número de sessões variou de 1 a 4 com intensidade de 200 a 400 joules e intervalo de 4-6 semanas entre as sessões, não sendo relatados eventos adversos significativos.

Ablação por Radiofrequência (RFA)

Esse método permite ablação do epitélio e muscular da mucosa sem acometimento da submucosa e tem se mostrado uma técnica segura e eficaz no tratamento da proctocolopatia actínica em alguns estudos retrospectivos. Uma potencial vantagem desse método seria o tratamento de uma área mais extensa em menor tempo devido ao uso de cateteres com angulação de 90° ou 360°, ao invés do tratamento "ponto por ponto" realizado com argônio, *heater probe* ou bipolar. Em função das indicações terapêuticas limitadas para outras afecções, ao contrário do argônio, torna-se um investimento caro e ainda pouco disponível.[20]

Na literatura estão disponíveis poucas séries de caso mostrando bons resultados com 1,5-1,9 sessões e intervalo de 4 a 16 semanas, utilizando densidade de energia de 12-15 J/cm² e potência de densidade de 40 W/cm². Único evento adverso relatado foi dor anorretal. Não existem estudos comparativos.[19]

Crioablação

Método de aplicação de dióxido de carbono ou nitrogênio líquido com objetivo de congelar o tecido e provocar ablação superficial através de isquemia e necrose que pode ser imediata ou tardia. Na literatura estão disponíveis apenas duas pequenas séries de casos. Um estudo mostrou sucesso clínico em 100% dos casos de hemorragia por proctopatia actínica refratária aos outros tratamentos endoscópicos, apresentando média de 3,7 sessões e intervalo de 2-3 dias entre as sessões. Nenhum evento adverso grave foi relatado. Na outra série de casos foi relatado 70% de sucesso clínico com sessão única, com relato de um paciente (10%) com evento adverso grave (perfuração provavelmente devido a insuflação de ar).[19]

LESÃO DE DIEULAFOY

A lesão de Dieulafoy trata-se de uma ectasia vascular arterial localizada na camada submucosa associada a um diminuto defeito na mucosa, podendo ocasionar sangramentos graves ou intermitentes. Endoscopicamente observa-se sangramento, em geral, pulsátil (arterial), que tem origem em um pequeno defeito na mucosa, único, circular, com um vaso protruso central, não havendo ulceração ou processo inflamatório adjacente. Essa lesão é observada com maior frequência no estômago (cerca de 74%), geralmente localizada na curvatura menor do corpo gástrico proximal, nos 6 cm proximais à junção esofagogástrica. São raras no intestino grosso, porém, quando presentes, predominam no reto e no canal anal. O diagnóstico diferencial deve ser feito, especialmente quando localizadas no reto, com hemorroidas internas e varizes.

O tratamento endoscópico é considerado de escolha, com taxas de sucesso de 90%.[21] Existem relatos de vários métodos terapêuticos, como os de injeção, térmico e mecânico (hemoclipes e ligadura elástica), que podem ser utilizados isoladamente ou em associação. Existem evidências na literatura de que o método de injeção utilizado isoladamente é ineficaz nesses casos, existindo uma tendência ao uso do método mecânico, em especial os hemoclipes.[22]

Na Figura 68-5, observa-se aspecto de Dieulafoy de reto tratado pelo método combinado de injeção de solução de adrenalina e clipe metálico. A cirurgia é reservada aos casos refratários ao tratamento endoscópico.

O diagnóstico endoscópico e tratamento subsequente de lesões de Dieulafoy colorretais pode ser difícil devido ao sangramento volumoso e pela ausência de preparo intestinal no momento da hemorragia. Neste contexto a angiografia pode ser útil para identificar a fonte do sangramento e realizar o tratamento através de embolização, principalmente naqueles pacientes com instabilidade hemodinâmica. A tomografia computadorizada também pode ser utilizada para identificar a topografia do sangramento naqueles casos em que a endoscopia não for factível.

Em casos de sangramento intermitente pode ser difícil identificar o local onde deve ser feita a embolização. A marcação do local com um clipe endoscópico pode auxiliar na identificação angiográfica de lesões hemorrágicas com sangramento intermitente e possibilitar a hemostasia através da embolização.[23]

VARIZES

As varizes do trato gastrointestinal baixo são causa rara de sangramento, sendo frequentemente relacionadas com a hipertensão do sistema porta, seja por cirrose ou por trombose de veia porta. Existem aquelas não associadas à hipertensão portal, secundárias à obstrução das veias mesentéricas ou esplênica devido a tromboses, aderências, invasões tumorais ou anomalias congênitas. A prevalência em pacientes cirróticos varia de 38-56%, enquanto em pacientes não cirróticos ela é de 63-94%.[8] No entanto, apesar da sua alta prevalência, seu sangramento é raro, ocorrendo em 0,5-5% dos pacientes.[24]

Endoscopicamente, caracterizam-se por veias dilatadas, tortuosas, azuladas ou violáceas, com eventuais pontos avermelhados na superfície, localizadas, principalmente, em reto distal (Fig. 68-6).[24]

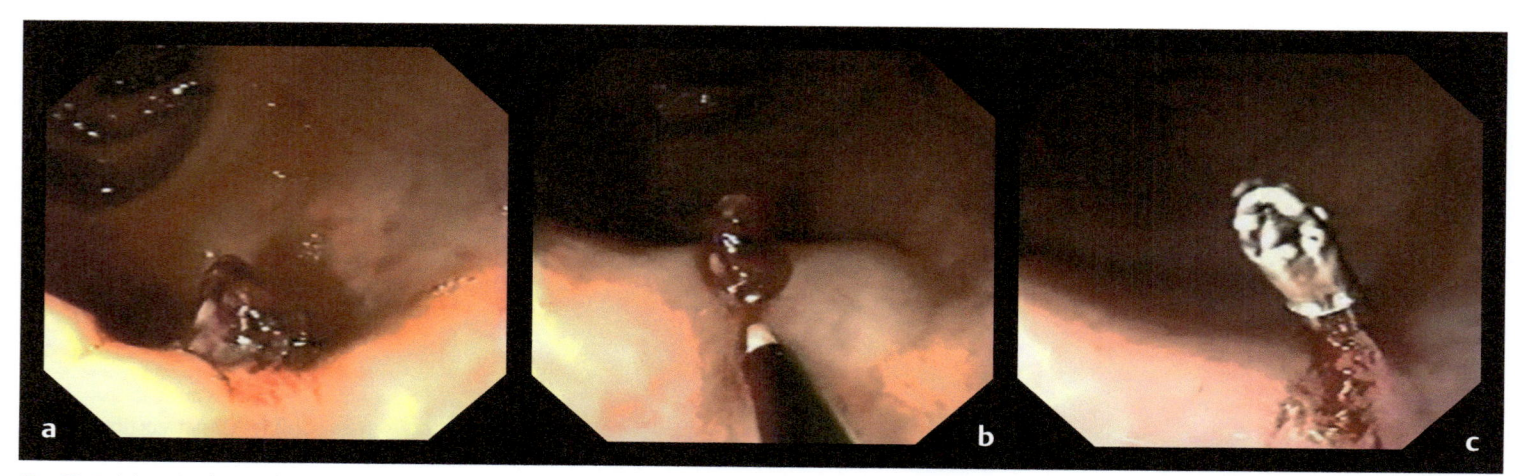

Fig. 68-5. (a) Lesão de Dieulafoy do reto. (b) Injeção da submucosa em curso. (c) Clipe posicionado no vaso.

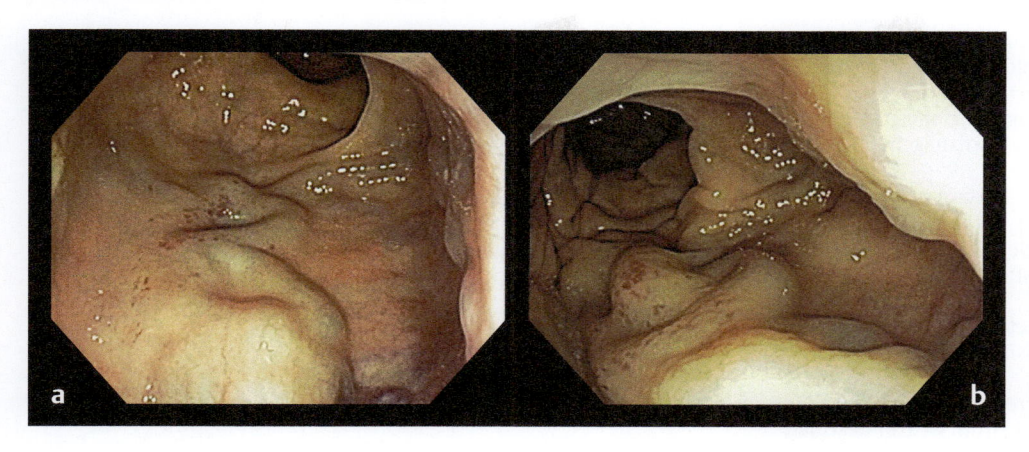

Fig. 68-6. (a, b) Varizes de reto em paciente com hepatopatia crônica.

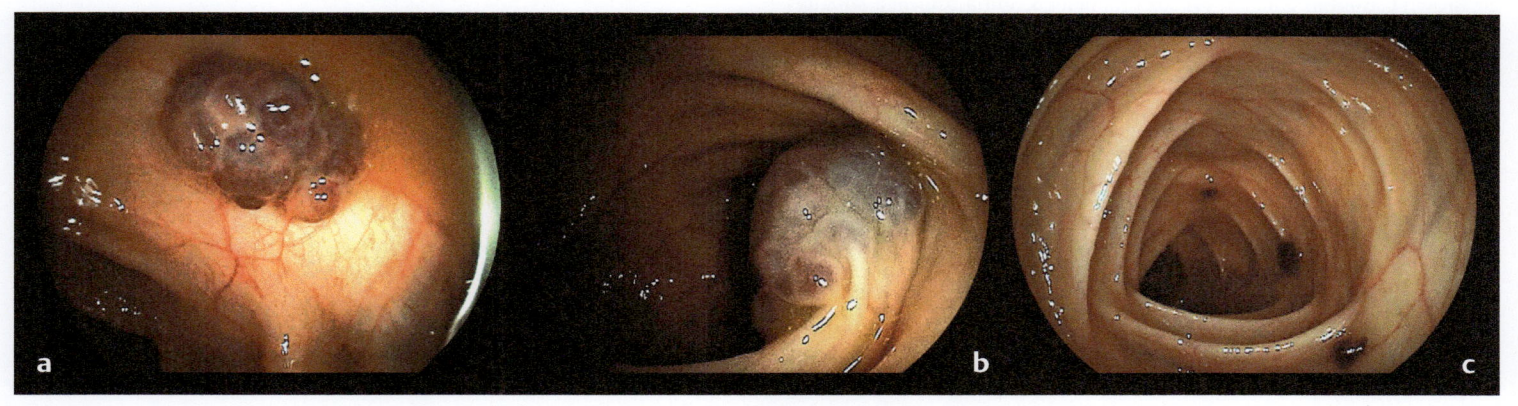

Fig. 68-7. (a-c) Hemangiomas de cólon em diferentes apresentações. (Imagens gentilmente cedidas por Dr. Silas Castro de Carvalho.)

Como as varizes do trato gastrointestinal baixo são uma causa incomum de sangramento, não existem recomendações protocoladas que orientem o seu tratamento, como acontece com as varizes de esôfago.

O tratamento endoscópico, quando necessário, deve ser a primeira escolha e inclui os métodos de injeção e a ligadura elástica. Ambos os métodos são seguros e eficazes, no entanto, em estudo comparativo entre a técnica de escleroterapia com ethanolamina e ligadura elástica, a primeira apresentou menores taxas de recidiva (33,3% × 55,6%).[8] A injeção de *coils* por ecoendoscopia é um novo método que tem apresentado bons resultados, no entanto, são necessários mais estudos até que essa técnica se consolide.[25]

Em casos de insucesso na terapêutica endoscópica, pode ser necessário o tratamento por radiologia intervencionista (TIPS, BRTO ou embolização) ou cirúrgico.

HEMANGIOMAS

Hemangiomas são malformações vasculares benignas, raras no cólon, de crescimento parietal, que predominam no retossigmoide e manifestam-se como sangramentos agudos, intermitentes ou crônicos de menor intensidade.[26] Quando existe invasão de órgãos adjacentes pode gerar dor pélvica, perineal, lombar, além de metrorragia e hematúria.

Endoscopicamente, apresenta-se com maior frequência como uma lesão vascular nodular, avermelhada ou violácea, com sinais de congestão. Biópsias não devem ser realizadas pelo risco de sangramento (Fig. 68-7).

Os hemangiomas gastrointestinais podem ser divididos em cinco categorias: flebectasia, hemangioma cavernoso, hemangioma cavernoso infiltrativo difuso, hemangioma cavernoso polipoide e hemangioma capilar.[27]

Aproximadamente 80% dos hemangiomas colônicos são do tipo cavernoso e 10% são do tipo capilar. Os hemangiomas cavernosos podem se manifestar através de sangramento (60-90%), anemia (43%) obstrução (17%) e ocasionalmente podem sequestrar plaquetas. Os hemangiomas capilares geralmente são solitários e assintomáticos. 61% dos hemangiomas colônicos são sésseis, 23% são semipediculados e a forma pediculada é rara. Recentemente, tratamentos endoscópicos de hemangiomas pediculados através mucosetomia, polipectomia e dissecção endoscópica de submucosa foram descritos na literatura.[28]

Existem relatos de tratamentos com escleroterapia, crioterapia, alcoolização, coagulação com argônio, porém o tratamento definitivo é o cirúrgico.

REFERÊNCIAS BIBLIOGRÁFICAS

1. Gralnek IM, Neeman Z, Strate LL. Acute Lower Gastrointestinal Bleeding. N Engl J Med. 2017;376(11):1054-63.
2. Jackson CS, Zuuren EJ, Ehrlich A. Gastrointestinal angiodysplasia. (Disponível em;www.dynamed.com). Updated. 2015.
3. Pedrosa MC, Friedman LS, Travis AC. Angiodysplasia of the gastrointestinal tract.(Disponível em:
4. www.uptodate.com), Uptated. 2016.
5. Sami SS, Al-Araji SA, Ragunath K. Review article: gastrointestinal angiodysplasia – pathogenesis, diagnosis and management. Aliment Pharmacol Ther. 2014;39:15-34.
6. Thomson ABR, Duchini A, Godino J, Wong P. Angiodysplasia of the cólon (Disponível em:
7. www.emedicine.medscape.com). Updated. 2009.
8. Jackson CS, Gerson LB. Management of gastrointestinal angiodysplastic lesions (GIADs): a systematic review and meta-analysis. Am J Gastroenterol. 2014;109:474-483.
9. Treasure Island (FL): StatPearls Publishing; - Copyright © 2023, StatPearls Publishing LLC. https://www.ncbi.nlm.nih.gov/books/NBK549777/#article-17560.s3. 2023.
10. Höchter W, Weingart J, Kühner W, et al. Angiodysplasia in the cólon and rectum. Endoscopic morphology, localisation and frequency. Endoscopy. 1985;17:182.
11. Steger AC, Galland RB, Hemingway A, et al. Gastrointestinal haemorrhage from a second source in patients with colonic angiodysplasia. Br J Surg. 1987;74:726.
12. Sengupta N, Feuerstein J, Jairath V, et al. Management of Patients With Acute Lower Gastrointestinal Bleeding: Na Updated ACG Guideline. Am J Gastroenterol. 2023;118:208-231.
13. Brandt LJ, Spinnell MK. Ability of naloxone to enhance the colonoscopic appearance of normal cólon vasculature and cólon vascular ectasias. Gastrointest Endosc. 1999;49:79.

14. Moreira EF, Bittencourt PFS, Moreira PCF. Hemorragia digestiva baixa. In: Zaterka S, Eisig JN. Tratado de Gastroenterologia – da graduação à pós-graduação. São Paulo: editora Atheneu. 2011:291-296.
15. Becq A, Rahmi G, Perrod G, Cellier C. Hemorrhagic angiodysplasia of the digestive tract: pathogenesis, diagnosis, and management. Gastrointest Endosc. 2017;86(5):792-806.
16. Jackson CS, Weiner BC, Lang E, Oettgen P. Acute lower gastrointestinal bleeding (Disponível em: www.dynamed.com). Uptated. 2016.
17. Sriram N, Bar-Yishay I, Kumarasinghe P, et al. Definitive therapy of colonic angioectasia by submucosal coagulation. Endoscopy International Open. 2019;07:E1773-E1777.
18. Leite TFO, Pereira OI. Superselective Transcatheter Arterial Embolization in the Treatment of Angiodysplasia. Clinical Medicine Insights: Case Reports. 2019;12:1-4.
19. Scaglione G, Pietrini L, Russo F, Franco MR, Sorrentini I. Long-acting octreotide as rescue therapy in chronic bleeding from gastrointestinal angiodysplasia. Aliment Pharmacol Ther. 2007;26:935-942.
20. Brown C, Subramanian V, Wilcox CM, Peter S. Somatostatin analogues in the treatment of recurrent bleeding from gastrointestinal vascular malformations: an overview and systematic review of prospective observational studies. Dig Dis Sci. 2010;55(8):2129-34.
21. Lee JK, Agrawal D, Thosani N, et al. ASGE guideline on the role of endoscopy for bleeding from chronic radiation proctopathy. Gastrointestinal Endoscopy. 2019;90(2):171-182.e1.
22. Lenz L, Rohr R, Nakao F, et al. Chronic radiation proctopathy : A practical review of endoscopic treatment. World J Gastrointest Surg. 2016;8(2):151-60.
23. Dogan U, Gomceli I, Koc U, et al. Rectal dieulafoy lesions: A rare etiology of chronic lower gastrointestinal bleeding. Case Rep Med. 2014;2014:1-4.
24. Mansur G. Lesões Vasculares do cólon. In: Averbach M, Corrêa P. Colonoscopia. 2.ed. Rio de Janeiro: Revinte. 2014:255-262.
25. Nishimuta Y, Tsurumaru D, Komori M, et al. A case of rectal Dieulafoy's lesion successfully treated by transcatheter arterial embolization. Japanese Journal of Radiology. 2012;30:176-179.
26. Khalloufi K Al, Laiyemo AO. Management of rectal varices in portal hypertension. World J Hepatol. 2015;7(30):2992-8.
27. Jana T, Mistry T, Singhal S. Endoscopic ultrasound-guided hemostasis of rectal varices. Endoscopy. 2017;49:E136-7.
28. Yoo S. GI-associated hemangiomas and vascular malformations. Clin Cólon Rectal Surg. 2011;24(3):193-200.
29. Ruiz de la Hermosa A, Jaime Zorrilla-Ortuzar J, Del Valle-Hernández E. Diffuse cavernous hemangioma of the rectum. Cirugía y Cirujanos. 2021;89(6).
30. Ogasawara N, Suzuki M, Adachi K, et al. Endoscopic Resection of a Pedunculated Cavernous Hemangioma of the Sigmoid Cólon: A Case Report. Case Rep Gastroenterol. 2019;13:418-422.

69 Doença Inflamatória Intestinal

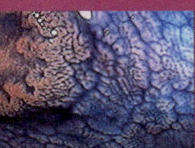

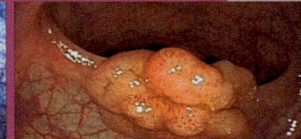

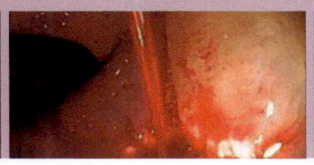

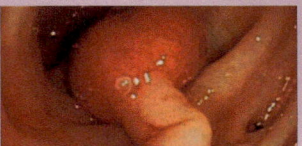

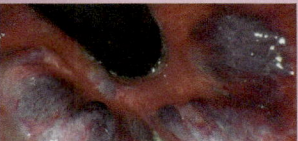

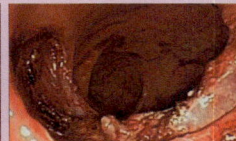

Maria Cristina Sartor ■ Henrique Sarubbi Fillmann ■ Guilherme Mattiolli Nicollelli

INTRODUÇÃO

O trato gastrointestinal é frequentemente afetado por diversos distúrbios inflamatórios agudos e crônicos. Entretanto, nenhum apresenta impacto clínico tão significativo como as duas formas mais comuns de doença Inflamatória intestinal (DII): a retocolite ulcerativa (RCU) e a doença de Crohn (DC). Ambas são caracteristicamente crônicas, com formas de apresentação clínica variadas e com grande impacto na qualidade de vida das pessoas afetadas e de suas famílias.

O diagnóstico da DII é baseado em critérios clínicos, endoscópicos, radiológicos e histológicos. O manejo é particularmente difícil por várias razões: a causa ainda não foi completamente elucidada; a apresentação clínica e sintomas são completamente imprevisíveis; a incidência e a prevalência estão aumentando e, por último, todas as diferentes formas de tratamento são, obviamente, insatisfatórias, nem sempre apresentando o resultado desejado.

A DII está presente em todas as regiões do planeta, mas sua distribuição é muito heterogênea. Habitualmente é mais prevalente em indivíduos de raça caucasiana, que vivem em áreas urbanas e industrializadas em países da América do Norte e na região norte da Europa Ocidental. No Brasil a DII é mais prevalente nas regiões sul e sudeste. A distribuição entre os sexos é uniforme, acometendo pessoas jovens entre 15 e 30 anos de idade, com um segundo pico menos significativo entre os 50 e 70 anos.

ETIOPATOGENIA

Inúmeras evidências sugerem que a DII é o resultado de uma resposta inflamatória atípica à microbiota intestinal em indivíduo geneticamente predisposto.

Sistema Imunológico Intestinal

O sistema imunológico intestinal pode ser dividido em dois grupos distintos, de acordo com a localização, a atividade e os elementos envolvidos. São eles: imunidade inata e imunidade adquirida.

Imunidade Inata

São mecanismos de defesa presentes, mesmo em indivíduos saudáveis, desde o nascimento e preparados para impedir a entrada de antígenos ou eliminar os já existentes. É considerada a linha inicial de defesa, age com respostas rápidas, mas de forma sistematizada e inespecífica, ou seja, atua sempre da mesma maneira, mesmo em infecções repetidas. Na célula, um exemplo de imunidade inata é tido nas células epiteliais, neutrófilos, macrófagos, células dendríticas e células *natural killer*.[1,2]

Imunidade Adquirida, Adaptável ou Específica

Desenvolve-se como resposta ao agente infeccioso e adapta-se a ele. São mecanismos de defesa mais evoluídos e sempre estimulados pelo agente infeccioso. A magnitude e a capacidade da resposta aumentam com infecções sucessivas, pois possuem memória imunológica. A imunidade adquirida é dividida em imunidade humoral (anticorpos) e celular (linfócitos T).[3,4]

As alterações inflamatórias atípicas que ocorrem na DC e na RCU são mediadas em diferentes tempos por ambos os sistemas: inato e adquirido.

Alterações Imunológicas na DII

Já foram identificadas pelo menos dez regiões genômicas que contêm genes associados à fisiopatologia da DII. O gene *CARD15/NOD2* foi o primeiro a ser diretamente relacionado com a doença, principalmente a DC. Entre 20-30% dos pacientes acometidos apresentam alguma mutação nesse gene, sendo que até 40% dos indivíduos portadores desta mutação irão desenvolver a doença ao longo de suas vidas. Alterações no *CARD15/NOD2* estão também associadas à estenose no íleo, doença ileocólica e surgimento precoce da doença.[5,6]

Em situações normais, esse gene é responsável pela identificação de moléculas da superfície das bactérias comensais no intestino. Ou seja, ele identifica as bactérias não patológicas pelo reconhecimento dos fosfolipídeos da superfície desses microrganismos. No entanto, quando são detectados fosfolipídeos atípicos de bactérias patogênicas ocorre ativação dos receptores na membrana das células e é iniciada, então, a resposta inflamatória.[7]

Na DII, a mutação no gene *CARD15/NOD2* provoca deficiência no reconhecimento dos fosfolipídeos de membrana das bactérias comensais. Com isto, ocorre o desenvolvimento de reação inflamatória contra a flora intestinal normal. Como a luz intestinal está permanentemente colonizada por bactérias, essa reação inflamatória passa a ser crônica.

APRESENTAÇÃO CLÍNICA

É importante que se separe a doença intestinal inflamatória nas suas duas formas mais comuns de apresentação: retocolite ulcerativa e doença de Crohn.

Retocolite Ulcerativa (RCU)

A RCU se caracteriza por inflamação difusa da mucosa e da submucosa restrita ao intestino grosso, ou seja, reto e cólon. Aproximadamente 95% dos pacientes apresentam envolvimento retal (proctite). A doença pode ser restrita a esse segmento ou se estender por todo o cólon (pancolite).

O quadro clínico é variável, podendo apresentar um início insidioso e inespecífico ou com um quadro agudo e abrupto. O sintoma mais comum da RCU ativa é a diarreia mucossanguinolenta. O número de evacuações é variável podendo ser de dois ao dia até mais de 20 evacuações diárias. Frequentemente podemos observar enterorragia, febre, astenia, emagrecimento e anemia.

A RCU em atividade pode ser classificada em leve (até quatro evacuações por dia sem comprometimento sistêmico), moderada (quatro a seis evacuações por dia com sangue e mínimo comprometimento sistêmico) e grave (mais de seis evacuações por dia com sangue e com comprometimento sistêmico: febre, taquicardia, anemia). Uma forma grave de apresentação é a RCU fulminante. Nesse caso, o paciente apresenta mais de dez evacuações diárias, sangramento, febre, necessidade de transfusão sanguínea, provas laboratoriais bastante alteradas, com ou sem megacólon e perfuração.

Doença de Crohn (DC)

A DC pode apresentar focos de inflamação transmural afetando qualquer segmento do trato gastrointestinal e da região perianal. Frequentemente o acometimento é segmentar, intercalado com áreas completamente normais. A lesão inflamatória pode estender-se por todas as camadas da parede intestinal, comprometendo a mucosa, submucosa, muscular e serosa. O acometimento difuso pode acarretar alterações histológicas como estenoses e fístulas, que determinam a apresentação clínica bem peculiar dessa doença.

As manifestações clínicas da DC são muito dependentes da área comprometida e do grau de comprometimento. Os sintomas mais comuns são dor abdominal, diarreia e perda de peso. Anorexia, mal-estar e febre também são comuns. Aproximadamente 30% dos pacientes apresentam doença restrita ao íleo terminal e, 50%, comprometendo o íleo terminal e o cólon proximal. A localização da doença e o grau de inflamação é que vão determinar as diferentes apresentações clínicas. Para classificar a DC de acordo com a sua localização utiliza-se frequentemente a classificação de Montreal. Para avaliar a atividade clínica ou endoscópica, a classificação mais usada é a CDAI (*Crohn's disease activity index*).

TRATAMENTO

Em linhas gerais, o tratamento da DII tem como objetivo induzir a remissão da doença, manter a remissão, evitar recidivas e proporcionar boa qualidade de vida aos pacientes. A maior parte dos pacientes pode ser tratada em regime ambulatorial, reservando aos casos mais graves a internação hospitalar. A despeito da eventual dificuldade de se estabelecer o diagnóstico correto da DII, deve-se tentar defini-la como RCU ou DC, pois a abordagem terapêutica de ambas é diferente.

Retocolite Ulcerativa

A colonoscopia é muito importante para avaliar a extensão e a gravidade da doença. Estes dois fatores serão determinantes para a escolha do tratamento adequado. As drogas mais eficazes no tratamento da RCU são os aminossalicilatos, corticoides, imunossupressores, agentes biológicos e os antibióticos.

O consenso mais recente do grupo de estudos em doença inflamatória intestinal (GEDIIB) divide o tratamento da RCU em terapia convencional e avançada. A terapia convencional é composta por aminossalicilatos, corticosteroides e imunomoduladores.

Os aminossalicilatos via oral e/ou supositório são os mais utilizados nos casos de colite leve e moderada. A dose usual fica em torno de 3 a 4 gramas/dia. Habitualmente os pacientes devem apresentar melhora significativa em 4 semanas, tendo a sua eficácia máxima em 8 semanas.

Quando o paciente não responde corretamente aos aminossalicilatos, o uso de corticoides, associados, pode ser eficaz. Os corticoides devem ser usados apenas na fase aguda da doença, com o intuito de induzir a remissão. Não existe indicação para o uso como terapia de manutenção devido aos inúmeros efeitos colaterais.

Os imunossupressores ou imunomoduladores mais utilizados são a azatioprina, 6-mercaptopurina e o metotrexato. Estes fármacos têm início de ação muito lenta, não devendo ser utilizados na fase aguda, mas apenas na manutenção da remissão.[8] A ciclosporina é reservada apenas para tentativa terapêutica de resgate para colites graves.

A terapia avançada inclui as classes de imunobiológicos, dentre eles o antifator de necrose tumoral alfa (anti-TNF-α); anti-integrinas; anti-interleucinas; e pequenas moléculas – nesse último grupo os inibidores de JAK (*Janus Associated Kinases*) e inibidores de S1p. Em casos estritamente selecionados, a terapia probiótica pode ser usada.[9]

Inicialmente utilizados apenas na DC, podem ser usados em casos não responsivos à terapia convencional e em alguns casos de resgate rápido para colites moderadas e graves.

Os antibióticos mais utilizados são o metronidazol e o ciprofloxacino. Habitualmente são úteis na colite fulminante ou em casos mais complicados, com obstrução ou perfuração colônica. Não existe indicação para o seu uso continuado.[10,11]

Doença de Crohn

O tratamento clínico inicial da DC assemelha-se um pouco ao utilizado na RCU; no entanto, algumas diferenças são bem significativas.[12]

O aminossalicilatos são a base inicial do tratamento da RCU, o mesmo não ocorre na DC. Nesta, observa-se pouca resposta a estes fármacos e raramente são utilizados. As principais indicações são para aqueles casos de doença leve e restrita ao cólon.

Os corticoides também são úteis na abordagem inicial para tentar induzir a remissão da doença, mas não devem ser usados a longo prazo devido aos seus efeitos colaterais. Novos corticoides foram criados com o intuito de diminuir estes efeitos colaterais. O mais utilizado é a budesonida, que pode apresentar bons resultados em pacientes com doença leve, comprometendo o íleo terminal e o cólon proximal.

O uso de imunossupressores e imunomoduladores, como tiopurinas e metotrexate pode ser muito útil no tratamento da DC. São pouco utilizados na fase aguda devido à demora para o seu início de ação, mas são muito úteis nas formas córtico-dependentes e córtico-resistentes da doença. São eficazes na manutenção da remissão, na DC fistulizante e evitam recidivas.[10,11]

Os antibióticos mais utilizados na DC são o metronidazol e o ciprofloxacino. São úteis e devem ser usados em casos de colite moderada e grave, pois auxiliam a remissão da crise; entretanto não atuam sobre a enterite de intestino delgado. O metronidazol usado por 3 meses no pós-operatório de cirurgias que envolvam anastomose colônica diminui a recidiva da doença no primeiro ano. Uma outra indicação importante do uso de antibióticos é a DC perineal. O uso de metronidazol por 60 dias promove a melhora ou o fechamento das fístulas em até 50% dos casos.[13]

O uso de agentes biológicos é sem dúvida alguma um dos pilares do tratamento da DC. Ele é definitivamente eficaz em induzir e manter a remissão da doença. Duas estratégias são usadas para a sua aplicação. A primeira e a mais tradicional é conhecida como *step-up*. Nesta situação, utiliza-se inicialmente a terapia convencional com os agentes já descritos acima. Caso não haja resposta, parte-se para o uso dos biológicos. Outra alternativa, chamada *step-down*, consiste em iniciar o tratamento diretamente com biológicos e imunossupressores, evitando-se o uso dos corticoides. Essa abordagem mostrou-se mais eficaz na remissão clínica e endoscópica em pacientes com DC moderada a grave.[14]

Dentre os imunobiológicos disponíveis para o tratamento da DC estão os do grupo de antifator de necrose tumoral alfa (anti-TNF-α), como o infliximabe, adalimumabe e certolizumabe pegol; o agente anti-integrina, chamado vedolizumabe (anticorpo monoclonal da integrina α4β7); e ustequinumabe, que é um anticorpo que tem como alvo a subunidade p40 das interleucinas IL-12 e IL-23. Recentemente o risanquizumabe intravenoso, anticorpo monoclonal IgG1 que se liga seletivamente à subunidade p19 única da IL-23 humana, teve eficácia demonstrada em estudos de fase III controlados por placebo para induzir e manter a remissão clínica e a resposta endoscópica.[15] O guselcumabe intravenoso resultou em taxas significativamente maiores de remissão clínica e resposta endoscópica em comparação com placebo em DC ativa moderada a grave, sem preocupações de segurança.[16]

ASPECTOS ENDOSCÓPICOS

A endoscopia, especificamente a colonoscopia com ileoscopia, tem grande importância na abordagem das doenças inflamatórias intestinais do cólon. Muitas vezes é a que define o diagnóstico final entre DC e RCU, quando não há lesões patognomônicas radiológicas ou anatomopatológicas. Mesmo assim, há vários casos que permanecem indefinidos entre um ou outro diagnóstico. De qualquer forma, a endoscopia permite rapidamente que se tenha acesso à mucosa inflamada para diagnosticar e controlar o tratamento e possíveis complicações, além de vislumbrar tomadas de decisões clínicas e cirúrgicas futuras.

O que se espera da avaliação endoscópica do cólon:

- Fundamentar e estabelecer o diagnóstico.
- Determinar a extensão e a intensidade da doença.
- Prover dados para a melhor abordagem terapêutica inicial.
- Avaliação evolutiva para seguimento adequado dos pacientes:
  - Monitorização da resposta terapêutica.
  - Orientações para mudança da estratégia terapêutica.
  - Busca de displasia e outras lesões associadas.
  - Prevenção do câncer colorretal.
- Diagnóstico e tratamento de complicações: hemorragias, estenoses, fístulas e neoplasias.

Para tanto, é importante que se definam as alterações mais comuns, vistas na colonoscopia, em pacientes portadores de DII.

AVALIAÇÃO ENDOSCÓPICA INICIAL

A colonoscopia inicial (colonoscopia índice) é de grande importância nas tomadas de condutas presentes e futuras. As diretrizes das Sociedades Brasileira, Europeia e Americana de Endoscopia Gastrointestinal, bem como as das Sociedades Brasileira e Americana de Coloproctologia recomendam colonoscopia completa com exame do ileoterminal em todos os pacientes nos quais se suspeite de DII, desde que não haja contraindicações, como o megacólon tóxico ou mesmo colite grave. Nesses casos, o exame endoscópico retal, rígido ou flexível, para confirmar as alterações mucosas compatíveis será suficiente para a tomada de conduta emergencial.

O aspecto endoscópico pode não ser conclusivo para o diagnóstico da doença inflamatória em questão. Contudo, quando associado à histologia e às manifestações clínicas, torna-se uma das ferramentas principais para o diagnóstico diferencial entre as várias colites e o estabelecimento do diagnóstico conclusivo, na maioria das vezes.

É importante que, antes de se iniciar a colonoscopia, seja feito exame da região perianal e canal anal bastante atencioso, que pode fornecer informações cruciais para a diferenciação diagnóstica. Pode-se encontrar manifestações anorretoperineais em até cerca de 50% dos pacientes com DII, especialmente com DC.[17] Embora seja especialidade do coloproctologista, o endoscopista, coloproctologista ou não, que se propõe a atender regularmente pacientes com DII deve estar afeito às alterações específicas do ânus e do canal anal e como caracterizá-las e descrevê-las. Geralmente são lesões muito desconfortáveis e dolorosas e a sedação empregada durante o exame de colonoscopia carrega a oportunidade de avaliação inicial mais adequada da região, incluindo o toque retal, de forma menos desconfortável.

O paciente com RCU geralmente tem o exame do canal anal normal, embora seja possível apresentar fissuras, com ou sem plicomas, e pequenas fístulas inespecíficas em função do trauma das evacuações, com características semelhantes aos pacientes sem DII. Já, o paciente com DC tem doença visível com bastante frequência neste local.

As manifestações perianais relacionadas com DC podem ser classificadas em fistulizantes (Fig. 69-1), representadas pelos abscessos e fístulas perianais, anorretais ou retovaginais e manifestações não fistulizantes, representadas pelas fissuras anais, estenoses anorretais, úlceras profundas no ânus e no canal anal e plicomas dos mais variados tamanhos,[18] geralmente espessos, com bordas irregulares e azulados, muitas vezes chamados de "orelhas de elefante" em função de seu aspecto, presentes em cerca de 40% dos pacientes com DC (Figs. 69-2 a 69-4).[19,20] As fístulas podem originar-se em glândulas anais inflamadas ou a partir de fissuras profundas no canal anal, geralmente com secreção purulenta ou fezes. Deve-se buscar

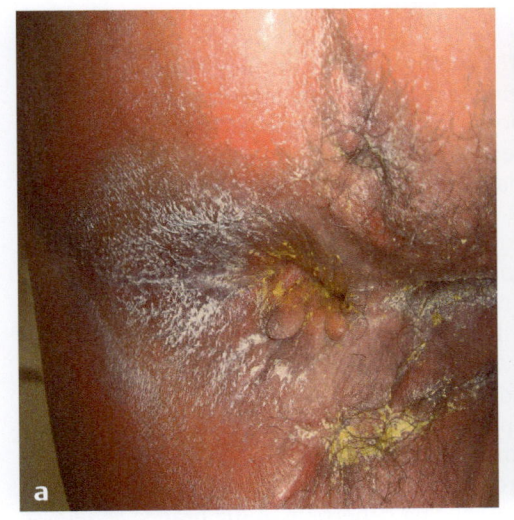

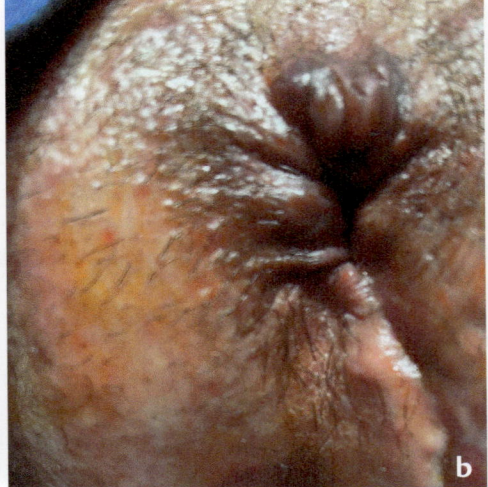

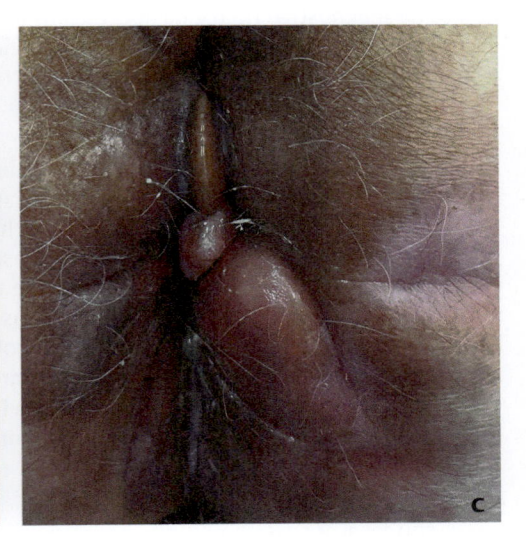

Fig. 69-1. (a-c) DC perianal fistulizante.

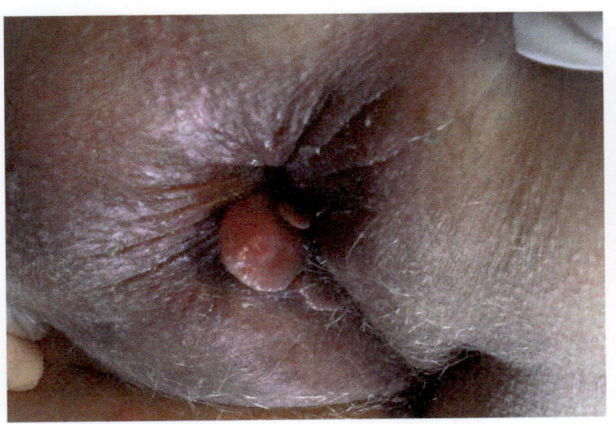

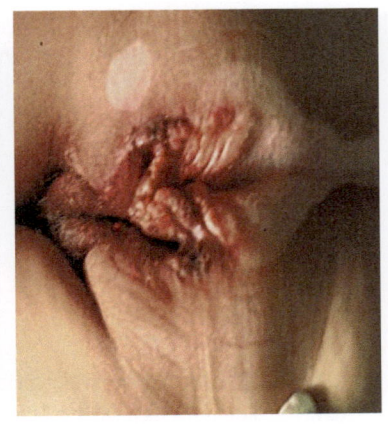

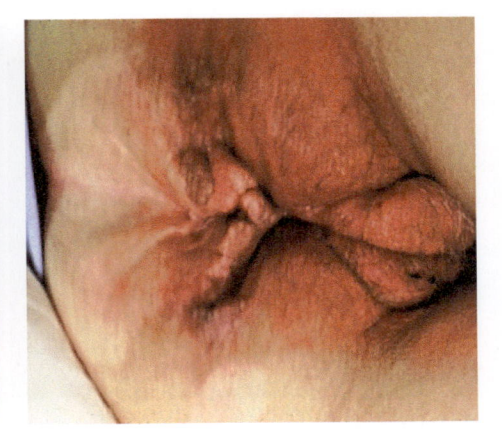

Fig. 69-2. Plicomas espessos e irregulares com a inflamação crônica da DC e dermatite amoniacal secundária.

Fig. 69-3. Úlceras perianais e perineais na DC.

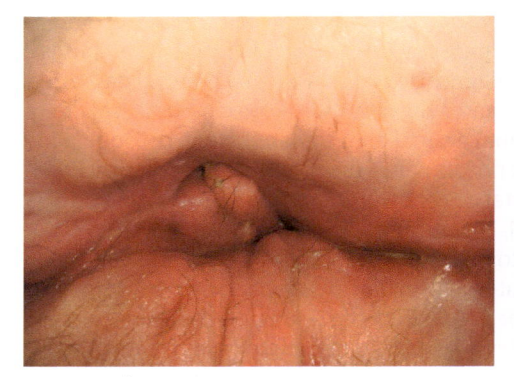

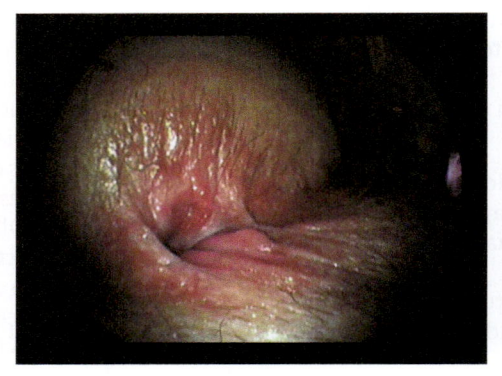

Fig. 69-4. Fissura anal na DC.

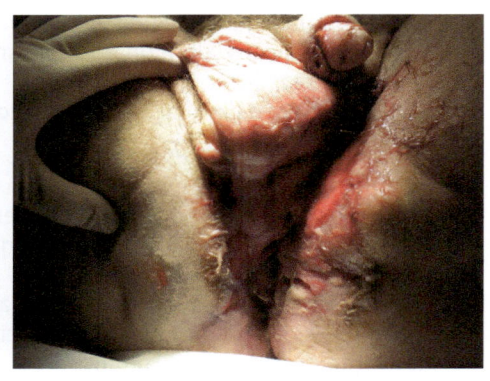

Fig. 69-5. DC anorretoperineal – lesões cutâneas: hidradenite supurativa; patergia.

áreas de flutuação ou enduramento e aumento de volume, bastante dolorosas, representando abscessos. Pode haver úlceras profundas e estenoses mais proximais no reto (Fig. 69-5).[20]

Deve-se dar importância especial a lesões vegetantes, ulceradas e estenosantes, buscando ativamente manifestações de câncer colorretal ou do canal anal, precoce e avançado, especialmente nos pacientes com doença de longa data, previamente diagnosticada ou não, que devem ser submetidas a biópsias dirigidas para o diagnóstico específico.

Não há obrigatoriedade do exame proctológico detalhado durante a colonoscopia, como a exploração de trajetos fistulosos complexos, determinando envolvimento esfincteriano, caso o endoscopista não tenha conhecimento específico, experiência ou condições técnicas para tal no momento da endoscopia, como, por exemplo, analgesia suficiente. No entanto a referência às lesões e a descrição anatômica superficial e topográfica corretas são importantes para o direcionamento do diagnóstico final e da abordagem terapêutica inicial.

A doença hemorroidária pode estar associada às manifestações perianais, mas não, necessariamente, faz parte do quadro.

EXAME ENDOSCÓPICO

A avaliação endoscópica inicial num paciente com suspeita de DII é fundamental, capaz de determinar o diagnóstico correto, extensão e gravidade da doença, podendo, inclusive, prever o prognóstico. Chutkan *et al.* mencionam que a endoscopia pode distinguir entre DC e RCU em 85% dos pacientes, o que traz implicações importantes para as escolhas terapêuticas futuras.[21] Todos os pacientes com suspeita de DII devem ser submetidos à colonoscopia com intubação ileal, ou ileocolonoscopia, como frequentemente denominado nas publicações mais recentes, já no início da investigação, salvo se houver contraindicações, como colite grave ou megacólon tóxico.

Colonoscopia

A mucosa normal do cólon tem superfície macia e brilhante, de coloração rósea ou rosa-pardo, com translucidez suficiente para permitir a visibilização dos vasos submucosos em toda a sua extensão (Fig. 69-6). Quando agredida, seja de forma intrínseca ou extrínseca, responde de acordo com a natureza e a intensidade do mecanismo agressor, produzindo lesões que devem ser reconhecidas e graduadas. A compreensão da fisiopatologia da formação das lesões, secundárias à resposta inflamatória, e a descrição correta e precisa da morfologia, localização e distribuição nos segmentos examinados é de grande importância, especialmente se o endoscopista não for o médico assistente do paciente [22-24] O laudo endoscópico tem que informar, do modo mais realístico possível, a característica e intensidade da inflamação e das lesões dela decorrentes e a distribuição nos segmentos examinados. É importante que haja algum grau de padronização na nomenclatura entre os endoscopistas, para que a informação seja adequadamente compreendida e a atividade inflamatória descrita, adequadamente mensurada pelo médico assistente.

As DII produzem colite crônica destrutiva. Há lesões não ulcerativas, lesões ulcerativas e lesões cicatriciais.

Lesões Não Ulcerativas

- *Hiperemia e enantema:* a resposta mais precoce à injúria na mucosa é o aumento do fluxo capilar superficial, originando a hiperemia ou, mais especificamente, enantema, que é a vermelhidão da mucosa, limitada ou não a determinadas áreas da superfície examinada (Fig. 69-7). O eritema é denominação de hiperemia na pele e não na mucosa.
- *Edema:* a congestão vascular leva ao edema que, pelo acúmulo anormal de líquido no espaço intersticial, promove o espessamento da mucosa, que deixa de ser translúcida e não permite mais a visibilização dos vasos submucosos, aspecto tradicionalmente descrito como "perda do padrão vascular" (Fig. 69-8).
- *Granularidade:* o aspecto de "granularidade" é dado por elevações da mucosa por edema, intercaladas por depressão nas criptas colônicas. Pode ser grosseira, com grânulos maiores, ou fina, com grânulos muito pequenos na superfície. A luz branca reflete-se sobre a mucosa e os reflexos radiolucentes produzem esse tipo de imagem (Fig. 69-9).

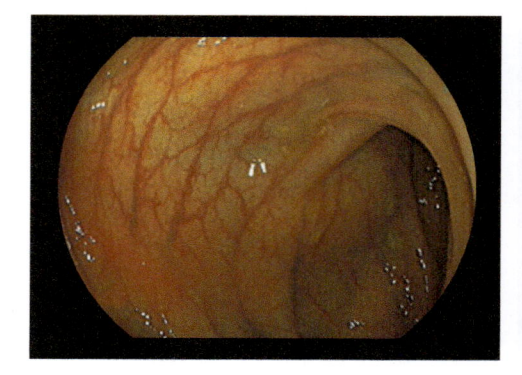

Fig. 69-6. Cólon: mucosa normal.

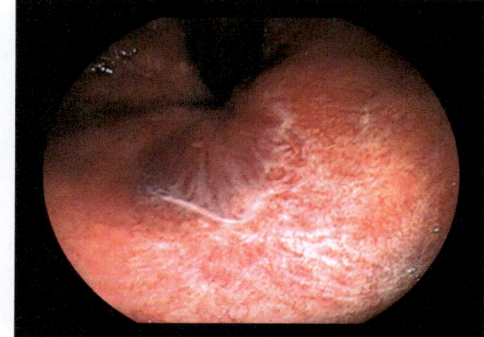

Fig. 69-7. Hiperemia: resposta mais precoce à injúria.

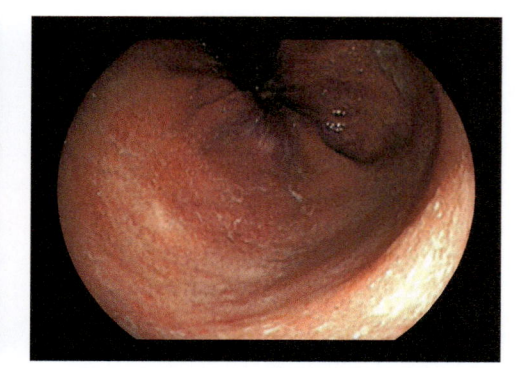

Fig. 69-8. Edema e congestão vascular na RCU: perda do padrão vascular no reto.

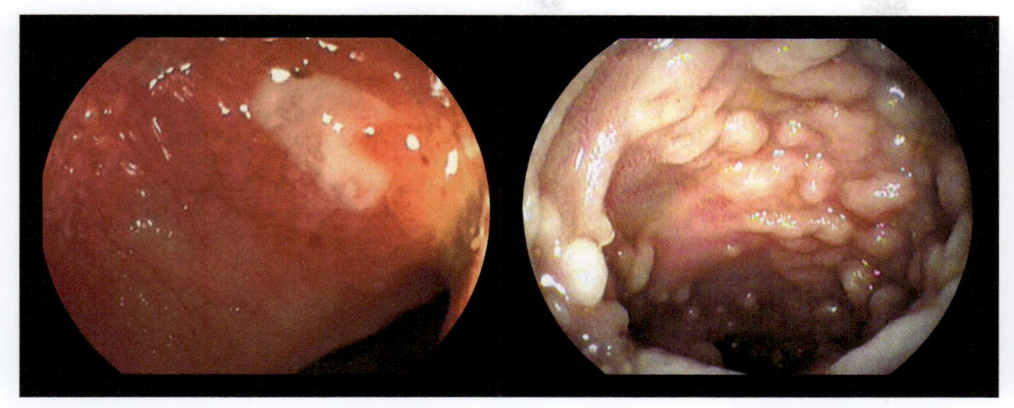

Fig. 69-9. Granularidade – mucosa ileal: aspecto "finamente granular" (DC) e grosseiramente granular (hiperplasia linfoide).

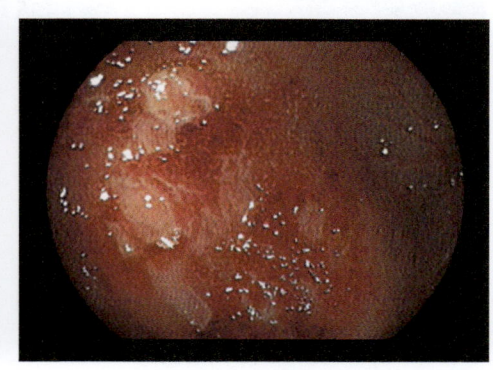

Fig. 69-10. Friabilidade da mucosa.

- *Friabilidade:* manifesta-se por sangramento fácil ao toque ou à passagem do aparelho e insuflação de ar ou gás ao longo do cólon. Pode ser traduzida na forma de sangramento ativo tipo "porejamento" ou formação de petéquias (Fig. 69-10).

Lesões Ulcerativas

- *Erosões ou exulcerações:* interrupções na superfície da mucosa de diferentes tamanhos, formas e distribuição, sem exposição da submucosa (Fig. 69-11).
- *Úlceras:* toda a espessura da mucosa é comprometida, expondo o tecido subjacente. Podem ser superficiais (rasas) (Fig. 69-12) ou profundas (Fig. 69-13); isoladas (focais), (Fig. 69-14) ou coalescentes (Fig. 69-15); com bordas elevadas ou planas, halo hiperemiado ou nacarado; de direcionamento longitudinal (Fig. 69-16), transversal ou irregular (ditas "serpiginosas"), largas ou estreitas (Fig. 69-17). A descrição da extensão longitudinal e transversal costuma ter maior subjetividade. Portanto, aconselha-se que o tamanho seja descrito em centímetros ou milímetros, sempre que possível. Apesar de os termos **úlcera** e **ulceração** serem usados de forma indiscriminada, alguns autores empregam o termo **úlcera** para lesões de caráter mais crônico ou permanente, como as úlceras das doenças inflamatórias intestinais e tumores, por exemplo. O termo **ulceração** tende a ser aplicado a lesões ulceradas de caráter mais agudo e por períodos curtos de permanência, como nas aftas orais, traumas, lesões por biópsias, ou após ressecções endoscópicas.
- *Aspecto em pedra de calçamento:* é dado por úlceras geralmente lineares e longas, que penetram na camada submucosa, entremeadas por mucosa preservada, ao longo do eixo do cólon (Fig. 69-18).

Lesões Cicatriciais

Ocorrem na doença inativa ou em áreas com doença inativa. Na doença inativa a mucosa pode ter aspecto absolutamente normal. No entanto, o resultado da inflamação cicatrizada pode resultar em alterações do relevo de características diversas. O aspecto e

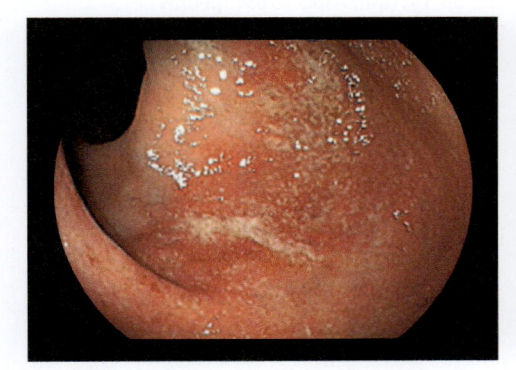

Fig. 69-11. Erosões, hiperemia e edema no reto médio. Nota-se o limite abrupto entre a mucosa afetada e a mucosa normal.

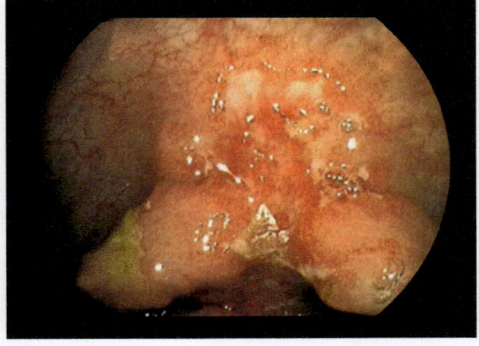

Fig. 69-12. Úlcera superficial no cólon transverso, isolada em paciente com DC.

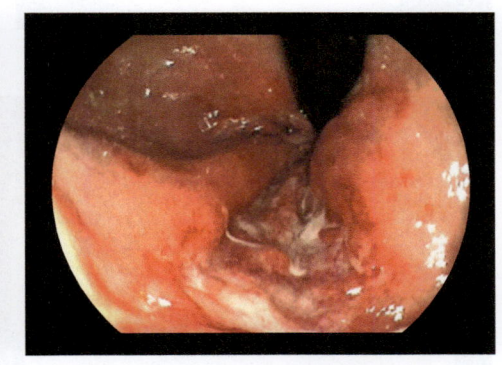

Fig. 69-13. Úlcera profunda no reto distal: manifestação inicial de doença de Crohn.

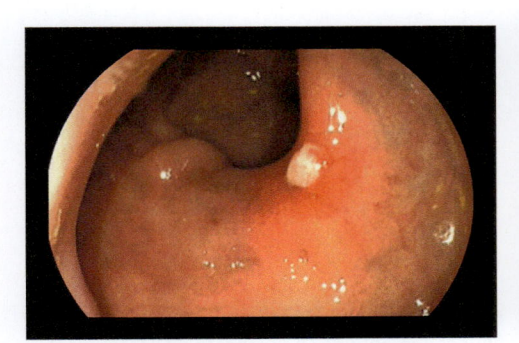

Fig. 69-14. úlcera focal na doença de Crohn com halo hiperemiado.

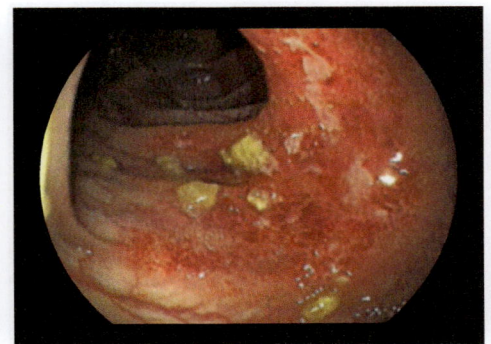

Fig. 69-15. Úlceras coalescentes na doença de Crohn de início recente.

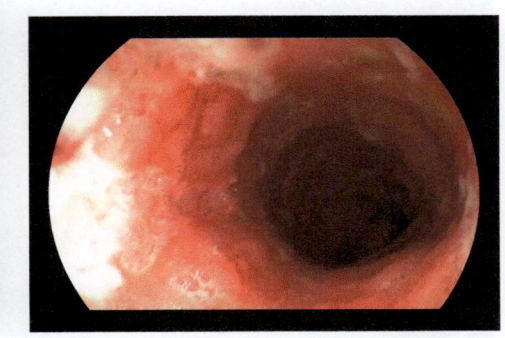

Fig. 69-16. Úlceras longitudinais, lineares, da DC no cólon.

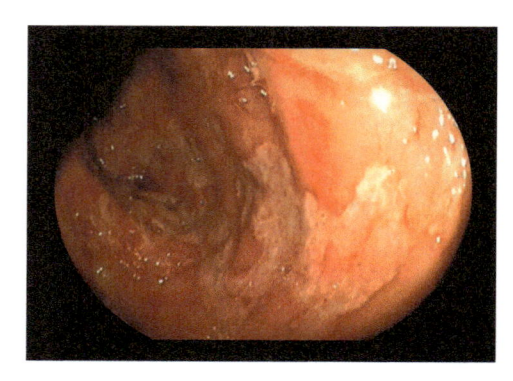

Fig. 69-17. Úlceras serpiginosas da doença de Crohn.

a distribuição das lesões cicatriciais podem presumir a gravidade pregressa e a distribuição e a intensidade da doença na fase ativa, permitindo a presunção do diagnóstico, quando ainda não estabelecido, e o prognóstico, especialmente na busca de áreas com maior probabilidade de alterações displásicas.

- Deformidades cicatriciais da luz do intestino (Fig. 69-19).
- Espessamento (Fig. 69-20).
- Estenoses (Fig. 69-21).
- Pontes mucosas (Fig. 69-22).
- Pseudopólipos: isolados ou agrupados (Fig. 69-23).
- Pólipos pós-inflamatórios (Fig. 69-24).

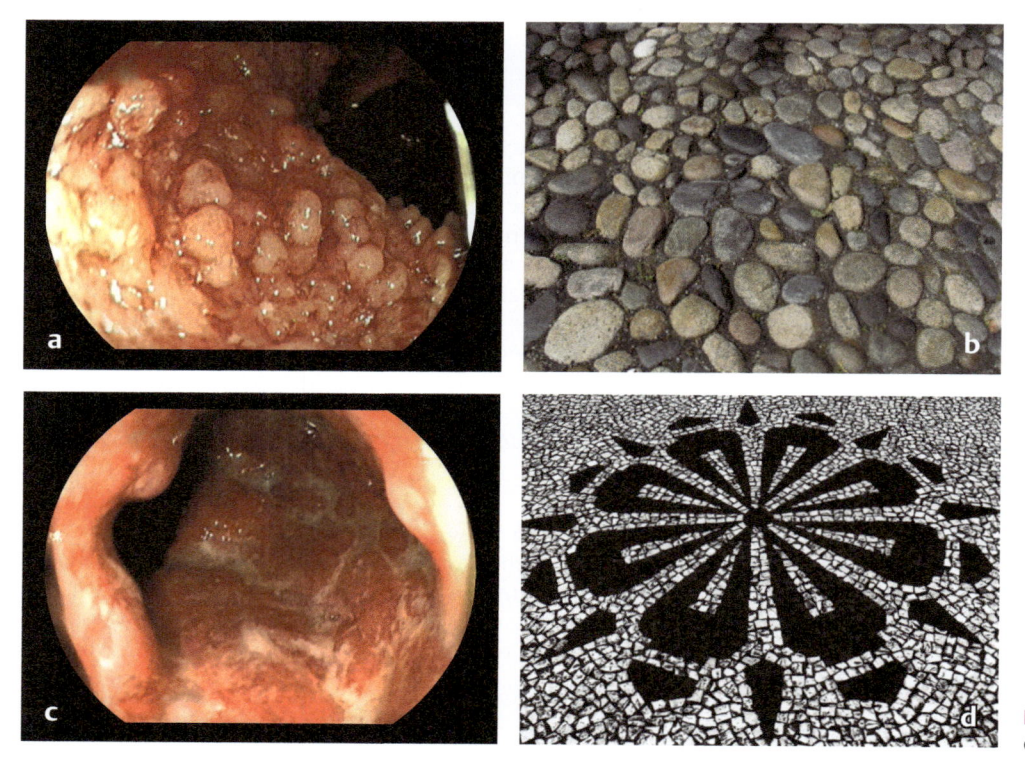

Fig. 69-18. (a-d) Aspecto em "pedras de calçamento" na RCU.

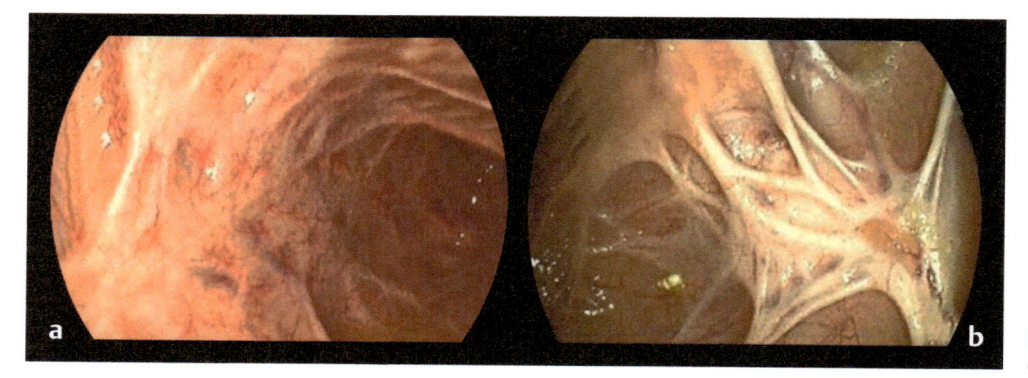

Fig. 69-19. (a, b) Deformidade cicatricial no descendente proximal: DC.

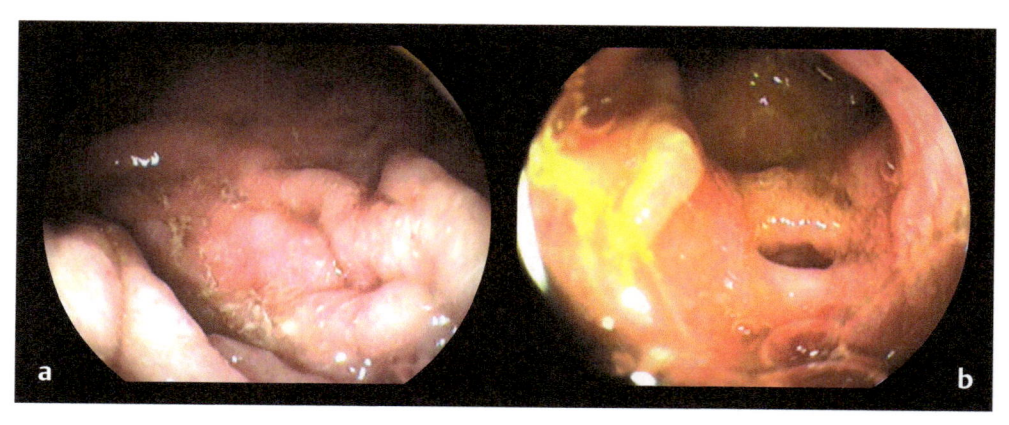

Fig. 69-20. (a, b) Espessamento da mucosa retal após tratamento de DC e aspecto do ileoterminal com fístula enterocólica vista à colonoscopia.

Capítulo 69 ■ Doença Inflamatória Intestinal

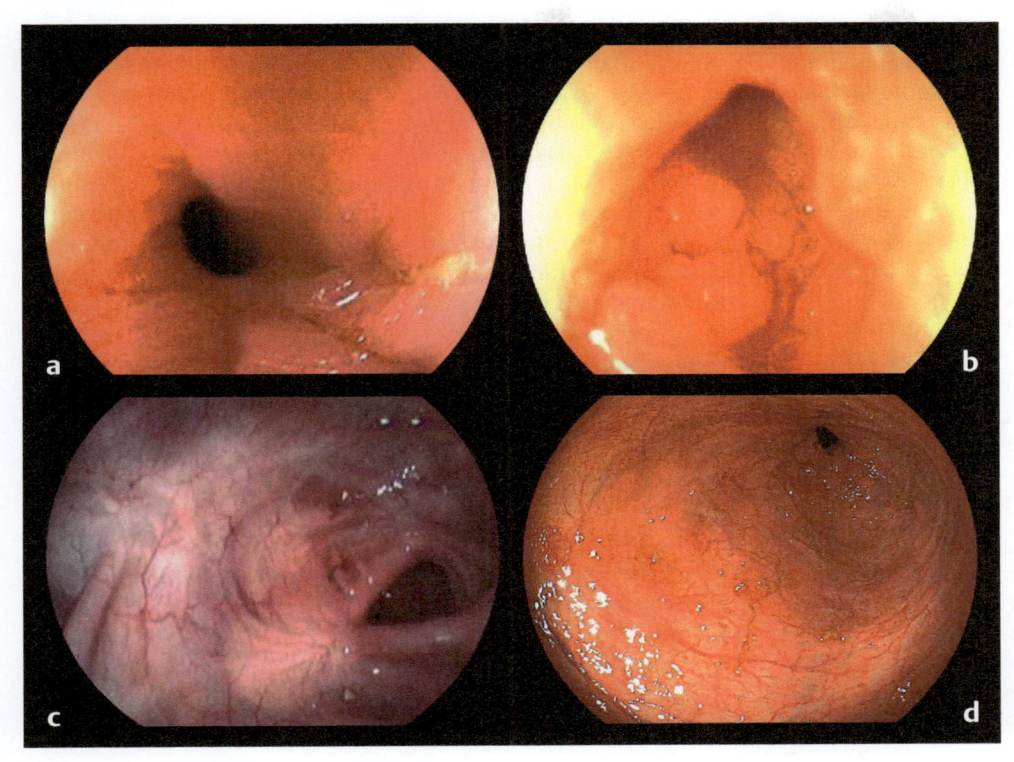

Fig. 69-21. (a, b) DC: estenose no íleo terminal (a) cicatricial, após tratamento com infliximab e (b) inflamatória. (c) Estenose no descendente proximal e deformidade cicatricial por DC. (d) Estenose cicatricial no transverso por DC.

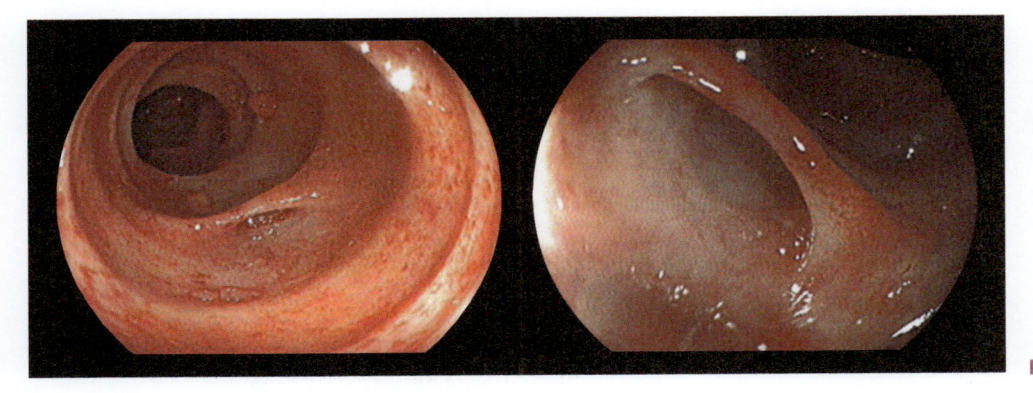

Fig. 69-22. Ponte mucosa no cólon sigmoide.

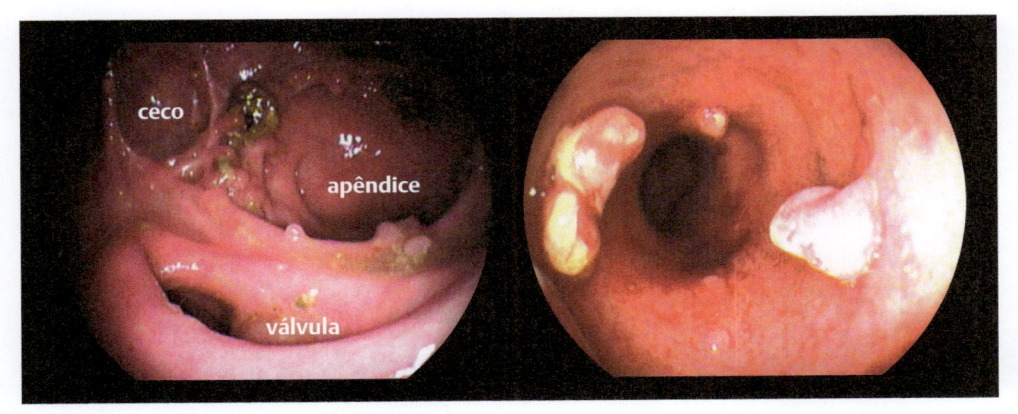

Fig. 69-23. RCU: pseudopólipos e deformidades cicatriciais.

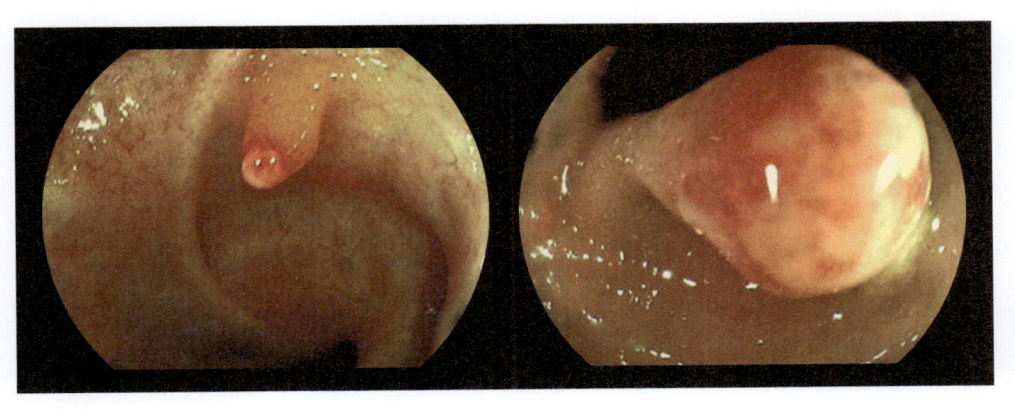

Fig. 69-24. Pólipos pós-inflamatórios na RCU quiescente. A mucosa tem aspecto pálido, mas retomou o padrão vascular. Provável reação isquêmica no ápice dos pólipos.

A RCU caracteriza-se por acometimento desde o reto, distribuindo-se de forma contínua e circunferencial no sentido proximal, podendo atingir todo o cólon, na colite difusa. A DC tem gradiente proximal de acometimento: é mais comum no íleo terminal e cólon direito, poupando o reto com frequência, mas podendo envolver qualquer parte do aparelho digestivo, embora seja rara nos segmentos proximais do intestino delgado.

Em cerca de 10% dos pacientes, a doença no cólon não tem elementos suficientes para classificá-la como RCU ou DC, sendo chamada de colite não classificada.[25]

A descrição precisa dos achados na endoscopia-índice tem importância particular pois, com o tratamento a longo prazo e a resposta terapêutica individual, o aspecto endoscópico sofrerá alterações, podendo ocorrer acometimento inflamatório do tipo "salteado" ou mucosa retal normal em pacientes com RCU.[26]

ACHADOS ENDOSCÓPICOS MAIS COMUNS NA RETOCOLITE ULCERATIVA

O aspecto endoscópico das manifestações iniciais da RCUI caracteriza-se progressivamente por hiperemia, secundária ao aumento do fluxo capilar, congestão vascular e edema, conferindo aspecto levemente granular, também conhecido como aspecto tipo "folha de lixa molhada". A mucosa torna-se friável e exsudativa, sangrando com facilidade quando da passagem do endoscópio (Fig. 69-25). Com o avanço da doença desenvolvem-se pequenas úlceras, em meio à mucosa inflamada, próprias da doença de intensidade moderada (Fig. 69-26). Na forma grave da RCU as úlceras tornam-se maiores e contínuas (Fig. 69-27). Pode-se, eventualmente, observar úlceras lineares ao logo das tênias do cólon, que coalesceram com o aumento da inflamação, lembrando as lesões da DC. A colonoscopia inicial mostra inflamação contínua, desde a linha pectínea, mais intensa nos segmentos distais, com eritema e edema, geralmente também já apresentando úlceras. A transição entre a área inflamada e a mucosa normal é abrupta (Fig. 69-28).

A doença pode ser limitada ao reto, denominada proctite, ou somente ao reto e ao cólon sigmoide, denominada proctossigmoidite, em 30% a 45% dos pacientes. Quando acomete também o cólon descendente, denomina-se colite esquerda, o que ocorre em outros 30% a 45% dos pacientes. Quando o envolvimento proximal ultrapassa o ângulo esplênico do cólon, podendo alcançar o ceco, é chamado de colite difusa e acomete 20% a 30% dos pacientes.[18,27]

Os pacientes que já recebem alguma forma de tratamento podem ter variações no padrão de apresentação e distribuição da atividade inflamatória. Os supositórios ou enemas de mesalazina e corticoides podem induzir melhora ou cicatrização completa no reto, especialmente em pacientes com doença menos intensa e de início recente, confundindo com a distribuição do acometimento inflamatório da DC, já que o reto parecerá poupado (Fig. 69-29).[26]

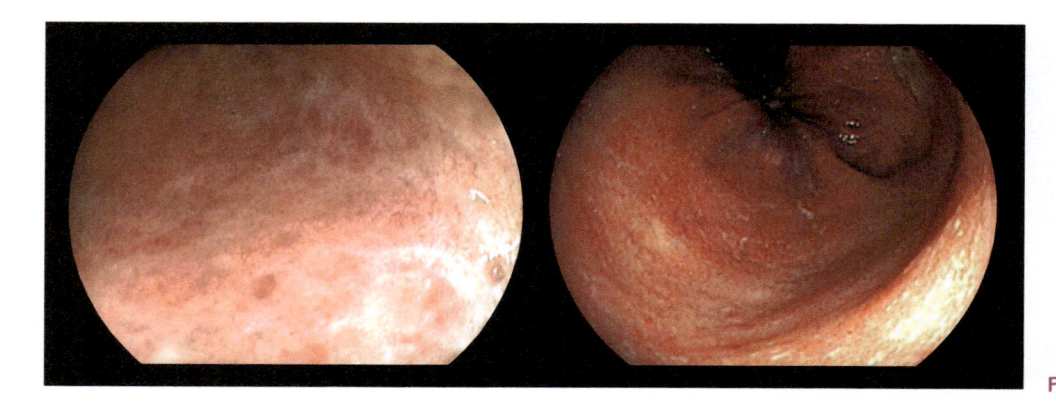

Fig. 69-25. RCU: manifestações iniciais no reto.

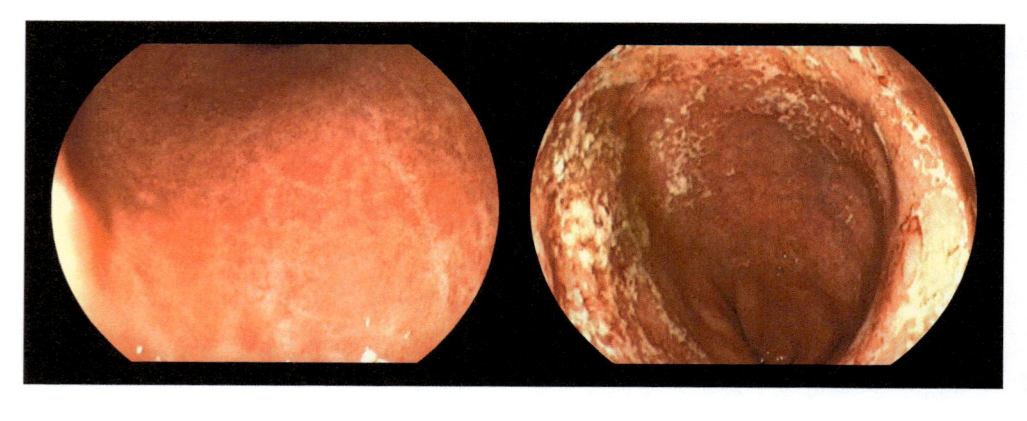

Fig. 69-26. Úlceras e inflamação moderada da RCU.

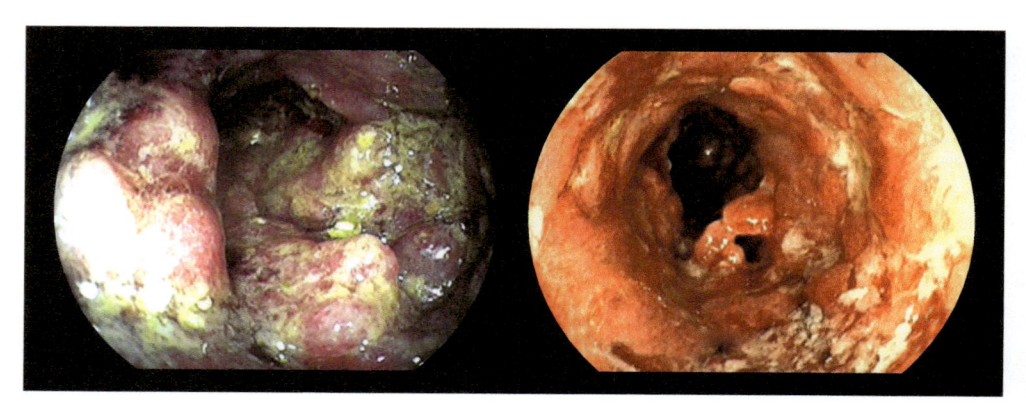

Fig. 69-27. Úlceras e inflamação grave na RCU.

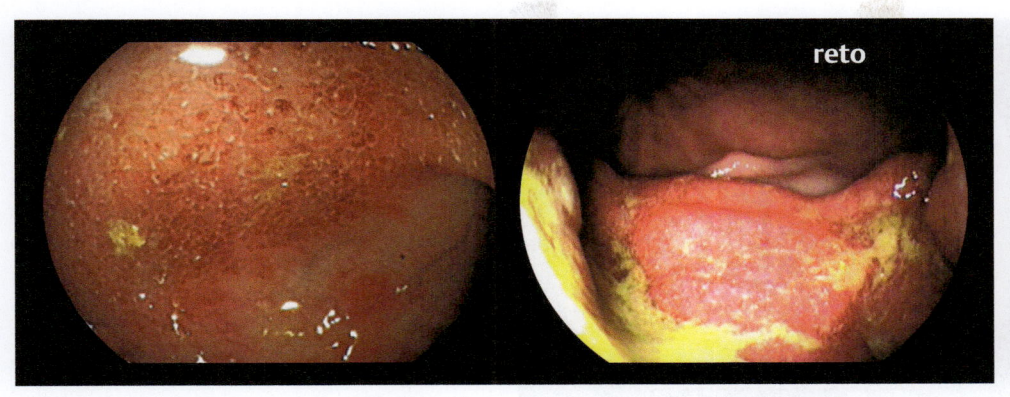

Fig. 69-28. Transição abrupta entre a área afetada e a mucosa endoscopicamente normal.

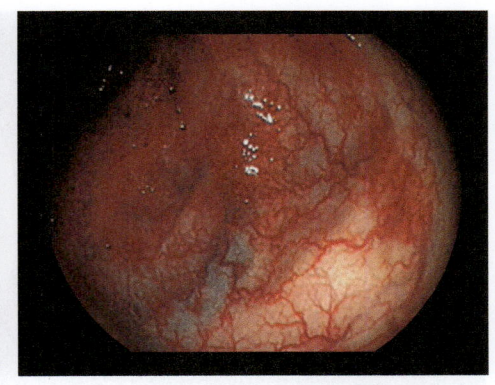

Fig. 69-29. Áreas de mucosa poupada na RCU em tratamento.

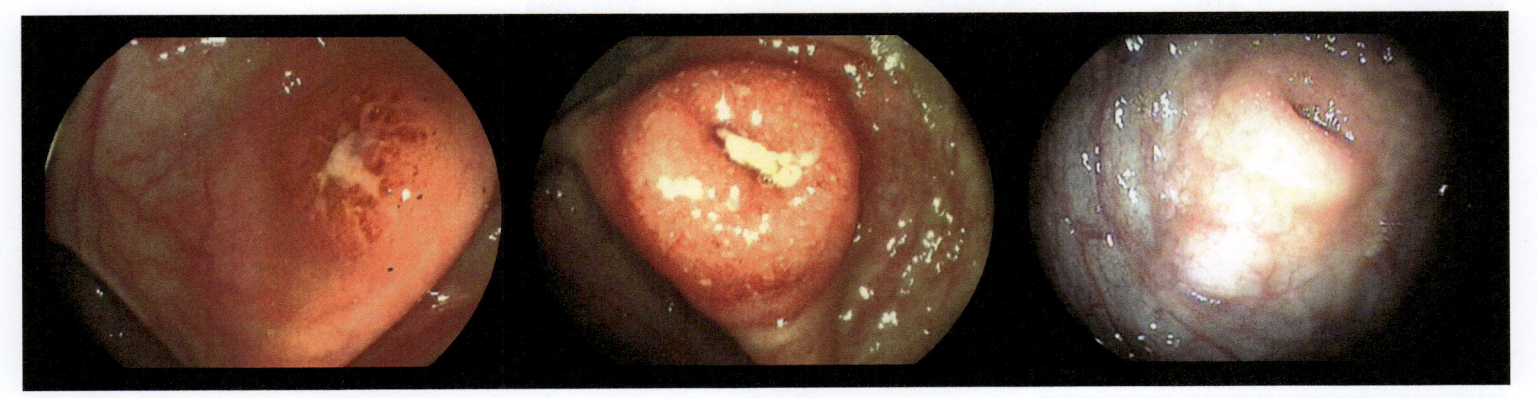

Fig. 69-30. Acometimento do óstio apendicular isolado na RCU distal. Nota-se a mucosa normal do ceco.

A ausência de inflamação no reto não é comum na RCU, embora haja descrições de ausência de inflamação macroscópica e microscópica. A população infantil, em especial, pode ter o reto poupado na RCU em cerca de 5% dos casos. Cerca de 23% das crianças portadoras de RCU podem apresentar acometimento menor do reto, tanto endoscópico quanto histopatológico. Áreas de inflamação no cólon isoladas, entremeadas por mucosa normal, podem ser vistas em algumas crianças, mesmo antes de iniciar o tratamento.[28]

Em adultos, o reto pode estar poupado em cerca de metade dos pacientes com RCU e colangite esclerosante primária. Loftus *et al.* sugerem que possa representar diversidade fenotípica.[29] De qualquer modo, quando a atividade inflamatória poupa o reto, deve-se pensar inicialmente em DC.

Outro aspecto que envolve confusão diagnóstica é o envolvimento isolado do ceco, especialmente ao redor do óstio apendicular, normalmente de intensidade leve a moderada, contrapondo-se à característica de continuidade ascendente da distribuição da inflamação, com incidências muito variáveis na literatura, descritas desde 8%[30] a 75%[30-32] (Fig. 69-30). Alguns autores relacionaram essa característica com doença menos extensa ou, especificamente, acometimento distal.[32,33] Outros consideraram a inflamação isolada do óstio apendicular como indicativo de doença microscópica, quando o cólon proximal está poupado macroscopicamente.[34] Byeon *et al.* não encontraram relação direta entre doença distal associada a inflamação ao redor do óstio do apêndice e ao prognóstico.[35] É mais comum em pacientes jovens, com doença de longa duração e não parece estar relacionado com índices de remissão da doença, recidiva, extensão proximal, displasia ou risco aumentado de câncer

ACHADOS ENDOSCÓPICOS MAIS COMUNS NA DOENÇA DE CROHN

A DC apresenta lesões inflamatórias entremeadas por mucosa normal, também chamadas lesões "em salto". Estas áreas de inflamação, geralmente, não são circunferenciais, ocorrendo no cólon, com maior frequência na borda antimesentérica (Fig. 69-31). As lesões iniciais da DC consistem em úlceras pontuais, com centro deprimido, rodeadas por halo hiperêmico, entremeadas por áreas de mucosa aparentemente normal, que resultam da expansão do folículo linfoide submucoso, chamadas de "úlceras aftoides" (Fig. 69-32). À medida que a inflamação progride, as úlceras tornam-se maiores, coalescentes e mais profundas, geralmente de formato estrelar (Fig. 69-33). O aumento da reação inflamatória submucosa na doença

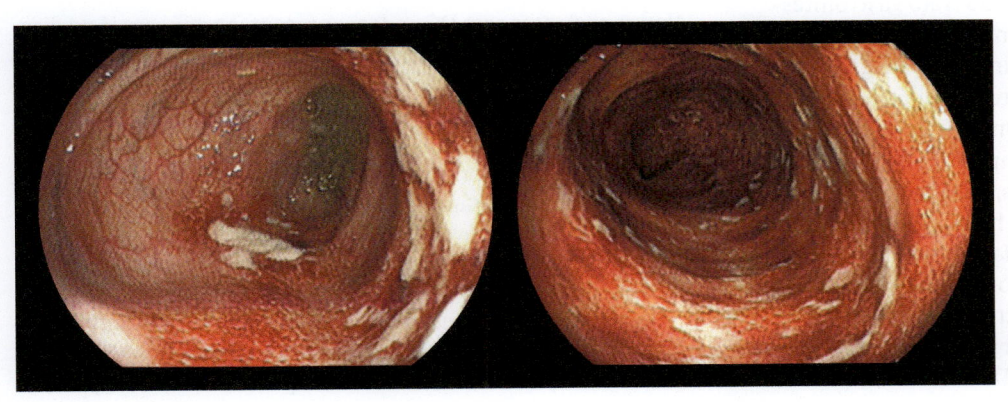

Fig. 69-31. Doença de Crohn tipo pancolite de início recente. Nota-se as lesões "salteadas" ao longo de todo o cólon.

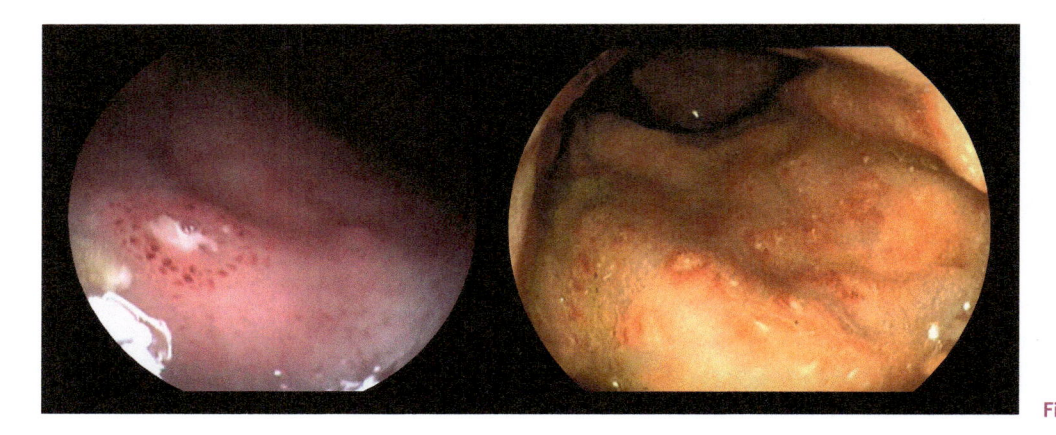

Fig. 69-32. Úlceras aftoides: lesão inicial da DC.

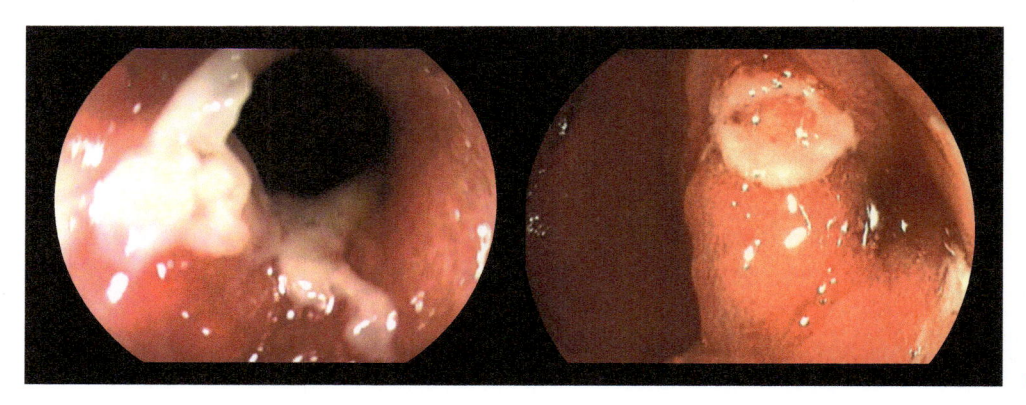

Fig. 69-33. Úlceras coalescentes no íleo terminal.

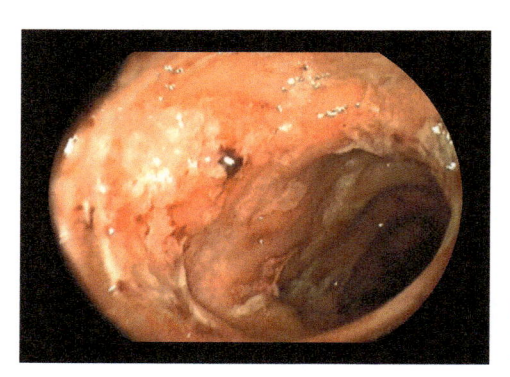

Fig. 69-34. DC: úlceras serpiginosas no cólon transverso.

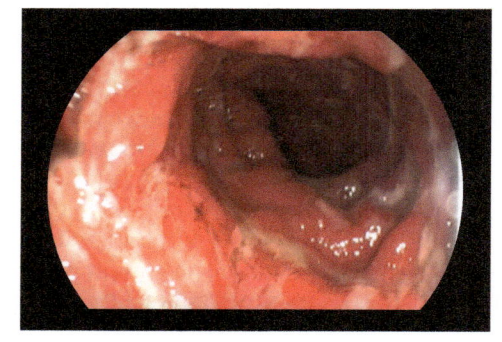

Fig. 69-35. Inflamação intensa da DC.

crônica, o edema, associado ao espessamento da camada submucosa e a ulcerações lineares da mucosa resultam em aspecto nodular, onde a base dos nódulos é mais larga do que a altura, descrito como "pedras de calçamento" (*cobblestoning*), comum na DC e raro na RCU. Pacientes que apresentam formas mais intensas da doença podem ter úlceras maiores e úlceras serpiginosas profundas (Fig. 69-34). As formas mais graves da DC do cólon, quando difusas, podem ser endoscopicamente indistinguíveis da RCU (Fig. 69-35). Assim como a RCU, com inflamação persistentemente intensa, também pode apresentar úlceras mais profundas que conferem o aspecto de "pedras de calçamento" à superfície mucosa.

A DC pode ocorrer em qualquer segmento do trato gastrointestinal, desde a boca até o ânus. No entanto, a maioria, cerca de 80% dos pacientes, são portadores de doença no intestino delgado, geralmente no íleo terminal; 30% exclusivamente com ileíte, 50% com ileocolite e 20% têm a doença limitada ao cólon.[17,18] A localização da doença parece ser estável no decorrer do tempo.[17]

Os granulomas epitelioides não caseosos, patognomônicos da DC, são encontrados mais frequentemente nas bordas das ulcerações pequenas, onde devem ser feitas biópsias.[36] Nas úlceras maiores os elementos celulares, que originam os granulomas, são destruídos. Deve-se tomar cuidado para não confundir granulomas por corpo estranho, que podem estar presentes superficialmente nos espécimes de biópsias, com granulomas típicos da DC.[37]

Com bastante frequência, o estudo histopatológico de biópsias obtidas na colonoscopia não é determinante para o diagnóstico diferencial entre RCUI e DC. Os aspectos endoscópicos que chamam a atenção para o diagnóstico de DC, mesmo com um estudo histopatológico não conclusivo, são: reto poupado do envolvimento inflamatório; colite não uniforme ou lesões "em salto"; úlceras ileais; envolvimento ileal em áreas isoladas ou de forma contínua; estenose do íleo ou válvula ileal; úlceras aftoides; úlceras longitudinais longas, serpiginosas ou lineares; úlceras profundas; aspecto em "pedras de calçamento" da mucosa.

ESTENOSES INTESTINAIS

Alguns pacientes com DC podem apresentar estenoses já no diagnóstico inicial, embora seja mais comum se desenvolverem ao longo do tempo. Podem ocorrer em qualquer segmento do tubo digestivo, porém são mais comuns no íleo terminal e na válvula ileal. Os estudos estatísticos de incidência de estenoses na DC precedem, em sua maioria, os esquemas terapêuticos mais modernos e, certamente, com a introdução de terapias imunossupressoras mais eficientes e terapia biológica, o desenvolvimento de estenoses tende a diminuir.

Estenoses podem ser inflamatórias ou cicatriciais e a ocorrência de processo inflamatório intenso e friabilidade sugerem a primeira hipótese (Fig. 69-36). Sempre que possível, é importante transpor a estenose para examinar o intestino a montante. Muitas vezes, quando não permeável ao colonoscópio convencional, pode-se

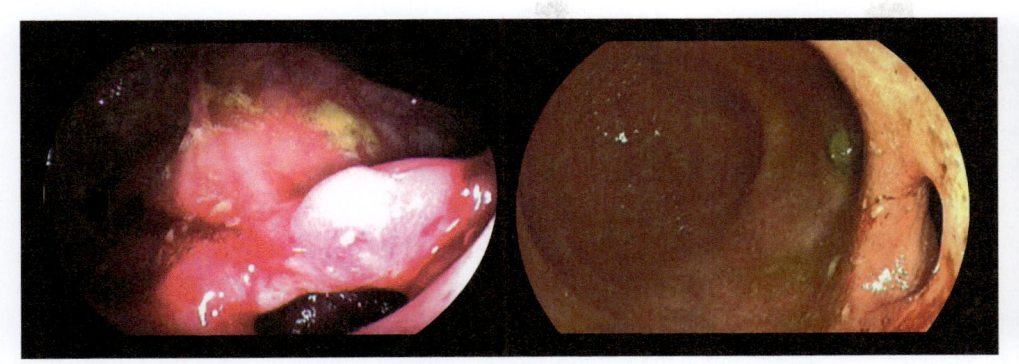

Fig. 69-36. Estenoses inflamatória e cicatricial, respectivamente, na válvula Ileal na DC.

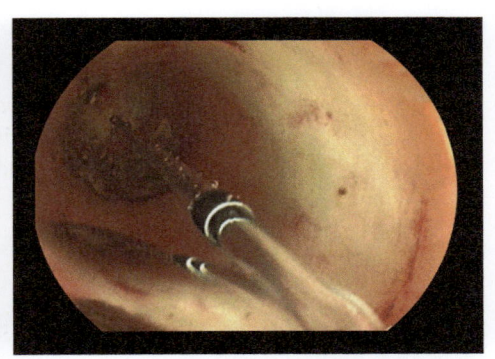

Fig. 69-37. Dilatação com balão hidrostático de estenose cicatricial da válvula ileal.

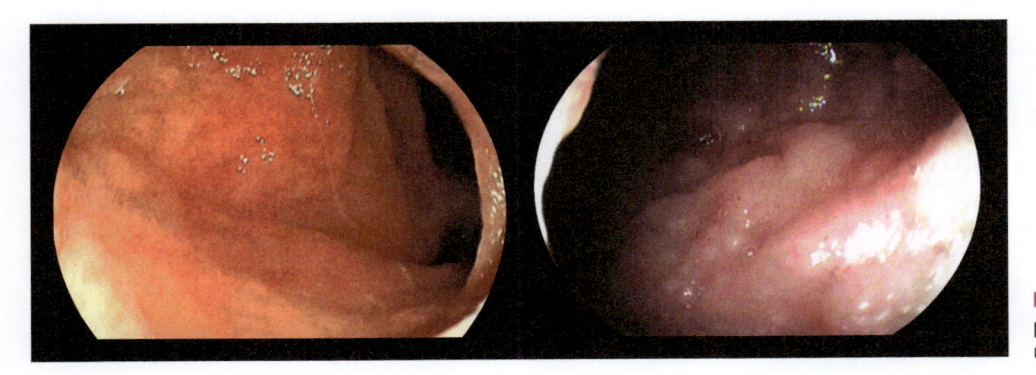

Fig. 69-38. Ileíte de refluxo: paciente com pancolite. íleo levemente inflamado, sem ulcerações.

lançar mão de um colonoscópio mais fino, pediátrico, ou mesmo um gastroduodenoscópio. Devem-se colher biópsias múltiplas da estenose e do entorno, em busca de displasia ou mesmo neoplasia, especialmente quando se localizam no cólon.

Estenoses relacionadas com DII, desde que não neoplásicas, podem ser tratadas com dilatações por balão, especialmente as cicatriciais (Fig. 69-37). Deve-se considerar o risco de fratura da parede do cólon durante a dilatação, embora seja baixo.[38,39] De qualquer forma, após transpostas, aconselha-se que se obtenha material para exame histopatológico da área dilatada, reassegurando a ausência de neoplasia maligna.

Alguns poucos pacientes podem ter estenoses no cólon relacionadas com RCU. Nestes casos, deve-se sempre considerar a possibilidade de neoplasia maligna e tomar todos os cuidados para excluir esta hipótese, até mesmo o tratamento cirúrgico

EXAME DO ÍLEO TERMINAL

A inflamação do íleo terminal num paciente com colite geralmente é indicativa de DC. Muitos pacientes têm acometimento isolado no íleo terminal. Portanto, em todos os pacientes com suspeita de DII, é de fundamental importância a intubação da válvula ileal e o exame detalhado do íleo terminal.

Alguns pacientes com RCU, especialmente pancolite, podem apresentar inflamação leve a moderada no íleo, sem ulcerações, conhecida como **ileíte de refluxo**. O fenômeno é pouco compreendido e o termo deriva da ideia que a inflamação seria o resultado da exposição da mucosa ileal aos elementos contidos no ceco (Fig. 69-38).

Haskell e colaboradores descreveram algumas características para diferenciar ileíte de refluxo de ileíte de Crohn (Quadro 69-1).[40]

CLASSIFICAÇÕES (*SCORS*) EM ENDOSCOPIA

A descrição adequada dos achados endoscópicos é crítica para as tomadas de decisões terapêuticas e o seguimento da doença. Devlin *et al.* publicaram uma série de recomendações consensuais entre vários especialistas para assegurar qualidade na descrição dos achados.[41] Os sistemas de classificações endoscópicas validados para a DII conferem padronização para interpretação dos achados na endoscopia. No entanto, não raro, pode não haver correlação entre índices mais alarmantes de escores clássicos e a sintomatologia dos pacientes. Sendo assim, as tomadas de decisão sempre vão levar em conta os achados endoscópicos, aliados à história clínica dos pacientes, exames laboratoriais e exames radiológicos.

Classificações para Retocolite Ulcerativa

A classificação de Montreal descreve a distribuição da RCU e da DC no trato gastrointestinal, geralmente com boa correlação interobservadores.[42,43] Para a RCU é considerada a extensão da doença a partir do reto. Na DC, consideram-se a idade do paciente por ocasião do diagnóstico, a localização e o comportamento da doença (Quadro 69-2).

Quadro 69-1. Aspectos Endoscópicos da Ileíte de Refluxo e Ileíte da Doença de Crohn

Lesões típicas	Ileíte de refluxo	Doença de Crohn
Macroscopia	▪ Hiperemia e edema leves ▪ Segmento curto acometido de íleo ▪ Erosões superficiais raras ▪ Mais frequente em pancolite moderada a grave	▪ Úlceras pequenas ou aftoides ▪ Úlceras difusas ou agrupadas ▪ Intensidade da inflamação pode ser maior que no ceco ▪ Estenoses na válvula ileal ou íleo terminal
Histopatologia	▪ Inflamação leve ▪ Infiltrado inflamatório misto na lâmina própria ▪ Pode ocorrer atrofia vilosa ▪ Abscessos crípticos esparsos ▪ Sem distorção críptica	▪ Inflamação linfoplasmocitária na lâmina própria ▪ Granulomas (nem sempre) ▪ Distorção arquitetural ▪ Inflamação submucosa ▪ Fissuras ▪ Metaplasia pilórica

Quadro 69-2. Classificação de Montreal: Localização da Doença

Retocolite ulcerativa: distribuição desde a linha pectínea		
Classificação	Definição	Envolvimento endoscópico máximo
E1	Proctite	Limitado ao reto
E2	Colite esquerda	Colite distal à flexura esplênica
E3	Pancolite	Proximal à flexura esplênica
Doença de Crohn		
Idade de Início	L: Localização	Comportamento
A1: ≤ 16 a	L1: íleo	B1: não estenosante, não penetrante
A2: 17 a 40 anos	L2: cólon	B2: estenosante
A3: > 40 anos	L3: ileocólica	B3: penetrante
	L4: restrita ao TGI alto	+p: doença perianal associada

Quadro 69-3. Classificação de Mayo – Aspectos Endoscópicos

Grau	Características endoscópicas
0	Mucosa normal ou colite em remissão
1	Friabilidade leve, hiperemia, diminuição da visibilização do padrão vascular
2	Hiperemia intensa, friabilidade, erosões, perda do padrão vascular
3	Úlceras e/ou sangramento espontâneo

Outro aspecto fundamental na descrição da endoscopia é a determinação da atividade da doença, bastante subjetiva. Há várias classificações endoscópicas de atividade, que buscam uniformizar essa interpretação. A mais utilizada na prática clínica é a de Mayo (Quadro 69-3)

A classificação de Mayo original avalia achados endoscópicos com aspectos clínicos, como sangramento retal, número de evacuações, e outros, com baixa concordância interobservadores, sendo mais empregada em estudos clínicos. No entanto, a pontuação dada para os achados endoscópicos, conhecida como subclassificação (*subscore*) de Mayo, tem sido bastante empregada entre os especialistas. Tem três níveis de classificação, com base no segmento mais gravemente acometido (Figs. 69-39 a 69-41).

Foi proposta modificação para a classificação endoscópica de Mayo em função da distribuição da doença. O cólon seria dividido em cinco segmentos. Cada segmento seria avaliado separadamente e os escores, somados, teriam o resultado multiplicado pelo número de segmentos examinados dentre os cinco padronizados. Este resultado seria dividido pelo número de segmentos com inflamação ativa. Parece haver correlação clínica, biológica e histológica adequadas com esta classificação. No entanto, esta modificação ainda não foi validada.[44]

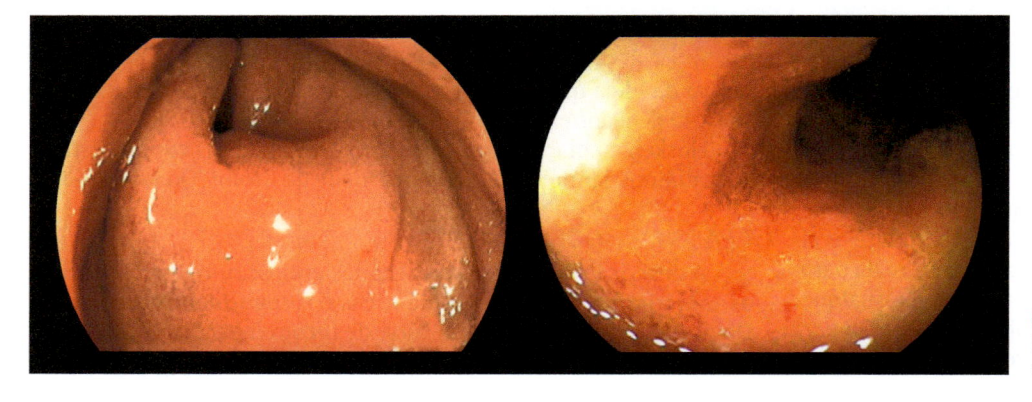

Fig. 69-39. RCU – Mayo 1: friabilidade leve, hiperemia, diminuição da visibilização do padrão vascular.

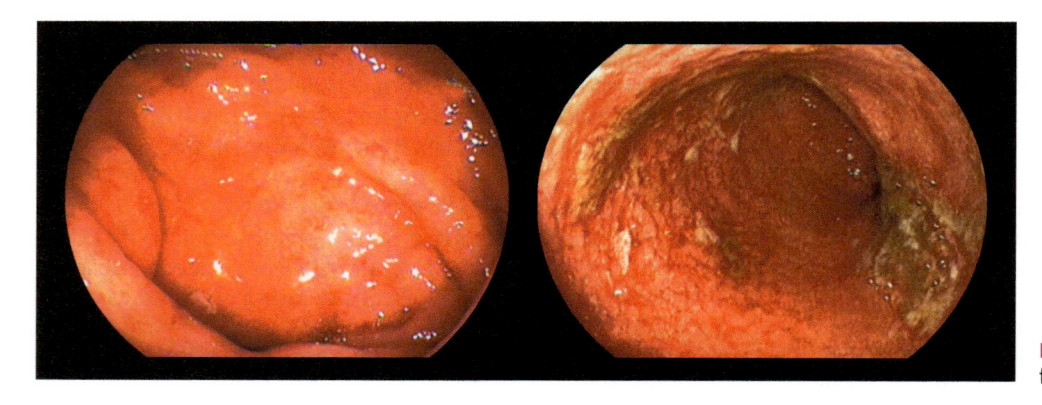

Fig. 69-40. RCU – Mayo 2: hiperemia intensa, friabilidade, erosões, perda do padrão vascular.

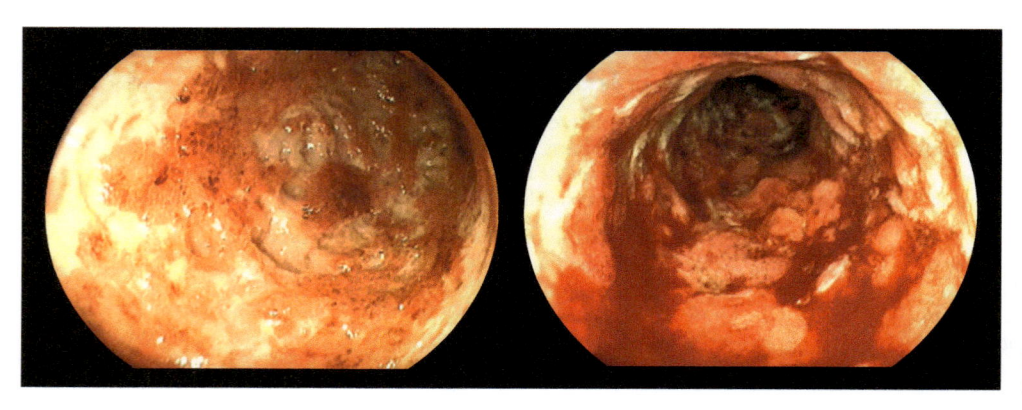

Fig. 69-41. RCU – Mayo 3: úlceras e/ou sangramento espontâneo.

Quadro 69-4. Índice Endoscópico de Gravidade na Retocolite Ulcerativa (UCEIS)

Variável	Grau 0	Grau 1	Grau 2	Grau 3
Padrão vascular	Normal	Perda segmentar	Perda completa	Não se aplica
Erosões e úlceras	Ausente	Mucoso	Luminal: leve	Luminal: moderado a grave
Erosões e úlceras	Ausente	Erosões ≤ 5mm	Úlceras superficiais > 5mm	Escavações ou úlceras profundas

O índice endoscópico de gravidade na RCU (UCEIS, do inglês *Ulcerative Colitis Endoscopy Index of Severity*) parece carregar boa correlação interobservadores, observa as alterações clínicas, podendo ser auxiliar em predizer a evolução na colite aguda grave (Quadro 69-4).[43,45] Tanto a classificação de Mayo quanto o *UCEIS* podem ser usados para graduar a atividade da doença, especialmente na colonoscopia índice, porém o *UCEIS* parece ser mais abrangente e com menos discordância. As lesões mais graves são usadas para pontuar e as gradações são somadas no final.

Classificações para Doença de Crohn

Há dois índices endoscópicos de gradação, validados para DC, especialmente na colonoscopia índice: o índice endoscópico de gravidade na DC (CEDEIS, do inglês *Crohn's Disease Endoscopic Index of Severity*) e a classificação endoscópica simples para DC (SES-CD, do inglês: *Simple Endoscopic Escore for Crohn's Disease*). O emprego destes sistemas de classificação é bastante útil para quantificar de forma uniforme a atividade inflamatória da doença inicial e a avaliação futura da resposta terapêutica, mesmo que o índice de gravidade não corresponda à intensidade dos sintomas clínicos. O primeiro deles é mais complexo, incluindo dados de profundidade de ulcerações, extensão da mucosa acometida, diferenciando o acometimento das mucosas ulcerada e não ulcerada, necessitando bastante treino para ser usado, o que pode ser desmotivante na prática clínica diária (Quadro 69-5). O segundo (SES-CD) é uma versão simplificada, embora também envolva variáveis múltiplas, apresentadas no Quadro 69-6. Ambos os índices endoscópicos e suas alterações durante a terapia da DC demonstraram correlação estreita.[46-48]

Quadro 69-5. Classificação Endoscópica de Gravidade para Doença de Crohn: CDEIS (*Crohn's Disease Endoscopic Index of Severity*)[47]

Variável	Íleo	Cólon direito	Cólon transverso	Cólon esquerdo + sigmoide	Reto	Total
Úlceras profundas: 12: presentes; 0: ausentes	___+	___+	___+	___+	___+	
Úlceras superficiais: 6: presentes 0: ausentes	___+	___+	___+	___+	___+	
Superfície atingida pela doença: 0-10 cm	___+	___+	___+	___+	___+	
Superfície ulcerada 0-10 cm	___+	___+	___+	___+	___+	
Total 1 + Total 2 + Total 3 + Total 4 = TOTAL A Número de segmentos explorados (N: 1-5) Total A/N = TOTAL B Estenose ulcerada: 3 se presente; zero se ausente = TOTAL C Estenose não ulcerada: 3 se presente; zero se ausente = TOTAL D						
TOTAL A + TOTAL B + TOTAL C + TOTAL D = CDEIS						
ÍNDICE VARIA DE ZERO A 44 – remissão endoscópica definida por índice ≤ 7						

Quadro 69-6. Classificação Endoscópica Simples para Doença de Crohn (SES-CD)[48]

6.1. Variáveis consideradas para o SES-CD				
Variável	0	1	2	3
Tamanho das úlceras	Não há	Úlceras aftoides (0,1 a 0,5 cm)	Úlceras grandes (0,5 a 2 cm)	Úlceras gigantes (> 2 cm)
% superfície ulcerada	Não há	< 10%	10% a 30%	> 30%
% superfície afetada	Não há	< 50%	50% a 75%	> 75%
estenoses	Não há	Simples, transponíveis	Múltiplas, transponíveis	Intransponíveis
Superfície afetada: inclui: pseudopólipos, úlceras cicatrizadas, hiperemia, edema mucoso, úlceras e estenoses				

6.2. Estrutura de pontuação para o SES-CD						
	Íleo	Cólon direito	Cólon transverso	Cólon esquerdo	Reto	Total
Tamanho das úlceras	___+	___+	___+	___+	___+	TOTAL 1
% superfície ulcerada	___+	___+	___+	___+	___+	TOTAL 2
% superfície afetada	___+	___+	___+	___+	___+	TOTAL 3
Estenoses	___+	___+	___+	___+	___+	TOTAL 4
TOTAL 1 + TOTAL 12+ TOTAL 3 + TOTAL 14= SES-CD						
Pontuação para cada um dos 5 segmentos: íleo, cólon direito, cólon transverso, cólon esquerdo e reto						

Quadro 69-7. Classificação de Rutgeerts: Risco de Recidiva após Anastomose Ileocólica na DC

Gradação	Aspecto endoscópico	Índice de recidiva
i0	Sem lesões	< 10% em 10 anos
i1	≤ 5 lesões aftoides	
i2	> 5 lesões aftoides entremeadas por mucosa normal ou lesões confinadas à anastomose ileocólica (< 1 cm de extensão)	20% em 5 anos
i3	Ileíte aftosa difusa com mucosa difusamente inflamada	50 a 100% em 5 anos
i4	Inflamação difusa com úlceras grandes, nódulos e/ou estenose	

A classificação de Rutgeerts destina-se à avaliação de atividade da DC e ao prognóstico após anastomose ileocólica, orientando a abordagem terapêutica pós-operatória. É bastante fácil de ser usada e tem como variáveis atividade inflamatória, característica e número de úlceras e estenoses (Quadro 69-7).[30]

AVALIAÇÃO DO TRATO DIGESTIVO ALTO

Cerca de 15% dos pacientes com DC têm lesões no trato gastrointestinal proximal, aspecto mais comumente observado em crianças, a maioria associadas a lesões do íleo e cólon. Todas as crianças devem ser submetidas a gastroduodenoscopia. Na população adulta, recomenda-se exame do trato digestivo alto para os pacientes com algum sintoma relacionado.[24]

BIÓPSIAS PARA ESTUDO HISTOLÓGICO

Sugere-se que, na avaliação inicial, para estabelecimento do diagnóstico, sejam colhidos ao menos dois fragmentos do íleo terminal e de cada segmento do cólon, tanto de áreas inflamadas quanto não inflamadas, para avaliação histopatológica minimamente adequada: íleo, cólon direito, transverso, descendente, sigmoide e reto.

A colonoscopia pode subestimar a extensão da doença quando comparada com histopatologia, devendo-se considerar o exame antomopatológico como conclusivo para determinar a extensão da lesão.

Além da diferenciação entre RCU e DC, as biópsias podem ser fundamentais para o diagnóstico diferencial com outras colites. Nas colites infecciosas não há achados típicos de doença crônica, como distorções crípticas, plasmocitose, aumento de celularidade na lâmina própria. A correlação com o quadro clínico e outros exames como sangue e fezes também é fundamental para a diferenciação. Este aspecto tem valor não só na colonoscopia inicial, mas também no seguimento e para avaliação de perda ou falta de resposta terapêutica, que pode ser causada por infecções oportunistas em paciente imunossuprimido, aumentando a probabilidade de infecções por *clostridium*, tuberculose, cândida e citomegalovírus, muitas vezes só considerados após estudo histopatológico.

O endoscopista deve identificar os fragmentos dos segmentos em frascos individuais, bem como enviar amostras em separado de lesões particulares e de suas adjacências, como pólipos ou suspeitas de neoplasias para que o patologista possa definir o que procurar em cada amostra. A descrição dos achados deve ser clara e precisa. O envio de imagens dos segmentos de interesse pode aumentar a acurácia do diagnóstico histológico.

DIAGNÓSTICO DIFERENCIAL COM OUTRAS COLITES

Há várias doenças que produzem inflamação e sangramento intestinal que devem ser diferenciadas da RCU e DC. Muitos pacientes com infecções intestinais têm achados endoscópicos muito semelhantes aos das DII.[49] Devem ser consideradas não apenas como diagnóstico diferencial, mas também como doenças associadas ou infecções oportunistas em função dos tratamentos imunossupressores das DII. As lesões podem ser muito semelhantes, exigindo grande grau de suspeição e correlação clínica apurada.

As infecções intestinais mais comuns que podem mimetizar DII são a *Shigela*, *Yersinia*, *Eschirichia coli*, gonococo, clamídia (Fig. 69-42), *Treponema*, *Clostridium*, micobactéria, citomegalovírus e herpes simples.

O treponema pode produzir úlcera, geralmente na parede anterior do reto, local da inoculação primária, com grande atividade inflamatória e friabilidade, também chamada de proctossifiloma (Fig. 69-43).

A colite pseudomembranosa, causada pelo *Clostridium dificile* (Fig. 69-44), também está associada à imunossupressão, além de antibioticoterapia prévia, apresentando-se com placas arredondadas, elevadas, branco-amareladas, associadas a diarreia aguda e subaguda.

O citomegalovírus (CMV) é de difícil diferenciação da atividade inflamatória, especialmente na RCU. Pode apresentar ulcerações focais e extensas ou colite difusa, com hemorragia submucosa e friabilidade ao mínimo contacto; pode haver acometimento exclusivo do cólon direito (Fig. 69-45). Biópsias geralmente mostram corpúsculos de inclusão, muito sugestivos da infecção viral.

O vírus herpes simples causa proctite bastante dolorosa, com vesículas perianais e no canal anal que podem evoluir para úlceras (Fig. 69-46).

Candidíase e aspergilose, comumente estão relacionadas com imunossupressão, principalmente em pacientes com neutropenia secundária a quimioterapia. Histoplasmose, criptococose e blastomicose, menos comuns, podem causar infecções intestinais que mimetizam DC (Fig. 69-47).

As ulcerações encontradas em algumas colites por ameba, *Schistossoma* e as lesões por *Strongiloides stercoralis*, podem ser confundidas com DC e têm tratamento totalmente diverso, sendo contraindicado o uso de esteroides.

Deve-se ter especial atenção em inflamações intensas no íleo terminal em imunossuprimidos, especialmente recebendo terapia biológica, buscando ativamente o diagnóstico diferencial com tuberculose (Fig. 69-48). A inflamação lembra bastante a DC em atividade, porém as úlceras geralmente são transversais.

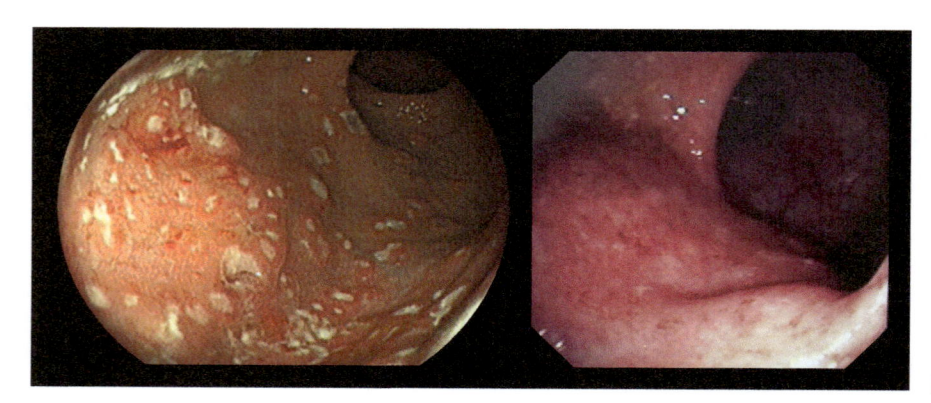

Fig. 69-42. Proctite por *Clamidia trachomatis*.

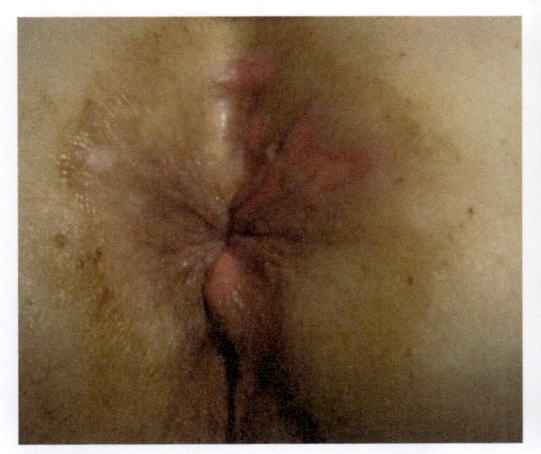

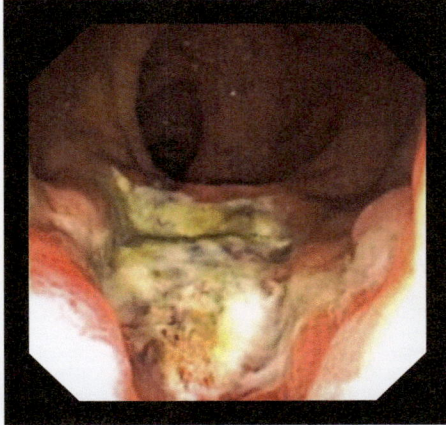

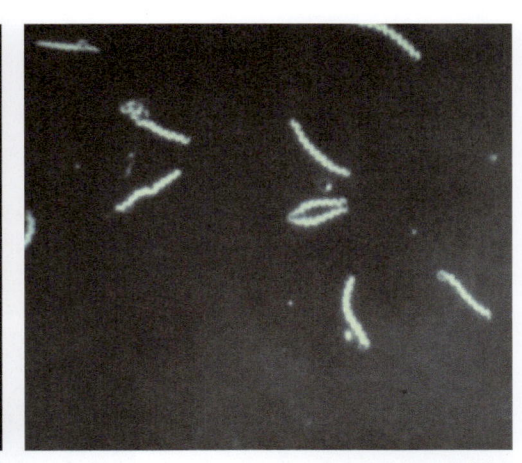

Fig. 69-43. Manifestações anais e retais da sífilis primária (cancro duro) em paciente imunossuprimido. Pesquisa de Treponema em campo escuro. (Fotos cedidas pela Dra. Carmen Manzione Nadal.)

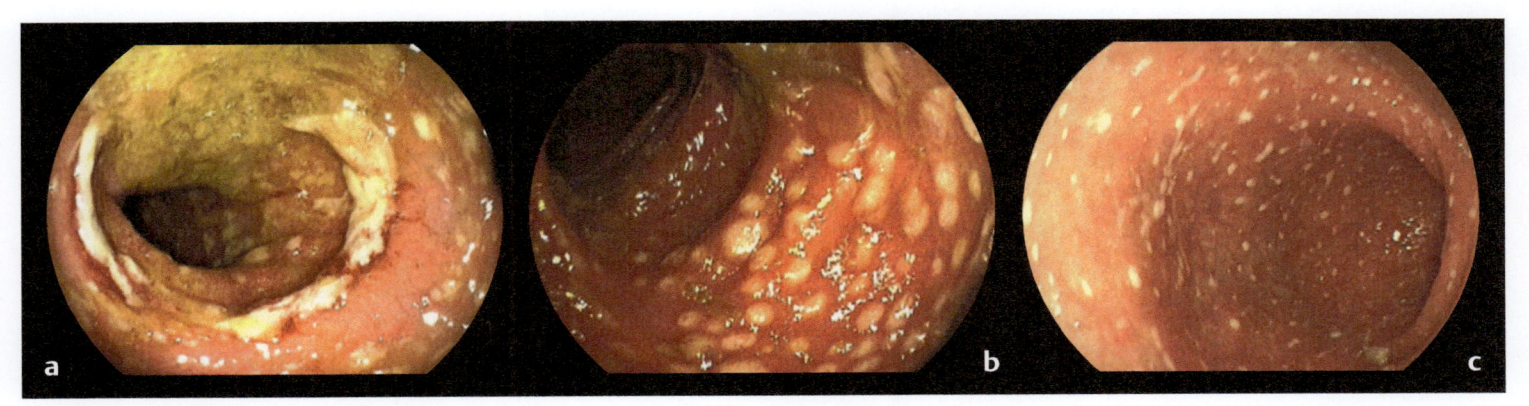

Fig. 69-44. (a-c) Colite pseudomembranosa (*Clostridium difficile*). (a) Pode-se perceber a anastomose colorretal recente desenhada pelas pseudo-membranas.

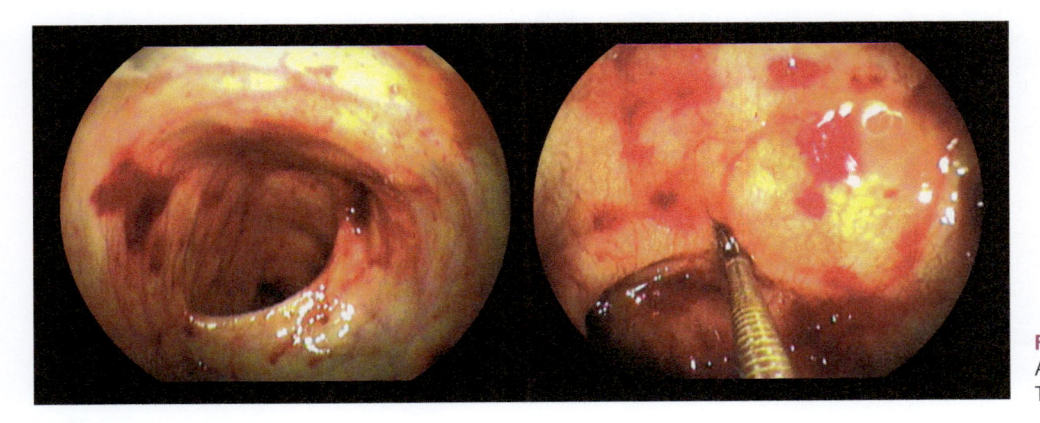

Fig. 69-45. Colite por citomegalovírus. Acometimento proximal em paciente com Transplante recente de medula óssea.

O diagnóstico diferencial entre todas estas lesões baseia-se no aspecto endoscópico, análise de biópsias colônicas e retais, cultura de fezes, exames de imunoensaio para *Clostridium* e outros testes hematológicos específicos.

A colite de desuso, por desvio proximal do intestino, tem friabilidade, hiperemia e até pólipos inflamatórios pequenos. Pode haver ulcerações rasas e sangramento espontâneo. Nos exames precoces em relação à reconstrução do trânsito, o aspecto regenerativo pode ser muito parecido com a DC, porém com menos edema e friabilidade e sem fibrina (Fig. 69-49).

A colite actínica ocorre como consequência à radioterapia sobre a pelve, produzindo esclerose dos vasos submucosos e isquemia, envolvendo geralmente o reto e o sigmoide distal, (Fig. 69-50). O exame endoscópico da fase aguda mostra edema, hiperemia, enantema, sangramento espontâneo e friabilidade da mucosa, tanto mais intenso quanto mais recente foi o tratamento. Geralmente a mucosa tem aspecto granular e o edema pode ser tão intenso que produz estreitamento da luz. Com o passar do tempo estabelece-se a fase crônica, com mucosa pálida. A friabilidade permanece e aparecem inúmeras angiectasias, de configurações tortuosas, tipo "saca-rolhas", que apresentam sangramento de intensidade variada.[50]

Os anti-inflamatórios não hormonais podem causar inflamações crônicas e agudas, com ulcerações ao longo do trato digestivo, especialmente no íleo terminal e no cólon direito, onde costumam ser confundidas com DC. Muitas vezes produzem úlceras rasas, rodeadas por mucosa normal ou minimamente inflamada. A cicatrização repetitiva dessas ulcerações pode levar a estreitamentos tipo "diafragmas", descritos, principalmente, no íleo terminal mas ocorrendo também no cólon.

A colite colagenosa e a colite linfocítica fazem parte do grupo de colites crônicas "não destrutivas" e não têm etiologia conhecida. O infiltrado inflamatório crônico da lâmina própria torna-a mais espessa, porém mantendo a arquitetura normal das criptas. Em geral os achados histológicos são mais intensos no cólon direito e podem, com bastante frequência, poupar o reto, tornando necessárias as biópsias mais proximais. O paciente com colite colagenosa apresenta diarreia aquosa e perda de peso. O exame endoscópico é normal ou com manchas enantemáticas.

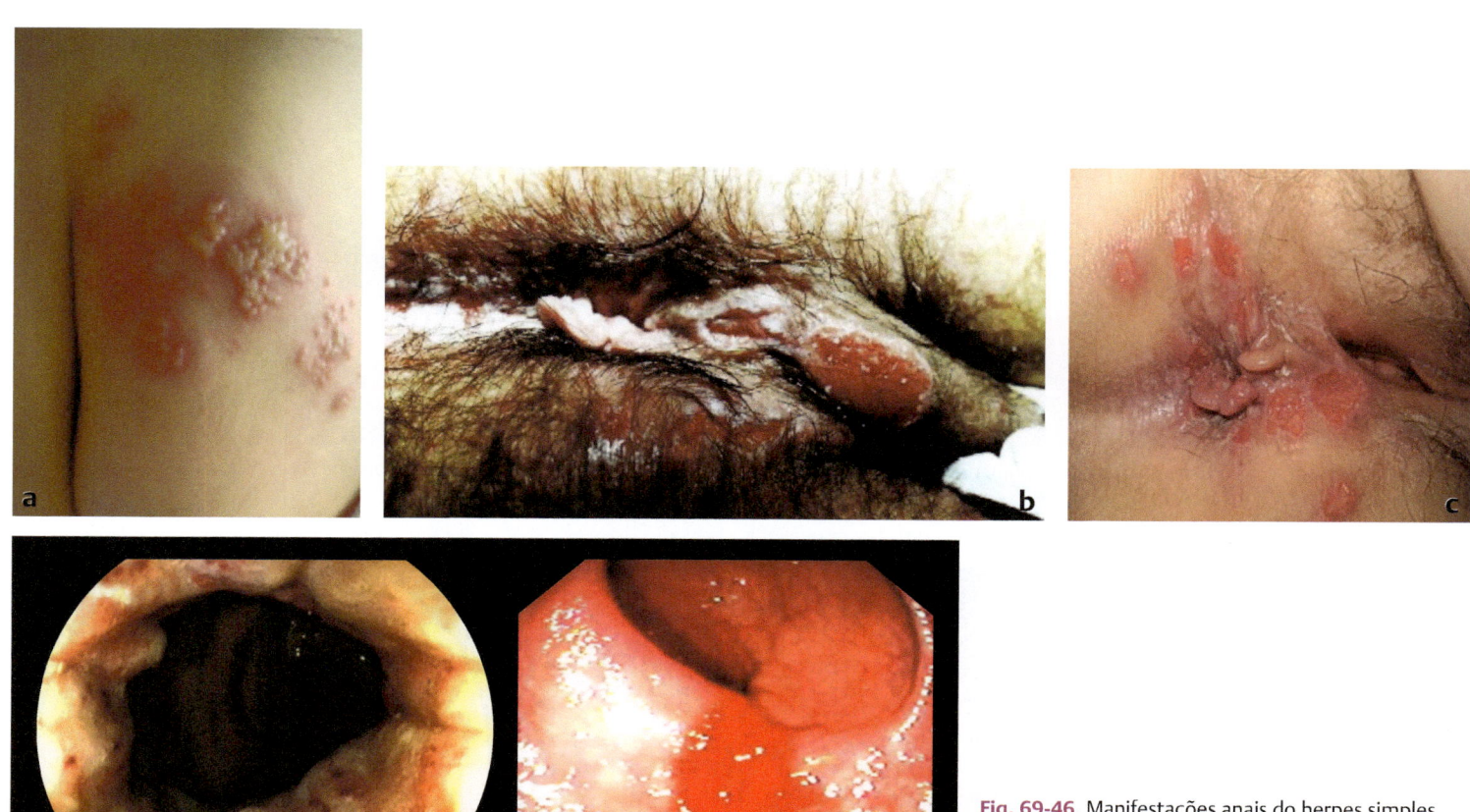

Fig. 69-46. Manifestações anais do herpes simples em imunossuprimidos. (**a**) Observam-se as vesículas da lesão inicial. (**b, c**) As lesões já "destelhadas". (**d, e**) Infecção do canal anal por herpes simples e colite por herpes.

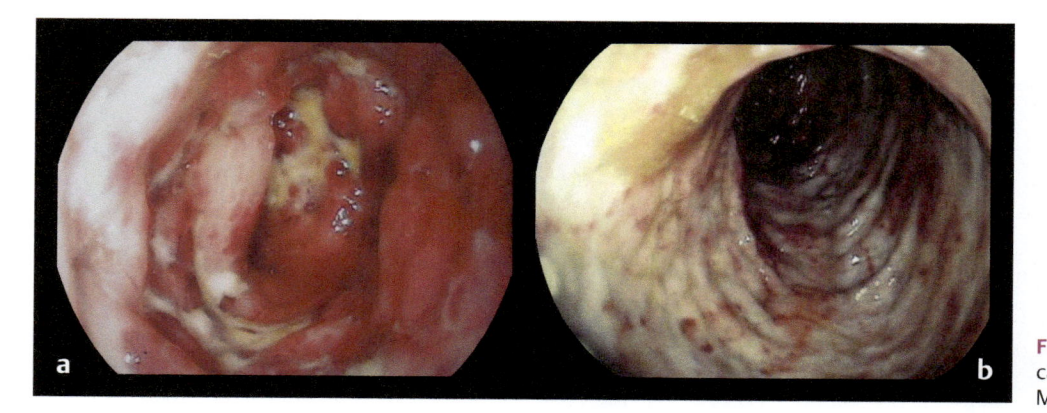

Fig. 69-47. (**a**) Colite por Shigella. (**b**) Colite por cândida albicans. (Fotos cedidas pela Dra. Carmen Manzione Nadal.)

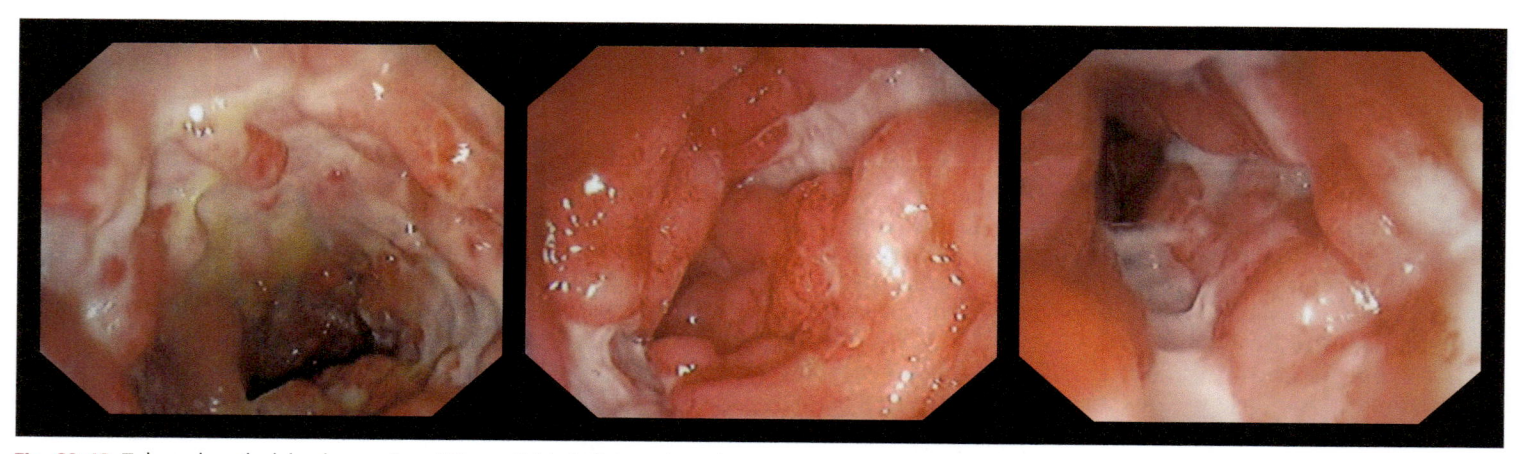

Fig. 69-48. Tuberculose ileal: lembra muito a DC em atividade franca. Atenção com os pacientes que recebem imunossupressores, especialmente anti-TNF. (Fotos cedidas pela Dra. Carmen Manzione Nadal.)

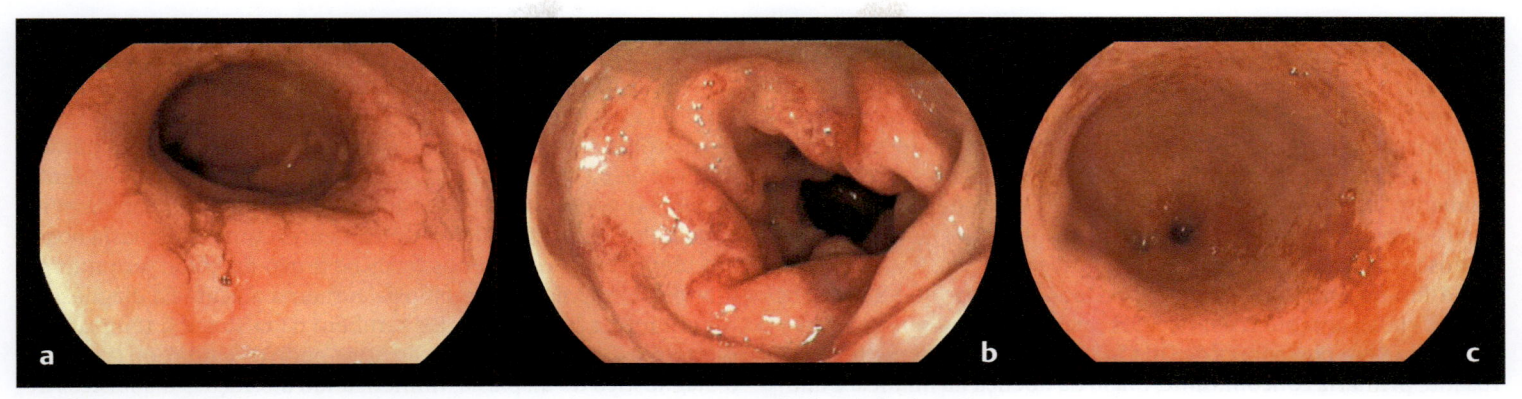

Fig. 69-49. (a-c) Colite de desuso. (a) Aspecto regenerativo logo após a reconstrução do trânsito intestinal.

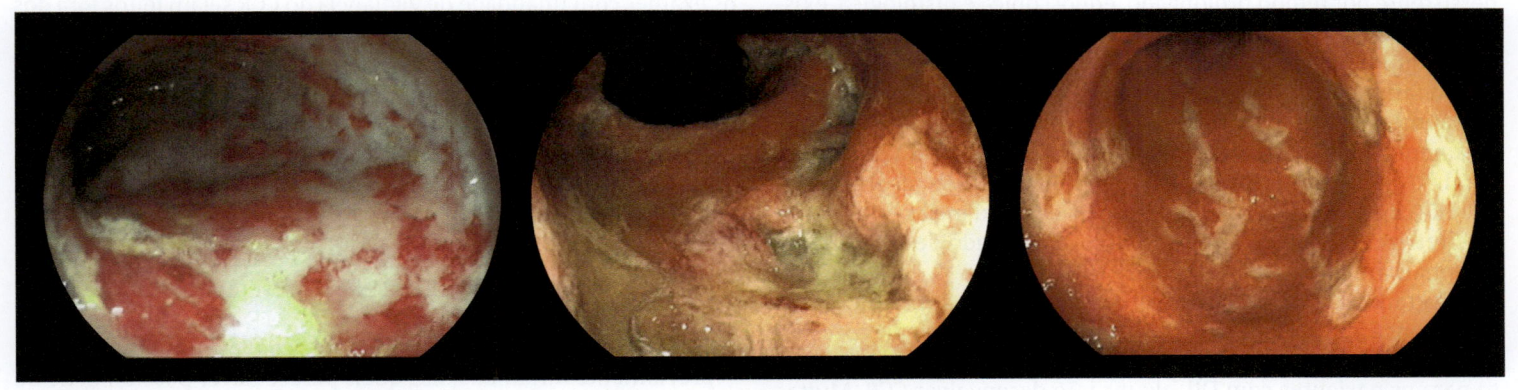

Fig. 69-50. (a-c) Colite actínica de evolução recente, prévia ao aspecto típico com angiectasias, quando ainda não houve a cicatrização e formação de circulação aberrante na submucosa.

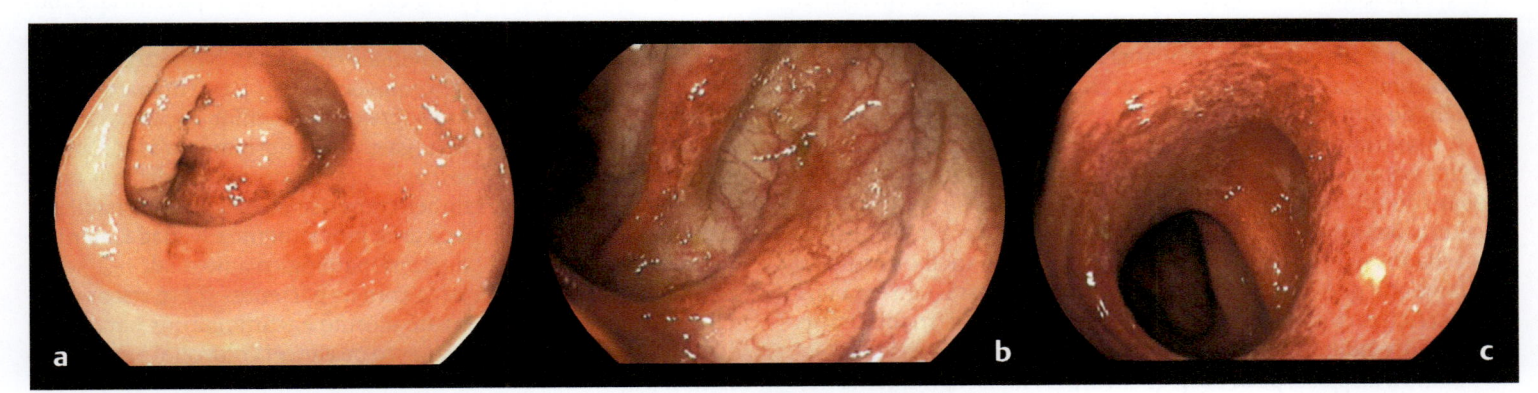

Fig. 69-51. Colite isquêmica: (a, b) causada por contraceptivo oral e (c) durante crise de policitemia vera.

A colite eosinofílica também pode ser causa de diarreia. O achado de eosinófilos sem outras alterações histológicas importantes sugere o diagnóstico. A mucosa é normal, salvo na doença grave, quando há alterações inflamatórias inespecíficas, como eritema e ulcerações. Biópsias do cólon proximal são fundamentais para o diagnóstico.

As colites produzidas por doença enxerto *versus* hospedeiro produzem alterações inflamatórias focais ou difusas, com edema pronunciado da mucosa, exudato, ulcerações, friabilidade e sangramento espontâneo. São pacientes instáveis, sendo difícil discernir de infecções, muitas vezes.

A colite isquêmica tem muita semelhança com a DC, tanto na endoscopia quanto na histologia. Geralmente é segmentar, de limites precisos, envolvendo mais frequentemente porções distais ao ângulo esplênico. Quando mais proximal, devem-se excluir lesões causadas por *E. coli* produtora de verotoxina, da síndrome hemolítico-urêmica, na dependência do quadro clínico. Quando leve, há áreas de eritema em placas, hemorragia e edema (Fig. 69-51). Na isquemia moderada há hemorragia submucosa e úlceras, rasas ou profundas. Na isquemia intensa há necrose da parede intestinal, traduzida por lesões acinzentadas escurecidas e/ou esverdeadas e ulcerações extensas, com exsudato sobre superfície mucosa enegrecida. A cicatrização produz fibrose e possibilidade de estenose, na dependência da intensidade da isquemia, também de difícil diferenciação da DC. Lembrar que grandes maratonistas podem apresentar áreas de isquemia em função da economia da circulação esplâncnica.

RASTREAMENTO DE CÂNCER COLORRETAL

A avaliação endoscópica é requisitada ao longo do tempo de evolução da DII para monitorar resposta terapêutica e diagnosticar e/ou tratar novos eventos clínicos. Após 8 a 10 anos do início dos sintomas da colite, seja DC ou RCU, deve-se começar a programar colonoscopias com a finalidade de prevenção de câncer colorretal (CCR), já que é mais prevalente nessa população, sendo a DII considerada como fator de risco para CCR. Estudos recentes demonstram diminuição progressiva na incidência de câncer e mortes por CCR em portadores de DII em relação aos relatos até as décadas de 1980 e 1990, muito provavelmente por se tratarem de estudos populacionais mais controlados mas, também, pelo melhor controle da inflamação, melhora dos recursos técnicos e preparo profissional para realização de colectomias, implementação do rastreamento regular de CCR por colonoscopia e, possivelmente, uso de salicilatos, supostamente agentes de quimioprevenção.[32,51,53] Não há estudos randomizados que comprovem a efetividade do rastreamento do câncer colorretal na DII, porém estudos sugerem que o câncer é detectado mais precocemente nos pacientes submetidos a seguimento, o que lhes confere melhor prognóstico. As evidências de que o seguimento realmente reduz a mortalidade associada à DII o tornam custo-efetivo,[53] mesmo que muitas das alterações neoplásicas na mucosa colítica possam ocorrer sem lesões visíveis.[54]

Além do tempo de duração da doença maior que 8 anos, os fatores classicamente reconhecidos que aumentam o risco individualmente em portadores de DII são: colite difusa, colangite esclerosante primária concomitante, início da doença na infância e adolescência, antecedentes de câncer colorretal esporádico em parentes de primeiro grau, idade avançada, inflamação grave e inflamação persistente por tempo prolongado, endoscópica e histológica, existência de alterações anatômicas como cólon encurtado, estenoses e pseudopólipos. Indivíduos com história de displasia plana pregressa também estão sob maior risco.[55,56] A proctite isolada parece não aumentar o risco de CCR, não sendo necessário o início do rastreamento antes dos programas de rastreamento para a população geral.[26] Não há consenso sobre o intervalo de tempo ideal entre as colonoscopias de rastreamento, mas há concordâncias entre todas as diretrizes que os pacientes de risco aumentado devem ter exames mais amiúde.

O grande objetivo do rastreamento é reduzir a morbimortalidade por câncer, fazendo-se diagnóstico em estádios precoces ou de lesões precursoras. Apesar de todos os programas de seguimento para os pacientes com DII, alguns irão desenvolver CCR. Muitas estratégias para aumentar o grau de detecção de displasia e câncer nas colonoscopias de seguimento têm sido desenvolvidas, incluindo a cromoscopia e a magnificação de imagem. No entanto, as biópsias seriadas do cólon por meio de colonoscopias convencionais continuam a ser o método principal de detecção precoce do CCR, mesmo com recomendações mais recentes de biópsias dirigidas por imagem de alta definição e cromoscopia.

A maioria das áreas com risco de displasia podem ser reconhecidas durante a colonoscopia. Para tanto, é fundamental que o preparo do cólon seja excelente nas colonoscopias de rastreamento. As alterações inflamatórias e cicatriciais dificultam a interpretação dos achados e a eleição de áreas que necessitam melhor estudo. É fundamental que haja treinamento do endoscopista para essa busca, descrições com nomenclatura pertinente e registro fotográfico adequado, evidenciando com clareza as áreas de interesse.[57-59]

Como a displasia pode ocorrer em áreas endoscopicamente normais e nem sempre incluídas nas amostras de biópsias obtidas, a detecção de displasia e neoplasia pode ser um desafio, tendo grande importância a integração entre o médico assistente, o endoscopista e o patologista. Os pacientes portadores de DII não têm indicação para rastreamento com pesquisa de sangue oculto devido ao alto índice de positividade em virtude da doença, mesmo em remissão de longa data. Na DC o risco de CCR aumenta nos pacientes com mais de um terço da extensão do cólon acometida, assemelhando-se ao risco da RCU.[60] O CCR também é mais frequente nos segmentos distais na RCU. Já, na DC é mais comum nos segmentos proximais, em acordo com a prevalência de distribuição anatômica das doenças.

Para vigilância com biópsias seriadas, orienta-se que, nas colites difusas as biópsias devem ser obtidas nos quatro quadrantes da luz do cólon a cada 10 cm, desde o ceco até o reto, com um número mínimo de 32 fragmentos. Já, para as colites distais, os fragmentos de biópsia podem ser obtidos apenas dos segmentos sabidamente envolvidos, inclusive microscopicamente. Como a displasia ocorre em placas ou em pequenos focos ao longo do cólon, um número grande de fragmentos de biópsia aumenta a acurácia diagnóstica. No entanto, são aumentados também os custos e o tempo gasto durante o exame. A inflamação ativa pode dificultar ou confundir o diagnóstico de displasia, mimetizando alterações displásicas devido às irregularidades da mucosa. A inflamação grave não absorve alguns corantes, também confundindo o endoscopista. É preciso que os exames com finalidade de vigilância do CCR sejam feitos fora dos períodos de crises agudas de inflamação, de preferência em períodos quiescentes ou de remissão. Sabe-se que o diagnóstico de displasia, especialmente nos casos limítrofes e nas displasias de baixo grau, pode ser controverso, aconselhando-se um segundo patologista experiente para corroborar os achados histológicos.

Atualmente devem-se usar os termos:

- *Displasia na mucosa não colítica*: geralmente constituídas por lesões polipoides proximais ao limite de acometimento da RCU, ou seja, na mucosa não inflamada, representadas pelo adenoma esporádico.
- *Displasia na mucosa colítica*: são lesões na mucosa inflamada ou previamente inflamada, nas quais parece haver possibilidade de progressão mais rápida para câncer que adenomas esporádicos. Devem sempre ser removidas.

A busca ativa de displasia exige dedicação e paciência. Sabe-se que há áreas de displasia macroscopicamente invisível, ou seja, não há lesões sugestivas de atividade displásica. Nesses casos pode ter havido diagnostico prévio equivocado por parte do patologista. Cada vez há menos consenso sobre qual a melhor opção para estes casos. A colectomia em si carrega grande morbimortalidade, mas a limitação do exame colonoscópico, podendo não identificar áreas sincrônicas de displasia também tem riscos. Há baixa probabilidade de reexaminar e biopsiar a área previamente estudada, além de custos de processamento anatomopatológico adicional.

Deve-se usar de franqueza com os pacientes sobre riscos e benefícios de cada conduta ou até mesmo encaminhá-los para quem tem experiência com rastreamento de câncer colorretal em pacientes com DII.

Displasia associada a colite endoscopicamente visível: Há alguns aspectos endoscópicos altamente preditivos de displasia e que podem ser observados mesmo com a colonoscopia convencional. Lesões elevadas, polipoides ou em placas, planas, únicas ou multifocais, descritas inicialmente por Blackstone *et al.* como **lesões ou massas associadas a displasia** ou DALM, precisam ser submetidas a biópsias. O mesmo deve ser feito com irregularidades na superfície mucosa ou placas hiperêmicas sobre lesões protrusas (Figs. 69-52 a 69-54).

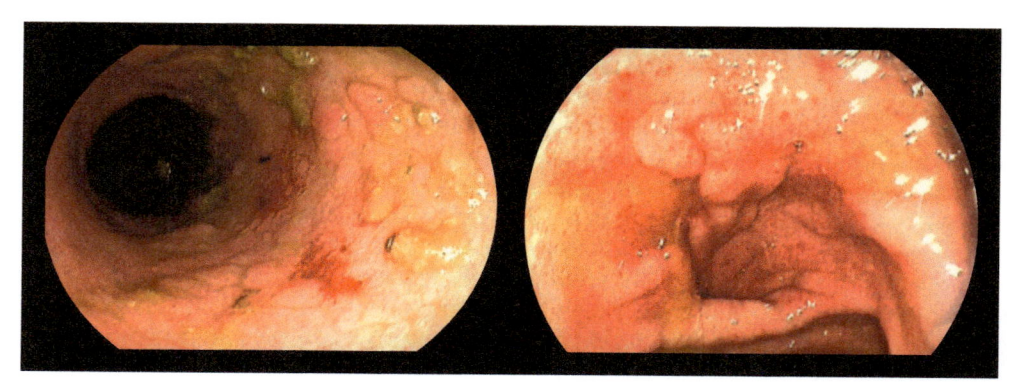

Fig. 69-52. Lesões elevadas em pacientes com RCU de longa data que devem chamar a atenção para a displasia e câncer.

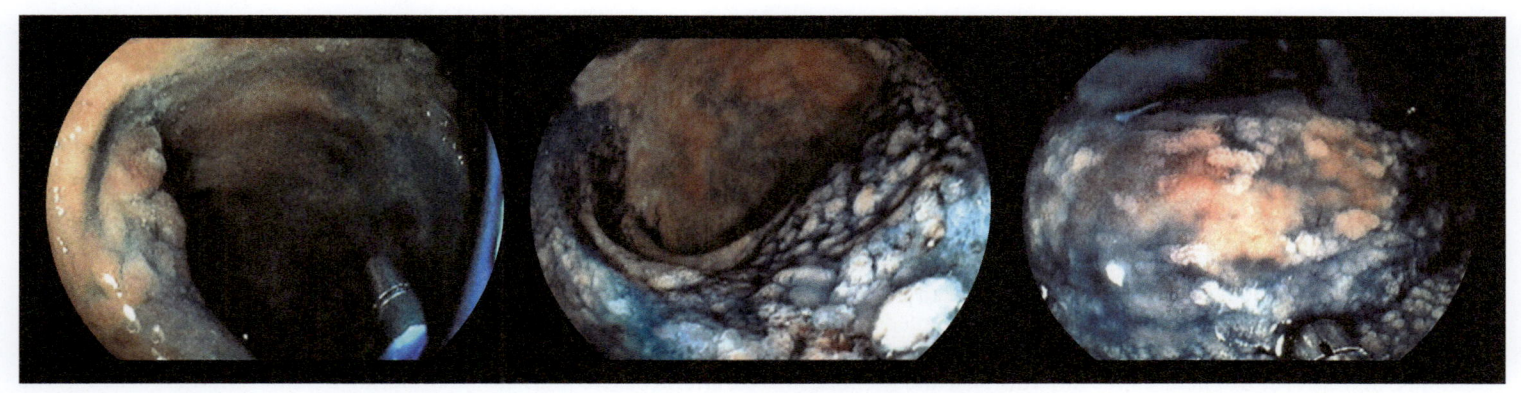

Fig. 69-53. Áreas protusas sugestivas de displasia em paciente com colangite esclerosante primária, submetida a pancromoscopia e biópsias.

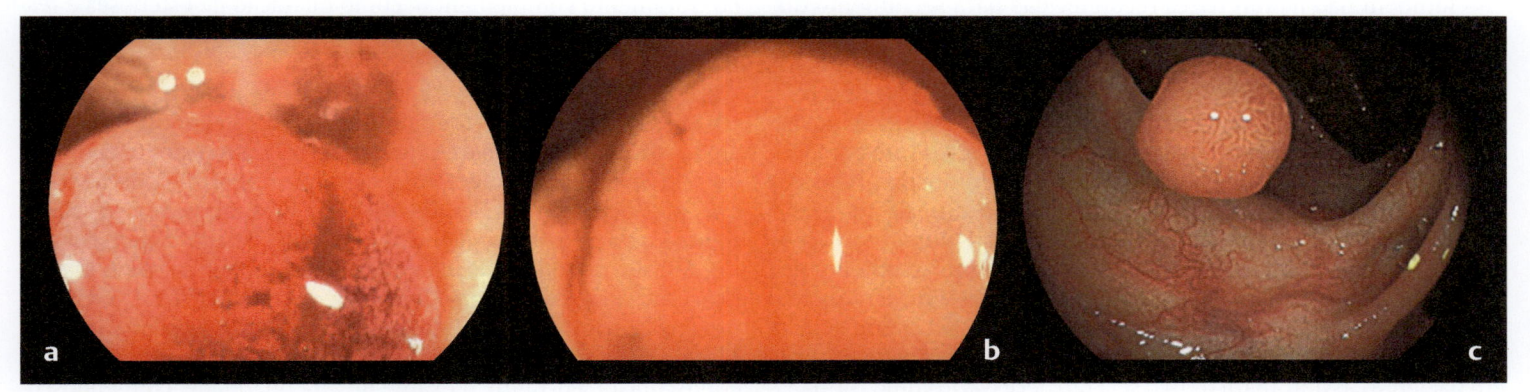

Fig. 69-54. (**a**, **b**) Áreas com pequena elevação em meio a tecido cronicamente inflamado, com adenocarcinoma intramucoso, diagnosticado após ressecção tipo mucosectomia em peça única. (**c**) Adenoma esporádico em meio a mucosa com doença quiescente.

Lesões circunscritas, mesmo com displasia de alto grau, devem ser submetidas a remoção completa. A friabilidade da mucosa, a inflamação ativa, em meio a úlceras e cicatrizes, levando à fixação da submucosa, torna a ressecção destas lesões um verdadeiro desafio técnico, não sendo infrequente encaminhá-las para colonoscopistas treinados em ressecções avançadas para que sejam removidas em bloco. No reto, em situações de difícil acesso endoscópico convencional, pode-se considerar ressecção endoscópica de espessura total, ressecção transanal por plataformas tipo TEM, TEO e similares.

As lesões expansivas, estenóticas e outras anormalidades macroscópicas associadas à DII, salvo os pólipos caracteristicamente inflamatórios, devem ser biopsiadas com os fragmentos acondicionados em separado para estudo histopatológico. As estenoses na RCU são altamente sugestivas de câncer.

Adenomas em meio à inflamação precisam ser removidos por completo, por ressecção simples, mucosectomia ou mesmo dissecção submucosa, obtendo-se biópsias, em separado, do tecido adjacente. Se o adenoma for identificado fora da área inflamada e sem displasia adjacente, será manejado como um pólipo ou lesão plana esporádica, independentemente da DII. Se não for possível definir displasia, especialmente nos casos em que há atividade inflamatória mais evidente, a colonoscopia com biópsias dessas áreas de interesse deverá ser repetida em 3 a 6 meses. A tatuagem com tinta da China marca áreas de interesse, a serem examinadas posteriormente. Não tatuar a lesão ou região de interesse diretamente pois há o risco de atrapalhar o estudo histopatológico ou a futura ressecção endoscópica.

Menos da metade das neoplasias intraepiteliais podem ser diagnosticadas pela colonoscopia convencional. Para diminuir esse viés, foram desenvolvidos diferentes modos de abordagem para melhorar a acurácia do exame. Estudos recentes indicam que a cromoendoscopia e a endoscopia com magnificação, aliadas ao preparo adequado do cólon e à experiência do endoscopista, permitem a detecção das alterações neoplásicas de forma eficiente.[34,61]

A cromoendoscopia usa diversos corantes que são aplicados à mucosa gastrointestinal, por meio de métodos endoscópicos, com o objetivo de ressaltar alterações específicas na mucosa, normalmente pouco evidentes. Associada aos endoscópios de alta resolução e magnificação de imagem, permite a observação de detalhes da superfície mucosa que aumenta a acurácia do exame.

Os corantes mais comumente utilizados em DII são o índigo-carmin e o azul de metileno. Todos podem ser combinados para aumentar a capacidade de detecção de lesões pequenas e intraepiteliais e alterações neoplásicas precoces.

O índigo-carmim é contraste constituído por corante azul derivado da planta chamada índigo, e outro corante vermelho, o carmim. Não é absorvido e, por gravidade, deposita-se em depressões e ulcerações, ressaltando as crateras e os sulcos da superfície mucosa, evidenciando as irregularidades.

O azul de metileno (cloreto de metiltionina) é azul-escuro, absorvido para o citoplasma da célula e por isso chamado de corante vital. O epitélio displásico e o neoplásico absorvem menos o azul de metileno, formando áreas não coradas, pouco coradas ou heterogêneas sobre a mucosa totalmente azul.

Tanto a pancromoendoscopia quanto a cromoscopia em segmentos definidos, com colonoscopia de alta resolução, com ou sem magnificação, são mais eficazes na detecção de lesões neoplásicas e displasias, sugerindo que biópsias dirigidas são melhores que biópsias aleatórias na vigilância das DII, mesmo quando são obtidos mais de 30 fragmentos de biópsias para estudo de forma convencional.[62]

Já há consenso na literatura de que a cromoendoscopia com ressecção das lesões suspeitas ou biópsias guiadas são modos de seguimento adequados. Com bom treinamento e atenção, a maioria das lesões displásicas são visíveis à colonoscopia. Quando o exame é feito com cromoscopia, não são necessárias biópsias randomizadas.

Atualmente a orientação é que se use a classificação de Paris para descrever as lesões polipoides e planas, uniformizando as descrições das lesões endoscopicamente visíveis. O termo **displasia associada a massa** (DALM) não é mais recomendado com essa descrição morfológica. Deve-se descrever se as lesões ressecadas ou biopsiadas estavam numa região inflamada ou em remissão. Lesões em áreas inflamadas podem significar ressecção difícil, se for eleita para resseção local, em virtude da fibrose subjacente, necessitando técnicas mais sofisticadas de ressecção, com a endoscópica submucosa.

Após as ressecções endoscópicas de lesões suspeitas com displasia, recomenda-se a primeira revisão em 1 a 6 meses e novo exame 1 ano após. Reabordagens subsequentes com a finalidade de vigilância da área ocorrerão na dependência do tipo de displasia e nos fatores de risco próprios da apresentação da doença. Aconselha-se que seja anual após ressecções endoscópicas de lesões displásicas.[24]

Não há consenso quanto ao seguimento endoscópico após colectomias. Se o reto foi mantido, deverá ser seguido semestralmente ou anualmente. Tende-se a ter a mesma conduta para a proctocolectomia com reservatório ileal, especialmente se a anastomose foi grampeada, em virtude de ser frequente que reste um segmento muito curto de reto distal.

Também não há diretrizes reconhecidas para seguimento do reservatório ileal, mas sugere-se que seja dada mais atenção quando havia displasia e câncer na colectomia prévia e em pacientes com mais de 10 anos de doença, especialmente na anastomose ileocólica grampeada e colangite esclerosante primária.[63-65] McLaughlin *et al.* Sugerem seguimento anual para o grupo de risco sem complicações.[66] Por outro lado, em publicação mais recente do grupo da Fundação Cleveland Clinic, avaliando 9.398 endoscopias do reservatório ileal em 3.672 portadores de DII, realizadas durante 10 anos em busca de diagnósticos de eventos adversos e rastreamento de câncer, não foi encontrada displasia em pacientes assintomáticos. Os 13 pacientes nos quais foi encontrada displasia tinham sintomas, sugerindo que o exame de rastreamento do reservatório ileal em pacientes assintomáticos não seja tão necessário como rotina[67]

EQUIPAMENTOS E ACESSÓRIOS ROBÓTICOS PARA A COLONOSCOPIA NA DII

A colonoscopia óptica convencional, com luz branca, ainda é a ferramenta endoscópica mais importante e disponível no mundo. Comporta limitações ligadas ao desconforto do paciente, ser operador-dependente, o que inclui a fadiga do endoscopista, tem campo de visão mais ou menos limitado e carrega a possibilidade real de perdas de lesões, especialmente planas, pequenas e localizadas atrás de haustrações ou "perdidas" em meio ao processo inflamatório-cicatricial.

O potencial da tecnologia robótica em transformar a endoscopia digestiva num procedimento rápido, mais seguro, mais confortável e mais confiável é inegável, embora ainda não haja resultados convincentes em grande escala.

No entanto, as tecnologias robóticas estão evoluindo com tal rapidez que as próximas gerações de sistemas robóticos em endoscopia provavelmente comportar-se-ão de modo muito diverso dos atuais sistemas existentes, ainda em experimentação, mas que certamente, a exemplo de outras áreas que já consolidaram sua aplicação, permitirão a execução de tarefas precisas dentro de um ambiente de trabalho restrito, com poucos ou nenhum evento adverso que traga maiores riscos aos pacientes.[68]

Certamente esses sistemas detectarão mais lesões que o olho humano detecta e de modo mais uniforme, com base nos algoritmos adquiridos. Resta saber se mais lesões detectadas significarão menos doença importante e menos morbimortalidade ou simplesmente significarão mais exames desnecessários por conta de alertas falsos ou interpretações equivocadas.

CONSIDERAÇÕES FINAIS

O desenvolvimento científico da abordagem diagnóstica e terapêutica para as DII levou ao redimensionamento do uso de drogas antigas, o desenvolvimento superespecializado de novos imunossupressores e imunomoduladores e um novo olhar sobre a importância da microbiota intestinal. Há muito ainda que se descobrir sobre o que já existe aplicado clinicamente e o que está se desenvolvendo.

A endoscopia, por sua vez, ganhou importância maior na avaliação inicial e no seguimento destes pacientes. Há muito que se olhar e muito a se fazer na abordagem endoscópica em qualquer dos momentos que se tem acesso ao intestino com DII.

A primeira colonoscopia no paciente com suspeita de DII deve, necessariamente, alcançar o íleo terminal. A descrição das características e a localização das áreas inflamadas e sua localização deve ser precisa. As biópsias devem ser planejadas para as áreas acometidas e as aparentemente normais. A endoscopia, representando parte importante do exame físico do paciente, deve ter laudo preciso e bem documentado.

Na doença de longa data, o olhar do endoscopista se volta para a avaliação da resposta terapêutica, o aparecimento de complicações, como estenoses e fístulas e, especialmente, para a busca de displasia e alterações neoplásicas, procurando detalhes muitas vezes sutis na mucosa, prevenindo uma das principais causas de morte: o câncer colorretal. Em um outro patamar, o endoscopista tem importância no tratamento complementar, como dilatação de estenoses e ressecções de lesões associadas à doença, especialmente as potencial ou francamente neoplásicas.

O achado da displasia é sempre fonte de dilema. Dilema para o paciente que será considerado para ressecção endoscópica, mas ainda mantendo o risco de câncer colorretal no restante do cólon, ou será levado para colectomia, com morbimortalidade bem conhecida, incluindo implicações sociais e de autoimagem, seja pelo estoma, seja pelas consequências funcionais da abordagem pélvica.

Mesmo quando se dispõe de novas tecnologias, como magnificação, cromoscopia digital, endomicroscopia confocal, autofluorescência, e outros, elas só são aplicáveis após a detecção da lesão. Mesmo nos sistemas robóticos há a necessidade da intervenção do endoscopista. Portanto, o exame de alta qualidade, com endoscópios de alta definição, o uso frequente da cromoendoscopia, aliados à experiência e dedicação do examinador ainda são as ferramentas principais e mais efetivas para o diagnóstico precoce e a prevenção do câncer colorretal nas DII, que continua sendo um desafio. A tecnologia robótica certamente vai ganhar espaço, mas, por ora, não faz parte do armamentário comum dos serviços de endoscopia.

Apesar dos programas de rastreamento, ainda se encontra câncer colorretal avançado nos pacientes com DII por perda de lesões durante exames de seguimento, falta de reconhecimento do comprometimento mais profundo de algumas lesões e remoção inadequada, pacientes que não comparecem regularmente para rastreamento e seguimento endoscópico e casos de evolução rápida para câncer.

Os requisitos mínimos para a colonoscopia de qualidade na DII têm custos altos: da tecnologia de alta resolução, custos e treinamento de novas ferramentas, poucos centros de treinamento especializado, exigindo deslocamentos dos locais de origem devido a experiência reservada a poucos centros no mundo. Contrapondo-se aos custos altos, há a baixa remuneração, principalmente para exames tão especializados, desestimulando o investimento em tecnologias avançadas.

De qualquer forma, o papel do endoscopista no diagnóstico, no seguimento, no controle terapêutico, na vigilância do câncer e em algumas formas de tratamento avançado é fundamental.

REFERÊNCIAS BIBLIGRÁFICAS

1. Korzenik JR, Podolsky DK. Evolving knowledge and therapy of inflammatory bowel disease. Nat Rev Drug Discov. 2006;5(3):197-209.
2. Kucharzik T, Maaser C, Lügering A, et al. Recent understanding of IBD pathogenesis: implications for future therapies. Inflamm Bowel Dis. 2006;12(11):1068-83.
3. Mayer L. Evolving paradigms in the pathogenesis of IBD. j Gastroenterol. 2010;45(1):9-16.
4. Schirbel A, Fiocchi C. Inflammatory bowel disease: Established and evolving considerations on its etiopathogenesis and therapy. J Dig Dis. 2010;11(5):266-76.
5. Hugot J, Chamaillard M, Zouali H, et al. Association of NOD2 leucine-rich repeat variants with susceptibility to Crohn's disease. Nature. 2001;411:599-603.
6. Lesage S, Zouali H, Cezard J. EPWG-IBD group, Colonbel JF and the EPIMAD group, Belaiche J and the GETAID group, Almer S, Tysk C,

O'Morain C, Gassull M, Binder V, Finkel Y, Modigliani R, Gower-Rousseau C, Macry J, Merlin F, Chamaillard M, Jannot S, Thomas G, Hugot JP. CARD15/NOD2 mutational analysis and genotype-phenotype correlation in 612 patients with inflammatory bowel disease. Am J Hum Genet. 2002;70:845-857.

7. Lala S, Ogura Y, Osborne C, et al. Crohn's disease and the NOD2 gene: a role for Paneth cells. Gastroenterology. 2003;125:47-57.

8. Katsanos KH, Papadakis KA. Inflammatory Bowel Disease: Updates on Molecular Targets for Biologics. Gut and Liver. 2017;11(4):455-463.

9. Baima JP, Imbrizi M, Andrade AR, et al. Second Brazilian Consensus on the Management of Ulcerative Colitis in Adults: a Consensus of the Brazilian Organization for Crohn's Disease and Colitis (GEDIIB). Arq Gastroenterol. 2022;59:51-84.

10. Gomollón F, Dignass A, Annese V, et. 3rd European Evidence-based Consensus on the Diagnosis and Management of Crohn's Disease 2016: Part 1: Diagnosis and Medical Management. J Crohns Colitis. 2017;11(1):3-25.

11. Magro F, Gionchetti P, Eliakim R, et al. Third European Evidence-Based Consensus on Diagnosis and Management of Ulcerative Colitis. Part 1: Definitions, diagnosis, extraintestinal manifestations, pregnancy, cancer surveillance, surgery, and ileo-anal pouch disorders. J Crohns Colitis. 2017;11(6):649-670.

12. Imbrizi M, Baima JP, Azevedo MFC, et al. Second Brazilian Consensus on the Management of Crohn's disease in adults: a consensus of the Brazilian Organization for Crohn's Disease and Colitis (GEDIIB). Arq Gastroenterol. 2022;59:20-50.

13. Gecse KB, Sebastian S, Hertogh, et al. Results of the Fifth Scientific Workshop of the ECCO [II]: Clinical Aspects of Perianal Fistulising Crohn's Disease-the Unmet Needs. J Crohns Colitis. 2016;10(7):758-65.

14. Cottone M, Renna S, Orlando A, Mocciaro F. Medical Management of Crohn's Disease. Expert Opin Pharmacother. 2011;12(16):2505-25.

15. D'Haens G, Panaccione R, Baert F, et al. Risankizumab as induction therapy for Crohn's disease: results from the phase 3 ADVANCE and MOTIVATE induction trials. Lancet (London, England). 2022;399:2015-30.

16. Sandborn WJ, D'Haens GR, Reinisch W, et al. Guselkumab for the Treatment of Crohn's Disease: Induction Results from the Phase 2 GALAXI-1 Study. Gastroenterology. 2022;162:1650-1664.e8.

17. Cosnes J, Gower-Rousseau C, Seksik P, Cortot A. Epidemiology and natural history of inflammatory bowel diseases. Gastroenterology. 2011;140:1785-94.

18. Peyrin-Biroulet L, Loftus Jr EV, Tremaine WJ, et al. Perianal Crohn's Disease Findings Other Than Fistulas in a Population-based Cohort. Inflamm Bowel Dis. 2012;18:43-48.

19. Bonheur JL, Braunstein J, Korelitz BI, Panagopoulos G. Anal skin tags in inflammatory bowel disease: new observations and a clinical review. Inflamm Bowel Dis. 2008;14:1236-9.

20. Fausel RA, Kornbluth A, Dubinsky MC. The first endoscopy in suspected inflammatory bowel disease. Gastrointest Endoscopy Clin N Am. 2016;26:593-610.

21. Chutkan RK, Scherl E, Waye JD. Colonoscopy in inflammatory bowel disease.Gastrointest Endosc Clin N Am. 2002;12:463-83.

22. Annese V, Daperno M, Ruttr MD, European evidence based consensus for endoscopy on inflammatory bowel diseases. J Crohns Colitis. 2013;7:982-1018.

23. Penna GO, Teixeira MG, Pereira GFM, et al. Dermatologia na Atenção Básica/Ministério da Saúde, Secretaria de Políticas de Saúde.- 1a edição. Série Cadernos de Atenção Básica; n. 09 - Normas e Manuais Técnicos. 2002;174.

24. Shergill A, Lightdale JR, Bruining DH, et al. ASGE Standards of Practice, Committee Gastrointestinal Endoscopy. 2015;81(5):1101-1121.

25. Moum B, Ekbom A, Vatn MH, et al. Inflammatory bowel disease: Re-evaluation of the diagnosis in a prospective population-based study in southeastern Norway. Gut. 1997;40(3):328-332.

26. Bernstein CN, Shanahan F, Anton PA, Weinstein WM. Patchiness of mucosal inflammation in treated ulcerative colitis: a prospective study. Gastrointest Endosc 1995;42: 232–7.

27. Langholz E, Munkholm P, Davidsen M, Binder V. Course of ulcerative colitis: Analysis of changes in disease activity over years. Gastroenterology. 1994;107(1):3-11.

28. Levine A, de Bie CI, Turner D, et al. EUROKIDS Porto IBD Working Group of ESPGHAN. Atypical disease phenotypes in pediatric ulcerative colitis: 5-year ana- lyses of the EUROKIDS Registry. Inflamm Bowel Dis. 2013;19:370-7.

29. Loftus EV Jr, Harewood GC, Loftus CG, et al. PSC-IBD: a unique form of inflammatory bowel disease associated with primary sclerosing cholangitis. Gut. 2005;54:91-6.

30. Rutgeerts P, Geboes K, Vantrappen G, et al. Predictability of the postoperative course of Crohn's disease. Gastroenterology. 1990;99:956-963.

31. Rubin DT, Rothe JA. The peri-appendiceal red patch in ulcerative colitis: review of the University of Chicago experience. Dig Dis Sci. 2010;55:3495-501.

32. D'Haens G, Geboes K, Peeters M, et al. Patchy cecal inflammation associated with distal ulcerative colitis: a prospective endoscopic study. Am J Gastroenterol. 1997;92:1275-1279.

33. Yang SK, Jung HY, Kang GH, et al. Appendiceal orifice inflammation as a skip lesion in ulcerative colitis: an analysis in relation to medical therapy and disease extent. Gastrointest Endosc. 1999;49(6):743-74.

34. Matsumoto T. Iwao Y. Igarashi M.et al. Endoscopic and Chromoendoscopic Atlas Featuring Dysplastic Lesions in Surveillance Colonoscopy for Patients with Long-Standing Ulcerative Colitis. Inflamm Bowel Dis. 2008;14(2):259-264.

35. Byeon JS, Yang SK, Myung SJ, et al. Clinical course of distal ulcerative colitis in relation to appendiceal orifice inflammation status. Inflamm Bowel Dis. 2005;11(4):366-371.

36. Lee SD, Cohen RD. Endoscopy in inflammatory bowel disease. Gastroenterol Clin North Am 2002; 31(1): 119-132 Matsumoto T; Nakamura S; Shimizu M; Iida M. Significance of appendiceal involvement in patients with ulcerative colitis. Gastrointest Endosc. 2002;55:180-185.

37. Baldin RS, Telles EQ, Bonardi RA, et al. A. Do Standardization and quantification of hystopathological criteria improve the diagnosis of inflammatory bowel disease? J Brasil Patol Med Lab. 2014;50(3):221-228.

38. Navaneethan U, Lourdusamy V, Njei B, Shen B. Endoscopic balloon dilation in the management of strictures in Crohn's disease: a systematic review and meta-analysis of non-randomized trials. Surg Endosc 2016Park SH, Loftus EV Jr, Yang SK. Appendiceal skip inflammation and ulcerative colitis. Dig Dis Sci. 2014;59:2050-7.

39. Nikolaus S, Schreiber S. Diagnostics of inflammatory bowel disease. Gastroenterology. 2007;133:1670-89.

40. Haskell H, Andrews CW Jr, Reddy SI, et al. Pathologic features and clinical significance of backwash ileitis in ulcerative colitis. Am J Surg Pathol. 2005;29:1472-1481.

41. Devlin SM, Melmed GY, Irving PM, et al. Recommendations for quality colonoscopy reporting for patients with inflammatory bowel disease: results from a RAND Appropriateness Panel. Inflamm Bowel Dis. 2016;22(6):1418-24.

42. Spekhorst LM, Visschedijk MC, Alberts R, et al. Dutch initiative on Crohn and Colitis. Performance of the Montreal classification for inflammatory bowel diseases. World J Gastroenterol. 2014;20:15374-81.

43. Travis SP, Schnell D, Krzeski P, et al. Developing an instrument to assess the endoscopic severity of ulcerative colitis: the Ulcerative Colitis Endoscopic Index of Severity (UCEIS). Gut. 2012;61(4):535-42.

44. Lobatón T, Bessissow T, De Hertogh G, et al. The Modified Mayo Endoscopic Escore (MMES): a new index for the assessment of extension and severity of endoscopic activity in ulcerative colitis patients. J Crohns Colitis. 2015;9:846-52.

45. Ikeya K, Hanai H, Sugimoto K, et al. The ulcerative colitis endoscopic index of severity more accurately reflects clinical outcome and long-term prognosis than the Mayo endoscopic escore. J Crohns Colitis. 2016;10(3):286-95.

46. Khanna R, Nelson SA, Feagan BG, et al. Endoscopic scoring indices for evaluation of disease activity in Crohn's disease. Cochrane Database of Systematic Reviews. 2016(8).

47. Daperno M, D'Haens G, Van Assche G, et al. Development and validation of a new, simplified endoscopic activity escore for Crohn's disease: the SES-CD. Gastrointest Endosc. 2004;60(4):505-12.

48. Mary JY, Modigliani R. Development and validation of an endoscopic index of the severity for Crohn's disease: a prospective multicentre study. Groupe d'Etudes Therapeutiques des Affections Inflammatoires du Tube Digestif (GETAID). Gut. 1989;30:983–989.

49. Bouhnik Y, Lémann M, Maunoury V, et al. Doenças Inflamatórias Intestinais. In: Endoscopia Gastrointestinal. Classen M; Tytgat GNJ; Lightdale CJ. Ed Revinter. 2006:573-595.

50. Emory TS, Gostout CJ, Carpenter HÁ, Sobin LH. Atlas of Gastrointestinal Endoscopy and Endoscopic Biopsies. American Registry of Pathology, Armed Forces Institute of Pathology, Washington DC. 2000:310-311.

51. Bernstein CN, Blanchard JF, Kliewer E, Wajda A. Cancer risk in patients with inflammatory bowel disease: a population-based study. Cancer. 2001;91: 854-862.

52. Lutgens MW, van Oijen MG, van der Heijden GJ, et al. Declining risk of colorectal cancer in inflammatory bowel disease: an updated meta-analysis of population- based co-hort studies. Inflamm Bowel Dis. 2013;19:789-99.
53. Hurlstone DP, Sanders DS, Lobo AJ, et al. Indigo carmine-assisted high-magnification chromo- scopic colonoscopy for the detection and characterisation of intraepithelial neoplasia in ulcerative colitis: a prospective evaluation. Endoscopy. 2005;37:1186-1192.
54. Na SY, Moon W. Recent Advances in surveillance colonoscopy for dysplasia in inflammatory bowel disease. Clin Endosc. 2022;55:726-735.
55. Baugerie L, Itzkowitz, SH. Cancers complicating Inflammatory Bowel Disease. NEJM. 2015;372:1441-52.
56. Eaden JA, Abrams KR, Mayberry JF. The risk of colorectal cancer in ulcerative colitis: a meta-analysis. Gut. 2001;48:526-535.
57. Dekker E, Nass KJ, Iacucci M, et al. Performance measures for colonoscopy in inflammatory bowel disease patients: European Society of Gastrointestinal Edoscopy (ESGE) Quality Improvement Iniciative. Endoscopy. 2022;54:904-915.
58. Gravina AG, Pellegrino R, Romeo M, et al. Quality of bowel preparation in patients with inflammatory bowel disease undergoing colonoscopy: What factors to consider? World J Gastrointest Endosc. 2023;15(3):133-145.
59. Scherl E, Dubinsky M. The changing World of Inflammatory Bowel Disease. New Jersey: Slak Incorporated. 2009:17.
60. Friedman S. Cancer in Crohn's disease. Gastroenterol Clin North Am. 2006;35(3):21-39.
61. Smith SCL, Cannatelli R, Bazarova A, et al. Performance measures in inflammatory bowel disease surveillance colonoscopy: Implementing changes to practice improves performance. Digestive Endoscopy. 2020;32:592-599.
62. Kiesslich R. Methylene blue-aided chromoendoscopy for the detection of intraepithelial neoplasia and cólon cancer in ulcerative colitis. Gastroenterology. 2003;124(4): 880-888.
63. Das P, Johnson MW, Tekkis PP, Nicholls RJ. Risk of dysplasia and adenocarcinoma following restorative proctocolectomy for ulcerative colitis. Colorectal Dis. 2007;9:15-27
64. Scarpa M, van Koperen PJ, Ubbink D, et al. Systematic review of dysplasia after restorative proctocolectomy for ulcerative colitis. Br J Surg. 2007;94:534-545.
65. Silverberg MS, Satsangi J, Ahmad T, et al. Toward an integrated clinical, molecular, and serological classification of inflammatory bowel disease: report of a Working Party of the 2005 Montreal World Congress of Gastroenterology. Can J Gastroenterol. 2005;19(A):5A-36A.
66. McLaughlin SD, Clark SK, Thomas-Gibson S, et al. Guide to Endoscopy of the Ileo-anal Pouch Following Restorative Proctocolectomy with Ileal Pouch-anal Anastomosis; Indications, Technique, and Management of Common Findings. Inflamm Bowel Dis. 2009;15(8):1256-1263.
67. Lightner AL, Vaidya P, Vogler S, et al. Surveillance pouchoscopy for dysplasia: Cleveland Clinic Ileoanal Pouch Anastomosis Database. Britsh J Surg. 2020;107:1826-1831.
68. Singh HKSI, Armstrong ER, Shah S, Mirnezami R. Application of robotic technologies in lower gastrointestinal tract endoscopy: A systematic review. World J Gastrointest Endosc. 2021; 13(12):673-697.

70 Doenças Infectoparasitárias

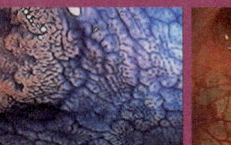

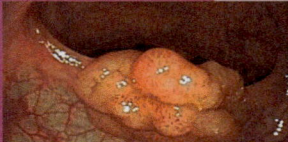

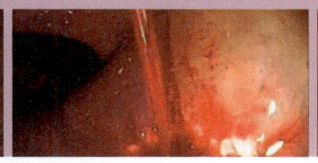

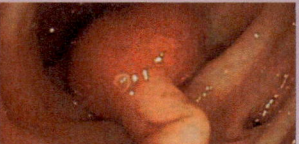

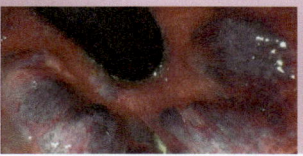

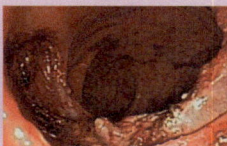

Daniele de Carvalho Cerqueira ▪ Fabiana de Gois Silveira e Sousa ▪ Raquel de Mello Paranaguá
Igelmar Barreto Paes ▪ Jaciane Araújo Mota Fontes ▪ Andrea Maia Pimentel
Flora Maria Lorenzo Fortes ▪ Vanessa Teixeira Martins Campos ▪ Marcos Clarêncio Batista Silva

INTRODUÇÃO

O acometimento do cólon e do reto por agentes infecciosos constitui importante causa de morbidade e absenteísmo, sobretudo nos países em desenvolvimento. Os principais agentes etiológicos em nosso meio são as bactérias, os parasitas e os vírus. A infecção do cólon e do reto por fungos é pouco frequente e restringe-se, na maioria das vezes, a uma população específica. O quadro clínico, habitualmente, envolve diarreia e dor abdominal, entre outros sintomas. A gravidade do quadro, em geral, é determinada pelo agente etiológico e pelo estado imunológico do paciente. O diagnóstico baseia-se na história clínica, sendo fundamental determinar o histórico de viagens e de ingestão alimentar, bem como o tempo de doença, as comorbidades e o uso concomitante ou recente de medicamentos. Além da história clínica, exames laboratoriais podem direcionar para o diagnóstico. A realização de exames endoscópicos está reservada para o caso de persistência dos sintomas, mesmo após tratamento empírico, para diagnóstico diferencial ou em casos de pacientes graves com algum grau de imunossupressão.

Neste capítulo serão abordados, individualmente, os principais agentes etiológicos das colites, associadas aos agentes infectoparasitários em nosso meio (Quadro 70-1).

COLITES BACTERIANAS

A diarreia bacteriana é um problema de saúde pública em todo o mundo. Estima-se que ocorram, anualmente, cerca de 2-4 bilhões de episódios de diarreia infecciosa nos países em desenvolvimento, com maiores taxas de morbidade e mortalidade em crianças, idosos e indivíduos imunocomprometidos.[1] Em 2016, a diarreia aguda foi a oitava causa de morte mundialmente, responsável por 1,6 milhões de mortes.[2] O diagnóstico de colite deve ser suspeitado em pacientes com diarreia, dor abdominal e cólica, urgência fecal, tenesmo e presença de sangue ou muco nas fezes.[3] Quando inflamação difusa é encontrada na endoscopia, o diagnóstico é confirmado.[3] A colite também deve ser suspeitada quando a diarreia está associada à elevação de marcadores inflamatórios como leucócitos fecais, calprotectina e lactoferrina.[3,4]

As formas de transmissão dos patógenos incluem: via oral-fecal, ingestão de água e alimentos contaminados e contato pessoa-a-pessoa.

A diarreia bacteriana é habitualmente classificada em diarreia não invasiva e diarreia invasiva, cuja característica principal é o relato de fezes com presença de sangue e muco, normalmente associada a febre, tenesmo e dor abdominal.[4] Neste capítulo serão abordados, individualmente, os principais patógenos causadores de colites bacterianas.

Clostridioides difficile

O *Clostridioides difficile* é um bacilo Gram-positivo, anaeróbio, formador de esporos amplamente distribuído no ambiente e intestino de humanos e animais e transmitido via fecal-oral. Na última década, a frequência e a gravidade da infecção por *Clostridioides difficile* (CDI) aumentaram em todo o mundo, sendo reconhecida como a principal causa de diarreia nosocomial, responsável por cerca de 20% a 30% das diarreias associadas a antibióticos.[5,6] O aumento do número de casos de CDI associa-se, principalmente, ao uso indiscriminado de antibióticos, alto índice de ocupação dos hospitais, maior número de pacientes imunodeprimidos e ao crescimento da população idosa.[7] Já os aumentos da gravidade e recorrência da infecção são atribuídos ao surgimento da cepa NAP1/BI/ribotype 027. Esta cepa é considerada mais virulenta, produtora de maior quantidade de toxinas, com elevadas taxas de resistência aos antibióticos.[8]

O uso de antibióticos, especialmente em unidade de terapia intensiva (UTI) é a principal causa de infecção por *C. difficile*.[8] A alteração da microbiota causada pelos antibióticos permite proliferação do patógeno de origem endógena ou ambiental. Embora a maioria dos antibióticos possa desequilibrar a flora intestinal normal, os carbapenêmicos, clindamicina, fluoroquinolonas, piperacilina-tazobactam e cefalosporinas de amplo espectro, demonstram conferir maior risco para a infecção, que pode ocorrer durante a terapia e mais raramente até 3 meses após sua suspensão.[9] Outros fatores de risco conhecidos são: internamento em UTI; cirurgia recente; estados de imunossupressão; idade ≥ 65 anos, doença inflamatória intestinal e uso de inibidores de bomba de prótons (IBP).[8-10] Tem sido observado uso de IBP em cerca de 30% dos pacientes com CDI, que não se expuseram a antibióticos.[11]

A bactéria causadora da CDI produz as toxinas A e B que aumentam a permeabilidade dos enterócitos e causam diarreia aquosa, sendo esta sua principal manifestação, em geral, numa frequência superior a três dejeções amolecidas em 24 horas.[8] No entanto, o espectro clínico da infecção por *Clostridioides difficile* é amplo e muito variável. Os pacientes podem ser assintomáticos, apresentar

Quadro 70-1. Principais Agentes Etiológicos Associados às Colites

Tipos	Exemplos de patógenos
Bactérias	*Staphylococus aureus*, *Campilobacter jejuni*, *Escherichia coli* (enterotoxigênica, enteropatogênica, enteroinvasiva e êntero-hemorrágica), *Salmonellas*, *Shigella dysenteriae*, *Yersinia* enterocolítica, *Vibrio Cholerae*, *Clostridium difficile* e outras
Vírus	Astrovírus, calicivírus, adenovírus entérico, novovírus, rotavírus ngrupos A, B e C e outros
Parasitas	*Entamoeba histolytica*, *Cryptosporidium*, *Balatidium coli*, *Giardia lamblia*, *Isospora belli*, *enterobius vermicularis* e outros
Fungos	*Histoplasma capsulatum*, *Candida species*

quadro de diarreia leve ou moderada, assim como uma colite fulminante, complicada com megacólon tóxico e até perfuração. Os achados clínicos de colite fulminante por *C. difficile* incluem febre, diarreia e dor abdominal intensas, distensão abdominal, acidose lática, hipoalbuminemia e leucocitose importante.[12,13] O megacólon tóxico, caracterizado por diâmetro > 7 cm no cólon e/ou > 12 cm no ceco, cursa com perfuração intestinal em 6% a 8% dos pacientes e tem taxa de mortalidade que varia entre 30% e 80%. Em síntese, atualmente, as formas clínicas podem ser classificadas de três modos: Não grave (leucócitos ≤ 15.000 células/mL e creatinina sérica < 1,5 mg/dL); grave (leucócitos > 15.000 células/mL ou creatinina sérica > 1,5 mg/dL): e fulminante (hipotensão ou choque, íleo ou megacólon).[14] Esta última deve ser tratada em unidade de terapia intensiva e acompanhada em conjunto com equipe cirúrgica, caso evolua com necessidade de colectomia.

O diagnóstico de colite por *C. difficile* baseia-se na apresentação de sinais e sintomas, confirmado por evidências microbiológicas (achado de *C. difficile* toxigênico ou suas toxinas em amostras fecais ou achados colonoscópicos/histopatológicos). A CDI somente deve ser investigada em pacientes com quadros diarreicos, sendo o rastreamento e o tratamento de portadores assintomáticos não indicados até o momento.[15] Os testes diagnósticos disponíveis, realizados em amostras de fezes, incluem ensaio imunoenzimático (EIA) para toxinas, EIA para glutamato desidrogenase (GDH) e testes de amplificação de ácidos nucleicos (NAATs) ou reação em cadeia de polimerase (PCR) para genes do *C. difficile*. Outros testes diagnósticos incluem culturas de toxinas (TC) ou ensaios de neutralização de cultura de células (CCNA).[15-17]

Uma estratégia para aumentar a sensibilidade é o diagnóstico em duas etapas usando o EIA para GDH como teste de triagem (já que tanto as bactérias toxigênicas quanto as não patogênicas produzem o GDH). Após positividade para o antígeno GDH, passa-se para a segunda etapa com PCR ou EIA para toxinas. O diagnóstico em duas etapas é uma forma rápida e eficiente de detecção da CDI.[15,16] Após a resolução dos sintomas, não é necessária realização de exames para controle de cura.[18] Exames radiológicos são pouco utilizados para fins diagnósticos de CDI, exceto quando há suspeita clínica de doença grave ou colite fulminante, para avaliar presença de megacólon tóxico, perfuração intestinal ou outros achados que sugiram conduta cirúrgica.[16,19]

O exame endoscópico está indicado quando há alta suspeição clínica de CDI, porém, com exames laboratoriais negativos.[16] No contexto da CDI podem ser encontrados ao exame endoscópico: edema, hiperemia e friabilidade, presentes principalmente em reto e cólon.[116] A presença de pseudomembranas é altamente sugestiva de infecção por *Clostridioides difficile* (Figuras 70-1 e 70-2), entretanto, deve-se considerar que pacientes com doença leve ou parcialmente tratada não costumam apresentá-las. Deve-se levar em consideração, também, que as pseudomembranas também podem estar presentes em infecções por outros patógenos.[15,16] As pseudomembranas são encontradas em 50-55% dos doentes e são visualizadas como placas amarelo-esbranquiçadas de até 2 cm de diâmetro, distribuídas pela mucosa colônica (Fig. 66-1). Alguns pacientes apresentam placas dispersas com mucosa de permeio relativamente normal, enquanto outros exibem confluência de placas com pseudomembrana cobrindo toda a mucosa. Em alguns casos, as pseudomembranas podem estar presentes, predominantemente, no cólon proximal e não ser detectadas pela retossigmoidoscopia flexível. Nesses casos, entretanto, não é obrigatória realização de colonoscopia tendo em vista a potencial friabilidade da mucosa e o risco de perfuração intestinal.[16,17,20] Biópsias não são requeridas para diagnóstico de CDI. Podem ser necessárias para diagnóstico diferencial, principalmente em pacientes sem resposta clínica adequada em tratamento-padrão para *Clostridium difficile* (Fig. 70-1).[20]

O primeiro passo para o tratamento da CDI é a interrupção, se possível, do uso de antibiótico associado ao quadro. Em casos de alta suspeição clínica ou gravidade, o tratamento deve ser iniciado mesmo antes da confirmação laboratorial.[16] Os regimes antibióticos sugeridos nos *guidelines* americanos e europeu sofreram alterações devido ao aumento dos índices de falha e recorrência da CDI associados ao uso do metronidazol oral.[10] A escolha da antibioticoterapia depende da gravidade e recorrência do caso. No episódio inicial não grave, o antibiótico de escolha é a fidaxomicina (200 mg, via oral, 2 vezes ao dia por 10 dias) e como alternativa, a vancomicina (125 mg, via oral, 4 vezes por dia, por 10 dias), ficando reservado o metronidazol, em caso de indisponibilidade dos outros agentes. Na doença grave, além de um dos antibióticos (fidaxomicina ou

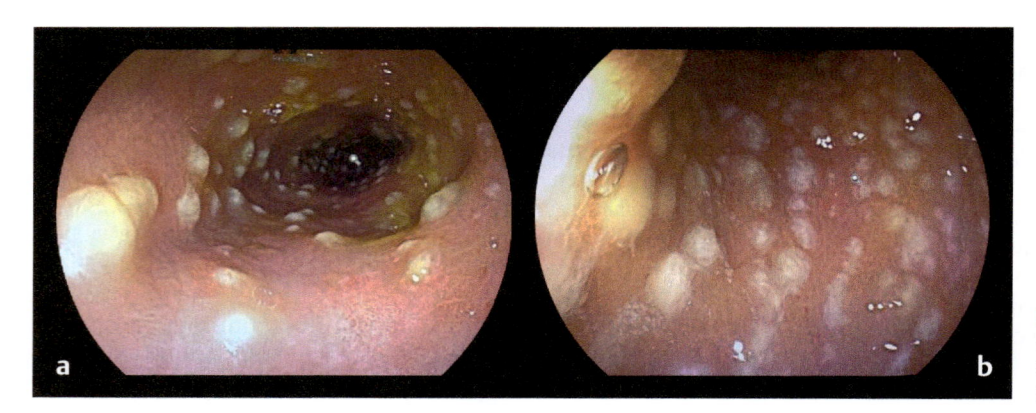

Fig. 70-1. (a, b) Colite por *C. difficile* com presença de pseudomembranas em cólon sigmoide. (Imagem do serviço de endoscopia digestiva do Hospital Materdei Salvador-BA.)

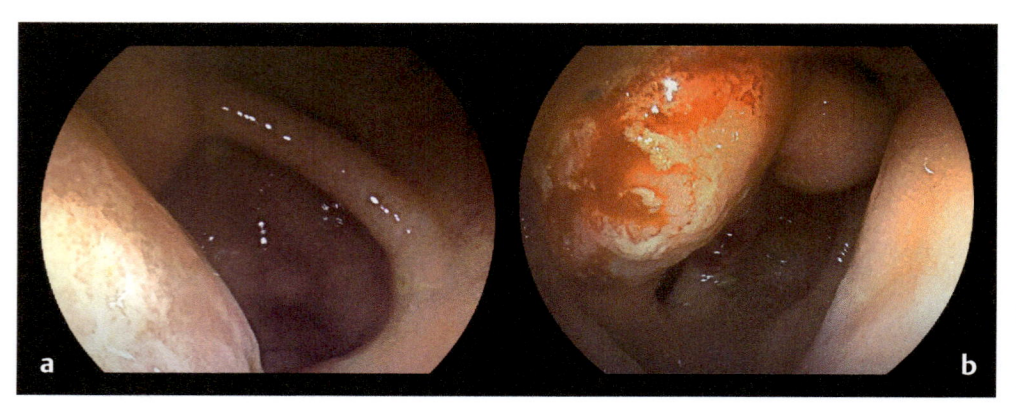

Fig. 70-2. (a, b) Inflamação na válvula ileocecal, com edema, ulcerações superficiais e fibrina, antes e depois das biópsias, com suspeita de colite por micobactéria.

vancomicina nas doses já citadas), é recomendado associar bezlotoxumabe (anticorpo monoclonal humano contra a toxina B), caso haja fatores de risco para recorrência. A forma fulminante permanece sendo tratada com associação de metronidazol venoso (500 mg de 8/8 h) e vancomicina oral (500 mg de 6/6 h).[8] Em casos recorrentes (CDI dentro de 8 semanas após a conclusão bem-sucedida do tratamento), a fidaxomicina ou vancomicina podem ser utilizadas em regimes estendidos e associados ao bezlotoxumabe.[8,10]

O transplante de microbiota fecal (TMF) é uma opção de tratamento para infecção recorrente, refratária ou fulminante, com taxas de cura superiores a 90%, após uma ou mais sessões.[8] Pacientes inaptos para cirurgia também podem ter seu quadro estabilizado ou mesmo revertido com a terapia, após uma média de 4,62 dias do TMF. Sociedades americanas (Infectious Diseases Society of America e Society for Health care Epidemiology of America) formalmente indicam o TMF a partir da terceira recorrência, já a diretriz europeia (European Society of Clinical Microbiology and Infectious Diseases) e o American College of Gastroenterology a partir da segunda recorrência, além de casos fulminantes refratários, se não elegíveis para cirurgia.[8,21] A via de administração com as maiores taxas de cura é via trato gastrointestinal (TGI) inferior (95% vs. 88%), preferencialmente por colonoscopia, sendo o enema de retenção uma opção, caso a endoscopia baixa não seja possível.[22] A via do TGI superior se dá através de sonda nasoduodenal/jejunal ou mais recentemente por cápsulas orais. A escolha da via deve ser individualizada, considerando preferências do paciente, *status* clínico, risco de perfuração do cólon e grau de dismotilidade intestinal. Fatores limitantes para o método são: a falta de padronização na via de administração das fezes e do número de sessões necessárias, chance de aquisição de microrganismos patogênicos (*E. coli, coronavírus*), baixa disponibilidade de doadores saudáveis e de acesso ao método. Bancos de fezes com triagem apropriada do doador e mais estudos na área serão necessários para maior popularização do tratamento.[8]

Mycobacterium Tuberculosis (TB)

A tuberculose do trato gastrointestinal é decorrente da infecção por organismos do complexo *Mycobacterium tuberculosis*, que incluem *M. tuberculosis, M. bovis, M. africanum, M. microti* e *M. caprae*.[23] A infecção do TGI usualmente é decorrente da infecção pulmonar primária, porém mais da metade dos casos ocorre como infecção primária gastrointestinal, sem doença pulmonar concomitante.[23,24] O trato gastrointestinal (TGI) é o sexto local mais acometido pelo bacilo,[25,26] correspondendo a 1-3% de todos os casos de tuberculose ao redor do mundo[23].

A tuberculose do TGI pode ser adquirida pela ingestão direta de organismos deglutidos do escarro, ou pela ingestão de alimentos contaminados, como leite não pasteurizado. Além disso, a infecção também pode ocorrer por disseminação hematogênica ou linfática de locais distantes, assim como pela extensão direta de tecidos contíguos.[23-27]

Os fatores de risco para o desenvolvimento da tuberculose do TGI incluem infecção pelo HIV e síndrome da imunodeficiência adquirida, malignidades, transplantados de órgãos sólidos, imunossupressos devido ao tratamento com glicocorticoides e agentes antifator de necrose tumoral (TNF), diabetes melito, insuficiência renal e cirrose.[23]

O quadro clínico da TB gastrointestinal pode ser inespecífico, com apresentação aguda ou crônica insidiosa. Sintomas constitucionais como febre, sudorese noturna e perda ponderal são frequentes. A presença de dor abdominal mal caracterizada é o sintoma mais comum, presente em 80-90% dos casos. Outros sintomas como alteração do ritmo intestinal, anorexia, distensão abdominal, obstrução intestinal e hematoquezia também podem ocorrer. A presença de massa palpável no quadrante inferior direito é encontrada em 25-50% dos pacientes.[23,28]

A tuberculose pode envolver qualquer local do TGI, incluindo esôfago, estômago, duodeno e região perianal.[27,29] A região mais comumente acometida é a ileocecal, correspondendo a 44-84% dos casos.[27,30] O íleo terminal é mais suscetível em razão da presença de tecido linfoide abundante, estase fisiológica aumentada, além de ser uma região com grande potencial de absorção, permitindo um contato mais livre do bacilo com a mucosa intestinal.[23,24,29] Outros locais comuns de acometimento são ceco, íleo, cólon ascendente, cólon transverso, cólon descendente e jejuno. O acometimento anal é raro, correspondendo a cerca de 1% dos casos de tuberculose abdominal, e pode se apresentar como fissura anal, fístula e abscessos perianais. O diagnóstico da infecção perianal é desafiador devido a raridade e mimetização da doença de Crohn.[23]

O diagnóstico da TB gastrointestinal pode ser atrasado devido aos sintomas clínicos inespecíficos, exigindo alto grau de suspeição clínica.[23] Radiografia de tórax evidenciando doença pulmonar em atividade está presente em menos de 50% dos casos.[28] A ileocolonoscopia é o método diagnóstico indicado, que permite a coleta de material para estudo histológico e microbiológico.[24,30] Quando houver suspeita de tuberculose, o uso de máscaras N95 pela equipe na sala de endoscopia é necessário para evitar inalação de bacilos. Os achados endoscópicos podem ser indistinguíveis de outras doenças do cólon, uma vez que a tuberculose intestinal pode mimetizar doença de Crohn, neoplasia, outras doenças granulomatosas e infecções bacterianas, fúngicas ou parasitárias.[23]

A aparência morfológica da TB intestinal pode ser dividida em três categorias: ulcerativa, hipertrófica ou ulcero-hipertrófica e fibrótica. A forma ulcerativa habitualmente se apresenta com diarreia crônica e má absorção, enquanto a forma hipertrófica geralmente causa dor abdominal e obstrução intestinal.[23] O achado endoscópico mais frequente são as ulcerações, vistas em 78% dos casos (múltiplas úlceras superficiais, orientadas transversal ou circunferencialmente). Outros achados incluem: eritema ou erosões, mucosa nodular, pseudopólipos, estenoses e raramente fístulas ou lesões tipo massa e pseudotumores (Fig. 70-2).[26,27,31]

As características macroscópicas apresentam um espectro muito amplo, dificultando o diagnóstico diferencial com doença de Crohn.[24,25] O achado de válvula ileocecal deformada, espessada, com aspecto em "boca de peixe", é mais compatível com tuberculose, enquanto úlceras aftosas, lesões salteadas e aspecto em pedra de calçamento são parâmetros mais sugestivos de doença de Crohn.[24,30,32]

A confirmação do diagnóstico é feita com base na presença de granulomas caseosos, de bacilos álcool-ácido resistentes (BAAR) pelo teste de Ziehl-Neelsen e em cultura, ou testes de reação em cadeia da polimerase (PCR) positivos feitos nos fragmentos de biópsias.[23,25] Como a doença intestinal é paucibacilar, os bacilos podem não ser isolados em amostras clínicas, de modo que as modalidades de teste para micobactérias possuem alta especificidade na TB gastrointestinal, porém baixa sensibilidade.[23,30] O teste cutâneo da tuberculina ou ensaio de liberação de interferon-γ (IGRA) não são úteis, principalmente em áreas endêmicas, uma vez que um teste positivo não significa infecção ativa.[23,26]

Biópsias obtidas por colonoscopia apresentaram 77% de acurácia diagnóstica, identificada por cultura e/ou histopatologia positivas. O rendimento da positividade pode ser melhorado com a coleta de biópsias múltiplas e mais profundas, já que os granulomas se localizam na submucosa (Fig. 70-2).[23,24,28,33]

A tuberculose do TGI pode levar a complicações graves como a formação de estenoses, obstrução intestinal, fístulas, coleções intra-abdominais, perfuração, peritonite e sangramento. A obstrução intestinal é a complicação mais frequente, relatada em 50-75% dos casos de tuberculose TGI em áreas endêmicas.[23,27,30]

A terapia antituberculose para TB gastrointestinal é a mesma para TB pulmonar com duração de 6 meses. Um curso de 8 semanas com isoniazida, rifampicina, pirazinamida e etambutol, seguido por isoniazida e rifampicina por 4 meses é considerado adequado na maioria dos casos, devendo-se avaliar necessidade de prolongamento da terapia caso a caso.[23,27,30,34] Uma revisão sistemática da Cochrane de três estudos randomizados controlados concluiu que a terapia por 6 meses é suficiente para obter resposta, e qualquer prolongamento não oferece benefício adicional.[35] Devido à precisão abaixo do ideal de muitos testes diagnósticos, pode ser necessário iniciar o tratamento de forma empírica se houver forte suspeita clínica, especialmente em áreas endêmicas.[23,27,30]

Os corticosteroides podem ser úteis para diminuir a inflamação e prevenção da fibrose pós-inflamatória, porém seu papel na TB gastrointestinal ainda é controverso e seu uso rotineiro não é recomendado. A cirurgia pode ser indicada em pacientes que não respondem à terapia medicamentosa ou em casos de complicações como obstrução, perfuração, fístula ou abscessos.[23,27,30] A dilatação endoscópica com balão pode ser necessária em casos de estenose.[23]

COLITES BACTERIANAS AGUDAS

Nos Estados Unidos, os principais agentes responsáveis pelas colites bacterianas agudas são *Campylobacter* e *Salmonella*, seguidos por *Shigella*, *Escherichia coli* e *Yersínia*. Em geral, o quadro clínico é bastante semelhante, com presença de dor abdominal, febre e diarreia, por vezes com sangue. Na grande maioria das vezes o tratamento com antibióticos é instituído de maneira empírica, dirigido contra enterobactérias Gram-negativas. O exame endoscópico fica reservado àqueles casos de dúvida diagnóstica.

Campylobacter

Um dos principais agentes etiológicos da diarreia aguda globalmente.[3] As espécies mais associadas à enterite são o *Campylobacter jejuni* e *Campylobacter coli*.[1] A transmissão ocorre pela ingestão de água ou alimentos contaminados ou pelo contato direto com animais infectados (principalmente aves).[34-37] As manifestações clínicas mais comuns são dor abdominal em região periumbilical com irradiação para fossa ilíaca direita, e diarreia com presença de sangue, podendo alguns pacientes cursarem com os sintomas prodrômicos como febre, dor no corpo e tontura. Deve-se atentar que a dor abdominal pode não vir acompanhada da diarreia e mimetizar quadro de apendicite aguda. Nestes casos, o diagnóstico pode ser estabelecido pela suspeição clínica associado à cultura das fezes ou pela cultura do organismo presente em fragmentos de tecido biopsiado.[1] Algumas complicações que podem ocorrer são colecistite, pseudoaneurisma séptico, síndrome hemolítico-urêmica, megacólon tóxico, pancreatite, artrite reativa e síndrome de Guillan-Barré.[3,37] Também já foi relatado que pacientes com histórico de infecção por *Campylobacter* possuem risco aumentado para desenvolvimento de doença inflamatória intestinal e síndrome do intestino irritável.[1] Dentre os achados na colonoscopia, observa-se edema segmentar, perda do padrão vascular e ulcerações.[37] O diagnóstico pode ser feito por PCR das fezes, ELISA para antígeno *Campylobacter* e cultura de fezes.[3]

Salmonella SPP

A *Salmonella typhimurium* (não tifoide) está relacionada com gastroenterites, sendo a principal causa de diarreia em todo o mundo, enquanto a *Salmonella typhi* está mais associada a sintomas sistêmicos (febre tifoide). Carne e produtos de aves contaminadas são as principais fontes de *Salmonella* não tifoide.[1,3,38] Achados clínicos da infecção por *Salmonella typhimurium* incluem náuseas, vômitos, dor adominal e diarreia, que pode ser aquosa ou sanguinolenta. Os sintomas começam entre 8 e 48 horas após a ingestão de alimento contaminado. Megacólon tóxico e bacteremia são possíveis complicações.[37] Os achados clínicos de *Salmonella typhi* são febre persistente, *delirium*, dor abdominal, esplenomegalia, bacteremia e *rash* cutâneo.[37]

O diagnóstico de salmonelose e de febre tifoide é estabelecido após o isolamento da bactéria por microbiologia. A hemocultura durante o período de bacteremia da *Salmonella typhi* é positiva em mais que 90% dos pacientes na primeira semana dos sintomas. Culturas de fezes, *swab* retal e biópsias endoscópicas também são úteis no diagnóstico.[37]

A avaliação endoscópica de pacientes com *Salmonella* não *typhi* revela hiperemia, friabilidade da mucosa, erosões, ulcerações e fissuras, com envolvimento segmentar do cólon. Em pacientes com *S. typhi* existe envolvimento do íleo terminal e do cólon proximal, com ulcerações de formato ovalar, de margens elevadas e base branca clara.[37] Esses achados endoscópicos podem ser semelhantes aos encontrados em pacientes com doença de Crohn.[1]

A doença é geralmente autolimitada em imunocompetentes, mas bacteremia pode ocorrer em adultos maiores que 65 anos, imunodeprimidos e portadores de anemia falciforme.[3]

Shigella

Causa comum de diarreia bacteriana, principalmente em países em desenvolvimento. A transmissão se faz por meio de alimentos ou água contaminados, diretamente pessoa a pessoa ou por contato oral-anal.[37] A apresentação clássica da infecção por Shigella é diarreia baixa, mucossanguinolenta, associada à dor abdominal, tenesmo e febre.[37] Náuseas e vômitos são pouco frequentes. Em um hospedeiro hígido, o curso da infecção dura cerca de 7 dias. Apesar de raro, casos de doença grave com complicações como proctite, megacólon tóxico e obstrução intestinal podem ocorrer. O paciente pode cursar, também, com complicações sistêmicas dentre elas bacteremia (mais comum em idosos e indivíduos com comorbidades), hipovolemia, reação leucemoide, sintomas neurológicos, artrite reativa e síndrome hemolítico-urêmica.[3,39]

Na maioria dos laboratórios clínicos de microbiologia, a determinação definitiva do organismo infectante é por cultura de fezes, sendo corroborado pela presença de leucócitos fecais e sangue.[37] O diagnóstico também pode ser obtido pelo PCR das fezes ou ELISA para antígeno *Shigella*.[3] Como diagnósticos diferenciais da infecção por *Shigella*, devem ser afastadas outras causas de diarreia infecciosa, além de causas não infecciosas, como doença inflamatória intestinal (DII). A doença pode apresentar-se de forma subaguda, com quadro clínico e endoscópico indistinguível da RCU (retocolite ulcerativa), o que é esclarecido após resultado da coprocultura, após as biópsias colônicas ou após resposta clínica à terapêutica antimicrobiana adequada para *Shigella*.[40] A colonoscopia revela edema, eritema, perda do padrão vascular, pontilhado hemorrágico, friabilidade, erosões e ulcerações de formato estrelar, com depósito de material branco-acizentado. Os locais mais comumente envolvidos são o reto e o sigmoide. Em 15% dos casos pode estender-se proximalmente, determinando quadro de colite extensa.[37,40]

Escherichia coli

Espécies de *Escherichia coli* fazem parte da microbiota intestinal normal em seres humanos e animais. Entretanto, existem cinco grupos de *E. coli* que podem causar doença, sendo característica da diarreia associada ao sorotipo da bactéria. Esses grupos incluem: *E. coli* enteropatogênica (EPEC), *E. coli* enterotoxigênica (ETEC), *E. coli* enteroagregativa (EAEC), *E. coli* enteroinvasiva (EIEC) e *E. coli* êntero-hemorrágica (EHEC, também chamada de *E. coli* produtora de *Shiga* toxina ou STEC). Os subtipos EIEC e EHEC podem causar disenteria, sendo o sorotipo O157:H7 (EHEC) uma importante causa de surtos de colite bacteriana aguda, estando associada à síndrome hemolítico-urêmico, anemia microangiopática, insuficiência renal e trombocitopenia.[37] O quadro clínico da infecção pela *E. coli* O157:H7 é variável, podendo mimetizar doença inflamatória intestinal, colite pseudomembranosa ou colite isquêmica. A maioria dos casos ocorre por ingesta de alimentos contaminados, principalmente carne malpassada, raramente podendo ser transmitida pessoa a pessoa ou diretamente pelo contato com animais. Entre os achados na colonoscopia, observa-se mucosa exibindo hiperemia, edema, erosões, ulcerações superficiais e longitudinais.[37]

Yersinia Enterocolítica

A colite por *Yersinia* habitualmente tem curso clínico subagudo, o que distingue da maioria dos patógenos responsáveis por colite bacteriana. O quadro clínico envolve diarreia, dor abdominal e febre, podendo ocorrer presença de leucócitos fecais, sangue e muco nas fezes. Dor em fossa ilíaca direita, mimetizando apendicite aguda, pode acontecer. Complicações são raras, sendo estas intestinais e extraintestinais.[41] Dentre as complicações intestinais, citam-se ulcerações profundas em íleo terminal e cólon, perfuração intestinal, peritonite, intussuscepção, íleo metabólico e megacólon tóxico. As complicações extraintestinais também são raras, destacando-se septicemia, abscessos abdominais ou pulmonares, endocardite, meningite, osteomielite, artrite séptica, eritema nodoso, dentre outros. O diagnóstico é estabelecido isolando-se o patógeno pela cultura das fezes, linfonodos mesentéricos, fluido peritoneal ou sangue. A transmissão se dá via fecal-oral, após contato com animais ou produtos de animais contaminados e pela ingestão de alimentos (principalmente carne de porco malcozida) ou água contaminada. Ao exame da mucosa, pela colonoscopia, podem ser observadas irregularidades em íleo terminal, com ou sem ulcerações, lesões aftoides em íleo e cólon direito, semelhante ao que ocorre na doença de Crohn. Por outro lado, inflamação difusa com eritema e perda do padrão vascular submucoso também podem ocorrer, assim como na retocolite ulcerativa.[37]

Menos comumente, outras bactérias como *Vibrio* spp., *Pleisomonas shigelloides*, *Aeromonas* spp., *Bacteroides fragilis* enterotoxigênico também podem provocar colites agudas.[3]

COLITES PARASITÁRIAS

As infecções entéricas parasitárias representam um problema de saúde pública, particularmente entre crianças e imunossuprimidos, sendo mais prevalentes nos países da Ásia, da África e da América Latina.[42] Os principais parasitas que afetam o trato digestório pertencem à classe dos protozoários e helmintos. O paciente pode apresentar desde um quadro agudo, simulando apendicite aguda, a um quadro crônico, com dor abdominal e diarreia, semelhante a outras doenças intestinais crônicas.[42,43]

Amebíase Intestinal

A *Entamoeba histolytica* infecta 10% da população mundial, resultando em 50 milhões de casos de amebíase invasiva (colite e doença extraintestinal) e 100.000 mortes anualmente. A prevalência é aumentada em áreas com condições socioeconômicas precárias como: Índia, África, México e partes da América Central e do Sul.[44]

Já em países desenvolvidos, ocorre com maior frequência em imigrantes e viajantes de áreas endêmicas, homossexuais, institucionalizados, além de indivíduos imunocomprometidos.[45]

É um patógeno de transmissão oral-fecal, raramente anal ou por enemas contaminados, sendo o ser humano o seu único hospedeiro e reservatório. Os cistos ingeridos através de água e alimentos contaminados iniciam a infecção, transformam-se em trofozoítos no intestino delgado e invadem a barreira mucosa no cólon causando destruição tecidual. Muitos pacientes apresentarão resolução da doença sem necessidade de tratamento, enquanto outros (4-10%) desenvolverão a doença em meses ou anos após a exposição.[45,46]

Os pacientes infectados podem desenvolver as formas: assintomática, extraintestinal ou intestinal (colite amebiana). Cerca de 90% das pessoas são assintomáticos.[46,47]

A forma extraintestinal ocorre quando o parasita invade a mucosa colônica, causando ulcerações e possibilidade de disseminação com invasão de outros órgãos, como fígado, baço, pulmões, coração e cérebro. O abscesso hepático é a manifestação extraintestinal mais comum, em geral não tem sintomas intestinais associados e a microscopia das fezes é negativa para trofozoítos da *Entamoeba histolytica*.[45]

A amebíase intestinal (colite amebiana) pode causar sintomas como dor abdominal, diarreia com sangue e muco, tenesmo, febre, perda ponderal, hematoquezia, anorexia, náuseas, exacerbação das doenças inflamatórias intestinais, invasão de adenocarcinoma do cólon pelo trofozoíto.[42] Algumas complicações graves e que podem exigir tratamento cirúrgico, como megacólon tóxico, hemorragia, perfuração intestinal, peritonite e colite fulminante, também são relatadas com menor frequência. Apendicite aguda amebiana raramente ocorre nas regiões com alto risco de amebíase.[42,45,48]

Ameboma é uma complicação rara, ocorrendo em menos de 1,5% dos casos, caracterizada por massa de tecido necrótico resultante de reação inflamatória extensa e formação pseudotumoral, podendo ser confundido com carcinoma colônico, tuberculose

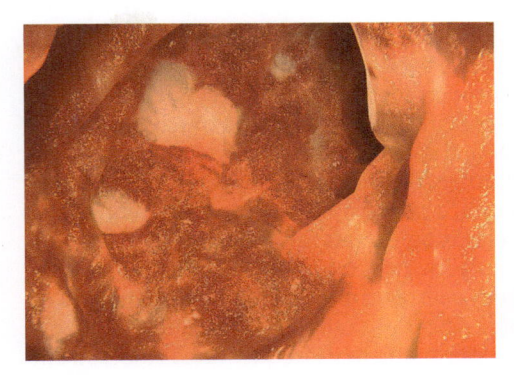

Fig. 70-3. Colite por amebíase: enantema, edema e ulcerações.

intestinal, linfoma não Hodgkin, infecção fúngica. Geralmente são solitários e, em ordem de frequência, localizam-se em ceco, apêndice e região retossigmoideana. Outras localizações menos frequentes são a flexura hepática e o cólon transverso. As principais complicações do ameboma são intussuscepção, obstrução, perfuração, apendicite e formação de fístula.[49,50]

O diagnóstico de colite amebiana pode ser difícil porque os sintomas e achados endoscópicos são inespecíficos e mimetizam outras doenças colônicas. Os métodos diagnósticos disponíveis incluem microscopia de fezes, detecção de antígeno fecal, reação em cadeia da polimerase (PCR) fecal, sorologia e colonoscopia com biópsias para estudo histopatológico.[51]

O exame endoscópico (Fig. 70-3) com realização de biópsias (preferencialmente da borda das úlceras) pode fornecer dados adicionais, auxiliando no diagnóstico diferencial com outras patologias como colite por citomegalovírus, *Clostridium difficile*, tuberculose e doenças inflamatórias intestinais. Os principais achados descritos são: edema da mucosa, friabilidade, perda do padrão vascular submucoso, erosões, úlceras recobertas ou não por exsudato, que podem variar na sua profundidade e tamanho, comumente localizadas no ceco e no reto.[46,52,53]

O tratamento para a amebíase intestinal consiste no uso de metronidazol 500 a 750 mg, em 3 tomadas diárias, por 7 a 10 dias, seguido por um agente luminal, como o iodoquinol ou paromomicina, com boa resposta na maioria dos casos. Alternativas ao metronidazol incluem tinidazol, secnidazol ou ornidazol.[43]

Esquistossomose

A esquistossomose acomete cerca de 250 milhões de pessoas em todo o mundo e representa um grave problema de saúde pública nos países em desenvolvimento, sendo endêmica na Ásia, na África e na América do Sul.[54]

É causada por um grupo variado de espécies de *Schistosomas* (*S. mansoni*, *S. japonicum*, *S. haematobium*, *S. intercalatum*, *S. mekongi*), dos quais o *S. japonicum* e o *S. mansoni* são responsáveis por causar doença no trato gastrointestinal.[55]

As manifestações clínicas podem ser agudas ou crônicas. No quadro agudo podem estar presentes: dermatite ou urticária no local de entrada do parasita na pele (prurido de Swimmer), eosinofilia e febre de Katayama, que é uma reação de hipersensibilidade sistêmica caracterizada por febre, mialgia e letargia. Na esquistossomose gastrointestinal podem ocorrer anemia, edema da mucosa, sangramento e ulceração devido ao processo inflamatório agudo na parede intestinal. Já no quadro crônico, ocorre um processo inflamatório com formação de granuloma ao redor dos ovos do *Schistosoma* depositados na submucosa intestinal, causando sinais e sintomas como dor abdominal e diarreia com sangue, ulcerações, estenose e pólipos inflamatórios (Fig. 66-4). Esses achados são inespecíficos e podem mimetizar outras doenças gastrointestinais, como doença de Crohn ou tuberculose intestinal. Complicações menos frequentemente relatadas são obstrução intestinal, apendicite aguda, intussuscepção, colite isquêmica.[56-60]

A reação inflamatória depende do *status* imunológico do paciente, do números de ovos e do tempo em que eles permanecem no hospedeiro. Poucos casos de carcinoma associados ao *S. japonicum* são relatados, uma vez que essa relação permanece controversa e com mecanismos incertos.[42,43,61-63] Num estágio precoce, os achados endoscópicos podem variar desde uma mucosa normal a uma mucosa edemaciada, friável, com hemorragia petequial, apagamento do padrão vascular submucoso, eritema, granularidade e ulcerações. Na colite crônica observa-se mucosa intestinal pálida, nódulos amarelados e elevados, e, mais raramente, estenoses e pólipos, que podem ser únicos ou múltiplos. Alterações inflamatórias agudas e crônicas podem ocorrer simultaneamente no mesmo ou em diferentes segmentos do cólon, com uma clara demarcação entre elas, sendo a inflamação aguda mais frequente no cólon direito e a crônica no cólon esquerdo. Os achados mais característicos são nódulos amarelo-esbranquiçados ou amarelo-acinzentados similares à colite pseudomembranosa.[61,64] Estudos prévios demonstram que achados colonoscópicos são sugestivos de esquistossomose em 45,3% dos pacientes, mas os ovos do parasita são detectados em somente 11,1% daqueles com biópsias colônicas positivas para *S. mansoni*.[62] Na colite esquistossomótica aguda observam-se ovos de *Schistosoma* intactos que são depositados na lâmina própria com infiltração de eosinófilos e neutrófilos. Nos quadros crônicos, os ovos tornam-se calcificados e são depositados na submucosa, onde se observa infiltração de linfócitos e plasmócitos, atrofia epitelial, redução das glândulas intestinais e diferentes graus de fibrose.[62,64,65]

O diagnóstico da esquitossomose pode ser realizado por ensaios diretos (demonstração de ovos nas fezes por meio de microscopia – Kato-Katz, PCR no sangue, urina e/ou fezes) e ensaios indiretos (anticorpos no sangue por sorologia). A biópsia retal é útil se os outros testes forem negativos. Se os ovos não forem identificado na biópsia, a observação de criptas com aspecto habitual, mas com excesso de muco, infiltração focal ou difusa de eosinófilos, podem ser sugestivos de esquistossomose colônica.[64]

O tratamento deve ser oferecido a todos os pacientes com evidência de infecção independente da presença ou não de sintomas. A droga de escolha para todas as espécies é o praziquantel. Para o tratamento da infecção crônica do *S. mansoni* utiliza-se a dose de 40 mg/kg, em uma ou duas tomadas. A chance de cura é superior a 85%. Na falha terapêutica pode ser usado o oxaminiquine associado ou não ao praziquantel.[66]

Estrongiloidíase

O *Strongyloides stercoralis* é um parasita de ciclo complexo, cuja transmissão ocorre com o contato da pele com as larvas infectantes no solo contaminado. Ele pode acometer tanto indivíduos imunodeprimidos quanto imunocompetentes, sendo que 30% são assintomáticos.[42]

Os achados endoscópicos incluem dobras espessadas e erosões no estômago, duodeno com edema, mucosa com coloração marrom, pontilhados de enantema, hemorragia subepitelial e megaduodeno e cólon com edema, perda do padrão vascular, úlceras aftosas, erosões, ulcerações serpiginosas e lesões xantoma-*like*. O envolvimento colônico é bem documentado na doença disseminada, porém, publicações têm mostrado que pode ocorrer também em pacientes com doença localizada. As alterações histopatológicas identificadas foram presença de eosinófilos na lâmina própria, larvas filariformes e granulomas eosinofílicos. O tratamento com ivermectina (200 μg/kg) por 1 a 2 dias é altamente efetivo.[67-69]

COLITES VIRAIS

Gastroenterite viral é uma patologia comum em todo o mundo, sendo a principal causa de diarreia em países desenvolvidos.[70] Os principais vírus etiopatogênicos são rotavírus, norovírus, adenovírus entérico e astrovírus. Com o advento da vacinação para o rotavírus, o norovírus tem sido uma importante causa de gastroenterites em adultos e crianças.[71] Entre os pacientes imunocompetentes, as colites virais são frequentemente causadas por rotavírus e, mais atualmente, pelo norovírus. Em geral são infecções autolimitadas, de curta duração, sem necessidade de exame endoscópico ou de tratamento específico.[72] Entre os pacientes imunocomprometidos, os agentes mais prevalentes são o próprio vírus da imunodeficiência humana (HIV), o citomegalovírus (CMV) e o vírus herpes simples (HSV). Nestes casos o exame endoscópico é fundamental para o diagnóstico.[73] A apresentação clínica pode variar desde pacientes assintomáticos até uma doença mais severa com febre, vômitos, cefaleia e sintomas constitucionais.

Rotavírus

Possui transmissão oral-fecal, com período de incubação de cerca de 48 horas.[74] Nos países tropicais, a infecção ocorre durante todo o ano. Em crianças o quadro é mais grave pelo alto risco de desidratação. Os pacientes apresentam diarreia volumosa associada a vômitos, febre, astenia.[75]

Norovírus

Causa mais comum de gastroenterite em adultos e crianças após o advento da vacinação contra rotavírus. O período de incubação é de 1 a 2 dias. Tem duração de até 3 dias e não resulta em imunidade duradoura. A transmissão é mais comum pelos pacientes sintomáticos, não possuindo sazonalidade específica. A diarreia tem característica de má absorção associada a vômitos.[76]

Adenovírus

O Adenovírus entérico é responsável por 5% a 10% das gastroenterites em crianças pequenas (menores que 4 anos). Ocorre durante todo o ano, com pico no verão.[77,78]

Astrovírus

O Astrovírus ocorre em indivíduos de todas as idades, principalmente em crianças menores que 4 anos. As manifestações clínicas incluem febre baixa, diarreia, cefaleia, mal-estar e náuseas. Vômitos ocorrem com pouca frequência. Os sintomas geralmente duram de 2 a 3 dias e o período de incubação é de 3 a 4 dias. Há um pico de infecção durante os meses de inverno.[79]

Citomegalovírus

O espectro de doenças causadas pelo citomegalovírus (CMV) é variável, dependendo de fatores relacionados com o hospedeiro. Pacientes imunocomprometidos apresentam alta morbidade e mortalidade, principalmente aqueles portadores do vírus da imunodeficiência humana (HIV) e pós-transplantados. Em pacientes imunocompetentes, a colite por CMV é, em geral, assintomática ou pode simular a síndrome de mononucleose.[80]

O acometimento do trato gastrointestinal pelo CMV em pacientes imunocompetentes é raro, podendo, nestes casos, ocorrer no cenário de uma infecção primária. Em pacientes imunocomprometidos, a colite por CMV quase sempre é secundária à reativação de infecção latente.[81] É a infecção viral mais frequente em pacientes com doença inflamatória intestinal, com prevalência relatada de até 34%.[82] Os achados endoscópicos nesses casos são muito variáveis, desde discreto edema e hiperemia até hemorragia da mucosa e úlceras bem delimitadas.[83] O padrão-ouro para o diagnóstico é a biópsia das úlceras, com a identificação das inclusões citomegálicas e a vasculite ou a imuno-histoquímica positiva na histopatologia para CMV.[84]

O tratamento da colite por CMV envolve o uso de Ganciclovir ou Foscarnet. O tratamento a longo prazo geralmente só é necessário em pacientes com quadros de colite de repetição.[85] Pacientes portadores de HIV devem manter o tratamento antiviral em associação ao tratamento do CMV.[86] Em pacientes transplantados deve-se, quando possível, rever o esquema de tratamento com imunossupressores.[87]

Vírus Herpes Simples (HSV)

A prevalência de HSV-1 e HSV-2 na população geral é de até 98% e 20%, respectivamente. Em pacientes imunocompetentes, a infecção pelo herpesvírus habitualmente se restringe ao reto distal e raramente se estende acima de 15 cm da borda anal. Já os pacientes imunocomprometidos podem desenvolver infecções graves localizadas ou sistêmicas com morbimortalidade significativas.[82]

A colite por HSV é uma complicação grave após terapia imunossupressora em pacientes com doença inflamatória intestinal, por isso, todos os pacientes devem ser questionados sobre essa infecção antes de iniciar o tratamento.[87]

Os achados à colonoscopia incluem vesículas, além de friabilidade da mucosa e úlceras. A biópsia é indispensável ao diagnóstico, evidenciando inclusões virais, células gigantes multinucleadas e infiltrado perivascular. O tratamento desta infecção está indicado em pacientes imunocomprometidos, sendo o aciclovir a primeira escolha.[88]

COVID-19

A infecção do COVID 19 é ocasionada pelo vírus SARS-CoV-2 e tem como manifestações principais sintomas respiratórios. Entretanto, até um terço dos pacientes com COVID-19 apresentam inicialmente sintomas gastrointestinais como anorexia, diarreia, náuseas, vômitos e dor abdominal, na ausência de queixas respiratórias.[89,90] Estudos sugerem que os sintomas diarreicos em pacientes com COVID-19 foram associados a um prognóstico mais favorável.[91]

Em pacientes com COVID grave, o SARS-CoV-2 pode causar colite isquêmica, devido à instabilidade hemodinâmica e terapia vasopressora. Porém há relatos na literatura de colite isquêmica e hemorrágica associada ao COVID-19 como principal manifestação clínica. Na maioria dos casos da colite hemorrágica o tratamento foi realizado com corticoide tópico ou venoso associado ou não a outras medicações. Mais estudos são necessários para uma melhor compreensão do envolvimento gastrointestinal incomum e seu diagnóstico/tratamento direcionado.[92-96]

COLITES FÚNGICAS

A infecção do cólon por fungos é algo raro, sobretudo em pacientes imunocompetentes. Existem casos descritos de infecção por *Candida*, *Histoplasma capsulatum*, *criptosporidium*, *Aspergillus* spp., *Paracoccidioides* spp., *Mucorales* dentre outros menos comuns. Em mais da metade dos casos de colite por fungos, exceto zigomicose e aspergilose, há infecção disseminada.[99] A população mais acometida são os portadores de síndrome da imunodeficiência adquirida (SIDA), transplantados, oncológicos, além de pacientes com doença crônica hepática ou renal.[97] Existe um crescente interesse na investigação das colites fúngicas em razão da ampliação e da diversificação no tratamento das doenças oncológicas, bem como pelo crescente aumento do número de transplantes realizados em nosso meio.

Candida spp.

Apesar de relativamente frequentes na cavidade oral e no esôfago, o diagnóstico de colite por *Candida* é algo infrequente e habitualmente associado à infecção sistêmica.[99-101] Entre as espécies conhecidas, a mais comumente descrita é a *Candida albicans*, embora existam casos de colite por *Candida glabrata* e tropical sobretudo entre pacientes transplantados ou portadores de SIDA.[97,100] O quadro clínico habitualmente é de diarreia em paciente conhecidamente imunodeprimido, associado à dor abdominal, febre e, por vezes, sangramento digestivo baixo, que não apresenta resposta ao uso de antibioticoterapia sistêmica. Hemoculturas positivas podem ajudar a confirmar a candidemia.[98] O diagnóstico de colite por *Candida* é dado por meio de colonoscopia com biópsias. Os achados endoscópicos podem variar desde um aspecto semelhante à colite pseudomembranosa, com formação de pseudomembranas esbranquiçadas e facilmente destacáveis, até a presença de erosões ou úlceras, com bordas elevadas e base recoberta por fibrina ou mesmo necrose.[97,100,102] O achado de hifas no estudo anatomopatológico confirma o diagnóstico. O tratamento envolve o uso de fluconazol oral ou caspofungina.[99] Em caso de falha com tratamento medicamentoso, a ressecção cirúrgica do segmento envolvido pode ser indicada.[97,98]

Histoplasma capsulatum

A infecção por *Histoplasma capsulatum* não é frequente em nosso meio, embora seja uma das principais infecções fúngicas entre os portadores de SIDA[103] e com acometimento colônico em 28% das vezes.[99] Existem casos relatados na literatura de acometimento do cólon no contexto de uma histoplasmose sistêmica, a maioria em pacientes com algum grau de imunodeficiência.[103,104] Existem ainda casos de maior gravidade, envolvendo infecção por histoplasma associado à infecção por outros agentes como CMV e ameba.[97,105,106] O quadro clínico do paciente com colite por histoplasma envolve diarreia, dor abdominal, febre, anorexia e perda ponderal. O diagnóstico é feito por colonoscopia com múltiplas biópsias para estudo anatomopatológico e cultura. Os achados endoscópicos variam desde enantema, friabilidade, úlceras extensas, com pseudopólipos, até a presença de úlceras extensas entremeadas por mucosa normal que podem simular doença de Crohn ou presença de lesões vegetantes que podem simular neoplasia.[103,107] O achado de úlceras com depressão central sobre pseudopólipos é descrito em pacientes com colite por histoplasma.[97] O estudo anatomopatológico pode identificar granulomas, embora este achado seja menos frequente em pacientes mais imunocomprometidos.[108] O tratamento medicamentoso envolve o uso de anfotericina B lipossomal, sendo o itraconazol uma segunda opção.[97] Em caso de falta de resposta, o tratamento cirúrgico pode ser indicado.[103]

Cryptococcus neoformans

A infecção pelo *Cryptococcus neoformans* é descrita em pacientes imunocomprometidos. Habitualmente esta infecção acomete o pulmão e o sistema nervoso central, mas em casos de doença disseminada o trato gastrointestinal pode estar envolvido. Casos de colite por *Crytococcus neoformans* têm sido descritos sobretudo entre pacientes portadores de SIDA e entre portadores de doenças inflamatórias intestinais em uso de agentes imunossupressores.[31,109] Endoscopicamente, as principais apresentações são massa ou pólipos, mas achados atípicos como abscesso retal e estenose já foram relatados.[99] Estudos de autópsias evidenciam que a estrutura do TGI mais comumente acometida é o cólon (*Gastrointestinal cryptococcosis*), acometido em 17% dos casos de doença pulmonar ou disseminada. O diagnóstico é pautado na cultura, na detecção do antígeno capsular no sangue e no achado microscópico de leveduras capsuladas nas biópsias do cólon. O tratamento envolve o uso de anfotericina B lipossomal seguido de fluconazol.[97]

Aspergillus

O *Aspergillus* é um fungo capaz de causar infecções sistêmicas extremamente graves em pacientes imunocomprometidos. Neste contexto o cólon pode estar envolvido, sendo a dor abdominal a apresentação mais comum.[97,110-112] O diagnóstico se faz com base no diagnóstico da infecção sistêmica associado a exame endoscópico com biópsias. Os achados endoscópicos podem variar desde extensas ulcerações recobertas por fibrina ou com aspecto necrótico semelhante à colite isquêmica, até lesões vegetantes que podem ter aspecto tumoral.[110] Habitualmente a colite por *Aspergillus* entra no contexto de uma infecção sistêmica grave e deve ser tratada o mais precoce possível. As drogas mais utilizadas são o voriconazol e a anfotericina B lipossomal.[113]

Paracoccidioides spp.

A paracoccidioidomicose ocorre especialmente nos países da América latina, sendo endêmico em áreas rurais e afetando principalmente homens que desempenham atividades agrícolas.[114] Ao contrário das outras infecções por fungos, na maioria dos casos relatados não se observa estado de imunodepressão. O órgão mais frequentemente acometido é o pulmão. No entanto, todo o TGI pode ser acometido, havendo envolvimento colônico em 29% dos casos. Como a infecção se dissemina via sistema linfático, o íleo e o ceco são as regiões mais afetadas. Seus sintomas mais prevalentes são diarreia e dor abdominal. Na colonoscopia, os principais achados são: úlceras, massa ou formações polipoides e em menor proporção estenoses. O diagnóstico se dá por biópsias e análise microscópica direta, mas métodos sorológicos e detecção de antígenos também são disponíveis. Itraconazol 200 mg/dia por 6 meses é o esquema de escolha e a anfotericina B deve ser usada em formas graves ou refratárias.[99,115]

Tratamento Endoscópico

A terapêutica endoscópica (TE) das colites infectoparasitárias que se apresentam com diarreia não é necessária com frequência, mas está indicada nos casos de sangramento intenso. A hemostasia endoscópica de cotos vasculares, em especial nos casos de salmoneloses e amebíase que acometem íleo, ceco ou reto, pode ser realizada com os métodos de injeção, utilizando solução de adrenalina, termocoagulação, preferencialmente com plasma de argônio ou ainda método mecânico a exemplo de hemoclipes. A TE, quando necessária, é eficaz e evita, na maioria das vezes, cirurgias em condições desfavoráveis dos pacientes. Entretanto, a TE faz parte de um contexto amplo de tratamento, onde o diagnóstico do agente etiológico e a terapia específica são fundamentais.[116]

CONSIDERAÇÕES FINAIS

Em todo o mundo, são milhões de casos de diarreia aguda ao ano. As colites infecciosas acometem pessoas de ambos os sexos, de todas as idades e de qualquer nacionalidade. Inúmeros esforços têm sido feitos no sentido de reduzir a incidência das colites infectoparasitárias. Esses investimentos vão muito além das medidas socioeducativas e em saneamento básico, extremamente necessárias em países subdesenvolvidos. São investimentos em métodos de prevenção como o desenvolvimento de vacina contra o *Clostridioides difficile*, em métodos diagnósticos (que permitem identificação precoce do agente envolvido) e a descoberta de novas drogas capazes de tratar de forma mais rápida e eficaz a infecção com melhor perfil de segurança para o paciente.

REFERÊNCIAS BIBLIOGRÁFICAS

1. Navaneethan U, Giannella RA. Infectious colitis. Curr Opin Gastroenterol. 2011;27(1):66-71.
2. GBD 2016 Diarrhoeal Disease Collaborators. Estimates of the global, regional, and national morbidity, mortality, and aetiologies of diarrhoea in 195 countries: a systematic analysis for the Global Burden of Disease Study 2016. Lancet Infect Dis. 2018;18(11):1211-1228.
3. Iqbal T, DuPont HL. Approach to the patient with infectious colitis: clinical features, work-up and treatment. Curr Opin Gastroenterol. 2021;37(1):66-75.
4. DuPont HL. Acute infectious diarrhea in immunocompetent adults. NEJM. 2014;370:1532-40.
5. Gu T, Li W, Yang LL, et al. Systematic review of guidelines for the diagnosis and treatment of Clostridioides difficile infection. Front CellInfect Microbiol. 2022;12:926482.
6. Clostridioides difficile infection Updated guidance on management and treatment. UKHSA. 2022. GOV-12513
7. Dubberke ER, Gerding DN, Classen D. et al. Strategies to prevent Clostridium difficile infections in acute care hospitals. Infect Control Hosp Epidemiol. 2008;29(1):S81-92.
8. Ramesh AS, MunozTello C, Jamil D, et al. Role of Fecal Microbiota Transplantation in Reducing Clostridioides difficile Infection- Associated Morbidity and Mortality: A Systematic Review. Cureus. 2022;14(8):e28402.
9. Sucher A, Biehle L, Smith A, Tran C. Updated Clinical Practice Guidelines for C difficile Infection in Adults. US Pharm. 2021;46(12):HS10-HS16.
10. Bagdasarian N, Rao K, Malani PN. Diagnosis and treatment of Clostridium difficile in adults: a systematic review. JAMA. 2015;313(4):398-408.
11. Chitnis AS, Holzbauer SM, Belflower RM, et al. Epidemiology of community-associated clostridium difficile infection, 2009 through 2011. JAMA Intern Med. 2013;173(14):1359-67.
12. Bulusu M, Narayan S, Shetler K, Triadafilopoulos G. Leukocytosis as a harbinger and surrogate marker of Clostridium difficile infection in hospitalized patients with diarrhea. Am J Gastroenterol. 2000;95(11):3137-41.
13. Kelly CP, LaMont JT. Clostridium difficile – more difficult than ever. N Engl J Med. 2008;359(18):1932-40
14. Bishop EJ, Tiruvoipati R. Management of Clostridioides difficile infection in adults and challenges in clinical practice: review and comparison of current IDSA/SHEA, ESCMID and ASID guidelines. J Antimicrob Chemother. 2022;78(1):21-30.
15. Surawicz CM, Brandt LJ, Binion DG, et al. Guidelines for diagnosis, treatment, and prevention of clostridium diffi cile infections. Am J Gastroenterol. 2013;108(4):478-98.
16. Ofosu A. Clostridium difficile infection: a review of current and emerging therapies. Ann Gastroenterol. 2016;29(2):147-54.
17. Pereira NG. Infecção pelo Clostridium difficile. J Bras Med. 2014;102(5):27-49.
18. Khanna S. My Treatment Approach to Clostridioides difficil eInfection. Mayo Clin Proc. 2021;96(8):2192-2204.
19. Seo TH, Kim JH, Ko SY, et al. Cytomegalovirus colitis in immunocompetent patients: a clinical and endoscopic study. Hepatogastroenterology. 2012;59:2137.
20. Walsh TJ, Anaissie EJ, Denning DW, et al. Treatment of aspergillosis: clinical practice guidelines of the Infectious Diseases Society of America. Clin Infect Dis. 2008;46(3):327-60.
21. Kelly Colleen R, Fischer Monika, Allegretti Jessica R, et al. Diretrizes Clínicas da ACG: Prevenção, Diagnóstico e Tratamento de Infecções por Clostridioidesdifficile. The American JournalofGastroenterology. 2021;116(6):1124-1147.
22. Quraishi MN, Widlak M, Bhala N, et al. Systematic review with meta-analysis: the efficacy of faecal microbiota transplantation for the treatment of recurrent and refractory Clostridium difficile infection. Aliment Pharmacol Ther. 2017;46:479.
23. Eraksoy H. Gastrointestinal and Abdominal Tuberculosis. Gastroenterol Clin North Am. 2021;50(2):341-360.
24. Debi U, Ravisankar V, Prasad KK, et al. Abdominal tuberculosis of the gastrointestinal tract: revisited. World J Gastroenterol. 2014;20(40):14831-40.
25. Donoghue HD, Holton J. Intestinal tuberculosis. Curr Opin Infect Dis. 2009;22(5):490-6.
26. Malikowski T, Mahmood M, Smyrk T, et al. Tuberculosis of the gastrointestinal tract and associated viscera. J Clin Tuberc Other Mycobact Dis. 2018;12:1-8.
27. Al-Zanbagi AB, Shariff MK. Gastrointestinal tuberculosis: A systematic review of epidemiology, presentation, diagnosis and treatment. Saudi J Gastroenterol. 2021;27(5):261-274.
28. Misra SP, Misra V, Dwivedi M, Gupta SC. Colonic tuberculosis: Clinical features, endoscopic appearance and management. J Gastroenterol Hepatol. 1999;14(7):723-9.
29. Gupta P, Kumar S, Sharma V, et al. Common and uncommon imaging features of abdominal tuberculosis. J Med Imaging Radiat Oncol. 2019;63(3):329-339.
30. Jha DK, Pathiyil MM, Sharma V. Evidence-based approach to diagnosis and management of abdominal tuberculosis. Indian J Gastroenterol. 2023;42(1):17-31.
31. Chen LP, Li J, Huang MF, et al. Cryptococcus neoformans infection in ulcerative colitis with immunosuppressants. Inflamm Bowel Dis 2011;17(9):2023-4
32. Alvares JF, Devarbhavi H, Makhija P, et al. Clinical, colonoscopic, and histological profile of colonic tuberculosis in a tertiary hospital. Endoscopy. 2005;37(4):351-6.
33. Pulimood AB, Peter S, Ramakrishna BS, et al. Segmental colonoscopic biopsies in the differentiation of ileocolic tuberculosis from Crohn's disease. J Gastroenterol Hepatol. 2005;20(5):688-96.
34. Sharma SK, Ryan H, Khaparde S, et al. Index-TB guidelines: Guidelines on extrapulmonary tuberculosis for India. Indian J Med Res. 2017;145(4):448-463.
35. Jullien S, Jain S, Ryan H, Ahuja V. Sixmonth therapy for abdominal tuberculosis. Cochrane Database Syst Rev. 2016;11:Cd012163.
36. Marshall JB. Tuberculosis of the gastrointestinal tract and peritoneum. Am J Gastroenterol. 1993;88(7):989-99.
37. Papaconstantinou HT, Thomas JS. Bacterial colitis. Clin Cólon Rectal Surg. 2007;20(1):18-27.
38. Shane AL, Mody RK, Crump JA, et al. Infectious Diseases Society of America Clinical Practice Guidelines for the Diagnosis and Management of Infectious Diarrhea. Clin Infect Dis. 2017;65(12).
39. Stoll BJ, Glass RI, Huq MI, et al. Epidemiologic and clinical features of patients infected with Shigella who attended a diarrheal disease hospital in Bangladesh. J Infect Dis. 1982;146(2):177-83.

40. Mantzaris GJ. Endoscopic diagnosis of infectious colitis. Annals of gastroenterology. 2007;20(1):71-4.
41. Rosner BM, Stark K, Werber D. Epidemiology of reported Yersinia enterocolitica infections in Germany, 2001-2008. BMC Public Health. 2010;10(1):337.
42. Goldberg JE. Parasitic colitides. Clin Cólon Rectal Surg. 2007;20:38-46.
43. Hechenbleikner EM, McQuade JA. Parasitic colitis. Clin Cólon Rectal Surg. 2015;28:79-86.
44. Peterson KM, Singh U, Petri WA Jr. Amebíase Entérica. In: Doenças Infecciosas Tropicais: Princípios, Patógenos e Prática, 3ª ed, Guerrant R, Walker DH, Weller PF (Eds), Saunders Elsevier, Filadélfia. 2011:614.
45. Fleming F, Cooper CJ, Vega RR, et al. Clinical manifestations and endoscopic findings of amebic colitis in a United States-Mexico border city: a case series. BMC Research Notes. 2015;8:781.
46. Lee KC, Lu CC, Hu WH, et al. Colonoscopic diagnosis of amebiasis:a case series and systematic review. Int J Colorectal Dis. 2015;30:31-41.
47. Okamoto M, Kanabe T, Ohatak K, et al. Short report: amebic colitis in asymptomatic subjects with positive fecal occult blood test results: clinical features different from symptomatic cases. Am J Trop Med Hyj. 2005;73(5):934-5.
48. Wandono H. Colitis amebiasis with symptom of occasional dripped anal bleending. Indones J Intern Med. 2007;39:183-5.
49. Fernandes H, D'Souza CR, Swethadri GK, Ramesh Naik CN. Ameboma of the cólon with amebic liver abscess mimicking metastatic cólon cancer. Indian J Pathol Microbiol. 2009;52:228-30.
50. Lina CC, Kaon KY. Ameboma: a cólon carcinoma-like lesion in a colonoscopy finding. Case Rep Gastroenterol. 2013;7:438-41
51. Saidin S, Othman N, Noordin R. Atualização no diagnóstico laboratorial da amebíase. Eur J Clin Microbiol Infect Dis. 2019;38:15.
52. Nagata N, Shimbo T, Akiyama J, et al. Predictive value of endoscopic findings in the diagnosis of active intestinal amebiasis. Endoscopy. 2012;44:425-8.
53. Singh R, Balekuduru A, Simon EG, et al. The differentiation of amebic colitis from inflammatory bowel disease on endoscopic mucosal biopsies. Indian J Pathol Microbiol. 2015;58:427-32.
54. LoVerde, PT. Esquistossomose. In: Toledo, R., Fried, B. (orgs) Trematoides digenéticos. Avanços em Medicina e Biologia Experimental, Springer, Cham. 2019;1154.
55. Gryseels B. The epidemiology of schistosomiasis in Burundi and its consequences for control. Trans R Soc Trop Med Hyg. 1991;85:626.
56. Stephenson L. The impact of schistosomiasis on human nutrition. Parasitology. 1993;107:S107.
57. Stothard JR, Sousa-Figueiredo JC, Betson M, et al. Schistosomiasis in African infants and preschool children: let them now be treated! Trends Parasitol. 2013;29:197.
58. Mu A, Fernandes I, Phillips D. A 57-Year-Old Woman With a Cecal Mass. Clin Infect Dis. 2016;63:703.
59. Gabbi C, Bertolotti M, Iori R, et al. Acute abdomen associated with schistosomiasis of the appendix. Dig Dis Sci. 2006;51:215.
60. Lamyman MJ, Noble DJ, Narang S, Dehalvi N. Small bowel obstruction secondary to intestinal schistosomiasis. Trans R Soc Trop Med Hyg. 2006;100:885.
61. Issa I, Osman M, Aftimas G. Schistosomiais manifesting as a cólon polyp: a case report. Journal of Medical Case Reports. 2014;8:331.
62. Limaiem F, Sassi A, Mzabi S. Crohn's disease and schistosomiasis: a rare association. Pan African Medical Journal. 2016;25:124.
63. Liu W, Zeng HZ, Wang QM. Schistosomiasis combined with colorectal carcinoma diagnosed based on endoscopic findings and clinicopathological characteristics: a report on 32 cases. Asian Pac J Cancer Prev. 2012;14(8):4839-42.
64. Cao J, Liu WJ, Xu XY, et al. Endoscopic finding and clinicopathologic characteristics of colonic schistosomiasis: a report of 46 cases. World J Gastroentero.l 2010;16(6):723-7.
65. Swe T, Baqui A, Naing AT, et al. Non-necrotizing colonic granuloma induced by schistosomiasis. J Community Hosp Intern Med Perspect. 2016;6:33114.
66. Fukushige M, Chase-Topping M, et al. Efficacy of praziquantel has been maintained over four decades (from 1977 to 2018): A systematic review and meta-analysis of factors influence its efficacy. PLoS Negl Trop Dis. 2021.
67. Rivasi F, Pampiglione S, Boldorini R, Cardinale L. Histopathology of gastric and duodenal Strongyloides stercoralis locations in fifteen immunocompromised subjects. Arch Pathol Lab Med. 2006;130:1792.
68. Thompson BF, Fry LC, Wells CD, et al. The spectrum of GI strongyloidiasis: an endoscopic-pathologic study. Gastrointest Endosc. 2004;59:906.
69. Henriquez-Camacho C, Gotuzzo E, Echevarria J, et al. Ivermectin versus albendazole or thiabendazole for Strongyloides stercoralis infection. Cochrane Database Syst Rev. 2016.
70. Phillips G, Tam CC, Rodrigues LC, Lopman B. Prevalence and characteristics of asymptomatic norovirus infection in the community in England. Epidemiol Infect. 2010;138:1454.
71. Hall AJ, Lopman BA, Payne DC, et al. Norovirus disease in the united states. Emerg Infect Dis. 2013;19:1198.
72. Payne DC, Vinjé J, Szilagyi PG, et al. Norovirus and medically attended gastroenteritis in U.S. children. N Engl J Med. 2013;368:1121.
73. Riley TR, Riley DK. Infectious colitis in HIV-infected patients. Ingect Med. 1998;15:568-73
74. Blacklow NR, Greenberg HB. Viral gastroenteritis. N Engl J Med. 1991;325:252.
75. LeBaron CW, Lew J, Glass RI, et al. Annual rotavirus epidemic patterns in North America. Results of a 5-year retrospective survey of 88 centers in Canada, Mexico, and the United States. Rotavirus Study Group. JAMA. 1990;264:983.
76. Payne DC, Vinjé J, Szilagyi PG, et al. Norovirus and medically attended gastroenteritis in U.S. children. N Engl J Med. 2013;368:1121.
77. Chhabra P, Payne DC, Szilagyi PG, et al. Etiology of viral gastroenteritis in children <5 years of age in the United States 2008-2009. J Infect Dis. 2013;208:790.
78. Osborne CM, Montano AC, Robinson CC, et al. Viral gastroenteritis in children in Colorado 2006-2009. J Med Virol. 2015; 87:931.
79. 77Chhabra P, Payne DC, Szilagyi PG et al. Etiology of viral gastroenteritis in children <5 years of age in the United States, 2008-2009. J Infect Dis. 2013;208:790.
80. Cohen JI, Corey GR. Cytomegalovirus infection in the normal host. Medicine (Baltimore). 1985;64:100.
81. Patra S, Samal SC, Chacko A, et al. Cytomegalovirus infection of the human gastrointestinal tract. J Gastroenterol Hepatol. 1999;14:973.
82. Marionna Cathomas, et al. Colite por vírus herpes simples mimetizando retocolite ulcerativa aguda grave: relato de caso e revisão da literatura, Journal of Surgical Case Reports. 2023(4).
83. Rene E, Marche C, Chevalier T, et al. Cytomegalovirus colitis in patients with acquired immunodeficiency syndrome. Dig Dis Sci. 1988;33:741-50.
84. Kotton CN1, Kumar D, Caliendo AM, et al. Transplantation Society International CMV Consensus Group. Updated international consensus guidelines on the management of cytomegalovirus in solid-organ transplantation. Transplantation. 2013;96(4):333-60.
85. Dixon MR. Viral and fungal infectious colitides. Clin Cólon Rectal Surg. 2007;20:28-32.
86. Rene E, Marche C, Chevalier T, et al. Cytomegalovirus colitis in patients with acquired immunodeficiency syndrome. Dig Dis Sci. 1988;33:741-50.
87. T Kucharzik, et al. European Crohn's and Colitis Organisation [ECCO], ECCO Guidelines on the Prevention, Diagnosis, and Management of Infections in Inflammatory Bowel Disease, Journal of Crohn's and Colitis. 2021;15(6):879-913.
88. Lavery EA, Coyle WJ. Herpes simplex virus and the alimentary tract. Curr Gastroenterol Rep. 2008;10(4):417.
89. Luo S, Zhang X, Xu H. Don't Overlook Digestive Symptoms in Patients With 2019 Novel Coronavirus Disease (COVID-19). Clin Gastroenterol Hepatol. 2020;18:1636.
90. Jin X, Lian JS, Hu JH, et al. Epidemiological, clinical and virological characteristics of 74 cases of coronavirus-infected disease 2019 (COVID-19) with gastrointestinal symptoms. Gut. 2020;69:1002.
91. Schettino M, Pellegrini L, Picascia D, et al. Clinical Characteristics of COVID-19 Patients With Gastrointestinal Symptoms in Northern Italy: A Single-Center Cohort Study. Am J Gastroenterol. 2021;116:306.
92. Uhlenhopp DJ, Ramachandran R, Then E, et al. COVID-19-Associated Ischemic Colitis: A Rare Manifestation of COVID-19 Infection-Case Report and Review. J Investig Med High Impact Case Rep. 2022.
93. Plut S, Hanzel J, Gavric A. COVID-19-associated colitis. Gastrointest Endosc. 2023;S0016-5107(23):00085-8.
94. Frič VO, Borzan V, Borzan A, et al. Colitis as the Main Presentation of COVID-19: A Case Report. Medicina (Kaunas). 2023;59(3):576.
95. Carvalho A, Alqusairi R, Adams A, et al. SARS-CoV-2 Gastrointestinal Infection Causing Hemorrhagic Colitis: Implications for Detection

and Transmission of COVID-19 Disease. Am J Gastroenterol. 2020;115(6):942-946.
96. Stawinski P, Dziadkowiec KN, Marcus A. COVID-19-Induced Colitis: A Novel Relationship During Troubling Times. Cureus. 2021;13(6).
97. Dixon MR. Viral and fungal infectious colitides. Clin Cólon Rectal Surg. 2007;20:28-32.
98. De Pauw B, Walsh TJ, Donnelly JP, et al. Revised definitions of invasive fungal disease from the European Organization for Research and Treatment of Cancer/Invasive Fungal Infections Cooperative Group and the National Institute of Allergy and Infectious Diseases Mycoses Study Group (EORTC/MSG) Consensus Group. Clin Infect Dis. 2008;46:1813-2.
99. Praneenararat S. Fungalinfectionofthecolon. Clin ExpGastroenterol. 2014;7:415-26.
100. Jayagopal S, Cervia JS. Colitis due to Candida albicans in a patient with AIDS. Clin Infect Dis. 1992;15:555.
101. Prescott RJ, Harris M, Banerjee SS. Fungal infections of the small and large intestine. J Clin Pathol. 1992;45:806-11.
102. Nucci M, Colombo AL. Candidemia due to Candida tropicalis: clinical, epidemiologic, and microbiologic characteristics of 188 episodes occurring in tertiary care hospitals. Diagn Microbiol Infect Dis. 2007;58:77-82.
103. Assi M, McKinsey D, Driks M, et al. Gastrointestinal histoplasmosis in the acquired immunodeficiency syndrome: report of 18 cases and literature review. Diagn Microbiol Infect Dis. 2006;55:195-201.
104. Lee JT, Dixon M, Murrell Z, et al. Colonic histoplasmosis presenting as cólon cancer in the nonimmunocompromised patient: report of a case and review of the literature. Am Surg. 2004;70:959-63.
105. Fan X1, Scott L, Qiu S. Colonic coinfection of histoplasma and cytomegalovirus mimicking carcinoma in a patient with HIV/AIDS. Gastrointest Endosc. 2008;67(6):977-8.
106. Koh PS, Roslani AC, Vimal KV, et al. Concurrent amoebic and histoplasma colitis: A rare cause of massive lower gastrointestinal bleeding. World J Gastroenterol. 2010;16(10):1296-8
107. Alberti-Flor JJ, Granda A. Ileocecal histoplasmosis mimicking Crohn's disease in a patient with Job's syndrome. Digestion. 1986;33(3):176-80.
108. Kurtin PJ, McKinsey DS, Gupta MR, Driks M. Histoplasmosis in patients with AIDS: hematologic and bone marrow manifestations. Am J Clin Pathol. 1990;93:367-72.
109. Osawa R, Singh N. Colitis as a manifestation of infliximab-associated disseminated cryptococcosis. Int J Infect Dis. 2010;14(5):e436-40.
110. Alonso-Sierra M, Calvo M, González-Lama Y. Nocardia and Aspergillus coinfection in a patient with ulcerative colitis during golimumab therapy. J Crohns Colitis. 2016;10(9):1127-8.
111. Andre LA, Ford RD, Wilcox RM. Necrotizing colitis caused by systemic aspergillosis in a burn patient. J Burn Care Res. 2007;28(6):918-21.
112. Choi SH, Chung JW, Cho SY, et al. A case of isolated invasive Aspergillus colitis presenting with hematochezia in a nonneutropenic patient with cólon cancer. Gut Liver. 2010;4(2):274-7.
113. Walsh TJ, Anaissie EJ, Denning DW, et al. Treatment of aspergillosis: clinical practice guidelines of the Infectious Diseases Society of America. Clin Infect Dis. 2008;46(3):327-60.
114. Hossne RS, et al. Paracoccidioidomicose intestinal: Relato de caso. GED - Gastrenterologia Endoscopia Digestiva. 2006;25(5):148-114.
115. Goldani LZ. Gastrointestinal paracoccidioidomycosis: an overview. J Clin Gastroenterol. 2011;45(2):87-91.
116. Corrêa PAFP, Rossini GF. Colite infecciosa hemorrágica. Endoscopia gastrointestinal: Terapêutica. Editora Tecmedd. São Paulo. 2006;143:1001-5.

71 Colopatia Isquêmica

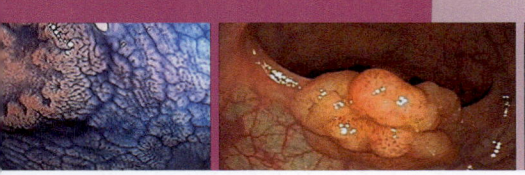

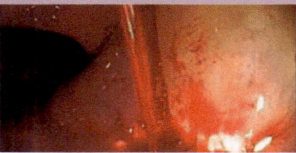

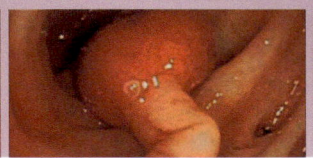

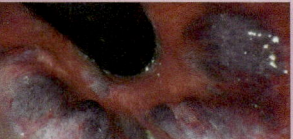

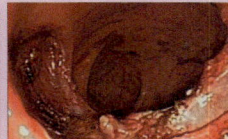

Oswaldo Wiliam Marques Junior ■ Pedro Popoutchi

INTRODUÇÃO

A isquemia intestinal é causada por uma redução ou interrupção do fluxo sanguíneo levando a insuficiente fornecimento de oxigênio e nutrientes necessários para um metabolismo celular adequado.[1]

A isquemia cólica (IC) é a forma mais comum de isquemia intestinal, mais frequentemente afetando a população idosa.[2] O processo isquêmico pode ser resultante de oclusão arterial aguda (embólico, trombótico), trombose venosa ou hipoperfusão vascular mesentérica, causando isquemia não oclusiva. A incidência é estimada em 16 casos por 100.000 pessoas/ano, fato que vem aumentando nos últimos anos.[3] A doença é mais comum em indivíduos acima dos 65 anos de idade (80%) e apresenta incidência maior no sexo feminino (76%).[1,4] A isquemia cólica tem uma prevalência de 9-24% dos pacientes internado com hemorragia digestiva baixa.[5]

Aproximadamente 15% dos pacientes desenvolvem necrose e gangrena, processo com grande morbidade e mortalidade, tornando o diagnóstico rápido imperativo. Já a isquemia não gangrenosa, geralmente, é transitória e de resolução, na grande maioria, sem sequelas. Entretanto, formas mais prolongadas de isquemia podem resultar em complicações tardias como estenoses ou colite isquêmica crônica.[6] Com o rápido avanço do envelhecimento populacional é esperado um aumento significativo de casos nos próximos anos.

Os principais sintomas de isquemia do cólon, embora inespecíficos, são dor abdominal, diarreia sanguinolenta ou hematoquezia.

O diagnóstico e tratamento da isquemia do cólon podem ser desafiadores por ocorrer, frequentemente, em pacientes debilitados e com múltiplas comorbidades. O diagnóstico e o rápido tratamento baseado em uma abordagem multidisciplinar são necessários para o sucesso do manejo da isquemia cólica. O atraso no diagnóstico resulta em um aumento significativo na mortalidade. A taxa de mortalidade gira em torno de 12%, embora a maioria dos dados estatísticos são de estudos com baixo nível de evidência.[7]

ANATOMIA DO CÓLON E FISIOPATOLOGIA

Uma circulação colateral extensa protege o cólon de períodos transitórios de perfusão inadequada.[8]

Vascularização do Cólon

A irrigação do cólon é derivada de dois sistemas arteriais principais: a artéria mesentérica superior (AMI) e a inferior (AMI) (Fig. 71-1). As veias mesentéricas são paralelas às artérias e drenam para o sistema porta. O reto é irrigado por ramos da AMI, ARS e ramos da ilíaca interna.

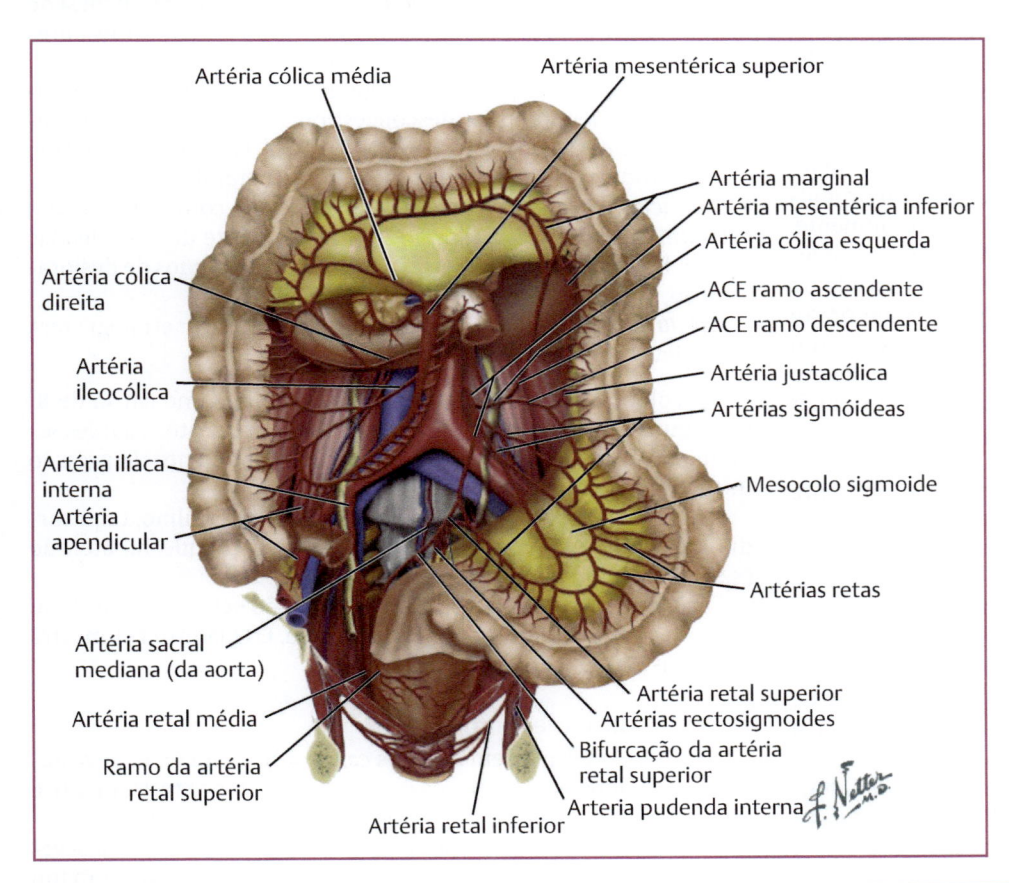

Fig. 71-1. Anatomia vascular arterial do cólon.

O suprimento sanguíneo do cólon direito e transverso proximal faz-se por meio da AMS por seus ramos: ileocólica (AIC), cólica direita (ACD) e cólica média (ACM). Essas artérias comunicam-se entre si por um sistema de arcada (arcada de Drummond). Desta arcada o fluxo sanguíneo é conduzido até a parede do cólon pelos vasos retos. A arcada de Drummond é pobremente desenvolvida em até 50% da população e uma ou mais das três artérias que irrigam o cólon direito e transverso proximal podem estar ausentes em até 20% da população.

O restante do cólon é irrigado pela AMI e seus ramos, cólica esquerda (ACE), sigmoideanas (AS) e retal superior.

As áreas de fragilidade vascular, onde existe menor sistema de vasos colaterais são: a flexura esplênica (ponto de *Griffith*: entre os ramos da artéria cólica média e esquerda – a diminuição da vascularização pode ser observada em até 30% dos indivíduos, com interrupção da arcada marginal em 5-7%) e a transição sigmoide-retal (ponto de *Sundek*: entre os últimos ramos sigmóideos, artéria retal superior e a retal média).[9,10]

A arcada marginal de Drummond é o mais importante sistema de colaterais entre a AMS e AMI e pode suprir o cólon esquerdo em casos de oclusão da AMI. A arcada de *Riolan* é um conjunto de vaso colaterais mais centrais do mesentério e formam uma comunicação entre a ACM e AMI e está presente em 7-10% da população.[11] Já a artéria de *Moskowitz*, na base do mesentério do cólon, representa uma comunicação entre a ACM e ramos ascendentes da ACE. Geralmente é identificada quando existe oclusão ou estenose importante da AMS ou AMI e a direção de seu fluxo pode ser diferente, dependendo da artéria afetada.[12]

Fisiopatologia

A isquemia do cólon geralmente é resultante de uma repentina, mas usualmente transitória, redução do fluxo sanguíneo; processo que é particularmente proeminente em áreas anatômicas de menor densidade de vasos arteriais. A microvascularização do cólon é menos desenvolvida e supre uma parede relativamente mais espessa em comparação com o intestino delgado. A isquemia prolongada leva à necrose da camada vilosa que pode levar a um infarto transmural em 8 a 16 horas.[13]

A perfusão do cólon pode ser comprometida por alterações da circulação sistêmica e por alterações anatômicas ou funcionais da vascularização mesentérica. Três mecanismos principais são responsáveis pela isquemia intestinal:

- *Isquemia colônica não oclusiva*: é o mecanismo mais frequente (95% dos casos). Geralmente é transitória, mas quando prolongada pode levar à necrose transmural. Afeta, mais comumente, as áreas críticas de vascularização arterial como a flexura esplênica e a transição retossigmoide.[1] Reeders *et al.*,[14] em estudo de mais de 1.000 pacientes, observaram que o cólon esquerdo foi estava envolvido em 75% dos pacientes e aproximadamente um quarto das lesões afetavam o ângulo esplênico. O reto foi afetado em apenas 5% dos casos. Estados de baixo fluxo podem reduzir a perfusão causando isquemia do íleo distal e cólon direito em razão de maior distância da aorta.
- *Oclusão arterial trombótica ou embólica*: pode ocorrer por fonte proximal de êmbolos do mesentério ou resultar de manipulação aórtica iatrogênica. Em estudo caso-controle de Hourmand-Ollivier I *et al.*, com 60 pacientes com colite isquêmica segmentar, a fonte cardíaca do embolismo está presente em um terço dos pacientes. Nos pacientes com aterosclerose mesentérica, a isquemia colônica pode ocorrer com estenose progressiva da artéria mesentérica superior, principalmente com pacientes com oclusão de AMI. A isquemia do cólon também pode estar relacionada com a ligadura da AMI durante cirurgia de reparo da aorta.[15]
- *Trombose venosa mesentérica*: raramente envolve o cólon. Quando presente, geralmente envolve o intestino delgado distal e cólon proximal. Uma esclerose fibrótica e calcificação das paredes das veias do mesentério podem levar a uma forma rara de colite fleboesclerótica.[16]

A lesão do cólon pela isquemia se deve à hipóxia e a sequelas da reperfusão. O componente da hipóxia pode causar lesão na parte superficial da mucosa em uma hora. Caso haja prolongamento no tempo de isquemia, danos irreversíveis podem levar à necrose transmural. O componente reperfusional geralmente é seguido de isquemia transitória. Inicia-se com a liberação de radicais livres e ativação neutrofílica, podendo levar à falência de múltiplos órgãos.[17]

Estados de hipercoagulabilidade parecem estar relacionados com maior probabilidade de colite isquêmica. A prevalência de anticorpos antifosfolípides e mutações do fator V de Leiden é significantemente maior em paciente com colite isquêmica.[18]

Dependendo da localização da isquemia a colopatia isquêmica pode ser classificada como: pancolite isquêmica, isquemia do cólon direito isolada, isquemia do cólon direito não isolada ou colite esquerda.[19]

Fatores de Risco e Etiologia

- *Idade*: a IC varia de uma incidência anual de 1,1 por 100.000 pessoas abaixo dos 40 anos de idade até 107 por 100.000 pessoas acima dos 80 anos de idade.[3]
- *Cirurgia/instrumentação aortoilíaca*: reparos de aneurisma de aorta abdominal, particularmente ruptura de aneurisma; outras formas de reconstrução aortoilíaca incluindo terapias endovasculares e cauterização aórtica podem levar à isquemia do cólon.[20]
- *Bypass cardiopulmonar*: a colite isquêmica após *bypass* cardiopulmonar é evento raro, 0,2%, mas com mortalidade de até 85%. Os fatores de risco são: idosos, doença renal avançada, cirurgia valvar, cirurgia de *bypass* de emergência e baixo débito pós-operatório.
- *Infarto agudo do miocárdio (IAM)*: o IAM parece predispor à colite isquêmica. A IC que se apresenta durante evento de IAM parece associar-se a complicações intra-hospitalares e piora do prognóstico.
- *Hemodiálise*: geralmente não oclusiva e quase sempre associada a diabetes e hipotensão induzida pela diálise.
- *Trombofilia adquirida ou hereditária*: existe maior prevalência de trombofilia, anticorpos antifosfolipídeos, inibidores de ativators de plasminogênio e fator V de Leiden.
- *Drogas*: digoxina, aspirina, naratriptan, contraceptivos orais, pseudoefedrina, fenobarbital, descongestionantes nasais, dextroanfetaminas, interferon I (IFN-a e IFN-b), TNF-a, clozapina, alosetron, tegaserode, vasopressores, cocaína, metanfetamina.
- *Exercícios extenuantes*: excesso de exercício, como maratona e *triathlon*, estão associados a IC; provavelmente desencadeadas pela diminuição do fluxo esplâncnico acompanhados de desidratação, hipertermia e alterações hidreletrolíticas.
- *Fístula ou malformação arteriovenosa mesentérica*: etiologia rara que leva à hipertensão venosa mesentérica.

A colonoscopia também tem sido descrita como causa de IC em alguns relatos de casos. Os mecanismos propostos são: lesões de microvasculatura, compressão mecânica, aumento de pressão intraluminal e hiperdistensão.[21]

Os fatores de mau prognóstico são: sexo masculino, taquicardia, ausência de sangramento retal, peritonite, choque, hipotensão (< 90 mmHg) e isquemia do cólon direito isolada.[22,23]

A IC pode ser classificada em tipo 1 (IC não oclusiva) e tipo 2 (IC oclusiva), dependendo da cauda da hipoxia. O Quadro 71-1 mostra as causas da IC.[24]

Quadro Clínico e Diagnóstico

Embora presentes em 25% dos casos, a suspeita de IC deve aumentar em idosos com fatores de riscos referidos anteriormente e dor abdominal, diarreia sanguinolenta ou hematoquezia.[25]

A manifestação aguda pode variar de uma forma leve a severa. A isquemia colônica aguda usualmente se apresentam com um rápido início de cólicas abdominais, menos intensas se comparado

Quadro 71-1. Causas de Colite Isquêmica Oclusiva e Não Oclusiva[24]

IC oclusiva	IC não oclusiva
Isquemia arterial: - Causas iatrogênicas: cirurgia de aorta abdominal e arteriografia - Trauma - Vasculopatias sistêmicas: lupus eritematoso sistêmico (LES), Takayasu e doença de Buerger - Microangiopatias: amiloide e diabética - Coagulopatias hereditárias: proteína S e C - Infecções: *E. coli* O157:H7, CMV, COVID-19 - Oclusões embólicas	- Hipertensão, hipotensão e hipovolemia - Doença cardíaca isquêmica, choque, sepse - Causas iatrogênicas: cirurgia cardiopulmonar e arteriografia - Álcool - Drogas: diuréticos, imunomoduladores, cocaína, anfetaminas, anti-inflamatórios, contraceptivos orais, agentes para preparo de cólon - Colonoscopia - Hemodiálise - Síndrome de Ogilvie, volvo - Corridas de longa distância.
Isquemia venosa	
- Trombose da veia porta - Hipertensão portal - Pancreatite - Coagulopatias hereditárias: Fator V Leiden, anticorpo antifosfolípides - Colite fleboesclerótica - Hiperplasia miointimal das veias mesentéricas	

com a isquemia do intestino delgado, e dor abdominal nos flancos e fossas ilíacas (geralmente na isquemia de delgado a dor é periumbilical) e, frequentemente, associado à hematoquezia. A dor pode estar acompanhada de urgência evacuatória.[26] A presença leve ou moderada de sangramento retal (vermelho vivo ou amarronzado) ou diarreia sanguinolenta geralmente aparecem até 24 horas seguintes ao início da dor abdominal. A hemorragia digestiva sem dor abdominal também pode ser observada. O sangramento é mais comum em IC de cólon esquerdo (83,8% vs. 36,4% de sangramento com IC de cólon direito). Aproximadamente 15% dos pacientes têm dor abdominal sem evidência de sangramento. Já sinais de peritonite são menos frequentes e, em estudo de revisão de 364 pacientes, estes sinais apareceram em 7,4% dos casos.[25] Já no estudo de revisão de Park et al., a presença de quatro ou mais fatores (idade maior que 60 anos, hemodiálise, hipertensão, hipoalbuminemia, diabetes melitos, constipação induzida por medicamentos) foi preditiva de IC em 100% dos casos.[27]

São três as fases clínicas progressivas descritas:[28]

- *Fase hiperativa*: logo após uma oclusão ou hipoperfusão, dor abdominal e evacuações amolecidas e/ou sanguinolentas.
- *Fase paralítica*: há diminuição da intensidade da dor abdominal que é mais contínua e difusa, com abdome mais doloroso à palpação, distendido, e diminuição dos ruídos intestinais.
- *Fase de choque*: grande exsudação do segmento gangrenoso leva a desidratação, acidose metabólica e choque. Fase mais grave afeta aproximadamente 10% a 20 % dos casos.

De acordo com a severidade das lesões a IC é classificada em: colite gangrenosa (15-20%) ou não gangrenosa (80-85%) ou severa, moderada e leve.[29]

Dependendo da duração da isquemia e do dano resultante, a IC pode ser reversível, transitória, recorrente ou crônica.

O tipo reversível (3-26%) é tipicamente autolimitado com duração aproximada de 3 dias e aparecendo com uma hemorragia de mucosa e submucosa.[30]

A IC transitória (45%) associada com dor abdominal, sangramento e acometimento transmural temporário.

A IC recorrente (15%) é definida como um segundo episódio após a resolução de uma colite prévia.

A IC crônica (18-25%), é caracterizada com ou sem a presença de estenose, com diagnóstico histológico e dor abdominal persistente por mais de 3 meses.[31,32]

As estenoses podem aparecer em 10% a 15% dos pacientes ao longo da evolução e podem ser assintomáticas e de resolução espontânea em intervalos de 12-24 meses.[33]

Testes Laboratoriais

Não existem marcadores específicos para o diagnóstico de IC; entretanto, algumas alterações são sugestivas como aumento do lactato sérico, desidrogenase láctica (DHL), creatina fosfoquinase (CPK) e amilase, podendo indicar lesão tecidual avançada. Queda de hemoglobina pode sugerir perda sanguínea intestinal. Nos pacientes com sinais e sintomas de IC, leucocitose (> 20.000/mm³) e acidose metabólica sugerem infarto isquêmico. Níveis de albumina abaixo de 2,8 g/L foram identificados em 23,2% dos pacientes com IC, sendo mais comumente encontrados naqueles com achados de gangrena. Coprocultura, parasitológico de fezes devem ser solicitados para diagnóstico diferencial de colites infecciosas, assim como pesquisa de toxina de *Clostridium difficile* que se pode sobrepor à IC.[25] Procalcitonina sérica maior ou igual a 5 mcg/L correlaciona-se com estágios mais avançados de IC (classificação de Favier estágios 2 e 3) com risco cirúrgico aumentado.[34]

Estudos de Imagens

Os achados radiográficos (Rx) são inespecíficos: "sinal da impressão digital" (indicativo de edema de mucosa) e hemorragia estão presentes em apenas 30% dos casos. Distensão e pneumatose aparecem, geralmente, em estados isquêmicos mais avançados.[35]

Tomografia Computadorizada (CT)

De abdome com contraste endovenoso frequentemente é o primeiro exame de imagem a ser solicitado em pacientes com suspeita de IC. Achados como edema e espessamento da parede intestinal refletem sinais do "alvo" ou "duplo-halo" (pela hiperdensidade da mucosa e muscular), refletem episódios de isquemia transitória, mas não são específicos de IC (Fig. 71-2).[36]

Arteriografia

É utilizada menos frequentemente. As alterações isquêmicas geralmente acontecem nos vasos arteriolares e são mais frequentemente encontradas na forma não oclusiva da colite isquêmica. Na ausência de instrumentação aortoilíaca os vasos mesentéricos principais estão patentes.

Endoscopia Digestiva Baixa

Geralmente a colonoscopia pode confirmar o diagnóstico de IC. Na sua indicação, o exame deve ser realizado com mínima insuflação de ar, ou preferencialmente com CO_2, a fim de evitar excessiva distensão que poderia resultar em perfuração.[37] O exame deve ser realizado precocemente (em até 48 horas) após o início do quadro, com biópsias das áreas suspeitas para auxílio diagnóstico. A frequência dos achados endoscópicos diminui conforme o aumento do tempo entre

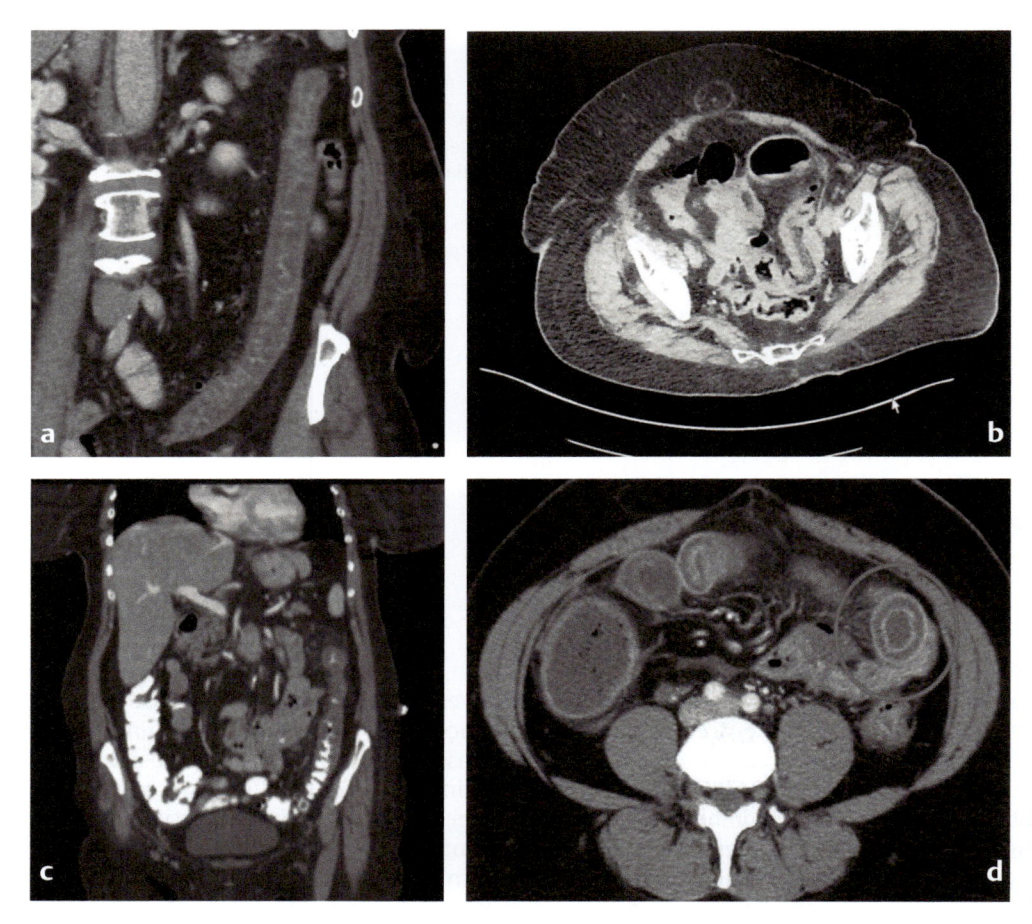

Fig. 71-2. (a) Grande espessamento de toda parede de cólon descendente e sigmoide. (b, c) Espessamento de cólon descendente. (d) Sinal do alvo em cólon descendente.

os sintomas e a realização da colonoscopia.[25] O exame endoscópico não deve ser realizado em paciente com sinais de peritonite aguda ou sinais de isquemia irreversível em exames de imagem. A sigmoidoscopia é limitada no diagnóstico da IC, sendo mais utilizada em avaliações pós-operatórias. Alguns cirurgiões vasculares recomendam exames seriados em paciente com risco de isquemia cólica; porém, não há evidência que esta abordagem diminua a mortalidade.[38]

A colonoscopia é sensível na detecção de lesões mucosas, permitindo biópsias de áreas suspeitas (Fig. 71-3) e não interferindo em subsequente arteriografia. Os achados colonoscópicos agudos frequentes são: edema de mucosa, friabilidade, enantema e áreas intercaladas de palidez (Fig. 71-4). Nódulos azulados e arroxeados podem ser vistos representando áreas de hemorragia submucosa e são equivalentes aos sinais de "impressão digital" em exames radiológicos (Fig. 71-5). Doença mais severa é caracterizada por mucosa cianótica, erosões irregulares ou ulcerações lineares (Fig. 71-6). Achado de placas amarelas arredondadas ou membranas confluentes, semelhantes à colite pseudomembranosa, podem ser encontradas sem presença de *C. difficile* (Fig. 71-7).[39] O diagnóstico de processo isquêmico é mais plausível que de doença inflamatória quando há uma distribuição segmentar, transição abrupta com área de mucosa normal e preservação do reto (Fig. 71-8). Úlcera linear que percorre longitudinalmente o cólon também pode favorecer o diagnóstico de IC em 75% dos casos e geralmente tem curso mais benigno do que úlceras circunferenciais (mortalidade de 4% vs. 41%) (Fig. 71-9).[40]

A IC severa pode levar à estenose geralmente entre 3 e 6 meses. Para lesões que se manifestam com sintomas, a colonoscopia deve ser realizada para a confirmação do diagnóstico.

Favier *et al.*[41] propuseram uma classificação endoscópica para IC, o que incluía isquemia limitada à mucosa com petéquias não confluentes e pequenas úlceras intercalas por áreas de mucosa normal como **estágio I** (Fig. 71-10), isquemia estendendo-se à muscular mucosa com úlceras maiores como **estágio II** (Fig. 71-11) e isquemia transmural com necrose da muscular, grandes ulcerações, pseudopólipos e provável perfuração como **estágio III** (Fig. 71-12).

Já para Nikolic *et al.*,[42] os achados da IC são classificados em quatro estágios:

1. Placas de mucosa edemaciada com enantema.
2. Ulceração superficial e pseudomembras precoces.
3. Nódulos de mucosa cianótica ou enegrecida.
4. Mucosa cianótica com ulceração profunda.

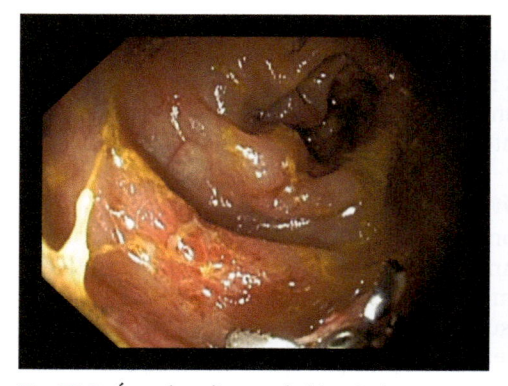

Fig. 71-3. Área de colite sendo biopsiada nos casos de suspeita diagnóstica de CI.

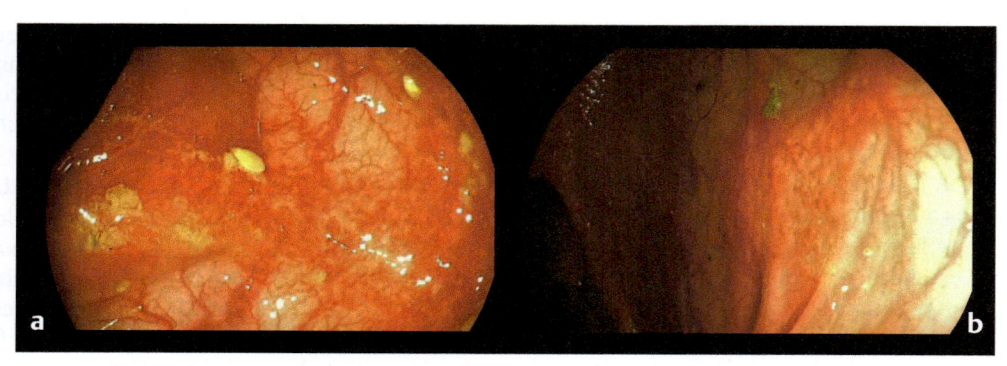

Fig. 71-4. (a, b) Colite isquêmica com área de edema, enantema intercalado com áreas de palidez da mucosa.

Capítulo 71 ■ Colopatia Isquêmica 683

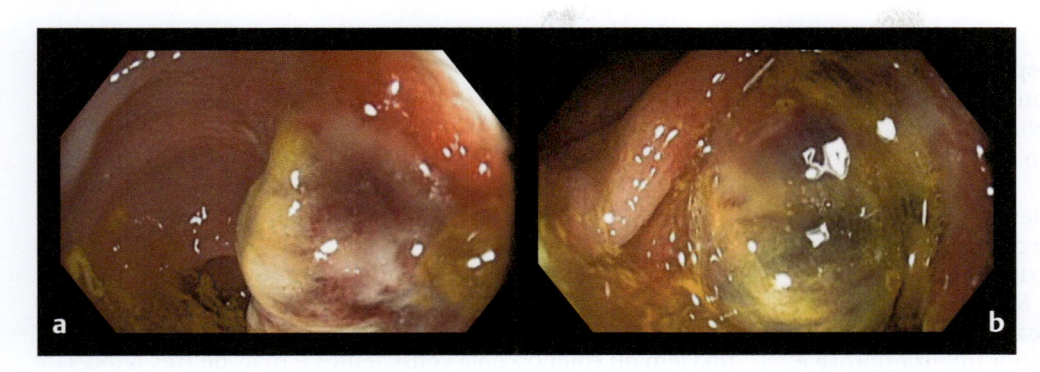

Fig. 71-5. (a, b) Hemorragia submucosa em paciente com CI.

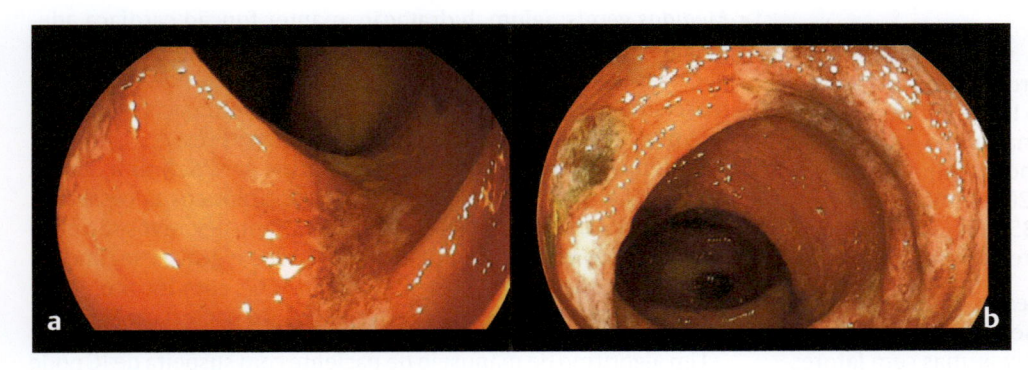

Fig. 71-6. (a, b) Úlceras lineares e úlceras irregulares.

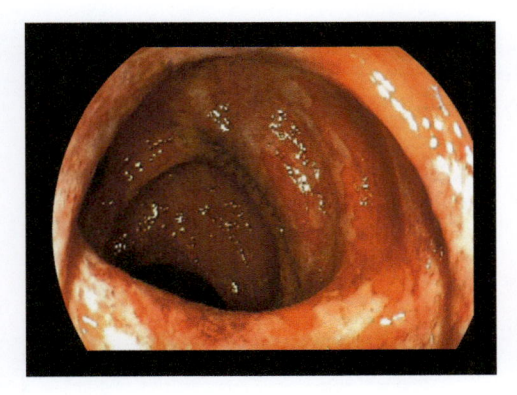

Fig. 71-7. Áreas com úlcera e placas que podem ser confundidas com colite pseudomembranosa.

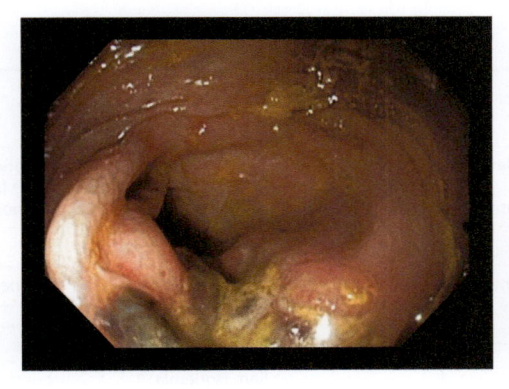

Fig. 71-8. Área de transição abrupta entre mucosa normal e área de edema, enantema e hematoma submucoso em paciente com CI.

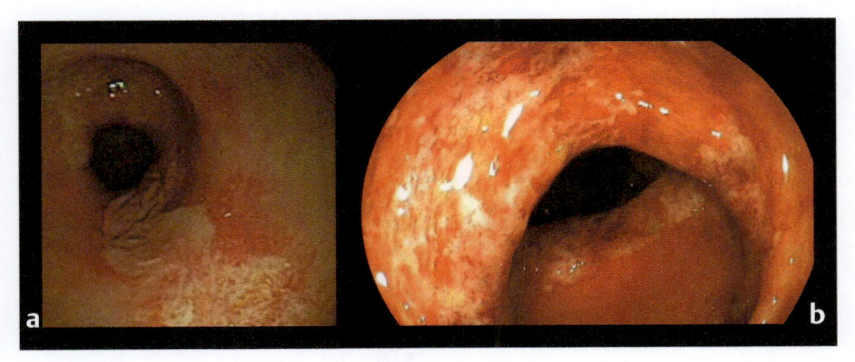

Fig. 71-9. (a, b) Úlceras lineares e úlceras circunferenciais.

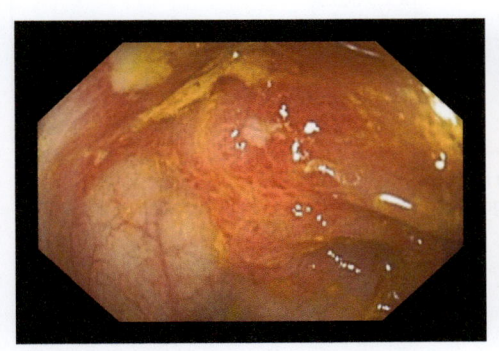

Fig. 71-10. Estágio I na classificação de Favier.

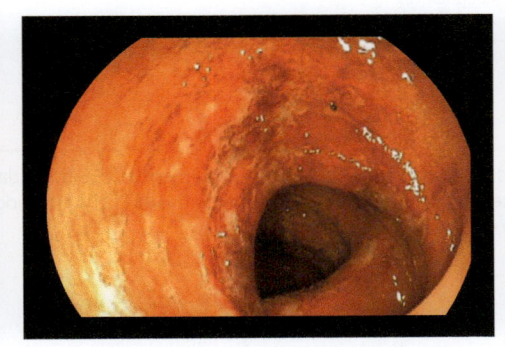

Fig. 71-11. Estágio II na classificação de Favier.

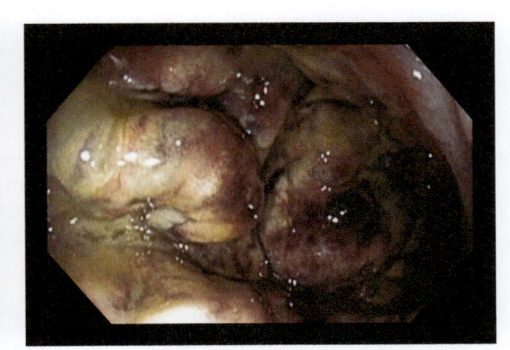

Fig. 71-12. Estágio III da classificação de Favier.

EXAME HISTOPATOLÓGICO

O diagnóstico anatomopatológico não é específico; achados histológico semelhantes podem aparecer em enterocolite necrosante, colite associada à neutropenia, infecciosa, por irradiação, uremia, síndrome hemolítico-urêmica, na obstrução intestinal, na úlcera estercoral e úlcera solitária do reto.

As biópsias das áreas afetadas podem identificar achados não específicos como: hemorragia, destruição de criptas, trombose capilar, tecido de granulação com abcesso de criptas, pseudopólipos, o que pode mimetizar a doença de Crohn.[43] Na fase crônica da IC, atrofia mucosa e áreas de tecido de granulação podem ser encontradas. Biópsias de estenoses são marcadas por intensa fibrose e atrofia mucosa.

TRATAMENTO

O *American College of Gastroenterology* propôs uma estratificação de risco para o tratamento apropriado da IC. Os fatores de risco associados a mau prognóstico foram: sexo masculino, hipotensão (PAS < 90 mmHg), taquicardia (FC > 100 batimentos/min, dor abdominal sem sangramento retal, ureia sérica > 20 mg/dL, hemoglobina < 12 g/dL, desidrogenase láctica (DHL) > 350 u/L, sódio sérico < 136 mEq/L, leucócitos > 15.000/mm³.[44] As categorias de riscos são:

- *IC leve*: paciente sem sinais clínicos que necessitem de exploração cirúrgica de urgência. A suspeita de IC baseia-se em sintomas e exames de imagem ou colonoscopia sugestivos, mas sem fatores de risco associados a mau prognóstico.
- *IC moderada*: paciente sem sinais clínicos que necessitem de exploração cirúrgica de urgência. A suspeita de IC baseia-se em sintomas e exames de imagem ou colonoscopia consistente com IC e até três fatores de risco associados a mau prognóstico.
- *IC severa*: paciente com qualquer um dos seguintes achados: sinais de peritonite no exame, pneumatose ou gás portal no exame radiológico, gangrena na colonoscopia, pancolite ou envolvimento de cólon direito em exame de imagem ou colonoscopia. Pacientes em hemodiálise ou valor baixo na classificação do Eastern Cooperative Oncology Group também são fatores independentes de mau prognóstico. A suspeita de IC baseia-se em sintomas e exames de imagem ou colonoscopia consistentes e mais de três fatores de risco associados a mau prognóstico.[45]
- *Medidas gerais*: jejum, hidratação, manter função cardíaca adequada e suplementação de oxigênio. Nutrição parenteral pode ser necessária se gravidade do quadro persistir. Sonda nasogástrica se o paciente mostrar sinais de obstrução. Descontinuação de drogas que possam induzir obstipação e vasoconstritores.[45]
- *Antibióticos*: mais estudos são necessários para definir a dose, a frequência, a duração e a escolha dos antibióticos necessários. Antimicrobianos antianaeróbios e anti-Gram-negativos são o esquema preconizado para casos moderados e graves segundo o American College of Gastroenterology (ACG), com intuito de diminuir bactérias patogênicas e translocação bacteriana.[1]

Um algoritmo de manuseio de paciente com suspeita de IC pode ser resumido a Figura 71-13.

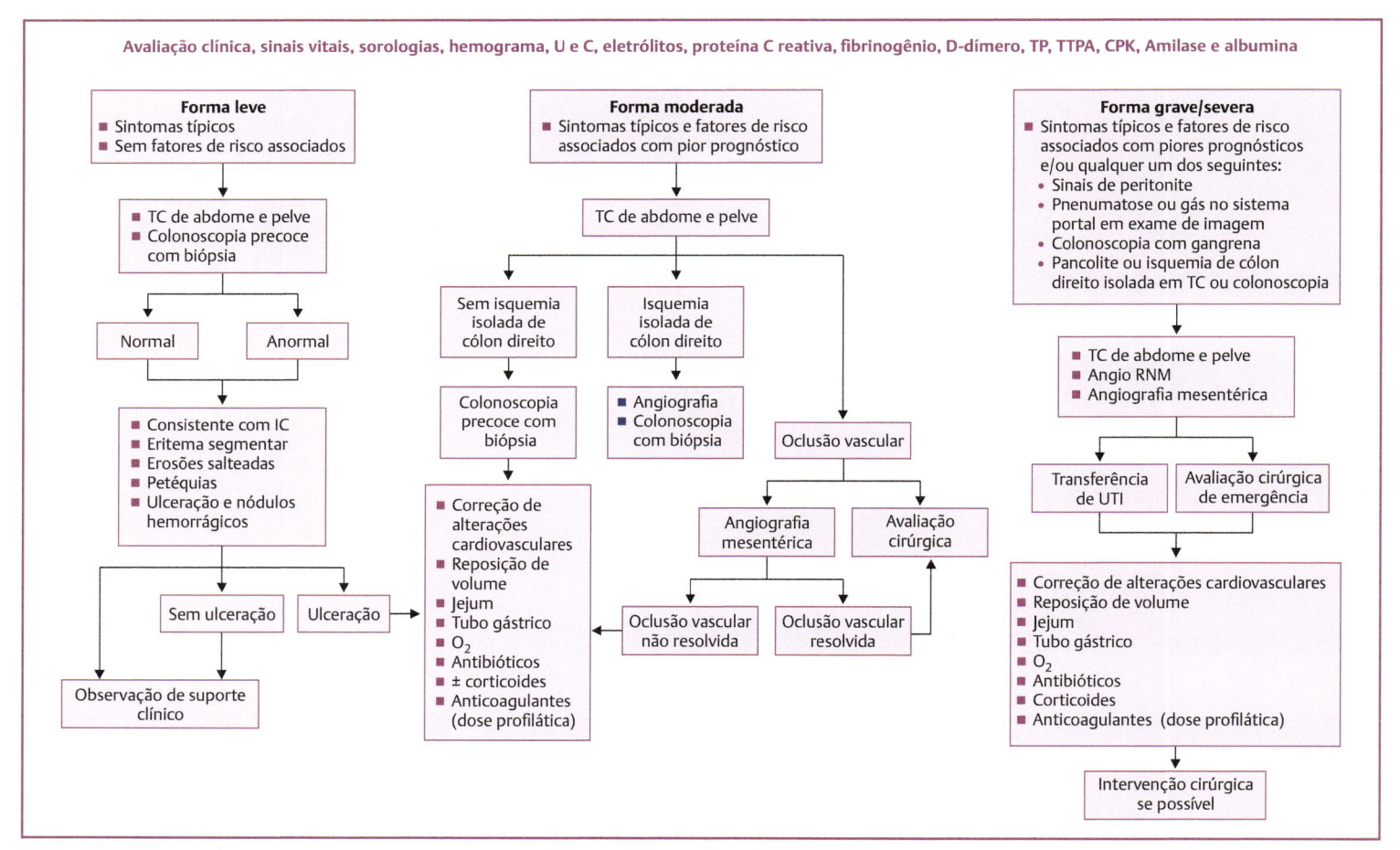

Fig. 71-13. Algoritmo do manuseio do paciente com suspeita de IC. Diagnóstico e tratamento da IC baseada na severidade da doença, ureia e creatinina (U e C), proteína C-reativa (PCR), tempo de protrombina, tempo de tromboplastina parcial ativada (TTPA), tomografia computadorizada (TC), angiorressonância magnética (RNM), hemograma, desidrogenase láctica (DHL).

REFERÊNCIAS BIBLIOGRÁFICAS

1. Brandt LI, Feuerstadt P, Longstreth GF, et al. ACG clinical guideline: epidemiology, risck factors, patterns of presentation, diagnosis, and management of colon ischemia (CI). Am J Gastroenterol. 2015;110:18.
2. Higgins PD, Davis KJ, Laine L. Systematic review: the epidemiology of ischemic colitis. Alimente Pharmacol Ther. 2004;19:729.
3. Yadav S, Dave M, Edakkanambeth Varayil J, et al. A population-based study of incidence, risk factors, clinical spectrum, and outcomes of ischemic colitis. Clin Gastroenterol Hepatol. 2015;13:731.
4. Washington C, Carmichael JC. Management of ischemic colitis. Clin Colon Rectal Surg. 2012;25:228-235.
5. Hreinsson JP, Gumundsson S, Kalaitzakis E, et al. Lower gastrointestinal bleeding: incidence, etiology, and outcomes in a population-based setting. Eur J Gastroenterol Hepatol. 2013;25:37-43.
6. Greenwald DA, Brandt LJ. Colonic ischemia. J Clin Gastroenterol. 1998;27:122.
7. Demetriou G, Nassar A, Subramonia S. The Pathophysiology, Presentation and Management of Ischaemic Colitis: A Systematic Review. World J Surg. 2020;44:927-938.
8. McKinsey JF, Gewertz BL. Acute mesenteric ischemia. Surg Clin North Am. 1997;77:307.
9. Griffith JD. Surgical anatomy of the blood supply of the distal colon. Annals of the Royal College of Surgeons of England. 1956;19:241-56.
10. Goh H-S. Intestinal isquemia. In: Nicholls RJ, Dozois RR (eds). Surgery of the colon and rectum. New York: Churchill Livingstone Eds. 1997:1-18.
11. Michels N, Siddarth P, Kornblith P. The variant blood supply to the descending colon, retosigmoid, and rectum, based on 400 dissections. Disease of the Colon and Rectum. 1965;8:251-78.
12. Moskowitz M, Zimmerman H, Felson B. The meandering mesenteric artery of the colon. AJR American Jornal of Roentgenology. 1964;92:1088-91.
13. Golingher JC. Surgical anatomy and physiology of the colon, rectum, and anus. In: Golingher JC (ed.). Surgery of the anus, rectum and colon, 2nd ed. London: Bailliere, Tindall & Cassell. 1967:1-54.
14. Reeders JW, Tygat GN, Rosenbusch G, Gratama S. Ischaemic colitis., Martinus Nijhoff Publishers, The Hague. 1984:17.
15. Houmand-Ollivier I, Bouin M, Saloux E, et al. Cardiac sources of embolism should be routinely screened in ischemic colitis. Am J Gastroenterol. 2003;98:1573.
16. Jan YT, Yang FS. Phlebosclerotic colitis. J AM Coll Surg. 2008;207:785.
17. Granger DN, Rutili G, McCord JM. Superoxide radicals in feline intestinal ischemia. Gastroenterology. 1981;81:22.
18. Koutroubakis IE, Sfiridaki A, Theodoropoulo A, Kouroumalis EA. Role of acquired and hereditary thrombotic risck factors in colon ischemia of ambulatory patients. Gastroenterology. 2001;121:561.
19. O'Neill S, Elder K, Harrison SJ, et al. Predictors of severity in ischaemic colitis. Int J Colorectal Dis. 2012;27:187-91.
20. Longo WE, Lee TC, Barnett MG, et al. Ischemic colitis complicating abdominal aortic aneurysm surgery in the U. S. veteran. J Surg Res. 1996;60:351.
21. Lee KW, Han KH, Kang JW, et al. Two cases of ischemic colitis after colonoscopy. Korean J Gastrointest Endosc. 2010;41:364-7.
22. Lee TC, Wang HP, Chiu HM, et al. Male gender and renal dysfunction are predictors of adverse outcome in nonpostoperative ischemic colitis patients. J Clin Gastroenterol. 2010;44:e96-100.
23. Ryoo SB, Oh HK, Ha HK, et al. The outcomes and prognostic factors of surgical treatment for ischemic colitis: what can we do for a better outcome? Hepatogastroenterology. 2014;61:336-42.
24. Maimone A, De Ceglie A, Siersema PD, et al. Colon ischemia: A comprehensive review. Clin Res Hepatol Gastroenterol. 2021;45:101592.
25. Montoro MA, Brandt LJ, Santolaria S, et al. Clinical patters and outcomes of ischemiac colitis: results of the Working Group for the Study of Ischaemic Colitis in spain (CIE study). Scand J Gastroenterl. 2011;46:236.
26. Longstreth GF, Yao JF. Epidemiology, clinical features, high-risk factors, and outcome of acute large bowel ischemia. Clin Gastroeterol Hepatol. 2009;7:1075.
27. Park CJ, Jang MK, Shin WG, et al. Can we predict the development of ischemic colitis among patients with lower abdominal pain? Dis Colon Rectum. 2007;50:232.
28. Feuerstadt P, Brandt LJ. Colon ischemia: recent insights and advances. Curr Gastroenterol Rep. 2010;12:383.
29. Mosli M, Parfitt J, Gregor J. Retrospective analysis of disease association and outcome in histologically confirmed ischemic colitis. J Dig Dis. 2013;14:238-43.
30. Theodoropoulou A, Koutroubakis IE. Ischemic colitis: clinical practice in diagnosis and treatment. World J Gastroenterol. 2008;14:7302-8.
31. Brandt LI, Feuerstadt P, Longstreth GF, et al. ACG clinical guideline: epidemiology, risck factors, patterns of presentation, diagnosis, and management of colon ischemia (CI). Am J Gastroenterol. 2015;110:18.
32. Theodoropoulou A, Koutroubakis IE. Ischemic colitis: clinical practice in diagnosis and treatment. World J Gastroenterol. 2008;14:7302-8.
33. Zou X, Cao J, Yao Y, et al. Endoscopic findings and clinicopathologic characteristics of ischemic colitis: a report of 85 cases. Dig Dis Sci. 2009;54:2009-15.
34. Cossé C, Sabbagh C, Fumery M, et al. Serum pro-calcitonin correlates with colonoscopy findings and can guide therapeutic decisions in postoperative ischemic colitis. Dig Liver Dis. 2017;49(3):286-90.
35. Smerud MJ, Johnson CD, Stephens DH. Diagnosis of bowel infarction: a comparison of plain films and CT scans in 23 cases. ARJ AM J Roenterol. 1990;154:99.
36. Menke J. Diagnostic accuracy of multidetector CT in acute mesenteric ischemia: systematic review and meta-analysis. Radiology. 2010;256;93.
37. Kozarek RA, Earnest DL, Silverstein ME, Smith RG. Air-pressure-induced colon injury during diagnostic colonoscopy. Gastroenterol. 1980;78:7.
38. Houe T, Thorböll JE, Sigild U, et al. Can colonoscopy diagnose transmural ischaemic colitis after abdominal aortic surgery? An evidence-base approach. Eur J Vasc Endovasc Surg. 2000;19:304.
39. Dignan CR, Greenson JK. Can ischemic colitis be differentiated from C difficile colitis in biopsy specimens? Am J Surg Pathol. 1997;21:706.
40. Zukerman GR, Prakash C, Merriman RB, et al. The colon single-stripe sign and its relationship to ischemic colitits. Am J Gastroenterol. 2003;98:2018.
41. Favier C, Bonneau HP, Tran Minh V, Devic J. Endoscopic diagnosis of regressive ischemic colitis. Endoscopic, histologic and arteriographic correlations. Nouv Presse Med. 1976;5(2):77-9.
42. Nikolic AL, Keck JO. Ischaemic colitis: uncertainty in diagnosis, pathophysiology and management. ANZ J Surg. 2018;88:278-283.
43. Prince AB. Ischaemic colitis. Curr Top Pathol. 1990;81:229.
44. American Gastroenterological Association Medical Position Statement: guidelines on intestinal ischemia. Gastroenterology. 2000;118:951.
45. Choi SR, Jee SR, Song Ga, et al. Predictive factors for severe outcomes in ischemic colitis. Gut Live. 2015;9:761.

72 Lesões Actínicas

José Luiz Paccos ■ Fernando Pavinato Marson

INTRODUÇÃO

O tratamento radioterápico de malignidades do trato digestório ou de outros sistemas pode levar à ocorrência de eventos adversos. A irradiação da região torácica, abdominal ou pélvica pode levar a lesões actínicas no tubo digestório que provocam sintomas. Essas lesões são classicamente divididas em duas grandes categorias: precoce ou aguda, que cursa com diarreia e náusea, ocorrendo logo após o tratamento radioterápico (até 6 semanas do tratamento); e crônica ou tardia, onde lesões como neoformação vascular, ulcerações, estenoses e obstrução intestinal podem ocorrer meses ou anos após o fim do tratamento radioterápico. A incidência e a intensidade das lesões actínicas dependem da dose total utilizada, intensidade e técnica utilizada e da concomitância ou não de outras formas de tratamento oncológico, como quimioterapia e cirurgia. Outros fatores que aumentam a suscetibilidade à lesão actínica são a doença inflamatória intestinal (DII) e o vírus HIV. Doses abaixo de 45 Gy estão associadas à menor incidência de retite crônica. Entretanto, doses acima de 70 Gy causam lesões actínicas significativas com repercussões tardias. Em geral, a irradiação causada por um acelerador linear causa mais lesões do que as lesões causadas por braquiterapia. A irradiação pélvica também é um fator de risco para o desenvolvimento de carcinoma colorretal.[1]

MECANISMO DA LESÃO ACTÍNICA

A lesão estromal com consequente fibrose progressiva é o aspecto mais significativo da lesão actínica na parede do trato digestório. O risco de fibrose aumenta significativamente quando cirurgia ou quimioterapia estão associadas. Em estudos animais, um rápido aumento da apoptose celular das células nas criptas intestinais é observado após uma dose baixa de radiação (1 a 5 cGy). A taxa de apoptose é dose-dependente e atinge um platô em 1 Gy. A radiação ionizante provoca a ativação de genes que produzem TGF-B no intestino. TGF-B é uma potente citocina pró-inflamatória, que induz a fibrose do tecido pela estimulação da expressão de genes relacionados com o colágeno e fibronectina e quimiotaxia de fibroblastos. Também foi demonstrado que o TGF-B tem três isoformas (1, 2 e 3), sendo que apenas o TGF-B1 permanece elevado após 6 meses da exposição à radiação ionizante. Anticorpos neutralizadores da TGF-B demonstraram a possibilidade de suprimir ou reverter a fibrose em modelos e oferecem uma possibilidade de tratamento ou prevenção das lesões actínicas no futuro.[2,3]

RETITE ACTÍNICA

A maioria dos casos de lesões actínicas no intestino grosso e no reto ocorre na região do retossigmoide (Fig. 72-1). O reto é o local mais acometido em razão de sua proximidade com a próstata, colo uterino, útero, ovários, bexiga e testículos, estando exposto à radiação colateral durante o tratamento radioterápico destes órgãos. A lesão actínica retal aguda é frequentemente autolimitada, mas a incidência de lesão crônica retal está aumentando em razão da maior utilização da irradiação pélvica.[4,5] O tratamento do câncer colorretal geralmente utiliza doses de 45 a 54 Gy, enquanto para o câncer de próstata e de colo uterino as doses são de 60 a 80 Gy. O intestino grosso é menos radiossensível que o intestino delgado. Nos homens, é comum sua ocorrência após o tratamento radioterápico de tumores da próstata. Ao exame endoscópico, esta lesão se apresenta com friabilidade da mucosa, presença de telangiectasias multiformes, isoladas ou confluentes que comumente são causa de sangramento retal, que se origina na parede anterior do reto médio e distal. Nas mulheres ocorre, com frequência, após o tratamento radioterápico dos tumores do colo e do corpo uterino, acometendo áreas mais extensas.

Precoce ou Aguda

Ocorre em até 6 semanas após o tratamento radioterápico. Na lesão actínica aguda ocorrem erosões mucosas superficiais, microssangramentos na lâmina própria, espessamento da mucosa com proliferação de fibroblastos. O quadro clínico pode apresentar, principalmente, diarreia, tenesmo, dor abdominal em cólica e sangramento, menos comumente. Os sintomas surgem, geralmente, 2 a 3 semanas após o início do tratamento e se resolvem em até 3 meses após o término do tratamento radioterápico. O risco de

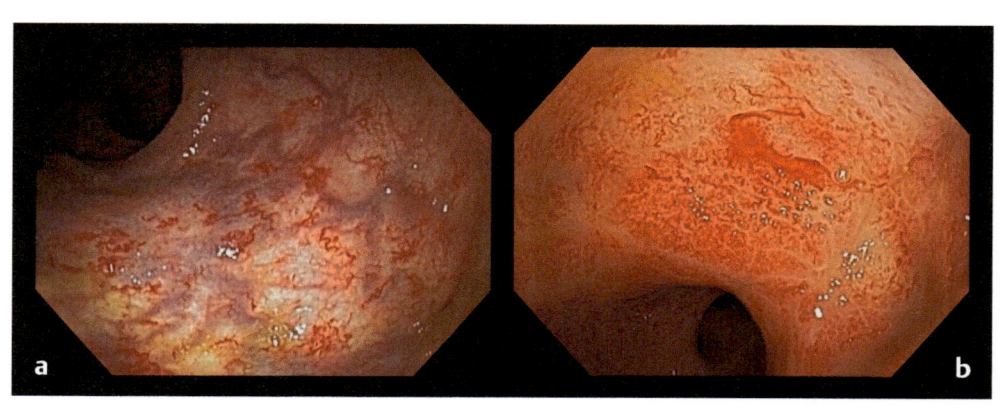

Fig. 72-1. (a) Retite actínica no reto. (b) Retite actínica no reto com sangramento ativo.

complicações tardias graves é inferior a 5% em pacientes que receberam menos que 80 Gy.[6] O tratamento é sintomático com antiespasmódicos e antidiarreicos nos casos mais leves. Nos casos mais intensos, sucralfato, sulfassalazina, ácido 5-aminossalissílico e corticoides tópicos e sistêmicos podem ser utilizados.

Tardia ou Crônica

Ocorre, tipicamente, entre 6 meses a 2 anos após o tratamento radioterápico. Na retite crônica ocorre fibrose vascular com isquemia e formação de telangiectasias que são fonte de sangramento. Em decorrência de fibrose, pode ocorrer perda da capacidade de o reto funcionar como um reservatório fecal, ocasionando aumento da frequência evacuatória, urgência e incontinência fecal.

DIAGNÓSTICO

O diagnóstico é fundamentado na história, irradiação prévia e exame físico, sendo o exame endoscópico o principal exame complementar para confirmar o diagnóstico. Com a história clínica se deve fazer a diferenciação entre as formas crônicas e agudas de lesão actínica. Durante o exame endoscópico, é realizada avaliação da mucosa com foco em excluir outras causas de sangramento retal como CCR, DII e determinar a extensão da lesão. Estas devem ser realizadas com cuidado em pacientes com quadro endoscópico grave, em razão do risco de complicações. As biópsias endoscópicas nas lesões actínicas são inespecíficas, embora possam sugerir o diagnóstico. As estenoses sempre devem ser biopsiadas para afastar o risco de CCR. Também é apropriado investigar a possibilidade de retite infecciosa (CMV, *Clostridium difficile*, *Neisseria* entre outros) principalmente em pacientes imunocomprometidos e/ou homossexuais, bem como afastar a possibilidade de isquemia e uso de AINEs.

TRATAMENTO

O tratamento está indicado nos casos de sangramento, estenose ou formação de fístula. A escala de Chutkan classifica a gravidade do sangramento relacionado com retite actínica (Quadro 72-1). Os pacientes classificados com Chutkan 0 e 1 têm prognóstico favorável, ocorrendo remissão do sangramento sem tratamento em até 35% dos pacientes. O tratamento do sangramento é basicamente endoscópico e utiliza diversas técnicas hemostáticas, como plasma

Quadro 72-1. Escala de Chutkan

0	Ausência de sangramento
1	Sangue na higiene ou nas fezes
2	Sangue no vaso sanitário
3	Sangue vivo com coágulos
4	Sangramento que requer transfusão

de argônio (Fig. 72-2), *heater probe*, *Gold probe* (Fig. 72-3), *laser*, crioablação, ablação por radiofrequência, coagulação bi ou multipolar e injeção de formalina. Supositórios de mesalazina podem ser utilizados após a terapia endoscópica ablativa para tratar as ulcerações resultantes. Caberá ao médico endoscopista escolher entre as diversas técnicas de tratamento endoscópico de acordo a realidade e a disponibilidade local de equipamentos. Esta avaliação deve focar o melhor resultado possível para o paciente. O médico endoscopista também deverá avaliar quando é necessário o encaminhamento do paciente a um centro de referência em endoscopia para a realização do tratamento.

ARGÔNIO

A coagulação com plasma de argônio é o método mais utilizado e várias séries publicadas demonstraram sua eficácia e segurança.[7] A terapia com argônio praticamente substituiu a terapia com *laser* em razão de seu menor custo, maior segurança, facilidade de uso e maior disponibilidade. A terapia com argônio propicia uma coagulação direcionada, previsível, com profundidade da ablação na parede retal limitada (0,5 a 3 mm). Este fato minimiza o risco de perfuração, estenose e fistulização. A terapia com argônio é realizada por meio de um cateter passado pelo canal de trabalho do aparelho, por meio do qual o gás argônio é injetado entrando em contato com uma faísca na extremidade do cateter. A extremidade do cateter não deve encostar na mucosa. O grau de coagulação da parede depende da distância do cateter, fluxo de argônio, potência e do tempo de aplicação. Não existem definições específicas de potência e fluxo determinadas na literatura, sendo que potências de 35 a 70 W e fluxos de 0,5 a 3 L/min estão descritos. Em nosso serviço utilizamos potência entre 60 e 70 W com fluxo entre 1,5 e 2,5 L/min. Para erradicação completa das angiectasias, o número médio de sessões necessárias varia de 1,8 a 2,9 de acordo com a série publicada.[7,8] Cada sessão é realizada a cada 4 semanas e o procedimento pode ser feito com ou sem sedação. Entretanto, recomendamos realização de sedação leve e, ao menos, preparo de cólon retrógrado. Alguns pacientes podem apresentar dor retal após a ablação com argônio, e as complicações graves são muito raras. Deve-se ter cuidado para não utilizar o plasma de argônio muito próximo à linha denteada. Para evitar o risco de explosão cólica em decorrência de acúmulo de gazes inflamáveis, recomenda-se realizar troca do ar dentro do cólon utilizando aspiração e reinsuflação.[9]

CRIOABLAÇÃO

A crioablação é um método de ablação térmica sem necessidade de contato com a mucosa e sem a utilização de faíscas, não havendo, assim, risco de explosão cólica. Este método já é utilizado para ablação de esôfago de Barrett, tumores renais e de próstata. Em estudo com 10 pacientes, houve uma perfuração do ceco em razão de hiperdistensão do cólon.[10] Há necessidade de novos estudos para que o papel da crioablação na retite actínica seja definido.

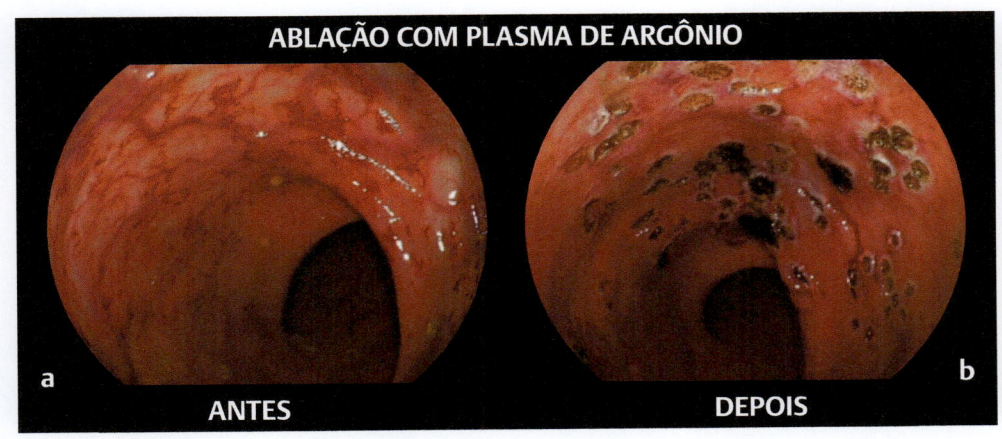

Fig. 72-2. (a) Retite actínica ao exame com luz branca. (b) *Status* pós-ablação com plasma de argônio.

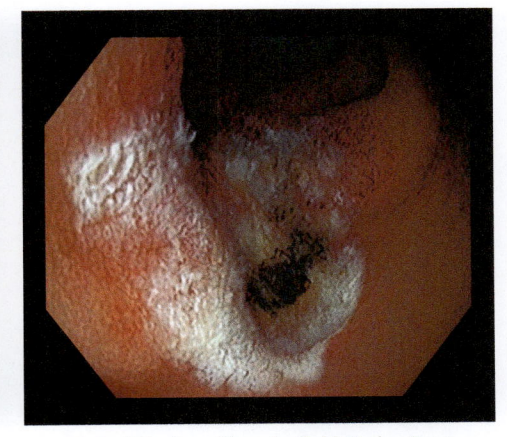

Fig. 72-3. Ablação utilizando Gold-Probe (Boston Scientific).

Ablação por Radiofrequência

A ablação por radiofrequência é um método que tem ganhado espaço no tratamento do esôfago de Barrett nos últimos anos. Neste método sempre há presença de eletrodos que distribuem a energia de forma regular e uniforme. Há três tipos principais de distribuição de eletrodos para a ablação por radiofrequência: Halo 360, que consiste em um balão que faz uma ablação circunferencial do tecido; Halos 90, 60 ou ultralongo, que consistem em um *cap* montado na ponta do aparelho que faz ablações localizadas; e o cateter de ablação que é inserido pelo canal de trabalho do aparelho (Barrx, Medtronic). O método envolve uma ablação em dois tempos, após a primeira ablação, é realizada uma escarificação da área tratada para a remoção do tecido necrosado. Sobre esta área é realizada uma nova ablação por radiofrequência, aprofundando assim a ablação, que promove destruição tecidual entre 5 e 10 mm. Em razão da pouca experiência com o método no tratamento das lesões actínicas, novos estudos são necessários para definir o papel da radiofrequência no tratamento da retite actínica.[11]

Coagulação com Cautério Bi ou Multipolar

É o método de ablação mais amplamente disponível e barato, mesmo quando comparado com o plasma de argônio. A ablação é térmica, como no argônio, mas há necessidade de encostar o *probe* na mucosa, levando ao acúmulo de tecido necroso na ponta do acessório, que deve ser repetidamente limpo. A profundidade da eletrocoagulação depende da potência, do tempo utilizado e da pressão exercida sobre o tecido. A potência média máxima recomendada depende do tipo de unidade de eletrocoagulação e do tipo de *probe* utilizado, porém, não recomendamos a utilização de potências acima de 50 W. Frequentemente, potências entre 20 e 30 W são suficientes para uma ablação térmica efetiva. A principal vantagem deste método é o custo.

Coagulação com *Laser*

O *laser* é um acessório para ablação térmica praticamente suplantando pelo plasma de argônio em razão de seu alto custo. O tipo de *laser* mais utilizado foi o ND:YAG. A vantagem teórica do *laser* seria a redução do número de sessões necessárias para tratar o sangramento. Entretanto, necrose transmural, fibrose, estenoses fístula retovaginal são algumas das complicações relatadas com o ND:YAG.

TRATAMENTO CIRÚRGICO

O tratamento cirúrgico deve ser reservado a pacientes com quadros mais graves com estenoses, fístulas e sangramento com sintomas intratáveis de outras formas.

REFERÊNCIAS BIBLIOGRÁFICAS

1. Kimura T, Iwagaki H, Hizuta A, et al. Colorectal cancer after irradiation for cervical cancer – case reports. Anticancer Research. 1995;15(2):557-8.
2. Anscher MS, Thrasher B, Zgonjanin L, et al. Small molecular inhibitor of transforming growth factor-beta protects against development of radiation-induced lung injury. Int J Radiat Oncol Biol Phys. 2008;71(3):829-37.
3. Flechsig P, Dadrich M, Bickelhaupt S, et al. LY2109761 attenuates radiation-induced pulmonary murine fibrosis via reversal of TGF-beta and BMP-associated proinflammatory and proangiogenic signals. Clin Cancer Res. 2012;18(13):3616-27.
4. Chapuis P. Challenge of chronic radiation-induced rectal bleeding. ANZ journal of surgery. 2001;71(4):200-1.
5. Johnston MJ, Robertson GM, Frizelle FA. Management of late complications of pelvic radiation in the rectum and anus: a review. Dis Colon Rectum. 2003;46(2):247-59.
6. Coia LR, Myerson RJ, Tepper JE. Late effects of radiation therapy on the gastrointestinal tract. Int J Radiat Oncol Biol Phys. 1995;31(5):1213-36.
7. Correa P, Lobo EJ, Averbach M, et al. Efficacy and safety of argon plasma coagulation for the treatment of hemorrhagic radiation proctitis. Gastrointestinal Endoscopy. 2009;69(5):AB279-AB80.
8. Silva RA, Correia AJ, Dias LM, et al. Argon plasma coagulation therapy for hemorrhagic radiation proctosigmoiditis. Gastrointestinal Endoscopy. 1999;50(2):221-4.
9. Soussan EB, Mathieu N, Roque I, Antonietti M. Bowel explosion with colonic perforation during argon plasma coagulation for hemorrhagic radiation-induced proctitis. Gastrointestinal Endoscopy. 2003;57(3):412-3.
10. Hou JK, Abudayyeh S, Shaib Y. Treatment of chronic radiation proctitis with cryoablation. Gastrointest Endosc. 2011;73(2):383-9.
11. Eddi R, Depasquale JR. Radiofrequency ablation for the treatment of radiation proctitis: a case report and review of literature. Therap Adv Gastroenterol. 2013;6(1):69-76.

73 Pólipos Colorretais: Diagnóstico e Tratamento

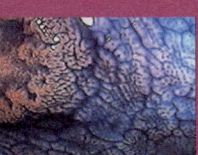

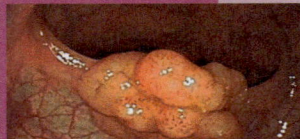

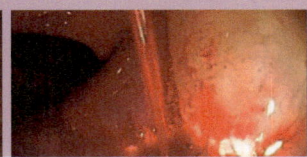

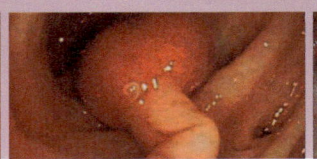

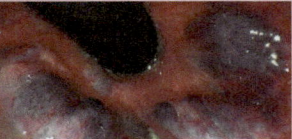

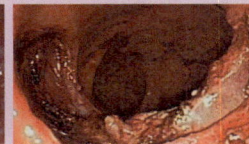

Paulo Alberto Falco Pires Corrêa ■ Jarbas Faraco Maldonado Loureiro ■ Maurício Paulin Sorbello

DIAGNÓSTICO

Os pólipos do trato digestório são definidos como: **toda estrutura com origem na parede dos segmentos que a compõe e que se projeta em direção à luz, de forma circunscrita**.[1]

Como a parede dos segmentos do trato digestório tem, habitualmente, quatro camadas – mucosa, submucosa, muscular própria e serosa (com exceção do esôfago e do reto) – um pólipo ou lesão polipoide pode se formar em qualquer uma delas.

Às vezes, mesmo estruturas próximas ao trato digestório podem simular esta situação, como por exemplo: miomas uterinos, cistos pélvicos, nódulos ou tumores de outros órgãos.

Um fator de extrema relevância relacionado com pólipos do cólon diz respeito ao fato de que alguns deles apresentam potencial maligno,[2] logo, sua remoção, seja endoscópica ou cirúrgica, pode interromper e prevenir esta transformação ou mesmo tratá-la em alguns casos nos quais este fenômeno tenha ocorrido.[3]

Este capítulo tem como objetivo abordar somente as lesões de origem epitelial.

A detecção global dos pólipos colorretais encontra-se em torno de 23,5%, enquanto a taxa de detecção de adenomas fica entre 12,8% a 22%. Quanto à sua localização, mais de 50% dos pólipos são encontrados no cólon sigmoide e no reto.[4]

Os pólipos são detectados com maior frequência nos homens do que nas mulheres, principalmente nos pacientes com mais 50 anos de idade.

O exame físico nos traz poucas informações quanto à presença de pólipo. O diagnóstico por meio dele pode ser realizado quando as lesões estão localizadas no reto médio e distal e podem ser identificadas pelo toque retal.

A anuscopia e a retossigmoidoscopia são exames complementares que podem ser feitos durante o exame físico proctológico, em ambiente ambulatorial, permitindo a eventual identificação de lesões alcançáveis por estes métodos, que estejam localizadas em segmentos mais distais do reto ou sigmoide.

A pesquisa de sangue oculto nas fezes apresenta sensibilidade entre 20% e 25% para detecção de tais lesões, sendo considerada baixa para o diagnóstico de pólipos colorretais. Esse exame é mais bem indicado para o rastreamento do câncer colorretal (CCR), situação em que atinge sensibilidade superior a 80%, especialmente quando utilizados os métodos mais modernos como o teste imunoquímico fecal (FIT – *fecal immunochemical test*).

Os exames radiológicos contrastados, como, por exemplo, o enema opaco, pode ser indicado em alguns casos específicos.

Outros exames de imagem menos invasivos, como ultrassonografia abdominal e pélvica, tomografia computadorizada, ressonância nuclear magnética do abdome e da pelve e, mais recentemente, a colonografia por tomografia computadorizada (ou "colonoscopia virtual") também podem colaborar para o seu diagnóstico (Fig. 73-1).[5]

A colonoscopia, utilizada desde o início da década de 1970, é um dos exames mais utilizados para o diagnóstico dos pólipos colorretais. Tem como vantagem sobre os outros métodos, além de sua ótima acurácia, o fato de que ao mesmo tempo em que se faz o diagnóstico, pode-se realizar o tratamento.[6] Em contrapartida, por se tratar de exame invasivo, tem maiores índices de complicação.

Estudo realizado em 2015 mostrou que a colonoscopia feita com auxílio de um *cap* (acessório plástico que se coloca na ponta do endoscópio), revelou-se mais eficaz na detecção dos adenomas do cólon, quando comparada com a colonoscopia convencional.[7] Isto deveria ocorrer pela facilidade em se "abaixar" as pregas da mucosa cólica, diminuindo os "pontos cegos", principalmente no cólon proximal. Ao utilizarmos este método em nosso serviço, no entanto, este resultado não foi obtido (Fig. 73-2).

Conforme descrito anteriormente, alguns pólipos colorretais apresentam potencial para se transformarem em câncer, porém, sabe-se que esse processo é lento na maior parte das vezes, podendo levar 10 anos ou mais.

O diagnóstico precoce e a correta classificação das lesões encontradas são muito importantes para que uma conduta seja tomada e o tratamento adequado oferecido, minimizando possíveis intercorrências.[8]

Os pólipos colorretais podem ser classificados de cinco modos, sendo eles:

- Tamanho.
- Aspecto morfológico.
- Origem histológica.
- Padrão de abertura de criptas.
- Distribuição dos vasos sanguíneos.

Tamanho

A mensuração adequada dos pólipos permite-nos classificá-los, segundo seu tamanho, como: gigantes (> 30 mm), grandes (20 a 30 mm), pequenos (5 a 10 mm) e diminutos (até 5 mm) (Figs. 73-3 a 73-6).

Para se obter a medida mais fidedigna, comparamos ao tamanho dos acessórios utilizados para removê-los.

Assim sendo, por exemplo, uma pinça de biópsia tem, habitualmente, 3 mm em cada concha e 7 mm quando totalmente aberta (Fig. 73-7).

Ressalta-se que apenas 20% dos pólipos são maiores do que 10 mm.

Os pólipos grandes, isto é, com mais de 20 mm, geralmente, localizam-se no cólon direito e no reto.

Os pólipos com menos de 5 mm localizados no reto são, quase sempre, não neoplásicos (geralmente hiperplásicos), mas 60% a 70% daqueles que se localizam nos segmentos mais proximais são adenomas (Figs. 73-8 e 73-9).[5]

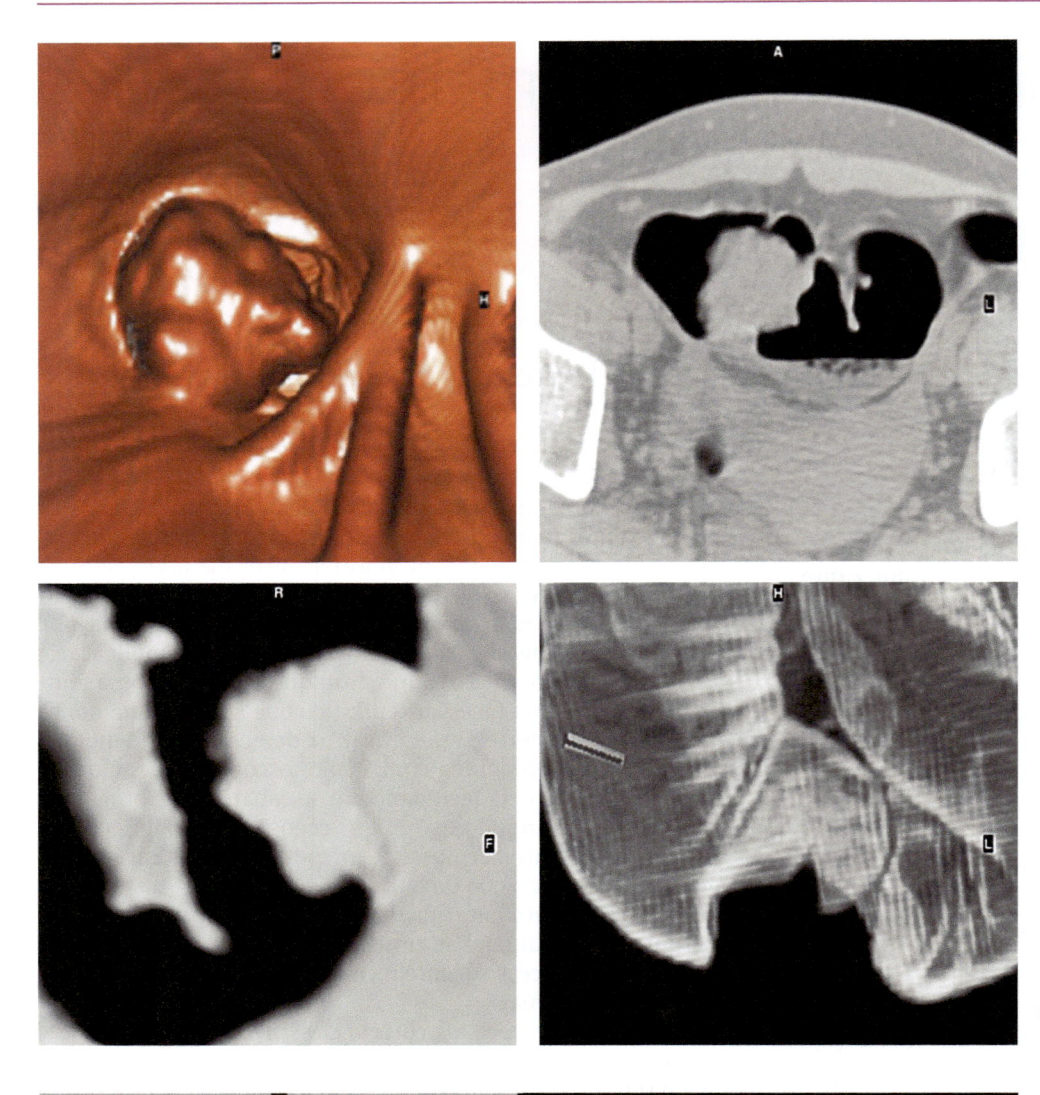

Fig. 73-1. Pólipo de grande dimensão diagnosticado durante colonoscopia virtual.

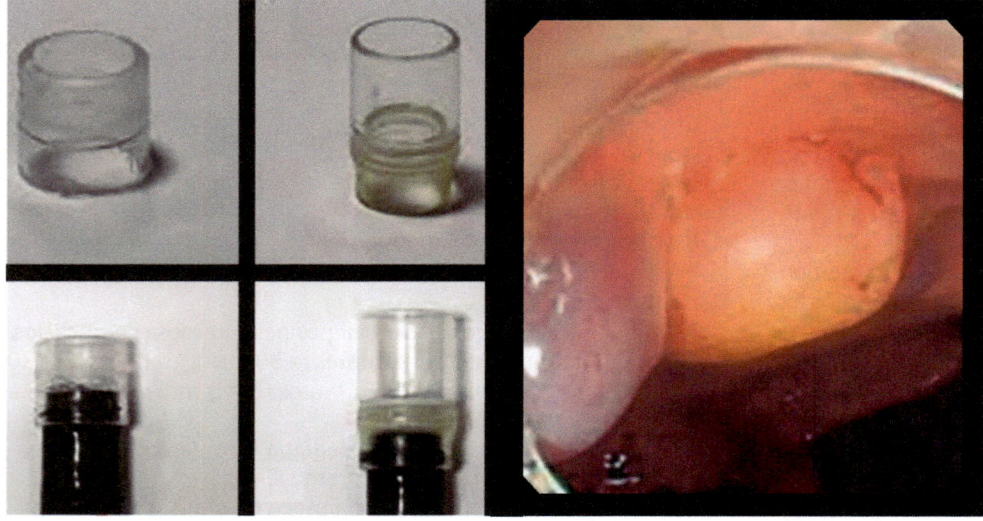

Fig. 73-2. Colonoscópio com *cap* em sua extremidade.

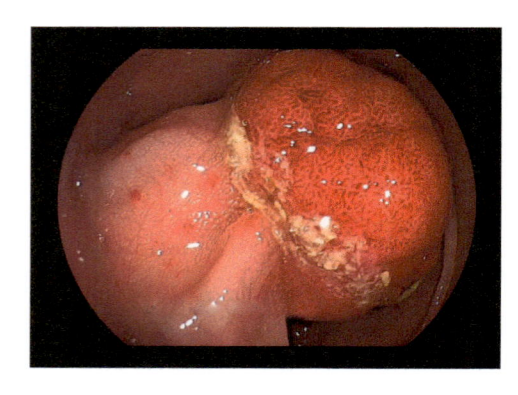

Fig. 73-3. Pólipo gigante – lesão séssil com mais de 30 mm em seu maior eixo localizada no cólon esquerdo.

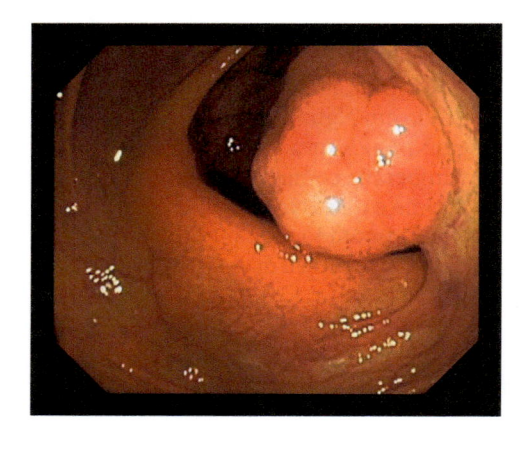

Fig. 73-4. Pólipo grande – lesão séssil de 25 mm em seu maior eixo localizada no cólon ascendente proximal.

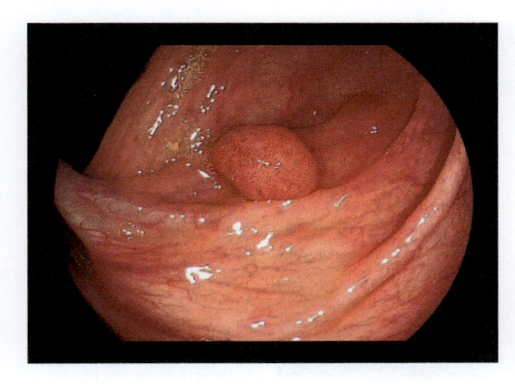

Fig. 73-5. Pólipo pequeno – lesão séssil de 8 mm em seu maior eixo.

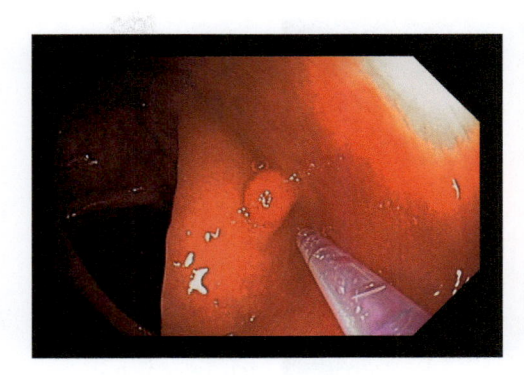

Fig. 73-6. Pólipo diminuto – lesão séssil de 5 mm em seu maior eixo.

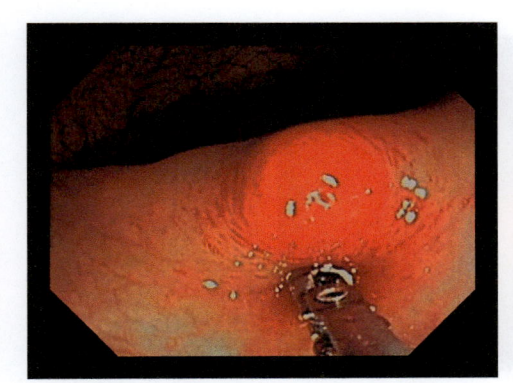

Fig. 73-7. Tamanho do pólipo estimado em comparação como diâmetro da pinça de biópsia fechada.

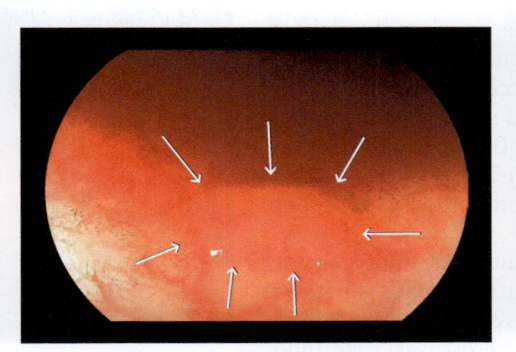

Fig. 73-8. Diminuto pólipo esbranquiçado do reto, com pobreza de vasos em sua superfície, sugestivo de pólipo hiperplásico.

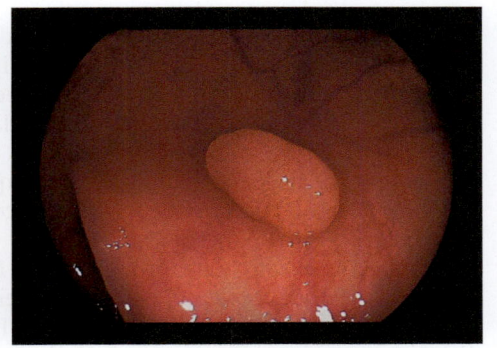

Fig. 73-9. Pólipo séssil, onde mesmo sem magnificação de imagem pode-se notar abertura decriptas alongadas sugestivas de adenoma.

Aspecto Morfológico

Em relação ao aspecto morfológico, atualmente os pólipos e as lesões planas (comentadas em outro capítulo) são classificados conforme o Quadro 73-1.[9]

O Quadro 69-1 resulta de consensos internacionais, oriente-ocidente, primeiramente realizado em Paris, visando a uniformização da nomenclatura endoscópica envolvendo estas lesões e tendo a classificação japonesa para os cânceres gástrico e colorretal precoces como base (Figs. 73-10 e 73-11).

No caso de lesões mistas, sempre o componente que predomina vem à frente. Assim sendo, se a elevação é predominante à depressão, classifica-se IIa + IIc, e se for ao contrário, IIc + IIa. Isto vale também para outras formas mistas de lesões polipoides com componente séssil ou pediculado e vice-versa.

Quase uma década após a descrição do primeiro adenoma plano, Kudo *et al.* utilizaram pela primeira vez o termo *laterally spreading tumor* (LST).[10] Qualquer lesão plana elevada, tipo IIa, com tamanho superior a 10 mm, passou a ser designada **LST**. Este termo foi introduzido para descrever lesões que apresentam maiores diâmetros laterais e que mantêm um eixo vertical baixo, isto é, sem proporcionar grandes elevações na superfície mucosa.

Quadro 73-1. Classificação (Paris-Japonesa) Macroscópica das Lesões Tipo 0 (Lesões Precoces, Restritas à Mucosa e Submucosa do Cólon e Reto) do Trato Digestório, com Aspecto Endoscópico Superficial

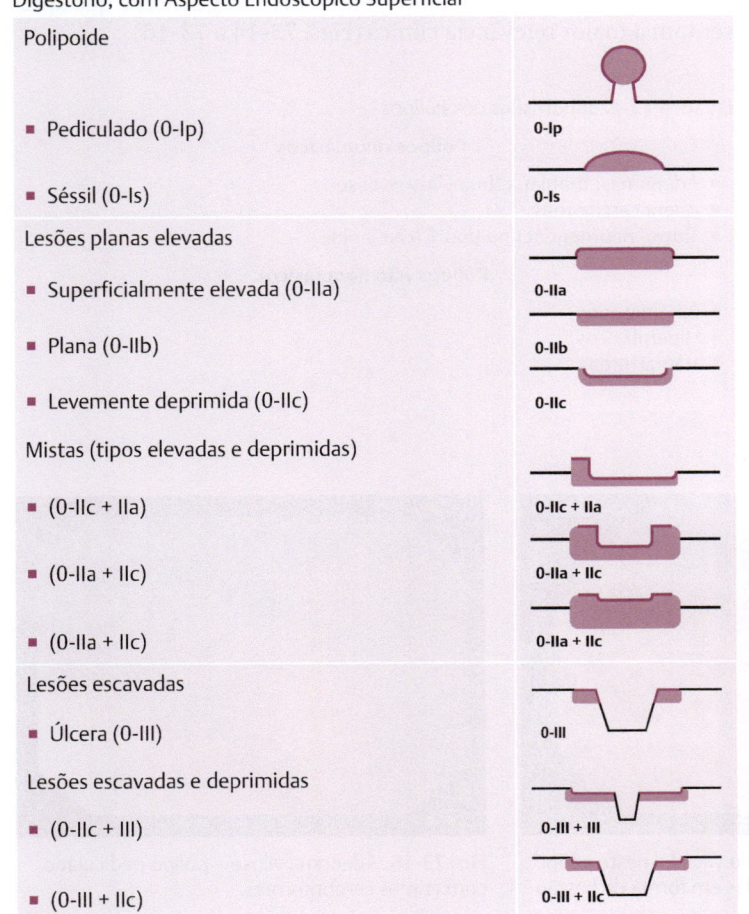

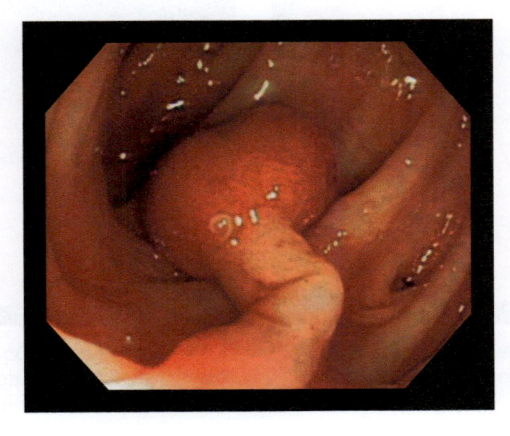

Polipoide	
▪ Pediculado (0-Ip)	0-Ip
▪ Séssil (0-Is)	0-Is
Lesões planas elevadas	
▪ Superficialmente elevada (0-IIa)	0-IIa
▪ Plana (0-IIb)	0-IIb
▪ Levemente deprimida (0-IIc)	0-IIc
Mistas (tipos elevadas e deprimidas)	
▪ (0-IIc + IIa)	0-IIc + IIa
▪ (0-IIa + IIc)	0-IIa + IIc
▪ (0-IIa + IIc)	0-IIa + IIc
Lesões escavadas	
▪ Úlcera (0-III)	0-III
Lesões escavadas e deprimidas	
▪ (0-IIc + III)	0-III + III
▪ (0-III + IIc)	0-III + IIc

Fig. 73-10. Pólipo pediculado (Classificação Paris-Japonesa – Ip).

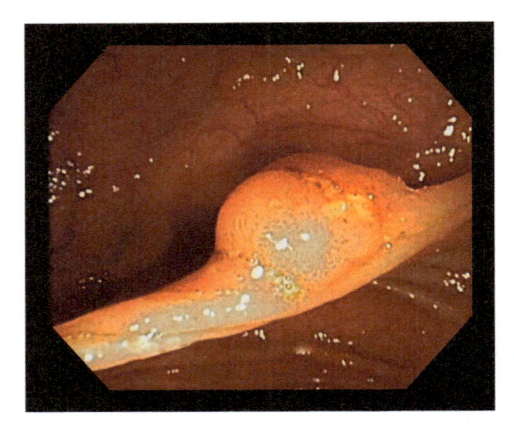

Fig. 73-11. Pólipo séssil (Classificação Paris-Japonesa – Is).

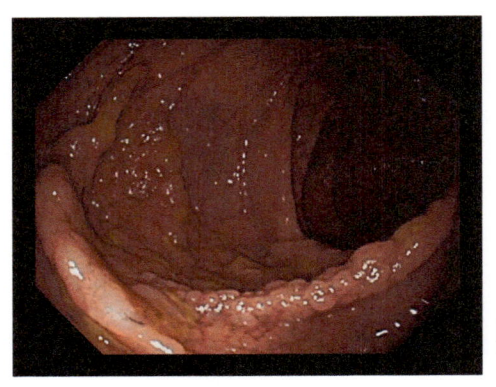

Fig. 73-12. LST tipo granular localizada no cólon ascendente – presença de múltiplas nodulções homogênea sem sua superfície.

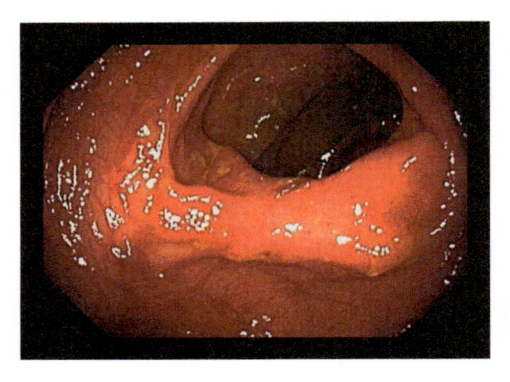

Fig. 73-13. LST tipo não granular – em comparação coma Figura73-12, nota-se superfície lisa, sem nodularidade.

Em razão de seu padrão diferenciado de crescimento, dentre outros fatores por influências genéticas distintas das lesões protrusas, as LSTs colorretais são propícias à ressecção endoscópica, pois apresentam menores índices de invasão da submucosa, quando comparadas com lesões polipoides sésseis (0-Is) de tamanho semelhante.[11] Todavia, apresentam maior frequência de displasia de alto grau e invasão da submucosa quando comparadas com lesões pediculadas (0-Ip) de mesmo tamanho.[12]

Yamada *et al.*, em 2001, compararam o índice de apoptose das LSTs com o dos adenomas polipoides por meio de estudos genéticos e imuno-histoquímicos, revelando que as LSTs apresentaram um índice quatro vezes maior em relação às lesões protrusas, sugerindo que o crescimento vertical dessas lesões é inibido pelo fenômeno de apoptose, resultando em um padrão de crescimento em lateralidade.[13]

No entanto, LSTs podem apresentar componente que aparenta aspecto protruso. Por definição, esta elevação não deve ultrapassar um terço de sua extensão horizontal (razão altura:largura < 1:3).[13,14]

É comum a coexistência de múltiplos aspectos endoscópicos distintos em uma mesma lesão, dificultando sua adequação à classificação Paris-Japonesa. A eventual complexidade na análise morfológica pode acarretar interpretação errônea quanto à presença de componente deprimido ou escavado, por exemplo. Desse modo, a distinção com base no aspecto endoscópico geral da superfície da lesão pode ser preferível, possibilitando também a estimativa do risco de neoplasia avançada considerando-se somente o aspecto macroscópico predominante.

Dessa forma, as LSTs podem ser classificadas como tipo granular (LST-G) ou não granular (LST-NG) (Figs. 73-12 e 73-13).

O tipo granular consiste em um aglomerado de nódulos formando uma superfície irregular, enquanto o não granular apresenta um padrão de superfície plano e liso.[15]

Esses dois tipos macroscópicos apresentam características moleculares distintas, sugerindo que dois ou mais mecanismos estejam associados à ocorrência de lesões diferentes, com padrões de crescimento semelhantes.[16]

Kudo *et al.*, em 2008, subdividiram esses dois tipos morfológicos em dois outros subtipos: LST-G homogênea (LST-GH) e LST-G nodular mista (LST-GM); as LST-NG foram subdivididas nos padrões LST-NG plano elevada (LST-NG PE) e na LST-NG pseudodeprimida (LST-NG PD).[17]

Origem Histológica

Quanto à origem histológica, os pólipos são classificados em epiteliais e não epiteliais.

Em adição, os pólipos ainda se subdividem em neoplásicos e não neoplásicos (Quadro 73-2).

Os adenomas são os pólipos cólicos mais frequentes e que apresentam a maior relevância clínica (Figs. 73-14 a 73-16).

Quadro 73-2. Subdivisões dos Pólipos

Pólipos neoplásicos
▪ Adenomas: tubular, tubuloviloso, viloso
▪ Adenocarcinomas
▪ Tumor neuroendócrino tipo 1 (carcinoide)

Pólipos não neoplásicos
▪ Inflamatórios
▪ Hiperplásicos
▪ Hamartomas

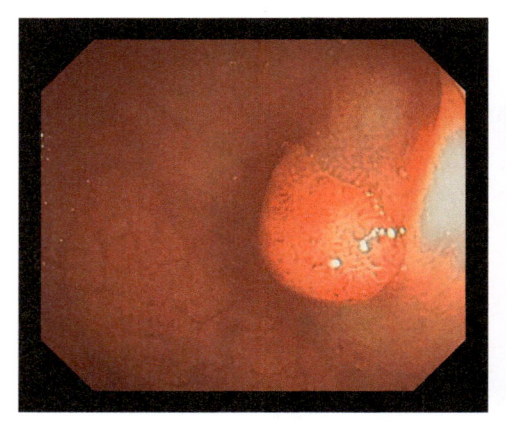

Fig. 73-14. Adenoma tubular – pólipo séssil com criptas alongadas em forma de bastão.

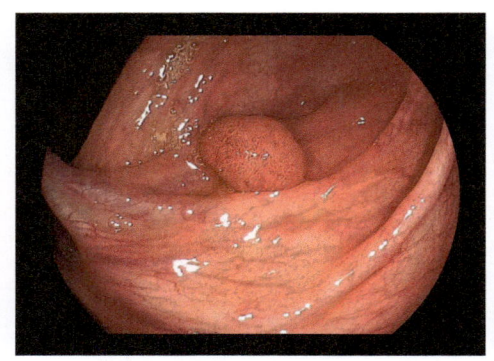

Fig. 73-15. Adenoma túbulo viloso – neste pólipo observam-se tanto glândulas em forma de bastão como outras cerebriformes.

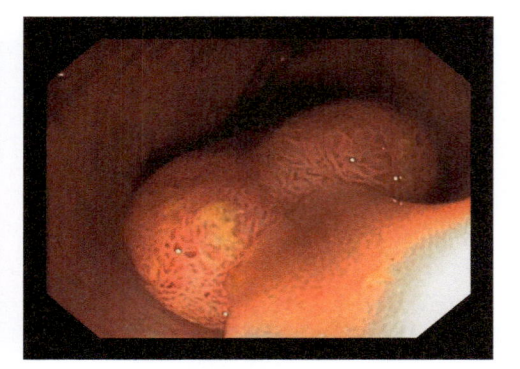

Fig. 73-16. Adenoma viloso – pólipo pediculado com criptas cerebriformes.

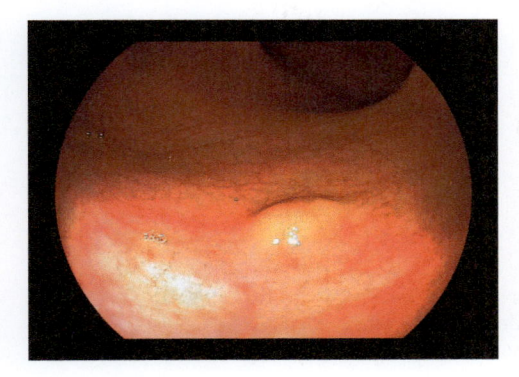

Fig. 73-17. Tumor neuroendócrino tipo 1 – lesão séssil, localizada no reto distal. O tom amarelado dessas lesões esse deve ao fato de possuírem alto teor lipídico em suas células; outra característica marcante é sua consistência endurecida.

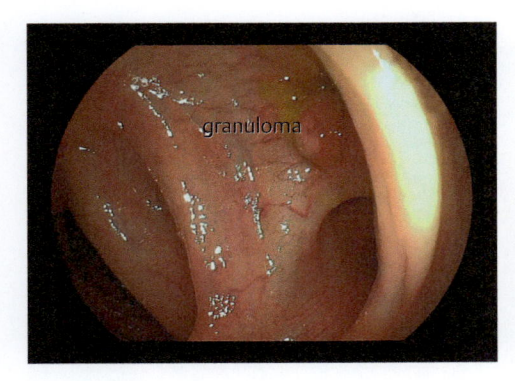

Fig. 73-18. Junto a um óstio diverticular do sigmoide, observa-se pequeno nódulo avermelhado e recoberto por fibrina, compatível com granuloma.

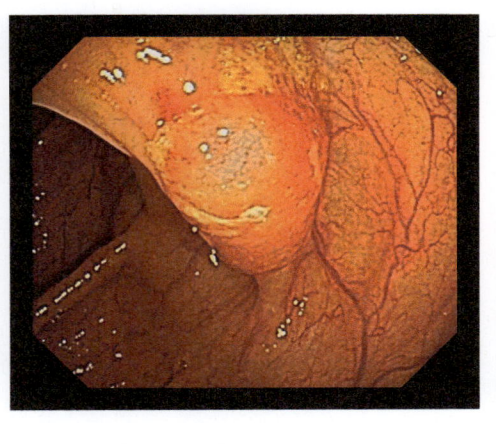

Fig. 73-19. Lesão séssil do cólon ascendente recoberta por muco – aspecto esbranquiçado revela pobreza em vasos; o aspecto desta lesão é sugestivo de adenoma serrilhado.

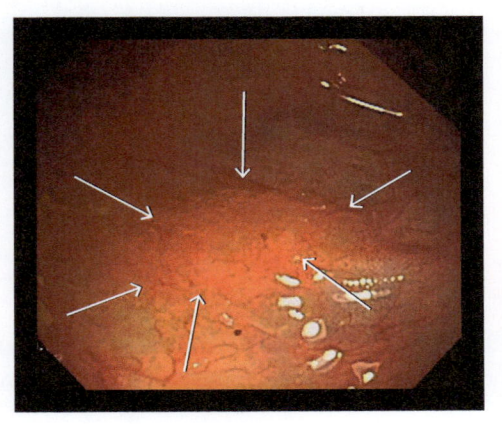

Fig. 73-20. Adenoma serrilhado – neste caso, o muco e o apagamento dos vasos da submucosa denunciaram a presença desta lesão plana.

Na grande maioria dos casos, os adenocarcinomas colorretais são oriundos dos adenomas, segundo a evolução adenoma-carcinoma.

Em alguns casos também podem originar-se diretamente da mucosa (câncer "de novo") ou em pacientes portadores de doença inflamatória intestinal crônica pela agressão contínua e persistente desta.

Os tumores neuroendócrinos do tipo 1 são lesões que se originam das células de Kulchitsky, localizadas na camada mais profunda da mucosa, nas glândulas de Lieberkün. Essas lesões são frequentemente classificadas, de modo errôneo, como lesões subepiteliais (Fig. 73-17).

Os pólipos inflamatórios se formam após algum tipo de agressão à mucosa, como após quadro de diverticulite aguda, nas doenças inflamatórias inespecíficas ou após algumas infecções como salmonelose crônica, esquistossomose, amebíase, entre outras, e não necessitam ser ressecados (Fig. 73-18).

Em relação aos pólipos hiperplásicos, por muito tempo se acreditou que essas lesões não tinham potencial maligno. Porém, alguns autores descobriram que estas lesões têm uma rota própria para tal transformação (rota CIMP).

Este erro genético determina pólipos com uma arquitetura serrilhada, sendo uma via de malignização mais rápida que a adenoma-carcinoma.[18,19]

Os pólipos serrilhados são mais frequentemente localizados no cólon direito e o tratamento de escolha atual é a ressecção endoscópica completa. Nos casos em que este tratamento não é eficaz, com lesão residual ou recidiva, deve-se propor um segmento endoscópico anual destes pacientes, com biópsias de áreas suspeitas e, se houver progressão da displasia, indica-se o tratamento cirúrgico (Figs. 73-19 e 73-20).[20]

Padrão de Abertura de Criptas

Kudo, em 1993, propôs uma classificação onde separa as lesões de acordo com o padrão de abertura das criptas de suas glândulas na superfície da mucosa (Quadros 73-3 e 73-4).[21,22]

Para a aplicação dessa classificação, no entanto, é necessária a utilização de magnificação de imagem associada à cromoscopia (com índigo-carmim e/ou violeta *cresyl*), tecnologia incorporada à endoscopia no fim da década de 1990 (Figs. 73-21 e 73-22).

O principal objetivo desta classificação é definir o diagnóstico diferencial entre lesões neoplásicas e não neoplásicas.[23]

Quadro 73-3. Classificação de Kudo para o Padrão de Abertura das Criptas do Cólon e Reto

Histologia	Padrão de abertura das criptas
Não neoplásica	Mucosa normal (arredondada) – Tipo I
	Lesão hiperplásica (estrelada) – Tipo II
Adenoma tubular	Lesão neoplásica (alongada) – Tipo III L
Adenoma	Lesão neoplásica (pequena) – Tipo III s
	Lesão neoplásica (giros) – Tipo IV (componente viloso)
Câncer	Lesão maligna (superfície irregular) – Vi
	Lesão maligna (superfície amorfa)

Quadro 73-4. Padrão de Criptas e Achados Usuais Segundo a Classificação de Kudo para os Pólipos do Cólon e do Reto

Tipo	Achados usuais	Exemplos
I	Mucosa normal	Lipomas, leiomiomas, pólipos inflamatórios
II	Hiperplásico	Lesões serrilhadas, hiperplásico
IIIL	Adenoma em 86,7% dos casos	
IIIs	Adenoma 73% dos casos, carcinoma *in situ* (Viennas 4) em 28,3%	Associado a lesões deprimidas
IV	Adenomas em 59,7% dos casos, carcinoma *in situ* (Vienna 4) em 37,2%	Lesões protrusa e LSTs Adenoma túbulosoviloso
V	Invasão submucosa em 62,5%	Adenocarcinoma

A acurácia para este fim foi avaliada em vários estudos, como, por exemplo, de 80,1%, segundo Tung *et al*.[24], e de 99,1% segundo Kato *et al*.[25]

A sensibilidade, segundo a literatura, encontra-se entre 90,8[26] e 98%[27] e a especificidade entre 73,3% e 100%.[25]

Um estudo conduzido por Zanoni *et al*., em 2007, em nosso serviço, demonstrou acurácia de 84%.[28]

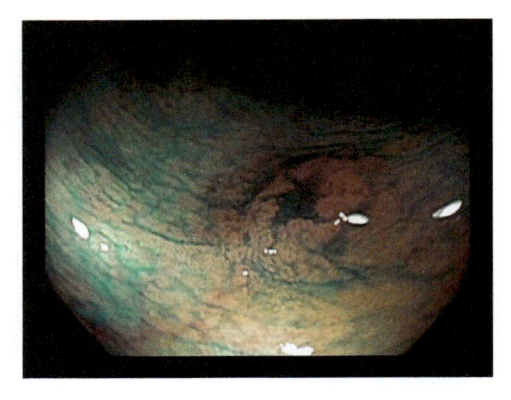

Fig. 73-21. Cromoscopia com índigo-carmim 0,4% sem magnificação de imagem – esta diminuta lesão (IIc) não seria identificada sema utilização deste recurso.

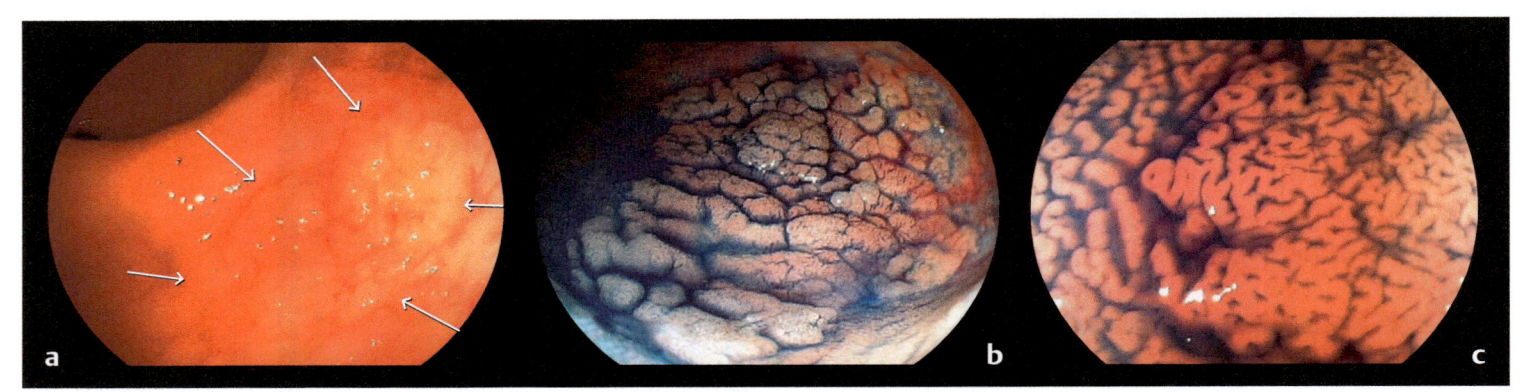

Fig. 73-22. (a) LST do cólon ascendente diagnosticada com luz branca sem magnificação; **(b)** uso da cromoscopia convencional (índigo-carmim 0,4%) para realce da superfície e melhor definição dos limites da lesão; **(c)** magnificação de imagem realçando o padrão de abertura das criptas tipos II-O e II-L, sugestivos de lesão séssil serrilhada.

A Figura 73-23 demonstra os padrões de abertura de criptas descritos por Kudo, representados em ilustração esquemática oriundas de documentações fotográficas realizadas com magnificação de imagem e cromoscopia convencional com índigo-carmim a 0,5%.[29,30]

Distribuição dos Vasos Sanguíneos

Com o avanço tecnológico em pleno desenvolvimento, no início deste século a cromoscopia virtual (óptica ou digital) passou a fazer parte do arsenal diagnóstico dos endoscopistas.

No princípio acreditava-se que substituiria a magnificação de imagem associada à cromoscopia convencional (uso de corantes) na avaliação do padrão de abertura das glândulas cólicas e, com o passar do tempo, notou-se que de fato o que ocorria era a possibilidade de avaliação mais acurada do padrão vascular destas lesões, em razão da interação do espectro de luz à hemoglobina. Portanto, atualmente, são definidas como ferramentas distintas e que se completam.

Inicialmente, a cromoscopia óptica, denominada NBI (*Narrow Band Imaging*), foi criada pela Olympus (Fig. 73-24).

Em 2006, Sano *et al.*[31] publicaram a primeira classificação utilizando o sistema de NBI e magnificação de imagem, com base nos diferentes padrões vasculares das lesões (Fig. 73-25).

Decorridos 2 anos, em 2008, outra classificação, denominada Classificação de Hiroshima, foi publicada. Esta baseia-se nos achados vasculares e no padrão da superfície das lesões (Fig. 73-26).[32,33]

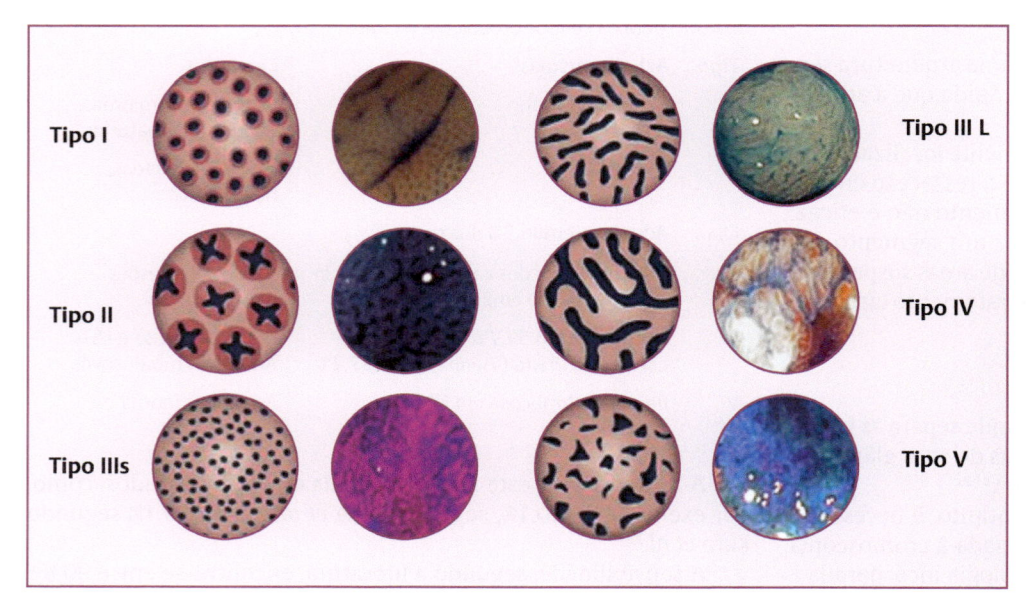

Fig. 73-23. Classificação dos padrões de cripta proposta por Kudo. (Adaptada de: UpToDate.)[29,30]

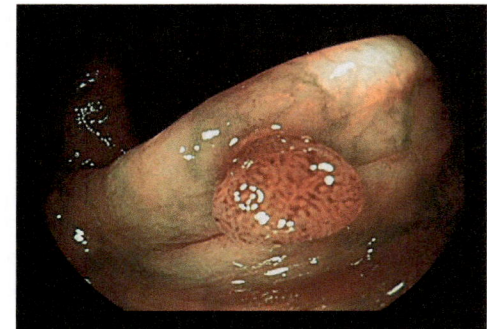

Fig. 73-24. Exame sem magnificação de imagem com utilização do NBI – lesão séssil com vascular condizente com adenoma tubular.

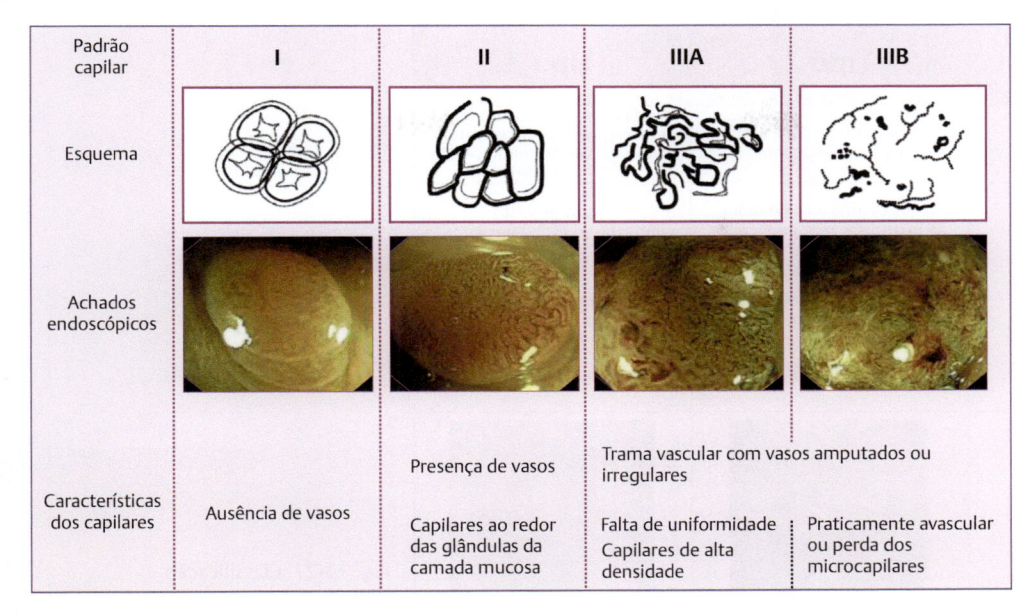

Capítulo 73 ■ Pólipos Colorretais: Diagnóstico e Tratamento

Fig. 73-25. Classificação de Sano.[36]

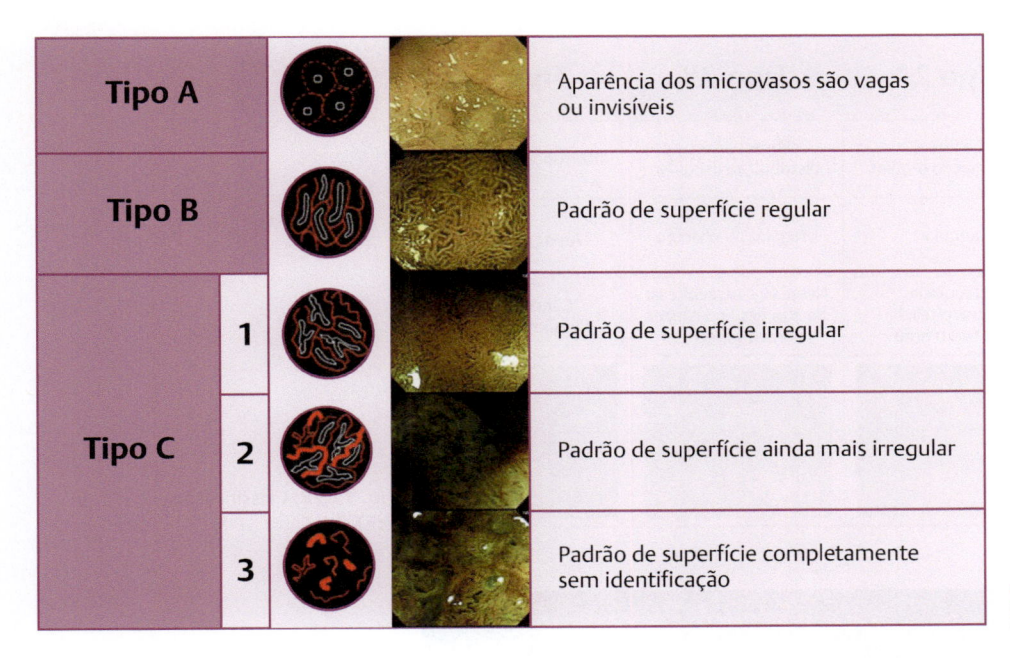

Fig. 73-26. Classificação de Hiroshima.[36]

Como a interpretação destas classificações ainda não tinha consenso e uniformidade, outras vieram.

Tanaka e mais cinco *experts* fundaram o *Cólon Tumor NBI Interest Group – CTNIG*, time que teve como objetivo a criação de uma classificação simples contemplando o NBI, que fosse de fácil utilização internacional.

A partir disso, a CTNIG propôs, em 2009, a *NBI International Colorectal Endoscopic (NICE) Classification*.

Essa classificação pode ser empregada sem a utilização da magnificação de imagem, baseando-se na cor, no padrão vascular e no padrão de superfície das lesões (Fig. 73-27).[34,35]

Inúmeros estudos comprovaram a eficácia do NBI para classificar as lesões colorretais, no entanto, alguns trabalhos reportaram algumas preocupações como:

- Existência de múltiplos termos para achados iguais ou similares.
- Necessidade de incluir os padrões de superfície nas classificações endoscópicas que utilizavam a magnificação.
- Diferentes achados na utilização do NBI e magnificação entre lesões elevadas e superficiais.

Com isso, em 2011, novo esforço foi feito para estabelecimento de uma classificação universal de NBI e magnificação para os tumores colorretais.

O Grupo Yutaka Saito (grupo de pesquisa do Centro Nacional de Pesquisa e Desenvolvimento no Japão) formou o *Japan NBI Expert Team* (JNET), composto por 38 especialistas em colonoscopia oriundos de todas as regiões do país, resultando na proposta de uma nova classificação (Fig. 73-28).[36]

Paralelamente ao surgimento do NBI (Olympus), a Fujinon desenvolveu tecnologia semelhante, porém, esta consistia em cromoscopia digital, denominada *Fuji Intelligent Chromo Endoscopy* – FICE (Fig. 73-29).

Em 2009, no Brasil, Teixeira *et al.*[37] publicaram uma classificação reconhecida internacionalmente, com base na morfologia e na distribuição dos vasos capilares mucosos ao redor das criptas (Fig. 73-30).

Tendo em vista todos os conceitos expostos e conhecendo a realidade em que se insere a prática endoscópica de cada profissional (tecnologia disponível, material, pessoal treinado etc.), ressalta-se que não existe método de escolha ou padrão-ouro, completamente livre de falhas para a avaliação das lesões. Cabe ao colonoscopista utilizar-se de todo seu conhecimento teórico e técnico, aliado ao domínio sobre as condições clínicas do seu paciente, para decidir a conduta mais acertada, sendo ela respaldada pela literatura atualizada.

Por fim, abordaremos os pólipos serrilhados, que também serão citados em outro capítulo dessa obra, identificados cada dia com maior frequência na rotina do colonoscopista.

Alguns conceitos, como sua localização mais frequente, tamanho, tipo histológico e biologia molecular, devem ser comentados.

	Tipo 1	Tipo 2	Tipo 3
Cor	Igual ou mais claro que a mucosa adjacente	Mais escuro que a mucosa adjacente	Ainda mais escuro em relação a mucosa adjacente podendo conter áreas esbranquiçadas (pele de galinha)
Vasos	Ausente ou vasos isolados na lesão	Vasos escurecidos ao redor de estruturas esbranquiçadas	Áreas de vasos interrompidos ou ausentes
Padrão de superfície	Pontos brancos ou pretos de tamanho uniforme	Estruturas ramificadas brancas, ovaladas ou tubulares circundadas por vasos escurecidos	Padrão ausente ou amorfo
Histologia sugerida	Hiperplasia ou serrilhado	Adenoma	Invasão submucosa profunda
Imagens endoscópicas			

Fig. 73-27. Classificação NICE.[36]

	Tipo 1	Tipo 2A	Tipo 2B	Tipo 3
Padrão vascular	Invisível	Calibre e distribuição regular	Calibres variados e distribuição irregular	Interrupção de vasos
Padrão de superfície	Pontos brancos ou preto regulares similar a mucosa adjacente	Regular	Irregular ou obscuro	Áreas amorfas
Histologia sugerida	Hiperplásico ou serrilhado	Neoplasia intraepitelial de baixo grau	Neoplasia intraepitelial de alto grau ou câncer invasivo superficial	Câncer com invasão profunda
Imagens Endoscópicas				

Fig. 73-28. Classificação JNET.[36]

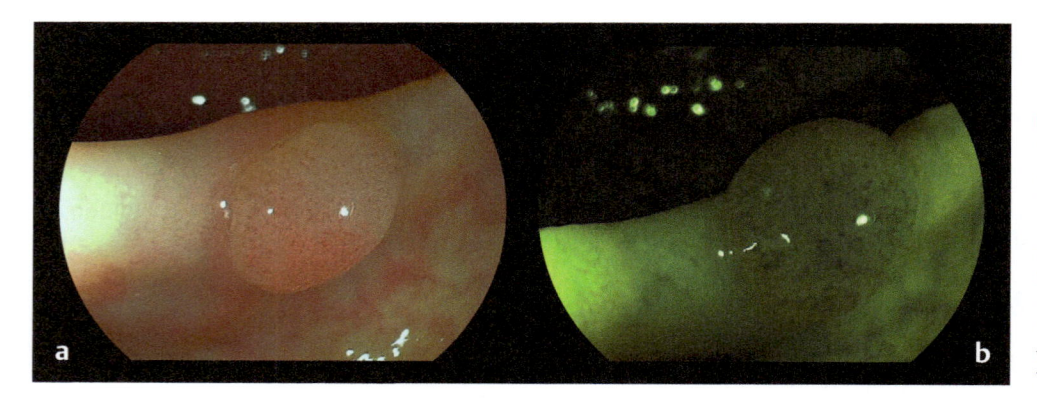

Fig. 73-29. (a) Pólipo séssil sendo examinado com magnificação de imagem sem cromoscopia digital; (b) mesmo pólipo séssil, porém, examinado com magnificação e FICE, realçando seu padrão vascular (Tipo III de Teixeira).

Localizam-se preferencialmente no cólon proximal. Quase sempre apresentam muco recobrindo sua superfície, que deve ser removido para a realização de uma boa propedêutica endoscópica.

Apresentam tamanhos variados e se assemelham muito às lesões hiperplásicas, pois são pobres em vasos na submucosa, o que lhes confere aparência "pálida" (do termo *faint* em inglês). Podem ser planas ou sésseis.

O uso do corante de superfície (índigo-carmim a 0,4% ou 0,5%) sobre a lesão facilita seu reconhecimento e a melhor identificação de seus limites laterais.

O uso de ácido acético pode ter efeito semelhante em relação à morfologia e limites da lesão, além de facilitar a identificação da abertura de suas glândulas.

Qualquer lesão com mais de 10 mm no cólon proximal, em que haja a suspeita de se tratar de uma lesão serrilhada, deve ser removida *in totum* durante a colonoscopia.

Os pólipos serrilhados apresentam seu potencial maligno traduzido por uma via diferente da consagrada sequência adenoma-carcinoma, chamada de "via serrilhada" e descrita por Jass no início deste século:[38]

As alterações moleculares envolvidas nessa transformação são compostas por mutações no gene *BRAF* e *KRAS*, correlacionadas com hipermetilação, acarretando genes intitulados de CIMP (CPG *Ilha Methylation Promotor*).[39]

Em 2010, a Organização Mundial da Saúde subclassificou os pólipos serrilhados em três subtipos, conforme demonstrado no Quadro 69-5.[40]

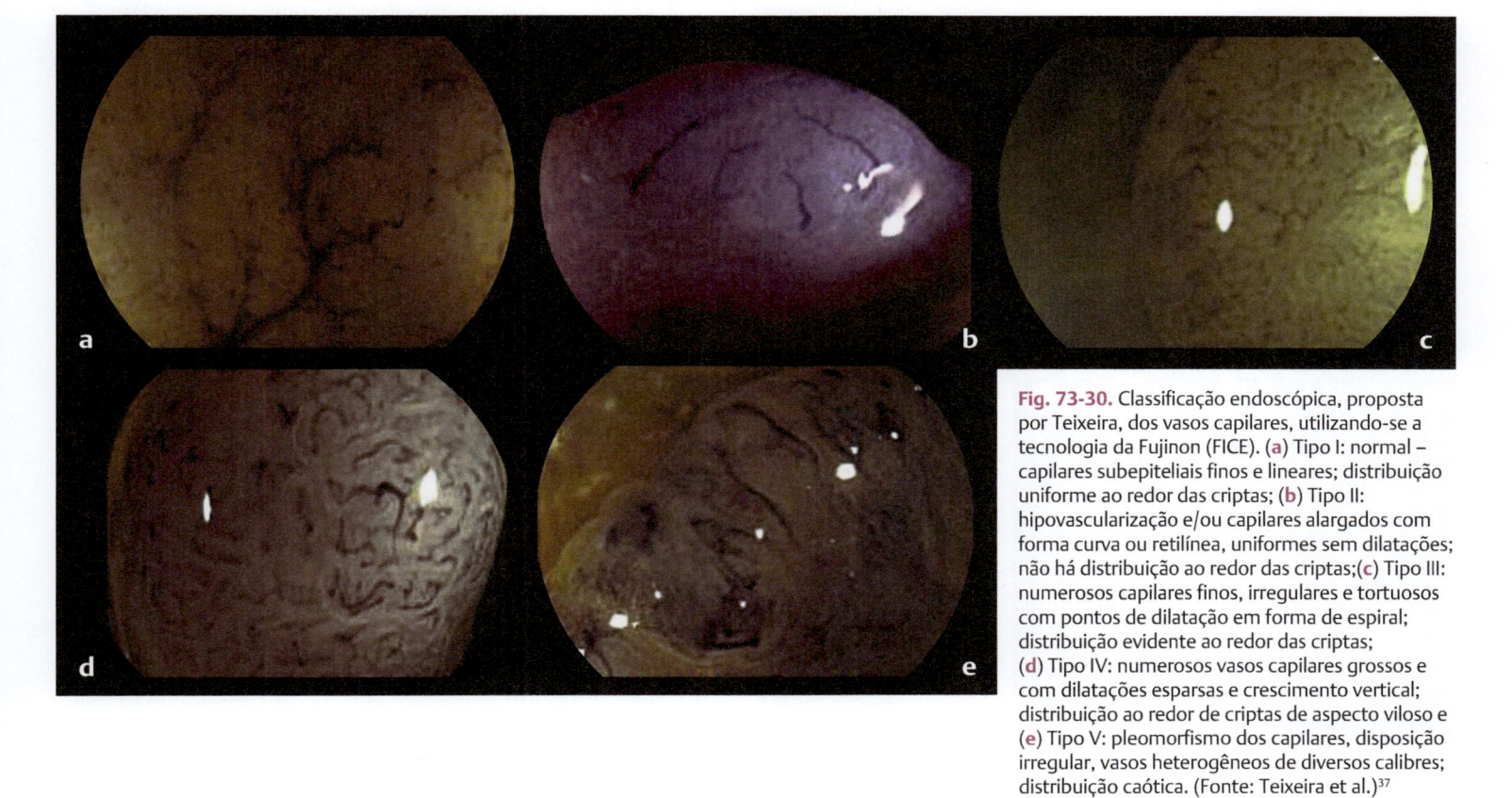

Fig. 73-30. Classificação endoscópica, proposta por Teixeira, dos vasos capilares, utilizando-se a tecnologia da Fujinon (FICE). (**a**) Tipo I: normal – capilares subepiteliais finos e lineares; distribuição uniforme ao redor das criptas; (**b**) Tipo II: hipovascularização e/ou capilares alargados com forma curva ou retilínea, uniformes sem dilatações; não há distribuição ao redor das criptas;(**c**) Tipo III: numerosos capilares finos, irregulares e tortuosos com pontos de dilatação em forma de espiral; distribuição evidente ao redor das criptas; (**d**) Tipo IV: numerosos vasos capilares grossos e com dilatações esparsas e crescimento vertical; distribuição ao redor de criptas de aspecto viloso e (**e**) Tipo V: pleomorfismo dos capilares, disposição irregular, vasos heterogêneos de diversos calibres; distribuição caótica. (Fonte: Teixeira et al.)[37]

Quadro 73-5. Classificação da OMS para Lesões Serrilhadas[40]

- Hiperplásico
- Adenoma séssil serrilhado
  - Com displasia
  - Sem displasia
- Adenoma serrilhado tradicional
  - Com displasia
  - Sem displasia

Alguns estudos que utilizaram cromoscopia digital e magnificação de imagem propõem definir características endoscópicas aos adenomas sésseis serrilhados (ASS) e aos adenomas serrilhados tradicionais (AST). Em razão de uma modificação na classificação de Kudo para os adenomas, o tipo II-O (*open*) e tipo II-L (*long*) foram propostos para os ASS.[41] Quando se trata, ainda, dos AST, deve-se também acrescentar o tipo IV-S (Fig. 73-31).[42]

No ano de 2019 Word Health Organization (WHO), modificou a classificação, proposta em 2010, conferindo a nomenclatura de ASS para LSS (lesão séssil serrilhada)[43] – (Quadro 73-6).

TRATAMENTO

O principal objetivo da polipectomia consiste na remoção completa da lesão, com margens livres, seguida da recuperação da peça e encaminhamento desta para análise anatomopatológica.

Indicações de Polipectomia

Sem dúvida, o ponto de maior importância para a escolha da técnica a ser empregada no tratamento dos pólipos, baseia-se na cuidadosa avaliação de cada lesão, antes da realização do procedimento.

Assim, devemos diferenciar lesões não neoplásicas, como, por exemplo, um divertículo cólico (Fig. 73-32) ou um coto apendicular invertido (Fig. 73-33), que não devem ser ressecados, de lesões neoplásicas com potencial para malignização (representadas em sua grande maioria pelos adenomas) e, por fim, das presumidamente malignas, para as quais outras opções terapêuticas, como a cirúrgica, impõem-se.

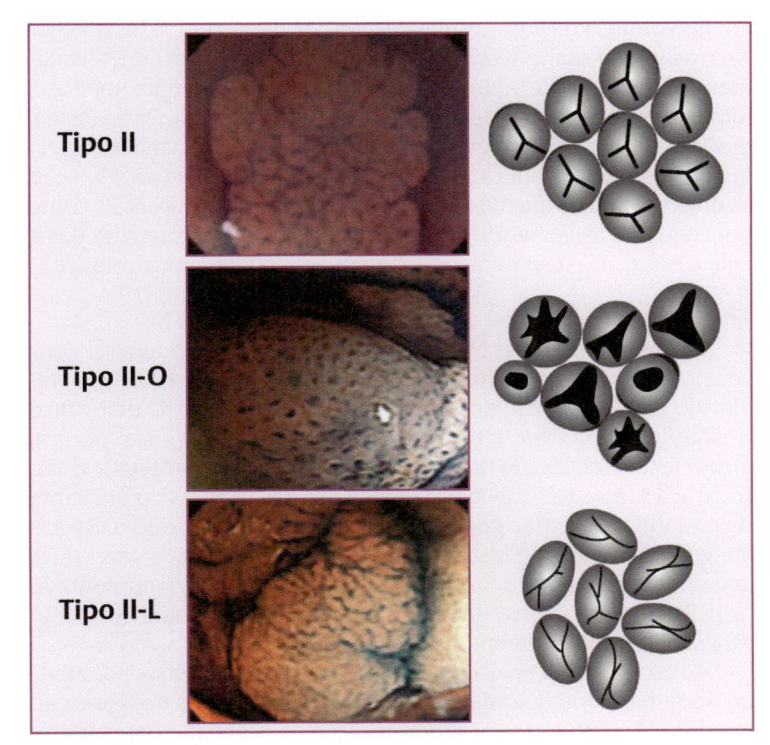

Fig. 73-31. Classificação proposta para os ASS.

Quadro 73-6. Classificação das lesões serrilhadas do cólon (5 Edição, 2019)

Tipo histológico	Subtipo histológico
Pólipo hiperplásico	Tipo microvesicular
	Tipo rico em células caliciformes
lesão séssil serrilhada (LSS)	Lesão séssil serrilhada
	Lesão séssil serrilhada com atipia
Adenoma serrilhado tradicional	
Adenoma serrilhado, não classificável	

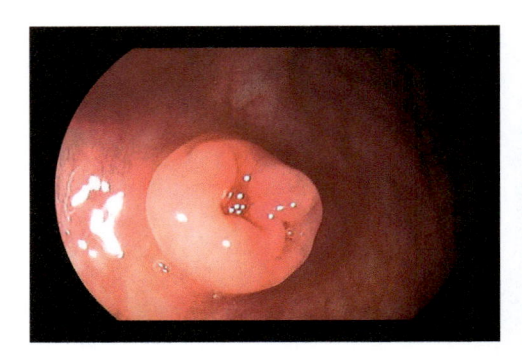

Fig. 73-32. Divertículo cólico invertido simulando um pólipo com depressão central em pacientes portadores de moléstia diverticular do cólon, temos sempre que suspeitar desta situação.

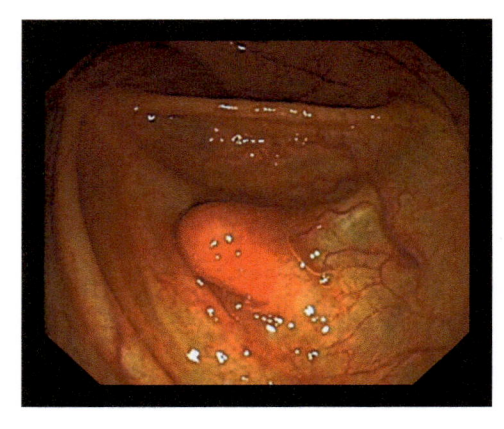

Fig. 73-33. Coto apendicular invertido em paciente apendicectomizado – aposição no fundo do ceco e no triângulo da confluência das tênias é muito sugestiva.

O tratamento endoscópico é amplamente indicado para os pólipos de origem epitelial, dos quais predomina a histologia adenomatosa. Além deles, há também as neoplasias neuroendócrinas, que têm sua origem na camada epitelial profunda e possuem critérios específicos para indicação de tratamento endoscópico, discutidos adiante.

A ressecção endoscópica de lesões com apresentação polipoide, originadas em outras camadas, representa exceção, correspondendo à minoria das polipectomias tanto em razão da infrequência na indicação do tratamento pela via endoscópica, quanto pelo maior risco de perfuração ao ser realizada.

Os avanços tecnológicos representados pelos aparelhos com alta definição de imagem, aprimoramento na fonte de luz (xênon, *laser*) e alguns novos recursos, como a magnificação e a cromoscopia virtual, trouxeram ganho expressivo para o correto e cada vez mais preciso diagnóstico endoscópico, permitindo mudança na conduta terapêutica, especialmente nos casos de lesões maiores, em que a cirurgia pode ser evitada.

Contraindicações de Polipectomia

As contraindicações relacionam-se com diferentes pontos envolvendo condições clínicas e de preparo para o exame, além de aspectos relacionados com a lesão, conforme descritos abaixo:

- Condições clinicolaboratoriais: por exemplo, pacientes com distúrbios de coagulação ou em uso de medicações anticoagulantes sem manejo adequado prévio ao exame. Estes devem ser reavaliados, ter os testes de coagulação corrigidos e o procedimento programado, sempre que possível, em consoante às recomendações das diretrizes do uso de terapia antitrombótica.[44,45]
- Preparo intestinal inadequado: o preparo inadequado impede a minuciosa avaliação do pólipo e a presença de resíduos fecais eleva o risco de perfuração durante a aplicação da corrente de diatermia em razão da presença de gases explosivos, como o hidrogênio, o butano e o metano.[46] O risco da ocorrência deste acidente é praticamente anulado pela realização de colonoscopia completa, sob boas condições de preparo, durante a qual ocorre a troca dos gases, secundária à insuflação e aspiração durante a introdução e a retirada do aparelho.
- Lesões suspeitas de malignidade, em que se acredita haver componente invasivo além das camadas mucosa ou submucosa superficial, não devem ser ressecadas.

ACESSÓRIOS E ASPECTOS TÉCNICOS

Há algumas opções técnicas para a ressecção envolvendo a utilização de diferentes aparelhos e acessórios ou mesmo a combinação de mais de um deles. A decisão a respeito de qual delas utilizar dependerá de diversos fatores, dentre eles o tamanho do pólipo, sua morfologia, a localização e se houve intervenção para ressecção prévia.

De maneira geral, para facilitar o procedimento, o aparelho deve estar retificado e a lesão posicionada nos quadrantes inferiores direito ou esquerdo (idealmente entre 5-7 h) no monitor, de acordo com a posição do canal de trabalho do endoscópio utilizado. Na impossibilidade desta disposição, trabalha-se com a lesão posicionada no quadrante superior oposto ao do canal de trabalho, em diagonal (habitualmente entre 9-12 h no colonoscópio convencional), porém, a dificuldade é maior nesta e demais posições.

Equipamentos e Acessórios
Videoendoscópios

Como regra utiliza-se o colonoscópio padrão, com opções dos modelos terapêutico ou pediátrico para casos especiais.

Em algumas situações, como, por exemplo, diante de estenoses, angulações fixas do sigmoide ou, eventualmente, para ressecção de lesões localizadas no reto distal, pode ser utilizado um enteroscópio ou um gastroscópio. A despeito da desvantagem ocasionada pela maior dificuldade na progressão aos segmentos proximais do cólon ao se utilizar um gastroscópio, este aparelho permite maior controle e versatilidade de manuseio durante o procedimento, seja em visão frontal ou à retroflexão, principalmente quando utilizado no reto.

Os canais de trabalho dos diferentes tubos variam de 2,8 mm, para os gastroscópios convencionais, a 3,8 mm para os modelos terapêuticos.

É importante que se tenha conhecimento sobre as características do modelo em uso, para que se faça a escolha de acessórios compatíveis no momento do procedimento.

Unidade Eletrocirúrgica

Há geradores de diferentes empresas no mercado que oferecem tecnologias variadas, fundamentadas nos mesmos princípios físicos de conversão da energia elétrica em térmica, e para sua utilização deve-se ter amplo conhecimento a respeito de seu funcionamento.

Uma informação prática relevante consiste no fato de que ao se favorecer o uso do modo "coagulação", tem-se melhor efeito hemostático, porém, eleva-se o risco de perfuração, especialmente a tardia, em decorrência da ação térmica na parede da víscera, com risco de necrose transmural. Em contrapartida, quando se utiliza preferencialmente o modo "corte", aumenta-se o risco de sangramento imediato, mas com menor chance de ocorrência de lesão térmica. Desta forma, deve-se ponderar quais serão as necessidades quanto à maneira pela qual a energia será aplicada no tecido, levando-se em consideração os diversos fatores diagnósticos analisados antes da ressecção, como por exemplo, lesões sésseis ou pediculadas, características do pedículo e espessura da parede do segmento envolvido (ceco, reto etc.).

Pinças de Biópsias

As pinças utilizadas para a remoção de pólipos podem ser convencionais, também denominada "a frio" (Fig. 73-34) ou tipo *hot biopsy* (Fig. 73-35), em que há aplicação de corrente de diatermia. Nesta última há cauterização junto às conchas da pinça, porém, todo o tecido localizado no interior das conchas fica protegido e não sofre ação térmica. Este efeito ocorre em decorrência do princípio físico conhecido como *gaiola de Faraday*, permanecendo o espécime viável para estudo histopatológico.[47,48] No entanto, é necessário que se tenha cautela à sua utilização, por causa do risco aumentado de lesão térmica na parede do órgão, razão pela qual sua utilização está sendo gradativamente descontinuada.[49]

Ao escolher o acessório para a polipectomia devemos nos atentar ao fato de que quando avaliadas as porcentagens de ressecção "em bloco", completa e com preservação do espécime para análise patológica, estudos recentes apontam para melhores resultados da

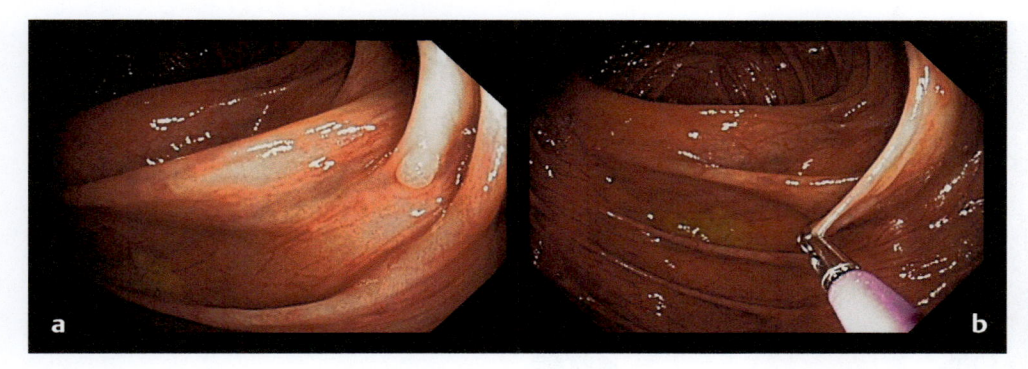

Fig. 73-34. (a) Diminuto pólipo séssil do cólon; (b) polipectomia com pinça (para lesões até 5 mm, esta conduta pode ser suficiente).

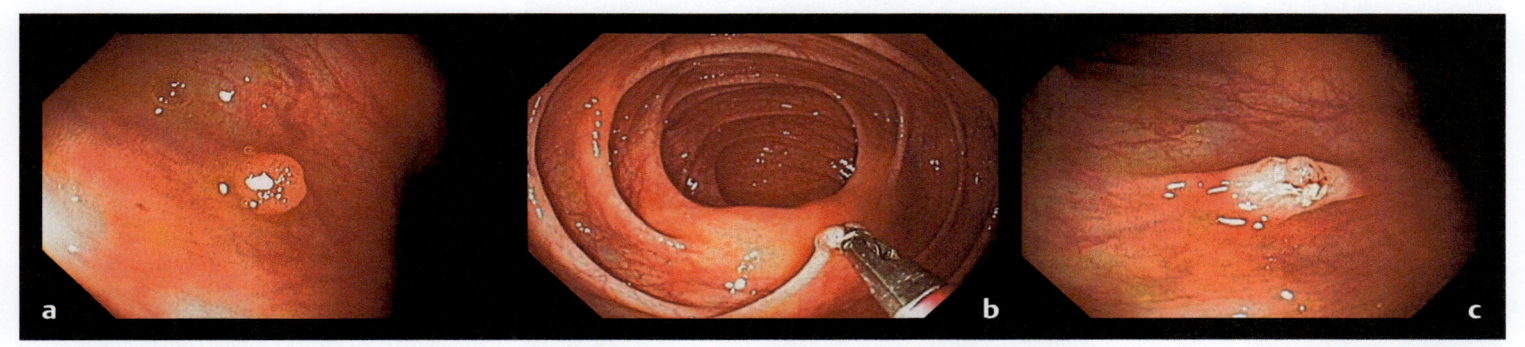

Fig. 73-35. (a) Outro diminuto pólipo séssil do cólon ascendente; (b) a polipectomia com pinça de "hot-biopsy" foi realizada – notem que foi criada uma "tenda" para se distanciar ao máximo a mucosa e submucosa da camada muscular, evitando-se assim dano térmico à camada muscular; (c) escara residual denunciando o uso decorrente de coagulação (mucosa residual comas bordas esbranquiçadas).

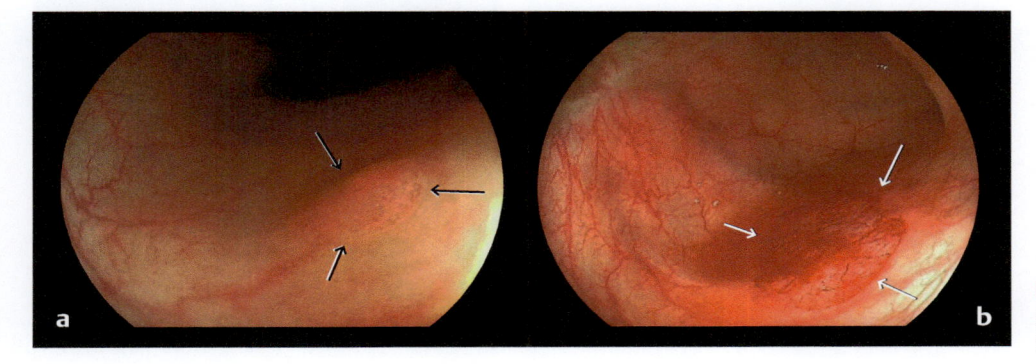

Fig. 73-36. (a) Lesão menor que 1 cm; (b) realizada polipectomia com alça "a frio" – a escara residual é maior e mais "limpa".

ressecção com alça "a frio" (Fig. 73-36), quando comparada com o uso de pinça, inclusive para diminutas lesões (1 a 5 mm) e sem incremento na incidência de complicações.[50]

Deste modo, recomendamos o uso da pinça para pólipos de até 5 mm (especialmente para aqueles com até 3 mm), quando, então, devemos considerar a utilização da alça.

Alças de Polipectomia

Ao se utilizar a alça, o pólipo é laçado visando-se a ressecção completa com margem de segurança livre de lesão e, sempre que possível, em fragmento único, denominada "em bloco" (Fig. 73-36).

No entanto, nas lesões sésseis e planas maiores, especialmente naquelas com diâmetros superiores a 20 mm, a apreensão completa da lesão torna-se mais trabalhosa e muitas vezes inviável, motivo pelo qual frequentemente são ressecadas em mais de um fragmento, denominada ressecção fatiada ou em *piecemeal* (Fig. 73-37).

As alças podem ter vários formatos (oval, em crescente, hexagonal ou arredondado), diferentes tamanhos, ser feitas em filamento único ou multifilamentares (trançada), possuírem ou não espículas, que podem facilitar a apreensão do tecido (Fig. 73-38) e, por fim, conterem ou não o sistema para conexão com a unidade eletrocirúrgica.[51]

Algumas alças podem ser rodadas durante sua manipulação e este recurso pode facilitar a laçada do pólipo (Fig. 73-39).

Por fim, há um conjunto composto por alça e cateter injetor no mesmo dispositivo, com o objetivo de facilitar a apreensão do tecido imediatamente após a injeção, poupando o tempo necessário para a troca de acessórios.

Não há padrão estabelecido para a seleção da alça a ser utilizada, de modo que a escolha envolve fatores como as características e a localização da lesão, experiência do colonoscopista e situações vivenciadas durante a terapêutica, como, por exemplo, alças menores, denominadas "mini", medem entre 11 e 20 mm e são úteis não somente para a ressecção de pólipos menores, mas também para o tratamento complementar de focos residuais, durante a ressecção de lesões maiores.

Diferente da pinça de biópsia, à instrumentação de uma alça, espera-se que o auxiliar tenha treinamento técnico adequado para a função, pois a manipulação incorreta do acessório pode acarretar dificuldade adicional e prejuízo ao procedimento, prolongando o tempo de exame, por levar à apreensão inadequada ou secção inadvertida do tecido, necessidade de ressecção em mais fragmentos ou até mesmo complicações, como sangramento e perfuração.

Conforme já comentado, até recentemente, a utilização da alça de polipectomia "a frio" era recomendada para tratamento de lesões sésseis de até 10 mm, logo, para ressecção de lesões maiores ou pediculadas sugeria-se a associação de diatermia. No entanto, publicações mais recentes vêm questionando tal sugestão e demonstrando que a remoção de lesões sésseis até 14 mm de diâmetro é também mais segura com esse dispositivo.[52] Em adição, recomenda-se a utilização da "alça fria" em lesões não pediculadas de até 19 mm de diâmetro.[53]

Em pólipos com pedículo largo (Fig. 73-40), a passagem de corrente durante a ressecção deve ser lenta, sendo possível aplicá-la em "pulsos", visando-se otimizar a hemostasia, haja vista que nessas lesões presume-se a presença de ao menos um vaso sanguíneo de maior

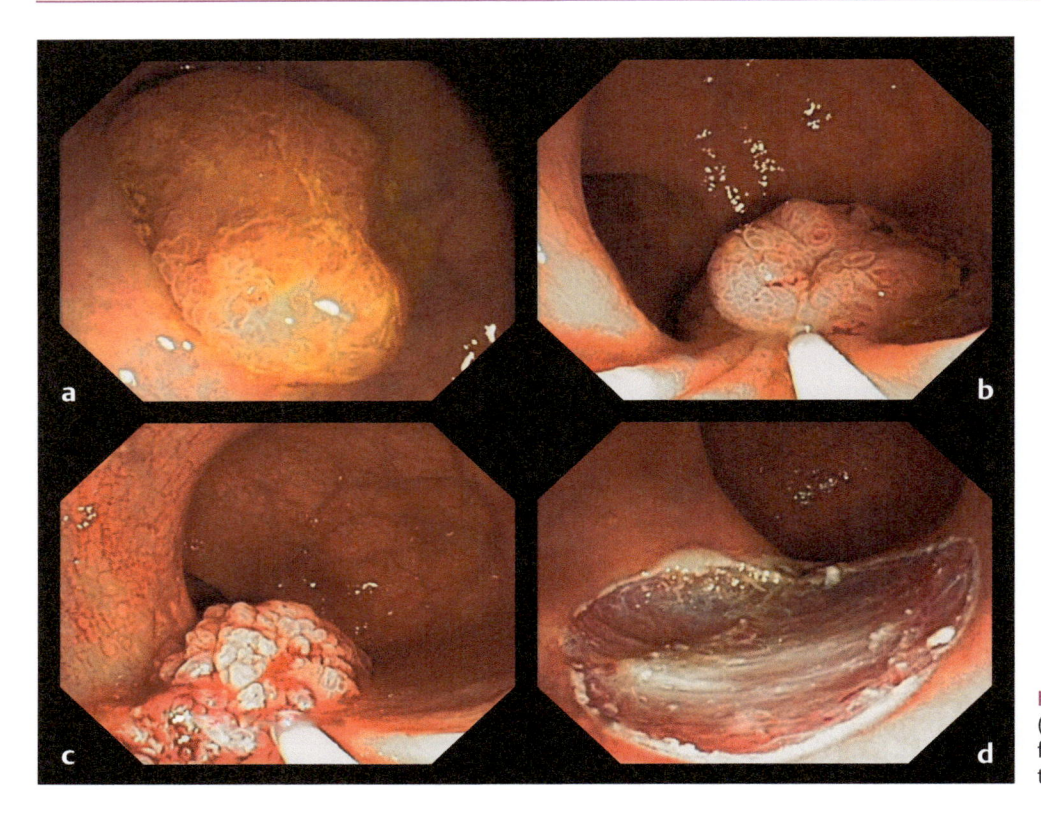

Fig. 73-37. (a) Grande pólipo viloso do reto; (b, c) realizada polipectomia fatiada (em dois fragmentos); (d) escara residual com margens totalmente livres de lesão residual.

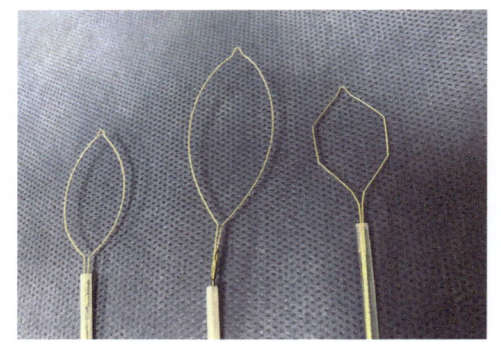

Fig. 73-38. Alguns tipos de alças de polipectomia de variados tamanhos e formatos.

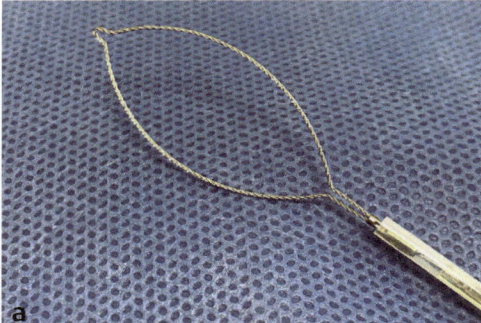

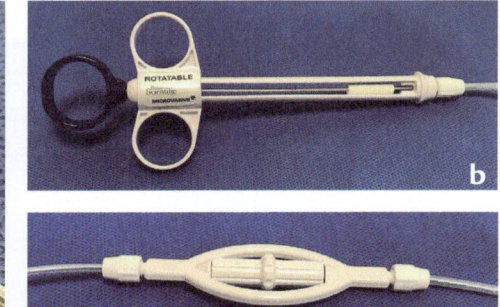

Fig. 73-39. (a-c) Alça com sistema que permite sua rotação para facilitar a pega do pólipo a ser removido.

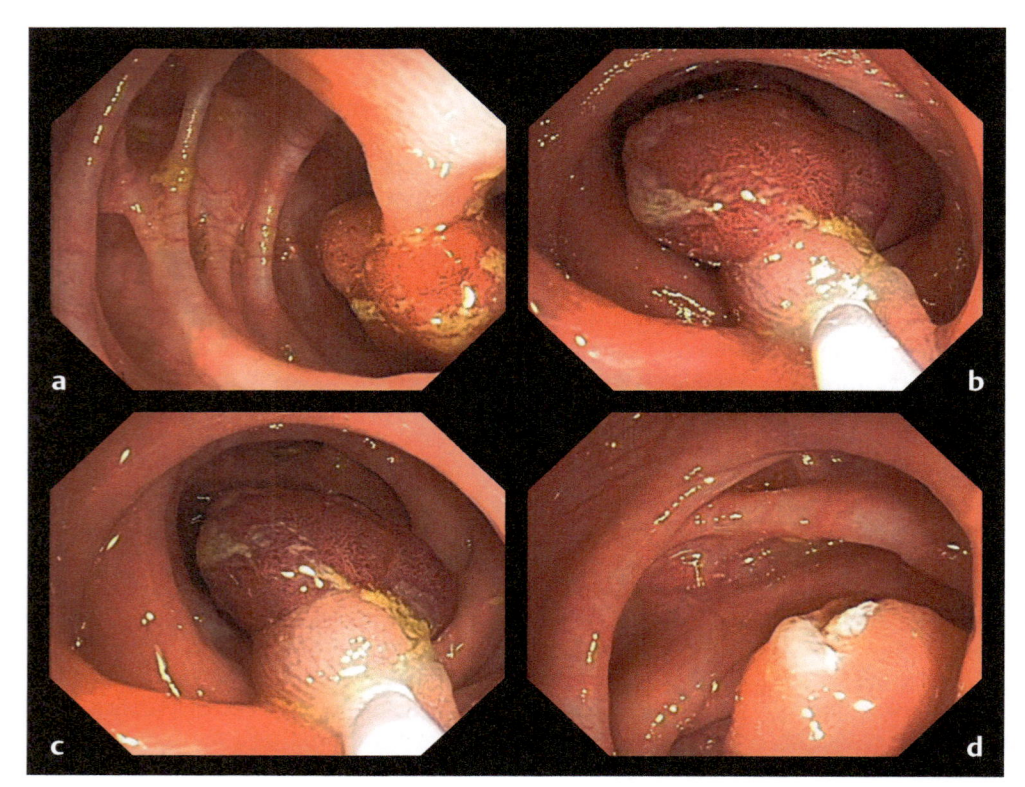

Fig. 73-40. (a) Grande pólipo pediculado com pedículo bastante largo no cólon distal; (b) apreensão do pedículo, sem seccioná-lo; (c) alteração da cor do pólipo após alguns minutos de apreensão (sempre superior a 3 minutos), indicando isquemia deste; (d) após a secção total do pedículo, percebe-se que a hemostasia foi eficaz.

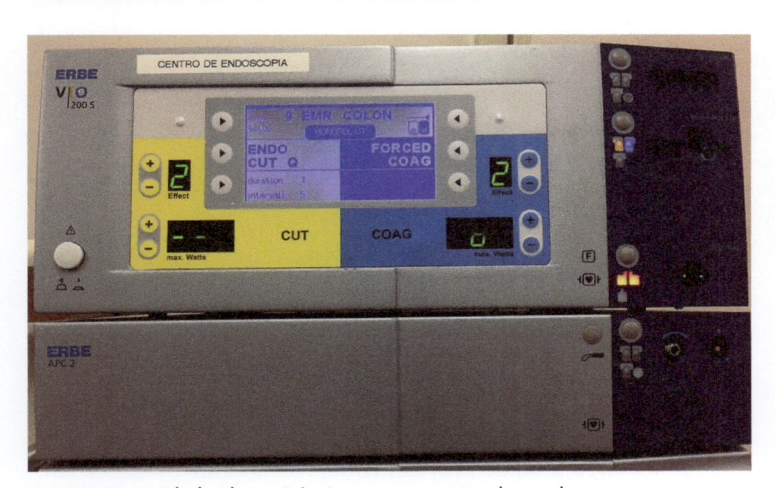

Fig. 73-41. Unidade eletrocirúrgica com corrente alternada para procedimentos endoscópicos avançados.

calibre na região central do pedículo. Alguns geradores mais modernos dispõem desta função de forma automatizada, pela alternância na potência e duração da energia distribuída, definida pela leitura constante e instantânea da impedância do tecido (Fig. 73-41).

Abaixo descrevemos algumas recomendações práticas para polipectomia com alça:

- Nas lesões sésseis, sugere-se desinsuflar parcialmente o órgão para apreensão do pólipo.
- Atenção à avaliação da espessura do tecido apreendido após o fechamento da alça. Ao se identificar tecido em excesso, prossegue-se a reinsuflação adequada, abertura parcial da alça ou reposicionamento desta, principalmente quando não é possível a visibilização da apreensão na área posterior à lesão, em razão da interposição desta ao aparelho.
- Nas lesões pediculadas, depois de adequadamente laçadas, a manutenção do pedículo apreendido com fechamento justo da alça por cerca de 2 a 3 minutos promove isquemia inicial da lesão, o que implicará a liberação de fatores teciduais, que, por sua vez, desencadearão a ativação da "cascata de coagulação", que poderá colaborar para a hemostasia após a ressecção.
- Antes da aplicação da energia, recomenda-se distensão do segmento colorretal com insuflação, centralização da alça na luz do órgão, com o intuito de afastá-la das paredes próximas e, sempre que possível, manter a porção cefálica de pólipos pediculados afastada da mucosa adjacente, para que se evite a passagem de corrente como um "circuito elétrico", minimizando o risco de lesão térmica.

Deve-se ter cuidado adicional com os pólipos localizados no cólon direito, principalmente no ceco, onde a parede intestinal é mais fina, medindo cerca de 4 mm, atribuindo risco adicional de perfuração, especialmente ao tratamento de lesões sésseis e com bases largas.

COMPLICAÇÕES DA POLIPECTOMIA

O risco de complicação durante a colonoscopia pode-se elevar em até nove vezes, quando há biópsias ou polipectomias, principalmente se utilizado o eletrocautério.[46]

As principais complicações decorrentes da polipectomia são: sangramento e perfuração. Outras incluem a síndrome pós-polipectomia e aquelas relacionadas com a técnica de exame e com a sedação.

Síndrome Pós-polipectomia

A síndrome pós-polipectomia tem incidência aproximada de 0,003% a 1% e ocorre em razão da queimadura transmural pela utilização do eletrocautério, resultando em dor abdominal, com achados de exame físico compatíveis com peritonite localizada, porém, sem sinais de perfuração durante a investigação por exames radiológicos de imagem, como a tomografia computadorizada.

Os exames laboratoriais, como leucograma e proteína C-reativa podem estar alterados, simulando quadro agudo cirúrgico.

Os sintomas podem ter início nas primeiras 12 horas após o tratamento, porém, podem surgir de forma tardia em até 5 a 7 dias.

Esta complicação é tratada com suporte clínico, jejum e hidratação parenteral durante o período de observação, com progressão gradativa da dieta via oral, analgesia, com ou sem antibiótico. A resolução do quadro geralmente ocorre em 2 a 5 dias.

Para os pacientes que não apresentam melhora ou evoluem com piora clínica durante o acompanhamento, a cirurgia deve ser considerada.[46,54]

Sangramento

A incidência de sangramento pós-polipectomia é muito variável na literatura, encontrando-se entre 0,1% a 10,2%.[54] No entanto, a incidência esperada deve estar em 0,1% a 0,6% e indicadores acima de 1% obrigam revisão imediata das técnicas endoscópicas utilizadas.[54]

O sangramento pode ocorrer imediatamente após a polipectomia (Figs. 73-42 e 73-43), possibilitando identificação e hemostasia no ato do exame ou de forma tardia, com incidência estimada entre 0,6% a 1,2%,[55] podendo ser mais grave, eventualmente com necessidade de um novo procedimento para revisão da escara.

Alguns fatores relacionam-se com o risco aumentado de sangramento, dentre eles: pólipos com mais de 10 mm, lesões no cólon direito, pólipos pediculados, obesidade, manejo inadequado de terapia antitrombótica (como varfarina, heparina e clopidogrel) antes do procedimento, número de pólipos ressecados, experiência do colonoscopista e histologia da lesão.

Na imensa maioria dos casos, o sangramento imediato é de pequena monta, controlado sem maiores dificuldades durante a realização do exame, enquanto aqueles com necessidade de hospitalização, transfusão de hemoderivados, reintervenções endoscópicas ou mesmo cirurgia são raros e considerados verdadeiras complicações.[56,57]

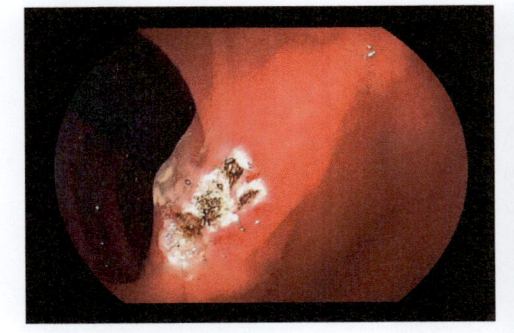

Fig. 73-42. Pólipo do cólon ascendente retirado em retrovisão – ocorreu sangramento, que foi tratado com plasma de argônio, em razão de sua posição não permitir a aplicação de outros métodos de hemostasia – aspecto final.

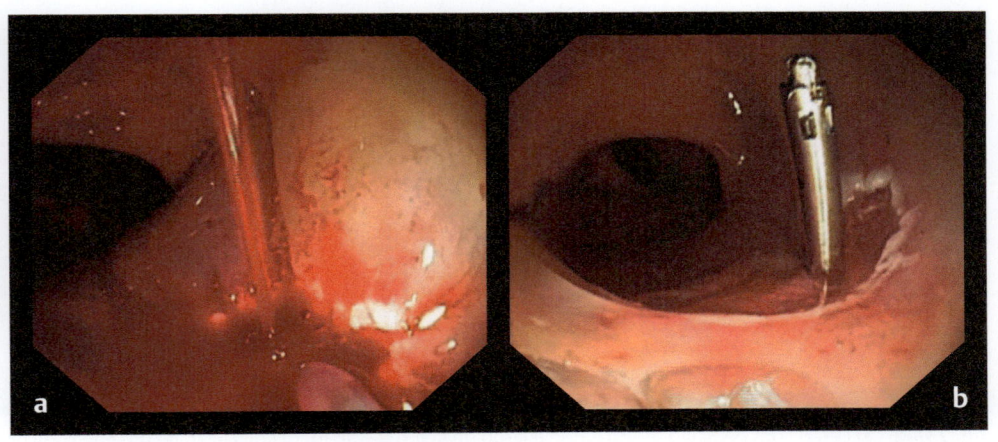

Fig. 73-43. (a) Sangramento em jato pós-mucosectomia; (b) tratamento imediato com clipe metálico.

Para controle endoscópico do sangramento existem diferentes dispositivos, além de agentes vasoconstritores, conforme listado abaixo. A injeção de solução contendo epinefrina e o clipe metálico são os mais frequentemente utilizados.

Térmico por Contato
- Pinça tipo Grasper ou tipo *hot-biopsy*.
- *Heater probe/Gold probe* (cateteres bipolares diatérmicos).
- Ponta da alça.

Térmico sem Contato
- Coagulação por plasma de argônio.

Mecânico
- Cateter injetor (efeito compressivo da solução injetada no tecido).
- Clipes metálicos.
- Alça destacável (*endoloop*).
- Ligadura elástica.
- Sutura endoscópica.

Agentes Vasoconstritores
- Injeção de solução de epinefrina.

Profilaxia de Sangramento

Diversos métodos de prevenção de sangramento foram propostos e documentados pelos mais diversos desenhos de estudos, incluindo alguns poucos prospectivos randomizados. A seguir destacam-se os principais pontos em relação a cada um deles.

Solução de Epinefrina

A injeção de solução com epinefrina (1:10.000) na base de lesões pediculadas reduz o fluxo sanguíneo por meio de efeitos de compressão tecidual e vasoconstrição.

Estudo prospectivo randomizado com 488 pacientes, separados em três grupos: grupo A – colocação de alça destacável (*endoloop*); grupo B – profilaxia por meio de injeção de solução contendo epinefrina na base do pedículo; e grupo C – polipectomia convencional, sem medidas preventivas, evidenciou incidência total de sangramento de 4,3% (grupo A: 1,8%; grupo B: 3,1%; grupo C: 7,9%). Apesar de o sangramento (principalmente precoce – em até 24 h) ter ocorrido com maior frequência no grupo-controle (grupo C), sugerindo vantagem teórica no uso da profilaxia, a diferença encontrada não foi estatisticamente significante. No entanto, quando estratificado por tamanho do pólipo, observou-se redução significativa na ocorrência de sangramento quando aplicadas uma das duas técnicas descritas para as lesões com mais de 20 mm (grupo A: 2,7%; grupo B: 2,9%; grupo C: 15,1%; p < 0,05).[58,59]

Alça Destacável (Endoloop)

Em 1989, Hachisu desenvolveu esta alça destacável feita de fio de náilon. Conforme discutido acima, este acessório foi confeccionado com o objetivo de prevenir sangramento após ressecção de pólipos pediculados. É importante que se adquira o conhecimento a respeito do uso do dispositivo antes de sua aplicação, em razão de alguns pontos importantes a respeito de sua utilização (Fig. 73-44). Apesar do incremento no tempo total do procedimento, sua instrumentação é simples e o sucesso técnico no posicionamento é quase sempre atingido.[58]

Clipe

A aplicação de clipe antes ou após a polipectomia como forma de prevenção de sangramento permanece controversa.[60,61]

Não favorecemos a colocação de clipes previamente à ressecção, por não haver evidências do benefício de sua utilização e pelo risco de transmissão de corrente elétrica através da estrutura metálica, com possibilidade de lesão térmica da parede do órgão.

Metanálise recente envolvendo 13.009 pacientes, com 18.416 polipectomias realizadas, avaliou o benefício da utilização do clipe após a polipectomia.

A ocorrência global de sangramento pós-procedimento foi de 0,9%, dos quais 1,6% ocorreu na vigência do clipe, e 0,7% nos casos em que o clipe não foi aplicado, não havendo significância estatística depois de concluída a análise deste estudo.[55]

Assim, preconizamos o uso deste acessório apenas como medida terapêutica de hemostasia e não como profilática.

Perfuração

Complicação temida e, felizmente, rara na rotina endoscópica, a incidência de perfuração após polipectomia varia de 0,7% a 1,1%.[62]

Alguns fatores incrementam o risco de perfuração, como idade avançada, inflamação ativa do cólon (colite ulcerativa, doença de Crohn, colite infecciosa aguda etc.), tamanho e morfologia da lesão

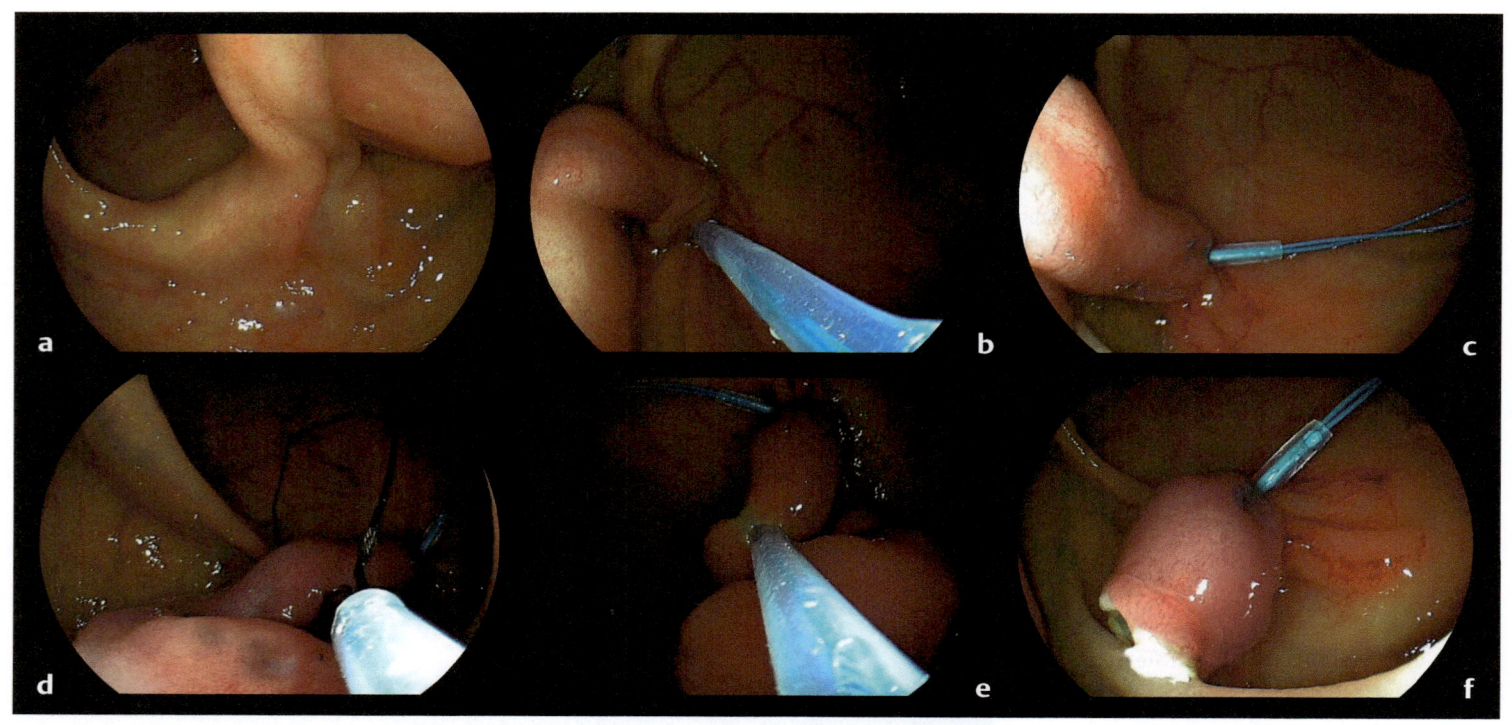

Fig. 73-44. (a) Lesão com pedículo muito longo e largo no cólon distal; (b, c) colocação de um *endoloop* profilático no terço proximal do pedículo; (d, e) posicionamento da alça acima do *endoloop* e secção do pedículo; (f) aspecto final.

e localização no cólon direito. Outros fatores não relacionados com o paciente ou com a lesão incluem: tipo de acessório escolhido, o uso e as configurações do eletrocautério, conforme comentado previamente, e a experiência do colonoscopista.[63]

Os achados clínicos pós-procedimento que alertam para a possibilidade de perfuração incluem dor e distensão abdominal persistente, rigidez ou defesa à palpação (peritonismo) e ausência de sinais de trânsito intestinal. Os sinais vitais, inicialmente, podem ser normais. Taquicardia pode estar presente.

A radiografia de abdome pode evidenciar pneumoperitôneo, mas o exame normal não exclui perfuração, especialmente quando se trata de cólon ascendente e descendente, por serem segmentos peritonizados (retroperitoneais) e a perfuração pode estar contida no retroperitônio.

A tomografia computadorizada possui maior acurácia (> 90%) para o diagnóstico desta complicação e deve ser o método de escolha diante da suspeita clínica.[64]

O reconhecimento imediato da perfuração permite a tentativa de tratamento via endoscópica, esperando-se melhor evolução clínica (Fig. 73-45).[65]

Para os casos diagnosticados durante o procedimento, indicam-se clipes metálicos inseridos pelo canal de trabalho (*through the scope* – TTS) ou sobre o aparelho (*over the scope* – OTSC) como tratamento (Fig. 73-46).

Em perfurações com menos de 20 mm, especialmente naquelas com até 10 mm, os sucessos técnico e clínico de correção pela via endoscópica são de cerca de 89% e 93%, respectivamente. Nos casos de insucesso, piora clínica ou naqueles com diagnóstico tardio, em que a contaminação peritoneal está frequentemente presente, o tratamento cirúrgico deve ser imediatamente indicado.[64]

NEOPLASIA NEUROENDÓCRINA (CARCINOIDE)

As neoplasias neuroendócrinas podem corresponder, segundo alguns estudos, até 7% dos pólipos do cólon. São diagnosticadas com maior frequência no reto e raríssimas vezes têm comportamento maligno. Quando no reto, não são produtoras de substâncias vasoativas, portanto, exames laboratoriais para investigação de tais substâncias são desnecessários.

De acordo com as diretrizes atuais do *National Comprehensive Cancer Network (NCCN)*, para as lesões retais com menos de 1 cm, o tratamento endoscópico está indicado (Fig. 73-47). Para lesões com 1 cm ou mais deve-se realizar estadiamento local por ultrassonografia ou ressonância magnética, ambas pela via endorretal.

As lesões confirmadas como T1 do estadiamento TNM podem ser ressecadas pela via endoscópica (ou transanal), sem a necessidade de investigação adicional. Para as lesões T2-T4, há necessidade de realização de estadiamento sistêmico completo, quando, então, tratando-se de lesão de até 2 cm, indica-se a ressecção local, como aplicado às lesões T1.

Ademais, o tratamento local, seja endoscópico ou transanal, está contraindicado.

Quanto ao acompanhamento clinicoendoscópico: para as lesões com menos de 1 cm não há necessidade de exames adicionais ou acompanhamento, desde que completamente ressecadas. Para aquelas com menos de 2 cm, recomenda-se controle endoscópico associado à ultrassonografia ou à ressonância via endorretal após 6 e 12 meses e, então, conforme recomendação clínica (Fig. 73-48).[66]

O estadiamento anatomopatológico pós-ressecção endoscópica é de fundamental importância. Assim sendo, se não houver grau de diferenciação histológica pouco ou mal diferenciada ou invasão vascular, o índice de mitoses for menor que dois por campo de grande aumento (CGA) à microscopia e o Ki 67 < 2% (índice proliferativo), pode-se considerar que a ressecção foi curativa.

Em oposição às lesões retais, de acordo com as diretrizes do *NCCN*, para todas as lesões suspeitas para neoplasia neuroendócrina localizadas no cólon está indicado o estadiamento sistêmico completo antes da definição de conduta, geralmente não havendo indicação para o tratamento endoscópico.[66]

MUCOSECTOMIA

Para o tratamento das lesões epiteliais adenomatosas com mais de 1 cm, especialmente quando planas ou sésseis, habitualmente emprega-se a técnica de mucosectomia (ou ressecção endoscópica da mucosa),[67] tema abordado em detalhes em outro capítulo desta obra.

Esta evolução da técnica de polipectomia convencional com alça foi descrita por Deyhle, em 1973.[68]

Realizada por meio de injeção de solução fisiológica (SF) na submucosa, criando-se um coxim ("bolha"), com o intuito de distanciar a mucosa (superfície de secção) da camada muscular própria, permitindo a ressecção de fragmentos maiores, com incremento na segurança, reduzindo-se assim o risco de perfuração (Fig. 73-49).[69]

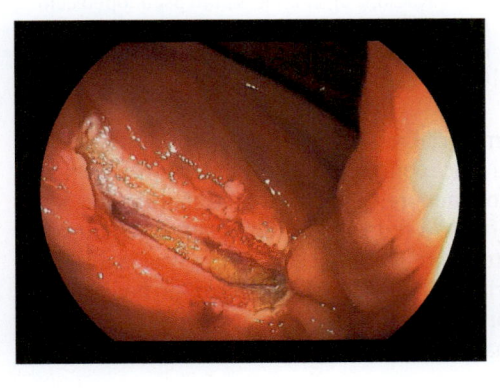

Fig. 73-45. Perfuração pós-polipectomia – observa-se ruptura da camada muscular e o aparecimento do tecido adiposo do mesentério da alça intestinal.

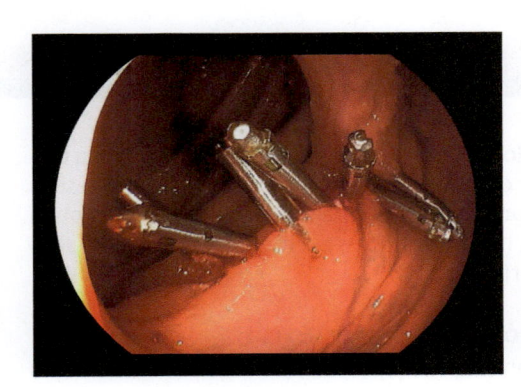

Fig. 73-46. Reparo da perfuração da figura anterior com clipes metálicos.

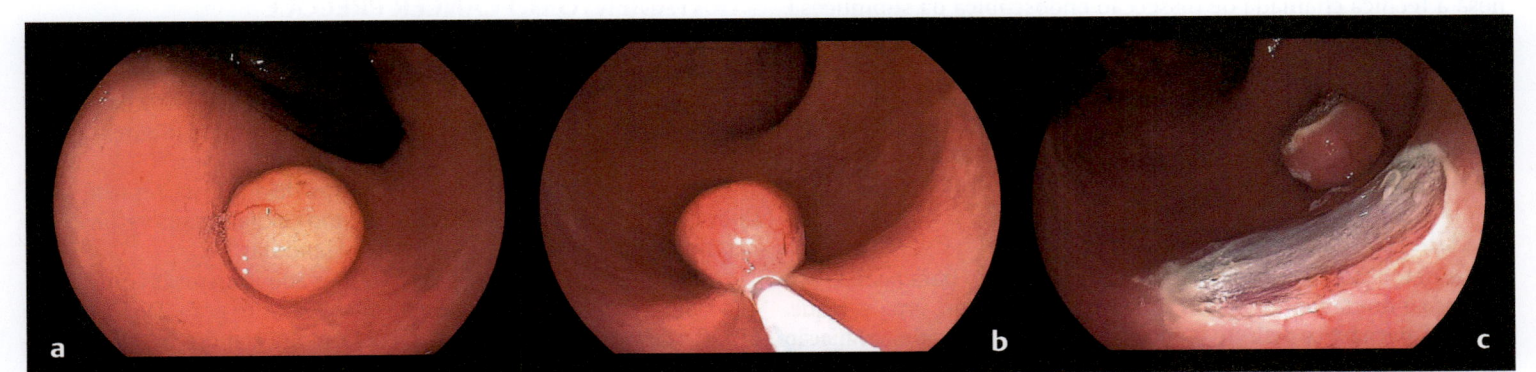

Fig. 73-47. (a) Carcinoide do reto; (b) tratamento endoscópico com alça; (c) aspecto final: não há qualquer sinal de lesão residual.

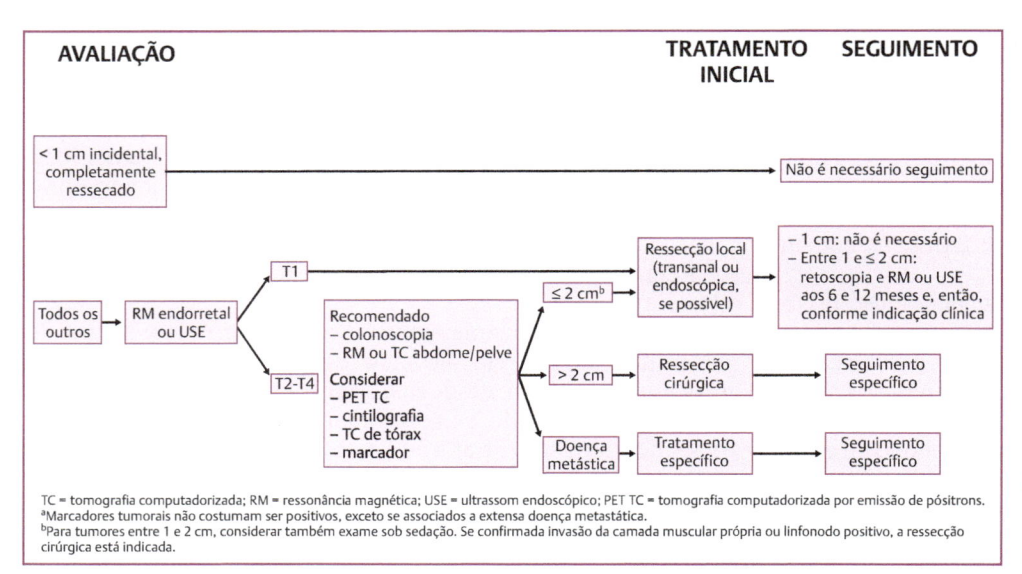

Fig. 73-48. Algoritmo – tratamento e acompanhamento dos tumores neuroendócrinos do reto. (Adaptada de Neuroendocrine Tumors – NCCN Guidelines – version 1.2017.62.)

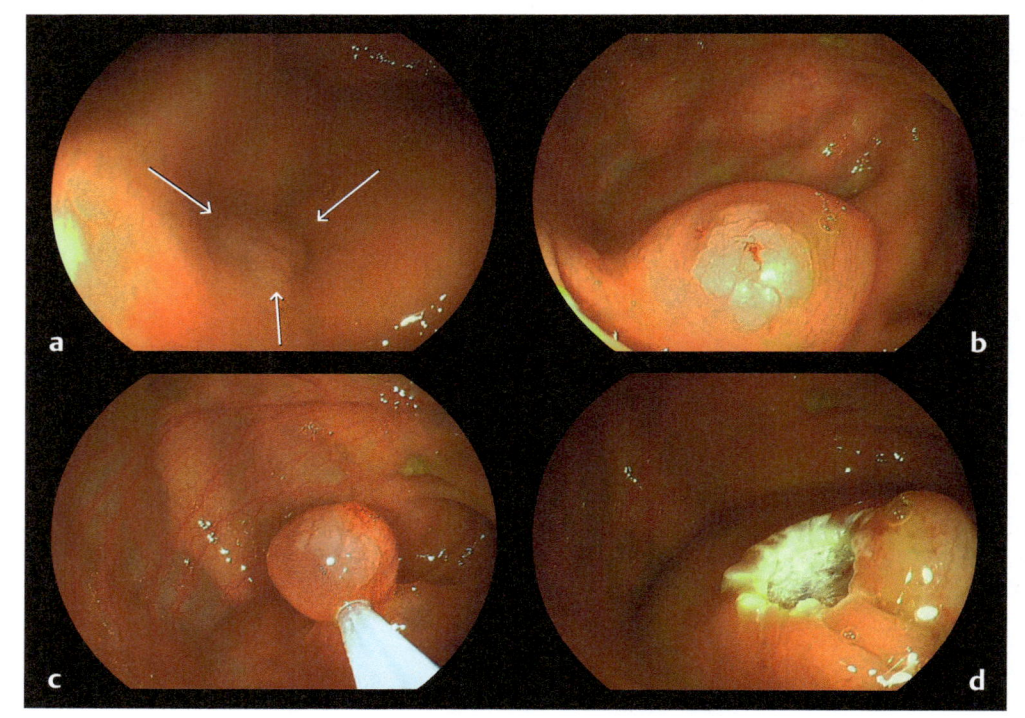

Fig. 73-49. Passos para realização de uma mucosectomia ou ressecção endoscópica da mucosa: (a) lesão do ceco; (b) injeção de solução na submucosa sublesional (solução fisiológica (SF) – NaCl 0,9 %), criando-se um pseudopedículo ("bolha"); (c) apreensão da lesão procurando-se manter as margens laterais e profundas adequadas; (d) escara residual.

No entanto, estudo relativamente recente apresentou que a ressecção fatiada "a frio" de grandes (maiores do que 20 mm) lesões sésseis serrilhadas apresenta a mesma eficácia da mucosectomia convencional, porém, minimizando os eventos adversos como sangramento tardio e perfuração.[70]

Dissecção Endoscópica da Submucosa

Nos anos 1990, com o aprimoramento das técnicas de ressecção e dos dispositivos endoscópicos, foi desenvolvida pela escola japonesa a técnica chamada de dissecção endoscópica da submucosa, também discutida em outro capítulo deste livro.

Traz como principal vantagem a possibilidade de ressecção de lesões maiores (principalmente acima de 4 cm) em fragmento único.

Tem sua principal utilização no tratamento adequado daquelas com características de risco para ressecções incompletas, como áreas deprimidas (ou pseudodeprimidas) e recidivadas (Fig. 73-50).

RECUPERAÇÃO DO ESPÉCIME

A obtenção do material ressecado e seu envio para análise patológica é fundamental para o tratamento adequado, uma vez que, além do diagnóstico definitivo, é por meio da combinação da avaliação morfológica endoscópica à histológica que se definirá como deverá ser programado o acompanhamento para cada paciente.[71]

A recuperação do material ressecado pode ser obtida de algumas formas: pela retirada da pinça com tecido apreendido entre as conchas, aspiração de fragmentos menores pelo canal de trabalho com adaptação de reservatório (filtro) à rede de aspiração, sucção contínua de peças maiores enquanto se faz a retirada até exteriorização do aparelho, utilização da própria alça, fechada em posição intermediária para apreensão da peça e, por fim, com um *Roth-net*, acessório composto por uma alça envolta em malha formando uma rede (Figs. 73-51 e 73-52).

TRATAMENTO DO CÂNCER PRECOCE

Hassan *et al.* demonstraram que 51% dos diminutos pólipos ressecados de 18.549 pacientes submetidos à colonoscopia para rastreamento de CCR eram adenomatosos.[72] A incidência de pólipos malignos dentre todos os removidos é de aproximadamente 4,7% (2,9-9,7%), sendo os adenomas a maior parte destes.[73]

Todo adenoma apresenta algum grau de displasia, representada por hipercelularidade, hipercromatismo celular, graus variáveis de estratificação e perda da polaridade glandular.

São consideradas malignas as lesões adenomatosas com alteração citoarquitetural intensa ou displasia de alto grau (DAG), onde o fator mais marcante é a perda da polaridade glandular. A DAG também pode ser chamada de câncer ou carcinoma in situ, intramucoso ou intraepitelial, termos atualmente em desuso.

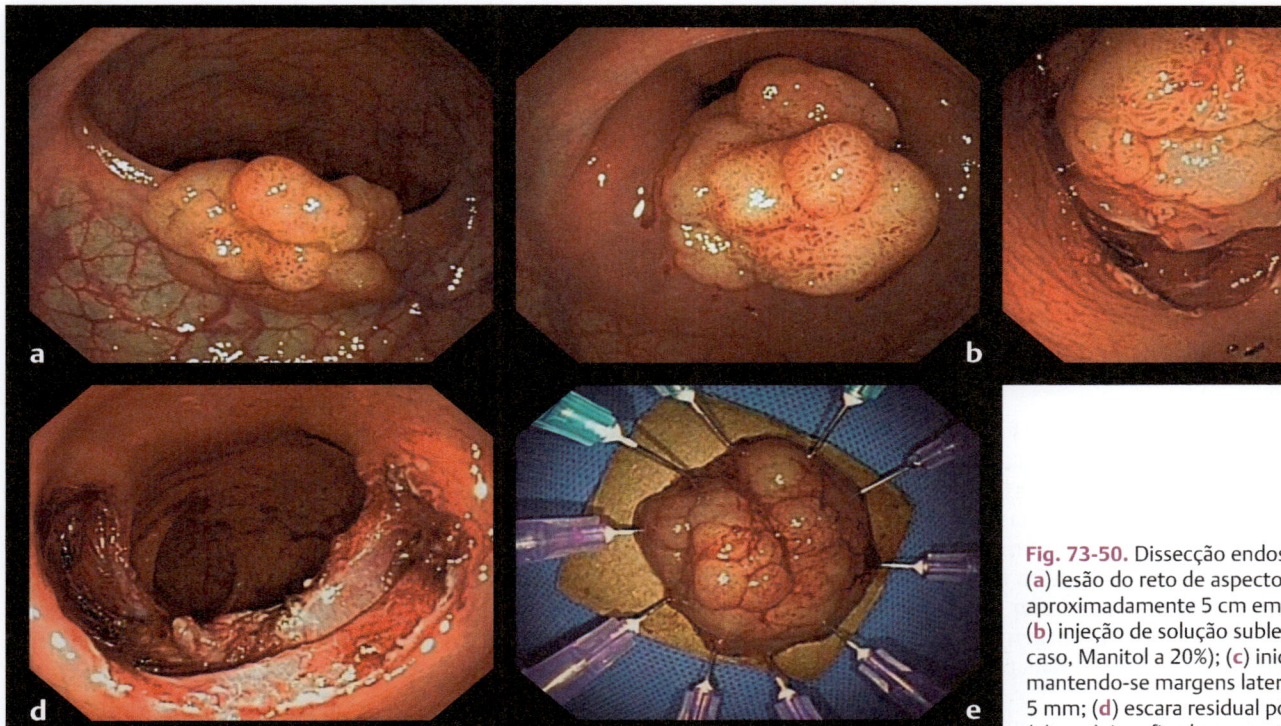

Fig. 73-50. Dissecção endoscópica da submucosa: (a) lesão do reto de aspecto macronodular e aproximadamente 5 cm em seu maior eixo; (b) injeção de solução sublesional (neste caso, Manitol a 20%); (c) iniciada a dissecção mantendo-se margens laterais com mais de 5 mm; (d) escara residual pós-dissecção; (e) espécime fixado em cortiça.

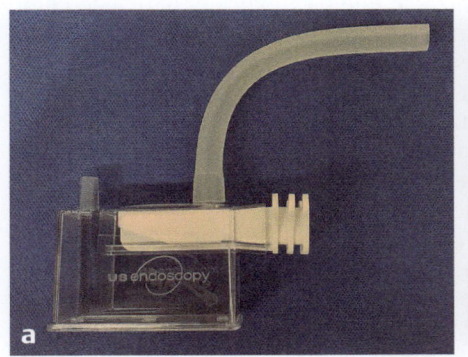

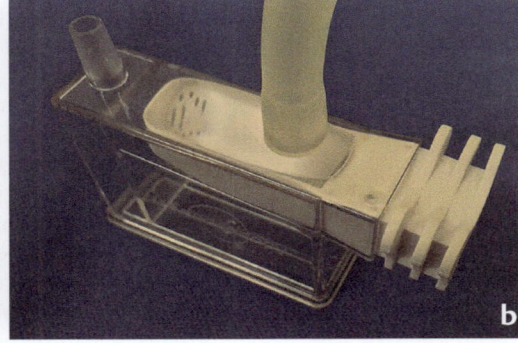

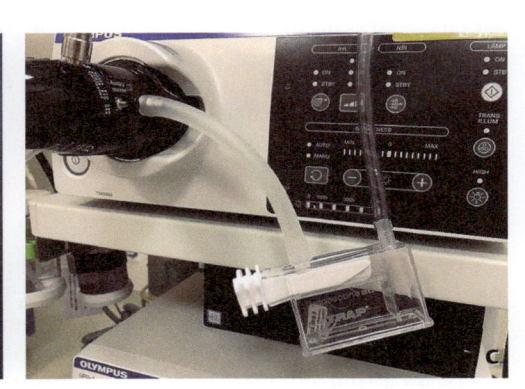

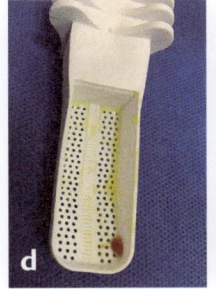

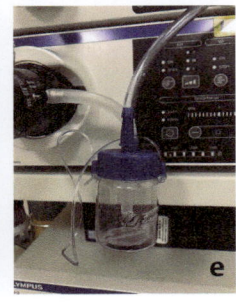

Fig. 73-51. Tipos de acessórios em "Y", que são conectados à saída de aspiração do colonoscópio junto ao *rack*, para resgate de lesões pequenas ou fragmentos pequenos de lesões grandes, que foram fatiadas – (a-d) acessório com "rede"; (e) é um recipiente maior e não tem rede.

Fig. 73-52. Uso da Roth-net para resgate e retirada de lesões grandes que foram fatiadas.

Nas mucosas cólica e retal não há vasos sanguíneos ou linfáticos e, desta forma, a disseminação vascular ou linfonodal de lesões malignas, quando restritas à camada mucosa, não é possível. Assim sendo, a adequada remoção endoscópica destas lesões possibilita a cura. No tubo digestório esta é uma característica peculiar do cólon e do reto.

Quando diagnosticada a invasão por células tumorais ultrapassando a *muscularis* da mucosa e comprometendo a camada submucosa, estamos diante do diagnóstico de um câncer invasivo, situação em que a possibilidade de disseminação vascular ou linfonodal passa a existir.

Segundo a escola japonesa, lesões malignas precoces do cólon e do reto são aquelas em que a profundidade de invasão limita-se à camada mucosa ou submucosa, independente da presença ou não de comprometimento linfonodal.[74]

O papel terapêutico da endoscopia restringe-se ao tratamento das lesões malignas precoces.

Assim, algumas lesões invasivas sésseis ou planas (extensão profunda além da membrana basal), mas ainda denominadas precoces (invasão até a submucosa ou T1, segundo a classificação TNM), podem ser curadas exclusivamente por via endoscópica.

Nestes casos há critérios bem definidos e todos devem estar presentes, conforme descrito abaixo:

- Invasão profunda da camada submucosa inferior a 1.000 micra (1 mm), aferida a partir da *muscularis mucosae*.[75,76]
- Margens laterais e profundas livres.
- Neoplasia com grau histológico bem ou moderadamente diferenciado.
- Ausência de invasão vascular sanguínea ou linfática.
- Brotamento grau I.

O brotamento *(budding)* representa a formação de grupos de células malignas (de 5 a 10) próximas ao tumor. Define-se grau I quando se encontra no máximo cinco destes grupos por CGA à microscopia no estudo anatomopatológico.

Quando algum dos critérios acima não for preenchido, o tratamento cirúrgico complementar estará indicado.

Os critérios de cura endoscópica para as lesões pediculadas são semelhantes aos das lesões sésseis ou planas, exceto no que tange às características de invasão da camada submucosa. Como a distância da região cefálica dos pólipos (primeiro local de ocorrência de invasão) até os vasos da submucosa é maior em razão da presença do pedículo, considera-se que, se a margem de ressecção endoscópica distar mais de 2 mm do ponto mais profundo da invasão, o paciente esteja curado.

Na Figura 73-53 apresenta-se o esquema original de Haggitt publicado em 1985, definindo as diferenças de lesões pediculadas para as sésseis ou planas quando há invasão das células malignas na submucosa.[77]

Em situações específicas, quando há alto risco cirúrgico ou recusa do tratamento proposto pelo paciente, condutas de exceção podem ser avaliadas de forma multidisciplinar, envolvendo o paciente e seus familiares.

TATUAGEM ENDOSCÓPICA

Por causa da redundância de alguns segmentos cólicos, especialmente do transverso e do sigmoide, a definição anatômica muitas vezes se torna imprecisa durante a avaliação endoscópica, podendo culminar com dificuldade na precisão topográfica de uma lesão.

Desta forma, em determinadas situações, recomenda-se a realização da demarcação do local da lesão ou do sítio de ressecção, visando-se facilitar sua futura identificação, seja por via endoscópica ou cirúrgica.

As principais indicações para realização da tatuagem endoscópica após o diagnóstico e ou tratamento de um pólipo cólico são:

- Pacientes submetidos à ressecção de lesões maiores ou com suspeita de componente invasivo profundo na submucosa, para os quais a complementação cirúrgica após análise anatomopatológica pode ser necessária.
- Lesão com contraindicação para ressecção endoscópica, que deverá ser submetida a tratamento cirúrgico.
- Lesão ressecada com margem duvidosa ou em mais de um fragmento (*piecemeal* ou técnica de fatiamento), para facilitar a identificação da área de ressecção durante acompanhamento endoscópico.

Para a realização da tatuagem, inicialmente se injeta SF em volume mínimo (2 a 3 mL), suficiente para confecção de uma pequena "bolha" e identificação do plano submucoso. Esta manobra evita que a parede do cólon seja transfixada pela agulha do cateter, com consequente injeção livre do corante na cavidade peritoneal.[78,79]

Após a criação desta bolha, mantendo-se a ponta do cateter estática, com a agulha ainda dentro dela, troca-se a seringa com SF por outra com corante e se injeta aproximadamente 1 mL deste (tinta da China estéril) na diluição de 1% a 5%. Por fim, "empurra-se" com 2 a 3 mL de SF o restante do corante que ficou retido no cateter até que se observe a formação de uma bolha enegrecida (Fig. 73-54).

O local escolhido para injeção depende da localização da lesão e do objetivo da injeção.

Desta forma, preconiza-se que na flexura hepática ao cólon descendente distal seja feita a aplicação a montante e a jusante da lesão, definindo o segmento a ser removido (Fig. 73-55). No cólon sigmoide deve-se fazer a tatuagem a jusante da lesão para melhor definição da margem distal de ressecção (Fig. 73-56). Não há necessidade de realização da tatuagem no ceco, ascendente e no reto, em razão da facilidade na identificação anatômica destes segmentos.

Outro cuidado técnico que aperfeiçoa a escolha dos locais de punção para a tatuagem da parede cólica é a mudança do paciente para o decúbito dorsal e a injeção de líquido (água ou SF) dentro da luz cólica. Assim, sabe-se que a parede anterior estará contrária ao acúmulo do líquido. A injeção do corante deve ser feita, sempre que possível, nesta parede, facilitando a localização pelo cirurgião no momento da operação.

Com o advento da videolaparoscopia, a inspeção e a palpação cólica durante o procedimento cirúrgico ficou prejudicada, assim,

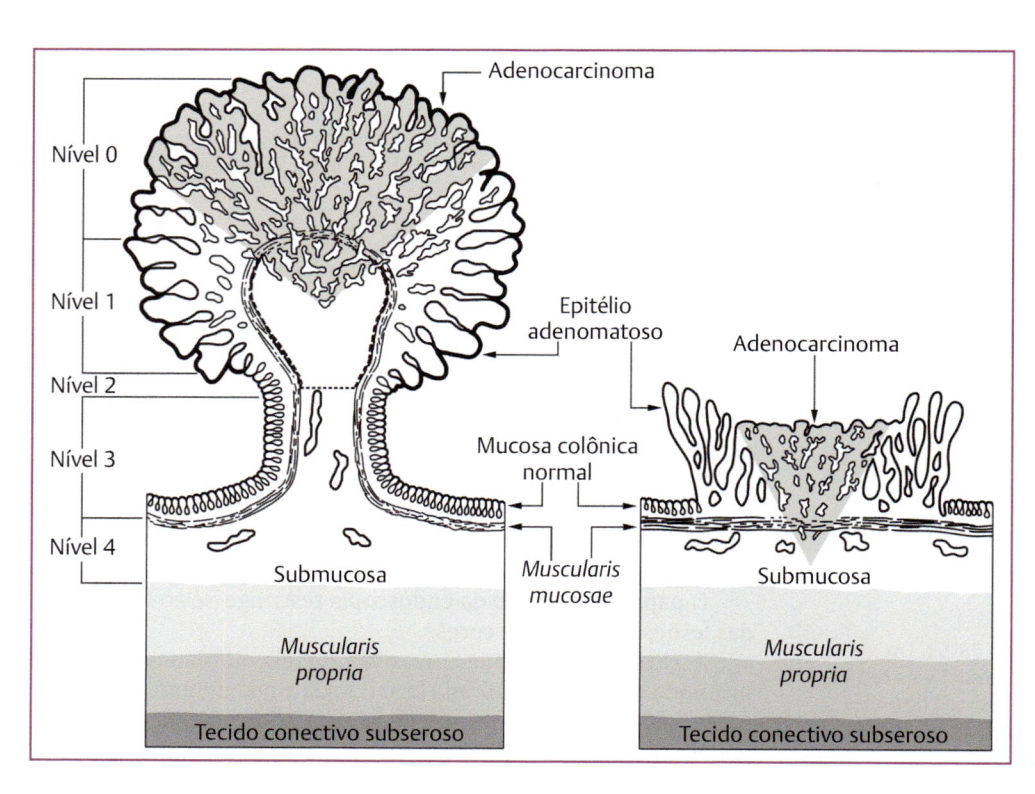

Fig. 73-53. Esquema proposto por Haggitt.[73]

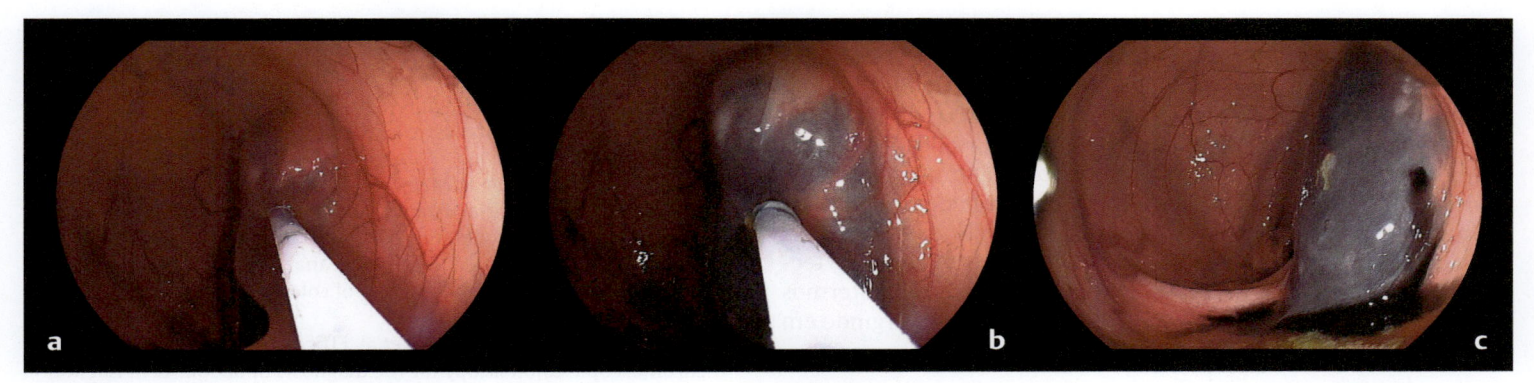

Capítulo 73 ■ Pólipos Colorretais: Diagnóstico e Tratamento

Fig. 73-54. Técnica de tatuagem sugerida por Fu: (**a**) injeção de SF na submucosa do cólon para a formação de uma bolha neste espaço; (**b**) mantendo-se a agulha introduzida nesta bolha, injeta-se o corante (tinta da China esterilizada de 1 a 5%); (**c**) ainda sem se remover a ponta da agulha do interior da bolha, injeta-se mais SF para "empurrar" o restante do corante que ficou dentro do cateter para a bolha. Aspecto final.

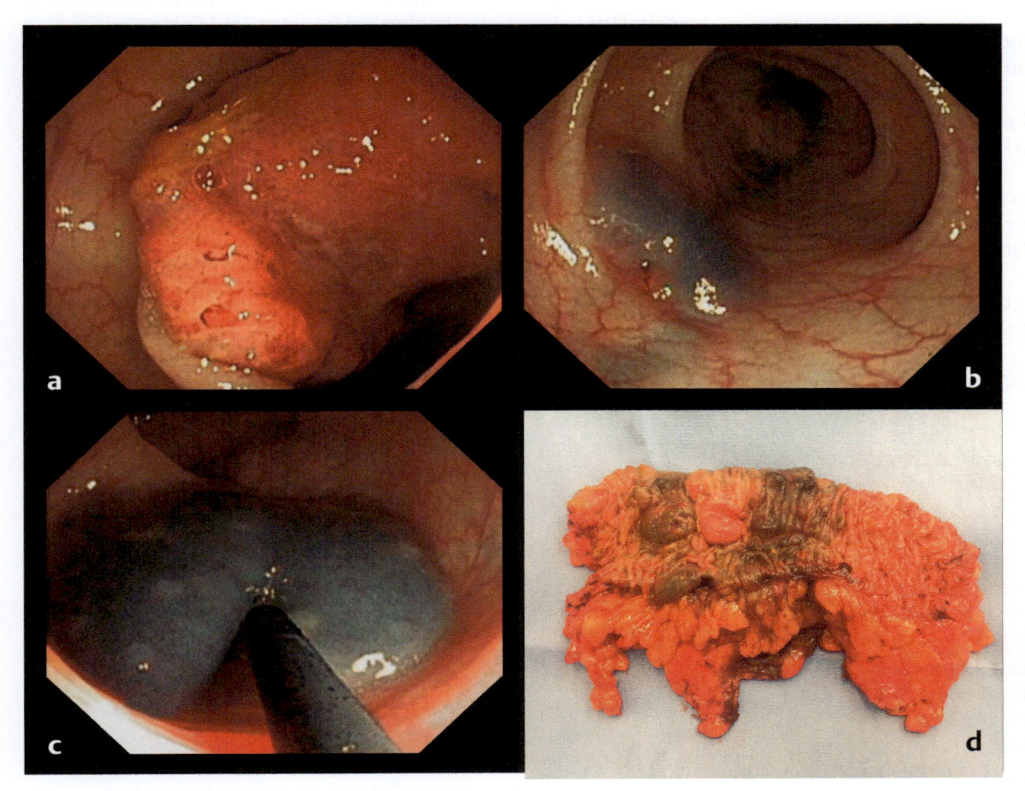

Fig. 73-55. (**a-c**) Em lesões do cólon transverso, descendente ou sigmoide proximal, temos preferido fazer uma tatuagem a montante e outra a jusante, para definir melhor o segmento a ser removido por cirurgia; (**d**) como podemos ver nesta peça cirúrgica.

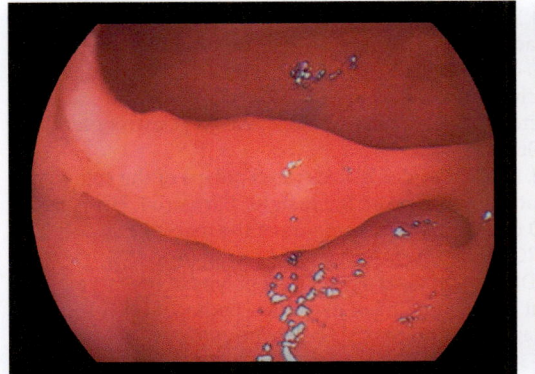

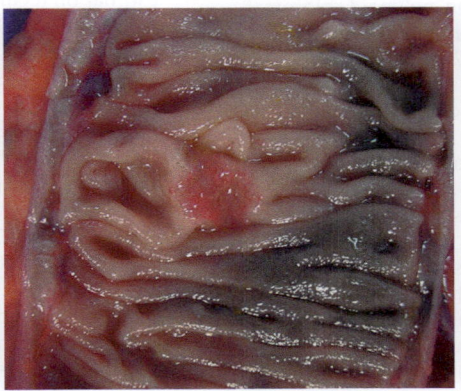

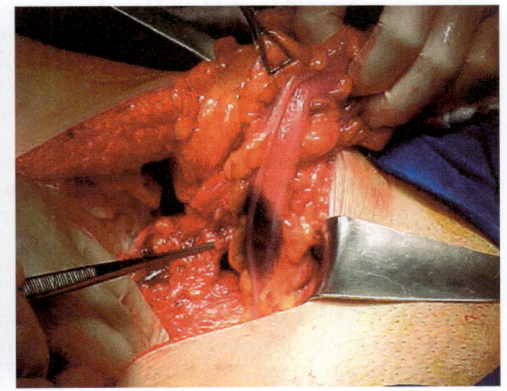

Fig. 73-56. No cólon sigmoide distal ou reto alto, o mais importante é a margem de segurança distal – nestes casos só fazemos uma tatuagem, portanto, distal (a jusante).

estas marcações são realizadas também para que a identificação intraoperatória da lesão se torne possível, ainda que não se tenha a percepção tátil.

Por fim, tão importante quanto a definição dos locais para punções é a descrição por meio de um relatório minucioso e completo, contendo informações precisas para que, *a posteriori*, possa ser feita correlação correta do local da tatuagem com a lesão ou com a área de manipulação prévia.

CONCLUSÃO

O desenvolvimento tecnológico associado aos conhecimentos endoscópicos e histológicos prévios fazem com que se torne cada vez mais fácil e padronizada a classificação dos pólipos colorretais, envolvendo todas as suas variações e peculiaridades. Após 14 anos do surgimento da cromoscopia virtual pelo NBI, espera-se que se tenha chegado a um consenso pela classificação JNET, todavia não se pode dar como concluída essa etapa, pois a indústria da tecnologia permanece em constante desenvolvimento. Assim, imaginamos que tecnologias atuais, um dia, tornar-se-ão obsoletas e novas descobertas serão feitas.

A detecção e a ressecção de pólipos colorretais (polipectomia) estão associadas à redução na incidência e na mortalidade por cânceres do cólon e do reto e estima-se que até um terço dos casos de câncer colorretal detectados pós-colonoscopia podem estar relacionados com as ressecções incompletas de pólipos em exames prévios. Desta forma, assim como caminha o desenvolvimento tecnológico, também devemos ter o compromisso de nos mantermos em constante aprimoramento científico e técnico, convergindo em benefício de nossos pacientes.

REFERÊNCIAS BIBLIOGRÁFICAS

1. Rubio CA, Jaramillo E, Lindblom A, Fogt F. Classification of colorectal polyps: guidelines for the endoscopist. Endoscopy. 2002;34(3):226-36.
2. Calderwood AH, Lasser KE, Roy HK. Colon adenoma features and their impact on risk of future advanced adenomas and colorectal cancer. World J Gastrointest Oncol. 2016;8(12):826.
3. Correa P, Averbach M, Milani CA. Pólipos e polipectomias do cólon. In: Averbach M, Correa P (eds.). Colonoscopia. São Paulo: Editora Santos. 2009.
4. Aghdaei HA, Mojarad EN, Ashtari S, et al. Polyp detection rate and pathological features in patients undergoing a comprehensive colonoscopy screening. World J Gastrointest Pathophysiol. 2017;8(1):3-10.
5. Loureiro JFM, Corrêa P. Pólipos e poliposes do cólon. In: Zaterka S Eisig JN (ed.). Tratado de gastroenterologia: da graduação à pós-graduação. São Paulo: Atheneu. 2011:701-16.
6. Wolff WI, Shinya H. Polypectomy via the fiberoptic colonoscope. Removal of neoplasms beyond reach of the sigmoidoscope. N Engl J Med. 1973;288(7):329-32.
7. Kim DJ, Kim HW, Park SB, et al. Efficacy of cap-assisted colonoscopy according to lesion location and endoscopist training level. World J Gastroenterol. 2015;21(20):6261-70.
8. Noffsinger AE. Serrated polyps and colorectal cancer: new pathway to malignancy. Annu Rev Pathol Mech Dis. 2009;4(1):343-64.
9. Axon A, Diebold MD, Fujino M, et al. Update on the Paris classification of superficial neoplastic lesions in the digestive tract. Endoscopy. 2005;37(6):570-8.
10. Kudo S, Takemura O, Ohtsuka K. Flat and depressed types of early colorectal cancers: from East to West. Gastrointest Endosc Clin N Am. 2008;581-93.
11. Imai K, Hotta K, Yamaguchi Y, et al. Should laterally spreading tumors granular type be resected en bloc in endoscopic resections? Surg Endosc Other Interv Tech. 2014;28(7):2167-73.
12. Facciorusso A, Antonino M, Di Maso M, et al. Non-polypoid colorectal neoplasms: Classification, therapy and follow-up: 2015 advances in colorectal cancer. World J Gastroenterol. 2015;21(17):5149-57.
13. Yamada H, Hasegawa H, Iino H, et al. Evaluation of apoptosis as a factor affecting the growth of non-polypoid colorectal adenomas. J Int Med Res. 2001;29(6):516-22.
14. Rotondano G, Bianco MA, Buffoli F, et al. The cooperative italian flin study group: prevalence and clinico-pathological features of colorectal laterally spreading tumors. Endoscopy. 2011;43(10):856-61.
15. Lambert R, Tanaka S. Laterally spreading tumors in the colon and rectum. Eur J Gastroenterol Hepatol., 2012;24(10):1123-34.
16. Sugimoto T, Ohta M, Ikenoue T, et al. Macroscopic morphologic subtypes of laterally spreading colorectal tumors showing distinct molecular alterations. Int J Cancer. 2010;127(7):1562-9.
17. Kudo Se, Lambert R, Allen JI, et al. Nonpolypoid neoplastic lesions of the colorectal mucosa. Gastrointest Endosc. 2008;68(4 Suppl): S3-47.
18. Thorlacius H, Takeuchi Y, Kanesaka T, et al. Serrated polyps – a concealed but prevalent precursor of colorectal cancer. Scand J Gastroenterol. 2017;52(6-7):654-61.
19. Crockett SD. Sessile serrated polyps and colorectal cancer. JAMA. 2017;317(9):975.
20. Wayne JD, Rex DK, Williams CB. Colonoscopy: principles and practice, 2nd ed. Maiden, MA: Wiley-Blackwell. 2009.
21. Kudo S. Endoscopic mucosal resection of flat and depressed types of early colorectal cancer. Endoscopy. 1993;25(7):455-61.
22. Kudo S. Early colorectal cancer: detection of depressed types of colorectal carcinoma. Tokyo: Igaku-shoin. 1996.
23. Teixeira CR, Zanoni E. Magnificação de imagem e cromoscopia. In: FH AMCAE (ed.). Atlas de endoscopia digestiva da SOBED. Rio de Janeiro: Revinter. 2011.
24. Tung SY, Wu CS, Su MY. Magnifying colonoscopy in differentiating neoplastic from nonneoplastic colorectal lesions. Am J Gastroenterol. 2001;96(9):2628-32.
25. Kato S, Fu KI, Sano Y, et al. Magnifying colonoscopy as a non-biopsy technique for differential diagnosis of non-neoplastic and neoplastic lesions. World J Gastroenterol. 2006;12(9):1416-20.
26. Liu H-H, Kudo S-E, Juch J-P. Pit pattern analysis by magnifying chromoendoscopy for the diagnosis of colorectal polyps. J Formos Med Assoc. 2003;102(3):178-82.
27. Hurlstone DP, Cross SS, Adam I, et al. Efficacy of high magnification chromoscopic colonoscopy for the diagnosis of neoplasia in flat and depressed lesions of the colorectum: a prospective analysis. Gut. 2004;53(2):284-90.
28. Zanoni ECA, Cutait R, Averbach M, et al. Magnifying colonoscopy: interobserver agreement in the assessment of colonic pit patterns and its correlation with histopathological findings. Int J Colorectal Dis. 2007;22(11):1383-8.
29. Li M. Kudo's pit pattern classification is an accurate diagnostic method for the differentiation of neoplastic colorectal lesions [Internete]. 2014.
30. Bernal J, Sánchez FJ, Fernández-Esparrach G, et al. Building up the future of colonoscopy – a synergy between clinicians and computer scientists. Colonoscopy and colorectal book. In: Ettarh R (ed.). Screening for colorectal cancer with colonoscopy; [Internete]. 2015.
31. Sano Y, Horimatsu T, Fu KI, et al. Magnifying observation of microvascular architecture of colorectal lesions using a narrow-band imaging system. Dig Endosc. 2006;18:s44-51.
32. Tanaka S, Hirata M, Oka S, et al. Clinical significance of narrow band imaging (NBI) in diagnosis and treatment of colorectal tumor. Gastroenterol Endosc. 2008;50(5):1289-97.
33. Kanao H, Tanaka S, Oka S, et al. Narrow-band imaging magnification predicts the histology and invasion depth of colorectal tumors. Gastrointest Endosc. 2009;69(3 Suppl):631-6.
34. Hewett DG, Kaltenbach T, Sano Y, et al. Validation of a simple classification system for endoscopic diagnosis of small colorectal polyps using narrow-band imaging. Gastroenterology. 2012;143(3).
35. Hayashi N, Tanaka S, Hewett DG, et al. Endoscopic prediction of deep submucosal invasive carcinoma: validation of the narrow-band imaging international colorectal endoscopic (NICE) classification. Gastrointest Endosc. 2013;78(4):625-32.
36. Sano Y, Tanaka S, Kudo SE, et al. Narrow-band imaging (NBI) magnifying endoscopic classification of colorectal tumors proposed by the Japan NBI expert team. Dig Endosc. 2016;28(5):526-33.
37. Teixeira CR, Torresini RS, Canali C, et al. Endoscopic classification of the capillary-vessel pattern of colorectal lesions by spectral estimation technology and magnifying zoom imaging. Gastrointest Endosc. 2009;69(3):750-6.
38. Jass JR. Serrated adenoma and colorectal cancer. J Pathol., 1999;187(5):499-502.
39. Moussata D, Boschetti G, Chauvenet M, et al. Endoscopic and histologic characteristics of serrated lesions. World J Gastroenterol. 2015;21(10):2896-904.
40. Snover DC, An DJ, Burt RW, Odze RD. Serrated polyps of the colon and rectum and serrated polyposis. In: Bosman FT, Carneiro F, Hruban RH et al (eds.). WHO classification of tumours of the digestive system. Lyon, France: IARC. 2010:160-5.
41. Rosty C, Hewett DG, Brown IS, et al. Serrated polyps of the large intestine: current understanding of diagnosis, pathogenesis, and clinical management. Journal of Gastroenterology. 2013;48(3):287-302.
42. Ishigooka S, Nomoto M, Obinata N, et al. Evaluation of magnifying colonoscopy in the diagnosis of serrated polyps. World J Gastroenterol. 2012;18(32):4308-16.
43. WHO Classification of Tumors Editorial Board. Digestive system tumours. Lyon (France): Internacional Agency for Reseach on Cancer; 2019. (WHO classification of tumor series, 5th ed.; vol 1).
44. Anderson MA, Ben-Menachem T, Gan SI, et al. Management of antithrombotic agents for endoscopic procedures. Gastrointest Endosc. 2009;70(6):1060-70.
45. Rubin PH, Wayne J. Colonoscopic polypectomy. In: Wu GY, Sridhar S (eds.). Clinical gastroenterology. Diagnostic and therapeutic procedures in gastroenterology. Totowa, NJ: Humana Press. 2011:291-305.

46. Ko CW, Dominitz JA. Complications of colonoscopy: magnitude and management. gastrointestinal endoscopy clinics of North America. Elsevier Ltd. 2010:659-71.
47. Vanagunas A, Jacob P, Vakil N. Adequacy of hot biopsy for the treatment of diminutive polyps: a prospective randomized trial. Am J Gastroenterol. 1989;84(4):383-5.
48. Peluso F, Goldner F. Follow-up of hot biopsy forceps treatment of diminutive colonic polyps. Gastrointest Endosc. 1991;37(6):604-6.
49. Murino A, Hassan C, Repici A. The diminutive colon polyp: biopsy, snare, leave alone? Curr Opin Gastroenterol. 2016;32(1):38-43.
50. Komeda Y, Kashida H, Sakurai T, et al. Removal of diminutive colorectal polyps: a prospective randomized clinical trial between cold snare polypectomy and hot forceps biopsy. World J Gastroenterol. 2017;23(2):328-35.
51. Naohisa Yoshida, Ken Inoue, Yuri Tomita, et al. Cold snare polypectomy for large sessile serrated lesions is safe but follow-up is needed: a single-centre retrospective study. United European Gastroenterol J. 2021 Apr;9(3):370-377.
52. Ryohei Hirose, Naohisa Yoshida, Takaaki Murakami, et al. Histopathological analysis of cold snare polypectomy and its indication for colorectal polyps 10-14 mm in diameter. Dig Endosc. 2017;29(5):594-601.
53. Dileep Mangira, Spiro Raftopoulos, Sara Vogrin, et al. Effectiveness and safety of cold snare polypectomy and cold endoscopic mucosal resection for nonpedunculated colorectal polyps of 10-19 mm: a multicenter observational cohort study. Endoscopy. 2023.
54. Jehangir A, Bennett KM, Rettew AC, et al. Post-polypectomy electrocoagulation syndrome: a rare cause of acute abdominal pain. J Community Hosp Intern Med Perspect. 2015;5(5):29147.
55. Boumitri C, Mir FA, Ashraf I, et al. Prophylactic clipping and post-polypectomy bleeding: a meta-analysis and systematic review. Ann Gastroenterol. 2016;29(4):502-8.
56. Fisher DA, Maple JT, Ben-Menachem T, et al. Complications of colonoscopy. Gastrointest Endosc. 2011;74(4):745-52.
57. Thirumurthi S, Raju GS. Management of polypectomy complications. Gastrointest Endosc Clin N Am. 2015;25(2):335-57.
58. Giorgio P, De Luca L, Calcagno G, et al. Detachable snare versus epinephrine injection in the prevention of postpolypectomy bleeding: a randomized and controlled study. Endoscopy. 2004;36(10):860-3.
59. Folwaczny C, Heldwein W, Obermaier G, Schindlbeck N. Influence of prophylactic local administration of epinephrine on bleeding complications after polypectomy. Endoscopy. 1997;29(1):31-3.
60. Matsumoto M, Kato M, Oba K, et al. Multicenter randomized controlled study to assess the effect of prophylactic clipping on post-polypectomy delayed bleeding. Dig Endosc. 2016;28(5):570-6.
61. Liaquat H, Rohn E, Rex DK. Prophylactic clip closure reduced the risk of delayed postpolypectomy hemorrhage: experience in 277 clipped large sessile or flat colorectal lesions and 247 control lesions. Gastrointest Endosc. 2013;77(3):401-7.
62. Heldwein W, Dollhopf M, Rösch T, et al. The Munich Polypectomy Study (MUPS): Prospective analysis of complications and risk factors in 4000 colonic snare polypectomies. Endoscopy. 2005;37(11):1116-22.
63. Paspatis G, Dumonceau J-M, Barthet M, et al. Diagnosis and management of iatrogenic endoscopic perforations: European Society of Gastrointestinal Endoscopy (ESGE) Position Statement. Endoscopy. 2014;46(08):693-711.
64. Ma MX, Fracp M. Complications of endoscopic polypectomy, endoscopic mucosal resection and endoscopic submucosal dissection in the colon. Best Pract Res Clin Gastroenterol. 2016;30(5):749-67.
65. Rex DK, Schoenfeld PS, Cohen J, et al. Quality indicators for colonoscopy. Gastrointest Endosc. 2015;81(1):31-53.
66. National Comprehensive Cancer Network. Neuroendocrine Tumors. NCCN Guidelines [Intenete]. 2017.
67. Cooper HS. Surgical pathology of endoscopically removed malignant polyps of the colon and rectum. Am J Surg Pathol. 1983;7(7):613-23.
68. Deyhle P, Jenny S, Fumagalli I. Endoscopic polypectomy in the proximal colon. A diagnostic, therapeutic (and preventive?) intervention. Dtsch Medizinische Wochenschrift. 1973;98(5):219-20.
69. Sorbello MP, Correa P. Mucosectomia - Técnicas e Resultados. In: Averbach M, Correa P (eds.). Colonoscopia, 2. ed. Rio de Janeiro: Revinter. 2014:175-88.
70. W Arnout van Hattem, Neal Shahidi, Sergei Vosko, et al. Piecemeal cold snare polypectomy versus conventional endoscopic mucosal resection for large sessile serrated lesions: a retrospective comparison across two successive periods. Gut. 2021;70(9):1691-1697.
71. Lieberman DA, Rex DK, Winawer SJ, et al. Guidelines for colonoscopy surveillance after screening and polypectomy: a consensus update by the US Multi-Society Task Force on Colorectal Cancer. Gastroenterology. 2012;143(6):844-57.
72. Hassan C, Repici A, Zullo A, et al. Colonic polyps. Are we ready to resect and discard? Gastrointest Endosc Clin N Am. 2013;23(3):663-78.
73. Hassan C, Pickhardt PJ, Kim DH, et al. Systematic review: Distribution of advanced neoplasia according to polyp size at screening colonoscopy. Aliment Pharmacol Ther. 2010;31(2):210-7.
74. Kashida H, Kudo S. Early colorectal cancer: concept, diagnosis, and management. Int J Clin Oncol. 2006;11(1):1-8.
75. Ueno H, Mochizuki H, Hashiguchi Y, et al. Risk factors for an adverse outcome in early invasive colorectal carcinoma. Gastroenterology. 2004;127(2):385-94.
76. Cooper HS. Pathologic issues in the treatment of endoscopically removed malignant colorectal polyps. J Natl Compr Cancer Netw. 2007;5(9):991-6.
77. Haggitt RC, Glotzbach RE, Soffer EE, Wruble LD. Prognostic factors in colorectal carcinomas arising in adenomas: implications for lesions removed by endoscopic polypectomy. Gastroenterology. 1985;89(2):328-36.
78. Fu KI, Fujii T, Kato S, et al. A new endoscopic tattooing technique for identifying the location of colonic lesions during laparoscopic surgery: A comparison with the conventional technique. Endoscopy. 2001;33(8):687-91.
79. Stanciu C, Trifan A, Khder SA. Accuracy of colonoscopy in localizing colonic cancer. Rev Med Chir Soc Med Nat Iasi. 2007;111(1):39-43.

74 Rastreamento do Câncer Colorretal

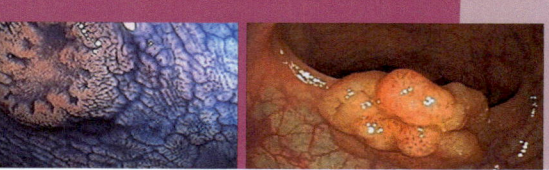

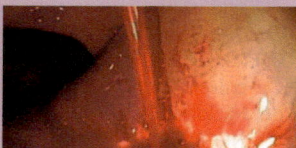

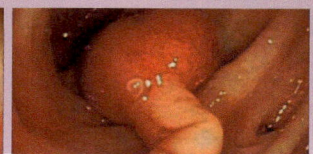

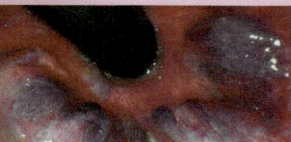

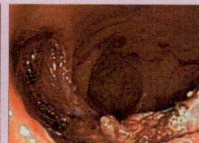

Eduarda Nassar Tebet ■ Marcelo Averbach ■ José Luiz Alvim Borges

INTRODUÇÃO

A sequência adenoma-carcinoma é a via habitual de origem do adenocarcinoma do intestino grosso, neoplasia maligna mais frequente neste segmento do tubo digestório. Assim, o processo de transformação tem seu início no epitélio mucoso superficial e seu desenvolvimento se dá de maneira estagiada. Estas duas peculiaridades do tumor implicam a existência de um estágio pré-maligno, muitas vezes assintomático, relativamente longo, quando a neoplasia pode ser detectada pela inspeção endoscópica. A ressecção dos tumores nessa fase impede a progressão para o câncer invasivo.[1,2] Ademais, o tratamento do câncer colorretal, quando ainda limitado à parede intestinal, é seguido de altos índices de cura. Assim sendo, em regiões em que apresenta alta prevalência, o adenocarcinoma colorretal atende aos critérios da *Union Internationale Contre le Cancer* (UICC) para neoplasias apropriadas para programas de rastreamento.[3]

RASTREAMENTO

Trata-se, por definição, de um processo de identificação presuntiva de doença presente, mas não diagnosticada. O rastreamento do câncer colorretal diz respeito, portanto, à aplicação de testes e exames à população assintomática em risco com o intuito de detectar lesões pré-malignas ou câncer em estádios iniciais, evitando-se, assim, a progressão da neoplasia e a morte do indivíduo. Claramente, para assegurar a maior eficiência do rastreamento é necessário conhecer a história natural da doença e dirigir o programa para aqueles grupos que apresentem o maior risco de portar a neoplasia em estádios passíveis de tratamento.

A população em risco para câncer colorretal pode ser dividida em um grupo representado por indivíduos de 40 anos ou mais, sem história pessoal ou familiar de câncer colorretal, que representam o risco populacional médio e outro com maior risco, que inclui indivíduos com história pessoal de neoplasia colorretal (pólipos ou câncer), ou história familiar de câncer colorretal. Existem, ainda, indivíduos com alto risco, que são aqueles pertencentes às famílias portadoras de síndromes de câncer colorretal hereditário como a polipose adenomatosa familial (PAF) e a síndrome do câncer colorretal hereditário sem polipose (HNPCC), além dos portadores de moléstias inflamatórias intestinais como a retocolite ulcerativa inespecífica e a doença de Crohn. Nestas populações, em que a possibilidade de desenvolvimento de câncer é muito grande, o rastreamento é obrigatório e apresenta aspectos peculiares como a repetição periódica de exames diagnósticos a partir de determinada idade, adquirindo, nesses casos, características de vigilância e detecção.

O rastreamento das populações sem fatores adicionais de risco envolve, em razão dos altos custos relacionados, controvérsias quanto aos métodos e a seleção dos indivíduos a serem submetidos a ele.[4] Existem, no entanto, fortes evidências de que o rastreamento nesse grupo diminui a mortalidade causada pelo câncer colorretal, bem como sua incidência.[2,5-7] Recentemente, um estudo, denominado NordICC Study, demonstrou resultados divergentes, indicando pequena redução no aparecimento do câncer, sem significado estatístico no que tange ao risco de morte pela doença.[8] Entretanto, nesse estudo, houve baixos índices de aderência dos voluntários: apenas 42% das pessoas convidadas a participar submeteram-se realmente à colonoscopia. Além disso, boa parte dos colonoscopistas do estudo tinham baixa taxa de detecção de adenomas tornando questionável a qualidade das colonoscopias. Dessa forma, até que novos estudos sejam conduzidos, os resultados do NordICC Study não devem, ainda, modificar a atual tendência de se estabelecerem políticas de rastreamento do câncer colorretal.

RASTREAMENTO EM POPULAÇÕES SEM FATORES ADICIONAIS DE RISCO

Os tumores esporádicos são responsáveis por cerca de 90% dos casos de câncer colorretal. O risco nesse tipo de neoplasia cresce com a idade, com sua incidência praticamente dobrando a cada década entre os 40 e os 80 anos. Indivíduos de 50 anos apresentam uma chance de 530 em 10.000 de desenvolver câncer colorretal invasivo durante o restante de suas vidas, bem como uma chance de 250 em 10.000 de morrer em decorrência desse tumor.[9] Vários métodos, isolados ou associados, têm sido propostos para desenvolver programas de rastreamento populacional. Entre eles estão aqueles que se baseiam no exame das fezes, pesquisando a presença de sangue oculto pela reação com o guaico (gFOBT) ou reação imunoquímica (FIT) ou, ainda, analisando o DNA de células esfoliadas (fDNA). Por outro lado, são utilizados, também, exames de visualização direta como a sigmoidoscopia rígida (RS) ou flexível (RSF), a colonoscopia (CF) e a colografia por tomografia computadorizada (C-CT). Quando resultados anormais são encontrados na RF ou na C-CT uma colonoscopia completa deve ser indicada.[10] Uma vez que ainda há poucas evidências, os exames sorológicos, de urina e de cápsula endoscópica ainda não são recomendados como testes de rastreio do CCR.[10]

Pesquisa de Sangue Oculto nas Fezes

Esse teste baseia-se no fato de que o adenocarcinoma colorretal, bem como o adenoma que o precede, tendem a sangrar em quantidades frequentemente não detectadas a olho nu.

A pesquisa de sangue oculto nas fezes pelo guaico (gFOBT) é baseada na detecção química do sangue enquanto o teste imunoquímico (FIT) usa anticorpos para detectar a presença de sangue.[11]

A importância do teste do guaiaco, para pesquisa de sangue oculto nas fezes, já foi exaustivamente investigada. Estudos envolvendo um grande número de pacientes foram desenvolvidos e os mais importantes foram compilados em uma revisão sistemática e metanálise onde foram analisados quatro estudos randomizados incluindo cerca de 313.180 (156.737 intervenção e 156.443 controle). Os resultados dos estudos apontam uma redução de 18% (risco relativo de 0,82 com intervalo de confiança (IC) de 95% entre 0,73 e 0,92) na mortalidade por câncer colorretal no grupo rastreado comparado com o grupo-controle durante um período médio de *follow-up* de 18.25 anos.[12]

O Minnesotta Cólon Cancer Study incluiu 46.551 participantes que foram randomizados para um grupo-controle ou rastreamento com FOBT anual ou bienal. Após 30 anos de acompanhamento, conclui-se que tanto o rastreamento anual como o bienal diminuíram a mortalidade por câncer (risco relativo 0,68; IC 95% 0,56 a 0,82 e 0,78; IC 95% 0,65 a 0,93, respectivamente).[13]

O teste para pesquisa de sangue oculto nas fezes apresenta, portanto, importância em programas de rastreamento populacional para o câncer colorretal, sendo de fácil aplicação, de custo baixo e de boa relação custo-eficácia. A baixa sensibilidade para detectar pólipos pequenos e a baixa especificidade, que acarreta muitos resultados falsos-positivos, são alguns dos problemas com o teste. Se considerarmos que os resultados falsos-positivos desencadeiam investigação ulterior com colonoscopia, esta deficiência do teste passa a apresentar grande importância.

Mais recentemente, o emprego de métodos imunoquímicos (iFOBT) para a detecção de sangue oculto nas fezes tem demonstrado aparente vantagem sobre os testes com base em guaiaco.[14,15]

Uma recente metanálise revelou que o iFOBT apresenta sensibilidade moderada, alta especificidade e acurácia na detecção do câncer colorretal.[16] As vantagens deste método em relação ao gFOBT são maior participação da população rastreada e maior detecção de câncer colorretal e adenoma avançado.[17,18]

Os testes de rastreamento que utilizam técnicas de biologia molecular para pesquisar mutações somáticas no DNA extraído das fezes vêm sendo desenvolvidos embora os avanços não permitam, ainda, sua utilização clínica rotineira.[19] A vantagem na utilização desses métodos reside na maior estabilidade do DNA em relação à hemoglobina. A combinação de testes para detectar mutações no DNA com um ensaio imunoquímico para detecção de hemoglobina apresenta maior sensibilidade do que o iFOBT isolado. No entanto, a especificidade do método é menor do que a do iFOBT, podendo acarretar maior número de resultados falsos-positivos, com colonoscopias subsequentes.[20]

Independentemente do teste de sangue oculto nas fezes utilizado para rastreamento, este deve ser repetido a intervalos regulares e, quando positivo, deve ser seguido sempre por colonoscopia para confirmar o diagnóstico e remover os pólipos detectados.[21]

Retossigmoidoscopia Flexível

A retossigmoidoscopia flexível (RF) é um método endoscópico que pode ser útil no rastreamento do CCR. Quando comparado com a colonoscopia, oferece a vantagem de não necessitar de sedação, menor custo e preparo colônico mais simples. Como desvantagem, não diagnostica os tumores do cólon proximal isolado, isto é, aqueles sem pólipos ou tumores de reto ou sigmoide. Outra desvantagem seria a baixa satisfação do paciente por não ser sedado ficando menos propenso a repetir o exame.[22]

Estudos controlados randomizados confirmam reduções na incidência e na mortalidade por câncer de cólon distal e retossigmoide de 29% a 76% com a RF.[23]

Outros dois estudos utilizaram o rastreamento por colonoscopia para avaliar a sensibilidade da sigmoidoscopia flexível demonstrando que 70% a 80% das neoplasias avançadas (adenoma maior ou igual a 1 cm com arquitetura vilosa, displasia de alto grau ou câncer) diagnosticadas pela colonoscopia, também o seriam pela sigmoidoscopia flexível. Essa acurácia diminuiu em faixas etárias mais elevadas.[24,25]

Em estudo recente randomizado, a retossigmoidoscopia flexível associou-se à redução de 26% da mortalidade por neoplasia colorretal e de 21% da incidência desta neoplasia. Foi observada, também, uma redução de 50% na mortalidade relacionada com o CCR distal e redução de 29% em sua incidência. A redução na incidência do CCR proximal foi de 14%, mas não foi observada redução da mortalidade relativa aos tumores com esta localização.[26]

A combinação desse exame com a pesquisa de sangue oculto nas fezes uma única vez foi avaliada como parte de um estudo de rastreamento com colonoscopia, tendo sido observada uma sensibilidade de 76% para neoplasias avançadas, como definidas anteriormente.[27]

Apesar de alguns autores e *guidelines* sugerirem a possibilidade de usar a RF para rastreio de CCR a cada 10 anos, a recomendação da US Preventive Services Task Force de 2021 é repeti-la a cada 5 anos.[10]

Colonoscopia

A colonoscopia a cada 10 anos é uma das opções de rastreamento recomendadas pela *American Cancer Society*,[28] e pela US Preventive Task Force 2021,[10] no entanto, dois estudos demonstram maior eficiência quando o intervalo é de 5 anos após colonoscopia normal.[29,30]

A colonoscopia é o único método de rastreamento que permite a identificação e tratamento dos pólipos diagnosticados, o que, conforme recentemente demonstrado, reduz significativamente a incidência do CCR e a mortalidade relacionada com estes tumores na população geral.[2]

Quando comparada com o teste imunoquímico fecal, este teve maior grau de aderência mostrando nível de detecção do CCR semelhante à colonoscopia que, por sua vez, identificou maior quantidade de adenomas.[31]

As lesões planas têm o diagnóstico endoscópico especialmente mais difícil, requerendo, eventualmente, requintes técnicos. Assim sendo, a qualidade da colonoscopia pode ter impacto na redução do risco do câncer colorretal, sendo importante a monitorização da qualidade da colonoscopia.

A colonoscopia apresenta como vantagens a alta sensibilidade para diagnóstico de câncer e também das lesões pré-cancerígenas, é diagnóstica e terapêutica e permite intervalos grandes (10 anos) entre os exames se for normal. As desvantagens da colonoscopia incluem a necessidade de limpeza completa do intestino, maior risco de perfuração em relação a outros testes de triagem, maior risco de pneumonia por aspiração (particularmente quando o procedimento é realizado com sedação profunda), um pequeno risco de lesão esplênica requerendo esplenectomia e maior risco de sangramento pós-procedimento em comparação com outros testes de triagem. Além disso sua eficácia é operador-dependente.[23]

O custo e a disponibilidade de colonoscopistas experientes seguem sendo as principais limitações para seu emprego em programas de rastreamento populacional.

Colografia por Tomografia Computadorizada

A colografia por tomografia computadorizada (CTC) também denominada colonoscopia virtual, pode ser aplicada no rastreamento do câncer colorretal. Ela substituiu o enema opaco com duplo contraste como teste de imagem de escolha para quase todas as indicações por ser mais efetiva e bem tolerada.[32]

Estudo randomizado recentemente publicado mostra que a CTC e a colonoscopia têm resultados semelhantes na detecção de neoplasias avançadas indicando que pode ser utilizada como rastreamento. A sensibilidade na detecção de neoplasias avançadas é de 88%.[33] Já sua sensibilidade para pólipos menores que 1 cm é menor que a da colonoscopia e a detecção de lesões planas e serrilhadas é sua maior limitação.[23]

O método oferece como vantagens a visualização de todo o cólon, a detecção de lesões avançadas em fases iniciais, boa aceitação pelo paciente, além de ser menos incômodo do que a colonoscopia. O menor risco de perfuração de cólon da CTC em relação à colonoscopia também é discutível, tendo em vista que os riscos dos pacientes que após a CTC são encaminhados à colonoscopia deveriam ser computados à CTC e, desta forma, não existiria diferença significativa das taxas de complicações relacionadas com os dois procedimentos.[34]

A CTC possibilita a detecção de doenças extracólicas, o que foi demonstrado em 0,35% de uma série de 10.280 pacientes.[35] Há questionamentos se o diagnóstico destas afecções teria ou não aspecto positivo.[10]

Os aspectos negativos da CTC incluem a eventual necessidade de outro método após a realização do exame, o que acontece em 7,9% dos pacientes, a exposição à radiação e o elevado custo do procedimento.[36]

Enfim, o alto custo do exame, que não é terapêutico, o que implica uma colonoscopia em casos positivos, e a necessidade de equipamento e radiologistas experientes faz com que esse método ainda não esteja incorporado para utilização como rastreamento e, quando usado, o intervalo entre os exames deve ser de 5 anos.[10] Talvez os avanços tecnológicos que ainda estão por vir possam torná-lo mais atraente.[37]

DIRETRIZES PARA O RASTREAMENTO DO CÂNCER COLORRETAL EM POPULAÇÕES SEM FATORES ADICIONAIS DE RISCO

Considera-se população sem fator de risco adicional, pessoas assintomáticas sem diagnóstico prévio de câncer colorretal, sem pólipo adenomatoso, sem doença inflamatória intestinal, sem diagnóstico pessoal ou familiar de doença genética que predispõe a risco aumentado de câncer colorretal (como síndrome de Lynch ou polipose adenomatosa familiar). A última diretriz para essa população da *US Preventive Services Task Force* (USPSTF) que representa a *American Gastroenterological Association* (AGA), a *American Society for Gastrointestal Endoscopy* e a *American College of Gastroenterology* é de 2021.[38] O consenso dos especialistas das várias sociedades envolvidas na construção desta diretriz recomenda o rastreamento de câncer colorretal para todos os adultos com idade entre 50 e 75 anos (grau A de recomendação).

Segundo o consenso, o rastreamento em pacientes com idade entre 45-49 anos também parece ser benéfico (grau B de recomendação). Eles concluem com grau de evidência moderado (grau B) que os benefícios de rastreio em pacientes com idade entre 76-85 anos que já foram rastreados com colonoscopia é pequeno. Já os pacientes dessa faixa etária que nunca foram rastreados, provavelmente terão maiores benefícios. Sendo assim, o posicionamento do grupo é de que em pacientes com idade entre 76-85 anos o médico assistente individualize cada caso e discuta com o paciente, sempre levando em conta seu estado de saúde (grau de recomendação C) (Quadro 74-1).[38]

- A *United States Preventive Services Task Force* (USPSTF), nessa sua última versão, não recomenda um método específico para rastreamento e estabelece intervalos diferentes conforme o método utilizado (Quadro 74-2).
- A *National Comprehensive Cancer Network* também recomenda a colonoscopia a cada 10 anos como a estratégia preferencial para rastreamento. Como alternativas, o gFOBT ou iFOBT com ou sem sigmoidoscopia flexível a cada 5 anos ou, ainda, sigmoidoscopia flexível a cada 5 anos.[8]

Quadro 74-1. Diretriz da US Preventive Services Task Force, 2021[38]

Idade (anos)	Recomendação	Grau de Evidência
50-75	Rastreamento para todos	A
45-49	Rastreamento para todos	B
76-85	Invidualizar cada caso	C

Quadro 74-2. Diretriz da US Preventive Services Task Force, 2021[38]

Exame	Intervalo
gFOBT	Anual
iFOBT	Anual
sDNA-FIT	A cada 1-3 anos
Colonoscopia	A cada 10 anos
Retossigmoidoscopia (RSF)	A cada 5 anos
TC-colonografia	A cada 5 anos
Retossigmoidoscopia com iFOBT	RSF a cada 10 anos com iFOBT anual

gFOBT – teste sangue oculto fecal guaiaco, FIT – teste fecal imunoquímico, sDNA-FIT – DNA fecal com teste fecal imunoquímico.

Quadro 74-3. Diretriz da American Cancer Society, 2017[28]

gFOBT com alta sensibilidade para câncer ou iFOBT	Anual
fDNA	A cada 3 anos
Retossigmoidoscopia	A cada 5 anos
RSF e FOBT ou iFOBT	A cada 5 anos
EODC	A cada 5 anos
Colonoscopia	A cada 10 anos
TC-colonografia	A cada 5 anos

gFOBT – teste sangue oculto fecal guaiaco, iFOBT – teste sangue fecal imunoquímico, fDNA – DNA fecal, EODC – enema opaco com duplo contraste

- Diretriz da *American Cancer Society*: a *American Cancer Society*, em sua última atualização de 2017, sobre suas recomendações para rastreamento do câncer colorretal, que constavam na diretriz de 2008, diz que o início do rastreamento deve ser aos 50 anos de idade (Quadro 74-3).[28]
- A *Canadian Task Force on Preventive Health Care*, em 2016, recomenda o rastreamento para adultos entre 50 e 59 anos (recomendação fraca) e 60 a 74 anos (recomendação forte) com gFOBT ou iFOBT a cada 2 anos, ou sigmoidoscopia flexível a cada 10 anos. Há recomendações contra o rastreamento para adultos de 75 anos ou mais e contra o uso da colonoscopia como método primário de rastreamento.[39]

RASTREAMENTO DOS PACIENTES COM RISCO AUMENTADO E DE ALTO RISCO

Protocolos específicos têm sido propostos para o rastreamento ou vigilância dos indivíduos assintomáticos pertencentes a grupos populacionais, cujo risco para câncer colorretal é aumentado. O rastreamento em populações assintomáticas que apresentam risco aumentado envolve menos controvérsias que os programas aplicados às populações de risco médio. Cumpre, ainda assim, separar os pacientes que apresentam risco aumentado daqueles que apresentam alto risco.

Populações com Risco Aumentado

Dentre os grupos com risco aumentado encontram-se os indivíduos com história pessoal de pólipos adenomatosos ou câncer colorretal, ou com história familiar de câncer colorretal ou pólipos adenomatosos, antes dos 60 anos.

Rastreamento e Detecção Precoce de Adenomas e Câncer Colorretal em Indivíduos com Risco Aumentado

Pólipos Prévios

Aparentemente, pólipos adenomatosos com menos de 10 mm, com baixo grau de displasia e sem arquitetura viloglandular estão associados a baixos índices de recorrência e, portanto, essa população não necessita de esquema diferenciado de rastreamento.[40] Ao contrário, pacientes que apresentem pólipos com mais de 10 mm, viloglandulares ou vilosos ou com alto grau de displasia (adenomas avançados), requerem acompanhamento com colonoscopia a intervalos mais curtos.

Sendo assim, os *guidelines* americanos, europeus e japoneses diferem um pouco em relação ao intervalo entre as colonoscopias, mas em geral sugerem intervalos mais curtos de vigilância para os adenomas avançados (Quadro 74-4).[17,41]

História Familiar de Câncer Colorretal

Pacientes que apresentam casos de câncer colorretal na família, não se caracterizando um padrão de herança autossômica dominante, apresentam risco aumentado.[30] Há um gradiente de risco no qual quanto mais jovem é o parente afetado, maior o risco de CCR.[42] A simples presença de um familiar de 1º grau com câncer de cólon

Quadro 74-4. Diretriz da US Multy-Society Task Force on Colorectal Cancer 2020 para Pacientes com Pólipos em Colonoscopia Prévia[17,41]

Categoria	Intervalo recomendando para colonoscopia de vigilância USMSTF 2020	Intervalo recomendando para colonoscopia de vigilância Japan Gastroenterological Endoscopy Society, 2021
≤ 20 pólipos hiperplásicos retais	10 anos	5 anos
1-2 adenomas tubulares < 10 mm	7-10 anos	3-5 anos
1-2 pólipos sésseis serrilhados (SSPs) < 10 mm	5-10 anos	3-5 anos
3-4 adenomas tubulares < 10 mm, 3-4 pólipos sésseis serrilhados (SSP) < 10 mm, pólipo hiperplásico ≥ 10 mm	3-5 anos	3 anos
5-10 adenomas tubulares < 10 mm, adenoma ou SSP ≥ 10 mm, adenoma viloso ou tubuloviloso, adenoma com displasia de alto grau, 5-10 SSPs, SSP com displasia, adenoma serrilhado tradicional	3 anos	3 anos
> 10 adenomas em um único exame	1 ano	1 ano
Adenoma séssil ≥ 20 mm removido em piecemeal	6 meses para verificar completitude da ressecção	6 anos

Quadro 74-5. Diretriz da US Multy-Society Task Force on Colorectal Cancer 2017 para Pacientes com História Familiar de Câncer Não Associada a Síndromes Polipoides[23,45]

História Familiar	Recomendação
Síndrome de Lynch	A cada 1-2 anos começando aos 20-25 aos de idade ou 2-5 anos antes da idade do diagnóstico do familiar mais jovem diagnosticado com câncer se diagnosticado antes dos 25 anos de idade.
Síndrome de câncer colorretal familiar do tipo X	Colonoscopia a cada 3-5 anos iniciando 10 anos antes da idade do diagnóstico do parente mais novo afetado
Câncer colorretal ou 1 adenoma avançado em 2 parentes de primeiro grau em qualquer idade ou câncer colorretal ou adenoma avançado em parente de primeiro < 60 anos de idade	Colonoscopia a cada 5 anos iniciando 10 anos antes da idade do diagnóstico do parente mais novo afetado ou aos 40 anos de idade, o que acontecer primeiro
Câncer colorretal ou 1 adenoma avançado em 1 parente de primeiro grau em idade ≥ 60 anos de idade	Começar rastreio aos 40 anos, seguindo intervalo de testes conforme Quadro 70-2

é um fator que aumenta o risco relativo individual em, ao menos, 75%. Uma metanálise do risco familiar demonstrou que os parentes de 1º grau de pacientes com adenocarcinoma do intestino grosso apresentam risco relativo médio de 2,25 (intervalo de confiança de 95% 2-2,53).[32] A estratificação por localização do tumor do parente, o tipo de parentesco e o número de parentes acometidos revelou os seguintes riscos relativos:

- Parente de 1º grau com câncer de cólon: 2,42 (IC95% – 2,20-2,65).
- Parente de 1º grau com câncer de reto: 1,89 (IC95% – 1,62-2,21).
- Parente de 1º grau acometido é um dos pais: 2,26 (IC95% – 1,87-2,72).
- Parente de 1º grau acometido é um dos filhos: 2,57 (IC95% – 2,19-3,02).
- Mais de um parente acometido: 4,25 (IC95% - 3,01-6,08).
- Parente com câncer colorretal antes dos 45 anos: 3,87 (IC95% – 2,40-6,22).
- Parente com adenoma: 1,99 (IC95% – 1,55-2,25).

Recentemente, outra metanálise incluindo 906.981 pacientes, mostrou risco relativo de 1,87 (IC95%: 1,68-2,09; P < 0,00001) para um parente de primeiro grau acometido. Esse trabalho separou os estudos publicados antes e depois de 2000, sugerindo que o risco familiar de câncer colorretal pode ter sido superestimado. Possivelmente porque nos trabalhos publicados antes de 2000, pacientes com condições hereditárias como PAF e HNPCC foram incluídos por dificuldade de diagnóstico acurado, sobrestimando os riscos de CCR em famílias com história positiva.[43]

Parentes de primeiro grau de pacientes com pólipos colorretais também apresentam maior risco de CCR, particularmente CCR de início precoce. Em um estudo nacional de caso-controle na Suécia, incluindo 68.060 pacientes com CRC e 333.753 controles pareados, ter um parente de primeiro grau com pólipo colorretal (8,4% [5.742/68.060] nos casos e 5,7% [18.860/333.753] nos controles) foi associado a um risco maior de CRC (*odds ratio* 1,40, IC95% 1,35- 1,45). As razões de chances variaram de 1,23 para aqueles com pólipos hiperplásicos a 1,44 para aqueles com adenomas tubulovilosos.[44]

As recomendações para rastreamento desse grupo de pacientes são controversas na literatura. A conduta mais prudente quando o CCR for diagnosticado antes dos 60 anos é começar o rastreamento nos parentes de primeiro grau, através de colonoscopia, aos 40 anos ou 10 anos mais cedo do que a idade do parente afetado pelo câncer, o que ocorrer primeiro (Quadro 74-5).[45] Para os pacientes que se recusam em fazer colonoscopia, o FIT anual pode sugerido.[23]

História Pessoal de Câncer Colorretal

Do ponto de vista biológico, os pacientes que tiveram câncer colorretal esporádico ressecado comportam-se como aqueles que portavam um adenoma com alto grau de displasia. O acompanhamento a longo prazo visa detectar o aparecimento de novos pólipos.

Apesar de a estratégia ideal para acompanhamento desses pacientes não estar bem definida, o papel da colonoscopia é limpar o cólon de lesões sincrônicas e prevenir neoplasias metacrônicas. Assim, todo paciente com CCR deve ser submetido a colonoscopia completa no pré-operatório ou 3-6 meses após a cirurgia em caso de tumores obstrutivos.[46]

O câncer metacrônico também é decorrente da sequência adenoma-carcinoma e, portanto, se a vigilância for realizada adequadamente, com as necessárias polipectomias, a malignização não deverá ocorrer. Sendo assim, para os pacientes submetidos à ressecção curativa de câncer de cólon e/ou reto, um exame colonoscópico após 1 ano da cirurgia (ou 1 ano após a colonoscopia de limpeza perioperatória) é mandatório.[23,47] Após a colonoscopia de 1 ano, o intervalo para a próxima colonoscopia deve ser de 3 anos (ou seja, 4 anos após a cirurgia ou colonoscopia perioperatória) e depois 5 anos (ou seja, 9 anos após cirurgia ou colonoscopia perioperatória).

Quadro 74-6. Diretriz da *US Multy-Society Task Force on Colorectal Cancer* 2016 para Pacientes com Câncer Colorretal[48]

Pacientes com CCR devem ser submetidos à limpeza perioperatória de alta qualidade	3 a 6 meses após a ressecção do câncer, se não houver metástases irressecáveis. Alternativamente, colonoscopia transoperatória	Colonoscopia	Nos tumores não obstrutivos a limpeza pode ser feita no pré-operatório. Em tumores obstrutivos, neoplasias proximais podem ser diagnosticadas por colografia, por tomografia computadorizada ou enema opaco com duplo contraste
Pacientes com ressecção curativa de câncer colorretal	1 ano após a ressecção ou 1 ano após a colonoscopia de limpeza de lesões sincrônicas	Colonoscopia	Se a colonoscopia for normal, novo exame em 3 anos. Se esta nova colonoscopia for normal, nova colonoscopia em 5 anos. Em ressecções baixas de câncer retal, exame retal com retossigmoidosopia ou ecocolonoscopia, em intervalos de 3-6 meses nos primeiros 2-3 anos

Colonoscopias subsequentes devem ocorrer em intervalos de 5 anos até que o benefício da continuação vigilância seja superado pela diminuição da expectativa de vida. Se forem detectados pólipos neoplásicos, os intervalos entre as colonoscopias devem estar de acordo com as diretrizes publicadas para intervalos de vigilância de pólipos. Esses intervalos não se aplicam a pacientes com síndrome de Lynch.[48]

Pacientes com câncer retal localizado que foram submetidos à cirurgia sem excisão total do mesorreto, aqueles que foram submetidos à excisão local transanal (isto é, excisão transanal ou excisão transanal por microcirurgia endoscópica) ou dissecção endoscópica da submucosa e aqueles com câncer retal localmente avançado que não receberam quimiorradiação neoadjuvante e, em seguida, cirurgia usando técnicas de excisão total do mesorreto, apresentam maior risco de recorrência. Nessas situações, além das colonoscopias para pesquisa de lesões metacrônias, o grupo sugere vigilância local com sigmoidoscopia flexível ou ultrassom endoscópico a cada 3-6 meses nos primeiros 2-3 anos após a cirurgia (Quadro 74-6).[48]

DIRETRIZES PARA O RASTREAMENTO DO CÂNCER COLORRETAL EM POPULAÇÕES COM RISCO AUMENTADO

Populações de Alto Risco

O grupo de alto risco é composto por indivíduos pertencentes a famílias portadoras de síndromes de câncer hereditário e pacientes com doenças inflamatórias colorretais.

Rastreamento e Detecção Precoce de Adenomas e Câncer Colorretal em Indivíduos com Alto Risco

Síndromes de Câncer Colorretal Hereditário

Embora as síndromes altamente penetrantes, como a síndrome de Lynch (SL), a polipose adenomatosa familiar (PAF) e outras síndromes de polipose, representem apenas 5% a 10% de todos os diagnósticos de CCR, os avanços no diagnóstico genético, as melhorias no controle cirúrgico endoscópico, os avanços médicos e as intervenções no estilo de vida oferecem oportunidades para a prevenção do CCR e tratamento eficaz em indivíduos suscetíveis.[49] Um esquema específico de vigilância para cada síndrome deve ser estabelecido com base na sua história natural (Quadro 74-7).[50,51]

Os pacientes portadores de PAF ou do câncer colorretal hereditário sem polipose (HNPCC) apresentam, se herdarem a mutação, o risco de desenvolver adenocarcinoma colorretal de praticamente 100%, no caso da PAF, e de 70% a 80% para os portadores de HNPCC.[52,53] Portanto, a vigilância desses indivíduos é obrigatória. Alternativamente, os testes genéticos, em membros de famílias com mutações conhecidas, quando negativos, podem demonstrar sua ausência evitando a inclusão de alguns indivíduos em programas de vigilância. Para a PAF recomenda-se iniciar o rastreamento em adolescentes pertencentes a famílias com a síndrome e que não foram submetidos à triagem genética com sigmoidoscopias anuais a partir da puberdade.[54,55] A incidência elevada de adenocarcinoma em regiões proximais do tubo digestório (estômago e duodeno) destes pacientes requer seu rastreamento por endoscopias regulares. No caso da HNPCC, a localização frequente dos tumores no cólon proximal torna a colonoscopia o exame obrigatório para detecção do câncer colorretal nos indivíduos em risco que não forem excluídos por triagem genética. O programa de vigilância deve ter início aos 25 anos ou 5 anos mais cedo que a idade do parente mais jovem acometido pelo câncer.[56]

A colonoscopia deve ser repetida anualmente se forem achados pólipos. O encontro de câncer colorretal implica em colectomia total. O esquema de vigilância deve prever o surgimento de neoplasias em outras localidades como endométrio, ovário, estômago, duodeno, intestino delgado, pelve renal, ureter e sistema hepatobiliar.

Doenças Inflamatórias Colorretais

É sabido que a inflamação crônica do trato gastrointestinal, incluindo a doença inflamatória intestinal (DII), é fator de risco para o desenvolvimento de câncer colorretal, mas seu tratamento também pode reduzir o risco de CCR.[57] Ainda assim, pacientes com DII têm um risco aumentado de CCR quando comparados com a população geral e a vigilância endoscópica regular é necessária. A frequência da colonoscopia depende de vários fatores, incluindo a extensão da doença, o tempo de duração da doença e a presença de displasia ou outros fatores de risco como colangite esclerosante primária.[58,59]

Mas, os avanços no manejo da doença e das técnicas endoscópicas mudou drasticamente o conceito e o manejo das displasias nas DIIs nos últimos 20 anos.

Quadro 74-7. Guideline American College of Gastroenterology, 2015 e Diretriz da US Multy-Society Task Force on Colorectal Cancer 2022[50,51]

Principais síndromes genéticas polipoides que aumentam risco de câncer colorretal				
Categoria	**Descrição**	**Início do rastreio**	**Método e intervalo de restreio**	**Comentário**
Polipose adenomatosa familiar (PAF) – teste genético positivo	Desenvolvimento de inúmeros pólipos na adolescência, eventualmente centenas a milhares de pólipos, CCR geral/aos 39 anos, risco de CCR 100% aos 45 anos.	10-12 anos	Retossigmoiodoscopia ou colonoscopia anual	Rastreamento mais frequente para polipose hiperplásica
Síndrome polipoide juvenil	Desenvolvimento de dezenas a centenas de pólipos juvenis no estômago, intestino, cólon e reto. Geral/diagnosticada nas primeiras duas décadas de vida. Risco de CCR de 68% aos 68 anos	12-15 anos	Colonoscopia a cada 1-3 anos	
Síndrome de Peutz-Jeghers	Definida por pólipos harmartomatosos distintos e pigmentação cutânea e mucosa característica. Risco de CCR durante a vida de 39%	8 anos	Colonoscopia 2-3 anos	Risco aumentado de câncer gastrointestinal e extraintestinal

Vigilância na Retocolite Ulcerativa Inespecífica (RCUI) e na Doença de Crohn

A incidência de câncer colorretal em pacientes portadores de RCUI é de 9,5% a 13,5%.[60] Além disso, ao se verificar a incidência por idade, observa-se um risco relativo alto em pacientes de faixas etárias mais jovens.[61-64]

Os pacientes com comprometimento de todo o intestino grosso apresentam risco maior do que aqueles que apresentam simplesmente proctite. Esses últimos têm risco semelhante ao da população geral. A incidência de displasia e câncer aumenta significativamente após 20 anos de duração da doença.[65]

O rastreio com colonoscopia para pesquisa de displasia deve começar sempre após 8-10 anos do diagnóstico da doença em todos os pacientes com DII e imediatamente após o diagnóstico para os pacientes com colangite esclerosante primária. Recomenda-se obter múltiplas biópsias de todos os segmentos cólicos (quatro fragmentos a cada 10 cm) e das lesões suspeitas para definição da extensão e da atividade histológica e ajudar na definição do intervalo para os próximos rastreios. Nesses rastreios, deve-se sempre que possível usar cromoendoscopia e quando associada a endoscópio de alta definição pode dispensar as biópsias múltiplas aleatórias.[66]

Após colonoscopia negativa, o intervalo para novo exame de rastreio deve ser entre 1-5 anos baseado nos fatores de risco para CCR: início da inflamação, história familiar de CCR, colangite esclerosante primária, displasia, qualidade das colonoscopias prévias. Atenção especial aos pacientes com *pouchs* que têm fator de risco para displasia ou com colangite esclerosante primária. Neles a colonoscopia deve ser anual.[66]

A detecção de displasia implica aumento da frequência de colonoscopias e a presença de displasia não ressecável endoscopicamente (extensas, com invasão de submucosa, fibrose submucosa), displasias multifocais invisíveis ou câncer determina a colectomia.[66,67]

REFERÊNCIAS BIBLIOGRÁFICAS

1. Winawer SJ, Zauber AG, Ho MN, et al. Prevention of colorectal cancer by colonoscopic polypectomy. The National Polyp Study Workgroup. N EnglJ Med. 1993;329:1977-81.
2. Zauber AG, Winawer SJ, O'Brien MJ, et al. Colonoscopic polypectomy and long-term prevention of colorectal-cancer deaths. N EnglJ Med. 2012;366:687-96.
3. Sloan DA. Rastreamento e detecção precoce. In: Polloock RE (ed.). Manual de oncologia clínica da UICC, 8. ed. São Paulo: Fundação Oncocentro de São Paulo. 2006:139-58.
4. Mulcahy HE, Farthing MJ, O'Donoghue DP. Screening for asymptomatic colorectal cancer. BMJ 1997;314:285-90.
5. Hardcastle JD, Chamberlain JO, Robinson MHE, et al. Randomized controlled trial of faecal occult blood screening for colorectal cancer. Lancet. 1996;348:1472-7.
6. Mandel JS, Bond JH, Church TR, et al. Reducing mortality from colorectal cancer by screening for fecal occult blood. Minnesota Cólon Cancer Control Study. N EnglJ Med. 1993;328:1365-71.
7. Bibbins-Domingo K, Grossman DC et al.US Preventive Services Task Force, Screening for colorectal cancer: US preventive services task force recommendation statement. JAMA. 2016;315:2564-75.
8. Bretthauer M, Loberg M, Wieszczy P, et al. Effect of colonoscopy screening on risks of colorectal cancer and related death. N EnglJ Med. 2022;387:1547-56.
9. Eddy DM. Screening for colorectal cancer. Ann Intern Med. 1990;113:373-84.
10. Davidson KW. US Preventive Services Task Force Recommendation Statement. Screening for colorectal cancer. JAMA. 2021;325(19):1956-77.
11. Colorectal cancer screening tests. Centers for Disease Control and Prevention. Reviewed February. 2023.
12. Fitzpatrick-Lewis D, Usman M, Warren R, et al. Screening for colorectal cancer: A systematic review and meta-analysis. Clin Colorectal Cancer. 2016;15(4): 298-313.
13. Shaukat A, Mongin SJ, Geisser MS, et al. Long-term mortality after screening for colorectal cancer. N EnglJ Med. 2013;369:1106-14.
14. Levi Z, Birkenfeld S, Vilkin A, et al. A higher detection rate for colorectal cancer and advanced adenomatous polyp for screening with immunochemical fecal occult blood test than guaiac fecal occult blood test, despite lower compliance rate: a prospective, controlled, feasibility study. Int J Cancer. 2011;128:2415-24.
15. van Rossum LG, van Rijn AF, Laheij RJ, et al. Random comparison of guaiac and immunochemical fecal occult blood tests for colorectal cancer in a screening population. Gastroenterology. 2008;135:82-90.
16. Lee JK, Liles EG, Bent S, et al. Accuracy of fecal immunochemical tests for colorectal cancer: systematic review and meta-analysis. Ann Intern Med. 2014;160:171.
17. Rabeneck L, Rumble RB, Thompson ,F et al. Fecal immunochemical tests compared with guaiac fecal occult blood tests for population-based colorectal cancer screening. Can JGastroenterol. 2012;26(3):131-47.
18. Towler BP, Irwig L, Glasziou P, et al. A systematic review of the effects of screening for colorectal cancer using the faecal occult blood test, hemoccult. BMJ. 1998;317:559-65.
19. Ahlquist DA, Sargent DJ, Loprinzi CL, et al. Stool DNA and occult blood testing for screen detection of colorectal neoplasia. Ann Intern Med. 2008;149:441-50.
20. Imperiale TF, Ransohoff DF, Itzkowitz SH, et al. Multitarget stool DNA testing for colorectal-cancer screening. N Engl J Med. 2014;370:1287-97.
21. Helsingen LM, Kalager M. Colorectal cancer screening- Approach, evidence and future directions. N Engl J Med 2022;1:1-18.
22. Zubarik R, Ganguly E, Benway D, et al. Procedure-related abdominal discomfort in patients undergoing colorectal câncer screening: a comparison of colonoscopy and flexible sigmoidoscopy. Am J Gastroenterology. 2002;97:3056-61.
23. Rex DK, Boland R, Dominitz JÁ, et al. Colorectal câncer screening recommendations for physicians and patients from U. S Multi-Society Task Force on colorectal câncer. Gastrointestinal endoscopy. 2017;86(1):18-33.
24. Imperiale TF, Wagner DR, Lin CY, et al. Risk of advanced proximal neoplasms in asymptomatic adults according to the distal colorectal findings. N EnglJ Med. 2000;343:169-74.
25. Lieberman DA, Weiss DG, Bond JH, et al. Use of colonoscopy to screen asymptomatic adults for colorectal cancer. N EnglJ Med. 2000;343:162-8.
26. Schoen RE, Pinsky PF, Weissfeld JL, et al. Colorectal-cancer incidence and mortality with screening flexible sigmoidoscopy. N EnglJ Med. 2012;366:2345-57.
27. Lieberman DA, Weiss DG. Veterans Affairs Cooperative Group 380. One-time screening for colorectal cancer with combined fecal occult blood test and examination of the distal cólon. N Engl J Med. 2001;345:555-60.
28. Smith RA, Andrews KS, Brooks D, et al. Cancer screening in the United States, 2017: a review of current American Cancer Society guidelines and current issues in cancer screening. CA Cancer J Clin. 2017;67:100-21.
29. Imperiale TF, Glowinski EA, Lin Cooper C, et al. Five year risk of colorectal neoplasia after negative screening colonoscopy. N EnglJ Med. 2008;359:1218-24.
30. Lovett E. Family studies in cancers of the cólon and rectum. Br J Surg. 1976;63:13-8.
31. Quintero E, Castells A, Bujanda L, et al. Colonoscopy versus fecal immunochemical testing in colorectal-cancer screening. N EnglJ Med. 2012;366(8):697-706.
32. Halligan AS, Wooldrage K, Dadswell E, et al. Co mputed tomographic colonography versus barium enema for diagnosis of colorectal cancer or large polyps in symptomatic patients (SIGGAR): a multicentre randomized trial. Lancet. 2013;381:1185-93.
33. de Haan MC, Halligan S, Stoker J. Does CT colonography have a role for population-based colorectal cancer screening? Eur Radiol. 2012;22:1495-503.
34. Stoop EM, de Haan MC, de Wijkerslooth TR, et al. Participation and yield of colonoscopy versus non-cathartic CT colonography in population-based screening for colorectal cancer: a randomized controlled trial. Lancet Oncol. 2012;13:55-64.
35. Pickhardt PJ, Kim DH, Meiners RJ, et al. Colorectal and extracolonic cancers detected at screening CT colonography in 10,286 asymptomatic adults. Radiology. 2010;255:83-8.
36. Hassan C, Pickhardt PJ, Laghi A, et al. Computed tomographic colonography to screen for colorectal cancer, extracolonic cancer, and aortic aneurysm: model simulation with cost-effectiveness analysis. Arch Intern Med. 2008;168:696-705.
37. Levin B, Brooks D, Smith RA, Stone A. Emerging technologies in screening for colorectal cancer: CT colonography, immunochemical fecal occult blood tests, and stool screening using molecular markers. CA Cancer J Clin. 2003;53:44-55.

38. Davidson KW, Barry MJ, Mangione CM, et al. Screening for colorectal câncer: US Preventive Services Task Force Recommendation Statement. JAMA. 2021;325(19):1965-77.
39. Bacchus CM, Dunfield L, et al. Canadian Task Force on Preventive Health Care, Recommendations on screening for colorectal cancer in primary care. CMAJ. 2016;188:340-8.
40. Spencer RJ, Molton LJ III, Ready RL, Ilstrup DM. Treatment of small colorectal polyps: a population-based study of the risk of subsequent carcinoma. Mayo Clin Proc. 1984;59:305-10.
41. Gupta S, Lieberman D, Anderson JC, et al. Recommendations for follow-up after colonoscopy and polypectomy: A consensus update by the US Multi-Society Task Force on colorectal câncer. Gastrointet. Endosc. 2020;91(3):463-85e5.
42. Lowery JT, Ahnen DJ, Schroy PC, et al. Understanding the contribution of family history to colorectal cancer risk and its clinical implications: a state-of-the-science review. Cancer. 2016;122:2633–2645.
43. 40Mehraban FP, Abdulaziz A, Yaghoobi M. Quantitative risk of positive family history in developing colorectal cancer: A meta-analysis. World J Gastroenterol 2019; August 14; 25(30): 4278-4291.
44. Song M, Emilsson L, Roelstraete B, Ludvigsson JF. Risk of colorectal cancer in first degree relatives of patients with colorectal polyps: nationwide case-control study in Sweden. BMJ. 2021;373:n877.
45. Giardiello FM, Allen JI, Axilbund LE, et al. Guidelines on genetic evaluation and management of Lynch Syndrome: a consensus statement by US Multi-Society Task Force on Colorectal Cancer. Gastrintest Endosco. 2014;80:197-220.
46. Labianca R, Nordlinger B, Beretta GD, et al. Early coloncancer: ESMO Clinical Practice Guidelines for diagnosis, treatment and follow-up. Ann Oncol. 2013;24: vi21-2.
47. Meyerhardt JA, Mangu PB, Flynn PJ, et al. Follow-up care, surveillance protocol, and secondary prevention measures forsurvivors of colorectal cancer: American Society of Clinical Oncology clinical practice guideline endorsement. J Clin Oncol. 2013;31:4465-70.
48. Kahi CJ, Boland CR, Dominitz JA, et al. Colonoscopy Surveillance after Colorectal Cancer Resection: Recommendations of the US Multi-Society Task Force on Colorectal Cancer. Gastrintest Endoscop. 2016;83:489-98.
49. Monahan KJ, Bradshaw N, Dolwani S, et al. Guidelines for the management of hereditary colorectal cancer from the British Society of Gastroenterology (BSG)/Association of Coloproctology of Great Britain and Ireland (ACPGBI)/United Kingdom Cancer Genetics Group (UKCGG). Gut. 2020;69:411-444.
50. Boland CR, Idos GE, Durno C, et al. Diagnosis and management of cancer risk in the gastrointestinal hamartomatous polyposis syndromes: recommendations from the US Multi-Society Task Force on colorectal cancer. Gastroenterology. 2022;162:2063-85.
51. Syngal S, Brand RE, Church JM, et al. American College of Gastroenterology. ACG clinical guideline: Genetic testing and management of hereditary gastrointestinal cancer syndromes. Am J Gastroenterolol. 2015;110(2)223-62.
52. Pohl C, Hombach A, Kruis W. Chronic inflammatory bowel disease and cancer. Hepatogastroenterology. 2000;47:57-70.
53. van Stolk RU. Familial and inherited colorectal cancer. Endoscopic screening and surveillance. Gastrointest Endosc Clin N Am. 2002;12:111-33.
54. Vasen HFA. Clinical diagnosis and management of hereditary colorectal cancer syndromes. J Clin Oncol. 2000;18:81S.
55. Bray C, Bell LN, Liang H, et al. Colorectal cancer screening. WMJ. 2017;116:27-33.
56. Cutait R, Borges JLA, Costa F. Câncer colorretal. In: Mincis M (ed.). Gastroenterologia e hepatologia: diagnóstico e tratamento, 3. ed. São Paulo: Lemos Editorial. 2002:457-70.
57. Lynch HT, Smyrk TC, Watson P, et al. Genetics, natural history, tumor spectrum and pathology of hereditary non-polyposis colorectal cancer: an updated review. Gastroenterology. 1993;104:1535-49.
58. Grivennikov SI. Inflammation and colorectal cancer: colitis-associated neoplasia. Seminars in Immunopathology. 2013;35:229-44.
59. Mahadev S, Chandramohan SM, Ponnusamy RP, Ananthakrishnan A. Syztematic review with meta-analysis of colorectal cancer in patients with ulcerative colitis or Crohn´s disease. Aliment Pharmacol Ther. 2020;51(5):525-36.
60. Percario R, Panaccio P, di Mola FF, et al. The cmplex network between inflammation and colorectal câncer: a systematic review of the literature. Cancers. 2021;13(6237):1-19.
61. Lashmer BA. Colorectal cancer surveillance for patients with inflammatory bowel disease. 2002;12:135-43.
62. Ishibashi N, Hirota Y, Ikeda M, Hirohata T. Ulcerative colitis, and colorectal cancer: a follow-up study in Fukuoka, Japan. Int J Epidemio.l 1999;28:609-13.
63. Triantafillidis JK, Emmanouilidis A, Manousos ON, et al. Ulcerative colitis in Greece: clinicoepidemiological data, course, and prognostic factors in 413 consecutive patients. J Clin Gastroenterol. 1998;27:204-10.
64. Wandall EP, Damkier P, Moller PedersenF, et al. Survival and incidence of colorectal cancer in patients with ulcerative colitis in Funen county diagnosed between 1973 and 1993. Scand J Gastroenterol. 2000;35:312-7.
65. Qing Z, Zhao-Feng S, Bem-Sheng W, et al. Risk for coloretal cancer in ulcerative colitis patientes: a systematic review and meta-analysis. Gastroenterol Res Prac. 2019:5363261.
66. Murthy SK, Feuerstein JD, Nguyen GC. et al. AGA clinical practice update on endoscopic surveillance and management of colorectal dysplasia in inflammatory bowel diseases: expert review. Gastroenterology. 2021;161:1043-1051.
67. Friedman S, Rubin PH, Bodian C, et al. Screening and surveillance colonoscopy in chronic Crohn's colitis: results of a surveillance program spanning 25 years. Clin Gastroenterol Hepatol. 2008; 6:993-8.

75 Lesões Não Polipoides do Cólon: Diagnóstico e Tratamento

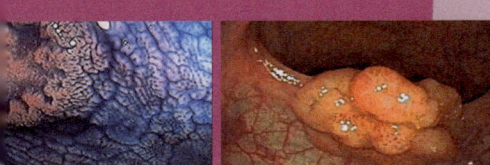

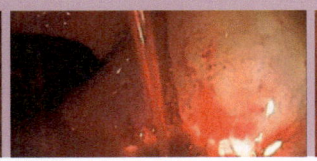

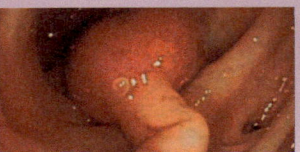

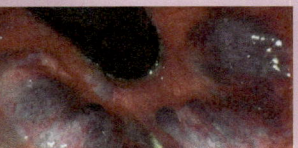

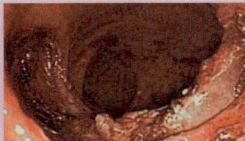

Luis Masúo Maruta ■ Marcelo Averbach ■ Renato Takayuki Hassegawa

INTRODUÇÃO

As lesões não polipoides ou lesões planas do cólon são aquelas em que o comprimento lateral é maior que a altura da lesão. Elas podem ser superficialmente elevadas, deprimidas ou de crescimento lateral.

Estudos baseados em análise de peças cirúrgicas sugerem que o carcinoma de cólon pode se desenvolver diretamente da mucosa, denominado como "de novo", com estatísticas variando de 20% a 90%, com média em torno de 40%.[1-8] As outras vias de desenvolvimento do câncer de cólon são através da transformação maligna do pólipo adenomatoso e do adenoma serrilhado.[8]

A forma de apresentação das lesões não polipoides está relacionada com duas características: maior dificuldade diagnóstica e maior potencial de invasão submucosa[5,8] em comparação com as lesões polipoides. Desta forma, a identificação dessas lesões é fundamental para o diagnóstico precoce do câncer de cólon, e o conhecimento sobre o comportamento biológico dessas lesões é relevante para a prevenção do câncer colorretal.[4] As lesões não polipoides só foram identificadas apenas a partir da década de 1980, enquanto as polipoides já eram conhecidas anteriormente. O Quadro 75-1 demonstra um resumo de parte desta história.

A análise diferenciada das lesões não polipoides elevadas e das deprimidas do cólon é relevante, pois as primeiras são compostas por pólipos hiperplásicos ou adenomas (neoplasia intraepitelial de baixo grau), com baixo índice de invasão submucosa quando comparadas com as lesões deprimidas, constituídas por neoplasia intraepitelial de alto grau com alto potencial de invasão submucosa.[9]

Avanços tecnológicos, como a magnificação de imagem, cromoscopia eletrônica e endoscopia de alta resolução,[10-12] associados ao conhecimento teórico da caracterização morfológica das lesões e da biologia molecular, permitiram uma melhora substancial no diagnóstico e no tratamento do câncer precoce do cólon. O desenvolvimento da inteligência artificial em colonoscopia também contribuirá, em futuro breve, com o diagnóstico endoscópico destas lesões.[13]

CLASSIFICAÇÃO

A classificação mais recomendada para as lesões de cólon é a classificação de Paris, baseada nas classificações pré-existentes, estabelecidas pela Sociedade Japonesa de Endoscopia Digestiva e Sociedade Japonesa de Câncer Gástrico.[14] Esta classificação foi proposta em reunião de consenso em 2002 e publicada pela American Society for Gastrointestinal Endoscopy (ASGE) e está demonstrada no Quadro 75-2.[14-25]

A classificação das lesões planas é ilustrada na Figura 75-1. Além destas, fazem parte das lesões superficiais do cólon, as lesões com tendência de crescimento lateral, que também serão abordadas neste capítulo.

As lesões não polipoides do cólon podem ser classificadas em três tipos principais com base em sua aparência: plano-elevado (tipo 0-IIa), deprimido (tipo IIc) e de crescimento lateral (tipos IIa, Is e formas mistas). As lesões plano-elevadas são geralmente menores que 1 cm e têm uma altura máxima de 2,5 mm ou da espessura da pinça de biópsia fechada.[25] As lesões deprimidas, por outro lado, são rebaixadas abaixo do nível da superfície mucosa e são classificadas como tipo IIc. As lesões de crescimento lateral são aquelas com extensão maior que 1 cm e podem apresentar coexistência de lesões sésseis (tipo Is).

Para padronização de classificação e nomenclatura, foi realizada uma reunião de consenso em Kyoto, Japão, em 2008.[25] Neste evento, foram estabelecidos critérios para a forma serrilhada de apresentação da neoplasia, detalhamento da diferenciação entre o câncer deprimido (IIc) com os adenomas planos com depressão na superfície (antigo IIa + dep) e detalhamento dos subtipos de lesões de crescimento lateral.

As lesões não polipoides compreendem uma proporção significativa de pólipos do cólon, variando de 27% a 42% no Japão e estimadas em 31,4% nos EUA.[24] As lesões deprimidas são menos comuns, representando apenas 1% a 6% das lesões superficiais de cólon. Na estatística de Kudo, a proporção de lesões deprimidas é de 2,3% das lesões superficiais e na estatística de Tanaka, esta proporção é de 2,2%.[24]

Quadro 75-1. Histórico do Diagnóstico das Lesões Planas Influenciada pela Teoria do Carcinoma "de novo" Proposto por Nakamura[14,15]

Aspectos históricos

- Houve uma influência significativa da teoria do carcinoma "de novo" no diagnóstico de lesões não polipoides ou deprimidas do cólon no Japão
- Até a década de 1980, as lesões deprimidas não eram reconhecidas, mas a pesquisa sobre a correlação desse tipo de lesão e o câncer de cólon levaram à formulação da teoria do carcinoma "de novo" em 1986 por Nakamura.[14,15] Essa teoria apresenta uma rota alternativa para o desenvolvimento do câncer de cólon, em contraposição à teoria da sequência adenoma-carcinoma, proposta por Morson e Muto,[16] na qual todo câncer de cólon se origina de um adenoma. A teoria do carcinoma "de novo" incentivou os profissionais a procurar lesões planas ou deprimidas. O trabalho foi publicado no Japão[17]
- Uma das incongruências apontadas na teoria era a falta de diagnóstico de formas intermediárias entre os pólipos sésseis e o câncer avançado tipo ulcerado. Kudo, em 1986, publicou os primeiros relatos de casos no Japão[18,19] e, a partir de 1993, em publicações em língua inglesa.[6,20-22] Matsui estima que cerca de 38% dos cânceres avançados em sua casuística se originam da forma "de novo".[23] O protocolo de Kyoto estima esse índice em cerca de 40%[24]
- A publicação do livro *Early Colorectal Cancer* por Kudo em 1996 divulgou mundialmente as formas de apresentação das lesões planas de cólon, detalhando seus aspectos endoscópicos, classificação, análise de criptas, técnicas para o diagnóstico e tratamento do carcinoma precoce de cólon

Quadro 75-2. Classificação Morfológica de Paris para Carcinoma Gastrointestinal[25]

Classificação morfológica de Paris para carcinoma gastrointestinal
▪ Tipo 0 – tumor superficial polipoide, plano/deprimido ou ulcerado ▪ Tipo 1 – carcinoma polipoide geralmente com base larga ▪ Tipo 2 – carcinoma ulcerado com margem elevada e bem demarcada ▪ Tipo 3 – carcinoma ulcerado sem limites definidos ▪ Tipo 4 – carcinoma não ulcerado difusamente infiltrativo ▪ Tipo 5 – carcinoma avançado não classificável
Subtipos com morfologia superficial
▪ Tipo 0-I – tumor polipoide ▪ Tipo 0-IIa – tumor levemente elevado ▪ Tipo 0-IIb – tumor completamente plano ▪ Tipo 0-IIc – tumor levemente deprimido ▪ Tipo 0-III – tumor ulcerado ▪ Tipo 0-IIa+IIc – tumor levemente elevado com componente deprimido (tipo misto) ▪ Tipo 0-IIc+IIa – tumor levemente deprimido com elevação nas bordas ou na parte central (tipo misto)

Quadro 75-3. Quadro como Diferenciar Lesões Deprimidas[24]

Como diferenciar lesões tipo IIc ou IIa + IIc das formas IIa (com depressão)
▪ As lesões com componente IIc apresentam depressões bem demarcadas, regulares ou de formato estrelado ou em zigue-zague. Podem apresentar criptas do tipo IIIs ou V. Podem apresentar leito de depressão regular ou irregular. ▪ Nas lesões IIa (com depressão), a área de depressão é rasa, pouco demarcada, apresentam criptas do tipo IIIL e podem apresentar ilhotas de mucosa não neoplásicas ▪ Na classificação de Paris estabeleceu-se que estas lesões IIa + dep devem ser como lesões tipo 0-IIa devido a sua baixa malignidade ▪ A cromoscopia é de fundamental importância para a análise detalhada para diferenciação deste tipo de lesão

Diferenciação entre Pseudodepressão e Depressão

Alguns adenomas de cólon apresentam depressão na sua superfície, causando dificuldade na diferenciação com o tipo IIc. Este tipo de lesão era classificado até recentemente como tipo IIa+dep. Este tipo de lesão, revisada na reunião de Kyoto[24] foi classificada unicamente como tipo IIa pela similaridade do potencial de malignidade e sua característica está detalhada no Quadro 75-3.

A Figura 75-2 mostra a diferença entre as duas lesões. A Figura 75-3 mostra uma imagem de lesão IIa com depressão mal delimitada.

A presença de padrões de criptas do tipo IIIL ou IV ao redor de uma depressão caracteriza uma lesão do tipo IIa (anteriormente chamada de IIa + dep).

Nas lesões do tipo IIc, características distintas são a presença de uma depressão bem delimitada e a ocorrência de padrões de criptas do tipo IIIs ou V na área deprimida, enquanto criptas normais do tipo I são observadas ao redor da depressão, mesmo que haja algum grau de elevação.

As lesões do tipo IIc podem apresentar dois padrões principais de contorno: regular e irregular em forma de "zigue-zague", e geralmente são bem delimitadas.[25] As Figuras 75-4 e 75-5 ilustram, respectivamente, os dois aspectos das lesões do tipo IIc. A Figura 75-4 mostra a forma com uma borda relativamente regular, enquanto a Figura 75-5 ilustra a forma com bordas de irregularidade pronunciada, apresentando uma morfologia em "zigue-zague".

As formas deprimidas podem apresentar-se com elevações ao redor da depressão caracterizando as formas mistas tipo IIc+IIa ou IIa+IIc. Na primeira há predomínio da área deprimida. Na segunda há predomínio da área elevada (IIa). A Figura 75-6 demonstra caso de lesão tipo IIc+IIa.

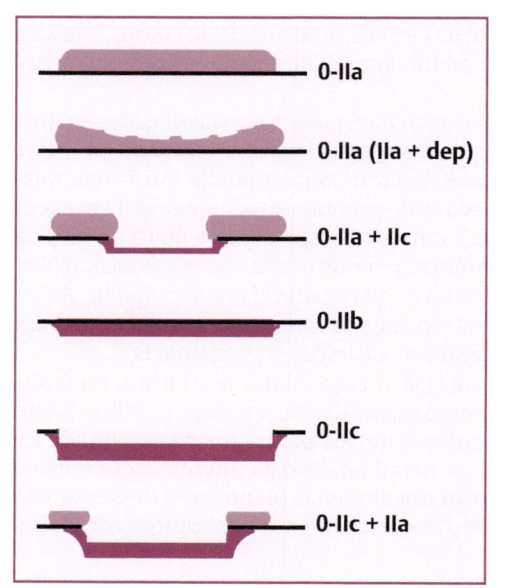

Fig. 75-1. Esquema ilustrativo dos subtipos das lesões colorretais planas.

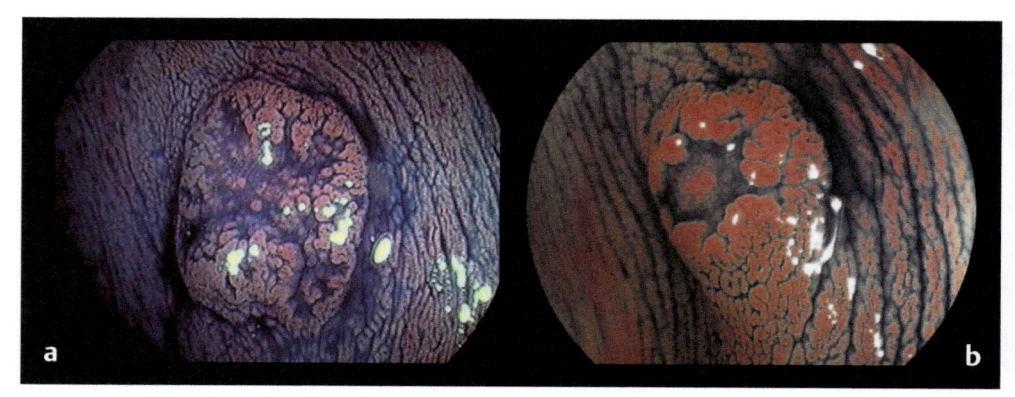

Fig. 75-2. (a) Lesão elevada com depressão mal delimitada. Deve ser classificada como lesão tipo IIa. (b) Lesão com depressão nítida. Não é possível identificação das criptas da parte deprimida, pois não foram utilizadas cromoscopia e magnificação de imagem. O contorno da área deprimida apresenta criptas do tipo I, semelhante à mucosa adjacente.

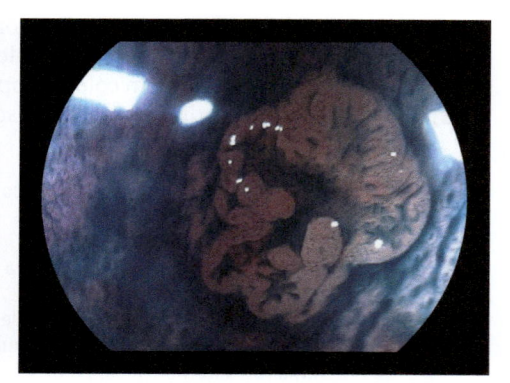

Fig. 75-3. Lesão tipo IIa com depressão mal caracterizada.

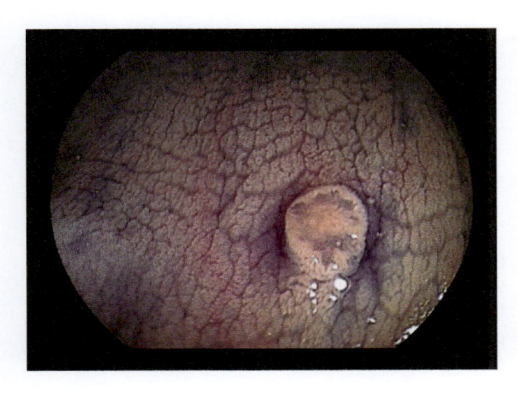

Fig. 75-4. Lesão tipo IIc com bordas regulares.

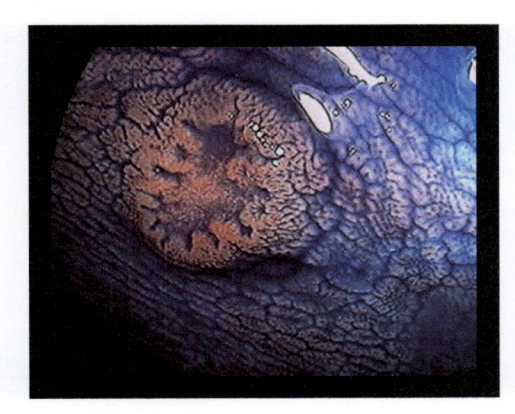

Fig. 75-5. Lesão tipo IIc com bordas irregulares

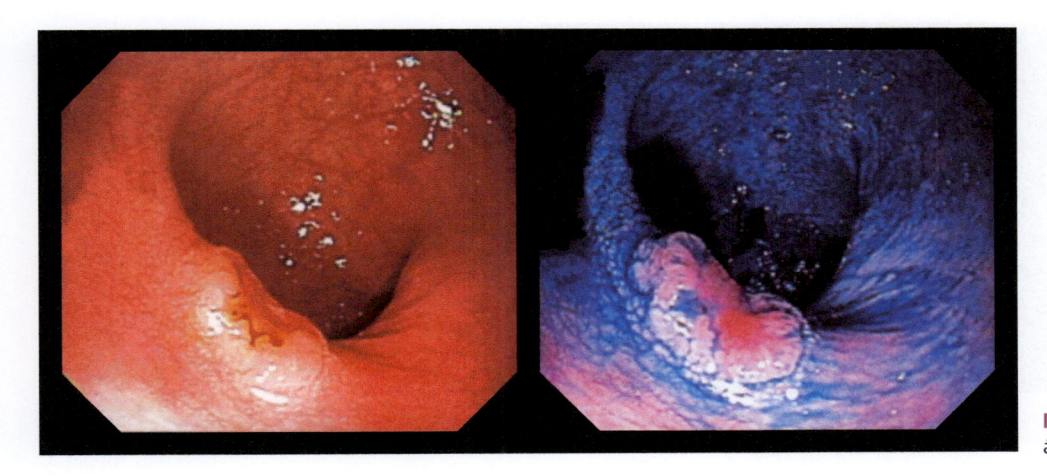

Fig. 75-6. Lesão tipo IIc + IIa com predomínio da área deprimida em relação à elevada.

LESÕES DE CRESCIMENTO LATERAL

As lesões de crescimento lateral (LST) são lesões superficiais no cólon com diâmetro superior a 1 cm. O termo lesões de crescimento lateral foi originalmente proposto por Kudo.[17] Essas lesões têm uma tendência de crescimento lateral e um maior potencial de invasão submucosa em comparação com as lesões elevadas.[24]

As LSTs são classificadas em dois tipos: forma não granular e forma granular. Cada tipo é subdividido em dois subtipos: lesão não granular plana, lesão não granular com componente deprimido (pseudodeprimido), lesão granular homogênea e lesão granular mista. A classificação das LSTs é ilustrada na Figura 75-7. A diferença entre os tipos granular homogêneo e misto é que o tipo misto apresenta nodulações maiores (tipo Is, irregulares), enquanto o tipo homogêneo apresenta nódulos relativamente pequenos.[24,26,27]

As diferenças na aparência endoscópica podem ser observadas nas Figuras 75-8 a 75-11.

As lesões de crescimento lateral com componente deprimido (subtipo b – plano com pseudodepressão) apresentam maior índice de invasão submucosa.[27] Na casuística de Oka e Tanaka,[27] o índice de invasão submucosa varia conforme o subtipo:

- Granular homogêneo: 0,9% (3/351).
- Granular misto: 13,3% (36/271).
- Não granular plano superficial: 6,1% (43/703).
- Não granular pseudodeprimido: 42,1% (16/38).

As lesões de crescimento lateral (LST) com pseudodepressão ou com nódulos maiores que 10 mm devem ser consideradas como lesões suspeitas de haver invasão submucosa.[27]

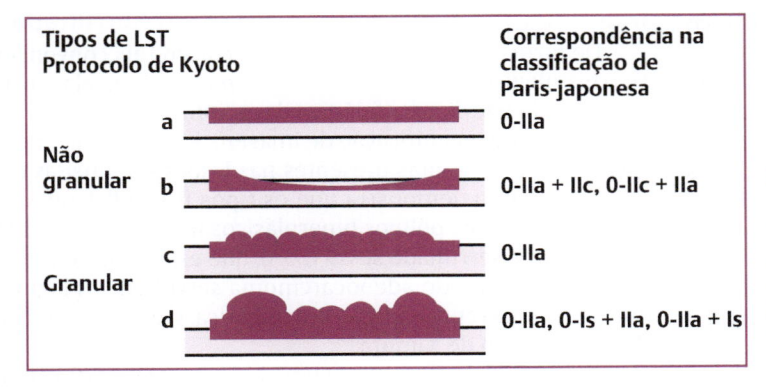

Fig. 75-7. Classificação das lesões de crescimento lateral.[25] (a, b) Representam as formas não granulares, respectivamente, subtipos superficial plano e pseudodeprimido. (c, d) Representam as formas granulares, respectivamente, subtipos homogêneo e nodular misto. Pela classificação de Paris-japonesa, os subtipos correspondentes estão citados na coluna à direita do esquema.[8]

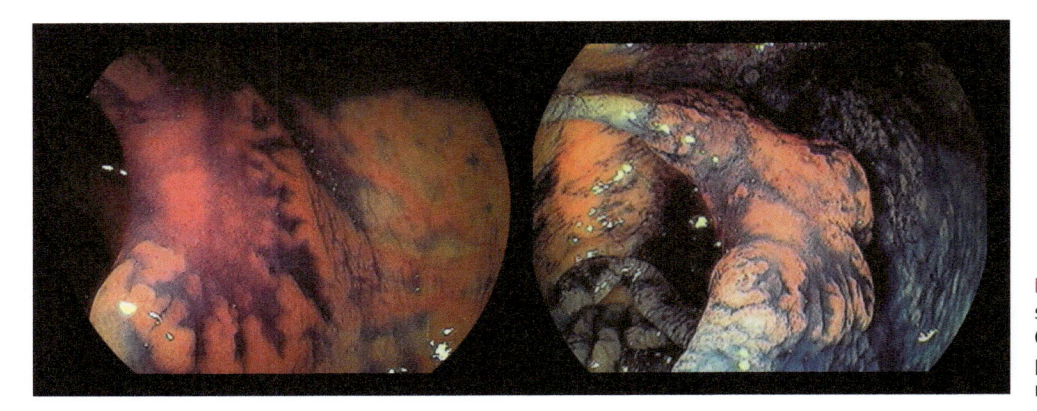

Fig. 75-8. Lesões de crescimento lateral (LST) subtipo não granular com pseudodepressão. Observa-se, nas imagens em perfil das lesões, que a parte central está situada abaixo da linha de mucosa normal.

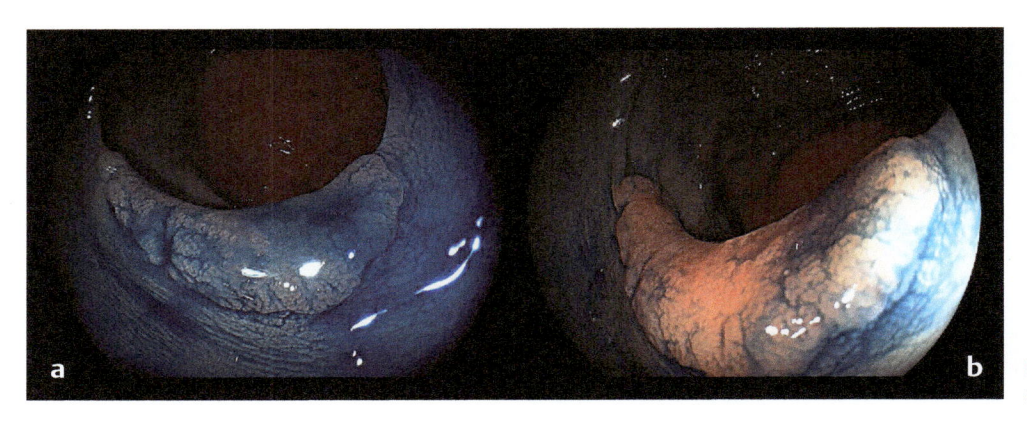

Fig. 75-9. (a, b) LST do subtipo não granular superficial plano.

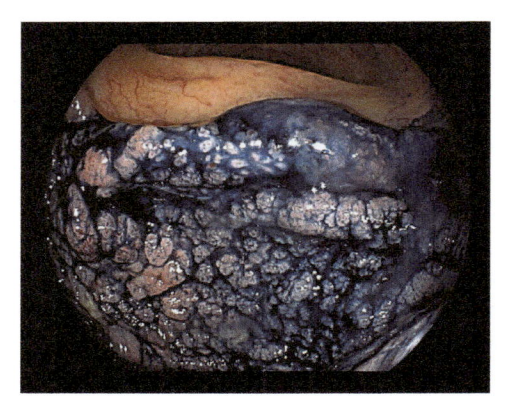

Fig. 75-10. LST do subtipo granular homogêneo.

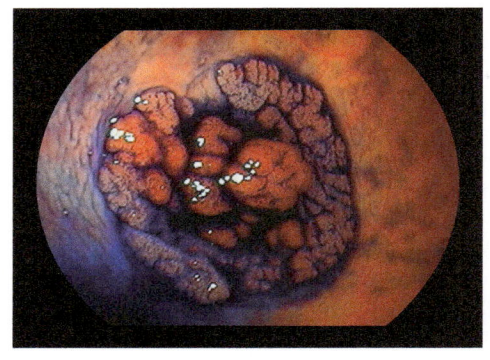

Fig. 75-11. LST do subtipo granular nodularmisto.

ADENOMA SERRILHADO

As lesões serrilhadas são um grupo heterogêneo de lesões do trato gastrointestinal, tanto em sua morfologia quanto em suas alterações genéticas, e os critérios histológicos para seu diagnóstico nem sempre são claros. Essas lesões são classificadas em quatro grupos distintos: pólipos hiperplásicos (HP), adenoma serrilhado clássico (TSA), adenoma serrilhado séssil (SSA) e adenocarcinoma serrilhado (SAC).

Os marcadores genéticos mais frequentemente associados ao adenocarcinoma serrilhado e às lesões serrilhadas são o BRAF v600e, a Annexin A10 (ANX A10) e a instabilidade microssatélite (MSI).[28] Os pólipos hiperplásicos microvesiculares (MVHP), adenomas serrilhados sésseis (SSA) e o adenocarcinoma serrilhado (SAC) mostram alta positividade para os marcadores BRAF e ANX A10, o que sugere que o MVHP e o SSA são as formas precursoras do adenocarcinoma serrilhado (Fig. 75-12).

Magnificação de Imagem e as Lesões Serrilhadas

De forma análoga aos adenomas colorretais convencionais, o tipo histológico das lesões serrilhadas pode ser correlacionado com a análise do padrão morfológico das criptas.

Através da magnificação de imagem, Kimura et al.[29] descrevem quatro tipos de criptas presentes nas lesões serrilhadas e as classifica. O estudo demonstra que os tipos II-O e II-L possuem alta correlação com os pólipos hiperplásicos microvesiculares (MVHP) e o adenoma serrilhado sessil (SSA), que estão relacionados com o desenvolvimento do adenocarcinoma serrilhado. A Figura 75-13 apresenta uma representação esquemática, publicada por Ishigooka, da classificação de Kimura.[30]

A Figura 75-14 demonstra uma lesão serrilhada de cólon ascendente com criptas estreladas associadas a criptas alongadas, sem dilatação, classificada como tipo IIL de Kimura e sugestiva de pólipo hiperplásico microvesícular (MVHP). A Figura 75-15 ilustra duas lesões serrilhadas de cólon. A primeira é uma lesão de crescimento lateral não granular com pseudodepressão que apresenta criptas mistas do tipo IIO associadas às criptas tipo IIL e a segunda mostra uma lesão plana pequena com criptas do tipo IIO (Fig. 75-16).

MVHP ⇒ SSA/Ps ⇒ Adenocarcinoma serrilhado

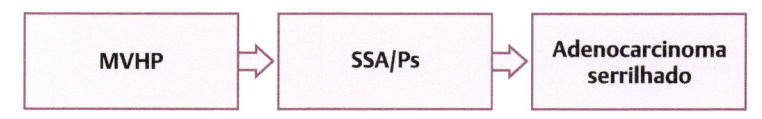

Fig. 75-12. Esquema de progressão da lesão serrilhada para o adenocarcinoma serrilhado.[28] Pólipos hiperplásicos microvesiculares (MVHP) progridem para adenomas (pólipos) serrilhados sésseis (SSA/Os) e a seguir adenocarcinoma serrilhado.

Capítulo 75 ■ Lesões Não Polipoides do Cólon: Diagnóstico e Tratamento

➢ **Tipo II de Kudo: criptas estreladas (GCHP e MDHP)**

➢ **Tipo II-O de Kimura (MVHP e SSA/Ps)**

➢ **Tipo II-L de Kimura (MVHP e SSA/Ps)**

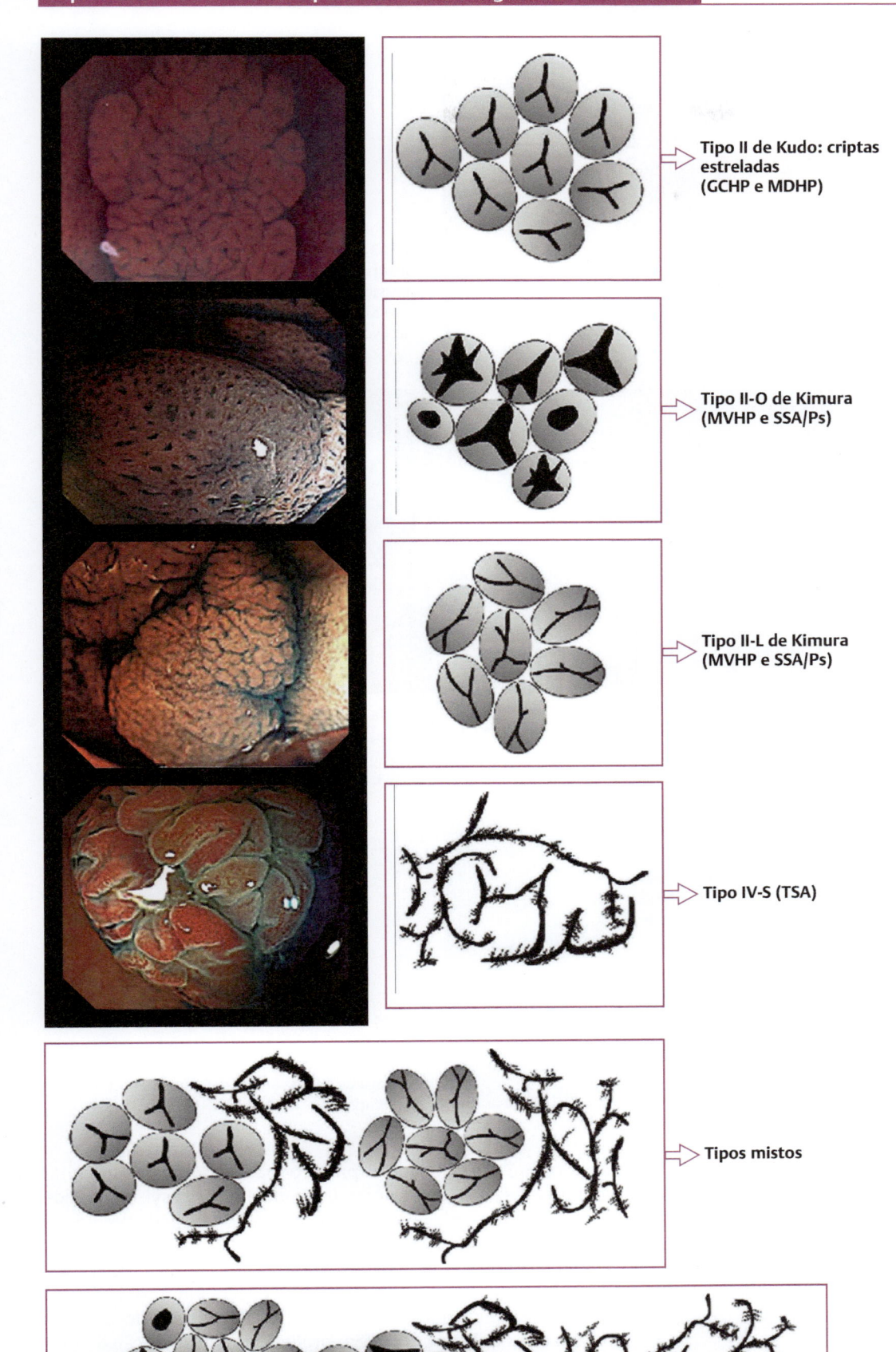

➢ **Tipo IV-S (TSA)**

➢ **Tipos mistos**

Fig. 75-13. Classificação de Kimura representada esquematicamente por Ishigooka,[30] demonstrando quatro tipos de criptas evidenciadas nas lesões hiperplásicas e serrilhadas. GCHP: pólipos hiperplásicos de células globulares; MDHP: pólipos hiperplásicos depletados de mucina; MVHP: pólipos hiperplásicos microvesiculares; SSA/Ps: adenoma(pólipo) serrilhado séssil; TSA: adenoma serrilhado clássico.

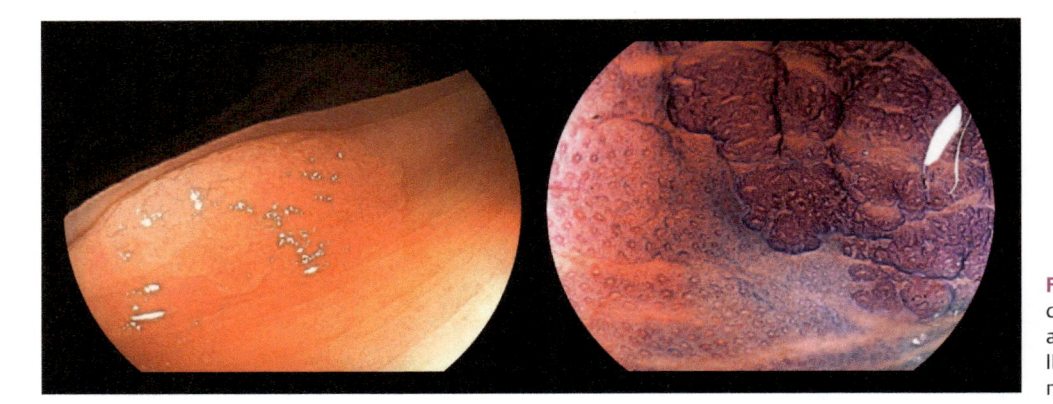

Fig. 75-14. Lesão serrilhada do cólon ascendente com criptas estreladas associadas a criptas alongadas sem dilatação classificada como tipo IIL de Kimura e sugestiva de pólipo hiperplásico microvesicular (MVHP).

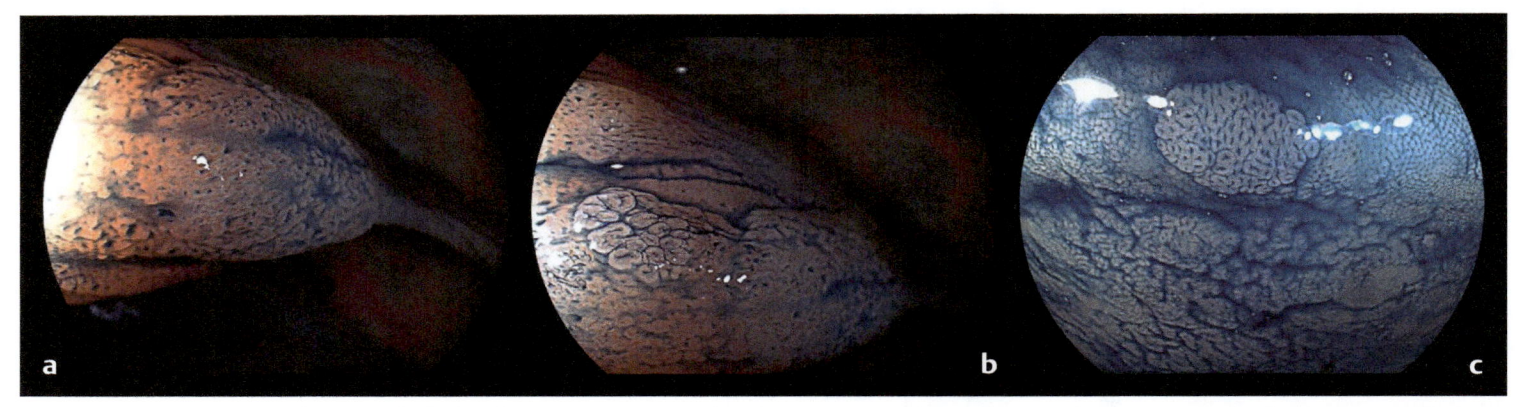

Fig. 75-15. (a, b) Mostra uma lesão serrilhada de cólon transverso com padrão de criptas mistas do tipo II-O e II-L de Kimura sugestiva de adenoma serrilhado séssil (SSA). Podemos notar presença de criptas estreladas associadas com criptas dilatadas de tipo O (aberta) à magnificação de imagem e cromoscopia com índigo-carmin 0,5%. (c) Mostra lesão plana do tipo serrilhado com cerca de 8 mm com criptas do tipo II-O.

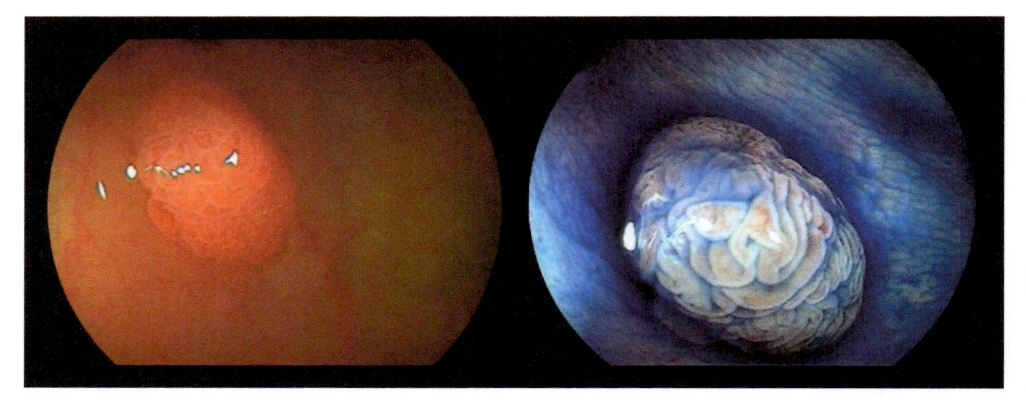

Fig. 75-16. Lesão serrilhada do sigmoide com criptas tipo IV-S de Kimura sugestiva de adenoma serrilhado tradicional (TSA). Podemos notar presença de criptas alongadas semelhantes ao tipo IV de Kudo.

DIAGNÓSTICO DAS LESÕES NÃO POLIPOIDES

O diagnóstico de lesões não polipoides é baseado na experiência do endoscopista e na sua habilidade de identificar pequenas irregularidades na mucosa,[25] alterações de cor, microvascularização, convergência de pregas e depósito de muco.[31]

A manipulação adequada do endoscópio com movimentos de reinserção e retirada repetidos em cada segmento é crucial para uma visualização completa do cólon.[13]

A resolução da imagem do equipamento disponível é diretamente proporcional à capacidade de reconhecimento de pequenas alterações e ao aumento das possibilidades diagnósticas de lesões planas.[32,33]

Preparo Adequado

O preparo adequado é de extrema importância para a colonoscopia, pois permite a avaliação adequada da mucosa do cólon e o diagnóstico de lesões superficiais. A presença de resíduos, muco ou líquidos pode impedir a visualização de lesões devido à sua característica de elevação não polipoide ou depressão. O preparo ideal permite a visualização adequada do padrão mucoso e da vascularização da mucosa. Por outro lado, o preparo inadequado pode dificultar a cromoscopia com índigo-carmin ou violeta de Cresyl, resultando na adesão do corante ao muco ou resíduos, o que pode prejudicar o campo visual.[34]

Para melhorar a visualização da mucosa durante a colonoscopia, é recomendado o uso de dimeticona em conjunto com a última ingestão de líquido durante o preparo do cólon. A dimeticona ajuda a eliminar as bolhas que podem prejudicar a visualização da mucosa durante o exame. Como alternativa, é possível infundir uma solução de dimeticona pelo canal de trabalho durante a inserção do aparelho em locais com presença de bolhas.

Cromoscopia

Nos locais suspeitos de lesão plana ou deprimida, é recomendado realizar a cromoscopia com índigo-carmin para confirmar o diagnóstico e visualizar adequadamente as margens da lesão. O corante utilizado para esta finalidade é o índigo-carmin (0,2% a 0,8%).[35] O índigo-carmin não é absorvido pelas células intestinais e é depositado nos sulcos e porções deprimidas, permitindo melhor visualização das bordas, topografia da superfície e profundidade da lesão.

Diversas publicações demonstram que o uso da cromoscopia total aumenta significativamente o diagnóstico de pólipos de cólon,[36] o que destaca a importância do uso de cromoscopia com índigo-carmin na rotina diária. No entanto, para lesões do tipo IIc, devido às suas características e tamanho diminuto, o uso indiscriminado do corante pode eventualmente recobrir completamente a lesão, prejudicando o diagnóstico.

Outro corante muito utilizado é a violeta de genciana ou *Crystal Violet* (0,3% a 0,5%), ideal para a caracterização das lesões. É utilizado para diferenciar os padrões de criptas, e deve ser infundido com cateter *spray* em pequeno volume, aguardando-se cerca de 1 minuto para a ação do corante. É necessário utilizar equipamentos de magnificação de imagem para análise das criptas, especialmente para a identificação das criptas tipo IIIs.[37-39]

A cromoscopia eletrônica, tecnologia implantada em processadoras de imagem modernas, aumentam a sensibilidade diagnóstica das lesões planas de cólon.[40] Neste sentido, a tecnologia LCI (*Linked Cólon Imaging*) é a de maior utilidade em relação ao BLI (*Blue Laser Imaging*) e NBI (*Narrow Band Image*) pois o espectro de luz é mais adequado para o realce para a cor vermelha. As tecnologias BLI e NBI são apropriadas para realçar vascularização e, desta forma, mais apropriada para a análise de degeneração invasiva.

Avaliações de Alterações da Cor

As alterações de cor podem ser identificadas como enantema ou hipocromia da mucosa. As áreas com enantema ou palidez localizada, especialmente se em forma arredondada ou oval, devem ser estudadas com mais detalhes usando a cromoscopia para determinar se há delimitação nítida do contorno da lesão. Algumas lesões do tipo IIc podem apresentar hipocromia ou enantema leve, o que pode ser confirmado pela cromoscopia.[13,25,38] As Figuras 75-17 e 75-18 demonstram lesões do tipo IIc de cólon com hipocromia. As Figuras 75-19 e 75-20 demonstram lesões com enantema leve cuja cromoscopia também demonstrou lesão do tipo IIc.

As tecnologias associadas a cromoscopia eletrônica[40] (*Linked Color Imaging* (LCI), *Blue Laser Imaging* (BLI) e *Narrow Band Image* (NBI) podem ser úteis no diagnóstico pois realçam a cor avermelhada (hemoglobina) facilitando a identificação de lesões onde há maior vascularização. A Figura 75-21 demonstra uma lesão com cor realçada pela tecnologia LCI e BLI facilitando sua visualização.

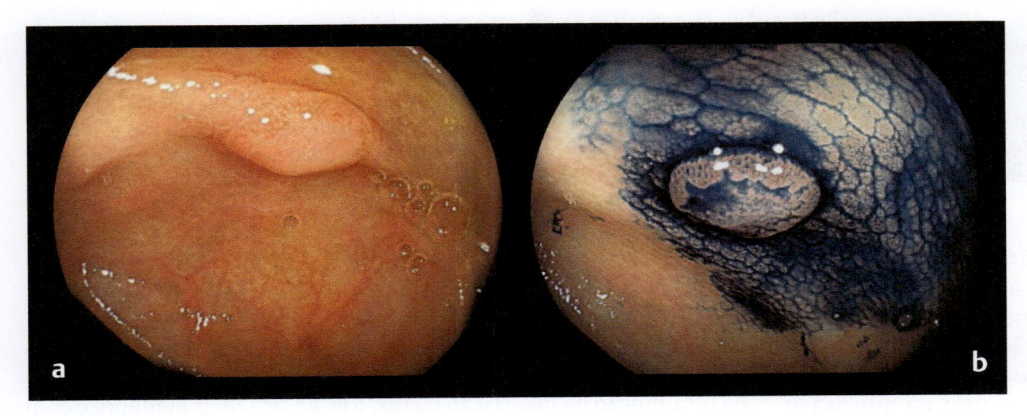

Fig. 75-17. (a, b) Lesão hipocrômica de cólon ascendente. (b) A cromoscopia demonstra lesão do tipo IIc.

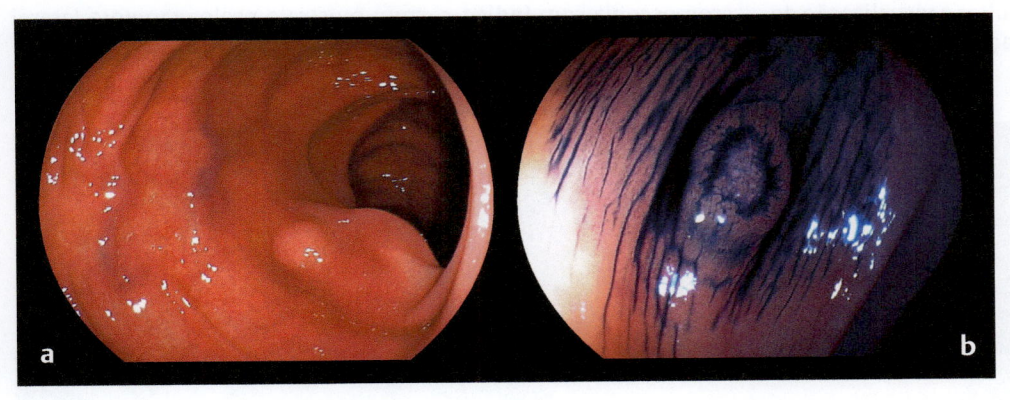

Fig. 75-18. (a, b) Lesão hipocrômica de cólon transverso de fácil visualização. (b) A cromoscopia demonstra lesão do tipo IIc. Sem cromoscopia, esta lesão pode ser facilmente confundida com lesão tipo IIa e tratada de forma inadequada.

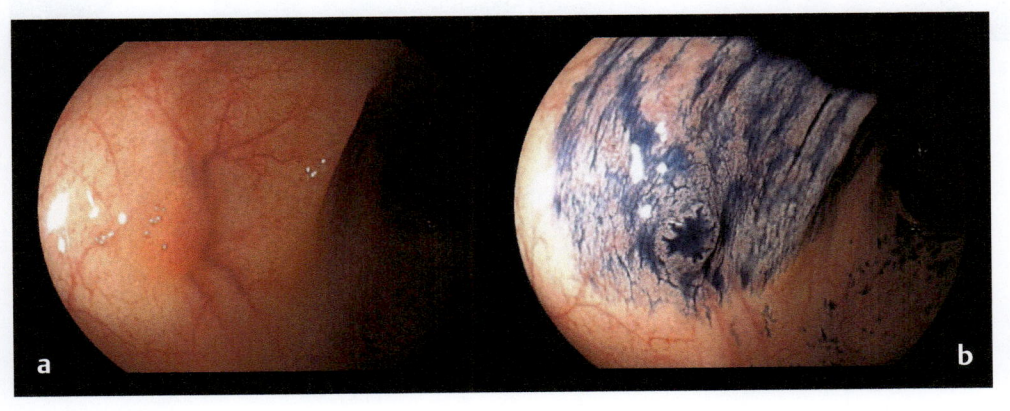

Fig. 75-19. (a, b) Lesão com discreto enantema em cólon transverso. (b) A cromoscopia demonstra lesão do tipo IIc. É difícil a percepção da depressão sem cromoscopia com índigo-carmim.

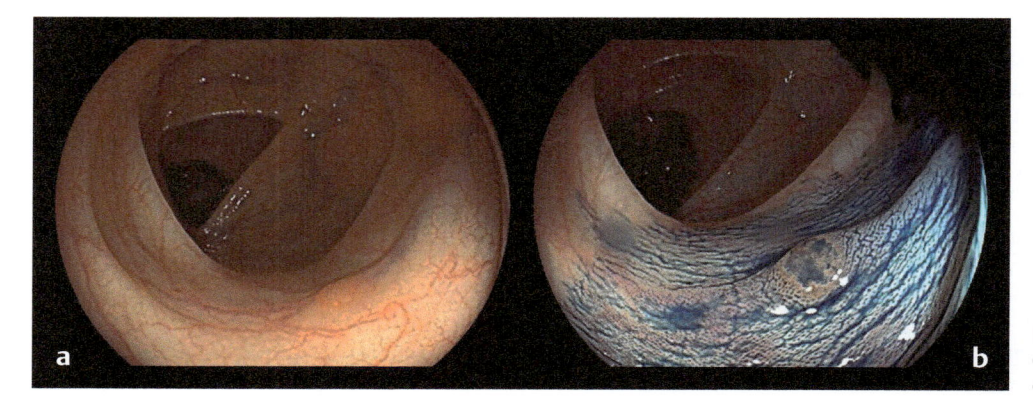

Fig. 75-20. (a, b) Lesão com enantema discreto de cólon transverso. A cromoscopia na lesão demonstra lesão do tipo IIc.

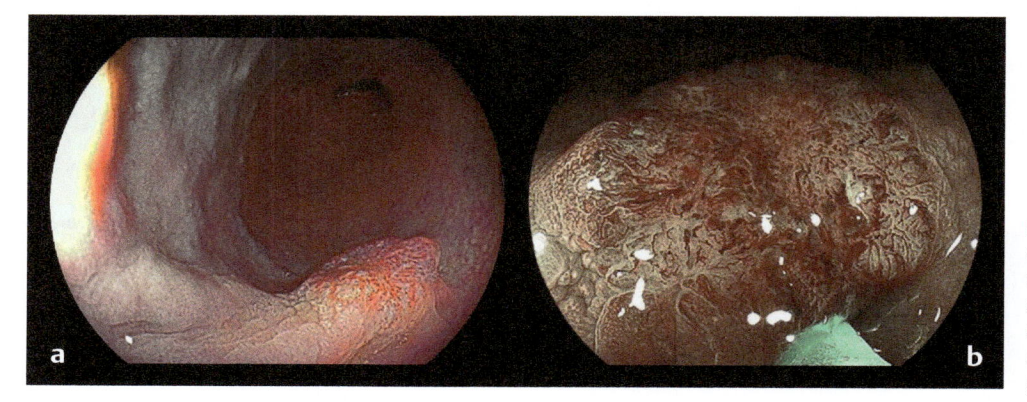

Fig. 75-21. (a) Mostra uma lesão diagnosticada com auxílio da cromoscopia por LCI (*Linked Cólon Imaging*) onde há um realce da coloração avermelhada facilitando sua visualização. (b) A cromoscopia com BLI (*Blue Laser Imaging*) associada a magnificação da imagem mostrada na figura b permite o estudo das alterações vasculares.

Alterações Relacionadas com o Grau de Insuflação

As alterações no contorno da mucosa e a alternância no grau de insuflação podem indicar anormalidades no cólon. Em um cólon normal, as linhas da mucosa seguem um padrão harmonioso, acompanhando as curvas de um órgão circular. Quando são observadas irregularidades, como elevações ou rebaixamentos na mucosa, é necessário examinar a área com maior atenção.

Um exame com alta insuflação pode dificultar a visualização de lesões superficiais no cólon. Reduzir a insuflação permite verificar a presença de convergência de pregas e possível rigidez ao redor da lesão.[38] A Figura 75-22 mostra a mesma lesão com diferentes níveis de insuflação. A lesão é mais visualizada com menor insuflação.

A Figura 75-23a, b demonstra lesão não polipoide de cólon visualizado no perfil, mostrando irregularidade na mucosa. Quando há diminuição da insuflação da luz, a lesão fica mais evidente e com uma discreta elevação lateral que deve ser mais bem estudada. A cromoscopia com índigo-carmin mostra o prolongamento lateral da lesão (Fig. 75-23c, d).

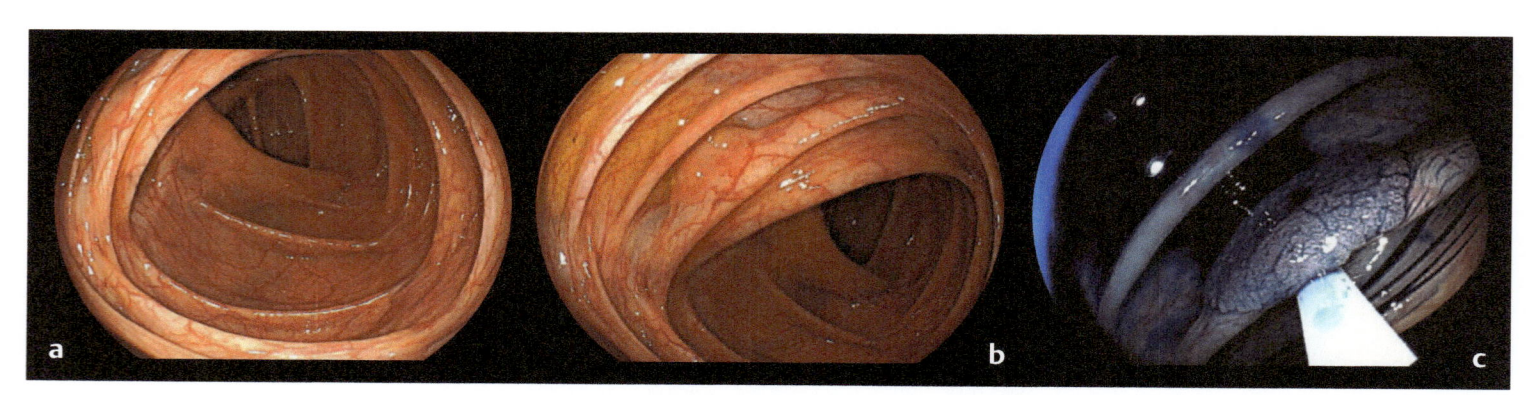

Fig. 75-22. (a-c) Diferentes graus de insuflação para a mesma lesão. (c) Menor insuflação, a lesão é visualizada quase na sua totalidade.

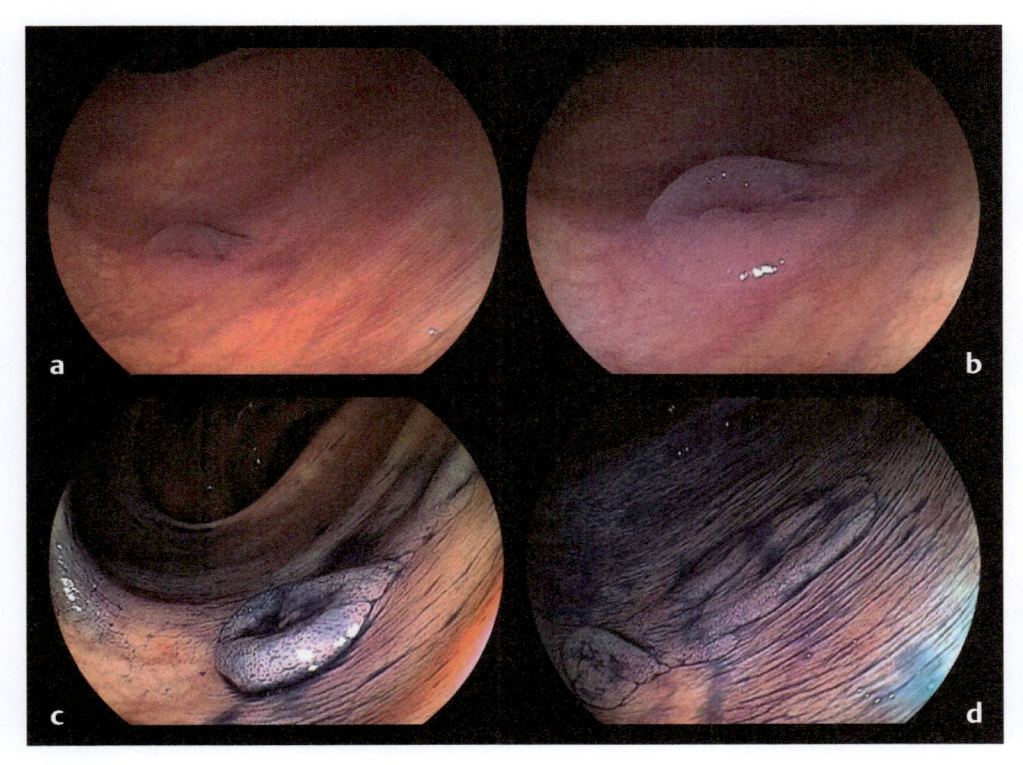

Fig. 75-23. (a-d) Lesão não polipoide de cólon. (b) Menor insuflação, acentua a elevação da lesão diagnosticada na imagem **a** e demonstra uma discreta irregularidade ao redor da elevação que deve ser estudada. A cromoscopia com índigo-carmin demonstra as margens da lesão e sua elevação.

Depósito de Muco

Irregularidade na mucosa pode provocar retenção de muco na superfície. Nos locais com depósito de muco, é conveniente a lavagem localizada para remoção do muco e realização, em seguida, da cromoscopia. A Figura 75-24 ilustra o valor do procedimento.

Sangramento Espontâneo

Locais que apresentam sangramento espontâneo ou durante a infusão de líquido para lavagem devem ser submetidos a um exame minucioso para verificar a presença de lesões deprimidas ou superficiais. As lesões com potencial neoplásico exibem neovascularização e alterações na estrutura microvascular, o que pode resultar em sangramento espontâneo.[38] A Figura 75-25 ilustra uma lesão superficial invasiva no cólon com sangramento espontâneo.

Borramento dos Vasos

O borramento ou interrupção súbita da microvascularização do cólon pode ser um indicador importante da presença de uma lesão superficial. Quando essa alteração é observada, é recomendado realizar uma cromoscopia com índigo-carmim para estudar a lesão. A Figura 75-26 ilustra uma lesão com visualização alterada da vascularização. A cromoscopia revelou a presença de uma lesão de crescimento lateral na área.

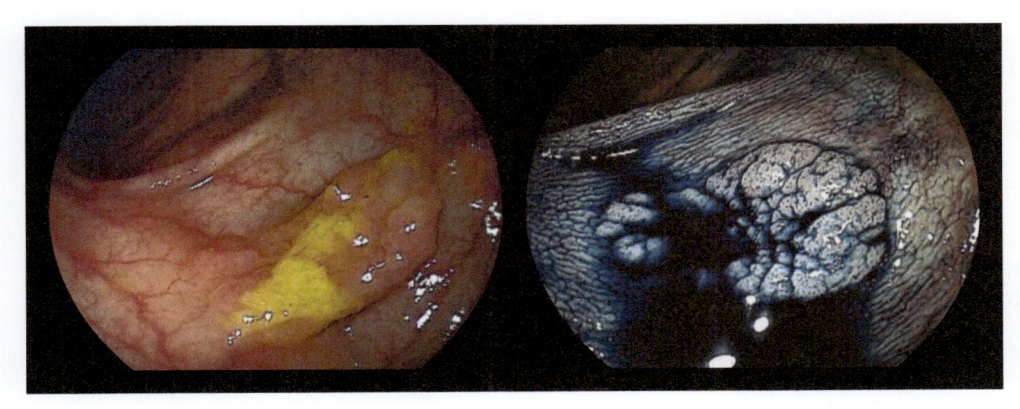

Fig. 75-24. (a,b) Lesão de crescimento lateral parcialmente recoberta por muco. Não se observa a presença de resíduos na mucosa normal do cólon, indicando a possibilidade de retenção de muco pela lesão de crescimento lateral (LST).

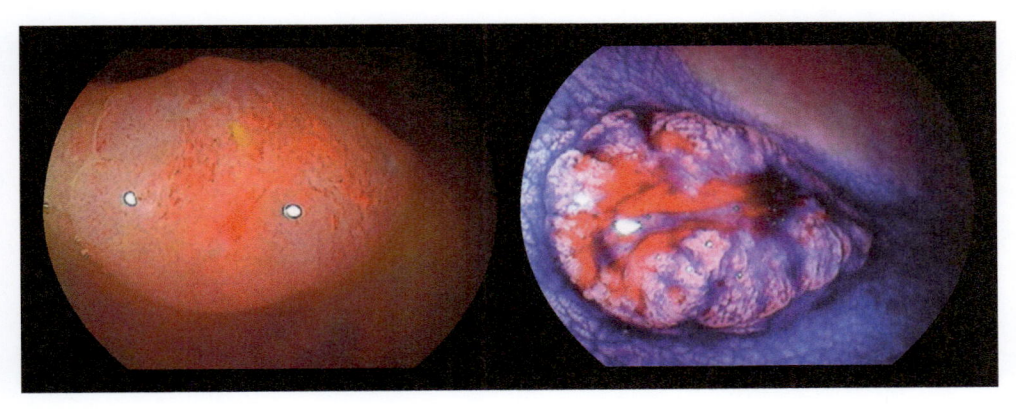

Fig. 75-25. (a,b) Lesão superficial de cólon do tipo IIc com invasão submucosa Sm2 com sangramento espontâneo.

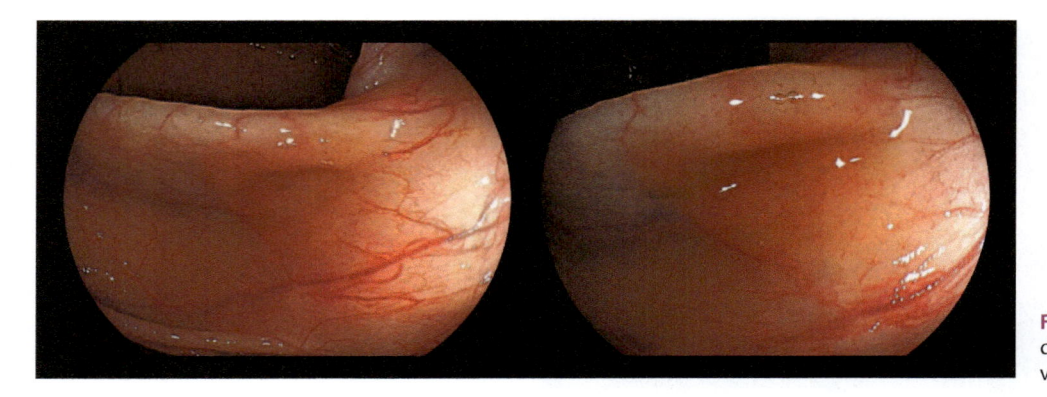

Fig. 75-26. (a,b) Lesão de crescimento lateral diagnosticado pela observação da alteração da vascularização normal do cólon.

DIAGNÓSTICO DE INVASÃO SUBMUCOSA NAS LESÕES NÃO POLIPOIDE

A identificação das lesões que invadem a submucosa é extremamente importante para a escolha do tratamento adequado. Com esse objetivo, foram desenvolvidas classificações que agrupam padrões de alterações semelhantes que estão correlacionados com o tipo histológico e o grau de invasão submucosa. As principais classificações incluem criptas, alterações microvasculares e uma combinação de ambas. Para garantir a precisão na classificação das lesões, é altamente recomendado o uso de magnificação de imagem, embora a maioria dos padrões possa ser reconhecida por meio de equipamentos de alta resolução. A tecnologia de cromoscopia eletrônica (como NBI, FICE e BLI) possibilita uma visualização melhor das alterações vasculares, o que é útil para a elaboração das classificações de alterações microvasculares.

Classificação das Criptas das Lesões de Cólon

Existem várias classificações de criptas das lesões de cólon. A classificação mais amplamente utilizada é a proposta por Kudo,[17] que divide os padrões de I a V. O tipo III é subdividido em padrões tipo IIIL e IIIs, enquanto o tipo V é subdividido em padrões tipo Va (amorfo) (ou Vn-não estrutural) e tipo Vi (irregular). Os padrões de cripta tipo IIIs estão associados às lesões tipo IIc, enquanto o tipo V está relacionado com lesões com invasão submucosa.[38-40]

A magnificação de imagem é de extrema importância para identificar as criptas tipo IIIs e Vi.[38] Recomenda-se a combinação com cromoscopia com violeta de genciana a 0,5% para reconhecer esse tipo de cripta.

As características das criptas e as suas respectivas classificações são esquematizadas na Figura 75-27.

Na estatística de Kashida e Kudo, as criptas 42% das lesões com criptas IIIs apresentam displasia de alto grau e os tipo V (Va e Vi), 99,88% apresentam displasia de alto grau ou carcinoma invasivo.[41]

As Figuras 75-28 e 75-29 demonstram aspecto endoscópico das criptas de tipo IIIs. A Figura 75-30 demonstra aspecto endoscópico das criptas tipo V.

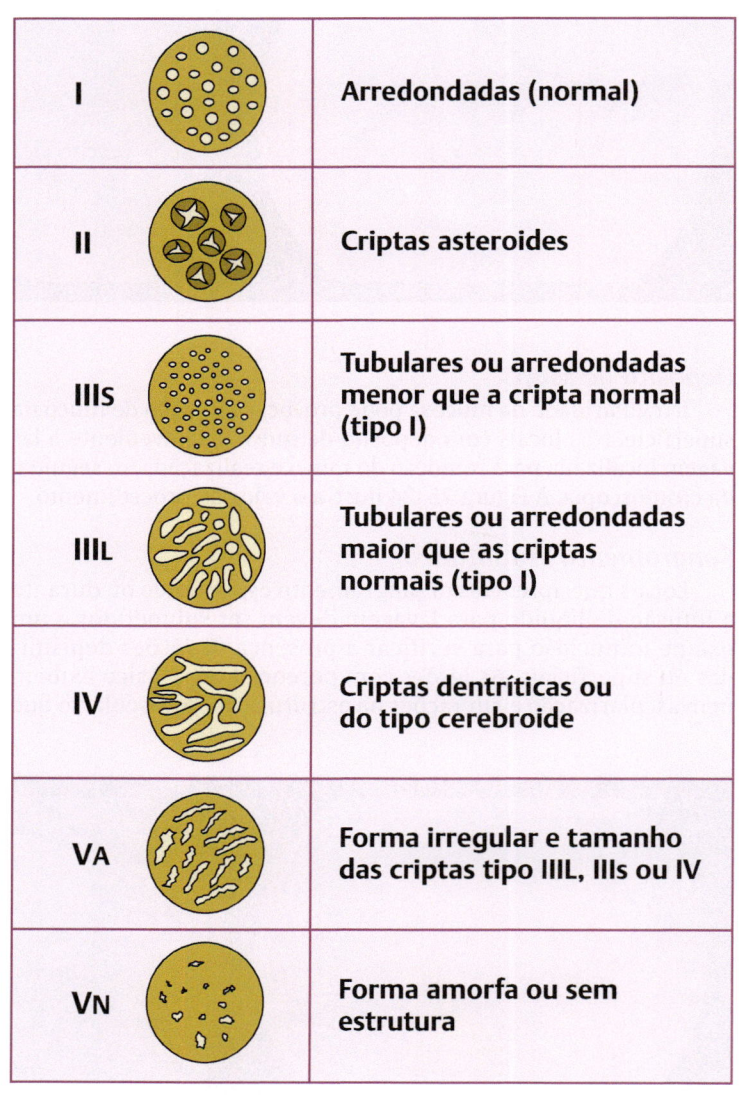

Tipo	Descrição
I	Arredondadas (normal)
II	Criptas asteroides
IIIs	Tubulares ou arredondadas menor que a cripta normal (tipo I)
IIIL	Tubulares ou arredondadas maior que as criptas normais (tipo I)
IV	Criptas dentríticas ou do tipo cerebroide
VA	Forma irregular e tamanho das criptas tipo IIIL, IIIs ou IV
VN	Forma amorfa ou sem estrutura

Fig. 75-27. Representação esquemática do padrão de criptas segundo Kudo.[40]

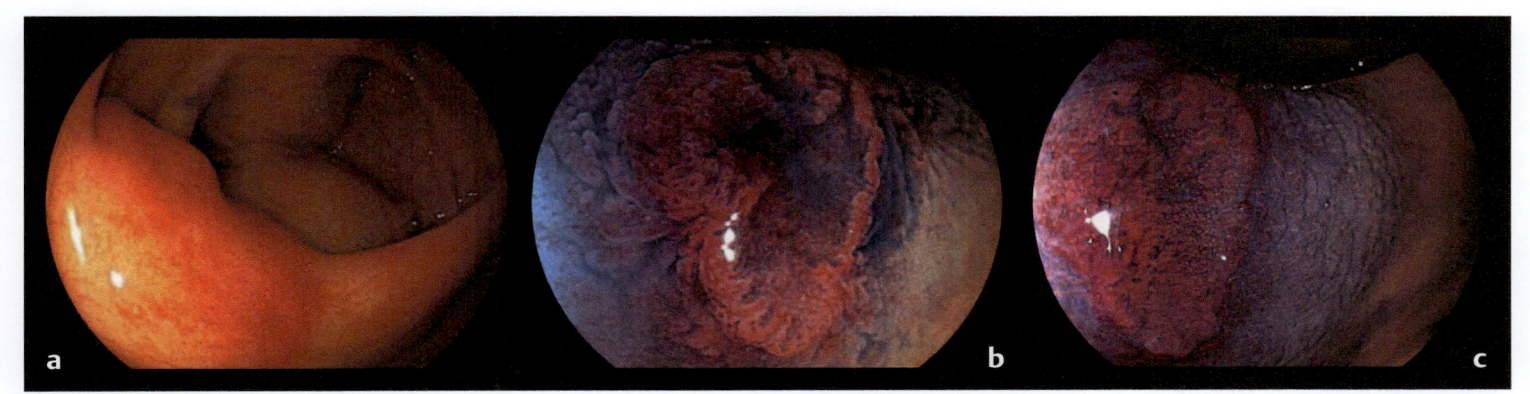

Fig. 75-28. (a) Lesão enantematosa na válvula íleo cecal de aproximadamente 8 mm. (b) Lesão com cromoscopia com índigo carmin 0,4%. (c) Cromoscopia com violeta de cresyl e magnificação de imagem possibilitando identificação de criptas do tipo IIIs.

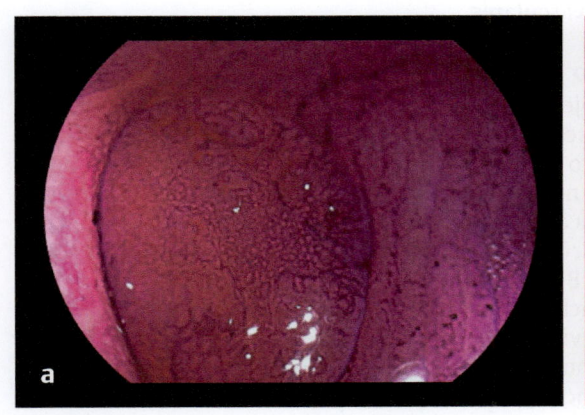

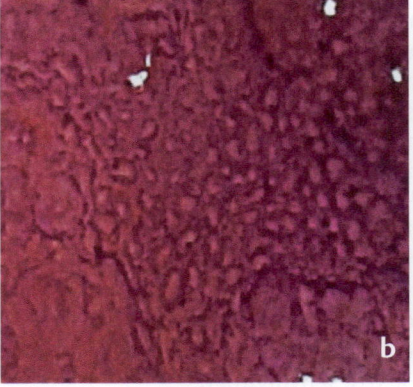

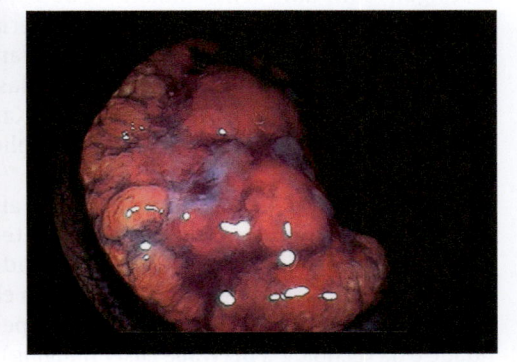

Fig. 75-29. (a) Lesão com depressão em cólon transverso. (b) Cromoscopia com violeta de genciana a 0,5% demonstra presença de criptas do tipo IIIs à magnificação de imagem.

Fig.. 75-30. Criptas do tipo Vn. Há um desarranjo e perda de estrutura das criptas.

Classificação das Alterações Microvasculares

A utilização da magnificação de imagem desempenha um papel fundamental na análise das alterações microvasculares das lesões. Geralmente, essa análise é realizada em conjunto com a cromoscopia eletrônica, que amplia a visualização da estrutura vascular. A Figura 75-31 mostra visualização nítida do padrão microvascular realçada pela magnificação com luz branca. A análise das alterações microvasculares constitui uma ferramenta importante para a diferenciação das lesões invasivas.

Existem várias classificações das alterações vasculares nas lesões do cólon.

Kanao et al.,[42] utilizando magnificação de imagem e cromoscopia eletrônica NBI (*Narrow Band Image*), estabeleceram a correlação entre as alterações no padrão vascular das lesões colorretais e o tipo histológico e a profundidade de invasão. A presença do tipo C (microvasos irregulares e vasos com diâmetro e distribuição heterogêneos) está correlacionada com o carcinoma invasivo do cólon. A classificação de Kanao está descrita no Quadro 75-4, e uma alteração do tipo C de Kanao pode ser observada na Figura 75-32.

Quadro 75-4. Classificação de Kanao para Alteração Microvascular nas Lesões de Cólon[41]

Classificação de Kanao	
Tipo A	Não há microvasos ou são extremamente opacos
Tipo B	Microvasos ao redor das criptas facilitando sua visualização
Tipo C	<ul><li>Microvasos irregulares e com diâmetro ou distribuição heterogêneos</li><ul><li>Subtipo C1: padrão irregular dos microvasos e vasos com diâmetro ou distribuição homogêneos</li><li>Subtipo C2: padrão irregular dos microvasos e vasos com diâmetro e distribuição heterogêneos. As criptas são visíveis entre os vasos</li><li>Subtipo C3: aumento do diâmetro de vaso irregular com distribuição heterogênea e com áreas avasculares na superfície.</li></ul><li>As criptas não são visíveis entre os vasos</li></ul>

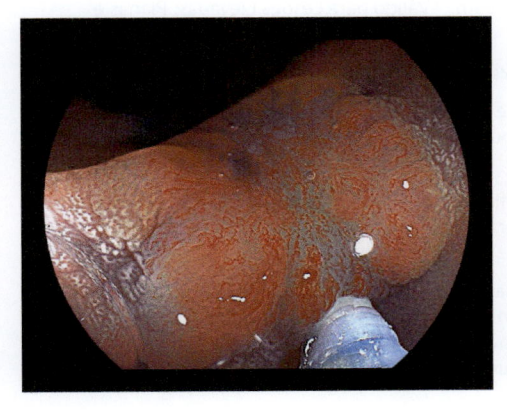

Fig. 75-31. Mostra detalhamento microvascular de uma lesão não polipoide de cólon proporcionada pela associação com magnificação de imagem, mesmo com luz branca.

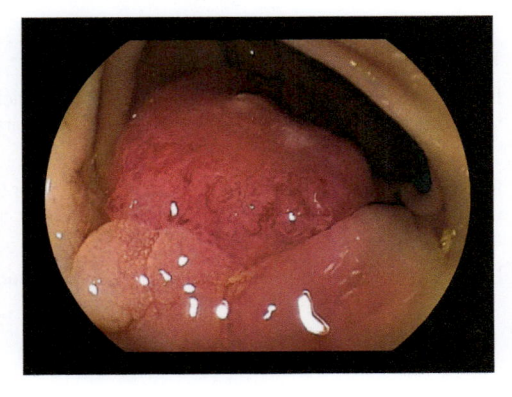

Fig. 75-32. Lesão do reto com alteração microvascular do tipo C de Kanao indicando carcinoma invasivo.

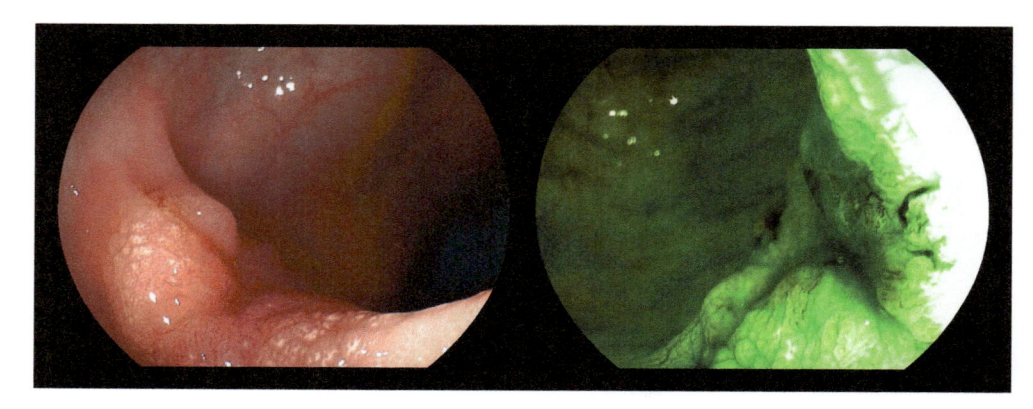

Fig. 75-33. (a,b) Lesão deprimida de cólon com alteração microvascular do tipo 5 de Teixeira indicando carcinoma invasivo.

Teixeira et al.,[43] utilizando a tecnologia FICE (*Fuji Intelligent Color Enhancement System*) e magnificação de imagem, propuseram uma classificação alternativa das alterações vasculares que permite distinguir, com uma sensibilidade de 99,2%, as lesões neoplásicas das lesões não neoplásicas. Os tipos I e II seriam considerados não neoplásicos, enquanto os tipos III a V seriam considerados neoplásicos. A análise do tipo V descrito na classificação de Teixeira aparentemente corresponde ao tipo C de Kanao, sugerindo que a classificação de Kanao também possa ser aplicada utilizando a tecnologia FICE com magnificação de imagem.[42,43]

A Figura 75-33 ilustra um caso com a alteração do tipo V, de acordo com a classificação de Teixeira. As alterações vasculares detalhadas por Teixeira[43] são descritas no Quadro 75-5.

A avanço na tecnologia de cromoscopia eletrônica possibilitou aumento da visibilidade da tecnologia NBI pelo aumento da visibilidade e da tecnologia BLI (*Blue Laser Imaging*) pelo desenvolvimento de fontes de luz com *Laser* ou LED propiciaram um incremento considerável no uso da análise da microvascularização das lesões do cólon, reforçando a importância da valorização destas classificações de alterações vasculares.

Classificação JNET (Japan NBI Expert Team)[44]

Com o objetivo de unificar as classificações que combinam alterações vasculares e de criptas, foi formado um grupo de estudo composto por membros das instituições japonesas mais representativas nessa área, a fim de propor uma nova classificação. Essa classificação resultou na JNET (*Japan NBI Expert Team*),[44] que divide os padrões vasculares e de criptas em quatro categorias (tipos 1, 2A, 2B e 3).

O tipo 1 inclui lesões hiperplásicas ou serrilhadas que não apresentam vasos visíveis ou, quando visíveis, têm calibre semelhante aos vasos da mucosa adjacente. O padrão das criptas é regular, com pontos esbranquiçados ou com coloração semelhante à mucosa adjacente. O tipo 2A abrange adenomas com baixo grau de atipia, apresentando uma distribuição microvascular uniforme e um padrão reticulado ordenado, juntamente com um padrão de cripta regular (tubular, papilífero ou ramificado). O tipo 2B abrange adenomas com alto grau de atipia, apresentando alteração no calibre dos vasos (cerca de 1,5 vez maior que o calibre dos vasos do tipo 2A), distribuição irregular dos vasos sinuosos e desnivelados, juntamente com um padrão de cripta irregular ou obscuro. O tipo 3 inclui carcinomas invasivos com áreas de perda de vascularização e presença de vasos distorcidos ou com interrupção abrupta, juntamente com um padrão de cripta amorfo (Quadro 75-6).

Essa classificação foi estabelecida para ser usada com a tecnologia NBI, embora possa ser utilizada com outras modalidades de cromoscopia eletrônica devido à sua semelhança. Acredita-se que essa classificação, devido à sua abrangência e facilidade de interpretação, possa ser uma excelente ferramenta para o diagnóstico diferencial de lesões planas do cólon.

Salientamos que, para as lesões classificadas como JNET 2B, está indicada a complementação com cromoscopia com violeta de genciana a 0,5% e magnificação de imagem para a diferenciar criptas do tipo Vi (irregular) ou Vn (não estrutural).

A Figura 75-34 mostra lesão hiperplásica a cromoscopia (FICE) em que não há vasos visíveis classificando-a com o tipo 1 JNET. A

Quadro 75-5. Classificação de Teixeira para Alteração Microvascular nas Lesões de Cólon[42]

Classificação de Teixeira	
Tipo I	Capilares finos, regulares, com morfologia linear dispostos uniformemente ao redor das criptas colônicas
Tipo II	Vasos capilares com maior diâmetro que os capilares normais e com morfologia retilínea ou levemente curva, uniformes sem dilatações, dispostos marginalmente na periferia da lesão e o arranjo pericríptico não é marcante
Tipo III	Numerosos vasos capilares irregulares, com diâmetro mais fino, tortuosos e com dilatações puntiformes frequentes e afilamento de forma espiralada, mostrando marcante arranjo ao redor das criptas
Tipo IV	Numerosos vasos capilares mais espessos e longos, espiralados ou retilíneos, arranjados em paralelo e verticalmente às glândulas vilosas
Tipo V	Pleomorfismo de vasos capilares com distribuição e arranjo caóticos, de vasos capilares grossos, com calibre variado e heterogeneidade morfológica

Quadro 75-6. Classificação JNET com uso de NBI e Magnificação de Imagem Proposta pelo Japan NBI Expert Team.[43] Válido para Lesões Elevadas, Planas e Deprimidas

	Tipo 1	Tipo 2A	Tipo 2B	Tipo 3
Padrão vascular	Invisível ou semelhante aos vasos da mucosa adjacente	Calibre e distribuição regular (padrão em malha ou espiral)	Calibre variável e distribuição irregular	Vasos alargados ou interrompidos. Presença de áreas avasculares
Padrão da superfície (criptas)	Pontilhados regulares escuros ou esbranquiçados ou semelhantes à mucosa adjacente	Superfície regular (tipo tubular, papilar ou ramificada)	Superfície irregular ou obscura	Presença de áreas amorfas
Tipo histológico	Pólipo hiperplásico ou serrilhado	Neoplasia intramucosa de baixo grau	Neoplasia intramucosa de alto grau ou câncer com invasão da submucosa	Câncer com invasão profunda da submucosa

Capítulo 75 ■ Lesões Não Polipoides do Cólon: Diagnóstico e Tratamento

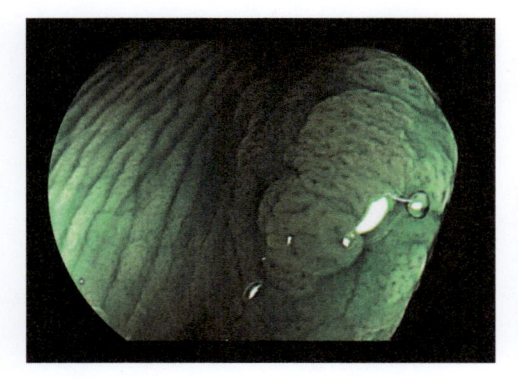

Fig. 75-34. Lesão hiperplásica com cromoscopia (FICE). Não há vasos visíveis e o padrão de criptas é estrelado. Exemplo de classificação tipo 1 JNET.

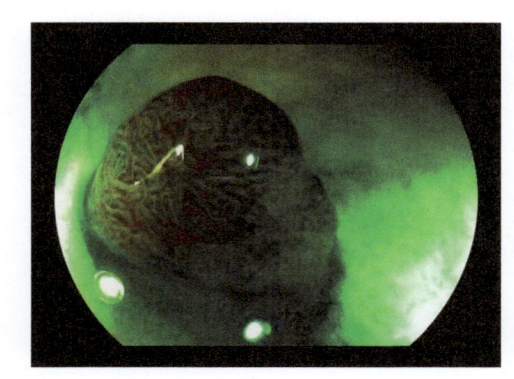

Fig. 75-35. Lesão com cromoscopia (FICE). O padrão de criptas é do tipo tubular regular e os vasos são regulares no calibre e distribuição. Exemplo de classificação tipo 2A JNET.

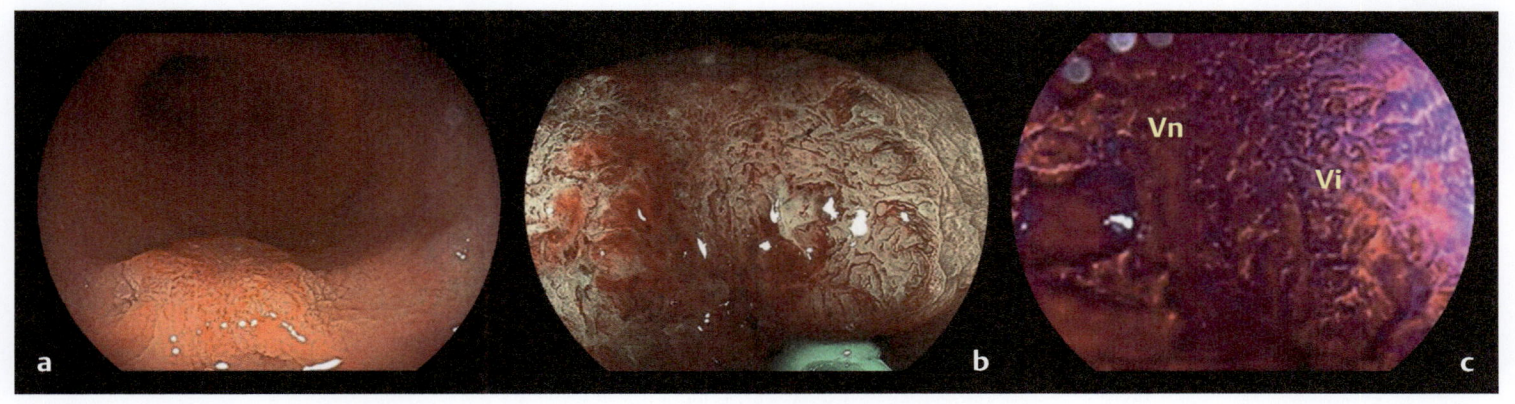

Fig. 75-36. (a-c) Demonstra lesão não polipoide com cerca de 12 mm que apresenta perda do padrão de criptas e vasos tortuosos, irregulares, interrompidos e discretamente dilatados. A lesão foi classificada como lesão tipo 2B JNET. Foi realizado cromoscopia com violeta de genciana 0,5% e magnificação de imagem que demostrou área com cripta tipo V não estrutural (Vn) na parte central da lesão, rodeada por criptas do tipo V irregulares (Vi). A classificação final foi neoplasia invasiva tendo sido indicado o tratamento cirúrgico.

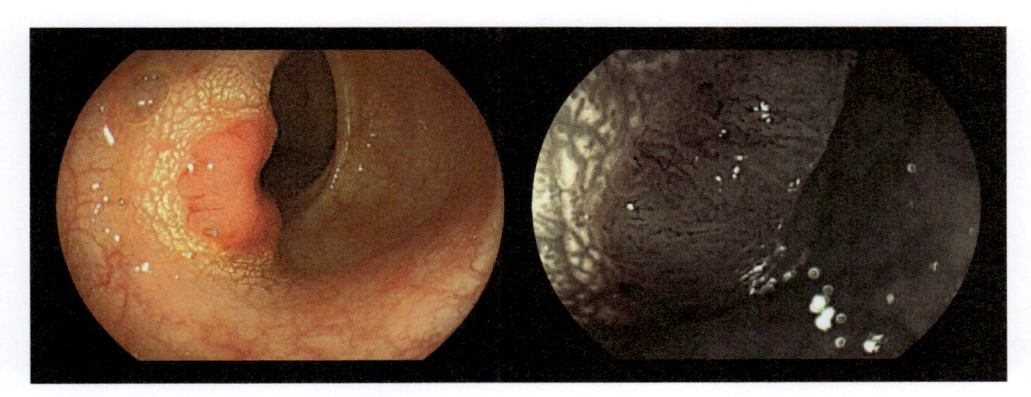

Fig. 75-37. Mostra lesão com criptas não estruturadas e alteração vascular acentuada com vasos de calibre aumentados e alongados. Exemplo de lesão do tipo 3 JNET.

Figura 75-35 mostra superfícies regulares, criptas do tipo tubular e vasos com calibre e distribuição regular conferindo classificação de tipo 2A JNET para a lesão. A Figura 75-36, demonstra uma lesão deprimida de 8 mm que apresenta perda do padrão de criptas e vasos tortuosos e interrompidos e discretamente dilatados. Classificamo-la como lesão tipo 2B JNET. A Figura 75-37 mostra lesão com perda das criptas e alteração vascular nítida com vasos de calibre aumentados e alongados. Classificamo-la como exemplo de lesão do tipo 3 JNET.

Outras Alterações Relacionadas com a Invasão Submucosa: Rigidez, Pontilhado Branco e Elevação na Área de Depressão

Algumas alterações na mucosa podem indicar maior probabilidade de invasão submucosa e, portanto, são úteis no diagnóstico de lesões superficiais do cólon. Em um estudo de Beppu et al.,[45] foram analisados 54 casos de lesões invasivas menores que 10 mm e descritas suas características (Quadro 75-7), que ajudam a diferenciar o grau de invasão. A elevação plena da lesão assumindo aspecto polipoide (com criptas tipo V), presença de pontos esbranquiçados ao redor, rigidez e elevação na área deprimida foram considerados significativas para distinguir invasões mais superficiais e profundas. Embora a convergência de pregas e a presença de depressão também tenham sido observadas, elas não foram significativas na diferenciação. Essas alterações descritas por Beppu[45] são muito úteis no diagnóstico de lesões superficiais do cólon, e sua visualização deve levar a um exame minucioso, geralmente com o auxílio da cromoscopia.

As Figuras 75-38 a 75-40 ilustram respectivamente as alterações de rigidez da mucosa, pontilhado esbranquiçado e convergência de pregas que podem ser visualizadas em geral nas lesões superficiais invasivas de cólon.

Quadro 75-7. Análise de 54 Casos de Câncer Colorretal Invasivo com Diâmetro Inferior a 10 mm. Achado Endoscópico nas Lesões Deprimidas Sm1 e Sm2 em Relação a Sm3 ou Abaixo[44]

Alteração endoscópica	Sm1 e Sm2 (%)	Sm3 ou mais profundas (%)	Valor P
Elevação plena	1 (7,1)	5 (71,4)	P < 0,01
Pontilhado branco	1 (7,1)	4 (57,1)	P < 0,05
Rigidez	4 (28,6)	6 (85,7)	P < 0,05
Cicatriz (convergência de pregas)	3 (21,4)	3 (42,9)	NS
Área deprimida	3 (21,4)	4 (57,1)	NS
Elevação na área deprimida	1 (7,1)	4 (57,1)	P < 0,05

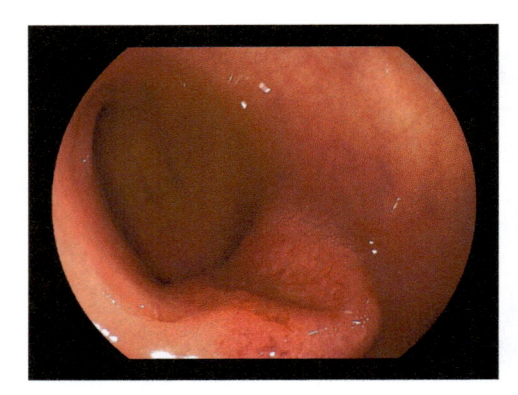

Fig. 75-38. Lesão deprimida de reto proximal com invasão maciça da submucosa. Observa-se rigidez local, provocando deformidade da luz do órgão.

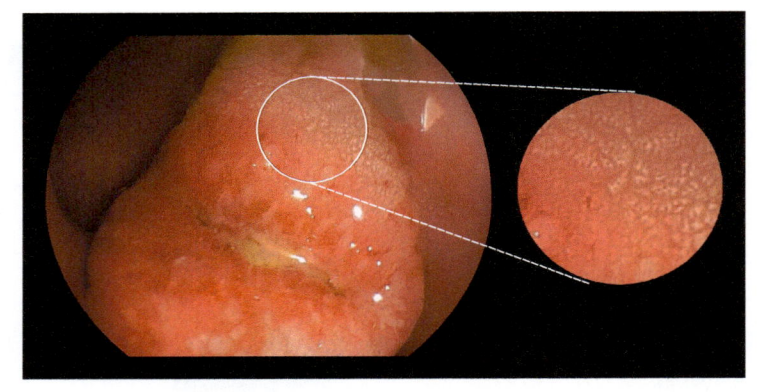

Fig. 75-39. Lesão com detalhamento do pontilhado esbranquiçado ao redor da lesão.

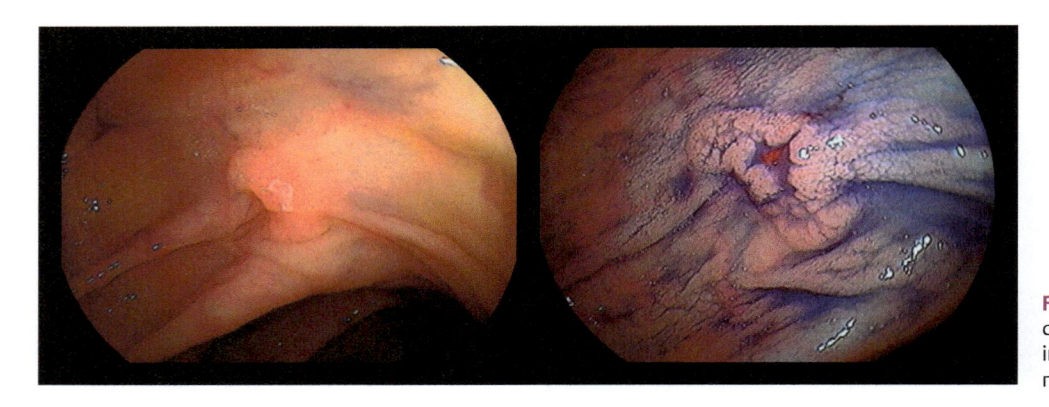

Fig. 75-40. Lesão deprimida de cólon tipo IIc com convergência de pregas, indicando possibilidade de invasão submucosa. Lesão Sm1 comprovado após mucosectomia.

Reconhecimento de Lesões Invasivas com Formato Polipoide

A presença de elevação associada à depressão em uma lesão (subtipo IIc + Is) é um indicativo de alta possibilidade de invasão submucosa. Esse tipo de elevação é causado pela invasão maciça da submucosa, resultando em um aumento na parte central da área deprimida. No entanto, a elevação também pode estar localizada lateralmente à depressão, conforme ilustrado na Figura 75-41. Quando a elevação é encontrada na parte central da depressão, a lesão é denominada "lesão Buda-*like*", de acordo com Kudo (tipo IIc + Is)[12]. Na Figura 75-42, é possível observar uma lesão com elevação discreta na parte central da área deprimida, indicando invasão maciça da submucosa.

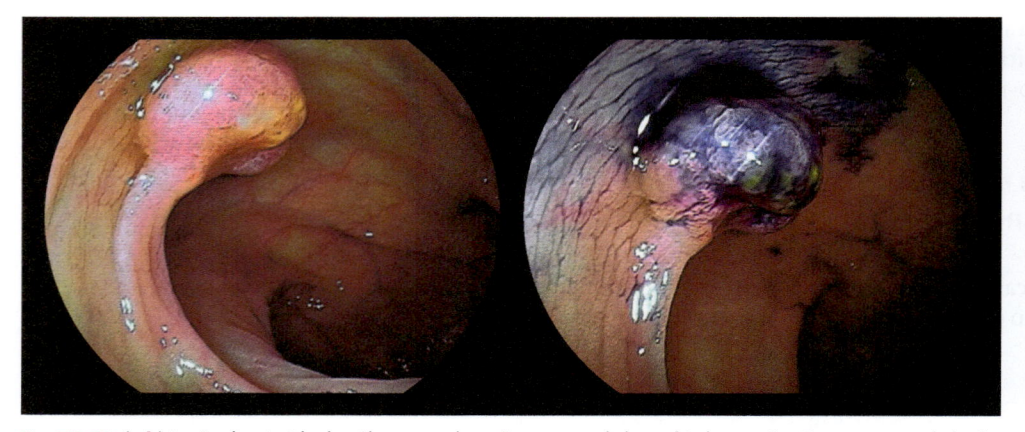

Fig. 75-41. (a,b) Lesão deprimida de cólon com elevação acentuada lateral à depressão. O tratamento da lesão demonstrou tratar-se de lesão do tipo IIc com invasão submucosa Sm2 (até parte média da submucosa)

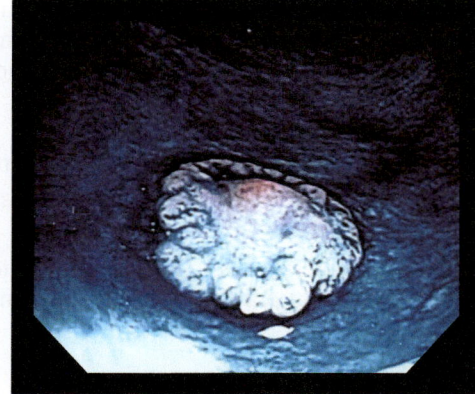

Fig. 75-42. Lesão deprimida de cólon com elevação na parte central indicando possível invasão submucosa.

TRATAMENTO DAS LESÕES NÃO POLIPOIDES

As lesões não polipoides sem componente deprimido podem ser ressecadas com pinça ou técnica de polipectomia com alça. Nos casos que há componente deprimido ou é impossível realizar a apreensão completa da lesão com alça, devemos utilizar a técnica de mucosectomia.

Técnica de Mucosectomia

A elevação da lesão pode ser realizada por meio da injeção de substância na submucosa. Para esse procedimento, são utilizadas agulhas de calibre 21 ou 23 G, que devem atingir a submucosa com uma orientação preferencialmente oblíqua (Fig. 75-43), a fim de evitar a perfuração da parede do órgão. O início da injeção antes da penetração da agulha pode facilitar um posicionamento mais preciso, garantindo que a substância seja injetada diretamente na submucosa.[46] A Figura 75-44 esquematiza o esquema clássico da mucosectomia após injeção submucosa.

Existem várias soluções que podem ser utilizadas para a injeção.[47-50] É importante que essas soluções contenham eletrólitos, permitindo a passagem de corrente elétrica.

A injeção de solução salina é amplamente utilizada devido à sua fácil disponibilidade, porém a bolha tende a se dissipar rapidamente. Para manter a bolha por um período mais prolongado, podem ser utilizadas soluções de manitol, glicerol, hialuronato de sódio ou hidroxipropilmetilcelulose. Alguns serviços também utilizam solução de adrenalina na concentração de 1:20.000 devido ao seu efeito vasoconstritor, o que ajuda a reduzir o sangramento.

À medida que a injeção é realizada, a lesão tende a se elevar (Fig. 75-45). No entanto, em alguns casos, a lesão pode não se elevar e até parecer afundar nos tecidos vizinhos. Isso é conhecido como *non-lifting sign* e pode ser causado pela infiltração neoplásica, processos inflamatórios ou cicatriciais em lesões previamente manipuladas, como tentativas de ressecção ou biópsias (Fig. 75-46).[51,52] Em qualquer caso, lesões que não se elevam após a injeção devem ser consideradas suspeitas, e o tratamento cirúrgico deve ser considerado.

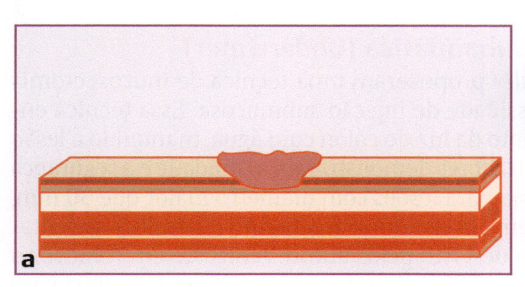

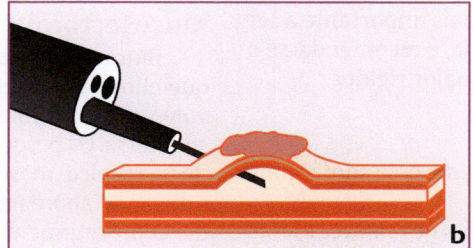

Fig. 75-43. Técnica de injeção: nota-se a orientação oblíqua da agulha

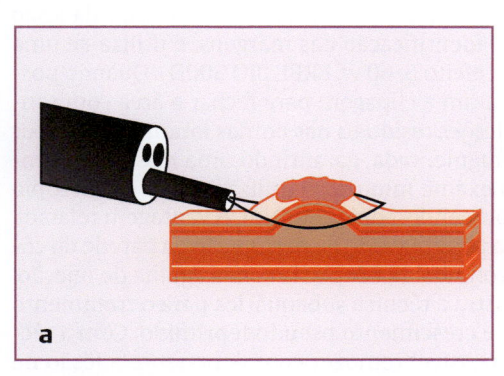

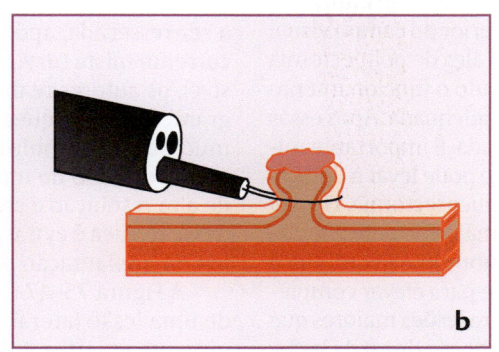

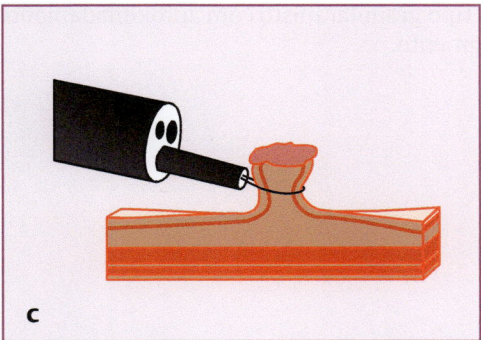

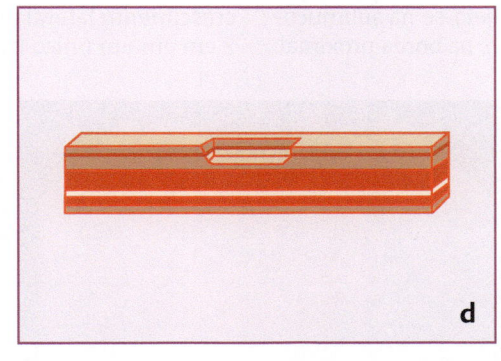

Fig. 75-44. Técnica clássica de mucosectomia onde a lesão é apreendida após a injeção na submucosa e consequente elevação

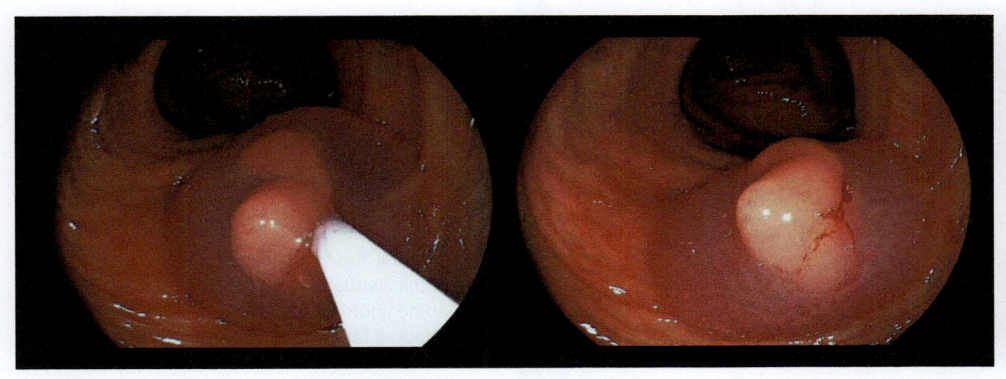

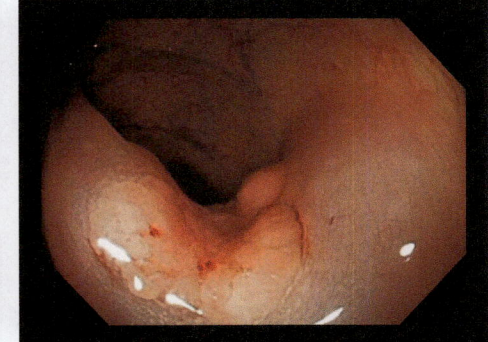

Fig. 75-45. Injeção e elevação da lesão passível de remoção

Fig. 75-46. Observa-se a não elevação da lesão após injeção confirmando o sinal de *non-lifting*.

O uso de corantes, como o índigo carmim, na solução injetada proporciona imagens de boa qualidade, melhorando a visualização do plano de ressecção.

Particularidades da Mucosectomia
Agulha Injetora e Alça de Polipectomia

Um importante aspecto a ser considerado para a realização da mucosectomia é a seleção adequada dos acessórios utilizados no procedimento. É essencial escolher a agulha injetora com o calibre apropriado para permitir uma infusão fácil e eficiente da solução necessária. Agulhas com calibres maiores (19 Gauge) devem ser usadas para soluções mais densas, enquanto agulhas com calibres menores (21 Gauge) são adequadas para soluções menos densas, como solução fisiológica. Além disso, é importante selecionar o tipo de alça de polipectomia adequada para o tamanho da lesão a ser removida. A rigidez do material utilizado na alça também é crucial para o sucesso da mucosectomia, uma vez que a força vertical exercida pela alça sobre a bolha formada é fundamental para a alocação adequada da alça e o sucesso do procedimento.[53] De acordo com Yamano,[53] a pressão vertical é o aspecto mais importante a ser considerado na escolha da alça de polipectomia, e recomenda-se o uso de alças multifilamentadas devido à sua maior rigidez.

Planejamento da Mucosectomia

Para realizar a mucosectomia com sucesso, deve-se adotar uma sistematização específica.

É necessário um planejamento adequado, a fim de remover a lesão em um único fragmento. Primeiro, é feita uma análise detalhada da lesão e suas margens usando cromoscopia com índigo-carmin. A lesão é posicionada preferencialmente na parte inferior do campo visual para facilitar a manipulação com os acessórios. A alça de polipectomia é escolhida e preparada previamente, e é verificado o funcionamento correto do bisturi elétrico com ajuste na potência adequada. Após essas providências iniciais, a injeção submucosa é iniciada. É importante minimizar a perda de tempo após a injeção, pois isso pode levar à difusão do líquido injetado e dificultar a realização da mucosectomia. O local mais adequado para a punção é na mucosa normal adjacente à lesão.

Para lesões menores que 1 cm, a injeção submucosa contígua à borda proximal, de forma tangencial, é suficiente para elevar completamente a lesão e efetuar a mucosectomia.[51,52] Para lesões maiores que 1 cm, a injeção submucosa é iniciada contígua à borda distal da lesão, até obter-se elevação adequada. Em seguida, injeta-se na submucosa próxima às bordas laterais D e E e, finalmente, na borda proximal. Quando a lesão é maior que 2 cm, muitas vezes é necessária a injeção no centro da lesão. O líquido de injeção utilizado é o soro fisiológico 0,9%, e o volume total injetado varia de acordo com o tamanho da lesão.

Mucosectomia Multifragmentada

Em lesões maiores, pode ser necessário ressecá-las em fragmentos (piecemeal), e para isso, recomenda-se iniciar com alças largas e, em seguida, usar alças menores para facilitar a conclusão da ressecção. Se a lesão for do tipo misto, deve-se priorizar a apreensão inicial da alça na região com nodulações mais elevadas e, se for do tipo pseudodeprimido, deve-se tentar a apreensão inicial no local mais deprimido. Essa abordagem visa retirar a lesão em locais com maior índice de invasão submucosa. Caso não seja possível elevar a lesão após a injeção submucosa, o procedimento deve ser suspenso. A aplicação de argônio tem sido indicada após a mucosectomia quando há suspeita de lesão residual, principalmente após a técnica de ressecção multifragmentada. O objetivo é destruir o tecido adenomatoso não ressecado e esse procedimento tem se mostrado seguro e eficaz na prevenção de recorrência.[53,54]

Mucosectomia Subaquática (*Underwater*)

Binmoeller *et al.*[55] propuseram uma técnica de mucosectomia que elimina a necessidade de injeção submucosa. Essa técnica envolve o preenchimento da luz do cólon com água, mantendo a lesão submersa. Os pesquisadores demonstraram a utilidade e a segurança dessa técnica, mesmo para lesões com diâmetro maior que 30 mm, utilizando abordagem em um único fragmento ou multifragmentada. O procedimento descrito pelos autores consiste em remover o gás presente no cólon e infundir entre 500 e 1.000 mL de água para preencher a luz. Em seguida, a alça é posicionada ao redor da lesão a ser ressecada, após a identificação das margens, e utiliza-se uma corrente mista (*drycut*, efeito 5, 60 w, ERBE BIO 300D). Quando possível, os autores realizaram a clipagem para fechar a área com sangramento. Quaisquer lesões residuais nas bordas foram tratadas por mucosectomia multifragmentada, garantindo uma ressecção completa por meio de um exame minucioso utilizando um endoscópio de alta resolução e cromoendoscopia com NBI. A vantagem relatada dessa técnica é evitar a possibilidade de perfuração da parede do cólon ou implantação profunda da neoplasia com a agulha de injeção.

A Figura 75-47 ilustra a técnica subaquática para o tratamento de uma lesão lateral de crescimento pseudodeprimido. Com a técnica subaquática, foi possível remover completamente a lesão de crescimento lateral do tipo granular misto com aproximadamente 2 cm em um único fragmento.

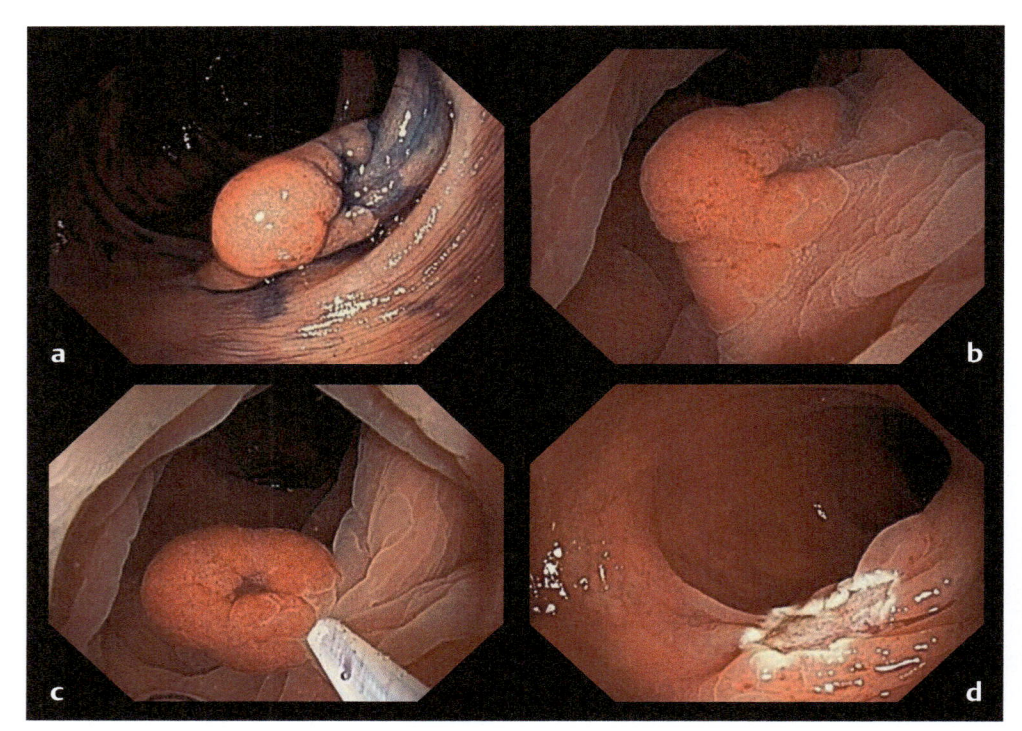

Fig. 75-47. (a) Lesão de crescimento lateral do tipo granular misto. Realizada a mucosectomia pela técnica subaquática. (b) Demonstra que a infusão de líquido provocou a elevação da lesão permitindo a fácil alocação e apreensão com a alça de polipectomia (c) e remoção total da lesão. (d) Leito íntegro e sem sinais hemorrágicos. (Imagem gentilmente cedida pelo Dr. José Luiz Paccos.)

Tratamento da Peça

Após a remoção do fragmento é essencial estender a lesão em uma superfície plana e mantê-la distendida até ser fixada em solução de formol a 2%. Isso tem como objetivo apresentar a lesão de forma adequada para permitir o corte transversal de toda a peça e uma análise histopatológica detalhada.

É importante ter em mente que a placa de isopor ou cortiça é menos densa que a solução de formol. Portanto, deve-se tomar precauções ao colocar a peça no frasco de formol, invertendo-a de forma que o fragmento fique em contato com o líquido.

A peça deve ser esticada e fixada em uma superfície plana, como placa de cortiça, isopor ou látex, o que facilitará sua preparação para o estudo histopatológico. A técnica de fixação, ilustrada na Figura 75-48, envolve a fixação da peça em uma placa de cortiça com várias agulhas finas posicionadas ao redor da borda da lesão ressecada. A inclusão de alguma escala na imagem no mesmo plano da lesão é muito útil para estimar o tamanho.

O patologista deve analisar completamente a peça retirada. Os aspectos importantes para se avaliar são: as margens de ressecção lateral e profunda, tipo histológico, presença de invasão vascular ou linfática, presença de imagens de brotamento e medida da invasão submucosa, quando presente.

Complicações da Mucosectomia

A mucosectomia é um procedimento que pode resultar em complicações, sendo o sangramento a mais frequente, ocorrendo em uma ampla faixa de pacientes, variando entre 1,5% e 24%. O sangramento pode ser de intensidade leve ou grave, requerendo intervenção terapêutica.

Geralmente, a incidência de hemorragia intraoperatória é comum. Na maioria dos casos, o sangramento cessa espontaneamente, mas quando isso não acontece, métodos endoscópicos são empregados para controlá-lo. A aplicação de clipes[56,57] tem sido considerada eficaz e segura na maioria dos casos, no entanto, não parece ter efeito preventivo sobre o sangramento tardio.[58] A recidiva tardia do sangramento pode ocorrer até 12 a 15 dias após a realização.

Embora menos frequente, a perfuração é a complicação mais preocupante da mucosectomia. A perfuração pode ocorrer quando a camada muscular é capturada pela alça ou quando a corrente elétrica utilizada é muito alta. A injeção insuficiente também pode ser uma causa significativa de perfuração. O risco de perfuração é menor quando a alça é colocada a uma distância maior da parede e quando a bolha criada pela injeção é maior. Quando a perfuração é identificada imediatamente, é possível tratá-la com clipes endoscópicos.[59] No entanto, nos casos em que há uma grande quantidade de ar dentro da cavidade abdominal (pneumoperitônio), é importante realizar uma punção abdominal para descompressão antes de realizar o tratamento endoscópico.

Tatuagem para Indicar Localização da Lesão

Durante o tratamento cirúrgico de lesões invasivas do cólon, tanto por laparotomia quanto por via laparoscópica, a localização de lesões menores que 3 cm pode ser difícil. Por esse motivo, é recomendável marcar o local da lesão com tinta da índia para facilitar a visualização durante a cirurgia. Para garantir a localização fácil da lesão, é aconselhável realizar a marcação em dois locais distais à lesão, com pelo menos uma marca posicionada na borda contramesentérica.

A marcação pode ser realizada injetando soro fisiológico na submucosa, seguido pela injeção da tinta da índia em volume suficiente para tingir a bolha de preto. Esse método oferece segurança na injeção da tatuagem em local apropriado.

Quadro 75-8. Indicações de Dissecção Endoscópica em Cólon e Reto Segundo a Japan Gastroenterological Endoscopy Society[61,62]

- Lesões de difícil tratamento por mucosectomia
  - LST não granular do tipo pseudodeprimido
  - Lesões compadrão de cripta tipo V
  - Câncer com invasão diminuta da submucosa
  - Tumores do tipo deprimido de grande proporção
  - Lesões polipoides de grandes proporções com suspeita de degeneração para câncer
- Lesões com fibrose submucosa
- Lesões neoplásicas associadas à inflamação crônica (p. ex., RCUI)
- Lesão residual ou recidivada de ressecção de câncer precoce

Indicações de Dissecção Endoscópica

A dissecção endoscópica[60] tem sido utilizada para tratar determinadas lesões do cólon e do reto. O objetivo é ressecar completamente a lesão em um único fragmento e reduzir a possibilidade de recidiva local. No entanto, o procedimento é altamente complexo e requer treinamento prático prévio. As principais indicações de dissecção endoscópica em cólon e reto, de acordo com especialistas japoneses,[52,61-63] estão listadas no Quadro 75-8.

É importante ressaltar que a técnica de dissecção endoscópica apresenta um alto índice de complicações, mesmo quando realizada por profissionais experientes no método. No capítulo do livro Endoscopia Digestiva Terapêutica,[52] Tanaka descreve em detalhes essa técnica complexa.

O tema será também abordado no Capítulo 101 deste livro.

REFERÊNCIAS BIBLIOGRÁFICAS

1. Chen CD, Yen MF, Wang WM, et al. A case-co-hort study for the disease natural history of adenoma-carcinoma and de novo carcinoma and surveillance of cólon and rectum after polypectomy: implication for efficacy of colonoscopy. Br J Cancer. 2003;88:1866-73.
2. Eide TJ. Remnants of adenomas in colorectal carcinomas. Cancer. 1983;51:1866-72.
3. George SM, Makinen MJ, Jernvall P, et al. Classification of advanced colorectal carcinomas by tumor edge morphology: evidence for different pathogenesis and significance of polypoid and nonpolypoid tumors. Cancer. 2000;89:1901-9.
4. Goto H, Oda Y, Murakami Y, et al. Proportion of de novo cancers among colorectal cancers in Japan. Gastroenterology. 2006;131:40-6.
5. Kobayashi N, Matsuda T, Sano Y. The Natural History of Non-Polypoid Colorectal Neoplasms. Gastrointest Endoscopy Clin N Am. 2010;20:431-435.
6. Kudo S, Tamura S, Hirota S, et al. The problem of de novo colorectal carcinoma. Eur J Cancer. 1995;31A:1118-1120.
7. Kuramoto S, Oohara T. How do colorectal cancers develop? Cancer. 1995;75:1534-1538.
8. Lambert R, Kudo R, Et al.Pragmatic classification of superficial neoplastic colorectal lesions. GastrointestEndosc. 2009;70(6):1182-1199.
9. Kudo S, Kashida H, Tamura T. Early colorectal cancer: Flat or depressed type. J.Gastroenterol Hepat. 2000;15:D66-D70.
10. Chiu HM, Chang CY, Chen CYC, et al. A prospective comparative study of narrow-band imaging, chromoendoscopy, and conventional colonoscopy in the diagnosis of colorectal neoplasia Gut. 2007;56:373-379.
11. Hirata M, Tanaka S, Oka S, et al. Magnifying endoscopy with narrow band imaging for diagnosis of colorectal tumors. Gastrointest Endosc. 2007;65:988-95.
12. Hurlstone DP, Cross SS, Adam I, et al. Efficacy of high magnification chromoscopic colonoscopy for the diagnosis of neoplasia in flat and

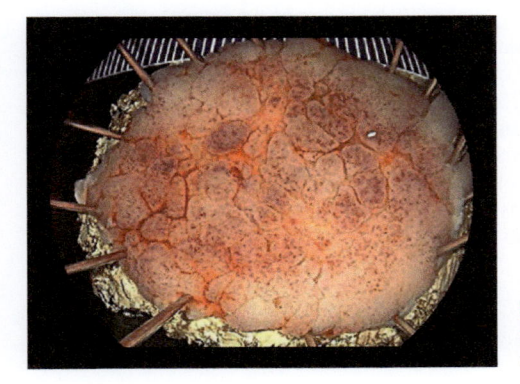

Fig. 75-48. Peça esticada e fixada em cortiça após a ressecção.

depressed lesions of the colorectum: a prospective analysis. Gut. 2004;53:284-90.
13. Nazarian S, Glover B, Ashrafian H, et al. Diagnostic Accuracy of Artificial Intelligence and Computer-Aided Diagnosis for the Detection and Characterization of Colorectal Polyps: Systematic Review and Meta-analysis. J Med Internet Res. 2021;23(7):e27370)
14. Nakamura K. De novo cancer and adenoma-carcinoma sequence of the colorectum – clinicopathological differences between de novo carcinoma and carcinoma with the sequence. [In japanese]. Nippon Geka Gakkai Zasshi. 1999;100:766-775.
15. Nakamura K. Histogenesis y proceso evolutivo del carcinoma colorectal inducida a base de los indices objetivos de grado atipico. In Curso internacional de Avances in Patología Gastrointestinal. Japan Internacional Cooperation Agency. 1986.
16. Muto T, Nagawa H, Watanabe T, et al. Colorectal carcinogenesis. Dis Cólon Rectum. 1997;40:S80-S85.
17. Kudo S. Early colorectal cancer. Tokyo: Igaku-shoin. 1996.
18. Kudo S, Muto T. Superficial depressed type (IIc) of colorectal carcinoma [in Japanese]. GastroenterolEndosc. 1986;28:2811-2813.
19. Kudo S, Soja J, Shimoda S, et al. Treatment of colorectal sm carcinoma [in Japanese]. Stomach Intestine. 1984;19:1349-1356.
20. Kudo S. Endoscopic mucosal resection of flat and depressed types ofearly colorectal cancer. Endoscopy. 1993;25:455-61.
21. Kudo S, Kashida H, Tamura S, et al. The problem of 'flat' colonic adenoma. Gastrointest Endosc Clin N Am. 1997;7:87-98.
22. Kudo S, Tamura S, Nakajima T, et al. Depressed type of colorectal cancer. Endoscopy. 1995;27:54-57.
23. Matsui T, Yao T, Iwashita A. Natural History of Early Colorectal Cancer. World J. Surg. 2000;24:1022-1028.
24. Kudo S, Lambert R, et al. Nonpolypoid neoplastic lesions of the colorectal mucosa Gastrointest Endosc. 2008;68(4):S3-S47.
25. Paris Workshop participants. The Paris endoscopic classification of superficial neoplastic lesions: esophagus, stomach, and cólon. Gastrointest Endosc. 2003:58;6:S1-S43.
26. Oka S, Tanaka S, Hiyama T, et al. Clinicopathologic and endoscopic features of colorectal serrated adenoma: differences between polypoid and superficial types. Gastrointest Endosc. 2004;59:213-219.
27. Oka S, Tanaka S, Kanao H, et al. Therapeutic strategy for colorectal laterally spreading tumor. Digestive Endoscopy. 2009;21(S1):S43-S46.
28. Sajanti S, Vayrynen J, Sirnio P, et al. Annexin A10 is a marker for the serrated pathway of colorectal carcinoma Virchows Arch. 2015;466:5-12.
29. Kimura T, Yamamoto E, Yamano H, et al. A Novel Pit Pattern Identifi es the Precursor of Colorectal Cancer Derived From Sessile Serrated Adenoma. Am J Gastroenterol. 2012;107:460-469.
30. Ishigooka S, Nomoto M, Obinata N, et al. Evaluation of magnifying colonoscopy in the diagnosis of serrated polyps World J Gastroenterol. 2012;18:4308-4316.
31. Suzuki N, Saunders BP, Brown G. Flat colorectal neoplasms: Endoscopic detection, clinical relevance and Management Tech Coloproctol. 2004;8:S261-S266.
32. Kaltenbach T. Soetikno R. Image-Enhanced Endoscopy Is Critical in the Detection, Diagnosis, and Treatment of Non-Polypoid Colorectal Neoplasms Gastroenterol Endoscopy Clin N Am. 2010;20:471-485.
33. Tanaka S, Kaltenbach T, Chayama K, Soetikno R. High magnification colonoscopy. Gastrointest Endosc. 2006;64:604-613.
34. Kim HN, Raju GS. Bowel Preparation and Colonoscopy Technique To Detect Non-Polypoid Colorectal Neoplasms Gastrointest Endoscopy Clin N Am. 2010;20:437-448.
35. Fujii T, Hasegawa RT, Saitoh Y, et al. Chromoscopy During Colonoscopy. Endoscopy. 2001;33(12):1036-1041.
36. Kahi C, Anderson JC. High-Definition Chromocolonoscopy vs. High Definition White Light Colonoscopy for Average-Risk Colorectal Cancer Screening Am J Gastroenterol. 2010;105:1301-1307.
37. Kudo S, Kashida H, Tamura T, et al. Colonoscopic diagnosis and management of nonpolypoid early colorectal cancer. World J Surg. 2000;24:1081-1090.
38. Kudo S, Kobayashi T, Hirota S, et al. Colorectal tumors and pit pattern. J. Clin Pathol. 1994;47:880-885.
39. Tanaka S, Oka S, Hirata M, et al. Pit Pattern diagnosis for colorectal neoplasia using narrow band imaging magnification. Digestive Endoscopy. 2006;18(1):S52-S56.
40. Yoshida N, Inada Y, Yasuda R, Murakami T. Additional Thirty Seconds Observation with Linked Color Imaging Improves Detection of Missed Polyps in the Right-Sided Cólon. Gastroenterology Research and Practice. 2018;5059834:8.
41. Kashida H, Kudo S. Early colorectal cancer: concept, diagnosis, and management Int J Clin Oncology. 2006;11(1):1-11.
42. Kanao H, Tanaka S, Oka S, et al. Narrow-band imaging magnification predicts the histology and invasion depth of colorectal tumors. Gastrointest Endosc. 2009;69:631-636.
43. Teixeira CR, Torresini RS, Canali C, et al. Endoscopic classification of the capillary-vessel pattern of colorectal lesions by spectral estimation technology and magnifying zoom imaging. Gastrointest Endosc. 2009;69:750-756.
44. Sano Y, Tanaka S, Kudo SE, et al. NBI magnifying endoscopic classification of colorectal tumors proposed by the Japan NBI Expert Team (JNET). Dig Endosc. 2016;28:526-33.
45. Beppu K, et al. Diagnosis of small colorectal cancer. Journal of Gastroenterology and Hepatology. 2010;25(1):S57-S61.
46. Maruta LM, Averbach M. Mucosectomias em cólon e reto in Endoscopia Digestiva Terapêutica Angelo Paulo Ferrari, Luis Masuo Maruta, Marcelo Averbach Rio de Janeiro Revinter. 2012:105-113.
47. Fujishiro M, Yahagi N, Kashimura K, et al. Different mixtures of sodium hyaluronate and their ability to create submucosal fluid cushions for endoscopic mucosal resection. Endoscopy. 2004;36:584.
48. Fujishiro M, Yahagi N, Kashimura K, et al. Comparison of various submucosal injection solutions for maintaining mucosal elevation during endoscopic mucosal resection. Endoscopy. 2004;36:579.
49. Lee SH, Park JH, Park do H, et al. Clinical efficacy of EMR with submucosal injection of a fibrinogen mixture: a prospective randomized trial. Gastrointest Endosc. 2006;64:691.
50. Yamamoto H, Yahagi N, Oyama T, et al. Usefulness and safety of 0.4% sodium hyaluronate solution as a submucosal fluid cushion in endoscopic resection for gastric neoplasms: a prospective multicenter trial. Gastrointest Endosc. 2008;67:830.
51. Tanaka S, Oka S, Chayama K, Kawashima K. Knack and practical technique of colonoscopia treatment focused on endoscopic mucosal resection using snare. Digestive Endoscopy. 2009;21(1):S38-S42.
52. Tanaka S. ESD em cólon e reto in Endoscopia Digestiva Terepêutica. Angelo Paulo Ferrari, Luis Masuo Maruta, Marcelo Averbach. Rio de Janeiro Revinter. 2012:127-134.
53. Yamano H, Matsushita H, Yamanaka K, et al. A study of physical efficacy of different snares for endoscopic mucosa resection. Dig Endoscopy. 2004;16:S85-s88.
54. Brooker JC, Saunders BP, Shah SG, et al.Treatment with argon plasma coagulation reduces recurrence after piecemeal resection of large sessile colonic polyps: a randomized trial and recommendations. Gastrointest Endosc. 2002;55(3):371.
55. Neneman B, Gasiorowska A, Małecka-Panas E. The efficacy and safety of argon plasma coagulation (APC) in the management of polyp remnants in stomach and cólon. Adv Med Sci. 2006;51:88-93.
56. Binmoeller KF, Weilert F, Shah J, et al. Underwater EMR without submucosa injection for large sessile colorectal polyps. Gastroint Endosc. 2012;75:1086-1091.
57. Binmoeller KF, et al. Endoscopic hemoclip treatment for gastrointestinal bleeding. Endoscopy. 1993.
58. Parra-Blanco A, et al. Hemoclipping for postpolypectomy and postbiopsy colonic bleeding. Gastrointest Endosc. 2000.
59. Shioji K, et al. Prophylactic clip application does not decrease delayed bleeding after colonoscopic polypectomy. Gastrointest Endosc. 2003.
60. Tanaka S, Haruma K, Oka S, et al. Clinicopathologic features and endoscopic treatment of superficially spreading colorectal neoplasms larger than 20 mm. Gastrointest. Endosc. 2001;54:62-6.
61. Tamegai Y, Saito Y, Masaki N, et al. Endoscopic submucosal dissection: A safe technique for colorectal tumors. Endoscopy. 2007;39:418-22.
62. Tanaka S, Kashida H, Saito Y, et al. JGES guidelines for colorectal endoscopic submucosal dissection/endoscopic mucosal resection. Digestive Endoscopy. 2015;27:417-434.
63. Tanaka S, Oka S, Kaneko I, et al. Endoscopic submucosal dissection for colorectal neoplasia: Possibility of standardization. Gastrointest. Endosc. 2007;66:100-7.

76 Tratamento Endoscópico do Câncer Colorretal Obstrutivo

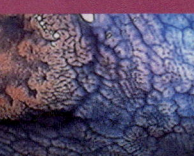

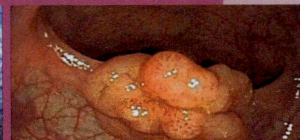

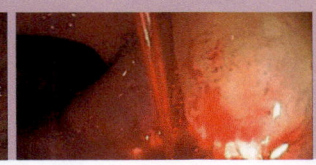

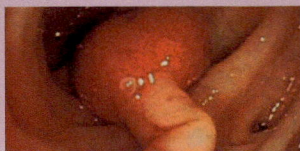

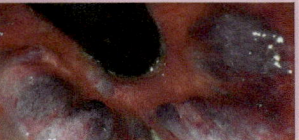

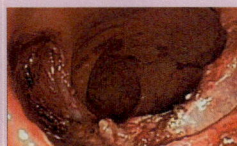

Gerson Cesar Brasil Junior ■ Maria Sylvia Ierardi Ribeiro ■ André Luis de Oliveira Noves

INTRODUÇÃO

No mundo, o câncer colorretal (CCR) é um dos mais frequentes, ocupando a terceira posição em homens e a segunda em mulheres, além de ser responsável por 8% de todas as mortes por câncer.

Já no Brasil, o número estimado de casos novos de CCR para cada ano do triênio de 2023 a 2025 é de 45.630, correspondendo a um risco estimado de 21,1 casos por 100 mil habitantes, sendo 21.970 entre os homens e 23.660 entre as mulheres. Sem considerar os tumores de pele não melanoma, o CCR ocupa a segunda posição, tanto em mulheres (9,7%) como homens (9,2%), ficando atrás apenas dos cânceres de mama (30,1%) e próstata (30%), respectivamente. No que se refere a mortalidade, o CCR é o terceiro que mais mata, tanto mulheres (9,6%) como homens (8,4%).[1]

Em 8% a 13% dos casos de CCR apresentam-se obstrução do intestino grosso e, destes, 75% são distais à flexura esplênica, sendo o cólon sigmoide a localização mais comum. O manejo tradicional da obstrução cólica maligna era considerado a cirurgia de emergência (com anastomose primária ou formação de estoma), que apresenta alta morbidade (40-50%) e mortalidade (15-20%). No entanto, o cenário clínico mudou substancialmente desde o início da década de 1990, quando a colocação de prótese de cólon foi relatada pela primeira vez para fins paliativos em pacientes com câncer retal obstrutivo. Desde então, o uso de próteses metálicas autoexpansíveis (PMAE) foi progressivamente implementado para paliação no CCR avançado e, posteriormente, como ponte para cirurgia (BTS). A descompressão endoscópica foi proposta com o objetivo de converter a cirurgia de emergência (ES) em cirurgia eletiva, reduzindo significativamente o risco de eventos adversos e a necessidade de colostomia temporária.[2,3]

Ensaios clínicos randomizados e metanálises demonstraram benefícios convincentes para o uso de PMAEs no cenário paliativo, mas não quando utilizado como BTS em casos potencialmente curativos. É importante ressaltar que neste último cenário foi aventada preocupação após a análise dos dados de acompanhamento em relação ao impacto oncológico de longo prazo.

ASPECTOS TÉCNICOS
Características das PMAE

Muitas próteses foram projetadas para uso no trato gastrointestinal inferior e estão disponíveis em uma variedade de materiais, comprimentos, diâmetros, *design* e sistema de entrega. Na verdade, os *stents* de nitinol (liga de níquel e titânio, onde os dois elementos estão presentes em porcentagens atômicas aproximadamente iguais) substituíram quase completamente os de *elgiloy* e de aço inoxidável, porque aquele material possui elasticidade, flexibilidade e memória superiores, além de ser compatível com ressonância magnética.[4]

As PMAEs são montadas em dois sistemas diferentes de liberação: sobre o fio-guia (OTW) ou através do aparelho (TTS). Na modalidade OTW o sistema de entrega possui maior diâmetro e não consegue passar pelo canal de trabalho do endoscópio. Em vez disso, na modalidade TTS, o menor diâmetro permite que o sistema de entrega passe por um endoscópio com um canal de trabalho de pelo menos 3,7 mm.

Técnica de Colocação da PMAE

Atualmente, a maioria das próteses é desenvolvida para uso TTS, bastando um colonoscópio *standard* para realização do procedimento, cujas etapas serão descritas a seguir. Uma vez alcançada a extremidade distal do tumor, faz-se necessário identificar qual área permitirá a passagem do fio-guia para o intestino proximal e seu consequente avanço sob fluoroscopia. Podem ser necessárias várias tentativas até obter êxito, quando então uma cânula deve ser inserida sobre o fio-guia através da técnica de Seldinger a fim de permitir injeção de contraste radiológico e a delimitação da extensão proximal e distal do tumor. Após estabelecido o comprimento do tumor, é possível escolher o tamanho da prótese a ser utilizada, que deve ser suficiente para transpor a estenose e estender-se por pelo menos 1,5-2 cm além de cada extremidade da lesão, levando em consideração o grau de encurtamento após a liberação.[5]

A cânula é então trocada pela prótese em seu sistema de entrega, mantendo o fio-guia em sua posição original, ao mesmo tempo que é avançado sob fluoroscopia direta e visualização endoscópica até que toda a prótese seja liberada. Durante a fase de liberação faz-se necessário realizar tração contrária ao sistema de entrega, pois há uma tendência de a prótese ser puxada para o intestino proximal devido à sua expansão radial. A monitorização simultânea com fluoroscopia e visão endoscópica direta é fortemente recomendada. Assim que a prótese for totalmente liberada, sua extremidade distal deve ser visível além do tumor, bem como a drenagem de uma grande quantidade de fezes (Fig. 76-1). A dilatação da estenose tumoral para passagem da PMAE não é recomendada, visto que há fortes indícios de que a mesma afeta adversamente o resultado clínico e aumenta o risco de perfuração.[5]

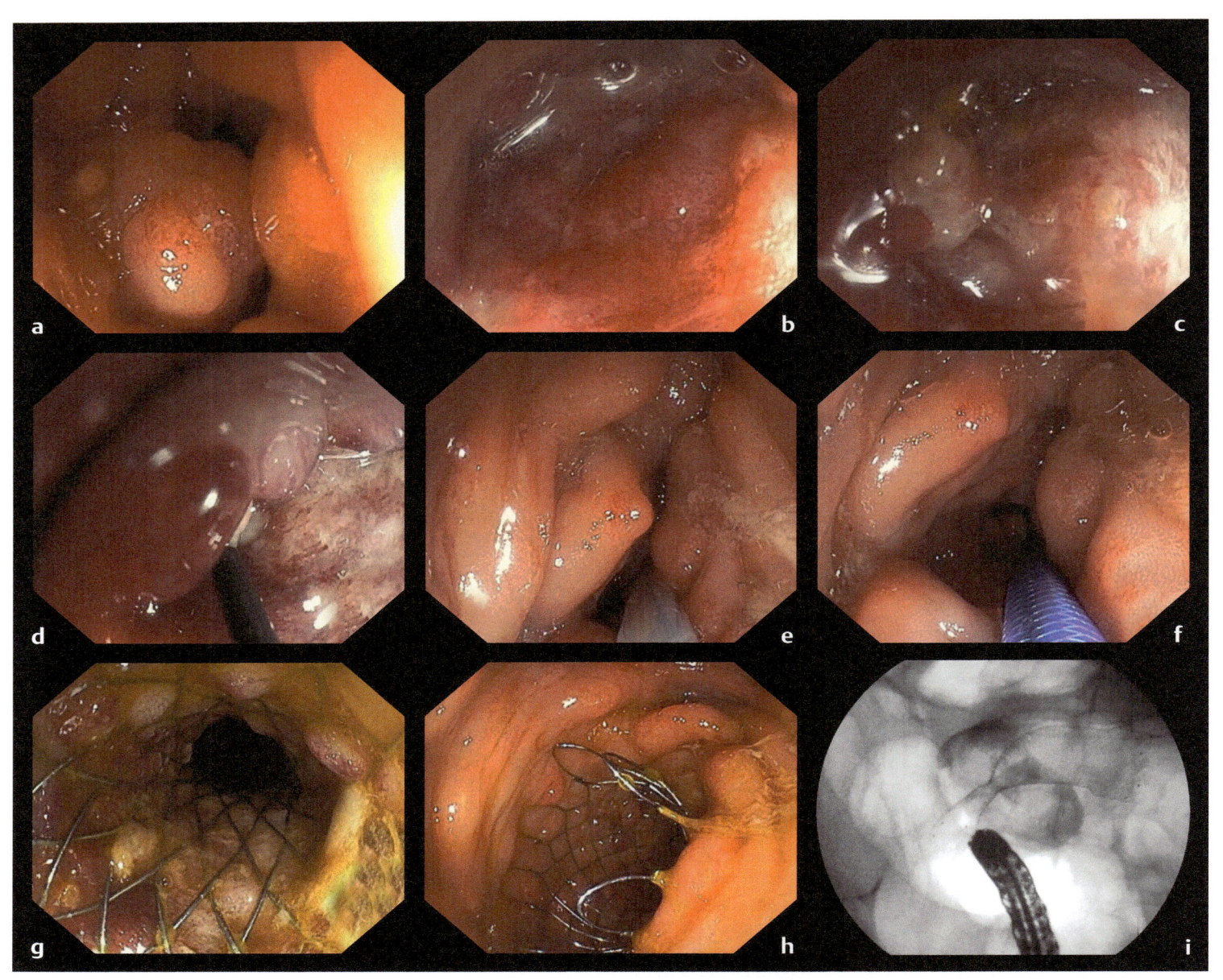

Fig. 76-1. (a-c) Obstrução maligna do cólon sigmoide por adenocarcinoma. (d) Passagem de fio-guia hidrofílico de 0.0035 in. (e) Introdução de cânula para contrastação e delimitação da estenose. (f) Substituição da cânula pelo sistema de entrega da PMAE*. (g, h) Liberação da PMAE sob acompanhamento endoscópico. (i) Imagem fluoroscópica da PMAE liberada. *PMAE – prótese metálica autoexpansível.

PMAE Coberta vs. Descoberta

Uma metanálise de 2019 comparou PMAE cobertas e descobertas, obtendo sucesso técnico e clínico equivalentes. No entanto, as PMAE descobertas foram associadas a menos complicações (RR 0,57), incluindo menores taxas de *overgrowth* (RR 0,29) e migração (RR 0,29), patência mais longa (duração média de 18 meses) e menos reinserções de novas próteses (RR 0,38), embora o risco de *ingrowth* seja maior (RR 4,53). Assim sendo, o uso preferencial de PMAE não recobertas é recomendado, tanto como uma ponte para cirurgia num cenário curativo como no tratamento paliativo.[6]

INDICAÇÕES

Considerações Gerais

Sintomas e Exames de Imagem

A utilização da PMAE deve ser considerada opção de tratamento quando estão presentes os sintomas clínicos de obstrução (dor abdominal, distensão e vômitos), além dos sinais radiológicos. O uso do *stent* de forma preventiva deve ser desencorajado pelos riscos associados sem que haja benefícios que justifique. Na presença dos sintomas obstrutivos, a realização de tomografia com contraste é recomendada, sendo possível diagnosticar a obstrução (sensibilidade de 96% e especificidade de 93%), definir o nível da estenose e sua etiologia em 94% e 81% dos casos, respectivamente, além de permitir o estadiamento local e à distância da maioria dos pacientes.[7]

A existência de pneumatose cecal à tomografia não deve ser considerada contraindicação para o procedimento. Apesar de haver poucas publicações sobre o tema, um estudo recente concluiu que mesmo com sua constatação, todos os cecos avaliados no intraoperatório foram considerados viáveis.[8] Por outro lado, o achado de perfuração à tomografia deve ser considerado como contraindicação absoluta para o uso do *stent*.

Estadiamento

A presença de tumores colorretais sincrônicos ocorre em 3% a 4% dos pacientes com diagnóstico de CCR.[9,10] Dessa forma, após a resolução da obstrução, a colonoscopia deve ser realizada, preferencialmente, em um período inferior a 6 meses. Além dos tumores sincrônicos, a presença de adenomas em outros seguimentos do cólon ocorre entre 29 a 60%. A taxa colonoscopia pré-operatória completa através do *stent* varia de 62,5% a 96,6%, havendo um incremento nos índices mais baixos para até 87,5% quando utilizado um gastroscópio-padrão, visto que a incidência de colonoscopia incompleta está relacionada, principalmente, com pouca expansão da prótese.[11]

A colonoscopia por tomografia pode ser uma opção para identificação de lesões em cólon, apresentando sensibilidade de 97% e valor preditivo negativo de 93%, e atingindo a visualização completa do órgão em 100%.[12] No entanto, a sua utilização é discutível porque modifica o planejamento cirúrgico inicial em apenas 1,9% dos casos, além do risco de resultados falso-positivos.

Preparo intestinal/Antibioticoprofilaxia/Biópsias

O uso de medicações pela via oral para o preparo de cólon nos casos de obstrução sintomática é uma contraindicação relativa. Uma análise de estudo multicêntrico demonstrou que o preparo de forma retrógrada (retal) através de enema facilitou a alocação do *stent* com menor número de procedimentos e em tempo reduzido.[13]

A antibioticoprofilaxia para passagem de PMAE no cenário de obstrução maligna no cólon não está indicada, devido à baixa incidência de febre, bacteremia ou resposta inflamatória sistêmica relacionada com o procedimento. Em um estudo prospectivo com 64 pacientes com diagnóstico de CCR que foram submetidos à passagem do *stent*, apenas 6,3% tiveram hemocultura positiva, no entanto, nenhum deles desenvolveu sintomas de infecção até 48 horas pós-procedimento.[14]

A biópsia endoscópica para confirmação de malignidade deve ser realizada preferencialmente durante o procedimento de colocação do *stent*, uma vez que possui o potencial de modificar o manejo posterior do paciente. Dentre as poucas lesões benignas que podem simular malignidade, destaca-se a doença diverticular complicada.[15]

Paliação

Algumas revisões sistemáticas e metanálises compararam o *stent* de cólon *versus* cirurgia para paliação na obstrução maligna do cólon, restando claro que o uso de PMAE para este fim deve ser considerado como tratamento preferencial.

A utilização do *stent* foi associada a um menor tempo de internação e permanência em unidade de terapia intensiva, permitindo início mais precoce da quimioterapia, além de uma menor taxa de mortalidade nos primeiros 30 dias. Ao se avaliar morbidade, contata-se que as complicações precoces estão mais relacionadas com o grupo submetido à cirurgia, bem como uma redução significativa na qualidade de vida desde o pós-operatório imediato. Por fim, ao se analisar custos, os pacientes submetidos à colocação de *stent* apresentam menor gasto quando comparados com os de abordagem cirúrgica.[16-18]

Stent e Quimioterapia

A quimioterapia é reconhecida por prolongar a sobrevida no CCR paliativo. No entanto, a sua segurança na presença de um *stent* de cólon foi questionada em alguns trabalhos devido a uma possível elevação do risco de complicações, em especial a perfuração.

Em estudo retrospectivo de 38 pacientes avaliando segurança e eficácia da quimioterapia após a colocação de PMAE de cólon no cenário paliativo, a utilização do *stent* apresentou uma taxa de complicação de 2,5% em 30 dias e a toxicidade dos medicamentos antiangiogênicos não foi maior pela presença do mesmo. O risco de perfuração foi de 8% e ocorreu de 2 a 15 meses após o procedimento.[19]

Em uma série retrospectiva foram revisados os registros de 87 pacientes com CCR inoperável que receberam PMAE durante o período de estudo. Nove perfurações ocorreram no total: 4 de 30 (13%) em pacientes que não receberam quimioterapia, 3 de 47 (6%) que receberam quimioterapia, mas não bevacizumabe, e 2 de 10 (20%) que receberam quimioterapia e bevacizumabe. Esses dois pacientes receberam bevacizumabe após a colocação da PMAE e apresentavam doença peritoneal.[20]

Dessa forma, a quimioterapia pode ser considerada segura em pacientes que já colocaram *stent* de colón para paliação, mesmo quando previsto o uso futuro de bevacizumab. No entanto, a colocação do *stent* de cólon em pacientes que já se encontram em uso do bevacizumab deve ser desaconselhada pelo maior risco de perfuração.[21]

PONTE PARA CIRURGIA (BTS)

No manejo da obstrução cólica do lado esquerdo existem duas opções diferentes: ES e colocação de prótese como BTS. Historicamente, a ES foi proposta inicialmente para obstrução maligna distal e neste contexto três estratégias diferentes podem ser adotadas: 1. Tratamento em três estágios, no qual a primeira intervenção é a formação do estoma proximal descompressivo, seguida pela ressecção do cólon e por fim a reversão do estoma; 2. Gerenciamento em dois estágios pela intervenção de Hartmann – ressecção do cólon com fechamento do coto retal e colostomia, seguida de reconstrução do trânsito intestinal; e 3. Gerenciamento em estágio único, que consiste em ressecção e anastomose primária. A ES é muitas vezes realizada com uma abordagem aberta porque a distensão intestinal pode dificultar a laparoscopia, além de frequentemente terminar com a formação de um estoma, o que afeta negativamente a qualidade de vida do paciente, razão pela qual o interesse na BTS se tornou cada vez mais importante.[7,22]

Como visto anteriormente, no cenário paliativo, o uso de PMAE é bem estabelecido e comumente aceito, no entanto, o melhor tratamento em um cenário curativo ainda é debatido, pois não há consenso de qual seria a melhor abordagem inicial, BTS ou ES.

Quase todos os artigos sobre PMAE para BTS do final dos anos 1990 até 2010 focaram nos resultados de curto prazo, como taxa de estoma e anastomose primária, abordagem laparoscópica e aberta, além de tempo de internação pós-operatória. Por outro lado, a literatura recente sobre BTS é focada em resultados de longo prazo, especialmente no impacto oncológico, como sobrevida livre de doença (DFS), sobrevida global (OS) e sobrevida livre de progressão.

As principais vantagens de usar uma PMAE para BTS são transformar uma cirurgia urgente em eletiva e manter a perviedade intestinal. No que se refere a resultados de curto prazo, a literatura tende a ser mais consensual, demonstrando a superioridade da estratégia de BTS através de mais abordagens laparoscópicas *versus* cirurgia aberta, maior taxa de anastomose primária *versus* taxa de estoma, além de menores complicações pós-operatórias de 30 dias e internação hospitalar. Todos esses benefícios tendem a melhorar a qualidade de vida do paciente.[23,24]

Nos últimos 2-3 anos tem havido um interesse crescente sobre a possível associação entre PMAE para BTS e piores resultados oncológicos a longo prazo. Apesar do mecanismo biológico exato não estar esclarecido, alguns autores tentaram explicar aventando a hipótese de que a presença da PMAE poderia causar microperfurações e levar à carcinomatose peritoneal, outros que a compressão contínua sobre o tumor seria causa de invasão perineural e linfovascular, além de difusão hematogênica através do aumento de níveis circulantes de DNA tumoral, ambos resultando na disseminação do câncer.[25,26]

Atualmente, houve uma mudança no foco dos resultados de curto para longo prazo. O entusiasmo inicial de gastroenterologistas e cirurgiões com os excelentes resultados de curto prazo no uso de PMAE para BTS deu espaço ao ceticismo sobre o possível impacto oncológico.[27]

Por causa dos recentes dados conflitantes da literatura, as diretrizes internacionais não concordam em considerar o uso de PMAE para BTS como padrão-ouro. A escolha desta estratégia validada e razoável deve ser feita de forma individualizada e discutida dentro de um processo de tomada de decisão compartilhada, como uma opção de tratamento em pacientes com câncer de cólon esquerdo obstrutivo potencialmente curável em alternativa à ES, levando-se em consideração todas as variáveis descritas ao longo deste capítulo.[27]

Para casos individuais, a decisão pode ser influenciada pela importância relativa de pontos específicos. Num paciente jovem e apto, a chance de reversão de um eventual estoma é provavelmente alta, enquanto um risco potencialmente maior de recorrência do CCR a longo prazo pode resultar em uma preferência pela ES. Por outro lado, para pacientes idosos, sobretudo com comorbidades, os resultados de curto prazo podem ser mais relevantes, especialmente o menor risco de complicações e menor chance de estoma, o que favoreceria a PMAE para BTS.[21]

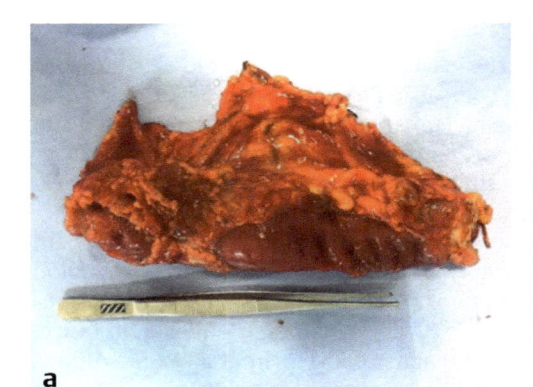

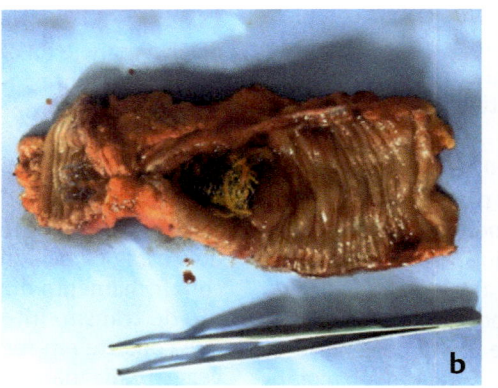

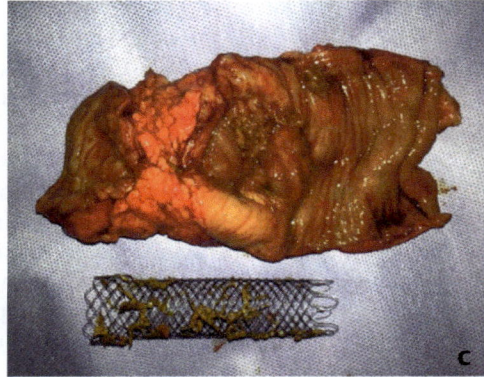

Fig. 76-2. (a-c) Imagens da PMAE no interior da peça cirúrgica de uma hemicolectomia esquerda por adenocarcinoma de cólon.

Uma vez adotada a estratégia de PMAE para BTS, o intervalo de tempo para cirurgia deve ser discutido e analisado dependendo do equilíbrio entre eventos adversos relacionados com a prótese (reduzidos por um curto intervalo) e os resultados cirúrgicos (melhorados por um atraso maior). Apesar de não haver dados comparativos prospectivos disponíveis sobre o impacto desse período (curto vs. longo), um certo tempo de espera após o implante da PMAE pode ser benéfico para melhorar a condição clínica do paciente e, assim, reduzir os riscos da abordagem cirúrgica subsequente. Como a perfuração relacionada com a presença da prótese costuma ocorrer muito precocemente, parece que uma redução maior do tempo não evitaria essa complicação. Na ausência de evidências de boa qualidade, o intervalo de tempo antes da cirurgia deve ser ditado pela otimização do estado nutricional e manejo adequado das comorbidades, preferencialmente em até 2 semanas (Fig. 76-2).[21]

COMPLICAÇÕES

A colocação de PMAEs para obstrução cólica maligna é considerada um procedimento de baixo risco, com uma taxa de mortalidade < 4%, no entanto, pode estar associada a potenciais eventos adversos. As complicações relacionadas com o procedimento podem ser precoces (≤ 30 dias), que incluem perfuração (0% a 12,8%), falha da prótese (0% a 11,7%), migração (0% a 4,9%), reobstrução (0% a 4,9%), dor (0% a 7,4%) e sangramento (0% a 3,7%), ou tardias (> 30 dias), que englobam perfuração (0% a 4,0%), reobstrução (4% a 22,9%) e migração (1% a 12,5%).[28]

Apesar de prevalência relativamente baixa (7,4%) relatada por uma metanálise de 4.086 pacientes, a perfuração é a complicação mais grave relacionada com o uso das PMAEs, visto que, quando clinicamente sintomática, pode alcançar uma mortalidade de até 50%, além dos indícios de comprometimento dos resultados oncológicos de longo prazo. A perfuração pode resultar do mau posicionamento do fio-guia ou do cateter, de eventual dilatação da estenose, induzida pela própria prótese ou ainda no cólon proximal devido à distensão por excessiva insuflação de ar ou inadequada descompressão. Enquanto os posicionamentos incorretos do fio-guia ou cateter estão frequentemente associados à perfuração precoce, a qualidade/característica da prótese utilizada costuma ser uma causa tardia de perfuração. Uma vez documentada perfuração clinicamente sintomática, geralmente é necessária uma cirurgia de emergência, porém, nos casos de pacientes com microperfuração, pode-se estabelecer tratamento conservador com antibióticos e repouso intestinal.[29]

A inserção de PMAE costuma ser difícil em pacientes com obstrução total, com tumores localizados em regiões de angulação e nas estenoses longas com presença de divertículos adjacentes, todos considerados fatores de risco para perfuração, juntamente com a realização de dilatação, seja antes ou imediatamente após a liberação da prótese. Portanto, para que os benefícios do procedimento sejam observados, as habilidades e experiência do endoscopista no manuseio de próteses e familiaridade no uso de fluoroscopia são de suma importância, de forma a atingir taxas de sucesso técnico e clínico superiores a 90% e 80%, respectivamente.[21]

Quadro 76-1. Complicações do Stent de Cólon e Manejo Apropriado

Complicações	Manejo
Perfuração	Cirurgia de emergência, exceto microperfuração
Reobstrução	Substituição do stent Stent-in-stent
Migração	Reposicionamento do stent Colocação de novo stent
Sangramento	Conservador
Dor	Conservador

A oclusão da prótese devido ao *overgrowth* (crescimento de tecido maligno nas extremidades proximal ou distal) ou *ingrowth* (crescimento tumoral através da malha) é uma complicação tardia, especialmente no cenário paliativo, ocorrendo em 3% a 29% dos casos. A patência do *stents* de cólon varia de 3 a 12 meses (106 dias em média numa revisão sistemática). A perviedade em 12 meses é de aproximadamente 50%, todavia, considerado o seguimento até a morte do paciente, esta taxa pode alcançar até 80%.[21]

A migração do *stent* pode ser uma complicação precoce ou tardia, com taxas que variam de 1% a 10%. O uso de *stent* coberto, de diâmetro pequeno (17-21 cm), comprimento muito curto para extensão da lesão obstrutiva e a redução do tumor induzida pela quimioterapia são principais fatores que podem aumentar a taxa de migração.[21]

Tanto a migração quanto a obstrução podem ser gerenciadas por substituição do *stent* ou pela técnica de *stent-in-stent*, que consiste na colocação de uma nova prótese através da previamente implantada. Ambas são relatadas como primeira escolha na maioria dos pacientes no cenário paliativo com resultados satisfatórios (sucesso clínico 75-86%). Já no cenário de BTS, a maioria dos pacientes com *stents* ocluídos ou migrados são tratados com cirurgia precoce. Sangramento e dor após liberação da prótese são complicações menores e podem ser tratados de forma conservadora na maioria dos pacientes.[21,29] As complicações do *stent* de cólon e seu manejo adequado estão resumidos no Quadro 76-1.

REFERÊNCIAS BIBLIOGRÁFICAS

1. Instituto Nacional de Câncer (Brasil). Estimativa 2023: incidência de câncer no Brasil/Instituto Nacional de Câncer. Rio de Janeiro: INCA. 2022.
2. Cheynel N, Cortet M, Lepage C, et al. Trends in frequency and management of obstructing colorectal cancers in a well-defined population. Dis Colon Rectum. 2007;50:1568-1575.
3. Cuffy M, Abir F, Audisio RA, Longo WE. Colorectal cancer presenting as surgical emergencies. Surg Oncol. 2004;13:149-57.
4. Repici A, de Paula Pessoa Ferreira D. Expandable metal stents for malignant colorectal strictures. Gastrointest Endosc Clin N Am. 2011;21:511-33.
5. Fugazza A, Galtieri PA, Repici A. Using stents in the management of malignant bowel obstruction: the current situation and future progress. Expert Rev Gastroenterol Hepatol. 2017;11:633-41.

6. Mashar M, Mashar R, Hajibandeh S. Uncovered versus covered stent in management of large bowel obstruction due to colorectal malignancy: a systematic review and meta-analysis. Int J Colorectal Dis. 2019;34:773-785.
7. Frago R, Ramirez E, Millan M, et al. Current management of acute malignant large bowel obstruction: a systematic review. Am J Surg. 2014;207:127-138.
8. Ngu J, Lieske B, Chan KH, et al. Caecal pneumatosis is not an absolute contraindication for endoluminal stenting in patients with acute malignant large bowel obstruction. ANZ J Surg. 2014;84:772-775.
9. Latournerie M, Jooste V, Cottet V, et al. Epidemiology and prognosis of synchronous colorectal cancers. Br J Surg. 2008;95:1528-1533.
10. Mulder SA, Kranse R, Damhuis RA, et al. Prevalence and prognosis of synchronous colorectal cancer: a Dutch population-based study. Cancer Epidemiol. 2011;35:442-447.
11. Kim JS, Lee KM, Kim SW, et al. Preoperative colonoscopy through the colonic stent in patients with colorectal cancer obstruction. World J Gastroenterol. 2014;20:10570-10576.
12. Huisman JF, Leicher LW, de Boer E, et al. Consequences of CT colonography in stenosing colorectal cancer. Int J Colorectal Dis. 2017;32:367-373.
13. Kuwai T, Yamaguchi T, Imagawa H, et al. Factors related to difficult self-expandable metallic stent placement for malignant colonic obstruction: A post-hoc analysis of a multicenter study across Japan. Dig Endosc. 2019;31:51-58.
14. Chun YJ, Yoon NR, Park JM, et al. Prospective assessment of risk of bacteremia following colorectal stent placement. Dig Dis Sci. 2012;57:1045-1049.
15. Brouwer R, MacDonald A, Matthews R, et al. Brush cytology for the diagnosis of colorectal cancer. Dis Colon Rectum. 2009;52:598-601.
16. Liang TW, Sun Y, Wei YC, et al. Palliative treatment of malignant colorectal obstruction caused by advanced malignancy: a self-expanding metallic stent or surgery? A system review and meta-analysis Surg Today. 2014;44:22-33.
17. Ribeiro IB, Bernardo WM, Martins BDC, et al. Colonic stent versus emergency surgery as treatment of malignant colonic obstruction in the palliative setting: a systematic review and meta-analysis. Endosc Int Open. 2018;6:e558–e567.
18. Takahashi H, Okabayashi K, Tsuruta M, et al. Self-expanding metallic stents versus surgical intervention as palliative therapy for obstructive colorectal cancer: a meta-analysis. World J Surg. 2015;39:2037-2044.
19. Ceze N, Charachon A, Locher C, et al. Safety and efficacy of palliative systemic chemotherapy combined with colorectal self-expandable metallic stents in advanced colorectal cancer: A multicenter study. Clin Res Hepatol Gastroenterol. 2016;40:230-238.
20. Imbulgoda A, MacLean A, Heine J, et al. Colonic perforation with intraluminal stents and bevacizumab in advanced colorectal cancer: retrospective case series and literature review. Can J Surg. 2015;58:167-171.
21. van Hooft JE, Veld JV, Arnold D, et al. Self-expandable metal stents for obstructing colonic and extracolonic cancer: European Society of Gastrointestinal Endoscopy (ESGE) Guideline Update 2020. Endoscopy. 2020;52:389-407.
22. Ng HJ, Yule M, Twoon M, et al. Current outcomes of emergency large bowel surgery. Ann R Coll Surg Engl. 2015;97:151-156.
23. Hiyoshi Y, Mukai T, Nagasaki T, et al. Treatment outcome of laparoscopic surgery after self-expandable metallic stent insertion for obstructive colorectal cancer. Int J Clin Oncol. 2021;26:2029-2036.
24. Dolan PT, Abelson JS, Symer M, et al. Colonic Stents as a Bridge to Surgery Compared with Immediate Resection in Patients with Malignant Large Bowel Obstruction in a NY State Database. J Gastrointest Surg. 2021;25:809-817.
25. Balciscueta I, Balciscueta Z, Uribe N, García-Granero E. Perineural invasion is increased in patients receiving colonic stenting as a bridge to surgery: a systematic review and meta-analysis. Tech Coloproctol. 2021;25:167-176.
26. Takahashi G, Yamada T, Iwai T, et al. Oncological Assessment of Stent Placement for Obstructive Colorectal Cancer from Circulating Cell-Free DNA and Circulating Tumor DNA Dynamics. Ann Surg Oncol. 2018;25:737-744.
27. Binetti M, Lauro A, Tonini V. Colonic stent for bridge to surgery for acute left-sided malignant colonic obstruction: A review of the literature after 2020. World J Clin Oncol. 2022;13(12):957-966.
28. van Hooft JE, van Halsema EE, Vanbiervliet G, et al. European Society of Gastrointestinal Endoscopy (ESGE). Self-expandable metal stents for obstructing colonic and extracolonic cancer: European Society of Gastrointestinal Endoscopy (ESGE) Clinical Guideline. Gastrointest Endosc. 2014;80:747-61/e1-75.
29. Seo SY, Kim SW. Endoscopic Management of Malignant Colonic Obstruction. Clin Endosc. 2020;53:9-17.

77 Pseudo-Obstrução Aguda do Cólon

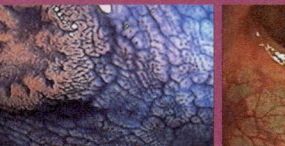

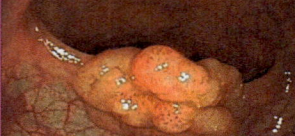

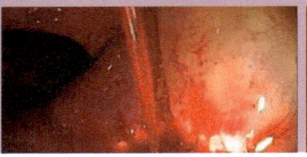

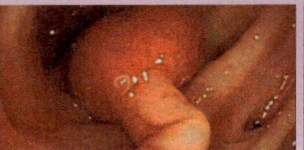

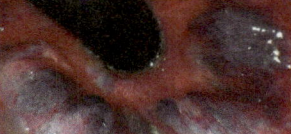

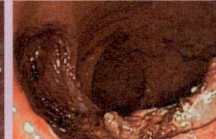

Renato Luz Carvalho ■ Luiz Henrique de Souza Fontes ■ Alex Matsuda Okita

INTRODUÇÃO

A pseudo-obstrução aguda colônica (POAC) é uma síndrome clínica com sintomas, sinais e aspectos radiológicos sugestivas de uma obstrução do intestino grosso sem entretanto uma causa mecânica evidente. Também descrita como íleo colônico agudo ou síndrome de Ogilvie, este último devido a descrição original feita por *Sir* William Ogilvie através de dois casos com dilação colônica maciça devido a uma neoplasia retroperitoneal com invasão do plexo celíaco.[1]

A POAC é uma importante causa de morbimortalidade sendo a isquemia e a perfuração as complicações mais temidas. A perfuração tem sido relatada em 3-15% dos casos com uma taxa de mortalidade estimada em 50%. A apresentação clínica tem sido documentada na literatura, entretanto, seu diagnóstico continua a ser difícil e muitas vezes tardio. Detecção precoce e promoção de ações terapêuticas apropriadas são fundamentais para minimizar as complicações.[2,3]

EPIDEMIOLOGIA, ETIOLOGIA E FATORES ASSOCIADOS

Como a POAC é uma doença esporádica, há uma compreensão incompleta de sua real incidência. Os pacientes típicos são idosos com múltiplas doenças crônicas, frequentemente acamados ou internados em ambientes hospitalares. Série de casos publicados documentaram as idades médias de 64 a 74 anos, com presença de diversas alterações fisiológicos agudas, tais como cirurgia abdominal, conjuntamente com doenças crônicas, tais como lúpus eritematoso sistêmico e malignidades hematológicas.[4]

Em uma série de 1.027 pacientes, Wegener *et al.* encontraram POAC mais comumente associada a condições pós-operatórias (23%), seguida por distúrbios cardiopulmonares (17,5%), outras doenças sistêmicas (15%) e trauma (11%).[5]

Em outra grande série retrospectiva de 400 pacientes, as condições predisponentes mais comuns foram trauma não operatório (11%), infecções (10%) e doença cardíaca (10%), sendo que cesariana e cirurgia de quadril foram os procedimentos cirúrgicos mais comuns. Nos pacientes que desenvolveram POAC mais da metade estavam em uso de narcóticos e 2/3 tinham distúrbios metabólico e hidroeletrolíticos. Assim, vários fatores metabólicos, farmacológicos ou traumáticos parecem alterar a regulação autonômica da função do cólon, resultando em POAC (Quadro 77-1).[6]

ETIOPATOGENIA

A etiopatogenia da POAC não é totalmente compreendida. O processo de absorção e propulsão ao longo do trato gastrintestinal (GIT) requer coordenação complexa entre elementos neurais, musculares e mesenquimais, controlado pelo sistema nervoso entérico e autonômico. O sistema nervoso entérico compreende o plexo mioentérico, plexo submucosa e um elemento compreende as células intersticiais de Cajal (CIEC), que funcionam como marca-passos.[7]

A POAC muito provavelmente resulte de uma alteração na regulação autonômica motora do cólon. Considerando um desequilíbrio na inervação autonômica, produzido por uma variedade de fatores, há um bloqueio parassimpático e ou hiperestimulação simpática. A mais recente evidência demonstra o aumento da atividade simpática, relaxante, levando a atonia do cólon proximal e ou a diminuição da atividade parassimpática resultando em uma obstrução funcional a partir do ângulo esplênico (Fig. 77-1).[8]

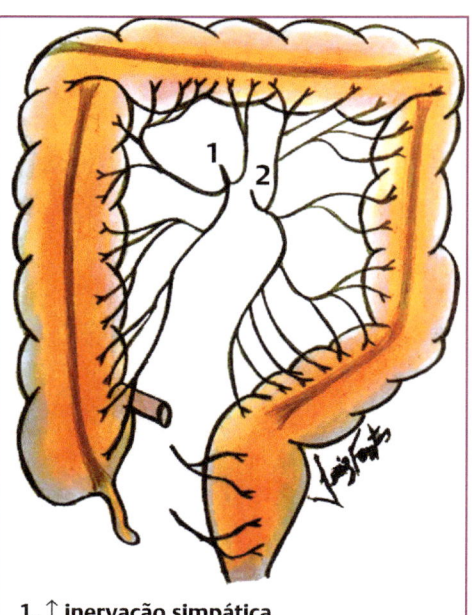

Quadro 77-1. Fatores Relacionados com POAC

Pós-operatória
■ Cirurgias intra-abdominais
■ Outros procedimentos cirúrgicos:
■ Cirurgias lombares/espinhais e outras ortopédicas, ginecológicas e urológicas
Traumas
■ Traumas retroperitoneais
■ Lesões da medula espinal
Comorbidades clínicas
■ Idade
■ Sepse
■ Distúrbios neurológicos
■ Hipotireoidismo
■ Infecções virais (herpes e varicela-zóster)
■ Doenças cardíacas ou respiratórias
■ Alterações eletrolíticas (hipopotassemia, hipocalcemia, hipomagnesemia)
■ Medicações (opiáceos, antidepressivos tricíclicos, fenotiazidas, drogas antiparkinsonianas, agentes anestésicos e várias outras)
■ Insuficiência renal

1. ↑ inervação simpática
2. ↑ inervação parassimpática

Fig. 77-1. Sistema nervoso autonômico do cólon.

DIAGNÓSTICO

A principal característica clínica em pacientes com PCOA é distensão abdominal. Sintomas como, náuseas e vômitos, prisão de ventre e até mesmo diarreia paradoxal podem estar presentes. Dispneia pode ocorrer em distensões abdominais extremas. No exame físico, o abdômen apresenta-se distendido, hipertimpânico, mas sons intestinais estão presentes em quase 90% dos pacientes. Presença de febre, sepse e sinais de irritação peritoneal são sugestivos de isquemia ou perfuração do cólon.[9]

Na avaliação de um paciente com sinais ou sintomas de POAC, a obstrução mecânica deve ser excluída, porque o tratamento cirúrgico pode ser necessário. Se houver qualquer suspeita de obstrução mecânica, deve ser obtido um enema de contraste solúvel em água do reto e do cólon distal. Outro diagnóstico diferencial importante é do megacólon tóxico em pacientes com diagnóstico prévio de doença inflamatória intestinal.[6]

Os métodos de imagem são fundamentais para elucidação diagnóstica. O RX simples de abdome e a tomografia computadorizada abdominal demonstram dilatação do cólon proximal, a partir do ângulo esplênico, sem evidência de obstrução mecânica. (Fig. 77-2). A CT com contraste hidrossolúvel pode auxiliar no diagnóstico duvidoso de obstrução mecânica.[10]

Com base na teoria de LaPlace, com o aumento do diâmetro do cólon há proporcionalmente um aumento de tensão (Fig. 77-3). Estudos retrospectivos sugerem limiares críticos de 9 cm para o cólon transverso e 12 cm para o ceco. Aproximadamente 10% dos pacientes têm algum grau de isquemia no cólon direito no momento da colonoscopia.[11]

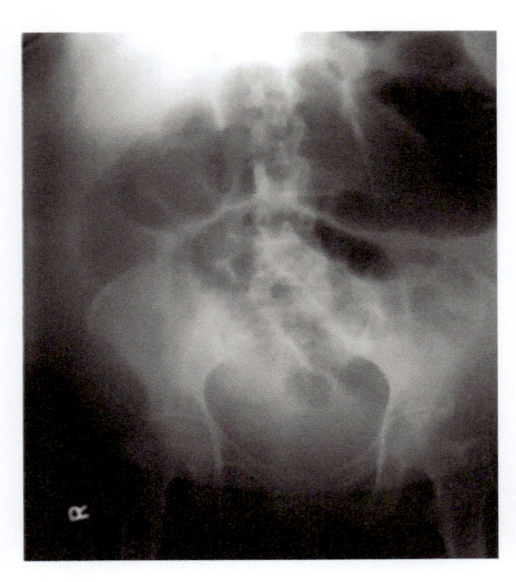

Fig. 77-2. Radiografia simples de abdome na POAC.

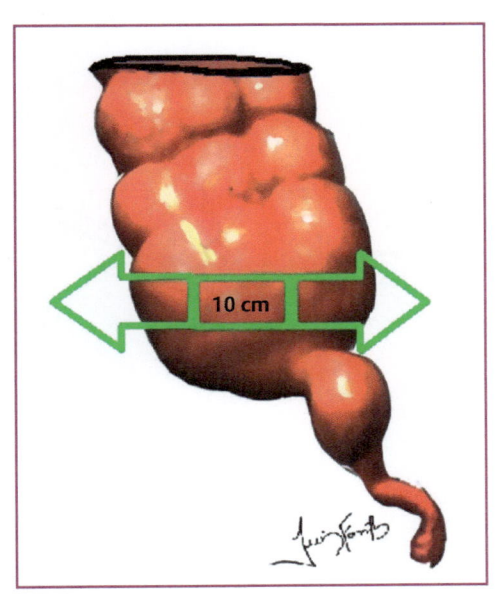

Fig. 77-3. Teoria de Laplace no ceco.

TERAPÊUTICA INICIAL

A estratégia inicial terapêutica é conservadora. Hidratação, correção de distúrbios hidroeletrolíticos, metabólicos, de coagulação, tratamento de infecções, suporte a sepse parecem ser imperativas. Outras medidas incluem a descontinuação de narcóticos, agentes anticolinérgicos, exclusão de foco de infecção abdominal, mobilização precoce. Dieta zero, SNG e sondas retais podem auxiliar na descompressão. As medidas devem ser instituídas por 24/48 horas com monitorização contínua.[12]

TERAPÊUTICA MEDICAMENTOSA

Neostigmina, um inibidor da acetilcolinesterase, é indicada em pacientes com POAC que não responderam as medidas iniciais conservadoras e apresentam dilatações colônicas significativas. As doses de 2 mg devem ser aplicadas por injeção intravenosa lenta, por mais de 5 minutos, com monitorização contínua dos sinais vitais e eletrocardiográficos.[2,3]

Efeitos adversos da neostigmina incluem bradicardia, hipotensão, parada cardíaca, convulsões, inquietação, tremor, broncoconstrição, náusea, vômito, hipersalivação, diarreia, transpiração e cólicas abdominais.[13-15]

A eficácia da neostigmina é de aproximadamente 88% a 94% nos pacientes com POCA. Em um estudo randomizado, 21 pacientes com POAC foram submetidos ao tratamento com neostigmina ou placebo. Descompressão imediata foi observada em 11 pacientes (91%), que receberam neostigmina em comparação com nenhum que recebeu placebo.[16]

TERAPÊUTICA DESCOMPRESSIVA NÃO CIRÚRGICA

A descompressão mecânica não cirúrgica pode dividir-se em três métodos, a colocação de tubos de descompressão através de métodos radiológicos, a colonoscopia descompresiva com ou sem a colocação de tubos e a cecostomia percutânea. A colonoscopia descompressiva tem sido o método preferível na falência da terapêutica clínica.[17]

COLONOSCOPIA DESCOMPRESSIVA

A colonoscopia está indicada para doentes que não responderam às medidas clínico-medicamentosas, com alto risco para isquemia e perfuração. A descompressão colônica é o procedimento invasivo inicial de escolha para pacientes com distensão cecal > 10 cm, duração superior a 3 ou 4 dias sem resposta clínica.[9]

A colonoscopia não deve ser realizada se estiverem presentes sinais de peritonite ou detecção radiológica de pneumoperitônio. A colonoscopia também não é indicada para pacientes com graus leves de distensão com ceco < 10 cm.[2,3]

Materiais

Preferencialmente a descompressão deve ser realizada por colonoscópios com canais acessórios de grande diâmetro (3,8 mm), ou aparelhos de duplo canal.

Um tubo ou sonda para descompressão deve ser colocado no cólon direito com a ajuda de um fio-guia sob orientação fluoroscópica. Estão disponíveis tubos de descompressão colônica multifrenestados, descartáveis, com canal para passagem de fio-guia, diâmetros entre 7 e 14 Fr.

Em nosso meio, uma alternativa descrita para descompressão, constitui-se pela utilização de uma sonda siliconizada tipo Levine 20 a 24, sobre o fio-guia hidrofílico. A passagem sob visão radioscópica é preferível para a avaliação do posicionamento da sonda.

Procedimento

O preparo intestinal anterógrado não deve ser instituído antes da colonoscopia. Os preparos retrógrados através de *fleet* enema e ou solução glicerinada devem ser instituídos com cuidado, objetivando-se a limpeza de todo o cólon esquerdo.

A colonoscopia descompressiva é preferencialmente realizada em ambiente conjunto de endoscopia com fluoroscopia.

Ocasionalmente, o procedimento é realizado em uma unidade de terapia intensiva quando o estado clínico não permite a sua remoção. A sedação deve ser realizada preferencialmente com benzodiazepínicos e ou propofol, uma vez que a administração de narcóticos deve ser restrita.[2,3]

A insuflação de ar é minimizada e o gás é aspirado à medida que o colonoscópio é guiado. O aparelho deve avançar tanto quanto possível além do ângulo esplênico. A intubação até o ceco é sempre preferível, entretanto, muitas das vezes se apresenta tecnicamente difícil devido às péssimas condições de preparo ou cólon muito alongado. Nestas situações, a intubação para além da flexão hepática é geralmente suficiente para descomprimir o cólon direito. Durante a intubação colônica, a aparência da mucosa e a sua viabilidade são avaliadas. Sinais de isquemia da mucosa por si só não indicam tratamento cirúrgico. O conjunto de fatores como sinais de peritonite, sepse grave, extensas áreas de necrose transmural é que podem justificar o encaminhamento para tratamento cirúrgico.[2,3,12,18]

Um tubo para descompressão é colocado no cólon direito usando um fio-guia e fluoroscopia (Fig. 77-4). O fio-guia é avançado através do canal de trabalho até o ceco ou o cólon ascendente. O colonoscópio é então removido à medida que o fio-guia avança. Após a extubação, o tubo de descompressão é passado sobre o fio-guia, usando fluoroscopia para evitar a formação de alça e para assegurar a colocação adequada no posicionamento ideal.[9,17]

Eficácia

A eficácia da descompressão colonoscópica não foi estabelecida em ensaios clínicos randomizados. O sucesso deste procedimento tem sido relatado em série de casos retrospectivos. O cólon é descomprimido com êxito, caracterizado pela diminuição significativa no seu diâmetro em 61% a 78% dos casos. A recidiva foi relatada em 18% a 33% dos casos, quase sempre em pacientes sem a manutenção do tubo. Pode-se repetir a descompressão colonoscópica por uma ou duas vezes. O uso de tubo de descompressão na colonoscopia é fortemente recomendado para aumentar a taxa de sucção. O sucesso clínico final após um ou mais procedimentos é de 73% a 88%.[2,3,9,17]

Complicações

Complicações da colonoscopia na POAC foram relatadas em 0% a 4% dos pacientes. Os fatores que contribuem para essa maior taxa de perfuração incluem sinais de isquemia, diminuição da espessura mural, força radial com grande distensão luminal, tortuosidade do cólon e baixa visibilidade do cólon devido à presença de fezes no cólon sem preparação intestinal prévia. A mortalidade intra-hospitalar de pacientes com POAC varia de 13% a 32%, mas isso reflete principalmente a gravidade das condições clínicas associadas.[2,3,12,17]

CECOSTOMIA

A cecostomia percutânea é uma alternativa válida para os casos de POAC que não respondem a medidas clínicas e colonoscopia descompressiva (Fig. 77-6). As vias da cecostomia podem ser classicamente cirúrgicas com a realização de uma fístula mucosa ou mais recentemente através de técnicas endoscópicas São duas as técnicas endoscópicas predominantes sendo a primeira anterógrada através da fixação da parede do cólon e da passagem da sonda por via percutânea e a segunda retrógrada quando se faz uma punção no ceco sob visão direta, passagem, apreensão e tração do fio-guia até a exteriorização transanal seguida pela tração retrógrada da sonda até o ceco (Fig. 77-7). As principais complicações são a obstrução da sonda e as infecções de parede e sua real eficácia é por enquanto indeterminada devido ao reduzido número de casos descritos na literatura (Fig. 77-8 e Quadro 77-2).[19]

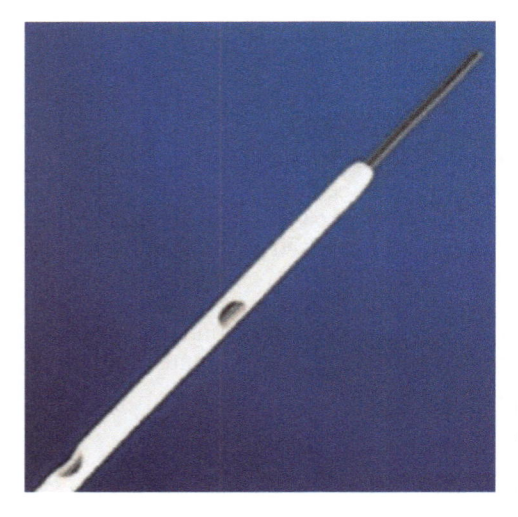

Fig. 77-4. Tubo de descompressão multifenestrado Cook Medical.

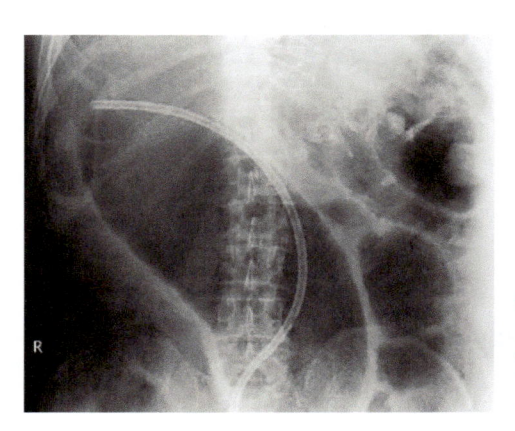

Fig. 77-5. Aspecto pós-descompressão colonoscópica com posicionamento do tubo no cólon direito.

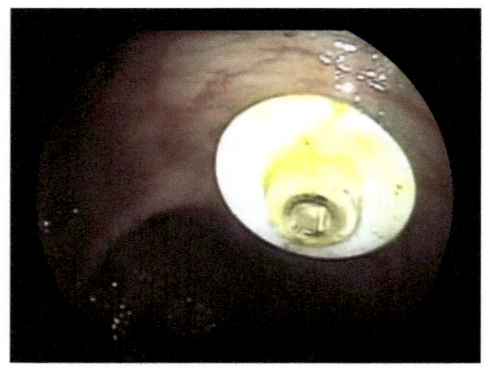

Fig. 77-6. Aspecto pós-cecostomia endoscópica.

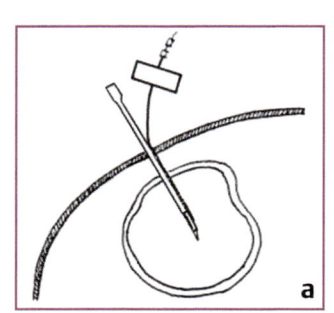

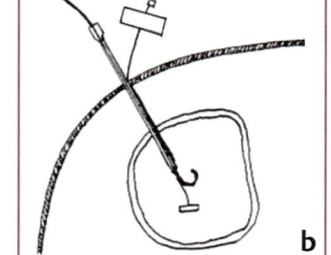

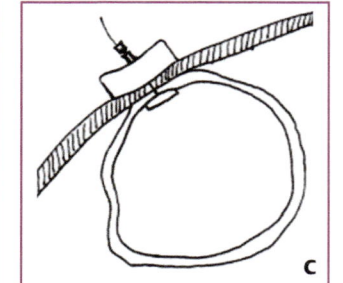

Fig. 77-7. (a-c) Técnica de cecostomia percutânea anterógrada.

Capítulo 77 ■ Pseudo-Obstrução Aguda do Cólon

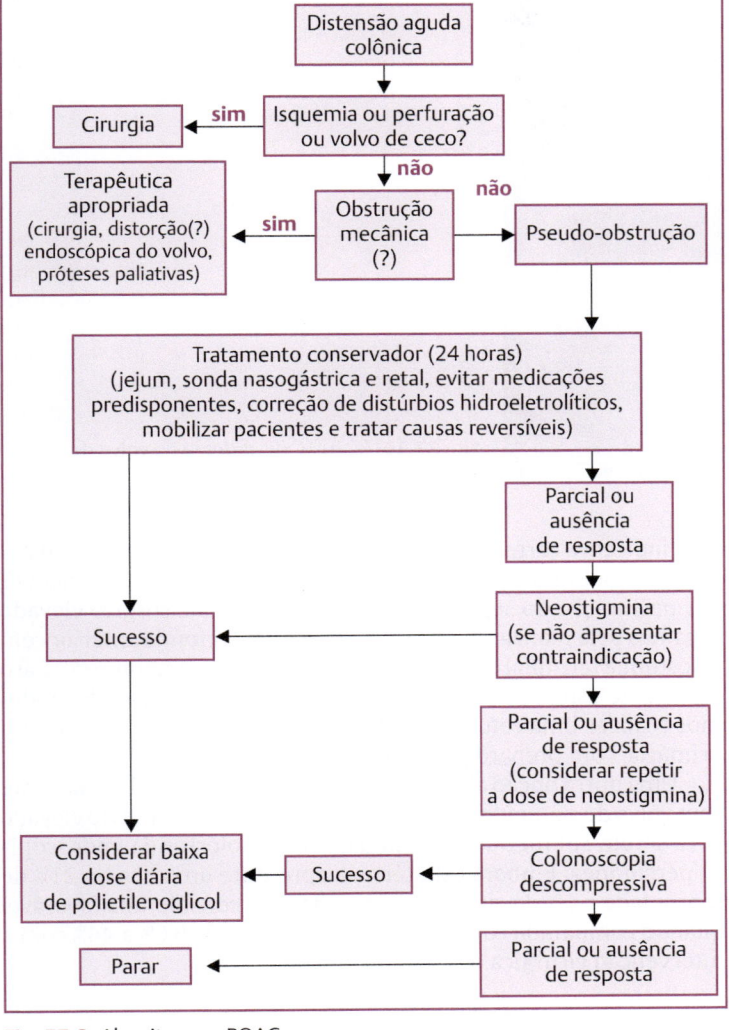

Fig. 77-8. Algoritmo na POAC.

Quadro 77-2. Recomendações na POAC

Pós-operatória
1. Recomendamos tratamento conservador como medida inicial no tratamento da síndrome de Ogilvie, incluindo identificação e correção dos potenciais fatores predisponentes (metabólicos, infecciosos e farmacológicos)
2. Nos pacientes com falha no tratamento conservador inicial, com risco de perfuração, recomenda-se uso de neostigmina sob monitoração cardíaca, exceto aos que apresentarem contraindicação ao seu uso. Não há evidências científicas pró ou contra a administração de uma segunda dose nos pacientes que apresentaram falha à primeira administração
3. Aos pacientes com contraindicação ao uso de neostigmina ou que apresentarem falha ao tratamento, sugerimos colonoscopia descompressiva associada à manutenção de sonda
4. Aos pacientes com síndrome de Ogilvie com sinais de perfuração ou peritonites recomendamos tratamento cirúrgico

O termo volvo tem origem do latim *volvere*, que significa girar. Esta torção ocorre, comumente, em indivíduos que apresentam a dilatação e o alongamento do intestino grosso (megacólon). Como o cólon sigmoide é não fixo, à medida que se alonga e vai dilatando, pode sofrer uma rotação parcial ou total no eixo do seu mesentério, fato este que pode desencadear isquemia e necrose deste segmento.[21]

Diagnóstico

A clínica, basicamente, é a dor abdominal tipo cólica com períodos de acalmia, tornando-se contínua com a piora do quadro, os vômitos são tardios, a distensão abdominal é assimétrica (sinal de von Whal) com parada da eliminação de gases e fezes.[20,21] Na ausculta, os ruídos hidroaéreos estão aumentados ou com timbre metálico, silencioso nas fases mais avançadas, indicando o sofrimento intestinal.[20] O timpanismo à percussão é comum, com o abdome flácido inicialmente, e dor à palpação profunda, a descompressão brusca positiva está presente quando evolui para necrose.[20]

A radiografia simples de abdome evidencia um diâmetro mais calibroso do cólon com o sinal do "grão de café" (Fig. 77-9).[20]

Quando a clínica e a radiografia simples são insuficientes para confirmar o diagnóstico do volvo de cólon, a tomografia computadorizada (TC) com contraste pode ser muito útil, definindo o diagnóstico em 89% dos casos. Pode evidenciar o sinal do turbilhonamento, composto por espirais de sigmoide colapsado, baixa atenuação da gordura e congestão dos vasos mesentéricos e também sinal do bico de pássaro (Fig. 77-10).[22]

VOLVO DE SIGMOIDE

O abdome agudo obstrutivo é definido como a parada do trânsito do conteúdo intestinal por mecanismos diversos, e constitui a segunda afecção abdominal aguda não traumática de um serviço de emergência. Uma das causas desta afecção é o volvo de sigmoide, responsável por 5% a 8% dos casos.[20,21]

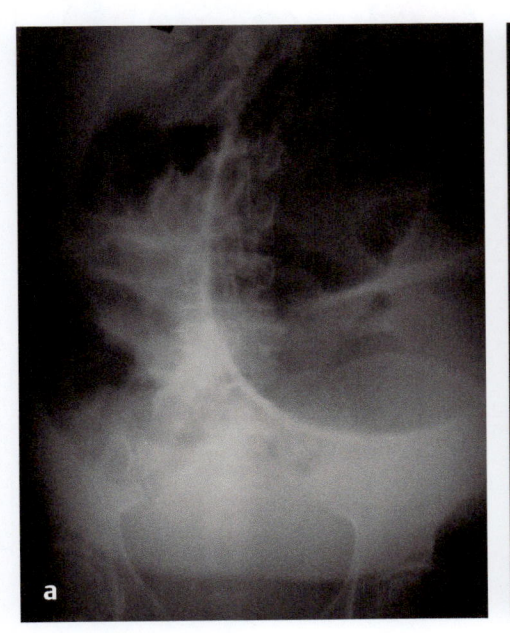

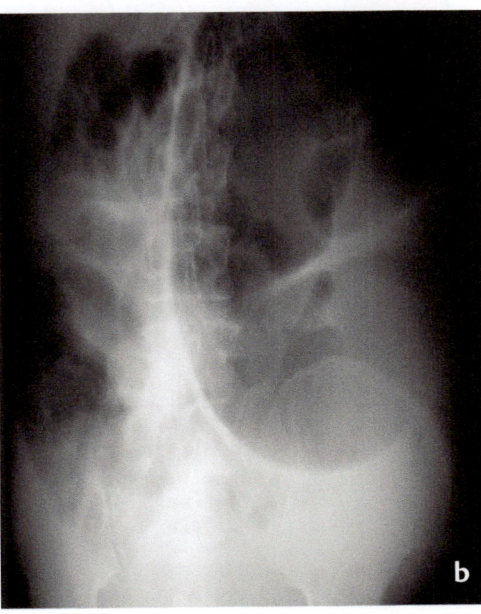

Fig. 77-9. (a, b) Radiografia simples de abdome com sinal do grão de café no volvo de sigmoide.

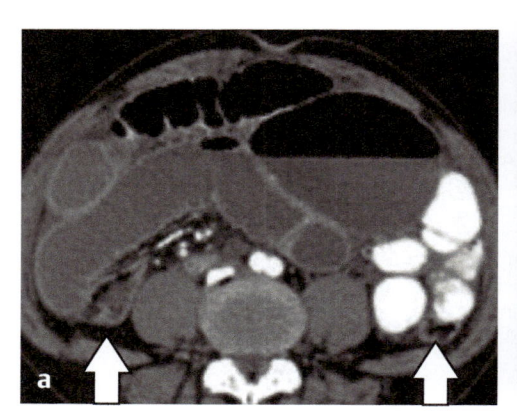

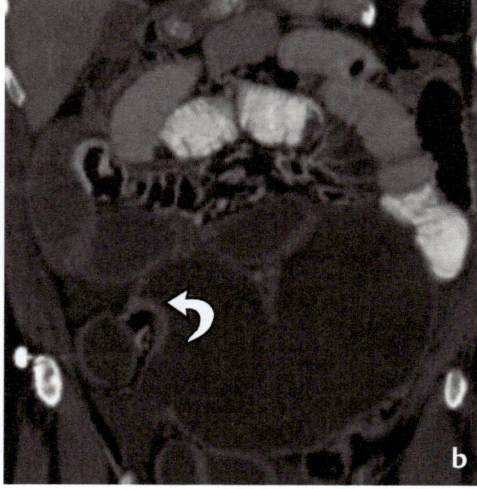

Fig. 77-10. (a, b) TC de abdome no volvo de sigmoide. Sinal do bico de pássaro.

Tratamento

Quando o paciente estiver estável e sem sinais de irritação peritoneal podemos indicar a realização de uma descompressão endoscópica, rígida ou flexível, com um retossigmoidoscópio ou colonoscópio, até nível da torção, evidenciando a coloração da mucosa, caso não haja sinais de isquemia, realizamos as manobras de distorção, lentamente, com movimentos rotatórios suaves e, então, uma sonda retal macia e flexível é colocada, fixada e mantida por 48 a 72 horas. O êxito desta manobra é acompanhado de grande eliminação de gases e fezes. A redução com esta manobra é eficaz em 80% a 90% dos casos (Figs. 77-11 a 77-13).[20,23-26]

Oren *et al.* realizaram redução em 575 pacientes com volvo de sigmoide, obteveram sucesso em 78,1%, com 0,9% de mortalidade, 3% de morbidade e recorrência precoce de 3,3%. O insucesso do tratamento endoscópico descrito acima ou a suspeita de sofrimento de alça, indicam a correção cirúrgica.[25] Quando o paciente estiver instável, com contaminação da cavidade (peritonite fecal ou purulenta), por perfuração do segmento acometido, e risco cirúrgico elevado optamos pela realização de uma retossigmoidectomia anterior com colostomia terminal e sepultamento do reto a Hartmann.[20,24,25] Caso o paciente esteja estável e sem contaminação da cavidade, podemos realizar uma retossigmoidectomia anterior com anastomose primária, com preparo peroperatório do cólon.[15,20]

Uma outra opção alternativa de tratamento, quando o paciente com volvo de sigmoide recorrente são considerados de risco elevado para serem submetidos a cirurgia, seria a colostomia endoscópica percutânea. Embora esta técnica apresente um risco de 21% de morbidade e 5% de risco de mortalidade, é considerada favorável quando comparada com risco de mortalidade de 6,6% a 44% com a intervenção cirúrgica (Quadro 77-3).[27,28]

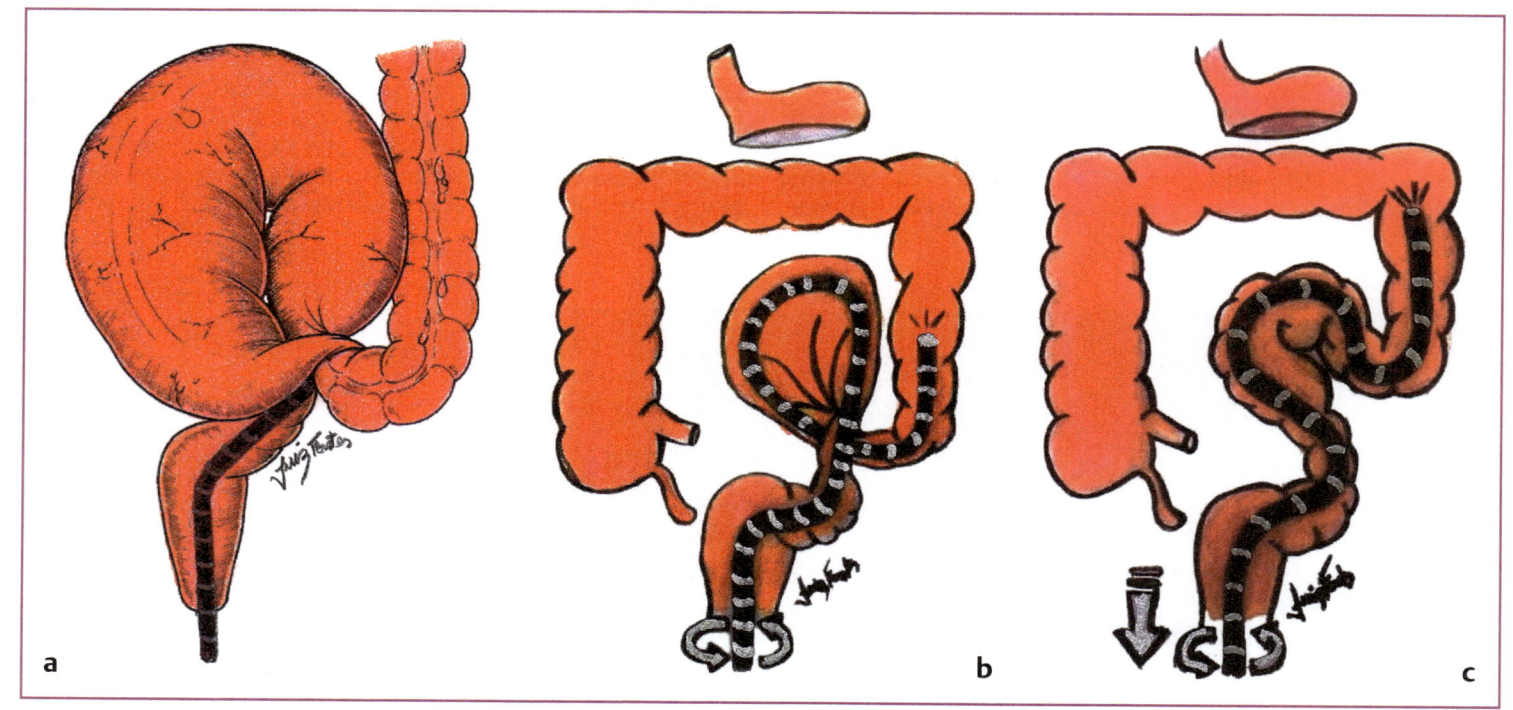

Fig. 77-11. (a-c) Volvo de sigmoide com descompressão por colonoscopia.

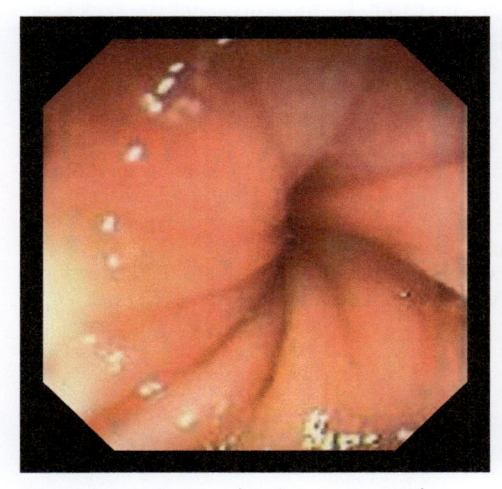

Fig. 77-12. Aspecto endoscópico encontrado no volvo de sigmoide com mucosa sadia. Observem a convergência de pregas.

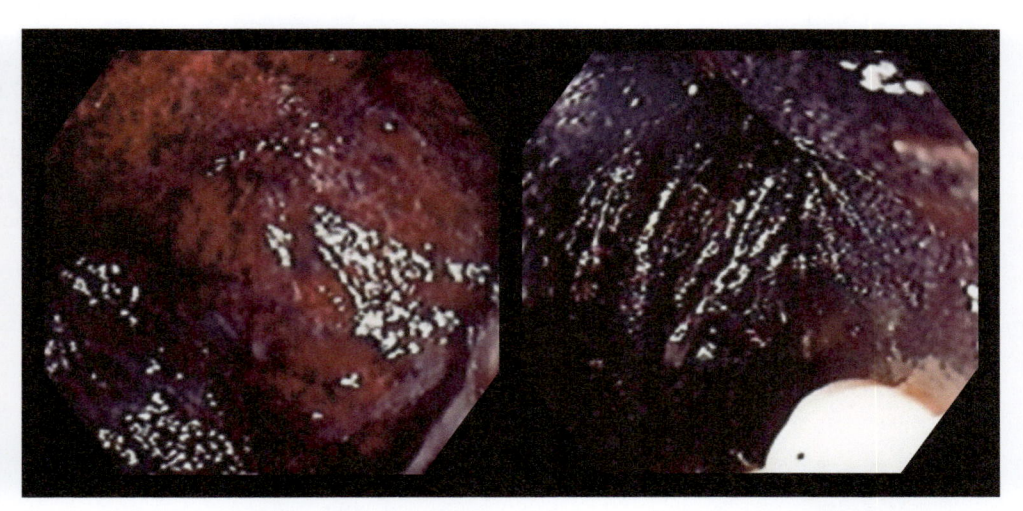

Fig. 77-13. Volvo de sigmoide com sinais de sofrimento da mucosa. Procedimento imediatamente interrompido e encaminhado para cirurgia.

Colonoscopia Descompressiva

Materiais Necessários

- Colonoscópio flexível adulto ou pediátrico.
- Cateter de drenagem 14 Fr × 175 cm (10 portas laterais) ou sonda retal.
- Cateter-guia 6 Fr × 182 cm.
- Fio-guia 0,035 in × 480 cm.

Preparo e Técnica

a) Preparo intestinal em casos suspeitos deve-se proceder através da realização de preparo distal do cólon com solução fisiológica morna ou *fleets* enemas em pequenos volumes (250 a 500 mL) suficiente para promover limpeza mecânica dos resíduos fecais do cólon sigmoide distal e reto.[29]
b) Baixa insuflação de ar durante realização do procedimento.
c) Observar ponto distal da torção através da convergência de pregas (*whirlsign*).
d) Avançar suavemente o colonoscópio através do ponto de torção distal até o cólon sigmoide dilatado com aspiração imediata e agressiva de todo conteúdo líquido e gasoso para descomprimir o segmento.[30,31]
e) Avaliar a mucosa quanto à presença de sinais de isquemia.

Uso de Sondas e Cateteres Descompressivos

Devido as altas taxas de recidiva recomenda-se a manutenção de tubo ou sonda de descompressão após a técnica endoscópica.[32] Utilizamos a técnica descrita abaixo:

a) Introdução do cateter e guia pelo canal de biópsia do colonoscópio até o cólon descendente ou transverso.
b) Retirada do aparelho com manutenção do fio-guia.
c) Avanço do cateter através do guia até passar o ponto de obstrução.
d) Retirada do fio-guia e fixação do cateter na pele por 1 a 3 dias.
e) Fixação na parte interna da coxa.

Quadro 77-3. Orientações no Volvo de sigmoide

1. Recomendamos colonoscopia para avaliação e tratamento inicial de suspeita de volvos de sigmoide. Não há evidências suficientes a favor ou contra manutenção de sonda descompressiva para evitar recorrência, entretanto, na nossa prática diária sempre que possível deixamos uma sonda além do ponto de torção
2. Recomendamos evitar colonoscopia em pacientes com sinais de gangrena, peritonite ou suspeita de perfuração necessitando de intervenção cirúrgica. Avaliação cirúrgica é recomendada para estes pacientes
3. O recorrente ocorre em 50% a 60% dos pacientes não tratados cirurgicamente. Sugerimos tratamento cirúrgico para prevenir recorrência após distorção

REFERÊNCIAS BIBLIOGRÁFICAS

1. Ogilvie H. Large-intestine colic due to sympathetic deprivation; a new clinical syndrome. BMJ. 1948;2(4579):671–673
2. Saunders M, Capell, MS. Endoscopic Management of Acute Colonic Pseudo-Obstruction Endoscopy. 2005;37:760-763.
3. Saunders MD, Kimmey MB. Systematic review: acute colonic pseudo-obstruction. Aliment Pharmacol Ther. 2005;22:917.
4. Chudzinski Allen P, Earl V. Thompson, Jennifer M. Ayscue,. Acute Colonic Pseudo-obstruction. Clin Cólon Rectal Surg. 2015;28:112-117.
5. de IC Lorenzet, Woodworth TG, Abuelo JG, et al. Severe glomerulonephritis with late emergence of classic Wegener's. Granulomatosis. Medicine. 1987;66(3):181.
6. Vanek VW, AlSalti M. Acute pseudo-obstruction of the cólon (Ogilivie's syndrome). An analysis of 400 cases. Dis Cólon Rectum. 1986;29:203-210.
7. Ganong WF. Review of medical physiology, 22nd edn. Norwalk, CT: Appleton & Lange. 2005;665.
8. Durai R. Colonic pseudo-obstruction. Singapore Med. J. 2009;50:237-44.
9. Rex DK. Colonoscopy and acute colonic pseudo-obstruction. Gastrointest Endosc Clin North Am. 1997;7:499-508.
10. Schermer CR, Hanosh JJ, Davis M, Pitcher DE. Ogilvie's syndrome in the surgical patient: a new therapeutic modality. J Gastrointest Surg. 1999;3:173.
11. Jetmore AB, Timmcke AE, Gathright BJ Jr, et al. Ogilvie's syndrome: colonoscopic decompression and analysis of predisposing factors. Dis Cólon Rectum. 1992;35:1135-42.
12. ASGE Guideline. The role of endoscopy in the management of patients with known and suspected colonic obstruction and pseudo-obstruction – GASTROINTESTINAL ENDOSCOPY. 2010;71:4.
13. De Giorgio R, Barbara G, Stanghellini V, et al. The pharmacologic treatment of acute colonic pseudo-obstruction. Aliment Pharmacol Ther. 2001;15:1717-27.
14. Küllmer A, Schmidt A, Caca K. Percutaneous endoscopic cecostomy (introducer method) in chronic intestinal pseudo-obstruction: Report of two cases and literature review. Dig Endosc. 2016;28(2):210-5.
15. Rausch ME, Troiano NH, Rosen T. Use of neostigmine to relieve a suspected colonic pseudo-obstruction in pregnancy. J Perinatol. 2007;27:244.
16. Ponec RJ, Saunders MD, Kimmey MB. Neostigmine for the treatment of acute colonic pseudo-obstruction. N Engl J Med. 1999;341:137.
17. Eisen GM, Baron TH, Dominitz A. Acute colonic pseudo-obstruction. Gastrointest Endosc. 2002;56:789-792.
18. Geller A, Petersen BT, Gostout CJ. Endoscopic decompression for acute colonic pseudo-obstruction. Gastrointest Endosc. 1996;44.
19. Lynch CR, Jones RG, Hilden K, Wills JC, Fang JC. Percutaneous endoscopic cecostomy in adults: a case series. Gastrointest Endosc. 2006;64(2):279-82.
20. Rocha PRS, Andrade JI, Abdomen Agudo: diagnóstico e tratamento. Rio de Janeiro, 2ª ed. MEDSI. 1993.
21. Moraes-Filho JPP. Tratado de enfermidades gastrointestinais e pancreáticas. São Paulo; ROCA. 2008.

22. Antunes C, et al. Volvulus characterization in radiology: a review. European Society of Radiology. European Congress of Radiology. 2010.
23. Ifversen AKW, Kjaer DW. More patients should undergo surgery after sigmoid volvulus. World J Gastroenterol. 2014;20:18384-18389.
24. Larkin JO, Thekiso TB, Waldron R, et al. Recurrent sigmoid volvulus – early resection may obviate later emergency surgery and reduce morbidity and mortality. Ann R Coll Surg Engl. 2009;91:205-209.
25. OrenD, AtamanalpSS, AydinliBetal. Analgorithm for the management of sigmoid cólon volvulus and the safety of primary resection: experience with 827 cases. Dis Cólon Rectum. 2007;50:489-497.
26. Vogel JD, Feingold DL, Stewart DB, et al.Clinical Practice Guidelines for Cólon Volvulus and Acute Colonic Pseudo-obstruction.Dis Cólon Rectum. 2016;59(7):589-600.
27. Frank L, Moran A, Beaton C. Use of percutaneous endoscopic colostomy (PEC) to treat sigmoid volvulus: a systematic review. Endosc Int Open. 2016;4(7):E737-41.
28. Mullen R, Church N, Yalamarthi S. Volvulus of the sigmoid cólon treated by percutaneous endoscopic colostomy. Surg Laparosc Endosc Percutan Tech. 2009;19:e64-e66.
29. Averbach, M, Correa P. Colonoscopia. Capítulo 30: Vólvulo. 2010:343.
30. Scott CT, et al. Sigmoid and Cecal Volvulus Treatment & Management, Medscape. 2016.
31. Richard AH, et al. Sigmoid Volvulus. 2017.
32. Tang SJ, Wu R. Endoscopic Decompression, Detorsion, and Reduction of Sigmoid Volvulus, Video Journal and Encyclopedia of GI Endoscopy. 2014;2:20-25.

78 Lesões Subepiteliais Colorretais e Endometriose Intestinal

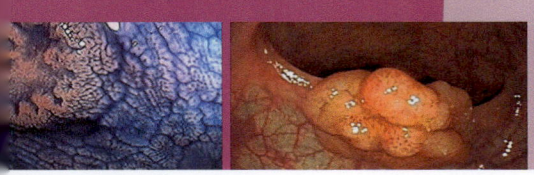

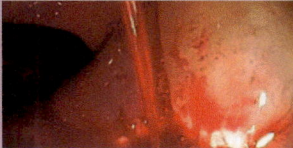

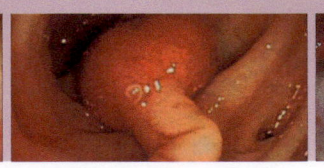

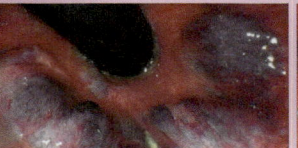

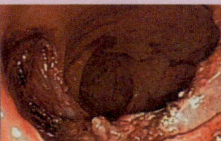

Lucio Giovanni Battista Rossini ▪ Gisele de Fatima Cordeiro Leite
Mauricio Tadeu Soares da Silva Filho ▪ Vitor Duarte Castro Alves ▪ Juliana Marques Drigo

INTRODUÇÃO

As lesões subepiteliais do trato gastrointestinal por muito tempo foram relatadas como lesões submucosas. No entanto, essas lesões, localizadas abaixo da camada epitelial da parede intestinal, nem sempre estão situadas na camada submucosa, podendo comprometer outras camadas da parede ou ser resultado de compressões extrínsecas (patológicas ou por órgãos adjacentes). Desta forma, o termo "lesão subepitelial" é o mais adequado para descrever estas alterações.

A maioria das lesões subepiteliais são pequenas, assintomáticas e diagnosticadas incidentalmente durante exames endoscópicos ou radiológicos realizados por outras indicações. Os sintomas, quando presentes, podem se manifestar através de sangramento gastrointestinal ou dor abdominal. Estas lesões raramente causam obstrução intestinal ou se apresentam com metástases no momento do diagnóstico.[1]

O aumento expressivo da realização de colonoscopias, indicadas como método de prevenção do câncer colorretal, acabou promovendo um incremento na detecção de lesões subepiteliais colorretais.

Lesões subepiteliais assintomáticas, recobertas por mucosa normal, são encontradas a cada 300 exames endoscópicos realizados na rotina,[2] cabendo ao endoscopista, fornecer o maior número de informações possíveis sobre características endoscópicas que auxiliem na determinação da natureza neoplásica benigna ou maligna dessas lesões, orientando a conduta adequada. A observação endoscópica permite a diferenciação entre lesões intramurais e compressões extramurais com 89% de acurácia e 98% de sensibilidade, no entanto, com especificidade de apenas 64%,[3] desta forma, compressões extrínsecas podem ser confundidas com lesões intramurais em muitos casos, não sendo raro que abaulamentos, ocasionados por alterações ou órgãos normais da anatomia extraintestinal, sejam interpretados durante colonoscopias como possíveis lesões intramurais e referenciadas para investigação.

Para diferenciar essas alterações a partir do exame endoscópico, manobras de mudança de decúbito do paciente e variações na distensão gasosa da luz do cólon ou do reto são úteis, e devem fazer parte da técnica endoscópica utilizada. A observação de coloração, formato, pulsação e anormalidades da superfície mucosa, bem como a propedêutica com uma pinça de biópsia, fornecem informações sobre a localização e o diagnóstico presuntivo da lesão.[4] Entretanto, o exame endoscópico nem sempre é suficiente para a avaliação dessas lesões sendo que, nestes casos, a realização de uma ecoendoscopia baixa (EUS) ou ultrassom endoscópico (EUS) pode ser útil. A EUS permite a diferenciação entre compressão extrínseca e lesões intramurais com 92% de sensibilidade e até 100% de especificidade,[2] além disto, o exame auxilia a determinar algumas características destas lesões como, localização (qual ou quais camadas da parede intestinal estão comprometidas), tamanho, características do contorno, vascularização (através da utilização do Doppler com ou sem contrastes endovenosos), elasticidade (com o recurso da elastografia) e outras características ecográficas básicas como ecogenicidade (hipoecoica, hiperecoica, isoecoica), homogeneidade (homogênea ou heterogênea) e diferenciação entre conteúdo sólido e líquido. A EUS possibilita também o diagnóstico histológico e/ou bioquímico destas lesões, através da coleta de material com a realização punções aspirativas ecoguiadas com agulhas finas (FNA) ou de biópsias ecoguiadas com agulhas (FNB) (Fig. 78-1), auxiliando na decisão sobre o tratamento das lesões subepiteliais (expectante, endoscópico ou cirúrgico).

O objetivo desse capítulo é orientar o estudo das lesões subepiteliais do cólon e do reto, com base nos achados endoscópicos e ecográficos, a fim de direcionar o manejo dessas lesões.

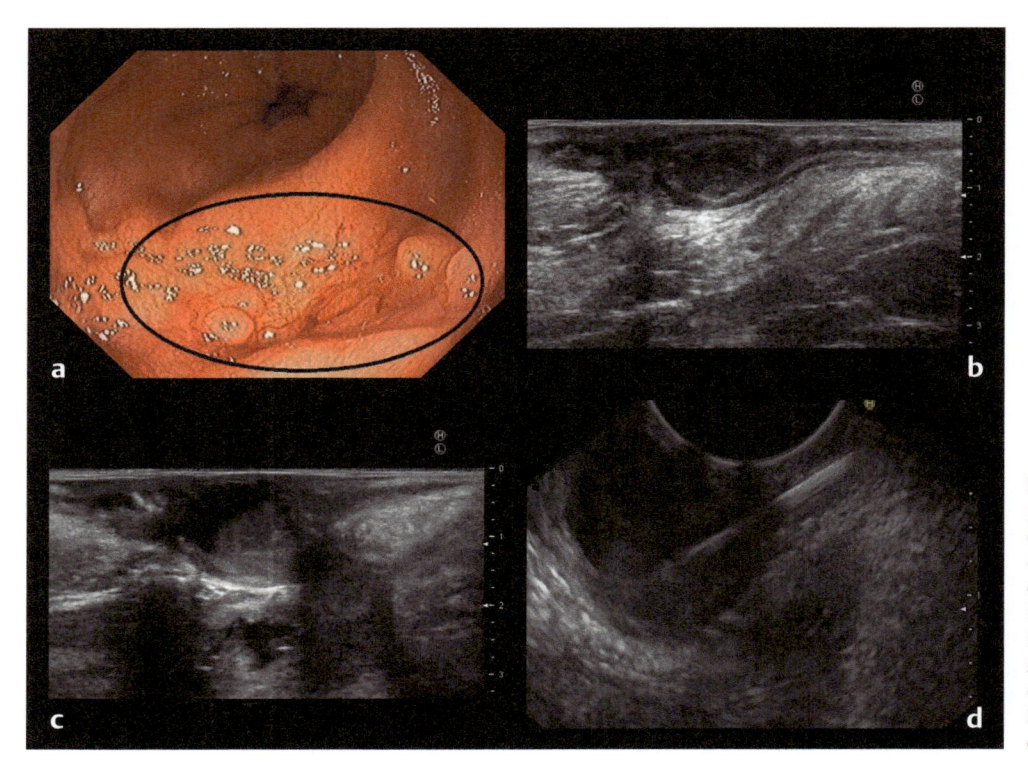

Fig. 78-1. (a) Retração cicatricial longitudinal na parede anterior do reto com lesão endurecida e friável no centro em paciente submetido à quimiorradioterapia devido à adenocarcinoma de reto distal. (b, c) Componente subepitelial lobulado da lesão apresentando aspecto ecográfico heterogêneo e acometendo as camadas mucosa, submucosa, muscular própria e o septo retovaginal. (d) Punção diagnóstica da lesão com agulha tipo FNB 22 G. O resultado anatomopatológico resultou em adenocarcinoma.

AVALIAÇÃO ENDOSCÓPICA DAS LESÕES SUBEPITELIAIS COLORRETAIS

O primeiro passo na avaliação endoscópica consiste em tentar diferenciar lesões intramurais de compressões extrínsecas anatômicas da parede colorretal. Compressões extrínsecas normalmente "desaparecem", ou sofrem alterações no seu formato e localização com a mudança do decúbito do paciente e/ou com variações na insuflação de ar na luz do órgão. O colo uterino, o corpo uterino, os ovários, a próstata, as estruturas vasculares, as alças intestinais distendidas e até os corpos estranhos (p. Ex.: absorventes internos nas mulheres, próteses metálicas na coluna e telas implantadas), podem causar abaulamentos na parede do cólon ou do reto, levando a investigações adicionais, por vezes, desnecessárias. Nas mulheres que "não possuem integridade do hímen", durante a avaliação endoscópica de uma lesão de aspecto subepitelial no ceco, um toque vaginal combinado, mobilizando o colo uterino, ajuda no diagnóstico diferencial entre compressão extrínseca e lesão da parede do ceco. Quando o colo uterino é mobilizado, se a compressão for extrínseca e de origem uterina, ela normalmente se desloca em relação à parede que a recobre ou mesmo desaparece (manobra de Rossini).

No entanto, lesões infiltrativas, que invadem a parede colorretal a partir da serosa, como por exemplo a endometriose intestinal e invasões por continuidade de neoplasias infiltrativas, não sofrem alterações significativas com as manobras descritas e necessitam de avaliação adicional por outro método de imagem (a endometriose intestinal e a importância da EUS nesse contexto serão discutidas mais adiante neste capítulo).

Com o auxílio de uma pinça de biópsia é possível complementar a propedêutica endoscópica com mais informações (Fig. 78-2). Usando-se como medida de referência a distância entre a extremidade distal das conchas de uma pinça de biópsia completamente aberta é possível estimar o tamanho das lesões. Quando manipuladas com uma pinça, as lesões intramurais tendem a deslizar sob a mucosa. O sinal da tenda indica sua natureza não epitelial e a impossibilidade de preensão da lesão indica localização nas camadas mais profundas, por exemplo, na submucosa ou na muscular própria. A ocorrência de depressão da lesão com o toque da pinça indica lesões de consistência amolecida como vasos, cistos e lipomas. Alguns aspectos endoscópicos das lesões também devem ser considerados. Leiomiomas, tumores estromais ou tumores carcinoides normalmente tem aparência arredondada ou ovalada. Lipomas e tumores carcinoides tendem a assumir coloração amarelada, vasos apresentam uma coloração azulada e cistos tem aspecto translúcido. Ulcerações na superfície são pouco frequentes e são mais frequentes em lesões mais invasivas (como tumor estromal, tumor carcinoide ou linfoma) ou são decorrentes de traumas recorrentes na superfície epitelial.

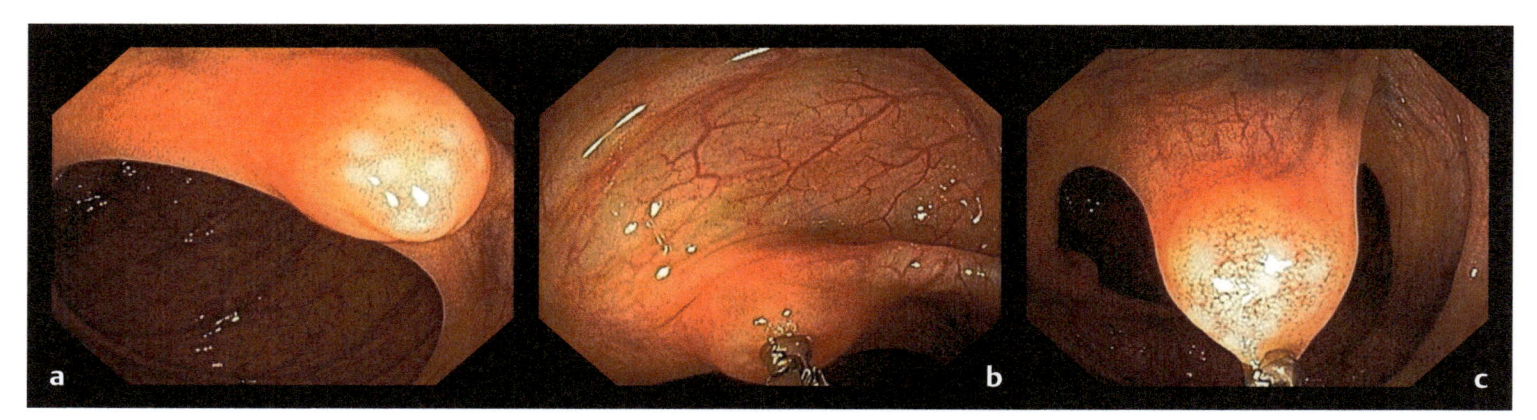

Fig. 78-2. Propedêutica endoscópica de lesão subepitelial do cólon. (a) Lesão elevada, recoberta por mucosa normal, de coloração amarelada, sugerindo lipoma. (b) Podemos notar que à manipulação com pinça de biópsia, a lesão apresenta consistência amolecida (sinal do travesseiro). (c) Apreensão da mucosa que recobre a lesão, demonstrando fácil mobilidade em relação à camada mucosa.

Quanto à localização, as lesões subepiteliais colorretais são mais frequentes no apêndice e no reto. Lipomas podem ocorrer em qualquer segmento, no entanto são mais frequentes no cólon direito. Carcinoides são mais frequentes no reto e linfangiomas podem ser encontrados em qualquer parte do cólon.[4]

Uma vez que as lesões subepiteliais se localizam nas camadas mais profundas da parede intestinal, a realização de biópsias diretas da mucosa com pinças-padrão tipo fórceps (volume 5 a 6 mm³) frequentemente não consegue obter material para o diagnóstico histológico.[5] A realização de biópsias sobre biópsias, utilizando pinças fórceps tipo jumbo (volume 12 a 13 mm³), apresenta acurácia diagnóstica de aproximadamente 30% a 40% em lesões subepiteliais sendo que este rendimento sobe para 55% a 65% em lesões localizadas na terceira camada (submucosa) e é significativamente reduzido nas lesões da camada muscular própria.[1] Algumas técnicas mais invasivas e, geralmente com maior risco de complicações, são descritas para auxiliar na aquisição de material de lesões subepiteliais por endoscopia e incluem a realização biópsias "tunelizadas" e destelhamentos das lesões utilizando instrumentos como *needle knifes* ou alças de polipectomia.[5]

Uma vez que as lesões intramurais são detectadas é importante definir a necessidade de avaliação por métodos diagnósticos complementares. Lipomas não necessitam de seguimento. Lesões subepiteliais menores que 1 cm podem ser direcionadas apenas para seguimento, a depender da sua localização e características. O tempo apropriado de intervalo para reavaliação endoscópica ainda não está bem estabelecido.

Apesar de o exame endoscópico ter alta sensibilidade no diagnóstico das lesões intramurais, sua baixa especificidade sugere que outros testes sejam realizados, sendo a EUS, o estudo mais acurado no diagnóstico diferencial entre lesões intramurais, como será discutido a seguir.

AVALIAÇÃO ECOENDOSCÓPICA DAS LESÕES SUBEPITELIAIS COLORRETAIS

A ultrassonografia endoscópica é superior a exames de imagem como ressonância magnética ou tomografia de abdome para delimitar as características morfológicas e a camada de origem das lesões subepiteliais da parede intestinal, sendo, ferramenta essencial para definir o diagnóstico diferencial destas. A despeito da contribuição que a EUS pode trazer na avaliação das lesões subepiteliais, ainda existem poucos estudos na literatura com sua aplicação em lesões subepiteliais do cólon quando comparamos com aqueles realizados para aplicação do método no esôfago, estômago e duodeno. Creditamos este dado à ocorrência menos frequente dessas lesões no trato gastrointestinal baixo e à dificuldade técnica de introdução de ecoendoscópios dedicados no cólon por serem estes mais calibrosos, menos maleáveis e por serem aparelhos que, na sua maioria, apresentam visão lateral, dificultando a progressão através do cólon.

A escolha do aparelho apropriado é fundamental para uma avaliação adequada e depende da localização da lesão e da necessidade da realização de punções ecoguiadas para a obtenção de um diagnóstico diferencial que seja determinante no manejo da lesão. Devemos também considerar a habilidade do ecoendoscopista no manuseio destes equipamentos através do cólon, os custos envolvidos e os riscos de iatrogênias decorrentes da inserção do probe pelo reto ou cólon. As lesões subepiteliais do cólon e do reto podem ser examinadas através de miniprobes flexíveis, ecoendoscópios flexíveis (radial ou setorial) e do probe retal rígido (biplano, radial ou setorial).

Um preparo adequado do cólon, semelhante ao realizado para colonoscopias, é fundamental para a realização da ecoendoscopia baixa, pois, fezes e ar impedem a aquisição adequada de imagens através da EUS, já que interferem na condução do feixe sonoro. Durante o exame, a aspiração do conteúdo gasoso da luz e sua substituição por água[6], reduzem artefatos sonoros e permitem uma visibilização ecográfica mais precisa. O uso de um preservativo preenchido com gel ou água, no caso dos probes rígidos, e o uso de balões na ponta dos ecoendoscópios flexíveis também são estratégias utilizadas para afastar o ar entre o probe e a parede intestinal.[7]

Os miniprobes de alta frequência são equipamentos de ultrassom que podem ser utilizados no estudo das lesões subepiteliais colorretais. Estes probes têm como vantagem a possibilidade de serem introduzidos pelo canal do colonoscópio convencional no momento da colonoscopia, facilitando a avaliação de lesões do cólon proximal, minimizando os riscos de iatrogenia ou de impossibilidade de alcançar a lesão que existe com a utilização de ecoendoscópios dedicados ou de probes rígidos. No entanto, por serem probes que trabalham com alta frequência, perdem acurácia em lesões maiores que 2 cm[8] e não possibilitam a aquisição de amostras para histologia ou citologia por punção aspirativa com agulha fina (FNA) ou com agulha para biópsias (FNB). Outra desvantagem dos miniprobes é que são equipamentos mais frágeis e a sua aquisição aumenta consideravelmente os custos do parque de equipamento dos serviços de endoscopia.

No mercado não existem ecoendoscópios flexíveis dedicados para a ecoendoscopia baixa, desta forma, os mesmos ecoendoscópios flexíveis (radial ou setorial), idealizados inicialmente para estudo das lesões do trato gastrointestinal alto, são utilizados no estudo das lesões colorretais. Em relação aos colonoscópios, estes aparelhos são mais curtos, menos maleáveis e têm visão endoscópica inferior, sendo que a e maioria dos ecoendoscópios tem visão oblíqua, desta forma, uma vez que uma ecoendoscopia baixa seja indicada, recomendamos a realização de uma colonoscopia convencional prévia para mapear eventuais dificuldades em transpor o reto e percorrer a luz do cólon. Visando evitar iatrogenias, recomendamos extrema cautela para progressão do aparelho pelo reto ou cólon e, diante de estenoses, tortuosidades ou redundâncias das alças cólicas, bem como da presença de divertículos[7] cuidados redobrados devem ser tomados na opção pela continuidade do exame com estes aparelhos. O estudo com estes equipamentos deve ser interrompido sempre que ocorrer alguma resistência ou ausência de visibilidade para a progressão.

Nos estudos de lesões do cólon onde não existe a necessidade de punção ecoguiada, os ecoendoscópios flexíveis radiais com visão frontal (Fig. 78-3) ou os miniprobes devem ser preferidos aos aparelhos com visão oblíqua. Quando uma punção é necessária para a avaliação da lesão, os ecoendoscópios setoriais estão indicados.

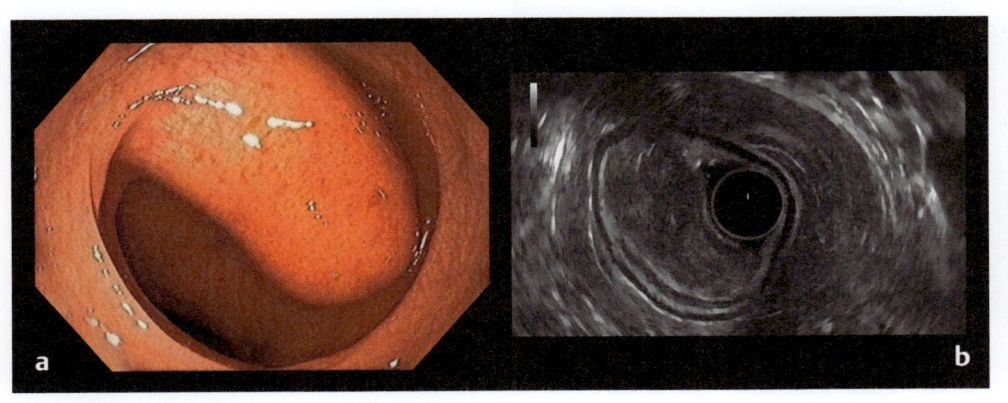

Fig. 78-3. Lesão subeptelial do sigmoide.
(a) Aspecto endoscópico evidenciando lesão elevada do reto, recoberta por mucosa normal, de coloração amarelada, sugestiva de lipoma.
(b) Exame da lesão com aparelho de ultrassom endoscópico com *probe* radial, evidenciando lesão hiperecoica da terceira camada (submucosa), corroborando o aspecto endoscópico de lipoma.

Os *probes* rígidos também fazem parte do arsenal de equipamentos ultrassonográficos úteis na avaliação de lesões subepiteliais e para o estudo da endometriose pélvica (como veremos mais à frente neste capítulo). São equipamentos mais robustos, mais econômicos e de higienização e desinfecção mais fácil, que os ecoendoscópios flexíveis, contudo, por não serem dotados de visão endoscópica seu uso está restrito a lesões do reto e, em alguns casos, com anatomia favorável, do sigmoide distal. A eventual necessidade de complementação do estudo ecográfico com uma avaliação endoscópica pode ser feita durante o mesmo atendimento, alternando o exame com colonoscópios convencionais. Por serem necessárias técnicas diferentes para sua introdução, os probes rígidos devem ser utilizados apenas por médicos especificamente treinados para seu uso.[7]

Além da avaliação com imagens ecográficas convencionais outros recursos de imagem, como a aplicação de contrastes endovenosos para avaliar a microcirculação (Sonovue®) e a elastografia qualitativa e quantitativa (para avaliar a elasticidade dos tecidos), auxiliam no diagnóstico diferencial entre lesões.

Quando o diagnóstico histológico da lesão subepitelial tem o potencial de modificar a perspectiva de tratamento do paciente os ecoendoscópios setoriais devem ser utilizados e punções aspirativas com agulhas finas tipo FNA ou FNB estão indicadas (Fig. 78-4).[9]

A decisão sobre quando e como obter amostras para histologia, nas lesões subepiteliais, tem suas peculiaridades.[4] A característica histológica destas lesões tem importância limitada nas lesões sintomáticas que serão encaminhadas para tratamento cirúrgico. Lipomas, cistos ou lesões vasculares, normalmente não requerem biópsias. Em lesões da mucosa profunda como carcinoides e nas lesões ulceradas, o diagnóstico histológico obtido por endoscopia digestiva alta com pinças de biópsias convencionais normalmente é acurado e apresenta menos custos.[4] Os riscos de biópsias sobre biópsias de lesões mais profundas devem ser considerados, já que complicações como sangramento e perfuração são relatadas em até 42% dos casos.[10] Lesões da quarta camada, hipoecogênicas, maiores que 2 cm, requerem um diagnóstico diferencial pois podem corresponder a leiomiomas ou a tumores estromais, nestes casos, biópsias guiadas por ecoendoscopia (FNA ou FNB) são indicadas e apresentam boa acurácia. Lesões entre 1 e 2 cm, apresentam um rendimento diagnóstico menor que as lesões maiores que 2 cm para as punções aspirativas ecoguiadas e são tecnicamente mais difíceis do que as maiores. No contexto geral, atualmente, sempre que disponíveis, damos preferência a agulhas do tipo FNB, pois coletam maior quantidade de material, facilitando a avaliação do patologista. A ecoendoscopia também permite identificar a invasão de lesões subepiteliais malignas nos tecidos adjacentes, bem como diagnosticar o comprometimento linfonodal locorregional destas lesões. O diagnóstico histológico destes linfonodos pode ser necessário para a tomada de decisão terapêutica e, nestes casos, pode ser obtido por punção ecoguiada via baixa.

A dissecção endoscópica submucosa pode ser usada tanto na obtenção de amostras histológicas quanto na ressecção definitiva da lesão. Entretanto, sua aplicação deve ser cuidadosa no cólon, pelo maior risco de perfuração. Sendo assim, a sua abordagem, atualmente, estaria mais bem indicada nas lesões até a camada submucosa. Complicações, como sangramento e perfuração, ocorrem em 3% a 9% dos casos.[11,12]

A endometriose intestinal pode ter sua primeira manifestação como um achado de uma lesão subepitelial durante uma colonoscopia para outras finalidades. Os achados sugestivos de endometriose intestinal são mais frequentes quando a lesão acomete as camadas submucosa e mucosa, fazendo protrusão para a luz do órgão (Fig. 78-5). O manejo de lesões suspeitas para endometriose intestinal será abordado mais abaixo, ainda neste capítulo.

O Quadro 78-1, resume as principais lesões subepiteliais, com suas características ecográficas.

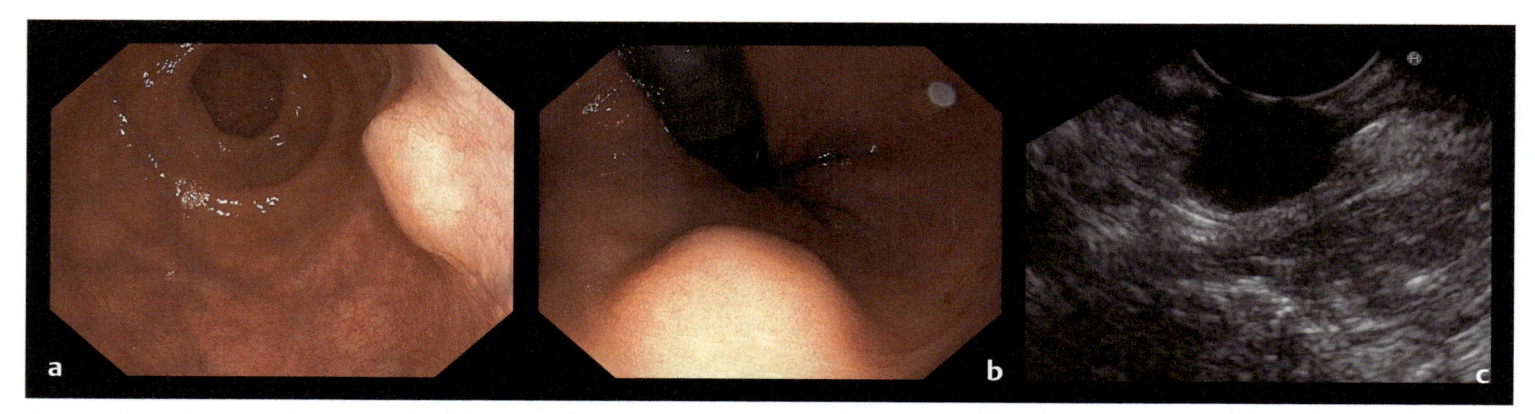

Fig. 78-4. (a) Lesão subepitelial endurecida do reto distal observada na visão frontal. (b) Lesão observada à manobra de retroflexão. (c) Aspecto ecográfico, evidenciando lesão hipoecoica da quarta camada (muscular própria). Nesta situação, as imagens endoscópicas e ecoendoscópicas não permitiram um diagnóstico definitivo da lesão. Foi realizada punção ecoguiada da lesão que revelou tratar-se de tumor estromal (GIST).

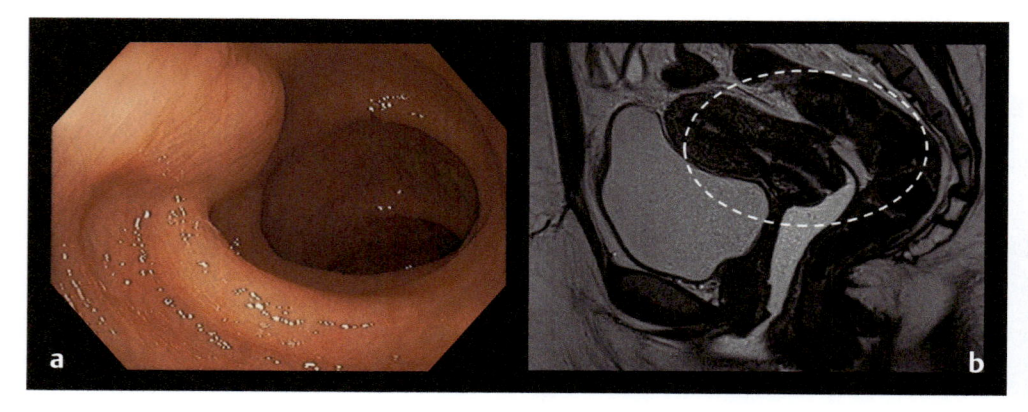

Fig. 78-5. Endometriose e ressonância magnética. (a) Imagem de colonoscopia do sigmoide evidenciando lesão subepitelial, recoberta por mucosa levemente congesta e comprometendo duas pregas consecutivas. (b) Ressonância magnética da pelve demonstrando infiltração da parede do sigmoide.

Capítulo 78 ■ Lesões Subepiteliais Colorretais e Endometriose Intestinal

Quadro 78-1. Lesões Subepiteliais mais Comuns na Parede Intestinal e suas Principais Características Ecográficas

Lesões subepiteliais mais comuns	Características ecográficas
Lesões benignas	
Lipoma	Submucosa, hiperecoica e heterogênea
Varizes	Submucosa, anecoica e fluxo ao Doppler
Linfangioma	Submucosa e anecoica
Shwannoma	Submucosa, hipoecoica, ovalada
Leiomioma	Muscular própria++/mucosa+, hipoecoica e ovalada
Lesões potencialmente malignas	
Tumor estromal	Muscular própria ++/muscular da mucosa +, hipoecoica, ovalada (a presença de áreas císticas, bordas irregulares e dimensões superiores a 3 cm sugerem malignidade)
Tumor carcinoide	Mucosa profunda e hipoecoica

TÉCNICAS DE RESSECÇÃO ENDOSCÓPICA DE LESÕES SUBEPITELIAIS

Existem alguns métodos descritos para ressecção de lesões subepiteliais do cólon e do reto. A decisão quanto ao método a ser utilizado depende de alguns fatores, como localização, tamanho da lesão e camada de origem da mesma, o que torna o ultrassom endoscópico ferramenta essencial para o planejamento das ressecções.[5]

A técnica de mucosectomia permite a retirada de lesões menores que 20 mm, provenientes da mucosa ou da submucosa. Um *cap* ou um dispositivo de ligadura elástica podem ser úteis para melhorar apreensão da lesão, que é seguida por ressecção com alça de polipectomia. Essa modalidade tem uma taxa de sangramento de 4% a 13% e uma taxa de perfuração de cerca de 5%.[1]

A dissecção endoscópica da submucosa é uma técnica que necessita de um treinamento específico avançado para sua realização e pode ser empregada em casos selecionados de lesões subepiteliais originadas da camada muscular da mucosa e da submucosa, principalmente em lesões do reto. Nessa técnica é realizada dissecção da lesão e da mucosa sobrejacente com instrumentos tipo facas (*kinves*). Para o fechamento do leito deste tipo de ressecção, são indicados métodos como sutura endoscópica e clipes do tipo *over-the-scope*.[1]

Outra técnica avançada, que também necessita de treinamento específico, consiste na confecção de um túnel submucoso para retirada da lesão subepitelial. Tal modalidade terapêutica tem origem na miotomia endoscópica peroral do esôfago e envolve a criação de uma incisão da mucosa, distante 5 cm da lesão, seguida por dissecção do espaço submucoso até visualização da lesão com posterior enucleação da mesma. A lesão é retirada através do túnel mantendo a integridade mucosa na região da lesão ressecada.[5]

Quando a técnica endoscópica intencionalmente atinge a camada muscular própria a fim de retirar a lesão por completo, ela é chamada de *full-thickness-ressection*. Em alguns casos, técnicas híbridas, envolvendo laparoscopia e endoscopia podem ser tentadas, especialmente em tumores estromais com baixo risco de metástase linfonodal.[5]

A Figura 78-6 resume o manejo e a conduta diante de lesões subepiteliais de acordo com suas características ultrassonográficas. Lesões sintomáticas ou que apresentem crescimento documentado em exames de imagem frequentemente necessitarão de ressecção por via endoscópica ou cirúrgica. Quanto maior a lesão subepitelial a ser ressecada, maior a tendência para tratamento cirúrgico. Lesões que acometem a muscular própria devem ser ressecadas por cirurgia ou através de técnicas endoscópicas avançadas como a *Full thickness ressection*.[5]

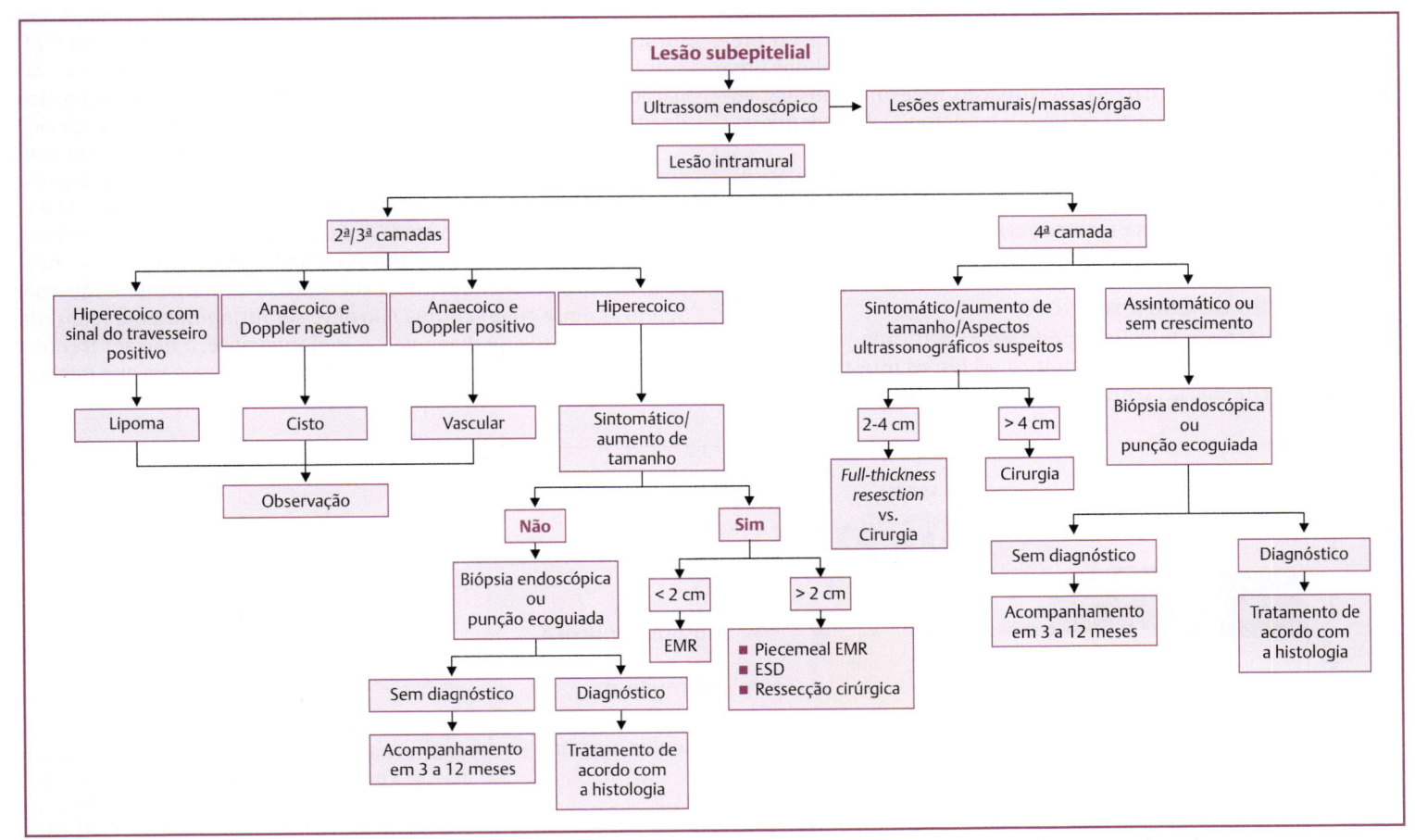

Fig. 78-6. Algoritmo simplificado sobre manejo de lesões subepiteliais segundo a American Society for Gastrointestinal Endoscopy (ASGE).

ENDOMETRIOSE INTESTINAL

A endometriose é uma doença ginecológica inflamatória, estrogênio dependente caracterizada pela confirmação histológica da presença de glândulas endometriais e/ou estroma endometrial fora da cavidade uterina.[13,14] Estima-se que 10% das mulheres em idade reprodutiva sejam afetadas pela doença.[15] A real prevalência é desconhecida, pois não se sabe quantas mulheres acometidas são assintomáticas. Na população sintomática, a endometriose tem sido reportada em até 40% das adolescentes com anormalidades no trato genital, 50% das mulheres com infertilidade e 70% das mulheres e adolescentes com dor pélvica.[16] O acometimento intestinal ocorre em até 12% das pacientes, sendo que em até 95% dos casos o reto e/ou o sigmoide são envolvidos.[13] Embora seja uma patologia benigna, a endometriose pode causar grande impacto na saúde da mulher. Diante da variedade e inespecificidade dos sintomas, a suspeição clínica é de extrema importância para o diagnóstico precoce e o tratamento adequado.

Etiopatogenia

A patogênese da endometriose é multifatorial e resulta do implante e do crescimento de células endometriais, gerando uma resposta inflamatória no local ectópico acometido.[16] Existem três teorias mais aceitas que explicam o aparecimento da endometriose. São elas: metaplasia celômica, disseminação linfática ou hematogênica e a menstruação retrógrada, que é a teoria mais aceita. De acordo com a teoria da menstruação retrógrada, células endometriais viáveis da cavidade uterina migrariam pelas trompas, implantando-se e desenvolvendo-se em vários locais ectópicos. Os implantes endometriais desencadeiam uma resposta inflamatória e, eventualmente, nódulos fibróticos e lesões infiltrativas.[15,17] Além disso, imunidade alterada, proliferação celular e apoptose desequilibradas, sinalização endócrina aberrante e fatores genéticos são fatores associados ao desenvolvimento da doença.[16]

Clínica

As principais manifestações clínicas ginecológicas incluem dor pélvica crônica, dor nas costas, distúrbios menstruais e infertilidade. Até 50% das mulheres apresentam dismenorreia, dispareunia e infertilidade. Sintomas abdominais inespecíficos podem estar presentes mesmo que não haja invasão da parede intestinal por uma lesão endometriótica. Diarreia, constipação, tenesmo, náuseas, vômitos, febre, anorexia, perda de peso e hematoquezia podem estar presentes em diferentes intensidades.

A endometriose intestinal pode simular doenças gastrointestinais como apendicite, diverticulite, síndrome do intestino irritável, aderências intra-abdominais, entre outras. Os sintomas geralmente são cíclicos.[17,18]

Classificação da Endometriose

A endometriose intestinal pode ser classificada segundo sua profundidade e localização. Na prática, as lesões intestinais superficiais e intermediárias comprometem a serosa e podem infiltrar parcialmente a muscular própria. As lesões profundas infiltram, pelo menos, toda a espessura da camada muscular própria da parede intestinal. A infiltração da camada mucosa está presente em menos de 5% das lesões intestinais. As lesões profundas tendem a apresentar um padrão nodular (com formato em "C"), contudo, também podem apresentar padrão de crescimento longitudinal ou misto.[13,19]

Frente à necessidade da padronização dos termos descritivos quanto a topografia das lesões e levando em consideração alguns limites anatômicos pélvicos e o grau de profundidade nas camadas da parede intestinal, Rossini e Ribeiro em 2002 desenvolveram a classificação Echo-logic. Esta classificação é utilizada para mapear lesões pélvicas com base nos achados ecoendoscópicos.[20] Nesta classificação, a letra T (T1-T5) é utilizada para definir até qual camada intestinal existe acometimento e, a letra L (L1-L5), para definir a topografia da lesão na pelve (Figs. 78-7 e 78-8). Os autores usaram a classificação da parede intestinal normal descrita por TYTGAT (1986), como modelo para estratificar as camadas. As letras "u" "e", minúsculas, precedem as letras "T" e "L" da classificação, para designar que a avaliação foi realizada por estudo ultrassonográfico.[15,20] As Figuras 78-9 e 78-10 ilustram a utilização da classificação Echo-logic durante uma ecoendoscopia baixa.

Diagnóstico

A suspeita diagnóstica de endometriose deve ser considerada diante de uma mulher em idade fértil com dor pélvica e/ou infertilidade.[21] Uma avaliação completa incluindo exames físico e de imagens devem ser levados em consideração, pois o tratamento da doença pode variar de acordo com grau de acometimento intestinal.[19] Através do exame de toque vaginal e retal é possível inferir sobre a presença de espessamento ou nodularidade no saco de Douglas, ligamentos uterossacros e/ou no septo retovaginal. No entanto, a ausência desses sinais não exclui a doença. Embora seja considerado importante, o exame pélvico ginecológico não é suficiente para avaliar o grau de profundidade, tamanho e localização das lesões.[19]

Sendo assim, os exames de imagem são essenciais para responder essas questões.[13,22] Dentre eles, o ultrassom transvaginal pode detectar a endometriose intestinal com sensibilidade e especificidade em torno de 91% e 98%, respectivamente.[23] A ressonância magnética (RM) é útil na avaliação completa da pelve. É a melhor opção para a avaliação da endometriose ovariana, e tem boa precisão no diagnóstico de implantes profundos da parede intestinal ou septo retovaginal.[24]

A colonoscopia deve ser indicada em pacientes com ou sem suspeita de endometriose que apresentam sinais e sintomas intestinais crônicos. Os sintomas intestinais crônicos decorrentes da doença estão presentes em até 60% das mulheres com endometriose. Tipicamente a doença acomete as camadas serosa e muscular própria, menos frequentemente a submucosa e raramente a mucosa. Sendo assim, a colonoscopia não deve ser rotineiramente realizada com a finalidade de diagnosticar endometriose, a não ser frente à necessidade de exclusão de outras doenças intestinais que possam mimetizar os sintomas intestinais da endometriose.[25]

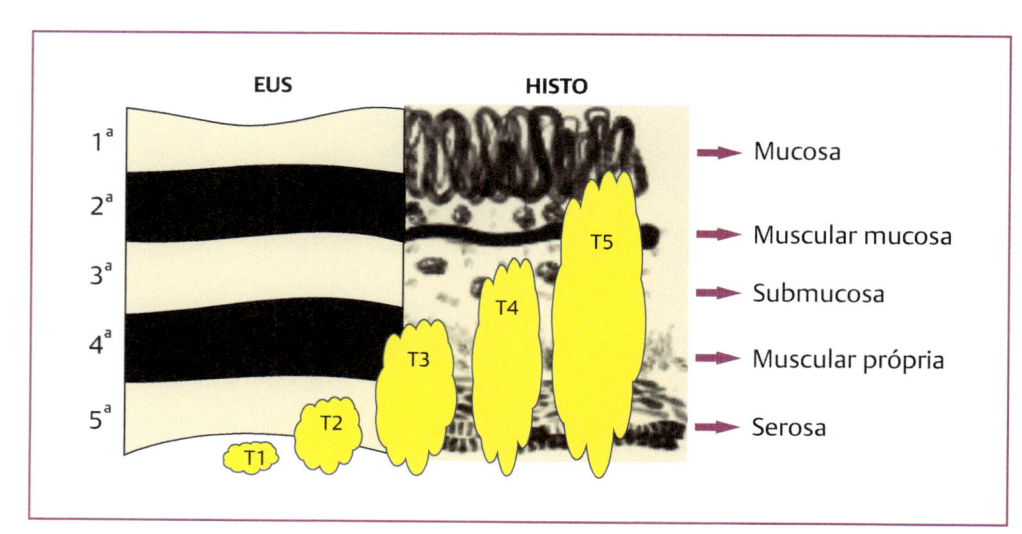

Fig. 78-7. Esquema das camadas intestinais evidenciando os cinco estágios da endometriose em relação à parede intestinal segundo a classificação Ecologic. Na localização T1, a lesão é extraintestinal; na T2, a lesão compromete a serosa intestinal; na T3, compromete até a muscular própria; na T4, até a submucosa e, na T5, compromete até a camada mucosa.

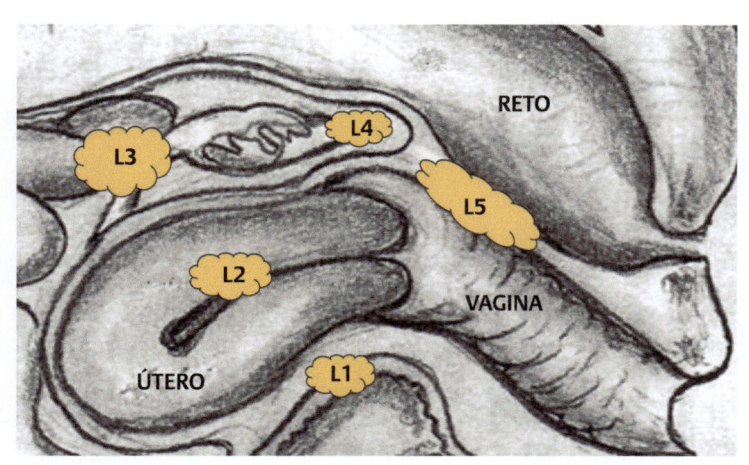

Fig. 78-8. Esquema evidenciando as cinco localizações mais frequentes da endometriose intestinal na pelve segundo a classificação Echo-logic: a região L1 (pré-cervical uterina, entre o útero e a bexiga), a região L2 (regiões paracervicais uterinas, podendo ser esquerda ou direita), a região L3 (retrocervical retrouterina, acima da reflexão retovaginal), a região L4 (localizada na região da reflexão retovaginal) e a região L5 (localizada no septo retovaginal).

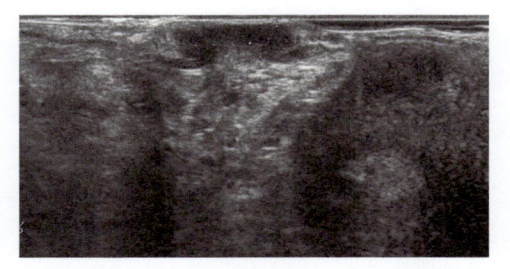

Fig. 78-9. Ecoendoscopia baixa realizada com *probe* rígido biplano (transdutor linear) evidenciando uma lesão hipoecoica, heterogênea, que invade a parede retal (camadas serosas, muscular própria e submucosa) e que se localiza na região retrouterina. Na classificação Echologic esta lesão é identificada como: ueT4L3 (as letras "u" "e" que precedem a letra "T" indicam que foi realizado um estudo ultrassonográfico para a pesquisa de endometriose intestinal).

A ecoendoscopia baixa (EUS) ou o ultrassom transretal, utilizados há mais de uma década para o diagnóstico e o estadiamento da endometriose profunda, tem se mostrado importantes métodos complementares na avaliação de endometriose intestinal fornecendo dados relevantes para o tratamento cirúrgico. Tem suas principais indicações em pacientes que não podem realizar a ultrassonografia transvaginal (como na integridade do hímen) e em situações em que os outros exames, como a ultrassonografia transvaginal e a ressonância magnética ainda não conseguiram esclarecer as dúvidas do ginecologista e/ou do cirurgião. A EUS tem se mostrado particularmente útil em determinar a profundidade da infiltração na parede intestinal e a distância da extremidade distal da lesão até a borda anal.[18]

Na literatura, a avaliação da endometriose intestinal tem sido realizada utilizando-se probes lineares rígidos ou ecoendoscópios radiais. Na experiência do nosso grupo, utilizamos preferencialmente o *probe* linear rígido (Fig. 78-11), pois, com técnica específica, permite uma avaliação mais completa da pelve e da parede intestinal. Descreveremos sucintamente como o exame é realizado: a paciente é posicionada em decúbito lateral esquerdo com flexão das coxas e pernas. Sob sedação endovenosa, inicialmente, um toque retal é feito para excluir a presença de estenoses ou detectar a presença de nódulos anorretais, no septo retovaginal, colo do útero, ligamentos uterossacros e no fundo de saco posterior. O probe rígido é introduzido através do ânus, direcionado para o sacro e com movimentos suaves atinge o sigmoide distal em cerca de 85% das vezes. Nesta topografia, os vasos ilíacos direito e esquerdo e, por vezes, a bifurcação da aorta abdominal e rim direito podem ser observados. A avaliação da parede intestinal e dos tecidos circundantes, incluindo os órgãos pélvicos e vasos ilíacos, é realizada utilizando movimentos de introdução, tração e rotação da sonda em seu eixo longitudinal (sentido horário e anti-horário), bem como por compressão ou descompressão do transdutor contra a parede.[15]

A presença de lesões hipoecogênicas, irregulares, homogêneas ou heterogêneas, infiltrativas, ao redor de estruturas pélvicas ou na parede intestinal, são consideradas suspeitas de endometriose conforme demonstrado nas Figuras 78-12 e 78-13. É possível realizar a punção ecoguiada de lesões localizadas na parede intestinal utilizando-se o aparelho setorial, como visto na Figura 78-14.[26] Estudos utilizando elastografia (Fig. 78-15) e endomicroscopia confocal com *laser* (Fig. 78-16) vêm sendo desenvolvidos para melhorar a acurácia da EUS no diagnóstico da endometriose intestinal.[27]

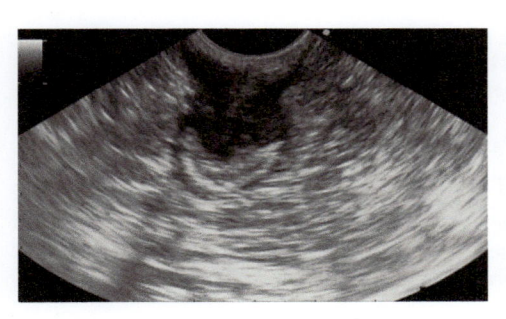

Fig. 78-10 Ecoendoscopia baixa com *probe* rígido biplano (transdutor setorial radial) evidenciando uma lesão hipoecoica, heterogênea, que invade a parede do retossigmoide até a camada submucosa (ueT4).

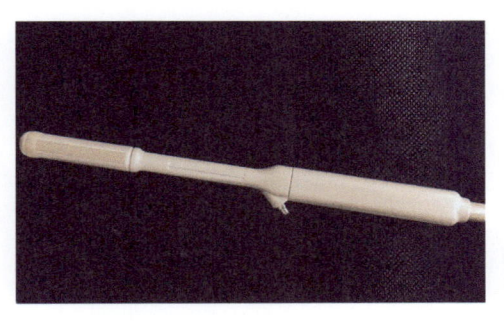

Fig. 78-11. *Probe* linear rígido biplano da marca Hitachi EUP U533.

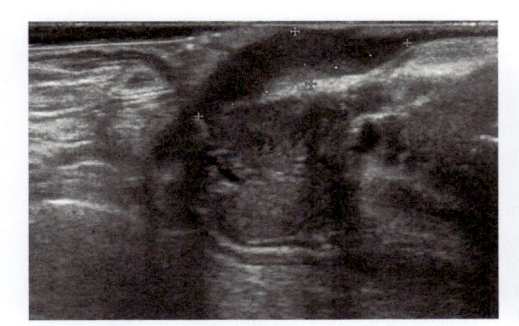

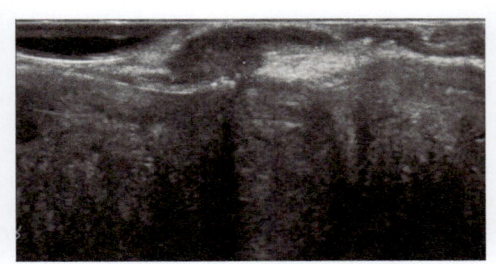

Fig. 78-12. Ecoendoscopia baixa com *probe* rígido biplano (transdutor linear) evidenciando uma lesão parietal hipoecoica, heterogênea, que compromete o retossigmoide até a camada muscular própria (ueT3).

Fig. 78-13. Ecoendoscopia baixa com *probe* rígido biplano (transdutor linear) evidenciando uma lesão parietal hipoecoica, heterogênea que compromete o retossigmoide até a camada submucosa (ueT4).

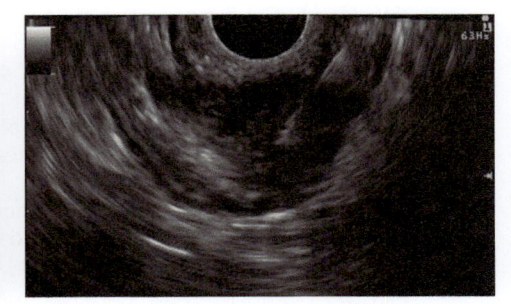

Fig. 78-14. Ecoendoscopia baixa com ecoendoscópio flexível (*probe* setorial). Nota-se uma lesão hipoecoica e heterogênea da parede intestinal sendo puncionada com uma agulha (o resultado desta punção confirmou a hipótese diagnóstica de endometriose intestinal).

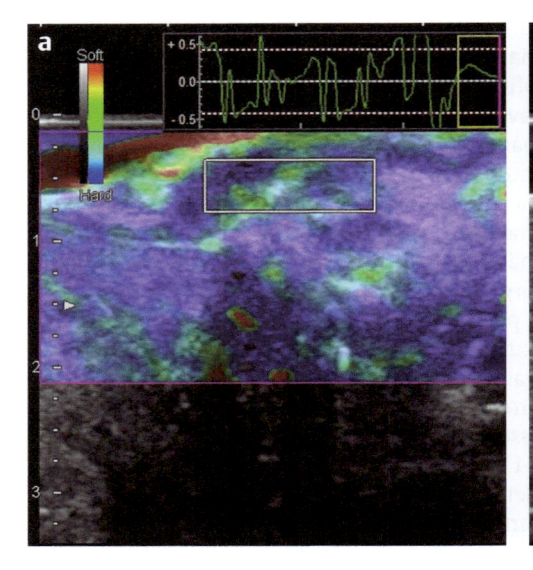

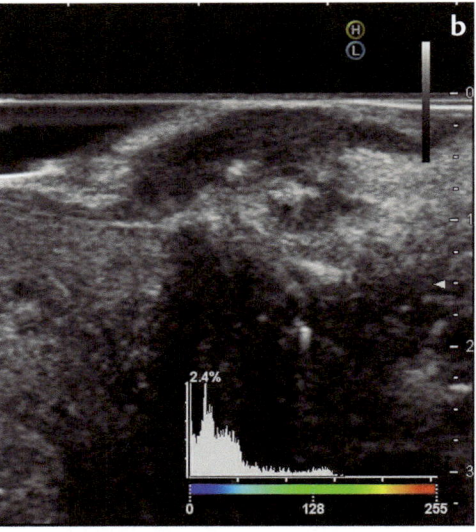

Fig. 78-15. Ecoendoscopia baixa com *probe* biplano (transdutor linear rígido) evidenciando lesão hipoecoica da parede intestinal sendo avaliada com elastografia. (a) Podemos identificar que a lesão é predominantemente azulada, indicando uma lesão dura, característica de endometriose e de lesões malignas como o adenocarcinoma. (b) O gráfico mostra predomínio à esquerda, indicando dureza elevada do tecido.

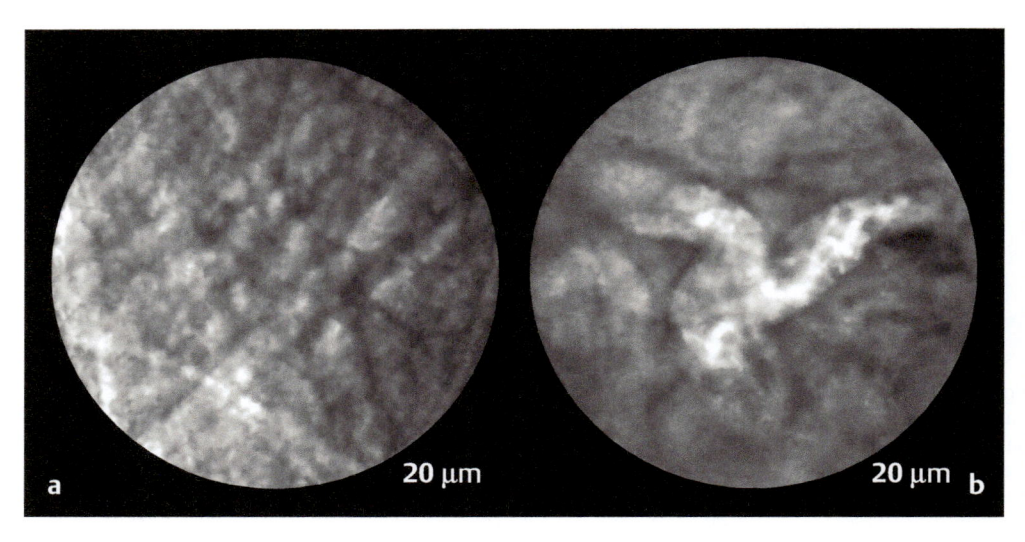

Fig. 78-16. A aplicação de um *probe* de endomicroscopia confocal, passado por dentro de agulhas 19 G, inseridas dentro de lesões intestinais por ecoendoscopia, permite a identificação de diversas características histológicas. Neste caso estamos diante de um caso de endometriose intestinal. (a) Observamos estruturas estriadas que correspondem à fibrose. (b) Identificamos uma estrutura em "Y" com imagens escuras em seu interior que correspondem a um vaso alargado se bifurcando e que apresenta hemácias em seu interior.

Tratamento

O tratamento da endometriose intestinal deve ser individualizado e realizado por uma equipe multidisciplinar incluindo ginecologistas, psicólogos e cirurgiões com treinamento e experiência em técnicas avançadas de cirurgia laparoscópica.

REFERÊNCIAS BIBLIOGRÁFICAS

1. Sharzehi K, Sethi A, Savides T. AGA Clinical Practice Update on Management of Subepithelial Lesions Encountered During Routine Endoscopy: Expert Review. Clin Gastroenterol Hepatol. 2022;20(11):2435-2443.
2. Landi B, Palazzo L. The role of endosonography in submucosal tumours. Best Pract Res Clin Gastroenterol. 2009;23(5):679-701.
3. Joo HH, Saunders MD, Rulyak SJ, et al. A prospective study comparing endoscopy and EUS in the evaluation of GI subepithelial masses. Gastrointest Endosc. 2005;62(2):202-8.
4. Kim TO. Colorectal Subepithelial Lesions. Vol. 48, Clinical Endoscopy. 2015:302-7.
5. Faulx AL, Kothari S, Acosta RD, et al. The role of endoscopy in subepithelial lesions of the GI tract. Gastrointest Endosc. Standards of Practice Committee. 2017;85(6):1117-1132.
6. Bhutani MS, Nadella P. Utility of an upper echoendoscope for endoscopic ultrasonography of malignant and benign conditions of the sigmoid/left colon and the rectum. Am J Gastroenterol. 2001;96(12):3318-22.
7. Chen TH, Lin CJ, Wu RC, et al. The application of miniprobe ultrasonography in the diagnosis of colorectal subepithelial lesions. Chang Gung Med J [Internet]. 2010;33(4):380-8.
8. Waxman I. Endosonography-assisted endoscopic mucosal resection of submucosal tumors of the gastrointestinal tract. Tech Gastrointest Endosc [Internet]. 2002;4(1):47-50.
9. Elena ET, Gheonea DI, Sftoiu A. Advances in Endoscopic ultrasound Imaging of colorectal diseases. World J Gastroenterol. 2016;22(5):1756-66.
10. Cantor MJ, Davila RE, Faigel DO. Yield of tissue sampling for subepithelial lesions evaluated by EUS: a comparison between forceps biopsies and endoscopic submucosal resection. Gastrointest Endosc. 2006;64(1):29-34.
11. Park HW, Byeon JS, Park YS, et al. Endoscopic submucosal dissection for treatment of rectal carcinoid tumors. Gastrointest Endosc [Internet]. 2010;72(1):143-9.
12. Ishii N, Horiki N, Itoh T, et al. Endoscopic submucosal dissection and preoperative assessment with endoscopic ultrasonography for the treatment of rectal carcinoid tumors. Surg Endosc. 2010;24(6):1413-9.
13. Rossini LGB, Ribeiro PAAG, Rodrigues FCM, et al. Transrectal ultrasound-Techniques and outcomes in the management of intestinal endometriosis. Vol. 1, Endoscopic Ultrasound. 2012:23-35.
14. Ricci E, Cipriani S, Chiaffarino F, Bianchi S, et al. Physical activity and endometriosis risk in women with infertility or pain. 2016;40.
15. Rossini LGB, Averbach M. Endometriose intestinal. In: Averbach M, Corrêa P, editors. Colonoscopia. 2nd ed. Rio de Janeiro: Revinter. 2014:285-292.
16. Schenken R, Barbiera R, Eckler K. Endometriosis: Pathogenesis, clinical features, and diagnosis [Internet]. 2023.
17. Berlanda N, Verceliini P FL. Endometriosis of bowel or rectovaginal space [Internet]. 2016.
18. Unalp HR, Akguner T, Yavuzcan A, Ekinci N. Acute small bowel obstruction due to ileal endometriosis: a case report and review of the most recent literature. Vojnosanit Pregl [Internet]. 2012;69(11):1013-6.
19. Trippia CH, Zomer MT, Terazaki CRT, et al. Relevance of Imaging Examinations in the Surgical Planning of Patients with Bowel Endometriosis. Clin Med insights Reprod Heal [Internet]. 2016;10:1-8.

20. Ribeiro PAAG, Rossini L, Almeida-Prado RA, et al. The Echo-Logic for Deep Pelvic Endometriosis. J Am Assoc Gynecol Laparosc. 2002.
21. Rossini L, Drigo J, Leite G. Endoscopic Ultrasound and Intestinal Endometriosis. In: In Tech Open [Internet]. 2017:89-102.
22. Philip CA, Bisch C, Coulon A, et al. Correlation between three-dimensional rectosonography and magnetic resonance imaging in the diagnosis of rectosigmoid endometriosis: A preliminary study on the first fifty cases. Eur J Obstet Gynecol Reprod Biol. 2015;187:35-40.
23. Lagana AS, Vitale SG, Trovato MA, et al. Full-thickness excision versus shaving by laparoscopy for intestinal deep infiltrating endometriosis: Rationale and potential treatment options. Biomed Res Int. 2016.
24. Chapron C, Vieira M, Chopin N, et al. Accuracy of rectal endoscopic ultrasonography and magnetic resonance imaging in the diagnosis of rectal involvement for patients presenting with deeply infiltrating endometriosis. Ultrasound Obstet Gynecol. 2004;24(2):175-9.
25. Milone M, Mollo A, Musella M, et al. Role of colonoscopy in the diagnostic work-up of bowel endometriosis. World J Gastroenterol. 2015;21(16):4997-5001.
26. Pishvaian AC, Ahlawat SK, Garvin D, Haddad NG. Role of EUS and EUS-guided FNA in the diagnosis of symptomatic rectosigmoid endometriosis. Vol. 63, Gastrointestinal Endoscopy. 2006:331-5.
27. Rossini LG, Meirelles LR, Reimao SM, et al. Needle based confocal endomicroscopy (nCLE) performed through transrectal ultrasound (TRUS): The first experience in intestinal endometriosis. Gastrointest Endosc. 2015;81(5-1):AB538.

79 Colonoscopia e as Afecções Proctológicas

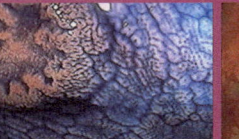

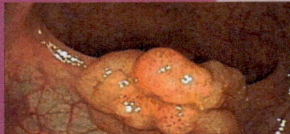

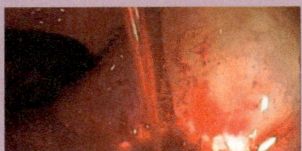

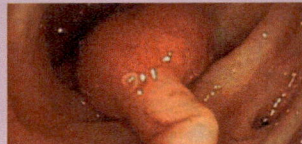

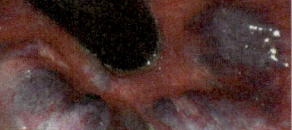

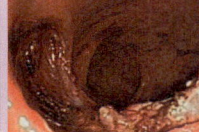

Marcelo Averbach ▪ Oswaldo Wiliam Marques Junior
Pedro Averbach ▪ Fernando Lander Mota

INTRODUÇÃO

A colonoscopia não substitui o exame clínico do ânus e do canal anal, que deve incluir a inspeção estática, dinâmica, o toque retal e a anuscopia com o paciente desperto e colaborando com a realização do mesmo. Portanto, pacientes com queixas anorretais devem submeter-se ao exame físico completo e este inclui o exame proctológico.

Em algumas situações, após a realização do exame proctológico, a colonoscopia pode ser indicada como exame complementar ou mesmo visando a instituição de tratamento endoscópico, quando indicado. Pacientes que apresentam desconforto ao exame físico, dor intensa ou estenoses do canal anal também se podem beneficiar do exame endoscópico, não somente em razão do menor diâmetro do aparelho, mas também por ser realizado sob sedação.

Por outro lado, não é incomum sermos surpreendidos com solicitações de colonoscopia incluindo o exame do ânus e do canal anal que não foi previamente realizado no consultório médico. Esta avaliação poderá ser realizada por meio da visão frontal do aparelho ou em retroflexão

ASPECTOS ANATÔMICOS DO RETO DISTAL E DO CANAL ANAL

O canal anal é a porção terminal do trato digestório. Inicia-se na junção anorretal que coincide com a borda superior do músculo puborretal, também chamado de anel anorretal que é identificável ao toque retal. O canal anal (CA) tem aproximadamente 4 cm de comprimento e termina na borda anal ou como alguns autores descrevem, na fosseta interesfincteriana.[1,2] Esta é a definição empregada pelos cirurgiões e difere da utilizada pelos anatomistas, que consideram o CA seguimento que se estende da linha pectínea (LP) à borda anal. A LP situa-se aproximadamente na metade do CA sendo formada por criptas e papilas alternadamente, formando uma linha ondulada que dista cerca de 2 cm da borda anal (Fig. 79-1).

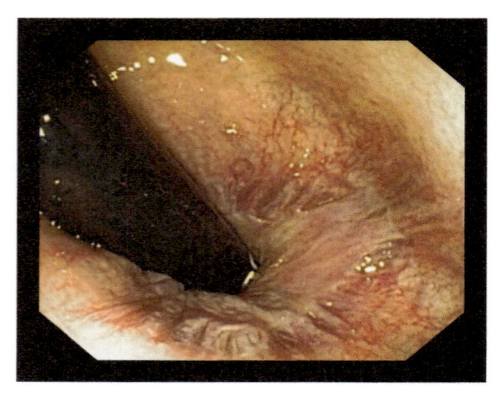

Fig. 79-1. Imagem em retrovisão mostrando a linha pectínea.

Acima da LP existe um pregueado longitudinal que decorre do estreitamento do reto distal quando atinge o canal anal. Estas pregas longitudinais, em quantidades que podem variar de 6 a 14, são chamadas colunas de Morgagni. Acima da LP há uma gradual mudança do epitélio mucoso (glandular) para o epitélio colunar. A uma distância de 6 a 12 mm acima da LP há uma zona de epitélio transicional, sendo notada uma mudança na coloração do epitélio. A mucosa retal, rosada, apresenta-se como área arroxeada acima da linha pectínea em razão do plexo hemorroidário interno. A área abaixo da linha pectínea é denominada anoderme e se diferencia da pele normal pela ausência de folículos pilosos, glândulas sebáceas ou sudoríparas. Apresenta-se como uma área de coloração mais pálida e estende-se por aproximadamente 1,5 cm abaixo da LP.

Distalmente à LP, já na borda anal, há o plexo vascular hemorroidário externo, recoberto por pele, e frequentemente é sede de trombos anais

PRINCIPAIS AFECÇÕES PROCTOLÓGICAS DE INTERESSE PARA O ENDOSCOPISTA

Doença Hemorroidária

Hemorroidas são coxins compostos de tecido vascular, músculo liso e tecido conectivo que se localizam no canal anal.[3] Estas estruturas vasculares auxiliam na continência fecal, funcionando como verdadeiros "plugues" ocluindo o ânus quando a musculatura esfincteriana está em posição de repouso. Habitualmente são agrupados em três "mamilos" localizados na posição lateral esquerda, anterolateral direita e posterolateral direita. A doença hemorroidária ocorre quando há uma dilatação anormal ou perda de sustentação deste tecido hemorroidário levando à sintomatologia clássica de sangramento, prolapso e/ou prurido.

A doença hemorroidária tem alta prevalência, sendo estimada em 4,4% da população adulta nos Estados Unidos. Além disso é previsto que aproximadamente de 75% das pessoas nesse país apresentarão sintomas hemorroidários em algum momento da vida.[6]

A causa da doença hemorroidária permanece incerta, mas acredita-se estar relacionada com os seguintes fatores:

A) *Fatores associados a um aumento da pressão abdominal*: como obesidade, gravidez e obstipação.
B) *Fatores degenerativos relacionados com a idade*: ocorre comprometimento do tecido conectivo que serve como estrutura de sustentação dos plexos hemorroidários, levando ao seu deslizamento e desenvolvimento das hemorroidas.[7]
C) *Fatores relacionados com hipertrofia ou aumento do tônus do esfíncter interno do ânus*: durante os esforços evacuatórios, quando o bolo fecal força o plexo hemorroidário contra o esfíncter interno ocasionando sintomas.[8]

D *Fatores relacionados com a distensão anormal das anastomoses arteriovenosas*: ocorre deslocamento dos coxins hemorroidários durante a evacuação que, em decorrência do aumento da pressão venosa local e contração do esfíncter externo, impede-os de retornar à posição habitual, ocasionando seu ingurgitamento.[9]

Hemorroidas são classificadas como do tipo externa; quando ocorrem abaixo da linha pectínea, interna; quando ocorrem acima, ou mista quando há a presença de ambas.[10]

Os sintomas mais importantes relacionados com as hemorroidas são: sangramento (referido como vermelho vivo), prolapso, prurido e dor, na ocorrência de trombose. Outros sintomas menos comuns incluem vazamento mucoso ou fecal e anemia. Em até 20% dos casos observa-se associação de fissuras.[10]

Ainda em relação à sintomatologia, a doença hemorroidária pode ser classificada em quatro categorias, segundo proposto por Goligher em 1980, levando-se em conta a exteriorização dos mamilos e a presença de sangramento (Quadro 79-1).

O diagnóstico é feito pela história clínica e pelo exame proctológico. Em pacientes menores de 40 anos, diagnosticados clinicamente, com sangramento retal mínimo, sem anemia, ferropenia, diarreia, sintomas sistêmicos ou fatores de risco para câncer colorretal como doenças inflamatórias intestinais ou história familiar (p. ex.: síndrome de Lynch) não há indicação de investigação endoscópica complementar.

Por outro lado, a avaliação endoscópica complementar está indicada em pacientes com mais de 40 anos com sintomas de sangramento retal, com idade para início do rastreamento do câncer colorretal ou nas seguintes situações clínicas, independentemente da idade:

- Histórico de melena, enterorragia ou sinais de instabilidade hemodinâmica (considerar hemorragia digestiva alta como diagnóstico diferencial).
- Sinais e sintomas sugestivos de malignidade (perda ponderal, anemia, fezes em fita, alteração do hábito intestinal...).
- Pacientes portadores de síndromes hereditárias para câncer colorretal (p. ex.: polipose hereditária, Lynch).

Endoscopicamente, a doença hemorroidária pode ser identificada com o colonoscópio em posição frontal ou em retroflexão (Fig. 79-2), evitando-se a hiperinsuflação do reto, que pode distender o anel anorretal "achatando" os mamilos hemorroidários.[11]

Fukuda *et al.* (2005) propuseram uma classificação colonoscópica levando em consideração os aspectos endoscópicos: extensão, forma e presença de sinais vermelhos. Essa classificação demonstrou correlação significativa com os sintomas apresentados pelos pacientes, em particular em relação a queixa de sangramento, e mostrou-se útil para avaliação da efetividade do tratamento endoscópico das varizes hemorroidárias (Quadro 79-2).[12]

Quanto à presença de sinais vermelhos, os autores utilizam os mesmos termos propostos para descrição das varizes esofágicas segundo a Sociedade Japonesa de Pesquisa em Hipertensão Portal, a saber: presença ou ausência de telangiectasias, vergões vermelhos (*red wale marks*) e pontos hematocísticos (*hematocystic spots*) (Quadro 79-3 e Fig. 79-3).

O tratamento endoscópico das hemorroidas pode ser realizado por ligaduras elásticas aplicadas por anuscópios rígidos e dispositivos convencionais de ligadura elástica ou pelos endoscópios flexíveis (Fig. 79-4).

Por fim, o exame colonoscópico pode apresentar evidências de tratamentos prévios para a doença hemorroidária, como a presença da linha circular de grampos após hemorroidopexia com grampeador (PPH), cicatriz linear longitudinal após hemorroidectomia ou fibrose pontual após ligaduras elásticas.

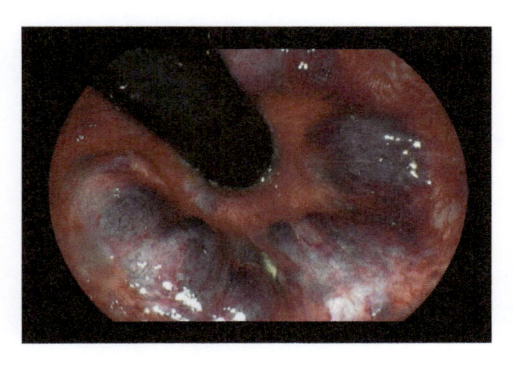

Fig. 79-2. Mamilos hemorroidários observados em retrovisão.

Quadro 79-1. Hemorroidas Internas: Graduação Proposta por Goligher (1980)

Primeiro grau	Sangramento; sem prolapso
Segundo grau	Prolapso com redução espontânea
Terceiro grau	Prolapso necessitando de redução manual
Quarto grau	Prolapsada, não pode ser reduzida. Estrangulada

Quadro 79-2. Classificação Colonoscópica da Doença Hemorroidária Interna – Extensão e Forma

	0	1	2	3	4
Extensão	Sem doença hemorroidária	1/4 da circunferência	1/2 da circunferência	3/4 da circunferência	Toda a circunferência
Forma	Sem doença hemorroidária	Menor de 12mm	Maior ou igual a 12mm		

Quadro 79-3. Classificação Colonoscópica da Doença Hemorroidária Interna – Sinais Vermelhos

	+	–
Sinais vermelhos	Ausente	Presente

Modificado de Fukuda et al., 2005.[12]

Fig. 79-3. Sinais vermelhos: (a) telangiectasias; (b) pontos hematocísticos.

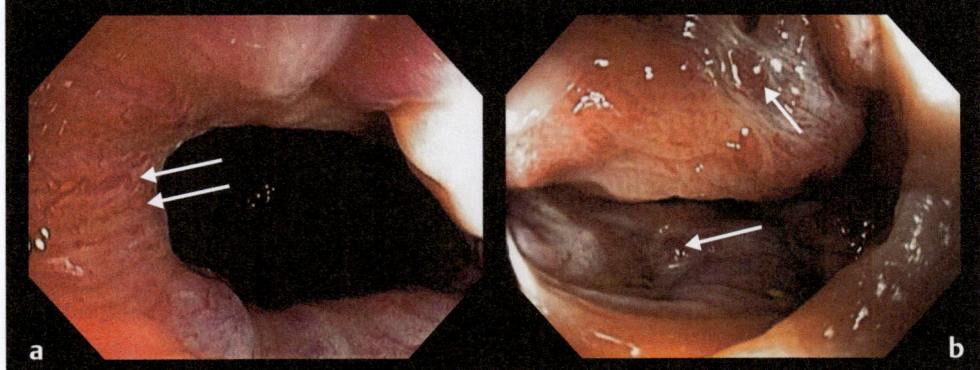

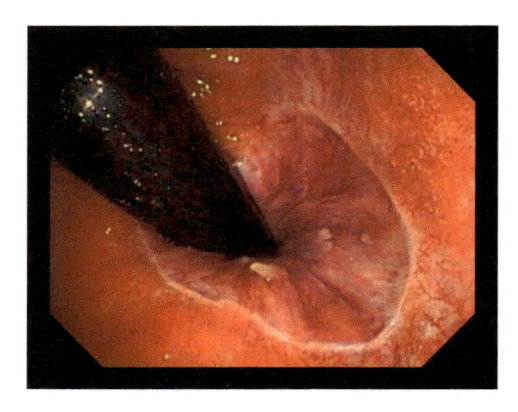

Fig. 79-4. Cicatriz pós-cirurgia de hemorroidas (PPH): nota-se a cicatriz circunferencial.

Fissura Anal

Fissura anal é uma ferida de formato elíptico que se localiza na borda anal, distalmente à linha pectínea. Seu aparecimento comumente advém de trauma mecânico no ânus, seja por fezes endurecidas, relação sexual anal receptiva ou higiene anal inadequada. Desta ferida inicial decorre a dor e consequentemente a hipertonia esfincteriana reflexa. O aumento da pressão no interior do ânus tem dois efeitos: o primeiro em reduzir o suprimento sanguíneo para a região perianal, comprometendo a cicatrização e perpetuando a fissura. O segundo efeito é o agravamento da constipação, o que contribui para formação de fezes mais endurecidas, aumentando o trauma local ao evacuar (Fig. 79-5). Em casos atípicos, há de se suspeitar de etiologias alternativas, como, por exemplo, a doença de Crohn.[10]

As fissuras podem ser classificadas em agudas ou crônicas. Estas últimas apresentam um tempo maior de evolução, entre 6 a 8 semanas, e tendem a apresentar bordas elevadas, sendo possível, algumas vezes, perceber a exposição de fibras do músculo esfíncter interno do ânus em seu centro. As fissuras crônicas são frequentemente acompanhadas de um plicoma, chamado de plicoma sentinela, e por uma papila hipertrófica que pode ser visualizada mais facilmente com a retroflexão do aparelho (Fig. 79-6).

Os sintomas mais característicos são dor intensa e sangramento durante as evacuações. Pacientes com fissura anal podem apresentar grande desconforto durante o preparo para o exame de colonoscopia em decorrência das várias evacuações. Para a introdução do aparelho esses pacientes podem requerer sedação mais profunda.

A fissura pode ser suspeitada no início do exame quando, ao toque retal, percebe-se hipertonia esfincteriana. Habitualmente ocorre na borda mediana posterior do ânus, isto é, as 6 horas, mas pode ocorrer na linha mediana anterior em 19% dos casos.[13] Localizações fora da linha média devem levantar a suspeita de outras etiologias para a lesão como doença inflamatória ou até mesmo neoplasia.

A colonoscopia é indicada nos casos em que há dúvida diagnóstica, nos pacientes em idade para início do rastreamento do câncer colorretal e quando há queixa de sangramento (Fig. 79-7), para investigar a possibilidade de doença inflamatória associada. Em alguns casos, pode-se postergar temporariamente a solicitação da colonoscopia, para instituição do tratamento clínico, visando diminuir o desconforto associado ao preparo do cólon.

Tumores

Os tumores que se localizam no CA podem ser primários desta região ou originários do reto distal que acabam por se estender distalmente ao CA (Fig. 79-8). A maioria dos tumores do reto é adenocarcinoma (Fig. 79-9), enquanto os primeiros são representados, principalmente, pelos carcinomas espinocelulares e apresentam forte correlação com a infecção pelo papilomavírus humano (HPV); assunto que será abordado mais adiante.

Estes tumores podem oferecer maior dificuldade para o diagnóstico, pois quando da retirada do aparelho o esfíncter, tende a ocluir o canal anal trazendo dificuldades para um exame adequado. Esta situação enfatiza o valor do toque retal antes da introdução do colonoscópio bem como a avaliação cuidadosa dessa região em visão frontal e em retroflexão.

Classicamente, a anuscopia de alta resolução com citologia anal é o exame indicado para o rastreamento de pacientes em risco para desenvolvimento do câncer do ânus e canal anal.[14] A videoanuscopia com cromoscopia, por sua vez, vem mostrando resultados favoráveis no diagnóstico da neoplasia intraepitelial anal. É realizada com videoendoscópios convencionais, auxiliados por *cap* de mucosectomia, enquanto para a cromoscopia do canal anal utilizam-se ácido acético e solução de Lugol.[15,16]

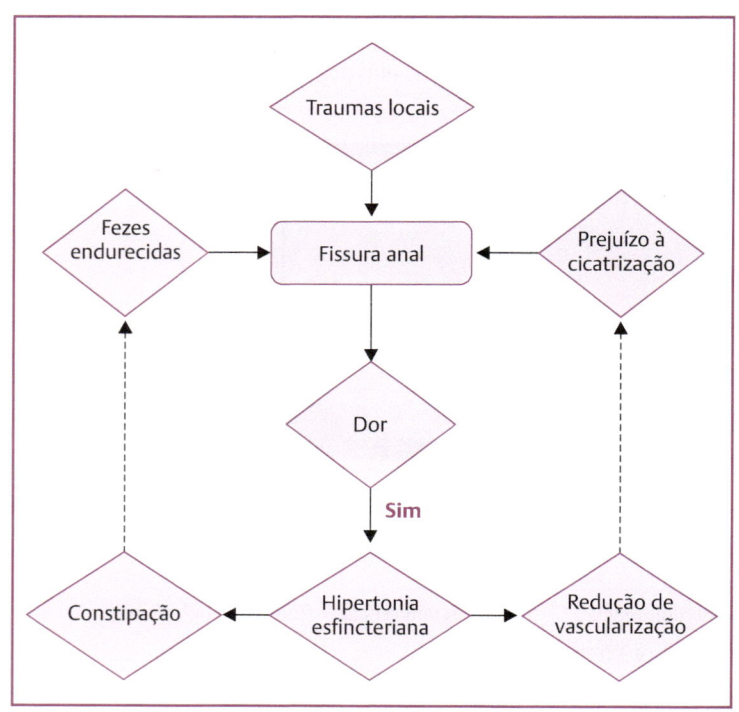

Fig. 79-5. Etiopatogenia da fissura anal.

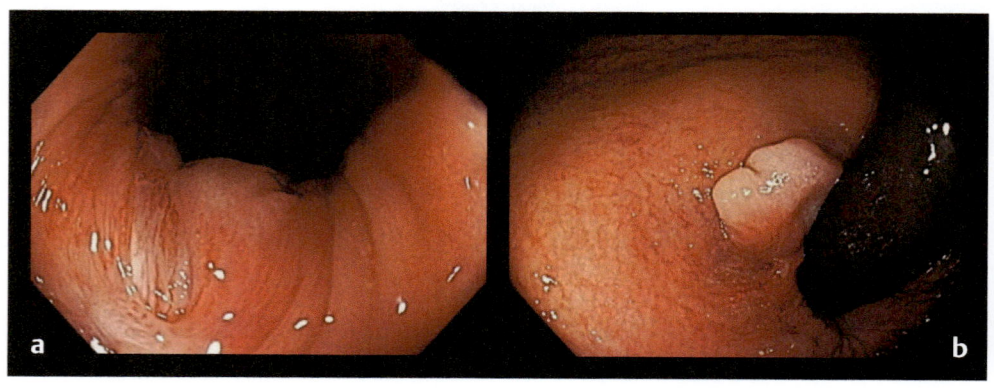

Fig. 79-6. (a) Fissura anal; (b) papila hipertrófica associada observada em retrovisão.

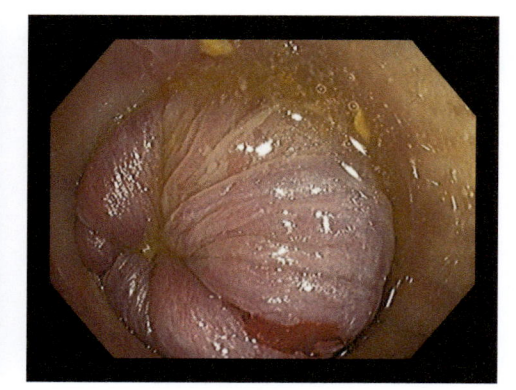

Fig. 79-7. Fissura anal aguda: sangramento em exame com anuscópio.

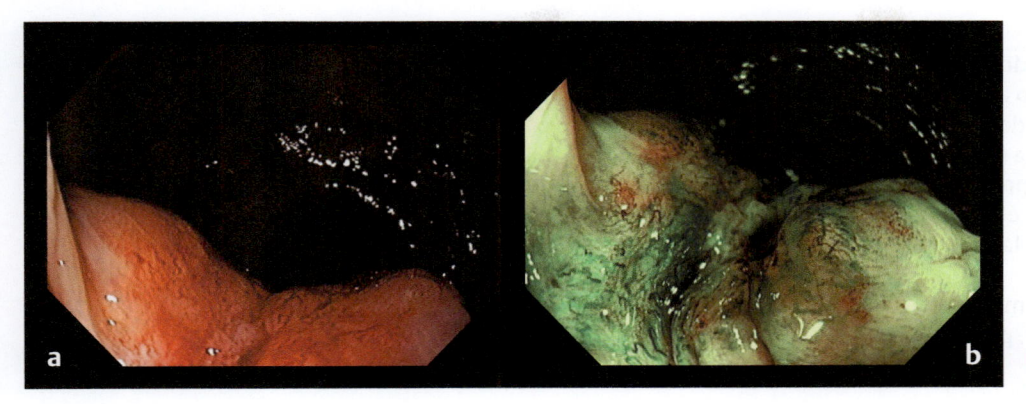

Fig. 79-8. (a) Neoplasia de canal anal; (b) neoplasia de canal anal – NBI.

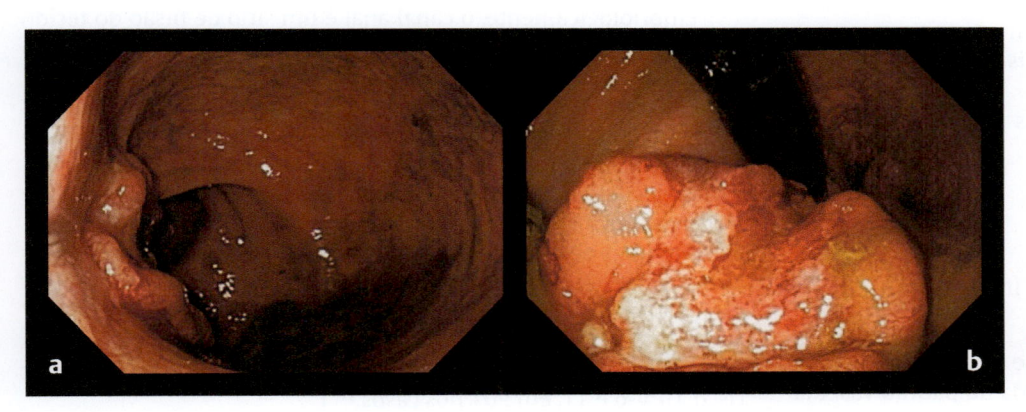

Fig. 79-9. (a) Adenocarcinoma do reto distal em retrovisão; (b) adenocarcinoma do reto distal em visão frontal.

Não é infrequente encontrarmos pedidos médicos solicitando a realização da anuscopia juntamente com a colonoscopia. Porém, mesmo que o examinador seja habilitado para sua realização, lembramos que essa propedêutica está além dos objetivos do exame de colonoscopia.

Por outro lado, o reconhecimento de lesões suspeitas durante o exame endoscópico poderá ser adicionado ao relatório como uma "observação" ou "nota", sugerindo-se investigação adicional especializada.

Proctopatia Actínica

A proctopatia actínica é resultado da irradiação do canal anal em pacientes submetidos à radioterapia para o tratamento dos tumores de próstata, colo uterino ou mesmo do reto e do canal anal. Outrora denominada "proctite actínica", ocorre em aproximadamente 20% dos casos. As biópsias revelam pouco ou nenhum componente inflamatório ao exame anatomopatológico, levando alguns autores a sugerir a substituição do consagrado termo "proctite" por "proctopatia". A síndrome é decorrente da endarterite obliterante dos vasos da submucosa, causadas pela radiação, levando a um processo de isquemia crônica da mucosa e, consequentemente, à fibrose.[10] O tempo médio para o aparecimento da doença é de 2 anos, mas pode ocorrer até 30 anos após irradiação pélvica.[10]

Os sintomas mais comumente relacionados com a proctopatia actínica são hematoquezia, tenesmo, diarreia e urgência evacuatória. Os achados endoscópicos são inespecíficos e variam conforme a gravidade do quadro podendo-se encontrar desde discreto enantema localizado até úlceras extensas e estenoses.[17] É frequente também a ocorrência de angiectasias: vasos neoformados tortuosos que propiciam sangramento e podem ser tratados por técnicas endoscópicas, conforme abordado em outro capítulo (Figs. 79-10 e 79-11).

É importante ressaltar que, nesses pacientes, há risco aumentado para o desenvolvimento de câncer colorretal.[18-20]

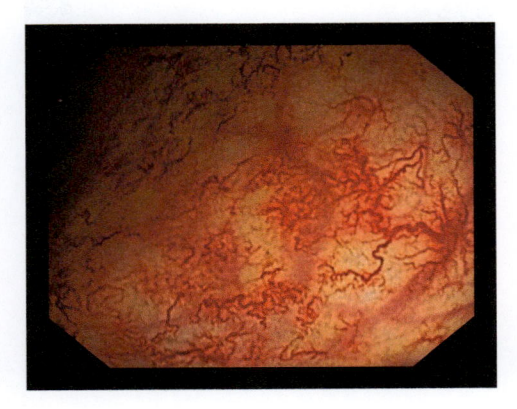

Fig. 79-10. Proctopatia actínica – notam-se vasos de neoformação.

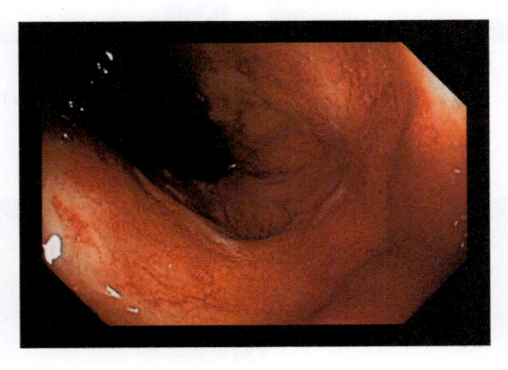

Fig. 79-11. Proctopatia actínica – retrovisão.

Doença de Crohn

Como já abordado em outro capítulo, a doença de Crohn pode acometer todo o trato digestório, incluindo o ânus e o canal anal.

É importante que o canal anal seja avaliado adequadamente e a realização da retroflexão seja feita com cautela (Figs. 79-12 e 79-13). Recomendamos que, quando há sinais de processo inflamatório intenso no reto, a retroflexão seja evitada, em razão do risco de eventuais lesões à parede do órgão, seja pela hiperinsuflação ou por trauma direto do aparelho.

No canal anal, a doença de Crohn pode manifestar-se com estenose, fissuras, abscessos, úlceras e fístulas, por vezes complexas.

Doenças Sexualmente Transmissíveis

As doenças sexualmente transmissíveis podem acometer a região anorretal por contato sexual. Manifestam-se mais comumente como úlceras anais e perianais, ou com sinais e sintomas da inflamação do reto: a proctite.

Os sintomas mais comumente relatados por pacientes manifestando um quadro de proctite aguda são:

- Secreção anal mucopurulenta.
- Sangramento anorretal.
- Constipação.
- Sensação de plenitude retal ou evacuação incompleta.
- Tenesmo e dor.

Ao exame físico ou endoscópico, pode-se evidenciar a presença de muco aderido à mucosa retal com perda do padrão vascular normal, edema da mucosa, friabilidade e sangramento ao toque do aparelho (Fig. 79-14).

Em alguns casos são observadas ulcerações, podendo ser rasas (no caso do herpes-vírus) ou profundas com elevação das bordas e infiltração local, simulando tumores (nos casos de infecção por sífilis e no linfogranuloma venéreo). Muitos desses achados são inespecíficos, sendo necessária a realização de biópsias e exame anatomopatológico e até imuno-histoquímicos para definição do diagnóstico.

Em alguns pacientes ocorre associação de colite e/ou enterite aguda. Nesses casos observa-se:

- Diarreia (de grande volume na enterite, e de baixo volume na colite).
- Dor e cólica abdominal.
- Perda ponderal e febre (mais comumente relacionadas com enterite).

Os patógenos sexualmente transmissíveis mais comumente relacionados com infecção do trato anorretal são: o papilomavírus humano (HPV), o vírus herpes simples (HSV) e o *Treponema pallidum*, agente causador da sífilis.[21]

HPV

Embriologicamente, o canal anal é um sítio de fusão do tecido do endoderma com a ectoderma, formando um epitélio de transição escamocolunar. Essa zona de transição é suscetível a alterações metaplásicas e displásicas relacionadas com a infecção pelo papilomavírus humano (HPV). A ocorrência de lesões escamosas intraepiteliais no canal anal, em particular as de alto grau, são consideradas pré-malignas e podem evoluir para o câncer anal. É a infecção sexualmente transmissível mais comum nos Estados Unidos. A estimativa é de que existam mais de 100 tipos de HPV e mais de 40 são conhecidos por infectar a região perianal, sendo os de maior risco para o desenvolvimento do câncer anorretal os tipos 16 e 18. A infecção pelo HPV pode ser latente, subclínica ou manifestar-se clinicamente por verrugas anais; os condilomas, que estão associadas aos tipos de menor risco, HPV-6 e 11, em 90% dos casos.[21,22]

Embora sejam mais frequentemente encontradas na pele da região perianal, podem ocorrer no canal anal e menos frequentemente no reto distal. Nesta topografia podem apresentar aspecto verrucoso e serem confundidas com pólipos, principalmente quando apresentam componente viloso (Figs. 79-15 e 79-16).

A maioria dos infectados é assintomática, no entanto, as principais queixas referidas pelos pacientes com infecção pelo HPV e neoplasia escamosa intraepitelial do canal anal são: prurido, sangramento, irritação local e tenesmo. A avaliação do canal anal nesses

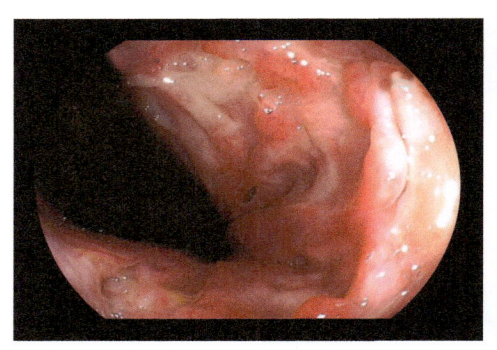

Fig. 79-12. Doença de Crohn – úlceras profundas observadas em retrovisão.

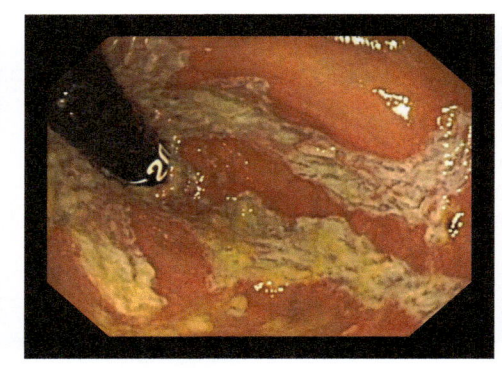

Fig. 79-13. Doença de Crohn – retrovisão mostrando úlceras longitudinais no canal anal e reto distal.

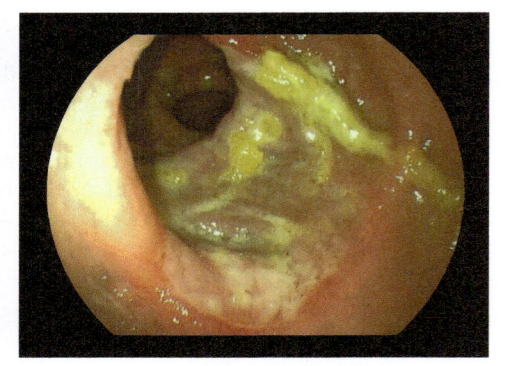

Fig. 79-14. Aspecto endoscópico da proctite aguda.

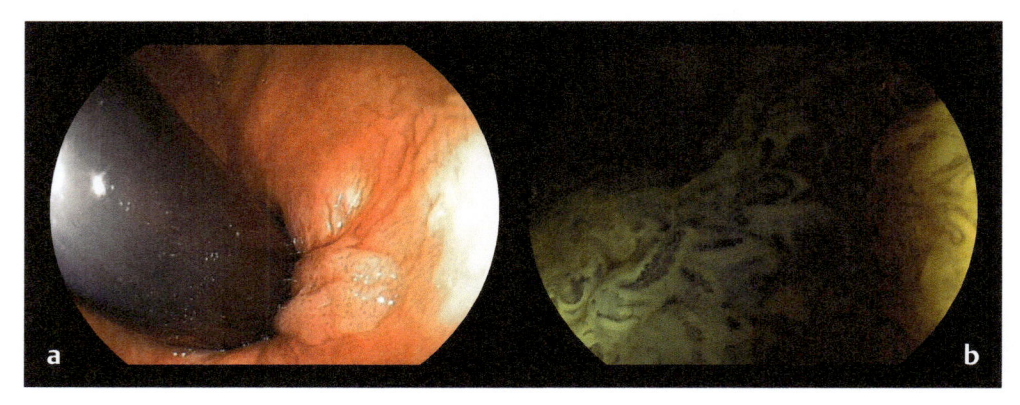

Fig. 79-15. (a) Lesão por HPV observada em retrovisão; (b) lesão por HPV – exame com FICE mostrando semelhança com lesão vilosa.

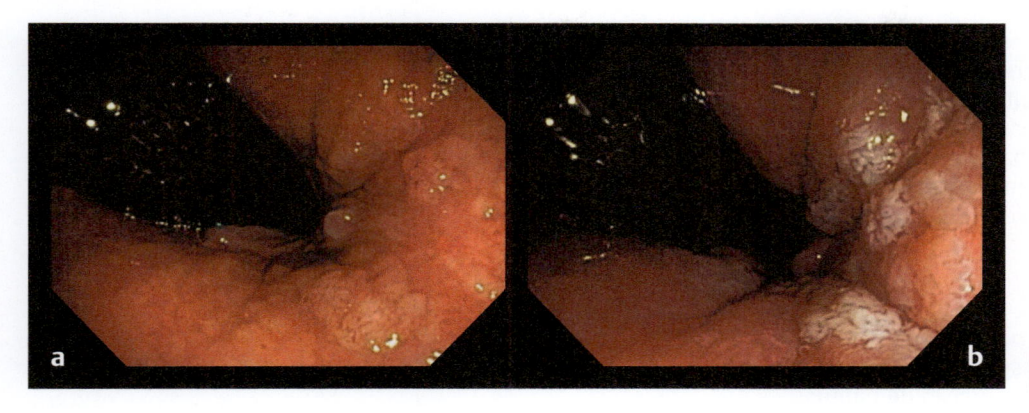

Fig. 79-16. (a) Lesão por HPV em retrovisão; (b) após cromoscopia com ácido acético.

pacientes é imprescindível e o diagnóstico é realizado por meio de biópsias direcionadas às áreas suspeitas, conforme discutido anteriormente.[21,22]

Nos assintomáticos é importante definir, pela história clínica completa, os indivíduos que apresentam fatores de risco para infecção pelo HPV, a saber: histórico de infecção prévia por HPV ou outras doenças sexualmente transmissíveis, HIV, tabagismo, imunossupressão e comportamento sexual de risco (coito anal receptivo).[23]

Embora esteja fora do âmbito de atuação do médico endoscopista, o início do exame de colonoscopia, por visualização da região perianal e do toque retal, pode ser uma oportunidade de diagnóstico dessas lesões. Dessa forma devemos estar atentos quanto à existência dessas alterações e aptos a orientar nossos pacientes.

Herpes

Nos Estados Unidos, a maioria dos pacientes jovens, sexualmente ativos, e com histórico de úlceras perianais apresentam infecção pelo herpes simplex vírus (HSV).[24] Dois tipos de HSV são causadores de herpes genital: HSV-1 e HSV-2. O HSV do tipo 2 é o mais frequentemente relacionado com lesões perianais, porém, a incidência de lesões nessa região, causadas pelo HSV do tipo 1, vem aumentando. São caracterizadas por vesículas que se rompem e tornam-se úlceras dolorosas, que permanecem por semanas até sua cicatrização completa. O período de incubação varia de 2 a 12 dias após a exposição, e a contaminação pode ocorrer pelo contato com a pele que já não apresenta características da infecção. O primeiro surto geralmente é o mais longo e sintomas sistêmicos como febre, linfadenopatia e mal-estar geral inespecífico podem ocorrer. O HSV permanece latente e surtos são comuns ao longo da vida.[25]

O acometimento acima da linha pectínea é pouco frequente, mas quando ocorre está associado a dor anorretal intensa, parestesia sacral, ulcerações difusas na mucosa do reto distal e disúria.[26] Metade dos pacientes com proctite herpética manifestam linfadenopatia inguinal.[27] O acometimento do cólon e do íleo terminal pode ser observado em alguns pacientes, especialmente nos imunossuprimidos. Nesses casos podem ser encontradas ulcerações de bordas bem definidas [5] e levar a quadros de enterite com diarreia aquosa intensa, presença de muco ou sangue nas fezes e sintomas sistêmicos.[22] O principal diagnóstico diferencial, nesses casos, é com a enterite causada pela infecção pelo citomegalovírus (CMV).[23]

Sífilis

Um dos diagnósticos diferenciais a se considerar, em pacientes sexualmente ativos com úlceras perianais, é o da infecção pelo *Treponema pallidum*. O acometimento primário do reto pela sífilis, apesar de pouco frequente, tem sido relatado principalmente entre homossexuais do sexo masculino. O quadro clínico pode incluir sangramento, urgência evacuatória e eliminação de muco ou material purulento. Em média, os primeiros sintomas ocorrem cerca de 7 dias após a infecção, mas em alguns casos as primeiras lesões só se manifestam 3 meses após o contato.

Inicialmente ocorrem úlceras, podendo ser únicas ou múltiplas na região de inoculação. As lesões perianais geralmente são dolorosas e desaparecem em 3 a 6 semanas, independente do tratamento. O toque retal pode revelar lesão ulcerada no reto e a presença de sangue.

A colonoscopia pode revelar úlcera de aspecto irregular semelhante às encontradas na doença inflamatória intestinal, neoplasias e úlcera solitária do reto (Figs. 79-17 e 79-18). O diagnóstico é feito por biópsia e sorologia.[22]

Semanas ou meses após a manifestação inicial da sífilis, 25% dos pacientes desenvolvem o quadro de sífilis secundária, que na região anorretal pode manifestar-se como lesões perianais, da mucosa do canal anal e proctite. A sífilis terciária é caracterizada por quadro neurológico de paralisia, demência e lesões em múltiplos órgãos, podendo ocorrer 10 a 30 anos após a infecção inicial. É importante ressaltar a correlação da sífilis com infecção pelo HIV, não somente pelo comportamento de risco desses pacientes, mas pelo fato de que as úlceras ativas facilitam a infecção pelo vírus, aumentando o risco de contaminação em até cinco vezes.[28]

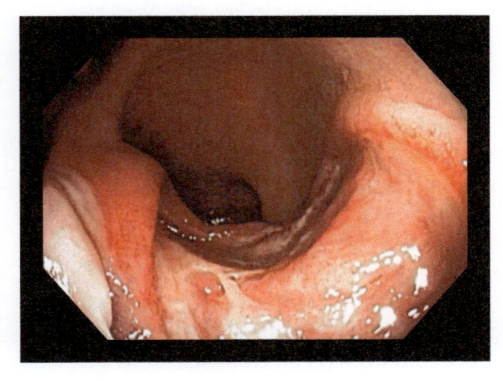

Fig. 79-17. Úlcera com bordos bem definidos.

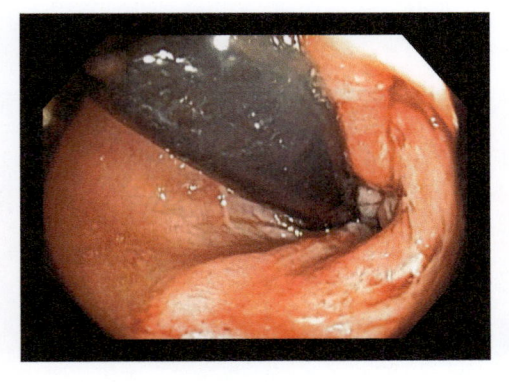

Fig. 79-18. Úlcera luética – retrovisão.

Donovanose (Granuloma Inguinal)

A *Klebisiella granulomatis* é uma bactéria intracelular causadora de uma doença ulcerativa na região genital e no ânus. Embora bastante incomum, é endêmica em algumas regiões do mundo. Pode-se manifestar como lesões ulceradas na região perianal de coloração vermelho vivo, por serem altamente vascularizadas e sangrarem facilmente. Está associada à linfadenopatia inguinal e a granulomas subcutâneos.[27]

Cancroide

A infecção pelo *Haemophilus ducreyi* é pouco frequente. Sua transmissão ocorre por meio de pequenas fissuras na pele durante o contato sexual. Inicialmente observa-se a formação de pápulas, bastante sensíveis ao toque, que evoluem para pústulas e posteriormente úlceras. Seu diagnóstico é difícil e geralmente é feito por exclusão: úlceras dolorosas perianais na ausência de infecção pelo *Treponema pallidum* ou HSV e presença de linfadenopatia inguinal, típica do cancroide.[21]

Gonorreia e Clamídia

A maioria das infecções retais causadas pela *Chlamydia trachomatis* (linfogranuloma venéreo) e *Neisseria gonorrhoeae* é assintomática. No entanto, faz-se necessário excluir ambos os patógenos em todos os pacientes com sintomas de proctite (aguda ou crônica) e histórico de coito anal receptivo nos últimos 6 meses. Um quadro de criptite pode-se manifestar em alguns casos, podendo ser observada saída de secreção mucopurulenta à manipulação das criptas de Morgagni com o anuscópio, e está associado à infecção pelo gonococo.[27]

Na proctite relacionada com linfogranuloma venéreo, os sintomas constitucionais geralmente são exuberantes, sendo comum a associação de febre, mal-estar geral e astenia na vigência de linfadenopatia regional. Se não tratada pode evoluir para formação de abscessos perianais e fístulas e a estenose retal é uma sequela tardia conhecida.[22]

VALOR DA RETROVISÃO NA AVALIAÇÃO DO RETO DISTAL

A retroflexão do colonoscópio pode ser alcançada utilizando-se os comandos do aparelho em posição máxima e procedendo-se com a introdução cuidadosa. Desta forma o colonoscópio permitirá a visão do reto distal e do canal anal até o anoderma. Deve-se então, manter uma insuflação suficiente para a distensão adequada do reto distal, permitindo sua melhor visualização, até a exposição adequada da LP. Há necessidade de extremo cuidado na realização desta manobra que deverá ser interrompida a qualquer sinal de resistência ou desconforto por parte do paciente. Com a rotação do aparelho fletido pode-se inspecionar toda a circunferência da região anorretal. Nos casos em que não é possível a retroflexão e há áreas com dificuldade de acesso, podemos utilizar o anuscópio.

Em alguns pacientes, por apresentarem um reto mais estreito, pode ser difícil ou mesmo impossível a execução dessas manobras. Nestes casos não é indicado forçar o aparelho contra o reto, evitando-se assim lesões à parede do órgão.

Essa manobra foi descrita em 1982, em um trabalho que se referiu à retroflexão como método diagnóstico.[29] Neste trabalho 75 pacientes foram submetidos a retroflexão, sendo que seis destes foram beneficiados pelo método. Várias publicações, desde então, mostraram que o uso rotineiro da manobra de retrovisão poderia aumentar o percentual de detecção de pólipos adenomatosos do reto distal.[11,30-33] Entretanto, outros autores não observaram aumento na taxa da detecção dessas lesões. Em um estudo recente, publicado em 2008,[33] 1.502 colonoscopias foram realizadas e a manobra de retroflexão no reto foi aplicada em 1.411 exames (93%), não sendo possível em 7%, por questões anatômicas. Sete pólipos foram vistos somente após a manobra de retrovisão, sendo um deles um adenoma tubular e os outros seis hiperplásicos. Neste estudo, que tem a maior casuística já apresentada, a retroflexão no reto não demonstrou importância estatisticamente significativa na detecção de neoplasias do reto distal.[33]

Embora seja uma manobra segura, quando bem empregada, existem relatos de perfuração após a sua realização.[34,35] Geralmente essas complicações ocorrem em pacientes que apresentam um reto demasiadamente estreito ou portadores de morbidades tais como a RCUI, a doença de Crohn e a proctopatia actínica.

Os objetivos do exame em retrovisão do reto não se restringem apenas ao diagnóstico dos pólipos. A avaliação da proctite distal na RCUI e da proctopatia actínica distal, a detecção de condilomas e outras afecções infecciosas do canal anal e a avaliação e o tratamento da doença hemorroidária interna, muitas vezes, só são possíveis por meio desta manobra.

Em 2001, realizamos um estudo em nosso serviço onde 200 pacientes, submetidos à colonoscopia, foram avaliados prospectivamente. A avaliação do reto foi feita em visão frontal em um primeiro momento e em seguida foi realizada a manobra de retrovisão. Neste estudo encontramos oito novos achados por retroflexão, sendo um pólipo adenomatoso, quatro pólipos hiperplásicos e três pólipos inflamatórios.[36] Embora em alguns casos a avaliação frontal do reto distal possa ser normal e somente a manobra de retrovisão permita a identificação de lesões envolvendo o canal anal (Fig. 79-19), estatisticamente, não há evidências de que deve ser realizada em todos os exames, podendo ser reservada aos casos em que a visualização da mucosa retal, até próximo à linha pectínea, não foi satisfatória em visão frontal.

Por outro lado, acreditamos que, pela segurança e facilidade de execução, esta pode e deve ser encorajada e, indiscutivelmente, deve ser de domínio técnico do colonoscopista. Sua principal utilidade é na detecção e na ressecção de pólipos do reto distal, mas também é útil na avaliação endoscópica e eventual tratamento de hemorroidas internas sintomáticas. Por fim, a retrovisão pode auxiliar na ressecção de lesões no reto distal, inclusive na realização da técnica de dissecção de submucosa (ESD).[37]

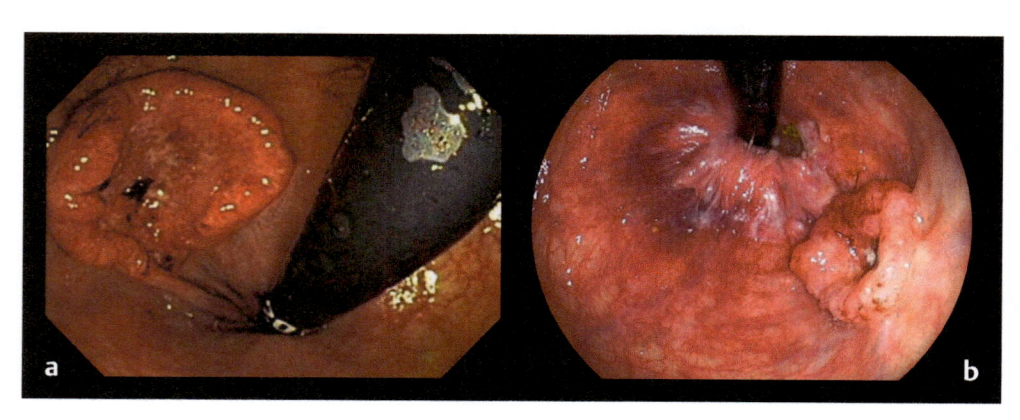

Fig. 79-19. (a, b) Lesões ulceradas do reto distal.

TRATAMENTO ENDOSCÓPICO DA DOENÇA HEMORROIDÁRIA INTERNA SINTOMÁTICA

Desde 1998 têm sido publicados estudos sobre a ligadura de hemorroidas usando o endoscópio flexível com o auxílio da manobra de retrovisão.[38-43] Esse método vem sendo aplicado em trabalhos com grandes casuísticas e demonstrou que, além da segurança e efetividade, traz vantagens como um maior conforto para o paciente com o aproveitamento da sedação feita para a colonoscopia. Observa-se também uma redução do número de sessões necessárias para o tratamento, pela possibilidade de realizar-se um maior número de ligaduras por sessão. Estudo prospectivo randomizado publicado em 2004 comparou a ligadura de hemorroidas pelo anuscópio rígido com a realizada pelo aparelho flexível.[44] Este estudo envolveu 100 pacientes com doença hemorroidária graus II ou III, todos com sangramento crônico. Não houve diferença estatística quando se comparou dor e/ou sangramento após o procedimento e recorrência do sangramento em 1 ano. Entretanto, quando se analisou o número de sessões, houve nítida superioridade da ligadura com endoscópio flexível, com um número de sessões e de bandas menor em relação ao tratamento com o aparelho rígido. Outra vantagem da ligadura com aparelho flexível é a possibilidade de documentação fotográfica.[44]

A técnica de ligadura elástica endoscópica de hemorroidas é muito semelhante àquela empregada na ligadura de varizes esofágicas. O mamilo hemorroidário é visualizado e aspirado para dentro do dispositivo de ligadura elástica que então dispara a banda elástica, fazendo assim o estrangulamento do tecido apreendido. A interrupção do suprimento sanguíneo na região promove necrose do tecido. Apesar da possibilidade de ser realizado em visão frontal, acreditamos que o procedimento em retrovisão facilita a melhor aplicação das bandas elásticas. Um fator técnico de extrema importância é atentar para que as ligaduras sejam realizadas acima da linha pectínea evitando assim o risco dor intensa e desconforto anal.

Tendo em vista os bons resultados publicados, iniciamos em 2008 a realização da ligadura de hemorroidas com o aparelho flexível. Utilizamos em todos os casos um gastroscópio *standard* de 9,8 mm, pois os dispositivos de ligadura elástica disponíveis são os mesmos utilizados para a ligadura de varizes esofágicas e não comportam o diâmetro do tubo de inserção do colonoscópio (Fig. 79-20).

Após identificação dos mamilos hemorroidários, inicia-se a aplicação pelo maior deles, que é aspirado de forma a fazê-lo penetrar no dispositivo de ligadura previamente instalado no endoscópio. Com o disparo, o elástico laça e torna o mamilo isquêmico (Fig. 79-21).

O acompanhamento desses pacientes e demonstrou que a maioria deles sente-se satisfeito com os resultados dessa modalidade de tratamento.[12] Portanto, com base na literatura e nesta experiência com 116 pacientes, concordamos que o tratamento da doença hemorroidária sintomática (graus II e III) pode ser feito por meio de ligadura elástica utilizando aparelhos flexíveis, procedimento este que se mostrou seguro e eficaz, principalmente nos pacientes com indicação de colonoscopia total.[45,46] O principal fator negativo associado a esse método talvez seja o alto custo. É importante também salientar que o número de ligaduras realizadas numa mesma sessão não se correlacionou com complicações ou dor pós-operatória, permitindo assim o tratamento de doença mais volumosa em uma única sessão.

Deve-se ter em mente que, os pacientes candidatos à ligadura elástica endoscópica necessitam ser previamente orientados quanto às possíveis complicações do método, principalmente a ocorrência de dor após o procedimento. Em nossa experiência, a maioria dos que apresentaram dor a referiram como de intensidade leve a moderada, apresentando melhora com analgésicos ou anti-inflamatórios não esteroides. Em casos de dor moderada a intensa, podem-se utilizar analgésicos derivados dos opioides (p. ex.: tramadol).

BIÓPSIAS E RESSECÇÕES DE LESÕES EM PROXIMIDADE COM A LINHA PECTÍNEA

O reto é sede de 15% dos tumores malignos colorretais. Apesar dos avanços diagnósticos, estudos mostram que nesse segmento, assim como no cólon direito e no sigmoide, algumas lesões podem ser "perdidas" durante a avaliação colonoscópica,[47] sendo o terço distal do reto, provavelmente, o local mais crítico. Dessa forma, o exame proctológico, principalmente o toque retal, mostra-se fundamental, pois permite o diagnóstico de grande parte das lesões distais.

A anuscopia, por sua vez, não permite o tratamento adequado da maioria das lesões retais. Nesses casos, a colonoscopia pode ser a ferramenta necessária. Por meio de técnicas de polipectomia e mucosectomia endoscópica, a maior parte das lesões precoces do reto podem ser adequadamente avaliadas e tratadas.

Em relação à polipectomia endoscópica, algumas particularidades devem ser lembradas em relação a sua realização no segmento distal do reto. A proximidade com a LP requer maior cautela na apreensão do pólipo, evitando-se que a laçada tracione alguma porção do tecido abaixo desta, que é altamente inervado e ocasionará intensa dor ao paciente. Quanto ao uso da eletrocoagulação, aplicada pela alça de polipectomia, todos os cuidados devem ser tomados a fim de evitar-se a dissipação da corrente elétrica, tendo em mente a inervação e a presença do complexo esfincteriano nesta região anatômica. Deve-se também considerar a intensa vascularização desta região, incluindo os plexos hemorroidários interno e externo, exigindo maiores cuidados para se evitar o sangramento pós-polipectomia. Lesões do reto distal junto à LP devem ser tratadas com maior atenção, sendo muitas vezes a manobra de retrovisão necessária para que se realize polipectomia segura e efetiva, conforme descrito.[48,49] A mucosectomia endoscópica, seja pela técnica fatiada ou até pela técnica de dissecção da submucosa já se mostrou útil para ressecção de grandes lesões do reto distal, com alguns relatos de caso já publicados, inclusive em lesões envolvendo o canal anal.[50-52]

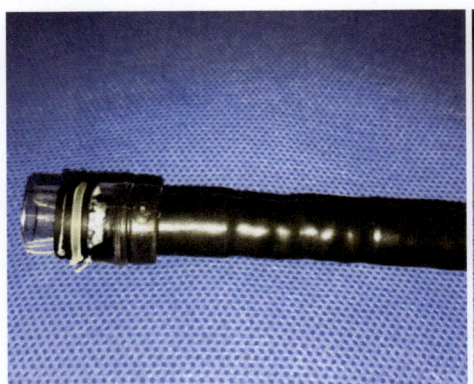

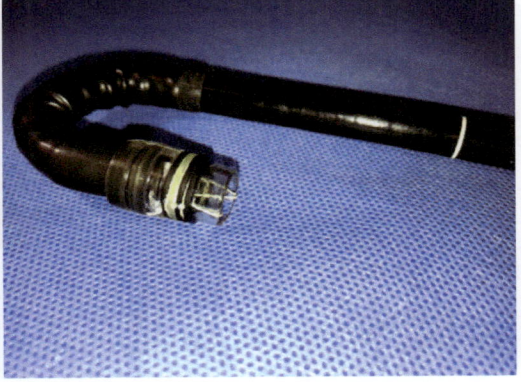

Fig. 79-20. Gastroscópio "padrão" de 9,8 mm com o dispositivo de ligadura elástica em posição neutra e em retroflexão.

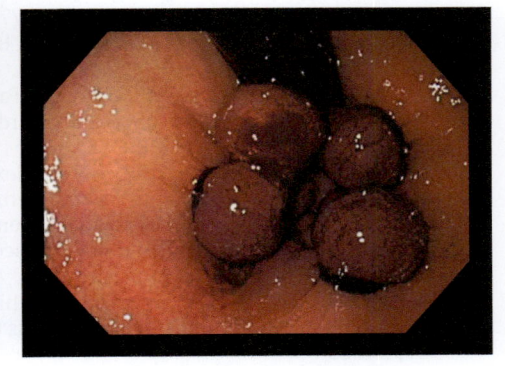

Fig. 79-21. Aspecto pós-aplicação de quatro ligaduras elásticas.

A alternativa para o tratamento destas lesões é a ressecção cirúrgica transanal utilizando-se ou não equipamentos mais sofisticados como o TEM (*transanal endoscopic microsurgery*).[53-55] Esta forma de abordagem pode ser mais conveniente em determinados casos por permitir ressecções de toda a espessura da parede do reto em um único fragmento.

LAUDO DA COLONOSCOPIA: INCLUIR OU NÃO A AVALIAÇÃO DO CANAL ANAL?

É muito frequente médicos endoscopistas colocarem uma observação no laudo colonoscópico referindo-se às dificuldades e limitações do exame do canal anal com método em questão. Conforme discutido anteriormente, o canal anal pode ser examinado de forma adequada apesar de não ser a finalidade precípua do procedimento.

No entanto, o exame proctológico vai além da retroflexão e de um toque retal precedendo a colonoscopia. Sabemos também que nem todos os colonoscopistas possuem treinamento e experiência na avaliação do canal anal, e em todas as suas etapas que compreendem também a avaliação estática e dinâmica.

Ainda que o examinador esteja habilitado a realizar um bom exame proctológico, há que se concordar que este não faz parte da colonoscopia. Sendo assim, a nosso ver, eventuais afecções do canal anal devem ser descritas como informações complementares, e não como parte do relatório da colonoscopia.[56]

SUGESTÕES PARA UM EXAME ENDOSCÓPICO ADEQUADO DO RETO E DO CANAL ANAL

No exame do reto é necessária atenção especial às regiões posteriores das válvulas de Houston. Estas devem ser cuidadosamente inspecionadas objetivando menor perda de lesões como pequenos pólipos. Uma boa distensão, entretanto, pode ser de difícil realização em casos de hipotonia esfincteriana ou nos casos nos quais a insuflação traz desconforto e urgência evacuatória, especialmente nos exames de retossigmoidoscopia flexível, que geralmente são realizados sem sedação. Erro comum é a rápida retirada do aparelho pelo reto distal e canal anal. A visão tangencial do aparelho de maneira rápida pode favorecer a perda de lesões.

REFERÊNCIAS BIBLIOGRÁFICAS

1. Nivativongs S, Stern HS, Fryd DS. The length of the anal canal. Dis Cólon Rectum. 1982;24:600-1.
2. Milligan ETC, Morgan CN. Surgical anatomy of the anal canal: with special reference to anorectal fistulae. Lancet. 1934;2:1150-6.
3. Hulme-Moir M, Bartolo DC. Hemorrhoids. Gastroenterol Clin North Am. 2001;30:183-97.
4. Nelson RL, Abcarian H, Davis FG, et al. Prevalence of benign anorectal disease in a randomly selected population. Dis Cólon Rectum. 1995;38:341-5.
5. Riss S, Weiser FA, Schwameis K, et al. The prevalence of hemorrhoids in adults. Int J Colorectal Dis. 2012;27:215-20.
6. Everhart JE. The burden of digestive diseases in the United States. Bethesda, MD: National Institute of Diabetes and Digestive and Kidney Diseases, US Department of Health and Human Services. 2008.
7. Haas PA, Fox TA, Haas GP. The pathogenesis of hemorrhoids. Dis Cólon Rectum. 1984;27(7):442.
8. Arabi Y, Alexander-Williams J, Keighley MR. Anal pressures in hemorrhoids and anal fissure. Am J Surg. 1977;134(5):508-10.
9. Thomson WHF. The nature of haemorrhoids. Br J Surg. 1975;62:542-52.
10. ASGE Technology Committee, Appalaneni V, Fanelli RD, et al. The role of endoscopy in patients with anorectal disorders. Gastroint Endosc. 2010;72(6):1117-23.
11. Varadarajulu S, Ramsey WH. Utility of retroflexion in lower gastrointestinal endoscopy. J Clin Gastroenterol. 2001;32(3):235-7.
12. Fukuda A, Kajiyama T, Kishimoto H, et al. Colonoscopic classification of internal hemorrhoids: usefulness in endoscopic band ligation. J Gastroenterol Hepatol. 2005;20:46-50.
13. Hananel N, Gordon PH. Re-examination of clinical manifestations and response to therapy of fissure-in-ano. Dis Cólon Rectum. 1997;40:229-33.
14. Repiso Jiménez JB, Padilla España L, Fernández Morano T, et al. Despistaje de la neoplasia intraepitelial anal. Biópsia de canal anal guiada por anoscopia de alta resolución. Actas Dermosifiliogr. 2017;108:65-66.
15. Oette M, Wieland U, Schunemann M, et al. Anal chromoendoscopy using gastroenterological video-endoscopes: A new method to pergorm high-resolution anoscopy for diagnosing intraepithelial neoplasia and anal carcinoma in HIV-infected patients. Z Gastroenterol. 2017 Jan;55(1):23-31.
16. Hillman RJ, Cuming T, Darragh T, et al. 2016 IANS International guidelines for practice standards in the detection of anal cancer precursors. J Low Genit Tract Dis. 2016;20(4):283-91.
17. O'Brien PC, Hamilton CS, Denham JW, et al. Spontaneous improvement in late rectal mucosal changes after radiotherapy for prostate cancer. Int J Radiat Oncol Biol Phys. 2004;58:75.
18. Nieder AM, Porter MP, Soloway MS. Radiation therapy for prostate cancer increases subsequent risk of bladder and rectal cancer: a population based co-hort study. J Urol. 2008;180:2005-9; discussion 2009-10.
19. Kendal WS, Nicholas G. A population-based analysis of second primary cancers after irradiation for rectal cancer. AmJ Clin Oncol. 2007;30:333-9.
20. Baxter NN, Tepper JE, Durham SB, et al. Increased risk of rectal cancer after prostate radiation: a population-based study. Gastroenterology. 2005;128:819-24.
21. Cone MM, Whitlow CB. Sexually transmitted and anorectal infectious diseases. Gastroenterol. Clin N Am 2013;42:877-92.
22. Vries HJC, Zingoni A, White JA et al. 2013 European guideline on the management of proctitis, proctocolitis and enteritis caused by sexually transmissible pathogens. Intl J STD AIDS. 2014;25(7):456-74.
23. Berry JM, Jay N, Cranston RD,. et al. Progression of anal high-grade squamous intraepithelial lesions to invasive anal cancer among HIV-infected men who have sex with men. Int J Cancer 2014;134(5):1147.
24. Workowski KA, Berman S. Sexually transmitted diseases treatment guidelines 2010. MMWR Recomm Rep. 2010;59(12):1-110.
25. Genital Herpes-CDC fact sheet. (Acesso em 2017 março 19). Disponível em: http://www.cdc.gov/std/herpes/stdfact-herpes.htm.
26. Goodell SE, Quinn TC, Mkrtichian E, et al. Herpes simplex virus proctitis in homosexual men. Clinical, sigmoidoscopic and histopathological features. N Engl J Med. 1983;30(15):868-71.
27. Whitlow C, Gottesman L, Bernestein MA. Sexually transmitted diseases. In: Beck DE (ed.). The ASCRS text book of cólon and rectal surgery. New York: Springe. 2011:295-307.
28. Syphilis-CDC fact sheet. Centers for Disease Control and Prevention. Sexually transmitted diseases [Internete]. 2021.
29. Grobe JL, Kozarek RA, Sanowski RA. Colonoscopic retroflexion in the evaluation of rectal disease. Am J Gastroenterol. 1982;77(11):856-8.
30. Cutler AF, Pop A. Fifteen years later: colonoscopic retroflexion revisited. Am J Gastroenterol. 1999;94(6):1537-8.
31. Thornton SC, Hirshorn SA, Bradway M, Levien D. Anoscopy vs. retroflexion for evaluation of the anal canal. Dis Cólon Rectum. 2002;45(8):1120-1.
32. Hanson JM, Atkin WS, Cunliffe WJ. et al. Rectal retroflexion: an essential part of lower gastrointestinal endoscopic examination. Dis Cólon Rectum. 2001;44(11):1706-8.
33. Saad A, Rex DK. Routine rectal retroflexion during colonoscopy has a low yield for neoplasia. World J Gastroenterol. 2008;14(42):6503-5.
34. Ahlawat SK, Charabaty A, Benjamin S. Rectal perforation caused by retroflexion maneuver during colonoscopy: closure with endoscopic clips. Gastrointest Endosc. 2008;67(4):771-3.
35. Averbach P, Dishchekenian FM, Queiroz PM. et al. Long term follow up results of patients submitted to endoscopic elastic band ligation as a treatment of hemorrhoidal disease; DDW. 2017.
36. Averbach M, Amory NR, Correa P, et al. Es util la retroflexion para examiner el recto distal? Un estudio prospectivo. Revista de Gastroenterologia Del Peru. 2001;21(4):S54-220.
37. Tanaka H, Oka S, Tanaka S, et al. The utility of a novel colonoscope with retroflexion for colorectal endoscopic submucosal dissection. Endosc Int Open. 2019;7(2):E130-E137.
38. Cazemier M, Felt-Bersma RJ, Cuesta MA, Mulder CJ. Elastic band ligation of hemorrhoids: flexible gastroscope or rigid proctoscope? World J Gastroenterol. 2007;13(4):585-7.
39. Berkelhammer C, Moosvi SB. Retroflexed endoscopic band ligation of bleeding internal hemorrhoids. Gastrointest Endosc. 2002;55(4):532-7.
40. Trowers EA, Ganga U, Rizk R, et al. Endoscopic hemorrhoidal ligation: preliminary clinical experience. Gastrointest Endosc. 1998;48(1):49-52.

41. Su MY, Tung SY, Wu CS, et al. Long-term results of endoscopic hemorrhoidal ligation: two different devices with similar results. Endoscopy. 2003;35(5):416-20.
42. Su MY, Chiu CT, Wu CS, et al. Endoscopic hemorrhoidal ligation of symptomatic internal hemorrhoids. Gastrointest Endosc. 2003;58(6):871-4.
43. Fukuda A, Kajiyama T, Arakawa H, et al. Retroflexed endoscopic multiple band ligation of symptomatic internal hemorrhoids. Gastrointest Endosc. 2004;59(3):380-4.
44. Wehrmann T, Riphaus A, Feinstein J, Stergiou N. Hemorrhoidal elastic band ligation with flexible videoendoscopes: a prospective, randomized comparison with the conventional technique that uses rigid proctoscopes. Gastrointest Endosc. 2004;60(2):191-5.
45. Averbach M, Salomão BC, Correa P, et al. Ligadura de hemorróidas usando Endoscópio Flexível. Apresentado na VII Semana Brasileira do Sistema Digestório. 2008.
46. Schleinstein HP, Averbach M, Averbach P, et al. Endoscopic Band Ligation for the Treatment of Hemorrhoidal DISEASE. Arq Gastroenterol. 2019;56(1):22-27.
47. Rex DK, Rahmani EY, Haseman JH, et al. Relative sensitivity of colonoscopy and barium enema for detection of colorectal cancer in clinical practice. Gastroenterology. 1997;112(1):17-23.
48. Pishvaian AC, Al-Kawas FH. Retroflexion in the cólon: a useful and safe technique in the evaluation and resection of sessile polyps during colonoscopy. Am J Gastroenterol. 2006;101(7):1479-83.
49. Rex DK, Khashab M. Colonoscopic polypectomy in retroflexion. Gastrointest Endosc. 2006;63(1):144-8.
50. Tanaka S, Oka S, Chayama K. Colorectal endoscopic submucosal dissection: present status and future perspective, including its differentiation from endoscopic mucosal resection. J Gastroenterol. 2008;43(9):641-51.
51. Tamegai Y, Saito Y, Masaki N, et al. Endoscopic submucosal dissection: a safe technique for colorectal tumors. Endoscopy. 2007;39(5):418-22.
52. Antillon MR, Bartalos CR, Miller ML, et at. En bloc endoscopic submucosal dissection of a 14-cm laterally spreading adenoma of the rectum with involvement to the anal canal: expanding the frontiers of endoscopic surgery. Gastrointest Endosc. 2008;67(2):332-7.
53. Turner J, Saclarides TJ. Transanal endoscopic microsurgery. Minerva Chir. 2008;63(5):401-12.
54. Røkke O, Iversen KB, Ovrebø K, et al. Local resection of rectal tumors by transanal endoscopic microsurgery: experience with the first 70 cases. Dig Surg. 2005;22(3):182-9.
55. Guillem JG, Chessin DB, Jeong SY, et al. Contemporary applications of transanal endoscopic microsurgery: technical innovations and limitations. Clin Colorectal Cancer. 2005;5(4):268-73.
56. Averbach M, Cutait R, Correa P. A colonoscopia e o canal anal; GED. 2001;20(6):235-6.

VII

Hemorragia Digestiva

80 Abordagem Inicial da Hemorragia Digestiva

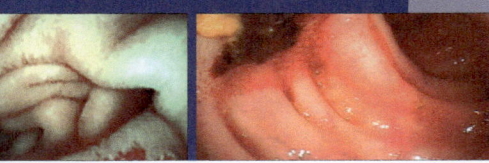

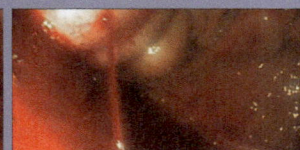

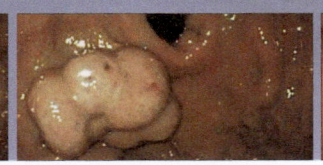

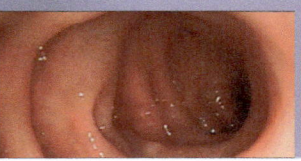

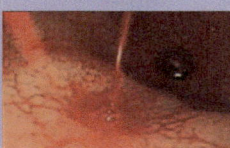

Carlos Alberto da Silva Barros ■ Christiane Soares Poncinelli ■ Lorena Rocha Dias Machado
Maria das Graças Pimenta Sanna ■ Rúbia Moresi Vianna de Oliveira

INTRODUÇÃO

A hemorragia digestiva é responsável por grande parte das admissões nas unidades de emergência, sendo a taxa anual de hospitalização, por qualquer tipo de hemorragia do trato gastrointestinal (TGI), estimada em 350 internações hospitalares/100.000 habitantes, com mais de 1.000.000 de hospitalizações a cada ano nos Estados Unidos.[1,2] A incidência da hemorragia digestiva é maior em homens e idosos.[3] Apesar dos avanços na endoscopia digestiva e nas múltiplas opções terapêuticas, houve pouca redução na taxa de mortalidade que varia entre 3,5% e 10%. Muito possivelmente este fato associa-se ao envelhecimento da população e ao uso mais frequente de anti-inflamatórios não hormonais, anticoagulantes e antiagregantes plaquetários.[4,5]

De acordo com o local de origem do sangramento, a hemorragia digestiva é dividida em: sangramento digestivo alto, que se origina acima da ampola de Vater (esôfago, estômago e duodeno); sangramento digestivo médio, distal à ampola de Vater até a válvula ileocecal (intestino delgado); e hemorragia digestiva baixa, a partir da válvula ileocecal (cólon e reto).[4,6,7] Aproximadamente 50% das internações por sangramento do trato gastrointestinal são devidas a hemorragia digestiva alta (HDA), 40% por hemorragia digestiva baixa (HDB) e 10% por sangramento do intestino médio (HDM). A epidemiologia da HDA vem mudando ao longo das últimas décadas, com uma diminuição geral da úlcera péptica e aumento da prevalência de outras etiologias, incluindo lesões vasculares e malignidade, no entanto, a úlcera péptica continua sendo a causa mais comum.[8]

O sangramento do TGI pode-se manifestar por: hematêmese que é definida como vômito sanguinolento ou de aspecto borráceo, sendo o sangue vermelho vivo sugestivo de sangramento recente ou contínuo, e sangue escurecido, sugestivo de sangramento que parou há algum tempo. Melena, evacuação amolecida, enegrecida e de odor fétido, que resulta da degradação do sangue por bactérias intestinais. A melena tem origem proximal ao ângulo de Treitz em 90% dos casos, podendo também ser oriunda da orofaringe, intestino médio e cólon direito. Mesmo pequena quantidade de sangue, como 50 mL, pode manifestar-se como melena.[9-11] Já enterorragia, que é a perda de sangue vivo pelo ânus, tem origem, usualmente, no TGI baixo, entretanto, pode estar presente na HDA maciça, quando então se associa ao trânsito intestinal rápido e repercussão hemodinâmica importante. E a hematoquezia*, que é definida pela perda de sangue junto com as fezes ou gotejamento após a evacuação, em pequeno volume, e geralmente se relaciona com perdas crônicas ou subagudas. A presença de melena, hematêmese, sangue vivo ou digerido na sonda nasogástrica (SNG), relação da ureia/creatinina superior a 30, reforçam a possibilidade de sangramento alto. Em pacientes em uso de SNG, a presença de aspirado gástrico claro (sem sangue) não indica necessariamente um sangramento de fonte mais distal, uma vez que, pelo menos 16% dos pacientes com lesões TGI superior com sangramento ativo têm um aspirado nasogástrico claro. Já a presença de bile no aspirado torna improvável o sangramento agudo do TGI alto. Coágulos nas fezes reduzem a possibilidade de HDA, sugerindo hemorragia digestiva baixa.[2]

O sangramento pode manifestar-se de forma aguda, caracterizando assim uma emergência médica, ou de forma crônica, que se manifesta, na maior parte das vezes, pela presença da anemia. Sangramento gastrointestinal oculto refere-se a sangramento subagudo que não é clinicamente visível. Já sangramento do TGI obscuro é o sangramento de um local que não é aparente após avaliação do TGI superior, com EDA, TGI inferior, com colonoscopia e TGI médio, com cápsula endoscópica ou enteroscopia.[7]

A abordagem clínica da hemorragia será distinta segundo a sua apresentação. Sangramento do TGI grave é definido como sangramento do documentado como hematêmese, melena, hematoquezia ou lavagem nasogástrica positiva, acompanhado de choque ou hipotensão ortostática, uma diminuição no valor do hematócrito em pelo menos 6% (ou uma diminuição no nível de hemoglobina de pelo menos 2 g/dL) ou transfusão de pelo menos duas unidades de concentrado de hemácias.[16] Em cerca de 90% dos casos, a etiologia da HDA pode ser definida, variando com a população estudada, entretanto, a úlcera péptica ainda é a sua principal causa.[2,12]

AVALIAÇÃO CLÍNICA INICIAL DO PACIENTE COM HEMORRAGIA DIGESTIVA AGUDA

Inicialmente, os pacientes com suspeita clínica de hemorragia digestiva devem ter história clínica registrada, assim como exame físico e testes laboratoriais, com o objetivo de se avaliar a severidade do sangramento. Estas informações vão auxiliar na classificação da gravidade do paciente, sendo assim fundamentais na tomada de decisões. A abordagem clínica inicial implica em obtenção de acesso venoso para a garantia de estabilidade hemodinâmica e ressuscitação volêmica, caso necessário. A abordagem inicial destes pacientes deve ser multidisciplinar, envolvendo clínicos, cirurgiões e intensivistas para a estabilização clínica, permitindo a atuação do endoscopista. Ao atender o paciente com hemorragia digestiva, tem-se como objetivo determinar o local do sangramento, estancá-lo, tratar as intercorrências e prevenir a recorrência.

Anamnese e Exame Físico

Na anamnese, realizada com o paciente ou com os seus acompanhantes, deve-se obter os dados do início do quadro, sua forma de apresentação e história de sangramento gastrointestinal pregresso, uma vez que 60% apresentam recidiva de sangramento de uma mesma lesão. Uso prévio de medicamentos deve ser pesquisado

---

*Na língua inglesa, o termo hematoquezia é usado também para a saída de sangue vivo pelo ânus independente do seu volume.

com particular atenção a drogas que predispõem à formação de úlceras, como ácido acetilsalicílico (AAS) e anti inflamatórios não esteroides (AINEs) ou que promovam sangramento como anticoagulantes e antiagregantes plaquetários. O uso concomitante destas drogas aumenta o risco de sangramento. Descartar o uso de medicamentos que possam levar à lesão esofágica, como o alendronato de sódio, e agentes que alteram a coloração das fezes como os sais de bismuto e ferro.[13]

Potenciais causas de sangramento relativas ao passado mórbido do paciente incluem varizes esofagogástricas, gastropatia da hipertensão portal em pacientes hepatopatas ou usuários de álcool, assim como aqueles provenientes de zona endêmica da esquistossomose; fístula aorta entérica em pacientes com aneurisma aórtico ou portadores de enxerto aórtico; angiodisplasia em paciente com doença renal, estenose aórtica ou telangiectasia hemorrágica hereditária; doença ulcerosa péptica nos usuários de AINEs ou tabagistas; e úlceras marginais nos portadores de anastomoses gastroentéricas.[14]

Comorbidades podem influenciar a conduta em pacientes com HDA. São mais sensíveis à hipoxemia os coronariopatas e pneumopatas para os quais é importante manter hemoglobina mais elevada. Renais crônicos e cardiopatas devem receber monitorização invasiva durante ressuscitação volêmica, com o intuito de evitar sobrecarga hídrica. Portadores de coagulopatias, trombocitopenias ou aqueles com disfunção hepática podem necessitar de plasma fresco ou plaquetas.

Manifestações clínicas como hipotensão ortostática, confusão mental, angina, palpitação e extremidades frias associam-se à maior gravidade do sangramento, além da idade, da presença de ressangramento e sangramento em pacientes hospitalizados por outros motivos.[12]

Sintomas e sinais podem-se correlacionar com etiologias específicas como epigastralgia com úlcera péptica; odinofagia e disfagia com refluxo gastroesofágico. Náuseas e vômitos antecedem hematêmese à síndrome de Mallory-Weiss. Já disfagia, saciedade precoce, perda involuntária de peso e caquexia, precedem doença maligna.[12]

Na avaliação inicial, o exame físico deve focar nos sinais vitais do paciente, com atenção aos sinais de hipovolemia, como choque, hipotensão ortostática e taquicardia. Taquicardia se relaciona com hipovolemia leve a moderada. Hipotensão ortostática, queda de 20 mmHg na PA sistólica e/ou aumento da FC em mais de 20 bpm, quando em ortostatismo, correspondem à perda de 15% da volemia. Hipotensão supina se dá com perda de pelo menos 40% da volemia.[15]

Deve-se dar uma atenção especial aos sinais de doença hepática crônica, tais como telangiectasias, circulação colateral, eritema palmar, ginecomastia, ascite, esplenomegalia e contratura de Dupuytren. Nos pacientes com histórico de hepatopatia crônica, a prevalência de varizes varia de acordo com a função hepática. Os pacientes Child A têm, em média, 30% de varizes esofágicas, chegando ao dobro desse valor naqueles pacientes classificados como Child B ou C. Nos portadores de esquistossomose com varizes, há risco de sangramento em torno 11-30%, com mortalidade entre 10-20%.

Na inspeção de pele e mucosa, é importante a avaliação da presença de telangiectasias, sugestivas de doença de Osler-Weber-Rendu. Lesões labiais pigmentadas podem sugerir síndrome de Peutz-Jeghers. Lesões cutâneas purpúricas podem ser indício de púrpura de Henoch-Schönlein. Acantose *nigricans* pode fazer parte de uma manifestação paraneoplásica e assim sugerir malignidade subjacente, especialmente câncer gástrico.

As fezes do paciente devem ser observadas para fazer o diagnóstico de melena ou hematoquezia, uma vez que a descrição subjetiva da cor das fezes varia muito entre pacientes, e até mesmo profissionais da área de saúde. A colocação de sonda nasogástrica ou orogástrica para aspirar e caracterizar visualmente o conteúdo gástrico não é recomendada de rotina, principalmente naqueles pacientes com hematêmese, mas pode ser útil em paciente com melena para determinar a presença ou ausência de grandes quantidades de sangue ou fluido não sanguinolento.

São considerados fatores que agravam o prognóstico:[3]

- Idade avançada.
- Comorbidades (insuficiência renal ou hepática, ICC, doenças cardiovasculares, neoplasias, especialmente metastáticas).
- Choque ou hipotensão à admissão.
- Hematêmese com sangue vivo ou enterorragia importante.
- Maior volume necessário de hemotransfusão.
- Sangramento ativo durante a endoscopia.
- Sangramento por úlcera superior a 2 cm
- Sangramento por vaso visível ou em jato.
- Sangramento em pacientes hospitalizados.
- Necessidade de cirurgia de emergência.
- Sangramento por varizes são mais graves que por outra causa.

Exames Laboratoriais

Exames laboratoriais fazem parte da conduta inicial dos pacientes com sangramento digestivo e devem incluir hemograma completo, ionograma, ureia e creatinina, bioquímica hepática e coagulograma. Os valores de hematócrito ou hemoglobina imediatamente após o início do sangramento podem não refletir com precisão a perda de sangue, mas devem servir como ponto de referência. Após reposição inicial, especialmente nas primeiras 24 horas, estes valores podem ser mascarados por hemodiluição, seja por passagem de fluido do extravascular para o intravascular, seja pela administração de fluidos durante a ressuscitação. Podendo assim ocorrer a hemodiluição causada por excesso de hidratação, assim como o oposto, a hemoconcentração, especialmente na fase inicial do quadro, antes da reposição volêmica com cristaloides. A monitorização da hemoglobina e hematócrito deve ser realizada a cada 4 a 8 horas, dependendo da gravidade do sangramento, até que os valores estejam estáveis.[13,17]

Pacientes com sangramento agudo apresentam anemia normocrômica. Já um volume corpuscular médio (VCM) menor que 80 fL, microcitose, e deficiência de ferro sugerem perda crônica de sangue, que pode ser confirmada pelo achado de baixo teor de ferro no sangue, alta capacidade total de ligação do ferro (TIBC) e baixos níveis de ferritina. Um VCM alto (> 100 fL) sugere doença hepática crônica ou deficiência de folato ou vitamina B12. Uma contagem elevada de leucócitos pode ocorrer em mais da metade dos pacientes com sangramento do TGI e tem sido associada a maior gravidade do sangramento. Uma baixa contagem de plaquetas sugere doença hepática crônica ou distúrbio hematológico. O tempo de protrombina (PT) e INR avaliam se um paciente tem comprometimento da via de coagulação extrínseca. Os valores podem ser elevados na doença hepática crônica ou em pacientes em uso crônico de varfarina.

Em pacientes com sangramento do TGI, o nível sérico de ureia no sangue geralmente aumenta mais que o nível sérico de creatinina devido ao aumento da absorção intestinal de ureia após a degradação das proteínas sanguíneas pelas bactérias intestinais, associado à redução na perfusão renal, o que pode resultar em aumento da proporção nitrogênio/creatinina (> 20:1) e índices de ureia/creatinina (> 100:1). Quanto maior estes índices, maior a probabilidade de o sangramento ser de origem alta.[17]

Principalmente nos pacientes cirróticos, é fundamental a realização do rastreio infeccioso antes do início da antibioticoprofilaxia, uma vez que, nesses casos, esse grupo de pacientes apresenta maior risco de translocação bacteriana, ao mesmo tempo que a presença da infecção pode ser um fator desencadeante do sangramento digestivo.[18] Sendo assim, é recomendada a realização de uma triagem infecciosa com RX de tórax, hemocultura em duas amostras, urocultura e cultura de líquido ascítico, se o paciente apresentar ascite.

Pacientes com mais de 60 anos de idade, dor no peito ou história de doença cardíaca devem ser avaliados para infarto do miocárdio com eletrocardiograma de 12 derivações, medidas seriadas de troponina e uma radiografia de tórax também deve ser considerada.

CLASSIFICAÇÃO DA HEMORRAGIA DIGESTIVA

Todo paciente admitido em uma unidade de emergência deve ser classificado com relação à gravidade do episódio de sangramento apresentado, para isso existem vários escores. As pontuações pré-endoscópicas permitem a identificação precoce de pacientes de alto ou baixo risco que podem se beneficiar de um manejo clínico específico dentro de um nível de cuidado adequado.[19] O escore de Glasgow-Blatchford (Quadro 80-1)[20,21] utiliza como base na avaliação clínica e laboratorial do paciente, sendo muito eficiente para avaliar os pacientes quanto à gravidade do quadro e aqueles que requeiram intervenção de urgência/emergência. Pacientes com pontuação no escore de Glasgow-Blatchford de 0 ou 1, podem receber alta com acompanhamento ambulatorial em vez de internação hospitalar. Tem-se assim o objetivo de identificar pacientes com risco muito baixo e que podem receber alta com acompanhamento ambulatorial, reduzindo assim os custos e os riscos de uma internação.[1] O escore de Rockall utiliza, além dos dados clínicos, os dados endoscópicos, na sua avaliação (Quadro 80-2).[22,23]

Mais recentemente, o escore *AIMS65* tem sido incorporado à rotinados serviços de atendimento de pacientes com hemorragia digestiva, sendo considerado de fácil aplicação, foi desenvolvido para predizer a mortalidade intra-hospitalar durante a internação e os custos de admissão (Quadro 80-3). É considerado escore de baixo risco quando apenas um fator está presente e de alto risco se mais de dois fatores estiverem presentes.[24]

Estudos recentes demonstraram que o escore de Glasgow-Blatchford apresenta alta sensibilidade e maior precisão para prever a necessidade de internação hospitalar ou morte, quando comparado com o escore de Rockall e *AIMS65*, sendo considerado uma importante ferramenta de avaliação prognóstica.[25,26]

Nos pacientes com doença hepática, as pontuações de Child-Pugh e MELD são atualmente os sistemas de pontuação de gravidade mais recomendados.[18] É amplamente aceito que o prognóstico destes pacientes está intimamente relacionado com a gravidade da doença hepática subjacente. A mortalidade global associada ao primeiro episódio de sangramento varia entre 30-50%, conforme a pontuação obtida na classificação de Child-Pugh. Os doentes classificados na classe A podem ter taxas de mortalidade inferiores a 10%, enquanto aqueles classificados na classe C podem apresentar valores que ultrapassam os 50%. Outros fatores, como o tamanho das varizes e a presença de pontos vermelhos – *red spots* – parecem estar igualmente relacionados com a gravidade do sangramento e a mortalidade. Também ocorrem ressangramentos com maior frequência, mesmo nos esquistossomóticos, sendo este um fator de pior prognóstico.[14,27]

Quadro 80-1. Escore de Glasgow Blatchford: Fatores de Risco e Respectivas Pontuações

Fatores de risco	Achados	Pontuações
Ureia (MG/dL)	< 39	0
	≥ 39 e < 48	2
	≥ 48 e < 60	3
	≥ 60 e < 150	4
	≥ 150	6
Hemoglobina (g/dL)	Homem ≥ 13	0
	Homem ≥ 12 e < 13	1
	Homem ≥ 10 e < 12	3
	Mulher ≥ 12	0
	Mulher ≥ 10 e < 12	1
	Homem ou mulher < 10	6
Pressão arterial (mmHg)	≥ 110	0
	100-109	1
	90-99	2
	< 90	3
Pulso (bpm)	< 100	0
	> 100	1
Melena ao exame	Não	0
	Sim	1
Apresentação com síncope	Não	0
	Sim	1
Hepatopatia	Não	0
	Sim	1
Insuficiência cardíaca	Não	0
	Sim	1

Fonte: Blatchford O et al. 2000.[6]

Quadro 80-2. Escore de Rockall

Variável	Escore			
	0	1	2	3
	< 60	60-79	≥ 80	
Choque	Sem choque PAS ≥ 100 Pulso < 100	Taquicardia PAS ≥ 100 Pulso ≥ 100	Hipotensão PAS < 100	
Comorbidades	Nenhuma maior		ICC, DAC, outras maiores	IR, IH, neoplasia disseminada
Diagnóstico	Laceração de Mallory-Weiss, sem lesão identificável, sem estigma de sagramento recente	Outros diagnósticos	Neoplasia do TGI alto	
Estigmas maiores de sangramento recente	Nenhuma ou apenas pontos escuros		Sangue no TGI, coágulos aderidos, vaso visível ou sangrante	

PAS = pressão arterial sistólica; ICC = insuficiência cardíaca; DAC = doença arterial coronariana; IR = insuficiência renal; IH = insuficiência hepática; TGI = trato gastrointestinal.
Fonte: Rockall TA et al. 1996.[22]

Quadro 80-3. Escore AIMS65

A	Albumina < 3 g%
I	RNI > 1,5
M	Estado mental alterado
S	Pressão sistólica < 90 mmHg
65	Idade superior a 65 anos

Notas: Escore de baixo risco: 1 fator presente. Escore de alto risco: mais de dois fatores presentes. Este escore é de fácil aplicação e foi desenvolvido para predizer amortalidade intra-hospitalar, a duração de internação e os custos da admissão.
Fonte: Hyett BH et al. 2013.[24]

ABORDAGEM INICIAL NO SANGRAMENTO DO TRATO GASTROINTESTINAL

Pacientes com instabilidade hemodinâmica (choque, hipotensão ortostática), sangramento ativo (hematêmese, sangue vivo na SNG ou enterorragia) ou com condições clínicas que podem ser exacerbadas devido ao quadro de sangramento, devem ser admitidos em UTI ou unidades específicas para tratamento de hemorragia para ressuscitação e observação clínica contínua de PA e monitorização cardiorrespiratória. Pacientes que apresentaram sangramento gastrointestinal agudo, mas estão hemodinamicamente estáveis podem ser internados em leito com monitorização, dependendo de sua condição clínica. Já aqueles pacientes que apresentam apenas sangramento leve, autolimitado, hematoquezia ou melena eventuais e que estão hemodinamicamente estáveis, com resultados de exames de sangue normais e bem orientados com relação ao retorno hospitalar se sintomas persistentes ou sinais de alarme, podem ser candidatos a endoscopia ambulatorial em vez de internação hospitalar.[3,16,28]

O uso de lavagem com sonda nasogástrica (SNG) é controverso, uma vez que os estudos não comprovaram benefício em relação à evolução clínica. Apesar de o uso da SNG estar associado a menor tempo para realização da endoscopia, não houve diferença na mortalidade, tempo de permanência hospitalar, necessidade de cirurgia ou hemotransfusão.[29] Além disso, a manipulação das vias aéreas, incluindo o uso de sonda nasogástrica, deve ser realizada com cautela devido ao risco de infecção pulmonar.[18]

A intubação é recomendada antes da endoscopia em pacientes com rebaixamento do nível de consciência (escala de coma de Glasgow ≤ 8, encefalopatia hepática grau III ou IV de West-Haven) ou hematêmese ativa a fim de proteger a via aérea, sendo que a extubação deve ser realizada o mais rápido possível após a endoscopia.[18]

Reposição Volêmica

Primeiro passo na abordagem de pacientes com sangramento digestivo será a ressuscitação volêmica, a fim de preservar a perfusão tecidual. O objetivo será manter a pressão sistólica entre 90-100 mmHg e frequência cardíaca < 100 bpm.[18,30]

Na abordagem dos pacientes com hipertensão portal clinicamente significativa, devemos lembrar que o principal motivo do sangramento varicoso é devido a hipertensão portal, sendo assim, o foco do tratamento será em redução da pressão portal, em detrimento da correção dos distúrbios de coagulação.[18,30] Devemos assim evitar a sobrecarga volêmica, principalmente evitando hemotransfusões desnecessárias.

Hemotransfusão

A decisão de se iniciar hemotransfusão deverá ser individualizada. No entanto, sugere-se que seja feita uma política restritiva de hemotransfusão, com um limite de transfusão de concentrado de hemácias de 7 g/dL para hemoglobina nos pacientes com sangramento digestivo hemodinamicamente estáveis.[1,18] Isso porque uma estratégia conservadora de hemotransfusão foi associada a uma maior taxa de sobrevida e menor taxa de ressangramento em pacientes com hemorragia digestiva por úlcera péptica e naqueles com cirrose hepática classificados como Child-Pugh A ou B, mas uma menor taxa de sobrevivência e maior ressangramento naqueles com cirrose Child-Pugh C, em comparação com uma estratégia de hemotransfusão liberal.[31-33] Já os pacientes com risco aumentado de eventos adversos com a anemia, como os portadores de doença coronariana e idosos devem ser mantidos com Hb maior ou igual a 8 g/dL.[1] Uma estratégia liberal para a hemotransfusão também pode ser realizada em pacientes com sangramento contínuo e instabilidade hemodinâmica a despeito das medidas iniciais.[18]

Tratamento Medicamentoso

Drogas procinéticas (eritromicina e metoclopramida), ambas estudadas na HDA, têm como objetivo o clareamento gástrico de sangue, coágulos e resíduos alimentares antes da endoscopia, para melhor a visualização durante o procedimento. Na ausência de contraindicações (prolongamento do intervalo QT), a infusão pré-endoscopia de eritromicina (250 mg IV 30-120 minutos antes da endoscopia) deve ser considerada. No entanto, não há disponibilidade da eritromicina injetável no Brasil.[1,12,18,28,34]

A terapêutica medicamentosa com inibidores de bomba de prótons (IBP), nos casos suspeitos de lesões pépticas, pode ser iniciada na admissão, antes da abordagem endoscópica. É indicado a realização de *bolus* de 80 mg, seguido de infusão de 8 mg/min por 3 dias, para o esquema contínuo. Já no esquema intermitente, são sugeridas doses de 40 mg 2 a 4 vezes ao dia por 3 dias, administradas por via oral se possível, dependendo das características endoscópicas da úlcera com base na classificação de Forrest. Ao manterem o pH intragástrico superior a 6, os IBPs propiciam a agregação plaquetária e a estabilização do coágulo, reduzindo a necessidade de terapia endoscópica, sem alterar a taxa de mortalidade dos pacientes.[1]

Na suspeita de sangramento por varizes, as drogas vasoativas (terlipressina, somatostatina, octreotida) devem ser iniciadas o mais rápido possível e mantidas por 2 a 5 dias, uma vez que reduzem o risco de ressangramento. Nos pacientes cirróticos também deve-se iniciar a antibioticoterapia já na admissão hospitalar, após a coleta de culturas. A ceftriaxona intravenosa 1 g/24 h deve ser considerada em pacientes com cirrose avançada em ambientes hospitalares com alta prevalência de infecções bacterianas resistentes a quinolonas e em pacientes em profilaxia anterior com quinolonas, e sempre se deve considerar padrões locais de resistência e políticas antimicrobianas. A antibioticoprofilaxia mostrou, além da redução da incidência de infecções, aumento no controle do sangramento e na sobrevida dos pacientes.[15,30]

Os inibidores da bomba de prótons, quando iniciados antes da endoscopia, devem ser interrompidos imediatamente após o procedimento, se identificado como fonte de sangramento apenas a presença de varizes esofagogástricas.[18]

Em pacientes cirróticos, com sangramento varicoso, também podemos lançar mão do uso da lactulose, a fim de prevenir a encefalopatia hepática pós-hemorragia digestiva promovendo a remoção rápida de sangue do trato gastrointestinal, reduzindo assim a produção de amônia pela degradação da proteína do TGI.[18,30,35]

Endoscopia Digestiva

Após a ressuscitação hemodinâmica, os pacientes com hemorragia digestiva alta devem ser submetidos à EDA em até 24 horas após a apresentação do quadro de sangramento. Naqueles pacientes com características de alto risco, como instabilidade hemodinâmica, ou suspeita de sangramento varicoso, o tempo para realização do procedimento cai para 12 horas após a apresentação.[1,15] Frente a situações nas quais o paciente se encontra hemodinamicamente instável, a endoscopia deve ser realizada o mais rápido possível com segurança em unidade de tratamento intensivo, no bloco cirúrgico, ou em centros de assistência a sangrantes, com envolvimento de outros profissionais (anestesiologista, intensivista e cirurgião).[12,18]

O diagnóstico precoce não é suficiente para justificar a endoscopia imediata, sendo necessário garantir a estabilidade hemodinâmica mínima do paciente para a realização do exame, uma vez que os danos potenciais de um exame realizado fora das condições ideais podem incluir morte ou complicações se a endoscopia for realizada antes da ressuscitação apropriada e do manejo de comorbidades ativas, bem como resultados piores foram evidenciados com a endoscopia realizada após o expediente.[1,36] Já em pacientes hemodinamicamente estáveis e sem comorbidades graves, a EDA realizada dentro de 2 a 6 horas da avaliação inicial identificou achados endoscópicos de baixo risco, como úlcera de base limpa e Mallory-Weiss sem sangramento ativo, o que permitiu a alta precoce com acompanhamento ambulatorial em pelo menos 40% dos pacientes.[37,38]

A endoscopia digestiva alta é o principal método diagnóstico, porém, em casos de sangramento maciço, o exato local de sangramento pode não ser detectável. A cintilografia não determina a localização precisa do sangramento e não é disponível na emergência na maior parte dos serviços. O uso da cápsula endoscópica é inapropriado no cenário emergencial, uma vez que não é capaz de propiciar o tratamento no momento do diagnóstico. A angiografia, apesar de altamente sensível, é um método invasivo, tem riscos associados ao cateterismo, além de baixa disponibilidade emergencial. Por outro lado, pela sua rapidez, ampla disponibilidade e baixa invasividade, a angiotomografia desponta como opção promissora no algoritmo diagnóstico desses pacientes, sendo capaz de determinar o local e a causa do sangramento com alta acurácia, bem como orientar o seu tratamento.

Em pacientes com hematoquezia grave e suspeita de HDB, a colonoscopia deve ser realizada em até 24 horas da apresentação inicial após a realização do preparo intestinal, uma vez que a localização do sangramento, em particular o sangramento diverticular, pode ser difícil no cenário de sangue residual e fezes, e a má visualização também pode aumentar o risco de perfuração. Os pacientes devem assim receber um preparo com 4-6 L de polietilenoglicol (PEG), ou equivalente, ao longo de 3-4 horas por via oral ou através de uma sonda nasogástrica até que o efluente retal esteja livre de sangue e fezes.[39]

REFERÊNCIAS BIBLIOGRÁFICAS

1. Laine L, Barkun AN, Saltzman JR, et al. ACG Clinical Guideline: Upper Gastrointestinal and Ulcer Bleeding. Am J Gastroenterol. 2021;116(5):899-917.
2. Feldman M. Sleisenger and Fordtran's Gastrointestinal and Liver Disease eleventh edition: pathophysiology, diagnosis, management. Med J Armed Forces India. 2020;63(2):205.
3. Rockey DC. Gastrointestinal bleeding. In: Feldman Mk, Friedman LS, Brandt LJ (eds.). *Sleisenger and Fordtran's gastrointestinal and liver disease*. Philadelphia: Saunders Elsevier. 2006;23Chap.
4. Hwang JH, Fisher DA, Ben-Menachem T, et al. The role of endoscopy in the management of acute non-variceal upper GI bleeding. Gastrointest Endosc. 2012;75(6):1132-8.
5. Trawick EP, Yachimski PS. Management of non-variceal Upper gastrointestinal tract hemorrhage: controversies and areas of uncertainty. World J Gastroenterol. 2012;18(11):1159-65.
6. Alberti LR, Ribeiro AVS, Polleti PB, et al. Hemorragia gastrointestinal obscura. Projeto Diretrizes - Sociedade Brasileira de Endoscopia Digestiva. São Paulo: SOBED. 2010.
7. Gerson LB, Fidler JL, Cave DR, Leighton JA. ACG Clinical Guideline: Diagnosis and Management of Small Bowel Bleeding. Am J Gastroenterol. 2015;110(9):1265-87.
8. Wuerth BA, Rockey DC. Changing Epidemiology of Upper Gastrointestinal Hemorrhage in the Last Decade: A Nationwide Analysis. Dig Dis Sci. 2018;63(5):1286-1293.
9. Brady M, Mahoney E. Peritoneal cavity. In: Doherty, GM. Current diagnosis and treatment: surgery, 13rd ed. McGrawHill; 2010:498-512.
10. CappellMS, Friedel D. Initialmanagement of acute Upper gastrointestinal bleeding: from initial evaluation up to gastrointestinal endoscopy. Med Clin North Am. 2008;92(3):491-509.
11. Coelho FF, Perini MV, Kruger JAP, et al. Tratamento da hemorragia digestiva alta por varizes esofágicas: conceitos atuais. Arq Bras Cir Dig. 2014;27(2):138-44.
12. Palmer ED. The vigorous diagnostic approach to upper-gastrointestinal tract hemorrhage. A 23-year prospective study of 1,4000 patients. JAMA. 1969;207(8):1477-80.
13. Almeida TC, Moura AG, Almeida RC, et al. Hemorragia digestiva alta varicosa em hospital de emergência e, Recife - PE. GED Gastroenterol Endosc Dig. 2013;32(3):76-81.
14. Sakai P, Vargas C,Maguilnik I, et al. Consenso Brasileiro em Endoscopia Digestiva da Sociedade Brasileira de Endoscopia Digestiva (SOBED). GED. 2002;21(1):33-42.
15. Paulo GA. Endoscopia digestiva alta emergencial no diagnóstico da hemorragia digestiva alta não varicosa. In: Luna, LL. (Org.). Atualização em endoscopia digestiva. Rio de Janeiro: Revinter. 2014;1:51-76.
16. Luis SMC. Hemorragias digestivas altas: revisão da abordagem diagnóstica e terapêutica. Dissertação (Mestrado emMedicina) - Universidade da Beira Interior, Covilhã (Portugal). 2011:41.
17. Mortensen PB, NøhrM, Møller-Petersen JF, Balslev I. The diagnostic value of serum urea/creatinine ratio in distinguishing between upper and lower gastrointestinal bleeding. A prospective study. Dan Med Bull. 1994;41(2):237-40.
18. de Franchis R, Bosch J, Garcia-Tsao G. Baveno VII Faculty. Baveno VII - Renewing consensus in portal hypertension. J Hepatol. 2022;76(4):959-974.
19. 37Orpen-Palmer J, Stanley AJ. Update on the management of upper gastrointestinal bleeding. BMJ Med. 2022 Sep 28;1(1):e000202. doi: 10.1136/bmjmed-2022-000202. PMID: 36936565; PMCID: PMC9951461.
20. Srirajaskanthan R, Conn R, Bulwer C, et al. The Glasgow Blatchford scoring system enables accurate risk stratification of patients with upper gastrointestinal haemorrhage. Int J Clin Pract. 2010;64(7):868-74.
21. Blatchford O, MurrayWR, Blatchford M. A risk score to predict need for treatment for upper-gastrointestinal haemorrhage. Lancet. 2000;356(9238):1318-21.
22. Rockall TA, Logan RF, Devlin HB, Northfield TC. Risk assessment after acute upper gastrointestinal haemorrhage. Gut 1996;38(3):316-21.
23. Srygley FD, Gerardo CJ, Tran T, et al. Does this patient have a severe upper gastrointestinal bleed? JAMA. 2012;307(10):1072-9.
24. Hyett BH, Abougergi MS, Charpentier JP, et al. The AIMS65 escore compared with the Glasgow-Blatchford escore in predicting outcomes in upper GI bleeding. Gastrointest Endosc. 2013;77(4):551-7.
25. Barkun AN, Almadi M, Kuipers EJ, et al. Management of Nonvariceal Upper Gastrointestinal Bleeding: Guideline Recommendations From the International Consensus Group. Ann Intern Med. 2019;171(11):805-822.
26. Gralnek IM, Stanley AJ, Morris AJ, et al. Endoscopic diagnosis and management of nonvariceal upper gastrointestinal hemorrhage (NVUGIH): European Society of Gastrointestinal Endoscopy (ESGE) Guideline - Update 2021. Endoscopy. 2021;53(3):300-332.
27. Richards RJ, Donica MB, Grayer D. Can the blood urea nitrogen/creatinine ratio distinguish upper from lowergastrointestinal bleeding? J Clin Gastroenterol. 1990;12(5):500-4.
28. Baradarian R, Ramdhaney S, Chapalamadugu R, et al. Early intensive resuscitation of patients with upper gastrointestinal bleeding decreases mortality. Am J Gastroenterol. 2004;99(4):619-22.
29. Huang ES, Karsan S, Kanwal F, et al. Impact of nasogastric lavagem on outcomes in acute GI bleeding. Gastrointest Endosc. 2011;74(5):971-80.
30. European Association for the Study of the Liver. Electronic address: easloffice@easloffice.eu; European Association for the Study of the Liver. EASL Clinical Practice Guidelines on prevention and management of bleeding and thrombosis in patients with cirrhosis. J Hepatol. 2022;76(5):1151-1184.
31. Villanueva C, Colomo A, Bosch A, et al. Transfusion strategies for acute upper gastrointestinal bleeding. N Engl J Med. 2013;368:11-21.
32. Villanueva C, Colomo A, Bosch A, et al. Transfusion strategies for acute upper gastrointestinal bleeding. N Engl J Med 2013 Jan 3;368(1):11-21.tions and outcome. Digestion. 2009;79(2):92-97.
33. Jairath V, Kahan BC, Gray A, et al. Restrictive versus liberal blood transfusion for acute upper gastrointestinal bleeding (TRIGGER): A pragmatic, open-label, cluster randomised feasibility trial. Lancet. 2015;386:137-44.
34. Bai Y, Guo JF, Li ZS. Meta-analysis: erythromycin before endoscopy for acute upper gastrointestinal bleeding. Aliment Pharmacol Ther. 2011;34(2):166-71.
35. Rose CF, Amodio P, Bajaj JS, et al. Hepatic encephalopathy: Novel insights into classification, pathophysiology and therapy. J Hepatol. 2020;73(6):1526-1547.
36. Laursen SB, Leontiadis GI, Stanley AJ, et al. Relationship between timing of endoscopy and mortality in patients with peptic ulcer bleeding: A nationwide cohort study. Gastrointest Endosc. 2017;85:936-44 e3.
37. Bjorkman DJ, Zaman A, Fennerty MB, et al. Urgent vs. elective endoscopy for acute non-variceal upper-GI bleeding: An effectiveness study. Gastrointest Endosc. 2004;60:1-8.
38. Lee JG, Turnipseed S, Romano PS, et al. Endoscopy-based triage significantly reduces hospitalization rates and costs of treating upper GI bleeding: A randomized controlled trial. Gastrointest Endosc. 1999;50:755-61.
39. Strate LL, Gralnek IM. ACG Clinical Guideline: Management of Patients With Acute Lower Gastrointestinal Bleeding. Am J Gastroenterol. 2016;111(4):459-74.

81 Arsenal Terapêutico em Hemorragia Digestiva

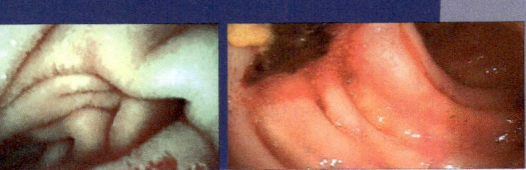

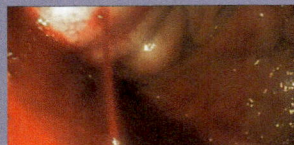

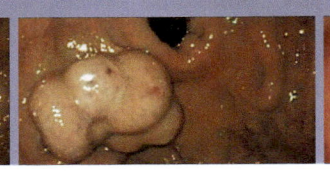

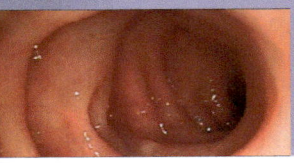

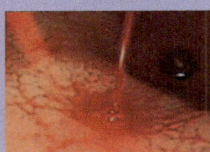

Daniela Medeiros MIlhomem Cardoso ■ Diogo Egidio Silva e Sousa
Juliana Wanderley Roosevelt Coutinho ■ Mirela Rebouças Fernandes de Lima

INTRODUÇÃO

A hemorragia digestiva é uma causa importante de morbidade e mortalidade em todo o mundo e um problema de saúde pública com custo estimado de 5 bilhões de dólares anuais nos EUA com incidência estimada entre 67 e 103 por 100.000 habitantes e mortalidade estimada entre 2% e 8%.[1-3]

Na última década observou-se uma queda de 20% da hospitalização e uma redução da mortalidade de 4,5% para 2,1%.[1] Estudos recentes demonstraram redução da mortalidade devido ao uso crescente de inibidores de bomba de prótons (IBP), ao tratamento do *Helicobacter Pylori* e avanços na endoscopia e na radiologia intervencionista.[2] As causas mais comuns de hemorragia digestiva alta são não varicosas, incluindo úlceras gástricas e duodenais, erosões mucosas do esôfago, estômago ou duodeno, lesões malignas, Mallory-Weiss, Dieulafoy e outras causas não diagnosticadas.[4]

Apesar dos tratamentos endoscópicos padronizados terem seu espaço já consolidado, novas modalidades dentro da endoscopia têm mudado a perspectiva do manejo da HDA e pudemos observar melhorias no resultado do tratamento da hemorragia digestiva graças ao avanço na terapêutica endoscópica e na padronização do manejo pré-endoscópico.

A estratificação de risco é importante para prever o desfecho clínico e determinar a indicação do tratamento endoscópico. Escores validados têm alta acurácia para predição da necessidade de internação hospitalar e mortalidade. Os mais usados são Glasgow-Blatchford Score (GBS) e Rockall Score (RS). O GBS surgiu em 2000 e tem a maior acurácia em predizer necessidade de internação hospitalar, mortalidade e necessidade de intervenção clínica, endoscópica ou cirúrgica. A *guideline* da ESGE 2021 recomenda estratificação pré-endoscopia com GBS e indica manejo ambulatorial de pacientes com GBS ≤ 1.[4]

O RS foi descrito em 1996 e tem por objetivo avaliar o risco de morte pelo evento hemorrágico, considerando a idade do paciente, características das lesões e presença de choque.[5] Estudos recentes têm demonstrados o papel da IA (inteligência artificial) na estratificação de risco pré-endoscopia e estes estudos têm demostrado melhores resultados que GBS, RM e AIMS65 na liberação segura destes pacientes sem internação.[1]

Nos últimos anos houve grande evolução teórica e técnica em relação ao manejo dos pacientes portadores de hemorragia digestiva, com o desenvolvimento de novos acessórios, técnicas e amadurecimento de conceitos, melhoria da estratificação de risco, do *timing* para endoscopia e das indicações de terapias endoscópicas. A Figura 81-1 e os Quadros 81-1 e 81-2 mostram algumas classificações e escores utilizados com essa finalidade.

A classificação de Forrest, desenvolvida há mais de 40 anos, tem o objetivo de, através da padronização dos achados endoscópicos em úlceras pépticas hemorrágicas, direcionar o tratamento e avaliar o risco de ressangramento.

Quadro 81-1. Escore de Glasgow Blatchford

Admissão	Escores
Ureia mmol/L	
≥ 6,5 < 8,0	2
≥ 8,0 < 10	3
≥ 10-25	4
≥ 25	6
HB (Homens)	
≥ 12 < 13	1
≥ 10 < 12	3
> 10	6
HB (Mulheres)	
≥ 10 < 12	1
> 10	6
PAS (mmHg)	
100-109	1
90-99	2
< 90	3
Outros	
FC > 100 bpm	1
Melena	1
Síncope	2
Hepatoptia	2
ICC	2

Quadro 81-2. Escore De Rockall

Pontos	0	1	2	3
Idade	< 60	60-79	> 79	...
Choque	...	FC > 100	PAS < 100	...
Comorbidades	...	...	Com isquêmica	I.R. Insuficiência hepática neoplásica
Achados EDA	Sem Lesão Mallory Weiss	Todos	Neoplasia	...
Estigmas de sangramento	Nenhum ou pontos escuros	...	Coágulos aderidos	

Capítulo 81 ▪ Arsenal Terapêutico em Hemorragia Digestiva

Sangramento	Tipo	Descrição	Ressangramento
Ativo	Ia	Em jato	> 90%
	Ib	em "lençol" ou "babação"	20-30%
Recente	IIa	Coto vascular visível	30-51%
	IIb	Coágulo aderido	25-41%
	IIc	Fundo hematínico	0-5%
Sem sangramento	III	Base clara	0-2%

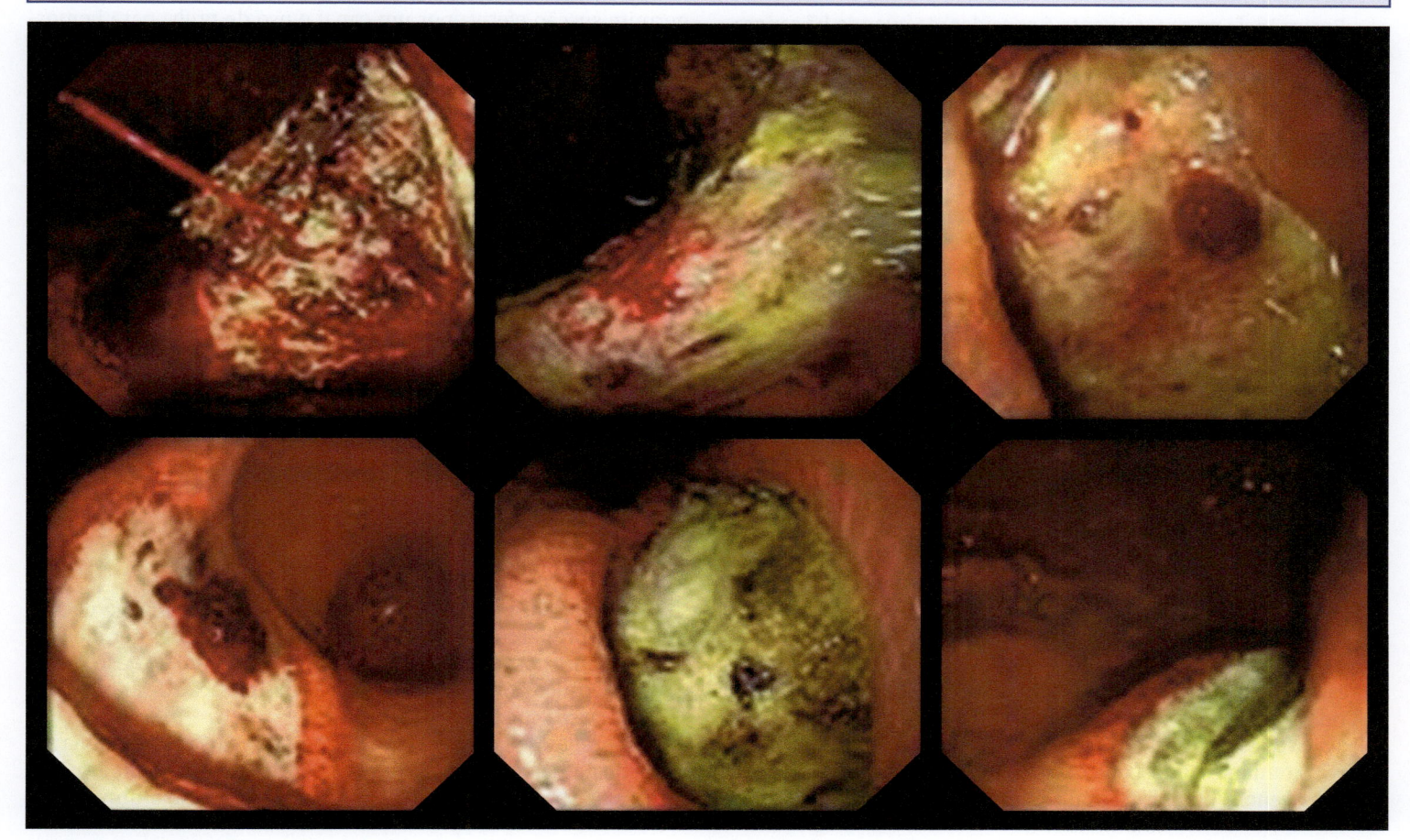

Fig. 81-1. Classificação de Forrest.

Forrest Ia (sangramento "em jato"), Ib (em "babação") ou IIa (coto vascular visível) são fatores independentes de risco de sangramento e devem receber terapia combinada com injeção de adrenalina e método secundário de hemostasia (térmico ou mecânico). No Forrestt IIa a indicação de tratamento endoscópico é método térmico com ou sem contato ou injeção de agente esclerosante, em monoterapia ou combinado com injeção de epinefrina.[4]

No Forrestt IIb (coágulo aderido recente) há indicação de remoção do coágulo e dados mostram que a hemostasia endoscópica pode ser mais eficaz que tratamento medicamentoso exclusivo reduzindo risco de ressangramento (8,2% vs. 24,7%). No entanto não há redução na transfusão ou na mortalidade. *Guidelines* recomendam remoção do coágulo e posterior hemostasia endoscópica se houver estigmas de alto risco de sangramento após limpeza do coágulo.

Técnicas para remoção do coágulo incluem irrigação com jato de água, injeção de adrenalina (1:10.000-1: 20.000) injetada nos quatro quadrantes da base do coágulo com remoção do coágulo com alça de polipectomia a frio.[6]

No Forrest IIc (fundo hemático) ou III (base clara) o risco de sangramento é muito baixo e a terapêutica endoscópica não é recomendada. Além da classificação de Forrest, alguns outros preditores indicam maior possibilidade de falha terapêutica e desfechos desfavoráveis como úlcera maior que 2 cm, vaso visível calibroso, localização da úlcera na parede posterior duodenal e parte proximal da pequena curvatura gástrica.

A estratégia no manejo da HDA pode ser dividida em três etapas: pré-endoscopia, endoscopia e pós-endoscopia. O manejo pré-endoscopia inclui medicamentos, hemotransfusão, e *timing* da endoscopia. Inibidor de bomba de prótons (IBP) drogas vasoativas, e antibioticoprofilaxia fazem parte do arsenal medicamentoso.

A transfusão limitada estratégica melhora as taxas de ressangramento e mortalidade e o alvo deve ser hemoglobina entre 7 e 9 mg/dL. Esta estratégia deve ser individualizada em casos de comorbidades cardiovasculares, nas quais o alvo de hemoglobina deve ser igual ou acima de 10 g/dL ou em caso de sangramento maciço.

As *guidelines* mais recentes recomendam endoscopia precoce, nas primeiras 24 h, exceto em casos de alto risco incluindo instabilidade hemodinâmica, hemorragia maciça e suspeita de sangramento de varizes esofágicas. Endoscopia em menos de 6 h está relacionada com piores desfechos e não é recomendada. Endoscopia urgente nas primeiras 12 h não propicia melhores desfechos.[4]

O exame endoscópico deve ser realizado com jejum adequado, após reanimação volêmica, preparo de cólon e proteção de via aérea quando necessário.[7,8] Após a endoscopia, a prática mais consolidada tem sido o uso de IBP em altas doses para prevenir ressangramento em casos de úlceras pépticas. As drogas antitrombóticas devem ser retomadas o mais breve possível tendo em vista a sobrevida global. Aspirina em baixas doses como monoterapia para profilaxia secundária cardiovascular não deve ser suspensa O tratamento endoscópico segue como protagonista na hemorragia digestiva alta.

Recorrência no sangramento é considerada quando há sangramento após hemostasia endoscópica bem-sucedida. Estes pacientes devem ser submetidos a nova endoscopia. Em caso de falha dessa segunda tentativa deve-se encaminhar o paciente para TAE (embolização endoscópica transcateter). Se indisponibilidade do método, considerar cirurgia.[4]

A pesquisa de *H. Pylori* deve ser realizada na endoscopia inicial e o tratamento instituído se o teste for positivo. É recomendada a realização de nova pesquisa de *H. Pylori* caso exame inicial negativo.

TÉCNICAS DE HEMOSTASIA DE LESÕES NÃO VARICOSAS

As principais técnicas em hemostasia de lesões não varicosas estão descritas a seguir e são mostradas no Quadro 81-3.

Arsenal Farmacológico

Antes de detalhar o arsenal endoscópico disponível para o manejo de lesões não varicosas, cabe tecer alguns comentários em relação ao arsenal farmacológico disponível. Sabe-se que o pH intragástrico < 6,0 permite a conversão do pepsinogênio em pepsina, que tem o potencial de promover desagregação plaquetária em coágulos formados para tamponar lesões.

Estudos têm demonstrado que o uso de IBPs reduzem as taxas de ressangramento e a necessidade de intervenção endoscópica e de cirurgia, sendo extremamente úteis da manutenção da hemostasia. IBP deve ser usado em *bolus* EV seguido de infusão contínua por 72 h pós-tratamento endoscópico. O uso de IBP em *bolus* de 12/12 h pode ser venoso ou por via oral.[4] Estes benefícios, entretanto, não se traduzem em melhora da sobrevida dos pacientes.[7,9,10] Uma revisão da Cochrane de 22 ensaios clínicos randomizados não mostrou diferença de eficácia dos IBPs em relação à via de administração, se oral ou endovenosa.[9]

Em relação ao uso de procinéticos previamente à endoscopia, há uma meta-análise que evidenciou que a eritromicina endovenosa administrada 20 a 120 minutos antes da endoscopia melhora o campo endoscópico e a identificação das lesões e reduz a necessidade de repetição de exames visando à identificação dos sítios de sangramento (OR 0,55 95%CI 0,32-0,94), mas sem melhora de outros parâmetros clínicos ou endoscópicos.[11]

A escolha do endoscópio também deve ser levada em consideração. O aparelho ideal é o gastroscópio terapêutico, canal único largo (3,7 a 6 mm de diâmetro) ou duplo canal. Estes têm um canal separado que pode ser usado para irrigação direcionada ao sangramento durante o procedimento. O endoscópio de duplo canal permite sucção efetiva por um canal e uso de *probe* para hemostasia pelo outro.[6]

Métodos Térmicos

Hemostasia endoscópica pode ser realizada através do calor ou do frio no sítio do sangramento. O calor induz a hemostasia através do edema, coagulação das proteínas, vasoconstrição e ativação indireta da cascata de coagulação. Para isto é necessário temperatura de aproximadamente 70°C. Os dispositivos térmicos usados são divididos em dispositivos de contato e dispositivos sem contato.[12]

O objetivo da hemostasia é estancar o sacramento quando ativo ou em casos de vaso visível sem sangramento ativo deixá-lo totalmente plano.

Métodos de Contato
- *Probes* bipolar/multipolar (Gold Probe, Quicksilver Bipolar Probe, BICAP Superconductor, BiCOAG Bipolar Probe, Bipolar Hemostasis Probe).
- *Heater Probe* (HeatProbe – não mais produzido).
- *Probe* Monopolar (Coagrasper).

Os *probes* de contato térmico foram desenvolvidos na década de 1970 e proporcionam hemostasia efetiva das lesões por meio de dois mecanismos: efeito físico com tamponamento do vaso visível e efeito térmico por coagulação através da aplicação de energia térmica no vaso sangrante.

Os *probes* de contato térmico podem ser usados em uma infinidade de situações como úlceras pépticas, divertículo de cólon e ectasias vasculares. O nível de energia térmica, a duração da

Quadro 81-3. Principais Técnicas Usadas para Hemostasia de Lesões Não Varicosas

Técnicas para hemostasia de lesões não varicosas		
Métodos térmicos	Contato	- *Heater probe* - *Probes* multipolares: *gold probe, quicksilver bipolar probe, bicap superconductor, bicoag bipolar probe, bipolar hemostasis probe* - *Probe* monopolar: *coagrasper*
	Não contato	Plasma de argônio
Métodos mecânicos	Clipes endoscópicos	
	Ligadura elástica	
	Clipes *Over the Scope*	- *Padlock* - *Ovesco OTSC*
	Sutura endoscópica	- *X-Tack* - *Apollo Overstitch*
Escleroterapia	- Adrenalina - Ethamolin - Outras substâncias	
Pós hemostático	*Hemospray*	
Radiofrequência	Halo	

aplicação e a pressão dependem do volume do sangramento e da profundidade do vaso. A hemostasia normalmente é confirmada pela observação de necrose por coagulação do tecido, achatamento do vaso visível e parada do sangramento. Um risco associado a esses procedimentos é o de perfuração devido à injúria por coagulação excessiva.[7,8]

Hemostasia usando corrente elétrica pode ser monopolar, na qual a corrente passa através do paciente e volta para dispositivo ou multipolar, onde a corrente elétrica fica confinada ao tecido entre os eletrodos da ponta do instrumento.[12] É realizada pressão para comprimir e selar o vaso (efeito físico). Este eletrocautério não requer cuidados especiais em pacientes com dispositivos cardíacos implantáveis, ao contrário do monopolar.

Os *probes* multipolares possuem um cateter de irrigação na ponta permitindo a limpeza do sítio de sangramento e melhorando a visibilidade. O *Gold probe* possui um eletrodo em espiral de ouro em sua extremidade associado a uma agulha retrátil permitindo injeção de adrenalina e cauterização sem a troca de dispositivos.

Os dispositivos multipolares podem ser usados na seguinte configuração em casos de sangramento ativo ou vaso visível: úlcera gástrica (pressão moderada a firme – 15 a 20 watts, 10 segundos por pulso – 3 a 5 pulsos no total) e úlcera duodenal (pressão leve a moderada, 10 a 15 watts, 10 segundos por pulso, 3 a 5 pulsos no total).

O Heater *probe* não é mais produzido. O *probe* era colocado diretamente no sítio de sangramento de forma perpendicular com pressão para coaptação dos tecidos.[12] O nível de energia térmica, a duração da aplicação e a pressão dependem do volume do sangramento e da profundidade do vaso. A hemostasia normalmente é confirmada pela observação de necrose por coagulação do tecido, achatamento do vaso visível e parada do sangramento. Um risco associado a esses procedimentos é o de perfuração devida à injúria por coagulação excessiva.

Os fórceps hemostáticos são dispositivos que foram desenvolvidos inicialmente para tratamento e prevenção de sangramento durante ressecções endoscópicas.[12] O tecido sangrante é apreendido, afastado da parede do estômago ou duodeno, e usa-se eletrocoagulação para a hemostasia. Esta modalidade de tratamento tem crescido e se mostrado bastante eficaz.[6] A Figura 81-2 mostra alguns exemplos de dispositivos mono e multipolares de contato usados para hemostasia endoscópica.

Métodos sem Contato
Plasma de Argônio

A coagulação com o uso do plasma de argônio faz-se por meio de um cilindro de gás de argônio de forma a transmitir energia para o tecido ou a lesão-alvo, usando uma unidade eletrocirúrgica monopolar de alta frequência, uma válvula de controle do fluxo de gás e um *probe* endoscópico. O gás de argônio inerte é convertido em gás de argônio ionizado pelo eletrodo monopolizar na ponta do *probe*.[12]

O calor gerado pelo dispositivo causa edema, coagulação das proteínas teciduais, vasoconstrição e ativação indireta da cascata de coagulação resultando na hemostasia.[12]

A profundidade na coagulação depende do ajuste de potência, duração da aplicação e distância do *probe* ao tecido-alvo (distância ideal 2-8 mm). A coagulação com plasma de argônio é considerada um método seguro, de fácil execução e tem seu uso bastante difundido para o tratamento de lesões de origem vascular como a ectasia vascular antral (GAVE) ou a retopatia actínica. A potência e o fluxo de gás podem ser regulados permitindo, ainda, o tratamento de úlceras pépticas com sangramento ativo.

Apresenta como desvantagens a impossibilidade de proceder a hemostasia de vasos mais profundos e a característica de dissipação do gás para áreas de menor impedância. Isso faz com que o argônio, quando em contato com um coágulo ou resíduo em uma lesão ulcerada, tenda a se dissipar para outras regiões em vez de

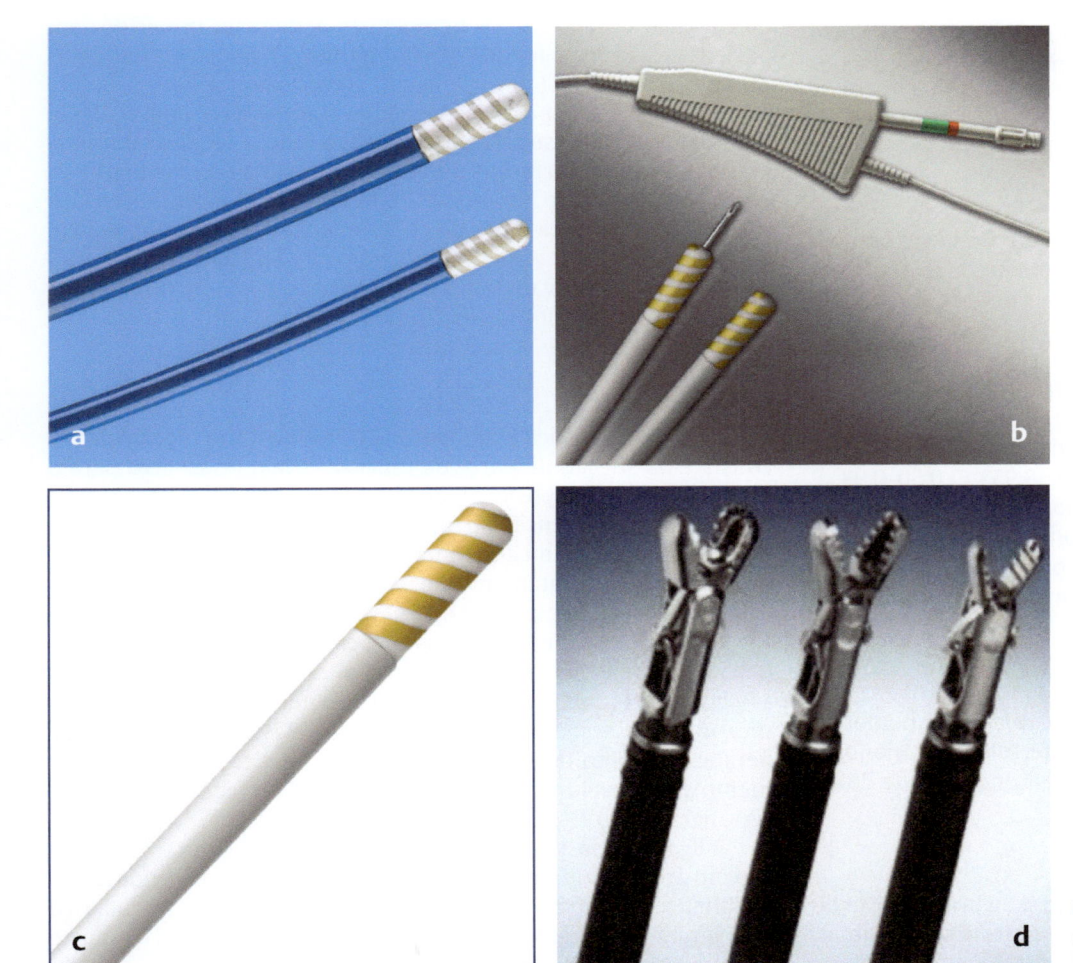

Fig. 81-2. Exemplos de dispositivos de contato para hemostasia endoscópica. (a) QuckSilver bipolar *probe*. (b, c) *Gold Probe*. (d) Coagrasper.

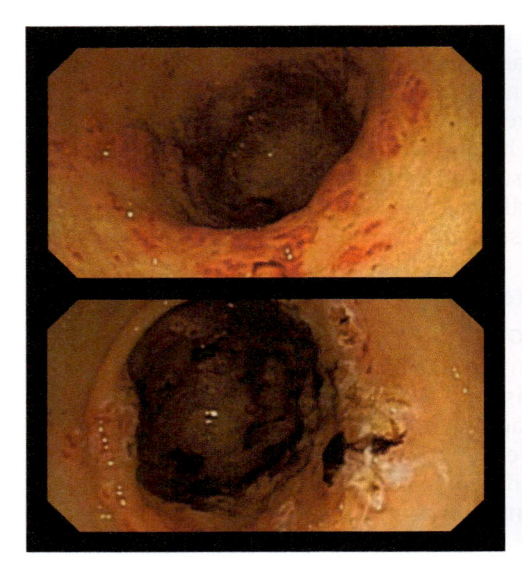

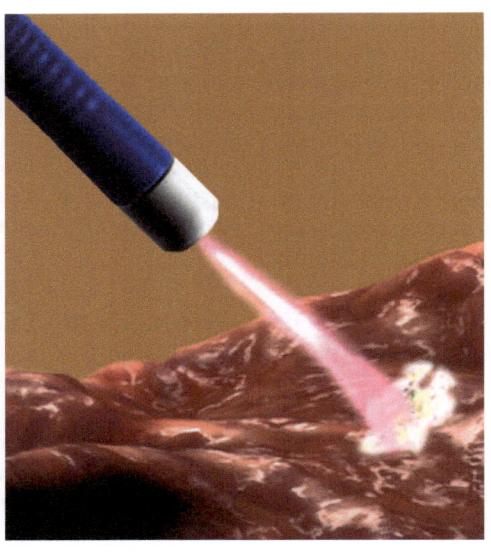

Fig. 81-3. Coagulação por plasma de argônio em um caso de GAVE (ectasia vascular antral).

agir somente no sítio de sangramento. Torna-se, dessa maneira, imprescindível o preparo do campo endoscópico antes de seu uso com remoção da maior quantidade possível de sangue e coágulos. A Figura 81-3 mostra uma imagem de aplicação de plasma de argônio na mucosa gástrica em um caso de sangramento por ectasia vascular antral (GAVE).

Escleroterapia

É a modalidade mais conhecida e praticada para hemostasia de lesões com sangramento ativo no tubo digestivo. O princípio da técnica consiste em injeção de adrenalina na submucosa por meio de agulha endoscópica. A solução de adrenalina deve ser de 1:10.000 ou 1:20.000 com solução salina e injeção de 0,5-2 mL dentro e ao redor da base da úlcera. O mecanismo primário decorre do tamponamento provocado pelo volume injetado. O efeito secundário advém da vasoconstrição. O objetivo almejado deve ser a redução ou a interrupção do sangramento, permitindo melhor visualização do sítio de sangramento para posterior hemostasia definitiva por um segundo método.

As vantagens desse método consistem no fato de tratar-se de terapia de baixo custo, fácil execução, segura, inclusive em pacientes portadores de coagulopatia, amplamente disponível e com baixo risco de perfuração.

A grande desvantagem reside no fato de não promover hemostasia definitiva. As diretrizes recomendam, que seu uso seja feito em combinação com outro método, seja ele térmico ou mecânico, como forma de garantir hemostasia definitiva. Vergara *et al.* conduziram uma revisão sistemática que envolveu 19 estudos clínicos randomizados comparando o uso exclusivo da epinefrina com o uso combinado (com métodos térmicos ou mecânicos), mostrando a superioridade da terapia combinada na hemostasia das lesões (RR 0,53, 95% CI 0,35-0,81) e na redução de cirurgias (RR 0,68 95% CI 0,50-0,93).[13]

A escleroterapia pode ainda ser realizada com o uso de outras substâncias esclerosantes como álcool absoluto ou maleato de etanolamina. Essas substâncias, no entanto, promovem uma maior lesão tecidual, em comparação com a adrenalina e, consequentemente, maior risco de complicações.[7,8]

Eficácia

A taxa de sucesso do tratamento endoscópico para hemorragia digestiva alta não varicosa com métodos térmicos em mono ou comboterapia em conjunto com injeção de adrenalina é de 78% a 100%, com ressangramento de 0% a 18%.[6]

Complicações

As complicações incluem perfuração, piora ou precipitação do sangramento e a adrenalina pode causar taquicardia ou arritmias. Os *probes* multipolares podem induzir sangramento em até 18% dos casos, tratáveis via endoscópica e incidência de perfuração é rara.[6] Com intuito de evitar complicações é recomendável não ultrapassar 20 mL de adrenalina na diluição 1:10.000.

Clipes Endoscópicos

Os clipes endoscópicos também conhecidos como hemoclipes são acessórios do tipo *through-the-scope* (TTS) e representam uma alternativa para a hemostasia mecânica em hemorragia digestiva. Contamos atualmente com um arsenal que incluem hemoclipes de tamanhos variados, com *design* diferenciados em termos de rotação e reabertura.[1] A aplicação é simples, sendo a mairia deles, clipes pré-montados e de uso único, exercem hemostasia por meio da aplicação de força mecânica no sítio de sangramento.

Em meta-análise recente, a aplicação do hemoclipe foi superior à escleroterapia isolada e comparável à coagulação térmica na hemostasia definitiva, mas com a vantagem de não exercerem efeito de coagulação tecidual. Os hemoclipes podem ser preferidos em pacientes com coagulopatia ou submetidos a hemostasia endoscópica em *second look*.[1,14]

Existem várias opções disponíveis e as técnicas de aplicação são bem padronizadas, seguras, associadas a injúria tecidual mínima. Lesões vasculares arteriais associadas ou não a úlceras pépticas, com vasos de calibre limitado a 2 mm são as melhores indicações. A Figura 81-4 mostra o uso de clipes endoscópicos para o manejo de um coto vascular visível em uma úlcera péptica.

A principal desvantagem do método consiste na dificuldade técnica de disparo dos hemoclipes em locais de difícil acesso endoscópico e em áreas com fibrose tecidual acentuada.[1]

Ligadura Elástica

A ligadura elástica é um método de hemostasia mecânica que consiste na sucção de parte da mucosa com a lesão-alvo para o interior de um *cap* posicionado na extremidade do endoscópico, com posterior apreensão do tecido pelo disparo de ligas ou bandas elásticas. É uma técnica bem padronizada, segura e amplamente difundida para o tratamento de varizes esofágicas, com fácil execução e baixas taxas de complicações.

A ligadura elástica é uma das opções disponíveis para a hemostasia de ectasias vasculares, incluindo lesões de Dieulafoy. Estas são lesões arteriais que emergem da submucosa para a superfície mucosa. Em metanálise recente, a ligadura elástica e a aplicação de hemoclipe, como tratamento endoscópico de lesões com sangramento ativo, tiveram taxas semelhantes de hemostasia primária e ressangramento.[15]

A ligadura elástica tem como desvantagens a limitação do seu uso em áreas com fibrose tecidual, em áreas de acesso endoscópico difícil e quando há necessidade de uso de aparelho terapêutico pela limitação no diâmetro do *cap*. A Figura 81-5 mostra o manejo de uma lesão de Dieulafoy com uso de ligadura elástica.

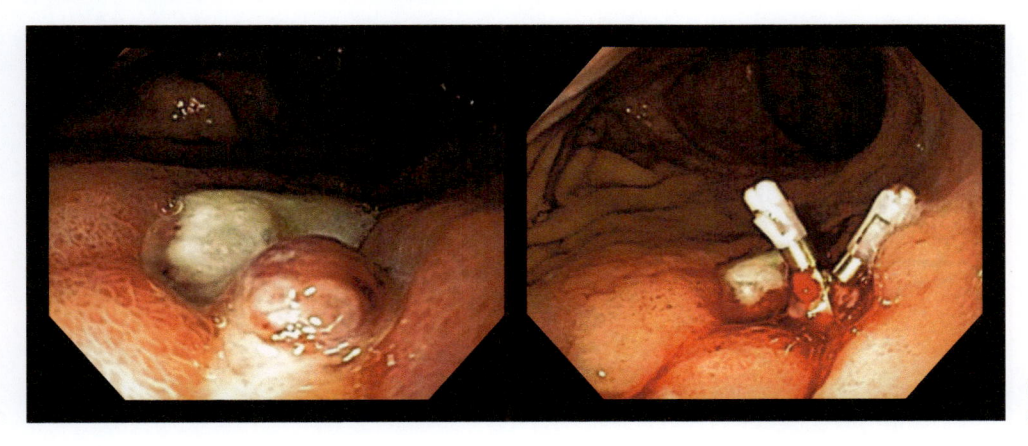

Fig. 81-4. Uso de clipes endoscópicos para manejo de coto vascular visível em úlcera péptica.

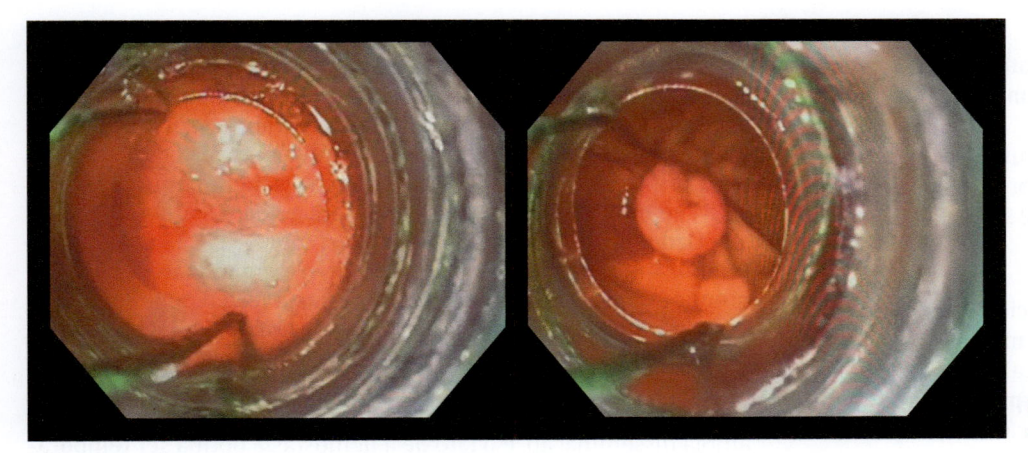

Fig. 81-5. Tratamento de uma lesão de Dieulafoy com ligadura elástica.

Clipes Tipo Over The Scope

Os clipes *over the scope*, consistem em clipes metálicos montados, que são posicionados com auxílio de um *cap* endoscópico à semelhança da ligadura elástica. São clipes de grande calibre, produzidos de liga metálica de nitinol (níquel e titânio) com efeito de memória de forma e alto grau de elasticidade, permitindo o fechamento em toda a espessura da área envolvida (Figs. 81-6 e 81-7).

Atualmente, existem dois clipes disponíveis (OTSC; Ovesco Endoscopy, Cary, NC) e (Padlock; Steris Endoscopy, Mentor, OH) com *designs* e mecanismos de implantação diferentes.[16] O OTSC foi introduzido na prática endoscópica no ano de 2007, como uma alternativa de tratamento para lesões com sangramento ativo e perfurações no tubo digestivo. Podem ser utilizados também na terapêutica de resgate ou ressangramento.[16]

Os clipes têm a forma de uma "armadilha de urso" e seu disparo é realizado da mesma maneira como ocorre em ligaduras elásticas e podem ser usados acessórios para facilitar a apreensão dos tecidos. Há vários diâmetros de clipes (de 8 a 11,5 mm) e com vários formatos de "dentes" ou "garras de apreensão". Há, inclusive um tipo de clipe denominado atraumático, que é utilizado para proceder hemostasias endoscópicas.

Os tratamentos endoscópicos convencionais não conseguem controlar o sangramento em até 20% dos pacientes com hemorragia digestiva alta não varicosa[17] e estudos recentes demostraram taxa de sucesso clínico geral da hemostasia por clipes tipo *over the scope* de 85%, em casos de hemostasia primária o sucesso pode chegar a 100% e em casos de lesões hemorrágicas recorrentes de alto risco, a taxa de sucesso foi maior que 80%, tanto como terapia primária quanto resgate.[18]

Essa terapêutica pode ser uma opção eficaz e com taxas de sucesso, especialmente em pacientes com características que predizem pior desfecho e/ou falha do tratamento endoscópico. Esta técnica pode ser considerada primeira linha de tratamento em casos de úlceras maiores que 20 mm, vaso visível maior que 2 mm, úlceras profundas ou fibróticas e em locais vasculares de risco, como na parede posterior do bulbo (aa gastroduodenal) ou pequena curvatura gástrica (aa gástrica esquerda).[4]

Há ainda a possibilidade do uso desses dispositivos para o manejo de hemorragias baixas por doença diverticular complicada, mediante eversão do divertículo e apreensão do vaso.

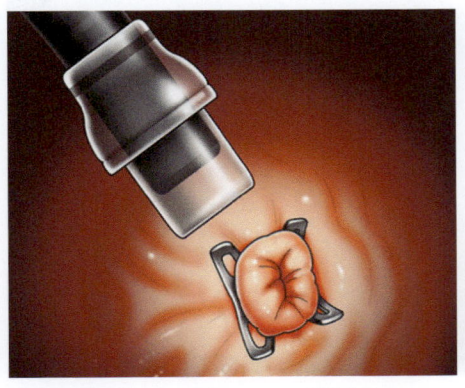

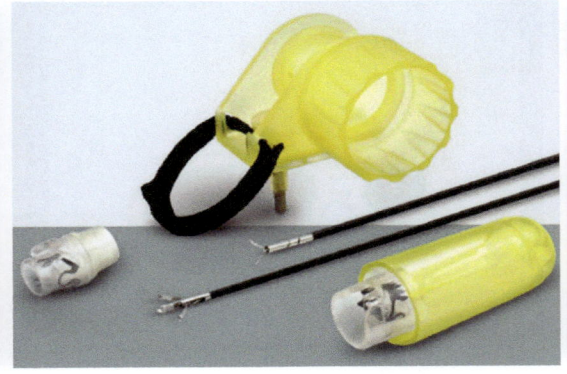

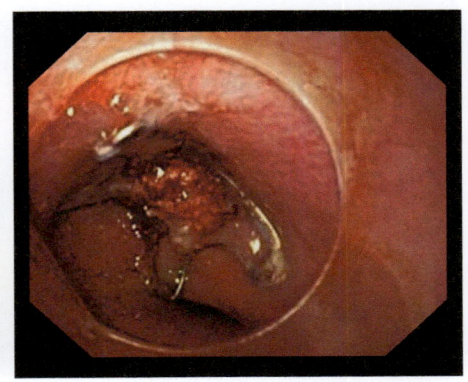

Fig. 81-6. Clipe *over the scope* – OTSC Ovesco.

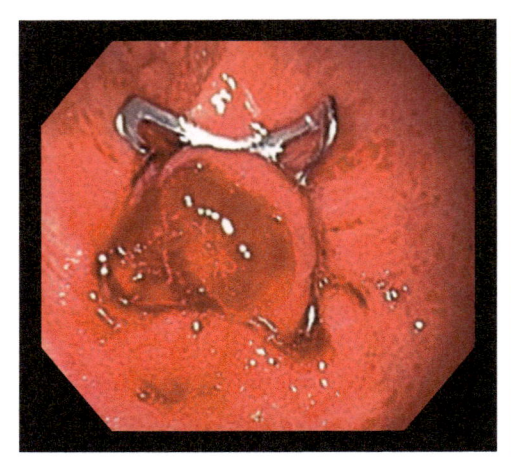

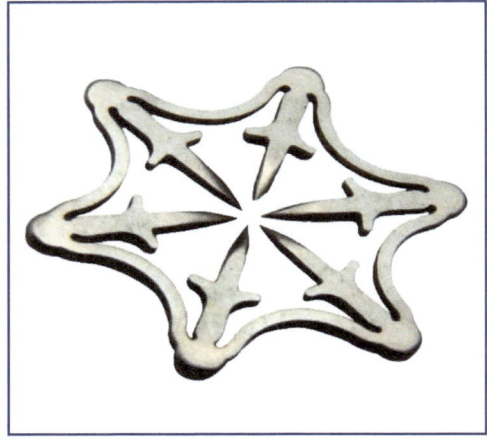

Fig. 81-7. Clipe *over the scope* – Clipe Padlock.

O perfil de segurança dos OTSC é satisfatório com baixa taxa de complicações, dentre elas, obstrução da junção esofagogástrica, microperfuração e desvio de posição.

As limitações do uso incluem o elevado custo e o uso em lesões que não estão em posição frontal, ou áreas fibróticas e estenoses as quais dificultam a aplicação do clipe *over the scope*.

Pós Hemostáticos

O pó hemostático TC-325 também conhecido como Hemospray (Cook Medical Winston-Salem NC) consiste em um pó mineral granulado não absorvível pela mucosa. Esse pó absorve água quando entra em contato com a mucosa úmida pela presença de sangue e torna-se adesivo, formando uma barreira mecânica no sítio do sangramento. Não há risco de toxicidade sistêmica já que esse pó não é absorvido nem metabolizado.[19]

O aplicador do pó hemostático contém um reservatório com a substância, um tambor com CO_2 e um cateter que é introduzido pelo canal de trabalho do endoscópico. O CO_2 faz a propulsão do pó através do cateter após o acionamento do mecanismo de disparo. Os disparos têm duração de 1 a 2 segundos e devem ser mantidos até que se obtenha a hemostasia. Não há a necessidade de contato do cateter com o tecido e recomenda-se uma distância de 1 a 2 cm.

Estudos têm sugerido o uso do pó hemostático em várias situações que envolvem desde úlceras pépticas, varizes esofágicas, sangramentos em divertículos, anastomoses cirúrgicas, lesões hemorrágicas difusas e até mesmo sangramento por neoplasias malignas do trato gastrointestinal.[19-22]

Os primeiros estudos em humanos datam de 2011 com sucesso de 95% na hemostasia imediata e com manutenção da hemostasia em 90% dos casos em 3 dias,[20] mas pode chegar a taxas de 33,5% em 30 dias.

Hemospray é de fácil aplicação pelos endoscopistas, com baixas taxas de complicações. Há relatos de raros casos de perfuração gástrica e obstrução biliar. Sua eficácia e segurança em pacientes recebendo terapia antitrombótica também foram relatadas.

Estudos comparativos recentes demostraram resultados semelhantes entre hemoclipes e pós hemostáticos em termos de hemostasia primária (100% *vs.* 90%) e taxa de ressangramento (27,8% *vs.* 15,8%) em úlceras com sangramento ativo.

Dados promissores foram relatados sobre o TC325 como ponte temporária para o tratamento definitivo (embolização, cirurgia, quimioterapia, radioterapia). A hemostasia inicial pode ser alcançada em 97,7% dos pacientes, o que pode melhorar a sobrevida de 6 meses após receber tratamento definitivo para a malignidade subjacente.

As desvantagens desse método incluem o custo, que impede sua ampla disseminação, e o fato de a hemostasia obtida ser temporária. O uso de pó hemostático deve ser encarado como uma "terapia ponte" visando à estabilização do paciente até que a hemostasia definitiva possa ser obtida.

A Figura 81-8 mostra a pistola de disparo do pó hemostático e o aspecto do pó sendo usado em uma hemostasia gástrica.

Sutura Endoscópica

Atualmente dispomos de dispositivos de sutura endoscópica que podem ser úteis em casos de hemorragia digestiva.

Os sistemas disponíveis incluem o Apollo Overstitch e o X-Tack. Eles permitem uma fixação aprimorada da camada submucosa e muscular através do gastroscópio ou colonoscópio-padrão.

O X-Tack utiliza alocação de hélix independentes amarradas com uma única sutura de polipropileno, facilitando o fechamento de defeitos grandes ou de formato irregular. A aplicação de tensão de sutura aproxima as margens, permitindo a confirmação visual do fechamento antes de bloquear a construção da sutura.

O sistema Apollo Overstitch consiste em um braço de sutura curvo e um sistema de troca de âncora, introduzido no lúmen através de um *overtube* em casos de endoscópio de duplo canal e

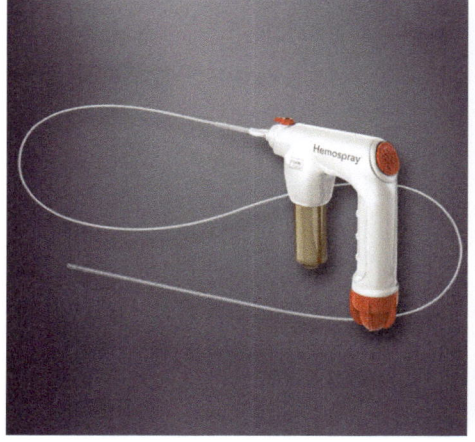

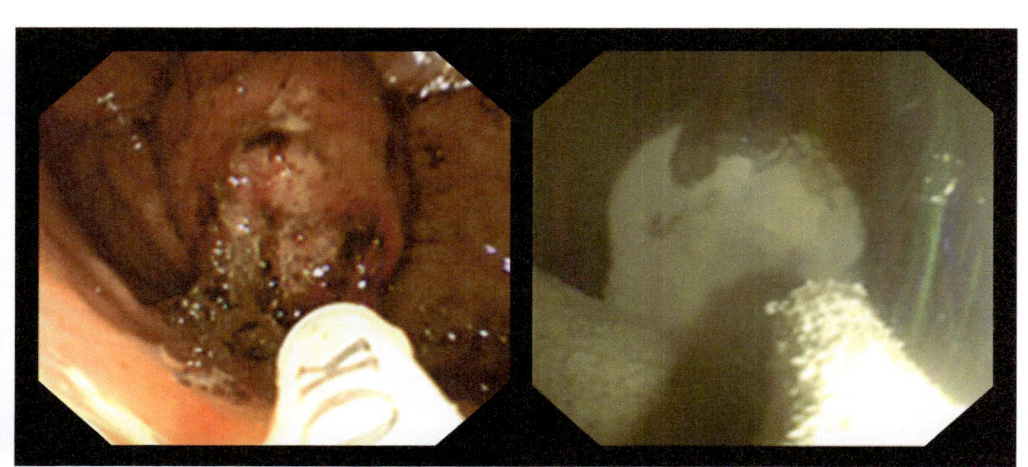

Fig. 81-8. Pistola de disparo do pó hemostático e uso do pó hemostático em hemostasia de lesão gástrica.

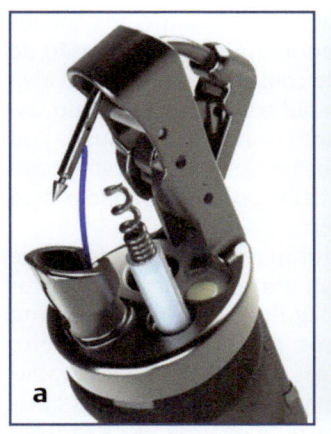

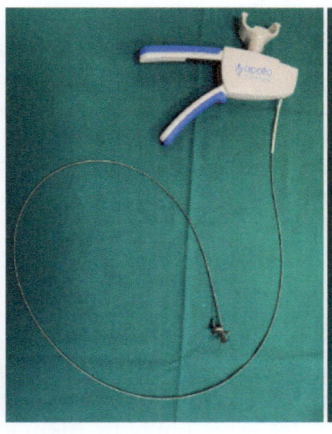

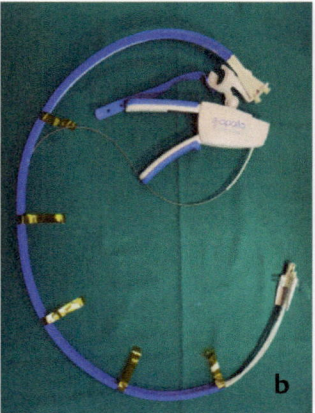

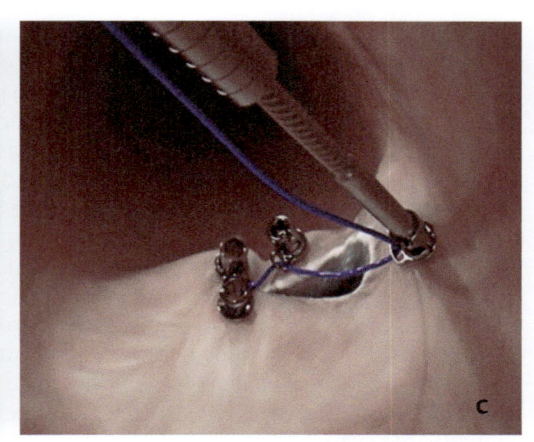

Fig. 81-9. (a, b) Sistemas de sutura Apollo Overstitch. (c) E X-Tack.

acoplado como canal acessório em endoscópios de canal simples. A sutura endoscópica começa com a alocação da agulha através da borda distal da úlcera. Um padrão de sutura em oito é usado para cobrir a úlcera até que as bordas opostas possam se unir. Após a tração, um dispositivo de fixação é usado para fixar a sutura de polipropileno implantada.

O objetivo da endosutura na úlcera péptica seria a exclusão da mesma do ambiente ácido intragástrico evitando ressangramento, além do efeito compressivo local.

Em estudo recente, foram analisados pacientes com hemorragia digestiva por úlcera gástrica de alto risco, maior que 1 cm, incluindo Forrest Ia (n1/44, 10,5%), Forrest Ib (n1/413, 34,2%) e Forrest IIa (n1/421, 55,3%). Todos os pacientes foram tratados com sutura endoscópica. A taxa de sucesso clínico atingiu 89,5%. Três pacientes sofreram ressangramento em 7 dias e foram tratados com cirurgia ou embolização arterial, respectivamente, todos os quais interromperam o sangramento com sucesso. Todos os outros pacientes foram acompanhados por 30 dias sem sangramento.[23]

Em uma série internacional de casos, 10 pacientes com falha prévia de hemostasia endoscópica foram submetidos à sutura endoscópica. Todos obtiveram hemostasia imediata. Nenhum deles teve ressangramento precoce ou tardio após uma média de 11 meses. Nenhum evento adverso foi observado.[23] Portanto, pode se tornar uma opção para terapia de resgate quando o tratamento convencional não foi eficaz para o controle do sangramento. A Figura 81-9 mostra os dispositivos de sutura.

Radiofrequência

A ablação por radiofrequência é um procedimento descrito para o tratamento do esôfago de Barrett. Os sistemas de ablação (HALO Covidien, GI solutions, Sunnyvale CA) usam a energia de radiofrequência de forma programada na superfície dos tecidos. Isso limita a propagação e o aprofundamento do efeito de lesão tecidual, o que reduz o risco de perfuração.

A ablação por radiofrequência vem sendo proposta para o tratamento das ectasias vasculares antrais (GAVE) e da proctopatia actínica, já que os métodos disponíveis hoje (coagulação com plasma de argônio e coagulação térmica) são operador dependentes, demandam insuflação de altos volumes de gás, promovem contato de áreas de mucosa normal com os acessórios, promovendo lesão tecidual de tecidos sadios e a recidiva de sangramento é um evento relativamente comum.[7,24,25] Dray *et al.* mostraram em dois estudos a eficácia do uso da radiofrequência nessas duas situações com altas taxas de controle hemorrágico, redução da necessidade de hemotransfusões e sem complicações descritas.[24,25]

Uso de Doppler em Hemorragia Digestiva

A concepção do uso de *probes* de Doppler para a identificação do fluxo vascular arterial em hemorragias digestivas data do ano de 1982.[26,27] Os *probes* são introduzidos pelos canais de trabalho dos endoscópios e realizam a identificação de fluxo vascular em lesões produzindo um traçado com formas de ondas ou por meio da geração de sons com característica cíclica.

O uso de Doppler durante a endoscopia digestiva alta reduziu significativamente as taxas globais de ressangramento em hemorragia digestiva alta não varicosa em metanálise recente.[28]

O uso do *probe* não promove hemostasia, mas direciona a conduta endoscópica e avalia sua efetividade com função prognóstica. Estudos recentes têm demonstrado sucesso na hemostasia, com redução do uso de hemoderivados, e do tempo de permanência hospitalar em pacientes que apresentam negativação do Doppler após a terapêutica.[26] Há estudos também evidenciando diminuição do ressangramento geral, mortalidade relacionada com sangramento e necessidade de cirurgia.

Seu custo efetivo já foi demonstrado, mas os *guidelines* não recomendam seu uso devido ao pequeno número de estudos e limitação da disponibilidade do material e de especialistas capacitados.[1,4,6] A Figura 81-10 mostra um exemplo de sistema de Doppler para uso em endoscopia digestiva.

TÉCNICAS DE HEMOSTASIA EM LESÕES VARICOSAS

A hemorragia digestiva alta varicosa é uma das principais complicações do paciente cirrótico e daqueles com hipertensão portal de maneira geral, trazendo um considerável aumento na mortalidade destes pacientes além de um impacto econômico robusto. Sabe-se que cerca de 50% dos pacientes cirróticos já são portadores de varizes esofágicas no ato do diagnóstico, sendo que 12% destes provavelmente apresentarão hemorragia nos primeiros 12 meses, com chances de ressangramento de até 60% no primeiro ano de seguimento.[29]

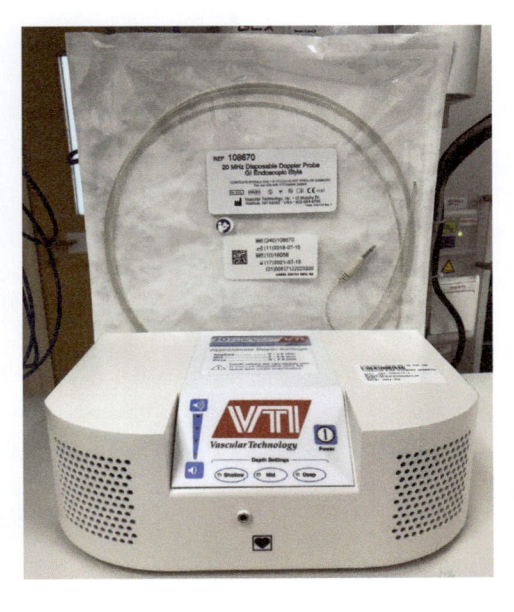

Fig. 81-10. Exemplo de sistema de Doppler e *probe* para uso em endoscopia digestiva.

As varizes esofágicas são formadas quando se tem um aumento do gradiente de pressão da veia hepática (GPVH, obtido através da diferença entre a pressão da veia hepática e da veia porta). Quando este gradiente está elevado, a dificuldade de passagem do sangue obriga o surgimento de colaterais, formando-se assim as varizes gastroesofágicas. Considera-se que o GPVH está aumentado quando seu valor ultrapassa 5 mmHg, porém este aumento só se torna clinicamente significante, com risco de formação de varizes, a partir de 10 mm Hg[26]. Sabe-se que em casos de hepatopatia crônica de etiologia viral ou alcoólica, o uso de betabloqueadores não seletivos pode promover uma redução significativa no gradiente de pressão venosa portal, consequentemente reduzindo o risco de sangramento varicoso.[30]

As principais causas do desenvolvimento da hipertensão portal clinicamente significativa (HPCS) e que são necessariamente acompanhadas por cirrose são o etilismo, hepatites virais, doença hepática gordurosa não alcoólica (DHGNA) e as hepatites autoimunes dentre outras. Devemos lembrar ainda que a esquistossomose é outra importante etiologia de hipertensão portal, mas que, por ser uma alteração pré-sinusoidal, não cursa necessariamente com cirrose. Cabe lembrar que no paciente portador de hipertensão portal a gastropatia da hipertensão portal pode, também, ser causa de sangramento clinicamente significativo e necessitar de abordagem específica.[31]

A avaliação inicial do quadro hemorrágico depende do estágio da doença. Pacientes com cirrose mais avançada (CHILD B e C), portadores de varizes de maior calibre e que apresentam sinais da cor vermelha, são considerados pacientes de alto risco e têm maior chance de sangramento, conforme exposto no Quadro 81-4.[31]

A Figura 81-11 mostra varizes com sinais de cor vermelha e estigmas de sangramento recente. O conjunto destes dados e a existência de episódios prévios de sangramento são informações importantes para estabelecer a estratificação de risco do paciente e estabelecer a escolha da terapia.

Manejo da HDAV

As diretrizes trazem que a primeira medida no atendimento ao paciente com hemorragia digestiva varicosa independente de causa, comorbidades, etiologia e estágio de doença é garantir a estabilização clínica e a manutenção das funções orgânicas. Manter via aérea pérvia, boas condições hemodinâmicas, objetivando uma boa perfusão tecidual é a primeira meta do médico assistente. Caso necessário, o paciente deve ser mantido em ambiente de cuidados intensivos para melhor monitorização.

Restituição de volume deve iniciar-se imediatamente com objetivo de manter a estabilidade hemodinâmica. A transfusão de hemoderivados deve ser feita de forma conservadora, com um alvo de Hb 7-8 mg/dL, exceto se houverem outras desordens cardiovasculares que demandem um alvo maior (como coronariopatia) ou persistência do sangramento.[30] Transfusões sanguíneas desnecessárias podem aumentar ainda mais a pressão portal, elevando o risco de ressangramento e a mortalidade.[32]

Com relação ao manejo da coagulopatia, não há dados que suportem o uso de plasma, crioprecipitado ou até mesmo transfusão de plaquetas.[4,30] Sabe-se que o coagulograma, especialmente o RNI alargado de pacientes cirróticos, não reflete o verdadeiro *status* de coagulação destes pacientes, já que se trata de avaliação de fatores pró-coagulantes em pacientes cujos fatores anticoagulantes estão em falta. Além disto, mais uma vez a infusão exagerada de fluídos pode piorar a hipertensão portal e aumentar o sangramento.[30,33]

A intubação orotraqueal (IOT) é recomendada antes da endoscopia em pacientes com nível de consciência alterado ou com vômitos persistentes. Cabe lembrar que a extubação deve ser realizada o mais precoce possível.

Drogas vasoativas (terlipressina, somatostatina, octreotide) devem ser iniciadas precocemente e continuadas por um período de 2-5 dias (Quadro 81-5). Atenção especial deve ser dada aos pacientes portadores de hiponatremia em uso de terlipressina. Estas medicações estão associadas com significativa redução da mortalidade e melhor controle da hemorragia.[30] Estudos comparando a eficácia das três drogas nos desfechos relacionados a HDA varicosa falharam em encontrar diferenças significativas entre elas.[30,34,35]

Antibioticoprofilaxia é uma parte do tratamento dos pacientes e deve ser instituída da admissão. Recomenda-se o uso de Ceftriaxona 1 g/24 h. O sangue no trato gastrointestinal predispõe a infecções bacterianas e sabe-se, desde meados do final dos anos 1990, que o uso de antibióticos de maneira profilática, iniciado já na admissão, está relacionado com menor mortalidade e menor recorrência precoce de hemorragia.[30,33,36]

Cabe ainda destacar que o reinício de dieta deve ser instituído precocemente, visto que a desnutrição é responsável por desfechos desfavoráveis nesse subgrupo de pacientes. O uso de IBP deve ocorrer apenas se houver indicação por presença de doença péptica associada. A falha terapêutica é definida como a não obtenção de estabilidade ou o ressangramento nos primeiros *cinco* dias.

Quadro 81-4. Fatores de Risco para Sangramento por Varizes Esofágicas

Fatores relacionados com maior chance de sangramento
- Classificação de Child-Pugh B ou
- Varizes de médio e grosso calibre
- Presença de sinais da cor vermelha

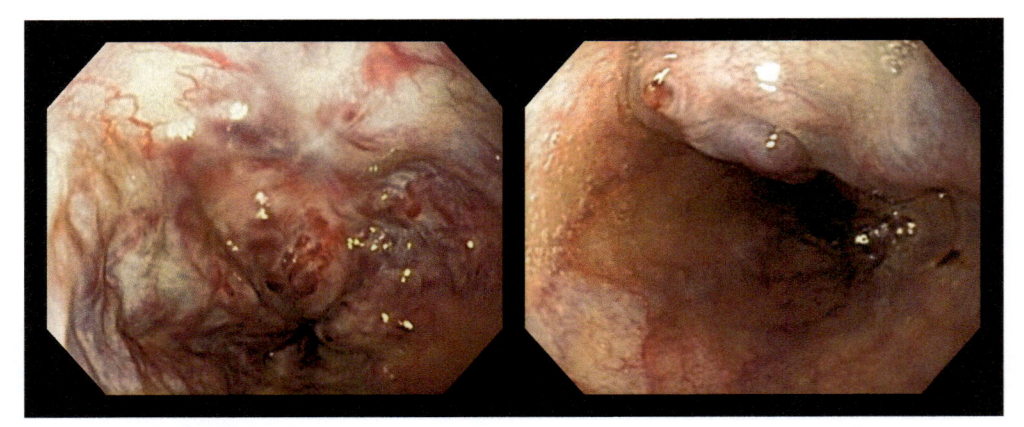

Fig. 81-11. Varizes esofágicas de grosso calibre, com sinais de cor vermelha e apresentando estigmas de sangramento recente com presença de *white nipple*.

Quadro 81-5. Vasoconstritores Usados no Manejo a Hemorragia Digestiva Alta Varicosa

Vasoconstritores esplâncnicos mais utilizados na HDAV			
Droga	Ataque	Manutenção	Efeitos colaterais
Terlipressina	2 mcg	1-2 mcg 4/4 h	IAM, AVC, hiponatremia, hipertensão
Octreotide	50-100 mcg	25-50 mcg/h	Dist. glicêmicos, dor abdominal, diarreia, bradicardia
Somatostatina	250 mcg	250 mcg/h	Hipertensão, bradicardia, náuseas, vertigem

O *timing* ideal para a realização da endoscopia digestiva alta nos pacientes com HDA varicosa é dentro das primeiras 12 h de admissão e após a realização das medidas clínicas iniciais. A eritromicina pode ser usada como agente pró-cinético antes da endoscopia, visando uma melhor visualização especialmente do estômago no caso de sangramento por varizes gástricas.[30,33,37]

O objetivo do tratamento dos pacientes com HDA varicosa é a redução da mortalidade em 6 semanas. O Baveno VII traz que altas taxas de mortalidade estão relacionadas com Child-Pugh C, falha de hemostasia primária e ressangramento nos primeiros 5 dias.

A Sociedade Europeia de Endoscopia Gastrointestinal (ESGE) em uma diretriz publicada recentemente, e o Baveno VII colocam que o tratamento de primeira linha recomendado para o sangramento agudo varicoso é a ligadura elástica.[30,33]

Estas duas entidades colocam ainda que o cianoacrilato pode ser usado em casos de sangramento por varizes GOV2 e IGV1. Há um único estudo que sugere que o uso de cianoacrilato é mais efetivo que propranolol na prevenção do sangramento varicoso em portadores de GOV2 e IGV1 de Sarin, porém sem diferenças em relação à sobrevida. Uma outra opção é o tratamento de varizes gástricas guiado por ecoendoscopia com uso de *coils* e cianoacrilato. Esse tipo de abordagem deve ser realizado em centros que tenham *expertise* em procedimentos ecoguiados.[30,33]

O pó hemostático surgiu nos últimos anos como uma opção de segunda linha para o controle do sangramento varicoso. A ESGE, no entanto, não recomenda o seu uso como tratamento definitivo para o sangramento agudo varicoso e argumenta que essa modalidade deve ser encarada como uma espécie de terapia-ponte para o tratamento definitivo quando o tratamento de primeira linha não for efetivo ou não estiver disponível.[30,33]

TIPS profilático (nas primeiras 72 h) está indicado para pacientes portadores de GOV1 GOV2 ou varizes esofágicas com os seguintes critérios: Child-Pugh C < 14 pontos ou B > 7 pontos com sangramento ativo, ou gradiente de pressão venosa portal > 20 mmHg.[30,33]

O ressangramento nos primeiros 5 dias pode ser manejado com nova tentativa de tratamento endoscópico ou mesmo com TIPS de resgate. Sangramento refratário pode ser abordado com balão Segstaken-Blakemore ou com uso de *stents* metálicos autoexpansíveis totalmente recobertos.[30,33]

Vale a pena lembrar que no paciente portador de hipertensão portal a gastropatia da hipertensão portal ou ectasias vasculares antrais (GAVE) podem, também, ser a fonte do sangramento. No primeiro caso, a profilaxia pode ser realizada com uso de betabloqueadores não seletivos. O sangramento pode ser manejado com pó hemostático ou uso de coagulação com plasma de argônio. Em caso de persistência do sangramento, TIPS pode ser considerado. O sangramento por GAVE pode ser abordado tanto com plasma de argônio, quanto por radiofrequência e mesmo com ligadura elástica.[30,33]

Arsenal Endoscópico Terapêutico no Tratamento da HDAV

A endoscopia é a principal medida na avaliação da hemorragia digestiva alta varicosa e na hemorragia no paciente portador de hipertensão portal. Para um melhor aproveitamento exige-se endoscopista treinado neste tipo de situação, assim como o restante da equipe, além de serviço especializado, com disponibilidade do time em regime 24/7.[30]

Levando em consideração as variáveis clínicas do paciente, características da hemorragia, disponibilidade no serviço e experiência dos profissionais, temos as seguintes opções para o tratamento da hemorragia varicosa e da hemorragia nos pacientes portadores de hipertensão portal, por exemplo, sangramento na gastropatia da hipertensão portal (Quadro 81-6):

- Ligadura elástica.
- Escleroterapia.
- *Stents* esofágicos autoexpansíveis totalmente recobertos.
- Colas ou adesivos teciduais (cianoacrilato).
- Balão de Sengstaken-Blakemore.

Ligadura Elástica

A ligadura elástica é, atualmente, a primeira escolha no tratamento da hemorragia digestiva alta varicosa.[30,33] Introduzida em 1986,[38] esta técnica pode ser usada tanto no sangramento agudo quanto na profilaxia primária e secundária e vem mostrando superioridade em relação à escleroterapia (anteriormente considerada a primeira escolha) em diversos estudos. Uma metanálise recente com dados de 1.236 pacientes corroborou achados de outros estudos, mostrando que pacientes tratados com ligadura elástica têm menor taxa de ressangramento (RR = 0,68, 95%CI: 0,57-0,81), maior taxa de erradicação (RR = 1,06, 95%CI: 1,01-1,12) e menor taxa de complicações em pacientes com sangramento agudo (RR = 0,28; 95%CI: 0,13-0,58), apesar de não ter sido encontrado neste estudo diferença significativa na mortalidade.[39] Já uma outra metanálise escrita por Laine L. *et al.*, mostrou que, além de melhor controle do sangramento agudo, o uso de bandas elásticas também está associado com menor mortalidade quando comparada com escleroterapia.[40] Outros estudos mostram ainda que não há benefício em associar as duas técnicas em comparação com a ligadura elástica isolada.

Para a realização da ligadura elástica é necessário o *kit* composto por um *cap* envolto por bandas elásticas e ligados a um sistema de disparo junto aos controles do endoscópio (Fig. 81-12). Após a aspiração do cordão varicoso para dentro do *cap*, a banda é disparada, obliterando o fluxo sanguíneo dentro da variz. Isto resultará em uma necrose isquêmica e trombose do vaso em cerca de 24-48 horas que leva à sua erradicação. Como consequência à ligadura, ocorre a formação de uma úlcera no local onde foi posicionada a banda, que pode demorar cerca de 2 a 3 semanas até a completa reepitelização, prazo em que o risco de ressangramento ainda é maior (Fig. 81-13).

Quadro 81-6. Arsenal Terapêutico Endoscópico para o Manejo a Hemorragia Digestiva Alta Varicosa

Técnica	Material utilizado	Indicações
Ligadura elástica	Bandas elásticas	Varizes esofágicas e varizes gástricas GOV1
Escleroterapia	Etanolamina Álcool absoluto Tetradecilsulfato de sódio Morruato de sódio	Varizes esofágicas e varizes gástricas gov1 sem condições ou resposta à escleroterapia.
Stent esofágico	*Stent* metálico autoexpansível	Varizes esofágicas refratária ao tratamento com ligadura e/ou escleroterapia.
Cola tecidual	N-butil-2-cianoacrilato 2-octil-cianoacrilato	Varizes gástricas GOV2 e IGV1 e 2.
Balão de tamponamento	Balão de Sengstaken-Blakemore	Casos de falha terapêutica

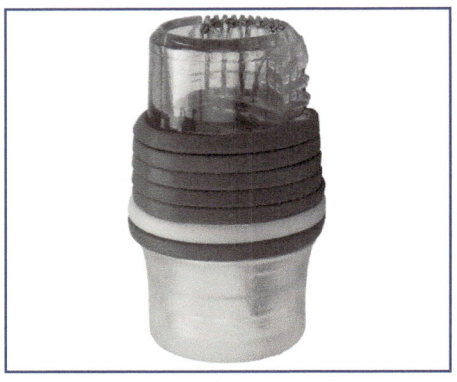

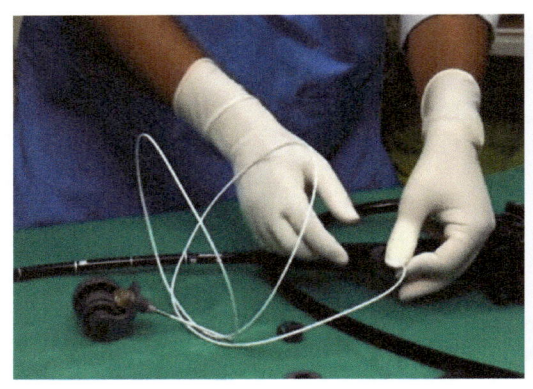

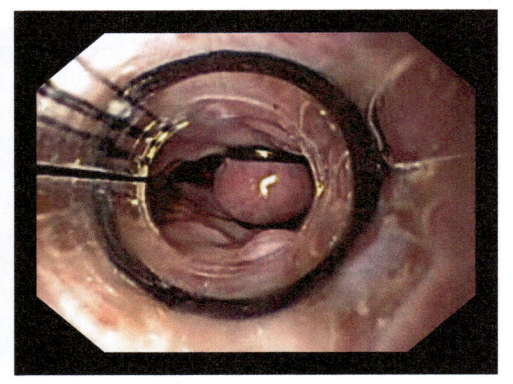

Fig. 81-12. *Kit* de ligadura elástica e exemplo de disparo de ligadura elástica em varizes esofágicas.

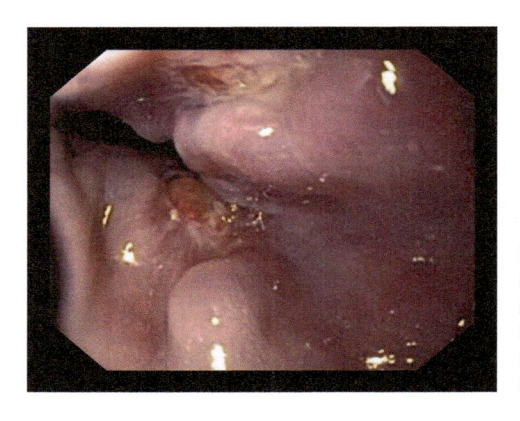

Fig. 81-13. Aspecto do esôfago 2 semanas após ligadura elástica. Observam-se escaras nos sítios das ligaduras elásticas.

As bandas devem ser disparadas no sentido distal-proximal, respeitando-se o limite da transição escamocolunar e depois distantes cerca de 5 cm uma da outra e em forma de espiral, para evitar o atrito entre elas. O procedimento é repetido então dentro de 3 a 4 semanas, até que ocorra a completa erradicação das varizes

As complicações relacionadas com este procedimento incluem dor torácica, infecções, estenose local e o sangramento das úlceras formadas após as ligaduras, que pode ocorrer em cerca de 2,6% a 7,3% dos casos.[41] Cirróticos em estágios mais avançados de fibrose (Child B e C) têm maior chance de sangramento destas úlceras. Alguns estudos sugerem que o uso de inibidores de bomba de prótons após o procedimento pode ter um efeito protetor, associando-se com formação de úlceras menores do que aquelas formadas em pacientes que não fizeram uso de tal medicação. Por fim, a erradicação de varizes com ligadura elástica também foi relacionada com maior risco de trombose de veia porta e piora da gastropatia da hipertensão portal.[42]

Escleroterapia

Apesar de ter seu uso bastante reduzido com a disseminação do procedimento de ligadura elástica, a escleroterapia endoscópica tem eficácia de até 90% no controle do sangramento varicoso agudo, podendo também ser usada na profilaxia secundária.[43] Não há evidências que suportem seu uso como profilaxia primária de hemorragia varicosa. Atualmente uma boa indicação seria em varizes de menor calibre ou cotos varicosos em que a aspiração local para a realização de ligadura elástica está prejudicada, fazendo da esclerose uma melhor opção nestes casos. Além disto, também poderia ser considerada uma alternativa de resgate em pacientes cujo controle do sangramento agudo com ligadura elástica falhou.[44]

A técnica consiste na injeção direta, através de uma agulha introduzia pelo canal de biópsia, de uma substância esclerosante dentro do vaso (intravasal) ou ao lado do mesmo (paravasal). O primeiro ponto para punção deve estar ligeiramente abaixo do local de sangramento e o restante, movendo o endoscópio em sentido cranial, distando 5 a 6 cm um do outro, até que o volume máximo de infusão da solução seja atingido, ou até cobrir toda a extensão das varizes.

Entre as principais substâncias esclerosantes utilizadas temos o oleato de etanolamina, álcool absoluto, tetradecilsulfato de sódio e morruato de sódio, todos com eficácia semelhante. Em nosso meio, a solução de etanolamina a 2,5% é a mais utilizada. Após a injeção da substância esclerosante ocorre uma flebite que acaba evoluindo com trombose do vaso e sua consequente erradicação. Geralmente o procedimento é repetido após 1 a 3 semanas, até que se consiga eliminar todas as varizes.

As complicações relacionadas com escleroterapia estão diretamente relacionadas com o volume infundido do agente, que nunca deve ser além da dose máxima recomendada. Dor torácica acontece em cerca de 10% dos pacientes, estando relacionada principalmente com espasmo esofageano.[44] Pode haver formação de úlceras nos locais de aplicação, complicação que ocorre em 20% a 60% dos pacientes e que além do volume da substância esclerosante, também está relacionado com o grau de fibrose hepática.[44] Outro problema que pode ocorrer é o desenvolvimento de estenoses esofágicas, que aparecem em até 40% dos casos, sendo, porém, assintomáticas na maioria dos casos.[44] O risco de ressangramento relacionado com escleroterapia é estimado entre 15% e 50% nas primeiras 24 horas. Outras complicações menos comuns incluem perfuração, mediastinite, carcinoma de células escamosas, pericardite, pneumotórax e trombose de veia porta.

Stents *Esofágicos*

Nos últimos anos, o uso de *stents* metálicos autoexpansíveis esofágicos em pacientes com hemorragia digestiva alta varicosa refratária ao tratamento com ligadura vem ganhando força na comunidade médica. Anteriormente utilizado principalmente para estenoses benignas e malignas, fístulas traqueoesofágicas, perfurações de esôfago e acalasia, esta técnica já demonstrou bons resultados em pacientes cirróticos com hemorragia varicosa (Fig. 81-14). Cabe destacar que o *stent* esofágico autoexpansível usado para hemostasia de sangramento varicoso tem *design* dedicado e sistema de disparo desenhado para uso em situações de urgência sem controle endoscópico. Este *stent* ainda não é disponível no Brasil. O *stent* é totalmente recoberto e é posicionado distalmente no esôfago e ancorado com o uso de um balão. A posição pode ser confirmada com uma radiografia simples de tórax e podem ficar no esôfago por até 14 dias, tempo suficiente para controle do sangramento.

A busca por novos métodos para o controle do sangramento refratário vem principalmente das limitações dos dois métodos atualmente recomendados, o tamponamento por balão de Sengstaken-Blakemore e o *shunt* porto-sistêmico intra-hepático transjugular (TIPS). Sabe-se que o uso de balões acarreta um importante desconforto ao paciente, com grande chance de complicações, como estenose local, e até 50% de ressangramento quando o balão é desinsuflado, já que o mesmo só pode ser usado por no máximo 48 horas, sendo na realidade uma terapia-ponte até uma solução definitiva. Além disto, o balão é de difícil colocação, exigindo equipe com treinamento específico. A Figura 81-15 demonstra um balão de Sengstaken-Blakemore.

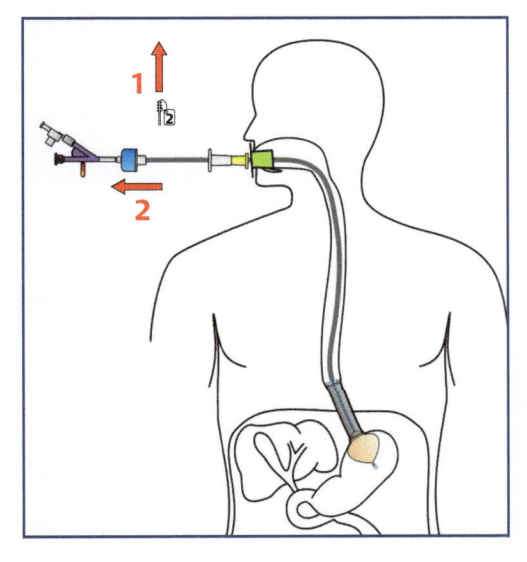

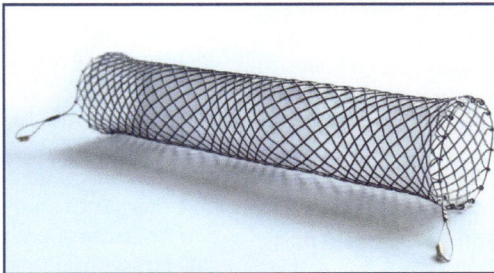

Fig. 81-14. *Stent* esofágico autoexpansível usado para o manejo do sangramento em varicose.

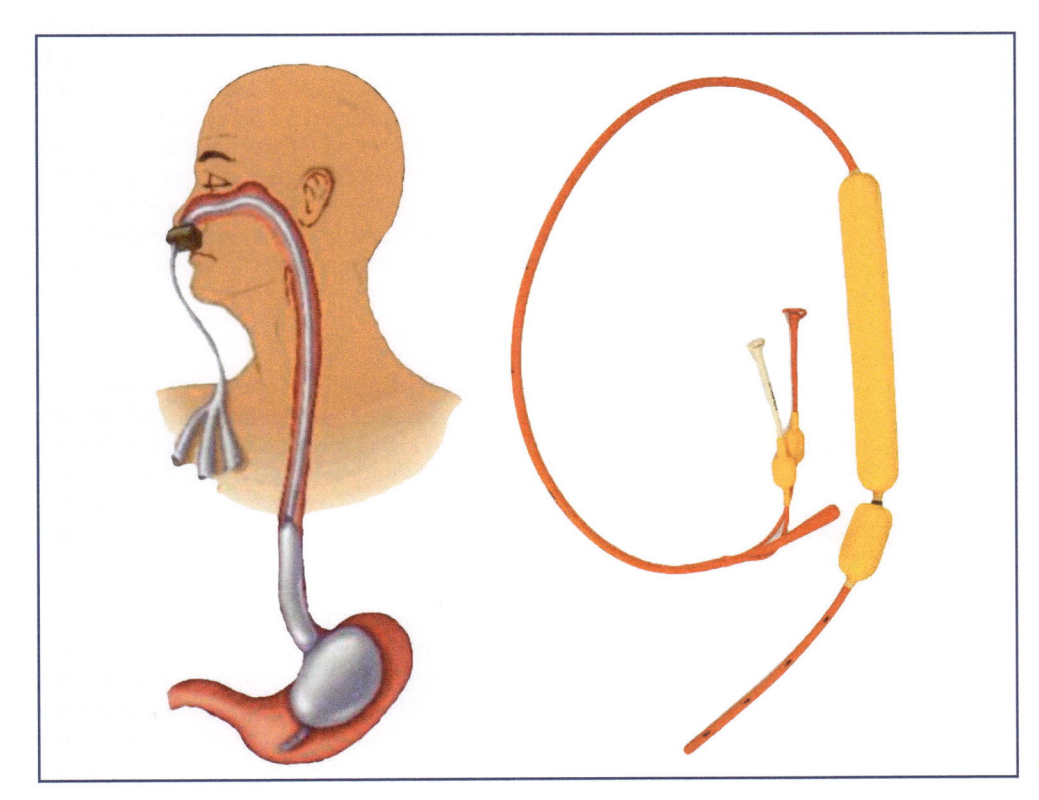

Fig. 81-15. Balão de Sengstaken-Blakemore.

O TIPS, por sua vez, é um procedimento invasivo que também exige equipe especializada, pouco disponível na maioria dos hospitais, tendo ainda a desvantagem de piorar quadros de encefalopatia hepática em cirróticos e associar-se a uma mortalidade entre 25% e 60%.[45]

É neste cenário que o uso dos *stents* esofágicos vem crescendo. Duas metanálises recentes comprovaram boa eficácia no controle do sangramento, baixas taxas de complicações e alta porcentagem de sucesso. Na primeira delas McCarty TR *et al.* analisaram 12 estudos com um total de 155 pacientes que foram submetidos à colocação de *stent* metálico esofágico após sangramento varicoso refratário. Os resultados evidenciaram 96% (95% CI 0,90-1,00) de sucesso no controle do sangramento e 36% de taxa de complicação incluindo ressangramento e deslocamento do *stent*, sendo que o deslocamento do *stent* correspondeu à maioria absoluta das complicações.[46] Uma segunda metanálise realizada por Shao XD que envolveu cinco estudos e 80 pacientes com essas mesmas condições evidenciaram resposta completa ao sangramento (sucesso na hemostasia) em 93,9% (95% CI 82,2-99,6%), com taxa de ressangramento de 13,2% e migração do *stent* em 21,6%, sem nenhum relato de outras complicações.[47]

Há ainda um estudo randomizado controlado multicêntrico comparando o uso do *stent* com o balão no tratamento dos pacientes com hemorragia digestiva varicosa refratária. Neste estudo, 28 pacientes foram randomizados para receber ou o balão (n = 15) ou o *stent* (n = 13). Os resultados apontaram que os pacientes que receberam o *stent* apresentaram melhor controle do sangramento (85% *versus* 47%; p = 0,037), menor mortalidade em 15 dias com controle de sangramento e ausência de eventos adversos sérios (66% *versus* 20%; p = 0,025), porém sem diferença estatística significante na sobrevida geral em 15 dias e 6 semanas (69% *versus* 47% e 54% *versus* 40%), apesar de uma tendência a maior sobrevida no grupo com *stent*.[48,49] O estudo ainda mostrou uma menor quantidade de pacientes com efeitos adversos em geral (31% *versus* 73%; p = 0,024) e relacionados com o dispositivo (1 *versus* 6; p = 0,049) nos pacientes que receberam *stent*.

Após todas essas evidências, desde o BAVENO VI e atualmente no BAVENO VII há um tópico em seu texto com uma recomendação sugerindo que o uso de *stents* autoexpansíveis podem ser tão eficazes quanto e mais seguros que o tamponamento com balão em pacientes com sangramento varicoso esofageano refratário.[30]

Cola Tecidual (Cianoacrilato)

A cola tecidual consiste na injeção de n-butil-2-cianoacrilato ou 2-octil-cianoacrilato com agulha igual à da escleroterapia dentro da variz, com o intuito da obliteração do vaso. O cianoacrilato é um polímero líquido que ao entrar em contato com o sangue polimeriza-se instantaneamente, causando a obliteração do vaso.

Esta é a mais importante técnica para controle de sangramento de varizes gástricas. Devemos lembrar aqui que as varizes gástricas são classificadas de acordo com a classificação de Sarin em dois grandes grupos: aquelas que são prolongamentos de cordões varicosos provenientes do esôfago (GOVs) e aquelas que se formam de maneira isolada na cavidade gástrica. Varizes gástricas que são prolongamentos de cordões esofágicos, caso percorram em direção à pequena curvatura são chamadas de GOV1 e caso caminhem em direção ao fundo gástrico são denominadas de GOV2. Já aquelas varizes que se formam de maneira isolada no fundo gástrico são classificadas como IGV1 e caso se formem em qualquer outra parte do estômago são denominadas de IGV2.

A hemorragia digestiva por varizes gástricas ocorre em até 20% dos pacientes cirróticos, sendo geralmente hemorragias de grande volume, com hematêmese de grande monta e mortalidade de até 30%.[49] Varizes GOV1 podem ser tratadas com ligadura elástica ou escleroterapia, da mesma maneira já comentada para o sangramento varicoso esofágico. No entanto, para o tratamento dos outros tipos de varizes gástricas (IGV1 e 2 e GOV2) o uso do cianoacrilato está mais bem indicado.[30,33] Um estudo randomizado controlado comparou a eficácia da ligadura elástica e do cianoacrilato no tratamento da hemorragia digestiva por varizes gástricas, mostrando que, com o uso de cianoacrilato, há uma significativa redução na taxa de ressangramento (42% × 22%; p = 0,044), com as mesmas taxas de controle do sangramento quando comparado com o uso de bandas elásticas. Uma série de casos relatados por Al-Ali J et al. com 37 pacientes com hemorragia digestiva por varizes gástricas mostrou 95% de sucesso em hemostasia primária e apenas 8% de ressangramento precoce e 28% de ressangramento tardio, sendo que nenhum destes foi à óbito e sem complicações relatadas relacionadas com o procedimento.[50,51]

O uso de cianoacrilato deve ser realizado por equipe com experiência nesta técnica pois a manipulação inadequada pode causar danos no aparelho. O processo é bastante semelhante ao da escleroterapia, porém antes da injeção a ponta do endoscópio deve ser recoberta com uma camada de óleo de silicone, assim como algumas gotas do óleo devem ser aplicadas dentro do canal de biópsia. Deve-se então introduzir a agulha no canal, e esta receberá primeiramente um *flush* de água destilada. Após esse preparo a agulha é inserida diretamente no interior da variz e são injetados 1 a 2 mL da solução de cianoacrilato (que está acrescido de lipiodol), seguido de um novo *flush* de cerca de 1 mL de água para limpar todo o lúmen da agulha, enquanto ela é retirada do interior da variz. O processo é então repetido, conforme a necessidade até que o vaso perca todo o fluxo sanguíneo.

Além dos riscos ao aparelho, a aplicação do cianoacrilato também tem riscos para o paciente. Uma das complicações mais graves e temidas relacionadas com esta técnica é a embolização sistêmica (pulmonar, cerebral, renal, portal e esplênica). Além disto, há risco de sepse persistente, peritonite bacteriana, hematoma mesentérico, hemoperitôneo, sangramento recorrente e formação de úlceras gástricas.[52]

Até o momento não há consensos que recomendem o uso rotineiro de cianoacrilato em varizes esofágicas, porém um estudo brasileiro mostrou que pode haver benefícios do uso desta substância também no tratamento da hemorragia varicosa esofágica. Maluf-Filho F et al. demonstraram em um estudo com 36 pacientes cirróticos Child C com hemorragia varicosa esofágica e que foram randomizados para receber escleroterapia com etanolamina ou cianoacrilato, que o grupo que recebeu a cola tecidual apresentou menor taxa de recorrência precoce do sangramento (11,1% × 55,6%; p = 0,01) e menor taxa de mortalidade intra-hospitalar (33,3% 72,2%; p = 0,04).[53] Este mesmo grupo de pesquisadores, em um outro estudo retrospectivo com 63 pacientes Child C com hemorragia digestiva varicosa tratados com cianoacrilato, mostrou que pacientes com escore entre 10 e 13 na classificação de Child-Pugh tem menor taxa de ressangramento em *seis* semanas (15,4% × 64%; p = 0,001) e menor mortalidade geral (34% × 84,6%; p = 0,001) quando comparados com pacientes tratados com a mesma técnica, porém com pontuação maior que 13 na classificação de Child-Pugh.[54]

CONSIDERAÇÕES FINAIS

A evolução técnica, teórica e o desenvolvimento de novos acessórios e equipamentos, que ocorre de forma contínua têm contribuído bastante para o manejo dos quadros de hemorragia digestiva, com melhora dos resultados imediatos e tardios. No entanto, a avaliação endoscópica e o tratamento continuam a ser a pedra angular no tratamento das doenças varicosas e não varicosas. Uma variedade de dispositivos está disponível para hemostasia de lesões hemorrágicas no trato GI.

Para endoscopistas experimentados, a escolha de um dispositivo hemostático deve depender do tipo e localização da lesão hemorrágica, disponibilidade de equipamento e experiência do endoscopista e custo. A Figura 81-16 mostra um fluxograma para manejo de pacientes com HDA não varicosa e a Figura 81-17 mostra um fluxograma para o manejo da HDA varicosa.

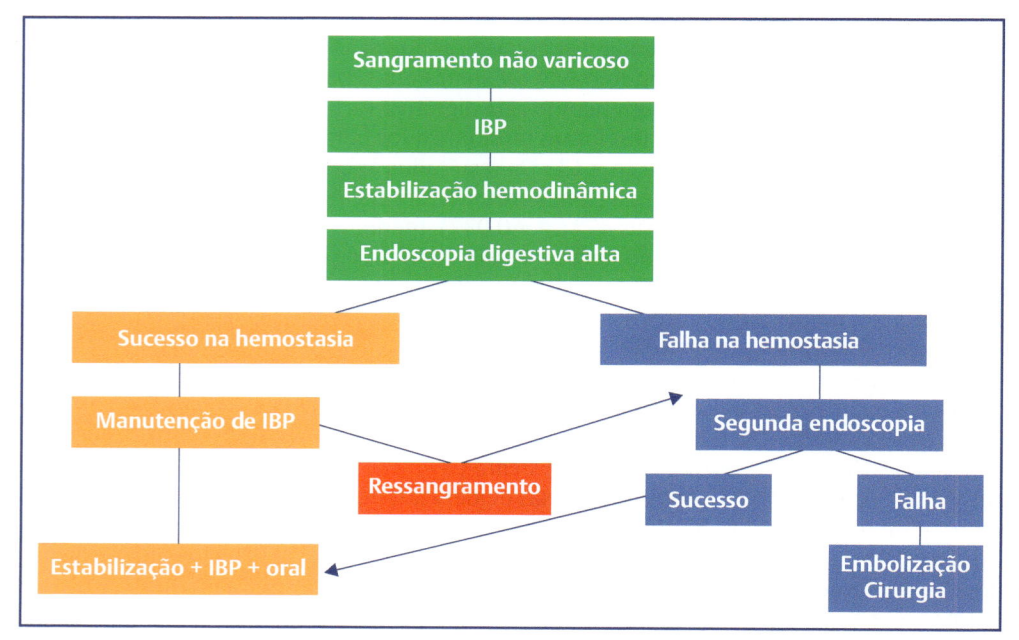

Fig. 81-16. Fluxograma de manejo de pacientes com HDA não varicose.

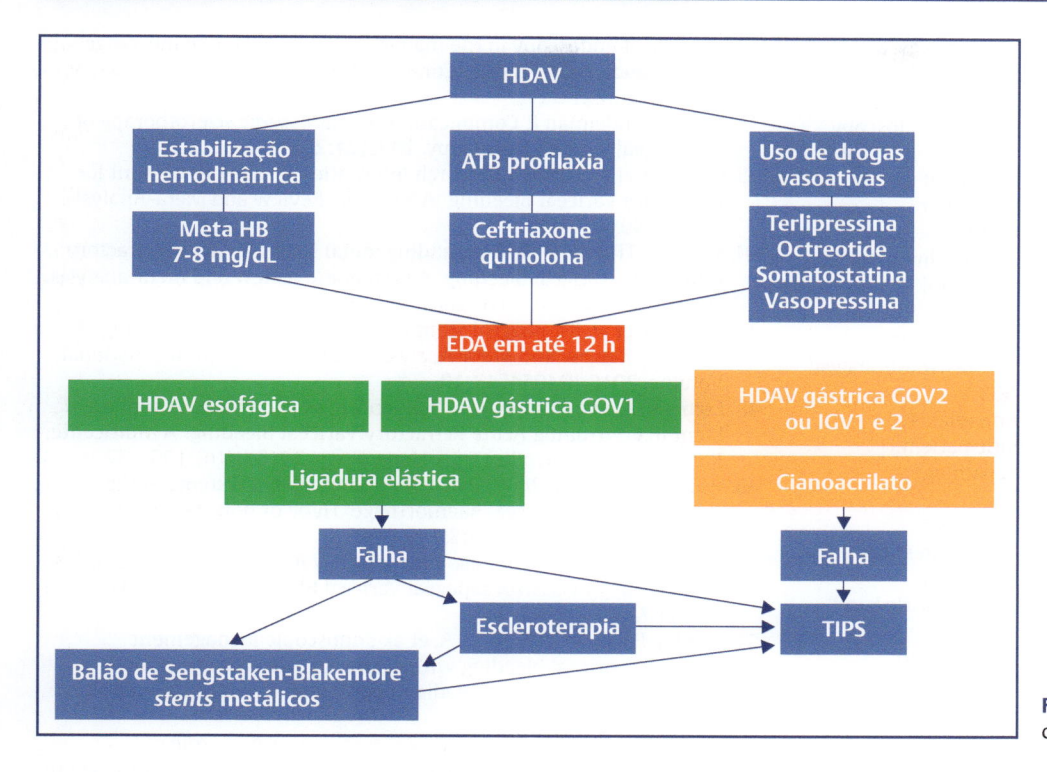

Fig. 81-17. Fluxograma de manejo de pacientes com HDA varicose.

REFERÊNCIAS BIBLIOGRÁFICAS

1. Lau LL, Sung JJY. Treatment of upper gastrointestinal bleeding in 2020: New techniques and outcomes. Dig Endosc. 2021;33(1):83-94.
2. Samuel R, Bilal M, Tayyem O, Guturu P. Evaluation and management of Non-variceal upper gastrointestinal bleeding. Dis Mon. 2018;64(7):333-343.
3. Laursen SB, Oakland K, Laine L, et al. ABC escore: a new risk escore that accurately predicts mortality in acute upper and lower gastrointestinal bleeding: an international multicenter study. Gut. 2021;70(4):707-716.
4. Gralnek IM, Stanley AJ, Morris AJ, A et al. Endoscopic diagnosis and management of nonvariceal upper gastrointestinal hemorrhage (NVUGIH): European Society of Gastrointestinal Endoscopy (ESGE) Guideline - Update 2021. Endoscopy. 2021;53.
5. Stanley A. Uptade on risk scoring systems for patients with upper gastrointestinal haemorrhage. World J Gastroenterol. 2012;18(22): 2739-2744.
6. Saltzman JR. Contact thermal devices for the treatment of bleeding peptic ulcers. 2022.
7. Cash BD, Dominitz JA, Shergill ak, et al. The role of endoscopy in the management of acute non-variceal upper GI bleeding. Gastrointest Endosc. 2012;75(6):1132-1138.
8. Ghassemi KA. and Jensen D.M. Evolving techniques for gastrointestinal endoscopic hemostasis treatment. Exp Rev Gastroenterol Hepatol [Internete]. 2016.
9. Lam KL, Wong JC, Lau JY. Pharmacological treatment in upper gastrointestinal bleeding. Curr Treat Options Gastroenterol. 2015;13:369-376.
10. Sreedharan A, Martin J, Leontiadis GI, et al. Proton pump inhibitor treatment initiated prior to endoscopic diagnosis in upper gastrointestinal bleeding. Cochrane Database Syst Rev. 2010;CD005415.
11. Barkun AN, Bardou M, Martel M, et al. Prokinetics in acute upper GI bleeding: a meta-analysis. Gastrointest Endosc. 2010;72:1138-45.
12. Parsi M, Schuman AR, Aslanian HR, et al. Devices for endoscopic hemostasis of nonvariceal GI bleeding. Prepared by: ASGE TECHNOLOGY COMMITTEE. 2019.
13. Vergara M, Bennett C, Calvet X, et al. Epinephrine injection versus epinephrine injection versus a second method in high-risk bleeding ulcers. Cochrane Database Syst Rev. 2014;10:CD005584.
14. Sung JJ, Tsoi KK, Lai LH, et al. Endoscopic clipping versus injection and termo-coagulation in the treatment non-variceal gastrointestinal bleeding: a meta-analysis. Gut. 2007;56(10):1364-1373.
15. Barakat M, Hamed A, Shady A, et al. Endoscopic band ligation versus endoscopic hemoclip placement for Dieulafoy's lesion: a meta-analysis. Eur J Gastroenterol Hepatol. 2018;30(9):995-996.
16. Mullady D, Wand AY, Waschke KA. CLINICAL PRACTICE UPDATE AGA Clinical Practice Update on Endoscopic Therapies for Non- Variceal Upper Gastrointestinal Bleeding: Expert Review Gastroenterology. 2020;159:1120-1128.
17. Zhong C, Tan S, Ren Y, et al. Clinical outcomes of over-the-scope-clip system for the treatment of acute upper non-variceal gastrointestinal bleeding: a systematic review and meta-analysis. BMC Gastroenterology. 2019;19:225.
18. Chan S, et al. Use of over-the-scope clip (OTSC) versus standard therapy for the prevention of rebleeding in large peptic ulcers (size ≥1.5 cm): an open-labelled, multicentre international randomised controlled trialGut. 2023;72:638-643.
19. Sung JJ, Luo D, Wu JC, et al. Early clinical experienceof the safety and effectiveness os Hemospray in achieving hemostasis in patients with acute peptic ulcer bleeding. Endoscopy. 2011;43(4):291-295.
20. Ibrahim M, Lemmers A, Devière J, et al. Novel aplication of Hemospray to achieve hemostasis in post-variceal banding esophageal ulcersthta are actively bleeding. Endoscopy. 2014;46(1):E263.
21. Granata A, Cursio G, Baresi L et al. Hemospray rescue treatment of severe refractory bleeding associated with ischemic coliti: a case series. In J Colorectal Dis.2016;31(3):719-720.
22. Dray X, Repici A, Gonzalez P, et al. Radiofrequency ablation for the treatment of gastric antral vascular ectasia. Gastrointest Endosc. 2014;46(11):963-969.
23. Hu J, Jiang M, Liu H, et al. Application of endoscopic purse-string sutures in high-risk peptic ulcerhemorrhage: preliminary experience of 38 cases. SCANDINAVIAN JOURNAL OF GASTROENTEROLOGY. 2023;58(2):216-221.
24. Dray X, Repici A, Gonzalez P, et al. Radiofrequency ablation for the treatment of gastric antral vascular ectasia. Gastrointest Endosc. 2014;46(11):963-969.
25. Dray X, Bataglia G, Wengrower D, et al. Radiofrequency ablation for the treatment of radiation proctitis. Endoscopy. 2014;46(11): 970-976.
26. Beckly DE, Casebow MP, Pettengell KE. The use of a doppler ultrasound probe for localizing arterial blood flow during upper gastrointestinal endoscopy. Endoscopy. 1982;14(4):146-147.
27. Jensen DM, Ohning GV, Kovacs TOG, et al. Doppler endoscopic probe as a guide to risk stratification and definitive hemostasis os peptic ulcer bleeding. Gastrointe Endosc. 2016;83(1): 129-136.
28. Chapele N, Martel M, Bardou M, et al. Role of the endoscopic Doppler probe in nonvariceal upper gastrointestinal bleeding: Systematic review and meta-analysis. Dig Endosc. 2023;35(1):4-18.
29. Garcia-Tsao G, Bosch J. Management of Varices and Variceal Hemorrhage in Cirrhosis. N Engl J Med. 2010;362:823-32.
30. de Franchis R, et al. On behalf of the Baveno VII Faculty. Renewing Consensus in Portal Hypertension Journal of Hepatology. 2022.
31. The North Italian Endoscopic Club for the Study and Treatment of Esophageal Varices. Prediction of the first variceal hemorrhage

in patients with cirrhosis of the liver and esophageal varices: a prospective multicenter study. N Engl J Med. 1988;319:983-9.
32. The role of endoscopy in the management of variceal hemorrhage. ASGE Standards of Practice Committee. Gastrointestinal Endoscopy. 2014;80(2):221-227.
33. Gralnek IM, et al. Endoscopic Diagnostic and Management of Esophagogastric Variceal Hemorrhage: European Society of Gastrointestinal Endoscopy Guideline. Endoscopy. 2022.
34. Garcia-Tsao G, Bosch J. Varices and Variceal Hemorrhage in Cirrhosis. A new view of an old problem. Clin Gastroenterol Hepatol. 2015;13(12):2109-2117.
35. Seo YS, Park SY, Kim MY, et al. Lack of difference among terlipressin, somatostatin, and octreotide in the control of acute gastroesophageal variceal hemorrhage. Hepatology. 2014;60:954-963.
36. Bernard B, Grange JD, Khac EN, et al. Antibiotic prophylaxis for the prevention of bacterial infections in cirrhotic patients with gastrointestinal bleeding: a metaanalysis. Hepatology. 1999;29:1655-1661.
37. Bai Y, Guo JF, Li ZS. Aliment Pharmacol Ther.Meta-analysis: Erythromycin before endoscopy for acute upper gastrointestinal bleeding. 2011;34:166-171.
38. Van Stiegmann G, Cambre T, Sun JH. A new endoscopic elastic band ligating device. Gastrointest Endosc. 1986;32(3):230-3.
39. Singh P, Pooran N, Indaram A, Bank S. Combined ligation and sclerotherapy versus ligation alone for secondary prophylaxis of esophageal variceal bleeding: A meta-analysis. Am J Gastroenterol. 2002;97:623-629.
40. Laine L, Cook D. Endoscopic ligation compared with sclerotherapy for treatment of esophageal variceal bleeding. A meta-analysis.. Ann Intern Med. 1995;123:280-287.
41. Tierney A, Toriz BE, Mian S, Brown KE. Interventions and outcomes of treatment of postbanding ulcer hemorrhage after endoscopic band ligation: A single-center case series. Gastrointest Endosc. 2013;77:136-140.
42. Yuksel O, Koklu S, Arhan M, et al. Effects of esophageal varices eradication on portal hypertensive gastropathy and fundal varices: A retrospective and comparative study. Dig Dis Sci. 2006;51:27-30.
43. The role of endoscopy in the management of variceal hemorrhage. ASGE Standards of Practice Committee. Gastrointestinal Endoscopy. 2014;80(2):221-227.
44. Baillie J, Yudelman P. Complications of endoscopic sclerotherapy of esophageal varices. Endoscopy. 1992;24:284-291.
45. Shao XD, et al. BioMed Research International Esophageal Stent for Refractory Variceal Bleeding: A Systemic Review and Meta-Analysis. 2016;ID4054513:10.
46. McCarty TR, Njei B. Self-expanding metal stents for acute refractory esophageal variceal bleeding: A systematic review and meta-analysis. Dig Endosc Volume. 2016;28(5):539-47.
47. Shao XD, et al. Esophageal Stent for Refractory Variceal Bleeding: A Systemic Review and Meta-Analysis. BioMed Research International Volume. 2016;ID4054513:10.
48. Escorsell A, et al. Esophageal Balloon Tamponade Versus Esophageal Stent in Controlling Acute Refractory Variceal Bleeding: A Multicenter Randomized, Controlled Trial. Hepatology. 2016;63(6):1957-67.
49. Hogan BJ, O'Beirne JP. Role of self-expanding metal stents in the management of variceal haemorrhage: Hype or hope? World J Gastrointest Endosc. 2016;8(1):23-29.
50. Kapoor A, et al. Gastrointest Endosc Clin N Am. Endoscopic Diagnosis And Therapy In Gastroesopageal Variceal Bleeding. 2015;25(3):491-507.
51. Al-Ali J, Pawlowska M, Coss A, et al. Endoscopic management of gastric variceal bleeding with cyanoacrylate glue injection: safety and efficacy in a Canadian population. Can J Gastroenterol. 2010;24:593-6.
52. Sayed GE, et al. Endoscopy management algorithms: role of cyanoacrylate glue injection and self-expanding metal stents in acute variceal haemorrhage. Frontline Gastroenterology. 2015;6:208-216.
53. Maluf-Filho F, et al. Endoscopic Sclerosis versus Cyanoacrylate Endoscopic Injection for the First Episode of Variceal Bleeding: A Prospective, Controlled, and Randomized Study in Child±Pugh Class C Patients. Endoscopy. 2001;33(5):421±427.
54. Ribeiro JP, et al. Results of treatment of esophageal variceal hemorrhage with endoscopic injection of n-butyl-2-cyanoacrylate in patients with Child-Pugh class C cirrhosis. Endoscopy International Open. 2015;03:E584-E589.

82 Hemorragia Digestiva Alta Varicosa

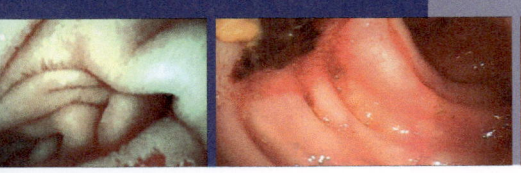

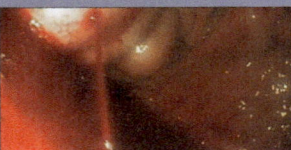

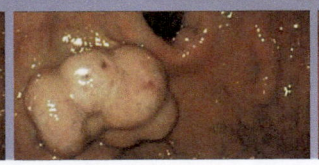

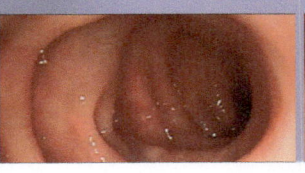

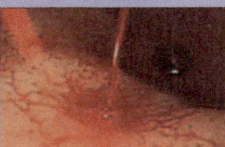

Jairo Silva Alves ▪ Maria de Fátima Masiero Bittencourt
Claudia Maria de Castro Mendes ▪ Nicoly Eudes da Silva Dias
Carolina de Souza Antonieto

INTRODUÇÃO

A hipertensão portal (HP) se dá pela obstrução ao fluxo da veia porta e suas tributárias. A resistência ocorre mais frequentemente dentro do fígado (como é o caso da cirrose), mas também pode ser pré-hepática (p. ex., trombose da veia porta) ou pós-hepática (p. ex., síndrome de Budd-Chiari).[1] O aumento do fluxo como fator desencadeante da HP é raro (p. ex., fístulas arteriovenosas congênitas).

A medida do gradiente de pressão venosa hepática (GPVH) é considerada o padrão-ouro para diagnóstico da HP sinusoidal (GPVH superior a 5 mmHg). Trata-se de uma medida invasiva, calculada pela diferença de pressão entre o sinusoide hepático e a veia hepática. Quando o GPVH é superior a 10 mmHg dá-se o diagnóstico de hipertensão portal clinicamente significante. Neste estágio há o desenvolvimento da circulação colateral, incluindo as varizes esofagogástricas. Valores superiores a 12 mmHg estão associados a risco de ruptura das varizes e consequente hemorragia digestiva.[2]

O sangramento por ruptura de varizes esofagogástricas corresponde a cerca de 30% dos casos de hemorragia digestiva alta, constituindo uma emergência médica. A despeito do avanço terapêutico adquirido nas últimas décadas, a mortalidade associada a hemorragia digestiva alta varicosa (HDAV) no paciente cirrótico é de 20% em 6 semanas e a morbidade é ainda maior, devido às complicações infecciosas e metabólicas, atingindo de 40% a 60% dos pacientes.[3] A classificação de Child-Pugh, o modelo atualizado para escore de doença hepática terminal (MELD) e a falha em atingir a hemostasia primária são as variáveis mais consistentemente encontradas para prever a mortalidade em 6 semanas. As pontuações de Child-Pugh e MELD são atualmente os sistemas de pontuação de gravidade mais utilizados.[2]

No Brasil a esquistossomose é endêmica em algumas regiões. Sua forma hepatoesplênica é causa de HP pré-sinusoidal, com consequente risco de HDAV. Por isso, este diagnóstico deve ser sempre lembrado no atendimento do paciente com HDAV, principalmente se o paciente for proveniente de região endêmica. Graças ao avanço terapêutico das doenças infectoparasitárias em âmbito nacional, tem-se notado uma redução expressiva das formas graves da doença nos últimos 20 anos.[4]

CLASSIFICAÇÃO DAS VARIZES ESOFAGOGÁSTRICAS

Habitualmente as varizes esofágicas são documentadas no laudo da endoscopia de acordo com os critérios de Baveno VI como varizes pequenas, médias ou grandes, com ou sem a presença de manchas vermelhas e as varizes gástricas são documentadas de acordo com a classificação Sarin, descrita à frente. As varizes esofágicas de médio e grosso calibres e as varizes de fino calibre classificadas como Child-Pugh C e/ou com manchas vermelhas apresentam alto risco de sangramento.[5]

Outra classificação menos utilizada, porém, mais completa, é a classificação da Sociedade Japonesa de Pesquisa em Hipertensão Portal, que teve sua segunda edição publicada em 2010. Ela classifica as varizes esofágicas de acordo com seis critérios (localização, forma, cor fundamental, sinais de cor vermelha, sinais de sangramento e achados mucosos) e as separa das varizes gástricas. Na última publicação também foram incorporadas a classificação da gastropatia da hipertensão portal (GHP), das varizes ectópicas e os achados do ultrassom endoscópico.[6]

Classificação da Sociedade Japonesa de Pesquisa em Hipertensão Portal
Classificação das Varizes Esofágicas

- Localização:
  - *Locus* superior (Ls): acima da bifurcação traqueal.
  - *Locus* medial (Lm): na área da bifurcação traqueal.
  - *Locus* inferior (Li): terço distal de esôfago.
- Forma:
  - F0: ausência de varizes (útil para documentar erradicação pós-tratamento endoscópico).
  - F1: varizes de fino calibre (Fig. 82-1).
  - F2: varizes de médio calibre (Fig. 82-2).
  - F3: varizes de grosso calibre (tortuosas, ocupando mais de 1/3 da luz), nodulares ou de aspecto tumoral (Fig. 82-3a).
- Cor:
  - Branca (Cw) – varizes brancas ou com a mesma cor da mucosa.
  - Azul (Cb) – varizes azuladas, acinzentadas ou arroxeadas.
- Sinais de cor vermelha: os sinais de cor vermelha (CV) referem-se às alterações observadas imediatamente abaixo da submucosa (Fig. 82-3b). São preditores de risco de sangramento e são classificados em três categorias:
  - Mucosa em vergão vermelho (*red wale marking* – RWM): vênulas dilatadas, orientadas longitudinalmente com aspecto de marcas de açoite (Fig. 82-4).
  - Manchas em cor de cereja (*cherry red spot* – CRS): pequenas manchas vermelhas na superfície da mucosa.
  - Manchas hematocísticas (*hematocystic spot* – HCS): são projeções redondas, avermelhadas que se parecem com bolhas de sangue. Os sinais da cor vermelha são graduados, de acordo com a sua distribuição e frequência, em grau 0 (ausentes), grau 1 (pequeno número, localizadas), grau 2 (número intermediário) ou grau 3 (em grande número e circunferencial).
- Sinais de sangramento:
  - Sangramento ativo em jato.
  - Sangramento ativo em esguicho.
  - Sangramento ativo em baba.
  - Tampão vermelho.
  - Tampão branco.

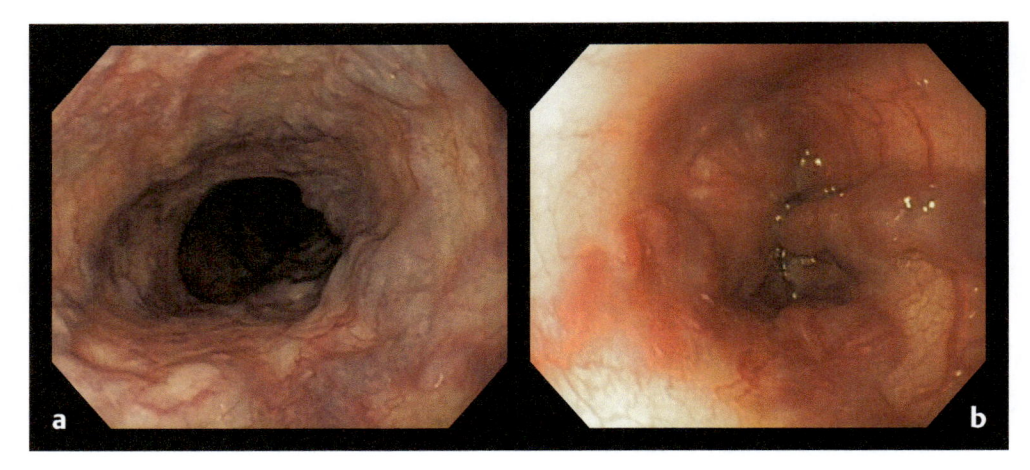

Fig. 82-1. (a, b) Varizes esofágicas de fino calibre.

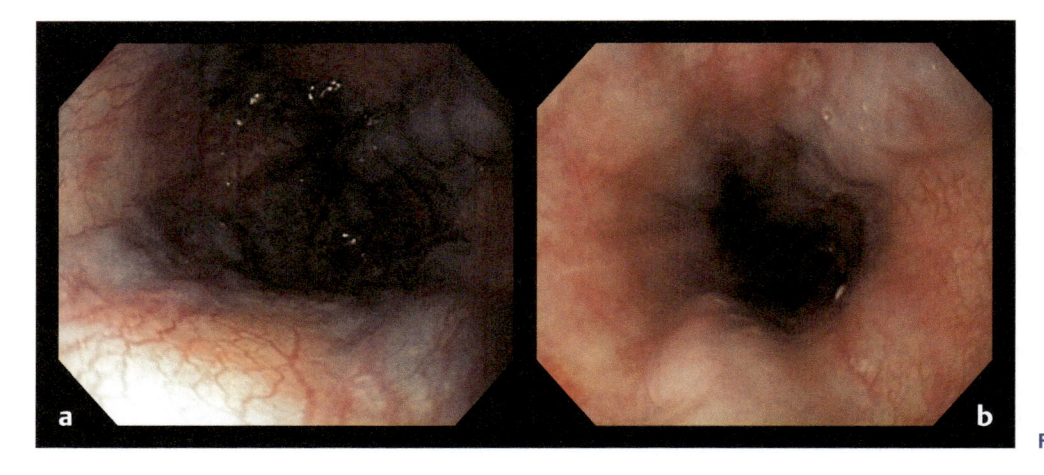

Fig. 78-2. (a, b) Varizes esofágicas de médio calibre.

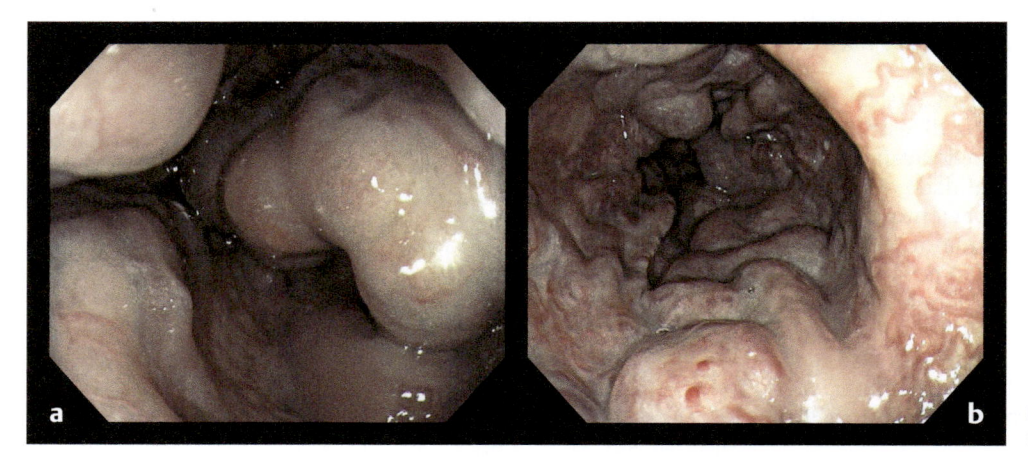

Fig. 82-3. Variz esofágica de grosso calibre: (a) sem manchas vermelhas e (b) com manchas vermelhas.

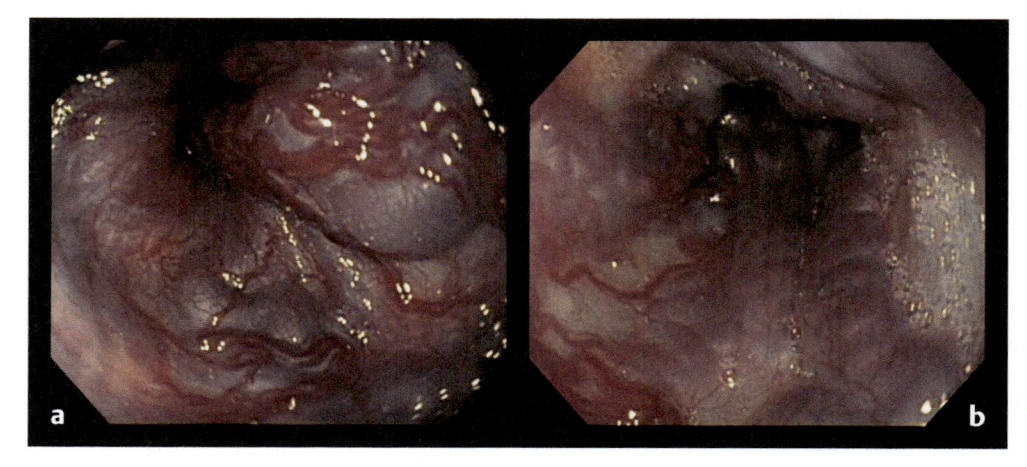

Fig. 82-4. (a, b) Varizes esofágicas de grosso calibre com manchas em vergão vermelho.

Capítulo 82 ■ Hemorragia Digestiva Alta Varicosa

Quadro 82-1. Classificação da Sociedade Japonesa de Pesquisa em Hipertensão

Varizes esofágicas	
Localização	■ Terço superior ■ Terço médio ■ Terço inferior
Forma	■ F0: ausência de varizes ■ F1: varizes de fino calibre ■ F2: varizes de médio calibre ■ F3: varizes de grosso calibre, nodulares ou em forma de tumor
Cor	■ Brancas ■ Azuladas
Sinais de cor vermelha (CV)	■ (i) Mucosa em vergão vermelho (VV) ■ (ii) Manchas em cor de cereja (CC) ■ (iii) Manchas hematocísticas (MH) ■ RC0 = ausente ■ RC1 = pequeno em número e localizada ■ RC2 = intermediário entre RC1 e RC3 ■ RC3 = grande em número e circunferencial ■ Telangiectasia: Te
Sinais de sangramento	■ (i) Sangramento em jato ■ (ii) Sangramento emporejamento ■ (iii) Sangramento embaba ■ Achados pós-hemostasia: 　(i) Tampão vermelho 　(ii) Tampão branco
Achados mucosos	■ (i) Erosão ■ (ii) Úlcera ■ (iii) Cicatriz
Varizes gástricas	
Localização	■ Varizes adjacentes ao orifício cárdico ■ Varizes que se estendem do orifício cárdico para o fundo gástrico ■ Varizes isoladas no fundo gástrico ■ Varizes localizadas no corpo gástrico ■ Varizes localizadas no antro gástrico
Todos os outros códigos usados para descrever varizes esofágicas também são usados para varizes gástricas	
Varizes ectópicas	
■ Varizes em outras topografias que não esôfago e estômago ■ Utilizam-se os mesmos códigos utilizados para varizes esofágicas e gástricas	
Gastropatia da hipertensão portal	
■ Grau 1: manchas eritematosas ou máculas ■ Grau 2: pontos vermelhos e/ou vermelhidão difusa ■ Grau 3: hemorragia intramucosa ou luminal	

Traduzido e adaptado de Tajiri T et al. 2010.[56]

- Achados mucosos:
  - Erosão (E).
  - Úlcera (Ul).
  - Cicatriz (S).

Classificação das Varizes Gástricas

■ Localização: são classificadas em três grupos principais com base na sua relação com o orifício cárdico:
- Varizes adjacentes ao orifício cárdico (Lg-c).
- Varizes que se estendem do orifício cárdico para o fundo gástrico (Lg-cf).
- Varizes isoladas no fundo gástrico (Lg-f).

■ Adicionalmente, em relação à sua localização no corpo e no antro gástrico:
- Varizes localizadas no corpo gástrico (Lg-b).
- Varizes localizadas no antro gástrico (Lg-a).

Todos os outros códigos usados para descrever varizes esofágicas também são usados para varizes gástricas.

Varizes Ectópicas

Varizes ectópicas são definidas como varizes gastrointestinais localizadas em outros locais que não esôfago e estômago (duodeno, jejunoileal, cólons e reto). Todos os códigos para varizes esofágicas são usados para descrever varizes ectópicas.

Gastropatia da Hipertensão Portal

As lesões de mucosa gástrica relacionadas com a HP são referidas como gastropatia da hipertensão portal (GHP). Os achados associados à GHP são classificados em três categorias:

■ *Grau 1:* manchas eritematosas ou máculas.
■ *Grau 2:* pontos vermelhos e/ou vermelhidão difusa.
■ *Grau 3:* hemorragia intramucosa ou luminal.

O padrão em mosaico (pele de cobra) pode estar associado aos três graus de GHP (Quadro 82-1).

CLASSIFICAÇÃO DE SARIN PARA VARIZES GÁSTRICAS

A classificação de Sarin, publicada em 1989, divide as varizes gástricas em quatro grupos, de acordo com sua localização e relação com as varizes esofágicas.[7]

■ GOV1: continuação de varizes esofágicas e se estendem por 2 a 5 cm abaixo da transição esofagogástrica pela pequena curvatura do estômago (Figs. 82-5 e 82-6).
■ GOV2: continuação de varizes esofágicas e se estendem para o fundo gástrico (Figs. 82-6 e 82-7).
■ IGV1: varizes gástricas isoladas localizadas no fundo gástrico a poucos centímetros da cárdia (Fig. 82-8).
■ IGV2: varizes gástricas isoladas presentes em qualquer local do estômago (Fig. 82-6).

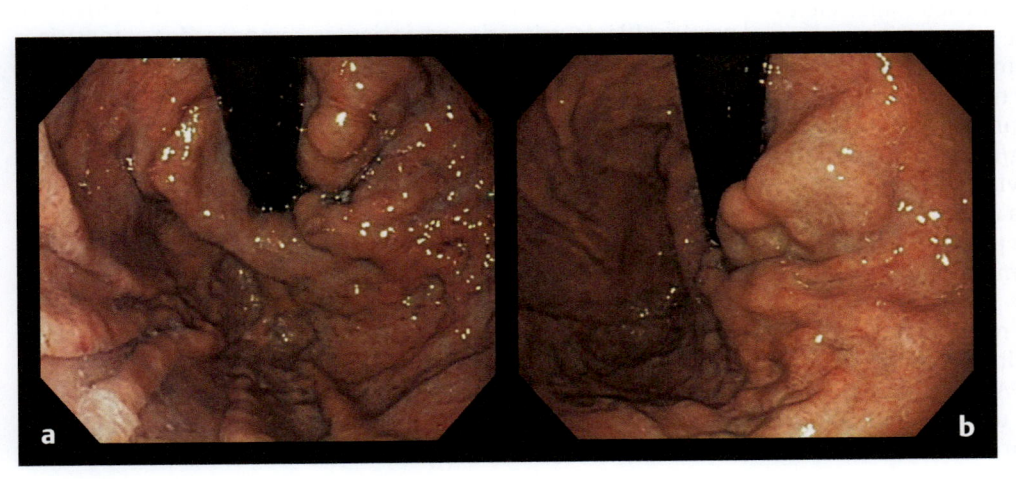

Fig. 82-5. (a, b) Varizes gástricas (GOV1).

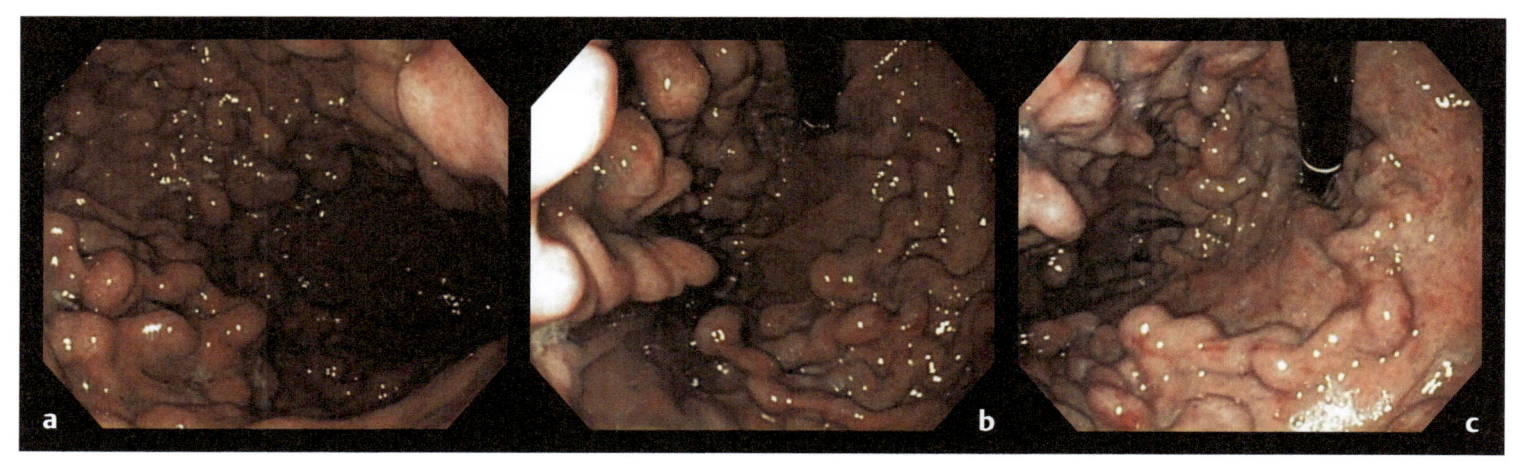

Fig. 82-6. Varizes gástricas (GOV1, GOV2 e IGV2) em: (a) visão direta e (b-c) retrovisão.

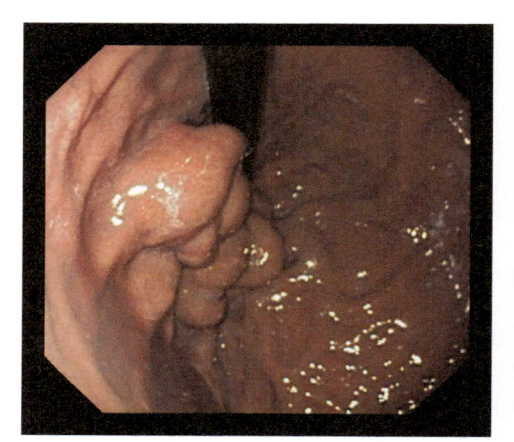

Fig. 82-7. Varizes gástricas (GOV2).

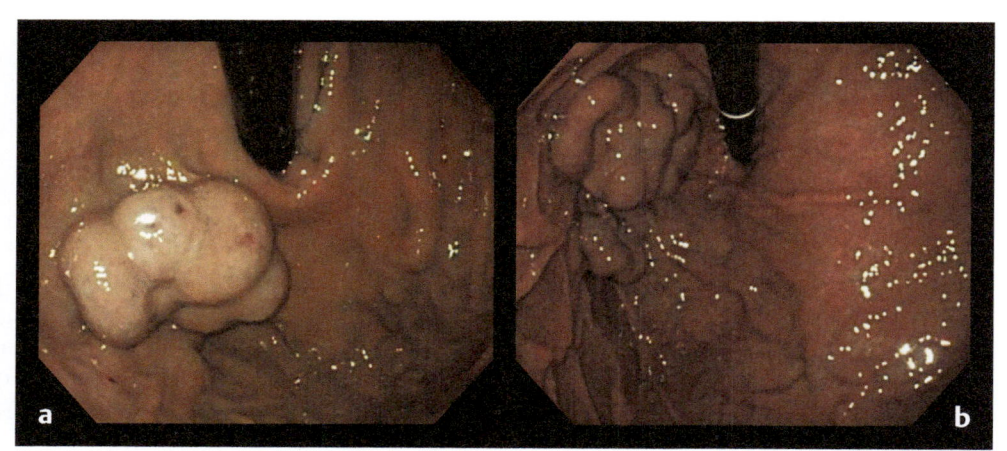

Fig. 82-8. (a, b) Varizes gástricas (IGV1).

PROFILAXIA PRIMÁRIA

A cirrose compensada, definida pela ausência de complicações como ascite evidente, encefalopatia hepática evidente ou sangramento varicoso, pode ser dividida em dois estágios com base na presença ou na ausência de hipertensão portal clinicamente significante (HPCS). O diagnóstico da HPCS pode ser dado de forma invasiva pela mensuração do GPVH ou não invasiva pela presença de colaterais, entre elas as varizes esofagogástricas ou por aumento da rigidez hepática pela elastografia, com valores pré-determinados a depender da etiologia da cirrose. Pacientes que se apresentam compensados, porém com HPCS, têm maior risco de descompensação e consequente risco de morte, fazendo-se necessária a prevenção nestes doentes.[2]

Os betabloqueadores não seletivos (BBNS) – propranolol e carvedilol, são considerados o tratamento de escolha para prevenir descompensação em paciente com HPCS, sendo o carvedilol a principal escolha, pois possui efeitos vasodilatadores antialfa-adrenérgicos intrínsecos que contribuem para seu maior efeito redutor da pressão portal.[2] O carvedilol deve ser iniciado na dose de 6,25 mg uma vez ao dia e após 3 dias aumentando a sua dose para 6,25 mg duas vezes ao dia, que é a dose máxima recomendada, evitando pressão arterial sistólica < 90 mmHg. Para pacientes hipertensos pode-se chegar à dose de 25 mg/dia. Já o propranolol deve ser iniciado na dose de 20-40 mg por via oral duas vezes ao dia e aumentar em 20 mg duas vezes por dia a cada 2-3 dias até o alvo (frequência cardíaca de 55-60 batimentos por minuto) ou dosagem máxima (320 mg/dia para pacientes sem ascite e 160 mg/dia para pacientes com ascite evidente).[8]

Embora o carvedilol seja mais eficaz na redução do GPVH do que o propranolol, em doses relativamente altas (acima de 25 mg/dia) pode diminuir a pressão arterial média (PAM). Em doses baixas (6,25-12,5 mg/dia) o carvedilol causa apenas uma diminuição moderada no débito cardíaco e na frequência cardíaca, não levando à hipotensão, mas diminui a pressão portal significativamente mais do que o propranolol. Isso poderia explicar por que o carvedilol tem sido mais bem tolerado do que as doses terapêuticas de propranolol, estabelecidas após titulação de acordo com a frequência cardíaca, pressão arterial e tolerância clínica.[8]

Pacientes com cirrose compensada em uso de BBNS para prevenção primária de descompensação não precisam de endoscopia de triagem para detecção de varizes, pois a endoscopia não altera o manejo.[2]

Respostas satisfatórias aos BBNS estão associadas a menor risco de sangramento, assim como menor risco de ascite, peritonite bacteriana espontânea (PBE), síndrome hepatorrenal (SHR) e melhor taxa de sobrevida, refletindo um impacto favorável na história natural da doença; esta é uma das vantagens dos BBNS em comparação com a terapia endoscópica. Não há evidências de que terapias endoscópicas, como ligadura elástica ou cola endoscópica, possam prevenir ascite ou encefalopatia hepática. Portanto o tratamento endoscópico com ligadura das varizes de esôfago só está indicado para profilaxia primária em pacientes compensados com varizes de alto risco (varizes de médio e grosso calibres ou varizes de fino calibre classificados como Child-Pugh C e/ou com manchas vermelhas) que têm contraindicação ou intolerância aos BBNS. Ascite refratária, PBE e insuficiência hepática crônica agudizada não são contraindicações para o tratamento com BBNS. As doses devem ser cuidadosamente reduzidas, com redução temporária ou descontinuação em pacientes que desenvolverem sinais de diminuição da perfusão dos órgãos ou hipotensão significativa. O retorno da droga deve ser realizado assim que o evento agudo for resolvido.[8]

HEMORRAGIA DIGESTIVA ALTA VARICOSA

Os principais pontos no manejo da HDAV são: reposição volêmica, controle do sangramento com terapêutica farmacológica e endoscópica e a profilaxia das infecções.

Ressuscitação Volêmica

O objetivo da ressuscitação é preservar a perfusão tecidual. A restituição do volume deve ser iniciada para restaurar e manter a estabilidade hemodinâmica e é realizada preferencialmente com soluções cristaloides.[2]

As transfusões de concentrado de hemácias devem ser realizadas de forma conservadora, com um nível-alvo de hemoglobina entre 7-8 g/dL, embora a política de transfusão deve ser individualizada e considerar outros fatores, como doenças cardiovasculares, idade, estado hemodinâmico e sangramento contínuo.[2]

No episódio de HDAV, não há evidências de que a contagem de plaquetas e os níveis de fibrinogênio estejam correlacionados com o risco de falha no controle do sangramento ou ressangramento. No entanto, em caso de falha no controle do sangramento, a decisão de corrigir as anormalidades hemostáticas deve ser considerada caso a caso. Já a transfusão de plasma fresco congelado não é recomendada, pois não corrige a coagulopatia e pode levar à sobrecarga de volume e piora da hipertensão portal. O fator VIIa recombinante e o ácido tranexâmico também não são recomendados.[2]

Em pacientes com HDAV em uso de anticoagulantes, estes devem ser suspensos temporariamente até que a hemorragia esteja sob controle. A duração da descontinuação deve ser individualizada com base na indicação da anticoagulação.[2]

Antiobioticoprofilaxia

A profilaxia antibiótica é parte integrante da terapia para pacientes com cirrose apresentando sangramento gastrointestinal superior e deve ser instituída desde a admissão.[2]

O risco de infecção bacteriana e consequente mortalidade é baixo em pacientes com cirrose Child-Pugh A, mas ainda são necessários mais estudos prospectivos para avaliar se a profilaxia antibiótica pode ser evitada nesse subgrupo de pacientes.[2]

A Ceftriaxona na dose de 1 g/24 h endovenosa deve ser considerada em pacientes com cirrose avançada, em ambientes hospitalares com alta prevalência de infecções bacterianas resistentes a quinolonas e em pacientes em profilaxia prévia com quinolonas, devendo sempre estar de acordo com padrões locais de resistência e políticas antimicrobianas. Para os demais pacientes, as quinolonas orais devem ser a escolha.[2]

Drogas Vasoativas

Na suspeita de sangramento por varizes, drogas vasoativas devem ser iniciadas o mais rápido possível.[2] O início da droga antes da endoscopia diminui a incidência de sangramento ativo durante o procedimento e facilita a terapia endoscópica, melhorando o controle do sangramento e, potencialmente, a sobrevida. Terlipressina, somatostatina ou octreotide são drogas aceitas com eficácia comprovada. Todas essas drogas requerem administração endovenosa. A dose recomendada de terlipressina é de 2 mg a cada 4 horas durante as primeiras 48 horas, seguido por 1 mg a cada 4 horas posteriormente. A dose recomendada de somatostatina é em infusão contínua de 250 mcg/h (que pode ser aumentada até 500 mcg/h) com um *bolus* inicial de 250 mcg. A dose recomendada de octreotide é em infusão contínua de 50 mcg/h com um *bolus* inicial de 50 mcg. Um *bolus* de somatostatina ou de octreotide pode ser administrado novamente se o sangramento continuar. Uma vez confirmada a HDAV, deve-se administrar terapia com drogas vasoativas por 5 dias para evitar ressangramento precoce. A administração mais curta de drogas vasoativas (48-72 h) pode ser considerada em casos menos graves, embora sejam necessários mais estudos.[9] Hiponatremia tem sido descrita em pacientes em uso de terlipressina, especialmente em pacientes com função hepática preservada. Portanto, os níveis de sódio devem ser monitorados.[2]

Tratamento Endoscópico

Após a ressuscitação hemodinâmica e manejo da via aérea se necessário, os pacientes com suspeita de HDAV devem ser submetidos à endoscopia digestiva alta em até 12 horas após a apresentação.

O momento do exame não deve ser influenciado pelo nível de RNI no momento da apresentação do paciente.[10] A intubação é recomendada antes da endoscopia em pacientes com consciência alterada e naqueles que vomitam sangue ativamente. Se o paciente estiver instável, a endoscopia deve ser realizada o mais rápido possível e com segurança.[2]

Varizes de Esôfago

Recomenda-se tratamento endoscópico das varizes esofágicas no momento da EDA, mesmo na ausência de sangramento ativo no exame, após exclusão de outros sítios de sangramento, visto que somente 1/3 dos pacientes com varizes apresentam sangramento ativo durante a EDA.[10] Há duas modalidades de terapêutica endoscópica para as varizes de esôfago: escleroterapia e ligadura elástica de varizes esofágicas (LEVE), sendo a LEVE o tratamento de escolha. A taxa de ressangramento e de complicações é menor em pacientes submetidos à LEVE quando comparada com escleroterapia, não havendo diferença em relação à mortalidade entre os dois métodos.[11] Portanto, a escleroterapia deve ser realizada somente nos casos de indisponibilidade ou impossibilidade técnica de realização da LEVE.[12]

O uso de *sprays*/pós hemostáticos no sangramento gastrointestinal é relativamente novo, com a maioria dos estudos sendo conduzidos em pacientes com HDA não varicosa. Esta terapia pode ser considerada como uma ponte para a terapia definitiva e pode permitir a estabilização precoce do paciente quando a hemostasia endoscópica com ligadura ou esclerose para sangramento varicoso não estiver prontamente disponível.[12]

Escleroterapia das Varizes Esofágicas

A escleroterapia foi descrita por Craaford e Frenckner em 1939 e se tornou mais amplamente utilizada a partir do desenvolvimento dos endoscópios flexíveis.[13]

No Brasil a técnica foi difundida e incorporada ao arsenal terapêutico dos principais centros a partir de 1990 e, desde esta época, a solução esclerosante utilizada é o oleato de etanolamina, comercializado na concentração de 5% e utilizado preferencialmente na concentração de 2% ou 3%, após diluição em água destilada ou solução de glicose. As injeções devem ser realizadas a partir da junção esofagogástrica, em sentido cranial, aplicando-se volumes variáveis de acordo com o número e o calibre das varizes de cada paciente, geralmente de 2 a 5 mL em cada sítio, podendo se atingir até 30 mL da solução esclerosante por sessão (Fig. 82-9). As sessões devem ser repetidas em intervalos de 2 a 4 semanas até a erradicação das varizes.[14]

A dor retrosternal e a febre são efeitos adversos mais frequentes após a escleroterapia e ocorrem nas primeiras 24 a 48 h, habitualmente tratados com analgésicos simples. As ulcerações nos sítios das injeções podem levar a sangramentos, principalmente nos pacientes com doença hepática em estágio avançado. Disfagia por estenose do esôfago, perfuração do esôfago, mediastinite, derrame pleural e outras complicações sépticas podem ocorrer, porém com menor frequência.[15-16]

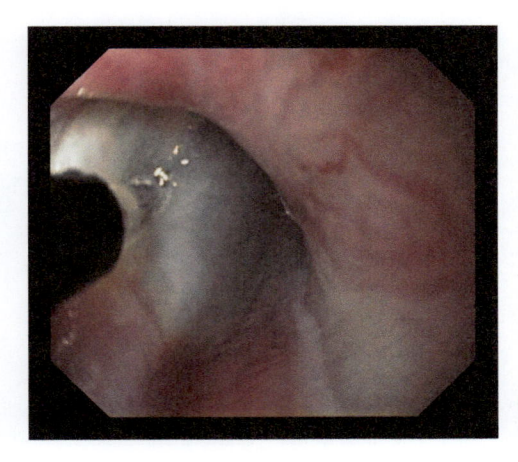

Fig. 82-9. Escleroterapia de variz esofágica.

Ligadura Elástica das Varizes Esofágicas (LEVE)

A LEVE é o tratamento de escolha para o tratamento da HDAV pois se mostrou superior na redução do ressangramento, exigiu menos sessões para obliteração varicosa e apresentou menor risco de eventos adversos (p. ex., estenoses esofágicas).[12]

Normalmente, 5 a 10 bandas são aplicadas nas varizes esofágicas começando no local de sangramento ativo ou recente, se tal ponto for identificado. As varizes remanescentes são então tratadas, iniciando-se na junção gastroesofágica e continuando em espiral cefálica, evitando-se a colocação de bandas no mesmo nível, para evitar a obstrução da luz do órgão (Fig. 82-10). A colocação de mais de seis bandas não afetou os resultados; no entanto, resultou em um tempo de procedimento mais longo e um maior número de bandas falhadas. A queda da banda elástica habitualmente ocorre em 7 a 10 dias, com formação de úlcera. A repetição do procedimento deve ser realizada em intervalos de 2 a 4 semanas, até a erradicação das varizes.[12-17]

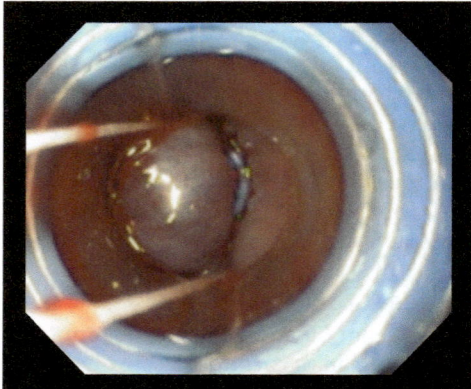

Fig. 82-10. Ligadura elástica de varizes esofágicas.

Varizes Gástricas

Embora a HDAV por varizes gástricas não seja tão prevalente quanto a esofágica, ela é mais grave, com maior mortalidade associada e maior falha no tratamento (Fig. 82-11).[12]

As opções endoscópicas atualmente disponíveis para tratar a HDAV por varizes gástricas incluem escleroterapia por injeção (p. ex., usando etanol, etanolamina ou polidocanol), ligadura elástica e injeção de colas (p. ex., N-butil-cianoacrilato). No entanto, dados de alta qualidade para a terapia endoscópica ideal do sangramento agudo por varizes gástricas permanecem limitados, havendo inconsistências entre os estudos em relação à mortalidade, à incidência de ressangramento e eventos adversos.[12]

Atualmente a terapia endoscópica com adesivos teciduais (p. ex., N-butil-cianoacrilato/trombina) é recomendada para sangramento agudo de varizes gástricas isoladas e varizes gastroesofágicas tipo 2 que se estendem além da cárdia. A ligadura varicosa endoscópica ou adesivo tecidual podem ser usados no sangramento de varizes gastroesofágicas tipo 1.[2]

A substância N-butil-cianoacrilato é comercializada sob a forma de embucrilato e quando em contato com o endotélio ou sangue, sofre reação exotérmica de polimerização e solidifica-se, promovendo a obliteração do vaso (Fig. 82-12). Para retardar a solidificação do adesivo, facilitando a sua injeção, o mesmo deve ser diluído em óleo de papoula (Lipiodol®) na proporção de 1:1.[18] Preconiza-se a utilização de 2 mL da solução em cada ponto de injeção, preferencialmente com agulhas mais calibrosas (19 G, por exemplo) e posterior lavagem do cateter com água bidestilada em volume suficiente para garantir que toda a solução esteja dentro do vaso (Fig. 82-13). Após seis a oito semanas este agente sofre extrusão. Ao fim do procedimento, para evitar danos ao gastroscópio, o cateter não deve ser recolhido e todo o conjunto deve ser retirado do paciente, para que a ponta seja cortada antes de o cateter ser retirado.

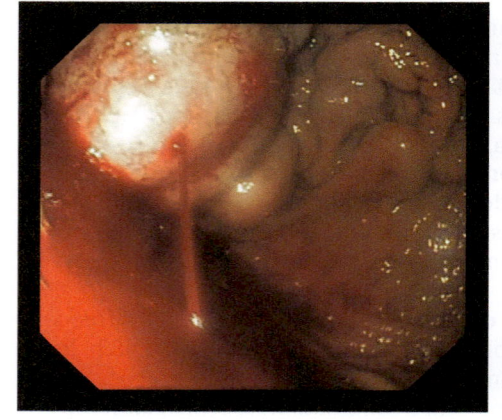

Fig. 82-11. Sangramento ativo de varizes gástricas.

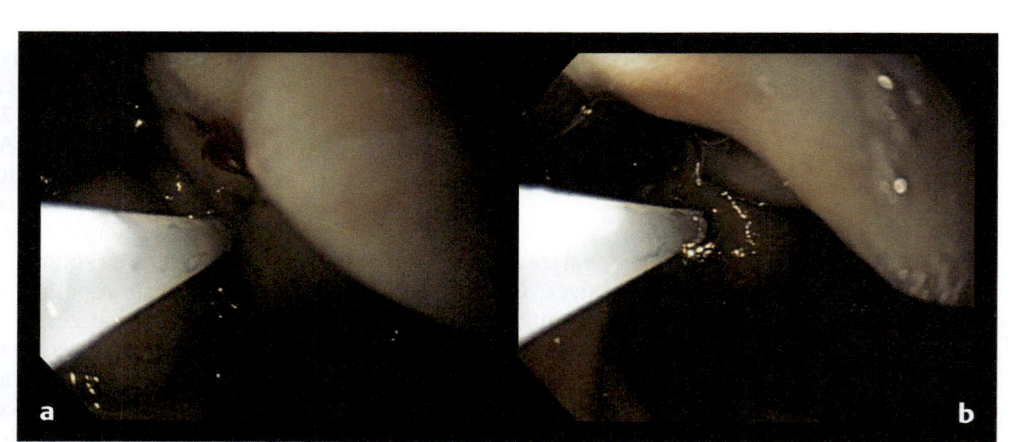

Fig. 82-12. (a, b) Injeção de cianoacrilato em varizes gástricas.

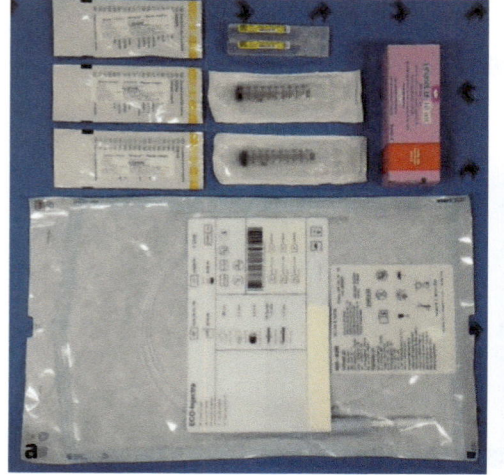

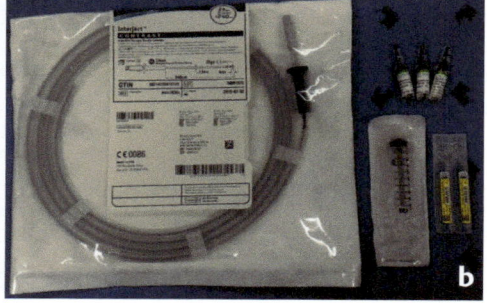

Fig. 82-13. Materiais utilizados na escleroterapia de varizes: (a) etanolamina, cateter injetor de 25 G, seringa de rosca e soro fisiológico 0,9%; (b) cianoacrilato, lipiodol, cateter injetor de 19 G, seringa de rosca e soro fisiológico 0,9%.

Deve-se notar que existem possíveis eventos adversos que podem ocorrer com o uso de cianoacrilato. Estes incluem a sepse, eventos embólicos distais (p. ex., pulmonares, cerebrais) e ulceração no local da injeção de varizes.[10]

Falha Terapêutica e Ressangramento

Alguns pacientes, a despeito da terapia farmacológica combinada à endoscópica, não irão cessar o sangramento ou irão evoluir para ressangramento.

No sangramento varicoso esofágico refratário à terapêutica endoscópica, o tamponamento com balão ou implante de *stents* metálicos autoexpansíveis (SEMS) devem ser usados como uma terapia ponte para um tratamento mais definitivo, como TIPS (*shunt* portossistêmico intra-hepático transjugular). SEMS são tão eficazes quanto o tamponamento com balão e são uma opção mais segura. Em pacientes com GOV2, IGV1 e varizes ectópicas, o BRTO (obliteração transvenosa retrógrada por balão) pode ser considerada uma alternativa ao tratamento endoscópico ou TIPS, desde que seja viável (tipo e diâmetro do *shunt*).[2]

No ressangramento ocorrido nos primeiros 5 dias após a hemostasia endoscópica inicial bem-sucedida deve ser optado por uma segunda tentativa de terapia endoscópica ou TIPS de resgate.[12]

Pacientes Child-Pugh C ≤ 13 ou Child-Pugh B > 7 com sangramento ativo no momento da endoscopia, apesar de agentes vasoativos, ou GPVH > 20 mmHg tem indicação de colocação do TIPS, dentro de 72 horas (de preferência dentro de 24 horas) após o primeiro sangramento, mesmo que o tratamento endoscópico tenha sido bem-sucedido, com o objetivo de prevenir o ressangramento.[12]

Infelizmente o TIPS e o BRTO ainda são acessórios pouco disponíveis no Brasil, presentes apenas em grandes centros.

Manejo Pós-Endoscopia

O uso rotineiro de inibidores da bomba de prótons (IBPs) no manejo pós-endoscópico de sangramento varicoso agudo deve ser desencorajado e, se iniciado antes da endoscopia, os IBPs devem ser descontinuados.[12]

A presença de sangue no trato gastrointestinal pode propiciar o desenvolvimento de encefalopatia hepática nos pacientes cirróticos com hemorragia digestiva aguda e, portanto, é recomendada sua rápida remoção, preferencialmente com lactulose, para prevenir ou tratar a encefalopatia hepática.[12]

PROFILAXIA SECUNDÁRIA

A terapia de primeira linha para a prevenção de hemorragia varicosa recorrente é a combinação de BBNS (propranolol ou carvedilol) e LEVE, a qual deve ser repetida em intervalos de 2 a 4 semanas para erradicar as varizes. Os BBNS devem ser introduzidos no contexto da HDAV assim que suspensa a droga vasoativa (octreotide, terlipressina ou somatostatina). Pacientes que não toleram um ou outro podem ser mantidos com uma terapia isolada.[2-12]

Para pacientes com HDAV por varizes gástricas do fundo – GOV 2 e IGV1 a abordagem deve ser individualizada, com base em fatores do paciente e experiência local devido à atual falta de evidência definitiva de alto nível sobre terapias de erradicação específicas para varizes de fundo gástrico (p. ex., injeção endoscópica de cianoacrilato ± BBNS, injeção de molas guiada por ultrassom endoscópico mais cianoacrilato, TIPS ou BRTO) e intervalos de tratamento apropriados.[12]

O TIPS é o tratamento de escolha em pacientes que apresentam ressangramento apesar da terapia combinada otimizada e deve ser considerado em pacientes com ascite recorrente.[2]

Profilaxia Secundária de HDAV nos Pacientes com Esquistossomose Hepatoesplênica (EHE)

Os dados sobre o tratamento da esquistossomose hepática complicada por hipertensão portal e sangramento varicoso são limitados e a abordagem ideal é incerta. Os pacientes geralmente são tratados de maneira semelhante aos pacientes com varizes no cenário de cirrose e alguns estudos demonstraram a redução de ressangramento e da mortalidade com uso de BBNS (propranolol ou carvedilol) e terapia endoscópica.[19-20]

A cirurgia fica reservada para pacientes com hipertensão portal não cirrótica de esquistossomose que apresentam sangramento varicoso recorrente apesar do tratamento medicamentoso e endoscópico.[21] As opções cirúrgicas incluem a esplenectomia com desvascularização esofagogástrica ou *shunts* seletivos (p. ex., *shunts* esplenorrenais distais). *Shunts* não seletivos (p. ex., *shunts* esplenorrenais proximais) não são recomendados porque estão associados a altas taxas de encefalopatia hepática, hemólise e morte. A colocação de TIPS pode ser uma alternativa à cirurgia, mas os dados são limitados. Estudos adicionais são necessários para estabelecer o papel do TIPS em pacientes com hipertensão portal não cirrótica devido à esquistossomose.[19]

Profilaxia Secundária de Sangramento por Gastropatia da Hipertensão Portal

A gastropatia da hipertensão portal (GHP) deve ser diferenciada da ectasia vascular do antro gástrico e os tratamentos são diferentes. Os BBNS são a terapia de primeira linha para prevenir sangramento recorrente de GHP. A terapia endoscópica (p. ex., coagulação com plasma de argônio ou hemospray) pode ser usada para tratar o sangramento recorrente e refratário de GHP. Todavia, para casos mais graves, dependentes de transfusão a despeito dos BBNS e da terapia endoscópica, deve-se considerar o TIPS.[2]

REFERÊNCIAS BIBLIOGRÁFICAS

1. García-Pagán JC, Gracia-Sancho J, Bosch J. Functional aspects on the pathophysiology of portal hypertension in cirrhosis. J Hepatol. 2012;57(2):458-61.
2. de Franchis R, Bosch J, Garcia-Tsao G, et al. Baveno VII Faculty. Baveno VII - Renewing consensus in portal hypertension. J Hepatol. 2022 Apr;76(4):959-974. doi: 10.1016/j.jhep.2021.12.022. Epub 2021 Dec 30. Erratum in: J Hepatol. 2022;PMID:35120736.
3. Sanyal AJ, Bosch J, Blei A, Arroyo V. Portal hypertension and its complications. Gastroenterology. 2008;134(6):1715-28.
4. Silva PCV, Domingues ALC. Aspectos epidemiológicos da esquistossomose hepatoesplênica no Estado de Pernambuco, Brasil. Epidemiol. Serv. Saúde [Internet]. 2011.
5. de Franchis R. Baveno VI Faculty. Expanding consensus in portal hypertension: Report of the Baveno VI Consensus Workshop: Stratifying risk and individualizing care for portal hypertension. J Hepatol. 2015;63(3):743-52.
6. Tajiri T, Yoshida H, Obara K, et al. General rules for recording endoscopic findings of esophagogastric varices (2nd edition). Dig Endosc. 2010;22(1):1-9.
7. Sarin SK, Kumar A. Gastric varices: profile, classification, and management. Am J Gastroenterol. 1989;84(10):1244-9.
8. Rodrigues SG, Mendoza YP, Bosch J. Beta-blockers in cirrhosis: Evidence-based indications and limitations. JHEP Rep. 2019;2(1):100063.
9. European Association for the Study of the Liver. Electronic address: easloffice@easloffice.eu; European Association for the Study of the Liver. EASL Clinical Practice Guidelines for the management of patients with decompensated cirrhosis. J Hepatol. 2018;69(2):406-460. Epub 2018 Apr 10. Erratum in: J Hepatol. 2018;69(5):1207.
10. Bittencourt PL, Farias AQ, Strauss E, Mattos AA. Pannel of the 1st Brazilian Consensus of Variceal Bleeding, Brazilian Society of Hepatology. Variceal bleeding: consensus meeting report from the Brazilian Society of Hepatology. Arq Gastroenterol. 2010;47(2):202-16.
11. Dai C, Liu WX, Jiang M, Sun MJ. Endoscopic variceal ligation compared with endoscopic injection sclerotherapy for treatment of esophageal variceal hemorrhage: a meta-analysis. World J Gastroenterol. 2015;21(8):2534-41.
12. Gralnek IM, Camus Duboc M, Garcia-Pagan JC, et al. Endoscopic diagnosis and management of esophagogastric variceal hemorrhage: European Society of Gastrointestinal Endoscopy (ESGE) Guideline. Endoscopy. 2022;54(11):1094-1120.
13. Craaford C, Freckner P. New surgical treatment of varicose veins of the esophagus. Acta Otolaryngol. 1939;27:422-9.

14. Bittencourt MFM, Alves JS. Resultado da escleroterapia de varizes esofageanas em pacientes esquistosomóticos e cirróticos. Natal-RN: Seminário Brasileiro de Endoscopia Digestiva. 1992.
15. Edling JE, Bacon BR. Pleuropulmonary complications of endoscopic variceal sclerotherapy. Chest. 1991;99(5):1252-7.
16. Truesdale RA Jr, Wong RK. Complications of esophageal variceal sclerotherapy. Gastroenterol Clin North Am. 1991;20(4):859-70.
17. Libera Junior ED, Tolentino LHL, Franco MC. Hemorragia digestiva alta varicosa. In: Averbach M et al. Endoscopia digestiva: Diagnóstico e Tratamento. Rio de Janeiro: Revinter. 2013:567.
18. Ríos Castellanos E, Seron P, Gisbert JP, Bonfill Cosp X. Endoscopic injection of cyanoacrylate glue versus other endoscopic procedures for acute bleeding gastric varices in people with portal hypertension. Cochrane Database Syst Rev. 2015;12(5):CD010180.
19. Tamarozzi F, Fittipaldo VA, Orth HM, et al. Diagnosis and clinical management of hepatosplenic schistosomiasis: A scoping review of the literature. PLoS Negl Trop Dis. 2021;15(3):e0009191.
20. el Tourabi H, el Amin AA, Shaheen M, et al. Propranolol reduces mortality in patients with portal hypertension secondary to schistosomiasis. Ann Trop Med Parasitol. 1994;88(5):493-500.
21. da Silva LC, Strauss E, Gayotto LC, et al. A randomized trial for the study of the elective surgical treatment of portal hypertension in mansonic schistosomiasis. Ann Surg. 1986;204(2):148-53.

83 Hemorragia Digestiva Alta Não Varicosa

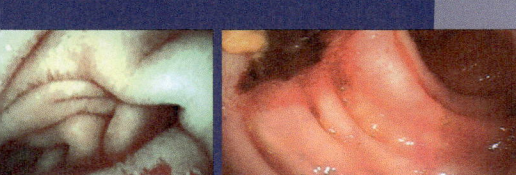

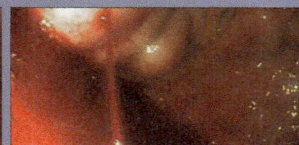

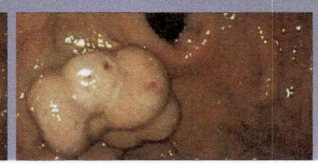

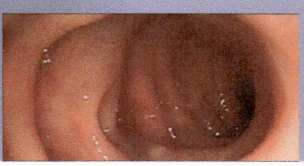

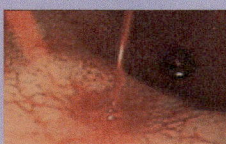

Luiz Claudio Miranda da Rocha ▪ Débora Lucciola Coelho
Victor Lima de Matos ▪ Luiza Cadaval Rocha

INTRODUÇÃO

A hemorragia digestiva alta (HDA) é rotineiramente encontrada na prática médica, sendo responsável por mais da metade dos casos de sangramento gastrointestinal e internações relacionadas. Pode apresentar-se como emergência médica com quadro de sangramento agudo e intenso ou com sangramento lento, intermitente e crônico.[1]

A HDA caracteriza-se por qualquer sangramento proveniente de um sítio localizado entre a boca e o duodeno proximal, mais especificamente proximal ao ângulo de Treitz. Os procedimentos endoscópicos direcionados ao estudo do intestino delgado trouxeram um novo conceito anatômico: intestino alto (proximal à papila duodenal maior); intestino médio (da papila duodenal maior à válvula ileocecal); intestino baixo (distal à válvula ileocecal). Por consequência, pode-se entender HDA como todo sangramento localizado proximalmente à papila duodenal maior. Estão incluídos neste grupo os sangramentos associados aos ductos biliar e pancreático e aqueles relacionados com procedimentos endoscópicos como ressecções de lesões, dilatações e gastrostomias.[2]

As manifestações clínicas mais típicas são melena e/ou hematêmese, podendo ou não estar associada à tontura, palpitação e palidez cutânea. Deve-se ficar atento à taquicardia, redução da pressão arterial e má perfusão periférica. Alguns pacientes com HDA maciça e movimentos peristálticos intestinais acelerados podem apresentar, também, hematoquezia. Sangramentos provenientes de outros sítios como nariz, boca, orofaringe e vias aéreas podem gerar erro diagnóstico. A ingestão de alguns medicamentos (ferro ou bismuto, por exemplo) e alguns alimentos (de origem animal) podem mimetizar vômitos ou fezes com conteúdo hemorrágico.[2,3]

A abordagem dos casos suspeitos de HDA começa com a definição da condição hemodinâmica, identificação de potenciais fatores de risco e triagem do nível de cuidado. Após as medidas de ressuscitação, indica-se a realização da endoscopia para diagnóstico e potencial tratamento da causa da hemorragia. Classicamente a HDA é dividida em de origem varicosa e não varicosa (HDANV). As causas mais comuns de hemorragia digestiva alta são de origem não varicosa.[4]

A incidência da hemorragia digestiva alta não varicosa (HDANV) varia global e regionalmente, dependendo das condições sociais e da prevalência da infecção pelo *H. pylori*. Globalmente a incidência anual varia de 47 a 172 casos por 100.000 habitantes. Nos Estados Unidos estima-se a incidência anual de 40-50 casos por 100.000 habitantes. Apesar dos estudos norte-americanos apontarem uma significativa redução na incidência de hemorragia digestiva alta (HDA), esta é responsável por aproximadamente 300.000 a 350.000 internações por ano. A incidência de hospitalização aumenta com a idade e é mais comum em homens.[4,5]

Nas últimas duas décadas, avanços na abordagem e no tratamento, incluídos ressuscitação, uso de inibidor de bomba de prótons e o diagnóstico e o tratamento endoscópicos levaram a uma tendência de diminuição da mortalidade na HDANV. Entretanto pacientes com HDANV são cada vez mais idosos, apresentam morbidades mais graves, incluindo doenças cardíacas, vasculares e renais, e o uso de medicamentos anticoagulantes é muito comum. Esses aspectos demográficos explicam a mortalidade estável em alguns estudos, variando de 3% a 14%, com uma média estimada de 5%.[6]

ETIOLOGIA

A doença ulcerosa péptica (DUP) representa a principal etiologia da HDANV, com taxas variando entre 28% e 59% dos casos (úlcera duodenal 17-37% e úlcera gástrica 11-24%). A DUP tem maior incidência em homens idosos, principalmente aqueles fazendo uso de anti-inflamatórios não esteroidais, de antiplaquetários e/ou em áreas onde a infecção pelo *Helicobacter pylori* é prevalente.[7]

A esofagite é responsável por 10% dos casos de HDANV. Doença do refluxo grave e abuso de álcool são os dois fatores de risco para que ocorra sangramento em pacientes com esofagite. Outras causas de esofagite associada a hemorragia são esofagite por medicamentos e esofagite infecciosa.[8] Embora raro, isquemia pode levar à esofagite com necrose (esôfago negro) e a suspeita ocorre em pacientes com história de instabilidade hemodinâmica precedendo a HDA. Os pacientes com HDANV secundária a esofagite apresentam mais comumente hematêmese que melena.[7,8]

Há ampla variedade de outras causas de HDANV, bem menos comuns que as descritas anteriormente, a maioria delas de origem vascular. Má-formação arteriovenosa é encontrada com alguma frequência e, na maioria das vezes, inócua, no entanto, se de grande tamanho, pode levar a sangramento importante. Pacientes com doença hepática podem apresentar hemorragia devido a ectasia vascular do antro ou gastropatia da hipertensão portal. As lesões de Dieulafoy tipicamente ocorrem no estômago e representam uma artéria submucosa que erode e provoca sangramento intermitente e, por vezes, agudo e grave. Na síndrome de Mallorry-Weiss o paciente pode apresentar hematêmese pós-vômitos excessivos devido às lacerações longitudinais da transição esofagogástrica. Lesões malignas do esôfago, estômago e duodeno também podem ser causa de HDANV, embora raramente levem a sangramento agudo. As fístulas aortoentéricas são causas raras e letais de HDANV e ocorrem como complicação tardia de cirurgia na aorta abdominal ou reconstrução vascular, sendo mais comum no duodeno. A apresentação clássica envolve episódio de hematêmese ou hematoquezia, seguido por alguns dias sem nenhuma manifestação, com subsequente sangramento massivo com colapso cardiovascular. Em parte dos pacientes, a origem do sangramento não é identificada (7-25%). Em até 20% dos casos, mais de um diagnóstico endoscópico é atribuído como causa do sangramento.[7]

ESTRATIFICAÇÃO DE RISCO

Diante de um sangramento digestivo agudo deve-se, prioritariamente, avaliar sua repercussão clínica com o intuito de se definir a necessidade de hospitalização e a abordagem inicial. Pode-se estimar, à beira do leito, o volume de sangue eliminado pelo paciente avaliando a pressão arterial e a frequência cardíaca (Quadro 83-1).

Múltiplos algoritmos foram desenvolvidos com o intuito de estratificar o paciente de acordo com o risco de complicações, como ressangramento e morte, além de predizer a necessidade de intervenção clínica e hospitalização.[8]

Os escores de Glasgow-Blatchford e Rockall são os mais utilizados (Quadros 83-2 e 83-3). Como avaliação inicial, Glasgow-Blatchford utiliza-se de dados clínicos e laboratoriais e auxilia no manejo clínico. O escore de Glasgow-Blatchford varia de 0-23, podendo-se considerar seguro o manejo ambulatorial para o paciente de muito baixo risco (0-1). Já Rockall leva em conta dados clínicos e endoscópicos, o que limita sua utilização no momento da apresentação do sangramento. Sendo assim, Rockall fica reservado para se tentar predizer risco de ressangramento e de morte.[8]

Idade avançada, comorbidades, presença de sinais de choque circulatório, diagnóstico endoscópico, valores hematimétricos, tamanho da úlcera, estigmas de sangramento recente e necessidade de hemotransfusão são descritos como fatores de risco significativos para ressangramento e morte.[8]

Quadro 83-1. Gravidade do Sangramento

Gravidade	Perda sanguínea (mL)	Pressão arterial (mmHg)	Frequência cardíaca (bpm)
Leve	< 500	Normal	Normal
Moderada	500-1.000	Diminuída	> 100
Grave	> 1.500	PAS < 80	> 120

PAS = pressão arterial sistólica.

Quadro 83-2. Escore de Glasgow Blatchford: Fatores de Risco e Respectivas Pontuações

Fatores de risco	Achados	Pontuações
Ureia (MG/dL)	< 39	0
	≥ 39 e < 48	2
	≥ 48 e < 60	3
	≥ 60 e < 150	4
	≥ 150	6
Hemoglobina (g/dL)	Homem ≥ 13	0
	Homem ≥ 12 e < 13	1
	Homem ≥ 10 e < 12	3
	Mulher ≥ 12	0
	Mulher ≥ 10 e < 12	1
	Homem ou mulher < 10	6
Pressão arterial (mmHg)	≥ 110	0
	100-109	1
	90-99	2
	< 90	3
Pulso (bpm)	< 100	0
	≥ 100	1
Melena ao exame	Não	0
	Sim	1
Apresentação com síncope	Não	0
	Sim	1
Hepatopatia	Não	0
	Sim	1
Insuficiência cardíaca	Não	0
	Sim	1

Fonte: Blatchford O et al. 2000.[6]

Quadro 83-3. Escore de Prognóstico de Rockall

Variação	Pontuação
Idade (anos)	
< 60	0
60-79	1
> 80	2
Choque circulatório	
Ausente	0
FC > 100 bpm	1
PAS < 100 mmHg	2
Comorbidades	
Ausente	0
Cardiopatia isquêmica, ICC, DPOC, outras	2
Insuficiência renal ou hepática, neoplasia	3
Diagnóstico	
Mallory-Weiss, sem sangramento	0
Todos os outros	1
Neoplasia gastrointestinal	2
Estigmas de sangramento recente	
Nenhum ou hematina	0
Sangramento ativo, coágulo aderido ou vaso visível	2

FC = frequência cardíaca; PAS = pressão arterial sistólica; ICC = insuficiência cardíaca congestiva; DPOC = doença pulmonar obstrutiva crônica.

MANEJO CLÍNICO DO SANGRAMENTO AGUDO

A abordagem da HDA inicia-se pela adequada ressuscitação volêmica do paciente. Para tanto recomenda-se puncionar dois acessos venosos periféricos calibrosos (jelco 18G) podendo-se infundir solução salina ou Ringer lactato. O objetivo consiste em corrigir a hipovolemia, restaurar a adequada perfusão tecidual e prevenir falência orgânica.[9] Esta primeira medida, quando realizada de maneira rápida e efetiva, gera significativa redução da mortalidade.

Os Inibidores da bomba protônica (IBPs) têm papel importante na manutenção de uma hemostasia realizada na medida em que se aumenta o pH gástrico, o que possibilita maior estabilidade do coágulo que se forma sobre a lesão ulcerada tratada. Estudos demonstraram que esta ação dos IBPs levou à diminuição das taxas de ressangramento, da necessidade de nova terapia endoscópica e de cirurgia. Não há evidência científica relevante sugerindo que a ação dos IBPs tenha impactado na taxa de mortalidade ocasionada pela HDANV. Trabalhos comparativos não revelaram diferença estatística significativa nos resultados descritos acima quando comparados com diferentes IBPs, e, ainda, quando estes foram administrados pelas vias oral ou endovenosa.[9-11]

No que diz respeito à hemotransfusão, recomenda-se manter os níveis da hemoglobina entre 7-9 g/dL. Em casos selecionados, por exemplo, nos portadores de doença cardiovascular isquêmica, orienta-se como meta valores acima de 9 g/dL. Estudos observaram a possibilidade de maior sobrevida e menor taxa de ressangramento no grupo que recebeu menos hemotransfusões.[11]

Os dados na literatura em relação ao manejo de coagulopatia são limitados e inconclusivos. Pequenos estudos sugerem que a plaquetometria e alterações da razão normatizada internacional (RNI) não predizem ressangramento. A despeito do baixo nível de evidência, aconselha-se manter a contagem de plaquetas acima de 50×10^9/L para a maioria, ou mesmo acima de 10×10^9/L diante de pacientes com suspeita de disfunção plaquetária. Após atingir estabilidade hemodinâmica, já é possível realizar a endoscopia digestiva alta com hemostasia para os pacientes com RNI < 2,5.[10]

Os pacientes em uso de inibidores da vitamina K ou cumarínicos podem cursar com HDA na incidência de 1-4% por ano. O tratamento varia de acordo com a gravidade do sangramento, desde a interrupção do uso do medicamento até a necessidade de correção da coagulopatia, utilizando-se de vitamina K parenteral associada ou não a plasma fresco congelado (PCC) e ao complexo protrombínico (CP). Vale destacar as vantagens do CP em relação ao PCC: não exige o conhecimento do grupo sanguíneo do paciente; menor risco de sobrecarga volêmica; início de ação mais rápido; mínimo risco de infecção; risco trombótico semelhante.[9]

Os novos anticoagulantes orais de ação direta (p. ex., dabigatrana, rivaroxabana e apixabana) representam boas alternativas aos cumarínicos para prevenção de eventos tromboembólicos nos portadores de fibrilação atrial não valvular e para profilaxia ou tratamento de tromboembolismo venoso. No entanto, esses medicamentos apresentam risco igual ou maior de sangramento gastrointestinal. Na ausência de insuficiência renal ou hepática, a perda do efeito anticoagulante dessas medicações é rápida e previsível (12-24 horas). Por outro lado, não há um exame laboratorial que possa mensurar a atividade anticoagulante, além de não haver amplamente disponível os antídotos específicos para essas drogas. Em caso de sangramento grave pode-se aventar a utilização do CP ativado ou concentrado. A vitamina K e o PCC não demonstraram poder de reversão do efeito desses agentes anticoagulantes. Aos usuários da dabigatrana, pode-se fazer hemodiálise no intuito de reduzir sua concentração sérica (ao contrário da rivaroxabana e da apixabana, que são fortemente ligados às proteínas).[12]

O tempo mínimo de duração do efeito antiplaquetário após suspensão varia de 5-7 dias. Os estudos demonstraram maior mortalidade e taxas irrelevantes de ressangramento no grupo de pacientes em profilaxia secundária cardiovascular com dose baixa de ácido acetilsalicílico (AAS) que tiveram a medicação suspensa em decorrência de HDA.[12]

A administração dos IBPs em altas doses é recomendada antes da realização da endoscopia digestiva alta (EDA), porém, não deve atrasar sua realização. Metanálises demonstraram que esta medida gerou uma redução significativa na incidência dos estigmas de alto risco de sangramento à endoscopia e da necessidade de hemostasia endoscópica. No entanto, não se observaram influência nas taxas de ressangramento, necessidade de cirurgia ou na mortalidade. A Sociedade Européia de Endoscopia Digestiva (ESGE) sugere a administração endovenosa de IBP na dose de 8 mg/h após *bolus* de 80 mg nas primeiras 72 h do sangramento passando para dose fracionada endovenosa ou mesmo via oral após esse período de *três* dia.[9,12]

A administração do ácido tranexâmico, somatostatina e os análogos do octreotida não é recomendada na HDANV.[12]

Nos pacientes críticos ou com sinais de sangramento ativo pode-se administrar uma única dose endovenosa de eritromicina, na dose de 250 mg, antecedendo a EDA em 30-120 minutos. Nesses casos selecionados observaram-se melhora significativa na visualização endoscópica, na redução da necessidade de nova EDA ou *second-look*, menos hemotransfusões e menor duração do tempo de hospitalização.[9]

A lavagem gástrica tem baixa sensibilidade (44%) e alta especificidade (95%) na distinção entre sangramento alto e baixo. Alguns estudos mostraram que a lavagem gástrica não auxiliou na predição de hemostasia endoscópica, não trouxe melhora na visualização do estômago, não impactou no número de transfusões, nas taxas de ressangramento ou na necessidade de *second-look*. Sendo assim, a aspiração/lavagem nasogástrica não é recomendada de rotina, além de ser um procedimento desconfortável e pouco tolerado pelo paciente.[9]

Até o momento não há trabalhos de boa qualidade estatística que mostrem melhor evolução no paciente com HDA submetido à intubação endotraqueal rotineira antes da endoscopia digestiva alta. A ESGE sugere esse protocolo de intubação antes da EDA para os pacientes que manifestam hematêmese ativa ou massiva, rebaixamento importante do nível de consciência ou agitação.[9]

Alcançada a estabilidade hemodinâmica, orienta-se a realização da endoscopia digestiva alta em um período menor ou igual a 24 horas. Para os pacientes de alto risco (aqueles com escore de Blatchford maior que 12 ou que persistem hemodinamicamente instáveis apesar das medidas clínicas iniciais ou quando a anticoagulação não pode ser descontinuada) recomenda-se realizar EDA em menos de 12 horas após a admissão.[9]

Antiplaquetários e Anticoagulantes nos Procedimentos Eletivos

Pacientes em uso de antiplaquetários e anticoagulantes submetidos a procedimentos endoscópicos podem cursar com HDA precoce ou tardia. Tal complicação pode ser evitada em parte dos casos com o adequado manejo das medicações antes do procedimento.[12]

A definição quanto à suspensão ou troca de antiplaquetário e/ou anticoagulante com ou sem ponte com heparina deve partir de uma avaliação dos riscos trombóticos do paciente pelo cardiologista e da probabilidade de sangramento relacionado com o procedimento proposto, que cabe ao endoscopista.[12]

A estratificação de risco de sangramento atribuído a cada procedimento endoscópico encontra-se no Quadro 83-4.[12] A classificação de risco trombótico, quando suspenso(s) o(s) antiplaquetário(s) e a varfarina com ou sem necessidade de ponte com heparina encontra-se nos Quadros 83-5 e 83-6.

Procedimentos de baixo risco de sangramento:

- Manter o uso do(s) antiplaquetário(s).
- Manter o uso da varfarina e checar RNI 1 semana antes do procedimento.
- Suspender a dose dos novos anticoagulantes do dia do procedimento.

Procedimentos de alto risco de sangramento:[12]

- *Em pacientes com baixo risco trombótico:* suspender o antagonista do receptor P2Y12 (p. ex., clopidogrel) 5 dias antes. Se ocorrer terapia dupla antiplaquetária, sugere-se manter o AAS; interromper a varfarina 5 dias antes (recomenda-se a realização do procedimento quando RNI < 1,5).

Quadro 83-4. Risco de Sangramento nos Procedimentos Endoscópicos (ESGE)

Alto risco
▪ Polipectomia ▪ CPRE + esfincterotomia ▪ Esfincterotomia + dilatação da papila ▪ Papilectomia ▪ Mucosectomia ▪ Dissecção endoscópica da submucosa ▪ Dilatação de estenoses ▪ Tratamento de varizes ▪ Gastrostomia endoscópica percutânea ▪ Ecoendoscopia com punção aspirativa com agulha fina ▪ Colocação de prótese esofágica, enteral ou colônica
Baixo risco
▪ Procedimentos diagnósticos +/- biópsia ▪ Colocação de prótese pancreática ou biliar ▪ Enteroscopia sem polipectomia

CPRE = colangiopancreatografia retrógrada endoscópica

Quadro 83-5. Estratificação de Risco Trombótico na Suspensão do Uso de Antiplaquetários

Alto risco	Baixo risco
▪ Até 12 meses após implantação de *stent* farmacológico ▪ Até 1 mês após colocação Stent convencional	▪ Doença coronariana isquêmica sem *stent* ▪ Doença cerebrovascular ▪ Doença vascular periférica

Quadro 83-6. Estratificação de Risco Trombótico na Suspensão da Varfarina – Necessidade de Terapia de Ponte com Heparina

Alto risco	Baixo risco
▪ Prótese metálica mitral ▪ Prótese valvar e fibrilação atrial ▪ Fibrilação atrial e estenose mitral ▪ Tromboembolismo venoso recente (< 3 meses)	▪ Prótese metálica aórtica ▪ Prótese valvar biológica ▪ Fibrilação atrial sem valvulopatia ▪ Tromboembolismo venoso (> 3 meses) ▪ Trombofilias (discutir com hematologista)

- *Em pacientes com alto risco trombótico:* continuar o AAS e definir junto ao cardiologista o risco/benefício da suspensão do clopidogrel; interromper a varfarina e iniciar heparina de baixo peso molecular.
- *Os pacientes em uso dos novos anticoagulantes:* suspender por 24 horas; no caso da dabigatrana, se o paciente apresentar *clearence* de creatinina entre 30-50 mL/min, recomenda-se sua interrupção por 72 horas.

Reintrodução dos Antiplaquetários e Anticoagulantes após o Procedimento

O melhor momento de reintrodução dos antiplaquetários e anticoagulantes após procedimentos intervencionistas é motivo de dúvida frequente. De modo geral, o(s) antiplaquetário(s) e anticoagulante(s) suspensos antes do procedimento poderão logo após hemostasia efetiva ou no mais tardar 7 dias da suspensão levando-se em conta o diagnóstico e/ou terapêutica endoscópica realizada *versus* os riscos trombóticos do paciente.[12,13]

De forma geral, após um episódio de HDANV, a varfarina deve ser mantida suspensa por 7-15 dias para a maior parte dos pacientes. A reintrodução precoce da varfarina, em menos de 7 dias, pode ser indicada para pacientes com alto risco tromboembólico.[12]

Os pacientes em uso de AAS para profilaxia primária cardiovascular que desenvolvem DUP devem ter a medicação suspensa, o seu risco-benefício deve ser reavaliado junto ao cardiologista e seu retorno antes da cicatrização da úlcera somente se for recomendado.[12]

Pacientes em uso de AAS para profilaxia secundária cardiovascular que desenvolvem DUP devem reiniciar o uso da medicação após a realização da endoscopia se o risco de ressangramento for baixo (Forrest IIc e III). Pacientes com risco elevado de sangramento (Forrest Ia-IIb) podem reiniciar o uso da AAS se a hemostasia endoscópica for considerada efetiva.[12]

Para pacientes em vigência de dupla antiagregação plaquetária que desenvolvem DUP com sangramento, orienta-se manter a AAS em baixa dose. Deve-se fazer uma avaliação cardiológica para definir quando reiniciar o segundo antiagregante plaquetário.[12]

Para os pacientes com indicação de qualquer antiagregação, o uso de IBP deve ser associado no intuito de reduzir a probabilidade de HDANV.[12]

ENDOSCOPIA DIGESTIVA ALTA NA HDANV

A realização de EDA em pacientes com HDA é efetiva em grande parte dos casos no que tange tanto o diagnóstico quanto o tratamento. Está associada à redução no número de transfusões sanguíneas e tempo de internação hospitalar, particularmente se realizada em até 24 horas.[14]

O objetivo imediato da EDA no tratamento da HDANV é controlar o sangramento ativo. Em segundo lugar, prevenir ressangramento, reduzindo, a longo prazo, a mortalidade. Alguns estudos sugerem que o tratamento endoscópico é mais efetivo que o tratamento farmacológico e placebo na redução do ressangramento e mortalidade associada a HDANV. No entanto, existem alguns fatores de mau prognóstico sabidamente conhecidos que contribuem para o insucesso do tratamento, como idade avançada, comorbidades, choque hipovolêmico à admissão.[9,13]

Durante o exame, busca-se identificar o sítio do sangramento ativo e, sempre que possível, tratá-lo. A maior parte dos pacientes que buscam atendimento médico de urgência apresentou exteriorização do sangramento em algum momento, seja por hematêmese, melena ou enterorragia. Em grande parte dos casos, a hemorragia já cessou no momento do exame, porém, estigmas de sangramento podem sugerir elevado risco de ressangramento e de morte. A classificação de Forrest deve ser sempre aplicada no contexto de HDA por DUP, pois permite uma comunicação interdisciplinar objetiva, apontando os estigmas de alto e baixo riscos para um novo episódio de sangramento (Quadro 83-7 e Fig. 83-1). Lesões classificadas como Forrest Ia, Ib e IIa devem ser

Quadro 83-7. Classificação de Forrest e Risco de Ressangramento na DUP

Classificação	Achados	Risco de ressangramento (%)
Ia	Sangramento em jato	90
Ib	Sangramento emporejamento	10-20
IIa	Vaso visível	50
IIb	Coágulo aderido	25-30
IIc	Hematina na base	7-10
III	Base limpa	3-5

tratadas endoscopicamente pelo risco elevado de sangramento persistente e ressangramento. Úlceras que apresentam coágulo aderido (Forrest IIb) devem ter o coágulo removido sempre que possível e, em seguida, reclassificadas (Figs. 83-2 e 83-3). Caso a base da úlcera apresente sangramento ou vaso visível, deve ser tratada. Pacientes que apresentam úlceras classificadas como IIc e III não precisam de tratamento endoscópico. Com o avanço do desenvolvimento de acessórios endoscópicos e aprimoramento dos estudos, foi possível definir melhor a técnica a ser utilizada em cada caso. No tratamento da úlcera gastroduodenal sangrante já está bem estabelecido que a injeção de adrenalina não deve ser usada como método isolado. Deve-se sempre associar outra modalidade (térmica ou mecânica). Na prática, o método mais usado em conjunto com a injeção é a aplicação de clipe metálico. Na vigência de sangramento no momento do exame, a injeção pode ser bastante útil para controlar temporariamente a hemorragia e permitir avaliação mais minuciosa das características da lesão e, assim, aplicar o outro método, seja mecânico ou térmico, com mais segurança. Quando o sangramento não pode ser controlado por métodos convencionais, pode-se lançar mão do clipe montado (*over the scope*) ou *spray* hemostático. Este *hemospray* deverá servir de tratamento de ponte para outra abordagem mais efetiva do sangramento, como a embolização transarterial realizada pela radiologia intervencionista. Nos casos em que o sangramento não pôde ser contido com as terapias descritas, deverá ser considerada a intervenção cirúrgica.[9]

Apesar de ser a causa mais frequente de HDANV, a DUP não é a única. Outras etiologias podem ser causa de HDANV, com necessidade de realizar endoscopia de urgência. Pacientes com sangramento associado à secreção ácida (esofagite erosiva, gastrite erosiva) devem ser tratados com IBP em dose plena e podem, em geral, receber alta precoce, desde que hemodinamicamente estáveis.[10]

A síndrome de Mallory-Weiss, relativamente frequente em pacientes com libação alcoólica ou outras situações clínicas que se manifestam com vômitos repetidos que podem provocar uma ou mais lacerações na transição esofagogástrica. Estas soluções de continuidade geralmente cursam com sangramento autolimitado que é tratado clinicamente somente com a prescrição de IBP em dose plena. O tratamento endoscópico deverá ser realizado em caso de identificação de sangramento ativo. Não há consenso de qual o melhor método. Em grande parte dos casos, apenas a injeção de solução de epinefrina será suficiente.[10]

As lesões vasculares do tipo Dieulafoy, que cursam com sangramento arterial, são de difícil diagnóstico. Na ausência de sangramento ativo, a lesão pode não ser identificada durante o exame endoscópico. Quando evidenciada durante a endoscopia digestiva, essa lesão deve ser tratada com método térmico, mecânico (clipe ou liga) ou combinado (injeção de adrenalina com outra modalidade de tratamento endoscópico). Outras lesões vasculares (angiectasia, malformação arteriovenosa) devem ser tratadas endoscopicamente porém não há consenso sobre o método de escolha (Quadro 83-8).[10]

Sangramento tumoral talvez seja a causa de HDANV de tratamento endoscópico mais difícil. Por se tratar de tecido intensamente vascularizado e friável, poucas vezes se obtém um controle efetivo e/ou definitivo do sangramento. Em situações de urgência,

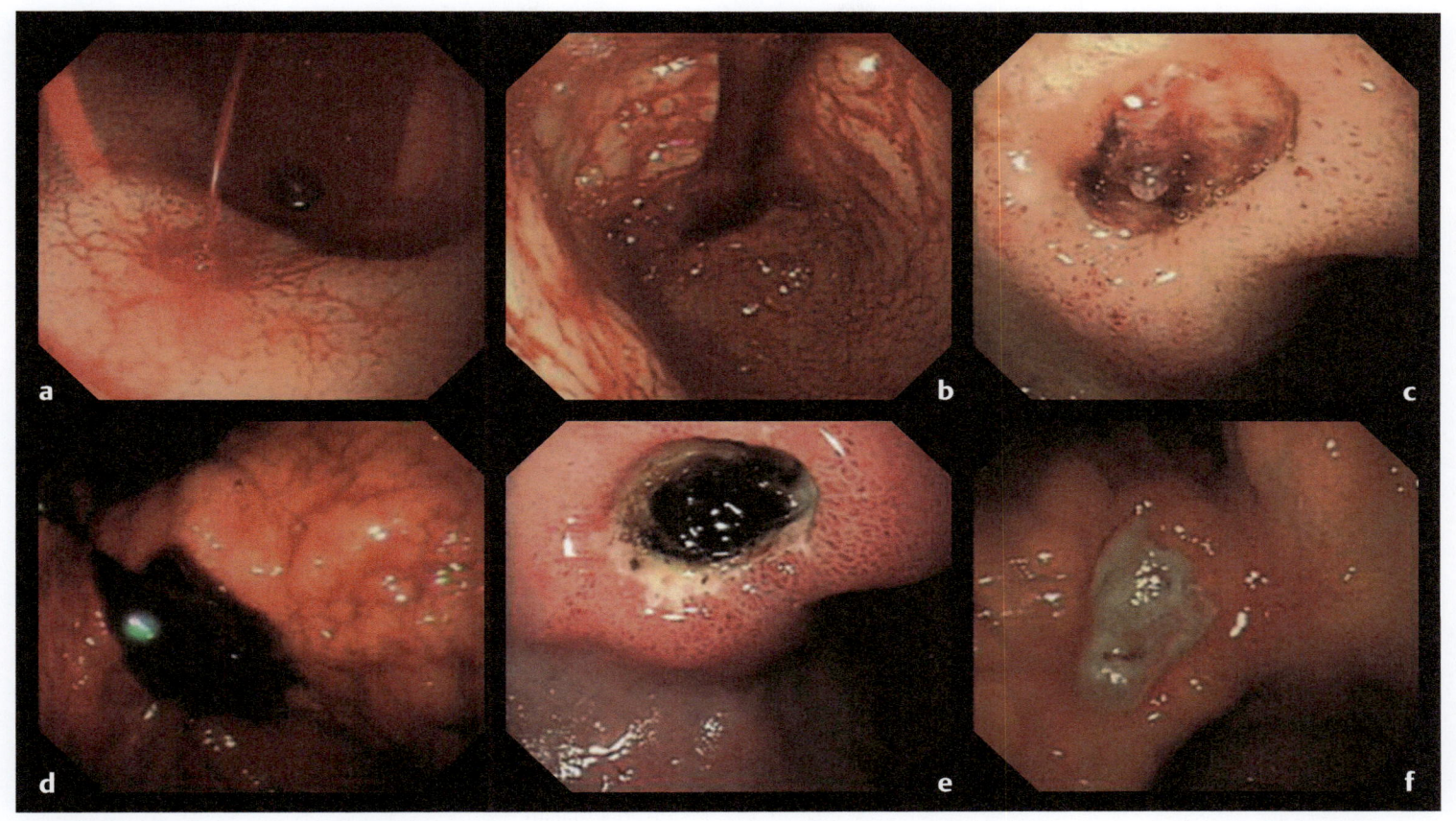

Fig. 83-1. Classificação de Forrest: (**a**) sangramento ativo (Ia); (**b**) sangramento em lençol (Ib); (**c**) vaso visível (IIa); (**d**) coágulo aderido (IIb); (**e**) hematina (IIc); (**f**) base limpa (III) (Fonte: Bai Y, Li ZS, 2016).[2]

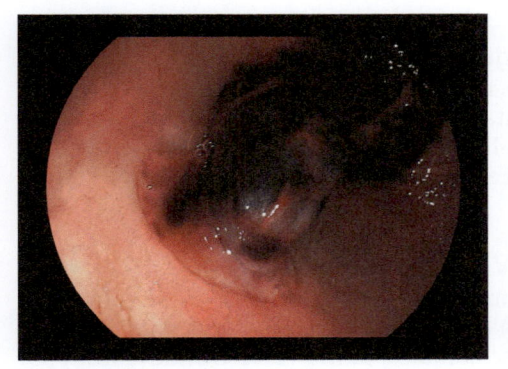

Fig. 83-2. Úlcera com coágulo aderido.

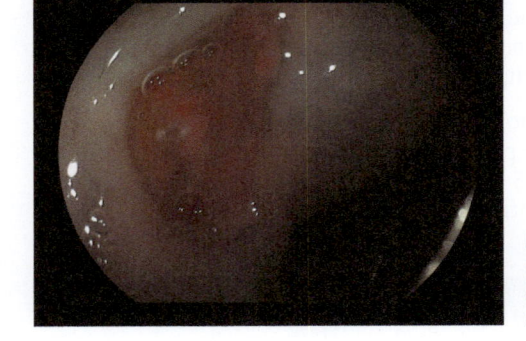

Fig. 83-3. Aspecto da úlcera após remoção do coágulo e injeção de solução de adrenalina.

Quadro 83-8. Classificação de Lesões Vasculares (Yano Yamamato)

Tipo	Achados
1a	Eritema puntiforme (< 1 mm) com ou sem porejamento
1b	Eritema (poucos mm) com ou sem porejamento
2a	Lesões puntiformes < 1 mm com sangramento pulsátil
2b	Protrusão vermelha pulsátil sem dilatação venosa ao redor
3	Protrusão vermelha pulsátil com dilatação venosa ao redor
4	Não classificada nas outras categorias

a endoscopia tem o objetivo de tentar evitar o tratamento cirúrgico de urgência e reduzir a necessidade de transfusão de sangue. A coagulação com plasma de argônio e o *spray* hemostático podem controlar temporariamente o sangramento. Em alguns casos, pode-se utilizar a radioterapia hemostática. Aplicada sobre a lesão, a radioterapia age em três tempos, provocando edema local imediato, lesão vascular com trombose e fibrose tardia. Apesar de efetiva, esta modalidade não está disponível em todos os serviços.[10]

Modalidades de Tratamento Endoscópico

Injeção

O efeito hemostático no tratamento da HDA dá-se de duas maneiras:

1. Pelo tamponamento local secundário ao aumento do volume tecidual no local injetado (solução salina e epinefrina).[14]
2. Pela lesão tecidual e consequente trombose no caso de agentes esclerosantes (etanolamina, etanol e polidocanol).[14,15]

Uma classe separada de substâncias injetáveis inclui colas de trombina, fibrina, cianoacrilato, que promovem o selamento do sítio de sangramento. Nenhuma solução é superior a outra, exceto a de etanol, que caiu em desuso pelo risco de isquemia local e perfuração. Com exceção da epinefrina, os demais agentes não são comumente usados da HDANV.[14,15]

Epinefrina: apesar da injeção de epinefrina ser melhor que o tratamento medicamentoso no controle do sangramento, sua eficácia é inferior quando comparada com outros métodos endoscópicos e por isso não deve ser usada como terapia isolada. Ao associar a injeção de epinefrina com outra modalidade endoscópica, obteve-se redução nas taxas de ressangramento, cirurgia e mortalidade.[14,15]

Térmico

Nesta modalidade, vasos visíveis são destruídos sob visão direta. Os dispositivos térmicos mais conhecidos são: *heaterprobe, neodymiumyttrium aluminium garnet lasers*, coagulação com plasma de argônio (CPA) e eletrocautérios. O método pode ser com ou sem contato. Com contato temos o *heaterprobe*, com geração de calor diretamente sobre o tecido e o cautério bipolar, que gera calor indiretamente pela passagem de corrente e pinça hemostática. O *heaterprobe* associa a compressão mecânica do tecido à passagem da corrente elétrica e calor local, coagulando vasos. Este processo recebe o nome de coaptação. Os ajustes-padrão usam de 15-20 W por 8-10 segundos. O *laser* é pouco usado pelo custo elevado e pela necessidade de treinamento específico. O eletrocautério pode ser mono ou bi/multipolar. A CPA é a modalidade sem contato que usa corrente alternada com alta frequência conduzida até a área a ser tratada por um gás ionizado. Desta forma, promove coagulação dos tecidos superficiais. Na CPA forma-se uma crosta enegrecida sobre a área tratada com interrupção do sangramento. O tecido coagulado perde a capacidade de conduzir corrente elétrica, tornando-se um fator autolimitante da profundidade da cauterização. Este é um dos benefícios do uso da CPA que, além de tecnicamente fácil, é seguro, com baixo risco de perfuração. É usada, principalmente, para o tratamento de lesões superficiais como angiectasias e sangramento tumoral. Os métodos térmicos, quando comparados, têm resultados semelhantes.

Mecânico

Métodos mecânicos incluem, basicamente, dispositivos que aplicados sobre a lesão promovem o tamponamento mecânico do sítio de sangramento. Atualmente temos dois dispositivos principais:

1. *Clipe metálico* (through-the-scope e over-the-scope): aplicado sobre o local de sangramento, cai em dias ou semanas.
2. *Bandas de ligadura elástica*: comumente usadas na HDAV, também pode ser usada na HDANV.
3. *Endoloop*: mais frequentemente utilizado na profilaxia do sangramento pós-polipectomia.

O clipe induz hemostasia pela compressão mecânica que exerce na base da úlcera. Ele pode permanecer ali por dias ou mesmo semanas (Figs. 83-4 e 83-5). O tipo TTS (*through-the-scope*) é o mais usado. Há variações entre os diferentes fabricantes no que se refere a tamanho, diâmetro de abertura, rotação e reabertura. Sua limitação principal é a dificuldade de se aplicar em áreas de difícil exposição, como a curvatura menor do corpo, a parede posterior do duodeno e a cárdia. Além disso, úlceras com bordas e base endurecidas por fibrose podem dificultar e até impedir a aplicação correta do clipe. Apesar destas dificuldades, como monoterapia, o clipe é superior à injeção isoladamente.[14,15]

A ligadura elástica é um método tradicional usado no tratamento da HDA varicosa, contudo, também pode ser aplicada no tratamento da HDANV a exemplo das lesões vasculares (p. ex., lesão de Dieulafoy), da síndrome de Mallory-Weiss e de pequenas úlceras.[14,15]

Tópicos

Liberado pela Agência Nacional de Vigilância Sanitária (ANVISA) para uso no Brasil, o *spray* tópico hemostático tem mostrado resultados promissores no tratamento de pacientes com HDA. No entanto, os estudos apresentam amostras pequenas e não há estudos comparativos. As vantagens deste produto incluem: tecnicamente fácil; a lesão não precisa ser identificada com precisão; possibilita a aplicação em sítios de sangramento de difícil acesso por outros métodos. Há três tipos de *spray* hemostático que agem por mecanismos diferentes. *Hemospray* (Cook Medical Inc.): ativa os fatores de coagulação e forma um coágulo no local do sangramento. Em até 3 dias o coágulo é eliminado. *Endoclot* (EndoClot Plus Inc.): desencadeia o processo de coagulação e promove aglutinação de plaquetas, hemácias e proteínas. *Ankaferd Blood Stopper* (Ankaferd Health Products Ltd.): promove a formação de uma tela de proteína que permite a hemaglutinação independente de fatores de coagulação.[14,15]

Para o sangramento arterial, a ação dos *sprays* parece não ser tão eficaz, pois são removidos à medida que o sangramento acontece.[14,15]

OUTROS MÉTODOS

Angioterapia Ecoguiada

Pequenos estudos têm estudado a eficácia de usar a ecoendoscopia para guiar o tratamento de lesões não responsivas ao tratamento convencional. Injeção de cianoacrilato em pacientes com úlcera duodenal parece ser segura e efetiva para prevenir o ressangramento.[14,15]

Manejo da HDANV após a EDA

Na DUP é importante manter o uso de IBP no mesmo esquema iniciado no manejo inicial do sangramento (80 mg dose ataque + 8 mg/h ou 80 mg dose ataque + 40 mg 12/12 h endovenoso) por 72 horas após a endoscopia para lesões classificadas como Forrest Ia-IIb. Diante de lesões ulceradas com baixo potencial de ressangramento (Forrest IIc-III), pode-se administrar o IBP por via oral em dose plena.[10,11]

O manejo do ressangramento é o ponto de conflito frequente entre médico assistente e endoscopista. Os sinais de ressangramento incluem queda hematimétrica, exteriorização de sangramento e instabilidade hemodinâmica.[9]

Na suspeita de ressangramento, recomenda-se repetir EDA e fazer hemostasia endoscópica, quando indicada. Se houver falha terapêutica na segunda tentativa, sugere-se tentar tratamento por hemodinâmica (embolização seletiva) ou cirurgia. Embolização seletiva também está indicada nos casos de impossibilidade técnica de tratamento endoscópico na primeira tentativa.[9]

Habitual há pouco tempo, o exame de revisão *(second-look)* não é mais recomendado rotineiramente. No entanto, pode ser considerado em casos selecionados em que o risco de ressangramento é elevado e quando há dúvidas quanto à eficácia da hemostasia endoscópica.[9,14]

A associação entre DUP e infecção por *Helicobacter pylori* já está formalmente estabelecida. Assim, recomenda-se que a pesquisa de *H. pylori* deve ser feita no quadro agudo e o tratamento *H. pylori* deve ser imediato, sempre que o teste for positivo. Se o teste for negativo, o paciente deve ser submetido a novo teste posteriormente.

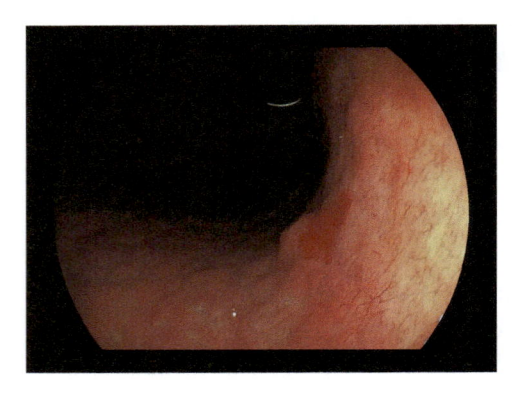

Fig. 83-4. Lesão de Dieulafoy.

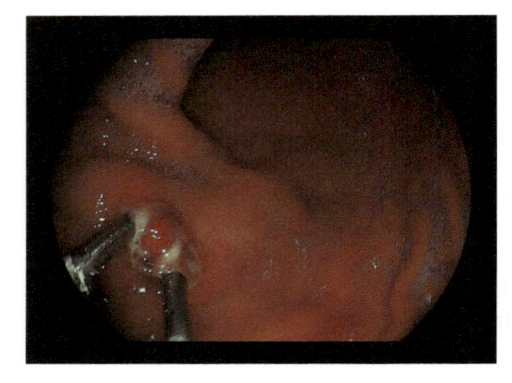

Fig. 83-5. Lesão de Dieulafoy – aspecto endoscópico 5 dias após hemostasia mecânica.

O controle de erradicação do *H. pylori* está recomendado em todos os casos e métodos menos invasivos podem ser usados (teste respiratório, por exemplo).[10,12]

HEMORRAGIA DIGESTIVA ALTA EM PACIENTES NO PÓS-OPERATÓRIO DE CIRURGIA BARIÁTRICA

Pacientes submetidos a cirurgia bariátrica podem apresentar quadro de hemorragia digestiva alta no pós-operatório imediato ou tardio. Nos primeiros dias de pós-operatório, o exame de endoscopia será evitado na medida do possível, considerando que a avaliação estará prejudicada por edema e friabilidade na área da anastomose. A sua realização poderá ser imperiosa na presença de hemorragia, exteriorizada com hematêmese, melena ou enterorragia e deverá ser realizada com cuidado e mínima insuflação de ar ou instilação de água.[16,17]

A hemorragia ocorre no pós-operatório imediato em 1% a 5% dos casos de derivação gástrica.[18,19] Um estudo mostrou que o sangramento manifesta-se nas primeiras 4 horas em 70% dos casos.[20] É rara após gastrectomia vertical ou banda laparoscópica.[21,22] A taxa de sangramento é maior na derivação gástrica laparoscópica (5,1%) do que no acesso por laparotomia (2,4%) e o ressangramento também é maior no grupo laparoscópico.[11] Em revisão de 933 pacientes pós-derivação gástrica a taxa de sangramento foi de 3,2%, sendo que, desses, 47% tiveram um episódio, 43%, dois episódios e 10%, três episódios.[20]

O papel da endoscopia nesta complicação é desafiador. Por vezes o exame não é necessário, pois o sangramento pode ser leve e/ou autolimitado. Se o sangramento for grave ou se houver recidiva após abordagem conservadora, a endoscopia deve ser realizada.[16] O sangramento mais comumente tem origem na anastomose gastrojejunal, com possibilidade de hemostasia endoscópica.[16,17] Uso de clipes é melhor opção comparada com os métodos térmicos, pois minimiza a injúria na região da anastomose e deve associar-se a solução de adrenalina pois a terapia dupla tem melhor resultado.[18] Em revisão de 89 pacientes com sangramento imediato pós-derivação, 77% foram tratados conservadoramente e a endoscopia diagnóstica e terapêutica foi realizada em somente 6 (6,7%) e 5 (5,6%) desses pacientes, respectivamente.[19] Em outro levantamento a endoscopia foi feita em 27 de 30 pacientes (90%) e a fonte do sangramento foi a anastomose gastrojejunal em todos os casos.[21] Em 85% desses pacientes havia sangramento ativo ou estigma de sangramento e a terapêutica endoscópica com injeção, coagulação térmica ou com clipes foi utilizada. O controle inicial ocorreu em todos os pacientes, mas 5 (17%) ressangraram e foram submetidos a nova terapêutica endoscópica. Mais raramente o sangramento poderá ocorrer na linha de secção da bolsa gástrica, na anastomose enteroentérica, em outro ponto do intestino delgado ou do cólon ou, mesmo, no estômago excluído.[18] Nesses casos será necessária uma abordagem com colonoscópio pediátrico ou enteroscópio.[16,18]

Pacientes em pós-operatório tardio podem apresentar hemorragia digestiva alta. Excluída a causa do sangramento na bolsa gástrica, anastomose e mucosa intestinal, o estômago excluso deve ser examinado. Na cirurgia de desvio gástrico não se pode examiná-lo por técnicas endoscópicas ou radiológicas habituais.[20,21] No momento, a utilização atual de alça longa, torna o acesso por endoscopia alta convencional virtualmente impossível. Algumas publicações mostraram sucesso e segurança em acessar o estômago excluso usando a enteroscopia de balão simples ou duplo balão.[22-29] As indicações do uso desse método variam entre dor epigástrica, anemia, perda excessiva de peso, sangramento ativo e sangramento oculto. Em séries em que foi possível o exame do estômago excluído por um destes métodos, foi constatada gastrite crônica superficial em 87%, confirmada na histologia em 42%, com 10% de metaplasia intestinal, achados de significado obscuro.[22-29] A produção de ácido era menor que na população normal e o *H. pylori* negativo em 70%, o que fala a favor de um estômago não ulcerogênico.[28] No entanto, a úlcera péptica pode ocorrer no estômago excluído, inclusive sob a forma perfurada ou hemorrágica com incidência inferior a 0,3%.[29]

Em série retrospectiva de 3.000 pacientes houve oito casos (0,27%) de hemorragia. O tempo médio entre a cirurgia e o episódio hemorrágico é em média de 9,5 anos. Considerando estes dados estima-se em menos de 1% a necessidade real do exame endoscópico do estômago excluso.[30]

REFERÊNCIAS BIBLIOGRÁFICAS

1. Naseer M, Lambert K, Hamed A, Ali E. Endoscopic advances in the management of non-variceal upper gastrointestinal bleeding: A review. World J Gastrointest Endosc. 2020;12(1):1-16.
2. Bai Y, Li ZS. Guidelines for the diagnosis and treatment of acute non-variceal upper gastrointestinal bleeding. Journal of Digestive Diseases. 2016;17:79-87.
3. Jung K, Moon W. Role of endoscopy in acute gastrointestinal bleeding in real clinical practice: A evidence-based review. World J Gastrointestinal Endosc. 2019;11(2): 68-83.
4. Oakland K. Changing epidemiology and etiology of upper and lower gastrointestinal bleeding. Best Pract Res Clin Gastroenterol. 2019;42-43:1-6
5. Abougergi MS. Epidemiology of upper gastrointestinal hemorrhage in the USA: is the bleeding slowing down? Dig Dis Sci. 2018;63:1091-3.
6. Wuerth BA, Rockey DC. Changing epidemiology of Upper Gastrointestinal Hemorrhage in the Last Decade: A Nationwide Analysis. Dig Dis Sci. 2018;63:1286-1293.
7. Kamboj AK, Hoversten P, Leggett CL. Upper Gastrointestinal Bleeding: Etiologies and Management. Mayo Clin Proc. 2019;94(4):697-703.
8. Monteiro S, Gonçalves TC, Magalhães J, Cotter J. Upper gastrointestinal bleeding risk scores: who, when and why? World J Gastrointest Pathophysiol. 2016;7(1):86-96.
9. Gralnek IM, Stanley AJ, Morris AJ, et al. Endoscopic diagnosis and management of nonvariceal upper gastrointestinal hemorrhage (NVUGIH): European Society of Gastrointestinal Endoscopy (ESGE) Guideline - Update 2021. Endoscopy. 2021;53(3):300-332.
10. Garber A, Sunguk J. Novel therapeutics strategies in the management of non-variceal upper gastrointestinal bleeding. Clinical Endoscopy. 2016;49(5):421-4.
11. Neumann I, Letelier LM, Rada G. Comparison of different regimens of pump inhibitors for acute peptic ulcer bleeding. Cochrane Database Syst Rev. 2013(6):CD007999.
12. eitch AM, Radaelli F, Alikhan R, et al. Endoscopy in patients on antiplatelet or anticoagulant therapy: British Society of Gastroenterology (BSG) and European Society of Gastrointestinal Endoscopy (ESGE) guideline update. Endoscopy. 2021.
13. Orpen-Palmer J, Stanley AJ. Update on the management of upper gastrointestinal bleeding. BMJ Med. 2022;1(1):e000202.
14. Hwang JH, Fisher DA, Ben-Menachem T, et al. The role of endoscopy in the management of acute non-variceal upper GI bleeding. Gastrointest Endosc. 2012;75(6):1132-8.
15. Jang JY. Recent developments in the endoscopic treatment of patients with peptic ulcer bleeding. Clin Endosc. 2016;49:417-20.
16. Grossi L, Ciccaglione AF, Marzio L. Esophagitis and its causes: who is guilty when acid is found not guilty? World J Gastroenterol. 2017;23(17):3011-3016.
17. Evans JA, Muthusamy VR, et al. The role of endoscopy in the bariatric surgery patient. Gastrointest Endosc. American Society for Gastrointestinal Endoscopy Standards of Practice Committee. 2015;81:1063.
18. Rocha LCM, Lima GF Jr, Costa MEVMM, et al. A endoscopia em pacientes submetidos a cirurgia de Fobi-Capella: analise retrospectiva de 800 exames. GED Gastroenterol Endos Dig. 2004;23:195-204.
19. Bakhos C, Alkhoury F, Kyriakides T, et al. Early postoperative hemorrhage after open and laparoscopic roux-en-y gastric bypass. Obes Surg. 2009;19:153-7.
20. Abbas M. Endoscopy in the bariatric patient. Annals of Laparoscopic and Endoscopic Surgery. 2019.
21. Bellorin O, Abdemur A, Sucandy I, et al. Understanding the significance, reasons and patterns of abnormal vital signs after gastric bypass for morbid obesity. Obes Surg. 2011;21:707-713.
22. Kuga R, Safatle-Ribeiro AV, Sakai P. Utility of Double balloon endoscopy for the diagnosis and treatment of stomach and small intestine disorders in patients with gastric bypass. Tech Gastrointest Endosc. 2008;10:136-140.
23. Jamil LH, Krause KR, Chengelis DL, et al. Endoscopic management of early upper gastrointestinal hemorrhage following laparoscopic Roux-en-Y gastric bypass. Am J Gastroenterol. 2008;103:86-91.

24. Ferreira LEVV, Song LMWK, Baron TH. Management of acute postoperative hemorrhage in the bariatric patient. Gastrointest Endoscopy Clin N Am. 2011;21:287-294.
25. De Palma GD, Forestieri P. Role of endoscopy in the bariatric surgery of patients. World J Gastroenterol. 2014;20:7777-84.
26. Kumar N, Thompson CC. Endoscopic management of complications after gastrointestinal weight loss surgery. Clin Gastroenterol Hepatol. 2013;11:342-53.
27. Spaw AT, Husted JD. Bleeding after laparoscopic gastric bypass: case report and literature review. Surg Obes Relat Dis. 2005;1:99-103.
28. Rabl C, Peeva S, Prado K, et al. Early and late abdominal bleeding after Roux-en-Y gastric bypass: sources and tailored therapeutic strategies. Obes Surg. 2011;21:413-420.
29. Skinner M, Peter S, Wilcox CM, et al. Diagnostic and therapeutic utility of double-balloon enteroscopy for obscure GI bleeding in patients with surgically altered upper GI anatomy. Gastrointest Endosc. 2014;80:181-186.
30. Patel MK, Horsley-Silva JL, Gomez V, et al. Double Balloon enteroscopy procedure in patients with surgically altered bowel anatomy: analysis of a large prospectively collected database. J Laparoendosc Adv Surg Tech A. 2013;23:409-13.

84 Hemorragia do Intestino Médio

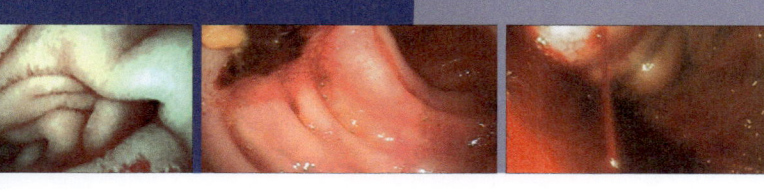

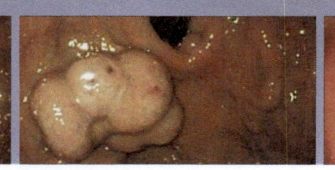

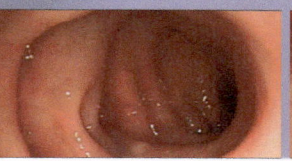

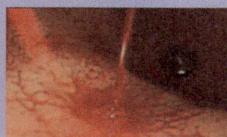

David Corrêa Alves de Lima ▪ Luiz Ronaldo Alberti ▪ Daniella Ribeiro Einstoss Korman

CONCEITO

Anteriormente, o sangramento gastrointestinal obscuro era caracterizado como o sangramento visível, ou oculto persistente ou recidivante não esclarecido após avaliação endoscópica convencional, incluindo esofagogastroduodenoscopia (EGD) e colonoscopia com exame do íleo distal, respondendo por 5% das causas de hemorragia digestiva. Em cerca de 75% dos casos o intestino delgado era o principal sítio de sangramento e os 25% restantes correspondiam a casos não detectados por EGD ou colonoscopia.[1,2]

Com os recentes avanços nos métodos de estudo do intestino delgado, incluindo a VCE (videocápsula endoscópica), enteroscopia assistida por aparelho e os métodos radiológicos, grande parte das causas destes sangramentos considerados obscuros tem sido definida. Diante disso, recente *guideline* propôs uma mudança de terminologia, passando a utilizar o termo "hemorragia do intestino médio" (HIM) quando a causa da hemorragia está no intestino delgado – distalmente à papila de Vater até o íleo distal.[3]

O termo "sangramento intestinal de etiologia obscura" passou a ser reservado aos casos em que não se consegue definir uma etiologia para o sangramento, apesar da exaustiva investigação de todo o trato digestório, incluindo o intestino delgado.[3]

Lesões ao alcance do endoscópio convencional ou colonoscópio podem não ser identificadas por uma variedade de razões. Desse modo, a repetição desses exames deve ser avaliada individualmente antes da investigação do intestino delgado. Isso é ainda mais importante naqueles pacientes com anemia ferropriva ou que apresentam melena. Lesões de Cameron, varizes de fundo gástrico, Dielafoy, ectasia vascular do antro gástrico, angiectasias representam as lesões mais comumente não identificadas na parte alta do trato digestório. A repetição da colonoscopia deve ser considerada especialmente naqueles pacientes que foram submetidos a exame de urgência e que não apresentaram preparo colônico adequado. Doença hemorroidária, angiectasias, divertículo que parou de sangrar representam os principais agentes não identificados como causa de hemorragia digestiva baixa.[4]

Alguns especialistas têm sugerido que a repetição dos exames (endoscopia e colonoscopia) nesses pacientes seja feita por endoscopista diferente daquele que realizou o primeiro exame, obtendo assim uma segunda avaliação independente.[5]

CAUSAS DE HIM

Existem causas variadas de sangramento do intestino médio.

De maneira geral, pacientes com idade inferior a 40 anos têm como as principais causas de sangramento: doença inflamatória intestinal, divertículo de Meckel, lesão de Dieulafoy ou tumores (GIST, linfoma, tumores neuroendócrinos, adenocarcinoma). Em pacientes mais idosos, o sangramento decorre, mais comumente, de tumores, lesões vasculares, erosões ou úlceras relacionadas com anti-inflamatórios não esteroides.

As lesões do intestino delgado classificadas por ordem de frequência estão listadas no Quadro 84-1.

Quadro 84-1. Causas de Hemorragia do Intestino Delgado

Lesões	Frequência
Lesões vasculares	
▪ Angiectasias ▪ Telangiectasia hereditária hemorrágica ▪ Hemangioma ▪ Dieulafoy	70-80%
Miscelânia	
▪ Medicações ▪ Infecções (tuberculose) ▪ Doença de Crohn ▪ Divertículo de Meckel ▪ Zollinger-Ellison ▪ Vasculites ▪ Enterite actínica ▪ Divertículo jejunal ▪ Isquemia mesentérica ▪ Outras	10-25%
Tumores	5-10%

Lesões Vasculares

Compreendem as angiectasias adquiridas, hereditárias (síndrome de Osler-Rendu-Weber), hemangiomas e a lesão de Dieulafoy.[6,7]

As angiectasias adquiridas ou angiodisplasias são as causas mais comuns de sangramento do intestino delgado, correspondendo a cerca de 50% dos casos. São dilatações de veias submucosas preexistentes e dos capilares mucosos suprajacentes. Histologicamente consistem em vasos dilatados, distorcidos, limitados por endotélio e raramente por pequena quantidade de músculo liso. As lesões se assemelham mais a ectasias de vasos normais do que a verdadeiras malformações arteriovenosas. Portanto, o termo angiectasia é mais adequado que angiodisplasia.[8] Endoscopicamente, são lesões planas ou levemente elevadas, avermelhadas, com cerca de 2 a 10 mm de tamanho. Podem ser arredondadas, estreladas ou arboriformes.[8]

Acreditava-se que angiectasias acometessem mais frequentemente o cólon e raramente o intestino delgado, sendo importante causa de sangramento do sistema digestório, especialmente em idosos. Estudos recentes, após o advento da cápsula endoscópica, têm demonstrado sua alta prevalência no intestino delgado, sendo considerada etiologia frequente de hemorragia do intestino médio.[6,7] O significado clínico e a necessidade de abordagem terapêutica das pequenas angiectasias ainda são controversos.[7]

A explicação para o sangramento nas angiectasias permanece desconhecida. Vários mecanismos são propostos, como, por exemplo, o aumento de pressão nos capilares mucosos, abrasão da mucosa por alimentos, processos isquêmicos e aumento dos níveis do fator de crescimento do endotélio. Do mesmo modo, a história natural destas lesões é pouco compreendida em razão da falta de estudos prospectivos a longo prazo (Figs. 84-1 a 84-4).[7]

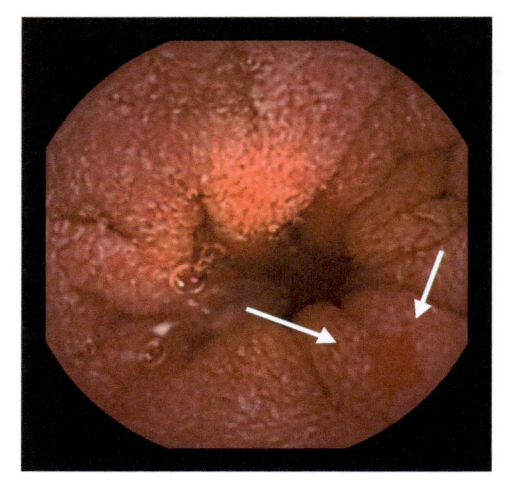

Fig. 84-1. Angiectasia em delgado.

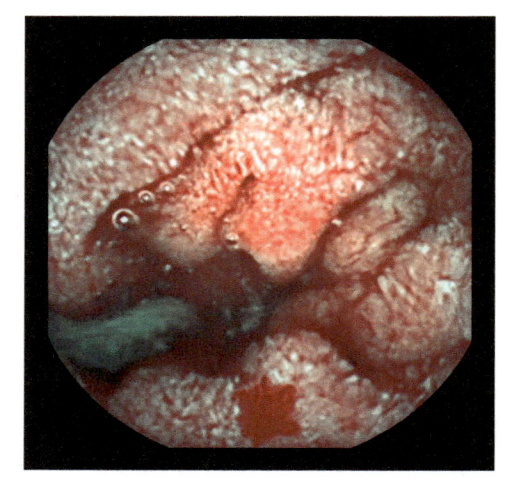

Fig. 84-2. Angiectasia em delgado – FICE.

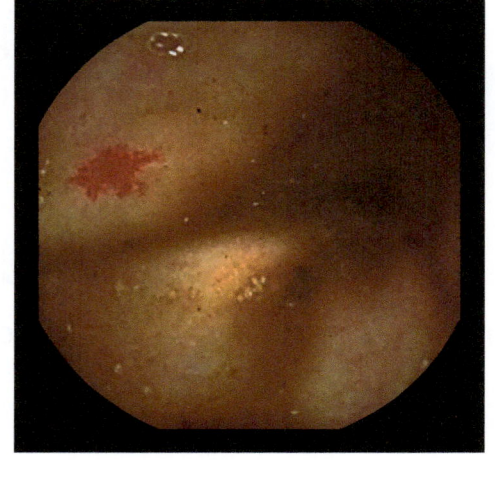

Fig. 84-3. Angiectasia no íleo.

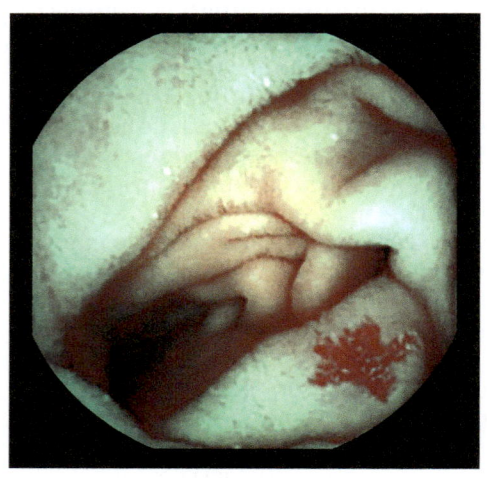

Fig. 84-4. Angiectasia no jejuno.

A síndrome de Osler-Weber-Rendu ou telangiectasia hemorrágica hereditária (THH) é caracterizada por diminutas ectasias vasculares da pele e mucosa do trato digestório e por episódios recorrentes de epistaxe e sangramento digestivo. O sangramento normalmente não ocorre antes da quarta década de vida, acometendo pelo menos 15% dos pacientes. Estudos genéticos demonstraram que a THH ocorre em decorrência de um grupo de desordens autossômicas dominantes e, portanto, mutações em diversos locais diferentes do gene podem determinar a síndrome clínica.[9]

Os hemangiomas são tumores vasculares hamartomatosos que podem ocorrer ao longo de todo o trato digestório. Representam 5-10% dos tumores benignos do intestino delgado. Surgem a partir de plexos vasculares submucosos e são classificados como capilares, cavernosos ou mistos. Os hemangiomas cavernosos são maiores, com vasos de parede fina, diferentemente das lesões capilares que possuem pequenos vasos envolvidos por tecido conjuntivo deficiente em elastina. O sangramento dos hemangiomas capilares tendem a ser de pequena monta, frequentemente oculto, enquanto os hemangiomas cavernosos causam sangramentos visíveis (Fig. 84-5).[9]

A lesão de Dieulafoy é mais frequente em indivíduos adultos e idosos (Fig. 84-6). Trata-se da ulceração de uma artéria submucosa calibrosa, sem arterite, mas superficial, ectópica e de trajeto sinuoso. É rara sendo observada em cerca de 2% dos pacientes com sangramento digestório alto maciço. Embora no estômago seja de localização mais frequente, também já foi encontrada no duodeno, no jejuno e no cólon. O diagnóstico é difícil principalmente se a lesão estiver localizada no intestino delgado. A lesão jejunal pode ser detectada por enteroscopia ou angiografia em casos de sangramento ativo. Mais recentemente, a cápsula endoscópica e a enteroscopia têm aumentado a acurácia diagnóstica. Na maioria dos pacientes, a lesão não é endoscopicamente visível ou observa-se apenas área avermelhada puntiforme. A mortalidade da hemorragia por lesão de Dieulafoy é de aproximadamente 25%.[9]

Uma nova classificação para lesões vasculares foi proposta por Yano *et al.*, em 2008, com base em achados endoscópicos do intestino delgado. Tal classificação é útil para determinar a conduta terapêutica:[8]

- *Tipo 1a:* eritema puntiforme (< 1 mm) sem ou com porejamento.
- *Tipo 1b:* eritema (poucos mm) sem ou com porejamento.
- *Tipo 2a:* lesões puntiformes (< 1 mm) com sangramento pulsátil.
- *Tipo 2b:* protrusão vermelha pulsátil sem dilatação venosa ao redor.
- *Tipo 3:* protrusão vermelha pulsátil com dilatação venosa ao redor.
- *Tipo 4:* outra (não classificada em nenhuma categoria).

Tumores

Somente 3% dos tumores do trato digestório ocorrem no intestino delgado. O leiomioma é o tumor benigno mais comum do intestino delgado, sendo o neuroendócrino o tumor maligno mais frequente. Entretanto, os tumores estromais são os que sangram com mais frequência.[10]

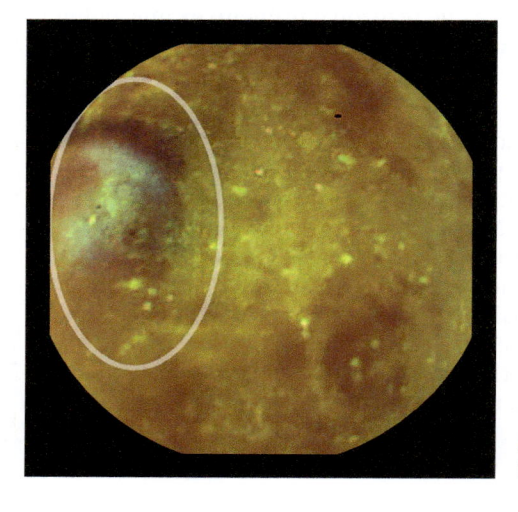

Fig. 84-5. Hemangioma ileodistal.

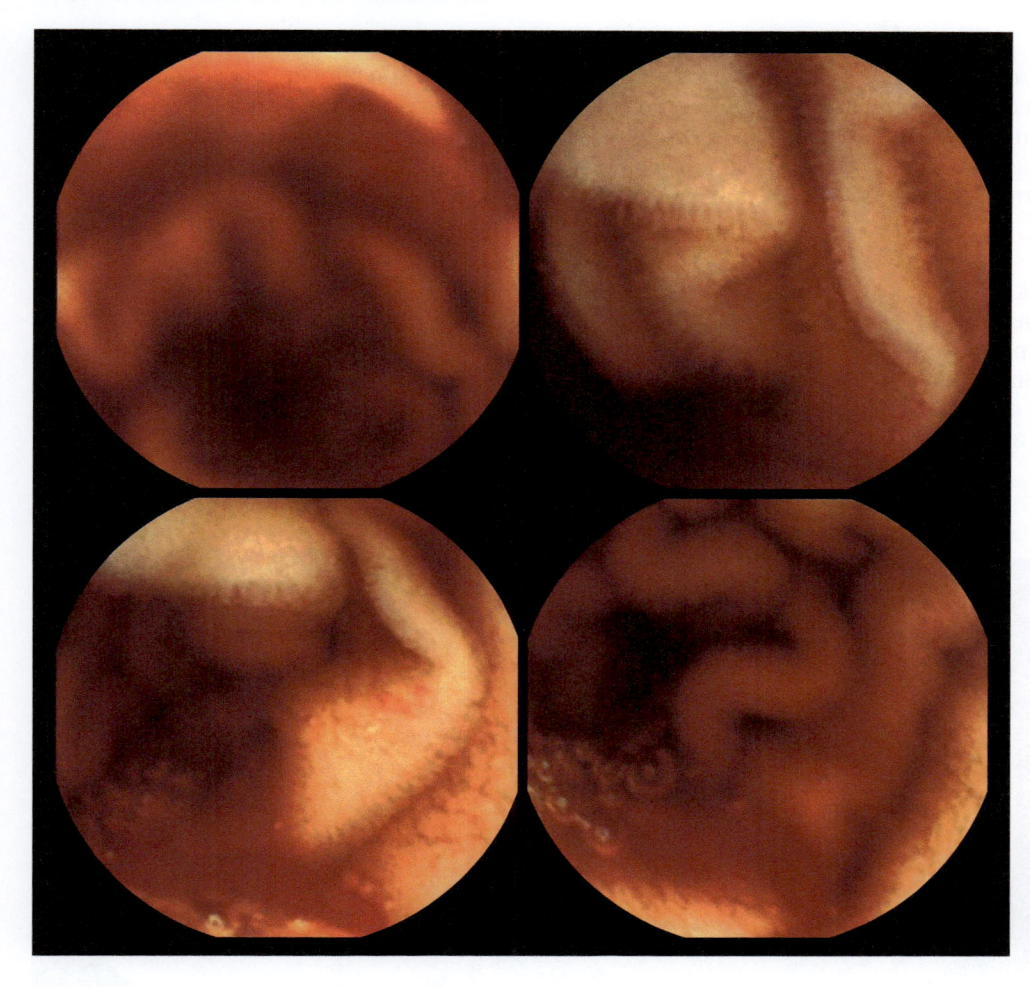

Fig. 84-6. Paciente de 64 anos com HIM, com múltiplas comorbidades, incluindo marca-passo. Exame de cápsula realizado em nível hospitalar. Diagnóstico de síndrome de Dielafoy de jejuno proximal.

Os tumores de intestino delgado correspondem a 5-10% dos casos de hemorragia do intestino delgado. A idade média dos pacientes é inferior àquela dos pacientes com angiectasias. O sangramento é a apresentação clínica em até 53% dos pacientes. Hemorragia abundante está mais relacionada com tumores estromais, enquanto perda crônica e anemia são mais comuns nos tumores neuroendócrinos, adenocarcinomas e linfomas (Fig. 84-7). Por causa de sua vascularização, os tumores estromais podem ser detectados com a cintilografia com tecnécio-99 m (Tc^{99}). A sensibilidade da angiografia foi descrita como 86% para estas lesões.[10]

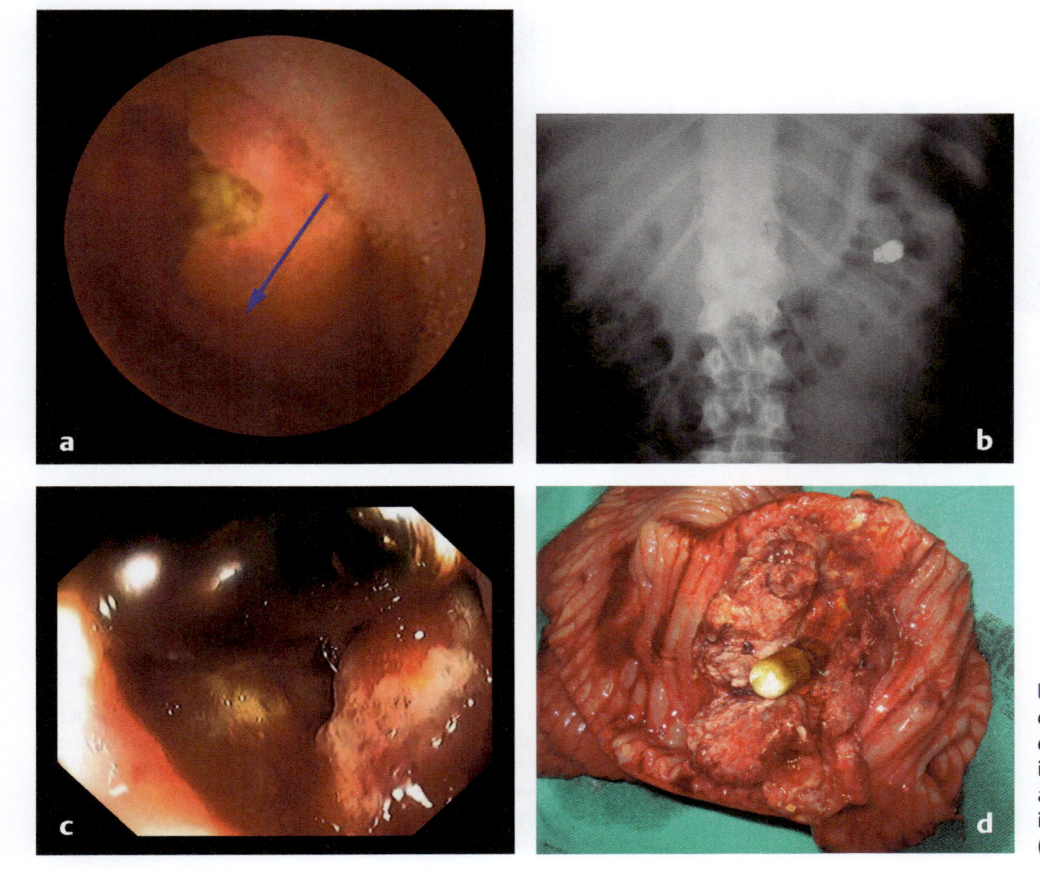

Fig. 84-7. (**a**) Paciente de 47 anos com anemia crônica e emagrecimento. Cápsula endoscópica evidenciou tumor em jejuno, permanecendo impactada na região. (**b**) Radiografia simples de abdome mostrando cápsula impactada. (**c**) Cápsula impactada próximo ao tumor, vista por enteroscopia. (**d**) Peça cirúrgica.

Divertículo de Meckel

É a anomalia congênita mais prevalente, ocorrendo em 2% da população, sendo mais frequente no homem do que na mulher. A complicação mais frequente é o sangramento maciço, normalmente na infância. É a causa do sangramento em dois terços dos homens com menos de 30 anos com sangramento gastrointestinal obscuro.[3]

Doença de Crohn

É a causa mais comum de lesões ulceradas no intestino delgado (Fig. 84-8). Normalmente se manifesta por sangramento crônico de pequena quantidade e anemia. Sangramento maciço é raro. Em apenas 15% dos casos, as lesões sangrantes localizam-se no intestino, sendo o cólon o local mais comum. Em cerca de 20% dos pacientes com acometimento do intestino delgado, a hemorragia é a manifestação inicial da doença.[3]

Causas Menos Comuns

A síndrome de Zollinger-Ellison também pode ser causa de hemorragia em decorrência de ulcerações associadas ao quadro de hipergastrinemia. As úlceras podem ocorrer na terceira porção duodenal e no jejuno.[30] Infecções como tuberculose, sífilis e histoplasmose também podem ser causa de sangramento. No caso da tuberculose, a localização mais frequente é ileocecal e jejunoileal.[9]

A amiloidose pode ocorrer em diversos órgãos. O acometimento do TGI é comum na amiloidose primária. Má absorção, obstrução e sangramento foram relatados. Em alguns casos, lesões pseudotumorais podem ser a causa do sangramento (Figs. 84-9 e 84-10).

Diversas medicações como potássio, anti-inflamatórios não esteroides (AINEs) e mercaptopurina são causas de ulcerações e sangramento. Os AINEs certamente são subestimados como causa de

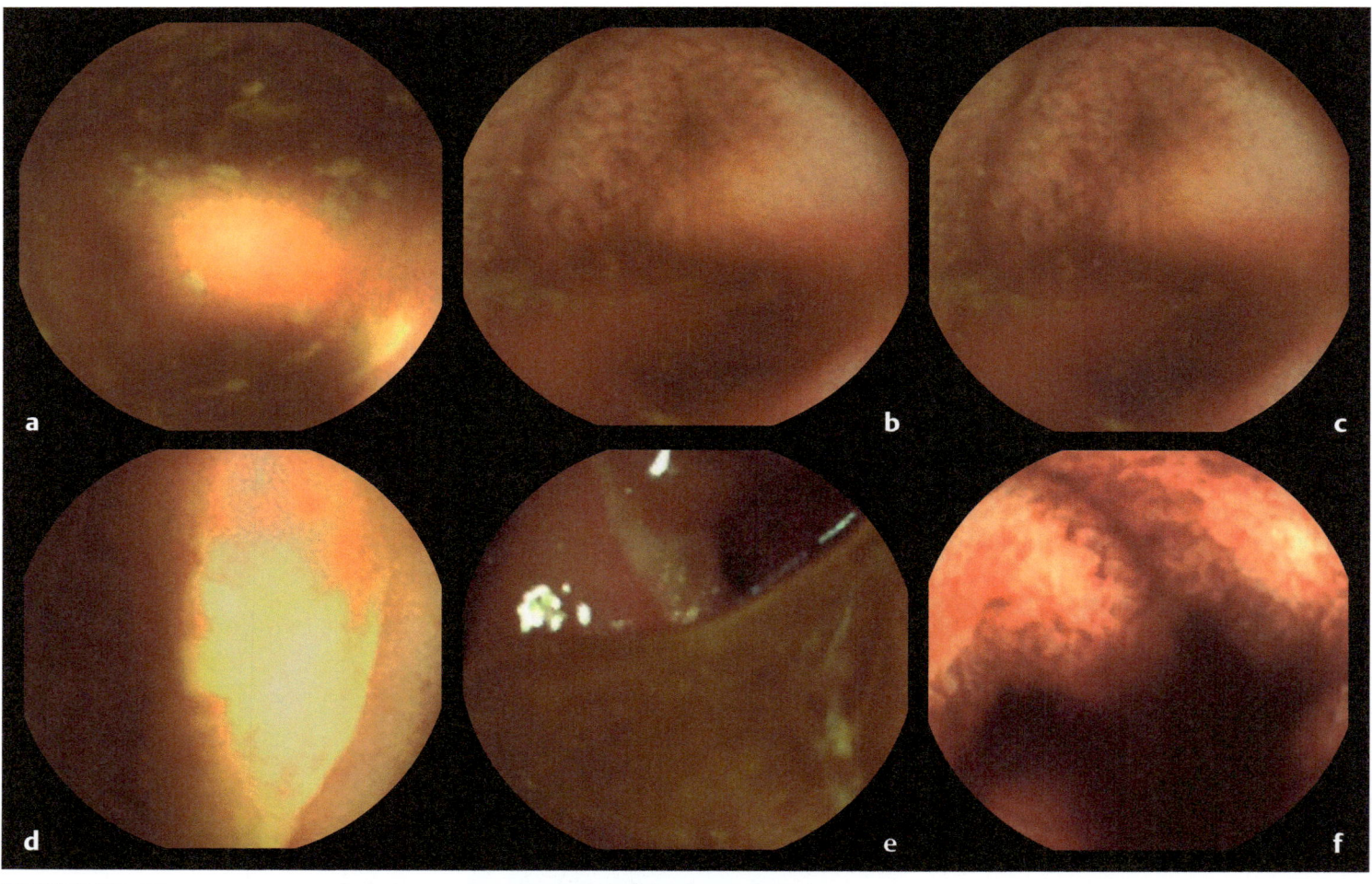

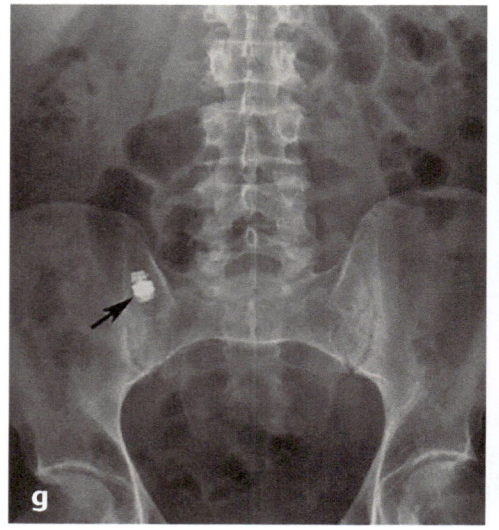

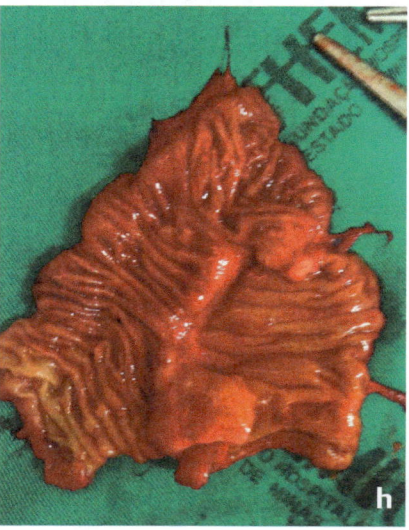

Fig. 84-8. (a-f) Imagens de cápsula endoscópica de paciente de 16 anos com HIM. Observar presença de úlceras levando a estenose e sangramento. (g) Radiografia simples de abdome mostrando cápsula impactada em íleo distal. (h) Peça cirúrgica aberta da área de ulceração, fibrose e estenose. Anatomopatológico confirmou doença de Crohn.

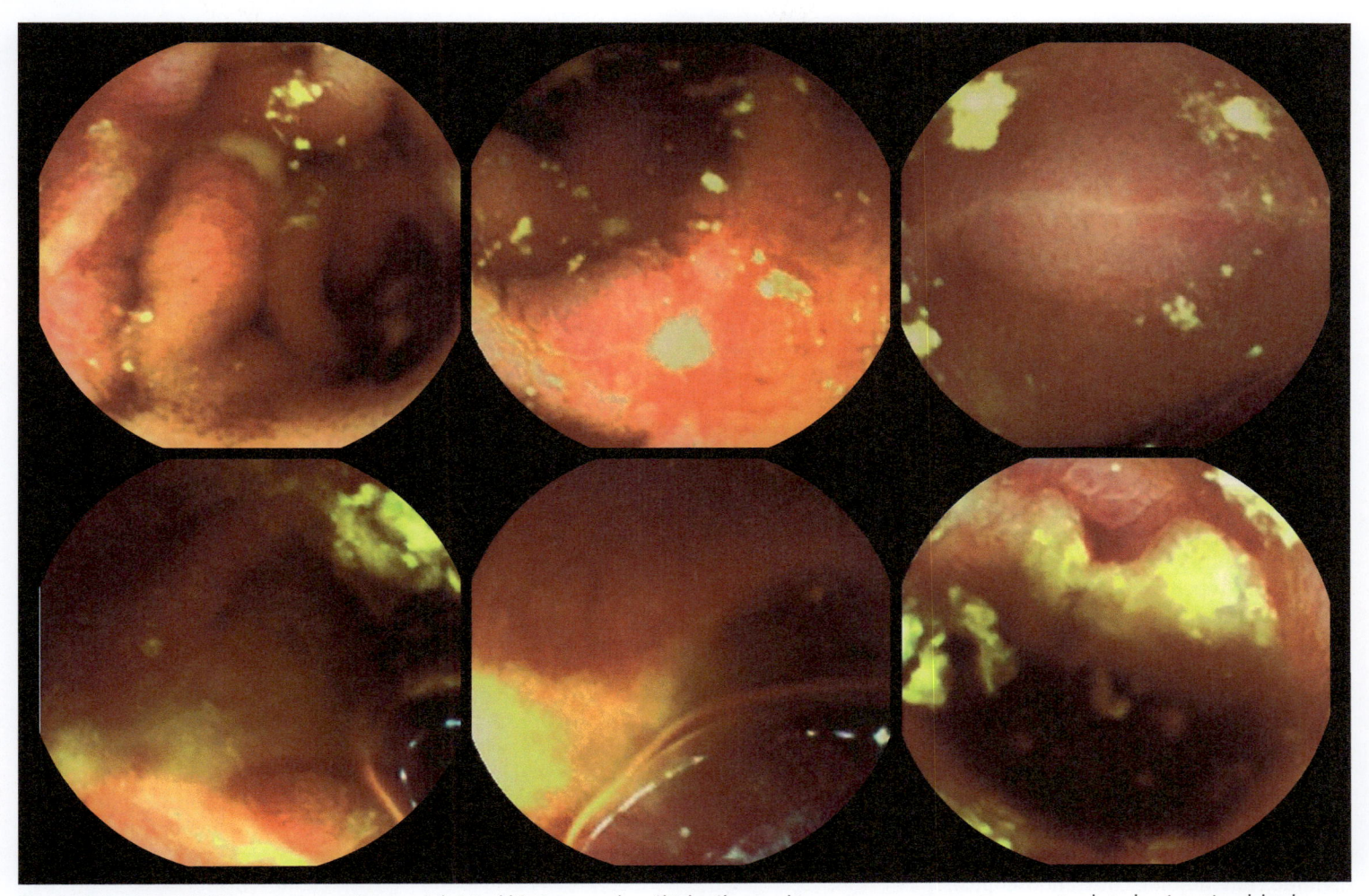

Fig. 84-9. Paciente de 84 anos com anemia grave (Hb 5,6 g/dL). Presença de múltiplas úlceras, algumas com sangramento, acometendo todo o intestino delgado, diagnosticadas posteriormente como amiloidose.

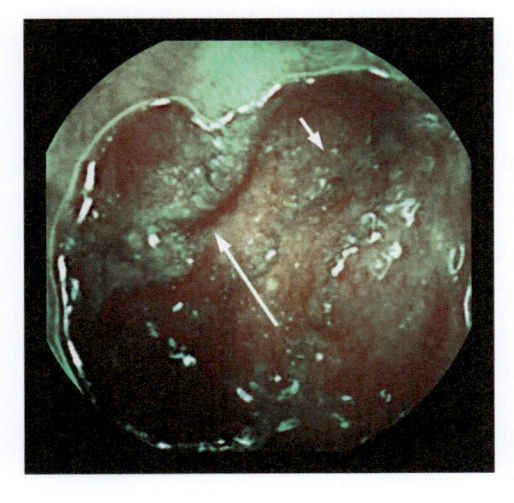

Fig. 84-10. Varizes em jejuno.

ulcerações do intestino delgado e anemia por deficiência de ferro. Outras causas menos frequentes são os aneurismas mesentéricos, varizes ectópicas, fístulas aortoentéricas, enterite actínica e vasculites.[9]

DIAGNÓSTICO E MANEJO CLÍNICO

A avaliação dos pacientes com HIM deve ser realizada de acordo com dados da história clínica, achados do exame físico e os resultados da propedêutica prévia (exames laboratoriais, exames de imagem e endoscópicos).

O diagnóstico da origem do sangramento em pacientes com HIM é desafiador.

Por causa das características da HIM, torna-se evidente que a dificuldade de diagnóstico etiológico, assim como a terapêutica da mesma, podem, normalmente, implicar na realização e na repetição de vários exames endoscópicos e estudos de imagem antes que um diagnóstico etiológico definitivo seja estabelecido.[15] Foutch *et al.* (1990) demonstraram o grande número de procedimentos diagnósticos a que estes pacientes são submetidos, quando 39 pacientes haviam se submetido a 277 procedimentos diagnósticos (média de 7,3 por paciente) sem sucesso.[10]

Além do custo dos exames, deve-se considerar que a ausência do diagnóstico etiológico dificulta a abordagem terapêutica resolutiva, implicando, desta forma, em múltiplas transfusões sanguíneas e repetidas internações.[10]

A complexidade na abordagem do intestino delgado certamente exige maior número de procedimentos diagnósticos, mais transfusões sanguíneas, internações hospitalares mais prolongadas e, consequentemente, maiores custos. Além disso, estes pacientes apresentaram pior prognóstico quando comparados com pacientes com hemorragia digestiva alta ou baixa (mortalidade de 10%).[11]

Outro dado alarmante é o tempo médio estimado de 2 anos (variando de 1 mês a 8 anos) para o diagnóstico diferencial do paciente portador de sangramento de origem obscura.[11]

Antes de avaliar a sintomatologia, é importante definir corretamente o tipo de sangramento apresentado.

Com o objetivo de orientar uma sequência propedêutica no sangramento do intestino médio, é recomendado separar os pacientes em dois grupos:

1. *Sem sangramento visível*: ausência de sangue visível nas fezes para o médico ou para o paciente, que se apresenta, em geral, com anemia por deficiência de ferro não explicada ou com pesquisa positiva de sangue oculto nas fezes (PSOF).
2. *Com sangramento visível*: sangramento visível persistente ou recorrente que se manifesta por hematoquezia e/ou melena.

Poucos estudos avaliaram a frequência e a história natural das duas formas de apresentação clínica da HIM.

No sangramento visível, a apresentação clínica com hematêmese parece ser de rara frequência, sendo a grande maioria dos casos representada pela passagem de sangue pelo reto.[3]

A manifestação clínica e a idade ajudam a definir o tipo de abordagem diagnóstica, assim como o prognóstico e os resultados terapêuticos. Pacientes com sintomas de anemia e pacientes com alteração hemodinâmica apresentam diferentes abordagens, o que implica diferentes algoritmos. Por exemplo, sintoma de hematêmese recorrente sugere origem do sangramento acima do ângulo de Treitz, e investigação do trato gastrointestinal inferior, a princípio, não é necessária. Pacientes com anemia discreta, queda pequena do hematócrito, idade avançada e múltiplas comorbidades devem ter investigação mais conservadora.[11]

Diante destes dados, com o intuito de abreviar o diagnóstico etiológico destes pacientes, torna-se de suma importância a avaliação propedêutica padronizada levando em consideração a história pregressa, faixa etária do início dos sintomas, história familiar, forma de apresentação e repercussão no seu estado clínico, visando à instituição de terapêutica específica o mais breve possível, minimizando, desta forma, repercussões para o paciente e, possivelmente, melhorando seu prognóstico. A avaliação da relação custo *versus* benefício da realização de cada procedimento propedêutico também deve ser levada em consideração, uma vez que exames de custo elevado, como a cápsula endoscópica e a enteroscopia de duplo balão ou balão único podem abreviar o tempo despendido para o estabelecimento de diagnóstico efetivo, reduzindo gastos com repetição de outros exames, transfusões sanguíneas e internações.[3,12]

RECURSOS DE PROPEDÊUTICA

Os métodos disponíveis para investigação da HIM podem ser divididos em radiológicos e endoscópicos:

Métodos Radiológicos

Os exames radiológicos contrastados em geral, como o trânsito intestinal, arteriografia, tomografia computadorizada helicoidal ou ressonância nuclear magnética têm um rendimento diagnóstico baixo, variando de 0% a 20%. Apesar de serem mais disponíveis que as demais técnicas, são inadequados para o exame da mucosa do TGI, não diagnosticando as angiectasias e as pequenas lesões de mucosa. Dentre os métodos radiológicos, deve-se dar preferência aos estudos seccionais, como a ressonância nuclear magnética e a tomografia computadorizada com enterografia, com o objetivo de identificar espessamentos parietais do delgado, permitindo, também, um estudo completo da cavidade abdominal em busca de outras lesões associadas. A tomografia computadorizada helicoidal *multislice* permite cortes finos de 2,5 a 5 mm, técnicas de reconstrução e estudo das estruturas arteriais da cavidade abdominal. Vários estudos mostram que a VCE é superior à TC no diagnóstico de lesões vasculares e inflamatórias, mas outros evidenciam a alta sensibilidade da TC na detecção de lesões de parede de delgado.[12]

Na vigência de sangramento ativo de pelo menos 0,5 a 1 mL por minuto, a **cintilografia**, apesar de dar informações sobre a localização topográfica do sangramento, apresenta resultados conflitantes na literatura. A cintilografia com hemácias marcadas *in vitro* com tecnécio-99 pode ser útil para localizar o sítio de sangramento obscuro, embora existam poucos estudos que recomendem essa abordagem. Tendo a vantagem de ser pouco invasivo, o radioisótopo possui meia-vida longa, o que permite repetir o exame durante um período de 24 horas. Esse exame requer um sangramento ativo de pelo menos 0,1 a 0,4 mL/min para que se obtenha um resultado positivo.

Para a identificação de sangramento obscuro existe uma taxa de 15% de falsos-positivos e de 12-23% de falso-negativos.[13]

Para o diagnóstico de divertículo de Meckel, a utilização do 99 m Tc-pertecnetato tem uma sensibilidade relatada de 75-100% e é o método de escolha, embora o resultado positivo indique apenas a presença de mucosa gástrica no intestino delgado, que pode ou não representar a fonte do sangramento.[13]

O papel da **angiografia** na hemorragia **do intestino médio** é difícil de ser avaliado, pois apenas um número limitado de protocolos angiográficos foi estabelecido para essa afecção. Quando ocorre sangramento ativo, a um fluxo superior a 1 mL/min, extravasamento de contraste no lúmen intestinal pode ser encontrado na angiografia mesentérica. A positividade da angiografia em se identificar o sangramento varia de 27-77% (média de 47%). Esse número pode aumentar naqueles pacientes com sangramentos mais volumosos, com instabilidade hemodinâmica, queda do hematócrito e necessidade de hemotransfusões.[3]

A angiografia pode, eventualmente, detectar lesões sem sangramento ativo quando se evidenciam padrões anormais vasculares, como os vistos nas angiectasias e neoplasias. Veias de fino calibre e de enchimento mais lento que persistem após o esvaziamento das veias mesentéricas ou tufos vasculares observados durante a fase de enchimento arterial são vistos em mais de 90% dos casos de angiectasias.[3]

Quando o sangramento é recorrente e os resultados de um estudo angiográfico são negativos, nova angiografia realizada na fase de um sangramento ativo pode ser útil. A angiografia provocativa consiste na administração de anticoagulantes, vasodilatadores ou antiagregantes plaquetários, podendo desencadear ou aumentar sangramentos ativos e melhorar o rendimento da angiografia. Estudo retrospectivo mostrou rendimento angiográfico de 32-65% com o uso de técnicas farmacológicas. Entretanto, observaram-se complicações em 17% desses pacientes levando a aumento da mortalidade.[3] A angiografia também pode ser realizada no período intraoperatório para localizar lesão sangrante, por meio de cateterismo superseletivo e infusão de azul de metileno, fluoresceína e contraste radiopaco.[2]

A associação de estudo baritado e **tomografia computadorizada helicoidal** ou ressonância nuclear magnética, angiorressonância e **angiografia provocativa** (utilização de anticoagulantes, vasodilatadores e trombolíticos) apresentam resultados interessantes. No entanto, a eficácia dos mesmos ainda não pode ser comprovada por carência de estudos comparativos e prospectivos. Já a angiografia superseletiva tem como vantagem a possibilidade de realizar procedimentos terapêuticos.[3]

Métodos Endoscópicos

A avaliação endoscópica do duodeno, jejuno e íleo é denominada de **enteroscopia**. Existem algumas formas de **enteroscopia**, como a sonda (*non-push*), *push*-enteroscopia, cápsula endoscópica e enteroscopia guiada por aparelho (duplo balão ou balão único) ou espiral.

Deve-se ressaltar que o comprimento do intestino delgado é de aproximadamente 5 a 7 metros, fato este a ser considerado durante a escolha do método empregado. Esquematicamente, os 2/5 proximais do intestino delgado correspondem ao jejuno e os 3/5 distais ao íleo. Quanto à avaliação endoscópica, no jejuno proximal, assim como no duodeno, as pregas circulares (válvulas de Kerckring) são proeminentes e numerosas e vão diminuindo gradualmente em número e tamanho ao longo do mesmo, estando ausentes no íleo distal.

Sonda ou Non-Push Enteroscopia

A sonda é introduzida via nasal e sua progressão é feita passivamente com o peristaltismo. Corresponde a um enteroscópio de pequeno calibre (5 mm de diâmetro), com 200 a 300 cm de comprimento, sem comandos para a deflexão da ponta ou do canal terapêutico, com um canal interno para insuflar o balão existente na ponta do aparelho, facilitando a progressão do mesmo em razão do maior contato coma parede intestinal. No início da década de 1990, a enteroscopia por sonda foi decisiva no diagnóstico de pacientes com sangramento gastrointestinal obscuro, porém, hoje, em razão do tempo prolongado de exame, tal método se encontra em desuso. Estima-se que somente 50-70% da mucosa do intestino delgado sejam avaliados com esta técnica.[2]

Push-Enteroscopia

É realizada empurrando-se o enteroscópio progressivamente, método este que pode ser feito também intraoperatoriamente ou mesmo com aparelhos com gradual-*stiffness* capazes de se enrijecerem no sentido distal para proximal, gradualmente, graças a um processo especial de adição de uma camada de poliuretano no tubo de inserção. O *push*-enteroscópio é um instrumento longo (200 a 250 cm), com diâmetro de 10,5 mm, comandos direcionais e canal para procedimento terapêutico. Entretanto, através da *push*-enteroscopia não é possível alcançar todas as porções do jejuno ou mesmo o íleo. A *push*-enteroscopia intraoperatória, porém, possui ainda o inconveniente de necessitar de laparotomia, na qual o endoscópio é introduzido por meio da ação combinada do endoscopista e do cirurgião. Tal manobra pode ocasionar lesões inadvertidas da mucosa intestinal, aumentando a incidência de exames falsos-positivos. Além disso, por se tratar de método invasivo, possui complicações relacionadas com a lapatoromia, enterotomia e com íleo prolongado.[2]

Enteroscopia de Duplo Balão (EDB)

Desenvolvida por Yamamoto em 2003, baseia-se na técnica da retificação das alças de intestino delgado, encurtando-se o trajeto a ser examinado. Tal método permite a visualização de todo o intestino delgado, podendo ser introduzido tanto por via anterógrada como retrógrada, assim como possibilita a realização de biópsias e procedimentos terapêuticos.[14]

O sistema inclui um endoscópio com duplo balão, cuja porção de inserção de trabalho mede 200 cm e cujo diâmetro tem 8,5 ou 9,4 mm, com canais de biópsia de 2,2 e 2,8 mm, respectivamente; e um *overtube* flexível com 140 cm de comprimento e diâmetro máximo externo de 12,2 ou 13,2 mm. Ambos, o endoscópio e o *overtube*, são equipados com balão de látex, que podem sem inflados ou desinflados por meio de uma bomba de ar (Fig. 84-11).

A via preferencial para início da EDB não parece ter um consenso, sendo oral em nosso meio semelhantemente a alguns autores, porém, Yamamoto *et al.* preferem a via anal.[14] Contudo, o procedimento é finalizado após o diagnóstico da lesão por meio de uma única via, evitando-se a segunda via em muitos casos. Caso haja necessidade de abordagem por ambas as vias, recomenda-se que sejam realizadas em dias diferentes, em razão da distensão gasosa, sobrecarga do paciente e cansaço do profissional. Nesta situação, independente da via inicial escolhida, é necessária a injeção submucosa de tinta nanquim no local mais distante alcançado, para que no exame subsequente esta marcação seja encontrada.[14] Recomenda-se marcar com injeção de tinta de nanquim o ponto mais extremo alcançado, independentemente da via inicial de abordagem.[3]

A sedação assemelha-se àquela de uma endoscopia convencional, entretanto, recomenda-se sedação profunda com assistência do anestesiologista nos casos que ultrapassem 60 minutos de exame. Escopolamina faz-se necessária durante procedimentos terapêuticos, para diminuir a peristalse.

Experiências do Japão e países da Europa, especialmente da Alemanha, demonstram que a EDB tem sucesso diagnóstico em 70-80% dos casos, além de possibilitar gestos terapêuticos como cauterização de lesões hemorrágicas, retirada de pólipos, dilatações de estenoses, ressecções de neoplasias, evitando-se, em muitos casos, intervenções cirúrgicas. As complicações do método são raras, em torno de 1%.[3] Estudo multicêntrico em EDB demonstrou que o método é seguro com baixa taxa de complicação (EDB diagnóstica = 0,8% e EDB terapêutica = 4,3%).[3]

A combinação da EDB e a cirurgia do intestino delgado assistida por laparoscopia representa um método adicional, especialmente na HIM em decorrência de lesões vasculares ou neoplasia (Figs. 84-12 a 84-14).[3]

Enteroscopia de Balão Único

Foi desenvolvida com o intuito de simplificar o exame de enteroscopia de duplo balão, pelo uso de um único balão, mas procurando garantir as mesmas vantagens da EDB como a visualização de todo o intestino delgado e as possibilidades terapêuticas. Em ambas as técnicas, duplo e balão único, o ideal é a participação de dois profissionais para a realização do procedimento, já que tanto o endoscópio quanto o *overtube* precisam ser manipulados simultaneamente.[15]

O sistema consiste em: enteroscópio de balão único (*Olympus SIF*-Q180; diâmetro: 9,2 mm, canal de trabalho de 2,8 mm e comprimento de 200 cm) acoplado ao *overtube* flexível de silicone (*Olympus ST-SB0*; diâmetro: 13,2 mm). O canal interno do *overtube* também possui uma película hidrofílica que com a colocação de 10 a 20 mL de água reduz o atrito e permite o fácil deslizamento do enteroscópio por dentro do *overtube*. Para insuflação do balão do *overtube*, o

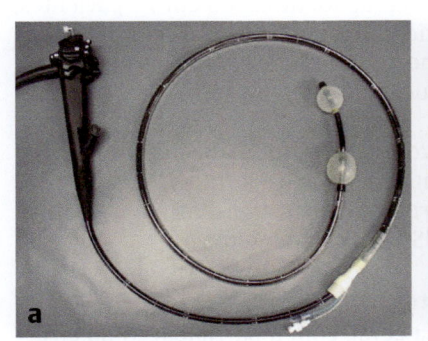

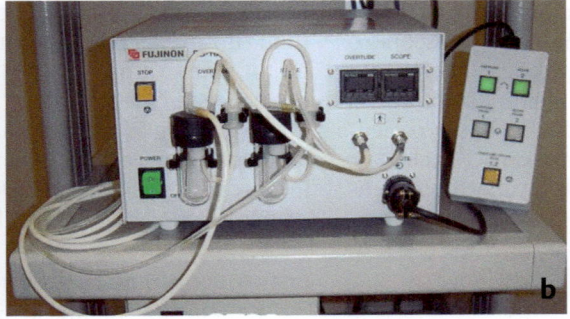

Fig. 84-11. (a) Enteroscópio com duplo-balão e *overtube* flexível. (b) Bomba de ar do enteroscópio de duplo balão.

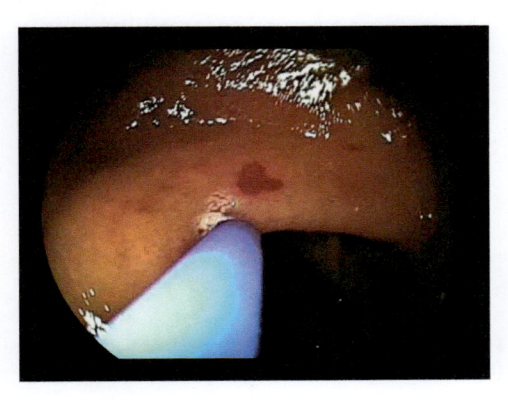

Fig. 84-12. Angiectasias de íleo proximal tratadas com plasma de argônio. Enteroscopia de duplo balão – via retrógrada.

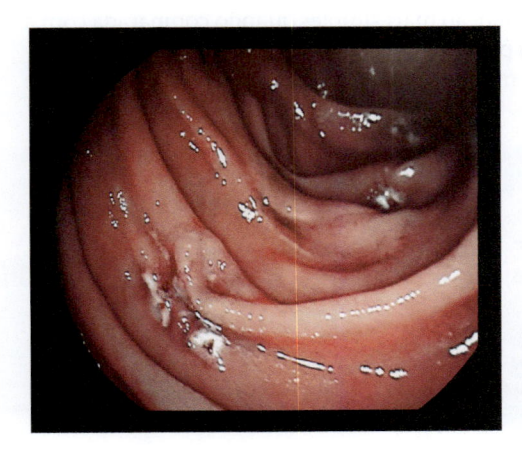

Fig. 84-13. Angiectasia em íleo após coagulação com plasma de argônio. Enteroscopia de duplo balão – via retrógrada.

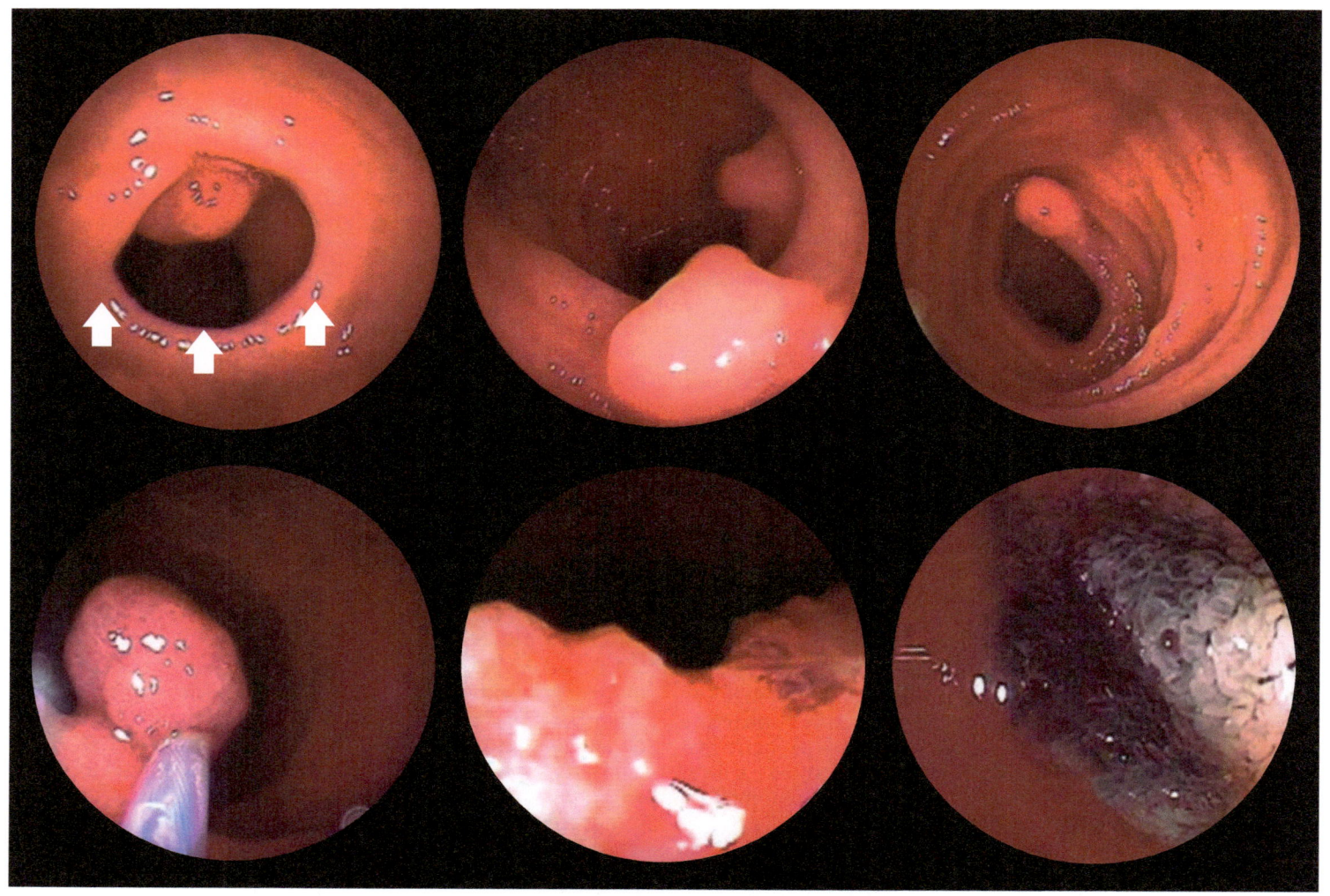

Fig. 84-14. Paciente de 5 anos com síndrome de Peutz-Jeghers submetido à enteroscopia de duplo balão por via anterógrada e retrógrada.

equipamento dispõe de bomba de ar, cuja pressão varia de –6 até +6 mmHg (Fig. 84-15).

Quanto à técnica de inserção, este método consiste também na retificação das alças. Porém, em razão da ausência de balão na ponta do endoscópio é realizada a flexão da ponta do mesmo a fim de se manter a posição estável, quando se deseja desinflar o balão do *overtube* e avançá-lo. Desta maneira, após a introdução do endoscópio o mais distal possível, tanto pela via oral quanto pela via anal, a ponta do mesmo é angulada em 180 graus, na posição máxima *up* ou *down*. Kawamura *et al.* realizaram 37 procedimentos de EUB em 27 pacientes, e Tsujikawa *et al.* realizaram 78 procedimentos em 41 pacientes. Tais autores demonstraram que EUB permitiu intubação profunda do intestino delgado, além de biópsias e intervenção terapêutica, dentre os quais polipectomia e uso de métodos térmicos.[15]

Enteroscopia Espiral

A enteroscopia espiral foi desenvolvida em 2007 para, potencialmente, fornecer uma solução mais simples quando comparada com a enteroscopia assistida por balões e comparada com a enteroscopia assistida por balão. Esse método usa um *overtube* descartável de 118 cm de comprimento com hélice espiral elevada macia na sua extremidade distal. Dois *overtubes* diferentes estão disponíveis para a via anterógrada (Endo-Facilidade Discovery SB, Spirus Medical Inc, Stoughton, Mass) ou retrógrada (Endo-Ease Vista; Spirus Medical Inc).

Inicialmente, este novo método foi utilizado em 75 pacientes, demonstrando grande capacidade de introdução anterógrada profunda do aparelho no intestino delgado, bem como rapidez do tempo total de exame. A introdução de maneira retrógrada também foi realizada.[16]

Atualmente, a *Spiral Enteroscopy* já foi realizada em mais de 3.000 pacientes em todo o mundo, e o seu *overtube* (Discovery SB) foi aprovado pela *Food and Drug Administration*. Procedimento ainda não autorizado pela ANVISA em nosso meio.

Enteroscopia Intraoperatória (EIO)

É realizada sob anestesia geral, com a participação do cirurgião, sendo reservada como último recurso na tentativa de esclarecer a origem da HIM. Sua principal desvantagem é a necessidade de anestesia geral e, na maioria das vezes, de uma laparotomia ou videocirurgia. O cirurgião examina a serosa por transiluminação

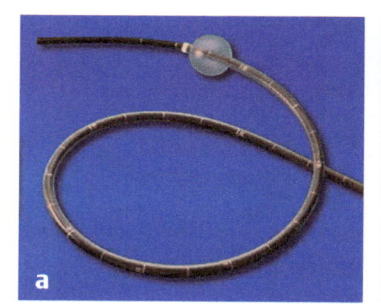

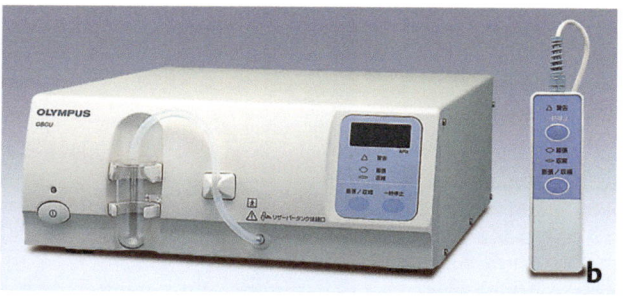

Fig. 84-15. (a) Enteroscópio de balão único.
(b) Bomba de ar do endoscópio de balão único.

e marca as lesões encontradas pela endoscopia. Complicações relacionadas com a EIO variam de 0-52%, incluindo lacerações mucosas, hematomas intramurais, hematomas mesentéricos, perfuração, íleo prolongado, isquemia intestinal e infecção da ferida operatória. A mortalidade relacionada com o procedimento ou complicações pós-operatórias chega a 11%.[2]

Cápsula Endoscópica

A **cápsula endoscópica** foi aprovada pela FDA (*Food and Drug Administration*) para uso clínico em 2001.

A partir de 2003, a FDA, com base na análise de 32 estudos, totalizando 691 pacientes, que compararam a cápsula endoscópica com os demais exames em uso corrente para avaliação do intestino delgado (trânsito intestinal, *push* enteroscopia, TC abdominal, cintilografia e enteroscopia intraoperatória), evidenciando acurácia diagnóstica de 71 contra 41%, respectivamente, estabeleceu que a cápsula endoscópica passaria a ser o método diagnóstico de primeira linha para a avaliação e a detecção de anormalidades do intestino delgado.[17]

Componentes da Cápsula Endoscópica

O sistema da cápsula endoscópica é composto por:

- *A cápsula propriamente dita:* é coberta por material biocompatível, resistente à ação da secreção digestiva e não absorvível. É composta por um sistema óptico composto pela doma óptica (de formato convexo, que previne a reflexão da luz) e uma lente esférica curta, que captam as imagens e as focam, respectivamente, em um sistema de iluminação que fornece luz branca para a obtenção das imagens, um sistema de baterias, um sistema de captação de imagens, que consiste em uma câmera e um sistema de transmissão das imagens para os sensores. As imagens obtidas pela cápsula têm um campo visual de 156 graus, com magnificação de 1:8, profundidade variando de 1 a 30 mm e uma capacidade de detecção de lesões de tamanho igual ou superior a 1 mm de diâmetro.
- *Sensores:* são ajustados ao abdome do paciente e captam os sinais transmitidos pela cápsula e os encaminham para o Recorder (Fig. 84-16).
- *Recorder:* microcomputador anexado ao cinturão, que recebe os sinais das imagens captadas pela cápsula e os armazenam.
- *Work Station:* computador e programa que processam as imagens obtidas pela cápsula e transmitidas ao Recorder e transformam-nas em um filme para posterior análise (Fig. 84-16).

Existem, atualmente, três modelos:

- *PillCam SB3 (Given Image):* formato cilíndrico, mede 11 × 26 mm, pesa 3,7 g, obtém seis fotos por segundo e tem uma bateria com duração de 11 horas.

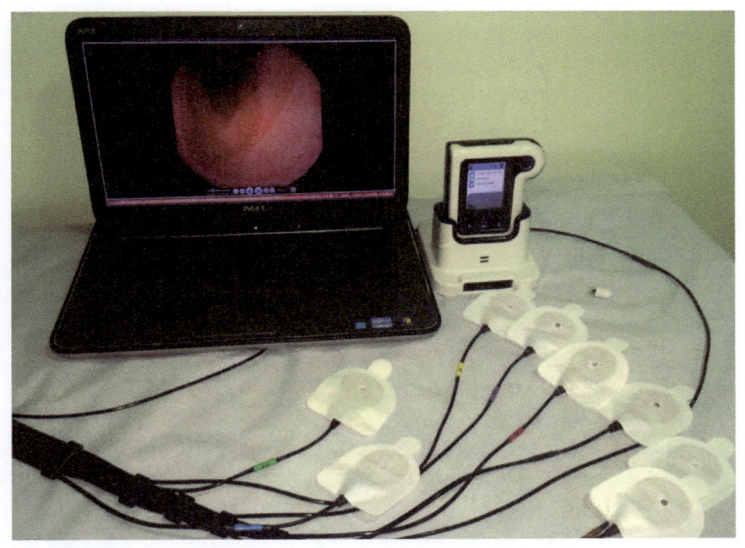

Fig. 84-16. Sensores e *workstation* do sistema da cápsula endoscópica.

- *Mirocam:* tamanho menor que as anteriores (11 × 24 mm), pesa 3,2 g, ângulo de visão de 150 graus e capta três fotos por segundo. Possui bateria com duração de 11 horas.
- *OMOM:* mede 27,9 × 13 mm, pesa 6 g, obtém 0,5/1/2 imagens por segundo e tem uma bateria de 8 h de duração.
- *CapsoCam:* mede 31 × 11 mm, pesa 4 g, obtém 12/20 imagens por segundo e tem uma bateria de 15 h de duração.

Endoscopia Fisiológica

Há diferenças substanciais entre a endoscopia tradicional e o exame realizado pela cápsula. O primeiro é executado sob sedação e insuflação de ar para facilitar a visibilização de todas as paredes do órgão. Além disso, a própria introdução do endoscópio implica em alterações nas condições fisiológicas de motilidade, secreção e pressão intraluminar. Outra importante diferença entre os dois métodos é a potência de luz necessária. A endoscopia tradicional requer maior iluminação, pois parte dos raios incide sobre a parede em ângulos praticamente paralelos a esta e, portanto, não são refletidos e devolvidos à lente do endoscópio.

A progressão da cápsula faz-se com a peristalse. A observação do trajeto seguido pela mesma pode ser acompanhada por meio de um sistema de **GPS** que permite a visibilização deste nos diferentes quadrantes do abdome, com correspondência comprovada em diferentes estudos, o que permite a execução de um traçado de acompanhamento de sua passagem pelo tubo digestório exibido concomitante às imagens captadas. Desse modo, tal como no exame de trânsito intestinal, é possível evidenciar a distribuição das alças do delgado, evidenciar pontos de dificuldade de passagem da cápsula, sua correspondência aos diferentes quadrantes do abdome e a correspondência ou não com lesões ou alterações da mucosa. Além disso, obtém a análise precisa do tempo de esvaziamento gástrico e de trânsito intestinal.[17]

Um fator positivo que corrobora com os achados da cápsula é tratar-se de um método que dispensa a insuflação. Sabe-se que a pressão das arteríolas da parede intestinal varia de 40 a 80 mmHg, a das vênulas varia de 15 a 30 mmHg, e a dos capilares, de 20 a 40 mmHg; assim sendo, se a pressão intraluminar do órgão estudado for superior a cerca de 15 mmHg, já há alteração do enchimento destes fazendo com que tais lesões não sejam diagnosticadas. A pressão intraluminar durante um exame de endoscopia convencional pode atingir valores superiores a 300 mmHg, o que pode gerar falsos-negativos em relação ao encontro de lesões vasculares.[17]

Desta maneira, com este novo método introduz-se o conceito de endoscopia fisiológica.

A cápsula endoscópica mostrou-se superior aos outros métodos (radiológicos e enteroscopia) no diagnóstico da hemorragia do intestino médio. Apenas a enteroscopia guiada por aparelho mostrou resultados semelhantes, no entanto, mostra-se mais invasiva do que a VCE e apresenta taxas mais baixas de avaliação completa do intestino delgado. Assim, a VCE é hoje considerada o exame de primeira linha após a endoscopia digestiva alta e colonoscopia na avaliação da hemorragia do intestino médio.[18]

Contraindicações da Cápsula Endoscópica

- *Absolutas:* quadros obstrutivos ou suboclusões gastrointestinais, suspeitas de estenoses ou fístulas.
- *Relativas:* alterações de motilidade intestinal (gastroparesia), suspeita de aderências ou fístulas, presença de marca-passo ou desfibriladores, grandes ou numerosos divertículos de delgado, divertículo de Zenker, gestação e pacientes com dificuldade de deglutição.[18] Apesar da potencial interferência das ondas transmitidas pela cápsula em outros aparelhos eletrônicos implantados, sobretudo em marca-passos e desfibriladores cardíacos, há relatos de exames de cápsula sem sinais de interferências nestes. Em nossa experiência, dois pacientes portadores de marca-passos foram submetidos, sob monitoração contínua, ao exame de cápsula para investigação de sangramento de origem obscura sem interferências ou complicações.[17,18]

Complicações:
- **Retenção da cápsula:** definida como permanência da cápsula no trato digestório por período superior a 2 semanas ou necessidade de terapêutica para sua passagem.[17] A taxa de retenção da cápsula varia de 1,5-5% e a incidência de sintomas de obstrução é extremamente rara (0,4%) e está relacionada com a indicação do exame, sendo maior nos casos de investigação de doença de Crohn (5%) e menor na investigação da HIM (1,5%), não havendo registros de retenção na ausência destas afecções.[18]

Com o intuito de prevenir a ocorrência de retenção da cápsula em estenoses não detectadas anteriormente, foi desenvolvida a cápsula de patência, que consiste em uma cápsula radiopaca com as mesmas dimensões da cápsula intestinal sem o sistema de vídeo e transmissão de imagens sendo utilizada para avaliação da patência do trato digestório, ou seja, para pesquisa de existência de possíveis pontos de dificuldade de progressão da cápsula. Dotada de um identificador de radiofrequência que permite a identificação de sua posição por meio de um *scanner* manual de radiofrequência. Quando retida por mais de 40 horas, a mesma se dissolve, permitindo que sua membrana externa insolúvel colapse e progrida além do ponto de dificuldade detectado.[18]

CÁPSULA OU ENTEROSCOPIA?

Vários trabalhos em diferentes centros compararam a porcentagem diagnóstica entre CE e EDB e demonstraram semelhança nos resultados diagnósticos (B). Matsumoto *et al.*, estudando 13 pacientes com SGIO, demonstraram que EDB e CE foram semelhantes.[19]

Kameda *et al.*, em estudo prospectivo, duplo desconhecido, demonstraram superioridade diagnóstica da CE, porém, sem diferença significante, mas, por outro lado, superioridade da EDB na terapêutica ou biópsias.[20]

Fukumoto *et al.* mostraram que, em 76 pacientes consecutivos com várias indicações, CE realizada previamente à EDB identificou lesões em 55,3% dos pacientes e EDB em 60,5% (p = 0,45). A enteroscopia total foi de 77,6% *versus* 65,2%.[21]

Arakawa *et al.* concluíram, após estudo incluindo 74 pacientes com SGIO, que tanto CE como EDB são métodos complementares; a CE, por ser menos invasiva, deve ser realizada inicialmente e a EDB após o diagnóstico da CE para intenção terapêutica ou quando o sangramento for intenso, conforme o que foi indicado pelo consenso de EDB. Os achados positivos foram de 54% para CE e de 64% para EDB, p = 0,12.[22]

O emprego de EDB somente nos pacientes com achados positivos na CE foi demonstrado em 60 pacientes, nos quais foram encontradas lesões em 75% dos casos e realizada terapêutica em 57%, havendo uma redução significativa, tanto na taxa de sangramento recorrente (80%) como na necessidade de transfusão sanguínea (17% × 57%).[18]

Por outro lado, apesar de maior detecção da causa do SGIO com a CE comparado com EDB, Hadithi *et al.* concluíram que CEe EDB são métodos complementares.[4]

Chen *et al.*, analisando oito estudos prospectivos, através de metanálise, demonstraram que quando utilizada somente a via oral na EDB, a CE teve maior taxa diagnóstica, porém, quando utilizadas as duas rotas (oral e anal), a taxa diagnóstica da EDB foi maior.[23]

Por outro lado, a metanálise publicada por Pasha *et al.*, em 2008, envolvendo 11 estudos comparativos, confirmou que ambas, CE e EDB, foram semelhantes no diagnóstico e complementares, devendo-se utilizar a CE inicialmente, por não ser invasiva, com tolerância maior, habilidade de visibilização de todo o intestino delgado e para determinar a rota inicial da EDB.[24] Em outra metanálise, Teshima *et al.*, em 2011, não foram evidenciadas diferenças no diagnóstico entre os dois métodos, no entanto, a EDB teve aumento no ganho diagnóstico para 75% quando realizada após o exame de cápsula considerado positivo.[25]

Em estudo multicêntrico na Itália, envolvendo 193 pacientes, por Marmo *et al.*, em 2009, observou-se que CE e EDB tem boa concordância diagnóstica para lesões vasculares e inflamatórias, mas não para pólipos e neoplasia. EDB esclareceu a causa do sangramento em dois terços dos pacientes com sangue na luz na CE.[26]

TRATAMENTO

Nos pacientes com HIM que se apresentam com sangramento agudo, as medidas de ressuscitação volêmica e estabilização clínica utilizadas em casos de hemorragia digestiva geralmente devem ser adotadas. Após definida a causa, o tratamento deve ser direcionado à etiologia do sangramento e dependerá do número de lesões encontradas, de sua localização, da intensidade da hemorragia e da presença de doenças associadas. Existem evidências de que o tratamento tem um impacto clínico positivo, com redução ou parada do sangramento e diminuição do número de transfusões. Entre as diversas formas de tratamento disponíveis estão o tratamento com coagulação por plasma de argônio, hemoclipes, fotocoagulação a *laser*, injetoterapia, eletrocoagulação, ligadura com bandas elásticas, terapia farmacológica, abordagem cirúrgica e tratamento conservador. Massas e tumores requerem intervenções cirúrgicas e, muitas vezes, a radiologia intervencionista deve ser associada.[18]

O tratamento das anormalidades vasculares encontradas no intestino médio ainda permanece controverso. A classificação de Yano descrita anteriormente neste capítulo é útil para determinar a conduta terapêutica, pois lesões classificadas como do tipo 1 são venosas e passíveis de cauterização. Lesões tipo 2, caracterizadas como arteriais (Dieulafoy) e tipo 3, como malformações arteriovenosas com componente arterial e venoso, deverão ser tratadas com *clips* hemostáticos ou até mesmo cirurgia.[8]

Existem poucos estudos randomizados definindo qual a melhor forma de se abordar e quais lesões realmente devem ser tratadas. A taxa de recorrência de sangramento após o tratamento é a forma de se avaliar a efetividade da terapêutica. Ela varia de 20-50%, segundo alguns estudos.[3,7] Desde 2001, a coagulação com plasma de argônio é considerada o tratamento de escolha naquelas lesões acessíveis por endoscopia. Em recente estudo retrospectivo francês, Samaha E. *et al.*[27] avaliaram 261 pacientes com HIM, entre 2004 e 2007, sendo que 129 dos 133 pacientes que apresentavam angiectasias intestinais foram tratados com coagulação com plasma de argônio por meio de enteroscopia guiada por aparelho. Após 36 meses, a taxa de ressangramento foi de 46%.[27] Em outro estudo envolvendo 274 pacientes submetidos à enteroscopia por duplo balão em dois centros médicos diferentes, entre 2004 e 2006, Gerson LB *et al.*[28] observaram, em 12 meses, 23% de recorrência de sangramento e 35% dos pacientes que necessitaram de transfusões sanguíneas e/ou reposição de ferro. Com 30 meses, dos 85 pacientes avaliados, 59% não necessitaram de transfusões e/ou reposição de ferro e não apresentaram novos episódios de sangramento visível.[28] Em recente metanálise envolvendo 14 estudos, incluindo 623 pacientes com angiectasias intestinais tratadas com terapêutica endoscópica, observou-se uma taxa de ressangramento de 34% após um período de 22 meses de acompanhamento. A taxa de ressangramento aumentou para 45% quando foram considerados os 341 pacientes com angiectasias restritas ao delgado.[29] São considerados fatores de risco para ressangramento nas angiectasias intestinais: idade acima de 65 anos, lesões em jejuno, presença de doença cardíaca valvar, doença renal crônica, uso de anticoagulantes e necessidade de múltiplas transfusões.[3] Intervenções cirúrgicas podem ser necessárias nas HIM maciças e a tatuagem prévia do local provável do sangramento é de extrema valia. Muitas vezes se recorre à uma enteroscopia peroperatória para melhor identificação do sítio de sangramento.

O tratamento hormonal com o estrogênio ou progesterona vem caindo em desuso em razão de sua pouca eficiência demonstrada em estudos randomizados.[3]

O octreotida ou a talomida em baixas doses têm mostrado benefícios em pacientes sem indicação de tratamento endoscópico ou naqueles quem persistem com o sangramento após a terapêutica endoscópica.[3] Tem-se reduzido o número de transfusões e a necessidade de suplementação de ferro nos pacientes com sangramento crônico em decorrência de angiectasias. No caso da somatostatina e seus análogos, o mecanismo de ação proposto é a inibição da angiogênese, redução do fluxo sanguíneo esplâncnico, aumento da resistência vascular e melhora da agregação plaquetária.[3] Em 2012, Bon *et al.*[30] demonstraram uma significativa redução nos episódios de sangramento nos pacientes com angiectasias em estômago, delgado e cólon, em uso da medicação. Em 2014, Nardone *et al.*[31] realizaram um estudo retrospectivo com análise do uso de octreotida em 98 pacientes. Houve uma redução da necessidade de transfusão sanguínea no período de acompanhamento de 72 meses. Cerca de 40% dos pacientes foram classificados como respondedores completos, 32% como parciais e 26% como não respondedores. O protocolo utilizou a dose de 100 mcg subcutâneo (três vezes ao dia) por 1 mês e com 2 meses os pacientes recebiam a dose de depósito de 20 mg por mês por 6 meses. São considerados fatores de risco para uma resposta inadequada ao tratamento: idade superior a 65 anos, sexo masculino, uso de agentes antiplaquetários, doença pulmonar obstrutiva crônica, doença renal.

A talidomida tem a propriedade antiangiogênica, por inibir o fator de crescimento vascular endotelial (quando usada na dose de 100-200 mg/dia) e é um fator de necrose antitumoral quando utilizada em altas doses (400 mg/dia) e um modulador imune. Ge ZZ *et al.*[32] conduziram um estudo randomizado controlado e concluíram que a talidomida é efetiva no tratamento do sangramento refratário causado por angiectasias intestinais. O estudo contou com 55 pacientes com idade média de 58 anos, sendo que um grupo recebeu talidomida (25 mg por via oral, quatro vezes ao dia) e a outra suplementação de ferro (100 mg via oral, quatro vezes ao dia), por um período de 12 meses. Houve redução dos episódios de sangramento em cerca de mais de 50% dos pacientes em uso de talidomida comparados com os que estão em uso de ferro. Foram relatados efeitos colaterais nos dois grupos sem diferença estatisticamente significante. Os benefícios da talidomida nos pacientes com angiectasias no intestino médio também foram demonstrados em outro estudo com 12 pacientes, onde eles receberam 200 mg por 4 meses, com melhora nos episódios de sangramento em nove deles.[12] Os efeitos colaterais da talidomida limitam seu uso e incluem: teratogenicidade, sedação, neuropatia periférica, tromboembolismo, mielossupressão, fibrilação atrial e síndrome de Stevens-Johnson.[33]

Novos agentes biológicos e farmacológicos que bloqueiam o VEGF (fator de crescimento vascular endotelial) e os outros componentes da cascata de neovascularização e que sejam mais bem tolerados vêm sendo estudados e devem ser desenvolvidos em um futuro próximo.[3]

Existem ainda muitas dúvidas a respeito do tratamento ideal das angiectasias de delgado. O tratamento endoscópico parece ser o mais efetivo como tratamento inicial, mas, a longo prazo, a taxa de ressangramento permanece alta.[7] No caso dos pacientes com múltiplas lesões vasculares, permanece o questionamento se o tratamento inicial com medicamentos não seria mais adequado do que o endoscópico.[3,7] Estudos multicêntricos, prospectivos, randomizados, necessitam ser realizados para definir a melhor abordagem destas lesões.[7] (paciente hemodinamicamente estável) ou enteroscopia intraoperatória (em casos de falha da enteroscopia de duplo balão).

Com base na literatura e experiência, os autores sugerem o organograma apresentado no Quadro 84-2.

Apesar de todos os recursos propedêuticos atuais, a hemorragia do intestino médio ainda permanece sendo um grande desafio. Observa-se uma tendência de indicar a cápsula como propedêutica inicial por se tratar de um método não invasivo, que não requer sedação e pela possibilidade de orientar a via de acesso da enteroscopia posterior, nos casos de necessidade terapêutica. Cabe ressaltar que tanto a enteroscopia com duplo balão quanto a de balão único poderão ser empregadas como primeiro método quando este estiver disponível e quando houver forte suspeita de lesão sangrante demonstrada por outros métodos investigatórios. Nos casos de sangramento intenso ou não esclarecidos, ainda há local para o emprego da enteroscopia intraoperatória com possibilidade de resolver a situação de forma eficaz e definitiva. Estudos comparativos prospectivos já começam a definir claramente o papel específico de cada método e o melhor momento da utilização de cada um, já que se tratam de métodos complementares e não excludentes.

Quadro 84-2. Recomendações com Nível de Evidência

- Uma vez que lesões do trato digetório altoe baixo forem excluídas por meio de endoscopia digestiva alta e colonoscopia, deve-se proceder à investigação do intestino delgado (C)
- Os exames diagnósticos disponíveis para avaliação são: enteroscopia, estudos contrastados (trânsito intestinal/enteróclise), angiografia, cintilografia, TC e cápsula endoscópica (B)
- A cápsula endoscópica apresenta sensibilidade e especificidade superior à *push*-enteroscopia e aos exames radiológicos, e semelhante à enteroscopia de duplo balão (A)
- A escolha dos métodos diagnósticos deverá ser estabelecida e dependerá do quadro clínico do paciente, da disponibilidade dos métodos diagnósticos e da *expertise* (C)
- A cápsula endoscópica, quando disponível, deverá ser o terceiro exame na avaliação da HIM. (C) Precedida da EDA e colonoscopia. Deve ser realizada o mais próximo possível do episódio de sangramento
- No sangramento visível com instabilidade hemodinâmica, angiografia e enteroscopia de duplo balão são os métodos de escolha (B)
- A enteroscopia intraoperatória deverá ser reservada àqueles pacientes com sangramento grave ou refratário, dependentes de transfusões sanguíneas ou naqueles cuja lesão diagnosticada não possa ser tratada por *push*-enteroscopia, enteroscopia de duplo balão ou colonoscopia (C)

SEQUÊNCIA DE ABORDAGEM NA HIM

A abordagem diagnóstica dos pacientes portadores de HIM deverá ser instituída de acordo com a gravidade, a apresentação do sangramento e a faixa etária do paciente.

1. *Pacientes com sangue oculto positivo nas fezes sem anemia*: na ausência de outros sintomas GI deverão ser submetidos à colonoscopia e EDA.
2. *Pacientes com sangue oculto positivo nas fezes com anemia*: devem ser submetidos à EDA e colonoscopia; na ausência de achados positivos, deverão ser submetidos à avaliação do intestino delgado por meio da cápsula endoscópica.
3. *Pacientes com melena ou enterorragia sem instabilidade hemodinâmica*: devem ser submetidos à EDA e colonoscopia; na ausência de achados nestes exames, deverão ser submetidos à avaliação do intestino delgado por meio da cápsula endoscópica.
4. *Pacientes com melena ou enterorragia com instabilidade hemodinâmica*: devem ser submetidos à EDA e colonoscopia; na ausência de achados nestes exames, deverão ser submetidos à arteriografia e, em casos em que não se define o diagnóstico, deve-se partir para avaliação do intestino delgado (enteroscopia de duplo balão ou balão único quando não se conseguiu a estabilização hemodinâmica do paciente) ou cápsula endoscópica.

REFERÊNCIAS BIBLIOGRÁFICAS

1. Raju GS, Gerson L, Das A, et al. American Gastroenterological Association (AGA) Institute technical review on obscure gastrointestinal bleeding. Gastroenterology. 2007;133:1697-717.
2. Lima, DCA, Alberti LR, Ribeiro AVS et al. Hemorragia gastrointestinal obscura. Diretriz SOBED. 2009.
3. Gerson LB, Fidler LF, Cave RD, Leigthon JA. ACG Clinical Guideline: Diagnosis and Management of Small Bowel Bleeding. Am J Gastroenterol. 2015;110:1265-87.
4. Hadithi M, Heine GD, Jacobs MA, et al. A prospective study comparing video capsule endoscopy with double-balloon enteroscopy in patients with obscure gastrointestinal bleeding. Am J Gastroenterol. 2006;101:52-7.
5. Vlachogiannakos J, Papaxoinis K, Viazis N, et al. Bleeding lesions within reach of conventional endoscopy in capsule endoscopy examinations for obscure gastrointestinal bleeding: is repeating endoscopy economically feasible? Dig Dis Sci. 2011;56:1763.
6. Bollinger E, Raines D, Saitta P. Distribution of bleeding gastrointestinal angioectasias in a Western population. World J Gastroenterol. 2012;(43):6235-9.
7. Jackson CS, Strong R. Gastrointestinal angiodysplasia – Diagnosis and management. Gastrointest Endoscopy Clin N Am. 2017;27:51-62.
8. Yano T, Yamamoto H, Sunada K, et al. Endoscopic classification of vascular lesions of the small intestine (with videos). Gastrointest Endosc. 2008;67(1):169-72.

9. Van Gossum A. Obscure digestive bleeding. Best Pract Res Clin Gastroenterol. 2001;15(1):155-74.
10. Foutch PG, Sawyer R, Sanowski RA. Push-enteroscopy for diagnosis of patients with gastrointestinal bleeding of obscure origin. Gastrointest Endosc. 1990;36:337-41.
11. Prakash C, Zuckerman GR. Acute small bowel bleeding: a distinct entity with significantly different economic implications compared with gastrointestinal bleeding from other locations. Gastrointest Endosc. 2003;58:330-5.
12. Enns RA, Hookey L, Armstrong D, et al. Clinical Practice Guidelines for the Use of Video Capsule Endoscopy. Gastroenterology. 2017;152:497-514.
13. Brunnler T, Klebl F, Mundorff S, et al. Significance of scintigraphy for the localization of obscure gastrointestinal bleedings. World J Gastroenterol. 2008;14(32):5015-9.
14. Yano T, Yamamoto H. Current state of double balloon endoscopy: the latest approach to small intestinal diseases. J Gastroenterol Hepatol. 2009;24(2):5-92.
15. Tsujikawa T, Saitoh Y, Andoh A, et al. Novel single-balloon enteroscopy for diagnosis and treatment of the small intestine: preliminary experiences. Endoscopy. 2008;40(1):11-5.
16. Akerman PA, Agrawal D, Cantero D, Pangtay J. Spiral enteroscopy with the new DSB overtube: a novel technique for deep peroral small-bowel intubation. Endoscopy. 2008;40:974-8.
17. Ginsberg GG, Barkun AN, Bosco JJ, et al. Wireless capsule endoscopy: August 2002. Gastrointestinal Endoscopy. 2002;56(5):621-4.
18. Pennazio M, Spada C, Eliakim R, et al. Small-bowel capsule endoscopy and device-assisted enteroscopy for diagnosis and treatment of small-bowel disorders: European Society of Gastrointestinal Endoscopy (ESGE) Clinical Guideline. Endoscopy. 2015;47:352-76.
19. Matsumoto T, Esaki M, Moriyama T, et al. Comparison of capsule endoscopy and enteroscopy with double-balloon method in patients with obscure bleeding and polyposis. Endoscopy. 2005;37:827-31.
20. Kameda N, Higuchi K, Shiba M, et al. A prospective, single-blind trial comparing wireless capsule endoscopy and double-balloon enteroscopy in patients with obscure gastrointestinal bleeding. J Gastroenterol. 2008;43:434-40.
21. Fukumoto A, Tanaka S, Shishido T, et al. Comparison of detectability of small-bowel lesions between capsule endoscopy and double-balloon endoscopy for patients with suspected small-bowel disease. Gastrointest Endosc. 2009;69:857-65.
22. Arakawa D, Ohmiya N, Nakamura M, et al. Outcome after enteroscopy for patients with obscure GI bleeding: diagnostic comparison between double-balloon endoscopy and videocapsule endoscopy. Gastrointest Endosc. 2009;69:866-74.
23. Chen X, Ran ZH, Tong JL. A meta-analysis of the yield of capsule endoscopy compared to double-balloon enteroscopy in patients with small bowel diseases. World J Gastroenterol. 2007;13:4372-8.
24. Pasha SF, Leighton JA, Das A, et al. Double-balloon enteroscopy and capsule endoscopy have comparable diagnostic yield in small-bowel disease: a meta-analysis. Clin Gastroenterol Hepatol. 2008;6:671-6.
25. Teshima CW, Kuipers EJ, van Zanten SV, Mensink PB. Double balloon enteroscopy and capsule endoscopy for obscure gastrointestinal bleeding: an updated meta-analysis. J Gastroenterol Hepatol. 2011;26:796-801.
26. Marmo R, Rotondano G, Casetti T, et al. Degree of concordance between double-balloon endoscopy and capsule endoscopy in obscure gastrointestinal bleeeding: a multicenter study. Endoscopy. 2009;41:587-92.
27. Samaha E, Rahmi G, Landi B, et al. Long-term outcome of patients treated with double ballon enteroscopy for small bowel vascular lesions. Am J Gastroenterol. 2012;107:240-6.
28. Gerson LB, Batenic MA, Newsom SL, et al. Long-term outcome after double ballon enteroscopy for obscure gastrointestinal bleeding. Clin Gastroenterol Hepatol. 2009;7:664-9.
29. Jackson CS, Gerson LB. Management of gastrointestinal angiodysplastic lesions (GIADs): a systematic review and meta-analysis. Am J Gastroenterol. 2014;109;474-83.
30. Bon C, Aparício T, Vincent M, et al. Long-acting somatostatin analogues decrease blood transfusion requirements in patients with refractory gastrointestinal bleeding associated with angiodysplasis. Aliment Pharmacol Ther. 2012;36:587-93.
31. Nardone G, Compare D, Scarpignato C, et al. Long acting release-octreotide as **rescue** therapy to control angiodysplasia bleeding: a retrospective study of 98 cases. Dig Liver Dis. 2014;46:688-94.
32. Ge ZZ, Chen HM, Gao YJ, et al. Efficacy of thalidomide for refractory gastrointestinal bleeding from vascular malformation. Gastroenterology. 2011;141;1629-37.
33. Garrido A, Sayago M, Lopez J, et al. Thalidomide in refractory bleeding due to gastrointestinal angiodysplasias. Rev Esp Enferm Dig. 2012;104;69-71.

85 Hemorragia Digestiva Baixa

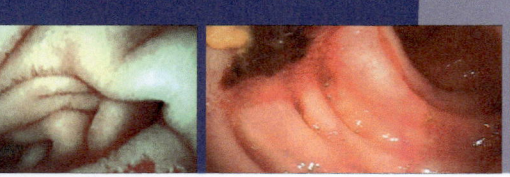

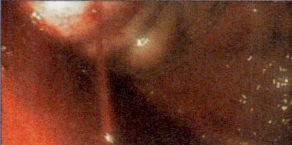

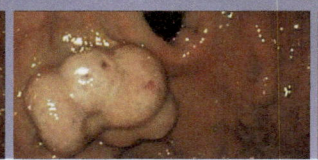

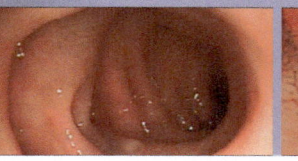

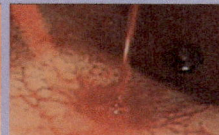

Julio Cesar Souza Lobo ■ Elaine Tomita Hoffmann ■ Julio Cesar Amorim Lobo
Sofia Sunyé Majella ■ Sílvia Maria da Rosa

INTRODUÇÃO

A hemorragia digestiva baixa (HDB) é diagnosticada em 20% a 30% dos pacientes internados com sinais e sintomas maiores de hemorragia digestiva como hematoquezia ou melena.[1-3] A incidência populacional anual da HDB é de 0,03% – 35,7 por 100.000 adultos nos EUA. Idade média de apresentação entre 63 e 77 anos.[4,5]

Embora cerca de 80% dos quadros de HDB aguda tenham resolução espontânea do sangramento e resultados favoráveis na sua evolução, a morbidade e a mortalidade aumentam nos pacientes mais idosos e portadores de comorbidades, como doenças cardíacas ou renais, uso de antiagregantes plaquetários, anticoagulantes entre outros.[6,7] Felizmente, com a popularização e maior disponibilidade de terapias não invasivas e eficazes, há uma queda na morbimortalidade nos últimos 20 anos.

Quando comparada com a hemorragia digestiva alta (HDA), a hemorragia digestiva baixa tende a apresentar nível maior de hemoglobina e menor chance de choque hemorrágico ou transfusões sanguíneas.[8] No entanto, em 2010 nos Estados Unidos, foi visto que o custo no tratamento da HDB é mais alto que na HDA.[9] Aproximadamente 8-9% dos pacientes com sinais condizentes com HDB têm, na verdade, como sítio do sangramento, o trato digestivo superior, se considerados os quadros em que há instabilidade hemodinâmica associada, cerca de 15% dos quadros têm uma fonte em trato gastrointestinal alto.[8]

É estimada uma mortalidade intra-hospitalar da HDB entre 3,4-8,8%, sendo grande parte decorrente de demais comorbidades associadas ao quadro, como sepse e eventos cardíacos. A taxa de mortalidade exclusivamente devida a hemorragia representa menos de 1% dos casos.[9]

A acurácia da colonoscopia na HDB é de aproximadamente 75%. Nos casos agudos deve ser realizada o mais breve possível e, preferencialmente, precedida de alguma modalidade de preparo, pois desta forma aumenta a possibilidade diagnóstica e minimiza os riscos de complicações do método, como perfuração e ressangramento por exemplo.[10,11]

O objetivo deste capítulo é abordar o manejo dos pacientes com HDB, na avaliação inicial, estratificação de risco, ressuscitação hemodinâmica, antiagregantes plaquetários e anticoagulantes. Colonoscopia no diagnóstico e terapêutico endoscópico, enfatizando o preparo, o tempo e as modalidades de hemostasia.

DEFINIÇÃO

Classicamente, a hemorragia digestiva baixa é definida como o sangramento que ocorre distalmente ao ângulo de Treitz. Porém, com o advento de novas tecnologias que dão acesso ao intestino delgado além do alcance da endoscopia digestiva alta, como cápsula endoscópica e enteroscopia assistida por balão, uma nova classificação foi proposta:

- Hemorragia digestiva alta é definida como o sangramento que ocorre na porção proximal (cranial) do tubo digestivo com relação à papila duodenal maior.
- Hemorragia digestiva média é o sangramento entre a papila duodenal maior e a válvula ileocecal.
- Hemorragia digestiva baixa, objetivo deste capítulo, é aquela que ocorre distalmente à válvula ileocecal.[12,13]

A HDB é definida como um sangramento súbito e recente (menos de 3 dias), que pode resultar em instabilidade hemodinâmica e anemia com ou sem necessidade de transfusões. Enquanto o sangramento digestivo baixo crônico é aquele que ocorre por muitos dias ou semanas, geralmente com perda gradativa de sangue, anemia crônica, sangue oculto positivo e/ou aparecimento intermitente de sangue visível nas fezes, seja na forma de melena, seja sangue vivo.[14,15] Nos casos de HDB que cessou espontaneamente ou sangramento digestivo baixo crônico a colonoscopia deve ser realizada com preparo habitual.

AVALIAÇÃO E ESTRATIFICAÇÃO DOS RISCOS

A avaliação inicial do paciente com HDB inclui história clínica, exame físico e testes laboratoriais com o objetivo de determinar a severidade do sangramento, sua possível localização e etiologia.[10,16,17] Na anamnese devemos pesquisar a natureza e a duração do sangramento; os sintomas específicos associados (por exemplo: dor abdominal e diarreia para as colites/alterações do hábito intestinal e perda de peso para as neoplasias); a história mórbida pregressa (cirurgias vasculares, radioterapia, doença inflamatória intestinal, tabagismo); o uso de medicações (AINEs, antiagregantes plaquetários ou anticoagulantes); comorbidades, como doenças cardiopulmonares, renais, hepáticas ou outras que possam aumentar o risco de uma evolução desfavorável.

Exame físico com determinação dos sinais vitais, incluindo mudanças na pressão arterial postural, exame cardiopulmonar e abdominal, além do toque retal. Exames laboratoriais iniciais como determinação do hematócrito, eletrólitos, estudo de coagulação, tipo sanguíneo e prova cruzada.[18]

Em pacientes com estigmas hepáticos, deve-se atentar para sangramentos varicosos, sejam eles em esôfago, classicamente, como também anorretal, por isso é indispensável a realização de toque retal e anuscopia nesses pacientes.[11]

Os dados clínicos obtidos na avaliação inicial podem ser utilizados para identificar os pacientes com alto risco de hemorragia grave e outros desfechos adversos. Os fatores de risco identificados como de mau prognóstico na HDB, incluem instabilidade hemodinâmica (taquicardia, hipotensão e síncope), hemorragia ativa (sangue vivo no toque retal, hematoquezia recorrente), doenças associadas, história de divertículos colônicos ou angiectasias, idade maior que 60 anos, creatinina elevada e hematócrito baixo (< 35%). Em geral, a probabilidade de um prognóstico ruim aumenta com o número de fatores de risco presentes, e nestes pacientes a monitorização em unidade de cuidados intensivos deve ser fortemente considerada.[19,20]

Quadro 85-1. Pontuação de Oakland[9]

Variável	Pontuação
Idade	
< 40	0
40-69	1
> 70	2
Sexo	
Feminino	0
Masculino	1
Admissão LGB anterior	
Não	0
Sim	1
Achado do exame de toque retal	
Sem sangue	0
Sangue	1
Frequência cardíaca, bpm	
< 70	0
70-89	1
90-109	2
> 110	3
Pressão arterial sistólica, mmHg	
50-89	5
90-119	4
120-129	3
130-159	2
> 160	0
Hemoglobina, g/dL	
36-69	22
70-89	17
90-109	13
110-129	8
130-159	4
> 160	0

Bpm, batimentos por minuto

Existem escores de estratificação de risco de HDB, porém não existem estudos suficientes que argumentem a favor de seu uso de rotina. Alguns têm o objetivo de prever desfechos desfavoráveis, a exemplo do ABC escore, Strate escore, NOBLADS e outros. Por outro lado, existem escores mais focados na triagem e identificação de pacientes de baixo risco, como Oakland escore e SHA²PE. A Sociedade Europeia de Endoscopia Gastrointestinal, em sua última diretriz de HDB, recomenda que pacientes com sangramento autolimitado e sem fatores de risco clínicos, o uso de Oakland escore ≤ 8 pode guiar a decisão médica por liberar o paciente e investigar ambulatorialmente, com probabilidade de 95% de alta segura, no entanto ressalta que a decisão deve ser tomada pelo clínico e não isoladamente com o uso do escore (Quadro 85-1).[9]

ESTABILIZAÇÃO HEMODINÂMICA

Diante de instabilidade hemodinâmica e/ou suspeita de sangramento ativo, procede-se a infusão venosa de fluidos com objetivo de normalizar a pressão sanguínea e a frequência cardíaca **antes** da avaliação endoscópica (04,55). A ressuscitação objetiva estabilizar a pressão arterial média > 65 mmHg, manter uma pressão sistólica maior de 90 mmHg, saturação venosa central maior que 60%, diurese de pelo menos 0,5 mL/kg/h, além de corrigir alterações ácido-base.[11]

Em pacientes com hemorragia aguda e estabilidade hemodinâmica, além de não ter história pregressa de evento cardiovascular, pode-se tomar uma estratégia mais restritiva na transfusão sanguínea, tendo um Hb ≤ 7 g/dL como ponto de corte – após a transfusão, visa-se uma meta de Hb 7-9 g/dL. Já em pacientes estáveis, porém com alguma história de evento cardiovascular, deve-se levar em consideração um ponto de corte de Hb ≤ 8 g/dL e uma meta pós--transfusão de ≥ 10 g/dL.

DEFEITOS DA COAGULAÇÃO

A transfusão de concentrado de plaquetas deve ser considerada para manter a contagem acima de 50.000 u/dL naqueles pacientes com hemorragia grave ou que necessitam de hemostasia endoscópica.[21,22] Após a transfusão de várias unidades de concentrado de hemácias, a infusão de plasma e plaquetas pode ser necessária. Se necessário, deve-se seguir a proporção de 1:2:2 (concentrado de hemácias, plasma fresco e plaquetas, respectivamente).[11]

O uso de antiplaquetários e anticoagulantes associado a HDB aguda representa até 30% dos casos, portanto é de grande importância reconhecer e tratar corretamente os distúrbios hemodinâmicos. Quanto ao uso de antiagregantes plaquetários, recomenda-se suspender o uso de ácido acetilsalicílico (AAS) em casos de prevenção primária, no entanto em caso de prevenção secundária não deve ser descontinuado. Caso seja descontinuado, é necessário retomar a administração diária em até 5 dias após hemostasia da HDB. Em casos de dupla antiagregação, recomenda-se consultar previamente um cardiologista e, em caso positivo, deve-se manter o AAS e retirar temporariamente o antagonista de receptor P2Y12, retomando sua administração em até 5 dias após hemostasia.

Em relação ao uso de anticoagulantes, quando em uso de Varfarina, devemos avaliar a severidade do sangramento e o risco tromboembólico do paciente. Em sangramentos menores e autolimitados (Oakland ≤ 8), mantém-se o uso. É recomendado que em grandes hemorragias a Varfarina seja suspensa e, caso instabilidade, sejam administrados agentes reversores, como vitamina K, plasma fresco ou concentrado de complexo protrombínico, apesar do risco aumentado de eventos trombóticos.[11] Quanto ao uso dos novos anticoagulantes orais (NOACs), devem ser suspensos em grandes hemorragias e, caso instabilidade hemodinâmica, podem ser administrados agentes reversores específicos com a droga em uso pelo paciente. É recomendado que haja retomada do uso do NOAC o quanto antes, passados 7 dias de hemostasia.

ETIOLOGIAS DA HEMORRAGIA DIGESTIVA BAIXA

Sangramento Diverticular

Os divertículos colônicos estão presentes em 30% das pessoas maiores de 50 anos, com a prevalência aproximada de 60% na oitava década. O sangramento diverticular é responsável por 20-65% dos episódios de HDB agudas. Sangramentos clinicamente significativos são 3-15%, geralmente causados pelo trauma da *vasa recta* na base ou no domo do divertículo (Fig. 85-1).[6,23] Uso de AINEs, hipertensão e anticoagulação podem contribuir para a gravidade do evento. A apresentação clínica é caracterizada por hematoquezia indolor, que se resolve espontaneamente em 75-80% dos casos, com recorrência de 25-40% em 4 anos.[24,25]

O diagnóstico de hemorragia diverticular é presuntivo na maioria dos casos, baseado na presença dos divertículos sem outras causas óbvias de sangramento. Sendo o diagnóstico definitivo em 22%, através da constatação, pela colonoscopia, de sangramento ativo ou estigmas como vaso visível ou coágulo aderido (Fig. 85-2).[26,27] Estudos com angiografia demonstram que o sangramento diverticular é mais comum no cólon direito (50-90%), enquanto os achados da colonoscopia apontam prevalência no lado esquerdo (50-60%).[20,28,29]

Colite Isquêmica

A colite isquêmica como patologia de base, responde por 1-19% das HDB, principalmente em idosos.[30-33] A colite isquêmica resulta de uma súbita e geralmente temporária diminuição do fluxo

Capítulo 85 ■ Hemorragia Digestiva Baixa

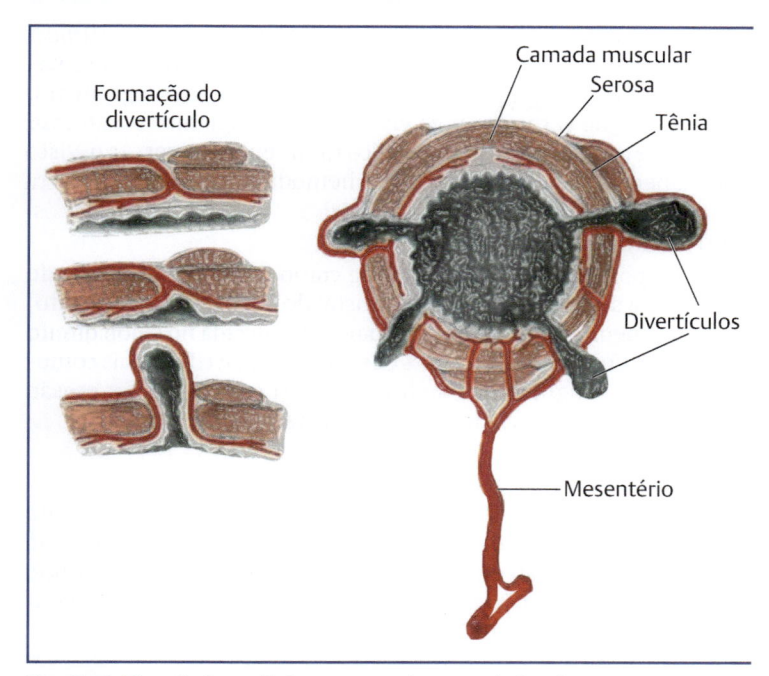

Fig. 85-1. Divertículos colônicos, anatomia e vascularização.

sanguíneo. Esta redução do fluxo é secundária à uma hipoperfusão, vasoespasmo, ou oclusão da vascularização mesentérica. As localizações mais frequentes da colite isquêmica não oclusiva são o ângulo esplênico (ponto de Griffith), onde a artéria de Drumond é tênue ou ausente em 5% da população, e na junção retossigmoide (ponto de Sudek), que é o ponto distal das últimas conexões colaterais das artérias terminais (Fig. 85-3).

Pacientes com colite isquêmica frequentemente foram acometidos de hipotensão por doença cardiovascular ou hipovolemia resultando em vasoconstrição. O sangramento geralmente resulta da injúria de reperfusão no segmento afetado.[34-36]

A apresentação clínica é caracterizada por súbita dor abdominal em cólica, acompanhada de hematoquezia ou diarreia com sangue.

Endoscopicamente observamos hemorragia subepitelial, cianose, ulcerações e uma abrupta transição da mucosa afetada para a mucosa normal (Fig. 85-4). Pode estar presente uma ulceração longitudinal na borda antimesentérica (sinal da úlcera em faixa). Nenhum dos sinais citados são patognomônicos, cabendo diagnóstico diferencial com doença inflamatória intestinal.[35,37]

A angiografia deve ser realizada quando a colite é muito intensa, envolve o lado direito ou suspeita-se de trombose mesentérica envolvendo o intestino delgado, o que aumenta muito as complicações e indica tratamento cirúrgico.[38,39]

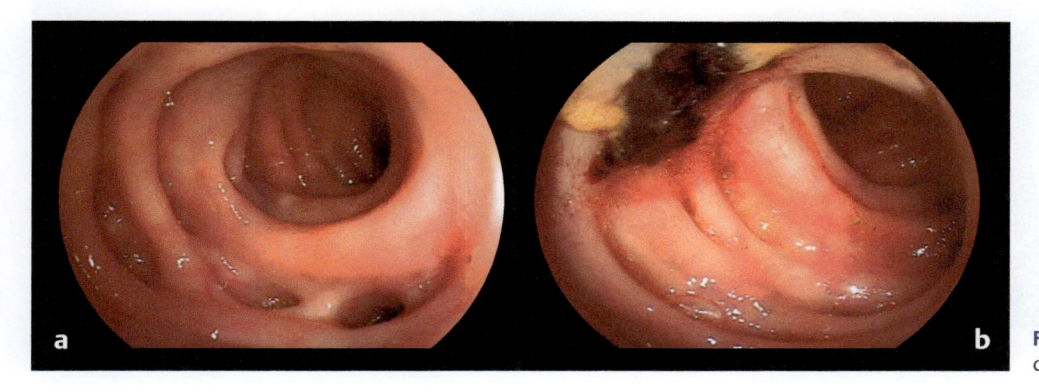

Fig. 85-2. (**a**) Divertículos colônicos. (**b**) Com coágulo aderido.

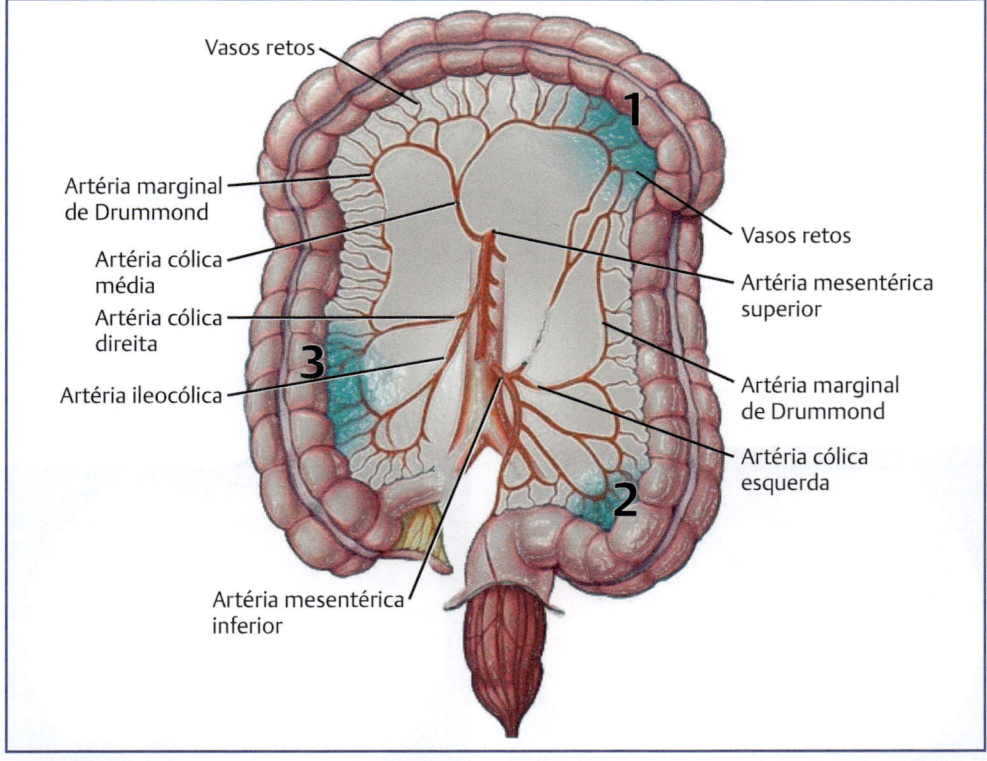

Fig. 85-3. *1.* Ângulo esplênico (ponto de Griffith). *2.* Junção retossigmóidea (ponto de Sudek). *3.* Cólon direito.

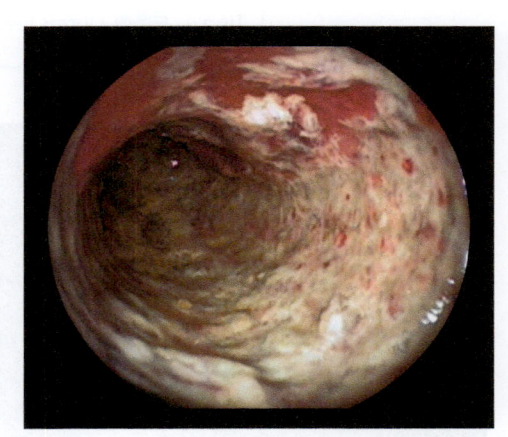

Fig. 85-4. Colite isquêmica, notar ulceração longa, com hemorragia subepitelial.

Ectasias Vasculares

As ectasias vasculares são malformações arteriovenosas únicas ou múltiplas, planas e avermelhadas, que se apresentam de forma variada: medindo de 2 mm a alguns centímetros com vasos ectasiados radiais e um vaso central; puntiformes ou maculares; telangectásicas ou aracneiformes (Figs. 85-5 e 85-6). A prevalência é variada: 1-2% são achados de colonoscopia em indivíduos assintomáticos, 40-50% estão presentes nos pacientes com hematoquezia.[40,41] A incidência aumenta com a idade - 2/3 das angiectasias são vistas em pessoas maiores de 70 anos. Quanto à localização, predominam no ceco e no cólon direito. São causadas por alterações degenerativas e uma crônica e intermitente obstrução dos vasos da submucosa.[42] A colonoscopia tem sensibilidade de 80% na detecção das ectasias. O uso de opioides para a sedação pode reduzir o fluxo sanguíneo da mucosa e ocultar estas formações, diminuindo a detecção.[43]

Hemorroidas

Os vasos hemorroidários formam um plexo arteriovenoso localizado na submucosa do reto distal, e são classificados em internos e externos quanto à sua posição em relação à linha pectínea (Fig. 85-7).[6]

Hemorroidas estão presentes em 75% dos pacientes com HDB,[4,28] é atualmente a segunda causa mais prevalente de HDB, responsável por 10-20% dos casos.[9] Tipicamente se apresenta um sangramento indolor, sangue vermelho vivo visto no papel higiênico ou no vaso sanitário e o tratamento endoscópico raramente é necessário, visto que há pequeno comprometimento hemodinâmico.[6]

Neoplasias Colorretais

HDB por neoplasia apresenta-se como hematoquezia quando a neoplasia se encontra na porção distal do cólon (sigmoide e reto) ou como anemia e sangue oculto quando localizada no cólon direito (Fig. 85-8). Correspondem a 17% das etiologias de HDB, mais comumente como sangramento oculto. A hemorragia ocorre por erosão ou ulceração na superfície dos tumores avançados.[28,44]

Sangramento Pós-Polipectomias

Ocorre de 2-8% das polipectomias, e está na dependência do tamanho do pólipo e de seu pedículo quando presente, além de fatores de coagulação descritos anteriormente (Fig. 85-9). Estudo demonstrou, em 50.000 colonoscopias, que o sangramento foi encontrado 8,7/1.000 procedimentos.[28]

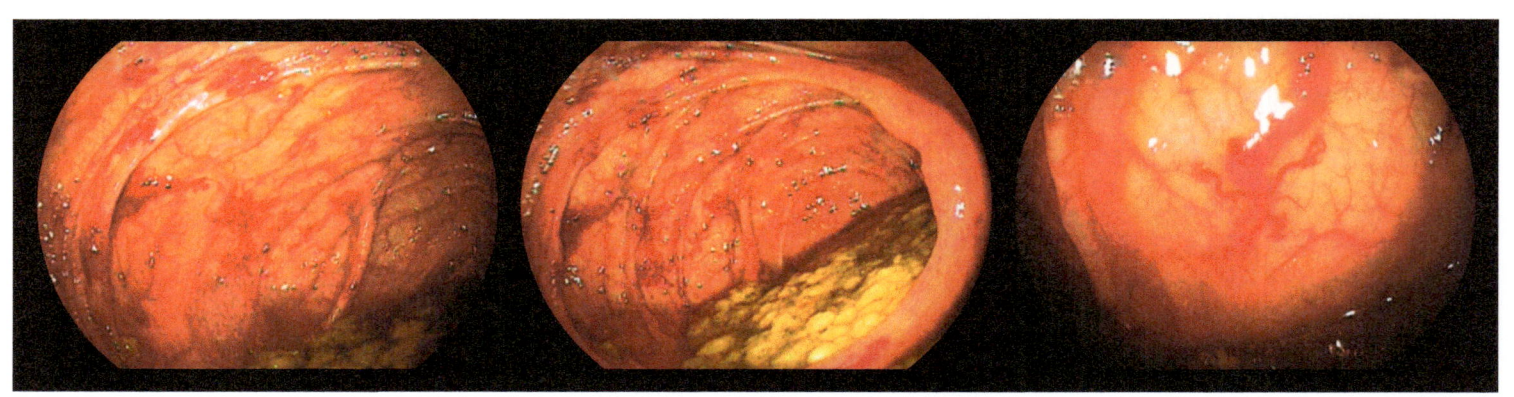

Fig. 85-5. Ectasias vasculares.

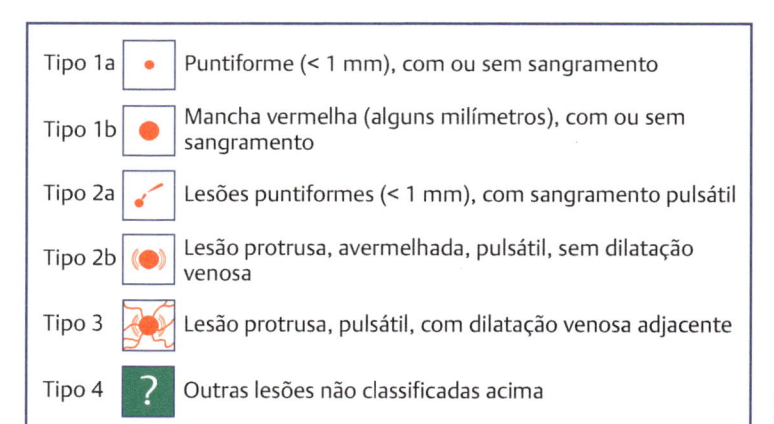

Tipo 1a	•	Puntiforme (< 1 mm), com ou sem sangramento
Tipo 1b	●	Mancha vermelha (alguns milímetros), com ou sem sangramento
Tipo 2a	⚡	Lesões puntiformes (< 1 mm), com sangramento pulsátil
Tipo 2b	⦿	Lesão protrusa, avermelhada, pulsátil, sem dilatação venosa
Tipo 3	✳	Lesão protrusa, pulsátil, com dilatação venosa adjacente
Tipo 4	?	Outras lesões não classificadas acima

Fig. 85-6. Classificação de Yano-Yamamoto.[59]

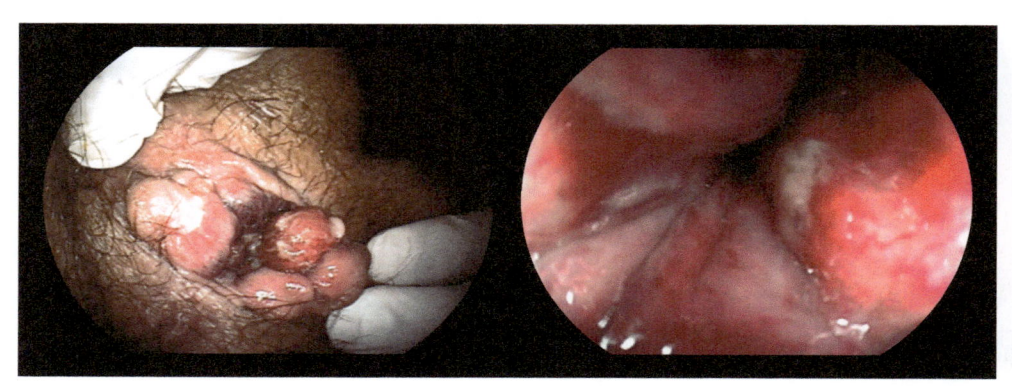

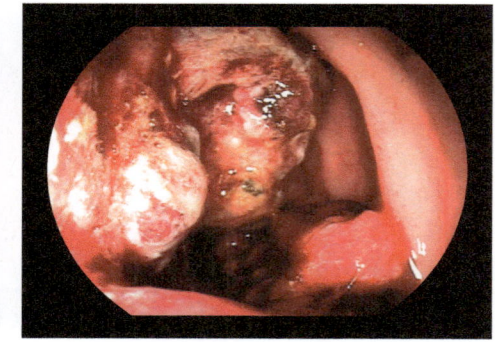

Fig. 85-7. Hemorroidas mistas.

Fig. 85-8. Adenocarcinoma do sigmoide.

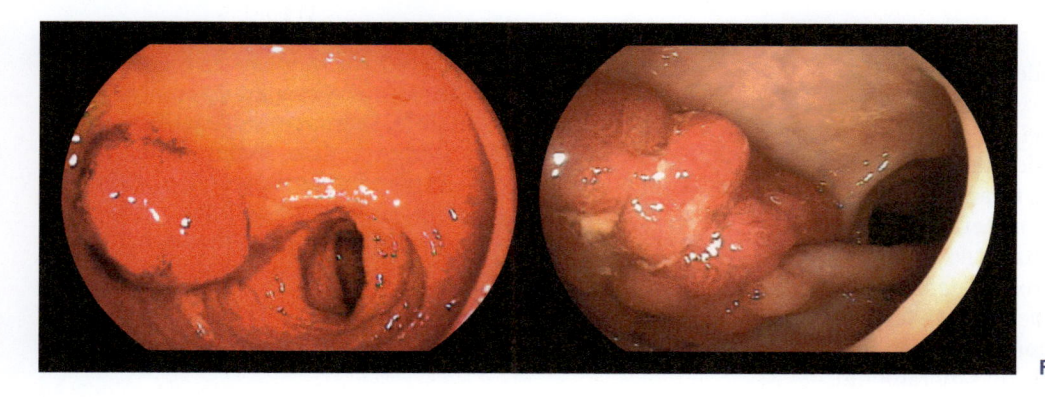

Fig. 85-9. Pólipos colônicos.

Antinflamatórios Não Hormonais (AINEs)

Estes medicamentos aparecem implicados na HDB como adjuvantes de uma condição preexistente (doença diverticular, por exemplo), exacerbando uma doença inflamatória ou causando colopatia induzida por AINEs, com ulcerações e lesões principalmente no cólon direito e íleo por mecanismos ainda não bem explicados. Lembrando que os AINEs diminuem a adesividade plaquetária.

Doenças Inflamatórias Intestinais

Hemorragia digestiva baixa que requeira internação hospitalar é pouco comum, com índices de 1,2% a 6% na doença de Crohn e 0,1-4,2% na retocolite ulcerativa.[4,45-48] O sangramento se resolve espontâneamente em 50% dos casos com um índice de recorrência de 35%. O tratamento clínico com imunobiológicos é efetivo.[47,49,50]

Proctopatia Actínica

É uma patologia causada por indução de um endoarterite obliterante causada pela radiação ionizante, tendo como resultado, neovascularização e telangectasias no reto (Fig. 85-10). HDB tem sido reportada em 4-13% dos pacientes com proctopatia actínica.[44,51]

Úlceras Retais

Úlceras retais são 8% dos pacientes com severa hematoquezia, e se desenvolve em pacientes em estado crítico de saúde, internados em unidades de terapia intensiva, geralmente em estádio terminal de doenças renais, falência hepática, ventilação mecânica ou neoplasias malignas.[4,52] Com mortalidade alta 33% a 48%, não só pelos estigmas de sangramento, mas pelas graves comorbidades envolvidas.[53,54]

TRATAMENTO DAS HEMORRAGIAS DIGESTIVAS BAIXAS

Manejo Inicial na Hemorragia Digestiva Baixa

Pacientes com sangramento gastrointestinal baixo agudo e instabilidade hemodinâmica devem ser submetidos à ressuscitação volêmica com cristaloides antes do manejo endoscópico.[55-57] Até o momento não há indicações precisas de transfusão sanguínea na hemorragia digestiva baixa. Um estudo controlado e randomizado mostrou que uma estratégia mais restritiva de transfusão: transfundindo quando a hemoglobina está em nível < 7 g/dL comparado com a transfusão em nível de hemoglobina < 9 g/dL, melhora a sobrevida e reduz as taxas de ressangramento.[14] Pacientes com comorbidades significativas (principalmente com isquemia cardiovascular) ou sangramento maciço podem beneficiar-se de estratégias menos restritivas para indicar transfusão de concentrado de hemácias.[58]

Diante de hematoquezia com instabilidade hemodinâmica, deve-se suspeitar de hemorragia digestiva alta e submeter o paciente à endoscopia digestiva alta antes de prepará-lo para a colonoscopia. A realização de aspirado nasogástrico para avaliar se o sangramento é de origem alta é controversa.[59] Pacientes com hematoquezia importante, porém sem sinais de instabilidade, devem ser submetidos à colonoscopia primariamente.[60]

Pacientes com fatores de alto risco para desfecho desfavorável (choque hipovolêmico, síncope, sangramento ativo, doenças cardiovasculares, disfunção renal) devem ser monitorados na unidade de terapia intensiva.[61]

Colonoscopia

A colonoscopia tem papel tanto diagnóstico quanto terapêutico no sangramento digestivo baixo. Na maioria dos casos é o primeiro exame diagnóstico a ser realizado.[32,62] Hoje, há uma importante controvérsia na literatura acerca do momento ideal da colonoscopia em sangramentos importantes: enquanto revisões mais antigas recomendam o procedimento com < 24 h da admissão, metanálises mais recentes indicam que não há grande diferença de desfecho, desde que realizado durante o internamento atual. Portanto, nota-se que há a importância na realização da colonoscopia antes da alta, já que não existe consenso se a colonoscopia precoce seria realmente benéfica.[11] A mucosa deve ser inspecionada cuidadosamente na introdução e na retirada do colonoscópio. Na presença de resíduos (fezes ou sangue) é recomendado o uso de um dispositivo de irrigação com água para facilitar a sua remoção.[51,62] É sempre desejável que o endoscopista entube o íleo terminal para afastar sangramento do intestino delgado.

Não é recomendada a realização da colonoscopia sem preparo do cólon.[2,17,52] O preparo facilita a visualização e o diagnóstico e reduz o risco de perfuração.[63-65] Alguns estudos, nos quais foram empregados grandes volumes (4 a 6 litros) de solução à base de polietilenoglicol administrados num intervalo de 3 a 4 horas, mostraram como resultado altas taxas de diagnóstico definitivo (22-42%) e de hemostasia (34%).[41,52,62,66] Nos pacientes intolerantes à ingesta oral, ou que demandem colonoscopia de urgência, a administração de polietilenoglicol, associado a um antiemético, por meio de uma sonda nasogástrica pode facilitar a adesão ao preparo.[52,66]

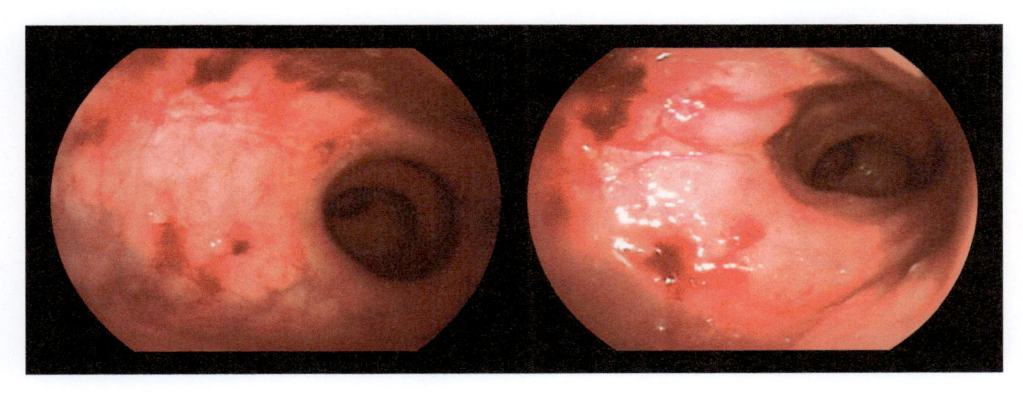

Fig. 85-10. Lesões actínicas do reto distal.

Terapêutica Endoscópica

O tratamento endoscópico deve ser realizado em todos os pacientes com estigmas endoscópicos de sangramento, quais sejam, sangramento ativo (em jato ou em babação), vaso visível ou coágulo aderido.[66]

Injeção de epinefrina diluída, terapia térmica de contato (eletrocoagulação bipolar/multipolar, *heater probe*), terapia térmica sem contato (coagulação com plasma de argônio) e terapia mecânica (clipes, ligadura elástica) são opções de endoterapia no sangramento gastrointestinal baixo. Tratamentos emergentes incluem o *spray* ou pó hemostático e os *large-sized over-the-scope clipping devices*.[64,67] Todas as modalidades terapêuticas, como monoterapia ou terapia combinada, são seguras e eficazes no controle do sangramento.

As causas mais comuns de sangramento digestivo baixo suscetíveis ao tratamento endoscópico incluem os divertículos, as angioectasias e o sangramento pós-polipectomia.[68]

Sangramento Diverticular

Pacientes com divertículo e sangramento ativo, vaso visível ou coágulo aderido devem ser submetidos ao tratamento endoscópico devido ao alto risco de ressangramento sem intervenção.[51,64] Idealmente, a terapia de escolha devem ser os métodos mecânicos, como ligadura elástica, clipe endoscópico ou o *clipe through-the-scope*.

A "termocoagulação" deve ser preferencialmente realizada de forma combinada com injeção de epinefrina na diluição de 1:10.000 ou 1:20.000, aplicada em alíquotas de 1 e 2 mL no sítio de sangramento ou ao seu redor. Coágulo aderido deve ser removido com o auxílio de uma alça de polipectomia. O vaso visível pode ser tratado com *heater probe* (10-15 J) ou com coagulação bipolar (10-16 W) com pulsos de 2 a 3 segundos (Fig. 85-11).[2,69,70] Perfuração com termocoagulação no cólon direito é relatada em cerca de 2,5% dos pacientes.[71]

O **clipe endoscópico** é a alternativa mais empregada mundialmente. Consiste em um método de hemostasia mecânica que não causa lesão tecidual (Fig. 85-12). Comparado com os métodos térmicos há menor risco de lesão transmural e perfuração.[48,72] O clipe pode ser disparado sobre um vaso visível no pescoço do divertículo ou em oposição às paredes, fechando-se o orifício diverticular.[10,48,73] No sangramento ativo pode-se injetar epinefrina ao redor do divertículo para reduzir o sangramento e melhorar a visualização, facilitando a colocação do clipe.[74] O uso de um *cap* acoplado à ponta do endoscópio facilita a irrigação, a sucção e a remoção de coágulos de fibrina do divertículo além de permitir a visualização de óstios diverticulares que estão atrás das pregas. O *cap* promove um tamponamento temporário antes da colocação do clipe, seja pela pressão sobre o pescoço ou pela sucção da cúpula do divertículo.[75] Alguns estudos descrevem o uso do *endocap* para everter o divertículo e facilitar a clipagem do vaso visível.[74] A aplicação do clipe é um procedimento muito eficaz. Não há relatos de ressangramento precoce após o seu uso.[48,74] Entretanto ressangramento tardio é relatado em até 17% dos casos.[10] Devido ao risco de ressangramento é recomendado tatuar a mucosa adjacente ao divertículo. Isso facilita sua identificação na necessidade de retratamento endoscópico ou cirúrgico.[10,74] O *clipe through the scope* é um mecanismo mais recente, com grande eficácia e facil aplicação. Consiste num clipe pré-montado sobre um *cap* conectado à ponta do endoscópio (Fig. 85-13). O tecido é projetado para dentro do *cap* por sucção e com o auxílio de uma pinça ou âncora especial, posteriormente, dispara-se o do clipe. Este dispositivo captura uma grande quantidade de tecido.[64]

Em algumas pequenas séries de casos é descrito o uso da **ligadura elástica** no tratamento da hemorragia diverticular. A ligadura elástica é eficaz em alcançar hemostasia imediata nos sangramentos maciços. Estudos japoneses mostram que há uma tendência a realizar mais ligaduras elásticas, visto que alguns estudos concluíram que a ligadura elástica endoscópica é superior

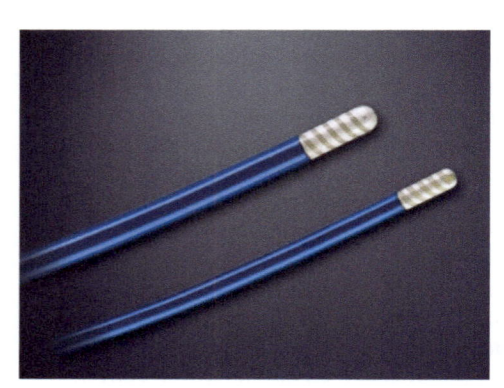

Fig. 85-11. Cateter de coagulação bipolar.

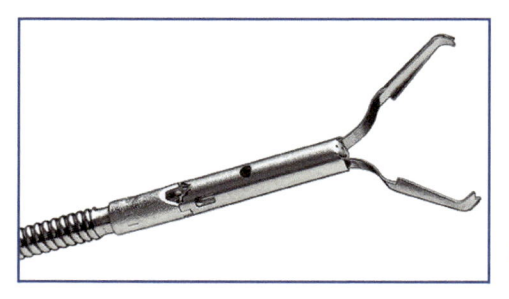

Fig. 85-12. Clipe endoscópico.

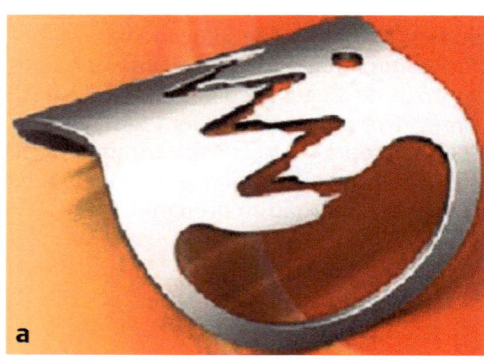

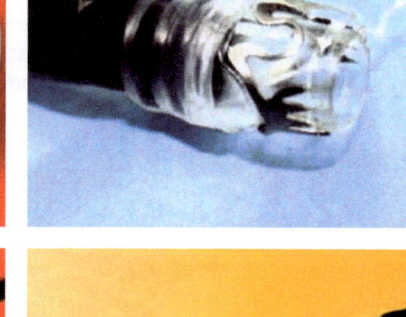

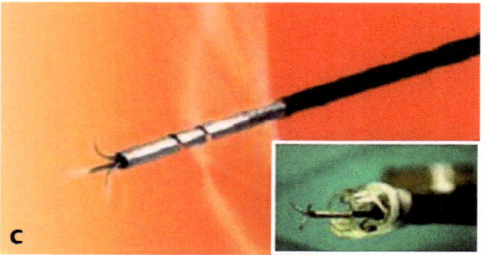

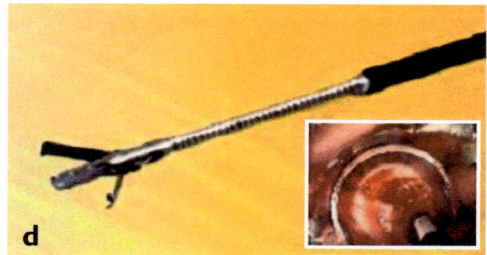

Fig. 85-13. *Over the scope clips* (ovesco). (**a**) Clipe. (**b**) Clipe montado no endoscópio. (**c**) Âncora. (**d**) Mecanismo de aperto.[66]

ao clipe endoscópico em taxas de ressangramento a curto e longo períodos, além de reduzir significativamente a necessidade de angioembolização ou cirurgia em comparação com aqueles que realizaram o clipe. No entanto, essa técnica pode ser limitada pela sucção inadequada de divertículos com óstio pequeno ou de base larga e pela necessidade de reintrodução do endoscópio após o dispositivo ser conectado à ponta do aparelho.[76] Apesar de seguro e eficaz, existem relatos de que a ligadura elástica tenha o risco de complicações sérias, como perfuração tardia, especialmente em lesões no cólon direito.

Ectasias Vasculares

As angioectasias são lesões comuns nos idosos, sendo encontradas principalmente no cólon direito.[25,77] Tanto a termocoagulação quanto o plasma de argônio são técnicas úteis no tratamento. O plasma de argônio é hoje o tratamento de escolha, pois está associado a menores taxas de complicações e de transfusão, além da facilidade de aplicação, possibilidade de ser usado em grandes áreas e ser previsível com a profundidade de penetração da sua corrente, em comparação com a termocoagulação (Fig. 85-14).[3] Quando em lesões do cólon direito, é sugerido que antes da aplicação do plasma de argônio, realize-se uma elevação da mucosa com injeção de solução salina – adrenalina, para reduzir risco de perfuração.[11] O uso de baixa frequência de corrente (20-60 W) com fluxo de 1-2,5 L/min, reduz o risco de perfuração no cólon direito. O cateter deve ser mantido a 1-3 mm de distância da superfície mucosa e disparado a pulsos focais com duração de 1-2 segundos.[10] O tratamento com plasma de argônio melhora os níveis de hemoglobina e reduz a necessidade de transfusões.[63,78,79]

Pós-Polipectomias

O sangramento pós-polipectomia pode ocorrer imediatamente ou dias a semanas após o procedimento. São fatores de risco para sangramento: pólipos grandes (> 2 cm), pedículo largo, localização no cólon direito e terapia antitrombótica. Clipe, termocoagulação combinada ou não com injeção de epinefrina e ligadura elástica são as opções terapêuticas, há relatos também do uso de plasma de argônio. O uso do clipe é preferível para limitar a injúria tecidual adicional que ocorre com a termocoagulação.[80]

Spray Hemostático

Recentemente foram reportados os *sprays* e pós-hemostáticos como opção terapêutica no sangramento gastrointestinal baixo. São compostos por partículas inorgânicas (mistura mineral) inertes que se tornam aderentes quando em contato com superfícies úmidas. Quando em contato com o sangue, o pó se torna coeso e forma um plugue mecânico estável que cobre o sítio de sangramento (Fig. 85-15).[64] Para ser eficaz é necessário que haja sangramento ativo. Há um número limitado de relato de casos e pequenas séries de casos usando essa modalidade como terapia primária ou de resgate no sangramento pós-polipectomia, em úlceras colônicas, na proctite actínica, na neoplasia colorretal e na colopatia hipertensiva portal.[81,82] Por enquanto, apenas pequenos estudos foram realizados com essa técnica, mas no sangramento diverticular foi encontrada uma alta taxa de eficácia (83%).

Sangramento intestinal baixo por colite isquêmica, por doença inflamatória intestinal ou por neoplasia colorretal geralmente não tem resposta durável à terapia endoscópica e é tratado com medidas suportivas ou cirúrgicas.

Ressangramento

Não há muitos estudos sobre a taxa de ressangramento na HDB. Trabalhos randomizados controlados mostram uma taxa de ressangrameto precoce (antes da alta hospitalar) de 22% e de ressangramento tardio (após alta hospitalar) de 16%.[10,26,52] Fatores de risco reconhecidos são uso de AINEs, antiagregantes plaquetários, antiagregação dupla, malignidade e idade > 65 anos. Nova colonoscopia só está indicada se houver evidências de recorrência do sangramento. Pacientes instáveis e com sangramento precoce pode ser avaliado e tratado rapidamente com angiografia e angioembolização, ou, se conhecida a fonte de sangramento, até mesmo por procedimento cirúrgico.[11] Pacientes sem sinais de ressagramento não se beneficiam de colonoscopia de controle após o tratamento endoscópico.[74]

Sangramento Oculto

Sangramento oculto, ou obscuro, é definido como um sangramento recorrente e não localizado, mesmo após endoscopia alta e baixa e por métodos radiológicos. Pela alta prevalência nesses cenários, pode-se concluir que o sangramento é decorrente de sangramento no intestino delgado. Para avaliação do delgado, podemos usar como métodos a tomografia com angiografia, a tomografia com enterografia ou a cápsula de vídeo endoscópica.[11]

Raramente o quadro permanece obscuro após a avaliação de delgado, porém nesses casos excepcionais, pode-se escolher a endoscopia com provocação farmacológica com heparina e clopidogrel, a qual diagnosticou 71% dos quadros ocultos, geralmente devido a angiodisplasia ou lesão de Dieulafoy, sem complicações após.[11]

Tratamento Radiológico

A tomografia computadorizada de abdome com angiografia (TCA) demonstrou uma sensibilidade de 84,8-95% e especificidade de 96,9-100% para localizar a fonte do sangramento gastrointestinal ativo, com velocidade superior a 0,5 L/min. Assim que identificado o local do sangramento pode ser realizada uma embolização seletiva por meio de angiografia por cateter.[10,11] Apesar de seus bons números, são mais bem aplicados quando em paciente com

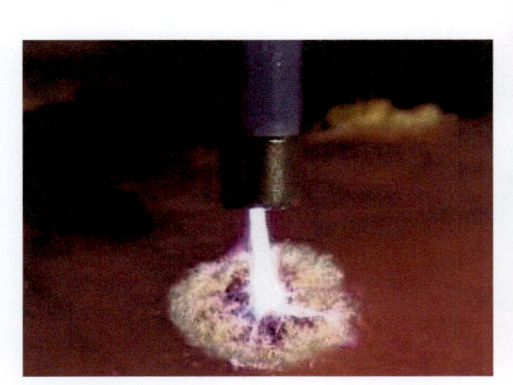

Fig. 85-14. Plasma de argônio, coagulação sem contato.

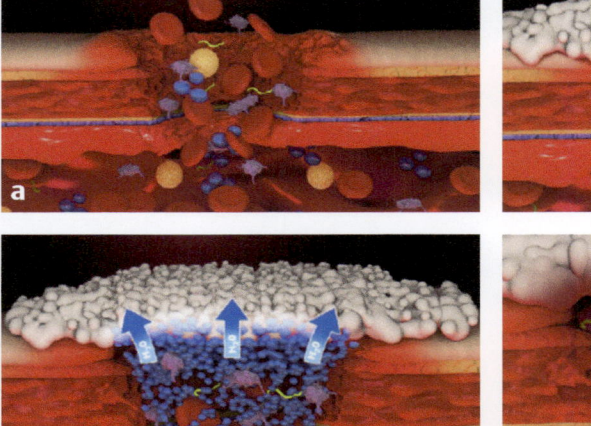

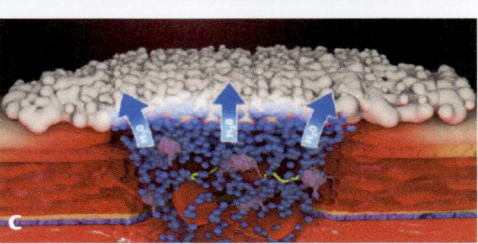

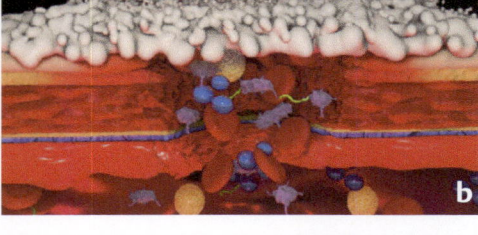

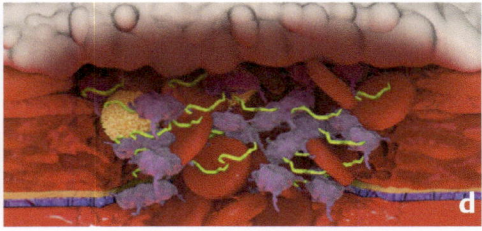

Fig. 85-15. Esquema do funcionamento do Hemospray: (a) sangramento; (b) aplicação do *spray*; (c) absorção de água; (d) formação da barreira.

sangramento importante, sobretudo naqueles com instabilidade, pois o diagnóstico é realizado mais rapidamente do que na colonoscopia de emergência.[11] A Sociedade Europeia de Endoscopia Digestiva recomenda que em pacientes com instabilidade hemodinâmica e suspeita de sangramento gastrointestinal, a TCA seja a primeira escolha diagnóstica, antes mesmo da colonoscopia para encontrar o sítio hemorrágico. Pode-se lançar mão da TCA também quando houver falha do tratamento endoscópico.[3,71] A angiografia seletiva com angioembolização alcança taxas de até 100% na hemostasia imediata, porém são associadas com até 35% de ressangramentos em até 30 dias. Eventos isquêmicos foram descritos em 0-5% das embolizações, segundo diversos estudos (Fig. 85-16).[11]

Por outro lado, cada vez mais se contraindica a cintilografia de hemácias, devido à baixa acurácia em encontrar o local do sangramento e nenhum valor terapêutico, quando comparada com outros métodos diagnósticos.[11]

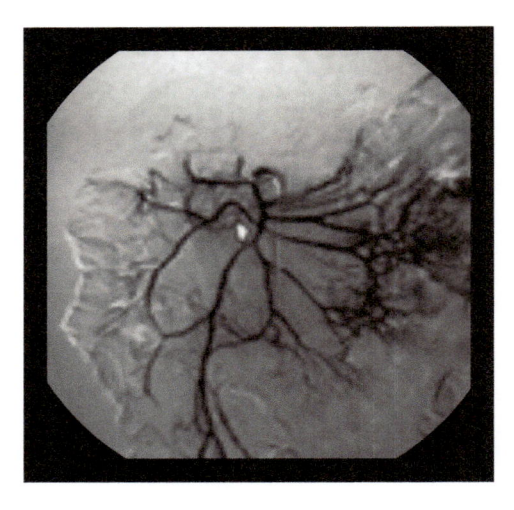

Fig. 85-16. Angiografia das artérias mesentéricas.

Intervenções Não Endoscópicas

Não se recomenda que pacientes com HDB sejam sujeitos a procedimento cirúrgico de laparotomia, a não ser nos casos excepcionais em que todos os esforços endoscópicos e radiológicos não encontraram o sítio hemorrágico ou se a causa de tal hemorragia se deve a uma patologia que não pode ser tratada de maneira endoscópica ou radiológica, como neoplasia.[32,83,84] A decisão sobre qual procedimento deve ser realizado é de total responsabilidade do cirurgião, visto que faltam estudos recentes o suficiente para guiar a rotina cirúrgica.[11]

Tratamento da Hemorragia Digestiva Baixa Intensa (Fig. 85-17)

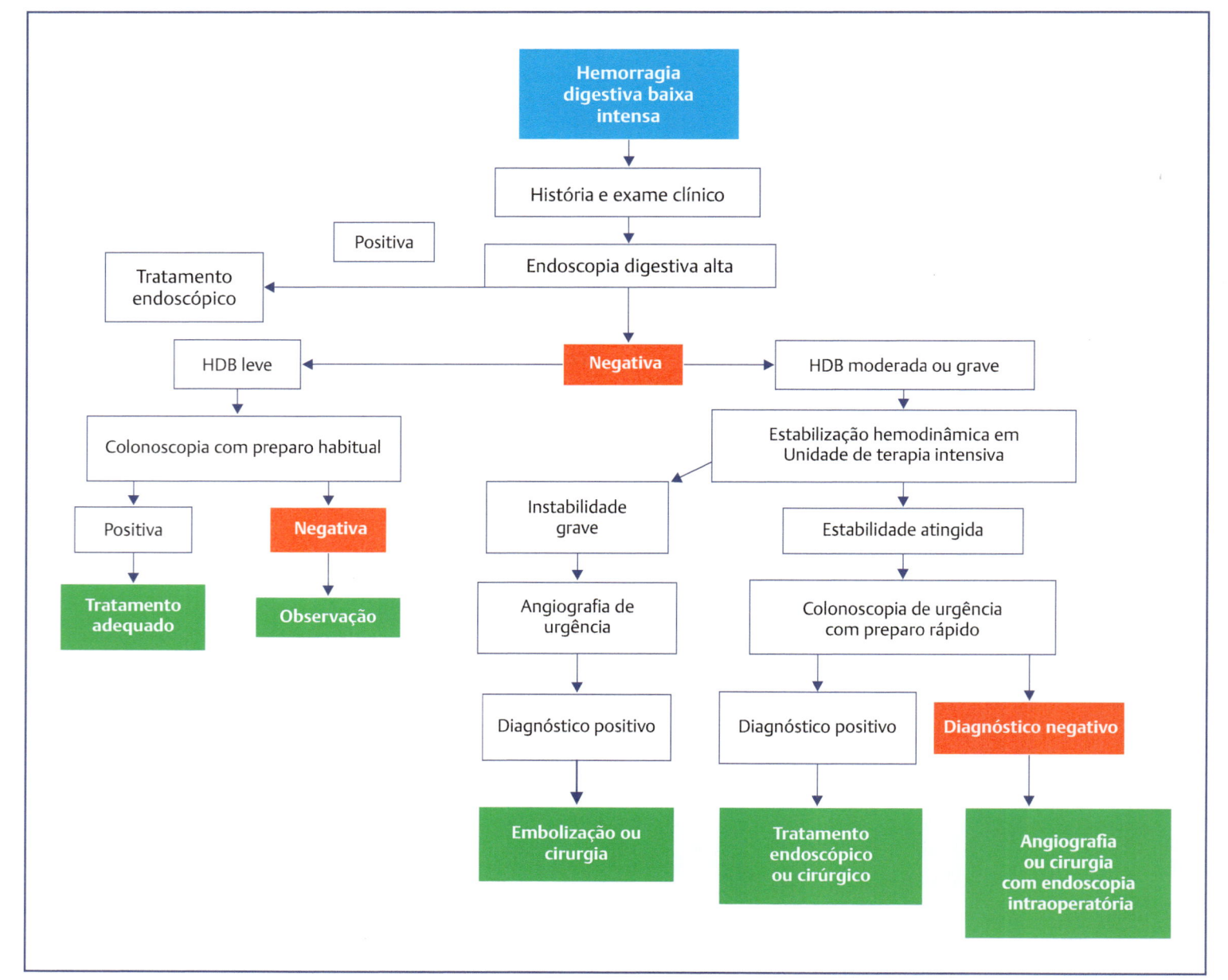

Fig. 85-17. Algoritmo sugerido para tratamento de HDB grave.

REFERÊNCIAS BIBLIOGRÁFICAS

1. Gostout CJ. Acute lower GI bleeding. In: Brandt L, editor. Current medicine: clinical practice of gastroenterology. Philadelphia: Churchill Livingstone. 1998:651-2.
2. Gralnek IM, Barkun AN, Bardou M. Management of acute bledding from a peptic ulcer. N Engl J Med. 2008;359:928-37.
3. Richter JM, Christensen MR, Kaplan LM, et al. Effectiveness of current technology in the diagnosis and management of lower gastrointestinal hemorrhage. Gastrointest Endosc. 1995;41:93-8.
4. Bounds BC, Friedman LS. Lower gastrointestinal bleeding. Gastrointest Endosc Clin N Am. 2003;32:1107-25.
5. Farrell JJ, Friedman LS. Gastrointestinal bleeding in the elderly. Gastrointest Endosc Clin N Am. 2001;30:377-407.
6. Savides TJ. Lower GI bleeding. In: Ginsberg GG, Kochman ML, Norton ID et al., editors. Clinical gastrointestinal endoscopy. 2014;79:875-885.
7. Zuckerman GR, Prakash C. Acute lower intestinal bleeding: part I: clinical presentation and diagnosis. Gastrointest Endosc. 1998;48:606-17.
8. Strate LL, Saltzman JR, Ookubo R, et al. Validation of a clinical prediction rule for severe acute lower intestinal bleeding. Am J Gastroenterol. 2005;100:1821-7.
9. Oakland, K. Changing epidemiology and etiology of upper and lower gastrointestinal bleeding. In Best Practice and Research: Clinical Gastroenterology. 2019;42-43.
10. Waye JD. Diagnostic endoscopy in lower intestinal bleeding. In: Sugawa C, Schuman BM, Lucas CE, editors. Gastrointestinal bleeding. New York: Igaku Shoin Medical Publishers. 1992:230-41.
11. Whitehurst BD. Lower Gastrointestinal Bleeding. In Surgical Clinics of North America. W.B. Saunders. 2018;98(5):1059-1072.
12. Ell C, May A. Mid-gastrointestinal bleeding: capsule endoscopy and push-and-pull enteroscopy give rise to a new medical term. Endoscopy. 2006;38:73-5.
13. Raju GS, Gerson L, Das A, et al. American Gastroenterological Association (AGA) Institute technical review on obscure gastrointestinal bleeding. Gastroenterology. 2007;133:1697-717.
14. Villanueva C, Colomo A, Bosch A. Transfusion for acute upper gastrointestinal bleeding. N Engl J Med. 2013;368:1362-3.
15. Zuckerman GR, Prakash C. Acute lower intestinal bleeding. Part II: etiology, therapy, and outcomes. Gastrointest Endosc. 1999;49:228-38.
16. Guyatt GH, Oxman AD, Vist GE, et al. GRADE: an emerging consensus on rating quality of evidence and strength of recommendations. BMJ. 2008;336:924-6.
17. Srygley FD, Gerardo CJ, Tran T, et al. Does this patient have a severe upper gastrointestinal bleed? Jama. 2012;307:1072-9.
18. Triantafyllou K, Gkolfakis P, Gralnek IM, et al. Diagnosis and management of acute lower gastrointestinal bleeding: European Society of Gastrointestinal Endoscopy (ESGE) Guideline. In Endoscopy. 2021;53(8).
19. Das A, Ben-Menachem T, Cooper GS, et al. Prediction of outcome in acute lower-gastrointestinal haemorrhage based on an artifi cial neural network: internal and external validation of a predictive model. Lancet. 2003;362:1261-6.
20. Newman J, Fitzgerald JE, Gupta S, et al. Outcome predictors in acute surgical admissions for lower gastrointestinal bleeding. Colorectal Dis. 2012;14:1020-6.
21. Holcomb JB, Tilley BC, Baraniuk S, et al. Transfusion of plasma, platelets, and red blood cells in a 1:1:1 vs a 1:1:2 ratio and mortality in patients with severe trauma: the PROPPR randomized clinical trial. JAMA. 2015;313:471-82.
22. Siegal DM. Managing target-specifi c oral anticoagulant associated bleeding including an update on pharmacological reversal agents. J Th romb Th rombolysis. 2015;39:395-402.
23. Meyers MA, Volberg F, Katzen B, et al. The angioarchitecture of colonic diverticula: significance in bleeding diverticulosis. Radiology. 1973;108:249-61.
24. Longstreth GF. Epidemiology and outcome of patients hospitalized with acute lower gastrointestinal hemorrhage: a population-based study. Am J Gastroenterol. 1997;92:419-24.
25. Richter JM, Christensen MR, Colditz GA, et al. Angiodysplasia. Natural history and efficacy of therapeutic interventions. Dig Dis Sci. 1989;34:1542-6.
26. Jensen DM, Machiaro GA, Jutabha R, et al. Urgent colonosocopy for the diagnosis and treatment of severe diverticular hemorrhage. N Engl J Med. 2000;342:78-82.
27. McGuire HH Jr, Haynes BW Jr. Massive hemorrhage for diverticulosis of the cólon: guidelines for therapy based on bleeding patterns observed in fifty cases. Ann Surg. 1972;175:847-55.
28. Bounds BC, Kelsey PB. Lower gastrointestinal bleeding. Gastrointest Endosc Clin N Am. 2007;17:273-88.
29. Lewis M. Bleeding colonic diverticula. J Clin Gastroenterol. 2008;42: 1156-8.
30. Brandt LJ, Feuerstadt P, Blaszka MC. Anatomic patterns, patient characteristics, and clinical outcomes in ischemic colitis: a study of 313 cases supported by histology. Am J Gastroenterol. 2010;105:2245-52;quiz 2253.
31. Schmulewitz N, Fisher DA, Rockey DC. Early colonoscopy for acute lower GI bleeding predicts shorter hospital stay: a retrospective study of experience in a single center. Gastrointest Endosc. 2003;58:841-6.
32. Strate LL, Syngal S. Predictors of utilization of early colonoscopy vs radiography for severe lower intestinal bleeding. Gastrointest Endosc. 2005;61:46-52.
33. Zuccaro G. Approach to the patient with acute lower GI bleeding. ASGE Clinical Update. 1999;7:1-4.
34. Greenwald DA, Brandt LJ, Reinus JF. Ischemic bowel disease in the elderly. Gastrointest Endosc Clin N Am. 2001;30:445-73.
35. Newman JR, Cooper MA. Lower gastrointestinal bleeding and ischemic colitis. Can J Gastroenterol. 2002;16:597-600.
36. Scharff JR, Longo WE, Vartanian SM, et al. Ischemic colitis: spectrum of disease and outcome. Surgery. 2003;134:624-9;discussion 629-30.
37. Elder K, Lashner BA, Al Solaiman F. Clinical approach to colonic ischemia. Cleveland Clin J Med. 2009;76:401-9.
38. Flobert C, Cellier C, Berger A, et al. Right colonic involvement is associated with severe forms of ischemic colitis and occurs frequently in patients with chronic renal failure requiring hemodialysis. Am J Gastroenterol. 2000;95:195-8.
39. Sotiriadis J, Brandt LJ, Behin DS, et al. Ischemic colitis has a worse prognosis when isolated to the right side of the cólon. Am J Gastroenterol. 2007;102:2247-52.
40. Foutch PG, Rex DK, Lieberman DA. Prevalence and natural history of colonic angiodysplasia among healthy asymptomatic people. Am J Gastroenterol. 1995;90:564-7.
41. Jensen DM, Machiado GA. Diagnosis and treatment of severe hematochezia. The role of urgent colonoscopy after purge. Gastroenterology. 1988;95:1569-74.
42. Dalle I, Geboes K. Vascular lesions of the gastrointestinal tract [French]. Acta Gastroenterologica Belgica. 2002;65:213-9.63.
43. Green BT, Rockey DC. Lower gastrointestinal bleedingdmanagement. Gastrointest Endosc Clin N Am. 2005;34:665-78.
44. Brandt LJ, Spinnell MK. Ability of naloxone to enhance the colonoscopicappearance of normal cólon vasculature and cólon vascularectasias. Gastrointest Endosc. 1999;49:79-83.
45. Barnert J, Messmann H. Lower intestinal bleeding disorders. In: Classen M, Tytgat GN, Lightdale CJ, editors. Gastroenterological Endoscopy, 2nd ed. New York Thieme. 2010:641-57.
46. Pardi DS, Loftus EV, Jr, Tremaine WJ et al. Acute major gastrointestinalhemorrhage in inflammatory bowel disease. Gastrointest Endosc. 1999;49:153-7.
47. Robert JR, Sachar DB, Greenstein AJ. Severe gastrointestinal hemorrhagein Crohn's disease. Ann Surg. 1991;213:207-11.
48. Strate LL, Syngal S. Timing of colonoscopy: impact on length of hospital stay in patients with acute lower gastrointestinal bleeding. Am J Gastroenterol. 2003;98:317-22.
49. Wong Kee Song LM, Baron TH. Endoscopic management of acute lower gastrointestinal bleeding. Am J Gastroenterol. 2008;103:1881-7.
50. Papi C, Gili L, Tarquini M, et al. Infliximab for severe recurrent Crohn'sdisease presenting with massive gastrointestinal hemorrhage. J ClinGastroenterol. 2003;36:238-41.
51. Tsujikawa T, Nezu R, Andoh A, et al. Infliximab as a possible treatmentfor the hemorrhagic type of Crohn's disease. J Gastroenterol. 2004;39:284-7.
52. Jensen DM. Management of patients with severe hematochezia-with all current evidence available. Am J Gastroenterol. 2005;100:2403-6.
53. Green BT, Rockey DC. Lower gastrointestinal bleeding-management. Gastrointest Endosc Clin N Am. 2005;34:665-78.
54. Kanwal F, Dulai G, Jensen DM, et al. Major stigmata of recent hemorrhageon rectal ulcers in patients with severe hematochezia: endoscopicdiagnosis, treatment, and outcomes. Gastrointest Endosc. 2003;57:462-8.
55. Machicado GA, Jensen DM. Endoscopic diagnosis and treatment ofsevere lower gastrointest85. Lin CK, Liang CC, Chang HT et al. Acute hemorrhagic rectal ulcer: animportant cause of lower gastrointestinal bleeding in the critically illpatients. Dig Dis Sci. 2011;56:3631-7.

56. Baradarian R, Ramdhaney S, Chapalamadugu R, et al. Early intensive resuscitation of patients with upper gastrointestinal bleeding decreases mortality. Am J Gastroenterol. 2004;99:619-22.
57. Hwang JH, Fisher DA, Ben-Menachem T, et al. The role of endoscopy in the management of acute non-variceal upper GI bleeding. Gastrointest Endosc. 2012;75:1132-8.
58. Lim CH. Early intensive resuscitation of patients with upper gastrointestinal bleeding decreases mortality. Am J Gastroenterol. 2004;99:2502 – author reply 2502-3.
59. Yano-Yamamoto. Endoscopic classification of vascular lesions of the small intestine Gastrointestinal endoscopy. 2008;67(1).
60. Cuellar RE, Gavaler JS, Alexander JA, et al. Gastrointestinal tract hemorrhage: the value of a nasogastric aspirate. Arch Int Med. 1990;150:1381-4.
61. Eisen GM, Dominitz JA, Faigel DO, et al. Na annotated algorithmic approach to acute lower gastrointestinal bleedding. Gastrointest Endosc. 2001;53:859-63.
62. Usha Goenka, Department of Imaging and Interventional Radiology, Apollo Gleneagles Hospitals, Kolkata 700054, India Over-the-scope clip, Endoscopic hemostasis World J Gastroint Endosc. 2015.
63. Elta GH. Urgent colonoscopy for acute lower-GI bleeding. Gastrointest Endosc. 2004;59:402-8.
64. Laine L, Shah A. Randomized trial of urgent vs elective colonoscopy in patients hospitalized with lower GI bleeding. Am J Gastroenterol. 2010;105:2636-41;quiz 2642.
65. Leung Ki EL, Lau JY. New endoscopic hemostasis methods. Clin Endoc. 2012;45:224-9.
66. Strate LL, Naumann CR. The role of colonoscopy and radiological procedures in the management of acute lower intestinal bleeding. Clin Gastroenterol Hepatol. 2010;8:333-43; quiz e44.
67. Jensen DM, Ohning GV, Kovacs TO, et al. Natural history of definitive diverticular hemorrhage based on stigmata of recent hemorrhage and colonoscopic Doppler blood flow monitoring for risk stratification and definitive hemostasis. Gastrointest Endosc. 2015;83:416-23.
68. Barkun AN, Moosavi S, Martel M. Topical hemostatic agents: a systematic review with particular emphasis on endoscopic application in GI bleeding. Gastrointest Endosc. 2013;77:692-700.
69. Ron-Tal Fisher O, Gralnek IM, Eisen GM, et al. Endoscopic hemostasis is rarely used for hematochezia: a population-based study from the Clinical Outcomes Research Initiative National Endoscopic Database. Gastrointest Endosc. 2014;79:317-25.
70. Bloomfeld RS, Rockey DC, Shetzline MA. Endoscopic therapy of acute diverticular hemorrhage. Am J Gastroenterol. 2001;96:2367-72.
71. Foutch PG, Zimmerman K. Diverticular bleeding and the pigmented protuberance (sentinel clot): clinical implications, histopathological correlation, and results of endoscopic intervention. Am J Gastroentero.l 1996;91:2589-93.
72. Barnert J, Messmann H. Diagnosis and management of lower gastrointestinalbleeding. Nat Rev Gastroenterol Hepatol. 2009;6:637-46.
73. Binmoeller KF, Thonke F, Soehendra N. Endoscopic hemoclip treatment for gastrointestinal bleeding. Endoscopy. 1993;25:167-70.
74. Yamada A, Sugimoto T, Kondo S, et al. Assessment of the risk factors for colonic diverticular hemorrhage. Dis Cólon Rect. 2008;51:116-20.
75. Kaltenbach T, Watson R, Shah J, et al. Colonoscopy with clipping is useful in the diagnosis and treatment of diverticular bleeding. Clin Gastroenterol Hepato.l 2012;10:131-7.
76. Yen EF, Ladabaum U, Muthusamy VR, et al. Colonosocopic treatment of acute diverticular hemorrhage using endoclips. Dig Dis Si. 2008;53:2480-5.
77. Setoyama T, Ishii N, Fujita Y. Endoscopic band ligation (EBL) is superior to endoscopic clipping for the treatment of colonic diverticular hemorrhage. Surg Endosc. 2011;25:3574-8.
78. Diggs NG, Holub JL, Lieberman DA, et al. Factors that contribute to blood loss in patients with colonic angiodysplasia from a population-based study. Clin Gastroenterol Hepatol. 2011;9:415-20;quiz e49.
79. Kwan V, Bourke MJ, Williams SJ, et al. Argon plasma coagulation in the management of symptomatic gastrointestinal vascular lesions: experience in 100 consecutive patients with long-term follow-up. Am J Gastroenterol. 2006;101:58-63.
80. Olmos JA, Marcolongo M, Pogorelsky V, et al. Long-term outcome of argon plasma ablation therapy for bleeding in 100 consecutive patients with colonic angiodysplasia. Dis Colom Rectum. 2006;49:1507-16.
81. Parra-Blanco A, Kaminaga N, Kojima T, el al. Colonoscopic polypectomy with cutting current: is it safe? Gastrointest Endosc. 2000;51:676-81.
82. Holster IL, Brullet E, Kuipers EJ, et al. Hemospray treatment is effective for lower gastrointestinal bleeding. Endoscopy. 2014;46:75-8.
83. Kurt M, Onal I, Akdogan M, et al. Ankaferd Blood Stopper for controlling gastrointestinal bleeding due to distinct benign lesions refractory to conventional antihemorrhagic measures. Can J Gastroenterol. 2010;24:380-4.
84. Ansari MZ, Collopy BT, Hart WG, et al. In-hospital mortality and associated complications after bowel surgery in Victorian Public Hospitals. Aust New Zeal J Surg. 2000;70:6-10.

86 Hemorragia Digestiva na Criança

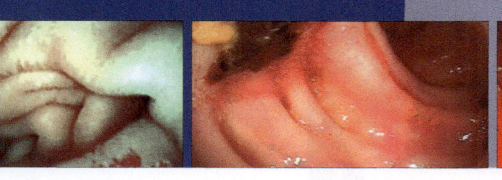

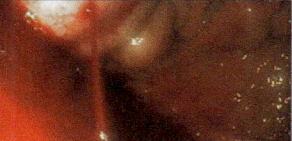

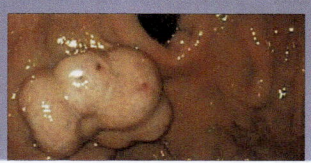

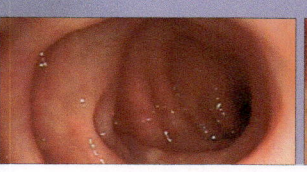

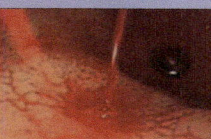

Manoel Ernesto Peçanha Gonçalves ▪ Silvia Regina Cardoso ▪ Diamari Caramelo Ricci Cereda

INTRODUÇÃO

A hemorragia digestiva na infância apresenta baixa prevalência, com incidência não definida, havendo poucos estudos populacionais na literatura. Cerca de 20% dos episódios hemorrágicos são provenientes do trato digestivo alto, com frequência mais elevada em pacientes hospitalizados e gravemente doentes, principalmente em portadores de coagulopatias, pneumonias e politraumatismos.[1,2] Estudo populacional transversal realizado na França mostrou um a dois episódios de hemorragia digestiva alta para cada 10.000 crianças/ano, com 77% necessitando internação, sendo identificado uso de anti-inflamatório não hormonal em 36% dos episódios.[3]

Manifesta-se, clinicamente, com diferentes graus de gravidade, ocorrendo desde sangramentos ocultos até sangramentos maciços e fatais.[4]

Em 70% a 80% das crianças o sangramento é autolimitado, apresentando baixas taxas de morbimortalidade quando comparada com pacientes adultos. Entretanto é motivo de grande preocupação para os pacientes, parentes e profissionais envolvidos no atendimento da criança com evento hemorrágico.[5,6]

Muitas doenças podem ocasionar hemorragia digestiva na infância e o fator etiológico desencadeante relaciona-se, principalmente, com as patologias de maior prevalência em cada faixa etária, havendo também algumas diferenças regionais.[4,7,8]

A hemorragia digestiva é classificada em alta (HDA), quando a lesão que provoca o sangramento localiza-se acima do ligamento de Treitz, e baixa (HDB), quando o sangramento é proveniente de jejuno, íleo, cólon e reto.[5] Nos últimos anos alguns autores sugerem o termo hemorragia digestiva média para definir o sangramento localizado entre a papila duodenal maior e a válvula ileocecal.[9]

Sangramentos volumosos são, na sua grande maioria, provenientes do trato digestório alto e apresentam-se, clinicamente, como hematêmese, melena ou enterorragia. Sangramentos baixos normalmente têm caráter crônico e provocam hematoquezia, embora algumas vezes possa ocorrer enterorragia.[4,5] A presença de sangue oculto nas fezes é decorrente de sangramentos de pequena intensidade, geralmente provenientes do trato digestório alto.[4] Crianças com sangramento agudo volumoso sempre devem ser hospitalizadas, enquanto a investigação etiológica de sangramentos crônicos geralmente pode ser realizada ambulatorialmente.[10,11]

A abordagem clínica inicial tem como ponto primordial a avaliação do grau de gravidade da hemorragia, de acordo com o volume de perda sanguínea. As medidas terapêuticas para manutenção da estabilidade hemodinâmica em hemorragias de grande porte são essenciais ao prognóstico do paciente.[8,12]

A endoscopia digestiva é o principal método para diagnóstico e tratamento do local de sangramento, devendo ser realizada, preferencialmente, nas primeiras 12 horas em hemorragias volumosas, com o paciente hemodinamicamente estável e com tempo de jejum adequado.[10,11,13]

ETIOLOGIA

O sangramento do trato digestório na criança é decorrente de doenças de diferentes etiologias, que têm prevalência predominante de acordo com a faixa etária (Quadro 86-1 e Figs. 86-1 a 86-10).[4,5,7,8]

A hemorragia digestiva alta nas primeiras horas de vida geralmente é causada por lesões agudas da mucosa gastroduodenal (LAMGD), secundárias a estresse e processos isquêmicos que podem ocorrer no momento do parto. Esse sangramento, na maioria das vezes, é autolimitado, raramente sendo necessária a realização de endoscopia digestiva para o diagnóstico diferencial com outras lesões, como ulcerações mais profundas, malformações vasculares, duplicações do trato digestório ou lesões iatrogênicas decorrentes a traumas durante aspiração com sonda nasogástrica ou secundários à ventilação. A lavagem gástrica com remoção dos coágulos pode ajudar a amenizar a hemorragia, e protetores gástricos devem ser utilizados.[1,4]

Quadro 86-1. Achados Endoscópicos Comuns em Crianças com Hemorragia Digestiva[8,15,20,30]

	HDA	HDB
0-2 anos	▪ Gastrites e duodenites hemorrágicas (LAMGD) ▪ Esofagites ▪ Úlceras gástricas e duodenais ▪ Malformações (vasculares e duplicações)	▪ Fissura anal ▪ Colite alérgica ▪ Hiperplasia nodular linfoide
2-6 anos	▪ Varizes esofagogástricas ▪ Gastropatia hipertensiva ▪ Esofagites, gastrites ▪ Úlceras gástricas e duodenais	▪ Pólipos juvenis ▪ Colites infecciosas ▪ Colites inflamatórias ▪ Fissuras ▪ Doença hemorroidária
6-12 anos	▪ Gastrites ▪ Úlceras gástricas e duodenais ▪ Varizes esofagogástricas ▪ Gastropatia hipertensiva ▪ Esofagites	▪ Pólipos juvenis e poliposes ▪ Colites inflamatórias ▪ Colites infecciosas ▪ Doença hemorroidária ▪ Fissuras
12-18 anos	▪ Úlceras duodenais e gástricas ▪ Gastrites/Gastropatia hipertensiva ▪ Varizes esofagogástricas ▪ Mallory-Weiss ▪ Tumores gástricos (linfomas, leiomiomas, leiomiossarcomas, adenocarcinomas) ▪ Hemobilia ▪ Lesão de Dieulafoy	▪ Colites inflamatórias ▪ Poliposes e pólipos ▪ Colites infecciosas ▪ Doença hemorroidária ▪ Colites hipertensivas ▪ Varizes retais

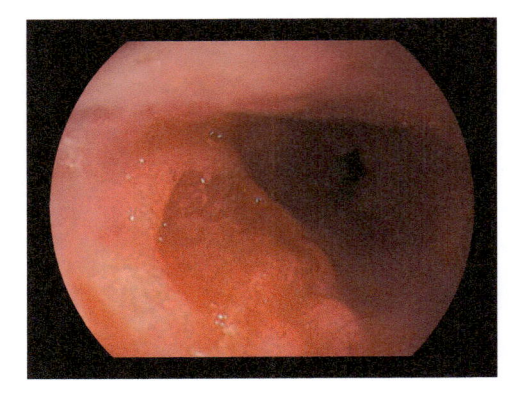

Fig. 86-1. Úlcera esofágica hemorrágica. Citomegalovírus em paciente no PO de TX hepático.

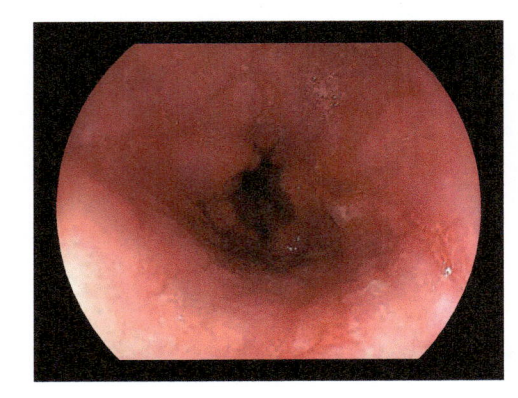

Fig. 86-2. Esofagite erosiva hemorrágica.

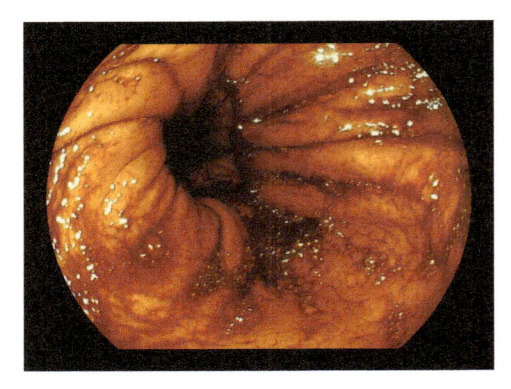

Fig. 86-3. Gastrite hemorrágica.

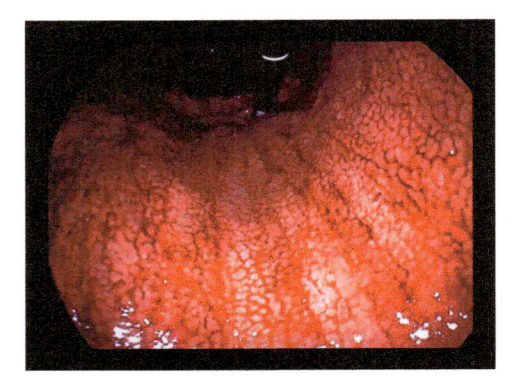

Fig. 86-4. Gastropatia hipertensiva hemorrágica.

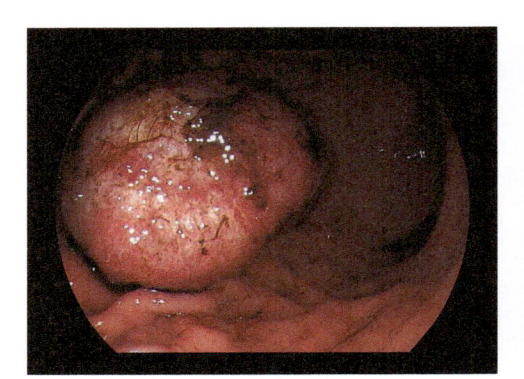

Fig. 86-5. Leiomiossarcoma gástrico.

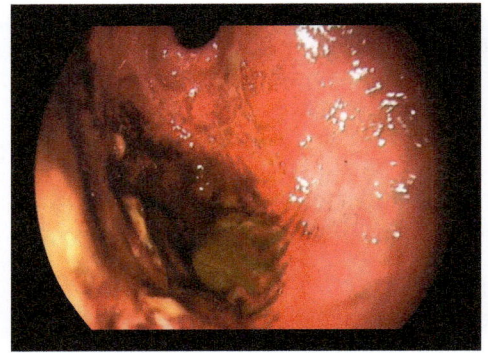

Fig. 86-6. Úlcera necrótica hemorrágica em criança com 1 ano após cirurgia cardíaca.

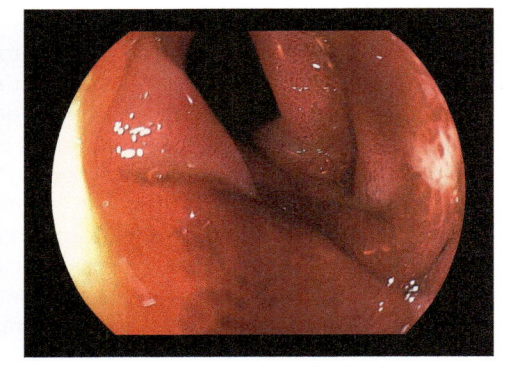

Fig. 86-7. Hemangioma plano de duodeno.

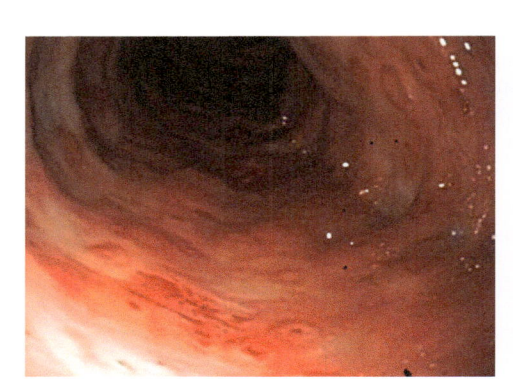

Fig. 86-8. Hiperplasia nodular linfoide.

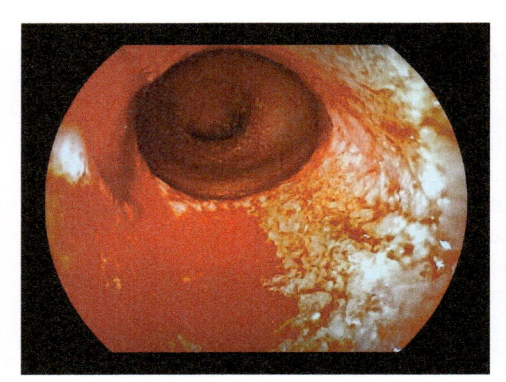

Fig. 86-9. Retite hemorrágica (RCUI).

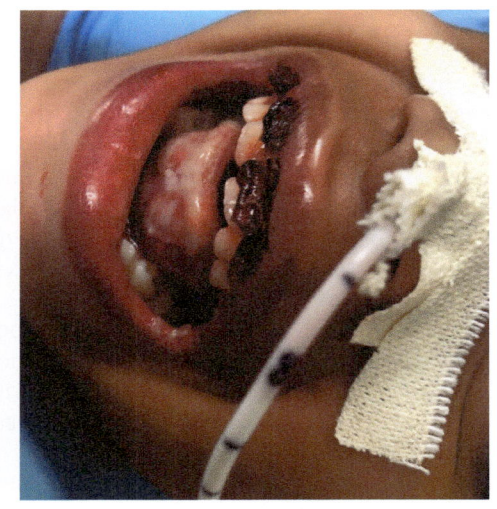

Fig. 86-10. Lesões em orofaringe 24 horas após ingestão de soda cáustica.

Em recém-nascidos (do nascimento até 28 dias de vida) os episódios hemorrágicos ocorrem principalmente naqueles com necessidade de hospitalização devido a outras comorbidades associadas. Nessa faixa etária, as principais etiologias de hemorragia alta são as esofagites, gastrites e úlceras de estresse. Os processos infecciosos também podem ocasionar sangramentos, sendo a enterocolite necrosante a principal causa de sangramento baixo nestes pacientes; esta enfermidade é, na maioria das vezes, acompanhada por dor abdominal, sinais de peritonite ou perfuração intestinal.[5,7] O déficit de vitamina K e sangue materno deglutido (proveniente de fissuras do mamilo) devem ser lembrados no diagnóstico diferencial de sangramentos no período neonatal.[4]

Algumas causas de hemorragia no lactente (28 dias de vida a 2 anos, exclusive) são semelhantes às dos recém-nascidos. Nessa fase, sangramentos altos de pequenas proporções secundários a esofagites podem acontecer, principalmente em lactentes com vômitos recorrentes. Gastrites e úlceras também ocasionam sangramentos, frequentemente em pacientes com outras comorbidades.[4,5,7] Nessa faixa etária, mais raramente pode ocorrer sangramento digestivo alto secundário à ruptura de varizes esofagogástricas, sendo a etiologia mais frequente nesses pequenos pacientes a doença hepática crônica avançada secundária à atresia biliar, algumas vezes associada à trombose de veia porta.[14] Sangramentos baixos decorrentes de colites alérgicas têm sido cada vez mais frequentes, e fissura perianal é causa comum de sangramento baixo de pequena magnitude.[4] As malformações do trato digestório e do seu sistema vascular, como por exemplo, as duplicações de órgãos, embora raras, comumente apresentam manifestações clínicas em recém-nascidos e lactentes, podendo ocasionar sangramentos.[4,15,16] Causa frequente de enterorragia de grande porte em todas as faixas etárias, principalmente nos dois primeiros anos de vida, é o divertículo de Meckel hemorrágico, sendo o diagnóstico realizado por meio de cintilografia com tecnécio e o tratamento cirúrgico curativo. Intussuscepção intestinal e vólvulos podem cursar com sangramento digestivo, normalmente associado à dor abdominal aguda ou sinais de peritonite, sendo também mais frequentes em lactentes.[4,6]

Os pacientes em idade pré-escolar (2 a 6 anos, exclusive) e escolar (6 a 12 anos, exclusive) geralmente apresentam sintomas e sinais pregressos ao evento hemorrágico, como dor abdominal e vômitos. Nestes, além das esofagites, gastrites e úlceras incidem como causas de hemorragia as alterações decorrentes de doenças sistêmicas crônicas, como varizes esofagogástricas e gastropatia hipertensiva.[4,17,18] As principais doenças que incidem na infância e adolescência e cursam com hipertensão portal, ocasionando a formação de varizes esofagogástricas estão resumidas no Quadro 86-2. Também nessa faixa etária há maior possibilidade de acidentes, como impactação de corpos estranhos e ingestão de substâncias corrosivas, que raramente se manifestam clinicamente através de sangramentos digestivos.[19]

Os pólipos e poliposes, as doenças inflamatórias intestinais e a diarreia infecciosa são importantes causas de hemorragia baixa, normalmente cursando com sangramento crônico.[4,5] Os pólipos juvenis são mais frequentes em pré-escolares, enquanto as poliposes e doenças intestinais inflamatórios mais comuns em escolares.[7,8,20]

Distúrbios de coagulação secundários a doenças sistêmicas também podem contribuir para sangramentos em todas as faixas etárias, assim como lesões secundárias a quimioterapia e radioterapia, como mucosites e colites. Uma das doenças que acometem principalmente a criança e que pode cursar com sangramento digestivo, geralmente associado a dores abdominal e articular, é a púrpura de Henoch-Schonlein.[4,5,7] Epistaxe é frequente na infância, sendo importante diagnóstico diferencial em crianças que se apresentam com hematêmese.[5]

As causas de sangramento digestivo alto em adolescentes (12 a 19 anos) assemelham-se aos pacientes adultos, sendo a gastrite, as úlceras pépticas gástricas e duodenais, as varizes esofagogástricas e gastropatia hipertensiva, as lesões que mais ocasionam sangramentos de relevante importância clínica.[1,6,19] A síndrome de Mallory-Weiss, que consiste em lacerações agudas da mucosa de esôfago distal secundárias a vômitos, pode ser causa de sangramento alto, principalmente em escolares e adolescentes.[4,18,19] Sangramento digestivo baixo em adolescentes está principalmente relacionado com as doenças inflamatórias crônicas e poliposes.[19,20]

Embora raros, alguns tumores podem provocar sangramentos gastrointestinais de diferentes magnitudes em crianças, sendo os principais os linfomas, adenocarcinomas, leiomiossarcomas e leiomiomas.[4,7]

Hemobilia também pode ocorrer em crianças e normalmente está relacionada com complicações secundárias a procedimentos em vias biliares e fígado, devendo ser lembrada em casos de hemorragia digestiva após biópsias hepáticas.[5]

Por fim, o uso de anti-inflamatórios, principalmente os anti-inflamatórios não hormonais, é causa comum e crescente de sangramentos do trato digestório em crianças de todas as faixas etárias.[3,4,7]

Quadro 86-2. Principais Doenças Associadas à Hipertensão Portal em Crianças[1,15,19,32]

Pré-hepáticas	- Trombose de veia porta - Trombose de veia esplênica
Hepáticas	- Pré-sinusoidais - Fibrose hepática congênita - Esquistossomose - Esclerose hepatoportal - Sinusoidais - Doença hepatocelular - Hepatite autoimune - Hepatite viral - Doença de Wilson - Deficiência de alfa-1 antitripsina - Doença de vias biliares - Atresia de vias biliares - Fibrose cística - Cisto de colédoco - Hipoplasia de vias biliares - Colangite esclerosante - Doença de Caroli - Pós-sinusoidais - Doença veno-oclusiva
Pós-hepáticas	- Síndrome de Budd-Chiari - Pericardite constritiva

DIAGNÓSTICO E TRATAMENTO DO EVENTO HEMORRÁGICO

A terapêutica inicial e a investigação diagnóstica dependem do estado geral do paciente, o qual é um reflexo do grau da perda sanguínea.[4,7,21]

A história atual, o antecedente de doenças crônicas ou manipulações cirúrgicas e, principalmente, a condição clínica, são primordiais para direcionar o diagnóstico e tratamento.[5,19]

Pacientes com história de sangramento agudo, com hematêmese, melena ou enterorragia, devem sempre ser hospitalizados, sendo algumas vezes necessárias medidas de ressuscitação imediatas. Crianças em bom estado geral, com história de sangramento crônico ou perda sanguínea oculta podem, na maioria das vezes, realizar a investigação diagnóstica específica ambulatorialmente.[1,12]

Avaliação Clínica e Terapêutica Inicial

Um rápido e preciso exame físico geral, identificando a gravidade do sangramento, concomitante com medidas gerais de ressuscitação e reposição volêmica para pacientes com grandes perdas sanguíneas, são fatores essenciais ao prognóstico do paciente.[21-24]

Em crianças com estado geral gravemente comprometido, a intubação orotraqueal, para manutenção de boa oxigenação e para proteção das vias aéreas de possíveis aspirações sanguíneas, pode ser inicialmente necessária.[4]

A identificação da quantidade da perda sanguínea deve ser um dos primeiros objetivos, sendo representada principalmente pelo estado geral do paciente, pela coloração das mucosas, pela frequência cardíaca, pulso, perfusão periférica e pela pressão arterial.[12]

Em casos de perdas volumosas, as mucosas ficam secas e descoradas, a pressão arterial diminui, a perfusão periférica lentifica-se e a frequência cardíaca aumenta.[4,11,12]

Nos casos de descompensação hemodinâmica, a reposição volumétrica deve ser iniciada imediatamente após a permeabilização de vias aéreas, podendo ser realizada, inicialmente, com soluções cristaloides, até que hemoderivados possam ser oferecidos.[23,25] A transfusão de concentrado de hemácias deve ser criteriosa, sendo normalmente indicada quando existe queda do hematócrito em cerca de 25% a 30%. Recomenda-se manter a hemoglobina em torno de 7 a 8 mg%, para que não haja aumento da pressão no fluxo sanguíneo esplâncnico e, consequentemente, manutenção ou recorrência do sangramento, o que pode ocorrer principalmente em pacientes portadores de doença hepática. Para pacientes plaquetopênicos (abaixo de 50.000/mm³) ou com distúrbios de coagulação, transfusão de plaquetas e plasma fresco congelado deve ser considerada, de acordo com a possível doença desencadeante do sangramento.[10,11,21,26] Lembramos, entretanto, que durante quadros hemorrágicos em pacientes com doença hepática crônica avançada, o INR e o TP não são indicadores reais do *status* de coagulação, não devendo a correção de distúrbios de coagulação ser responsável pelo impedimento ou atraso do tratamento definitivo.[13]

A sonda nasogástrica (SNG) é útil para monitorizar a atividade do sangramento e ajudar na identificação do local da hemorragia, além de descomprimir o estômago, evitando vômitos e consequentes aspirações. Retorno de sangue vivo pela SNG é compatível com sangramento ativo de trato digestório alto, sendo, na maioria das vezes, casos de maior gravidade.[13,14,21]

A lavagem gástrica com soro fisiológico pode ser realizada e ajuda na remoção dos coágulos e no preparo do paciente para posterior endoscopia, podendo diminuir a atividade do sangramento e prevenir a encefalopatia em pacientes hepatopatas.[13,16,27]

Exame físico minucioso após estabilização hemodinâmica sempre deve ser realizado, com o objetivo de identificar a etiologia do sangramento. A presença de icterícia, esplenomegalia ou sinais de abdome agudo, por exemplo, somados à história clínica e idade do paciente, podem identificar a correta etiologia do sangramento, direcionando à terapêutica específica.[4,5] O uso de inibidores de bomba de prótons pode ser iniciado prontamente, assim como a reposição de vitamina K para desnutridos graves, hepatopatas e recém-nascidos com suspeita de déficit vitamínico. O uso de drogas vasopressoras para hemorragias do trato digestório alto de grande magnitude também deve ser considerado.[1,15,28,29]

Para hepatopatas, embora com indicação controversa na infância, a introdução de antibioticoterapia profilática (cefalosporina de terceira geração) tem sido instituída, uma vez que previne o desenvolvimento de peritonite bacteriana espontânea, pneumonias e infecção urinária e, consequentemente, várias complicações decorrentes do processo infeccioso.[13,30] Crianças em uso de betabloqueadores podem não apresentar alterações hemodinâmicas precoces e significativas durante o episódio hemorrágico, devendo o medicamento ser suspenso nessas ocasiões.[5,19]

Avaliação Laboratorial

A dosagem sérica de hemoglobina e hematócrito ajudam na avaliação da quantificação da perda sanguínea. Pacientes com sangramentos agudos volumosos perdem, inicialmente, a mesma quantidade de glóbulos vermelhos e glóbulos brancos, o que pode acarretar uma interpretação errônea da quantificação da perda sanguínea, subestimando esta perda.[13,22,31]

Dosagem de plaquetas, coagulograma, ureia, creatinina, sódio, potássio e amônia são úteis para o diagnóstico etiológico e para avaliação do grau de gravidade do sangramento.[24,31,32]

Exames laboratoriais específicos para algumas patologias como, por exemplo, distúrbios de coagulação, enterocolite, tumores, doenças inflamatórias, entre outros, também são necessários após abordagem inicial.[4,5,15]

Após avaliação clínica e laboratorial, exames diagnósticos de imagem podem ser necessários para identificação do local e da etiologia correta do sangramento, por meio dos quais, algumas vezes, também é possível o tratamento das lesões hemorrágicas.[15,22-24]

Endoscopia Digestiva Alta

A endoscopia digestiva alta é o exame mais utilizado para identificação do local e etiologia do sangramento, possibilitando diagnóstico, tratamento e avaliação do prognóstico de diversas lesões. Pode ser realizada em crianças de todas as faixas etárias, mesmo em recém-nascidos e prematuros.[4,7,15]

Os procedimentos endoscópicos em crianças com hemorragia digestiva alta devem sempre ser realizados com o paciente sob anestesia geral e com proteção das vias aéreas superiores por intubação orotraqueal, de preferência por equipe especializada. Além de todos os equipamentos endoscópicos para diagnóstico e eventual hemostasia de lesões sangrantes, devemos ter em mãos materiais para ressuscitação cardiorrespiratória, transfusão sanguínea e reposição de volemia.[1,4,15]

Em pacientes com hemorragias volumosas deve ser realizada nas primeiras 12 horas após o início do evento hemorrágico, preferencialmente quando hemodinamicamente estável e com tempo de jejum adequado, para que exame e tratamentos possam ser mais efetivos e seguros. Pacientes com sangramentos maciços mesmo após reposição das perdas podem, ocasionalmente, ser submetidos à avaliação endoscópica imediata, concomitantemente com os procedimentos de ressuscitação e estabilização hemodinâmica.[10,11,13,31]

Episódios de enterorragia volumosa são, na maioria das vezes, decorrentes de doenças do trato digestório alto, uma vez que o sangue acelera o trânsito gastrointestinal, sendo recomendada inicialmente a endoscopia digestiva alta para investigação da possível etiologia (Figs. 86-11 e 86-12). Para pacientes com sangramentos crônicos ou perda oculta de sangue, o exame endoscópico pode ser realizado eletivamente.[4,10,11,19]

Colonoscopia

O exame colonoscópico em crianças tem se tornado cada vez mais frequente na prática clínica pediátrica e, assim como a endoscópica digestiva alta, pode ser realizado em pacientes de todas as idades. Proporciona diagnóstico, tratamento e acompanhamento evolutivo de várias lesões colorretais (Figs. 86-13 a 86-15).[4,20]

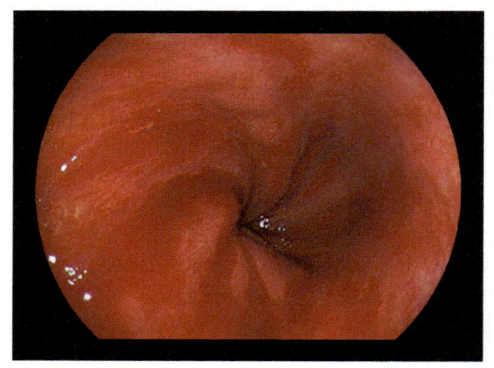

Fig. 86-11. Esofagite hemorrágica.

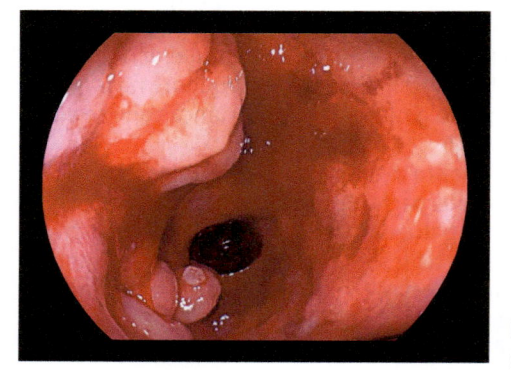

Fig. 86-12. Varizes gástricas hemorrágicas.

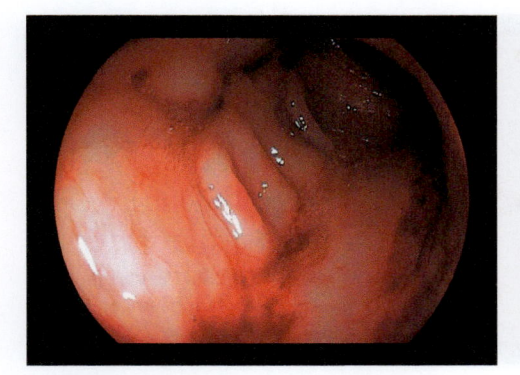

Fig. 86-13. Úlceras hemorrágicas em cólon (doença de Crohn).

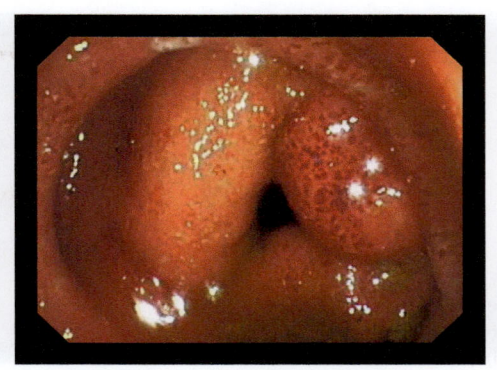

Fig. 86-14. Retocolite ulcerativa inespecífica.

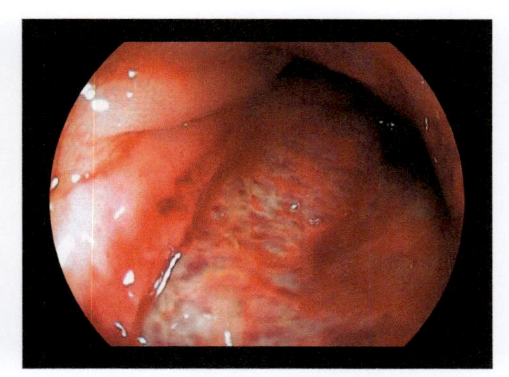

Fig. 86-15. Colite associada à pneumatose intestinal.

Embora possa ocorrer hemorragia digestiva baixa volumosa na infância, as doenças que cursam com sangramento colorretal são, primordialmente, de caráter crônico e não provocam repercussões clínicas agudas significativas, sendo a colonoscopia realizada, na maioria das vezes, dentro de uma programação.[4,5,20]

Hemorragia digestiva baixa que cursa com instabilidade hemodinâmica é infrequente em crianças. Nestas circunstâncias, a principal etiologia que deve ser lembrada e investigada é o divertículo de Meckel sangrante.[8,15,19]

Enteroscopia e Cápsula Endoscópica

A avaliação direta do intestino delgado para pacientes com sangramentos considerados obscuros, até pouco tempo atrás, só era possível por exame realizado durante o ato operatório (enteroscopia intraoperatória). Por meio deste método cirúrgico-endoscópico, há possibilidade de detecção do local de sangramento, podendo ser o tratamento realizado endoscópica ou cirurgicamente.[33]

Na atualidade, métodos endoscópicos como enteroscopia e cápsula endoscópica têm sido propostos para investigação e possível tratamento de sangramentos digestivos agudos, crônicos ou recorrentes, não diagnosticados por endoscopia digestiva alta ou colonoscopia, originados supostamente no duodeno distal, jejuno ou íleo.[16,33,34]

Existem vários modelos de aparelhos e técnicas para realização de enteroscopia endoscópica, sendo os aparelhos chamados de duplo balão e de balão único os mais utilizados na atualidade. O exame é realizado em padrões semelhantes aos da endoscopia habitual e por meio dele pode ser possível o diagnóstico e o tratamento de lesões. Por serem aparelhos calibrosos, a execução destes exames em crianças pequenas ainda é questionável, principalmente a enteroscopia de duplo balão (aparelho utilizado com *overtube*, sendo o diâmetro externo total de 13,2 mm). Não há um consenso a respeito de idade e tamanho da criança para um procedimento seguro. O exame é realizado, por grupos experientes, em pacientes acima de 4 anos de idade ou 15 kg, quando há o diagnóstico ou forte suspeita de lesões do intestino delgado que possam ser endoscopicamente tratadas.[5,16,33,34]

A cápsula endoscópica consiste em equipamento cilíndrico de aproximadamente 11 × 26 mm, recoberta por material resistente à ação de secreção digestiva e não absorvível, que possui no seu interior um sistema de iluminação, um sistema para captura de imagens e baterias para cerca de 8 horas, que capturam imagens e as transmitem para microcomputador locado na parte externa do abdome, por meio de sensores de radiofrequência. Com este exame é possível o diagnóstico de supostas lesões sangrantes, não sendo, porém, possível a realização de tratamentos.[9,19] Pela dimensão do equipamento, pode ser necessária a ajuda do exame endoscópico habitual para locar a cápsula em região pós-pilórica, principalmente em crianças pequenas. Este exame tem sido realizado em pacientes sem obstrução do trato gastrointestinal, sendo seu uso aprovado pela FDA desde 2009 em crianças a partir de 2 anos de idade, havendo, porém, vários relatos da realização deste procedimento sem intercorrências em pacientes menores de 1 ano.[34]

Cintilografia

A cintilografia com tecnécio para pesquisa de divertículo de Meckel é o exame de escolha inicial para crianças com sangramento digestivo baixo volumoso, com repercussão hemodinâmica.[4]

O exame cintilográfico, por injeção de hemácias marcadas com tecnécio-99 ou com coloide sulfurado de tecnécio-99, pode detectar sangramentos pequenos, com perdas de até 0,1 mL por minuto, mas é um exame pouco preciso, sendo útil somente para orientar a possível localização do sangramento de origem obscura para um posterior exame arteriográfico ou eventual cirurgia.[4,7]

Arterioangiografia

Exame realizado em casos de exceção na faixa etária pediátrica, normalmente para sangramentos ativos e de grande porte não diagnosticados por outros métodos, em pacientes sem possibilidades cirúrgicas, podendo detectar sangramentos de 0,5 mL por minuto. Tem como objetivo detectar o suprimento arterial da área onde está ocorrendo hemorragia, identificando o extravasamento de contraste para a luz do trato gastrointestinal. O exame possibilita o diagnóstico e o tratamento de algumas lesões, por meio de embolizações e administração intra-arterial de substâncias.[4,5]

TRATAMENTO ESPECÍFICO DA LESÃO HEMORRÁGICA

Após o diagnóstico do evento hemorrágico e o tratamento inicial, comum a todas as doenças que se manifestam com hemorragia digestiva, deve ser realizado o tratamento específico para a lesão que provocou ou está provocando o sangramento. Nos casos de hemorragia de pequenas proporções ou crônica, o tratamento será direcionado de acordo com a suspeita clínica. Em casos de hemorragia volumosa, de maneira geral, a hemorragia digestiva alta é classificada em varicosa e não varicosa, direcionando a terapêutica específica.

Hemorragia Digestiva Alta Varicosa

A hemorragia decorrente da ruptura de varizes esofagogástricas tem elevada morbidade e é a mais grave complicação da hipertensão portal, sendo responsável por 10% a 15% das hemorragias digestivas altas da infância (Figs. 86-16 a 86-19).[24,30,32] O esquema de tratamento proposto para os episódios de hemorragia varicosa em crianças está resumido na Figura 86-20.

Clinicamente, manifesta-se como hematêmese, melena ou enterorragia, acompanhados ou não por sinais de descompensação hemodinâmica. As doenças de maior prevalência que ocasionam hipertensão portal em crianças são a obstrução extra-hepática da veia porta (OEHVP) e a doença hepática crônica avançada secundária à atresia de vias biliares (Quadro 86-1).[4]

O tratamento medicamentoso e endoscópico está indicado durante os eventos hemorrágicos e para prevenir sua primeira ocorrência (profilaxia primária) e recorrência (profilaxia secundária). Enquanto as drogas vasopressoras são utilizadas durante os episódios hemorrágicos, os betabloqueadores não seletivos (no

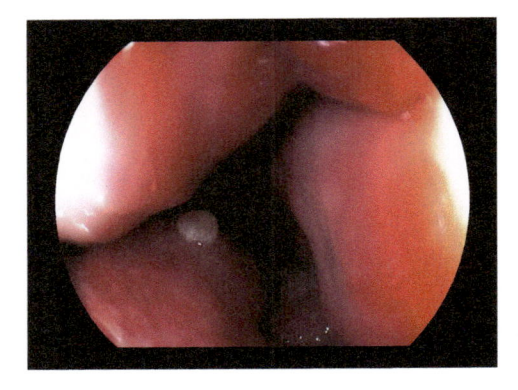

Fig. 86-16. Varizes esofagogástricas (obstrução extra-hepática de veia porta).

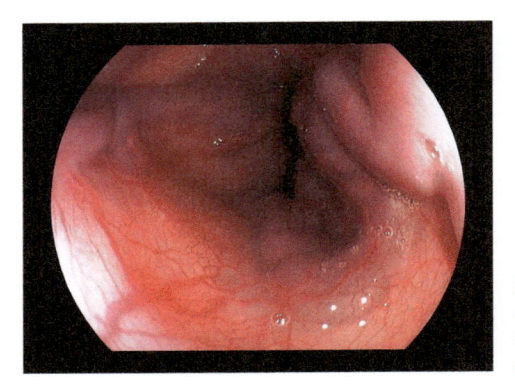

Fig. 86-17. Varizes esofagogástricas. Criança de 2 anos com atresia de vias biliares.

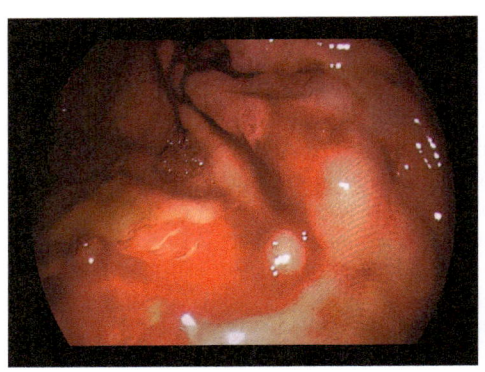

Fig. 86-18. Variz de cárdia com sangramento ativo.

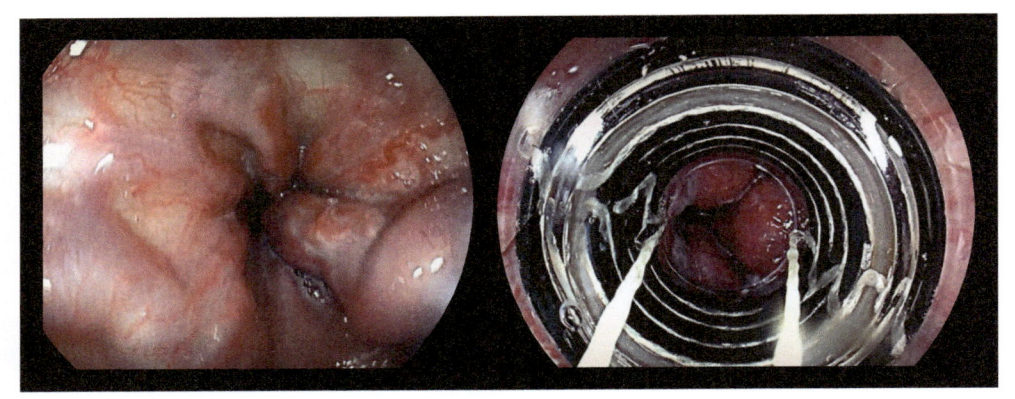

Fig. 86-19. Ligadura elástica de varizes de esôfago.

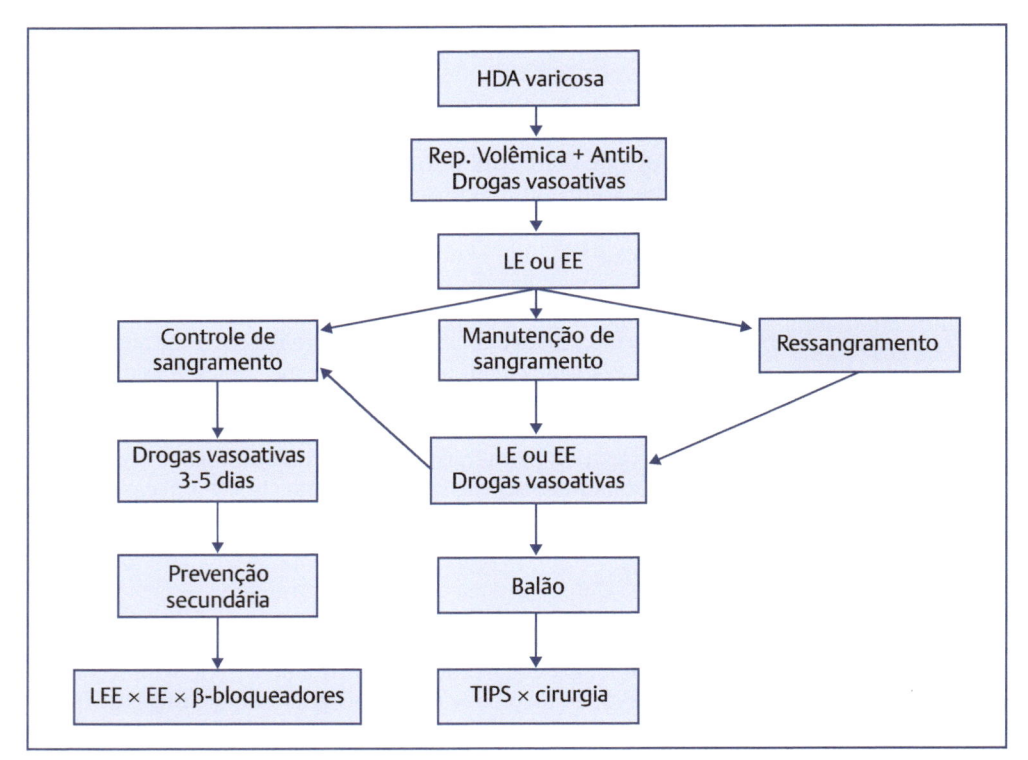

Fig. 86-20. Esquema proposto para o tratamento da hemorragia varicosa.[34-36]

nosso meio o propranolol e, mais recentemente, o carvedilol, ainda com pequena experiência de seu uso em crianças), têm sido preconizados para prevenção dos sangramentos.[24,35,36] A profilaxia endoscópica primária e secundária também tem sido utilizada com bons resultados, sendo o tratamento endoscópico secundário bem estabelecido. Existe muita discussão na literatura sobre a realização de tratamento endoscópico para profilaxia primária do sangramento varicoso na infância. Segundo o consenso de Baveno VI, diferenças biológicas e clínicas impedem a aplicação automática em crianças das abordagens utlizadas para adultos, faltam estudos clínicos rigorosos sobre o assunto, alguns autores acreditam que o primeiro sangramento não seja fatal na infância e a morbidade associada ao episódio hemorrágico não é bem caracterizada nessa faixa etária.[30] Acreditamos que, em nosso meio, a profilaxia endoscópica primária tenha significativa relevância, com impacto positivo no desfecho do tratamento dos pacientes com hipertensão portal, de acordo com observações também publicadas por grupos de outros países.[37-39]

Durante os episódios hemorrágicos, o tratamento farmacológico com drogas vasopressoras deve ser instituído imediatamente quando há sangramento ativo ou sinais de descompensação hemodinâmica, podendo ser iniciado mesmo em regime pré-hospitalar em paciente com diagnóstico prévio de hipertensão portal.[13,25,26,40] As drogas mais utilizadas em pediatria são a somatostatina, octreotida e terlipressina, as quais proporcionam resultados semelhantes.[13,14,19,28,41]

- **Somatostatina**: reduz de forma significativa a pressão do sistema porta e, consequentemente, das varizes, sendo eficaz no controle de sangramento. Seus principais efeitos colaterais são hipertensão arterial e hiperglicemia.[4]
  - *Dose habitual*: 3-5 mcg/kg/hora IV, ataque + infusão contínua, por 5 dias.
  - *Doses altas*: 5-10 mcg/kg/hora IV, ataque + infusão contínua, por 5 dias.
  - *Máximo*: 250-500 mcg/hora.
- **Octreotida**: análogo sintético da somatostatina, com meia-vida mais longa.[12]
  - *Dose*: 1 mcg/kg/hora IV, ataque + infusão contínua ou intermitente em bolo. Máximo: 25-50 mcg/hora.
- **Terlipressina**: análogo sintético da vasopressina, com menos efeitos colaterais. É eficaz no controle de sangramento e a única droga que mostrou redução na mortalidade por HDA em adultos.[41]
  - *Dose*: 30 mcg/kg/dia, IV, contínuo, até 48 horas após controle do sangramento.

Tratamento Endoscópico

Os métodos endoscópicos utilizados para tratamento das varizes esofágicas são a escleroterapia (EE) e a ligadura elástica (LE), também podendo ser realizada a injeção de adesivos tissulares (Histoacryl®) em algumas ocasiões.[13,14,19,42-44] Para tratamento das varizes gástricas a injeção de adesivos tissulares tem sido a opção preconizada, embora seu uso seja controverso em diversos países e na população infantil.[32,44]

Métodos como aplicação de trombina no sítio hemorrágico têm sido descritos, mas com resultados ainda em avaliação.[4,14] Ligadura de cordões varicosos com clipes metálicos também se mostrou efetiva em casos isolados publicados, não sendo, porém, um método utilizado habitualmente.[35]

O método escolhido depende das condições gerais do paciente, do aspecto dos vasos, dos materiais disponíveis, das condições do ambiente no momento da realização do exame e da experiência do endoscopista, devendo o mesmo ser escolhido pelo profissional em questão.[4,14,44,45]

Escleroterapia Endoscópica

A escleroterapia tem sido utilizada em crianças há mais de 40 anos e consiste na injeção de substâncias irritantes nos cordões varicosos ou ao redor dos mesmos, induzindo a trombose vascular e provocando reação inflamatória, com compressão do vaso e, consequentemente, cessando a hemorragia.[18,46] Seu uso crônico leva à obliteração fibrosa do vaso pela resposta inflamatória que segue cada aplicação. Vários agentes esclerosantes podem ser utilizados, sendo, entretanto, o oleato de monoetanolamina o de maior experiência em pediatria.[14] Normalmente essa substância é diluída em soro fisiológico ou soro glicosado a 50%, a fim de ficar numa concentração de 2,5% a 3%, ocasionalmente associada a uma pequena quantidade de lidocaína a fim de se evitar dor após o procedimento.[7,10,14]

Os endoscópios utilizados são de tamanho padrão, geralmente com canal de trabalho de 2,8 mm ou mais, uma vez que quanto mais calibroso o aparelho mais facilitará a remoção de coágulos e visualização do local de sangramento. Os cateteres para injeção do esclerosante são também os mesmos utilizados para adultos, com agulhas número 23 g ou 25 g e comprimento de no máximo 5 mm.[7,10,14]

A técnica consiste em injeções intra e extravasais da substância esclerosante em esôfago distal (imediatamente abaixo e acima do local de ruptura do vaso nos casos de hemorragia) com aplicações de alíquotas que variam geralmente de 2 a 4 mL (dependendo do calibre do vaso, da idade da criança e da resposta visual à aplicação), habitualmente com um volume máximo aplicado 10 a 15 mL. Ressaltamos que quanto menor a criança mais fina é a parede esofágica, devendo ser realizadas injeções o mais paralelamente possível aos vasos, a fim de não haver transfixação da parede do esôfago. A porcentagem do controle do sangramento agudo é em torno de 90% sendo similar ao índice encontrado na população adulta.[14]

As complicações mais frequentes são dor retroesternal, odinofagia, disfagia e ulcerações no local da aplicação do esclerosante, que podem levar à recidiva hemorrágica (geralmente 7 a 14 dias após o procedimento). Estas úlceras normalmente não sangram, são assintomáticas e de difícil desaparecimento. Complicações menos comuns são estenose, hematoma e perfuração esofágica. Sintomas sistêmicos como febre e bacteriemia também podem ocorrer, sendo porém raros em crianças.[4,14,47]

Ligadura Elástica de Varizes

O método consiste na colocação de um dispositivo cilíndrico plástico na ponta do aparelho endoscópico no qual estão presos anéis elásticos, que são conectados por fios através do canal de biópsia a uma manopla (dispositivos rotineiramente comercializados, com 4 a 7 anéis elásticos).[48] Com o aparelho endoscópico visualiza-se o cordão varicoso hemorrágico que é aspirado para o interior do mesmo, quando então, por meio da manipulação da manopla, o anel de elástico é solto do dispositivo englobando o vaso, com estrangulamento do mesmo e parada do sangramento, seguido por necrose isquêmica nos dias subsequentes.[14,31,49] É um método considerado de fácil execução, porém, sua realização em crianças pequenas é dificultada pela necessidade da passagem do dispositivo plástico com cerca de 2 a 3 cm na ponta do aparelho pela região do cricofaríngeo, o que nem sempre é possível. Além disso, há a possibilidade de aspiração de toda a parede esofágica e posterior isquemia extensa. Por isso, a utilização desse tratamento tem sido preconizada somente em crianças acima de 1 ano (aproximadamente 10 kg).[10,11,14] Alguns autores preferem, ainda, sua utilização somente em crianças acima de 3 anos.[10,11]

Estudos realizados na população pediátrica mostram alta taxa de efetividade da ligadura elástica no sangramento agudo (semelhante a escleroterapia).[32,43,49] As principais complicações são disfagia, dor retroesternal e ulcerações que, embora menos profundas quando comparadas com as ulcerações secundárias à escleroterapia, podem ocasionar sangramento profuso de difícil controle. Por esse motivo, sua realização em pacientes com doença hepática avançada deve ser realizado com cautela. Bacteriemia pode ocorrer, embora com pequena frequência.[14,49]

Aplicação de Adesivos Tissulares

Consiste na injeção intravaricosa de uma substância derivada do ácido cianoacrílico, a N-butil-2-cianoacrilato (nome comercial Histoacryl®) que, em contato com o sangue, sofre polimerização (10 a 60 segundos) e solidifica-se, obstruindo a luz do vaso.[14,44] Esse material atua como corpo estranho e vai sendo paulatinamente eliminado em 2 a 4 semanas, na medida em que se forma tecido de granulação e fibrose local.[44] Pela sua rápida solidificação e possibilidade de danos ao aparelho seu uso deve ser criterioso e realizado por equipe treinada. Inicialmente a ponta e o canal de biópsia do aparelho devem ser lubrificados com silicone ou vaselina líquida. Posteriormente, o cateter injetor deve ser lavado com lipiodol (contraste iodado que tem a finalidade de retardar a solidificação na seringa e no cateter injetor, assim como permite avaliação radiológica da penetração do adesivo no vaso). Acopla-se uma seringa com soro fisiológico no cateter a fim de lavar o mesmo, deixando a sua extremidade livre de sangue; punciona-se o vaso, trocando imediatamente a seringa de soro fisiológico pela seringa com solução de 0,5 mL de Histoacryl® e 0,5 mL de Lipiodol®, que é então injetada. Finalmente, empurra-se o restante da solução presente no cateter com soro fisiológico e retira-se o mesmo do vaso. Seu principal efeito colateral é a formação de úlceras potencialmente hemorrágicas durante a eliminação do conglomerado formado pelo cianoacrilato, havendo relatos isolados de tromboembolismos. Esse método tem sido usado, principalmente, nos pacientes com varizes gástricas e nos portadores de varizes

Quadro 86-3. Balão de Sengstaken Blackemore[19]

- Balão gástrico: 10 mL/kg de ar (máximo de 150 mL)
- Balão esofágico: pressão arterial média dividida por 2
- (geralmente 20-40 mmHg)
- Tubo de escape para secreção gástrica

esofágicas com doença hepática avançada.[32,48] Embora seu uso não seja aceito em vários países e a sua utilização em crianças controversa na literatura, temos utilizado o método para varizes gástricas hemorrágicas com sucesso.[14]

Tratamento Mecânico

O uso de balões esofagogástricos propicia tamponamento mecânico do sítio de sangramento. Atualmente utilizado quando há falha ou impossibilidade do tratamento medicamentoso e/ou endoscópico. Proporciona hemostasia inicial de aproximadamente 90%, porém com índice de ressangramento em torno de 50% e efeitos colaterais elevados (15-20%, sendo os principais a pneumonia aspirativa e a ulceração esofágica).[25,26,31] A sonda (balão) de Sengstaken-Blakemore de três vias é a mais utilizada, sendo preconizado o uso da menor pressão possível para cessar o sangramento, além de remoção precoce.[13,14] O tamanho da sonda deve adequar-se ao tamanho da criança, existindo no mercado sondas de três vias, CH 14,16, 18, 20, 22,24, com comprimentos variados.[14]

O balão é previamente testado e inserido pela narina até a cavidade gástrica, quando a porção gástrica é insuflada com ar, sendo então a sonda tracionada e o balão alojado na região da cárdia. Muitos pacientes cessam o sangramento em decorrência dessa manobra, não sendo então necessária a insuflação da porção esofágica. Caso persista sangramento ativo insufla-se a porção esofágica, sendo medida a pressão através de um manômetro. Depois do procedimento é prudente a realização de radiografia de tórax a fim de conferir a posição do balão. Após estabilização do quadro (máximo 24 horas) desinsufla-se primeiro a porção gástrica e, após curto período de tempo, a esofágica. A remoção do balão deve ser realizada preferencialmente sob visualização endoscópica quando, na maioria das vezes, será possível um tratamento endoscópico mais definitivo (Quadro 86-3).[14]

Tratamento Combinado

Evidência atual mostra que o tratamento combinado (farmacológico e endoscópico), com início do tratamento farmacológico o mais precocemente possível, melhora o controle de sangramento, além de facilitar a realização do exame endoscópico.[13,24,30]

TIPS (Transjugular Intra-Hepatic Portosystemic Shunt)

É um método radiológico para o tratamento da hipertensão portal, consistindo na inserção transjugular de um *stent* metálico expansível entre ramos da veia hepática e da veia porta. Está indicado para alguns pacientes com doença hepática ou pós-hepática, quando há falha do tratamento habitual ou quando há elevada possibilidade de recidiva precoce do sangramento após tratamento endoscópico inicial bem sucedido.[13,26,37] Pode predispor ou piorar a encefalopatia hepática. Recentemente tem sido indicado com maior frequência na faixa etária pediátrica, podendo ser realizado mesmo em crianças pequenas (acima de 7 kg aproximadamente em nosso meio) com bons resultados, inclusive em crianças que aguardam transplante hepático.[24,30,32]

Tratamento Cirúrgico

A cirurgia de emergência só está indicada quando há falha do controle de sangramento com todos os métodos previamente descritos.[14,32,46] O *shunt* esplenorrenal distal tem sido a técnica cirúrgica mais utilizada em crianças, porém nem sempre factível de ser realizado em esquema de urgência, algumas vezes sendo possível somente a desvascularização e esplenectomia.[14,46]

Para o tratamento da hipertensão portal secundária a trombose de veia porta tem sido realizada a derivação portossistêmica, geralmente entre a veia mesentérica superior e a veia porta (*Rex Shunt*).[33] Alguns autores indicam esse tratamento como primeira opção nesse grupo de pacientes, mesmo como profilaxia primária de quadros hemorrágicos.[24,30]

Devemos lembrar ainda que para alguns doentes com doença hepática avançada, somente o transplante do órgão possibilitará a sobrevida.[13,32,46]

Hemorragia Digestiva Alta Não Varicosa

A hemorragia alta não varicosa consiste em sangramentos provenientes, na grande maioria das vezes de úlceras, gastrites e esofagites (Figs. 86-21 a 86-23).[4,5,19] Raramente pode ser secundária a malformações vasculares, duplicações de órgãos e tumores. Devemos ainda lembrar que grande parte dos sangramentos são autolimitados na criança, sem necessidade de maiores intervenções.[1,8,15]

Farmacológico

O tratamento farmacológico para sangramentos provenientes do trato digestório alto consiste na administração de substâncias que diminuam ou neutralizem a secreção cloridropéptica, sendo as principais substâncias utilizadas na atualidade os inibidores de bomba de prótons (IBPs).[1,15,29]

A administração de IBP tem se mostrado efetiva para o controle do sangramento decorrente de doenças pépticas, diminuindo a necessidade de terapêutica endoscópica das lesões hemorrágicas.[1,15,19] Durante os quadros de sangramento agudo recomenda-se seu uso intravenoso, embora essa via de administração para crianças ainda não tenha sido oficialmente aprovada. Parece não haver diferenças significativas entre os cinco inibidores de bombas de prótons disponíveis (omeprazol, esomeprazol, lanzoprazol, pantoprazol e rabeprazol). As dosagens em crianças foram extrapoladas da população adulta, embora os dados disponíveis sugiram depuração mais rápida e significativa variabilidade individual em crianças. Recomenda-se administração intravenosa de 1 a 3 mg/kg/dia em dose única, com infusão em 1 hora ou a dose total dividida em duas tomadas, a cada 12 horas.[19,29]

Para sangramentos difusos de mucosa, o uso de sucralfato (40 a 80 mg/kg/dia via oral, dividido em quatro doses, máx. 1 g 4 ×/dia), pode ser realizado.[4]

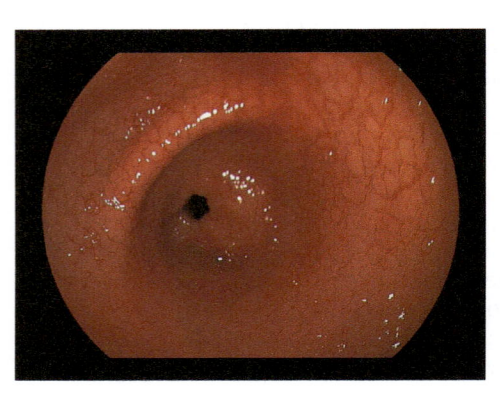

Fig. 86-21. Gastrite hemorrágica. Criança de 5 anos previamente hígida.

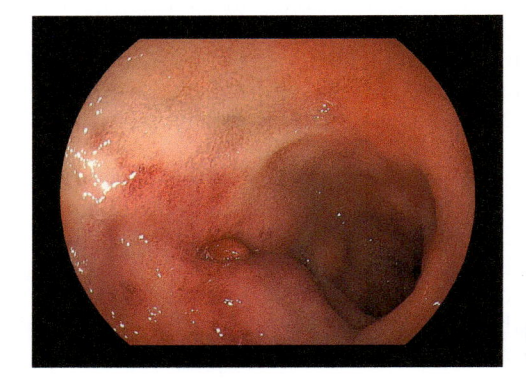

Fig. 86-22. Úlcera bulbar hemorrágica.

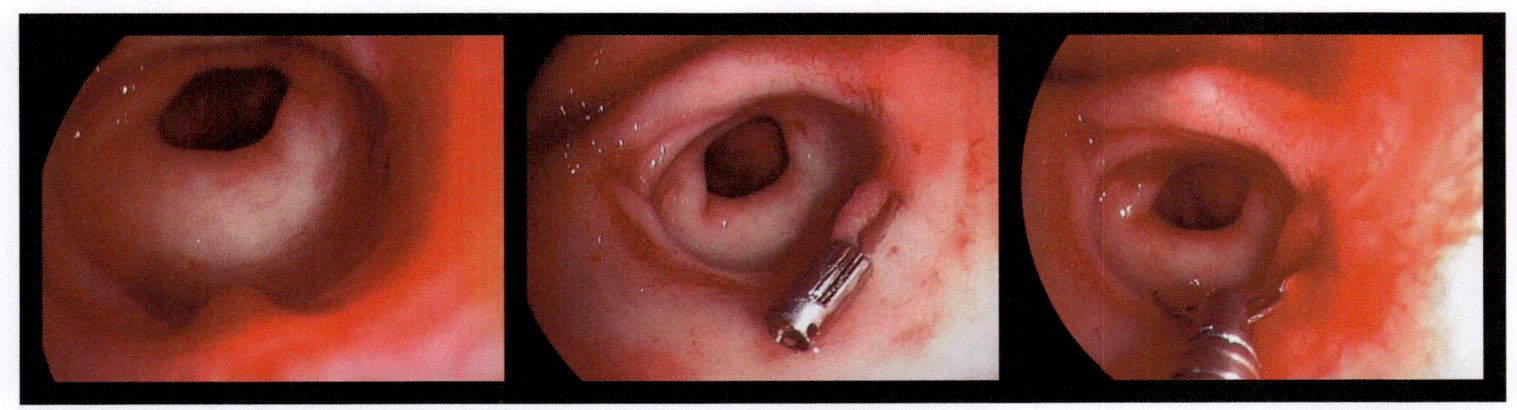

Fig. 86-23. Úlcera gástrica hemorrágica em criança de 7 anos com Leucemia mieloide aguda.

Drogas vasoativas, como octreotida, também se têm mostrado efetivas na hemorragia não varicosa, reduzindo o fluxo sanguíneo esplâncnico, inibindo a secreção ácida e ocasionando ação citoprotetora gástrica.[23,28]

Endoscópico

Pelo exame endoscópico há possibilidade de diagnóstico e tratamento de diversas lesões, principalmente quando há sangramento ativo ou lesões com possibilidade de ressangramento.[11,22,23,49] As lesões ulceradas e as malformações vasculares são as lesões que mais ocasionam sangramentos volumosos, com necessidade de intervenção endoscópica.

Durante o exame são removidos coágulos sanguíneos e, possivelmente, a própria lavagem e distensão do órgão fazem com que diminua o sangramento em pacientes com sangramentos difusos.[4,27]

Os estigmas de sangramento, definidos pela classificação de Forrest apresentam correlação com o índice de recidiva hemorrágica e fornecem informações sobre o prognóstico. Os pacientes com sangramento ativo (IA e IB) e os pacientes com vaso vermelho visível na base da lesão (IIA) devem sempre ser submetidos a tratamento endoscópico. Os pacientes com lesões com coágulo aderido em sua base (IIB) deverão ser avaliados individualmente, e aqueles com lesões recobertas por hematina (IIC) ou fibrina (III) não necessitam de tratamento, uma vez que a chance de recidiva hemorrágica é pequena (Quadro 86-4).[5,6,22]

Vários métodos endoscópicos têm sido preconizados, sendo os mais utilizados os métodos de injeção, os mecânicos (clipes metálicos, ligaduras elásticas), os térmicos de contato (eletrocoagulação monopolar ou bipolar, *heater probe*) e térmico sem contato (plasma de argônio).[1,19,10,11]

Recentemente, para o tratamento lesões hemorrágicas com sangramento ativo com impossibilidade de tratamento endoscópico, tem sido utilizado em alguns países o *hemospray*, que consiste em partículas inorgânicas biologicamente inertes (pó), que se tornam aderentes e coesas quando entram em contato com a umidade do trato gastrointestinal, funcionando como uma barreira hemostática mecânica, levando à ativação de plaquetas e fatores de coagulação e promovendo um tamponamento hemostático temporário (cerca de 24 horas).[50]

Todas as modalidades de tratamento endoscópico podem ser realizadas na criança, dependendo da experiência do endoscopista. Algumas vezes o tamanho da criança limita a utilização de alguns métodos, tanto pelo tamanho do endoscópico e dos instrumentos a serem utilizados, os quais normalmente são desenhados para pacientes adultos e adaptados para crianças, como pela localização da lesão.[4,10]

Assim, o método mais utilizado na criança é o método de injeção, principalmente a injeção de epinefrina em diluição de 1:10.000 a 1:20.000, que promove vasoconstricção, agregação plaquetária e tamponamento mecânico.[10,19]

A coagulação com plasma de argônio vem sendo também realizada com frequência crescente, utilizando-se geralmente corrente monopolar de 15 a 30 W e fluxo de gás de argônio de 0,5 a 2 litros, com bons resultados.[10]

A literatura demonstra que a utilização de dois métodos combinados, para o tratamento de ulcerações hemorrágicas, pode ser mais eficaz.[22,23]

Cirúrgico

O tratamento cirúrgico é indicado para casos de malformações, divertículo de Meckel, intussuscepções e outras doenças próprias da infância sabidamente cirúrgicas, e para alguns casos onde a resolução endoscópica e medicamentosa do sangramento não foi efetiva. Os métodos e técnicas cirúrgicas dependem da doença e da opção da equipe cirúrgica em questão.[4,5,7]

Hemorragia Digestiva Baixa

A hemorragia digestiva baixa não é infrequente na infância (acredita-se que 80% dos casos), sendo a sua etiologia multifatorial. Na maioria das vezes o sangramento é pouco volumoso e autolimitado. O tratamento específico da lesão hemorrágica dependerá da etiologia em questão, podendo ser necessário desde tratamento clínico até tratamento cirúrgico (Figs. 86-24 a 86-27).[5,15,20]

O sangramento digestivo baixo é a principal indicação de exame colonoscópico em crianças, sendo o exame útil para o diagnóstico

Quadro 86-4. Classificação de Forrest[8,30]

Sangramento	Tipo	Achados endoscópicos	Ressangramento
I – Ativo	Forrest IA Forrest IB	Sangramento em jato Sangramento brando	> 90% 20-30%
II – Recente	Forrest IIA Forrest IIB Forrest IIC	Coto vascular visível Coágulo recente Fundo hematínico	30-51% 25-41% 0-5%
III – Sem sangramento	Forrest III	Sem sinal de sangramento	0-2%

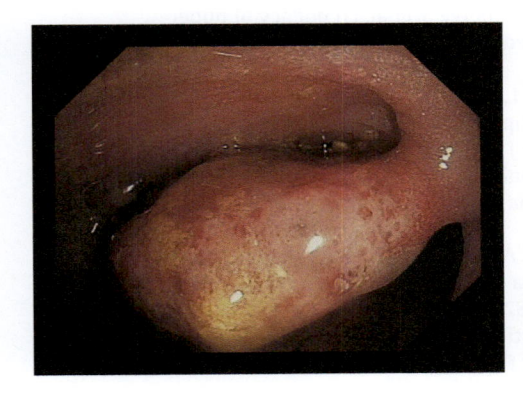

Fig. 86-24. Pólipo juvenil de reto. Criança de 4 anos com sangramento retal.

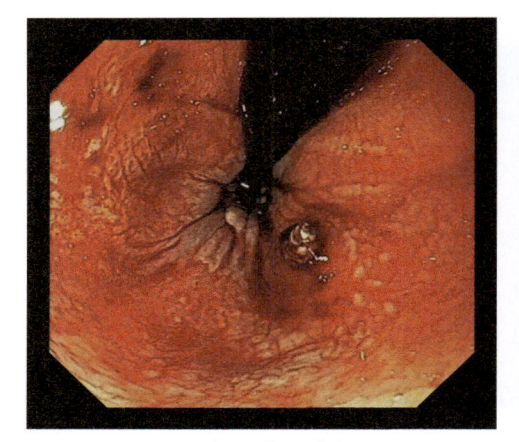

Fig. 86-25. Retrovisão endoanal. Sangramento hemorroidário em hipertensão portal.

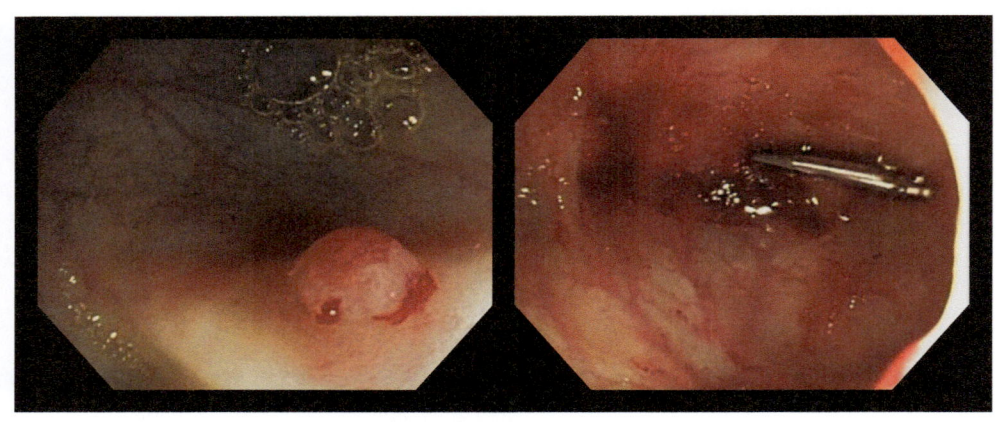

Fig. 86-26. Pólipo séssil de ceco em criança com hipertensão portal.

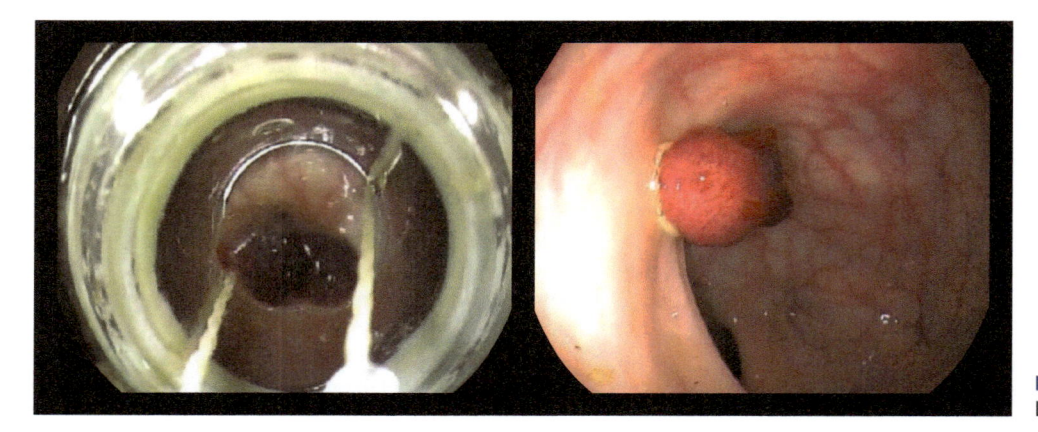

Fig. 86-27. *Blue rubber Bleb Nevus Syndrome*. Ligadura elástica de hemangioma retal.

e o tratamento de várias lesões hemorrágicas ou com potencial de sangramento. Polipectomias, tratamento de malformações vasculares colorretais e tratamentos de lesões ulceradas hemorrágicas são os procedimentos mais frequentemente realizados.[4,20,11]

As polipectomias podem ser realizadas com as mesmas técnicas utilizadas para pacientes adultos, com alças de polipectomias â frioou associadas a bisturi elétrico monopolar para hemostasia (15-30 W). Podem ainda ser utilizadas injeções com soluções de adrenalina ou soluções salinas em submucosa quando necessário. Lembramos que, em crianças pequenas e em cólon direito, a parede do órgão é mais fina, favorecendo complicações como perfurações.[4,19]

As lesões ulceradas hemorrágicas podem ser tratadas com método de injeção, mecânico (hemoclipes) ou plasma de argônio.[10]

O tratamento endoscópico das lesões vasculares depende do tipo de malformação, geralmente sendo utilizados tratamentos com injeções, ligaduras elásticas e, eventualmente, plasma de argônio (Fig. 86-19).[4,16]

REFERÊNCIAS BIBLIOGRÁFICAS

1. Novak I, Bass LM. Gastrointestinal Bleeding in Children Current Management, Controversies, and Advances. Gastrointest Endoscopy Clin N Am. 2023;33:401-21.
2. Lacroix J, Nadeau D, Laberge S, et al. Frequency of upper gastrointestinal bleeding in a pediatric intensive care unit. Crit Care Med. 1992;20:35.
3. Grimaldi-Bensouda L, Abenhaim L, Michaud L, et al. Clinical features and risk factors for upper gastrointestinal bleeding in children: a case-crossover study. Eur J Clin Pharmacol. 2010;66(8):831-7.
4. Cardoso SR, Servidoni MFP. Hemorragia digestiva. In: Hessel G, Ribeiro AF. Gastroenterologia e Hepatologia pediátrica. São Paulo: Sarvier Ed. 2011:367-94.
5. Pimenta JR, Ferreira AR, Bittencourt PFS. et al. Abordagem da hemorragia digestiva em crianças e adolescentes. Rev Med Minas Gerais. 2016;26(6):S27-S37.
6. Pitcher JL. Therapeutic endoscopy and bleeding ulcers: historical review. Gastrointest Endosc. 1990;36:S2-7.
7. Fox VL. Gastrointestinal bleeding in infancy and childhood. Gastroenterol Clin North Am. 2000;29(1):37-66.
8. Grimaldi-Bensouda L, Abenhaim L, Michaud L, et al. Clinical features and risk factors for upper gastrointestinal bleeding in children: a case-crossover study. Eur J Clin Pharmacol. 2010;66(8):831-7.
9. Gurudu SR, Bruining DH, Acosta RD, et al. The role of endoscopy in the management of suspected small-bowel bleeding. Gastrointest Endosc. ASGE Standards of Practice Committee. 2017;85(1):22-31.
10. Lightdale JR, Acosta R, Shergill AK, et al. Modifications in endoscopy practice for pediatric patients. Gastrointestinal Endoscopy. ASGE Standards of Practice Committee. 2014;79(5):699-710.
11. Tringali A, Thomson M, Dumonceau JM, et al. Pediatric gastrointestinal endoscopy: European Society of Gastrointestinal Endoscopy (ESGE) and European Society for Paediatric Gastroenterology Hepatology and Nutrition (ESPGHAN) Guideline Executive summary. Endoscopy. 2017;49:83-91.
12. Thomson MA, Leton N, Belsha D. Acute gastrointestinal bleeding in chilhood: development of the sheffield scoring system to predict need form endoscopic therapy. Journal Pediatr Gastroenterol Nutr. 2015;60(5):632-36.
13. de Franchis R, Bosch J, Garcia-Tsao G, et al. Baveno VII – Renewing consensus in portal hypertension. Journal of Hepatology. 2022;76:959-974.
14. Gonçalves ME, Cardoso SR. Hemorragia digestiva alta varicosa em crianças. In: Endoscopia gastrointestinal terapêutica da Sociedade Brasileira de endoscopia Digestiva. São Paulo: Tecmed Ed. 2006:1220-7.
15. Pai AK, Fox VL. Gastrointestinal Bleeding and Management. Pediatr Clin N Am. 2017;64:543-61.
16. Fishman SJ, Fox VL. Visceral vascular anomalies. Gastrointest Endosc Clin N Am. 2001;11(4):813-34.
17. Alvarez F, Bernard O, Brunelle F, et al. Portal obstruction in children: Clinical investigation and hemorragic risk. J Pediatr. 1983;103:696-702.
18. Ryckman FC, Alonso MH. Causes and management of portal hypertension in the pediatric population. Clinics in Liver Disease. 2001;5:789-817.

19. Romano C, Oliva S, Martellossi S, S et al. Pediatric gastrointestinal bleeding: Perspectives from the Italian Society of Pediatric Gastroenterology. World J Gastroenterol. 2017;23(8): 1328-37.
20. Sahn B, Bitton S. Lower Gastrointestinal Bleeding in Children. Gastrointest Endoscopy Clin N Am. 2016;26(1)75-98.
21. Jagadisan B, Dhawan A. Emergencies in paediatric hepatology. Journal of Hepatology. 2022;76:1199-1214.
22. Adler DG, Leighton JA, Davila RE, et al. ASGE guideline: The role of endoscopy in acute non-variceal upper gastrointestinal hemorrhage. Gastrointestinal Endoscopy. 2004;60(4):497-503.
23. Barkun NA, Bardou M, Kuipers EJ, et al. International consensus, recommendations on the management of patients with nonvariceal upper gastrointestinal bleeding. Ann Intern Med, 2010;152:101-13.
24. Shneider BL, Bosch J, De Franchis R, et al. Expert pediatric opinion on the Report of the Baveno V Consensus Workshop on Methodology of Diagnosis and Therapy in Portal Hypertension. Pediatr Transplant. 2012;16(5):426-37.
25. Bari K, Garcia-Tsao G. Treatment of portal hypertension. World J Gastroenterol. 2012;18(11):1166-75.
26. Bhasin DK, Siyadi I. Variceal bleeding and portal hypertension: new lights and old horizon. Endoscopy. 2004;36:120-9.
27. Lee SD, Kearney DJ. A randomized controlled trial of gastric lavage prior to endoscopy for acute upper gastrointestinal bleeding. J Clin Gastroenterol. 2004;38(10):861-5.
28. Eroglu Y, Emerick KM, Whintingon PF, Alonso EM. Octreotide therapy for control of acute gastrointestinal bleeding in children. J Pediatr Gastroenterol Nutr. 2004;38(1):41-7.
29. Gibbons TE, Gold BD. The use of proton pump inhibitors in children. Pediatr Drugs. 2003;5(1):25-40.
30. Shneider BL, de Goyet JV, Leung DH, et al. Primary profhylaxis of variceal bleeding in children and the role of MesoRex Bypass: Summary of the Baveno VI Pediatric Satellite Symposium. Hepatology. 2016;64(4):1368-80.
31. Brunner F, Berzigott A, Bosch J. Prevention and treatment od variceal haemorrhage. Liver International. 2017;37:104-15.
32. Shneider B, Emre S, Groszmann R, et al. Expert pediatric opinion on the Report of the Baveno IV Consensus Workshop on Methodology of Diagnosis and Therapy in Portal Hypertension. Pediatr Transplant. 2006;10(8):893-907.
33. Fisher L, ML Krinsky, Anderson MA, et al. The role of endoscopy in the management of obscure GI bleeding. Gastrointestinal Endoscopy. ASGE Standards of Practice Committee. 2010;72(3):471-79.
34. Friedlander JA, Liu QY, Kooros K, et al. NASPGHAN Capsule Endoscopy Clinical Report. Journal Ped Gastroenterol Nutr. 2017;64(3):485-94.
35. Shneider BL, de Goyet JV, Leung DH, et al. Primary profhylaxis of variceal bleeding in children and the role of MesoRex Bypass: Summary of the Baveno VI Pediatric Satellite Symposium. Hepatology. 2016;64(4):1368-80.
36. Duché M, Ducot B, Ackerman O, et al. Portal hypertension in children: High-risk varices, primary prophylaxis and consequences of bleeding. J of Hepatology. 2017;66:320-27.
37. Lee WS, Song ZL, Em JM, et al. Role of primary prophylaxis in preventing variceal bleeding in children with gastroesophageal varices. Pediatr Neonatol. 2021;62:249e57.
38. Gralnek IM, Duboc MC, Garcia-Pagan JC, et al. Endoscopic diagnosis and management of esophagogastric variceal hemorrhage: European Society of Gastrointestinal Endoscopy (ESGE) Guideline. Endoscopy. 2022;54:1094-1120.
39. Iannou G, Doust J, Rockey DC. Terlipressin for acute esophageal variceal hemorrhage. Cochrane Database Syst Rev. 2003;(1):CD002147.
40. Zargar SA, Javid J, Khan BA. Endoscopic ligation compared with sclerotherapy for bleeding esophageal varices in children with extra-hepatic portal venous obstruction. Hepatology. 2002;36:666-72.
41. Zargar SA, Javid J, Khan BA. Endoscopic ligation compared with sclerotherapy for bleeding esophageal varices in children with extra-hepatic portal venous obstruction. Hepatology. 2002;36:666-72.
42. Soehendra N, Nam V, Grim H. Endoscopic obliteration of larg esophagogastric varices with Bucrylate. Endoscopy. 1986;18-25.
43. Ohnuma N, Takahashi H, Tanabe M, et al. Endoscopic variceal ligation using a clipping apparatus in children with portal hypertension. Endoscopy. 1997;29:86-90.
44. Maksoud JG, Gonçalves ME. Treatment of portal hypertension in children. World J Surg. 1984;18:251-8.
45. Itha S, Yachha SK. Endoscopic outcome beyond esophageal variceal eradication in children with extra-hepatic portal venous obstruction. J Pediatr Gastroenterol Nutr. 2006;42:196-200.
46. Stiegmann GV, Goff JS, Sun JH. Technical and early clinical results of endoscopic variceal ligation. Surg Endosc. 1989;3:73-8.
47. Khoroo MS, Khuro-o NS, Farahat KLC, et al. Meta-analyses: endoscopic variceal ligation for primary profhylaxis of oesophageal variceal bleeding. Aliment Pharmacol Ther. 2005;21:347-61.
48. Sarin SK, Kumar A. Gastric varices: profile, classification and management. Am J Gastroenterol. 1989;84:1244-49.
49. Holster IL, Kuipers EJ. Management of acute nonvariceal upper gastrointestinal bleeding: current police and future perspectives. World J Gastroenterol. 2012;18(11):1202-7.
50. Chen YI, Barkun A, Nolan S. Hemostatic power TC-35 in the management of upper and lower gastrointestinal bleeding: a two year experience at a single instituition. Endoscopy. 2015;47(2):167-71.

87 Avaliação Crítica dos Consensos Publicados na Abordagem do Paciente com Hemorragia Digestiva Alta

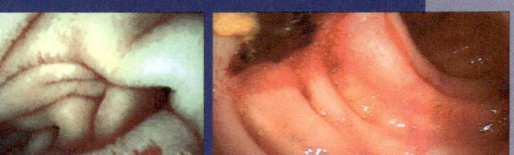

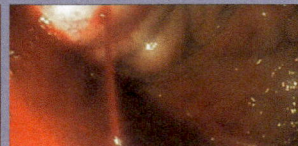

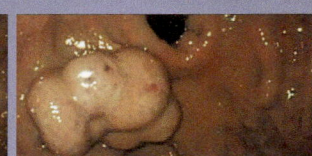

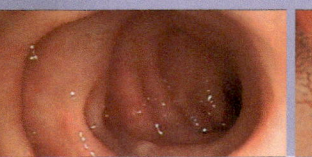

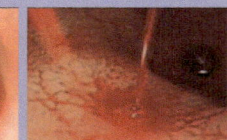

Gustavo Miranda Martins ▪ Breno Augusto Costa Nogueira
Victor Gaudencio Santos Caminhas

HEMORRAGIA DIGESTIVA ALTA VARICOSA

O Consenso de Baveno é uma reunião de consenso organizada desde 1986, com o objetivo de rever as evidências existentes sobre história natural, diagnóstico e modalidades terapêuticas da hipertensão portal. O Consenso de Baveno produz recomendações baseadas em evidências para o manejo de pacientes e para a condução de ensaios clínicos. Desde 2019, o Consenso de Baveno passa a ser endossado como um consórcio oficial da EASL (Associação Europeia parao Estudo do Fígado) e constitui o principal norteador de condutas frente às complicações da hipertensão portal.[1]

Na sua versão mais recente, de 2021, o Consenso de Baveno enaltece o conceito de que pacientes com cirrose transitam entre dois estágios prognósticos: cirrose compensada e descompensada. A transição do estágio compensado para o descompensado é marcada pelo aparecimento de complicações (ascite, ruptura de varizes ou encefalopatia hepática). Entre os pacientes com cirrose compensada, por sua vez, dois diferentes estágios são identificados, aqueles com ou sem hipertensão portal clinicamente significativa (HPCS). Por hipertensão portal clinicamente significativa, entende-se a presença de um gradiente de pressão venosa hepática > 10 mmHg, ou de circulação colateral portossistêmica visualizada aos exames de imagem, ou de varizes esofagianas ou gástricas detectadas à endoscopia ou, ainda, de um índice de rigidez hepático > 25 kPa à elastografia hepática transitória. Esses diferentes estágios têm evoluções distintas e, portanto, demandam terapêuticas específicas: daí o Baveno VII ter sido intitulado **Cuidados Personalizados na Hipertensão Porta**.[1]

Prevenção do Primeiro Episódio de Descompensação

Conforme mencionado, os pacientes com cirrose compensada podem ser divididos em dois grupos dependendo da presença ou não de hipertensão portal clinicamente significativa, a qual, se presente, conferirá elevado risco de evoluir com descompensação. Essa distinção é muito importante pois pacientes descompensados apresentam maior mortalidade. Assim, o Baveno VII recomenda, com elevado grau de evidência, que a prevenção da descompensação seja assegurada aos pacientes com hipertensão portal clinicamente significativa, através do uso de betabloqueadores não seletivos (propranolol, nadolol ou carvedilol). No nosso meio estão disponíveis o carvedilol e o propranolol, sendo o carvedilol o betabloqueador de preferência. O carvedilol é mais efetivo em reduzir a hipertensão portal e obteve maior benefício na prevenção da descompensação, produzindo, além do bloqueio dos receptores β1 e β2, com consequente redução do débito cardíaco e promoção de vasoconstrição esplâncnica, um alfabloqueio que diminui a resistência vascular intra-hepática. Ressalta-se que não há indicação, até o presente momento, para o uso de betabloqueador em pacientes sem HPCS.[1]

O Baveno VII orienta que pacientes com cirrose compensada e hipertensão portal clinicamente significativa detectada por outro método que não seja a endoscopia e que já se encontram em uso de betabloqueador para prevenir descompensação não necessitam de rastreio endoscópico para a detecção de varizes, visto que isso não mudará a conduta. De fato, a presença de circulação colateral portossistêmica aos métodos de imagem ou uma elastografia hepática com índice de rigidez acima de 25 kPa já sinalizam presença de HPCS e garantem o iníco do uso de betabloqueador, prescindindo-se da realização da endoscopia para rastrear varizes. Porém, nos pacientes com contraindicação ou intolerância aos betabloqueadores (e aqui deve ser mencionada a necessidade de alcançar doses que promovam efetivo betabloqueio do paciente), a endoscopia digestiva com ligadura elástica estará recomendada para a prevenção do primeiro episódio de hemorragia.[1]

Manejo da Hemorragia Varicosa Aguda

Em relação ao tratamento de um episódio hemorragia digestiva alta varicosa (HDAV) algumas condutas já bem estabelecidas, com alto nível de evidência e forte recomendação permanecem inalteradas. Assim, uma estratégia conservadora de hemotransfusão (alvo de hemoglobina entre 7-8 g/dL), restituição volêmica suficiente para preservar a perfusão tecidual, início de drogas vasoativas (terlipressina, somatostatina ou octreotídeo) tão logo seja possível e continuadas por 2-5 dias e instituição de antibioticoprofilaxia na admissão foram ratificadas no consenso de Baveno VII.[1]

Após a ressuscitação hemodinâmica, é consensual que a endoscopia deva ser realizada em até 12 horas da apresentação; importante considerar que, se o paciente está instável, realiza-se a endoscopia tão logo seja seguramente possível, evitando-se postergar o exame. Idealmente, pacientes com HDAV devem ser manejados em unidade de terapia intensiva ou semi-intensiva e o Consenso de Baveno VII inova ao recomendar que a intubação orotraqueal antes da endoscopia estará indicada apenas em pacientes com alteração do nível de consciência ou naqueles que estejam ativamente vomitando sangue. Naqueles que necessitam ser intubados, a extubação deve ser realizada tão logo seja possível após a endoscopia.[1] Evitar a intubação ou extubar precocemente são atitudes benéficas para o cirrótico descompensado, que na maioria das vezes se encontra desnutrido e com perda muscular evidente, com consequente extubação dificultada, além de maior risco infeccioso inerente à ventilação mecânica e de encefalopatia hepática em decorrência da sedação empregada. Ainda, o Baveno VII alerta que a desnutrição aumenta o risco de evolução desfavorável em cirróticos com hemorragia digestiva alta e, por isso, a nutrição oral deve ser restabelecida tão logo seja possível.[1]

O uso de inibidor de bomba de prótrons (IBP), quando iniciados antes da endoscopia, devem ser interrompidos imediatamente após o procedimento, a menos que exista indicação formal para sua manutenção. Essa nova recomendação do Baveno VII, qual seja, de suspender o IBP na ausência de doença ácido-péptica relevante, vai de encontro a trabalhos que mostram aumento do risco de peritonite bacteriana espontânea com o uso dessa classe de medicamentos em cirróticos com ascite.[2-4]

O Baveno VII reforça ainda que a administração de eritromicina endovenosa, na dose de 250 mg, 30 a 120 minutos antes da endoscopia, deva ser considerado, na ausência de contraindicação (prolongamento do intervalo QT ao eletrocardiograma).[1] De fato, a infusão de eritromicina foi associada a uma melhora da visualização endoscópica, melhor rendimento diagnóstico, menor necessidade de *second-look*, além de menos hemotransfusões e menor tempo de internação hospitalar.[5] Infelizmente essa forma de apresentação da eritromicina não está disponível em muitas unidades de urgência do país.

Ainda em relação à abordagem clínica, uma nova recomendação do Baveno é de se utilizar lactulose (VO ou retal) a qual, com seu efeito catártico, rapidamente promoverá a remoção do sangue do trato gastrointestinal, diminuindo o risco de encefalopatia hepática nos pacientes cirróticos com hemorragia.[1]

O tratamento endoscópico de varizes de esôfago através de ligadura elástica e de varizes gástricas isoladas (IGV) ou varizes gastroesofágicas que se estendem além da cárdia (GOV2) através do uso de adesivos tissulares (cianoacrilato) foi ratificado pelo Baveno VII.[1] Mesmo sendo a ligadura elástica o método de preferência devido sua alta eficácia e baixa taxa de complicação, quando a ligadura não for factível ou estiver indisponível, a escleroterapia pode ser utilizada.[6-8] Apesar de ser menos eficaz e apresentar maior taxa de complicação quando comparada a ligadura elástica, a escleroterapia é uma alternativa para casos em que o sangramento dificulta a visualização das varizes e para casos em que a retração cicatricial decorrente de tratamentos realizados previamente impossibilita a sucção da variz para fazer a ligadura.[7] Alguns autores alegam que, apesar de apresentar maiores taxas de complicações e necessitar de maior número de sessões quando comparada com a ligadura elástica, a escleroterapia pode estar associada a menor recorrência pelo potencial de alcançar veias mais profundas da rede de colaterais paraesofagianas.[9] O uso de escleroterapia como método alternativo não é abordado no Baveno VII, mas deve ser aqui comentado pois ainda é utilizado em alguns serviços de endoscopia para o manejo da HDAv.

Para tratar o sangramento de varizes gastroesofágicas GOV1, ligadura elástica ou adesivo tissular podem ser utilizados. O Baveno VII ainda ressaltou que, com base em evidências atuais, o pó hemostático não pode ser recomendado como tratamento endoscópico de primeira linha para a hemorragia varicosa.[1]

Em relação à indicação do TIPS precoce (ou preemptivo), definido como sendo o TIPS inserido em profilaxia secundária, em até 72 h da admissão, em pacientes com alto risco de recidiva hemorrágica, após obtenção do controle da hemorragia pelo tratamento convencional com ligadura elástica e droga vasoativa, o Baveno VII atualizou as situações em que estará indicado, quais sejam, hemorragia por varizes esofagianas e gástricas GOV1 ou GOV2 com elevado risco de ressangramento: pacientes Child C 10-13 ou Child B > 7 com sinais de sangramento ativo à endoscopia.[1] A inserção do TIPS precoce, quando comparado com a profilaxia secundária tradicional (ligadura elástica e betabloqueador), foi associada à menor mortalidade em 6 semanas e em 1 ano, teve menor incidência de recidiva hemorrágia, menor incidência de aparecimento ou agravamento de ascite, tudo isto sem aumentar a incidência de encefalopatia hepática.[10-13] Apesar de vários trabalhos mostrando resultados favoráveis do TIPS precoce, essa modalidade de tratamento ainda é pouco implementada na prática, seja por indisponibilidade do método e de especialistas habilitados, seja pelo desconhecimento dos benefícios do TIPS pela equipe médica ou pela errônea noção de que os **pacientes são graves demais para serem submetidos a um procedimento hemodinâmico invasivo**, quando na verdade é este grupo de pacientes o mais beneficiado pelo método de tratamento.[14-15]

Na hemorragia refratária, a prótese metálica autoexpansível mostrou-se tão eficaz e segura quanto ao tamponamento por balão e esses constituem os métodos que devem ser utilizados como ponte para um tratamento mais definitivo, como o TIPS de resgate. Dados da literatura sugerem que a prótese metálica é eficaz, tem menos complicações que o balão e pode permanecer posicionada no esôfago por mais tempo (7 a 14 dias em vez de 24 h quando se utiliza o balão).[16]

O Baveno VII recomenda a utilização do TIPS de resgate (também chamado de TIPS de urgência) no manejo definitivo da hemorragia refratária, situação em que ocorre falha no controle da hemorragia, a despeito da combinação do tratamento farmacológico e endoscópico. Entretanto, evidências indicam que o TIPS de resgate pode ser fútil em cenário de cirrose com Child ≥ 14 ou com MELD > 30 e lactato > 12 mmol/L, a menos que um transplante hepático seja considerado no curto prazo.[1] No Baveno VII não há recomendação de uma segunda tentativa de tratamento endoscópico na abordagem da hemorragia refratária.[1] Entretanto, a segunda endoscopia pode ser realizada ser for considerada a utilização de prótese metálica autoexpansível ou balão como ponte para o TIPS.[17]

O Baveno VII vem reforçar a ideia de que HDAV é decorrente de um distúrbio hemodinâmico – hipertensão portal – e o objetivo do seu tratamento deve ser focado em reduzir-se a pressão portal em vez de se corrigir anormalidades da coagulação. De fato, está bem estabelecido que o coagulograma convencional (AP/RNI e PTT) não reflete com acurácia o perfil hemostático de pacientes com cirrose e, assim, a correção de alterações desses exames de coagulação não deve fazer parte do manejo da HDAV. Dessa forma, a transfusão de plasma fresco congelado não está recomendada pois não corrigirá a coagulopatia e pode levar à sobrecarga de volume, com piora da hipertensão portal. Em relação à contagem de plaquetas e nível de fibrinogênio ainda não há evidência de que estejam relacionados com maior risco de falha no controle do sangramento ou no ressangramento, entretanto, em casos de insucesso em controlar a hemorragia, a decisão de corrigir as anormalidades hemostáticas poderá ser considerada. Quanto à transfusão de fator VIIa recombinante e a administração de ácido tranexâmico, não estão recomendados no manejo HDAv. E caso o paciente esteja em uso de algum anticoagulante, este deverá ser descontinuado até que a hemorragia esteja sob controle.[1]

Finalmente, em pacientes com varizes gástricas GOV2, IGV1 ou varizes ectópicas, a modalidade de tratamento por radiologia intervencionista conhecida como BRTO (obliteração por balão por via transvenosa retrógrada) pode ser considerada uma alternativa ao tratamento endoscópico ou TIPS, pois se tem mostrado segura e efetiva. Apesar de tradicionalmente ser mais utilizada nos países orientais (Japão e Coreia do Sul), esta técnica tem ganhado mais espaço na Europa e nos Estados Unidos, sendo ainda pouco utilizada em nosso meio. Por outro lado, quando se utiliza o TIPS para o controle de sangramento de varizes gástricas ou ectópicas, pode-se combiná-lo com a embolização das varizes para obter controle do sangramento ou para reduzir o risco de recorrência hemorrágica, particularmente quando, a despeito de um decréscimo no gradiente de pressão portossistêmico com o TIPS, o fluxo portal permanecer desviado para vasos colaterais.

Prevenção de Nova Descompensação (Descompensação Adicional)

O Baveno VII introduz o conceito de descompensação adicional da cirrose, como sendo um estágio da doença associado a uma mortalidade ainda mais elevada quando comparada à primeira descompensação. Os eventos específicos que definem a nova descompensação são: desenvolvimento de um segundo evento de descompensação causado por hipertensão portal (ascite, hemorragia varicosa ou encefalopatia hepática) e/ou icterícia; desenvolvimento de sangramento recorrente por varizes, ascite recorrente (necessidade de ≥ 3 paracenteses de grande volume em 1 ano), encefalopatia recorrente, surgimento de peritonite bacteriana espontânea e/ou síndrome hepatorrenal.[1]

De acordo com o Baveno VII, está recomendado realizar endoscopia para rastreamento de varizes em pacientes com ascite que não estejam em uso de betabloqueadores. Assim, em pacientes com ascite e que apresentem varizes de baixo risco (pequenas < 5 mm, sem sinais vermelhos, não Child C), betabloqueadores podem ser usados na prevenção da primeira hemorragia varicosa. Em pacientes com ascite e varizes de alto risco (grosso calibre ≥ 5 mm ou sinais vermelhos ou Child C), a prevenção do primeiro episódio de hemorragia está indicada, os betabloqueadores sendo preferidos em relação à ligadura elástica. Em casos de contraindicação ou intolerância aos betabloqueadores, ligaduras elásticas estarão indicadas.[1]

Em relação à prevenção da hemorragia varicosa recorrente (profilaxia secundária), o tratamento de primeira linha é a combinação de betabloqueador (incluindo o carvedilol) e ligadura elástica. Pela primeira vez, o uso de carvedilol em profilaxia secundária é admitido e recomendado. O TIPS é o tratamento de escolha em pacientes que ressangram apesar do uso de betabloqueador e ligadura elástica (ou seja, na falha da profilaxia secundária). Em pacientes que não toleram ou na indisponibilidade de betabloqueador ou ligadura elástica, qualquer um destes tratamentos pode ser mantido isoladamente. Em pacientes que sangram apesar de aderência adequada ao betabloqueador em profilaxia primária, a combinação de betabloqueador e ligadura elástica está recomendada como profilaxia secundária.[1]

Para prevenção de sangramento recorrente da gastropatia da hipertensão portal o tratamento de primeira linha são os betabloqueadores enquanto a terapia endoscópica (coagulação por plasma de argônio ou pó hemostático) pode ser usado para tratar o sangramento recorrente. Em pacientes com gastropatia da hipertensão portal dependentes de hemotransfusões a despeito do uso de betabloqueador e do tratamento endoscópico, o TIPS deve ser considerado.[1]

Conclusão

O Baveno VII estabelece cuidados personalizados ao estratificar o paciente com cirrose em grupos com maior ou menor risco de descompensação e propor condutas mais direcionadas e, por vezes, menos invasivas para o adequado manejo da hipertensão portal, com atuação nos mecanismos fisiopatológicos da doença. Também, o Baveno VII enfatiza o fator hemodinâmico como pedra angular dos eventos de descompensação, entre estes a ruptura de varizes, em detrimento das alterações detectadas pelos exames de coagulograma.

Ficam bem estabelecidas as orientações para a prevenção da primeira descompensação nos pacientes com hipertensão portal clinicamente significativa, com o carvedilol ganhando o protagonismo entre as opções farmacológicas. O manejo do episódio agudo de HDAv está muito bem delineado no Baveno VII, com a proposição de condutas práticas e efetivas, que merecem ampla divulgação entre clínicos, emergencistas, além dos gastroenterologistas e endoscopistas. Reafirmam-se e refinam-se o papel e as indicações do TIPS, tanto de resgate quanto o TIPS precoce. Finalmente, atualizam-se as recomendações para prevenir nova descompensação, incorporando-se o carvedilol como opção de droga a ser utilizada (além do propranolol) e reforçando a necessidade da combinação do betabloqueador com ligadura elástica na profilaxia secundária do sangramento varicoso, estando o TIPS reservado em casos de falha desta profilaxia.

HEMORRAGIA DIGESTIVA ALTA NÃO VARICOSA

A hemorragia digestiva alta não varicosa (HDANV) ainda representa uma situação clínica de significativa morbimortalidade, com grande impacto na saúde a nível mundial.[18]

Estima-se que aproximadamente 75% dos sangramentos que ocorrem acima do ângulo de Treitz sejam atribuídos à uma etiologia não varicosa, sendo a doença ulcerosa péptica ainda o motivo mais frequente.[19] Dentre outras etiologias, também merecem destaque a doença erosiva da mucosa do esôfago/estômago/duodeno, malignidades, síndrome de Mallory-Weiss e lesão de Dieulafoy.[20]

O quadro clínico é tipicamente marcado pela exteriorização de sangue na forma de hematêmese e/ou melena, mas a hematoquezia pode estar presente nos casos de hemorragia maciça.[21]

A abordagem inicial do paciente no contexto de HDANV é semelhante à de qualquer hemorragia digestiva, e deve ter como objetivo principal garantir a estabilidade hemodinâmica por meio de uma monitorização detalhada e ressuscitação volêmica. Uma metanálise de 11 estudos demonstrou que uma estratégia restritiva de reposição de fluidos apresentou menos eventos adversos e menor mortalidade quando comparada com uma conduta mais liberal,[22] independentemente do tipo de cristaloide utilizado.[23] Como a avaliação da volemia pode ser complexa em alguns casos, podemos utilizar na prática parâmetros objetivos como frequência cardíaca, pressão arterial e débito urinário. Dessa forma, com o objetivo de orientar a conduta, podemos traçar como metas: FC < 100 bpm, PAM > 65 mmHg, diurese > 0,5mg/kg/hora.

Está bem estabelecido nos consensos que, nos pacientes estáveis, o alvo de hemoglobina para hemotransfusão deva ser entre 7-9g/dL, já que há menor mortalidade e menor taxa de ressangramento com essa conduta.[24] Exceção se faz para os pacientes com cardiopatia aguda ou crônica, nos quais a faixa de 8-10g/dL reduz o risco de eventos cardiológicos.[25] Evitar a politransfusão, além de reduzir o risco de eventos adversos inerentes às transfusões, reduz a possibilidade de sobrecarga volêmica que, por sua vez, poderia dificultar o controle do sangramento.

Dentre as modalidades de estratificação de risco para desfechos desfavoráveis, como ressangramento e mortalidade, a utilização da escala de Glasgow-Blatchford (EGB) é a mais recomendada pelas diretrizes.[20] Com sua praticidade e facilidade de acesso (p. ex.: aplicativos de celulares), é possível identificar de forma segura pacientes de baixo risco que podem ser conduzidos ambulatorialmente sem necessidade de endoscopia na urgência. Diante de um paciente com EGB = 0 ou 1 ponto, a endoscopia poderá ser realizada eletivamente. Em contrapartida, um paciente com dois ou mais pontos na EGB deverá obrigatoriamente ter sua endoscopia realizada a nível hospitalar, em até 24 h. Essa estratégia de prioridade torna-se muito interessante diante de um cenário de hospitais e pronto-atendimentos superlotados ou desprovidos de serviço de endoscopia, desde que o paciente tenha facilidade de acesso à unidade de saúde em caso de recorrência do quadro.

No cotidiano das unidades de pronto-atendimento, tão logo o paciente com hemorragia digestiva é admitido, além das medidas de estabilização clínica (reposição de fluidos e hemotransfusão), a prescrição do inibidor de bomba de prótons (IBP) é feita de forma precoce, praticamente intuitiva. Entretanto, até o momento não temos claras evidências de que o uso deste medicamento antes da realização da endoscopia impacte de forma significativa desfechos importantes como recorrência da hemorragia, necessidade de cirurgia e mortalidade.[20] De toda forma, a maioria dos consensos orienta que sejam sempre prescritos, desde que não atrasem o procedimento endoscópico, embora existam consensos não recomendando seu uso rotineiro, como por exemplo o último Consenso da Sociedade Britânica de Gastroenterologia publicado em 2020.[26] Apesar disso, as diretrizes são concordantes que tratamento com o IBP é capaz de promover um *downstaging* da lesão ulcerada (por exemplo: Forrest IIa para IIc), de modo a reduzir a necessidade de terapia endoscópica em alguns casos.[18] Em um contexto em que a endoscopia possa não estar disponível em várias unidades de urgência do país, o uso do IBP de forma precoce ainda representa um papel importante no adequado manejo desses pacientes.

No contexto da doença ulcerosa péptica, alguns trabalhos compararam o uso do IBP de forma intermitente *versus* bolus + infusão continua nos pacientes que foram submetidos a hemostasia endoscópica ou apresentavam úlcera Forrest IIb não tratados endoscopicamente.[27] Não houve diferença significativa nas taxas de ressangramento e de mortalidade entre as duas modalidades, desde que doses altas de IBP (80 mg ou mais) fossem utilizadas.[20] Dessa forma, fica a critério do protocolo institucional a orientação sobre a forma de prescrição, levando em consideração a disponibilidade, os custos e os cuidados atrelados, por exemplo, à forma de administração em bomba de infusão.

Sempre que possível, é recomendada a pesquisa de infecção pelo *H. pylori*, tendo em vista a importância desse microrganismo na patogênese tanto da úlcera gástrica quanto duodenal. A presença de sangue no trato digestivo alto aumenta o risco de resultado falso-negativo quando a pesquisa do *H. pylori* é feita durante um quadro agudo, de tal forma que a mesma deva ser repetida em até 4 semanas, segundo os consensos. A erradicação tardia do *H. pylori* relacionou-se a maior taxa de ressangramento, internação hospitalar e mortalidade.[20] Entretanto, nesse período precoce, habitualmente o paciente está em uso de IBP, sendo este um outro fator que também aumenta o risco de resultado falso-negativo independentemente do método utilizado (endoscopia com realização de teste da urease e histologia, teste respiratório, antígeno fecal). Dessa forma, para uma melhor acurácia da pesquisa da infecção pelo *H. pylori*, recomenda-se que esta seja feita pelo menos 2 semanas após o término do tratamento com IBP.[28] Essa estratégia aumenta a probabilidade de confirmação etiológica da causa da úlcera, permitindo um tratamento adequando de erradicação da bactéria e, consequentemente, cicatrização da lesão ulcerada e prevenção de recidiva.

Os consensos internacionais concordam que a terapia endoscópica, por meio de suas modalidades (injeção, térmica e mecânica), está indicada nas úlceras com sangramento ativo (Forrest Ia e Ib) ou na presença de um vaso visível (Forrest IIa), podendo ser também considerada nos casos de lesão com coágulo aderido (Forrest IIb).[27] O tratamento combinado de injeção de adrenalina e uma segunda técnica de hemostasia (térmica, mecânica ou injeção de agentes esclerosantes) é a mais recomendada nos casos de sangramento ativo.[20] Nos casos de lesões ulceradas classificadas como Forrest IIa, qualquer técnica em monoterapia é permitida, exceto a injeção isolada de adrenalina, que está associada as maiores taxas de ressangramento e necessidade de cirurgia.

Apesar de ainda não estar disponível em muitos serviços de endoscopia e da necessidade de mais trabalhos que avaliem o seu perfil de segurança em pacientes com HDANV, o uso do pó hemostático é recomendado como uma alternativa interessante e efetiva com o objetivo de interromper temporariamente o sangramento em situações de indisponibilidade ou falha da terapia endoscópica convencional.[1] Não há evidências suficientes para sua recomendação como monoterapia para úlceras com estigmas de alto risco de ressangramento, devendo se complementar com uma segunda técnica hemostática.

A endoscopia de revisão (*second-look*) consiste na reavaliação programada de uma lesão com evidência de sangramento prévio por meio de novo exame realizado geralmente em até 24 horas do anterior. Não é recomendada de rotina, devendo ser reservada para um subgrupo de pacientes com fatores de alto risco de ressangramento. Dentre eles, destacam-se a presença de lesão ulcerada com sangramento ativo no exame inicial, avaliação incompleta ou ocorrência de visualização endoscópica limitada, incapacidade de definir o sítio exato do sangramento, e a realização de terapia endoscópica subótima na opinião do endoscopista.[20]

Diante da falha da terapia endoscópica no paciente com hemorragia por doença ulcerosa péptica, têm-se como opções o tratamento cirúrgico ou a embolização arterial por médio da radiologia intervencionista.[20] Apesar de um controle mais efetivo do sangramento com a cirurgia, as menores taxas de complicação e permanência hospitalar colocam a embolização arterial como a primeira estratégia a ser tentada, quando disponível. Além disso, a escolha da técnica de resgate deve levar em consideração as condições clínicas e as comorbidades do paciente.[27] A instabilidade hemodinâmica nos casos de sangramento volumoso, além de descompensação de doenças crônicas, aumentam o risco cirúrgico dos pacientes, tornando a intervenção radiológica preferível. No insucesso desta última, a cirurgia será a opção terapêutica que restará.

Concluindo, apesar dos avanços e melhorias na abordagem clínica e endoscópica da HDANV nas últimas duas décadas, existem conceitos não totalmente consolidados (por exemplo, melhor esquema de uso do IBP, o papel do IBP no paciente em terapia antitrombótica, melhor terapia endoscópica para cada tipo de situação). Deve-se destacar que a capacitação não só de gastroenterologistas e endoscopistas, mas também de clínicos e emergencistas, deve ser sempre estimulada, já que uma parcela significativa dos quadros de HDANV ocorre em pacientes admitidos inicialmente por um outro motivo, e um abordagem adequada de suas comorbidades vai impactar de forma determinante na sobrevida desses pacientes.

REFERÊNCIAS BIBLIOGRÁFICAS

1. De Franchis R, Bosch J, Garcia-Tsao G, et al. Baveno VII : renewing consensus in portal hypertension. J Hepatol. 2022;76(4):959-974.
2. Deshpande A, Pasupuleti V, Thota P, et al. Acid-suppressive therapy is associated with spontaneous bacterial peritonitis in cirrhotic patients: a meta-analysis. J Gastroenterol Hepatol. 2013;28:235-242.
3. Xu HB, Wang HD, Li CH, Ye S, et al. Proton pump inhibitor use and risk of spontaneous bacteria peritonitisin cirrhotic patiens: a systematic review and meta analysis. Genet Molecular Research. 2015;14:7490-7501.
4. Dahabra L, Kreidieh M, Abureesh M, et al. Proton pump inhibitors use and increased risk of spontaneous bacterial peritonitis in cirrhotic patients: a retrospective cohort analysis. Gastroenterology Res. 2022;15(4):180-187.
5. Y Bai, Guo JF, Li ZS. Meta-analysis: erythromycin before endoscopy for acute upper gastrointestinal bleeding. Aliment Pharmacol Ther. 2011;34(2):166-71.
6. Coelho FF, Perini MV, Kruger JA, et al. Tratamento da hemorragia digestiva alta por varizes esofágicas: conceitos atuais. ABCD Arq Bras Cir Dig. 2014;27(2):138-144.
7. Nett A, F. Binmoeller KF. Endoscopic Management of Portal Hypertension–related Bleeding. Gastrointest Endoscopy Clin N Am. 2019;29(2):321-337.
8. Edelson JC, Basso JE, Rockey DC. Updated strategies in the management of acute variceal haemorrhage. Curr Opin Gastroenterol. 2021;37(3):167-172.
9. Wang J, Chen S, Naga YM, et al. Esophageal variceal ligation monotherapy versus combined ligation and sclerotherapy for the treatment of esophageal varices. Can J Gastroenterol Hepatol. 2021;29:1-5.
10. García-Pagán JC, Caca K, Bureau C, et al. Early use of TIPS in patients with cirrhosis and variceal bleeding. N Engl J Med. 2010;362(25):2370-9.
11. Yong LV, Zuo L, Zhu X, et al. Identifying optimal candidates for early TIPS among patients with cirrhosis and acute variceal bleeding: a multicentre observational study. Gut. 2019;68(7):1297-1310.
12. Hernández-Gea V, Procopet B, Giráldez A, et al. Preemptive-TIPS Improves Outcome in High-Risk Variceal Bleeding: An Observational Study. Hepatology. 2019;69(1):282-293.
13. Yong LV, Yang Z, Liu L, et al. Early TIPS with covered stents versus standard treatment for acute variceal bleeding in patients with advanced cirrhosis: a randomised controlled trial. Lancet Gastroenterol Hepatol. 2019;4(8):587-598.
14. Thabut D, Pauwels A, Carbonell N, et al. Cirrhotic patients with portal hypertension-related bleeding and an indication for early-TIPS: a large multicentre audit with real-life results. J Hepatol. 2017;68(1):73-81.
15. Hernández-Gea V, Procopet B, Giráldez A, et al. Preemptive-TIPS Improves Outcome in High-Risk Variceal Bleeding: An Observational Study. Hepatology. 2019;69(1):282-293.
16. Diaz-Soto MP, Garcia-Tsao G. Management of varices and varicela hemorrhage in liver cirrhosis: a recente update. Therap Adv Gastroenterol. 2022;15:1-12.
17. Song JE, Kim BS. Endoscopic Therapy and Radiologic Intervention of Acute Gastroesophageal Variceal Bleeding. Clin Endosc. 2019;52:407-415.
18. Barkun AN, Almadi M, Kuipers EJ, et al. Management of Nonvariceal Upper Gastrointestinal Bleeding: Guideline Recommendations From the International Consensus Group. Ann Intern Med. 2019;171(11):805-22.
19. Siau K, Chapman W, Sharma N, et al. Management of acute upper gastrointestinal bleeding: an update for the general physician. J R Coll Physicians Edinb. 2017;47(3):218-30.
20. Gralnek IM, Stanley AJ, Morris AJ, et al. Endoscopic diagnosis and management of nonvariceal upper gastrointestinal hemorrhage (NVUGIH): European Society of Gastrointestinal Endoscopy (ESGE) Guideline - Update 2021. Endoscopy. 2021;53(3):300-32.

21. Jensen DM, Machicado GA. Diagnosis and treatment of severe hematochezia. The role of urgent colonoscopy after purge. Gastroenterology. 1988;95(6):1569-74.
22. Lu B, Li MQ, Li JQ. The Use of Limited Fluid Resuscitation and Blood Pressure-Controlling Drugs in the Treatment of Acute Upper Gastrointestinal Hemorrhage Concomitant with Hemorrhagic Shock. Cell Biochem Biophys. 2015;72(2):461-3.
23. Lewis SR, Pritchard MW, Evans DJ, et al. Colloids versus crystalloids for fluid resuscitation in critically ill people. Cochrane Database Syst Rev. 2018;8(8):CD000567.
24. Odutayo A, Desborough MJ, Trivella M, et al. Restrictive versus liberal blood transfusion for gastrointestinal bleeding: a systematic review and meta-analysis of randomised controlled trials. Lancet Gastroenterol Hepatol. 2017;2(5):354-60.
25. Docherty AB, O'Donnell R, Brunskill S, et al. Effect of restrictive versus liberal transfusion strategies on outcomes in patients with cardiovascular disease in a non-cardiac surgery setting: systematic review and meta-analysis. BMJ. 2016;352:i1351.
26. Siau K, Hearnshaw S, Stanley AJ, et al. British Society of Gastroenterology (BSG)-led multisociety consensus care bundle for the early clinical management of acute upper gastrointestinal bleeding. Frontline Gastroenterol. 2020;11(4):311-23.
27. Laine L, Barkun AN, Saltzman JR, et al. ACG Clinical Guideline: Upper Gastrointestinal and Ulcer Bleeding. Am J Gastroenterol. 2021;116(5):899-917.
28. Coelho LGV, Marinho JR, Genta R, Ribeiro LT, Passos MDCF, Zaterka S, et al. IVTh Brazilian Consensus Conference on Helicobacter pylori infection. Arq Gastroenterol. 2018;55(2):97-121.

VIII

Procedimentos Avançados

88 Endomicroscopia Confocal

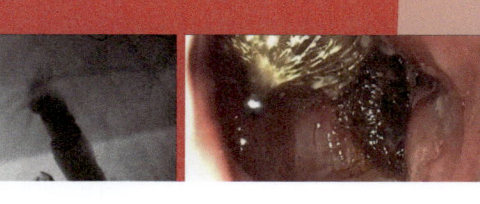

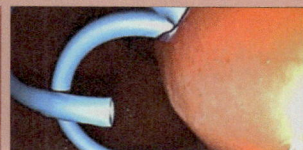

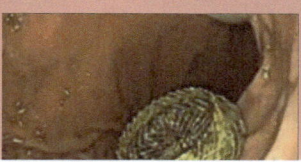

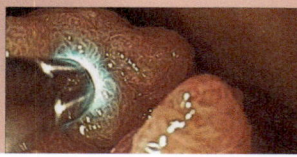

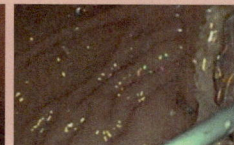

Adriana Vaz Safatle-Ribeiro ■ Sheila Friedrich Faraj

INTRODUÇÃO

A endomicroscopia confocal permite a visualização *in vivo* das células e estruturas tissulares da mucosa gastrointestinal, com magnificação de aproximadamente 1.000 vezes, orientando biópsias ópticas em tempo real. Tal técnica permite o exame da superfície epitelial *in vivo* e o diagnóstico histológico durante o procedimento endoscópico.[1,2] Ela pode ser realizada através de dois dispositivos: um integrado em um endoscópio (Pentax, Japão, denominado eCLE), cujo uso vem sendo pouco a pouco descontinuado e outro através de uma sonda autônoma (denominada pCLE) que pode ser introduzida através do canal acessório dos endoscópios (Cellvizio, Mauna Kea Technologies, Paris, França). pCLE tem várias vantagens e desvantagens em relação ao eCLE. A vantagem da pCLE inclui sua maior versatilidade, já que a sonda é introduzida através do canal de diferentes endoscópios, produzindo imagens de quaisquer porções do trato digestório, acessíveis pelos aparelhos. Permite uma taxa de imagens de vídeo de 12 imagens/s, com a obtenção de imagens *in vivo* do fluxo capilar. Suas desvantagens incluem uma resolução ligeiramente inferior (aproximadamente 1 m em comparação com 0,7 m para eCLE) e campo de visão menor (240 a 325 m).

A sonda é constituída por milhares de núcleos de fibra, que são conectados à fonte de *laser* e ao conjunto de espelhos que se movem rapidamente, garantindo a propriedade confocal do sistema (Fig. 88-1). A experiência clínica tem se acumulado, permitindo a realização de estudos histológicos e histopatológicos *in vivo*.[3]

Deve-se ressaltar que a imagem obtida representa o corte longitudinal, diferentemente do corte histológico convencional transversal (Fig. 88-2).

Dentre as aplicações já estabelecidas para seu uso, destacam-se o diagnóstico de esôfago de Barrett, atrofia e metaplasia intestinal gástrica, doença celíaca, diferenciação de pólipos hiperplásicos dos adenomatosos de cólon, neoplasia de cólon, colite microscópica, e seguimento de pacientes com doença inflamatória, orientando o local adequado das biópsias endoscópicas ou mesmo diminuindo a necessidade das mesmas.[4-7] Lesões císticas do pâncreas e suspeita de estenoses malignas das vias biliares representam outras importantes indicações do método.[8,9] pCLE pode ainda ser usada para detectar marcadores moleculares aprimorando efetivamente o diagnóstico endoscópico.[10]

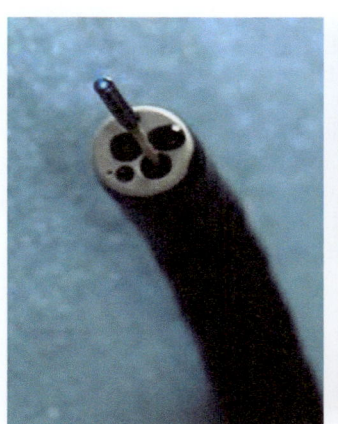

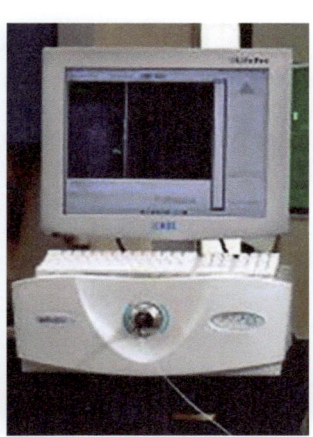

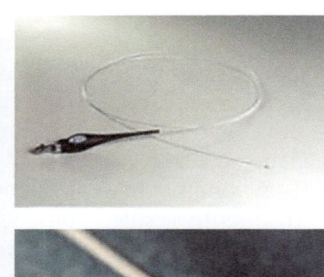

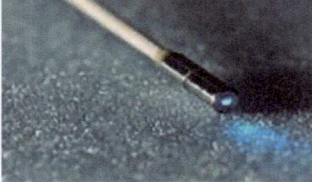

Fig. 88-1. Sistema de endomicroscopia confocal a *laser* através de sonda (pCLE).

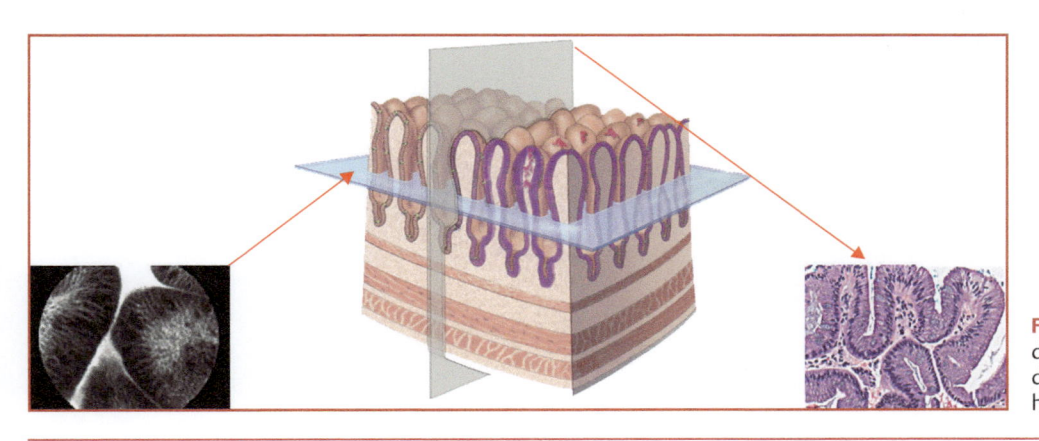

Fig. 88-2. No centro, desenho ilustrativo demonstrando cortes longitudinais e transversais das imagens de pCLE representada a esquerda e histológica a direita.

ESÔFAGO

Uma das indicações mais utilizadas da pCLE consiste nos pacientes com esôfago de Barrett (EB).[11]

Segundo a classificação de Miami,[12] o esôfago pode ser assim representado:

- Epitélio escamoso normal:
  - Células planas sem criptas ou vilosidades.
  - Vasos brilhantes dentro de papilas (*intrapapillary capillary loops* = IPCLs).
- Esôfago de Barrett não displásico (Fig. 88-3):
  - Arquitetura viliforme uniforme.
  - Células cilíndricas.
  - Células caliciformes escuras.
- Displasia de alto grau:
  - Estruturas viliformes.
  - Espessamento da borda em escova.
  - Vasos dilatados irregulares.
- Adenocarcinoma (Fig. 88-4):
  - Desorganização/perda de estrutura viliforme e criptas.
  - Células cilíndricas escuras.
  - Vasos dilatados irregulares.

Resultados obtidos através de estudos de fase I permitiram a caracterização de critérios para displasia no EB (através de 50 vídeos de pCLE), enquanto estudos de fase II usando vídeos avaliaram a acurácia, a variabilidade entre o observador e a curva de aprendizado em predizer displasia. Acurácia em diagnosticar displasia foi de 81,5% (95% CI: 77,5-81). Salienta-se que, após sessão de treinamento, tanto a acurácia como a concordância entre observadores experientes e não experientes não foram diferentes significativamente, sugerindo pequena curva de aprendizado.[13]

Em estudo prospectivo, multicêntrico e randomizado, incluindo cinco centros terciários de referência, entre pCLE associado à endoscopia de alta definição (HD-WLE) e HD-WLE, concluiu-se que o método combinado aumentou significativamente a habilidade na detecção de neoplasia no EB. Neste estudo, incluíram-se 101 pacientes consecutivos com EB encaminhados para vigilância ou para tratamento endoscópico para HGD/EC, os quais foram examinados através de HD-WLE, *narrow-band imaging* (NBI) e pCLE, gravados os achados e realizadas as biópsias. A sensibilidade e a especificidade para HD-WLE foram de 34,2% e 92,7%, respectivamente, em comparação com 68,3% e 87,8%, para HD-WLE e pCLE (P = 0,002 e P < 0,001, respectivamente). O uso de pCLE associado ao HD-WLE e NBI possibilitou a identificação de 2 e 1 HGD/EC adicionais comparados com HD-WLE e HD-WLE ou NBI, respectivamente, resultando na detecção de todos os pacientes com HGD/EC. Tal estudo demonstrou melhor precisão diagnóstica o que facilitou a conduta em pacientes com EB.[14] Este estudo foi corroborado por Bertani *et al.*, 2012,[15] onde pCLE também foi superior a HD-WLE em pacientes submetidos a seguimento endoscópico decorrente de EB.[15]

Em outro estudo multicêntrico e randomizado, envolvendo 192 pacientes com EB demonstrou-se melhor rendimento diagnóstico para neoplasia através de HDWLE + eCLE + biópsias direcionadas em comparação com HDWLE + biópsias randomizadas (34% *vs.* 7%; p < 0,0001). Adicionalmente, HDWLE + eCLE + biópsias direcionadas triplicou o rendimento diagnóstico de neoplasia (22% *vs.* 6%; p = 0,002) e poderia ter evitado a necessidade de biópsia em 65% dos pacientes. Os autores ainda relataram que a adição de eCLE ao HDWLE aumentou a sensibilidade de detecção de neoplasia para 96% a partir de 40% (p < 0,0001), sem redução significativa na especificidade. *In vivo* eCLE mudou o plano de tratamento em 36% dos pacientes.[16]

Em meta-análise envolvendo 14 estudos, confirmou-se que eCLE e biópsias dirigidas após HDWLE pode melhorar a acurácia diagnóstica de neoplasia em EB, tendo impacto significativo na decisão *in vivo*, e orientando a conduta terapêutica.[17]

Embora o uso do pCLE no EB não seja necessário para um exame de alta qualidade e os trabalhos não suportem seu uso rotineiro, esta tecnologia pode ser usada como técnica auxiliar no diagnóstico e na delimitação da área com displasia, principalmente em centros especializados com alta prevalência de displasia e com grande experiência no método, acarretando potenciais benefícios em casos selecionados.[18,19]

Outra indicação no esôfago representa o diagnóstico de carcinoma superficial de células escamosas (ESCC) em pacientes com câncer de cabeça e pescoço.

O uso de eCLE em pacientes com ESCC demonstra um arranjo irregular de células epiteliais escamosas, aumento do diâmetro, ramificação e tortuosidade dos IPCLs.[20]

A classificação proposta por Li *et al.* considera a maturação superficial, avaliando a presença de halos ao redor dos IPCLs, e os classifica de acordo com o gradiente (espessura de cada camada de células tornando-se mais fino), polaridade (um único halo estendendo-se mais em uma certa direção) e efeito de bússola (halos diferentes dentro da mesma imagem confocal têm uma polaridade em uma direção comum). Nas lesões malignas, tais características estão ausentes, enquanto em lesões benignas, pelo menos uma característica está presente.[21,22]

Em nossa experiência, através de estudo prospectivo de pCLE em 37 lesões esofágicas negativas à cromoscopia com lugol de 27 pacientes com diagnóstico de carcinoma espinocelular de cabeça e pescoço, a sensibilidade, especificidade e acurácia diagnóstica de pCLE corresponderam a 94,1%, 90%, e 91,9%, respectivamente (Figs. 88-5 a 88-7).[23]

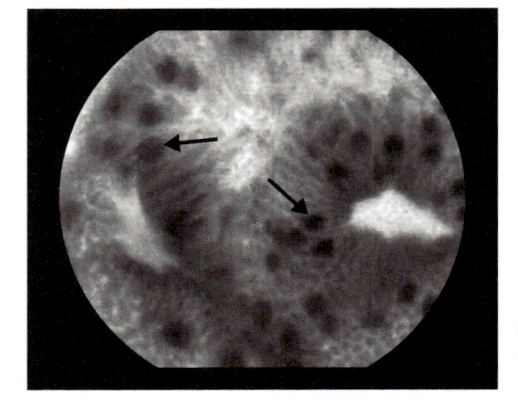

Fig. 88-3. Imagem de pCLE de esôfago de Barrett não displásico, com células caliciformes escuras e arquitetura viliforme uniforme.

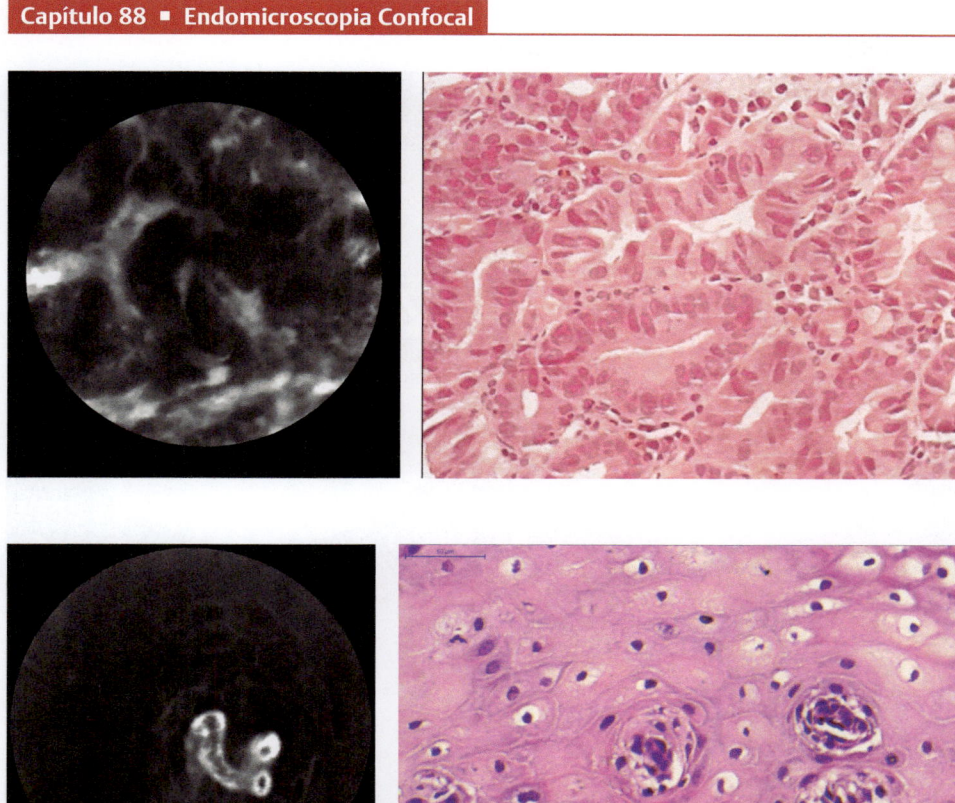

Fig. 88-4. Imagem de pCLE correspondente à imagem histológica de adenocarcinoma no esôfago de Barrett, com aumento do tamanho das células além de desorganização e perda da estrutura das criptas. (Montagem das fotos feita pela Dra. Elisa Ryoka Baba.)

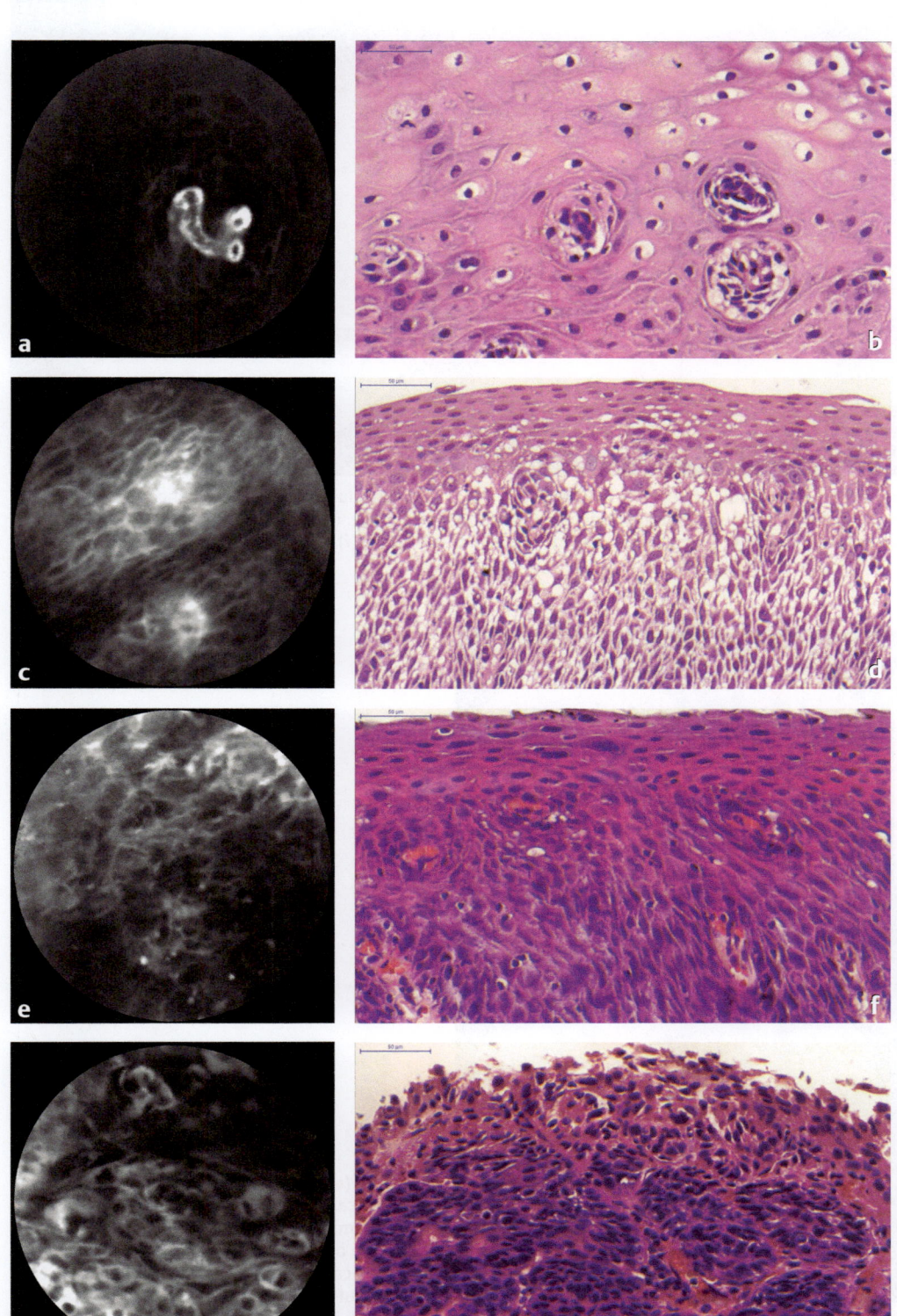

Fig. 88-5. pCLE e achados histopatológicos de esôfago. (**a**) Imagem de pCLE do epitélio escamoso esofágico normal mostrando grandes células poligonais, *loops* capilares intrapapilares normais, espessura normal intersticial visto como um septo fino brilhante delimitando as células. (**b**) Aparência histológica do epitélio escamoso normal mostrando epitélio escamoso estratificado não queratinizado (H & E, 400x). (**c**) Imagem de pCLE de esofagite exibindo aumento do interstício com borda grossa brilhante de células epiteliais. (**d**) Imagem histológica da esofagite com alongamento papilar e espongiose (H & E, 400x). (**e**) Imagem de pCLE da displasia do alto grau mostra células menores com tamanho e forma irregulares, e alargamento do interstício. (**f**) Imagem histológica de displasia de alto grau com maior relação núcleo/citoplasma e hipercromasia (H & E, 400x). (**g**) pCLE de carcinoma invasivo de células escamosas exibindo células com tamanho e forma irregulares, e ampliação do interstício. (**h**) Imagem histológica do carcinoma espinocelular invasivo caracterizado por infiltração de células tumorais pouco diferenciadas (H & E, 400x).

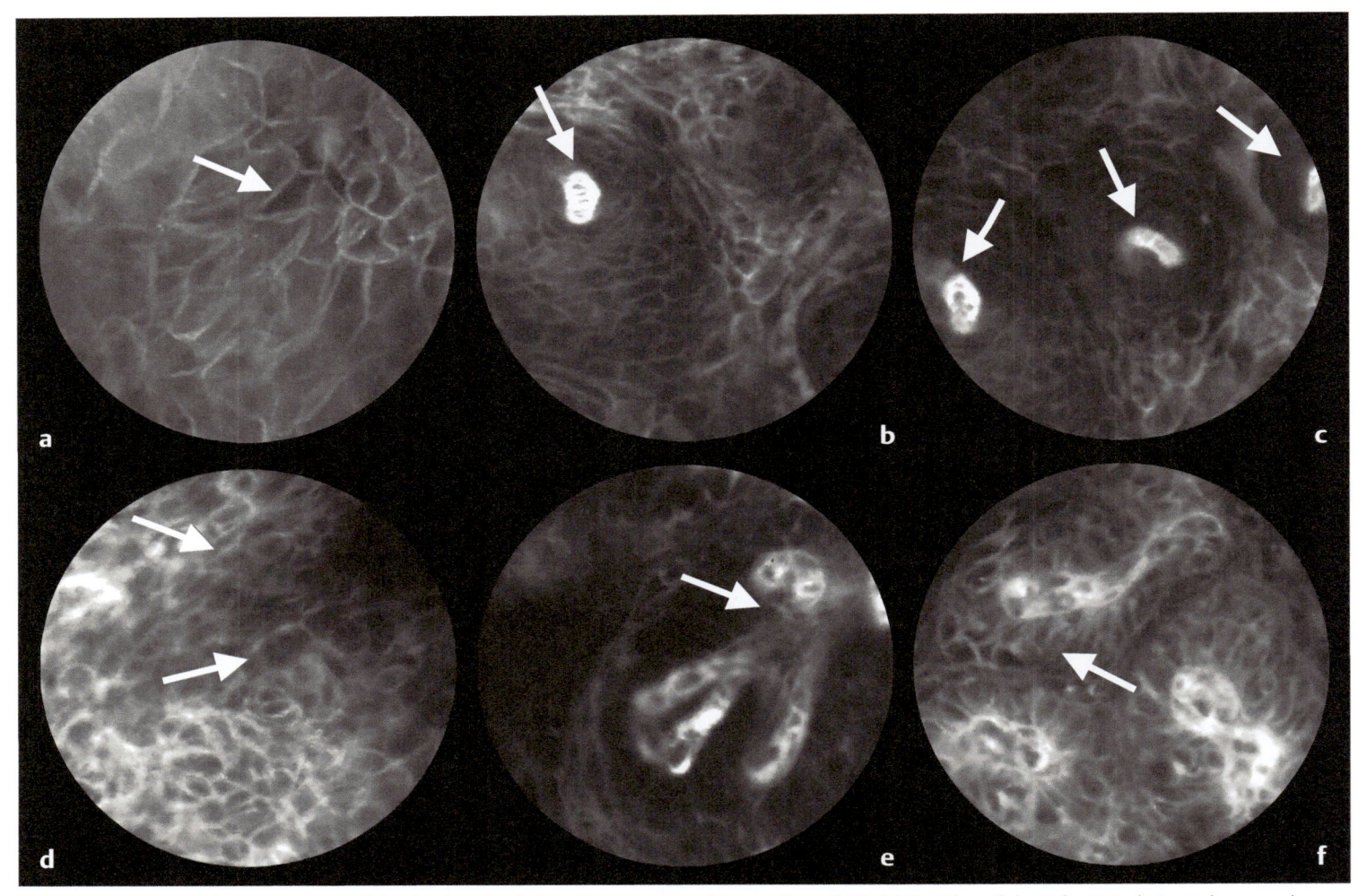

Fig. 88-6. pCLE de epitélio escamoso esofágico benigno (**a-c**) e carcinoma espinocelular esofágico (**d-f**). (**a**) Grandes células poligonais de tamanho normal com espessura normal do interstício. (**b**) *Loops* capilares intrapapilares normais com halo preservado, gradiente e polaridade. (**c**) Efeito de bússola. (**d**) Irregularidade celular intensa com aumento intersticial. (**e**) Vaso aumentado e ausência de gradiente, polaridade e efeito de bússola. (**f**) Falta de todas as características de maturação superficial do epitélio escamoso esofágico.

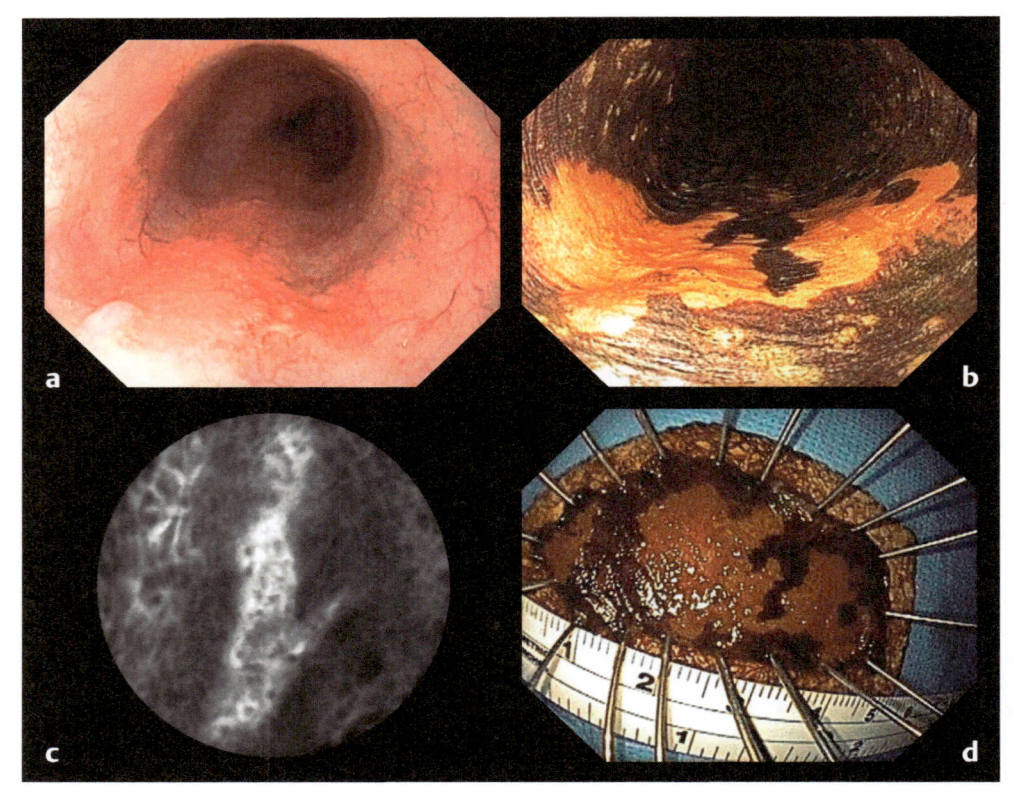

Fig. 88-7. (**a**) Lesão 0-IIb+IIc de esôfago observada à luz branca. (**b**) Lesão vista após cromoscopia com lugol. (**c**) Imagem de pCLE revela vasos aumentados e ausência de halos. (**d**) Espécime após dissecção endoscópica da submucosa (realizada pelo Prof Dr Fauze Maluf-Filho).

ESTÔMAGO

No consenso realizado em Miami, Flórida, em fevereiro de 2009 sobre pCLE, propôs-se um sistema de classificação para pCLE para padrões normais e patológicos das afecções gástricas (Fig. 88-8). Diferentemente do estômago normal, onde as criptas são redondas e regulares (*pits*) e as glândulas aparecem com aspecto de *cobblestone*, na gastrite, observa-se aumento de fluoresceína (coloração brilhante) no estroma, além de infiltrado celular entre os *pits*; na displasia, o lúmen da cripta é irregular e o epitélio preto, irregular, espessado (Fig. 88-9) e no adenocarcinoma, o epitélio se apresenta completamente desorganizado, preto e irregular, com extravasamento de fluoresceína (Fig. 88-10).[12]

O diagnóstico histológico *in vivo* em tempo real pode facilitar a decisão na conduta a ser seguida diante de pólipos gástricos, já que esta é dependente da histologia. Estudo com 66 pacientes permitiu com alta acurácia a diferenciação entre pólipos gástricos hiperplásicos e adenomas.[24]

Ainda no estômago, estudo prospectivo incluindo 31 pacientes com 35 neoplasias gástricas epiteliais comparando biópsia endoscópica e óptica através de CLE antes da ESD com histopatologia pós-ESD demonstrou elevada acurácia diagnóstica do CLE. Na histologia após ESD, 11 das 35 lesões (31,5%) corresponderam a adenomas e 24 (68,5%) a adenocarcinomas. A acurácia diagnóstica do CLE de adenomas gástricos e adenocarcinomas foi significativamente maior que a biópsia endoscópica (P = 0,031). Os autores sugerem que o emprego do CLE pode reduzir o número de biópsias desnecessárias antes da ESD.[25]

Em estudo de Ji *et al.*, envolvendo 42 pacientes, CLE permitiu a identificação de pacientes *H. pylori* positivos e imagem funcional da defeitos na barreira mucosa, ou seja, naqueles sem MI, a permeabilidade foi maior nos *H. pylori* positivos *versus H. pylori* negativos (p = 0,05); naqueles com MI, a permeabilidade aumentou nos *H. pylori*-negativos e *H. pylori* positivos (ambos p = 0,05). Os autores concluíram que a MI gástrica está associada com lesão da barreira mucosa independente da erradicação do *H. pylori*.[26]

Uma classificação do padrão das criptas gástricas e dos vasos foi feita por Li *et al.*, em 2016, onde a cárdia normal se apresenta com criptas regulares com largas aberturas; a mucosa gástrica fúndica normal: com criptas redondas com aberturas redondas e a mucosa gástrica pilórica: com criptas contínuas curtas com aberturas tipo fenda. Na inflamação crônica, notam-se ramificação e tortuosidade das criptas, além do aumento de células inflamatórias. Na atrofia glandular, observa-se diminuição das criptas gástricas e abertura dilatada das mesmas, além de distanciamento das glândulas e aumento da lâmina própria. Na metaplasia intestinal, observam-se células escuras no epitélio colunar, características de células caliciformes.

Criptas irregulares com leve aumento da largura do revestimento epitelial correspondem à neoplasia intraepitelial de baixo grau; por outro lado, protuberâncias distorcidas proeminentes com revestimento epitelial irregular representam neoplasia intraepitelial de alto grau; glândulas atípicas com epitélio escuro correspondem a adenocarcinoma diferenciado e a perda de criptas, com presença de células escuras irregulares são

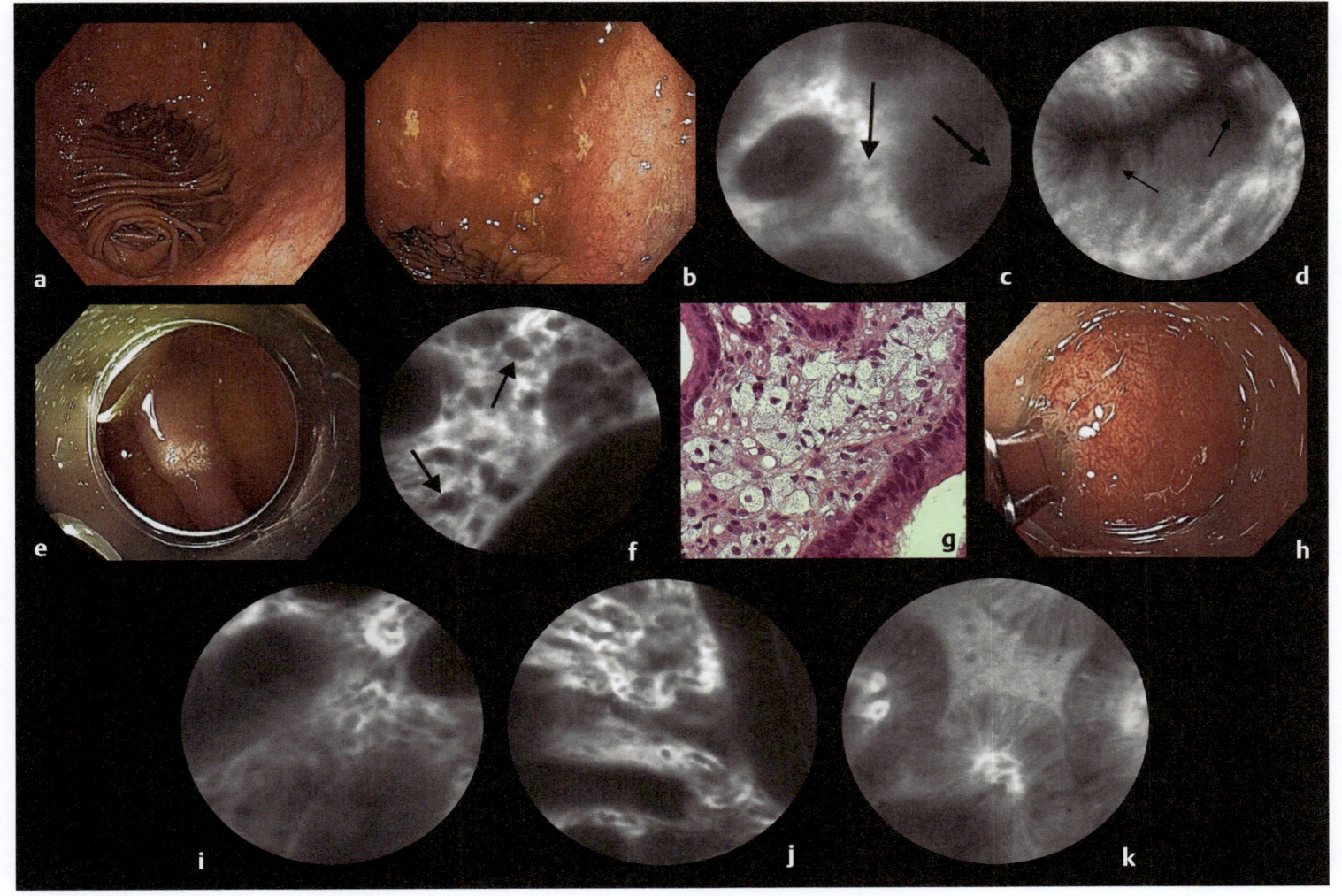

Fig. 88-8. Painel de imagens de paciente submetido à gastrectomia parcial com reconstrução a Billroth II. (**a, b**) Fotos endoscópicas do coto gástrico, demonstrando sinais de atrofia e refluxo biliopancreático. (**c**) Imagem de pCLE demonstrando atrofia com aumento da lâmina própria e aumento da abertura das criptas. (**d**) pCLE com visualização de células caliciformes escuras confirmando a presença de metaplasia intestinal. (**e**) Foto endoscópica com *cap* de xantelasma de coto gástrico. (**f**) pCLE demonstra células grandes e escuras sugestivas de macrófagos correspondente à imagem endoscópica prévia. (**g**) Foto histológica confirmando a presença de células xantomatosas. (**h**) Sonda de pCLE em região de anastomose gastrojejunal. (**i**) Imagem de pCLE revelando área de transição de epitélio gastrojejunal correspondente à anastomose. (**j**) pCLE evidenciando epitélio gástrico junto à anastomose. (**k**) pCLE revelando lado jejunal da anastomose.

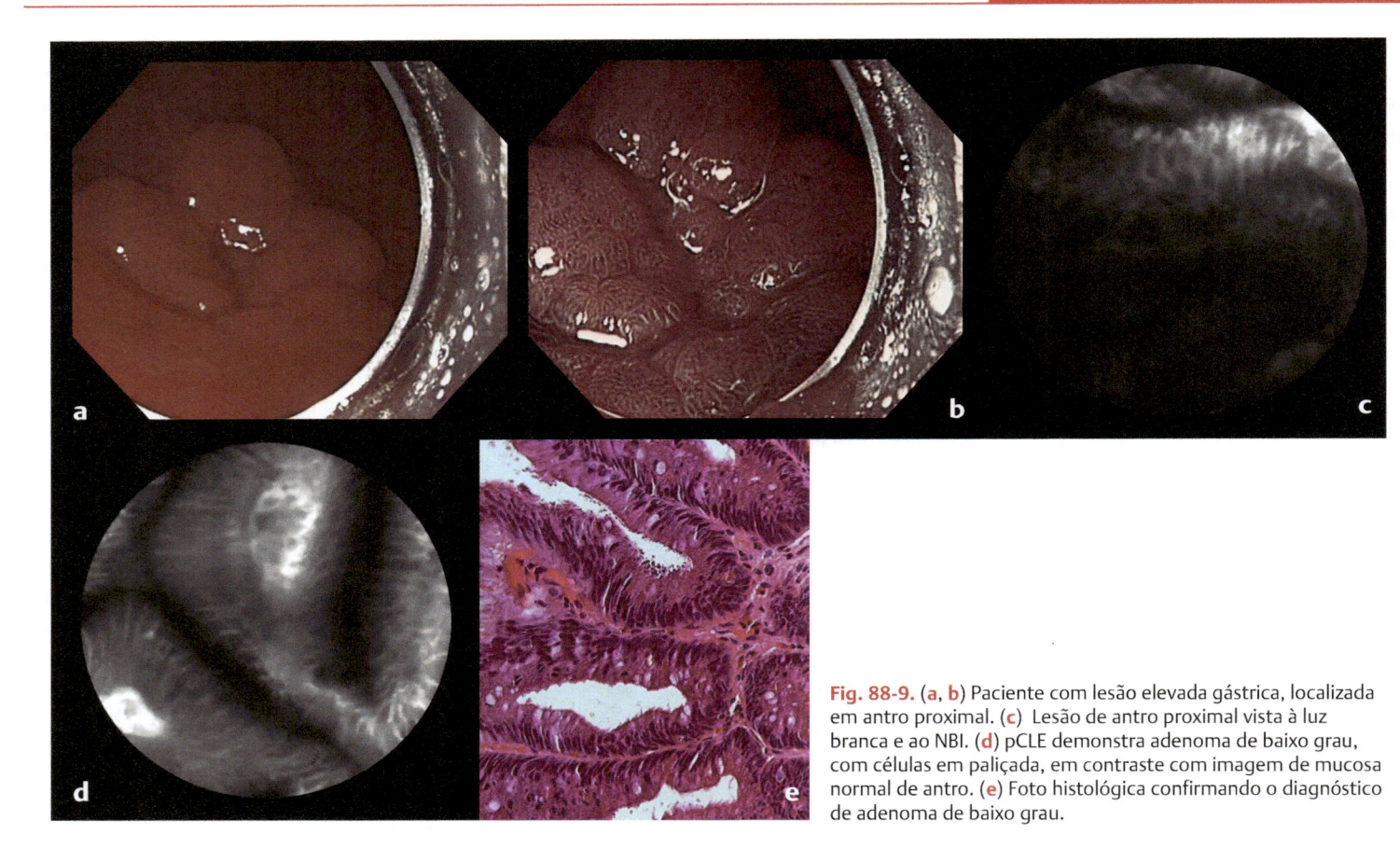

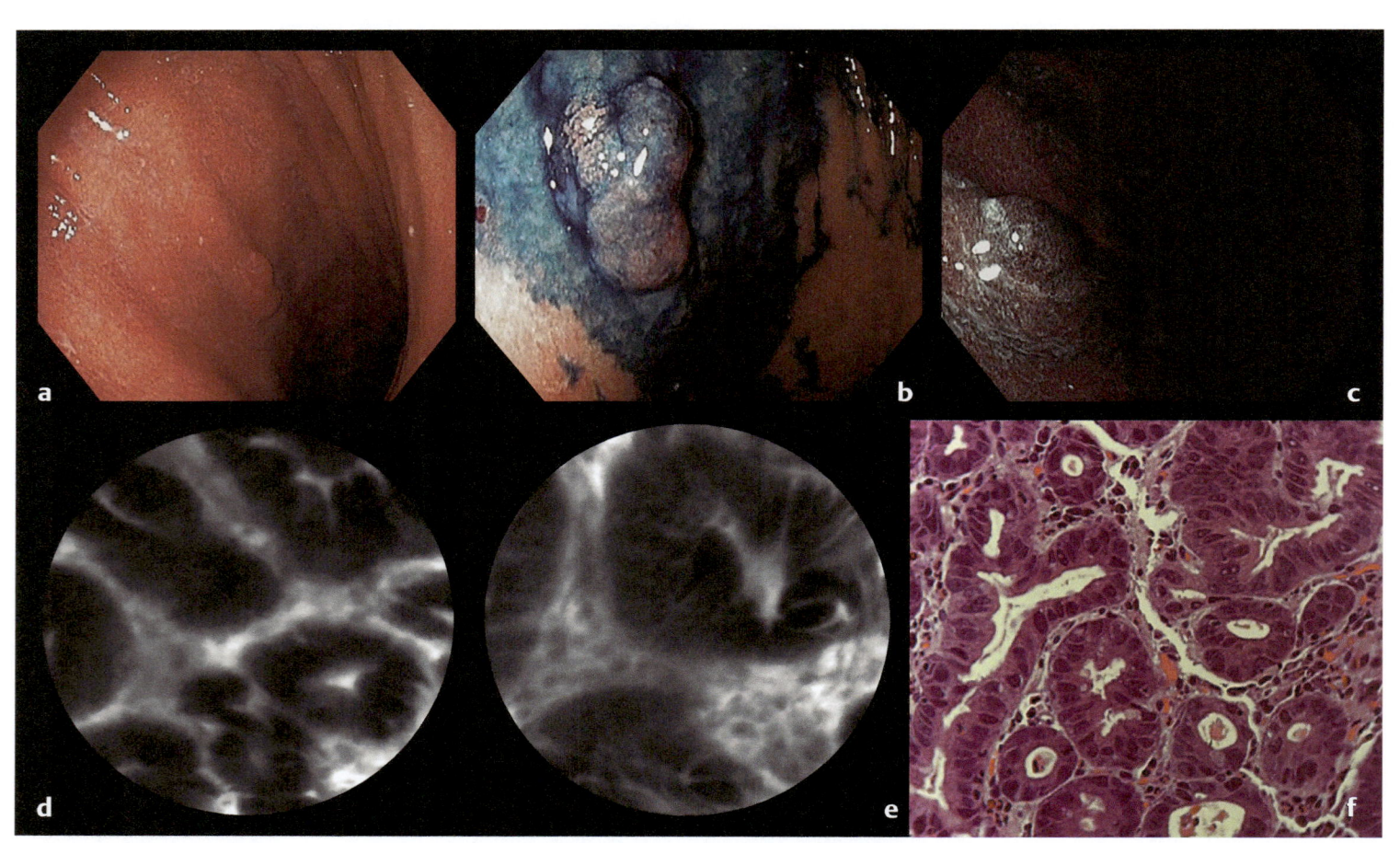

Fig. 88-9. (a, b) Paciente com lesão elevada gástrica, localizada em antro proximal. (c) Lesão de antro proximal vista à luz branca e ao NBI. (d) pCLE demonstra adenoma de baixo grau, com células em paliçada, em contraste com imagem de mucosa normal de antro. (e) Foto histológica confirmando o diagnóstico de adenoma de baixo grau.

Fig. 88-10. Lesão elevada de corpo gástrico, de 20 mm, 0-IIa+IIb, em paciente com atrofia gástrica: (a-c) Imagens endoscópicas sem e com cromoscopia com índigo-carmim e NBI. (d, e) Imagens de pCLE demonstrando células escuras e de tamanhos variados, com irregularidade das criptas. (f) Foto histológica revela diagnóstico de adenocarcinoma bem diferenciado.

de adenocarcinoma pouco diferenciado. Por outro lado, a cárdia normal apresenta capilares com formas regulares em torno das criptas gástricas; corpo normal: capilares tipo favo de mel em torno criptas; antro normal: capilares em forma de bobina em torno das criptas; mucosa gástrica inflamatória: aumento dos capilares com extravasamento de fluoresceína; mucosa gástrica neoplásica: capilares irregulares com extravasamento de fluoresceína e calibre aumentado. Com esta classificação, o acordo interobservador foi substancial (Kappa = 0,70) para a diferenciação da neoplasia *versus* não neoplasia.[27]

Mais recentemente, Fornasarig *et al.* reforçam que a identificação de vasos tortuosos e irregulares em pacientes com câncer gástrico precoce, diferem dos vasos de pacientes com gastrite atrófica, demonstrando que as alterações vasculares podem fornecer um microambiente favorável para a carcinogênese. Os autores reportam que as alterações vasculares através da pCLE pode aprimorar o diagnóstico de pacientes com lesões malignas ou com risco aumentado de câncer gástrico.[28]

Acurácia diagnóstica do pCLE foi comparável com as biópsias convencionais em pacientes com lesões esofágicas ou gástricas; 89,2% *versus* 85%, respectivamente. Ademais, não foram encontradas diferenças entre biópsias e pCLE em relação à sensibilidade, especificidade para diagnosticar lesões displásicas e benignas (p > 0,2).[29]

INTESTINO DELGADO

No intestino delgado, a pCLE permite também a visualização microscópica *in vivo* através de inserção profunda do enteroscópio de duplo balão, já que a sonda utilizada tem 1,8 mm de diâmetro. Vinte e sete procedimentos de EDB (14 por via anterógrada) foram realizados em 16 pacientes. A média de profundidade de inserção no intestino delgado foi de 255 cm via oral e 130 cm via anal. Sucesso técnico do pCLE foi alcançado em 96,3% sendo a falha técnica decorrente da dificuldade de introdução da sonda. Os achados no intestino corresponderam a: perda das vilosidades, hiperplasia de criptas, neoplasia avançada, e aumento do fluxo sanguíneo decorrente de inflamação.[30]

Outro estudo de pCLE com enteroscopia de duplo balão foi realizado em 37 pacientes com afecções do intestino delgado como: polipose, linfoma, tumor metastático, vasculite, angioectasia, linfangiectasia, entre outros.[31]

Maior sensibilidade na detecção de displasia em pólipos duodenais foi obtida através do pCLE quando comparado ao NBI. Estratégia combinada destes métodos pode ajudar a evitar a realização de biópsias.[32,33]

CÓLON

Na doença inflamatória intestinal, pCLE demonstra diferenças na forma, tamanho e distribuição das criptas, com aumento da distância das criptas, capilares aumentados, dilatados e distorcidos, além de infiltração celular.

Adicionalmente, pCLE pode identificar quebra da barreira epitelial. Sabe-se que a perda da função da barreira intestinal desempenha papel importante na patogênese da doença inflamatória intestinal (DII). Através do sistema de classificação endomicroscópica (grau de Watson) (Fig. 88-11), recomenda-se caracterizar o grau de disfunção de barreira local na DII com base na quantidade de células com extravasamento de fluoresceína e na intensidade do sinal de fluoresceína luminal, já que no intestino saudável, embora a fluoresceína entre nos espaços intercelulares laterais até a borda apical, não há escape para o lúmen. Desta maneira, pode-se caracterizar através de pCLE, como: barreira intacta, extravasamento isolado de fluoresceína no lúmen, múltiplos locais de extravasamento através do epitélio e microerosão com perda do epitélio celular expondo o capilar ao lúmen Tais microerosões não são visíveis com a luz branca, mas sim com a endomicroscopia.[34]

De acordo com o grau de disfunção da barreira pode-se predizer o relapso da doença inflamatória.[27] Tal conclusão foi feita através

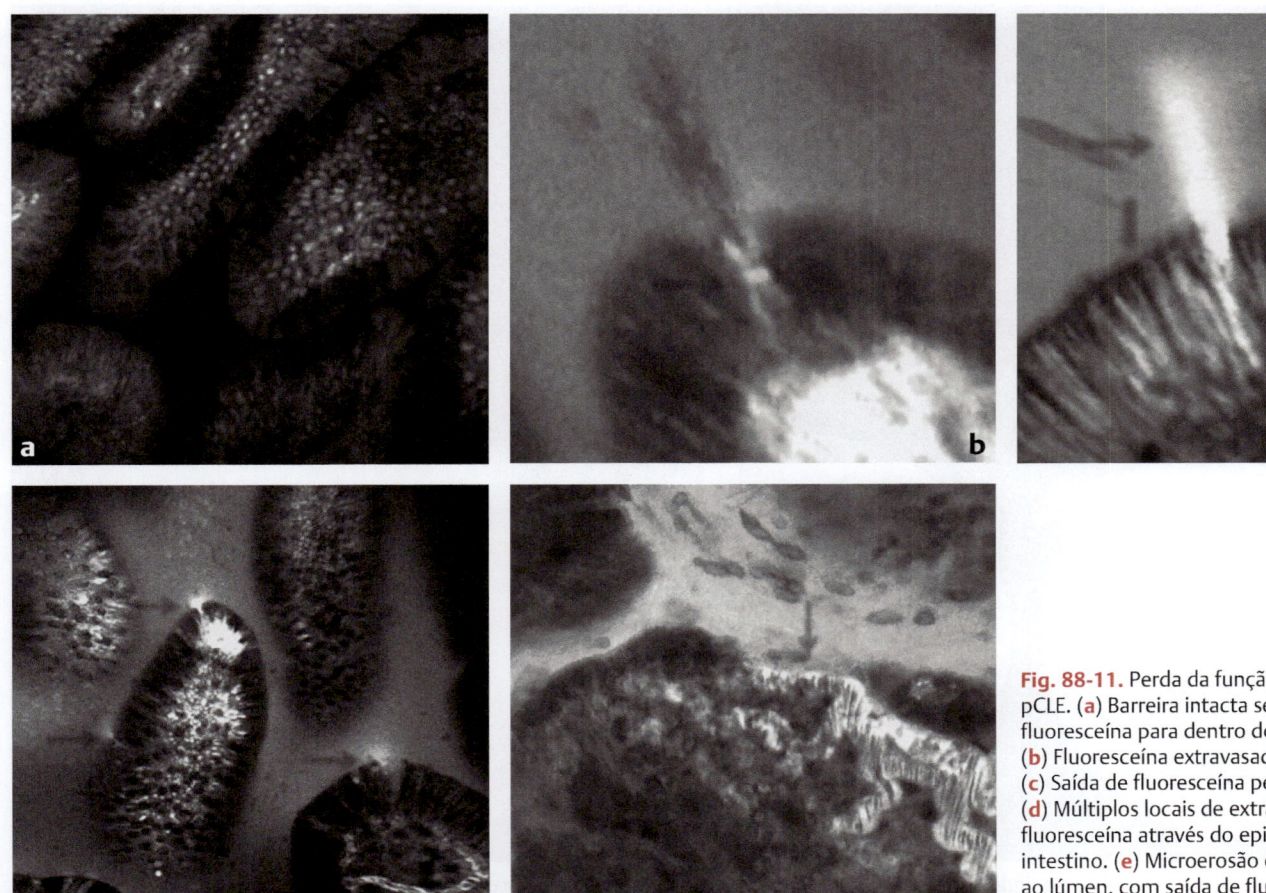

Fig. 88-11. Perda da função barreira visualizada por pCLE. (**a**) Barreira intacta sem extravasamento de fluoresceína para dentro do lúmen do intestino. (**b**) Fluoresceína extravasada por uma célula. (**c**) Saída de fluoresceína pelo espaço intercelular. (**d**) Múltiplos locais de extravasamento de fluoresceína através do epitélio para o lúmen do intestino. (**e**) Microerosão expondo um capilar ao lúmen, com saída de fluoresceína para dentro do lúmen (foto da classificação de Watson *et al.*, 2009).

de estudo piloto prospectivo de 47 pacientes com colite ulcerativa e 11 pacientes com doença de Crohn (DC). Em pacientes com DII em remissão clínica, o aumento do extravasamento de fluoresceína das células associou-se à recidiva subsequente dentro de 12 meses após o exame endomicroscópico (p < 0,001). A sensibilidade, especificidade e acurácia do sistema de classificação para predizer uma erupção foram 62,5% (95% IC 40,8 a 80,4%), 91,2% (IC95% 75,2 a 97,7) e 79% (95% IC 57,7 a 95,5), respectivamente.[35]

Confirmou-se, recentemente, que a cicatrização da barreira avaliada por pCLE através da ileocolonoscopia está associada à diminuição do risco de progressão da doença em pacientes 181 pacientes com DII, sendo 100 com DC e 81 com colite ulcerativa (CU) clinicamente remitente, com desempenho preditivo superior em comparação à remissão endoscópica e histológica, indicando que a análise da função de barreira pode ser considerada como alvo de tratamento em ensaios clínicos.[36]

Interessantemente, em pacientes com DII, através da análise computacional da arquitetura das criptas, avaliando-se a distância média entre elas, a espessura da parede e o extravasamento de fluoresceína pela mucosa colônica, foi possível diferenciar a CU de pacientes com DC com sensibilidade de 92% (IC 95%, 75%; 99%) e especificidade de 91% (IC 95%, 72%; 99%).[37]

Na doença inflamatória intestinal, pCLE pode ser útil também na caracterização *in vivo* de displasia em CU, contribuindo para o diagnóstico mesmo sem a realização de múltiplas biópsias.[4,38]

Pacientes com alto risco de displasia, tais como aqueles com colangite esclerosante associada à doença inflamatória intestinal podem beneficiar-se com o método de pCLE na detecção de displasia durante vigilância endoscópica. De 69 pacientes estudados, 19 biópsias foram feitas em 13 pacientes (sendo 17 direcionadas e duas randomizadas), nos quais o diagnóstico histológico correspondeu a displasia de baixo grau. Treze lesões com displasia foram visíveis endoscopicamente, mas outras quatro biópsias adicionais com feitas através dos achados do pCLE, resultando numa sensibilidade de 89%, especificidade de 96% e acurácia de 96%, podendo ser considerado como método complementar.[39]

Segundo a classificação de Miami, é possível a distinção de pólipos adenomatosos de não adenomatosos. No pólipo hiperplásico, as criptas aparecem com *pits* estrelados ou em fendas, o epitélio se apresenta claro, não espesso e uniforme, com células caliciformes e pequenos vasos. Já os pólipos adenomatosos apresentam estruturas irregulares ou vilosas, com epitélio escuro, espesso e irregular, com células caliciformes diminuídas (Figs. 88-12 e 88-13).[3] Resultados semelhantes são relatados na avaliação de 130 pólipos (58 neoplásicos), onde a sensibilidade e especificidade do pCLE correspondeu a 94% e 97%, respectivamente. Os autores ainda reforçam que pCLE associado ao NBI apresentam acurácia semelhante à histopatológica, podendo reduzir a necessidade do exame histológico.[40]

No cólon, propôs-se também uma classificação baseada no pCLE, com intuito de diferenciar neoplasia de tecido não neoplásico, constituído por três categorias de vasos (de 1 a 3) e sete categorias de cripta (1, 2a-e, 3), sendo a categoria 1 considerada normal e a categoria 3 considerada neoplásica, com vasos dilatados e tortuosos, com extravasamento de fluoresceína, arquitetura irregular, além de largura variável do revestimento epitelial com criptas de forma tubular, perda de células caliciformes e diminuição do volume da lâmina própria. Houve concordância moderada entre observadores que visualizaram prospectivamente 102 sequências de vídeos de colonoscopia de 23 pacientes. A acurácia diagnóstica para predizer neoplasia através desta classificação foi de 81%, com 94% de concordância interobservadores[5]. Contudo, os autores sugerem que futuras pesquisas devam focar no refinamento e validar tal classificação.[41]

pCLE tem sido usada na detecção de neoplasia colorretal residual após EMR, que quando combinado ao FICE apresentou alta acurácia e sensibilidade quase igual à histológica, com impacto na decisão terapêutica, evitando repetidos procedimentos.[42]

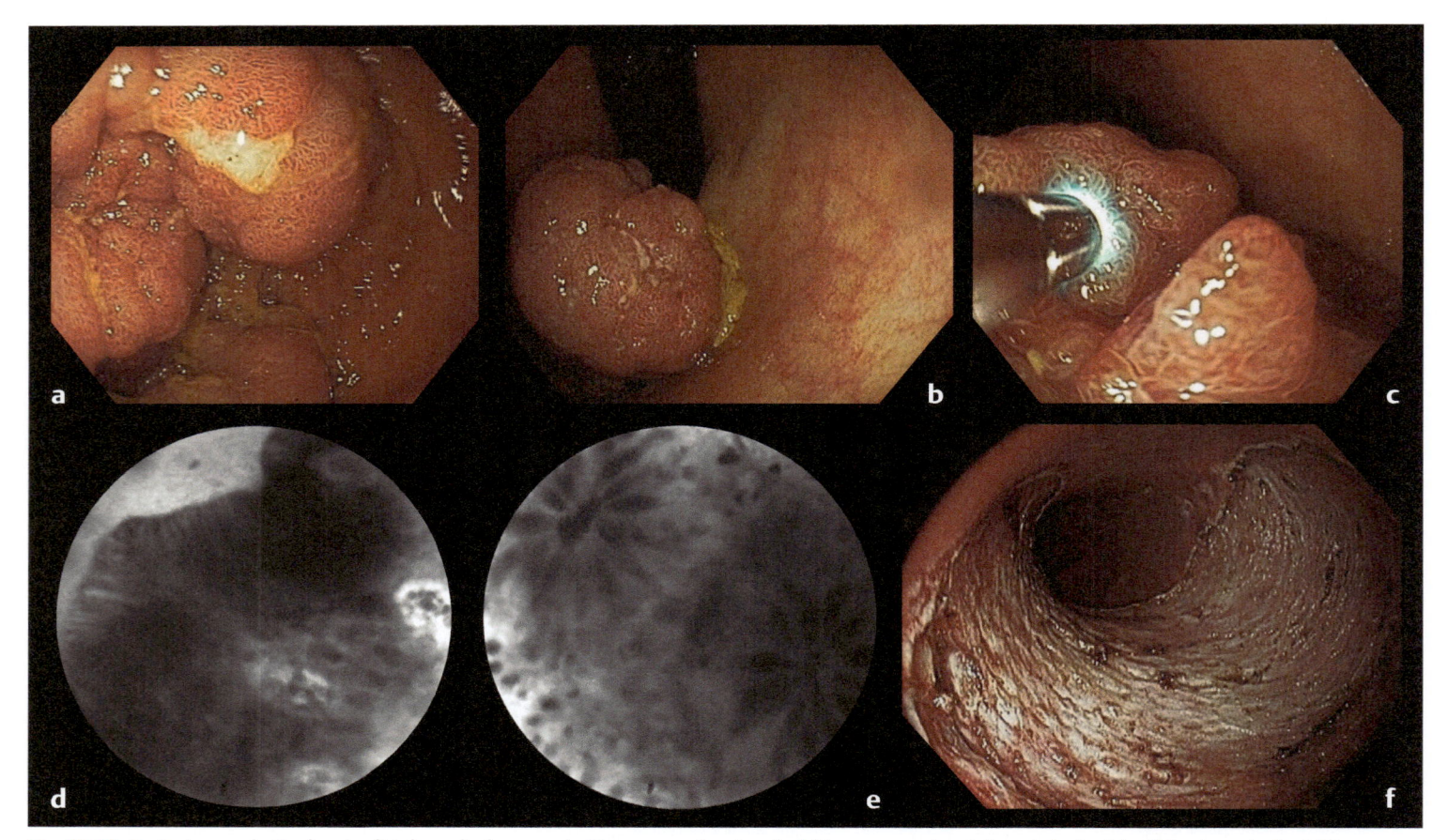

Fig. 88-12. Paciente com lesão de reto distal, medindo cerca de 11 cm no maior eixo. (**a**, **b**) Imagens endoscópicas da lesão. (**c**) pCLE sobre a lesão. (**d**) Imagem de pCLE evidenciando neoplasia intraepitelial de alto grau cujo diagnóstico histológico foi de adenocarcinoma *in situ*. (**e**) Imagem de pCLE de mucosa adjacente à lesão, de aspecto normal com criptas redondas e regulares. (**f**) Foto endoscópica após dissecção endoscópica da submucosa (realizada pelo Dr Fábio Kawaguti).

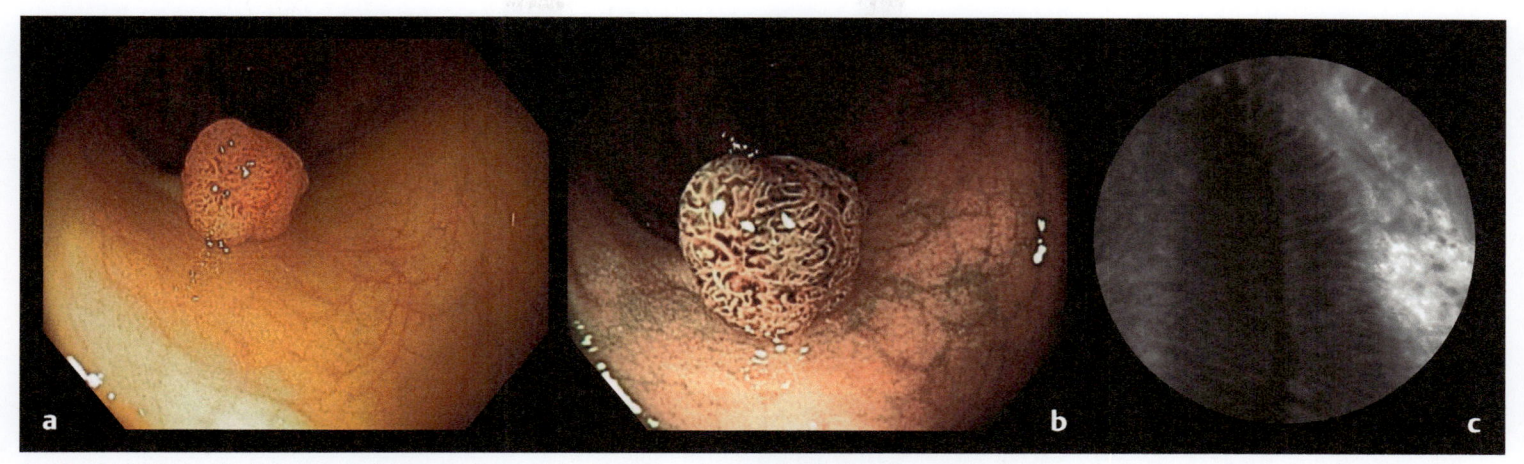

Fig. 88-13. Pólipo pediculado de transição retossigmoide. (a, b) Fotos endoscópicas à luz branca e ao NBI. (c) Imagem de pCLE confirmando o diagnóstico de adenoma.

A utilidade de pCLE foi demonstrada ainda na avaliação de invasão submucosa na lesão colorretal em 51 lesões de 31 pacientes submetidos à ESD, após adequada mobilização da camada mucosa, no sentido de determinar a invasão da submucosa. Tal infiltração de submucosa por carcinoma foi vista através de pCLE com células escuras e irregulares, arquitetura irregular, com pouca ou nenhuma mucina.[43]

Como a pCLE permite obter imagens *in vivo* e, em tempo real, é possível demonstrar a arquitetura vascular anormal dos pacientes com câncer, como aumento e tortuosidade dos vasos, além da alteração do fluxo sanguíneo.[44] Baseados nos critérios histológicos e imuno-histoquímicos, foi desenvolvida uma escala de neoangiogênese (escala de Cannizzaro-Spessotto), cujos critérios são: tortuosidade, calibre, extravasamento e fluxo dos vasos, cada item com um escore de 1 ponto; sendo quanto maior o valor, maior o índice de neoangiogênese. Tal escala parece ser útil em predizer a resposta à terapia antiangiogênica, assim como a possível quimiorresistência tumoral e a eficácia do tratamento no sentido de se evitar a cirurgia. Os autores orientam que outros trabalhos com grande número de tumores em diferentes estádios são necessários para avaliar a acurácia diagnóstica, guiar e predizer o tratamento mais adequado e individualizado.[45] A Figura 88-14 demonstra neoplasia de reto com angiogênese.

Portanto, o uso de pCLE pode ser considerado método útil e revolucionário através da análise em tempo real do padrão vascular em pacientes com câncer de reto. Adicionalmente, a combinação com marcadores imuno-histoquímicos pode ter grande impacto tanto na pesquisa quanto na prática clínica.

Recentemente, foi por nós descrito um sistema de pontuação de pCLE usando a combinação de características epiteliais e vasculares no diagnóstico da resposta clínica completa (RCC) após neoadjuvância em pacientes com neoplasia avançada de reto.[46] As características epiteliais deste escore compreendem criptas irregulares e escuras, além da presença de brotamento, glândulas lado a lado e padrão cribriforme semelhante ao achado histológico. A pontuação inclui soma às características epiteliais, juntamente com o extravasamento de fluoresceína e aumento da relação vaso/cripta.

Posteriormente, este escore de pCLE baseado em características epiteliais e vasculares foi validado em pacientes com boa resposta clínica, demonstrando valiosa contribuição na identificação de recrescimento local. Com a melhoria no diagnóstico de RCC sustentada, o uso de pCLE pode ser recomendado adicionalmente à ressonância magnética durante o seguimento dos pacientes após neoadjuvância.[47]

VIAS BILIARES

pCLE pode ser utilizada na avaliação do ducto biliar comum especialmente quando há suspeita de colangiocarcinoma.[48]

De acordo com a classificação de Paris (Fig. 88-15), os achados do pCLE no ducto biliar normal são: rede reticular de bandas escuras e finas (< 20 µm), correspondente ao fino feixe de colágeno e fundo cinza claro correspondente aos linfáticos além de vasos (< 20 µm); na estenose inflamatória: várias são as bandas brancas correspondentes aos vasos, padrão granular escuro em escalas, espaço alargado entre escalas e estruturas reticulares espessadas; e na estenose maligna: faixas brancas grossas (> 20 µm) correspondente

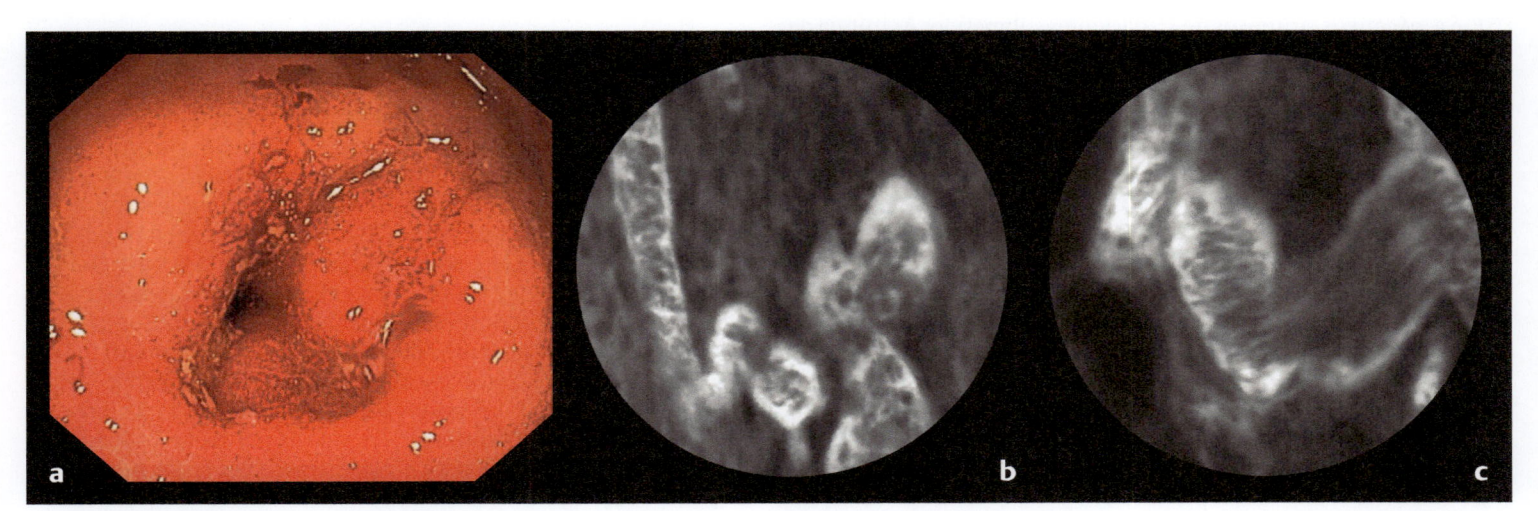

Fig. 88-14. Neoplasia avançada e estenosante de reto. (a) Foto endoscópica à luz branca. (b, c) Imagens de pCLE evidenciando aumento do calibre dos vasos, tortuosidade e sinais de fluxo defeituoso.

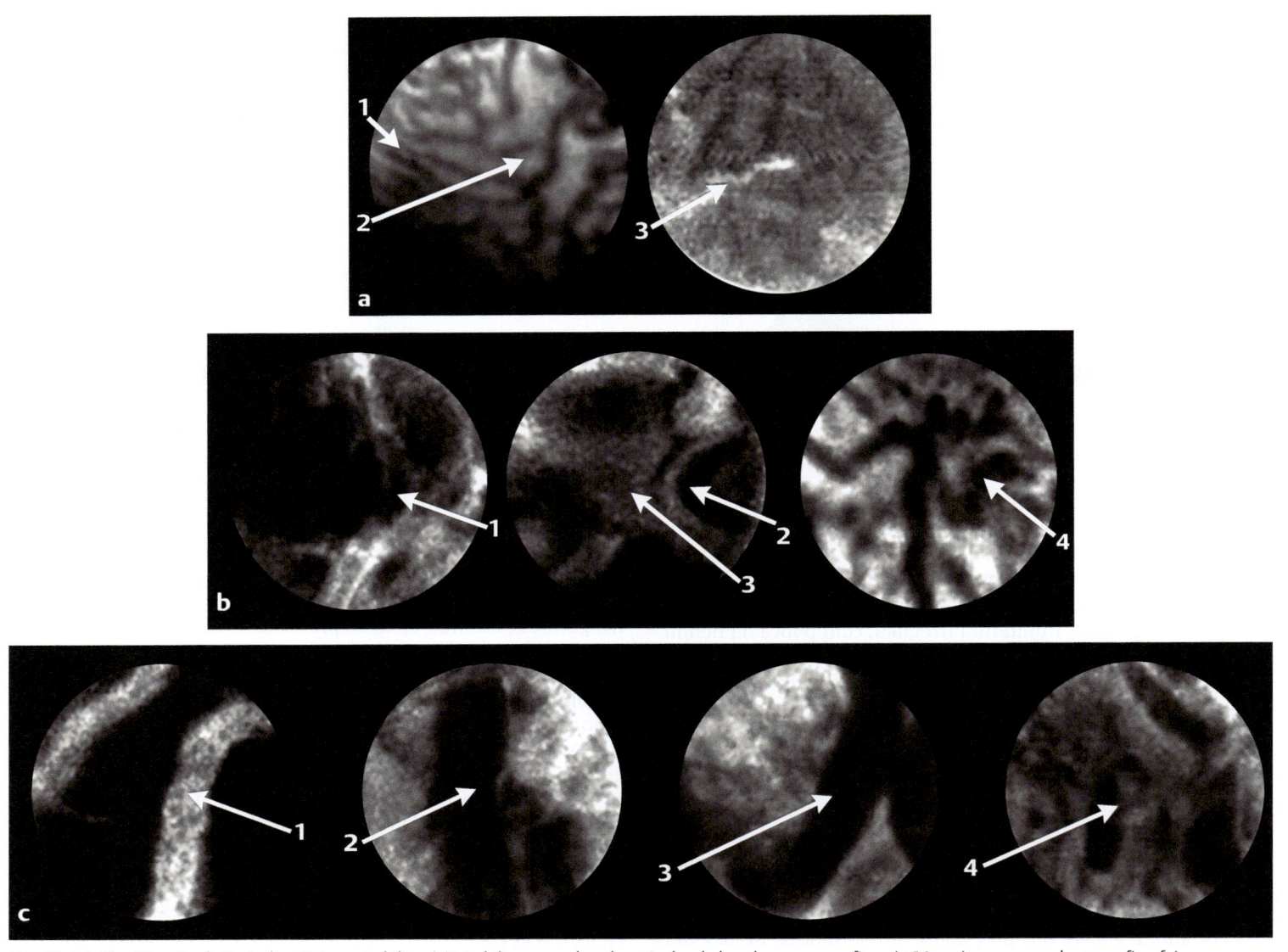

Fig. 88-15. Classificação de Paris de pCLE em via biliar. (**a**) Via biliar normal: rede reticular de bandas escuras e finas (< 20 μm), correspondente ao fino feixe de colágeno (1) e fundo cinza claro correspondente aos linfáticos (2) além de vasos (< 20 μm) (3). (**b**) Na estenose inflamatória: várias são as bandas brancas correspondente aos vasos (1), padrão granular escuro em escalas (2), espaço alargado entre escalas (3) e estruturas reticulares espessadas (4); e na estenose maligna: faixas brancas grossas (> 20 μm) correspondente aos vasos (1), faixas grossas e escuras (> 40 μm) (2), presença de epitélio (3) e aglomerados escuros (4).

aos vasos, faixas grossas e escuras (> 40 μm), presença de epitélio e aglomerados escuros.[39,49,50] A Figura 88-16 demonstra imagem de confocal de colangiocarcinoma.

Em estudo envolvendo 37 pacientes submetidos à CPRE (sete casos com cálculo biliar e 30 casos com estenose do ducto biliar), no qual as imagens foram revistas por patologistas experientes e comparadas com achados de CPRE, biópsias do colédoco realizadas durante CPRE e USE, e espécimens cirúrgicos de 15 pacientes submetidos à cirurgia de Whipple, imagens de boa qualidade foram obtidas em 33 pacientes. O diagnóstico histológico final compreendeu: 23 estenoses malignas (quatro carcinomas ampulares, 13 colangiocarcinomas, seis tumores de pâncreas), sete estenoses inflamatórias (quatro pancreatites crônica, uma estenose de anastomose hepaticojejunal, uma estenose de colédoco pós-colecistectomia, e uma colangite esclerosante primária), além de sete casos normais. A presença de vasos irregulares, bandas pretas e largas, e agregado de células pretas irregulares, vistas através do pCLE, possibilitaram predizer neoplasia com acurácia de 86%, sensibilidade de 83% e especificidade de 75%. Os respectivos números para histopatologia convencional corresponderam a 53%, 65% e 53%.[51] Apesar de tais achados, outros autores demonstram baixa concordância na via biliar interobservadores, sugerindo melhora no treinamento do pCLE a fim de ampliar a acurácia diagnóstica.[52]

Contudo, mais recentemente, em estudo prospectivo e multicêntrico de Slivka et al.,[53] pCLE proporcionou maior acurácia (82%) no diagnóstico de colangiocarcinoma quando comparado com a amostra de tecido (72%). A incorporação de pCLE no arsenal diagnóstico de pacientes com estenose biliar de origem indeterminada pode permitir uma avaliação mais precisa, reduzindo potencialmente tanto os atrasos no diagnóstico assim como testes repetitivos dispendiosos.[40] Numa metanálise de 8 estudos e 280 pacientes, a sensibilidade combinada e a especificidade de CLE para o diagnóstico de malignidade biliar foi de 90% (95% CI 84-94%) e 75% (IC 95% 66-83%), respectivamente.

PÂNCREAS

CLE nas neoplasias císticas do pâncreas representa excelente estratégia diagnóstica, já que a retirada de espécimes para estudo histopatológico representa um grande desafio, com alto grau de dificuldade técnica e com alto impacto nos baixos valores em acurácia.

O diagnóstico diferencial de lesões pancreáticas císticas é por vezes difícil. Endomicroscopia confocal a *laser* através da agulha de punção aspirativa (nCLE), realizada durante a ultrassonografia endoscópica (EUS-FNA), permite a imagem em tempo real da estrutura interna dos cistos. Os critérios foram inicialmente descritos para neoplasia mucinosa papilar intraductal (IPMN) e cistoadenoma seroso (Figs. 88-17 e 88-18, respectivamente). Mais recentemente, outros critérios de nCLE foram propostos para neoplasia cística mucinosa (linha grossa cinzenta), pseudocisto (campo de partículas brilhantes) e neoplasia neuroendócrina cística (aglomerados de células neoplásicas negras com áreas fibróticas brancas), obtendo-se resultado conclusivo de nCLE em 74% dos casos, com alta especificidade diagnóstica (90% para cistos mucinosos e 100% para cistos não mucinosos).[54]

Capítulo 88 ■ Endomicroscopia Confocal

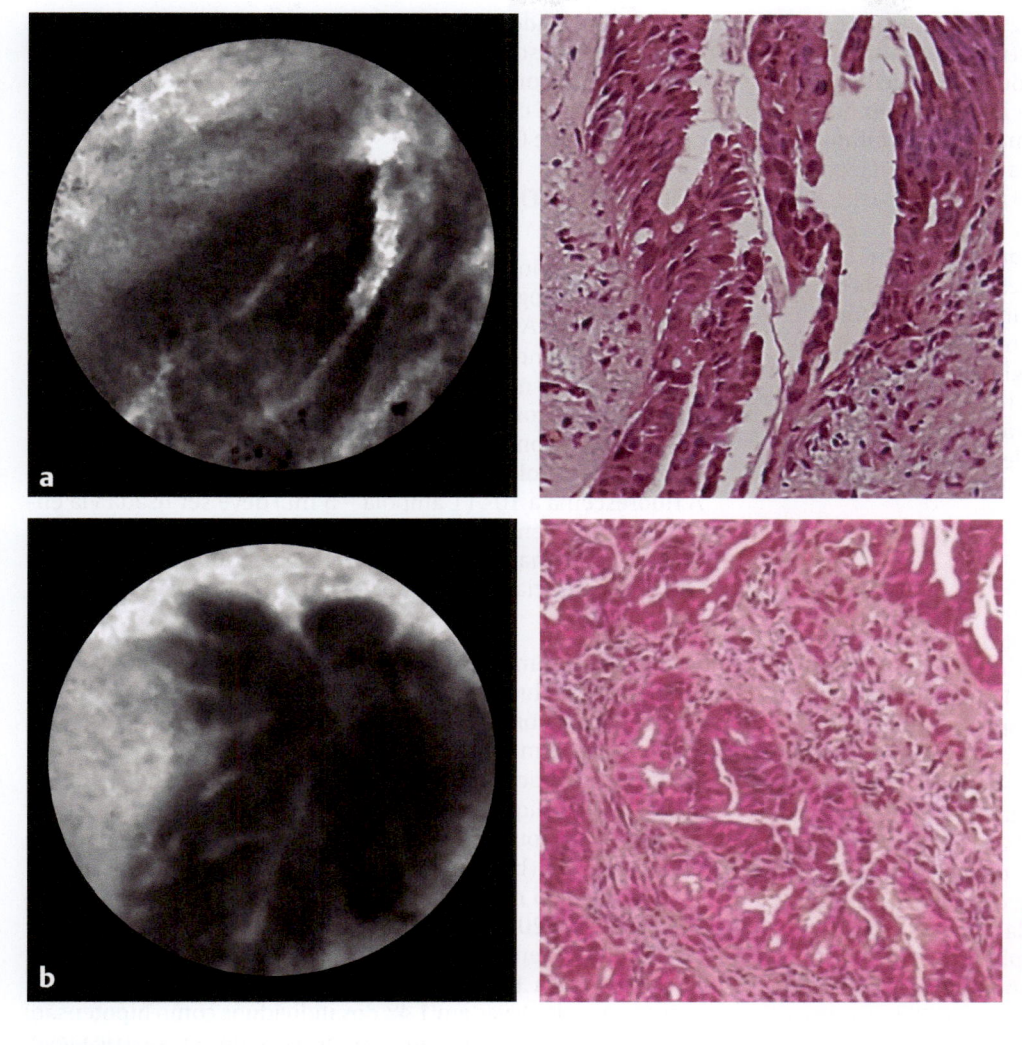

Fig. 88-16. (**a**, **b**) Imagens de pCLE e histológicas demonstrando colangiocarcinoma em paciente com estenose de vias biliares. (Montagem das fotos feita pela Dra. Elisa Ryoka Baba.)

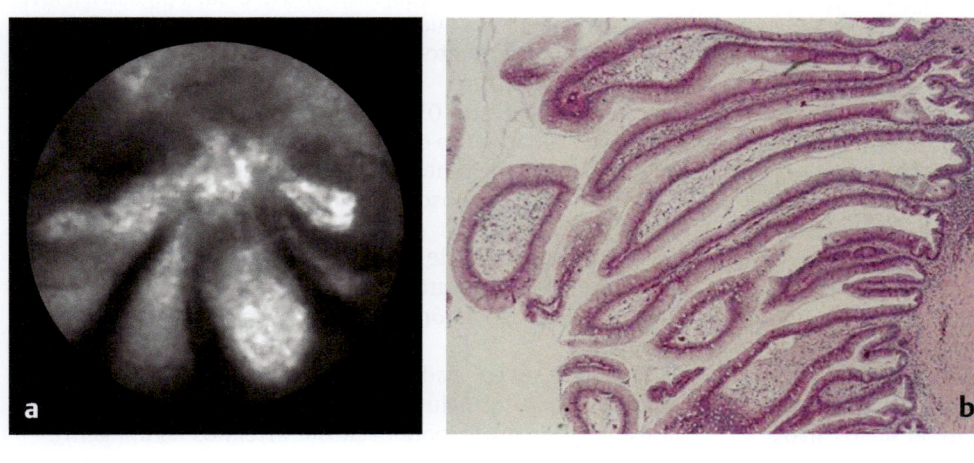

Fig. 88-17. (**a**) nCLE com imagem de cisto de pâncreas sugestivo de neoplasia mucinosa papilar intraductal, demonstrando as papilas. (**b**) Confirmado à histologia.

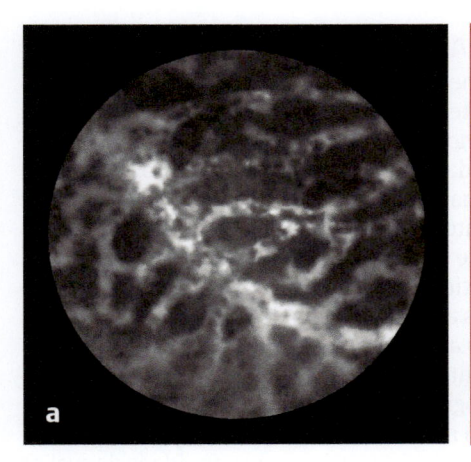

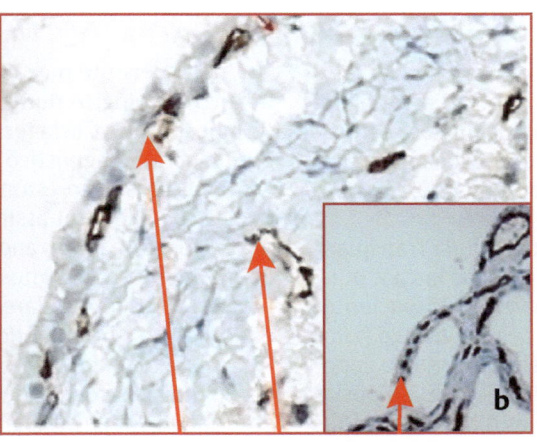

Fig. 88-18. (**a**) nCLE com imagem de cistoadenoma seroso, com intensa rede capilar. (**b**) Confirmada à histologia.

Em estudo recente, avaliando um total de 29 vídeos de nCLE (16 lesões mucinosas, 13 não mucinosas) demonstraram sensibilidade, especificidade e acurácia para o diagnóstico de lesão mucinosa de 95%, 94% e 95%, respectivamente. A especificidade, sensibilidade e acurácia para o diagnóstico de cistoadenomas serosos foram de 99%, 98% e 98%, respectivamente.[55] Nas lesões císticas, nCLE parece correlacionar-se com a patologia em 43/56 (77%) dos casos, em comparação com a citologia 37/56 (66%).[56]

Da mesma maneira, para lesões sólidas pancreáticas, nCLE demonstra ser método útil para diferenciar lesões malignas. Os critérios de nCLE foram descritos para adenocarcinoma (agregados de células escuras, vasos irregulares com vazamentos de fluoresceína), pancreatite crônica (estruturas pancreáticas glandulares regulares residuais) e NET (agregados de células negras rodeados por vasos e áreas fibróticas). Estes critérios correlacionaram-se com as características histológicas das lesões correspondentes. Na revisão de validação, um resultado conclusivo de nCLE foi obtido em 75% dos casos (96% correto).[57]

AVALIAÇÃO MOLECULAR

Mais recentemente, através de estudo experimental, demonstrou-se ainda o uso do pCLE para detecção de imagem molecular com a expressão *in vivo* do receptor de fator de crescimento epidermal (EGF-R) e survivin no esôfago e estômago. Durante endoscopia, anticorpos marcados contra EGF-R e survivin foram usados de forma *spray* na mucosa esofágica e gástrica ou injetados na submucosa. pCLE possibilitou a visualização tanto de EGF-R como de survivin na mucosa esofágica e gástrica, sendo confirmada histologicamente. No esôfago, ambos EGF-R e survivin estavam localizados predominantemente nas células progenitoras de queratinócitos, e, no estômago, EGF-R estava localizada na zona de células progenitoras e em algumas células epiteliais. Localização da survivin foi similar, mas envolveu mais as células da superfície epitelial.[58]

Ademais, como EGFR representa alvo terapêutico no câncer colorretal, a análise através de pCLE da expressão de EGFR permitiu a distinção dos tecidos neoplásicos dos não neoplásicos, com o uso de fluoresceína marcada com anticorpo anti-EGFR. Tal estratégia pode ser usada para predizer a resposta terapêutica do câncer colorretal.[59]

A análise quantitativa de imagens de pCLE *in vivo* auxiliadas por computador e a avaliação da ligação de produtos biológicos marcados com agente fluorescente *ex vivo* previram com precisão a resposta ao tratamento biológico em IBD, particularmente em colite ulcerativa. Um painel de genes incluindo *ACTN1*, *CXCL6*, *LAMA4*, *EMILIN1*, *CRIP2*, *CXCL13* e *MAPKAPK2* mostrou boa previsão da resposta anti-TNF. Os respondedores e não respondedores anti-TNF tiveram expressão significativamente diferente de genes envolvidos principalmente na cascata inflamatória. Maior ligação da mucosa à droga alvo está associada à resposta à terapia na colite ulcerativa. Pacientes com colite ulcerativa responsiva a anti-TNF têm um estado pré-tratamento menos inflamado e fibrótico. As vias quimiotáticas envolvendo *CXCL6* ou *CXCL13* podem ser novos alvos para terapia em não respondedores.[60]

OUTRAS INDICAÇÕES

pCLE pode ainda identificar a muscular própria e gânglios mioentéricos em modelos experimentais (porcos). Para tal estudo, um espaço submucoso foi criado através de abertura da mucosa e introduzido a sonda neuronal molecular. Imagem confocal da muscular corada previamente permitiu sua identificação em 83,3% (20/24) e de células nervosas em 41,7% (10/24).[61]

Detecção precoce de doença gastrointestinal aguda transplante-*versus*-hospedeiro (GI-GVHD) pela cápsula endoscópica e pCLE foi demonstrada em estudo prospectivo envolvendo 15 pacientes com transplante alogênico hematopoiético de células-tronco (allo--HSCT). Independentemente da presença de sintomas, os pacientes foram submetidos à cápsula endoscópica (WCE), pCLE e biópsias (através de gastroscópio e colonoscópio) entre os dias 21 e 28 após allo-HSCT. Oito pacientes desenvolveram GI-GVHD aguda. A sensibilidade de WCE, pCLE, e histologia corresponderam a 50%, 87,5% e 50% e a especificidade a 80%, 71,5% e 80%, respectivamente. Houve correlação entre o escore de Glucksberg e WCE (p+ 0,036) e pCLE (p = 0,002), mas não com a histologia (p = 0.069). Os autores concluíram que tanto pCLE como WCE podem fazer parte do algoritmo na detecção precoce de GI-GVHD.[62]

METODOLOGIA DO EXAME DE ENDOMICROSCOPIA CONFOCAL

Para a realização do exame de pCLE é necessário um sistema baseado em tecnologia de Miniprobe Confocal, CELLVIZIO™, MODELO CS-100-488. A unidade de escaneamento a *laser* apresenta comprimento de onda de excitação de 488 nm; profundidade de leitura de 500 a 600 nm; codificação de imagem de 13 *bits*; imagem totalmente linear, com 12 imagens por segundo.

Várias são as sondas disponíveis tais quais: GastroFlex™UHD ColoFlex™UHD, CholangioFlex™ e AQ-Flex™19.

A fluoresceína a 10% (1 ampola = 5 mL) deve ser usada via endovenosa como agente de contraste (quando estimulada pela luz azul mostra uma imagem amarelo esverdeada fluorescente). O padrão de fluorescência facilita o diagnóstico de alterações capilares. Como utilizá-la:

A) Verificar inicialmente a história pregressa do paciente: alergia conhecida de fluoresceína, uso de medicações como betabloqueadores, história de degeneração macular.
B) Obter consentimento informado do procedimento e do uso da fluoresceína: paciente deve estar ciente da possibilidade de reação alérgica; líquido pode escurecer a pele, urina pode ficar laranja por um ou dois dias; discreta náusea, risco de anafilaxia menor que 1% (broncoespasmo, *rash* cutâneo e hipotensão). A segurança do método foi corroborada através do estudo de Wallace *et al.*, 2010,[12] no qual avaliaram 2.272 procedimentos de CLE em 16 centros de estudo, onde a dose mais utilizada foi de 2,5 a 5 mL a 10%. Não foram observados eventos adversos graves, mas sim leves em 1,4% dos indivíduos como hipotensão, eritema no local da injeção, *rash* difuso e dor epigástrica leve. Tais autores sugerem que os pacientes sejam monitorados após 2 horas de procedimento (valores de pressão arterial, frequência cardíaca e oximetria).
C) Injeção de dose teste (0,1 cc a 10%): observar alergias, dar no começo da sedação (do exame diagnóstico), considerar uso de benadryl 25-50 mg junto com a sedação.
D) Durante início da endoscopia diagnóstica, verificação de sinais de reação alérgica.
E) Fluoresceína: injeção de 5 mL IV. Contraste ideal obtido dentro dos primeiros 10 minutos após sua injeção, com duração máxima (imagens satisfatórias) após 20 min de injeção (intervalo de 10 min).
F) A sonda deve ser colocada perpendicularmente à mucosa (movimentos causados pelo examinador e pelo paciente, seja respiração ou peristalse, podem causar artefatos na imagem).
G) Usar um *cap* na ponta do endoscópio (aplicar discreta sucção).

CONSIDERAÇÕES FINAIS E CONCLUSÃO

pCLE permite o exame da superfície epitelial *in vivo* e o diagnóstico histológico durante o exame endoscópico, sendo nomeado de biópsia óptica. Esta tecnologia pode e vem contribuindo especialmente para o diagnóstico da DII, assim como na detecção precoce de tumores de esôfago, estômago, vias biliares, pâncreas, cólon e reto, já que estes podem ser assintomáticos em suas fases iniciais. Tal diagnóstico precoce tem grande impacto na conduta terapêutica e, consequentemente, no prognóstico dos pacientes. pCLE pode ainda detectar alterações moleculares aprimorando efetivamente o diagnóstico endoscópico e orientando a aplicação de agentes quimioterápicos.

Tal método deve ser entendido como aprimoramento diagnóstico, no qual gastroenterologistas, cirurgiões e endoscopistas entram em contato com histologia no momento dos procedimentos por eles realizados, bem como os patologistas terem a oportunidade de avaliar a imagem confocal *in vivo* e confrontá-la com a histologia tradicional.

REFERÊNCIAS BIBLIOGRÁFICAS

1. Gheorghe C, Iacob R, Becheanu G, Dumbrav Abreve M. Confocal endomicroscopy for in vivo microscopic analysis of upper gastrointestinal tract premalignant and malignant lesions. J Gastrointestin Liver Dis. 2008;17(1):95-100.
2. Kiesslich R, Goetz M, Neurath MF. Endoscopia confocal a laser para doenças gastrointestinais. Gastrointest Endosc Clin N Am. 2008;18(3):451-66.
3. Wallace M, Lauwers GY, Chen Y, et al. Miami classification for probe-based confocal laser endomicroscopy. Endoscopy. 2011;43(10):882-91.
4. De Palma GD, Staibano S, Siciliano S, et al. In-vivo characterization of DALM in ulcerative colitis with high-resolution probe-based confocal laser endomicroscopy. World Journal of Gastroenterology. 2011;17(5):677-80.
5. Safatle-Ribeiro AV, Ryoka Baba E, Corsato Scomparin R, et al. Probe-based confocal endomicroscopy is accurate for differentiating gastric lesions in patients in a Western center. Chin J Cancer Res. 2018;30(5):546-552.
6. Goetz M, Kiesslich R.; Endoscopia confocal : diagnóstico in vivo de lesões neoplásicas do trato gastrointestinal. Anticâncer Res. 2008;28(1B):353-60.
7. Humphris J, Swartz D, Egan BJ, Leong RW. Status da endoscopia confocal a laser na doença gastrointestinal. Trop Gastroenterol. 2012;33(1):9-20.
8. Karia K, Jamal-Kabani A, Gaidhane M, et al. Endomicroscopia confocal baseada em sonda na colangite esclerosante primária: Nem todas as estenoses inflamatórias são iguais. 2016;61(1):283-6.
9. Meining A, Shah RJ, Slivka A, et al. Classificação dos achados da endomicroscopia confocal a laser baseada em sonda nas estenoses pancreatobiliares. Endoscopia. 2012;44(3):251-7.
10. Medranda C R, et al. Adenoma with high-grade dysplasia, intramucosal cancer, or invasive cancer. Acta Gastroenterol Latinoam. 2016;46(3):213-219.
11. Gaddam S, Mathur SC, Singh M, et al. Novos critérios de endomicroscopia confocal a laser baseados em sonda e concordância interobservador para a detecção de displasia no esôfago de Barrett. Sou J Gastroenterol. 2011;106(11):1961-9.
12. Wallace MB, Meining A, Canto MI, et al. The safety of intravenous fluorescein for confocal laser endomicroscopy in the gastrointestinal tract. Aliment Pharmacol Ther. 2010;31(5):548-52.
13. Gorospe EC, Leggett CL, Sun G, et al. Diagnostic performance of two confocal endomicroscopy systems in detecting Barrett's dysplasia: a pilot study using a novel bioprobe in ex vivo tissue. Gastrointest Endosc. 2012;76(5):933-8.
14. Sharma P, Meining AR, Coron E, et al. Aumento em tempo real da detecção de tecido neoplásico no esôfago de Barrett com endoscopia confocal a laser baseada em sonda: resultados finais de um estudo multicêntrico, prospectivo, randomizado e controlado internacional. Gastrointest Endosc. 2011;74(3):465-72.
15. Bertani H, Frazzoni M, Dabizzi E, et al. Improved Detection of Incident Dysplasia by Probe-Based Confocal Laser Endomicroscopy in a Barrett's Esophagus Surveillance Program. Dig Dis Sci. 2013;58(1):188-93.
16. Canto MI, Anandasabapathy S, Brugge W, et al. Confocal Endomicroscopy for Barrett's Esophagus or Confocal Endomicroscopy for Barrett's Esophagus (CEBE) Trial Group. In vivo endomicroscopy improves detection of Barrett's esophagus-related neoplasia: a multicenter international randomized controlled trial (with video). Gastrointest Endosc. 2014;79(2):211-21.
17. Xiong YQ, Ma SJ, Zhou JH, et al. A meta-analysis of confocal laser endomicroscopy for the detection of neoplasia in patients with Barrett's esophagus. J Gastroenterol Hepatol. 2016;31(6):1102-10.
18. Qumseya B, Sultan S, Bain P, et al. ASGE Standards of Practice Committee Chair. ASGE guideline on screening and surveillance of Barrett's esophagus. Gastrointest Endosc. 2019;90(3):335-359.
19. Muthusamy VR, Wani S, Gyawali CP, Komanduri S. CGIT Barrett's Esophagus Consensus Conference Participants. AGA Clinical Practice Update on New Technology and Innovation for Surveillance and Screening in Barrett's Esophagus: Expert Review. Clin Gastroenterol Hepatol. 2022;20(12):2696-2706.
20. Liu H, Li YQ, Yu T, et al. Confocal laser endomicroscopy for superficial esophageal squamous cell carcinoma. Endoscopy. 2009;41:99-106.
21. Liu Y, Lu Y, Sun B, et al. Probe-based confocal laser endomicroscopy for the diagnosis of undetermined biliary stenoses: a meta-analysis. Clin Res Hepatol Gastroenterol. 2016;40:666-673.
22. Li M, Zuo X-L, Yu T, et al. Escore de maturação superficial para neoplasia intraepitelial escamosa esofágica: uma nova abordagem diagnóstica inspirada na primeira reconstrução endomicroscópica tridimensional. Intestino. 2013;62(11):1547-55.
23. Safatle-Ribeiro AV, Baba ER, Faraj SF, et al. Diagnostic accuracy of probe-based confocal laser endomicroscopy in Lugol-unstained esophageal superficial lesions of patients with head and neck cancer. Gastrointest Endosc. 2017;85(6):1195-1207.
24. Li WB, Zuo XL, Zuo F, et al. Characterization and identification of gastric hyperplastic polyps and adenomas by confocal laser endomicroscopy. Surg Endosc. 2010;24(3):517-24.
25. Jeon SR, Cho WY, Jin SY, et al. Optical biopsies by confocal endomicroscopy prevent additive endoscopic biopsies before endoscopic submucosal dissection in gastric epithelial neoplasias: a prospective, comparative study. Gastrointest Endosc. 2011;74(4):772-80.
26. Ji R, Zuo XL, Yu T, et al. Mucosal barrier defects in gastric intestinal metaplasia: in vivo evaluation bi confocalendomicroscopy. Gastrointest Endosc. 2012;75:980-7.
27. Li Z, Zuo XL, Li CQ, et al. New Classification of Gastric Pit Patterns and Vessel Architecture Using Probe-based Confocal Laser Endomicroscopy. J Clin Gastroenterol. 2016;50(1):23-32.
28. Fornasarig M, Capuano A, Maiero S, et al. pCLE highlights distinctive vascular patterns in early gastric cancer and in gastric diseases with high risk of malignant complications. Sci Rep. 2021;11(1):21053.
29. Kollar M, Krajciova J, Prefertusova L, et al. Probe-based confocal laser endomicroscopy versus biopsies in the diagnostics of oesophageal and gastric lesions: A prospective, pathologist-blinded study. United European Gastroenterol J. 2020;8(4):436-443.
30. Miehlke S, Morgner A, Aust D, et al. Probe-based confocal laser endomicroscopy in double balloon enteroscopy. Z Gastroenterol. 2011;49(12):1529-34.
31. Ohmiya N, Horiguchi N, Tahara T, et al. In vivo characterization of abnormalities in small-bowel diseases using probe-based confocal laser endomicroscopy. Endosc Int Open. 2017;5(7):E547-E558.
32. Shahid MW, Buchner AM, Heckman MG, et al. Diagnostic Accuracy of Probe-Based Confocal Laser Endomicroscopy and Narrow Band Imaging for Small Colorectal Polyps: A Feasibility Study. Am J Gastroenterol. 2012;107(2):231-9.
33. Shahid MW, Buchner A, Gomez V, et al. Acurácia diagnóstica da endoscopia confocal a laser baseada em sonda e da imagem de banda estreita na detecção de displasia em pólipos duodenais. J Clin Gastroenterol. 2012;46(5):382-9.
34. Watson AJ, Duckworth CA, Guan Y, et al. Mechanisms of epithelial cell shedding in the Mammalian intestine and maintenance of barrier function. Ann N Y Acad Sci. 2009;1165:135e42.
35. Kiesslich R, Duckworth CA, Moussata D, et al. Local barrier dysfunction identified by confocal laser endomicroscopy predicts relapse in inflammatory bowel disease. Gut. 2012; 61(8):1146-1153.
36. Rath T, Atreya R, Bodenschatz J, et al. Intestinal Barrier Healing Is Superior to Endoscopic and Histologic Remission for Predicting Major Adverse Outcomes in Inflammatory Bowel Disease: The Prospective ERIca Trial. Gastroenterology. 2023;164(2):241-255.
37. Quénéhervé L, David G, Bourreille A, et al. Quantitative assessment of mucosal architecture using computer-based analysis of confocal laser endomicroscopy in inflammatory bowel diseases. Gastrointest Endosc. 2019;89(3):626-636.
38. Hlavaty T, Huorka M, Koller T, et al. Rastreamento do câncer colorretal em pacientes com retocolite ulcerativa e Crohn com uso de colonoscopia, cromoendoscopia e endoscopia confocal. Eur J Gastroenterol Hepatol. 2011;23(8):680-9.
39. Caillol F, Filoche B, Gaidhane M, Kahaleh M. Refined probe-based confocal laser endomicroscopy classification for biliary strictures: the Paris Classification. Dig Dis Sci. 2013;58(6):1784-9.
40. Dluosz A, Barakat AM, Bjorkstrom NK, et al. Diagnostic yield of endomicroscopy for dysplasia in primary sclerosing cholangitis associated inflammatory bowel disease: a feasibility study. Endosc Int Open. 2016;4(8):E901-E911.
41. Shahid MW, Buchner AM, Coron E, et al. Diagnostic accuracy of probe-based confocal laser endomicroscopy in detecting residual colorectal neoplasia after EMR: a prospective study. Gastrointest Endosc. 2012;75(3):525-33.
42. Kuiper T, van den Broek FJ, van Eeden S, et al. New classification for probe-based confocal laser endomicroscopy in the cólon. Endoscopy. 2011;43(12):1076-81.
43. Kim B, Kim YH, Park SJ, et al. Probe-based confocal laser endomicroscopy for evaluating the submucosal invasion of colorectal neoplasms. Surg Endosc. 2017;31(2):594-601.

44. Kuiper T, van den Broek FJ, van Eeden S, Fockens P, Dekker E. Viabilidade e acurácia da endomicroscopia confocal em comparação com imagens em banda estreita e cromoendoscopia na diferenciação de lesões colorretais. Sou J Gastroenterol. 2012;107(4):543-50.
45. Cannizzaro G, Felice P, Leone M, et al. Immediate versus early loading of 6.5 mm-long flapless-placed single implants: a 4-year after loading reporto f a split-mouth randomised controlled trial. A multicenter pragmatic randomised clinical trial. Eur J Oral Implantol. 2012;5(2):111-21.
46. Safatle-Ribeiro AV, Marques CFS, Pires C, et al. Diagnosis of Clinical Complete Response by Probe-Based Confocal Laser Endomicroscopy (pCLE) After Chemoradiation for Advanced Rectal Cancer. J Gastrointest Surg. 2021;25(2):357-368.
47. Safatle-Ribeiro A, Ribeiro Jr U, Lata J, et al. The role of probe-based confocal laser endomicroscopy (pcle) in the diagnosis of sustained clinical complete response under watch-and-wait strategy after neoadjuvant chemoradiotherapy for locally advanced rectal adenocarcinoma: a escore validation. J Gastrointest Surg. in press. 2023.
48. Parodi A, Fisher D, Giovannini M, et al. Tratamento endoscópico do colangiocarcinoma hilar. Nat Rev Gastroenterol Hepatol. 2012;9(2):105-12.
49. Kahaleh M, Giovannini M, Jamidar P, et al. Endomicroscopia confocal com laser baseada em sonda para estenoses biliares indeterminadas: refinamento da classificação da interpretação da imagem. 2015;2015;675210.
50. Taunk P, Singh S, Lichtenstein D, et al. Melhor Classificação de Estenoses Biliares Indeterminadas por Endoscopia Confocal a Laser Baseada em Sonda usando os Critérios de Paris após implante de Stent Biliar. J Gastroenterol Hepatol. 2017;32(10):1778-1783.
51. Giovannini M, Bories E, Monges G, et al. Results of a phase I-II study on intraductal confocal microscopy (IDCM) in patients with common bile duct (CBD) stenosis. Surg Endosc. 2011;25(7):2247-53.
52. Talreja JP, Sethi A, Jamidar PA, et al. Interpretation of Probe-Based Confocal Laser Endomicroscopy of Indeterminate Biliary Strictures: Is There Any Interobserver Agreement? Dig Dis Sci. 2012;57(12):3299-302.
53. Slivka A, Gan I, Jamidar P, et al. Validation of the diagnostic accuracy of probe-based confocal laser endomicroscopy for the characterization of indeterminate biliary strictures: results of a prospective multicenter international study. Gastrointest Endosc. 2015;81:282-90.
54. Napoleon B, Lemaistre A-I, Pujol B, et al. In vivo characterization of pancreatic cystic lesions by needle-based confocal laser endomicroscopy (nCLE): proposition of a comprehensive nCLE classification confirmed by an external retrospective evaluation. Surg Endosc. 2016;30(6):2603-12.
55. Krishna SG, Brugge WR, Dewitt JM, et al. Needle-based confocal laser endomicroscopy for the diagnosis of pancreatic cystic lesions: an international external interobserver and intraobserver study (with videos). Gastrointest Endosc. 2017.
56. Keane MG, Wehnert N, Perez-Machado M, et al. A prospective trial of CONfocal endomicroscopy in CYSTic lesions of the pancreas: CONCYST-01. Endosc Int Open. 2019;7:E1117–E1122.
57. Giovannini M, Caillol F, Monges G, et al. Endoscopic ultrasound-guided needle-based confocal laser endomicroscopy in solid pancreatic masses. Endoscopy. 2016;48(10):892-8.
58. Nakai Y, Shinoura S, Ahluwalia A, et al. Molecular imaging of epidermal growth factor-receptor and survivin in vivo in porcine esophageal and gastric mucosae using probe-based confocal laser-induced endomicroscopy: proof of concept. J Physiol Pharmacol. 2012;63(3):303-7.
59. Goetz M, Ziebart A, Foersch S, et al. In vivo molecular imaging of colorectal cancer with confocal endomicroscopy by targeting epidermal growth factor receptor. Gastroenterology. 2010;138(2):435-46.
60. Iacucci M, Jeffery L, Acharjee A, et al. Computer-Aided Imaging Analysis of Probe-Based Confocal Laser Endomicroscopy With Molecular Labeling and Gene Expression Identifies Markers of Response to Biological Therapy in IBD Patients: The Endo-Omics Study. Inflamm Bowel Dis. 2022:izac233.
61. Ohya TR, Sumiyama K, Takahashi-Fujigasaki J, et al. In vivo histologic imaging of the muscularis propria and myenteric neurons with probe-based confocal laser endomicroscopy in porcine models (with videos). Gastrointest Endosc. 2012;75(2):405-10.
62. Coron E, Laurent V, Malard F, et al., Early detection of acute graft-versus-host disease by wireless capsule endoscopy and probe-based confocal laser endomicroscopy: results of a pilot study. United European Gastroenterol J. 2014; 2(3): 206-215.

89 Colangioscopia e Pancreatoscopia

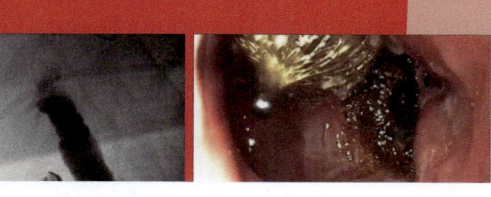

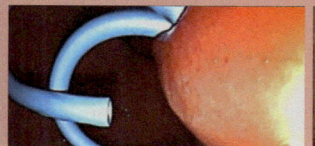

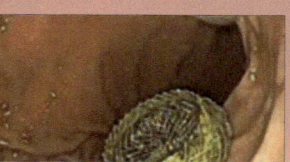

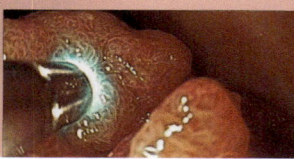

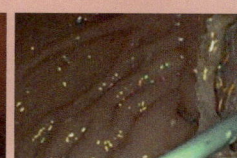

Fernanda Prata Martins ■ Sílvia Mansur Reimão

INTRODUÇÃO

A colangiopancreatografia retrógrada endoscópica (CPRE) vem sendo utilizada para a avaliação e tratamento de afecções biliopancreáticas por mais de quatro décadas. Uma das limitações da CPRE é a visão bidimensional das vias biliar e pancreática na fluoroscopia, principalmente nos casos em que a visão direta poderia complementar e confirmar o diagnóstico, como na estenose biliar de causa indeterminada.

A colangiopancreatoscopia foi desenvolvida para suplantar essa deficiência dos métodos de diagnóstico por imagem, possibilitando a visualização direta do interior dos ductos. A sua utilização esteve limitada até recentemente por causa de dificuldade técnica e pouca disponibilidade dos equipamentos.

A pancreatoscopia peroral foi descrita pela primeira vez por Takagi e Takegoshi, em 1975, com o uso de um fibroscópio de pequeno calibre inserido pelo canal de trabalho do duodenoscópio até o ducto pancreático pela papila.[1] Os protótipos iniciais tinham apenas feixes de imagem por fibra óptica, sem qualquer canal de trabalho ou capacidade de deflexão da ponta.

Posteriormente, fibroscópios com 3 ou 4 mm de diâmetro foram desenvolvidos, com capacidade de deflexão da ponta em um ou dois sentidos e um canal acessório. Um fibroscópio ultrafino, com 0,8 mm de diâmetro, chegou a ser produzido para avaliação do ducto pancreático de calibre normal, entretanto, todos esses aparelhos apresentavam baixa visibilidade.

O surgimento dos endoscópios eletrônicos, com chip de vídeo para dispositivo de carga acoplada ou CCD (charge-coupled device), no final da década de 1990, reacendeu o interesse no campo da colangiopancreatoscopia.

Recentemente, a aplicação do sistema de colangiopancreatoscopia com um operador (SpyGlass™ Direct Visualization System) e o uso de técnicas coadjuvantes, como recurso de geração de imagens em banda estreita (narrow band imaging – NBI – Olympus), a tecnologia de processamento espectral da imagem (Fujinon intelligent chromoendoscopy – FICE – Fujinon), a cromoscopia virtual em tempo real (I-Scan da Pentax) e a imagem autofluorescente (AFI) ampliaram as possibilidades de estudo e terapêutica dos ductos biliopancreáticos.

As técnicas da colangiopancreatoscopia podem ser basicamente divididas em duas categorias, levando em conta o número de endoscopistas necessários para o procedimento, ou seja, um ou dois. A modalidade com dois operadores refere-se ao sistema convencional "mãe-bebê", traduzido livremente do inglês mother-baby, em que um colangioscópio de pequeno calibre "bebê" é introduzido pelo canal de trabalho do duodenoscópio "mãe", manobrados de forma independente por dois endoscopistas.[2] Atualmente todos os colangioscópios específicos disponíveis comercialmente destinam-se ao uso nessa técnica com dois operadores.

A colangiopancreatoscopia com um operador pode ser ainda subdividida na técnica que utiliza endoscópios ultrafinos não dedicados (transnasais ou pediátricos) e na modalidade que utiliza o SpyGlass™ Direct Visualization System. O Quadro 89-1 mostra uma comparação entre as três técnicas disponíveis.

Quadro 89-1. Comparação entre as Três Técnicas Disponíveis para Colangiopancreatoscopia[18]

	"Mãe-bebê" 2 operadores	Colangioscopia direta	Sistema de visualização direta SpyGlass	
			Primeira geração	Segunda geração
Número de endoscopistas	2	1	1	1
Direções da ponta do aparelho	2	2-4	4	4
Canais de irrigação dedicados	–	–	+	+
Diâmetro do canal de trabalho	1,2 mm	2,0 mm	1,2 mm	1,2 mm
Qualidade da imagem	+	+	–	+
Cromoendoscopia virtual	–/+	–/+	–	–
Necessidade de processador independente	+	–	+	+
Custo do procedimento	+	–	+	+
Disponibilidade de equipamento	–	+	–	–
Facilidade de acesso biliar	+	–	+	+
Estabilidade	+	–	+	+
Passagem de estenoses	+	–	+	+
Acesso intra-hepático profundo	+	–	+	+
Disponibilidade de acessórios	–	+	–	–
Risco de embolismo por ar	–	+	–	–

TÉCNICAS DE EXAME
Colangiopancreatoscopia com Dois Operadores (Mãe-Bebê)

A colangiopancreatoscopia com dois operadores consiste na utilização de um endoscópio de fino calibre ("bebê"), introduzido pelo canal de trabalho do duodenoscópio ("mãe"), sendo necessários dois endoscopistas para manejar o sistema.

Alguns modelos de aparelhos de fibra óptica e outros com vídeo estão disponíveis no mercado internacional. Os aparelhos com vídeo fornecem imagens de qualidade digital significativamente superior em comparação àquelas produzidas por fibras ópticas.[3] De maneira geral, todos requerem fonte de luz dedicada, um processador de imagens, monitor de vídeo, além de bombas de ar e água próprios. A colocação estratégica dos monitores é crítica para permitir a visualização simultânea das imagens dos endoscópios "mãe" e "bebê" e, também, da fluoroscopia.

Os colangioscópios para uso peroral têm diâmetros variando de 2,8 a 3,4 mm, com comprimento de 190 a 200 cm, podendo ser utilizados pelo canal de trabalho do duodenoscópio terapêutico de 4,2 mm.[4] O canal de trabalho de 0,75 mm do endoscópio de 2,8 mm acomoda um fio-guia de 0,025, **e o canal de 1,2 mm dos aparelhos de 3,1 a 3,4 mm permite o uso de fio-guia de 0,035**, pinça de biópsia e cateter de litotripsia eletro-hidráulica (EHL) de 1,9 a 3,0 French (Fr).[4] Em razão do maior diâmetro dos aparelhos de fibra óptica, seu uso tem sido basicamente restrito ao ducto biliar.

Os aparelhos diferenciam-se ainda pelo campo de visão, ângulo de deflexão da ponta e disponibilidade de acessórios (Quadro 89-2).[4] Quando presente, o *chip* de vídeo é montado na ponta distal do aparelho e proporciona um campo de visão frontal de aproximadamente 100° com profundidade de 3 a 50 mm.[5] A deflexão da ponta está limitada a 1 plano (para cima e para baixo) com ângulos que podem variar de 70° até 160°, porém sem deflexão lateral.

Em geral, quanto menor o diâmetro externo do aparelho, maior a sua maleabilidade no interior do ducto. Entretanto, em contrapartida, os aparelhos mais finos apresentam um canal de trabalho mais estreito e menor número de cabos internos para produzir deflexão da ponta.[6]

Há uma variedade de acessórios específicos para uso na colangiopancreatoscopia, como escova de citologia, pinça de biópsia (3 Fr), cateter de EHL, que devem estar disponíveis no momento do exame.

Procedimento Endoscópico

No método com dois operadores, o endoscopista que opera o duodenoscópio terapêutico ("mãe") deve posicioná-lo em frente à papila duodenal. A esfincterotomia endoscópica ou dilatação da ampola de Vater com balão são necessárias para passagem do endoscópio "bebê" por ela.[1,3,4,6] A administração de agentes relaxantes do esfíncter de Oddi, como hioscina, glucagon e dinitrato de isossorbida, foi descrita como medida auxiliar para intubação ductal.[2]

A ponta do duodenoscópio deve estar localizada próxima, porém abaixo, da papila, no intuito de melhorar o ângulo para introdução do endoscópio "bebê". O colangiopancreatoscópio é inserido pelo canal de trabalho, e o ducto a ser estudado é inicialmente cateterizado com um fio-guia previamente carregado no endoscópio "bebê". A passagem retrógrada do fio-guia no endoscópio pode causar vazamentos e outros danos ao aparelho. O colangiopancreatoscópio deve ser avançado para o interior do ducto, sobre o fio-guia, pelo endoscopista que opera o duodenoscópio, por meio de manobras de angulação da ponta do aparelho para cima e não do uso do elevador, evitando assim o atrito da capa do endoscópio "bebê" na saída do canal de trabalho.[1,3]

O fio-guia reduz a necessidade do uso do elevador e, consequentemente, o risco de danos ao endoscópio "bebê" por causa de sua fragilidade. No caso de o aparelho não possuir canal de trabalho, recomenda-se a sua inserção ao lado de um fio-guia previamente inserido no ducto.[1,3] O endoscópio "bebê" pode ser avançado profundamente sob visão endoscópica direta e/ou fluoroscópica. No ducto pancreático, uma porção tortuosa na região da cabeça é a parte mais difícil para ultrapassagem.

Uma vez posicionado no interior do ducto desejado, o fio-guia deve ser removido a fim de liberar o canal de trabalho para irrigação e introdução de acessórios. Cabe ao segundo endoscopista a operação das manoplas de deflexão da ponta do colangiopancreatoscópio e também a introdução da pinça de biópsia e passagem de demais cateteres para terapêutica.[1,3] Para facilitar a inserção dos acessórios, o elevador do duodenoscópio deve estar relaxado, e toda angulação do sistema deve ser reduzida.[1,3] Em alguns casos, pode ser necessário que o acessório seja pré-carregado no endoscópio "bebê" retificado.[3]

Geralmente é necessária a irrigação com solução salina estéril para limpeza de *debris*, cálculos e tampões de proteínas, visando a melhorar a visão no interior dos ductos. No caso de aparelhos sem canal acessório, sua remoção pode ser necessária para irrigação do ducto com um cateter de CPRE.[1,3] Em casos de tumores produtores de mucina, n-acetilcisteína pode ser adicionada à irrigação na tentativa de otimizar a visibilidade.[5]

Quadro 89-2. Características dos Colangioscópios Disponíveis para Técnica "Mãe-Bebê" com Dois Operadores

	Diâmetro externo (mm)	Diâmetro do canal de trabalho (mm)	Tamanho do fio-guia	Comprimento do aparelho (cm)	Campo de visão	Profundidade do campo de visão (mm)	Deflexão ponta "*up*"/"*down*"	Recurso de imagem
Olympus								
XCHF-BP30 (fibra óptica)	3,4	1,2	0,035"	187	90°	1-50	160/130	Não
XCHF-BP160 (CCD)	2,9	0,5		200	90°		90/90	Não
XCHF-BP160F (fibra óptica + CCD)	2,9	1,2	0,035"	200	90°		70/70	Não
CHF-B160 (CCD)	3,4	1,2	0,035"	200	90°	3-20	70/70	Não
CHF-B260 (CCD)	3,4	1,2	0,035"	200	90°	3-20	70/70	NBI
CHF-B260 (CCD) CHF-BP260 (CCD)	2,6	0,5		200	90°	3-20	70/70	NBI
CHF-Y 0002 (CCD)	3,5	1,2	0,035"	200	90°	2-50	70/70	NBI
Olympus (protótipo)	2,1	Não	Não	92,5	80°		120/120	Não
Pentax								
FCP-8P (fibra óptica)	2,8	0,75	0,025"	190	90°	1-50	90/90	Não
FCP-9P (fibra óptica)	3,1	1,2	0,035"	190	90°	1-50	90/90	Não
FCP-8PT (fibra óptica)	2,8	1,2	0,035"	190	80°	1-50	90/90	Não

O exame endoscópico do sistema biliopancreático é geralmente realizado utilizando-se a luz branca, entretanto, a tecnologia NBI está disponível em alguns aparelhos e processadoras Olympus (Quadro 89-2).[7-9]

As principais limitações dessa técnica são a necessidade de dois endoscopistas, o custo e a fragilidade do equipamento. O colangiopancreatoscópio é um instrumento que requer reparos na parte flexível a cada cinco procedimentos.[1] A manutenção é cara, o que eleva o custo global do procedimento.[6]

O pequeno calibre do canal de trabalho compartilhado do aparelho não permite, em geral, a irrigação e sucção na presença de um acessório. A capacidade limitada de manobras pode comprometer a habilidade de atravessar estenoses ou alcançar ductos intra-hepáticos.[4]

A colangiopancreatoscopia pelo sistema "mãe-bebê" pode ser realizada por um único endoscopista, com auxílio de uma plataforma de apoio desenvolvida pelo departamento de engenharia do Massachusetts General Hospital. A técnica consiste no uso de um colete pelo endoscopista, dando suporte ao endoscópio "bebê" em posição invertida, deixando a mão esquerda para operação do duodenoscópio, e a mão direita para inserção do colangioscópio pelo canal de trabalho e ajuste de seus controles.[10]

Colangioscopia Direta (um Operador)

A colangioscopia direta se refere ao acesso do ducto biliar comum com endoscópios não específicos para o trato biliopancreático, em geral, aparelhos ultrafinos designados ao uso transnasal ou pediátrico.

A colangioscopia peroral realizada pela técnica de inserção direta foi descrita por Urakami *et al.* há três décadas, utilizando um fibroscópio-padrão para o trato digestório alto (8,8 mm), porém, esse método não se propagou por causa da dificuldade da técnica.[11] Em 2006, Larghi e Waxmam publicaram a primeira série de casos reportando a colangioscopia peroral diagnóstica utilizando videoendoscópios ultrafinos (5,9 mm) dedicados ao trato digestório alto.

Atualmente, o uso de endoscópios eletrônicos ultrafinos tem sido reportado de forma crescente nas avaliações diagnóstica e terapêutica do ducto biliar. Com diâmetros externos variando de 5 a 6 mm (Quadro 89-3), estes aparelhos têm uso restrito a pacientes com ductos dilatados após esfincterotomia generosa. A vantagem do uso do endoscópio eletrônico ultrafino é a qualidade superior da imagem da mucosa ductal e pode ser utilizada a tecnologia de geração de imagens em banda estreita. Além disso, o diâmetro do canal de trabalho é maior (> 2 mm), permitindo o uso de cateter de plasma de argônio, pinça de biópsia e fibra de litotripsia maiores.

Nesta técnica a insuflação deve ser feita com soro fisiológico, água ou dióxido de carbono, já que a insuflação com ar está associada à embolismo.[12]

Procedimento Endoscópico

Existem quatro técnicas para acesso direto ao ducto biliar: (1) inserção à mão livre, (2) orientada por fio-guia, (3) assistida por balão com *overtube* e (4) assistida por balão com ancoragem intraductal.[6] Em todas elas a esfincterotomia é mandatória.

Na técnica de inserção à mão livre, o endoscópio ultrafino é introduzido até o duodeno com mínima insuflação de ar. Porém, na segunda porção duodenal, o aparelho deve ser manipulado em retroflexão e tracionado lentamente com objetivo de encaixar sua ponta no orifício papilar. Uma vez encaixado no duto biliar, o endoscópio é então tracionado, enquanto simultaneamente seu eixo é girado no sentido anti-horário ("J"), a fim de reduzir a alça no estômago e permitir seu avanço no interior da árvore biliar.

Na introdução orientada por fio-guia, após cateterização da via biliar durante CPRE, um fio-guia de 0,035" ou 0,025" tipo rígido (*stiff*) é inserido na árvore biliar intra-hepática. O duodenoscópio é então vagaroso e cuidadosamente removido, enquanto o fio é mantido em posição fixa. Um endoscópio ultrafino, pré-carregado com um cateter de CPRE, é conduzido sobre o fio-guia e avançado por tração até o duodeno, de onde deverá ser introduzido no ducto biliar pela papila, sob visão endoscópica direta e fluoroscópica (Fig. 89-1).[3,12-14] Mesmo com o fio-guia posicionado, a cateterização profunda da via biliar pelo endoscópio pode ser limitada por vetores de força que tendem a levar à formação de alça na câmara gástrica e empurrar o aparelho ao longo do eixo duodenal.[3] Uma variante dessa modalidade, que pode ser útil em caso de insucesso, consiste no uso de um endoscópico ultrafino pré-carregado com um balão sobre o fio-guia posicionado no intra-hepático. Nesse caso, uma vez em frente à papila de Vater, apenas o balão é avançado sobre o fio até o ramo intra-hepático, quando ele deve ser insuflado para ancoragem. O endoscópio é então introduzido sobre o cateter balão até o ducto biliar comum e adiante sob visão endoscópica e fluoroscópica.[13]

Quadro 89-3. Características dos Principais Aparelhos Ultrafinos Disponíveis para Colangioscopia Direta

	Diâmetro externo (mm)	Diâmetro do canal de trabalho (mm)	Comprimento do aparelho (cm)	Campo de visão	Profundidade do campo de visão (mm)	Deflexão de ponta "*up*"/ "*down*"	Deflexão de ponta direita/ esquerda	Recurso de imagem
Olympus								
N 230	6	2	92,5	120°		180/180	160/160	Não
XP 160	5,9	2	103	120°	3-100	180/90	100/100	Não
XP 260N	5,0 (5,5)	2	103	120°	3-100	210/90	100/100	Não
N 260	4,9 (5,2)	2	103	120°	3-100	210/90	Não	Não
XP 180N	5,5	2	110	120°	3-100	210/90	100/100	NBI
N 180	4,9	2	100	120°	3-10	210/120	Não	NBI
XP 190N	5,8	2	110	120°	3-100	210/90	110/100	NBI
Pentax								
FG-16G (fibra óptica)	5,2 (5,3)	2	92,5	125°	3-50	180/180	160/160	Não
EG-1690K	5,3 (5,4)	2	110	120°	4-100	210/120	120/120	I-Scan
Fujinon								
EG-530N	5,9	2	110	120°		210/90	100/100	Não
EG-530NW	5,9	2	110	120°	3-100	210/90	100/100	FICE
EG-530NP	4,9 (5,1)	2	110	120°	3-100	210/90	Não	Não

NBI = *narrow band imaging* – geração de imagens em banda estreita; FICE = Fujinon *intelligent chromoendoscopy* – tecnologia de processamento espectral da imagem; I-Scan = cromoscopia virtual em tempo real.

Na técnica assistida por balão de ancoragem, após a esfinctero-tomia com ou sem dilatação da papila, o duodenoscópio é retirado. O endoscópio ultrafino, pré-carregado com um fio-guia e um balão extrator de cálculo, é avançado até a papila. A cateterização biliar é inicialmente realizada utilizando o fio-guia e o balão extrator. A ponta do endoscópio ultrafino é defletida em direção à papila, e a cateterização do ducto biliar é então realizada avançando o endoscópio lentamente sobre o fio-guia, ao mesmo tempo em que uma tração é aplicada ao cateter balão já insuflado no interior da via biliar. Podem ser necessários movimentos sutis do botão direcional do endoscópio. Após estabilização do aparelho, o balão pode ser desinflado.[14-16] No caso de procedimentos intervencionistas, o cateter balão deve ser retirado para liberar o canal de trabalho, o que torna a posição instável. Ademais, uma ancoragem firme do balão intraductal pode ser difícil em pacientes sem estenose ou com ducto muito dilatado.[17] O uso do balão chega a elevar a taxa de sucesso de 45,5% para aproximadamente 90%.[13,17]

O uso do *overtube* para colangioscopia direta assistida por balão foi proposto visando a minimizar a formação de alça dos aparelhos ultrafinos no estômago. Contudo, os modelos atuais de *overtubes* são grandes em relação ao diâmetro dos endoscópios, dificultando a manipulação de ambos e, portanto, são raramente utilizados.[18]

Ao alcançar o segmento de interesse no ducto biliar, a colangioscopia direta permite a realização de diversos procedimentos diagnósticos e terapêuticos, que variam desde a observação, biópsia, litotripsia eletro-hidráulica (EHL) ou a *laser*, passagem de fio-guia para colocação de prótese biliar plástica ou metálica e ablação tumoral por coagulação com plasma de argônio ou terapia fotodinâmica.

Algumas tecnologias capazes de aprimorar a visibilidade de capilares e de outras estruturas minúsculas na superfície das mucosas estão disponíveis em diferentes sistemas de processadores. São eles: (1) o recurso de geração de imagens em banda estreita, NBI presente em alguns modelos Olympus, (2) a tecnologia de processamento espectral da imagem, ou Fujinon *intelligent chromoendoscopy* (FICE) da Fujinon e (3) a cromoscopia virtual em tempo real, ou I-Scan da Pentax. Contudo, até o momento, os critérios visuais para malignidade e acurácia diagnóstica desses recursos não estão estabelecidos.

O canal de trabalho de 2 mm dos aparelhos ultrafinos permite a passagem de uma série de acessórios, como pinças de biópsia, cateteres de EHL e litotripsia a *laser*, cateteres para coagulação com plasma de argônio e até mesmo a colocação de próteses plásticas de 5 Fr.[17]

Embora a colangioscopia por inserção direta tenha, ainda a seu favor, a qualidade da imagem, maior durabilidade do equipamento, a necessidade de apenas uma fonte de luz, uma processadora de imagem e um endoscopista experiente, a taxa de sucesso de inserção ainda é insatisfatória. Outra desvantagem do método é o tamanho dos endoscópios ultrafinos, que nem sempre são compatíveis com o diâmetro do ducto biliar ou da papila, podendo limitar seu uso.[3]

Colangiopancreatoscopia por Operador Único Utilizando o Sistema de Visualização Direta SpyGlass™

A colangioscopia por operador único com base no método "mãe-bebê" foi introduzida comercialmente no mercado, em 2007, pela Boston Scientific (Natick, Massachusetts, EUA) com o lançamento do sistema de visualização direta, o SpyGlass™ Direct Visualization System. O sistema permite a um endoscopista realizar sozinho o procedimento, por meio da fixação do cateter de acesso ao duodenoscópio.

A primeira geração do módulo do SpyGlass™ consiste em três componentes: (1) uma sonda de fibras ópticas (SpyGlass™) reutilizável (até 10 usos), com 0,77 mm de diâmetro e campo de visão de aproximadamente 70°; (2) um cateter de 10 Fr descartável (SpyScope™ Access and Delivery Catheter) para acesso ductal e introdução da fibra e (3) uma pinça de biópsia de 3 Fr (SpyBite™) para aquisição de tecido no sistema biliopancreático.[19,20]

O SpyScope™ possui quatro lúmens, um deles de 0,9 mm destinado à passagem da sonda óptica, um canal de instrumentação de 1,2 mm e dois canais de 0,6 mm dedicados à irrigação.[19,20] O cateter SpyScope™ tem capacidade de deflexão de pelo menos 30° em quatro direções, o que facilita muito a realização de manobras no interior do ducto, possibilitando a intubação individual de ramos hepáticos.[19] O módulo conector compreende uma câmera processadora com um *chip* (CCD) integrado, uma fonte de luz, um acoplador óptico que faz a interface óptica da fonte de luz com a sonda de fibra óptica e a câmera de vídeo, um transformador de isolamento e um carrinho de transporte. A bomba de irrigação com pedal e monitor também faz parte do conjunto, sendo produzida por outro fornecedor.

Uma segunda geração, o SpyGlass™ DS Direct Visualization System com tecnologia digital foi aprovada pela *Food and Drug Administration* (FDA) e lançada comercialmente em fevereiro de 2015. O sistema consiste em dois componentes: (1) um cateter descartável de 10,5 Fr (SpyScope™ DS Access & Delivery Catheter), que se presta tanto ao acesso ductal, quanto à visualização direta do alvo e (2) a pinça de biópsia de 3 Fr (SpyBite™). O SpyScope™ DS Access & Delivery Catheter conecta-se de forma bastante simplificada a um controlador digital que fornece iluminação ao mesmo tempo em que recebe (Figs. 89-2 e 89-3), processa e emite as imagens do sistema biliopancreático adquiridas pelo cateter.

O SpyScope™ DS possui resolução digital, quatro vezes superior ao seu antecessor, iluminação com duas lâmpadas de LED, controle automático de intensidade da luminosidade, campo visual de 120° (60% mais amplo) e capacidade de deflexão de pelo menos 30° em quatro direções. O cateter possui três lúmens, sendo dois canais dedicados à irrigação e um canal de trabalho de 1,2 mm (3,6 Fr) com conector em "Y" para aspiração. A nova geração SpyScope™ DS melhorou também substancialmente a flexibilidade e a dirigibilidade do equipamento, permitindo o avanço mais fácil dos acessórios.

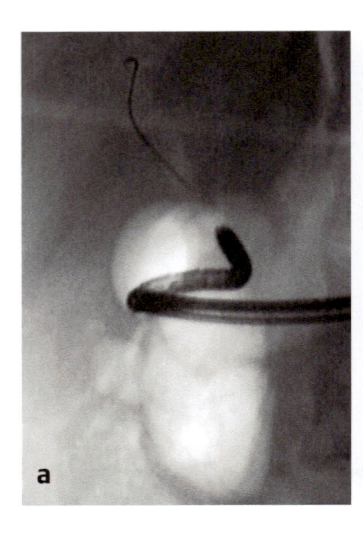

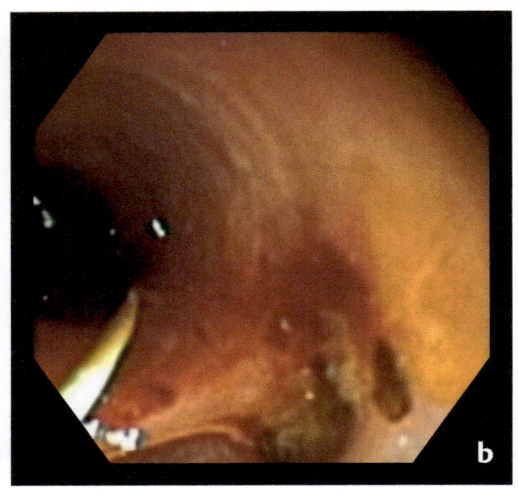

Fig. 89-1. (a) Visão fluoroscópica do endoscópio ultrafino utilizado sobre fio-guia em exame de controle de paciente pós-transplante hepático. (b) Videocolangioscopia direta realizada após retirada das próteses plásticas utilizadas para tratamento de estenose anastomótica. A parede do ducto biliar apresenta lesão traumática provavelmente decorrente da presença da prótese.

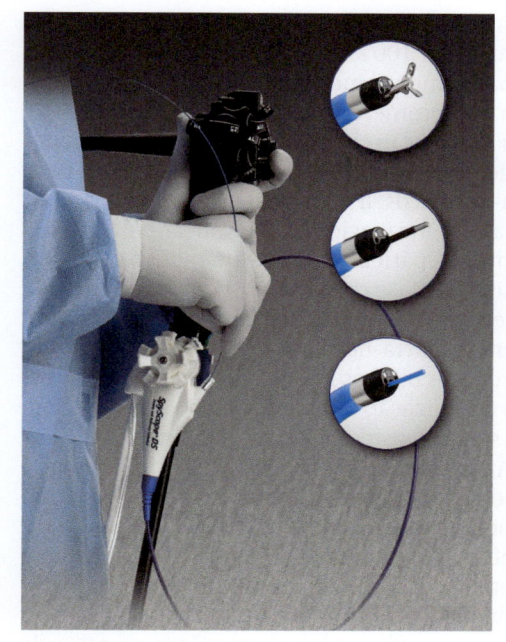

Fig. 89-2. O SpyScope™ DS Access & Delivery Catheter acoplado ao duodenoscópio permite que apenas um endoscopista seja capaz de operar as manoplas do endoscópio e do SpyScope™ e, também, possa coordenar a passagem de acessórios para diagnóstico e terapêutica no sistema biliopancreático. (© Boston Scientific Corporation. Todos os direitos reservados. Imagem cedida de Boston Scientific.)

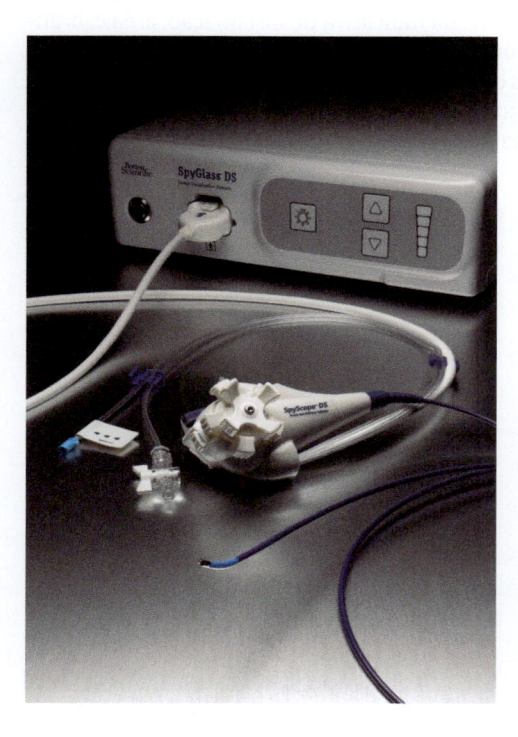

Fig. 89-3. O sistema controlador do SpyGlass™ DS Direct Visualization System tem tamanho portátil e conexões simplificadas do tipo ligue e use. (© Boston Scientific Corporation. Todos os direitos reservados. Imagem cedida de Boston Scientific.)

O cateter de acesso foi atualizado para a 3ª geração SpyScope™ DS II, com melhor resolução, processamento em alta definição e ajuste de iluminação. Houve ainda um incremento de 2,5x na resolução em relação ao Cateter SpyScope™ DS.

Procedimento Endoscópico

Na primeira geração do equipamento, o módulo do SpyGlass™ é fixado ao duodenoscópio, logo abaixo do canal de trabalho e, assim, um único endoscopista é capaz de operar as manoplas do endoscópio e do SpyScope™. O SpyScope™ deve ser pré-carregado com a fibra óptica e introduzido pelo canal de trabalho de pelo menos 4,2 mm do duodenoscópio. Após a realização da esfincterotomia, ele é inserido no ducto desejado, sob visões endoscópica direta e fluoroscópica combinadas. O exame dos ductos é feito com movimentos repetidos de introdução e retirada do sistema.[19,20] Caso haja resistência, as manoplas de controle devem ser destravadas, e a fluoroscopia pode ser utilizada para averiguar se a ponta do cateter está retificada. O endoscopista pode periodicamente travar os comandos para estabilizar a posição em um determinado alvo durante o exame, por exemplo, para aquisição de tecido ou litotripsia intraductal. O campo visual deve ser lavado, quando necessário, com irrigação de solução salina pelos dois canais dedicados, facilitada por um pedal apropriado.

Na segunda geração, o SpyScope™ DS Access & Delivery Catheter também é fixado ao duodenoscópio e inserido pelo canal de trabalho do aparelho. Após a esfincterotomia, o SpyScope™ DS é introduzido no ducto-alvo, e o exame é realizado com movimentos de vaivém, de forma semelhante à versão anterior. Entretanto, como todo conjunto foi concentrado em um único cateter, as manoplas têm movimentos consistentes, facilitando a introdução e a movimentação intraductal.[21] A flexibilidade do SpyScope™ DS facilita a cateterização e a avaliação da via biliar distal. Além disso, a óptica digital, associada às capacidades de sucção e irrigação melhoradas, permite visualização substancialmente melhorada. Uma resistência pode ser encontrada durante a passagem de acessórios pelo SpyScope™ DS, por causa do pequeno diâmetro do canal de trabalho. Isto ocorre em geral na altura do elevador do duodenoscópio e pode ser minimizado pela introdução do conjunto colangioscópio e acessório até um ponto mais proximal na árvore biliar.

O sistema de visualização direta (SpyGlass™) permite que apenas um endoscopista seja capaz de controlar simultaneamente as manoplas dos dois aparelhos e, também, a introdução de acessórios pelo canal de trabalho do colangioscópio. A capacidade de deflexão da ponta do colangioscópio e a presença de canais dedicados à irrigação são vantagens adicionais. Alguns procedimentos terapêuticos, como a litotripsia EHL ou a *laser*, também podem ser realizados por meio da introdução de sondas específicas no canal de trabalho do SpyScope™.[20]

O diâmetro externo de 10 Fr pode limitar as aplicações pancreáticas. Apesar disso, ele pode ser utilizado na avaliação do ducto pancreático acentuadamente dilatado, em pacientes selecionados com neoplasia mucinosa papilar intraductal (IPMN) e naqueles com pancreatite crônica e cálculos ductais para EHL.[3,22]

Apesar de não haver comparação formal, a qualidade de imagem da primeira geração do SpyGlass™ é inferior à dos *chips* (CCD) dos colangiopancreatoscópios, quesito bastante aprimorado na segunda versão do equipamento. A falta de recursos de aprimoramento de imagem, o menor calibre do canal de trabalho (1,2 mm) e o elevado custo do equipamento e dos dispositivos descartáveis podem ser fatores limitantes à sua aplicação.

EVENTOS ADVERSOS

A CPRE com colangioscopia apresenta taxa global de eventos adversos mais elevada quando comparada com CPRE isoladamente.[23] Os mais relevantes são: colangite, pancreatite, embolia gasosa, sangramento, fístula biliar e perfuração.[1,6]

A colangite é a complicação mais frequente, podendo ocorrer em até 14% dos pacientes.[3,4,17] A bacteriemia é mais comum nos pacientes submetidos a biópsias durante a colangioscopia[24] e está associada a um risco elevado de colangite. Antibioticoterapia profilática é recomendada rotineiramente e pode ser feita com uso de fluorquinolonas, gentamicina ou ampicilina.[1,3,4,6,17]

A frequência da pancreatite aguda varia de 3% a 12%, podendo ser induzida pela estimulação mecânica da passagem do aparelho ou da lavagem salina estéril intraductal excessiva.[1,6,25,26] A maioria dos casos é autolimitada e manejada conservadoramente. A prevenção de pancreatite moderada ou severa é recomendada pelo uso de anti-inflamatório, indometacina ou diclofenaco, via retal. A administração parece ser igualmente efetiva se realizada antes ou imediatamente após o procedimento. Evidências sugerem que a administração de anti-inflamatórios via retal seja superior à prótese pancreática profilática e à combinação dos dois métodos.[27]

No Japão, todos os pacientes recebem, além da antibioticoterapia profilática, drogas que inibem a secreção pancreática (mesilato de gabexato, mesilato de nafamostat e ulinastatina) antes do procedimento.[1]

O efeito adverso mais grave da colangioscopia direta é a embolia gasosa, decorrente do escape de ar pelo sistema venoso portal ou hepático, que pode chegar à circulação sistêmica após passagem por um forame oval patente. Esta complicação está provavelmente relacionada com o aumento da pressão intraductal biliar gerada pela insuflação contínua de ar, combinada à obstrução papilar pela presença do endoscópio. Recomenda-se insuflação com CO_2, irrigação da via biliar com solução salina e, se possível, evitar o trauma da mucosa biliar, visando a minimizar o risco do embolismo gasoso.[17,28,29] O uso do balão para ancoragem do aparelho requer cautela para que não seja insuflado demasiadamente.

Complicações relacionadas com a colangioscopia terapêutica com EHL, como colangite, hemobilia e fístula biliar, são descritas em 18% dos pacientes.[30] A hemobilia autolimitada pode ser observada em até 20% desses casos.[4]

INDICAÇÕES CLÍNICAS
Colangioscopia

A colangioscopia permite a diferenciação de estenoses intraductais e falhas de enchimento indeterminadas, realização de biópsias dirigidas e intervenções endoscópicas terapêuticas, como o tratamento de cálculos biliares difíceis (Fig. 89-4).[31,32] Outras indicações incluem avaliação da extensão do colangiocarcinoma e rastreamento de tumores ou cálculos em portadores de colangite esclerosante primária,[3,4,17] paliação de neoplasias malignas e auxílio na passagem do fio-guia em estenoses graves (Fig. 89-5).[33,34] Em mãos experientes, o sucesso técnico chega a cerca de 97% fornecendo informações diagnósticas adicionais na maioria dos pacientes com estenose ou falha de enchimento ductal indeterminada.[6,31,35]

A litotripsia intraductal (eletro-hidráulica ou *laser*) de cálculos classificados como difíceis é a terapêutica mais frequente durante a colangioscopia. A remoção completa de cálculos extra-hepáticos difíceis é alcançada em 71% a 100% dos pacientes, com 18% a 22% de recidiva em acompanhamento médio de 2 a 5 anos.[4,13,17,30,33-38] Os fatores que podem comprometer o sucesso da colangioscopia nesse cenário incluem a alteração cirúrgica da anatomia, presença de estenoses, angulação ductal significativa e cálculos impactados.

Nos cálculos intra-hepáticos, a eficácia da colangioscopia peroral pode ser limitada pela incapacidade de avançar o colangioscópio por estenoses intra-hepáticas e ductos de menor calibre. A taxa de resolução da hepatolitíase chega a 64%, com recorrência de cálculos ou colangite em até 35% a 50% dos casos, provavelmente relacionadas com estenoses intra-hepáticas.[29,39]

No cenário das estenoses biliares indeterminadas, a colangioscopia permite além da visualização direta do epitélio biliar, a coleta de biópsias amostrais, sendo considerada hoje uma importante ferramenta diagnóstica. A associação da tecnologia de aprimoramento de imagem (NBI, FICE ou I-Scan) promove maior nitidez do padrão e trama vascular, o que pode ser usado para identificar displasia. Outros métodos adjuntos que podem melhorar a acurácia diagnóstica incluem a cromoendoscopia e endomicroscopia confocal.[40-42]

As características morfológicas atribuídas às lesões benignas são: superfície de aspecto plano ou papilogranular homogêneo, sugestivo de hiperplasia, superfície elevada indicativa de inflamação, área esbranquiçada com ou sem convergência de pregas compatível com cicatriz e fina rede de capilares de pequeno calibre (Figs. 89-6 e 89-7). Nos pacientes com estenose anastomótica pós-transplante, o achado de fios de sutura e *debris* na anastomose tem sido frequente (Figs. 89-8 e 89-9).

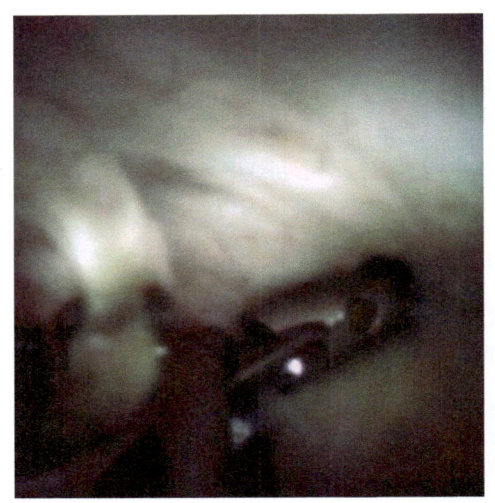

Fig. 89-4. Coleta de biópsia com pinça (SpyBite™) durante colangioscopia direta peroral em paciente pós-transplante hepático.

Fig. 89-5. (**a**) Paciente pós-transplante hepático, com estenose anastomótica puntiforme (seta). (**b**) A passagem do fio-guia foi possível apenas sob visão direta orientada pela colangioscopia peroral.

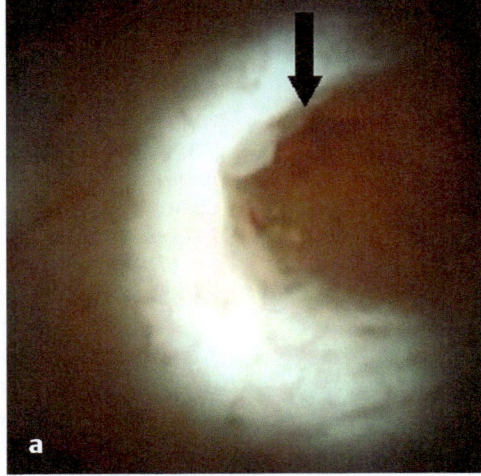

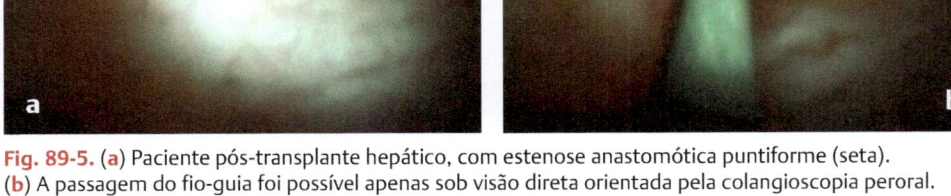

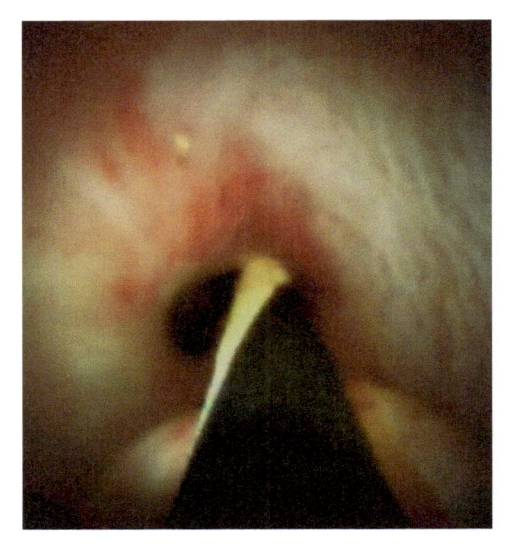

Fig. 89-6. Imagem obtida durante colangioscopia direta revela mucosa esbranquiçada com estenose de aspecto cicatricial na região da anastomose em paciente pós-transplante hepático.

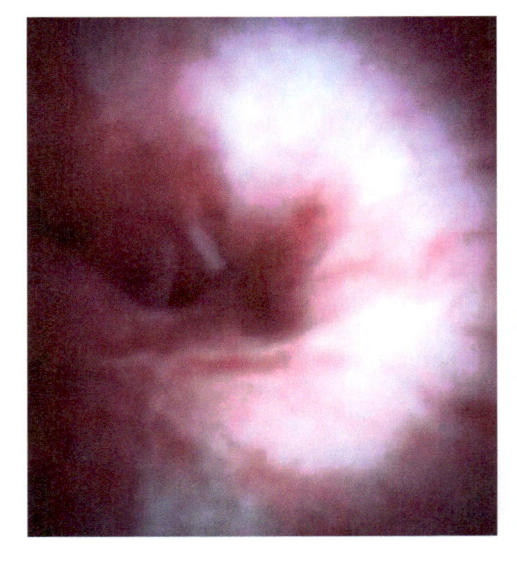

Fig. 89-7. Colangioscopia direta mostra estenose de aspecto cicatricial, com fina rede de capilares de pequeno calibre na região da anastomose em pós-transplante hepático.

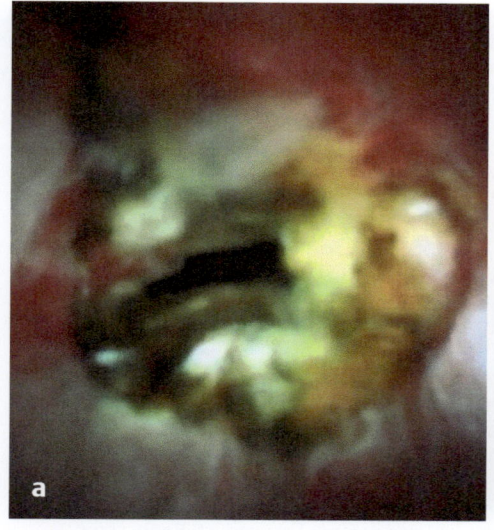

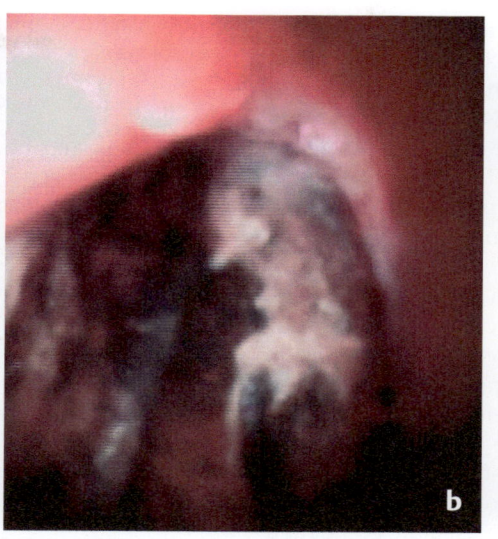

Fig. 89-8. (a, b) Colangioscopia direta em pacientes com estenose anastomótica pós-transplante hepático, com destaque para a presença de fios de sutura ocluindo parcialmente a luz do colédoco.

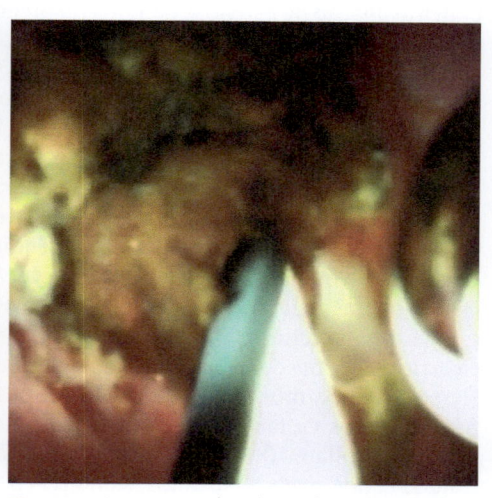

Fig. 89-9. Imagem endoscópica da anastomose biliar em pós-transplante, com grande quantidade de *debris* na anastomose.

Características de malignidade compreendem: o achado de massas ou nódulos intraductais, estenoses infiltrativas ou ulceradas, projeções mucosas papilíferas ou vilosas (Fig. 89-10), friabilidade, além da presença de vasos alargados, irregulares e tortuosos.[4,17,43]

Estudos recentes analisando a *performance* da colangioscopia peroral quanto à avaliação visual da estenose demonstraram sensibilidade variando de 88% a 100% e especificidade de 77% a 95,8% para o diagnóstico de malignidade.[29,34,37,43]

A combinação da avaliação visual direta ao estudo anatomopatológico da biópsia na técnica "mãe-bebê" levou ao diagnóstico em 70% a 88% dos casos.[6] A sensibilidade da biópsia intraductal com pinça de 3 Fr do SpyGlass™ variou de 49% a 88%, com 100% de especificidade.[20,22,29,34,37,43,44] A positividade da biópsia é maior no tumor do tipo polipoide e quando alterações do padrão vascular podem ser identificadas.

Por outro lado, a colangioscopia peroral demonstrou pouca utilidade na avaliação da estenose biliar por compressão extrínseca, com sensibilidade da biópsia para lesões malignas de apenas 8%.[34]

Outras indicações terapêuticas para a colangioscopia peroral incluem o auxílio para passagem de fio-guia em estenoses graves (Fig. 89-11),[45] *cast syndrome,* drenagem transpapilar da vesícula na colecistite aguda,[46] retirada de corpo estranho e próteses migradas,[47] ablação dirigida de tumores com plasma de argônio ou terapia fotodinâmica.[4]

Pancreatoscopia

A pancreatoscopia é realizada basicamente utilizando-se os mesmos sistemas projetados para colangioscopia e pode ser indicada para avaliar estenoses e cálculos do ducto pancreático. Embora todas as plataformas de colangioscopia possam ser usadas para a pancreatoscopia, atualmente apenas o sistema SpyGlass™ tem aprovação da FDA.

Os pancreatoscópios eletrônicos (CCD) oferecem imagem de qualidade bastante superior aos fibroscópios, com melhor rendimento no diagnóstico diferencial.[25] Uma vez que os aparelhos dedicados para uso no ducto pancreático tenham pequeno diâmetro externo e ausência de canal de trabalho, a verificação patológica é possível apenas pela coleta de material para citologia por aspiração do suco pancreático, seja direta ou por cateter de canulação.[25] Apesar de relato do uso esporádico do SpyGlass™ no ducto pancreático dilatado, não há dados sobre sua utilidade no conjunto das patologias pancreáticas.[3]

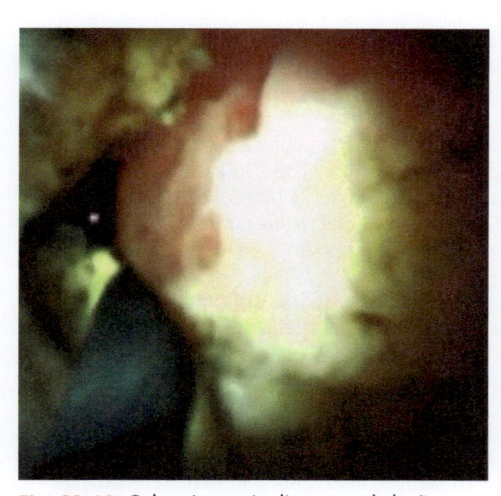

Fig. 89-10. Colangioscopia direta revela lesão vegetante de aspecto papilífero no colédoco distal, compatível com neoplasia. O diagnóstico foi confirmado pelo estudo anatomopatológico.

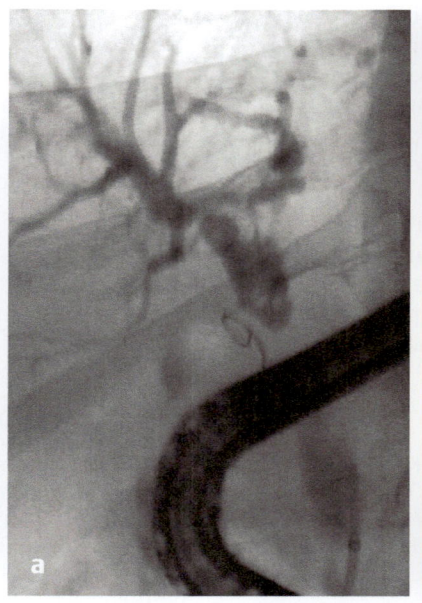

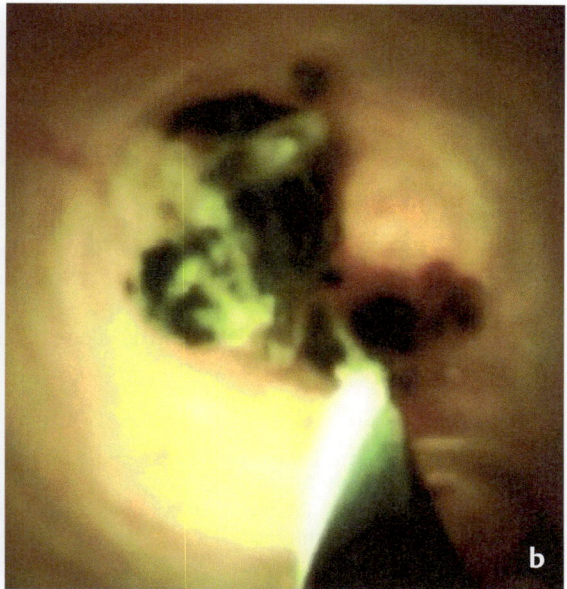

Fig. 89-11. Paciente pós-transplante hepático com estenose grave da anastomose biliar. (a) Em que não foi possível a passagem do fio-guia sob visão fluoroscópica indireta. (b) A colangioscopia direta peroral evidencia a presença de fios de sutura e *debris* na anastomose, orientando o avanço de fio-guia.

As principais indicações para a pancreatoscopia peroral englobam a avaliação de estenose ou falha de preenchimento de etiologia incerta identificadas em exame de imagem, análise da extensão do IPMN e endoterapia de cálculos ductais. A visualização direta do ducto pancreático pode indicar malignidade e diferenciar tumores intraductais de cálculos ou mucina amorfa.[3,4,17,48]

No pâncreas normal, o ducto pancreático principal (DPP) apresenta paredes lisas, de coloração rosa-esbranquiçada, com vasos capilares finos além de claras confluências de ductos acessórios.[1]

A maioria dos casos de pancreatite crônica apresenta suco pancreático turvo, tampões de proteína e/ou cálculos calcificados no DPP. A mucosa ductal apresenta-se eritematosa ou esbranquiçada e áspera, remetendo a uma cicatriz. A formação de estenoses com cicatriz ou edema da mucosa também é frequentemente observada. Nesses casos, a mucosa ao redor da estenose é eritematosa e não friável ou erosiva, favorecendo assim o diagnóstico de benignidade.[1] Os vasos capilares finos da superfície do ducto são, em geral, indefinidos e, nos casos avançados, as marcações vasculares tendem a ser visíveis, podendo ocorrer interrupção, estenose, irregularidade, rearranjo e alongamento.[1]

Os achados pancreatoscópicos na estenose maligna abrangem: eritema, friabilidade, irregularidade, nodularidade, alterações erosivas, protrusão vilosa ou vegetante, alterações da vascularização (dilatação de capilares) e projeções papilares.[1,25,26,49] Entretanto, a parede do ducto pode estar recoberta por epitélio normal em pacientes com lesões malignas do parênquima que comprimem o DPP sem acometer o epitélio no ponto distal à estenose.[1]

Na neoplasia mucinosa papilar intraductal, a pancreatoscopia pode fornecer o diagnóstico definitivo da doença em 67% a 95% dos pacientes com base na aparência característica dos tumores papilares, possibilitando ainda a biópsia de áreas suspeitas na mucosa ductal e avaliando a extensão da lesão para escolha do melhor procedimento terapêutico.[1,26,5-52] A visualização de protrusões vilosas do tipo ovas de peixe parece estar correlacionada com a malignidade, com sensibilidade, especificidade e acurácia para diferenciação do IPMN maligno do benigno de respectivamente 65%, 86% e 75%.[1] Hara *et al.* demonstraram que 88% das lesões com mais de 4 mm eram malignas, e que o manejo adequado do tumor orientado pela pancreatoscopia promoveu 93% de taxa de sobrevida livre de doença.[52] Vale lembrar que o estudo do IPMN de ductos secundários é mais difícil.

O incremento do NBI proporcionou a aquisição de imagens com alto contraste do ducto pancreático e da estrutura de superfície do IPMN, fornecendo excelente visualização dos padrões vasculares do tumor que são preditivos da malignidade.[3]

A principal aplicação terapêutica é a litotripsia intraductal de cálculos difíceis. O sucesso avaliado em pequenas séries de casos é alcançado em aproximadamente 75% dos pacientes, promovendo alívio imediato da dor em 77% a 100%, e melhora sustentada em 54% a 86% dos casos.[3] Os dados são difíceis de interpretar, porque na maioria das vezes a EHL foi combinada à cirurgia descompressiva ou litotripsia extracorpórea por ondas de choque.[3,53]

De forma geral, a pancreatoscopia desempenha papel importante no diagnóstico e tratamento de distúrbios pancreáticos, especialmente naqueles que não podem ser facilmente identificados por métodos de imagem convencional. Contudo, a aplicação dessa tecnologia permanece limitada a centros especializados, pois é desafiadora e tem custos significativos.

REFERÊNCIAS BIBLIOGRÁFICAS

1. Kodama T, Koshitani T. Pancreatoscopia. In: Baron TH, Kozarek RA, Carr-Locke DL eds. CPRE. 2015:234-242.
2. Kozarek R, Kodama T, Tatsumi Y. Direct cholangioscopy and pancreatoscopy. Gastrointest Endosc Clin N Am. 2003;13(4): 593-607.
3. Nguyen NQ, Binmoeller KF, Shah JN. Cholangioscopy and pancreatoscopy (with videos). Gastrointest Endosc. 2009;70(6):1200-1210.
4. ASGE TC, Shah RJ, Adler DG, et al. Cholangiopancreatoscopy. Gastrointest Endosc. 2008;68(3):411-421.
5. Meenan J, Schoeman M, Rauws E, Huibregtse K. A video baby cholangioscope. Gastrointest Endosc. 1995;42(6):584-585.
6. Kelsey PB, Itoi T, Shah RJ. Colangioscopia. In: Baron TH, Kozarek RA, Carr-Locke DL eds. CPRE. 2015:243-253.
7. Azeem N, Gostout CJ, Knipschield M, Baron TH. Cholangioscopy with narrow-band imaging in patients with primary sclerosing cholangitis undergoing ERCP. Gastrointest Endosc. 2014;79:773-779.
8. Itoi T, Sofuni A, Itokawa F, et al. Peroral cholangioscopic diagnosis of biliary-tract diseases by using narrow-band imaging (with videos). Gastrointest Endosc. 2007;66:730-736.
9. Parsi MA, Stevens T, Collins J, Vargo JJ. Utility of a prototype peroral video cholangioscopy system with narrow-band imaging for evaluation of biliary disorders (with videos). Gastrointest Endosc. 2011;74:1148-1151.
10. Farrell JJ, Bounds BC, Al-Shalabi S, et al. Single-operator duodenoscope-assisted cholangioscopy is an effective alternative in the management of choledocholithiasis not removed by conventional methods, including mechanical lithotripsy. Endoscopy. 2005;37:542-547.
11. Urakami Y, Seifert E, Butke H. Peroral direct cholangioscopy (PDCS) using routine straight-view endoscope: first report. Endoscopy. 1977;9:27-30.
12. Larghi A, Waxman I. Endoscopic direct cholangioscopy by using an ultraslim upper endoscope: a feasibility study. Gastrointest Endosc. 2006;63:853-857.
13. Moon JH, Ko BM, Choi HJ, et al. Intraductal balloon-guided direct peroral cholangioscopy with an ultraslim upper endoscope (with videos). Gastrointest Endosc. 2009;70:297-302.
14. Lim P, Aggarwal V, Craig P. Role of balloon-assisted cholangioscopy in a multiethnic co-hort to assess complex biliary disease (with videos). Gastrointest Endosc. 2015;81:932-942.
15. Choi HJ, Moon JH, Ko BM, et al. Overtube-balloon-assisted direct peroral cholangioscopy by using an ultraslim upper endoscope (with videos). Gastrointest Endosc. 2009;69:935-940.
16. Weigt J, Kandulski A, Malfertheiner P. Technical improvement using ultraslim gastroscopes for direct peroral cholangioscopy: analysis of the initial learning phase. J Hepatobiliary Pancreat Sci. 2015;22:74-78.
17. Pohl J, Ell C. Direct transnasal cholangioscopy with ultraslim endoscopes: a one-step intraductal balloon-guided approach. Gastrointest Endosc. 2011;74:309-316.
18. Tringali A, Lemmers A, Meves V, et al. Intraductal biliopancreatic imaging: European Society of Gastrointestinal Endoscopy (ESGE) technology review. Endoscopy. 2015;47(08):739-753.
19. Chen YK. Preclinical characterization of the spyglass peroral cholangiopancreatoscopy system for direct access, visualization, and biopsy. Gastrointest Endosc. 2007;65:303-311.
20. Chen YK, Pleskow DK. SpyGlass single-operator peroral cholangiopancreatoscopy system for the diagnosis and therapy of bile-duct disorders: a clinical feasibility study (with video). Gastrointest Endosc. 2007;65:832-841.
21. Hasan M, Canipe A, Tharian B, et al. Digital cholangioscopy-directed removal of a surgical staple from a strictured bile duct. Gastrointest Endosc. 2015;82(5):958.
22. Draganov PV, Lin T, Chauhan S, et al. Prospective evaluation of the clinical utility of ERCP-guided cholangiopancreatoscopy with a new direct visualization system. Gastrointest Endosc. 2011;73:971-979.
23. Adler DG, Cox K, Milliken M, et al. A large multicenter study analysis of adverse events associated with single operator cholangiopancreatoscopy. Minerva Gastroenterol Dietol. 2015;61:179-184.
24. Othman MO, Guerrero R, Elhanafi S, et al. A prospective study of the risk of bacteremia in directed cholangioscopic examination of the common bile duct. Gastrointest Endosc. 2016;83:151-157.
25. Kodama T, Koshitani T, Sato H, et al. Electronic pancreatoscopy for the diagnosis of pancreatic diseases. Am J Gastroenterol. 2002;97:617-622.
26. Yamao K, Ohashi K, Nakamura T, et al. Efficacy of peroral pancreatoscopy in the diagnosis of pancreatic diseases. Gastrointest Endosc. 2003;57:205-209.
27. ASGE SOPC, Chandrasekhara V, Khashab MA, et al. Adverse events associated with ERCP. Gastrointest Endosc. 2017;85:32-47.
28. Itoi T, Moon JH, Waxman I. Current status of direct peroral cholangioscopy. Dig Endosc. 2011;23(1):154-157.
29. ASGE TC, Komanduri S, Thosani N, et al. Cholangiopancreatoscopy. Gastrointest Endosc. 2016;84:209-221.
30. Arya N, Nelles SE, Haber GB, et al. Electrohydraulic lithotripsy in 111 patients: a safe and effective therapy for difficult bile duct stones. Am J Gastroenterol. 2004;99:2330-2334.

31. Karagyozov P, Boeva I, Tishkov I. Role of digital single-operator cholangioscopy in the diagnosis and treatment of biliary disorders. World J Gastrointest Endosc. 2019;11:31-40.
32. Derdeyn J, Laleman W. Current role of endoscopic cholangioscopy. Curr Opin Gastroenterol. 2018;34:301-308.
33. Shim CS, Cheon YK, Cha SW, et al. Prospective study of the effectiveness of percutaneous transhepatic photodynamic therapy for advanced bile duct cancer and the role of intraductal ultrasonography in response assessment. Endoscopy. 2005;37:425-433.
34. Chen YK, Parsi MA, Binmoeller KF, et al. Single-operator cholangioscopy in patients requiring evaluation of bile duct disease or therapy of biliary stones (with videos). Gastrointest Endosc. 2011;74:805-814.
35. Caldwell SH, Bickston SJ. Cholangioscopy to screen for cholangiocarcinoma in primary sclerosing cholangitis. Liver Transpl. 2001;7:380.
36. Patel SN, Rosenkranz L, Hooks B, et al. Holmium-yttrium aluminum garnet laser lithotripsy in the treatment of biliary calculi using single-operator cholangioscopy: a multicenter experience (with video). Gastrointest Endosc. 2014;79:344-348.
37. Navaneethan U, Hasan MK, Kommaraju K, et al. Digital, single-operator cholangiopancreatoscopy in the diagnosis and management of pancreatobiliary disorders: a multicenter clinical experience (with video). Gastrointest Endosc. 2016;84:649-655.
38. McCarty TR, Gulati R, Rustagi T. Efficacy and safety of peroral cholangioscopy with intraductal lithotripsy for difficult biliary stones: a systematic review and meta-analysis. Endoscopy. 2021;53:110-122.
39. Okugawa T, Tsuyuguchi T, et al. Peroral cholangioscopic treatment of hepatolithiasis: Long-term results. Gastrointest Endosc. 2002;56:366-37.
40. Hoffman A, Kiesslich R, Bittinger F, et al. Methylene blue-aided cholangioscopy in patients with biliary strictures: feasibility and outcome analysis. Endoscopy. 2008;40:563-571.
41. Izuishi K, Tajiri H, Ryu M, et al. Detection of bile duct cancer by autofluorescence cholangioscopy: a pilot study. Hepatogastroenterology. 1999;46:804-807.
42. Wallace MB, Fockens P. Probe-based confocal laser endomicroscopy. Gastroenterology. 2009;136:1509-1513.
43. Woo YS, Lee JK, Oh SH, et al. Role of SpyGlass peroral cholangioscopy in the evaluation of indeterminate biliary lesions. Dig Dis Sci. 2014;59:2565-2570.
44. Manta R, Frazzoni M, Conigliaro R, et al. SpyGlass single-operator peroral cholangioscopy in the evaluation of indeterminate biliary lesions: a single-center, prospective, co-hort study. Surg Endosc. 2013;27:1569-1572.
45. Wright H, Sharma S, Gurakar A, et al. Management of biliary stricture guided by the Spyglass Direct Visualization System in a liver transplant recipient: an innovative approach. Gastrointest Endosc. 2008;67:1201-1203.
46. Barkay O, Bucksot L, Sherman S. Endoscopic transpapillary gallbladder drainage with the SpyGlass cholangiopancreatoscopy system. Gastrointest Endosc. 2009;70:1039-1040.
47. Sanaka MR, Wadhwa V, Patel M. Retrieval of proximally migrated biliary stent with direct peroral cholangioscopy with an ultraslim endoscope. Gastrointest Endosc. 2015;81:1483-1484.
48. De Luca L, Repici A, Koçollari A, Auriemma F, Bianchetti M, Mangiavillano B. Pancreatoscopy: An update. World J Gastrointest Endosc. 2019;11:22-30.
49. Uehara H, Nakaizumi A, Tatsuta M, et al. Diagnosis of carcinoma in situ of the pancreas by peroral pancreatoscopy and pancreatoscopic cytology. Cancer. 1997;79:454-461.
50. Ringold DA, Shah RJ. Peroral pancreatoscopy in the diagnosis and management of intraductal papillary mucinous neoplasia and indeterminate pancreatic duct pathology. Gastrointest Endosc Clin N Am. 2009;19:601-613.
51. Telford JJ, Carr-Locke DL. The role of ERCP and pancreatoscopy in cystic and intraductal tumors. Gastrointest Endosc Clin N Am. 2002;12:747-757.
52. Hara T, Yamaguchi T, Ishihara T, et al. Diagnosis and patient management of intraductal papillary-mucinous tumor of the pancreas by using peroral pancreatoscopy and intraductal ultrasonography. Gastroenterology. 2002;122:34-43.
53. Attwell AR, Brauer BC, Chen YK, et al. Endoscopic retrograde cholangiopancreatography with per oral pancreatoscopy for calcific chronic pancreatitis using endoscope and catheter-based pancreatoscopes: a 10-year single-center experience. Pancreas. 2014;43:268-274.

Tratamento Endoscópico da Acalasia do Esôfago

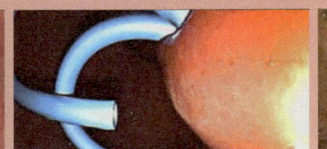

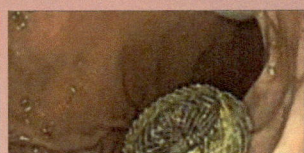

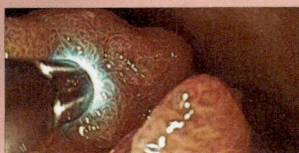

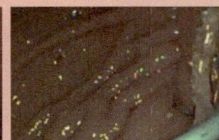

Antônio Carlos Coêlho Conrado

INTRODUÇÃO

A acalasia é um distúrbio motor primário (idiopático) ou secundário (doença de Chagas) da musculatura lisa do esôfago, caracterizado pela associação da incoordenação na peristalse ou aperistalse do corpo ao relaxamento incompleto ou a sua falta no esfíncter inferior do esôfago (EIE) que se encontra frequentemente em estado hipertensivo.

TRATAMENTO

Trata-se de doença neurológica progressiva, por conseguinte ficando fora do alcance de qualquer terapêutica que tenha como termo final a cura definitiva. Todas as alternativas de tratamento disponíveis, que mantêm o órgão *in situ*, inclusive as endoscópicas, atuam diretamente no EIE visando à queda na sua pressão, o que não implica em restituir a peristalse comprometida, mas com potencial de resultar em alívio dos sintomas pela otimização da gravidade. A terapêutica endoscópica participa do leque de opções com este fito e o faz de maneira efetiva e segura pela injeção de toxina botulínica, dilatação com balão pneumático ou da miotomia endoscópica direta das fibras do EIE.

Toxina Botulínica

A toxina botulínica (TB), quando injetada diretamente na camada muscular, traz como resultado uma queda na pressão do EIE e a consequente melhora na disfagia. Isto se deve ao bloqueio da ação colinérgica no neurônio motor autonômico excitatório pré-sináptico, impedindo a estimulação simpática da musculatura lisa local.[1-3]

Técnica

Este tratamento tem como principais atrativos o baixo custo, a facilidade técnica e o fato de ser ambulatorial, sendo necessária apenas agulha de 5 mm e TB. A droga se encontra disponível em apresentações variadas, mas com este fim necessita-se de um frasco-ampola contendo 100 unidades, que deve ser suspensa cuidadosamente em 5 mL de solução salina, evitando-se agitação, para não formação da espuma tão indesejada. A solução deve ser dividida para quatro alíquotas iguais e injetadas profundamente nos quatro quadrantes 1 cm acima da junção escamocolunar, área que corresponde ao EIE.[1,4] Achamos que a posição de um *cap* contribui para tornar o aparelho mais estável e frontal em relação ao local escolhido, além do benefício de impactar a mucosa contra a muscular própria do EIE, evitando-se, desta forma, o efeito da submucosa. Motivo pelo qual não poderemos incorrer na falha técnica de deixar que apareça a formação de bolha na submucosa durante a injeção, já que a toxina deve ser injetada diretamente na espessura da musculatura, onde este efeito não aconteceria. A injeção ecoguiada apresenta a vantagem adicional de poder-se controlar o grau de profundidade, por visualização direta, da agulha na espessura do EIE, contribuindo, desta forma, para tornar o procedimento mais efetivo, o que já fora comprovado em estudo prospectivo comparativo dos resultados da injeção ecoguiada com a injeção cega, alcançando resposta clínica satisfatória de 100% e 86%, respectivamente.[5]

Resultado

O caráter transitório do resultado clínico é o principal demérito a esta opção terapêutica que apresenta o inconveniente adicional de ter em uma segunda aplicação pouca ou nenhuma resposta clínica pela formação de anticorpos antitoxina após aplicação inicial.[6] Uma metanálise de ensaios randomizados mostrou que a eficácia média da TB em 6 meses e 1 ano é, respectivamente: 51,7% e 37,5%, enquanto os mesmos valores para dilatação pneumática são: 80,7% e 73%.[7] Há também maior tendência de recorrência em médio e longo prazos, com até 50% do retorno dos sintomas nos primeiros 6 meses.[7,8] **O resultado clínico e manométrico imediato do tratamento com TB é excelente, entretanto temporário** – esta afirmação é demonstrada em estudo com 40 pacientes tratados por TB que foram confrontados com outros 40 tratados por miotomia cirúrgica. Os resultados imediatos foram semelhantes, mas 34% daqueles tratados com a TB estavam assintomáticos ao final de 2 anos, contra 87,5% do grupo tratado cirurgicamente.[9]

Segurança

A segurança talvez permaneça ainda como o maior apelo para que se continue a utilizar a TB, especialmente em pacientes extremamente desnutridos e idosos em estado crítico que não suportariam outra terapêutica mais invasiva. Além de situações especiais, como hipertensão portal, gravidez e neoplasias concomitantes.

Dor torácica transitória aparece como efeito colateral mais comum, enquanto complicações severas, apesar de raras, estão presentes em relatos de casos isolados: mediastinite e síndrome botulínica símile iniciada 2 dias depois da injeção da TB com evolução inexorável para óbito.[6,10]

Discussão

Nossa experiência mostra que a injeção de TB resulta em sinéquia das camadas musculares do EIE, obrigando miotomia de plano muscular total a este nível, se a opção terapêutica seguinte, intencionalmente definitiva, for pela miotomia endoscópica (*per oral endoscopic myotomy* = POEM). Esta dificuldade técnica mostrou-se fácil de ser superada, não contribuindo sequer para mitigar a efetividade final e nem acrescentar morbidade ao procedimento *per se*. Devendo ser considerada como uma possibilidade estratégica, servindo de ponte em pacientes muito debilitados, para um procedimento mais invasivo e até mesmo como teste terapêutico já que pacientes que experimentam melhora com a TB são efetivamente os mesmos que irão beneficiar-se da POEM.

Dilatação com Balão Pneumático

A dilatação da cárdia é o procedimento mais antigo para o alívio da disfagia decorrente da acalasia. Atualmente este procedimento é realizado com balões apropriados, e sua efetividade depende diretamente do rompimento forçado das fibras circulares do EIE pela força radial do balão.[11]

Técnica

Os balões de acalasia estão disponíveis em três diâmetros: 30, 35 e 40 mm, podendo apresentar marcadores radiopacos ou não, dependendo do fabricante. O balão é passado sobre fio-guia metálico, devendo ter seu ponto médio posicionado em coincidência com a transição esofagogástrica, sendo então insuflado até que ocorra desaparecimento da cintura. Rotineiramente são aplicadas pressões que variam de 8-15 psi, com insuflação mantida por 15-60 segundos, dependendo da experiência de cada endoscopista.

Dois regimes de dilatação podem ser empregados: progressivo ou sob demanda. O regime progressivo consiste em sessões seriadas e sucessivas de dilatação com balão pneumático (DBP) iniciando com balão de 30 mm, com progressão para 35 e 40 mm a intervalos de 2 a 4 semanas, independente da resolução dos sintomas.[12,13] Já o regime sob demanda implica em progressão para balões mais calibrosos apenas se não houver remissão dos sintomas, geralmente se objetivando um Eckardt igual ou inferior a 3.[14] Alguns autores preferem realizar esquema semelhante, no entanto, sendo guiados pelos resultados manométricos após cada sessão, tendo como objetivo pressão do EIE menor que 10-15 mmHg.[15-17]

A fluoroscopia pode auxiliar na aplicação da DBP, principalmente na identificação do desaparecimento da cintura do balão, entretanto, seu emprego pode ser dispensável em prol de uma visão endoscópica adequada.[18]

Resultados

O maior estudo multicêntrico randomizado que avaliou a DBP utilizou um regime misto, com progressão até o balão de 35 mm, seguido para dilatação com balão de 40 mm, caso a disfagia permanecesse após 4 semanas. Este protocolo permitiu uma repetição no primeiro e no segundo anos de acompanhamento, caso houvesse recidiva dos sintomas. Seguindo esse protocolo foi obtido sucesso em 90% dos casos no primeiro ano, e 86% após 2 anos. Pouco mais de um terço dos pacientes que obtiveram sucesso inicial apresentaram recorrência dos sintomas entre 4-5 anos de acompanhamento. Nesses pacientes, o uso de novas sessões de DBP sob demanda pode, virtualmente, manter todos os pacientes em remissão.[17] Dilatações subsequentes parecem perder a eficácia com o tempo, sendo aconselhável a adoção de outro tratamento, caso haja persistência dos sintomas após a terceira dilatação.[19] Os principais fatores que preveem falha da DBP são: idade menor que 40 anos, sexo masculino, pressão no EIE maior que 10-15 mmHg após a dilatação, retardo no esvaziamento esofágico do meio de contraste, uma única sessão de DBP, balão utilizado inferior a 30 mm, megaesôfago avançado e dismotilidade tipo I ou III à manometria de alta resolução.[20]

Segurança

A DBP é realizada ambulatorialmente e tem-se mostrado como método seguro, com baixa morbidade e mortalidade. As principais complicações são a perfuração do esôfago, o refluxo gastroesofágico e o sangramento procedente da laceração mucosa da dilatação. Dentre as complicações, a mais temida é a perfuração esofágica, com incidência que varia entre 1,9-4%.[17,21-23] Embora alguns centros ainda realizem estudo contrastado do esôfago com contraste iodado de forma rotineira na busca ativa de perfuração esofágica, não existem estudos que suportem esta estratégia em comparação à realização do estudo contrastado apenas naqueles que se mostrem com dor torácica sustentada após o procedimento. É importante ressaltar que o paciente a ser submetido à DBP também deve ser capaz de suportar abordagem cirúrgica de urgência em caso de complicação, em contraste ao perfil dos pacientes a serem submetidos à aplicação de TB, habitualmente não aptos a procedimentos cirúrgicos. Vale salientar que, na grande maioria das vezes, as perfurações podem ser tratadas com aposição de prótese metálica autoexpansível revestida, antibioticoterapia e dieta por SNE, sendo que para o êxito do tratamento conservador, faz-se necessário que o diagnóstico da perfuração seja o mais precoce possível.[24]

Discussão

Na falha do tratamento dilatador, onde não houve fibrose circunferencial com enrijecimento do esôfago distal por dilatações excessivas, poderemos considerar a possibilidade de POEM. Esta dificuldade técnica poderá ser contornada pela palpação da mucosa sobre o EIE à procura de algum ponto passível de elevação pela injeção submucosa. A tunelização deverá ser direcionada a este ponto preestabelecido com uma miotomia subsequente de plano muscular total pela impossibilidade da identificação das camadas musculares induzida pela fibrose. Nossa experiência mostra que alguns pacientes podem ser resgatados pela POEM após falha do tratamento dilatador, poupando-os de uma esofagectomia radical. Pacientes com fibrose circunferencial e/ou esôfago muito dilatado deverão ser encaminhados para esofagectomia, pois ficam fora do alcance dos benefícios de qualquer terapêutica endoscópica intencional definitiva.

Miotomia Endoscópica Peroral (POEM)

Desde que a primeira POEM foi realizada com sucesso, em 2008, por Inoue et al.,[25] vem suscitando interesse crescente na comunidade dos endoscopistas intervencionistas ao redor do mundo. Trata-se de um procedimento cirúrgico-endoscópico por excelência em que se associa a efetividade, já comprovada, da miotomia preconizada por Heller à preservação da integridade dos mecanismos anatômicos da barreira antirrefluxo, motivo pelo qual dispensa a necessidade adicional da confecção de qualquer tipo de válvula antirrefluxo. Por revelar-se como sendo um procedimento seguro e apresentar resultados clínicos cada vez mais favoráveis, vem progressivamente tornando-se como de primeira escolha no tratamento dos pacientes portadores de acalasia.

Neste capítulo encontramos a oportunidade que faltava, na qual poderemos compartilhar nossa experiência e, de alguma forma, contribuir com aqueles que desejam incluir a POEM em sua rotina prática de procedimentos endoscópicos terapêuticos elaborados.

Técnica

Atualmente, como não há evidências que suportem quanto a melhor posição para colocar o paciente, se decúbito lateral esquerdo ou posição em supino,[2] em nossa rotina o procedimento tem início com o paciente estando intubado, em decúbito lateral esquerdo, monitorizado por multiparâmetros, O_2 suplementar, sedação venosa, conforme necessidade clínica e insuflação com CO_2. A exceção fica por conta dos pacientes com esôfago apresentando dilatação e tortuosidade acentuadas. Nestes, em particular, adotamos posição em supino, que, por deixar o esôfago mais retificado, facilita a orientação no interior do túnel, a identificação do EIE e a subsequente miotomia.

A posição de *cap* ao aparelho é indispensável ao procedimento, entretanto, entendemos que um *cap* cônico curto otimiza o procedimento por entrar mais facilmente no espaço submucoso e no tecido conectivo frouxo quando da dissecção para confecção do túnel, impactando em decréscimo no tempo de procedimento.

Distando 8 cm do EIE, procuramos deixar o endoscópio em posição mais neutra possível dentro do esôfago, o que acontece entre 7 e 8 h, na parede posterolateral esquerda. Neste momento, como orientação prévia, procuramos repetir por várias vezes o mesmo trajeto que será percorrido durante a confecção do túnel. No ponto escolhido, evitando-se os batimentos do arco aórtico, fazemos uma bolha submucosa pela injeção de 5 mL de voluven com suave coloração por azul de metileno.

Com respeito à regulagem da unidade eletrocirúrgica, nossa opção é por usar corrente de corte pura tanto para incisão mucosa, quanto para dissecção da submucosa. Deixamos a corrente de coagulação exclusiva para os vasos perfurantes mais calibrosos que deverão ser individualizados e coagulados com pinça hemostática. O uso de corrente de coagulação na incisão mucosa causa danos térmicos e uma consequente reação inflamatória aguda local que resulta em edema, acarretando maior dificuldade ao fechamento no final do procedimento. De tal modo, o uso de corrente de coagulação indiscriminada durante a confecção do túnel só contribui para dificultar o procedimento por causa da carbonização dos tecidos, com turvação do campo e rápido desaparecimento do coxim na submucosa.

O tipo de faca depende da preferência de cada endoscopista, mas principalmente da parede escolhida para o procedimento. Como preconizamos deixar o endoscópio em posição neutra, optamos por uma faca híbrida que, além de injetar e cortar, apresenta a vantagem adicional de servir para aspirar o efluente líquido que se acumula na base do túnel, podendo dificultar a miotomia subsequente. Entretanto, quando há indicação para uma remiotomia, por falha da miotomia prévia, a parede escolhida passa a ser contralateral à área de fibrose e neste caso nossa preferência é pelo uso de uma faca com extremidade triangular em razão da necessidade de suave tração das fibras circulares antes de sua secção.

Sobre a bolha existente fazemos incisão no sentido transversal de aproximadamente 1 cm, em seguida injetamos adicionalmente 5 mL ou mais de voluven diretamente na submucosa, promovendo maior elevação do lábio distal da incisão contra a muscular própria, deixando, deste modo, o espaço submucoso ainda mais exposto ao acesso do *cap*. A crítica que fazemos à incisão longitudinal é por deixar seu ponto distal de fraqueza sofrer a tensão direta transferida do endoscópio durante manobras no interior do túnel, podendo resultar em ampliação, acarretando dificuldade à manutenção da distensão do túnel e um maior consumo de clipes para o fechamento final. Na incisão transversal usamos este mesmo mecanismo em favor do procedimento, tornando uma incisão inicialmente transversal em algo longitudinal, com menor risco de ampliação indesejada e sem criar qualquer dificuldade adicional ao fechamento final.

Logo que o aparelho alcance estabilidade no espaço submucoso, a busca pela identificação de marcos anatômicos é indispensável à orientação no interior do túnel: o sentido dos vasos vistos pela face submucosa, a manutenção do aparelho perpendicular às fibras circulares e um pouco de orientação cognitiva são quem conduzem ao ponto pretendido no EIE. Dentro do túnel, recomendamos insuflação judiciosa, mesmo que com CO_2, evitando-se, desta forma, os já conhecidos efeitos danosos causados pela hiperinsuflação. Injeções adicionais são sempre necessárias para manter o coxim submucoso, o que facilita a dissecção além de servir para manter o realce dos marcos anatômicos ao alcance da visão endoscópica.

A chegada ao EIE, pelo túnel, dá-se inicialmente pelo conhecimento prévio da distância aos incisivos, mas por ser procedimento essencialmente anatômico deverá ser confirmado pelo estreitamento do lúmen, o desaparecimento do padrão em paliçada dos vasos pela ótica da submucosa e principalmente a identificação do desfiladeiro gástrico que será tanto mais evidente, quanto mais próximo do ângulo de His. A tunelização deverá estender-se por 2-3 cm no lado gástrico, só que em pacientes com esfíncteres bastante estreitos, próprios da natureza da doença, esta transposição nem sempre é tarefa fácil, principalmente estando-se no interior do túnel. A conduta mais segura é não forçar a passagem pelo risco de lesão do teto mucoso que pode desabar sobre o campo de trabalho ou laceração de todo aparelho esfincteriano na base do túnel, resultando em dificuldades para a continuidade do procedimento em quaisquer das situações. Neste caso, estrategicamente, deixamos para acessar o lado gástrico quando da continuidade da miotomia que resulte em secção do EIE.

A miotomia seletiva das fibras circulares tem início 2 cm abaixo da incisão mucosa com o objetivo de evitar-se coincidência de incisões e conferir maior proteção ao mediastino. Deve estender-se por 2-3 cm em direção ao estômago. Nesta área a musculatura circular é muito mais fina que a hipertrófica do esfíncter proximal. Este ponto é crítico, pois uma miotomia tecnicamente bem-feita a este nível é o que reduz o risco de falha no tratamento. As fibras longitudinais deverão ser preservadas o quanto possível em toda extensão da miotomia, pois são elas que, em última instância, nos conduzem e evitam desvios no interior do túnel.

A síntese da incisão na mucosa é por clipagem, e, ao final do procedimento, devemos conferir a abertura do orifício cárdico que deverá ser ultrapassado sem oferecer qualquer resistência ao aparelho.

Resultados

Na XIV SBAD, apresentamos o resultado clínico de 200 pacientes (77 homens e 123 mulheres) submetidos à POEM no período entre 08/08/11 e 08/08/14. Todos realizados pela mesma equipe, em um único serviço de endoscopia terapêutica, Hospital da Restauração, Recife-PE, aplicando-se a mesma técnica.[26]

Todos os pacientes foram submetidos à avaliação clínica, aplicação do escore clínico de disfagia de Eckardt, 26 endoscopias digestiva alta e esofagograma no pré-POEM e 3 meses após. Sorologia para Chagas foi realizada em todos os pacientes.

Todos os pacientes receberam antibioticoterapia profilática (com ceftriaxona e metronidazol) antes do procedimento, e esta foi continuada por 3 dias durante a permanência hospitalar. A idade média foi de 53 anos (16-88 anos), o tempo médio de sintomas foi de 6,82 anos (6 meses-58 anos) e quanto à estratificação do grau, segundo a classificação de Ferreira Santos: I = 18% (36 pacientes), II = 52,5% (105 pacientes); III = 25,5% (51 pacientes) e IV = 4% (oito pacientes). Sorologia positiva para Chagas em uma única coleta foi de 38% (76 pacientes), alimentando-se por SNE, 25% (50 pacientes), e por gastrostomia, 3% (seis pacientes). Em 21% (42 pacientes) já havia sido empregada uma ou mais terapêutica cirúrgica e/ou endoscópica (Heller + válvula antirrefluxo em 18 pacientes, DBP em 16 e TB em oito pacientes).

O tempo médio de procedimento foi de 58 minutos (32-110 min), a permanência hospitalar de 4,05 dias (3-5 dias).

As complicações foram: Pneumotórax = 4% (oito pacientes, um pneumotórax hipertensivo foi tratado por drenagem pleural, e sete receberam tratamento conservador. Sangramento fora do controle da terapêutica endoscópica = 1% (dois pacientes, ambos pós-Heller + fundoplicatura e tratados por colocação de balão de Sengstaken-Blakemore + transfusão). Enfisema cervical = 18% (36 pacientes, todos tratados conservadoramente). Não entendemos pneumomediastino como complicação e sim como parte do método, já que à TC todos os pacientes apresentarão. Pneumoperitônio = 3% (seis pacientes, sendo que dois foram tratados com punção aspirativa).

Os resultados após 3 meses de procedimento só foram obtidos a partir de 75% dos pacientes, pois os outros 25% não haviam completado os 3 meses para serem submetidos à avaliação do pós-operatório. Dois pacientes referiam Eckhardt inferior a 3, mas se recusaram a repetir a manometria.

A taxa de sucesso foi alcançada de forma plena em 88% (176 pacientes). Entendemos como sucesso um escore clínico de Eckhardt inferior a 3.

Levando-se em consideração dados da manometria no pré e no pós-operatório houve um decréscimo significativo tanto na média da pressão respiratória com média de 35,7 mmHg (10,6-74,0) para 17,0 mmHg (7,8-42,0) quanto na média da pressão residual que decresceu de 9,2 mmHg (2,0-29,2) para 4,4 mmHg (0,0-18,0).

Quando da apresentação desta casuística havia 88% (176 pacientes) com mais de 1 ano de procedimento, na qual o escore de Eckhardt se matinha inalterado.

O escore de Eckhardt decresceu significativamente de 8,6 (5-12) para 1,4 (0-9).

Apesar de ser um procedimento recente, os resultados têm-se mostrado bastante satisfatórios, independente do tipo de acalasia ou de tratamento prévio.

Nove pacientes foram diagnosticados com refluxo gastroesofágico (DRGE).

Nossos resultados confirmam a eficácia da POEM em uma grande série e apoiam POEM como de primeira linha no tratamento da acalasia.

Com a experiência adquirida atualmente, contraindicamos POEM em pacientes que não suportariam uma sedação profunda, com coagulopatias, hepatopatia com varizes de esôfago de médio e grosso calibres, condições clínicas em que haja fibrose da submucosa (monilíase crônica, radioterapia, ESD prévia no sítio), ablação de esôfago de Barrett, gestação e acalasia por Chagas com esofagite por refluxo, pacientes com Chagas, com arritmias sem marca-passo e coágulos no ventrículo e nas carótidas por causa do risco de AVE no pós-operatório imediato.

A conclusão é que estes resultados confirmam a eficácia da POEM. POEM é realizada segura e efetivamente em grande quantidade de pacientes, incluindo pacientes pediátricos e idosos. POEM é realizada em casos de espasmo de esôfago, alterações da motilidade, acalasia avançada, ou após tratamento cirúrgico que falhou. Os resultados clínicos são excelentes em curto e longo prazos de acompanhamento e parecem ser comparáveis ou melhor que a miotomia cirúrgica.

REFERÊNCIAS BIBLIOGRÁFICAS

1. Pasricha PJ, Ravich WJ, Hendrix TR, et al. Intrasphincteric botulinum toxin for the treatment of achalasia. N EnglJ Med. 1995;332(12):774-8.
2. Hoogerwerf WA, Pasricha PJ. Achalasia: Treatment options revisited. Can J Gastroenterol. 2000;14(5):406-9.
3. Hoogerwerf WA, Pasricha PJ. Pharmacologic therapy in treating achalasia. Gastrointest Endosc Clin N Am. 2001;11(2):311-24, vii.
4. Zaninotto G, Annese V, Costantini M, et al. Randomized controlled trial of botulinum toxin versus laparoscopic heller myotomy for esophageal achalasia. Ann Surgm. 2004;239(3):364-70.
5. Ciulla A. Echo-guided injection of botulinum toxin versus blind endoscopic injection in patients with achalasia: final report. - PubMed – NCBI [Internet]. 2013.
6. Yamaguchi D, Tsuruoka N, SakataY, et al. Safety and efficacy of botulinum toxin injection therapy for esophageal achalasia in Japan. J Clin Biochem Nutr. 2015;57(3):239-43.
7. Chichester UK, John Wiley, Sons Ltd. The Cochrane Collaboration, editor. Endoscopic balloon dilatation versus botulinum toxin injection in the management of primary achalasia. In: Cochrane database of systematic reviews. 1996:1540.
8. Wang L, Li Y-M, Li L. Meta-analysis of randomized and controlled treatment trials for achalasia. Dig Dis Sci. 2009;54(11):2303-11.
9. Zaninotto G. Randomized controlled trial of botulinum toxin versus laparoscopic heller myotomy for esophageal achalasia. – PubMed – NCBI [Internet]. 2004.
10. Chao CY, Raj A, Saad N, et al. Esophageal perforation, inflammatory mediastinitis and pseudoaneurysm of the thoracic aorta as potential complications of botulinum toxin injection for achalasia. Dig Endosc. 2015;27(5):618-21.
11. Lishman AH, Dellipiani AW. Management of achalasia of the cardia by forced pneumatic dilatation. Gut. 1982;23(6):541-4.
12. Kadakia SC, Wong RK. Graded pneumatic dilation using Rigiflex achalasia dilators in patients with primary esophageal achalasia. Am J Gastroenterol. 1993;88(1):34-8.
13. Dobrucali A. Long-term results of graded pneumatic dilatation under endoscopic guidance in patients with primary esophageal achalasia. World J Gastroenterol. 2004;10(22):3322.
14. Eckardt VF, Aignherr C, Bernhard G. Predictors of outcome in patients with achalasia treated by pneumatic dilation. Gastroenterology. 1992;103(6):1732-8.
15. Eckardt VF, Gockel I, Bernhard G. Pneumatic dilation for achalasia: Late results of a prospective follow-up investigation. Gastroenterology. 2003;124(4):A237.
16. Metman EH, Lagasse JP, d'Alteroche L, et al. Risk factors for immediate complications after progressive pneumatic dilation for achalasia. Am J Gastroenterol. 1999;94(5):1179-85.
17. Boeckxstaens GE, Annese V, des Varannes SB, et al. Pneumatic dilation versus laparoscopic Heller's myotomy for idiopathic achalasia. N EnglJ Med. 2011;364(19):1807-16.
18. Lambroza A, Schuman R. Pneumatic dilation for achalasia without fluoroscopic guidance: Safety and efficacy. Gastrointest Endosc. 1995;41(4):354.
19. West RL, Hirsch DP, Bartelsman JFWM, et al. Long term results of pneumatic dilation in achalasia followed for more than 5 years. Am J Gastroenterol. 2002;97(6):1346-51.
20. Richter JE. Achalasia – an update. J Neurogastroenterol Motil. 2010;16(3):232-42.
21. Kadakia SC, Wong RK. Pneumatic balloon dilation for esophageal achalasia. Gastrointest Endosc Clin N Am. 2001;11(2):325-46, vii.
22. Leyden JE, Moss AC, MacMathuna P. Endoscopic pneumatic dilation versus botulinum toxin injection in the management of primary achalasia. In: Cochrane database of systematic reviews. 2006.
23. Lynch KL, Pandolfino JE, Howden CW, Kahrilas PJ. Major complications of pneumatic dilation and Heller myotomy for achalasia: single-center experience and systematic review of the literature. Am J Gastroenterol. 2012;107(12):1817-25.
24. Vaezi MF, Pandolfino JE, Vela MF. ACG clinical guideline: diagnosis and management of achalasia. Am J Gastroenterol. 2013;108(8):1238-49;quiz 1250.
25. Inoue H, Minami H, Kobayashi Y, et al. Peroral endoscopic myotomy (POEM) for esophageal achalasia. Endoscopy. 2010;42(04):265-71.
26. Ramalho CO, Conrado AC, et al. – Miotomia endoscópica (ME) para tratamento da acalásia – atualização de dados – relato de 200 casos, Centro de Treinamento XIV. Sem Brasi Ap Digest. 2015.

91 Radiofrequência, Terapia Fotodinâmica e Crioterapia

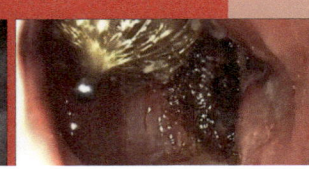

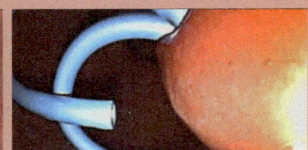

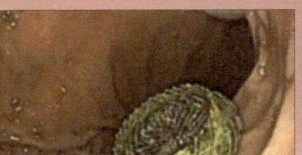

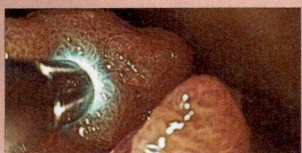

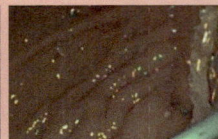

Matheus C. Franco ▪ Herbeth Toledo

RADIOFREQUÊNCIA

A ablação por radiofrequência (ARF) permite a destruição do tecido-alvo desejado pelo calor. É um tratamento amplamente utilizado para a arritmia cardíaca, câncer, varizes e sangramento uterino. No campo da endoscopia digestiva terapêutica tem aplicação bem estabelecida no tratamento do esôfago de Barrett, e vem ganhando validação na literatura para aplicação nos tumores neuroendócrinos (TNE) pancreáticos e colangiocarcinoma.

Ablação por Radiofrequência em Esôfago

De uma forma geral, recomenda-se seguimento com endoscopia de controle para pacientes com esôfago de Barrett sem displasia a cada 3 a 5 anos. Para pacientes com displasia (baixo ou alto grau) ou com adenocarcinoma intramucoso, recomenda-se a ressecção endoscópica das lesões ou nódulos visíveis, seguido de ablação com radiofrequência do tecido de Barrett plano remanescente.[1-3] O racional dessa estratégia é que a ressecção endoscópica, além de remover o tecido patológico, também pode esclarecer histologicamente se a terapia endoscópica foi curativa para remoção das áreas com displasia de alto grau e com adenocarcinoma. Esta estratégia esteve associada com alta eficácia e mudança no anatomopatológico da biópsia inicial mostrando piora no grau de displasia em até 39% dos casos.[1] As recomendações para seguimento e tratamento do esôfago de Barrett encontram-se resumidas no Quadro 91-1.

Princípios da Ablação por Radiofrequência

Todos os atuais cateteres endoscópicos de ARF usam um gerador elétrico conectado a matrizes de eletrodos bipolares para distribuir energia ao tecido. A eletricidade viaja numa determinada faixa de radiofrequência (450-500 kHz) entre os polos positivo e negativo, fornecendo localmente energia (calor) ao redor do eletrodo de radiofrequência. Isto resulta na coagulação e destruição dos tecidos e de microvasos, com consequente morte tecidual (ablação). Para a destruição tecidual eficaz, os eletrodos descartáveis endoscópicos são colocados em contato direto com o tecido-alvo. O intervalo pré-determinado na liberação de energia, a geometria dos cateteres e os parâmetros pré-definidos do gerador (dose-energia, potência) visam alcançar uma profundidade de ablação adequada para cada patologia. Normalmente, quando aplicada contra a parede digestiva, a ablação acomete profundamente até a *muscularis mucosae* (700-800 μm de profundidade) (Fig. 91-1). Como a submucosa não é atingida, há menor risco de hemorragia, fibrose e estenose.

Técnica da Aplicação de Radiofrequência no Esôfago de Barrett

O equipamento que é utilizado para a ablação por radiofrequência (Barrx® GI solutions Covidien/Medtronic, Sunnyvale, Calif., EUA) inclui um gerador de energia (Fig. 91-2), e os cateteres para administração do tratamento, sendo o cateter balão para a terapia circunferencial e os cateteres em pás para terapias focais. Existem formatos de cateteres focais que podem ser acoplados a ponta de um gastroscópio-padrão, ou serem passados por dentro do canal de trabalho.

A técnica de ablação circunferencial é realizada da seguinte maneira.[4] Inicialmente, antes de qualquer terapia ablativa, os pontos de demarcação anatômica na região esofagogástrica devem ser definidos, incluindo a localização da transição esofagogástrica, pinçamento diafragmático, presença ou não de hérnia hiatal, extensão circunferencial e máxima do esôfago de Barrett, com incentivo a aplicação da classificação de Praga para o esôfago de Barrett.[5] Uso de imagem com cromoscopia digital (como o NBI – *Narrow Band Imaging*) e com cromoscopia convencional, em especial com ácido acético (1-2,5%) são úteis na avaliação da mucosa do Barrett e na identificação de lesões visíveis que devem ser ressecadas anteriormente à aplicação da terapia ablativa.[5] Na sequência, a parede esofágica deve ser irrigada com solução de acetilcisteína (1%) e lavada com água para limpeza do órgão e remoção do muco antes da ablação. Atenção para utilização apenas de água (destilada) para lubrificação do aparelho de endoscopia e dos cateteres antes da passagem e do posicionamento, uma vez que a utilização de geis lubrificantes, e mesmo de soro fisiológico, pode causar interferência e dissipação da transmissão do calor ablativo do eletrodo para a mucosa. Na terapia circunferencial, um fio-guia rígido é passado endoscopicamente e posicionado no antro sob visão direta (à semelhança da técnica de dilatação esofágica com uso de sondas de Savary-Gilliard), e então o aparelho é posteriormente removido mantendo o fio-guia em posição. Mais recentemente, foi desenvolvido um balão de ablação com sistema de autodimensionamento (Barrx® 360 Express, Medtronic Inc) (Fig. 91-3), que dispensa a utilização do balão exclusivo para mensuração do calibre esofágico, o que torna esse procedimento mais simples e rápido.

Quadro 91-1. Diretrizes com recomendações do manejo do esôfago de Barrett

	Barrett sem displasia	EB com displasia de baixo grau	EB com displasia de alto grau	Adenocarcinoma intramucoso	Adenocarcinoma submucosa
ASGE[1]	Vigilância com EDA 3 a 5 anos	Terapia endoscópica (vigilância com EDA em 6-12 meses)	Terapia endoscópica	Terapia endoscópica	Cirurgia
ESGE[2]	Vigilância com EDA 3 a 5 anos	EDA em 6 meses Terapia endoscópica	Terapia endoscópica	Terapia endoscópica	Avaliação multidisciplinar
ACG[3]	Vigilância com EDA 3 a 5 anos	Terapia endoscópica (vigilância com EDA em 12 meses)	Terapia endoscópica	Terapia endoscópica	Avaliação multidisciplinar

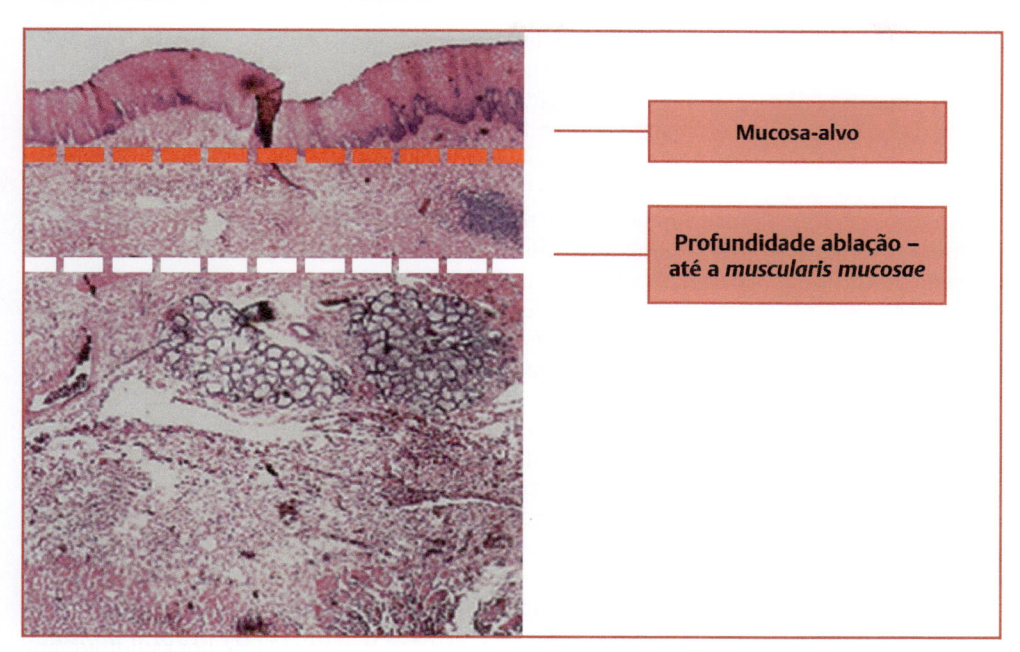

Capítulo 91 ▪ Radiofrequência, Terapia Fotodinâmica e Crioterapia

Fig. 91-1. Corte histológico demonstrando a profundidade da ablação com radiofrequência em comparação com o restante das camadas da parede esofágica.

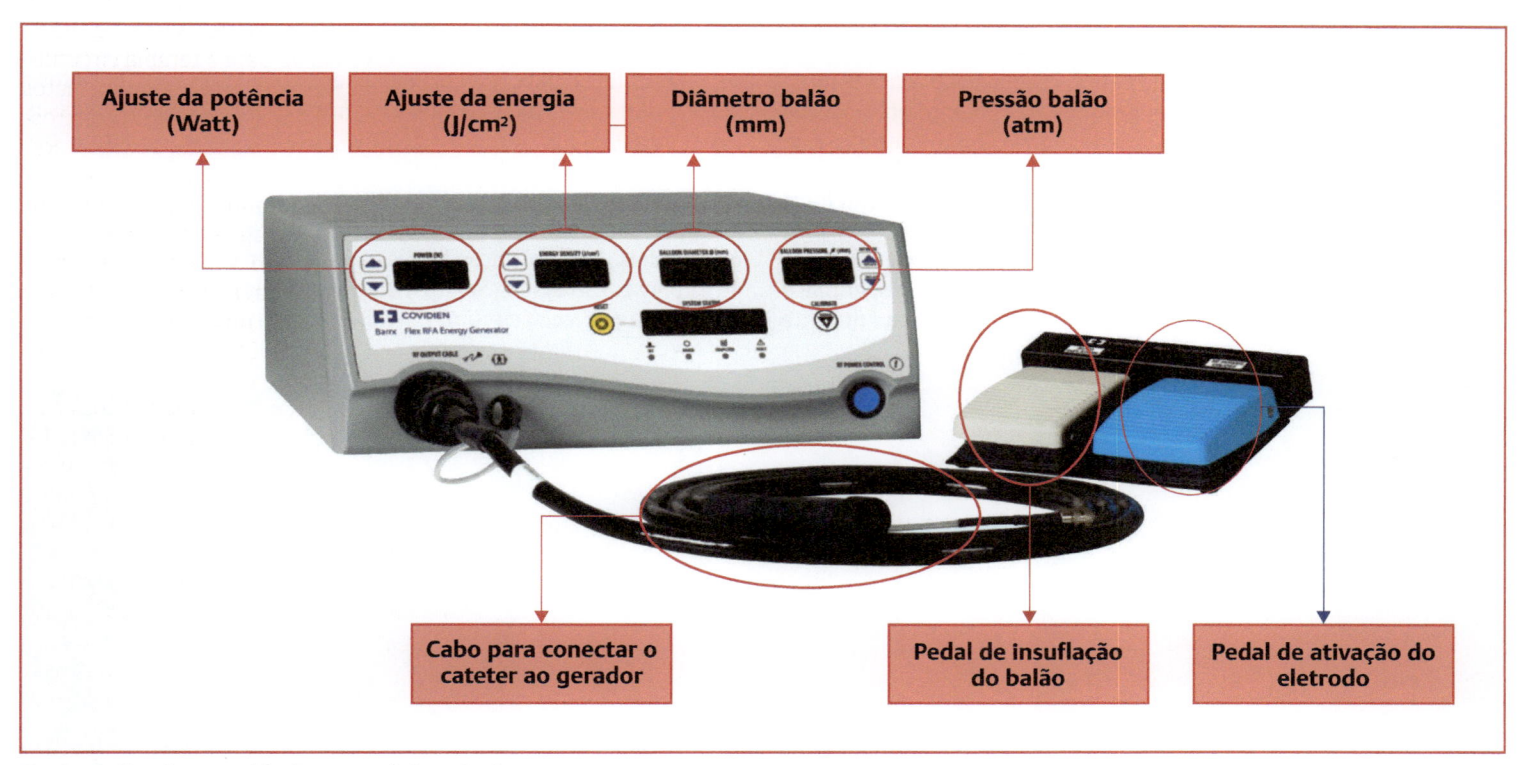

Fig. 91-2. Gerador para ablação com radiofrequência.

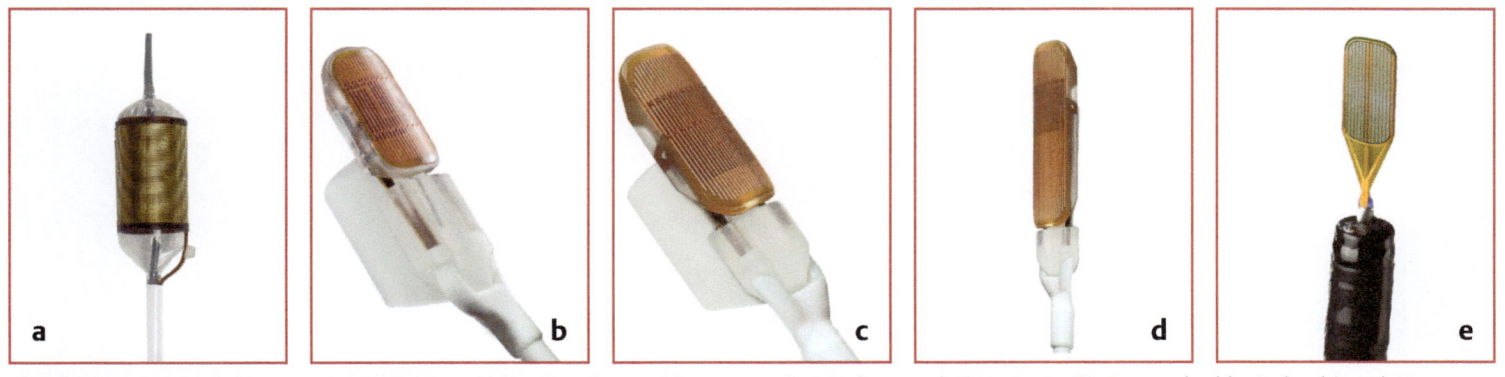

Fig. 91-3. (**a**) Cateter-balão (Barrx® 360 Express, Medtronic Inc) para ablação circunferencial com radiofrequência. (**b**) Cateter de ablação focal (Focal 60 Barrx® RFA). (**c**) Cateter de ablação focal (Focal 90 Barrx® RFA). (**d**) Cateter de ablação focal ultralongo (Focal UL Barrx® RFA). (**e**) Cateter de ablação focal para passagem por dentro do canal de trabalho (Canal Barrx® RFA).

O balão de ablação circunferencial apresenta em sua ponta um eletrodo com 4 cm de comprimento longitudinal de ablação. A ablação é administrada começando aproximadamente 0,5 a 1 cm acima da margem proximal do epitélio do Barrett. A localização dos eletrodos deve ser acompanhada sob visão direta (Fig. 91-4), observando-se as marcas no eixo do cateter, com a visão endoscópica lado a lado durante o procedimento de ablação. A energia entregue é de 10 J/cm². A administração dura tipicamente 1-2 s. Movendo-se o cateter distalmente, o balão é progressivamente reposicionado permitindo uma sobreposição muito pequena (0,5 a 1 cm) com a zona de tratamento anterior. O procedimento é repetido a cada 4 cm até que todo o segmento do esôfago de Barrett seja tratado. Recomendam-se duas ablações para cada área do Barrett por cada sessão. Dessa forma, o cateter-balão é removido junto com o fio-guia após a primeira série de aplicações para remoção de detritos que possam estar aderidos ao eletrodo. Além disso, os fragmentos da mucosa coagulados da parede esofágica devem ser removidos utilizando-se um *cap* acoplado a ponta do endoscópico (Fig. 91-5). Repetem-se então os passos anteriores, com posicionamento novamente e do fio-guia e nova ablação com o cateter balão. Após a realização da segunda série de ablações, o procedimento é concluído. Seguimento com nova endoscopia, com possível tratamento complementar, deve ser realizada em 3 meses após o tratamento.

Durante o acompanhamento, um segundo tratamento pode ser necessário. A ablação pode ser repetida com o balão para terapia ablativa circunferencial se houver grandes áreas circunferenciais de Barrett que não foram eliminadas. No entanto, é mais comum que em tratamentos posteriores os cateteres com pás (Focal 60 Barrx® RFA ou Focal 90 Barrx® RFA) sejam utilizados para tratamento focal e localizado. Os cateteres Barrx® 90 e 60 (Fig. 91-3) têm eletrodos com tamanho de 20 × 13 mm e 15 × 10 mm, respectivamente. Esses dispositivos são instalados na ponta do endoscópio e, em seguida, o aparelho é avançado pelo esôfago. Cuidado deve ser tomado durante a passagem do cateter pela faringe através do esfíncter esofágico superior. Na maioria dos pacientes há pouca dificuldade, mas em alguns casos, particularmente naqueles com alterações anatômicas, a passagem pode exigir paciência e, às vezes, até dilatação do esfíncter esofágico superior. Um dispositivo de ablação ultralongo (40 × 30 mm, Focal UL Barrx® RFA) (Fig. 91-3) e outro que pode ser inserido pelo canal de trabalho do aparelho (Canal Barrx® RFA) (Fig. 91-3) também estão disponível e podem ser úteis em casos selecionados. Os cateteres de ablação focal são o material de escolha como terapia inicial ablativa para os pacientes com Barrett segmentares não circunferenciais.

Antes de realizar a terapia ablativa, solução com acetilcisteína (1%) é frequentemente utilizada para remover o muco e realçar as características da superfície. Uso de imagem com cromoscopia digital é útil e também pode ser aplicada (Fig. 91-6). Depois de identificado o segmento do esôfago de Barrett, o elétrodo é posto em contato com a mucosa e, em seguida, é realizada a ablação (energia de 12 J/cm²) (Fig. 91-6). Na terapia focal deve-se realizar duas ablações na mesma área de Barrett em sequência. Após a primeira série de ablações, realiza-se a limpeza do tecido coagulado desvitalizado, em geral, através do contato da própria ponta do cateter de ablação focal (Fig. 91-6). Finalmente, realiza-se a aplicação da segunda série de ablações. O seguimento é então realizado em 3 meses com nova endoscopia. Após a realização da ablação, seja circunferencial ou focal, os pacientes devem ser orientados a ingerir dieta leve/pastosa nos próximos 5 dias (líquidos, massas, ovos, purê), evitar ingestão de anti-inflamatórios, e manter uso de inibidores da bomba de prótons.

A ARF provou ser um procedimento seguro. Dor torácica pode acontecer logo após o tratamento, entretanto costuma ser leve e durar poucos dias. A complicação tardia mais comum é o desenvolvimento de estenoses esofágicas. Sendo mais provável de ocorrer em pacientes que tiveram ablação circunferencial em áreas onde o tratamento foi

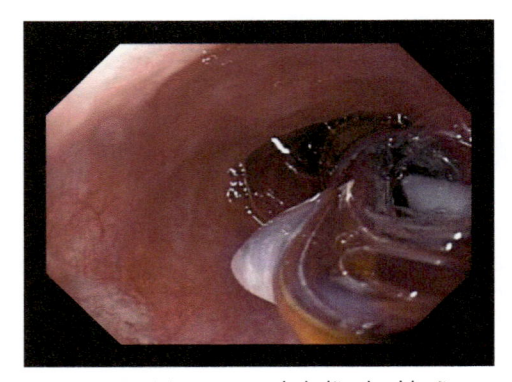

Fig. 91-4. Posicionamento do balão de ablação circunferencial para tratamento do esôfago de Barrett.

Fig. 91-5. (**a**) *Cap* para limpeza do tecido coagulado após ablação com radiofrequência. (**b**) Posicionamento do balão de ablação circunferencial para tratamento do esôfago de Barrett.

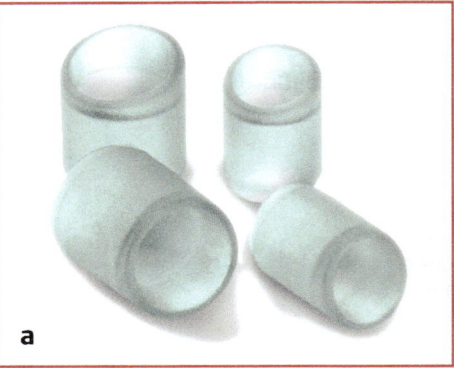

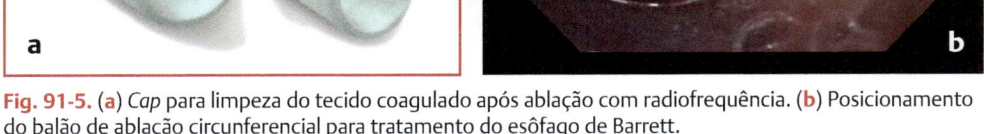

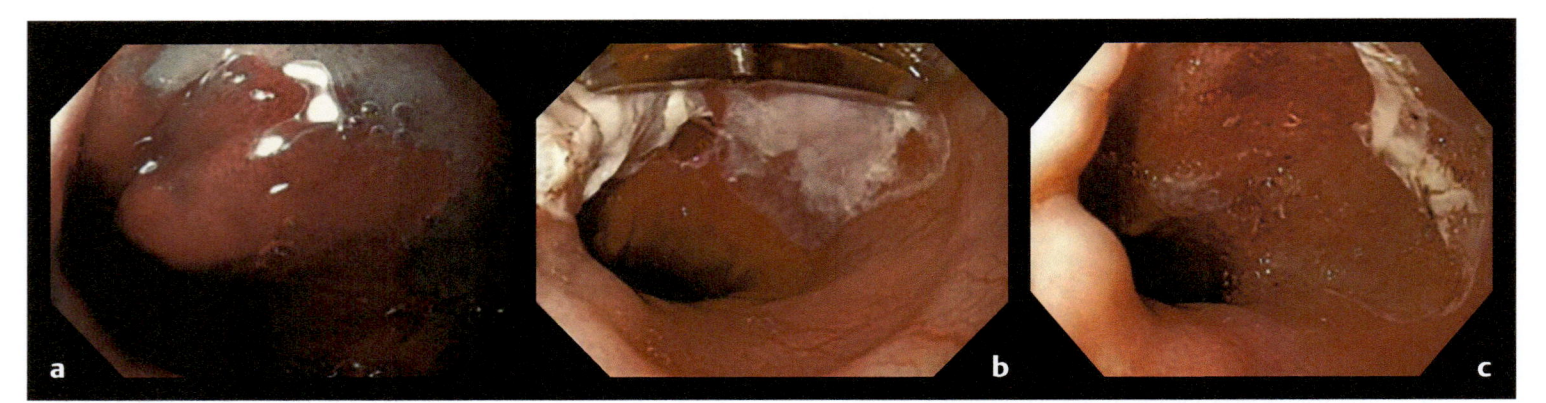

Fig. 91-6. (**a**) Avaliação endoscópica de esôfago de Barrett remanescente com uso de imagem com banda estreita (NBI). (**b**) Imagem endoscópica após realização de ablação com radiofrequência do esôfago de Barrett. (**c**) Aspecto endoscópico após limpeza do tecido exsudativo causado após ablação do esôfago de Barrett com radiofrequência.

sobreposto. A incidência de estenose após ablação é de cerca de 5%. Sangramento foi relatado em 1% dos procedimentos e perfuração em 0,6% (associada à passagem do cateter pelo cricofaríngeo).[6]

A ablação com radiofrequência do esôfago de Barrett com displasia ou adenocarcinoma intramucoso apresenta taxa de sucesso clínico, definido por remissão completa da displasia com remissão completa da metaplasia intestinal, de 98% após 12 meses do tratamento.[7]

A vigilância deve ser realizada de acordo com o grau de displasia do esôfago de Barrett, sendo recomendada nos pacientes com displasia de alto grau ou adenocarcinoma a realização de endoscopia digestiva alta, com biópsias nos quatro quadrantes a cada um centímetro, com intervalos de 3 em 3 meses no primeiro ano, a cada 6 em 6 meses no segundo ano, e anualmente após. Nos pacientes com displasia de baixo grau recomenda-se a endoscopia digestiva alta com biópsias (mesma forma descrita anteriormente), porém a cada 6 em 6 meses no primeiro ano e anualmente após.[7]

Ablação com Radiofrequência nos Tumores Pancreáticos

Recentemente diversos estudos têm sido publicados sobre o uso da ARF nos tumores pancreáticos, em especial no tumores neuroendócrinos (TNE). Uma vez que algumas diretrizes recomendam que os pacientes com TNE pancreático com risco cirúrgico alto sejam acompanhados com imagens abdominais anuais para aqueles com lesões com tamanho inferior a 10 mm e imagens semestrais para os pacientes com lesões de 10 a 20 mm. Essas recomendações colocam a ARF por ecoendoscopia como uma opção de tratamento na linha de cuidados desses pacientes.

Agrupando os dados dos trabalhos publicados, a ARF por ecoendoscopia foi realizada em 100 pacientes com 112 lesões por TNE pancreático, que foram submetidos a 114 sessões de ARF. A maioria dos dados foi publicada como relatos de casos e pequenas séries de casos. O tamanho médio da lesão foi de 14,8 mm, variando de 10 a 20 mm. O procedimento foi tecnicamente viável em todos os pacientes, e a taxa de evento adverso foi de 21,9%, ocorrendo em 25 das 114 sessões. Sendo que a maioria dos eventos adversos foram leves a moderados. A taxa de resolução radiológica foi de aproximadamente 90% durante um acompanhamento de 13 meses.[8]

Recente estudo de Thosani et al.,[9] em 10 pacientes com adenocarcinoma de pâncreas avançado reportou a realização de 1 a 4 sessões de ARF por paciente. Redução do tamanho do tumor foi registrada em 6 pacientes, sendo uma redução superior à 50% em três pacientes. A sobrevida mediana foi de 20,5 meses após o tratamento com ARF. Todos os pacientes também mantiveram o tratamento com quimioterapia sistêmica. Nenhum evento adverso significativo foi observado nesse estudo.

Atualmente está disponível no Brasil a agulha EUSRA® (TaeWoong Medical, Coreia do Sul) para radiofrequência guiada por ecoendoscopia (Fig. 91-7). Essa é uma agulha de 19 G que possui sistema de resfriamento interno à base de água. Sendo conectada a um gerador (VIVA Combo® RF, TaeWoong Medical, Coreia do Sul) que produz corrente elétrica com eletrodo monopolar para entrega do efeito térmico na lesão.

Ablação com Radiofrequência no Colangiocarcinoma

Devido ao efeito de ablação e indução de necrose sobre o tecido tumoral, a ARF tem sido aplicada para o aumento da patência das próteses metálicas em pacientes com estenoses biliares malignas. O procedimento requer um cateter de ablação descartável, bipolar, que posicionado através de fio-guia biliar, para a administração endoluminal da ARF na estenose biliar maligna. No Brasil recentemte foi aprovadao para uso o cateter ELRA® Endobiliary RFA (TaeWoong Medical, Coréia do Sul). Este dispositivo consiste basicamente de um cateter de 7 Fr (2,31 mm), com 175 cm de comprimento, com comprimento da superfície de ablação disponível de 11 a 33 mm (Fig. 91-8). Após esfincterotomia biliar a sonda é avançada sobre o fio-guia, e posicionada ao longo da a estenose tumoral maligna para realização da ablação com radiofrequênca. Quando necessário, a dilatação da estenose pode ser realizada para abertura do trajeto para posicionamento adequado da sonda de ablação. Após a realização da ARF, a prótese metálica é posicionada através da estenose. Sharaiha e cols. analisaram retrospectivamente 64 pacientes com estenoses biliares malignas por colangiocarcinoma (maioria) ou câncer de pâncreas. Os autores observaram que a ARF foi um fator preditivo independente de sobrevida, quando comparado com o grupo de pacientes que recebeu tratamento apenas com a colocação da prótese metálica.[10]

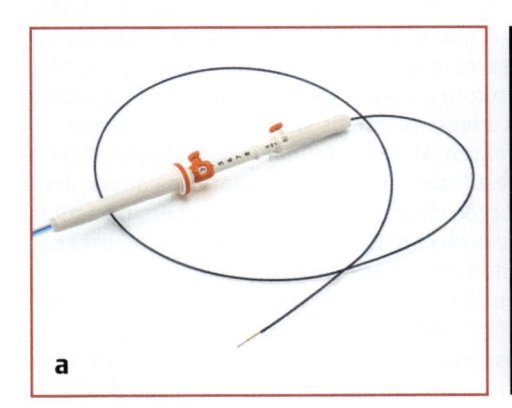

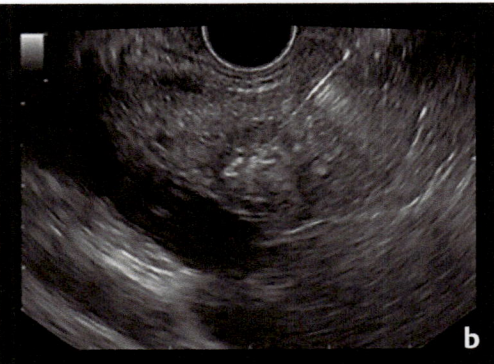

Fig. 91-7. (a) Agulha para ablação por radiofrequência por ecoendoscopia (EUSRA®, TaeWoong Medical, Coreia do Sul). (b) Realização de ablação por radiofrequência ecoguiada de tumor pancreático.

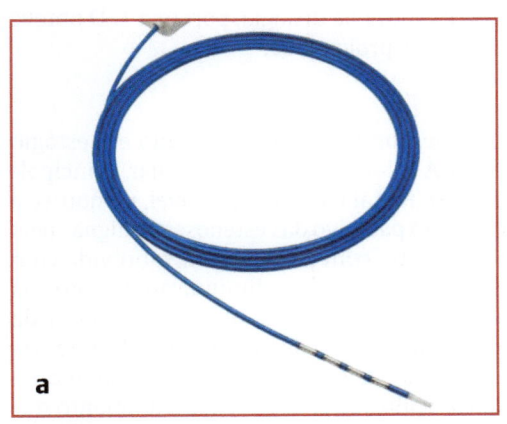

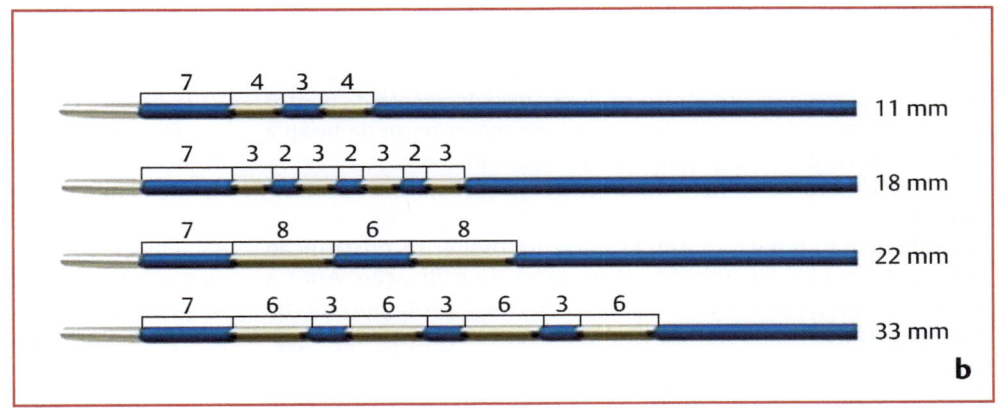

Fig. 91-8. Cateter para ablação por radiofrequência de estenoses biliares malignas (ELRA® Endobiliary RFA, TaeWoong Medical, Coreia do Sul).

Ablação com Radiofrequência em Outras Patologias

A ARF também tem sido reportada como alternativa para o tratamento de carcinoma escamocelular (CEC) esofágico precoce. Bergmann *et al.* publicaram estudo com 29 pacientes com lesões iodo-negativas esofágicas ≥ 3 cm, contendo CEC precoce do tipo plano ou neoplasia intraepitelial de alto ou moderado grau, que foram tratados por ARF.[11] O sucesso do tratamento após 12 meses, definido por ausência de neoplasia intraepitelial, foi observado em 83% dos pacientes. Quatro pacientes (14%) desenvolveram estenose esofágica, com resposta clinicamente favorável após 2-4 sessões de dilatação com balão.

Gross *et al.* avaliaram prospectivamente o uso da ARF em seis pacientes com ectasia vascular antral gástrica (GAVE – *gastric antral vascular ectasia*).[12] Sucesso técnico foi obtido em todos os pacientes, e nenhum evento adverso grave foi relatado. Cinco doentes não necessitaram de novas hemotransfusões após um seguimento médio de 2 meses.

ARF foi recentemente avaliada para tratamento da proctopatia actínica. O racional do tratamento é a realização de ablação superficial e controlada das lesões vasculares superficiais encontradas na mucosa. Em estudo multicêntrico, 39 pacientes com proctopatia actínica hemorrágica foram tratados com ARF (72% submetidos a uma única sessão).[13] O sangramento foi controlado em todos os casos, com aumento subsequente do nível sérico da hemoglobina. Interrupção da hemotransfusão ocorreu em 11 dos 12 doentes (92%), e o tratamento foi bem tolerado na maioria dos casos, com exceção de um paciente que apresentou sangramento arterial posteriormente, que foi controlado com colocação de *clip*.

TERAPIA FOTODINÂMICA

A terapia fotodinâmica (TFD) utiliza energia luminosa para destruir tecidos displásicos e malignos. Ela requer três elementos principais: luz com um comprimento de onda específico, moléculas de oxigênio e um fotossensibilizador. O fotossensibilizador é o responsável por absorver a energia luminosa e transferir essa energia para moléculas de oxigênio adjacentes, que iniciam uma reação fotodinâmica formando espécies moleculares citotóxicos, incluindo o oxigênio reativo, denominado de oxigênio singleto.[14] Uma vez que o fotossensibilizador tem como alvo preferencial as células tumorais, a reação fotodinâmica danifica principalmente o tecido neoplásico e preserva o tecido normal adjacente.

Princípios da Terapia Fotodinâmica

O princípio da TFD é a propensão de agentes químicos para a fotoexcitação quando expostos a luz com comprimento de onda específico. Com a exposição à luz, a produção de oxigênio singleto e outros radicais reativos causam danos celulares locais não térmicos, trombose vascular e necrose, numa evolução ao longo de horas até vários dias.[15] A extensão e profundidade da terapia dependem do agente fotossensibilizador, do intervalo entre a dosagem e a estimulação com a luz, da dosimetria da luz, e do comprimento de onda utilizado.

Há uma variedade de agentes fotossensibilizantes já descritos para uso na TFD, a partir de modificações da porfirina, cloro e clorofila. A natureza macromolecular dos agentes fotossensibilizantes contribui para sua localização preferencial dentro dos tecidos neoplásicos, bem como para um atraso na depuração do agente de dentro dos tecidos neoplásicos. O que concentra a maior parte da terapia nos tecidos neoplásicos quando estimulados com a luz.

O porfímero de sódio é um agente fotossensibilizador derivado da porfirina, que é fotoativado pela luz com comprimentos de onda de 630 nm e 515 nm. Este agente requer reconstituição em dextrose a 5% ou solução salina antes da utilização. Após a reconstituição, o porfímero de sódio deve ser protegido da luz e administrado imediatamente. A dosagem administrada é geralmente de 2 mg/kg, com infusão intravenosa lenta durante 3 a 5 minutos. Após a administração, o agente é clareado da maioria dos tecidos após cerca de 40 horas, mas mantém-se por intervalos mais longos nos tumores, pele e sistema reticuloendotelial. Dessa forma, a aplicação de luz é geralmente agendada entre 40 e 50 horas após a administração.

O ácido aminovulínico (ALA) é um pró-fármaco, que após a administração é convertido no agente fotossensibilizador protoporfirina IX (PpIX). A administração sistêmica de ALA tem sido empregada em vários estudos de TFD para a ablação do esôfago de Barrett com e sem displasia. Quando administrado oralmente, esse agente produz níveis máximos de PpIX na mucosa esofágica em 4 a 6 horas.

Vários dispositivos com *laser* já foram apresentados para fornecer luz com comprimento de onda apropriado para aplicação no trato gastrointestinal. E dispositivos de entrega de luz dedicados à TFD foram desenvolvidos para distribuição adequada e uniforme de doses de luz para o tecido a ser tratado.

Os eventos adversos que podem ocorrer após a TFD no trato gastrointestinal estão relacionados com os efeitos agudos do agente fotossensibilizador, os efeitos inflamatórios e cicatriciais locais, e a fototoxicidade sistêmica. Após a TFD esofágica, os pacientes podem apresentar odinofagia e dor torácica; dor abdominal (20%), náuseas e vômitos (20%), febre (30%) e derrames pleurais assintomáticos (40%).[16] Estenose esofágica pode ocorrer em cerca de 30% dos pacientes, e a maioria das estenoses respondem bem à terapia com dilatação.[17] A fototoxicidade cutânea pode ocorrer em até 30% dos pacientes que receberam porfímero de sódio, com queimadura cutânea grave em 5% a 7%.[18] Para profilaxia da fototoxicidade cutânea os pacientes devem evitar a exposição a luz solar usando óculos de sol, chapéus de abas largas e cobertura completa dos membros, por pelo menos 30 dias, e muitas vezes até 90 dias após o tratamento.

Indicações
Esôfago

A TFD tem sido utilizada para ablação da displasia de alto grau nos pacientes com esôfago de Barrett. Algumas publicações demonstraram que a TFD com porfímero de sódio erradicou a displasia de alto grau em 77% a 96%.[19] No entanto, a erradicação da metaplasia intestinal foi obtida em cerca de 50% a 70% dos pacientes.[20]

Estudos com pacientes com CEC esofágico superficial, confinado à camada mucosa, sugeriram que a TFD pode ser utilizada como alternativa à esofagectomia, dado o baixo risco de metástase linfonodais nesses doentes. A maioria dos pacientes incluídos apresentavam comorbidades graves que contraindicavam a ressecção cirúrgica.[21] E em comparação com a ressecção endoscópica, a TFD possui menor taxa de eventos adversos, é mais simples de ser realizada, e não está limitada pela extensão longitudinal ou circunferencial da lesão. A partir desses resultados, a TFD parece ser uma alternativa promissora para a ressecção cirúrgica ou endoscópica em pacientes com comorbidades graves ou com CEC multifocal que não possa ser completamente ressecado de forma endoscópica.

A TFD também foi utilizada para o tratamento paliativo de pacientes com câncer esofágico totalmente ou parcialmente obstrutivo. Dois ensaios clínicos randomizados foram realizados para comparar a TFD com ablação térmica com *laser* para paliação da disfagia no câncer de esôfago avançado.[22,23] Ambas as terapias tiveram eficácias semelhantes na melhora da disfagia, porém a TFD obteve uma duração de resposta mais prolongada.

Vias Biliares

O colangiocarcinoma geralmente é diagnosticado em estágio avançado e não ressecável. A colocação de prótese biliar, principalmente com o uso de prótese metálica autoexpansível, tornou-se a principal opção no tratamento paliativo das estenoses malignas pelo colangiocarcinoma. No entanto, com aumento da sobrevida com as novas terapias oncológicas, observa-se diminuição da patência da prótese devido ao crescimento tumoral dentro e ao redor da prótese ao longo do acompanhamento desses doentes. As terapias paliativas disponíveis para os pacientes com colangiocarcinoma hiliar incluem a TFD, que é realizada em um único tratamento minimamente invasivo com baixa taxa de eventos adversos. Alguns estudos compararam o uso de prótese isoladamente com o uso da TFD combinado com a colocação de prótese em pacientes com colangiocarcinoma irresecável.[24,25] Esses estudos demonstraram que a TFD melhorou a colestase e a qualidade de vida desses pacientes, diminuindo a necessidade de procedimentos adicionais, como a revisão da prótese ou drenagem biliar percutânea.

CRIOTERAPIA
Princípios e Técnica da Crioterapia

A crioterapia é uma terapia endoscópica que foi introduzida recentemente e utiliza um método sem contato com aplicação de criogênio gasoso (nitrogênio líquido ou dióxido de carbono) para causar a destruição do tecido-alvo.[26]

O mecanismo ablativo da crioterapia pode ser dividido em seus efeitos imediatos e tardios. O congelamento causa imediata falha no metabolismo celular, cria um ambiente extracelular hiperosmótico, com danos às organelas e membranas celulares. Ocorre também estase vascular devido ao dano endotelial com edema, agregação de plaquetas e formação de microtrombos, e consequente necrose isquêmica. A morte celular tardia por apoptose causada pela baixa temperatura (-76° C a -158° C) também é observada, e potencializada pela reação imune. Os efeitos terapêuticos não são imediatamente aparentes, mas se desenvolvem ao longo de 7 a 14 dias. A profundidade do efeito não é bem definida. Estudo com modelos suínos sugeriu que a profundidade efetiva da terapia é de 1-2 mm e que a cicatrização ocorre em 4 semanas.[26]

Existem alguns dispositivos já testados para realização da crioterapia, porém ainda não disponíveis no Brasil. Um utiliza nitrogênio líquido que é pulverizado através de um cateter 7 Fr passado através do canal de trabalho de um gastroscópio-padrão (*CryoSpray Ablation System, CSA Medical, Inc, Baltimore*, EUA). O conjunto contém um tanque para armazenamento do nitrogênio líquido. Os pedais controlam o fluxo de nitrogênio e permitem a sucção durante o procedimento. O console eletrônico inclui um temporizador para regular a dosimetria. Uma sonda orogástrica ou nasogástrica deve ser inserida ao lado do endoscópio para drenagem do gás liberado. Essa ventilação é necessária para diminuir o risco de perfuração.

Outro dispositivo para crioablação no trato gastrointestinal utiliza gás CO_2 (*Polar Wand, GI Supply, Camp Hill, PA, EUA*). Neste método, o gás permanece em temperatura ambiente dentro de um cilindro pressurizado, até que emerge da extremidade do cateter, ponto em que há uma diminuição rápida na pressão associada a uma forte queda de temperatura. Com esse dispositivo, a liberação do criogênio e a ativação simultânea do cateter de evacuação são controladas com um pedal.

O balão para crioablação focal (CryoBalloon; C2 Therapeutics, Redwood City, California, EUA) é o sistema de crioterapia endoscópica mais recentemente desenvolvido. O dispositivo compreende de um cateter-balão de 3 cm para uso único, que é compatível com endoscópios com canal de trabalho terapêutico de pelo menos 3,7 mm. Após a visualização endoscópica da área de interesse, o balão é insuflado pressionando-se o gatilho do dispositivo, sendo projetado para autodimensionamento de acordo com o tamanho do esôfago (entre 20 a 35 mm). A ativação contínua do gatilho libera o criogênio do cartucho para o balão. O criogênio emerge de uma abertura de 1 mm no lado do cateter, fornecendo uma pulverização focal dentro do balão. O óxido nitroso líquido esfria focalmente a área exposta para -85° C. A área desejada para ablação pode ser alterada girando-se o cateter.

No geral, a crioablação no trato gastrointestinal tem sido reportada como uma terapia eficaz e segura. A maioria dos eventos adversos relatados são de casos em que a crioablação foi realizada no esôfago, sendo frequentemente autolimitados, e incluem dor torácica, esofagite, úlceras esofágicas e disfagia. Estenose esofágica foi reportada em 3% a 13% dos casos, e apresentando resposta clínica satisfatória após dilatação endoscópica.[27]

Indicações
Esôfago

Diversos estudos já reportaram a eficácia da crioterapia no tratamento do esôfago de Barrett. Em estudo prospectivo, os pacientes com esôfago de Barrett com displasia foram tratados com crioterapia com nitrogênio líquido até completa remissão endoscópica do Barrett e ausência histológica de displasia.[28] Seguimento com endoscopias de vigilância por 2 anos evidenciou erradicação completa da displasia em 84% dos pacientes, e erradicação completa da metaplasia intestinal em 64%. Estudo retrospectivo com pacientes submetidos à crioterapia com CO_2, para o tratamento do esôfago de Barrett com displasia de alto grau ou adenocarcinoma intramucoso, reportou taxa de remissão completa de 94% para a displasia de alto grau e de 55% para a metaplasia intestinal, ao final de 1 ano.[29] Recente estudo avaliou a eficácia e o desempenho da crioablação com balão (*CryoBalloon*) em 30 pacientes com esôfago de Barrett displásico.[30] Das 47 ilhotas de Barrett, 44 (94%) foram adequadamente tratadas. Erradicação completa da metaplasia intestinal e da displasia foram observadas em 100% dos casos. Não foram observadas estenoses pós-tratamento.

Estômago

A crioterapia também foi utilizada para hemostasia em estudo com 12 pacientes com GAVE cronicamente dependentes de hemotransfusão, sendo que oito desses pacientes apresentavam sangramento refratário ou recorrente após terapia térmica.[31] Os pacientes foram submetidos a três sessões de crioterapia com CO_2. Resposta completa, definida como uma melhora significativa no aspecto endoscópico, associada a aumento do nível de hemoglobina e sem necessidade hemotransfusão durante o acompanhamento, foi observada em seis pacientes. Os outros seis pacientes apresentaram uma resposta parcial, definida como melhora incompleta no aspecto endoscópico e redução no volume de hemostransfusão.

Reto

Alguns estudos também avaliaram o uso da crioterapia para hemostasia da proctopatia actínica. Uma série de casos com sete pacientes com hemorragia recorrente devido a proctopatia actínica foram tratados com crioablação com nitrogênio líquido.[32] Hemostasia com sucesso foi obtida em todos os sete pacientes. Em estudo prospectivo, dez pacientes com proctopatia actínica também foram tratados com crioterapia com nitrogênio. Seis dos 7 pacientes (86%) apresentaram redução significativa no sangramento retal após o tratamento.[33]

REFERÊNCIAS BIBLIOGRÁFICAS

1. Wani S, Mph BQ, Sultan S, et al. Endoscopic eradication therapy for patients with Barrett's esophagus – associated dysplasia and intramucosal cancer. Gastrointest Endosc. 2018;87(4):907-931.
2. Bergman J, Esteban J-M, Pech O, et al. Endoscopic management of Barrett's esophagus: European Society of Gastrointestinal Endoscopy (ESGE) Position Statement. Endoscopy. 2017;49(02):191-8.
3. Shaheen NJ, Falk GW, Iyer PG. ACG Clinical Guideline: Diagnosis and Management of Barrett's Esophagus. Am J Gastroenterol. 2016;111(1):30-50.
4. Navaneethan U, Thosani N, Goodman A, et al. Radiofrequency ablation devices. VideoGIE. 2017;2(10):252-9.
5. Muthusamy VR, Wani S, Gyawali CP, et al. AGA Clinical Practice Update on New Technology and Innovation for Surveillance and Screening in Barrett's Esophagus: Expert Review. Clin Gastroenterol Hepatol. 2022;20(12):2696-706.
6. Qumseya BJ, Wani S, Desai M, et al. Adverse Events After Radiofrequency Ablation in Patients With Barrett's Esophagus: A Systematic Review and Meta-analysis. Clin Gastroenterol Hepatol. 2016;14(8):1086-95.
7. Gondrie JJ, Pouw RE, Sondermeijer CMT, et al. Effective treatment of early Barrett's neoplasia with stepwise circumferential and focal ablation using the HALO system. Endoscopy. 2008;40(5):370-9.
8. Khoury T, Sbeit W, Napoléon B. Endoscopic ultrasound guided radiofrequency ablation for pancreatic tumors: A critical review

focusing on safety, efficacy and controversies. World J Gastroenterol. 2023;29(1):157-70.

9. Thosani N, Cen P, Rowe J, et al. Endoscopic ultrasound-guided radiofrequency ablation (EUS-RFA) for advanced pancreatic and periampullary adenocarcinoma. Sci Rep. 2022;12(1):1-7.

10. Sharaiha RZ, Natov N, Glockenberg KS, et al. Comparison of metal stenting with radiofrequency ablation versus stenting alone for treating malignant biliary strictures: is there an added benefit? Dig Dis Sci. 2014;59(12):3099-102.

11. Bergman JJGHM, Zhang Y-M, He S, et al. Outcomes from a prospective trial of endoscopic radiofrequency ablation of early squamous cell neoplasia of the esophagus. Gastrointest Endosc. 2011;74(6):1181-90.

12. Gross SA, Al-Haddad M, Gill KRS, et al. Endoscopic mucosal ablation for the treatment of gastric antral vascular ectasia with the HALO90 system: a pilot study. Gastrointest Endosc. 2008;67(2):324-7.

13. Rustagi T, Corbett FS, Mashimo H. Treatment of chronic radiation proctopathy with radiofrequency ablation (with video). Gastrointest Endosc. 2015;81(2):428-36.

14. Dolmans DEJGJ, Fukumura D, Jain RK. Photodynamic therapy for cancer. Nat Rev Cancer. 2003;3(5):380-7.

15. Bown SG, Lovat LB. The biology of photodynamic therapy in the gastrointestinal tract. Gastrointest Endosc Clin N Am. 2000;10(3):533-50.

16. Petersen BT, Chuttani R, Croffie J, et al. Photodynamic therapy for gastrointestinal disease. Gastrointest Endosc. 2006;63(7):927-32.

17. Wang KK, Nijhawan PK. Complications of photodynamic therapy in gastrointestinal disease. Gastrointest Endosc Clin N Am. 2000;10(3):487-95.

18. Wolfsen HC, Ng CS. Cutaneous consequences of photodynamic therapy. Cútis. 2002;69(2):140-2.

19. Panjehpour M, Overholt BF, Haydek JM, Lee SG. Results of photodynamic therapy for ablation of dysplasia and early cancer in Barrett's esophagus and effect of oral steroids on stricture formation. Am J Gastroenterol. 2000;95(9):2177-84.

20. Overholt BF, Lightdale CJ, Wang KK, et al. Photodynamic therapy with porfimer sodium for ablation of high-grade dysplasia in Barrett's esophagus: international, partially blinded, randomized phase III trial. Gastrointest Endosc. 2005;62(4):488-98.

21. Lee HH, Choi M, Hasan T. Application of photodynamic therapy in gastrointestinal disorders: an outdated or re-emerging technique? Korean J Intern Med. 2017;32(1):1-10.

22. Lightdale CJ, Heier SK, Marcon NE, et al. Photodynamic therapy with porfimer sodium versus thermal ablation therapy with Nd:YAG laser for palliation of esophageal cancer: a multicenter randomized trial. Gastrointest Endosc. 1995;42(6):507-12.

23. Heier SK, Rothman KA, Heier LM, Rosenthal WS. Photodynamic therapy for obstructing esophageal cancer: light dosimetry and randomized comparison with Nd:YAG laser therapy. Gastroenterology. 1995;109(1):63-72.

24. Cheon YK, Lee TY, Lee SM, et al. Longterm outcome of photodynamic therapy compared with biliary stenting alone in patients with advanced hilar cholangiocarcinoma. HPB (Oxford). 2012;14(3):185-93.

25. Kahaleh M, Mishra R, Shami VM, et al. Unresectable cholangiocarcinoma: comparison of survival in biliary stenting alone versus stenting with photodynamic therapy. Clin Gastroenterol Hepatol. 2008;6(3):290-7.

26. Johnston MH. Cryotherapy and other newer techniques. Gastrointest Endosc Clin N Am. 2003;13(3):491-504.

27. Parsi MA, Trindade AJ, Bhutani MS, et al. Cryotherapy in gastrointestinal endoscopy. VideoGIE. 2017;2(5):89-95.

28. Ghorbani S, Tsai FC, Greenwald BD, et al. Safety and efficacy of endoscopic spray cryotherapy for Barrett's dysplasia: results of the National Cryospray Registry. Dis esophagus Off J Int Soc Dis Esophagus. 2016;29(3):241-7.

29. Canto M, Shin E, Khashab M, et al. Safety and efficacy of carbon dioxide cryotherapy for treatment of neoplastic Barrett's esophagus. Endoscopy. 2015;47(07):582-91.

30. Künzli H, Schölvinck D, Meijer S, et al. Efficacy of the CryoBalloon Focal Ablation System for the eradication of dysplastic Barrett's esophagus islands. Endoscopy. 2016;49(02):169-75.

31. Cho S, Zanati S, Yong E, et al. Endoscopic cryotherapy for the management of gastric antral vascular ectasia. Gastrointest Endosc. 2008;68(5):895-902.

32. Kantsevoy S V, Cruz-Correa MR, Vaughn CA, et al. Endoscopic cryotherapy for the treatment of bleeding mucosal vascular lesions of the GI tract: a pilot study. Gastrointest Endosc. 2003;57(3):403-6.

33. Moawad FJ, Maydonovitch CL, Horwhat JD. Efficacy of cryospray ablation for the treatment of chronic radiation proctitis in a pilot study. Dig Endosc. 2013;25(2):174-9.

92 Drenagem Endoscópica de Pseudocistos

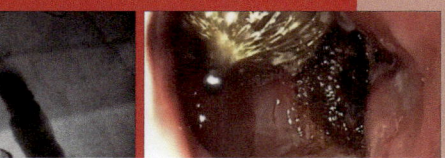

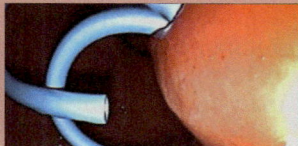

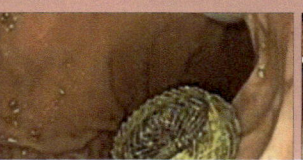

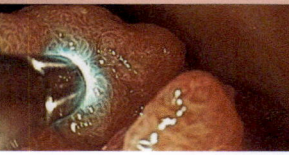

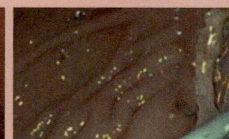

Rodrigo Strehl Machado ■ Giovana Biasia de Sousa ■ Ermelindo Della Libera Jr.

INTRODUÇÃO

Pseudocisto de pâncreas é definido como uma coleção líquida pancreática ou peripancreática, com a parede delimitada formada por tecido de granulação, contendo predominantemente material líquido de suco pancreático rico em amilase, sem necrose em seu interior, e com mais de 4 semanas de evolução.

As coleções pancreáticas líquidas inflamatórias, pseudocistos (PCs) pancreáticos, coleções necróticas agudas, necrose pancreática encapsulada (*Walled-off Necrosis* – WON) podem resultar de pancreatite aguda ou crônica, trauma pancreático ou cirurgias abdominais.[1] As coleções de líquidos decorrentes da pancreatite aguda ocorrem por extravasamento de líquido e secreção pancreática relacionada com o processo inflamatório e ruptura de ductos pancreáticos. Geralmente apresentam resolução espontânea no curso da doença, mas podem evoluir para a formação de pseudocisto. Por outro lado, pacientes com necrose pancreática significativa (> 30%) podem desenvolver uma coleção líquida similar aos PCs, mas necessitam uma abordagem terapêutica diferenciada.[2]

CLASSIFICAÇÃO DAS COLEÇÕES PANCREÁTICAS

A classificação de Atlanta, revisada em 2012,[3] estabelece quatro categorias de coleções pancreáticas inflamatórias (Quadro 92-1). Para o sucesso do tratamento dos pseudocistos com menor morbidade possível, é fundamental o diagnóstico correto e diferenciação de cada uma destas condições. O termo abscesso pancreático adotado na classificação de Atlanta original não é mais utilizado e foi substituído por PC infectado.[2]

- *Coleções Líquidas Agudas:* Desenvolvem-se dentro das 4 semanas após o início dos sintomas e resultam de inflamação pancreática sem necrose. Ocorrem nos espaços peripancreáticos, não têm paredes definidas ou componente sólido e frequentemente se localizam na retrocavidade dos epíplons e nos espaços pararrenais anteriores. Estas coleções líquidas geralmente resultam de ruptura ductal, mas podem ser decorrentes de transudação/edema, sem comunicação com o ducto pancreático. A maioria dessas coleções líquidas agudas permanece estéril, sendo reabsorvida espontaneamente dentro das primeiras semanas após o episódio de pancreatite aguda.
- *Pseudocistos Pancreáticos:* Correspondem às coleções líquidas com parede bem definida não epitelizada sem material sólido em seu interior (Fig. 92-1). Na maioria das vezes, ocorrem como consequência de pancreatite aguda, crônica agudizada ou pancreatite crônica. Devem ser diferenciados das coleções líquidas agudas, sobretudo pelo tempo de evolução (> 4 semanas).[3] Em geral são peripancreáticos, mas podem ser parciais ou totalmente intrapancreáticos. Se o conteúdo do PC é aspirado, tipicamente a concentração de amilase é elevada, indicando comunicação com ducto pancreático (sensibilidade 73%, especificidade 90% em um valor de corte de 479 U/L).[4]
- *Coleções Necróticas Agudas:* Ocorrem nas primeiras 4 semanas de doença e contêm quantidades variáveis de fluidos e material necrótico (tecido pancreático e gordura peripancreática), sem cápsula definida.
- *Necrose Encapsulada (*Walled-off Necrosis – *WON):* Corresponde a uma coleção necrótica aguda que sofreu um processo de liquefação e delimitação por uma cápsula fibrótica. A coleção torna-se madura geralmente após 4 semanas de evolução de uma pancreatite necrosante e pode ser peri ou intrapancreática.

Quadro 92-1. Classificação de Atlanta Revisada de Coleções Pancreáticas Fluidas

Tipo de Coleção	Característica
Coleção líquida aguda	Coleção líquida aguda nas primeiras 4 semanas após o início dos sintomas, resultante de inflamação pancreática. Sem necrose. Ausência de parede bem definida. A maioria permanece estéril, geralmente com resolução espontânea.
Pseudocisto	Coleção líquida encapsulada com parede bem definida formada por tecido de granulação com mais de 4 semanas de evolução. Conteúdo rico em amilase, sem material sólido (necrose) em seu interior.
Coleção necrótica aguda	Coleção com necrose nas primeiras 4 semanas da pancreatite, com quantidades variáveis de fluidos e material necrótico, sem parede bem definida.
Necrose encapsulada (*Walled-off necrosis*)	Coleção necrótica aguda encapsulada delimitada por uma parede bem definida de fibrose, depois de 4 semanas de evolução de uma pancreatite necrosante.

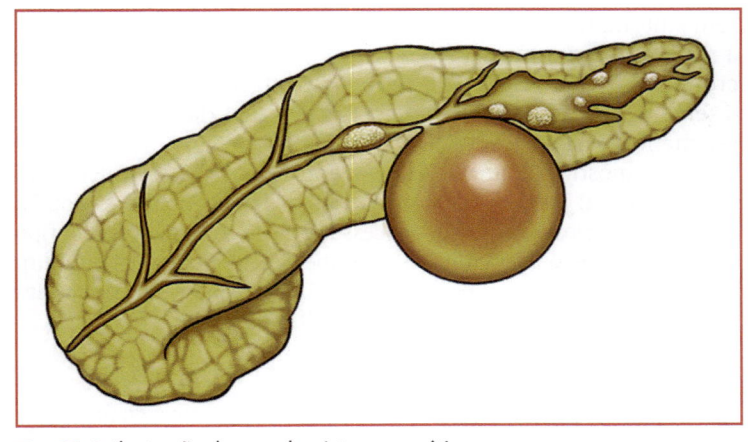

Fig. 92-1. Ilustração de pseudoscisto pancreático.

A síndrome do ducto pancreático desconectado refere-se à ocorrência de PC no contexto de pancreatite necrótica/necrosante aguda, na qual a necrose da cabeça ou do colo pancreático isolam um segmento pancreático distal remanescente ainda viável.[3]

Na pancreatite crônica de causa alcoólica, o pseudocisto pode ser formado a partir de processo inflamatório e alterações anatômicas do ducto pancreático incluindo fístula, estenose e cálculos. Ao contrário dos PC que após pancreatites agudas apresentam elevada taxa de resolução espontânea, os PC que se desenvolvem no curso da pancreatite crônica apresentam pequena taxa de resolução sem intervenção. Estenoses e cálculos elevam a pressão no ducto pancreático, com extravasamento de secreção exócrina e a formação de PC. Na evolução do PC em pacientes com pancreatite crônica, podem ser observadas complicações como compressão vascular, compressão de estômago ou duodeno, infecção, hemorragia e fístula.[5,6]

QUADRO CLÍNICO, DIAGNÓSTICO E INDICAÇÕES PARA DRENAGEM

O quadro clínico das coleções pancreáticas é caracterizado por dor abdominal e sintomas relacionados com compressão gastroduodenal (plenitude gástrica, náuseas, vômitos). O paciente pode ainda apresentar perda de peso e icterícia secundária à compressão extrínseca da via biliar por PC localizado na cabeça do pâncreas. Em alguns casos, uma massa abdominal pode ser palpável no abdome superior. Sintomas gerais e sistêmicos podem estar presentes e relacionados com a associação a necrose pancreática, presença de complicações e conforme a maior gravidade da doença.

Mesmo considerando diagnósticos diferenciais envolvidos (outras coleções líquidas pancreáticas/peripancreáticas, neoplasias císticas do pâncreas, biloma, linfoma etc.), pseudocisto de pâncreas é a principal causa de coleção líquida pancreática e peripancreática. Seu diagnóstico pode ser feito por meio de exames de imagem: ultrassonografia, tomografia computadorizada e ressonância de abdome. A ecoendoscopia (EE) pode complementar a avaliação, incluindo o diagnóstico diferencial, além da sua finalidade terapêutica para drenagem.

A maioria dos PCs tende à resolução espontânea, especialmente os menores que 4 cm.[7,8] A principal indicação para drenagem é a dor abdominal persistente e/ou presença de sintomas relacionados com obstrução gastroduodenal ou biliar (náuseas, vômitos, icterícia). Outras indicações incluem: fístulas com derrame pleural ou ascite, infecção, sangramento, ruptura. O aumento progressivo do PC documentado por exame de imagem também é indicação para drenagem. A presença de uma parede madura e bem definida é pré-requisito para o tratamento endoscópico.[2,8,9] O tamanho não é um indicador isolado para tratamento, embora seja reconhecida uma tendência nos PCs maiores que 6 cm a serem sintomáticos. Também é reconhecida uma tendência menor à resolução espontânea (< 10%) dos PCs associados à pancreatite crônica.[10] Quando indicada, a drenagem deve ser realizada após 4 semanas, para melhor definição das margens da lesão e amadurecimento de sua parede.[1]

O diagnóstico diferencial correto entre PC e necrose pancreática é fundamental já que os desfechos com o tratamento endoscópico tendem a ser piores no último (sucesso, taxa de complicações, tempo de hospitalização, recorrência), e também pela necessidade de um tratamento mais agressivo.[10] Da mesma forma é importante reconhecer a presença de pseudocistos com múltiplos septos.[11]

MODALIDADES TERAPÊUTICAS

O tratamento de PCs inclui a terapia endoscópica, cirúrgica ou radiointervenção. A modalidade endoscópica é o tratamento de primeira linha e exige uma estrutura complexa com centro de endoscopia terapêutica e equipe com experiência em EE intervencionista e colangiopancreatografia retrógrada endoscópica (CPRE). Além disso, um bom entrosamento com equipe de cirurgia e radiointervenção é desejável, já que todas essas modalidades são complementares e podem ser necessárias durante o tratamento de pacientes com PC de pâncreas.

O tratamento cirúrgico dos PCs inclui a cistogastrostomia ou cistoenterostomia, ressecções pancreáticas, que podem ser feitas abertas ou laparoscópicas, com ou sem auxílio de endoscopia.[8] É uma modalidade com alta taxa de sucesso, segura e útil especialmente na impossibilidade ou falha de outras opções, porém é mais invasiva, com maior tempo de internação, maior morbidade e custo.[9,12]

A drenagem percutânea é uma modalidade guiada por radiologia intervencionista, sendo opção minimamente invasiva, especialmente eficaz em PCs não acessíveis por via endoscópica ou em pacientes com alto risco anestésico. A principal complicação da drenagem percutânea é a fístula pancreaticocutânea que parece estar associada à comunicação com ductos pancreáticos.[12] O risco da fístula pode ser minimizado com a associação de drenagem endoscópica com colocação de próteses plásticas do tipo *pigtail*.[13]

TIPOS DE DRENAGENS ENDOSCÓPICAS

A abordagem endoscópica para drenagem do PC pode ser feita por via transpapilar, transmural ou combinada, com ou sem auxílio da EE.[1,8,12] A drenagem endoscópica teve início nos anos de 1980, sendo realizada com duodenoscópios.

Drenagem Endoscópica Transpapilar

É indicada para PCs pequenos (< 5 cm), localizados na região de cabeça/corpo do pâncreas, associados à comunicação com o ducto pancreático principal, com ou sem estenose. Também pode ser útil, em associação com a via transmural, no mesmo momento ou posteriormente, quando há fístula de ducto pancreático.[9] O procedimento consiste em colocação de uma endoprótese plástica transpapilar por CPRE, fazendo com que o fluxo de suco pancreático ocorra preferencialmente para o duodeno pela papila em detrimento do fluxo pela fístula, favorecendo a resolução do PC. A prótese deve ser posicionada, se possível, de maneira a fazer uma ponte sobre a fístula ou introduzida diretamente no PC. Papilotomia pancreática pode ser necessária para passagem da prótese. A presença de cálculos e/ou estenose do ducto pancreático principal devem ser tratadas para permitir a desobstrução do ducto pancreático e, assim, reduzir a taxa de recorrência do PC. A prótese deve ser retirada após resolução do PC.[10] Destaca-se a elevada taxa de sucesso técnico, ainda que menor do que pela via transmural, mesmo em mãos experientes.[14]

Drenagem Endoscópica Transmural

Nesta forma de drenagem direta convencional, com o aparelho de duodenoscopia, é criada uma fístula entre o PC e a luz do estômago ou duodeno, onde são posicionadas endopróteses que mantêm a comunicação entre as duas cavidades, permitindo a drenagem até a resolução do PC. É uma condição mandatória e necessária para esta técnica que exista um abaulamento na parede do estômago ou do duodeno pelo PC e que a distância entre as paredes do PC e do órgão não ultrapasse 1 cm.[8]

Drenagem Ecoendoscópica Transmural

Também é realizada uma fístula entre o PC e a luz do estômago ou do duodeno, onde são posicionadas endopróteses, sendo esta punção feita com uso e orientação da EE, atualmente a via preferencial de drenagem. A EE permite avaliação em tempo real, evitando a punção de estruturas interpostas como vasos, ascite, alças intestinais, com maior acurácia na punção da luz do PC, e potencial de menor taxa de complicações com relação à drenagem sem EE.[2,15,16] A EE aumenta o número de pacientes elegíveis ao tratamento endoscópico, já que possui menos contraindicações, dispensa a necessidade de um abaulamento visível da luz gastrointestinal (cuja ausência pode chegar a 50%)[17,18]

e identifica o ponto de maior proximidade entre as cavidades, garantindo uma punção dentro da distância segura entre as mesmas (1 cm).[19] Também, a EE pode auxiliar para localização correta dos acessórios no interior do PC e numa eventual nova punção, já que após a dilatação da fístula é comum que a visão endoscópica fique prejudicada pelo grande fluxo de líquido e o abaulamento seja menos visível. A avaliação pela EE pode identificar características da lesão não observadas em outros métodos, mudando o diagnóstico e, portanto, a conduta, o que pode ocorrer em até 37,5% dos casos.[16,20]

Atualmente a drenagem por EE é a modalidade de escolha e a drenagem direta convencional apenas se justifica na indisponibilidade do recurso da ecoendoscopia. Além disso, uma CPRE pode ser útil na presença de fístula/desconexão de ducto pancreático. Pode ser realizada no mesmo procedimento da drenagem transmural e proporcionar uma abordagem combinada.[9]

Eventualmente pode ser indicada a realização de mais de uma fístula/drenagem em pacientes com PCs múltiplos, com septos ou muito grandes.[10]

DRENAGEM ENDOSCÓPICA
Planejamento

Antes da drenagem endoscópica, independente do tipo de abordagem, outras lesões devem ser excluídas, como neoplasia cística, cistos de duplicação, pseudoaneurismas, linfocele, necrose cística de tumores sólidos, por meio de avaliação com tomografia computadorizada (TC) com contraste, ressonância nuclear magnética (RNM) e/ou EE com ou sem punção aspirativa com agulha fina (Fig. 92-2). A colangiopancreatografia por ressonância pode ser especialmente útil no estudo da anatomia ductal e influenciar na conduta. Entretanto, a CPRE não é indicada para diagnóstico, devendo ser reservada para o tratamento.[1,9,10]

Os métodos de imagem também são importantes para verificar o posicionamento e o número de PCs, interposição de vísceras ou vasos, presença de conteúdo sólido ou gasoso, e ajudar na escolha da modalidade, no planejamento da drenagem e na escolha de acessórios.[10,21] Coleções com necrose e WON tendem a necessitar de abordagens mais agressivas. A ecoendoscopia assumiu um papel muito relevante no diagnóstico diferencial do PC. Antes da drenagem, um minucioso exame ecoendoscópico deve ser realizado. Uma endoscopia digestiva pode confirmar a presença de abaulamento de parede gastroduodenal, necessário para uma abordagem com duodenoscópio sem ecoendoscopia.

Medicações anticoagulantes e antitrombóticas devem ser descontinuadas, assim como a coagulação deve ser avaliada e eventualmente corrigida. Pode-se optar por sedação consciente ou anestesia geral. Anestesia com intubação orotraqueal para proteção de vias aéreas deve sempre ser considerada, já que é comum que grande quantidade de líquido se acumule em pouco tempo no estômago após a dilatação da fístula, num momento no qual o canal de trabalho do endoscópio está ocupado com algum acessório. Profilaxia com antibiótico de amplo espectro (quinolonas ou cefalosporinas de terceira geração) é recomendado para drenagem endoscópica.[22-24]

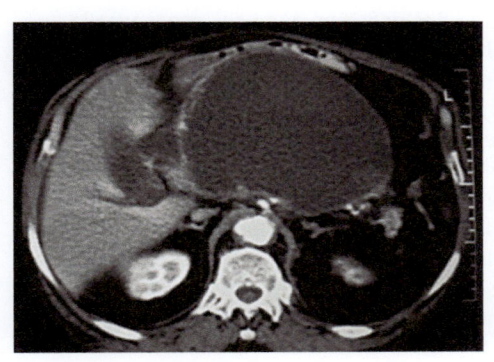

Fig. 92-2. Tomografia computadorizada de volumoso pseudocisto.

Discussão prévia com as equipes de cirurgia e/ou radiointervenção, com estratégias para tratamento de complicações da drenagem ou mesmo para terapias de resgate diante de insucesso, devem estar previstas.[8]

Técnica – Transmural

A drenagem transmural com o duodenoscópio inicia-se por um exame endoscópico minucioso buscando a melhor relação de retificação do aparelho *versus* o ponto de maior abaulamento na parede gástrica ou duodenal. O procedimento deve ser feito com radioscopia.

A punção da parede pode ser feita com um papilótomo de ponta (*needle-knife*) ou cistótomo, ambos com eletrocautério para perfurar a parede. O acesso ao cisto é confirmado por aspiração de líquido característico do PC. A punção deve ser o mais próximo de 90° com relação à parede. Na técnica de Seldinger, a punção e o acesso são feitos com uma agulha de 19 G, sem eletrocautério. De qualquer forma, o líquido coletado, após a punção, pode ser enviado para estudos bioquímicos, citológicos, microbiológicos e pesquisa de marcadores tumorais.[8,25]

Após acesso ao PC, um fio-guia de 0,035 polegadas é passado pelo cateter que fez a punção até que faça duas voltas dentro da cavidade do cisto (imagem da fluoroscopia). Em seguida, procede-se à dilatação do trajeto de punção (parede gastroduodenal), geralmente com uso de balão dilatador hidrostático até 10 mm.[26] Após a dilatação, o balão é retirado mantendo-se o fio-guia no interior do PC. Antes da passagem da primeira prótese, pode ser introduzido um segundo fio-guia, para a passagem da segunda prótese plástica, já que a opção de nova cateterização da fístula com a primeira prótese plástica posicionada é mais difícil. Assim, sempre que possível pelo menos duas próteses devem ser colocadas para garantir a drenagem (menor possibilidade de obstrução e migração). Essa abordagem pode ser utilizada para a passagem de múltiplas próteses plásticas.[12]

O cistótomo é um acessório que sobre o componente de agulha ligada ao eletrocautério possui um cateter dilatador de 10 Fr, com ou sem capacidade de eletrocauterização, que tem a vantagem, em relação ao papilótomo de ponta, de permitir um procedimento mais rápido. A dilatação com balão segue a técnica habitual: o mesmo é inflado com contraste, sob monitorização fluoroscópica que ajuda manter a posição correta do balão e assegurar uma dilatação satisfatória (com o desaparecimento da cintura na altura da fístula da parede gastroduodenal).[8]

A passagem da prótese plástica duplo *pigtail* (preferencialmente de 10 Fr, 3 a 5 cm) é feita sobre o fio-guia posicionado no interior do PC, com um empurrador de prótese plástica comum, sob radioscopia. As extremidades curvas destas próteses reduzem a possibilidade de migração através da fístula e erosão da parede do PC. Quando metade ou um pouco mais da prótese estiver no interior do PC (pela visibilização da marcação no corpo da prótese), o endoscopista deve, simultaneamente, continuar empurrando a prótese e afastar a ponta do endoscópio da parede, dando espaço para que a extremidade curva proximal da prótese seja liberada dentro da luz gástrica/duodenal, evitando que ela entre totalmente no PC.[10] Se o segundo fio-guia não tiver sido posicionado, isso pode ser feito neste momento, usando o papilótomo de ponta, seguida da passagem da segunda prótese (Fig. 92-3). Esta abordagem também pode ser seguida se houver indicação de três ou mais próteses.

Se a opção for pela prótese metálica autoexpansível (PMAE), a dilatação é feita até o diâmetro do seu introdutor (em torno de 10 Fr). A PMAE proporciona fístulas mais calibrosas, com menor dificuldade técnica, que permitem a passagem de um endoscópio e realização de necrosectomia. Entretanto, estão associadas à migração e à erosão/perfuração de parede de cisto. A colocação de próteses plásticas (duplo *pigtail*, por exemplo) no interior da PMAE pode diminuir a migração.[27,28]

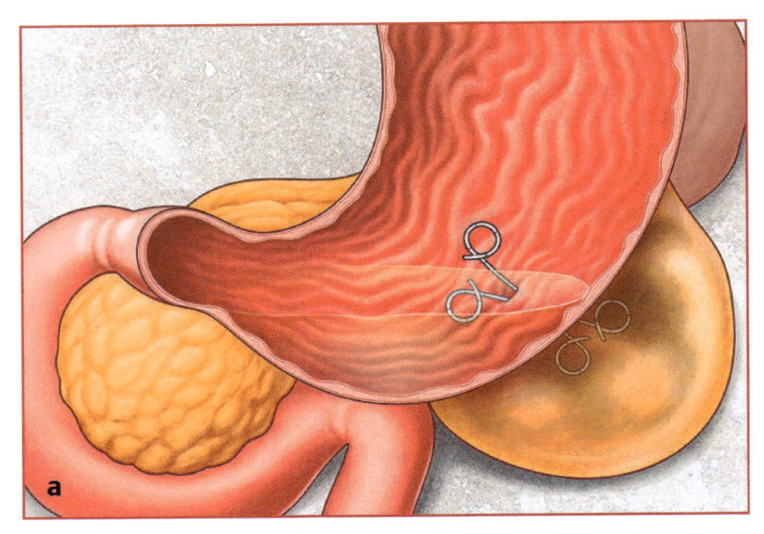

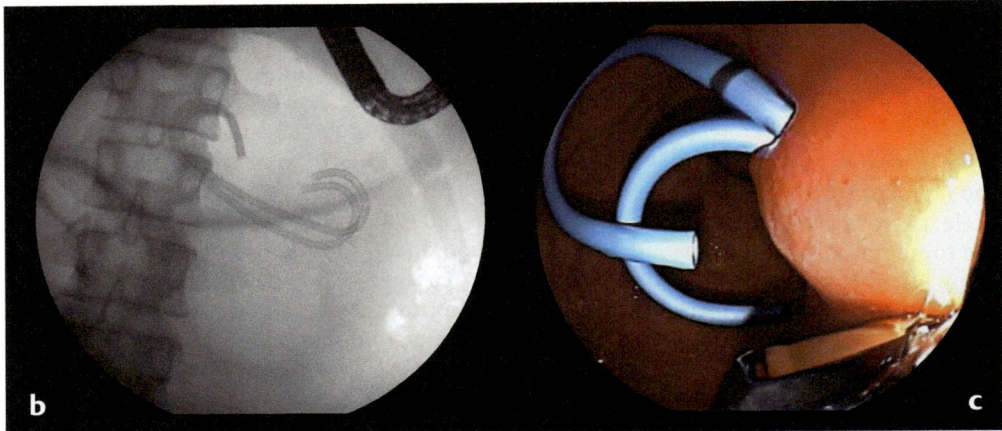

Fig. 92-3. (a) Ilustração com duas próteses plásticas do tipo duplo *pigtail*. (b) Imagem da radioscopia com duas próteses plásticas *pigtail* na drenagem transmural. (c) Visão na endoscopia de duas próteses plásticas *pigtail* na drenagem transmural.

Técnica – Ecoendoscópica Transmural

A drenagem ecoendoscópica permite localizar o ponto mais próximo entre as paredes do estômago/duodeno e do PC, mesmo na ausência de abaulamento. Além disso, com a função *Doppler* possibilita avaliação de interposição de vasos no trajeto da punção.

Para a drenagem com colocação de próteses plásticas do tipo *pigtail*, a punção aspirativa é realizada de forma mais segura utilizando-se uma agulha preferencialmente 19 G que permite a passagem de fio-guia de 0,035 polegada. A confirmação da punção é feita pela própria obtenção de líquido e pela observação da agulha de punção no interior do PC. O conteúdo líquido pode ser aspirado para análise de amilase, CEA e cultura. Assim como na drenagem endoscópica direta sem EE, é aconselhável realizar o procedimento sob controle de radioscopia. Após a passagem do fio-guia para o interior do cisto e a retirada da agulha, as etapas técnicas são semelhantes e incluem a ampliação da fístula com papilótomo de ponta ou cistótomo e após a dilatação com balão hidrostático até 10 mm. Da mesma forma, recomenda-se, sempre que possível, a colocação de pelo menos duas próteses plásticas duplo *pigtail* (8,5-10 Fr/5-7 cm) em paralelo.[17,29,30] Considerando o canal de trabalho do ecoendoscópio (3,8 mm) ao contrário do duodenoscópio (até 4,2 mm), há uma maior dificuldade para a passagem da primeira prótese de 10 Fr com segundo fio-guia posicionado no canal. Para evitar esta dificuldade, pode ser optado pela passagem primeiro de uma prótese 8,5 Fr seguida pela prótese 10 Fr.[12]

Mais recentemente, foram desenvolvidas próteses metálicas do tipo justaposição luminal (*lumen-apposing metal stents* – LAMS) como AXIOS (Boston Scientific, Natick, MA, USA), NAGI e SPAXUS (Taewoong Medical, Gyeonggi-do, Coreia do Sul), dedicadas para drenagem de PCs que tenham mais de 6 cm de diâmetro (Fig. 92-4). O sistema de prótese do tipo LAMS permite que o procedimento de drenagem pela EE seja feito sem necessidade de radioscopia, com maior rapidez em relação à drenagem com próteses plásticas, já que o dispositivo é um conjunto que combina punção do PC com eletrocautério, criação da fístula/dilatação sem necessidade de fio-guia e passagem da prótese de justaposição luminal. Todo o procedimento é realizado sob controle da EE.[31-33]

No entanto, metanálise (2022) comparando LAMS com próteses plásticas *pigtail*, considerando a drenagem de pseudocistos pancreáticos, não mostrou diferença em relação ao sucesso técnico (98,1% *vs.* 99,5%), clínico (97,2 *vs.* 90,8%) e efeitos adversos (7,1% *vs.* 15,6%, não significativo).[32] Assim, também devido ao seu maior custo, as LAMS tendem a ser reservadas para necrosectomias.[2,8] A necrosectomia endoscópica não faz parte do objetivo deste capítulo. A sequência das Figuras 92-5 a 92-9, exemplificam os passos da drenagem transmural por ecoendoscopia com passagem de próteses plásticas *pigtail*, descrito acima.

Resultados e Acompanhamento Após a Drenagem

O sucesso clínico com a drenagem endoscópica do PC varia entre 80-90%. A dieta leve pode ser liberada nas primeiras 24 h conforme a evolução clínica e, a alta hospitalar pode ser precoce na ausência de complicações.[9,34]

Após a drenagem, TC para seguimento deve ser realizada em 4 a 6 semanas. A retirada das próteses pode ser programada após a confirmação da resolução do PC. Na eventualidade do insucesso do tratamento (persistência do PC ou redução insatisfatória, manutenção de sintomas) ou de complicações (migração da prótese, infecção), poderá ser realizada uma nova intervenção endoscópica, que apresenta elevada taxa de resolução.[9,35]

Antibioticoterapia profilática com quinolonas ou outros antibióticos de amplo espectro devem ser mantidos por até 3 dias. Em casos de cultura positiva do líquido, o antibiótico e o tempo de tratamento poderá ser ajustado de acordo com o resultado e o quadro clínico.[34]

A taxa de recorrência do PC após drenagem endoscópica eco-guiada varia de 7,6% a 13,1%.[30,36]

Capítulo 92 ■ Drenagem Endoscópica de Pseudocistos

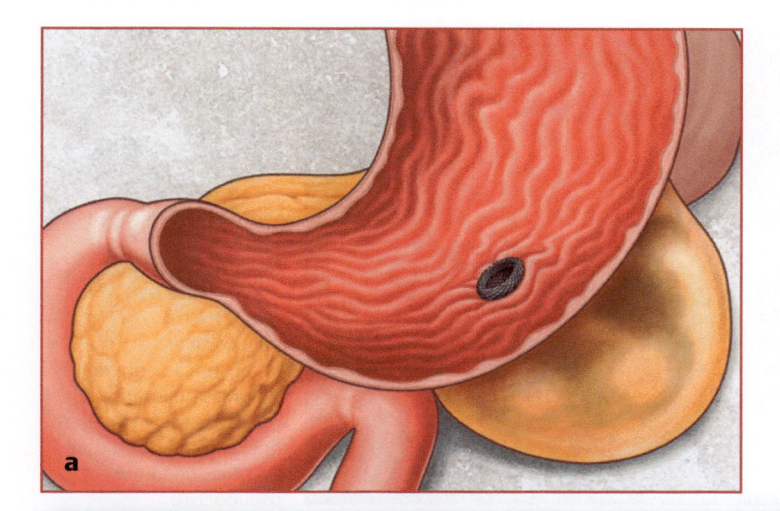

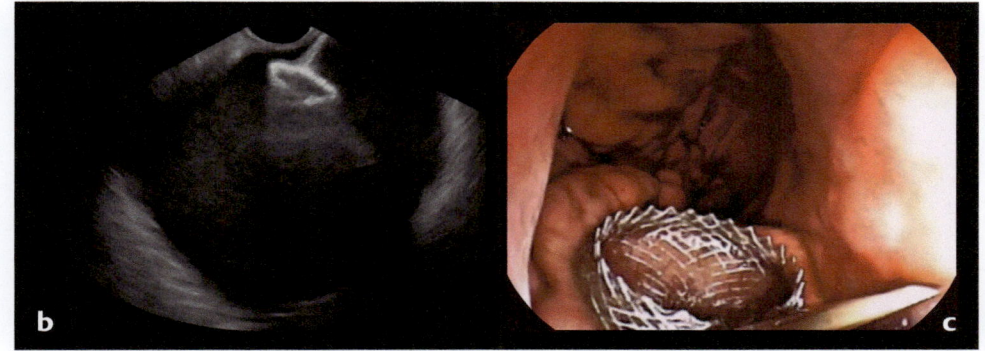

Fig. 92-4. (a) Ilustração de drenagem transmural com prótese do tipo justaposição luminal (LAMS). (b) Aspecto ecográfico da prótese do tipo LAMS aberta no interior do PC em drenagem transmural. (c) Visão endoscópica da drenagem transmural via gástrica com prótese metálica do tipo LAMS.

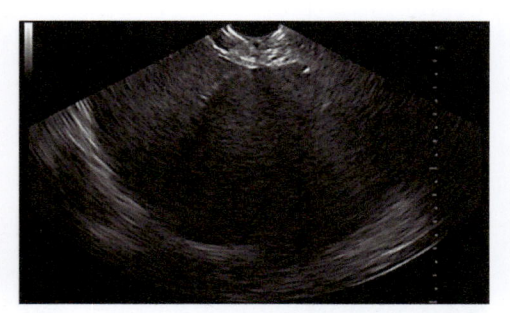

Fig. 92-5. Imagem ecoendoscópica da punção aspirativa do pseudocisto com agulha de 19 G.

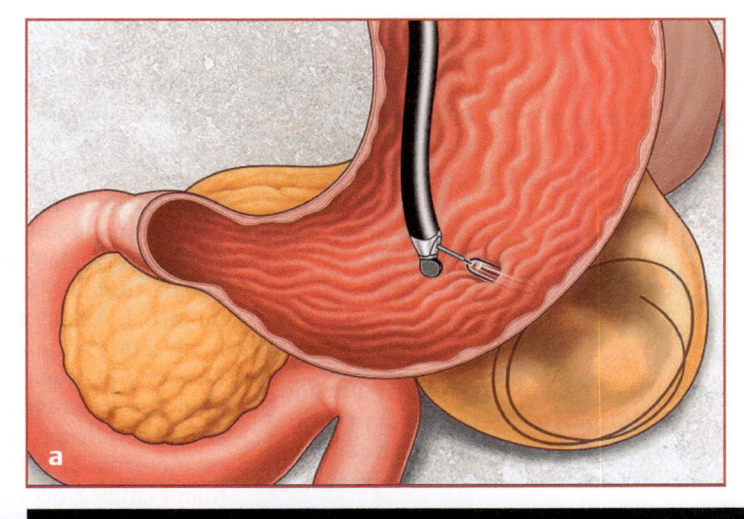

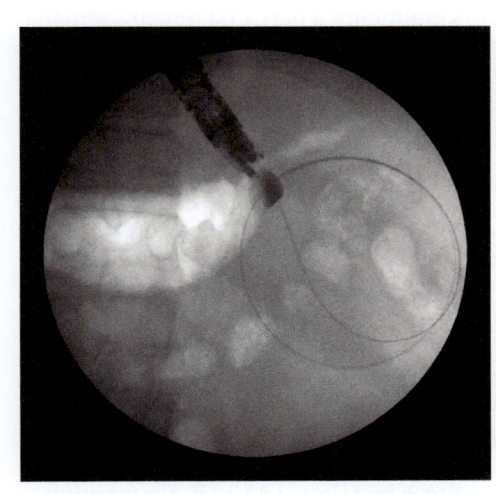

Fig. 92-6. Imagem fluoroscópica do fio-guia no interior do pseudocisto.

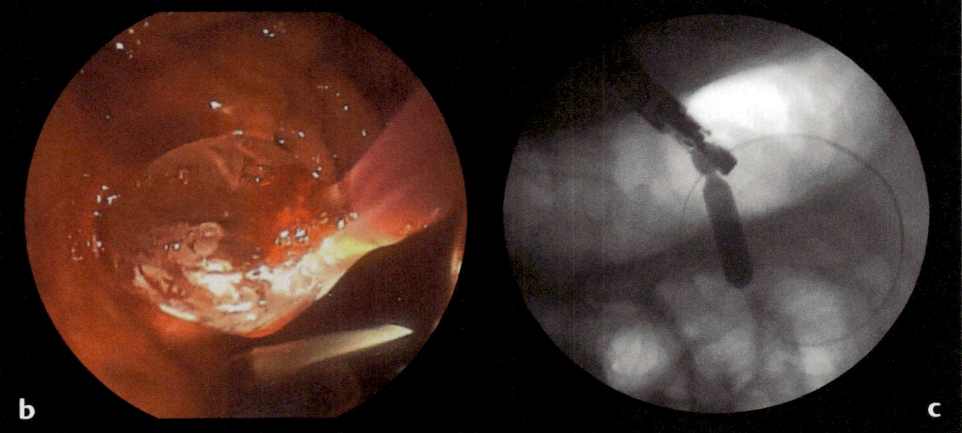

Fig. 92-7. Drenagem endoscópica de pseudocistos pancreáticos. (a) Ilustração da dilatação com balão. (b) Imagem endoscópica da dilatação com balão. (c) Imagem fluoroscópica da dilatação com balão.

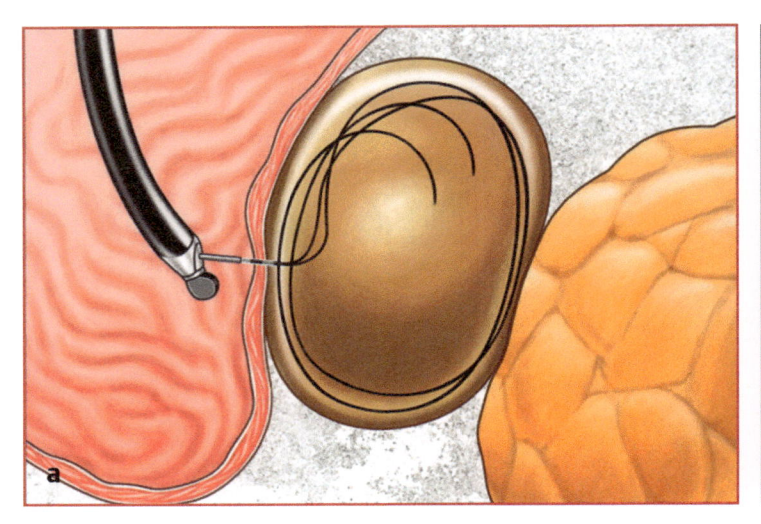

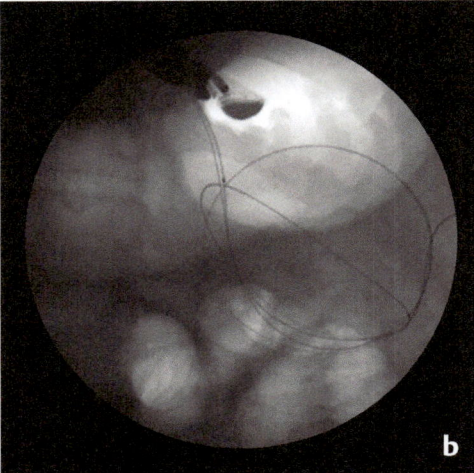

Fig. 92-8. Drenagem endoscópica de pseudocistos pancreáticos. (a) Ilustração com dois fio-guias no interior do pseudocisto. (b) Imagem fluoroscópica com dois fio-guias no interior do pseudocisto.

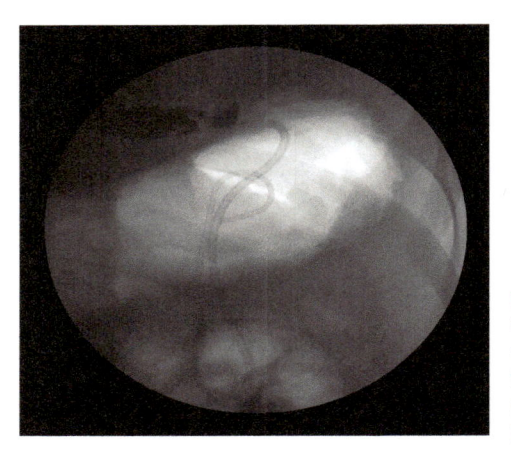

Fig. 92-9. Drenagem transmural ecoguiada com a imagem pela fluoroscopia da passagem da segunda prótese plástica *pigtail*.

Situações Especiais

A colocação de próteses transmurais em PCs pequenos (< 4 cm) apresenta dificuldade técnica pelo pequeno tamanho. Nestes casos pode ser realizada aspiração por punção guiada por EE com drenagem transpapilar se estiver indicada.[11]

PC com ruptura do ducto pancreático pode ser tratada com colocação de endoprótese ductal ou em casos excepcionais com injeção de cianoacrilato.[21,37] Outra opção pode ser o uso prolongado de próteses plásticas transmurais mesmo após a resolução do PC para reduzir a possibilidade de recorrência do PC.[9,17]

PCs mediastinais ou de cauda de pâncreas podem ser drenados, preferencialmente por EE. PCs múltiplos podem ocorrer em até 10% dos pacientes e podem ser tratados por via endoscópica com mais de um acesso transmural em uma ou mais sessões, com prioridade para as lesões maiores.[38-41]

A drenagem guiada por EE em pacientes gastrectomizados impõe um desafio maior ao endoscopista. Estudos de imagem devem ser feitos de forma minuciosa antes do procedimento, para identificar o melhor ponto para punção. O ecoendoscópio deve ser manipulado com cuidado nas alças intestinais, assim como seria feito com um duodenoscópio.[26,41-43]

Há crescente incidência de pancreatite aguda na população pediátrica. A drenagem endoscópica de PC está estabelecida na faixa etária, com indicações similares às de pacientes adultos.[44] Em revisão sistemática de 14 estudos com 187 crianças (idade média de 11,7 anos), sucesso técnico ocorreu em 94,9%, sendo 95,3% nos pacientes com drenagem guiada por ecoendoscopia. O sucesso clínico ocorreu em 88,7%, com efeitos adversos maiores em 6,3%. O seguimento médio foi de 26,6 meses, durante o qual houve recorrência em 10,4%. A drenagem ecoguiada de PC em crianças é eficaz e pode ser realizada desde que o aparelho possa ser passado (geralmente crianças com mais de 3 anos).[44,45]

Em pacientes graves, internados em unidades de terapia intensiva, a drenagem endoscópica de PCs pode ser feita à beira do leito, preferencialmente se possível com EE e/ou com auxílio de equipamentos portáteis de fluoroscopia.[46]

A drenagem com utilização de drenos nasocísticos é raramente indicada para tratamento de PC com conteúdo sólido ou que apresentou complicação de infecção após a drenagem. Os motivos para seu uso restrito incluem desconforto para o paciente, aumento do tempo de internação, perda acidental do dreno e risco de aspiração.[17]

Complicações da Drenagem Endoscópica/Ecoendoscópica

Hemorragia

Pode ocorrer durante a dilatação da parede ou pela punção inadvertida de pseudoaneurisma, varizes ou mesmo de vasos da parede. O uso de EE com modo Doppler tem o potencial de minimizar esse risco. Tratamentos endoscópicos convencionais de hemostasia ou mesmo tamponamento (com balão de dilatação ou colocação de PMAE) geralmente são eficazes. No sangramento importante e refratário ao tratamento endoscópico está indicado tratamento cirúrgico ou embolização por radiointervenção.[8]

Hemorragia é um efeito adverso associado à drenagem ecoguiada com LAMS, e pode ser precoce (durante o procedimento) ou tardia. A hemorragia precoce pode ocorrer por lesão vascular inadvertida ou por lesão da mucosa, sendo tratáveis com hemostasia endoscópica (métodos térmicos e/ou injeção de adrenalina no ponto de sangramento) ou pela própria compressão da prótese.[22] A hemorragia tardia decorre da fricção da prótese com a parede colapsada do pseudocisto, com lesão de vasos regionais de maior calibre, ocorrendo geralmente a partir da terceira semana. A estratégia de manter a prótese metálica (LAMS) o menor tempo possível (não superior a 3 a 4 semanas), com retirada e troca por próteses plásticas *pigtail* pode prevenir ou pelo menos minimizar esta complicação.[22]

Perfuração

É uma complicação mais provável com a drenagem transmural direta sem a EE. Pode também neste tipo de técnica estar relacionada com a técnica de punção com o papilótomo de ponta ou cistótomo, ao fazer um trajeto tangencial em relação à parede. A punção ecoguiada minimiza o risco de perfuração na drenagem de PC.[21,47-49] Ainda que ocorra perfuração inadvertida na punção inicial, o tratamento conservador pode ser orientado com jejum, drenagem nasogástrica, antibioticoterapia, desde que novo acesso seja garantido ao PC e a drenagem seja efetiva como por exemplo com colocação de uma prótese metálica (LAMS).[50] Alguns autores acreditam que perfurações duodenais retroperitoneais podem também ser conduzidas conservadoramente.[10]

Migração/Oclusão da Prótese com Drenagem Inadequada e/ou Infecção

A drenagem inadequada ou a infecção do PC podem resultar de problemas relacionados com as próteses (oclusão ou migração) ou ainda da presença de material sólido no interior do PC como necrose que não foi reconhecido antes da drenagem. Nestas situações, podem ser necessárias algumas medidas que incluem: antibioticoterapia, nova drenagem endoscópica (passagem de novas próteses plásticas, próteses metálicas – LAMS). Pode ainda ser necessário associar irrigação nasocística ou necrosectomia endoscópica. Também podem ser consideradas drenagem percutânea ou cirurgia em pacientes que falharam ao tratamento endoscópico.[9,10,35,49,51] A retirada de uma prótese migrada para o interior do PC pode ser tecnicamente difícil, mas deve ser tentada.[10]

Embolia Gasosa

É uma complicação associada à drenagem endoscópica de PCs que pode ser prevenida pelo uso de gás carbônico no lugar de ar ambiente na insuflação da luz do trato digestório.[52]

Em estudo multicêntrico retrospectivo recente foram comparados os desfechos clínicos de 174 pacientes com PCs tratados com drenagem transmural por EE isolada ou combinada com drenagem transpapilar, sem observar diferenças significantes entre as taxas de complicações.[14]

Varadarajulu et al. publicaram sua experiência em drenagem por EE em 148 pacientes. Ocorreram perfurações em dois pacientes (1,3%), sangramento em um (0,67%), migração de prótese em um (0,67%) e infecção em quatro (2,7%).[53]

Comparação Entre as Modalidades de Drenagem Endoscópica

Quanto aos desfechos podemos classificar o sucesso em técnico e clínico. Quando são considerados apenas os pacientes com as condições técnicas necessárias para realizar a drenagem endoscópica convencional sem a EE, a taxa de sucesso é comparável com a taxa de sucesso da drenagem pela EE. Entretanto, se considerados todos os pacientes encaminhados para drenagem endoscópica, o sucesso técnico da drenagem transmural por EE (90%) tende a ser maior quando comparado com a drenagem endoscópica sem EE (50-60%), sobretudo devido à possibilidade da EE tratar casos sem abaulamento gastroduodenal.[1,47,54-57] Além disso, em decorrência de sua capacidade diagnóstica, a EE pode mudar a conduta em 5% a 37% dos pacientes para estratégias de tratamento mais agressivo que a simples colocação de próteses plásticas, a partir do momento que identifica necrose no interior do PC.[20,58]

A taxa de sucesso clínico da drenagem endoscópica, definido como resolução completa ou diminuição no tamanho da coleção para menos de 2 cm acompanhado de resolução dos sintomas em 8 semanas de seguimento, é maior com PCs que na necrose encapsulada (93,5% vs. 63,2%, P < 0,01), com menor taxa de complicações (5,2% vs. 15,8%, P = 0,02).[9,53]

Dois estudos randomizados compararam a drenagem do PC com e sem a utilização da EE. Park et al. Incluíram 60 pacientes para drenagem endoscópica com e sem EE, com sucesso técnico de 94% vs. 72% (P = 0,039), sucesso clínico de 97% vs. 91% (P = 0,565), sucesso clínico a longo prazo (> 6 meses) de 89% vs. 86% (P = 0,696), complicações de 7% vs. 10% (P = 0,67). Todos os casos de insucesso foram tratados por EE.[29]

Varadarajulu et al. analisaram 30 pacientes, sendo observado sucesso técnico de 100% vs. 33% (P < 0,001) em favor da EE. Todos os pacientes que tiveram insucesso com a drenagem endoscópica convencional puderam ser tratados pela drenagem com EE. Não houve diferença de sucesso clínico em relação aos pacientes que puderam ser tratados nos dois grupos, na avaliação por protocolo (95,8% vs. 80%; P < 0,32). Não houve diferença na taxa de complicações.[59]

Portanto, entre outras vantagens da drenagem pela EE já mencionadas, uma importante questão a considerar é o fato de que a drenagem ecoguiada permite o tratamento de pacientes que não poderiam ser beneficiados pela abordagem convencional.

Comparação Entre os Tipos de Próteses

Metanálise realizada por Bang et al. observaram taxa de sucesso de drenagem de PCs semelhantes com o emprego de PMAEs e próteses plásticas (83,3% e 85,1%, respectivamente). Também não houve diferença em relação a recorrência com emprego de PMAE e prótese plástica (8,8% e 10,8%, respectivamente).[36]

Estudo de Sharaiha et al. comparando o uso de PMAEs (112 pacientes) e próteses plásticas (118 pacientes), mostrou que a taxa de resolução do PC foi menor (89% vs. 98%; P = 0,01) com mais complicações (31% vs. 16%; P = 0,006) com as PMAEs.[60] Entretanto, vários outros estudos retrospectivos não demostraram diferenças de sucesso técnico e clínico comparando próteses plásticas e metálicas em pacientes com PCs.[61-63] Lang et al. (2017) não constataram diferenças de sucesso técnico e sucesso clínico entre os dois tipos de próteses, mas observaram que os eventos adversos foram mais predominantes no grupo de próteses metálicas.[64]

Apesar da controvérsia na literatura, a utilização de próteses plásticas duplo pigtail é considerada a primeira opção para a drenagem do pseudocisto de pâncreas, pela elevada eficácia, menor taxa de complicações e menor custo. As próteses metálicas podem ser utilizadas em situações especiais, como infecções e necrose associadas ao PC, e síndrome de desconexão do ducto pancreático do PC.[65-68]

Drenagem Combinada Transmural e Transpapilar

A drenagem transpapilar pode ser combinada com a drenagem transmural nos casos com ruptura ductal, porém não há consenso nesta indicação.[26]

Libera et al. estudaram, prospectivamente, 30 pacientes submetidos à drenagem endoscópica transpapilar (Fig. 92-10), transmural (sem EE) ou combinada, sem encontrar diferença estatisticamente significante na taxa de sucesso clínico.[51]

Estudo recente comparou os desfechos clínicos de 174 pacientes com PCs tratados com drenagem transmural por EE isolada ou combinada com drenagem transpapilar. Foi observado sucesso técnico de 96,8% vs. 44% (P = 0,0001), sem diferença em relação à resolução clínica e radiológica (72,4% vs. 67,1% e 66,7% vs. 60,3%, respectivamente), assim como em relação às complicações (14,7% vs. 13,9%) (P = 1).[35] Por outro lado, Trevino et al. relataram maior sucesso clínico em pacientes submetidos à drenagem combinada (97,5% vs. 80%; P = 0,036).[43]

CONCLUSÃO

A drenagem endoscópica do pseudocisto de pâncreas é recomendada como o tratamento de primeira linha, preferencialmente por ecoendoscopia. A drenagem endoscópica apresenta menor morbidade e mortalidade que outras formas de tratamento, com elevada taxa de sucesso clínico. A ecoendoscopia permite aumentar o universo de pacientes beneficiados com o tratamento endoscópico, com maior segurança. A CPRE com drenagem transpapilar pode ser necessária como terapia isolada ou combinada com a drenagem transmural. O tratamento do pseudocisto de pâncreas requer experiência em endoscopia avançada e equipe multidisciplinar.

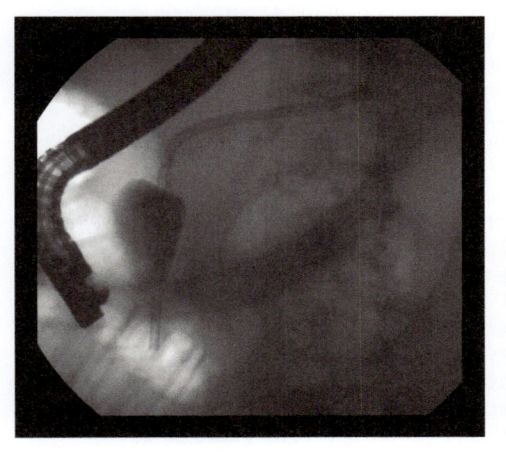

Fig. 92-10. Drenagem transpapilar de PC com fístula para o ducto pancreático. Imagem da prótese plástica no ducto pancreático passando a fístula na cabeça pancreática.

REFERÊNCIAS BIBLIOGRÁFICAS

1. Muthusamy VR, Chandrasekhara V, D Acosta R, et al. The role of endoscopy in the diagnosis and treatment of inflammatory pancreatic fluid collections. ASGE Standards of Practice Committee. Gastrointest Endosc. 2016;83(3):481-8.
2. Ang TL, Teoh AYB. Endoscopic ultrasonography-guided drainage of pancreatic fluid collections. Dig Endosc. 2017;29(4):463-71.
3. Banks PA, Bollen TL, Dervenis C, et al. Classification of acute pancreatitis-2012: revision of the Atlanta classification and definitions by international consensus. Gut 2013;62(1):102-11.
4. Rockacy M, Khalid A. Update on pancreatic cyst fluid analysis. Ann Gastroenterol. 2013;26(2):122-7.
5. Inui K, Yoshino J, Miyoshi H, et al. New developments in diagnosis and non-surgical treatment of chronic pancreatitis. J Gastroenterol Hepatol. 2013;28(4):108-12.
6. Nealon WH, Walser E. Duct drainage alone is sufficient in the operative management of pancreatic pseudocyst in patients with chronic pancreatitis. Ann Surg. 2003;237(5):614-20.
7. Cheruvu CV, Clarke MG, Prentice M, Eyre-Brook IA. Conservative treatment as an option in the management of pancreatic pseudocyst. Ann R Coll Surg Engl. 2003;85(5):313-6.
8. Ge PS, Weizmann M, Watson RR. Pancreatic pseudocysts: advances in endoscopic management. Gastroenterol Clin North Am. 2016;45(1):9-27.
9. Varadarajulu S, Bang JY, Sutton BS, et al. Equal efficacy of endoscopic and surgical cystogastrostomy for pancreatic pseudocyst drainage in a randomized trial. Gastroenterology. 2013;145(3):583-90.e1.
10. Baron TH. Endoscopic drainage of pancreatic pseudocysts, abscesses, and walled-off (organized) necrosis. In: Baron TH, Kozarek R, Carr-Locke DL (eds.). ERCP. Philadelphia: Elsevier. 2013.
11. Varadarajulu S, Dhir V. How to do pancreatic pseudocyst drainage. In: Gress F, Savides T, Bounds B, Deutsch J et al. (eds.). Atlas of endoscopic ultrasonography. West Sussex: Wiley Blackwell. 2012.
12. Seewald S, Ang T, Varadarajulu S, et al. EUS-guided drainage of pancreatic fluid collections. In: Hawes RW, Fockens P, Varadarajulu S. (eds.). Endosonography. Elsevier. 2015.
13. Dorrell R, Pawa S, Pawa R. Endoscopic Management of Pancreatic Fluid Collections. J Clin Med. 2021;10(2):284.
14. Yang D, Amin S, Gonzalez S, et al. Transpapillary drainage has no added benefit on treatment outcomes in patients undergoing EUS-guided transmural drainage of pancreatic pseudocysts: a large multicenter study. Gastrointest Endosc. 2016;83(4):720-9.
15. Sauer B, Kahaleh M. Prospective randomized trial comparing EUS and EGD for transmural drainage of pancreatic pseudocysts: a need for a large randomized study. Gastrointest Endosc. 2010;71(2):432.
16. Sriram PV, Kaffes AJ, Rao GV, Reddy DN. Endoscopic ultrasound-guided drainage of pancreatic pseudocysts complicated by portal hypertension or by intervening vessels. Endoscopy. 2005;37(3):231-5.
17. Barthet M, Lamblin G, Gasmi M, et al. Clinical usefulness of a treatment algorithm for pancreatic pseudocysts. Gastrointest Endosc. 2008;67(2):245-52.
18. Lopes CV, Pesenti C, Bories E, et al. Endoscopic-ultrasound-guided endoscopic transmural drainage of pancreatic pseudocysts and abscesses. Scand J Gastroenterol. 2007;42(4):524-9.
19. Ahn JY, Seo DW, Eum J, et al. Single-step EUS-guided transmural drainage of pancreatic pseudocysts: analysis of technical feasibility, efficacy, and safety. Gut Liver. 2010;4(4):524-9.
20. Fockens P, Johnson TG, van Dullemen HM, et al. Endosonographic imaging of pancreatic pseudocysts before endoscopic transmural drainage. Gastrointest Endosc. 1997;46(5):412-6.
21. Kahaleh M, Shami VM, Conaway MR, et al. Endoscopic ultrasound drainage of pancreatic pseudocyst: a prospective comparison with conventional endoscopic drainage. Endoscopy. 2006;38(4):355-9.
22. Bang JY, Varadarajulu S. Lumen-apposing metal stents for endoscopic ultrasonography-guided interventions. Dig Endosc. 2019;31(6):619-26.
23. Fisher JM, Gardner TB. Endoscopic therapy of necrotizing pancreatitis and pseudocysts. Gastrointest Endosc Clin N Am. 2013;23(4):787-802.
24. Seewald S, Ang TL, Teng KC, Soehendra N. EUS-guided drainage of pancreatic pseudocysts, abscesses and infected necrosis. Dig Endosc. 2009;21(1):S61-5.
25. Mönkemüller KE, Morgan DE, Baron TH. Transmural drainage of pancreatic collections without electrocautery using the Seldinger technique. Gastrointest Endosc. 1998;48(2):195-200.
26. Dhir V, Teoh AY, Bapat M, et al. EUS-guided pseudocyst drainage: Prospective evaluation of early removal of fully covered self-expandable metal stents with pancreatic ductal stenting in selected patients. Gastrointest Endosc. 2015;82(4):650-7.
27. Talreja JP, Shami VM, Ku J, et al. Transenteric drainage of pancreatic-fluid collections with fully covered self-expanding metallic stents (with video). Gastrointest Endosc. 2008;68(6):1199-203.
28. Tarantino I, Di Pisa M, Barresi L, et al. Covered self expandable metallic stent with flared plastic one inside for pancreatic pseudocyst avoiding stent dislodgement. World J Gastrointest Endosc. 2012;4(4):148-50.
29. Park DH, Lee SS, Moon SH, et al. Endoscopic ultrasound-guided versus conventional transmural drainage for pancreatic pseudocysts: a prospective randomized trial. Endoscopy. 2009;41(10):842-8.
30. Sousa GB, Machado RS, Nakao FS, Libera ED. Efficacy and safety of endoscopic ultrasound-guided drainage of pancreatic pseudocysts using double-pigtail plastic stents: A single tertiary center experience. Clinics (Sao Paulo). 2021;76:e2701.
31. Bang JY, Navaneethan U, Hasan MK, et al. Non-superiority of lumen-apposing metal stents over plastic stents for drainage of walled-off necrosis in a randomised trial. Gut. 2019;68(7):1200-9.
32. Guzmán-Calderón E, Chacaltana A, Díaz R, et al. Head-to-head comparison between endoscopic ultrasound guided lumen apposing metal stent and plastic stents for the treatment of pancreatic fluid collections: A systematic review and meta-analysis. J Hepatobiliary Pancreat Sci. 2022;29(2):198-211.
33. Itoi T, Binmoeller KF, Shah J, et al. Clinical evaluation of a novel lumen-apposing metal stent for endosonography-guided pancreatic pseudocyst and gallbladder drainage (with videos). Gastrointest Endosc. 2012;75(4):870-6.
34. Shah RJ. Approach to walled-off pancreatic fluid collections in adults. In: Lee S, ed. UpToDate. 2023.
35. Yang D, Amin S, Gonzales S, et al. Clinical outcomes of EUS-guided drainage of debris-containing pancreatic pseudocysts: a large multicenter study. Endosc Int Open. 2017;5(2):E130-E136
36. Bang JY, Hawes R, Bartolucci A, Varadarajulu S. Efficacy of metal and plastic stents for transmural drainage of pancreatic fluid collections: a systematic review. Dig Endosc. 2015;27(4):486-98.
37. Seewald S, Brand B, Groth S, et al. Endoscopic sealing of pancreatic fistula by using N-butyl-2-cyanoacrylate. Gastrointest Endosc. 2004;59(4):463-70.
38. Baron TH, Wiersema MJ. EUS-guided transesophageal pancreatic pseudocyst drainage. Gastrointest Endosc. 2000;52(4):545-9.
39. Rana SS, Choudhary A, Jha DK, et al. Endoscopic Ultrasound-guided Trans-esophageal Transmural Drainage of Mediastinal Pseudocysts: A Case Series. J Gastrointestin Liver Dis. 2023;32(1):58-64.
40. Trevino JM, Christein JD, Varadarajulu S. EUS-guided transesophageal drainage of peripancreatic fluid collections. Gastrointest Endosc. 2009;70(4):793-7.
41. Varadarajulu S, Tamhane A, Blakely J. Graded dilation technique for EUS-guided drainage of peripancreatic fluid collections: an assessment of outcomes and complications and technical proficiency (with video). Gastrointest Endosc. 2008;68(4):656-66.
42. Larghi A, Seerden TC, Galasso D, et al. EUS-guided cystojejunostomy for drainage of a pseudocyst in a patient with Billroth II gastrectomy. Gastrointest Endosc. 2011;73(1):169-71.
43. Trevino JM, Varadarajulu S. Endoscopic ultrasound-guided transjejunal drainage of pancreatic pseudocyst. Pancreas. 2010;39(3):419-20.
44. Thomson M, Tringali A, Dumonceau JM, et al. Paediatric Gastrointestinal Endoscopy: European Society for Paediatric Gastroenterology Hepatology and Nutrition and European Society of Gastrointestinal Endoscopy Guidelines. J Pediatr Gastroenterol Nutr. 2017;64(1):133-53.
45. Nabi Z, Talukdar R, Lakhtakia S, Reddy DN. Outcomes of Endoscopic Drainage in Children with Pancreatic Fluid Collections: A Systematic Review and Meta-Analysis. Pediatr Gastroenterol Hepatol Nutr. 2022; 25(3):251-62.
46. Varadarajulu S, Eloubeidi MA, Wilcox CM. The concept of bedside EUS. Gastrointest Endosc. 2008;67(7):1180-4.
47. Antillon MR, Shah RJ, Stiegmann G, Chen YK. Single-step EUS-guided transmural drainage of simple and complicated pancreatic pseudocysts. Gastrointest Endosc. 2006;63(6):797-803.
48. Azar RR, Oh YS, Janec EM, et al. Wire-guided pancreatic pseudocyst drainage by using a modified needle knife and therapeutic echoendoscope. Gastrointest Endosc. 2006;63(4):688-92.
49. Giovannini M, Pesenti C, Rolland AL, et al. Endoscopic ultrasound-guided drainage of pancreatic pseudocysts or pancreatic abscesses using a therapeutic echo endoscope. Endoscopy. 2001;33(6):473-7.
50. Iwashita T, Lee JG, Nakai Y, et al. Successful management of perforation during cystogastrostomy with an esophageal fully covered metallic stent placement. Gastrointest Endosc. 2012;76(1):214-5.

51. Libera ED, Siqueira ES, Morais M, et al. Pancreatic pseudocysts transpapillary and transmural drainage. HPB Surg. 2000;11(5):333-8.
52. Jow AZ, Wan D. Complication of cardiac air embolism during ERCP and EUS-assisted cyst-gastrostomy for pancreatic pseudocyst. Gastrointest Endosc. 2012;75(1):220-1.
53. Varadarajulu S, Christein JD, Wilcox CM. Frequency of complications during EUS-guided drainage of pancreatic fluid collections in 148 consecutive patients. J Gastroenterol Hepatol. 2011;26(10):1504-8.
54. Bang JY, Varadarajulu S. Endoscopic ultrasonography-guided drainage of postoperative abdominal fluid collections: What should we do to improve outcomes? Dig Endosc. 2015;27(7):726-7.
55. Krüger M, Schneider AS, Manns MP, Meier PN. Endoscopic management of pancreatic pseudocysts or abscesses after an EUS-guided 1-step procedure for initial access. Gastrointest Endosc. 2006;63(3):409-16.
56. Johnson MD, Walsh RM, Henderson JM, et al. Surgical versus nonsurgical management of pancreatic pseudocysts. J Clin Gastroenterol. 2009;43(6):586-90.
57. Varadarajulu S, Wilcox CM, Tamhane A, et al. Role of EUS in drainage of peripancreatic fluid collections not amenable for endoscopic transmural drainage. Gastrointest Endosc. 2007;66(6):1107-19.
58. Norton ID, Clain JE, Wiersema MJ, et al. Utility of endoscopic ultrasonography in endoscopic drainage of pancreatic pseudocysts in selected patients. Mayo Clin Proc. 2001;76(8):794-8.
59. Varadarajulu S, Christein JD, Tamhane A, et al. Prospective randomized trial comparing EUS and EGD for transmural drainage of pancreatic pseudocysts (with videos). Gastrointest Endosc. 2008;68(6):1102-11.
60. Sharaiha RZ, DeFilippis EM, Kedia P, et al. Metal versus plastic for pancreatic pseudocyst drainage: clinical outcomes and success. Gastrointest Endosc. 2015;82(5):822-7.
61. Ang TL, Kongkam P, Eu Kwek AB, et al. A two-center comparative study of plastic and lumen-apposing large diameter self-expandable metallic stents in endoscopic ultrasound-guided drainage of pancreatic fluid collections. Endosc Ultrasound. 2016;5(5):320-7.
62. Bang JY, Hasan MK, Navaneethan U, et al. Lumen-apposing metal stents for drainage of pancreatic fluid collections: When and for whom? Dig Endosc. 2017;29(1):83-90.
63. Ge N, Hu J, Sun S, et al. Endoscopic Ultrasound-guided Pancreatic Pseudocyst Drainage with Lumen-apposing Metal Stents or Plastic Double-pigtail Stents: A Multifactorial Analysis. J Transl Int Med. 2017;5(4):213-19.
64. Lang GD, Fritz C, Bhat T, et al. EUS-guided drainage of peripancreatic fluid collections with lumen-apposing metal stents and plastic double-pigtail stents: Comparison of efficacy and adverse event rates. Gastrointest Endosc. 2018;87(1):150-7.
65. Beran A, Mohamed MFH, Abdelfattah T, et al. Lumen-Apposing Metal Stent With and Without Concurrent Double-Pigtail Plastic Stent for Pancreatic Fluid Collections: A Comparative Systematic Review and Meta-Analysis. Gastroenterology Res. 2023;16(2):59-67.
66. Chen Y, Khashab MA, Adam V, et al. Plastic stents are more cost-effective than lumen-apposing metal stents in management of pancreatic pseudocysts Authors. Endosc Int Open. 2018;6(7):E780-E788.
67. Dumonceau JM, Delhaye M, Tringali A, et al. Endoscopic treatment of chronic pancreatitis: European Society of Gastrointestinal Endoscopy (ESGE) Guideline – Updated August 2018. Endoscopy. 2019;51(2):179-93.
68. Giovannini M. Endoscopic Ultrasound–Guided Drainage of Pancreatic Fluid Collections. Gastrointest Endosc Clin N Am. 2018;28(2):157-69.

93 Tratamento Endoscópico da Pancreatite Aguda Necrosante

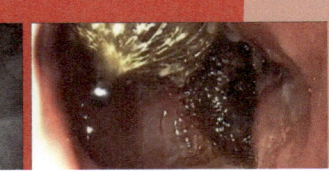

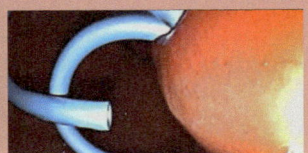

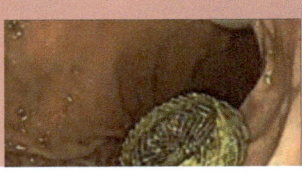

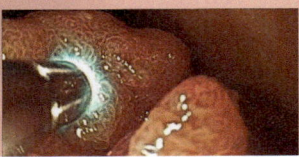

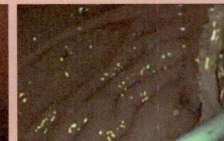

José Celso Ardengh ■ Bruna Haueisen Figueiredo
Guilherme Camarotti de Oliveira Canêjo ■ Carolin Desire Nava
Djalma Ernesto Coelho ■ José Flávio Coelho

INTRODUÇÃO

A pancreatite aguda (PA) é uma condição inflamatória caracterizada por dor abdominal e elevação sérica de enzimas pancreáticas, sendo a principal causa de hospitalização por afecções gastrointestinais nos Estados Unidos.[1] Sua fisiopatologia ainda não é completamente compreendida, entretanto, sabe-se que a litíase biliar e o uso crônico de álcool estão associados à instauração da doença. A incidência varia entre 4,9 a 35 por 100.000 indivíduos, na população americana e parece apresentar números crescentes, atribuídos ao aumento da obesidade populacional. Apesar disso, 80% dos casos de PA são leves e autolimitados.[2]

As principais complicações locais, segundo a classificação de Atlanta (2012) caracterizam-se pela formação de coleções fluidas pancreáticas (CFP) e coleções agudas necróticas (10-20%) que, por definição, aparecem em até 4 semanas após o início dos sintomas.[2] Fatores que influenciam a sua formação são: a ruptura do ducto pancreático principal (DP), a gravidade do processo inflamatório e o "amadurecimento" da CFP em relação ao tempo de início do episódio. Após 4 semanas, surgem os pseudocistos pancreáticos (PP) e a necrose pancreática organizada (30% a 50%), do inglês *walled-off necrosis* (WON), caracterizados pelo conteúdo líquido pancreático circundado por vísceras e tecido conjuntivo frouxo sem ter uma parede definida, além de não apresentar componentes sólidos no seu interior e uma coleção encapsulada contendo necrose pancreática e peripancreática parcialmente liquefeita e usualmente estéril, respectivamente (Quadro 93-1).[3,4]

A mortalidade da PA geralmente associa-se à presença dessas complicações e à intensidade da resposta inflamatória sistêmica com evolução para a falência orgânica, principalmente nas primeiras 2 semanas após a instauração do quadro.[5,6] Atualmente, a taxa encontra-se entre 2% e 5%,[7-9] podendo chegar a 17% nos casos mais graves com presença de necrose[9] e com valores maiores na presença de infecção.[5-7]

A pancreatite necrosante (PN) caracteriza-se por um processo inflamatório local com necrose parenquimatosa e/ou peripancreática, associada à falência orgânica em cerca de 38% dos casos demandando intervenção médica em aproximadamente 38% dos casos.[8,9] Entre as intervenções, os procedimentos endoscópicos e/ou percutâneos vêm se destacando nos últimos anos como sendo a melhor opção de tratamento dessas CFP.

FATORES DE RISCO PARA O DESENVOLVIMENTO DE NECROSE PANCREÁTICA

Nas últimas décadas houve progresso na compreensão da fisiopatologia e da história natural da PA, isso permitiu o esclarecimento de lacunas, que podem ser úteis na adoção da melhor estratégia terapêutica dessa doença.[10] O maior desafio, no entanto, deve-se ao rápido curso de desenvolvimento e progressão da doença e à inacessibilidade ao tecido pancreático para estudos histológicos.[11] Definir precocemente os preditores de gravidade, pode ter implicação no prognóstico desses pacientes. A partir de 1974, quando Ranson propôs critérios para prever a severidade da doença, muitos scores multifatoriais vêm sendo elaborados e estudados, buscando melhores desfechos terapêuticos.[12,13] Escores como *Acute Physiology and Chronic Health Examination II* (APACHE II) e o escore de Ranson apesar de serem ferramentas auxiliares, têm demonstrado baixa sensibilidade e, devido à baixa prevalência de PA grave, resultam em baixos valores preditivos positivos. A avaliação clínica inicial isolada no momento da admissão, parece ter baixa sensibilidade (34%) para diferenciar episódios de PA em relação ao seu grau de gravidade, com melhores resultados encontrados após 48 h a partir da instauração dos sintomas (47%).[13]

Entretanto, podem-se estabelecer alguns preditores de pior prognóstico como, por exemplo:

A) *Idade*: pacientes idosos têm piores desfechos, apesar de não parecer haver relação direta com o risco de desenvolvimento de necrose. Aqueles > 75 anos podem ter até 15 vezes mais chance de desfechos fatais dentro de 2 semanas se comparados com os que se encontram na faixa dos 35 anos.[14]

B) *Etilismo*: PA de etiologia alcoólica apresentam maiores taxas de PN.[14,15]

C) *Índice de massa corporal*: (IMC) ≥ 30 associa-se a quadros mais graves de PA, com piores desfechos, complicações e mortalidade.[16]

D) *Fatores clínicos*: persistentes de resposta inflamatória e falência orgânica[17] e exames laboratoriais com alterações do hematócrito > 44, elevações séricas de ureia e creatinina e marcadores de falência orgânica também são preditores de gravidade.[18]

Quadro 93-1. Classificação dos Tipos de CFP em Relação ao Tipo de PA, Tempo, Presença de Componentes Sólidos e Presença de Parede ou Não

Tipo de CFP	Tipo de Pancreatite	Tempo de evolução em semanas	Componente sólido	Encistamento
Coleção fluida aguda	Edematosa ou intersticial	< 4	Não	Não
Coleção necrótica aguda	Necrosante	< 4	Sim	Não
Pseudocisto pancreático	Edematosa ou intersticial	> 4	Não	Sim
Necrose encistada (WON)	Necrótica	> 4	Sim	Sim

Em relação a pandemia da COVID, iniciada em 2019, ainda pouco se sabe sobre os seus efeitos e consequências gerais. Muitos estudos vêm sendo desenvolvidos nesse sentido, entretanto a maior parte deles consiste em séries e relatos de casos recentes. Em 2021, pesquisadores do Irã, publicaram um relato de um homem, de 28 anos com provável diagnóstico de PN atribuído à infecção viral pela COVID. Imagens tomográficas que mostravam um parênquima pancreático heterogêneo, conjuntamente com manifestações clínicas típicas e ausência de outros fatores causadoras de pancreatite levaram a essa hipótese diagnóstica. Instaurou-se tratamento conservador, com boa resposta clínica e resolução dos sintomas, sem sequelas.[19]

Na literatura é possível encontrar trabalhos similares. Entretanto, ainda não existem evidências suficientes que suportem que a infecção por COVID seja uma causa direta de episódios de PA.[20] Estudos mais robustos, como um estudo espanhol com 63.000 pacientes com diagnóstico de COVID, reportaram uma frequência aproximada de 0,007% de PA nessa população.[21] Mais estudos são necessários a fim de estabelecer ou descartar possíveis associações entre essa doença recente e episódios de PA, bem como avaliar se a presença do vírus poderia ser um fator de risco para piores desfechos.

ACHADOS CLÍNICOS E COMPLICAÇÕES

Pacientes com PN manifestam sintomas inespecíficos de dor abdominal, náuseas, vômitos, anorexia e perda ponderal. Aqueles com deterioração clínica, sinais persistentes de inflamação sistêmica e febre (> 38°C), com suspeita de sepse, possivelmente possuem necrose pancreática infectada. Exames de imagem demonstrando a presença de gás extraluminal no parênquima pancreático ou em suas adjacências, podem indicar um sinal de gravidade, entretanto nem sempre sua presença está relacionada com a deterioração clínica do paciente. Um estudo holandês recente de coorte, retrospectivo e multicêntrico evidenciou que a sensibilidade desse achado na tomografia computadorizada de abdome (TC) apresentou baixo desempenho para avaliar coleções necróticas infectadas, com uma sensibilidade de 45,9%, especificidade de 81,5% e acurácia de 50,5%.[22]

A infecção das CFP pode ser detectada pela coleta de amostras teciduais, por métodos invasivos como a biópsia percutânea e/ou cirúrgica, associadas à drenagem e pela ecoendoscopia associada a punção com agulha fina (EUS-PA), que pode demonstrar o crescimento de microrganismos como bactérias e fungos. Apesar dessa possibilidade, em nosso serviço, esse método nunca foi utilizado, mostrando o seu baixo valor para o diagnóstico das CFP. Além disso, a Sociedade Europeia de Endoscopia Gastrointestinal (ESGE) não recomenda essa técnica de forma rotineira nem mesmo a EUS-PA por não haver grande incremento na acurácia diagnóstica, além do número considerável de resultados falso-positivos (4-10%) e falso-negativos (20-29%), ficando esse método restrito a casos em que os demais sinais são incertos e insuficientes.[3,22]

Uma revisão sistemática publicada em 2014, sugere que o melhor preditor biológico para determinar a presença de infecções em pacientes com PN são os valores de procalcitonina ≥ 3,5 ng/mL, com sensibilidade de 90% e especificidade de 89%.[23]

MÉTODOS DE IMAGEM NA PN

A TC é preferível para o diagnóstico e a avaliação. Entretanto no momento da admissão, ela deve ser usada em casos de dúvida diagnóstica. Na fase aguda, a PA alberga achados que incluem aumento focal ou difuso do pâncreas com realce heterogêneo. A presença de necrose é identificada quando há falha de realce após a administração do contraste venoso, podendo ser mais bem determinada após 72 horas do início dos sintomas, determinando a severidade da doença e o risco de complicações locais, sendo indicada quando há falha no tratamento conservador inicial.[24-26] Tardiamente, com a possibilidade de evolução de complicações locais e surgimento de coleções organizadas, a TC é um recurso propedêutico importante, sendo recomendada dentro das primeiras 2 a 4 semanas (Fig. 93-1).

As WONs se diferenciam dos PP pela presença de componentes sólidos em seu interior. Após 4 semanas, os recursos de imagem devem ser reservados àqueles pacientes que não apresentam melhora clínica, com indicação de intervenções terapêuticas invasivas e como recurso para monitorar a resposta ao tratamento vigente (Fig. 93-2).[27]

A ressonância magnética abdominal (RM) e a ultrassonografia endoscópica (USE) devem ser usadas em situações especiais[28-30] e quando há contraindicação para a realização da TC, como na presença de sensibilidade alérgica ao contraste. A RM é mais eficaz em diferenciar áreas de necrose do parênquima pancreático de áreas de necrose peripancreáticas (Fig. 93-3). Além disso, permite avaliar a integridade do DP, dispensando assim a realização da colangiopancreatografia endoscópica retrógrada (CPRE).[31,32]

A classificação de Atlanta revisada distingue três formas de PN. **Necrose isolada do parênquima pancreático**, que corresponde a cerca de 5% dos casos e aparece como um defeito de realce focal ou difuso do parênquima.[33] À RM, visualizam-se áreas bem delimitadas de menor intensidade de sinal que o pâncreas normal e o rim.[34] **Necrose peripancreática isolada**, vista em 20% dos casos, podendo ser de difícil diagnóstico. Localiza-se no retroperitônio, e se caracteriza por áreas heterogêneas não contrastadas contendo componentes não liquefeitos e com associação a melhor prognóstico.[35] Em 80% dos casos, a necrose pancreática parenquimatosa associa-se à necrose peripancreática observando-se a conjunção dos achados anteriormente descritos.[33]

A USE como ferramenta diagnóstica, define-se como um instrumento adicional quando as imagens de TC ou RM são inconclusivas e os achados de imagem fogem do padrão habitual. Sua maior utilidade é estabelecer o diagnóstico diferencial em relação às neoplasias císticas pancreáticas, além de desempenhar fundamental papel na terapêutica dessa doença (Fig. 93-4).

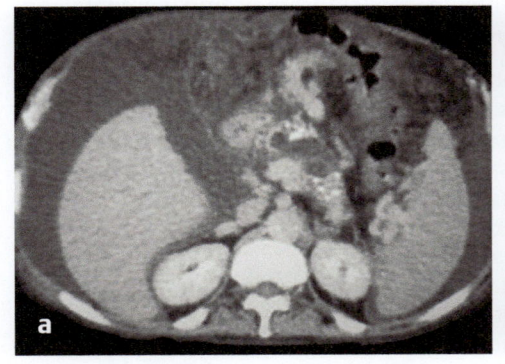

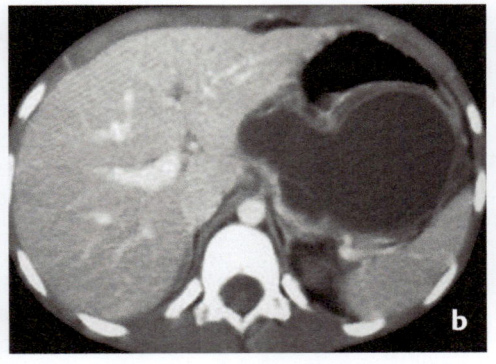

Fig. 93-1. Classificação tomográfica das CFP após o início da PA. (a) TC com coleção aguda peripancreática necrótica realizada com 2 semanas após o início dos sintomas da PA. (b) TC realizada 5 semanas após o episódio de PA com um pseudocisto pancreático bem delimitado e com parede, que a priori deve ser drenado.

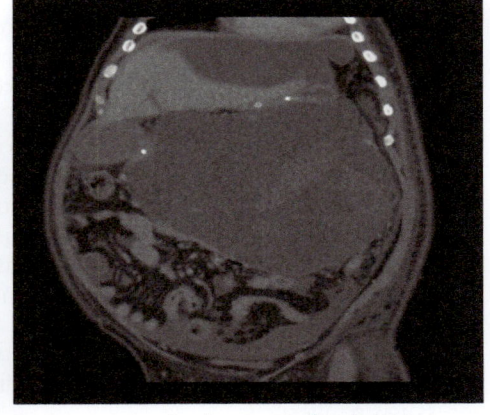

Fig. 93-2. TC realizada com 28 dias do início do episódio da PA. Nota-se a volumosa coleção com *debris* e restos necróticos no seu interior. A classificação tomográfica dessa CFP foi de WON, sendo o paciente encaminhado para a realização da necrosectomia endoscópica direta.

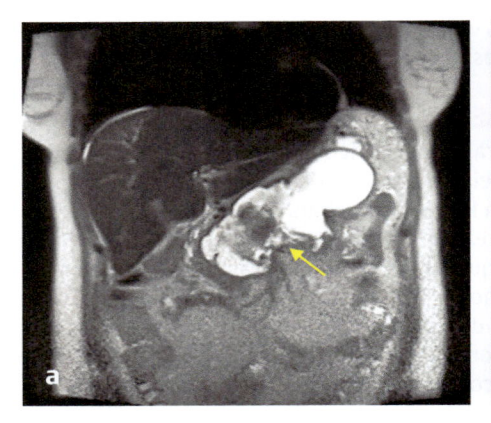

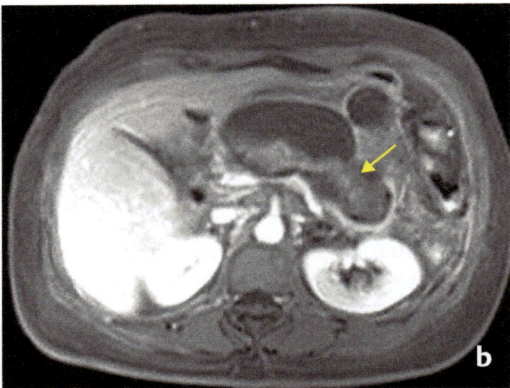

Fig. 93-3. RM realizada 10 dias após o início dos sintomas da PA. (**a**) Note a presença de coleção peripancreática com *debris* no seu interior (seta amarela). (**b**) A glândula pancreática está completamente englobada pela coleção necrótica pancreática aguda (seta amarela).

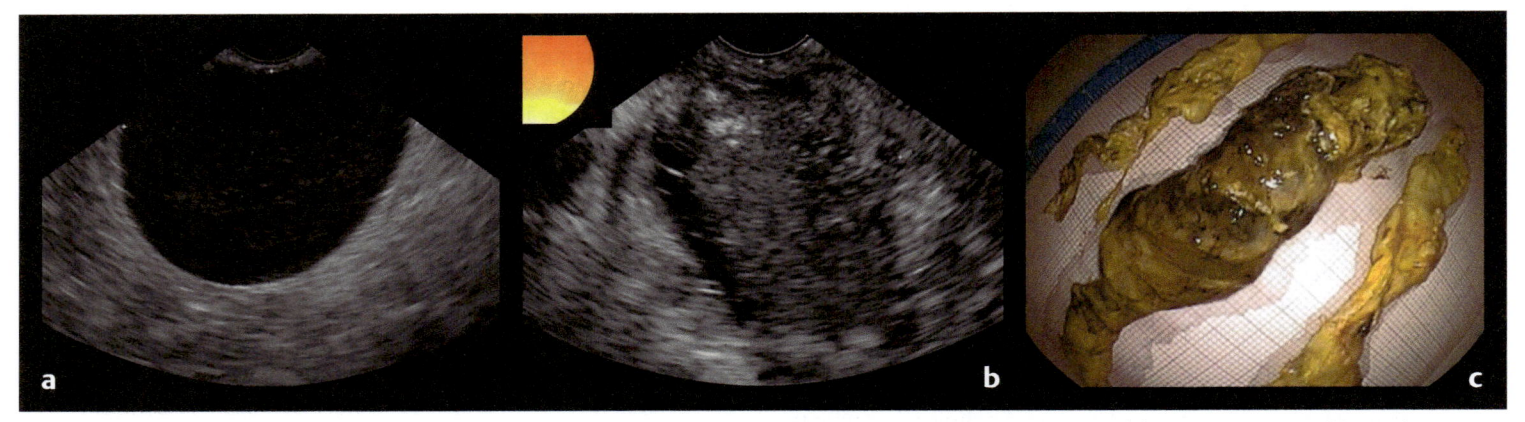

Fig. 93-4. (**a**) Imagem da USE de um PP, onde é possível observar uma área arredondada, com conteúdo anecoico sem *debris* no seu interior. (**b**) USE de uma coleção de limites imprecisos, com grande quantidade de *debris* no seu interior. (**c**) Resultado da necrosectomia do caso da imagem **b**, realizada imediatamente após a drenagem.

ESTRATÉGIA TERAPÊUTICA DURANTE A PN

Terapêutica Inicial Conservadora

A estratégia terapêutica em pacientes com PN deve obedecer de forma inequívoca características como: localização da CFP, sintomas associados e a presença ou não de infecção, obstrução gástrica e/ou biliar.[35,36] A ressuscitação volêmica com Ringer lactato (5-10 mL/kg/h),[37] associada ao suporte nutricional, com a introdução de dieta enteral por sonda nasoentérica, nos pacientes que não toleram dieta via oral em até 72 horas após a admissão, tem apresentado melhor prognóstico evolutivo.[23,37] A antibioprofilaxia não apresenta benefícios em pacientes com PN. Entretanto, detectada a infecção, que acontece em até um terço dos pacientes, a instauração de antibioticoterapia guiada por cultura e antibiograma é fortemente recomendada.[38]

Alguns estudos de coorte pequena e uma recente metanálise com significativa heterogeneidade, sugerem que 14% dos pacientes podem ser tratados com esquemas exclusivos de antibióticos.[39] Outra metanálise, publicada em 2013, com 324 pacientes, revelou melhores perspectivas, mostrando que a terapêutica não invasiva primária da necrose infectada foi bem-sucedida em 64% dos pacientes, implicando menor morbimortalidade.[40] Então, há de se imaginar que quanto mais conservador for o tratamento, melhores serão os resultados em relação às taxas de morbimortalidade. Entretanto, a presença de infecção em coleções necróticas pancreáticas eleva a taxa de mortalidade, chegando a 35,2% contra 19,8% naqueles pacientes com coleções estéreis,[41] recomendando-se dessa forma a adoção de medidas terapêuticas mais agressivas e invasivas.

Terapia Invasiva

Até meados do início do século XXI a presença de necrose pancreática era sinônimo de tratamento cirúrgico. Entretanto a necrosectomia por via aberta (NVA), a depender do grupo de pacientes, *expertise* do cirurgião e severidade da doença, estava associada à elevadíssima taxa de morbidade (95%) e de mortalidade que variava entre 6% e 25%, desencorajando sua adoção. Assim sendo, nos últimos anos, a NVA deu lugar a abordagens menos invasivas, com menores taxas de morbidade, diminuindo as complicações inerentes à NVA, tais como: formação de fístulas, insuficiência pancreática e hérnias incisionais.[42,43]

É consenso que a terapêutica invasiva deve ser recomendada:

A) Em pacientes com necrose pancreática infectada, mesmo na suspeição clínica sem confirmação;
B) Naqueles com falência orgânica persistente a despeito do tratamento medicamentoso;
C) Nos pacientes com compressão externa sintomática de estruturas adjacentes ou sintomas persistentes secundários ao **efeito de massa**, mesmo na ausência de infecção;
D) Naqueles com transecção completa do DP, associada à presença de necrose;
E) Menos frequentemente, com síndrome compartimental, hemorragias ou isquemia mesentérica, secundária à PA.

Além disso, é importante ressaltar que, por definição, as WONs aparecem após 4 semanas da instauração do quadro agudo de PA, recomendando-se respeitar esse intervalo de tempo para a abordagem invasiva.[3,4] Essa recomendação se justifica por haver, após esse período, uma regressão do processo inflamatório e melhor reorganização do tecido desvitalizado.[44] Apesar disso, em 25% dos pacientes, as infecções das coleções peripancreáticas podem acontecer antes de 4 semanas.[44-46] Nesse grupo de pacientes, apesar da otimização do tratamento clínico, muitas vezes, métodos terapêuticos intervencionistas tornam-se inevitáveis, não havendo, entretanto, um consenso em relação ao melhor momento para a abordagem.[43] Em nossa instituição, mesmo nesses casos, tentamos a terapêutica conservadora para aguardar o máximo possível o período de 4 semanas.

Antes da realização do procedimento faz-se necessária uma análise minuciosa das características da CFP, como tamanho, conteúdo, avaliação da parede, estabelecendo-se assim possíveis diagnósticos diferenciais, relações anatômicas com estruturas vasculares adjacentes e outros órgãos. Para tanto, a realização de propedêutica de imagem é imprescindível. Questões inerentes ao paciente, como comorbidades, coagulopatias e uma história clínica detalhada são importantes para garantir a segurança das intervenções e para se conseguir um desfecho terapêutico favorável.[3,43]

Dentre as opções terapêuticas disponíveis temos: colocação de cateteres percutâneos por radiologia intervencionista e a abordagem endoscópica. A drenagem percutânea, em geral, apresenta melhores resultados em CFP sem restos necróticos, tais como os PPs, no entanto, tem sua eficácia questionada quando o fluido é espesso e contém debris. Além disso, favorece a formação de fístulas pancreatocutâneas de difícil tratamento, muitas vezes, colocando esse método como uma opção secundária aos endoscópicos.[47]

Drenagem Endoscópica Transluminal

A drenagem endoscópica dos PPs vem sendo realizada há mais de duas décadas e o desenvolvimento da USE ampliou a indicação para a drenagem de PPs sem abaulamento das estruturas adjacentes, como a parede gástrica e/ou duodenal. Hoje, recomenda-se, como padrão, que as derivações das CFPs sejam realizadas com o auxílio da USE, permitindo a visualização direta do sítio de punção e com auxílio do Doppler, evitando lesões vasculares.[3,4,34,48]

A técnica endoscópica-padrão e/ou convencional descrita para o tratamento das WONs é a criação de uma fístula com a cavidade cística e o esôfago, estômago e/ou duodeno, podendo ser guiada pela USE ou não. A partir da criação da fístula inicia-se a necrosectomia endoscópica transluminal direta.[3]

Técnica Padrão e/ou Convencional

Inicia-se com a punção com uma agulha de 19 G ou um cistóstomo, seguida de dilatação com balão de 6 a 8 mm.[4] Em nosso serviço há muitos anos usamos o balão de dilatação para 20 mm. Após a criação da fístula acessamos à cavidade para realizar a necrosectomia endoscópica transmural direta, após a remoção de parte ou de toda a necrose posicionamos stents duplo-pigtail (7-10 Fr) para manutenção do pertuito, para a realização de novas sessões de necrosectomia (Fig. 93-5).

A partir de 2012, foram introduzidas no mercado as próteses metálicas autoexpansíveis de aposição luminal, conhecidas como lumen-apposing metal stent (LAMSs; Axios stent, Boston Scientific, Natick, MA; Nagi stent or Spaxus stent, Taewoong, Seoul, South Korea; e, mais recentemente a Hot AXIOS, Boston Scientific).[49] Esses dispositivos vêm sendo recomendados na drenagem das WONs, com taxa de sucesso técnico e clínico superior a 90% e com menores índices de complicações se comparadas com os cateteres de duplo-pigtail (16,0 × 20,2%), por exemplo.[50,51] A vantagem da Hot AXIOS especificamente consiste na adição de uma ponta de cauterização que permite, em um único procedimento, a punção ecoguiada, imediatamente seguida pela colocação da prótese, facilitando e reduzindo o tempo do procedimento. Um estudo caso-controle publicado em 2022, com inclusão de 30 pacientes, comparou a segurança e a eficácia da utilização desses dispositivos na drenagem de coleções necróticas em relação à utilização dos cateteres pig-tail com resultados discretos favorecendo a utilização de LAMS (93% × 86,7%), sem diferenças estatísticas em relação ao número de complicações e necessidade de tratamentos adicionais.[52] Uma meta-análise recente publicada em 2023, com inclusão de 15 estudos comparando grupos de pacientes com WON tratados com a utilização de LAMS e stents metálicos recobertos versus cateteres de duplo pig-tail, mostrou que a taxa de sucesso clínico no primeiro grupo foi significativamente superior (OR 2.26 (95% CI 1.62-3.15), com taxas de eventos adversos comparáveis. No mesmo trabalho, avaliando-se LAMS versus stents metálicos recobertos, não houve diferenças significativamente estatísticas em relação a taxa de sucesso clínico e outros desfechos.[44] Apesar disso, outros trabalhos sugerem que a colocação desses stents está associada a maiores taxas de eventos adversos, principalmente, sangramento, secundários a fricção em estruturas adjacentes.[4] Ainda são necessários trabalhos mais robustos, com ensaios clínicos randomizados e prospectivos para melhor definição dessas recomendações.

Atualmente, sugere-se a utilização de LAMS em pacientes com baixa tolerância clínica a procedimentos demorados, sendo os mesmos contraindicados quando há presença de pseudoaneurismas e quando não há possibilidade de seguimento clínico adequado.[53]

NECROSECTOMIA ENDOSCÓPICA

Mais da metade dos pacientes com WON podem ser tratados com drenagem exclusiva e não requerem necrosectomia.[7] O desbridamento do tecido necrótico envolve a retirada e a aspiração de debris e detritos, associados à irrigação com solução salina, podendo ou não contar com o auxílio de dispositivos auxiliares, como alças, pinças, balões e baskets (Fig. 93-6). Alguns trabalhos propõem métodos não convencionais como irrigação com solução de peróxido de hidrogênio em concentrações de 0,1% a 3%,[54,55] sistema de irrigação com alto fluxo[54,56] e oclusão à vácuo, entretanto sua eficácia ainda é incerta.[57,58] A acidez gástrica tem sido considerada com um fator favorável à liquefação da necrose, endossando recomendações que sugerem a suspensão de medicações antiácidas.[10]

A necrosectomia endoscópica possui taxa de eventos adversos em torno de 36%, sendo o sangramento a principal delas (18%).[11,59] Um ensaio clínico randomizado, publicado em 2017, encontrou dados significativamente menores de efeitos adversos em pacientes submetidos à abordagem endoscópica, em comparação com a cirurgia minimamente invasiva (11,9% versus 40,6% risk ratio 0,29; p = 0,007).[60] Além disso, a necrosectomia endoscópica está associada a maior impacto na qualidade de vida dos pacientes e apresenta melhor custo-efetividade, reforçando a recomendação dessa abordagem como primeira linha para o desbridamento pancreático.[11]

Entretanto, alguns dados na literatura demonstram que cerca de 1/5 a 1/3 dos pacientes apresentarão falha no tratamento endoscópico, requerendo intervenção cirúrgica. Além disso, de forma geral,

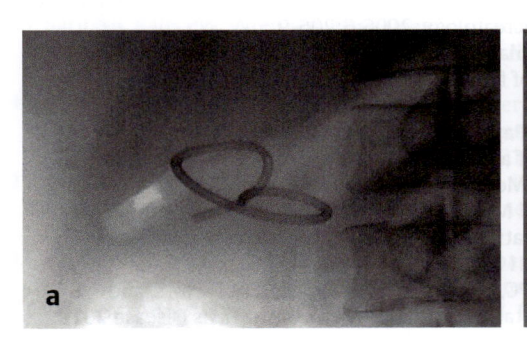

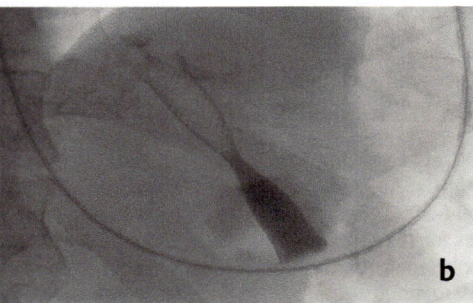

Fig. 93-5. Imagens radiológicas de drenagem de CFP. (a) Posicionamento de uma prótese plástica tipo pigtail. (b) Implantação de uma prótese metálica biliar autoexpansível.

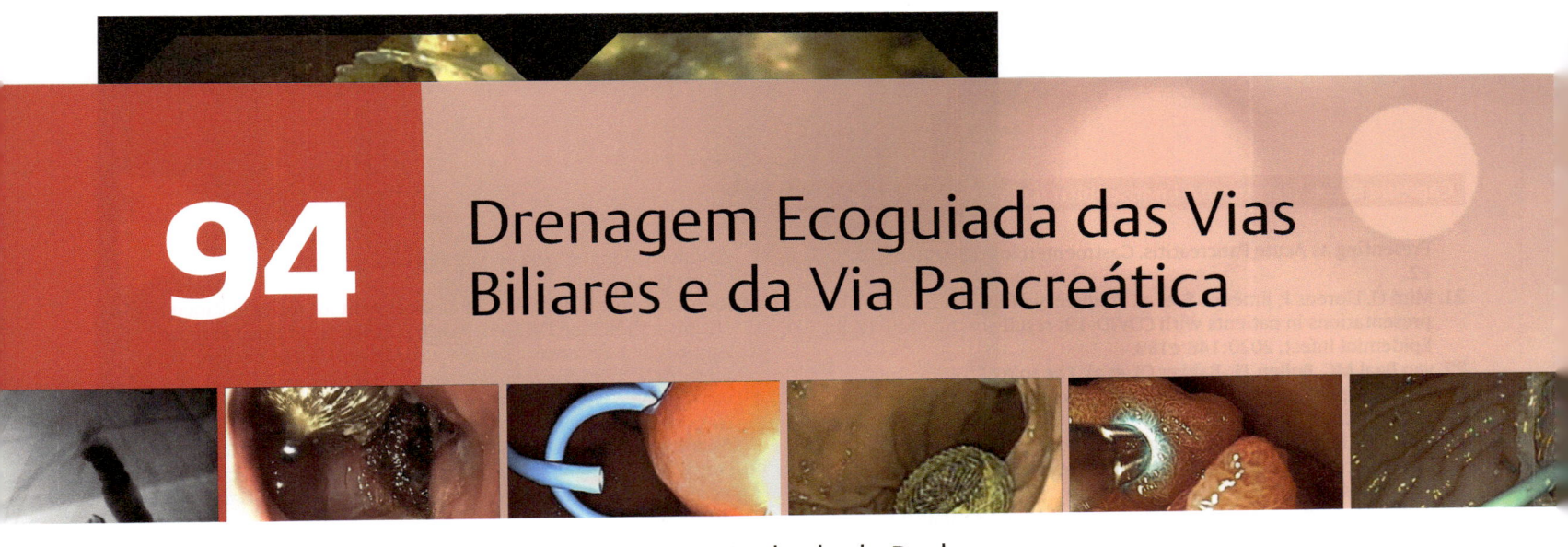

94 Drenagem Ecoguiada das Vias Biliares e da Via Pancreática

Gustavo Andrade de Paulo

INTRODUÇÃO

Desde sua introdução na prática clínica, a ecoendoscopia (EE) sofreu profundas modificações, evoluindo de uma modalidade exclusivamente diagnóstica para um procedimento com grande potencial terapêutico. Esses avanços incluem as melhorias técnicas dos aparelhos, o aprimoramento da qualidade da imagem, o desenvolvimento de diversos acessórios e o domínio da técnica pelos endoscopistas. Hoje, punções, injeções e drenagens fazem parte do cotidiano da maior parte dos serviços de EE, permitindo uma alternativa minimamente invasiva aos tratamentos cirúrgicos e radiológicos.

Os tratamentos ecoguiados são tecnicamente desafiadores e necessitam de elevada *expertise* tanto em EE quanto em procedimentos como colangiopancreatografia retrógrada endoscópica (CPRE) e posicionamento de próteses no trato gastrointestinal. Apesar das dificuldades, são várias as possibilidades terapêuticas ecoguiadas disponíveis na medicina moderna. As principais são:

A) Drenagem de coleções fluidas pancreáticas.
B) Necrosectomias.
C) Drenagem de coleções abdominais e pélvicas.
D) Neurólise e bloqueio do plexo celíaco.
E) Ablação de cistos e tumores sólidos pancreáticos.
F) Administração de agentes antitumorais.
G) Colocação de marcadores para radioterapia (*fiducials*).
H) Intervenções vasculares (escleroterapia, inserção de molas etc.).
I) Colangiografia e drenagem biliar.
J) Drenagem vesicular.
K) Pancreatografia e drenagem pancreática.

Nesse capítulo, discutiremos os detalhes técnicos, resultados e complicações das drenagens biliares e pancreáticas. Desde a publicação da primeira edição desse tratado em 2028, diversas revisões sistemáticas e metanálises foram publicadas a esse respeito e serão apresentadas aqui.

DRENAGENS BILIARES

Em todo o mundo, a CPRE é o procedimento de escolha para a drenagem das vias biliares em pacientes com icterícia obstrutiva. Em mãos experientes, a CPRE é bem sucedida em mais de 90% dos casos (em geral, de 93% a 98%), com taxas de complicações inferiores a 10%.[1-10] Para endoscopistas bem treinados, as causas de insucesso da CPRE incluem: incapacidade de cateterismo, anatomia alterada do trato digestivo superior (cirurgia prévia, por exemplo), distorções da região periampular (variações anatômicas, infiltração tumoral, divertículo periampular etc.), obstrução gástrica e/ou duodenal, presença de próteses metálicas duodenais etc.[1-5]

Antigamente, nos casos de falha da CPRE, os pacientes eram encaminhados para uma drenagem percutânea ou cirúrgica. Entretanto, as abordagens percutânea e cirúrgica apresentam elevada morbidade, com taxas consideráveis de complicações (até 33%). As principais são: sangramento, infecção recorrente, colangite aguda, fístula biliar, disfunção do dreno percutâneo e piora na qualidade de vida.[2,6,11-13]

A drenagem ecoguiada das vias biliares surgiu como uma opção aos tratamentos percutâneo ou cirúrgico nos casos de falha da CPRE. Desde sua descrição em 2001, esse procedimento vem sendo realizado nos principais centros de EE em todo o mundo, com excelentes resultados.[8,14-16]

A drenagem biliar ecoguiada (DBEco) pode ser conseguida de três formas:[2,6,11,16-21]

1. Rendez-vous ecoguiado, com introdução de um fio-guia na via biliar intra ou extra-hepática, passagem através da papila maior e posterior apreensão com um duodenoscópio.
2. Colocação direta de uma prótese na árvore biliar por via transgástrica (hepaticogastrostomia) ou transduodenal (coledocoduodenostomia), sem necessidade de acessar a papila.
3. Passagem anterógrada de uma prótese biliar transpapilar.

Para alguns autores, existe, ainda uma quarta abordagem que é a drenagem ecoguiada da vesícula biliar.[22]

A escolha da melhor forma de drenagem deve ser individualizada. A Figura 94-1 apresenta o algoritmo do tratamento ecoguiado após falha da CPRE. É sempre bom lembrar que, apesar da EE apresentar excelentes resultados, ela nunca deverá suplantar uma boa técnica de CPRE.[23]

Rendez-vous Ecoguiado

O rendez-vous ecoguiado (RDVEco) é um procedimento híbrido, que conjuga técnicas de EE e de CPRE. O papel da EE é o de promover o acesso à via biliar através da passagem anterógrada de um fio-guia pela papila maior. Todo o resto da drenagem é feito pela CPRE. Por essa razão, alguns autores não o consideram uma drenagem biliar ecoguiada verdadeiramente, sendo uma drenagem assistida por EE.[15,24] É um assunto controverso, mas a maior parte dos especialistas considera o RDVEco uma DBEco. Foi realizado pela primeira vez em 2004.[25]

Indicação

A principal indicação do RDVEco é a falha no cateterismo profundo das vias biliares com as técnicas convencionais. A decisão entre partir para procedimentos mais agressivos para o cateterismo (esfincterotomia de acesso, por exemplo) ou o RDVEco dependerá da *expertise* disponível em cada serviço.[26]

Antes de escolher o procedimento ecoguiado, é importante procurar entender os motivos da falha no cateterismo, considerar as condições clínicas do paciente e as alternativas disponíveis.

O RDVEco só deve ser praticado por endoscopistas com experiência em EE e em CPRE, em uma sala que comporte radioscopia e a processadora do ultrassom. Se o RDVEco falhar, é importante realizar uma drenagem percutânea para minimizar os riscos de fístula biliar.

A maioria dos autores recomenda o emprego de antimicrobianos de amplo espectro antes do procedimento para reduzir os riscos de infecção.

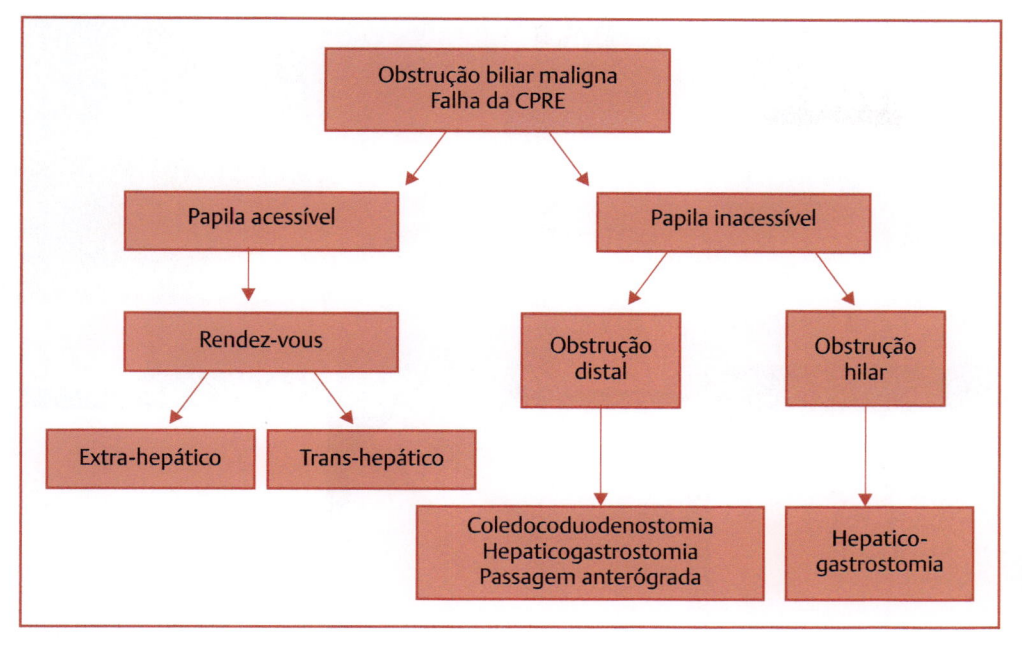

Fig. 94-1. Algoritmo de drenagem biliar ecoguiada após falha da CPRE em pacientes com obstrução biliar maligna.[23]

Técnica

Um aparelho setorial com a função Doppler colorido é introduzido até o estômago ou o duodeno, sempre se empregando uma bomba de insuflação de gás carbônico (CO_2). Após um exame completo das vias biliares e dos vasos da região, a via biliar é puncionada sob controle ultrassonográfico, utilizando-se uma agulha de 19 ou de 22 gauges (G). A punção pode ser feita nas vias biliares intra ou extra-hepáticas, dependendo das condições anatômicas e da facilidade de acesso. É importante lembrar que a agulha deve estar sem o mandril e preenchida com contraste iodado. Uma vez dentro da via biliar, a bile deve ser aspirada confirmando o bom posicionamento da ponta da agulha. Em seguida, o contraste é injetado e uma colangiografia é obtida, permitindo um bom delineamento da obstrução. Quando se realiza a punção trans-hepática (isto é, de uma via biliar intra-hepática), dá-se preferência ao segmento 2, pois esse permite melhor alinhamento.[27]

Com a configuração dos ductos biliares e o nível da obstrução bem determinados, um fio-guia longo (450 cm) é passado pela agulha e avançado em direção à papila, saindo no duodeno. A agulha de 22 G permite a passagem de um fio 0,018 polegadas enquanto a de 19 G acomoda um fio de 0,035 polegadas (preferido). Após a confirmação de que uma grande quantidade de fio está na luz duodenal, o ecoendoscópio e a agulha são retirados, garantindo que o fio permaneça no delgado (controle radioscópico).

Um duodenoscópio é passado ao lado do fio-guia e posicionado de frente para a papila maior. Tenta-se, novamente, o cateterismo seletivo ao lado do fio-guia. Se essa tentativa não for bem-sucedida, apreende-se a extremidade do fio com uma pinça de biópsias ou uma alça de polipectomia. O fio-guia é, então, puxado pelo canal operador do duodenoscópio, saindo pelo orifício do canal (com a ponta atraumática ficando do lado de fora). A tampa de borracha do canal operador deve ser passada sobre o fio impedindo que o gás saia. Um esfincterótomo é passado sobre esse fio até o interior da via biliar. O fio é retirado e repassado no sentido correto (ponta atraumática no interior da via biliar), permitindo a manipulação de acordo com a necessidade (Fig. 94-2).[18,24,27-29]

Deve-se tomar cuidado com a manipulação do fio-guia dentro da agulha pois a ponta cortante dessa pode "descascar" o fio. Para evitar essa complicação, alguns autores recomendam trocar a agulha logo após a passagem do fio por um cateter de 4 Fr. Outros, preferem trabalhar com uma agulha de ponta romba, que não apresenta bisel cortante.

Alguns especialistas recomendam, sempre que possível, puncionar a via biliar extra-hepática a partir da segunda porção duodenal, com o aparelho retificado. Quando o acesso não é possível pela segunda porção duodenal, temos duas opções: 1. posiciona-se o aparelho no bulbo (posição longa) e punciona-se a via extra-hepática; ou 2. punciona-se a via intra-hepática pelo estômago (aparelho retificado).

O Quadro 94-1 lista as principais características do RDVEco.

Resultados

Os resultados do RDVEco encontram-se listados no Quadro 94-2.

No geral, o sucesso do RDVEco foi de 81%, com uma taxa de complicações de 11%.[29]

Recentemente, Iwashita e colaboradores relataram os resultados do RDVEco em 20 pacientes.[28] Nos 10 pacientes em que se tentou a abordagem pela segunda porção duodenal, a drenagem foi possível em todos. Nos outros 10, tentou-se a punção pelo bulbo em cinco (60% de sucesso – 3/5) e pelo estômago em quatro (75% de sucesso 3/4). Em um paciente, não foi possível a punção em função de uma pancreatite crônica com trombose portal e intensa circulação colateral. Eles relataram uma taxa de complicações de 15%.[3,20] Baseados nas diferenças dos resultados, esses autores recomendam, sempre que possível, tentar a abordagem pela segunda porção duodenal.

A escolha do local de punção é crucial para o sucesso da técnica. Em teoria, a abordagem através do fígado (trans-hepática) reduz o risco de fístula biliar pois o parênquima hepático ao redor do ducto biliar tampona a fístula temporária. Entretanto, a melhor forma de reduzir as complicações relacionadas com o vazamento de bile é aumentar o sucesso do método. Uma drenagem eficaz reduz o risco de fístula e trata a peritonite biliar. Assim, como os resultados são melhores com a punção pela segunda porção, essa deve ser a primeira via tentada.

Uma dúvida que sempre fica após o insucesso do cateterismo seletivo das vias biliares com a CPRE é quando partir para o pré-corte (esfincterotomia de acesso) e quando indicar o RDVEco. Dhir e colaboradores compararam o RDVEco (n = 58) com uma série histórica de esfincterotomia de acesso (pré-corte – n = 144) após falha no cateterismo seletivo das vias biliares. A taxa de sucesso na primeira sessão foi de 98,3% no grupo RDVEco e de 90,3% no grupo pré-corte (p = 0,038). O sucesso final foi de 98,3% no primeiro grupo e de 95,8% no segundo (p = 0,35). As taxas de complicações foram de 3,4% e 6,9%, respectivamente (p = 0,27). Nenhum paciente do grupo RDVEco apresentou pancreatite ou sangramento, tendo sido observado apenas um episódio de extravasamento de contraste pericoledociano.[26] Por esse motivo, para alguns autores, o RDVEco seria superior ao pré-corte, após falha no cateterismo convencional com a CPRE (nível de evidência 3).[17]

Em função dos bons resultados do RDVEco para estenoses malignas, alguns autores consideram essa abordagem bastante interessante para os pacientes com coledocolitíase e falha na remoção dos cálculos por CPRE.[30]

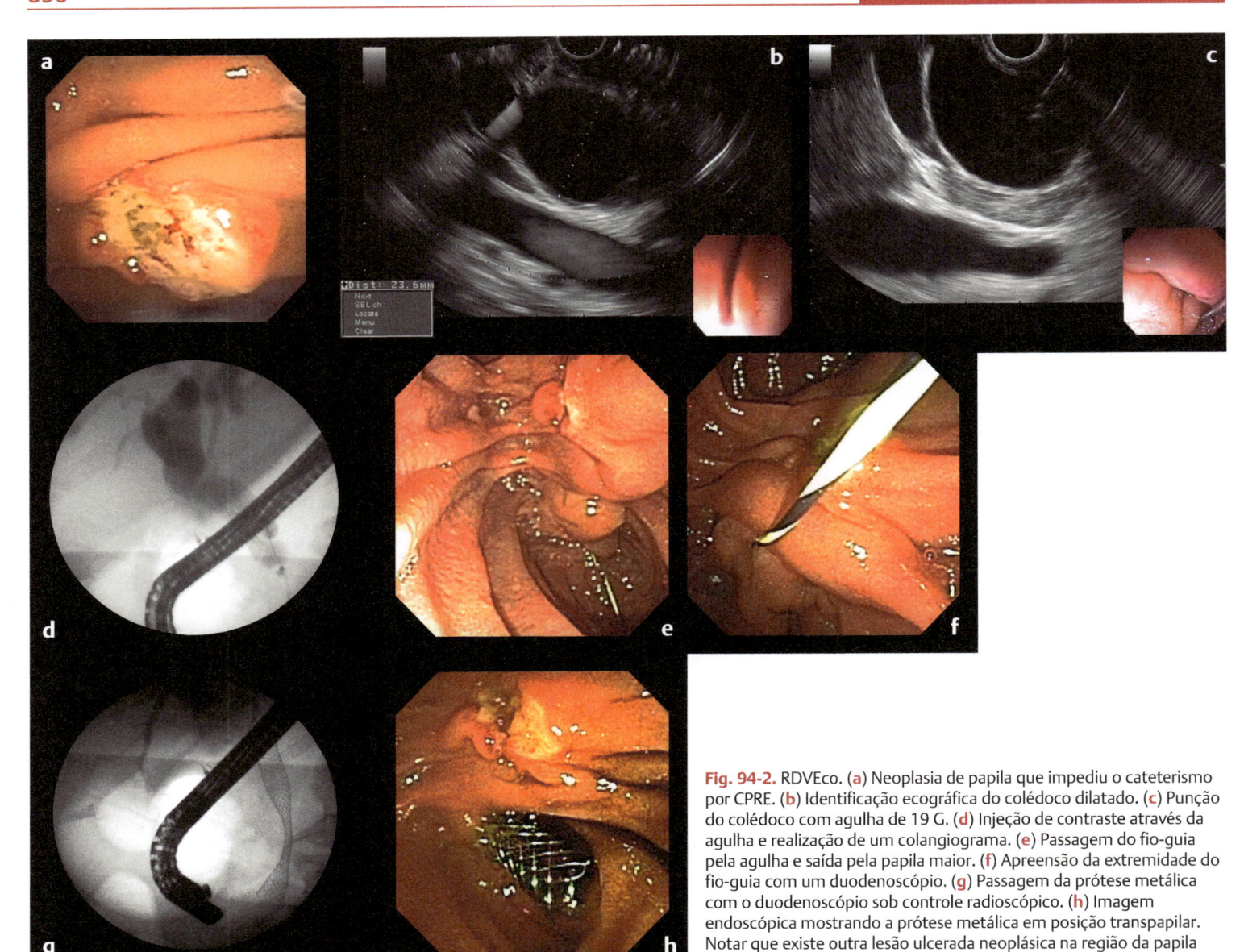

Fig. 94-2. RDVEco. (**a**) Neoplasia de papila que impediu o cateterismo por CPRE. (**b**) Identificação ecográfica do colédoco dilatado. (**c**) Punção do colédoco com agulha de 19 G. (**d**) Injeção de contraste através da agulha e realização de um colangiograma. (**e**) Passagem do fio-guia pela agulha e saída pela papila maior. (**f**) Apreensão da extremidade do fio-guia com um duodenoscópio. (**g**) Passagem da prótese metálica com o duodenoscópio sob controle radioscópico. (**h**) Imagem endoscópica mostrando a prótese metálica em posição transpapilar. Notar que existe outra lesão ulcerada neoplásica na região da papila menor

Quadro 94-1. Comparação entre as Diferentes Técnicas do RDVEco[29]

	Rendez-vous intra-hepático	Rendez-vous extra-hepático	Rendez-vous extra-hepático
Posição do aparelho	Retificado	Longa	Retificado
Representação			
Local de punção	Estômago	Bulbo (D1)	Segunda porção (D2)
Estabilidade do aparelho	Estável	Estável	Instável
Manipulação da agulha	Fácil	Difícil	Normal
Diâmetro do ducto biliar	Pequeno	Grande	Grande
Direção da agulha	Papila	Hilo hepático	Papila
Distância da papila	Longa	Curta	Muito curta

Quadro 94-2. Resultados do RDVEco[29]

Autor	Rendez-vous extra-hepático Sucesso % (n)	Rendez-vous intra-hepático Sucesso % (n)	Geral sucesso % (n)	Complicações gerais % (n)	Complicações
Tarantino et al.	50 (4/8)		50 (4/8)	13 (1/8)	1 morte por cirrose
Maranki et al.*	57 (8/14)[a]	65 (26/40)[a]	63 (34/49)[a]	16 (8/49)	8[b]
Kim et al.*	80 (12/15)		80 (12/15)	13 (2/15)	1 sepse 1 pancreatite
Shah			74 (37/50)	8 (4/50)	2 pancreatites 1 fístula biliar 1 perfuração
Iwashita et al.	81 (25/31)	44 (4/9)	73 (29/40)	13 (5/40)	5[c]
Dhir et al.	98 (57/58)		98 (57/58)	3 (2/58)	2 extravasamentos de contraste
Kawabubo et al.	100 (9/9)	100 (5/5)	100 (14/14)	14 (2/14)	1 pancreatite 1 peritonite biliar
Park et al.	93 (13/14)	50 (3/6)	80 (16/20)	10 (2/20)	1 pancreatite 1 peritonite biliar
Khashab et al.	100 (11/11)	100 (2/2)	100 (13/13)	15 (2/13)	1 pancreatite 1 colecistite
Geral	87 (139/160)	65 (40/62)	81 (215/267)	11 (24/217)	

*Superposição de referências; a = 5 pacientes convertidos da abordagem intra-hepática; b = 1 dor abdominal, 4 pneumoperitônios, 1 sangramento, 1 peritonite biliar, 1 pneumonia aspirativa; c= 1 dor abdominal, 2 pancreatites, 1 pneumoperitônio, 1 sepse/morte (não relacionada com o procedimento)

Coledocoduodenostomia e Hepaticogastrostomia

As drenagens biliares transluminais consistem no acesso à via biliar sob controle ecoendoscópico, passagem de um fio-guia, dilatação da fístula criada e colocação de uma prótese. Com isso, passamos a ter uma fístula permanente permitindo a drenagem biliar. A grande vantagem da drenagem transluminal ecoguiada (DLEco) é que ela independe do acesso à papila maior. Por resultar em uma comunicação permanente entre a via biliar e o estômago ou intestino, essas técnicas devem ser limitadas aos pacientes com obstrução biliar maligna sem condições cirúrgicas.

São duas as DLEco: a coledocoduodenostomia e a hepaticogastrostomia.

Coledocoduodenostomia Ecoguiada (CDEco)

A CDEco caracteriza-se pela formação de uma fístula entre o colédoco e o duodeno, através das paredes duodenal e coledociana, com posterior colocação de uma prótese biliar (plástica ou metálica). Está indicada para pacientes com obstrução biliar distal ou em terço médio (principalmente câncer de pâncreas, câncer de papila e colangiocarcinoma), após falha da CPRE. Alguns artigos relatam o emprego da CDEco em pacientes com estenose biliar benigna.[31-33] Mais estudos são necessários comparando a CDEco com a CPRE nas enfermidades benignas antes que esse procedimento passe a ser advogado.[31]

A CDEco está contraindicada em pacientes com anatomia alterada (anastomose em Y de Roux, por exemplo), ou com obstrução duodenal causada por invasão tumoral que impeça a passagem do aparelho. Se o bulbo não estiver comprometido, a CDEco pode ser realizada, seguida da passagem de uma prótese duodenal.

Técnica

Um aparelho setorial com a função Doppler colorido é introduzido até o duodeno, sempre se empregando uma bomba de insuflação de gás carbônico (CO_2). Após um exame completo das vias biliares e dos vasos da região, com o aparelho no duodeno, o colédoco é puncionado sob controle ultrassonográfico, utilizando-se uma agulha de 19 ou de 22 G. A agulha de 22 G permite a passagem de um fio 0,018 polegada enquanto a de 19 G acomoda um fio de 0,035 polegada (preferido).[34] Nenhum estudo randomizado controlado comparou os diversos tipos e diâmetros das agulhas existentes.[31]

É importante lembrar que a agulha deve estar sem o mandril e preenchida com contraste iodado. Uma vez dentro da via biliar, a bile deve ser aspirada confirmando o bom posicionamento da ponta da agulha. Em seguida, o contraste é injetado e uma colangiografia é obtida, permitindo um bom delineamento da obstrução.

Com a configuração dos ductos biliares e o nível da obstrução bem determinados, um fio-guia longo (450 cm) é passado pela agulha e avançado para as vias biliares intra-hepáticas. Quando o colédoco está alinhado paralelo à agulha, fica fácil avançar o guia em direção ao hilo. Para evitar "descascar" o fio, pode-se empregar uma agulha sem bisel ou um fio-guia com a extremidade flexível tipo "mola". A agulha é retirada, deixando-se o fio-guia no interior da via biliar, sob controle ecográfico e fluoroscópico. A tampa de borracha do canal operador deve ser passada sobre o fio impedindo que o gás saia.

Vários acessórios podem ser empregados para dilatar o trajeto fistuloso formado: dilatadores de passagem (dilatadores de Soehendra de 6 a 10 Fr), balões de dilatação (4 a 8 mm), extratores de próteses (7 a 10 Fr), papilótomo de ponta (*needle-knife*) e cistótomo (6 a 10 Fr). A dilatação com o papilótomo de ponta apresenta maior risco de complicações, principalmente pneumoperitônio e sangramento).[35] Atualmente, os cistótomos são os acessórios de escolha para a dilatação do trajeto, pois estão sempre no mesmo eixo do fio-guia.

Após a dilatação do trajeto, uma prótese deve ser passada (Fig. 94-3). Podem ser empregadas próteses plásticas de 6 a 10 Fr ou próteses metálicas. Os ecoendoscópios modernos permitem a passagem de uma prótese de 10 Fr com relativa facilidade graças à presença do elevador. Entretanto, próteses mais finas (7 ou 8,5 Fr) são mais fáceis de se manipular. Embora não existam estudos comparando as próteses plásticas com as metálicas, as últimas apresentam uma série de vantagens: maior diâmetro (até 10 mm), maior tempo de patência, menor risco de fístula biliar. Vale lembrar que as próteses metálicas devem ser totalmente ou parcialmente recobertas. Próteses não cobertas aumentam o risco de fístula, sendo contraindicadas.

Com a utilização de próteses metálicas recobertas, deve-se atentar para o risco de obstrução de ductos biliares intra-hepáticos. O comprimento da prótese deve ser bem escolhido para minimizar esse risco.

A migração distal precoce das próteses metálicas recobertas é um problema desafiador, que aumenta a morbi-mortalidade do procedimento. Para evitar tal complicação, alguns especialistas recomendam a passagem de uma prótese plástica *double pig-tail* pelo interior da metálica. Essa prótese plástica funcionaria como uma âncora, mantendo a metálica em posição.[36]

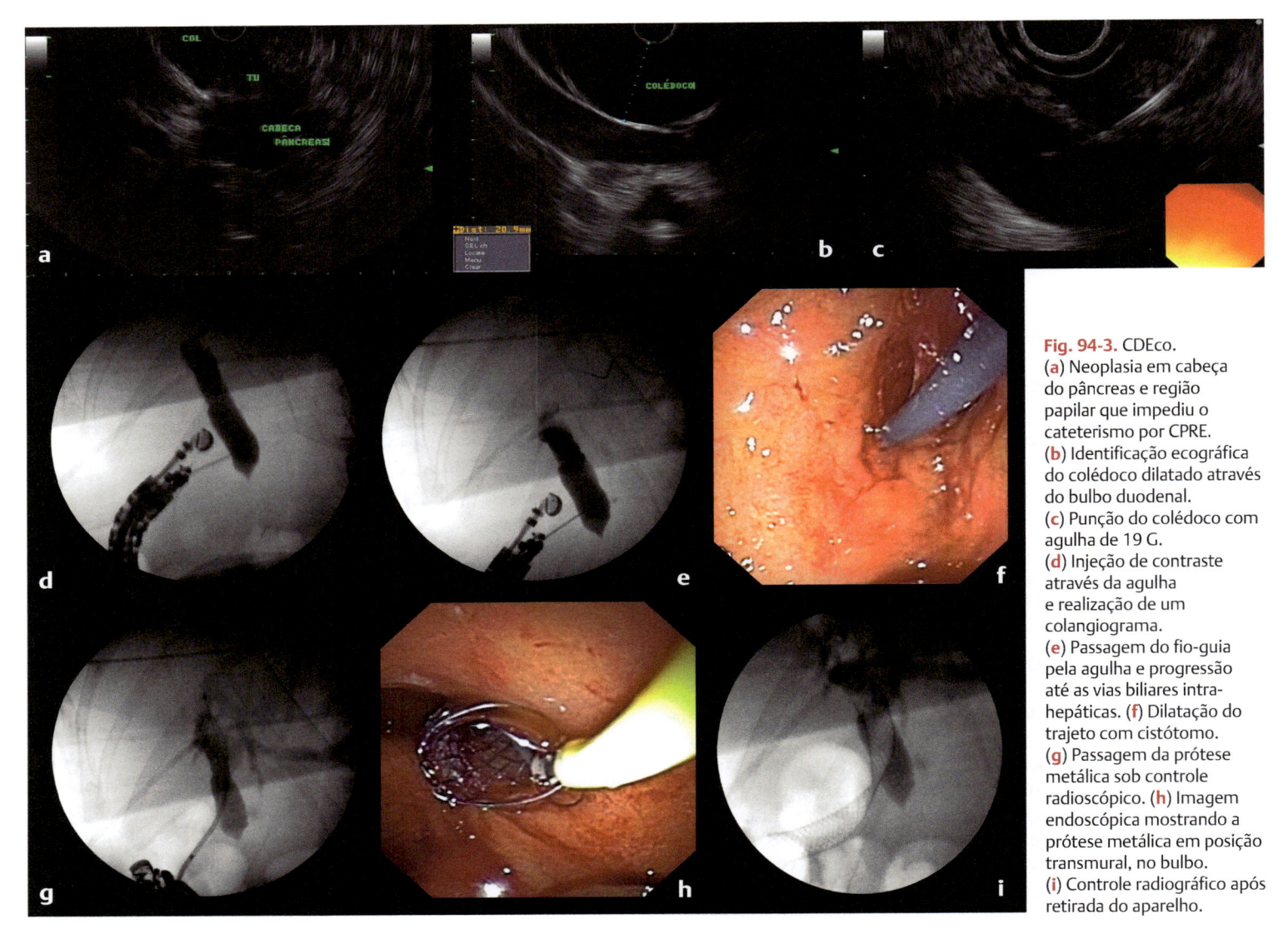

Fig. 94-3. CDEco.
(a) Neoplasia em cabeça do pâncreas e região papilar que impediu o cateterismo por CPRE.
(b) Identificação ecográfica do colédoco dilatado através do bulbo duodenal.
(c) Punção do colédoco com agulha de 19 G.
(d) Injeção de contraste através da agulha e realização de um colangiograma.
(e) Passagem do fio-guia pela agulha e progressão até as vias biliares intra-hepáticas. (f) Dilatação do trajeto com cistótomo.
(g) Passagem da prótese metálica sob controle radioscópico. (h) Imagem endoscópica mostrando a prótese metálica em posição transmural, no bulbo.
(i) Controle radiográfico após retirada do aparelho.

O tempo médio de patência das próteses metálicas na CDEco é de 198 dias, similar ao das próteses colocadas por via percutânea (184 dias).[37]

Recentemente, alguns modelos de próteses metálicas especialmente desenvolvidos para drenagens ecoguiadas foram empregados na CDEco. Infelizmente, os sistemas Axios (Boston Scientific) e Nagi (Taewoong Medical) ainda não estão disponíveis no Brasil. A grande vantagem sistemas é que as próteses são mais curtas e apresentam abas laterais em suas extremidades que diminuem o risco de migração (formato parecido com o de um "ioiô").[38,39]

É importante ressaltar que todos os pacientes devem receber antimicrobiano profilático antes do procedimento.

Resultados

Os resultados de algumas das maiores séries de CDEco encontram-se listados no Quadro 94-3.

Quadro 94-3. Resultados da CDEco[31,40,41]

Autor	n	Sucesso técnico (%)	Sucesso clínico (%)	Prótese(s)	Complicações
Horaguchi et al.	8	8/8 (100)	8/8 (100)	PP	1 peritonite
Hara et al.	18	17/18 (94)	17/17 (100)	PP	2 peritonites, 1 hemobilia
Fabri et al.	13	9/13 (69)	9/9 (100)	PM	1 pneumoperitônio
Komaki et al.	15	14/15 (93)	14/14 (100)	PP	–
Park et al.	26	24/26 (92)	22/24 (93)	PP e PM	2 peritonites biliares, 3 outras
Artifon et al.	13	13/13 (100)	13/13 (100)	PM	1 biloma, 1 sangramento
Song et al.	15	13/15 (87)	13/13 (100)	PM	2 pneumoperitônios, 1 colangite
Vila et al.*	26	19/26 (86)	ND	ND	1 biloma, 1 pancreatite, 1 sangramento, 1 colangite
Khashab et al.	20	20/20 (100)	19/20 (95)	PP, PM	ND
Kawakubo et al.	44	42/44 (95)	ND	PP, PM	7**
Teoh et al.	79	76/79 (96,2)	74/79 (93,7%)	LAMS	13 eventos adversos
Sawas et al.	28	28/28 (100)	24/28 (84,6)	PM, LAMS	3 colangites, 1 oclusão
Geral	**305**	**283/305 (92,8)**	**213/225 (94,7)**	**PP, PM, LAMS**	**26**

PP: prótese plástica; PM: prótese metálica; ND: não divulgado; LAMS: prótese metálica de aposição de lúmen
* 4 pacientes com doença benigna
** 3 pacientes com fístula biliar, 1 migração da prótese, 1 sangramento, 1 pneumoperitônio, 1 perfuração

No geral, o sucesso técnico da CDEco foi de 90%, com sucesso clínico de 97% e uma taxa de complicações de 13%. Na revisão realizada por Yamao *et al.*, o sucesso técnico da CDEco foi de 92%, com sucesso clínico de 100% e uma taxa de complicações de 13%.[40,41] Na revisão de Iwashita *et al.* (n = 300), o sucesso técnico foi de 94%, com uma taxa de complicações precoces de 19%.[29]

Cada vez mais as próteses metálicas de aposição de lúmen (tipo LAMS) têm sido empregadas na drenagem coledocoduodenal. Os resultados são encorajadores.[42,43]

Hepaticogastrostomia Ecoguiada (HGEco)

A HGEco caracteriza-se pela formação de uma fístula ente as vias biliares intra-hepáticas e o estômago, através do parênquima hepático e da parede gástrica, com posterior colocação de uma prótese biliar metálica. Está indicada para pacientes com obstrução biliar proximal (ducto hepático comum, colédoco proximal) após falha da CPRE. A principal diferença entre a HGEco e a CDEco é que a primeira pode ser realizada em pacientes com anatomia alterada cirurgicamente, como nos indivíduos submetidos à gastrectomia parcial com reconstrução em Y de Roux e nos com invasão do bulbo duodenal.[44] Também pode ser apropriada para pacientes com próteses metálicas biliares obstruídas após uma drenagem biliar bilateral em lesões hilares ou nos casos com próteses biliares e duodenais após falha da CPRE.[44]

A primeira HGEco foi realizada em 2003 por Burmester *et al.*[45] Desde então, várias séries têm demonstrado o sucesso desse procedimento. Quando comparada com a hepaticogastrostomia percutânea, a HGEco apresenta a vantagem de ser inteiramente realizada em um só procedimento.[46]

A principal limitação da HGEco é que ela é foi desenvolvida para descompressão da via biliar esquerda. Assim, ela pode não ser adequada para lesões hilares (tumor de Klatskin) tipos Bismuth III ou IV ou nas obstruções intra-hepáticas à direita.[45] Recentemente, ela foi descrita para desobstrução biliar direita em duas séries, com bons resultados.[47,48] Entretanto, as dificuldades técnicas impedem uma generalização dessa indicação.

Técnica

Após a administração profilática de um antimicrobiano, um aparelho setorial com a função Doppler colorido é introduzido até o estômago e o duodeno, sempre se empregando uma bomba de insuflação de gás carbônico (CO_2). Após um exame completo das vias biliares e dos vasos da região, com o aparelho na região da cárdia ou da pequena curvatura do corpo gástrico, a via biliar intra-hepática esquerda é puncionado sob controle ultrassonográfico. Utiliza-se uma agulha de 19G, que permite a passagem de fio de 0,035 polegada. Dá-se preferência para um fio-guia mais rígido (tipo *stiff*).

Durante a seleção da via biliar que será puncionada, dá-se preferência para o segmento 3 (mais que o 2). O segmento 3 é acessado pela pequena curvatura do corpo gástrico e permite um melhor controle endoscópico da liberação da prótese. No segmento 2, a abordagem é pela cárdia, o que dificulta a visão endoscópica da liberação.[44]

Uma vez dentro da via biliar, o mandril é retirado e a bile deve ser aspirada confirmando o bom posicionamento da ponta da agulha. Em seguida, o contraste é injetado e uma colangiografia é obtida, permitindo um bom delineamento da obstrução.

Com a configuração dos ductos biliares e o nível da obstrução bem determinados, um fio-guia longo (450 cm) é passado pela agulha e avançado para as vias biliares intra-hepáticas. Deve-se tentar enfaticamente a passagem do fio-guia pela estenose e sua progressão para o duodeno. Se isso ocorrer, o procedimento deve ser transformado em um rendez-vous, com a colocação de uma prótese transpapilar por CPRE.[44] Se a passagem do fio para o duodeno não for possível, o mesmo deve ser "enrolado" na região do hilo. Para evitar "descascar" o fio, pode-se empregar uma agulha sem bisel ou um fio-guia com a extremidade flexível tipo "mola". A agulha é retirada, deixando-se o fio-guia no interior da via biliar, sob controle ecográfico e fluoroscópico. A tampa de borracha do canal operador deve ser passada sobre o fio impedindo que o gás saia.

Vários acessórios podem ser empregados para dilatar o trajeto fistuloso formado: dilatadores de passagem (dilatadores de Soehendra de 6 a 10 Fr), balões de dilatação (4 a 8 mm), extratores de próteses (7 a 10 Fr), papilótomo de ponta (*needle-knife*) e cistótomo (6 a 10 Fr). A dilatação com o papilótomo de ponta apresenta maior risco de complicações, principalmente pneumoperitônio e sangramento).[35] Atualmente, os cistótomos são os acessórios de escolha para a dilatação do trajeto, pois estão sempre no mesmo eixo do fio-guia. Deve-se empregar corrente de corte pura, de forma rápida.

Após a dilatação do trajeto, uma prótese deve ser passada (Fig. 94-4). Podem ser empregadas próteses plásticas de 6 a 10 Fr ou próteses metálicas. Os ecoendoscópios modernos permitem a passagem de uma prótese de 10 Fr com relativa facilidade graças à presença do elevador. Entretanto, próteses mais finas (7 ou 8,5 Fr) são mais fáceis de manipular. Embora não existam estudos comparando as próteses plásticas com as metálicas, as últimas apresentam uma série de vantagens: maior diâmetro (até 10 mm), maior tempo de patência, menor risco de fístula biliar, maior poder de tamponamento, reduzindo o risco de sangramento da parede gástrica. Vale lembrar que as próteses metálicas devem ser totalmente ou parcialmente recobertas. Próteses não cobertas aumentam o risco de fístula, sendo contraindicadas.

As desvantagens das próteses metálicas são: custo, encurtamento de alguns modelos após liberação e obstrução de ramos secundários da via biliar esquerda.

A migração precoce das próteses metálicas recobertas é um problema desafiador, que aumenta a morbi-mortalidade do procedimento. Para evitar tal complicação, alguns especialistas recomendam a passagem de uma prótese plástica *double pig-tail* pelo interior da metálica. Essa prótese plástica funcionaria como uma âncora, mantendo a metálica em posição.[36]

Com a utilização de próteses metálicas recobertas, deve-se atentar para o risco de obstrução de ductos biliares intra-hepáticos. O comprimento da prótese deve ser bem escolhido para minimizar esse risco. Recentemente, uma prótese "híbrida" foi desenvolvida para esse tipo de procedimento.[49] Essa prótese de Nitinol tem a porção distal (3,5 cm) revestida por silicone para prevenir vazamento de bile. Existem *flaps* laterais nessa parte recoberta para minimizar as chances de migração. A porção proximal da prótese não é recoberta, prevenindo o risco de obstrução de ductos secundários. Os tamanhos dessa parte proximal variam entre 1,5 e 5,5 cm.

Uma nova prótese plástica de 8 Fr também foi empregada com sucesso na HGEco em 23 pacientes.[50] Mais séries são necessárias antes de se advogar sem uso.

Resultados

No geral, o sucesso técnico da HGEco varia entre 65% e 100% (média 82%), com sucesso clínico oscilando entre 87 e 100% (média 97%). A taxa média de complicações é de 25%.[44,51] Na revisão de Iwashita e colaboradores (n = 158), o sucesso técnico foi de 87%, com uma taxa de complicações precoces de 27%.[29]

Os resultados de algumas das maiores séries de HGEco encontram-se listados no Quadro 94-4.

As taxas de complicações da HGEco são, em geral, mais elevadas que as da CDEco. Isso reflete a maior complexidade técnica desse procedimento quando comparada com a drenagem do colédoco. Na revisão de Ogura e colaboradores, a taxa de complicações da HGEco foi de 23%.[51,52] De todas as complicações, a mais temida é a migração da prótese, que pode ser fatal.

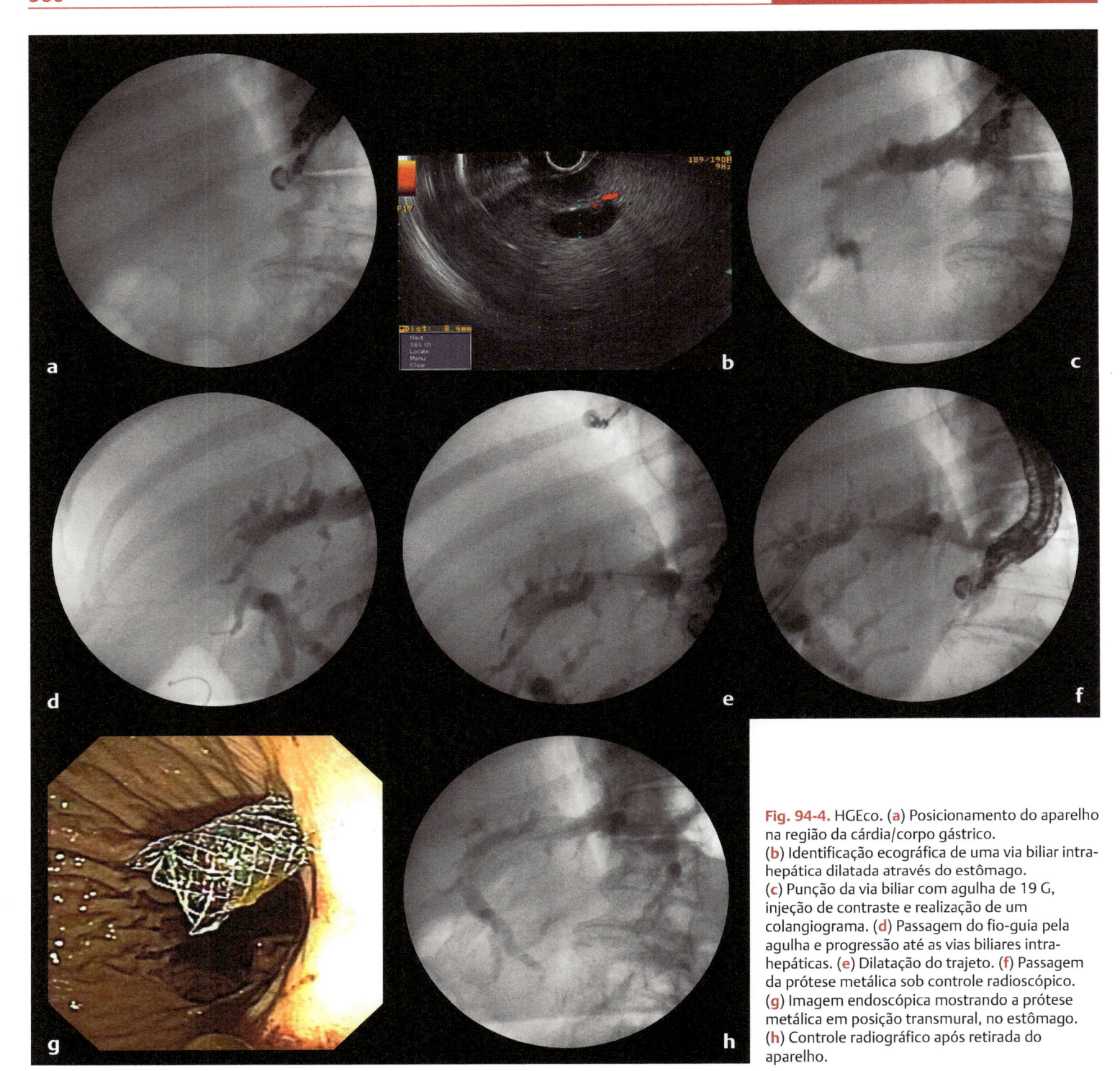

Fig. 94-4. HGEco. (**a**) Posicionamento do aparelho na região da cárdia/corpo gástrico. (**b**) Identificação ecográfica de uma via biliar intra-hepática dilatada através do estômago. (**c**) Punção da via biliar com agulha de 19 G, injeção de contraste e realização de um colangiograma. (**d**) Passagem do fio-guia pela agulha e progressão até as vias biliares intra-hepáticas. (**e**) Dilatação do trajeto. (**f**) Passagem da prótese metálica sob controle radioscópico. (**g**) Imagem endoscópica mostrando a prótese metálica em posição transmural, no estômago. (**h**) Controle radiográfico após retirada do aparelho.

Quadro 94-4. Resultados da HGEco [29, 44, 51, 52]

Autor	n	Sucesso técnico (%)	Sucesso clínico (%)	Prótese(s)	Complicações
Park et al.	31	31/31 (100)	27/31 (87)	PP, PM	6 pneumoperitônios
Vila et al.	34	22/34 (65)	22/22 (100)	ND	4 bilomas, 4 perfurações, 3 sangramentos, 2 hematomas, 1 abscesso
Attasaranya et al.	13	11/13 (85)	11/11 (100)	PP, PM	1 complicação grave, 5 complicações menores
Kawakubo et al.	20	19/20 (95)	ND	PP, PM	2 fístulas biliares, 2 migrações, 1 sangramento, 1 colangite, 1 biloma
Song et al.	10	10/10 (100)	10/10 (100)	PM híbrida	2 pneumoperitônios, 1 sangramento leve
Paik et al.	28	27/28 (96)	24/27 (89)	PM	1 migração, 1 pseudoaneurisma
Artifon et al.	25	24/25 (96)	22/24 (91)	PM	3 sangramentos leves, 1 biloma, 1 bacteremia
Umeda et al.	23	23/23 (100)	23/23 (100)	PP	3 episódios de dor abdominal, 1 sangramento
Poincloux et al.	66	65/66 (96)	61/65 (94)	PP, PM	5 fístulas biliares, 2 pneumoperitônios, 2 sépsis, 1 hematoma
Park et al.	20	20/20 (100)	18/20 (90)	PM	3 complicações moderadas, 2 complicações leves
Hathorn et al.	215	204/215 (95,3)	178/204 (87,25%)	PM	40 eventos adversos (6 graves)
Geral	**485**	**456/485 (94)**	**396/456 (87)**	**PP, PM**	103

PP: prótese plástica; PM: prótese metálica; ND: não divulgado

Passagem Anterógrada de uma Prótese Biliar Transpapilar

Na passagem anterógrada de uma prótese biliar transpapilar (PAPBT), uma prótese biliar metálica é colocada na via biliar distal através da punção das vias intra-hepáticas. Essa técnica é útil para pacientes com obstrução biliar e com anatomia alterada cirurgicamente ou nos casos de obstrução maligna do tubo digestivo alto, onde não é possível o acesso até a região da papila maior (impedindo a realização de um rendez-vous).[53]

Técnica

Após a administração profilática de um antimicrobiano, um aparelho setorial com a função Doppler colorido é introduzido até o estômago, sempre se empregando uma bomba de insuflação de gás carbônico (CO_2). Após um exame completo das vias biliares e dos vasos da região, com o aparelho na região da cárdia ou da pequena curvatura do corpo gástrico, a via biliar intra-hepática esquerda é puncionada sob controle ultrassonográfico. Utiliza-se uma agulha de 19G, que permite a passagem de fio de 0,035 polegada, preenchida com contraste iodado.

Uma vez dentro da via biliar, a bile deve ser aspirada confirmando o bom posicionamento da ponta da agulha. Em seguida, o contraste é injetado e uma colangiografia é obtida, permitindo um bom delineamento da obstrução.

Com a configuração dos ductos biliares e o nível da obstrução bem determinados, um fio-guia longo (450 cm) é passado pela agulha e avançado para as vias biliares intra-hepáticas. A agulha é retirada, deixando-se o fio-guia no interior da via biliar, sob controle ecográfico e fluoroscópico. A tampa de borracha do canal operador deve ser passada sobre o fio impedindo que o gás saia.

Vários acessórios podem ser empregados para dilatar o trajeto fistuloso formado: dilatadores de passagem (dilatadores de Soehendra de 6 a 10 Fr), balões de dilatação (4 a 8 mm), extratores de próteses (7 a 10 Fr), papilótomo de ponta (*needle-knife*) e cistótomo (6 a 10 Fr).

Após a dilatação do trajeto, o fio-guia é manipulado até que ele vença a estenose e alcance o duodeno. Em seguida, uma prótese metálica é passada, desobstruindo a via biliar. Todos os acessórios são removidos após confirmação da boa drenagem biliar (Fig. 94-5).

Essa técnica também pode ser empregada para estenoses biliares benignas. Nesse caso, em vez de se colocar uma prótese metálica, dilata-se a estenose com balão.[29]

A passagem anterógrada de prótese através da punção de uma via biliar extra-hepática é possível, mas tecnicamente desafiadora.[3,54,55]

Resultados

No geral, o sucesso técnico da PAPBT gira em torno de 77%, com uma taxa de complicações de aproximadamente 5%.[29]

Os resultados de algumas séries de PAPBT encontram-se listados no Quadro 94-5.

Quadro 94-5. Resultados da PAPBT

Autor	n	Sucesso (%)	Taxa de complicações (%)	Complicações
Nguyen-Tang *et al.*	5	5/5 (100)	0	-
Artifon *et al.*	1	1/1 (100)	0	-
Park *et al.*	1	1/1 (100)	0	-
Shah *et al.*	16	13/16 (81)	1/16 (6)	1 hematoma hepático
Iwashita *et al.*	2	2/2 (100)	1/2 (50)	1 pancreatite
Park *et al.*	14	8/14 (57)	0	-
Geral	39	30/37 (77)	2/39 (5)	

Modificado de Iwashita *et al.*[29]

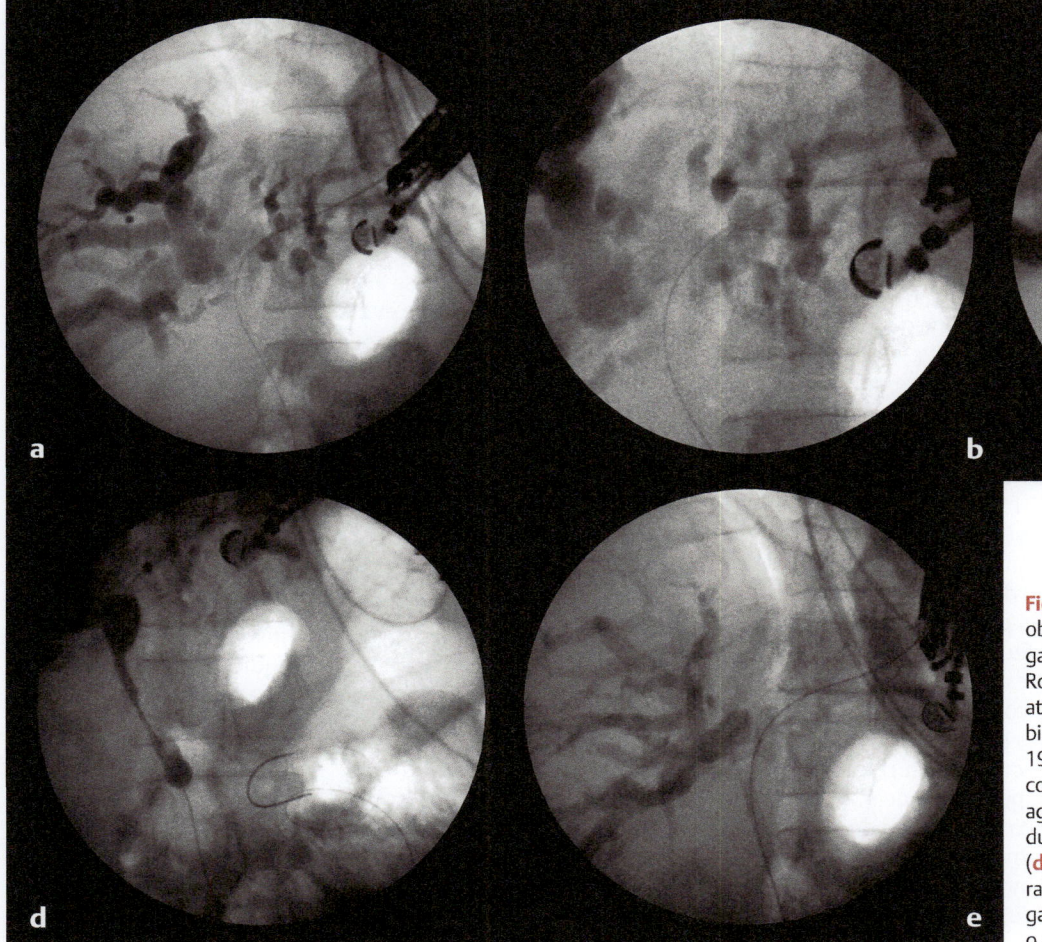

Fig. 94-5. PAPBT em paciente com icterícia obstrutiva por neoplasia pancreática e gastrectomia parcial com reconstrução em Y de Roux que impediu a passagem do duodenoscópio até a papila maior. (**a**) Punção de uma via biliar intra-hepática dilatada com agulha de 19 G, injeção de contraste e realização de um colangiograma. (**b**) Passagem do fio-guia pela agulha e progressão através da estenose até o duodeno. (**c**) Dilatação do trajeto e da estenose. (**d**) Passagem da prótese metálica sob controle radioscópico. (**e**) Prótese inteiramente liberada garantindo uma boa drenagem do contraste para o duodeno.

Revisões Sistemáticas e Metanálises

Nos últimos anos, diversas revisões sistemáticas (com ou sem metanálise) avaliaram os resultados das drenagens biliares ecoguiadas. É sempre bom lembrar que, apesar da EE apresentar excelentes resultados, ela nunca deverá suplantar uma boa técnica de CPRE.[23]

Fabri *et al.* revisaram 27 estudos sobre DBEco totalizando 1.088 pacientes. O sucesso técnico variou de 70% a 100%, com média de 91%. As taxas de sucesso clínico variaram entre 70% e 100%, com uma média de 87%. As complicações oscilaram entre 3% e 77%, com média de 29%.[17]

Wang e colaboradores analisaram 42 estudos (1.192 pacientes) sobre DBEco. O sucesso técnico acumulado foi de 94,71%, com um sucesso funcional de 91,66% e uma taxa de eventos adversos de 23,32%.[11] As principais complicações da DBEco foram: sangramento (4,03%), fístula biliar (4,03%), pneumoperitônio (3,02%), migração da prótese (2,68%), colangite (2,43%), dor abdominal (1,51%) e peritonite (1,26%). Dez estudos compararam as drenagens transgástricas com as transduodenais. Quando comparada com a drenagem transgástrica, a drenagem transduodenal mostrou um OR agrupado de 1,36 para sucesso técnico (IC 95%: 0,66 a 2,81 – p > 0,05), 0,84 para sucesso funcional (IC 95%: 0,50 a 1,42 – p > 0,05) e 0,61 para taxa de eventos adversos (IC 95%: 0,36 a 1,03 – p > 0,05). Esses números indicam que não existe diferenças entre os resultados das duas abordagens.[11]

Khan *et al.* analisaram 20 estudos (envolvendo 1.186 pacientes) sobre DBEco. A taxa agrupada ponderada de sucesso técnico foi de 90%, com 17% de complicações. Uma considerável heterogeneidade foi observada (I^2 = 77%).[4] Nos estudos de alta qualidade, a taxa de sucesso foi de 94%. Nos modelos de metarregressão, estenose biliar distal e drenagem transpapilar mostraram as maiores taxas de sucesso técnico, enquanto o acesso intra-hepático esteve associado a mais eventos adversos.[4] A abordagem extra-hepática foi significativamente mais segura que a intra-hepática (OR 0,35). A CDEco mostrou menos eventos adversos que a HGEco (OR 0,40).

Em nosso meio, Uemura comparou de forma sistemática a CDEco com a HGEco.[56] Foram incluídos 10 estudos, sendo dois randomizados, dois prospectivos e seis retrospectivos, totalizando 434 pacientes. A CDEco foi realizada em 226 e a CDEco, em 208. As taxas de sucesso técnico foram de 94,1% (CDEco) e 93,7% (HGEco). O sucesso clínico foi observado em 88,5% e 84,5%, respectivamente. Não foram observadas diferenças significativas entre as técnicas (tampouco quanto às taxas de eventos adversos).[56]

Sharaiha e colaboradores avaliaram 9 estudos (483 pacientes) comparando as DBEco com a drenagem percutânea após falha da CPRE.[6] Não foi observada diferença quanto ao sucesso técnico entre os dois procedimentos {Odds Ratio (OR) = 1,78; Intervalo de Confiança de 95% (IC95%): 0,69-4,59; I^2 = 22%} mas a DBEco foi associada a um maior sucesso clínico (OR = 0,45; IC 95%: 0,23-0,89; I^2 = 0%), menor número de eventos adversos (OR =0,23; IC 95%: 0,12-0,47; I^2 = 57%), e menor taxa de reintervenção (OR = 0,13; IC 95%: 0,07-0,24; I^2 = 0%). Não houve diferença no tempo de internação hospitalar após os procedimentos, com uma diferença média-padrão agrupada de -0,48 (IC 95%: -1,13 a 0,16). A DBEco foi mais custo-efetiva, com uma diferença média-padrão agrupada de -0,63 (IC 95%: -1,06 a -0,20).[6]

Dhindsa e colaboradores revisaram 23 estudos envolvendo 1437 pacientes submetidos a 1.444 procedimentos. O sucesso técnico agrupado foi 91,5%, com um sucesso clínico de 87%. A taxa de eventos adversos foi de 17,9%, sendo que as três principais foram vazamento de bile (4,1%), migração (3,9%) e infecção (3,8%).[9]

Kakked e associados analisaram cinco estudos (361 pacientes) que compararam a CPRE com a drenagem ecoguiada como primeira opção na obstrução biliar maligna. Eram três estudos randomizados e dois estudos observacionais (um prospectivo e um retrospectivo). O sucesso técnico foi de 94,73% no grupo CPRE e de 93,67% no grupo EE (sem diferenças). O sucesso clínico da CPRE foi de 94,21% e o da EE, 91,23%. Os eventos adversos foram observados em 22,3% no grupo CPRE e 15,2% no grupo EE. A principal diferença foi que não houve episódios de pancreatite no grupo EE, enquanto 9,5% dos pacientes submetidos à CPRE apresentaram essa complicação. As taxas de reintervenção foram de 22,6% (CPRE) e 15,2% (EE)(sem diferença significativa).[57]

Hayat e colaboradores revisaram 10 estudos comparando a drenagem ecoguiada (567 pacientes) com a drenagem percutânea (564 pacientes) após falha da CPRE. Eram quatro estudos retrospectivos e seis randomizados. O sucesso técnico foi de 86,2% no grupo EE e 95% no grupo percutâneo. O sucesso clínico foi de 90% no grupo endoscópico e de 88,6% no grupo radiológico. Os eventos adversos foram observados em 10% dos indivíduos no grupo endoscópico e 27,3% no grupo radiológico. As mortalidades foram idênticas (1,4% em cada grupo). As taxas de reintervenção foram 3,7% (EE) e 13,8% (radiologia).[58]

Giri e associados analisaram 24 estudos comparando a drenagem ecoguiada com a drenagem percutânea após falha da CPRE. Os sucessos técnicos foram 97,1% (radiologia) e 96,9% (EE). Os sucessos clínicos foram 78,4% (radiologia) e 90,6% (EE). As taxas de eventos adversos foram 27% (percutânea) e 12,6% (endoscopia). As taxas de reintervenção foram 42,2% (percutânea) e 10,7% (endoscopia). A abordagem endoscópica teve menor tempo de hospitalização e menor custo de tratamento.[59]

Rizzo e colaboradores revisaram 11 estudos (337 pacientes) sobre o tratamento da obstrução biliar maligna e obstrução gástrica. Os sucessos técnico e clínico da drenagem ecoguiada foram 96,4% e 84,96%, respectivamente. A taxa de eventos adversos foi de 28,73%.[60]

Recomendações (*Guidelines*)

Em 2016, a Federação Europeia de Sociedades de Ultrassom em Medicina e Biologia emitiu uma série de recomendações sobre as DBEco. As principais são:[61]

A) Em pacientes com icterícia obstrutiva maligna e falha da CPRE, a drenagem ecoguiada das vias biliares pode ser considerada uma alternativa à drenagem percutânea e/ou cirurgia (nível de evidência 2b; grau de recomendação B – forte consenso: 100%).
B) Nas intervenções biliares ecoguiadas, as vias de acesso e drenagem devem ser escolhidas dependendo da indicação, nível da obstrução, condições anatômicas do trato digestivo alto e experiência do operador (nível de evidência 2b; grau de recomendação B – forte consenso: 100%).
C) A escolha da prótese (metálica ou plástica) dependerá da experiência do operador e da rota de acesso. Se as próteses metálicas foram escolhidas, devem-se optar pelas recobertas para prevenir fístula biliar (nível de evidência 3b; grau de recomendação B – forte consenso: 100%).
D) A DBEco é um procedimento tecnicamente difícil, com elevado risco associado e só deve ser realizado por endossonografista experiente, após cuidadosa avaliação das modalidades terapêuticas alternativas (nível de evidência 2a; grau de recomendação B – forte consenso: 100%).
E) Se a DBEco falha, uma drenagem biliar imediata deve ser conseguida por técnica alternativa (nível de evidência 5; grau de recomendação C – forte consenso: 100%).

Em 2022, a Sociedade Europeia de Endoscopia Gastrointestinal (ESGE) publicou suas recomendações sobre drenagem ecoguiada. Os principais pontos são:[15]

A) A drenagem ecoguiada deve ser o procedimento de escolha após falha da CPRE na obstrução biliar distal maligna sempre que profissional habilitado estiver disponível.
B) A hepaticogastrostomia só deve ser indicada na obstrução biliar hilar maligna inoperável com dilatação do ducto hepático esquerdo após drenagem inadequada por CPRE e/ou via percutânea.

Recentemente, Palmieri e colaboradores conduziram uma enquete internacional para identificar as barreiras que dificultam a implementação da DBEco. Os principais pontos observados foram: falta de dados de alta qualidade, medo de eventos adversos e acesso limitado a acessórios. O receio de complicar uma futura cirurgia também é uma barreira quando a doença é potencialmente ressecável.[62]

Drenagem Ecoguiada da Vesícula (DVEco)

A colecistectomia permanece o tratamento padrão-ouro para os pacientes com colecistite aguda calculosa. Entretanto, alguns indivíduos apresentam muitas contraindicações à abordagem cirúrgica e necessitam de uma terapia alternativa, quer seja por radiologia (colecistostomia percutânea) ou por endoscopia (drenagem vesicular endoscópica). Esses tratamentos alternativos podem ser temporários (uma "ponte" até a cirurgia) ou definitivos, dependendo da gravidade e do prognóstico. Também estão indicados para pacientes com neoplasia avançada que comprometa o ducto cístico.[24]

A drenagem percutânea envolve a manutenção e a troca frequente dos cateteres e costuma ser associada a intenso desconforto e complicações (retirada inadvertida do dreno, fistula biliar, peritonite, colecistite recorrente). A drenagem endoscópica é conseguida com a passagem de uma prótese plástica ou um dreno biliar pela CPRE.[63]

A DVEco é uma nova técnica alternativa para o tratamento da colecistite aguda nos pacientes que não podem ser encaminhados para a cirurgia.[17,24,63-69]

Técnica

Após a administração profilática de um antimicrobiano, um aparelho setorial com a função Doppler colorido é introduzido até o estômago e o duodeno, sempre empregando-se uma bomba de insuflação de gás carbônico (CO_2). Após um exame completo das vias biliares e dos vasos da região, identifica-se o ponto de maior contato entre as paredes da vesícula e do estômago (corpo e antro) ou duodeno (bulbo). O ideal é que a punção seja feita nesse ponto. Entretanto, isso não é sempre anatomicamente possível. Sob controle ultrassonográfico, punciona-se a vesícula empregando-se uma agulha de 19 G, que permite a passagem de fio de 0,035 polegada. Pode-se, também, empregar um papilótomo de ponta (*needle-knife*).

Uma vez dentro da vesícula, o estilete é removido e a bile é aspirada confirmando o bom posicionamento da ponta da agulha. Em seguida, o contraste é injetado e uma colecistografia é obtida.

Um fio-guia longo (450 cm) é passado pela agulha e avançado para a vesícula. A agulha é retirada, deixando-se o fio-guia no interior da vesícula, sob controle ecográfico e fluoroscópico. A tampa de borracha do canal operador deve ser passada sobre o fio impedindo que o gás saia.

Vários acessórios podem ser empregados para dilatar o trajeto fistuloso formado: dilatadores de passagem (dilatadores de Soehendra de 6 a 10 Fr), balões de dilatação (4 a 8 mm), extratores de próteses (7 a 10 Fr), papilótomo de ponta (*needle-knife*) e cistótomo (6 a 10 Fr).

Após a dilatação do trajeto, uma prótese plástica tipo *double pig-tail* ou metálica é passada, garantindo uma boa drenagem biliar. Recentemente, as próteses metálicas autoexpansíveis com aposição luminal (LAMS) começaram a ser utilizadas nessa situação. A mais conhecida delas é a Axios (Boston Scientific).

Resultados

No geral, o sucesso técnico da DVEco varia entre 94,9% e 98%, com uma taxa de complicações que oscila entre 15,2% e 16%.[17,24]

Os resultados de algumas das maiores séries de DVEco encontram-se listados no Quadro 94-6.

Quadro 94-6. Resultados da DVEco

Autor	n	Sucesso (%)	Complicações (%)
Jang *et al.*	30	29/30 (96,7)	2 (6,7)
Choi *et al.*	63	62/63 (98,4)	7 (11,1)
Walter *et al.*	30	27/30 (90)	6 (20)
Kahaleh *et al.*	35	32/35 (91,4)	9 (25,7)
Geral	158	150/158 (94,9)	24 (15,2)

Modificado de Dhir *et al.*[24]

Jang *et al.* compararam a DVEco com a drenagem percutânea em 59 pacientes com colecistite aguda.[70] As duas técnicas mostraram taxas similares de sucesso técnico (97% e 97%), sucesso clínico (100% e 96%) e complicações (7% e 3%). O grupo EE apresentou menos dor no pós-procedimento.[70]

O consenso da Federação Europeia de Sociedades de Ultrassom em Medicina e Biologia afirma que para pacientes com colecistite aguda que não podem ser submetidos à colecistectomia, a DVEco pode ser considerada equivalente à drenagem trans-hepática percutânea (nível de evidência 1b; grau de recomendação B – forte consenso: 100%).[61]

Recentemente, Binda *et al.* publicaram a experiência da drenagem vesicular com próteses tipo LAMS em 14 centros italianos. Foram incluídos 48 pacientes no relato. Os sucessos técnico e clínico foram de 100% e 81,3%, respectivamente. Os tempos médios de procedimento e hospitalização foram 26,4 minutos e 9,2 dias, respectivamente. Eventos adversos foram observados em cinco pacientes (10,4%).[71]

Duas revisões sistemáticas avaliaram o papel da drenagem ecoguiada da vesícula biliar. Na primeira, foram incluídos cinco estudos, com 104 pacientes. O sucesso clínico foi de 85% e a taxa de eventos adversos foi de 13%.[22] Na segunda revisão, conduzida por McDonagh e colaboradores, foram incluídos sete trabalhos (136 pacientes). Os resultados foram exatamente os mesmos: 85% de sucesso clínico e 13% de eventos adversos.[72]

A ESGE recomenda que, em pacientes de alto risco cirúrgico, a drenagem ecoguiada da vesícula deva ser escolhida em vez da drenagem percutânea em função da menor taxa de complicações e menor necessidade de reintervenções.[15]

DRENAGEM PANCREÁTICA

A drenagem pancreática ecoguiada (DPEco) consiste na formação de uma comunicação entre o ducto pancreático principal (DPP) e o estômago (pancreaticogastrostomia) ou duodeno (pancreaticoduodenostomia).[24,69,73] Essa comunicação servirá para reduzir a pressão intraductal, uma das causas da dor na pancreatite crônica.[74] Ao se melhorar a drenagem ductal, alivia-se a dor (em até 60% dos pacientes).[73] Isso pode ser conseguido por cirurgia ou por endoscopia.

Após falha na drenagem pancreática por CPRE, a EE permite um acesso ao DPP. As técnicas de drenagem ductal são semelhantes às empregadas para a drenagem de coleções pancreáticas (p. ex., pseudocistos).[74]

As principais indicações de DPEco após falha da CPRE são:[74]

A) Estenose da anastomose pancreaticojejunal ou pancreaticogástrica após pancreatectomia com episódios recorrentes de pancreatite aguda.
B) Estenose do DPP por pancreatite crônica.
C) Após pancreatite aguda ou trauma pancreático.

Existem duas técnicas de DPEco: 1. Drenagem transmural ecoguiada do DPP; e 2. RDVEco para a CPRE.[73]

Técnicas

Os primeiros passos das duas técnicas são semelhantes.

Após a administração profilática de um antimicrobiano, um aparelho setorial com a função Doppler colorido é introduzido até o estômago e o duodeno, sempre se empregando uma bomba de insuflação de gás carbônico (CO_2). Após um exame completo do pâncreas e dos vasos da região, identifica-se o segmento do DPP dilatado mais próximo do transdutor. Sob controle ultrassonográfico e fluoroscópico, punciona-se o DPP empregando-se uma agulha de 19 G, que permite a passagem de fio de 0,035 polegada. Em geral, o balão insuflado fica no bulbo e a extremidade do canal operador permanece no antro.

Uma vez dentro do DPP, o contraste é injetado e uma pancreatografia é obtida. Um fio-guia longo (rígido, de 450 cm) é passado pela agulha e avançado para o DPP. A agulha é retirada, deixando-se o fio-guia no interior do DPP, sob controle ecográfico e fluoroscópico.

A tampa de borracha do canal operador deve ser passada sobre o fio impedindo que o gás saia.

Nesse ponto, se o fio-guia vence a estenose e sai pela papila maior, pode-se passar para o RDVEco semelhante ao descrito para a via biliar. De forma breve, o fio-guia é enrolado no duodeno, o ecoendoscópio é retirado e um duodenoscópio é passado até a papila. Apreende-se o fio-guia, permitindo um acesso ao DPP.

Nos casos em que o fio-guia não consegue ser passado pela estenose e não atinge o duodeno, deve-se dilatar o trajeto da punção para permitir a passagem anterógrada de uma prótese (drenagem transmural). Vários acessórios podem ser empregados para dilatar o trajeto fistuloso formado: dilatadores de passagem (dilatadores de Soehendra), balões de dilatação, extratores de próteses, papilótomo de ponta (*needle-knife*) e cistótomo (6 a 8 Fr). A preferência é pelo uso do cistótomo, com corrente de corte.[74]

Após a dilatação do trajeto, uma prótese plástica de 7 Fr e 8 cm e posicionada. Essa prótese deverá ser trocada por duas de 7 Fr ou uma de 8,5 Fr 1 mês após o procedimento inicial.

Resultados

A DPEco é mais difícil e desafiadora que a DBEco.[17] Assim, os resultados tendem a ser menos encorajadores. No geral, o sucesso técnico da DPEco varia entre 70% e 90% (média 78%), com uma taxa de complicações que oscila entre 7% e 55%.[17,73]

Os resultados de algumas das maiores séries de DPEco encontram-se listados no Quadro 94-7.

O consenso da Federação Europeia de Sociedades de Ultrassom em Medicina e Biologia afirma que a DPEco pode ser considerada após falha da CPRE em pacientes com obstrução benigna do ducto pancreático, papila inacessível ou síndrome da cauda pancreática desconectada (nível de evidência 4; grau de recomendação C – forte consenso: 100%).[61]

A ESGE só recomenda a DPEco nos pacientes sintomáticos com obstrução ductal quando a CPRE não for disponível ou não tiver tido sucesso. Se a anatomia permitir, a técnica de rendez-vous deve ser preferida em detrimento da abordagem transmural.[15]

CONCLUSÃO

As drenagens biliar e pancreática ecoguiadas são procedimentos minimamente invasivos que vêm ganhando aceitação rapidamente nos últimos anos. São alternativas para a descompressão biliar ou pancreática nos casos de falha da CPRE. São técnicas muito eficazes, com taxas de complicações relativamente baixas. Infelizmente, ainda ficam restritas a poucos centros terciários onde a *expertise* está disponível. Embora não existam grandes estudos randomizados comparativos, as drenagens ecoguiadas conferem benefícios logísticos (uma única sessão), econômicos (menores custos), anatômicos (adaptada para cada situação) e fisiológicos (drenagem interna imediata) quando comparadas com cirurgia ou drenagem percutânea.

Quadro 94-7. Resultados da DPEco

Autor	n	Sucesso técnico (%)	Sucesso clínico (%)	Complicações (%)
Will *et al.*	12	67	50	43
Tessier *et al.*	36	92	69	55
Kahaleh *et al.*	13	77	77	15
Barkay *et al.*	21	48	86	10
Ergum *et al.*	20	90	72	20
Shah *et al.*	25	86	100	16
Vila *et al.*	19	-	-	24
Kurihara *et al.*	14	93	93	7
Fuji *et al.*	45	73	53	24

Modificado de Giovannini e Fabbri et al.[17,74]

REFERÊNCIAS BIBLIOGRÁFICAS

1. Khashab MA, Dewitt J. EUS-guided biliary drainage: is it ready for prime time? Yes! Gastrointest Endosc. 2013;78(1):102-5.
2. Moole H, Bechtold ML, Forcione D, Puli SR. A meta-analysis and systematic review: Success of endoscopic ultrasound guided biliary stenting in patients with inoperable malignant biliary strictures and a failed ERCP. Medicine (Baltimore). 2017;96(3):e5154.
3. Kahaleh M, Artifon EL, Perez-Miranda M, et al. Endoscopic ultrasonography guided biliary drainage: summary of consortium meeting, May 7th, 2011, Chicago. World J Gastroenterol. 2013;19(9):1372-9.
4. Khan MA, Akbar A, Baron TH, et al. Endoscopic Ultrasound-Guided Biliary Drainage: A Systematic Review and Meta-Analysis. Dig Dis Sci. 2016;61(3):684-703.
5. Kahaleh M. Training the next generation of advanced endoscopists in EUS-guided biliary and pancreatic drainage: learning from master endoscopists. Gastrointest Endosc. 2013;78(4):638-41.
6. Sharaiha RZ, Khan MA, Kamal F, et al. Efficacy and safety of EUS-guided biliary drainage in comparison with percutaneous biliary drainage when ERCP fails: a systematic review and meta-analysis. Gastrointest Endosc. 2017;85(5):904-14.
7. Nakai Y, Isayama H, Yamamoto N, et al. Indications for endoscopic ultrasonography (EUS)-guided biliary intervention: Does EUS always come after failed endoscopic retrograde cholangiopancreatography? Dig Endosc. 2017;29(2):218-25.
8. Sawas T, Bailey NJ, Yeung KYKA, et al. Comparison of EUS-guided choledochoduodenostomy and percutaneous drainage for distal biliary obstruction: A multicenter co-hort study. Endosc Ultrasound. 2022;11(3):223-30.
9. Dhindsa BS, Mashiana HS, Dhaliwal A, et al. EUS-guided biliary drainage: A systematic review and meta-analysis. Endosc Ultrasound. 2020;9(2):101-9.
10. Huh G, Park DH. EUS-guided transhepatic biliary drainage for next-generation ERCPists. Gastrointest Endosc. 2022;95(3):452-4.
11. Wang K, Zhu J, Xing L, et al. Assessment of efficacy and safety of EUS-guided biliary drainage: a systematic review. Gastrointest Endosc. 2016;83(6):1218-27.
12. Giri S, Mohan BP, Jearth V, et al. Adverse Events with Endoscopic Ultrasound-guided Biliary Drainage: A Systematic Review and Meta-analysis. Gastrointest Endosc. 2023.
13. Sharaiha RZ, Khan MA, Kamal F, et al. Efficacy and safety of EUS-guided biliary drainage in comparison with percutaneous biliary drainage when ERCP fails: a systematic review and meta-analysis. Gastrointest Endosc. 2017;85(5):904-14.
14. Giovannini M, Moutardier V, Pesenti C, et al. Endoscopic ultrasound-guided bilioduodenal anastomosis: a new technique for biliary drainage. Endoscopy. 2001;33(10):898-900.
15. van der Merwe SW, van Wanrooij RLJ, Bronswijk M, et al. Therapeutic endoscopic ultrasound: European Society of Gastrointestinal Endoscopy (ESGE) Guideline. Endoscopy. 2022;54(2):185-205.
16. van Wanrooij RLJ, Bronswijk M, Kunda R, et al. Therapeutic endoscopic ultrasound: European Society of Gastrointestinal Endoscopy (ESGE) Technical Review. Endoscopy. 2022;54(3):310-32.
17. Fabbri C, Luigiano C, Lisotti A, et al. Endoscopic ultrasound-guided treatments: are we getting evidence based--a systematic review. World J Gastroenterol. 2014;20(26):8424-48.
18. Iwashita T, Lee JG. Endoscopic ultrasonography-guided biliary drainage: rendezvous technique. Gastrointest Endosc Clin N Am. 2012;22(2):249-58, viii-ix.
19. Ogura T, Chiba Y, Masuda D, et al. Comparison of the clinical impact of endoscopic ultrasound-guided choledochoduodenostomy and hepaticogastrostomy for bile duct obstruction with duodenal obstruction. Endoscopy. 2016;48(2):156-63.
20. Luz LP, Al-Haddad MA, Sey MS, DeWitt JM. Applications of endoscopic ultrasound in pancreatic cancer. World J Gastroenterol. 2014;20(24):7808-18.
21. De Lisi S, Giovannini M. Endoscopic ultrasonography: Transition towards the future of gastrointestinal diseases. World J Gastroenterol. 2016;22(5):1779-86.
22. Kamal F, Khan MA, Lee-Smith W, et al. Efficacy and safety of EUS-guided gallbladder drainage for rescue treatment of

malignant biliary obstruction: A systematic review and meta-analysis. Endosc Ultrasound. 2023;12(1):8-15.
23. Holt BA, Hawes R, Hasan M, et al. Biliary drainage: role of EUS guidance. Gastrointest Endosc. 2016;83(1):160-5.
24. Dhir V, Isayama H, Itoi T, et al. Endoscopic ultrasonography-guided biliary and pancreatic duct interventions. Dig Endosc. 2017.
25. Mallery S, Matlock J, Freeman ML. EUS-guided rendezvous drainage of obstructed biliary and pancreatic ducts: Report of 6 cases. Gastrointest Endosc. 2004;59(1):100-7.
26. Dhir V, Bhandari S, Bapat M, Maydeo A. Comparison of EUS-guided rendezvous and precut papillotomy techniques for biliary access (with videos). Gastrointest Endosc. 2012;75(2):354-9.
27. Park DH, Jeong SU, Lee BU, et al. Prospective evaluation of a treatment algorithm with enhanced guidewire manipulation protocol for EUS-guided biliary drainage after failed ERCP (with video). Gastrointest Endosc. 2013;78(1):91-101.
28. Iwashita T, Yasuda I, Mukai T, et al. EUS-guided rendezvous for difficult biliary cannulation using a standardized algorithm: a multicenter prospective pilot study (with videos). Gastrointest Endosc. 2016;83(2):394-400.
29. Iwashita T, Doi S, Yasuda I. Endoscopic ultrasound-guided biliary drainage: a review. Clin J Gastroenterol. 2014;7(2):94-102.
30. Itoi T, Dhir V. EUS-guided biliary rendezvous: slow, hesitant, baby steps forward. Gastrointest Endosc. 2016;83(2):401-3.
31. Ogura T, Higuchi K. Technical tips of endoscopic ultrasound-guided choledochoduodenostomy. World J Gastroenterol. 2015;21(3):820-8.
32. Vila JJ, Perez-Miranda M, Vazquez-Sequeiros E, et al. Initial experience with EUS-guided cholangiopancreatography for biliary and pancreatic duct drainage: a Spanish national survey. Gastrointest Endosc. 2012;76(6):1133-41.
33. Pizzicannella M, Caillol F, Pesenti C, et al. EUS-guided biliary drainage for the management of benign biliary strictures in patients with altered anatomy: A single-center experience. Endosc Ultrasound. 2020;9(1):45-52.
34. Sarkaria S, Sundararajan S, Kahaleh M. Endoscopic ultrasonographic access and drainage of the common bile duct. Gastrointest Endosc Clin N Am. 2013;23(2):435-52.
35. Park DH, Jang JW, Lee SS, et al. EUS-guided biliary drainage with transluminal stenting after failed ERCP: predictors of adverse events and long-term results. Gastrointest Endosc. 2011;74(6):1276-84.
36. Sarkaria S, Lee HS, Gaidhane M, Kahaleh M. Advances in endoscopic ultrasound-guided biliary drainage: a comprehensive review. Gut Liver. 2013;7(2):129-36.
37. Khashab MA, Valeshabad AK, Afghani E, et al. A comparative evaluation of EUS-guided biliary drainage and percutaneous drainage in patients with distal malignant biliary obstruction and failed ERCP. Dig Dis Sci. 2015;60(2):557-65.
38. Kunda R, Perez-Miranda M, Will U, et al. EUS-guided choledochoduodenostomy for malignant distal biliary obstruction using a lumen-apposing fully covered metal stent after failed ERCP. Surg Endosc. 2016;30(11):5002-8.
39. French JB, Coe AW, Pawa R. Endoscopic ultrasound-guided choledochoduodenostomy with a lumen-apposing, self-expandable fully covered metal stent for palliative biliary drainage. Clin J Gastroenterol. 2016;9(2):79-85.
40. Yamao K, Hara K, Mizuno N, et al. Endoscopic ultrasound-guided choledochoduodenostomy for malignant lower biliary tract obstruction. Gastrointest Endosc Clin N Am. 2012;22(2):259-69, ix.
41. Teoh AYB, Napoleon B, Kunda R, et al. EUS-Guided Choledocho-duodenostomy Using Lumen Apposing Stent Versus ERCP With Covered Metallic Stents in Patients With Unresectable Malignant Distal Biliary Obstruction: A Multicenter Randomized Controlled Trial (DRA-MBO Trial). Gastroenterology. 2023.
42. Di Mitri R, Amata M, Mocciaro F, et al. EUS-guided biliary drainage with LAMS for distal malignant biliary obstruction when ERCP fails: single-center retrospective study and maldeployment management. Surg Endosc. 2022;36(6):4553-69.
43. Fugazza A, Fabbri C, Di Mitri R, et al. EUS-guided choledochoduodenostomy for malignant distal biliary obstruction after failed ERCP: a retrospective nationwide analysis. Gastrointest Endosc. 2022;95(5):896-904.e1.
44. Park DH. Endoscopic ultrasonography-guided hepaticogastrostomy. Gastrointest Endosc Clin N Am. 2012;22(2):271-80, ix.
45. Burmester E, Niehaus J, Leineweber T, Huetteroth T. EUS-cholangio-drainage of the bile duct: report of 4 cases. Gastrointest Endosc. 2003;57(2):246-51.
46. Sundaram S, Dhir V. EUS-guided biliary drainage for malignant hilar biliary obstruction: A concise review. Endosc Ultrasound. 2021;10(3):154-60.
47. Park SJ, Choi JH, Park DH, et al. Expanding indication: EUS-guided hepaticoduodenostomy for isolated right intra-hepatic duct obstruction (with video). Gastrointest Endosc. 2013;78(2):374-80.
48. Ogura T, Sano T, Onda S, et al. Endoscopic ultrasound-guided biliary drainage for right hepatic bile duct obstruction: novel technical tips. Endoscopy. 2015;47(1):72-5.
49. Song TJ, Lee SS, Park DH, et al. Preliminary report on a new hybrid metal stent for EUS-guided biliary drainage (with videos). Gastrointest Endosc. 2014;80(4):707-11.
50. Umeda J, Itoi T, Tsuchiya T, t al. A newly designed plastic stent for EUS-guided hepaticogastrostomy: a prospective preliminary feasibility study (with videos). Gastrointest Endosc. 2015;82(2):390-6 e2.
51. Ogura T, Higuchi K. Technical tips for endoscopic ultrasound-guided hepaticogastrostomy. World J Gastroenterol. 2016;22(15):3945-51.
52. Hathorn KE, Canakis A, Baron TH. EUS-guided transhepatic biliary drainage: a large single-center U.S. experience. Gastrointest Endosc. 2022;95(3):443-51.
53. Committee AT, Maple JT, Pannala R, et al. Interventional EUS (with videos). Gastrointest Endosc. 2017;85(3):465-81.
54. Kedia P, Gaidhane M, Kahaleh M. Endoscopic guided biliary drainage: how can we achieve efficient biliary drainage? Clin Endosc. 2013;46(5):543-51.
55. Puspok A, Lomoschitz F, Dejaco C, et al. Endoscopic ultrasound guided therapy of benign and malignant biliary obstruction: a case series. Am J Gastroenterol. 2005;100(8):1743-7.
56. Uemura RS. Coledocoduodenostomia ou hepaticogastrostomia ecoguiadas nas obstruções biliares malignas: revisão sistemática e metanálise. São Paulo: Universidade de São Paulo. 2017.
57. Kakked G, Salameh H, Cheesman AR, et al. Primary EUS-guided biliary drainage versus ERCP drainage for the management of malignant biliary obstruction: a systematic review and meta-analysis. Endosc Ultrasound. 2020;9(5):298-307.
58. Hayat U, Bakker C, Dirweesh A, et al. EUS-guided versus percutaneous transhepatic cholangiography biliary drainage for obstructed distal malignant biliary strictures in patients who have failed endoscopic retrograde cholangiopancreatography: a systematic review and meta-analysis. Endosc Ultrasound. 2022;11(1):4-16.
59. Giri S, Seth V, Afzalpurkar S, et al. Endoscopic Ultrasound-guided Versus Percutaneous Transhepatic Biliary Drainage After Failed ERCP: A Systematic Review and Meta-analysis. Surg Laparosc Endosc Percutan Tech. 2023.
60. Rizzo GEM, Carrozza L, Quintini D, et al. A Systematic Review of Endoscopic Treatments for Concomitant Malignant Biliary Obstruction and Malignant Gastric Outlet Obstruction and the Outstanding Role of Endoscopic Ultrasound-Guided Therapies. Cancers (Basel). 2023;15(9).
61. Fusaroli P, Jenssen C, Hocke M, et al. EFSUMB Guidelines on Interventional Ultrasound (INVUS), Part V - EUS-Guided Therapeutic Interventions (short version). Ultraschall Med. 2016;37(4):412-20.
62. Palmieri V, Barkun A, Forbes N, et al. EUS-guided biliary drainage in malignant distal biliary obstruction: An international survey to identify barriers of technology implementation. Endosc Ultrasound. 2023;12(1):104-10.
63. Itoi T, Coelho-Prabhu N, Baron TH. Endoscopic gallbladder drainage for management of acute cholecystitis. Gastrointest Endosc. 2010;71(6):1038-45.
64. Law R, Baron TH. Endoscopic ultrasound-guided biliary interventions: an update on recent developments. Curr Opin Gastroenterol. 2016;32(3):232-7.
65. Khara HS, Gross SA. Endoscopic ultrasound. Gastrointest Endosc. 2014;80(3):384-7.
66. Dhir V, Paramasivam RK, Lazaro JC, Maydeo A. The role of therapeutic endoscopic ultrasound now and for the future. Expert Rev Gastroenterol Hepatol. 2014;8(7):775-91.

67. Subtil JC, Betes M, Munoz-Navas M. Gallbladder drainage guided by endoscopic ultrasound. World J Gastrointest Endosc. 2010;2(6):203-9.
68. Perez-Miranda M, De la Serna-Higuera C. EUS access to the biliary tree. Curr Gastroenterol Rep. 2013;15(10):349.
69. Sharma V, Rana SS, Bhasin DK. Endoscopic ultrasound guided interventional procedures. World J Gastrointest Endosc. 2015;7(6):628-42.
70. Jang JW, Lee SS, Song TJ, et al. Endoscopic ultrasound-guided transmural and percutaneous transhepatic gallbladder drainage are comparable for acute cholecystitis. Gastroenterology. 2012;142(4):805-11.
71. Binda C, Anderloni A, Fugazza A, et al. EUS-Guided gallbladder drainage using a lumen-apposing metal stent as rescue treatment for malignant distal biliary obstruction: a large multicenter experience. Gastrointest Endosc. 2023.
72. McDonagh P, Awadelkarim B, Leeds JS, et al. Endoscopic Ultrasound-Guided Gallbladder Drainage for Malignant Biliary Obstruction: A Systematic Review. Cancers (Basel). 2023;15(11).
73. Irisawa A, Hikichi T, Shibukawa G, et al. Pancreatobiliary drainage using the EUS-FNA technique: EUS-BD and EUS-PD. J Hepatobiliary Pancreat Surg. 2009;16(5):598-604.
74. Giovannini M. Endoscopic ultrasonography-guided pancreatic drainage. Gastrointest Endosc Clin N Am. 2012;22(2):221-30, viii.

95 Tratamento Endoscópico da Obesidade

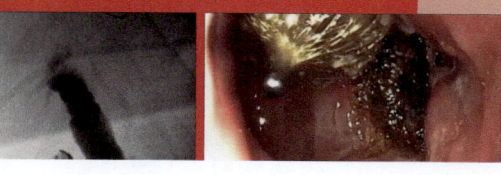

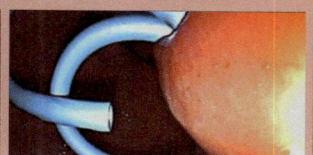

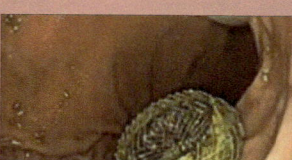

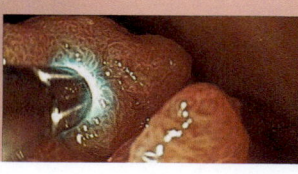

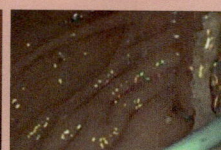

Pedro Henrique Boraschi Vieira Ribas ■ Alexandre Moraes Bestetti
Luiza Martins Baroni ■ Luiza Bicudo de Oliveira ■ Victor Lira de Oliveira
Eduardo Guimarães Hourneaux de Moura ■ Diogo Turiani Hourneaux de Moura

INTRODUÇÃO

A obesidade é uma doença crônica, multifatorial, recidivante, associada a diversas comorbidades, e, atualmente, considerada uma pandemia.[1] Dados recentes divulgados pelo Instituto Brasileiro de Geografia e Estatística (IBGE), demonstram que 6 a cada 10 brasileiros adultos apresentam excesso de peso, representando cerca de 96 milhões de pessoas. A Organização Mundial da Saúde (OMS) reporta que 26,8% da população adulta apresenta índice de massa corpórea (IMC) superior a 30 kg/m².[2] Ademais, a prevalência de 14,1% da obesidade em adolescentes é alarmante.[3]

O tratamento da obesidade inclui dieta, mudanças do hábito de vida, medicações, terapias endoscópicas e cirúrgicas. Por se tratar de doença multifatorial, o tratamento deve ser multidisciplinar.[4]

Apesar de a dieta, mudanças do estilo de vida e medicações serem os métodos menos invasivos e mais utilizados, seus resultados a longo prazo são insatisfatórios. Já a cirurgia é, comprovadamente, a terapia mais efetiva e duradoura no tratamento da obesidade e das comorbidades associadas à obesidade.[5,6] Entretanto, apenas 2% dos pacientes são submetidos ao tratamento cirúrgico.[7] Ademais, as complicações perioperatórias podem ocorrer em cerca 5% dos casos. Além disso, aproximadamente 50% dos pacientes apresentam reganho de peso a longo prazo.[8-11]

Neste sentido, a endoscopia bariátrica vem ganhando espaço no manejo desta afecção, seja com as terapias primárias, que preenchem um espaço entre as medidas não invasivas e a cirurgia; ou por meio de terapias revisionais no tratamento do reganho de peso pós-cirurgia bariátrica.

TERAPIAS PRIMÁRIAS

Dentre as terapias primárias disponíveis no Brasil estão: balões intragástricos (BIG), sutura endoscópica e injeção de toxina botulínica.

Balões Intragástricos

Os BIGs são indicados para pacientes com IMC > 27 kg/m², os quais não alcançaram ou mantiveram perda de peso com medidas conservadoras; IMC > 35 kg/m² com comorbidades ou > 40 kg/m² em pacientes que apresentam contraindicação ou não desejam ser submetidos à cirurgia bariátrica; ou indivíduos com IMC > 50 kg/m² como terapia ponte para cirurgia. Os modelos aprovados no Brasil são: líquido "tradicional" (6 meses e 1 ano), líquido ajustável (1 ano), ar (6 meses) e deglutível (4 meses). É importante considerar que existem algumas contraindicações ao procedimento (Quadro 95-1).[12]

O mecanismo de ação do BIG não é totalmente estabelecido, mas supostamente está relacionado com três fatores: a) obstrução mecânica, diminuindo a capacidade gástrica e aumentando o tempo de esvaziamento gástrico, provocando saciedade precoce; b) alterações hormonais pela distensão do fundo gástrico, como diminuição da grelina e aumento da colecistoquinina, alterando o apetite e o esvaziamento gástrico; c) neurogênico, por estímulo central do núcleo paraventricular do trato solitário, via estímulo vagal.[13]

O BIG é o método mais utilizado no Brasil e teve sua eficácia e segurança demonstradas em consenso (nível de evidência D) incluindo dados de 41.863 pacientes, reportando média de perda de peso total (PPT) de 18,4% com taxa de efeitos adversos (EAs) de 2,5% e remoção precoce de 2,2%.[14] A elevada eficácia reportada ainda não foi reproduzida em outros estudos. Recente metanálise incluindo apenas estudos randômicos (nível de evidência 1A) demonstrou diferença média de PPT de 4,4% e de perda de excesso de peso (PEP) de 17,98% entre o grupo do BIG e o controle.[15] Ademais, o BIG promove melhora da função hepática e dos parâmetros relacionados com a progressão da doença em pacientes com disfunção metabólica associada à doença hepática gordurosa, como redução da pressão arterial sistólica, índice HOMA, HbA1c e circunferência abdominal.[16]

Quadro 95-1. Contraindicações do BIG

Contraindicações Absolutas	Contraindicações Relativas
■ Cirurgia gástrica prévia ■ Hérnia hiatal ≥ 4 cm ■ Gestantes, lactantes no primeiro semestre, mulheres tentando engravidar ■ Úlceras ativas em esôfago, estômago ou duodeno ■ Hepatopatias graves ■ Varizes gastroesofágicas ■ Coagulopatias ■ Alcoolismo, dependências químicas e transtornos psiquiátricos não controlados ■ Alergia ao material utilizado ■ Alterações anatômicas que impeçam a inserção e a retirada do BIG	■ Doença do refluxo gastroesofágico não controlado ■ Esofagite eosinofílica ■ Uso de anticoagulantes e anti-inflamatórios não esteroidais sem possibilidade de interrupção ■ Hérnia hiatal < 4 cm com sintomatologia ■ Outras condições com aumento de risco de sangramento gastrointestinal ■ Doença inflamatória intestinal não controlada ■ IMC ≤ 27kg/m² ■ Menores de 18 anos (necessária a autorização de pais, pediatra, psicólogo e endocrinologista) ■ Incapacidade de participar em programa de perda de peso

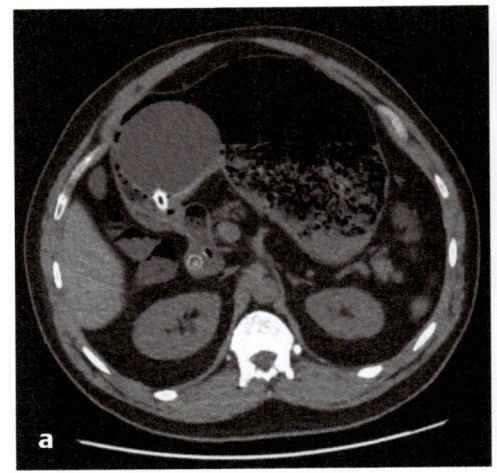

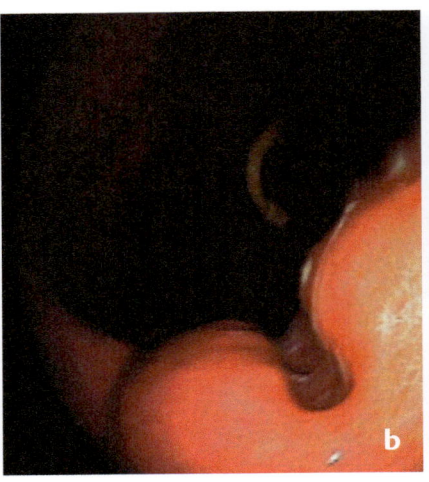

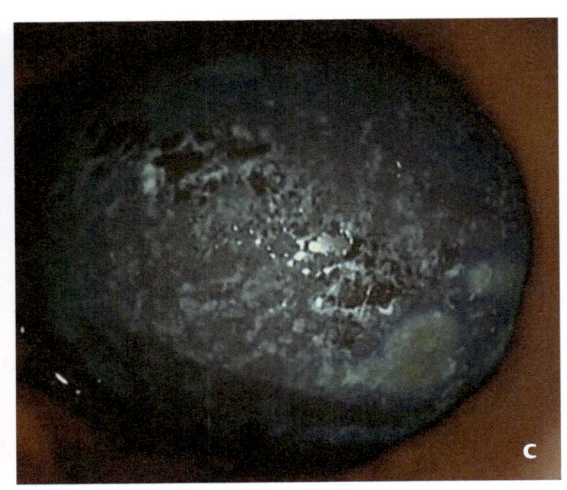

Fig. 95-1. Complicações do uso do BIG. (a) Impactação antral. (b) Úlcera gástrica. (c) Proliferação fúngica na superfície do BIG.

Quadro 95-2. Resumo dos principais tipos de BIG aprovados no Brasil.

Tipo de Balão	Material	Capacidade	Período de Uso	Vantagens	Desvantagens
BIG preenchido por líquido tradicional	Silicone	400 a 750 mL de solução salina	Entre 6 meses e 1 ano	Eficácia e segurança reconhecida	Maior taxa de retirada precoce na fase de adaptação
BIG ajustável preenchido por líquido	Silicone Inclui um cateter de ajuste, conhecido como "rabicho"	400 a 900 mL de solução salina	1 ano	Ajuste de volume: Alívio em sintomas adaptativos exacerbados Aumento do volume para maior sensação de saciedade e perda de peso	"Rabicho" pode aumentar a incidência de úlceras e desconforto abdominal
BIG preenchido por líquido tradicional	Poliuretano e silicone	550 mL de ar	6 meses	Menos sintomas adaptativos	Menor perda de peso e difícil remoção
BIG preenchido por líquido tradicional	Filme de polímero com válvula biodegradável	550 mL de solução própria	4 meses	Inserção e retirada sem necessidade de endoscopia ou sedação	Duração mais curta Confirmação radiológica da inserção

Entretanto, a literatura carece de dados referentes ao acompanhamento a longo prazo. Em estudo recente, com acompanhamento de até 4 anos, 81,5% dos pacientes tiveram reganho de peso superior a 10%, demonstrando a baixa eficácia do método a longo prazo.[17] Esse fato é esperado em pacientes que retomam os hábitos prévios ao tratamento após a remoção do BIG. Apesar de seguro, o acompanhamento próximo ao paciente é essencial para evitar complicações graves, como obstrução gastrointestinal, hemorragia digestiva, pancreatite, necrose e perfuração (Fig. 95-1 e Quadro 95-2).[18,19]

Balão Preenchido por Líquido (Tradicional)

O BIG "tradicional" (Fig. 95-1) é preenchido com 400 a 750 mL de solução salina e azul de metileno com o intuito de alertar o paciente em caso de vazamento do balão, uma vez que a urina ficará esverdeada ou azulada. Em metanálise incluindo apenas estudos randômicos, o BIG se demonstrou superior à dieta em relação à PPT e à redução do IMC (Fig. 95-2).[20]

Este tipo de balão tem como vantagem a baixa taxa de EAs, apesar de estar associado à maior taxa de retirada precoce uma vez que seu volume não pode ser ajustado.

Balão Preenchido por Líquido Ajustável

O BIG ajustável deve ser preenchido com 400 a 900 mL e apresenta como principal vantagem a possibilidade de ajuste do volume do BIG, reduzindo ou aumentando o mesmo, promovendo menor taxa de retirada precoce por intolerância e maior perda ponderal em pacientes com resposta insatisfatória durante o tratamento. Entretanto, seu cateter ("rabicho") utilizado para o ajuste está relacionado com maior taxa de úlceras e desconforto abdominal. Em estudo randomizado multicêntrico,[21] 288 pacientes foram alocados em dois grupos: mudança de estilo de vida isolada e uso de balão ajustável associado a mudanças de estilo de vida e seguidos por 32 semanas. Na 18ª semana foi realizado aumento do volume do BIG em pacientes que relatavam redução da saciedade se observando PPT adicional de 3,1% nestes indivíduos. Ademais, a possibilidade

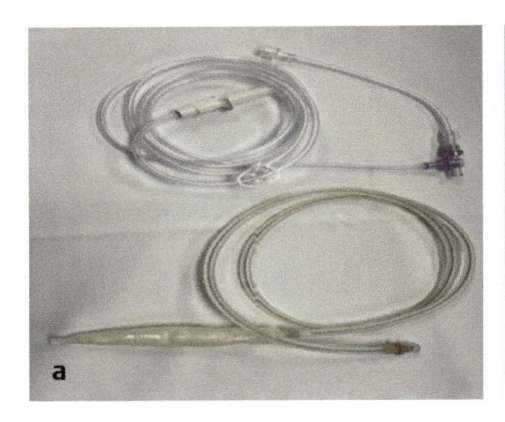

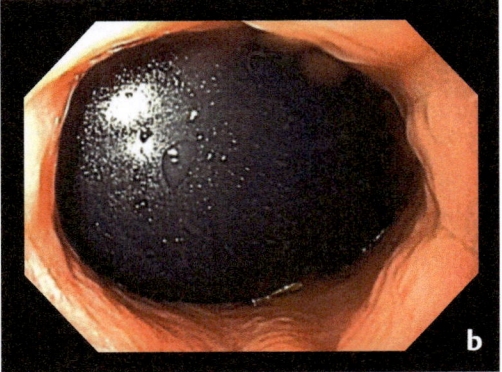

Fig. 95-2. Balão intragástrico (a) pré-procedimento e (b) após colocação no estômago.

de ajuste permitiu que 40% dos pacientes com sintomas adaptativos intensos, que consideravam retirada precoce do BIG, realizassem redução do volume, de modo a permanecer com o BIG até o final do protocolo. A PPT foi de 15% no grupo BIG contra 3,3% no grupo-controle. A taxa de EAs graves foi de 4% e a de retirada precoce foi de 17%.[21]

Balão de Ar

O BIG de ar é tradicionalmente conhecido por sua boa aceitação (Fig. 95-3), provocando menos EAs iniciais, como náuseas e vômitos, entretanto, está associada à menor perda de peso, comparado ao preenchido por líquido.[22] Entretanto, em estudo nacional incluindo pacientes com obesidade grau 3, utilizando tanto o BIG de líquido como o de ar, não houve diferença estatística em relação à perda de peso (redução média do IMC de 8,3% e % PEP > 10% em 91,3% dos pacientes).[23]

Balão Deglutível Preenchido por Líquido

O BIG deglutível (Fig. 95-4) foi recentemente aprovado para uso no Brasil. Esse não requer exame endoscópico, pois é deglutido em forma de cápsula conectada a um cateter. Após a sua ingestão e a confirmação radiológica em posição intragástrica, o BIG é inflado por meio da infusão de 550 mL de solução própria. Após preenchimento e nova confirmação radiológica, o cateter é tracionado e removido. O BIG permanece por cerca de 4 meses, quando é excretado junto ao conteúdo fecal após biodegradação de sua válvula e consequente esvaziamento. Apesar de suas características questionáveis, diversos estudos relatam eficácia e segurança similar aos outros tipos de BIG (Fig. 95-5). Em metanálise recente com 2013 pacientes, a taxa de PPT média foi de 12,8% em 4 meses e 10,9% em 12 meses, com taxa de EAs graves de 0,2%.[24]

Apesar de não haver necessidade da realização de endoscopia digestiva alta, recomendamos sempre acompanhamento em equipe com endoscopista, uma vez que, em casos de complicações, o tratamento frequentemente é realizado por este profissional.

Sutura Endoscópica

A gastroplastia endoscópica (ESG [*Endoscopic Sleeve Gastroplasty*]) tem como objetivo reduzir a capacidade do estômago por meio da realização de suturas de espessura total em corpo gástrico com um dispositivo (Overstitch™) conectado ao gastroscópio, padrão ou de duplo canal (Fig. 95-6). Existem diversos padrões de sutura, sendo o padrão em "U" o mais utilizado em nosso meio, iniciando a sutura em parede anterior em direção à grande curvatura e à parede posterior; retornando pela parede posterior, passando pela grande curvatura até seu término em parede anterior. Frequentemente

Fig. 95-3. BIG ajustável (a) pré-procedimento e (b) após colocação no estômago.

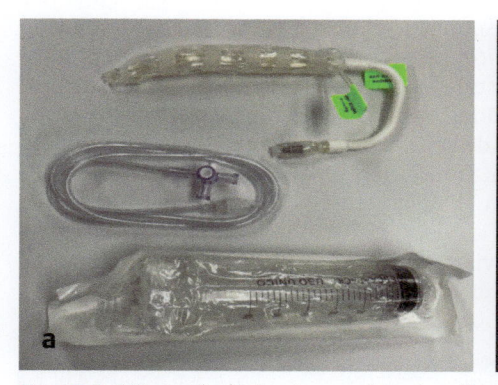

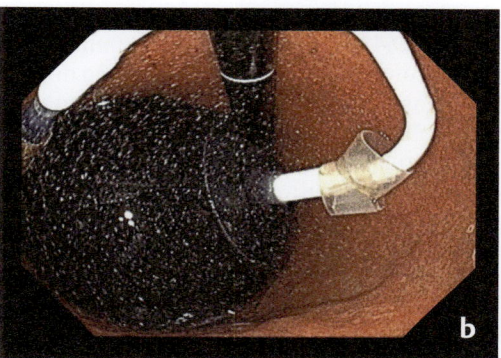

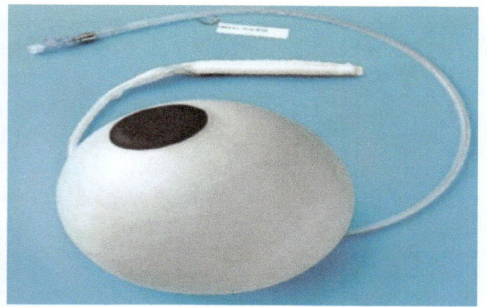

Fig. 95-4. Balão preenchido por ar.

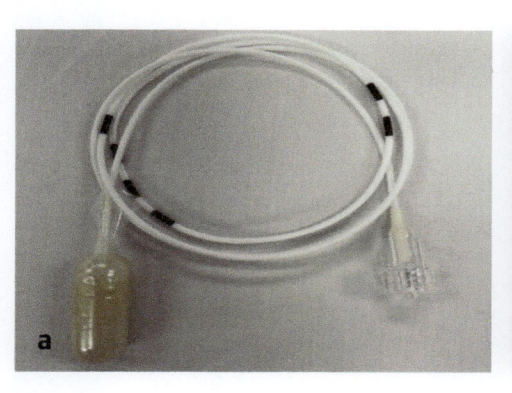

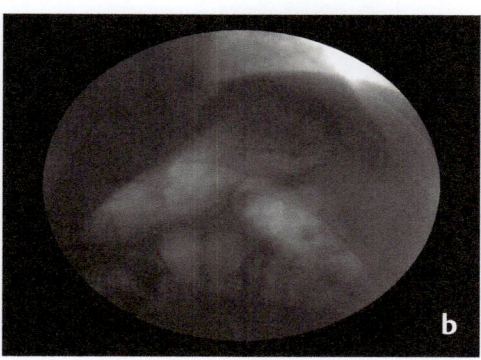

Fig. 95-5. Balão deglutível (a) pré-procedimento e (b) após colocação no estômago.

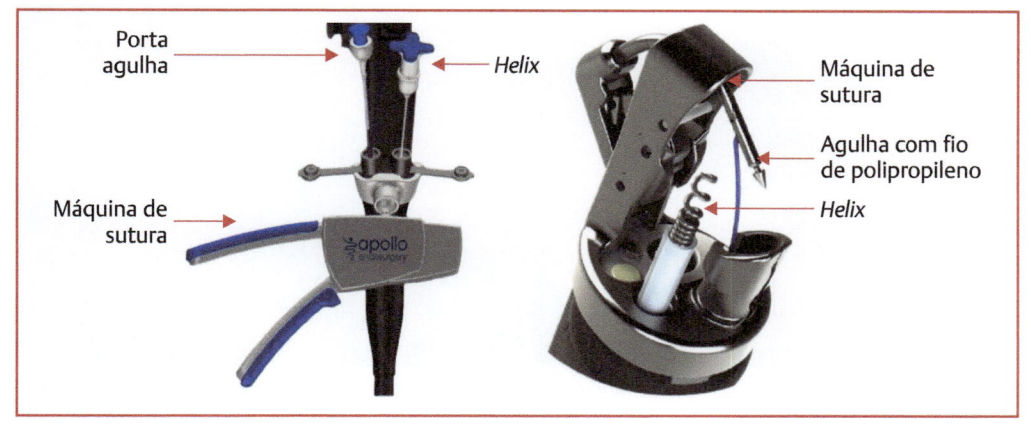

Fig. 95-6. Sistema de sutura endoscópica (Overstitch™).

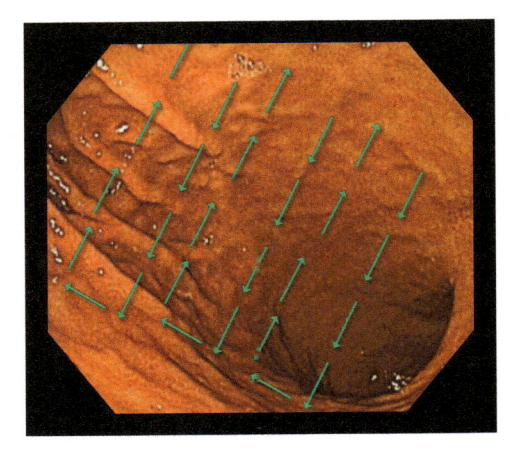

Fig. 95-7. Padrão de sutura em U.

são realizadas de 4 a 8 suturas no padrão em "U" (Fig. 95-7).[25,26] Majoritariamente, não é realizada sutura em fundo gástrico, mantendo um reservatório que, supostamente, contribui na promoção da saciedade.[27] Ademais, recentemente, a ablação com plasma de argônio pré-gastroplastia vem sendo realizada com resultados promissores.[28] Os mecanismos de ação da ESG incluem redução da capacidade e retardo do tempo de esvaziamento gástrico, promovendo saciedade precoce.[29]

A ESG tem-se demonstrado efetiva e segura no manejo de pacientes com sobrepeso e obesidade (Fig. 95-8). Em estudo multicêntrico, a média de PPT e da PEP foram 15,06 e 59,41%, respectivamente.[26] Esses resultados são discretamente inferiores ao de duas recentes metanálises, que demonstram taxas de PPT de 16,1 e 16,43% e de PEP de 60 e 61,84%, no acompanhamento de 1 ano. A pequena inferioridade provavelmente está relacionada com a inclusão de casos realizados durante a curva de aprendizado. Ademais, essas metanálises demonstraram resultados de acompanhamento de 18 a 24 meses, com PPT de 16,8 e 20,01% e de PEP de 73 e 60,40%.[30-31]

Atualmente, ainda existem dúvidas em relação à eficácia a longo prazo das terapias endoscópicas primárias. A ESG tem-se demonstrado superior ao BIG, com eficácia reportada em acompanhamento até 5 anos, principalmente quando associada a outras terapias, por exemplo, medicamentosa.[32] Além disso, recente metanálise observou maior período da manutenção da PPT do grupo da ESG (15,34%; 17,51% e 17,85%) comparado ao do BIG (12,16%; 10,35%; e 6,89%) nas avaliações de 6, 12 e 18-24 meses, respectivamente.[33]

A ESG possui menos contraindicações que o BIG, podendo ser realizada em pacientes com histórico de cirurgias gástrica. Tal como o BIG, esse procedimento não inviabiliza futura intervenção cirúrgica, caso necessária.[34]

Diferentemente do BIG, que está associado a náuseas e vômitos nos primeiros dias, em pacientes pós-ESG predomina dor abdominal no pós-operatório inicial. Assim como os sintomas iniciais do BIG, esses tendem a desaparecer em 3 a 5 dias.[26,33] A segurança satisfatória da ESG foi confirmada em metanálises que demonstram taxa de EAs severos de 2,3 e 2,26%.[30,31] Apesar de segura, cuidados são essenciais para minimizar complicações, como uso de CO_2, intubação orotraqueal, posicionamento adequado do paciente, treinamento especializado e conhecimento da anatomia.[35,36]

Injeção de Toxina Botulínica

Tem como mecanismo de ação a inibição da acetilcolina nas terminações neuromusculares colinérgicas, promovendo retardo no esvaziamento gástrico, levando à saciedade precoce. Entretanto, estudos não demonstraram a eficácia do método no tratamento da obesidade. Em estudo randomizado recente realizado no Brasil, comparando a injeção de toxina botulínica guiada por ecoendoscopia com o grupo fantasma (*sham*), não foi observada diferença estatística em relação à PPT e ao tempo de esvaziamento gástrico avaliado por cintilografia.[37] Esse resultado foi comprovado por metanálise com nível de evidência 1A.[38] Portanto, não é recomendado seu uso no manejo da obesidade.

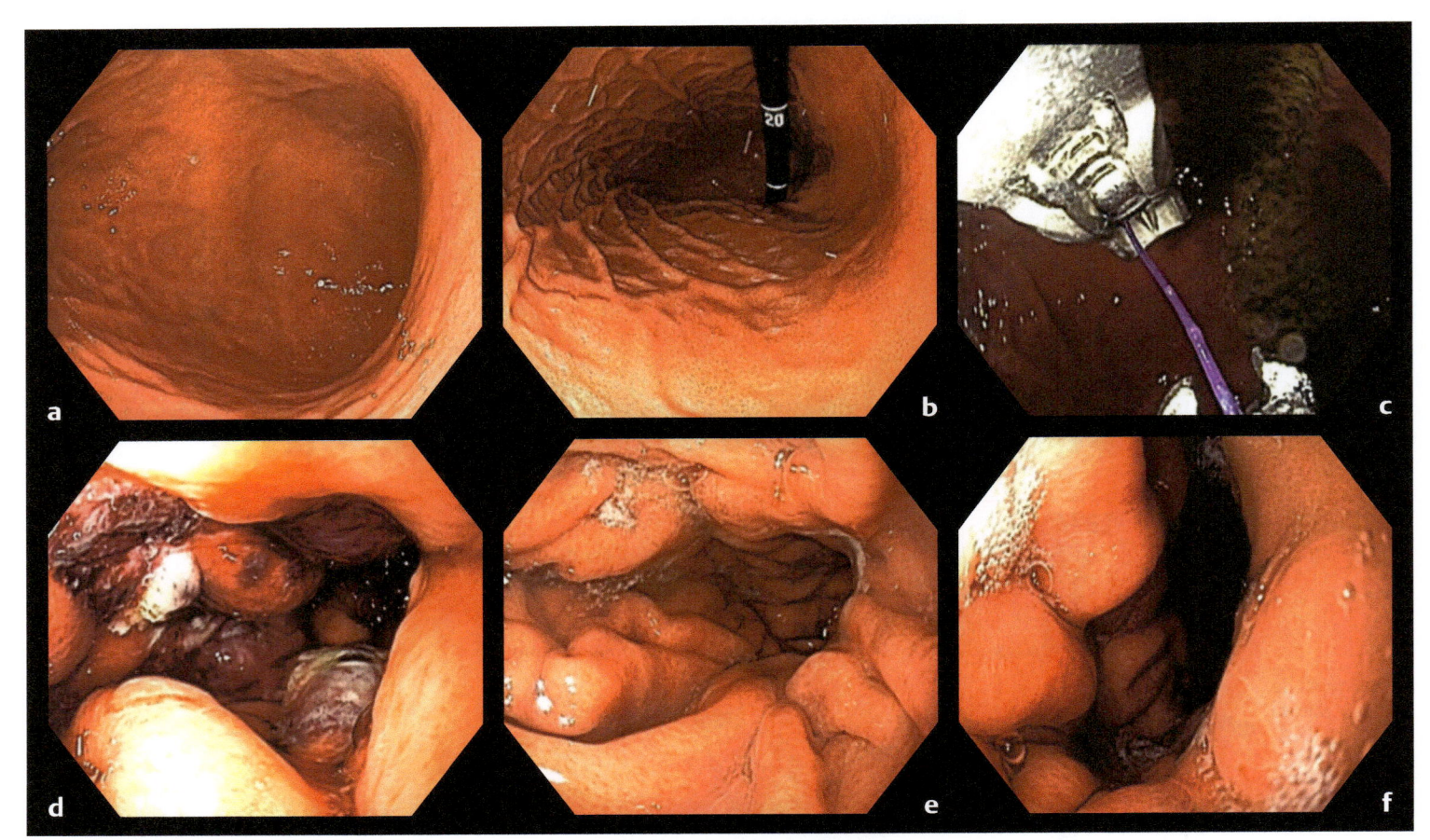

Fig. 95-8. (a) Avaliação pré-ESG. (b) Manobra de retrovisão na avaliação pré-ESG. (c) Ablação da mucosa gástrica com plasma de argônio pré-ESG. (d) Aspecto final pós-ESG. (e) Avaliação endoscópica em 12 meses. (f) Retrovisão na avaliação endoscópica após 12 meses da ESG.

TERAPIAS PRIMÁRIAS AINDA NÃO APROVADAS NO BRASIL

Com a constante evolução da endoscopia terapêutica, diversos dispositivos relacionados com o manejo da obesidade e a doenças metabólicas vem sendo progressivamente utilizados ao redor do mundo. A seguir, resumimos as terapias endoscópicas primárias para o manejo da obesidade aprovadas pela Food and Drugs Administration (FDA) ou *Conformité Européenne* (CE). Exceto as técnicas de terapia de aspiração do conteúdo gástrico via gastrostomia (ASPIRE™), obstrução intermitente do piloro (*Transpyloric shuttle*™) e BIG deglutível preenchido por ar (*Obalon*™) de forma sequencial por 3 meses (1 BIG por mês), pois não são comercializadas atualmente (Fig. 95-9).

POSE 2.0 (Primary Obesity Surgery Endoluminal)

O POSE 2.0 é uma modificação da técnica inicial com o mesmo dispositivo, denominada POSE, em que eram realizadas plicaturas no fundo gástrico e corpo distal (Fig. 95-10). Apesar de resultados satisfatórios em estudos não controlados na Europa,[39] a técnica POSE não atingiu os critérios exigidos pela FDA.[40] No estudo de validação,[41] a PEP aos 6 e 12 meses foi de 22,3 e 16% para o grupo que realizou o procedimento, e de 13,6 e 4,19% para o grupo *sham*, respectivamente. Outrossim, a taxa de EAs graves foi de 5%.

Na técnica POSE 2, as plicaturas são realizadas apenas no corpo gástrico, através do sistema de sutura *Incisionless Operating Platform* (USGI Medical, San Clemente, CA). Esse sistema apresenta quatro canais de trabalho e espaço para introdução de aparelho endoscópico fino.

A técnica tem como objetivo reduzir a capacidade do estômago por meio da realização de plicaturas transmurais utilizando um sistema de grampeamento com âncoras, reduzindo tanto o comprimento como a largura do órgão. Seu mecanismo de ação está relacionado com o retardo no esvaziamento gástrico, com a redução do nível de grelina e aumento dos níveis de peptídeo YY.[42]

Outras técnicas de plicatura similares ao POSE 2 também foram descritas, apresentando resultados similares, com PPT variando entre 15,8 a 20,3%.[43]

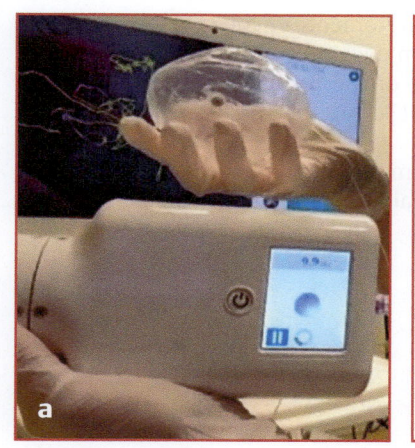

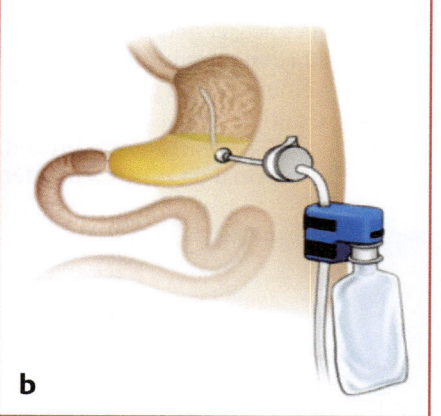

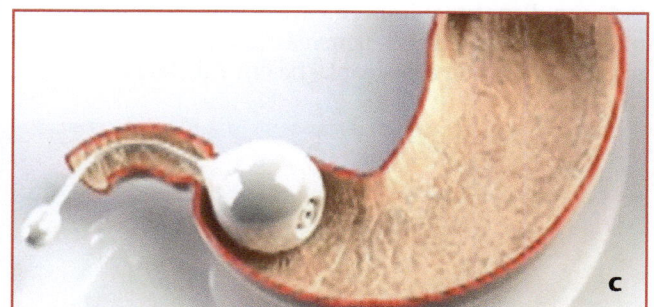

Fig. 95-9. (a) Obalon™ Sistema de enchimento. (b) AspireAssist™. (c) Transpyloric Shuttle™.

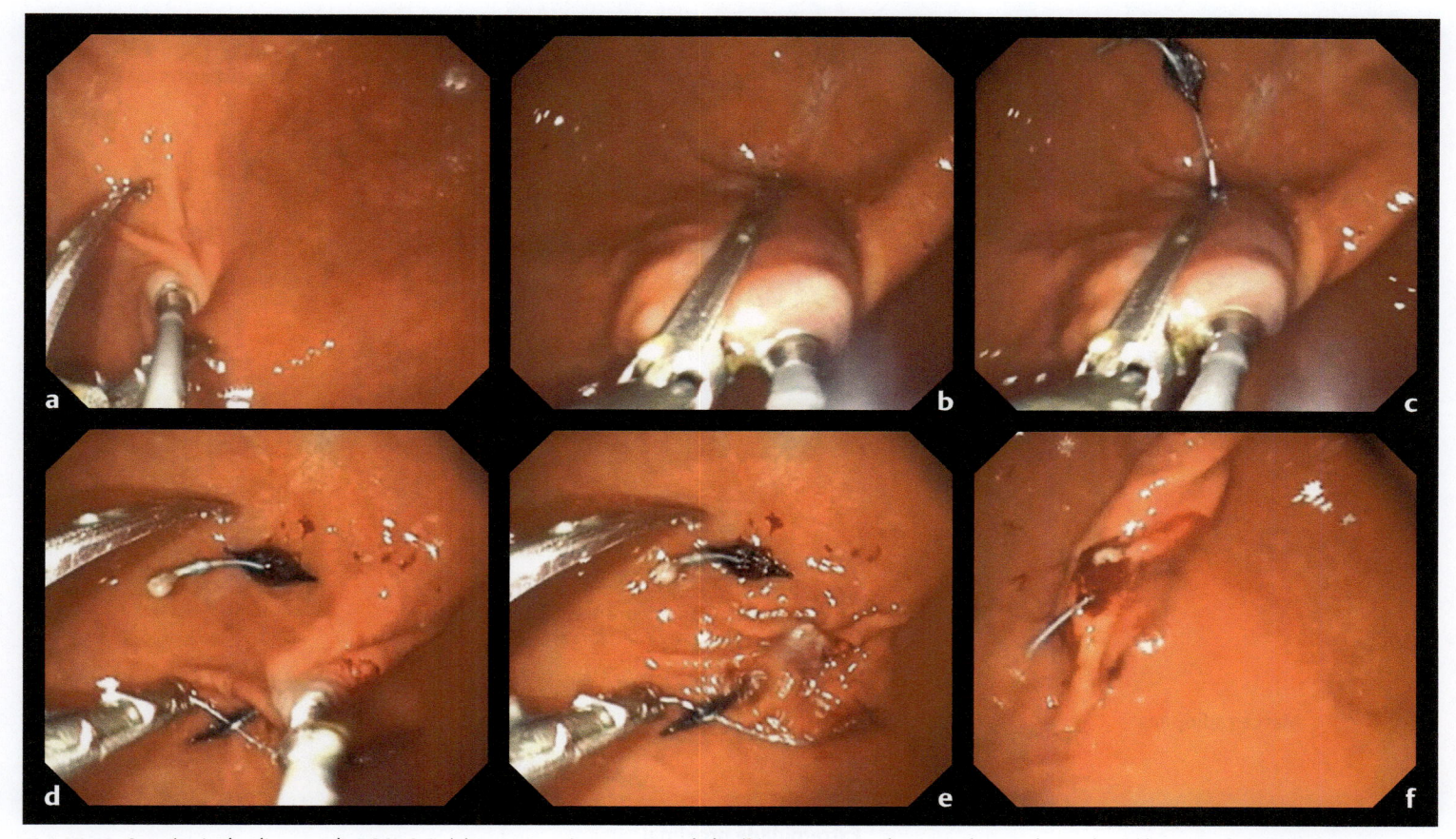

Fig. 95-10. Sequência da plicatura do POSE 2.0: (a) aproximação com *tissue helix*, (b) pinçamento da prega de parede total, (c) liberação da primeira âncora, (d) liberação da segunda âncora, (e) aproximação das âncoras, (f) aspecto final da plicatura.

Endomina

Endomina (*Endo Tools Therapeutis SA, Gosselies, Belgium*) é uma plataforma de sutura endoscópica que pode ser utilizada em qualquer modelo de endoscópio flexível, sendo fixada na extremidade distal do aparelho (Fig. 95-11). Assim como outras técnicas de gastroplastia, não são realizadas plicaturas em fundo gástrico. As plicaturas são realizadas com auxílio de pinça *grasper*, trazendo o tecido para o interior do dispositivo, permitindo a plicatura transmural. Âncoras (*tags*) são aproximadas através da tração do fio ao final de cada linha de sutura, criando uma dupla plicatura, serosa-serosa e mucosa-mucosa.[44]

Estudo randomizado com 71 pacientes comparando este procedimento com medidas comportamentais demonstrou uma PPT média de 11% e PEP de 38,6% *versus* 2,7% e 13,45 em 6 meses, respectivamente. No acompanhamento de 12 meses, houve PPT 11,8% e PEP de 45,1% nos pacientes submetidos à intervenção. Esse estudo não apresentou EAs graves.[45]

Apesar dos resultados inferiores a outras técnicas, a facilidade técnica e a necessidade de apenas um gastroscópio convencional são fatores relacionados com o aumento do uso dessa técnica comparada ao POSE 2.0.

By-Pass Endoscópico

Considerando a fisiologia da digestão alimentar, foi desenvolvido um dispositivo impermeável capaz de impedir a mistura do quimo com as secreções pancreáticas em intestino delgado proximal, mimetizando a gastroplastia em Y de Roux.[1]

O dispositivo EndoBarrier™ (Fig. 95-12), feito de polímero de flúor (GI Dynamics, Lexington, MA, USA), tem aproximadamente 60 cm de extensão e é implantado sob visão fluoroscópica no bulbo duodenal, através de ganchos de nitinol que aderem à mucosa duodenal e se estendem até o jejuno proximal. Sua ação impermeabilizante resulta em disabsorção calórica e, de forma mais expressiva, no controle glicêmico em pacientes diabéticos obesos.

Recente metanálise de estudos randomizados avaliou os resultados do EndoBarrier™ comparado a mudanças no estilo de vida, demonstrando superioridade de 11,4% da PEP e de 4,4% da PPT a favor da intervenção. Em relação ao controle glicêmico, a diferença de média na redução de HbA1c foi de 1% em favor da intervenção. Porém, apesar dos resultados satisfatórios, a elevada taxa de EAs graves [hospitalização (24%), remoção precoce (17,8%), sangramento gastrointestinal (6,5%), migração (5,6%) e obstrução (4,5%) do dispositivo e abscesso hepático (2%)] ainda geram receio sobre o uso deliberado do produto.[46] Dispositivos similares (Metamodix™ e Vyscera™) foram testados, apresentando desfechos similares.[47]

Ablação da Mucosa Duodenal (Fig. 95-13)

A mucosa intestinal está diretamente envolvida na homeostase da glicose. Acredita-se que, em pacientes obesos, há um desequilíbrio na produção e liberação de fatores incretínicos (peptídeo-1 semelhante ao glucagon [GLP-1] e peptídeo inibidor gástrico [GIP]) e anti-incretínicos.[48]

A premissa deste procedimento é a realização de ablação hidrotermal da mucosa duodenal após a papila duodenal maior até

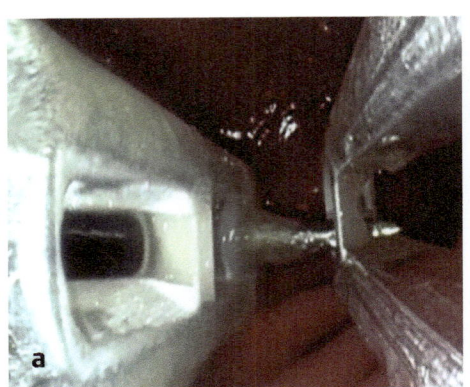

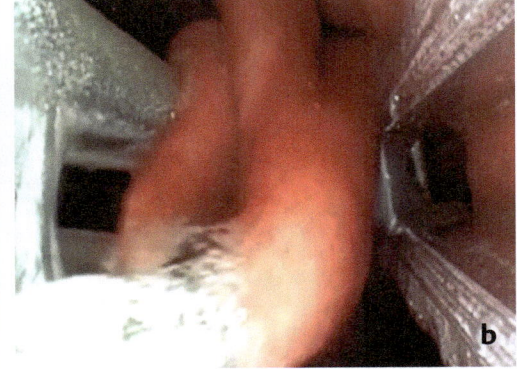

Fig. 95-11. (a) Visão endoscópica do sistema Endomina™ e (b) aproximação do tecido para plicatura.

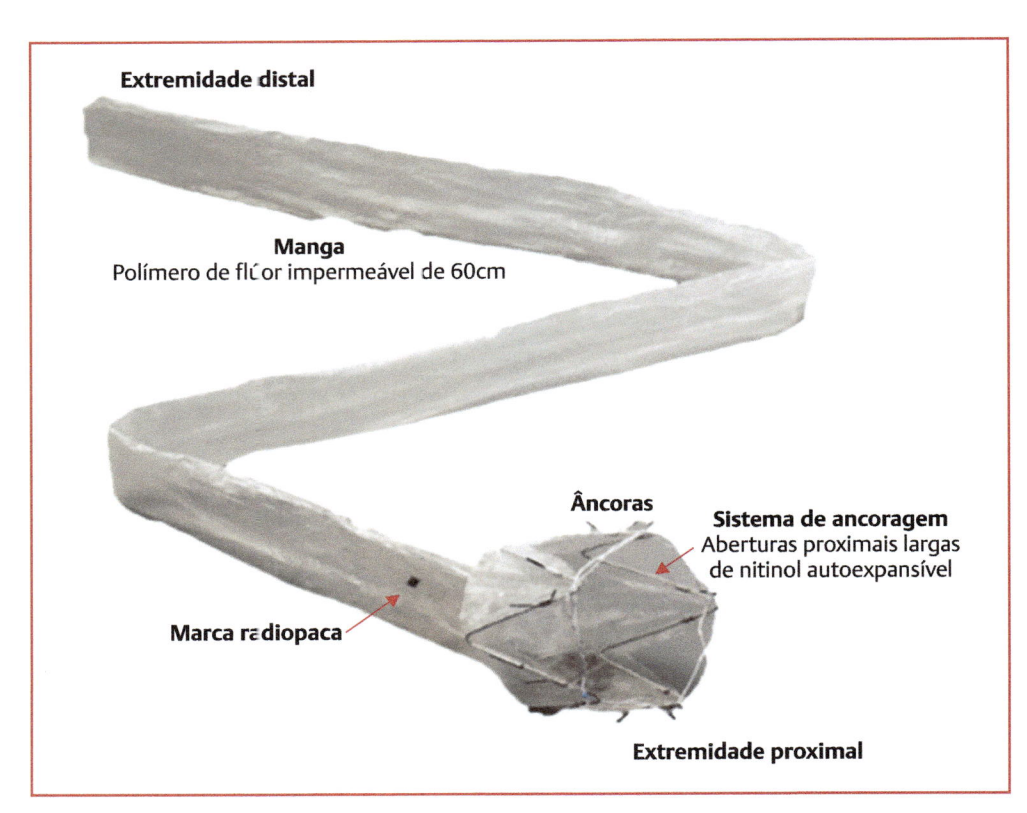

Fig. 95-12. EndoBarrier™.

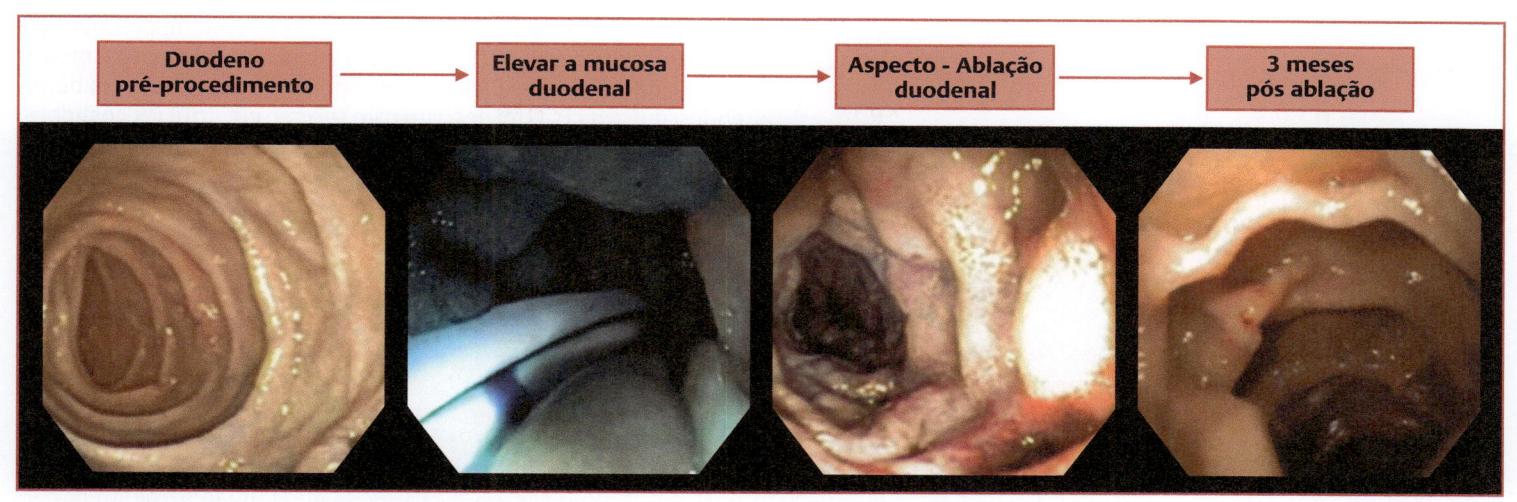

Fig. 95-13. Sequência do procedimento de ablação de mucosa.

o ângulo de Treitz, pois, com a posterior reparação tecidual, haverá formação de novos enterócitos saudáveis, capazes de reestabelecerem um eixo neuroendócrino saudável.[49] Metanálise recente comparando os efeitos relacionados com a perda de peso absoluto (PPA) e com o controle glicêmico pré e pós-procedimento demonstrou PPA de 3 kg em 3 meses e 1,84 kg em 6 meses. Quanto ao controle glicêmico, houve redução significativa de HbA1c de 1,72% em 3 meses e 0,94% em 6 meses. Apesar da baixa perda de peso, esse procedimento parece promissor no auxílio do controle do diabetes.[50]

TERAPIAS REVISIONAIS

Apesar de diferentes definições, a recidiva de peso é comumente definida como a recuperação de 50% do peso perdido ou de 20% do peso perdido associado ao reaparecimento de comorbidades.[51] A recidiva de peso é multifatorial, incluindo fatores hormonais, balanço entre o gasto e o aporte calórico, fatores comportamentais, genéticos e anatômicos. A endoscopia bariátrica apresenta possibilidade terapêutica relacionada apenas com os fatores anatômicos.[52,53]

Dentre as terapias revisionais, a eletrofulguração com plasma de argônio (APC) e a sutura endoscópica são tipicamente utilizadas no manejo de pacientes com reganho pós-gastroplastia redutora com reconstrução em Y de Roux, incluindo redução do *pouch* gástrico, da anastomose gastrojejunal (AGJ) e no fechamento de fístulas gastrogástricas (FGG). Nos casos pós-gastrectomia vertical, a sutura ou plicatura endoscópica vem sendo utilizada com resultados promissores, conforme resumidos a seguir:

Eletrofulguração com Plasma de Argônio (APC) da Anastomose Gastrojejunal Pós-*By-Pass* Gástrico (Fig. 95-14)

A técnica é indicada apenas se diâmetro da AGJ maior a 14 mm, sendo realizada por meio da eletrofulguração com APC circunferencialmente à borda da AGJ (face gástrica - cerca de 1 a 1,5 cm). Como resultado ocorre cicatrização e fibrose dessa área, reduzindo o diâmetro da AGJ com o objetivo de atingir cerca de 10 a 12 mm, sendo necessária mais de uma sessão em alguns casos.[10,54,55]

Recente estudo randômico demonstrou a superioridade do grupo que realizou a eletrofulguração com APC em relação ao grupo sham, em termos de PPT (9,73 kg *versus* 1,39 kg), redução do calibre da AGJ, saciedade precoce e melhora da qualidade de vida.[56]

Sutura Endoscópica

A redução do calibre da AGJ também pode ser realizada pela técnica de sutura endoscópica, quase sempre efetuada após a eletrofulguração das bordas da AGJ com APC, pois a combinação dos métodos apresenta melhores resultados quando comparados à sutura isolada.[55] Recente estudo com acompanhamento de até 5 anos demonstrou PPT de 8,5%, 6,9% e 10,1%, no acompanhamento de 1, 3 e 5 anos, respectivamente.[57]

Grupos experientes sugerem que a combinação dos métodos apresenta melhores resultados a longo prazo, principalmente quando AGJ > 20 mm. Nesses casos, mais de uma sessão de APC costumam ser necessárias. Entretanto, estudo randômico comparando as técnicas de APC isolado *versus* APC e sutura endoscópica não demonstrou diferença estatística em relação à eficácia e à segurança entre os métodos no acompanhamento de 1 ano.[58] No Brasil, a técnica de APC isolado é mais utilizada por ser rápida, não necessitar de intubação orotraqueal e apresentar menor custo. Em casos selecionados, a sutura endoscópica pode promover melhores resultados, pois ainda permite a redução do volume do *pouch* gástrico.[59]

Além do tratamento com auxílio de sutura endoscópica, o manejo do reganho de peso em pacientes pós-gastroplastia redutora com reconstrução em Y de Roux também pode ser efetuado com o uso de plicatura endoscópica com o mesmo dispositivo da técnica POSE 2. A referida técnica é denominada ROSE (*Restorative Obesity Surgery, Endoluminal*).[60]

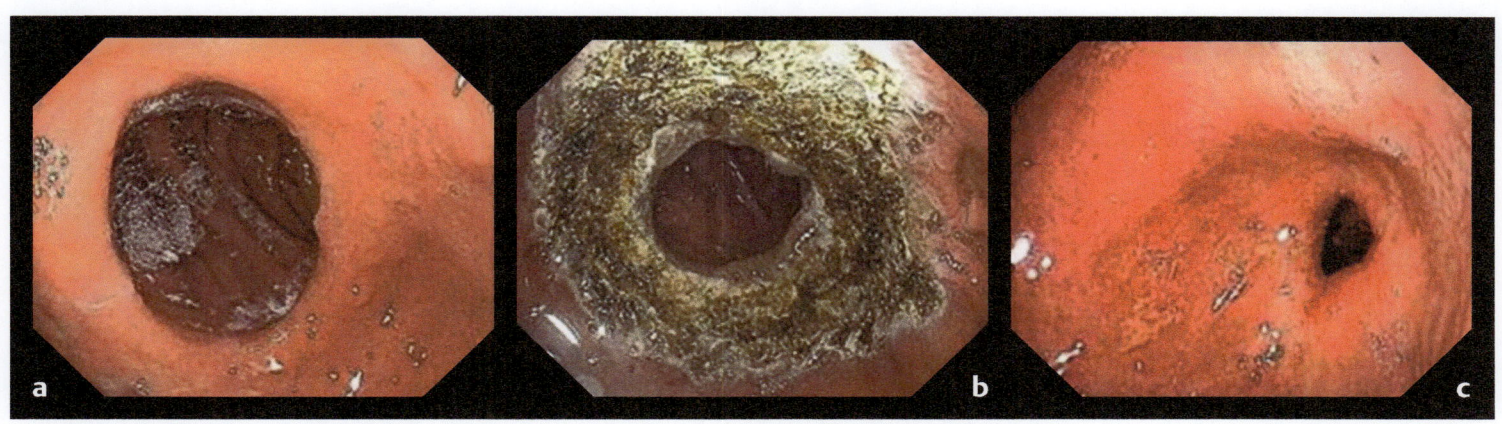

Fig. 95-14. Sequência de tratamento com APC (**a**) avaliação inicial, (**b**) ablação de mucosa gástrica e (**c**) revisão em 3 meses.

Dissecção Endoscópica Submucosa (ESD) Modificada + Eletrofulguração com Plasma de Argônio + Sutura Endoscópica (Fig. 95-15)

Técnica descrita recentemente,[61] que inclui a dissecção da camada submucosa ao redor da AGJ antes do APC e da sutura endoscópica, visando promover maior fibrose local, reduzindo seu diâmetro por maior período. A técnica demonstrou resultados iniciais promissores, superiores à técnica de APC e à sutura endoscópica na PPT na avaliação do acompanhamento de 1 ano (12,1% versus 7,5%; p = 0,036).[62]

Tratamento da Fístula Gastrogástrica (FGG)

Primeiramente, é necessário investigar se a fístula é realmente a causa da recidiva de peso. O tratamento endoscópico da FGG apresenta baixa efetividade a longo prazo, principalmente se orifícios tiverem mais de 10 mm, independentemente da técnica utilizada (APC, clipes e sutura endoscópica). Em estudo incluindo 29 FGG, apesar do sucesso técnico de 100% do fechamento com sutura endoscópica, o sucesso clínico após 1 ano foi de apenas 17,1%.[63] Recentemente, o uso *off-label* do oclusor cardíaco para o tratamento endoscópico da FGG foi descrito com sucesso em orifícios pequenos, porém, nessa afecção, sua eficácia não é elevada como em outras fístulas crônicas do trato gastrointestinal.[64]

Manejo Endoscópico Pós-Gastrectomia Vertical

A realização de ESG pós-gastrectomia vertical em pacientes com recidiva de peso tem-se demonstrado um método promissor (Fig. 95-16). Em um estudo multicêntrico nacional, a ESG revisional demonstrou resultados similares à ESG primária no acompanhamento de 1 ano, com PPT de 14,2%, 19,3%, 17,5% e 20,4% em pacientes com sobrepeso, obesidade grau 1, 2 e 3, respectivamente.[65] Tal como a sutura endoscópica, a técnica de plicatura também pode ser realizada no manejo do reganho de peso pós-gastrectomia vertical, apresentando resultados similares. A referida técnica é denominada *sleeve in sleeve*.[66]

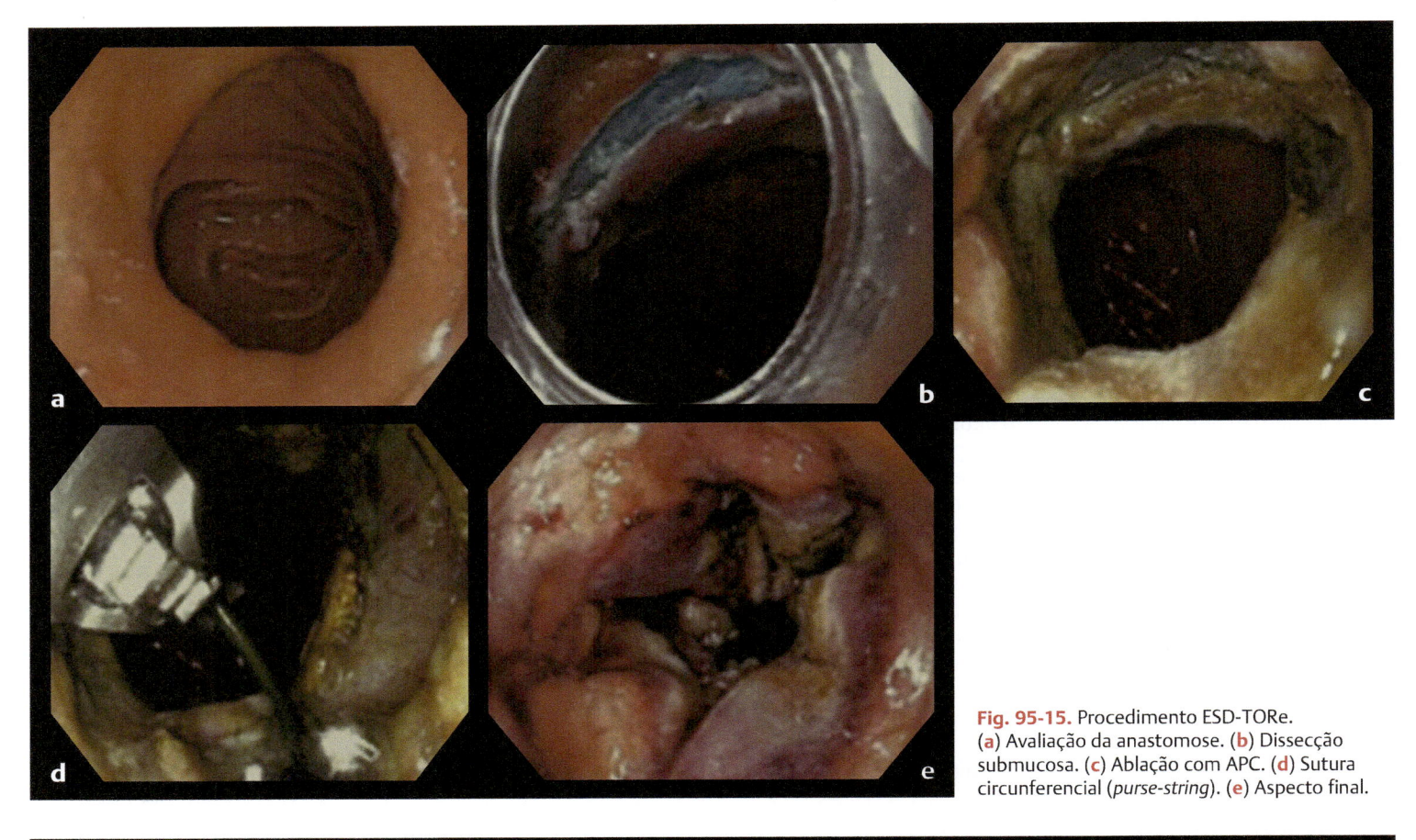

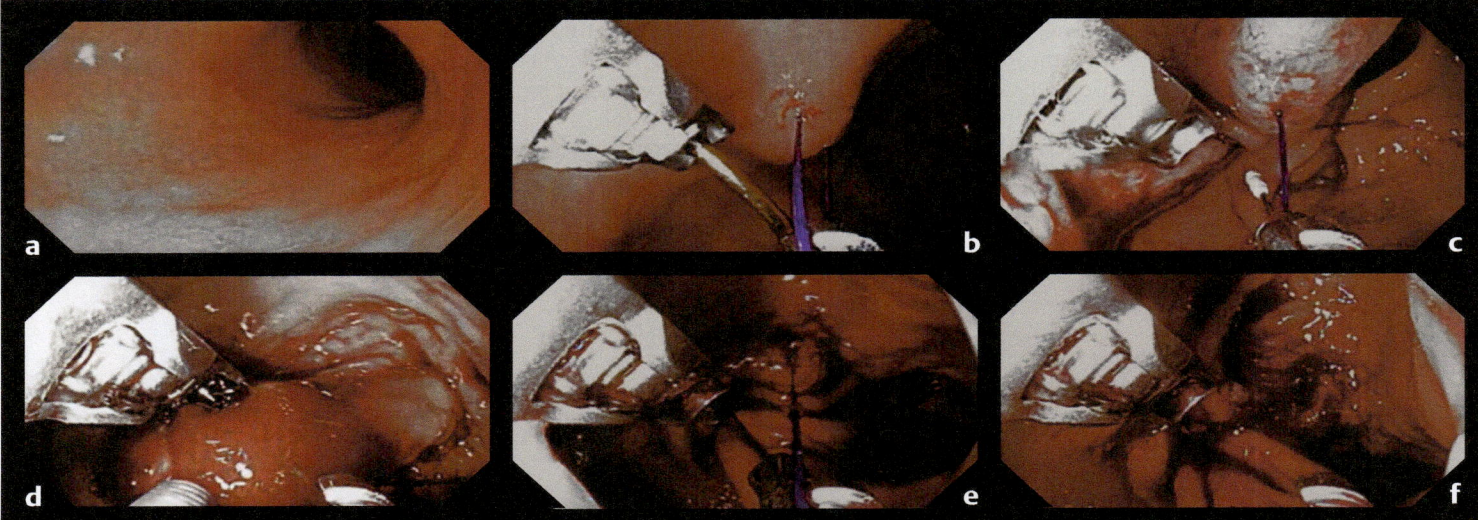

Fig. 95-15. Procedimento ESD-TORe. (a) Avaliação da anastomose. (b) Dissecção submucosa. (c) Ablação com APC. (d) Sutura circunferencial (*purse-string*). (e) Aspecto final.

Fig. 95-16. ESG pós-*Sleeve* Sequência: (a) avaliação de *sleeve*, (b) passagem de pontos em parede total em padrão U, (c, d) aproximação das paredes e corte do fio com *cinch*, (e, f) repetido processo em posição mais proximal.

Complicações das Terapias Revisionais

Os EAs pós-terapias endoscópicas revisionais são raros e ocorrem em 3 a 7% dos casos. Os mais comuns são náuseas e vômitos, desconforto abdominal, sangramento, perfuração, estenoses e fístulas.[52] Ademais, a epitelização escamosa do *pouch* gástrico pós-eletrofulguração com APC já foi descrita.[67] O manejo das complicações é majoritariamente conservador ou endoscópico, sendo rara a necessidade de cirurgia.[68,69]

CONCLUSÃO

A obesidade e a recidiva de peso são afecções multifatoriais, e, portanto, requerem manejo multidisciplinar. A endoscopia bariátrica e metabólica está em desenvolvimento constante, incluindo dispositivos com grande variedade de mecanismos de ação. A avaliação do paciente deve ser individualizada na escolha da melhor terapia, considerando fatores como história pregressa, comorbidades associadas à obesidade, preferência do paciente, disponibilidade dos dispositivos, custos e experiência pessoal e local. Apesar da eficácia comprovada e do satisfatório perfil de segurança, estudos com acompanhamento a longo prazo ainda são necessários para completa validação das terapias endoscópicas.

REFERÊNCIAS BIBLIOGRÁFICAS

1. Na HK, Moura DTH. Various novel and emerging technologies in endoscopic bariatric and metabolic treatments. Clin Endosc. 2021;54(1):25-31.
2. https://agenciadenoticias.ibge.gov.br/agencia-noticias/2012-agencia-de-noticias/noticias/29204-um-em-cada-quatro-adultos-do-pais-estava-obeso-em-2019.
3. Aiello AM, Marques de Mello L, Souza Nunes M, et al. Prevalence of obesity in children and adolescents in Brazil: a meta-analysis of cross-sectional studies. Curr Pediatr Rev. 2015;11(1):36-42.
4. Dias PC, Henriques P, Anjos LAD, Burlandy L. Obesity and public policies: the Brazilian government's definitions and strategies. Cad Saude Publica. 2017 Jul 27;33(7):e00006016.
5. Zilberstein B, Santo MA, Carvalho MH. Critical analysis of surgical treatment techniques of morbid obesity. Arq Bras Cir Dig. 2019 Oct 21;32(3):e1450.
6. Castanha CR, Tcbc-Pe ÁABF, Castanha AR, et al. Evaluation of quality of life, weight loss and comorbidities of patients undergoing bariatric surgery. Rev Col Bras Cir. 2018 Jul 16;45(3):e1864.
7. Buchwald H, Oien DM. Metabolic/bariatric surgery worldwide 2011. Obes Surg. 2013;23:427-36.
8. Elias AA, Roque-de-Oliveira M, Campos JM, et al. Robotic-assisted bariatric surgery: case series analysis and comparison with the laparoscopic approach. Rev Col Bras Cir. 2018;45(3):e1806.
9. Ferraz ÁAB, Vasconcelos CFM, Santa-Cruz F, et al. Surgical site infection in bariatric surgery: results of a care bundle. Rev Col Bras Cir. 2019 Sep 9;46(4):e2252.
10. Cambi MPC, Baretta GAP, Magro DO, et al. multidisciplinary approach for weight regain-how to manage this challenging condition: an expert review. Obes Surg. 2021.
11. Pajecki D, Kawamoto F, Dantas ACB, et al. Real-world evidence of health outcomes and medication use 24 months after bariatric surgery in the public healthcare system in Brazil: a retrospective, single-center study. Clinics (São Paulo). 2020;75:e1588.
12. Ribeiro IB, Kotinda APST, Sánchez-Luna SA, et al. Adverse events and complications with intragastric balloons: a narrative review (with video). Obesity Surgery. 2021;31(6):2743-52.
13. Kotzampassi K, Shrewsbury AD. Intragastric balloon: ethics, medical need and cosmetics. Dig Dis. 2008;26(1):45-8.
14. Neto MG, Silva LB, Grecco E, et al. Brazilian Intragastric Balloon Consensus Statement (BIBC): practical guidelines based on experience of over 40,000 cases. Surg Obes Relat Dis. 2018 Feb;14(2):151-9.
15. Kotinda APST, de Moura DTH, Ribeiro IB, et al. Efficacy of intragastric balloons for weight loss in overweight and obese adults: a systematic review and meta-analysis of randomized controlled trials. Obes Surg. 2020;30(7):2743-53.
16. de Freitas Júnior JR, Ribeiro IB, de Moura DTH, et al. Effects of intragastric balloon placement in metabolic dysfunction-associated fatty liver disease: A systematic review and meta-analysis. World Journal of Hepatology. 2021;13(7):815-29.
17. Sander BQ, et al. Analysis of long-term weight regain in obese patients treated with intragastric balloon. Acta Scientific Gastrointestinal Disorders. 2019;2(10):8-10.
18. Barrichello S, de Moura DTH, Hoff AC, et al. Acute pancreatitis due to intragastric balloon hyperinflation (with video). Gastrointest Endosc. 2020;91(5):1207-9.
19. Barrichello Junior SA, Ribeiro IB, Fittipaldi-Fernandez RJ, et al. Exclusively endoscopic approach to treating gastric perforation caused by an intragastric balloon: case series and literature review. Endosc Int Open. 2018;6(11):E1322-E1329.
20. Moura D, Oliveira J, De Moura EG, et al. Effectiveness of intragastric balloon for obesity: a systematic review and meta-analysis based on randomized control trials. Surg Obes Relat Dis. 2016;12(2):420-9.
21. Abu Dayyeh BK, Maselli DB, Rapaka B, et al. Adjustable intragastric balloon for treatment of obesity: a multicentre, open-label, randomised clinical trial. Lancet (London, England). 2021;398(10315):1965-73.
22. Bazerbachi F, Haffar S, Sawas T, et al. Fluid-filled versus gas-filled intragastric balloons as obesity interventions: a network meta-analysis of randomized trials. Obes Surg. 2018;28(9):2617-25.
23. Borges AC, Almeida PC, Furlani SMT, et al. Intragastric balloons in high-risk obese patients in a Brazilian center: initial experience. Rev Col Bras Cir. 2018;45(1):e1448.
24. Vantanasiri K, Matar R, Beran A, Jaruvongvanich V. The efficacy and safety of a procedureless gastric balloon for weight loss: a systematic review and meta-analysis. Obesity Surgery. 2020;30(9):3341-6.
25. Neto MG, Silva LB, de Quadros LG, et al. Brazilian endoscopic sleeve gastroplasty collaborative. Brazilian Consensus on Endoscopic Sleeve Gastroplasty. Obes Surg. 2021;31(1):70-8.
26. Barrichello S, Hourneaux de Moura DT, Hourneaux de Moura EG, et al. Endoscopic sleeve gastroplasty in the management of overweight and obesity: an international multicenter study. Gastrointest Endosc. 2019;90(5):770-80.
27. Farha J, McGowan C, Hedjoudje A, et al. Endoscopic sleeve gastroplasty: suturing the gastric fundus does not confer Benefit. Endoscopy. 2021;53(7):727-31.
28. Itani MI, Farha J, Sartoretto A, et al. Endoscopic sleeve gastroplasty with argon plasma coagulation: a novel technique. J Dig Dis. 2020;21(11):664-67.
29. de Moura DTH, de Moura EGH, Thompson CC. Endoscopic sleeve gastroplasty: fFrom whence we came and where we are going. World J Gastrointest Endosc. 2019;11(5):322-8.
30. de Miranda Neto AA, de Moura DTH, Ribeiro IB, et al. Efficacy and safety of endoscopic sleeve gastroplasty at mid term in the management of overweight and obese patients: a systematic review and meta-analysis. Obes Surg. 2020;30(5):1971-87.
31. Singh S, Hourneaux de Moura DT, Khan A, et al. Safety and efficacy of endoscopic sleeve gastroplasty worldwide for treatment of obesity: a systematic review and meta-analysis. Surg Obes Relat Dis. 2020;16(2):340-51.
32. Sharaiha RZ, Hajifathalian K, Kumar R, et al. Five-year outcomes of endoscopic sleeve gastroplasty for the treatment of obesity. Clin Gastroenterol Hepatol. 2020;S1542-3565(20)31385-9.
33. Singh S, de Moura DTH, Khan A, et a. Intragastric balloon versus endoscopic sleeve gastroplasty for the treatment of obesity: a systematic review and meta-analysis. Obes Surg. 2020;30(8):3010-29.
34. Cheng Q, Tree K, Edye M, Devadas M. Reversal of endoscopic sleeve gastroplasty and conversion to sleeve gastrectomy - Two case reports. Int J Surg Case Rep. 2020;68:180-4.
35. de Moura DTH, Badurdeen DS, Ribeiro IB, et al. Perspectives toward minimizing the adverse events of endoscopic sleeve gastroplasty. Gastrointest Endosc. 2020;92(5):1115-21.
36. de Siqueira Neto J, de Moura DTH, Ribeiro IB, et al. Gallbladder perforation due to endoscopic sleeve gastroplasty: a case report and review of literature. World J Gastrointest Endosc. 2020;12(3):111-8.
37. de Moura EGH, Ribeiro IB, Frazão MSV, et al. EUS-Guided intragastric injection of botulinum toxin a in the preoperative treatment of super-obese patients: a randomized clinical trial. Obes Surg. 2019;29(1):32-9.
38. Bustamante F, Brunaldi VO, Bernardo WM, et al. Obesity treatment with botulinum toxin-a is not effective: a systematic review and meta-analysis. Obes Surg. 2017;27(10):2716-23.
39. Singh S, Bazarbashi AN, Khan A, et al. Primary obesity surgery endoluminal (POSE) for the treatment of obesity: a systematic review and meta-analysis. Surg Endosc. 2021.
40. Abu Dayyeh BK, Kumar N, Edmundowicz SA, et al. ASGE Bariatric Endoscopy Task Force systematic review and meta-analysis assessing the ASGE PIVI thresholds for adopting endoscopic bariatric

41. Sullivan S. Randomized sham-controlled trial evaluating efficacy and safety of endoscopic gastric plication for primary obesity: The ESSENTIAL trial. Obesity (Silver Spring). 2017.
42. Espinós JC, Turró R, Moragas G, et al. Gastrointestinal physiological changes and their relationship to weight loss following the POSE procedure. Obes Surg. 2016;26:1081-9.
43. Jirapinyo P, Thompson CC. Comparison of distal primary obesity surgery endolumenal techniques for the treatment of obesity (with videos). Gastrointest Endosc. 2022;96(3):479-86.
44. Huberty V, Ibrahim M, Hiernaux M, et al. Safety and feasibility of an endoluminal-suturing device for endoscopic gastric reduction (with video). Gastrointest Endosc. 2017;85(4):833-7.
45. Huberty V, Boskoski I, Bove V, et al. Endoscopic sutured gastroplasty in addition to lifestyle modification: short-term efficacy in a controlled randomized trial. Gut. Published online. 2020.
46. Yvamoto EY, de Moura DTH, Proença IM, et al. The effectiveness and safety of the duodenal-jejunal bypass liner (DJBL) for the management of obesity and glycaemic control: a systematic review and meta-analysis of randomized controlled trials. Obes Surg. 2023;33(2):585-99.
47. Tatarian T, Rona KA, Shin DH, et al. Evolving procedural options for the treatment of obesity. Curr Probl Surg [Internet]. 2020;57:100742.
48. Buhmann H, le Roux CW, Bueter M. The gut-brain axis in obesity. Best practice & research. Clinical gastroenterology. 2014;28(4):559-571.
49. McCarty TR, Thompson CC. Bariatric and metabolic therapies targeting the small intestine. Tech Innov Gastrointest Endosc. 2020;22(3):145-53.
50. de Oliveira GHP, de Moura DTH, Funari MP, et al. Metabolic effects of endoscopic duodenal mucosal resurfacing: a systematic review and meta-analysis. Obes Surg. 2021;31(3):1304-12.
51. Berti LV, Campos J, Ramos A, et al. Position of the SBCBM - nomenclature and definition of outcomes of bariatric and metabolic surgery. Arq Bras Cir Dig. 2015;28(1):2.
52. Hourneaux De Moura DT, Thompson CC. Endoscopic management of weight regain following Roux-en-Y gastric bypass. Expert Rev Endocrinol Metab. 2019;14(2):97-110.
53. Cambi MPC, Baretta GAP, Magro DO, et al. Multidisciplinary Approach for Weight Regain-how to Manage this Challenging Condition: an Expert Review. Obes Surg. 2021.
54. Jirapinyo P, de Moura DTH, Dong WY, et al. Dose response for argon plasma coagulation in the treatment of weight regain after Roux-en-Y gastric bypass. Gastrointest Endosc. 2020;91(5):1078-84.
55. Brunaldi VO, Jirapinyo P, de Moura DTH, et al. Endoscopic treatment of weight regain following roux-en-y gastric bypass: a systematic review and meta-analysis. Obes Surg. 2018;28(1):266-76.
56. de Quadros LG, Neto MG, Marchesini JC, et al. Endoscopic argon plasma coagulation vs. multidisciplinary evaluation in the management of weight regain after gastric bypass surgery: a randomized controlled trial with SHAM group. Obes Surg. 2020;30(5):1904-16.
57. Jirapinyo P, Kumar N, AlSamman MA, Thompson CC. Five-year outcomes of transoral outlet reduction for the treatment of weight regain after Roux-en-Y gastric bypass. Gastrointest Endosc. 2020;91(5):1067-73.
58. Brunaldi VO, Farias GFA, de Rezende DT, et al. Argon plasma coagulation alone versus argon plasma coagulation plus full-thickness endoscopic suturing to treat weight regain after Roux-en-Y gastric bypass: a prospective randomized trial (with videos). Gastrointest Endosc. 2020;92(1):97-107.e5.
59. Vargas EJ, Bazerbachi F, Matar R, et al. Gastrointest Endosc. Volume 89, issue 6, supplement, AB272-AB273, JUNE 01, 2019.
60. Thompson CC, Jacobsen GR, Schroder GL, et al. Stoma size critical to 12-month outcomes in endoscopic suturing for gastric bypass repair. Surg Obes Relat Dis. 2012;8(3):282-287.
61. de Moura DTH, Jirapinyo P, Thompson CC. Modified-ESD Plus APC and suturing for treatment of weight regain after gastric bypass. Obes Surg. 2019;29(6):2001-2.
62. de Moura DTH, Jirapinyo P, Thompson CC. Modified-ESD Plus APC and suturing for treatment of weight regain after gastric bypass. Obes Surg. 2019;29(6):2001-2.
63. Mukewar S, Kumar N, Catalano M, et al. Safety and efficacy of fistula closure by endoscopic suturing: a multi-center study. Endoscopy. 2016;48(11):1023-8.
64. de Moura DTH, da Ponte-Neto AM, Hathorn KE, et al. Novel endoscopic management of a chronic gastrogastric fistula using a cardiac septal defect occluder. Obes Surg. 2020;30(8):3253-4.
65. de Moura DTH, Barrichello S Jr, de Moura EGH, et al. Endoscopic sleeve gastroplasty in the management of weight regain after sleeve gastrectomy. Endoscopy. 2020;52(3):202-10.
66. Jirapinyo P, de Moura DTH, Thompson CC. Sleeve in sleeve: endoscopic revision for weight regain after sleeve gastrectomy. VideoGIE. 2019;4(10):454-57.
67. Hourneaux de Moura DT, Hathorn KE, Thompson CC. You Just Got Burned! What Is Wrong With This Gastric Pouch? Gastroenterology. 2019;156(8):2139-41.
68. Moon RC, Teixeira AF, Neto MG, et al. Efficacy of utilizing argon plasma coagulation for weight regain in Roux-en-Y gastric bypass patients: a multi-center study. Obes Surg. 2018;28(9):2737-44.
69. de Moura DTH, Sachdev AH, Lu PW, et al. Acute bleeding after argon plasma coagulation for weight regain after gastric bypass: a case report. World J Clin Cases. 2019;7(15):2038-43.

96 Tratamento Endoscópico das Complicações da Cirurgia Bariátrica

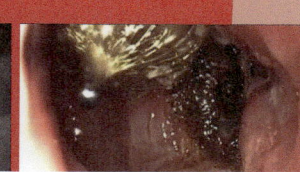

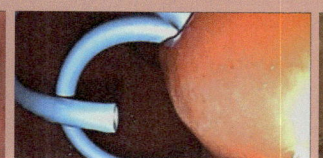

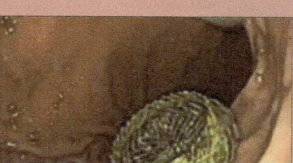

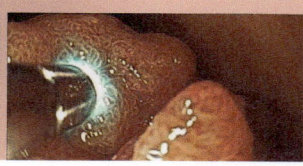

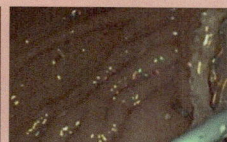

Alexandre Moraes Bestetti ■ Diogo Turiani Hourneaux de Moura

INTRODUÇÃO

A obesidade é uma pandemia e sua prevalência continua a aumentar. Como uma doença crônica e multifatorial com várias comorbidades associadas, uma abordagem multidisciplinar é necessária para prevenir, tratar e reverter as complicações relacionadas, além de melhorar a qualidade de vida e a sobrevida desses pacientes.[1-4]

A cirurgia bariátrica e metabólica continua sendo a terapia mais eficaz e durável para perda de peso e melhora das comorbidades associadas. Dessa forma, o número de cirurgias bariátricas aumenta progressivamente, tal como o número de complicações relacionadas, que podem apresentar desfechos desfavoráveis, incluindo óbito.[5] A endoscopia tem importante papel no manejo destas complicações por ser minimamente invasiva e efetiva. Portanto, é imperativo que o médico endoscopista saiba reconhecê-las e manejá-las de forma adequada.

Este capítulo objetiva descrever e orientar o manejo endoscópico destas complicações, incluindo fístulas e deiscências, sangramento e estenoses.

FÍSTULAS E DEISCÊNCIAS

Com a melhora das técnicas cirúrgicas, maior capacitação dos cirurgiões e avanços tecnológicos, a incidência de complicações como fístulas e deiscências diminuiu nas últimas décadas, porém, ainda ocorrem em até 5% das cirurgias bariátricas, principalmente após cirurgias revisionais.[6-9]

Definição e Classificação

A deiscência é definida pela comunicação entre o meio intraluminal e extraluminal. Já fístula é definida como a comunicação entre duas superfícies epitelizadas (dois órgãos), ocorrendo normalmente após tratamento inadequado de uma deiscência.[2,5]

Existem diferentes classificações para deiscências e fístulas. A mais comumente utilizada considera o tempo do evento, classificando como aguda (até 7 dias), precoce (7 a 45 dias), tardia (45 a 90 dias) e crônica (mais de 90 dias).[10]

Causas

As causas são multifatoriais, relacionada com fatores de risco do paciente e fatores técnicos. A fisiopatologia difere entre as técnicas cirúrgicas - na gastrectomia vertical, por exemplo, as deiscências ocorrem, principalmente, na topografia do ângulo de His devido à pouca vascularização e ao aumento da pressão intragástrica.[9,10]

Diagnóstico

O diagnóstico é baseado na história clínica e no exame físico. Uma vez estabelecida a suspeita, pode ser confirmado com exames de imagem, incluindo radiografia de abdome, trânsito gastrointestinal superior (REED), tomografia computadorizada (TC) com administração de contraste oral não baritado, esofagogastroduodenoscopia (EGD) e/ou fistulografia.[5,11]

A avaliação endoscópica é fundamental para avaliar o defeito transmural (Fig. 96-1a, b), o tecido circundante, a presença de corpos estranhos e de estenose a jusante. A fluoroscopia é de grande utilidade, especialmente para identificar orifícios menores que o diâmetro do gastroscópio e permitir a realização de fistulograma, através da injeção de contraste solúvel durante o procedimento (Fig. 96-1c). Ademais, pode ser realizada a injeção de contraste solúvel, azul de metileno ou teste de bolhas na presença de dreno externo ou fístulas cutâneas, permitindo o adequado estudo do trajeto (Fig. 96-1d). Em pacientes submetidos à gastrectomia vertical com suspeita de deiscência ou fístula sem um defeito evidente, é primordial seguir a linha de grampeamento para identificar o defeito transmural.[5-12]

No ato endoscópico recomendamos anestesia geral com intubação orotraqueal para minimizar o risco de broncoaspiração durante a fluoroscopia ou lavagem, especialmente na primeira abordagem. Ademais, o procedimento deve ser realizado com mínima insuflação de dióxido de carbono ou sob imersão em água, a fim de reduzir o risco de pneumoperitônio ou pneumomediastino, principalmente quando não há drenagem externa.[12-14]

Tratamento

O tratamento inicial para pacientes hemodinamicamente instáveis inclui estabilização clínica, controle de infecção e nutrição adequada. Depois, deve ser procedida drenagem da coleção associada, podendo ser realizada por diferentes métodos (percutâneo, endoscópico ou cirúrgico).[5]

Fatores relacionados com defeito também devem ser tratados, como estenoses e corpos estranhos. A avaliação endoscópica é recomendada após a estabilização clínica, sendo essencial para o diagnóstico e tratamento, apresentando alta eficácia, especialmente para defeitos tratados precocemente. Em casos de peritonite, sem coleção organizada (bloqueada), a lavagem cirúrgica está indicada.[14,15]

Técnicas Endoscópicas

As terapias endoscópicas incluem diversos mecanismos de ação e podem ser classificadas em técnicas de fechamento, oclusão e drenagem.[16]

As técnicas de fechamento incluem clipes introduzidos pelo canal de trabalho do gastroscópio – TTSC (*through-the-scope clip*) e clipes montados na extremidade distal do endoscópio – OTSC (*over-the-scope clip*), *endoloop*, sutura endoscópica e colas/adesivos tissulares. Apesar de amplamente disponíveis e de fácil colocação, às vezes utilizado com *endoloop*, o TTSC requer tecido saudável e robusto ao redor do defeito para um fechamento bem-sucedido. Portanto, não é eficaz no fechamento de deiscências e fístulas e não deve ser recomendado.[16,17]

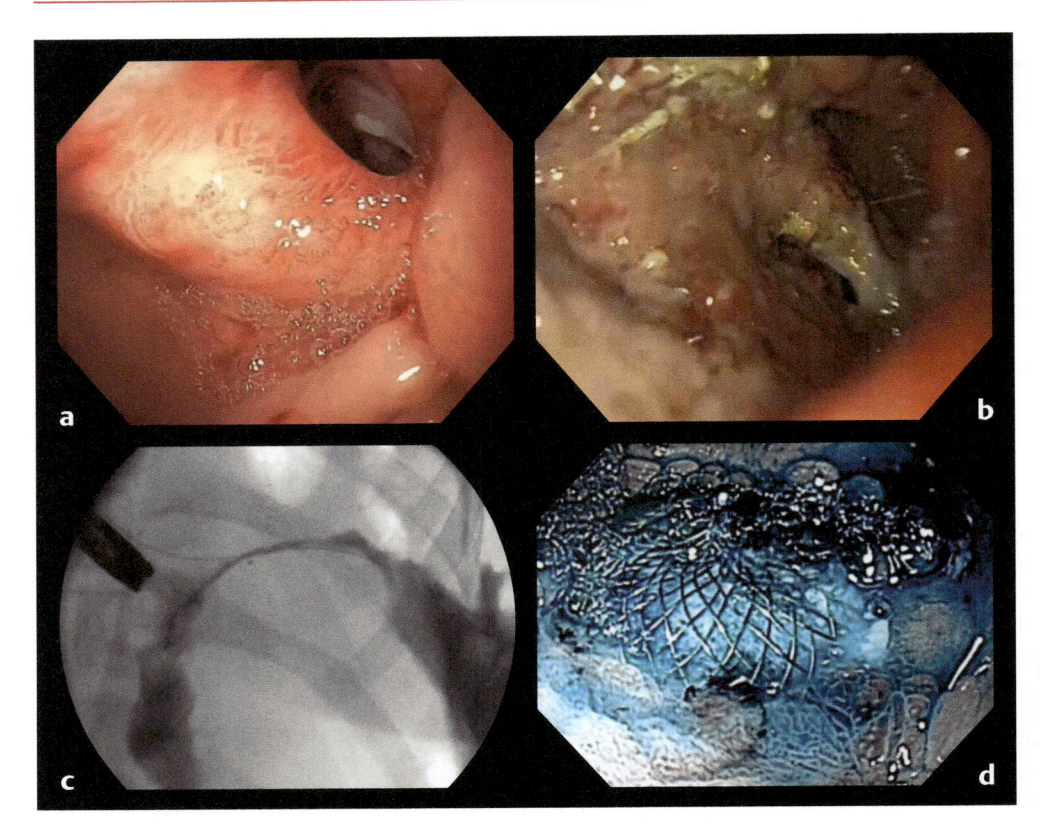

Fig. 96-1. (a) Orifício fistuloso observado por endoscopia. (b) Deiscência observada por endoscopia. (c) Avaliação de trajeto fistuloso por fistulografia. (d) Injeção de azul de metileno em oclusor cardíaco colocado em orifício fistuloso para avaliação de fístula gastrocutânea.

As técnicas de oclusão incluem os oclusores cardíacos (*cardiac septal defect occluder*) e as próteses metálicas autoexpansíveis (PMAE), incluindo próteses convencionais (esofágicas) e customizadas (bariátricas). Assim como as técnicas de fechamento, as de oclusão não permitem a drenagem interna; portanto, é necessária a drenagem externa se coleção associada.[5,16]

As técnicas de drenagem endoscópica incluem terapia de vácuo endoscópico (EVT), drenagem interna endoscópica com prótese duplo *pigtail* e septotomia.[5]

O algoritmo resume as técnicas endoscópicas, que serão descritas individualmente a seguir, na Figura 96-2:

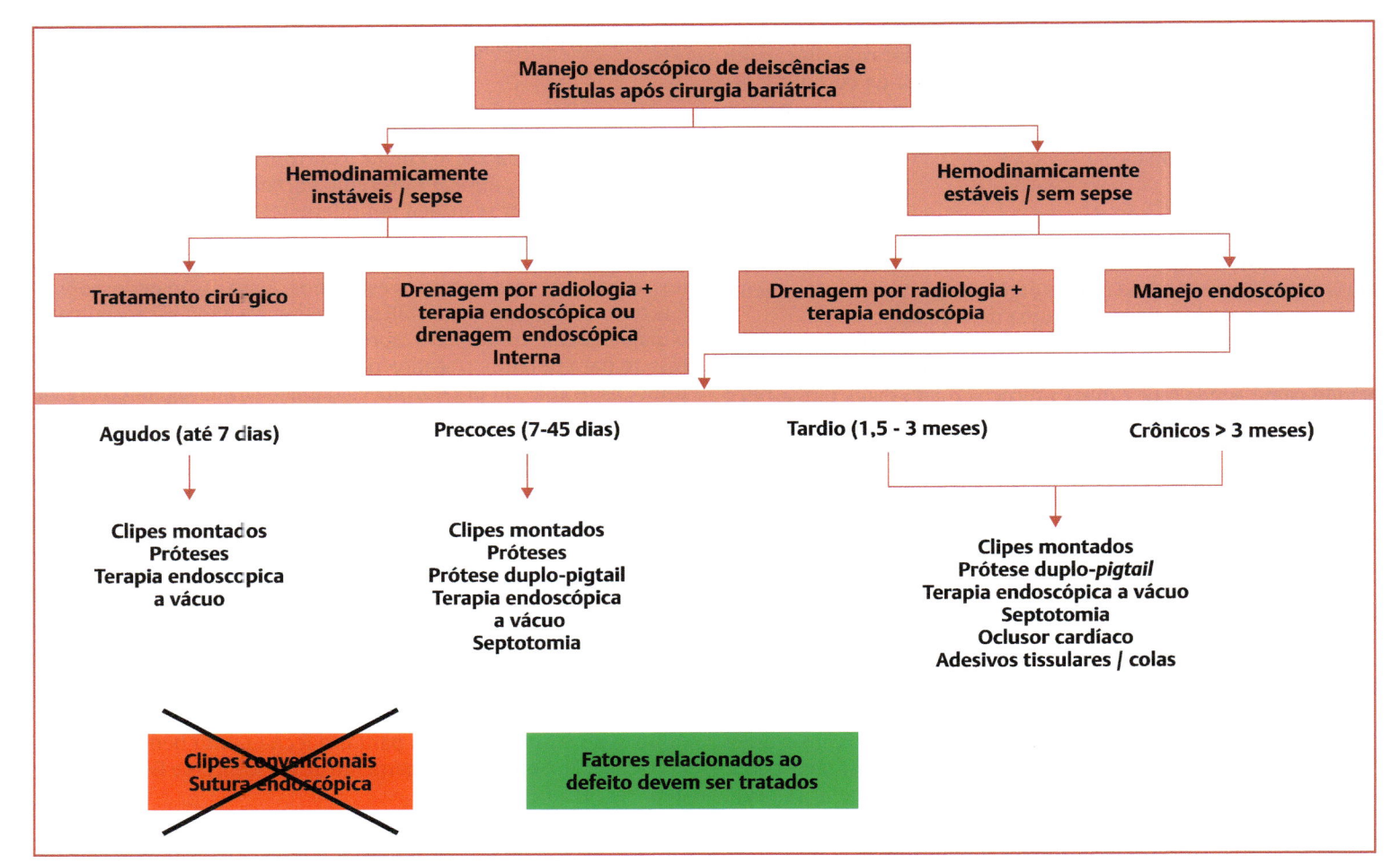

Fig. 96-2. Algoritmo: manejo de deiscências e fístulas pós-cirurgia bariátrica incluindo as diversas técnicas endoscópicas.

Clipes Montados

Dispositivo colocado na extremidade distal do gastroscópio, com sistema de disparo semelhante ao dispositivo da ligadura elástica.

Os clipes montados podem ser usados em pacientes com orifícios pequenos (< 2 cm), sem coleção associada ou com drenagem externa, preferencialmente, combinado com outra terapia (Fig. 96-3a, b). Além disso, podem ser usados para fixação de próteses (Fig. 96-3c, d). Em metanálise prévia, o sucesso clínico para o tratamento de fístulas e deiscências (agudas e crônicas) foi de 63,5% quando usados como terapia única e 86,3% quando combinados com outras terapias.[18]

Adesivos Tissulares e Colas

Adesivos tissulares (Fig. 96-4a) e colas (Fig. 96-4c) incluem cola de fibrina, biomaterial de matriz acelular e cianoacrilato. Apesar de seguros, sua eficácia é variável e frequentemente múltiplas sessões são necessárias. As fístulas gastrocutâneas com trajeto fino e baixo débito são as indicações mais adequadas para o uso de adesivos e colas, sempre combinados com terapias adjuvantes. Podem ser aplicados por via endoscópica ou percutânea. Escovado citológica ou eletroablação do trajeto epitelizado (em casos crônicos) são indicados para estimular a formação de tecido de granulação.[19-21]

Sutura Endoscópica

A sutura endoscópica (Fig. 96-5a) permite a sutura transmural. No entanto, é importante ressaltar que, assim como o TTSC, o sucesso dessa técnica, seja cirúrgica ou endoscópica, depende de tecido saudável e robusto ao redor do defeito para um fechamento adequado. Por esse motivo não é eficaz na maioria dos casos de deiscências e fístulas.[16]

Em um estudo multicêntrico, apesar de sucesso técnico de 100%, apenas 22,4% tiveram sucesso clínico no acompanhamento de 1 ano. É importante ressaltar que a sutura endoscópica é uma opção dispendiosa na maioria dos países e requer treinamento especializado.[22]

Dessa forma, a principal indicação da sutura endoscópica está na fixação de próteses visando reduzir o risco de migração (Fig. 96-5b).

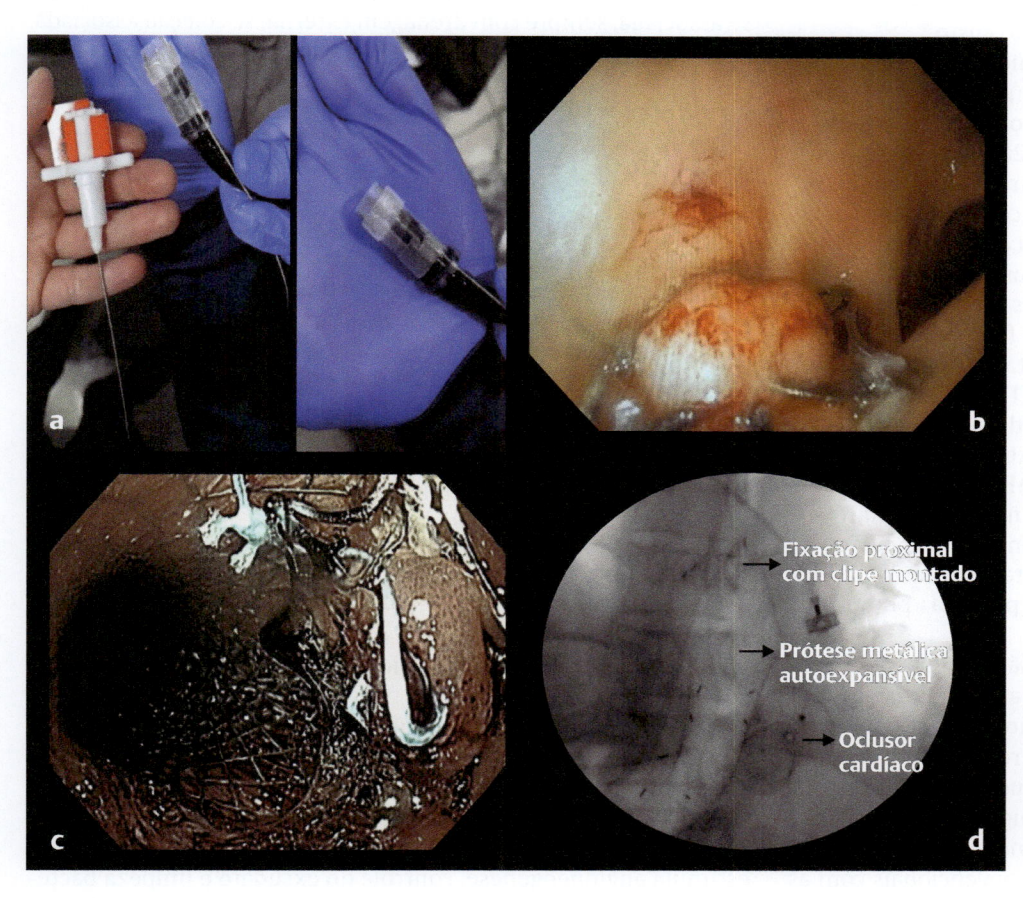

Fig. 96-3. Clipes montados (*over the scope clip*): (**a**) Clipe fixado na extremidade distal do gastroscópio. (**b**) Clipe ocluindo orifício fistuloso. (**c**) PMAE totalmente recoberta fixada em extremidade proximal com clipe montado. (**d**) Fixação proximal de PMAE com clipe montado em paciente com oclusor cardíaco alocado em trajeto fistuloso.

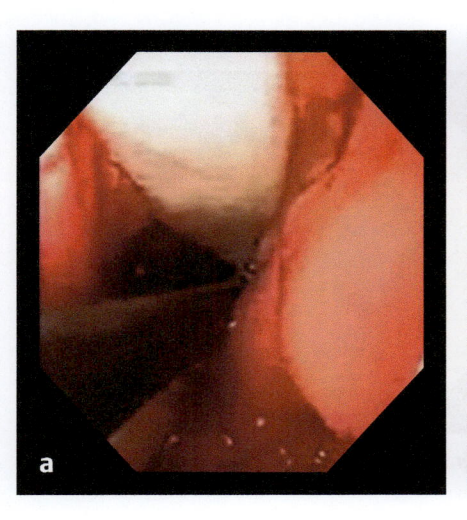

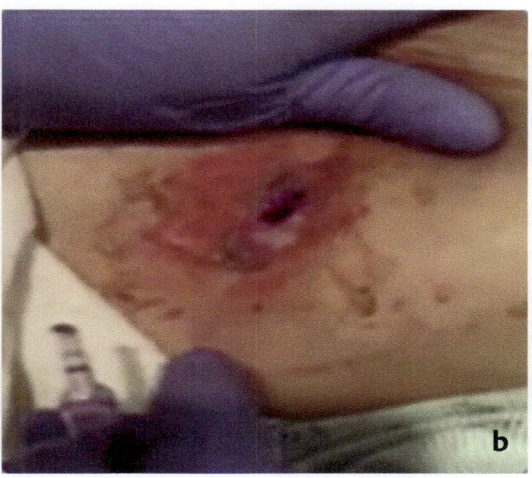

Fig. 96-4. (**a**) Colocação de adesivo tissular em trajeto fistuloso crônico por via endoscópica. (**b**) Aplicação de cola (cianoacrilato) em trajeto fistuloso gastrocutâneo crônico pelo orifício cutâneo.

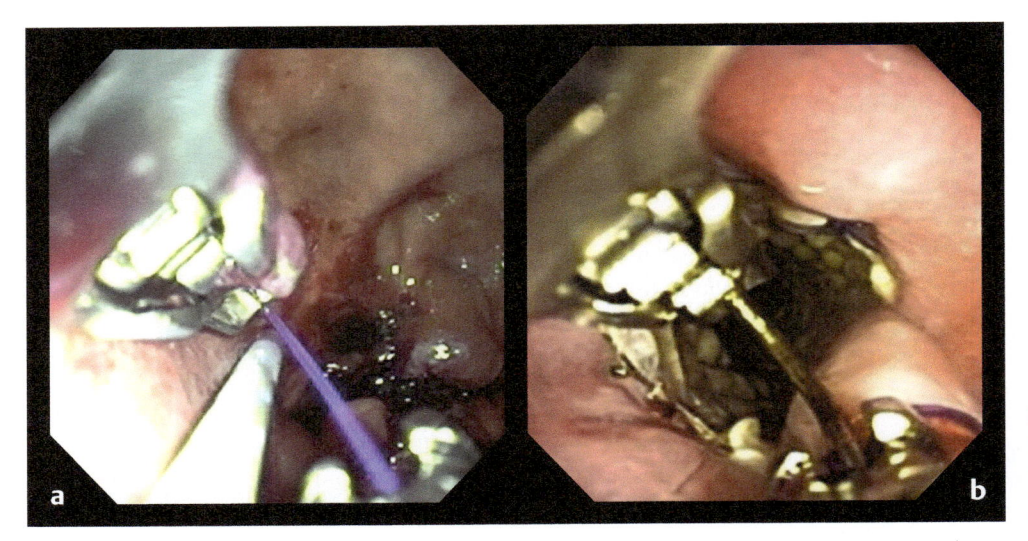

Fig. 96-5. (a) Fechamento de orifício fistuloso gástrico com sutura endoscópica. (b) Fixação em extremidade proximal de prótese metálica autoexpansível totalmente recoberta com sutura endoscópica.

Próteses Metálicas Autoexpansíveis

A PMAE é a técnica mais utilizada em todo o mundo, pois é amplamente disponível, de fácil colocação e baixo custo.[8]

Apesar da eficácia satisfatória no tratamento de deiscências agudas e precoces, conforme evidenciado em recente metanálise (76,1% para RYGB e 72,8% para *sleeve*), é importante considerar as altas taxas de migração (30,5% para RYGB e 28,2% para LSG), uma vez que a necessidade de uma cirurgia de emergência em decorrênciaa de migração do dispositivo pode ter consequências catastróficas.[23] Além disso, é crucial lembrar que a colocação das PMAE requer drenagem externa se houver coleção associada.

O conhecimento adequado dos diferentes tipos de PMAE é essencial. As PMAE totalmente recobertas são frequentemente utilizadas em doenças benignas por possibilitarem fácil remoção, porém, apresentam alta taxa de migração (Fig. 96-6a). Técnicas de fixação para minimizar este risco, incluindo sutura endoscópica, clipes montados ou sistema de fixação externa com auxílio de sonda nasoenteral (técnica de Shim). As PMAE parcialmente recobertas, apesar de possuírem baixas taxas de migração, têm remoção desafiadora, especialmente após 3 semanas de uso devido ao crescimento tecidual na porção não recoberta. Esta característica promove maior vedação periprótese, sendo preferida por grupos experientes (Fig. 96-6b).[5,24]

Recentemente surgiram as próteses bariátricas customizadas (Fig. 96-5c) projetadas para se adaptarem à anatomia da gastrectomia vertical, sendo mais longas e com maior diâmetro, visando reduzir as taxas de migração. Em estudo retrospectivo nacional[25] que envolveu 37 pacientes com deiscências agudas ou precoces após gastrectomia vertical, a eficácia, as taxas de migração e outras complicações[26] foram similares às PMAEs convencionais (esofágicas). Recente metanálise comparando as PMAEs convencionais com as customizadas confirmou estes achados.[27]

Em nossa experiência, PMAEs são mais bem aplicadas em defeitos agudos e precoces, com deiscência completa ou com estenose associada, sempre com drenagem externa, se coleção associada. Além disso, preferimos as PMAEs esofágicas parcialmente cobertas com permanência máxima de 3 semanas. Apesar de ser aparentemente simples, o uso da PMAE está associado a efeitos adversos como dor, refluxo gastroesofágico e disfagia, além de efeitos graves como perfuração e migração.

Oclusor Cardíaco

Utilizado de forma *off-label* para tratar fístulas broncopleurais e gastrointestinais. O dispositivo é composto por nitinol e poliéster, formado por dois discos interligados por "cintura" com grande força de expansão radial (formato de ampulheta) (Fig. 96-7a). É recomendado para trajetos fistulosos epitelizados (Fig. 96-7b), não devendo ser utilizado em casos agudos e precoces, pois sua força de expansão pode aumentar o tamanho do defeito. É um dispositivo de alto custo, normalmente considerado na falha das técnicas convencionais. A seleção da medida do dispositivo considera o tamanho da "cintura", que deve ser 50% maior que o orifício fistuloso. A taxa de sucesso clínico é maior que 90% para defeitos tardios e crônicos. A confirmação da oclusão da fístula pode ser feita por meio de estudos contrastados (Fig. 96-7c) ou instilação de azul de metileno. Se a oclusão imediata não for alcançada, terapias adicionais, como colas, podem ser consideradas.[28-30]

Vácuo Endoscópico

É atualmente considerado terapia de escolha pela alta eficácia,[31] relacionada com seu mecanismo de ação único, que envolve microdeformação, macrodeformação, mudanças na perfusão que estimula angioneogênese, controle do exsudato e limpeza bacteriana.[3,16]

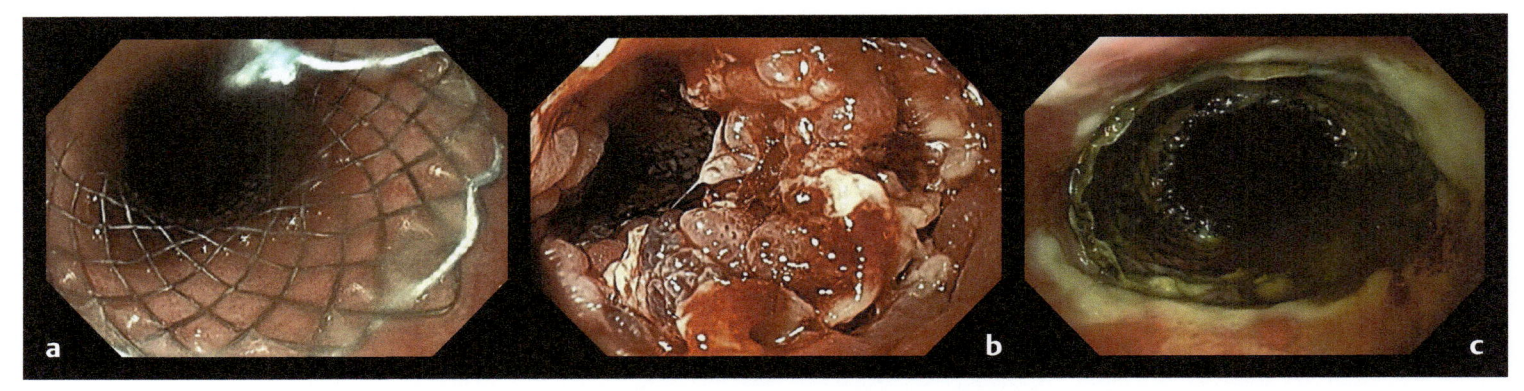

Fig. 96-6. (a) PMAE totalmente recoberta. (b) PMAE parcialmente recoberta com crescimento tecidual (*tissue ingrowth*) na extremidade proximal da prótese esofágica. (c) PMAE totalmente recoberta customizada (bariátrica).

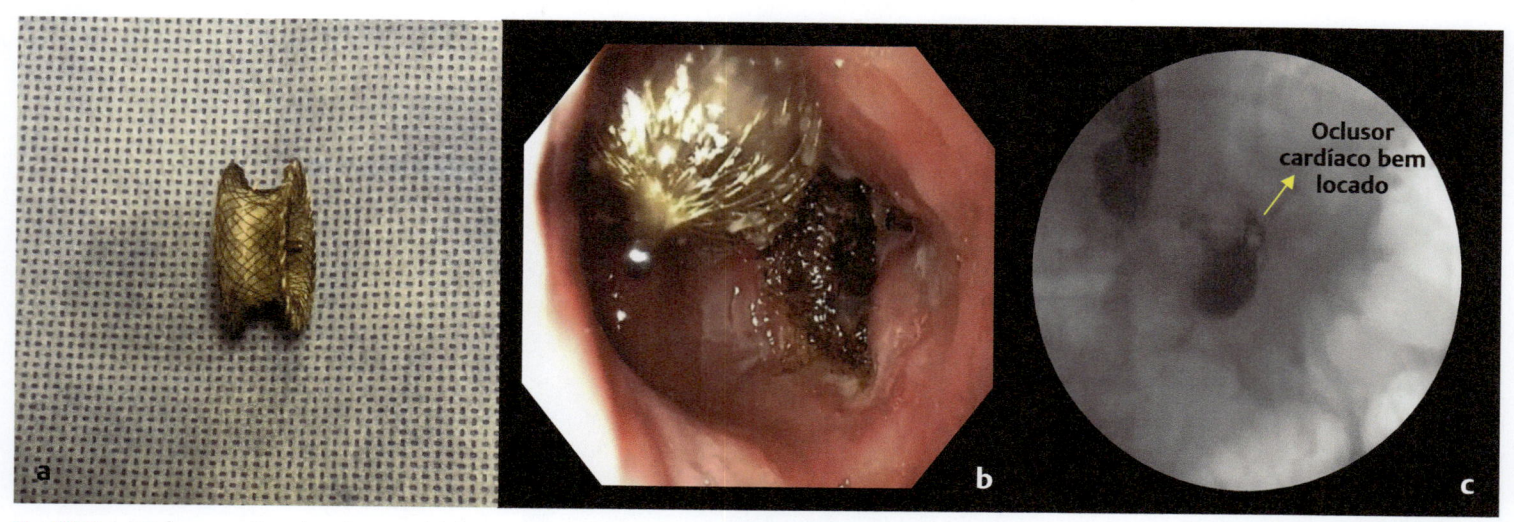

Fig. 96-7. (a) Oclusor cardíaco (*cardiac septal defect occluder*). **(b)** Flange proximal de oclusor cardíaco ocluindo trajeto fistuloso gastrocutâneo pós-gastrectomia vertical. **(c)** Oclusor cardíaco bem locado, sem extravasamento de contraste.

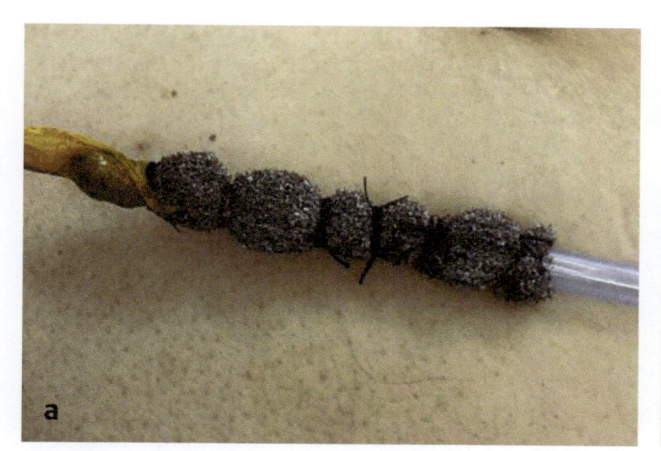

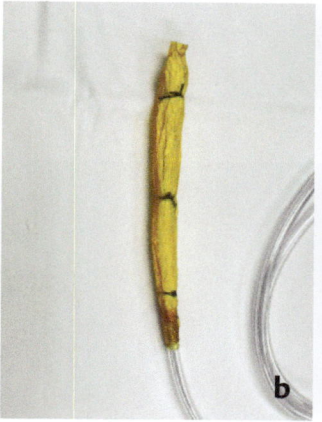

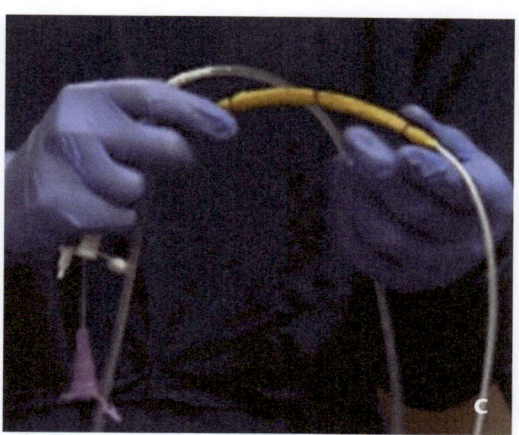

Fig. 96-8. (a) Sistema de vácuo endoscópico tradicional (esponja de poliuretano confeccionada em sonda nasogástrica). **(b)** Sistema de vácuo endoscópico modificado. **(c)** Sistema de vácuo endoscópico modificado confeccionado em sonda triplo lúmen.

A técnica tradicional utiliza uma esponja de poliuretano conectada a uma sonda nasogástrica, ligada a uma máquina de vácuo (Fig. 96-8a). No entanto, as dificuldades técnicas na colocação e remoção do dispositivo levam a um procedimento prolongado, além de demandar trocas frequentes pelo crescimento tecidual na esponja (*tissue ingrowth*). Para superar essas limitações, sistemas de EVT modificados e de baixo custo foram desenvolvidos (Fig. 96-8b) utlizando materiais amplamente disponíveis, além do uso do sistema de vácuo conectado à parede, apresentando resultados promissores.[31-36] Ademais, o uso de EVT intraluminal por meio de sonda triplo lúmen permite drenagem (fenestrações gástricas) e nutrição (porção entérica) por meio de uma única sonda pela narina (Fig. 96-8c).[37]

Apesar dos resultados satisfatórios, há preocupação com relação às queixas referentes ao uso da sonda e à possível permanência prolongada no hospital. Em nossa prática raramente vivenciamos estas situações. Preferimos a abordagem com o vácuo endoscópico modificado, devido à sua alta eficácia e boa aceitação pelos pacientes, reduzindo a necessidade de trocas frequentes e sangramentos durante o procedimento. A EVT é indicada, principalmente, nas deiscências agudas e precoces com coleções associadas. Após melhora clínica e granulação tecidual da coleção, podemos substituir a EVT por outras terapias, visando alta hospitalar precoce.

Drenagem Endoscópica Interna com Prótese Plástica Duplo *Pigtail*

A drenagem interna com próteses duplo *pigtail* (DPS) (Fig. 96-9) é indicada apenas na presença coleções associadas. É um método pouco invasivo, tecnicamente fácil, bem tolerado e efetivo, além de propiciar alta hospitalar precoce, podendo ter seguimento ambulatorial. A técnica é associada a tratamento prolongado e não é isenta de complicações, como obstrução, migração e perfuração.[38,39]

O maior estudo avaliando os DPS no tratamento das complicações pós-cirurgia bariátrica incluiu 617 pacientes, apresentando taxa de sucesso clínico de 89,5% para deiscências e 78,5% para fístulas.[40]

Acompanhamento próximo ao paciente é necessário para evitar desfechos indesejados. Para reduzir o risco de eventos adversos preferimos utilizar DPS ureterais devido à sua maior flexibilidade em comparação aos DPS biliares, visando evitar lesão tecidual e vascular.[41]

Septotomia

A septotomia (Fig. 96-10) é indicada na presença de septo entre o orifício fistuloso e a luz do trato gastrointestinal. Essa terapia é semelhante à diverticulotomia de Zenker, em que o septo é seccionado, evitando o acúmulo de fluidos no local separado da luz gastrointestinal pelo septo. Geralmente são necessárias múltiplas sessões. Recomendamos a dilatação balonada após a septotomia.[42]

Apresenta altas taxas de sucesso clínico e poucos eventos adversos quando realizada por *experts*. Em estudo nacional, o sucesso clínico foi de 100% após 1 a 6 sessões, com tempo médio de 18,11 dias.[43] Em nossa experiência, a presença de septo é a causa mais comum de deiscências e fístulas refratárias ao tratamento endoscópico em centros não especializados.

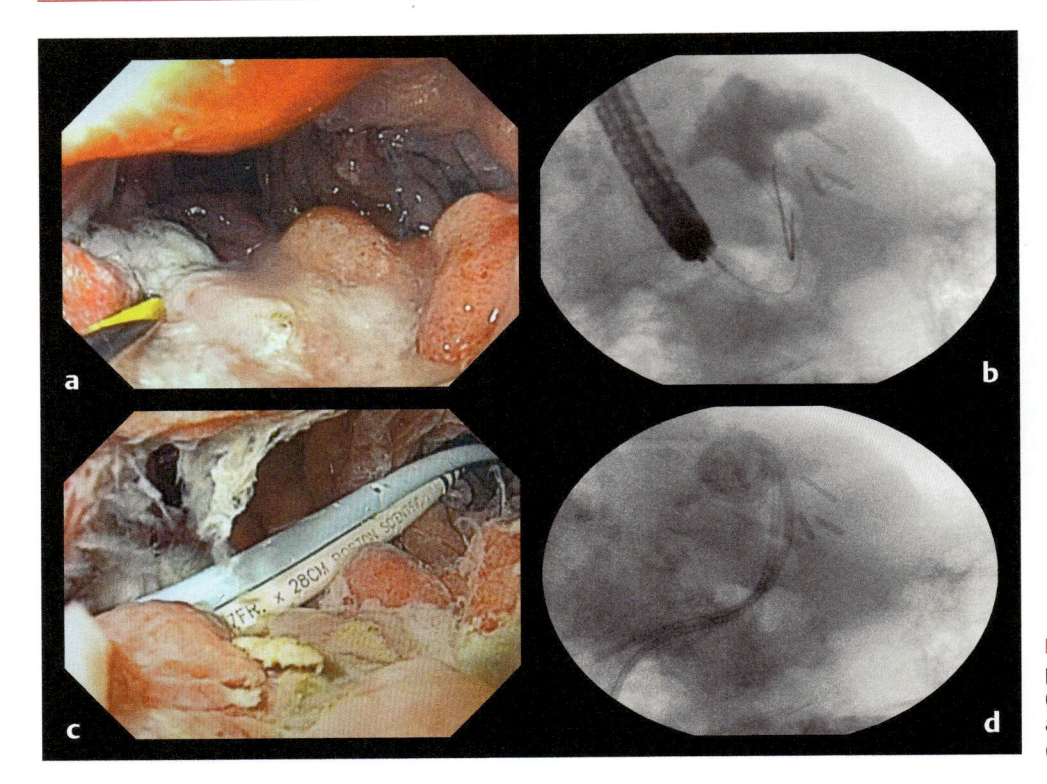

Fig. 97-9. Drenagem endoscópica interna com prótese *pigtail*. (**a**) Posicionamento de fio-guia. (**b**) Fio-guia locado em topografia de coleção associada. (**c**) Prótese duplo *pigtail* bem locada. (**d**) Posicionamento confirmado por fluoroscopia.

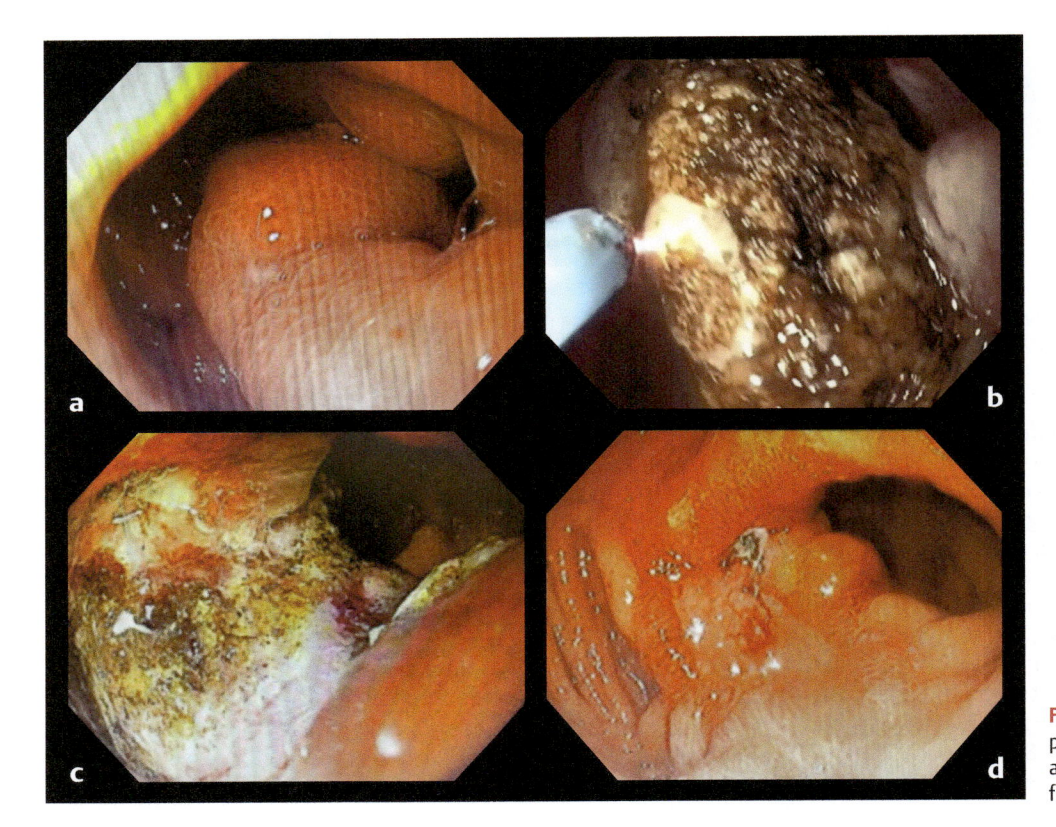

Fig. 96-10. Septotomia. (**a**) Identificação de septo por endoscopia. (**b**) Septotomia com plasma de argônio. (**c**) Aspecto após septotomia. (**d**) Resultado final após cicatrização.

SANGRAMENTO

A hemorragia é uma complicação grave, ocorrendo em até 4% dos pacientes pós-cirurgia bariátrica. O sítio de sangramento mais frequente é a linha de sutura, podendo ser intraluminal ou intracavitário.[44-46]

Estes pacientes devem receber suporte inicial com ressuscitação volêmica, interrupção da anticoagulação e transfusão sanguínea, se necessário. O manejo endoscópico é viável apenas em sangramento intraluminal, especialmente gástrico, devido à acessibilidade. Os principais sinais de hemorragia intraluminal incluem hematêmese, enterorragia e melena. Além de diagnóstica, a endoscopia permite a terapêutica. No caso de falha do tratamento endoscópico, a angiografia terapêutica ou a revisão cirúrgica são indicadas.[47]

ESTENOSES

As estenoses são frequentes no dia a dia dos endoscopistas. Apesar das diferenças da fisiopatologia e do manejo relacionado com os diferentes procedimentos bariátricos, o quadro clínico é semelhante, caracterizado por sintomas obstrutivos (náuseas, vômitos e disfagia). O diagnóstico é feito por exames de imagem, como trânsito gastrointestinal e tomografia com contraste via oral, além da avaliação endoscópica, fundamental tanto no diagnóstico quanto no manejo.[48,49]

Estenose Pós-Gastroplastia Redutora com Reconstrução em Y de Roux

O tratamento da estenose da anastomose gastrojejunal frequentemente é realizado por meio da dilatação com balão hidrostático (Fig. 96-11), apresentando taxas de sucesso clínico de 95% após 1 a 3 sessões, com adequado perfil de segurança. Os eventos adversos mais comuns são perfuração (3,1%) e sangramento (1,5%). Fatores de risco para falha terapêutica e eventos adversos incluem segmento isquêmico superior a 2 cm, *pouch* extenso pela produção excessiva de ácido e úlcera marginal crônica.[50]

Em casos refratários, opções terapêuticas, como estenotomias e injeção de corticoides, são indicadas. Ademais, próteses metálicas com aposição de lumens (LAMS) são opções em casos de insucesso após terapias convencionais, com resultados clínicos satisfatórios em curto prazo e raros efeitos adversos, como migração, dor, estenose proximal e sangramento. No entanto, a necessidade de reintervenção a longo prazo é grande.[51,52]

Erosão/Migração do Anel Pós-Gastroplastia Redutora com Reconstrução em Y de Roux

A remoção endoscópica é indicada quando ocorre extrusão de pelo menos 30% do anel (Fig. 96-12). A secção do anel pode ser realizada com auxílio da tesoura endoscópica (*silastic*) ou plasma de argônio (polipropileno), seguido da remoção com pinça de corpo estranho ou alça de polipectomia.[2]

Na migração do anel associada à estenose, o tratamento consiste na colocação de PMAE por 15 dias, levando à isquemia local e extrusão do anel, ou, na dilatação com balão pneumático, levando ao esgarçamento ou ruptura do anel. Ambas as técnicas apresentam altas taxa de sucesso clínico, porém, a utilização da PMAE está associada à migração e à estenose pós-remoção por fibrose local.[53,54] Portanto, sempre que possível recomendamos a dilatação com balão pneumático auxiliado por radioscopia.[2]

Erosão da Banda Gástrica Ajustável

A erosão da banda gástrica (Fig. 96-13) tem apresentado uma redução progressiva na incidência devido à diminuição da utilização da técnica cirúrgica. Seu tratamento endoscópico consiste na passagem de um fio-guia teflonado ao redor da banda, seguido da secção da banda com auxílio de litotriptor e remoção da mesma com alça de polipectomia. A remoção do *port* cutâneo da banda gástrica ajustável é imperativa antes da remoção endoscópica. A taxa de sucesso é elevada, com raros efeitos adversos, sendo o pneumoperitônio o mais comum, tratado por punção abdominal para descompressão na vasta maioria dos casos.[54,55]

Estenose Pós-Gastrectomia Vertical (Sleeve)

A estenose pós-*sleeve* é dividida em estenose mecânica, por exemplo, lúmen estreito, e desvio de eixo ao nível da incisura angular, decorrente da rotação não intencional da linha de sutura (anterior para posterior).

O manejo atualmente é bem estabelecido, conforme demonstrado no algoritmo da Figura 96-14. A abordagem conservadora é recomendada durante as primeiras 2 a 3 semanas, com sucesso na maioria dos casos. Nos casos refratários ao tratamento conservador, a dilatação com balão pneumático é recomendada (em média de 1 a 3 sessões) (Fig. 96-15). A dilatação inicial é realizada até 30 mm, progredindo para 35 mm, se necessário. Embora a dilatação até 40 mm seja possível, apresenta alto risco de complicações. Auxílio radiológico é recomendado visando à maior segurança do procedimento. As PMAEs (Fig. 96-16) também são opções, sendo normalmente indicadas em casos refratários à dilatação pneumática. O tratamento cirúrgico primário não demonstra vantagens ao tratamento endoscópico e deve ser evitado pela sua natureza invasiva, exceto em casos de *twist* completo (rotação completa do órgão em seu próprio eixo), onde as terapias endoscópicas apresentam baixa efetividade. Ademais, nos casos refratários à terapia endoscópica, a cirurgia é indicada, apresentando elevada taxa de sucesso clínico.[56]

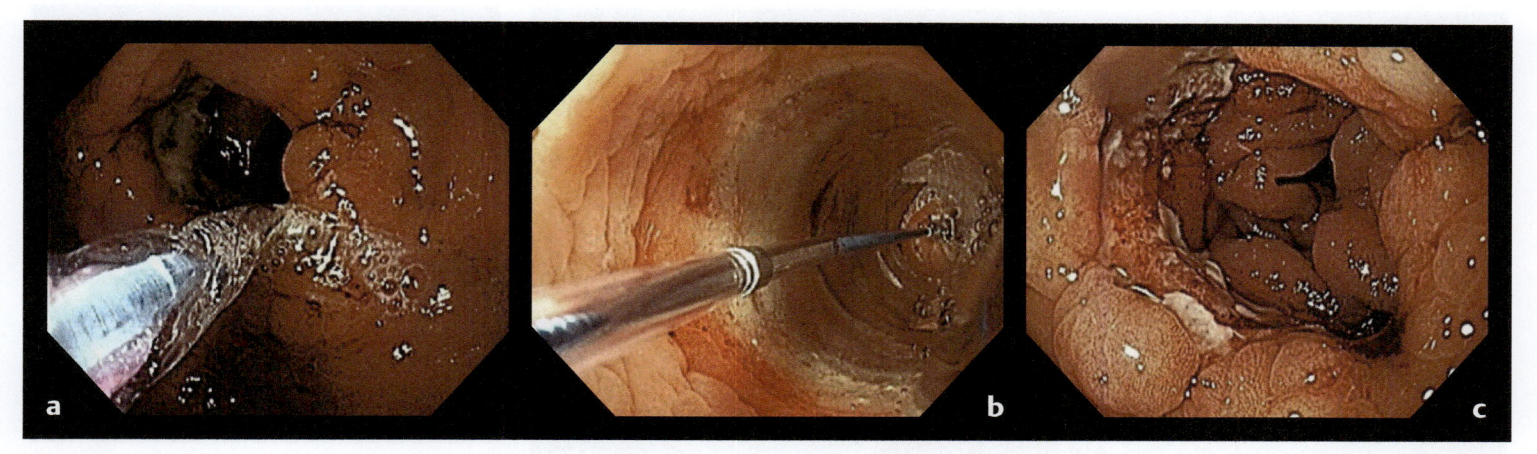

Fig. 96-11. Dilatação de estenose da anastomose gastrojejunal. (a) Identificação de estenose. (b) Dilatação com balão hidrostático. (c) Aspecto pós-dilatação.

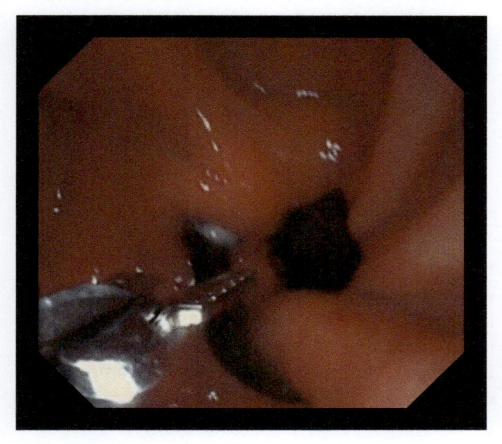

Fig. 96-12. Remoção de anel gástrico erodido com tesoura endoscópica.

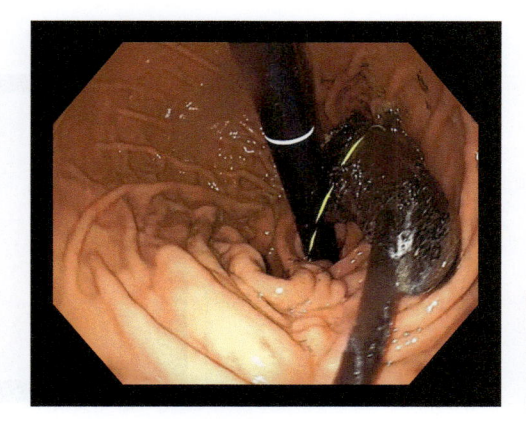

Fig. 96-13. Remoção de banda gástrica ajustável erodida pela técnica com fio-guia teflonado e litotriptor.

Recentemente foi descrita a técnica de estenostomia endoscópica, por meio de tunelização submucosa (*endoscopic tunneled stricturotomy*), com resultados promissores nos casos refratários às terapias convencionais (Fig. 96-17a, b).[57,58]

SÍNDROME CANDY CANE

Caracterizada por um segmento aferente cego excessivamente longo, pós-anastomose gastrojejunal terminolateral, consiste em complicação predominantemente mecânica, pois o segmento cego excessivamente longo (Fig. 96-18) pode ser a via preferencial dos alimentos, aumentando a pressão luminal e causando dilatação da alça, estando relacionado com diversos sintomas como saciedade precoce, sensação de plenitude, dor, refluxo, regurgitação, vômitos pós-prandiais, perda de peso, e, até mesmo, incapacidade de se alimentar, levando à caquexia. Ademais, este segmento pode migrar, proximalmente, obstruindo a transição esofagogástrica.[59-61]

O tratamento cirúrgico revisional é complexo e os pacientes costumam apresentar estado nutricional deficiente. Dessa forma, tratamentos endoscópicos menos invasivos foram descritos, demonstrando satisfatória eficácia e segurança. Entre as técnicas destacamos o uso de magnetos (Fig. 96-19a) ou de prótese metálica de aposição de lumens (Fig. 96-19b), que criam uma anastomose entre o coto jejunal e a alça alimentar, a fim de obter esvaziamento do segmento cego e o controle dos sintomas.[62,63] Outra alternativa é a sutura endoscópica, fechando a alça jejunal cega, direcionando o alimento para a alça alimentar.[64]

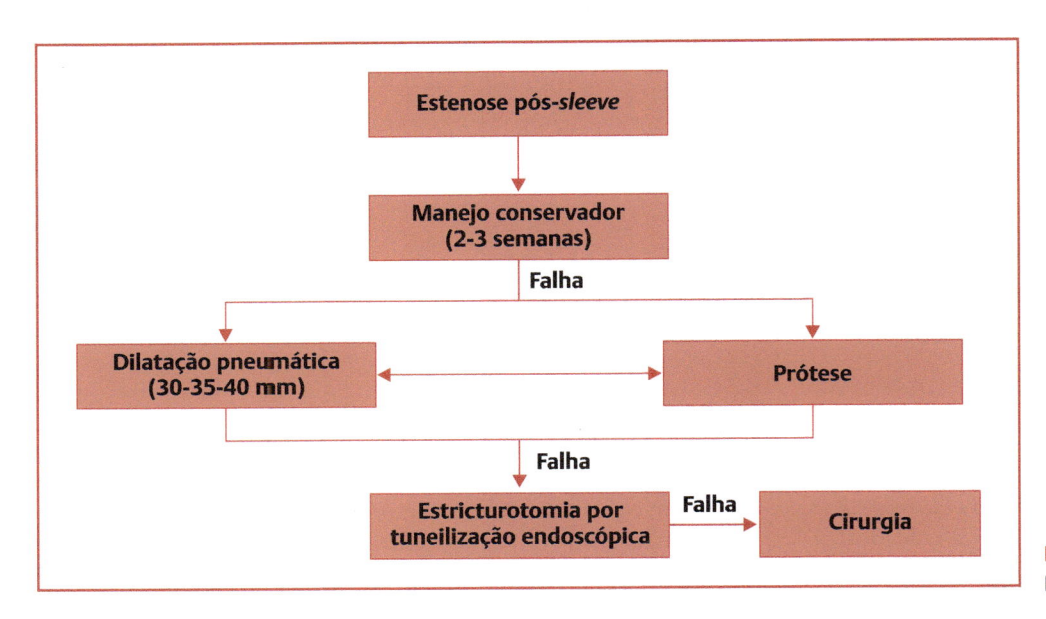

Fig. 96-14. Algoritmo: tratamento de estenose pós-gastroplastia vertical.

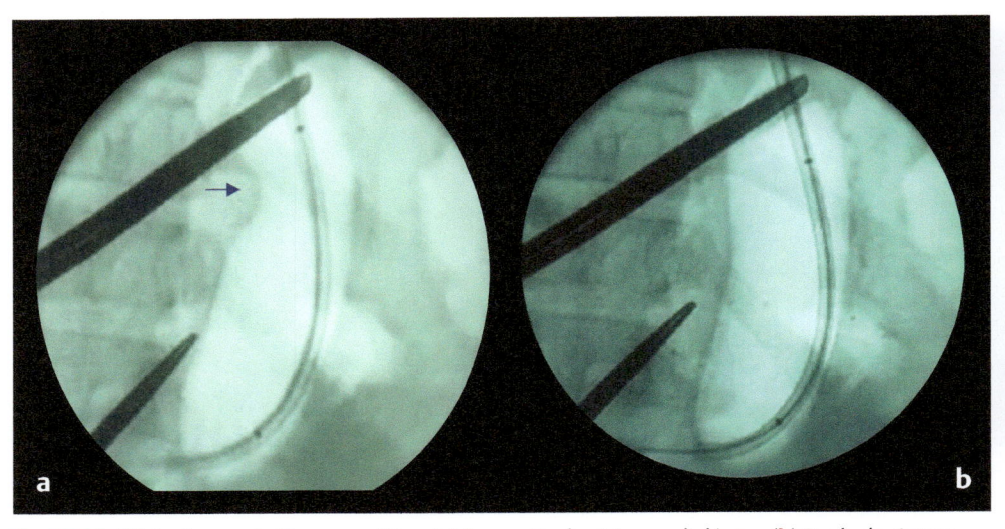

Fig. 96-15. Dilatação com balão pneumático. (a) Formação de cintura radiológica. (b) Perda de cintura.

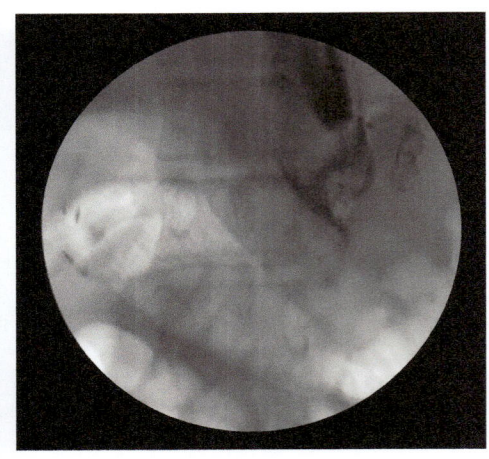

Fig. 96-16. Prótese metálica autoexpansível customizada (bariátrica) para tratamento de estenose pós-gastrectomia vertical. É identificado nítido desvio do órgão após a liberação da prótese.

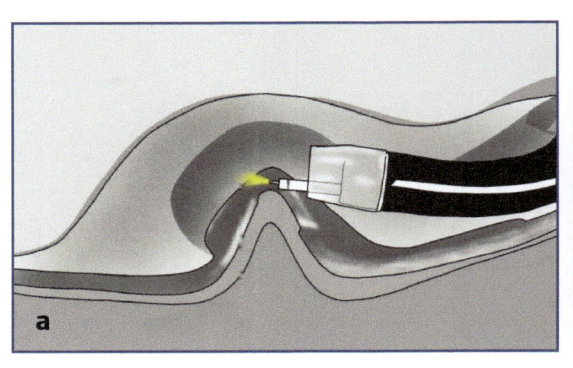

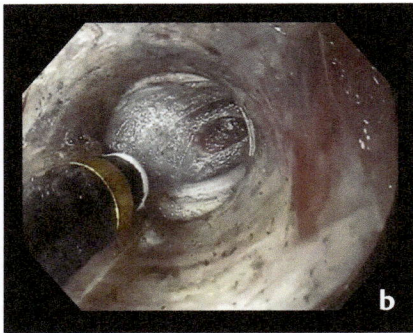

Fig. 96-17. (a) Desenho esquemático da estricturotomia por tunelização endoscópica (após identificação da área de estenose, é realizada a injeção submucosa seguida da incisão mucosa, tunelização e miotomia; e, ao final, fechamento da mucosa). (b) Confecção do túnel submucoso durante estricturotomia endoscópica.

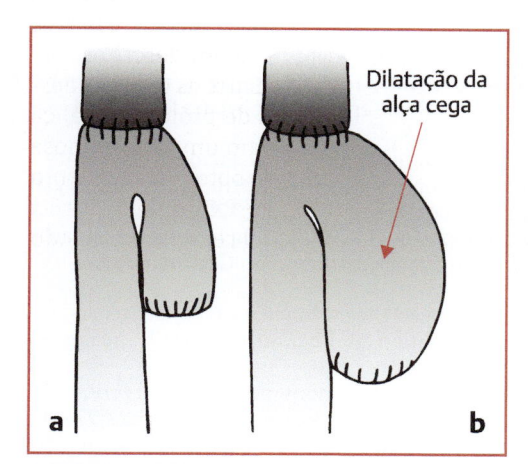

Fig. 96-18. (**a**) Pacientes com anastomose gastrojejunal após BGYR. (**b**) Em pacientes com síndrome *candy cane* – fluxo de conteúdo luminal preferencialmente à alça cega, levando a aumento de pressão, dilatação e sintomas.

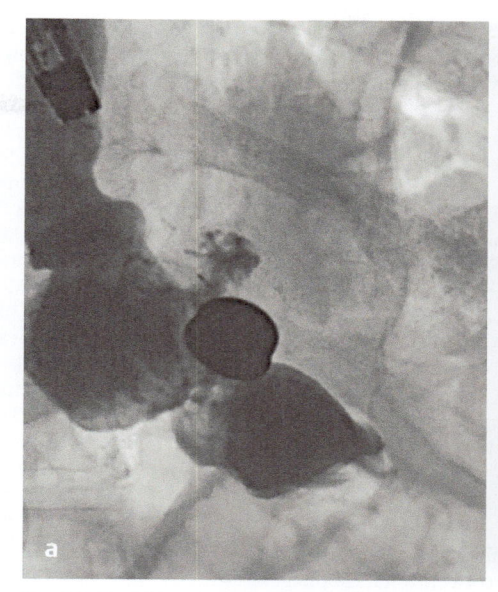

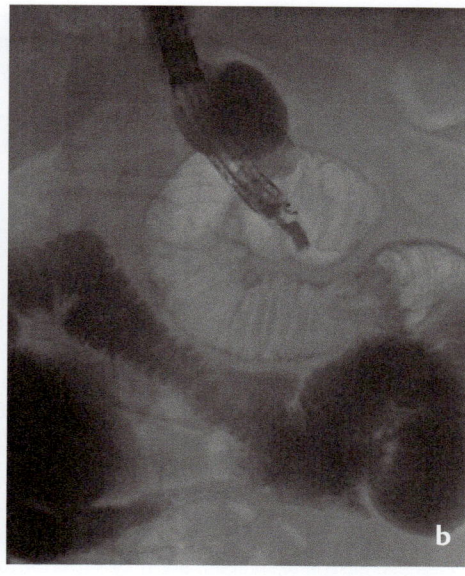

Fig. 96-19. (**a**) Magnetos posicionados em alça alimentar e cega para tratamento de síndrome *candy cane*. (**b**) Prótese metálica de aposição luminal utilizada no tratamento da síndrome *candy cane* (imagem gentilmente cedida pelo Prof. Dr Christopher Thompson e Dr. Roberto Trasolini, Brigham and Women's Hospital, Boston, EUA).

CONSIDERAÇÕES FINAIS

Com a evolução das técnicas endoscópicas e com altas taxas de eficácia e perfil de segurança adequado, o tratamento endoscópico das complicações pós-cirurgia bariátrica e metabólica, atualmente, é considerado o método padrão ouro em pacientes hemodinamicamente estáveis.

Dessa forma, é fundamental que o médico endoscopista, especialista ou não em procedimentos bariátricos, saiba suspeitar, diagnosticar e tomar as primeiras condutas no manejo das complicações pós-operatórias, uma vez que o diagnóstico e o tratamento precoce impactam sobremaneira no desfecho destes pacientes.

Em casos complexos, recomendamos que os pacientes sejam encaminhados para centros de referência, que disponham de estrutura e recursos para o adequado tratamento. O manejo multidisciplinar, com acompanhamento por especialidade clínica, cirúrgica, endoscópica, radiologia intervencionista, nutrição, psicologia e fisioterapia, entre outras, é imperativo para o sucesso do tratamento.

É de fundamental importância compreender que o manejo destes pacientes é desafiador. Devemos prezar por um bom relacionamento com o paciente e seus familiares, visto que um desfecho favorável pode levar tempo e causar grande desgaste físico e emocional.

Em suma, apesar de complexo, se realizado adequadamente o tratamento endoscópico das complicações pós-cirurgia bariátrica e metabólica apresenta desfechos favoráveis na vasta maioria dos casos.

REFERÊNCIAS BIBLIOGRÁFICAS

1. Ward ZJ, Bleich SN, Cradock AL, et al. Projected U.S. State-level prevalence of adult obesity and severe obesity. N Engl J Med. 2019;381:2440-50.
2. de Moura DTH, Dantas ACB, Ribeiro IB, et al. Status of bariatric endoscopy-what does the surgeon need to know? A review. World J Gastrointest Surg. 2022;14(2):185-99.
3. Na HK, De Moura DTH. Study Group for Endoscopic Bariatric and Metabolic Therapies of the Korean Society of Gastrointestinal Endoscopy. Various Novel and Emerging Technologies in Endoscopic Bariatric and Metabolic Treatments. Clin Endosc. 2021;54(1):25-31.
4. Cambi MPC, Baretta GAP, Magro DO, et al. Multidisciplinary approach for weight regain-how to manage this challenging condition: an expert review. Obes Surg. 2021;31(3):1290-303.
5. de Oliveira VL, Bestetti AM, Trasolini RP, et al. Choosing the best endoscopic approach for post-bariatric surgical leaks and fistulas: Basic principles and recommendations. World J Gastroenterol. 2023;29(7):1173-93.
6. Jones KB Jr, Afram JD, Benotti PN, et al. Open versus laparoscopic Roux-en-Y gastric bypass: a comparative study of over 25,000 open cases and the major laparoscopic bariatric reported series. Obes Surg. 2006;16:721-7.
7. Burgos AM, Braghetto I, Csendes A, et al. Gastric leak after laparoscopic-sleeve gastrectomy for obesity. Obes Surg. 2009;19:1672-7.
8. Aurora AR, Khaitan L, Saber AA. Sleeve gastrectomy and the risk of leak: a systematic analysis of 4,888 patients. Surg Endosc. 2012;26:1509-15.
9. Zellmer JD, Mathiason MA, Kallies KJ, Kothari SN. Is laparoscopic sleeve gastrectomy a lower risk bariatric procedure compared with laparoscopic Roux-en-Y gastric bypass? Am J Surg. 2014;208:903-10:discussion 909.
10. Rosenthal RJ. International Sleeve Gastrectomy Expert Panel, Diaz AA, Arvidsson D, Baker RS, et al. International Sleeve Gastrectomy Expert Panel Consensus Statement: best practice guidelines based on experience of > 12,000 cases. Surg Obes Relat Dis. 2012;8:8-19.
11. Catelli A, Corvino A, Loiudice G, et al. Diagnostic imaging in the diagnosis of acute complications of bariatric surgery. Pol J Radiol. 2021;86:e102-e111.
12. Cho J, Sahakian AB. Endoscopic closure of gastrointestinal fistulae and leaks. Gastrointest Endosc Clin N Am. 2018;28:233-49.
13. de Moura DTH, de Moura BFBH, Manfredi MA, et al. Role of endoscopic vacuum therapy in the management of gastrointestinal transmural defects. World J Gastrointest Endosc. 2019;11:329-44.
14. de Moura DTH, de Freitas Júnior JR, de Souza GMV, et al. Endoscopic management of acute leak after sleeve gastrectomy: principles and techniques. Endoscopy. 2022;54:E327-E328.
15. Bestetti AM, Santo MA, Trasolini RP, et al. Sequential endoscopic therapies for treatment of complex gastrointestinal transmural leak following bariatric surgery. Obes Surg. 2022;32:4113-4.
16. de Moura DTH, Sachdev AH, Thompson CC. Endoscopic full-thickness defects and closure techniques. Curr Treat Options Gastroenterol. 2018;16:386-405.
17. Merrifield BF, Lautz D, Thompson CC. Endoscopic repair of gastric leaks after Roux-en-Y gastric bypass: a less invasive approach. Gastrointest Endosc. 2006;63:710-4.
18. Shoar S, Poliakin L, Khorgami Z, et al. Efficacy and Safety of the Over-the-Scope Clip (OTSC) System in the management of leak and fistula after laparoscopic sleeve gastrectomy: a systematic review. Obes Surg. 2017;27:2410-8.
19. Bestetti AM, Boghossian MB, Hirsch BS, et al. Multiple endoscopic therapies for treatment of chronic post-bariatric surgery gastropleural fistula. Obes Surg. 2022;32:3206-7.
20. Bonanomi G, Prince JM, McSteen F, et al. Sealing effect of fibrin glue on the healing of gastrointestinal anastomoses: implications for the endoscopic treatment of leaks. Surg Endosc. 2004;18:1620-4.

21. Rogalski P, Swidnicka-Siergiejko A, Wasielica-Berger J, et al. Endoscopic management of leaks and fistulas after bariatric surgery: a systematic review and meta-analysis. Surg Endosc. 2021;35:1067-87.
22. Mukewar S, Kumar N, Catalano M, et al. Safety and efficacy of fistula closure by endoscopic suturing: a multi-center study. Endoscopy. 2016;48:1023-8.
23. Okazaki O, Bernardo WM, Brunaldi VO, et al. Efficacy and safety of stents in the treatment of fistula after bariatric surgery: a systematic review and meta-analysis. Obes Surg. 2018;28:1788-96.
24. Law R, Prabhu A, Fujii-Lau L, et al. Stent migration following endoscopic suture fixation of esophageal self-expandable metal stents: a systematic review and meta-analysis. Surg Endosc. 2018;32:675-81.
25. de Moura DTH, de Moura EGH, Neto MG, et al. Outcomes of a novel bariatric stent in the management of sleeve gastrectomy leaks: a multicenter study. Surg Obes Relat Dis. 2019;15:1241-51.
26. de Moura DTH, Brunaldi VO, Minata M, et al. Endoscopic vacuum therapy for a large esophageal perforation after bariatric stent placement. VideoGIE. 2018;3:346-8.
27. Hamid HKS, Emile SH, Saber AA, et al. Customized bariatric stents for sleeve gastrectomy leak: are they superior to conventional esophageal stents? Surg Endosc 2021;35:1025-38.
28. De Moura DTH, Baptista A, Jirapinyo P, et al. Role of cardiac septal occluders in the treatment of gastrointestinal fistulas: a systematic review. Clin Endosc. 2020;53:37-48.
29. de Moura DTH, Boghossian MB, Hirsch BS, et al. Long-term endoscopic follow-up after closure of a post-bariatric surgery fistula with a cardiac septal defect occluder. Endoscopy. 2022;54:E127-E128.
30. Baptista A, Hourneaux De Moura DT, Jirapinyo P, et al. Efficacy of the cardiac septal occluder in the treatment of post-bariatric surgery leaks and fistulas. Gastrointest Endosc. 2019;89:671-9.
31. Intriago JMV, de Moura DTH, do Monte Junior ES, et al. Endoscopic Vacuum Therapy (EVT) for the Treatment of Post-Bariatric Surgery Leaks and Fistulas: a Systematic Review and Meta-analysis. Obes Surg. 2022;32:3435-51.
32. de Moura DTH, Hirsch BS, Do Monte Junior ES, et al. Cost-effective modified endoscopic vacuum therapy for the treatment of gastrointestinal transmural defects: step-by-step process of manufacturing and its advantages. VideoGIE. 2021;6:523-8.
33. de Moura DTH, do Monte Junior ES, Hathorn KE, et al. The use of novel modified endoscopic vacuum therapies in the management of a transmural rectal wall defect. Endoscopy. 2021;53:E27-E28.
34. de Moura DTH, do Monte Junior ES, Hathorn KE, et al. Modified endoscopic vacuum therapy in the management of a duodenal transmural defect. Endoscopy. 2021;53:E17-E18.
35. de Moura DTH, Hirsch BS, Neto HS, et al. Endoscopic treatment of non-malignant esophageal perforation: time to go vacuum? Current Treatment Options in Gastroenterology. 2023:1-30.
36. do Monte Junior ES, de Moura DTH, Ribeiro IB, et al. Endoscopic vacuum therapy versus endoscopic stenting for upper gastrointestinal transmural defects: Systematic review and meta-analysis. Dig Endosc. 2021;33:892-902.
37. de Moura DTH, Hirsch BS, Boghossian MB, et al. Low-cost modified endoscopic vacuum therapy using a triple-lumen tube allows nutrition and drainage for treatment of an early post-bariatric surgery leak. Endoscopy. 2022;54:E376-E377.
38. Giuliani A, Romano L, Marchese M, et al. Gastric leak after laparoscopic sleeve gastrectomy: management with endoscopic double pigtail drainage. A systematic review. Surg Obes Relat Dis. 2019;15:1414-9.
39. Dammaro C, Lainas P, Dumont JL, et al. Endoscopic internal drainage coupled to prompt external drainage mobilization is an effective approach for the treatment of complicated cases of sleeve gastrectomy. Obes Surg. 2019;29:2929-35.
40. Donatelli G, Spota A, Cereatti F, et al. Endoscopic internal drainage for the management of leak, fistula, and collection after sleeve gastrectomy: our experience in 617 consecutive patients. Surg Obes Relat Dis. 2021;17:432-9.
41. Sánchez-Luna SA, De Moura EGH, Sena de Medeiros F, De Moura DTH. Does it matter which plastic stents we use for the treatment of post-surgical leaks? Rev Esp Enferm Dig. 2022;114:181-2.
42. Haito-Chavez Y, Kumbhari V, Ngamruengphong S, et al. Septotomy: an adjunct endoscopic treatment for post-sleeve gastrectomy fistulas. Gastrointest Endosc. 2016;83(2):456-7.
43. Baretta G, Campos J, Correia S, et al. Bariatric postoperative fistula: a life-saving endoscopic procedure. Surg Endosc. 2015;29:1714-20.
44. Shi X, Karmali S, Sharma AM, Birch DW. A review of laparoscopic sleeve gastrectomy for morbid obesity. Obes Surg. 2010;20:1171-7.
45. Griffith PS, Birch DW, Sharma AM, Karmali S. Managing complications associated with laparoscopic Roux-en-Y gastric bypass for morbid obesity. Can J Surg. 2012;55:329-36.
46. Heneghan HM, Meron-Eldar S, Yenumula P, et al. Incidence and management of bleeding complications after gastric bypass surgery in the morbidly obese. Surg Obes Relat Dis. 2012;8:729-35.
47. Santo MA, Pajecki D, Riccioppo D, et al. Early complications in bariatric surgery: incidence, diagnosis and treatment. Arq Gastroenterol. 2013;50(1):50-5.
48. Müller S, Runkel N. Stenosen und Ulzerationen nach bariatrischen Eingriffen [Stenosis and ulceration after bariatric surgery]. Chirurg. 2015;86(9):841-6.
49. Kassir R, Debs T, Blanc P, et al. Complications of bariatric surgery: presentation and emergency management. Int J Surg. 2016;27:77-81.
50. de Moura EGH, Orso IRB, Aurélio EF, et al. Factors associated with complications or failure of endoscopic balloon dilation of anastomotic stricture secondary to Roux-en-Y gastric bypass surgery. Surg Obes Relat Dis. 2016;12(3):582-6.
51. Bazerbachi F, Heffley JD, Abu Dayyeh BK, et al. Safety and efficacy of coaxial lumen-apposing metal stents in the management of refractory gastrointestinal luminal strictures: a multicenter study. Endosc Int Open. 2017;5(9):E861-E867.
52. de Moura DTH, Bazarbashi AN, Schulman AR, et al. Multi-bypass with the use of lumen-apposing metal stents to maintain luminal continuity of the GI tract in a patient with altered anatomy. VideoGIE. 2019;4(6):258-60.
53. Campos JM, Evangelista LF, Ferraz AA, et al. Treatment of ring slippage after gastric bypass: long-term results after endoscopic dilation with an achalasia balloon (with videos). Gastrointest Endosc. 2010;72(1):44-9.
54. Marins Campos J, Moon RC, Magalhães Neto GE, et al. Endoscopic treatment of food intolerance after a banded gastric bypass: inducing band erosion for removal using a plastic stent. Endoscopy. 2016;48(6):516-20.
55. Neto MP, Ramos AC, Campos JM, et al. Endoscopic removal of eroded adjustable gastric band: lessons learned after 5 years and 78 cases. Surg Obes Relat Dis. 2010;6(4):423-7.
56. Brunaldi VO, Galvao Neto M, Zundel N, Abu Dayyeh BK. Isolated sleeve gastrectomy stricture: a systematic review on reporting, workup, and treatment. Surg Obes Relat Dis. 2020;16(7):955-66.
57. de Moura DTH, Jirapinyo P, Aihara H, Thompson CC. Endoscopic tunneled stricturotomy in the treatment of stenosis after sleeve gastrectomy. VideoGIE. 2018;4(2):68-71.
58. De Moura EGH, de Moura DTH, Sakai CM, et al. Endoscopic tunneled stricturotomy with full-thickness dissection in the management of a sleeve gastrectomy stenosis. Obes Surg. 2019;29(8):2711-2.
59. Botsford TW, Gazzaniga AB. Blind pouch syndrome. A complication of side-to-side intestinal anastomosis. Am J Surg. 1967;113:486-90.
60. Stier C, Koschker AK, Isaev Y, et al. Intussusception, a plausible cause of the candy cane syndrome (Roux syndrome): known for a centurydstill a frequently missed cause of pain after Roux-en-Y gastric bypass. Obes Surg. 2020;30:1753-60.
61. Dallal RM, Cottam D. Candy cane Roux syndromeda possible complication after gastric bypass surgery. Surg Obes Relat Dis. 2007;3:408-10.
62. Wundsam HV, Kertesz V, Bräuer F, et al. Lumen-apposing metal stent creating jejuno-jejunostomy for blind pouch syndrome in patients with esophago-jejunostomy after gastrectomy: a novel technique. Endoscopy. 2020;52:E35-6.
63. Rio-Tinto R, Huberland F, Van Ouytsel P, et al. Magnet and wire remodeling for the treatment of candy cane syndrome: first case series of a new approach (with video). Gastrointest Endosc. 2022;95(6):1247-53.
64. Granata A, Cicchese N, Amata M, et al. Candy cane syndrome: a report of a mini-invasive endoscopic treatment using OverStitch, a novel endoluminal suturing system. Endoscopy. 2019;51:E16-7.

97 Acesso Nutricional: Sonda, GEP, GJEP, JEPD

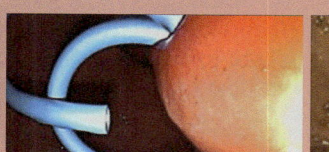

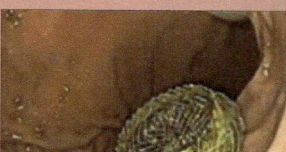

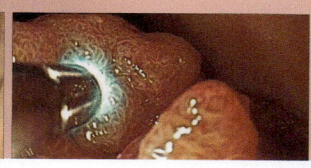

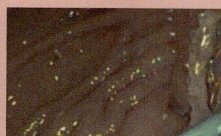

Felipe Alves Retes ■ José Andrade Franco Neto
Rúbia Moresi Vianna de Oliveira ■ Daniel Antônio de Albuquerque Terra

INTRODUÇÃO

A nutrição por sonda, seja ela nasoenteral, de gastrostomia ou de jejunostomia, é o método mais indicado para oferecer suporte nutricional seguro e efetivo para pacientes em risco de desnutrição, que não conseguem manter o aporte nutricional por via oral, mas apresentam o trato gastrointestinal funcionante. Isso porque a dieta enteral mantém a integridade da mucosa gastrointestinal, diminui o risco de complicações infecciosas e é mais barata quando comparada à dieta parenteral.[1]

Sendo assim, a nutrição enteral é indicada nas seguintes condições: manifestações clínicas que impossibilitem a ingestão oral, como alterações neurológicas ou obstrutivas; doenças agudas e/ou crônicas que resultam em estado catabólico em que a ingestão oral se torna insuficiente, e obstrução crônica do intestino delgado exigindo gastrostomia descompressiva.[2]

Uma vez indicado o suporte nutricional por via enteral, é de fundamental importância uma avaliação completa do paciente, levando em consideração sua condição clínica, sobrevida estimada, cirurgias abdominais prévias, motilidade gastrointestinal e tempo estimado de utilização da sonda, para, só então, se decidir qual a melhor via de alimentação.

SONDA NASOENTERAL

A sonda nasoenteral (SNE) é o dispositivo de alimentação enteral mais utilizado nos ambientes hospitalares e de cuidados prolongados, uma vez que é via efetiva e barata para suporte nutricional. Sua indicação é para pacientes que necessitam de suporte enteral por menos de 4 semanas. Pode ser posicionada em cavidade gástrica (sonda nasogástrica); ou mais distal, duodeno (sonda nasoduodenal), ou jejuno (sonda nasojejunal), especialmente naqueles pacientes com intolerância à alimentação gástrica ou em risco de broncoaspiração (Fig. 97-1).[2,3]

As contraindicações para inserção de uma sonda nasoenteral são: obstrução mecânica do TGI distal ao local de colocação da sonda, peritonite ativa, coagulopatia incorrigível, isquemia intestinal, fraturas faciais não cicatrizadas, cirurgia oronasal recente, fraturas de base de crânio, fraturas cervicais altas e obstrução digestiva alta.[2] Deve-se lembrar que a passagem da SNE é considerada um procedimento de baixo risco hemorrágico, sendo assim, recomenda-se a continuação dos antagonistas dos receptores P2Y12 (p. ex., clopidogrel) como terapia antiplaquetária única ou dupla (associado à aspirina). A terapia anticoagulante também deve ser mantida, mas o RNI deve estar dentro da faixa terapêutica na véspera do exame.[4]

A inserção pode ser feita às cegas, à beira do leito, por meio de uma técnica simples em que uma sonda de 8 a 12 Fr é lubrificada e introduzida, preferencialmente pela narina, com a cabeça do paciente flexionada. Se o paciente for colaborativo, pode solicitar que ingira pequenos goles de água para ajudar na passagem da sonda. Para estimar o comprimento de inserção da SNE, pode ser usada a técnica da distância nariz-orelha-xifoide. No entanto, este método tem-se mostrado impreciso.[5] Lembrando que subestimar o comprimento de inserção pode levar ao mau posicionamento da sonda no esôfago distal e, portanto, aumentar o risco de refluxo e aspiração pulmonar.

Mesmo sendo uma técnica bem fundamentada, o posicionamento incorreto da SNE no trato respiratório pode acontecer em 0,5-16% dos casos; principalmente em paciente em ventilação mecânica e com estado mental alterado.[6,7] Sendo assim, a confirmação da posição da sonda previamente à liberação da mesma para uso é obrigatória, uma vez que a infusão de dieta na traqueia ou brônquio pode ser fatal. A insuflação de ar e ausculta não é um método totalmente confiável para confirmação do posicionamento, com uma taxa de precisão de 34,4%.[8] Portanto, nos casos em que o posicionamento da SNE não foi realizado por via endoscópica ou guiado por fluoroscopia, ela só deve ser liberada para uso após avaliação por radiografia.

Nos pacientes com necessidade de posicionamento pós-pilórico da SNE, como, por exemplo, naqueles com gastroparesia ou risco de broncoaspiração por refluxo, a passagem às cegas é bem-sucedida em apenas 54% das vezes.[9] Curiosamente, a taxa de migração espontânea da sonda do estômago para o intestino delgado é maior em sondas sem peso na ponta do que com peso (92% vs. 56%).[3] Nos casos de insucesso da introdução às cegas ou quando se necessita de posicionamento pós-pilórico, deve-se solicitar a passagem da sonda guiada por endoscopia, que é bem-sucedida na quase totalidade dos casos.

Há várias técnicas endoscópicas para a inserção de uma SNE. A mais difundida delas baseia-se na colocação de um fio de sutura na ponta da sonda para permitir que a mesma seja puxada por uma pinça e alocada na posição desejada. Muitas vezes pode ser difícil a retirada do endoscópio sem remover a SNE e para isso pode ser utilizado um hemoclipe para fixá-la no local desejado. Outra técnica utilizada é com a ajuda do fio-guia, sendo necessária a utilização de um gastroscópio ultrafino, de 5,9 mm,

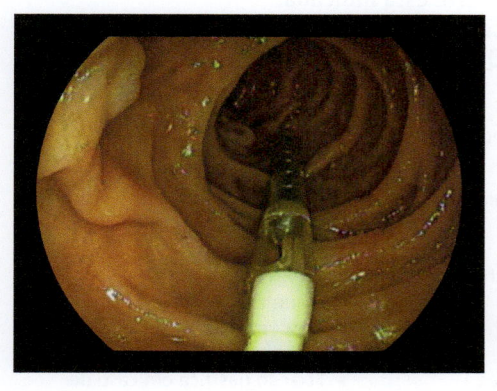

Fig. 97-1. SNE posicionada em segunda porção duodenal.

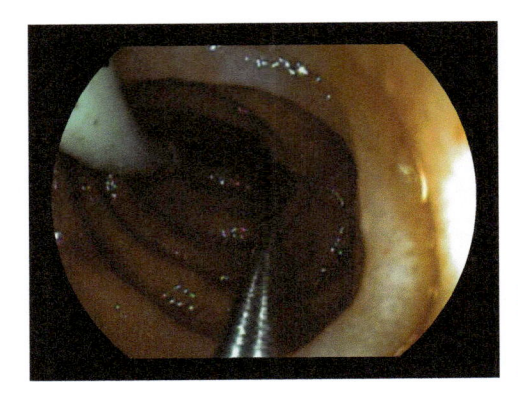

Fig. 97-2. Posicionamento da SNE com auxílio de pinça de biópsias.

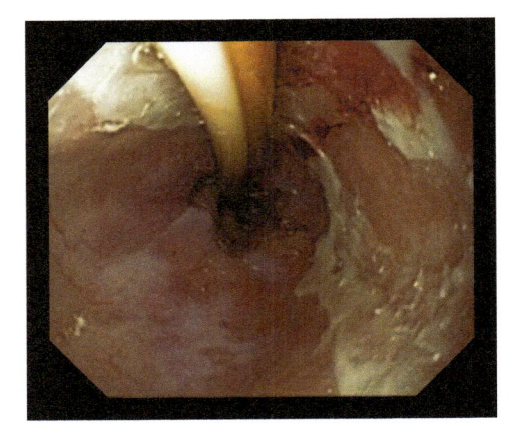

Fig. 97-3. Esofagite erosiva intensa pelo uso de SNE.

que será passado pela narina do paciente para o posicionamento do fio-guia no intestino delgado. O endoscópio é então retirado, sendo mantido o fio-guia no local, com posterior passagem da sonda sobre ele. Essa técnica pode ser realizada, também, com um endoscópio padrão, por via oral, no entanto, é mais trabalhosa, pois será necessária a transferência do fio-guia da boca para o nariz (Fig. 97-2).[3,10,11]

Os dispositivos mais utilizados atualmente são a sonda nasoenteral de Dobbhoff e a triplo lúmen, sendo a primeira mais comum, composta por uma ponta distal metálica, podendo ser usada tanto pré como pós-pilórica. Enquanto a sonda tipo triplo lúmen permite a realização da descompressão gástrica e a manutenção de dieta enteral pós-pilórica.

As principais complicações relacionadas com o uso da SNE são: sensação de corpo estranho na faringe, refluxo gastroesofágico, broncoaspiração, sinusite e erosões na narina.[6,12] A disfunção da sonda é outro problema recorrente. Seu pequeno diâmetro, geralmente de 12 Fr, favorece a obstrução e sua posição na narina favorece sua retirada inadvertida, principalmente naqueles pacientes confusos e agitados. Uma complicação grave é a perfuração esofágica. Em pacientes com divertículo de Zenker, em razão do risco dessa complicação, deve-se optar pela introdução da SNE guiada por endoscopia. Além disso, não se pode esquecer o aspecto estético da sonda. Seu uso está associado à piora na qualidade de vida do paciente, com impacto negativo na sua aparência pessoal e participação em atividades sociais (Fig. 97-3).[6,13]

A constante necessidade de repassar a SNE, por obstrução ou saída inadvertida, além das possíveis complicações descritas acima, a tornam inadequada para uso em longo prazo. Naqueles que precisarem de suporte por tempo mais prolongado, deve-se optar por uma via alimentar mais definitiva, como a gastrostomia ou jejunostomia.[6,12]

GASTROSTOMIA ENDOSCÓPICA PERCUTÂNEA

A gastrostomia pode ser definida como a formação de uma fístula gastrocutânea com colocação de uma sonda para introdução de alimentos. Essa sonda pode ser implantada pelas técnicas endoscópica, cirúrgica, seja aberta ou laparoscópica, ou radiológica. No entanto, por ser mais simples, apresentar menor morbidade e menor custo, a técnica endoscópica é considerada, hoje, a técnica de escolha para nutrição enteral de pacientes com dificuldade ou impossibilidade de nutrição por via oral.[14]

Quando comparada à SNE, a GEP apresenta resultados semelhantes em relação ao suporte nutricional, no entanto, a SNE apresenta maiores taxas de obstrução, deslocamento e perda quando comparada à sonda de gastrostomia.[12,13]

Histórico

Em 1979, trabalhando como cirurgião pediátrico no Hospital Universitário de Cleveland (EUA), Dr. M. Gauderer entrou em contato com o Dr. Ponsky, que trabalhava como endoscopista no hospital, e decidiram, em conjunto, tentar realizar a primeira gastrostomia endoscópica. O procedimento foi realizado em uma criança de 4 anos, sob sedação, com sucesso e sem intercorrências.[15] Sua primeira série de casos foi publicada em 1980, e a nova técnica foi recebida com grande entusiasmo pelos endoscopistas.[15,16]

Também, em 1980, o Dr. K. Hashiba publicou, na Revista Paulista de Medicina, a GEP pela técnica de introdução com gastropexia, que permite a colocação da sonda diretamente no estômago, exclusivamente por via abdominal, sendo necessária a visão endoscópica apenas para o controle do procedimento.[17] Na técnica descrita por ele, inicialmente se realiza a fixação do estômago na parede abdominal com pontos em "U", seguida da introdução de trocarte diretamente na cavidade gástrica e da passagem da sonda de gastrostomia por dentro dele.

No entanto, somente, em 1984, com a publicação de Russell et al., a técnica de introdução começou a ser mais conhecida.[18] Segundo a descrição do autor, o fio-guia é introduzido diretamente no estômago e o trajeto, dilatado progressivamente até o diâmetro que permita a introdução da sonda de gastrostomia. Entretanto, várias críticas surgiram por causa do risco de deslocamento do estômago durante a introdução da sonda, uma vez que não houve, anteriormente, sua fixação à parede abdominal. A fim de contornar essa limitação, associou-se rotineiramente ao procedimento a gastropexia com o intuito de fixar a parede gástrica à parede abdominal, diminuindo-se a chance de deslocamento do estômago e tornando-se a introdução da sonda mais segura. Desde então, inúmeras modificações foram sugeridas a fim de tornar a técnica de introdução com gastropexia mais simples, segura e permitir a introdução de sondas mais calibrosas.[19,20]

Apesar de todo o desenvolvimento, a técnica de Gauderer e Ponsky continua sendo, até hoje, a técnica mais difundida, pela sua simplicidade, efetividade e segurança.

Indicações

A principal indicação da GEP é a impossibilidade de alimentação oral por um período superior a 30 dias, em decorrência da disfagia ou da elevada possibilidade de broncoaspiração durante as alimentações, em pacientes com a função gastrointestinal preservada.[21,22] Caso o tempo estimado de utilização da sonda seja inferior a 30 dias, a alimentação por SNE está indicada.

As principais indicações da gastrostomia endoscópica percutânea estão listadas no Quadro 97-1.

Quadro 97-1. Principais Indicações de GEP[2]

- Disfagia neurogênica
- Doenças neurodegenerativas
- Paralisia cerebral
- Demência
- Esclerose lateral amiotrófica
- Esclerose múltipla
- Neoplasias obstrutivas do trato aerodigestivo
- Distúrbios psicomotores
- Tumores cerebrais
- Anomalias congênitas
- Doença cardíaca congênita
- Síndrome do intestino curto
- Fibrose cística
- SIDA/HIV
- Traumatismo facial grave
- Descompressão gástrica
- Coma prolongado
- Fixação gástrica em caso de volvo

As doenças neurológicas que cursam com disfagia, seguida por neoplasias do trato aerodigestório, são as principais indicações de confecção de gastrostomia e correspondem a mais de 90% dos casos.[23] Indicações menos comuns incluem malformações congênitas orofaríngeas e laringotraqueais, trauma facial, assistência ventilatória prolongada, demência, gastropexia para tratamento de volvo gástrico, doenças crônicas que necessitem de suplementação nutricional (síndrome do intestino curto), condições catabólicas (fibrose cística, grandes queimados), entre outras.[24]

Em pacientes com disfagia aguda por acidente vascular encefálico (AVE) é aconselhável que se aguarde um período de 2 a 3 semanas, até que se estabeleçam melhor as sequelas e o prognóstico, antes de se indicar a GEP.[25] Durante esse período a dieta deve ser ofertada por SNE.

Nos pacientes com neoplasia do trato aerodigestório, a indicação deve ser individualizada de acordo com o estado nutricional do paciente, a localização e o estadiamento do tumor e o tratamento proposto.[26] A incidência de desnutrição nesse grupo de pacientes pode chegar a 35-50%.[2] Deve-se considerar a GEP profilática naqueles pacientes com tumores na hipofaringe, estadiamento T4 e tratamento com radioquimioterapia, devido ao maior risco de mucosite.[2] Embora a metástase para o local da gastrostomia seja uma complicação rara, em pacientes com neoplasia do trato aerodigestório deve-se dar preferência à técnica de introdução com gastropexia.

Nos casos de demência, a indicação de gastrostomia deve ser considerada em pacientes que apresentam disfagia e elevado risco de desnutrição e broncoaspiração.[27] No entanto, naqueles casos com demência avançada existe amplo debate sobre o real benefício da realização desse procedimento. Alguns estudos demonstram que a GEP não aumentaria a sobrevida e não preveniria a mortalidade por desnutrição nesse grupo de pacientes, embora outros estudos demostrem o contrário.[28-30]

Uma indicação de GEP não relacionada com a suplementação nutricional é a gastrostomia descompressiva. Ela tem como objetivo descomprimir o estômago, melhorando os sintomas de náusea e vômitos, naqueles pacientes com obstruções malignas (carcinomatose peritoneal, tumores obstrutivos) ou benignas (bridas) do trato gastrointestinal, porém, sem condição cirúrgica.

Contraindicações

As contraindicações à GEP podem ser divididas em absolutas e relativas (Quadro 97-2).

A GEP está contraindicada absolutamente em casos de recusa do paciente, doença em fase terminal, incapacidade de passagem do endoscópio para a cavidade gástrica, interposição de estruturas entre as paredes gástrica e abdominal, sepse, instabilidade hemodinâmica, coagulopatias graves não corrigíveis, ascite intensa, presença de lesões infiltrativas ou infectadas na parede abdominal ou gástrica no local da punção.[24]

As contraindicações relativas incluem hepatomegalia, esplenomegalia, presença de varizes esofagogástricas, diálise peritoneal, coagulopatias tratáveis, presença de ascite (leve ou moderada), obesidade, morbidade, cirurgia abdominal prévia e gastrectomia subtotal.[24]

Quadro 97-2. Contraindicações Absolutas e Relativas da GEP[24]

Absolutas	Relativas
Recusa do paciente	Esplenomegalia
Paciente com doença em fase terminal	Hepatomegalia
Impossibilidade de passagem do endoscópio para cavidade gástrica	Presença de varizes esofagogástricas
Interposição de estruturas entre as paredes gástrica e abdominal	Diálise peritoneal
Instabilidade hemodinâmica	Obesidade mórbida
Coagulopatia não compensada ou grave	Coagulopatias tratáveis
Ascite intensa	Ascite leve ou moderada
Sepse	Cirurgia abdominal prévia
Presença de lesões infiltravas ou infectadas na parede abdominal ou gástrica no local da punção	Gastrectomia subtotal

Cuidados no Pré-Operatório

A primeira medida a ser adotada antes da realização da GEP deve ser a adequada orientação ao paciente e seus familiares quanto à indicação do procedimento, seus benefícios, as opções terapêuticas, riscos e complicações. O termo de consentimento livre e esclarecido (TCLE) deve ser assinado pelo próprio paciente ou responsável e deve ser de fácil compreensão.

Deve ser respeitado tempo mínimo de jejum de 8 horas. Na população pediátrica esse tempo pode variar conforme a faixa etária e dieta utilizada.

Exame físico deve ser direcionado à avaliação da parede abdominal. A presença de grandes cicatrizes cirúrgicas próximas ao local de incisão pode ser preditiva de não transiluminação. Isto ocorre por causa de aderências cirúrgicas ou por interposição de órgãos e estruturas intra-abdominais entre as paredes gástrica e abdominal. A presença de lesões cutâneas e ascite podem adiar e até mesmo contraindicar a realização do procedimento.

Os exames laboratoriais necessários devem ser guiados pela história clínica, exame físico e fatores de risco de cada paciente.

Os estados nutricional e inflamatório do candidato à gastrostomia podem, também, influenciar na evolução do paciente. Baixos níveis séricos de albumina e elevados níveis de proteína C reativa (PCR), particularmente se combinados, aumentam o risco de mortalidade nos primeiros 30 dias pós-GEP e devem ser considerados na decisão do procedimento.[31] Além de predizer mortalidade domiciliar, a hipoalbuminemia (< 2,5 g/dL) também prediz maior tempo de permanência hospitalar pós-procedimento.[32]

Antibioticoprofilaxia está indicada de forma rotineira nos pacientes submetidos à gastrostomia. A profilaxia é dispensável, caso o paciente já esteja em uso de antibióticos para outras condições clínicas, e o antimicrobiano usado tenha cobertura adequada. A administração profilática de dose única de antibiótico endovenoso antes do procedimento é eficaz na redução de incidência de infecção periestomal. A redução do risco relativo de infecção varia entre 64-73%.[33] Por outro lado, nos procedimentos realizados sem utilização de antibiótico profilático, a incidência de infecção periestomal pode chegar a 30%, sendo as bactérias do trato aerodigestório as principais responsáveis.[34] Quanto à escolha do antibiótico, não foi observada diferença estatisticamente significativa entre penicilinas ou cefalosporinas.[33] Habitualmente, utiliza-se cefazolina, 1-2 g via endovenosa, em dose única, 30 a 60 minutos antes do procedimento.[35] Além da administração profilática de antibióticos, a adesão a uma técnica totalmente estéril e asséptica e evitar a pressão excessiva entre a pele e o fixador externo também demonstraram diminuir o risco de infecção da ferida.[36]

A GEP pode ser considerada procedimento de alto risco para sangramento, portanto, coagulopatias e uso de medicamentos que interferem no mecanismo da coagulação devem ser investigados.[37,38] A avaliação pré-procedimento deve incorporar investigações laboratoriais, incluindo hemograma completo (com atenção especial à contagem de plaquetas) e testes de coagulação; os limites recomendados são uma contagem de plaquetas > 50.000/μL e um INR < 1,5.[37,38] Terapia anticoagulante com varfarina ou com novos anticoagulantes orais pode ser interrompida em pacientes com baixo risco de eventos tromboembólicos (p. ex. tromboembolismo venoso com mais de 12 meses). O tempo de suspensão dever ser avaliado de acordo com o intervalo específico de cada medicamento. Caso o paciente apresente alto risco para eventos tromboembólicos (p. ex., tromboembolismo venoso com menos de 3 meses, AVE ou ataque isquêmico transitório (AIT) nos últimos 6 meses, prótese valvar mitral), recomenda-se interromper anticoagulantes orais e iniciar terapia ponte com heparina. Se o paciente estiver em vigência de heparina de baixo peso molecular, a dose pré-procedimento deve ser omitida. Quanto ao uso de antiagregantes plaquetários, o ácido acetilsalicílico (AAS), quando usado em monoterapia, não precisa ser suspenso. Em caso de dupla antiagregação plaquetária (a associação de AAS com tienopiridínicos é o esquema mais utilizado), a tienopiridina deve ser interrompida, e o AAS, mantido. O clopidrogrel deve ser suspenso 5 a 7 dias antes do procedimento, já o ticagrelor,

3 a 5 dias antes.[37,38] Vale ressaltar, no entanto, a importância de se discutir com o médico assistente, antes da interrupção do medicamento, o risco tromboembólico do paciente, o risco de sangramento do procedimento, e, desta forma, avaliar o risco-benefício da suspensão dos medicamentos e da realização da GEP.

A presença de ascite dificulta a maturação do trajeto da gastrostomia, o que pode aumentar o risco de complicações. Recomenda-se, nesses casos, a realização de paracentese previamente a realização do procedimento e a realização de gastropexia para evitar o acúmulo de líquido entre a o estômago e a parede abdominal.[2]

Em pacientes com *shunt* ventriculoperitoneal, deve-se dar preferência à colocação do *shunt* em um primeiro momento e só posteriormente realizar a GEP. A realização dos dois procedimentos simultaneamente ou a confecção prévia da gastrostomia está associada a maior risco de infecção e disfunção do *shunt* ventriculoperitoneal.[2]

Técnicas Operatórias

As principais técnicas utilizadas atualmente para a realização de gastrostomia endoscópica percutânea são:

- *Técnica de tração (Gauderer-Ponsky)*: técnica mais conhecida e amplamente utilizada atualmente. A sonda de gastrostomia é tracionada pela parede abdominal, da boca até o estômago, após ter sido acoplada a um fio-guia.[16]
- *Técnica de introdução com gastropexia*: a sonda é posicionada diretamente na câmara gástrica. Existe a necessidade de realização de gastropexias prévias, evitando o risco de deslocamento do estômago durante a colocação da sonda.[20,39]
- *Técnica de pulsão (Sachs-Vine)*: a sonda é empurrada sobre um fio-guia pela cavidade oral até o estômago e parede abdominal.[40] É a técnica menos utilizada.

A escolha do tipo de procedimento anestésico depende das particularidades clínicas de cada paciente e de sua idade, podendo-se optar por analgesia com sedação consciente, sedação profunda ou anestesia geral. Especial atenção deve ser dada aos pacientes com câncer de cabeça e pescoço. Eles, sabidamente, possuem via aérea difícil.[41] A localização do tumor, a presença de cirurgia e/ou radioterapia prévias podem levar à distorção da anatomia normal da via aerodigestiva alta. A friabilidade do tumor pode causar sangramento e dificultar a visualização das vias aéreas, assim como predispor à broncoaspiração. Ainda, a presença de trismo limita a abertura bucal e dificulta a intubação, caso necessário. Em recém-nascidos a opção também é a intubação, devido a distensão abdominal levar à restrição pulmonar e necessidade de ventilação, a opção é sempre intubar com menor tubo possível e sem balonete.

A GEP deve ser realizada, idealmente, por dois médicos, um que ficará responsável pelo procedimento endoscópico e outro que realizará o tempo abdominal.

Após a sedação, realiza-se uma endoscopia digestiva alta diagnóstica para excluir alterações que possam contraindicar o procedimento, como lesões obstrutivas esofagianas e pós-pilóricas, estômago intratorácico por malformações esqueléticas e, em crianças, a presença de uma esofagite erosiva grave que indica fundoplicatura. Cumprida essa etapa, o endoscopista posiciona o gastroscópio no estômago e insufla a câmara gástrica para que ocorra aproximação da parede anterior do estômago com a parede abdominal. A insuflação deve ser ideal para boa distensão da parede gástrica, sem, no entanto, provocar lacerações ou trauma na mucosa. Dessa forma, é possível identificar o ponto de transiluminação da luz do endoscópio no abdome, o que praticamente exclui a presença de órgãos ou vísceras entre o estômago e a parede abdominal. O médico assistente, responsável pelo tempo abdominal, realiza pressão manual na parede abdominal (teste da digitopressão), escolhendo o ponto ideal para a incisão. O ponto de transiluminação deve, idealmente, estar na junção entre os terços proximal e médio de uma linha imaginária traçada entre a porção média do rebordo costal esquerdo e a cicatriz umbilical. Outra forma de localização é a definição de um ponto que se encontra a cerca de 3-5 cm abaixo da margem costal esquerda e à igual distância da linha mediana. No entanto, esse ponto pode-se apresentar em outra localização sem que se comprometa a realização do procedimento. Deve-se estar atento para que a gastrostomia não seja realizada quando o local de transiluminação ultrapassa o rebordo costal ou se encontra muito próximo a ele. Em relação à topografia na parede gástrica, o ideal é que a GEP seja realizada na parede anterior da transição corpo-antro, evitando-se a pequena e a grande curvaturas, locais de vasos mais calibrosos responsáveis pela irrigação do estômago (Figs. 97-4 e 97-5).

Alguns fatores podem dificultar essas etapas iniciais, principalmente a presença de estenoses benignas ou malignas do trato aerodigestório alto e a não transiluminação na parede abdominal. No caso das estenoses, pode-se lançar mão da dilatação com velas de Savary-Gilliard ou do balão hidrostático para passagem do endoscópio. Outra possibilidade seria a utilização de endoscópio ultrafino, evitando, assim, a dilatação e seus riscos, sangramento e perfuração.[19] Pacientes com trismo ou grandes lesões na cavidade oral podem-se beneficiar da introdução transnasal do endoscópio ultrafino.[19] Em pacientes com transiluminação inadequada, o emprego de métodos ultrassonográficos (ultrassonografia transabdominal ou ecoendoscopia) pode viabilizar a realização da GEP (Fig. 97-6).[42,43]

Após a confirmação do local ideal para a realização do procedimento, procede-se ao preparo do paciente e do médico responsável pelo tempo abdominal. Este último realiza antissepsia das mãos e paramentação com gorro, máscara, aventais e luvas estéreis. Quanto ao paciente, a equipe de enfermagem, inicialmente, realiza tricotomia do abdome superior, se necessária. Em seguida, a antissepsia de todo o abdome é feita com digluconato de clorexidina degermante a 2% e solução alcoólica de clorexidina a 0,5% pelo médico auxiliar que, depois, procede à colocação de campos estéreis, deixando exposto apenas o local de transiluminação. Em sequência, é realizada anestesia local com infiltração da pele e subcutâneo do paciente com lidocaína injetável, sem vasoconstritor a 2%, no local

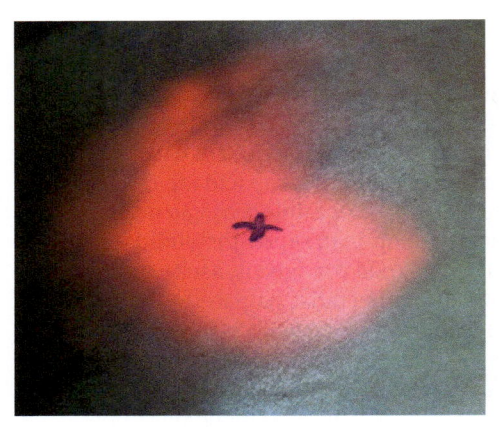

Fig. 97-4. Transiluminação na parede abdominal.

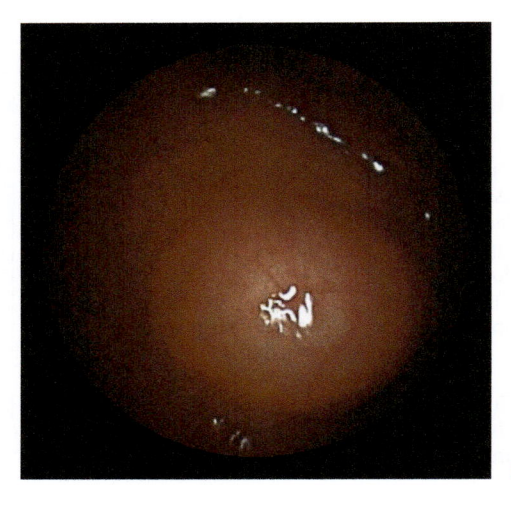

Fig. 97-5. Digitopressão.

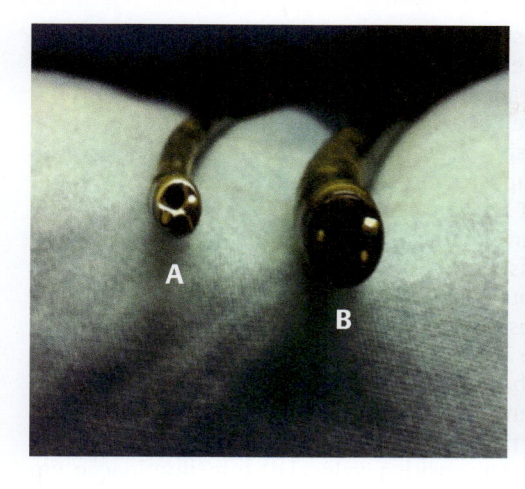

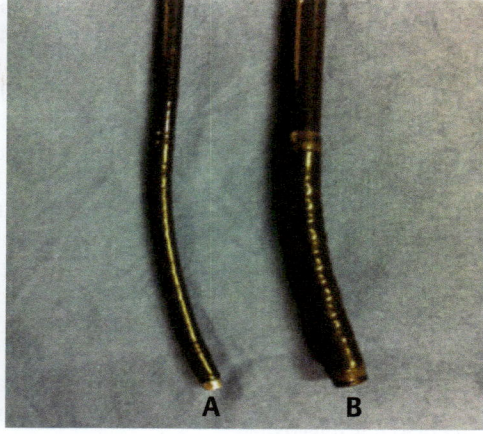

Fig. 97-6. Diferença de diâmetro entre: (a) endoscópio ultrafino e (b) endoscópio convencional.

da punção da GEP. Pode-se aproveitar esse momento para realização da técnica *safe tract*, em que a agulha usada para a anestesia é inserida na parede abdominal em direção à luz gástrica com o êmbolo tracionado até que entrem bolhas de ar na seringa, o que deve ocorrer ao mesmo tempo em que a agulha é visualizada entrando no estômago, confirmando que não existe víscera oca entre a parede abdominal e o estômago.

O próximo passo é a escolha da técnica a ser utilizada. Não existe consenso na literatura sobre qual é o método mais adequado para a realização da gastrostomia. Essa escolha deve-se fundamentar no quadro clínico do paciente, na experiência dos profissionais envolvidos e na disponibilidade de material no serviço.

Técnica de Tração (Gauderer-Ponsky)

Após os passos descritos anteriormente, realiza-se uma incisão na pele de 0,5 a 1 cm no local de transiluminação na parede abdominal. Incisões menores ou iguais a 5 mm estão relacionadas com menor incidência de infecção periestomal.[44] Posteriormente, é inserida agulha longa calibrosa (14 Gauge, por exemplo) com bainha de silicone na cavidade gástrica, sob visão endoscópica. Remove-se a agulha, deixando a bainha posicionada na cavidade gástrica. Em seguida, o fio-guia é passado pelo interior da bainha de silicone que é apreendido dentro da cavidade gástrica, pelo endoscopista, com auxílio de alça de polipectomia. O fio é, então, exteriorizado pela boca com a retirada do conjunto. O endoscopista fixa o fio-guia à sonda de gastrostomia e logo em seguida o médico auxiliar traciona o fio pela parede abdominal, puxando a sonda de gastrostomia que percorre boca, esôfago e estômago, até ser exteriorizada pela incisão na parede abdominal. Se houver resistência, movimentos conjuntos de tração e rotação podem ser empregados. O anteparo externo é passado pela sonda exteriorizada e ajustado rente à pele para manter uma aproximação entre as paredes gástrica e abdominal, tomando-se o cuidado para evitar pressão excessiva. A extremidade distal da sonda deve ser cortada, e a via para alimentação, fixada. O endoscópio deve ser reintroduzido para verificar o correto posicionamento da sonda e presença de complicações, como sangramento e lacerações (Figs. 97-7 a 97-11).

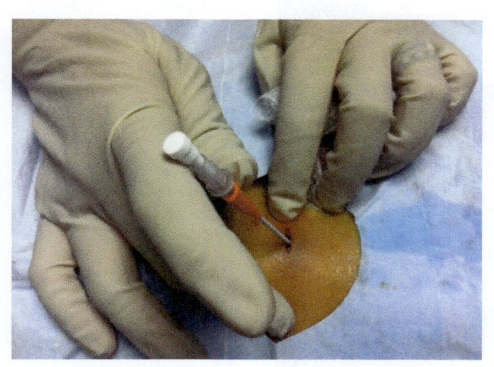

Fig. 97-7. Punção da parede abdominal com jelco.

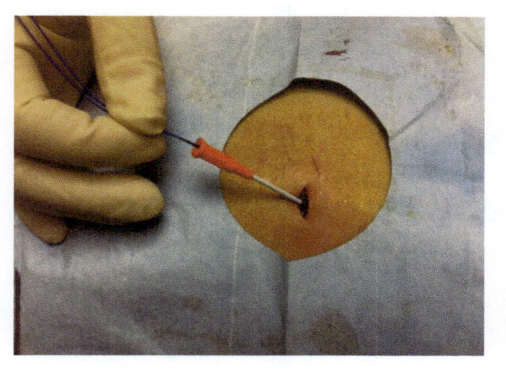

Fig. 97-8. Passagem do fio pelo interior do jelco, na cavidade gástrica.

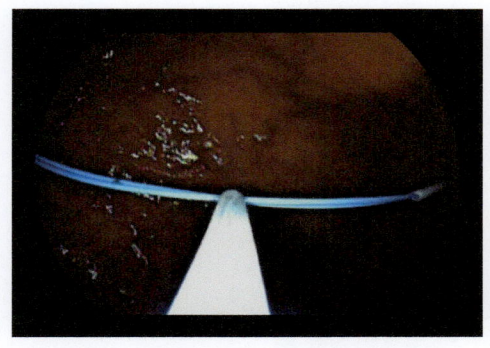

Fig. 97-9. Passagem do fio para a cavidade gástrica e captura com auxílio de alça.

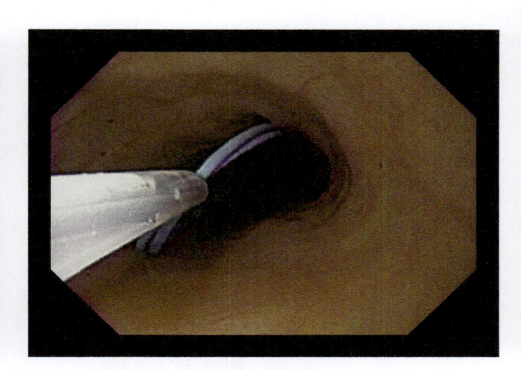

Fig. 97-10. Exteriorização do fio.

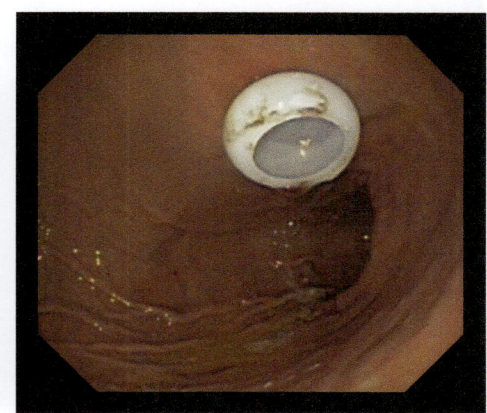

Fig. 97-11. Aspecto final – GEP pela técnica de tração.

Técnica de Introdução com Gastropexia

Na técnica de introdução, a sonda é introduzida diretamente na câmara gástrica, sem a passagem pela boca. A endoscopia tem como papel a insuflação do estômago e o controle visual do procedimento. É recomendável que se realize a gastropexia previamente à realização da gastrostomia, desta forma, evita-se o deslocamento do estômago durante a introdução da sonda. Os passos iniciais são os mesmos descritos anteriormente.

Dois *kits* de gastrostomia são mais utilizados para realização desta técnica.

O primeiro é composto por: sonda de gastrostomia de silicone, balonada (balão de 5 mL), com 15 Fr de diâmetro; dispositivo de gastropexia; dois fios cirúrgicos de polipropileno 1; trocarte de 16 Fr com bainha destacável e bisturi.

O procedimento deve ser iniciado com a realização das gastropexias. A agulha dupla (dispositivo de gastropexia) é introduzida no local de transiluminação, atravessando todos os planos da parede abdominal e parede gástrica, até a luz do estômago, sob visão endoscópica. Remove-se o mandril da ponta amarela, e introduz-se o fio de polipropileno pelo interior da agulha, até a sua ponta. Realiza-se exposição da alça da segunda agulha (ponta azul) seguida pela introdução do fio de polipropileno pelo interior da alça. Ocorre o fechamento da alça, prendendo o fio, e retira-se todo o conjunto da parede abdominal, formando um ponto em "U". Realiza-se um nó com o fio de polipropileno, completando o ponto de sutura. Nova punção e gastropexia são feitas a cerca de 15 mm paralelamente à primeira. Uma vez realizados os dois pontos em "U", realiza-se uma incisão transversal da pele e subcutâneo, e um trocarte é introduzido pela incisão no centro da área delimitada pelos fios. Finalmente, o mandril do trocarte é retirado mantendo-se a bainha descartável posicionada na luz gástrica, e a sonda é inserida por essa bainha até o estômago. Insufla-se o balão interno com água destilada, e remove-se a bainha. A distância entre os anteparos interno e externo é ajustada de forma a deixar a parede gástrica bem próxima à parede abdominal, sem pressão excessiva (Figs. 97-12 a 97-15).

O segundo é composto por: quatro agulhas "carregadas" com fio com a barra em T na ponta (**T**-*fastener*), agulha para punção, fio-guia, conjunto para dilatação do orifício da gastrostomia com bainha destacável, bisturi e um medidor para avaliar o tamanho do estoma, caso se opte pela passagem de uma sonda de perfil baixo. A sonda de gastrostomia não está incluída neste *kit*. Podem-se utilizar sondas de até 20 Fr, sendo possível, inclusive, a inserção de uma sonda de perfil baixo (*botton*) já no primeiro procedimento.

Nesse procedimento a fixação do estômago à parede abdominal é feita com as barras em T (**T**-*fastener*). São feitas três punções equidistantes com esse dispositivo no local da transiluminação, em formato triangular, deixando um espaço entre eles para a colocação da sonda. Realiza-se incisão transversal da pele e subcutâneo, seguido por punção gástrica com agulha. Passa-se o fio-guia pela agulha, retira-se a mesma, deixando o fio no local. Introduz-se o conjunto de dilatação guiado pelo fio-guia e dilata-se o trajeto progressivamente. Retira-se o conjunto de dilatação, deixando a bainha destacável no local, e passa-se a sonda de gastrostomia por dentro dela. Insufla-se o balão interno com água destilada, e remove-se a bainha. A distância entre os anteparos interno e externo é ajustada de forma a deixar a parede gástrica bem próxima à parede abdominal, sem pressão excessiva (Figs. 97-16 a 97-22).

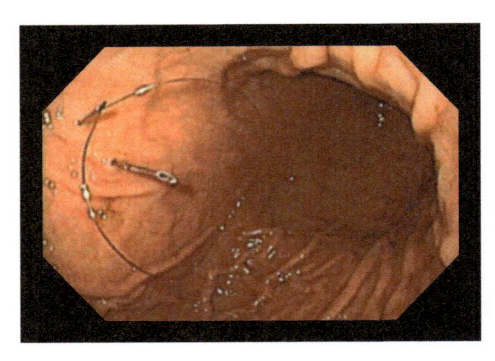

Fig. 97-12. Punção com agulha dupla e abertura da alça.

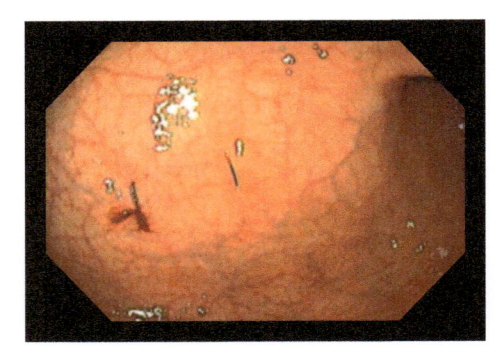

Fig. 97-13. Aspecto final após a realização de duas gastropexias em "U".

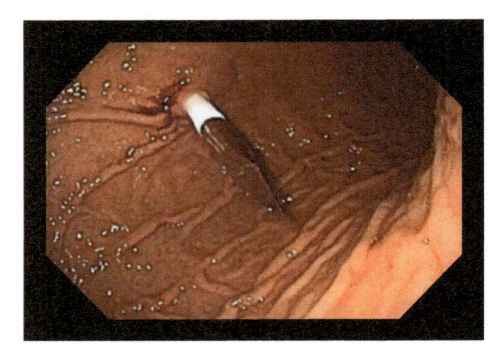

Fig. 97-14. Introdução do trocarte.

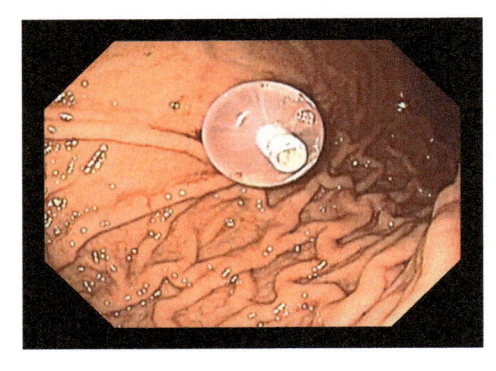

Fig. 97-15. Apecto final – GEP pela técnica de introdução com gastropexia com pontos em "U".

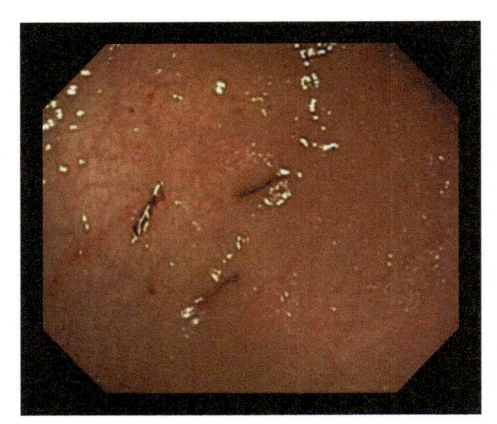

Fig. 97-16. Gastropexia com a fixação com as três barras em T (*T-fastener*).

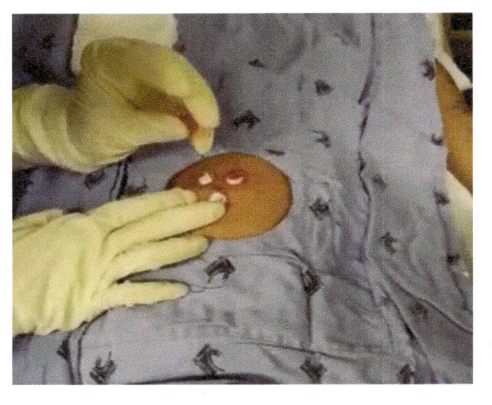

Fig. 97-17. Punção com agulha.

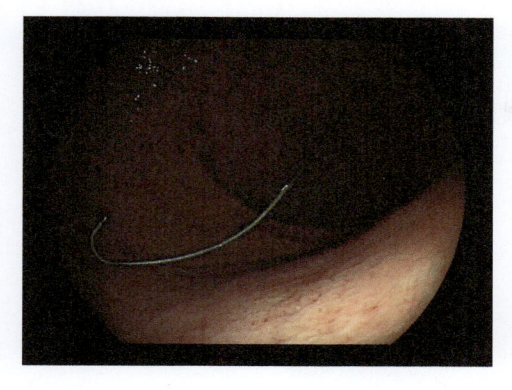

Fig. 97-18. Punção com agulha e passagem do fio-guia.

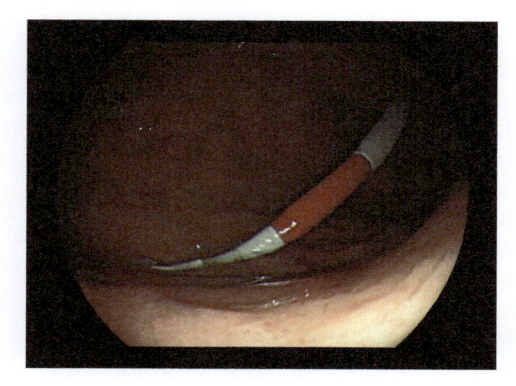

Fig. 97-19. Dilatação sequencial do orifício da gastrostomia.

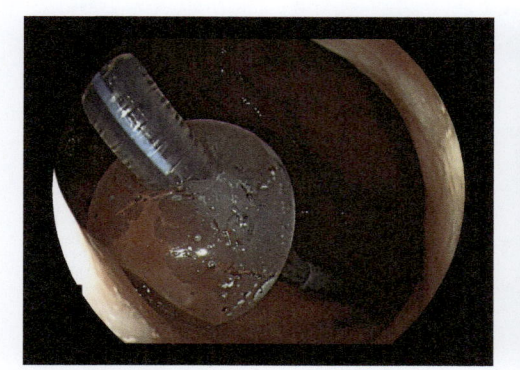

Fig. 97-20. Passagem da sonda pela bainha destacável e insuflação do balão.

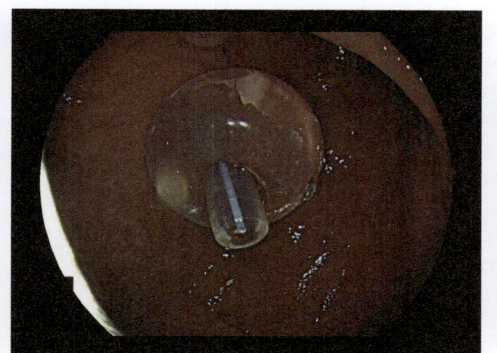

Fig. 97-21. Aspecto final – GEP pela técnica de introdução com gastropexia com barras em T.

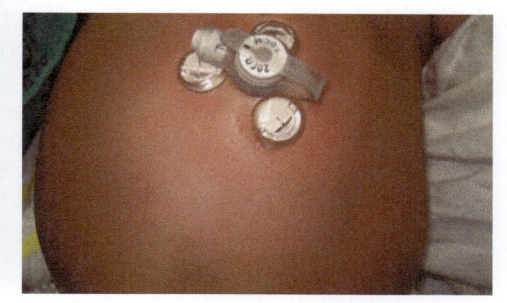

Fig. 97-22. Aspecto final – GEP pela técnica de introdução com gastropexia com barras em T, usando sonda de perfil baixo (botton).

Técnica de Pulsão (Sachs-Vine)

Técnica cujas etapas iniciais são semelhantes à de tração. Após a exteriorização do fio-guia pela cavidade oral, empurra-se a sonda de gastrostomia pela extremidade oral em direção ao estômago, mantendo o fio-guia retificado nas duas extremidades, até que se exteriorize pela parede abdominal. Um anteparo externo é fixado para manter a aproximação das paredes gástrica e abdominal.

As diferentes técnicas endoscópicas são equivalentes em termos de segurança, morbidade e sucesso no posicionamento da sonda.[45-47] Os riscos dessas técnicas são mínimos, desde que a transiluminação e a palpação digital sejam claramente vistas durante a endoscopia. O método de tração, por ser mais simples e disponível, é o mais utilizado; o de introdução, embora mais difícil tecnicamente, por ser o único que evita a passagem transoral da sonda, tem a vantagem de diminuir as taxas de infecção do estoma ou, no caso de pacientes portadores de câncer de cabeça e pescoço (CCP), reduzir a chance de implante metastático no local de punção da GEP.[48-50] Ele estaria indicado, também, nos pacientes com estenose do trato aerodigestório alto, evitando, assim, a necessidade de dilatação, especialmente se associado ao uso do endoscópio ultrafino, e em pacientes portadores de epidermólise bolhosa e com varizes de esôfago. Além disso, outra vantagem do método de introdução é a possibilidade de se colocar, já no primeiro procedimento, uma sonda de perfil baixo (botton), trazendo maior conforto ao paciente e cuidador.

O calibre da sonda a ser utilizada deve ser escolhido, conforme a idade do paciente. Em menores de 1 ano, recomenda-se sonda com diâmetro de 14 a 20 Fr. Já em maiores de 1 ano e adultos, de 20 a 24 Fr.

Cuidados no Pós-Operatório

Muitos pacientes queixam-se de dor abdominal após inserção da sonda de gastrostomia. Ela costuma ser de leve à moderada intensidade, e o tratamento com analgésicos não opioides, em geral, é suficiente.

Tradicionalmente, a administração de dieta pela sonda era postergada até o dia seguinte, por causa do receio de escape de dieta para o peritônio. Contudo, alguns trabalhos recentes têm demonstrado que o início precoce de alimentação enteral não aumenta a taxa de complicações.[51,52] Uma metanálise de 6 estudos controlados e randomizados, avaliando um total de 467 pacientes, não encontrou diferença estatisticamente significativa entre o início precoce (≤ 4 horas) ou tardio de dieta, em relação às taxas de complicação ou mortalidade precoce (nas primeiras 72 horas), reforçando a ideia de que a alimentação dentro das primeiras 3 a 4 horas é segura e bem tolerada.[10,53]

O estoma deve ser limpo diariamente e examinado em busca de sinais como descoloração da pele, edema, exsudato, pus ou vazamento ao redor da sonda. Devem-se orientar o paciente e os cuidadores para evitarem colocar gazes por baixo do anteparo externo. É de fundamental importância monitorizar a distância do anteparo externo em relação ao anteparo interno. As sondas são, em geral, numeradas e, no momento da realização da GEP, o médico deve escrever junto a qual número os anteparos externos se encontram. Deve-se mantê-la junto a esse número, evitando, assim, que a sonda fique muito apertada ou muito frouxa. Além disso, a sonda deve ser girada 180° diariamente.

Para se evitar obstrução do lúmen da sonda, devem-se administrar 30 a 60 mL de água filtrada após cada administração de dieta ou medicamento. Dependendo da capacidade gástrica de cada paciente, este valor pode ser menor, como em lactentes e crianças menores. Em casos de obstrução da sonda, a instilação de água morna e de solução de bicarbonato com enzimas pancreáticas pode ser efetiva em restaurar a patência da sonda. Deve-se evitar a passagem de objetos pontiagudos para a desobstrução pelo risco de danificar a sonda.[54-58]

Os pontos da gastropexia devem ser retirados em 7-10 dias.

Com o passar do tempo, a sonda pode apresentar sinais de mau funcionamento e ser necessária a sua remoção. Para realizar a troca da sonda pode-se lançar mão de duas técnicas. Ela pode ser removida sob controle endoscópico, sendo a sonda cortada rente à pele, e o anteparo interno, recuperado com auxílio do endoscópio. Outra abordagem é a remoção da sonda por tração manual da mesma sobre o local da gastrostomia. Nesse caso, o paciente pode-se queixar de dor local, justificando a administração prévia de anestésico tópico, reduzindo o desconforto durante a remoção.[55,56]

Complicações

A gastrostomia é considerada um procedimento seguro e eficaz. Entretanto, como qualquer procedimento cirúrgico, ela não é isenta de riscos, e suas complicações podem ocorrer com taxas variáveis, conforme a população estudada.

As complicações específicas da GEP podem ser classificadas como precoces (nos primeiros 15 dias) ou tardias (após 15 dias), e como menores (tratamento conservador) ou maiores (necessidade de tratamento invasivo, internação hospitalar ou hemotransfusão) (Quadro 97-3).[21]

As complicações pós-GEP são, em sua maioria, complicações menores e podem ocorrer em 13 a 43% dos casos. As complicações maiores, por outro lado, são descritas em 0,4 a 8,4% dos procedimentos.[21]

As complicações menores incluem: infecção periestomal, dor abdominal, sangramento no local da gastrostomia em pequena quantidade, dermatite, granuloma perissonda, extravasamento de conteúdo gástrico, disfunção da sonda (obstrução ou saída acidental), lacerações esofágicas, pneumoperitônio. As complicações maiores incluem: sepultamento do anteparo interno da sonda (*buried bumper syndrome*), fascite necrosante, peritonite, broncoaspiração, implante metastático no estoma, lesão de vísceras ocas ou órgãos sólidos, sangramentos maiores, fístula gastrocolocutânea, perda precoce da sonda e persistência da fístula gastrocutânea.

Complicações Menores
Infecção Periestomal

A infecção periestomal é a complicação mais comum após a GEP. Sua prevalência varia de 5-39% dos casos.[57,58] É caracterizada pela presença de eritema, induração e saída de secreção purulenta no local da gastrostomia. As principais causas são a pressão excessiva da ostomia, má higiene da região e vazamento de conteúdo gástrico.[59] O emprego de antibioticoprofilaxia reduz drasticamente sua incidência.[60] Além disso, a GEP pela técnica de tração, por permitir a introdução da sonda diretamente na câmara gástrica, evitando sua contaminação na boca e orofaringe, está relacionada com menores taxas de infecção.[61] O tratamento com cuidados locais, limpeza diária com água e sabão e antibioticoterapia sistêmica é suficiente na quase totalidade dos casos (Fig. 97-23).

Dor Abdominal

A dor abdominal é a complicação comum após o procedimento. Caracterizada pela presença de dor abdominal localizada no local da gastrostomia, que se inicia após a realização do procedimento. Trata-se, comumente, de dor de leve ou moderada intensidade, sendo o uso de analgésicos não opioides suficiente para o seu tratamento.[19]

Granuloma Perissonda

O desenvolvimento de tecido de granulação ao redor da sonda de gastrostomia ocorre em 2,5-7,0 dos casos.[62] Embora o mecanismo exato para a formação desse tecido não seja bem conhecido, sabe-se que fatores, como fricção e umidade excessiva, podem estar relacionados. Este tecido, por ser muito vascularizado, pode causar sangramento e predispor à infecção. Seu tratamento é muito variável, com aplicação de baixas doses de corticosteroides, nitrato de prata ou até ressecção cirúrgica. Outra opção é a passagem de cloreto de sódio gel 20% 3 vezes ao dia com o intuito de diminuir a fricção e a umidade. Entretanto, nenhum se mostrou mais efetivo que os outros (Fig. 97-24).[62]

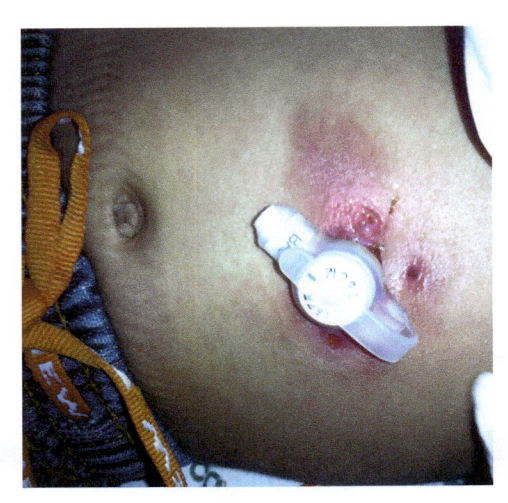

Fig. 97-23. Infecção periestomal.

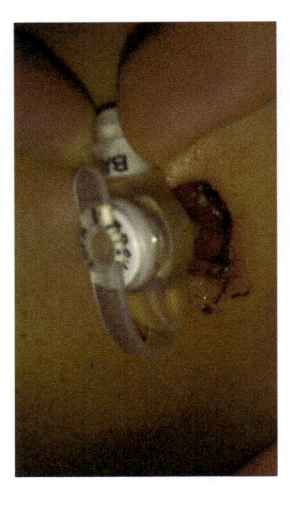

Fig. 97-24. Granuloma perissonda.

Extravasamento de Conteúdo Gástrico

O extravasamento da dieta ou do conteúdo gástrico ao redor da sonda é uma complicação que, apesar de não ser muito comum, pode representar problema significativo para o paciente. Sua principal consequência é a dermatite química, que pode levar ao alargamento do estoma, piorando o vazamento e predispondo o paciente à infecção. Pacientes desnutridos, com cirurgias gástricas prévias ou doenças sistêmicas que retardam a cicatrização ou diminuem o tempo de esvaziamento gástrico, estão mais sujeitos a apresentar vazamento perissonda.[24] Alguns fatores técnicos podem, também, facilitar o extravasamento, como a ausência de anteparo externo na sonda de gastrostomia, a colocação de múltiplas gazes por baixo dele e a pouca tração entre os anteparos interno e externo. O tratamento consiste em ajustar o anteparo externo, de forma a mantê-lo justo à pele. Caso o extravasamento seja decorrente da gastroparesia, pode ser necessária a passagem de uma sonda de gastrojejunostomia. Outra forma de tratamento é a retirada da sonda por um pequeno período para um fechamento parcial. Não é recomendada a colocação de uma sonda de maior calibre pois não altera no vazamento.[59]

Dermatite

A dermatite é definida como eritema ao redor da sonda, sem a presença de induração e exsudato purulento. Em geral, trata-se de dermatite química secundária ao extravasamento da secreção ácida gástrica. O tratamento envolve mecanismos de barreira de proteção da pele (Fig. 97-25).

Quadro 97-3. Complicações Pós-GEP[21]

Maiores	Menores
▪ Sepultamento do anteparo interno	▪ Infecção periestomal
▪ Fascite necrosante	▪ Dor abdominal
▪ Sangramento maior	▪ Sangramento menor
▪ Peritonite	▪ Dermatite
▪ Broncoaspiração	▪ Granuloma perissonda
▪ Perfuração ou lesão de outros órgãos	▪ Extravasamento do conteúdo gástrico
▪ Implante metastático	▪ Disfunção da sonda
▪ Fístula gastrocolocutânea	▪ Laceração esofágica
▪ Perda precoce da sonda	▪ Pneumoperitônio
▪ Persistência da fístula gastrocutânea após remoção da sonda	

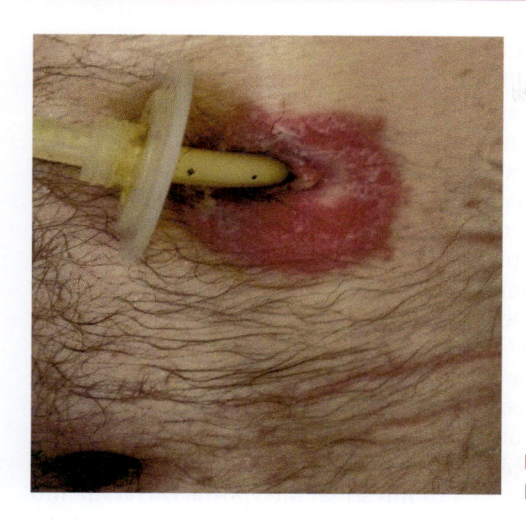

Fig. 97-25. Dermatite perissonda.

Disfunção da Sonda

A sonda de gastrostomia pode-se deslocar tanto para fora, quanto para dentro do trato gastrointestinal. Quando a sonda se desloca para dentro do estômago, ela pode migrar para o duodeno, causado náuseas e vômitos por obstrução da saída gástrica. Ocorre por causa do deslocamento do anteparo externo, que se distancia da parede abdominal e permite que a sonda se desloque para o duodeno pelo peristaltismo. A saída da sonda ocorre por esvaziamento do balão ou remoção inadvertida pelo paciente. Se o trato da ostomia já estiver maduro, outra sonda pode ser seguramente recolocada. Em casos de dúvida, estudo contrastado pode ser realizado para confirmar a posição da sonda antes de liberar seu uso para alimentação ou a realização de uma endoscopia digestiva alta comprovando o posicionamento do anteparo interno. Em relação à obstrução, sondas mais finas estão associadas à obstrução mais precoce do que sonda mais calibrosas. Para evitar a obstrução da sonda, sugere-se a infusão regular de água após as dietas (30 a 60 mL em adultos), e para a desobstrução, a infusão de enzimas pancreáticas, bicabornato ou mecanismos mecânicos, como escova própria para sonda de gastrostomia, outros dispositivos pontiagudos podem danificar a sonda e devem ser evitados.[59]

Pneumoperitônio

O pneumoperitônio, após a realização da GEP, é condição subclínica comum e transitória que ocorre após a realização da gastrostomia, com prevalência de até 50%.[63] É um achado relacionado com o próprio procedimento, sem acarretar consequências desfavoráveis. No entanto, se houver persistência de ar livre por mais de 72 horas, lesão de alça intestinal deve ser considerada.[64,65]

Sangramento no Local da Gastrostomia em Pequena Quantidade

Sangramento autolimitado no local da incisão da parede abdominal ou proveniente da parede gástrica no local da gastrostomia, sem repercussão hemodinâmica. Além do sangramento, pode haver, também, a formação de hematomas nas paredes abdominal ou gástrica. A GEP é considerada procedimento de alto risco em relação a sangramento, com taxas de aproximadamente 2,6%.[37,66] A tração da sonda por até 48 horas, em geral, é suficiente para parada do sangramento, sem necessidade de nova endoscopia ou outros procedimentos invasivos (Fig. 97-26).

Laceração Esofágica

A laceração na parede esofágica é, geralmente, proveniente do trauma na parede pela passagem do anteparo interno da sonda de gastrostomia. Em geral é superficial e com sangramento autolimitado (Fig. 97-27).

Complicações Maiores

Sangramento Maior no Local da Gastrostomia

O sangramento maior é caracterizado pela presença de hematêmese, melena ou saída de sangue pela sonda de gastrostomia associada à queda da hemoglobina maior que 2 g/dL ou instabilidade hemodinâmica. O foco do sangramento, na maioria dos casos, é proveniente do local da gastrostomia. Contudo, lesão das artérias gástrica, esplênica ou da veia mesentérica têm sido descritas.[24] A reposição volêmica e o suporte hemodinâmico devem ser iniciados imediatamente. O sangramento pode ser controlado com simples tração da sonda, mas, em alguns casos, a avaliação endoscópica e abordagem cirúrgica podem ser necessárias (Fig. 97-28).

Lesão de Vísceras Ocas ou Órgãos Sólidos

Lesão de vísceras ocas ou órgãos sólidos ocorre mais comumente no cólon e intestino delgado e de forma menos comum no fígado e baço.[67,68] O paciente se apresenta com dor abdominal difusa e sinais de irritação peritoneal. O diagnóstico muitas vezes é difícil e tardio pelas alterações do estado mental de alguns dos pacientes e pela presença do pneumoperitônio que ocorre comumente após a GEP.

Sepultamento do Anteparo Interno da Sonda de Gastrostomia (*Buried Bumper Syndrome*)

O sepultamento do anteparo interno da sonda de gastrostomia é condição causada pela tensão excessiva entre os anteparos interno e externo da sonda, levando à isquemia da parede gástrica, com consequente migração do anteparo interno para o interior das paredes gástrica ou abdominal. Sua incidência varia de 0,9 a 6,1% dos casos.[69] A apresentação clínica dessa complicação é muito variável, desde discreta hiperemia ao redor da sonda de gastrostomia com aumento do vazamento perissonda e ulceração da parede gástrica embaixo do anteparo interno, até seu completo sepultamento na parede gástrica, impossibilitando a infusão de dieta e podendo gerar quadros infecciosos graves, como fascite necrosante. Em casos

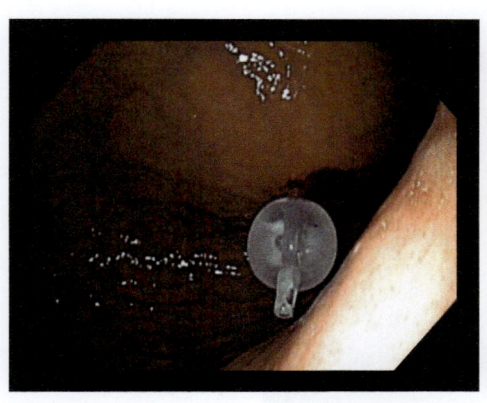

Fig. 97-26. Sangramento de pequena monta no local da gastrostomia.

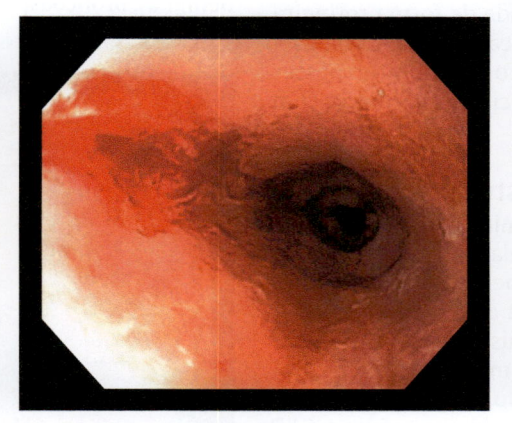

Fig. 97-27. Laceração esofágica.

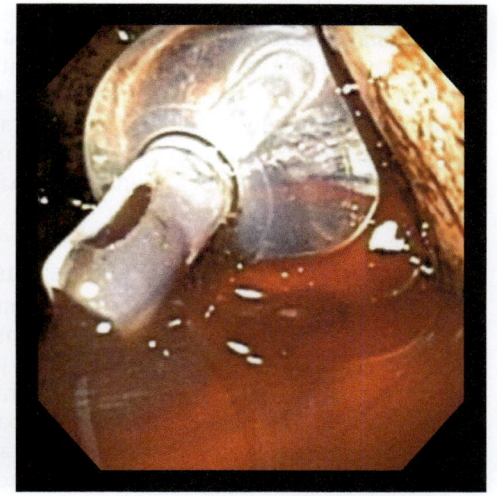

Fig. 97-28. Sangramento de grande monta no local da gastrostomia.

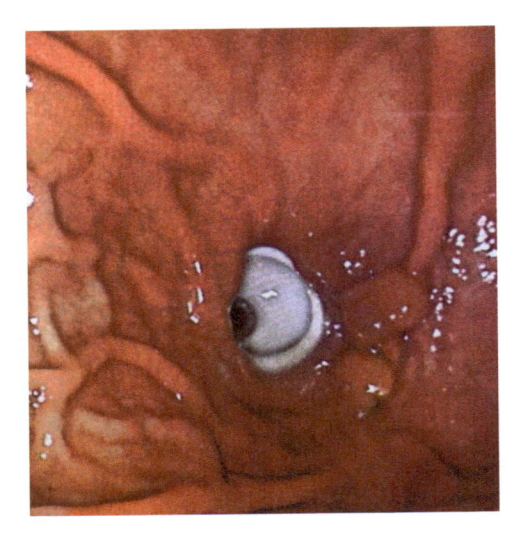

Fig. 97-29. Sepultamento do anteparo interno da gastrostomia.

iniciais, a simples diminuição da pressão entre os anteparos é suficiente para o tratamento. Em casos em que a sonda está parcialmente sepultada na parede gástrica, mas ainda existe um trajeto, e não existem sinais de complicações infecciosas graves, a retirada manual da sonda seguida por dilatação do trajeto, posicionamento de nova sonda e uso de antibióticos sistêmicos são indicados. Em casos graves, pode ser necessário retirar a sonda de gastrostomia, passar sonda nasoenteral e usar antibiótico intravenoso para permitir adequada cicatrização e fechamento do orifício da gastrostomia. Esta complicação pode ser evitada deixando uma pequena distância entre o anteparo externo e a pele. Uma forma de evitar esta complicação é a rotação diária da sonda em sentido horário e anti-horário e evitar trações excessivas (Fig. 97-29).

Fascite Necrosante

A fascite necrosante é complicação rara, mas potencialmente fatal. Caracteriza-se por infecção de rápida progressão ao longo da fáscia muscular, resultando em necrose. É considerada uma emergência cirúrgica e o tratamento requer desbridamento, antibióticos de amplo espectro e suporte em terapia intensiva, quando indicado. Está relacionada, na maioria dos casos, com a evolução de um quadro de sepultamento do anteparo interno da sonda de gastrostomia ou de infecção periestomal.[24]

Perda Precoce da Sonda de Gastrostomia (< 7 dias)

A perda precoce da sonda de gastrostomia (< 7 dias) após a GEP pela técnica de tração oferece alto risco de desabamento da parede gástrica, com perfuração livre para a cavidade peritoneal e consequente peritonite, uma vez que o trajeto da gastrostomia ainda não esteja maduro. A laparotomia, ou laparoscopia, é, em geral, o tratamento indicado. Em casos selecionados, em que ainda não houve evolução para peritonite, o tratamento conservador, o reposicionamento da sonda de gastrostomia pela técnica de tração ou o resgate da gastrostomia podem ser tentados.[70,71] Vale lembrar que a presença da gastropexia, que é utilizada de forma rotineira na técnica de introdução, auxilia na maturação do trajeto da gastrostomia e minimiza o risco de desabamento do estômago nesses casos. Ela deve ser considerada naqueles pacientes agitados, com alto risco de retirar a sonda.

Implante Metastático no Local da Gastrostomia

O implante tumoral no sítio da gastrostomia é complicação rara, que ocorre em menos de 1% das gastrostomias em pacientes com câncer de esôfago e neoplasia de cabeça e pescoço.[48] No entanto, apesar da sua baixa frequência, leva à piora do prognóstico e redução da sobrevida do paciente. Os principais fatores de risco são tumores faringoesofágicos, neoplasias escamocelulares e indiferenciadas à histologia, estadiamento avançado, presença de grande massa tumoral, ausência de tratamento oncológico prévio e GEP pela técnica de tração.[48]

Fístula Gastrocolocutânea

A fístula gastrocolocutânea é uma complicação rara que ocorre quando a sonda de gastrostomia transfixa o cólon durante a realização da GEP. Sua manifestação clínica é muito variável, podendo se apresentar de forma assintomática, como dor abdominal após o procedimento, diarreia após infusão da dieta e peritonite com necessidade de cirurgia. Os principais fatores de risco são a insuflação parcial ou ineficiente, sonda de tamanho inapropriado, posição do paciente, transiluminação e digitopressão ineficientes, cirurgia abdominal prévia e doenças neuromusculares com importante deformidade da coluna.[72] A realização da técnica de *safe-tract*, que consiste em introduzir uma agulha com solução salina sob discreta pressão negativa na pele e observar se surgem bolhas na seringa ao ver a agulha no estômago, pode prevenir esta complicação. Caso haja retorno de secreção ou ar antes da visualização direta, sugere que tenha perfurado uma alça intestinal interposta. O tratamento vai depender da sintomatologia. Em casos assintomáticos, a retirada da sonda com fechamento espontâneo da fístula é suficiente, enquanto, em outros casos, o tratamento cirúrgico se faz necessário (Fig. 97-30).

Persistência da Fístula Gastrocutânea após Remoção da Sonda

A sonda de gastrostomia é removida quando o paciente recupera sua capacidade de deglutição ou quando a sonda não é mais necessária para aporte nutricional. A ostomia começa a se fechar após a retirada e geralmente cicatriza-se completamente em 3 a 7 dias. Quando este pertuito permanece aberto por mais de 6 a 8 meses, caracteriza-se a fístula gastrocutânea. Um fator que pode estar associado à persistência da fistula é o uso prolongado da sonda. O tratamento envolve o fechamento por cirurgia, porém, recentemente, tem-se realizado técnicas endoscópicas, como a realização de escarificação do pertuito com plasma de argônio e fechamento com hemoclipes ou clipe *over-the-scope*, com resultados satisfatórios.[59]

GASTROJEJUNOSTOMIA ENDOSCÓPICA PERCUTÂNEA E JEJUNOSTOMIA ENDOSCÓPICA PERCUTÂNEA DIRETA

Naqueles pacientes com necessidade de suporte enteral por longos períodos, mais de 4 semanas, a alimentação pós-pilórica tem surgido como importante alternativa de nutrição enteral para pacientes que mantêm integridade do trato intestinal, mas que estão impossibilitados de receber nutrição por via oral e pela gastrostomia.

A via gástrica será sempre a primeira opção em pacientes que necessitam de suporte enteral. No entanto, a via jejunal será aconselhada em pacientes com: anatomia gástrica alterada ou desfavorável, esvaziamento gástrico inadequado, intolerância `a alimentação gástrica ou alto risco de broncoaspiração,[2] seja por cirurgia prévia (gastrectomia, *by-pass* gástrico em Y de Roux), gastroparesia refratária ao tratamento clínico, obstrução da saída gástrica (maligna ou benigna), broncoaspirações decorrentes de refluxo gastroesofágico,

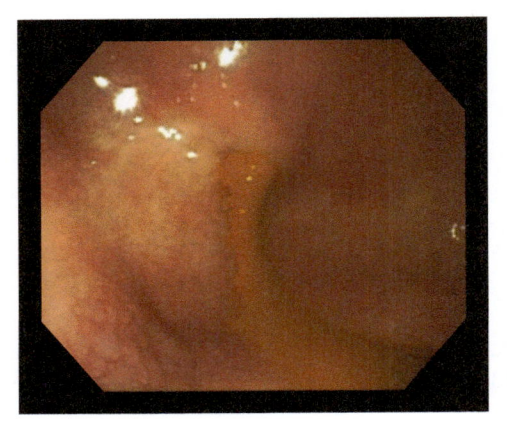

Fig. 97-30. Fístula gastrocolocutânea.

alguns casos de pancreatite aguda grave ou crônica, fístulas traqueoesofágicas ou alterações cirúrgicas que limitam o uso da gastrostomia (como esofagectomia ou gastrectomias).[73,74]

Existem diferentes opções para obtenção de acesso alimentar jejunal, incluindo técnicas endoscópicas, radiológicas e a tradicional via cirúrgica por laparotomia. No entanto, as técnicas endoscópicas têm-se tornado preferência, dada à relativa simplicidade e segurança dos métodos.[75] A via endoscópica pode ser obtida por duas técnicas, a gastrojejunostomia endoscópica percutânea (GJEP) e a jejunostomia endoscópica percutânea direta (JEPD), a depender das características do paciente, tais como anatomia ou GEP preexistente, bem como da experiência local.

As contraindicações para a GJEP e JEPD são semelhantes àquelas da GEP.

Deve-se lembrar que, assim como a GEP, a GJEP e JEPD são considerados procedimentos de alto risco de sangramento; sendo assim, devemos avaliar o uso de anticoagulantes e antiagregantes plaquetários, conforme descrito anteriormente.

É recomendada a realização de antibioticoprofilaxia para reduzir o risco de infecção da ferida pós-procedimento. Um antibiótico betalactâmico intravenoso em dose única deve ser realizado 30 minutos antes da inserção da sonda.[76]

Gastrojejunostomia Endoscópica Percutânea (GJEP)

A GJEP foi primeiramente descrita por Ponsky e Azsodi em 1984 e consiste na passagem de uma sonda mais fina, por dentro da sonda de gastrostomia, até a alça jejunal.[77] As sondas de jejunostomia tem comprimento de aproximadamente 60 cm e calibre de 9 a 12 Fr, que deve ser escolhido a depender do tamanho do tubo de gastrostomia. A taxa de sucesso inicial na passagem da sonda de GJEP é de até 92%.[10]

A técnica sobre o fio-guia, também conhecida como técnica de Kirby, é a mais utilizada. Realiza-se, inicialmente, uma GEP tradicional, de preferência localizada o mais distal possível no corpo gástrico, evitando, assim, que a sonda de jejunostomia faça uma alça no fundo gástrico. Em seguida, passa-se um fio-guia por dentro da sonda e, com a ajuda de uma alça ou pinça longa (320 cm), leva o fio-guia com o endoscópio o mais distal possível, abaixo do ligamento de Treitz. O endoscópio é então retirado e retorna para o estômago, enquanto a pinça de biópsia é empurrada segurando o fio no lugar, abaixo do ligamento de Treitz. Nesse momento, introduz-se a sonda de jejunostomia guiada pelo fio-guia, sob visão endoscópica até que a extremidade distal atinja a pinça de biópsia na extremidade do fio. O kit de gastrojejunostomia consiste em uma sonda de gastrostomia de 24 Fr ou 20 Fr e uma sonda de jejunostomia de 12 Fr ou 9 Fr, respectivamente. A longevidade média desse sistema é de cerca de 120 dias (Figs. 97-31 a 97-34).

Uma técnica alternativa a GJEP, recentemente descrita, é a gastroenterostomia guiada por ultrassom endoscópico (USE), que pode ser utilizada em pacientes com obstrução da saída gástrica e na síndrome da alça aferente, especialmente naqueles com quadros de malignidade ou sem condições cirúrgicas. Essa técnica consiste na colocação de um *stent* metálico de aposição de lúmen (LAMS) a fim de aproximar a parede do intestino delgado à parede gástrica guiada por USE. Os principais eventos adversos de longo prazo incluem migração do *stent* e obstrução por resíduos alimentares ou crescimento do tumor.[78]

Jejunostomia Endoscópica Percutânea Direta (JEPD)

A JEPD foi descrita por Shike *et al.*, em 1987, e consiste na colocação de uma sonda alimentar, aos moldes da GEP, em uma alça jejunal.[79] A técnica se inicia pela introdução do aparelho de endoscopia na alça jejunal seguido por transiluminação na parede abdominal, imediatamente distal ao ligamento de Treitz. Nos pacientes com anatomia preservada pode ser necessária a utilização de um colonoscópio padrão ou, preferencialmente, pediátrico, assim como um enteroscópio de balão único ou duplo, o que demonstrou maiores taxas de sucesso.[80,81] Já nos pacientes com anatomia alterada por cirurgias prévias, o endoscópio tradicional, na maioria dos casos, é suficiente para se atingir o ponto desejado.

Feita a transiluminação abdominal e a digitopressão jejunal, procede-se à antissepsia e colocação de campos estéreis. Posteriormente é realizada a infiltração do anestésico local e insere-se uma agulha na alça jejunal que deve ser segurada com uma alça com o objetivo de estabilizar o segmento jejunal e permitir a orientação adequada para a inserção da agulha maior. Introduz-se, então, a agulha com bainha de silicone paralelamente à agulha introduzida anteriormente. Em seguida, laça-se o sistema agulha e bainha de silicone com a alça a fim de manter o intestino delgado no lugar enquanto se retira a agulha e passa o fio-guia por dentro dela. O fio-guia é então agarrado pela alça e conclui-se o procedimento nos moldes da GEP pela técnica de tração. Utilizam-se, geralmente, sondas de 18 Fr ou 20 Fr para realização do procedimento.

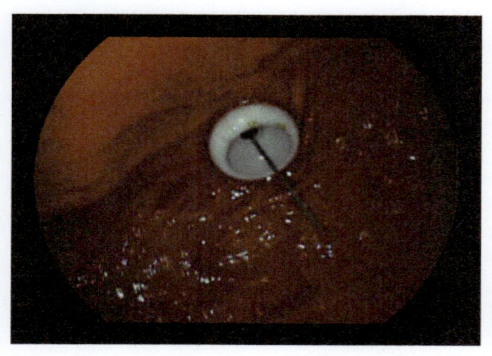

Fig. 97-31. Passagem do fio por dentro da sonda de gastrostomia.

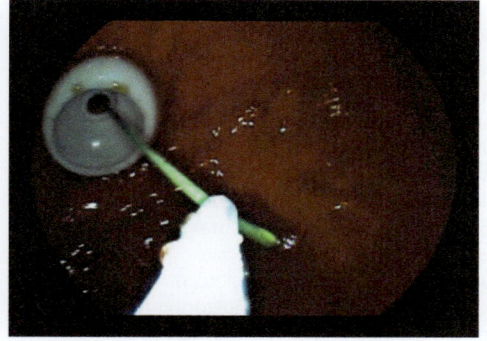

Fig. 97-32. Captura do fio com auxílio de alça.

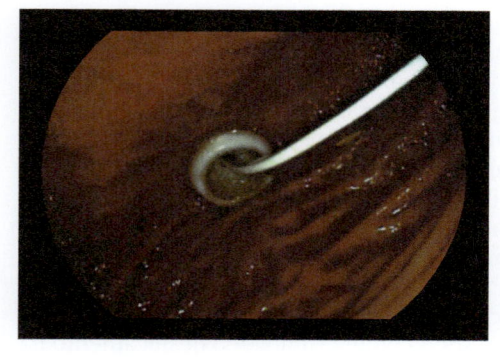

Fig. 97-33. Passagem da sonda de jejunostomia por dentro da sonda de gastrostomia, sob o fio-guia.

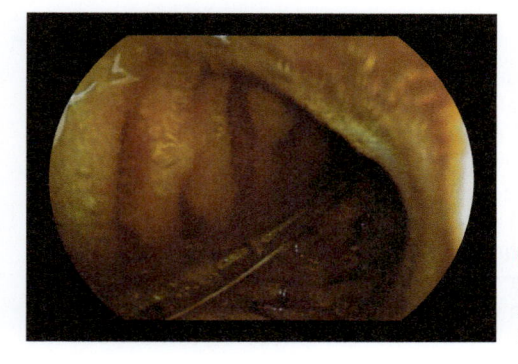

Fig. 97-34. Posicionamento da sonda de jejunostomia no duodeno distal.

Mesmo sendo semelhante à GEP pela técnica de tração, a JEPD é considerada uma técnica mais desafiadora. As taxas de sucesso técnico variam, sendo maiores em pacientes com IMC mais baixo ou anatomia cirúrgica alterada, como aqueles que realizaram gastrectomia com reconstrução à Billroth I ou II, onde o duodeno e o jejuno proximal são trazidos para o espaço peritoneal. Ter uma equipe experiente também facilita o processo.

GJEP x JEPD

As duas técnicas são efetivas e seguras, no entanto, a GJEP é considerada mais simples. A taxa de sucesso com a JEPD é de 68-83%, enquanto que, com a GJEP, é de 90-92%.[73,81] O principal motivo para os casos de insucesso com a jejunostomia direta é a ausência de transiluminação.

A escolha entre JEPD e GJEP depende da experiência local, anatomia do paciente, cirurgia abdominal pré-existente, presença de GEP pré-existente, necessidade de aspiração gástrica concomitante e o risco de migração retrógrada da sonda. A JEPD é mais indicada para os casos em que há limitação à realização de gastrostomia, como àqueles com alterações anatômicas decorrentes de cirurgias prévias (gastrectomias subtotais, por exemplo), ausência de transiluminação no estômago, hérnias hiatais volumosas entre outras; além disso, pacientes com JEPD necessitam de menos reintervenções endoscópicas em comparação aos pacientes com GJEP.[82] Por outro lado, nos casos de gastroparesia, a GJEP está indicada, pois ela permite a descompressão do estômago pela via gástrica e a infusão de dieta pela via enteral.

A nutrição enteral pode ser iniciada dentro de 3 a 4 horas após a realização da GJEP, ou em 24 horas nos casos da JEPD.[10]

O principal fator limitante da GJEP é a disfunção da sonda jejunal. Em razão do seu menor calibre, ela obstrui com facilidade e pode migrar para o estômago ou ficar torcida, de modo que não funcione mais. Aproximadamente metade dos pacientes apresenta algum defeito no funcionamento da sonda durante os primeiros meses e requerem reintervenção dentro de 6 meses.[73] A migração do tubo ocorre mais comumente em pacientes com vômitos persistentes ou nos casos em que a sonda jejunal foi colocada de forma inadequada. Outros fatores que contribuem para a migração incluem comprimento reduzido da sonda jejunal e posicionamento da gastrostomia muito alto no corpo ou fundo gástrico, fazendo com que a sonda jejunal dê uma volta no estômago. Uma estratégia para evitar a migração da sonda é prender sua extremidade distal com um hemoclipe. Além disso, o local inicial do GEP deve ser próximo ao antro, para evitar que a sonda enrole no estômago e reduzir a distância entre a parede abdominal e o piloro.

A complicação mais comum da JEPD é infecção periestomal, ocorrendo em 15-38,7% dos casos.[83] Duas complicações específicas deste procedimento, e que se deve ficar atento, são o volvo intestinal, pela fixação da alça jejunal, e a obstrução intestinal, causada pela própria sonda, principalmente quando se utiliza a sonda balonada.[83] Por causa do maior calibre da sonda, a JEPD apresenta menores taxas de disfunção da sonda quando comparada à GJEP.

A mobilização diária da sonda, recomendação comum para sondas de gastrostomia para evitar o sepultamento do anteparo interno deve ser feita com cautela em pacientes com GJEP e JEPD. Isso porque a rotação da sonda pode promover o deslocamento da extensão jejunal, no caso da GJEP, e volvo jejunal, no caso da JEPD.[10]

CONCLUSÃO

A administração de dieta por via enteral apresenta vantagens em relação à parenteral por ser mais fisiológica, preservando a funcionalidade intestinal e seus mecanismos imunes. A alimentação enteral reduz mediadores pró-inflamatórios, evita translocação bacteriana e atrofia da mucosa intestinal.

A SNE é reservada para aqueles pacientes que necessitarão de suporte nutricional por até 30 dias. É um método barato e de fácil inserção, podendo ser passada manualmente, sem a necessidade de endoscopia, na maioria dos casos. No entanto, a sua alta taxa de obstrução e saída, além das suas complicações, tornam a sonda inadequada para uso em longo prazo. Deve-se dar preferência nesses casos à gastrostomia ou jejunostomia.

O papel da gastrostomia endoscópica percutânea está bem estabelecido, desde a sua criação por Gaudrer e Ponsky, em 1980, e vem sendo amplamente utilizado em pacientes pediátricos e adultos, possibilitando suporte nutricional seguro e efetivo. As taxas de complicações não são baixas, embora a maioria delas seja complicações menores. A fim de evitá-las, deve-se usar técnica meticulosa, realizar antibioticoprofilaxia e orientar o paciente e o cuidador quanto aos cuidados na manipulação da sonda.

Todas as técnicas de gastrostomia, de tração ou introdução, possuem taxas de sucesso semelhantes. A técnica de tração, por ser mais simples e disponível, é a mais utilizada. No entanto, é importante que o endoscopista esteja familiarizado com as outras técnicas e consiga individualizar o procedimento de acordo com as características clínicas de cada paciente. Pacientes agitados com alto risco de perda precoce da sonda, com estenose de esôfago ou câncer avançado de cabeça e pescoço podem-se beneficiar da técnica de introdução com gastropexia, por exemplo. É importante sempre avaliar a indicação da GEP e as condições clínicas do paciente. Deve-se pesar o risco/benefício do procedimento frente às comorbidades e prognóstico, evitando-se, assim, a realização de procedimentos desnecessários, que não beneficiarão ou aumentarão a sobrevida do paciente.

A gastrojejunostomia endoscópica percutânea e a jejunostomia endoscópica percutânea direta são procedimentos de indicação mais restrita, principalmente para pacientes com gastroparesia e episódios de broncoaspiração. São tecnicamente mais difíceis do que a GEP e com menores taxas de sucesso.

Finalmente, a escolha da via de acesso nutricional deve ser individualizada de acordo com as condições clínicas do paciente, a experiência do endoscopista e da disponibilidade dos recursos.

REFERÊNCIAS BIBLIOGRÁFICAS

1. Chow R, Bruera E, Chiu L, et al. Enteral and parenteral nutrition in cancer patients: a systematic review and meta-analysis. Ann Palliat Med. 2016;5(1):30-41.
2. Arvanitakis M, Gkolfakis P, Despott EJ, et al. Endoscopic management of enteral tubes in adult patients - part 1: definitions and indications. European Society of Gastrointestinal Endoscopy (ESGE) Guideline. Endoscopy. 2021;53(1):81-92.
3. Feldman M. Sleisenger and Fordtran's Gastrointestinal and Liver Disease eleventh edition: pathophysiology, diagnosis, management. Med J Armed Forces India. 2020;63(2):205.
4. Veitch AM, Radaelli F, Alikhan R, et al. Endoscopy in patients on antiplatelet or anticoagulant therapy: British Society of Gastroenterology (BSG) and European Society of Gastrointestinal Endoscopy (ESGE) guideline update. Endoscopy. 2021;53(9):947-69.
5. Torsy T, Saman R, Boeykens K, et al. Comparison of two methods for estimating the tip position of a nasogastric feeding tube: a randomized controlled trial. Nutr Clin Pract. 2018;33:843-50.
6. Blumenstein I, Shastri YM, Stein J. Gastroenteric tube feeding: techniques, problems and solutions. World J Gastroenterol. 2014;20(26):8505-24.
7. Sorokin R, Gottlieb JE. Enhancing patient safety during feeding-tube insertion: a review of more than 2,000 insertions. JPEN J Parenter Enteral Nutr. 2006;30:440-5.
8. Turgay AS, Khorshid L. Effectiveness of the auscultatory and pH methods in predicting feeding tube placement. J Clin Nurs. 2010;19:1553-9.
9. de Aguilar-Nascimento JE, Kudsk KA. Clinical costs of feeding tube placement. JPEN J Parenter Enteral Nutr. 2007;31:269-73.
10. .Gkolfakis P, Arvanitakis M, Despott EJ, et al. Endoscopic management of enteral tubes in adult patients - part 2: peri- and post-procedural management. European Society of Gastrointestinal Endoscopy (ESGE) Guideline. Endoscopy. 2021;53(2):178-95.
11. Palmer LB, McClave SA, Bechtold ML, et al. Tips and tricks for deep jejunal enteral access: modifying techniques to maximize success. Curr Gastroenterol Rep. 2014;16:409.
12. Pearce CB, Duncan HD. Enteral feeding. Nasogastric, nasojejunal, percutaneous endoscopic gastrostomy, or jejunostomy: its indications and limitations. Postgrad Med J. 2002;78(918):198-204.

13. Wang J, Liu M, Liu C, et al. Percutaneous endoscopic gastrostomy versus nasogastric tube feeding for patients with head and neck cancer: a systematic review. J Radiat Res. 2014;55(3):559-67.
14. Bankhead RR, Fisher CA, Rolandelli RH. Gastrostomy tube placement outcomes: comparison of surgical, endoscopic, and laparoscopic methods. Nutr Clin Pract. 2005;20(6):607-12.
15. Gauderer MWL. Percutaneous endoscopic gastrostomy and the evolution of contemporary long-term enteral access. Clinical Nutrition. 2002;21(2):103-10.
16. Gauderer MW, Ponsky JL, Izant RJ Jr. Gastrostomy without laparotomy: a percutaneous endoscopic technique. J Pediatr Surg. 1980;15:872-5.
17. Hashiba K. Technic for opening a gastrostomy under endoscopic control and manipulation. Rev Paul Med. 1980;95:37-8.
18. Russell TR, Brotman M, Norris F. Percutaneous gastrostomy. A new simplified and cost-effective technique. Am J Surg. 1984;148(1):132-7.
19. Giordano-Nappi JH, Maluf-Filho F, Ishioka S, et al. A new large-caliber trocar for percutaneous endoscopic gastrostomy by the introducer technique in head and neck cancer patients. Endoscopy. 2011;43(9):752-8.
20. Martins FP, Sousa MCB, Ferrari AP. New introducer PEG-gastropexy with T fasteners: a pilot study. Arq Gastroenterol. 2011;48(4):231-5.
21. Mansur GR, Souza e Mello GF, Garcia FL, Santos TB. Gastrostomia endoscópica percutânea (GEP). Projeto Diretrizes-Sociedade Brasileira de Endoscopia Digestiva [Internet]. 2010.
22. Park RHR, Allison MC, Lang J, et al. Randomised comparison of percutaneous endoscopic gastrostomy and nasogastric tube feeding in patients with persisting neurological dysphagia. BMJ. 1992;304:1406-9.
23. Malmgren A, Hede GW, Karlström B, et al. Indications for percutaneous endoscopic gastrostomy and survival in old adults. Food Nutr Res. 2011;55:1-6.
24. Rahnemai-Azar AA, Naghshizadian R, Kurtz A, Farkas DT. Percutaneous endoscopic gastrostomy: indications, technique, complications and management. World J Gastroenterol. 2014;20(24):7739-51.
25. Dennis MS, Lewis SC, Warlow C. Effect of timing and method of enteral tube feeding for dysphagic stroke patients (FOOD): a multicentre randomized controlled trial. Lancet. 2005;365:764-72.
26. Habib SF, Ahmed S, Skelly R, et al. Developing a protocol for gastrostomy tube insertion in patients diagnosed with head and neck cancer. Oral Surg Oral Med Oral Pathol Oral Radiol. 2014;117(5):551-9.
27. Ticinesi A, Nouvenne A, Lauretani F, et al. Survival in older adults with dementia and eating problems: To PEG or not to PEG? Clin Nutr. 2016;35(6):1512-6.
28. Gillick MR. Rethinking the role of tube feeding in patients with advanced dementia. N Engl J Med. 2000;342:206-10.
29. Nunes G, Santos CA, Santos C, Fonseca J. Percutaneous endoscopic gastrostomy for nutritional support in dementia patients. Aging Clin Exp Res. 2016;28(5):983-9.
30. Paranji S, Paranji N, Wright S, Chandra S. A nationwide study of the impact of dysphagia on hospital outcomes among patients with dementia. Am J Alzheimer's Dis Other Demen. 2017;32(1):5-11.
31. Blomberg J, Lagergren P, Martin L, et al. Albumin and C-reactive protein levels predict short-term mortality after percutaneous endoscopic gastrostomy in a prospective co-hort study. Gastroint Endosc. 2011;73:29-36.
32. Gumaste VV, Bhamidimarri KR, Bansal R, et al. Factors predicting early discharge and mortality in post-percutaneous endoscopic gastrostomy patients. Ann Gastroenterol. 2014;27(1):42-7.
33. Sharma VK, Howden CW. Meta-analysis of randomized, controlled trials of antibiotic prophylaxis before percutaneous endoscopic gastrostomy. Am J Gastroenterol. 2000;95:3133-6.
34. Jain NK, Larson DE, Schroeder KW, et al. Antibiotic prophylaxis for percutaneous endoscopic gastrostomy. A prospective, randomized, double-blind clinical trial. Ann Intern Med. 1987;107(6):824-8.
35. Khashab MA, Chithadi KV, Acosta RD, et al. Antibiotic prophylaxis for GI endoscopy. Gastrointest Endosc. 2015;81(1):81-9.
36. DeLegge M. Gastrostomy tubes: complications and their management. UpToDate [Internete].
37. Acosta RD, Abraham NS, Chandrasekhara V, et al. Management of antithrombotic agents for patients undergoing GI endoscopy. Gastrointest Endosc. 2016;83:3-16.
38. Sutcliffe J, Wigham A, Mceniff N, et al. CIRSE Standards of Practice Guidelines on Gastrostomy. Cardiovasc Intervent Radiol.l 2016;39(7):973-87.
39. Dormann AJ, Glosemeyer R, Leistner U, et al. Modified percutaneous endoscopic gastrostomy (PEG) with gastropexy-early experience with a new introducer technique. Z Gastroenterol. 2000;38:933-8.
40. Jain R, Maple JT, Anderson MA, et al. The role of endoscopy in enteral feeding. Gastrointest Endosc. 2011;74(1):7-12.
41. Riley DA, Strauss M. Airway and other complications of percutaneous endoscopic gastrostomy in head and neck cancer patients. Ann Otol Rhinol Laryngol. 1992;101(4):310-3.
42. Chaves DM, Kumar A, Lera ME, et al. EUS-guided percutaneous endoscopic gastrostomy for enteral feeding tube placement. Gastrointest Endosc. 2008;68(6):1168-72.
43. Schlottmann K, Klebl F, Wiest R, et al. Ultrasound-guided percutaneous endoscopic gastrostomy in patients with negative diaphanoscopy. Endoscopy. 2007;39:686-91.
44. Fagundes RB, Cantareli JC Jr, Fontana K, et al. Percutaneous endoscopic gastrostomy and peristomal infection: an avoidable complication with the use of a minimum skin incision. Surg Laparosc Endosc Percutan Tech. 2011;21(4):275-7.
45. Akkersdijk WL, van Bergeijk JD, van Egmond T, et al. Percutaneous endoscopic gastrostomy (PEG): comparison of push and pull methods and evaluation of antibiotic prophylaxis. Endoscopy. 1995;27(4):313-6.
46. Fernandez I, Rodriguez S, Gonzalez A, et al. A comparative study of 2 technics of percutaneous endoscopic gastrostomy. Rev Esp Enferm Dig. 1995;87(5):357-61.
47. Sachs BA, Vine HS, Palestrant AM, et al. A nonoperative technique for establishment of a gastrostomy in the dog. Invest Radiol. 1983;18:485-7.
48. Cappell MS. Risk factors and risk reduction of malignant seeding of the percutaneous endoscopic gastrostomy track from pharyngoesophageal malignancy: a review of all 44 known reported cases. Am J Gastroenterol. 2007;102(6):1307-11.
49. Deitel M, Bendango M, Spratt EH, et al. Percutaneous endoscopic gastrostomy by the pull and introducer methods. Can J Surg. 1988;31(2):102-4.
50. Foster JM, Filocamo P, Nava H, et al. The introducer technique is the optimal method for placing percutaneous endoscopic gastrostomy tubes in head and neck cancer patients. Surg Endosc. 2007;21(6):897-901.
51. Stein J, Schulte-Bockholt A, Sabin M, Keymling M. A randomized prospective trial of immediate vs next-day feeding after percutaneous endoscopic gastrostomy in intensive care patients. Intensive Care Med. 2002;28:1656-60.
52. Werlin S, Glicklich M, Cohen R. Early feeding after percutaneous endoscopic gastrostomy is safe in children. Gastrointest Endosc. 1994;40:692-3.
53. Bechtold ML, Matteson ML, Choudhary A, et al. Early versus delayed feeding after placement of a percutaneous endoscopic gastrostomy: a metaanalysis. Am J Gastroenterol. 2008;103(11):2919-24.
54. Schrag SP, Sharma R, Jaik NP, et al. Complications related to percutaneous endoscopic gastrostomy (PEG) tubes. A comprehensive clinical review. J Gastrointest Liver Dis. 2007;16:407-18.
55. Dobrota JS. Painless removal of traction-removable PEG tubes. Gastrointest Endosc. 1999;50:457.
56. Duerksen DR. Removal of traction-removable gastrostomy tubes with local anesthetic. Gastrointest Endosc. 2001;54:420.
57. Duarte H, Santos C, Capelas ML, Fonseca J. Peristomal infection after percutaneous endoscopic gastrostomy: a 7-year surveillance of 297 patients. Arq Gastroenterol. 2012;49(4):255-8.
58. Zopf Y, Konturek P, Nuernberger A, et al. Local infection after placement of percutaneous endoscopic gastrostomy tubes: a prospective study evaluating risk factors. Can J Gastroenterol. 2008;22(12):987-91.
59. Hucl T, Spicak J. Complications of percutaneous endoscopic gastrostomy. Best Practice and Research Clinical Gastroenterology. 2016,30:769-781.
60. Lipp A, Lusardi G. A systematic review of prophylactic antimicrobials in PEG placement. J Clin Nurs. 2009;18:938-48.
61. Campoli PMO, de Paula AAP, Alves LG, Turchi MD. Effect of the introducer technique compared with the pull technique on the peristomal infection rate in PEG: a meta-analysis. Gastrointest Endosc. 2012;75(5):988-96.
62. Warriner L, Spruce P. Managing overgranulation tissue around gastrostomy sites. Br J Nurs. 2012;21(5):S14-6.
63. Varnier A, Iona L, Dominutti MC, et al. Percutaneous endoscopic gastrostomy: complications in the short and long-term followup and efficacy on nutritional status. Eura Medicophys. 2006;42:23-6.

64. Guvenç BH, Rasa K, Guvenç S. The presence of percutaneous endoscopic gastrostomy (PEG)-related postprocedural pneumoperitoneum. Endoscopy. 2009;41(2):E269-E270.
65. Milanchi S, Allins A. Early pneumoperitoneum after percutaneous endoscopic gastrostomy in intensive care patients: sign of possible bowel injury. Am J Crit Care. 2007;16:132-6.
66. Lucendo AJ, Sánchez-Casanueva T, Redondo O, et al. Risk of bleeding in patients undergoing percutaneous endoscopic gastrotrostomy (PEG) tube insertion under antiplatelet therapy?: a systematic review with a meta-analysis. Rev Esp Enferm Dig. 2015;107(3):128-36.
67. Chaer RA, Rekkas D, Trevino J, et al. Intra-hepatic placement of a PEG tube. Gastrointest Endosc. 2003;57:763-5.
68. Guloglu R, Taviloglu K, Alimoglu O. Colon injury following percutaneous endoscopic gastrostomy tube insertion. J Laparoendosc Adv Surg Tech. 2003;13:69-72.
69. El AZ, Arvanitakis M, Ballarin A, et al. Buried bumper syndrome: low incidence and safe endoscopic management. Acta Gastroenterol Belg. 2011;74(2):312-6.
70. Martins BC, Takada J, Kawaguti FS, et al. PEG rescue with gastropexy after early tube withdrawal: an application of natural orifice transluminal endoscopic surgery (with video). Gastrointest Endosc. 2011;74(3):709-11.
71. Pofahl WE, Ringold F. Management of early dislodgment of percutaneous endoscopic gastrostomy tubes. Surg Laparosc Endosc Percutan Tech. 1999;9(4):253-6.
72. Okutani D, Kotani K, Makihara S. A case of gastrocolocutaneous fistula as a complication of percutaneous endoscopic gastrostomy. Acta Med Okayama. 2008;62(2):135-8.
73. Ridtitid W, Lehman GA, Watkins LJ, et al. Short- and long-term outcomes from percutaneous endoscopic gastrostomy with jejunal extension analysis of success, complications and outcome. Surg Endosc 2016;28:[epub ahead of print].
74. Zhu Y, Shi L, Tang H, Tao G. Current considerations in direct percutaneous endoscopic jejunostomy. Can J Gastroenterol. 2012;26(2):92-6.
75. Lim AH, Schoeman MN, Nguyen NQ, Long-term outcomes of direct percutaneous endoscopic jejunostomy: a 10-year co-hort. Endosc Int Open. 2015;03:E610-4.
76. Khashab MA, Chithadi KV, et al. Antibiotic prophylaxis for GI endoscopy. Gastrointest Endosc. ASGE Standards of Practice Committee. 2015;81(1):81-9.
77. Ponsky JL, Aszodi A. Percutaneous endoscopic jejunostomy. Am J Gastroenterol. 1984;79:113-6.
78. van der Merwe SW, van Wanrooij RLJ, Bronswijk M, et al. Therapeutic endoscopic ultrasound: European Society of Gastrointestinal Endoscopy (ESGE) Guideline. Endoscopy. 2022;54(2):185-205.
79. Shike M, Schroy P, Ritchie MA, et al. Percutaneous endoscopic jejunostomy in cancer patients with previous gastric resection. Gastrointest Endosc. 1987;33:372-4.
80. Despott EJ, Gabe S, Tripoli E, et al. Enteral access by double-balloon enteroscopy: an alternative method of direct percutaneous endoscopic jejunostomy placement. Dig Dis Sci. 2011;56: 494-8.
81. Simoes PK, Woo KM, Shike M, et al. Direct percutaneous endoscopic jejunostomy: procedural and nutrition outcomes in a large patient co-hort. JPEN J Parenter Enteral Nutr. 2018;42:898-90.
82. Fan AC, Baron TH, Rumalla A, Harewood GC. Comparison of direct percutaneous endoscopic jejunostomy and PEG with jejunal extension. Gastrointest Endosc. 2002;56(6):890-4.
83. Zopf Y, Rabe C, Bruckmoser T, et al. Percutaneous endoscopic jejunostomy and jejunal extension tube through percutaneous endoscopic gastrostomy: a retrospective analysis of success, complications and outcome. Digestion. 2009;79(2):92-7.

98 Anastomoses Ecoguiadas

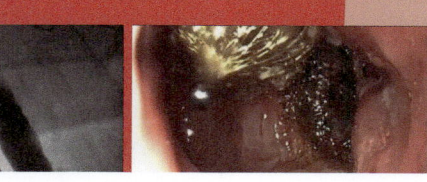

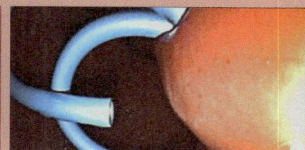

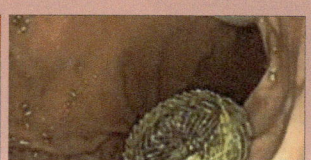

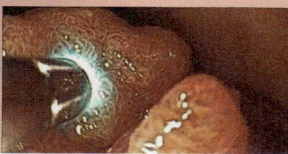

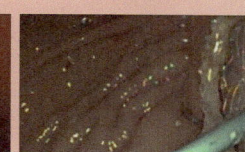

Matheus Cavalcante Franco ■ Gustavo Luís Rodela Silva
Bruno da Costa Martins ■ Fauze Maluf Filho

INTRODUÇÃO

A obstrução da saída gástrica (do inglês, *gastric outlet obstruction* – GOO) é uma síndrome clínica secundária à obstrução luminal na região do estômago distal, piloro ou duodeno, que pode ser causada por etiologias benignas ou malignas. Os sintomas típicos incluem vômitos pós-prandiais, saciedade precoce, dor abdominal, distensão abdominal, incapacidade de tolerar a ingestão oral e perda de peso, afetando a qualidade de vida do paciente.[1,2]

Embora condições benignas, como estenoses pépticas, possam causar GOO, a maioria dos casos atualmente é causada por condições malignas que compreendem a região piloricoduodenal, como neoplasias gástricas ou pancreatobiliares. O tratamento clássico para esses pacientes tem sido a gastrojejunostomia cirúrgica (GJC) por via aberta ou laparoscópica. No entanto, a GJC está relacionada com altas taxas de morbidade, retardando o retorno da ingestão oral e da quimioterapia.[3] Vale ressaltar que muitos pacientes são maus candidatos à cirurgia devido à doença maligna subjacente avançada, estado nutricional deficiente e curta expectativa de vida.[4-6]

O tratamento endoscópico com colocação de próteses metálicas autoexpansíveis (PMAE) surgiu como alternativa minimamente invasiva à cirurgia,[7] com sucesso técnico e clínico relatado de 90-100% e 70-100%, respectivamente.[8,9] Uma metanálise incluindo 3 ensaios clínicos randomizados e controlados comparando a GJC com o tratamento endoscópico com PMAE mostrou que a PMAE tem resultados mais favoráveis em curto prazo, incluindo menor tempo para reiniciar a alimentação por via oral e menor tempo de internação hospitalar.[10] No entanto, muitos pacientes podem apresentar recorrência dos sintomas em decorrência de obstrução da prótese pelo conteúdo alimentar ou crescimento tecidual, com uma patência mediana de 70 dias, necessitando de intervenções repetidas para manter a perviedade da prótese. Portanto, defende-se que a GJC pode ser uma abordagem mais adequada para pacientes com melhor prognóstico, enquanto a PMAE deve ser reservada a pacientes com pior estado clínico e expectativa de vida a curto prazo.[11]

Mais recentemente, com o advento de diferentes tipos de *stents* metálicos biflangeados com lúmen (do inglês, *lumen-apposing metal stents* – LAMS), a gastroenterostomia guiada por ultrassonografia endoscópica (do inglês, *endoscopic ultrasound-guided gastroenterostomy* – EUS-GE) foi desenvolvida para o manejo da GOO, e várias técnicas foram desenvolvidas para melhorar ainda mais sua segurança e eficácia.[12,13] Neste capítulo descrevemos aspectos técnicos, situação atual, eventos adversos e perspectivas futuras da EUS-GE.

GASTROENTEROSTOMIA GUIADA POR ULTRASSONOGRAFIA ENDOSCÓPICA

Em 2002, Fritscher-Ravens *et al.*[14] desenvolveram um mecanismo de sutura artesanal (plicatura por *tag*) guiado por ecoendoscopia que permitia fixar dois órgãos juntos para auxiliar na colocação de *stents* ou nos métodos menos invasivos para formação de anastomoses. No entanto, a técnica não foi adotada em razão da complexidade do procedimento. Após o desenvolvimento de um *stent* metálico totalmente recoberto com âncoras bilaterais de apropriação do lúmen (LAMS), Binmoeller *et al.*[15] introduziram a EUS-GE pela primeira vez usando LAMS em uma série de modelos suínos em 2012, permitindo a expansão da técnica.

O princípio básico da EUS-GE é criar uma anastomose entre o estômago e a parede entérica, semelhante à abordagem cirúrgica. Espera-se que a EUS-GE leve a uma patência mais longa do *stent* do que a PMAE convencional, devido ao seu comprimento mais curto e *design* totalmente coberto.

Pacientes sintomáticos com GOO são candidatos à EUS-GE independentemente da etiologia da estenose. Condições benignas incluem estenoses pépticas devido a úlceras gástricas ou duodenais, pancreatite crônica, estenose cirúrgica da anastomose, síndrome mesentérica superior e outras condições. As condições malignas incluem tumores primários ou metastáticos que invadem o segmento piloricoduodenal, como câncer gástrico, câncer pancreático, câncer biliar e metástases linfonodais.

Os procedimentos de EUS-GE podem ser realizados por punção da terceira ou quarta porção do duodeno (EUS-gastroduodenostomia), ou por punção do jejuno (EUS-gastrojejunostomia). O planejamento pré-procedimento com tomografia computadorizada em incidência transversal e coronal é útil na decisão do local da punção (Fig. 98-1). É importante localizar uma alça intestinal adjacente ao estômago para permitir um local de punção seguro para a implantação do *stent*. A presença de grande volume de ascite é uma contraindicação absoluta à EUS-GE, pois interfere na aderência da alça intestinal com o estômago.[16]

Pacientes com sintomas de GOO geralmente apresentam estase gástrica significativa, o que pode levar a eventos adversos graves durante a sedação. Portanto, é importante manter esses pacientes com dieta líquida de baixo resíduo ou sem ingestão alimentar por vários dias antes do procedimento a fim de garantir o esvaziamento gástrico associado à nutrição enteral por meio de sonda nasoenteral

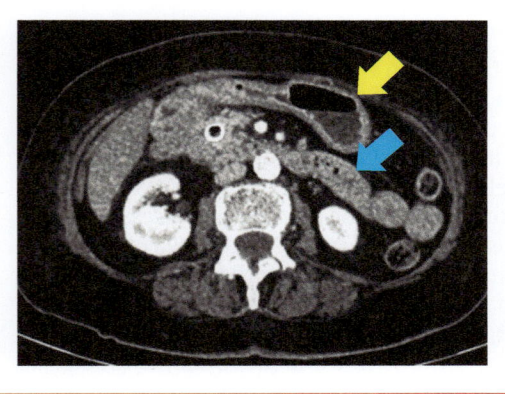

Fig. 98-1. TC mostrando a proximidade do estômago (seta amarela) com o duodeno distal (seta azul), o que pode corresponder a um bom local para a realização da punção ecoguiada.

colocada distalmente ao local da obstrução. O uso de sondas de duplo lúmen que possibilitem tanto a drenagem gástrica quanto a nutrição enteral é outra estratégia comum.

A LAMS padrão atual inclui o *stent* AXIOS® (Boston Scientific Co., Marlborough, MA, EUA), HANARO® *stent* (M.I. Tech, Pyeongtaek, Coreia), SPAXUS® e NAGI (Taewoong Medical Co., Gimpo, Coreia). Inicialmente, o implante do *stent* exigia a colocação de fio-guia e dilatação do trato da agulha com cateter dilatador de eletrocautério ou balão. Mais recentemente foi desenvolvida uma LAMS acoplada na ponta a um eletrocautério. Esse sistema permite a punção, dilatação do trato e colocação de *stent* em um único dispositivo, de forma mais simples, rápida e segura. Mesmo o fio-guia não é necessário, pois às vezes pode empurrar o intestino delgado adjacente ao estômago para longe, resultando em posicionamento inadequado. As LAMS com eletrocautério atualmente disponíveis são a HOT AXIOS® (Boston Scientific Co., Marlborough, MA, EUA) e HOT Spaxus® (Taewoong Medical Co., Gimpo, Coreia). Para EUS-GE utilizam-se LAMS de 15 e 20 mm, porém, deve-se escolher, preferencialmente, a de 20 mm. Estudo retrospectivo mostrou maior taxa de sucesso clínico (100% x 88%) e menor tempo de internação hospitalar (4 dias *versus* 5 dias) com o uso do *stent* de maior dimensão.[17]

TÉCNICAS DE GASTROENTEROSTOMIA POR ECOENDOSCOPIA

Diferentes técnicas foram descritas para a realização da EUS-GE. Apesar das diferenças, o objetivo em todas elas é a liberação por um ecoendoscópio de *stent* totalmente recoberto com flanges largas, que promove a ancoragem entre o estômago e o intestino (ou duodeno), evitando riscos de migração, extravasamento e crescimento tecidual. A Figura 98-2 resume as diferentes técnicas de EUS-GE.

Gastroenteroanastomose Direta Guiada por EUS[2,18,19]

- *Passo 1*: Inicialmente, o duodeno/intestino distal ao ponto de obstrução é preenchido com 250-500 mL de solução salina associada a contraste e azul de metileno (evitar água devido ao risco de hiponatremia). Isso pode ser feito usando uma agulha EUS calibre 22 como punção de teste ou usando acessórios de endoscopia para preencher a luz intestinal distalmente à obstrução (Fig. 98-2a). A administração intravenosa de agentes antiespasmódicos, como butil-escopolamina ou glucagon, pode ser considerada para diminuir as contrações intestinais.
- *Passo 2*: Após a confirmação endoscópica e fluoroscópica do intestino distendido cheio de líquido, uma punção em tempo único é realizada se uma LAMS com eletrocautério (p. ex., a HOT AXIOS®) estiver disponível (técnica mão livre ou *free-hand*). A inserção da LAMS sobre o fio não é mais utilizada, pois pode afastar o jejuno. No entanto, se a LAMS com eletrocautério não estiver disponível, deve-se realizar punção com agulha de 19 G, seguida de enterograma com injeção de contraste através da agulha (ou aspiração do líquido azul da agulha), confirmando que o intestino-alvo pode ser corretamente puncionado; em seguida, a passagem do fio-guia rígido de 0,025 ou 0,035 polegada seguida de dilatação do trato (dilatador de eletrocautério ou balão) e implantação da LAMS sobre o fio-guia.

Com o advento da LAMS com eletrocautério em sua ponta, essa técnica tornou-se mais rápida e simples, dada a não necessidade de acessórios extras e a redução do número de passos no procedimento, sendo assim preferida por muitos autores. Em um estudo comparando a técnica direta (*free-hand*) *versus* a técnica assistida por balão, não foram encontradas diferenças quanto ao sucesso técnico, sucesso clínico, eventos adversos, necessidade de nova intervenção ou sobrevida. No entanto, o tempo médio de procedimento foi significativamente menor na técnica direta em comparação com o grupo assistido por balão (35,7 min *vs.* 89,9 min).[20] A principal desvantagem dessa técnica é que o fluido inicialmente administrado pode ter migrado distalmente para longe da alça desejada no momento em que o exame de ecoendoscopia está sendo realizado.

Gastroenteroanastomose Guiada por Ecoendoscopia Assistida por Dispositivo[2,19]

A EUS-GE assistida por dispositivo usa um cateter-balão, um tubo nasobiliar fino ou um endoscópio ultrafino para ajudar a identificar a alça intestinal alvo.

Técnica Assistida por Balão

- *Passo 1*: Um fio-guia de 0,025 ou 0,035 polegada é avançado pela primeira vez através da obstrução sob orientação endoscópica ou fluoroscópica.
- *Passo 2*: O endoscópio é retirado e um balão de dilatação ou um cateter balão de extração de cálculos é avançado sobre o fio e, em seguida, inflado com soro fisiológico ou corante.
- *Passo 3*: A colocação do *stent* pode, então, prosseguir como descrito anteriormente, usando o balão como alvo para punção com agulha guiada por ecoendoscopia (Fig. 98-2b). Além disso, o balão ajuda a estabilizar a alça intestinal distalmente à obstrução.

Técnica Assistida por Duplo Balão

A Figura 98-3 resume os principais passos da técnica com uso do duplo balão (*double balloon-occluded* – EPASS).

- *Passo 1*: Um endoscópio (ou enteroscópio) acoplado a um *overtube* é introduzido até o ponto de obstrução, seguido pela passagem do fio-guia.
- *Passo 2*: O endoscópio é removido, mantendo-se o *overtube* próximo ao ponto de obstrução, e o cateter com duplo balão é introduzido sobre o fio-guia dentro do overtube. Os dois balões (separados por 20 cm) são inflados com 200 mL de corante para fixar um segmento de duodeno (ou jejuno), que é preenchido com uma solução de soro fisiológico e azul de metileno.
- *Passo 3*: A punção é realizada entre os dois balões seguindo a técnica já descrita anteriormente.

Encher a alça intestinal é essencial para a punção adequada e, mesmo que uma grande quantidade de água seja injetada, a posição do intestino delgado pode se mover e colapsar devido ao fluxo de água pelo peristaltismo, mesmo com o uso de drogas antiespasmódicas. Assim, teoricamente, o uso de um balão e, principalmente, de um tubo entérico com duplo balão poderia manter a distensão intestinal em razão da injeção adicional de fluidos, levando a um procedimento de maior segurança técnica. No entanto, não há diferenças baseadas em evidências nas taxas de eventos adversos na literatura.

Técnica Assistida por Dreno Nasobiliar

- *Passo 1*: Um fio-guia de 0,025 ou 0,035 polegada é avançado pela primeira vez através da obstrução sob orientação endoscópica e fluoroscópica.
- *Passo 2*: O endoscópio é retirado e um dreno nasobiliar avançado somente sob orientação fluoroscópica. Alternativamente, a colocação do dreno nasobiliar pode ser realizada com o auxílio de endoscópio terapêutico ou duodenoscópio que permite a inserção do dreno nasobiliar através do canal terapêutico do aparelho.
- *Passo 3*: após a infusão do líquido e distensão da alça intestinal, a punção é realizada conforme explicado anteriormente.

Técnica Assistida por Dispositivo com Endoscópio Ultrafino

- *Passo 1*: O endoscópio ultrafino é introduzido no ponto de obstrução e, quando possível, passado através dele, e o líquido é administrado diretamente pelo endoscópio para distender a alça intestinal alvo.
- *Passo 2*: O ecoendoscópio é então inserido e avançado no estômago ao lado do endoscópio ultrafino e a punção da alça distendida é realizada

Embora essa técnica permita a visualização direta da punção pelo endoscópio, ela não é amplamente utilizada devido à necessidade de dois processadores endoscópicos separados, além do desafio de manobrar um ecoendoscópio terapêutico ao lado do endoscópio ultrafino (Fig. 98-2c).

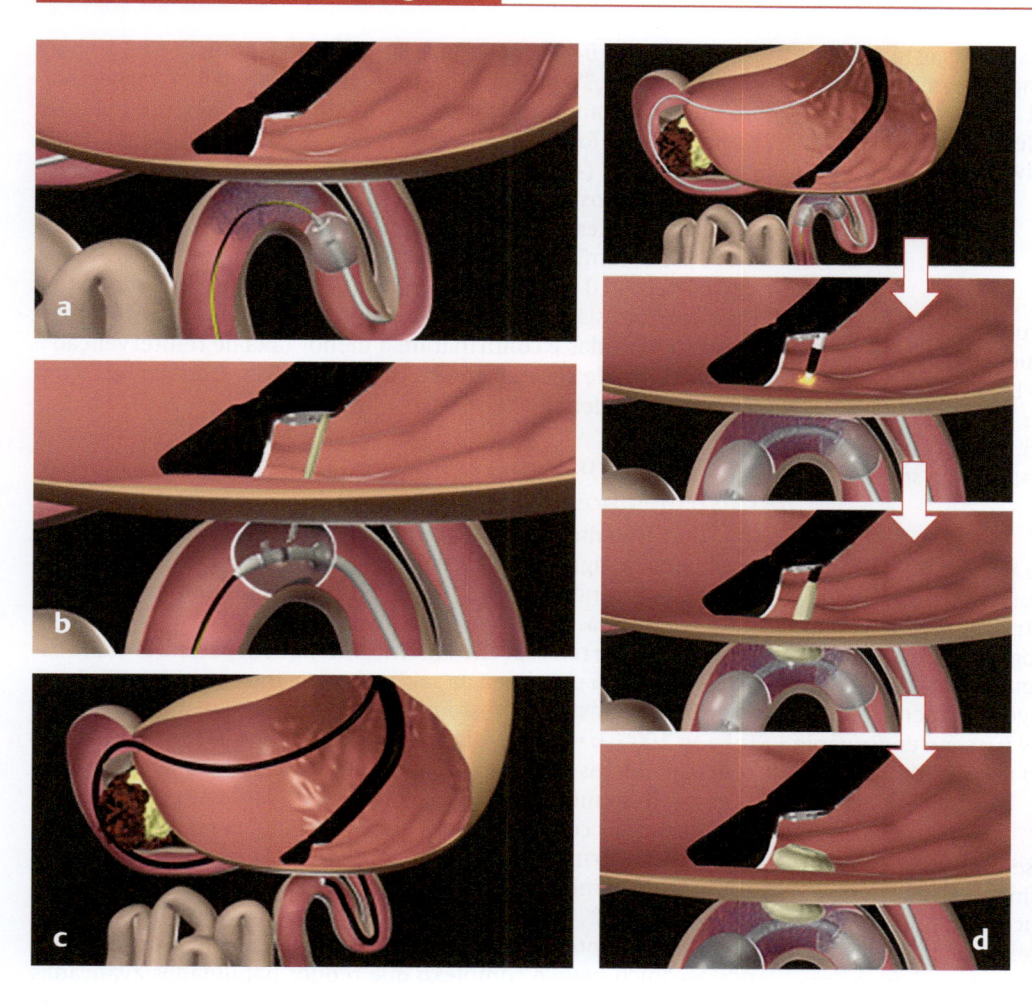

Fig. 98-2. Esquemas das técnicas de gastroenteroanastomose ecoguiada. (**a**) Punção direta por ecoendoscopia e preenchimento luminal com auxílio do cateter-balão de extração de cálculo. (**b**) Assistido por balão. (**c**) Assistido por endoscópio ultrafino. (**d**) Com a técnica de duplo balão (EPASS).

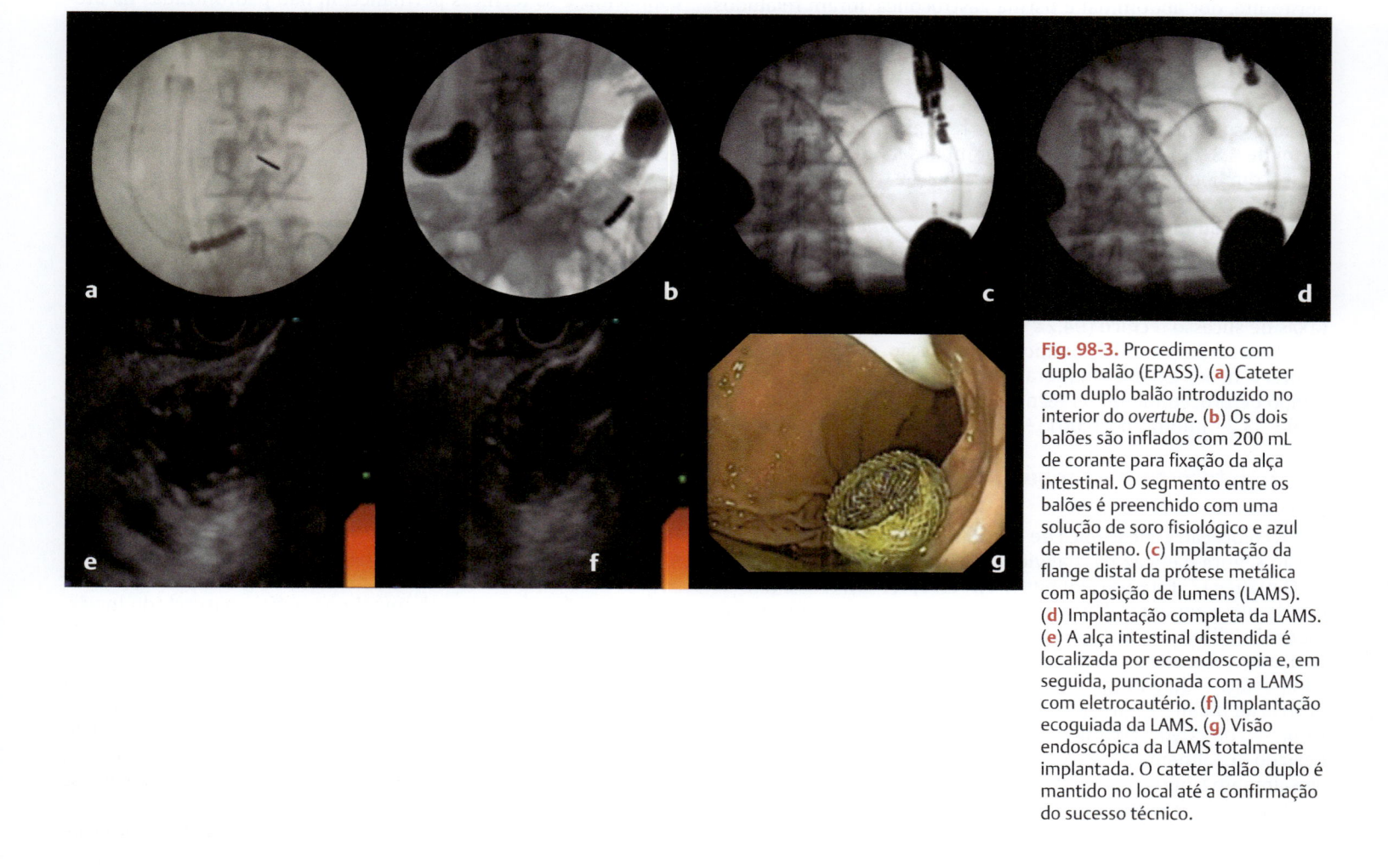

Fig. 98-3. Procedimento com duplo balão (EPASS). (**a**) Cateter com duplo balão introduzido no interior do *overtube*. (**b**) Os dois balões são inflados com 200 mL de corante para fixação da alça intestinal. O segmento entre os balões é preenchido com uma solução de soro fisiológico e azul de metileno. (**c**) Implantação da flange distal da prótese metálica com aposição de lumens (LAMS). (**d**) Implantação completa da LAMS. (**e**) A alça intestinal distendida é localizada por ecoendoscopia e, em seguida, puncionada com a LAMS com eletrocautério. (**f**) Implantação ecoguiada da LAMS. (**g**) Visão endoscópica da LAMS totalmente implantada. O cateter balão duplo é mantido no local até a confirmação do sucesso técnico.

A principal limitação dessas técnicas assistidas está relacionada com as dificuldades em avançar oralmente os dispositivos através de uma estenose duodenal/jejunal muitas vezes apertada e angulada. Em casos de GOO completa, a pré-dilatação usando um balão antes de inserir dispositivos sobre o fio-guia pode ser útil.

Outras Técnicas
Técnica Rendez-Vous[19]

Nessa técnica, após a punção guiada por ultrassom com a passagem do fio-guia para o duodeno ou intestino delgado, o fio-guia é retirado oralmente com balão dilatador ou balão de extração de cálculos com alça de polipectomia ou cateter de cesto trapezoide. Essa manobra, apesar de tecnicamente difícil, permite a tração do fio-guia, oferecendo maior segurança na passagem do stent.

Técnica de Implantação Retrógrada[2,19]

Após o uso da técnica rendez-vous com tração do fio-guia pela boca, o ecoendoscópio é removido, um endoscópio terapêutico é avançado sobre o fio-guia, atravessando a obstrução até o local puncionado e, então, a LAMS é implantada retrogradamente do duodeno (ou jejuno) para o estômago. Embora essa técnica tenha risco menor de má implantação, porque o estômago tem menos probabilidade de ser afastado, pode não ser possível passar o endoscópio terapêutico através da obstrução, incluindo o risco de perfuração.

RESULTADOS DA EUS-GE

Em uma revisão sistemática e metanálise publicada em 2020 com 12 estudos (com várias técnicas), incluindo 285 pacientes, o sucesso técnico foi alcançado em 92% e o sucesso clínico em 90% dos pacientes. Recorrência dos sintomas ou reintervenção não planejada foi necessária em 9% dos pacientes, e eventos adversos, que incluem má liberação do stent, sangramento, pneumoperitônio, peritonite, dor abdominal e fístula gastrocólica, foram relatados em 12% dos pacientes.[21]

Mesmo para a GOO benigna, o EUS-GE é uma técnica promissora. Em séries retrospectivas internacionais envolvendo 5 centros terciários e 26 pacientes, o sucesso técnico foi alcançado em 96,2% e o sucesso clínico em 84%. A taxa de reintervenção não planejada foi de 4,8%, e eventos adversos foram observados em 11,5% (2 stents com liberação inadequada e 1 fístula gástrica após remoção eletiva do stent).[22]

Alguns autores colocam a EUS direta (free-hand) como técnica de escolha devido à maior simplicidade técnica, sem a necessidade de qualquer dispositivo para auxiliar o procedimento. Em estudo que comparou técnica direta versus técnica assistida por balão, as taxas de sucesso técnico (94,2% vs 90,9% p = 0,63), sucesso clínico (92,3% vs 90,9% p = 1,00), tempo de internação, eventos adversos, reintervenções e sobrevida foram semelhantes, mas com menor tempo de procedimento na técnica direta (35,7 ± 32,1 minutos vs 89,9 ± 33,3 minutos, p < 0,001).[20]

Gastroenterostomia Ecoguiada (EUS-GE) vs. Prótese Duodenal

A colocação endoscópica de uma PMAE tem-se mostrado uma opção segura e eficaz para alívio dos sintomas de pacientes com GOO maligna.[23] Este procedimento endoscópico envolve a colocação de um stent enteral atravessando a obstrução maligna, geralmente localizada no duodeno e/ou no jejuno proximal, e, portanto, tem sido associada a taxas significativas de reintervenção devido à impactação alimentar, migração do stent, crescimento tumoral e obstrução biliar.[23] O que diferencia a EUS-GE da prótese duodenal é que seu objetivo é criar um by-pass do estômago para o intestino delgado distalmente à obstrução e, finalmente, diminuir o risco de crescimento tumoral e obstrução biliar.

Um estudo retrospectivo publicado em 2017 por Chen et al.[24] comparou a EUS-GE com prótese duodenal em pacientes com GOO maligna e mostrou sucesso técnico e clínico semelhante: 86,7% para EUS-GE versus 94,2% para a prótese duodenal (p = 0,2), e 83,3% para EUS-GE vs. 67,3% para a prótese duodenal (p = 0,12), respectivamente. No entanto, a recorrência dos sintomas e a necessidade de reintervenção foram significativamente menores nos pacientes do grupo EUS-GE (4% vs. 28,6%, p = 0,015). Ge et al.,[25] em estudo retrospectivo, mostraram não apenas aumento na taxa de reintervenção com a prótese duodenal em relação à EUS-GE (32% vs. 8,3%, p = 0,021), mas também maior sucesso clínico no grupo EUS-GE (95,8% vs. 76,3%, p = 0,042) em pacientes com GOO maligna. Recentemente, duas revisões sistemáticas e metanálises de estudos retrospectivos foram publicadas e confirmaram a menor taxa de reintervenção e a maior taxa de sucesso clínico com EUS-GE em comparação com a prótese duodenal.[26,27]

Gastroenterostomia Ecoguiada (EUS-GE) vs. Gastrojejunostomia Cirúrgica (GJC)

Tradicionalmente, a GJC tem sido o padrão-ouro para pacientes com GOO maligna, e terapias endoscópicas, como a prótese duodenal, foram indicadas para pacientes que não eram bons candidatos à cirurgia.

Um estudo retrospectivo multicêntrico, com pacientes com obstrução benigna e maligna da saída gástrica, mostrou que a EUS-GE, comparada à gastrojejunostomia laparoscópica, teve sucesso técnico (88% vs 100%, p = 0,11) e clínico similares (84% vs. 90%, p = 0,11), porém com menos eventos adversos (12% vs. 41%, p = 0,03).[28] Revisão sistemática e metanálise de Boghossian et al.[27] de quatro estudos retrospectivos com pacientes com GOO maligna relataram menor tempo de internação hospitalar com EUS-GE em comparação com GJC, porém, também relataram menor sucesso técnico com EUS-GE (91,4% vs. 100%, p < 0,01).

É importante lembrar que o EUS-GE ainda é um procedimento endoscópico novo e complexo que requer habilidades avançadas de ecoendoscopia. A curva de aprendizado da EUS-EG ainda é desconhecida, e as técnicas permanecem não padronizadas na literatura, o que pode contribuir para menor sucesso técnico quando comparado à GJC.

EVENTOS ADVERSOS

A experiência coletiva mostra excelente eficácia com baixos eventos adversos, com revisões sistemáticas demonstrando taxas de eventos adversos de 11 a 12%.[21,29] Os eventos adversos observados foram peritonite, sangramento, dor abdominal, fístula gástrica e impactação alimentar.

O evento adverso mais comum é o posicionamento inadequado da LAMS, sendo o principal responsável pelos casos de falha técnica. Vários relatos na literatura descreveram as manobras de resgate da LAMS mal posicionada. Uma opção é apenas remover a LAMS, fechar os defeitos gástricos com clipes e nenhuma tentativa de salvamento. No entanto, muitos relatos de resgate bem-sucedido são descritos na literatura. O reposicionamento da LAMS com uma pinça de corpo estranho é a técnica mais simples e geralmente a primeira a ser tentada.

Alguns autores descreveram o sucesso do resgate da LAMS mal posicionada entrando na cavidade peritoneal através do orifício gástrico e resgatando o segmento intestinal ou colocando um fio-guia com subsequente colocação de uma segunda LAMS ou outra prótese metálica totalmente recoberta.[30,31] O uso do ecoendoscópio para cirurgia endoscópica transluminal por orifício natural (do inglês, natural orifice transluminal endoscopic surgery – NOTES) para resgate da anastomose já havia sido descrito com sucesso.[32] Em nossa experiência anterior com uma LAMS mal posicionada durante um procedimento de EPASS, não conseguimos localizar a alça intestinal puncionada pelo NOTES. Assim, mantivemos o cateter de balão duplo insuflado e uma segunda punção ecoguiada com a LAMS foi realizada com sucesso. Os orifícios gástricos anteriores foram então fechados com clipes endoscópicos.[33]

Em um estudo multicêntrico incluindo 26 pacientes, o posicionamento inadequado da LAMS ocorreu em 7 casos (27%). Em 3 casos com posicionamento inadequado da flange proximal, o trajeto foi interposto com sucesso com uma PMAE totalmente recoberta, e em 4 casos de posicionamento inadequado da flange distal, dois foram resolvidos por NOTES com colocação de uma segunda LAMS em ponte, e dois tiveram sua LAMS puxada de volta para o estômago e em um deles o sítio de punção gástrica foi fechado com um clipe *over the scope* e o outro teve uma prótese duodenal posicionada sem qualquer tentativa de fechamento da punção gástrica.[29,34] Mais recentemente, um estudo multicêntrico retrospectivo incluindo 467 pacientes descreveu posicionamento inadequado da LAMS em 10% dos casos. Em 70% desses casos, esse evento adverso ocorreu nos primeiros 13 procedimentos. Na maioria dos casos (60%), a flange distal da PMAE foi implantada no peritônio, sem punção do intestino delgado. Os autores classificaram essa situação como posicionamento inadequado da LAMS do tipo I. O tratamento consistiu na retirada da LAMS e fechamento endoscópico do sítio de punção gástrica, seguido de nova tentativa de EUS-GE.[35]

Pela nossa experiência, as dicas para minimizar os eventos adversos relacionados com o posicionamento inadequado da LAMS são:[33]

A) Realize sempre o procedimento sob anestesia geral.
B) Tente obter a máxima distensão da alça intestinal com líquido e o uso de antiespasmódicos para criar um alvo mais fácil para punção.
C) A punção juntamente com o uso de cautério deve ser feita em velocidade contínua, nem muito lenta para afastar a alça intestinal, nem muito rápida para transfixar a alça.
D) A estabilidade do procedimento é mais bem alcançada com o uso de um cateter com duplo balão (EPASS).
E) Manter o cateter balão duplo insuflado durante todo o procedimento até a confirmação do correto posicionamento da LAMS.
F) Em caso de mal posicionamento da LAMS, manter o cateter com duplo balão insuflado e, em seguida, proceder à remoção endoscópica do LAMS mal posicionada. Uma segunda tentativa de colocação ecoguiada da LAMS pode ser considerada.
G) Pela nossa experiência, eventuais sítios de punção intestinal causados pela punção com a LAMS eram apenas orifícios pequenos, facilmente tratados por clipagem endoscópica.

PERSPECTIVAS FUTURAS

As evidências disponíveis sobre EUS-GE sugerem fortemente que essa intervenção é superior à prótese duodenal e semelhante à GJC laparoscópica para o alívio da GOO. No entanto, ensaios clínicos randomizados são necessários para definir claramente o papel da EUS-GE no tratamento da GOO. Outro calcanhar de Aquiles da EUS-GE é a falta de padronização da técnica, que também deve ser abordada por ensaios clínicos. Finalmente, considerando que a EUS-GE pode ser oferecida a pacientes com maior expectativa de vida (p. ex., GOO causada por uma condição benigna), será necessário definir se a LAMS deve ser removida ou mantida no local indefinidadamente.

REFERÊNCIAS BIBLIOGRÁFICAS

1. Tringali A, Didden P, Repici A S, et al. Endoscopic treatment of malignant gastric and duodenal strictures: a prospective, multicenter study. Gastrointest Endosc. 2014;79(1):66-75.
2. Tonozuka R, Tsuchiya T, Mukai S, et al. Endoscopic ultrasonography-guided gastroenterostomy techniques for treatment of malignant gastric outlet obstruction. Clin Endosc. 2020;53(5):510-8.
3. Miner TJ, Jaques DP, Karpeh MS, Brennan MF. Defining palliative surgery in patients receiving noncurative resections for gastric cancer. J Am Coll Surg. 2004;198(6):1013-21.
4. Takeno A, Takiguchi S, Fujita J, et al. Clinical outcome and indications for palliative gastrojejunostomy in unresectable advanced gastric cancer: multi-institutional retrospective analysis. Ann Surg Oncol. 2013;20(11):3527-33.
5. van Hooft JE, Dijkgraaf MG, Timmer R, et al. Independent predictors of survival in patients with incurable malignant gastric outlet obstruction: a multicenter prospective observational study. Scand J Gastroenterol. 2010;45(10):1217-22.
6. Potz BA, Miner TJ. Surgical palliation of gastric outlet obstruction in advanced malignancy. World J Gastrointest Surg. 2016;8(8):545-55.
7. Maetani I, Inoue H, Sato M, et al. Peroral insertion techniques of self-expanding metal stents for malignant gastric outlet and duodenal stenoses. Gastrointest Endosc. 1996;44(4):468-71.
8. Dormann A, Meisner S, Verin N, Wenk Lang A. Self-expanding metal stents for gastroduodenal malignancies: systematic review of their clinical effectiveness. Endoscopy. 2004;36(6):543-50.
9. Jeurnink SM, Polinder S, Steyerberg EW, et al. Cost comparison of gastrojejunostomy versus duodenal stent placement for malignant gastric outlet obstruction. J Gastroenterol. 2010;45(5):537-43.
10. Upchurch E, Ragusa M, Cirocchi R. Stent placement versus surgical palliation for adults with malignant gastric outlet obstruction. Cochrane Database Syst Rev. 2018;5:CD012506.
11. Adler DG. Should patients with malignant gastric outlet obstruction receive stents or surgery? Clin Gastroenterol Hepatol. 2019;17(7):1242-4.
12. Barthet M, Binmoeller KF, Vanbiervliet G, et al. Natural orifice transluminal endoscopic surgery gastroenterostomy with a biflanged lumen-apposing stent: first clinical experience (with videos). Gastrointest Endosc. 2015;81(1):215-8.
13. Khashab MA, Kumbhari V, Grimm IS, et al. EUS-guided gastroenterostomy: the first U.S. clinical experience (with video). Gastrointest Endosc. 2015;82(5):932-8.
14. Fritscher-Ravens A, Mosse CA, Mills TN, et al. A through-the-scope device for suturing and tissue approximation under EUS control. Gastrointest Endosc. 2002;56(5):737-42.
15. Binmoeller KF, Shah JN. Endoscopic ultrasound-guided gastroenterostomy using novel tools designed for transluminal therapy: a porcine study. Endoscopy. 2012;44(5):499-503.
16. Itoi T, Baron TH, Khashab MA, et al. Technical review of endoscopic ultrasonography-guided gastroenterostomy in 2017. Dig Endosc. 2017;29(4):495-502.
17. Bronswijk M, Vanella G, van Malenstein H, et al. Laparoscopic versus EUS-guided gastroenterostomy for gastric outlet obstruction: an international multicenter propensity escore-matched comparison (with video). Gastrointest Endosc. 2021;94(3):526-36.e2.
18. van Wanrooij RLJ, Bronswijk M, Kunda R, et al. Therapeutic endoscopic ultrasound: European Society of Gastrointestinal Endoscopy (ESGE) Technical Review. Endoscopy. 2022;54(3):310-32.
19. Irani S, Itoi T, Baron TH, Khashab M. EUS-guided gastroenterostomy: techniques from East to West. VideoGIE. 2020;5(2):48-50.
20. Chen YI, Kunda R, Storm AC, et al. EUS-guided gastroenterostomy: a multicenter study comparing the direct and balloon-assisted techniques. Gastrointest Endosc. 2018;87(5):1215-21.
21. Iqbal U, Khara HS, Hu Y, et al. EUS-guided gastroenterostomy for the management of gastric outlet obstruction: a systematic review and meta-analysis. Endosc Ultrasound. 2020;9(1):16-23.
22. Chen YI, James TW, Agarwal A, et al. EUS-guided gastroenterostomy in management of benign gastric outlet obstruction. Endosc Int Open. 2018;6(3):E363-E8.
23. Costamagna G, Tringali A, Spicak J, et al. Treatment é malignant gastroduodenal obstruction with a nitinol self-expanding metal stent: an international prospective multicentre registry. Dig Liver Dis. 2012;44(1):37-43.
24. Chen YI, Itoi T, Baron TH, et al. EUS-guided gastroenterostomy is comparable to enteral stenting with fewer re-interventions in malignant gastric outlet obstruction. Surg Endosc. 2017;31(7):2946-52.
25. Ge PS, Young JY, Dong W, Thompson CC. EUS-guided gastroenterostomy versus enteral stent placement for palliation of malignant gastric outlet obstruction. Surg Endosc. 2019;33(10):3404-11.
26. Chandan S, Khan SR, Mohan BP, et al. EUS-guided gastroenterostomy versus enteral stenting for gastric outlet obstruction: Systematic review and meta-analysis. Endosc Int Open. 2021;9(3):E496-E504.
27. Boghossian MB, Funari MP, De Moura DTH, et al. EUS-guided gastroenterostomy versus duodenal stent placement and surgical gastrojejunostomy for the palliation of malignant gastric outlet obstruction: a systematic review and meta-analysis. Langenbecks Arch Surg. 2021;406(6):1803-17.
28. Perez-Miranda M, Tyberg A, Poletto D, et al. EUS-guided Gastrojejunostomy Versus Laparoscopic Gastrojejunostomy: An International Collaborative Study. J Clin Gastroenterol. 2017;51(10):896-9.
29. Tyberg A, Perez-Miranda M, Sanchez-Ocaña R, et al. Endoscopic ultrasound-guided gastrojejunostomy with a lumen-apposing metal

stent: a multicenter, international experience. Endosc Int Open. 2016;4(3):E276-81.
30. Sanchez-Ocana R, Penas-Herrero I, Gil-Simon P, et al. Natural orifice transluminal endoscopic surgery salvage of direct EUS-guided gastrojejunostomy. VideoGIE. 2017;2(12):346-8.
31. Ligresti D, Amata M, Barresi L, et al. The lumen-apposing metal stent (LAMS)-in-LAMS technique as an intraprocedural rescue treatment during endoscopic ultrasound-guided gastroenterostomy. Endoscopy. 2019;51(11):E331-E2.
32. James TW, Grimm IS, Baron TH. Intraperitoneal echoendoscopy for rescue of a gastrojejunal anastomosis. VideoGIE. 2019;4(11):528-9.
33. Martins BC, Ruas JN, Fiuza F, et al. Lessons learned from a salvage procedure for lumen-apposing metal stent misplacement during EUS-guided gastrojejunal bypass. VideoGIE. 2020;5(10):464-7.
34. Tyberg A, Saumoy M, Kahaleh M. Using NOTES to salvage a misdeployed lumen-apposing metal stent during an endoscopic ultrasound-guided gastroenterostomy. Endoscopy. 2017;49(10):1007-8.
35. Ghandour B, Bejjani M, Irani SS, et al. Classification, outcomes, and management of misdeployed stents during EUS-guided gastroenterostomy. Gastrointest Endosc. 2022;95(1):80-9.

99 Terapias à Vácuo

Marcelo Simas de Lima ■ Rodrigo Corsato Scomparin
Adriane Aparecida da Costa Faresin ■ Ricardo Sato Uemura

INTRODUÇÃO – DELIMITANDO O PROBLEMA

Fístulas digestivas sempre representaram grande desafio. Pela falha transmural da parede do trato gastrointestinal (TGI) ocorre a contaminação que induz a resposta inflamatória sistêmica (SIRS), grande vilã da septicemia. Deixar os órgãos envolvidos, o tanto quanto possível, em "repouso", tem sido o caminho para reduzir a contaminação e, após superada a fase inicial mais crítica, obter-se o fechamento das fístulas. Mas não se pode negligenciar o processo inflamatório local que, por vezes, perdura muito além da SIRS e frustra toda tentativa de fechamento dessas fístulas.

Além da SIRS, outras complicações podem ocorrer como os distúrbios hidreletrolíticos, a sepse, as hemorragias, desnutrição e lesões da pele.

Na abordagem terapêutica deve-se priorizar o tratamento das alterações que podem levar o paciente ao óbito mais rapidamente. Sendo assim, a reidratação seguida por identificação e correção das alterações eletrolíticas são os primeiros passos. Porém, atualmente, a principal causa de morte desses pacientes é o choque séptico e, portanto, o início precoce da antibioticoterapia seguida pela drenagem de coleções identificadas também é urgente. Tempo é fundamental e quanto mais precoce as intervenções, maior deve ser a chance de boa resolução do quadro.

A cirurgia, a radiologia intervencionista e as terapias a vácuo por endoscopia são opções para realização destas drenagens. Abre-se aqui um parêntese para uma ressalva de segurança. Cirurgias são feitas sempre com anestesistas, radiologia intervencionista com anestesia local, procedimentos endoscópicos muitas vezes são feitos com sedação, realizada pelos próprios endoscopistas. Nesses pacientes devemos atentar para os riscos relacionados com a sedação, pois a SIRS pode induzir estase intraluminal no TGI e broncoaspiração, portanto, recomenda-se anestesista e anestesia geral, com proteção das vias aéreas.

O objetivo inicial é salvar o paciente, com o rápido controle da infecção. No estudo da resposta metabólica ao trauma aprendemos que há uma fase inicial, inflamatória, de catabolismo, seguida pelo momento de inversão quando o corpo traumatizado entra na fase de anabolismo e cicatriza. Assim, o fechamento da fístula deve ocorrer somente após resolução adequada da fase inflamatório-infecciosa.

Uma boa drenagem é aquela feita bem próxima da falha transmural na parede digestiva. Drenagens mais distantes podem até ajudar no controle do quadro infeccioso, mas estão relacionadas com a persistência do processo inflamatório local e maior dificuldade no fechamento das fístulas. Essa premissa persiste verdadeira também quando fazemos uso da terapia a vácuo por endoscopia. Importante lembrar que, por exemplo, um curativo a vácuo cirúrgico, realizado na parede abdominal anterior para fechar uma laparotomia não será capaz de orientar uma fístula duodenal. Isso se deve à macrodeformação.[1] Quando o vácuo é ligado ele colaba as estruturas adjacentes sobre si, assim, suga e limpa dentro daquela área que será delimitada ao seu redor.

Historicamente as drenagens eram feitas por cirurgia. A operação permite uma limpeza mais ampla, com remoção de tecidos desvitalizados e, eventualmente, até se pode refazer uma anastomose que vaza. Porém, quanto maior a intervenção maior será a resposta inflamatória sistêmica por ela induzida e, por vezes, esse passo atrás pode ser muito grande para um paciente já debilitado, transformando uma infecção localizada e bloqueada, em novo quadro sistêmico. Casos selecionados podem e devem ser tratados pelas drenagens não cirúrgicas, com repouso dos órgãos envolvidos e antibioticoterapia. Após 48 horas de uma drenagem tecnicamente bem-sucedida o paciente tem que evoluir com melhora clínica. Qualquer falha dessa abordagem menos invasiva deve ser vista como indicação para abordagem cirúrgica.[2]

HISTÓRICO DAS TERAPIAS A VÁCUO/MÉTODOS

A terapia a vácuo por endoscopia teve início na Alemanha, em 2001.[3] No começo foi utilizada em deiscências de anastomoses colorretais. Posicionadas pelo acesso transanal até a anastomose, ela garantia uma drenagem bem-feita, junto da falha transmural. Foi criada como adaptação da terapia a vácuo cirúrgica, em que esponjas de poliuretano são utilizadas para distribuir a pressão negativa sobre superfícies irregulares de diferentes tipos de feridas. Sendo assim, seguiu o mesmo caminho, com adaptação de esponjas nas pontas de sondas, utilizando-se um *overtube* e um empurrador para posicionar o sistema de aspiração na luz da cavidade recém-formada.

É chamada de terapia primária quando é a primeira intervenção para tratar uma fístula, terapia de resgate quando é instalada após falha de outra abordagem inicial.[4] Estão em andamento estudos com a sua utilização preemptiva, quando é instalada a terapia a vácuo sobre uma área operada, considerada de alto risco para ocorrência de fístulas, mesmo antes de a fístula se abrir.[5-7]

Com o sucesso do método, a expansão de sua aplicação para o trato digestório superior foi natural. As únicas adaptações necessárias foram a utilização de um *overtube* e empurrador mais longos e a passagem retrógrada da sonda introduzida pela boca, até ela sair por uma das narinas.[8] Os resultados, mais uma vez, foram bastante animadores, porém, com inegável dificuldade técnica do procedimento.[9]

Há muitas limitações. O material especial, criado e comercializado para a realização do procedimento por endoscopia, ainda hoje não está amplamente disponível em todo o planeta e, no Brasil, nunca foi comercializado. As esponjas, assim como acontece nos curativos cirúrgicos, saturam e têm sua capacidade de aspiração reduzida quando isso ocorre. Para perfurações pequenas, mas com cavidades volumosas por detrás, recomenda-se a ampliação do mesmo defeito que se quer fechar, geralmente com uso de balões dilatadores, para o posicionamento intracavitário das esponjas. O tecido de granulação que se forma, cresce através das bordas das esponjas, aderindo firmemente e determinando sangramento e rompimento das esponjas durante sua remoção. Para evitar essas complicações é recomendada a troca das esponjas a cada 3 ou 4 dias, demandando assim, muitos exames, somando-se riscos e custos.

Ainda assim, o método se mostrou eficaz e a criatividade humana foi superando os desafios e aprimorando a técnica. A pressão negativa de 125 mmHg se mostrou adequada para controlar o quadro infeccioso e induzir retração da cavidade, com menor efeito danoso às estruturas adjacentes, mesmo quando em posição intracavitária. A nomenclatura da técnica se consolidou como EVT, do inglês *Endoscopic Vacuum Therapy*, marcando o conceito que a aspiração pode ser feita tanto fora do trato digestivo quanto na sua luz,[10] apesar de alguns autores, no começo, considerarem *Endoluminal Vacuum Therapy* o termo mais adequado. As mesmas bombas eletrônicas utilizadas nos curativos cirúrgicos, capazes de criar e manter a pressão negativa estável, além de coletar e quantificar os fluidos removidos, permitindo ao paciente maior mobilidade durante a terapia, tornaram-se o padrão. As etapas de evolução natural da terapia foram descritas, com redução do volume de drenagem ao longo da primeira semana, melhora dos marcadores inflamatórios entre a primeira e terceira semanas e retração significativa da cavidade a partir da terceira semana. Surgiram descrições de técnicas para posicionamento da terapia à vácuo sem o uso dos materiais especiais, mas essas técnicas demandavam ultrapassar o estreito cervical com um endoscópio em paralelo à uma esponja montada na ponta da sonda, em pacientes, muitas vezes, já com tubo oro traqueal posicionado para ventilação mecânica.[11] Foram relatadas complicações e as taxas de sucesso técnico eram inferiores às observadas quando se utilizava o material dedicado para a terapia endoscópica.

As adaptações prosseguiram. Primeiro com alterações no formato das esponjas, depois com uso de esponjas forradas com prata, para somar maior efeito antibacteriano, mas a dificuldade para o posicionamento correto persistia.[12] O próximo passo foi embrulhar as esponjas em filme plástico para reduzir seu calibre e tornar seu deslizamento até a fístula mais fácil. Gunnar Loske adaptou um curativo multiperfurado na ponta da sonda para tratar defeitos de menor calibre, momento em que ele vislumbrou um futuro em que diferentes tipos de materiais e drenos surgiriam para a realização do que ele chamou de terapia endoscópica de pressão negativa.[13]

Outros avanços envolveram a definição do momento de interrupção da terapia a vácuo. Pacientes com controle do quadro infeccioso, com leito extraluminal bem granulado e proteína C reativa inferior a 10 mg/dL podem interromper a terapia e aguardar a oclusão completa da fístula que, com essas condições preenchidas, já estaria bem encaminhada.

Em 2018, um engenhoso endoscopista brasileiro, Flaubert Sena Medeiros, publicou que as esponjas não eram necessárias e passou a utilizar gaze cirúrgica envolta em filme plástico, alternativa mais barata e igualmente eficaz. Na mesma linha de adaptações técnicas para tornar o método mais acessível ele também dispensou o uso das bombas eletrônicas, descrevendo a utilização de respiro, construído com jelco de 22 gauge de calibre, junto do vácuo de parede dos hospitais, para atingir a mesma pressão negativa. Existem controladores de pressão para o vácuo de parede, que também podem ser utilizados como alternativas seguras aos sistemas com respiros. Seus resultados deram visibilidade à técnica no Brasil e em muito colaboraram para a popularização do EVT, com importante redução de custos.[14]

A primeira experiência desse autor com a técnica se deu em setembro de 2017, no Instituto do Câncer do Estado de São Paulo, quando um paciente com antecedente de carcinoma espinocelular de mandíbula e um segundo tumor primário, superficial, de esôfago se submeteu à dissecção submucosa endoscópica. Duas semanas após o tratamento dessa segunda lesão ele retornou ao hospital, em choque séptico, com uma pequena perfuração esofágica associada à grande cavidade mediastinal. Inspirados pela técnica utilizada por cirurgiões pediátricos que, há anos, utilizam duas sondas de Levine, uma dentro da outra, para drenar de maneira eficaz os cotos esofágicos de recém-nascidos com atresia esofágica, o endoscopista Rodrigo Corsato Scomparin, vindo de Botucatu, centro com larga experiência na endoscopia pediátrica, na época se especializando em endoscopia oncológica, sugeriu a dupla sonda. Após posicionarmos as sondas no mediastino, Adriane Faresin, enfermeira da equipe de estomaterapia do ICESP sugeriu a adaptação do vácuo às sondas.[15] Assim se criou o que mais tarde chamaríamos de TT-EVT, do inglês, *tube-in-tube endoscopic vacuum therapy*, instalado pela via transnasal em posição intracavitária, foi tão efetivo que, quando a equipe da cirurgia torácica chegou para avaliar o paciente, com o intuito de operá-lo, o quadro clínico já era tão melhor que se optou pela conduta conservadora e, assim, sem operação, a sepse foi controlada e a fístula fechada.

O conceito básico do método TT-EVT é a utilização de dois tubos, um interno, mais fino, que é utilizado para aspirar, enquanto o externo tem como única função impedir a obstrução do tubo que aspira. Assim, pode ser feito utilizando-se duas sondas gástricas do tipo Levine, uma sonda gástrica dentro de um dreno cirúrgico ou, ainda, uma sonda Levine na luz de uma prótese metálica autoexpansível.

Após compararmos os métodos com e sem esponjas, encontramos mais pontos a favor do segundo e o adotamos como nosso padrão. Favorecem a aplicação do TT-EVT: custo mais barato, utiliza materiais amplamente disponíveis em todos os hospitais, necessita de menor número de exames, possibilita aspiração ao longo de toda a extensão da fístula com a realização customizada das perfurações nas sondas, permite irrigação através do mesmo sistema que aspira, pode ser utilizado pelas vias transparietal e/ou através dos orifícios naturais, nasal ou anal, o que possibilita, inclusive, a terapia por diferentes vias ao mesmo tempo. É muito mais fácil de instalar e com grande taxa de sucesso técnico. Considerando as diferentes vias, sua instalação pode ser feita por endoscopia, cirurgia ou por acesso combinado. Contra a técnica do TT-EVT temos um único ponto: sua menor capacidade de induzir formação de tecido de granulação, o que pode ser um diferencial negativo quando diante de uma fístula crônica, quadro que favorece a escolha do método com aplicação de esponjas (Figs. 99-1 e 99-2).[2]

Em 19/11/2018, os casos do curso ao vivo da XVII Semana Brasileira do Aparelho Digestivo (SBAD) e XXXVI Semana Panamericana de las Enfermedades Digestivas (SPED) foram feitos no ICESP. O autor foi escalado para realizar juntamente com o colega equatoriano, Marcos Robles, uma jejunostomia direta para garantir a via alimentar de um paciente com fístula de anastomose esôfago gástrica, complicando uma esofagectomia do tipo McKeown, com anastomose cervical. Durante o procedimento fomos surpreendidos: a fístula, supostamente drenada através da incisão cervical, havia determinado a formação de grande cavidade mediastinal e corroída a parede posterior da traqueia distal. Realizamos a jejunostomia direta e instalamos o TT-EVT transnasal, intracavitário e, mais uma vez, fechamos as fístulas sem cirurgia. Sessenta dias após a alta hospitalar, o paciente retornou para a retirada da sonda da jejunostomia. O aspecto endoscópico não dava pistas de que houvera ali tamanha fístula. Curiosamente, o primeiro caso de terapia

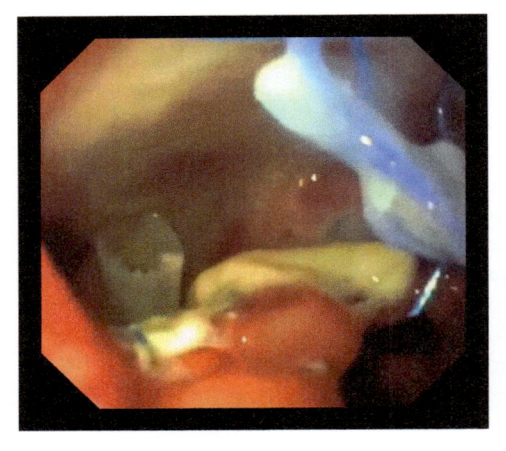

Fig. 99-1. Visão endoscópica de uma fístula da gastroenteroanastomose após *by-pass* bariátrico, com o dreno cirúrgico na cavidade e os fios de prolene na alça jejunal, desgarrada do coto gástrico.

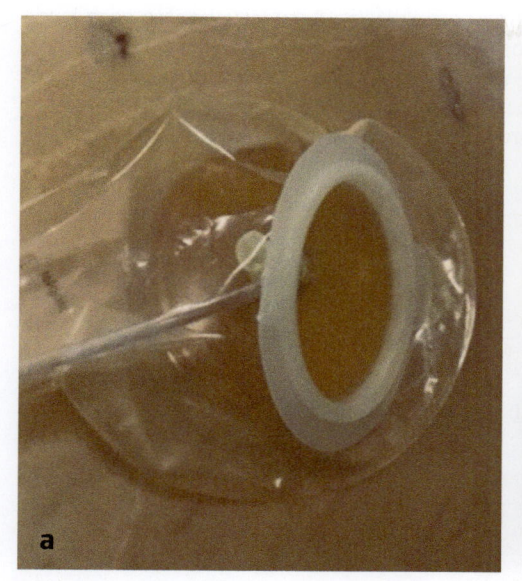

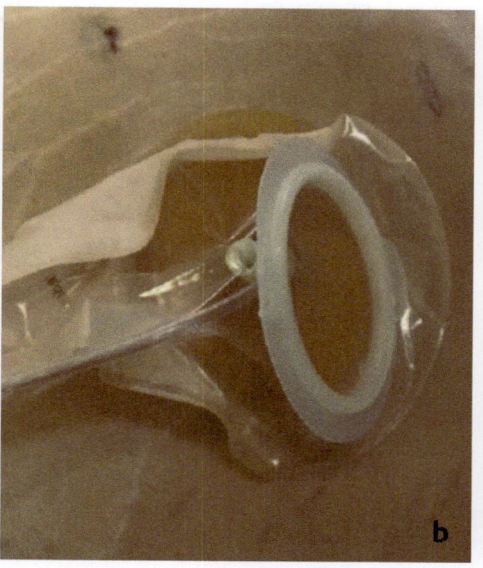

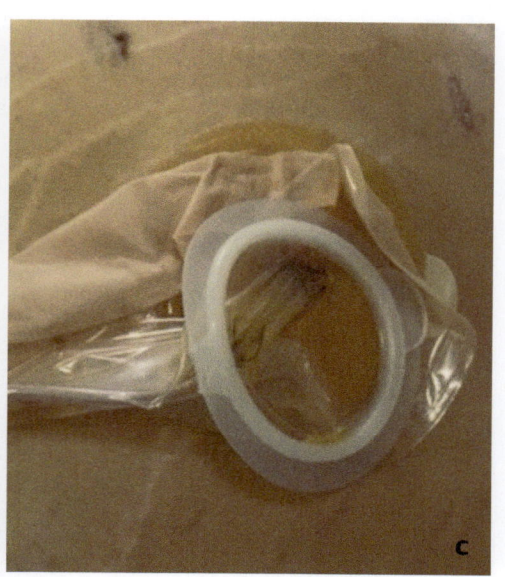

Fig. 99-2. Sequência de fotos demonstrando o colabamento da bolsa de urostomia que ocorre com o início da terapia a vácuo.

endoscópica a vácuo transmitido ao vivo no Brasil foi realizado com a técnica do TT-EVT.[16]

Em 2019 tratamos um paciente jovem, desnutrido após a realização da quimioterapia neoadjuvante e com múltiplas fístulas da anastomose esôfago jejunal, após gastrectomia total por adenocarcinoma gástrico indiferenciado (T3N2). O dreno de *penrose* siliconado, posicionado no intraoperatório estava visível através de uma de suas fístulas. O Doutor Ricardo Sato Uemura, endoscopista assistente do ICESP, sugeriu que utilizássemos o próprio dreno como conduíte para o fio-guia. Assim foi feito nosso primeiro caso de TT-EVT transparietal e, com o acesso nasal livre, o utilizamos para fixar prótese metálica autoexpansível totalmente recoberta, permitindo que o paciente se alimentasse por via oral enquanto se submetia à terapia. Após 19 dias, durante a primeira revisão endoscópica, as fístulas estavam completamente fechadas.[2] O vídeo foi premiado no XIII SBAD e XXXVII SPED, em Fortaleza.

Após a realização dos primeiros 12 casos, fizemos um estudo considerando a duração, em dias, do tratamento com o TT-EVT. Contabilizamos o número de endoscopias realizadas e o número estimado caso fossem aplicadas esponjas, com trocas realizadas a cada quatro dias. Dessa análise resultou o vencedor do prêmio de melhor *poster* do XIX SBAD e XXXVIII SPED, eventos em formato digital, em 2020, que demonstrou uma mediana de 2,5 endoscopias por paciente, contra uma estimativa de 4,75 exames por paciente caso o método com esponjas fosse aplicado. Uma elucubração teórica bastante plausível (Fig. 99-3).

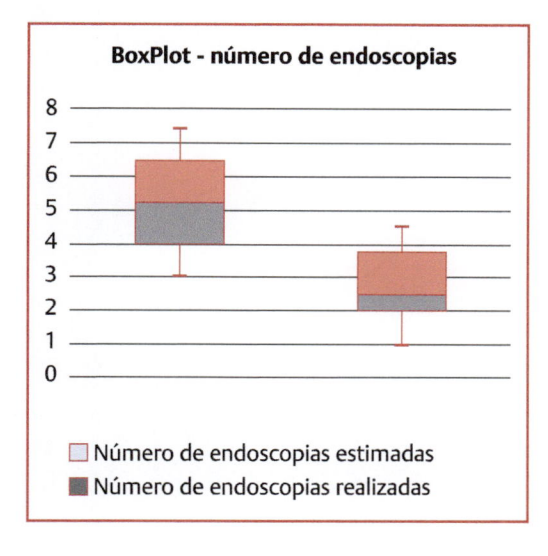

Fig. 99-3. Endoscopias estimadas no método com esponjas *versus* realizadas com o método TT-EVT.

Com o TT-EVT o caminho se deu no sentido oposto, enquanto a terapia a vácuo com esponjas começou no TGI baixo e depois foi utilizado na parte alta, o TT-EVT começou no mediastino e depois passou a ser utilizado também na região pélvica. Em 2020, mais uma vez, os casos do curso ao vivo do SBAD virtual foram realizados no ICESP e tivemos a oportunidade de demonstrar a oclusão de uma fístula complexa, colorretal, que se comunicava com a bexiga, formada após retossigmoidectomia com cistectomia parcial para tratamento de adenocarcinoma de reto que invadia a bexiga. Duas semanas antes o vácuo fora instalado e durante o evento ao vivo utilizamos um clipe montado na ponta do colonoscópio para concluir o fechamento da anastomose colorretal, enquanto o vácuo era mantido para orientar a fístula urinária, que foi a última a ser fechada, com a simples manutenção da sonda vesical.[17]

Entre esses dois eventos a técnica foi premiada com a medalha de ouro na Copa do Mundo de Vídeos de Endoscopia, que ocorre na *Digestive Diseases Week* (DDW), o congresso estadunidense do aparelho digestório, quando Diogo T. H. de Moura e coautores demonstraram o fechamento de uma fístula cólica, utilizando acesso transanal, intracavitário.[18]

Uma das vantagens que citamos do método TT-EVT é a possibilidade de irrigação através das mesmas sondas o que, além de limparem o leito da fístula, removendo a fibrina aderida, também previne a oclusão do sistema de aspiração. Essa característica é particularmente útil nas fístulas colorretais, principalmente nas não derivadas, onde a contaminação grosseira retarda o processo de cura.[19] O papel das estomias de proteção durante o tratamento endoscópico das fístulas colorretais com a terapia a vácuo ainda precisa ser esclarecido, enquanto os dados de literatura não são consistentes para uma recomendação sólida, sugerimos derivação do conteúdo intestinal para todos os pacientes que necessitem se submeter à reoperação.[20-22]

RESULTADOS/DISCUSSÃO

A terapia a vácuo endoscópica já foi confrontada com outras técnicas quanto aos seus resultados no tratamento de fístulas. Atualmente, algumas metanálises têm sugerido sua superioridade.[23-28]

A mudança conceitual, iniciando com tratamento local que melhora as condições inflamatórias no ponto da falha transmural do TGI, antes de se buscar a oclusão do defeito, muito provavelmente, é o grande determinante em favor da terapia a vácuo.

Levando isso em conta, associar métodos parece ser o caminho mais lógico, rápido e, talvez, o mais eficaz de se obter a oclusão completa das fístulas. A terapia a vácuo sendo a primeira abordagem, para limpar a região, controlando a infecção e reduzindo a inflamação local, seguida de método complementar para oclusão final da falha, como aplicação de clipes, clipes de espessura total, sutura endoscópica, liberação de próteses autoexpansíveis ou, ainda, realização da mesma terapia à vácuo em posição exclusivamente endoluminal.

A randomização é difícil pois o tema envolve eventos raros, em pacientes muitas vezes críticos, com grande variabilidade de condições clínicas e diferentes características das fístulas. Nessa miríade de diferentes cenários, padronizar a abordagem terapêutica pode ser a única chance de uniformizar algo e, por isso, propusemos dois fluxogramas, um para utilização do TT-EVT no trato digestivo superior[2] e outro colorretal (Figs. 99-4 e 99-5).[29]

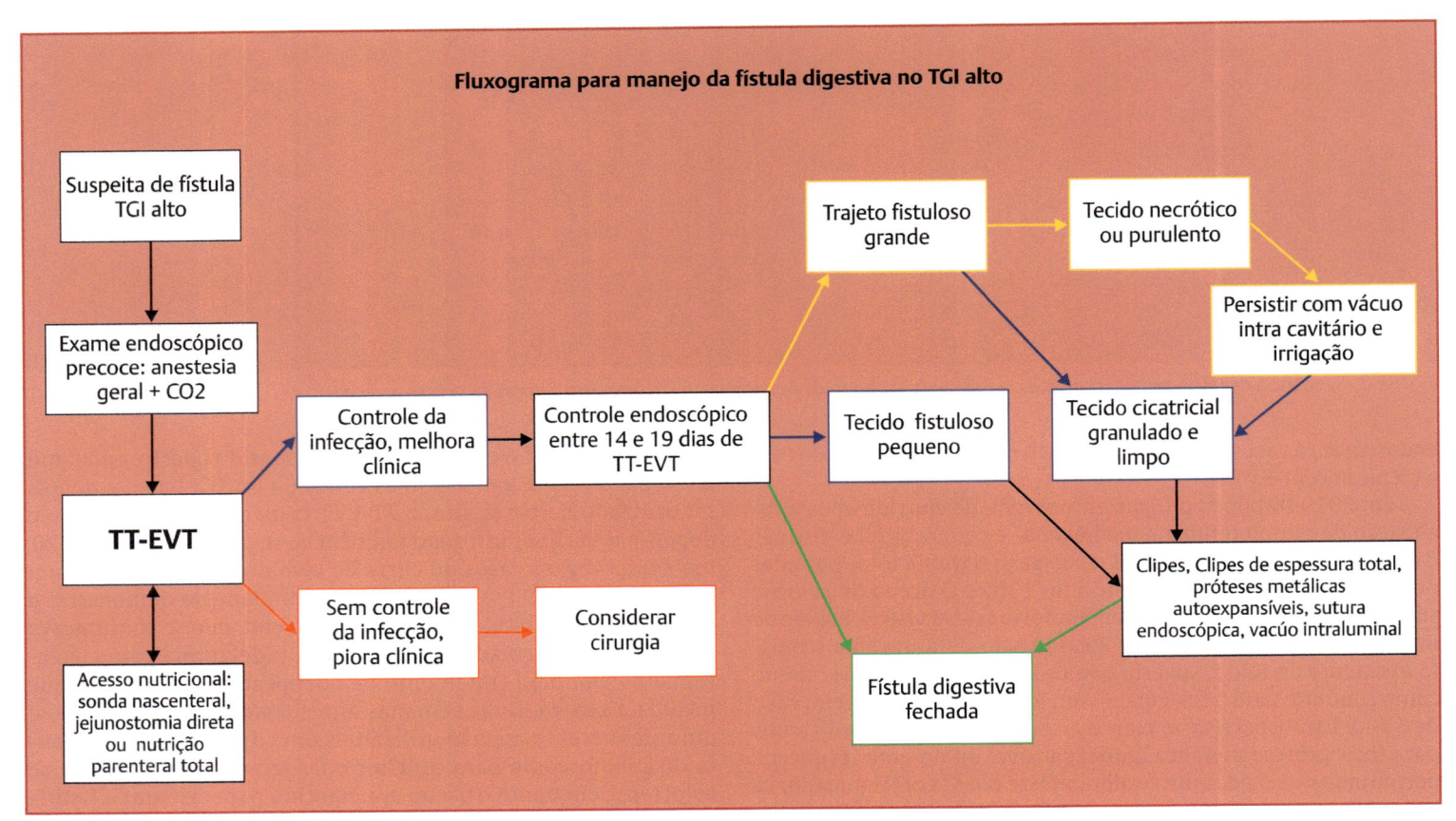

Fluxograma para manejo da fístula digestiva no TGI alto

Fig. 99-4. Fluxograma TT-EVT no TGI alto.

Fluxograma para manejo da fístula colorretal

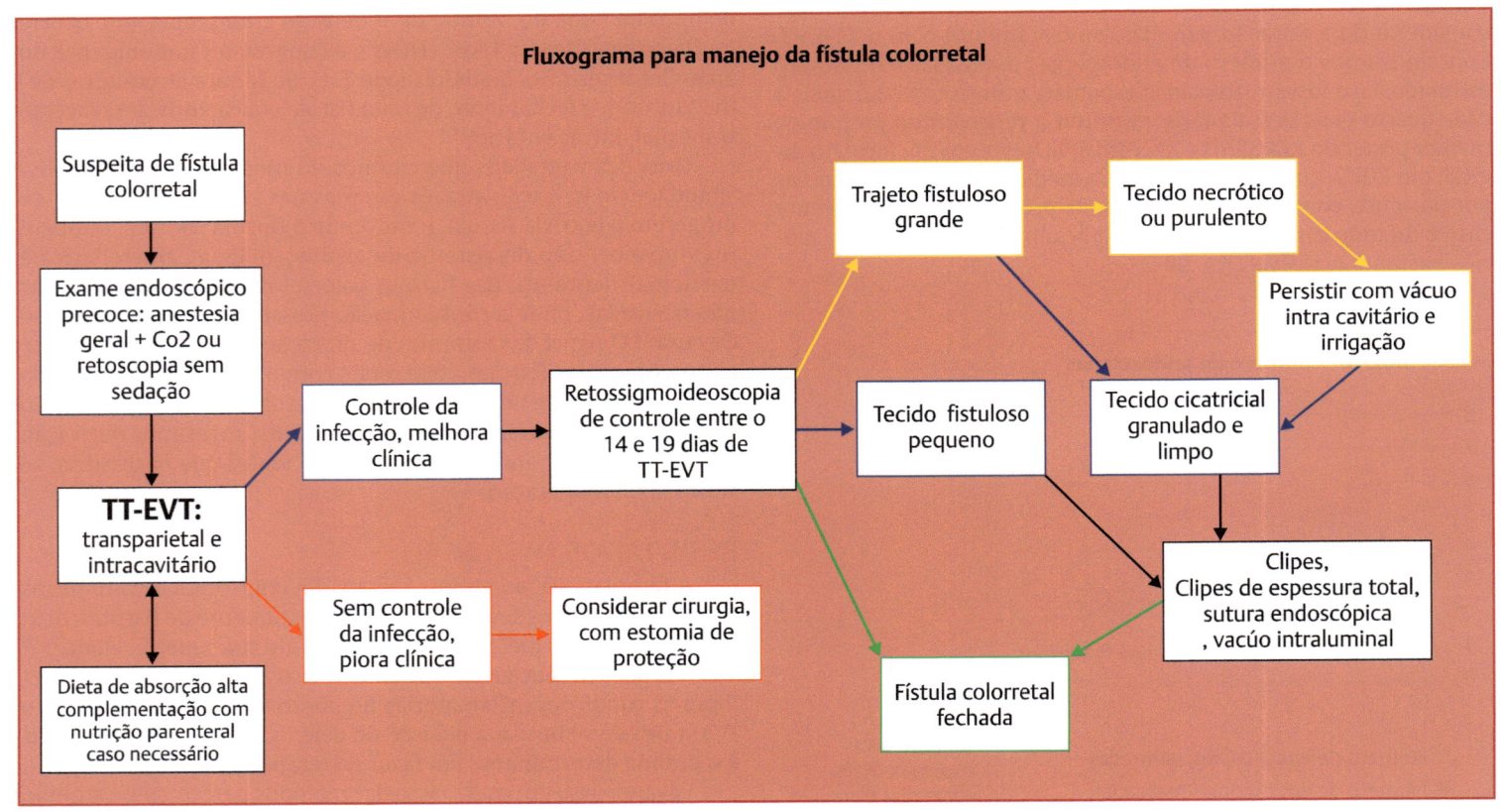

Fig. 99-5. Fluxograma TT-EVT colorretal.

Quanto às diferenças nos fluxogramas. Na fístula colorretal, principalmente quando a anastomose é baixa, pode-se começar a investigação com uma retoscopia, sem sedação, reservando a anestesia geral para os casos em que a existência da fístula foi confirmada. Ao tratarmos uma fístula colorretal, a preferência pela via transparietal é clara, não só pelo desconforto da via transanal, como também pelo maior risco de deslocamento das sondas de aspiração. O estabelecimento de uma via alimentar é menos relevante nas fístulas colorretais. Quanto à cirurgia nas fístulas baixas, deve-se sempre considerar a confecção de uma estomia de proteção para derivação do trânsito fecal. Também consideramos mais importante a irrigação nos casos das fístulas colorretais, pois o conteúdo das fístulas do trato digestório superior muitas vezes é só de saliva ou líquido ralo, enquanto nas fístulas baixas temos fezes formadas, com maior capacidade de contaminação do trajeto e obstrução dos drenos. Em relação às intervenções endoscópicas utilizadas para a oclusão final, nas fístulas do TGI superior usamos com maior liberalidade a aspiração intraluminal e próteses autoexpansíveis, que podem ser fixadas nas narinas, enquanto nas fístulas baixas essas duas opções de finalização são limitadas e é mais importante que se mantenha a drenagem externa, enquanto o orifício interno cicatriza completamente.

Para o intestino médio ainda não temos fluxograma definido. Acreditamos que nesses casos a aspiração endoluminal é a melhor abordagem, porém, a dificuldade técnica envolvida no posicionamento de uma sonda longa suficiente para alcançar essas fístulas tem sido uma limitação. Exceção a ser lembrada são as fístulas duodenais. O número de casos bem-sucedidos de fístulas duodenais tratadas com o vácuo endoscópico tem crescido[30-34] e já se considera também sua aplicação para fístulas biliares, com o posicionamento de prótese biliar associada à aspiração na luz da segunda porção duodenal.

Nas necrosectomias pancreáticas o uso do vácuo já foi descrito tanto nas drenagens internas quanto externas.[35-39] Sempre com o intuito de acelerar o processo de desbridamento da necrose, com controle da infecção e recuperação mais rápida do paciente. A irrigação através das sondas, utilizada no sistema TT-EVT, foi inspirada na utilização do peróxido de hidrogênio a 3% por via endoscópica, durante as sessões de desbridamento das necroses pancreáticas. A evolução que se seguiu, com a troca do líquido para a poliexanida betaína (PHMB) ainda não foi testada no caso específico das coleções pancreáticas.

A técnica do TT-EVT já foi desafiada em diferentes situações. Tratou-se lacerações esôfago mediastinais por trauma durante intubação oro traqueal, fístulas induzidas por esofagectomias com anastomoses cervicais e intratorácicas, fístulas após intervenções endoscópicas no esôfago (ESD, ligaduras elásticas de varizes e dilatação de estenoses), fístulas após intervenções sobre a TEG para tratamento de doença do refluxo, para o tórax, abdômen e ambos; perfuração esofágica induzida por Boerhaave, fístulas após gastrectomias totais ou parciais por neoplasias, após gastroplastias para tratamento da obesidade, dos tipos vertical e *by-pass*, com e sem comunicação com o estômago excluso; perfurações e fístulas duodenais, anastomoses cólicas, colorretais e coloanais. O sucesso técnico é de 100% e o clínico de 87%. Os eventos adversos são, em sua maioria, relacionados com a ocorrência da fístula e não com o tratamento.

Assim como o manitol é uma solução bem brasileira, primeira opção entre a grande maioria dos endoscopistas do país para a realização dos preparos de cólon, o TT-EVT parece seguir o mesmo caminho, com boa aceitação em solo nacional. Se será capaz de romper os limites de nossas fronteiras e ajudar pacientes em outras partes do mundo, o tempo há de nos mostrar.

Apêndice: o vácuo na sonda de três vias.

Após esse relato histórico do desenvolvimento da terapia a vácuo endoscópica no Brasil o leitor deve estar se perguntando sobre a sonda de três vias. Essa opção vem à mente do endoscopista mais atento que logo considera que ela, sozinha, seria capaz de entregar o vácuo e a via de alimentação, ao mesmo tempo.[40] Esse também foi meu pensamento inicial, porém, após análise mais detalhada da sonda e observação de seu desempenho como sonda de aspiração acabei restringindo seu uso para duas situações especiais. Explico. A sonda de três vias tem calibre limitado, são 16 Fr no total, com a via alimentar ocupando 7 Fr e a de aspiração ficando com 9 Fr. Todos os furos do componente de drenagem são alinhados na mesma face da sonda e isso aumenta a possibilidade de obstrução. Ela permite somente aspiração endoluminal, não sendo possível sua utilização para aspiração intracavitária. É cara e, com a saturação da gaze ou esponja utilizada na montagem de seu sistema de aspiração, também necessita de trocas frequentes.

Isso posto, considero a terapia a vácuo endoscópica, montada na sonda de três vias, uma boa opção em duas situações: para aspiração endoluminal finalizando o fechamento de uma fístula do TGI alto já parcialmente tratada com o TT-EVT intracavitário ou na utilização preemptiva, quando não foi diagnosticada fístula e se almeja que a macrodeformação previna sua ocorrência.

Encerro reafirmando nossa crença na expansão da endoscopia intervencionista e divulgando a máxima entre os cirurgiões: deu fístula, chama o endoscopista!

Cabe a nós estarmos preparados para atender a esses chamados e cuidar desses pacientes.

REFERÊNCIAS BIBLIOGRÁFICAS

1. Lalezari S, Lee CJ, Borovikova AA, et al. Deconstructing negative pressure wound therapy. Int Wound J. 2017;14(4):649-57.
2. Simas de Lima M, Uemura RS, Gusmon-Oliveira CC, et al. Tube-in-tube endoscopic vacuum therapy for the closure of upper gastrointestinal fistulas, leaks, and perforations. Endoscopy. 2022;54(10):980-6.
3. Weidenhagen R, Gruetzner KU, Wiecken T, et al. Endoscopic vacuum-assisted closure of anastomotic leakage following anterior resection of the rectum: a new method. Surg Endosc. 2008;22(8):1818-25.
4. Still S, Mencio M, Ontiveros E, et al. Primary and rescue endoluminal vacuum therapy in the management of esophageal perforations and leaks. Annals of Thoracic and Cardiovascular Surgery. 2018;24(4):173-9.
5. Neumann PA, Mennigen R, Palmes D, et al. Pre-emptive endoscopic vacuum therapy for treatment of anastomotic ischemia after esophageal resections. Endoscopy. 2017;49(05):498-503.
6. Medeiros FS de, Junior ES do M, França R de L, et al. Preemptive endoluminal vacuum therapy after pancreaticoduodenectomy: A case report. World J Gastrointest Endosc. 2020;12(11):493-9.
7. Lange J, Eisenberger CF, Knievel J, et al. Preemptive endoluminal vacuum therapy with the VACStent—A pilot study to reduce anastomotic leakage after Ivor Lewis hybrid esophagectomy. Front Surg. 2023;10.
8. Loske G, Müller C. Endoscopic vacuum-assisted closure of upper intestinal anastomotic leaks. Gastrointest Endosc. 2009;69(3):601-2.
9. Halliday E, Patel A, Hindmarsh A, Sujendran V. Iatrogenic oesophageal perforation during placement of an endoscopic vacuum therapy device. J Surg Case Rep. 2016;2016(7):rjw131.
10. Loske G, Schorsch T, Müller C. Intraluminal and intracavitary vacuum therapy for esophageal leakage: a new endoscopic minimally invasive approach. Endoscopy. 2011;43(06):540-4.
11. Ooi G, Burton P, Packiyanathan A, et al. Indications and efficacy of endoscopic vacuum-assisted closure therapy for upper gastrointestinal perforations. ANZ J Surg. 2018;88(4):E25763.
12. Simas de Lima M. Top tips on endoscopic vacuum therapy (with video). Gastrointest Endosc. 2022;96(1):129-30.
13. Loske G, Schorsch T, Rucktaeschel F, et al. Open-pore film drainage (OFD): a new multipurpose tool for endoscopic negative pressure therapy (ENPT). Endosc Int Open. 2018;06(07):E865-71.
14. Medeiros F, Badurdeen D, Medeiros R. Never lose suction: modified endoscopic vacuum therapy as primary treatment for acute esophagogastric anastomosis fistulas. Journal of Gastrointestinal Endoscopy. 2018:511-2.
15. Lima M, Lima G, Pennacchi C, et al. A simple way to deliver vacuum therapy: the tube-in-tube endoluminal vacuum therapy modification. Endoscopy. 2021;53(08):E317-E317.
16. Takeda FR, Garcia RN, de Lima MS, et al. Esophagectomy in a patient with pulmonary histoplasmosis: a case report of surgical aspects and complications (with video). Int J Surg Case Rep. 2020;77:100-3.

17. de Lima MS, Perez CA, Guacho JAL, et al. Endoscopic treatment of rectovesical fistula after colorectal anastomosis: tube-in-tube endoscopic vacuum therapy method. Endoscopy. 2022;54(09):E532-3.
18. de Moura DT, do Monte ES, Hathorn K, et al. 1071 The Use Of Novel Modified Endoscopic Vacuum Therapies In The Management Of A Transmural Rectal Wall Defect. Gastrointest Endosc. 2020;91(6):AB95.
19. Kantowski M, Kunze A, Bellon E, et al. Improved colorectal anastomotic leakage healing by transanal rinsing treatment after endoscopic vacuum therapy using a novel patient-applied rinsing catheter. Int J Colorectal Dis. 2020;35(1):109-17.
20. Chorti A, Stavrou G, Stelmach V, et al. Endoscopic repair of anastomotic leakage after low anterior resection for rectal cancer: A systematic review. Asian J Endosc Surg. 2020;13(2):141-6.
21. Clifford RE, Fowler H, Govindarajah N, et al. Early anastomotic complications in colorectal surgery: a systematic review of techniques for endoscopic salvage. Surg Endosc. 2019;33(4):1049-65.
22. Kühn F, Hasenhütl SM, Hofmann FO, et al. Endoscopic vacuum therapy for left-sided colorectal anastomotic leak without fecal diversion. Dis Cólon Rectum. 2022;65(3):421-8.
23. Scognamiglio P, Reeh M, Karstens K, et al. Endoscopic vacuum therapy versus stenting for postoperative esophago-enteric anastomotic leakage: systematic review and meta-analysis. Endoscopy. 2020;52(08):632-42.
24. Rausa E, Asti E, Aiolfi A, et al. Comparison of endoscopic vacuum therapy versus endoscopic stenting for esophageal leaks: systematic review and meta-analysis. Diseases of the Esophagus. 2018;31(11).
25. Mennigen R, Harting C, Lindner K, et al. Comparison of endoscopic vacuum therapy versus stent for anastomotic leak after esophagectomy. Journal of Gastrointestinal Surgery. 2015;19(7):1229-35.
26. Kühn F, Janisch F, Schwandner F, et al. Comparison between endoscopic vacuum therapy and conventional treatment for leakage after rectal resection. World J Surg. 2020;44(4):1277-82.
27. Shelygin YuA, Nagudov MA, Ponomarenko AA, et al. Meta-analysis of management of colorectal anastomotic leakage. Khirurgiya Zhurnal im NI Pirogova. 2018;(8):30.
28. do Monte Junior ES, de Moura DTH, Ribeiro IB, et al. Endoscopic vacuum therapy versus endoscopic stenting for upper gastrointestinal transmural defects: Systematic review and meta-analysis. Digestive Endoscopy. 2020;den.13813.
29. de Lima MS, Figueiredo LZ, Furuya CK, et al. Tube-in-tube endoscopic vacuum therapy for treatment of colorectal anastomotic leaks: A low-cost, patient-friendly, feasible and efficient technical modification of sponge-based endoscopic vacuum therapy. Colorectal Disease. 2023.
30. Glatz T, Fischer A, Hoeppner J, et al. Vacuum sponge therapy using the pull-through technique via a percutaneous endoscopic gastrostomy to treat iatrogenic duodenal perforation. Endoscopy. 2015;47(S 01):E567-8.
31. Loske G, Rucktäschel F, Schorsch T, et al. Successful endoscopic vacuum therapy with new open-pore film drainage in a case of iatrogenic duodenal perforation during ERCP. Endoscopy. 2015;47(S 01):E577-8.
32. Yoo T, Hou LA, Reicher S, et al. Successful repair of duodenal perforation with endoscopic vacuum therapy. Gastrointest Endosc. 2018;87(5):1363-4.
33. de Lima MS, Centeno DM, Sueta RU, et al. Endoscopic vacuum therapy in a patient without nasal access. Endoscopy. 2023;55(S 01):E406-7.
34. Wichmann D, Stüker D, Schweizer U, et al. Endoscopic negative pressure therapy for duodenal leaks. Front Surg. 2023;10.
35. Wallstabe I, Tiedemann A, Schiefke I. Endoscopic vacuum-assisted therapy of an infected pancreatic pseudocyst. Endoscopy. 2011;43(S 02):E312-3.
36. Wedemeyer J, Kubicka S, Lankisch TO, et al. Transgastrically placed endoscopic vacuum-assisted closure system as an addition to transgastric necrosectomy in necrotizing pancreatitis (with video). Gastrointest Endosc. 2012;76(6):1238-41.
37. Wallstabe I, Tiedemann A, Schiefke I. Endoscopic vacuum-assisted therapy of infected pancreatic pseudocyst using a coated sponge. Endoscopy. 2012;44(S 02):E49-50.
38. Bobkiewicz A, Banasiewicz T, Drews M. Postoperative pancreatic fistula successfully treated with PEG-like endoscopic vacuum therapy. Journal of Laparoendoscopic & Advanced Surgical Techniques. 2015;25(4):314-8.
39. Triller C. Endoskopische Vakuumtherapie bei infizierter walled-off Pankreasnekrose. Z Gastroenterol. 2019;57(07):852-8.
40. de Moura DTH, Hirsch BS, Boghossian MB, et al. Low-cost modified endoscopic vacuum therapy using a triple-lumen tube allows nutrition and drainage for treatment of an early post–bariatric surgery leak. Endoscopy. 2022;54(07):E376-7.

100 Dissecção Endoscópica da Submucosa

Breno Bandeira de Mello ▪ Rodrigo de Rezende Zago

INTRODUÇÃO

A dissecção endoscópica da submucosa (ESD) é uma técnica avançada para tratamento de lesões do trato gastrointestinal (TGI) recentemente adicionada ao arsenal terapêutico do endoscopista em nosso meio.

A ESD permite o tratamento de lesões neoplásicas e pré-neoplásicas de praticamente quaisquer dimensões, respeitando os critérios oncológicos como margens laterais e profundas e ressecção em fragmento único, preservando a integridade do órgão. Esta é uma vantagem importante quando comparada às técnicas tradicionais de mucosectomias.

Ainda que a disponibilidade desse método seja restrita a poucos centros de referência, é fundamental o conhecimento das indicações e limitações por todos os endoscopistas. Esse capítulo tem como foco os aspectos básicos para a realização desse tipo de procedimento, como treinamento do método, indicação adequada, preparação e materiais necessários, eventos adversos e resultados na prática brasileira, com as limitações e adaptações necessárias à técnica original desenvolvida no Japão.

PRINCÍPIOS DA TÉCNICA, PREPARAÇÃO E TREINAMENTO

A ESD é uma técnica endoscópica cirúrgica que consiste na injeção de solução líquida salina ou coloide na parede do TGI com a criação de espaço na camada submucosa, que será dissecado com bisturis endoscópicos especiais conhecidos como facas ou *knives*. A criação de volumoso espaço na submucosa é fundamental para permitir a incisão adequada da mucosa, com a ressecção de toda área mucosa necessária, mantendo a integridade da camada muscular própria, evitando provocar perfurações iatrogênicas.

O primeiro passo na realização da ESD é a seleção adequada do caso. A lesão deve ser previamente estudada com aparelhos de alta definição e cromoscopia convencional e/ou eletrônica. Preferencialmente, o exame deve ser examinado pelo endoscopista que irá realizar o procedimento, para avaliação do tamanho da lesão, localização, variações anatômicas do paciente; permitindo o planejamento da estratégia de abordagem.

A avaliação prévia bem-feita possibilita a identificação de áreas sugestivas de acometimento maciço da submucosa, contraindicando o procedimento. É importante ressaltar que o intuito da realização das ressecções por ESD é majoritariamente curativo, mas existem situações onde se considera a realização de ESD para estadiamento histológico da lesão e eventual posterior complementação com tratamento cirúrgico caso os critérios de cura não sejam preenchidos.

Pré-Procedimento

A preparação para realização da ESD é fundamental para tornar rotineiro um procedimento complexo. Após a avaliação prévia da lesão, faz-se necessária a boa interação entre o endoscopista, a equipe de anestesia e enfermagem que participará do procedimento.

A discussão em conjunto com o anestesista é fundamental para a seleção do método adequado de anestesia, pois cada caso terá peculiaridades, como: duração do procedimento; comorbidades do paciente; suspensão de medicações; localização da lesão e posicionamento do paciente.

Na rotina dos autores desse capítulo, procedimentos do TGI baixo, principalmente sigmoide e reto, e com duração aproximada de 1 a 2 horas podem ser realizados com sedação profunda, sem necessidade de intubação orotraqueal.

A anestesia geral com intubação orotraqueal visa proteger as vias aéreas em caso de sangramentos nos procedimentos do TGI superior e nas lesões proximais do cólon, diminuição dos movimentos respiratórios abdominais, além de possível movimentação do paciente. No entanto, vale salientar que no Japão a imensa maioria dos casos de ESD é realizada apenas com sedação consciente.

Material

A complexidade da realização da ESD é verificada na necessidade de diversos recursos tecnológicos e instrumentos dedicados. Entre os equipamentos necessários estão os aparelhos de alta definição que permitem a visualização adequada dos vasos sanguíneos da camada submucosa, estes com diversos calibres e comprimentos. Outro ponto-chave em relação aos endoscópicos é o bom estado de manutenção com angulação adequada, o que permite a realização de movimentos delicados durante a dissecção.

As unidades geradoras de energia eletrocirúrgica de última geração são indispensáveis, fornecem adequada corrente de corte e coagulação, evitando lesão térmica excessiva da parede do TGI. A configuração do bisturi é essencial, para os modelos mais utilizados ERBE 200 ou 300 na mucosectomia utilizamos *endocut I* (Efeito: 3; Largura do corte: 3; Intervalo: 3), para hemostasia com *knife*, *forced coag* (Efeito: 1; 10 w), hemostasia com *coagrasper soft coag* (Efeito: 4; 80 w). Vale salientar que pequenos ajustes podem ser necessários a depender do *knife* utilizado.

Os procedimentos de ESD são, impreterivelmente, realizados com insuflação com gás dióxido de carbono (CO_2) em detrimento do ar ambiente. O CO_2 permite menor distensão do TGI e mais rápida reabsorção do gás e no caso de perfuração iatrogênica, diminui substancialmente o desconforto abdominal, logo sua utilização é indispensável.

Os acessórios necessários para a realização da ESD estão materiais de uso habitual do endoscopista, como agulhas injetoras e clipes hemostáticos, além de outros materiais específicos, como: o dispositivo transparente conhecido como *cap* que é acoplado à ponta do endoscópio para melhor apresentação da lesão, *knife* dedicado que pode ter diversos formatos da ponta. Alguns com a ponta em formato de esfera, outros de disco, cilíndrico e até com isolamento de porcelana, com o corte sendo feito pela lateral do bisturi (Fig. 100-1).

A utilização de pinça hemostática é rotineira, assim como alças diatérmicas de polipectomia, em diversos tamanhos e formatos, para uso em eventual necessidade de conversão de técnica de ESD para mucosectomia tradicional. Todos estes materiais devem estar

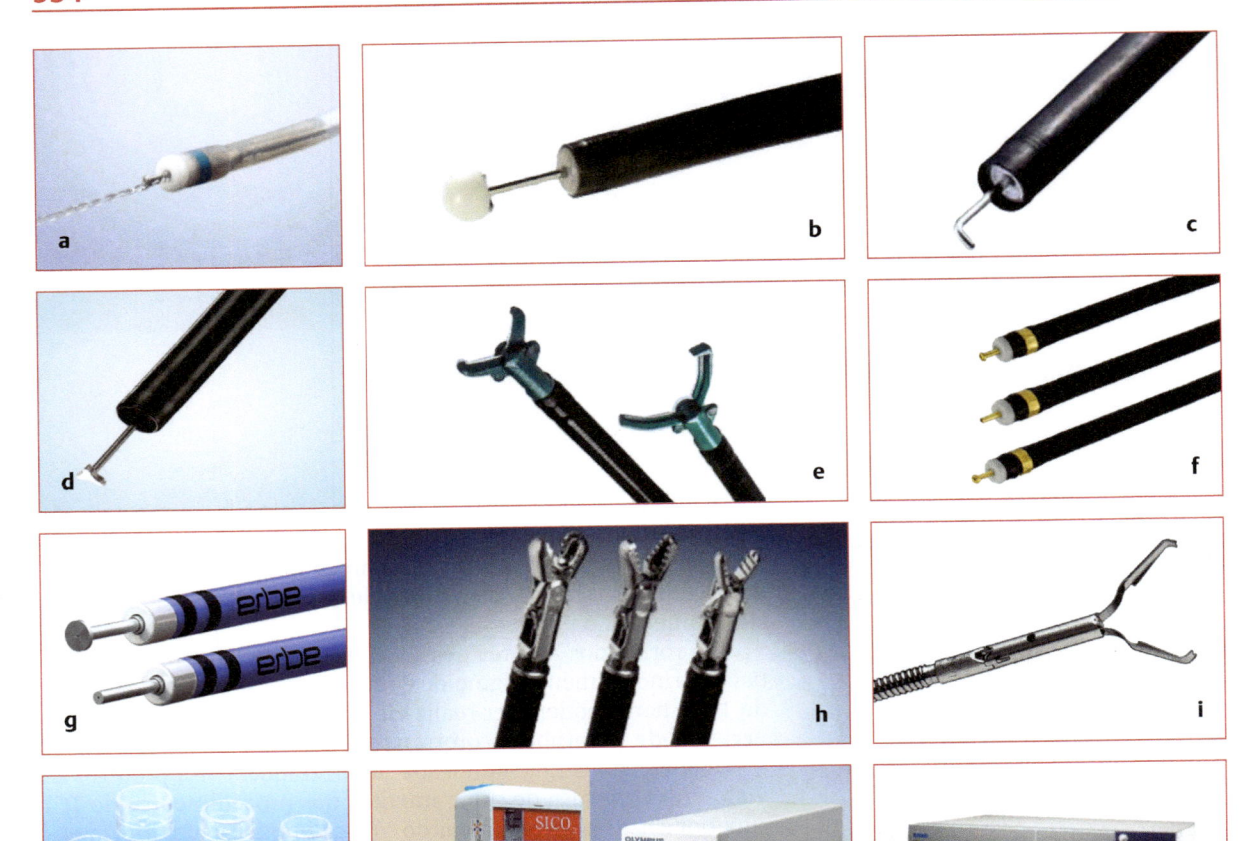

Fig. 100-1. Acessórios utilizados na ESD (**a**) Dual Knife; (**b,c**) IT Knife; (**d**) Triangle Knife; (**e**) SB Knife; (**f**) Golf Knife; (**g**) Hybrid Knife; (**h**) Coagrasper; (**i**) Clipes. (**j**) Caps; (**k**) Insufladores de CO_2; (**l**) Bisturi elétrico pulsado.

presentes e imediatamente disponíveis na sala durante o procedimento, ainda que alguns sejam de uso apenas eventual.

As soluções utilizadas para injeção submucosa são diversas, com preferências individuais entre os endoscopistas. Em nosso meio, alguns utilizam solução fisiológica, outros preferem soluções coloides como o manitol a 10% ou o hidroxietilamido a 6% (Voluven). Podem-se adicionar corantes como índigo carmim à solução que será injetada, assim como epinefrina em pequenas doses para vasoconstrição local e redução de sangramento imediato.

Treinamento

A curva de treinamento de ESD é longa e nem todos os endoscopistas terão formação teórico-prática no método. Por ser uma técnica avançada e com riscos de complicação estatisticamente maior que a mucosectomia tradicional, os autores recomendam formalmente que a ESD não seja realizada por endoscopistas inexperientes, principalmente, sem treinamento formal ou na ausência de supervisão por outro endoscopista com *expertise* no método, sob o risco de provocar danos catastróficos aos pacientes.

Em mãos experientes, a ESD é um método seguro, com taxas de complicação relevantes ligeiramente maiores que a mucosectomia tradicional.

A Sociedade Europeia de Endoscopia Gastrointestinal (*ESGE*) sugeriu a formulação de critérios e etapas no treinamento em ESD. Inicialmente, endoscopistas com prática em mucosectomia tradicional e tratamento de complicações como perfuração são submetidos a treinamento teórico-prático, com realização de 20 casos de ESD em animais vivos. Então, após a realização de pelo menos 10 casos com ressecção completa sem perfuração nos animais, associado à observação e auxílio de *experts* em casos de pacientes, dá-se início à realização de casos em humanos. São selecionadas lesões favoráveis, como lesões de até 30 mm localizadas no antro gástrico ou reto e os 10 casos iniciais devem ser realizados sob a supervisão de um endoscopista experiente em ESD.

Técnica

O procedimento de ESD é iniciado após a indução anestésica com a realização de um exame endoscópico diagnóstico em posição habitual. É importante ressaltar que o posicionamento da torre de equipamentos deve ser confortável ao endoscopista, principalmente em casos com duração prolongada prevista. Sugere-se que lesões de grandes dimensões sejam realizadas por dois endoscopistas experientes, para que haja revezamento, evitando intercorrências devido ao cansaço e fadiga.

O exame diagnóstico permite definir o melhor decúbito do paciente, utilizando-se a gravidade para auxiliar na exposição da lesão e a evitar o acúmulo de líquido e sangue no campo de dissecção. Frequentemente há necessidade de mudança de decúbito durante o procedimento.

No caso das lesões de cólon e reto, em geral não há necessidade de marcação das bordas da lesão, pois são bem delimitadas. Recomenda-se a demarcação com a coagulação das bordas que serão ressecadas distando 5 mm dos limites da lesão no caso de lesões esofágicas e gástricas. O uso de corantes de superfície é útil na delimitação.

Cada lesão é sempre única na sua forma técnica de abordagem, porém princípios básicos são utilizados. Realiza-se a injeção da solução para elevar a lesão, no caso de lesões extensas, é preferível injetar na margem proximal ou oral da lesão e então realizar a incisão da mucosa com o bisturi dedicado. A incisão da mucosa pode ser realizada de forma circunferencial, porém, damos preferência à manutenção de pontes mucosas na lateral da lesão para a manutenção de tensão na peça. Então, a margem distal ou anal da lesão também é incisada. Após a exposição da submucosa, a dissecção é continuada usando a técnica de túnel, rente à camada muscular própria até a exteriorização do aparelho na luz do órgão na abertura proximal da mucosa. Para finalizar a ressecção, as bordas laterais com as pontes mucosas são seccionadas.

A dificuldade representada pela ausência de instrumentos adicionais que possam realizar tração e consequente apresentação do campo de dissecção faz da ESD uma técnica desafiadora e muito estratégica. No entanto, existem possibilidades para contornar esta dificuldade, como: tração através de clipe e linha; tração com clipes e anéis elásticos na parede contralateral; tração com alças de polipectomia; imersão em soro fisiológico; mudança de decúbito com utilização da gravidade para favorecer a dissecção.

A realização da hemostasia é fundamental, sendo que vasos mais calibrosos são coagulados previamente com pinça hemostática. Ao final da ressecção, o leito é revisado, com coagulação de vasos expostos e clipagem de áreas de lesões inadvertidas da camada muscular.

INDICAÇÕES ESPECÍFICAS

Atualmente, a dissecção da submucosa é um tratamento viável para tumores precoces do trato gastrointestinal, entretanto com diferentes indicações a depender do órgão acometido.

Vale salientar a importância de uma avaliação pré-tratamento por um endoscopista experiente com caracterização morfológica da lesão (classificação de Paris), delimitação das margens e estimativa dos níveis de invasão. A cromoscopia eletrônica, juntamente com imagem de alta resolução com luz branca são imprescindíveis na avaliação prévia e contribuem para uma ressecção curativa das lesões do trato gastrointestinal (TGI).[1,2]

As classificações por cromoscopia eletrônica fazem parte da rotina dos endoscopistas e serão explanadas em outros capítulos deste livro.

Carcinoma de Células Escamosas (CEC) do Esôfago

A avaliação prévia com uso de *narrow band image* (*NBI*) possui acurácia maior que 80-90% com uma bom desempenho para os tipos B1 (88,6%) e B3 (90%). Exames de imagem, incluindo ecoendoscopia, não são recomendados para lesões candidatas à ressecção endoscópica.[3]

Lesões escamosas limitadas à camada superficial da mucosa (m1) ou que atinjam até a lâmina própria (m2), os dois intramucosos são as indicações absolutas de ressecção endoscópica. Após o procedimento, taxa de sobrevida global e livre da doença atingiu 85-95% e 98-100%, respectivamente, não sendo recomendado realização de exames de estadiamento ou terapias adicionais.[4]

Para lesões que atingem a muscular da mucosa (m3), submucosa superficial (sm1 < 200 μm) ou circunferenciais, ainda possuem a indicação de ressecção endoscópica relativa e controversa. Estudo recente evidenciou que quase 60% dos pacientes com lesões classificadas como T1a-m3 ou T1a-sm1, acometendo até ¾ da circunferência foram curados com o procedimento endoscópico, mas se a lesão for circunferencial a taxa cura cai para < 20% (Fig. 100-2).[5]

Após ressecções de lesões m3 ou sm1, o *guideline* japonês recomenda cirurgia e quimiorradioterapia, no entanto, para lesões até 20 mm, o recente *guideline* da ESGE prevê um risco baixo de metástase e não recomenda terapias adicionais.[3] Para os tumores com mais de 20 mm, terapia adjuvante com radioterapia ou qumioterapia deve ser considerada em discussão multidisciplinar. As lesões T1b (sm2 >200μm) devem ser tratadas como lesões invasivas, já que cerca de 50% possuem metástase.[6,7]

Em relação às lesões circunferências, para aquelas T1a-m1 ou 2 e < 50 mm os *guidelines* das sociedades europeia e japonesa recomendam, sem muita força, a ressecção endoscópica, mesmo com a utilização de profilaxia para estenose. Lesões com mais de 50 mm, mesmo T1a, devem ser encaminhados para tratamento cirúrgico e quimioterapia.[3,8]

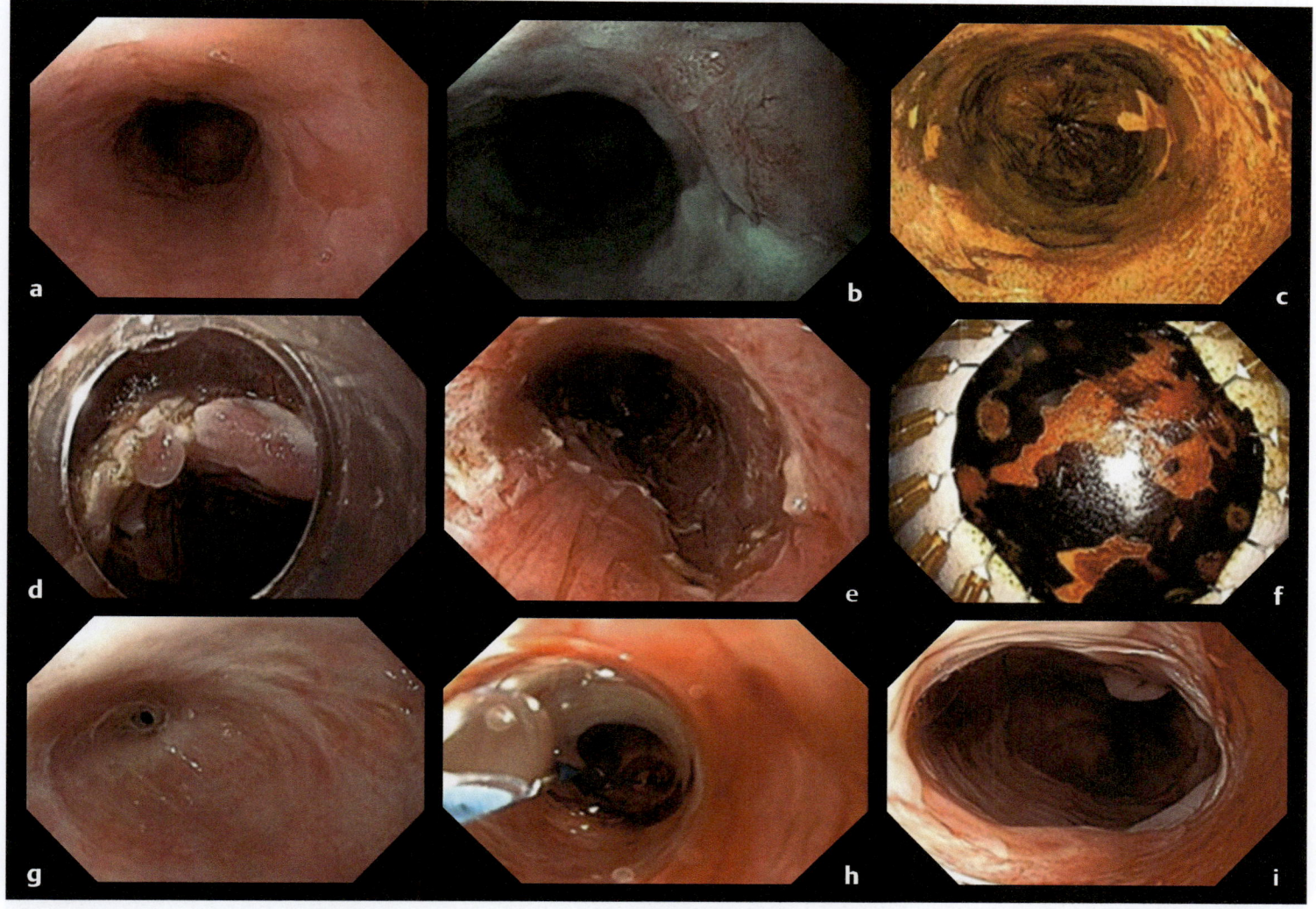

Fig. 100-2. Caso de carcinoma espinocelular de esôfago ressecado por ESD: (**a**) Avaliação com luz branca. (**b**) Avaliação com cromoscopia NBI. (**c**) Avaliação com cromoscopia com lugol. (**d**) Incisão da mucosa. (**e**) Aspecto final da escara. (**f**) Peça ressecada. (**g**) Controle após 4 semanas com estenose. (**h**) Dilatação com balão hidrostático. (**i**) Aspecto pós-dilatação.

Lesões Associadas ao Epitélio de Barrett

A ESGE sugere utilizar ESD para lesões com suspeita de invasão da submucosa, adenocarcinoma ≥ 20 mm e lesões com fibrose.[3]

O *guideline* japonês possui um posicionamento um pouco diferente em relação ao Barrett em comparação aos países ocidentais, desde o diagnóstico até o tratamento.

Para os japoneses o adenocarcinoma do esôfago deve ser tratado por ESD, pois demonstraram altas taxas de ressecção em bloco e R0, além de menor taxa de recorrência em relação à mucosectomia convencional. Um fato importante a ser ressaltado é o fato que, historicamente, o achado de displasia de alto grau nos países ocidentais já são classificados como adenocarcinoma pelos patologistas japoneses, logo com indicação de ESD.[8]

Quanto aos critérios de cura, lesões que acometem até a lâmina própria possuem uma extremamente baixa a chance de metástase linfonodal, sendo desnecessário o tratamento adicional.[8]

Em lesões que alcançam a muscular da mucosa profunda, que sejam bem diferenciados, sem invasão de vascular e ressecadas a R0, estudos mostram um baixo risco de metástase linfonodal além de sobrevida em 5 anos e livre de doença comparável aos resultados de paciente submetidos à cirurgia.[9-18]

Lesões Gástricas

A sociedade japonesa de endoscopia desde 2004 publica *guidelines* a respeito de ressecções endoscópicas de lesões gástricas, e um fato importante a ser observado é a evolução dos critérios de indicação e de cura.

Atualmente, são indicações absolutas de ressecção endoscópica lesões bem diferenciadas e não ulceradas, sem limite de tamanho. Porém, as lesões com 20 mm ou menos podem ser removidas por mucosectomia convencional. Nas demais, ESD é mandatória. Se a lesão for ulcerada, o tamanho limite é de 3 cm (Fig. 100-3).[19]

Como critério expandido de indicação, apenas lesões indiferenciadas, não ulceradas e ≤ 20 mm. As demais lesões possuem indicação relativa, onde devem ser consideradas as condições clínicas do paciente além do risco cirúrgico.[19] Nestes casos, a depender do resultado histológico, a ESD pode servir como estadiamento patológico (Quadro 100-1).

As lesões que, histologicamente, preenchem os critérios absolutos e expandidos de cura, com margens livres e sem invasão angiolinfática, foram classificadas como: eCura A e eCura B, respectivamente. Este termo vem da abreviação de *endoscopy curability* (eCura). As lesões ressecadas em *piecemeal* ou com margens horizontais positivas foram classificadas como eCura C-1 e os demais casos, sem critérios de cura, como eCura C-2.[20]

O acompanhamento dos pacientes classificados como eCura A, o acompanhamento realizado é endoscópico a cada 6 a 12 meses, os eCura B adiciona-se um exame de imagem tomografia ou ultrassonografia.

Para os pacientes eCura C-1, pode se tentar complementação do tratamento com nova realização de ESD para ampliação de margens, cauterização das bordas de ressecção e até acompanhamento com exame endoscópico a cada 6 meses.

Os pacientes eCura C-2, ou seja, aqueles que não preencheram os critérios de cura, na quarta versão da *guideline* recebiam a recomendação de complementação cirúrgica.[21] No entanto, o risco de metástase linfonodal evidenciado por diversos estudos mostrou uma variação de 5,2 a 11%.[19,22] Logo, na última versão da *guideline*, a cirurgia é indicada como o tratamento padrão, mas o médico assistente deve considerar as condições clínicas do paciente, pesando risco-benefício de uma cirurgia de grande porte.[20]

Buscando uma indicação cirúrgica mais precisa e benéfica aos pacientes, alguns trabalhos científicos sugerem escores para estimar o risco de metástase linfonodal.[22,23] A sociedade da japonesa utilizou no seu última *guideline* um escore simples de 7 pontos, onde invasão linfática seriam 3 pontos e lesão > 30 mm, margem vertical positiva, SM2 (> 500 μm), invasão vascular 1 ponto cada e não pontuam lesão ulcerada ou indiferenciada (Quadro 100-2).[22]

Lesões do Cólon e Reto

As lesões do cólon e reto primeiramente devem ser bem examinadas para um adequado planejamento terapêutico, com a distinção entre os adenomas e os carcinomas. As indicações de ESD no cólon são para as lesões que precisam ser retirados em monobloco (Quadro 100-3 e Fig. 100-4).[24]

O acompanhamento de lesões com resultado histológico evidenciando pTis com margens horizontais de difícil avaliação ou em *piecemeal* é recomendado exame endoscópico de 6-12 meses. Para ressecções em bloco, acompanhamento endoscópico deve ser realizado em 12 meses e o risco de metástase linfonodal é inexistente.[25]

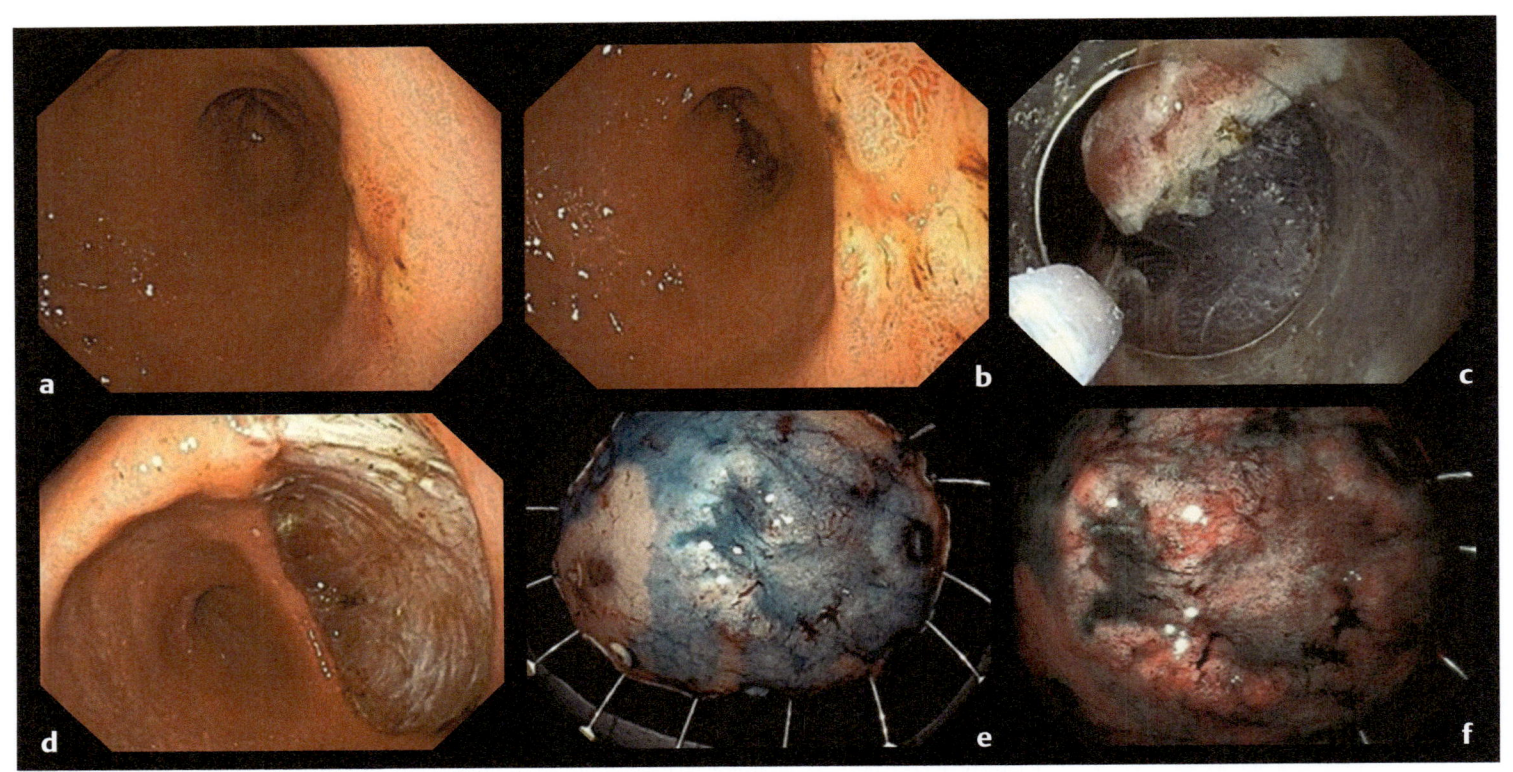

Fig. 100-3. Caso de adenocarcinoma gástrico intramucoso (pTis) ressecado por ESD. (**a**) Lesão na parede posterior do antro gástrico. (**b**) Avaliação detalhada da lesão (Paris 0-IIa+c). (**c**) Dissecção da lesão. (**d**) Leito pós-ressecção. (**e** e **f**) Avaliação da peça ressecada com cromoscopia com índigo-carmim e NBI.

Capítulo 100 ■ Dissecção Endoscópica da Submucosa

Quadro 100-1. Critérios de Cura das Lesões Gástricas. Cinza-claro são critérios absolutos (eCura A), verde são os critérios expandidos (eCura B) e cinza-escuro os que não preenchem os critérios (eCura C-2)

	Mucosa				Submucosa	
	Úlcera (–)		Úlcera(+)		SM1 (500μm)	SM2
Tipo histológico	≤ 20 mm	> 20 mm	≤ 30 mm	> 30 mm	≤ 30 mm	> 30 mm
Bem ou moderadamente diferenciado						
Indiferenciado						

Quadro 100-2. eCura system para pacientes eCura C-2 após ESD de câncer gástrico precoce. LNM metástase linfonodal

Escore (7 pontos)		Classificação de Risco		
Total	Risco de LNM (%)	Categoria de risco	Risco de LNM (%)	Sobrevida livre da doença em 5 anos sem tratamento cirúrgico
0	1,6	Baixo	2,5	99,6
1	2,6			
2	4,9	Intermediário	6,7	96,0
3	7,4			
4	8,3	Alto	22,7	90,1
5	19,9			
6	27,3			
7	26,7			

Quadro 100-3. Indicações de dissecção endoscópica da submucosa (ESD). EMR mucosectomia convencional. LST-NG lesão de crescimento lateral não granular. SM submucosa

Indicações de ESD
■ Lesões difíceis de EMR: LST-NG (PD), *Pit pattern* tipo Vi, Invasão superficial T1 (SM), Lesões > 1/2 circunferência (deprimidas ou suspeitas de carcinoma)
■ Tumores com fibrose na SM
■ Tumores com condições inflamatórias crônicas – colite ulcerativa
■ Recidiva/residual pós-ressecção endoscópica

As lesões com invasão da submucosa (T1) precisam preencher 5 critérios histológicos de cura:

1. Margem vertical e horizontal livres.
2. Adenocarcinoma tubular ou papilar (bem ou moderadamente diferenciado).
3. Invasão da camada submucosa ≤ 1.000 m.
4. Sem invasão vascular.
5. *Budding* grau 1 (baixo grau).[24]

Tumores T1(SM) tratados endoscopicamente apresentam lesões recorrentes ou metastáticas, principalmente em 3 a 5 anos.[26,27] Por esse motivo, além da colonoscopia devemos seguir os pacientes com CEA, CA19-9, USG abdominal e tomografia de tórax, abdome e pelve. No entanto, o método e o tempo de vigilância ainda não são consenso.[24]

Duodeno e Intestino Delgado

A ESGE não recomenda ESD de forma rotineira para tumores nestas localizações e sugere que seja reservado a casos especiais e em centros de referência, além de orientar a utilização da polipectomia ou mucosectomia convencional.[3]

RESULTADOS, COMPLICAÇÕES E ANÁLISE CRÍTICA

A ESD, quando realizada por endoscopistas experientes e em casos bem selecionados, apresenta resultados excelentes com baixo índice de complicações. A perfuração e a hemorragia são as principais, esta é habitualmente definida por perda maior que 2 g/dL de hemoglobina e pode ocorrer até 10 dias após o procedimento.

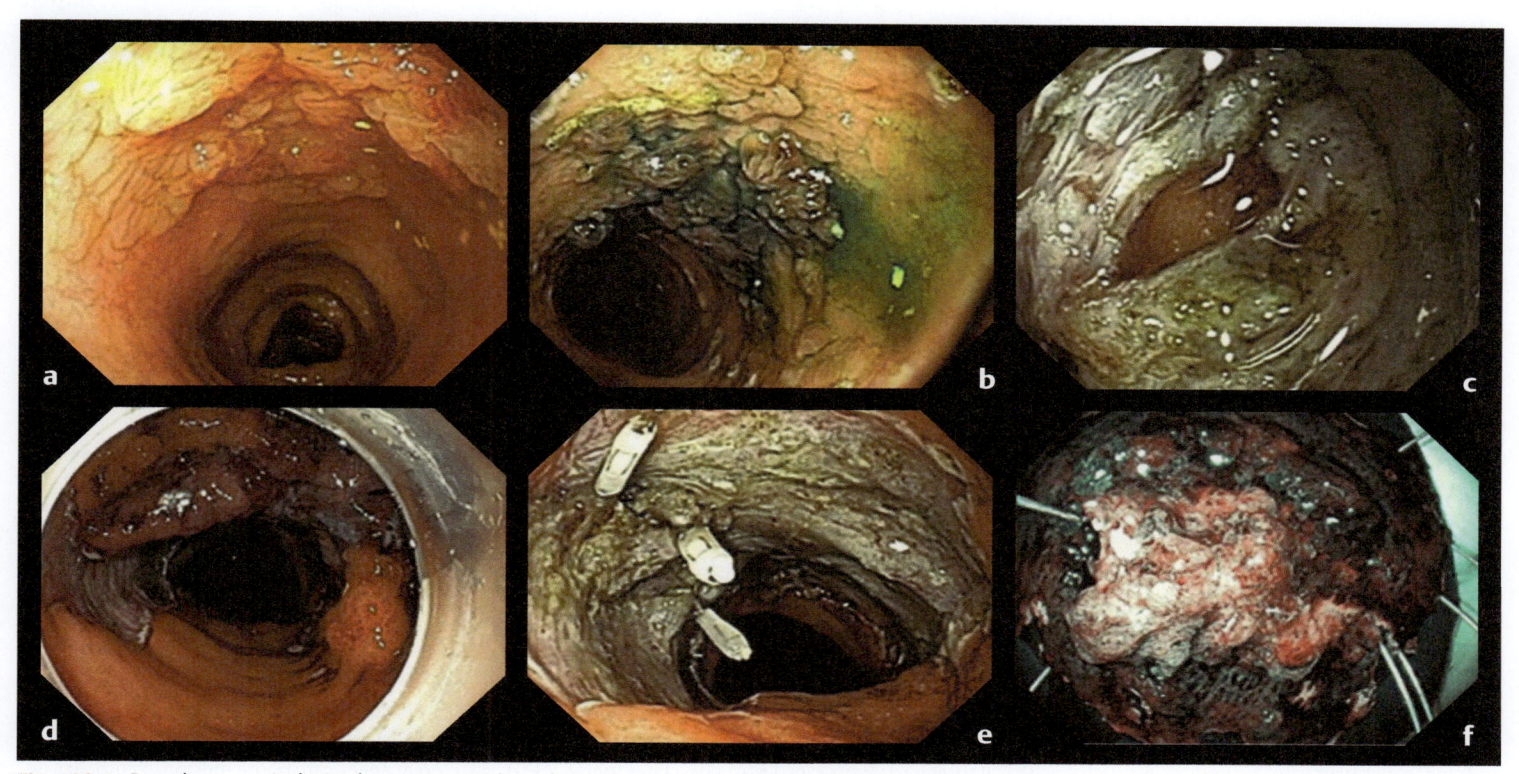

Fig. 100-4. Caso de ressecção lesão de crescimento lateral no cólon descendente em paciente com doença inflamatória intestinal (retocolite ulcerativa). (**a**) Lesão de crescimento lateral. (**b**) Delimitação das margens após cromoscopia com índigo-carmim. (**c**) Perfuração intraprocedimento. (**d**) Dissecção de lesão. (**e**) Aspecto final do leito de ressecção com hemoclipes fechando locais de perfuração. (**f**) Avaliação da peça ressecada com cromoscopia com índigo-carmim e NBI. A avaliação histológica confirmou lesão serrilhada tradicional com displasia e margens livres.

As taxas de complicações se mostram aceitáveis nos trabalhos científicos, inclusive nos de origem não oriental; para ESDs gástricas o sangramento tardio ocorre em 5-10% dos casos e perfurações em < 3% dos pacientes.[28,29] Pacientes submetidos a ESDs de cólon e reto apresentam taxas de sangramento tardio em 1,5-2,8% dos casos e perfuração em 0,1-0,4% (Fig. 100-5).[30-36]

Vale salientar que quando ocorrem durante o procedimento, normalmente, são tratados de forma imediata. As taxas de perfuração são as mais variadas possíveis na literatura. Uma recente revisão sistemática evidenciou taxa de perfuração de 5,2% dos casos, sendo que 1,1% necessitou de tratamento cirúrgico.[33,35]

A complicação intraprocedimento mais temida, a perfuração, na maioria das situações permite o término da dissecção quando pequena. No caso de perfuração em cavidade livre, pode haver a necessidade de descompressão abdominal com punção da cavidade para permitir o término do procedimento em segurança. O endoscopista deve ter sempre em mente alternativas para o término do procedimento, seja a conversão para mucosectomia tradicional e retaguarda cirúrgica deve estar disponível.

A perfuração tardia acontece por lesão térmica na parede do órgão, sendo necessária a diferenciação com a síndrome de queimadura térmica, que também cursa com sinais de peritonismo, porém, sem ar livre na cavidade abdominal. A literatura demonstra ser raro o tratamento cirúrgico de complicações pós-ESD.

Em relação à localização, há uma tendência à menor taxa de R0 e ressecções curativas em lesões localizadas na cárdia e transição esofagogástrica, mas com taxas de complicações semelhantes às de outras regiões gástricas.[37]

Há uma tendência de alimentação precoce dos pacientes com líquidos no pós-operatório imediato conforme tolerância e permanência hospitalar por pelo menos 24 horas para observação clínica, já que, na grande maioria das vezes, as perfurações ocorrem nas primeiras 14 horas de pós-operatório. Pacientes sem comorbidades significativas, com fácil acesso aos serviços médicos, com lesões selecionadas e em centro de referência podem ser submetidos à ESD de forma ambulatorial com alta após algumas horas de observação (Fig. 100-6).[34] A estenose do órgão é uma complicação tardia relevante em casos de lesões circunferenciais, ocorrendo com mais frequência no esôfago e podendo ser minimizada com administração de corticoide tópico injetável, oral e dilatações precoces (Fig. 100-2). A *guideline* japonês não orienta a realização de lesão circunferencial esofagiana sem a utilização de profilaxia com corticoide.[6]

Finalmente, o avanço da ESD permitiu a ressecção de lesões de quase qualquer dimensão preservando o órgão do TGI (Fig. 100-7). É fundamental a avaliação de endoscopista com experiência na técnica para indicar adequadamente o procedimento e contraindicar em situações em que o tratamento cirúrgico seja o mais adequado.

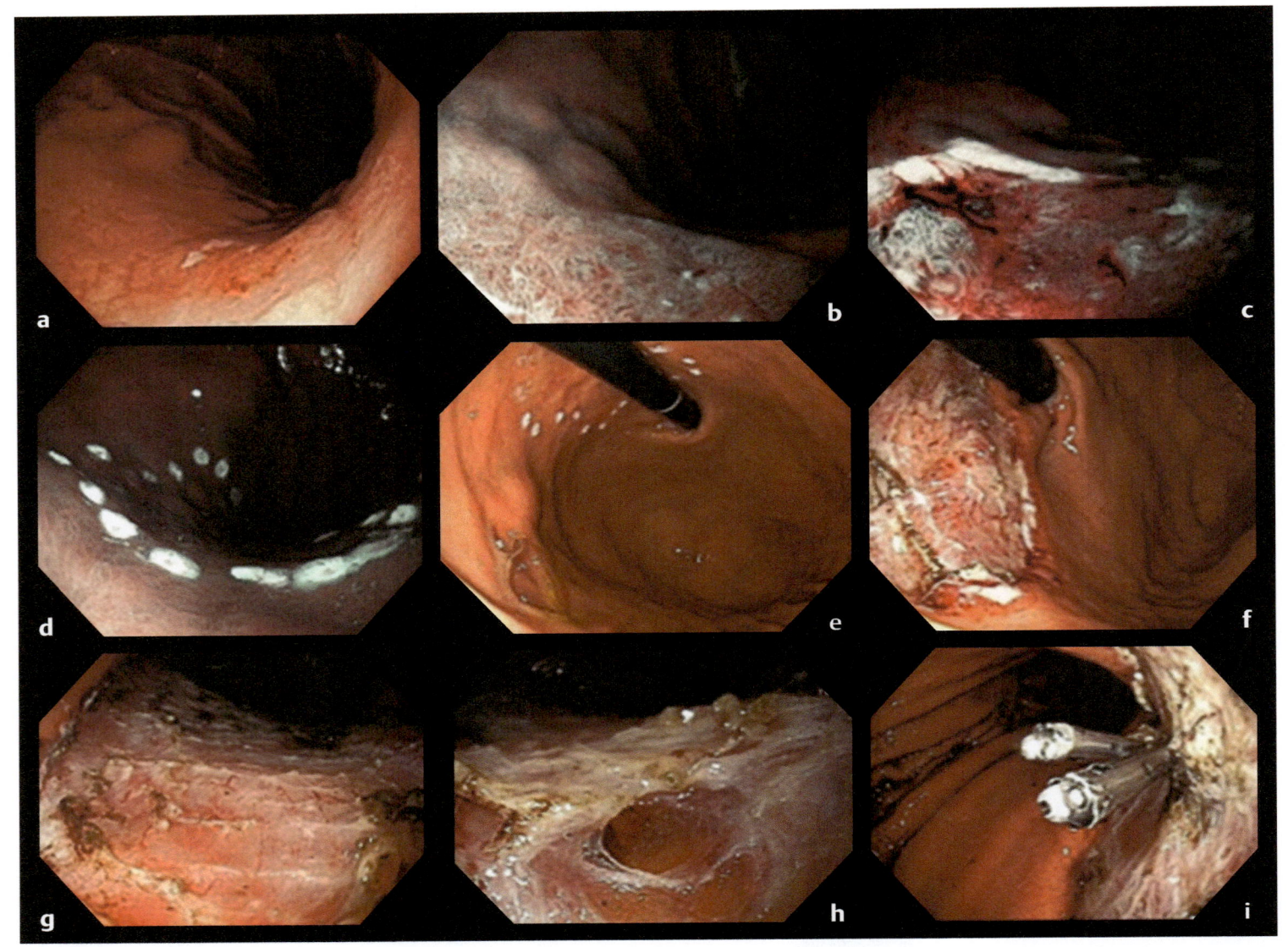

Fig. 100-5. (a-c) Diagnóstico e avaliação da lesão com NBI. (d, e) Demarcação da lesão. (f, g) Escara pós-ressecção. (h) Abertura da muscular própria com perfuração e visualização da gordura perigástrica. (i) Tratamento da perfuração com dois clipes metálicos (i). Histologia: adenocarcinoma mucinoso com 20% de células em anel de sinete 1,7 cm intramucoso (pT1a) (eCuraB).

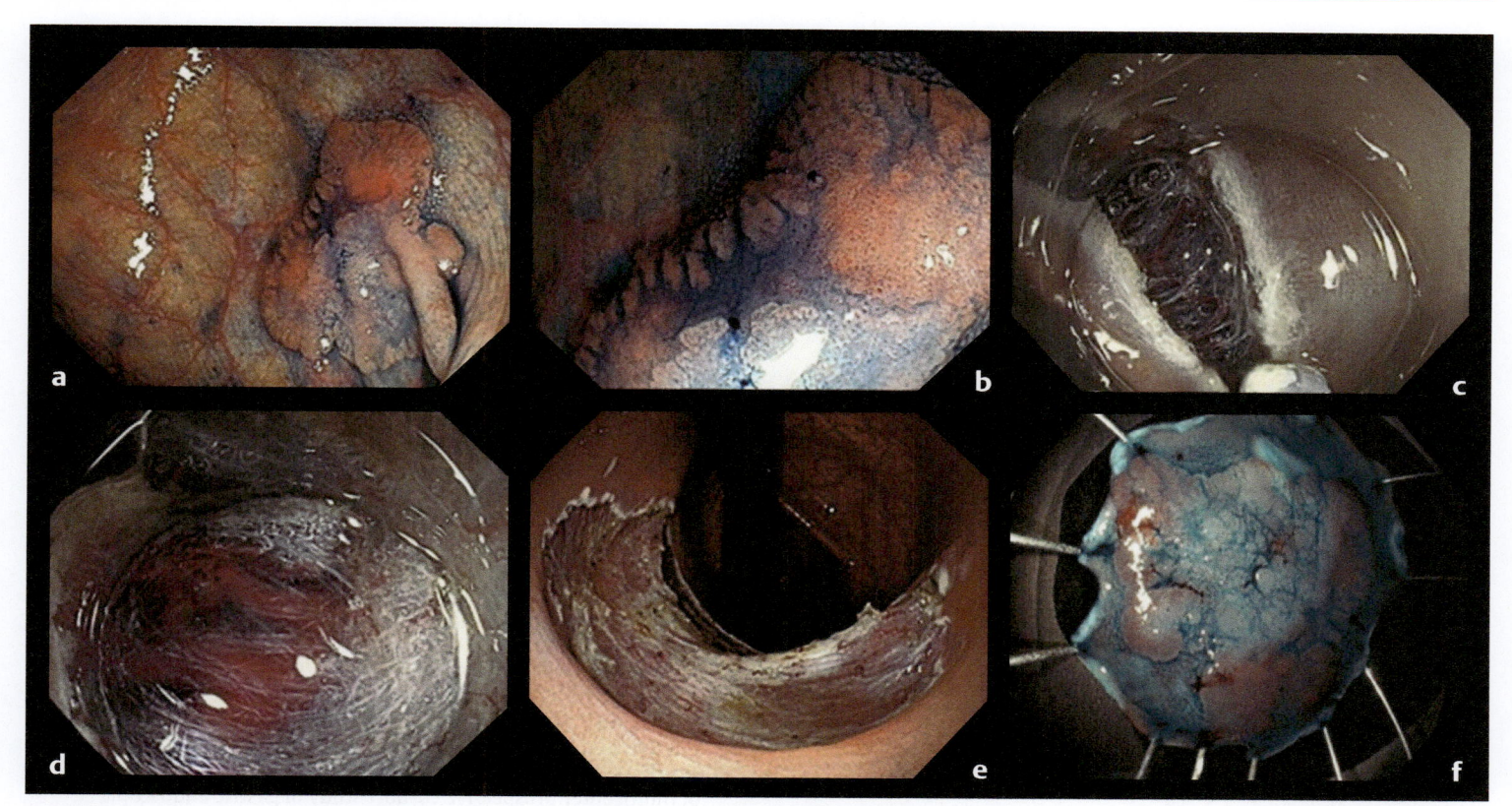

Fig. 100-6. Lesão pseudodeprimida no cólon descendente (Paris 0-IIa) tratada por ESD em caráter ambulatorial. (**a**, **b**) Avaliação dos limites da lesão e padrão de criptas com índigo carmim. (**c**) Incisão da mucosa. (**d**) Identificação de vaso sanguíneo da submucosa. (**e**) Aspecto final do leito de ressecção. (**f**) Avaliação da peça ressecada com cromoscopia com índigo-carmim e NBI, identificando margens macroscopicamente livres. A avaliação histológica confirmou adenoma tubular com displasia de alto grau e margens livres.

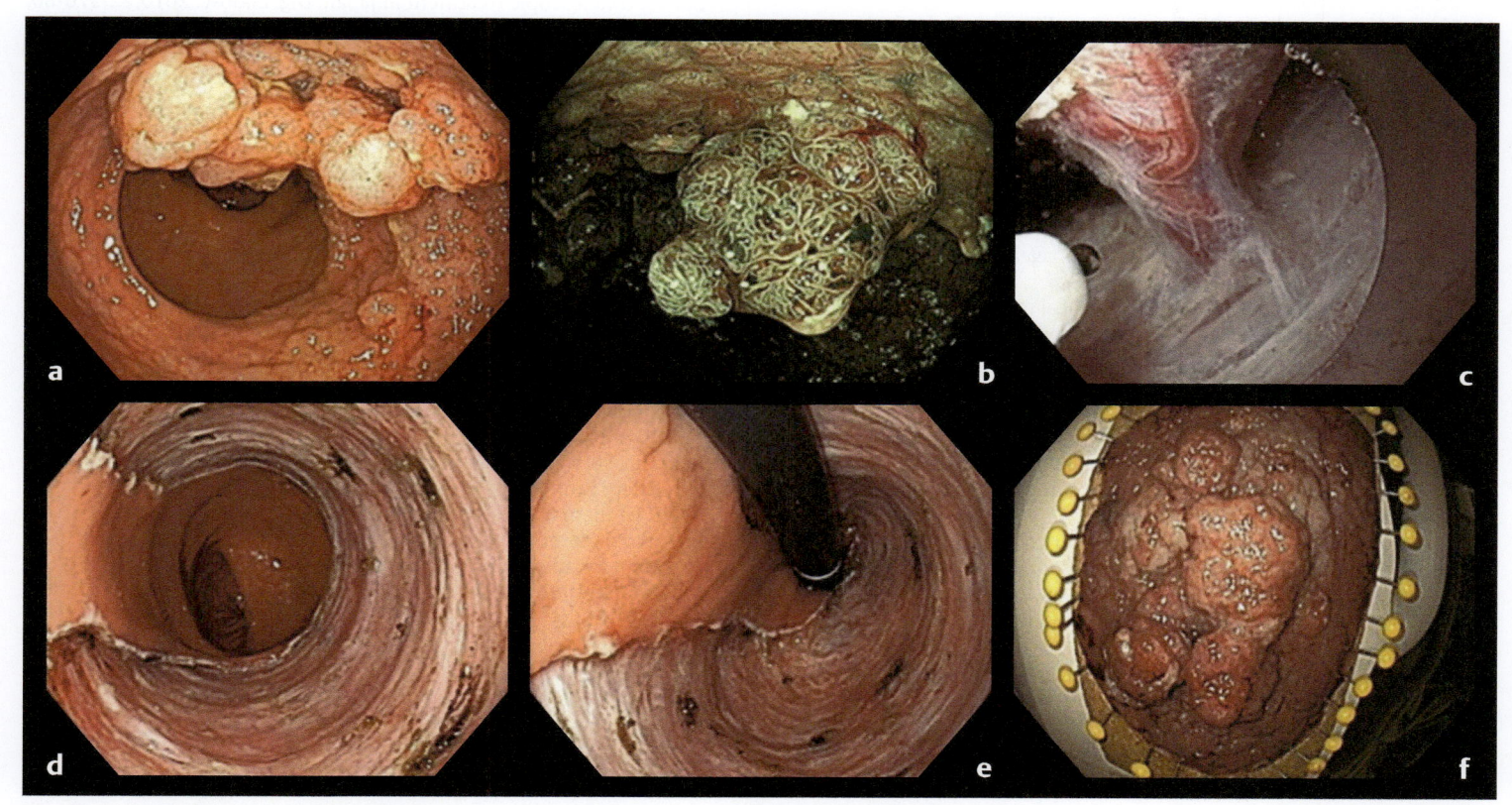

Fig. 100-7. Lesão de crescimento lateral de padrão granular misto, com componente nodular, semicircunferência do reto distal, tratada por ESD. (**a**, **b**) Avaliação dos limites da lesão e padrão de criptas com NBI. (**c**) Vaso calibroso perfurante identificado durante a dissecção. (**d**, **e**) Aspecto final do leito de ressecção. (**f**) Peça ressecada esticada em cortiça para avaliação patológica. A avaliação histológica confirmou adenoma tubular com displasia de alto grau, com focos de adenocarcinoma intramucoso nas áreas nodulares e margens livres.

REFERÊNCIAS BIBLIOGRÁFICAS

1. Endoscopic Classification Review Group. Update on the Paris classification of superficial neoplastic lesions in the digestive tract. Endoscopy. 2005;37:570-8.
2. Dekker E, Houwen B, Puig I, et al. Curriculum for optical diagnosis training in Europe: European Society of Gastrointestinal Endoscopy (ESGE) Position Statement. Endoscopy. 2020;52:899-923.
3. Pimentel-Nunes P, Libânio D, Bastiaansen BAJ, et al. Endoscopic submucosal dissection for superficial gastrointestinal lesions: European Society of Gastrointestinal Endoscopy (ESGE) Guideline - Update 2022. Endoscopy. 2022;54(6):591-622.
4. Nishizawa T, Suzuki H. Long-term outcomes of endoscopic submucosal dissection for superficial esophageal squamous cell carcinoma. Cancers (Basel). 2020;12.
5. Matsueda K, Matsuura N, Kanesaka T, et al. Validity of endoscopic resection for clinically diagnosed T1a-MM/T1b-SM1 N0 M0 esophageal squamous cell carcinoma. Esophagus. 2021.
6. Moon JY, Kim GH, Kim JH, et al. Clinicopathologic factors predicting lymph node metastasis in superficial esophageal squamous cell carcinoma. Scand J Gastroenterol. 2014;49:589-94.
7. Sgourakis G, Gockel I, Lang H. Endoscopic and surgical resection of T1a/T1b esophageal neoplasms: a systematic review. World J Gastroenterol. 2013;19:1424-37.
8. Ishihara R, Arima M, Iizuka T, et al. Japan Gastroenterological Endoscopy Society Guidelines Committee of ESD/EMR for Esophageal Cancer. Endoscopic submucosal dissection/endoscopic mucosal resection guidelines for esophageal cancer. Dig Endosc. 2020;32(4):452-93.
9. Leers JM, DeMeester SR, Oezcelik A, et al. The prevalence of lymph node metastases in patients with T1 esophageal adenocarcinoma: A retrospective review of esophagectomy specimens. Ann Surg. 2011;253:271-8.
10. Lorenz D, Origer J, Pauthner M, et al. Prognostic risk factors of early esophageal adenocarcinomas. Ann Surg.2014;259:469-76.
11. Aida J, Ishizaki T, Arai T, et al. Prognostication of superficial Barrett's carcinoma: A Japanese multicenter study. Hu, Pathol. 2018;76:156-66.
12. Alvarez Herrero L, Pouw RE, van Vilsteren FG, et al.. Risk of lymph node metastasis associated with deeper invasion by early adenocarcinoma of the esophagus and cardia: Study based on endoscopic resection specimens. Endoscopy. 2010;42:1030-6.
13. Sepesi B, Watson TJ, Zhou D, et al. Are endoscopic therapies appropriate for superficial submucosal esophageal adenocarcinoma? An analysis of esophagectomy specimens.J. Am. Coll. Surg. 2010;210:418-27.
14. Dubecz A, Kern M, Solymosi N, et al.. Predictors of lymph node metastasis in surgically resected T1 esophageal cancer. Ann. Thorac. Surg. 2015;99:1879-85;discussion 1886.
15. Newton AD, Predina JD, Xia L, et al. Surgical management of early-stage esophageal adenocarcinoma based on lymph node metastasis risk. Ann. Surg. Oncol. 2018;25:318-25.
16. Griffin SM, Burt AD, Jennings NA. Lymph node metastasis in early esophageal adenocarcinoma. Ann. Surg. 2011;254:731-6;discussion 736-7.
17. Altorki NK, Lee PC, Liss Y, et al. Multifocal neoplasia and nodal metastases in T1 esophageal carcinoma: Implications for endoscopic treatment. Ann. Surg. 2008;247:434-9.
18. Nurkin SJ, Nava HR, Yendamuri S, et al. Outcomes of endoscopic resection for high-grade dysplasia and esophageal cancer. Surg. Endosc. 2014;28:1090-5.
19. Hatta W, Gotoda T, Koike T, Masamune A. History and future perspectives in Japanese guidelines for endoscopic resection of early gastric cancer. Dig Endosc. 2020;32(2):180-90.
20. Japanese Gastric Cancer Association. Gastric Cancer Treatment Guideline, 5th ed. Tokyo: Kanehara, 2018.
21. Japanese Gastric Cancer Association. Japanese gastric cancer treatment guidelines 2014 (ver. 4). Gastric Cancer. 2017;20:1-19.
22. Hatta W, Gotoda T, Oyama T, et al. A scoring system to stratify curability after endoscopic submucosal dissection for early gastric cancer: eCura system. Am. J. Gastroenterol. 2017;112:874-81.
23. Kim SM, Min BH, Ahn JH, et al. Nomogram to predict lymph node metastasis in patients with early gastric cancer: a useful clinical tool to reduce gastrectomy after endoscopic resection. Endoscopy. 2020;52(6):435-43.
24. Tanaka S, Kashida H, Saito Y, et al. Japan Gastroenterological Endoscopy Society guidelines for colorectal endoscopic submucosal dissection/endoscopic mucosal resection. Dig Endosc. 2020;32:219-39.
25. Kobayashi H, Mochizuki H, Morita T, et al. Characteristics of recurrence after curative resection for T1 colorectal cancer: Japanese multicenter study. J. Gastroenterol. 2011;46:203-11.
26. Tamaru Y, Oka S, Tanaka S, et al. Long-term outcomes after treatment for T1 colorectal carcinoma: a multicenter retro spective co-hort study of Hiroshima GI Endoscopy Research Group. J. Gastroenterol. 2017;52:1169-79.
27. Backes Y, de Vos Tot Nederveen Cappel WH, van Bergeijk J, et al. Risk for incomplete resection after macroscopic radical endoscopic resection of T1 colorectal cancer: A multicenter co-hort study. Am. J. Gastroenterol. 2017;112:785-96.
28. Suzuki H, Takizawa K, Hirasawa T, et al. Short-term outcomes of multicenter prospective co-hort study of gastric endoscopic resection: Real-world evidence in Japan. Dig Endosc. 2019;31:30-9.
29. Tanabe S, Ishido K, Matsumoto T, et al. Long-term outcomes of endoscopic submucosal dissection for early gastric cancer: a multicenter collaborative study. Gastric Cancer. 2017;20:45-52.
30. Oka S, Tanaka S, Kanao H, et al. Current status in the occurrence of postoperative bleeding, perforation and resid- ual/local recurrence during colonoscopic treatment in Japan. Dig. Endosc. 2010;22:376-80.
31. Fujishiro M, Uemura N, Tanaka S, et al. Report on analysis of colorectal ESD data. 'JGES prospective multicenter co-hort study on effectiveness and safety of colorectal ESD conducted as Advanced Medical Treatment: A brief outline and future plan'. Gastroenterol. Endosc. 2013;55:1331.
32. Nakajima T, Saito Y, Tanaka S, et al. Current status of endoscopic resection strategy for large, early colorectal neoplasia in Japan. Surg. Endosc. 2013;27:3262-70.
33. Fuccio L, Hassan C, Ponchon T, et al. Clinical outcomes after endoscopic submucosal dissection for colorectal neoplasia: A systematic review and meta-analysis. Gastrointest Endosc. 2017;86:74-86.e17.
34. Ohya T, Marsk R, Pekkari K. Colorectal ESD in day surgery. Surg Endosc. 2017;31(9):3690-5.
35. Kinoshita S, Nishizawa T, Fujimoto A, et al. Complete closure versus simple closure for perforations during colorectal endoscopic submucosal dissection. Endosc Int Open. 2020;8(1):E76-E80.
36. Santos-Antunes J, Marques M, Morais R, et al. Colorectal Endoscopic Submucosal Dissection in a Western Center: Analysis of Outcomes and Safety Profile. GE Port J Gastroenterol. 2021;28(5):319-27.
37. Abe S, Ishihara R, Takahashi H, et al. Long-term outcomes of endoscopic resection and metachronous cancer after endoscopic resection for adenocarcinoma of the esophagogastric junction in Japan. Gastrointest Endosc. 2019;89:1120-8.

Índice Remissivo

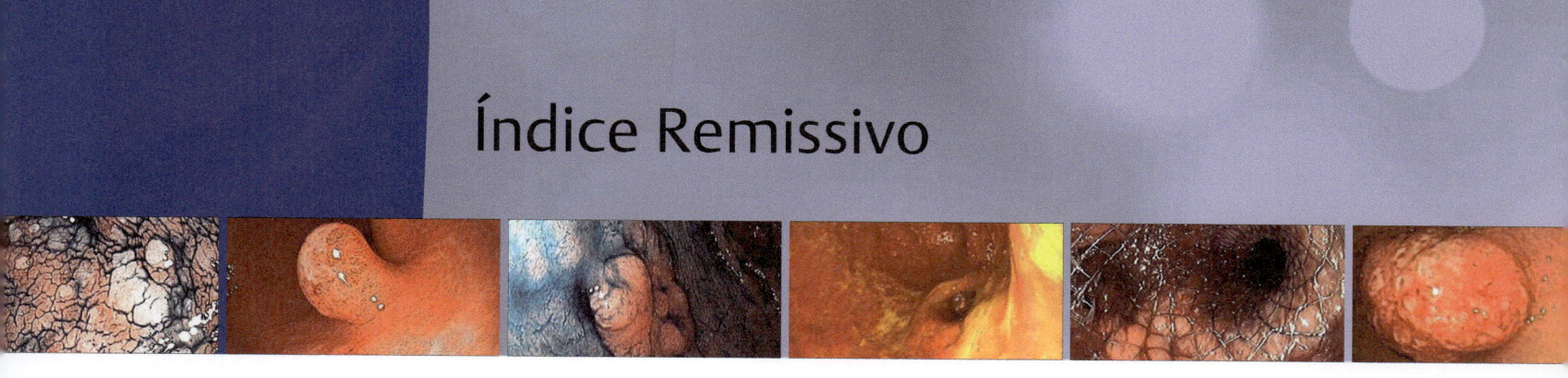

Entradas acompanhadas por um *f* ou *q* itálico indicam figuras e quadros, respectivamente.

A

AA (Ácido Acético), 130
  EB com, 111*f*, 112*f*
    áreas de metaplasia intestinal, 111*f*, 112*f*
  na cromoscopia, 112
    convencional, 112
AAC (Anatomia Alterada Cirurgicamente)
  CPRE em, 527-533
    canulação, 530
      da papila, 530
    cirurgias mais comuns, 527*f*
    complicações, 532
    intervenção terapêutica, 530
    intubação na alça, 528
      aferente, 528
      biliopancreática, 528
    progressão na alça, 528
      aferente, 528
      biliopancreática, 528
    reconstrução à Billroth II, 528
    transgástrica, 532
      assistida por laparoscopia, 532
  no ID, 603-605
AAS (Ácido Acetilsalicílico)
  UP por, 347
Ablação
  térmica, 525
    na papilectomia, 525
Acalasia, 165
  chagásica, 229*f*
    esofagomanometria, 229*f*
      de alta resolução, 230*f*
  do esôfago, 868-871
    tratamento endoscópico, 868-871
      DBP, 868
      POEM, 869
      TB, 868
  esofágica, 290
    diagnóstico, 290
      clínico, 290
      complementar, 290
    prognóstico, 291
    tratamento, 291
  subtipos de, 167*f*
Acantose
  glicogênica, 153*f*
Acesso Nutricional
  GEP, 927-938
    complicações maiores, 935
      buried bumper syndrome, 935
      fascite necrosante, 936
      fístula gastrocolocutânea, 936
        persistência após remoção da sonda, 936
      implante metálico no local, 936
      lesão, 935
        de órgãos sólidos, 935
        de vísceras ocas, 935
      sangramento maior no local, 935
      sonda de gastrostomia, 935
        perda precoce da, 936
        sepultamento do anteparo interno da, 935
    complicações menores, 934
      dermatite, 934
      disfunção da sonda, 935
      dor abdominal, 934
      extravasamento de conteúdo gástrico, 934
      granuloma perissonda, 934
      infecção periestomal, 934
      laceração esofágica, 935
      pneumoperitônio, 935
      sangramento em pequena quantidade, 935
    contraindicações, 929
      absolutas, 929*q*
      relativas, 929*q*
    cuidados, 929, 933
      no pós-operatório, 933
      no pré-operatório, 929
    histórico, 928
    indicações, 928
      principais, 928*q*
    técnicas operatórias, 930
      de introdução com gastropexia, 932
      de pulsão, 933
      de tração, 931
      Gauderer-Ponsky, 931
      Sachs-Vine, 933
  GJEP, 927-938
    versus JEPD, 938
  JEPD, 927-938
    GJEP versus, 938
  sonda, 927-938
  SNE, 927
Acessório(s)
  definições, 82
  endoscópicos, 66-75, 76, 281
    biópsia, 66
      pinças de, 66
    CE, 69
      retirada de, 69
    controle de infecção, 77
      medidas de, 77
    desinfecção, 76
    dilatação, 73
      de estenoses, 73
    dissecção, 66
    facas, 67
    knives, 67
    esterilização, 77
    fios-guias, 75
    hemostasia, 70
      dispositivos, 70-72
        mecânicos, 71
        outros, 72
        térmicos, 70
    ingestão de drogas, 281
    limpeza, 76
    pré-limpeza, 76
    ressecção, 66
      alças de polipectomias, 66, 67*f*
  observações gerais, 82
  para colangiopancreatografia, 448, 449
    cateteres de colangiografia, 449
    fio-guia, 449
    papilótomos, 449
    para dilatação, 451
    para extração de cálculos, 450
    para obtenção de amostra, 451
Adenocarcinoma, 578*f*
  do cólon, 581*f*
    metástase de, 581*f*
  no ID, 578
  tubular, 7*f*
Adenoma(s), 338*f*
  características, 337
    endoscópicas, 337
  com displasia, 433*f*
    tubulares, 433*f*
    tubuloviloso, 433*f*
  conduta, 338
  de alto grau, 570*f*
  de baixo grau, 570*f*
  do esôfago, 258
  histologia, 337
  história natural, 337
  no ID, 576
    tubular, 576*f*
  prognóstico, 337
  serrilhado, 720
    MI, 720
Adenovírus
  colites por, 674
AE (Adenocarcinoma do Esôfago)
  da transição esofagogástrica, 265*f*
    classificação de Siewert para, 265*f*
  diagnóstico, 264
    EB, 264
  fatores de risco, 261
  tratamento endoscópico, 270
    intenção curativa, 270

Índice Remissivo

AE (Atresia de Esôfago), 283
  abordagem da, 284
    papel da endoscopia na, 284
  com dupla fístula, 286f
  complicações, 285
    disfagia, 287
    estenose, 286
      de anastomose, 286
    outras, 287
    respiratórias, 287
    RGE, 285
  diagnóstico, 284
    clínico, 284
    complementar, 284
  estenose esofágica na, 287f
    anastomótica, 287f
      algoritmo proposto, 287f
  pós-cirúrgica, 285q
    morbidades associadas à, 285q
  prognóstico, 288
  transição, 287
    para a idade adulta, 287
  tratamento, 284
Afecção(ões)
  congênitas, 283-293
    do esôfago, 283-293
      acalasia esofágica, 290
      AE, 283
      anatomia, 283
      anéis vasculares, 292
      cistos intramurais, 291
      divertículo esofágico, 292
      duplicações esofágicas, 291
      EB, 292
      embriologia, 283
      estenose, 288
      FLTE, 288
  proctológicas, 756-764
    colonoscopia e, 756-764
      aspectos anatômicos, 756
        CA, 756
        reto distal, 756
      biópsias de lesões, 763
        em proximidade com a linha
          pectínea, 763
      de interesse para o endoscopista, 756
        cancroide, 762
        clamídia, 762
        DC, 760
        doença hemorroidária, 756
        donovanose, 762
        fissura anal, 758
        gonorreia, 762
        granuloma inguinal, 762
        herpes, 761
        HPV, 760
        proctopatia actínica, 759
        sexualmente transmissíveis, 760
        sífilis, 761
        tumores, 758
      exame endoscópico adequado, 764
        do CA, 764
        do reto, 764
      laudo da colonoscopia, 764
        incluir a avaliação do CA, 764
        não incluir a avaliação do CA, 764
      ressecções de lesões, 763
        em proximidade com a linha
          pectínea, 763
        tratamento endoscópico, 763
          da doença hemorroidária interna
            sintomática, 763
        valor da retrovisão, 762
          na avaliação do reto distal, 762
AFI (Imagem de Autofluorescência)
  na avaliação, 317
    da gastrite atrófica, 317
      metaplásica, 317

Agenesia
  pancreática, 519
Água
  técnica de imersão em, 437
    na DC, 437
Agulha
  cateteres com, 70
    de injeção, 70
    injetora, 70f
      exposta, 70f
AINES (Anti-Inflamatórios Não Esteroidais)
  enteropatia por, 587, 588f
    DC e, 587
      diagnóstico diferencial, 587
  gastropatia por, 328
  lesões por, 432
    duodenais, 432
  na prevenção, 491
    da PPC, 491
  UP por, 347
Alça(s)
  de polipectomias, 66, 67f, 69
    CE, 69
Alfentanila, 93
Alta Hospitalar
  pós-sedação, 50q
    escala de Chung para, 50q
Ambiente(s)
  de apoio, 30
    endoscopia, 30
      obrigatórios, 30
      opcionais, 30
    imagenologia, 30
      obrigatórios, 30
      opcionais, 30
Amebíase
  intestinal, 673
    colites por, 673
Amiloidose
  manifestação esofágica, 243
    primária, 244f
Amostra
  obtenção de, 451
    para acessórios para, 451
      na colangiopancreatrografia, 451
Amplitude
  de onda sonora, 119f
Analgesia
  controle clínico da, 91f
  níveis de, 49q
    pré-exame, 49q
      endoscópico, 49q
  sequência para, 92f
Analgésico(s)
  alfentanila, 93
  fentanila, 93
  meperidina, 93
Anastomose(s)
  ecoguiadas, 941-945
    EUS-GE, 941
      resultados, 944
      versus GJC, 944
      versus prótese duodenal, 944
    eventos adversos, 944
    perspectivas futuras, 945
  esofagojejunal, 424f
    gastrectomia total com, 424f
  estenose de anastomose, 106f
    e pseudodivertículo esofágico, 106f
  gastrojejunal, 423f
    em Y de Roux, 423f
      gastrectomia subtotal com, 423f
Anatomia
  alterada, 603-605
    ID, 603-605
    AAC, 603
Ancilostomíase
  no ID, 596

Anel(is)
  vasculares, 292
    diagnóstico, 292
    tratamento, 292
Anestesia
  em endoscopia digestiva, 91-96
    anexos, 95
    antagonistas, 93
      dos ansiolíticos, 93
      dos opioides, 93
    aspectos, 94
      éticos, 94
      legais, 94
    fármacos, 92
      analgésicos, 93
      ansiolíticos, 92
      efeitos intoleráveis, 93
      roteiro seguro, 92
    jejum, 92
    manejo, 91
      dos sinais, 91
      dos sintomas, 91
    sequência para, 92f
Angiectasia(s)
  duodenais, 433
Angiodisplasia(s)
  duodenais, 433
Angioedema
  hereditário, 246
    manifestações esofágicas, 246
Angioma(s), 406
Anisaquíase, 326
Anomalia(s) Congênita(s)
  de vias biliares, 511-519
    atresia, 516
    cistos, 514
    de ductos biliares, 511
    de papila maior, 511
  de vias pancreáticas, 511-519
    agenesia pancreática, 519
    cisto não neoplásico, 519
      de ducto pancreático, 519
    pâncreas, 518, 519
      anular, 519
      divisum, 518
Anorexia
  nervosa, 241
    manifestação esofágica, 241
Ansiolítico(s)
  antagonistas dos, 93
    flumazenil, 93
    intubação orotraqueal, 93
    indicações, 93
  midazolan, 92
  propofol, 93
Antagonista(s)
  dos ansiolíticos, 93
    flumazenil, 93
    intubação orotraqueal, 93
    indicações, 93
  dos opioides, 93
  sugestões, 94
Antiagregante(s), 52-61
  plaquetários, 58
    AAS, 58
    antagonistas, 59
      da vitamina K, 59
      do receptor P2Y12, 59
    dipiridamol, 59
    fondaparinux, 59
    heparinas, 59
    inibidores, 59
      da glicoproteína IIb/IIIa, 59
    novos anticoagulantes orais, 59
    orais, 59
    recomendações do uso por risco, 58q
      associado aos procedimentos, 58q
        endoscópicos, 58q

tromboembólico, 58q
  risco de sangramento, 57
    associado ao uso, 58
      de antitrombóticos, 58
    relacionado com o procedimento, 57
      endoscópico, 57
Antibiótico(s), 52-61
  bacteremia, 52, 56q
    alto risco de, 52, 56q
      profilaxia com, 56q
    infecções, 56q
      alto risco de, 56q
        profilaxia com, 56q
    patogênese, 52
    risco, 52, 53
      associado aos procedimentos, 52, 53
        endoscópicos, 52, 53
Antibioticoprofilaxia
  cirrose, 48
  CPRE, 48
  diálise, 48
    peritoneal, 48
  endocardite, 48
    profilaxia de, 48
  EUS-FNA, 48
  EVE, 48
  GEP, 48
  hemorragia digestiva, 48
  indicações de, 49q
    em procedimentos endoscópicos, 49q
  JEP, 48
  próteses, 48
    ortopédicas, 48
Antibioticoterapia
  na HDAV, 793
Anticoagulante(s), 52-61
  e hemorragia digestiva, 61
  e uso de antitrombóticos, 61
  manejo de, 57f
    antes de procedimentos, 57f
      endoscópico, 57f
    medicações antitrombóticas, 60
      descontinuação das, 60
        risco tromboembólico por, 60
    oral, 60
      pacientes em uso de, 60
    painel de, 58q
      na prática clínica, 58q
  pré-exame, 46
    endoscópico, 46
  recomendações do uso por risco, 58q
    associado aos procedimentos, 58q
      endoscópicos, 58q
      trombobembólico, 58q
  risco de sangramento, 57
    relacionado com o procedimento, 57
      endoscópico, 57
Antidepressivo(s)
  no EED, 171
Antiplaquetário(s)
  e hemorragia digestiva, 61
  e uso de antitrombóticos, 61
  manejo de, 57f
    antes de procedimentos, 57f
      endoscópicos, 57f
  pré-exame, 46
    endoscópico, 46
Antitrombótico(s)
  classes, 47q
  reversão, 47q
    rotas de, 47q
  uso de, 61
    hemorragia digestiva e, 61
      conduta nos pacientes com, 61
Antro
  gastrite de, 100f
    erosiva, 100f
    nodular, 100f

APC (Coagulação por Plasma de Argônio)
  nas lesões vasculares, 643
    do cólon, 643
Aperistalse, 172
Aplicação
  clínica, 142
  de IA, 142
Apoio
  endoscopia, 30
    ambiente de, 30
      obrigatórios, 30
      opcionais, 30
    legislação de, 30
    unidades de, 30
  imagenologia, 30
    ambiente de, 30
      obrigatórios, 30
      opcionais, 30
    legislação de, 30
    unidades de, 30
Apoio Administrativo
  da unidade de endoscopia, 20
    aspectos, 20
      espaciais, 20
      estruturais, 20
Aprendizado Profundo
  modelo de, 142f
    desempenho de, 142f
      métricas obtidas para avaliar, 142f
    detecção de imagem por, 142f
    desenvolvimento de, 142f
ARF (Ablação por Radiofrequência)
  em esôfago, 872
    no colangiocarcinoma, 875
    no EB, 872
    nos tumores pancreáticos, 875
    outras patologias, 867
    princípios da, 872
Argônio
  nas lesões, 687
    actínicas, 687
  plasma de, 70, 71f
    cateteres de, 71f
    coagulação com, 70
ARMA (Ablação da Mucosa
  Antirrefluxo), 180
ARMS (Mucosectomia Antirrefluxo), 180
Artefato(s)
  de biópsia, 155
    na endoscopia de esôfago, 155
Artéria
  subclávia esquerda, 153f
    aberrante, 153f
      compressão esofágica pela, 153f
Arteriografia
  na IC, 681
Ascaridíasase
  no ID, 595
Ascaris
  ciclo evolutivo, 594f
  lumbricoides, 595
    adulto, 595
      diagnóstico, 595
      fisiopatologia, 595
      sinais, 595
      sintomas, 595
  infecção no ID por, 595
Aspergillus
  colites por, 675
ASS (Adenomas Sésseis Serrilhados)
  classificação para os, 697f
Astrovírus
  colites por, 674
Atividade
  neutrofílica, 307
    polimorfonuclear, 307
      nas gastrites, 307

ATP (Adenosina Trifosfato)
  testes de, 82
    validação por, 82
      da limpeza, 82
Atresia
  de vias biliares, 516, 541
    cintilografia de, 517f
    classificação de, 516f
    congênita, 516
    em crianças, 541
      CPRE na, 541
Atrofia(s)
  gástrica, 310
    nas gastrites, 310
  glandular, 308
    nas gastrites, 308
  vilositárias, 435-440
    doença de Whipple, 440
    espru, 439
      colagenoso, 439
      tropical, 439
    estrongiloidíase, 439
    imunodeficiência comum, 440
      variável, 440
    intestinal, 439
    por fármacos, 439
    síndrome, 440
      de supercrescimento
        bacteriano, 440
Autoanticorpo(s)
  para diagnóstico, 435q
    de DC, 435q
      especificidade, 435q
      sensibilidade, 435q
Avaliação
  endoscópica, 187
    do EB, 187
      à luz branca, 188
      aprimoramento de imagem, 188
      CE, 188
      critérios C&M de Praga, 188
      endomicroscopia confocal, 190
      EUS, 190
  pós- procedimento, 50
  pré-procedimento, 44
    classificação ASA, 44q
Azul
  de metileno, 111
    EB com, 111f
      áreas de metaplasia intestinal, 111f
    na cromoscopia, 111
      convencional, 111
  de toluidina, 111
    na cromoscopia, 111
      convencional, 111

# B
Bacteriana(s)
  infecções no ID, 591
    doença de Whipple, 593
    MAC, 592
    Mycobacterium tuberculosis, 591
    outras atípicas, 592
    Yersinia enterocolítica, 5593
Balão(ões)
  duplo, 7f
    videoenteroscópio com, 7f
  hidrostáticos, 74
  pneumáticos, 74
  único, 563
    enteroscopia de, 562
Barrett
  epitélio de, 956
    lesões associadas ao, 956
      ESD nas, 956
Basket, 69

Bateria(s)
  ingestão de, 278, 280f
    manejo, 279
      localização, 280
        esofágica, 280
        gástrica, 280
        intestinal, 280
Behçet
  doença de, 239, 587
    DC e, 587
      diagnóstico diferencial, 587
      intestinal, 587q
        características, 587q
      manifestações esofágicas, 239
Bezoar(es), 409-419
  classificação, 418
  definição, 418
  diagnóstico, 418
  farmacobezoar, 418q
    formação de, 418q
      medicamentos relacionados, 418q
  fatores de risco, 418
  sintomas, 418
  tipos de, 418q
  tratamento, 418
BGA (Banda Gástrica Ajustável), 425
  estômago com, 426f
BIG (Balões Intragástricos)
  contraindicações, 907q
  preenchido, 908, 909
    por ar, 909
    por líquido, 908
      ajustável, 908
      deglutível, 909
      tradicional, 908
  principais tipos de, 908q
    aprovados no Brasil, 908q
      resumo, 908q
Biliopancreática
  endoscopia, 145
    IA na, 145
      colangioscopia, 145
      USE, 146
Biópsia(s)
  artefatos de, 155
  para estudo histológico, 660
    na DII, 660
  pinças de, 66
  protocolo de, 190
    na EB, 190
      Seattle, 190
  técnica para, 154
    da mucosa esofágica, 154f
    realização de, 154
      no esôfago, 154
Biossegurança
  definição, 82
  observações gerais, 82
Bismuth-Corlette
  classificação de, 481q
    das estenoses biliares, 481q
      malignas, 481q
BLI (Blue Light Imaging)
  exame com, 115f
    comprimento de onda do, 115f
  na cromoscopia, 115
    digital, 115
Blue Rubber Bleb Nevus
  síndrome de, 238, 239f
    manifestações esofágicas, 238
Bolo Alimentar
  impactação de, 277
Bozzini, Philip, 3
Brasil
  enfermagem no, 63, 64
    em endoscopia, 64
    história da, 63

Brocchi et al
  modelo de estimativas por, 436q
    de marcadores endoscópicos, 436q
      para DC, 436q
Brünner
  glândulas de, 428, 577
    hamartomas de, 577
    hiperplasia das, 428
Bulbo
  duodenal, 436f
    na DC, 436f
      EDA do, 436f
Bulimia
  nervosa, 241
    manifestação esofágica, 241
By-pass
  gástrico, 424

C

CA (Canal Anal)
  afecções do, 756
    DC e, 760
    doença(s), 756, 760
      hemorroidária, 756
      sexualmente transmissíveis, 760
    cancroide, 762
    clamídia, 762
    fissura, 758
    gonorreia, 762
    herpes, 761
    HPV, 760
    proctopatia actínica, 759
    sífilis, 761
    tumores, 758
  aspectos anatômicos do, 756
  exame endoscópico adequado, 764
  no laudo da colonoscopia, 764
    avaliação do, 764
      incluir, 764
      não incluir, 764
Cálculo(s)
  biliares, 453-459
    coledocolitíase, 454
      estratificação de risco, 454q
      manejo da, 454
    diagnóstico, 453
    sintomatologia, 453
    táticas endoscópicas, 457
      anatomia alterada, 459
      de difícil remoção, 457
    tratamento endoscópico, 455
      convencional, 455
  extração de, 450
    acessórios para, 450
Calculose
  da via biliar, 540
    em crianças, 540
      CPRE nas, 540
Cambridge
  critérios de, 498q, 499q
    da PC, 498q
    para PC, 499q
      endoscópico, 499q
      ultrassonográfico, 499q
Campylobacter
  colites por, 672
    agudas, 672
Câncer
  de esôfago, 131, 212, 267q
    estadiamento do, 267q
      TNM, 267q
    na cromoscopia, 131
    e MI, 131
  pancreático, 505
    sobrevida no, 505
      impacto do CPN na, 505

Cancroide
  no CA, 762
  no reto distal, 762
Candida
  esofagite por, 201f
    aspecto da, 201f
      endoscópico, 201f
    classificação para, 201q
      de Kodsi, 201q
      de Wilcox, 201q
Candida sp.
  infecção por, 229
    com manifestações esofágicas, 229
      esofagite, 230f
Candida spp.
  colites por, 675
Candy Cane
  síndrome, 924
    pós cirurgia bariátrica, 924
Caneta
  esferográfica, 276f
    impactada, 276f
      no ângulo bulbo, 276f
Canulação
  com fio-guia, 491
    na prevenção, 491
      da PPC, 491
  na colangiopancreatografia, 451
    da via, 451, 452
      biliar, 451
      pancreática, 452
    difícil, 451q
      preditores de, 451q
    guiada por USE, 452
Caps
  endoscópicos, 74
CapsoCam, 565
Cápsula
  de patência, 585f
Carcinogênese
  EB e, 191
Carcinoma
  gastrointestinal, 718q
    classificação morfológica para, 718q
      de Paris, 718q
  verrucoso, 212f
    em ceratose esofagiana, 212f
Cateter(es)
  bipolar, 70, 85f
  com agulha, 70
    de injeção, 70
      injetora, 70f
        exposta, 70f
  de colangiografia, 449
  heater probe, 70
  multipolar, 70
  na hemostasia, 70
    com agulha, 70
      de injeção, 70
    heater probe, 70f
    plasma de argônio, 71f
      com fluxo, 71f
        frontal, 71f
        lateral, 71f
Cateterismo
  da papila de Vater, 6f
    fibroduodenoscópio para, 6f
      Olympus, 6f
  na colangiopancreatografia, 452
    combinado, 452
      endoscópico-percutâneo, 452
CCR (Câncer Colorretal), 617
  obstrutivo, 735-738
    tratamento endoscópico, 735-738
      aspectos técnicos, 735
      BTS, 737
      complicações, 738
      indicações, 736

precoce, 704
  tratamento do, 704
  rastreamento de, 663, 710-715
    diretrizes, 712
      com risco aumentado, 712
      sem fatores adicionais de risco, 712
    dos pacientes, 712
      com risco aumentado, 712
      de alto risco, 712
    sem fatores adicionais de risco, 710
      colonoscopia, 711
      CTC, 711
      pesquisa de sangue oculto, 710
      RF, 711
CDEco (Coledocoduodenostomia Ecoguiada)
  resultados, 898
  técnica, 897
CE (Candidíase Esofagiana)
  apresentação clínica, 200
  diagnóstico, 201
  epidemiologia, 200
  fatores de risco, 200
  tratamento, 202
CE (Cápsula Endoscópica), 6, 7f, 46
  equipamentos, 565-568
    CapsoCam, 565
    de cólon, 566
    de Crohn, 566
    de patência, 566
    EndoCapsule, 565
    Intromedic, 565
    OMOM, 566
    PillCam, 565
  esôfago, 155
  exame normal, 565-568
    duodeno, 567
    íleo, 568
    jejuno, 568
  IA e, 144
  na DC, 583
    do ID, 583
      diferentes tipos de lesões, 584f
      escore de Lewis, 584q
      índice de atividade, 585q
  para ID, 565q, 566f
    comparação entre, 565q
    e cólon, 566f
      modelos de, 566f
  pediátrica, 104
  técnicas, 565-568
    estudo de EIDCE, 567
      assistindo a um, 567
    localização da lesão, 567
    preparo, 566
CE (Corpo Estranho), 274
  basket, 69
  cesta, 69
    de Dormia, 69
  do esôfago, 274-281
    adultos com impactação alimentar, 274q
      achados esofágicos em, 274q
    anatomia, 274
    epidemiologia, 274
    impactação de, 275q, 277f, 278f
      bolo alimentar, 278f
      espinha de peixe, 275f, 277f
      sete passos no manejo da, 275q
    ingestão, 277f, 279f
      de materiais cortantes, 277f
      de pilha cilíndrica, 279f
    maior que 5 cm, 276f
    na esofagite eosinofílica, 274f, 275f
      uva impactada, 274f
    no setor de emergência, 275
      medidas não endoscópicas, 275
    quadro clínico, 275
    realização da endoscopia, 276
      momento da, 276

situações específicas, 277
  acessórios endoscópicos, 281
  baterias, 278
    manejo, 279
  complicações, 281
  imãs, 280
  impactação de bolo alimentar, 277
  moedas, 278
  pacotes de drogas, 281
gástrico(s), 409-419
  abordagem, 410
  acompanhamento, 417
  anamnese, 409
  classificação, 409
  exames complementares, 409
  papel da endoscopia, 410
    proteção de vias aéreas, 411
    retirada endoscópica, 412, 416
      estratégia para, 416
      ferramentas para, 416
    sedação, 411
    tempo para retirada, 412
  radiopaco, 409q
    diferenciação, 409q
  ingestão de, 105q
    conduta na, 105q
  no ID, 606
    disponibilidade, 607
      de acessórios, 607
      de equipamentos, 607
    inserção do entroscópio, 608
      seleção da via de, 608
    tipo de, 606
  polipectomias, 69
    alças de, 69
    redes, 69
      de recuperação, 69
  remoção de, 104
    em criança, 104
    metálico, 105f
      em flexura duodenal, 105f
  retirada de, 69
  pinças de, 69
CE (Cromoendoscopia), 110-117, 130
  cromoscopia, 110, 113
    convencional, 110
      com o uso de corantes, 110
    digital, 113
      BLI, 115
      FICE, 114
      LCI, 116
      RDI, 116
    óptica, 113
      NBI, 113
  na avaliação, 188
    de EB, 188
    CO, 189
    MI, 189
CEC (Carcinoma de Células Escamosas)
  do esôfago, 955
    ESD no, 955
CEC (Carcinoma Epidermoide)
  diagnóstico, 262
    acometimento linfonodal, 263
    classificação macroscópica, 263
    cromoscopia, 262
  tratamento endoscópico, 268
    intenção curativa, 268
  fatores de risco, 261
    populações com, 262q
      rastreio endoscópico de, 262q
CECDAI (Índice de Atividade de Doença de Crohn pela Cápsula Endoscópica), 585q
Cecostomia, 742
CEP (Colangite Esclerosante Primária), 475
Ceratose
  esofagiana, 212f
    carcinoma verrucoso em, 212f

Cesta
  de Dormia, 69
CFP (Coleções Fluidas Pancreáticas)
  tipos de, 888q
    classificação dos, 888q
CG (Câncer Gástrico)
  aspecto do, 363f
  avançado, 372-379
    aspecto(s), 374
      clínicos, 374
      endoscópico, 374
    conceito, 372
    diagnóstico, 374
      classificação de Borrmann, 374
        infiltrativo, 374
        polipoide, 374
        ulcerado, 374
    epidemiologia, 372
    estadiamento, 372f, 374, 375q
      "T", 372f
      EUS, 375
      laparoscopia, 376
      TC, 376
    fatores de risco, 372, 373q
      caráter hereditário, 373
    fisiopatologia, 374
      difuso de Lauren, 374
      intestinal de Lauren, 374
    patologia, 373
    seguimento endoscópico, 379
    taxa de mortalidade, 373f
    tratamento, 376
      contribuições endoscópicas, 377
  rastreamento, 357
    indicações de, 357
  tipo difuso, 355f
    imagens histopatológicas, 355f
CGP (Câncer Gástrico Precoce), 132f, 355-369
  adenocarcinoma gástrico, 365
    indiferenciado, 365
  algoritmo MESDA-G, 364
  aspecto do, 362f
    com ácido cético, 362f
    com índigo-carmim, 362f
  carcinogênese, 356
  classificação VS, 364
    padrão da, 364f, 365f
      S, 365f
      V, 364f
  diagnóstico, 357, 360
    cromoscopia, 361, 362
      com corantes, 361
      virtual, 362
    endoscopia convencional, 360
      com luz branca, 360
    importância do, 357
    magnificação endoscópica, 363
  endoscopia digestiva, 357
    sistematização da, 357
      documentação, 358
      fatores de risco antes da, 357
      preparo, 358
      tempo de exame, 358
  estadiamento "T", 355f, 372f
  lesões precursoras, 360
    como estratificar o risco, 360
    como reconhecer, 360
  linha demarcatória, 364f
  metaplasia intestinal, 360f, 362f
  mucosectomia de, 133f
  patogênese, 355
  rastreamento, 357
    indicações de, 357
  seguimento, 369
    após EMR, 369f
  tratamento, 366
    avaliação pré-operatória, 366

complicações, 368
    perfuração, 368
    sangramento, 368
    critérios de cura, 368
    indicações de EMR, 367
    técnicas de EMR, 367
        ESD, 367
            mucosectomia, 367
Chagas
    acalasia chagásica, 229f
        esofagomanometria, 229f
    doença de, 227
        com manifestações esofágicas, 227
    esofagopatia chagásica, 228q
        classificação radiológica da, 228q
            por Rezende, 228q
Chung
    escala de, 50q
        para alta hospitalar, 50q
        pós-sedação, 50q
CI (Consentimento Informado)
    pré-exame, 45
        endoscópico, 45
Cyclospora
    caytanensis, 600
        infecção no ID por, 600
Cirrose
    pré-exame, 48
        endoscópico, 48
Cirurgia Endoscópica
    eletrocirurgia na, 85
        bipolar, 85
        corte pulsado, 86
        CPA, 88
        heater probe, 89
        monopolar, 85
            placa de retorno, 85
        UEC, 87, 88
            configurações, 87
            medidas de proteção, 88
                auxiliares, 88
                com as placas de retorno, 88
                pacientes, 88
            propriedades, 87
Cirurgia(s) Bariátrica(s)
    BGA, 425
    by-pass gástrico, 424
    complicações das, 917-925
        tratamento endoscópico das, 917-925
            deiscências, 917
            estenoses, 922
            fístulas, 917
            sangramento, 922
            síndrome Candy Cane, 924
    endossutura gástrica, 425
    ESG, 425
    gastroplastia, 424, 425
        endoscópica, 425
        redutora em Y de Roux, 424
        vertical, 425
    sleeve gástrico, 424
Cisto(s)
    de colédoco, 541
        em crianças, 541
            CPRE nos, 541
    de duplicação, 251f, 259f
        de esôfago, 251f, 259f
    de vias biliares, 514
        congênitos, 514
    extraesofágicos, 258
    intramurais, 291
        do esôfago, 291
            diagnóstico, 291, 292
                clínico, 291
                complementar, 292
            tratamento, 292
    não neoplásico, 519
        de ducto pancreático, 519

pancreáticos, 506
    tratamento dos, 506
Clamídia
    no CA, 762
    no reto distal, 762
Clipe(s)
    na hemostasia, 71
        endoloop, 71
        ligadura elástica, 72
        OTSC, 71
    no fechamento, 72
        endoloop, 72
        OTSC, 72
    pré-montados, 71f
Clostridioides
    difficile, 669
        colites por, 669
CLPs (Lesões Císticas no Pâncreas/*Cystic Lesions of the Pancreas*), 548-557
    acompanhamento de pacientes, 556
    análise, 553, 554
        bioquímica, 553
        citológica, 554
        genética, 555q
        imuno-histoquímica, 555
    classificação, 549
        NNPCs, 549
        PCNs, 550
        PFCs, 550
    EUS-FNA, 553
    marcadores genéticos, 555
    morfologia, 553
    novas tecnologias, 556
    RM, 548f
CMV (Citomegalovírus)
    colites por, 674
    e DC, 586
        do ID, 586
            diagnóstico diferencial, 586
    esofagite por, 202
        apresentação clínica, 202
        aspecto da, 202f
            endoscópico, 202f
        diagnóstico, 202
        epidemiologia, 202
        tratamento, 203
    gastrite pelo, 324
    infecção por, 230, 600
        com manifestações esofágicas, 230
            esofagite, 231f
        no ID, 600
    úlcera por, 586f
CO (Cromoscopia Óptica)
    na avaliação, 189
        de EB, 189
Coagulação
    com plasma de argônio, 70
    corrente elétrica e, 84
        dessecação, 84
        fulguração, 84
    nas lesões, 688
        actínicas, 688
            com cautério, 688
            com laser, 688
Colangiocarcinoma
    ARF em, 875
Colangiografia
    cateteres de, 449
    endoscópica, 476f
        dilatações difusas, 476f
            na árvore biliar intra-hepática, 476f
        estenoses, 476f
    retrógrada, 536f
        endoscópica, 536f
            coledocolitíase na, 536f
Colangiograma
    com avaliação, 448f
        das vias intra-hepáticas, 448f

Colangiopancreatoendoscopia, 5
Colangiopancreatografia
    equipamentos, 445-452
        contraste, 449
        de radiologia, 448
        duodenoscópios, 448
        e acessórios, 448, 449
            cateteres de colangiografia, 449
            fio-guia, 449
            papilótomos, 449
            para dilatação, 451
            para extração de cálculos, 450
            para obtenção de amostra, 451
        próteses, 450
            biliares metálicas, 450
            plásticas, 450
        sala de radiologia, 448
        unidade eletrocirúrgica, 448
    exame normal, 445-452
        anatomia, 445
            biliopandreática, 446f
            ductos biliares, 445
            papilas duodenais, 445
            região periampular, 445
            via pancreática, 446
    técnicas, 445-452
        abordagens terapêuticas, 446
        canulação, 451
            da via biliar, 451
                papilotomia, 451
            da via pancreática, 452
            difícil, 451q
            guiada por USE, 452
        cateterismo combinado, 452
            endoscópico-percutâneo, 452
        CPRE, 447q
            indicações, 447q
            intervenções associadas, 447q
        divertículos periampulares, 452
        indicações, 446
        pré-corte, 451
        preparação, 447
            paciente, 447
            procedimento, 447
Colangiorressonância, 513f
Colangioscopia, 859-866
    em crianças, 545
    eventos adversos, 863
    IA na, 145
    indicações clínicas, 864
    litotripsia guiada por, 457
        na remoção de cálculos, 457
    modelos disponíveis de, 458q
        comparação dos, 458q
    na gestação, 539
    técnicas de exame, 860
        direta, 861
            procedimento endoscópico, 861
            um operador, 861
        CPRE, 860, 862
            com dois operadores, 860
            por operador único, 862
Colangite
    aguda, 462-465
        critérios pela guideline de Tokyo, 463q
            de gravidade, 463q
            diagnósticos, 463q
        diagnóstico, 463
        etiologia, 462
        fatores de risco, 462
        fisiopatologia, 462
        manifestações clínicas, 463
        tratamento, 464
            cirúrgico, 465
            clínico, 464
            endoscópico, 464
            radiologia intervencionista, 465

Índice Remissivo

esclerosante, 541
   primária, 541
      CPRE em crianças na, 541
   principais causas de, 463f
   resumo das, 563f
Colecistectomia
   estenose biliar após, 466, 467f, 468q
      aspecto radiológico de, 467f
      resultado do tratamento, 468q
Colecistite
   aguda, 483
      nas próteses biliares, 483
Coledocele
   em criança, 108f
Colédoco
   cisto de, 541
      em crianças, 541
         CPRE, 541
Coledocoduodenostomia
   das vias biliares, 897
Coledocolitíase
   manejo da, 454
      estratificação de risco e, 454q
   na colangiografia retrógrada, 536f
      endoscópica, 536f
Colite(s)
   agentes associados às, 669q
      etiológicos, 669q
         principais, 669q
   alérgica, 101f
      em lactente, 101f
   bacterianas, 669
      agudas, 672
         Campylobacter, 672
         Escherichia coli, 672
         Salmonella spp., 672
         Shigella, 672
         Yersinia enterocolítica, 672
      Clostridioides difficile, 669
      Mycobacterium tuberculosis, 671
      TB, 671
   fúngicas, 675
      Aspergillus, 675
      Candida spp., 675
      Cryptococcus neoformans, 675
      Histoplasma capsulatum, 675
      Paracoccidioides spp., 675
   isquêmica, 681q
      causas de, 681q
         não oclusiva, 681q
         oclusiva, 681q
   outras, 660
      diagnóstico diferencial com, 660
         na DII, 660
   parasitárias, 673
      amebíase intestinal, 673
      esquistossomose, 673
      estrongiloidíase, 674
   virais, 674
      adenovírus, 674
      astrovírus, 674
      CMV, 674
      COVID-19, 675
      HSV, 674
      novovírus, 674
      rotavírus, 674
Cólon, 615-765
   anatomia do, 679
      vascular, 679f
         arterial, 679f
         vascularização, 679
   ascendente, 102f
      ulcerações em, 102f
      e DC, 102f
   cápsula de, 566
   CCR, 710-715, 735-738
      obstrutivo, 735-738
         tratamento endoscópico, 735-738
      rastreamento do, 710-715
   colonoscopia, 617-621, 623-632, 756-764
      e afecções proctológicas, 756-764
      equipamentos, 623-632
      exame normal, 623-632
      preparo para, 617-621
      técnicas, 623-632
   colopatia isquêmica, 679-684
   DII, 647-666
   doenças, 669-676
      infectoparasitárias, 669-676
   endometriose intestinal, 747-754
   endomicroscopia, 851
      confocal, 851
   lesão em, 112f
      corada com cristal violeta, 112f
      à luz branca, 112f
      tipo LST, 112f
      salientada com índigo-carmim, 112f
   lesões actínicas, 686-688
   lesões do, 717-733, 956
      ESD nas, 956
      não polipoides, 717-733
         diagnóstico, 717-733
         tratamento, 717-733
   lesões subepiteliais, 747-754
      colorretais, 747-754
   lesões vasculares do, 640-645
      angiectasias, 640
      angiodisplasias, 640
      de Dieulafoy, 644
      hemangiomas, 645
      proctocolopatia por radiação, 643
         APC, 643
         crioablação, 644
         eletrocoagulação bipolar, 644
         heater probe, 644
         RFA, 644
      varizes, 644
   moléstia divertícular, 633-639
      DDC, 634q, 636, 638, 639
         complicações, 634q
         diagnóstico, 635q
         indicações cirúrgicas, 639q
            da forma hipertônica, 639q
            da forma hipotônica, 639q
            tratamento cirúrgico, 639q
            na urgência, 639q
         videocolonoscopia na, 636, 638
            diagnóstica, 636
            terapêutica, 638
      diagnóstico, 635-637
         da diverticulite aguda, 636
         da forma hipertônica, 635
         da forma hipotônica, 635
         diferencial, 637
      divertículo, 633f
         anatomia do, 633f
      etiopatogenia, 633
         diverticulose, 634
            hipertônica, 634
            hipotônica, 634
      quadro clínico, 634
         DDC complicada, 635
            diverticulite, 635
         forma hipertônica, 634
         forma hipotônica, 635
      tratamento cirúrgico, 638
         da forma hipertônica, 639
         da forma hipotônica, 639
      tratamento clínico, 638
         da diverticulite aguda, 638
         da forma hipertônica, 638
         da forma hipotônica, 638
         prevenção da diverticulite, 638
   na cromoscopia, 134
   e MI, 134
      CE para lesões serrilhadas, 137

      classificação, 135, 136
         de Hiroshima, 136
         JNET, 135
         padrões de criptas, 134
   POAC, 740-745
   pólipos, 689-708
      colorretais, 689-708
         diagnóstico, 689-708
         tratamento, 689-708
   preparo de, 102, 103q
      em crianças, 103q
         protocolos para, 103q
      para colonoscopia, 102, 103q
         pediátrica, 102, 103q
Colonoscopia, 6
   descompressiva, 741, 745
      na POAC, 741
         complicações, 742
         eficácia, 742
         materiais, 741
         procedimento, 741
      no volvo de sigmoide, 745
         cateteres, 745
         materiais necessários, 745
         preparo, 745
         sondas, 745
         técnica, 745
   e afecções proctológicas, 756-764
      aspectos anatômicos, 756
         CA, 756
         reto distal, 756
      biópsias de lesões, 763
         em proximidade com a linha pectínea, 763
      exame endoscópico adequado, 764
         do CA, 764
         do reto, 764
      laudo da colonoscopia, 764
         incluir a avaliação do CA, 764
         ou não, 764
      principais, 756
         cancroide, 762
         clamídia, 762
         DC, 760
         doença hemorroidária, 756
         doenças sexualmente transmissíveis, 760
         donovanose, 762
         fissura anal, 758
         gonorreia, 762
         granuloma inguinal, 762
         herpes, 761
         HPV, 760
         proctopatia actínica, 759
         sífilis, 761
         tumores, 758
      ressecções de lesões, 763
         em proximidade com a linha pectínea, 763
      tratamento endoscópico, 763
         da doença hemorroidária interna, 763
         sintomática, 763
      valor da retrovisão, 762
         na avaliação do reto distal, 762
   equipamentos, 623-632
   exame normal, 623-632
   IA na, 144
   laudo da, 764
      avaliação do CA, 764
         incluir a, 764
         não incluir a, 764
   na DII, 650, 666
      acessórios robóticos para, 666
      equipamentos para, 666
      lesões, 650
         cicatriciais, 651
         não ulcerativas, 650
         ulcerativas, 651
   pediátrica, 101
      colite alérgica, 101f
         em lactente, 101f

DC, 102*f*
  em adolescente, 102*f*
diagnóstica, 102
  indicações, 102
polipectomia endoscópica, 102*f*
pólipo juvenil, 102*f*
  de reto, 102*f*
polipose colônica, 102*f*
preparo de cólon, 102, 103*q*
RCUI, 102*f*
SPJ, 102*f*
terapêutica, 102
  indicações, 102
ulcerações, 102*f*
  em cólon ascendente, 102*f*
  e DC, 102*f*
preparo para, 617-621
  condições clínicas e, 621*q*
  considerações específicas, 620
    pacientes, 620
      constipados, 620
      gestantes, 620
      HDB, 620
      idosos, 620
      pediátricos, 620
  considerações gerais, 618
    dieta, 618
    laxantes, 618
      regime de doses, 618
      soluções utilizadas, 619
      vias de administração, 618
    medicamentos, 618
      suspensão de, 618*q*
  escala de, 617*q*
  inadequado, 621
  limpeza, 617
    qualidade da, 617
  medidas adjuvantes, 620
  soluções de, 619*q*
técnicas, 623-632
  colonoscópio, 625
    introdução do, 626
    retirada do, 629
    segurando o, 625
  manobras, 625
    conceito das, 625
    nomenclatura das, 625
  outras, 629
  posição, 625
    do examinado, 625
    do examinador, 625
  terminologias, 625
Colopatia
  isquêmica, 679-684
    anatomia do cólon, 679
      vascularização, 679
    colite isquêmica, 681*q*
      causas de, 681*q*
    diagnóstico, 680
    estudos de imagem, 681
      arteriografia, 681
      endoscopia digestiva baixa, 681
      TC, 681
    etiologia, 680
    exame histopatológico, 684
    fatores de risco, 680
    fisiopatologia, 679, 680
    quadro clínico, 680
    testes laboratoriais, 681
    tratamento, 684
Comportamento(s)
  físicos, 120*f*
    da onda sonora, 120*f*
Compressão
  esofágica, 153*f*
    pela artéria subclávia esquerda, 153*f*
      aberrante, 153*f*

Comprimento
  de onda sonora, 119*f*
Compulsão
  alimentar, 241
    desordem de, 241
      manifestação esofágica, 241
Congo
  vermelho, 112
    na cromoscopia, 112
      convencional, 112
Constrição
  no nível da região, 152*f*
    do cricofaríngeo, 152*f*
Consultório
  aspectos, 14
    espaciais, 14
    estruturais, 14
  endoscopia, 29
  imagenologia, 29
  layout do, 14*f*
Corante(s)
  cromoscopia com o uso de, 110
    convencional, 110
      AA, 112
      azul, 111
        de metileno, 111
        de toluidina, 111
      cristal violeta, 111
      índigo-carmim, 111
      nanquim, 113
      solução de lugol, 110
      tinta da Índia, 113
      vermelho, 112, 113
        congo, 112
        fenol, 113
Corrente
  densidade de, 83
  elétrica, 83-85
    caminho da, 85*f*
      bipolar, 85
      monopolar, 85
    efeito da, 84
      sobre o corpo humano, 84
Cortador
  do loop, 71*f*
Corte
  corrente elétrica e, 84
    modos de, 84*q*
      valores percentuais, 84*q*
    pulsado, 86
COVID-19
  colites por, 675
CPA (Coagulador por Plasma de Argônio), 88
CPB (Bloqueio do Plexo Celíaco)
  eficácia, 504
  indicações, 503
  princípios do, 503
  técnicas, 504
CPN (Neurólise do Plexo Celíaco), 503
  impacto, 505
    na sobrevida, 505
      do câncer pancreático, 505
CPRE (Colangiopancreatografia Retrógrada Endoscópica), 445, 860
  com dois operadores, 860
    procedimento endoscópico, 860
  em AAC, 527-533
    canulação, 530
      da papila, 530
    cirurgias mais comuns, 527*f*
    complicações, 532
    intervenção terapêutica, 530
    intubação na alça, 528
      aferente, 528
      biliopancreática, 528
    progressão na alça, 528
      aferente, 528
      biliopancreática, 528

    reconstrução à Billroth II, 528
    transgástrica, 532
      assistida por laparoscopia, 532
  em crianças, 536-545
    indicações, 540
      vias biliares, 540
    particularidades, 544
      anestesia geral, 545
      colangioscopia, 545
      complicações, 545
      equipamento, 545
      profissionais, 544
      sedação, 545
      técnica, 544
  em gestantes, 538*q*, 539*q*
    maiores casuísticas, 539*q*
      trabalhos com as, 539*q*
    redução da exposição fetal na, 538*q*
      à radiação, 538*q*
  indicações em doenças, 103
    que acometem os ductos, 103
      biliares, 103
      pancreáticos, 1036
  intervenções associadas à, 446*q*
  na gravidez, 536-545
    durante a gestação, 536
      colangioscopia, 539
      complicações, 538
      cuidados especiais, 537
      indicações, 536
      radiação ionizante, 537
      resultados, 538
      técnica, 538
  na PAB, 488
    aspectos técnicos, 489
    indicação da, 488
      com colangite, 488
      sem colangite, 488
  na PC, 498
  por operador único, 862
    procedimento endoscópico, 863
  pré-exame, 48
    endoscópico, 48
  realização de, 447*q*
    indicações, 447*q*
Criança(s)
  CPRE em, 536-545
    indicações, 540
      vias biliares, 540
    particularidades, 544
      anestesia geral, 545
      colangioscopia, 545
      complicações, 545
      equipamento, 545
      profissionais, 544
      sedação, 545
      técnica, 544
Cricofaríngeo
  região do, 152*f*
    constrição no nível da, 152*f*
Crioablação
  nas lesões, 644, 687
    actínicas, 687
    vasculares, 644
    do cólon, 644
Crioterapia, 872-877
  indicações, 877
    esôfago, 877
    estômago, 877
    reto, 877
  no EB, 197
    sem lesões visíveis, 197
  princípios, 877
  técnica, 877
Cryptosporidium
  ciclo evolutivo, 598*f*
  parvum, 598
    infecção no ID por, 598

Cristal
 violeta, 111
  lesão em cólon corada com, 112f
   à luz branca, 112f
  na cromoscopia, 111
   convencional, 111
Crohn
 cápsula de, 566
Cromoendoscopia
 EDA com, 437f
 na DC, 437
  recursos adicionais, 437
   imersão em água, 437
   MI, 437
Cromoscopia
 convencional, 110
  com o uso de corantes, 110
   AA, 112
   azul, 111
    de metileno, 111
    de toluidina, 111
   cristal violeta, 111
   índigo-carmim, 111
   nanquim, 113
   solução de lugol, 110
   tinta da Índia, 113
   vermelho, 112, 113
    congo, 112
    fenol, 113
 digital, 113, 437f
  EDA com, 437f
  BLI, 115
  FICE, 114
  LCI, 116
  RDI, 116
 e MI, 130-138
  câncer de esôfago, 131
  cólon, 134
  EB, 131
  equipamentos, 130-138
  estômago, 132
  técnicas, 130-138
 óptica, 113
  NBI, 113
Cryptococcus
 neoformans, 675
  colites por, 675
Curtiss, Larry, 5

D
DBC (Ducto Biliar Comum), 445
DBG-USE (Drenagem Biliar Guiada por Ultrassonografia Endoscópica), 483
DBP (Dilatação com Balão Pneumático)
 na acalasia do esôfago, 868
  discussão, 869
  resultado, 869
  segurança, 869
  técnica, 869
DC (Doença Celíaca), 431f
 avaliação endoscópica, 436
 biopsiar, 438
  como, 438
  quando, 438
  quem, 438
 bulbo duodenal na, 436f
 cromoendoscopia, 437
  recursos adicionais, 437
   imersão em água, 437
   MI, 437
 diagnóstico, 435
  autoanticorpos para, 435q
   especificidade, 435q
   sensibilidade, 435q
  laboratorial, 435
 duodenite por, 430
 e atrofias vilositárias, 435-440

doença de Whipple, 440
espru, 439
 colagenoso, 439
 tropical, 439
estrongiloidíase, 439
imunodeficiência comum, 440
 variável, 440
intestinal, 439
por fármacos, 439
síndrome, 440
 de supercrescimento bacteriano, 440
histopatologia, 437
 linfócitos intraepiteliais, 437f
 mucosa intestinal, 438f
irregularidade, 100f
 de mucosa duodenal, 100f
manifestações clínicas, 435q
marcadores endoscópicos, 436q
 modelo de estimativas de, 436q
  por Brocchi et al, 436q
modalidades endoscópicas na, 438
 EAD, 438
 ECE, 438
quadro clínico, 435
DC (Doença de Crohn)
 achados endoscópicos na, 655
  mais comuns, 655
 anorretoperineal, 650f
  lesões cutâneas, 650f
   hidradenite supurativa, 650f
   patergia, 650f
 apresentação clínica, 648
 de ID, 583-588
  achados na, 586q
   comparação entre os, 586q
  CE, 583
   diferentes tipos de lesões, 584f
   índice de atividade, 585q
  CECDAI, 585q
  diagnóstico diferencial, 586
   com outras doenças inflamatórias, 586
    CMV, 586
    doença de Behçet, 587
    enteropatia por AINEs, 587
    tuberculose intestinal, 586
  diagnóstico inicial, 583
  diferentes fases, 585f
  enteroscopia, 585
   assistida por acessórios, 585
  escore de Lewis, 584q
  estenoses por, 586q
   dilatação de, 586q
  previamente diagnosticada, 586
 duodenal, 431f
 e CA, 760
 e reto distal, 760
 em adolescente, 102f
 endoscopia para, 659
  classificações em, 659
 fissura anal na, 650f
 ileíte da, 657q
  aspecto endoscópico, 657q
 inflamação crônica da, 649f
  dermatite amoniacal, 649f
   secundária, 649f
  plicomas com, 649f
   espessos, 649f
   irregulares, 649f
 inflamação da, 656f
  intensa, 656f
 lesão inicial da, 656f
 perianal, 649f
  fistulizante, 649f
 tipo pancolite, 655f
  de início recente, 655f
 tratamento, 648
 ulcerações em, 102f
  em cólon ascendente, 102f

úlceras da, 656f
 aftoides, 656f
 coalescentes, 656f
  no íleo terminal, 656f
 serpiginosas, 656f
  no cólon transverso, 656f
úlceras na, 650f
 perianais, 650f
 perineais, 650f
DD (Doença de Darier)
 manifestações esofágicas, 237
DDC (Doença Diverticular dos Cólons)
 complicações, 634q
 complicada, 635
  diverticulite, 635
 diagnóstico, 635q, 637
  diferencial, 637
 tratamento, 638, 639q
  cirúrgico, 638, 639q
   indicações, 639q
   na urgência, 639q
  clínico, 638
 videocolonoscopia na, 636, 638
  diagnóstica, 636
  terapêutica, 638
DECH (Doença do Enxerto contra o Hospedeiro), 246, 433, 434f
 em criança, 100f
 manifestações esofágicas, 246
Deiscência(s)
 pós cirurgia bariátrica, 917
  adesivos tissulares, 919
  causas, 917
  classificação, 917
  clipes montados, 919
  colas, 919
  definição, 917
  diagnóstico, 917
  drenagem endoscópica interna, 920
   com prótese plástica duplo pigtail, 920
  oclusor cardíaco, 920
  PMAE, 920
  septotomia, 920
  sutura endoscópica, 919
  técnicas endoscópicas, 917
  tratamento, 917
  vácuo endoscópico, 920
Densidade
 de corrente, 83
DEO (Disfunção do Esfíncter de Oddi), 489
 e PAR, 490
Depleção
 de mucina, 308
  nas gastrites, 308
Dermatite
 amoniacal, 649f
  secundária, 649f
   a inflamação crônica da DC, 649f
Desinfecção
 dos equipamentos, 76-82
  acessórios endoscópicos, 76
   controle de infecção, 77
    medidas de, 77
    esterilização, 77
   aplicação prática, 77
    área limpa, 80
    armazenagem, 81
    automatizada, 80
    enxágue, 81
    guarda, 81
    sala de, 80
    secagem, 81
   processo de, 76q, 77f
    classificação do, 76q
    fluxograma do, 77f
  limpeza e, 16
   sala de, 16
    aspectos, 16
    espaciais, 16

estruturais, 16
    layout da, 16f
Desinfetante(s)
  definição, 82
  observações gerais, 82
Desordem(ns)
  de compulsão alimentar, 241
    manifestação esofágica, 241
  de mastócitos, 240
    com manifestações esofágicas, 240
      genéticas, 240
      neurológicas, 240
  de ruminação, 242
    manifestação esofágica, 242
Desordem(ns) Vascular(es)
  gastroduodenais, 405-408
    angiomas, 406
    Dielafoy, 406
      lesão de, 406
    ectasias vasculares, 405
      GAVE, 406
    gastropatia congestiva, 407
      portal, 407
    isquemia gástrica, 407
    lesões vasculares, 405f, 407
      classificação de Yano-Yamamoto, 405f
      gastrointestinais, 407
        diagnóstico, 407
        sinais, 407
        sintomas, 407
        tratamento, 407
    vasculite, 407
Desormeaux, Antonin Jean, 3
  gastroscópio de, 3f
Dessecação
  coagulação por, 84
Diabete(s)
  melito, 227
    manifestações esofágicas, 227
Diagnóstico
  apoio ao, 29
    ambiente, 29
    endoscopia, 29
    imagenologia, 29
Diálise
  peritoneal, 48
    pré-exame, 48
      endoscópico, 48
Dielafoy
  lesão de, 406, 644
    do reto, 644f
    duodenal, 406f
Diferença
  de potencial, 83
DII (Doença Inflamatória Intestinal), 647-666
  achados endoscópicos, 654, 655
    mais comuns, 654, 655
      na DC, 655
      na RCU, 654
  apresentação clínica, 647
    DC, 648
    RCU, 647
  aspectos endoscópicos, 648
  avaliação, 649, 660
    do trato digestivo, 660
      alto, 660
    endoscópica, 649
      inicial, 649
  biópsias, 660
    para estudo histológico, 660
  CCR, 663
    rastreamento de, 663
  colonoscopia na, 666
    acessórios robóticos para, 666
    equipamentos para, 666
  diagnóstico diferencial, 660
    com outras colites, 660

endoscopia, 657
  classificações em, 657
    para DC, 659
    para RCU, 657
  estenoses intestinais, 656
  etiopatogenia, 647
    alterações imunológicas, 647
    sistema imunológico, 647
      intestinal, 647
  exame, 650, 657
    do íleo terminal, 657
    endoscópico, 650
      colonoscopia, 650
  tratamento, 648
    DC, 648
    RCU, 648
Dilatação
  cística, 511f
    de hepatocolédoco, 511f
  da papila, 457
    ampla, 457
      na remoção de cálculos, 457
  de estenoses, 73
    balões, 74
      hidrostáticos, 74
      pneumáticos, 74
    caps endoscópicos, 74
    sondas, 73
      termoplásticas, 73
  e acessórios para obtenção de amostra, 451
    na colangiopancreatografia, 451
Disfagia
  classificação da, 212q
  clínica da, 212q
  como complicação, 287
    da AE, 287
Dispepsia
  gastrite e, 302
    definição de, 302
Displasia
  adenoma(s) com, 433f
    tubulares, 433f
    tubuloviloso, 433f
Dispositivo(s)
  de esofagoscopia, 151-160
    de endoscopia rígida, 153
      versus flexível, 153
  na hemostasia, 70-72
    mecânicos, 71
      clipes, 71
      endoloop, 71
      ligadura elástica, 72
      OTSC, 71
      outros, 72
      hemospray, 72
      overstich endoscopic suturing system, 73
      X-tack, 73
    térmicos, 70
      cateter bipolar/multipolar, 70
      coagulação com plasma de argônio, 70
      grasper hemostático, 70
      heater probe, 70
Dissecção, 66
  facas, 67
  knives, 67
Divertículo(s)
  anatomia do, 633f
  de esôfago torácico, 218f
    aspecto endoscópico, 218f
  duodenal, 429
  epifrênico, 218f
    exame radiológico de, 218f
      contrastado, 218f
  esofágico, 218-222, 292
    aspectos terapêuticos, 221
      epifrênicos, 221
      mesoesofágicos, 221
    manifestações clínicas, 219

métodos diagnósticos, 220
  faringoesofágico, ver DZ
  intramurais, 219f
    aspecto endoscópico, 219f
  periampulares, 452
    na colangiopancreatografia, 452
Diverticulose
  aguda, 636
    diagnóstico da, 636
    tratamento, 638
      clínico, 638
  hipertônica, 634
    diagnóstico, 635
    etiopatogenia, 634
    tratamento, 638
      cirúrgico, 639
      clínico, 638
    quadro clínico, 634
  hipotônica, 634
    diagnóstico, 635
    etiopatogenia, 634
    tratamento, 638
      cirúrgico, 639
      clínico, 638
    quadro clínico, 635
DKJ (Divertículo de Killian-Jamieson)
  aspecto endoscópico, 219f
  aspectos terapêuticos, 222
  locais de surgimento, 219f
  manifestações clínicas, 219
DM (Dermatomiosite)
  manifestações esofágicas, 225
DME (Distúrbios Motores do Esôfago), 165-173
  primários, 165
    acalasia, 165
    alterações do tônus basal, 171
    aperistalse, 172
    classificação dos, 165q
      de Chicago, 165q
    EED, 168
      tratamento do, 170
    esôfago hipercontrátil, 169
    hipercontráteis, 170
      tratamento, 170
        cirúrgico, 171
        dilatador, 171
        farmacológico, 170
    MEI, 172
    morfologia da JEG, 171
    OFJEG, 172
DMTC (Doença Mista do Tecido Conjuntivo)
  manifestações esofágicas, 226
Doença(s)
  de Behçet, 239, 587
    DC e, 587
      diagnóstico diferencial, 587
      intestinal, 587q
        características, 587q
      manifestações esofágicas, 239
  de Ménétrier, 322
  de Parkinson, 240
    manifestações esofágicas, 240
  de Von Recklinghausen, 580f
    e sangramento gastrointestinal, 580f
      oculto, 580f
  de Whipple, 440, 593, 594f
    caso clínico, 593
  dermatológicas, 231
    com manifestações esofágicas, 231
      DD, 237
      EB, 234
      LP, 236
      penfigoide cicatricial, 233
      PMM, 233
      PPN, 233
      PV, 231
      queratose folicular, 237
      SSJ, 235

desordem de mastócitos, 240
  com manifestações esofágicas, 240
    genéticas, 240
    neurológicas, 240
do tecido conjuntivo, 224
  com manifestações esofágicas, 224
    DM, 225
    DMTC, 226
    esclerodermia, 224
    ESP, 224
    outras, 226
    PM, 225
endócrinas, 227
  com manifestações esofágicas, 227
    da tireoide, 227
    diabetes melito, 227
específicas, 101q
  biópsias preconizadas em, 101q
hemorroidária, 756
  interna, 757q
    classificação colonoscópica da, 757q
    tratamento endoscópico da, 763
infecciosas, 227
  com manifestações esofágicas, 227
    bacilares, 231
      Mycobacterium tuberculosis, 231
    fungos, 229
      Candida sp., 229
    outras, 231
    protozoários, 227
      de Chagas, 227
    vírus, 230
      CMV, 230
      HIV, 231
      HSV, 230
infectoparasitárias, 669-676
  colites, 669
    bacterianas, 669
    fúngicas, 675
    parasitárias, 673
    virais, 674
  tratamento endoscópico, 676
infiltrativas, 243
  com manifestações esofágicas, 243
    amiloidose, 243
    sarcoidose, 244
inflamatórias, 239
  com manifestações esofágicas, 239
    DC, 240
    de Behçet, 239
miscelânea, 244
  com manifestações esofágicas, 244
    angioedema hereditário, 246
    DECH, 246
    pseudodiverticulose intramural, 245
    SPV, 244
    tilose, 245
neoplásicas, 242
  com manifestações esofágicas, 242
    relacionadas com imunossupressão, 243
      SK, 243
    tumores secundários, 242
psiquiátricas, 241
  com manifestações esofágicas, 241
    anorexia nervosa, 241
    bulimia nervosa, 241
    desordem, 241, 242
      de compulsão alimentar, 241
      de ruminação, 242
que acometem os ductos, 103
  indicações de CPRE em, 103
    biliares, 103
    pancreáticos, 1036
vasculares, 237
  com manifestações esofágicas, 237
    esôfago negro, 238
    HP com varizes, 237
    NEA, 238
    síndrome, 238
      de Blue Rubber Bleb Nevus, 238
      de Osler-Weber-Rendu, 238
    varizes em downhill, 238
Doença(s) Infecciosa(s)
  do ID, 590-601
    aspecto endoscópico, 591
      análise com enfoque no, 591
    bacterianas, 591
      doença de Whipple, 593
      MAC, 592
      Mycobacterium tuberculosis, 591
      outras atípicas, 592
      Yersinia enterocolítica, 5593
    causas de, 590q
    complicações, 590
    endoscopia e, 591
      pode auxiliar o diagnóstico, 591
    fúngicas, 600
      microsporidia, 601
    por helmintos, 595
      ancilostomíase, 596
      ascaridíasase, 595
      Ascaris lumbricoides, 595
        adulto, 595
      miscelânea, 598
      Strongiloides stercoralis, 595
    por protozoários, 598
      Cyclospora caytanensis, 600
      Cryptosporidium parvum, 598
      Giardia lambdia, 599
      Isospora beli, 600
    sinais, 590
    sintomas, 590
    tratamento, 591
    virais, 600
      CMV, 600
Doença(s) Sistêmica(s)
  com manifestações esofágicas, 224-247
    dermatológicas, 231
      DD, 237
      EB, 234
      LP, 236
      penfigoide cicatricial, 233
      PMM, 233
      PPN, 233
      PV, 231
      queratose folicular, 237
      SSJ, 235
    desordem de mastócitos, 240
      genéticas, 240
      neurológicas, 240
    do tecido conjuntivo, 224
      DM, 225
      DMTC, 226
      esclerodermia, 224
      ESP, 224
      outras, 226
      PM, 225
    endócrinas, 227
      da tireoide, 227
      diabetes melito, 227
    infecciosas, 227
      bacilares, 231
        Mycobacterium tuberculosis, 231
      fungos, 229
        Candida sp., 229
      outras, 231
      protozoários, 227
        de Chagas, 227
      vírus, 230
        CMV, 230
        HIV, 231
        HSV, 230
    infiltrativas, 243
      amiloidose, 243
      sarcoidose, 244
    inflamatórias, 239
      DC, 240
      de Behçet, 239
    miscelânea, 244
      angioedema hereditário, 246
      DECH, 246
      pseudodiverticulose intramural, 245
      SPV, 244
      tilose, 245
    neoplásicas, 242
      relacionadas com imunossupressão, 243
        SK, 243
      tumores secundários, 242
    psiquiátricas, 241
      anorexia nervosa, 241
      bulimia nervosa, 241
      desordem, 241, 242
        de compulsão alimentar, 241
        de ruminação, 242
    vasculares, 237
      esôfago negro, 238
      HP com varizes, 237
      NEA, 238
      síndrome, 238
        de Blue Rubber Bleb Nevus, 238
        de Osler-Weber-Rendu, 238
      varizes em downhill, 238
Donovanose
  no reto distal, 762
Dor
  abdominal, 502
    tratamento da, 502, 507
  na PC, 502f
    avaliação da, 502f
Dormia
  cesta de, 69
Down
  síndrome de, 240
    manifestações esofágicas, 240
Downhill
  varizes em, 238
    de esôfago, 238f
DPP (Ducto Pancreático Principal), 445, 446f
Drenagem Endoscópica
  de PCs, 879-885
    acompanhamento após, 882
    coleções pancreáticas, 879
      classificação das, 879
    combinada transmural, 885
      e transpapilar, 885
    comparação, 885
      entre modalidades de drenagem, 885
      entre tipos de próteses, 885
    complicações da, 884
      drenagem inadequada, 885
        migração da prótese com, 885
        oclusão da prótese com, 885
      embolia gasosa, 885
      hemorragia, 884
      infecção, 885
      perfuração, 884
    diagnóstico, 880
    indicações para, 880
    modalidades terapêuticas, 880
    planejamento, 881
    quadro clínico, 880
    resultados após, 882
    situações especiais, 884
    técnica, 881
      transmural, 881
        ecoendoscópica, 882
    tipos de, 880
      transmural, 880
        ecoendoscópica, 880
      transpapilar, 880
Drenagem
  biliar, 481, 482, 512f, 513f
    em estenose maligna, 481, 482

pré-operatória, 481
paliativa, 482
habitual, 512*f*
variações, 512*f*, 513*f*
ecoguiada, 894-904
das vias biliares, 894-904
CDEco, 897
coledocoduodenostomia, 897
DVEco, 903
guidelines, 902
hepaticogastrostomia, 897
HGEco, 899
metanálises, 902
PAPBT, 901
RDVEco, 894
recomendações, 902
revisões sistemáticas, 902
das vias pancreáticas, 894-904
resultados, 904
técnicas, 903
DRGE (Doença do Refluxo Gastroesofágico), 175-181
classificações, 177
de Los Angeles, 177*q*
de Savary-Miller, 178*q*
complicações, 178
em pacientes pediátricos, 179
na gravidez, 179
definição, 175
diagnóstico, 175
através do monitoramento, 177
do refluxo, 177
clínico, 175
endoscópico, 176
histopatológico, 177
interpretação dos testes, 175*q*
conforme o Consenso de Lyon, 175*q*
direções futuras, 180
exames adicionais, 177
estudo contrastado, 177
do esôfago, 177
manometria esofágica, 177
de alta resolução, 177
fisiopatologia, 175
manifestações clínicas, 175
refratária, 180
terapias antirrefluxo, 179
cirúrgicas, 179
endoscópicas, 180
tratamento, 179
clínico, 179
antirrefluxo, 179
Droga(s)
pacotes de, 281
ingestão de, 281
vasoativas, 793
na HDAV, 793
Ducto(s)
Biliar(es), 445, 506, 511
anatomia, 445
anomalias de, 511
congênitas, 511
estenose do, 505
tratamento da, 506
pancreático, 519
cisto de, 519
não neoplásico, 519
primário, 496
e PC, 496
doenças que acometem os, 103
indicações de CPRE em, 103
pancreáticos, 103
Duodenite(s)
classificação das, 431*q*
baseada na sua etiologia, 431*q*
pelo protocolo de Kyoto, 431*q*
com linfangiectasias, 430*f*, 433*f*
enantematosa, 430*f*

erosiva, 100*f*, 430*f*, 430*f*
por causas específicas, 430
eosinofílica, 431
lesões, 432
pelo vírus SARS-CoV-2, 432
por AINEs, 432
linfocítica, 430
pseudomelanose, 432
úlcera péptica, 432
por outras doenças, 430
DC, 430
espru colagênico, 431, 432*f*
enterite colagênica, 431
Duodeno, 295-441
anatomia, 299
endoscópica, 300
nervosa, 300
vascular, 300
atrofias vilositárias, 435-440
desordens vasculares, 405-408
distal, 577*f*
lipoma no, 577*f*
pólipo hiperplásico no, 577*f*
de padrão hamartomatoso, 577*f*
embriologia, 297
endoscopia do, 4, 5
com fibra óptica, 4, 5
com tubo flexível, 4
enteroscopia de, 561*f*
ESD no, 957
EUS do, 122, 125
com ecoendoscópio, 122, 125
radial, 122
setorial, 125
exame do, 567
com CE, 567
lesões, 428-434
vasculares, 433
angiectasias, 433
angiodisplasias, 433
varizes duodenais, 433
linfomas duodenais, 381-385
mucosa, 300
características da, 300
normal, 297-301
marcos, 297-301
variantes anatômicas, 297-301
TNEs, 387-394
UP, 344-353
Duodenoscópio(s)
para colangiopancreatografia, 448
DUP (Doença Ulcerosa Péptica), 797
ressangramento na, 800*q*
risco de, 800*q*
classificação de Forrest e, 800*q*
Duplicação(ões)
esofágicas, 291
diagnóstico, 291, 292
clínico, 291
complementar, 292
tratamento, 292
DVEco (Drenagem Ecoguiada da Vesícula)
resultados, 903
técnica, 903
DZ (Divertículo de Zenker), 218-222
aspecto(s), 218*f*, 221
endoscópico, 218*f*
terapêuticos, 221
exame radiológico de, 220*f*
contrastado, 220*f*
locais de surgimento, 219*f*
manifestações clínicas, 219
métodos diagnósticos, 220
miotomia do, 222*f*
endoscópica, 222*f*
sequência do procedimento, 222*f*

E

EAD (Enteroscopia Assistida por Dispositivos)
na DC, 438
EB (Epidermólise Bolhosa), 292
grave, 292*f*
aspecto, 292*f*
manifestações esofágicas, 234, 235*f*
estenose de esôfago, 235*f*
superior, 235*f*
EB (Esôfago de Barrett), 186-197, 262*f*
AE e, 264
ARF em, 872
avaliação endoscópica, 187
à luz branca, 188
aprimoramento de imagem, 188
CE, 188
CO, 189
critérios C&M de Praga, 188
endomicroscopia confocal, 190
EUS, 190
MI, 189
biópsias, 190
protocolo de, 190
Seattle, 190
carcinogênese, 191
citologia, 191
classificação de, 265*f*
de Praga, 265*f*
com áreas de metaplasia intestinal, 111*f*, 112*f*
com AA, 111*f*, 112*f*
com azul de metileno, 111*f*
com metaplasia intestinal, 114*f*
projeções digitiformes de, 114*f*
curto, 187*f*
definição, 186
epidemiologia, 187
esponja, 191
fatores de risco, 187
histologia, 190
lesões associadas ao, 270*q*
manejo das, 270*q*
longo, 187*f*
manejo do, 266*q*
consensos para, 266*q*
comparação entre os, 266*q*
na cromoscopia, 131
e MI, 131
papel da IA, 190
screening para, 265*q*
grupos recomendados para, 265*q*
de alto risco, 265*q*
tratamento, 192
cirúrgico, 197
clínico, 192
quimioprevenção, 192
com lesões visíveis, 192
EMR, 192
ESD, 192
ressecção endoscópica, 192
endoscópico, 192
vigilância após erradicação, 197
sem lesões visíveis, 193
crioterapia, 197
Hybrid APC, 197
RFA, 194
vigilância, 191
ECE (Enteroscopia por Cápsula Endoscópica)
na DC, 438
mucosa jejunal, 439*f*
Ecoendoscópio
radial, 120*f*, 122
duodeno, 122
esôfago, 123
estômago, 122
reto, 124, 125
feminino, 125
masculino, 124

Índice Remissivo

setorial, 121f, 125
    duodeno, 125
    esôfago, 127
    estômago, 126
    reto, 128
        feminino, 128
        masculino, 128
Ectasia(s)
    vasculares, 405
        GAVE, 406
Ectopia
    de mucosa gástrica, 153f
EDA (Endoscopia Digestiva Alta)
    de lesão subepitelial, 254f
        do esôfago, 254f
    IA na, 143
        esôfago, 143
        estômago, 143
    na avaliação, 436
        da DC, 436
            convencional, 436f
    na UP, 350
    no esôfago, 169
        hipercontrátil, 169
    pediátrica, 99
        biópsias preconizadas, 101q
            em doenças específicas, 101q
        DC, 100f
        DECH, 100f
        duodenite erosiva, 100f
        esofagite, 100f
            eosinofílica, 100f
            péptica, 100f
        estenose, 100f
            de esôfago distal, 100f
        gastrite de antro, 100f
            erosiva, 100f
            nodular, 100f
        hérnia hiatal, 100f
        indicações de, 101
            diagnóstica, 101
            terapêutica, 101
        irregularidade, 100f
            de mucosa duodenal, 100f
        lesão subepitelial, 100f
        malformação congênita, 101f
        membrana duodenal, 101f
        pâncreas ectópico, 100f
        varizes de esôfago, 100f
            associadas à neovascularização, 100f
EDB (Enteroscopia de Duplo Balão), 562, 811
EED (Espasmo Esofagiano Distal)
    esofagografia, 168
        convencional, 168
    esofagomanometria, 168
        convencional, 168
    MAR, 169
    tratamento, 170
        cirúrgico, 171
        dilatador, 171
        farmacológico, 170
            antidepressivos, 171
            POEM, 171
            relaxantes de musculatura lisa, 171
            sedativos, 171
            TB, 171
            tranquilizantes, 171
EEI (Esfíncter Esofagiano Inferior), 165
EES (Esfíncter Esofagiano Superior), 165
EHE (Esquistossomose Hepatoesplênica)
    HDAV na, 795
        profilaxia secundária, 795
Ehlers-Danlos
    síndrome de, 240
        manifestações esofágicas, 240
EIDCE (Enteroscopia do Intestino Delgado com Cápsula Endoscópica), 565
    preparo, 566
        orientações de, 567q

Eletricidade
    princípios de, 83
        corrente, 83
            densidade de, 83
            elétrica, 83
        frequência, 83
        potência, 83
        potencial, 83
            diferença de, 83
        resistência elétrica, 83
        tensão elétrica, 83
Eletrocirurgia
    na cirurgia endoscópica, 85
        bipolar, 85
        corte pulsado, 86
        CPA, 88
        heater probe, 89
        monopolar, 85
            placa de retorno, 85
        UEC, 87, 88
            propriedades, 87
            configurações, 87
            medidas de proteção, 88
                auxiliares, 88
                com as placas de retorno, 88
                pacientes, 88
Eletrocoagulação
    bipolar, 644
        nas lesões vasculares, 644
        do cólon, 644
EMR (Ressecção da Mucosa), 52, 268f
    nas neoplasia malignas, 267
        do esôfago, 267
    no EB, 192
        com lesões visíveis, 192
EndoCapsule, 565
Endocardite
    profilaxia de, 48
        pré-exame, 48
        endoscópico, 48
Endoloop, 71
    aberto, 71f
Endometriose
    intestinal, 747-754
        classificação, 752
        clínica, 752
        diagnóstico, 752
        etiopatogenia, 752
        tratamento, 754
Endomicroscopia
    confocal, 7, 190, 845-857
        a laser, 7
        avaliação molecular, 856
        cólon, 851
        esôfago, 846
        estômago, 849
        ID, 851
        metodologia do exame, 856
        na avaliação, 190
            de EB, 190
        outras indicações, 856
        pâncreas, 854
        sistema de, 845f
        vias biliares, 853
Endoscopia
    apoio, 30
        ambientes de, 30
            obrigatórios, 30
            opcionais, 30
        legislação de, 30
        unidades de, 30
    consultório, 29
    do duodeno, 4, 5
        com fibra óptica, 4, 5
        com tubo flexível, 4
    do esôfago, 4, 5, 153
        com fibra óptica, 4, 5

        com tubo, 4
            flexível, 4
            rígido, 4
        técnicas especiais na, 153
    do estômago, 4, 5
        com fibra óptica, 4, 5
        com tubo, 4
            flexível, 4
            rígido, 4
    eletrônica, 6
    enfermagem em, 63-65
        baseada em evidências, 63, 64
            de Gabrielle Schindler à, 63
        no Brasil, 63, 64
            história, 63
        segura, 64
    ensino em, 9-10
        e treinamento, 9-10
    IA em, 142
        biliopancreática, 145
        colonoscopia, 144
        digestiva baixa, 144
        por cápsula, 144
        tubo digestório, 143
            EDA, 143
    pediátrica, 98-108
        CE, 104
        colonoscopia, 101
            diagnóstica, 102
            preparo de cólon, 102, 103q
            terapêutica, 102
        complicações, 99
        contraindicações, 99
        CPRE, 103
            doenças que acometem os ductos, 103
                biliares, 103
                pancreáticos, 1036
        doenças específicas, 101q
            biópsias preconizadas em, 101q
        EDA, 99
            diagnóstica, 101
            terapêutica, 101
        enteroscopia, 104
        equipamentos, 99
        exame endoscópico, 98
            preparo, 98
            tempo de jejum, 98q
        procedimentos endoscópicos, 99q
            profilaxia antibiótica, 99q
        situações terapêuticas, 104
            estenose esofágica, 106
            gastrostomia endoscópica percutânea, 108
            hemorragia digestiva, 107
            ingestão de substâncias corrosivas, 106
            malformações, 108
            remoção de CE, 104
        técnicas, 99
        USE, 103
    RDI, 31-42
    sala, 29
        de exames, 29
        de indução anestésica, 29
        de procedimentos, 29
        de processamento, 30
        de equipamentos, 30
        de recuperação anestésica, 29
    serviços de, 13q
        classificação dos, 13q
            por recursos mínimos, 13q
            por tipo de serviço, 13q
    técnica da, 4f
        com o esofagogastroscópio rígido, 4f
        de Kussmaul, 4f
    unidade de, 11-23
        determinação da capacidade de, 22q
            fatores que influenciam na, 22q

planejamento da, 11-23
  gestão, 11, 13, 21, 22
    de infraestrutura, 13
    de processos, 11
    de produtividade, 21
    de qualidade, 22
    de segurança, 22
    de suprimentos, 21
    financeira, 22
  setorização de, 13f
    modelo H, 13f
Endoscopia Digestiva
  baixa, 681
    na IC, 681
  exame de, 12f
    atendimento no, 12f
    processo de, 12f
  sedação em, 91-96
    anexos, 95
    antagonistas, 93
      dos ansiolíticos, 93
      dos opioides, 93
    aspectos, 94
      éticos, 94
      legais, 94
    controle clínico da, 91f
    fármacos, 92
      analgésicos, 93
      ansiolíticos, 92
      efeitos intoleráveis, 93
      roteiro seguro, 92
    jejum, 92
    manejo, 91
      dos sinais, 91
      dos sintomas, 91
    sequência para, 92f
  anestesia em, 91-96
    anexos, 95
    antagonistas, 93
      dos ansiolíticos, 93
      dos opioides, 93
    aspectos, 94
      éticos, 94
      legais, 94
    fármacos, 92
      analgésicos, 93
      ansiolíticos, 92
      efeitos intoleráveis, 93
      roteiro seguro, 92
    jejum, 92
    manejo, 91
      dos sinais, 91
      dos sintomas, 91
    sequência para, 92f
  IA em, 141-147
    aplicações clínicas de, 142
    conceitos básicos, 141
    em endoscopia, 142
      biliopancreática, 145
      colonoscopia, 144
      digestiva baixa, 144
      por cápsula, 144
      tubo digestório, 143
  história da, 3-7
    CE, 6
    colonoscopia, 6
    ecoendoscopia, 7
    endomicroscopia confocal, 7
      a laser, 7
    enteroscopia, 6
    esofagogastroduodenoscopia, 4
      colangiopancreatoendoscopia, 5
      com fibra óptica, 4, 5
      com tubo flexível, 4
      com tubo rígido, 4
      eletrônica, 6
      videoesofagogastroduodenoscopia, 6
    ultrassonografias, 7
      endoscópicas, 7

Endoscópio(s)
  limpeza, 16f
    e desinfecção, 16f
    sala de, 16f
  rastreabilidade dos, 82
Endoscopista
  afecções de interesse para o, 756
    proctológicas, 756
      cancroide, 762
      clamídia, 762
      DC, 760
      doença hemorroidária, 756
      donovanose, 762
      fissura anal, 758
      gonorreia, 762
      granuloma inguinal, 762
      herpes, 761
      HPV, 760
      proctopatia actínica, 759
      sexualmente transmissíveis, 760
      sífilis, 761
      tumores, 758
Endossutura
  gástrica, 425
Energia
  fonte de, 83-89
    corrente elétrica, 84
      efeito sobre o corpo humano, 84
    eletrocirurgia, 85
      em cirurgia endoscópica, 85
    laser, 89
    TFD, 89
    UEC, 83
  térmica, 84q
    temperatura atingida, 84q
    efeitos tissulares, 84q
Enfermagem
  em endoscopia, 63-65
    baseada em evidências, 63, 64
      de Gabrielle Schindler à, 63
    no Brasil, 63, 64
      história da, 63
    segura, 64
Ensino
  em endoscopia, 9-10
  e treinamento, 9-10
Enterite
  colagênica, 431
    duodenite por, 431
  por MAC, 592
    intestinal, 592f
Enteropatia
  por AINEs, 587, 588f
    DC e, 587
    diagnóstico diferencial, 587
Enteroscopia(s), 6
  assistida por acessórios, 585
    na DC, 585
    de ID, 585
  de ID, 585
    assistida por acessórios, 585
  equipamentos, 561-564
    enteroscópio, 563f
      balão único, 564f
      duplo balão, 563f
  exame normal, 561-564
    duodeno, 561f
    íleo distal, 561f
    jejuno, 561f
  imagem por, 439f
    do jejuno, 439f
  pediátrica, 104
  técnica, 561-564
    de balão único, 563, 564f
    EDB, 562, 563f
    EIO, 563
    em espiral motorizada, 562
    push enteroscopia, 562

Epiglote, 151f
Epitélio
  de Barrett, 956
    lesões associadas ao, 956
      ESD nas, 956
  superficial, 308
    lesão do, 308
      nas gastrites, 308
EQN (Esôfago em Quebra-Nozes), 169
Equipamento(s)
  de colangiopancreatografia, 445-452
    contraste, 449
    de radiologia, 448
    duodenoscópios, 448
    e acessórios, 448, 449
      cateteres de colangiografia, 449
      fio-guia, 449
      papilótomos, 449
      para dilatação, 451
      para extração de cálculos, 450
      para obtenção de amostra, 451
    próteses, 450
      biliares metálicas, 450
      plásticas, 450
    sala de radiologia, 448
    unidade eletrocirúrgica, 448
  desinfecção dos, 76-82
    acessórios endoscópicos, 76
    controle de infecção, 77
      medidas de, 77
    esterilização, 77
    aplicação prática, 77
      área limpa, 80
      armazenagem, 81
      automatizada, 80
      enxágue, 81
      guarda, 81
      sala de, 80
      secagem, 81
    processo de, 76q, 77f
      classificação do, 76q
      fluxograma do, 77f
  limpeza dos, 76-82
    acessórios endoscópicos, 76
      pré-limpeza, 76, 77f
    aplicação prática, 77
      área suja, 78
      enxágue, 81
      sala de, 78
    processo de, 77f
      fluxograma do, 77f
    validação da, 82
      por teste de ATP, 82
  manutenção dos, 76-82
    aplicação prática, 77
    limpo, 82
      transporte, 82
    endoscópios, 82
      rastreabilidade dos, 82
    observações gerais/definições, 82
      acessórios, 82
      biossegurança, 82
      desinfetantes, 82
      proteção individual, 82
        medidas de, 82
      sala de reprocessamento, 82
  na endoscopia, 99
    pediátrica, 99
  processamento de, 30
    sala de, 30
      endoscopia, 30
      imagenologia, 30
Erosão
  da banda gástrica ajustável, 923
  do anel pós-gastroplastia redutora, 923
    com reconstrução em Y de Roux, 923
  nas gastrites, 308

Escala
 de Chung, 50q
  para alta hospitalar, 50q
  pós-sedação, 50q
Escavação
 da submucosa, 257f
 técnica de, 257f
Escherichia
 coli, 672
  colites por, 672
Esclerodermia
 manifestações esofágicas, 224
Escovado
 citológico, 155
  no diagnóstico de infecções, 155
  na endoscopia de esôfago, 155
ESD (Dissecção Endoscópica Submucosa), 53, 953-959
 análise crítica, 957
 complicações, 957
 indicações especificas, 955
  CEC, 955
   do esôfago, 955
  duodeno, 957
  epitélio de Barrett, 956
   lesões associadas ao, 956
  ID, 957
  lesões, 956
   do cólon, 956
   do reto, 956
   gástricas, 956
 nas neoplasia malignas, 267
  do esôfago, 267
 no EB, 192
  com lesões visíveis, 192
 nos pólipos, 704
  colorretais, 704
 preparação, 953
  material, 953
  pré-procedimento, 953
 resultados, 957
 técnica, 953, 954
  princípios da, 953
 treinamento, 953, 954
Esfíncter
 inferior, 152f
  do esôfago, 152f
   com trama vascular submucosa, 152f
Esfincterotomia, 455f
 na PAB, 489
ESG (*Endoscopic Sleeve Gastroplasty*), 425
Esofagectomia
 subtotal, 421, 422f
  reconstruída, 421, 422f
   com esofagogastroplastia, 421, 422f
Esofagite
 de refluxo, 175-181
  classificações, 177
   de Los Angeles, 177q
   de Savary-Miller, 178q
  definição, 175
  diagnóstico, 175
   clínico, 175
   histopatológico, 177
  direções futuras, 180
  exames adicionais, 177
   estudo contrastado, 177
    do esôfago, 177
   manometria esofágica, 177
    de alta resolução, 177
  fisiopatologia, 175
  manifestações clínicas, 175
  terapias antirrefluxo, 179
   cirúrgicas, 179
   endoscópicas, 180
  tratamento, 179
   clínico, 179
   antirrefluxo, 179

 descamativa, 236f
 eosinofílica, 100f, 105f, 183-185, 274f, 275f
  apresentação clínica, 183
  avaliação endoscópica, 184
  condições associadas, 184q
  critérios diagnósticos, 184q
  fisiopatologia, 183
  quadro clínico, 183q
  tratamento, 185
  CE em, 275f
  criança com, 105f
   impactação alimentar em, 105f
  uva impactada na, 274f
   no esôfago, 274f
 herpética, 230f
 outras, 200-212
  actínicas, 200-212
   aspectos endoscópicos, 206
   classificação, 206
    clínica, 206q
    de Hertel, 206q
    de Kuwahata, 206q
   efeitos biológicos da RT, 205
   sintomatologia, 206
   terapêutica, 207
  agentes corrosivos, 200-212
  cáustica, 208
   aspectos endoscópicos, 210f
   avaliação, 209
   fase aguda, 209
   fisiopatologia, 209
   câncer de esôfago, 212
   classificação, 210q, 211q
    clínica da disfagia, 212q
    das estenoses, 211q
    endoscópica, 210q
    tomográfica, 211q
   conduta, 210
   tratamento das estenoses 211
  descamativa, 208
   aspectos endoscópicos, 208f
  drogas, 200-212
  infecciosas, 200-212
   CE, 200
   CMV, 202
   HSV, 203
   por patógenos, 204
    que raramente acometem o esôfago, 204
  medicamentosa, 207
   aspectos endoscópicos, 207f
   diagnóstico, 208
   fatores predisponentes, 207
   lesão na mucosa, 207
    características fisiopatológicas, 207
   quadro clínico, 208
   tratamento, 208
 péptica, 100f
 por Candida sp., 230f
 por Candida, 201f
  aspecto da, 201f
   endoscópico, 201f
  classificação para, 201q
   de Kodsi, 201q
   de Wilcox, 201q
 por CMV, 202, 231f
  apresentação clínica, 202
  aspecto da, 202f
   endoscópico, 202f
  diagnóstico, 202
  epidemiologia, 202
  tratamento, 203
 por HSV, 231f
Esôfago, 149-294
 acalasia do, 868-871
  tratamento endoscópico, 868-871
   DBP, 868
   POEM, 869
   TB, 868

 afecções congênitas do, 283-293
  acalasia esofágica, 290
  AE, 283
  anatomia, 283
  anéis vasculares, 292
  cistos intramurais, 291
  divertículo esofágico, 292
  duplicações esofágicas, 291
  EB, 292
  embriologia, 283
  estenose, 288
  FLTE, 288
 ARF em, 872
  no colangiocarcinoma, 875
  no EB, 872
  nos tumores pancreáticos, 875
  outras patologias, 867
  princípios da, 872
 câncer de, 131, 212, 267q
  estadiamento do, 267q
   TNM, 267q
  na cromoscopia, 131
   e MI, 131
 CE do, 274-281
 CEC do, 955
  ESD no, 955
 com mucosa normal, 111f
  corado com Lugol, 111f
 crioterapia no, 877
 DC no, 240f
  aspectos endoscópicos da, 240f
 de criança, 105f
  ulcerações em, 105f
   após permanência de bateria, 105f
 distal, 100f
  estenose de, 100f
 divertículos, 218-222
  esofágico, 218-222
  faringoesofágico, 218-222
 dividido em três regiões, 152q
  topograficamente, 152
 DME, 165-173
 doenças sistêmicas, 224-247
  com manifestações esofágicas, 224-247
 DRGE, 175-181
 EB, 186-197
 em saca-rolhas, 168f
 endomicroscopia, 846
  confocal, 846
 endoscopia do, 4, 5
  com fibra óptica, 4, 5
  com tubo, 4
   flexível, 4
   rígido, 4
 esofagite, 175-181, 183-185
  de refluxo, 175-181
  eosinofílica, 183-185
  outras, 200-212
   actínicas, 200-212
   agentes corrosivos, 200-212
   drogas, 200-212
   infecciosas, 200-212
 esofagoscopia, 151-160
  dispositivos, 151-160
   rígida versus flexível, 153
  exame normal, 151-160
  técnicas, 151-160
   especiais, 153
 EUS do, 123, 127
  com ecoendoscópio, 123, 127
   radial, 123
   setorial, 127
 HH, 161-164
  esofágico, 161-164
 hipercontrátil, 169
  EDA, 169
  esofagografia, 169
   convencional, 169

esofagomanometria, 170
    convencional, 170
    MAR, 170
    pHmetria esofagiana, 170
        prolongada, 170
    testes provocativos, 170
ilustração esquemática do, 151f
lesão superficial de, 113f
    em área de metaplasia intestinal, 113f
        à luz branca, 113f
        NBI, 113f
    na EDA, 143
    IA em, 143
negro, 238, 239f
neoplasia superficial de, 111f, 114f
    à luz branca, 114f
    salientada com Lugol, 111f
    sob NBI, 114f
neoplasias malignas do, 261-271
    diagnóstico, 261
        adenocarcinoma, 264
        carcinoma epidermoide, 262
    estadiamento, 266
    fatores de risco, 261
    tratamento endoscópico, 266
        intenção curativa, 266
            adenocarcinoma, 270
            CEC, 268
        paliativo, 270
        técnicas de, 267
pênfigo de, 233f
sem lesões, 113f
    sob cromoscopia óptica, 113f
    NBI, 113f
TFD em, 876
torácico, 152f
tumores benignos do, 251-260
    abordagem dos, 252f
    cisto de duplicação, 251f, 259f
    classificação dos, 251q
        pela localização, 251q
        pelo tipo celular, 251q
    extraesofágicos, 258
        cistos, 258
    intraluminais, 256
        adenoma, 258
        papiloma, 256, 258f
        pólipo, 258
            fibrovascular, 258
            inflamatório, 258
        TCG, 256, 257f
    intramurais, 252
        hemangioma, 254, 255f
        leiomioma, 252, 253f, 259f
        schwannoma, 254, 255f
    lesão subepitelial, 253f, 254f, 260f
        EDA de, 254f
        TC de, 254f
        USE de, 253f, 254f, 260f
    técnica, 254f, 257f
        de escavação da submucosa, 257f
        de tunelização, 254f
varizes de, 100f, 237
    de fino calibre, 100f
        associadas à neovascularização, 100f
    HP com, 237
Esofagogastroduodenoscopia
    colangiopancreatoendoscopia, 5
    endoscopia, 4-6
        eletrônica, 6
        do esôfago, 4, 5
            com fibra óptica, 4, 5
            com tubo, 4
                flexível, 4
                rígido, 4
        do estômago, 4, 4
            com fibra óptica, 4, 5
            com tubo, 4
                flexível, 4
                rígido, 4
        do duodeno, 4, 5
            com fibra óptica, 4
            com tubo flexível, 4, 5
    videoesofagogastroduodenoscopia, 6
Esofagogastroplastia
    esofagectomia reconstruída com, 421, 422f
        subtotal, 421, 422f
Esofagogastroscópio
    rígido, 4f
        de Kussmaul, 4f
            endoscopia com, 4f
Esofagografia
    convencional, 168, 169
        do EED, 168
        do esôfago, 169
            hipercontrátil, 169
        temporizada, 167f
Esofagomanometria
    convencional, 168
        do esôfago, 170
            hipercontrátil, 170
        no EED, 168
Esofagopatia
    chagásica, 228q
        classificação radiológica da, 228q
            por Rezende, 228q
Esofagoscopia
    dispositivos, 151-160
        de endoscopia rígida, 153
            versus flexível, 153
    exame normal, 151-160
        anatomia normal, 151
        sequência de inspeção, 151-160
    técnicas, 151-160
        especiais, 153
            artefatos de biópsia, 155
            CE, 155
            escovado citológico, 155
                no diagnóstico de infecções, 155
            laudo endoscópico, 155
                fotodocumentação do, 155
            obtenção de fragmentos, 155
                pinças de maior capacidade de, 155
            posicionamento do canal de trabalho, 154
            realização de biópsias, 154
ESP (Esclerose Sistêmica Progressiva)
    esofagomanometria, 225f, 226f
        convencional, 225f
        de alta resolução, 226f
    manifestações esofágicas, 224, 225f
Espectro
    sonoro, 119f
Espinha de Peixe
    impactada, 275f, 277f
        na laringe, 275f
        no esôfago, 277f
Espiral
    enteroscopia em, 562
        motorizada, 562
Esponja
    e citologia, 191
        no EB, 191
Espru
    colagênico, 431, 432f
        duodenite por, 431
    colagenoso, 439
    tropical, 439
Esquistossomose
    colites por, 673
Estenose(s)
    cáustica, 106f
        de seio piriforme, 106f
    cicatricial, 657f
    de anastomose, 106f, 286
        como complicação, 286
        da AE, 286

e pseudodivertículo esofágico, 106f
de esôfago, 100f, 288, 289f
    congênita, 288, 289f
        fibromuscular, 290f
    distal, 100f
    dilatação de, 73
        balões, 74
            hidrostáticos, 74
            pneumáticos, 74
        caps endoscópicos, 74
        sondas, 73
            termoplásticas, 73
do ducto biliar, 506
    tratamento da, 506
esofágica(s), 106, 200q, 211q
    causas de, 200q
    classificação das, 211q
    inflamatória, 657f
    intestinais, 656
    por DC, 586q
        dilatação de, 586q
    pós-cirurgia bariátrica, 922
        erosão, 923
            da banda gástrica ajustável, 923
            do anel pós-gastroplastia redutora, 923
                com reconstrução em Y de Roux, 923
        migração do anel pós-gastroplastia
            redutora, 923
            com reconstrução em Y de Roux, 923
        pós-gastrectomia vertical, 923
        pós-gastroplastia redutora, 923
            com reconstrução em Y de Roux, 923
        pós-sleeve, 923
    tratamento das 211
        endoscopia no, 211
Estenose(s) Biliar(es)
    benignas, 466-477
        CEP, 475
        no doador vivo, 470
        pancreatite crônica, 474
        pós-colecistectomia, 466, 467f, 468q
        pós-transplante hepático, 468
            anastomóticas, 469
            não anastomóticas, 470
        resultado do tratamento, 470, 471q
    malignas, 481-485
        classificação, 481q
            de Bismuth-Corlette, 481q
        DBG-USE, 483
        drenagem biliar, 481, 482
            paliativa, 482
            pré-operatória, 481
        novas terapias, 485
        próteses biliares, 483
            complicações das, 483
                colecistite aguda, 483
                migração, 483
                obstrução, 483
                sangramento, 483
            tipo de prótese, 482
                escolha do, 482
    em crianças, 541
        CPRE nas, 541
Estômago, 295-441
    anatomia do, 297
        das estruturas, 298
            linfáticas, 298
            nervosas, 298
            vasculares, 298
                arteriais, 298
                venosas, 298
        endoscópica, 297
        topográfica, 297
    atrofias vilositárias, 435-440
    bezoares, 409-419
        CE, 409-419
        CG, 372-379
            avançado, 372-379

CGP, 355-369
crioterapia no, 877
DC, 435-440
desordens vasculares, 405-408
embriologia, 297
endomicroscopia, 849
  confocal, 849
endoscopia do, 4, 5
  com fibra óptica, 4, 5
  com tubo, 4
    flexível, 4
    rígido, 4
EUS do, 122, 126
  com ecoendoscópio, 122, 126
    radial, 122
    setorial, 126
fisiologia gástrica, 297
gastrites, 302-329
gastroparesia, 401-404
gastropatias, 302-329
lesões subepiteliais, 397-400
linfomas gástricos, 381-385
mucosa, 299
  características da, 299
na cromoscopia, 132
  e MI, 132
na EDA, 143
  IA em, 143
normal, 297-301
  marcos, 297-301
  variantes anatômicas, 297-301
operado, 421-427
  cirurgias bariátricas, 424
  esofagectomia subtotal, 421
    reconstruída com esofagogastroplastia, 421
  gastrectomias, 421
orientações endoscópicas, 299
pólipos gástricos, 333-342
TNE do, 391q, 387-394
  estadiamento TNM, 391q
UP, 344-353
Estrongiloidíase, 439
  colites por, 674
  gástrica, 326
EUS (Ecoendoscopia), 7, 53
  ecografia, 119
    princípios básicos, 119
  equipamentos, 119-129
  exame normal, 119-129
    ecoendoscópio radial, 122
      duodeno, 122
      esôfago, 123
      estômago, 122
      reto, 124, 125
        feminino, 125
        masculino, 124
    ecoendoscópio setorial, 125
      duodeno, 125
      esôfago, 127
      estomago, 126
      reto, 128
        feminino, 128
        masculino, 128
  técnicas, 119-129
EUS (Ultrassom Endoscópico)
  na avaliação, 190
  de EB, 190
EUS-CGN (Neurólise do Gânglio Celíaco Direto Guiado por Ultrassom Endoscópico), 504
EUS-CPN (Neurólise do Plexo Celíaco guiada por Ultrassom Endoscópico), 503
  agente neurolítico, 504
  ampla distribuição do, 504
  alívio da dor, 505
    preditores de, 505
  eficácia, 504
    complicações maiores, 505q
  EUS-CGN, 504

indicações, 503
injeção de fenol, 505
momento do procedimento, 505
técnicas, 504
  bilateral, 504
  central, 504
versus CGN, 504
EUS-FNA (Ecoendoscopia ou Ultrassom Endoscópico com Punção de Agulha Fina), 56q
pré-exame, 48
  endoscópico, 48
EUS-GE (Gastroenterostomia Guiada por Ultrassonografia Endoscópica), 941
resultados, 944
  versus GJC, 944
  versus prótese duodenal, 944
técnicas de, 942
  gastroenteroanastomose, 942
    assistida por dispositivo, 942
    direta, 942
  outras, 944
    implantação retrógrada, 944
    Rendez-Vous, 944
EVE (Esclerose de Varizes Esofágicas)
pré-exame, 48
  endoscópico, 48
Evento(s)
  tromboembólicos, 47q
    condições de risco de, 47q
Evidência(s)
  enfermagem baseada em, 63, 64
    de Gabrielle Schindler à, 63
EVT (Terapias à Vácuo/ Endoscopic Vacuum Therapy), 947-951
  delimitando o problema, 947
  discussão, 949
  histórico das, 947
  métodos, 947
  resultados, 949
Exame(s)
  endoscópico, 44-51, 98
    na endoscopia pediátrica, 98
      preparo para, 98
      tempo de jejum, 98q
    orientações pós, 44-51
      avaliação, 50
    orientações pré, 44-51
      antibioticoprofilaxia, 48
      anticoagulantes, 46
      antiplaquetários, 46
      avaliação, 44
      CI, 45
      jejum, 45
      medicação, 49
      preparo intestinal, 45
      sedação, 49
      testes laboratoriais, 45
  na UP, 349, 351
    físico, 349
    radiológicos, 351
      contrastados, 351
    laboratoriais, 351
  normal, 151-160
    de esofagoscopia, 151-160
      anatomia normal, 151
      sequência de inspeção, 151-160
  sala de, 15, 17, 29
    aspectos, 15
      espaciais, 15
      estruturais, 15
    endoscopia, 29
    imagenologia, 29
    layout da, 15f
    para procedimentos endoscópicos, 17
      associados à fluoroscopia, 17
Extração
  de cálculos, 450
    acessórios para, 450

F
Faca(s), 67
Fármaco(s)
  analgésicos, 93
    alfentanila, 93
    fentanila, 93
    meperidina, 93
  ansiolíticos, 92
    midazolan, 92
    propofol, 93
  atrofia por, 439
  efeitos intoleráveis, 93
  uso dos, 92
    roteiro seguro, 92
Farmacobezoar
  formação de, 418q
    medicamentos relacionados, 418q
Fechamento
  clipes, 72
  endoloop, 72
  OTSC, 72
Fenol
  vermelho, 113
    na cromoscopia, 113
      convencional, 113
Fentanila, 93
Fezes
  testes de, 501
    determinação de esteatorreia, 501
    esteatócrito, 501
Fibra Óptica
  endoscopia com, 4, 5
    do esôfago, 4, 5
    do estômago, 4, 5
    do duodeno, 4, 5
Fibroduodenoscópio
  Olympus, 6f
    para cateterismo, 6f
      da papila de Vater, 6f
Fibropan-endoscópio
  Olympus, 5f
FICE (Cromoscopia Endoscópica Inteligente Fuji), 114
  neoplasia gástrica sob, 115f
    precoce, 115f
Financeira
  gestão, 22
    da unidade de endoscopia, 22
Fio(s)-Guia(s)
  hidrofílico, 75
  metálico, 75
    da Savary-Gilliard, 75
  para colangiopancreatografia, 449
Fissura
  anal, 650f, 758
    aguda, 758f
    etiopatogenia, 758f
    na DC, 650f
Fístula(s)
  biliar(es), 466-477, 540
    anastomótica, 476f
      de alto débito, 476f
      aspecto radiológico de, 476f
      com extravasamento de contraste, 476f
    em crianças, 540
      CPRE nas, 540
    evolução para, 347f
      UP com, 347f
  pós cirurgia bariátrica, 917
    adesivos tissulares, 919
    causas, 917
    classificação, 917
    clipes montados, 919
    colas, 919
    definição, 917
    diagnóstico, 917

drenagem endoscópica interna, 920
   com prótese plástica duplo pigtail, 920
oclusor cardíaco, 920
PMAE, 920
septotomia, 920
sutura endoscópica, 919
técnicas endoscópicas, 917
tratamento, 917
vácuo endoscópico, 920
Fistulotomia
  suprapapilar, 455f
    aspecto final, 455f
Flebectasia, 153f
FLTE (Fenda Laringotraqueoesofágica), 288
Flumazenil, 93
Fluoroscopia
  procedimentos associados à, 17
    endoscópicos, 17
    sala de exames, 17
Folículo
  linfoide, 308
    nas gastrites, 308
Fonte(s)
  de energia, 83-89
    corrente elétrica, 84
      efeito sobre o corpo humano, 84
    eletrocirurgia, 85
      em cirurgia endoscópica, 85
    laser, 89
    TFD, 89
    UEC, 83
Fotodocumentação
  do laudo endoscópico, 155
    achados patológicos, 159
      documentação de, 159
Fragmento(s)
  obtenção de, 155
    pinças de maior capacidade de, 155
    na endoscopia de esôfago, 155
Frantz
  tumor de, 551
Frasco
  modelo Falcon, 122f
Frequência, 83
Fulguração
  coagulação por, 84
Função
  pancreática exócrina, 500
    testes de, 500
      especificidade dos, 500q
      invasivos, 501
      não invasivos, 501
      sensibilidade dos, 500q
Fúngica(s)
  infecções, 600
    no ID, 600
      Microsporidia, 601
Fungo(s)
  infecção por, 229
    com manifestações esofágicas, 229
      Candida sp., 229

G

Gastrectomia(s)
  à Billroth, 421, 422
    I, 421
    II, 422
  com reconstrução, 422
    em Y de Roux, 422
  parcial, 422f
    com reconstrução, 422f, 423f
      à Billroth II, 422f, 423f
    polar, 424
      superior, 424f
  subtotal, 423f
    com anastomose gastrojejunal, 423f
      em Y de Roux, 423f
  total, 424f
    anastomose esofagojejunal, 424f
  vertical, 923
    estenoses após, 923
Gastrite(s), 302-329
  actínica, 318
  atrófica, 316
    avaliação da, 316
      tecnologias endoscópicas para, 316
    metaplásica, 316
  cística, 323
    poliposa, 323
    profunda, 323
  colagenosa, 320
  com pregas hipertróficas, 321, 322
    associadas ao H. pylori, 322
      não hiperplásica, 322
    gástricas, 321
  de antro, 100f
    erosiva, 100f
    nodular, 100f
  definição de, 302
    e dispepsia, 302
  eosinofílica, 321
  flegmonosa, 324
  formas especiais das, 320q
    principais etiologias das, 320q
  granulomatosa, 321
  H. pylori, 315q
    ausência de infecção pelo, 315q
      sinais preditores de, 315q
    erradicação do, 316q
      sinais preditores da, 316q
    gastrite associada ao, 315q
      sinais preditores da, 315q
  hipertrófica, 322
    gigante, 322
  IBP, 319q
    usuários crônicos de, 319q
      achados endoscópicos gástricos nos, 319q
  Kyoto, 313, 314q
    classificação de, 313, 314q
    consenso de, 313
  lesões gástricas, 316
    avaliação, 316
      tecnologias endoscópicas para, 316
  linfocítica, 320
  MAPS, 312
    II, 314f
      recomendações propostas, 314f
  pelo CMV, 324
  por RGE, 318
  química, 318
  sistema Sydney, 303, 304q
    achados histológicos, 307
      atividade neutrofílica polimorfonuclear, 307
      atrofia glandular, 308
      densidade do H. pylori, 307
      depleção de mucina, 308
      erosão, 308
      folículo linfoide, 308
      hiperplasia foveolar, 308
      inflamação crônica, 307
      lesão do epitélio superficial, 308
      metaplasia intestinal, 308
    atualizado, 307
    classificação histológica, 308
      aguda, 308
        pelo H. pylori, 308
      atrofia gástrica, 310
      atrófica metaplásica, 309, 310
        ambiental, 3311
        autoimune, 310
      crônica, 308
      metaplasia, 309
        intestinal, 309
        pilórica, 309
      tipo A, 310
      tipo B, 311
      xantelasma, 310
    classificação, 303, 304q
      endoscópica, 303, 304q
    termos descritivos, 304q
  sistema, 311, 312
    Olga, 311, 313q
      achados histológicos, 313q
      estadiamento, 313q
        da gastrite crônica, 313q
    Olgim, 312
Gastrocâmara
  Olympus, 5f
Gastroenteroanastomose
  direta, 942
    guiada por EUS, 942
  guiada por ecoendoscopia, 942
    assistida por dispositivo, 942
      com endoscópio ultrafino, 942
      por balão, 942
      por dreno nasobiliar, 942
      por duplo balão, 942
Gastroparesia, 401-404
  condições que podem provocar, 401q
  diagnóstico, 401
  fisiopatologia, 401
  GCSI, 402q
  G-POEM, 403
    técnica da, 403
  história clínica, 401
  tratamento, 402
Gastropatia(s), 302-329
  atrofias vilositárias, 435-440
  bezoares, 409-419
  CE, 409-419
  CG, 372-379
    avançado, 372-379
  CGP, 355-369
  congestiva, 327, 407
    portal, 407
  da HP, 327
  DC, 435-440
  definição de, 302
  desordens vasculares, 405-408
  estômago operado, 421-427
  gastroparesia, 401-404
  GAVE, 327
  lesões, 397-400, 428-434
    subepiteliais, 397-400
  linfomas, 381-385
    duodenais, 381-385
    gástricos, 381-385
  pólipos gástricos, 333-342
  por AINES, 328
  química, 328
  reativa, 328
  TNEs, 387-394
  UP, 344-353
Gastroplastia
  endoscópica, 425, 426f
  redutora, 424, 923
    em Y de Roux, 424
      estenoses após, 923
        com reconstrução em Y de Roux, 923
  vertical, 425, 426f
Gastroscópio(s)
  de Desormeaux, 3f
  Olympus, 5f
    modelo GTF-A, 5f
  rígidos, 4f
Gastrostomia
  endoscópica, 108
    percutânea, 108
      na endoscopia pediátrica, 108
GAVE (Ectasia Vascular Antral), 327
  gástrica, 406

GCSI (Índice de Sintomas Cardinais da Gastroparesia), 401, 402q
GEP (Gastrostomia Endoscópica Percutânea), 56q
　para acesso nutricional, 927-938
　　complicações maiores, 935
　　　buried bumper syndrome, 935
　　　fascite necrosante, 936
　　　fístula gastrocolocutânea, 936
　　　　persistência após remoção da sonda, 936
　　　implante metálico no local, 936
　　　lesão, 935
　　　　de órgãos sólidos, 935
　　　　de vísceras ocas, 935
　　　sangramento maior no local, 935
　　　sonda de gastrostomia, 935
　　　　perda precoce da, 936
　　　　sepultamento do anteparo interno da, 935
　　complicações menores, 934
　　　dermatite, 934
　　　disfunção da sonda, 935
　　　dor abdominal, 934
　　　extravasamento de conteúdo gástrico, 934
　　　granuloma perissonda, 934
　　　infecção periestomal, 934
　　　laceração esofágica, 935
　　　pneumoperitônio, 935
　　　sangramento em pequena quantidade, 935
　　contraindicações, 929
　　　absolutas, 929q
　　　relativas, 929q
　　cuidados, 929, 933
　　　no pós-operatório, 933
　　　no pré-operatório, 929
　　histórico, 928
　　indicações, 928
　　　principais, 928q
　　técnicas operatórias, 930
　　　de introdução com gastropexia, 932
　　　de pulsão, 933
　　　de tração, 931
　　　Gauderer-Ponsky, 931
　　　Sachs-Vine, 933
　pré-exame, 48
　　endoscópico, 48
Gestação
　CPRE durante a, 536
　　colangioscopia, 539
　　complicações, 538
　　cuidados especiais, 537
　　indicações, 536
　　radiação ionizante, 537
　　resultados, 538
　　técnica, 538
Gestão
　na unidade de endoscopia, 11, 13, 21, 22
　　de infraestrutura, 13
　　　apoio administrativo, 20
　　　classificação dos serviços, 13q
　　　modelo H, 13f
　　　recepção, 20
　　　sala, 15f-19f
　　　　de desinfecção, 16f
　　　　de exame, 15f, 17f
　　　　de laudos, 19f
　　　　de limpeza, 16f
　　　　de recuperação, 18f
　　　setor de procedimento, 14f
　　de processos, 11
　　　de atendimento, 12f
　　　do exame endoscópico, 12f
　　　macroprocesso clínico, 12f
　　de produtividade, 21
　　de qualidade, 22
　　de segurança, 22
　　de suprimentos, 21
　　financeira, 22

GHP (Gastropatia da Hipertensão Portal)
　sangramento por, 795
　　profilaxia de, 795
　　　secundária, 795
Giardia
　lambdia, 599
　　ciclo evolutivo, 599f
　　infecção no ID por, 599
Giemsa
　coloração histoquímica de, 307f
　　para pesquisa, 307f
　　de H. pylori, 307f
GIST (Tumor Estromal Gastrointestinal/Gastrointestinal Stromal Tumor), 398, 579
GJEP (Gastrojejunostomia Endoscópica Percutânea)
　para acesso nutricional, 927-938
　versus JEPD, 938
Glândula(s)
　de Brünner, 428, 577
　　hamartomas de, 577
　　hiperplasia das, 428
Goligher
　graduação proposta por, 757q
　　para hemorroidas internas, 757q
Gonorreia
　no CA, 762
　no reto distal, 762
G-POEM (Miotomia Endoscópica Peroral Gástrica)
　técnica da, 403
Granuloma
　inguinal, 762
　　no reto distal, 762
Grasper
　hemostático, 70
Gravidez
　CPRE na, 536-545
　　durante a gestação, 536
　　　colangioscopia, 539
　　　complicações, 538
　　　cuidados especiais, 537
　　　indicações, 536
　　　radiação ionizante, 537
　　　resultados, 538
　　　técnica, 538

H

H. pylori (Helicobacter pylori)
　ausência de infecção pelo, 315q
　　sinais preditores de, 315q
　densidade do, 307
　　nas gastrites, 307
　erradicação do, 316q
　　sinais preditores da, 316q
　gastrite associada ao, 315q, 322
　　com pregas hipertróficas, 322
　　não hiperplásica, 322
　　sinais preditores da, 315q
　gastrite por, 308
　　aguda, 308
　infecção pelo, 345, 381
　　e linfoma gástrico, 381
　　UP por, 345
　pesquisa de, 307f
　　coloração histoquímica para, 307f
　　de Giemsa, 307f
Hamartoma(s)
　de glândulas de Brünner, 577
HDA (Hemorragia Digestiva Alta)
　abordagem do paciente, 838-841
　　avaliação dos consensos publicados, 838-841
　　　descompensação adicional, 839
　　　HDANV, 840
　　　HDAV, 838
　　　prevenção de nova descompensação, 839
　　　primeiro episódio de descompensação, 838
　　　prevenção do, 838

HDANV (Hemorragia Digestiva Alta Não Varicosa), 797-803, 840
　EDA na, 800
　em criança, 834
　　tratamento específico, 834
　　　cirúrgico, 835
　　　endoscópico, 835
　　　farmacológico, 834
　etiologia, 797
　estratificação de risco, 798
　　GBS, 798q
　　　fatores de risco, 798q
　　　pontuações, 798q
　　　gravidade do sangramento, 798q
　　　RS, 798q
　　　de prognóstico, 798q
　manejo de, 786f
　　fluxograma de, 786f
　no pós operatório, 803
　　de cirurgia bariátrica, 803
　sangramento agudo, 798
　　manejo clínico, 798
　　　anticoagulantes, 799, 800
　　　antiplaquetários, 799, 800
　　　nos procedimentos endoscópicos, 799q
　　tratamento endoscópico, 801
　　　modalidades de, 801
　　　　injeção, 801
　　　　mecânico, 802
　　　　térmico, 802
　　　　tópicos, 802
　　　outros métodos, 802
　　　　angioterapia ecoguiada, 802
　　　manejo após EDA, 802
HDAV (Hemorragia Digestiva Alta Varicosa), 789-795
　antibioticoterapia, 793
　descompensação, 838
　　primeiro episódio de, 838
　　prevenção do, 838
　drogas vasoativas, 793
　em criança, 831
　　tratamento específico, 831
　　　cirúrgico, 834
　　　combinado, 834
　　　endoscópico, 833
　　　mecânico, 834
　　　TIPS, 834
　manejo da, 782, 787f
　　fluxograma de, 787f
　　vasoconstritores no, 782q
　profilaxia, 792, 795
　　primária, 792
　　secundária, 795
　　　de sangramento por GHP, 795
　　　na EHE, 795
　ressuscitação volêmica, 793
　tratamento da, 783
　　arsenal endoscópico, 783
　　　cianoacrilato, 786
　　　cola tecidual, 786
　　　escleroterapia, 784
　　　ligadura elástica, 783
　　　stents esofágicos, 784
　tratamento endoscópico, 793
　　varizes de esôfago, 793
　　　escleroterapia das, 793
　　　LEVE, 794
　　varizes gástricas, 794
　　　falha terapêutica, 795
　　　manejo pós-endoscopia, 795
　　　ressangramento, 795
　varizes esofagogástricas, 789
　　classificação das, 789
　　　da Sociedade Japonesa de Pesquisa em HP, 789
　　　de SARIN, 791

HDB (Hemorragia Digestiva Baixa), 640, 817-824
  avaliação, 817
  defeitos da coagulação, 818
  definição, 817
  em criança, 835
    tratamento específico, 835
  estabilização hemodinâmica, 818
  estratificação dos riscos, 817
  etiologias da, 818
    AINEs, 821
    colite isquêmica, 818
    DII, 821
    ectasias vasculares, 820
    hemorroidas, 820
    neoplasias colorretais, 820
    proctopatia actínica, 821
    sangramento, 818, 820
      diverticular, 818
      pós-polipectomias, 820
    úlceras retais, 821
  pontuação de Oakland, 818q
  tratamento, 821, 824f
    colonoscopia, 821
    intervenções não endoscópicas, 824
    manejo inicial, 821
    radiológico, 823
    ressangramento, 823
    sangramento oculto, 823
    spray hemostático, 823
    terapêutica endoscópica, 822
      ectasias vasculares, 823
      pós-polipectomias, 823
      sangramento diverticular, 822
Heater Probe
  cateter, 70, 89
  equipamento, 89f
  nas lesões vasculares, 644
    do cólon, 644
Helminto(s)
  infecções no ID por, 595
    ancilostomíase, 596
    ascaridíasase, 595
    Ascaris lumbricoides, 595
      adulto, 595
    miscelânea, 598
    Strongiloides stercoralis, 595
Hemangioma(s)
  do esôfago, 254, 255f
  no cólon, 645
  no ID, 577
Hemorragia
  varicosa, 838
    aguda, 838
      manejo da, 838
Hemorragia Digestiva, 767-842
  abordagem inicial da, 769-773
  alta, 838-841
    abordagem do paciente, 838-841
      avaliação dos consensos
        publicados, 838-841
  arsenal terapêutico em, 774-787
  e uso de antitrombóticos 61
    conduta nos pacientes com, 61
  HDANV, 797-803
  HDAV, 789-795
  HDB, 817-824
  HIM, 805-815
  na criança, 827-836
    achados endoscópicos em, 827q
    diagnóstico, 829
    etiologia, 827
    HP em, 829q
      doenças associadas a, 829q
    tratamento do evento hemorrágico, 829
      arterioangiografia, 831
      avaliação, 829, 830
        clínica, 829
        laboratorial, 830
      CE, 831

cintilografia, 831
colonoscopia, 830
EDA, 830
enteroscopia, 831
terapêutica inicial, 829
tratamento específico da lesão, 831
HDANV, 834
HDAV, 831
HDB, 835
na endoscopia pediátrica, 107
pré-exame, 48
endoscópico, 48
Hemorroida(s)
  internas, 757q
    graduação proposta, 757q
      por Golighter, 757q
Hemospray, 72
Hemostasia
  cateteres, 70
    com agulha de injeção, 70
  dispositivos, 70-72
    mecânicos, 71
      clipes, 71
      endoloop, 71
      ligadura elástica, 72
      OTSC, 71
    outros, 72
      hemospray, 72
      overstich endoscopic suturing system, 73
      X-tack, 73
    térmicos, 70
      cateter bipolar/multipolar, 70
      coagulação com plasma de argônio, 70
      grasper hemostático, 70
      heater probe, 70
  técnicas de, 776, 781
    em lesões não varicosas, 776
      arsenal farmacológico, 776
      clipes endoscópicos, 778
      Doppler em, 781
      ligadura eslástica, 778
      métodos térmicos, 776
        complicações, 778
        de contato, 776
        eficácia, 778
        sem contato, 777
      OTSC, 779
      pós hemostáticos, 780
      principais, 776q
      RFA, 781
      sutura endoscópica, 780
    em lesões varicosas, 781
      arsenal endoscópico terapêutico, 783
      manejo da HDAV, 782
Hepaticogastrostomia
  das vias biliares, 897
Hepatocolédoco
  dilatação de, 511f
  cística, 511f
Hérnia
  hiatal, 100f
Herpes
  no CA, 761
  no reto distal, 761
Hertel
  classificação de, 206q
    para esofagite péptica, 206q
      adaptada para actínica, 206q
Heterotopia
  de mucosa gástrica, 153f
HGEco (Hepaticogastrostomia Ecoguiada)
  resultados, 899, 900q
  técnica, 899
HH (Hérnias do Hiato)
  esofágico, 161-164
    avaliação pós-operatória, 162
      endoscópica, 162
    classificação, 162
      mista, 162

paraesofágica, 162
  gigante, 162
por deslizamento, 162
tipo I, 162
tipo II, 162
tipo III, 162
tipo IV, 162
complicações, 164
  pós-operatórias, 164
diagnóstico, 161
etiologia, 161
Hidradenite
  supurativa, 650f
    na DC, 650f
Hidratação
  vigorosa, 491
    na prevenção, 491
      da PPC, 491
HIM (Hemorragia do Intestino Médio), 805-815
  abordagem, 518
    sequência de, 815
  causas de, 805
    DC, 808
    divertículo de Meckel, 808
    lesões vasculares, 805
    menos comuns, 808
    tumores, 806
  conceito, 805
  diagnóstico, 809
  manejo clínico, 809
  recomendações, 815q
    com nível de evidência, 815q
  recursos de propedêutica, 810
    CE, 813, 814
      componentes, 813
      contraindicações da, 813
      endoscopia fisiológica, 813
      enteroscopia ou, 814
    EDB, 811
    EIO, 812
    enteroscopia, 811, 812
      de balão único, 811
      espiral, 812
    métodos, 810
      endoscópicos, 810
      radiológicos, 810
    non-push enteroscopia, 810
    push enteroscopia, 811
    sonda, 810
  tratamento, 814
Hiperplasia
  das glândulas, 428
    de Brunner, 428
  foveolar, 308
    nas gastrites, 308
  nodular
    linfoide, 430
Hipofaringe, 151f
Hiroshima
  classificação de, 695f
Hirschowitz, Basil, 5
Histoplasma
  capsulatum, 675
    colites por, 675
HIV (Vírus da Imunodeficiência Humana), 203
  infecção por, 231
    com manifestações esofágicas, 231
      esofagite, 231f
HP (Hipertensão Portal)
  com varizes de esôfago, 237
  gastropatia da, 327
HPV (Papilomavírus Humano), 204
  CA e, 760
  reto distal e, 760
HSV (Vírus Herpes Simples)
  colites por, 674
  esofagite por, 203
    apresentação clínica, 203

aspecto da, 203f
  endoscópico, 203f
diagnóstico, 203
epidemiologia, 203
fatores de risco, 203
tratamento, 204
infecção por, 230
  com manifestações esofágicas, 230
    esofagite herpética, 230f
Huang
  via biliar de, 446f
  tipo A1, 446f
Hybrid APC (Coagulação com Plasma de Argônio com Técnica Híbrida)
  no EB, 197

I

IA (Inteligência Artificial)
  em endoscopia digestiva, 141-147
    aplicações clínicas de, 142
    conceitos básicos, 141
    endoscopia, 142
      biliopancreática, 145
      colonoscopia, 144
      digestiva baixa, 144
      por cápsula, 144
      tubo digestório, 143
    papel da, 190
      no EB, 190
    tecnologias que integram a, 141f
IBP (Inibidor da Bomba de Prótons), 176
  formas especiais das gastrites, 320q
    principais etiologias das, 320q
  usuários crônicos de, 319q
    achados gástricos nos, 319q
      endoscópicos, 319q
IC (Isquemia Cólica)
  diagnóstico, 680
    estudos de imagem, 681
      arteriografia, 681
      endoscopia digestiva baixa, 681
      TC, 681
  etiologia, 680
  exame histopatológico, 684
  fatores de risco, 680
  fisiopatologia, 679, 680
  quadro clínico, 680
  suspeita de, 684f
    manuseio na, 684f
      algoritmo do, 684f
  testes laboratoriais, 681
  tratamento, 684
ID (Intestino Delgado), 559-613
  anatomia alterada, 603-605
  CE, 565-568
    equipamentos, 565-568
    exame normal, 565-568
    técnica, 565-568
  DC de, 583-588
    achados na, 586q
      comparação entre os, 586q
    CE, 583
      diferentes tipos de lesões, 584f
      índice de atividade, 585q
    CECDAI, 585q
    diagnóstico diferencial, 586
      com outras doenças inflamatórias, 586
        CMV, 586
        doença de Behçet, 587
        enteropatia por AINEs, 587
        tuberculose intestinal, 586
    diagnóstico inicial, 583
    diferentes fases, 585f
    enteroscopia, 585
      assistida por acessórios, 585
    escore de Lewis, 584q
    estenoses por, 586q
      dilatação de, 586q

previamente diagnosticada, 586
doenças infecciosas do, 590-601
endomicroscopia, 851
  confocal, 851
enteroscopia, 561-564
  equipamentos, 561-564
  exame normal, 561-564
  técnica, 561-564
ESD no, 957
miscelânea terapêutica, 606-612
poliposes, 570-573
  PAF, 570-573
  SPJ, 570-573
tumores do, 575-581
  benignos, 575
    adenoma, 576
    hamartomas de glândulas de Brünner, 577
    hemangiomas, 577
    leiomioma, 575
    linfangiomas, 577
    lipoma, 577
  malignos, 578
    adenocarcinoma, 578
    GIST, 579
    linfoma, 579
    neoplasias metastáticas, 579
    neuroendócrino, 578
  neoplasias, 575q
    classificação das, 575q
Iddan, Gavriel, 6
IEP (Insuficiência Exócrina Pancreática)
  tratamento da, 506
Ileíte
  aspecto endoscópico da, 657q
    da DC, 657q
    de refluxo, 657q
Íleo
  distal, 561f
    enteroscopia de, 561f
  exame do, 568
    com CE, 568
  terminal, 657
    exame do, 657
Imã(s)
  ingestão de, 280
    múltiplos, 281
    único, 281
Imagem
  endoscópica, 152f
    da linha Z, 152f
Imagenologia
  apoio, 30
    ambientes de, 30
      obrigatórios, 30
      opcionais, 30
    legislação de, 30
    unidades de, 30
  consultório, 29
  sala, 29
    de exames, 29
    de indução anestésica, 29
    de procedimentos, 29
    de processamento, 30
      de equipamentos, 30
    de recuperação anestésica, 29
Imersão
  em água, 437
    EDA sob, 437f
    técnica de, 437
    na DC, 437
Impactação
  alimentar, 274q, 278f
    adultos com, 274q
      achados esofágicos, 274q
  de bolo alimentar, 277
  de CE, 275q
    no esôfago, 275q
      sete passos no manejo de, 275q

Imunodeficiência
  comum, 440
    variável, 440
      EDA da, 440f
Imunossupressão
  neoplasia relacionadas com, 243
    SK, 243
Índia
  tinta da, 113
    na cromoscopia, 113
      convencional, 113
Índigo-Carmim
  lesão salientada com, 112f
    em cólon, 112f
    tipo LST, 112f
  na cromoscopia, 111
    convencional, 111
Infecção
  pelo H. pylori, 345, 381
    e linfoma gástrico, 381
    UP por, 345
Inflamação
  crônica, 307
    nas gastrites, 307
Infraestrutura
  gestão de, 13
    na unidade de endoscopia, 13
      apoio administrativo, 20
      classificação dos serviços, 13q
      modelo H, 13f
      recepção, 20
      sala, 15f-19f
        de desinfecção, 16f
        de exame, 15f, 17f
        de laudos, 19f
        de limpeza, 16f
        de recuperação, 18f
      setor de procedimento, 14f
Infundibulotomia
  aspecto final, 455f
Ingestão
  acessórios endoscópicos, 281
  de bateria, 278, 280f
    manejo, 279
  de CE, 105q
    conduta na, 105q
  de corrosivos, 106f
    necrose esofágica por, 106f
    ulcera gástrica, 106f
    secundária à, 106f
  de materiais cortantes, 277f
  de pilha cilíndrica, 279f
  de substâncias corrosivas, 106
    em crianças, 106
  imã(s), 280
    múltiplos, 281
    único, 281
  pacotes de drogas, 281
Inspeção
  sequência de, 151
    na esofagoscopia, 151
Intromedic, 565
Intubação
  orotraqueal, 93
    indicações, 93
Irregularidade
  de mucosa duodenal, 100f
    doença celíaca, 100f
IPMN (Neoplasia Intraductal Papilar Produtora de Mucina), 552
  subtipos de, 552q
    histológicos, 552q
Isospora
  beli, 600
    ciclo biológico, 600f
    infecção no ID por, 600
Isquemia
  gástrica, 407

J

JEG (Junção Esofagogástrica), 165q
  morfologia da, 171
Jejum
  e endoscopia digestiva, 92
  pré-exame, 45
    endoscópico, 45
  tempo de, 98q
    para exame endoscópico, 98q
      na pediatria, 98q
Jejuno
  enteroscopia de, 561f
  exame do, 568
    com CE, 568
  pólipo de, 573f
    pediculado, 573f
  por enteroscopia, 439f
JEP (Jejunostomia Endoscópica Percutânea), 56q
  pré-exame, 48
    endoscópico, 48
JEPD (Jejunostomia Endoscópica Percutânea Direta)
  aspectos técnicos, 609
  complicações, 610
  contraindicações, 608, 609q
  indicações, 608, 609q
  para acesso nutricional, 927-938
    GJEP versus, 938
  sucesso, 610
JNET (*Japan NBI Expert Team*), 695
  classificação, 696f
Job, José Martins, 4
Junção
  biliopancreática, 512f
    anomalia da, 512f

K

Kelly, Howard Atwood, 6
Knives, 67
Kodsi
  classificação de, 201q
    para esofagite, 201q
      por Candida, 201q
Kudo
  classificação por, 694f
    dos padrões de cripta, 694f
Kussmaul, Adolf, 4
  esofagogastroscópio rígido de, 4f
    endoscopia com, 4f
      técnica da, 4f
Kuwahata
  classificação por, 206q
    para esofagite actínica, 206q
      endoscópica, 206q
Kyoto
  classificação de, 313, 314q
    para gastrites, 314q
      com base na endoscopia, 314q
  consenso de, 313

L

Laceração
  de Mallory-Weiss, 242f
    com sangramento ativo, 242f
Lactente
  colite em, 101f
    alérgica, 101f
Laringe, 151f
Laser (*Light Amplification by Stimulated Emission of Radiation*), 89
  com aplicação médica, 89q
    tipos de, 89q
  endomicroscopia a, 7
    confocal, 7
Laudo(s)
  endoscópico, 155
    fotodocumentação do, 155
    achados patológicos, 159
      documentação de, 159
  sala de, 19
    aspectos, 19
      espaciais, 19
      estruturais, 19
    layout da, 19f
Laxante(s)
  na colonoscopia, 618
    regime de doses, 618
    soluções utilizadas, 619
      análise comparativa, 620
      fosfato de sódio, 619
      lactulose, 619
      manitol, 619
      PEG, 619
      picossulfato de sódio, 619
    vias de administração, 618
LCI (*Linked Color Imaging*)
  exame com, 115f
    comprimento de onda do, 115f
  lesão gástrica sob, 116f
  na cromoscopia, 116
    digital, 116
Legislação
  de apoio, 30
    endoscopia, 30
    imagenologia, 30
  e normas vigentes, 24-42
    apoio ao diagnóstico, 29
      ambiente, 29
    RDC 6, 2450, 27
      minuta da revisão da, 27
Leiomioma, 398
  do esôfago, 252, 253f, 259f
  no ID, 575
Leiter, Joseph, 4
LES (Lúpus Eritematoso Sistêmico)
  manifestações esofágicas, 226
Lesão(ões)
  actínica(s), 686-688
    diagnóstico, 687
    mecanismo da, 686
    retite actínica, 686
    tratamento, 687
      argônio, 687
      cirúrgico, 688
      coagulação, 688
        com cautério, 688
        com laser, 688
      crioablação, 687
      RFA, 688
  adenomatosas, 570f
    jejunais, 570f
  biliares, 466f
    classificação das, 466f
  cáusticas, 107q
    classificação das, 107q
      endoscópica, 107q
  cutâneas, 650f
    anorretoperineal, 650f
      na DC, 650f
  de Dielafoy, 406
    duodenal, 406f
  do cólon, 640-645, 717-733
    de Dieulafoy, 644
    não polipoides, 717-733
      adenoma serrilhado, 720
      classificação, 717, 726
        das alterações microvasculares, 727
        das criptas, 726
      diagnóstico, 717-733
        cromoscopia, 722
        de invasão submucosa, 726, 729
        preparo adequado, 722
      LST, 719
      tratamento, 717-733
        dissecção endoscópica, 733
        mucosectomia, 731-733
    vasculares, 640-645
      angiectasias, 640
      angiodisplasias, 640
      proctocolopatia por radiação, 643
  do epitélio superficial, 308
    nas gastrites, 308
  duodenais, 428-434
    bulbo normal, 428f
    causadas pelo vírus, 432
      SARS-CoV-2, 432
    DECH, 433
    divertículo duodenal, 429
    duodenites, 430
      classificação das, 431q
      por causas específicas, 430
      por outras doenças, 430
    hiperplasia, 428, 430
      das glândulas de Brunner, 428
      nodular linfoide, 430
    linfangiectasia duodenal, 429
    metaplasia gástrica, 429
    mucosa gástrica, 429
      ectópica, 429f
      heterotópica, 429
    pólipos, 433
    por AINEs, 432
    vasculares, 433
      angiectasias, 433
      angiodisplasias, 433
      varizes duodenais, 433
  em cólon, 112f
    corada com cristal violeta, 112f
    à luz branca, 112f
    tipo LST, 112f
      salientada com índigo-carmim, 112f
  ESD nas, 956
    associadas ao epitélio de Barrett, 956
    do cólon, 956
    do reto, 956
    gástricas, 956
  esôfago sem, 113f
    sob cromoscopia óptica, 113f
      NBI, 113f
  gástricas, 316, 361f
    avaliação, 316
      tecnologias endoscópicas para, 316
    precoces, 361f
      aspecto das, 361f
        endoscópico, 361f
        macroscópico, 361f
  inicial, 656f
    da DC, 656f
  na mucosa, 207
    esofagiana, 207
      características fisiopatológicas, 207
  plano-elevadas, 570f
    adenomatosas, 570f
    duodenais, 570f
  polipoides, 340
    gástricas, 340
      principais, 340q
      séssil, 341f
      síndromes de polipose, 340
  serrilhadas, 720
    MI e, 720
  subepiteliais, 100f, 253f, 254f, 260f, 397-400, 747-754
    colorretais, 747-754
      avaliação, 748, 749
        ecoendoscópica, 749
        endoscópica, 748
      manejo de, 751f
        algoritmo simplificado, 751f
      ressecção de, 751
        técnicas endoscópicas, 751
    do esôfago, 253f, 254f, 260f
      EDA de, 254f

TC de, 254f
USE de, 253f, 254f, 260f
gástricas, 397-400
GIST, 398
leiomioma, 398
lipoma, 399
pâncreas ectópico, 399
TNE, 397
superficial de esôfago, 113f
em área de metaplasia intestinal, 113f
à luz branca, 113f
NBI, 113f
técnicas de hemostasia, 776, 781
não varicosas, 776
arsenal farmacológico, 776
clipes endoscópicos, 778
Doppler, 781
ligadura elástica, 778
métodos térmicos, 776
complicações, 778
de contato, 776
eficácia, 778
sem contato, 777
OTSC, 779
pós hemostáticos, 780
principais, 776q
RFA, 781
sutura endoscópica, 780
varicosas, 781
manejo da HDAV, 782
arsenal endoscópico terapêutico, 783
vasculares, 405f, 407
classificação de Yano-Yamamoto, 405f
gastrointestinais, 407
diagnóstico das, 407
sinais das, 407
sintomas das, 407
tratamento das, 407
visíveis, 192, 193
EB com, 192
EMR, 192
ESD, 192
ressecção endoscópica, 192
EB sem, 193
crioterapia, 197
Hybrid APC, 197
RFA, 194
LEVE (Ligadura Elástica das Varizes Esofágicas), 794
Ligadura
elástica, 72
Limpeza
dos equipamentos, 76-82
acessórios endoscópicos, 76
pré-limpeza, 76, 77f
aplicação prática, 77
área suja, 78
enxágue, 81
sala de, 78
processo de, 77f
fluxograma do, 77f
validação da, 82
por teste de ATP, 82
e desinfecção, 16
sala de, 16
aspectos, 16
espaciais, 16
estruturais, 16
layout da, 16f
Linfangiectasia(s)
duodenal, 429
duodenite com, 430f, 433f
Linfangioma(s)
no ID, 577
malignos, 578
Linfócito(s)
intraepiteliais, 437f
em DC, 437f

Linfoma(s)
duodenais, 381-385
imagens endoscópicas, 385f
folicular, 579f
gástricos, 381-385
apresentação clínica, 381
complicações, 384
diagnóstico, 382
estadiamento, 382
sistema Lugano de, 384q
histologia, 381
infecção, 381
por H. pylori, 381
oncogênese, 381
prognóstico, 383
recordações práticas para, 385q
seguimento, 384
tratamento, 383
gastrointestinais, 381q
OMS 2022 de, 381q
no ID, 579
Linha Pectínea
lesões em proximidade com a, 763
biópsias de, 763
ressecções de, 763
Linha Z
imagem da, 152f
endoscópica, 152f
Lipoma, 399
no duodeno, 577f
distal, 577f
no ID, 577
Litotripsia
guiada, 457
por colangioscopia, 457
na remoção de cálculos, 457
LP (Líquen Plano)
manifestações esofágicas, 236
LST (Lesões de Crescimento Lateral), 719
classificação das, 719f
Lugano
sistema, 384q
de estadiamento, 384q
Lugol
esôfago corado com, 111f
com mucosa normal, 111f
neoplasia salientada com, 111f
superficial, 111f
de esôfago, 111f
solução de, 110
na cromoscopia, 110
convencional, 110
Luna, Luiz Leite, 5

M

MAC (*Mycobacterium Avium Complex*)
infecção por, 592
no ID, 592
intestinal, 592f
enterite por, 592f
Machado, Glaciomar, 5
Magnificação
com filtros óticos, 316
na avaliação da gastrite atrófica, 316
metaplásica, 316
Malformação(ões)
na endoscopia pediátrica, 108
Mallory-Weiss
laceração de, 242f
com sangramento ativo, 242f
Manutenção
do(s) equipamento(s), 76-82
aplicação prática, 77
endoscópios, 82
rastreabilidade, 82
limpo, 82
transporte, 82

observações gerais/definições, 82
acessórios, 82
biossegurança, 82
desinfetantes, 82
proteção individual, 82
medidas de, 82
sala de reprocessamento, 82
MAPS (*Management of Precancerous Conditions and Lesions in the Stomach*), 312
II, 314f
recomendações propostas, 314f
MAR (Manometria de Alta Resolução)
na MEI, 172
no EED, 169
no esôfago, 170
hipercontrátil, 170
Marcador(es)
endoscópicos, 436q
para DC, 436f
modelo de estimativas, 436q
por Brocchi et al, 436q
Mastócito(s)
desordem de, 240
com manifestações esofágicas, 240
genéticas, 240
neurológicas, 240
Material(is)
cortantes, 277f
ingestão de, 277f
MBP (Má Junção Biliopancreática)
classificação da, 541q
segundo o Japanese Study Group, 542q
on Pancreaticobiliary Maljunction, 542q
em crianças, 541
CPRE, 541
MCN (Cistoadenoma Mucinoso/*Mucinous Cystic Neoplasm*), 551
Medicação
pré-exame, 49
endoscópico, 49
Megaesôfago
graus de, 166q, 228f
classificação dos, 166q
endoscópica, 166q
IV, 228f
MEI (Motilidade Esofagiana Ineficaz)
MAR, 172
USIAF, 172
Melanoma
metastático, 242f
para esôfago, 242f
Ménétrier
doença de, 322
Meperidina, 93
Metaplasia
gástrica, 429
duodenal, 429
intestinal, 111f, 112f, 308, 309, 360f, 362f
aspecto da, 362f
com ácido acético, 362f
EB com, 111f, 112f
com AA, 111f, 112f
com azul de metileno, 111f
nas gastrites, 308
pilórica, 309
Metástase
de adenocarcinoma, 581f
do cólon, 581f
Metileno
azul de, 111
na cromoscopia, 111
convencional, 111
MI (Magnificação de Imagem)
cromoscopia e, 130-138
câncer de esôfago, 131
cólon, 134
EB, 131
equipamentos, 130-138

estômago, 132
técnicas, 130-138
na avaliação, 189
de EB, 189
na DC, 437
Miastenia
gravis, 241
manifestações esofágicas, 241
Microsporidia
no ID, 601
Midazolan, 92
Migração
das próteses biliares, 483
do anel pós-gastroplastia redutora, 923
com reconstrução em Y de Roux, 923
Miniprobe
e campo de varredura, 121*f*
ecográfica, 121*f*
Minissonda
e campo de varredura, 121*f*
ecográfica, 121*f*
Miscelânea Terapêutica, 606-612
CE, 606
disponibilidade, 607
de acessórios, 607
de equipamentos, 607
inserção do enteroscópio, 608
seleção da via de, 608
tipo de, 606
JEPD, 608
aspectos técnicos, 609
complicações, 610
contraindicações, 608, 609*q*
indicações, 608, 609*q*
sucesso, 610
passagem de próteses, 611
considerações práticas, 611
indicações, 611
Modalidade(s)
endoscópicas, 438
na DC, 438
EAD, 438
ECE, 438
Moeda(s)
ingestão de, 278
Moléstia
diverticular, 633-639
dos cólons, 633-639
diagnóstico, 635, 637
diferencial, 637
etiopatogenia, 633
quadro clínico, 634
tratamento, 638, 639*q*
cirúrgico, 638, 639*q*
clínico, 638
videocolonoscopia na, 636, 638
diagnóstica, 636
terapêutica, 638
MRSA1 (*Staphylococcus aureus* Meticilina Resistente), 56*q*
Mucina
depleção de, 308
nas gastrites, 308
Mucormicose, 324
Mucosa
de esôfago, 111*f*
normal, 111*f*
corado com Lugol, 111*f*
duodenal, 100*f*
irregularidade de, 100*f*
doença celíaca, 100*f*
esofagiana, 207
agentes corrosivos, 200-212
esofagite cáustica, 208
avaliação, 209
câncer de esôfago, 212
classificação, 210*q*, 211*q*
clínica da disfagia, 212*q*

das estenoses, 211*q*
tomográfica, 211*q*
conduta, 210
fase aguda, 209
fisiopatologia, 209
tratamento das estenoses 211
descamativa, 208
drogas, 200-212
lesão na, 207
características fisiopatológicas, 207
diagnóstico, 208
quadro clínico, 208
tratamento, 208
esofágica, 154*f*
biopsia da, 154*f*
técnica para, 154*f*
gástrica, 153*f*, 429
ectopia de, 153*f*
ectópica, 429*f*
heterotopia de, 153*f*
heterotópica, 429
intestinal, 438*f*
da DC, 438*f*
de Marsh, 438*f*
jejunal, 439*f*
por enteroscopia, 439*f*
nacarada, 152*f*
prejudicando visualização, 152*f*
de vasos SM, 152*f*
Mucosectomia
de CGP, 133*f*
nas neoplasia malignas, 267
do esôfago, 267
no EB, 192
com lesões visíveis, 192
nos pólipos, 703
colorretais, 703
Mycobacterium
tuberculosis, 231, 591, 671
colites por, 671
infecção por, 231, 591
com manifestações esofágicas, 231
no ID, 591

N
Nakadaira, Akira, 4
Nanquim
aplicação de, 113*f*
na cromoscopia, 113
convencional, 113
NBI (*Narrow Band Imaging*/Imagem de Banda Estreita)
esôfago sob, 113*f*, 114*f*
neoplasia superficial de, 114*f*
sem lesões, 113*f*
lesão superficial, 113*f*
de esôfago, 113*f*
em área de metaplasia intestinal, 113*f*
na cromoscopia, 113
óptico-digital, 113
sistema, 116*f*
NEA (Necrose Esofágica Aguda), 238, 239*f*
Necrose
esofágica, 106*f*
após ingestão de corrosivos, 106*f*
pancreática, 888
desenvolvimento de, 888
fatores de risco para, 888
Necrosectomia
endoscópica, 891
Neoplasia(s)
do ID, 575*q*, 579
classificação das, 575*q*
metastáticas, 579
gástrica, 115*f*
precoce, 115*f*
à luz branca, 115*f*
sob FICE, 115*f*

malignas, 261-271
do esôfago, 261-271
diagnóstico, 261
estadiamento, 266, 267*q*
fatores de risco, 261
tratamento endoscópico, 266
neuroendócrina, 703
carcinoide, 703
relacionadas com imunossupressão, 243
SK, 243
superficial, 111*f*, 114*f*
de esôfago, 111*f*, 114*f*
à luz branca, 114*f*
salientada com Lugol, 111*f*
sob NBI, 114*f*
Neovascularização
varizes associadas à, 100*f*
de esôfago, 100*f*
de fino calibre, 100*f*
Neuroendócrino, 578
NICE (NBI *International Colorectal Endoscopic*), 695
classificação, 696*f*
NNPCs (Cistos Pancreáticos Não Neoplásicos), 549
características radiológicas, 549*q*
definições, 549*q*
Novovírus
colites por, 674

O
Obesidade
tratamento endoscópico da, 907-915
terapias primárias, 907
ainda não aprovadas no Brasil, 911
ablação da mucosa duodenal, 912
by-pass endoscópico, 912
endomina, 912
POSE 2.0, 911
BIG, 907
ajustável, 908
de ar, 909
deglutível, 909
tradicional, 908
injeção de TB, 910
sutura endoscópica, 909
terapias revisionais, 913
complicações das, 915
eletrofulguração com APC, 913
da AGJ pós-by-pass gástrico, 913
e sutura endoscópica, 913
ESD modificada com, 914
manejo endoscópico, 914
pós-gastrectomia vertical, 914
sutura endoscópica, 913
tratamento da FGG, 914
Obstrução
das próteses biliares, 483
OFJEG (Obstrução Funcional da Junção Esofagogástrica), 172
Olga
sistema, 311, 313*q*
escore de atrofia do, 313*q*
achados histológicos, 313*q*
estadiamento do, 313*q*
da gastrite crônica, 313*q*
Olgim
sistema, 312
Olympus
fibroduodenoscópio, 6*f*
fibropan-endoscópio, 5*f*
gastrocâmara, 5*f*
gastroscópio, 5*f*
modelo GTF-A, 5*f*
OMOM, 566
OMS
classificação da, 697*q*
para lesões serrilhadas, 697*q*

Onda(s)
　formas de, 84
　　e efeitos, 84
　　　corrente elétrica, 84
　　　diferentes, 84f
　sonora, 119f, 120f
　　amplitude de, 119f
　　comportamentos físicos da, 120f
　　comprimento de, 119f
Operação
　de Whipple, 507
　　na PC, 507
Opioide(s)
　antagonista dos, 93
　　sugestões, 94
Órgão(s)
　hepatobiliares, 391q
　　neoplasias neuroendócrinas dos, 391q
　　　classificação, 391q
　　　critérios de graduação, 391q
Orientação(ões)
　pós-exame, 44-51
　　endoscópico, 44-51
　　　avaliação, 50
　pré-exame, 44-51
　　endoscópico, 44-51
　　　antibioticoprofilaxia, 48
　　　anticoagulantes, 46
　　　antiplaquetários, 46
　　　avaliação, 44
　　　CI, 45
　　　jejum, 45
　　　medicação, 49
　　　preparo intestinal, 45
　　　sedação, 49
　　　testes laboratoriais, 45
Osler-Weber-Rendu
　síndrome de, 238
　　manifestações esofágicas, 238
OTSC (*Over-The-Scope* Clipes), 71
　na hemostasia, 71
Overstich
　endoscopic, 73
　　suturing system, 73

P
PA (Pancreatite Aguda), 487-491
　DEO, 489
　diagnóstico, 487
　em crianças, 543
　　CPRE na, 543
　necrosante, 888-892
　　tratamento endoscópico, 888-892
　　　achados clínicos, 889
　　　complicações, 889
　　　estratégia terapêutica, 890
　　　　drenagem transluminal, 891
　　　　inicial conservadora, 890
　　　　invasiva, 890
　　　métodos de imagem, 889
　　　necrose pancreática, 888
　　　　fatores de risco para, 888
　　　necrosectomia endoscópica, 891
　PPC e, 490
　SAPE, 496
　severa, 495
　tratamento, 488
PAB (Pancreatite Aguda Biliar)
　CPRE na, 488
　　aspectos técnicos, 489
　　indicação da, 488
　　　com colangite, 488
　　　sem colangite, 488
　diagnóstico da, 487
　esfincterotomia na, 489
　tratamento, 488

Pacote(s)
　de drogas, 281
　　ingestão de, 281
PAF (Polipose Adenomatosa Familial), 520, 570-573
　pequenas lesões e, 570f
　　adenomatosas, 570f
　　jejunais, 570f
Pâncreas, 443-558
　anomalias de, 518, 519
　　congênitas, 518, 519
　　　anular, 519
　　　cisto não neoplásico, 519
　　　　de ducto pancreático, 519
　　　divisum, 518
　CLPs, 548-557
　colangiopancreatografia, 445-452
　　equipamentos, 445-452
　　exame normal, 445-452
　　técnicas, 445-452
　CPRE, 527-533, 536-545
　　em AAC, 527-533
　　em crianças, 536-545
　　　divisum, 543
　　　outras, 544
　　　PA, 543
　　　PAR, 543
　　　PC, 543
　　　PP, 543
　　na gravidez, 536-545
　　　durante a gestação, 536
　ectópico, 100f, 399
　endomicroscopia, 854
　　confocal, 854
　PA, 487-491
　PC, 493-508
　vias pancreáticas, 511-519
　　anomalias congênitas, 511-519
　　　agenesia pancreática, 519
　　　anular, 519
　　　divisum, 518
Pancreatite
　autoimune, 507
　crônica, 474
　genética, 495
　idiopática, 495
　necrose-fibrose, 496
　recorrente, 543
　　em crianças, 543
　　　CPRE na, 543
　obstrutiva, 495
　tóxico-metabólica, 496
Pancreatoduodenectomia
　na PC, 507
Pancreatografia
　por RM, 499
　na PC, 499
Pancreatoscopia, 859-866
　eventos adversos, 863
　indicações clínicas, 865
　técnicas de exame, 860
　　colangioscopia direta, 861
　　　procedimento endoscópico, 861
　　　um operador, 861
　　CPRE, 860, 862
　　　com dois operadores, 860
　　　por operador único, 862
PAPBT (Passagem Anterógrada de uma Prótese
　Biliar Transpapilar)
　resultados, 901
　técnica, 901
Papila(s)
　de Vater, 6f
　　cateterismo da, 6f
　　　fibroduodenoscópio para, 6f
　　　　Olympus, 6f
　dilatação da, 457
　　ampla, 457
　　　na remoção de cálculos, 457

　　duodenais, 445
　　　anatomia, 445
　　　visão endoscópica, 445f
　　　　maior, 445f
　　　　menor, 445f
　maior, 511
　　anomalias de, 511
　　　congênitas, 511
Papilectomia
　endoscópica, 520-525
　　complicações, 525
　　diagnóstico, 520
　　tratamento, 522
　　　ablação térmica, 525
　　vigilância após, 525
Papiloma
　do esôfago, 256, 258f
Papilomatose
　do esôfago, 258f
Papilotomia
　aspecto final, 455f
　na colangiopancreatografia, 451
Papilótomo(s), 449
PAR (Pancreatite Aguda Recorrente), 495
　DEO e, 490
Paracoccidioides spp.
　colites por, 675
Parede(s)
　esofágicas, 152f
　　orientação das, 152f
Parkinson
　doença de, 240
　　manifestações esofágicas, 240
Passagem
　de próteses, 611
　　no ID, 611
　　　indicações, 611
　　　considerações práticas, 611
Patência
　cápsula de, 566, 585f
Patergia
　na DC, 650f
Patógeno(s)
　esofagite por, 204
　　que raramente acometem o esôfago, 204
　　　raros em pacientes, 204
　　　　imunocompetentes, 204
　　　　imunodeprimidos, 204
PC (Pancreatite Crônica), 493-508
　cistos pancreáticos, 506
　　tratamento dos, 506
　CPB, 503
　　eficácia, 504
　　indicações, 503
　　princípios do, 503
　　técnicas, 504
　CPN, 503, 505
　　agente neurolítico, 504
　　　ampla distribuição do, 504
　　alívio da dor, 505
　　　preditores de, 505
　　EUS-CGN, 504
　　　complicações maiores, 505q
　　　eficácia, 504
　　guiada, 503
　　　por ultrassom endoscópico, 503
　　indicações, 503
　　injeção de fenol, 505
　　momento do procedimento, 505
　　no câncer pancreático, 505
　　　impacto na sobrevida, 505
　　técnicas, 504
　　versus CGN, 504
　critérios de, 498q, 499q
　　de Cambridge, 498q
　　endoscópico, 499q
　　ultrassonográfico, 499q
　diagnóstico, 496

ducto primário, 496
em crianças, 543
    CPRE na, 543
estágios, 497
estenose, 506
    do ducto biliar, 506
        tratamento, 506
etiologia da, 493
    metabólica, 494
    tóxica, 494
etiopatogenias da, 494q
genética, 495
idiopática, 495
IEP, 506
    tratamento da, 506
métodos de imagem, 497
    CPRE, 498
    especificidade dos, 497q, 500q
    pancreatografia, 499
        por RM, 499
    radiografia simples, 497
        do abdome, 497
    sensibilidade dos, 497q, 500q
    TC, 498
    USE, 499
    USTA, 497
necrose-fibrose, 496
obstrutiva, 495
PA, 495, 496
    SAPE, 496
    severa, 495
PAR, 495
PCAI, 495, 507
testes, 500
    de fezes, 501
        determinação de esteatorreia, 501
        esteatócrito, 501
    de função pancreática, 500
        especificidade dos, 500q
        exócrina, 500, 502q
        invasivos, 501
        não invasivos, 501
        sensibilidade dos, 500q
    respiratório, 501
        com triglicerídeos marcados com C, 501
tóxico-metabólica, 496
tratamento, 502, 507
    da dor abdominal, 502
    operatório, 507
        operação de Whipple, 507
        pancreatoduodenectomia, 507
PCAI (Pancreatite Crônica Autoimune), 495
pCLE (Endomicroscopia Confocal a *Laser*
    com Sonda/*Probebased* Confocal Laser
    Endomicroscopy)
    na avaliação, 317
        da gastrite atrófica, 317
            metaplásica, 317
PCNs (Neoplasias Císticas do Pâncreas), 550, 551q
    classes de, 551
        IPMN, 552
        MCN, 551
        mucinosas, 551
        SCTs, 551
        SPNs, 551
        tumor de Frantz, 551
    diagnóstico, 555f
        diferencial, 555f
    sequência, 556f
        de tratamento, 556f
        diagnóstica, 556f
PCs (Pseudocistos)
    drenagem endoscópica de, 879-885
        acompanhamento após, 882
        coleções pancreáticas, 879
            classificação das, 879
        combinada transmural, 885
            e transpapilar, 885

comparação, 885
    entre modalidades de drenagem, 885
    entre tipos de próteses, 885
complicações da, 884
    drenagem inadequada, 885
        migração da prótese com, 885
        oclusão da prótese com, 885
    embolia gasosa, 885
    hemorragia, 884
    infecção, 885
    perfuração, 884
diagnóstico, 880
indicações para, 880
modalidades terapêuticas, 880
planejamento, 881
quadro clínico, 880
resultados após, 882
situações especiais, 884
técnica, 881
    transmural, 881
        ecoendoscópica, 882
tipos de, 880
    transmural, 880
        ecoendoscópica, 880
    transpapilar, 880
Pênfigo
    de esôfago, 233f
Penfigoide
    cicatricial, 233
        manifestações esofágicas, 233
Pereira, Jorge de Araújo, 4
PFCs (Coleções Pancreáticas Fluidas
    Inflamatórias), 550
    características radiológicas, 550q
    definições, 550q
PGFs (Pólipos de Glândulas Fúndicas), 341f
    características, 335
        endoscópicas, 335
    conduta, 335
    histologia, 334
    história natural, 334
    prognóstico, 334
pHmetria
    esofagiana, 170
        prolongada, 170
            no esôfago hipercontrátil, 170
Pilha
    cilíndrica, 279f
    ingestão de, 279f
PillCam, 565
Pinça(s)
    de apreensão, 69f
        com garras, 69f
    de biópsia, 66
        convencional, 66f
            diferentes conchas, 66f
    de CE, 69
    de hot biopsy, 66f
    dente de rato, 69f
    jacaré, 69f
Placa(s)
    de retorno, 85, 88
        cuidados com as, 88
        na eletrocirurgia, 85
            monopolar, 85
Planejamento
    da unidade de endoscopia, 11-23
        gestão, 11, 13, 21, 22
            de infraestrutura, 13
            de processos, 11
            de produtividade, 21
            de qualidade, 22
            de segurança, 22
            de suprimentos, 21
            financeira, 22
Plasma
    de argônio, 70, 71f
        cateteres de, 71f
        coagulação com, 70

Plicoma(s)
    com inflamação crônica, 649f
        da DC, 649f
            espessos, 649f
            irregulares, 649f
PM (Polimiosite)
    manifestações esofágicas, 225
PMAE (Próteses Metálicas Autoexpansíveis), 735
    em estenose, 467f
        pós-colecistectomia, 467f
            imagem colangiográfica de, 467f
PMM (Penfigoide de Membranas Mucosas)
    manifestações esofágicas, 233
PN (Pancreatite Necrosante)
    estratégia terapêutica, 890
        drenagem endoscópica, 891
            transluminal, 891
        inicial conservadora, 890
        invasiva, 890
    métodos de imagem na, 889
POAC (Pseudo-Obstrução Aguda
    Colônica), 740-745
    algoritmo na, 743f
    cecostomia, 742
    colonoscopia, 741
        descompressiva, 741
            complicações, 742
            eficácia, 742
            materiais, 741
            procedimento, 741
    diagnóstico, 741
    epidemiologia, 740
    etiologia, 740
    etiopatogenia, 740
    fatores, 740
        associados, 740
        relacionados com, 740q
    recomendações na, 743q
    terapêutica 741
        descompressiva, 741
        não cirúrgica, 741
        inicial, 741
        medicamentosa, 741
    volvo de sigmoide, 743
        colonoscopia descompressiva, 745
            cateteres, 745
            materiais necessários, 745
            preparo, 745
            sondas, 745
            técnica, 745
        com descompressão, 744f
            por colonoscopia, 744f
        diagnóstico, 743
        orientações no, 745q
        tratamento, 744
POEM (Miotomia Endoscópica Peroral)
    na acalasia do esôfago, 869
        resultado, 870
        técnica, 869
    no EED, 171
Polipectomia(s)
    alças de, 66, 67f, 69
    CE, 69
    complicações da, 701
        perfuração, 702
        sangramento, 701, 702
        síndrome pós, 701
    contraindicações de, 698
    endoscópica, 102f
    indicações de, 697
Pólipo(s)
    colorretais, 689-708
        acessórios, 698
        aspectos técnicos, 698
        classificação, 694f
            da OMS, 697q
            de Hiroshima, 695f
            de Sano, 695f
            JNET, 696f

NICE, 696f
    para os ASS, 697f
    por Kudo, 694f
diagnóstico, 689-708
    aspecto morfológico, 691
    distribuição dos vasos sanguíneos, 694
    origem histológica, 692
    padrão de abertura de criptas, 693
    subdivisões dos, 692q
    tamanho, 689
equipamentos, 698
    alças de polipectomia, 699
    pinças de biópsias, 698
    unidade eletrocirúrgica, 698
    videoendoscópios, 698
mucosectomia, 703
    ESD, 704
neoplasia neuroendócrina, 703
    carcinoide, 703
polipectomia, 697, 698, 701, 702
    complicações da, 701
        perfuração, 702
        sangramento, 701, 702
        síndrome pós, 701
    contraindicações de, 698
    indicações de, 697
    recuperação do espécime, 704
    tatuagem endoscópica, 706, 707f
tratamento, 689-708
    do câncer precoce, 704
duodenais, 433
gástricos, 333-342
    adenomas, 337
    classificações, 333, 334
        endoscópicas, 333
        histológica, 334
    colonoscopia, 335q
        indicações de, 335q
    hiperplásico(s), 335, 336f
        características endoscópicas, 336
        conduta, 336
        histologia, 335
        história natural, 335
        inflamatório, 337f
        prognóstico, 335
    inflamatórios fibroides, 340
        características endoscópicas, 340
        conduta, 340
        histologia, 340
        história natural, 340
        prognóstico, 340
    lesão polipoide, 333q
        avaliação endoscópica, 333q
        classificação de Yamada, 333q
        séssil, 341f
    manejo dos, 342
        abordagem geral, 342
    PGFs, 334
hiperplásico, 577f
    no duodeno distal, 577f
    de padrão hamartomatoso, 577f
jejunal, 573f
    hamartomatoso, 573f
juvenil, 102f
    de reto, 102f
múltiplos, 335f
    sésseis, 335f
        arredondados, 335f
no esôfago, 258
    fibrovascular, 258
    inflamatório, 258
pediculado, 573f
    de jejuno, 573f
Polipose(s)
    colônica, 102f
    PAF, 570-573
    síndromes de, 340, 342q
        acometimento gástrico nas, 340, 342q
    SPJ, 570-573

Pontes, José de Paula Lopes, 4
Potência, 83
Potencial
    diferença de, 83
PP (Pseudocisto Pancreático), 879f, 888
    em crianças, 543
        CPRE, 543
PPC (Pancreatite Pós-Colangiografia Endoscópica Retrógrada), 490
    AINEs, 491
    canulação, 491
        com fio-guia, 491
    hidratação vigorosa, 491
    stent pancreático, 491
PPN (Pênfigo Paraneoplásico)
    manifestações esofágicas, 233
Praga
    C&M de, 188
        critérios endoscópicos, 188
        de EB, 188
Pré-Corte
    na colangiopancreatografia, 451
Prega(s)
    hipertróficas, 321, 322
        gastrite com, 321, 322
            associada ao H. pylori, 322
Preparo
    para exame endoscópico, 45, 98
        intestinal, 45
            pré-exame, 45
        pediátrico, 98
            tempo de jejum, 98q
Procedimento(s)
    avançados, 843-960
        acesso nutricional, 927-938
            GEP, 927-938
            GJEP, 927-938
            JEPD, 927-938
            sonda, 927-938
        anastomoses ecoguiadas, 941-945
        colangioscopia, 859-866
        crioterapia, 872-877
        drenagem ecoguiada, 894-904
            das vias biliares, 894-904
            das vias pancreáticas, 894-904
        endomicroscopia confocal, 845-857
        ESD, 953-959
        pancreatoscopia, 859-866
        pseudocistos, 879-885
            drenagem endoscópica de, 879-885, 888-892
        radiofrequência, 872-877
        terapias à vácuo, 947-951
        TFD, 872-877
        tratamento endoscópico, 868-871, 888-892, 907-915, 917-925
            da acalasia do esôfago, 868-871
            da obesidade, 907-915
            da PA necrosante, 888-892
            das complicações, 917-925
                das cirurgias bariátricas, 917-925
    endoscópicos, 47q, 49q, 99q
        divisão de, 47q
            por riscos de sangramento, 47q
        indicações em, 49q
            de antibioticoprofilaxia, 49q
        na endoscopia pediátrica, 99q
            profilaxia antibiótica, 99q
    sala de, 29
        endoscopia, 29
        imagenologia, 29
Processamento
    sala de, 30
        de equipamentos, 30
        endoscopia, 30
        imagenologia, 30
Processo(s)
    fluxograma do, 77f

    de desinfecção, 77f
    de limpeza, 77f
    gestão de, 11
        na unidade de endoscopia, 11
        de atendimento, 12f
        do exame endoscópico, 12f
        macroprocesso clínico, 12f
Proctocolopatia
    por radiação, 643
        APC, 643
        crioablação, 644
        eletrocoagulação bipolar, 644
        Heater Probe, 644
        RFA, 644
Proctopatia
    actínica, 759
Produtividade
    gestão de, 21
        na unidade de endoscopia, 21
Profilaxia
    de endocardite, 48
        antibioticoprofilaxia, 48
    esquemas com antibióticos de, 56q
        em procedimentos endoscópicos, 56q
        para bacteremia, 56q
        para infecções, 56q
Propofol, 93
Proteção Individual
    medidas para, 82
    definição, 82
    observações gerais, 82
Prótese(s)
    biliares, 482, 483
        complicações das, 483
            colecistite aguda, 483
            migração, 483
            obstrução, 483
            sangramento, 483
        escolha do tipo de, 482
    metálica, 271f
        autoexpansível, 271f
        esofágica, 271f
    ortopédicas, 48
        pré-exame, 48
        endoscópico, 48
    para colangiopancreatografia, 450
        biliares, 450
        metálicas, 450
        plásticas, 450
    passagem de, 611
        no ID, 611
            considerações práticas, 611
            indicações, 611
Protozoário(s)
    infecção por, 227, 598
        com manifestações esofágicas, 227
            doença de Chagas, 227
        no ID, 598
            Cyclospora caytanensis, 600
            Cryptosporidium parvum, 598
            Giardia lambdia, 599
            Isospora beli, 600
Pseudocisto(s)
    drenagem endoscópica de, 879-885, 888-892
Pseudodivertículo
    esofágico, 106f
        estenose e, 106f
        de anastomose, 106f
Pseudodiverticulose
    intramural, 245, 246f
    esofágica, 245, 246f
Pseudomelanose
    duodenal, 432
Pulmão
    tumor de, 243f
        com destruição esofágica, 243f
        com invasão esofágica, 243f

Push
  enteroscopia, 562
PV (Pênfigo Vulgar), 232f
  manifestações esofágicas, 231

Q

Qualidade
  e segurança, 22
    gestão de, 22
      na unidade de endoscopia, 22
Queratose
  folicular, 237
    manifestações esofágicas, 237
Quimioprevenção
  no EB, 192

R

Radiação
  exposição fetal à, 538q
    redução da, 538q
      na CPRE em gestantes, 538q
  ionizante, 537
    na CPRE, 537
      na gestação. 537
Radiofrequência, 872-877
  ARF, 872
    em esôfago, 872
      no colangiocarcinoma, 875
      no EB, 872
      nos tumores pancreáticos, 875
      outras patologias, 867
      princípios, 872
Radiologia
  para colangiopancreatografia, 448
    equipamento de, 448
    sala de, 448
Rastreamento
  do CCR, 710-715
    diretrizes, 712
      com risco aumentado, 712
      sem fatores adicionais de risco, 712
    dos pacientes, 712
      com risco aumentado, 712
      de alto risco, 712
      sem fatores adicionais de risco, 710
    colonoscopia, 711
    CTC, 711
    pesquisa de sangue oculto, 710
    RF, 711
RCU (Retocolite Ulcerativa)
  achados endoscópicos na, 654
    mais comuns, 654
  apresentação clínica, 647
  endoscopia para, 657
    classificações em, 657
  inflamação da, 654f
    grave, 654f
    moderada, 654f
  manifestações iniciais, 654f
    no reto, 654f
  tratamento, 648
  úlceras da, 654f
    graves, 654f
    moderadas, 654f
RCUI (Retocolite Ulcerativa Inespecífica)
  em criança, 102f
RDC 6 (Resolução da Diretoria Colegiada da ANVISA 6)
  capítulo I, 24
    das disposições, 24
      iniciais, 24
  capítulo II, 25
    das boas práticas, 25
    de funcionamento, 25
  capítulo III, 27
    das disposições, 27
      finais, 27
      transitórias, 27

RDC 50 (Resolução da Diretoria Colegiada da ANVISA 50)
  minuta da revisão da, 27
  tópicos da, 27
RDI (*Red Dichromatic Imaging*)
  na cromoscopia, 116
    digital, 116
    para auxílio, 116f
      no controle de sangramento, 116f
RDI (Roteiro Objetivo de Inspeção), 30
  endoscopia, 31-42
RDVEco (*Rendez-vous* Ecoguiado)
  indicação, 894
  resultados, 895, 897q
  técnica, 895
    diferentes, 896q
      comparação entre, 896q
Recepção
  da unidade de endoscopia, 20
    aspectos, 20
      espaciais, 20
      estruturais, 20
    espaço físico da, 20q
      características do, 20q
Receptor(es)
  de somatostatina, 392
    imagem baseadas em, 392
      nos TNE gastroduodenais, 392
Recuperação
  anestésica, 29
    sala de, 29
      endoscopia, 29
      imagenologia, 29
  rede de, 69
  sala de, 18
    aspectos, 18
      espaciais, 18
      estruturais, 18
    layout da, 18f
Rede(s)
  de recuperação, 69
  neurais, 141f
    camadas das, 141f
      representação das, 141f
Refluxo
  esofagite de, 175-181
    classificações, 177
      de Los Angeles, 177q
      de Savary-Miller, 178q
    definição, 175
    diagnóstico, 175
      clínico, 175
      histopatológico, 177
    direções futuras, 180
    exames adicionais, 177
      estudo contrastado, 177
        do esôfago, 177
      manometria esofágica, 177
        de alta resolução, 177
    fisiopatologia, 175
    manifestações clínicas, 175
    terapias antirrefluxo, 179
      cirúrgicas, 179
      endoscópicas, 180
    tratamento, 179
      clínico, 179
      antirrefluxo, 179
    ileíte de, 657q
      aspecto endoscópico, 657q
Região
  periampular, 445
  anatomia, 445
Relaxante(s)
  de musculatura lisa, 171
    no EED, 171
Reprocessamento
  sala de, 82
    definição, 82
    observações gerais, 82

Resistência
  elétrica, 83
Ressecção
  endoscópica, 192
    modalidades de, 192
      EMR, 192
      ESD, 192
  polipectomias, 66, 67f
    alças de, 66, 67f
Ressuscitação
  volêmica, 793
    na HDAV, 793
Retite
  actínica, 686
  aguda, 686
  crônica, 687
  no reto, 686f
  precoce, 686
  tardia, 687
Reto, 615-765
  CCR, 710-715, 735-738
    obstrutivo, 735-738
      tratamento endoscópico, 735-738
    rastreamento do, 710-715
  colonoscopia, 617-621, 623-632, 756-764
    e afecções proctológicas, 756-764
    equipamentos, 623-632
    exame normal, 623-632
    preparo para, 617-621
    técnicas, 623-632
  crioterapia no, 877
  DII, 647-666
  distal, 756
    afecções do, 756
      cancroide, 762
      clamídia, 762
      DC e, 760
      doenças sexualmente transmissíveis, 760
      donovanose, 762
      gonorreia, 762
      granuloma inguinal, 762
      herpes, 761
      HPV, 760
      proctopatia actínica, 759
      sífilis, 761
      tumores do, 758
    aspectos anatômicos do, 756
    avaliação do, 762
      retrovisão na, 762
    exame endoscópico adequado, 764
  doenças, 669-676
    infectoparasitárias, 669-676
  endometriose intestinal, 747-754
  EUS do, 124, 125, 128
    com ecoendoscópio, 124, 125, 128
      radial, 124, 125
        feminino, 125
        masculino, 124
      setorial, 128
        feminino, 128
        masculino, 128
  lesão(ões) do, 644f, 686-688, 747-754, 956
    actínicas, 686-688
    de Dieulafoy, 644f
    ESD nas, 956
    subepiteliais, 747-754
      colorretais, 747-754
  pólipos, 102f, 689-708
    colorretais, 689-708
      diagnóstico, 689-708
      tratamento, 689-708
    juvenil, 102f
  varizes de, 645f
Retorno
  placa(s) de, 85, 88
    cuidados com as, 88
    na eletrocirurgia, 85
      monopolar, 85

Índice Remissivo

Retoscópio
    de bronze, 3f
Rezende
    classificação por, 228q
        radiológica, 228q
            da esofagopatia chagásica, 228q
RFA (Ablação por Radiofrequência)
    nas lesões, 644, 688
        actínicas, 688
        vasculares, 644
            do cólon, 644
    no EB, 194
        sem lesões visíveis, 194
RGE (Refluxo Gastroesofágico)
    como complicação, 285
        da AE, 285
    gastrite por, 318
Risco(s)
    associado aos pacientes, 54
        bacteremia, 53
        infecção, 53
    associado aos procedimentos, 52, 53
        endoscópicos, 52, 53
            bacteremia, 53
            CPRE, 53
            dilatação de estenoses esofágicas, 52
            EUS, 53
            GEP, 53
            infecção, 53q
            tratamento de varizes esofágicas, 52
    de bacteremia, 56q
        profilaxia para, 56q
            com antibióticos, 56q
    de infecção, 56q
        profilaxia para, 56q
            com antibióticos, 56q
    de sangramento, 47q
        divisão por, 47q
            de procedimentos endoscópicos, 47q
    eventos tromboembólicos, 47q
        condições de, 47q
RM (Ressonância Magnética)
    pancreatografia por, 499
        na PC, 499
Rotavírus
    colites por, 674
RT (Radioterapia)
    efeitos biológicos da, 205
        no esôfago, 205
Ruminação
    desordem de, 242
        manifestação esofágica, 242

S

Sakita
    classificação de, 350f, 351q
        da úlcera, 350f, 351q
            duodenal, 350f
                H1, 350f
                S2, 350f
            péptica, 351q
        das UP, 350f
            A1, 350f
            A2, 350f
            H2, 350f
            S1, 350f
Sala(s)
    de exame, 15, 17, 29
        aspectos, 15
            espaciais, 15
            estruturais, 15
        endoscopia, 29
        imagenologia, 29
        layout da, 15f
        para procedimentos endoscópicos, 17
            associados à fluoroscopia, 17
    de indução, 29
        anestésica, 29
        endoscopia, 29
        imagenologia, 29
    de laudos, 19
        aspectos, 19
            espaciais, 19
            estruturais, 19
        layout da, 19f
    de limpeza, 16
    e desinfecção, 16
        aspectos, 16
            espaciais, 16
            estruturais, 16
        layout da, 16f
    de procedimentos, 29
        endoscopia, 29
        imagenologia, 29
    de processamento, 30
        de equipamentos, 30
            endoscopia, 30
            imagenologia, 30
    de radiologia, 448
        para colangiopancreatografia, 448
    de recuperação, 18, 29
        anestésica, 29
        endoscopia, 29
        imagenologia, 29
        aspectos, 18
            espaciais, 18
            estruturais, 18
        layout da, 18f
Salmonella spp
    colites por, 672
Sangramento
    do TGI, 772
        abordagem inicial no, 772
            endoscopia digestiva, 772
            hemotransfusão, 772
            reposição volêmica, 772
            tratamento medicamentoso, 772
    gastrointestinal, 580f
        oculto, 580f
            doença de Von Recklinghausen e, 580f
    na polipectomia, 701, 702
        perfuração, 702
        profilaxia de, 702
    nas próteses biliares, 483
    por GHP, 795
        profilaxia de, 795
            secundária, 795
    pós-cirurgia bariátrica, 922
    riscos de, 47q
        divisão por, 47q
            de procedimentos endoscópicos, 47q
Sano
    classificação de, 695f
SAPE (Evento Sentinela de Pancreatite Aguda/
    Sentinel Acute Pancreatitis Event), 496
Sarcoidose
    manifestação esofágica, 244
Savary-Gilliard
    fio-guia da, 75
        metálico, 75
Schindler, Gabrielle
    enfermagem, 63
        baseada em evidências, 63
Schindler, Rudolf, 4
Schwannoma
    do esôfago, 254, 255f
SCTs (Cistoadenoma Seroso/*Serous Cystic Tumors*), 551
Sedação
    alta hospitalar após, 50q
        escala de Chung para, 50q
    em endoscopia digestiva, 91-96
        anexos, 95
        antagonistas, 93
            dos ansiolíticos, 93
            dos opioides, 93
        aspectos, 94
            éticos, 94
            legais, 94
        controle clínico da, 91f
        fármacos, 92
            analgésicos, 93
            ansiolíticos, 92
            efeitos intoleráveis, 93
            roteiro seguro, 92
        jejum, 92
        manejo, 91
            dos sinais, 91
            dos sintomas, 91
            sequência para, 92f
        pré-exame, 49
            endoscópico, 49
                níveis, 49q
Sedativo(s)
    no EED, 171
Segurança
    qualidade e, 22
        gestão de, 22
            na unidade de endoscopia, 22
Seio
    piriforme, 106f, 151f
        direito, 151f
        estenose de, 106f
            cáustica, 106f
Setor
    de procedimento, 14
        consultório, 14
            aspectos, 14
                espaciais, 14
                estruturais, 14
            layout do, 14f
        sala de limpeza, 16
            aspectos, 16
                espaciais, 16
                estruturais, 16
            layout da, 16f
        sala de desinfecção, 16
            aspectos, 16
                espaciais, 16
                estruturais, 16
            layout da, 16f
        sala de recuperação, 18
            aspectos, 18
                espaciais, 18
                estruturais, 18
            layout da, 18f
        sala de laudos, 19
            aspectos, 19
                espaciais, 19
                estruturais, 19
            layout da, 19f
        sala de exame, 15, 17
            aspectos, 15
                espaciais, 15
                estruturais, 15
            layout da, 15f
            para procedimentos endoscópicos, 17
                associados à fluoroscopia, 17
Setor de Emergência
    atendimento no, 275
        de CE no esôfago, 275
            medidas não endoscópicas, 275
Shigella
    colites por, 672
Shinya, Hiromi, 6
Siewert
    classificação de, 265f
        para AE, 265f
            da transição esofagogástrica, 265f
Sífilis
    gástrica, 324

no CA, 761
no reto distal, 761
Síndrome(s)
Candy Cane, 924
pós-cirurgia bariátrica, 924
de Blue Rubber Bleb Nevus, 238
manifestações esofágicas, 238
de Down, 240
manifestações esofágicas, 240
de Ehlers-Danlos, 240
manifestações esofágicas, 240
de Osler-Weber-Rendu, 238
manifestações esofágicas, 238
de polipose, 340, 342q
acometimento gástrico nas, 340, 342q
de Sjögren, 227
manifestações esofágicas, 227
de supercrescimento, 440
bacteriano, 440
de Zollinger-Ellison, 323
pós-polipectomia, 701
Sistema(s)
de endomicroscopia, 845f
confocal, 845f
imunológico intestinal, 647
imunidade, 647
adaptável, 647
adquirida, 647
específica, 647
inata, 647
Lugano, 384q
de estadiamento, 384q
Olga, 311, 313q
escore de atrofia do, 313q
achados histológicos, 313q
estadiamento do, 313q
da gastrite crônica, 313q
Olgim, 312
Sydney, 303, 304q
atualizado, 307
achados histológicos, 307
das gastrites, 303
classificação endoscópica, 303, 304q
Sjögren
síndrome de, 227
manifestações esofágicas, 227
SK (Sarcoma de Kaposi)
manifestação esofágica, 243
Sleeve
estenoses após, 923
gástrico, 424
SM (Submucosa)
visualização de vasos, 152f
mucosa nacarada prejudicando, 152f
SNE (Sonda Nasoenteral)
para acesso nutricional, 927
Solução
de Lugol, 110
na cromoscopia, 110
convencional, 110
Somatostatina
receptores de, 392
imagem baseadas em, 392
nos TNE gastroduodenais, 392
Sonda(s)
para acesso nutricional, 927-938
SNE, 927
termoplásticas, 73
SPJ (Síndrome de Peutz-Jeghers), 102f, 570-573
e pólipo pediculado, 573f
de jejuno, 573f
SPNs (Neoplasia Sólida Pseudopapilar/*Solid Pseudopapilary Neoplasms*), 551
SPV (Síndrome de Plummer-Vinson)
manifestações esofágicas, 244, 245f
SSJ (Síndrome de Stevens-Johnson)
agentes etiológicos da, 236q
principais, 236q
manifestações esofágicas, 235

Stent
pancreático, 491
na prevenção, 491
da PPC, 491
Strongiloides
stercoralis, 595
ciclo evolutivo, 596f
infecção no ID por, 595
caso clínico, 596
Submucosa
escavação da, 257f
técnica de, 257f
Suprimento(s)
gestão de, 21
na unidade de endoscopia, 21

T

Tatuagem
endoscópica, 706, 707f
TB (Toxina Botulínica)
na acalasia do esôfago, 868
discussão, 868
resultado, 868
segurança, 868
técnica, 868
no EED, 171
TB (Tuberculose)
do TGI, 671
TC (Tomografia Computadorizada), 251
de lesão subepitelial, 254f
do esôfago, 254f
na IC, 681
na PC, 498
TCG (Tumor de Células Granulares)
no esôfago, 256, 257f
Tecido Conjuntivo
doenças do, 224
com manifestações esofágicas, 224
DM, 225
DMTC, 226
esclerodermia, 224
ESP, 224
outras, 226
PM, 225
Técnica(s)
ablativas, 268
nas neoplasias malignas, 268
do esôfago, 268
de esofagoscopia, 151-160
especiais, 153
artefatos de biópsia, 155
CE, 155
escovado citológico, 155
no diagnóstico de infecções, 155
laudo endoscópico, 155
fotodocumentação do, 155
obtenção de fragmentos, 155
pinças de maior capacidade de, 155
posicionamento do canal de trabalho, 154
realização de biópsias, 154
na endoscopia, 99
pediátrica, 99
Telangiectasia
duodenais, 238f
gástrica, 238f
Tensão
elétrica, 83
Termo(s)
descritivos, 304q
das gastrites, 304q
pelo sistema Sydney, 304q
Teste(s)
de fezes, 501
determinação de esteatorreia, 501
esteatócrito, 501
de função pancreática, 500
especificidade dos, 500q

exócrina, 500, 502q
invasivos, 501
não invasivos, 501
sensibilidade dos, 500q
laboratoriais, 45
pré-endoscopia, 45
provocativos, 170
no esôfago, 170
hipercontrátil, 170
respiratório, 501
com triglicerídeos marcados com C, 501
TFD (Terapia Fotodinâmica), 89, 872-877
indicações, 876
esôfago, 876
vias biliares, 876
princípios da, 876
TGI (Tratos Gastrointestinais), 131
neoplasias do, 334q, 391q
neuroendócrinas, 391q
classificação, 391q
critérios de graduação, 391q
superficiais, 334q
classificação de Paris, 334q
sangramento do, 772
abordagem inicial no, 772
endoscopia digestiva, 772
hemotransfusão, 772
reposição volêmica, 772
tratamento medicamentoso, 772
THH (Telangiectasia Hemorrágica Hereditária)
manifestações esofágicas, 238
Tilose
manifestações esofágicas, 245
Tinta
da Índia, 113
na cromoscopia, 113
convencional, 113
Tireoide
doença da, 227
com manifestações esofágicas, 227
TNEs (Tumores Neuroendócrinos), 397
ampulares, 392q
estadiamento TNM, 392q
bem diferenciados, 388q
produtos de, 388q
classificação dos, 397q
histológica, 397q
segundo a OMS, 397q
do estômago, 391q
estadiamento TNM, 391q
gastroduodenais, 387-394
classificação, 390
da OMS, 390
diagnóstico, 391
receptores de somatostatina, 392
imagem baseadas em, 392
USE, 392
epidemiologia, 387
fisiopatologia, 387
manejo, 393
TNE-DS, 394
TNE-Gs, 393
síndrome carcinoide, 388
terminologia, 390
tratamento, 393
TNE-DS, 394
TNE-Gs, 393
vigilância, 394
TNE-DS, 389
TNE-GI, 388
características, 389q
classificação, 390
da OMS, 390
tipo I, 388
tipo II, 389
tipo III, 389
TNE-Gs, 388
tipo I, 388

tipo II, 389
tipo III, 389
TNE-DS (Tumores Neuroendócrinos Duodenais), 389
estadiamento, 392q
manejo, 393
tratamento, 393
TNE-Gs (Tumores Neuroendócrinos Gástricos)
características dos, 389q
manejo, 393
tipo I, 388
tipo II, 389
tipo III, 389
tratamento, 393
endoscópico, 394
Tokyo
guideline de, 463q
critérios pela, 463q
de gravidade, 463q
diagnósticos, 463q
Toluidina
azul de, 111
na cromoscopia, 111
convencional, 111
Trama
vascular, 152f
submucosa, 152f
esfíncter inferior do esôfago, 152f
Tranquilizante(s)
no EED, 171
Transição
esofagogástrica, 153f
observada em retrovisão, 153f
Transplante
hepático, 468
estenoses biliares após, 468
anastomóticas, 469
não anastomóticas, 470
no doador vivo, 470
resultado do tratamento, 470, 471q
Trato
digestivo, 660
alto, 660
avaliação do, 660
Treinamento
em endoscopia, 9-10
ensino e, 9-10
Tuberculose
esofágica, 205f, 232f
ileocecal, 587f
intestinal, 586
e DC, 586
diagnóstico diferencial, 586
Tubo
flexível, 4
endoscopia com, 4
do duodeno, 4
do esôfago, 4
do estômago, 4
rígido, 4
endoscopia com, 4
do esôfago, 4
do estômago, 4
Tumor(es)
benignos do esôfago, 251-260
abordagem dos, 252f
cisto de duplicação, 251f, 259f
classificação dos, 251q
pela localização, 251q
pelo tipo celular, 251q
extraesofágicos, 258
cistos, 258
intraluminais, 256
adenoma, 258
papiloma, 256, 258f
pólipo, 258
fibrovascular, 258
inflamatório, 258
TCG, 256, 257f

intramurais, 252
hemangioma, 254, 255f
leiomioma, 252, 253f, 259f
schwannoma, 254, 255f
lesão subepitelial, 253f, 254f, 260f
EDA de, 254f
TC de, 254f
USE de, 253f, 254f, 260f
técnica, 254f, 257f
de escavação da submucosa, 257f
de tunelização, 254f
de Frantz, 551
de pulmão, 243f
com destruição esofágica, 243f
com invasão esofágica, 243f
do ID, 575-581
benignos, 575
adenoma, 576
hamartomas, 577
de glândulas de Brünner, 577
hemangiomas, 577
leiomioma, 575
linfangiomas, 577
lipoma, 577
malignos, 578
adenocarcinoma, 578
GIST, 579
linfoma, 579
neoplasias metastáticas, 579
neuroendócrino, 578
neoplasias, 575q
classificação das, 575q
esofagianos, 242
secundários, 242
gástricos, 334q
classificação dos, 334q
histológica, 334q
no CA, 758
no reto, 758
pancreáticos, 875
ARF em, 875
Tunelização
técnica de, 254f

U

UEC (Unidade Eletrocirúrgica)
configurações, 87
princípios, 83
de eletricidade, 83
corrente, 83
densidade de, 83
elétrica, 83
diferença de potencial, 83
frequência, 83
potência, 83
resistência elétrica, 83
tensão elétrica, 83
físicos, 83
propriedades, 87
proteção no uso, 88
medidas de, 88
auxiliares, 88
pacientes, 88
placas de retorno, 88
Úlcera(s)
da DC, 656f
aftoides, 656f
coalescentes, 656f
no íleo terminal, 656f
serpiginosas, 656f
no cólon transverso, 656f
duodenal, 350f, 432f
classificação de Sakita, 350f
H1, 350f
S2, 350f
péptica, 432

gástrica, 106f
secundária à ingestão, 106f
de corrosivos, 106f
na DC, 650f
perianais, 650f
perineais, 650f
Ulceração(ões)
após permanência de bateria, 105f
em esôfago, 105f
de criança, 105f
em cólon, 102f
ascendente, 102f
DC e, 102f
Ultrassonografia(s)
endoscópicas, 7
ecoendoscopia, 7
Unidade(s)
de apoio, 30
endoscopia, 30
imagenologia, 30
de endoscopia, 11-23
planejamento da, 11-23
gestão, 11, 13, 21, 22
de infraestrutura, 13
de processos, 11
de produtividade, 21
de qualidade, 22
de segurança, 22
de suprimentos, 21
financeira, 22
eletrocirúrgica, 448
para colangiopancreatografia, 448
UP (Úlcera Péptica), 344-353
classificação, 350f, 351q
de Sakita, 350f, 351q
A1, 350f
A2, 350f
H2, 350f
S1, 350f
com coágulo aderido, 349f
com evolução para fístula, 347f
complicações, 349
definição, 344
diagnóstico, 349
anamnese, 349
diferencial, 351
EDA, 350
exame(s), 349, 351
físico, 349
laboratoriais, 351
radiológicos contrastados, 351
epidemiologia, 344
etiologia(s), 345
AAS, 347
AINEs, 347
idiopática, 348
infecção, 345
pelo H. pylori, 345
infecciosas, 347
específicas, 347
outras causas, 347
fisiopatologia, 344
manifestações clínicas, 348
profilaxia, 352
tratamento, 351
das complicações, 352
USE (Ultrassom Endoscópico)
de lesão subepitelial, 253f, 254f, 260f
do esôfago, 253f, 254f, 260f
IA no, 146
na PC, 499
nos TNE, 392
gastroduodenais, 392
pediátrica, 103
USIAF (Ultrassonografia Intraluminal de Alta Frequência)
na MEI, 172
USTA (Ultrassonografia Transabdominal), 487, 497

Uva
　impactada, 274f
　　no esôfago, 274f
　　　na esofagite eosinofílica, 274f

V

Variz(es)
　classificação das, 789
　　esofágicas, 789, 790f
　　esofagogástricas, 789
　　gástricas, 791
　　　de SARIN, 791
　　　ectópicas, 791
　　　GHP, 791
　de esôfago, 100f, 237, 793
　　de fino calibre, 100f
　　　associadas à neovascularização, 100f
　　HP com, 237
　　tratamento endoscópico, 793
　　　escleroterapia, 793
　　　LEVE, 794
　de reto, 645f
　duodenais, 433
　em downhill, 238
　　de esôfago, 238f
　esofágicas, 107f
　　em criança, 107f
　gástricas, 794
　　falha terapêutica, 795
　　ressangramento, 795
　　manejo pós-endoscopia, 795
　no cólon, 644
Vasculite, 407
Vaso(s)
　SM, 152f
　　mucosa nacarada, 152f
　　　prejudicando visualização, 152f
Vater
　papila de, 6f
　　cateterismo da, 6f
　　　fibroduodenoscópio para, 6f
　　　　Olympus, 6f
Vermelho
　congo, 112
　　na cromoscopia, 112
　　　convencional, 112
　fenol, 113
　　na cromoscopia, 113
　　　convencional, 113
Via(s)
　intra-hepáticas, 448f
　　avaliação das, 448f
　　　colangiograma com, 448f
Via(s) Biliar(es), 443-558
　anomalias congênitas de, 511-519
　　atresia, 516
　　cistos, 514
　　de ductos biliares, 511
　　de papila maior, 511
　anomalias congênitas, 511-519
　　atresia, 516
　　cistos, 514
　　de ductos biliares, 511
　　de papila maior, 511
　cálculos biliares, 453-459
　　coledocolitíase, 454
　　　estratificação de risco, 454q
　　　manejo da, 454

　　diagnóstico, 453
　　sintomatologia, 453
　　táticas endoscópicas, 457
　　　anatomia alterada, 459
　　　de difícil remoção, 457
　　tratamento endoscópico, 455
　　　convencional, 455
　canulação da, 451
　　na colangiopancreatografia, 451
　　　papilotomia, 451
　colangite, 462-465
　　aguda, 462-465
　CPRE, 527-533, 536-545
　　em AAC, 527-533
　　em crianças, 536-545
　　　calculose, 540
　　　atresia, 541
　　na gravidez, 536-545
　　　durante a gestação, 536
　drenagem ecoguiada das, 894-904
　　CDEco, 897
　　coledocoduodenostomia, 897
　　DVEco, 903
　　guidelines, 902
　　hepaticogastrostomia, 897
　　HGEco, 899
　　metanálises, 902
　　PAPBT, 901
　　RDVEco, 894
　　recomendações, 902
　　revisões sistemáticas, 902
　endomicroscopia, 853
　　confocal, 853
　estenoses biliares, 466-477, 481-485
　　benignas, 466-477
　　malignas, 481-485
　fístulas biliares, 466-477
　papilectomia, 520-525
　　endoscópica, 520-525
　TFD em, 876
　tipo A1, 446f
　　de Huang, 446f
　visualização das, 447f
Via(s) Pancreática(s), 446
　anomalias congênitas de, 511-519
　　agenesia pancreática, 519
　　cisto não neoplásico, 519
　　　de ducto pancreático, 519
　　pâncreas, 518, 519
　　　anular, 519
　　　divisum, 518
　canulação da, 452
　　na colangiopancreatografia, 452
　drenagem ecoguiada das, 894-904
　　resultados, 904
　　técnicas, 903
Videoenteroscópio
　com duplo balão, 7f
Videoesofagogastroduodenoscopia, 6
Vigilância
　após tratamento endoscópico, 197
　　no EB, 197
　　　periodicidade após erradicação, 197
　　　sem lesões visíveis, 197
　EB e, 191
Viral(is)
　infecções, 600
　　no ID, 600
　　　CMV, 600

Vírus
　infecção por, 230
　　com manifestações esofágicas, 230
　　　CMV, 230
　　　HIV, 231
　　　HSV, 230
　　SARS-CoV-2, 432
　　　lesões causadas pelo, 432
　　　　duodenais, 432
Volvo
　de sigmoide, 743
　　colonoscopia descompressiva, 745
　　　cateteres, 745
　　　materiais necessários, 745
　　　preparo, 745
　　　sondas, 745
　　　técnica, 745
　　com descompressão, 744f
　　　por colonoscopia, 744f
　　diagnóstico, 743
　　orientações no, 745q
　　tratamento, 744
Von Mikulicz-Radecki, Joahnn Freiheer, 4
Von Recklinghausen
　doença de, 580f
　　e sangramento gastrointestinal, 580f
　　　oculto, 580f

W

Whipple
　doença de, 440, 593, 594f
　　caso clínico, 593
　operação de, 507
　　na PC, 507
Wilcox
　classificação de, 201q
　　para esofagite, 201q
　　　por Candida, 201q
Wolf, Georg, 4
Wolf, William, 6

X

Xantelasma, 310
X-tack, 73

Y

Y de Roux
　anastomose gastrojejunal em, 423f
　　gastrectomia com, 423f
　　　subtotal, 423f
　gastroplastia em, 424
　　redutora, 424
　reconstrução em, 422
　　gastrectomia com, 422
Yano-Yamamoto
　classificação de, 405f
　　para lesões vasculares, 405f
Yersinia
　enterocolítica, 593, 672
　　colites por, 672
　　infecção no ID por, 593

Z

Zaterka, Schilioma, 4
Zollinger-Ellison
　síndrome de, 323